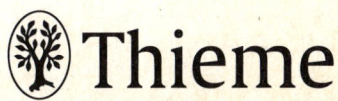

Prüfungswissen

Physikum

Gisela Boeck
Ulrike Bommas-Ebert
Timo Brandenburger
Thomas Hill
Jens Huppelsberg
Melanie Königshoff
Gerd Poeggel
Philipp Teubner
Norbert Ulfig
Rainer Voß
Kerstin Walter
Hartmut Zabel

943 Abbildungen
228 Tabellen

Georg Thieme Verlag
Stuttgart · New York

Bibliografische Information
Der Deutschen Bibliothek

Die Deutsche Bibliothek verzeichnet diese Publikation in der
Deutschen Nationalbibliographie;
detaillierte bibliographische Daten sind im Internet über
http://dnb.ddb.de abrufbar

Wichtiger Hinweis: Wie jede Wissenschaft ist die Medizin ständigen Entwicklungen unterworfen. Forschung und klinische Erfahrung erweitern unsere Erkenntnisse, insbesondere was Behandlung und medikamentöse Therapie anbelangt. Soweit in diesem Werk eine Dosierung oder eine Applikation erwähnt wird, darf der Leser zwar darauf vertrauen, dass Autoren, Herausgeber und Verlag große Sorgfalt darauf verwandt haben, dass diese Angabe **dem Wissensstand bei Fertigstellung des Werkes** entspricht.

Für Angaben über Dosierungsanweisungen und Applikationsformen kann vom Verlag jedoch keine Gewähr übernommen werden. **Jeder Benutzer ist angehalten,** durch sorgfältige Prüfung der Beipackzettel der verwendeten Präparate und gegebenenfalls nach Konsultation eines Spezialisten festzustellen, ob die dort gegebene Empfehlung für Dosierungen oder die Beachtung von Kontraindikationen gegenüber der Angabe in diesem Buch abweicht. Eine solche Prüfung ist besonders wichtig bei selten verwendeten Präparaten oder solchen, die neu auf den Markt gebracht worden sind. **Jede Dosierung oder Applikation erfolgt auf eigene Gefahr des Benutzers.** Autoren und Verlag appellieren an jeden Benutzer, ihm etwa auffallende Ungenauigkeiten dem Verlag mitzuteilen.

© 2009 Georg Thieme Verlag KG
Rüdigerstraße 14
D - 70469 Stuttgart
Unsere Homepage: http://www.thieme.de

Printed in Germany

Umschlaggestaltung: Thieme Verlagsgruppe
Umschlaggrafik: www.ampelmann.de. Der Ampelmann ist
  ein eingetragenes Warenzeichen der AMPELMANN GmbH.
Satz: medionet Publishing Services Ltd, Berlin
Gesetzt auf Adobe InDesign CS3
Druck: Offizin Andersen Nexö Leipig GmbH, Zwenkau

ISBN 978-3-13-145221-4   1 2 3 4 5 6

Vorwort

Das Physikum mit seinen Multiple-Choice-Fragen ist für viele Medizinstudenten *die* Hürde, die es zu überwinden gilt. Meist ist die Zeit knapp und angesichts der immensen Stofffülle, die bewältigt werden muss, weiß man oft gar nicht, wo man beginnen soll.

Mit dem „Prüfungswissen Physikum" haben wir ein Buch konzipiert, das Ihnen genau dabei hilft. Es enthält exakt das Wissen, das vom Gegenstandskatalog für die 1. ÄP gefordert wird. Die einzelnen Fächer sind übersichtlich nach dem GK gegliedert, so dass Sie immer den Überblick über das Stoffgebiet haben. Redundante Inhalte, die nach dem GK in mehreren Fächern vorgesehen sind, wurden zusammengefasst und stehen jetzt nur noch an einer Stelle. So finden Sie z.B. alles zum Blut und Immunsystem in der Biochemie und alles, was Sie über Hormone wissen müssen, steht nun in der Physiologie. Ein ausgefeiltes System von Kapitel- und Seitenverweisen vernetzt die Fächer untereinander. Es sorgt dafür, dass Sie nicht mehr doppelt und dreifach lernen und somit Ihre wertvolle Zeit noch effektiver nutzen können.

Die Texte sind knapp und verständlich geschrieben. Sie wurden zum größten Teil von den Autoren unserer bewährten Kurzlehrbücher verfasst. Alle Autoren haben Erfahrung im Unterricht mit Medizinstudenten, entweder als Dozenten an ihrer Uni oder als Dozenten bei Medi-Learn, dem bekannten Institut für Prüfungsvorbereitung. Ihre Erfahrungen haben sie in diesem Buch verarbeitet: prägnante Merkesätze weisen auf wichtige Sachverhalte hin und zahlreiche Beispiele aus der Klinik stellen den Bezug zur späteren ärztlichen Tätigkeit her.

Am Ende des Buches haben wir für Sie einen Lernplaner zusammengestellt, der Sie mit diesem Buch in 70 Tagen (50 Lerntage und 20 freie Tage) optimal auf das Physikum vorbereitet. Mit ihm können Sie auch kontrollieren, wo Sie besonders erfolgreich gelernt haben oder an welchen Stellen Sie vielleicht nochmals nacharbeiten sollten.

Sich mit **einem** Buch effektiv vorbereiten und erfolgreich durchs Physikum kommen – dabei will Ihnen „Prüfungswissen Physikum" helfen.

Viel Spaß beim Lernen und viel Erfolg!

Stuttgart, im Januar 2009

Das Redaktionsteam des Georg Thieme Verlags

Autoren

Prof. Dr. Gisela Boeck
Institut für Chemie
der Universität Rostock
Albert-Einstein-Str. 3a
18059 Rostock

Ulrike Bommas-Ebert
Schiersteiner Straße 10
65187 Wiesbaden

Dr. Timo Brandenburger
Stiftstr. 2
24103 Kiel

Thomas Hill
Stadtler Straße 61
A - 4020 Linz
Österreich

Jens Huppelsberg
Streiberstr. 45
06110 Halle

Dr. med. Melanie Königshoff
Universitätsklinikum Gießen und Marburg,
Medizinische Klinik II,
Klinikstr. 36
35392 Gießen

Prof. Dr. Gerd Poeggel
Institut für Biologie II der Universität Leipzig
Arbeitsgruppe Humanbiologie
Brüderstr. 32
04103 Leipzig

Dr. med. Philipp Teubner
Schröderstr. 38
69120 Heidelberg

Prof. Dr. Norbert Ulfig
Institut für Anatomie
der Universität Rostock
Gertrudenstr. 9
18057 Rostock

Dr. med. Rainer Voß
Parkstr. 27
49080 Osnabrück

Dr. med. Kerstin Walter
Zentrum für Kinder- und Jugendmedizin
Mathildenstr. 1
79106 Freiburg

Prof. Dr. rer. nat. Helmut Zabel
Lehrstuhl für Experimentalphysik/Festkörperphysik
Ruhr-Universität Bochum
Postfach 102148
44721 Bochum

Inhaltsverzeichnis

Biologie

Gerd Poeggel

Histologie

Norbert Ulfig

Anatomie

Ulrike Bommas-Ebert, Philipp Teubner, Rainer Voß, Norbert Ulfig

Chemie

Gisela Boeck

Biochemie

Melanie Königshoff, Timo Brandenburger

Physik

Hartmut Zabel

Physiologie

Jens Huppelsberg, Kerstin Walter

➡ *Siehe Biochemie Kapitel 19, S. 552, und Kapitel 20, S. 564*

Psychologie / Soziologie

Thomas Hill

Anhang

Biologie

Biologie

Histologie

Anatomie

Chemie

Biochemie

Physik

Physiologie

Psych./Soz.

1 Allgemeine Zellbiologie, Zellteilung und Zelltod

1.1 Zellbegriff und zelluläre Strukturelemente

Leben ist an Zellen gebunden. Nach der Erfindung des Mikroskops konnten Schleiden und Schwann 1839 die Zelle als die kleinste Funktionseinheit von Geweben und Organen erkennen. Virchow konnte 1855 zeigen, dass jede Zelle durch Zellteilung entsteht.

Es gibt zwei unterschiedliche Typen von Zellen: prokaryontische (S. 53) und eukaryontische Zellen (**Abb. 1.1**).

Zellen sind die kleinsten Funktionseinheiten lebender Systeme. Obwohl es eine Vielzahl unterschiedlich differenzierter Zellen gibt, haben alle Zellen prinzipiell den gleichen Aufbau. Die äußere Begrenzung der Zelle ist die Zytoplasmamembran, welche die gesamte strukturierte Substanz der Zelle, das Protoplasma, umgibt. Die chemischen Bestandteile des Protoplasmas sind zu ca. 70–80 % Wasser, 15–20 % Proteine, 2–3 % Lipide, 1 % Kohlenhydrate, 10 % Nucleinsäuren und 1 % Mineralien, wobei es natürlich große Unterschiede zwischen verschiedenen Zelltypen geben kann. Das Protoplasma untergliedert sich in den Zellkern und das Zytoplasma, das wiederum aus dem Zytosol, den Zellorganellen und den paraplasmatischen Einschlüssen besteht.

1.2 Die Zytoplasmamembran

1.2.1 Definition

Das Zytoplasma der Zellen ist von der Zytoplasmamembran (Plasmalemma, Durchmesser 5–10 nm) umgeben. Das Plasmalemma grenzt die Zellen nach außen ab und verhindert einen freien unkontrollierten Stoffaustausch mit der Umgebung. Dadurch ist jede Zelle „relativ" isoliert.

Der prinzipiell gleiche Typ von Membran umgibt auch viele Zellorganellen, kompartimentiert also die Zelle und schafft so relativ unabhängige Reaktionsräume. Diese **Abgrenzungsfunktion** wird ergänzt durch eine **Kontrollfunktion**, da der Stoffaustausch durch die Membran über eine Vielzahl von spezifischen Transportmechanismen reguliert wird. Außerdem ist die Zytoplasmamembran bei der Ausbildung von **Zell-Zell-Kontakten** beteiligt. Diese sind wichtig für die **Stabilität** von Zellen und Geweben, sie können der **Abdichtung von Zellzwischenräumen** dienen und ermöglichen **Stoffaustausch** zwischen benachbarten Zellen.

1.2.2 Aufbau

Das „Unit-Membrane"-Modell

Davson und **Danielli** erkannten Mitte der 1930er Jahre, dass es sich bei der Zytoplasmamembran um ein einheitliches Gebilde (**„Unit Membrane"**) handelt, das aus einer regelmäßigen Anordnung von **Phospholipiden** (S. 452) besteht. Phospholipide haben aufgrund ihres **amphiphilen Charakters** die Tendenz, in wässriger Lösung Doppelschichten zu bilden. Die hydrophilen Köpfe sind dem wässrigen Medium zugewandt, die hydrophoben Schwänze wenden sich im Inneren der Doppelschicht einander zu (**Abb. 1.2**). Weitere Strukturen, die gebildet werden können (Mizellen, Monolayer und Liposomen), werden ebenfalls in **Abb. 1.2** gezeigt.

Weitere, am Membranenaufbau beteiligte Phospholipide, die alle amphiphatisch sind:
- **Phosphatidylserin**,
- **Phosphatidylcholin(Lecithin)**
- **Phosphatidylinositol**,
- **Phosphatidylethanolamin**,
- **Diphosphatidylglycerol** (Cardiolipin) und
- **Sphingophospholipide**.

Ihr Aufbau wird im Biochemie-Abschnitt ab S. 452 besprochen.

Neben Phospholipiden sind **Glycolipide** und **Cholesterin** wichtige Membranbestandteile.

- **Glycolipide** kommen insbesondere im Nervengewebe vor. Es handelt sich um zuckerhaltige Lipide, deren Grundgerüst anstelle von Glycerol das langkettige

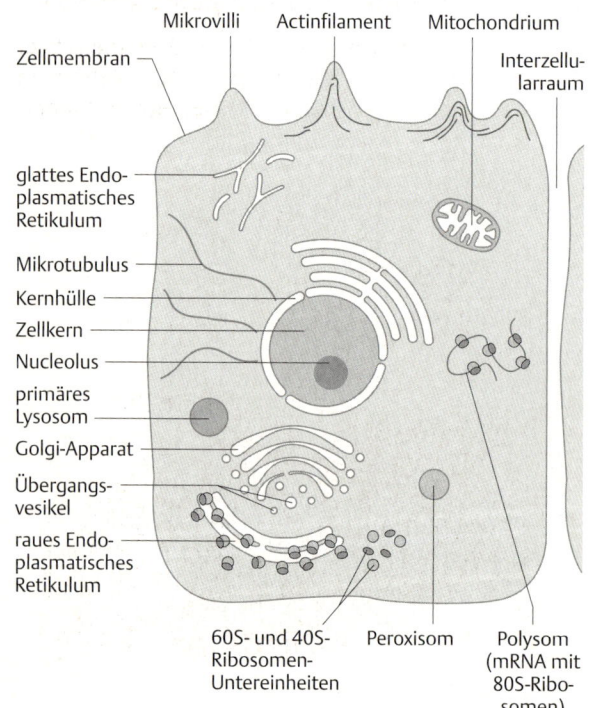

Abb. 1.1   Aufbau einer eukaryontischen Zelle.

Mikrovilli   Actinfilament   Mitochondrium

Zellmembran

Interzellularraum

glattes Endoplasmatisches Retikulum

Mikrotubulus

Kernhülle

Zellkern

Nucleolus

primäres Lysosom

Golgi-Apparat

Übergangsvesikel

raues Endoplasmatisches Retikulum

60S- und 40S-Ribosomen-Untereinheiten   Peroxisom   Polysom (mRNA mit 80S-Ribosomen)

Sphingosin bildet. Dieses reagiert mit einem Fettsäuremolekül und glycosidisch mit einem Zuckerrest.
- **Cholesterin** regelt die Fluidität tierischer Zellmembranen. Es besteht aus einem hydrophoben Steroidgerüst und weist eine kleine hydrophile Kopfstruktur in Form einer einzigen OH-Gruppe auf (S. 456). Cholesterin lagert sich in die Lücken zwischen den Fettsäuremolekülen und beeinflusst so die Fluidität von Membranen.

Das „Fluid-Mosaik"-Modell

Die physikochemischen Eigenschaften von Zytoplasmamembranen ließen sich jedoch allein durch das „Unit-Membrane"-Modell nicht erklären. 1972 stellten **Singer** und **Nicholson** daher ihr „Fluid-Mosaik"-Modell vor. Die Grundstruktur der Zytoplasmamembran entspricht auch in diesem Modell dem der „Unit Membrane". Der bimolekulare Phospholipidfilm wird jedoch als ein **visköses Lösungsmittel** betrachtet, in das verschiedene periphere und integrale **Proteine** eingelagert sind, die innerhalb der Membran lateral beweglich sind.

Merke „Fluid-Mosaik"-Modell: Die Lipide bilden ein **zweidimensionales visköses Lösungsmittel**, in das sowohl integrale als auch periphere Proteine eingebettet sind. Die Komponenten der Zytoplasmamembran sind lateral beweglich.

Die Lipiddoppelschicht ist **asymmetrisch**. Die Phospholipide sind in dieser Doppelschicht ungleichmäßig verteilt.
- Die **innere (intrazelluläre) Schicht** wird von einem höheren Anteil Phosphatidylserin, Phosphatidylinositol und Phosphatidylethanolamin gebildet, während
- die **äußere (extrazelluläre) Schicht** mehr Sphingomyelin und Phosphatidylcholin enthält.

Die **Fluidität** der Membran hängt von ihrem Gehalt an ungesättigten Fettsäuren ab, je mehr ungesättigte Fettsäuren vorhanden sind, desto fluider ist die Membran. **Cholesterin**, das auf beiden Membranseiten gleichmäßig verteilt

ist, erhöht in Membranen mit überwiegend gesättigten Fettsäuren die Fluidität. In Membranen, die viele ungesättigte Fettsäuren enthalten, füllt es die Lücken, die durch das Abknicken ungesättigter Fettsäureschwänze entstehen, und senkt damit ihre Fluidität.

Eingelagerte **Proteine** können die Membran einmal oder mehrfach in Form von α-Helices durchziehen oder kovalent an Lipide der äußeren oder der inneren Schicht gebunden sein. Die in der Membran liegenden Teile der α-Helices bestehen aus hydrophoben Aminosäuren, deren Seitenketten nach außen gerichtet sind (in das hydrophobe Innere der Membran). Die Proteine und Lipide der Membran sind außerdem häufig mit Kohlenhydraten (Oligosacchariden) verknüpft **(Glycoproteine, Glycolipide)**. Diese Kohlenhydratanteile nennt man in ihrer Gesamtheit **Glycokalix**. Sie zeigen immer nach außen (**Abb. 1.2**). Zwischen den Membranen einzelner Zellen besteht normalerweise ein **Abstand von 10–20 nm (Interzellularspalt).**

Merke Die **Kohlenhydratanteile** der Zytoplasmamembran liegen immer auf der **Extrazellularseite**! Sie werden in ihrer Gesamtheit als Glycokalix bezeichnet.

Die Kohlenhydrate der Glycokalix können durch **Lektine** (das sind zuckerbindende Proteine) erkannt werden. Solche Lektine werden von pflanzlichen und tierischen Zellen gebildet, binden an die Kohlenhydrate der Zelloberfläche und können so Zellen vernetzen. Viele solcher Kohlenhydratstrukturen haben antigene Eigenschaften (Blutgruppen, S. 569).

1.2.3 Ort der Biosynthese der Membranlipide

Die Biosynthese der Membranlipide und Proteine erfolgt am glatten bzw. rauen endoplasmatischen Retikulum (S. 8). Anschließend werden sie im Golgi-Apparat modifiziert (S. 10).

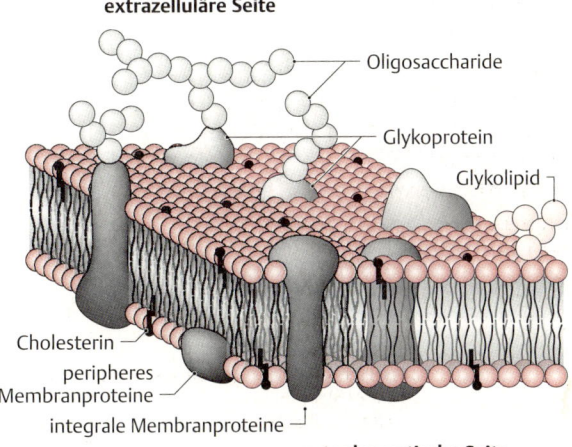

extrazelluläre Seite

Oligosaccharide

Glykoprotein

Glykolipid

Cholesterin

periphere Membranproteine

integrale Membranproteine

zytoplasmatische Seite

Abb. 1.2   Aufbau der Zytoplasmamembran.

Biologie

Histologie

Anatomie

Chemie

Biochemie

Physik

Physiologie

Psych./Soz.

1.2.4 Membrantransporter, Pumpen und Kanäle

Die physikochemischen Eigenschaften der Zytoplasmamembran haben zur Folge, dass nur kleine, nicht polare Stoffe (z. B. Gase) und sehr kleine, polare Stoffe (wie z. B. Wasser) hindurchdiffundieren können. Die Membran wirkt somit als Barriere für größere polare Substanzen und Ionen.

Die Regulation des Stoffaustausches

Diffusion. Eine Form des passiven Stoffaustausches mit der Umgebung ist die Diffusion durch die Zytoplasmamembran. Sie wird durch die chemischen Eigenschaften der Zellmembran beeinflusst und beschränkt sich auf Gase, Wasser und unpolare lipophile Substanzen. Diffusion durch die Zytoplasmamembran kann prinzipiell in beide Richtungen erfolgen. Die Richtung wird jedoch durch das **Konzentrationsgefälle** des jeweiligen Stoffes festgelegt (S. 631).

Facilitierte (erleichterte) Diffusion. Sie ist ebenfalls eine Form des passiven Transports und findet, wie auch die Diffusion, nur in Richtung des Konzentrationsgefälles statt, verläuft jedoch wesentlich schneller. Die Barrierefunktion der Zytoplasmamembran wird dabei durch spezifische transmembranöse Proteine, sogenannte **Permeasen**, herabgesetzt. Permeasen haben eine **hohe Spezifität**, transportieren also nur definierte Substanzen durch eine Membran. Der Transport kann – in Abhängigkeit vom Konzentrationsgradienten – auch hier prinzipiell in beide Richtungen erfolgen.

Aktiver Transport. Transporte gegen ein Konzentrationsgefälle durch die Membranen benötigen immer entweder direkt oder indirekt **Energiezufuhr**. Solche **aktiven Transporte** werden ebenfalls über transmembranöse „Carrier"-Proteine realisiert (S. 674).

Cotransport. Werden zwei Substanzen gekoppelt durch die Zytoplasmamembran transportiert, handelt es sich um Cotransporte. Ist die Transportrichtung beider Substanzen identisch, handelt es sich um einen **Symport**; ist die Transportrichtung entgegengesetzt, handelt es sich um einen **Antiport**. Dabei kann eine der beiden Substanzen gegen ihr Konzentrationsgefälle transportiert werden, die andere muss mit ihrem Konzentrationsgradienten transportiert werden, sie treibt den Prozess an (S. 674).

Klinik

Transportstörungen:

Zystinurie. Die Krankheit ist genetisch bedingt und wird autosomal rezessiv vererbt. Mutiert ist das Gen für die schwere Untereinheit des Cystintransporters. Cystin ist die extrazelluläre, oxidierte Form des Cysteins. Es wird über die Niere ausgeschieden und muss über den Transporter rückresorbiert werden. Bei betroffenen Personen funktioniert dieses transmembranöse **Transportprotein** in den Epithelzellen des proximalen **Nierentubulus** nicht, wodurch sich die Ausscheidung auf das 20–30-Fache erhöht. Da Cystin bei dem im Urin vorliegenden pH-Wert eine schlechte Löslichkeit hat, fällt es unter Bildung von Kristallen im Urin aus; es entstehen **Cystinsteine** in den ableitenden Harnwegen.

Mukoviszidose (Zystische Fibrose): Chloridionen sind osmoaktiv, d. h. Chloridionen ziehen bei ihrem Transport passiv Wasser durch **Osmose** aus den Zellen in das umliegende Gewebe. Fehlt der Chloridionentransport, ist der Wassergehalt der Körpersekrete zu niedrig und sie werden zähflüssig.

Pumpstation, Reizperzeption und Reizleitung

Für den geregelten Ablauf zellulärer Vorgänge ist häufig eine Ionenungleichverteilung zwischen Zellinnerem und Zelläußerem nötig. Dieses Ungleichgewicht realisieren in der Membran liegende transmembranöse Proteine (Ionenpumpen, z. B. die Na^+-K^+-ATPase). Das durch Ionenpumpen erzeugte Ionenungleichgewicht von Na^+-, K^+-, Ca^{2+}- und Cl^--Ionen bildet beispielsweise die Grundlage für Erkennung und Weiterleitung elektrischer Signale über die Membranoberfläche innerhalb des Nervensystems (S. 790).

Wenn Information durch den Fluss von elektrischen Strömen übertragen wird, müssen natürlich auch verschiedene Informationsleiter voneinander **elektrisch isoliert** werden. Diese elektrische Isolation wird im Nervensystem von Membranen realisiert, die in vielfachen Lagen übereinander gewickelt sind **(Myelinscheiden)**.

1.2.5 Zell-Zell-Kontakte

Für den Zusammenhalt und die Kommunikation untereinander bilden Zellen spezifische Zell-Zell-Kontakte zwischen ihren Zytoplasmamembranen aus.

Zonula occludens

Die Zonula occludens **(Tight Junction)** dient dem Verschluss von Zellzwischenräumen. Sie ist eine gürtelförmige Struktur, die einen Interzellularspalt von weniger als 1 nm zwischen benachbarten Zellen belässt. Praktisch ist also kein Interzellularspalt mehr vorhanden. Proteine (z. B. **Occludine** und **Claudine**) der benachbarten Zytoplasmamembranen rücken in so enge Nachbarschaft, dass es zur Ausbildung von so- genannten Verschlussnähten kommt. Diese Form des Zell-Zell-Kontaktes soll verhindern, dass Stoffe unkontrolliert zwischen den Zellen hindurchdiffundieren können. Tight Junctions findet man daher überall dort, wo Körperinneres gegen Körperäußeres abgedichtet werden muss (z. B. im Darmepithel) oder wo besonders empfindliche Organe geschützt werden müssen (Endothelien der Hirnkapillaren). Es handelt sich also um **Diffusionsbarrieren**. Eine weitere Funktion dieser Kontakte ist die **Fixierung von Membranproteinen** auf bestimmte Bereiche der Zytoplasmamembran, da durch die „Verschweißung" benachbarter Zellen die laterale Diffusion von Proteinen in der Membran behindert wird. Die Proteine können diese „Nähte" nicht überwinden und werden auf bestimmte Domänen der Epithelzellen fixiert (apikal oder basolateral, vgl. **Abb. 1.3**).

Zonula adhaerens

Die Zonula adhaerens (Haftzone) ist ebenfalls eine Struktur, die gürtelförmig um Epithelzellen herumläuft. Sie dient der **mechanischen Stabilisierung** dieser Zellen in einem Zellverband. An diesen Stellen erscheint die Zytoplasmamembran optisch verdickt. Dieser Eindruck entsteht durch dicke **Actinfaserbündel** (**Mikrofilamente**, Bestandteile des Zytoskeletts, S. 17), die auf der zytoplasmatischen Seite aufgelagert und über Anheftungsproteine (z.B. α-Actinin) mit transmembranösen Proteinen **(Cadherinen)** verbunden sind. Die Cadherine überlappen im Interzellularspalt und verhindern somit ein Auseinandergleiten der miteinander verbundenen Zellen (**Abb. 1.3**).

Macula adhaerens (Desmosom, Haftplatte)

Desmosomen sind punktförmige Zell-Zell-Kontakte. Sie dienen, vergleichbar mit Schweißpunkten, ebenfalls der mechanischen Stabilisierung von Zellen in einem Zellverband und wirken Scher- und Zugkräften entgegen. Auch bei Desmosomen erfolgt die Verfestigung zwischen den Zellen über **Cadherine** und weitere desmosomale Proteine (Desmoglein, Desmocollin, Desmoplakin). Diese Cadherine sind jedoch intrazellulär über Anheftungsproteine (zytoplasmatische Plaques) mit **Tonofilamenten (Zytokeratin)** verbunden. Die Tonofilamente durchziehen die Zelle von Desmosom zu Desmosom und stabilisieren damit die gesamte Zellstruktur.

> ### Klinik
>
> Eine Erkrankung, die auf einer Fehlfunktion von Zellkontakten beruht, ist **Pemphigus vulgaris**. Die Bildung von Autoantikörpern gegen das desmosomale Protein Desmoglein führt zu einer Aufhebung der Zellhaftung und damit zur Instabilität von Epithelien, was sich als Blasenbildung in Haut und Schleimhäuten zeigt.

Hemidesmosomen

Hemidesmosomen bilden Kontakte von Zellen zu nichtzellulären Strukturen. Sie dienen der Befestigung von Zellen auf einer Unterlage (Basallamina, s. u.) und verhindern, dass Epithel- oder Endothelzellen über die Basallamina rutschen. Die Verbindung zwischen Membran und Basallamina wird über bestimmte Proteine, die **Integrine**, hergestellt. Die Anbindung der Integrine an das Zytoskelett erfolgt wie bei Desmosomen über Anheftungsproteine (zytoplasmatische Plaques) an **Zytokeratin**.

Fokale Kontakte

Fokale Kontakte sind ebenfalls punktförmig und vermitteln auf ähnliche Weise wie die Hemidesmosomen einen Kontakt zwischen Zellen und extrazellulärer Matrix. Im Unterschied zu Hemidesmosomen sind die **Integrine** der Zytoplasmamembran jedoch über zytoplasmatische Plaques mit den **Actinfasern** des Zytoskeletts verbunden. Über komplizierte Mechanismen können durch extrazelluläre Signale Polymerisation und Depolymerisation dieser Actinfasern reguliert werden, sodass die Zelle über eine Unterlage „kriechen" kann. Dabei werden fokale Kontakte aufgelöst und wieder neu geknüpft und Filopodien oder Lamellopodien gebildet. Diese Form von Kontakten findet man weniger bei Epithelzellen, sondern überall dort, wo Zellen **aktiv wandern** (Bewegung von Makrophagen, embryonale Zellbewegungen).

> **Merke**
>
> Weder die Actinfaserbündel noch das Zytokeratin reichen von Zelle zu Zelle. Die Verfestigung der Zellen untereinander bzw. auf der Basallamina wird über **Transmembranproteine** (Cadherine bzw. Integrine) realisiert. Die Anbindung an das Zytoskelett erfolgt über Anheftungsproteine an Mikrofilamente (Actin) bzw. Tonofilamente (Zytokeratin).

Kommunikationskontakte (Nexus, Gap Junction)

Kommunikationskontakte (Nexus, Gap Junction) sind poröse **Verbindungen des Zytoplasmas** zweier benachbarter Zellen. In die Zytoplasmamembran beider Zellen sind Proteinrohre **(Connexone)** eingelagert. Jedes Connexon besteht aus 6 transmembranösen zylindrischen Proteinen **(Connexinen)**, welche wiederum jeweils mit 4 α-Helices die Membran durchqueren. Die Connexone zweier Zellen lagern sich aneinander und bilden ein durchgängiges Proteinrohr mit einem Durchmesser von ca. 1,5 nm. Dadurch ist ein Austausch kleiner Moleküle bis zu einem Molekulargewicht von 1000–1500 Dalton zwischen den Zellen

Biologie

Histologie

Anatomie

Chemie

Biochemie

Physik

Physiologie

Psych./Soz.

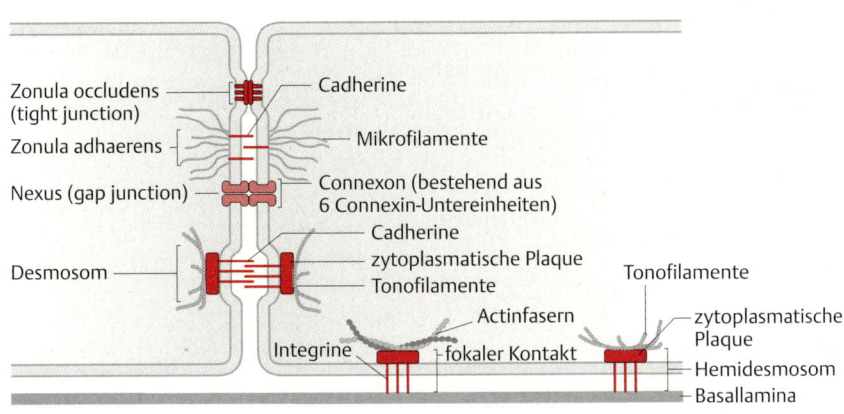

Zonula occludens (tight junction) — Cadherine

Zonula adhaerens — Mikrofilamente

Nexus (gap junction) — Connexon (bestehend aus 6 Connexin-Untereinheiten)

Desmosom — Cadherine — zytoplasmatische Plaque — Tonofilamente

Tonofilamente — zytoplasmatische Plaque

Actinfasern — Integrine — fokaler Kontakt — Hemidesmosom — Basallamina

Abb. 1.3 Übersicht über Zell-Zell-Kontakte.

möglich (Disaccharide, Aminosäuren, Vitamine, cAMP, Steroidhormone, Wachstumsfaktoren). Der Interzellularspalt verringert sich an den Gap Junctions auf 2–4 nm. Diese Kontakte dienen u. a. der elektrischen Kopplung von Zellen (z. B. im Herzmuskel) und während der Embryonalentwicklung der Synchronisation bei der Gewebedifferenzierung.

1.2.6 Glycokalix und Basallamina

Glycokalix. Die Glycoproteine und Glycolipide der Zytoplasmamembran dienen den Zellen der gegenseitigen Identifizierung, so sind sie z. B. ein **chemischer Ausweis** gegenüber dem körpereigenen Immunsystem. Die Glycokalix ermöglicht also die Erkennung von Zellen und die Unterscheidung körpereigener Zellen von körperfremden Zellen. Diese Erkennung wird auch für gezielte Wanderbewegungen genutzt (z. B. während der Embryonalentwicklung).

Basallamina. Epithelien und Endothelien bilden an ihrem basalen Pol die **Basallamina (Basalmembran)**, ein **30–80 nm** starkes filziges Gebilde aus **Tropokollagen, Glycoproteinen** und **Mucopolysacchariden**. Diese Basallamina bildet eine Unterlage für die Zellen. Die Zellen sind über Hemidesmosomen (s. o.) auf dieser Unterlage befestigt und manche Zellen können sich mithilfe von fokalen Kontakten auf dieser Unterlage auch bewegen.

1.2.7 Asialoglycoproteinrezeptoren und Selektine

Asialoglycoproteinrezeptoren. Sie dienen dem Abbau von im Blut kreisenden Glycoproteinen und überalterten Erythrozyten und sind daher hauptsächlich in der Membran von Makrophagen und Hepatozyten lokalisiert. Sie erkennen die endständige Galaktose von freien oder (bei Erythrozyten) membrangebundenen Glycoproteinen, binden diese und sorgen so für eine rezeptorvermittelte Pinozytose/Phagozytose und den intrazellulären Abbau solcher Strukturen. Die endständige Galaktose entsteht durch die enzymatische Spaltung von Glycoproteinen (Abspaltung von Sialinsäure durch Neuraminidase).

Selektine sind Glycoproteine, die bei Entzündungen auf der Oberfläche von Endothelzellen als Bestandteil der Glycokalix exprimiert und von Lymphozyten erkannt werden. Auf diese Art werden die Zellen des Immunsystems zu einem Entzündungsherd „gelockt".

1.2.8 Membranrezeptoren

Viele Membranproteine fungieren als Rezeptoren. Sie erkennen chemische Signale anderer Zellen (z.B. Hormone, Neurotransmitter) und leiten diese Information über verschiedene Mechanismen in die Zelle hinein. Rezeptoren können **permanent** vorhanden sein (wie z.B. der Insulinrezeptor auf der Oberfläche von Hepatozyten) oder **temporär** ausgebildet werden. Detaillierte Informationen

zur Zellkommunikation im Allgemeinen und zu den Rezeptorarten im Speziellen finden Sie ab S. 763.

1.3 Zellkern

1.3.1 Hauptträger der biologischen Erbinformation

Merke

Im Zellkern liegt in Chromosomen verpackt die genetische Information. Nur **Eukaryonten** haben einen Zellkern.

Innerhalb des Zellkerns ist – in der DNA der **Chromosomen** – der Hauptteil der genetischen Information lokalisiert.

Die Zahl **n** der Chromosomen pro Kern ist artspezifisch und bestimmt das Genom. Der Mensch hat **n = 23** Chromosomen im **haploiden** (einfachen) Chromosomensatz. Die meisten Zellen besitzen jedoch einen doppelten, also **diploiden (2n)** Chromosomensatz: einen von der Mutter und einen vom Vater. Nur Ei- und Samenzellen sind nach erfolgter 1. Reifeteilung haploid (S. 23).

1.3.2 Transkription und Replikation

Transkription: Siehe Biochemie, S. 537
Replikation: Siehe Biochemie, S. 533

1.3.3 Aufbau des Zellkerns

Der Zellkern ist von einer **doppelten Membran** umgeben, wobei die äußere Membran vom endoplasmatischen Retikulum (S. 8) gebildet wird. Die Form der Zellkerne kann sehr vielgestaltig und von der Form der Zelle abhängig sein. Die Zellkerne der meisten Zellen sind rund bis oval, in flachen Zellen, wie z. B. Endothelien, nimmt jedoch auch der Zellkern eine abgeflachte Form ein. Zellkerne können sich durch Einbuchtungen ihrer Kernmembranen sehr stark zergliedern und dabei ihre Oberfläche vergrößern (polymorphkernige Granulozyten). Die meisten Zellen sind **einkernig**, es gibt sekundär **kernlose** Zellen (Erythrozyten von Säugern) aber auch **mehrkernige** Zellen (z. B. in Hepatozyten und in Osteoklasten), die entweder durch Verschmelzung einkerniger Zellen **(Synzytium)** oder durch Kernteilung ohne nachfolgende Plasmateilung entstehen **(Plasmodium)**.

Der Raum zwischen den beiden Kernmembranen, der **perinukleäre Raum**, ist ca. **20–40 nm** breit und hat eine direkte Verbindung zum Lumen des ER. Der inneren Kernhülle ist eine Schicht von spezifischen Intermediärfilamenten, den **Kernlaminen**, aufgelagert. Je nach Phosphorylierungsgrad aggregieren oder disaggregieren diese Intermediärfilamente und sorgen für die Stabilität der Kernmembran. Durch die Abgrenzung des Karyoplasmas vom Zytoplasma kann die Zelle im Zellkern ein völlig anderes Milieu herstellen und damit die Prozesse der Replikation, Transkription und des posttranskriptionalen „Processings" von Nu-

Biologie

Histologie

Anatomie

Chemie

Biochemie

Physik

Physiologie

Psych./Soz.

cleinsäure unbeeinflusst von zytoplasmatischen Enzymen ablaufen lassen. Natürlich sind dieser Abgrenzung auch Grenzen gesetzt, denn letztlich muss die Information der im Kern liegenden DNA ins Zytoplasma gelangen, und zytoplasmatische Proteine und Signalstoffe müssen in den Zellkern hinein können. Daher sind an manchen Stellen die äußere und innere Kernmembran miteinander „verschweißt" und bilden Kernporen, die bis zu **5–25 %** der Kernoberfläche ausmachen.

Diese **Kernporen** sind sehr komplex gebaut, der Durchtritt von Substanzen in und aus dem Zellkern wird genau kontrolliert. An den Kernporen sind auf beiden Seiten, d. h. sowohl auf der Innenmembran als auch auf der Außenmembran **je 8 Proteine** integriert.

Das Porenlumen ist **ca. 10 nm** groß und gestattet den Durchtritt von Proteinen mit einer Proteinmasse bis ca. 60 000 Da. DNA kann aufgrund ihrer Größe nicht durch die Kernporen aus dem Zellkern gelangen.

Die Passage dieser Poren ist nur mithilfe von **Transportproteinen** möglich. Die für den Import zuständigen Proteine erkennen über eine **Kernimportsignalsequenz** in der Aminosäurekette der zu importierenden Proteine ihre „Fracht" und schleusen sie in den Zellkern hinein.

> **Merke**
> **Kernporen** verbinden Karyoplasma und Zytoplasma. Der Durchtritt von Substanzen wird durch **Transportproteine** realisiert und durch den Proteinkomplex der Kernporen kontrolliert.

1.3.4 Nucleolus

Morphologisch lässt sich innerhalb des Zellkerns noch eine weitere heterochromatische Struktur abgrenzen, der **Nucleolus**. Es handelt sich dabei um eine Anhäufung von **Ribonucleoproteinen**, die teilweise fibrös als Netzwerk, teilweise auch clusterförmig vorliegt. Zellkerne können mehrere Nucleoli haben. Innerhalb des Nucleolus liegen die Abschnitte der DNA, die für die **ribosomale RNA** kodieren. Das sind beim Menschen die sekundären Einschnürungen der akrozentrischen Chromosomen (13–15, 21, 22). Diese sekundären Einschnürungen werden als **NOR-Region** (**N**ucleolus **O**rganisator **R**egion) bezeichnet und enthalten in vielen aufeinanderfolgenden Kopien die genetische Information für rRNA. Theoretisch könnte es beim Menschen aufgrund des diploiden Chromosomensatzes 10 Nucleoli geben, praktisch sind es nur ein oder zwei, da sich die entsprechenden Chromosomenabschnitte zusammenlagern. Die Proteine, die für den Aufbau der Ribosomen benötigt werden, müssen aus dem Zytoplasma in den Zellkern importiert werden. Noch innerhalb des Nucleolus werden aus der rRNA und aus den importierten Proteinen die Ribosomenuntereinheiten zusammengesetzt.

1.3.5 Euchromatin und Heterochromatin

Die Chromosomen sind normalerweise im **Interphasekern** (S. 20) nicht sichtbar, da sie in ihrer aktiven Form vorliegen und größtenteils **entspiralisiert** sind **(Euchromatin)**. Man kann jedoch im Licht- und Elektronenmikroskop färbbare bzw. kontrastierbare Strukturen erkennen, die ein feinmaschiges Netz aber z. T. auch größere elektronendichte Bereiche bilden. Hierbei handelt es sich um teilweise spiralisierte, inaktive Abschnitte der DNA, das **Heterochromatin**. In Abhängigkeit von der Aktivität der unterschiedlichen Chromosomenabschnitte gehen Eu- und Heterochromatin ineinander über (daher **fakultatives Heterochromatin**). Die Zentromerregion der Chromosomen und die Telomere (das sind die Chromosomenenden) liegen immer als Heterochromatin vor (daher **konstitutives Heterochromatin**). In Zellen weiblicher Organismen wird eines der beiden X-Chromosomen zur Dosiskompensation komplett inaktiviert (S. 40). Dieses Chromosom ist eine stark anfärbbare, schon lichtmikroskopisch sichtbare heterochromatische Struktur. Man bezeichnet sie als Sexchromatin und findet sie z. B. als **Barr-Körperchen** in den Kernen von **Epithelzellen** oder als **„Drumstick"** in den Kernen von polymorphkernigen **Granulozyten** (weiße Blutkörperchen).

„Verpackung" der DNA. Die 2 nm starke DNA ergibt beim Menschen eine Fadenlänge von ca. 2 m, die in einem Zellkern von ca. 5–10 µm untergebracht werden muss. Es muss für solche großen Moleküle auf so engem Raum ein Organisationsprinzip geben, das nicht benötigte Information platzsparend archiviert (verpackt) und benötigte Information griffbereit hält.

Histone sind basische Strukturproteine **(keine Enzyme!)**, die mit der sauren DNA in Wechselwirkung treten und die Verpackung der DNA realisieren. Sie werden in 5 Klassen unterteilt: H1, H2A, H2B, H3 und H4.

Von diesen Proteinen lagern sich 2 H2A-, 2 H2B-, 2 H3- und 2 H4-Histone zu einem flachen, oktameren, basischen **Proteinzylinder** zusammen, um den sich die saure DNA-Doppelhelix windet (jeweils 140 Basenpaare um einen Zylinder). Die dadurch entstehenden Strukturen werden als **Nucleosomen** bezeichnet. Sie sind durch eine ca. 60 Basenpaare lange **Spacerregion** getrennt. An diese Anker-DNA lagert sich das Histonmolekül **H1**. Dadurch entsteht ein ca. 11 nm starker **Nucleosomenfaden** (**Abb. 1.4**). Der Nucleosomenfaden ist jedoch nicht statisch, Verschiebungen zwischen nucleosomaler und Spacer-DNA sind möglich.

Die H1-Histone lagern sich zusammen, es kommt zu einer **Spiralisierung** unter Bildung eines kompakten Nucleosomenfadens, der **30-nm-Faser**.

Die 30-nm-Faser wird an einem Rückgrat von sauren **Nicht-Histon-Proteinen** in Schleifen gelegt, was zu einer weiteren Verkürzung und zu einem ca. 300 nm starken Faden führt. Die Schleifen sind unterschiedlich groß, werden **nochmals spiralisiert**, wodurch eine **10 000-fache** Verkürzung des DNA-Fadens erreicht wird. Die **Schleifenkomplexe** können im Metaphasechromosom durch Färbungen sichtbar gemacht werden **(Chromomerenbanden)**.

Die Struktur der Histone ist in der Evolution stark konserviert (evolutive Konstanz), d. h. schon kleine Veränderungen der Aminosäuresequenz der Histone beeinträchtigen ihre Funktionsfähigkeit und werden ausselektiert.

Biologie

Histologie

Anatomie

Chemie

Biochemie

Physik

Physiologie

Psych./Soz.

Derartig komplex verpackte Chromosomen können weder repliziert noch transkribiert werden. Dieser hohe „Verpackungsgrad" kommt daher nur in der **Transportform** der Chromosomen, im sogenannten Metaphasechromosom vor (S. 21).

Im **Interphasekern** sind nur diejenigen Chromosomenabschnitte stärker spiralisiert, die nicht transkribiert werden. DNA-Abschnitte, die transkribiert werden, sind bis zum Nucleosomenfaden entspiralisiert. Dieses Prinzip der Entspiralisierung für die Transkription kann man im Lichtmikroskop bei zwei Sonderformen von Chromosomen (Lampenbürstenchromosom, Riesenchromosom) erkennen.

1.4 Zytosol

In das Zytosol sind alle Zellorganellen eingebettet. Es ist im Elektronenmikroskop strukturlos, enthält jedoch eine große Anzahl chemischer Substanzen wie Wasser, Proteine, Lipide, Ribonucleinsäure, Kohlenhydrate und Ionen. Kationen und Anionen bilden in der Zelle ein **Puffersystem**, beeinflussen die **Fluidität** des Zytosols und bestimmen die **Ladungsverteilung** entlang von Membranen. Im Zytosol vorkommende Mg^{2+}-Ionen sind außerdem **Cofaktoren** vieler Enzyme und spielen bei der Wechselwirkung von Proteinen eine wichtige Rolle.

Merke

Im Zytosol erfolgt die **Synthese** einer Vielzahl zellulärer Bausteine wie Aminosäuren, Fettsäuren, Monosaccharide, Glycogen und Nucleotide. Hier erfolgt außerdem die **Speicherung** von Triglyceriden und Glycogen. Die anaerobe **Energiegewinnung** durch die Spaltung von Glucose zu Pyruvat (**Glycolyse**) findet ebenfalls im Zytosol statt.

Zytosolproteine können sehr unterschiedliche Funktionen haben:
- Strukturproteine (z.B. Actin, Tubulin und Keratin des Zytoskeletts),
- Enzyme (z.B. zur Glycolyse),
- Transportproteine (z.B. Transferrin, Hämoglobin),
- Motorproteine (z.B. Myosin, Dynein, Kinesin),
- Speicherproteine (z.B. Ferritin, Ovalbumin, Casein),
- Signalproteine (z.B. Insulin – in Vesikel verpackt).

Der Abbau von Proteinen im Proteasom nach Ubiquitinierung erfolgt auch im Zytosol (Biochemie, S. 548).

1.5 Ribosomen

An den Ribosomen findet die **Proteinsynthese** (Translation) statt, die ab S. 541 noch detaillierter besprochen wird. Sie sind nicht von einer Membran umgeben und bestehen aus zwei Untereinheiten, die im Zytoplasma getrennt vorliegen. Nur zur Translation lagern sich die Untereinheiten unter Mitwirkung von Mg^{2+}-Ionen und weiterer Faktoren zusammen.

Merke

Die ribosomalen Untereinheiten sind aus **Ribonucleoproteinen** aufgebaut, d.h. sie bestehen aus Ribonucleinsäure (der ribosomalen RNA = rRNA) und Proteinen.

In den Ribosomen fungiert die rRNA als Strukturmolekül, hat aber auch eine Funktion bei der Bildung der Peptidbindung, also eine katalytische Funktion. Solche RNA-Moleküle mit katalytischen Eigenschaften werden als **Ribozyme** bezeichnet.

Die Ribosomen von Prokaryonten und Eukaryonten unterscheiden sich in ihrer Zusammensetzung und damit in ihrem **Sedimentationsverhalten** (s. Tab. 14.5, S. 543). Die Ribosomen der **Mitochondrien** entsprechen in ihrem Bau den Ribosomen von Prokaryonten.

1.6 Endoplasmatisches Retikulum

1.6.1 Definition

Merke

Das endoplasmatische Retikulum (ER) ist eine **membranöse Struktur**, welche die ganze Zelle **dreidimensional netzförmig** durchzieht, die Zelle dadurch kompartimentiert und aus Lamellen, Zisternen und Tubuli gebildet wird.

Das ER bildet damit unterschiedliche Reaktionsräume und ein die ganze Zelle durchziehendes **Transport-** und

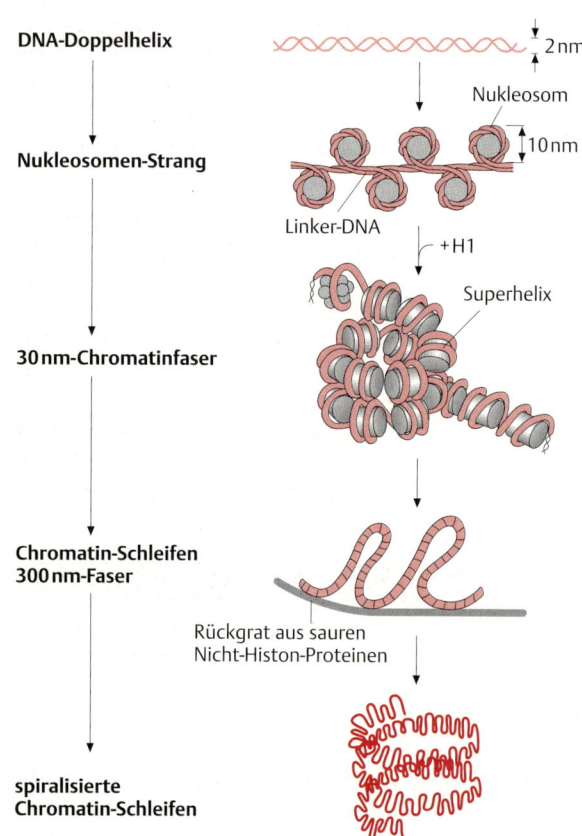

DNA-Doppelhelix

2 nm

Nukleosom

10 nm

Nukleosomen-Strang

Linker-DNA

+H1

Superhelix

30 nm-Chromatinfaser

Chromatin-Schleifen 300 nm-Faser

Rückgrat aus sauren Nicht-Histon-Proteinen

spiralisierte Chromatin-Schleifen

Abb. 1.4 Verpackung der DNA bis zum Metaphasechromosom.

Speichersystem. Es ist in verschiedenen Zelltypen in Abhängigkeit von der Zellfunktion unterschiedlich stark ausgeprägt und kommt in zwei Erscheinungsformen vor (**Abb. 1.5**), dem granulären endoplasmatischen Retikulum (**raues endoplasmatisches Retikulum, rER**) und dem agranulären endoplasmatischen Retikulum (**glattes [smooth] endoplasmatisches Retikulum, sER**). Beide Formen können ineinander übergehen, das raue ER entsteht durch die Auflagerung von Ribosomen auf der zytoplasmatischen Seite des Membransystems.

Die äußere Hülle des Zellkerns wird vom ER gebildet, der Zellkern liegt also in einer Zisterne des ER. Der Raum zwischen innerer und äußerer Membran des Zellkerns hat dadurch eine direkte Verbindung mit dem Lumen des ER.

1.6.2 Raues endoplasmatisches Retikulum

Wie weiter oben bereits erwähnt, dient das raue ER der Synthese und Modifikation von Exportproteinen, Membranproteinen und lysosomalen Proteinen. Es ist also verstärkt in **sekretorischen Zellen** zu finden. Das raue ER ist überwiegend lamellenförmig aufgebaut.

Die an den Ribosomen des ER gebildeten Proteine werden bereits während ihrer Synthese durch die Membran in das Lumen des ER eingefädelt bzw. durch den Wechsel von Translokations-Start- und Translokations-Stopp-Sequenzen in die Membran eingebaut (der genaue Mechanismus wird auf S. 546 beschrieben). Sie werden innerhalb des ER noch während ihrer Synthese **glycosyliert** und durch spezifische Proteine, sogenannte **Chaperone** in eine korrekte Raumstruktur gefaltet. Im ER erfolgt auch die Einführung von Disulfidbrücken und Hydroxylierungen. Die meisten so gefertigten Proteine werden im nächsten Schritt in Vesikel verpackt und zum Golgi-Apparat (s. u.) transportiert. Signalsequenzen aus Aminosäuren bestimmen den Zielort der Proteine (S. 546).

Ein raues ER, das dicht mit Ribosomen bepackt ist, lässt sich aufgrund des großen Gehaltes an **rRNA** mit basischen Farbstoffen gut anfärben. Es ist dann schon im Lichtmikroskop sichtbar und wird **Ergastoplasma** genannt (z.B. die **NISSL-Schollen** in spezifischen Neuronen).

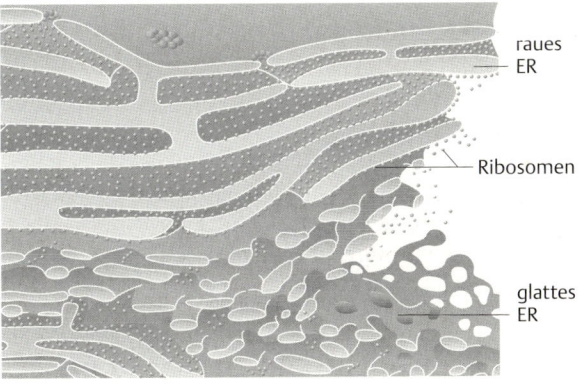

raues ER

Ribosomen

glattes ER

Abb. 1.5 Raues und glattes ER.

α₁-Antitrypsin-Mangel. Kann durch eine Mutation ein Protein durch Chaperone nicht in die richtige Struktur gefaltet werden, so wird es innerhalb des ER zurückgehalten (selbst wenn es möglicherweise funktionstüchtig wäre!). Ein Beispiel dafür ist der α₁-Antitrypsin-Mangel. Eine Mutation führt zur Konformationsänderung des Proteins, was eine gestörte Sekretion zur Folge hat. α1-Antitrypsin akkumuliert innerhalb des endoplasmatischen Retikulums der Hepatozyten und kann damit nicht in das Zytoplasma abgegeben werden.

α₁-Antitrypsin ist ein Protease-Inhibitor, der vorwiegend in der Leber synthetisiert wird und die neutrophile Elastase inaktiviert. Neutrophile Elastase wird von aktivierten Granulozyten freigesetzt und zerstört das Bindegewebe. Durch die Speicherung des nicht abbaubaren, veränderten Proteins in den Hepatozyten entsteht neonatale Hepatitis.

1.6.3 Glattes endoplasmatisches Retikulum (sER)

Aufbau von Membranen. Die Synthese von **Cholesterin** und **Phospholipiden** für die Membranen erfolgt im glatten ER (S. 586), das eher eine tubulusartige Struktur aufweist und nicht mit Ribosomen besetzt ist. Da Membranen von den Zellen nicht „de novo" gebildet werden können, können nur bereits vorhandene Membranen des ER erweitert und anschließend anderen Zellstrukturen zur Verfügung gestellt werden. In den Zellen existiert dafür ein reguliertes **Membranflusssystem**, innerhalb dessen abgeschnürte Membranvesikel zwischen ER, Golgi-Apparat, Lysosomen und Zellmembranen zirkulieren und aufgrund bestimmter Signale mit ihren Zielmembranen verschmelzen und diese erweitern.

Entgiftung. Eine weitere wichtige Funktion des glatten ER ist die **Entgiftung** der Zelle. Viele lipophile Xenobiotika (Fremdstoffe) werden durch eine Gruppe von Enzymen, den **Cytochrom-P450-Monooxygenasen** in Leber- und Nierenzellen durch Oxidation unschädlich gemacht (**Biotransformation**, Biochemie, S. 590). Durch die Einführung von OH-Gruppen in das Kohlenwasserstoffgerüst werden die lipophilen Substanzen hydrophil und können über die Niere ausgeschieden werden. Dieses System ist induzierbar. Zufuhr von Xenobiotika induziert einen höheren Gehalt von Cytochrom-P450.

Fatalerweise kann sich dieses Schutzsystem auch in das Gegenteil verkehren, indem harmlose Produkte wie **Benzpyren** durch die Wirkung des Cytochrom-P450-Systems in potente **Karzinogene** umgewandelt werden.

Weitere Funktionen. Im glatten ER werden die **Steroidhormone** synthetisiert, es überwiegt daher in Zellen, die der Synthese dieser Hormone dienen (Nebennierenrinde, Leydig-Zwischenzellen des Hodens, Follikelzellen der Ei-

Biologie

Histologie

Anatomie

Chemie

Biochemie

Physik

Physiologie

Psych./Soz.

Biologie

Histologie

Anatomie

Chemie

Biochemie

Physik

Physiologie

Psych./Soz.

erstöcke). In Leberzellen findet man beide Formen des ER zu etwa gleichen Anteilen.

Eine weitere Syntheseleistung des glatten ER ist die **Bildung von Speicherfetten** (Triglyceriden), die anschließend im Zytoplasma in Form von Fetttröpfchen gespeichert werden.

Im **Kohlenhydratstoffwechsel** ist das glatte ER an der Gluconeogenese (Synthese von Glucose aus Nicht-Kohlenhydrat-Vorstufen) und an der Glycogenolyse (Glucose-6-phosphatase-Reaktion) beteiligt. Damit ist es essenziell für die Glucosefreisetzung aus der Leber in den Blutstrom.

Sarkoplasmatisches Retikulum (SR). Im Muskel wird das glatte endoplasmatische Retikulum als sarkoplasmatisches Retikulum (SR) bezeichnet. Es dient der schnellen intrazellulären Verteilung eingehender Reize zur optimalen **Synchronisation der Kontraktion** der einzelnen Muskelfasern (Physiologie, S. 803). Aus dem SR werden dabei schlagartig Ca^{2+}-Ionen freigesetzt, die dann eine koordinierte Muskelkontraktion auslösen. Durch ATP-getriebene Ionenpumpen werden die Ca^{2+}-Ionen wieder in das SR zurückgeführt und dort gespeichert. Die Ca^{2+}-Ionenkonzentration im Lumen des SR übersteigt dabei die des Zytosols um ein Vielfaches, es dient also auch als **Ca^{2+}-Ionenspeicher**.

1.7 Golgi-Apparat

Der **Golgi-Apparat** steht in engem Zusammenhang mit dem endoplasmatischen Retikulum und ist in das Membranflusssystem der Zelle eingebunden. Er wurde 1898 durch Golgi entdeckt.

1.7.1 Aufbau

Der Golgi-Apparat einer Zelle besteht aus **1–100 Diktyosomen**, Stapel flachgedrückter membranöser Zisternen, die peripher dilatieren und Vesikel abschnüren (**Abb. 1.6**). Diese Stapel sind halbmondförmig gebogen und damit polar.

1.7.2 Cis-, Mittel- und Trans-Golgi-Netzwerk

Die **konvexe** Seite (cis-Seite, Regenerationsseite) der Diktyosomen ist dem ER zugewandt und bildet hier das **Cis-Golgi-Netz**.

Vom ER lösen sich **Übergangsvesikel** ab, die Proteine und Lipide enthalten und mit ihren Membranen den Golgi-Apparat regenerieren. Diese Vesikel verschmelzen mit den Golgi-Zisternen der Cis-Seite und geben ihren Inhalt in das Lumen der Zisterne ab.

Durch laterale Abschnürung von Vesikeln und Verschmelzung mit der nächsten Zisterne wird das angekommene Material von Zisterne zu Zisterne von der Cis-Seite über die Mittelzisternen zur **Trans-Seite** (konkave Seite, Reifungsseite) transportiert und dabei prozessiert. An der Trans-Seite werden dann über das Trans-Golgi-Netz große Sekretvesikel abgeschnürt, die entweder

– **Exportproteine** enthalten (Exozytose),
– die **Zytoplasmamembran** und deren Proteine regenerieren,
– primäre **Lysosomen** sind oder
– zum **ER** zurückfließen.

1.7.3 Funktionen des Golgi-Apparates

Auf dem Weg durch die Zisternen werden die Proteine und Lipide **modifiziert**:

– Der bereits im ER modifizierte Kohlenhydratbaum wird weiter verändert (Zucker werden entfernt und neu angehängt) und eventuell wird im Golgi-Apparat erneut glycosyliert (O-Glycosylierung). Dadurch entstehen Glycoproteine und Glycolipide, die später mit ihren spezifischen Kohlenhydratstrukturen die **Glycokalyx** der Zelle bilden.
– Außerdem werden schwefelhaltige Glycoproteine und Mucopolysaccharide durch **Sulfatierung** gebildet,
– Proteine werden **acyliert** (Anhängen von Fettsäuren),
– **phosphoryliert** und
– **markiert** (z.B. durch Anhängen von Mannose-6-phosphat als Sortiersignal für lysosomale Proteine).
– Einige am rauen ER gebildeten Proteine werden als Vorstufen gebildet, sind also noch unreif. Auf dem Weg durch die Golgi-Zisternen können solche unreifen Proteine durch **proteolytische Spaltung** in funktionsfähige reife Proteine umgewandelt werden.
– Proteine mit einem Retentionssignal zum **ER** werden in Vesikel verpackt und zum ER zurückgeführt.
– Proteine mit Mannose-6-phosphat-Signal werden gesammelt, in Vesikel verpackt und als **primäre Lysosomen** abgeschnürt.
– Proteine für die **signalvermittelte Sekretion** lagern sich im Trans-Golgi-Netz zusammen, kondensieren und bilden Proteinaggregate. Diese Aggregate werden erkannt, in Vesikel verpackt und zur Zytoplasmamembran transportiert. Durch die Aggregatbildung wird in den Vesikeln eine vielfach höhere Konzentration erzielt als ohne Aggregation.
– Vesikel für die **konstitutive Sekretion** aggregieren nicht. Sie werden durch den normalen Vesikelfluss zur Zytoplasmamembran transportiert und der Inhalt wird dort ausgeschieden.

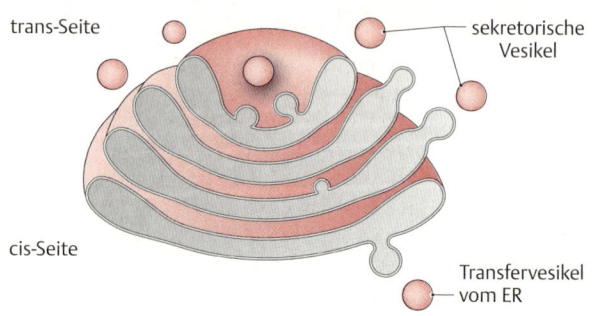

trans-Seite

sekretorische Vesikel

cis-Seite

Transfervesikel vom ER

Abb. 1.6 Diktyosom.

1.8 Endozytose **11**

Biologie

Histologie

Anatomie

Chemie

Biochemie

Physik

Physiologie

Psych./Soz.

Die Vesikelbildung im Trans-Golgi-Netz erfolgt mithilfe von **Clathrin-Molekülen** (s. u.) und unterschiedlichen **Adaptinen**, die für das „Einsammeln" der korrekt beladenen Frachtrezeptoren zuständig sind. Es entstehen Coated Vesicles. Nach der Abschnürung der Vesikel vom Trans-Golgi-Netz wird das Clathrin entfernt. Beim Vesikelverkehr zwischen ER und Golgi-Zisternen sowie zwischen den einzelnen Golgi-Zisternen wird nicht Clathrin, sondern ein anderes hüllenbildendes Protein, das **Coatomer**, zur Vesikelbildung benutzt.

Klinik

I-Zellen-Krankheit. Diese Krankheit entsteht durch mangelhafte Übertragung von Phosphatgruppen an Mannose, das als Mannose-6-phosphat Signalcharakter hat (Signal für lysosomales Enzym). Es resultiert eine Fehlfunktion der Lysosomen. Die für die Lysosomen bestimmten hydrolytischen Enzyme können nicht korrekt verpackt werden. Die Krankheitssymptome entstehen durch eine Ansammlung von Lipiden und Polysacchariden in den funktionsunfähigen Lysosomen. Charakteristisch sind u. a. schwere Skelettdefekte mit Brustkorb- und Wirbelsäulendeformation, Hüftgelenksbeeinträchtigung, Knochenbrüche, Leisten- oder Nabelbrüche, allgemeine muskuläre Schwäche, ausgeprägte Zahnfleischwucherung und eine vergrößerte Zunge. Die I-Zellen-Krankheit (I von inclusion cells, Zellen mit Einschlusskörpern) wird auch Mucolipidose II genannt.

1.8 Exozytose

Bei der Exozytose wird eine Substanz durch Verschmelzen eines vom Golgi-Apparat abgeschnürten, gefüllten Vesikels mit der Zytoplasmamembran aus der Zelle ausgeschleust. Die Vesikelmembran erhält im Golgi-Apparat einen Adressaufkleber in Form eines spezifischen Transmembranproteins (**v-SNARE**), der das Vesikelziel kodiert. Diese v-SNAREs werden am Zielort durch andere Transmembranproteine (**t-SNAREs**, target Rezeptor) nach dem Schlüssel-Schloss-Prinzip erkannt. Durch einen energieaufwendigen komplizierten Prozess verschmelzen die Membranen miteinander, sodass der transportierte Inhalt nach außen freigesetzt wird. Dieser Vorgang kann permanent (z. B. konstitutive Sekretion bei Drüsenzellen) oder auf einen Reiz hin (z. B. signalvermittelte Sekretion bei Synapsen) stattfinden.

Klinik

Einige bakterielle Toxine, wie das Tetanustoxin (Clostridium tetani) und Botulinus-toxin (Clostridium botulinum) wirken hochgradig (im ng-Bereich!) toxisch, da sie die Exozytose von Neurotransmittern aus den präsynaptischen Terminalien blockieren. Diese Gifte verhindern die Fusion der synaptischen **Vesikel** mit der Zytoplasmamembran in glycinergen (Tetanustoxin) oder cholinergen (Botulinustoxin) Synapsen. Beide Toxine bewirken den Abbau des für die Membranfusion wichtigen Synaptobrevins (ein v-SNARE). Es resultieren Krämpfe und Lähmungen.

1.9 Endozytose

1.9.1 Definition

Merke Endozytose beschreibt die Aufnahme von Substanzen durch Vesikelbildung aus dem Extrazellularraum in die Zelle.

1.9.2 Rezeptorvermittelte Endozytose

Bei der rezeptorvermittelten Pinozytose erfolgt über Rezeptoren eine selektive **Anreicherung** der aufzunehmenden Substanz bis zum 1000 fachen im Vergleich zur normalen Pinozytose (s. u.). Dadurch wird verhindert, dass zu viel Wasser in die Zelle gelangt. Die beladenen Rezeptoren werden intrazellulär durch sogenannte **Adaptine** erkannt (Auswahl der Importsubstanz), welche anschließend Clathrin binden (**Abb. 1.7**).
Clathrinmoleküle bilden durch Aggregation einen hexagonalen Käfig, in den die Zytoplasmamembran hineingezogen wird. Es entstehen Grübchen (**coated pits**), die sich zu Vesikeln formen und unter Energieverbrauch (GTP-Spaltung) nach innen abgeschnürt werden. Die Clathrinmoleküle umgeben diese Vesikel wie ein Mantel (sie werden daher auch „**coated Vesikel**" oder **Stachelsaumvesikel** genannt). Unmittelbar nach der Pinozytose zerfällt dieser Clathrinmantel und gibt damit die Vesikel frei.
Die rezeptorgekoppelte Pinozytose vermittelt z. B.
- die **Aufnahme von Cholesterin**, das extrem wasserunlöslich ist und proteingebunden in Form von LDL-Partikeln (low density Lipoprotein) in die Zellen aufgenommen wird (über LDL-Rezeptoren),
- den **Eisentransport** (über den Transferrin-Rezeptor) und
- die Aufnahme von **Viren** (z. B. **Influenzaviren**) in die Zelle.

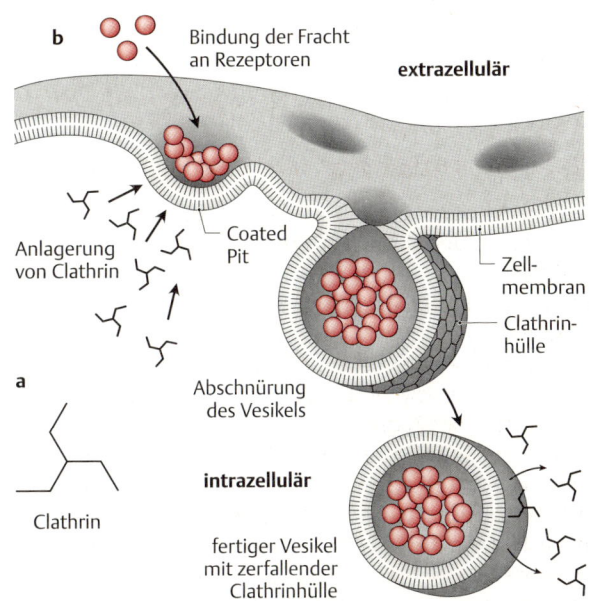

Abb. 1.7 Rezeptorvermittelte Pinozytose. a Clathrin, **b** rezeptorvermittelte Pinozytose

Biologie

Histologie

Anatomie

Chemie

Biochemie

Physik

Physiologie

Psych./Soz.

Nach rezeptorvermittelter Pinozytose durchlaufen die Pinozytosevesikel die Endosomenfraktion (s. u.). Die späten Endosomen verschmelzen mit Lysosomen, ihr Inhalt wird abgebaut und ebenfalls recycelt (s. u.).

1.9.3 Pinozytose

Merke

Pinozytose bezeichnet die **Aufnahme von gelösten Stoffen**. Sie kann unspezifisch oder rezeptorvermittelt sein.

1.9.4 Endosom

Der Inhalt pinozytotischer Vesikel wird umgehend durch Verschmelzung an das so-genannte **endosomale Kompartiment** übertragen, ein System miteinander verbundener Membranröhren und Vesikel, das von Membrannähe (frühe Endosomen) bis Zellkernnähe (späte Endosomen) reicht. In diesem System wird der Inhalt der Vesikel sortiert. Durch Erzeugung eines sauren pH-Werts werden Rezeptor und Fracht voneinander getrennt. Die Fracht wird ihrem Ziel zugeführt (zum Abbau z. B. der Lysosomen) und die Rezeptoren werden – immer noch eingebettet in die Membran eines Vesikels – zur Zytoplasmamembran zurücktransportiert.

1.9.5 Phagozytose

Merke

Phagozytose bezeichnet die **Aufnahme größerer partikulärer Substanzen** (wie z. B. Bakterien). Diese Form der Aufnahme findet man bei amöboid beweglichen Zellen. Die aufzunehmenden Partikel werden von der Zytoplasmamembran umflossen und das sich bildende Vesikel (Phagosom) wird nach innen abgeschnürt.

1.9.6 Transzytose

Merke

Transzytose ist eine Kopplung von rezeptorvermittelter Pinozytose und Exozytose.

Da die Transzytose (oder auch Zytopempsis) der Durchschleusung von Substanzen durch eine Schicht von Epithel- oder Endothelzellen dient, erfolgt in diesem Fall keine Trennung der Fracht vom Rezeptor. Die an einem Zellpol durch Pinozytose gebildeten Vesikel durchwandern die Zelle und verschmelzen am anderen Zellpol wieder mit der Zytoplasmamembran. Der Inhalt der Vesikel wird dort nach außen abgegeben.

Merke

Exozytose, Phagozytose, Pinozytose und Transzytose sind Transportvorgänge, bei denen **Membranvesikel „fließen"**. Man spricht deshalb auch vom Membranflusssystem.

1.10 Lysosomen

1.10.1 Aufbau

Primäre Lysosomen sind Vesikel, die vom Golgi-Apparat abgeschnürt werden. Sie sind in der Regel für den intrazellulären Bedarf bestimmt. Im ER werden Proteine, die für die Lysosomen bestimmt sind, mit Mannose-6-phosphat markiert.

Angefüllt mit hydrolytischen Enzymen dienen die Lysosomen der intrazellulären Verdauung. Wichtige Enzymgruppen sind Phosphatasen, Proteasen, Glycosidasen, Phospholipasen und Nucleasen, also Enzyme, die in der Lage sind, die großen Makromoleküle aufzuspalten. Man kann diese Enzyme unter dem Begriff **saure Hydrolasen** zusammenfassen, da sie bei einem sauren pH-Wert unter Wassereinlagerung (Hydrolyse) Makromoleküle spalten. Das Leitenzym ist die **saure Phosphatase**. Der pH-Wert innerhalb der Lysosomen liegt bei pH 4,5–5, Protonenpumpen der lysosomalen Membran sorgen für ein entsprechendes Milieu. Auf der inneren Membranseite liegende spezielle Glycolipide schützen die Lysosomen vor der Selbstverdauung.

Lysosomen haben als Verdauungsapparat der Zelle verschiedene Funktionen. Durch die Enzyme der Lysosomen werden jedoch nicht nur Substanzen abgebaut, sondern auch **Enzyme** und **Hormone „prozessiert"**, d. h. posttranslational von inaktiven in aktive Formen überführt (z. B. die Umwandlung von Thyreoglobulin in Trijod- und Tetrajodthyronin).

1.10.2 Heterophagie

Von der Zelle aus dem Extrazellularraum durch Phagozytose aufgenommene Partikel, sogenannte **Heterophagosomen**, verschmelzen mit primären Lysosomen zu Heterophagolysosomen und werden abgebaut, die Grundbausteine wieder ins Zytoplasma zurückgeführt und in den Zellstoffwechsel eingebracht (**Abb. 1.8**). Mikroorganismen werden auf diese Art von phagozytierenden Zellen des **Immunsystems** vernichtet.

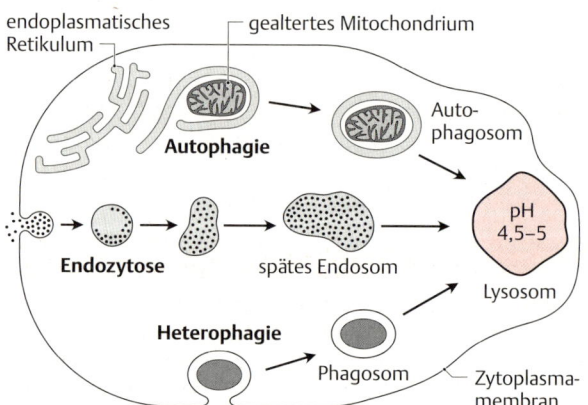

Abb. 1.8   Verdauungsfunktion von Lysosomen.

1.10.3 Autophagie

Auch Zellorganellen altern! Damit sich die Zelle nicht mit funktionsunfähigen überalterten Organellen füllt, werden gealterte Strukturen vom ER mit einer Membran umgeben. Diese **Autophagosomen** verschmelzen mit primären Lysosomen, es bilden sich **Autophagolysosomen** (**Abb. 1.8**). Die funktionsunfähigen Strukturen werden durch die hydrolytischen Enzyme der Lysosomen abgebaut und die Bausteine über transmembranöse lysosomale Transportproteine ins Zytoplasma zurückgeführt.

1.10.4 Telolysosomen

Nachdem die primären Lysosomen vom Golgi-Apparat abgeschnürt worden sind, verschmelzen sie mit anderen Vesikeln und werden so zu **sekundären Lysosomen**, in denen der hydrolytische Abbau der Makromoleküle erfolgt. Dabei verbleiben in den Lysosomen oft unverdauliche Lipidbestandteile, die enzymatische Aktivität der Lysosomen lässt nach und kommt zum Erliegen. Solche „erschöpften" Lysosomen werden als **tertiäre Lysosomen**, Telolysosomen oder Residualkörper bezeichnet. In einigen Geweben ist die Ausschleusung der Residualkörper aus den Zellen nicht möglich, sie sammeln sich an und sind als Alterspigment (Lipofuszin) nachweisbar (Leber, Herzmuskel, Neurone). Wenn sich zu viel Lipofuszin in den Zellen ansammelt, kann dies die Zellfunktion beeinträchtigen.

1.10.5 Sekretion lysosomaler Enzyme

Lysosomale Enzyme können auch sekretiert werden und dadurch bestimmte Funktionen ausüben:

Differenzierungs- und Abbauprozesse. Während der Embryonalentwicklung wird der Ab- und Umbau von Müller- bzw. Wolff-Gang und die Rückbildung des Uterus durch lysosomale Enzyme bewirkt. Die Sekretion lysosomaler Enzyme durch Osteoklasten formt im Wechselspiel mit Osteoblasten die Knochensubstanz.

Akrosomenreaktion. In den **Spermien** bilden Lysosomen das **Akrosom (das ist ein Riesenlysosom)**, welches bei der Besamung der Eizelle dem männlichen Zellkern durch das Enzym **Hyaluronidase** den Weg durch die Zona pellucida zur Eizelle bahnt.

Leukozyten. Aktivierte Granulozyten sekretieren diverse lysosomale proteolytische Enzyme, welche Parasiten bekämpfen, aber auch die Gefäßwände und das umliegende Gewebe schädigen (z.B. Kollagenasen und Elastasen) und dadurch die Entzündungsreaktion verstärken.

Klinik

Gicht und Silikose. Die Fehlfunktion von Lysosomen kann zu verschiedenen schweren **Krankheiten** führen. Wird die Stabilität der Lysosomenmembran bei **Gicht** oder **Silikose** beschädigt, dann werden lysosomale Enzyme in das Zytoplasma freigesetzt und es kommt zu entzündlichen Reakti-

onen. **Cortisone** stabilisieren die Lysosomenmembran und wirken damit entzündungshemmend.

Lysosomale Speicherkrankheiten. Eine Vielzahl unterschiedlicher Krankheiten sind auf die Fehlfunktion einzelner lysosomaler Proteine zurückzuführen. Durch Mutationen der Gene lysosomaler Enzyme, kommt es zur Überladung von Zellen mit endozytierten, jedoch nicht abbaubaren Stoffen.

Sphingolipidosen sind solche Stoffwechselkrankheiten, die sich vorwiegend im zentralen Nervensystem manifestieren. Durch den Enzymdefekt der lysosomalen Sphingomyelinase kommt es zu einer pathologischen intrazellulären Akkumulation von nicht weiter abbaubaren Sphingolipiden. Weiterhin gehören dazu die **Tay-Sachs-Krankheit** (Mangel an β-N-Hexosaminidase-A), **Glycogenose II** (Defekt der $1\rightarrow4$-Glucosidase) und die **Zystinose** (massive Cystinkristallspeicherung in Lysosomen aufgrund eines defekten Cystintransporters in der lysosomalen Membran).

1.11 Peroxisomen

Merke
Peroxisomen sind kleine membranumgrenzte Vesikel, die jedoch im Unterschied zu Lysosomen nicht vom Golgi-Apparat abgeschnürt werden und einen anderen Satz von Enzymen besitzen. Man findet sie besonders in **Leber-** und **Nierenzellen**.

Im Elektronenmikroskop sind Peroxisomen an einem dunklen Kern aus **kristallisierter Uratoxidase** erkennbar. Man nimmt an, dass es sich bei Peroxisomen um Reste eines urzeitlichen Organells handelt, welches früher dem Schutz vor Sauerstoff diente und heute nützliche **Oxidationsreaktionen** realisiert.

Peroxisomen haben einen Durchmesser von 0,2–1,5 µm. Sie können sich durch Wachstum und Teilung selbst replizieren und sind damit teilautonom. Da sie jedoch weder über ein Genom noch über einen Proteinsyntheseapparat verfügen, müssen alle Proteine aus dem Zytoplasma aktiv aufgenommen werden. Diese Proteine werden an einer Signalsequenz am carboxyterminalen Ende erkannt. In den Peroxisomen finden wir neben vielen anderen Enzymen Superoxiddismutase, Oxidasen und Katalasen. Ihre **Aufgaben** sind:

- der Abbau von langkettigen und komplexen Lipiden wie Prostaglandine durch β-Oxidation,
- die Entgiftung (ca. 50 % des aufgenommenen Alkohols werden in Peroxisomen zu Acetaldehyd oxidiert),
- der Abbau von H_2O_2, welches durch Oxidasewirkung anfällt und ein **starkes Zellgift** ist,
- die **Biosynthese** komplexer Fette (sogenannter Plasmalogene), des Cholesterins und der Gallensäuren.

Die Oxidasen der Peroxisomen übertragen Wasserstoff direkt auf Sauerstoff. Das dabei gebildete giftige Wasserstoffperoxid wird sofort durch Katalase in Wasser und Sauerstoff zerlegt oder von der Peroxidase zur Oxidation organischer Substrate genutzt.

1. **Oxidase:** $RH_2 + O_2 \rightarrow R + H_2O_2$
2. **Katalase:** $2H_2O_2 \rightarrow 2H_2O + O_2$
oder
2. **Peroxidase:** $RH_2 + H_2O_2 \rightarrow R + 2H_2O$

Klinik

Adrenoleukodystrophie. Diese X-chromosomal rezessiv vererbte Krankheit führt zu Entzündungen der Myelinscheiden im Nervensystem. Sie wird durch langkettige Fettsäuren hervorgerufen, die von den funktionsunfähigen Enzymen der Peroxisomen nicht abgebaut werden können. Die Krankheit führt zu schweren Schäden der Myelinscheiden von Nerven, insbesondere in der weißen Hirnsubstanz. Zusätzlich ist bei den Patienten die Funktion der Nebennierenrinde stark beeinträchtigt.

Zellweger-Syndrom. Ein Fehlen der Peroxisomen führt zu dieser schweren, tödlichen Erkrankung (auch zerebrohepatorenales Syndrom genannt). Hier ist die **Biogenese der Peroxisomen** gestört, wodurch alle peroxisomalen Stoffwechselwege fehlen. Die betroffenen Kinder sterben meist noch während des ersten Lebensjahres.

1.12   Mitochondrien

Merke

Mitochondrien dienen der **aeroben Energiegewinnung** und kommen in Zellen in großer Zahl (100–10000/Zelle) vor. Nur wenige Zelltypen, wie Erythrozyten, besitzen keine Mitochondrien.

Aufbau. Mitochondrien sind meist ovoid, können aber auch sehr unterschiedliche Formen annehmen und sich sogar verzweigen. Ihre Größe reicht von 0,5 μm bis zu einigen μm Länge. Sie besitzen eine **doppelte Membran**, wobei sich die innere Membran zur Oberflächenvergrößerung sehr stark einfaltet. Beide Membranen bilden eine Barriere zur **inneren Matrix**. Die eigentliche Hürde für den Stoffdurchtritt ist jedoch die innere Membran, da die äußere Membran das Protein **Porin** enthält, welches als Proteinpore praktisch alle Moleküle mit einem MW **< 5000 Dalton** durchlässt. Nach der Form der Einfaltung unterscheidet man morphologisch **3 Typen** von Mitochondrien:

- **Cristaetyp:** Dieser Typ ist charakteristisch für die meisten tierischen Zellen. Die innere Membran bildet flächenförmige Einfaltungen, die im Schnitt wie lange Röhren erscheinen (**Abb. 1.9**).
- **Tubulustyp:** Dieser Typ ist auf Zellen beschränkt, die Steroidhormone produzieren, wie z. B. die Zellen der Nebennierenrinde. Die Einstülpungen der inneren Membran sind fingerförmig und erscheinen im Schnitt mehr oder weniger rund (**Abb. 1.9**).
- **Sacculustyp:** Dieser Typ ist charakteristisch für Pflanzenzellen. Die innere Membran bildet sackförmige Einbuchtungen mit großem Lumen.

Funktion. Mitochondrien sind die Orte der aeroben Energiegewinnung der Zellen.

- In der **inneren Matrix** der Mitochondrien findet der **Citratzyklus** (S. 507) statt.
- Die Hauptquellen für das Acetyl-CoA sind die Glycolyse (im Zytoplasma der Zelle, S. 484) und die **β-Oxidation** der Fettsäuren (S. 493), die – genau wie der Citratzyklus – in der **inneren Matrix** der Mitochondrien stattfindet.

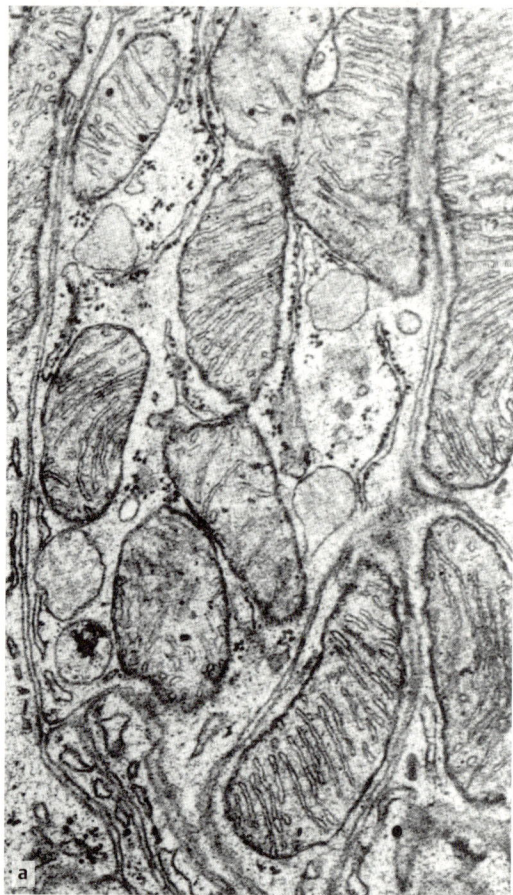

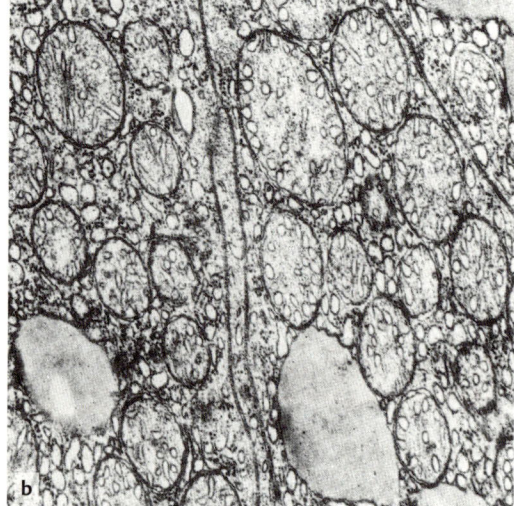

Abb. 1.9   Elektronenmikroskopische Aufnahme von Mitochondrien des Cristae- (a) und des Tubulustyps (b).

– Der im Zitronensäurezyklus entstandene Wasserstoff wird an der **inneren Membran** im Prozess der **oxidativen Phosphorylierung** oxidiert (S. 509).
– In braunem Fettgewebe kommt es zu einer **Entkopplung von Atmung und ATP-Synthese**, die Energie wird dann als Wärme frei, die Mitochondrien fungieren dort als Wärmemaschinen (Biochemie, S. 514).

Endosymbiontentheorie. Mitochondrien sind in der Evolution der Zelle durch eine **Symbiose** von Ur-Eukaryonten mit **aeroben Prokaryonten** entstanden, die durch Phagozytose aufgenommen, jedoch nicht abgebaut wurden. Im Verlauf der Evolution haben die Mitochondrien ihre Unabhängigkeit von der Zelle verloren. Beweise zur Bestätigung dieser Theorie sind:
– Die innere Mitochondrienmembran enthält **Cardiolipin**, ein für Prokaryonten charakteristisches Membranlipid.
– Mitochondrien vermehren sich unabhängig vom Zellzyklus durch **Wachstum** und **Teilung**.
– Sie besitzen ein **eigenes Genom** (DNA, z. B. für mitochondriale tRNAs).
– Sie besitzen einen eigenen **Proteinbiosynthese-Apparat** (eigene Ribosomen). Die Ribosomen der Mitochondrien unterscheiden sich in ihrem Sedimentationsverhalten von denen des Zytoplasmas, es sind 70S-Ribosomen, die aus 50S- und 30S-Untereinheiten bestehen.

Trotz einer zellkernunabhängigen Proteinsynthese müssen Mitochondrien die meisten Proteine aus dem Zytoplasma importieren, da diese kernkodiert sind. Diese Proteine enthalten ein entsprechendes Translokationssignal, welches im Inneren der Mitochondrien durch eine Signalpeptidase abgespalten wird.

1.13 Das Zytoskelett und seine Wechselwirkung mit der extrazellulären Matrix

Das Zytoskelett der Zelle setzt sich aus drei verschiedenen Haupttypen von Fasern zusammen, die über Adapterproteine untereinander und mit der extrazellulären Matrix in Wechselwirkung treten.

1.13.1 Die Mikrotubuli

Merke Mikrotubuli sind aus dem globulären Protein **Tubulin** aufgebaut und dienen der Stabilisation der Zelle. Außerdem bilden sie während der Zellteilung den Spindelapparat aus und bauen Basalkörper, Zentriolen, Zilien und Geißeln auf.

Aufbau und Funktion

Aufbau. Tubulin ist ein **Heterodimer**, d. h. es besteht aus zwei verschiedenen Untereinheiten. Diese Untereinheiten sind über Disulfidbrücken miteinander verbunden. Durch Reaktion der α-Untereinheit eines Moleküls mit der β-Untereinheit eines weiteren Moleküls entstehen kettenförmige polare **Protofilamente**. 13 solcher Protofilamente lagern sich durch seitliche Wechselwirkung über Wasserstoffbrückenbindungen zu einem hohlen, schraubenförmigen Proteinzylinder zusammen (**Abb. 1.10**). Mikrotubuli haben einen Durchmesser von ca. 20 nm und können eine Länge von einigen μm erreichen.

Mikrotubuli entstehen in einem Organisationszentrum (Mikrotubuli-Organisationszentrum, MTOC), der **Zentrosomenregion** in der Nähe des Zellkerns. Sie sind polar, denn an einem Ende der Kette gibt es eine freie α-Untereinheit (Minus-Ende), am anderen Ende eine freie β-Untereinheit (Plus-Ende). Das Minus-Ende liegt in der Zentrosomenregion, von hier aus wachsen die Mikrotubuli in Richtung Peripherie (hier liegt das Plus-Ende). Über eine ständige **Aggregation** und **Disaggregation** am Plus-Ende erfolgt ein schneller Auf- und Abbau der Mikrotubuli, die damit sehr dynamische Strukturen sind.

Merke Mikrotubuli sorgen in der Zelle für **Stabilität**, sie sind jedoch selbst sehr instabil und werden **permanent auf- und abgebaut**.

An Mikrotubuli sind Proteine assoziiert **(MAPs)**, die eine Stabilisierung (Hemmung der Disaggregation) und einen Transport entlang der Mikrotubuli vermitteln können. Diese Transporte sind in Abhängigkeit vom verwendeten Motorprotein **richtungsgebunden**.

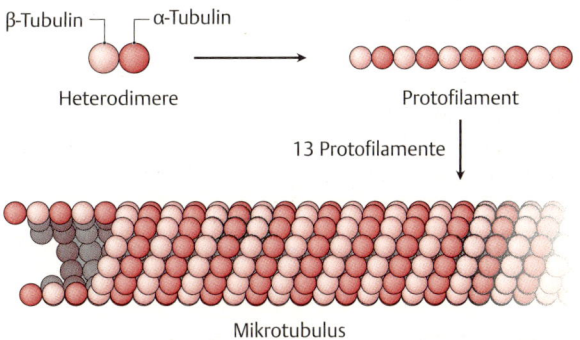

β-Tubulin — α-Tubulin

Heterodimere → Protofilament

13 Protofilamente ↓

Mikrotubulus

Abb. 1.10 Aufbau von Mikrotubuli.

Biologie

Histologie

Anatomie

Chemie

Biochemie

Physik

Physiologie

Psych./Soz.

Biologie

Histologie

Anatomie

Chemie

Biochemie

Physik

Physiologie

Psych./Soz.

> **Merke** **Kinesine** transportieren vom Minus- zum Plus-Ende, **Dyneine** transportieren vom Plus- zum Minus-Ende.

Die Zelle kann so Zellorganellen und Makromoleküle gerichtet verlagern. Mikrotubuli helfen damit bei der Organisation der Zelle.

Hemmung der Mikrotubulifunktion. Sowohl die Polymerisation des Tubulins zu Mikrotubuli als auch die Depolymerisation der Mikrotubuli zu Tubulin kann durch Gifte unterbunden werden.

Die **Polymerisation** des Tubulins kann durch **Colchizin** (ein Alkaloid der Herbstzeitlosen) blockiert werden. Es bindet an freies Tubulin und verhindert so die Polymerisation und damit auch den **intrazellulären Transport**. Colchizin wirkt dementsprechend auch als **Spindelgift** während der Mitose: Durch die Hemmung der Tubulinpolymerisation werden die Chromosomen nicht auseinandergezogen, die Mitose wird daher in der Metaphase arretiert.

Die **Depolymerisation** der Mikrotubuli wird durch **Taxol** verhindert. Auch hier kommt es zur **Arretierung der Zellen in der Metaphase**, weil zur Verteilung der Chromatiden sowohl Auf- als auch Abbauvorgänge nötig sind.

Klinik

In der **Tumorbehandlung** werden die Vinca-Alkaloide **Vincristin** und **Vinblastin** eingesetzt. Sie verhindern ebenfalls die Ausbildung des Spindelapparates und hemmen damit die Zellteilung.

Mikrotubuli als Bausteine von Zellorganellen

Basalkörper und Zentriol. Diese Zellorganellen werden aus Mikrotubuli aufgebaut, sie sind nicht von einer Membran umgeben.

Jeweils drei Mikrotubuli lagern sich dabei zusammen und bilden eine **Triplettstruktur**. Von diesen Tripletts besteht nur **ein Mikrotubulus** aus allen **13 Protofilamenten**. Die beiden anderen haben nur 10 Protofilamente und benutzen jeweils drei ihres Nachbarn mit. Neun solcher Tripletts bilden dann einen ca. 0,5 µm langen **Hohlzylinderm** (**9 × 3 Struktur**, **Abb. 1.11**). Radiäre Proteinstrukturen (Speichen) verbinden die drei Protofilamente eines Tripletts und ziehen zum verdichteten Zylinderinnern, das aus einer Proteinmatrix besteht. Weiterhin ziehen Verbindungsproteine vom A-Tubulus eines Tripletts zum C-Tubulus des benachbarten Tripletts und wirken stabilisierend.

– **Basalkörper** sind der Ursprung von Zilien und Geißeln (s. u.) und können daher in den Zellen in größerer Zahl vorkommen.

– **Zentriolen** sind wie die Basalkörper aufgebaut und liegen in der bereits erwähnten Zentrosomenregion der Zelle, der auch die Mikrotubuli des Zytoskeletts entspringen. Sie liegen als Diplosomen in Form zweier senkrecht aufeinanderstehender Zylinder vor, wobei einer dieser Zylinder als Organisationszentrum für die Bildung des zweiten wirkt. Während der S-Phase trennen sich beide Zylinder und jeder organisiert wieder die

Bildung eines zweiten, senkrecht stehenden Zylinders. Dadurch entstehen jetzt zwei Zentrosomenregionen mit je einem Diplosom. Diese wandern während der Prophase der Mitose zu den Zellpolen und organisieren die Ausbildung des **Spindelapparates**.

Zilien und Geißeln. Basalkörper organisieren auch die Ausbildung von Zilien (genauer: Kinozilien) und Geißeln. Zilien sind kurz (5–10 µm) und – wenn vorhanden – zahlreich auf einer Zelle vertreten, Geißeln sind länger (150 µm), kommen aber nur einzeln oder in geringer Zahl auf Zellen vor.

> **Merke** Aus Mikrotubuli aufgebaute Zilien und Geißeln gibt es nur bei **eukaryontischen Zellen**.

Beide Strukturen sind in dünnen Ausläufern des Zytoplasmas eingebettet und umgeben von der Zytoplasmamembran. Bei der Ausbildung von Zilien und Geißeln geht die **Triplettstruktur** der Basalkörper (9 × 3) in eine **Duplettstruktur (9 × 2)** über. Im Zentrum des Hohlzylinders bilden sich dann noch einmal zwei vollständige Mikrotubulusstränge aus **(9 × 2 + 2)**, die über Proteine miteinander verbunden sind.

Bei den peripheren Duplettstrukturen ist wieder nur ein Mikrotubulus vollständig ausgebildet (13 Protofilamente), der zweite besteht aus 10 Protofilamenten und nutzt drei Filamente des ersten Mikrotubulus mit. Die Dupletts sind über Proteine (**Nexine**) miteinander verbunden. Außerdem ziehen radiäre Proteine als Speichen in das Zentrum des Hohlzylinders und reichen hier an eine zentrale Proteinscheide heran, welche die zentrale Duplette umgibt. Aus dem A-Tubulus ragen zwei hakenförmige **Dyneinarme** heraus (**Abb. 1.12**). Sie können sich mit dem B-Tubulus des benachbarten Dupletts verbinden und unter Energieverbrauch (ATP-Spaltung) ihren Winkel so verändern, dass es zu einer relativen Verschiebung benachbarter Dupletts kommt. Da

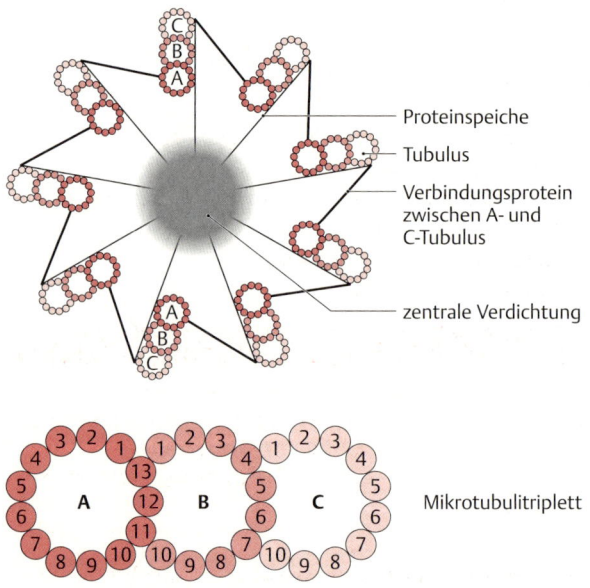

Proteinspeiche

Tubulus

Verbindungsprotein zwischen A- und C-Tubulus

zentrale Verdichtung

Mikrotubulitriplett

Abb. 1.11 Struktur von Zentriol und Basalkörper.

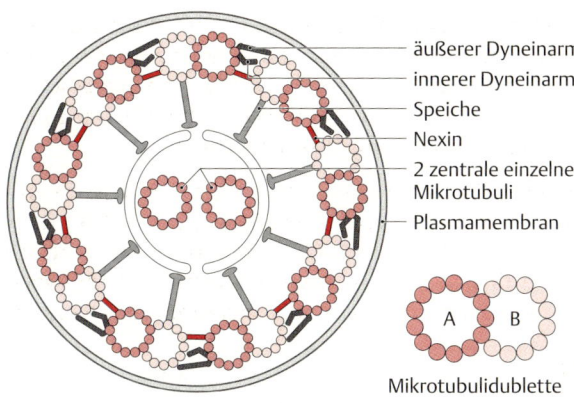

äußerer Dyneinarm
innerer Dyneinarm
Speiche
Nexin
2 zentrale einzelne Mikrotubuli
Plasmamembran

A   B

Mikrotubulidublette

Abb. 1.12   Querschnitt durch eine Geißel.

diese jedoch basal fest verankert und seitlich durch Proteine stabilisiert sind, resultiert diese Verschiebung in einer **Krümmung** der Zilie (oder Geißel), was zum **Zilienschlag** führt. Entfernt man experimentell durch Proteasen die stabilisierenden Proteine, so erfolgt keine Krümmung, sondern die Tubulusdimeren gleiten aneinander entlang.

> **Merke**
> Basalkörper und Zentriol haben eine **9 × 3-Struktur**.
> Zilien und Geißeln haben eine **9 × 2 + 2-Struktur**.

Zilien und Geißeln dienen der **Fortbewegung** (Spermien, Protozoa), der **Bewegung umgebender Flüssigkeit** (Flimmerepithelien), der **Nahrungssuche** (Protozoa), dem **Transport** von Sekreten (Bronchialtrakt) sowie dem Transport des Eies im Eileiter. Unter Verlust der Beweglichkeit haben Zilien sich zu **sensorischen Rezeptoren** umgewandelt (z. B. Stäbchen und Zapfen der Retina), erkennbar am noch erhaltenen Basalkörper.

1.13.2 Intermediärfilamente

Intermediärfilamente sind Polymere aus **Faserproteinen**, die stark zellspezifisch sind. Zu ihnen gehören:
– das **Keratin** in Epithelzellen,
– **Vimentin** in Fibroblasten (Endothelzellen),
– **Neurofilamente** in Neuronen,
– **gliäres fibrilläres saures Protein** (**GFAP**) in Astroglia,
– eine Gruppe von Proteinen, die charakteristisch für den Zellkern sind, die **Kernlamine** sowie
– **Desmin** in Muskelzellen.

> **Klinik**
> Der histopathologische Nachweis unterschiedlicher Intermediärfilamente ist sehr hilfreich bei der **Tumordiagnose**. Die Charakterisierung von Intermediärfilamenten in Metastasen kann einen Hinweis auf die Lokalisation des Primärtumors geben.

Alle Intermediärfilamente sind ähnlich strukturiert und bestehen zentral aus einer **langen α-Helix**. Zwei solcher

Moleküle lagern sich zu Doppelwendel-Dimeren zusammen. Durch seitliche versetzt angeordnete Zusammenlagerung (Tetramerbildung) und Kopf-Schwanz-Reaktion entstehen große seilartige Proteinbündel (**Abb. 1.13**).
Die Funktion der Intermediärfilamente besteht darin, Zellverbände mechanisch zu stabilisieren (**Zugelastizität**). Die Filamente ziehen intrazellulär von Desmosom zu Desmosom (bzw. Hemidesmosom). Sie setzen sich jedoch nicht direkt von Zelle zu Zelle fort, sondern sind entweder über **Adapterproteine** und Membranproteine (**Cadherine**) indirekt miteinander verknüpft oder über Integrine mit der extrazellulären Matrix verbunden.

1.13.3 Actinfilamentsystem

> **Merke**
> Actin gehört zu den **Mikrofilamenten** und ist am Aufbau des Zytoskeletts beteiligt.

Aufbau. Actin ist ein globuläres Protein (g-Actin, 375 Aminosäuren), das unter ATP-Verbrauch zu einer helikalen α-Helix polymerisiert. Zwei solcher Polymere lagern sich zu einem **helikalen Actinfilament (f-Actin)** zusammen. Dieses ist 8 nm dünn und biegsam. Mehrere solcher Actinfilamente können sich in sehr **engen parallelen Bündeln** zusammenlagern, sie werden dabei durch weitere Proteine seitlich stabilisiert. Handelt es sich bei diesen Proteinen um das quer vernetzende **Fimbrin**, dann ist der Abstand zwischen den Actinfilamenten so gering, dass sich keine anderen Proteine dazwischenlagern können. Solche Actinfilamente dienen der **Stabilisierung** der Zelle und ihrer Oberflächenstrukturen wie **Zonula adhaerens, Mikrovilli, Einstülpungen** oder **Wülste**. Über weitere quer vernetzende Proteine bildet sich ein Actinfasernetz aus, welches besonders ausgeprägt unmittelbar unterhalb der Zytoplasmamembran zu finden ist und hier ein gelartiges Netzwerk bildet, welches als **Zellkortex** bezeichnet wird.

Regulation der Polymerisation. Die Polymerisation des Actins wird sehr dynamisch reguliert. Keimbildende Proteine fördern die Polymerisation, andere Proteine, wie **Thymosin** und **Profilin,** binden an Actinmonomere und verlangsamen die Polymerisation. Der Gelzustand des Actinnetzwerkes kann verflüssigt werden, wenn Proteine wie **Gelsolin** die Actinfilamente zerschneiden.

Funktion. Bei der Polymerisation von Actin können blattartige (**Lamellipodien**) oder fingerförmige (**Filopodien**) Ausstülpungen aus der Zelle gebildet werden. Diese Ausstülpungen bilden mit Haftpunkten (fokale Kontakte, S. 5) die Grundlage für die amöboide **Kriechbewegung** der Zellen, z. B. von Fibroblasten. Durch Wechselwirkung mit anderen Proteinen (**Vinculin, Talin, Integrin** und **Fibronectin**) erfolgt eine Ankopplung an die **extrazelluläre Matrix** (s. u.).
Werden Actinfilamente durch **α-Actinin** seitlich stabilisiert, so bilden sich **lockere Bündel** in die sich das **Motorprotein Myosin II** einlagert. Durch Wechselwirkung mit

Biologie

Histologie

Anatomie

Chemie

Biochemie

Physik

Physiologie

Psych./Soz.

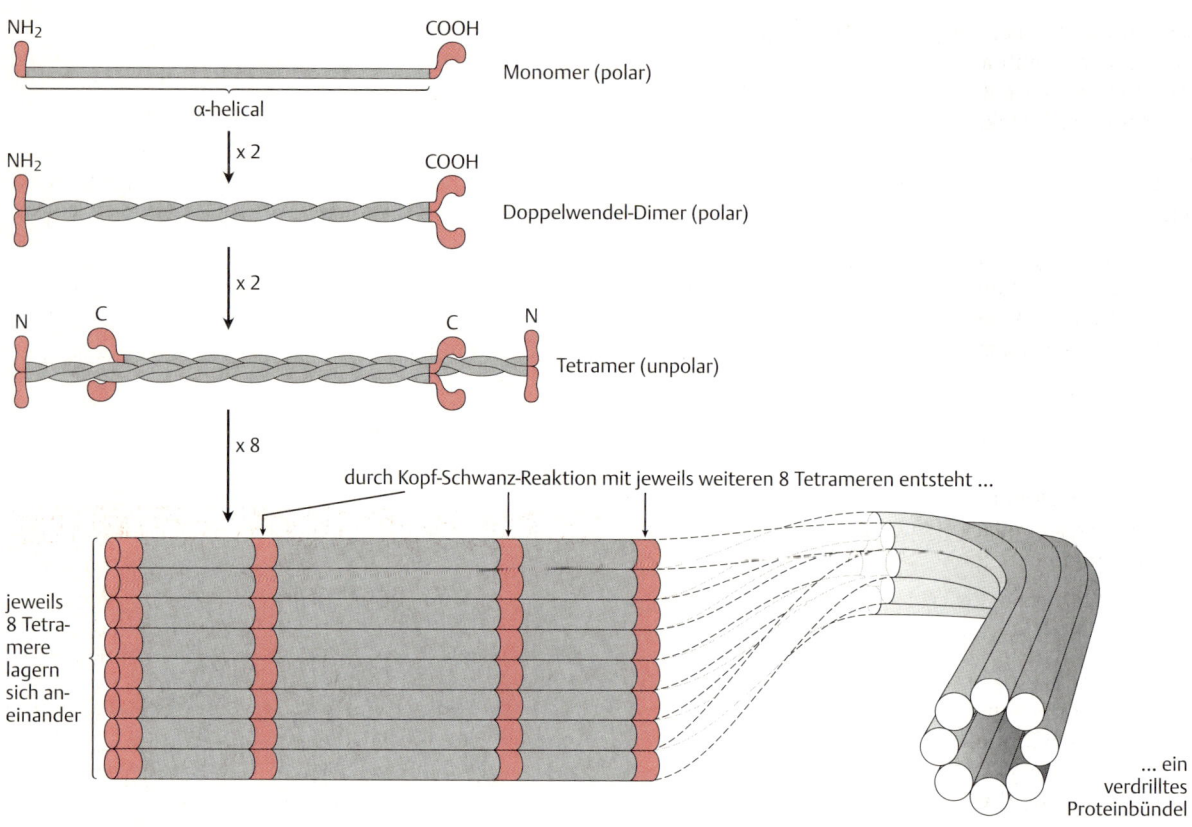

Abb. 1.13 Struktur von Intermediärfilamenten. Im Unterschied zu Mikrotubuli und Actinfilamenten sind Intermediärfilamente nicht polar gebaut.

weiteren Proteinen (Troponin, Tropomyosin) entstehen kontraktile Strukturen, die charakteristisch für die Funktion von Muskelzellen (Physiologie, S. 804), die Zelldurchschnürung (**Zytokinese**) und die Auffaltung und Abschnürung von Zellwülsten (Bildung des **Neuralrohres**) sind. Mithilfe von **Myosin I** können Vesikel auf der Oberfläche von Actinfilamenten transportiert werden.

1.13.4 Extrazelluläre Matrix, Spektrin und das Membranzytoskelett

Extrazelluläre Matrix

Die extrazelluläre Matrix füllt die Zwischenräume der Zellen aus und vermittelt so den Kontakt zwischen den Zellen. Sie besteht je nach Art und Funktion des Gewebes aus verschiedenen Substanzen: Fibroblasten bilden Bindegewebe, Chondroblasten bilden Knorpel, Osteoblasten bilden Knochen. Die extrazelluläre Matrix nimmt also Einfluss auf Form und Beweglichkeit von Zellen und Geweben sowie auf deren Stabilität (insbesondere beim Knochen/Knorpel).

> **Merke**
> Die extrazelluläre Matrix besteht aus **Faserproteinen**, die in ein hydratisiertes **Polysaccharidgel** eingebettet sind. Das Polysaccharidgel wird aus **Glucosaminoglykanen** gebildet, es dient wie ein Wasserkissen dem Druckausgleich.

Glucosaminoglykane bestehen aus repetitiven Disaccharideinheiten (Glucuronsäure β-glycosidisch verknüpft mit verschiedenen Aminozuckern), die lange Ketten bilden können (20–40 Disaccharideinheiten). Sie können frei vorkommen oder an ein Proteinrückgrat gebunden sein, dann entstehen **Proteoglycane**. Synthetisiert werden Glucosaminoglykane durch spezifische Glycosyltransferasen, die nucleosidaktivierte Monosaccharide übertragen. Die vielen geladenen Gruppen ermöglichen eine hohe Wasserbindung und damit den Druckausgleich.

Heparin und Heparansulfat sind auch Glucosaminglykane, sie hemmen die Blutgerinnung.

In das Polysaccharidgel sind die **Faserproteine** eingelagert, von denen die Strukturproteine **Kollagen** und Elastin sowie das Anheftungsprotein **Fibronectin** beispielhaft betrachtet werden sollen.

Fibronectin. Die Verknüpfung der Zellen mit dem Kollagen der extrazellulären Matrix erfolgt über das Anheftungsprotein **Fibronectin**. Es handelt sich um ein Dimer aus zwei ähnlichen Untereinheiten von je 2500 Aminosäuren, die über zwei Disulfidbrücken am Carboxyende miteinander verbunden sind. Fibronectin hat eine Bindungsstelle für Kollagen und eine Bindungsstelle für das Integrin der Zytoplasmamembran (**Abb. 1.14** und **Abb. 1.3**, S. 5). Es dient der Kopplung zwischen Zellen und dem Kollagen der extrazellulären Matrix. Bei Hemidesmosomen (**Abb. 1.3**)

Biologie | Histologie | Anatomie | Chemie | Biochemie | Physik | Physiologie | Psych./Soz.

ist das Cytokeratin der Zelle über Adapterproteine mit dem integralen Membranprotein Integrin verbunden. Fibronectin vermittelt dabei extrazellulär zwischen Integrin und Kollagen. Bei fokalen Kontakten (Kriechbewegung der Zelle, **Abb. 1.3**) sind anstelle von Keratin **Stressfasern** (kontraktiles Actin) über Fibronectin indirekt mit dem Kollagen verbunden.

Kollagen. Kollagenprotofibrillen werden am rauen endoplasmatischen Retikulum spezifischer Zellen (Fibroblasten, Osteoblasten) synthetisiert (α1- bzw. α2-Prokollagene). Sie sind bis zu 3000 Aminosäuren lang und haben an beiden Enden Propeptide (Extensionspeptide), welche zunächst eine Polymerisation innerhalb der Zelle verhindern. Ein Teil der Prolylreste und Lysylreste wird mithilfe von Vitamin C als Cofaktor hydroxyliert (Vitamin-C-Mangel: Skorbut!) und anschließend mit Glucose und Galactose glycosyliert. Drei solcher Kollagenprotofibrillen lagern sich noch im endoplasmatischen Retikulum zu einer durch Disulfidbrücken stabilisierten Tripelhelix zusammen. Diese Tripelhelices werden über Vesikel aus dem Golgi-Apparat in den Interzellulärraum exozytiert. Die Abspaltung der Extensionspeptide durch Peptidasen ermöglicht anschließend die Zusammenlagerung von Tripelhelices (jetzt Tropokollagen genannt) zu Mikrofibrillen.

Durch Desaminierung von Lysylresten entstehen Aldehydgruppen, die mit den Aminogruppen anderer Lysylreste reagieren können, sodass es zur Quervernetzung kommt. Kopf-Schwanz-Reaktion und seitliche Zusammenlagerung führen zur Bildung von Fibrillen (10–300 nm Durchmesser), die sich wiederum zu Fasern mit 0,5–3 µm Durchmesser zusammenlagern. In den Fibrillen sind benachbarte Kollagenmoleküle versetzt angeordnet, sodass bei einer Schwermetallkontrastierung ein typisches Bandenmuster entsteht.

Elastin. Elastin ist ein Faserprotein des Bindegewebes. Die Zusammensetzung ähnelt der des Kollagens, es kommt aber kein Hydroxylysin vor, hingegen findet man viel Valin sowie Desmosin und Isodesmosin. Elastin besteht aus spiralförmigen **Tropoelastin**einheiten. Diese werden von den Fibroblasten und glatten Muskelzellen sekretiert und extrazellulär durch das Enzym Lysyloxidase zu langen verknäuelten Polypeptidketten vernetzt. Elastin kommt überall dort vor, wo Elastizität benötigt wird (Gefäße, Lunge, Haut). Durch Dehnung geht die Knäuelform der Fasern in eine parallele Anordnung über, bei Nachlassen der Dehnungskraft erfolgt die Rückkehr in die Knäuelform. Durch **Fibrillin** werden die Fasern in der Umgebung verankert.

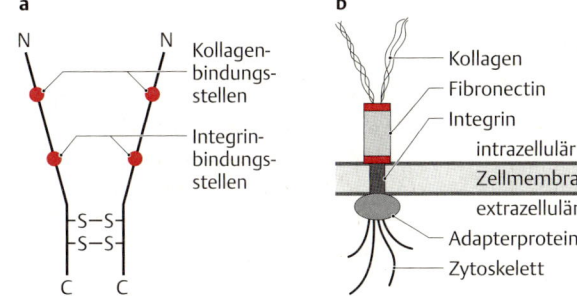

Abb. 1.14 Verbindung zwischen extrazellulärer Matrix und Zytoskelett. a Aufbau des Fibronectinmoleküls; **b** Strukturelemente, die an der indirekten Verbindung des Zytoskeletts der Zelle mit dem Kollagen der extrazellulären Matrix beteiligt sind.

Umbau der extrazellulären Matrix. Die extrazelluläre Matrix ist kein statisches Gebilde, sie unterliegt einem ständigen Umbau. Der Abbau und Umbau wird hauptsächlich durch die sogenannten Matrix-Metalloproteinasen (MMPs, eine Gruppe zink-haltiger Enzyme) und ihre spezifischen Gewebeinhibitoren (TIMP, tissue inhibitors of metalloproteinases) realisiert. Die katalytische Aktivität der MMPs ist durch spezifische und unspezifische Mechanismen streng reguliert. Die Freisetzung der MMPs erfolgt in Form von Proenzymen (Zymogenen), die extrazellulär aktiviert werden. Die korrespondierenden Gewebeinhibitoren der Metalloproteinasen werden in löslicher Form in den Extrazellularraum sezerniert und hemmen die katalytischen Zentren der Enzyme. Dadurch kann der Ab- und Umbau des Gewebes durch MMPs moduliert werden. Verschiedene MMPs haben eine unterschiedliche Substratspezifität (z. B. Kollagenase, Gelatinase). Bei pathologischen Veränderungen spielen die katalytischen Aktivitäten der MMPs und deren Regulierung eine wichtige Rolle (z. B. bei rheumatoider Arthritis, Leberzirrhose und bei Wundheilungsstörungen, Tumoren).

Eine weitere Form des Kollagenabbaus erfolgt bei der Modellierung des Knochens durch Osteoklasten. Diese Zellen sezernieren neben MMPs auch lysosomale Enzyme (z. B. β-Glucuronidase, Arylsulfatase A, Cathepsin K), die Kollagen abbauen können.

Lysosomale Enzyme werden als ein wichtiger Teil der Immunantwort auf pathologische Keime durch neutrophile Granulozyten freigesetzt (**neutrophile Elastase**). Ihre Wirkung ist jedoch stark **unspezifisch**, was zu einer Zerstörung des Bindegewebes führt. Die bei der Entzündung zugrunde gehenden Zellen verstärken diese Wirkung durch die Freisetzung ihrer lysosomalen Enzyme zusätzlich. Die neutrophile Elastase wird durch alpha1-Antitrypsin gehemmt, wodurch die Zerstörung des Bindegewebes bei Infektionen begrenzt wird (S. 9).

Spektrin und das Membranzytoskelett

Merke

Der **Zellkortex** wird aus einem Geflecht von **Actin** und **Spektrin** unterhalb der Zytoplasmamembran gebildet.

Dadurch entsteht ein elastisches und stabiles Netzwerk, welches über ein Ankerprotein (**Ankyrin**) mit dem **Integrin** der Membran verbunden ist. Spektrin besteht aus langen flexiblen Ketten, die Dimere und Tetramere bilden. Das Actin-Spektrin-Geflecht verleiht Erythrozyten ihre Elastizität, dadurch können sie enge Kapillaren passieren.

Klinik

Sphärozytose. Ist aufgrund einer Mutation eines der Spektringene das Spektrin nicht funktionsfähig, kommt es zur Abkugelung der Erythrozyten und zu ihrem verstärkten Abbau. Diese Krankheit wird als Sphärozytose bezeichnet und ist die häufigste angeborene hämolytische Anämie in Nordeuropa.

In Muskelzellen ist das Protein **Dystrophin** für die Verankerung des Actins an den Membranproteinen des Sarkolemms verantwortlich. Der Verlust dieser Funktion führt zur Degeneration des Muskelgewebes (**Muskeldystrophie Duchenne**, S. 41).

1.14 Zellzyklus und Zellteilung (Mitose)

1.14.1 Zellzyklus

Bei sich teilenden Zellen kommt es zu einem Wechsel von **Mitosephasen** und so- genannten **Interphasen**. Beide Phasen können durch charakteristische Vorgänge noch unterteilt werden. Der Zellzyklus hat für verschiedene Zelltypen eine unterschiedliche Dauer:
- Hefezellen: 1,5–3 Stunden,
- früher Froschembryo: 30 Minuten,
- Leberzellen des Menschen: 1 Jahr.

Die Interphase des Zellzyklus

G_1-Phase. Nach einer Mitose (s.u.) liegen diploide Zellen vor (2n Chromosomen mit jeweils einem Chromatid). Diese gehen in die **G_1-Phase** oder **Wachstumsphase** (Arbeitsphase) über, die in ihrer Dauer stark variieren kann. Während dieser Phase werden viele für das Zellwachstum nötige Proteine und Lipide gebildet, die Zelle wächst, erreicht ihr typisches Kern-Plasma-Verhältnis und übt ihre spezifische Funktion aus.

G_0-Phase. Insbesondere **hochdifferenzierte Zellen** können in der Interphase verharren, sie treten von der G_1- in die sogenannte **G_0-Phase** über. Die Zellzykluskontrolle wird

dann teilweise außer Kraft gesetzt. Die Zelle kann jetzt irreversibel **postmitotisch** sein (weitere Zellteilungen sind ausgeschlossen, z.B. bei den meisten Neuronen) oder in einem Ruhezustand verharren, bis entsprechende Signale (z. B. Verletzung) die Fortführung des Zellzyklus initiieren.

Späte G_1- und S-Phase. Überschreitet das Zellwachstum ein bestimmtes Kern-Plasma-Verhältnis, bereitet sich die Zelle auf die **DNA-Synthesephase** (S-Phase) vor. Die S-Phase dauert ca. 6–8 Stunden. Durch Replikation der DNA (Biochemie, S. 533) bildet sich das zweite Chromatid der Chromosomen (die Chromosomenzahl bleibt damit unverändert, obwohl die DNA verdoppelt wird). Während der **S-Phase** werden neben der DNA auch viele Proteine wie z.B. **Histone** zur Verpackung der entstehenden DNA produziert und das **Diplosom** wird verdoppelt, es entsteht eine zweite Zentrosomenregion.

G_2-Phase. Anschließend beginnt die relativ kurze (3–5 Stunden) G_2-Phase. Sie dient der Vorbereitung auf die **Zellteilung**. Es erfolgen notwendige Reparaturen an der DNA, z. B. die Beseitigung von Replikationsfehlern. Auch in dieser Phase werden Proteine synthetisiert, vor allem regulatorische Proteine für die Mitose, wie z. B. **Proteinkinasen** zur Phosphorylierung (Übertragung von Phosphatgruppen) auf **H1** (notwendig zur **Verpackung** der DNA) und zur Phosphorylierung der **Kernlamine**, was durch Disaggregation zur **Destabilisierung** der Kernmembran führt.

Kontrolle des Zellzyklus

Der Wechsel von Mitosephasen und Interphasen im Zellzyklus erfolgt nicht zufällig, sondern wird von der Zelle kontrolliert. **Zyklisch aktivierte Proteinkinasen** bilden die Grundlage des Zellzyklus-Kontrollsystems. Sie sind in der Zelle ständig vorhanden, jedoch inaktiv. Aktiviert werden sie durch eine zweite Gruppe von Proteinen, den **Cyclinen**. Diese Cycline werden von der Zelle zyklisch produziert und durch eine Reihe von Phosphorylierungs- und Dephosphorylierungsreaktionen aktiviert. Sie binden dann an eine von ihnen abhängige Proteinkinase (**CdK, Cyclindependent kinase**) und kontrollieren die verschiedenen Abschnitte des Zellzyklus. Es gibt drei Kontrollpunkte im Zellzyklus, an denen der Zyklus angehalten und der bisherige ordnungsgemäße Verlauf kontrolliert wird (**Abb. 1.15**). An diesen Kontrollpunkten werden jeweils drei unterschiedliche Cyclin/CdK-Komplexe wirksam. Sie regeln den Übertritt in die jeweils nächste Phase des Zyklus.

G_2-Kontrollpunkt. Am G_2-Kontrollpunkt wird der Übertritt in die **Mitose** kontrolliert. Dieser Übertritt erfolgt nur nach vorangegangener korrekter Replikation. Das entsprechende Cyclin (**Cyclin B**) lagert sich mit der zugehörigen CdK zum **MPF-Faktor** (**M**itose-**p**romoting-**F**aktor) zusammen. Die Aktivität dieses Komplexes induziert den Zerfall der Kernhülle und reguliert die Polymerisation der Mikrotubuli bis hin zur Metaphase.

Metaphasekontrollpunkt. In der **Metaphase** wird der Zellzyklus erneut angehalten und die ordnungsgemäße Anordnung der Chromosomen kontrolliert. Ist alles korrekt

1.14 Zellzyklus und Zellteilung (Mitose) **21**

Biologie

Histologie

Anatomie

Chemie

Biochemie

Physik

Physiologie

Psych./Soz.

verlaufen, induziert der MPF durch den proteolytischen Abbau des Cyclins B seine eigene Inaktivierung, die Mitose läuft weiter, die Zelle tritt in die **G₁-Phase** ein.

G₁-Kontrollpunkt. Jetzt werden G₁-Cycline produziert, die in Zusammenarbeit mit der zugehörigen CdK den **Übergang in die S-Phase** kontrollieren. Der Übergang in die S-Phase wird sehr strikt kontrolliert. Er erfolgt nur, wenn die Kern-Plasma-Relation der Zelle stimmt, genug Nährstoffe vorhanden sind und die DNA auf Schäden (Mutationen) kontrolliert wurde (**Abb. 1.15**). Dabei spielt das Protein **p53** eine Schlüsselrolle, es wird daher auch als „**Wächter des Genoms**" bezeichnet. Eine Inaktivierung dieses Proteins (z. B. durch Mutation) setzt den G₁-Kontrollpunkt außer Kraft, der Zellzyklus kann hier nicht mehr angehalten werden, es kommt zur ungehemmten Zellproliferation mit Tumorbildung.

> **Merke**
>
> Es gibt drei **Zellzyklus-Kontrollpunkte**:
> - **G₁-Kontrollpunkt**: Übergang von der G₁- in die S-Phase,
> - **G₂-Kontrollpunkt**: Übergang von der G₂-Phase in die Mitose,
> - **Metaphasekontrollpunkt**: Übergang von der Meta- in die Anaphase.

1.14.2 Mitose

Mitose ist das Vermögen der Zellen zur Selbstreproduktion. Sie ist die Grundlage der somatischen Zellvermehrung, der ungeschlechtlichen Fortpflanzung und der Vermehrung der Urgeschlechtszellen. Voraussetzung für eine Mitose ist die vorangegangene Replikation, die semikonservative Verdopplung des genetischen Materials. Darauf folgt in der Mitose dessen Verteilung auf die Tochterzellen. Mutter- und Tochterzellen sind damit genetisch identisch. Der eigentlichen Mitose (**Chromatidentrennung**) folgen die Kernteilung (**Karyokinese**) und die Zellteilung (**Zytokinese**). Während der Mitose werden die Chromosomen aus der Funktionsform (Chromatingerüst) in die Transportform (Metaphasechromosom) überführt. Nur in dieser Form können die Chromosomen im Lichtmikroskop gezählt und morphologisch auf mögliche Chromosomenschäden hin begutachtet werden. Die Mitose wird in verschiedene Phasen unterteilt.

Prophase. Nach Verdopelung der DNA in der S-Phase und Abschluss aller „Vorbereitungen" in der G₂-Phase geht die Zelle (2n 2C) in die Prophase der Mitose über (**Abb. 1.16**). Sie beginnt mit dem **Aufbau des Spindelapparates**: Die polaren Spindelfasern – sie ziehen von einem Zentriol zum anderen – treffen aufeinander und schieben die Zentriolen zu den Zellpolen. Damit wird die Zelle **polarisiert**, die Teilungsebene wird festgelegt und der Spindelapparat beginnt sich aufzubauen.
Im Zellkern beginnt die **Spiralisierung der DNS** zu langen fädigen Strukturen, wobei die Schwesterchromatiden auf ihrer gesamten Länge zusammengehalten werden. Der **Nucleolus löst sich auf.**

Metaphase. In der **Prometaphase** wird die Kernhülle abgebaut. Die **kinetochoren Fasern** des Spindelapparates wachsen aus, treffen auf die Chromosomen, verbinden sich von beiden Polen ausgehend mit den **Kinetochoren** der Chromosomen (Spindelfaseransatzstelle in der Zentromer-Region) und bewegen diese aktiv in die Teilungsebene der Zelle (**Abb. 1.16**). Sind sie dort angekommen, befindet sich die Zelle in der **Metaphase**. Die Chromosomen sind jetzt maximal verkürzt (**Metaphasechromosom**) und werden durch die Spindelfasern beider Zentriolen in der **Äquatorialebene** fixiert. Der Chromatidenspalt wird sichtbar. Homologe Chromosomen paaren sich nicht, sie sind unabhängig voneinander.

> **Klinik**
>
> **Einsatz von Spindelgiften in der Analytik.** Durch den Einsatz von Spindelgiften können Zellen in der Metaphase der Mitose arretiert werden. Man kann solche Zellen dadurch gezielt anreichern und auf einem Objektträger zum Platzen bringen. Die maximal verkürzten Chromosomen sind jetzt mit dem Lichtmikroskop gut sichtbar und können durch verschiedene Methoden angefärbt und klassifiziert werden. Dadurch können sowohl numerische als auch strukturelle Chromosomenaberrationen in der prä- und postnatalen Diagnostik identifiziert werden.

Anaphase. Danach geht die Zelle in die **Anaphase** über, d. h. sie synthetisiert die fehlende DNA der Zentromer-Region (Beendigung der Replikation mit vollständiger Trennung der Chromatiden) und verschiebt je eines der beiden Chromatiden pro Chromosom zu den Zellpolen (2 × 2n 1C). Dies geschieht durch **Verkürzung der kinetochoren Spindelfasern** und **Verlängerung der polaren Fasern** (**Abb. 1.16**).

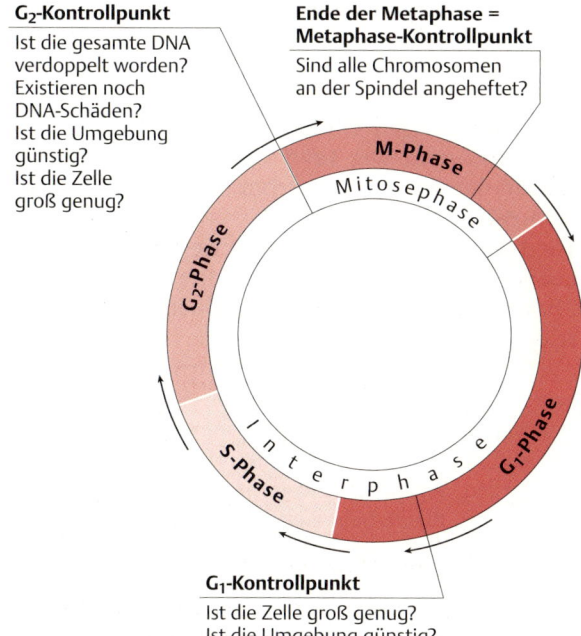

G₂-Kontrollpunkt

Ist die gesamte DNA verdoppelt worden?
Existieren noch DNA-Schäden?
Ist die Umgebung günstig?
Ist die Zelle groß genug?

Ende der Metaphase = Metaphase-Kontrollpunkt

Sind alle Chromosomen an der Spindel angeheftet?

M-Phase
Mitosephase
G₂-Phase
S-Phase
Interphase
G₁-Phase

G₁-Kontrollpunkt

Ist die Zelle groß genug?
Ist die Umgebung günstig?

Abb. 1.15 Kontrolle des Zellzyklus.

Telophase. Haben die Chromatiden die Zellpole erreicht, beginnt die Telophase. Durch Dephosphorylierung der Kernlamine aggregieren diese und die Kernhülle baut sich aus Fragmenten wieder auf. Die Chromosomen entspiralisieren sich, die RNA-Synthese beginnt, in den Zellkernen bildet sich der Nucleolus. Parallel zur Telophase beendet die **Zytokinese** (Zellteilung) die Mitose.

Das Ergebnis der Mitose sind zwei identische Tochterzellen, die qualitativ und quantitativ genetisch gleichwertig sind (2n 1C), d. h. alle Somazellen haben die gleiche genetische Potenz (**Abb. 1.16**). Das Verhältnis von väterlicher zu mütterlicher Erbinformation bleibt gleich. Es wurden nur die identischen Chromatiden eines jeden Chromosoms getrennt.

> **Merke**
>
> Die genetische Identität von Mutterzelle und Tochterzellen (Klon, jeweils 2n 1C) ergibt sich aus der Aufteilung der jeweils **zwei identischen Chromatiden** auf zwei Tochterzellen.

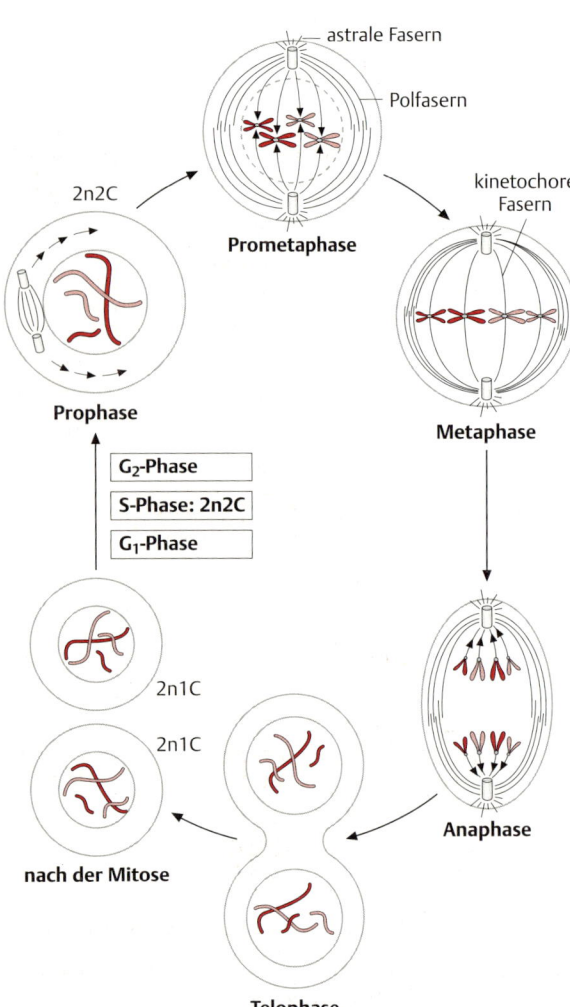

Abb. 1.16 Mitosephasen. Lichtmikroskopisch werden die Chromatiden erst in der Metaphase sichtbar.

1.14.3 Zytokinese

Bei der Zytokinese schnürt sich die Zelle durch kontraktile Actinfilamente (**Stressfasern**) in Höhe der Äquatorialebene durch (nur bei tierischen Zellen!) und verteilt dabei die Zellorganellen auf die beiden Tochterzellen. Die Mikrotubuli depolymerisieren wieder, der Spindelkörper wird abgebaut und die Zellen treten wieder in die G_1-Phase ein.

1.14.4 Mitose-Index

Der **Mitose-Index** ist ein Maß für die Teilungsgeschwindigkeit von Zellen. Er wird bestimmt durch das Verhältnis von Zellen in einem Mitosestadium zur Gesamtzahl der Zellen und ist im embryonalen Gewebe im Vergleich zum ausdifferenzierten Gewebe sehr hoch.

> **Klinik**
>
> In Tumoren ist der Mitose-Index ebenfalls erhöht. In der **Tumordiagnostik** wird er durch die Anzahl mitotischer Zellen im mikroskopischen Sichtfeld bei 400 facher Vergrößerung (HPF = High Power Magnification) bestimmt und ist ein Charakteristikum bei der Tumorbeschreibung.

1.14.5 Sonstiges

Sonderformen mitotischer Zellteilungen. Es gibt Zellen, insbesondere hochaktive, hochdifferenzierte Zellen in Leber, Niere und Pankreas, die bei der Zellteilung weder den Zellkern auflösen noch die DNA kondensieren. Der Zellkern wird hantelförmig durchgeschnürt, die Chromosomen bleiben euchromatisch. Oft folgt dieser Kernteilung keine Zellteilung, was zu **mehrkernigen Zellen** führt. Diese Form der Teilung heißt **Amitose**.

Bei der **Endomitose** erfolgt die Chromatidentrennung innerhalb des Zellkerns einer Zelle, eine Karyokinese und Zytokinese gibt es nicht, was zu einer Erhöhung des Chromosomensatzes **(Polyploidie)** führt; beim Menschen z. B. in einigen Leberzellen, in Osteoklasten und Megakaryozyten.

Zelldifferenzierung. Die Unterschiede im Zellphänotyp entstehen durch die Zelldifferenzierung, meistens durch **differenzielle Genaktivität**.

Durch differenzielle Genaktivität (es werden nur ganz bestimmte Gene abgelesen und in Proteine übersetzt) wird ein bestimmter funktioneller Zellphänotyp erzielt, welcher der Funktion der Zelle entspricht. Die Abschaltung der nicht benötigten Gene durch Methylierung ist meist irreversibel, Entdifferenzierungen sind kaum möglich. In den meisten Geweben gibt es daher eine Gruppe von Zellen, die undifferenziert bleiben und für den Zellnachschub sorgen, sogenannte **Stammzellen**, die sich zu Zellschichten, den **Blastemen,** zusammenlagern können. Diese Stammzellen sind zum Teil **pluripotent**, d. h. sie können sich zu verschiedenen Zellphänotypen entwickeln (Knochenmarkstammzellen können sich z. B. zu den verschiedenen Zelltypen des Blutes differenzieren), oder aber sie sind bereits auf einen Zellphänotyp festgelegt.

Biologie | Histologie | Anatomie | Chemie | Biochemie | Physik | Physiologie | Psych./Soz.

Physiologische Regeneration. Hierunter versteht man den Ersatz für Gewebeverluste durch die Aktivität von Stammzellen. Der physiologischen Regeneration unterliegen:
– rote Blutkörperchen,
– Darm- und Hautepithel,
– die Gebärmutterschleimhaut (zyklisch).

1.15   Meiose (Reifeteilung)

1.15.1   Definitionen

Bei der geschlechtlichen Vermehrung entsteht ein neuer Organismus durch Verschmelzen von zwei Geschlechtszellen. Wären diese Zellen, wie die Somazellen, diploid, würde sich die Chromosomenzahl von Generation zu Generation verdoppeln. Damit dies nicht geschieht, wird während der Differenzierung der Urgeschlechtszellen zu reifen Geschlechtszellen der Chromosomensatz **halbiert** (von 2n zu 1n). Dieser Vorgang heißt **Meiose**. Bei der späteren Vereinigung der haploiden Geschlechtszellen (Befruchtung) entsteht dann wieder eine diploide Zygote (2 × 1n 1c → 2n 1c) der Ausgangspunkt eines neuen Organismus. Durch verschiedene Prozesse wird während der Meiose das ursprünglich von Vater und Mutter geerbte genetische Material **durchmischt**. So entsteht eine **Vielzahl genetisch unterschiedlicher Geschlechtszellen**.
Die Anzahl der Geschlechtszellen variiert von Organismus zu Organismus. Beim Menschen spielt sie für die genetische Variabilität der Nachkommen eine untergeordnete Rolle, da nur ein sehr geringer Anteil (geringe Stichprobe) von Spermien und Eizellen tatsächlich zur Befruchtung gelangt.

> **Merke**
> Generell ist also die große Vielzahl (nicht die große Anzahl!) an Geschlechtszellen die Ursache für die hohe **genetische Variabilität** zwischen den Nachkommen.

Die Meiose läuft in zwei aufeinanderfolgenden Teilungsschritten **ohne** dazwischenliegender DNA-Replikation ab (**Abb. 1.17**). Die letzte S-Phase findet also **vor Beginn der Meiose** statt.

> **Merke**
> **Meiose:**
> – Die erste Teilung ist die **Reduktionsteilung (Meiose I)**, der diploide Chromosomensatz (2n 2c) wird so auf zwei Zellen aufgeteilt, sodass diese haploid werden (1n 2c). Außerdem kommt es zu einem Austausch zwischen mütterlicher und väterlicher genetischer Information (crossing over).
> – Der zweite Teilungsschritt ist die **Äquationsteilung** (**Meiose II**). Sie verläuft ähnlich einer mitotischen Teilung und führt zur Trennung der Chromatiden der Chromosomen (1n 1c).

Da nach der letzten S-Phase in den Urgeschlechtszellen die artspezifische genetische Information vierfach vorhanden ist, können im Verlauf der Meiose **aus einer diploiden Urgeschlechtszelle** (mit zwei Chromatiden/Chromosomen;

2n 2c) **vier haploide reife Geschlechtszellen** (mit einem Chromatid/Chromosom; 1n 1c) gebildet werden.

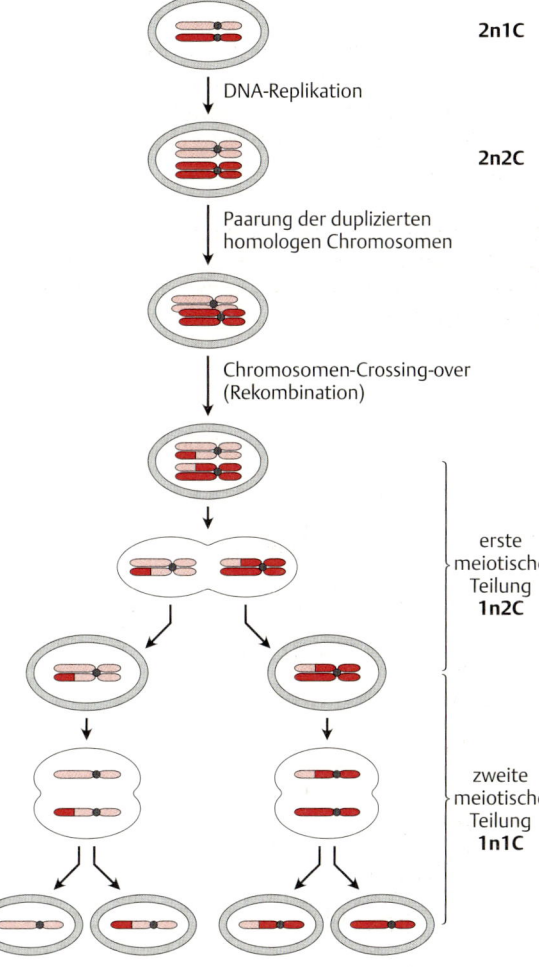

a   diploide Keimzell-Vorläuferzelle

2n1C

DNA-Replikation

2n2C

Paarung der duplizierten homologen Chromosomen

Chromosomen-Crossing-over (Rekombination)

erste meiotische Teilung **1n2C**

zweite meiotische Teilung **1n1C**

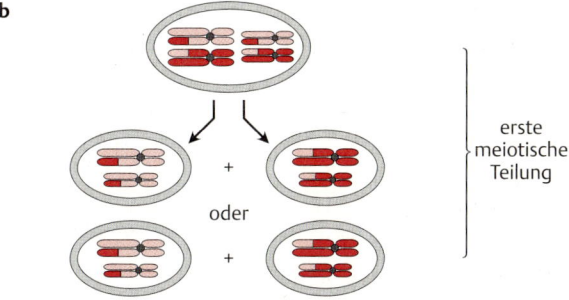

b

erste meiotische Teilung

oder

Segregation = Zufällige Verteilung der Chromosomen auf die Tochterzellen nach der ersten meiotischen Teilung.
Bei n = 2 Chromosomenpaaren gibt es $2^n = 2^2 = 4$ verschiedene Kombinationsmöglichkeiten.

Abb. 1.17   a Ablauf der Meiose, dargestellt mit einem homologen Chromosomenpaar. **b Prinzip der Segregation,** dargestellt an zwei homologen Chromosomenpaaren.

1.15.2 Verlauf der 1. Reifeteilung (Meiose I)

Prophase der Meiose I

Die Prophase der Meiose I wird in fünf weitere Phasen untergliedert.

Leptotän. Die DNA kondensiert und wird als fädige Struktur im Zellkern sichtbar. Die Chromosomenenden sind an der Kernlamina fixiert, dieses Stadium heißt auch Bukettstadium.

Zygotän. Die homologen Chromosomen des diploiden Chromosomensatzes lagern sich zusammen, es entstehen **Chromosomenpaare**. Diese Paarung beginnt an den Enden der Chromosomen und setzt sich reißverschlussartig fort. Dieser Komplex wird durch ein leiterartiges Band aus Proteinen in der Längsachse verfestigt (**synaptonemaler Komplex**). Die identischen Genloci der homologen Chromosomen liegen sich exakt gegenüber. Das Ergebnis sind Bivalente (zwei Chromosomen) bei denen durch weitere Verkürzung die Chromatiden sichtbar werden. Diese Komplexe mit vier sichtbaren Chromatiden werden dann als Tetraden bezeichnet.
Beim Mann **paaren sich auch die X- und Y-Chromosomen**. Dies ist möglich, da X- und Y-Chromosomen homologe Abschnitte aufweisen (**pseudoautosomale Regionen**).

Pachytän. Zwischen den Nichtschwesterchromatiden eines Chromosomenpaares entstehen an einigen Stellen Überkreuzungen (Crossing over). An diesen Stellen kommt es zur **Rekombination**, also zum Austausch des genetischen Materials zwischen den Chromatiden väterlicher und mütterlicher homologer Chromosomen.

> **Merke**
> Bei der Meiose wird die genetische Information durch **Crossing over** verändert, bei der Mitose ist dies nicht der Fall!

Dieser Prozess ist nicht so zufällig, wie er oft vermittelt wird: Crossing over ist die Regel, es gibt dafür auf der DNA Schnittstellen, die von bestimmten Enzymen erkannt werden, welche dann das Crossing over durch gezieltes Schneiden und „Überkreuz-ligieren" realisieren (**Abb. 1.18**). Da homologe Chromosomen identische Gene besitzen (bei möglicherweise unterschiedlichen alle-len Formen dieser Gene), verändert sich durch Crossing over die Allelenkomposition der Chromosomen. Dadurch entstehen neue Kombinationen von Merkmalen, die genetische Variabilität steigt. Um strukturelle Chromosomenfehler (**Chromosomenaberrationen**) zu verhindern, müssen sich die identischen Genloci der homologen Chromosomen genau gegenüberliegen, die Paarung muss ganz exakt sein (sonst können Deletionen/Duplikationen entstehen) und es darf nicht zu Paarungen nicht homologer Chromosomen kommen (sonst können Translokationen entstehen, S. 43).

Diplotän (oder Diktyotän). In dieser Phase löst sich der synaptonemale Komplex auf und durch das Auseinanderweichen der gepaarten Chromosomen werden die Überkreuzungsstellen (Chiasmata) sichtbar (**Abb. 1.18**). Zu diesem Zeitpunkt treten die Oozyten I des Menschen (S. 134) in eine oft Jahrzehnte dauernde Ruhephase.

Diakinese. Sie leitet in die Metaphase I über. Die Chromosomen kondensieren stärker und lösen sich von der Kernmembran ab, wobei die Nichtschwesterchromatiden an den Chiasmata noch zusammenhängen. Die Chiasmata „wandern" an die Chromosomenenden. Die Prophase endet mit der Auflösung des Zellkerns.

Der Abschluss der Meiose I

Unter dem Einfluss des sich bildenden Spindelapparates werden die gepaarten Chromosomen (2n 2c) in die Äquatorialebene verlagert (**Metaphase I**). Während der nun folgenden **Anaphase I** erfolgt im Unterschied zur Mitose die Trennung der beiden homologen Chromosomen (**Reduktionsteilung**). Nach der **Telophase** entstehen **zwei haploide Zellen** (**Abb. 1.17**), wobei jedes Chromosom noch zwei Chromatiden besitzt (1n 2c). Da die Anordnung der Chromosomenpaare in der Äquatorialebene zufällig ist, kann es zu unterschiedlichen **Kombinationen** von mütterlichen und väterlichen Chromosomen in den Tochterzellen kommen (**Segregation**, s. **Abb. 1.17**).

1.15.3 Verlauf der 2. Reifeteilung (Meiose II)

An eine kurze **Interphase ohne DNA-Synthese** schließt sich die Meiose II an, ein der Mitose ähnlicher Schritt, bei dem die **Schwesterchromatiden** eines jeden Chromosoms voneinander getrennt werden. Als Ergebnis sind aus einer anfänglich **diploiden Zelle** mit (2n 2c) **vier genetisch unterschiedliche haploide Zellen** (1n 1c) entstanden (**Abb. 1.17**).

1.15.4 Funktion der Meiose: die genetische Variabilität

> **Merke**
> Die Meiose dient dazu, **haploide Geschlechtszellen** zu bilden und sorgt für eine genetische Vielfalt durch zufällige Verteilung der homologen Chromosomen auf die Tochterzellen. Dabei wird die Anzahl der genetischen Kombinationsmöglichkeiten durch **Crossing over** zusätzlich erhöht.

a Zygotän

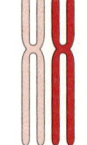

Paarung der Homologen

b Pachytän

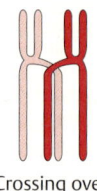

Crossing over, im Mikroskop noch nicht sichtbar

c Diplotän

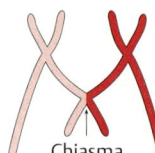

Chiasma

Auflösung des synaptonemalen Komplexes, Chiasmata werden sichtbar

Abb. 1.18   Homologe Chromosomen während der Prophase I der Meiose. hellrot: väterliches Chromosom, dunkelrot: das homologe mütterliche Chromosom.

Die genetische Variabilität der sich bildenden Keimzellen entsteht durch zwei Mechanismen:
– das **Crossing over** während der Prophase I und
– die **zufällige Anordnung der Chromosomenpaare** in der Metaphaseplatte der Meiose I (**Abb. 1.17b**).
Bei 23 Chromosomenpaaren väterlicher und mütterlicher Chromosomen gibt es **2²³ = 8 338 608** Chromosomenkombinationsmöglichkeiten.
Fehlverteilungen der Chromosomen, die während der beiden Teilungsschritte in der Meiose auftreten können, sind die Ursache für numerische Chromosomenaberrationen (S. 44).

1.15.5 Meiose bei der Keimzellbildung

Zur Keimzellbildung (Oogenese und Spermatogenese) siehe Anatomie, S. 134.

1.16 Apoptose und Nekrose

1.16.1 Apoptose

Für das Überleben brauchen Zellen extrazelluläre **„Überlebenssignale"** . Solche extrazellulären Signale können z. B. Wachstumsfaktoren, Hormone oder Neurotransmitter

sein. Wenn diese Signale ausbleiben (z.B. weil ein Neuron in einem bestimmten Zeitfenster keinen Kontakt zu einem anderen Neuron bekommen hat) oder wenn die Zelle bestimmte exogene oder endogene **„Todessignale"** (exogen z. B. CD95, Fas oder endogen über den p53-Signalweg) erhält, leitet sie den programmierten Zelltod (**Apoptose**) ein, sie geht zugrunde. Ein endogener Signalweg, der zur Auslösung von Apoptose führt, ist auch die Freisetzung von Cytochrom c aus Mitochondrien.
Bei der Apoptose wird ein genetisch festgelegtes Programm aktiviert, das zur Selbstzerstörung der Zelle führt. Eine Kaskade von 14 **proteolytischen Enzymen**, sogenannten **Caspasen (cysteinspezifischer Aspartatproteasen)**, löst die Zelle von innen heraus auf, ohne dass dabei das Zellinnere nach außen tritt. Die Caspasen liegen in der Zelle als inaktive Proenzyme vor und aktivieren sich kaskadenartig anschwellend gegenseitig. Das Zytoplasma wird dichter, das Zytoskelett bricht zusammen, die DNA wird durch Endonucleasen zwischen den Nucleosomen willkürlich geschnitten und der Kern wird fragmentiert. Anschließend wird die Zelle selbst fragmentiert und die membranumgebenen Zelltrümmer werden von Fresszellen phagozytiert. Da sich das alles innerhalb von Zellmembranen abspielt, gibt es keine Entzündungsreaktion wie bei Nekrosen (**Abb. 1.19**).

Nekrose

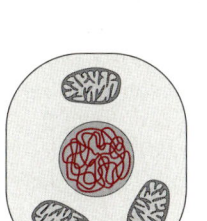 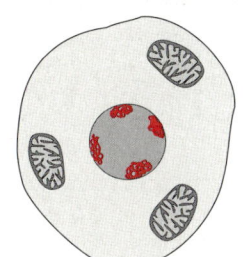 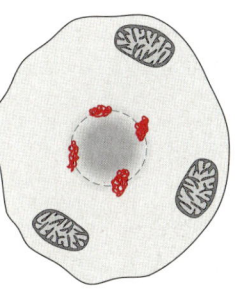 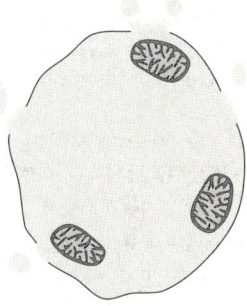

| normale Zelle | die Zelle schwillt an, das Chromatin kondensiert und „verklumpt" an der Kernmembran | der Kern löst sich auf. DNA wird zufällig fragmentiert | der Zellkern ist aufgelöst, die Zellmembran löst sich auf, Zellinneres tritt nach außen → **Entzündung** |

Apoptose

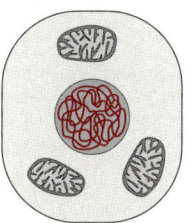 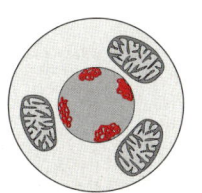 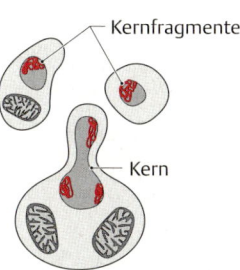 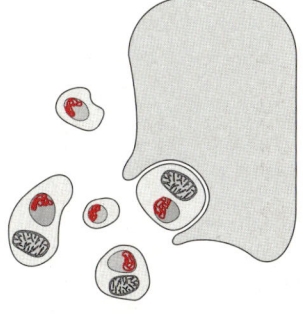

Kernfragmente

Kern

| normale Zelle | die Zelle kugelt sich ab und wird kleiner, das Chromatin kondensiert | die Zelle fragmentiert sich mit Kernfragmenten | Apoptotic Bodies werden von Fresszellen phagozytiert → **keine Entzündung** |

Abb. 1.19   Unterschiede zwischen Apoptose und Nekrose.

Biologie

Histologie

Anatomie

Chemie

Biochemie

Physik

Physiologie

Psych./Soz.

Merke

Durch Apoptose

– werden mehr als **50 % der gebildeten Nervenzellen** während der Reifung des Gehirns wieder abgebaut,

– erfolgt die **Modellierung der Finger** während der Embryonalentwicklung,

– werden die **Darmepithelzellen** bei Erreichen der Zottenspitzen abgebaut.

– Zellen mit **beschädigter DNA** werden durch das Zellzyklusprotein **p53** ebenfalls in die Apoptose geschickt.

p53. Das Gen für p53 ist ein **Tumorsuppressorgen**, was bedeutet, dass sein Genprodukt die Entstehung von Krebs verhindern kann. Es wird bei vorliegendem DNA-Schaden innerhalb des G_1-Zellzyklus-Kontrollpunktes (s.o.) aktiviert und verhindert, dass sich beschädigte Zellen weiter teilen. Ist der Schaden der DNA irreparabel, induziert p53 als „Todessignal" die Apoptose.

Wenn solche Schlüsselproteine wie p53 selbst mutiert sind, können sich Zellen mit DNA-Schaden unkontrolliert vermehren und zu einer Tumorzelle transformieren.

Merke

Ob die Apoptose eingeleitet wird, hängt vom Verhältnis der auf die Zelle einwirkenden externen **„Überlebens-"** und **„Todessignale"** ab.

1.16.2 Nekrose

Nekrosen werden im Unterschied zu Apoptosen durch Stoffwechselstörungen, physikalische Einflüsse (z.B. Temperatur), chemische Einflüsse (z. B. Verätzungen) oder traumatische Ereignisse (Verletzungen) von außen ausgelöst. Die Zelle schwillt an, das Chromatin zerfällt (Karyorhexis), der Zellkern löst sich auf (Karyolyse) und die Zelle zerplatzt.

Merke

Bei der Nekrose wird Zellinhalt freigesetzt und eine **Entzündungsreaktion** ausgelöst (**Abb. 1.19**).

1.17 Zellkommunikation und Signaltransduktion

Siehe Physiologie, S. 763.

Biologie

Histologie

Anatomie

Chemie

Biochemie

Physik

Physiologie

Psych./Soz.

2 Genetik/Grundlagen der Humangenetik

2.1 Organisation und Funktion eukaryontischer Gene

2.1.1 Aufbau und Replikation der DNA

Aufbau der DNA

Nucleinsäuren sind der Speicher der genetischen Information. Man unterscheidet Desoxyribonukleinsäuren (DNA) von Ribonucleinsäuren (RNA).

Nucleinsäuren sind Polymere aus Nucleosidmonophosphaten, die aus Nucleosidtriphosphaten unter Pyrophosphatabspaltung synthetisiert werden.

Nucleosidmonophosphate bestehen aus einer **organischen Base** (Purin oder Pyrimidinbase), einem **Zucker** (Ribose oder 2'-Desoxyribose) und einem **Phosphatrest**. Diese Komponenten sind charakteristisch miteinander verknüpft. Die Verbindung aus Zucker und Base wird als **Nucleosid** bezeichnet, sind mit der 5'-OH-Gruppe des Zuckers eine oder mehrere Phosphatgruppen verestert, so spricht man von **Nucleotiden** (**Tab. 2.1**).

Die organischen Basen der DNA sind die **Purinbasen** Adenin (A) und Guanin (G) sowie die **Pyrimidinbasen** Cytosin (C) und Thymin (T). Die Zuckerkomponente in der DNA ist die Pentose 2'-Desoxyribose (S. 530). In der RNA kommen die gleichen Basen wie in der DNA vor, allerdings findet man anstelle von Thymin die Base Uracil (U). Der Zucker der RNA ist die Pentose Ribose.

Tabelle 2.1 Nomenklatur der Nucleoside

Base	Nucleosid	Nucleotid
Adenin	Adenosin	Adenosinmonophosphat (AMP)
Cytosin	Cytidin	Cytidinmonophosphat (CMP)
Guanin	Guanosin	Guanosinmonophosphat (GMP)
Thymin	Thymidin	Thymidinmonophosphat (TMP)
Uracil	Uridin	Uridinmonophosphat (UMP)

Die drei Bausteine Zucker, Base und Phosphatrest sind folgendermaßen verknüpft: Am C1 des Zuckers hängt die organische Purin- oder Pyrimidinbase, das C5-Atom des Zuckers ist mit Phosphat verestert (**Abb. 2.1**).

Verknüpfung der Nucleotide. Schreibt man zwei Nucleotide übereinander, so stellt man fest, dass über die Phosphatgruppe am C5-Atom des einen Moleküls die Ausbildung einer **Esterbindung** mit der OH-Gruppe am C3-Atom des anderen Moleküls möglich ist. In der DNA und RNA sind viele Nucleotide über diese **C3-C5-Phosphorsäurediesterbindungen** zu linearen, sehr stabilen Ketten miteinander verknüpft (**Abb. 2.1**). Die Basen ragen dabei seitlich aus diesem sogenannten Pentose-Phosphat-Rückgrat heraus. Die Abfolge (oder Sequenz) der Nucleotide der DNA

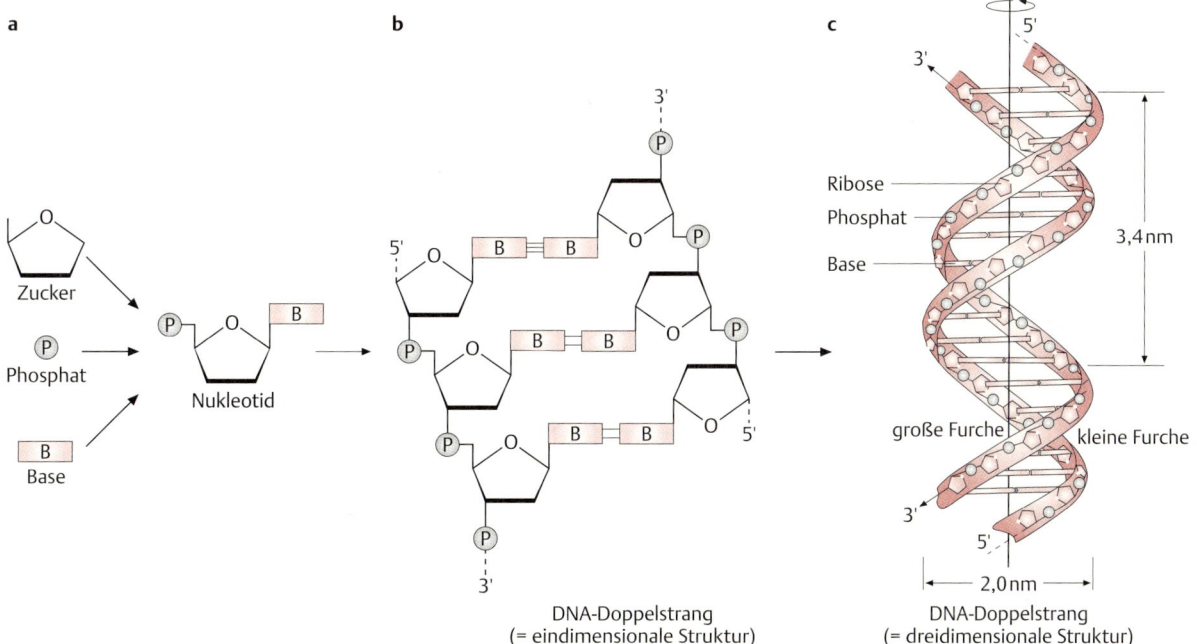

Abb. 2.1 Struktur der Nucleinsäure (DNA). a Aufbau eines Nucleotids; **b** Bildung des DNA-Doppelstrangs (im DNA-Doppelstrang liegen sich die komplementären Basen gegenüber); **c** Struktur der Doppelhelix.

Biologie

Histologie

Anatomie

Chemie

Biochemie

Physik

Physiologie

Psych./Soz.

macht den genetischen Code aus (S. 541). Da die kovalenten Bindungen zwischen den Nucleotiden sehr stabil sind, können sie nur enzymatisch verändert werden. Solche Enzyme sind Ligasen (Verknüpfung von DNA-Stücken), Polymerasen (Verlängern eines DNA-Stranges durch Anhängen von Nucleotiden an das 3'-Ende), Endonucleasen (Spalten von DNA-Strängen) und Exonucleasen (Abspalten von Nucleotiden an den Enden des DNA-Stranges).

DNA (Desoxyribonucleinsäure). Die DNA besteht aus zwei **antiparallelen** Nucleotidsträngen, die in Form einer α-Doppelhelix vorliegen (Durchmesser = 2 nm). Dabei liegen sich immer zwei festgelegte **(komplementäre)** Basen gegenüber und bilden untereinander Wasserstoffbrücken aus (**Abb. 2.2**).
– **Adenin (A)** paart unter Ausbildung von zwei Wasserstoffbrücken immer mit **Thymin (T)** und
– **Guanin (G)** bildet über drei Wasserstoffbrücken immer eine Basenpaarung mit **Cytosin (C)**.
Die **Stabilität** der DNA-Doppelhelix ist vor allem auf so genannte Stacking-Interaktionen zurückzuführen. Diese Wechselwirkungen entstehen durch die Basenstapelung im Inneren der Helix.
Auch die Wasserstoffbrückenbindungen tragen zur DNA-Stabilität bei. Eine einzelne Wasserstoffbrückenbindung hat nur eine sehr geringe Bindungsenergie, ihre hohe Anzahl jedoch trägt zum Zusammenhalt der beiden DNA-Stränge bei. Durch Wärmezufuhr kann man diese Bindungen sprengen, die DNA liegt dann einzelsträngig vor.

RNA (Ribonucleinsäure). RNA ist einzelsträngig und bildet nur abschnittsweise intramolekulare helikale Strukturen aus. Innerhalb der RNA findet man statt der Pyrimidinbase Thymin die Base **Uracil**, die sich durch das Fehlen einer CH_3-Gruppe von Thymin unterscheidet. Kommt es unter RNA-Beteiligung zur Basenpaarung (z. B. während der Transkription, Biochemie, S. 537), so paart ein Uracilnucleotid U mit einem Adeninnucleotid A.
Man unterscheidet funktionell mehrere Typen von RNA:

– Die Messenger RNA (**mRNA**): Sie fungiert als Boten-RNA bei der Synthese von Proteinen. Die genetische Information der DNA wird in mRNA (**Transkription**) umgeschrieben und ins Zytoplasma der Zelle transportiert. Da es viele verschieden große Proteine gibt, gibt es auch viele verschiedene mRNA-Moleküle unterschiedlicher Länge. Die mRNA ist die vielfältigste RNA.
– Die ribosomale RNA (**rRNA**): Sie ist eine **Struktur-RNA** und baut gemeinsam mit Proteinen die Ribosomen auf, die den Ort der Translation (S. 541) darstellen. In prokaryontischen Zellen gibt es drei, in eukaryontischen Zellen gibt es vier verschiedene rRNA-Moleküle.
– Die transfer-RNA (**tRNA**): Sie bindet im Zytoplasma die Aminosäuren und transportiert sie zur Proteinsynthese zu den Ribosomen. Da es 21 proteinogene Aminosäuren gibt, muss es auch mindestens 21 verschiedene tRNA-Moleküle geben. Tatsächlich variiert die Zahl von Spezies zu Spezies. Zur Erklärung dieses Phänomens S. 541. Bringt man tRNA-Moleküle zweidimensional in eine Ebene, sieht sie aus wie ein Kleeblatt (**Abb. 2.3**). Durch posttranskriptionale Modifikation (S. 539) werden nach der Synthese der tRNA viele Basen nachträglich verändert. Es entstehen sogenannte **seltene Basen**, die zu ungewöhnlichen Wechselwirkungen führen. Im Bereich der Stege dieses Kleeblattes kommt es durch intramolekulare Basenpaarungen zu doppelhelikalen Abschnitten.
– Die Small nuclear RNA (**snRNA**) zeigt katalytische Aktivität, sie ist Bestandteil der **Spleißosomen**, die aus der sogenannten prä-mRNA die Introns entfernen (S. 540).
– Die Small nucleolar RNA (**snoRNA**) steuern im Nucleolus positionsspezifische Basenmodifikationen.
– **Antisense-RNA** wird am nicht codogenen Strang der DNA gebildet und kann durch komplementäre Basenpaarung die am codogenen Strang gebildete mRNA blockieren und damit die Translation verhindern. Beim Menschen gibt es mehr als 1600 Antisense-Gene.

Thymin   Adenin

H_3C $\overline{O}$|------H—N

Zucker

Cytosin   Guanin

Zucker

Abb. 2.2   Verwendete Basen und ihre Paarung in der DNA.

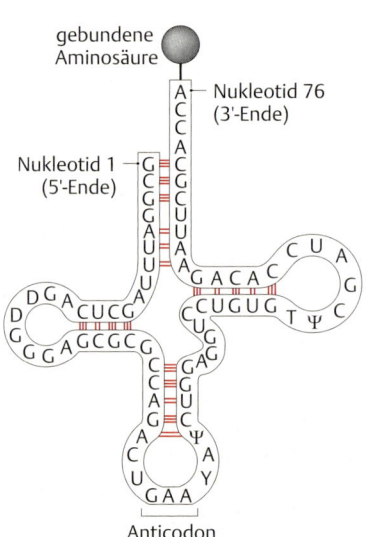

Abb. 2.3   Kleeblattstruktur eines tRNA-Moleküls.

– **miRNA** (mikro-RNA) und **siRNA** (short interfering RNA) sind kurze RNA-Moleküle, die die Sequenz bestimmter mRNAs erkennen, deren Translation blockieren oder zielgenau deren Abbau induzieren können.

Die Bindung der Aminosäuren erfolgt am letzten Nucleotid an der 3'-OH-Gruppe des Zuckers (Adenosin). Dieses Ende ist bei allen tRNA-Molekülen identisch (CCA-Ende). Die richtige Position auf der mRNA wird über das Anticodon nach dem Prinzip der Basenpaarung gefunden (S. 28). Die beiden anderen Schleifen dienen der Wechselwirkung mit dem Ribosom und der Aminoacyl-tRNA-Synthetase (das Enzym, welches die passende tRNA mit der passenden Aminosäure verknüpft).

Replikation der DNA

Die Grundlage für die Vermehrung von Zellen ist die Weitergabe der genetischen Information an die Tochterzellen. Dazu muss vor jeder Zellteilung die genetische Information kopiert (repliziert) und damit verdoppelt werden. Diese Replikation erfolgt in der S-Phase des Zellzyklus (S. 20).

2.1.2 DNA-Reparatur

Die Replikation verläuft nicht fehlerfrei, durch Ablesefehler werden z. T. falsche Nucleotide eingebaut, es entstehen Mutationen. Um solche Fehler zu minimieren, verfügen einige DNA-Polymerasen über eine Reparaturfunktion: Sie prüfen nach dem Anhängen eines Nucleotids, ob es das richtige war. Falls nicht, schneiden sie es gleich wieder heraus (Exonucleasefunktion der Polymerasen) und ersetzen es durch das richtige Nucleotid. Zusätzlich gibt es jedoch weitere Reparaturmechanismen, die auch Veränderungen der DNA, welche nach der Replikation auftreten können (S. 534), wieder beheben.

SOS-Reparatur bei Bakterien. Gelangt der bakterielle DNA-Syntheseapparat auf dem Mutterstrang an eine Stelle mit modifizierten Nucleotiden, so wird die Replikation an dieser Stelle nicht fortgesetzt. Das SOS-Reparatursystem erkennt den **Replikationsstopp** und aktiviert ein bestimmtes Set von Proteinen, das die Reparatur der fehlerhaften Stelle durchführt. Dabei werden die fehlerhaften Basen in der Matrize herausgeschnitten und **willkürlich** durch unbeschädigte Basen ersetzt. Das so entstehende Gen ist zwar ebenfalls mutiert, da für die eingefügten Nucleotide keine Matrize zur Verfügung stand, das Leseraster ist jedoch noch korrekt, d. h. die Anzahl der Basen wurde nicht verändert. Das Genprodukt kann also noch funktionsfähig sein und möglicherweise sogar bessere Eigenschaften als das ursprüngliche Protein aufweisen.

Entfernung von Thymindimeren. Durch **UV-Strahlung** gebildete Thymindimere stören die Konformation des DNA-Doppelstrangs. Sie können bei Bakterien unter dem Einfluss von sichtbarem Licht enzymatisch (durch eine **Photolyase**) wieder gespalten werden. Dort, wo kein sichtbares Licht hingelangt, erfolgt eine Exzisionsreparatur.

Nucleotid-Exzisionsreparatur. Bei der Nucleotid-Exzisionsreparatur spüren **Reparaturendonucleasen** veränderte und sperrige Nucleotide oder Basenfehlpaarungen in der DNA auf, setzen an geeigneter Stelle einen Einzelstrangschnitt und entfernen einen Teil des DNA-Stranges über die defekte Stelle hinweg. Korrekturpolymerasen nutzen den verbliebenen komplementären Strang als Matrize und ersetzen das herausgeschnittene Stück. Die Lücke wird dann durch eine Ligase wieder verschlossen. Der korrekte Mutterstrang wird bei Bakterien an seinem hohen **Methylierungsgrad** erkannt.

Basen-Exzisionsreparatur. Ist eine einzelne Base modifiziert, so kann sie von einer Glycosylase herausgeschnitten werden, zunächst ohne dabei den DNA-Strang zu durchtrennen, da lediglich die Purin- oder Pyrimidin**base** entfernt wird, nicht das komplette Nucleotid. Es entsteht nun eine apyrimidierte oder apurinierte (AP-)Stelle im DNA-Strang, die von einer speziellen Endonuclease erkannt wird. Diese entfernt jetzt den noch in der Kette verbliebenen Riboserest, sodass eine Lücke im DNA-Strang entsteht. Eine Polymerase ersetzt das passende Nucleotid und durch eine Ligase wird das Rückgrat des DNA-Strangs wieder geschlossen.

Reparatur durch Suppressormutation. Eine zweite Mutation kann die Wirkung einer vorangegangenen Mutation wieder aufheben. Die Suppressormutation kann im gleichen Gen liegen (z. B. Deletion/Insertion) oder eine Mutation in einem anderen Gen sein, dessen Genprodukt die erste Mutation unwirksam macht.

Rückmutation durch somatische Rekombination. Das mutierte Allel einer heterozygoten Zelle kann wieder in das ursprüngliche Allel zurückgeführt werden. Als Matrize dafür verwendet die Zelle das zweite, nicht mutierte Allel **(Genkonversion)**. Dies erfordert eine Paarung der homologen Chromosomen auch in somatischen Zellen, also außerhalb der Meiose. Genkonversion ist aber auch in die andere Richtung möglich: Die heterozygote Zelle verwendet das mutierte Allel als Matrize und verändert das nicht mutierte Allel. In beiden Fällen ist sie danach bezüglich dieses Gens **homozygot**.

Klinik

Reparatosen. Krankheiten, die auf eine fehlerhafte DNA-Reparatur zurückzuführen sind, werden als Reparatosen bezeichnet. Die Folgen solcher Reparatosen sind eine erhöhte Anfälligkeit gegen UV-Strahlung, ionisierende Strahlung oder chemische Noxen, welches sich in einem erhöhten Tumorrisiko ausdrückt. Ein Beispiel für eine solche Krankheit ist **Xeroderma pigmentosum**. Die Patienten sind extrem UV-sensitiv, müssen also das Tageslicht meiden. Schon wenig Tageslicht führt zur Ausprägung des Krankheitsbildes, häufig zu Tumoren in den geschädigten Hautregionen. Es konnte gezeigt werden, dass die Krankheit auf 9 verschiedenen Defekten beruhen kann (9 Genprodukte). Das weist auf die Zusammenarbeit von 9 verschiedenen Genprodukten bei der Reparatur hin. Die meisten Reparatosen werden autosomal-rezessiv vererbt.

2.1.3 Genbegriff, Transkription und Prozessierung der RNA

Die Realisierung der genetischen Information bis hin zum Merkmal beginnt mit der **Transkription**. Während der Transkription werden die für die Translation notwendigen Komponenten synthetisiert. Das sind:

- **Bausteine des Translationsapparates:** die **rRNA** der Ribosomen,
- **Transporteinheiten** für die Aminosäuren: die verschiedenen **tRNAs** und
- eine **Abschrift von Genen**, die für Proteine kodieren: die **mRNAs**.

Die Transkription (Biochemie, S. 537) erfolgt durch **RNA-Polymerasen (Transkriptasen)**.

2.1.4 Regulation der Genexpression

Die Mechanismen der Regulation der Genexpression werden ab S. 545 besprochen.

2.1.5 Differenzielle Genaktivität als Grundlage für Entwicklung und Differenzierung

Während der Ontogenese entwickeln sich eukaryontische Zellen in unterschiedliche Richtungen zu einem bestimmten **Zellphänotyp**. Diese Entwicklung ist in der Regel **irreversibel**. Trotzdem enthalten die Zellen, bis auf wenige Ausnahmen, noch die volle genetische Information. Gene, die nicht mehr benötigt werden, können entweder irreversibel (durch **Methylierung** an Cytosinresten der DNA, insbesondere in der Promotorregion oder reversibel (durch **Regulatorproteine**) **inaktiviert** werden. Diese Inaktivierung verhindert die Transkription der Gene.

Die programmierte zeitliche Abfolge von Aktivierung und Abschaltung von Genen wird als differenzielle Genaktivität bezeichnet und ist die Grundlage von **Entwicklung** und **Differenzierung**. Dies soll am Beispiel der **Genfamilie** menschlicher Hämoglobine verdeutlicht werden.

Während der Evolution sind durch mehrfache Duplikationen des Urglobingens Genkopien entstanden, die durch nachfolgende unabhängige Punktmutationen zu 6 unterschiedlichen Hämoglobingenen führten (**Abb. 2.4**). Diese werden während der Embryonalentwicklung in unterschiedlichen zeitlichen Mustern exprimiert.

- Das Hämoglobin von **Kindern und Erwachsenen** besteht im Wesentlichen aus 2 α-Ketten und 2 β-Ketten (**$\alpha_2\beta_2$**) und zum geringen Teil aus 2 α-Ketten und 2 δ-Ketten (**$\alpha_2\delta_2$**).
- Das **fetale Hämoglobin** (HbF) besteht dagegen aus 2 α-Ketten und 2 γ-Ketten (**$\alpha_2\gamma_2$**) und hat eine deutlich bessere Sauerstoffbindungskapazität. Dies gewährleistet, dass in der Plazenta eine **optimale Sauerstoffabgabe** vom mütterlichen auf den fetalen Organismus stattfinden kann.
- Während der frühembryonalen Entwicklung sind zwei weitere Hämoglobinketten, die **ξ-Kette** und die **ε-Kette** an der Hämoglobinbildung beteiligt.

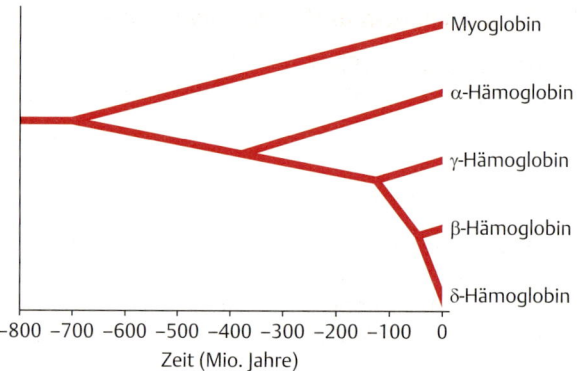

Abb. 2.4 Phylogenie der Globingene.

Die Gene, die diese unterschiedlichen Hämoglobinketten kodieren, werden in einem bestimmten zeitlichen Muster aktiviert:

- Die **ξ-Kette** und die **ε-Kette** werden bis zum **3. Embryonalmonat** abnehmend produziert.
- Parallel dazu beginnt ab dem **1. Embryonalmonat** eine ansteigende Produktion der **α-Ketten** und **γ-Ketten**. Während die Produktion der α-Ketten ab dem 3. Embryonalmonat ein Plateau erreicht, sinkt die Produktion der γ-Ketten ab dem 6. Embryonalmonat wieder ab und wird um den 5. Monat nach der Geburt eingestellt.
- Die Produktion der **β-Ketten** beginnt um den **2. Embryonalmonat** und erreicht ihr Plateau ab dem 7. postembryonalen Monat.
- Die Produktion der **δ-Ketten** beginnt um den **7. Embryonalmonat** und bleibt auf sehr niedrigem Niveau erhalten.

Diese zeitliche Abfolge der Aktivierung der Hämoglobingene sichert eine optimale, dem jeweiligen Entwicklungsstand angepasste Sauerstoffversorgung des sich entwickelnden Kindes.

> **Merke**
> Differenzielle Genaktivität ist die programmierte und koordinierte zeitliche Abfolge von Genaktivierung und -abschaltung auf der Ebene der Transkription.

> **Klinik**
>
> **Thalassämien.** Es handelt sich um Erkrankungen, die auf einer ungenügenden Synthese der unterschiedlichen funktionellen **Hämoglobinketten** beruhen. Ursachen sind Mutationen in den entsprechenden Genen. Bei der **β-Thalassämie** handelt es sich um eine Gruppe autosomal rezessiv vererbter Erkrankungen, die eine verminderte Synthese von Hämoglobin-β-Ketten zur Folge haben. Für die unterschiedlichen genetischen Veränderungen wurden bisher mehr als 100 Mutationen beschrieben, die überwiegend als Punktmutation Störungen in der **Transkription, RNA-Modifikation** und **Translation** verursachen. Einige Formen der β-Thalassämien sind auf Mutationen der Erkennungssequenzen von **Spleißstellen** im Gen für die β-Kette zurückzuführen. Daraus resultiert ein fehlerhaftes Splicing (Biochemie, S. 540) und das entstehende Hämoglobin ist nur mangelhaft funktionstüchtig.

2.1.6 Translation und genetischer Code

Bei der Translation (Biochemie, S. 541) werden an den **Ribosomen**, ausgehend von der mRNA, die **Proteine** synthetisiert.

2.1.7 Kartierung von Genen/Genfamilien

Genetische Kartierung. Eigenschaften, die auf einem Chromosom kodiert sind, werden theoretisch gekoppelt vererbt, sie bilden **Kopplungsgruppen**. Diese gekoppelte Vererbung der **Allelenkombination** eines Chromosoms wird durch das **Crossing over** (S. 24) durchbrochen, da Allele von Genen zwischen den homologen Chromosomen ausgetauscht werden. Die meiotische Rekombination erzeugt also haploide Genotypen, die sich von den parentalen Genotypen unterscheiden. Diese **intrachromosomale Rekombination** findet umso häufiger statt, je weiter zwei Gene auf einem Chromosom voneinander entfernt lokalisiert sind. Damit steigt die Crossing-over-Häufigkeit proportional zum Abstand zweier Gene auf einem Chromosom. Die Tatsache, dass eng benachbarte Gene gekoppelt vererbt werden, nutzt man zur Kartierung von Genen auf einem Chromosom (**Kopplungsanalyse**). Aus der **Rekombinationsfrequenz** zwischen Genen kann die Reihenfolge und relative Distanz der Gene zueinander auf einem Chromosom bestimmt werden.

> **Merke**
>
> **Gemeinsam vererbte Allele** verschiedener Gene bilden den **Haplotyp**.

Als ein relatives Maß für die Entfernung zweier Gene auf einem Chromosom wurde das **MORGAN** gewählt, wobei **0,01 Morgan (ein cM)** einer Rekombinationsrate von **1 %** entspricht. Bei einem Abstand von **0,5 Morgan** (= Rekombinationsrate von 50 %) verhalten sich die zwei Gene **ungekoppelt**, d. h. man kann mittels einfacher Kopplungsanalyse nicht mehr feststellen, ob zwei Gene auf einem Chromosom liegen oder nicht. Durch Kopplungsanalyse mehrerer Gene (Mehrfaktoranalyse) kann dieses Problem jedoch gelöst werden.

Physikalische Kartierung. Physikalische Karten entstehen durch die stufenweise Analyse überlappender DNA-Klone (S. 46) und deren Sequenzierung. Durch den Einsatz von molekularen Markern (DNA-Polymorphismen) kann die Kartierung der DNA-Klone und die Bestimmung der Position verschiedener Klone zueinander erfolgen und damit die genaue Lage von Genen sowie ihr Abstand auf einem Chromosom in Basenpaaren (Kilobasenpaaren) angegeben werden. Die physikalische Kartierung erfolgt häufig über Gensonden, die nach dem Prinzip der **komplementären Basenpaarung** bei ca. 42 °C an die DNA binden können und ein **Detektionssignal** (Radioaktivität, Fluoreszenzsignal, Biotin, Digoxigenin) tragen (**Hybridisierung**). Führt man diese Hybridisierung bei niedrigeren Temperaturen durch (ca. 35 °C), dann paart die Sonde nicht nur mit identischen, sondern auch mit ähnlichen Sequenzen. Dadurch kann man **Genfamilien** (z. B. die Globingene, S. 557), die sich nur geringfügig in ihrer Sequenz unterscheiden, identifizieren.

2.1.8 Anzahl und Größe von Genen

Der Mensch besitzt in seinem Genom nur ca. **25 000–30 000** Gene (1,1–1,4 % des Genoms). Diese Gene kodieren
– für ca. **250 000 Proteine** und
– **706 Gene sind reine RNA-Gene**, wovon wiederum 497 tRNA-Gene sind.

223 unserer Proteine sind **bakteriellen Proteinen** auffallend ähnlich (ohne Verwandte in anderen Eukaryonten), was auf einen **horizontalen Gentransfer** von Bakterien auf den Menschen hindeutet.

Die durchschnittliche Gengröße liegt beim Menschen im Bereich von 20–50 Kilobasenpaaren (kB), variiert jedoch gewaltig. Während das **β-Globulingen** mit 1,6 kB (3 Exons) klein ist, enthält das sehr große **Dystrophingen** 2400 kB (79 Exons). Die Häufigkeit der spontanen Veränderung der DNA (**Mutationsrate**) ist für die einzelnen Gene unterschiedlich und neben weiteren Faktoren (flankierenden Sequenzen, Geschlecht, Alter) abhängig von der Gengröße. Die durchschnittliche Mutationsrate liegt beim Menschen zwischen 10^{-4}–10^{-6}. Mutationen im großen Dystrophingen führen zur infantilen progressiven **Muskeldystrophie** vom Typ Duchenne (S. 41). Die Häufigkeit in der männlichen Bevölkerung liegt bei 1:3500, wobei ca. 30 % der Erkrankungen auf **Neumutationen** zurückzuführen sind. Dieser hohe Prozentsatz an Neumutationen steht in unmittelbarem Zusammenhang mit der Gengröße.

2.1.9 Repetitive Elemente

Neben singulären Sequenzen gibt es einen großen Anteil repetitiver DNA ohne Funktion bzw. mit unbekannter Funktion. Dazu gehören **Satelliten-DNA** (ca. 10 % der DNA), **Retroposons** (ca. 40 % der DNA), **endogene Retroviren** (ca. 8 % der DNA) und **Transposons** (ca. 3 % der DNA).

Satelliten-DNA. Sie wird je nach Größe der sich **tandemartig** wiederholenden Nucleotidfolgen eingeteilt in:
– **Makrosatelliten** (Hunderte bis Tausende Basenpaare, die sich tandemartig bis zu einer Länge von mehreren 100 000 Basenpaaren wiederholen). Zur Makrosatelliten-DNA gehören verschiedene Typen von Wiederholungen, u. a. die **α-Satelliten-DNA**, eine Sequenz, die aus 172 Basenpaaren besteht und die man im Heterochromatin, z. B. in der Zentromerregion findet.
– **Minisatelliten** (15–100 Basenpaare, die sich tandemartig bis zu einer Länge von 100–15 000 Basenpaaren wiederholen). Die Zahl der Wiederholungen ist in einer Population hochgradig variabel, wird aber stabil vererbt. Sie bildet dadurch **Polymorphismen**, die als **VNTR-Loci** (VNTR = **v**ariabel **n**umber of **t**andem **r**epeats) für genetische Fingerprints verwendet werden. Solche Sequenzen findet man sowohl in den Telomeren der Chromosomen als auch im Genom.

Biologie

Histologie

Anatomie

Chemie

Biochemie

Physik

Physiologie

Psych./Soz.

Biologie

Histologie

Anatomie

Chemie

Biochemie

Physik

Physiologie

Psych./Soz.

– **Mikrosatelliten** (bis 5 Basenpaare, die sich 8–25 Mal tandemartig wiederholen). Sie machen ca. 0,5% des Genoms aus und sind im Genom verstreut zu finden. Die Zahl der Wiederholungen kann sich bei den Zellteilungen ändern, wodurch ebenfalls Polymorphismen entstehen. Diese sind die Grundlage der **STRPs** (**s**hort **t**andem **r**epeat polymorphisms). Auch diese Polymorphismen werden für genetische Fingerprints verwendet.

Transposable Elemente (IS-Elemente) und Transposons. Diese Sequenzen machen ca. 3% der DNA aus.

> **Merke**
>
> **Transposons** sind Gene, die von **zwei IS-Elementen umrahmt** sind und damit als Komplex beweglich werden. (S. 60).

Retroposons. Diese Sequenzen machen über 40% unseres Genoms aus. Es handelt sich um „mobile genetische Elemente", die sich indirekt, durch Rückschreiben von reifer mRNA in DNA und Integration in das Genom, vervielfacht haben („**copy and paste**"). Sie haben sich in Millionen von Jahren im menschlichen Genom angesammelt und sind auf Retroviren zurückzuführen, welche die Fähigkeit zum Verlassen der Zelle verloren haben. Nach ihrer Struktur lassen sie sich einteilen in:
– **LTR-Elemente** (ca. 8% des Genoms): Sie kodieren eine reverse Transkriptase und eine Integrase, ihre Enden bestehen aus langen Wiederholungseinheiten von Nucleotiden (LTR = long terminal repeats).
– **LINE-Sequenzen** (long interspersed nuclear elements, ca. 21% des Genoms): Ihnen fehlen die Long terminal Repeats.
– **SINE-Sequenzen** (short interspersed nuclear elements, ca. 13% des Genoms): Es handelt sich um nichtautonome Retroposons, die zum „Springen" die Genprodukte der LINE-Retroposons benötigen. Zu ihnen gehören die Alu-Elemente (7% des menschlichen Genoms), die nach ihrer Erkennungssequenz für das Restriktionsenzym Alu I benannt wurden.

Endogene Retroviren. Weitere große, nicht kodierende Abschnitte entstammen **Viren**. Sie sind über **reverse Transkription** – also ebenfalls durch Umwandlung viraler RNA in DNA – integriert worden.

2.2 Chromosomen des Menschen

Bei Eukaryonten ist das Genom in den Chromosomen lokalisiert. Das Genom des Menschen besteht aus mehr als 3 Milliarden Basenpaaren. Diese sind auf dem artspezifischen Chromosomensatz von n = 23 verteilt, den wir so (**haploid = einfach**) jedoch nur in den Geschlechtszellen vorfinden. Alle somatischen Zellen haben einen **diploiden** Chromosomensatz (2n = 46). Auf den Chromosomen des Zellkerns (**dem Genom, Genotyp**) sind die meisten Merkmalsanlagen des Menschen lokalisiert, einige finden sich jedoch auch im Zytoplasma (**Plasmon, Plasmotyp**), da Mitochondrien über eine eigene DNA verfügen.

Menschen besitzen einen diploiden Chromosomensatz von 46 Chromosomen, zwei dieser Chromosomen sind die Geschlechtschromosomen XX (Frau) oder XY (Mann). Daher wird der Chromosomensatz eines Individuums mit der Gesamtzahl der Chromosomen und, durch Komma getrennt, den darin enthaltenen Geschlechtschromosomen angegeben. (46,XX bzw. 46,XY). Bei numerischen Chromosomenaberrationen ändert sich die Chromosomenzahl, unter Umständen auch die Zahl der Geschlechtschromosomen. Auch in diesen Fällen wird erst die Gesamtchromosomenzahl angegeben, und danach die Ursache der numerischen Veränderung (z. B. 45,X für Turner-Syndrom, 47,XXY für Klinefelter-Syndrom, 47, XX+21 für Down-Syndrom).

2.2.1 Normale Chromosomenmorphologie: das Metaphasechromosom

Für Zellteilungsvorgänge werden die Chromosomen **maximal spiralisiert** und gefaltet und in ihre Transportform gebracht (S. 8). Sie sind dann während der Mitose als sogenannte **Metaphasechromosomen** lichtmikroskopisch sichtbar und können morphologisch klassifiziert werden. Sie haben 2 Schenkel (**Abb. 2.5**), die an der sog. **primären Einschnürung** zusammenkommen und dann wieder auseinanderlaufen. Diese beiden Schenkel heißen **Chromatiden** und sind in ihrer Nucleotidabfolge normalerweise identische Kopien, da in der S-Phase des Zellzyklus ein Chromatid als Matrize des anderen fungiert (S. 533).

Einige (sog. akrozentrische) Chromosomen haben noch eine zweite **sekundäre Einschnürung**, die distal liegt und einen **Satelliten** abgrenzt (beim Menschen die Chromosomen: **13–15, 21, 22**).

Um mit Metaphasechromosomen arbeiten zu können, werden Zellen in Zellkultur genommen (z. B. Lymphozyten) und durch Spindelgifte (S. 21) in der Metaphase arretiert. Die Zellen werden auf einem Objektträger zum Platzen gebracht, die Chromosomen dort fixiert und gefärbt (**Abb. 2.5**).

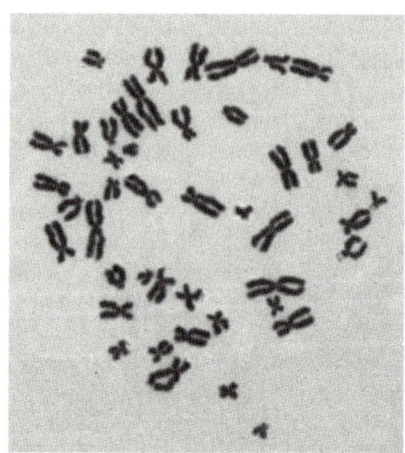

Abb. 2.5 Metaphasechromosomen des Menschen.

Entsprechend der Denver-Konvention von 1960 und dem Paris-Übereinkommen von 1971 werden die sichtbaren Metaphasechromosomen nach ihrer Länge und nach der **Lage ihrer Zentromer-Region** eingeteilt:
- Liegt die Zentromer-Region in der Mitte des Chromosoms, handelt es sich um **metazentrische** Chromosomen (Chromosomen 1–3, 19, 20).
- Ist die Zentromer-Region zu den Enden verschoben, handelt es sich um **submetazentrische** Chromosomen (es gibt zwei lange und zwei kurze Arme des Chromosoms, der lange Arm wird **q-Arm**, der kurze Arm **p-Arm** genannt, Chromosomen 4–12, 16–18).
- Befindet sich die Zentromer-Region nahe an einem Ende des Chromosoms, dann handelt es sich um **akrozentrische Chromosomen**. Alle akrozentrischen Chromosomen, mit Ausnahme des Y-Chromosoms, weisen eine sekundäre Einschnürung auf (Chromosomen 13–15, 21, 22, Y).

Nach diesen Kriterien werden Chromosomen in 7 Chromosomengruppen (A: 1–3; B: 4–5; C: 6–12 und X; D: 13–15; E: 16–18; F: 19–20; G: 21,22 und Y) eingeteilt. Durch bestimmte Färbeverfahren (z. B. modifizierte Giemsa-Färbung zur Darstellung der G-Banden, s. u.) können auf den Chromosomen reproduzierbare Bandenmuster (ca. 400 auf Metaphasechromosomen, ca. 850 auf Prometaphasechromosomen des haploiden Satzes) erzeugt werden, die eine weitere Unterteilung der Chromosomenarme in Regionen und jede der Regionen in Chromosomenbanden ermöglichen. Aus diesen Eigenschaften wurde eine Nomenklatur entwickelt, die einem international einheitlichem System, dem International System for Cytogenetic Nomenclature (ISCN) folgt (**Tab. 2.2**). Diese einheitliche Nomenklatur ermöglicht eine detaillierte Beschreibung jedes einzelnen Chromosoms mit Unterteilung in Abschnitte, Banden und Subbanden und ermöglicht eine genaue Beschreibung struktureller Chromosomenaberrationen.

Tabelle 2.2   Beispiele aus der ISCN-Nomenklatur der Chromosomenaberrationen

Abkürzung	Aberration	Beispiel
p	kurzer Arm	
q	langer Arm	
cen	Zentromer	
ter	am Ende von p oder q	
t	Translokation balanciert	46,XX,t(11;22)(q23;q11.2)
der	Translokation nicht balanciert	46,XX,der(11)t(11;22) (q23;q11.2)
inv	Inversion	46,XX,inv(2)(p14p21)
del	Deletion	46,XY,del(5)(p13)
dup	Duplikation	46,XX,dup(1)(q22q25)

Beispiel: 46, XX, t(11;22)(q23;q11.2) beschreibt eine Frau mit einer Translokation (t) vom Chromosom 11 auf das Chromosom 22 (erste Klammer, gibt immer die betroffenen Chromosomen an). Dieser Austausch erfolgt zwischen dem langen Arm (q) in der Region 2 Bande 3 (q23) des Chromosoms 11 und dem ebenfalls langen Arm (q) in der Region 1, Bande 1, Subbande 2 (q11.2) des Chromosoms 22 (zweite Klammer, gibt den genauen Genlocus an).

Inzwischen kennt man für viele Gene des Menschen die genaue Zuordnung zu den Chromosomen und die genaue Lage auf dem Chromosom. Die genaue Zuordnung von Genen zu den Chromosomen und ihre Lokalisation kann, soweit sie bekannt ist, im Internet (z. B. unter der Adresse http://www.ncbi.nlm.nih.gov/SCIENCE96/) abgerufen werden.

2.2.2   Differenzielle Darstellung der Chromosomen

Mit verschiedenen Färbetechniken lassen sich auf den Chromosomen unterschiedliche, aber reproduzierbare **Bandenmuster** erzeugen.
- **G-Banden:** Giemsa-Färbung nach einer kurzen Trypsin- oder Harnstoffbehandlung. Es werden spätreplizierende Segmente und fakultative heterochromatische Abschnitte gefärbt.
- **Q-Banden:** gleiche Strukturen wie die G-Bänderung. Die Methode beruht auf der Fluorochromierung mit Acridinderivaten (Quinacrin).
- **C-Banden:** Die Giemsa-Färbung wird nach einer Denaturierung (Alkali, Formamid, Erhitzen) und begrenzter Renaturierung durchgeführt. Mit dieser Methode werden die hochrepetitiven spätreplizierenden Sequenzen, wie konstitutives Heterochromatin gefärbt (perizentrisches und telomeres Heterochromatin, Satelliten).
- **R-Banden:** eine Fluorochromierung mit Acridinorange, färbt die frühreplizierenden euchromatischen Abschnitte des Chromosoms. Die Bänderung ist damit eine Umkehrung der G-Bänderung (R = reverse).

Auch diese Bandenmuster dienen der Charakterisierung der Chromosomen und die Veränderung des Musters kann verschiedene Formen von Mutationen (z. B. Duplikationen, Translokationen, Deletionen) aufzeigen.

2.2.3   Molekulare Zytogenetik

Für die Untersuchung molekularzytogenetischer Veränderungen an Chromosomen verwendet man die **Fluoreszenz-in-situ-Hybridisierung (FISH).** Hier arbeitet man direkt mit **Metaphasechromosomen**, die auf einem Objektträger aufgebracht wurden oder mit elektrophoretisch aufgetrennten amplifizierten DNA-Fragmenten (S. 48). Durch Erhitzen wird die DNA-Doppelhelix der Chromosomen in Einzelstränge aufgespalten und mit einer einzelsträngigen, markierten Gensonde versetzt. Beim Abkühlen beginnt die Doppelhelix, sich bei 42 °C wieder zu paaren, dabei paart sich auch die einzelsträngige Sonde mit dem entsprechenden Gen **(Hybridisierung)**. Da die Sonde ein (z. B.

Fluoreszenz-)Signal aussendet, kann die Lage des Gens auf den Chromosomen identifiziert werden. Diese Methode heißt FISH (**F**luoreszenz-**i**n-**s**itu-**H**ybridisierung). Wenn die Sonde gegen eine spezifische Sequenz (z. B. eine Mutation) gerichtet ist, kann sowohl die Lokalisierung dieses DNA-Fragmentes innerhalb des Genoms kartiert werden als auch eine Veränderung des erkannten Bereichs (Deletion, Duplikation, Translokation) festgestellt werden (selbst wenn diese Veränderung nur sehr kleine Abschnitte der DNA, im Extremfall ein einzelnes Nucleotid betrifft).

2.3 Formale Genetik

2.3.1 Begriffe und Symbole

Begriffe

Das äußere Erscheinungsbild eines Organismus wird als sein **Phänotyp** bezeichnet. Er wird durch den **Genotyp** und durch Umwelteinflüsse bestimmt. Der Genotyp basiert auf den Genen der Chromosomen des Zellkerns und ist abzugrenzen vom **Plasmotyp**, der durch die in Mitochondrien und Plastiden lokalisierten Gene bestimmt wird.
Abgesehen von den Geschlechtschromosomen des Mannes, gibt es jedes Chromosom im Zellkern somatischer Zellen zweimal. Ein Chromosom hat man von der Mutter geerbt, das jeweils zweite, dazu homologe Chromosom vom Vater. Auf den zwei homologen Chromosomen sind jeweils am gleichen Genort **(Genlocus)** die gleichen Gene lokalisiert. Diese beiden Gene werden als **Allele** dieses Gens bezeichnet und können identisch (**homozygot**) oder (durch vorangegangene Mutationen) leicht unterschiedlich (**heterozygot**) sein. Das ursprüngliche „normale" Gen ist das Wildtyp-Allel. In einer Population gibt es viele verschiedene Allele eines Gens **(multiple Allele)**, jedes Individuum kann aber nur zwei besitzen (genetischer **Polymorphismus**, S. 52).
Männer haben zwei verschiedene Geschlechtschromosomen, die unterschiedliche Gene tragen. Sie werden bezüglich der Gene auf den X- und Y-Chromosomen als **hemizygot** bezeichnet.
Beeinflusst ein Gen mehrere phänotypische Merkmale, so spricht man von **Polyphänie** (oder **Pleiotropie**). Eine Mutation in diesem einen Gen führt damit zur Veränderung in der Ausprägung mehrerer Merkmale.
Wenn **mehrere Gene** an der Ausprägung eines Merkmals beteiligt sind, spricht man von **Polygenie**.
Die **Expressivität** beschreibt, **wie stark** ein bestimmtes Merkmal ausgeprägt wird. Das kann sowohl von der genetischen Konstitution des einzelnen Individuums abhängen, als auch geschlechtsspezifisch sein (S. 40).
Die **Penetranz** ist ein Maß dafür, **wie oft** sich ein bestimmtes Merkmal innerhalb der Gruppe seiner Genträger phänotypisch manifestiert. Zeigen alle Individuen, die ein bestimmtes Gen tragen, das dazugehörige Merkmal, so spricht man von 100 %iger Penetranz. Selbst bei dominanten Erbgängen kann die Penetranz jedoch unvollständig sein (Chorea Huntington, S. 829).

Antizipation ist die **Veränderung des Phänotyps einer vererbten Erkrankung** in aufeinanderfolgenden Generationen (schwerere Erkrankung oder früheres Erkrankungsalter), häufig bei Erkrankungen, die durch Triplett-Expansionen bedingt sind (Chorea Huntington, S. 41, fragiles X-Syndrom, Tab. 1.3, S. 145).

Symbole in der Humangenetik

Zur Verfolgung und Dokumentation der Vererbung von Krankheiten werden symbolhafte Stammbäume erstellt. Diese Symbole sind in **Abb. 2.6** dargestellt.

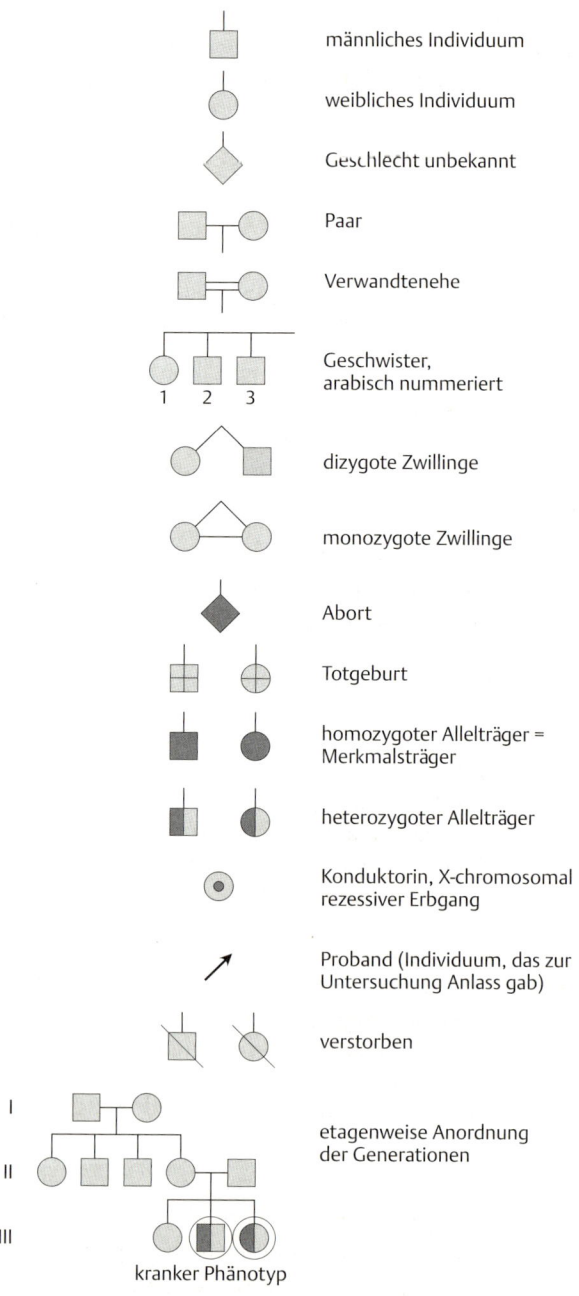

	männliches Individuum
	weibliches Individuum
	Geschlecht unbekannt
	Paar
	Verwandtenehe
	Geschwister, arabisch nummeriert
	dizygote Zwillinge
	monozygote Zwillinge
	Abort
	Totgeburt
	homozygoter Allelträger = Merkmalsträger
	heterozygoter Allelträger
	Konduktorin, X-chromosomal rezessiver Erbgang
	Proband (Individuum, das zur Untersuchung Anlass gab)
	verstorben
	etagenweise Anordnung der Generationen

kranker Phänotyp

Abb. 2.6 Symbole in der Humangenetik.

Arten der Vererbung

Merkmale können dominant, rezessiv, intermediär oder codominant vererbt werden:

- Bei einem **dominant** vererbten Merkmal muss nur eines der beiden Allele für dieses Merkmal kodieren, es setzt sich also auch im **heterozygoten** Zustand durch. Das zweite Allel kommt dann nicht zur Ausprägung.
- **Rezessiv** vererbte Merkmale können sich phänotypisch nur im **homozygoten** Zustand durchsetzen, d. h. wenn beide Allele identisch sind.
- Bei **codominant** vererbten Merkmalen werden phänotypisch im heterozygoten Zustand **beide Merkmale** unabhängig nebeneinander ausgebildet (z.B. Blutgruppe AB, S. 569).
- Vermischen sich im Phänotyp die Merkmale (z.B. Rot + Weiß = Rosa), spricht man von einem **intermediären Erbgang**.

2.3.2 Mendel-Regeln

Das Verdienst von Gregor Mendel war die Analyse und quantitative Auswertung der Vererbung einzelner Merkmale. Aufbauend auf seinen Erkenntnissen konnte zu Beginn des vorigen Jahrhunderts von Sutton und Boveri die Chromosomentheorie der Vererbung postuliert werden. Mendel hat seine Experimente an Erbsen durchgeführt, weil er deren Bestäubung leicht kontrollieren konnte und es viele Merkmale mit zwei phänotypisch gut auswertbaren Alternativen gab, wie z. B. Stängellänge, Samenoberfläche, Farbe der Keimblätter, Blütenfarbe.

1. Mendel-Regel (Uniformitätsregel)

Die Nachkommen (F1-Generation) aus der Kreuzung homozygoter Elternteile (Par-entalgeneration), die sich bezüglich eines Merkmals unterscheiden, sind phäno- und genotypisch identisch **(uniform)**, s. **Abb. 2.7**. Der Buchstabe A steht für das Merkmal (z. B. Stängellänge), wobei A **(dominantes Allel)** für lange und a **(rezessives Allel)** für kurze Stängel benutzt wird.

Diese Regel trifft unabhängig vom Erbgangstyp (ob dominant/rezessiv, codominant oder intermediär) zu. Jedes Individuum der F1-Generation hat **zwei verschiedene Allele**, ist also **genotypisch heterozygot**.

> **Merke**
>
> **Dominant/rezessiver Erbgang:** Alle Nachkommen tragen phänotypisch das Merkmal des dominanten Allels.
>
> **Intermediärer Erbgang:** Beide Allele gehen teilweise in die Ausprägung des Phänotyps ein, sie beeinflussen sich gegenseitig.
>
> **Codominanter Erbgang:** Beide Allele sind nebeneinander vorhanden.

2. Mendel-Regel (Spaltungsregel)

Nach Weiterkreuzung der identischen F1-Hybride untereinander (heterozygot × heterozygot) kommt es in der F2-Generation zur genotypischen Aufspaltung der Nachkommen in einem bestimmten Zahlenverhältnis (**Abb. 2.8**).

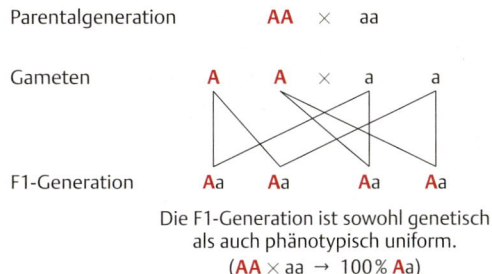

Die F1-Generation ist sowohl genetisch als auch phänotypisch uniform.
(**AA** × aa → 100% **A**a)

Abb. 2.7   1. Mendel-Regel.

In der F2-Generation eines **dominant-rezessiven** Erbganges taucht jetzt das rezessiv vererbte Merkmal bei 25 % der Nachkommen wieder auf, da sie für das entsprechende Gen homozygot sind. Der Rest der Nachkommen ist entweder homozygot für das dominante Gen (25 %) oder heterozygot (50 %) und weist phänotypisch das dominante Merkmal auf. In der F2-Generation eines **intermediären Erbganges** sind beide Ausgangsmerkmale der Parentalgeneration bei je 25 % der Nachkommen wieder homozygot vorhanden.

3. Mendel-Regel (Unabhängigkeitsregel)

Nachdem Mendel die Eigenschaften der Vererbung eines einzelnen Merkmals analysiert hatte, untersuchte er Pflanzen, die sich in **zwei Merkmalen** (z. B. Samenfarbe und Samenstruktur, **2 Gene mit je zwei Allelen**) unterschieden. Auch in diesem Fall war die **F1-Generation sowohl geno- als auch phänotypisch identisch**. In der **F2-Generation** traten jedoch nach Kreuzung der F1-Hybriden **neue Merkmalskombinationen** auf, die vorher nicht vorhanden waren. Daraus schloss Mendel, dass die zwei Merkmale unabhängig voneinander vererbt werden.

Diese Aufspaltung erfolgt ebenfalls in einem bestimmten Zahlenverhältnis, welches sich aus der Kombination aller möglichen Allele bei der Gametenbildung in der F1-Generation ergibt (**Abb. 2.9**).

Beispiel: Zwei Pflanzenlinien unterscheiden sich in zwei Merkmalen A (Samenoberfläche) und B (Samenfarbe). Der große Buchstabe kennzeichnet das jeweils dominant vererbte Merkmal. Die Parentalgeneration unterscheidet sich bezüglich beider Merkmale und ist für jedes der beiden Merkmale homozygot. Es werden Pflanzen mit glatten, gelben Samen und Pflanzen mit runzligen, grünen Samen gekreuzt. Die F1-Generation ist geno- und phänotypisch iden-

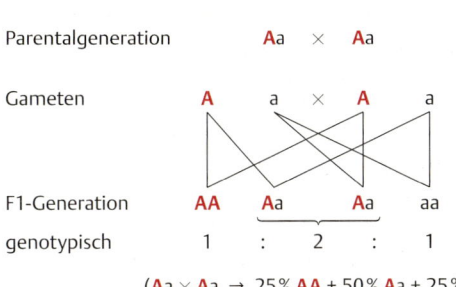

(**A**a × **A**a → 25% **AA** + 50% **A**a + 25% aa)

Abb. 2.8   2. Mendel-Regel. Die F1-Generation spaltet sich in einem bestimmten Zahlenverhältnis auf.

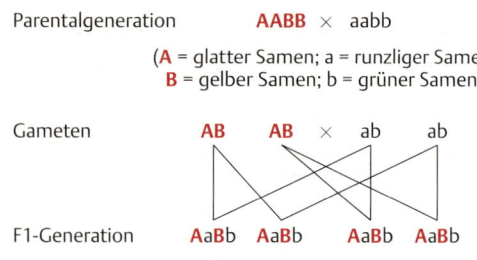

Parentalgeneration   **AABB** × aabb

(**A** = glatter Samen; a = runzliger Samen;
B = gelber Samen; b = grüner Samen)

Gameten   **AB**   **AB** × ab   ab

F1-Generation   **AaBb**   **AaBb**   **AaBb**   **AaBb**

(uniform, nach der 1. Mendelschen Regel,
glatte und gelbe Samen)

Parentalgeneration   **AaBb** × **AaBb**

Gameten   **AB** Ab a**B** ab × **AB** Ab a**B** ab

F1-Generation

Gameten ♀ / ♂	AB	Ab	aB	ab
AB	**AABB**	**AABb**	**AaBB**	**AaBb**
Ab	**AABb**	**AAbb**	**AaBb**	**Aabb**
aB	**AaBB**	**AaBb**	aa**BB**	aa**Bb**
ab	**AaBb**	**Aabb**	aa**Bb**	aabb

Merkmalsausprägung: 9 x A**X**B**X** = **glatter**, **gelber** Samen
3 x A**X**bb = **glatter**, grüner Samen
3 x aaB**X** = runzliger, **gelber** Samen
1 x aabb = runzliger, grüner Samen

Aufspaltungs-
verhältnis: 9 : 3 : 3 : 1 = 56,25% : 18,75% : 18,75% : 6,25%

Abb. 2.9   Beispiel für die 3. Mendel-Regel.

tisch und bildet glatte, gelbe Samen. Bei der Gametenbildung in der F1-Generation sind jetzt 4 verschiedene Allelenkombinationen möglich. Bei Selbstbefruchtung entstehen damit 4 × 4 = 16 verschiedene Allelenkombinationen (s. u.).

Wie genau sind die Mendel-Regeln?

Die 2. und 3. Mendel-Regel treffen bezüglich der Aufspaltungszahlen bei den Nachkommen nur in den Grenzen des Zufalls zu, da jeweils nur eine kleine Zahl der gebildeten Keimzellen zur Befruchtung gelangt. Je größer die Anzahl der zur Befruchtung gelangenden Keimzellen ist, umso mehr werden sich die Aufspaltungszahlen dem theoretisch zu erwartenden Wert annähern.

> **Merke**
>
> Die 3. Mendel-Regel setzt voraus, dass die Merkmalsanlagen auf **verschiedenen** Chromosomen lokalisiert sind. Liegen sie auf einem Chromosom, müssen sie einen Abstand von 0,5 Morgan haben (S. 31), dann werden sie aufgrund von **Crossing-over**-Vorgängen ungekoppelt vererbt.

2.3.3   Autosomal dominanter/codominanter Erbgang

Autosomale Erbgänge

Autosomale Erbgänge beschreiben die Vererbung von Merkmalen, deren Gene auf den Chromosomen 1–22, den

Autosomen, lokalisiert sind. Autosomal vererbte Merkmale werden bei Männern und Frauen gleich ausgeprägt.

Im Folgenden sind immer die Allele, die für das betrachtete (in der Regel krankheitsauslösende) Merkmal kodieren, farbig gekennzeichnet.

Merkmale, die **autosomal dominant** vererbt werden, kommen sowohl im heterozygoten als auch im homozygoten Zustand bei beiden Geschlechtern zur Ausprägung. Die Übertragung erfolgt statistisch bei vollständiger Penetranz in der Regel von einem Elternteil auf die Hälfte der Kinder.

Die Wahrscheinlichkeit, dass die Kinder das dominante Merkmal ausprägen, liegt zwischen 50 % (ein Elternteil war heterozygot für das dominante Merkmal: **A**a × aa → **50 % A**a + 50 % aa) und 100 % (mindestens ein Elternteil war homozygot für das dominante Merkmal: **AA** × aa → **100 % A**a). Falls zwei heterozygote Merkmalsträger Nachkommen zeugen (**A**a × **A**a), so prägen 75 % der Nachkommen das Merkmal aus (25 % aa merkmalsfrei; **25 % AA** homozygot und **50 % A**a heterozygot für das Merkmal). Handelt es sich bei dem Merkmal um eine Krankheit, sind Homozygote oft schwerer betroffen als Heterozygote. Bei einer autosomal dominant vererbten Krankheit sind Geschwister häufig betroffen.

Autosomal dominant vererbte Krankheiten lassen sich im Stammbaum weit zurückverfolgen, da in jeder Generation Personen betroffen sind. Ausnahmen machen einige Krankheiten wie Achondroplasie oder das Marfan-Syndrom, bei denen häufig Neumutationen auftreten.

> **Klinik**
>
> **Beispiele für autosomal dominant vererbte Merkmale** (Krankheiten) sind: Kurzfingrigkeit (Brachydaktylie), Vielfingrigkeit (Polydaktylie), Spalthand, Spaltfuß, Achondroplasie (disproportionierter Zwergwuchs) und Marfan-Syndrom (Mutationen im Gen für Fibrillin, Bindegewebsschwäche).
>
> Autosomal dominant vererbt werden offensichtlich häufig Krankheiten, bei denen die abnormen Genprodukte den funktionellen Aufbau von Zell- und Gewebestrukturen beeinträchtigen.

Codominanter Erbgang am Beispiel der Vererbung der Blutgruppen

Es gibt rund 20 verschiedene Blutgruppensysteme, von denen das **AB0-System**, das **Rh-System** und das **MN-System** die wichtigsten sind.

AB0-Blutgruppensystem nach Landsteiner. Für die Bluttransfusion ist das AB0-Blutgruppensystem nach Landsteiner sehr bedeutsam. Es ist ein Beispiel für **multiple Allelie (genetischer Polymorphismus)**.

Grundlage des AB0-Systems sind Glycolipide und Glycoproteine der Erythrozytenmembran. Der Kohlenhydratanteil ist dabei für die antigenen Eigenschaften verantwortlich. Er wird durch Enzyme an die Proteine angeknüpft (**Abb. 2.10**). Das Grundgerüst ist die **H-Substanz**, ein Oligosaccharid, das aus fünf Zuckern besteht. Das Genprodukt des sogenannten H-Allels (es liegt auf Chromosom 19) ist

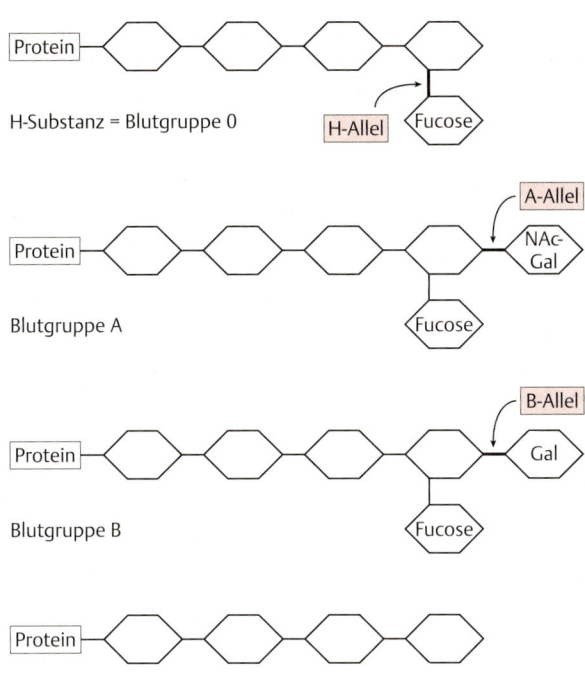

Abb. 2.10 Die Blutgruppensubstanzen 0, A, B und der „Bombay"-Phänotyp des Menschen.

für die Anknüpfung des 5. Zuckers der H-Substanz (Fucose) verantwortlich. Nur wenn Fucose vorhanden ist, können die beiden anderen Blutgruppenallele wirksam werden.

Die Allele A, B und 0 sind auf dem Chromosom 9 lokalisiert, sie kodieren für **Glycosyltransferasen**, die an dieses Grundgerüst ein weiteres Zuckermolekül anhängen, entweder N-Acetylgalactosamin (Allel A) oder Galactose (Allel B).

Das Allel 0 kodiert für eine nicht funktionsfähige Glycosyltransferase, sodass die H-Substanz nicht weiter modifiziert wird. Fehlen die Allele A und B, resultiert dies in der Blutgruppe 0.

Bei dem extrem seltenen **„Bombay"-Phänotyp** (0, hh) fehlt die Glycosyltransferase für Fucose, sodass auch keine H-Substanz gebildet wird.

Die Blutgruppe A wird noch einmal in Untergruppen unterteilt, von denen A_1 und A_2 die häufigsten Gruppen sind. Der Unterschied ist ein rein quantitatives Problem und spielt bei der Bluttransfusion keine Rolle:
- **A_1:** wenig H-Antigen, viel A-Antigen auf der Erythrozytenoberfläche,
- **A_2:** viel H-Antigen, wenig A-Antigen auf der Erythrozytenoberfläche.

Die **Vererbung der Blutgruppen** verläuft folgendermaßen:
Antigene:
- A (A_1/A_2) ist dominant über 0 und codominant zu B,
- B ist dominant über 0 und codominant zu A,
- 0 ist rezessiv gegenüber A und B,
- A_1 ist dominant gegenüber A_2.

Die Vererbung im AB0-System ist in **Tab. 2.3** verdeutlicht, phänotypisch leiten sich daraus folgende Blutgruppen ab:
- **3 × Blutgruppe A:** homozygot AA oder heterozygot A0,
- **3 × Blutgruppe B:** homozygot BB oder heterozygot B0,
- **2 × Blutgruppe AB:** codominant,
- **1 × Blutgruppe 0:** immer homozygot.

Man kann also nur bei den Blutgruppen 0 und AB aus dem Phänotyp direkt auf den Genotyp schließen (**Tab. 2.3**).

Die kurzen Zuckerketten, die die Blutgruppen ausmachen, sind in der Natur sehr verbreitet und kommen z. B. auch auf der Oberfläche von Bakterien vor. Dadurch erfolgt eine **„Immunisierung"** mit den Blutgruppenantigenen durch die Umwelt. Der menschliche Körper bildet also Antikörper gegen die Blutgruppenantigene auch ohne Kontakt mit den entsprechenden Blutzellen. Da aber in einer sensiblen Phase der Entwicklung alle Lymphozyten, die Antikörper gegen körpereigene Antigene bilden können, eliminiert werden (Histologie, S. 94), sind jeweils nur Antikörper gegen die **fehlenden** Blutgruppenantigene vorhanden. Die **H-Substanz** (als Grundsubstanz) besitzt jeder, daher werden vom Menschen keine Antikörper dagegen gebildet (Ausnahme ist der oben erwähnte Bombay-Phänotyp: da er keine H-Substanz besitzt, sind Antikörper gegen sie vorhanden).
- Wer die Blutgruppe **A** hat bildet Antikörper gegen Blutgruppe **B**,
- wer die Blutgruppe **B** hat, bildet Antikörper gegen Blutgruppe **A**,
- wer Blutgruppe **AB** hat, bildet **weder gegen A noch gegen B** Antikörper,
- wer Blutgruppe **0** hat, bildet Antikörper gegen **A** und **B**.

Die gebildeten Antikörpertypen gehören zur IgM-Klasse. Da Antikörper vom IgM-Typ (Biochemie, S. 556) sehr groß sind, können sie die Plazenta nicht passieren. Dies schützt einen Embryo, der z. B. vom Vater Blutgruppe B geerbt hat, vor den Anti-B-Antikörpern im Blut einer Mutter mit Blutgruppe 0.

Da diese Blutgruppenantikörper primär vorhanden sind, darf der Mediziner bei der Bluttransfusion nur **typgleiches Blut** übertragen. Ansonsten agglutinieren die im Empfängerblut vorhandenen Antikörper die Spendererythrozyten, die Gefäße verstopfen, es gibt schwere Komplikationen.

Rh-System. Der Rh-Faktor ist ein Protein, das zugehörige Allel wird **dominant** vererbt. Menschen, die Rh-negativ sind (rhrh oder auch dd) können Antikörper gegen den Rh-Faktor bilden. Diese Antikörper sind aber nicht primär

Tabelle 2.3 Die Vererbung der Blutgruppenantigene

	A	B	0
A	AA	AB	A0
B	AB	BB	B0
0	A0	B0	00

vorhanden, sie werden erst **nach Kontakt** mit dem entsprechenden Blut gebildet. Das hat Konsequenzen, wenn eine Rh-negative Frau (rhrh) mit einem Rh-positiven Mann (RhRh) Kinder zeugt. Während der Geburt gelangen die kindlichen Blutzellen auch in den mütterlichen Kreislauf und lösen dort eine **Immunantwort** gegen den Rh-Faktor aus, d. h. es werden Antikörper gegen den Rh-Faktor gebildet. Diese Antikörper sind vom **IgG-Typ**. Sie können bei einer **zweiten Schwangerschaft** die Plazenta passieren und im kindlichen Organismus Rh-positive Erythrozyten agglutinieren. Um dies zu verhindern, wird Rh-negativen Müttern mit Rh-positiven Kindern unmittelbar nach der Geburt des ersten Kindes eine hohe Dosis **Rh-Antikörper** gespritzt. Diese Antikörper maskieren die mit dem kindlichen Blut übertragenen Rh-Antigene und sorgen für die schnelle **Eliminierung** dieser Erythrozyten aus der Blutbahn. In diesem Fall werden keine eigenen mütterlichen Anti-Rh-Antikörper gebildet.

MN-System. Beim MN-System gibt es zwei verschiedene Allele (**M** und **N**) eines Proteins der Erythrozytenoberfläche. Der Erbgang ist codominant. Daher gibt es folgende drei phänotypischen Möglichkeiten:
– Blutgruppe M (genotypisch **MM**),
– Blutgruppe N (genotypisch **NN**),
– Blutgruppe MN (genotypisch **MN**).
Da es sich um ein körpereigenes Protein handelt, gibt es spontan keine Antikörper gegen dieses Antigen.

2.3.4 Autosomal rezessiver Erbgang

> **Merke**
>
> Eine autosomal rezessiv vererbte Krankheit kann nur zur Ausprägung kommen, wenn der Patient von **beiden Elternteilen** das rezessive Allel geerbt hat (**aa**).

Die Heterozygoten (A**a**) sind zwar Konduktoren, d. h. sie vererben die Krankheit weiter, sind aber selbst phänotypisch gesund. Dieser Vererbungsmodus ist charakteristisch für Stoffwechseldefekte.
Alle Nachkommen eines Elternpaares, dessen einer Teil homozygot gesund, der andere heterozygot ist, sind also phänotypisch gesund. Die Hälfte der Kinder sind aber Konduktoren und vererben die Krankheit weiter:

A**a** × AA → 50 % A**a** + 50 % AA.

Zeugen zwei Heterozygote für ein autosomal rezessiv vererbtes Merkmal Nachkommen, so erkranken 25 % der Kinder. 50 % der Kinder sind heterozygote Konduktoren und 25 % der Kinder sind homozygot gesund:

A**a** × A**a** → **25 % aa** + 50 % A**a** + 25 % AA.

In einem Stammbaum können mehrere Generationen merkmalsfrei sein, bevor die Krankheit wieder auftritt (**Abb. 2.11**). Besonders gefährdet sind die Kinder aus Verwandtenehen, da die Chance, dass ein in der Familie vorhandenes rezessives Merkmal bei beiden Eltern auftritt und so zu homozygoten Nachkommen führt, natürlich sehr viel höher ist, als bei nicht verwandten Elternteilen.

> **Klinik**
>
> **Beispiele für autosomal rezessiv vererbte Merkmale** sind: Albinismus, Phenylketonurie, Mukoviszidose, verschiedene Formen der Taubstummheit und auch die Blutgruppe 0 ist ein autosomal rezessiv vererbtes Merkmal.

2.3.5 X-chromosomaler Erbgang

X-chromosomal dominante Vererbung. X-chromosomal-dominante Vererbung ist sehr selten. Ist der Vater Träger eines mutierten Allels, sind alle Söhne gesund und alle Töchter krank. Ist die Mutter Allelenträgerin, sind 50 % der Söhne und 50 % der Töchter krank:
Ein Beispiel für eine X-chromosomal-dominante Vererbung ist die **Vitamin-D-resistente Rachitis** (Hypophosphatämie), die zu **Skelettdefekten** führt.

X-chromosomal rezessive Vererbung. Wesentlich häufiger sind X-chromosomal-rezessiv vererbte Krankheiten. In der Merkmalsausprägung sind Männer häufiger betroffen als Frauen. Besitzt ein Mann das mutierte Allel, dann ist er auch krank und vererbt dieses Allel auf alle Töchter weiter (sie werden bei homozygot gesunder Mutter aber nur Konduktorinnen). Das Allel kann vom Vater nicht auf die Söhne vererbt werden, sie sind bei homozygot gesunder Mutter alle gesund und keine Genträger:
Ist die Mutter gesund, aber Trägerin eines mutierten Allels (**Konduktorin**, heterozygot) erkranken 50 % ihrer Söhne. Von ihren Töchtern werden 50 % zu Konduktorinnen.
Falls ein kranker Mann und eine Konduktorin Kinder zeugen (z. B. bei Verwandtenehen!) erkranken 50 % der Söhne. Nun erkranken aber auch 50 % der Töchter, die anderen 50 % sind Konduktorinnen:

xY × X**x** → **25 % x**Y + 25 % XY + 25 % X**x** + **25 % xx**.

> **Klinik**
>
> **Beispiele** für **X-chromosomal rezessiv** vererbte Krankheiten sind: **Hämophilie A** (Faktor-VIII-Mangel, S. 41), **Rot-Grün-Blindheit** (Heterogonie, S. 41) und **Muskeldystrophie** vom Typ **Duchenne** (S. 41).

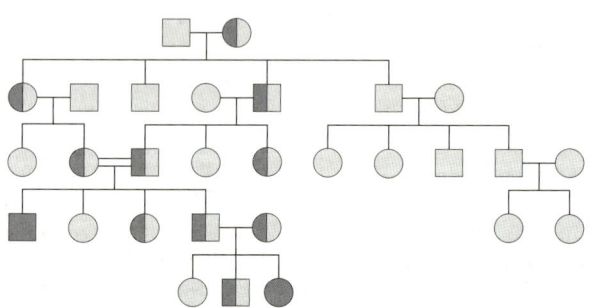

Abb. 2.11 Stammbaum eines autosomal rezessiv vererbten Merkmals.

Biologie
Histologie
Anatomie
Chemie
Biochemie
Physik
Physiologie
Psych./Soz.

2.3.6 Imprinting (genetische Prägung)

Durch Kerntransplantationsexperimente kurz vor der Vereinigung des männlichen und weiblichen Vorkerns hat man herausgefunden, dass die homologen Gene von Mann und Frau **nicht gleichwertig** sind. Tauscht man bei Mäusen den männlichen Vorkern gegen einen zweiten weiblichen aus bzw. den weiblichen gegen einen zweiten männlichen, so entstehen unterschiedliche Phänotypen:

– Bei **zwei weiblichen** Vorkernen entstehen normale Organismen, aber kümmerliche Plazenten und Dottersäcke;
– bei **zwei männlichen** Vorkernen entstehen zurückgebliebene Embryos, aber normal entwickelte Plazenten und Dottersäcke.

Das bedeutet, dass während der ontogenetischen Entwicklung die väterlichen Gene und die mütterlichen Gene zu unterschiedlichen Zeiten aktiv sind. Die Gene können sich gegenseitig nicht ersetzen. Dieses Phänomen lässt sich durch das sogenannte Imprinting erklären. Die Gene für die Entwicklung von Plazenta und Dottersack sind z. B. im weiblichen Vorkern imprinted (durch **Methylierungen** inaktiviert), während die Gene für Embryonalentwicklung im männlichen Vorkern imprinted sind.

2.3.7 Mitochondriale Vererbung

Mitochondrien besitzen ein eigenes Genom, ein ringförmiges, doppelhelikales DNA-Molekül. Beim Menschen besteht die **mitochondriale DNA** aus ca. 16 500 Nucleotiden, die zwei rRNAs, 22 tRNAs und 13 Polypeptide kodiert, es gibt keine Introns. Dadurch sind Mitochondrien zwar in der Lage, Proteine für den Elektronentransport selbst zu synthetisieren, sie sind aber auch auf den Import einer großen Zahl von Proteinen angewiesen, die im Kern kodiert werden. Ob Mutationen der mitochondrialen DNA Auswirkungen auf die Zellfunktion haben, ist von der Anzahl der betroffenen Mitochondrien einer Zelle abhängig. Beim Verschmelzen der Membranen von Eizelle und Spermium gelangen zwar auch die Mitochondrien des Spermiums in die Eizelle hinein, werden aber von der Eizelle abgebaut. Merkmale, die in der mitochondrialen DNA kodiert sind werden daher maternal vererbt, d.h. von der Mutter auf alle Kinder. Mitochondriale DNA wird aus diesem Grund bei der Analyse von Verwandtschaftsbeziehungen und der Herkunft des Menschen bevorzugt eingesetzt. So fand man durch Analyse der mitochondrialen DNA heraus, dass alle heutigen Menschen genetisch von einer afrikanischen Frau, die vor etwa 200 000 Jahren lebte, abstammen (Monogenese-Modell, **„Eva-Theorie"**).

2.3.8 Multifaktorielle Vererbung

Oft folgt die Vererbung eines Merkmals nicht den Mendel´schen Regeln und ist zudem sehr variabel ausgeprägt. Dann sind entweder mehrere Gene an der Merkmalausprägung beteiligt (**Polygenie)** oder es liegt eine genetische Disposition vor, die im Zusammenspiel mit ande-

ren Faktoren (**Umwelt**) für die Ausprägung des Merkmals verantwortlich ist. Dies tritt häufig bei vielen komplexen Krankheiten auf. Jedes der einzelnen beteiligten Gene wird nach den Mendel´schen Regeln vererbt, aber die Ausprägung des Merkmals spiegelt die Summe der einzelnen Genwirkungen (additive Genwirkung) wider. Oft muss für die Auslösung phänotypischer Merkmale ein genetischer **Schwellenwert** überschritten werden, der **individuell**, aber auch **geschlechtsspezifisch** unterschiedlich sein kann.

> **Klinik**
>
> Ein Beispiel dafür ist die **Hüftgelenksdysplasie**, ein polygenetisch vererbtes Leiden mit einer Häufigkeit von 1 : 2000 beim Mann und 6 : 2000 bei der Frau. Die Ursache für diesen Unterschied in der Ausprägung zwischen den Geschlechtern liegt in unterschiedlichen Schwellenwerten für die Ausprägung des Merkmals (genetische Disposition). Beim Mann müssen für die Merkmalsauslösung mehr Gene betroffen sein als bei der Frau.

2.4 Gonosomen, Geschlechtsbestimmung und Differenzierung

2.4.1 X-, Y-Chromosom und pseudoautosomale Region

Das Y-Chromosom ist im Gegensatz zum X-Chromosom, das sehr viele (teils dominante, teils rezessive) Gene enthält, **informationsarm**. Das wichtigste Gen im Y-Chromosom definiert das männliche Geschlecht (**SRY-Gen, sex determining region Y**), einige weitere sind für die Fertilität der Spermien zuständig. Das Y-Chromosom ist im Interphasekern fakultativ heterochromatisch (d. h. es kann bei Bedarf exprimiert werden) und es ist mit Fluoreszenzfarbstoffen färbbar (F-body).

Welche Rolle das SRY-Gen für die Ausbildung des männlichen Geschlechts spielt, zeigen folgende **sexuelle Fehlentwicklungen:**

– **XX-Mann:** Wird das SRY-Gen während der Meiose an andere Chromosomen transloziert, führt das bei eigentlich weiblichen XX-Personen (chromosomales Geschlecht weiblich, S. 40) zu einem männlichen Phänotyp, obwohl das Y-Chromosom fehlt (gonadales Geschlecht männlich, S. 40). Der Typus ähnelt dem des Klinefelter-Syndroms, betroffene Männer sind steril.
– **XY-Frau:** Eine SRY-Inaktivierung durch eine Mutation bei eigentlich männlichen XY-Personen führt zu einem weiblichen Phänotyp obwohl ein Y-Chromosom vorhanden ist. Die primäre Gonadendifferenzierung zu Hodengewebe bleibt aus. Undifferenzierte Gonadendysgenesie ohne Hormonbildung (weder Testosteron noch Östrogene in der Gonade) ist die Folge; die sekundäre Geschlechtsentwicklung bleibt aus, Brust und Schambehaarung entwickeln sich nur gering; bei undifferenzierter Gonade besteht Infertilität.

Die **pseudoautosomalen Regionen (PARs)** von X- und Y-Chromosom enthalten Sequenzhomologien, die eine Paarung (und Crossing over) von X- und Y-Chromosom während der Meiose ermöglichen. Der Name leitet sich davon ab, dass PARs trotz unterschiedlicher Geschlechtschromosomen beim Mann, wie bei Autosomen, gleich oft vorhanden sind.

2.4.2 X-Inaktivierung

Die Frau hat zwei X-Chromosomen, damit im Vergleich zum Mann die **doppelte Gendosis** bezüglich X-chromosomal lokalisierter Gene. Um dieses auszugleichen, wird eines der beiden X-Chromosomen **irreversibel inaktiviert** (fakultatives Heterochromatin, S. 7), es liegt dann als Barr-Körperchen am Rande des Zellkerns vor. Diese Inaktivierung wird als **Dosis-Kompensationsmechanismus** betrachtet (Lyon-Hypothese, Mary Lyon 1961) und offensichtlich von einem Zentrum auf dem X-Chromosom gesteuert (XIC = X-inactivating center). Da einige Gene von dieser Inaktivierung nicht betroffen sind, scheint die X-Inaktivierung ein komplexer Prozess zu sein. Wahrscheinlich spielt die **Methylierung** der DNA hier eine besondere Rolle.

Die Inaktivierung beginnt bereits sehr früh in der Embryonalentwicklung um den 12.–18. Embryonaltag und trifft nach dem Zufallsprinzip entweder das von der Mutter geerbte oder das vom Vater geerbte X-Chromosom. Ein einmal inaktiviertes X-Chromosom bleibt bei allen nachfolgenden Zellgenerationen inaktiv. Frauen sind also bezüglich X-chromosomal lokalisierter Gene **genetische Mosaike**: in ca. 50 % der Zellen des weiblichen Organismus ist das mütterliche X-Chromosom aktiv, in den anderen 50 % das väterliche X-Chromosom. Ist eines der beiden X-Chromosomen mutiert folgt daraus, dass selbst bei X-chromosomal dominant vererbten Krankheiten, wie der **Vitamin-D-resistenten Rachitis**, Frauen wesentlich schwächer betroffen sind als Männer (unterschiedliche **Expressivität**), da bei ihnen nur in ca. 50% der Körperzellen das mutierte X-Chromosom inaktiv ist! In den Zellen der Keimbahn wird die Inaktivierung wieder aufgehoben.

> **Merke**
> Bei Frauen wird zur **Gendosiskompensation** eines der beiden X-Chromosomen inaktiviert. Es wird zum **Barr-Körperchen**.

2.4.3 Geschlechtsdifferenzierung

Das chromosomale Geschlecht wird durch die Geschlechtschromosomen bestimmt. Das **SRY-Genprodukt** (testis determining factor, **TDF**) induziert die Ausbildung der Hoden (Testes). Diese produzieren das männliche Geschlechtshormon **Testosteron**, welches seinerseits die Aktivität männlicher geschlechtsspezifischer Gene induziert und damit die Ausbildung der männlichen Genitalien bewirkt. Ein weiteres, in den Testes gebildetes Hormon, das **AMH** (anti-Müllerian duct hormone) verursacht die Degeneration des **Müller-Gangs**, der im weiblichen Organismus zum Eileiter wird.

Fehlt das Y-Chromosom (und damit das SRY-Genprodukt) entwickeln sich die embryonalen Geschlechtsanlagen zu Ovarien, die durch die Produktion des weiblichen Geschlechtshormons Östrogen die Induktion der Aktivität der weiblichen geschlechtsspezifischen Gene verursachen und die Differenzierung der weiblichen Geschlechtsmerkmale (Uterus, Vagina, Brüste) auslösen. Der **Müller-Gang** wird in diesem Fall nicht reduziert und entwickelt sich zum **Eileiter**.

Das **chromosomale Geschlecht** (XX, XY) führt zur Ausbildung der entsprechenden Gonaden (**gonadales Geschlecht**), deren Hormone für die Ausbildung der typischen phänotypischen Geschlechtsmerkmale (**somatisches Geschlecht**) sorgen. Die pränatale Konzentration der Geschlechtshormone beeinflusst während der Embryonalentwicklung das sich entwickelnde Sexualzentrum im Gehirn und programmiert damit die **geschlechtsspezifischen Verhaltensmuster**.

> **Klinik**
>
> **Testikuläre Feminisierung.** Durch Mutation entsteht ein **defekter Rezeptor** für Testosteron (Physiologie, S. 786). Die Signale des Testosterons (Aktivierung männlicher Gene) können nicht umgesetzt werden, der Müller-Gang wird jedoch über das AMH reduziert. XY-Personen sind nach dem chromosomalen Geschlecht männlich, nach dem somatischen Geschlecht jedoch weiblich, d. h. sie besitzen einen weiblichen Phänotyp (sind allerdings steril).

2.5 Mutationen

Mutationen sind Veränderungen des genetischen Materials sowohl in der **Quantität** als auch in der **Qualität**. Das menschliche Genom ist sehr komplex aufgebaut, nur ein geringer Prozentsatz des genetischen Materials hat kodierende Funktion. Mutationen, die sich im Laufe vieler Jahre sowohl in kodierenden als auch nicht kodierenden Bereichen durchgesetzt haben, sind ein Motor der Evolution.

2.5.1 Genmutationen

Veränderungen eines einzelnen Gens werden als Genmutationen bezeichnet und sind ohne spezielle Verfahren zytogenetisch nicht zu erkennen. Die ursprüngliche Genform (das sogenannte Wildtyp-Allel) ist in der Regel dominant. Die mutierte Genform (Mu-tanten-Allel) ist in der Regel rezessiv.

Duplikationen und Deletionen. Innerhalb eines Gens können bestimmte Bereiche dupliziert werden (Duplikation, z. B. eines Exons, damit entsteht ein neues Genprodukt) oder durch Deletion verloren gehen. Ist bei der Deletion ein Exon oder die Erkennungsregion für die Spleißosomen (Exon-Intron-Übergangsregion) betroffen (S. 540), sind die Auswirkungen schwerwiegend. Es entstehen neue, in der Regel funktionsunfähige Genprodukte.

Biologie

Histologie

Anatomie

Chemie

Biochemie

Physik

Physiologie

Psych./Soz.

Insertion und Deletion einzelner Basen. Werden einzelne Basen in Exonbereiche eingefügt (Insertion) oder gehen einzelne Basen aus einem Exonbereich verloren (Deletion), resultiert dies in einer Verschiebung des Leserasters. Solche Mutationen nennt man daher **Rastermutationen** (Frame-shift-Mutationen). Ab der Läsionsstelle werden während der Translation die falschen Aminosäuren zur Synthese des Proteins verwendet.
– „Out-Of-Frame"-Deletion: Es entsteht kein funktionsfähiges Protein, da sich das Leseraster verschiebt,
– „In-Frame"-Deletion: Hierbei entsteht ein Protein mit Restfunktion, da das Leseraster erhalten bleibt.

Klinik

Muskeldystrophie Duchenne. Bei der schwer verlaufenden Muskeldystrophie vom Typ Duchenne liegt eine „Out-Of-Frame"-Deletion im „Dystrophin"-Gen vor. Liegt stattdessen eine „In-Frame"-Deletion vor, kommt es zur leichter verlaufenden Muskeldystrophie vom Typ Becker.

Inversionen. Inversionen innerhalb eines Gens haben phänotypische Auswirkungen.

Klinik

Hämophilie A. Diese Bluterkrankheit ist in 40% der Fälle auf eine Inversion innerhalb des sehr großen Gens für den Faktor VIII auf dem **X-Chromosom** zurückzuführen. Das Faktor-VIII-Protein, das für die Blutgerinnung benötigt wird, wird durch die Inversion inaktiviert. Die Patienten sind **Bluter** und neigen auch zu inneren Blutungen. Sie müssen medikamentös mit dem Faktor VIII versorgt werden.

Transposons und Retroposons. Bewegliche genetische Elemente (Transposons oder Retroposons, S. 32) sind in der Lage (tun es aber selten!), ihre Position im Genom zu verändern (springende Gene). Solche Positionsveränderungen führen zu einem Schaden, wenn die Insertion in ein Gen hinein erfolgt und dessen Genprodukt dadurch inaktiviert wird. Aufgrund der Instabilität einiger Gene (in die Transposons bevorzugt integriert wurden) hat man diese beweglichen Elemente erst entdeckt.

Fehlerhafte Chromosomenpaarung. Eine weitere Ursache für Genmutationen können fehlerhafte Crossing-over-Prozesse während der Meiose sein.

Merke Wird durch Veränderung in unterschiedlichen Genen das gleiche phänotypische Merkmal ausgelöst, spricht man von **Heterogenie**.

Klinik

Rot-Grün-Blindheit. Häufigste Ursache ist ein ungleiches Crossing over zwischen den grünen und roten Opsin-Pigmentgenen, die eng beieinander auf dem X-Chromosom liegen. Die Patienten können als Folge die Farben Rot und Grün nicht unterscheiden. Es gibt zwei Formen dieser Krankheit:

Rotblindheit (Protanopie), hier liegen auf dem X-Chromosom nur die „Opsin-Pigmentgene" für das Grünsehen unverändert vor, die für das Rotsehen sind mutiert oder fehlen.

Grünblindheit (Deuteranopie), hier liegen auf dem X-Chromosom nur die „Opsin-Pigmentgene" für das Rotsehen unverändert vor, die für das Grünsehen sind mutiert oder fehlen.

Triplettexpansionen. Eine weitere Form von Genmutationen ist die sogenannte Triplettexpansion, bei der Repeats (Wiederholungen) von Tripletts auftreten. Die Zahl der Wiederholungen kann sich durch ungleiches Crossing over verändern.

Klinik

Chorea Huntington (S. 829). Hierbei handelt es sich um das Triplett Cytosin-Adenin-Guanin (CAG), das den Code für die Aminosäure Glutamin bildet. Im normalen Huntington-Gen wiederholt sich dieses Triplett zwischen 6- und 36-mal, während es bei Huntington-Patienten bis zu 180-mal aufeinander folgt. Der hohe Glutamingehalt führt dazu, dass das Protein auskristalliert und die Neuronen zerstört. Bei der Keimzellbildung kann sich jedoch die Zahl der Triplettwiederholungen auch verringern, Nachkommen belasteter Personen bleiben dann merkmalsfrei, wenn die Zahl der Wiederholungen unter 40 sinkt (**unvollständige Penetranz**).

Triplett-Repeat-Erkrankungen zeigen häufig **Antizipation**. Da das Manifestationsalter der Erkrankungen mit steigender Anzahl der Triplett-Wiederholungen sinkt, die Expressivität jedoch ansteigt, kann man so das Phänomen der genetischen Antizipation erklären (S. 34).

Punktmutationen. Veränderungen der kleinsten Einheit der DNA, des Nucleotids, werden als **Punktmutationen** bezeichnet. Sie sind die Grundlage der Allelenbildung: Im Laufe der Evolution haben sich ca. 2,1 Millionen Punktmutationen im menschlichen Genom angesammelt. Ca. 60 000 dieser mutativen Veränderungen haben innerhalb der kodierenden Regionen stattgefunden und so zu der großen Vielfalt von Allelen und Merkmalen beigetragen. Punktmutationen entstehen **physiologisch** durch mangelhafte Arbeit der DNA-Polymerasen. Die **Degeneriertheit** des genetischen Codes hat zur Folge, dass viele Punktmutationen **Gleichsinnmutationen** (Sense-Mutationen) sind. Das bedeutet, dass trotz Mutation das betroffene Triplett immer noch für die gleiche Aminosäure kodiert. Gleichsinnmutationen haben damit keine Folgen für das Genprodukt. Aber selbst wenn eine andere Aminosäure in ein Protein eingebaut wird (**Fehlsinn-** bzw. **Missense-Mutation**), kann eine solche Mutation, wenn sich die ausgetauschten Aminosäuren chemisch ähneln, **toleriert** werden.

2.5.2 Folgen von Genmutationen

Das Ergebnis von Genmutationen ist meist die **Funktionsunfähigkeit** des betroffenen Gens und seines Genpro-

Biologie

Histologie | Anatomie | Chemie | Biochemie | Physik | Physiologie | Psych./Soz.

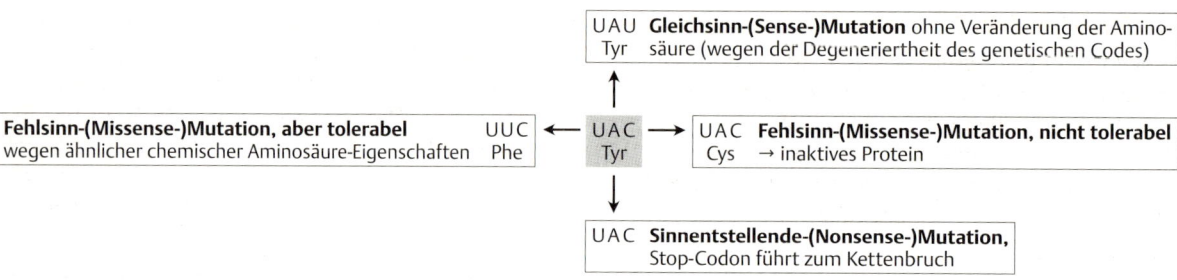

Abb. 2.12 Unterschiedliche Folgen von Punktmutationen.

dukts. Die Mutation kann sich aber auch **neutral** auswirken (keine Veränderung des Genprodukts), die Aktivität des Genproduktes **herabsetzen** oder **steigern**.

Wird durch eine **Missense-Mutation** eine Aminosäure mit völlig anderen chemischen Eigenschaften in ein Protein eingebaut, sind die Folgen meist fatal, da sich die Tertiärstruktur des Proteins verändert. Dieser Fall tritt z.B. bei der Sichelzellanämie ein (s.u.).

Entsteht durch eine Punktmutation ein Stop-Codon (**Nonsense-Mutation**), führt dies frühzeitig zum Abbruch der Translation, das gebildete Protein ist unvollständig.

Klinik

Sichelzellanämie. Die Sichelzellanämie ist eine **autosomal rezessiv** vererbte Erkrankung. Eine Punktmutation der DNA führt zu einer Veränderung der β-Kette des Hämoglobins an Position 6. Die polare Aminosäure Glutamat wird durch die unpolare Aminosäure Valin ersetzt. Das mutierte Hämoglobin hat ein schlechteres Sauerstoffbindungsvermögen als das Wildtyp-Hämoglobin. Im desoxygenierten Zustand polymerisieren die HbS-Moleküle zu Fibrillen und die Erythrozyten nehmen eine Sichelform an. Im homozygoten Zustand – d.h., wenn väterliches und mütterliches Chromosom von der Genmutation betroffen sind – sind schwere Organerkrankungen die Folge und die Patienten sind nicht lebensfähig. Im heterozygoten Zustand bilden sich unter bestimmten Bedingungen (desoxygeniertes HbS z.B. bei niedrigem Sauerstoffpartialdruck) primär **sichelförmige Erythrozyten**. Diese verstopfen die kleinen Gefäße und stören so die Mikrozirkulation. Es kommt zu Organinfarkten und einer Anämie durch vermehrten Erythrozytenabbau. Der daraus möglicherweise resultierende Sauerstoffmangel führt dann zu einer Reihe weiterer phänotypischer Erscheinungen, wie Herzfehler, Hirnschäden, Nierenschäden, Lungenentzündung usw. Damit beeinflusst ein Gen eine **Vielzahl** von phänotypischen Merkmalen, die je nach Konstitution des Merkmalträgers und äußeren Bedingungen unterschiedlich stark ausgeprägt sind (**Polyphänie**).

Punktmutationen bei Stoffwechselerkrankungen. Punktmutationen sind eine Ursache für viele Stoffwechselerkrankungen, da bereits eine Mutation im Gen eines einzelnen Enzyms dazu führen kann, dass ein kompletter Stoffwechselweg lahm gelegt wird. So kann z.B. eine Mutation des Gens für das Enzym **Phenylalaninhydroxylase**, das Phenylalanin in Tyrosin umwandelt, zu einer Funktionsunfähigkeit dieses Enzyms führen. Als Folge häuft

sich Phenylalanin an und die Reaktion wird in einen Nebenweg ab gegen beide Substanzen, es kommt zu einer starken geistigen Behinderung bei den Betroffenen. Die Erkrankung heißt **Phenylketonurie (PKU)** und wird rezessiv vererbt.

Die Kinder sind bei Geburt noch unauffällig, Krankheitszeichen treten erst nach 2 bis 4 Wochen auf. Durch Bestimmung der Phenylalanin-Konzentration im Blut (**Guthrie-Test**) kann die Krankheit rechtzeitig diagnostiziert und durch eine phenylalaninarme Diät die Ausprägung des Krankheitsbildes verhindert werden. Diese Diät sollte bis zur Pubertät (bei Frauen u.U. das ganze Leben lang) eingehalten werden.

2.5.3 Spontane und induzierte Genmutationen

Mutationen können **spontan** entstehen (durch Ablesefehler oder körpereigene mutationsauslösende Substanzen), sie können aber auch chemisch oder physikalisch **induziert** werden. **Chemisch** können sie durch Basenanaloga wie z.B. Bromuracil induziert werden. Es wird in der DNA-Synthesephase statt Thymin eingebaut und kann sowohl mit Adenin als auch mit Guanin paaren. Andere Substanzen, wie HNO_2 wirken desaminierend. Es entstehen Ketogruppen, aus Adenin wird Hypoxanthin (paart dann mit Guanin), aus Cytosin wird Uracil (paart mit Thymin) und aus Guanin wird Xanthin (paart gar nicht). Weitere mutagene **chemische Substanzen** sind z.B. Benzpyren, Dioxin, alkylierende Substanzen (Senfgas), Formaldehyd, Zytostatika, Peroxide und Bestandteile von Schädlingsbekämpfungsmitteln, Autoabgasen oder Industriequalm. Diese Mutagene können Nucleotide derart modifizieren, dass es zu Basenfehlpaarungen oder zu sperrigen Addukten innerhalb der DNA kommt.

Physikalisch können Mutationen durch UV-Strahlen oder ionisierende Strahlen (Röntgenstrahlen und Neutronen) ausgelöst werden. **Ionisierende Strahlen** führen zur Radikalenbildung und damit zu Mutationen oder zur Ionisation, die zu Chromosomenaberrationen führt. **UV-Strahlen** brechen die Doppelbindungen der Pyrimidinringe von Thymin auf, wodurch innerhalb des DNA-Stranges benachbarte Thyminreste miteinander zu Thymindimeren reagieren. Diese biegen den DNA-Strang auf und behindern die ordnungsgemäße Replikation.

2.5.4 Strukturellen Chromosomenaberrationen

Mutationen, bei denen **größere Abschnitte** von Chromosomen verändert werden (über mehrere Gene hinweg), nennt man strukturelle Chromosomenaberrationen. Diese werden nochmals unterteilt in: Verluste **(Deletionen)**, Verdopelungen **(Duplikationen)**, Verdrehungen **(Inversionen)** und Verschiebungen **(Translokationen)**.

Strukturelle und numerische Chromosomenaberrationen kann man zytogenetisch an Metaphasechromosomen erkennen. Sie können daher nach Amniozentese oder Chorionzottenbiopsie bereits im Embryo nachgewiesen werden.

Deletionen. Deletionen sind Verluste von Chromosomenstücken. Deletionen von Endstücken der Chromosomen werden auch als **Defizienzen** bezeichnet. Das Ausmaß der phänotypischen Veränderungen ist abhängig von Größe und Bedeutung des Verluststückes. Die Gründe für Deletionen können sein:

- **intrachromosomale Rekombination** und Herausschneiden der entstehenden Lassostruktur,
- **fehlerhafte Paarung** der homologen Chromosomen während der Prophase I der Meiose oder
- eine **balancierte Translokation**.

Klinik

Katzenschreisyndrom. Diese Erkrankung ist auf eine Deletion zurückzuführen (5p–, ein partieller Verlust des kurzen Arms vom Chromosom 5), die meist als Neumutation auftritt, aber auch erblich bedingt sein kann. Sie hat dann als Ursache eine balancierte symptomlose Translokation vom langen Arm des Chromosoms 5 (5p) zum kurzen Arm des Chromosoms 13 (13q) bei einem Elternteil. Deren Kinder können einen missgebildeten Larynx haben, sodass die Babys wie Katzen schreien, weiterhin sind sie geistig retardiert und haben tief sitzende Ohren.

Duplikationen. Duplikationen sind Verdoppelungen von Chromosomenabschnitten. Die Ursachen für Duplikationen sind meist **Fehlpaarungen** der homologen Chromosomen mit nachfolgendem Crossing over. Auf dem korrespondierenden Chromosom entsteht dann eine **Deletion**.

Duplikationen spielen in der Evolution eine bedeutende Rolle. Sie waren die Vorraussetzung dafür, dass **Isoenzyme** und **Genfamilien** entstehen konnten: Gene wurden dupliziert und unterlagen anschließend unabhängig voneinander mutativen Veränderungen. So entstanden mit der Zeit Proteine, die immer mehr voneinander abwichen, jedoch die gleiche oder ähnliche Funktionen erfüllten (Isoenzyme: unterschiedliche AS-Sequenz, daher im elektrischen Feld auftrennbar, gleiche chemische Reaktion wird katalysiert). Das **Myoglobin** und die verschiedenen Ketten des **Hämoglobins** bilden eine Genfamilie. Sie haben ihren Ursprung in einem gemeinsamen Gen, das beginnend vor 450 Millionen Jahren mehrfach dupliziert wurde.

Inversionen. Bei einer Inversion bleiben DNA-Sequenzen zwar an der richtigen Stelle im Chromosom, jedoch werden sie herumgedreht. Große Inversionen sind phänotypisch meist symptomlos, da auch die Promotorregionen der betroffenen Gene mitgedreht werden. Weil die Orientierung der Promotorregion bestimmt, welcher der beiden DNA-Stränge als Matrize dient, wird nur der codogene Strang gewechselt.

Translokationen. Translokation nennt man die Verlagerung von Chromosomenabschnitten an nicht homologe Chromosomen. Phänotypisch gibt es in der Regel bei den betroffenen Personen kaum Abweichung von der Ausgangsform, ist jedoch die Zentromer-Region betroffen (ein Chromosom erhält zwei Zentromer-Regionen, das andere keines), so sind die Folgen letal.

Durch Translokation entstehen neue Kopplungsgruppen (**Haplotypen**), d.h. dass neue Allelenkombinationen, die nun zusammen auf einem Chromosom liegen, gemeinsam vererbt werden.

Die Ursache von Translokationen sind **Paarungs-** und **Crossing-over-Vorgänge** zwischen nicht homologen Chromosomen während der Meiose. Weiterhin kommen Genverlagerungen durch **Transposition** nach dem Cut-and-paste-Verfahren als Ursache infrage.

Translokationen können **reziprok** ablaufen (ein **Austausch** von Genen zwischen zwei nicht homologen Chromosomen) oder **nicht reziprok** (**einseitige** Verlagerung von Genen an ein anderes Chromosom).

Die Folge von Translokationen sind, bei meist unauffälligen Trägern dieser Mutation, häufig Deletionen oder Duplikationen bei der Bildung ihrer Geschlechtszellen. Ursache ist die Multivalentbildung bei der Paarung der homologen Chromosomen während der Prophase I der Meiose, denn jetzt paaren sich vier Chromosomen statt zwei (**Abb. 2.13**). Je nach Lage der Teilungsebenen entstehen normale Geschlechtszellen, Geschlechtszellen, die eine balancierte Translokation aufweisen (Weitervererbung der Translokation!) sowie Geschlechtszellen mit Duplikationen und Deletionen, was nach deren Befruchtung zu **partiellen Monosomien** (z.B. Katzenschreisyndrom) oder **partiellen Trisomien** führt.

Eine besondere Form der Translokation ist die **zentrische Fusion**, bei der zwei akrozentrische Chromosomen unter Verlust der kurzen Arme zu einem großen **metazentrischen** (oder submetazentrischen) Chromosom verschmelzen. Diese ist gleichzeitig eine numerische Chromosomenaberration, da jetzt ein Chromosom weniger vorhanden ist. Der Verlust an genetischem Material ist jedoch so gering, dass meist keine Folgen auftreten. Erst ein Teil der Nachkommen muss mit Folgen rechnen, da sich während der Prophase I der Meiose jetzt drei Chromosomen (ein Trivalent) paaren (statt 2 × 2 Chromosomen, 2 Bivalente, s.u.).

Sind die zwei fusionierten Chromosomen homolog, entstehen **Isochromosomen**, sind sie **nicht homolog**, spricht man von **Robertson-Translokation** (z.B. Translokation von Chromosom 21 an 14).

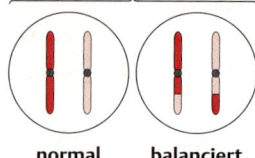

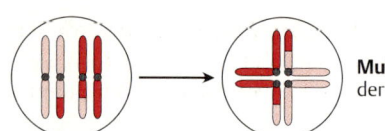

Multivalentbildung während der Prophase I der Meiose nach einer balancierten Translokation

Abb. 2.13 Mulitvalentbildung in der Prophase I nach einer balancierten Translokation.

folgenden Gameten entstehen nach

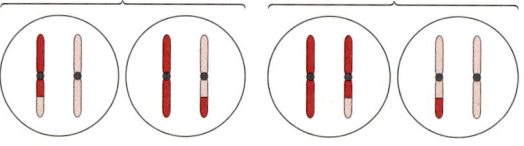

alternierender Segregation

Nachbarschaftssegregation

normal　**balanciert**

unbalanciert: führt zu partiellen Mono- und Trisomen

2.5.5 Numerische Chromosomenaberrationen

Veränderungen in der Chromosomenzahl bezeichnet man als numerische Chromosomenaberrationen (Ploidiemutationen). Ist dabei der gesamte Chromosomensatz vervielfältigt, spricht man von **Euploidie**. Veränderungen der Anzahl einzelner Chromosomen nennt man **Aneuploidie**. Eine Ursache für Ploidiemutationen liegt im sogenannten **„Non-Disjunction"** während der Meiose, wo entweder bei der Reduktionsteilung die Chromosomen oder während der Äquationsteilung die Chromatiden nicht getrennt werden. Dadurch erhalten die Tochterzellen jeweils ein Chromosom zu viel bzw. zu wenig, es entstehen **Monosomien** bzw. **Trisomien**. Diese Aberrationen sind nicht erblich, da die Betroffenen entweder steril sind oder bei ihnen offensichtlich schon während der Bildung und Reifung der Urgeschlechtszellen solche mit Chromosomenanomalien aussortiert werden.
Erbliche Trisomien können durch **Translokation** entstehen. Dabei verschmelzen zwei akrozentrische Chromosomen miteinander **(Robertson-Translokation)**. Die betroffene Person ist phänotypisch gesund, da ja alle Gene noch in der richtigen Zahl vorhanden sind **(= balancierte Translokation)**. Bei der Bildung der Geschlechtszellen während der Meiose entstehen jedoch **Paarungstrivalente** (**Abb. 2.14**). In Abhängigkeit von der Anordnung der gepaarten Chromosomen in der Metaphaseplatte und der Lage der Tei-

lungsebene entstehen neben normalen Keimzellen jetzt auch Keimzellen mit einem Chromosom zu viel, einem Chromosom zu wenig und Keimzellen, welche die Translokation balanciert weitervererben.

Merke

Nach einer **balancierten Translokation** während der Meiose ist in den Geschlechtszellen jedes Gen nach wie vor einmal vorhanden. Geändert hat sich lediglich die **Lokalisation** bestimmter Gene.

Klinik

Ullrich-Turner-Syndrom. Die einzige lebensfähige Monosomie ist das Turner-Syndrom (**X0**). Die Häufigkeit beträgt 1 : 2500 der weiblichen Nachkommen. Die Mutationsrate ist wesentlich höher, es kommt jedoch meist (98 %) zu einem unbemerkten frühzeitigen spontanen Abort der X0-Embryonen während der ersten 12 Schwangerschaftswochen. Die Krankheit ist zu 75 % auf eine Befruchtung mit Spermien ohne Geschlechtschromosom zurückzuführen. Da nur ein X-Chromosom vorhanden ist, gibt es kein Geschlechtschromatin (Barr-Körperchen, Drum Stick). Der Phänotyp der Betroffenen ist weiblich, bei einer geringen Körpergröße von ca. 145 cm. Die Eierstöcke sind unterentwickelt, die Frauen sind steril.

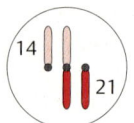

Trivalentbildung während der Prophase I der Meiose nach Robertson-Translokation (Chromosomen 14 + 21, aus zwei akrozentrischen Chromosomen entsteht ein metazentrisches Chromosom)

Abb. 2.14 Trivalentbildung nach einer Robertson-Translokation.

folgenden Gameten entstehen nach

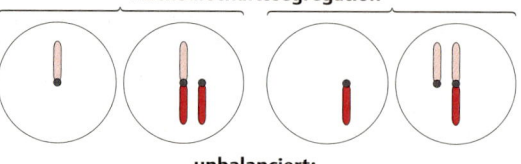

alternierender Segregation

Nachbarschaftssegregation

normal　**balanciert**

unbalanciert:

führt zu Monosomie 21

führt zu Trisomie 21

führt zu Monosomie 14

führt zu Trisomie 14

Durch Behandlung mit weiblichen Geschlechtshormonen zum Ausgleich der Unterfunktion der Eierstöcke (dann auch Brustentwicklung) und Behandlung mit Wachstumshormon zum Ausgleich des Kleinwuchses kann den betroffenen Frauen ein relativ normales Leben ermöglicht werden.

> **Merke**
>
> Das Turner-Syndrom ist die **einzige Monosomie**, die **nicht letal** ist.

Klinik

Down-Syndrom (Trisomie 21). Es handelt sich um eine von drei autosomalen Trisomien (Trisomien 13, 18, 21), bei denen lebende Kinder geboren werden. Die Trisomie 21 ist mit einer Häufigkeit von 1 : 600 bis 1 : 700 die häufigste Trisomie. Ihr Auftreten hängt stark vom Alter der Mutter ab (von 0,1 % unter 30 Jahren bis zu 2 % über 45 Jahren), offensichtlich die Folge des jahrzehntelangen Ruhestadiums im gepaarten Zustand in der Prophase I der Meiose (Diplotän, S. 24). Symptome sind u. a. geistige Defekte, gedrungener Wuchs, verzögerte Skelettentwicklung, offen stehender Mund, rundliche Gesichtszüge, schlaffe Muskulatur. Die Hälfte der Betroffenen starb früher vor dem 10. Lebensjahr an Herzschwäche und Schwäche des Immunsystems, heute liegt die Lebenserwartung dank medizinischer Fortschritte bei ca. 50 Jahren.

Klinefelter-Syndrom. Das Klinefelter-Syndrom ist eine **gonosomale Trisomie (47, XXY)**, welche mit einer Häufigkeit von 1 : 3000 bis 1 : 10000 auftritt. Der Phänotyp ist männlich, da jedoch zwei X-Chromosomen vorhanden sind, gibt es ein Barr-Körperchen bzw. Drum Stick (Gendosiskompensation). Die Ausprägung der phänotypischen Merkmale ist individuell sehr verschieden.

Klinefelter-Männer sind in der Regel unfruchtbar, der Hoden ist unterentwickelt, es gibt nur wenige reife Spermien im Ejakulat. Motorische Entwicklung, Sprach- und Reifeentwicklung sind verzögert. Die Entwicklung der Muskulatur bleibt in der Pubertät zurück. Durch eine Therapie mit Testosteron ab dem 11.–12. Lebensjahr können diese Symptome erfolgreich behandelt werden. Da die Intelligenz innerhalb des Normbereiches liegt, können Betroffene ein relativ normales Leben führen.

Es gibt neben dem Klinefelter-Syndrom noch mehrere weitere gonosomale Trisomien, wie das **Triple-X-Syndrom** oder **XYY-Syndrom**. Beide verursachen keine schwerwiegenden Symptome. Da das Y-Chromosom wenig Gene trägt (S. 39), ruft ein zusätzliches Y-Chromosom kaum phänotypische Veränderungen hervor (die Männer sind fertil bei einem etwas geringeren IQ). Ein oder mehrere zusätzliche X-Chromosomen, wie z. B. beim Triple-X-Syndrom, werden durch die **Dosiskompensation** (2 oder mehr Barr-Körperchen) inaktiviert, sodass ebenfalls phänotypisch kaum Merkmale auftreten.

2.5.6 Mosaike und Chimären

Mosaike. Im Verlauf der Embryonalentwicklung kann auch während der **mitotischen Zellteilungen** ein Non-Disjunction auftreten. Im Unterschied zum **meiotischen**

Non-Disjunction, wo als Folge **alle Zellen** eines betroffenen Organismus entweder zu viele oder zu wenige Chromosomen besitzen, entstehen beim mitotischen Non-Disjunction sogenannte **Mosaike:**

– Zellen mit einem Chromosom zu viel
– Zellen mit einem Chromosom zu wenig (meist nicht lebensfähig)
– normale Zellen.

Je nach dem Zeitpunkt des Auftretens während der Embryonalentwicklung sind die Symptome (Expressivität) stärker oder weniger stark, da ja auch mehr oder weniger Zellen betroffen sein können.

Herstellung von Chimären. Chimären werden durch Mischung von Zellen unterschiedlicher **Morulae** (z. B. von zwei verschiedenen Mäusestämmen) und Implantation in eine Leihmutter hergestellt. **Chimären besitzen also 2 Väter und 2 Mütter**, da sich ein Teil der Somazellen aus Zellen der einen Morula, ein anderer Teil der Somazellen sich aus Zellen der anderen Morula entwickelt.

Natürliche Chimären. Chimären können auch auf natürlichem Weg entstehen. Während einer Schwangerschaft können mütterliche Zellen in den Embryo einwandern (und umgekehrt), oder bei zweieiigen Zwillingen können Zellen des jeweils einen Zwillingsembryos in den anderen einwandern. Dieser Vorgang wird als **Mikrochimärismus** bezeichnet und spielt eventuell eine wichtige Rolle bei der Entstehung von gewissen Autoimmunkrankheiten.

2.5.7 Mutationen in Somazellen

Mutationen in Somazellen werden nicht vererbt, können aber zur Entstehung von Tumoren führen. Das betrifft besonders die Mutation von Genen, deren Genprodukte den Zellzyklus kontrollieren (S. 20).

Klinik

Burkitt-Lymphom. Diese maligne Tumorerkrankung der B-Zellen gehört zu den hochmalignen (bösartigen) Non-Hodgkin-Lymphomen. Durch die Translokation des MYC-Gens, welches eine Steuerungsfunktion bei der Zellteilung wahrnimmt, vom Chromosom 8 auf das Chromosom 14 in unmittelbare Nähe der Immunglobulingene für die schweren Ketten (80% der Fälle), kommt es zur ungehemmten Proliferation betroffener B-Zellen. Die Expression des MYC-Gens wird nicht mehr von dessen normalen DNA-Kontrollsequenzen auf Chromosom 8, sondern von den DNA-Kontrollsequenzen der Immunglobulin-Schwerketten gesteuert. Da Immunglobulingene ständig transkribiert werden, wird jetzt auch ständig das MYC-Genprodukt gebildet und damit die Zellproliferation ausgelöst. Neben den genetischen Veränderungen am c-myc-Gen sind in ca. 40 % der Burkitt-Lymphome auch Mutationen des Protein-53-(p53)-Gens beschrieben. Offensichtlich wird durch weitere Veränderungen der Apoptosemechanismus ausgeschaltet.

2.6 Klonierung und Nachweis von Genen bzw. Genmutationen

2.6.1 Methoden der Gentechnik

Restriktionsendonucleasen

Restriktionsendonucleasen sind bakterielle Enzyme zur Abwehr **viraler DNA**. Sie erkennen jeweils spezifische DNA-Sequenzen und können die DNA an diesen Stellen schneiden. Die eigene bakterielle DNA ist durch **Methylierungen** geschützt. Die Schnittstellen sind meist palindrome Nucleotidsequenzen (Sequenzen, die vorwärts und rückwärts gelesen den gleichen Sinn ergeben) und meistens wird versetzt geschnitten, sodass einzelsträngige Enden mit zueinander komplementären Basensequenzen entstehen, sogenannte **„klebrige Enden"**.

Inzwischen sind mehr als 300 verschiedene Restriktionsendonucleasen aus Bakterien bekannt, deren Einsatz in der Gentechnik nicht mehr wegzudenken ist.

Gelelektrophorese

Wenn man eine DNA-Probe mit Restriktionsendonucleasen behandelt, entstehen DNA-Fragmente unterschiedlicher Länge. Häufig benötigt man für die weitere Arbeit jedoch nur **ein bestimmtes** dieser DNA-Fragmente. Die **Gelelektrophorese** erlaubt es, Nucleinsäuren unterschiedlicher Länge aufzutrennen und anschließend zu isolieren bzw. nach Blotting mithilfe von Sonden Gene in diesen DNA-Fragmenten zu identifizieren (S. 50).

Erzeugung genomischer Bibliotheken

Zerschneidet man ein **komplettes Genom** mit Restriktionsendonucleasen, so erhält man eine Vielzahl von DNA-Fragmenten. Die Länge und Zusammensetzung der DNA-Fragmente wird von der Häufigkeit und dem Abstand der Schnittstellen bestimmt, wobei auch innerhalb von Genen geschnitten wird (daher auch **Schrotschussklonierung** genannt). Man baut nun die entstandenen DNA-Fragmente in Klonierungsvektoren ein und wählt die Bedingungen so, dass durchschnittlich ein DNA-Fragment pro Plasmid oder Virus enthalten ist. Jetzt infiziert man Bakterienzellen mit diesen veränderten Vektoren (z. B. durch Transformation), vermehrt die Bakterien und erhält eine Vielzahl von Bakterienzellklonen (**DNA-Klonen**), die jeweils ein Stück genetischer Information des Menschen tragen (**genomische Bibliotheken, Abb. 2.15a**). In diesen Bibliotheken ist die **gesamte Erbinformation** vorhanden (Gene mit ihren Exons, Introns, nicht kodierenden Abschnitten, regulatorischen Sequenzen).

Erzeugung von cDNA-Bibliotheken

Nach Isolation von **mRNA** aus einem Gewebe kann man diese über **Reverse Transkription** in DNA zurückschreiben. Ein künstliches Stück Poly-T-DNA, das sich an den Poly-A-Schwanz anlagert, wird dabei als Primer genutzt, es entsteht ein mRNA/DNA-Hybrid. Nach RNA-Abbau durch Alkali- oder RNase-Behandlung wird über eine DNA-Polymerase eine DNA-Doppelhelix gebildet (= cDNA = complementary DNA). Diese DNA-Stücke repräsentieren jetzt die intronlosen Gene. Fügt man solche DNA in Vektoren ein und vermehrt sie in Bakterien, so erhält man cDNA-Bibliotheken (complementary DNA). In diesen Bibliotheken sind nur die **transkribierten Gene** des Gewebes vorhanden, aus dem die mRNA isoliert wurde (**Abb. 2.15b**).

> **Merke**
>
> **Genomische Bibliotheken** enthalten die **komplette DNA** eines Organismus, **cDNA-Bibliotheken** enthalten die **intronlosen aktiven Gene** eines Gewebes.

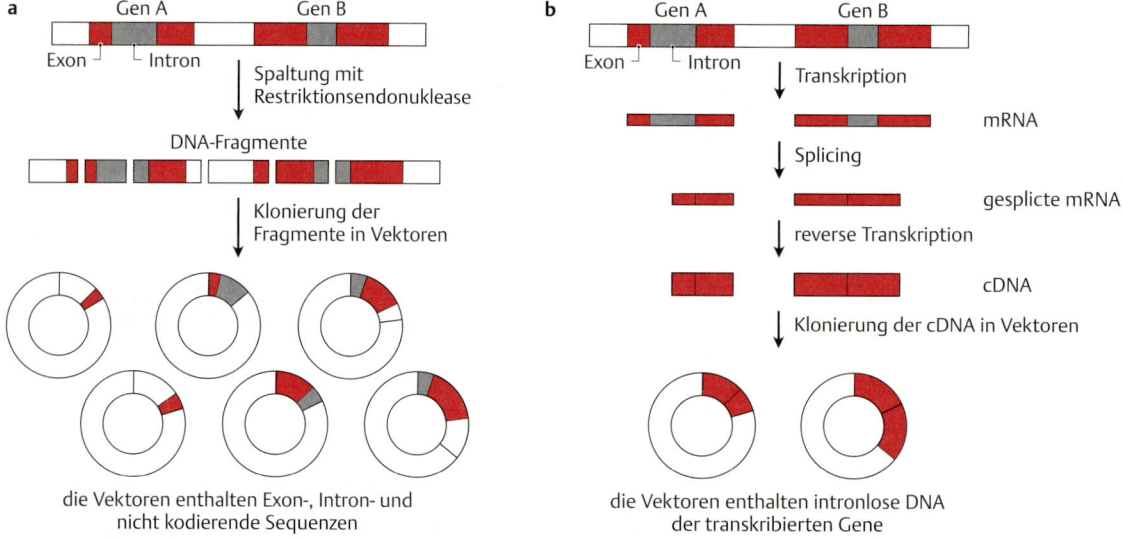

Abb. 2.15   (a) Herstellung von genomischen (Schrotschussklonierung) und (b) cDNA-Bibliotheken.

2.6 Klonierung und Nachweis von Genen bzw. Genmutationen **47**

Biologie

Histologie

Anatomie

Chemie

Biochemie

Physik

Physiologie

Psych./Soz.

Expression artfremder Proteine in Bakterien und Hefezellen

1977 wurde gentechnisch erstmals das Wachstumshormon **Somatotropin** und 1978 menschliches **Insulin** in *E. coli* synthetisiert. Heute werden Hormone, Gerinnungsproteine, Zytokine, Impfstoffe (Antigene) und Antikörper gentechnisch hergestellt. Alle diese Substanzen sind Proteine. Die technische Durchführung könnte am Beispiel von Insulin wie folgt abgelaufen sein:

– Das Insulingen wird aus einer **cDNA-Bank** identifiziert und durch **PCR** (S. 48) vervielfacht. An beiden Enden des Gens werden durch chemische Synthese Spaltungsstellen für ein Restriktionsenzym angebaut (z. B. GAATTC für EcoR1).

– Ein geeigneter **Vektor** (z. B. ein Plasmid) muss ausgewählt werden. Dieses Plasmid sollte zwei **Antibiotikaresistenzgene** enthalten. Innerhalb eines dieser beiden Resistenzgene sollte sich die Schnittstelle für das **Restriktionsenzym** befinden. Dadurch wird gewährleistet, dass bei erfolgreichem Einbau des Insulingens dieses **Antibiotikaresistenzgen inaktiviert** wird und die Resistenz damit verloren geht. Dieser Resistenzverlust wird für die spätere Selektion der Bakterien benötigt.

– Über das ausgewählte Restriktionsenzym spaltet man sowohl die Plasmide als auch die **Passagier-DNA**. Die entstandenen komplementären Enden lässt man aneinander binden und verschweißt die DNA über eine Ligase (**Abb. 2.16**).

– Bei den meisten Plasmiden wird der Einbau des Insulingens nicht gelingen, sie werden wieder ihre ursprüngliche Form annehmen, beide Antibiotikaresistenzgene bleiben dann aktiv. Bei einigen wenigen Plasmiden wird das Insulingen jedoch eingefügt und damit wird das eine der **Antibiotikaresistenzgene inaktiviert**.

– Nun erfolgt die **Transformation** der manipulierten Vektoren in **Bakterienzellen** (S. 59) durch Behandlung der Bakterien mit Agenzien, die die Zellwand durchlässig machen. Diese Transformation gelingt nur bei einem Bruchteil der eingesetzten Bakterien (einige wenige von 10^9).

– Die Bakterien mit geglückter Transformation werden durch Verdünnung (die Bakterien müssen bei Aufzucht **separate Kolonien** bilden) und Aufzucht auf **antibiotikahaltigem Agar** selektiert. Es wird zunächst das Antibiotikum verwendet, das nicht durch den Einbau des Insulingens inaktiviert wird. Damit werden alle Bakterien selektiert, bei denen die Transformation geglückt ist, unabhängig davon, ob die Plasmide das Insulingen enthalten oder nicht.

– Jetzt muss man unter diesen Bakterien diejenigen finden, die im Plasmid das Insulingen enthalten. Dazu wird mithilfe eines Stempels das **Koloniemuster** auf eine zweite, ebenfalls antibiotikahaltige Agarplatte übertragen (**Abb. 2.17**). Dieses Mal wird das Antibiotikum gewählt, das bei erfolgreichem Einbau des Insulingens inaktiviert wird. Diejenigen Kolonien, die jetzt auf der zweiten Platte im Vergleich zur ersten Platte fehlen (weil sie ihre Resistenz verloren haben und damit empfindlich gegenüber dem zweiten Antibiotikum sind), enthalten das **Insulingen**. Man kann diese Kolonien von der ersten Platte separieren und weiterzüchten.

Einfacher ist es, wenn man ein Resistenzgen direkt an die Passagier-DNA (das Insulingen) fusioniert. Dann ist es möglich, die erfolgreich mit dem Insulingen transformierten Bakterien direkt mit dem entsprechenden Antibiotikum auszuselektieren.

Verwendet man Expressionsplasmide (sie enthalten Promotorsequenzen), kann man jetzt die Transkription des eingeschleusten Gens induzieren und über die anschließende Translation das Genprodukt herstellen (zwischen 50 000 und 250 000 Moleküle/Bakterienzelle, 1–5 % des Gesamtzellproteins).

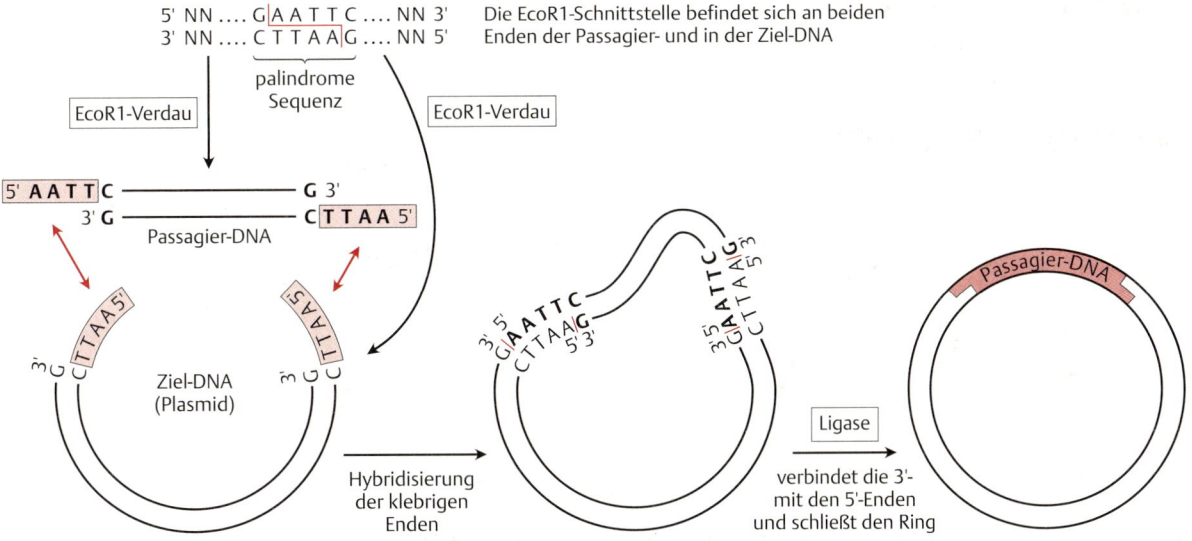

Abb. 2.16 Einbau eines DNA-Fragments in eine Ziel-DNA durch Restriktionsverdau.

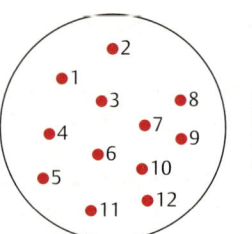

Agarplatte mit **Antibiotikum 1** (z. B. Ampicillin). Es wachsen alle Bakterien, die das Plasmid enthalten.

Überstempeln der Bakterienkolonien mit einem Samtkissen

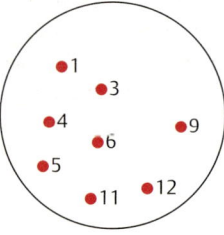

Agarplatte mit **Antibiotikum 2** (z. B. Tetracyclin). Es wachsen nur die Bakterien, die das Insulingen nicht integriert haben. Daraus folgt: Die Klone 2, 7, 8 und 10 enthalten das Plasmid mit dem Insulingen und können weiterverwendet werden.

Abb. 2.17 **Selektion transformierter Bakterien auf Antibiotikaresistenz.**

> **Merke**
> Bei der Produktion eukaryontischer Proteine in Bakterien müssen die Gene aus einer **cDNA-Bibliothek** verwendet werden: **Bakterien können nicht spleißen!** Es dürfen also keine Introns mehr im Gen vorkommen.

Verwendet man Gene aus einer genomischen Bibliothek, muss man **eukaryotische Expressionssysteme** (**Hefezellen**) wählen. Diese sind in der Lage, die Introns nach der Transkription zu entfernen.

Als Vektoren für die Übertragung von genetischem Material in Bakterien werden neben **Plasmiden** auch Konstrukte aus Plasmiden und temperenten Phagen (Cosmide) benutzt. **Cosmide** erlauben den Transfer auch sehr großer Passagier-DNA (bis zu 50 kB). Zum Einbau von Genen in das Säugergenom kann man als Vektoren **Retroviren** verwenden.

> **Klinik**
>
> **Insulin.** Beim Diabetes erfolgte früher die Behandlung mit **tierischem Insulin** (Schwein, Rind). Trotz der geringen Unterschiede in der Aminosäuresequenz kam es zu Reaktionen des Immunsystems mit Antikörperbildung, sodass die Wirkung über die Zeit nachließ und es zur Unverträglichkeit kam.
>
> Seit 1982 steht gentechnisch industriell hergestelltes **humanes Insulin** in ausreichenden Mengen zur Verfügung.
>
> **Somatotropin.** Die Behandlung des **Zwergwuchses** (Mangel an Somatotropin) kann nur durch menschliches Somatotropin erfolgen, da dieses Hormon nur artspezifisch funktioniert. Dazu isolierte man früher das Hormon aus den Hypophysen menschlicher Leichen, was die Gefahr der Übertragung von Infektionskrankheiten in sich barg (z. B. Creutzfeldt-Jakob-Syndrom). Erst die seit 1985 mögliche industrielle gentechnische Produktion von humanem Somatotropin stellte ausreichende Hormonmengen für eine flächendeckende Versorgung sicher.

Blutgerinnungsfaktor VIII. Nach der Aufklärung der Ursachen und des Mechanismus der Erkrankung können die Patienten durch Gabe des Genprodukts (**Faktor VIII**) am Leben erhalten werden. Anfänglich wurde der Faktor VIII aus Blut isoliert, dadurch bestand jedoch die Gefahr der Infektion mit im Blut vorkommenden Viren (Hepatitis). Diese Gefahr besteht heute durch die gentechnische Produktion von Faktor VIII nicht mehr.

2.6.2 Polymerase-Kettenreaktion (PCR)

Die Analyse von Genen erfordert, dass das genetische Material in handhabbaren Mengen zur Verfügung steht. Eines der größten Hindernisse in der molekularbiologischen Forschung war lange Zeit, dass es häufig **zu wenig** spezifische DNA gab, um damit arbeiten zu können. Es war auch nicht möglich, die komplexe zelluläre Replikationsmaschinerie zur Vervielfältigung der DNA im Reagenzglas nachzuahmen.

Dieses Problem wurde von **Saiki** und **Mullis** 1985 gelöst. Sie entwickelten eine Methode, die die Molekularbiologie revolutionierte, die sogenannte Polymerase-Kettenreaktion (**Polymerase Chain Reaction, PCR**). Mit dieser Methode kann man DNA im Reagenzglas vervielfältigen. Vorrausetzung ist, dass man die flankierenden Nucleotidsequenzen an beiden Enden des zu vervielfältigenden DNA-Abschnitts kennt, damit man sich die passenden Primer synthetisieren kann.

Der **Ablauf** einer PCR (**Abb. 2.18**):

- Man mischt die zu replizierende DNA, Primer, Desoxyribonucleosidtriphosphate (dATP, dTTP, dGTP und dCTP) und eine bakterielle hitzestabile DNA-Polymerase in einem Reaktionsgefäß zusammen.
- Der Mix wird auf **90 °C** erhitzt, dadurch wird die DNA-Doppelhelix der Ausgangs-DNA **denaturiert** und liegt nun einzelsträngig vor.
- Nun lässt man den Mix auf **40–60 °C** abkühlen. Dadurch lagern sich die Primer an ihre komplementären DNA-Sequenzen (die 3'-Enden der zu synthetisierenden DNA) an. Diesen Vorgang nennt man „**Annealing**".
- Nun erfolgt die **Replikation** bei **72 °C**. Verwendet wird dazu eine hitzeresistente DNA-Polymerase (Taq-Polymerase) aus einem thermophilen Bakterium (Thermus aquaticus). Die Polymerisationszeit richtet sich nach der Länge des zu vervielfältigenden DNA-Fragments.
- Anschließend wird wieder auf **90 °C** erhitzt, die DNA **denaturiert** und der Zyklus kann wiederholt werden.

> **Merke**
> Die **PCR** besteht aus **vielfacher Wiederholung** der folgenden Schritte:
> - Erhitzen der Proben-DNA auf 90 °C (**Denaturierung** zur Erzeugung von Einzelsträngen)
> - Abkühlen (**Annealing** der Primer an die DNA)
> - Polymerisation (**DNA-Synthese**)

Dieser Vorgang wird in **Automaten** (sog. Thermocycler) so oft wiederholt, bis man genügend DNA produziert hat.

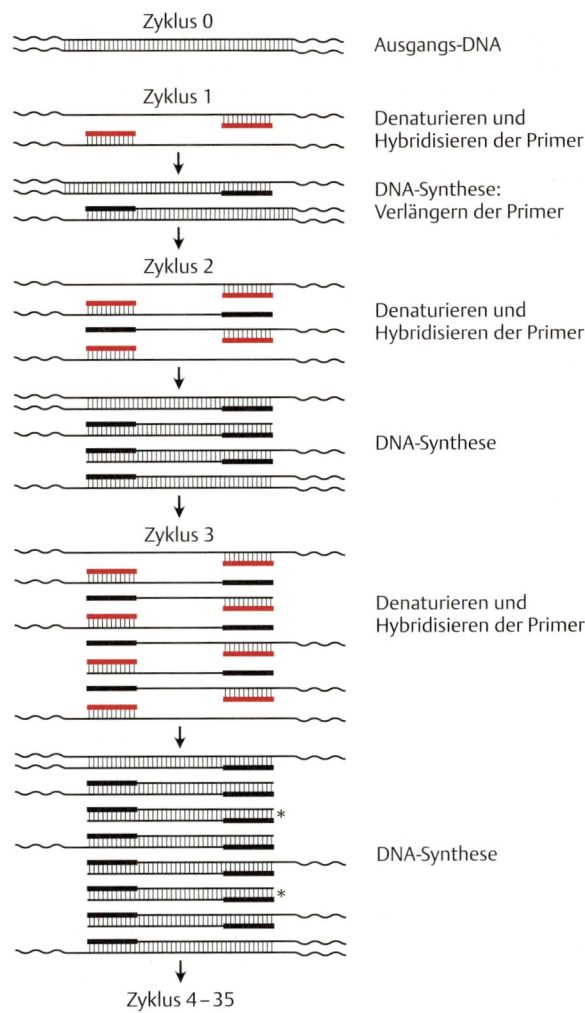

Zyklus 0

Ausgangs-DNA

Zyklus 1

Denaturieren und
Hybridisieren der Primer

DNA-Synthese:
Verlängern der Primer

Zyklus 2

Denaturieren und
Hybridisieren der Primer

DNA-Synthese

Zyklus 3

Denaturieren und
Hybridisieren der Primer

DNA-Synthese

Zyklus 4 – 35

**Abb. 2.18 Amplifikation eines DNA-Abschnittes mithilfe der Po-
lymerase-Kettenreaktion.** * = isoliertes Gen.

In der Praxis ist eine **10^6**-fache Anreicherung der DNA
möglich. Auf diese Art können selbst Spuren von DNA ver-
vielfältigt und damit für Analysen zugänglich werden. Im
Extremfall ist dazu die DNA einer Zelle ausreichend. Diese
Empfindlichkeit der PCR erfordert natürlich auch äußerste
Reinheit beim Arbeiten.

Klonierung von Genen mittels PCR. Die PCR ermöglicht es,
Gene aus einem DNA-Strang zu isolieren und zu vervielfältigen, man erzeugt also einen genomischen Klon. Man
muss jedoch für die Primer-Synthese die unmittelbar dem
Gen benachbarten DNA-Sequenzen kennen. Nach dem
dritten Zyklus ist das entsprechende Gen isoliert, in den
nachfolgenden Zyklen wird es nur noch vervielfältigt.

PCR in der Rechtsprechung. In den forensischen Wissenschaften und zur Ermittlung der Vaterschaft werden
VNTR-Loci (**v**ariable **n**umbers of **t**andem **r**epeats) untersucht (S. 31). Sie sind in einer Population hoch variabel,
werden aber stabil vererbt. Man erbt je 50 % dieser Wiederholungseinheiten von jedem Elternteil. Die „Allele" eines derartigen VNTR-Systems auf den homologen Chro-

mosomen unterscheiden sich dabei in der Anzahl dieser
Wiederholungseinheiten.
Wenn man also ein Haar oder eine Spermaprobe hat, kann
man mittels PCR diese VNTR-Sequenzen der DNA vervielfältigen und anschließend elektrophoretisch auftrennen.
Nur eine Person, bei der das **VNTR-Bandenmuster** mit
dem Muster der Probe übereinstimmt, kann die gesuchte
Person sein. Die Wahrscheinlichkeit, dass zwei nicht verwandte Personen das gleiche Bandenmuster haben liegt
bei 4×10^{-11}, bei Verwandten liegt sie immer noch unter
4×10^{-5}.
Bei der Vaterschaftsbestimmung müssen 50 % der Banden
mit denen des Vaters übereinstimmen (die anderen 50 %
stimmen mit dem Muster der Mutter überein). Gibt es
diese Übereinstimmung nicht, kann die Vaterschaft ausgeschlossen werden.

2.6.3 DNA-Sequenzierung

Es gibt eine Reihe verschiedener Methoden zur Sequenzierung von DNA. Zu ihnen gehören u. a.:
- **Basenspezifische chemische Spaltung:** Die 4 Basen der
  DNA werden in vier unterschiedlichen Reaktionsansät-
  zen so modifiziert, dass sie durch eine für die jeweilige
  Base **spezifische chemische Reaktion** entfernt werden
  können. Anschließend wird das Zucker-Pentose-Rück-
  grat an diesen Stellen gespalten und die Bruchstücke
  werden durch Gelelektrophorese aufgetrennt. Durch
  Vergleich der vier getrennten Ansätze wird die Sequenz
  der Basen ermittelt.
- **Didesoxymethode nach Sanger:** Hier wird ein **Kettenabbruch während der DNA-Synthese** ausgelöst. In vier gleichen getrennten Ansätzen wird je eine der vier Basen
  teilweise als radioaktives Didesoxynucleosidtriphos-
  phat (ddNTP) zugegeben. Da diese Nucleotide keine 3´-
  Hydroxylgruppe besitzen, bricht nach Einbau eines solchen Nucleotids an dieser Stelle die DNA-Synthese ab,
  es entstehen in den vier Ansätzen unterschiedlich kurze
  DNA-Fragmente. Die markierten Abbruchprodukte aus
  jedem Ansatz werden mittels Polyacrylamid-Gelelekt-
  rophorese der Länge nach aufgetrennt. Die radioaktiv
  markierten Bruchstücke werden anschließend auf einem Film visualisiert. Durch Vergleich der vier Ansätze
  kann man die Nucleotidsequenz ablesen.
- **Shotgun-Sequencing:** Dies ist eine Methode zur Sequenzierung langer DNA-Stränge. Hierbei werden Kopien
  eines DNA-Stranges zufällig in zahlreiche kleine Fragmente gespalten. Diese Fragmente werden anschließend sequenziert, mit- hilfe von Computern werden
  Überlappungen gesucht und die Teilsequenzen werden
  automatisiert zusammengesetzt.

2.6.4 Abbau von Nucleinsäuren

Nucleasen sind Enzyme, die DNA oder RNA spalten können. Man unterscheidet Endonucleasen (spalten einen
Nucleotidstrang in zwei Teilstücke) und Exonucleasen
(spalten vom Ende her ein Nucleotid ab). Es gibt sehr vie-

Biologie

Histologie

Anatomie

Chemie

Biochemie

Physik

Physiologie

Psych./Soz.

le verschiedene Nucleasen, hier nur exemplarisch einige Beispiele:

Die **DNase I** (neutrale DNase, eine Endonuclease), spaltet die DNA zwischen der 5´-Phosphatgruppe und der 3´-Hydroxylgruppe zweier Nucleotide, die DNase II (saure DNase) zwischen der 5´-Phosphatgruppe und der 5´-Hydroxylgruppe zweier Nucleotide.

Die **DNA-Polymerasen δ** und **ε** haben eine 3´-5´-Exonucleaseaktivität, sie können ein falsches Nucleotid sofort wieder herausschneiden.

RNasen spalten die RNA zwischen der 5´-Phosphatgruppe eines Nucleotids und der 3´-Hydroxylgruppe eines benachbarten Nucleotids.

Die RNase A ist eine Endonuclease, die nach einem U oder einem C die Phosphodiesterbindung der RNA hydrolysiert.

Die RNase H ist ebenfalls eine Endonuclease. Sie erkennt RNA-DNA-Hybride (z. B. die Stellen, an denen bei der Replikation die RNA-Primer sitzen). Sie entfernt jedoch nur den RNA-Strang.

2.6.5 Direkter Nachweis von Genmutationen

Ist ein Gendefekt in seiner molekularen Struktur (veränderte Nucleotidfolge) bekannt, kann bei Patienten und Anlageträgern der molekulare Defekt (Mutation) in diesem Gen direkt identifiziert werden:

– Durch **Sequenzierung:** Der betroffene Genabschnitt wird durch PCR vervielfältigt und anschließend sequenziert.

– Durch **Gensonden:** Das Prinzip dieser Methode basiert auf der **komplementären Basenpaarung** homologer Sequenzen. Man synthetisiert kleine Gensonden mit komplementären Sequenzen zur gesuchten (mutierten) Gensequenz und markiert diese Sonden mit einem Detektionssystem (z. B. Fluoreszenzfarbstoff oder radioaktive Markierung). Diese Gensonden hybridisiert man entweder mit Metaphasechromosomen oder elektrophoretisch aufgetrennten **DNA- (oder RNA-) Fragmenten**, die auf eine Trägermembran übertragen wurden (dieser Vorgang heißt **Blotten**). Die Detektion der Mutation erfolgt über das Signal der Sonde. Analysiert man **DNA**, spricht man von **Southern-Blotting**. Untersucht man **RNA**, spricht man von **Northern-Blotting**. Analog kann man mit Antikörpern auch **Proteine**, die auf eine Membran aufgebracht wurden, nachweisen. Diese Methode heißt **Western-Blotting**.

– Durch **Restriktionsfragment-Längenpolymorphismus (RFLP):**

• Zerschneidet man die DNA des Menschen mit einem Restriktionsenzym, so entsteht eine Vielzahl unterschiedlich langer DNA-Bruchstücke, die man im elektrischen Feld innerhalb einer Gelmatrix auftrennen und durch Markierung sichtbar machen kann. Man erhält ein bestimmtes **individuelles Muster** von DNA-Fragmenten, das sich durch Mutationen (Wegfall oder Neubildung von Erkennungsstellen für das Restriktionsenzym) ändern kann.

• Mutationen, bei denen Schnittstellen innerhalb der Exonsequenz eines Gens verändert werden, lassen sich direkt durch die Kopplung des Merkmals mit den Restriktionsfragmentlängen des betroffenen DNA-Abschnittes identifizieren (z. B. Wegfall einer Schnittstelle im β-Globingen bei Sichelzellanämie).

• Eine Deletion kann nach PCR anhand der Verkürzung des betroffenen amplifizierten DNA-Abschnittes erkannt werden (z. B. im CFTR-Gen bei Mukoviszidose).

2.6.6 Indirekter Nachweis von Genmutationen

Dieses Verfahren kommt zur Anwendung, wenn die möglichen Veränderungen im Gen, das für eine Erkrankung innerhalb einer Familie verantwortlich ist, nicht direkt diagnostiziert werden können. Für indirekte Nachweise ist keine Kenntnis der molekularen Struktur des betroffenen Gens nötig. Durch eine Untersuchung mehrerer Familienmitglieder und einer erkrankten Person, wird festgestellt, welcher DNA-Polymorphismus (z. B. STR, S. 32) mit dem mutierten Gen eng gekoppelt vererbt wird. Genmutationen werden also durch Kopplungsanalyse (S. 31) mit benachbarten DNA-Bereichen (Markern), die keinen ursächlichen Zusammenhang mit pathogener Mutation haben, analysiert. Dieser polymorphe Marker sollte möglichst nah am Gen liegen, da sonst während der Meiose eine Trennung durch Crossing over die Analyse verfälschen würde.

Bei X-chromosomal-rezessiver Vererbung kann aufgrund des hemizygoten Zustandes der Männer direkt vom Phänotyp auf den Genotyp und damit auf Kopplung/Unabhängigkeit von Merkmalen geschlossen werden.

2.6.7 Genetische Beratung und vorgeburtliche Diagnostik

Die humangenetische Beratung ist ein Angebot für alle Personen, bei denen Hinweise auf eine mögliche genetische Belastung bestehen und für alle, die für sich und ihre Familie besondere genetische Belastungen befürchten. **Das** Ziel der genetischen Beratung ist es zu ermitteln, wie hoch die Risiken sind, ein Kind mit geschädigten Erbanlagen zu bekommen. Genetische Beratung erfolgt individuell, nichtdirektiv und verfolgt keine vorgegebenen gesellschaftlichen Ziele. Die Beratung vor und während der Schwangerschaft soll dem Patienten eine unabhängige Entscheidung auf der Basis von Informationen und **Risikokalkulationen** über Krankheiten ermöglichen. Dabei sollen dem Patienten Lösungswege bei der Familienplanung aufgezeigt werden. Es ist dann Sache der Ratsuchenden, auf der Grundlage eigener Wünsche und Wertvorstellungen eine Entscheidung zwischen mehreren denkbaren Alternativen zu treffen. Selbstverständlich muss man auch über Konsequenzen möglicher ungünstiger Ergebnisse sprechen. Da genetische Störungen nicht kausal behandelt werden können, muss man, wenn die zu erwartenden Belastungen durch ein schwer geschädigtes Kind als zu groß

Biologie

Histologie

Anatomie

Chemie

Biochemie

Physik

Physiologie

Psych./Soz.

eingeschätzt werden, gegebenenfalls über einen Abbruch einer bestehenden Schwangerschaft sprechen.

In einem ersten Schritt der genetischen Beratung ist von dem Patienten und seiner Familie ein **Stammbaum** wenigstens über 3 Generationen zu erstellen. Damit kann man dem Ratsuchenden Ursache und Auswirkung vorhandener genetischer Erkrankungen erklären. Zur weiteren Abklärung können, falls notwendig, **diagnostische Untersuchungsmöglichkeiten** herangezogen werden. Dazu gehören biochemische Tests („Triple-Test"), Chromosomenanalysen (nach Chorionzottenbiopsie oder Fruchtwasserpunktion) sowie, falls indiziert, DNA-Diagnostik mittels Gensonden.

Wann sollte eine genetische Beratung aufgesucht werden?

– Wenn das Alter der Mutter über 34 Jahre oder/und das Alter des Vaters über 45 Jahre ist.
– Wenn eine belastende Familienanamnese vorliegt (Erbkrankheiten, Verwandtenehen, vorgeschädigtes Geschwisterkind, zwei oder mehr aufeinanderfolgende Aborte).
– Bei vorliegender psychischer Belastung aufgrund einer ängstlichen Persönlichkeitsstruktur.
– Bei einer vorausgegangenen Schwangerschaft mit einer Chromosomenveränderung.
– Bei gehäuften Fehlgeburten.
– Bei auffälligen Ultraschallbefunden während der Schwangerschaft.
– Bei Medikamenteneinnahme und Infektionen in der Schwangerschaft (Röteln, akute Toxoplasmose).
– Bei erhöhtem Strahlungsrisiko (diagnostische Röntgenuntersuchungen, berufliche Strahlenexposition).
– Bei erhöhtem beruflichen Risiko (Kontakt mit mutagenen chemischen Substanzen, Tätigkeit in der nuclearen Industrie).
– Bei Einnahme von Suchtmitteln.

2.7 Entwicklungsgenetik

2.7.1 Transgene Tiere

Bei transgenen Tieren wird ein verändertes (oder auch artfremdes) Gen in einen Organismus eingebracht. Dafür gibt es verschiedene Möglichkeiten:

– Injektion von veränderten Genen (oder auch Genen einer anderen Art) in einen **Pronucleus vor der Kernfusion**, das Gen kann integriert werden und das Originalgen verdrängen oder als zusätzliche Kopie vorhanden sein. Implantation der Zygote in eine Leihmutter und Testung ihrer Nachkommen auf das Vorhandensein des Gens. Nachkommen, bei denen das injizierte Gen aktiv ist (in der Keimbahn ist), werden weitergezüchtet.
– Injektion von veränderten (oder auch artfremden) Genen in **kultivierte embryonale Stammzellen**. Zellen, die das Gen integriert haben, werden in eine **Morula/ Blastula** eines isolierten Embryos injiziert. Der manipulierte Embryo wird in eine Leihmutter implantiert. Die

Nachkommen werden auf Anwesenheit des veränderten Gens in Somazellen getestet und, falls das Gen vorhanden ist, gezüchtet. Falls bei der nächsten Generation von Nachkommen das Gen in den Somazellen vorhanden ist, dann muss es auch in der Keimbahn sein. Diese transgenen Tiere werden nachgezüchtet.

So konnte man durch Einschleusen des SRY-Gens in befruchtete Eizellen von Mäusen zeigen, dass das männliche Geschlecht durch dessen Genprodukt bestimmt wird. Mäuse, die kein Y-Chromosom besaßen (aber zwei X-Chromosomen) wurden durch die Aktivität dieses Genes zu männlichen Mäusen (waren jedoch steril).

Transgene Tiere werden auch zur Medikamentenproduktion verwendet. α1-Antitrypsin (AAT) ist ein humanes Protein, das bei einigen Menschen nicht produziert wird (S. 9). Das Gen für dieses Protein kann man z.B. milchgebenden Tieren hinter einem milchdrüsenspezifischen Promotor einbauen, sodass diese Substanz in den Eutern mit der Milch produziert wird.

Knockout-Mäuse. Die Ursache vieler menschlicher Krankheiten liegt in defekten Genen. Um die Auswirkungen des Gendefekts sowohl im heterozygoten als auch im homozygoten Zustand zu studieren und verschiedene Therapieansätze zu testen, nutzt man Knockout-Mäuse. Bei Knockout-Mäusen handelt es sich um Mäuse, bei denen man ein Gen gezielt so verändert (mutiert), dass das durch das Gen kodierte Protein nicht mehr exprimiert wird. Solche Mäuse dienen dadurch als Krankheitsmodell für genetische Defekte.

2.7.2 Gentherapie

Genetische Defekte können heute noch nicht wirklich geheilt werden, die Behandlung beschränkt sich auf eine Symptombehandlung (z.B. auf die Verflüssigung von Sekreten bei Mukoviszidose, S. 4). Das defekte Gen kann durch die Behandlung nicht repariert werden.

Ziel einer Gentherapie wäre es, das defekte Gen wiederherzustellen. Beschränkt sich die Therapie auf die Wiederherstellung des Gens in den betroffenen Organen (das sind die Organe/Gewebe, in denen das Gen tatsächlich aktiv ist!), handelt es sich um eine **somatische Therapie**. Falls das gelingen könnte, wäre die betreffende Person geheilt, würde aber den genetischen Defekt weitervererben. Eine Einschleusung des gesunden Gens könnte z.B. über Viren vorgenommen werden. Das Problem besteht jedoch darin, dass das Gen an der richtigen Stelle ins Genom eingebaut wird und nicht etwa die Funktion anderer, lebenswichtiger Gene zerstört. Die Wahrscheinlichkeit dafür ist sehr gering, die Gefahr bei einer Gentherapie dadurch entsprechend hoch. Um auch die Weitervererbung des Gendefekts auszuschließen, wäre eine Keimbahntherapie nötig, ein Austausch des defekten Gens in den Spermatogonien bzw. Oozyten I. Ordnung. Auch hier überwiegen die Risiken der Zerstörung lebenswichtiger Gene, weswegen eine Keimbahntherapie in vielen Ländern gesetzlich verboten ist.

Biologie

Histologie

Anatomie

Chemie

Biochemie

Physik

Physiologie

Psych./Soz.

2.8   Populationsgenetik

Die Populationsgenetik untersucht die Verteilung und Weitergabe von Allelen in einer Population. Aus dem bislang besprochenen Stoff könnte man den Schluss ziehen, dass sich im Laufe der Entwicklung dominante Allele durchsetzen und rezessive Allele verschwinden. Dem ist jedoch nicht so, vielmehr befinden sich die Allele im sogenannten **Hardy-Weinberg-Gleichgewicht**. Vorrausetzung für die Hardy-Weinberg-Regel ist, dass sich alle Individuen einer Population **unabhängig** und **zufällig** paaren können **(Panmixie)**. Unter einer **Population** versteht man eine Anzahl von Individuen einer Art, die in einem umgrenzten Gebiet leben und damit auch praktisch die Bedingung Panmixie erfüllen.

2.8.1   Hardy-Weinberg-Regel

Die **Allelenfrequenz** ist die Häufigkeit, mit der ein Allel in der Population auftritt. Mathematisch muss die Summe aller Allele eines Gens in der Population 100 % ergeben, d. h., bei zwei Allelen **p (gesund)** und **q (mutiert)** sind p + q = 100 % (oder als Wahrscheinlichkeit ausgedrückt = 1). Die Allelenverteilung eines diploiden Organismus mit haploiden Geschlechtszellen berechnet sich dann als

$$(p + q) \times (p + q) = (p^2 + 2pq + q^2) = 1.$$

Bei mehr als zwei Allelen (multiple Allele) müssen diese natürlich einbezogen werden $(p + q + r +...x)^2 = 1$. Mithilfe dieser Formel kann man die Allelenhäufigkeit **rezessiv Heterozygoter** aus den rezessiv Homozygoten errechnen und den Anteil der **dominant Homozygoten** bestimmen. **Beispiel:** Die Häufigkeit, mit der **Phenylketonurie** auftritt, beträgt **1 : 10 000**. Da es sich um eine rezessive Erkrankung mit nur zwei Allelen (gesund–mutiert) handelt, bedeutet das, dass alle Erkrankten **homozygot** sind:

$$q^2 = 1/10\,000$$

daraus folgt:

$$q = \sqrt{1/10\,000} = 1/100$$

Aus p + q = 1 ergibt sich, dass das **gesunde Allel p** eine Frequenz von

$$p = 1\text{-}1/100 = 99/100 \text{ hat, also praktisch } \mathbf{p = 1} \text{ ist.}$$

Damit kann man jetzt die **Konduktoren** berechnen, also diejenigen, die als Heterozygote das mutierte Allel vererben:

$$2pq = 2 \times 1 \times 1/100 = 1/50$$

Daraus muss man schlussfolgern, dass, obwohl nur jeder 10 000ste erkrankt, jeder **50ste** das Allel für Phenylketonurie im heterozygoten Zustand trägt und weitervererbt!

Diese Berechnung zeigt, dass die Anzahl der rezessiv Homozygoten vergleichsweise gering ist im Vergleich zu der Anzahl der Heterozygoten. Je seltener ein Allel in einer Population vorkommt, umso geringer wird dieser Anteil im Verhältnis zu den Heterozygoten. Es ist also nicht möglich, durch das Töten von Erkrankten die Krankheitsursache aus dem Genpool zu entfernen.

Hardy-Weinberg-Gleichgewichte werden durch das Wirken verschiedener Evolutionsfaktoren beeinflusst. Mutation, Rekombination, Selektion, Isolation und Zufall sind Triebfedern der Evolution und führen zur Verschiebung von Allelenfrequenzen.

2.8.2   Wirkung von Selektion und Zufall

Klinik

Sichelzellanämie (S. 42). In **Malariagebieten** ist es im Verlaufe der Evolution, trotz der Einschränkungen der physiologischen Leistungsfähigkeit Betroffener, zu einer **Anhäufung** dieses Gendefekts gekommen, da die heterozygoten Träger der Mutation vor Malariainfektionen geschützt sind und damit einen Selektionsvorteil aufweisen. Die Sterblichkeit homozygoter und die Einschränkung der Leistungsfähigkeit Heterozygoter werden offensichtlich gegenüber der hohen Infektions- und Sterblichkeitsrate bei Malaria in Kauf genommen. In manchen Regionen Afrikas sind bis zu 40% der Bevölkerung heterozygot.

2.8.3   Genetischer Polymorphismus

Die Ursachen für die Variabilität bei der Merkmalsausprägung sind sowohl **genetisch** bedingt als auch **umwelt**bedingt.

Penetranz, Expressivität, Polyphänie, Polygenie, genetische Prägung und genetische Disposition sind Ursachen der genetisch bedingten Variabilität. Von **Polymorphismus** spricht man, wenn eine Grundstruktur (Wildtyp-Allel) verändert wird (Mutantenallel) und diese Veränderung bei mehr als 1 % der Bevölkerung vorkommt. Kommt das veränderte Gen bei weniger als 1 % der Bevölkerung vor, spricht man von einer **Mutation**. Jedes Einzelindividuum besitzt maximal zwei dieser vielen Allele eines jeden Gens, eine Ursache für seine Individualität. In der Evolution sind **multiple Allele** von Vorteil, da sie die Möglichkeiten zur Anpassung einer Art an sich ändernde Umweltbedingungen verbessern.

3 Grundlagen der Mikrobiologie und Ökologie

3.1 Morphologische Grundformen der Bakterien

Nach der **Form** unterscheidet man:
– **gerade stäbchenförmige** Bakterien (z. B. *Escherichia coli*, *Bacillus subtilis*),
– **keulenförmige Stäbchen**,
– **Fusobakterien** (Stäbchen mit zugespitzten Enden),
– **Kokken** (runde Bakterien),
– **Spirochaeten** (spiralförmig gewundene Bakterien, flexibel, unbegeißelt, z. B. **Treponemen**),
– **Spirillen** (spiralförmig gewunden, starr und begeißelt, größer als Spirochaeten) und
– **Vibrionen** (kommaförmige Bakterien, z. B. *Vibrio cholerae*).

Kokken können **einzeln** vorliegen oder nach den Teilungen verbunden bleiben und verschiedene Kolonieformen bilden. Nach der **Anordnung** unterscheidet man:
– **Diplokokken** (Zweierpärchen),
– **Streptokokken** (kettenförmig),
– **Staphylokokken** (traubenförmig) und
– **Sarcinen** (paketförmig).
Auch **Stäbchen** können nach Teilungen mehr oder weniger lange Ketten bilden.

Bakterienkolonien unterscheiden sich im Durchmesser, ihrer Form, ihrer Farbe, ihrer Randstruktur, ihrer Oberflächenbeschaffenheit, ihrer Höhenentwicklung, ihrer Konsistenz und ihrer Transparenz.

3.2 Aufbau und Morphologie der Bakterienzelle

3.2.1 Unterschiede zur Eucyte

Bakterien sind **Prokaryonten**. Sie besitzen *keinen* Zellkern und *keine* Mitochondrien oder andere membranbegrenzten Zellorganellen (**Abb. 3.1**). Dadurch fehlt ihnen die typische Kompartimentierung der Eukaryonten. Bakterien besitzen Ribosomen, die sich jedoch in ihrer Struktur von den Ribosomen der Eukaryonten unterscheiden. Mit Ausnahme der Mykoplasmen besitzen Bakterien eine **Zellwand**.

3.2.2 Zellwand

Merke

Man kann Bakterien nach der Struktur der Zellwand in drei große Gruppen unterteilen
– **zellwandlose Bakterien** (Mykoplasmen),
– **grampositive Bakterien** (gram⁺),
– **gramnegative Bakterien** (gram⁻).

Die Zellwand besteht aus Murein und ist der Zytoplasmamembran aufgelagert. Sie ist verantwortlich für die antigenen Eigenschaften der Bakterien (**O-Antigene**). Aufgrund des charakteristischen Aufbaus der Zellwand und dem daraus resultierenden Färbeverhalten gegenüber der **Gram-Färbung** (Einlagerung eines Acridinfarbstoff-Jod-

Tabelle 3.1   Einteilung und Eigenschaften einiger humanpathogener Bakterien*

Gruppe	Eigenschaften	Beispiel
Stäbchen +/–	Stäbchen, peritrich begeißelt, fakultativ anaerob	Enterobacteriaceae, z. B. *Escherichia coli* –
	kommaförmig, fakultativ anaerob	Vibrionen, z. B. *Vibrio cholerae* –
	Stäbchen, sporenbildend, aerob	Bazillen +
	Stäbchen, sporenbildend, anaerob, fast alle begeißelt	Clostridien, z. B. *Clostridium tetani* +
Spirochaeten –	spiralförmig, beweglich durch Rotation	Treponemen (z. B. *Treponema pallidum*), Borrelien, Leptospira
Spirillen –	spiralförmig, begeißelt, mikroaerophil	*Spirillum volutans* (apathogen) –
Staphylokokken +	kugelförmig, angehäufelt	z. B. *Staphylococcus aureus*
Streptokokken +	kugelförmig, in Ketten	z. B. *Strepococcus pyogenes*
Diplokokken +/–	kugelförmig, paarweise oder kurze Ketten, mit Kapsel	Pneumokokken +
	kugelförmig, paarweise	Neisserien –
Mykobakterien +	säurefeste Stäbchen mit Kapsel	z. B. *Mycobacterium tuberculosis*
Mykoplasmen –	ohne Zellwand	z. B. *Mycoplasma pneumoniae*

* mit + und – ist gekennzeichnet, ob es sich um grampositive oder gramnegative Bakterien handelt.

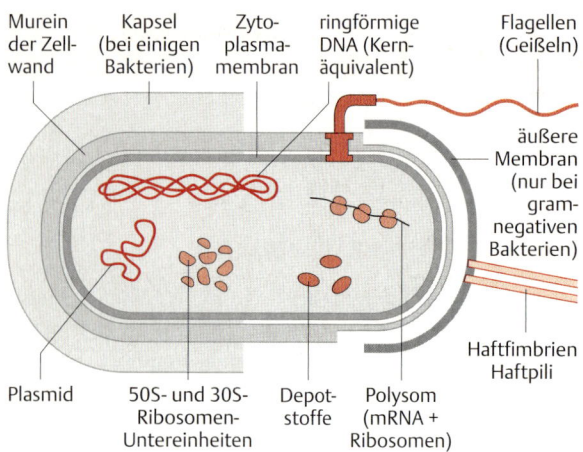

Abb. 3.1 Aufbau von Bakterien.

Komplexes in die Zellwand mit anschließender alkoholischen Extraktion) unterscheidet man:
- **gram⁺Bakterien:** Farbstoffkomplex **verbleibt** in der Zellwand, die Zelle erscheint blau-violett und
- **gram⁻Bakterien:** Farbstoff wird durch Alkohol **extrahiert**, die Zelle erscheint rötlich.

Murein. Ein wichtiger Baustein bakterieller Zellwände ist das Murein. Es ist ein **Peptidoglycan**, ein Polysaccharid, das aus den Kohlenhydraten **N-Acetylglucosamin** und **N-Acetylmuraminsäure** aufgebaut ist. Diese Kohlenhydratpolymere sind bei vielen gram⁻Bakterien über **Peptidbrücken** (Tetra-

peptide) direkt miteinander vernetzt. Bei gram⁺Bakterien sind sie zwischen den Tetrapeptiden überwiegend indirekt über **Glycinbrücken** miteinander verbunden (**Abb. 3.2**).

Gram⁺Bakterien. Sie besitzen aufgelagert auf ihrer Zytoplasmamembran einen dicken **mehrschichtigen Mureinsacculus** (bis 40 Lagen). Aus ihm ragt kettenartig **Teichonsäure** heraus. Teichonsäure ist kovalent im Mureinsacculus verankert und besteht aus Ribitolphosphat- und Glycerolphosphatpolymeren und ist charakteristisch für gram⁺Bakterien (**Abb. 3.3a**).

Mykobakterien sind vom Zellwandaufbau prinzipiell gram⁺, jedoch ist ihre Zellwand modifiziert. Farbstoffe können nur unter Einwirkung von Hitze und Phenol eindringen und anschließend nicht mit dem üblichen Gemisch aus Säure und Alkohol wieder entfärbt werden. Daher werden sie als „säurefest" bezeichnet.

Gram⁻Bakterien. Hier wird die mechanische Stabilität durch einen wesentlich dünneren, **einschichtigen Mureinsacculus**, der in ein breites periplasmatisches Gel eingebettet ist, erreicht. Diesem Sacculus sind **Lipoproteine** aufgelagert, die von einer **äußeren Phospholipiddoppelschicht** umgeben sind. In diese Lipiddoppelschicht sind **Lipopolysaccharide** eingelagert, die die Membran sowohl nach innen mit der Mureinschicht der Zellwand verankern, aber auch nach außen weisen (**Abb. 3.3b**).

Diese Lipopolysaccharide lösen im Wirt beim Absterben der Bakterien toxische Reaktionen aus. Man nennt sie **Endotoxine**, da sie erst nach dem Tod der Bakterien freigesetzt werden.

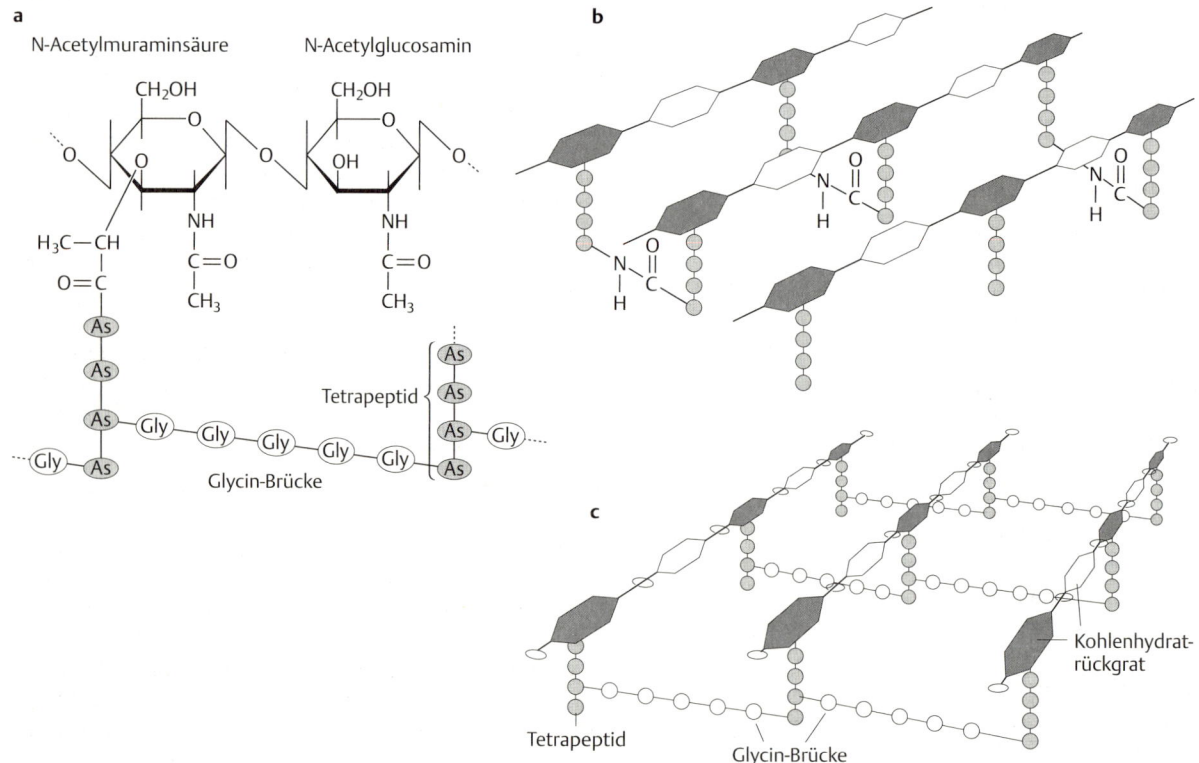

Abb. 3.2 Aufbau von Murein. a chemische Struktur. **b** Direkte Vernetzung bei gram⁻Zellen. **c** indirekte Vernetzung bei gram⁺Zellen.

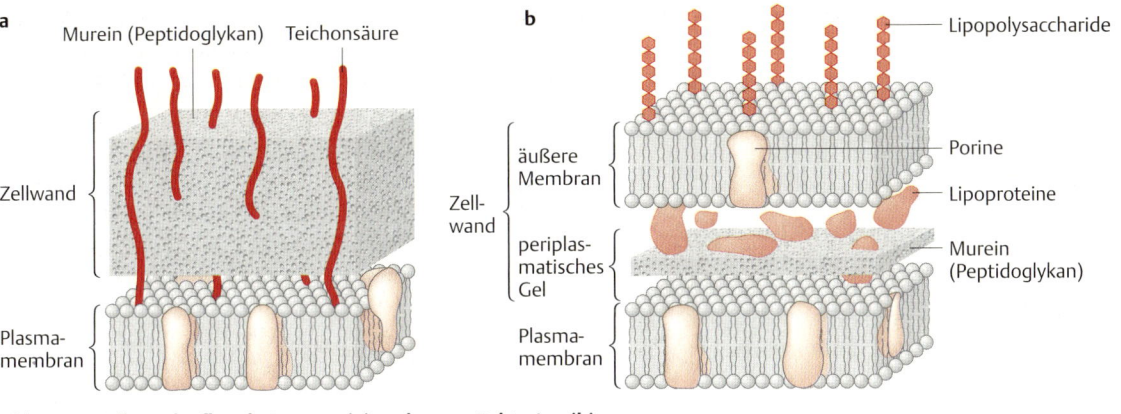

Abb. 3.3 Zellwandaufbau bei gram+ (a) und gram−Bakterien (b).

Die äußere Phospholipidschicht enthält Poren für den Stoffdurchtritt. Sie schränkt die Permeabilität für große Moleküle ein und ist selektiv für kleinere Moleküle. Die innere Zytoplasmamembran enthält (auch bei gram⁺Bakterien) Transportproteine. Alle drei Lipidschichten (äußere Membran, Lipoproteinschicht und innere Membran) behindern das Eindringen von Substanzen, wie Farbstoffen oder auch Penicillin, in die Zellwand oder durch diese hindurch.

Klinik

Penicillin. Die Mureinschicht ist der Angriffspunkt des Penicillins, daher wirkt es nur gegen Prokaryonten. Wenn Bakterien wachsen, müssen die Peptidbrücken zum Einfügen von Mureinbausteinen geöffnet werden. Penicillin verhindert danach die Ausbildung neuer Peptidbindungen, indem es die Transpeptidase hemmt. Die Zellwand wird dadurch zerstört und die Bakterienzelle platzt. Penicillin wirkt also nur auf wachsende Bakterienzellen, nicht auf Sporen oder andere Ruheformen.

Zellwandlose Bakterien (**Mykoplasmen**) werden von Penicillin ebenfalls nicht angegriffen und es wirkt auch kaum auf gram⁻Bakterien (Ausnahmen Gono- und Meningokokken).

Bakterien, die einen Penicillinangriff überleben (z. B. nach zu niedriger Dosierung) haben Zellwanddefekte. Dadurch ist ihre Gestalt sehr unregelmäßig und sie sind osmotisch labil. Solche Zellen werden als **L-Formen** bezeichnet.

Lysozym. Eine weitere Substanz, die auf die bakterielle Zellwand wirkt, ist das Enzym Lysozym. Es wird von Zellen der Schleimhäute in extrazelluläre Flüssigkeiten (Nasenschleim, Tränenflüssigkeit, Darmschleim) abgegeben und baut das Mureingerüst von Bakterien ab, indem es die Bindung zwischen N-Acetylmuraminsäure und N-Acetylglucosamin spaltet. Im Darm wird es von den Paneth-Körnerzellen sezerniert. Lysozym schützt also den Organismus an den bakteriellen Eintrittspforten vor gram-positiven Bakterien. Ist die Zellwand abgebaut, zerplatzen die Bakterienzellen durch den hohen osmotischen Innendruck.

Lysozym wirkt nicht auf gram⁻Bakterien, da sie durch ihre Lipoproteine und Lipopolysaccharide geschützt sind. My-

koplasmen werden ebenfalls nicht durch Lysozym angegriffen.

Merke Penicillin und Lysozym wirken nur auf Bakterien mit Zellwand. Mykoplasmen haben keine Zellwand, sie werden daher auch nicht angegriffen.

3.2.3 Geißeln, Pili (Fimbrien)

Geißeln. Bakterien können eine oder mehrere Geißeln ausbilden. Diese Geißeln unterscheiden sich von den Geißeln eukaryontischer Zellen sowohl im Aufbau als auch im Funktionsprinzip:
– bakterielle Geißeln **rotieren** und
– sie bestehen aus dem Protein **Flagellin**, welches ein helikales Geißelfilament bildet.

Das Geißelprotein ist hitzelabil und wird auch als **H-Antigen** bezeichnet. Dieses Antigen dient der serologischen Typisierung von Enterobakterien (z. B. *Escherichia coli*).

Nach der **Zahl** der Geißeln und ihrer **Verteilung** über die bakterielle Oberfläche unterscheidet man:
– **monotriche** Begeißelung (eine Geißel),
– **polytriche** Begeißelung (mehrere Geißeln), die entweder lophotrich (als „Büschel") oder peritrich (über die ganze Oberfläche) oder amphitrich (an 2 Polen gegenüberliegend) verteilt sind.

Geißeln sind mit einem Motorkomplex in Zellmembran(en) und Zellwand verankert (Basalkörper). Ein Protonengradient zwischen den beiden Seiten der inneren Zellmembran versetzt die Geißel in eine Rotationsbewegung.

Fimbrien (Pili). Kurze Proteinstrukturen auf der Zellwand von Bakterien werden Fimbrien (häufig auch Pili) genannt. Sie dienen der Anheftung an Zellen, Gegenständen und Grenzflächen, werden von allen gramnegativen und einigen grampositiven Bakterien gebildet und als Virulenzfaktoren gewertet. Bei einigen enteropathogenen Colitypen ist der Besitz von Fimbrien die Voraussetzung für die Haftung des Erregers an den Darmepithelien. Fimbrien sind nicht essenziell für das Bakterium und existieren unabhängig von Begeißelung oder Bekapselung.

Biologie

Histologie

Anatomie

Chemie

Biochemie

Physik

Physiologie

Psych./Soz.

Biologie

Histologie

Anatomie

Chemie

Biochemie

Physik

Physiologie

Psych./Soz.

Sexpili sind Proteinrohre, die als Oberflächenstrukturen der **Kontaktaufnahme** zu anderen Bakterien dienen. Sie sind kräftiger strukturiert als die Fimbrien und sind Voraussetzung für die danach erfolgende Ausbildung von Konjugationsbrücken zwischen den Bakterien (S. 59). Die Fähigkeit, Sexpili ausbilden zu können, wird vom F-Faktor (Fertilitätsfaktor) kodiert, der meist als F-Plasmid vorliegt. Solche Bakterien werden als F$^+$-Zellen bezeichnet (Donorzellen) und sind in der Lage, den F-Faktor über eine Zytoplasmabrücke auf F$^-$-Zellen (Rezipienten) zu übertragen. Über Sequenzhomologien kann das F-Plasmid auch in das bakterielle Genom integriert werden, dann entstehen Hfr-Zellen (S. 59).

3.2.4 Kapsel

Einige Bakterien (stäbchenförmige **Mykobakterien** und **Pneumokokken**) sind in der Lage, über ihre Zellwand eine Schleimkapsel zu sezernieren (enthält die **K-Antigene**). Diese Schleimkapsel besteht aus hochmolekularen Polysacchariden oder Polypeptiden bzw. aus beiden Substanzen und ist sehr resistent gegenüber Enzymen. Sie steigert u. a. die Virulenz solcher Bakterien durch eine unspezifische Abwehr der Phagozytose:
– aufgrund der gleichen negativen Oberflächenladung wie bei den Fresszellen
– Blockierung der alternativen Komplementaktivierung
– Bindung der Fc-Teile von Immunglobulinen (dadurch können die Fab-Domänen nicht binden, S. 555)
– kapsellose Mutanten einiger humanpathogener Bakterien sind avirulent.

Weitere Funktionen der Kapsel sind:
– Verbesserung der Haftfähigkeit auf Oberflächen (Kollagen)
– Schutz vor Austrocknung und
– Nährstoffreserve.

3.2.5 Zellmembran

Die Zellmembran besteht aus einer Phospholipiddoppelschicht, die reich an Cardiolipin ist. In diese Membran sind zahlreiche Proteine integriert. Die Zellmembran:
– reguliert die Aufnahme von Nährstoffen,
– reguliert die Abgabe von Stoffwechselprodukten,
– ist der Sitz von **Permeasen**,
– realisiert spezifische aktive Transportvorgänge,
– ist der Ort der **Energieproduktion** (oxidative Phosphorylierung),
– ist an der Synthese von Zellwand- und Kapselbestandteilen beteiligt,
– ist Ursprungsort von Pili, Fimbrien und Geißeln.

Merke Gramnegative Bakterien besitzen eine zweite, **äußere Zellmembran (Abb. 3.3).**

3.2.6 Ribosomen

Die Ribosomen der Bakterien sind 70S-Ribosomen, sie bestehen aus einer kleinen 30S-Untereinheit und einer großen 50S-Untereinheit. Die Proteinsynthese erfolgt an diesen Ribosomen, die sich dann perlschnurartig zu **Polysomen** (Polyribosomen) aufreihen. In der exponentiellen Phase der Vermehrung können die Ribosomen bis zu 40% der Trockenzellmasse ausmachen. Die Translation lässt sich durch zahlreiche Antibiotika blockieren (S. 545)

3.2.7 Nucleoid (Kernäquivalent), Bakterienchromosom, Plasmide

Das Genom (**Nucleoid**) der Bakterien ist ein ringförmiges doppelhelikales DNA-Molekül. Es wird oft auch als „Bakterienchromosom" oder „Kernäquivalent" bezeichnet, darf aber nicht mit den linearen Chromosomen der Eukaryonten verwechselt werden! Die bakterielle DNA ist nicht mit Histonen zu Nucleosomen verpackt. Das Genom von *Escherichia coli* besteht aus ca. 4,7 Millionen Basenpaaren, die rund 4400 Gene kodieren. Die DNA-Doppelhelix ist durch Verdrillung nach links stark verkürzt und dadurch komprimiert. Die Verdrillung wird durch eine Gyrase gewährleistet.

Zusätzlich zum Genom können weitere ringförmige DNA-Moleküle, sogenannte **Plasmide**, vorhanden sein, die jedoch für das Überleben des Bakteriums nicht unbedingt notwendig sind. **Plasmide** sind zirkuläre DNA-Helices, die neben der Bakterien-DNA oftmals in mehreren Kopien vorkommen und unabhängig vom Genom repliziert werden können. Sie tragen die Information für den **F-Faktor** (Fertilitätsfaktor), der die Konjugation ermöglicht (S. 59). Plasmide können zusätzlich noch einen oder mehrere Virulenzfaktoren (z. B. Pilibildung, Kapselbildung) oder **R-Faktoren** (Resistenzfaktoren, S. 60) kodieren, deren Genprodukte eine Resistenz gegenüber Antibiotika vermitteln.

3.2.8 Sporen

Einige Bakterien (**Bazillen** und **Clostridien**) können Dauerformen, so genannte Sporen bilden. Die Sporenbildung erfolgt unter bestimmten, speziescharakteristischen Bedingungen. Diese **Endosporen** sind sehr resistent gegen chemische Noxen, Strahlung oder Erhitzen (Austrocknung). Endosporen dienen nicht, wie die Sporen der Pilze und einiger Pflanzen, der Vermehrung. Es handelt sich um Überdauerungssporen.

Pro Bakterienzelle entwickelt sich nur eine Spore. Dabei wird das Zytoplasma bis auf einen kleinen „Core", der die DNA, RNA, Ribosomen und Enzyme enthält, abgebaut. Es bildet sich von innen nach außen:
– eine **Sporenwand** aus Murein,
– eine **Sporenrinde** aus atypischem Murein und
– ein **Sporenmantel** aus einem keratinähnlichen Protein.
Bakteriensporen haben einen extrem eingeschränkten Stoffwechsel. Erst wenn bestimmte chemische Signale

(z. B. Glucose, Adenosin, Aminosäuren) auf die Sporen einwirken, wird die Sporenrinde aus atypischem Murein durch Autolyse abgebaut und die Spore kann wieder auskeimen.

> **Merke**
>
> **Sporen** sind sehr **resistent** gegen hohe Temperaturen, Trockenheit und auch gegen Desinfektionsmaßnahmen, daher sind sie von großer medizinischer Relevanz!

Mikroorganismen werden durch Sterilisation oder Desinfektion abgetötet. Bei der Sterilisation werden sämtliche Zellen abgetötet, sie kann daher nicht in einer biologischen Umgebung durchgeführt werden. Sollen nur die pathogenen Keime in einem biologischen Umfeld abgetötet werden, spricht man von Desinfektion. Mit Desinfektion erreicht man jedoch keine Keimfreiheit (Sterilität).

3.3 Wachstum der Bakterien

3.3.1 Stoffwechsel, intrazelluläres Wachstum

Nach ihrem Verhalten gegenüber Sauerstoff unterscheidet man **obligat aerobe** Bakterien, die Sauerstoff benötigen (atmen) und **obligat anaerobe** Bakterien, die ihre Energie durch anaerobe Glycolyse gewinnen und sich in Gegenwart von Sauerstoff nicht entwickeln können.
Bakterien, die unter beiden Bedingungen wachsen können, sind **fakultativ anaerob**. Bakterien, die nur bei einem verminderten Sauerstoffpartialdruck wachsen, werden als **mikroaerophil** bezeichnet (bis 5 % Sauerstoff).

> **Klinik**
>
> Bei **tiefen Verletzungen**, die schlecht durchblutet werden, sind bakterielle Infektionen mit Anaerobiern, wie z. B. Clostridien, typisch.

3.3.2 Bakterienkultur

Das Wachstum von Bakterien ist von der Temperatur, dem osmotischen Druck, dem Ionenmilieu, der Empfindlichkeit gegenüber Sauerstoff und dem pH-Wert abhängig. Viele Bakterien sind in der Lage, sich ihre Zellbestandteile aus einfachen, aus der Umgebung aufgenommenen Substanzen, selbst zu synthetisieren. Die Energie für solche Prozesse wird entweder aus dem Sonnenlicht (Cyanobakterien = Blaualgen) oder aus dem Abbau verschiedener organischer Substrate gewonnen. Spurenelemente, Ionen und Stickstoff (in Form von stickstoffhaltigen Verbindungen) werden direkt aus der Umgebung aufgenommen.

Minimalmedium. Ein Minimalmedium für die Kultur von Bakterien enthält eine Energiequelle (z. B. Glucose), eine Stickstoffquelle (z. B. Ammoniumionen), Cofaktoren und Spurenelemente. Unter diesen Bedingungen wachsen Bakterien jedoch relativ langsam, da sie alle anderen Bausteine selbst synthetisieren müssen.

Komplexe Nährmedien (Vollmedien). Sie bestehen aus Hefeextrakt, **Pepton** oder Fleischextrakt und beschleunigen das Wachstum erheblich, da wichtige Zellbausteine in Form von Aminosäuren und Peptiden unmittelbar zur Verfügung stehen. Einige Bakterien benötigen weitere Zusätze in Form von Vitaminen. Nährböden können selektiv sein, dann wachsen nur bestimmte Bakterien darauf. So gestatten antibiotikahaltige Nährmedien nur das Wachstum der resistenten Stämme. Nährböden können auch Indikatoren zugesetzt werden, mit denen das Vorhandensein spezifischer Bakterien nachgewiesen werden kann. Gezüchtet werden Bakterien entweder in Flüssigkulturen (große Mengen möglich) oder auf Agarplatten (gelartiges Medium für kleinere Mengen).

Intrazellulär lebende Bakterien. Chlamydien (Psittakose) und **Rickettsien** (Erreger verschiedener Formen des Fleckfiebers) sind obligate, gramnegative intrazelluläre Parasiten des retikuloendothelialen Systems (RES). Die Freisetzung der Bakterien aus den Zellen erfolgt durch Exozytose oder durch Lyse der Wirtszelle. Sie können daher nur in lebenden Zellen und nicht auf Nährmedien gezüchtet werden.

3.3.3 Wachstum und Vermehrung

Die Wachstumskurve von Bakterien ist charakteristisch und wird in **verschiedene Phasen** eingeteilt:
– die Lag-Phase,
– die exponenzielle Wachstumsphase (Log-Phase),
– die stationäre Phase,
– die Absterbephase.
Die **Lag-Phase** ist eine Anpassung der Bakterien an das Kulturmedium, es finden nur wenige Zellteilungen statt. Die Länge der Lag-Phase hängt vom Vormedium ab: Je ähnlicher es ist, umso kürzer ist die Anpassungszeit. Nach dieser Anpassung vermehren sich die Bakterien unter optimalen Bedingungen **exponentiell**. Trägt man den Logarithmus der Zellzahl gegen die Zeit auf, so erhält man eine Gerade, daher spricht man auch von **Log-Phase**. Diese Log-Phase dauert an, bis die Bakteriendichte zu hoch wird. Die Bakterienkultur tritt nun in die **stationäre Phase** ein, in der Wachstum und Zelltod im Gleichgewicht stehen, um anschließend, bei weiterer Verschlechterung der Lebensbedingungen (Abnahme der Nährstoffe, Zunahme toter Bakterien, Anhäufung von Bakterientoxinen) in die **Absterbephase** einzutreten.
Die Generationszeit vieler Bakterien liegt bei optimalen Bedingungen zwischen 15 und 30 Minuten (*E. coli*: 20 min), kann bei langsam wachsenden Erregern (z. B. *Mycobacterium tuberculosis*) aber auch zwischen 16 und 24 Stunden liegen.

Biologie

Histologie

Anatomie

Chemie

Biochemie

Physik

Physiologie

Psych./Soz.

3.4 Bakteriengenetik

3.4.1 Bakterienchromosom, Plasmide

Zum Bakterienchromosom und den Plasmiden siehe S. 56.

Genregulation. Bei Bakterien ist die Regulation der Genexpression weniger kompliziert als bei Eukaryonten (S. 545). Die **RNA-Polymerasen** suchen ständig nach **Promotorregionen**. Sie erkennen diese an den spezifischen Nucleotidsequenzen, die den Transkriptionsstartstellen vorgelagert sind, die **TATA**-Boxen bei –10 (Nucleotidfolge TATAAT) und eine zweite Box bei –35 Nucleotiden (Nucleotidfolge TTGACA). Die RNA-Polymerase lagert sich nach Erkennung dieser Sequenzen an den Promotor an, bindet einen Aktivierungsfaktor und beginnt stromabwärts bei +1 die Transkription. Da es nicht sinnvoll ist, ständig alle Gene abzulesen, muss es einen Mechanismus geben, der die Transkription nur dann erlaubt, wenn das Genprodukt benötigt wird. Gene können positiv (Bindung eines Aktivatorproteins aktiviert die Transkription) oder negativ (Bindung eines Repressors hemmt die Transkription) reguliert werden. Die Bindungsregion auf der DNA heißt Operatorgen und liegt entweder innerhalb oder dicht neben der Promotorregion. Bei Prokaryonten werden Gruppen von Strukturgenen durch eine Promotorregion und ein Operatorgen kontrolliert (**Abb. 3.4**).

> **Merke**
> Der Komplex aus Promotor, Operator und den dazugehörigen Strukturgenen wird als **Operon** bezeichnet.

Eine solche Form der Kontrolle soll am Beispiel des Modells von **Jacob und Monod** zur Regulation des Lactoseabbaus gezeigt werden. Es handelt sich um einen Kontrollmechanismus, der für katabole Prozesse typisch ist.

Solange die Zelle keine Lactose zur Verfügung hat, besteht auch keine Notwendigkeit die Information der Gene für den Lactoseabbau zu lesen und die entsprechenden Proteine zu bilden. Ein von einem **Regulatorgen** kodiertes Protein, ein **Repressor**, bindet an den Operator und blockiert damit die Bindung der RNA-Polymerase, das Operon ist inaktiv. Diese Repressoren sind sogenannte allosterische Proteine, sie verfügen noch über eine zweite Bindungsstelle für einen **Induktor**. Wird diese zweite Bindungsstelle durch einen Induktor belegt, ändert sich die Struktur des Repressors so, dass er nicht mehr an die DNA binden kann und sich ablöst. Damit ist der Weg für die RNA-Polymerase frei, die Information der Strukturgene wird abgelesen. Im Falle des Lactoseoperons wirkt die Lactose selbst als Induktor, induziert damit selbst die Bildung der für seinen Abbau nötigen Proteine (Permease, β-Galactosidase und Transacetylase). Mit dem Abbau der Lactose sinkt der Lactosespiegel, damit verschwindet auch der Induktor, die Repressoren werden wieder aktiv und blockieren das Operatorgen und damit das Operon. Gene, deren Aktivität durch Bindung eines Induktors an einen Repressor aktiviert werden, sind induzierbare Gene (Substratinduktion).

In der Zelle kann jedoch auch der umgekehrte Fall eintreten, dass von einer Substanz ein bestimmter Level ständig vorhanden sein muss, die Synthese abgeschaltet wird, wenn dieser Level erreicht ist (z.B. beim Tryptophan-Synthese-Operon). In diesem Fall sind die Repressoren primär inaktiv, können also nicht an die DNA binden. Gene, die für Enzyme kodieren, welche Tryptophan synthetisieren sind aktiv, die Enzyme werden gebildet und Tryptophan synthetisiert. Das sich bildende Tryptophan wirkt jetzt selbst als Corepressor, es kann sich an den inaktiven Repressor binden und diesen aktivieren. Der jetzt aktive Repressor bindet an das Operatorgen und blockiert die weitere Ablesung der Gene so lange, bis der Tryptophanspiegel wieder unter ein kritisches

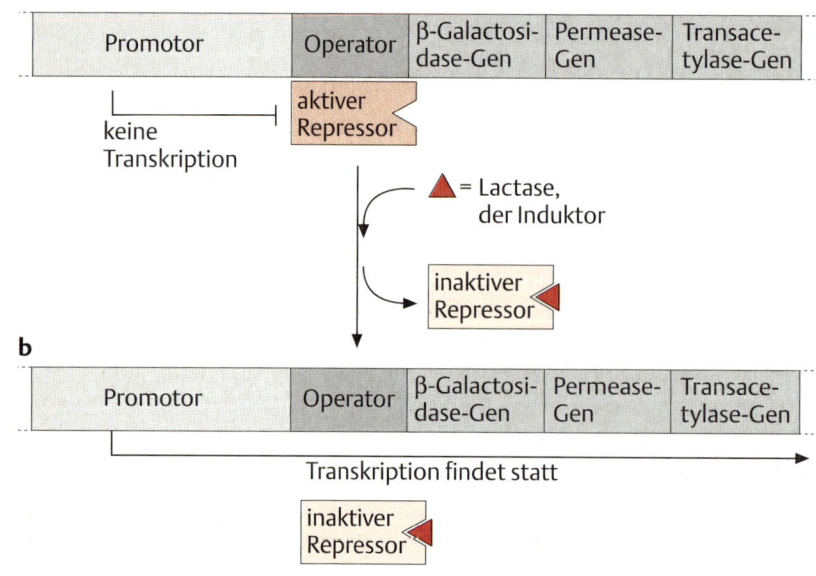

Abb. 3.4 Lactose-Operon, bestehend aus Promotor, Operator und drei Strukturgenen.

3.4 Bakteriengenetik **59**

Biologie

Histologie

Anatomie

Chemie

Biochemie

Physik

Physiologie

Psych./Soz.

Niveau abgesunken ist. Solche Gene werden als reprimierbare Gene bezeichnet (Endproduktrepression).

> **Merke**
>
> **Repressoren** blockieren die Aktivität prokaryontischer Gene durch Bindung an das Operatorgen. Bei induzierbaren Genen kann durch Substratinduktion der primär aktive Repressor inaktiviert werden, die Transkription beginnt. Bei reprimierbaren Genen kann durch Endproduktrepression ein Corepressor den primär inaktiven Repressor aktivieren, der dann an das Operatorgen bindet und die Transkription stoppt.

3.4.2 Übertragung von Genmaterial und Antibiotikaresistenz

Transformation und Transfektion

Die **Transformation** wurde als ein natürlicher Prozess 1928 von **Griffith** entdeckt. Es handelt sich um die Fähigkeit von Bakterien, freie DNA in die Zelle **aufzunehmen** und in das Bakteriengenom zu **integrieren**. Griffith wies nach, dass ein nicht infektiöser Bakterienstamm, durch Aufnahme und Integration der DNA für einen **Virulenzfaktor** (Fähigkeit zur Kapselbildung) infektiös wurde.

Die Fähigkeit von Bakterien, freie DNA aufzunehmen, wird in vielen Laborexperimenten genutzt. So kann man u. a. Gene in **Plasmide** (S. 56) einbauen, diese in Bakterien einschleusen und das Genprodukt von den Bakterien synthetisieren lassen (S. 47). Im Labor werden die Bakterien durch Manipulation der Zellwand für eine verbesserte Transformation kompetent gemacht.

> **Merke**
>
> **Transformation** ist die Einschleusung von **freier DNA** in Bakterien.

Im Unterschied dazu ist die **Transfektion** die Einschleusung genetischen Materials in **eukaryontische Zellen** mittels verschiedener physikalischer (z.B. durch Mikroinjektion), chemischer (z.B. über Liposomen) oder biologischer (Nutzung von Rezeptoren) Verfahren.

Transduktion

Die Transduktion wurde 1952 von **Zinder** und **Lederberg** beschrieben. Es handelt sich um die Übertragung bakterieller DNA zwischen Bakterienzellen durch temperente **Phagen**. Nach der Infektion einer Bakterienzelle durch solche Viren erfolgt die Integration des Virusgenoms in das Bakteriengenom. Ein spezielles, viral kodiertes Rekombinationsenzym **(Integrase)** erkennt im Bakteriengenom Schnittstellen und integriert hier das Virusgenom. Beim Übergang in die lytische Phase des Zyklus (S. 64) wird die Virus-DNA ungenau herausgeschnitten, dabei werden Bakteriengene (entweder spezifisch oder unspezifisch) mitgeschleppt. Diese Bakteriengene werden nach der Virusfreisetzung durch die Infektion neuer Bakterien auf diese Bakterien übertragen und können (falls es sich um Virulenzfaktoren handelt) einen apathogenen Stamm pathogen machen.

> **Merke**
>
> **Transduktion** ist die Einschleusung von DNA in Bakterien **mittels Viren**.

Konjugation

Konjugation ist die Übertragung von DNA zwischen Bakterien über eine kurzzeitig ausgebildete Zytoplasmabrücke. Damit Bakterien konjugieren können, muss einer der Partner über ein sogenanntes **F-Plasmid** verfügen (F⁺-Zelle), das den F-Faktor (Fertilitätsfaktor, Sexfaktor) kodiert, mit dessen Hilfe die Bakterienzelle sogenannte **Sexpili** ausbilden kann. Diese Sexpili sind dünne Proteinrohre, mit deren Hilfe sich eine F⁺-Zelle (Donorzelle) an eine andere Bakterienzelle (F⁻-Zelle, Rezipientenzelle) heftet. Zwischen den Bakterienzellen bildet sich eine **Zytoplasmabrücke** aus (**Abb. 3.5**). Das F-Plasmid der F⁺-Zelle wird nach dem **„Rolling-Circle"-Prinzip** über die Zytoplasmabrücke auf die Rezipientenzelle übertragen:

- Die Doppelhelix wird aufgeschnitten und vom inneren Ring wird eine **Kopie** hergestellt. Dabei dreht sich der Ring und spult den äußeren DNA-Einzelstrang ab (daher: Rolling Circle, **Abb. 3.5**).
- Dieser wird in die Empfängerzelle übertragen und dort wieder zum Doppelstrang repliziert (**Abb. 3.5**). Dadurch wird diese Zelle jetzt auch zu einer (F⁺-Zelle).

Hfr-Zellen

Das Fertilitätsplasmid (F-Plasmid) kann auch direkt in das Bakteriengenom eingebaut werden, dann entsteht eine sogenannte **Hfr-Zelle**. Der Einbau erfolgt über Sequenzhomologien zwischen Plasmid und Genom, ähnlich einem Rekombinationsprozess (Crossing over) oder durch Transposons (S. 60). Hfr-Zellen haben eine sehr hohe Konjugationsfrequenz (Hfr: **h**igh **f**requency of **r**ecombination) und sind in der Lage, nach dem „Rolling-circle"-Prinzip nicht nur den F-Faktor, sondern auch benachbarte Gene auf eine andere Bakterienzelle zu übertragen. Im Extremfall

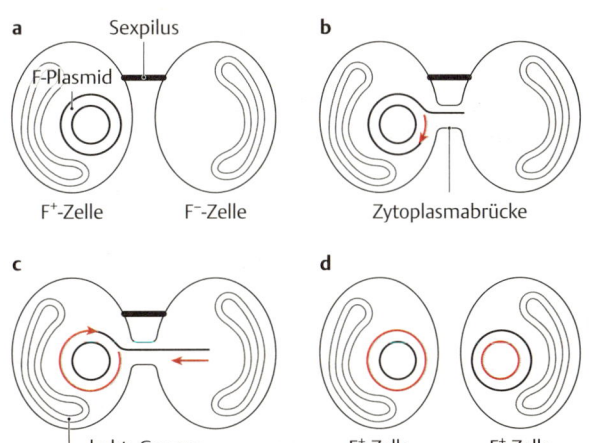

Abb. 3.5 Konjugation einer F⁺-Zelle mit einer F⁻-Zelle und Weitergabe einer Kopie des Plasmids. Die neusynthetisierte DNA ist farbig dargestellt.

kann das komplette Genom übertragen werden, was bei *E. coli* ca. 90 min dauert. Meist wird die Konjugation jedoch vorher abgebrochen.

> **Merke** **Konjugation** ist die koordinierte Übertragung von DNA **zwischen Bakterien**. Übertragen wird dabei eine Kopie der Gene.

R-Plasmide

Neben F-Plasmiden können Bakterien auch **R-Plasmide** besitzen. Diese R-Plasmide enthalten ein oder mehrere verschiedene **Resistenzgene** gegen Antibiotika, sogenannte Resistenzfaktoren (z. B. gegen Chloramphenicol, Streptomycin, Sulfonamide oder Penicillin). R-Plasmide können ebenfalls über Konjugation an andere Bakterien (auch an Bakterien eines anderen Stammes) weitergegeben werden.

Bewegliche genetische Elemente

Wie im Säugergenom gibt es auch im Bakteriengenom genetische Elemente, die ihre Position im Genom verändern können (springende Gene, bewegliche genetische Elemente).

IS-Elemente. Sie enthalten nur ein Gen, das **Transposase-Gen**, welches mit seinem Genprodukt das Springen ermöglicht, allerdings findet dieser Vorgang sehr selten statt. Flankiert wird dieses Gen durch kurze Insertionssequenzen **(inverted Repeats)**, die aus sehr ähnlichen aber invers angeordneten Nucleotidsequenzen bestehen. Diese Insertionssequenzen sind die Erkennungssequenzen zum Herausschneiden des IS-Elements durch die Transposase. Die **Zielstellen** der beweglichen Elemente werden ebenfalls durch für die Transposase spezifische Nucleotidsequenzen bestimmt (**cut and paste**). Eine zweite Möglichkeit der Verbreitung ist das „**Copy-and- paste**"-Verfahren. Dabei wird eine Kopie des Transposons an anderer Stelle in die DNA integriert.
Häufig springen die Elemente in Gene hinein, die daraufhin **inaktiviert** werden. Die inversen Insertionssequenzen der springenden Gene können nämlich bei Bakterien als Transkriptions-Stoppsignale wirken (Ausbildung einer Haarnadelstruktur).

Transposons. Bei einem Transposon werden ganze Gene oder Gengruppen (z. B. Resistenzgene) von zwei IS-Elementen flankiert. Damit wird das ganze Gebilde beweglich. Diese Resistenzgene können dann einzeln oder im Block verschoben (und dabei vervielfältigt) werden. Auf diese Art und Weise können z. B. Antibiotikaresistenzgene ihre Position verändern, indem sie vom Plasmid in das Genom, von einem Plasmid auf ein anderes Plasmid, vom Genom zurück in ein Plasmid oder auch in das Genom eines Phagen hineinspringen. Diese Positionsveränderungen sind aber sehr selten (bei ca. 1 : 1 000 000 Bakterien).

Pathogenität und Virulenz

Pathogenität ist die Fähigkeit eines Erregers, Krankheiten in einem empfänglichen Wirt hervorzurufen. Die Virulenz bestimmt die Stärke der Pathogenität. Sie wird entscheidend bestimmt durch:
– die **Zahl** der eingedrungenen Bakterien,
– durch deren Besitz von **Adhäsinen** (Fimbrien!!),
– durch **Invasionsfaktoren** (Exoenzyme wie **Hyaluronidasen**, **Collagenasen**, **Lipasen** und **Proteasen**; fördern das Eindringen in Gewebe und Zellen),
– durch die **Vermehrungsrate**,
– durch die Fähigkeit, sich dem Zugriff des **Immunsystems** (Kapselbildung, Fähigkeit zur Antigenvariation, intrazelluläre Lebensweise) zu entziehen sowie
– durch die Bildung von **Endotoxinen** und **Exotoxinen**.

Endotoxine. Endotoxine sind Bestandteil der Zellwand von Bakterien (Peptidoglycane, Lipopolysaccharide, Teichonsäure) und werden beim Absterben der Bakterien als Fragmente freigesetzt. Sie induzieren im Wirt die Freisetzung von Zytokinen (Botenstoffe des Immunsystems) und führen so zu immunpathologischen Effekten (Aktivierung der Komplementkaskade und Gerinnungskaskade). Diese können in Organversagen und septischem Schock resultieren. Endotoxine verursachen keine krankheitsspezifischen, sondern **allgemeine Symptome** wie Fieber, Schmerzen, Schock oder Unwohlsein.

Exotoxine. Toxine, die von Bakterien sezerniert werden, werden als **Exotoxine** bezeichnet. Exotoxine verursachen aufgrund ihrer spezifischen zellulären Angriffspunkte meist schwere, sehr spezifische Krankheitssymptome.
– **Diphterie-Toxin** von *Corynebakterium diphteriae:* Hemmung der Elongation bei der Translation,
– **Cholera-Toxin** von *Vibrio cholerae:* irreversible Aktivierung des stimulierenden G-Proteins der Adenylat-Cyklase, massive cAMP-Bildung, massiver Wasser- und Elektrolytverlust,
– **Tetanus-Toxin** von *Clostridium tetani:* Hemmung der Freisetzung inhibitorischer Transmitter wie Glycin und GABA, Starrkrampf,
– **Botulinus-Toxin** von *Clostridium botulinum:* Hemmung der Acetylcholinausschüttung, Lähmung.
Ein Teil der bakteriellen Erreger hat ein natürliches Reservoir in verschiedenen Haus- und Wildtierarten. Infektionen, die von solchen Bakterien verursacht werden, werden **Zoonosen** genannt und können direkt oder indirekt (über **Vektoren**) auf den Menschen übertragen werden.

3.4.3 Antibiotikaresistenz

Antibiotika sind Substanzen, die als Antiinfektiva gegen Bakterien zum Einsatz kommen. Einige dieser Substanzen wirken sehr **spezifisch**, da sie in Stoffwechselprozesse eingreifen, die es nur bei Bakterien gibt:
– **Sulfonamide** z. B. hemmen als Antimetabolite die Folsäuresynthese.
– **Penicilline** hemmen die Mureinsynthese.
Andere Substanzen, wie **Puromycin** oder **Actinomycin**, wirken **unspezifisch** (Abbruch der Translation, Hemmung der Transkription), da sie sowohl bei Pro- als auch bei Eukaryonten in zelluläre Prozesse eingreifen.

Biologie | Histologie | Anatomie | Chemie | Biochemie | Physik | Physiologie | Psych./Soz.

Auch spezifisch gegen Prokaryonten wirkende Antibiotika haben Nebenwirkungen, da sie die Stoffwechselprozesse von Mitochondrien, die ursprünglich intrazelluläre „symbiontische Prokaryonten" waren (S. 15), beeinflussen.

> **Merke** Die Wirkung von Antibiotika kann **bakterizid** (Tötung der Bakterien) oder **bakteriostatisch** (wachstumshemmend) sein.

Der Antibiotikaeinsatz sollte so erfolgen, dass nach seiner Beendigung eine Wiederbesiedlung der Biotope (z.B. Darm, Schleimhäute) durch ihre natürlichen Keime erfolgen kann. Es darf also nicht das Ziel sein, alle Keime abzutöten.
Die schnelle Generationenfolge und hohe Mutationsraten bei Prokaryonten führen (wenn auch selten) immer wieder zur spontanen Entstehung von Bakterien, die resistent gegen Antibiotika sind. Durch zufällige Mutationen bakterieller Gene verändern sich die kodierten Proteine so, dass Antibiotika über unterschiedliche Mechanismen wirkungslos werden.
Solche Resistenzmechanismen beruhen auf
– dem **Abbau** des Antibiotikums (z.B. Abbau des Penicillins durch Spaltung des β-Lactamringes),
– den **Umbau** des Antibiotikums (z.B. Acetylierung von Chloramphenicol und Kanamycin),
– der aktiven **Ausschleusung** des Antibiotikums (z.B. Tetracyclin),
– auf der **Veränderung der Zielstruktur** des Antibiotikums (z.B. Streptomycin).
Diese Resistenzen können im Bakterienchromosom selbst kodiert sein, aber auch auf sich unabhängig replizierenden R-Plasmiden liegen (S. 60). Es gibt inzwischen Plasmide mit Resistenzgenen gegen mehrere Antibiotika (multiresistente Bakterien), sodass einige Bakterienstämme gegen fast alle gängigen Antibiotika resistent sind (Krankenhaus- oder Hospitalkeime).
Bakterien sind in der Lage, R-Plasmide durch Konjugation, Transformation und Transduktion auf andere, nicht resistente Bakterien zu übertragen. Diese Weitergabe kann auch auf Bakterien anderer Stämme erfolgen.

Auswirkungen der Resistenzbildung. Durch den Einsatz von Antibiotika werden die empfindlichen Bakterien vernichtet. Dadurch wird Lebensraum für eventuell vorhandene resistente Bakterien frei, die sich jetzt ungehindert vermehren und ausbreiten können. Es findet ein **Selektionsprozess** auf diese resistenten Bakterien statt, der durch einen „unterschwelligen" Einsatz von Antibiotika verstärkt wird (z.B. zu niedrige Dosierung oder vorzeitiger Abbruch der Behandlung). In einer Population resistenter Bakterien gibt es stärker und schwächer resistente. Die Dosis eines Antibiotikums sollte so gewählt werden, dass **alle** Bakterien davon erfasst werden. Bei zu geringer Konzentration oder vorzeitigem Abbruch der Behandlung überleben diejenigen Bakterien, deren Resistenz am stärksten ausgeprägt war und bilden jetzt den genetischen Grundstock für die nächste Population. Im Anschluss könnten sich

Bakterien entwickeln, die selbst bei den höchstmöglichen Konzentrationen einen Antibiotikaangriff überleben.
Der häufige Einsatz von Antibiotika, nicht nur durch den Mediziner, sondern auch durch die unkontrollierte industrielle Nutzung in Landwirtschaft und Viehmast, führt zu einer immer stärkeren Zunahme der Selektion auf resistente Bakterienstämme.

Was kann man gegen die Ausbreitung von Resistenzen tun?
– Kein Einsatz von Antibiotika im Pflanzenschutz, in der Tiernahrung und Tieraufzucht,
– möglichst geringer Einsatz von Breitbandantibiotika,
– auf eine richtige Dosierung achten: nicht zu wenig (keine Selektion auf Resistenzen) und nicht zu viel (harmlose Bakterien müssen überleben, um den Lebensraum der pathogenen Bakterien nach dem Einsatz wieder zu besiedeln),
– keine Antibiotika bei viralen Infekten einsetzen (Ausnahme: bakterielle Superinfektion),
– sinnvolle Kombination von Wirkstoffen.

> **Klinik**
> **Zerstörung der Darmflora durch Antibiotika.** Eine Nebenwirkung eines Antibiotikaeinsatzes (insbesondere der Einsatz von Breitbandantibiotika) kann die Zerstörung der normalen Bakterienflora im Darm und auf Schleimhäuten sein. Dadurch werden Symbionten, die Vitamin K im Darm produzieren, abgetötet (Vitaminmangel) und Lebensraum für Pilze geschaffen (z.B. Scheidenverpilzung, Darmverpilzung). Durch häufigen Antibiotikaeinsatz können sich im Darm auch resistente *E. coli* anhäufen. Diese sind in der Lage, die Resistenzfaktoren auf andere, möglicherweise stark pathogene Keime weiterzugeben.

Persistenz. Von Persistenz spricht man, wenn Bakterien die Anwendung eines antiinfektiven Mittels überstehen, obwohl sie dagegen empfindlich sind, also ohne Vorliegen einer Resistenz.

3.5 Pilze

3.5.1 Lebensweise und medizinische Bedeutung

Pilze (Fungi) sind **Eukaryonten**, sie besitzen einen Zellkern mit Chromosomen und sind ungefähr 10-mal größer als Bakterien. Sie können Saprophyten, Symbionten oder Parasiten sein, ernähren sich aber ausschließlich **heterotroph**, d.h. sie bauen organische Substanzen ab (= destruentische Lebensweise). Die meisten Pilze leben aerob, Ausnahmen sind die fakultativ anaeroben Hefen (Gärung).
Pilze sind, wie die Pflanzen, unbeweglich und haben eine Zellwand, Vakuolen und eine Plasmaströmung. Sie können jedoch **keine Fotosynthese** betreiben. Die Zellwand besteht aus **Chitin**, Glucanen und Zellulose. Von den ca. 120 000 bekannten Pilzarten können nur ungefähr 100 beim Menschen Krankheiten hervorrufen. Die meisten

dieser Infektionen sind nur bei **geschwächter Immunabwehr** des Wirtsorganismus möglich. Viele dieser infektiösen Pilze gehören zu den „Fungi imperfecti". Je nach **Infektionsort** unterscheidet man kutane Mykosen, subkutane Mykosen und Systemmykosen.

Klinik

Kutane Mykosen. Pilze, die in den oberen Hautschichten, den Haaren oder in den Nägeln leben, heißen **Dermatophyten**. Die Krankheiten, die durch sie entstehen, werden als **Dermatomykosen** bezeichnet (z. B. **Fußpilz**, *Tinea pedis*). Die Pilze sind in der Lage, das Keratin von Haaren und Nägeln abzubauen. Sie können den Menschen auch bei guter Immunabwehr infizieren, da die befallenen Strukturen schlecht oder gar nicht durchblutet werden. Zu den kutanen Mykosen zählen auch die Pilzinfektionen der Schleimhäute (z. B. **Candidiasis** durch *Candida albicans*).

Subkutane Mykosen. Bei diesen Erkrankungen dringen Pilze durch die verletzte Haut oder Schleimhaut in den Körper ein und besiedeln die unteren Hautschichten, die Faszien, das Bindegewebe und den Knochen.

Systemmykosen (tiefe Mykosen). Pilzsporen werden über die Atemluft aufgenommen und vermehren sich in der Lunge, z. B. Lungenkryptokokkose (Hefen) oder Aspergillose (Schimmelpilze: z. B. *Aspergillus fumigatus*). Die Infektion breitet sich anschließend auf andere innere Organe aus.

Die Systemmykosen sind in der Regel **opportunistische Mykosen**. Die Pilze und deren Sporen kommen in der normalen Umwelt vor, man hat täglichen Kontakt, sie sind jedoch normalerweise nicht gefährlich (apathogen). Treffen sie allerdings auf einen geschwächten Organismus, können sie pathogen werden.

3.5.2 Wachstumsformen

Pilze bilden **Hyphen** (Pilzfäden) oder Sprosszellen, die sich verzweigen können. Die Gesamtheit der Hyphen bildet das sogenannte **Myzel** (**Abb. 3.6**). Die Hyphen von Pilzen können bei niederen Pilzen unseptiert (keine Querwände), leicht eingeschnürt (stellenweise Verengung) oder bei höheren Pilzen durch Septen zellig gegliedert sein (über eine Pore im Septum haben die Zellen jedoch noch Verbindung untereinander).

3.5.3 Vermehrung

Die Fortpflanzung der Pilze kann sowohl geschlechtlich (sexuell) als auch ungeschlechtlich (asexuell) erfolgen. Pilze, bei denen die ungeschlechtliche Vermehrungsphase bekannt und die geschlechtliche entweder nicht vorhanden oder noch unbekannt ist, heißen **„Fungi imperfecti"**. Zu ihnen gehören auch die meisten **humanpathogenen Pilze**.

Ungeschlechtliche (asexuelle) Fortpflanzung. Sie kann erfolgen durch:
– Zweiteilung,
– den Zerfall von Hyphen,

– Sprossung (bei Hefen),
– oder die Bildung von Konidien, die asexuelle, mitotisch gebildete Sporen enthalten.

Die Sporen von Pilzen sind resistent gegenüber chemischen und physikalischen Einflüssen. Sie überdauern auch ungünstige Umweltbedingungen.

Sexuelle Fortpflanzung. Pilze können in bestimmten Stadien der Fortpflanzung auch Konidien mit sexuellen Sporen bilden. Diese entstehen durch Verschmelzung zweier morphologisch nicht unterscheidbarer, physiologisch jedoch unterschiedlicher Zellen (Isogamie). Die sexuelle Fortpflanzung schließt, wie bei anderen Eukaryonten, die Plasmogamie (Fusion des Zellplasmas beider Zellen) und eine teils zeitverzögerte Karyogamie (Fusion der beiden Zellkerne) ein. Nach der Verschmelzung ist die Spore diploid (Zygote). Sie kann auskeimen und nun diploide vegetative Zellen bilden. In diesem Fall entstehen die neuen haploiden Sporen durch spätere Reduktionsteilung.

Es ist jedoch auch möglich, dass die Reduktionsteilung bereits im Stadium der Zygote (**Zygotenmeiose**) stattfindet. Aus der Zygote entstehen dann zuerst haploide Sporen, die nach dem Auskeimen haploide vegetative Zellen bilden.

Es ist bei Pilzen also nicht nur ein Wechsel zwischen **geschlechtlicher** und **ungeschlechtlicher** Fortpflanzung möglich, sondern auch ein Wechsel zwischen **haploiden** und **diploiden** Organismen.

3.5.4 Synthese von Stoffen

Antibiotika. Einige Pilze sind in der Lage, antibiotisch wirksame Stoffe zu synthetisieren. Zu ihnen gehört das von Flemming 1928 entdeckte **Penicillin** aus *Penicillium notatum*. **Cephalosporin** (Gattung *Acremonium*) und **Griseofulvin** (*Penicillium griseofulvum*) sind weitere Beispiele für Antibiotika, die in Pilzen gebildet werden, wobei das Griseofulvin als Antimykotikum gegen andere Pilze wirk-

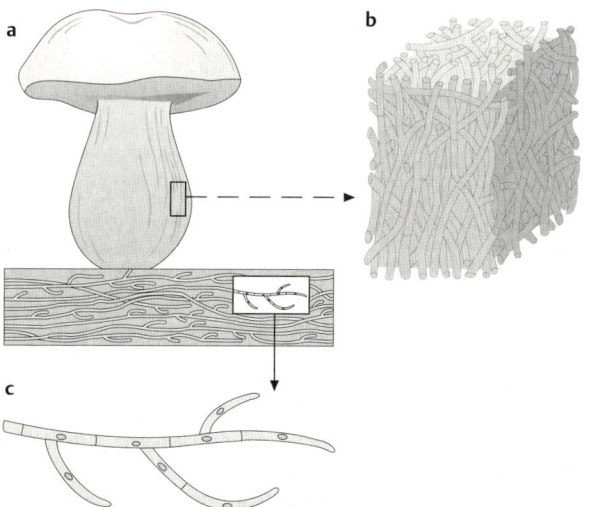

Abb. 3.6 Steinpilz. a Fruchtkörper. **b** Myzel aus dem Fruchtkörper. **c** Hyphen des unterirdischen Myzels.

Biologie | Histologie | Anatomie | Chemie | Biochemie | Physik | Physiologie | Psych./Soz.

sam ist und bei Dermatomykosen (Pilzerkrankungen der Haut) eingesetzt wird.

Über 2000 solcher Antibiotika wurden bislang charakterisiert, ca. 50 davon werden chemotherapeutisch eingesetzt. Der Nachweis einer antibakteriellen Wirkung erfolgt über die Bildung von Hemmhöfen um ein antibiotikumgetränktes Plättchen auf einem Indikatorbakterienrasen.

Aflatoxine. Viele Pilze können **toxische Substanzen** produzieren, die für den Menschen gefährlich sind. Insbesondere die Aflatoxine einiger Schimmelpilze (*Aspergillus flavus* und *Aspergillus parasiticus*) sind wichtige karzinogene Substanzen, die bereits in sehr geringen Konzentrationen schädlich sind. Sie werden von Aspergillusarten produziert, die sich häufig auf Gewürzen, Nüssen und Nussprodukten sowie Getreide und Getreideprodukten befinden. Zur Bildung der Giftstoffe sind Temperaturen von 25 bis 40 °C nötig. Daher sind Aflatoxine vor allem in subtropischen und tropischen Gebieten von Bedeutung. Aflatoxin B1 wird in der Leber zu einem Epoxid umgebaut, das im Zellkern der Hepatozyten kovalent an das Guanosin der DNA bindet. Dadurch wird die normale Replikation der DNA gestört und der genetische Code wird verändert.

Amanitine und das Phalloidin. Zu den lebensgefährlichen Pilzgiften gehören die **Amanitine** und das **Phalloidin** der *Knollenblätterpilze.* α- und β-Amanitin sind zyklische Oligopeptide, welche die **RNA-Polymerase-II** hemmen.

Zusätzlich bilden Knollenblätterpilze noch Phalloidin, ein Gift, welches die **Actinpolymerisation** beschleunigt und das polymere F-Actin stabilisiert. Dadurch werden die Leberzellmembranen beschädigt und durchlässig für Ionen, sodass die Leberzellen nekrotisieren und zerstört werden. Der Tod tritt unbehandelt um den 5. Tag ein. Die letale Dosis an Amantotoxinen beträgt beim Menschen 0,1 mg pro kg Körpergewicht.

Muscarin und das Muscimol. Muscarin und Muscimol sind Gifte des **ziegelroten Risspilzes, Pantherpilzes** und **Fliegenpilzes.**

- **Muscarin** (Hauptgift des Risspilzes) ist ein **cholinerger Agonist.** Er führt zu einer konstanten Erregung der muscarinergen cholinergen Rezeptoren des Nervensystems. Das Gegenmittel ist Atropin. Rechtzeitig verabreicht, verschwinden die Vergiftungserscheinungen in Minutenschnelle.
- **Muscimol** (Hauptgift des Fliegenpilzes und Pantherpilzes) entfaltet seine starke Wirkung als **Agonist an GABA$_A$-Rezeptoren** des Gehirns. Muscimol ist für die halluzinogenen Zustände nach Fliegenpilzgenuss verantwortlich.

Ergotamin. Auf Getreide und Gräsern parasitiert der **Mutterkornpilz,** die Dauerform des Pilzes *Claviceps purpurea.* Ergotamin, das Gift dieses Pilzes, bindet an adrenerge α-Rezeptoren der Zielorgane des Sympathikus, an Serotonin- und Dopaminrezeptoren. Durch die Bindung an adrenerge α-Rezeptoren wird eine Verengung der Blutgefäße (Durchblutungsstörung) ausgelöst. Durch die Ge-

fäßverengung werden die Gliedmaßen erst gefühllos und sterben später ab.

Wegen seiner fördernden Kontraktionswirkung auf die Gebärmutter wurde Mutterkornpilz im Mittelalter als Abtreibungsmittel benutzt, Ergotamin ist auch heute noch als wehenförderndes Mittel in Gebrauch.

3.6 Viren

3.6.1 Virusbegriff

Viren bilden einen Grenzfall des Lebens, sie sind für ihre Vermehrung und Entwicklung auf lebende Zellen angewiesen, sind damit **obligate Zellparasiten.** Sie besitzen **keinen eigenen Stoffwechsel** und auch **keine Zellstruktur** im herkömmlichen Sinne. Es scheint, als ob es sich um „rückentwickelte", extrem parasitäre Bakterien handelt, die alle Zellorganellen über Bord geworfen haben und nur noch aus Nucleinsäure und Proteinen bestehen. Eine andere Theorie leitet Viren von in der Evolution entstandenen, selbstreplizierenden Molekülen ab (Coevolution). Eine dritte Hypothese geht davon aus, dass es sich um verselbstständigte Zellbestandteile handelt. Viren haben einen **Bau-** und **Funktionsplan (RNA** oder **DNA),** der sie zur Regeneration ihrer Struktur befähigt. Aufgrund ihrer hohen Vermehrungs- und Mutationsrate können sie sich extrem schnell an veränderte Umweltbedingungen anpassen **(Entwicklung).**

Bakteriophagen nennt man Viren, die auf Bakterien als Wirtszellen spezialisiert sind. Sie dringen nicht komplett in die Wirtszellen ein, sondern injizieren lediglich ihr Genom in das Bakterium.

Viroide sind infektiöse kurze Nucleinsäuren mit einem niedrigen Molekulargewicht (um 100 000 Dalton). Sie bestehen aus einer ringförmigen RNA, die stäbchenförmig verdrillt ist, und besitzen **weder Hülle noch Capsid.** Viroide können bei Pflanzen Krankheiten auslösen. Der Mechanismus ihrer Vermehrung in den infizierten Zellen ist weitgehend unbekannt.

3.6.2 Aufbau

Viren bestehen aus einer **Nucleinsäure** und einer **Proteinhülle (Capsid).** Die Bausteine des Capsids sind die **Capsomeren.** In einigen Fällen ist eine zusätzliche Hülle aus **Lipiden** und **Glykoproteinen** vorhanden. Einige Viren sind mit Enzymen ausgestattet, z. B. mit reverser Transkriptase. Die Größe von Viren liegt zwischen **25** und **300 nm,** sie können also Bakterienfilter passieren. Ein reifes Viruspartikel wird als **Virion** bezeichnet. Inkomplette (unreife Partikel) sind Vorstufen des Virions und nicht infektiös. Die Nucleinsäure von Viren kann entweder einzel- **(ss)** oder doppelsträngige **(ds) DNA** oder **RNA** sein.

 Merke Bei Viren ist jeweils nur ein Typ von Nucleinsäure vorhanden, Viren enthalten also **entweder DNA** *oder* **RNA!**

Bakteriophagen sind sehr komplex aufgebaut:
– Im **Kopf** befindet sich das Phagengenom,
– durch einen Zylinder, den **Schwanz**, kann die Phagennu-
cleinsäure in das Bakterium injiziert werden.
– **Spikes** und **Schwanzfasern** sorgen für die Anheftung des
Phagen an das Bakterium.

3.6.3 Vermehrung und Genetik

Da Viren obligate Zellparasiten sind, kann man sie in normalen Nährmedien nicht züchten. Man benötigt also lebende Zellen als Kulturmedium. Für die Zucht von Viren
sind geeignet:
– Zellkulturen,
– befruchtete Hühnereier (mit Embryo),
– Mäuseembryonen und
– adulte Tiere.
– Bakteriophagen kann man nur in Bakterien züchten.

Bakteriophagen

Nachdem ein Bakteriophage sein Genom in die Bakterienzelle injiziert hat, können zwei verschiedene Wege beschritten werden. Wird die Phagen-DNA abgelesen und
werden direkt nach der Injektion neue Bakteriophagen
produziert und freigesetzt, spricht man vom **lytischen
Zyklus** (s. u.). Wird die Phagen-DNA nach der Injektion in
das Bakteriengenom integriert und erst zu einem späteren Zeitpunkt zur Produktion neuer Phagen abgelesen, so
spricht man vom **lysogenen Zyklus** (s. u.).
Die Zeitspanne von der Infektion einer Bakterienzelle mit
Phagen bis zur Freisetzung der ersten Phagen nennt man
Latenzzeit. Innerhalb der Latenzzeit gibt es eine Phase, bei
der schon mit den ersten Schritten der Virenneubildung
begonnen wird, jedoch noch keine fertigen (und damit infektiösen) Virionen vorliegen. Diese Zeitspanne wird als
Eclipse bezeichnet (die damit immer etwas kürzer als die
Latenzphase ist).
Die Zahl der freigesetzten Phagen im Verhältnis zur An-
zahl, die bei der Infektion zum Einsatz kam, ist die **Wurf-
größe**.

Lytischer Zyklus. Sogenannte **virulente** Phagen zeichnen
sich dadurch aus, dass sie direkt nach Eindringen in das
Bakterium in den **lytischen Zyklus** eintreten (**Abb. 3.7**) und
mit ihrer eigenen Vermehrung beginnen. Die Infektion mit
virulenten Phagen erfolgt nach folgendem Schema:
– **Adsorption:** Die Phagen werden durch in der Bakterienzellwand vorhandene Rezeptoren spezifisch gebunden,
d. h. es gibt eine **Protein-Protein-Wechselwirkung** zwischen Bakterienzelle und Phagen.
– **Injektion:** Phagen werden nicht als Ganzes aufgenommen, sie injizieren durch den Schwanz nur ihre Nucleinsäure in das Bakterium. Die Proteinhülle bleibt drau-
ßen.
– **Reifungsphase I:** Der Stoffwechsel der infizierten Zelle
wird umgestellt. Virusnucleinsäure wird unter Ausnutzung des Replikationsapparates der Zelle **repliziert**.

– **Reifungsphase II:** Hier erfolgt die Synthese von **neuen
Hüllproteinen**. Diese werden mit der Phagennuklein-
säure zu reifen Phagen vereinigt.
– **Freisetzung:** Die Bakterienzellwand wird durch **Phagen-
lysozym** aufgelöst und die neu gebildeten Phagen werden freigesetzt.

 Merke **Virulente Phagen** gehen direkt in den **lytischen Zyklus**.

Lysogener Zyklus. Bei sogenannten **temperenten** Phagen
wird der lytische Zyklus vorerst umgangen. Das Virusgenom wird nach der Infektion in das Bakteriengenom
integriert. Bei RNA-Phagen wird vorher die RNA mittels
reverser Transkriptase in DNA umgeschrieben.
Bei jeder Teilung der Bakterienzelle wird nun das Virus
an die Tochterzellen weitergegeben. Solche integrierten
Phagen werden als **Prophagen** bezeichnet. Bakterien, die
einen Prophagen tragen, nennt man **„lysogen“**. Erst durch
äußere Faktoren (UV-Licht, Temperaturschock) tritt der
Phage in seine **lytische Phase** (**Abb. 3.7**).

 Merke **Temperente Phagen** bauen zuerst ihr Genom als **Pro-
phage** in das Wirtsbakterium ein. Die Bakterienzelle ist
dann lysogen und kann zu einem späteren Zeitpunkt
lytisch werden.

Lysogenie kann eine **Symbiose** zwischen Bakterienzelle
und Phagen mit sich bringen. So ist das **Diphteriebakte-
rium** *(Corynebacterium diphteriae)* an sich harmlos, nur
wenn es einen Prophagen trägt, wird es pathogen und
ermöglicht eine schnelle Vermehrung der Bakterien im
Wirt. Ermöglicht wird dies durch das **Diphterietoxin**, das
im Virusgenom kodiert wird.

Eukaryontische Viren

Adsorption. Über ihre spezifischen Capsidproteine binden
Viren an Rezeptoren der Wirtszelle. Dabei kann die Bindung
– an **zellspezifische** Rezeptoren erfolgen (dann können Viren nur bestimmte Gewebe befallen) oder
– an Rezeptoren erfolgen, die auf **verschiedenen Zelltypen**
verbreitet sind (dann werden unterschiedliche Gewebe
oder sogar unterschiedliche Tierarten befallen).

Penetration. Bei nackten Viren (ohne Lipidhülle) erfolgt
die Penetration über **Pinozytose** (S. 12). Umhüllte Viren
fusionieren ihre Lipidhülle mit der Zytoplasmamembran
der Wirtszelle. In beiden Fällen gelangt das komplette Virus **inklusive des Capsids** in die Zelle.

 Merke **Bakteriophagen** injizieren **nur die DNA! Eukaryon-
tenviren** penetrieren samt **Capsid**!

Uncoating. In der Zelle erfolgt als erster Schritt das Uncoating (Abbau des Capsids durch Enzyme). Damit wird das
Virusgenom innerhalb der Wirtszelle freigesetzt.

3.6 Viren **65**

Biologie

Histologie

Anatomie

Chemie

Biochemie

Physik

Physiologie

Psych./Soz.

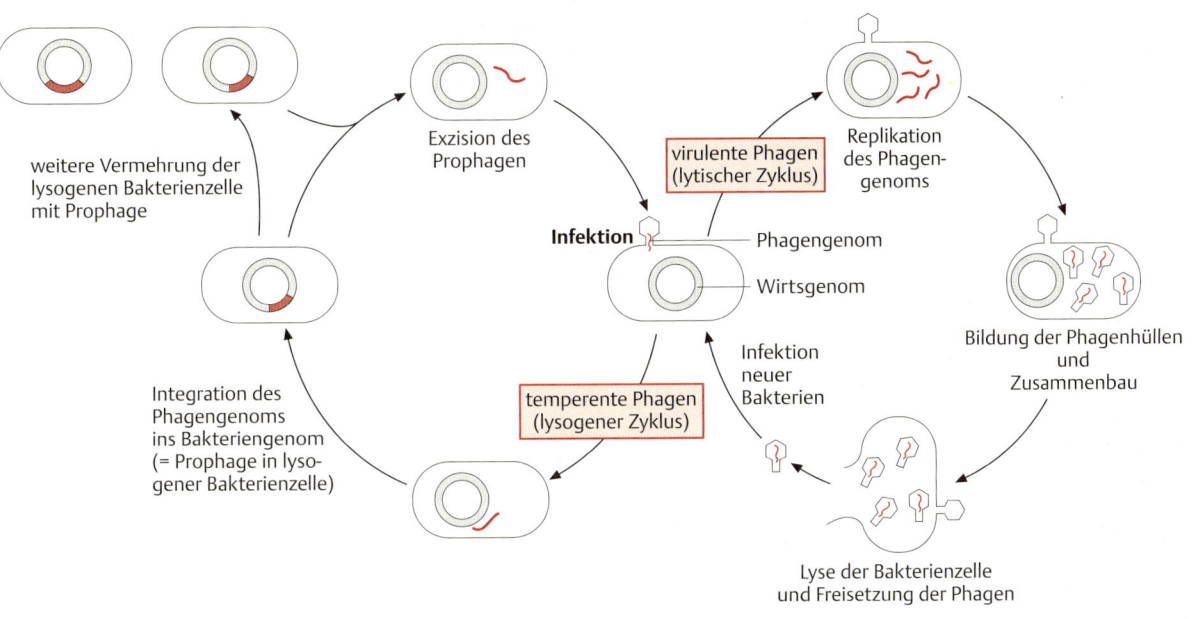

Abb. 3.7 Lysogener Zyklus (links) und lytischer Zyklus (rechts). Die Ursachen für den Übergang vom lysogenen in den lytischen Zyklus sind noch weitgehend unbekannt.

Reifungsphase. Während dieser Phase sind keine vollständigen Viruspartikel nachweisbar (**Eclipse**, s. o.). Die Virusbestandteile werden produziert und das Virusgenom wird repliziert. Die dabei ablaufenden Prozesse sind sehr unterschiedlich und hängen vom Virustyp (z. B. DNA-/RNA-Virus) ab. Teils werden Enzyme der Wirtszelle verwendet, teils steckt die Information für wichtige Proteine (z. B. die Information für die RNA-Replikase zur Vermehrung einiger RNA-Viren) im Virusgenom und muss erst durch Translation realisiert werden. Retroviren können ihre genetische Information von RNA in doppelsträngige DNA umschreiben. Das dafür benötigte Enzym, die **reverse Transkriptase**, bringen sie entweder mit oder lassen es in der Wirtszelle durch Translation ihrer RNA bilden. Die DNA kann dann in das Wirtsgenom integriert werden (z. B. das HI-Virus) und erst zu einem späteren Zeitpunkt in die Reifungsphase eintreten.

Virusmontage und -freisetzung. Die **Montage** der Viren erfolgt zum Teil spontan (self assembling), zum Teil unter Zuhilfenahme zellulärer Proteine. Membranumhüllte Viren werden an Membranstrukturen (Zellkern, Zytoplasmamembran) zusammengesetzt.

Die **Ausschleusung** der fertigen Viruspartikel erfolgt durch:
- **Zerstörung der Zelle** (nackte Viren),
- **Exozytose** (umhüllte Viren). Dabei bildet sich aus den Bestandteilen der Wirtszellmembran die Virushülle. Die Wirtszelle bleibt bei diesem Prozess intakt.

Retrovirusgenom

Retroviren besitzen zwei identische 7–12 Kilobasenpaare (kb), große, einzelsträngige, lineare RNA-Moleküle, als Genom. Die beiden Enden eines jeden RNA-Moleküls besitzen Long terminal Repeats (LTRs). Das Genom besteht in der Regel aus drei Regionen: gag (kodiert interne strukturelle Proteine wie Matrix-, Kapsid- und Nucleokapsidproteine), pol (kodiert reverse Transkriptase, Integrase und Protease) und env (kodiert Hüllproteine). Die Terminal Repeats enthalten eine Promotorregion zur Transkriptionskontrolle und dienen dem Integrationsprozess in die Wirts-DNA. Weitere regulatorische Sequenzen: im 5′-Bereich eine mit ψ (psi) bezeichnete Sequenz (Verpackungssignal für RNA in die Viruspartikel), eine Primerbindungsstelle (die reverse Transkriptase benutzt für den Start der Replikation ein tRNA-Molekül als Primer).

3.6.4 Infektionswege humanpathogener Viren

Humanpathogene Viren gelangen über verschiedene Wege zu ihren Zielgeweben:
- **Tröpfcheninfektion**, z. B. Influenza, Masern, Mumps oder Röteln,
- über das **Blut**, z. B. bei Hepatitis B, C, D oder Aids (HIV),
- **oral** kann man sich durch Kuss z. B. mit Zytomegalieviren (ZMV) und Herpes-Simplex-Viren (HSV) infizieren.
- **Schmierinfektion** (Infektionsquelle Stuhl), z. B. Hepatitis A, E oder Rotaviren (Diarrhö),
- **Lebensmittel, Trinkwasser**
- **Vektoren** (z. B. Mücken bei Gelbfieber)
- **äußere Verletzungen, z. B. Tollwutviren** durch den Biss von Hunden oder Fledermäusen,
- **indirekten Kontakt** (Geräte, Inhalatoren, Türklinken), z. B. Adenoviren des Respirationstraktes oder Papillomaviren,
- **Transplantate** z. B. Hepatitis, HI-Viren.

Die **endogene Reinfektion** mit latent im Körper persistierenden (jedoch vom Immunsystem in Schach gehaltenen) Viren (z. B. HSV, ZMV) stellt zwar keine Neuinfektion dar,

Biologie
Histologie
Anatomie
Chemie
Biochemie
Physik
Physiologie
Psych./Soz.

führt aber erneut zur Ausbildung der phänotypischen Krankheitsmerkmale.

Latente Virusinfektion

Latente Virusinfektionen entstehen durch **persistierende** Viren (sehr langsame produktive Replikation, z. B. bei temperenten Viren) oder **nicht produktive** Viren. Die Infektion bleibt erhalten, es gibt kaum Symptome, das Immunsystem hält die Viren in Schach (sie sind in ihren Zellen gefangen). Auf bestimmte Reize hin, über die wenig bekannt ist, können die Viren wieder aktiviert werden (z. B. Herpes simplex). Die Ursache kann z. B. eine Schwächung des Immunsystems durch

- psychischen Stress,
- durch eine andere Krankheit (bei z. B. Tumorpatienten oder bei AIDS) oder
- durch medikamentöse Unterdrückung der Immunreaktion nach Transplantationen sein.

Befallen Viren unterschiedlicher Virusstämme die gleiche Zelle, so ist ein **Gentransfer** zwischen diesen Virenstämmen möglich. Dadurch können z. B. tierische Viren die Fähigkeit erlangen, menschliche Zellen zu infizieren.

Bekämpfung viraler Infektionen

Die chemotherapeutische **Bekämpfung** von Virusinfektionen ist sehr schwierig, da Viren sich innerhalb von Zellen befinden und auch den biochemischen Apparat der Zelle benutzen. Es gibt jedoch einige Ansätze, die bei einzelnen Virustypen in virusspezifische Stoffwechselvorgänge eingreifen. Dafür ist die Kenntnis des Erregervirus nötig. So kann man z. B.

- bei Influenzaviren durch Amantadine das **„Uncoating" blockieren**,
- bei RNA-Viren die **reverse Transkriptase hemmen** (HI-Virus!),
- durch Neuraminidase-Inhibitoren bei Influenzaviren die **Virusfreisetzung** und **-ausbreitung** unterbinden,
- durch **Nucleosidanaloga** die Virusreplikation hemmen,
- Prozesse der **Virusmontage** hemmen oder
- die **Virusadsorption** an Zellen blockieren.

Unspezifische Abwehr durch Interferon

Ein unspezifischer Abwehrmechanismus des menschlichen Organismus gegen Viren ist die Bildung von **Interferon**. Interferone sind artspezifische **zelluläre Abwehrproteine**, die nach einer Virusinfektion in der Zelle gebildet und auch freigesetzt werden. Seine Wirkung entfaltet es jedoch nur **innerhalb** von Zellen durch

- die Beeinflussung von **Virusrezeptorproteinen** der Zelloberfläche und
- die Bildung von **translationshemmenden Proteinen** (RNase-Wirkung), was die Virusvermehrung unterdrückt.

Die multiplen Angriffspunkte auf Zellmembran und Translation sind nicht selektiv.

Interferon unterscheidet also nicht zwischen Prozessen der viralen oder der menschlichen Proteinbiosynthese.

Das zeigt sich in den Nebenwirkungen einer hochdosierten Interferontherapie.

Immunisierung

Der beste Schutz vor Virusinfektionen ist die vorbeugende **Immunisierung** mit abgeschwächten **(attenuierten)** Viren bzw. mit **Kapselproteinen**. Methoden der genetischen Immunisierung mit rekombinanten **Virusvektoren** oder rekombinanten **attenuierten Bakterien** werden zurzeit entwickelt. Ziel dabei ist die Bildung des immunisierend wirkenden viralen Antigens im Wirt selbst.

Klinik

Röteln. Virale Infektionen während der Schwangerschaft können zu Missbildungen des Fetus führen, bis hin zum **Spontanabort**. Besonders gefährdet sind Schwangere, die sich eine Rötelninfektion zuziehen – selbst wenn diese Infektion latent verläuft, also von der Schwangeren gar nicht bemerkt wird. Aufgrund der Häufigkeit und Stärke der Missbildungen nach einer Rötelninfektion sollten Mädchen noch vor Erreichen der Pubertät gegen Röteln immunisiert werden.

Tumorviren. Eine weitere Gefahr ist die Entwicklung von **Tumoren** durch einige Virenstämme, zu denen sowohl DNA-Viren (Epstein-Barr-Virus) als auch Retroviren gehören. Die bei Retroviren durch die reverse Transkriptase aus der RNA dieser Viren gebildete DNA wird in das Wirtsgenom integriert. Beim Übergang in den lytischen Zyklus (Herausschneiden des Virusgenoms) werden häufig wirtszelleigene Gene mitgeschleppt, die u. U. **Protoonkogene** (Biochemie, S. 548) sind, d. h. wichtige Schritte des Zellzyklus kontrollieren (DNA-bindende Proteine, Hormonrezeptoren, Wachstumsfaktoren und Wachstumsfaktorrezeptoren, Proteinkinasen, G-Proteine). In den nachfolgenden Virusgenerationen werden diese Gene aufgrund der bei Viren auftretenden hohen Mutationsrate mutativ verändert und können so zu **Onkogenen** (Biochemie, S. 549) werden. Bei der Infektion neuer Wirte wird das Onkogen exprimiert und führt zur Transformation der infizierten Zellen.

3.7 Prionen-Erkrankungen

Klinik

Einige gefährliche und in ihrem Verlauf tödliche Krankheiten werden wahrscheinlich durch eine Infektion mit reinen Proteinen ausgelöst. Diese infektiösen Proteine nennt man Prionen (von: proteinartige infektiöse Partikel). Sie enthalten **keine Nucleinsäuren**. Es sind also **keine Lebewesen** für diese Erkrankungen verantwortlich wie bei anderen Infektionskrankheiten. Dennoch sind Prionenkrankheiten übertragbar, wobei die Übertragungswege noch nicht ganz aufgeklärt sind. Möglicherweise erfolgt nach Aufnahme des infektiösen Proteins über die Nahrung eine aufsteigende Infektion über Nervenendigungen des autonomen Nervensystems zum Zentralnervensystem.

Biologie

Histologie

Anatomie

Chemie

Biochemie

Physik

Physiologie

Psych./Soz.

Prionen sind Auslöser von **Rinderwahnsinn (BSE)**, **Katzen-** und **Nerzwahnsinn**, **Scrapie** (bei Schafen) und der **Creutzfeldt-Jakob-Krankheit** (CJD) beim Menschen.

Die **Erkrankung** beruht auf einer Akkumulation fehlgefalteter Proteine im Gehirn, durch die das Nervensystem zerstört wird: Die Gene von Prion-Proteinen kommen in den Säugetieren selbst vor. Sie kodieren für Proteine, die im Gehirn bestimmte Funktionen erfüllen und zwei stabile Konformationen (eine physiologische und eine unphysiologische) einnehmen können. Wenn sich ein solches Protein in seine unphysiologische Raumstruktur faltet, wird es zum Prion und induziert (ähnlich einer Kettenreaktion) die Fehlfaltung der physiologischen Proteine, die so ihre ursprüngliche Funktion nicht mehr erfüllen können. Es wirkt also wie ein Kristallisationskeim und wird zu einem infektiösen Agens. Diese fehlgefalteten Proteine sind extrem stabil gegenüber Proteasen, können also von den erkrankten Organismen nicht abgebaut werden.

Eine Fehlfaltung dieser Proteine kann jedoch auch ohne Infektion **genetisch bedingt** stattfinden. Durch eine Mutation im normalen Gen entsteht ein defektes Protein, welches sich z. B. bei der klassischen Creutzfeldt-Jakob-Krankheit fehlfaltet, mit der Zeit akkumuliert und in fortgeschrittenem Alter zu einer Zerstörung der Hirnsubstanz führt.

Bei der **neuen Variante der CJD (nvCJD)**, die bereits in frühen Lebensjahren auftreten kann, geht man jedoch davon aus, dass sie durch die Aufnahme infektiöser Partikel über die Nahrung (BSE-kontaminiertes Rindfleisch) ausgelöst wird.

3.8 Ausgewählte Kapitel aus der Ökologie

Die Ökologie beschäftigt sich mit den Wechselbeziehungen **zwischen Lebewesen** und ihrer **Umwelt** und den Wechselwirkungen der **Lebewesen untereinander**.

3.8.1 Stoff- und Energiekreisläufe

Stickstoffkreislauf

Im Mittelpunkt des Stickstoffkreislaufes steht **Ammonium**, das Produkt des Eiweißabbaus. Pflanzen können nur Ammoniumionen (NH_4^+) und Nitrationen (NO_3^-) als Stickstoffquelle nutzen. Ausnahmen sind **Knöllchenbakterien** (Acetobacter), die in Symbiose mit Leguminosen (Schmetterlingsblütlern) leben, und einige Blaualgen. Sie sind in der Lage, den molekularen Stickstoff der Luft (N_2; 78 % der Luft ist Stickstoff!) zu oxidieren und damit den Pflanzen zur Verfügung zu stellen. Diesen Vorgang nennt man N_2-Fixierung.

Andere Bakterien (**Nitrosomonas, Nitrobacter**) oxidieren Ammonium (aus dem Eiweißabbau) zu **Nitrit** (NO_2^-) und **Nitrat**. Dieser Prozess wird als **Nitrifikation** bezeichnet, kann aber nur stattfinden, wenn der Boden gut durchlüftet ist. Unter Sauerstoffmangel machen sie genau das Gegenteil: sie benutzen NO_3^- als Sauerstoffquelle und geben

molekularen Stickstoff an die Luft ab **(Denitrifikation)**, was zu **Stickstoffverlusten** im Boden führt. Nach einer Überdüngung mit Stickstoff kann unter Sauerstoffmangel der Stickstoffgehalt wieder normalisiert werden.

Kohlenstoff-/Sauerstoffkreislauf und O_2/CO_2-Bilanz

Kohlenstoff und Sauerstoff sind im Stoffkreislauf durch **Photosynthese** und **Atmung** eng aneinander gekoppelt. Durch Photosynthese wird CO_2 in organische Verbindungen fixiert und Sauerstoff wird freigesetzt. Durch Atmung und durch den Abbau organischer Substanzen durch Destruenten werden die energiereichen organischen Kohlenstoffverbindungen unter Sauerstoffverbrauch wieder zu CO_2 oxidiert. Der Mensch greift gleich zweimal in die O_2/CO_2-Bilanz ein. Erstens durch die massenhafte **Verbrennung fossiler Energieträger**, wodurch es zu einem starken Anstieg der CO_2-Konzentration in der Luft kommt, was verheerende Folgen für die Klimasituation hat (Treibhauseffekt, Schmelzen der Polkappen, Anstieg des Meeresspiegels). Zweitens durch die massenhafte **Rodung der O_2-Produzenten**, heute insbesondere der tropischen Regenwälder. Der Boden eines gerodeten Regenwaldes erschöpft sich durch landwirtschaftliche Nutzung (Weide) sehr schnell. Seines natürlichen Stoffkreislaufes beraubt, verödet er (Erosion der Humusschicht) und ist damit sowohl für die O_2/CO_2-Bilanz als auch für die Nahrungsproduktion verloren.

Verschmutzung der Gewässer

Die Verschmutzung der Gewässer mit organischem Material ist ein Naturvorgang: Blätter und Holz, die in Flüsse oder Seen fallen, Tiere, die darin verenden, usw. „verschmutzen" auf natürliche Weise die Gewässer. In den Gewässern lebende Destruenten ernähren sich von diesem organischen Material, zersetzen es und bringen die Grundbausteine in den natürlichen Kreislauf zurück. Die Gewässer sind also zur **Selbstreinigung** befähigt, haben jedoch nur eine bestimmte Selbstreinigungskapazität. Der Mensch bringt diese natürlichen Kreisläufe durch übermäßige Verschmutzung aus dem Gleichgewicht und zerstört die Selbstreinigungsfähigkeit der Gewässer durch das Einbringen von Haushalts- und Industrieabfällen. Die Veränderung des **pH-Wertes** von Gewässern führt bei Überschreiten von Grenzwerten zu **Fischsterben**. Durch die **Einleitung** von Haushaltabwässern entsteht eine starke **Überdüngung** der Gewässer. Dadurch kommt es zu einem starken Wachstum von Produzenten **(Eutrophierung)**. Die Folge ist eine Zunahme von Konsumenten und Destruenten, die unter Sauerstoffverbrauch die vermehrt anfallende organische Substanz wieder abbauen. Durch den **Sauerstoffmangel** vermehren sich verstärkt **Anaerobier**. Die übermäßige Vermehrung von Anaerobiern am Gewässergrund als Folge der starken Eutrophierung führt zur Ansammlung von Faulschlamm und Produktion giftiger Gase (Methan, Schwefelwasserstoff). Das Gewässer verliert seine Selbstreinigungskraft, **„kippt um"** und ist biologisch tot. Durch die Einbringung von **Sauerstoff** kann man ein solches umgekipptes System langsam wieder regenerieren.

Das Prinzip der Selbstreinigung von Gewässern wird in **Kläranlagen** zur biologischen Reinigung von Abwässern durch den Abbau organischer Verbindungen mithilfe von Mikroorganismen genutzt. Dabei treten jedoch natürliche Beschränkungen auf. Chemisch synthetisierte Makromoleküle, die in natürlichen Systemen nicht vorkommen, wie z. B. chlorierte Kohlenwasserstoffe, sind nur sehr **schwer** abbaubar. Schwermetalle können gar nicht abgebaut werden und müssen durch andere Verfahren aus den Abwässern entfernt werden.

3.8.2 Nahrungsketten, Energiefluss

Energiefluss

Innerhalb eines Ökosystems sind die Organismen durch **Stoff-** und **Energiekreisläufe** (**Abb. 3.8**) **miteinander verbunden**:

– Durch autotrophe Pflanzen wird **Sonnenenergie** in chemische Energie (in Form organischer Verbindungen) umgewandelt. Diese Pflanzen werden daher als **Produzenten** bezeichnet.
– Die Pflanzen selbst und deren Produkte werden durch **heterotroph** lebende Organismen als Energiequelle genutzt. Man nennt sie damit Konsumenten (**Primärkonsumenten, Pflanzenfresser**).
– Herbivora dienen dann wieder Konsumenten 2. Ordnung als Nahrungsquelle (**Sekundärkonsumenten, Fleischfresser**).
– Die **Abfallprodukte** aller Produzenten und Konsumenten sowie deren Leichen dienen **Destruenten** (Bakterien, Pilzen) als Energiequelle. Dadurch werden organische Substanzen abgebaut und Mineralstoffe, Stickstoff, Schwefel und Kohlendioxid in den Kreislauf zurückgeführt.

So entstehen Kreisläufe für verschiedene Elemente wie Kohlenstoff, Stickstoff oder Schwefel. Hier wird noch einmal deutlich, dass das gesamte Leben von Licht abhängig ist, da die autotrophen Pflanzen auf der ersten Stufe des Stoff- und Energiekreislaufs stehen.

> **Merke**
> – Pflanzen: Produzenten
> – Pflanzenfresser: Konsumenten 1. Ordnung
> – Fleischfresser: Konsumenten 2. Ordnung
> – „Abfallfresser": Destruenten

Innerhalb der Nahrungsketten geht von einer **Trophiestufe** zur nächsten jeweils **90 %** der aufgenommenen Energie **verloren**. Je höher die Zahl der Trophiestufen (Glieder der Nahrungskette), desto weniger wird die von den Produzenten gebildete chemische Energie genutzt. Das bedeutet, dass bereits unter natürlichen Bedingungen die Energiebilanz bei landwirtschaftlicher Produktion besser ist als bei der Fischerei, da die Zahl der Trophiestufen deutlich geringer ist (**Abb. 3.9**).

Der Mensch steht am Ende der Nahrungsketten. Biologisch schwer abbaubare Schadstoffe und vom Menschen eingesetzte Herbizide und **Insektizide** reichern sich innerhalb einer Nahrungspyramide um ein Vielfaches an und das Gift wird über die Nahrung wieder an den Menschen zurückgegeben (**Abb. 3.10**).

> **Klinik**
>
> **Quecksilbervergiftung.** Ein Paradebeispiel für die Anreicherung von nicht abbaubaren Schwermetallen in einer Nahrungskette ist **Methylquecksilber**. Ein großer Teil der Quecksilberabfälle aus der chemischen Industrie gelangt in unsere Flüsse und wird dort durch Mikroorganismen

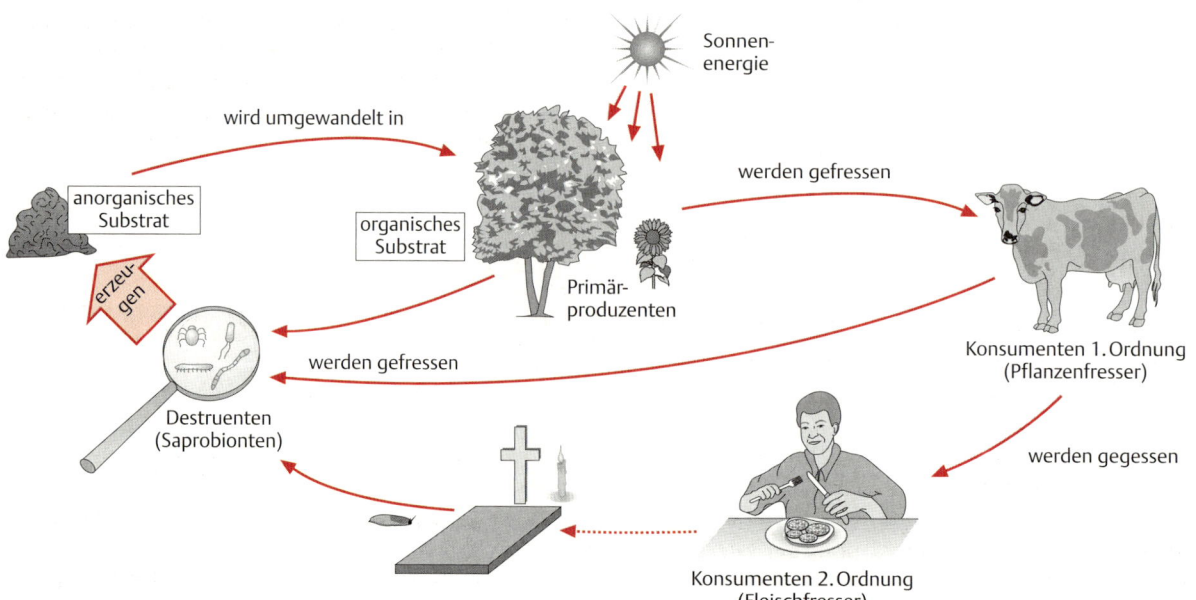

Abb. 3.8 Energiekreislauf.

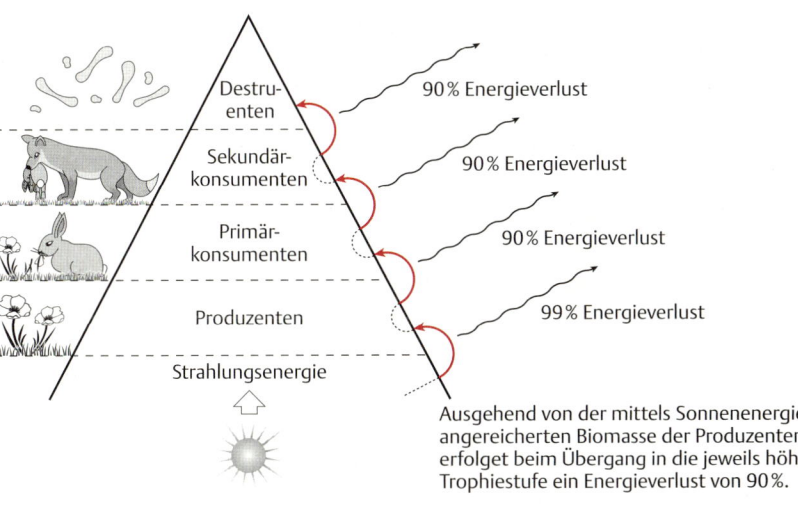

Abb. 3.9 Energieweitergabe im Ökosystem. Die von den Produzenten mithilfe der Sonnenenergie angereicherte Biomasse wird unter Energieverlust von den Konsumenten auf den verschiedenen Ernährungsstufen aufgenommen und weitergegeben.

Ausgehend von der mittels Sonnenenergie angereicherten Biomasse der Produzenten erfolgt beim Übergang in die jeweils höhere Trophiestufe ein Energieverlust von 90 %.

in das giftige Methylquecksilber umgewandelt. Über die Nahrungskette, die im Wasser aus sehr vielen Gliedern besteht (Bakterien, Protozoa, Kleinkrebse, Friedfische, mehrere Stufen von Raubfischen, Endglieder: Fischadler und Mensch), reichert sich das nicht abbaubare Methylquecksilber in den Endgliedern der Nahrungskette an. Dabei wird es gegenüber der Konzentration im Wasser auf das mehr als Tausendfache konzentriert. Am Ende der Nahrungskette kann es dann beim Menschen zur Schädigung des Nervensystems kommen.

3.8.3 Regelung der Populationsgröße in einem Ökosystem

Die Wechselwirkung von Organismen findet in einem ökologischen System statt. Bakterien, Pilze, Tiere und Pflanzen bilden Lebensgemeinschaften (**Biozönosen**) in einem bestimmten Lebensraum (**Biotop**). Das Biotop stellt die ökologischen Nischen für eine bestimmte Zahl von **Lebensgemeinschaften**, die in einem Gleichgewicht stehen. Die Regulation des Gleichgewichts erfolgt durch **biotische Faktoren**.

Zwischen den Arten gibt es eine Reihe von Beziehungen, die aus der **Konkurrenz** um Nahrung und Brutplätze entstehen. Diese Konkurrenz wird durch **Einnischung** verringert, indem verschiedene Arten unterschiedliche ökologische Nischen bzw. **Biotope** belegen (Boden, Busch, Baum, fließende Gewässer, stehende Gewässer usw.). Weiterhin verringern unterschiedliche Nahrungsbedürfnisse, Schlafplätze und zeitlich verschobene Aktivitätsphasen (Tagesrhythmik) die Konkurrenz zwischen den Arten innerhalb eines Biotops.

> **Merke**
>
> Das **Gleichgewicht** innerhalb eines Ökosystems wird durch **biotische Faktoren** reguliert.

Eine Population wird durch ihre **Größe** und ihre **Dichte** charakterisiert. Durch Zu- und Abwanderung kann sich sowohl die Größe einer Population (Zahl der Individuen) als auch ihre Dichte ändern (Individuen/Fläche). Popula-

tionspyramiden geben Auskunft über die innere Struktur einer Population, den Sexualindex, Geburtenindex und Sterberaten. Die **Populationsgrößen** werden durch verschiedene Faktoren bestimmt:

- Sie liegen zum einen in den natürlichen **Umweltbedingungen** (Wasser, Nahrung, Klima usw.).
- Andererseits werden sie durch die **Beziehungen** innerhalb der Population bestimmt (sozialer Stress durch Konkurrenz um Nahrung oder Geschlechtspartner und Gedrängefaktor bei zu hoher Populationsdichte).
- Außerdem spielen die **Wechselwirkungen** mit anderen Arten (Parasitenbefall, Konkurrenz, Räuber/Beute) eine große Rolle.

Die **Populationsdynamik** beschreibt die Veränderungen von Größe und Dichte einer Population über die Zeit. Normalerweise wird die **maximale Größe** einer Population durch Umweltfaktoren vorgegeben und pendelt sich um die **Kapazitätsgrenze** eines Biotops ein.

In das Gleichgewicht der Populationen greift der Mensch immer stärker ein. Die Steigerung seiner Lebenserwartung auf über das Doppelte, die Senkung der Säuglingssterberate, der medizinische Fortschritt und das Fehlen von natürlichen Feinden führten zu einem **exponentiellen Wachstum** der Erdbevölkerung. Für die Sicherung der

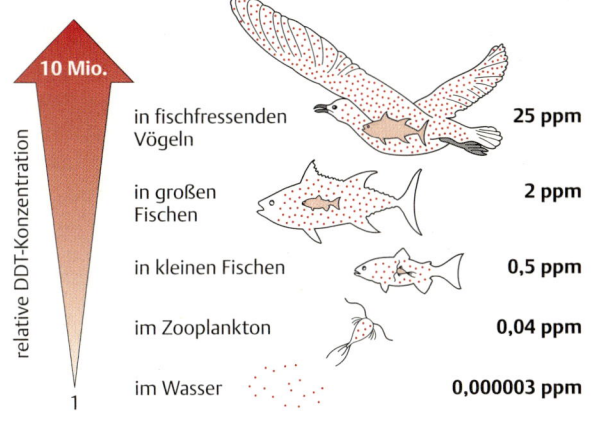

Abb. 3.10 Anreicherung von DDT über die Nahrungskette.

relative DDT-Konzentration

in fischfressenden Vögeln	25 ppm
in großen Fischen	2 ppm
in kleinen Fischen	0,5 ppm
im Zooplankton	0,04 ppm
im Wasser	0,000003 ppm

10 Mio.

1

Biologie

Histologie

Anatomie

Chemie

Biochemie

Physik

Physiologie

Psych./Soz.

Nahrungsgrundlage einer solchen Überbevölkerung (und aus Profitsucht!) greift der Mensch mit verheerenden Folgen in die natürlichen Kreisläufe ein.

3.8.4 Wechselbeziehungen zwischen artverschiedenen Organismen

Symbiose. Bei einer Symbiose handelt es sich um das Zusammenleben zweier Arten zum beiderseitigen Nutzen. Es gibt eine Vielzahl von unterschiedlichen Beispielen für Symbiosen, z.B. zwischen **Algen und Pilzen (Flechten)**. Symbiosen gibt es jedoch auch zwischen Bakterien und Viren und im Tierreich. Der **Putzerfisch** z.B. ist quasi eine lebende Zahnbürste. Er ernährt sich von Verunreinigungen der Haut und Speiseresten zwischen den Zähnen räuberischer Fische, für die der Putzerfisch eine ideale Beute wäre. Die Raubfische verschonen jedoch ihren Mitbewohner. Hier handelt es sich um eine „lockere" **Symbiose**, da beide Beteiligten auch unabhängig voneinander lebensfähig sind.

Kommensalismus (Mitessertum). Im Unterschied zur Symbiose liegt der **Vorteil** beim Kommensalismus nur bei *einem* der Beteiligten. Der andere Partner wird jedoch **nicht geschädigt**. Ein Beispiel ist die räumliche Nähe von Geiern und Schakalen zu Löwen. Der Löwe überlässt die Reste seiner Mahlzeit diesen Kommensalen. Die Haarbalgmilbe ist ein Kommensale beim Menschen.

Räuber-Beute-Verhältnis. Die Tierarten sind über Nahrungsketten miteinander verbunden. Nahezu alle Tierarten kommen als Beute infrage, Ausnahmen sind nur sehr wehrhafte Tiere wie Großkatzen oder durch ihre Größe geschützte Tiere wie Elefanten und Nashörner. Räuber und Beute stehen in einem sehr engen Verhältnis zueinander. Die Anzahl der Beutetiere bildet die Lebensgrundlage für eine bestimmte Zahl von Räubern. Sinkt die Zahl der Beutetiere, sinkt zeitlich versetzt auch die Zahl der Räuber. Steigt die Zahl der Beutetiere, steigt auch die Zahl der Räuber.

Parasitismus. Parasitismus ist eine Beziehung, die sich auf *einen* Partner nachteilig auswirkt, was nicht bedeutet, dass alle Parasiten Krankheitserreger sind. Von den ca. 1,5 Mio. Tierarten der Erde sind ca. 20 % Parasiten. Nahezu alle Tiere werden von Parasiten befallen, auch Parasiten selbst. Der Wirt eines Parasiten gehört jedoch immer einer anderen Art an. Parasiten sind evolutiv angepasste Organismen, die ständig oder zeitweise, in oder auf einem anderen Organismus leben und sich auf dessen Kosten ernähren, jedoch ohne ihn notwendigerweise zu töten. Parasiten haben sich über Millionen von Jahren an das Leben in speziellen ökologischen Nischen morphologisch und physiologisch angepasst. Viele Parasiten verfügen über spezielle **Haftorgane** und **Schutzschichten** (Haken,

Saugnäpfe usw.), haben bestimmte Organe und Organsysteme reduziert (Lichtsinnesorgane bei endogenen Parasiten, das Verdauungssystem bei Darmparasiten), dafür sind die Geschlechtsorgane sehr gut entwickelt und oft sehr komplex.

> Parasitische Lebensweisen können sehr unterschiedlich sein:
>
> – Parasiten können ihr **ganzes Leben** innerhalb ihres Wirts verbringen (permanente Parasiten, z. B. der Spulwurm Ascaris lumbricoides) oder einen Wirt benötigen.
> – Manche Parasiten befallen nur in **bestimmten Entwicklungsstadien** einen Wirt (z. B. Flöhe).
> – **Obligatorische Parasiten** sind nur zur parasitischen Lebensweise fähig (Viren).
> – **Fakultative Parasiten** können auch nichtparasitisch leben (einige Bakterien können sowohl saprophytisch als auch parasitisch leben).
> – Parasiten, die die Oberfläche eines Wirtes besiedeln, werden als **Ektoparasiten** bezeichnet (z. B. Flöhe).
> – Parasiten, die innerhalb eines Organismus leben, sind **Endoparasiten** (z. B. Bandwürmer).

Im Unterschied zu Saprobionten, die totes organisches Material abbauen, benötigen Parasiten immer ein **lebendes System**.

Es gibt eine Vielzahl von Mikroorganismen, die zum beiderseitigen Nutzen mit dem Menschen ein Ökosystem bilden. Der Mensch bildet das Biotop mit verschiedenen ökologischen Nischen (Haut, Darm, Mundhöhle usw.), die von Mikroorganismen besiedelt werden. Diese Mikroorganismen schützen durch ihre Besiedlung nicht nur den Menschen vor pathogenen Keimen und helfen ihm bei der Verdauung, sie liefern teilweise sogar lebensnotwendige Vitamine (z.B. Vitamin B_{12}). Störungen dieses Systems durch übertriebene Hygiene oder Antibiotikaeinsatz können schwerwiegende Folgen haben. Die symbiontisch mit dem Menschen lebenden Mikroorganismen werden abgetötet und deren frei gewordener Lebensraum kann durch andere, humanpathogene Keime besetzt werden.

> **Klinik**
>
> **Lactobazillen** der Vagina produzieren **Milchsäure** und stellen in der Vagina einen pH-Wert von 4–4,5 ein. Dieser saure pH-Wert bildet einen **Schutz vor der Besiedlung** dieses Biotops durch pathogene Keime. Werden durch übertriebene Hygiene mit antibakteriellen Seifen oder durch Antibiotikaeinsatz die Lactobazillen abgetötet, steigt der pH-Wert und es kann eine Besiedlung durch Fremdkeime, z. B. Pilze, erfolgen.

Histologie

1 Methoden

Routinepräparate für die Lichtmikroskopie

Für die Herstellung von Routinepräparaten sind folgende Schritte erforderlich:

- Fixierung (Haltbarmachung) der Gewebeprobe meist in Formalin (→ Vernetzung von Proteinen)
- Einbettung in Paraffin: Herstellung von harten Präparateblöckchen
- Schneiden mit speziellem Messer an einem Mikrotom: Herstellung von Schnitten mit definierter Dicke (meist **5–10 µm**) und Aufbringen der Schnitte auf Objektträger
- Färben (nach Entfernung des Paraffins) = Anfärbung bestimmter Gewebe- und Zellkomponenten durch elektrostatische Wechselwirkung: **Basische (kationische) Farbstoffe** werden an saure (anionische) Komponenten (DNA, RNA) gebunden, die deshalb als basophil bezeichnet werden. **Saure (anionische) Farbstoffe** binden an basische (kationische) Komponenten (zytoplasmatische Proteine, Mitochondrien), die daher als azidophil (oder eosinophil) bezeichnet werden (Eosin = saurer Farbstoff). Die Ergebnisse einiger Routinefärbungen sind in Tabelle 1.1 zusammengefasst.
- Eindecken: mit einem durchsichtigen Einbettmedium und einem Deckgläschen.

Neben den Routinefärbungen gibt es noch einige Spezialfärbungen, die häufiger angewendet werden (**Tab. 1.2**).

> **Merke**
> Eosinophilie (= Azidophilie) → Mitochondrienreichtum
> Basophilie → Ribosomenreichtum (Ergastoplasma), Nucleolen, Chromatin.

Histochemie

Mittels histochemischer Methoden erfolgt der spezifische Nachweis von Stoffen (Substrathistochemie), Enzymaktivitäten (Enzymhistochemie).

- **Substrathistochemie.** Nachweis von Glycogen oder Mucinen → **PAS-Reaktion** (Periodic-Acid-Schiff) → Rotfärbung, z.B. Becherzellen = PAS-positiv
- Fettfärbung → **Sudanschwarz**
- Eisennachweis → **Berliner-Blau-Reaktion**.

Enzymhistochemie. In der Enzymhistochemie werden zu einer Gewebeprobe künstliche Substrate gegeben, um ein bestimmtes Markerenzym nachzuweisen (Beispiele s. **Tab. 1.3**).

Immunhistochemische Färbungen. Hierbei erfolgt der Nachweis eines bestimmten Stoffes, der als Antigen fungiert, mittels spezifischer Antikörper. Die erzeugten Antigen-Antikörper-Komplexe werden über Markermoleküle sichtbar gemacht (für Licht- und Elektronenmikroskopie einsetzbar).

In-situ-Hybridisierung

Mittels In-situ-Hybridisierung können DNA- oder RNA-Sequenzen mittels komplementärer Proben (markierte Oligonucleotide) nachgewiesen werden.

Elektronenmikroskopie

Das Gewebe wird in Kunstharz (z.B. Araldid) eingebettet; Ultradünnschnitte (30–80 nm) werden am Ultramikrotom erstellt, mit Blei- und Uranylsalzen kontrastiert und im Elektronenmikroskop untersucht.

Tabelle 1.1 Histologische Routinefärbungen

Färbung	Kerne	Zytoplasma	Kollagenfasern
H.E. (Hämatoxylin-Eosin)	blau	rot	rot
Azan (Azokarmin, Anilin, Orange G)	rot	blass	rot

Tabelle 1.2 Histologische Spezialfärbungen

Färbung	spezielle Färbung von	Farbe
Resorcin-Fuchsin	elastische Fasern	violett
Orcein	elastische Fasern	rotbraun
Kresylviolett	Nissl-Substanz	blau

Tabelle 1.3 Beispiele für enzymhistochemische Methoden

Darstellung von	histochemisches Markerenzym
Mitochondrien	Succinatdehydrogenase
GABAerge Neurone oder Synapsen	Glutamatdecarboxylase
glattes endoplasmatisches Reticulum	Glucose-6-phosphatase

Biologie

Histologie

Anatomie

Chemie

Biochemie

Physik

Physiologie

Psych./Soz.

2 Histologie der Gewebe

2.1 Epithelgewebe

2.1.1 Prinzipieller Aufbau und Funktionen von Epithelien

Epithelgewebe sind Zellverbände mit nur geringem Extrazellularraum und zahlreichen Zellkontakten. Sie enthalten keine Blutgefäße. Die äußere Körperoberfläche sowie die innere Oberfläche von Hohlräumen werden von Epithel bedeckt. Diese **Oberflächenepithelien** bilden Barrieren (um einen unkontrollierten Stoffaustausch zu verhindern), sie schützen vor physikalischen, chemischen und mikrobiellen Schädigungen und können bestimmte Stoffe aufnehmen (Resorption) oder auch abgeben (Sekretion).
Epithelzellen sind polar differenziert: Sie besitzen einen zur freien Oberfläche orientierten, apikalen Pol und einen basolateralen Pol.
Am basolateralen Pol verbindet die Basalmembran das Epithel mit dem (subepithelialen) Bindegewebe. Diese Bindegewebsschicht (meist als Lamina propria bezeichnet) bildet mit dem Epithel eine funktionelle Einheit.
Die Zellen der Oberflächenepithelien werden laufend erneuert: Die abgestorbenen Zellen werden aus proliferierenden Stammzellen ersetzt, die sich differenzieren und schließlich durch Apoptose wieder zugrunde gehen. Neben den Oberflächenepithelien gibt es noch die **Drüsenepithelien**, die ein Sekret herstellen und ausschütten.

2.1.2 Oberflächenepithelien
Klassifizierung

Oberflächenepithelien werden nach drei Kriterien eingeordnet: nach der Form ihrer Zellen, deren Anordnung und nach ihrem Vorkommen oder ihrer Oberflächendifferenzierung (**Abb. 2.1**):
Nach der **Form** lassen sich platte (Zellhöhe geringer als -breite), **isoprismatische** (annähernd gleich hoch und breit, auch kubisch genannt) und **hochprismatische** (höher als breit, auch zylindrisch genannt) Epithelzellen unterscheiden.
Die **Anordnung** der Epithelzellen kann **einschichtig**, **mehrschichtig** oder **mehrreihig** sein. Das einschichtige Epithel besteht aus nur einer Zelllage (auch einfaches Epithel genannt), beim mehrschichtigen liegen die Zellen in mehreren Schichten übereinander. Beim mehrreihigen Epithel berühren alle Zellen die Basalmembran, aber nicht alle erreichen die freie Oberfläche. Die Zellkerne liegen in Reihen übereinander. Dieser Epitheltyp wird auch als Unterform des einschichtigen Epithels beschrieben.
Als **Oberflächendifferenzierungen** können **Kinozilien**, **Mikrovilli** oder **Verhornungen** vorkommen.
Entsprechend dieser Kriterien erfolgt die Benennung der unterschiedlichen Epitheltypen, z.B. einschichtiges hochprismatisches Epithel, mehrschichtiges verhorntes Plat-

tenepithel. Bei mehrschichtigem Epithel ist die Form der Zellen in der obersten Schicht für die Benennung maßgebend.
Vorkommen und Charakteristika. Das **einschichtige Plattenepithel** kleidet als Alveolarepithel die Lungenbläschen aus, als Endothel die Blut- und Lymphgefäße sowie als Mesothel die Körperhöhlen. Das **einschichtige isoprismatische Epithel** kommt in den Tubuli und Sammelrohren der Niere, in Drüsenausführungsgängen, im Plexus choroideus des Gehirns, als Pigmentepithel im Auge und als Amnionepithel an der Plazenta und Nabelschnur vor. Das **einschichtige hochprismatische Epithel** (auch Zylinderepithel oder Säulenepithel genannt) findet sich in Magen, Darm, Gallenblase, Eileiter und Uterus. Die Zellen besitzen apikal häufig einen Bürstensaum (Mikrovilli) als Zeichen starker Resorptionstätigkeit.
Das **mehrschichtige unverhornte Plattenepithel** gliedert sich von basal zur freien Oberfläche in:
– Stratum basale (aus prismatischen Zellen, mit Mitosen)
– Stratum parabasale (nicht immer vorhanden)

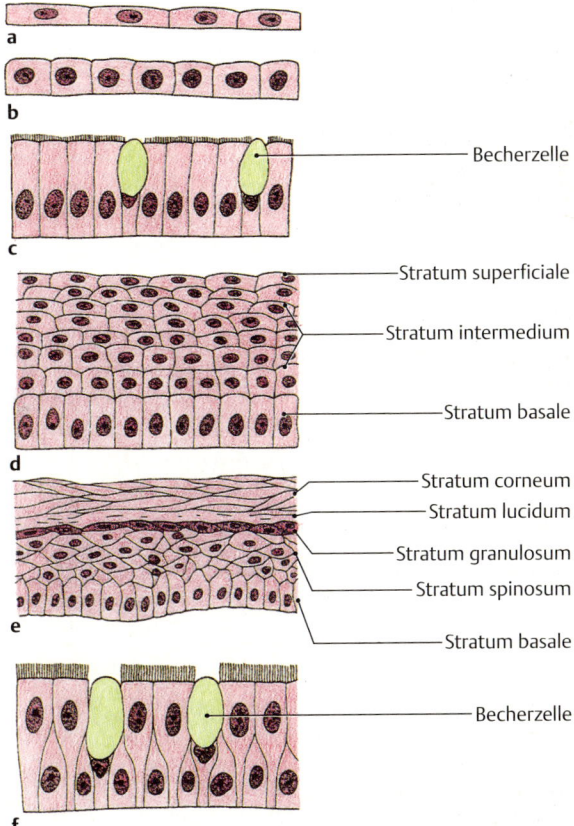

a

b

c — Becherzelle

Stratum superficiale

Stratum intermedium

Stratum basale

d

Stratum corneum
Stratum lucidum
Stratum granulosum
Stratum spinosum

Stratum basale

e

f — Becherzelle

Abb. 2.1 Epitheltypen. a Einschichtig platt, **b** einschichtig isoprismatisch, **c** einschichtig hochprismatisch mit Mikrovilli, **d** mehrschichtig unverhornt platt, **e** mehrschichtig verhornt platt, **f** mehrreihig mit Kinozilien.

- Stratum intermedium (mittlere Schichten aus vielgestaltigen, polygonalen Zellen, durch Desmosomen untereinander verbunden)
- Stratum superficiale (obere Schichten, aus abgeplatteten Zellen, Kerne in den obersten Schichten pyknotisch).

Dieser Epitheltyp findet sich in der Mundschleimhaut, in der Speiseröhre sowie in der Scheide und als vorderes Hornepithel am Auge.

Generell kommen mehrschichtige Plattenepithelien an Oberflächen mit hoher mechanischer Beanspruchung vor. Ist dabei die Oberfläche direkt der Luft ausgesetzt, differenziert sich ein **verhorntes mehrschichtiges Plattenepithel** (in der Epidermis der Haut). Letzteres gliedert sich in:

- Stratum basale
- Stratum spinosum (wie oben Stratum intermedium)
- Stratum granulosum (flache Zellen mit Keratohyalingranula = verbackene Zytokeratinfilamente im Zytoplasma, beginnende Verhornung)
- Stratum lucidum (nicht immer vorhanden, stark eosinophil, keine Kerne, keine Zellgrenzen, keine Zellorganellen)
- Stratum corneum (sehr flache, tote Zellen).

Klinik

Pemphigus vulgaris. Bei dieser auch als Blasensucht bezeichneten Erkrankung kommt es zur Bildung flüssigkeitsgefüllter Blasen im Epithel der Haut, die durch Autoantikörper gegen Desmosomen bedingt sind (Biologie, S. 5).

Beim **mehrreihigen Epithel** gibt es hochprismatische Zellen, die sich durch die ganze Höhe des Epithels erstrecken, und basal gelegene kleinere Zellen (mit kugeligem Kern), die nicht die freie Oberfläche erreichen. Zweireihiges Epithel findet sich im Nebenhodengang, im Samenleiter und in Drüsenausführungsgängen. Mehrreihiges Epithel mit Kinozilien (= **Flimmerepithel**) kommt in den Atemwegen (von der Nasenhöhle bis zu den Bronchien) vor.

Merke In den Bronchien und Bronchioli kommt Flimmerepithel (mit Kinozilien) vor. In den Alveolen findet sich einschichtiges Plattenepithel (ohne Kinozilien).

Das **Übergangsepithel** (Urothel) ist eine Sonderform des mehrschichtigen Epithels. Es kleidet die ableitenden Harnwege aus: Nierenbecken, Ureter, Harnblase und den oberen Teil der Urethra.

Merke Beim Mann findet sich in der Pars prostatica der Urethra (S. 318) Übergangsepithel!

Das Übergangsepithel besteht aus einer Basalschicht, mehreren Intermediärzellschichten und einer Superfizialschicht mit auffälligen **Deckzellen (Abb. 2.2)**. Diese sind deutlich größer als die darunter gelegenen Zellen (aus denen sie durch Differenzierung hervorgehen) und enthalten oft zwei Kerne. Sie weisen unter ihrer apika-

len Plasmamembran eine kräftig anfärbbare Verdichtung des Zytoplasmas auf, die (lichtmikroskopisch) als **Crusta** bezeichnet wird. Letztere besteht aus diskoiden (flachen) Vesikeln und zahlreichen Actin- und Intermediärfilamenten. Die Membran der Vesikel kann bei Dehnung in die apikale Plasmamembran eingebaut und bei Bedarf wieder zurückgeholt werden. In der apikalen Zellmembran sind spezielle Transmembranproteine (Uroplakine) eingebaut (→ plaqueartige Versteifung). Die Deckzellen sind durch Haftkomplexe (mit Tight Junctions) untereinander verbunden. Die genannten Charakteristika der Deckzellen bedingen eine besondere Permeabilitätsschranke gegenüber dem Harn.

Merke Crusta der Superfizialzellen (= Deckzellen): diskoide Vesikel, Actin- und Intermediärfilamente, Uroplakine.

Das Übergangsepithel passt sich den unterschiedlichen Dehnungsverhältnissen (= unterschiedliche Füllung der Harnblase) durch Veränderungen von Zellform (insbesondere Zellhöhe) und Zahl der Zellschichten an. Im nicht gedehnten Zustand (also bei leerer Harnblase) besteht das Urothel aus 5–7 Zellschichten. Die Deckzellen buckeln sich in das Lumen vor. Bei voller Harnblase sind 3 Zellschichten erkennbar; die Deckzellen sind meist breit und überlagern mehrere Intermediärzellen.

Epithel-Bindegewebe-Übergang (Basalmembran)

Epithelien liegen auf einer schmalen **Basalmembran** (bis 1 μm). Sie besteht ultrastrukturell aus
- **Basallamina** mit
  - **Lamina rara**: direkt an das Epithel (manchmal mit Hemidesmosomen, Biologie, S. 5) grenzend, wenig elektronendicht, von Adhäsionsmolekülen (z.B. Integrine) und Ankerfilamenten durchzogen.
  - **Lamina densa**: elektronendichter, enthält **Kollagen Typ IV** und **Laminin** sowie Nidogen und Perlecan.
- **Lamina fibroreticularis**: enthält Geflecht aus retikulären Fasern (Typ I und Typ III) sowie Ankerfibrillen aus Kollagen Typ VII.

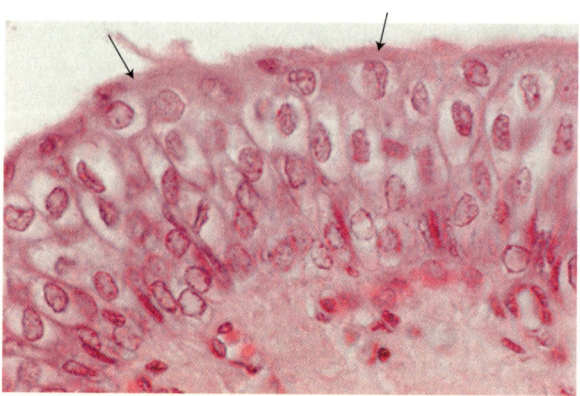

Abb. 2.2 Übergangsepithel (Harnblase, H. E., 600-fach) mit Crusta (Pfeile) der Deckzellen.

2.1.3 Drüsenepithelien und Sekretion

Drüsen sind epitheliale Einstülpungen. Die Einstülpungen können sich abschnüren, sodass sie keine Verbindung mehr zur Oberfläche haben. Drüsen lassen sich in zwei große Gruppen einteilen. Die **exokrinen Drüsen** geben ihr Sekret über einen Ausführungsgang oder direkt an ihre innere oder äußere Körperoberfläche ab. Bei den **endokrinen Drüsen** wird das Sekret (= Hormon oder Inkret) in die Blutbahn oder in das umgebende Gewebe abgegeben. Sie haben keine Ausführungsgänge. Über die Blutbahn können Hormone zu (fast) allen Zellen des Körpers gelangen. Meist erfolgt die Sekretabgabe über **regulierte Sekretion**, d. h. externe Stimuli (z. B. Neurotransmitter) führen zur Abgabe eines Sekrets. Die Sekretabgabe kann auch kontinuierlich erfolgen (**konstitutive Sekretion**).

Es gibt verschiedene Arten der Sekretion:

– **Merokrine (ekkrine) Sekretion:** Sekretabgabe aus Sekretgranula durch Exozytose (z. B. Speicheldrüsen, Pankreas, Drüsen des Geschlechtsapparates).
– **Apokrine Sekretion (Apozytose):** Abschnürung eines Teils der Zelle mit Sekretansammlung (meist apikal), d. h. ein Teil der Zelle geht verloren (z. B. Milchdrüse).
– **Holokrine Sekretion:** Sekretfreisetzung durch Sterben und Zerfall der ganzen Zelle (Vorkommen: Talgdrüsen der Haut).
– **Molekulare Sekretion:** Abgabe von Ionen und kleinen Molekülen durch Transportproteine (z. B. Magen).

Klinik

Es gibt verschiedene epitheliale Tumoren. **Papillome** sind gutartige epitheliale Tumoren wie z. B. Warzen. **Adenome** sind gutartige epitheliale Tumoren der Drüsen (z. B. Schilddrüsenadenom). Bösartige epitheliale Tumoren sind **Karzinome**, wie z. B. das Lungenkarzinom. **Adenokarzinome** sind bösartige epitheliale Tumoren in Drüsen (z. B. Magen).

2.2 Exokrine und endokrine Drüsen

2.2.1 Exokrine Drüsen

Die Klassifizierung der exokrinen Drüsen kann nach verschiedenen Gesichtspunkten erfolgen:

Nach Anzahl und Lage der sezernierenden Zellen:
Einzellige Drüsen sind die Becherzellen, die zwischen den Epithelzellen (endoepithelial) im Darm und im Respirationstrakt liegen und Muzine (Schleimstoffe) sezernieren. Im apikalen, kelchförmig erweiterten Zellabschnitt finden sich muzinhaltige Vakuolen, die ihr Sekret durch Exozytose ausschütten (→ Bedeckung der Epitheloberfläche mit einem Schleimteppich). Basal in der Becherzelle liegt der meist dreieckige Kern. Selten liegen Becherzellen auch in kleinen Gruppen zusammen (mehrzellig endoepithelial, z. B. in der Nasenschleimhaut oder in der Bindehaut des Auges).

Die meisten Drüsen sind **extraepitheliale mehrzellige** Drüsen, die unterhalb des Oberflächenepithels im Bindegewebe liegen. Sie bestehen aus dem **Parenchym** (spezifischer Organteil) mit Drüsenendstücken (aus Drüsenzellen, die das Sekret bilden) und Ausführungsgängen (die das Sekret an die epitheliale Oberfläche transportieren) und dem **Stroma** (bindegewebiges Gerüst des Organs mit Nerven und Gefäßen), das die Drüse wie eine Kapsel umgibt und von der bindegewebige Septen ins Innere hineinziehen.

Nach der Gestalt der Endstücke:
Die sezernierenden Endstücke bestehen aus einer Schicht von Epithelzellen, die ein Lumen begrenzen. Man unterscheidet folgende Formen (**Abb. 2.3**):
Tubulöse Drüsen sind schlauchförmig. Unterformen davon sind: einfach tubulös, schlauchförmig gestreckt (z. B. Krypten im Dickdarm), gewunden tubulös (z. B. Schweißdrüsen), verzweigt tubulös (z. B. Uterusdrüsen).
Azinöse Drüsen sind kugelförmig, ihr Lumen ist sehr klein (z. B. in Parotis und Pankreas).
Alveoläre Drüsen sind auch kugelförmig. Sie erscheinen durch abgeflachte Zellen bläschenförmig mit relativ großem Lumen (z. B. Milchdrüse).
Mischformen (mit zwei Endstückformen): tubuloazinös (z. B. Glandula submandibularis), tubuloalveolär (z. B. Prostata).

Nach Zusammensetzung (Beschaffenheit) des Sekrets:
Das Sekret der **serösen Drüsen** ist dünnflüssig und proteinreich. In der Regel sind ihre Endstücke azinös. Basal liegt viel raues ER (basophil) und der runde Kern, apikal finden sich Sekretgranula (z. B. Parotis, Pankreas).
Das Sekret der **mukösen Drüsen** ist zähflüssig (viskös) und reich an Muzinen (Muzinmoleküle aus zentralem Proteinfaden mit 100–200 angelagerten Oligosaccharidseiten-

Biologie

Histologie

Anatomie

Chemie

Biochemie

Physik

Physiologie

Psych./Soz.

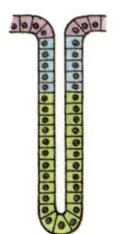 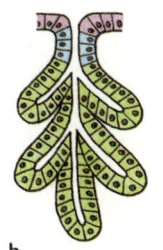 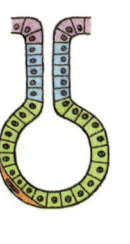 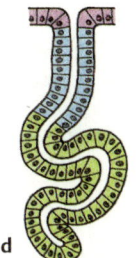 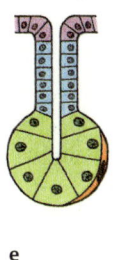 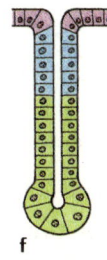

a   b   c   d   e   f

Abb. 2.3   Verschiedene Typen exokriner Drüsen. a tubulös, **b** verzweigt tubulös, **c** alveolär, **d** aufgeknäuelt tubulös, **e** azinös, **f** tubuloazinös.

ketten). Die Endstücke dieser Drüsen sind tubulös mit relativ weitem Lumen. Das Zytoplasma der Drüsenzellen erscheint hell und schaumig und enthält ganz basal einen abgeplatteten Kern (z. B. Gaumenspeicheldrüsen).

In den gemischten **seromukösen Drüsen** kommen sowohl muköse Tubuli als auch seröse Acini vor. Zudem kommen in diesen Drüsen am Ende von mukösen Tubuli Kappen von serösen Zellen als von-Ebner'sche-Halbmonde vor (z. B. Glandula submandibularis und Glandula sublingualis).

Nach dem Mechanismus der Sekretabgabe (s. o.).

Nach der Gestalt der Ausführungsgänge. Bei **einfachen Drüsen** münden die Drüsenendstücke direkt oder über einen Ausführungsgang auf die Epithelfläche (z. B. Schweißdrusen). Bei **verzweigten Drüsen** münden mehrere Endstücke in einen unverzweigten Ausführungsgang. In den zusammengesetzten Drüsen findet sich ein reich verzweigtes (baumartiges) Ausführungsgangsystem (z. B. Speicheldrüsen). Dieses System besteht aus verschiedenen Abschnitten.

> **Merke**
> In manchen Drüsen dienen die Ausführungsgänge nicht nur der Sekretableitung. Es wird hier die Elektrolytzusammensetzung verändert (z. B. in den großen Speicheldrüsen der Mundhöhle).

Myoepithelzellen

Myoepithelzellen liegen als kontraktile, abgeplattete, schmale oder sternförmig verzweigte Zellen zwischen der Basalmembran und dem Drüsenepithel. Sie dienen der **Austreibung des Sekrets** und kommen in Schweiß-, Brust-, Speichel- und Tränendrüsen vor (*nicht* im Pankreas). Sie haben einige Eigenschaften von glatten Muskelzellen, manchmal werden sie sympathisch innerviert; in der Brustdrüse werden sie durch ein Hormon (Oxytocin) stimuliert.

2.3 Binde- und Stützgewebe

2.3.1 Bindegewebe
Allgemeiner Aufbau

Bindegewebe kommt überall im Körperinneren in sehr unterschiedlichen Formen vor. Charakteristisch ist bei allen Formen der große Raum zwischen den Zellen (Interzellularraum). Die Bindegewebszellen lassen sich in spezifische (**ortsansässige** oder **fixe**) Zellen, die auch die Interzellularsubstanz bilden, und in freie (**mobile**, eingewanderte) Zellen unterteilen. Die Interzellularsubstanz (= extrazelluläre Matrix) besteht aus zwei Komponenten: Fasern und Grundsubstanz.

Bindegewebszellen

Fixe Bindegewebszellen. Die **Fibroblasten** (mit lang gestrecktem Zellleib) als ortsansässige Zellen bilden alle Bestandteile der Extrazellulärmatrix; sie sind teilungsfä-

hig. **Fibrozyten** zeigen eine geringe Syntheseaktivität, sind aber derselbe Zelltyp (unterschiedliche Funktionszustände), weshalb „Fibroblast" und „Fibrozyt" auch synonym gebraucht werden können.

Myofibroblasten sind modifizierte Fibroblasten: Sie bilden Matrixbestandteile und haben Eigenschaften von glatten Muskelzellen (kontraktil).

Freie Bindegewebszellen. Diese Zellen sind aus dem Blut eingewandert, im Wesentlichen Makrophagen und Mastzellen.

Die **Makrophagen** leiten sich von den Monozyten des Blutes ab (mononucleäres Phagozytensystem, S. 92). Die auffällig lysosomenreichen Zellen sind amyboid beweglich und phagozytieren z. B. Zelltrümmer, Fremdkörper oder Bakterien. Nicht aktive Makrophagen werden auch als Histiozyten bezeichnet.

Die **Mastzellen**, die von Zellen des Knochenmarks stammen, besitzen zahlreiche, relativ große Granula. Letztere enthalten Heparin (Hemmung der Blutgerinnung), Histamin (Erweiterung der Gefäße und Erhöhung der Gefäßpermeabilität), Chondroitinsulfat und chemotaktisch wirksame Stoffe (zur Anlockung anderer Abwehrzellen). Die Mastzellen sind wichtige Effektorzellen beim allergischen Geschehen.

Extrazellulärmatrix

Fasern der Extrazellulärmatrix

Die **Kollagenfasern** (Durchmesser zwischen 2 und 20 µm) sind besonders zugfest, sodass sie im Bindegewebe (häufig in Bündeln zusammengelagert) in Richtung der größten Zugspannung ausgerichtet sind. Die Kollagenfasern bestehen aus parallel angeordneten Kollagenfibrillen (Durchmesser 15–30 nm). Letztere setzen sich aus stäbchenförmigen **Tropokollagenmolekülen** zusammen, die etwa um ein Viertel ihrer Länge gegeneinander versetzt und parallel angeordnet sind (→ Querstreifungsmuster der Kollagenfibrillen). Die Tropokollagenmoleküle wiederum bestehen aus drei α-Ketten, die zu einer Tripelhelix umeinander gewunden sind.

Bei der Entstehung der Kollagenfibrillen kommt es zunächst zur Synthese und Verpackung von Prokollagenmolekülen und Enzymen in Vesikeln von Fibroblasten, die dann beide durch Exozytose freisetzen. Im Extrazellulärraum werden an den Enden der stäbchenförmigen Prokollagenmoleküle Propeptide enzymatisch abgespalten, dadurch entstehen Tropokollagenmoleküle, die sich dann (in Längsrichtung und durch Quervernetzung) zu Fibrillen zusammenlagern.

Die Kollagene (= Tropokollagenmoleküle, Familie von Proteinen mit mehr als 20 Mitgliedern) gehören zu den am weitesten verbreiteten Proteinen des Körpers. Die Fibrillen bildenden Kollagene I, II und III bilden 90% aller Körperproteine.

Typ-I-Kollagen (am häufigsten): im lockeren und straffen Bindegewebe, im Knochen

Typ-II-Kollagen: im Knorpel

Typ-III-Kollagen: im retikulären Bindegewebe.

Biologie | Histologie | Anatomie | Chemie | Biochemie | Physik | Physiologie | Psych./Soz.

Typ-IV-Kollagen: in der Basallamina (S. 6).

Die dünnen retikulären Fasern (< 1 μm Durchmesser), eine Sonderform der Kollagenfasern, bestehen hauptsächlich aus Kollagen Typ III. Sie bilden feine Netze (= Gitterfasernetze, nach Versilberung sichtbar) in Milz, Lymphknoten, Knochenmark, Lymphfollikeln, lockerem Bindegewebe und Disse-Raum der Leber.

Elastische Fasern (ca. 2 μm Durchmesser) sind zugelastisch, d.h. sie können um mehr als das Doppelte ihrer Ausgangslänge gedehnt werden und kehren, wenn die Zugkraft entfällt, in ihre Ausgangslänge zurück. Sie sind verzweigt, bilden Netze (z.B. im elastischen Knorpel) oder lagern sich zu Membranen (Lamellen, z.B. in herznahen Gefäßen) zusammen.

Die elastischen Fasern bestehen aus **Elastin** und **Mikrofibrillen**. Elastin ist die amorphe Komponente, die von den Mikrofibrillen durchzogen wird. Zudem bilden Mikrofibrillen ein Netzwerk in der Peripherie der elastischen Fasern. Während der Bildung der elastischen Fasern bilden Fibroblasten Tropoelastinmoleküle und Fibrillen. Im Extrazellularraum entstehen daraus dann Elastin und Mikrofilamente.

> **Merke**
> Elastische Fasern kommen in Form von Lamellen in Arterienwänden vor. Sie sind reversibel dehnbar, besitzen Mikrofibrillen und als amorphe Komponente das Elastin.

Mikrofibrillen und Fibrillin können ohne Elastin vorkommen (z.B. in den Aufhängefasern der Augenlinse als Zonulafasern).

Grundsubstanz

Die Grundsubstanz enthält Makromoleküle, die überwiegend hydrophil sind und Wasser (als interstitielle Flüssigkeit) binden (vgl. Biologie, S. 18). Folgende Makromoleküle kommen vor:

– **Glycosaminoglycane**: Heparansulfat, Keratansulfat, Dermatansulfat, Hyaluronsäure, Chondroitinsulfat
– **Proteoglycane**: Aggrecan, Fibromodulin, Versican, Decorin, Perlecan
– **Glycoproteine**: Fibronectine, Tenascine, Laminine → Vermittlung einer Verankerung der Zellen in der Extrazellularmatrix = Zell-Matrix-Beziehungen.

> **Klinik**
>
> **Ehlers-Danlos-Syndrom.** Hierbei handelt es sich um eine Synthesestörung des Kollagens. Symptome sind u. a. eine dünne, überdehnbare Haut, abnorme Beweglichkeit der Gelenke (durch Überdehnung der Bänder) und Rupturen von Arterien.

Bindegewebsformen

Lockeres Bindegewebe. Dieses Bindegewebe ist im Organismus weit verbreitet. Die Kollagenfaserbündel verlaufen gewellt und in verschiedene Richtungen orientiert; dazwischen liegen dünne elastische und retikuläre Fasern. Es ist Hüll-, Füll-, Verschiebegewebe um und zwischen Organen, Grundgewebe (= Stroma) von Organen und Narbengewebe. Es kann Wasser speichern, enthält Abwehrzellen (Histiozyten, Mastzellen) und führt Blutgefäße und Nerven.

Straffes Bindegewebe. Dieses faserreiche Bindegewebe lässt sich weiter untergliedern in **straffes geflechtartiges** und **straffes parallelfaseriges Bindegewebe**: Das straffe geflechtartige Bindegewebe enthält dicke, sich kreuzende Kollagenfaserbündel (→ Beanspruchung auf Zug aus verschiedenen Richtungen). Es kommt vor in Kapseln innerer Organe, harter Hirnhaut, Stratum fibrosum der Gelenkkapseln und der Knochenhaut, Muskelfaszien, Lederhaut, Knorpelhaut, Sklera und Kornea des Auges. Im straffen parallelfaserigen Bindegewebe verlaufen die Kollagenfasern, in Bündeln angeordnet, alle in eine Richtung (= Zugrichtung). Es kommt in Sehnen, Aponeurosen und Bändern vor.

Schneidet man eine **Sehne** quer, erkennt man dicht gepackte Kollagenfaserbündel, dazwischen dreieckige Sehnenzellen mit flügelförmigen Fortsätzen, die zwischen Kollagenfasern ragen (→ Flügelzellen, **Abb. 2.4**). Im Längsschnitt sieht man parallel verlaufende Kollagenfasern und reihenweise angeordnete, lang gestreckte Fibrozyten (= Sehnenzellen, Tendozyten) mit wenig Zytoplasma und abgeplatteten Kernen. Die Sehne als Ganzes wird von einer Schicht aus lockerem Bindegewebe umhüllt: Epitendineum (oder Peritendineum externum). Vom Epitendineum ziehen Bindegewebssepten in das Sehneninnere (Peritendineum oder Peritendineum internum).

Retikuläres Bindegewebe. Dieses Bindegewebe besteht aus **fibroplastischen Retikulumzellen**, die mit ihren langen Ausläufern ein Netzwerk (für z.B. Lymphozyten) bilden,

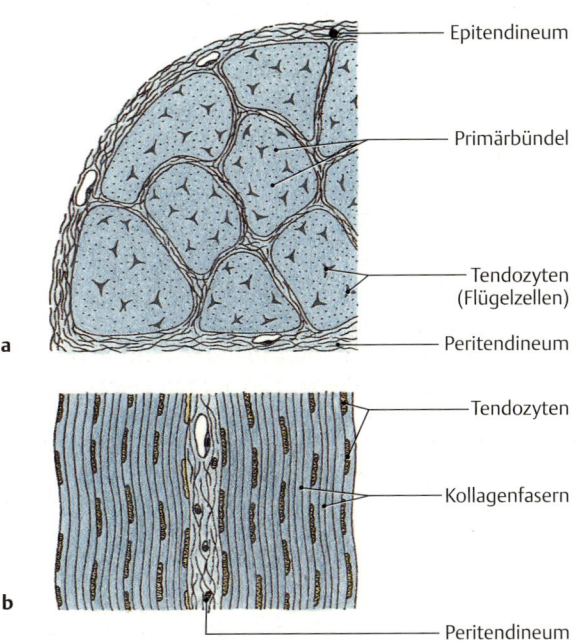

a

b

Abb. 2.4 Sehne im Querschnitt (a) und im Längsschnitt (b).

Epitendineum

Primärbündel

Tendozyten (Flügelzellen)

Peritendineum

Tendozyten

Kollagenfasern

Peritendineum

Biologie

Histologie

Anatomie

Chemie

Biochemie

Physik

Physiologie

Psych./Soz.

Biologie | **Histologie** | Anatomie | Chemie | Biochemie | Physik | Physiologie | Psych./Soz.

und aus **retikulären Fasern** (aus Typ-III-Kollagen), die von den Retikulumzellen vollständig eingehüllt werden.
Das retikuläre Bindegewebe ist das Grundgewebe im Knochenmark sowie in Lymphknoten und Milz.

Gallertiges Bindegewebe. Diese Bindegewebszellen haben dünne, lange Fortsätze. Zwischen ihnen liegen zarte Kollagenfaserbündel und gallertige Grundsubstanz (mit viel Hyaluronan und Wasser, Wharton-Sulze). Dieses Bindegewebe ist typisch für die **Nabelschnur**. Seine Konsistenz verhindert Abknickungen der Nabelgefäße.

Spinozelluläres Bindegewebe. Dieses Gewebe besteht aus spindelförmigen, dicht gepackten Zellen und wenig Fasern. Es kommt im Ovar vor.

Elastische Bänder. Diese Bänder (z.B. Ligg. flava zwischen den Wirbelbögen) bestehen aus dicht gelagerten elastischen Fasern, die von einigen kollagenen Fasern umlagert werden, und aus Fibrozyten.

> **Klinik**
>
> **Wundheilung.** Bei der Wundheilung kommt es zunächst zur Blutgerinnung und zur Einwanderung von neutrophilen Granulozyten und Makrophagen. Letztere phagozytieren nekrotisches (zugrunde gegangenes) Gewebe. Ab ca. dem 5. Tag wandern Fibroblasten in den Wundbereich ein und bilden Kollagen und Grundsubstanzkomponenten. Außerdem wachsen vom Defektrand Kapillaren in die Wunde ein. Ab der 3. Woche entsteht ein faserreiches Bindegewebe (Narbengewebe). Die Wundheilung wird durch die Epithelisation abgeschlossen.

2.3.2 Fettgewebe

Fettgewebe besteht aus auffällig großen Fettzellen (**Adipozyten**), die Fette (Triacylglycerine) enthalten. Die Adipozyten werden von einer Basallamina und retikulären Fasern umgeben. Es wird weißes und braunes Fettgewebe unterschieden.

Das weiße Fettgewebe besteht aus bis zu 100 µm großen, kugeligen **univakuolären Fettzellen**, die jeweils einen großen Fetttropfen enthalten (**Abb. 2.5**). Letzterer reduziert das Zytoplasma auf einen schmalen Saum und drückt den Kern platt an den Zellrand (→ Siegelringform der univakuolären Fettzelle). Die Fettzellen besitzen Rezeptoren für Insulin (Fettaufbau) und Adrenalin/Noradrenalin (Fettabbau). Fettzellen produzieren (bei zunehmender Speicherung) das Hormon Leptin (S. 596).
Univakuoläre Fettzellen sind nahezu überall im Körper anzutreffen. Sie liegen einzeln oder in Gruppen im lockeren Bindegewebe. Durch Bindegewebe umschlossen finden sich zudem läppchenartige Fettzellverbände. In der Subcutis und im Bauchfell gelegene Fettzellen sind das **Speicherfett** (Energiespeicher, kann mobilisiert werden). An anderen Stellen dient Fettgewebe als Bauchfett (mit Polsterfunktion), das nur schwer mobilisierbar ist: in der

Augenhöhle, in der Wange, um die Niere, im Kniegelenk, an Fußsohle und Hohlhand.

Das braune Fettgewebe besteht aus **plurivakuolären Fettzellen** (kleiner als univakuoläre), die zahlreiche kleine Lipidtröpfchen enthalten. Die Zellen enthalten zahlreiche Mitochondrien, die beim Fettsäureabbau Wärme erzeugen. Letztere wird an das Blut der in großer Anzahl vorhandenen Kapillaren abgegeben. Die braunen Fettzellen werden vom Sympathikus (noradrenerg) zur Fettverbrennung stimuliert. Braunes Fettgewebe findet sich beim Neugeborenen und Säugling im Hals- und Nackenbereich (nicht mehr vorhanden beim Erwachsenen).

> **Klinik**
>
> **Adipositas.** Bei der Adipositas kommt es zu einer Vermehrung der Fettzellen und zu einer Erhöhung des Lipidgehaltes der Fettzellen. Hyperkalorische Ernährung mit einem zu hohen Fettanteil und zu wenig körperliche Aktivität sind wesentliche Ursachen.

2.3.3 Knorpelgewebe

Knorpel ist von fester Konsistenz, begrenzt verformbar und dabei **druckelastisch**, d.h. bei Wegfall des Drucks kehrt er in seine Ausgangsform zurück. Knorpel ist gefäßfrei, seine Zellen werden durch Diffusion ernährt. Die meist ovalen **Chondrozyten** liegen in Höhlen (Lakunen), deren Wand als Knorpelkapsel bezeichnet wird (**Abb. 2.6**). Meist

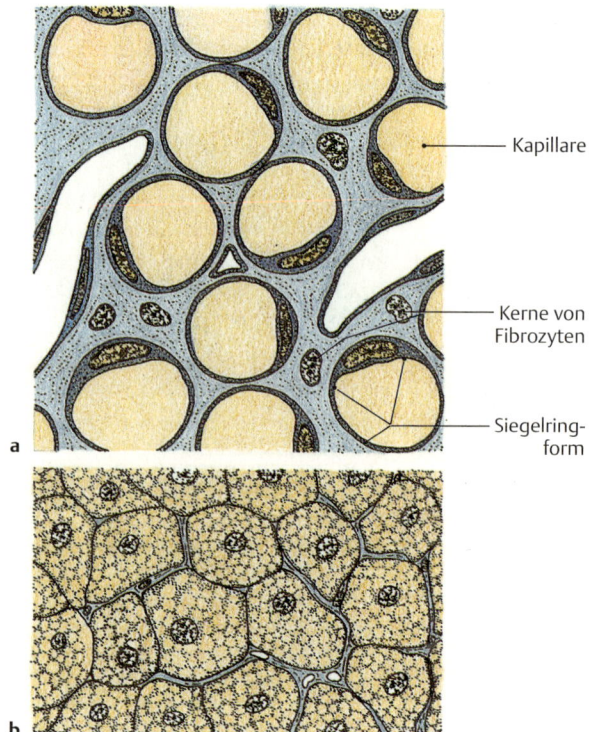

Kapillare

Kerne von Fibrozyten

Siegelringform

Abb. 2.5   Univakuoläres (a) und plurivakuoläres (b) Fettgewebe.

mehrere ovale Chondrozyten werden von einem Knorpelhof (= stärker anfärbbare Extrazellularmatrix) umgeben. Die Chondrozyten und ihr **Knorpelhof** bilden ein **Chondron** (= Territorium). Der Extrazellularraum zwischen den Chondronen ist das **Interterritorium**.

Es werden drei Knorpelarten unterschieden: hyaliner, elastischer und Faserknorpel.

Der hyaline Knorpel (am häufigsten) zeigt große Chondrone mit 2–6 Chondrozyten (isogene Gruppe). Die Chondrone liegen dicht beieinander. Die Kollagenfasern (hauptsächlich Typ-II-Kollagen) sind lichtmikroskopisch nicht sichtbar („maskiert"). Durch Verminderung der Grundsubstanz und des Wassergehalts kann es zu einer Demaskierung von Kollagenfasern (Asbestfaserung als Altersveränderung) kommen. Charakteristisch für hyalinen Knorpel ist das reiche Vorkommen von Aggrecan in der Grundsubstanz. Aggrecanmoleküle bilden mithilfe von Hyaluronsäure große Proteoglycan-Aggregate.

> **Merke** Im hyalinen Knorpel ist Hyaluronsäure (Hyaluronan) mit Aggrecan verbunden.

Hyaliner Knorpel besitzt, außer im Gelenk, eine Knorpelhaut (Perichondrium), die aus einem inneren Stratum cellulare und einem äußeren Stratum fibrosum (Faserschicht) besteht.

Hyaliner Knorpel ist anzutreffen in Rippenknorpel, Gelenkknorpel, Nasen- und Kehlkopfgerüst, Luftröhre, Bronchien und im wachsenden Knochen.

Der elastische Knorpel ist ähnlich aufgebaut wie der hyaline Knorpel. Zusätzlich kommen Netze aus elastischen Fasern (darstellbar mittels Elastika-Färbungen) vor. Letztere bedingen, dass dieser Knorpeltyp nicht nur drucksondern auch biegeelastisch ist.

Charakteristisch für den Faserknorpel sind dicht gelagerte Kollagenfaserbündel, die *nicht* maskiert sind. Die Chondrone sind klein (häufig nur mit einem Chondrozyten) und liegen weit auseinander. Faserknorpel hat kein Perichondrium. Er kommt vor in Zwischenwirbelscheibe, Schambeinfuge, Disci und Menisci von Gelenken, Gelenkknorpel des Kiefer- und medialen Schlüsselbeingelenks.

> **Klinik**
>
> **Rheumatische Arthritis.** Die rheumatische Arthritis ist eine schubweise verlaufende Entzündung (Ursache: Autoimmunerkrankung, S. 563) von Gelenken, besonders Hand- und Fingergelenke. Der Prozess beginnt in der Gelenkkapsel und führt zur Zerstörung von Gelenkknorpel und angrenzenden Knochen. Symptome sind Morgensteifigkeit, Anschwellung der Gelenke, Schmerzen. Therapeutisch werden u.a. nichtsteroidale Antirheumatika (Hemmung der Prostaglandinsynthese, also wesentlicher Entzündungsmediatoren) eingesetzt.
>
> **Arthrose.** Die Arthrose als degenerative Gelenkerkrankung entsteht meist als Folge einer Fehlbelastung (z. B. nach einer Fraktur). Es kommt allmählich zu einer Zerstörung des hyalinen Gelenkknorpels. Die Patienten klagen meist über Einlaufschmerzen.

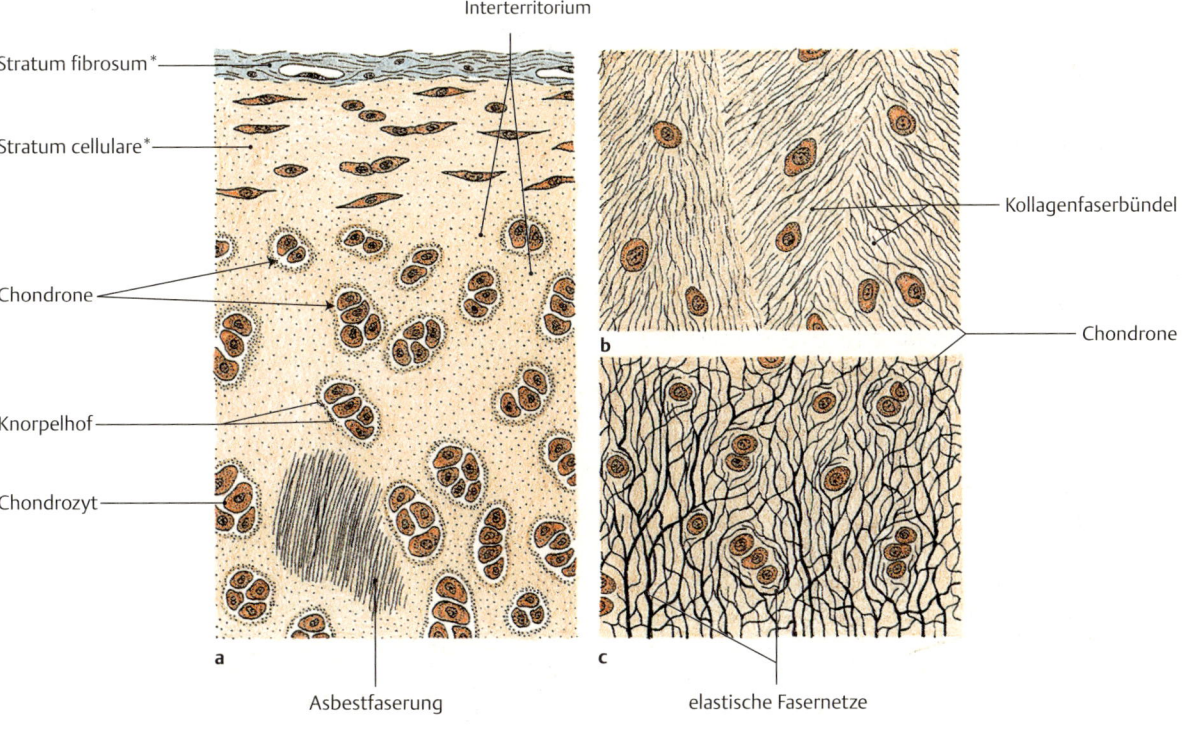

Abb. 2.6 **Knorpeltypen. a** Hyaliner Knorpel, **b** Faserknorpel, **c** elastischer Knorpel.

Biologie

Histologie

Anatomie

Chemie

Biochemie

Physik

Physiologie

Psych./Soz.

Knorpelwachstum. Knorpel kann aus dem Inneren heraus wachsen (interstitielles Wachstum). Die Chondroblasten bilden Fasern und Grundsubstanz und „mauern sich dabei ein". Ferner kann ein Wachstum durch die Bildung von Knorpel vom Perichondrium aus erfolgen (appositionelles Wachstum – Anlagerung von außen → Dickenwachstum).

2.3.4 Knochengewebe

Knochengewebe besteht aus spezifischen Zellen, den Osteozyten, Osteoblasten und Osteoklasten und aus organischen und anorganischen Bestandteilen. Die organischen Bestandteile sind kollagene Fasern (Kollagen Typ I) und kleine Mengen an Proteoglycanen und Glycoproteinen (z.B. Osteonektin, Osteopontin), die anorganische Substanz besteht hauptsächlich aus Hydroxylapatit-Kristallen $Ca_{10}(PO_4)_6OH_2$.

Die **Osteoblasten** bilden die Extrazellularmatrix des Knochens und werden zu Osteozyten. Letztere sind in Knochensubstanz eingemauert; ihre Zellkörper liegen in länglichen Lakunen. Von den Lakunen gehen zahlreiche feine Knochenkanälchen (**Canaliculi**) ab, in denen Fortsätze der Osteozyten liegen. Die Canaliculi verschiedener Lakunen stehen miteinander in Verbindung (→ Hohlraumlabyrinth, Diffusionswege); über diese Verbindungen bilden die Zellfortsätze Gap Junctions.

Die **Osteoklasten** sind sehr große, mehrkernige Zellen, die Knochensubstanz abbauen.

Lamellenknochen

Im Lamellenknochen kommen in charakteristischer Anordnung Schichten (Lamellen, 3–5 μm dick) von gleichsinnig ausgerichteten Kollagenfibrillen vor (**Abb. 2.7**). Die Verlaufsrichtung der Fibrillen wechselt von Lamelle zu Lamelle. Zwischen den Lamellen liegen die Osteozyten. Hauptbestandteil des Lamellenknochens sind die **Osteone** (oder Havers-System). Diese zylindrischen Osteone

(1–2,5 cm lang) verlaufen parallel zur Knochenoberfläche und verzweigen sich spitzwinklig. Sie besitzen einen zentral gelegenen Kanal (**Havers-Kanal**) mit Blutgefäßen. Um den Havers-Kanal liegen 5–20 Knochenlamellen (= **Speziallamellen** oder Osteonlamellen, Kollagenfaserverlauf in Schraubentouren). Außen ist das Osteon durch eine stärker anfärbbare Zementlinie (grundsubstanzreiche Kittlinie) von seiner Umgebung abgegrenzt.

Quer verlaufende **Volkmannkanäle** durchbrechen die Knochenlamellen und verbinden die längsorientierten Havers-Kanäle untereinander und mit Periostgefäßen.

Zwischen den Osteonen finden sich unregelmäßige Stapel von Lamellen (= **Schaltlamellen** oder interstitielle Lamellen) als Überreste von unvollständig abgebauten Speziallamellen. An der inneren und äußeren Knochenoberfläche finden sich dünne Platten von parallel zur Oberfläche orientierten Lamellen (innere und äußere Generallamellen). Diese sind wie Schaltlamellen *nicht* um Blutgefäße eingelagert.

Geflechtknochen

Bei der Knochenbildung (s. u.) während der Entwicklung und auch während der Knochenbruchheilung entsteht zunächst ein Geflechtknochen. Dort sind die Kollagenfasern und Knochenzellen ungleichmäßig angeordnet. Fast überall wird der Geflechtknochen durch den (mechanisch besser belastbaren) Lamellenknochen ersetzt.

Knochenentwicklung

Desmale Ossifikation. Durch desmale Ossifikation entstehen Knochen des Schädeldachs und des Gesichtsschädels sowie die Clavicula. Bei dieser Form der Osteogenese entsteht Knochen, indem sich Mesenchymzellen (in der Umgebung von Kapillargeflechten) direkt zu Osteoblasten differenzieren (**Abb. 2.8**). Die Osteoblasten bilden zunächst unverkalktes **Osteoid** (Fasern und Grundsubstanz).

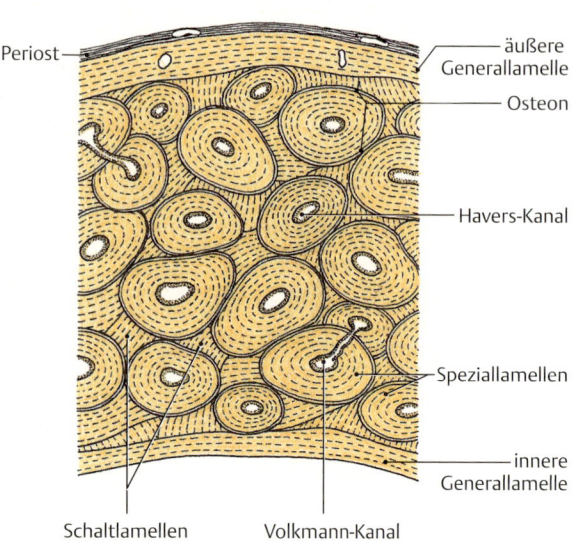

Abb. 2.7 Lamellenknochen im Überblick.

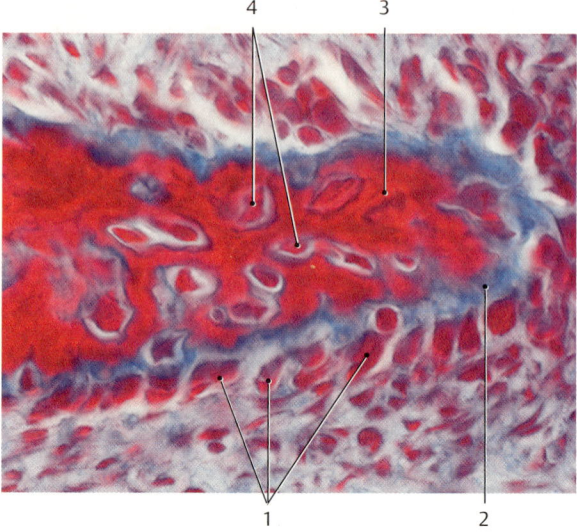

Abb. 2.8 Desmale Ossifikation (Azan, 200fach). 1 = Osteoblasten, **2** = unverkalktes Osteoid, **3** = verkalktes Osteoid, **4** = Osteozyten.

Danach erfolgt die Mineralisierung, indem die Osteoblasten Vesikel mit Kalziumphosphatkristallen abgeben. Die Osteoblasten lagern dabei das Osteoid um sich herum ab, sodass sie schließlich ganz in verkalkter Interzellularsubstanz eingemauert sind; sie werden so zu Osteozyten. An dem neu entstandenen Stückchen Knochen lagern sich von außen erneut Osteoblasten an. So vergrößert sich das Knochenstückchen durch Anlagerungswachstum (appositionelles Wachstum). Beim Wachstum der platten Knochen des Schädeldaches z.B. wird auf der Außenseite Knochengewebe durch Osteoblasten angelagert und auf der Innenseite Knochen durch Osteoklasten abgebaut (→ Platz für das wachsende Gehirn).

Die Osteoklasten liegen meist in **Howship-Lakunen** (= Erosionsbuchten, die beim Osteoidabbau entstehen). Sie zeigen im aktiven Zustand zahlreiche schmale Zellausstülpungen und besitzen eine sehr hohe Anzahl an Lysosomen, deren Enzyme durch Exozytose in die Lakune gelangen. Ferner geben sie Wasserstoff- und Chloridionen ab, woraus in der Lakune Salzsäure entsteht.

> **Merke** Parathormon aktiviert Osteoklasten (S. 770).
>
> Osteoklasten leiten sich von den Monozyten ab!

Chondrale Ossifikation. Hierbei entsteht aus Mesenchymzellen zunächst aus hyalinem Knorpel ein Modell des späteren Knochens. Die meisten Knochen entstehen durch diese indirekte Form der Osteogenese, die sich in zwei örtlich voneinander getrennte Prozesse untergliedern lässt:
- **perichondrale Ossifikation**: außen, Bildung einer Knochenmanschette um das Knochenmodell herum
- **enchondrale Ossifikation**: im Inneren des Knorpelmodells.

Die perichondrale Ossifikation läuft wie die desmale Ossifikation ab. Im Bereich der Diaphyse differenzieren sich Zellen des Perichondriums (des Knorpelmodells) zu Osteoblasten, die dann eine perichondrale Knochenmanschette um die knorpelige Diaphyse bilden (**Abb. 2.9**).

Bei der enchondralen Ossifikation wird Knorpel abgebaut, an seiner Stelle wird Knochen aufgebaut. Im Inneren des Knorpelmodells finden dabei vielfältige Prozesse statt:
- Vergrößerung von Knorpelzellen
- Auftreten von Verkalkungsherden in Knorpelgrundsubstanz

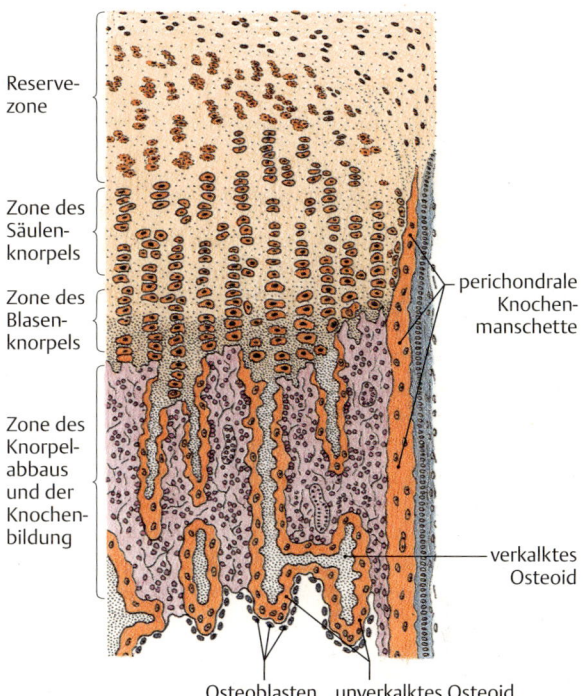

Abb. 2.9 Chondrale Ossifikation.

- Einwachsen von Blutgefäßen
- Einwandern von Mesenchymzellen, aus denen Osteoblasten werden
- Eindringen von Vorläuferzellen von Chondro- bzw. Osteoklasten aus fetalen Blutbildungszentren (s. Leber)
- Abbau von Verkalkungsherden und Knorpel durch Chondroklasten (≙ Osteoklasten)
- Bildung von Knochengewebe durch Osteoklasten → Entstehung von Knochenbälkchen in der Diaphyse.

In der Epiphyse entstehen im Zentrum Knochenkerne, die nach allen Seiten größer werden. Zwischen Epiphyse und Diaphyse bleibt die knorpelige Epiphysenfuge (= **Epiphysenscheibe**) oder Wachstumszone (= Wachstumsplatte), die die Grundlage für das weitere postnatale Längenwachstum der Röhrenknochen ist. Dabei sind in der Epiphysenfuge charakteristische Zonen der enchondralen Ossifikation erkennbar (**Tab. 2.1**). Das Dickenwachstum des Knochens erfolgt appositionell. Nach Abschluss des Wachstums verknöchern die Epiphysenfugen.

Tabelle 2.1 Zonen der enchondralen Ossifikation in der Epiphyse

Zone	Funktion	Erscheinungsbild
Reservezone	Nachschub für Zone des Säulenknorpels	undifferenzierte kleine Knorpelvorläuferzellen, gleichmäßig verteilt
Zone des Säulenknorpels	Proliferationszone	mitotisch aktive Chondrozyten, in längsorientierten Säulen angeordnet
Zone des Blasenknorpels	Hypertrophiezone (→ Längenwachstum)	große Knorpelzellen
Eröffnungszone	Zone des Knorpelabbaus	zugrunde gehende Knorpelzellen, Verkalkungen
Knochenbildungszone	Verknöcherungszone	Osteoblasten, unverkalktes und verkalktes Ositeoid mit Osteozyten

Biologie | Histologie | Anatomie | Chemie | Biochemie | Physik | Physiologie | Psych./Soz.

Merke **Desmale Ossifikation**: Mesenchym → Geflechtknochen → Lamellenknochen.

Chondrale Ossifikation: Mesenchym → Knorpel → Geflechtknochen → Lamellenknochen.

Klinik

Epiphysenfugenfrakturen. Bei dieser Fraktur im Kindesalter geht die Bruchlinie durch die Epiphysenfuge. Hieraus resultiert die Gefahr einer Hemmung des Längenwachstums. Deshalb müssen diese Frakturen sorgfältig operativ behandelt werden.

Frakturheilung. Bei einer Fraktur liegt eine vollständige Durchtrennung des Knochens in mindestens zwei Fragmente vor. Durch operative Therapie (Osteosynthese durch z.B. Schrauben oder Platten) können die Fragmente ganz engen Kontakt haben, dann wird der Frakturspalt direkt durch in Längsrichtung vorwachsende Osteone überbrückt (**primäre Frakturheilung**). Findet sich nach einer Osteosynthese ein sehr kleiner Spalt, wird dieser durch Geflechtknochen aufgefüllt, der sich dann in Lamellenknochen umwandelt (**Spaltheilung**). Liegt ein größerer Frakturspalt bei konservativer Therapie (z.B. Gipsverband) vor, wird der Spalt zunächst durch ein Hämatom ausgefüllt. Dann wachsen Fibroblasten ein und bilden einen bindegewebigen Kallus, der sich in einen Kallus aus Geflechtknochen umwandelt. Unter funktioneller Belastung kommt es anschließend zum Umbau in Lamellenknochen (**sekundäre Frakturheilung**).

2.3.5 Zahnhartsubstanzen

Siehe Anatomie, S. 225.

2.4 Muskelgewebe

Die besondere Eigenschaft des Muskelgewebes ist seine Kontraktilität (Fähigkeit zur Verkürzung). Verantwortlich dafür sind die Myofibrillen, die aus elektronenmikroskopisch sichtbaren Myofilamenten (**Actin-** und **Myosinfilamenten**) bestehen. Aufgrund histologischer und funktioneller Merkmale werden drei Arten von Muskelgewebe unterschieden: quer gestreifte Skelettmuskulatur, quer gestreifte Herzmuskulatur und glatte Muskulatur.

2.4.1 Quer gestreifte Skelettmuskulatur

Die quer gestreifte Skelettmuskulatur besteht aus langen (bis zu 20 cm), vielkernigen Muskelfasern, die durch Fusion einkerniger Myoblasten entstanden sind. Im Zytoplasma (= Sarkoplasma) finden sich Myofibrillen (vorherrschend → Querstreifung), Mitochondrien und glattes endoplasmatisches (= **sarkoplasmatisches**) **Retikulum**. Die stäbchenförmigen Kerne liegen dicht unter der Plasmamembran (= Sarkolemm). Umhüllt wird die Skelettmuskulatur von einem Hüllsystem aus lockerem Bindegewebe, das Verschieblichkeit gewährleistet und Nerven und Gefäße enthält (**Tab. 2.2**).

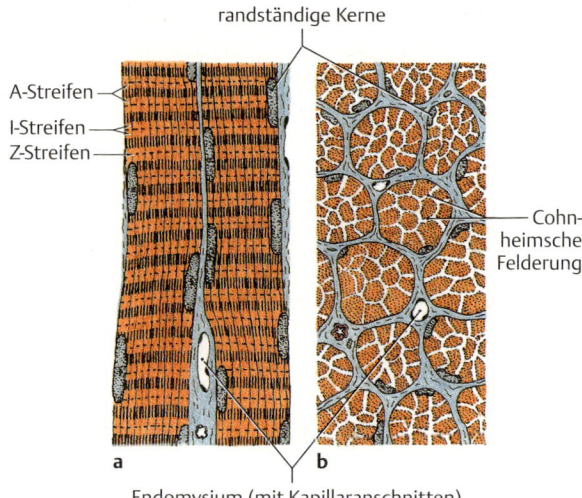

Abb. 2.10 Quer gestreifte Skelettmuskulatur im Längsschnitt.

Aufbau und Funktion eines Sarkomers

Im Längsschnitt zeigen die Muskelfasern eine charakteristische Querstreifung, d.h. ein Muster aus sich regelmäßig abwechselnden hellen und dunklen Querbändern (oder streifen) (**Abb. 2.10**):

– **A-Streifen** (**a**nisotop im Polarisationsmikroskop): dunkler im gefärbten Präparat.
– **I-Streifen** (**i**sotop): heller, in der Mitte des I-Streifens liegt der dünne **Z-Streifen**. Der Abschnitt zwischen zwei Z-Streifen, also ½ I + A + ½ I, ist das **Sarkomer**.

Ultrastrukturell erkennt man in der Mitte des A-Streifens den **H-Streifen** (H-Zone, Hensen-Streifen), in dessen Zentrum die **M-Linie** verläuft. Letztere liegt somit in der Mitte des Sarkomers.

Die Querstreifung kommt durch die charakteristische Anordnung der **Actin-** und **Myosinfilamente** (im elektronenmikroskopischen Bild) zustande (**Abb. 2.11**). In der A-

Tabelle 2.2 Bindegewebiges Hüllsystem der Skelettmuskulatur

Name	Lage	Funktion
Epimysium	unter der Faszie	Verknüpfung von Faszie mit Muskelgewebe
Perimysium externum	Bindegewebsblätter = Septen, vom Epimysium in den Muskel ziehend	→ dickere Bündel von Muskelfasern (Sekundärbündel)
Perimysium internum	Septen, vom Perimysium internum weiter in das Innere des Muskels ziehend	→ kleinere Primärbündel von Muskelfasern
Endomysium	um jede einzelne Muskelfaser	auf Basalmembran der Muskelfaser

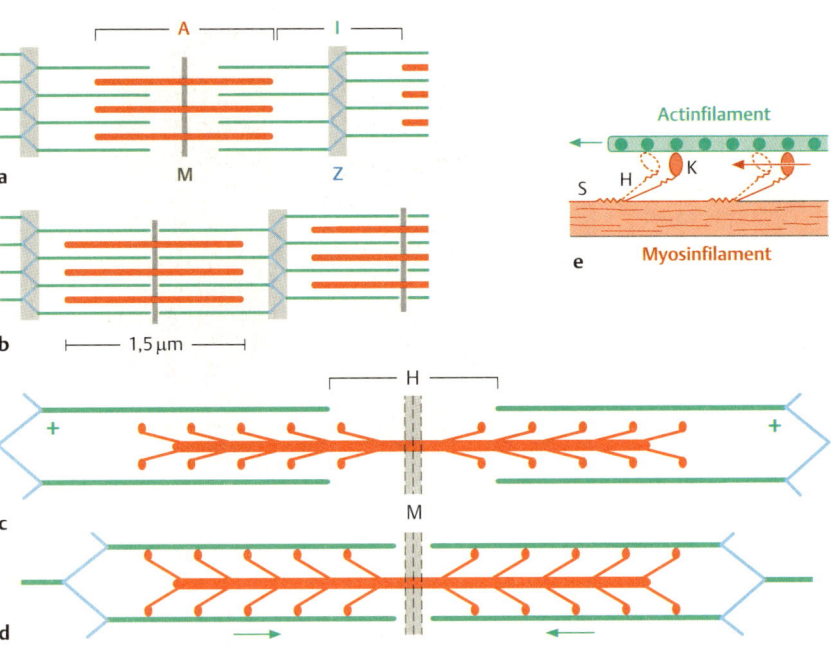

Abb. 2.11 Anordnung der Myofilamente.
a und **c** Ruhezustand, **b** und **d** Kontraktions-
zustand, **e** Myosinköpfe am Actinfilament.

Bande liegen die Myosinfilamente, in der I-Bande die Actinfilamente. Bis zum Beginn der H-Zone findet sich in der
A-Bande eine Überlappung von Actin- und Myosinfilamenten. In der M-Linie und im Z-Streifen liegen Querverbindungen der Filamente (z.B. durch α-Actinin im Z-Streifen).
Die dünnen Actinfilamente bestehen aus zwei perlenket-
tenartig umeinander gewundenen kugelförmigen Actin-
molekülen; ihnen sind die regulatorischen Proteine **Troponin** und **Tropomyosin** aufgelagert. Die dickeren Myosin-
filamente haben einen stäbchenförmigen Schwanzteil (in
Längsrichtung der Filamente) und einen Kopf- und Halsteil, der seitlich aus dem Filament herausragt.

Im erschlafften Muskel ist an den Myosinköpfchen ATP
gebunden. Zudem sind die Bindungsstellen für die Myosinköpfchen am Actinfilament durch **Tropomyosin** und
Troponin unzugänglich. Beides bedingt, dass Actin- und
Myosinfilamente voneinander getrennt sind.

Kommt ein Aktionspotenzial an der Muskelfaser an, wird
Kalzium freigesetzt, das an Troponin bindet. Dadurch verändert sich die Konformation von Tropomyosin und Troponin, und die Bindungsstelle für den Myosinkopf wird
freigegeben. Gleichzeitig wird das ATP durch die Myosin-
kopf-ATPase gespalten, und der Myosinkopf lagert sich an
das Actinfilament an. Der Myosinkopf knickt ab, wodurch
die Actinfilamente auf beiden Seiten des Sarkomers tiefer
zwischen die Myosinfilamente gleiten. D. h. das Sarkomer
verkürzt sich, I- und H-Streifen werden schmaler.

Die für die Auslösung der Kontraktion erforderlichen Ca^{2+}-
Ionen sind im **sarkoplasmatischen Retikulum** gespeichert,
das jede Myofibrille mit einem Röhrensystem umgibt
(**Abb. 2.12**). Letzteres ist längs (longitudinal) orientiert (**L-
System**).

Die transversalen **T-Tubuli** sind schlauchförmige Einstülpungen des Sarkolemms von der Oberfläche in das Innere
der Muskelfaser. Sie leiten die Erregung direkt in das Inne-

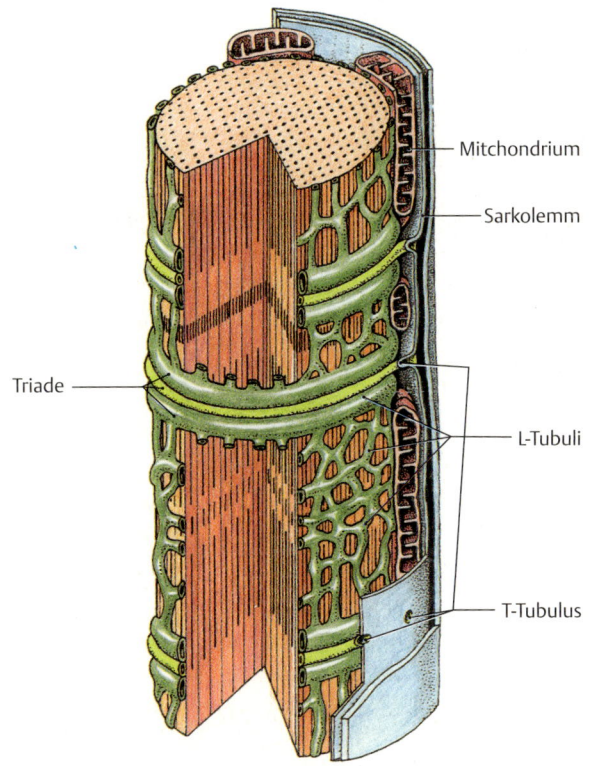

Mitchondrium

Sarkolemm

Triade

L-Tubuli

T-Tubulus

**Abb. 2.12 Dreidimensionaler Aufbau der quer gestreiften Mus-
kulatur mit T- und L-System.**

re der Muskelfaser, sodass die zentral gelegenen Myofibrillen auch unverzüglich kontrahieren. Auf beiden Seiten
eines **T-Tubulus** liegen Erweiterungen (Terminalzisternen)
der L-Systeme. Zwei gegenüberliegende Terminalzisternen und der dazwischen gelegene T-Tubulus bilden eine
Triade (an der Grenze zwischen A- und I-Streifen).

Das Aktionspotenzial gelangt in das T-System, über Triaden-füßchen (Proteinbrücken) besteht eine Verbindung zum L-System, aus dem dann Ca^{2+} freigesetzt wird. Das führt letztlich zur Kontraktion (**elektromechanische Kopplung**).

Weitere Bestandteile der Skelettmuskelfasern

Titin ist ein langes Protein, das sich vom Z-Streifen bis zur M-Zone erstreckt; es verhindert eine Überdehnung des Sarkomers.

Das Sarkolemm ist von einem Membranskelett unterlagert, das ihm Stabilität und Dehnbarkeit verleiht. Zu diesem Skelett gehört **Dystrophin**, ein fadenförmiges Protein. Dystrophin ist mit dem Sarkolemm verbunden.

In der Muskelfaser kommen größere Mengen an **Glycogen** vor, die als Energiedepot dienen.

Im Sarkoplasma findet sich Sauerstoff bindendes **Myoglobin**, das besonders in Muskelfasern vorkommt, die sich langsam, aber lang anhaltend und kraftvoll kontrahieren können (sog. Typ-I-Fasern mit vielen Mitochondrien). Typ-II-Fasern (weniger Myoglobin und weniger Mitochondrien) kontrahieren sich schnell und kurz (schnell ermüdbar). Die meisten Muskeln bestehen aus Typ-I- und Typ-II-Fasern (aber in unterschiedlicher Menge).

> **Merke**
> Zwischen Basalmembran und Muskelfaser finden sich kleine **Satellitenzellen** (= Myoblasten), die eine begrenzte Regenerationsfähigkeit bedingen. Sie können sich teilen und mit den Muskelfasern fusionieren.

> **Klinik**
> **Myositis ossificans.** Bei den verschiedenen Formen dieses Krankheitsbildes kommt es innerhalb von Muskeln zu Verknöcherungen, die vom Muskelbindegewebe ausgehen. Gelegentlich kann nach traumatischer Quetschung und Zerreißung von Muskelgewebe eine Verknöcherung auftreten, insbesondere wenn der verletzte Muskel falsch behandelt wurde (z. B. durch frühzeitige und zu intensive Übungen und Massagen).

2.4.2 Herzmuskulatur

Die ebenfalls quer gestreifte Herzmuskulatur besteht aus **Herzmuskelzellen** (spitzwinklig verzweigt), die untereinander durch **Glanzstreifen** (Disci intercalares) verbunden sind (**Abb. 2.13**). Die Kerne (manchmal 2 in einer Zelle) liegen zentral; an ihren Enden kann bei älteren Individuen Lipofuscin gelagert sein.

Neben Triaden kommen auch Diaden vor (T-Tubuli mit nur an einer Seite L-Tubuli); beide liegen auf Höhe der Z-Streifen; Satellitenzellen fehlen.

> **Merke**
> In Herzmuskelzellen der Vorhöfe wird ANP (= atriales natriuretisches Peptid) gebildet. Es wird bei einem Anstieg des Drucks im Vorhof vermehrt ausgeschüttet (z. B. bei Volumenzunahme) und steigert die renale Wasser- und Natriumausscheidung.

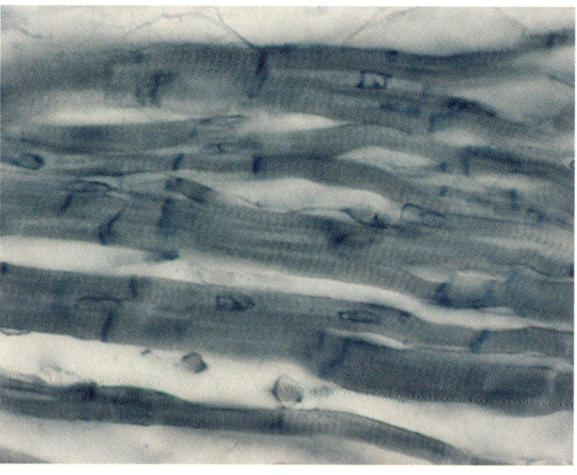

Abb. 2.13 Herzmuskelzellen im Längsschnitt (Goldner-Färbung, 600-fach).

> **Merke**
> Die *Disci intercalares* bestehen aus *Fasciae adhaerentes* und *Desmosomen* (mit Cadherinen) zur mechanischen Verbindung sowie Nexus (Gap Junctions, mit Connexin 43) zur elektrischen Kopplung (→ Erregungsübertragung zwischen zwei Herzmuskelzellen!).

2.4.3 Glatte Muskulatur

Die glatte Muskulatur besteht aus schmalen, spindelförmigen Zellen, die häufig eng zusammengelagert in Schichten angeordnet sind. Sie können sehr unterschiedlich lang sein. Ihr Kern ist stäbchenförmig (mit abgerundeten Enden) und liegt in der Mitte der Zelle. An der Plasmamembran finden sich viele **Caveolae** (bläschenförmige Einsenkungen, die funktionell den T-Tubuli entsprechen). In vielen Organen sind die glatten Muskelzellen durch Gap Junctions miteinander verbunden.

Der kontraktile Apparat besteht aus Actin- und Myosinfilamenten, welche in schräg orientierten Bündeln angeordnet sind.

2.5 Nervengewebe

Das Nervengewebe besteht aus Nervenzellen (Neuronen) und Gliazellen.

2.5.1 Neurone

Die Neurone (**Abb. 2.14**) sind die strukturellen Funktionseinheiten, ihre Aufgabe ist die Aufnahme, Verarbeitung und Weiterleitung von Reizen. Sie bestehen aus dem Zellkörper (**Perikaryon**, Soma, = trophisches Zentrum) und Fortsätzen: meist mehrere **Dendriten** (Reizaufnahme) und ein **Axon** (Reizweiterleitung zu anderen Zellen). Dazu finden sich an den Endverzweigungen des Axons die Synapsen (Reizübertragung).

2.5 Nervengewebe   85

Biologie
Histologie
Anatomie
Chemie
Biochemie
Physik
Physiologie
Psych./Soz.

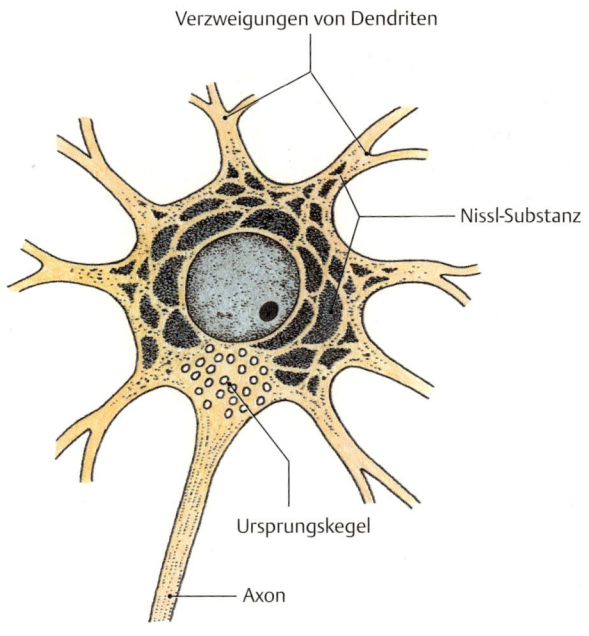

Verzweigungen von Dendriten

Nissl-Substanz

Ursprungskegel

Axon

Abb. 2.14   Multipolare Nervenzelle.

Das Perikaryon enthält einen meist großen Zellkern mit deutlichem Nucleolus (hohe RNA-Syntheseaktivität), viel raues endoplasmatisches Retikulum in Form von **Nissl-Schollen** (intensive Proteinsynthese), ein ausgeprägtes Zytoskelett und mit zunehmendem Alter **Lipofuszingranula** (lysosomale Restkörper). Das Zytoskelett setzt sich zusammen aus Neurofibrillen (aufgebaut aus Neurofilamenten = Intermediärfilamenten), Mikrotubuli und Actinfilamenten; es findet sich auch in den Fortsätzen. Seine Funktion ist nicht nur die Stabilisierung der Form von Perikarya und Fortsätzen, sondern auch der Transport von Organellen und Proteinen innerhalb der Fortsätze.
Die Dendriten verzweigen sich baumartig; in ihrem Stamm (in der Nähe des Perikaryons) findet sich Nissl-Substanz. Die Dendriten einiger Nervenzellen weisen feine stummelförmige Fortsätze (Dornen, **Spines**, zur Oberflächenvergrößerung) auf, an denen sich Synapsen befinden. Das Axon beginnt am Axonhügel (**Ursprungskegel**, wie der Rest des Axons *frei* von Nissl-Substanz). Daran schließt sich das kurze Initialsegment an (Anfangssegment, mit zahlreichen Na⁺-Kanälen → leicht erregbar → Entstehung von Aktionspotenzialen). Von der darauf folgenden langen Hauptverlaufsstrecke können proximal Kollateraläste abzweigen. Kurz vor seinem Ende verzweigt sich das Axon in zahlreiche kleine Äste, die jeweils mit einem erweiterten Endkolben (Bouton, Synapse) enden.

> **Merke**
> Im Axon findet ein Transport von Mitochondrien vom Perikaryon entlang der Mikrotubuli statt.
>
> Für den schnellen axonalen Vesikeltransport ist Kinesin (S. 15) verantwortlich.

Klassifikation von Neuronen

Neurone können nach strukturellen und funktionellen Aspekten klassifiziert werden.
Nach der **Form des Perikaryons** und der Anzahl und Anordnung der Fortsätze unterscheidet man:
- **Multipolare Neurone** (**Abb. 2.14**) mit zahlreichen Dendriten und einem Axon. Sie kommen z. B. im Vorderhorn des Rückenmarks, als Pyramidenzellen in der Endhirnrinde, als Purkinje-Zellen und Sternzellen in der Kleinhirnrinde vor.
- spindelförmige **bipolare Neurone** mit einem Axon und einem Dendriten an gegenüberliegenden Enden. Dazu gehören z. B. Ganglienzellen im Innenohr und bestimmte Retina-Neurone.
- **Pseudounipolare Neurone**, bei denen Dendrit und Axon zunächst zu einem gemeinsamen Stammfortsatz verschmolzen sind, der sich dann T-förmig aufzweigt.

> **Merke**
> Pseudounipolare Nervenzellen kommen in Spinalganglien und sensiblen Hirnnervenganglien (z. B. Ganglion trigeminale) vor.

Unter **funktionellem Aspekt** unterscheidet man:
- **Projektionsneurone** (Golgi-Typ-I) mit großen Perikarya und langen Axonen, die in eine andere, oft weit entfernte Region, z. B. Pyramidenzellen der Endhirnrinde, ziehen.
- **Interneurone** (Golgi-Typ-II) mit kleinen Perikarya und kurzen Axonen in die unmittelbare Umgebung.

Klassifikation der Synapsen

Interneuronale Synapsen werden entweder nach der Lokalisation des Boutons oder nach funktionellen Gesichtspunkten unterschieden.

Nach Lokalisation des Boutons unterscheidet man:
- **Axodendritische Synapsen**, bei denen der Bouton zwischen Axonende und Dendritenschaft oder Spine liegt. Dies ist die am häufigsten vorkommende Art von Synapsen.
- **Axosomatische Synapsen**. Hier liegt der Bouton zwischen Axonende und Perikaryon.
- **Axoaxonale Synapsen**. Hier liegt der Bouton zwischen Axonende und Initialsegment oder präterminalem Axonabschnitt.

Seltenere spezifische Synapsenformen sind z. B. dendrodendritische, somatosomatische Synapsen oder synaptische Glomeruli (= Komplex mit vielen Synapsen).

Unter funktionellen Gesichtspunkten unterscheidet man zwischen
- exzitatorischen Synapsen (erregend) und
- inhibitorischen Synapsen (hemmend) sowie
- nach dem vorhandenen Transmitter.

Exzitatorische Synapsen sind häufig axodendritisch und haben runde Vesikel. Sie sind elektronenmikroskopisch in der Regel asymmetrisch (Gray-I-Synapsen): Ihre postsynaptische Membran (in der die Rezeptormoleküle sitzen) ist stärker verdichtet als die präsynaptische Membran.

Inhibitorische Synapsen sind elektronenmikroskopisch symmetrisch (mit ovalen Vesikeln, Gray-II-Synapsen): Prä- und postsynaptische Verdichtungen sind etwa gleich breit. In den präsynaptischen Verdichtungen findet die Exozytose der Vesikel (Fusion der Vesikelmembran mit präsynaptischer Membran) statt. Hierfür sind in der präsynaptischen Membran und in der Vesikelmembran zahlreiche spezifische Proteine (z.B Synaptotagmin, Syntaxin, SNAP 25) sowie Ca^{2+}-Kanäle anzutreffen.

Die Synapsen (wie auch die präsynaptischen Neurone) können nach dem **vorhandenen Transmitter** benannt (und klassifiziert) werden, indem „-erg" an den Transmitternamen angehängt wird. Es gibt cholinerge, glutamerge, GABAerge und glycinerge Synapsen (**Tab. 2.3**). Außerdem gibt es Synapsen, die Monoamine als Transmitter haben. Unter die monoaminergen Synapsen fallen dopaminerge, noradrenerge, adrenerge, serotoninerge und histaminerge Synapsen. Ihre Wirkung ist jeweils abhängig vom Rezeptortyp.

Struktur und Funktion der Synapsen

Zu einer chemischen interneuronalen Synapse (**Abb. 2.15**) gehören:
- **synaptische Vesikel** mit dem Transmitter in den Boutons,
- **präsynaptische Membran,**
- **synaptischer Spalt** zwischen prä- und post- (oder sub-) synaptischer Membran,
- **postsynaptische Membran** am „Empfängerneuron" mit Rezeptormolekülen.

Erreicht ein Aktionspotenzial das Axonende, entleert eine gewisse Anzahl von Vesikeln seinen Inhalt durch Exozytose in den synaptischen Spalt. Der Transmitter diffundiert durch den Spalt und wird von den Rezeptoren in der postsynaptischen Membran gebunden. Dadurch werden elektrophysiologische Veränderungen der Membran hervorgerufen, die zur Weiterleitung des Reizes führen. Anschließend muss der Transmitter rasch aus dem synaptischen Spalt beseitigt werden. Dies geschieht z.B. durch enzymatische Spaltung und Wiederaufnahme der Bruch-

Tabelle 2.3 Unterscheidung der Synapsen nach ihren Transmittern

Name	Transmitter	Wirkung
cholinerg	Acetylcholin	i. d.R. exzitatorisch, an manchen Rezeptorsubtypen inhibitorisch
glutamerg	Glutamat	inhibitorisch
GABAerg	γ-Aminobuttersäure (GABA)	inhibitorisch
glycinerg	Glycin	inhibitorisch

stücke (z.B. Acetylcholin durch die Acetylcholinesterase), durch Wiederaufnahme des Transmitters (z.B. Adrenalin) in das Axonende (durch Transporter) oder durch Aufnahme des Transmitters (z.B. GABA) in nahe gelegene Astrozytenfortsätze (s.u.).

2.5.2 Gliazellen

Die Anzahl der Gliazellen ist etwa 10-mal höher als die der Neurone. Sie sind nicht direkt an der Reizverarbeitung und Reizübertragung beteiligt, aber für die Funktion der Nervenzellen unbedingt erforderlich. Man unterscheidet zentrale Glia (im ZNS) und periphere Glia (im PNS).

Zentrale Glia

Astrozyten. Die sternförmigen Astrozyten (über Gap Junctions verbunden) sind die häufigsten und größten Gliazellen im ZNS. Sie enthalten **GFAP** (glial fibrillary acidic protein, saures Gliafaserprotein), das mit Antikörpern gegen GFAP immunhistologisch darstellbar ist. Es gibt **protoplasmatische Astrozyten** (vor allem in der grauen Substanz; dickere, stärker verzweigte Fortsätze) und fibrilläre oder **Faserastrozyten** (vornehmlich in der weißen Substanz; längere, dünne Fortsätze, **Abb. 2.16**).

Astrozyten haben folgende Funktionen:
- Stützfunktion (füllen Lücken zwischen Nervenzellen)

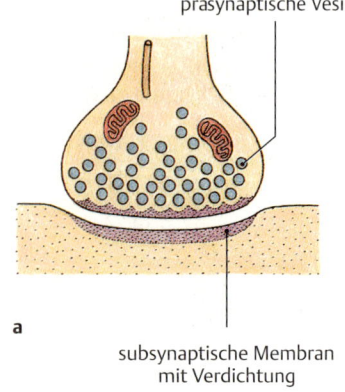
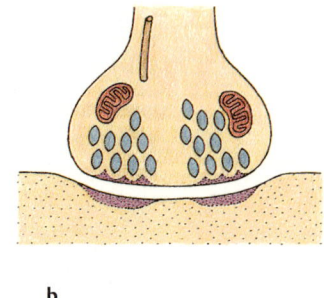
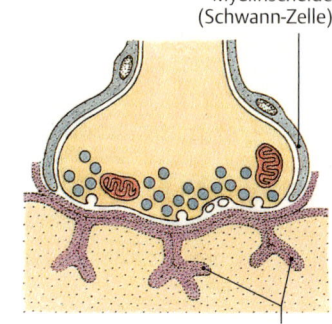

präsynaptische Vesikel

subsynaptische Membran mit Verdichtung

a   b   c

Myelinscheide (Schwann-Zelle)

subneuraler Faltenapparat

Abb. 2.15   Synapsen. a Gray-I-, **b** Gray-II-, **c** neuromuskuläre Synapse.

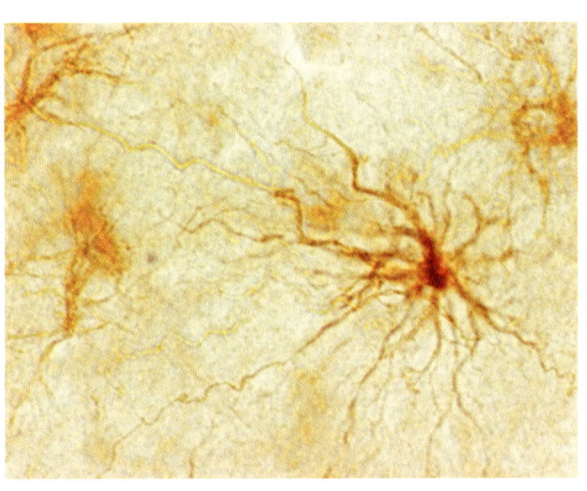

Abb. 2.16   Faserastrozyt (GFAP-Immunfärbung, 900-fach).

- Bildung der Grenzmembran mittels verbreiterter Füßchen von Astrozytenfortsätzen um Kapillaren (Membrana limitans gliae pervicularis) und an der ZNS-Oberfläche (Membrana limitans gliae superficialis)
- Aufnahme und Metabolisierung von Neurotransmittern (z. B. Glutamat, GABA)
- Regulation der K^+-Konzentration im Extrazellularraum
- Umhüllung von Bündeln markloser Axone
- Sekretion von neurotrophen Faktoren und Zytokinen
- Bildung von Glianarben: nach Verletzungen, nach Entzündungsprozessen.

Sonderformen von Astrozyten sind die **Bergmann-Glia** in der Kleinhirnrinde, die **Müller-Zellen** der Retina und die **Pituizyten** im Hypophysenhinterlappen.

Oligodendrozyten sind kleiner als Astrozyten und haben weniger Fortsätze. Ihr runder Kern füllt den größten Teil des Zellleibes. Sie bilden die Markscheiden in der weißen Substanz des ZNS (s. u.). Oligodendrozyten in der grauen Substanz erfüllen wahrscheinlich ähnliche Funktionen wie die Astrozyten.

Mikrogliazellen sind die kleinsten Gliazellen (auch Hortega-Zellen genannt). Sie sind die Makrophagen des ZNS (in der grauen und weißen Substanz) und sind amöboid beweglich. Sie sind auch antigenpräsentierende Zellen. Man unterscheidet ruhende und aktivierte Mikrogliazellen.

> **Merke**
> Außer der Mikroglia stammen alle zentralen Gliazellen aus dem Neuroektoderm. Die Mikroglia (eingewandert) ist dem mononucleären Phagozytensystem zuzuordnen.

Ependymzellen kleiden die Hirnventrikel und den Zentralkanal des Rückenmarks aus.

> **Klinik**
> **Oligodendrogliome**. Diese Tumoren gehen von den Oligodendrozyten aus und finden sich meist im Endhirn. Sie zeigen häufig Verkalkungen (im Computertomogramm sichtbar).

Periphere Glia

Im PNS bilden Schwann-Zellen die Hülle um Axone (s. u.). Um die meisten Perikarya der Ganglia im PNS liegen sog. Mantelzellen (auch Amphizyten oder Satellitenzellen genannt) und bilden dabei eine oder mehrere Zellschichten.

Markhaltige Nervenfasern im PNS

Eine Nervenfaser besteht aus einem Axon und einer Gliahülle. Letztere entsteht im PNS aus Schwann-Zellen. Während der Entwicklung legt sich ein Axon in eine längs verlaufende Rinne der **Schwann-Zelle**, die zunehmend tiefer wird. Dadurch umfasst die Schwann-Zelle dann das Axon mit ihren Rändern, die dann zum **Mesaxon** (= Duplikatur der Zellmembran der Schwann-Zelle, **Abb. 2.17**) verschmelzen. Letzteres wickelt sich im nächsten Schritt viele Male um das Axon. Diese Umwicklungen ergeben den lamellären Aufbau der **Myelinscheide** (Markscheide), in der das Zytoplasma der Schwann-Zelle und der Extrazellularraum schwinden (Kompaktierung des Myelins).

> **Merke**
> Während der Entwicklung lagert sich ein Axon in zahlreiche Schwann-Zellen ein, die hintereinander entlang des Axons angeordnet sind.

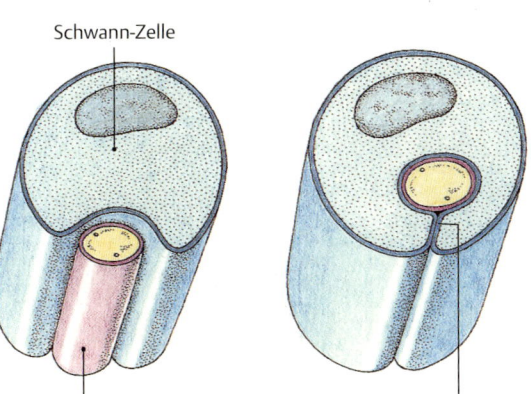
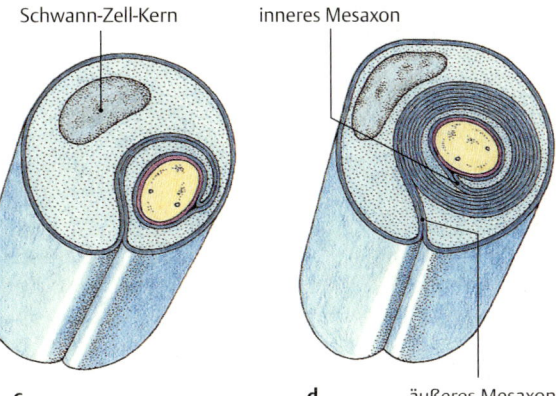

Schwann-Zelle

Schwann-Zell-Kern   inneres Mesaxon

a   Axon   b   inneres Mesaxon   c   d   äußeres Mesaxon

Abb. 2.17   Stadien der Markscheidenentwicklung im PNS.

Der Bereich zwischen zwei aufeinanderfolgenden Schwann-Zellen ist der **Ranvier-Schnürring** (Knoten). Die Strecke zwischen zwei benachbarten Ranvier-Schnürringen (= Länge einer Schwann-Zelle) wird als **Internodium** bezeichnet.

Je größer der Axondurchmesser, desto länger die Internodien und desto dicker die Myelinscheide. Die Myelinscheide ist die Voraussetzung für die schnelle Erregungsleitung entlang des Axons. Das Aktionspotenzial „springt" von einem Schnürring zum nächsten (saltatorische Erregungsleitung, Physiologie, S. 792).

Zwischen zwei Ranvier-Schnürringen können schmale, schräge Aufhellungen des Myelins (durch Zytoplasmareste der Schwann-Zelle) auftreten, die Schmitt-Lantermann-Einkerbungen (mit Gap Junctions zum Stoffaustausch).

Markhaltige Nervenfasern im ZNS

Der Aufbau des zentralen Myelins gleicht dem im PNS, jedoch ist ein **Oligodendrozyt** mit seinen Fortsätzen für die Umhüllung *mehrerer* Axone zuständig. Die Markscheiden sind dünner; es fehlen Schmitt-Lantermann-Einkerbungen.

Marklose Nervenfasern im PNS und ZNS

Bei den marklosen Nervenfasern liegen *mehrere* Axone in einer Schwann-Zelle. Die kurzen Mesaxone wickeln sich nicht um die Axone. Es gibt keine Ranvier-Schnürringe. Im ZNS werden marklose Fasern nicht von Oligodendrozyten umhüllt. Sie werden von Astrozytenfortsätzen zu Bündeln umfasst. Die Erregungsleitung an marklosen Nervenfasern ist nicht saltatorisch, sondern kontinuierlich und langsam.

> #### Klinik
>
> **Multiple Sklerose.** Diese Erkrankung ist gekennzeichnet durch einen Untergang von Markscheiden (fleckförmig im gesamten ZNS). Die Erkrankung verläuft in Schüben. Es treten motorische Symptome (Ermüdbarkeit, Paresen, Spastik), Sensibilitätsstörungen, Schmerzen und Sehstörungen auf.

2.5.3 Periphere Nerven
Aufbau

Die Nerven im PNS bestehen aus Nervenfasern (Axone, Schwann-Zelle + Basallamina) und bindegewebigen Hüllstrukturen (mit Gefäßen) (**Abb. 2.18**). Das **Epineurium** (aus straffem und lockerem Bindegewebe, mit Fettzellen) ist die äußere Bindegewebshülle des Nerven (zum verschieblichen Einbau in die Umgebung). Das **Perineurium** fasst einige bis mehrere hundert Nervenfasern zu Bündeln zusammen. Es besteht aus einem äußeren faserreichen Anteil und einem inneren Anteil aus mehreren epithelartig angeordneten Zellschichten mit Tight Junctions (Perineuralscheide, bildet eine Diffusionsbarriere). Der vom Perineurium umfasste Raum ist der Endoneuralraum. In diesem Raum liegen die Nervenfasern, die von **Endoneurium**, aus lockerem Bindegewebe, umhüllt sind sowie Kapillaren mit Tight Junctions (= **Blut-Nerven-Schranke**).

Degeneration und Regeneration peripherer Nerven

Nach Durchtrennung eines Nervs geht der abgetrennte Axonabschnitt zugrunde (anterograde, d.h. absteigende Waller-Degeneration). Kurz darauf degeneriert auch das zugehörige Myelin. Die Schwann-Zellen bleiben allerdings vital. Das zerfallene Material wird durch eingewanderte Makrophagen abgebaut, die über die Sekretion von mitogenen Zytokinen dann auch eine Proliferation der Schwann-Zellen hervorrufen. Letztere bilden kettenförmige Strukturen (mit Basallamina). Aus den proximalen Axonstümpfen entstehen zahlreiche Aussprossungen, von denen einer (angezogen von neurotrophen Faktoren der Schwann-Zellen) entlang der Schwann-Zellen-Kette nach distal wächst und synaptische Kontakte im Zielgebiet aufbaut, während die übrigen Sprosse degenerieren. Die Markscheidendicke und die Länge der Internodien des regenerierten Nervs sind jedoch geringer als die des ursprünglichen Nervs.

Ganglien im PNS

Die sensorischen Ganglien sind die **Spinalganglien** und die **sensorischen Hirnnervenganglien**. Sie sind von einer Bindegewebshülle (als Fortsetzung der Dura) umgeben und enthalten pseudounipolare (große, runde) Nervenzellen (mit hellem Kern und kräftig angefärbtem Nucleolus). Die Neurone sind von einer Hülle aus Mantelzellen (Satellitenzellen oder Amphizyten, s.o.) umgeben. Ein Ast des sich T-förmig aufzweigenden Stammfortsatzes zieht in die Peripherie (dendritisches Axon), der andere zum ZNS.

In den vegetativen Ganglien liegen von Satellitenzellen umhüllte multipolare Nervenzellen.

> **Merke**
>
> In den vegetativen Ganglien erfolgt eine Umschaltung vom präganglionären auf das postganglionäre Neuron = multipolares Neuron des Ganglions. In Spinalganglien findet *keine* Umschaltung statt.

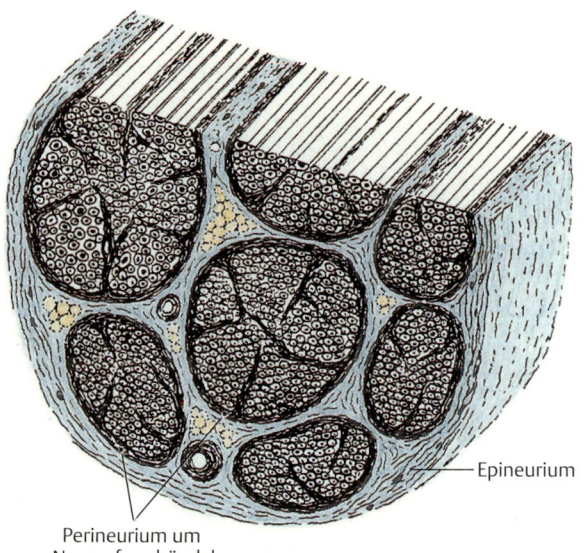

Perineurium um
Nervenfaserbündel

Epineurium

Abb. 2.18 Peripherer Nerv im Überblick.

Biologie

Histologie

Anatomie

Chemie

Biochemie

Physik

Physiologie

Psych./Soz.

3 Histologie der Organe

3.1 Herz-Kreislauf-System und Blut

3.1.1 Herz-Kreislauf-System

Das Blut verlässt das Herz über **Arterien** (zunächst Arterien vom elastischen Typ, dann Arterien vom muskulären Typ), die sich immer weiter verzweigen zu immer kleineren Arterien bis hin zu **Arteriolen**. Letztere speisen die **Kapillarnetze** (Mikrozirkulation); dort erfolgt der Gas- und Stoffaustausch zwischen Blut und Gewebe. Zurück fließt das Blut zunächst in kleinere **Venolen**, die sich zu **Venen** vereinigen. Durch weiteren Zusammenfluss entstehen letztlich die großen Venen, die ins Herz münden.

Arterien

Aufbau. Die Wand von Arterien und Venen ist prinzipiell gleich (aus drei Schichten) aufgebaut. Tunica intima (In-tima) mit Endothel und subendothelialer Bindegewebsschicht, Tunica media (Media) mit glatten Muskelzellen und vornehmlich elastischen Fasern sowie Tunica adventitia aus Bindegewebe (**Abb. 3.1**).

Das Endothel ist ein einschichtiger lückenloser Verband aus platten Zellen, deren Längsachse parallel zur Gefäßlängsachse ausgerichtet ist. Die Endothelzellen sind durch Tight Junctions untereinander verbunden (→ Diffusionsbarriere).

> **Merke**
>
> Endothelzellen bilden Leukozytenadhäsionsmoleküle (Biochemie, S. 554), vasokonstriktorisch wirkende Stoffe (wie Stickstoffmonoxid), vasodilatorisch wirkende Stoffe (wie Endothelin) und von-Willebrand-Faktor (Biochemie, S. 573). Letzterer findet sich im Weibel-Palade-Körperchen (= spezialisierte Sekretgranula der Endothelzellen).

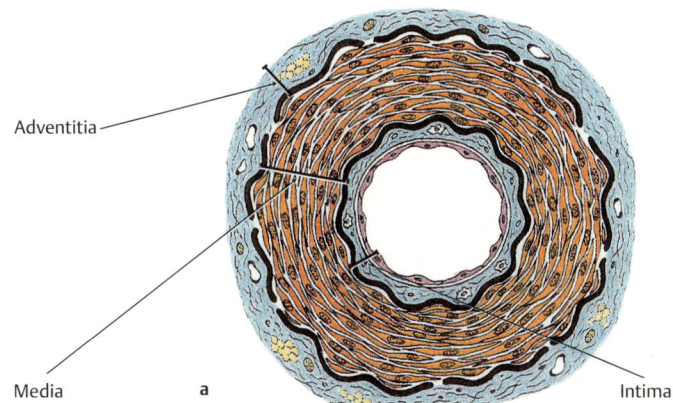

Adventitia

Media   a   Intima

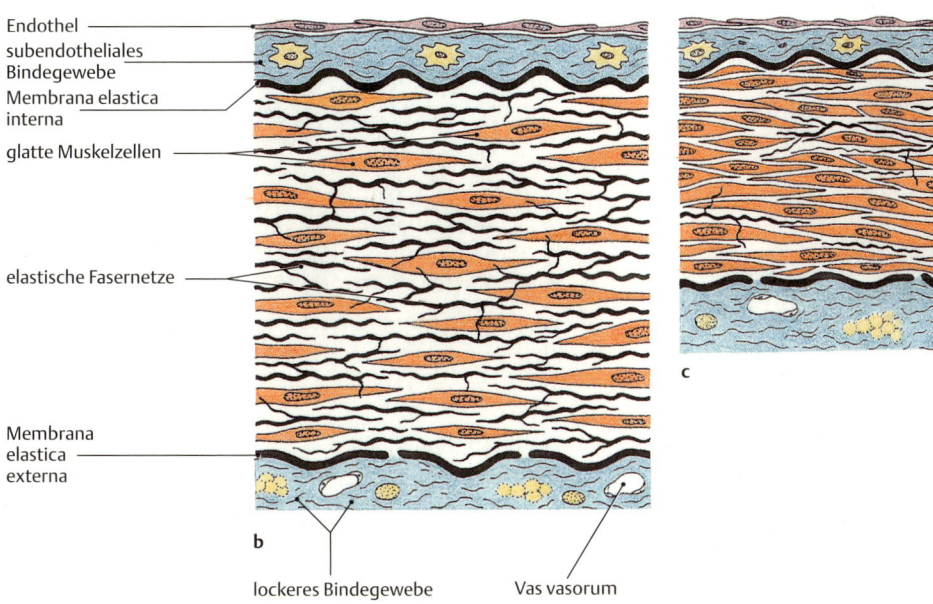

Endothel
subendotheliales
Bindegewebe
Membrana elastica
interna

glatte Muskelzellen

elastische Fasernetze

c

Membrana
elastica
externa

b

lockeres Bindegewebe   Vas vasorum

Abb. 3.1   Arterienwand.

In der Adventitia finden sich Blutgefäße (Vasa vasorum) und Nerven. Die Vasa vasorum versorgen (bei größeren Gefäßen) die äußeren Anteile der Gefäßwand, während die inneren vom Blut des Gefäßlumens versorgt werden. Bei den Nerven handelt es sich überwiegend um postganglionäre Sympathikusaxone (→ Regulation der Gefäßweite). An der Grenze zwischen Intima und Media sowie zwischen Media und Adventitia kommen häufig elastische Membranen vor (Membrana elastica interna bzw. externa).

Arterien vom elastischen Typ. Dazu gehören die großen herznahen Arterien (Windkesselfunktion, Physiologie, S. 694). Sie besitzen in ihrer Media zahlreiche elastische Membranen, die miteinander verbunden sind und an denen glatte Muskelzellen ansetzen (→ Vorspannung der elastischen Membranen).

Arterien vom muskulären Typ. Zu diesem Typ gehören die meisten Arterien (mittelgroße, kleine, kleinste). Ihre Media enthält dicht gepackte glatte Muskelzellen, die meist zirkulär angeordnet sind.

Arteriolen. Die Media der meisten Arteriolen hat nur noch eine geschlossene Muskelschicht. Häufig folgen auf die Arteriolen noch kleinere **Metarteriolen**, die nur noch eine lückenhafte Muskelschicht besitzen.

> **Merke**
> Arteriolen besitzen relativ zum Lumen eine sehr dicke Wand.

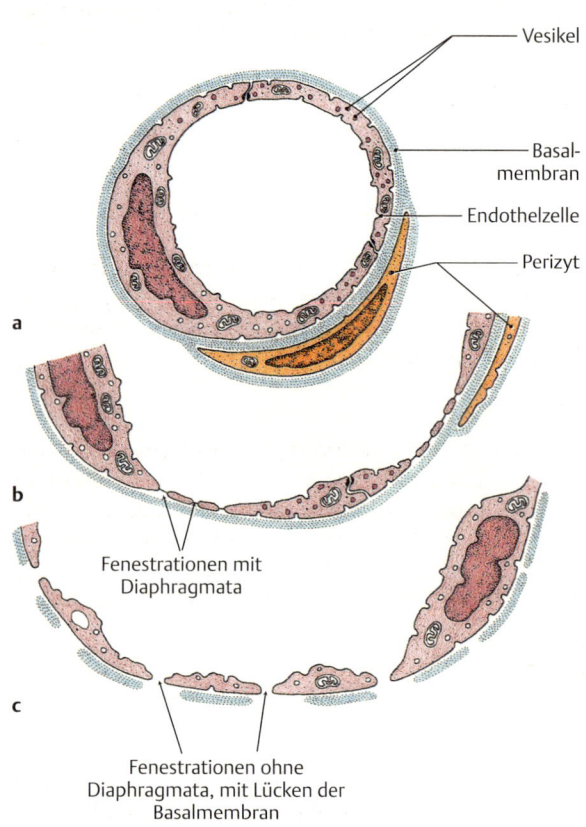

Vesikel

Basalmembran

Endothelzelle

Perizyt

a

b

Fenestrationen mit Diaphragmata

c

Fenestrationen ohne Diaphragmata, mit Lücken der Basalmembran

Abb. 3.2 Verschiedene Kapillartypen (s. Text).

Kapillaren (im Mittel 7 μm im Durchmesser) sind Endothelrohre, die von einer Basallamina und von Perizyten (lückenhaft) bedeckt werden. Nur unmittelbar am Beginn des Kapillargebietes findet sich ein zirkulärer glattmuskulärer **Sphinkter** (präkapillärer Sphinkter), der den Blutzufluss in das Kapillargebiet reguliert. Der Stoffaustausch durch die Kapillarwand kann transzellulär oder parazellulär durch das Endothel erfolgen.

Die Durchlässigkeit der Kapillarwand ist in den verschiedenen Organen sehr unterschiedlich. Es werden verschiedene Kapillartypen unterschieden (**Abb. 3.2**):

- **Geschlossene Kapillaren mit kontinuierlichem Endothel**: Der transzelluläre Transport erfolgt unter Beteiligung von zytoplasmatischen Vesikeln und Caveolae (Transzytose). Solche Kapillaren kommen in der Herz- und Skelettmuskulatur, im Binde- und Stützgewebe und in der Lunge vor. Die Hirnkapillaren haben kaum Transzytosevesikel und dichte Tight Junctions (→ Blut-Hirn-Schranke).
- **Gefensterte Kapillaren mit fenestriertem Endothel**: Die Endothelzellen sind z.T. siebartig gefenstert. Die Fenster sind durch Diaphragmata geschlossen (→ schneller Durchtritt von Wasser und kleinen Molekülen). Sie kommen in endokrinen Organen, in der Darmschleimhaut und auch in der Area postrema des Hirnstamms vor.
- **Gefensterte Kapillaren mit Endothelporen (diskontinuierliches Endothel)**: Die Endothelzellen haben große Poren ohne Diaphragmata. Solche Kapillaren sind in der Niere und in der Leber (hier auch noch ohne Basalmembran) anzutreffen. So können fast alle Plasmabestandteile frei durchtreten.

Sinusoide oder **Sinus** sind Kapillaren mit weitem Lumen (> 10 μm Durchmesser, Vorkommen: Leber, Milz, Knochenmark).

Perizyten sind flache, kontraktile Zellen mit langen verzweigten Ausläufern. Sie umfassen das Endothelrohr und sind von Basalmembran umschlossen. Ihre Aufgaben sind u.a. Stabilisierung der Kapillarwand, Regulation der Kapillarweite und der Fenestrationen.

Venen

Die Venen haben ein größeres Lumen und eine dünnere Wand als die entsprechenden Arterien. Die drei Schichten der Wand sind nicht so deutlich zu erkennen wie bei den Arterien.

Die Venen der Extremitäten besitzen Venenklappen (Intimaduplikaturen, Physiologie, S. 703).

Lymphgefäße

(Siehe auch S. 153).

Die relativ weitlumigen Lymphkapillaren (*ohne* durchgehende Basalmembran und ohne Perizyten) beginnen blind im Bindegewebe. Sie nehmen Gewebeflüssigkeit und Zellen aus dem Interstitium auf. Aus ihnen gehen dann größere Lymphgefäße hervor.

Biologie | Histologie | Anatomie | Chemie | Biochemie | Physik | Physiologie | Psych./Soz.

Klinik

Arteriosklerose. Bei der Arteriosklerose kommt es in der Gefäßwand zu Intimaverdickungen (Ablagerungen, Muskelzellproliferation, Plaquebildung), die wahrscheinlich durch Schäden in der Endothelschicht hervorgerufen werden. Dadurch wölbt sich die Gefäßwand in das Lumen vor und engt dieses ein (Stenose). Dies hat eine Minderdurchblutung des nachgeschalteten Gewebes zur Folge. So entsteht z. B. die chronische arterielle Verschlusskrankheit der unteren Extremität, bei der stechende Wadenschmerzen nach einer bestimmten Gehstrecke auftreten können.

3.1.2 Blut

Zusammensetzung. Blut (knapp 4,5 l beim Erwachsenen) besteht aus den Blutzellen und dem flüssigen Blutplasma. Der Anteil der **Blutzellen** am Gesamtvolumen wird als Hämatokrit (Hk) bezeichnet (0,47 bei Männern und 0,42 bei Frauen). Die am häufigsten vorkommenden Blutzellen sind Erythrozyten (rote Blutkörperchen). Auf 1000 Erythrozyten kommt 1 Leukozyt (weiße Blutzelle). Dazu kommen die Blutplättchen (Thrombozyten). Blutzellen werden im Blutausstrich analysiert. Dazu erfolgt eine standardmäßige Färbung nach Pappenheim (May-Grünwald-Giemsa-Färbung: basophil = blau, azidophil = rot, **Abb. 3.3**).

Das **Blutplasma** ist eine wässrige Elektrolytlösung mit einem Proteinanteil von ca. 8%. Davon sind mehr als 50% Albumine, der Rest verschiedene Globuline (z. B. Immunglobuline) und Fibrinogen. Bei der Gerinnung entsteht aus dem löslichen monomeren Fibrinogen das polymere Fibrin. Die nach der Gerinnung übrig gebliebene Flüssigkeit ist das **Serum** (= Plasma-Fibrinogen).

Blutzellen

Erythrozyten

Die roten Blutkörperchen besitzen keinen Kern und keine Zellorganellen. Ihr Zytoplasma enthält das eisenhaltige Hämoglobin für den O_2-Transport. Sie enthalten Carboanhydrase ($CO_2 \rightarrow HCO_3^-$). Ihre Form gleicht bikonkaven Scheiben, die elastisch verformbar sind (Passage durch die Kapillaren). Die Gestalt und Verformbarkeit sind bedingt durch ein Membranskelett, das aus einem Netz aus (α- und β-) **Spektrin**-Filamenten besteht, die durch kurze Actinfilamente zusammengehalten werden. Dieses flächige Netzwerk ist durch Adapterproteine (Ankyrin, Protein 4.1)

Tabelle 3.1   Wichtige Zahlen zu den Erythrozyten

Größe	7,5 µm Durchmesser; 2,5 µm dick im Randbereich, 1 µm im Zentrum
Anzahl	4–5 Mio./µl; mehr als 25 Billionen im Körper
Lebensdauer	120 Tage, Neubildung im Knochenmark: 8 Tage
Hämoglobin	30 pg pro Erythrozyt

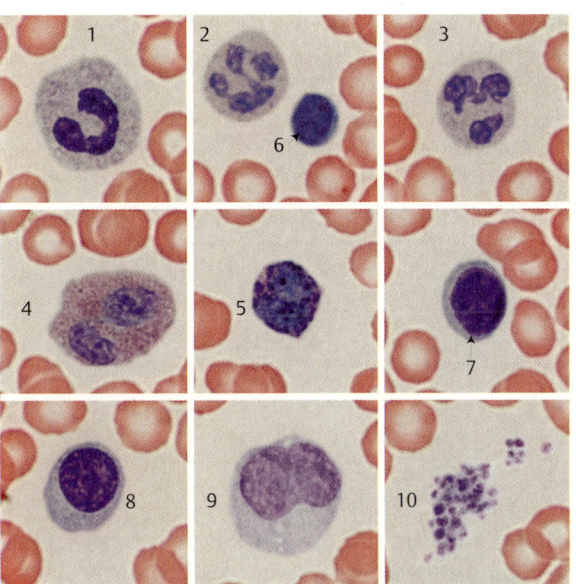

Abb. 3.3 Blutbild (Färbung nach Pappenheim, 1200-fach). 1 = stabkerniger neutrophiler Granulozyt, 2+3 = segmentkerniger, neutrophiler Granulozyt, 4 = eosinophiler Granulozyt, 5 = basophiler Granulozyt, 6 = kleiner Lymphozyt, 7 = mittelgroßer Lymphozyt, 8 = großer Lymphozyt, 9 = Monozyt, 10 = Thrombozyten.

an Transmembranproteinen befestigt. Die Glycokalix der Erythrozyten enthält die Blutgruppenantigene (Biochemie, S. 569).

Klinik

Genetische Defekte des Spektrins, die eine mechanische Stabilisierung der Plasmamembran zur Folge haben, führen zur Kugelzellanämie (s. u.).

Wichtige Zahlen zu den Erythrozyten gibt Tab. 3.1 wieder.

Bei einer **Anämie** (**Tab. 3.2**) ist die Hämoglobinkonzentration deutlich unter dem Normalwert (130 g/l). Symptome sind u. a. Blässe der Haut und Schleimhäute, Schwächegefühl, Schwindel, Tachykardie.

Leukozyten

Leukozyten sind die kernhaltigen Zellen des Blutes und erfüllen ihre Aufgaben (Abwehr von Krankheitserregern und Fremdkörpern) meist außerhalb des Blutes. D. h. sie verlassen die Gefäße und wandern in Gewebe ein. Bei den Leukozyten werden drei Typen von Granulozyten sowie Monozyten und Lymphozyten unterschieden (**Tab. 3.3**).

 Merke   Basophile sind im Blut in der geringsten Anzahl vorhanden.

Granulozyten. Granulozyten besitzen zahlreiche Granula; ihr Kern besteht aus mehreren Segmenten, die durch schmale Chromatinbrücken verbunden sind. Die drei Gra-

Tabelle 3.2 Anämieformen

Form	Hämoglobin	Anzahl der Erythrozyten	Erythrozyten	Ursache
Störung der Hämoglobinbildung	↓ ↓ ↓	↓	blass, hypochrom, klein	Eisenmangel (z. B. Blutverlust bei chronischen Blutungen)
Störung der Erythropoese	↓	↓ ↓ ↓	groß, hyperchrom	Mangel an Vitamin B_{12} oder Folsäure
hämolytisch (Erythrozytenzerfall)	↓ ↓	↓ ↓	z. B. kugelförmig mit Krankheitserregern	Defekt des Spektrins Mikroorganismen

nulozytentypen unterscheiden sich in der Anfärbbarkeit, Größe, Form, Ultrastruktur und Inhalt ihrer Granula und in der Kernmorphologie (**Tab. 3.4**).

Monozyten haben einen meist exzentrisch gelegenen, ovalen bis nierenförmigen Kern sowie sehr feine (azurophile) Granula (= Lysosomen). Sie sind langlebig, halten sich aber nur vorübergehend (Stunden bis wenige Tage) im Blut auf. Sie wandern in verschiedene Organe ein, um sich dort zu verschiedenen langlebigen Zelltypen zu entwickeln (→ **mononucleäres Phagozytensystem, MPS**): Histiozyten im Bindegewebe, Makrophagen in lymphatischen Organen und Knochenmark, Alveolarmakrophagen in der Lunge, Peritonealmakrophagen im Bauchfell, Pleuramakrophagen im Lungenfell, Kupffer-Sternzellen in der Leber, Hofbauer-Zellen in der Plazenta, Osteoklasten, Mikroglia. Die Makrophagen, die verschiedene Wirkstoffe (z.B. Wachstumsfaktoren, Chemokine, Zytokine) sezernieren, sind auch antigenpräsentierende Zellen (S. 558).

Merke

Monozyten sind die größten Leukozyten (bis 20 µm).

Tabelle 3.3 Zusammensetzung der Leukozytenfraktion

Leukozyten (5000/µl)	Anteil an Gesamtfraktion
Granulozyten	
neutrophile	60%
eosinophile	3,5%
basophile	0,5%
Lymphozyten	30%
Monozyten	6%

Lymphozyten. Nur ein *sehr* kleiner Anteil der **Lymphozyten** findet sich auch nur für *ganz* kurze Zeit im Blut; die übrigen sind im Wesentlichen in den lymphatischen Organen anzutreffen. Sie sind die spezifischen Zellen des Immunsystems (S. 552). Die kleinen Lymphozyten haben einen runden, dunklen Kern und nur einen schmalen Zytoplasmasaum. Die großen Lymphozyten besitzen mehr Zytoplasma und einen exzentrisch gelegenen Kern.

Tabelle 3.4 Struktur und Funktion der Granulozyten

Granulozytentyp	Durchmesser	Kern	Granula Morphologie	Inhaltsstoffe und Wirkungen
Neutrophile (mit Fc-Rezeptoren, S. 555)	12 µm	3–4 Segmente	fein, blass-rosa - spezifische - unspezifische (≡ Lysosomen)	verschiedene Enzyme und bakterizide Stoffe, z. B. alkalische Phosphatase, saure Hydrolasen, Proteasen Lysozym[1] Laktoferrin[2]
Eosinophile (mit Fc-Rezeptoren)	größer als 12 µm	2 Segmente	grob, oval, rot, dicht gepackt mit Internum (zentrales elektronendichtes Kristalloid) und Externum	major basic protein (toxisch auf Parasiten)
Basophile (mit Fc-Rezeptoren)	kleiner als 12 µm	u- oder s-förmig, von Granula überlagert	groß, tief blauschwarz	Histamin Heparin Prostaglandine[3] Leukotriene (chemotaktisch)

[1] spaltet das in Bakterienzellwänden vorkommende Murein
[2] bindet Eisen, das für Bakterienwachstum erforderlich ist
[3] Physiologie, S. 779

Thrombozyten

Im Blutbild erscheinen die **Thrombozyten** (Blutplättchen, 1–4 µm) als sehr kleine, bläuliche Körnchen. Es sind kernlose Fragmente (Abschnürungen) von Knochenmarkriesenzellen (Megakaryozyten, S. 93). Pro µl Blut finden sich 250 000 Thrombozyten; ihre Lebensdauer beträgt ca. 8 Tage. Bei starker Vergrößerung erkennt man im Thrombozyten ein dunkles Zentrum (Granulomer) und eine helle Außenzone (Hyalomer). Im Hyalomer liegen (unter der Membran) Mikrotubuli, in einem zirkulären Ring angeordnet, und kontraktile Filamente. Die Membran stülpt sich schlauchförmig ins Innere der Thrombozyten. Die **Granula** des Granulomers enthalten u.a. Fibrinogen, Fibronektin, Thrombospondin, von-Willebrand-Faktor, Serotonin (→ vasokonstriktorisch), Wachstumsfaktor PDGF (platelet-derived growth factor, → Wundheilung).

Nach einer Verletzung des Gefäßendothels lagern sich Thrombozyten direkt oder über den von-Willebrand-Faktor an Kollagen an. Dadurch werden die Blutplättchen aktiviert. Sie bilden Pseudopodien (schlanke Fortsätze) aus, setzen die Inhaltsstoffe ihrer Granula frei und aggregieren über Fibrinogen mit anderen Thrombozyten (Biochemie, S. 573).

Klinik

Thrombozytäre Blutungsneigung. Diese Blutungsneigung kann durch eine Verminderung der Thrombozytenzahl (Thrombozytopenie) oder eine Funktionsstörung der Thrombozyten (Thrombozytopathie) bedingt sein. Beide Ursachen können angeboren oder erworben sein. Erworbene Thrombozytopathien sind häufig, weil eine große Anzahl von Medikamenten Thrombozyten beeinträchtigen (u.a. Acetylsalicylsäure, Antiphlogistika, Penicilline, Halothan, Vasodilatatoren). Charakteristischerweise treten punktförmige Blutungen auf.

Blutbildung (Hämatopoese)

Die Neubildung der Blutzellen (Hämatopoese) findet nach der Geburt im **Knochenmark** statt. Nur das rote Knochenmark ist hämatopoetisch aktiv (Gesamtmenge beim jungen Erwachsenen ca. 1,3 kg). Es findet sich in den Epiphysen sowie in kurzen und platten Knochen. Das gelbe Knochenmark (in den Diaphysen) besteht überwiegend aus lipidhaltigen Zellen. Das rote Knochenmark setzt sich aus retikulärem Bindegewebe, Fettzellen (= lipidbeladene Retikulumzellen), Makrophagen, Sinusoiden (in die die reifen Blutzellen übertreten) und verschiedenen Zellen der Blutbildung zusammen.

Alle Blutzellen leiten sich von einer Population **pluripotenter hämatopoetischer Stammzellen** ab. Über verschiedene Progenitorzellstadien entstehen Vorstufen der roten und weißen Blutzellen und der Megakaryozyten (s.u.). Die Differenzierung der verschiedenen Zelllinien wird durch Zytokine (= koloniestimulierende Faktoren, aus Makrophagen) reguliert.

Erythropoese. Bei der Erythropoese sind verschiedene Entwicklungsstadien im Knochenmark erkennbar (**Abb. 3.4**): Proerythroblast → basophiler Erythroblast → polychromatischer Erythroblast → polychromatischer Normoblast → azidophiler Normoblast → **Retikulozyt** → Erythrozyt.

Beim Durchlaufen dieser Stadien kommt es zur Verkleinerung der Zellen, Verdichtung (Pyknose) und Ausstoßung des Kerns, Verlust der Zellorganellen, Zunahme der Hämoglobinmenge. Der Retikulozyt enthält noch Reste von Ribosomen = Substantia granulofilamentosa (nur mit Spezialfärbungen darstellbar). Die Regulation der Erythropoese erfolgt durch Erythropoetin, das in der Niere gebildet wird. Die verschiedenen Stadien der Erythropoese liegen meist in Haufen (erythropoetische Inseln) zusammen. Retikulozyten finden sich auch im Blut. Ihre Anzahl im Blut gibt Hinweise auf die Aktivität der Erythropoese im roten Knochenmark.

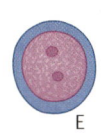 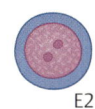 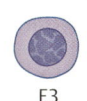 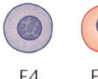 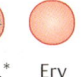

E   E2   E3   E4   E5   Ret.*   Ery

Abb. 3.4 Erythropoese. E1 = Proerythroblast, E2 = basophiler Erythroblast, E3 = polychromatischer Erythroblast, E4 = polychromatischer Normoblast, E5 = azidophiler Normoblast, Ret.* = Retikulozyt, Ery = Erythrozyt.

Granulopoese. Bei der Granulopoese (Dauer ca. 8 Tage) entstehen aus den **Myeloblasten** die Promyelozyten (Auftreten unspezifischer Granula), dann Myelozyten (kleiner, Auftreten von neutrophilen, eosinophilen und basophilen Granula), danach Metamyelozyten (mit verdichtetem Kern) und schließlich die stabkernigen und segmentkernigen Granulozyten.

 Merke Myeloblasten sind die Vorläuferzellen von Granulozyten.

Thrombopoese. Bei der Thrombopoese entstehen über Megakaryoblasten und Promegakaryozyten die **Megakaryozyten** (**Abb. 3.5**). Letztere sind auffällig und ihr Kern

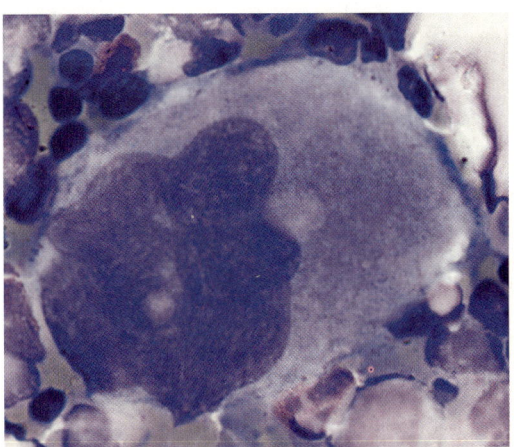

Abb. 3.5 Megakaryozyt (Färbung nach Pappenheim, 600-fach).

Biologie · Histologie · Anatomie · Chemie · Biochemie · Physik · Physiologie · Psych./Soz.

Biologie
Histologie
Anatomie
Chemie
Biochemie
Physik
Physiologie
Psych./Soz.

enthält bis zu 64 Chromosomensätze. Im Zytoplasma der Megakaryozyten findet sich die Granula der späteren Thrombozyten. An der Oberfläche der Megakaryozyten bilden sich fingerförmige, durch Löcher der Sinusoide ziehende Fortsätze; aus denen entstehen durch Membranverschmelzungen die Thrombozyten. Die Thrombopoese wird durch Thrombopoetin (aus Hepatozyten der Leber) stimuliert.

Monopoese und Lymphopoese finden ebenfalls im Knochenmark statt.

> **Klinik**
>
> **Leukämien.** Bei diesen malignen Erkrankungen entartet eine Stammzelle der Leukozyten und vermehrt sich unkontrolliert. Das Knochenmark ist dann durchsetzt von abnormen Zellen, die die normale Blutzellbildung zunehmend verdrängen.

3.2 Lymphatisches System

3.2.1 Immunsystem

Siehe Biochemie, ab Seite 552.

3.2.2 Thymus

Aufbau. Der Thymus wird von einer zarten Bindegewebskapsel überzogen, von der Septen bis zur Mark-Rinden-Grenze in die Tiefe ziehen (→ oberflächliche Läppchengliederung). Die Rinde erscheint dunkler, hier liegen viele kleine Lymphozyten, die sog. **Thymozyten.** Aufgrund geringeren Gehalts an Thymozyten ist das Mark blasser (**Abb. 3.6**). Die Thymozyten liegen in einem netzartigen Zellretikulum, das von **Thymusepithelzellen** (auch „Ammenzellen") gebildet wird. Die langen Fortsätze der Thymusepithelzellen sind durch Desmosomen verbunden; einige bilden in der Rinde eine Trennschicht um Gefäße. Diese Trennschicht und das geschlossene Endothel bilden die Blut-Thymus-Schranke, die möglicherweise den

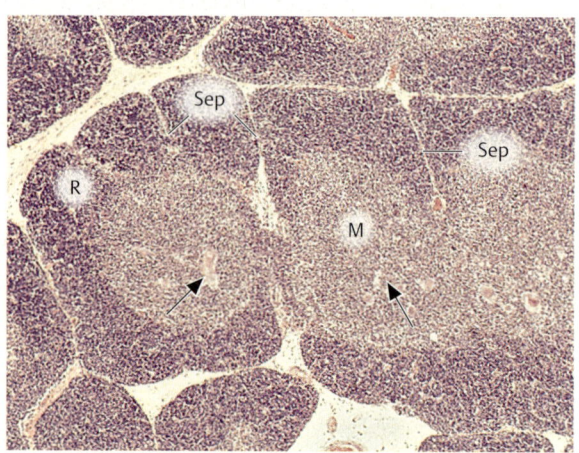

Abb. 3.6 Thymus eines Kindes (H.E., 42-fach): R = Rinde; M = Mark; Sep = Bindegewebsseptum; Pfeile zeigen auf Hassall-Körperchen.

Übertritt von Antigenen aus dem Blut in den Thymus verhindert). Die Thymozyten bilden **Thymushormone** (Thymosin, Thymopoetin, Thymostimulin), die für die Reifung der Thymozyten von Bedeutung sind. Im Mark finden sich große eosinophile **Hassall-Körperchen**, die aus abgeflachten zwiebelschalenartig umeinander gelagerten Thymusepithelzellen entstanden sind. Im Inneren sind die Zellen oft zu homogenem Material degeneriert. Die Funktion der Körperchen ist unklar.

Reifung der Lymphozyten. Aus dem Knochenmark stammende Lymphozyten (dann Thymozyten) wandern in die äußere Rinde ein; sie vermehren sich und differenzieren sich zu T-Lymphozyten (mit T-Zell-Rezeptoren). Bei der Differenzierung wandern sie ins Mark, dort werden sie dann ins Blut abgegeben. Der Hauptprozess bei der Thymozytenreifung ist die **negative Selektion**: Thymozyten, die eine Reaktivität gegen körpereigene Antigene zeigen, werden eliminiert und durch Makrophagen abgeräumt. Dabei exprimieren die Thymusepithelzellen wohl eine große Menge an Genen (deren Genprodukte im übrigen Körper anzutreffen sind). Dadurch kommen die Thymozyten in Kontakt mit sehr vielen körpereigenen Antigenen. Thymozyten, die diese körpereigenen Antigene „angreifen", werden eliminiert.

Nach der Pubertät beginnt die Rückbildung des Thymus (Altersinvolution), besonders in der Rinde. Thymusgewebe verschwindet, an seiner Stelle tritt Fettgewebe auf. Es bleiben immer Reste von funktionstüchtigem Thymusgewebe bestehen.

3.2.3 Lymphknoten

Die meist bohnenförmigen Lymphknoten sind Filterstationen im Lymphgefäßsystem. Die regionären Lymphknoten sind die ersten Filterstationen eines Organs oder einer bestimmten Körperregion. Aus mehreren regionären fließt die (bereits vorgereinigte) Lymphe in Sammellymphknoten.

Aufbau. Der Lymphknoten wird von einer Bindegewebskapsel umgeben, von der die **Trabekel** (Bindegewebssepten) in das Organ hineinziehen (**Abb. 3.7**). Auf der konkaven Seite des Lymphknotens ist das **Hilum**, an dem Blutgefäße ein- und austreten und ein efferentes Lymphgefäß das Organ verlässt. An der konvexen Seite treten afferente Lymphgefäße durch die Organkapsel. Die Lymphe gelangt dann in ein System von Lymphkanälchen (**Sinus**).

Der Lymphknoten gliedert sich in eine dunklere Rinde und ein helleres Mark. Die Rinde enthält zahlreiche Lymphfollikel, das Mark die Markstränge. Beides sind die B-Zell-Region des Lymphknotens. Zwischen den Rindenfollikeln und den Marksträngen liegt der Paracortex = T-Zell-Region des Lymphknotens.

Beim Durchfluss der Lymphe durch die Lymphknoten gelangt die Lymphe (aus den Vasa afferentia) zunächst in den **Randsinus** (**Marginalsinus** oder Sinus subcapsularis; unter der Kapsel), von dort in den **Intermediärsinus** (Rindensinus oder Radiärsinus, neben Trabekel), dann in den

Biologie

Histologie

Anatomie

Chemie

Biochemie

Physik

Physiologie

Psych./Soz.

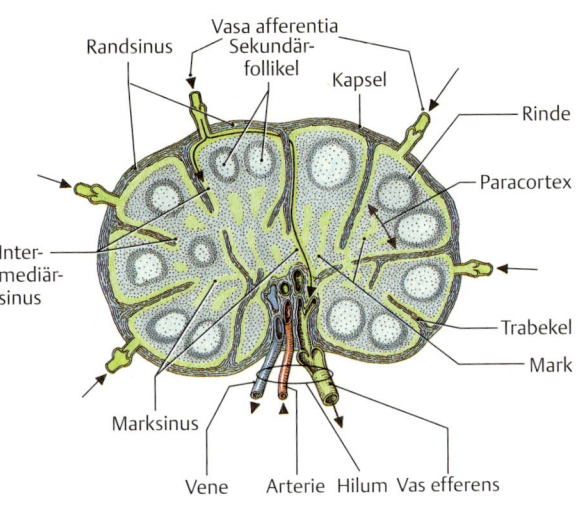

Randsinus
Vasa afferentia
Sekundär-
follikel
Kapsel
Rinde
Paracortex
Inter-
mediär-
sinus
Trabekel
Mark
Marksinus
Vene   Arterie Hilum Vas efferens

Abb. 3.7   Lymphknoten.

Marksinus (zwischen Marksträngen). Die Marksinus fließen zum Vas afferens zusammen.
Die lückenhafte Wand der Sinus wird von Sinuswandzel-
len (Retikulumzellen mit Fortsätzen, auch Uferzellen) gebildet. Letztere ziehen auch quer durch das Sinuslumen,
das viele Lymphozyten und Makrophagen enthält.
Im nicht scharf begrenzten Paracortex finden sich **hochendotheliale Venolen** (HEV, **Abb. 3.8**). Hier können Lymphozyten aus der Blutbahn in die Lymphe rezirkulieren. Spezielle Adhäsionsmoleküle lassen die Lymphozyten dort
leichter in das umgebende Gewebe gelangen (Diapedese).

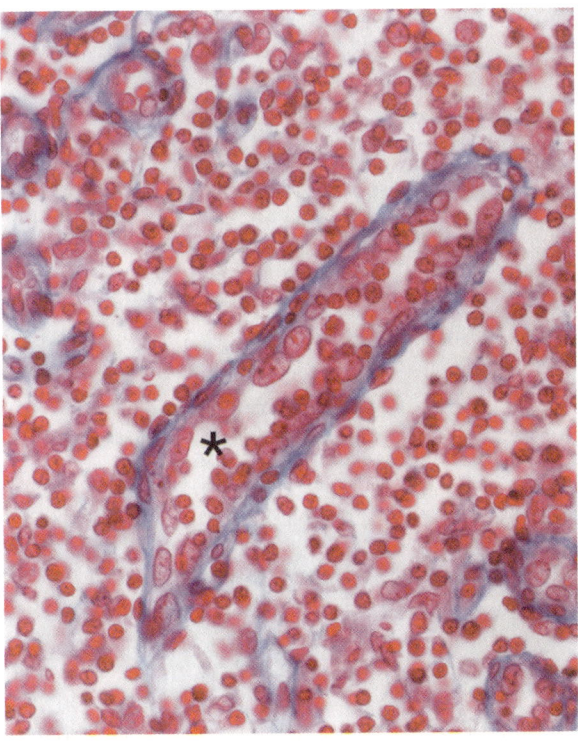

**Abb. 3.8   Ausschnitt aus dem Paracortex eines Lymphknotens
mit hochendothelialer Venole (HEV, Sternchen).**

Tumorzellen, die sich von einem Primärtumor abgelöst
haben, können mit dem Lymphstrom in einen regionären
Lymphknoten gelangen und dort Lymphknotenmetastasen
bilden. Diese siedeln sich vorwiegend in den Randsinus
an und durchwachsen dann den ganzen Lymphknoten.
Über die efferenten Bahnen können sie schließlich in Sammellymphknoten verschleppt werden (Lymphknotenmeta-
stasenkette). Metastasen aus den Hoden findet man dabei in
den aortalen lumbalen Lymphknoten, Metastasen aus dem
Penis in den oberflächlichen inguinalen Lymphknoten.

Im Lymphknoten findet eine Filterung von Krankheitserregern, Fremdkörpern (Phagozytose) und Tumorzellen
statt. Außerdem proliferieren in ihm B-Lymphozyten
zu Plasmazellen, die Antikörper in die Lymphe abgeben.
Auch T-Lymphozyten vermehren sich im Lymphknoten.
Sie gelangen in die Lymphbahn. Deshalb sind im Vas afferens fünfmal mehr Lymphozyten anzutreffen als in den
Vasa afferentia.

Merke

Rezirkulierende Lymphozyten treten über postkapilläre
hochendotheliale Venolen aus dem Blut in die Lymphknoten.

Besonders T-Lymphozyten verlassen den Lymphknoten
mit dem Lymphstrom.

3.2.4   Milz

Die Milz (ca. 150–200 g) wird von einer derben, bindegewebigen Kapsel umgeben, von der **Trabekel** (Balken) in das
Organ hineinziehen. Die Trabekel enthalten die **Trabekelar-
terien** (Balkenarterien), die aus der A. splenica entspringen
und **Trabekelvenen** (→ V. splenica). Auf der Schnittfläche
einer frischen Milz sind weißliche, ca. 1 mm große Pünkt-
chen erkennbar, die insgesamt die weiße Milzpulpa bilden.
Die pünktchenförmige weiße Milzpulpa ist in dunkelrotes
Parenchym, die rote Milzpulpa, eingebettet (**Abb. 3.9**).
Die weiße Milzpulpa ist das lymphatische Gewebe der
Milz und besteht aus den **periarteriellen lymphatischen
Scheiden** (PALS) und den **Lymphfollikeln** (Milzknötchen,
Malpighi-Körperchen). Weiße und rote Milzpulpa sind
durch die **Marginalzone** voneinander getrennt.
Aus den Trabekelarterien entspringen die **Zentralarteri-
en**, die von der PALS umgeben sind. Die PALS umfassen
strangförmig die Zentralarterien und bestehen aus T-
Lymphozyten mit interdigitierenden dendritischen Zellen
(→ T-Zone der Milz). Angelagert an die PALS finden sich
die Lymphfollikel, in die kleinere Äste der Zentralarterie
eindringen und dort meist exzentrisch liegen. Die Lymphfollikel (häufig mit Keimzentrum) liegen meist wie Perlen
seitlich an der strangförmigen PALS. Die Marginalzone lagert sich der PALS und den Lymphfollikeln außen an. Sie
enthält überwiegend B-Lymphozyten und Makrophagen.

Offener und geschlossener Kreislauf. Die Zentralarterien
spalten sich nach Verlassen der weißen Pulpa in **Pinselar-**

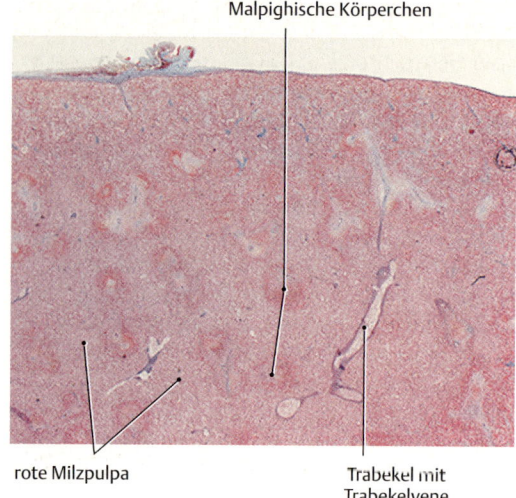

Malpighische Körperchen

rote Milzpulpa

Trabekel mit Trabekelvene

Abb. 3.9 Milz im Überblick (Azan, 12,5-fach).

terien, die sich dann in Kapillaren verzweigen (in der roten Pulpa). Die Kapillaren können streckenweise von einer „Hülse" (Ellipsoid, mit zahlreichen Makrophagen) umhüllt sein (→ Hülsenkapillaren). Sie können ohne Unterbrechung in die weitlumigen Milzsinus übergehen (**geschlossener Kreislauf**). Ein Teil der Kapillaren mündet offen in das retikuläre Bindegewebe (= Grundgewebe der Milz). Bei diesem **offenen Kreislauf** fließt das Blut außerhalb von Gefäßen in einem Netzwerk von verdichtetem retikulärem Bindegewebe (Pulpastränge) mit zahlreichen Makrophagen. Die Blutzellen gelangen aus den Pulpasträngen durch Spalten zwischen den Endothelzellen in die Milzsinus. Die Wand der Sinus besteht aus lang gestreckten Endothelzellen, die parallel zur Längsrichtung orientiert sind. Den Endothelzellen sind außen Ringfasern (auch Reifenfasern, Überreste der Basalmembran) angelagert. Alte, nicht mehr verformbare Erythrozyten kommen nicht mehr durch die Endothelspalten und werden von Makrophagen abgebaut, um das in ihnen enthaltene Ferritin für die Eisenspeicherung zurückzugewinnen. Makrophagen können überalterte Erythrozyten auch schon in den Pulpasträngen an veränderten Oberflächenstrukturen erkennen.

Aus den Milzsinus fließt das Blut in die Pulpavenen (in der roten Milzpulpa) und von dort in die Trabekelvenen.

Der offene Kreislauf ermöglicht auch ein schnelles Reagieren auf im Blut befindliche Antigene.

Aufgaben der Milz. Zu den Aufgaben der Milz gehören die Ausbildung von Lymphozyten, Aussortierung alter Erythrozyten (Erythrozytensequestrierung), Immunabwehr und Speicherung von Thrombozyten (ca. 1/3 aller Thrombozyten sind in der Milz gespeichert).

3.2.5 Tonsillen

Am Übergang von Mund- und Nasenhöhle liegt in der Schleimhaut viel lymphatisches Gewebe (mukosaassoziiertes lymphatisches Gewebe, MALT) in Form der Tonsil-

len (Mandeln). Da die Tonsillen eine enge Beziehung zum Epithel haben, spricht man auch von lymphoepithelialen Organen.

Tonsilla palatina. Die Gaumenmandel besitzt ein mehrschichtiges unverhorntes Plattenepithel und hat viele tiefe, häufig verzweigte Krypten (Endotheleinsenkungen) (**Abb. 3.10**). Im Lumen der Krypten liegt häufig Detritus (abgeschilferte Epithelzellen, Abwehrzellen). Unter dem Epithel liegen in der Lamina propria zahlreiche große Sekundärfollikel (B-Zell-Region) und dazwischen parafollikuläres lymphatisches Gewebe (T-Zell-Region). Das Epithel ist stark aufgelockert, besitzt also größere Lücken, in die Lymphozyten, Makrophagen und dendritische Zellen eindringen (Diapedese in der Durchdringungszone).

Die Tonsilla palatina besitzt eine bindegewebige Kapsel als Organbegrenzung.

Tonsilla lingualis. Die Zungentonsille besteht aus den Zungenbälgen, die weit auseinander liegen. Ein Zungenbalg hat eine flache Krypte mit wenig lymphatischem Gewebe. In die Krypten münden muköse Drüsen. Ansonsten ist sie prinzipiell wie die Gaumenmandel aufgebaut. Lymphatisches Gewebe ist in der Zungentonsille insgesamt weniger vorhanden als in der Gaumentonsille. Der prinzipielle Aufbau beider Tonsillen ist ähnlich.

Tonsilla pharyngealis. Die Rachenmandel besitzt größtenteils ein respiratorisches Epithel (mit Becherzellen). Typische Krypten sind nicht ausgebildet, sondern lediglich flache Buchten.

Merke Im Epithel der Tonsillen findet eine Antigenaufnahme und -prozessierung durch antigenpräsentierende Zellen statt.

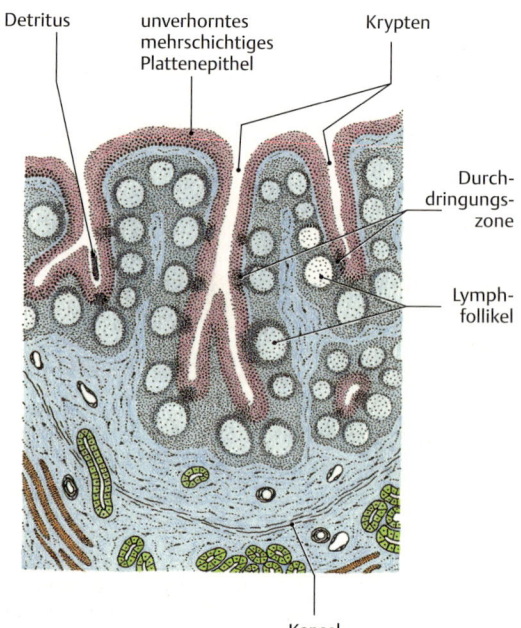

Detritus

unverhorntes mehrschichtiges Plattenepithel

Krypten

Durchdringungszone

Lymphfollikel

Kapsel

Abb. 3.10 Aufbau der Tonsilla palatina.

Biologie | **Histologie** | **Anatomie** | **Chemie** | **Biochemie** | **Physik** | **Physiologie** | **Psych./Soz.**

3.3 Atmungsorgane

3.3.1 Nasenhöhle

Nach dem Aufbau der Schleimhaut können in der Nasenhöhle drei Gebiete unterschieden werden:

- **Regio cutanea** (im Nasenvorhof): mehrschichtiges verhorntes Plattenepithel, dicke Haare (Vibrissen), Talgdrüsen, apokrine Schweißdrüsen.
- **Regio respiratoria** (im größten Teil der Nasenhöhle): respiratorisches Epithel mit einzelnen oder in Gruppen angeordneten Becherzellen. In der subepithelialen Schicht liegt ein dichtes Kapillarnetz. In der mittleren Schicht befinden sich die seromukösen Glandulae nasales, in der tiefen Schicht liegen die weitlumigen Venenplexus (Schwellkörper, Corpus cavernosum nasi), die die Durchgängigkeit der Nase für den Luftstrom regulieren.
- **Regio olfactoria** (nur an der oberen Nasenmuschel [!] und dem gegenüberliegenden Areal des Nasenseptums): dickes mehrreihiges Epithel mit Riechzellen, Stützzellen und Basalzellen (Anatomie, S. 223).

3.3.2 Nasennebenhöhlen

Die Schleimhäute der Nasennebenhöhlen sind grundsätzlich gleich aufgebaut wie die der Nasenhöhle. Die einzelnen Schichten sind jedoch dünner und enthalten weniger Drüsen.

3.3.3 Kehlkopf

In den Innenraum des Kehlkopfes (Cavitas laryngis) wölben sich zwei Paare von Falten vor:

- **Plicae vestibulares** (Taschenfalten, mit zahlreichen Glandulae laryngeales)
- **Plicae vocales** (Stimmfalten, drüsenfrei, mit Lig. vocale und M. vocalis).

Zwischen Plica vestibularis und Plica vocalis liegt der Ventriculus laryngis als tiefe seitliche Ausbuchtung der Cavitas laryngis. Die Stimmfalten besitzen aufgrund der hohen mechanischen Beanspruchung unverhorntes mehrschichtiges Plattenepithel; der übrige Teil des Kehlkopfes weist Respirationsepithel auf.

Der Raum vom Kehlkopfeingang (Aditus laryngis) bis zu den Taschenfalten heißt Vestibulum laryngis. Die Stimmritze (**Rima glottitis**) wird von den beiden Plicae vocales begrenzt. Darunter liegt die Cavitas infraglottica, die vom **Conus elasticus** (= fibroelastisches Bindegewebe hinter dem Respirationsepithel) begrenzt wird. Die Wand des Kehlkopfes besteht aus Knorpel (Ring-, Schild- und Stellknorpel) und quer gestreifter Muskulatur.

Der Aditus laryngis wird durch die **Epiglottis (Kehldeckel)** vom Zungengrund getrennt. Das Gerüst des Kehldeckels ist elastischer Knorpel (mit Löchern). Seine zur Zunge gerichtete (linguale) Fläche ist von einem dicken mehrschichtigen Plattenepithel, die zum Kehlkopf gerichtete (laryngeale) Fläche von größtenteils respiratorischem Epithel bedeckt.

3.3.4 Trachea

Die Wand der Trachea besteht aus drei Schichten (**Abb. 3.11**):

- **Tunica mucosa** mit zwei Schichten:
  - mehrreihiges Flimmerepithel mit kinozilientragenden Zellen, Becherzellen, Basalzellen und endokrinen Zellen
  - Lamina propria mit seromukösen Glandulae tracheales.
- **Tunica fibromusculocartilaginea** mit einer hyalinen, c-förmigen Knorpelspange vorne und seitlich ("cartilaginea"), quer verlaufender, glatter Muskulatur (M. trachealis) im dorsalen Wandabschnitt (**Paries membranaceus**) ("musculo") und den Ligg. anularia zwischen den Knorpelspangen ("fibro").
- **Tunica adventitia**: lockeres Bindegewebe, das die Verschieblichkeit der Trachea gewährleistet.

An der Bifurcatio tracheae (in Höhe des 4. bis 5. Brustwirbels) teilt sich die Trachea in Bronchus principalis dexter

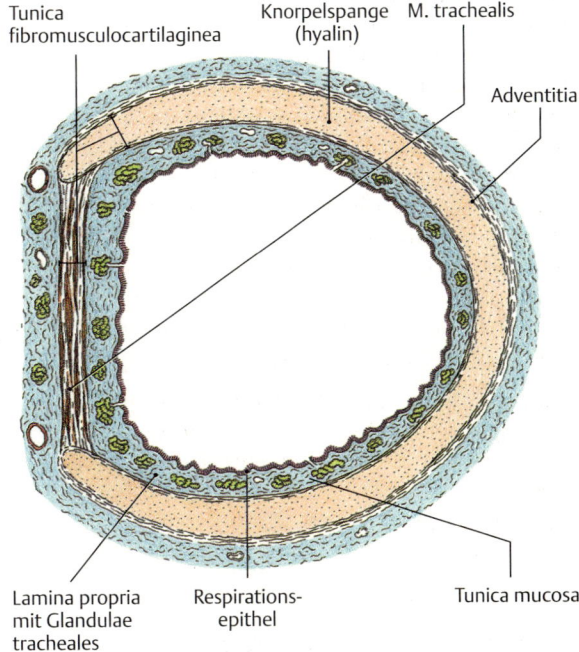

Abb. 3.11 Querschnitt durch die Trachea.

und sinister (**Hauptbronchen**), die sich extrapulmonal noch in 3 (rechts) bzw. 2 (links) **Lappenbronchen** (Bronchi lobares) teilen.

3.3.5 Lunge
Aufbau

Die Lunge lässt sich vereinfacht in zwei Teile einteilen: in den luftleitenden Teil von den Bronchien zu den Bronchioli terminales und in den respiratorischen Teil, der die Bronchioli respiratori mit den Alveolen enthält.

Bronchien. Innerhalb der Lunge teilen sich die Bronchien (Bronchi intrasegmentales) fortlaufend *dichoton* (= Aufgabelung eines Bronchus in zwei kleinere). Aus den Lappenbronchen gehen Bronchioli segmentales hervor, die sich anschließend in mittlere und dann kleinere Bronchien teilen. Aus Letzteren gehen die Bronchioli hervor.
Der Wandaufbau der Hauptbronchien entspricht dem der Trachea. In den darauf folgenden Bronchien sind die Knorpelspangen unregelmäßig geformt (**Abb. 3.12**). Eine Paries membranaceus ist nicht mehr vorhanden. In der Paries fibromusculocartilaginea liegen außen die Knorpelstücke (in den kleinsten Bronchien aus elastischem Knorpel) und innen eine ringförmige Muskelzellschicht. Zwischen den Knorpelstücken kommen seromuköse Glandulae bronchiales vor.

Bronchioli. Im Gegensatz zu den Bronchien besitzen Bronchioli keine Knorpelstücke. Sie haben keine Drüsen und nur ein einschichtiges Flimmerepithel *ohne* Becherzellen. Ihr Durchmesser liegt unter 1 mm (**Abb. 3.13**). Im histologischen Präparat weisen die Bronchioli ein sternförmiges Lumen und eine kräftig entwickelte zirkuläre Muskelschicht auf. Die Endaufzweigungen der Bronchioli sind die **Bronchioli terminales** (mit Clara-Zellen, s. u.), die das Ende des luftleitenden Bronchialbaums darstellen (vgl. Anatomie, Abb. 7.1, S. 247).

Azinus. Die Lufträume, die aus einem Bronchiolus terminalis hervorgehen, werden als **Azinus** bezeichnet. Hier findet Gasaustausch statt. Die Bronchioli terminales zweigen sich hier weiter auf in die **Bronchioli respiratorii**, aus denen die **Ductus alveolares** hervorgehen. In der Wand der Bronchioli respiratorii sind Lücken, in denen **Alveolen** liegen sowie glatte Muskelzellen, elastische Fasernetze (!) und ein einschichtiges isoprismatisches Epithel ohne Kinozilien (mit Clara-Zellen). Die Wände der **Ductus alveolares** (= Vorräume zu den Alveolen) bestehen nur aus dicht stehenden Alveolen. An den Eingängen in die Alveolen findet sich ein Ring aus glatten Muskelzellen und elastischen Fasern. Die Wände der Alveolen, d. h. die **Interalveolarsepten**, bestehen aus einem dünnen Bindegewebsgerüst (besonders mit elastischen Fasern → Retraktionskraft der Lunge!), in dem sich sehr dichte Kapillarnetze ausbreiten. An beiden Seiten des Interalveolarseptums liegt das Alveolarepithel. Letzteres besteht größtenteils aus den **Pneumozyten** (Alveolarepithelzellen) **Typ I**, die einen großflächigen, extrem dünnen Zellleib besitzen. Zwischen den sehr flachen Pneumozyten Typ I liegen die rundlichen **Pneumozyten** (Alveolarepithelzellen) **Typ II**, auch Nischenzellen genannt.

Blut-Luft-Schranke. Die Diffusionsstrecke für die Atemgase ist die sehr dünne **Blut-Luft-Schranke**; diese besteht aus:
- Endothelzelle (geschlossener Typ),
- verschmolzene Basalmembranen von Alveolarepithel- und Endothelzelle,
- stark abgeflachte Alveolarepithelzelle Typ I,
- Surfactant (s. u.): Flüssigkeitsfilm der die Innenfläche der Alveole bedeckt.
Bindegewebe zwischen Alveolarepithel und Kapillare fehlt in der Regel.
Um das Kollabieren der Alveolen zu verhindern, produzieren die Alveolarepithelzellen Typ II den sog. **Surfactant** (surface-active agent), der zu 90 % aus Phospholipiden (vornehmlich Lecithin) und zu 10 % aus spezifischen surfactantassoziierten Proteinen besteht. Er setzt die Oberflächenspannung der Alveolen herab. Das Kollabieren der Al-

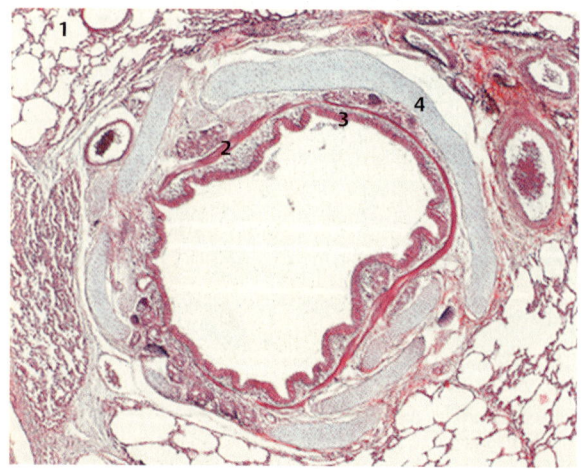

Abb. 3.12 Querschnitt durch einen Bronchus. 1 = Ductus alveolaris, 2 = glatte Muskelzelle, 3 = Tunica mucosa, 4 = Knorpelplatte.

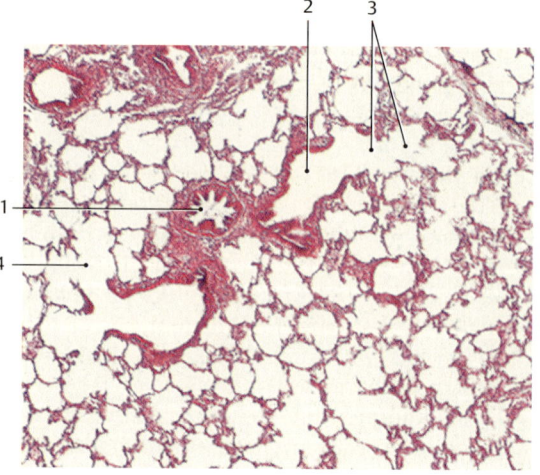

Abb. 3.13 Lunge (H. E., 40-fach). 1 = Bronchiolus, 2 = Bronchiolus terminalis, 3 = Bronchiolus respiratorius, 4 = Ductus alveolaris und zahlreiche Alveolen.

veolen wird auch als Atelektase bezeichnet. Deshalb heißt der Surfactant auch **Antiatelektasefaktor**.

Alveolarmakrophagen. Aus den Monozyten des Blutes stammen die **Alveolarmakrophagen** (auch „Staubzellen"). Sie wandern in das Bindegewebe der Alveolarsepten und dann durch das Alveolarepithel in die Alveolen. Sie können Staubpartikel und auch Surfactant phagozytieren und werden über den Flimmerschlag des Epithels in Richtung Pharynx transportiert („werden ausgehustet").

> **Merke** Alveolarmakrophagen können mit Hämosiderin (Eisen-Eiweiß-Komplex) aus zugrunde gegangenen Erythrozyten beladen sein (bei Blutrückstau in der Lunge infolge von Herzerkrankungen). Sie werden als „Herzfehlerzellen" im Sputum (Auswurf) bei Herzkranken bezeichnet.

Blutversorgung

Die Aa. pulmonales (Vasa publica, aus Truncus pulmonalis) transportieren CO_2-reiches Blut. Ihre Äste verlaufen mit den Bronchien und Bronchioli im peribronchialen/peribronchiolären lockeren Bindegewebe. Nach Oxygenierung des Blutes in den Kapillarnetzen der Interalveolarsepten fließt das Blut in Venen, die in den Septa interlobularia (Septen der Lungenläppchen) verlaufen, und anschließend in Venen, die zwischen den Innensegmenten verlaufen. Am Hilum entstehen durch Zusammenfluss der Venen die Vv. pulmonales.

Die kleinen Vv. privata, die Aa. bronchiales aus der Aorta und z.T. aus der 3. Interkostalarterie, gelangen mit ihren Ästen ebenfalls in das peribronchiale und peribronchioläre Bindegewebe. Ihr Blut sammelt sich schließlich in Vv. bronchiales (Bronchialkapillaren → Bronchialvenen!).

Lymphabfluss

Zum einen ziehen Lymphbahnen aus dem subpleuralen Raum durch das interlobulare und intersegmentale Bindegewebe zum Hilum. Zum anderen verlaufen Lymphbahnen mit den Bronchioli/Bronchien zum Hilum. Dort vereinigen sich die beiden Lymphabflusswege.

> **Merke** Im Interalveolarseptum (Alveolarwand) kommen keine Lymphkapillaren vor.

> **Klinik**
>
> Unter **Interstitiellen Lungenerkrankungen** werden verschiedene chronische Lungenerkrankungen zusammengefasst, die durch eine vermehrte Kollagenablagerung im Lungenbindegewebe (Fibrosierung) gekennzeichnet sind. In der Folge kommt es zu einer Behinderung des Gasaustausches, einer Abnahme der Lungendehnbarkeit und einer Einengung von Pulmonalgefäßen. Ursachen, soweit bekannt, sind sehr vielfältig, z.B. anorganische oder organische Stäube, Dämpfe, Gase.

3.4 Verdauungsapparat

3.4.1 Mundhöhle

Die Schleimhaut der Mundhöhle besteht aus mehrschichtigem Plattenepithel und Lamina propria. Das Epithel ist unverhornt oder, an Stellen starker mechanischer Beanspruchung (z.B. Gaumen), verhornt. Unter der Lamina propria liegen an einigen Stellen kleine Speicheldrüsen (Glandulae labiales, buccales et palatinae).

Die **Lippen** und **Wangen** haben als muskuläre Grundlagen den M. orbicularis oris bzw. den M. buccinator. Ihre Innenflächen werden von mehrschichtigem unverhorntem Plattenepithel bedeckt, ihre Außenflächen von mehrschichtigem verhorntem Plattenepithel (Epidermis mit Hautanhangsgebilden, z.B. Haare, Talgdrüsen, Schweißdrüsen). Im Bereich des Lippenrots (Pars intermedia) erfolgt ein allmählicher Übergang der beiden Epithelien (**Abb. 3.14**). Besonders auffällig in diesem Gebiet sind hohe Bindegewebspapillen mit zahlreichen Kapillaren und dem dünnen pigmentlosen Epithel (rote Farbe).

3.4.2 Zunge

Die Hauptmasse der Zunge wird von den Außen- und Binnenmuskeln (Anatomie, S. 226) gebildet. Der Zungenrücken zeigt eine ausgesprochen raue Schleimhaut, hervorgerufen durch die Zungenpapillen. Diese bestehen aus einem Bindegewebssockel (Primärpapille), von dem kleinere Sekundärpapillen abgehen und einem Epithelüberzug. Das mehrschichtige Epithel der Mundschleimhaut regeneriert im Vergleich zur Epidermis schnell. Nach ihrer Form und Funktion unterscheidet man vier Formen von Zungenpapillen.

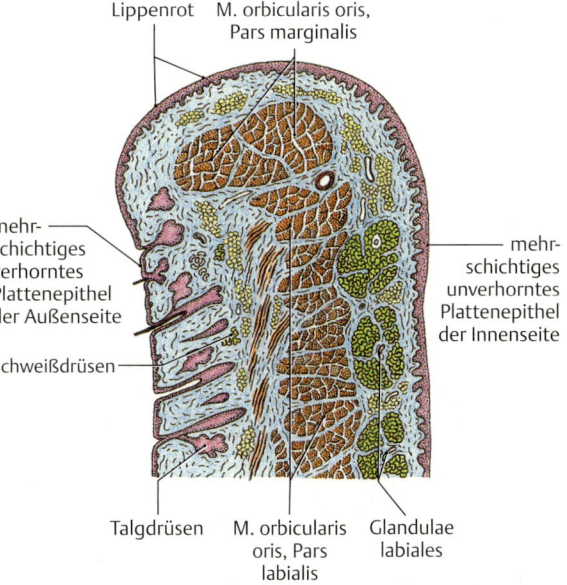

Abb. 3.14 Lippe.

Biologie
Histologie
Anatomie
Chemie
Biochemie
Physik
Physiologie
Psych./Soz.

Biologie

Histologie

Anatomie

Chemie

Biochemie

Physik

Physiologie

Psych./Soz.

Papillae filiformes (fadenförmig) sind die am häufigsten vorkommenden Papillen. Sie kommen auf dem gesamten Zungenrücken vor und haben spitze, verhornte Epithelzipfel, die rachenwärts gerichtet sind. Sie dienen insbesondere der Tastempfindung (durch sensible Nervenendigungen im Bindegewebssockel).

Papillae fungiformes (pilzförmig) sitzen an Zungenrand und -spitze. Sie haben Geschmacksknospen im Epithel sowie Thermo- und Mechanorezeptoren im Bindegewebssockel.

Papillae foliatae (blattförmig) liegen hinten am Zungenrand und enthalten ebenfalls Geschmacksknospen.

Papillae valatae (Wallpapillen). Davon liegen ca. 10 vor dem Sulcus terminalis. Sie sind von einem tiefen Wallgraben, in den seröse von-Ebner-Spüldrüsen münden, umgeben. Im seitlichen Papillenepithel enthalten sie zahlreiche Geschmacksknospen.

> **Merke**
>
> Die von-Ebner-Spüldrüsen sind nicht mit den von-Ebner-Halbmonden in seromukösen Drüsen zu verwechseln.

Die Sinneszellen der Geschmacksknospen werden etwa alle 10 Tage durch Mitosen der Basalzellen ersetzt.

> **Klinik**
>
> Wenn die Papillae filiformes hypertrophieren, bildet sich eine **Haarzunge**. Hierbei treten auf dem Zungenrücken schwarze Fäden auf. Ursachen können Antibiotikabehandlung, Schleimhautreizung durch Nikotinabusus oder Mykosen (Pilzkrankheiten) sein.

3.4.3 Speicheldrüsen

Allgemeiner Aufbau. Das Drüsenparenchym der Speicheldrüsen ist durch Bindegewebssepten in Drüsenläppchen gegliedert (**Abb. 3.15**). In den Septen ziehen größere Ausführungsgänge, Gefäße und Nerven. Die **Endstücke** der Speicheldrüsen sind serös, mukös oder seromukös (S. 75). Daran schließt sich das Ausführungsgangsystem an, das sich in **Schaltstücke**, **Streifenstücke** und größere **Ausführungsgänge** gliedert. Die sehr dünnen Schaltstücke (mit sehr engem Lumen) bestehen aus einem einschichtigen Plattenepithel. Endstücke und Streifenstücke sind von Myoepithelzellen umgeben. Die Schaltstücke leiten das Sekret in die Streifenstücke (auch Sekretrohre genannt), beide Anteile des Ausführungsgangsystems liegen intralobulär. Die Streifenstücke, deren Wand aus einschichtigem hochprismatischem Epithel besteht, sind mehr als doppelt so groß im Durchmesser wie die Schaltstücke. Die Epithelzellen besitzen eine basale Streifung durch starke Einfaltungen der Membran und zahlreiche Mitochondrien. Hier liegt die Na$^+$/K$^+$-ATPase, durch die der größte Teil der Na$^+$- und Cl$^-$-Ionen (jedoch kein Wasser) rückresorbiert wird. Dadurch ist der Speichel (Sekundärspeichel nach Passage der Streifenstücke) hypoton.

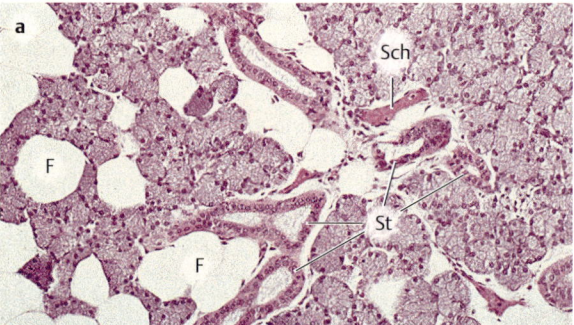
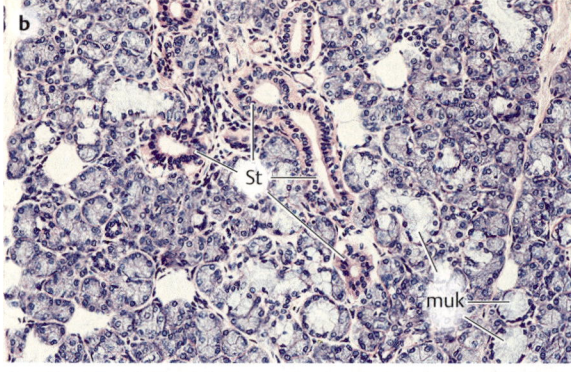
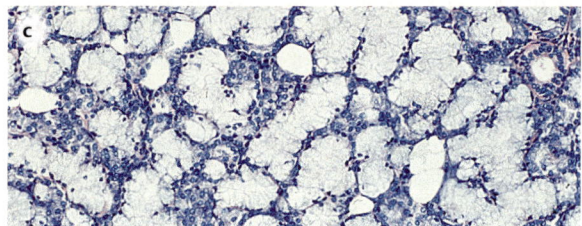

Abb. 3.15 Die großen Speicheldrüsen. a Parotis, **b** Glandula submandibularis, **c** Glandula sublingualis. F = Fettzellen, muköse Endstücke, Sch = Schaltstück, St = Streifenstück (H. E., 90-fach).

> **Merke**
>
> Die Regulation des Elektrolytgehaltes des Speichels erfolgt in den Streifenstücken.

Der Speichel enthält das stärkespaltende Enzym α-Amylase, Muzine, Lysozym (und andere antibakterielle Substanzen) und IgA-Antikörper (S. 556).

Die großen Ausführungsgänge liegen interlobular (also von Bindegewebe umgeben), ihr Lumen ist weit und wird von einem einschichtigen oder zweireihigen Epithel umgeben. Sie münden meist in einen großen extraglandulären Gang.

Große Mundspeicheldrüsen. Die **Glandula parotidea (Parotis)** liegt vor dem äußeren Ohr auf dem Kaumuskel. Sie ist eine rein seröse Drüse mit zahlreichen Anschnitten aller Abschnitte des Ausführungsgangsystems. Im Parenchym liegen viele Fettzellen. Die **Glandula submandibularis** ist eine gemischte seromuköse Drüse, wobei die serösen Endstücke überwiegen (seröse Halbmonde, von-Ebner-Halbmonde). Es kommen weniger Schalt- und Streifenstücke vor. Die Gl. submandibularis liegt unter dem muskulären Mundhöhlenboden an der Innenseite des Unterkiefers. Die **Glandula sublingualis** liegt auf dem muskulären Mundhöhlenboden unter der Mundschleimhaut und wölbt sich in die Mundhöhle vor. Sie ist eine gemischte Drüse, überwiegend mukös, mit serösen Halbmonden. Ihre Schalt- und Streifenstücke sind sehr kurz (fehlen fast vollständig im histologischen Präparat).

> **Klinik**
>
> Durch Dyschylie (Störung der Speichelproduktion und -sekretion) kann es im Ausführungsgangsystem (meist der Glandula submandibularis) zur Konkrementbildung kommen (**Sialithiasis**). Zu Beginn des Krankheitsprozesses treten eine Drüsenschwellung und Spannungsschmerzen beim Essen auf, später bleibt eine meist schmerzlose Schwellung.

3.4.4 Zähne

Aufbau. An einem aus Hartsubstanzen bestehenden Zahn lassen sich unterscheiden:
– **Zahnkrone**: sichtbar oberhalb des Zahnfleisches
– **Zahnhals**: Übergang zwischen Krone und Wurzel, bedeckt vom Zahnfleisch
– **Zahnwurzel**: im knöchernen Zahnfach (Alveole).
Der größte Teil der Hartsubstanzen ist das Dentin (Zahnbein), das an der Krone von Schmelz (Enamelum) und an der Wurzel von Zement (Cementum) überzogen wird (**Abb. 3.16**). Am Zahnhals treffen Schmelz und Zement aufeinander. Die Pulpahöhle, von Dentin umgeben, enthält die weiche Zahnpulpa und setzt sich nach unten in den Wurzelkanal fort.
Der **Schmelz**, die härteste Substanz des Körpers, ist zellfrei und besteht aus anorganischen Substanzen (vorwiegend Hydroxylapatit), die in Form von Schmelzprismen und interprismatischer Kittsubstanz angeordnet sind.
Das **Dentin** ist härter als Knochen, aber nicht so hart wie Schmelz. Sein Mineralgehalt (überwiegend Hydroxylapatit-Kristalle) beträgt 70 %; die organische Substanz besteht vor allem aus Kollagenfibrillen (Typ I). Das Dentin enthält radiär ausgerichtete Dentinkanälchen, in denen Fortsätze der Odontoblasten (= Tomes-Fasern) verlaufen. Es können Manteldentin (ältere Schicht unter dem Schmelz und Zement) und zirkumpulpäres Dentin (um die Pulpahöhle) unterschieden werden.
In der **Zahnpulpa** befindet sich gallertartiges Bindegewebe mit Blutgefäßen und Nerven. Am Pulparand, also an der Grenze zum Dentin, liegen dicht gepackt die Zellkörper der Odontoblasten.

> **Merke**
>
> Im Dentin kommen kollagene Fasern vor.

Zahnhalteapparat. Zum Zahnhalteapparat (**Paradontium**) gehören das **Zement** (knochenähnlich, mit einigen Zementozyten = Osteozyten), die **Alveolen** (der Maxilla und Mandibula), die Wurzelhaut und das Zahnfleisch. Die Wurzelhaut (**Peridontium** oder **Desmodontium**) ist das Bindegewebe zwischen Zement und Alveole, das die Zähne federnd befestigt. Es besteht hauptsächlich aus Kollagenfasern (**Sharpey-Fasern**), die überwiegend schräg abwärts (vom Knochen zum Zement) verlaufen. Das Zahnfleisch (**Gingiva**) bedeckt den Alveolarknochen und umfasst die Zahnhälse. Vom oberen Gingivalraum am Zahnhals geht zwischen Schmelz und Gingiva der Gingivalsulcus aus. Die Gingiva begrenzt den Sulcus mit dem inneren Saumepithel. Auf der gegenüberliegenden Seite der Gingiva liegt das äußere Saumepithel. In Richtung Wurzel ist das innere Saumepithel als Haftepithel fest (durch Hemidesmosomen) mit dem Schmelz des Zahnhalses verwachsen. Unter dem inneren und äußeren Schmelzepithel (in der Lamina propria) erstrecken sich komplex angeordnete Kollagenfaserbündel zwischen Epithel, Zement und Knochen.

> **Klinik**
>
> Bei einer bakteriellen Entzündung des Zahnhalteapparates kann es zu fortschreitendem Verlust von Gingiva, Desmodont, Zement und Alveolarknochen kommen (**Parodontitis**). Es bilden sich Taschen, die Zähne lockern sich und es entwickeln sich Abszesse.

3.4.5 Prinzipieller Wandaufbau des Verdauungskanals

Die Wand des Verdauungskanals ist in den einzelnen Abschnitten (vom Ösophagus bis zum Enddarm) grundsätz-

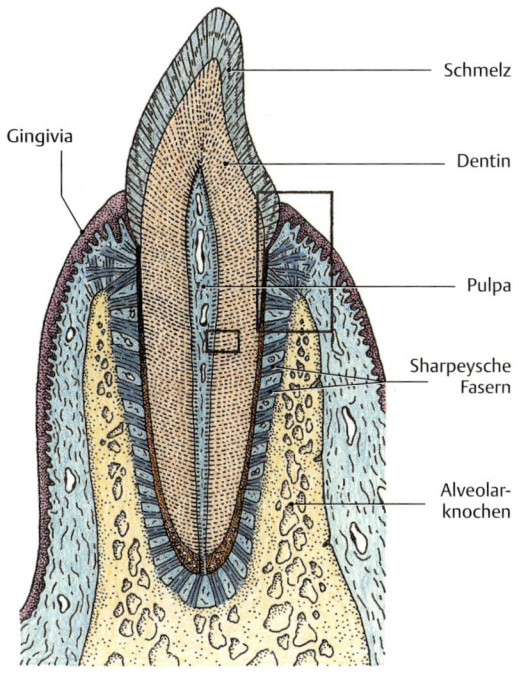

Abb. 3.16   Zahn in seiner Alveole im Längsschnitt.

Biologie
Histologie
Anatomie
Chemie
Biochemie
Physik
Physiologie
Psych./Soz.

Biologie
Histologie
Anatomie
Chemie
Biochemie
Physik
Physiologie
Psych./Soz.

lich gleich aufgebaut. Es werden folgende Schichten (und Unterschichten) von innen nach außen unterschieden:
– **Mukosa** (Tunica mucosa, Schleimhaut) mit Lamina epithelialis, Lamina propria (Bindegewebe) und Lamina muscularis mucosae. Diese enthält glatte Muskelzellen, die der Schleimhaut eine Eigenbeweglichkeit verleihen.
– **Submukosa** (Tela submucosa, Verschiebeschicht aus lockerem Bindegewebe) mit Plexus submucosus (Meissner-Plexus, enthält Nervenzellen und -fasern) und Lymphfollikeln (Physiologie, S. 739).
– **Muscularis** (Tunica muscularis) mit fast immer glatter Muskulatur, aus zwei Unterschichten bestehend: Stratum circulare (innere Ringmuskulatur) und Stratum longitudinale (äußere Längsmuskulatur). Zwischen den beiden Unterschichten befinden sich die Ganglien des Plexus myentericus (Auerbach-Plexus). Ist ein Organ von Peritoneum überzogen, erkennt man auf der Muscularis eine Tunica serosa (einschichtiges Peritonealepithel) mit einer darunterliegenden Tunica subserosa. Hat ein Organ keinen Peritonealüberzug, besitzt es außen eine Tunica adventitia aus lockerem Bindegewebe, die das Organ in der Umgebung fixiert.

3.4.6 Ösophagus

Die Lamina epithelialis der Mucosa des Ösophagus besteht aus mehrschichtigem unverhorntem Plattenepithel (**Abb. 3.17**). In der Submucosa liegen muköse Glandulae oesophageae. Die Muscularis besteht im oberen Drittel aus quer gestreifter, im unteren Drittel aus glatter Muskulatur. Im mittleren Drittel kommen beide Muskelarten vor. Nur der kurze abdominale Teil des Ösophagus hat eine Serosa/Subserosa. Der übrige Ösophagus (zervikal und thorakal) besitzt eine Adventitia.
Im Bereich der ersten und der dritten Ösophagusenge (Anatomie, S. 280) liegt ein Venenplexus dicht unter der Schleimhaut. Im Ruhezustand wölbt er die Wand so weit vor, dass das Lumen nahezu vollständig verschlossen ist. Die Tela submucosa enthält den Plexus submucosus (Meißner), der überwiegend für die Drüseninnervation zuständig ist (S. 739).
Da die verschiebliche Schleimhaut des Ösophagus mehrere Längsfalten bildet, sieht man auf Querschnitten ein **sternförmiges Lumen (Abb. 3.17)**.

> **Klinik**
>
> Im Plattenepithel der Mucosa kann es u. a. durch scharfe Spirituosen, sehr heiße Speisen oder Getränke zu einem Karzinom kommen (**Ösophaguskarzinom**). Die Karzinome breiten sich innerhalb der Ösophaguswand in Längsrichtung aus. Das typische Symptom, die Dysphagie, tritt erst relativ spät auf. Zum Zeitpunkt der Diagnosestellung können bereits 60 % der Karzinome nicht mehr kurativ operiert werden.

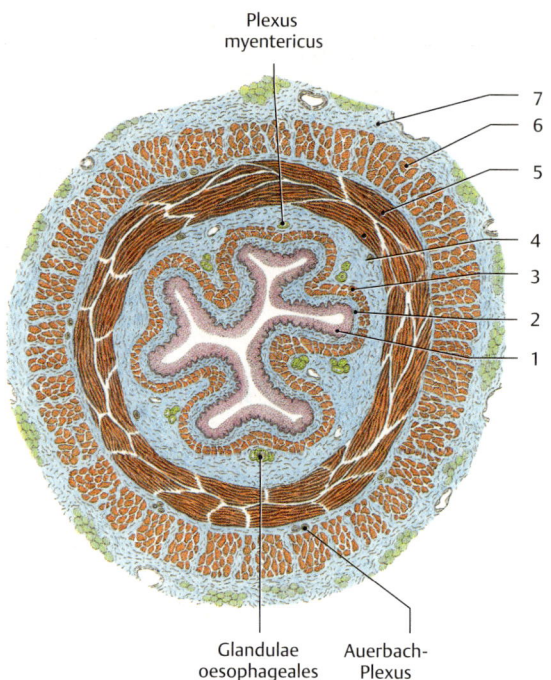

Abb. 3.17 Querschnitt durch den Ösophagus. Tunica mucosa 1–3: 1 = Lamina epithelialis, 2 = Lamina propria, 3 = Lamina muscularis mucosae; 4 = Tela submucosa; Tunica muscularis (5–6): 5 = Stratum circulare, 6 = Stratum longitudinale; 7 = Tunica adventitia.

3.4.7 Magen

Bei Lupenvergrößerung erkennt man an der Schleimhautoberfläche des Magens die felderförmigen Areae gastricae (durch Furchen begrenzt). Als feine Punkte sind auf den Areae mündende **Foveolae gastricae** (feine Magengrübchen = Einsenkungen des einschichtigen isoprismatischen Oberflächenepithels) zu sehen. Der histologische Aufbau ist in den verschiedenen Abschnitten des Magens unterschiedlich. Der Hauptanteil des Magens besteht aus der Fundus- und Corpusregion. Am Mageneingang liegt die **Pars cardia**, am Magenausgang die **Pars pylorica** (Pylorus).

Fundus und Corpus. In diesen Magenabschnitten münden jeweils bis zu 7 tubulöse Magendrüsen, **Glandulae gastricae propriae**, im Grund einer Foveola gastrica. Die lang gestreckten, englumigen und unverzweigten Drüsen ziehen bis zur Lamina muscularis mucosae (**Abb. 3.18**). Sie liegen dicht gepackt, nehmen etwa ¾ der Schleimhautdicke ein und bestehen aus Nebenzellen, Belegzellen (Parietalzellen), Hauptzellen und endokrinen Zellen. Die exokrinen Zellen sind nicht gleichmäßig in der Drüse verteilt: Neben- und Parietalzellen kommen vor allem im Drüsenhals (obere Hälfte), Hauptzellen im Hauptteil (untere Hälfte) vor.
Die schmalen **Nebenzellen** liegen eingekeilt zwischen Belegzellen. Sie sezernieren Muzine, die mit Muzinen, die von Epithelzellen der Foveolae gastricae gebildet werden, einen schützenden Schleimfilm (gegen die aggressive Salzsäure, s. u.) auf dem Oberflächenepithel bilden.

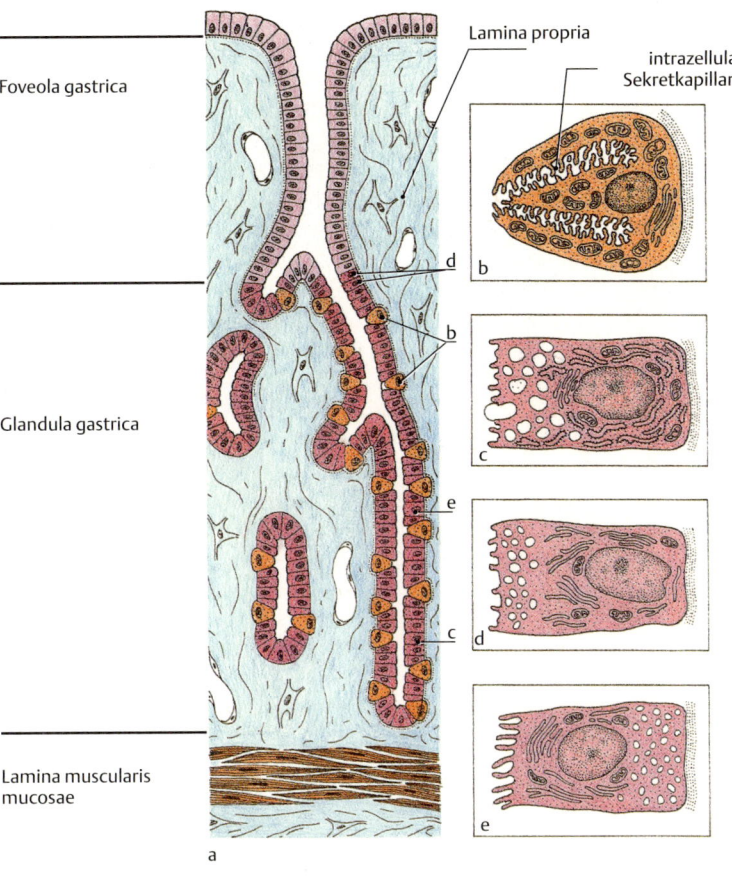

Foveola gastrica

Lamina propria

Glandula gastrica

Lamina muscularis mucosae

a

intrazellulare Sekretkapillaren

Abb. 3.18 Fundus und Corpus. a Foveola und Glandula gastrica, **b** Belegzellen, **c** Hauptzelle, **d** Nebenzelle, **e** endokrine Zelle.

Die **Belegzellen** (Parietalzellen) sind kräftig eosinophil (= azidophil) aufgrund ihres Reichtums an Mitochondrien. Ihre Basis wölbt sich in die Lamina propria vor. Die Belegzellen bilden Salzsäure (Physiologie, S. 732) und den Intrinsic Factor, der für die Resorption von Vitamin B_{12} (im Ileum) benötigt wird. Die Salzsäure dient zur Bekämpfung von Mikroorganismen, Denaturierung von Nahrungsproteinen und Aktivierung von Pepsinogen. Im inaktiven Zustand werden die für die Salzsäureproduktion erforderlichen Membranstrukturen durch Endozytose aufgenommen und in tubulovesikulären Strukturen innerhalb der Zelle gelagert. Bei Aktivierung werden die Membranen wieder in die apikale Membran eingefügt.

Die basophilen **Hauptzellen** enthalten viel raues ER und apikal Zymogengranula mit Pepsinogenen (inaktive Vorstufen von Pepsinen). Die Stimulation der Hauptzellen erfolgt vor allem durch Acetylcholin (N. vagus) und Gastrin. Die Epithelzellen des Magens werden ständig durch Stammzellen erneuert. Letztere finden sich im Isthmus (Übergangsbereich zwischen Foveola und Glandula). Die Lebensdauer des Oberflächenepithels beträgt 3-6 Tage, die der Drüsenzellen einige Wochen.

Pars cardiaca und Pars pylorica. Am Mageneingang liegt ein schmaler, ringförmiger Schleimhautstreifen (Pars cardiaca). Hier münden muköse schleimproduzierende Cardiadrüsen mit nur einem Zelltyp in die (im Vergleich zum Fundus/Corpus längeren) Foveolae. Am Magenausgang

liegt die breitere Pars pylorica mit mukösen Drüsen (mit nur einem Zelltyp). Auch hier sind die Foveolae länger als im Fundus/Corpus. Die Pylorusdrüsen sind gewunden und verzweigt. Neben den mukösen Zellen kommen einige endokrine Zellen vor, besonders G-Zellen, die Gastrin bilden. Die G-Zellen werden z.B. durch Proteinbruchstücke stimuliert.

In der Pars pylorica kommen Lymphfollikel vor.

Klinik

Bei einer **akuten Gastritis** kommt es zu einer akuten Magenschleimhautentzündung. Sie kann durch schwere Traumen, Verbrennungen, Blutungen, Schock, Operationen, maschinelle Beatmung, Medikamente (nichtsteroidale Antirheumatika), Infektionen, Alkohol entstehen. Symptome sind Übelkeit, Schmerz, Völlegefühl, Blähungen.

3.4.8 Dünndarm

Besonderheiten des Dünndarms sind Ringfalten sowie Zotten und Krypten. Diese Strukturen dienen (wie auch die Mikrovilli der Epithelzellen) der Oberflächenvergrößerung, wodurch die Resorption gesteigert wird. Die **Plicae circulares** (Ringfalten, Kerckring-Falten, quer zur Längsachse verlaufend) entstehen durch Vorwölbungen der Mucosa und Submucosa (nicht jedoch der Muscularis). Sie verstreichen auch bei starker Dehnung der Wand nicht.

Biologie

Histologie

Anatomie

Chemie

Biochemie

Physik

Physiologie

Psych./Soz.

Biologie

Histologie

Anatomie

Chemie

Biochemie

Physik

Physiologie

Psych./Soz.

Die **Zotten** (Villi intestinales) sind finger- oder blattförmige Ausstülpungen der Lamina epithelialis und der Lamina propria (nicht jedoch der Lamina muscularis mucosae). Im Zottenzentrum verlaufen Arteriolen, Venolen mit fenestriertem Endothel und ein oder mehrere Chylusgefäße (= Lymphgefäße, die für der Abtransport der Chylomikronen zuständig sind). Einige Muskelzellen der Lamina muscularis mucosae dringen in die Zotte ein. Durch ihre Kontraktion wird die Zotte verkürzt, wodurch die Lymphgefäße ausgepresst werden (**Zottenpumpe**).

Die **Krypten** (Glandulae intestinales, Lieberkühn-Krypten) sind tubulöse Einsenkungen des Epithels in die Lamina propria.

> **Merke**
> Die Kapillaren in den Darmzotten haben fenestriertes Endothel.

Dünndarmepithel. Der vorherrschende Zelltyp im einschichtigen hochprismatischen Epithel des Dünndarms sind die **Enterozyten** (Saumzellen) mit dicht stehenden Mikrovilli (Stäbchensaum) (**Abb. 3.19**). Die Hauptaufgabe der Enterozyten ist die **Resorption** (Physiologie, S. 737).

Sowohl an den Zotten als auch in den Krypten finden sich zwischen den Enterozyten Muzin sezernierende **Becherzellen**, deren Sekret eine schützende Schleimschicht auf der Dünndarmoberfläche bildet. Am Grund der Krypten liegen zwischen den Enterozyten Paneth-Zellen, die apikale Granula besitzen. Diese Zellen sezernieren antibakterielle Stoffe wie z.B. Lysozym. Ferner kommen sowohl im Krypten- als auch im Zottenepithel endokrine (= **enteroendokrine**) **Zellen** mit basal gelegenen Granula vor (basal gehörnte Zellen). Ihre Sekrete (z.B. Gastrin, Sekretin, Cholezystokinin, Serotonin) werden an Blutgefäße abgegeben. Im unteren Drittel der Krypten liegen Stammzellen für die Regeneration des Darmepithels. Die neu gebildeten Zellen wandern zur Zottenspitze, wo sie abgestoßen werden. So wird innerhalb von 5 Tagen das gesamte Epithel erneuert. Die histologischen Kennzeichen der drei Dünndarmabschnitte sind in Tabelle 3.5 zusammengefasst.

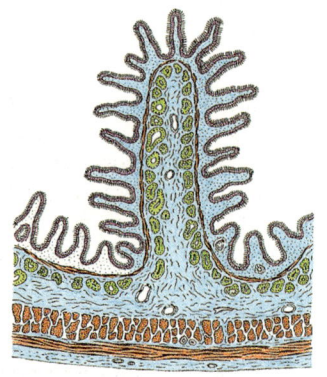
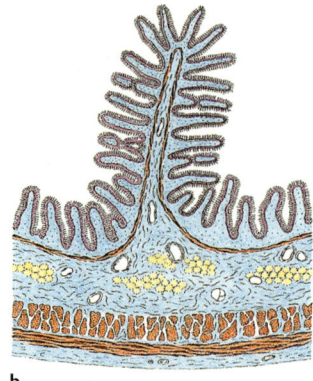
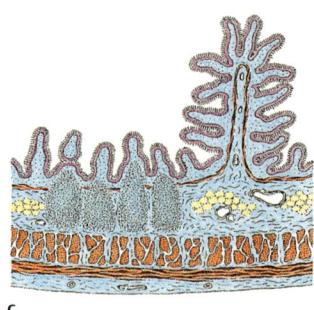

a   b   c

Abb. 3.19 **Dünndarmabschnitte** (Ausschnitte aus der Wand): **a** Duodenum, **b** Jejunum, **c** Ileum.

Tabelle 3.5 Histologische Charakteristika der drei Dünndarmabschnitte, des Colon und der Appendix vermiformis

	Duodenum	Jejunum	Ileum	Colon	Appendix vermiformis
Plicae circulares	breit, hoch, dicht stehend	schlank, lang, zahlreich	niedrig, weniger zahlreich	keine	keine
Zotten	kräftig, blattförmig	fingerförmig	kurz	keine	keine
Krypten	niedrig	niedrig → tief	tief	sehr tief und dicht stehend	unregelmäßig, nicht so dicht wie Colon
Becherzellen	ja	ja	ja	sehr viele	viele
Lymphfollikel	gelegentlich	gelegentlich	Peyer-Plaques[2]	vereinzelt	groß, zahlreich[3], rings um das Lumen
Besonderheit	muköse Brunner-Drüsen[1]		Mesenterium	Taenien[4]	Mesoappendix

[1] in der Tela submucosa, weit ausgedehnt, auffallend hell, Bildung von Muzinen und HCO_3^- → Schutz gegen sauren Magensaft
[2] = Nodi lymphatici aggregati; in Lamina propria und Submucosa, gegenüber dem Mesenterialansatz
[3] Appendix = Darmtonsille
[4] Längsmuskulatur auf drei Längsstreifen (Taenien) zusammengedrängt.

Biologie

Histologie

Anatomie

Chemie

Biochemie

Physik

Physiologie

Psych./Soz.

Morbus Crohn. Bei dieser chronischen Erkrankung unbekannter Ätiologie ist die gesamte Darmwand entzündet. Meist ist der Endabschnitt des Ileums betroffen. Symptome sind z.B. Diarrhö und Schmerzen (Fehldiagnose: Appendizitis!).

3.4.9 Dickdarm

Im Dickdarm (Colon) erfolgt durch Resorption von Wasser und Salz die Eindickung des Darminhalts. Die Becherzellen sezernieren Muzine, die als Gleitmittel dienen. Die histologischen Charakteristika finden sich in Tabelle 3.5. Im Epithel kommen wie im Dünndarm auch Stammzellen und endokrine Zellen vor (**Abb. 3.20**).

Divertikel. Bei einem Divertikel handelt es sich um eine Ausstülpung der Schleimhaut durch Lücken in der Muskelschicht. Sie können im gesamten Kolon vorkommen; meist sind sie im Sigmoid anzutreffen. Liegen multiple Divertikel vor, spricht man von einer Divertikulose. Sie ist meist symptomlos. Es kommt jedoch zu Entzündungen (Divertikulitis, Blutungen oder Perforation.

3.4.10 Leber
Histologische Einteilung der Leber

Aufbau. Die Leber ist von einer bindegewebigen Kapsel (Glisson-Kapsel) umhüllt. Die histologische Baueinheit ist das vieleckige (klassische) **Leberläppchen** (Lobulus, Zentralvenen-Läppchen), das zum Teil von Bindegewebe begrenzt ist (**Abb. 3.21**). Im Zentrum des Läppchens liegt die **Zentralvene**; radiär zur Zentralvene liegen in Platten (oder Bälkchen) angeordnete **Hepatozyten**. Zwischen den

Leberzellbälkchen ziehen die **Lebersinusoide** zur Zentralvene. An den Stellen, wo drei Leberläppchen zusammentreffen, finden sich die **periportalen Felder** (**Periportalfelder**). Hier liegen, von Bindegewebe umhüllt:
– **A. interlobularis:** Endast aus der A. hepatica propria (Vasa privata; kleines Lumen, dickere Gefäßwand mit Muskelzellen)
– **V. interlobularis:** Endast aus der V. portae (Vasa publica; großes Lumen, dünne Gefäßwand)
– **Ductus interlobularis:** Gallengang (Wand aus einschichtigem isoprismatischem Epithel).
Die drei Strukturen werden zur **Glisson-Trias** zusammengefasst (**Abb. 3.22**). Daneben kommen noch Lymphgefäße im Periportalfeld vor.
Die polygonalen Hepatozyten, von denen etwa ca. 20 % zweikernig sind, enthalten:
– viel glattes endoplasmatisches Retikulum zur Metabolisierung bestimmter Medikamente und Hormone
– reichlich raues endoplasmatisches Retikulum zur Synthese von Albuminen, Gerinnungsfaktoren, u.a.
– Glycogen in Form von α-Partikeln, das zur Speicherung und zur Regulation des Blutglucosespiegels dient
– Mitochondrien, die in der Leber besonders auch an der Harnstoffsynthese beteiligt sind
– Lipide und Lipofuscin.

Lebersinusoide. Die Lebersinusoide werden von Ästen der V. portae und der A. hepatica propria gespeist. Sie münden in die Zentralvene (im Zentrum des klassischen Leberläppchens). D.h. die Sinusoide enthalten ein Mischbild aus der A. und V. interlobularis. Im Endothelverband der Sinusoide kommen leberspezifische Makrophagen, **die Kupffer-(Stern-)Zellen** vor. Die lysosomenreichen Kupffer-Zellen phagozytieren z.B. Fremdkörper und überalterte Erythrozyten. Deshalb enthalten sie viel Eisen. Nach Injektion von Tusche in ein lebendes Tier phagozytieren

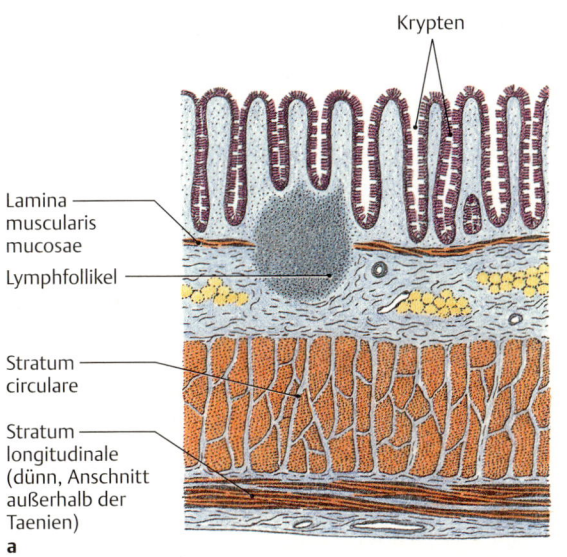

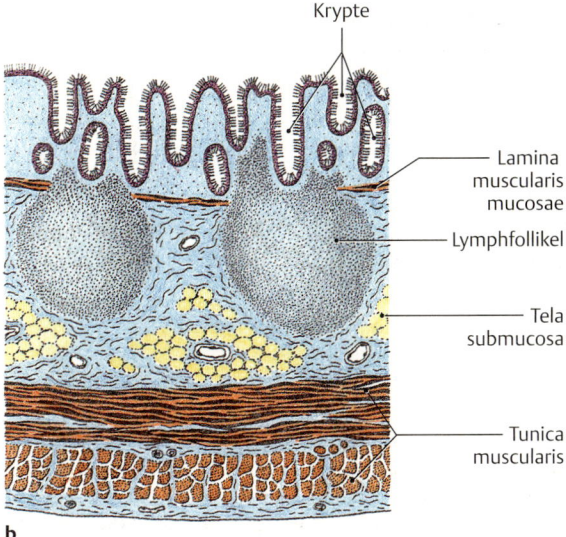

Krypten

Lamina muscularis mucosae

Lymphfollikel

Stratum circulare

Stratum longitudinale (dünn, Anschnitt außerhalb der Taenien)

a

Krypte

Lamina muscularis mucosae

Lymphfollikel

Tela submucosa

Tunica muscularis

b

Abb. 3.20 Ausschnitt aus der Wand des Colon (a) und der Appendix vermiformis (b).

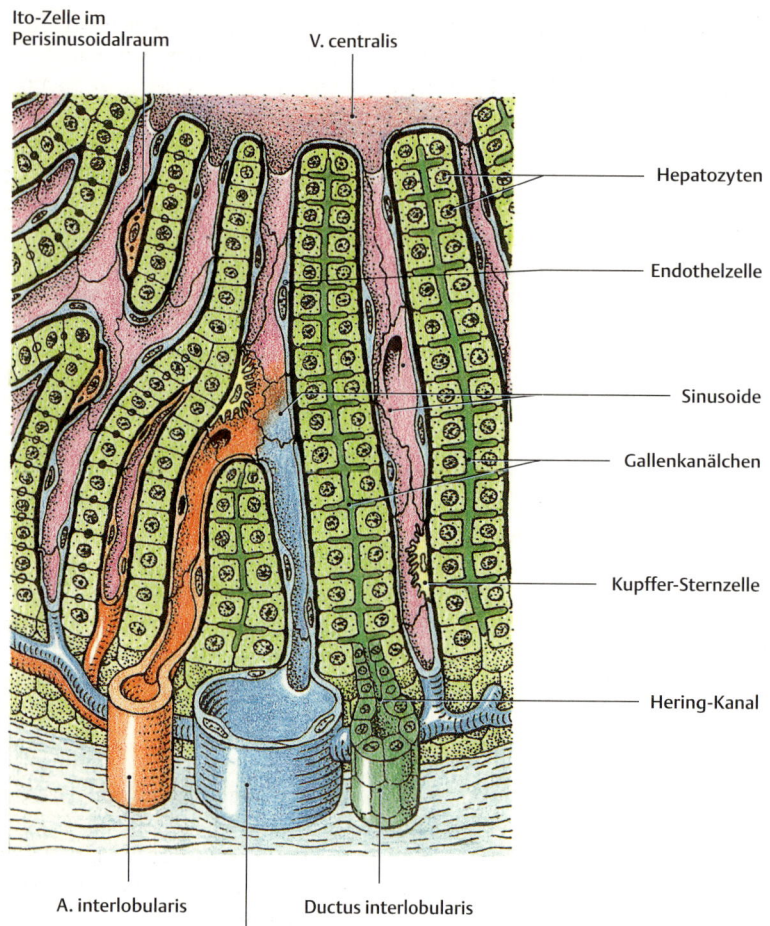

Ito-Zelle im Perisinusoidalraum

V. centralis

Hepatozyten

Endothelzelle

Sinusoide

Gallenkanälchen

Kupffer-Sternzelle

Hering-Kanal

A. interlobularis

V. interlobularis

Ductus interlobularis

Abb. 3.21   Menschliche Leber im Überblick.

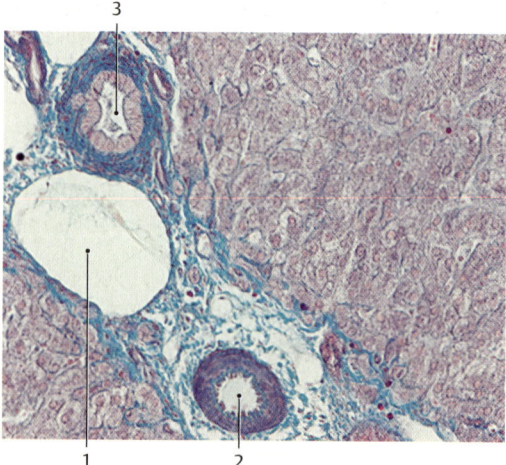

Abb. 3.22   Ausschnitt aus einem Leberläppchen mit Glisson-Trias (H. E., Vergrößerung 200-fach): V. interlobularis (1); A. interlobularis (2); Ductus interlobularis (3).

die Kupffer-Zellen die Tusche (schwarze Darstellung der Kupffer-Zellen durch Vitalfärbung).

Das sehr dünne Endothel der Sinusoide besitzt keine Basalmembran und weist inter- und intrazelluläre Poren (ohne Diaphragma) auf. Zwischen dem Endothel einerseits und den Hepatozyten andererseits ist ein Spaltraum, der Disse-Raum (perisinusoidaler Raum). Von den Hepatozyten ragen Mikrovilli in den **Disse-Raum**. Im Disse-Raum liegen kleine Bündel von retikulären Fasern. Außerdem enthält er (perisinusoidale) **Ito-Zellen**.

Hierbei handelt es sich um Fettspeicherzellen (mit viel Vitamin A in ihren Lipidtropfen). Die Ito-Zellen können zudem Bindegewebsfasern bilden.

Die von den Hepatozyten gebildeten Proteine (z. B. Gerinnungsfaktoren) werden in den Disse-Raum abgegeben und gelangen durch die Poren in die Sinusoide.

Merke

Der Disse-Raum enthält Ito-Zellen, die Vitamin A und Fett speichern.

Galleproduktion. Die Hepatozyten produzieren auch die Galle, deren Transport in einem speziellen, vom Blutweg getrennten Kanalsystem erfolgt. Die intralobulären Gallenkanälchen (**Canaliculi**) werden von zwei Hepatozyten begrenzt, die an dieser Stelle (Gallepol der Hepatozyten) rinnenförmige Einsenkungen haben. D. h. die Wände der Gallenkanälchen sind die Zellmembran von Hepatozyten (ohne Zwischenschaltung anderer Zellen). Die Kanälchen werden durch Tight Junctions zwischen den Hepatozyten abgedichtet.

Die von den Hepatozyten gebildete Galle gelangt in die Kanälchen, durch die sie (dem Blut entgegengesetzt) zum Rand des Läppchens fließt (also vom Zentrum zur Peripherie). Hier münden die Gallenkanälchen in kurze Schaltstücke (**Hering-Kanälchen**), die dann in die Ductus interlobulares im Periportalfeld ziehen. Die Wand der Schaltstücke wird durch ein einschichtiges Epithel aus sog. **Ovalzellen** gebildet.

Von den Epithelzellen der Hering-Kanäle geht auch die Regeneration von Hepatozyten (z.B. nach einer Vergiftung) aus.

Bilirubinabbau. Unkonjugiertes Bilirubin (= Abbauprodukt des roten Blutfarbstoffes) gelangt über das Blut der Sinusoide und durch den Disse-Raum in die Leberzelle. Im glatten endoplasmatischen Retikulum wird es mit Glucuronsäure konjugiert. Das konjugierte Bilirubin wird dann in die Gallenkanälchen abgegeben.

Funktionale Einteilung der Leber

Außer in Leberläppchen (Lobuli) lässt sich die Leber histologisch, unter funktionalen Gesichtspunkten, noch in zwei weitere architektonische Strukturen gliedern: **Leberazinus** (unter Berücksichtigung des Blutflusses) und **portales Läppchen** (unter Berücksichtigung des Gallenflusses) (**Abb. 3.23**).

Leberazinus. Der Leberazinus hat die Form eines Rhombus; seine Ecken sind zwei gegenüberliegende Periportalfelder. D.h. Anteile von zwei benachbarten Leberläppchen gehören zu einem Azinus. Im Periportalfeld gehen aus der A. und V. interlobularis rechtwinklig feine terminale Äste ab, die zwischen zwei Läppchen verlaufen und von dort

dann die Sinusoide speisen. Daraus ergibt sich eine funktionelle Untergliederung des Azinus in drei Zonen.

- **Zone 1**: in der Peripherie des Läppchens, in Nachbarschaft der terminalen Äste, Hepatozyten dieser Zone haben den ersten Kontakt mit dem zugeführten Blut, sauerstoffreichste Zone (hier sind energieverbrauchende Stoffwechselprozesse lokalisiert, z.B. Gluconeogenese).
- **Zone 2**: Übergangszone.
- **Zone 3**: im zentralen Abschnitt des Läppchens, sauerstoffärmste Zone (hier findet anaerobe Glycolyse statt), Nekrosen bei Kreislaufstörungen (Schock).

Portales Läppchen. Das portale Läppchen ist dreieckig; seine Ecken werden durch drei Vv. centrales gebildet. Damit sind Anteile von drei benachbarten Läppchen an der Bildung eines portalen Läppchens beteiligt, in dessen Zentrum ein Periportalfeld liegt.

> **Klinik**
>
> **Hepatitis.** Bei einer Hepatitis kann es durch Erhöhung des Bilirubinspiegels im Blut zu einer Gelbsucht (Ikterus, Haut und Skleren) sowie zur Dunkelfärbung des Urins kommen.

3.4.11 Gallenblase

In der Gallenblase wird die aus der Leber stammende Galle auf 10 % eingedickt. Die Austreibung der Galle in das Duodenum erfolgt durch Kontraktion der Gallenblasenmuskulatur. Die Kontraktion kann durch Cholezystokinin und durch den N. vagus ausgelöst werden.

Die Gallenblasenwand besteht aus:

- **Tunica mucosa**: aus einschichtigem hoch- oder isoprismatischem Epithel (mit Mikrovilli, Oberflächenvergrößerung zur Resorption) und Lamina propria, mit hohen Falten, die miteinander verschmelzen („Schleimhautbrücken") und taschenartigen tiefen Krypten.
- **Tunica muscularis**: *nicht* in zwei Schichten gegliedert, durch Bindegewebe aufgelockert.
- **Serosa** und **Subserosa** auf der der Bauchhöhle zugewandten Seite; **Adventitia** auf der der Leber zugewandten Seite.

Das Epithel der Gallenblase kann nicht nur resorbieren (Konzentrierung der Galle), es sezerniert auch Muzine.

> **Merke**
>
> Die Gallenblase besitzt keine Lamina muscularis mucosae und nur eine einschichtige Tunica muscularis.

> **Klinik**
>
> **Cholelithiasis und chronische Cholezystitis.** Wenn der Anteil an Cholesterin in der Galle zu hoch ist und damit ein relativer Mangel an Gallensäuren besteht, können Gallensteine entstehen. Gallensteine sind eine häufige Ursache der chronischen Gallenblasenentzündung. Dabei kommt es durch Narbenbildung zu einer Wandverdickung. Später kann die Gallenblase schrumpfen oder verkalken.

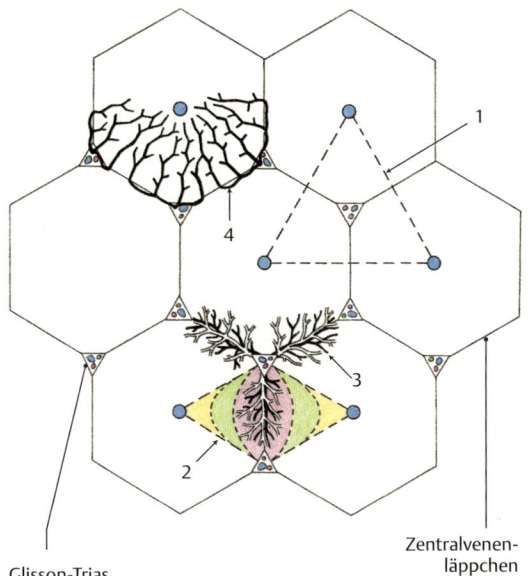

Glisson-Trias

Zentralvenenläppchen

Abb. 3.23 Funktionale Einteilung der Leber. 1 = Periportales Läppchen. 2 = Leberazinus. 3 = Blutfluss vom Periportalfeld in die Sinusoide. 4 = Gallenfluss.

3.4.12 Pankreas

Das Pankreas (Bauchspeicheldrüse) besteht aus einem exokrinen und einem endokrinen Teil. Die Hauptmasse des Pankreas ist exokrin und bildet enzymreichen, alkalischen Bauchspeichel, der ins Duodenum abgegeben wird. Verstreut im endokrinen Anteil liegen die rundlichen **Langerhans-Inseln**, die Hormone, wie z. B. Insulin, bilden und ins Blut abgeben (Physiologie, S. 312). Insgesamt ist das Pankreas durch schmale Bindegewebssepten in Lappen und Läppchen gegliedert. Der exokrine Pankreasanteil ist eine rein seröse Drüse mit azinösen Endstücken. Die pyramidenförmigen Azinuszellen (mit rundlichem Kern) haben basal viel raues endoplasmatisches Retikulum (**Abb. 3.24**). Apikal besitzen sie zahlreiche **Zymogengranula** mit inaktiven Enzymvorstufen.

Die Anfangsabschnitte der Schaltstücke sind in das Lumen der Azini hineingestülpt. Im histologischen Bild sind deshalb Schaltstückepithelzellen als **zentroazinäre Zellen** (= charakteristisches Merkmal des Pankreas) erkennbar. Es gibt keine Myoepithelzellen. Im Vergleich zu den Mundspeicheldrüsen sind die Schaltstücke insgesamt viel länger. Sekretrohre fehlen im Pankreas, daher münden die Schalt-

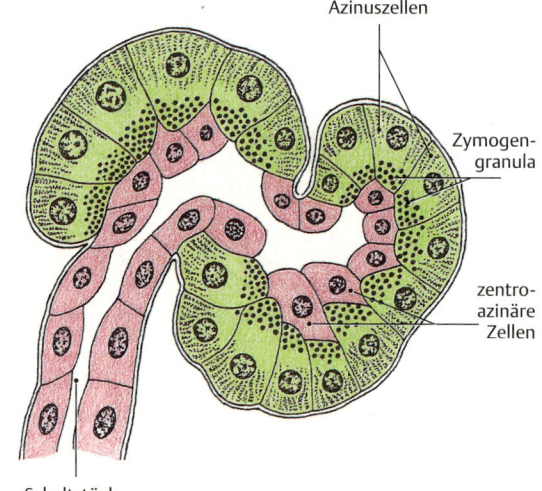

Abb. 3.24 **Endstück des Pankreas mit Schaltstück.**

stücke direkt in intralobuläre Ausführungsgänge, die sich dann zu interlobulären Ausführungsgängen vereinigen.

 ## Fallbeispiel: Diabetes mellitus (siehe auch S. 497 und 766)

Der 13-jährige Matthias Schröder stellt sich mit seiner Mutter in einer Allgemeinarztpraxis vor. Die Mutter berichtet dem Arzt, dass Matthias seit etwa 3 Monaten ständig Durst habe und häufig Wasser lassen müsse. Außerdem habe er in den letzten Wochen deutlich an Gewicht verloren und sei häufig müde. Da Matthias' Alter und die Symptomatik auf die Erstmanifestation eines Diabetes mellitus Typ I hinweisen, misst der Arzt den Blutzucker des Jungen. Tatsächlich ist dieser deutlich erhöht (Hyperglykämie). Auch im Urin findet sich eine erhöhte Glucosekonzentration (Glukosurie). Die übrigen Laborparameter, insbesondere die Konzentration der Ketonkörper im Urin liegen im Normbereich.

Matthias' Mutter hat sich über die Erkrankung ihres Sohnes informiert und gelesen, dass die Ursache in einer Funktionsstörung der Bauchspeicheldrüse liegt. Jetzt befürchtet sie, dass auch ihr Ehemann, der vor kurzem eine akute Bauchspeicheldrüsenentzündung hatte, an einem Diabetes mellitus erkranken könnte. Sie spricht den Arzt auf die mittlerweile vollständig abgeklungene Erkrankung ihres Mannes an und schildert ihm ihre Befürchtungen. Der Arzt kann sie in diesem Fall beruhigen.

Er erläutert ihr, dass die Bauchspeicheldrüse (Pankreas) aus zwei funktionell unterschiedlichen Anteilen besteht: einem exokrinen Teil und einem endokrinen Teil. Der exokrine Teil ist für die Sekretion des Pankreassekrets zuständig, einer

Mischung aus Wasser, Elektrolyten und verschiedenen Enzymen, die zur Verdauung von Nahrungsstoffen im Darm dienen. Der endokrine Anteil der Bauchspeicheldrüse besteht aus Gruppen von sog. B-Zellen, auch Langerhans-Inseln genannt. Diese produzieren das Insulin.

Bei Matthias und bei den anderen Typ I Diabetikern beruht der Diabetes auf einer Schädigung, die ausschließlich die Langerhans-Inseln des endokrinen Pankreas betrifft. Die Zellen werden durch das eigene Immunsystem gezielt angegriffen und zerstört und können kein Insulin mehr produzieren. Die Zellen des exokrinen Pankreas werden nicht angegriffen und bleiben voll funktionsfähig. Bei der akuten Bauchspeicheldrüsenentzündung (akute Pankreatitis) des Ehemannes waren zwar beide Anteile der Bauchspeicheldrüse betroffen. Gesunde endokrine Zellen können jedoch hier die Arbeit der kranken Zellen mit übernehmen, dies nennt man funktionelle Reserve. So kommt es erst dann zu einer verminderten Insulinproduktion, wenn ca. 80% des endokrinen Gewebes zerstört sind. Da die Bauchspeicheldrüse nach Aussage von Frau Schröder wieder gut funktioniert, hat ihr Mann also keinen Diabetes mellitus zu befürchten. Wäre die akute Entzündung allerdings chronisch geworden, oder wären durch die Entzündung größere Teile der Bauchspeicheldrüse zerstört worden, hätte es zu einem Insulinmangeldiabetes kommen können.

3.5 Endokrine Organe

3.5.1 Allgemeines

Hormone werden verschiedenen Gruppen zugeordnet, wie Peptidhormonen (z.B. Insulin), biogenen Aminen (z.B. Adrenalin) oder Steroidhormonen (z.B. Cortisol). Peptidhormone und biogene Amine sind hydrophil; sie werden in Sekretgranula gespeichert und auf einen spezifischen Reiz durch Exozytose freigesetzt. Steroidhormone sind lipophil, also membrangängig. Das heißt, sie können nicht in Granula auf Vorrat gespeichert werden. Vielmehr werden Ausgangssubstanzen (Cholesterin) in Lipidtröpfchen in den **steroidhormon**bildenden Zellen gelagert; aus diesen können bei Bedarf rasch die Hormone synthetisiert werden.

Ein Hormon wirkt nur auf solche Zellen (= Zielzellen), die den spezifischen **Hormonrezeptor** besitzen. Die Rezeptoren für hydrophile Hormone sind Plasmamembranrezeptoren, die für Steroidhormone (und Schilddrüsenhormon) sind intrazelluläre (im Zytoplasma oder Kern). Durch Bindung an einen intrazellulären Rezeptor kann die Transkription gesteigert und ein bestimmtes Protein vermehrt gebildet werden.

Hormonregulation. Die Regulation der Hormonsynthese und -ausschüttung kann über verschiedene Mechanismen erfolgen:

- **Negative Rückkopplung**: Die endokrine Zelle misst den Effekt ihrer eigenen Hormone im Blut, z.B. Erniedrigung des Blutzuckerspiegels (= gemessener Effekt, bedingt durch Insulin) → endokrine Zelle schüttet weniger Insulin aus.
- **Regulation durch übergeordnete Hormone**: Die Aktivität z.B. der Schilddrüse oder der Nebennierenrinde wird durch **glandotrope Hormone** aus Zellen des Hypophysenvorderlappens reguliert. Letztere wiederum werden durch ein Hormon (**Releasing-Hormon**) aus dem Hypothalamus stimuliert. Das heißt, es handelt sich hier um einen dreistufigen Regelkreis, bei dem zudem eine negative Rückkopplung wirkt. Steigt nämlich z.B. die Blutkonzentration an Schilddrüsenhormon, dann wird die Ausschüttung des entsprechenden glandotropen Hormons in der Hypophyse und die des entsprechenden Releasing-Hormons im Hypothalamus reduziert.
- **Regulation durch Innervation**: Hierbei wird die Sekretion eines Hormons (z.B. im Nebennierenmark) durch Nervenimpulse stimuliert.

3.5.2 Hypophyse

Die Hypophyse gliedert sich in Neuro- und Adenohypophyse.

Die Neurohypophyse ist der Hypophysenhinterlappen (Lobus posterior oder Pars nervosa) und der Hypophysenstiel (Infundibulum = Verbindung mit Hypothalamus). Der Hinterlappen enthält keine Nervenzellperikarya, sondern besteht aus Axonen, spezialisierten Gliazellen (Pituizyten)

und Kapillaren. Die Axone stammen aus Perikarya, die im Nucleus supraopticus und Nucleus paraventricularis des Hypothalamus liegen.

In diesen beiden großzelligen Kernen werden die Hormone **Vasopressin** (= anti**di**uretisches **H**ormon = **ADH** = Adiuretin) und **Oxytocin** gebildet, die an ein Transportprotein (Neurophysin) gekoppelt werden. In Granula verpackt werden die Hormone entlang der Axone, die insgesamt den **Tractus hypothalamo-hypophysealis** bilden, in die Neurohypophyse transportiert (axonaler Transport). Die Axone enden an fenestrierten Kapillaren; dort werden die Hormone ins Blut abgegeben. Hierbei spielen die Pituizyten wahrscheinlich eine Steuerungsrolle.

In den Axonen können die Granula an einigen Stellen stark konzentriert vorkommen und eine umschriebene Anschwellung der Axone bilden (Herring-Körper).

Die Adenohypophyse gliedert sich in Pars distalis (Vorderlappen, größter Teil), Pars tuberalis (Trichterlappen, vor und um das Infundibulum gelegen) und Pars intermedia (Zwischenlappen, grenzt an Neurohypophyse).

Der Hypophysenvorderlappen besteht aus Zellsträngen und -nestern, zwischen denen weite Kapillarnetze liegen (**Abb. 3.25**). Die Zellen lassen sich grob in azidophile, basophile und chromophobe Zellen unterteilen. Innerhalb dieser Gruppen sind (insbesondere mittels Immunhistochemie) weitere Zelltypen zu differenzieren. Dabei bilden die verschiedenen azidophilen und die verschiedenen basophilen Zellen jeweils bestimmte Hormone (**Tab. 3.6**).

Der Mittellappen enthält cortocotrope Zellen sowie epithelbegrenzte Hohlräume („Kolloidzysten").

Die Aktivität der endokrinen Zellen des Vorderlappens wird durch hypothalamische Steuerhormone beeinflusst. Dabei gibt es für jeden endokrinen Zelltyp ein Releasing-Hormon (Liberin, wirkt stimulierend). Die Effektorhormon bildenden Zellen können zusätzlich durch Releasing-Inhibiting-Hormone (Statine) gehemmt werden (**Tab. 3.7**). Die Steu-

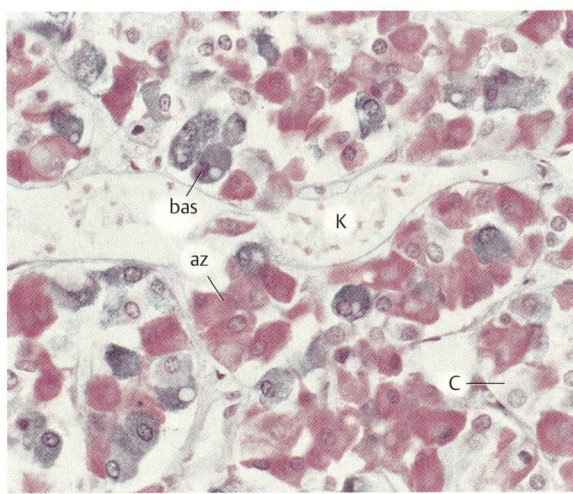

Abb. 3.25 Ausschnitt aus Hypophysenvorderlappen (300-fach). az = azidophile Zelle, bas = basophile Zelle, c = chromophobe Zelle. K = Kapillare.

Biologie · Histologie · Anatomie · Chemie · Biochemie · Physik · Physiologie · Psych./Soz.

Tabelle 3.6 Zelltypen und Hormone des Hypophysenvorderlappens

Zellgruppe	Zelltypen	Hormone	Hormonwirkungen
azidophile Zellen (meist rot gefärbt) bilden Effektorhormone	mammatrope (oder lactotrope) Zellen (50%)	Prolactin	Brustwachstum, Milchsynthese in der lactierenden Mamma
	somatotrope Zellen (50%)	Wachstumshormon (Somatotropin, **s**omato**t**ropes Hormon, STH, **G**rowth **H**ormone, **GH**	Förderung des Wachstums von Knochen und Muskeln
basophile Zellen (meist dunkelblau gefärbt) bilden glandotrope Hormone	thyreotrope Zellen (10%)	**t**hyroidea**s**timulierendes **H**ormon, TSH, Thyreotropin	Stimulation der Schilddrüse
	cortocotrope Zellen	**a**deno**c**orti**c**o**t**ropes **H**ormon, ACTH, Kortikotropin, **m**elanozyten**s**timulierendes Hormon, **MSH**	Stimulation der Nebennierenrinde
	gonadotrope Zellen (10%) bilden Gonadotropine*	**f**ollikel**s**timulierendes **H**ormon, FSH, Follitropin, **l**utenisierendes Hormon, LH, Lutropin	Steuerung der Funktion des Hodens und des Ovars
chromophobe Zellen (kaum anfärbbar)	erschöpfte endokrine Zellen		
	Stammzellen		
	Sternzellen (→ Wachstumsfaktoren für endokrine Zellen)		

Tabelle 3.7 Hypothalamische Steuerhormone

Hormone	Zielzellen in der Adenohypophyse	Wirkungen
Thyreotropin-Releasing-Hormon, **TRH**, Thyreoliberin	thyreotrope Zellen	setzt TSH frei
Kortikotropin-Releasing-Hormon, **CRH**, Kortikoliberin	cortocotrope Zellen	setzt ACTH frei
Gonadotropin-Releasing-Hormon, **GnRH**, Gonadoliberin	gonadotrope Zellen	setzt die Gonadotropine FSH und LH frei
Prolactin-Releasing-Faktor, **PRF**	mammatrope Zellen	setzt Prolactin frei
Prolactin-Release-Inhibiting Faktor, **PRIF** = Dopamin	mammatrope Zellen	hemmt die Freisetzung von Prolactin
Somatotropin-Releasing-Hormon, Somatoliberin, Growth-Hormon-Releasing-Hormone, **GH-RH**	somatotrope Zellen	setzt STH frei
Somatotropin-Release-Inhibiting-Hormon, **SRIH**, Somatostatin	somatotrope Zellen	hemmt die Freisetzung von STH

erhormone werden in kleinzelligen Kernen des Hypothalamus (z.B. Nucleus infundibularis, Nucleus tuberales) gebildet. Dann werden sie ein kurzes Stück in Axonen (**Tractus tuberoinfundibularis**) zum oberen Teil des Infundibulums (sog. Eminentia mediana) transportiert. Dort werden sie aus den Axonenden ins Blut von Kapillarschlingen abgegeben. Aus diesem Kapillargebiet gelangt das Blut über mehrere Venen (Portalvenen, s.u.) in ein zweites Kapillargebiet, das um die endogenen Zellen der Adenohypophyse liegt. Hier kommen die Steuerhormone dann in Kontakt mit ihren Zielzellen (= endokrine Zellen). Bei diesem System sind also zwei Kapillargebiete, die über Portalvenen verbunden sind, hintereinander geschaltet, wie im Pfortadersystem im Bauch (deshalb: **Hypophysen-Pfortader-System, Abb. 3.26**).

3.5.3 Pinealorgan

Das Pinealorgan (Corpus pineale, Epiphyse, Zirbeldrüse) hat eine Bindegewebshülle, die sich von der Pia mater ableitet und Bindegewebssepten in das Innere schickt. Sie besteht aus **Pinealozyten**, Gliazellen, Nervenfasern und Hirnsand. Die polygonalen Pinealozyten sind modifizierte Fotorezeptorzellen (beim Menschen nicht lichtempfindlich) und produzieren bei Dunkelheit **Melatonin**, das ins Blut abgegeben wird. Melatonin spielt eine wichtige Rolle bei der zirkadianen Rhythmik biologischer Vorgänge („innere Uhr"). Die Gliazellen (**interstitielle Zellen**, besondere Astrozyten) umgeben die Pinealozyten. Die Nervenfasern sind postganglionäre Sympathikusfasern und bilden mit

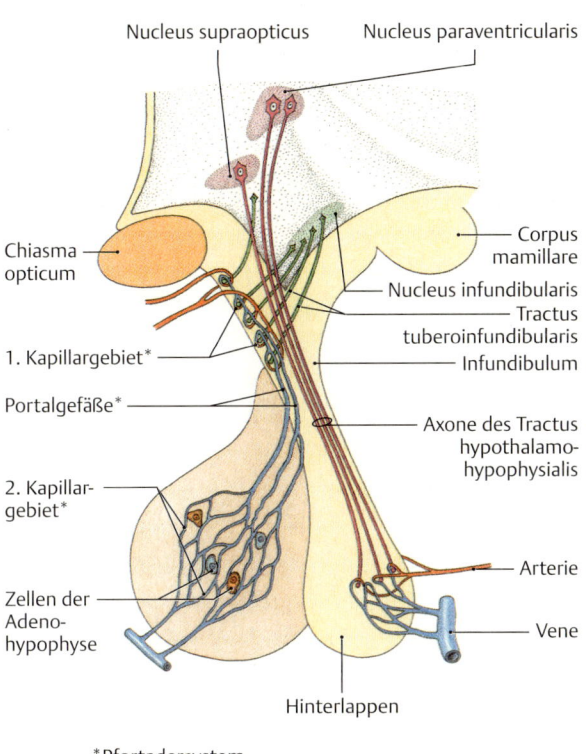

Abb. 3.26 **Hypothalamus-Hypophysen-System.**

*Pfortadersystem

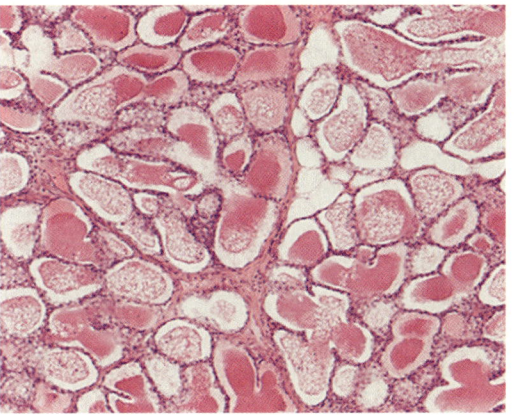

Abb. 3.27 Schilddrüsenfollikel in der Übersicht (H.E., 100-fach).

den Pinealozyten synaptische Kontakte. Die Epiphyse des Erwachsenen enthält Ablagerungen von kalkhaltigen Konkrementen (Hirnsand, **Acervulus**).

3.5.4 Schilddrüse

Die Schilddrüse (Glandula thyroidea) ist von einer bindegewebigen Kapsel umgeben, die aus zwei Blättern besteht. Vom inneren Blatt dringen Septen in das Lumen der Schilddrüse und unterteilen sie in unregelmäßige Läppchen. Letztere bestehen aus unterschiedlich großen (kugelförmigen) **Follikeln**, die von einem einschichtigen Epithel begrenzt und mit einem homogenen **Kolloid** gefüllt sind (**Abb. 3.27**). Um die Follikel liegen Kapillarnetze (mit wenig Bindegewebe). Die Höhe des Epithels und der Durchmesser der Follikel sind abhängig vom Funktionszustand: Während der Phase der Sekretbildung sind die Follikel klein (mit wenig Kolloid) und die Epithelzellen iso-

bis hochprismatisch. In der Phase der Sekretspeicherung sind die Follikel groß (mit viel Kolloid) und die Epithelzellen flach (Stapeldrüse mit inaktiven Follikeln). Die Phase der Sekretmobilisierung ist gekennzeichnet durch kleiner werdende Follikel und hochprismatische Epithelzellen.
Parafollikuläre C-Zellen kommen einzeln oder in Gruppen im Bindegewebe zwischen den Follikeln und basal an das Follikelepithel angelagert vor. Sie produzieren das Hormon Calcitonin, das direkt an das Blut abgegeben wird (*ohne* Anschluss an Kolloidhöhle).

Zur Funktion und Synthese der Schilddrüsenhormone siehe Physiologie, S. 774.

3.5.5 Nebenschilddrüse

Die Nebenschilddrüse (Epithelkörperchen, Glandula parathyroidea) besteht aus dicht gepackten (epithelartig angeordneten) Zellen (**Abb. 3.28**). Dabei werden **Hauptzellen** (produzieren Parathormon) und **oxiphile Zellen** unterschieden. Dazwischen liegen zahlreiche Kapillaren, Fettzellen und lockeres Bindegewebe in Form von Septen. Bei den Hauptzellen unterscheidet man dunkle (mit viel Granula) und helle (= inaktive) Zellen. Die oxiphilen Zellen sind größer, dunkler angefärbt und viel seltener als die Hauptzellen. Sie kommen einzeln oder in kleinen Gruppen vor; ihre Funktion ist nicht bekannt.
Parathormon bewirkt eine Erhöhung des Blutkalziumspiegels (zusammen mit Vitamin-D-Hormon, S. 770). Seine

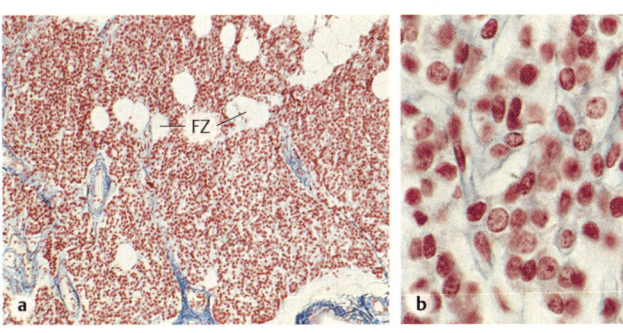

Abb. 3.28 Ausschnitt aus der Nebenschilddrüse. OZ = oxiphile Zellen, FZ = Fettzellen.

Biologie

Histologie

Anatomie

Chemie

Biochemie

Physik

Physiologie

Psych./Soz.

Biologie

Histologie

Anatomie

Chemie

Biochemie

Physik

Physiologie

Psych./Soz.

Ausschüttung wird durch negative Rückkopplung über einen Calciumrezeptor an den Hauptzellen reguliert.

> **Merke**
>
> Die Sekretion der Hauptzellen der Epithelkörperchen wird durch die Konzentration an Calcium im Blut reguliert.

3.5.6 Nebenniere

Die Nebenniere (Glandula suprarenalis) ist von einer bindegewebigen Organkapsel umhüllt. Sie besteht aus zwei grundsätzlich unterschiedlichen Anteilen: Rinde und Mark. Die **Nebennierenrinde** gliedert sich in drei Zonen (**Tab. 3.8**, **Abb. 3.29, 3.30**).

Im **Nebennierenmark** finden sich große polygonale Zellen (mit Granula), die sich nach Behandlung mit Chromsalzen kräftig braun anfärben; daher auch **chromaffine** oder phäochrome Zellen genannt. Es handelt sich bei den Markzellen um modifizierte zweite Neurone des Sympathikus (S. 813). Sie werden vom ersten Neuron des Sympathikus innerviert, besitzen also cholinerge Synapsen an ihrer Oberfläche. Die Granula enthalten die Katecholamine Adrenalin oder Noradrenalin. Die überwiegende Mehrzahl der Zellen, die sog. A-Zellen (80%), produziert Adrenalin (Bildung aus Noradrenalin durch N-Methyltransferase), die N-Zellen (20%) produzieren Noradrenalin. Die Wirkung von Adrenalin und Noradrenalin entspricht der des Sympathikus. Neben den chromaffinen Zellen enthält das Mark zahlreiche Kapillaren, Drosselvenen (mit subendothelialen Muskelwülsten, S. 153) und marklose Nervenfasern (= Axone des ersten Neurons des Sympathikus).

> **Klinik**
>
> **Cushing Syndrom.** Hierbei besteht ein Überangebot an Glucocorticoiden. Ursachen können ein autonomes Adenom der Nebennierenrinde oder ein ACTH-sezernierendes Adenom der Hypophyse sein. Symptome sind u. a. Stammfettsucht, Vollmondgesicht, Osteoporose, Diabetes mellitus, verminderte Infektabwehr (vgl. Physiologie, S. 773).

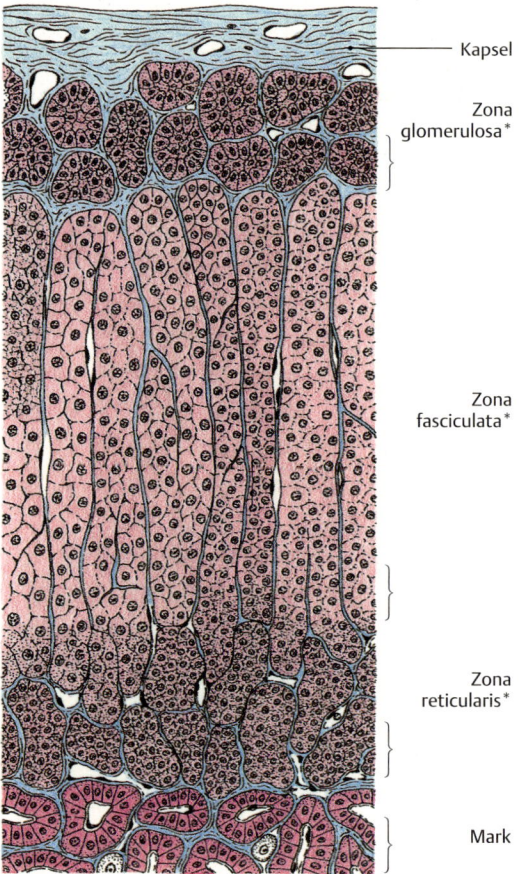

Kapsel
Zona glomerulosa*
Zona fasciculata*
Zona reticularis*
Mark

*Nebennierenrinde

Abb. 3.29 Schichten der Nebennierenrinde.

3.6 Niere

Die Niere ist von einer festen Organkapsel (Capsula fibrosa) umgeben. Schon makroskopisch erkennt man auf Frontalschnitten der Niere die Gliederung in Mark und Rinde. Das **Mark** besteht aus 7–9 **Pyramiden**, deren Ende (als **Papille** bezeichnet) in einen Kelch des Nierenbeckens

Tabelle 3.8 Schichten der Nebennierenrinde und ihre Funktionen

Schicht	Morphologische Charakteristika	Gebildete Hormone	Hormonwirkungen	Regulation der Hormonsekretion
Zona glomerulosa (äußere Zone)	schmale Zone aus kleinen dunklen Zellen (in rundlichen Gruppen angeordnet)	Mineralo-corticoide (besonders Aldosteron)	Na^+- und Wasserresorption ↑ und K^+-Ausschüttung ↑ in Niere	Renin (s. Renin-Angiotensin-Aldosteron-System, S. 761)
Zona fasciculata	breite Zone aus in Säulen angeordneten hellen Zellen („Spongiozyten" mit vielen Lipidtröpfchen, tubulären Mitochondrien und glattem ER)	Glucocorticoide (z. B. Kortisol)	Glucoseneubildung ↑ in Leber, Freisetzung von Fettsäuren ↑ in Fettgewebe, Abbau von Proteinen ↑ in Muskulatur immunsuppressiv und entzündungshemmend (als Medikament)	ACTH
Zona reticularis (innere Zone)	schmale Zone aus kleinen dunklen Zellen (in netzartigen Strängen angeordnet)	Androgen	Ausbildung männlicher Geschlechtsmerkmale	ACTH

ragt. Zwischen den Pyramiden liegen die **Columnae renales** (Säulen von Rindenparenchym). Von der Basis der Pyramiden erstrecken sich die radiären **Markstrahlen** in die Rinde. Zwischen den Markstrahlen liegt das Rindenlabyrinth. Eine Pyramide mit den angrenzenden Columnae renales und das über ihrer Spitze gelegene Rindenareal ist ein **Lobus renalis** (**Abb. 3.31**).

Mikroskopisch besteht die Niere aus Nephronen und Sammelrohren. Die Nephrone setzen sich aus dem Nierenkörperchen und dem Tubulussystem zusammen.

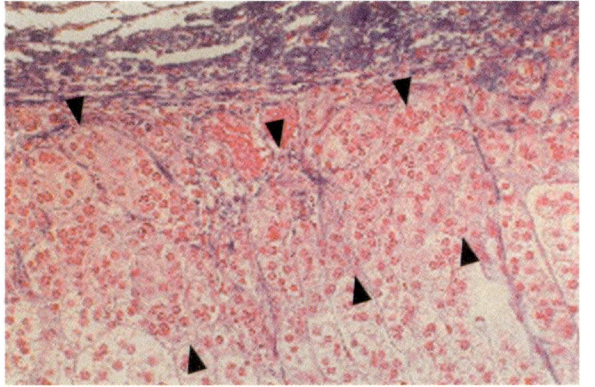

Abb. 3.30 Ausschnitt aus der Nebennierenrinde. Zona glomerulosa (Pfeilspitzen).

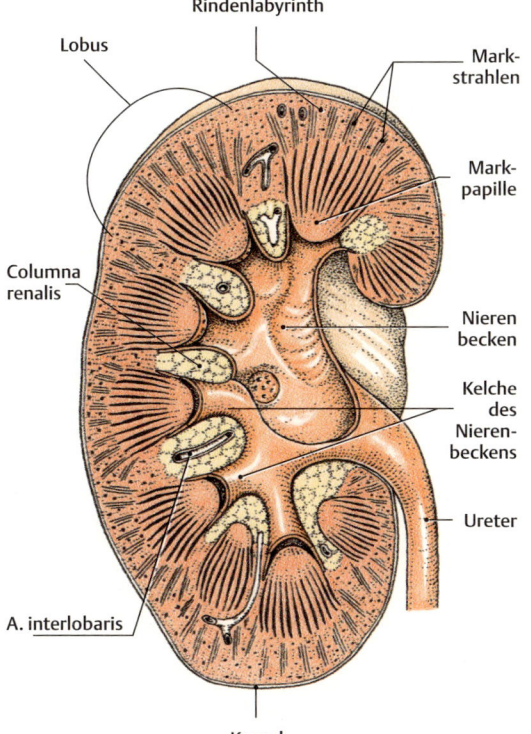

Abb. 3.31 Frontalschnitt durch die Niere.

3.6.1 Nierenkörperchen

An einem Nierenkörperchen (Durchmesser ca. 200 µm) unterscheidet man das Kapillarknäuel (**Glomerulus**) und die doppelwandige Bowman-Kapsel, die den Glomerulus umfasst. Die Kapillarschlingen bekommen ihren Blutzufluss über das **Vas afferens** (Arteriola afferens); der Abfluss erfolgt über das **Vas efferens** (Arteriola efferens). Beide Gefäße liegen (nahe beieinander) am **Gefäßpol** des Nierenkörperchens (**Abb. 3.32**). Die Bowman-Kapsel besteht aus dem **parietalen** (äußeren) und dem **viszeralen** (inneren) Blatt. Letzteres liegt den Kapselschlingen auf und wird von den **Podozyten** gebildet. Das parietale Blatt ist ein einschichtiges Plattenepithel. Beide Blätter gehen am Gefäßpol ineinander über. Zwischen den beiden Blättern liegt der spaltförmige **Kapselraum** (Harnraum), der den aus den Kapillaren abgepressten Primärharn enthält. Dieser fließt am Harnpol, der gegenüber dem Gefäßpol liegt, in den Anfangsteil des Tubulussystems. Hier geht das parietale Blatt der Bowman-Kapsel in das Epithel des (proximalen) Tubulus über.

Blut-Harn-Schranke. Diese Filtrationsschranke (zwischen Blut der Kapillaren und Kapselraum) setzt sich zusammen aus (vom Lumen der Kapillaren zum Kapselraum):
– Kapillarendothel, mit zahlreichen Poren ohne Diaphragmata
– glomeruläre Basalmembran (GBM)
– Podozytenfüßchen mit Schlitzmembran.

Die GBM besteht aus drei Schichten (vom Endothel zu den Podozyten): Lamina rara interna, Lamina densa, Lamina rara externa (**Abb. 3.33**). Der Zellkörper der Podozyten liegt im Kapselraum. Von ihm gehen (dickere) Primärfortsätze aus, von denen dann fingerförmige **Sekundärfortsätze** (**Füßchen**) abgehen. Letztere sind an der GBM verankert, dabei greifen die Füßchen benachbarter Podozyten fingerförmig ineinander.

Zwischen den Sekundärfortsätzen befinden sich die sehr schmalen Filtrationsschlitze, die von einer **Schlitzmembran** (Schlitzdiaphragma) verschlossen sind.

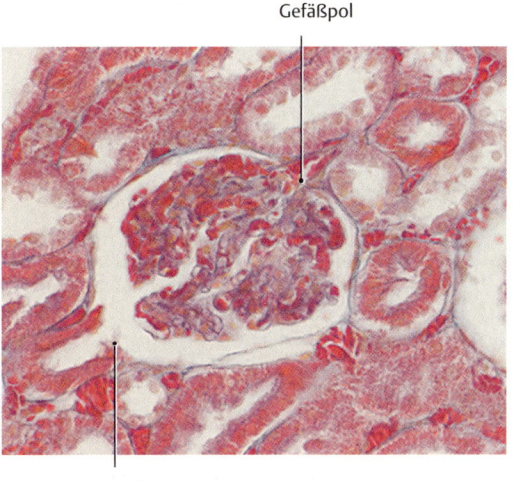

Abb. 3.32 Nierenkörperchen (Azan, 400-fach).

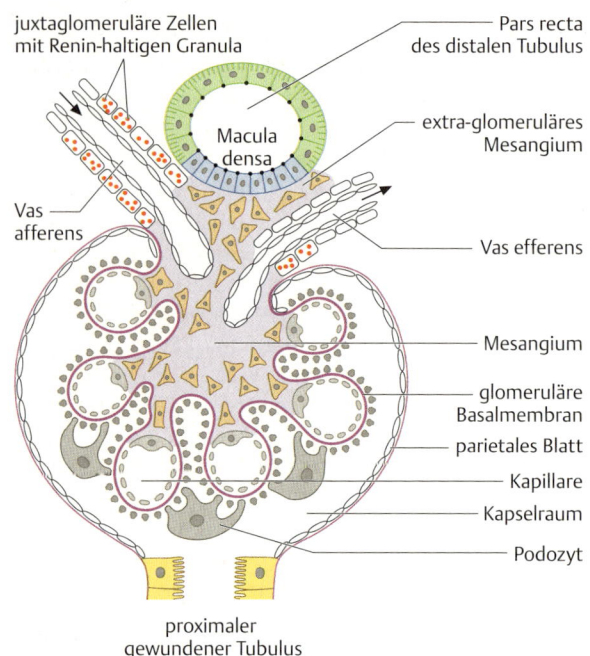

Abb. 3.33 Nierenkörperchen (schematisch).

Die Funktion der Blut-Harn-Schranke besteht darin, Wasser und kleine gelöste Teilchen aus dem Blutplasma durchzulassen; Blutzellen und Plasmaproteine werden zurückgehalten. Die Schranke zeigt eine Größen- und Ladungsselektivität. Für die Größenselektivität ist insbesondere die Lamina densa und die Schlitzmembran (mit Poren) verantwortlich. Heparansulfat-Proteoglykane in der GBM bedingen die Ladungsselektivität.

> **Merke** Die hohe Wasserpermeabilität der Blut-Harn-Schranke beruht auf der *extra*zellulären Passage des Wassers.

Im Kapillarknäuel kommen noch (intraglomeruläre) **Mesangiumzellen** vor; sie sind nur funktionell am Aufbau der Filtrationsschranke beteiligt. Sie sind kontraktil und setzen über Mikrofibrillen an der GBM an, wodurch sie stabilisiert werden. Außerdem können sie Bestandteile der GBM phagozytieren. Die Synthese von GBM-Bestandteilen

erfolgt durch die Podozyten (und nur wenig durch die Endothelzellen).

Bei der glomerulären Filtration werden in den Nierenkörperchen etwa 180 Liter Primärharn (Ultrafiltrat des Blutes) hergestellt. Anschließend passiert der Primärharn die Nierentubuli.

3.6.2 Nierentubuli (Tubuli renales)

Am Harnpol des Nierenkörperchens beginnt das Tubulussystem, das sich in drei Abschnitte unterteilen lässt, die wiederum verschiedene Anteile aufweisen (**Abb. 3.34**, **3.35** und **Tab. 3.9**):
– proximaler Tubulus mit Pars recta und Pars convoluta
– intermediärer Tubulus mit Pars descendens und Pars ascendens
– distaler Tubulus mit Pars recta und Pars convoluta.

Die Pars recta des proximalen Tubulus und die Pars descendens des intermediären Tubulus bilden den absteigenden Teil der **Henle-Schleife** (Ansa nephroni, insgesamt haarnadelförmig), die Pars ascendens des intermediären Tubulus und die Pars recta des distalen Tubulus den aufsteigenden Teil.

Auf den distalen Tubulus (Pars convoluta) folgt der **Verbindungstubulus** (Verbindungsstück, Tubulus reuniens, mit isoprismatischem einschichtigem Epithel). In ein **Sammelrohr** münden andere (ca. 11) Verbindungstubuli (d.h. verschiedene Nephrone). Kleinere Sammmelrohre fusionieren zu größeren (ca. 8 Fusionen), so entstehen vor der Papillenspitze die **Ductus papillares**, die auf die Papillenspitze münden. Das einschichtige Epithel der Sammelrohre (mit deutlichen Zellgrenzen) besteht aus hellen **Hauptzellen** und dunklen **Schaltzellen**.

> **Merke** Partes convolutae der Tubuli kommen nur im Rindenlabyrinth vor. Der distale Tubulus reicht mit seiner Pars recta bis in den Innenstreifen des Nierenmarks herunter.

Lage von Nephron und Sammelrohr im Parenchym. Man unterscheidet zwischen Nephronen mit langen Schleifen (Lage der Nierenkörperchen: juxtamedullär, nahe am Mark) und Nephronen mit kurzen Schleifen, die schon im Innen-

Tabelle 3.9 Tubulussystem der Niere

Abschnitt	Anteile	Querschnitt	Charakteristika des einschichtigen Epithels
Proximaler Tubulus	Pars convoluta (gewundener Teil) Pars recta (gerader Teil)	großer Durchmesser, kleines Tubuluslumen	isoprismatisch, kugelige Kerne, hoher Bürstensaum (aus dicht stehenden Mikrovilli), kräftig angefärbtes Zytoplasma, basale Streifung (durch tiefe Einfaltungen der Membran und zahlreiche Mitochondrien), apikal Endozytosevesikel, zahlreiche Lysosomen
Intermediärer Tubulus	Pars descendens Pars ascendens	sehr kleiner Durchmesser, großes Lumen	stark abgeplattet, linsenförmiger Kern, Ähnlichkeit mit Kapillaren
Distaler Tubulus	Pars recta Pars convoluta	im Vergleich zum proximalen Tubulus: Durchmesser etwas kleiner, Lumen größer	isoprismatisch, kein Bürstensaum (nur wenige kurze Mikrovilli), helles Zytoplasma, basale Streifung, Zellgrenzen erkennbar

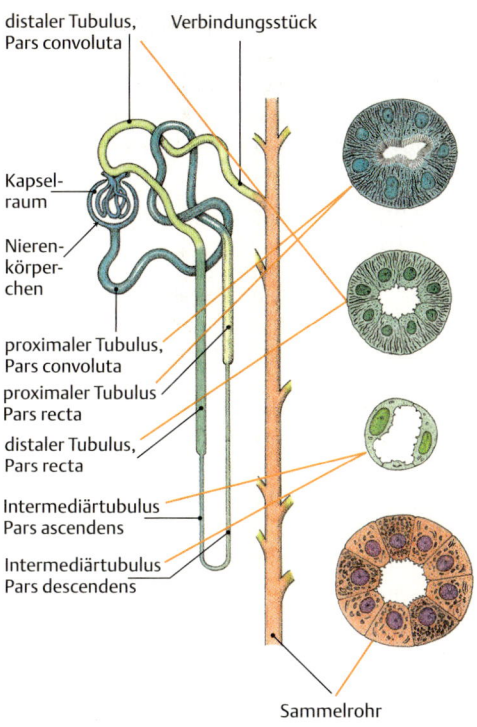

distaler Tubulus, Pars convoluta
Verbindungsstück
Kapselraum
Nierenkörperchen
proximaler Tubulus, Pars convoluta
proximaler Tubulus Pars recta
distaler Tubulus, Pars recta
Intermediärtubulus Pars ascendens
Intermediärtubulus Pars descendens
Sammelrohr

Abb. 3.34 Nierentubuli und Sammelrohr.

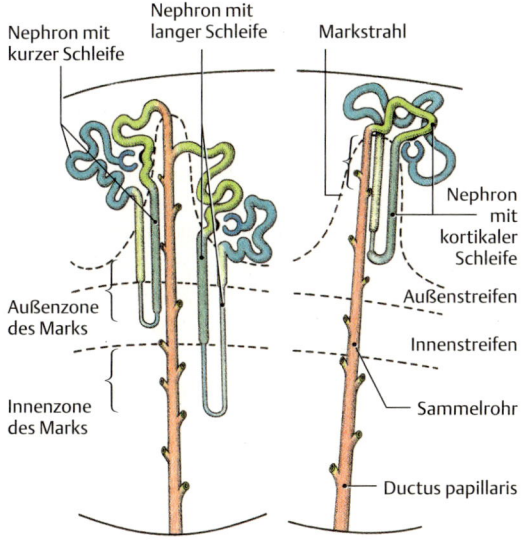

Nephron mit kurzer Schleife
Nephron mit langer Schleife
Markstrahl
Nephron mit kortikaler Schleife
Außenstreifen
Innenstreifen
Sammelrohr
Außenzone des Marks
Innenzone des Marks
Ductus papillaris

Abb. 3.35 Lage der Nephronabschnitte und Sammelrohre in der Niere.

streifen umbiegen (Lage der Nierenkörperchen: midkortikal, d. h. im mittleren Rindenbereich) sowie Nephronen mit kortikalen Schleifen, die bereits im Markstrahl umbiegen (Lage der Nierenkörperchen: subkapsulär) (**Abb. 3.35**).

3.6.3 Gefäßversorgung der Niere

Aus den Segmentarterien (aus R. anterior und posterior der A. renalis) gehen die **Aa. interlobares** ab, die zwischen

zwei Lobi bis zum Unterrand der Rinde ziehen (**Abb. 3.36**). Hier gehen sie in die **Aa. arcuatae** über, die bogenförmig an der Mark-Rinden-Grenze verlaufen. Die Aa. arcuatae entsenden die **Aa. corticales radiatae**, die zwischen (!) den Markstrahlen in Richtung Kapsel ziehen. Aus diesen Ästen entspringen die Vasa afferentia für die Glomeruli. Aus den Kapillarschlingen fließt das Blut über Vasa efferentia in ein zweites Kapillargebiet. Die Vasa efferentia der kapsulären und kortikalen Glomeruli ziehen zu **peritubulären Kapillarnetzen** der Rinde (weiter in Vv. interlobulares oder Vv. arcuatae). Die Vasa efferentia der juxtamedullären Glomeruli ziehen als absteigende Vasa recta ins Mark (parallel zu den Henle-Schleifen), die auf unterschiedlichen Höhen Kapillarnetze speisen. Aus ihnen fließt das Blut in aufsteigende **Vasa recta** (weiter in Vv. interlobulares oder Vv. arcuatae).

3.6.4 Juxtaglomerulärer Apparat

Hierbei handelt es sich um eine Regulations- und Messeinrichtung am Gefäßpol. Dazu gehören die Macula densa, die extraglomerulären Mesangiumzellen und das Polkissen (granulierte Zellen). Die Pars recta des distalen Tubulus geht vor dem Übergang in die Pars convoluta an den Gefäßpol „ihres" Nierenkörperchens. Hier liegt sie zwischen Vas afferens und Vas efferens. Der Wandabschnitt des Tubulus, der zum Nierenkörperchen gerichtet ist, besteht aus

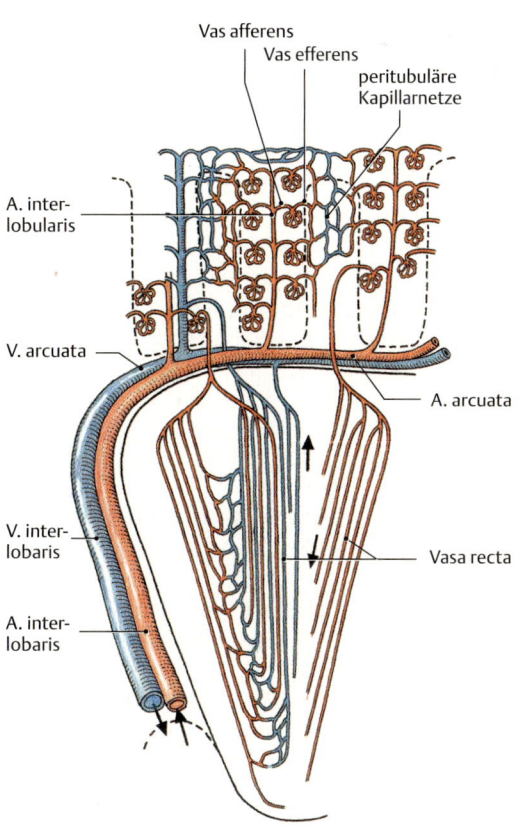

Vas afferens
Vas efferens
peritubuläre Kapillarnetze
A. interlobularis
V. arcuata
A. arcuata
V. interlobaris
Vasa recta
A. interlobaris

Abb. 3.36 Gefäßarchitektur in der Niere.

Biologie
Histologie
Anatomie
Chemie
Biochemie
Physik
Physiologie
Psych./Soz.

dicht gelagerten, schlanken Zellen, die insgesamt die **Macula densa** bilden. Sie messen die NaCl-Konzentration im Harn und können die **Polkissenzellen** beeinflussen. Letztere sind umgewandelte Myozyten in der Tunica muscularis des Vas afferens. Sie enthalten Granula mit der Protease Renin (→ Renin-Angiotensin-System). Die **extraglomerulären Mesangiumzellen** (die mit den intraglomerulären in Verbindung stehen) liegen zwischen Macula densa, Vas afferens und Vas efferens. Sie sind wahrscheinlich an der Regulation der Nierendurchblutung beteiligt.

> **Merke**
> Die Pars recta des distalen Tubulus enthält in ihrem Endabschnitt die Macula densa, die an das extraglomeruläre Mesangium grenzt.

3.6.5 Funktionen der Tubuli und der Sammelrohre

Siehe Physiologie, S. 753, 760

> **Klinik**
>
> **Glomerulonephritiden.** Hierbei handelt es sich um progressive, bilaterale Erkrankungen, die durch Immunreaktion ausgelöst werden. Es kommt zur Ablagerung von Antigen-Antikörper-Komplexen an der Basalmembran, die dadurch häufig verdickt wird. Ferner kann es zur Vermehrung der intraglomerulären Mesangiumzellen kommen.
>
> **Nierensteine.** Nierensteine treten bei bestimmten Erkrankungen auf, wie z. B. Gicht (S. 532) oder Hyperkalzurie (= vermehrte Calciumausscheidung bei Überfunktion der Nebenschilddrüse).

3.6.6 Ableitende Harnwege

Ureter. Die Wand des Ureters (Harnleiters) besteht aus drei Schichten:
- Die **Tunica mucosa** besteht aus einem charakteristischen **mehrschichtigen Übergangsepithel (Urothel)**. In der obersten Zelllage besteht das Urothel aus großen Deckzellen, die an ihrer apikalen Seite eine „**Crusta**" aufweisen und fest und dicht miteinander verbunden sind, sodass kein Urin zwischen die Zelllagen sickern kann. Die Lamina propria liegt darunter und ist aus lockerem Bindegewebe aufgebaut.
- Die **Tunica muscularis** besteht aus einer inneren Längsmuskelschicht **(Stratum longitudinale internum)** und einer äußeren Ringmuskelschicht **(Stratum circulare)**, der oft noch eine weitere Muskelschicht aus längs verlaufenden Fasern angelagert ist **(Stratum longitudinale externum)**. Die jeweiligen Muskelfasern sind spiralig angeordnet und bewirken bei Kontraktion die charakteristischen peristaltischen Wellen der Harnleiter.
- Die **Tunica adventitia** ist die äußerste Schicht und dient der Verankerung der Harnleiter in der Umgebung.

Harnblase. Die Schichten der Harnblasenwand entsprechen denen des Ureters. Die Zellen des Urothels weisen eine an den Füllungszustand der Blase angepasste unterschiedliche Zellhöhe auf (gefüllte Blase = platte Epithelzellen; geleerte Blase = prismatische bis hochprismatische abgerundete Zellen). Gelegentlich wird das über den oberen Teil der Blase hinwegziehende Peritoneum als 4. Schicht (Tunica serosa) angegeben.
Die Muskelschicht wird in ihrer Gesamtheit als **M. detrusor vesicae** bezeichnet.

Urethra. Die Auskleidung der Harnröhre (Urethra) erfolgt im oberen Teil durch Übergangsepithel, im mittleren Teil durch mehrreihiges hochprismatisches Epithel und im unteren Teil durch mehrschichtiges unverhorntes Plattenepithel. In der Lamina propria finden sich kräftig ausgebildete venöse Gefäßnetze und muköse Drüsen (Glandulae urethrales). Die subepitheliale Bindegewebsschicht wird oft in Lamina propria und Lamina submucosa gegliedert. Die Muskelschicht ist dünn. Außen liegt eine Adventitia.

3.7 Männliche Geschlechtsorgane

3.7.1 Hoden
Aufbau

Der Hoden ist von einer derben Bindegewebskapsel (**Tunica albuginea**) aus einem Kollagengeflecht umgeben, die auch glatte Muskelzellen enthält. Von ihr ziehen zarte Bindegewebssepten (Septula testis) zum Hodennetz, das im Mediastinum testis liegt. Durch die Tunica albuginea und die Septula testis entstehen keilförmige Läppchen. Diese enthalten jeweils 2–5 stark aufgeknäuelte **Tubuli seminiferi contorti** (Hodenkanälchen, 20 cm lang, auf 3 cm aufgeknäuelt), in deren Epithel (Keimepithel, **Abb. 3.37**) die Samenzellen (Spermatozoen, Spermien) gebildet werden (Spermatogenese). Die Hodenkanälchen münden über kurze gestreckte Kanälchen (Tubuli recti) in das **Rete testis**. Das Rete testis besteht aus untereinander anastomosierenden Spalträumen, die von einem einschichtigen isoprismatischen Epithel ausgekleidet sind und im Bindegewebe des Mediastinums liegen. Das Rete testis setzt sich am oberen Hodenpol in die Ductuli efferentes fort (S. 118).

Leydig-Zellen. Im Bindegewebe zwischen den Tubuli seminiferi contorti liegen, in Gruppen angeordnet, die polygonalen Leydig-Zellen (Interstitialzellen mit rundem Kern). Sie bilden das männliche Sexualhormon **Testosteron**. Da es sich hierbei um ein Steroidhormon handelt, besitzen die Leydig-Zellen Lipidtröpfchen, reichlich glattes ER und Mitochondrien vom Tubulustyp. Außerdem kommen im Zytoplasma stabförmige Reinke-Kristalle (= Proteinablagerungen, Funktion unklar) vor.
Leydig-Zellen besitzen membranständige Rezeptoren für LH, durch das die Bildung von Testosteron stimuliert wird. Testosteron hemmt wiederum die LH-Ausschüttung in der Adenohypophyse (negative Rückkopplung, → Balancierung des Testosteronspiegels).

Sertoli-Zellen. Die Sertoli-Zellen liegen im Keimepithel der Basalmembran an und erstrecken sich durch die ge-

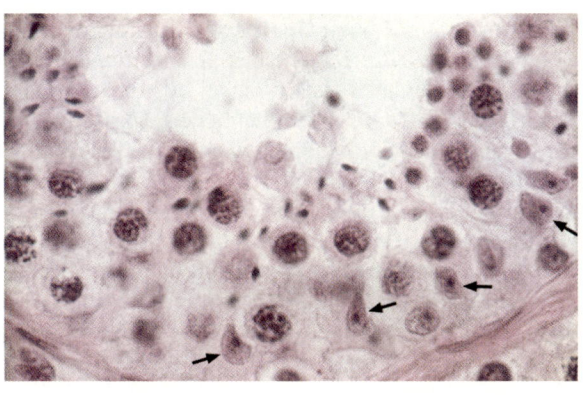

Abb. 3.37 **Keimepithel.** Ausschnitt aus einem Hodenkanälchen mit Sertoli-Zellen (Pfeil, mit deutlichem Nucleolus).

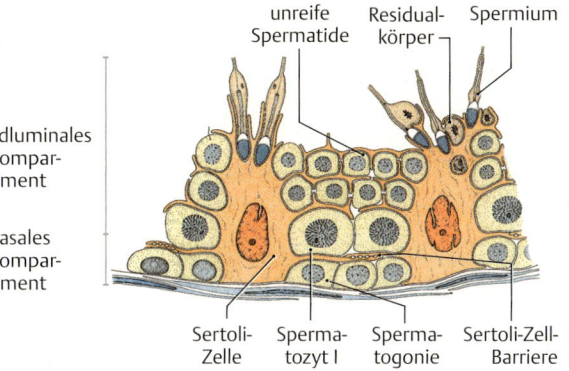

Abb. 3.38 **Spermatogenese** (Ausschnitt aus einem Hodenkanälchen).

samte Höhe des Epithels (bis zum Lumen). Ihr ovaler Kern liegt in der unteren Hälfte des Keimepithels, weist Membraneinfaltungen und einen deutlichen Nucleolus auf. Die Sertoli-Zellen umfassen (als Stützzellen mit feinen Ausläufern) die Zellen der Spermatogenese. Sie kontrollieren die Vermehrung und Differenzierung der Keimzellen und die Abgabe der Spermien (Spermatio).

Die Sertoli-Zellen phagozytieren Residualkörper, die bei der Zytodifferenzierung entstanden sind. Sie werden durch FSH aktiviert und das von ihnen sezernierte Inhibin hemmt die FSH-Ausschüttung in der Adenohypophyse (→ Balancierung der Spermienbildung). Ihr androgenbindendes Protein (ABP) bindet an Testosteron (aus den Leydig-Zellen). Testosteron, an ABP gebunden, wird in das Lumen der Hodenkanälchen abgegeben und unterstützt die Funktionstüchtigkeit der Epithelien in den ableitenden Samenwegen.

> **Merke**
> Sertoli-Zellen können phagozytieren, besitzen Rezeptoren für FSH, bilden Inhibin und androgenbindendes Protein (ABP).

Blut-Hoden-Schranke. Im basalen Drittel des Keimepithels sind zwischen benachbarten Sertoli-Zellen über eine kurze Strecke Zonulae occludentes ausgebildet (= **Blut-Hoden-Schranke**). Dadurch entstehen ein **basales** und ein **adluminales Kompartiment**. Im basalen Kompartiment liegen die Spermatogonien (und frühe Spermatozyten I). Die übrigen Zellen der Spermatogenese befinden sich im adluminalen Kompartiment. Die Spermatozyten I durchqueren die Barriere wie eine Schleuse.

Keimzellen

Spermatogenese. Im **Keimepithel** liegen auf der basalen Seite die mittelgroßen, rundlichen Stammzellen der Spermatogenese, die **Spermatogonien** (**Abb. 3.38**). Es werden Typ-A- und Typ-B-Spermatogonien unterschieden. Die B-Spermatogonien entstehen aus der mitotischen Teilung von A-Spermatogonien, sie teilen sich und treten dann in die Prophase der Meiose ein; jetzt heißen sie **Spermatozyten I** (größte Zellen im Keimepithel) und rücken eine

Schicht weiter zentralwärts. Aus der ersten meiotischen Teilung der Spermatozyten I entstehen die **Spermatozyten II** (einfacher Chromosomensatz, pro Chromosom zwei Chromatiden). Aus Letzteren gehen rasch durch die zweite meiotische Teilung **Spermatiden** (haploid) hervor, die lumennah liegen. Die Zellen, die aus einer Stammspermatogonie hervorgehen, bleiben durch dünne Zytoplasmabrücken (während Mitose und Meiose) miteinander verbunden. Sie bilden einen Klon mit synchronisierten Zellen).

Die Spermatiden werden anschließend in **Spermatozoen** umgewandelt (Zytodifferenzierung):
– Kondensation des Zellkerns auf etwa 10 % des Ausgangsvolumens
– Bildung des Akrosoms (mit z.B. dem proteolytischen Enzym Acrosin, S. 136) durch Fusion von Lysosomen aus dem Golgi-Apparat, Abflachung und kappenartige Auflagerung des Akrosoms auf den vorderen Kernpol
– Entstehung des Spermienhalses aus dem proximalen Zentriol
– Auswachsen des übrigen Spermienschwanzes aus dem distalen Zentriol.

Von der Spermatogonienteilung bis zur Speicherung reifer Spermatozoen im Nebenhoden vergehen etwa 80 Tage.

Spermien. Die Spermatozoen (Spermien) gliedern sich in **Kopf** (mit Kern und Akrosom, Anatomie S. 134) und **Schwanz**. Letzterer wird weiter in Hals-, Mittel-, Haupt- und Endstück gegliedert. Der Schwanz wird in seiner gesamten Länge vom Axonema (Achsenfaden) durchzogen, das aus Mikrotubuli in 9×2+2-Anordnung mit Dynein besteht (für die Gleitbewegung der Tubuli zur Bewegung des Spermienschwanzes). Das **Halsstück** mit Basalplatte, Streifenkörper und proximalem Zentriol dient der Verankerung des Axonemas am Kern. Im **Mittelstück** liegen dem Axonema Längsfasern an, die von einer Manschette aus Mitochondrien umgeben sind. Im Hauptstück (längster Teil) liegen den Längsfasern zusätzlich noch Ringfasern an. Die Längs- und Ringfasern dienen der Aussteifung des Spermienschwanzes. Die zahlreichen Mitochondrien liefern die zur Fortbewegung nötige Energie. Im **Endstück** löst sich die typische Anordnung der Mikrotubuli auf.

Biologie

Histologie

Anatomie

Chemie

Biochemie

Physik

Physiologie

Psych./Soz.

Biologie

Histologie

Anatomie

Chemie

Biochemie

Physik

Physiologie

Psych./Soz.

Klinik

Seminom des Hodens. Hierbei handelt es sich um den häufigsten bösartigen Tumor des Hodens. Er geht vom Keimgewebe aus und tritt meist im Alter zwischen 20 und 40 Jahren auf. Leitsymptom ist eine schmerzlose Hodenschwellung mit tastbarer Knotenbildung.

3.7.2 Ableitende Samenwege und akzessorische Drüsen

Nebenhoden (Epididymis). Im Nebenhodenkopf finden sich die etwa 12 **Ductuli efferentes** (geknäuelt), die im Querschnitt ein unregelmäßig begrenztes Lumen zeigen (**Abb. 3.39a**). Ihr Epithel ist unterschiedlich hoch, mit Vorwölbungen aus mehrreihigem Epithel mit Kinozilien zum Spermientransport und Buchten aus einschichtigem Epithel mit Mikrovilli, die die von den Hodenkanälchen stammende Flüssigkeit resorbieren. Die Ductuli efferentes werden von einer Hülle aus Myofibroblasten umgeben, die den Spermientransport unterstützen.

Der Ductus epididymidis (6 m lang auf 6 cm zusammengeknäuelt, Abb. 3.39b) ist durch ein gleichmäßig hohes, zweireihiges hochprismatisches Epithel chrakterisiert. Basal finden sich rundliche Zellen, darüber hochprismatische mit langen Stereozilien. Unter dem Epithel liegen Myofibroblasten und glatte Muskelzellen. Die hochprismatischen Zellen können resorbieren (wie Epithel der Ductuli efferentes) und sezernieren ein Sekret für die Reifung der Spermien.

Der Ductus deferens (Abb. 3.39c) dient dem sehr raschen Transport der Spermien aus dem Nebenhoden, der als Speicher dient, in die Urethra. Er ist von einem zweireihigen hochprismatischen Epithel (Tunica mucosa) mit Stereozilien, die im Endteil des Samenleiters fehlen, ausgekleidet. Das sehr enge Lumen ist sternförmig begrenzt (bedingt durch Längsfalten der Schleimhaut). Die Muskelschicht (Tunica muscularis) ist auffällig dick und dreischichtig (mit Stratum longitudinale internum, Stratum circulare und Stratum longitudinale externum). Eine Tunica adventitia verankert den Ductus deferens in der Umgebung.

Durch Verkürzung und Lumenerweiterung des Ductus deferens entsteht ein Unterdruck, der dem Ansaugen des Nebenhodeninhaltes dient. Die Spermien gelangen dadurch in den Samenleiter und werden anschließend durch wellenartige Kontraktionen der glatten Wandmuskulatur in den Ductus ejaculatorius, dem gemeinsamen letzten Ausführungsendstück von Samenbläschen und Samenleiter und schließlich in die Pars prostatica der Harnröhre transportiert.

Glandulae vesiculosa. Die beiden Bläschendrüsen (Samenblasen) bestehen aus einem ca. 15 cm langen Drüsengang (mit weitem Lumen), der auf 5 cm zusammengefaltet ist. Die Schleimhaut weist vielgestalige Falten (mit Sekundär- und Tertiärfalten) auf, dadurch entstehen Nischen und Kammern (**Abb. 3.40**). Das Epithel ist ein- oder zweireihig isoprismatisch. Es produziert ein visköses fructosereiches Sekret, das ca. 70 % des Ejakulats ausmacht.

Ganz außen wird die Bläschendrüse kranial von Peritoneum im Sinne einer Tunica serosa überzogen, bzw. von einer Tunica adventitia in die Umgebung des kleinen Beckens eingebaut.

Die Fructose ist Energiequelle für die Spermien. Die sekretorische Funktion ist von Testosteron abhängig.

Prostata. Die Prostata (Vorsteherdrüse) ist eine Ansammlung von 30–50 verzweigten, tubuloalveolären Drüsen, die in ein stark ausgeprägtes fibromuskuläres Stroma (Bin-

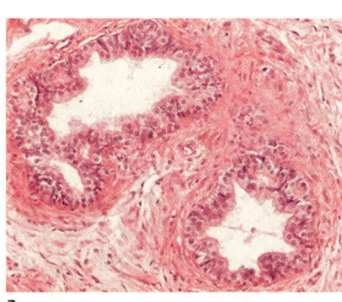

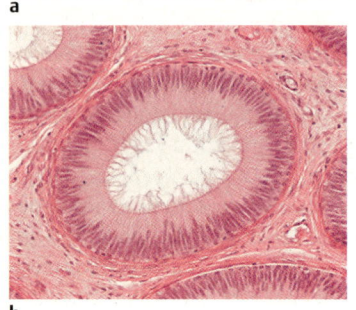

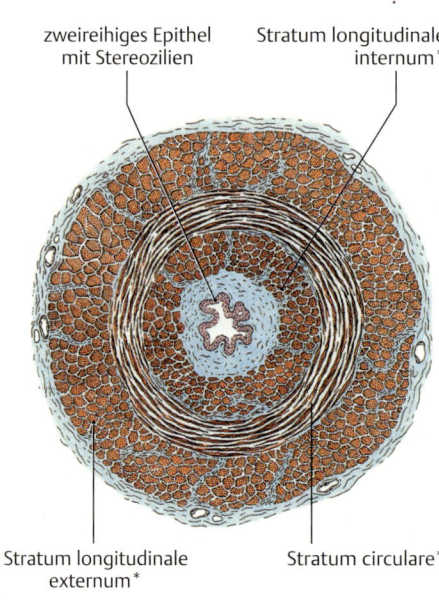

zweireihiges Epithel mit Stereozilien

Stratum longitudinale internum*

Stratum longitudinale externum*

Stratum circulare*

*Tunica muscularis

Abb. 3.39 Querschnitte durch die ableitenden Samenwege. a Ductuli efferentes. **b** Ductus epididymidis. **c** Ductus deferens (a und b H. E., 200-fach).

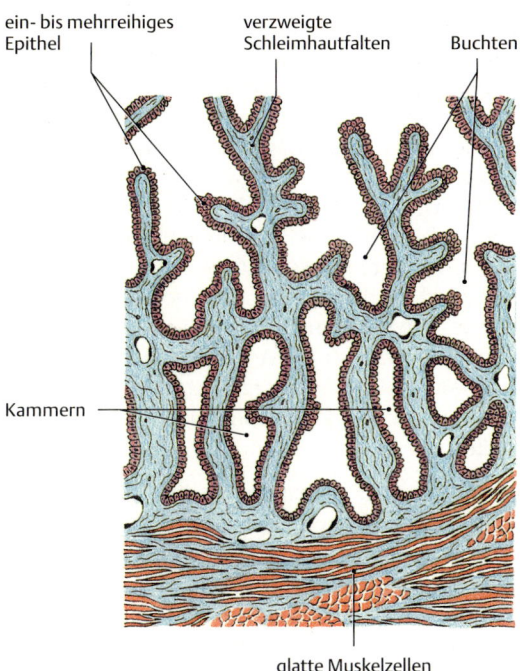

ein- bis mehrreihiges Epithel
verzweigte Schleimhautfalten
Buchten
Kammern
glatte Muskelzellen

Abb. 3.40   Ausschnitt aus einer Bläschendrüse.

degewebe mit viel glatter Muskulatur) eingelagert sind (**Abb. 3.41**). Das Epithel ist einschichtig oder mehrreihig hoch- oder isoprismatisch. Im Lumen kommen eosinophile Prostatasteine (aus konzentrisch abgelagerten Sekretkonkrementen und abgeschilferten Epithelzellen) vor. Das dünnflüssige Sekret (pH 6,4) macht 30 % des Ejakulats aus und enthält die prostataspezifische **saure Phosphatase, Spermin** (ist für den Geruch des Ejakulats verantwortlich) und das **prostataspezifische Antigen**.

Die Prostata kann in vier Zonen gegliedert werden: 1. periurethrale Zone (schmal, um Pars prostatica der Urethra), 2. Übergangszone (Transitionszone), 3. Innenzone (zentrale Zone) und 4. Außenzone (periphere Zone, groß).

Die Funktion der Prostata wird durch Testosteron aufrechterhalten.

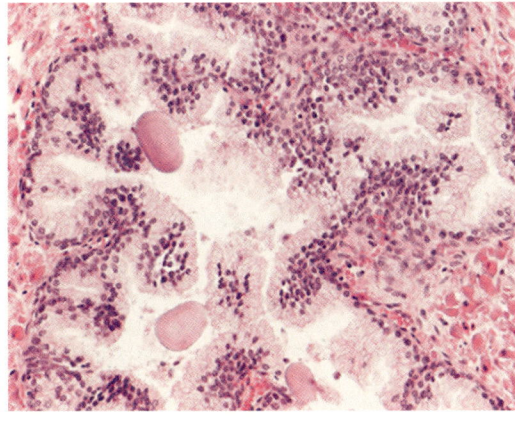

Abb. 3.41   Ausschnitt aus einer Prostata (Azan, 200-fach).

Klinik

Prostatahyperplasie. Bei der gutartigen Prostatahyperplasie kommt es zu einer Vermehrung von Stroma und Drüsen in der Übergangszone und in der periurethralen Zone. Die Folge ist eine Miktionsstörung durch Kompression der Urethra.

Prostatakarzinom. Dieses Karzinom ist meist ein Adenokarzinom (unregelmäßige, englumige Drüsen, Zellen mit polymorphen Kernmustern) und entsteht in der Außenzone der Prostata. Im Blut der Patienten ist PSA erhöht.

3.7.3   Penis

Der Penis besteht aus den zwei Penisschwellkörpern (Corpora cavernosa) und dem unpaarigen Harnröhrenschwellkörper (Corpus spongiosum).

Das **Corpus cavernosum** (mit A. profunda penis) wird von einer straffen bindegewebigen Hülle (Tunica albuginea) umgeben. Es enthält miteinander anstomosierende Hohlräume (Kavernen), die mit Endothel ausgekleidet sind und zwischen denen Trabekel aus Bindegewebe und glatten Muskelzellen liegen.

Das **Corpus spongiosum** um die Urethra ist ein dichtes Venengeflecht, das eine dünne Bindegewebshülle besitzt. Das Epithel der Urethra ist kurz vor der äußeren Harnröhrenöffnung mehrschichtig hochprismatisch, danach mehrschichtig unverhornt und platt (mit Glycogen).

3.8   Weibliche Geschlechtsorgane

3.8.1   Ovar

Das Ovar (Eierstock) wird von einem einschichtigen isoprismatischen Peritonealepithel überzogen. Darunter folgt eine schmale Bindegewebskapsel (Tunica albuginea).

Das Ovar gliedert sich in:
- **Rinde** (größerer Teil des Ovars): enthält die verschiedenen Stadien der Eifollikel (s. u.) eingebettet in spinozelluläres Bindegewebe
- **Mark** (in Nachbarschaft zum Hilum): keine Follikel, Gefäße und Nerven in lockerem Bindegewebe.

Follikel

Ein Follikel besteht aus einer Eizelle (Oozyte, Keimzelle) und Hüllzellen (Follikelepithelzellen). Bis zum Eisprung durchlaufen die Follikel charakteristische Entwicklungsstadien (**Abb. 3.42**). Die **Primordialfollikel** (= ruhender Vorrat) sind der Ausgangspunkt der Follikelreifung. Sie haben eine Schicht abgeplatteter Follikelepithelzellen um die Eizelle und sind in großer Anzahl im oberflächlichen Rindenbereich anzutreffen. Im **Primärfollikel** ist das Epithel einschichtig, aber iso- bis hochprismatisch. Zwischen Eizelle und Follikelepithel entwickelt sich allmählich die **Zona pellucida** (Glashaut). Im **Sekundärfollikel** ist die Oozyte größer, die Zona pellucida deutlich und das Epithel

Biologie · Histologie · Anatomie · Chemie · Biochemie · Physik · Physiologie · Psych./Soz.

Biologie

Histologie

Anatomie

Chemie

Biochemie

Physik

Physiologie

Psych./Soz.

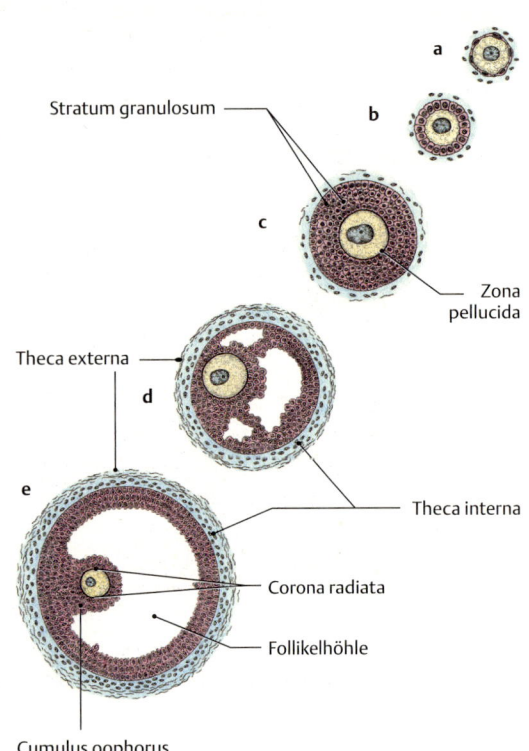

Abb. 3.42   Follikelstadien im Ovar.

mehrschichtig. Letzteres heißt jetzt auch **Stratum granulosum** (Epithelzellen = Granulosazellen). Bindegewebszellen in der Umgebung des Follikels haben sich zirkulär um das Stratum granulosum angeordnet und bilden die Theca folliculi. Der **Tertiärfollikel** ist durch flüssigkeitsgefüllte Spalträume im Follikelepithel gekennzeichnet. Die Spalträume verschmelzen zur größeren Follikelhöhle (Antrum folliculi, von Granulosazellen ausgekleidet, mit klarem Liquor follicularis gefüllt). Die Theca folliculi besteht jetzt aus zwei Schichten: Theca interna (zell- und gefäßreich) und Theca externa (faserreich). Beim voll ausgeprägten Tertiärfollikel (= **Graaf-Follikel**, Entstadium der Follikelreifung) ist die Follikelhöhle auffällig groß. Der Eihügel (**Cumulus oophorus**) mit der Eizelle liegt exzentrisch und ragt in die Follikelhöhle hinein. Die der Zona pellucida anliegenden Follikelepithelzellen sind dicht gelagert und bilden die **Corona radiata**. Die jetzt sehr dicke **Zona pellucida** (gebildet von der Eizelle und z. T. von den Granulosazellen) besteht aus Glycoproteinen. In sie ragen einerseits Mikrovilli der Oozyte, andererseits Fortsätze der Corona-radiata-Zellen hinein.

> **Merke**   Im Follikelepithel = Granulosazellschicht (einschließlich Cumulus oophorus) gibt es keine Kapillaren.

Der sprungbereite Graaf-Follikel liegt direkt unter der Tunica albuginea (wobei der Cumulus oophorus Richtung Mark zeigt). Die Zellen des Cumulus oophorus rücken

auseinander; die Oozyte mit Corona radiata löst sich vom Follikelepithel und liegt dann im Liquor. Am 14. Zyklustag rupturieren die Follikelwand, die Tunica albuginea und das Peritonealepithel. Die Eizelle mit Zona pellucida und Corona radiata werden von der Tuba uterina aufgenommen.

Im Sekundär- und Tertiärfollikel, die stets im Ovar anzutreffen sind, erfolgt die **Östrogenbildung**. In den Theca-interna-Zellen werden dabei (aus Cholesterin) zuerst Androgene gebildet, die dann in den Granulosazellen (durch Aromatase) in Östrogene umgewandelt werden. Die Ovulation wird durch einen steilen Anstieg von Östrogen (aus dem sprungbereiten Follikel) und von LH im Blut, das von den Rezeptoren auf den Theca-interna-Zellen gebunden wird, ausgelöst.

Follikelatresie. In allen Follikelstadien kann es zum Absterben der Follikel kommen + Schrumpfung und Absterben der Eizelle, Apoptose der Granulosazellen.

> **Merke**   Die Granulosazellen bilden den Cumulus oophorus, die Corona radiata, Teile der Zona pellucida und sie produzieren Östrogene sowie Progesteron.

Gelbkörper

Nach dem Follikelsprung (Ovulation) wandeln sich die im Ovar verbliebenen Follikelbestandteile (Membrana granulosa und Theca folliculi) in den Gelbkörper (Corpus luteum) um, der eine endokrine Drüse ist (**Abb. 3.43**). Diese besteht aus **Thecaluteinzellen** (aus Theca-interna-Zellen) und großen **Granulosaluteinzellen** (mit Fetttröpfchen). Letztere bilden die Hauptmasse des Gelbkörpers und sind in einem breiten Zellband angeordnet, an dessen äußerem Rand ein dünner Strang aus kleineren, dunkler gefärbten Thecaluteinzellen liegt. Die Granulo-

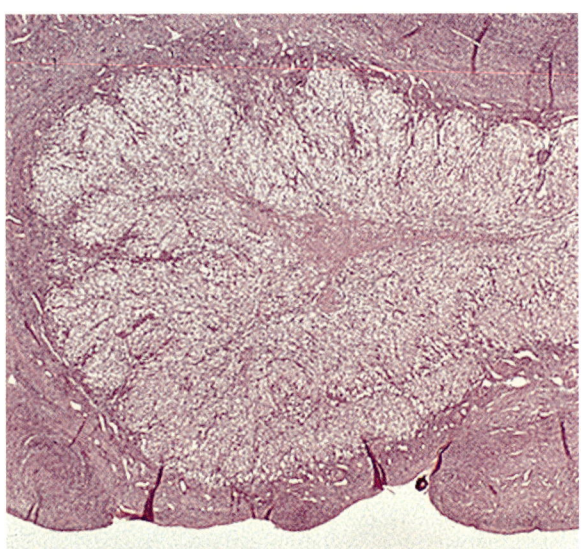

Abb. 3.43   Corpus luteum (Azan, 12,5-fach).

saluteinzellen bilden Progesteron (Hauptvertreter der Gestagene).

> **Merke**
> Das im Corpus luteum gebildete Progesteron entsteht aus Cholesterin, das überwiegend aus der Leber stammt.

Im Falle einer Schwangerschaft wächst der Gelbkörper zum Corpus luteum graviditatis heran (stimuliert durch hCG). Sein Progesteron hält die Schwangerschaft aufrecht (Physiologie, S. 787). Im „normalen" Zyklus (ohne Schwangerschaft) bleibt das Corpus luteum menstruationis in der zweiten Zyklushälfte aktiv (= Lutealphase mit Progesteron). Danach bildet es sich zurück und wird zum narbigen Corpus albicans.

3.8.2 Tuba uterina

Die Wand der Tuba uterina (Eileiter) besteht aus drei Schichten: Tunica mucosa, Tunica muscularis und Tela subserosa/Tunica serosa. Die Mukosa weist (besonders in der Ampulle der Tube) einen komplexen, labyrinthartigen Faltenapparat (Längsfalten mit Sekundär- und Tertiärfalten) auf, der das Lumen stark einengt. Das einschichtige isoprismatische Epithel besteht aus **Flimmerzellen** (Kinozilienschlag uteruswärts) und **Drüsenzellen** (sezernierende Zellen). Die Muscularis setzt sich aus drei unregelmäßig ausgebildeten Schichten zusammen: äußere Längs-, mittlere Ring- und innere Längsmuskulatur, die für den Keimtransport sorgt. In der Serosa finden sich auch noch Züge glatter (subperitonealer) Muskulatur, die für Lageveränderungen der Tube verantwortlich ist.
Die Schleimhaut der Tube zeigt zyklische Veränderungen. In der zweiten Zyklushälfte nimmt die Zahl der sezernierenden Zellen stark zu.

3.8.3 Uterus

Die Wand des Uterus (Gebärmutter) besteht (von innen nach außen) aus Endometrium (Schleimhautschicht), Myometrium (Muskelschicht) und Perimetrium (Serosa + Subserosa). Das Endometrium besitzt ein einschichtiges hochprismatisches Epithel (stellenweise mit Kinozilien), das sich in die Lamina propria senkt, sodass tubulöse Drüsen entstehen. Es gliedert sich in Stratum functionale (Funktionalis) und Stratum basale (Basalis). Die Funktionalis durchläuft zyklische Veränderungen (s. u.) (**Abb. 3.44**). Sie wird bei der Menstruation abgestoßen. Die Basalis, die untere schmale Schicht, wird nicht abgestoßen. Von ihr geht der Wiederaufbau der Funktionalis aus. Dieser Prozess ist die **Proliferationsphase**, die während des 4. bis 14. Zyklustages stattfindet. Sowohl Epithelzellen (in den Drüsenstümpfen der Basalis) als auch Bindegewebszellen vermehren sich und Blutgefäße wachsen in die allmählich dicker werdende Funktionalis ein. Die tubulären Uterusdrüsen, eingebettet in die Lamina propria, werden länger; sie sind unverzweigt und glatt begrenzt. Die Proliferationsphase, auch Follikelphase genannt, steht unter dem

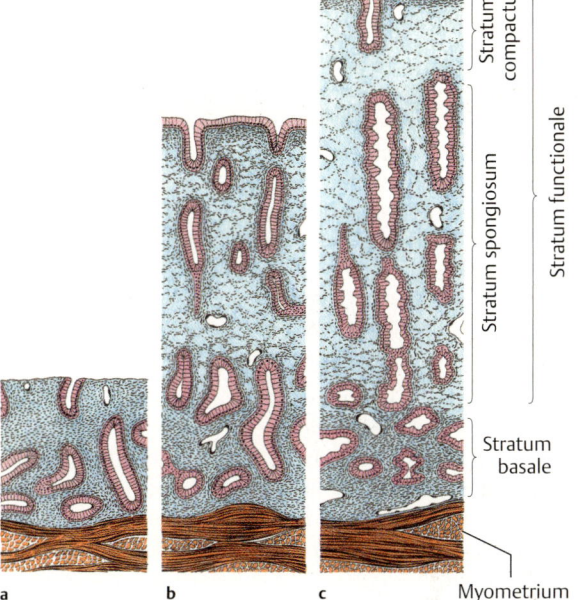

Stratum compactum
Stratum functionale
Stratum spongiosum
Stratum basale
Myometrium

Abb. 3.44 Endometrium zu verschiedenen Zykluszeitpunkten. **a** frühe Proliferationsphase. **b** späte Proliferationsphase. **c** Sekretionsphase.

Einfluss von Östrogenen (aus den Follikeln des Ovars). Die sich anschließende **Sekretionsphase**, auch als Lutealphase bezeichnet, steht unter dem Einfluss von Progesteron (aus dem Corpus luteum). In der frühen Sekretionsphase kommt es zu Glycogeneinlagerungen in den Epithelzellen basal vom Zellkern („retronucleäre Vakuole"). Später verlagert sich der Kern wieder (von apikal nach) basal und supranucleär (d.h. apikal) wölbt sich das schaumartige Zytoplasma ins Lumen. Das Drüsenepithel wird zudem mehrreihig. Durch starkes Wachstum schlängeln sich die weitlumigen Drüsenschläuche und im histologischen Schnitt sind sie gezackt begrenzt (**Sägeblattform**). Letzteres sieht man im unteren Teil der Funktionalis (tiefes, dickeres **Stratum spongiosum** der Funktionalis). Im darüber liegenden lumennahen **Stratum compactum** sind die Drüsenanschnitte schlank und liegen weiter auseinander.

> **Merke**
> In die Stromazellen der Lamina propria (des Endometriums) lagert sich unter dem Einfluss von Progesteron Glycogen ein. Dadurch entstehen in der späten Sekretionsphase deziduaähnliche Stromazellen (Prä- oder Pseudodeziduazellen, Anatomie, S. 134).

Das Stratum functionale enthält zudem zahlreiche Spiralarterien. Letztere kontrahieren sich in der folgenden, nur einige Stunden dauernden Ischämiephase (bedingt durch starken Abfall des Progesterons). Es kommt zur Sauerstoffunterversorgung (Ischämie) in der Funktionalis, die dadurch zugrunde geht und abgestoßen wird. An der Ablösung der Funktionalis sind proteolytische Enzyme beteiligt. Zudem zeigt das Myometrium Kontraktionen.

Biologie
Histologie
Anatomie
Chemie
Biochemie
Physik
Physiologie
Psych./Soz.

Die Abstoßungsphase dauert ca. 4 Tage und wird **Desquamationsphase** genannt. Sie entspricht den ersten 4 Tagen des Zyklus.

Klinik

Endometriumkarzinome. Hierbei handelt es sich meist um Adenokarzinome, die bevorzugt bei älteren Frauen (> 60 Jahre) auftreten. Viele der Endometriumkarzinome sind hormonabhängig und scheinen unter dem Einfluss von Östrogenen (bei Mangel an Progesteron) zu entstehen. Dafür spricht auch, dass die Karzinomzellen meist Östrogen- und Progesteronrezeptoren besitzen.

Cervix uteri. Die Schleimhaut der Cervix uteri (Gebärmutterhals) unterliegt keinen zyklischen Veränderungen. Das einschichtige hochprismatische Epithel des Zervixkanals besitzt sekretorische Zellen und Flimmerzellen. An der **Portio vaginalis** beginnt das unverhornte Plattenepithel der Vagina. Die Grenze zwischen den beiden Epithelien kann sich verschieben (unter Östrogeneinfluss: Verlagerung des Kanalepithels auf Portio). Zervixdrüsen produzieren Sekret, das um die Zyklusmitte dünnflüssig ist. Ansonsten ist das Sekret hochviskös und bildet am äußeren Muttermund einen Schleimpfropf.

Merke Die Schleimhaut der Cervix uteri zeigt keine wesentlichen zyklusbedingten Schleimhautveränderungen.

3.8.4 Vagina

Die Wand der Vagina (Scheide) besteht aus **Tunica mucosa** (mit Epithel und Lamina propria), **Tunica muscularis** (mit Bindegewebe und Venengeflechten) und **Adventitia**. Das mehrschichtige unverhornte Plattenepithel besteht aus Basalzellen, Parabasalzellen, tiefen und oberflächlichen Intermediärzellen sowie Superfizialzellen (mit pyknotischen Kernen).

Das Vaginaepithel unterliegt zyklusabhängigen Veränderungen. Während der ersten Zyklushälfte wird das Epithel höher, und in seine oberen Schichten wird Glycogen eingelagert. Diese Zellen werden nach der Ovulation abgestoßen und das Glycogen wird zu Milchsäure abgebaut. Deshalb herrscht in der Vagina ein saurer pH von etwa 4, der die Ansiedlung von Infektionserregern verhindert.

Merke Die Vaginalwand enthält keine Drüsen.

Klinik

Kolpitis. Störungen des Vaginalmilieus, z. B. infolge eines Östrogenmangels, steigern die Anfälligkeit gegenüber Infektionen. Daraus kann eine Kolpitis (Scheidenentzündung) resultieren.

3.8.5 Äußere Geschlechtsorgane

Siehe Anatomie, S. 319.

3.8.6 Plazenta

Siehe Anatomie, S. 138.

3.9 Haut

Die Haut (**Cutis**) erfüllt zahlreiche Funktionen: Schutz vor Wasserverlust und schädigenden Einflüssen aus der Umwelt, Sinnesfunktionen, Thermoregulation, Aufnahme (z. B. Medikamente) und Ausscheidung (z. B. Schweiß). Sie gliedert sich in **Epidermis** (Oberhaut, äußere Deckschicht des Körpers) und dem dickeren **Corium** (Dermis oder Lederhaut aus Bindegewebe) (**Abb. 3.45**). Schon mit bloßem Auge lassen sich auf dem Oberflächenrelief Felderhaut (größter Teil des Körpers) und Leistenhaut (an Palmar- und Plantarflächen von Hand und Fuß, auch Fingerabdruck) unterscheiden. In der Leistenhaut kommen keine Haare und keine Talgdrüsen vor. Unter der Cutis liegt die Subcutis, die die Haut mit der Unterlage (z. B. Faszien der Muskeln, Periost der Knochen) verschieblich verbindet.

3.9.1 Epidermis

Das mehrschichtige, verhornte Plattenepithel der Epidermis (**Abb. 3.45**) besteht vorwiegend aus Keratinozyten, d. h. Zellen, die sich in Horn umwandeln. Außerdem kommen Melanozyten, Langerhans- und Merkel-Zellen vor.

Das einschichtige **Stratum basale** enthält Stammzellen. Die Basalzellen sind durch Hemidesmosomen mit der Basallamina verankert. Im **Stratum spinosum** (2–5 Lagen) stehen

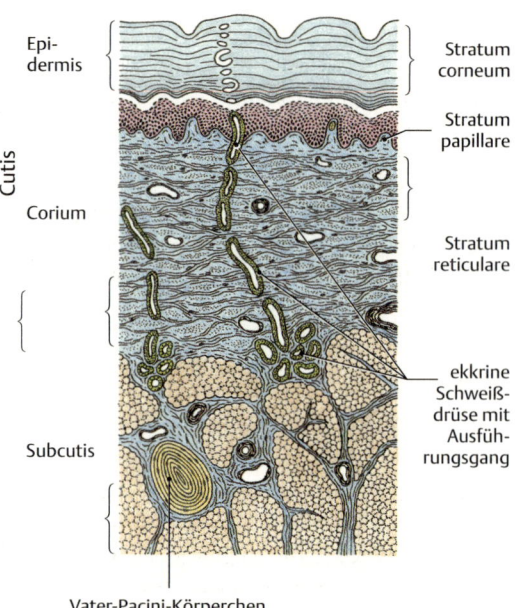

Abb. 3.45 Schichten der Haut (mit Subcutis).

die Fortsätze der polygonalen Zellen über Desmosomen in Verbindung. Im **Stratum granulosum** (aus ca. 3 Lagen) enthalten die Zellen Keratohyalingranula (aus Filagrinen und Keratinfilamenten, → Verhornung). In den Granulosazellen erfolgt auch die Synthese von Barrierlipids, die durch Exozytose abgegeben werden (→ wasserundurchlässiger Lipidverschluss des Interzellularraums). Ein dünnes, stark eosinophiles **Stratum lucidum** ist nur in der Leistenhaut vorhanden.

Das **Stratum corneum** besteht aus sehr flachen, toten Zellen (ohne Kerne und Organellen), die vorwiegend Keratin enthalten. Letzteres bildet einen gewissen Schutz gegen Säuren. Das Absterben der Keratinozyten vor Eintritt in das Stratum corneum ist eine Form der Apoptose.

Es dauert etwa vier Wochen, bis ein im Stratum basale gebildeter Keratinozyt nach superfizial wandert und als Hornschuppe abgeschilfert wird.

Die Zellkörper der **Melanozyten** liegen im Stratum basale; ihre Fortsätze schieben sich zwischen die Zellen des Stratum spinosum. Die Melanozyten geben das von ihnen synthetisierte Melanin (dunkles Pigment in Melanosomen, S. 505) an Keratinozyten ab. Die Bräunung der Haut hängt von der Menge an Melanin ab, nicht jedoch von der Anzahl der Melanozyten.

Auch die **Merkel-Zellen** liegen im Stratum basale. An ihren basalen Oberflächen liegt ein scheibenförmiges Axonende. Dieser Merkel-Zell-Axon-Komplex dient der Druckrezeption.

Die Langerhans-Zellen liegen mit langen Fortsätzen zwischen den Keratinozyten im Stratum spinosum.

> **Merke**
> Die Langerhans-Zellen sind die antigenpräsentierenden Zellen der Haut. Sie können hier Antigene aufnehmen und gelangen dann über die Lymphbahnen in Lymphknoten.

> **Klinik**
> **Malignes Melanom.** Dabei entstehen zunächst Nester von atypischen Melanozyten in allen Schichten der Epidermis; die Basalmembran wird zunächst nicht durchbrochen (Melanoma in situ). Die Melanomzellen breiten sich flächig in der Epidermis aus (horizontales Wachstum). Nach unterschiedlich langer Zeit durchbrechen die Melanomzellen die Basalmembran und wachsen in die Tiefe (vertikales Wachstum), was die Prognose wesentlich verschlechtert.

3.9.2 Corium

Das Corium besteht aus zwei Etagen: **Stratum papillare** und **Stratum reticulare**.

Das Stratum papillare bildet Bindegewebszapfen (Bindegewebspapillen), die in Vertiefungen der Epidermis hineinragen. In ihm liegen die Meissner-Tastkörperchen (s. u.) und die meisten Mastzellen der Haut sowie Fibroblasten und Kapillarschlingen.

Das reißfeste Stratum reticulare besteht aus straffem geflechtartigem Bindegewebe. Die Kollagenfaserbündel verlaufen gewellt, d.h. sie sind durch Zugkräfte dehnbar. Bei Wegfall der Kräfte werden sie durch elastische Fasern wieder in den Ursprungszustand gebracht. Im Stratum reticulare finden sich Vater-Pacini-Körperchen und Ruffini-Körperchen.

3.9.3 Subcutis

Die Subcutis (lockeres Bindegewebe und Fettgewebe) verbindet die Haut mit ihrer Unterlage. Das Fettgewebe dient als Wärmeisolator und Energiespeicher oder als Druckpolster und kann durch Bindegewebszüge (Retinacula, an Fußsohle und Handteller) unterteilt sein. An einigen Stellen ist die Subcutis auffällig arm an Fettgewebe (Augenlider, Penis, Skrotum, Lippen). In der Subcutis liegen auch Vater-Pacini-Körperchen.

3.9.4 Sinnesrezeptoren der Haut

Meissner-Tastkörperchen. Die ovalen Meissner-Tastkörperchen dienen der **Berührungsrezeption** und bestehen aus einem Stapel von keilförmigen Schwann-Zellen, durch den Axonenden spiralig hindurchziehen (**Abb. 3.46a**). Zwischen den Schwann-Zellen verlaufen Kollagenfibrillen, die zur Basalmembran ziehen und dort verankert sind. Sie dienen der Übertragung von Bewegungen der Basalmembran auf die Schwann-Zellen und Axonenden.

Vater-Pacini-Lamellenkörperchen. Im Zentrum der auffällig großen Vater-Pacini-Lamellenkörperchen liegt ein Axonende umhüllt von Schwann-Zellen (Innenkolben) (**Abb. 3.46b**). Darum liegen zahlreiche zwiebelschalenartig geschichtete fibroblastische Zellen (Außenkolben, perineurale Kapsel). Die Vater-Pacini-Lamellenkörperchen dienen der **Vibrationsempfindung** und kommen auch im Peritoneum, in der Pleura, im Periost und im periartikulären Bindegewebe vor.

Ruffini-Körperchen. Diese Sinnesrezeptoren besitzen eine perineurale Kapsel, die einen offenen Zylinder bildet. Durch die Öffnungen treten Kollagenfasern ein und aus. Zwischen den Fasern verlaufen Axonenden, die an den Kollagenfasern befestigt sind. Sie dienen der **Rezeption von Druck** und kommen auch in Gelenkkapseln vor.

Freie Nervenendigungen (ohne perineurale Kapsel) in der Haut dienen zur Mechano-, Schmerz- und Thermorezeption.

3.9.5 Anhangsgebilde der Haut
Haare und Nägel

Haare. Am Haar lassen sich der Haarschaft (oberhalb der Hautoberfläche) und die in der Haut steckende Haarwurzel unterscheiden.

Der **Haarschaft** besteht aus Mark (locker gepackte Hornzellen und lufthaltige Hohlräume), Rinde (dickste Schicht,

Biologie

Histologie

Anatomie

Chemie

Biochemie

Physik

Physiologie

Psych./Soz.

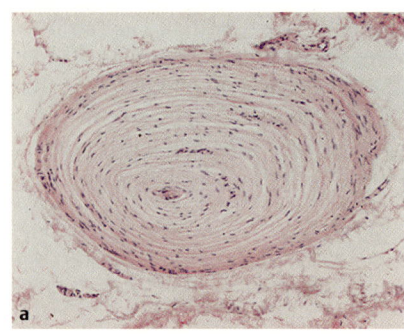 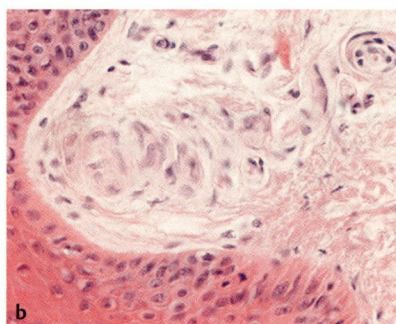

Abb. 3.46 Sinnesrezeptoren der Haut. **a** Meissner-Tastkörperchen in einer Bindegewebspapille (H. E., 400-fach), **b** Vater-Pacini-Körperchen (H. E., 100-fach).

aus dicht gepackten Hornzellen mit Melanosomen → Haarfarbe) und Cuticula (aus platten Hornzellen).

Die **Haarwurzel** hat dieselben Schichten wie der Schaft, jedoch sind die Zellen noch nicht verhornt. Die Verhornungszone liegt also zwischen Wurzel und Schaft. In der Tiefe beginnt die Haarwurzel mit einer kolbigen Auftreibung, dem (epithelialen) Haarbulbus (Haarzwiebel). Er enthält sich teilende Matrixzellen (Wachstum der Haare) und einige Melanozyten, von denen die aufsteigenden Rindenzellen Melanosomen erhalten. Der Haarbulbus umfasst die bindegewebige Haarpapille, die zahlreiche Fibroblasten und eine Kapillarschlinge enthält. Die Fibroblasten steuern die Vermehrung der Matrixzellen im Bulbus.

Die Haarwurzel wird von der **epithelialen Wurzelscheide** (eingestülpte Epidermis) und der **bindegewebigen Wurzelscheide** (aus Dermis) umgeben. Die beiden Wurzelscheiden, zwischen denen eine dicke Basalmembran (Glashaut) liegt, bilden zusammen den Haarfollikel. Die epitheliale Wurzelscheide untergliedert sich in innere und äußere Wurzelscheide. Die innere Wurzelscheide verhornt schon in der Tiefe, die äußere entspricht dem Stratum germinativum und geht kontinuierlich in die Epidermis über.

Die schräg verlaufenden **Mm. arrectores pilorum** (Haarbalgmuskeln aus glatten Muskelzellen) entspringen in der oberen Dermis und inserieren an der bindegewebigen Wurzelscheide. Sie können die Haare aufrichten („Gän-

sehaut" bei Kältereiz). Ihre Innervation erfolgt neuroadenerg sympathisch.

Nägel. Die gewölbten Nägel aus dicht gepackten Hornschuppen dienen als Widerlager und Schutzeinrichtung. Sie gliedern sich in
- **Nagelplatte**: auf dem Nagelbett (Hyponychium), proximal und seitlich im Nagelfalz (Hauttaschen) eingelassen
- **Nagelwurzel**: nicht sichtbar, darunter Nagelmatrix (→ Nagelwachstum).

Drüsen

Es lassen sich drei Typen von Drüsen in der Haut unterscheiden (**Tab. 3.10**).

Brustdrüse

Die Brustdrüse (Glandula mammaria) besteht aus 15–20 **tubuloalveolären Einzeldrüsen**, die durch Bindegewebe mit eingelagerten Fettzellen voneinander getrennt sind (**Abb. 3.47**). Dadurch entstehen Drüsenlappen (**Lobi**), zu denen jeweils ein Hauptausführungsgang, der **Ductus lactifer colligens**, gehört. Letzterer mündet auf die Brustdrüse. In einen Ductus lactifer colligens münden zahlreiche baumartig verzweigte Ductus lactiferi. Der letzte Zweig (Terminalductus) drainiert eine Gruppe von alveolären Endstücken, die durch interlobulares Bindegewebe zu einem **Lobulus** zusammengefasst werden.

Tabelle 3.10 Drüsen der Haut

Drüse	Vorkommen	histologischer Aufbau und Lage der Endstücke	Ausführungsgänge	Funktion
ekkrine Schweißdrüsen	(fast) überall, besonders zahlreich an Fußsohle und Handinnenfläche	Endstücke (einschichtiges Epithel mit Myoepithelzellen) aufgeknäuelt in der tiefen Dermis	zweischichtig, in Epidermis ohne eigene Wandung	bilden Schweiß (NaCl) zur Thermoregulation
apokrine Schweißdrüsen (Duftdrüsen)	an einigen (behaarten) Stellen, z. B. Axilla, Genitalregion, Analregion	assoziiert an Haarfollikel, alveoläre Endstücke (unterschiedlich hohes Epithel mit Myoepithelzellen) in der Subcutis	zweischichtig, in Haartrichter	unklar, Aktivität erst mit der Pubertät
holokrine Talgdrüsen	an Haare assoziiert und freie Talgdrüsen (an Lippen, äußeren Genitalien, Brustwarzen)	Endstücke = Ballen aus Epithelzellen, peripher Mitosen, zentral Absterben der Zellen → Talg	kurz, ausgekleidet von Stratum germinativum	Talg (hält die Haut geschmeidig), Stimulation der Aktivität durch Androgene

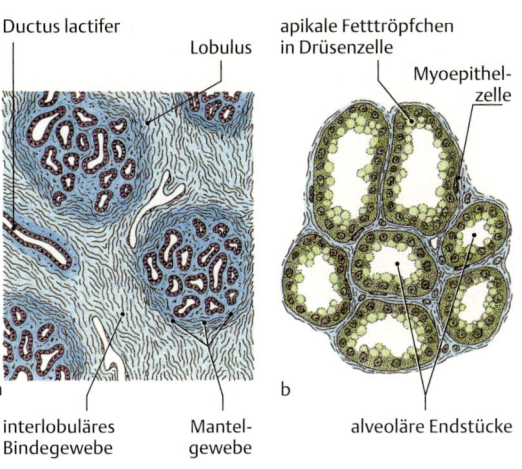

Ductus lactifer
Lobulus
apikale Fetttröpfchen
in Drüsenzelle
Myoepithel-
zelle

a
b
interlobuläres
Bindegewebe
Mantel-
gewebe
alveoläre Endstücke

Abb. 3.47   Nicht lactierende (a) und lactierende (b) Mamma.

Das mikroskopische Bild der **nicht lactierenden Mamma** ist gekennzeichnet durch
- viel interlobuläres Bindegewebe (mit Anschnitten von Ductus lactiferi)
- wenig Endstücke, von Mantelgewebe (intralobuläres Bindegewebe umhüllt).

In der **lactierenden Mamma** liegen (weitlumige) alveoläre Endstücke dicht gepackt, die Drüsenepithelien sind unterschiedlich hoch. Das Bindegewebe ist stark reduziert. Die Proliferation und Differenzierung der Endstücke wird durch Progesteron und Prolactin stimuliert.

In den Drüsenzellen sammelt sich apikal Milchfett zu einem Fetttröpfchen, das durch apokrine Sekretion abgegeben wird (Milchfettkugeln mit Plasmamembran). Zudem werden Milchproteine nach Art der merokrinen Sekretion, also durch Exozytose, ausgeschüttet.

> **Merke**
> Prolactin aktiviert die Sekretsynthese. Oxytocin stimuliert die Myoepithelzellen (→ Förderung der Milchabgabe).

Bei der Altersinvolution nach der Menopause kommt es zur Atrophie der Endstücke und des Bindegewebes in den Lobuli sowie zu einer Zunahme des Fettgewebes.

3.10   Nervensystem und Sinnesorgane

3.10.1 Zentralnervensystem
Gehirn

Das Gehirn gliedert sich in:
- Hirnstamm mit Medulla oblongata, Pons mit Cerebellum **(Kleinhirn)** und Mesencephalon
- Diencephalon
- Telencephalon (mit **Endhirnrinde**, weißer Substanz und Endhirnkernen).

Kleinhirnrinde. Die Kleinhirnrinde besteht aus drei Schichten (von außen nach innen):

- **Stratum moleculare**, **Molekularschicht**: Dendritenbäume der Purkinje-Zellen und Parallelfasern (= Axone der Körnerzellen) sowie Stern- und Korbzellen (= inhibitorische Interneurone)
- **Stratum purkinjense**, **Purkinje-Zellschicht** (schmal): große Zellkörper der Purkinje-Zellen (GABAerg, inhibitorisch, in einer Reihe angeordnet, zu den Kleinhirnkernen projizierend) (**Abb. 3.48**)
- **Stratum granulosum**, **Körnerzellschicht**: dicht gepackte kleine Körnerzellen (exzitatorisch) und einige Golgi-Zellen (inhibitorische Interneurone).

Die Purkinje-Zellen sind die einzigen efferenten Zellen der Kleinhirnrinde. Ihre Axone verlaufen durch das Stratum granulosum und ihr Dendritenbaum steht senkrecht zur Längsachse der Kleinhirnwindungen (Folia). Die Parallelfasern (inhibitorisch auf Purkinje-Zellen) hingegen, verlaufen in Längsrichtung der Kleinhirnwindungen.

> **Merke**
> Die Purkinje-Zellen sind die einzigen efferenten Zellen der Kleinhirnrinde.

Endhirnrinde. Der **Isocortex** ist der größte Teil der Endhirnrinde und besteht aus sechs Schichten. Der phylogenetisch ältere **Allocortex** besitzt drei bis fünf Schichten. Zu ihm gehört z. B. der Hippocampus.

Schichten des **Isocortex** (von außen nach innen):
- **I.** Lamina molecularis, Molekularschicht: zellarm, faserreich.
- **II.** Lamina granularis externa, äußere Körnerschicht: dicht gelagerte kleine Pyramidenzellen (Projektionsneurone) und Nichtpyramidenzellen (Interneurone, meist hemmend).
- **III.** Lamina pyramidalis externa, äußere Pyramidenschicht: mittelgroße Pyramidenzellen und einige Nichtpyramidenzellen. Die Pyramidenzellen dieser Schicht sind die Ursprungszellen von Kommissurenfasern.
- **IV.** Lamina granularis interna, innere Körnerschicht: vorwiegend dicht gepackte kleine Pyramidenzellen. In dieser Schicht projizieren vorwiegend die Fasern aus den

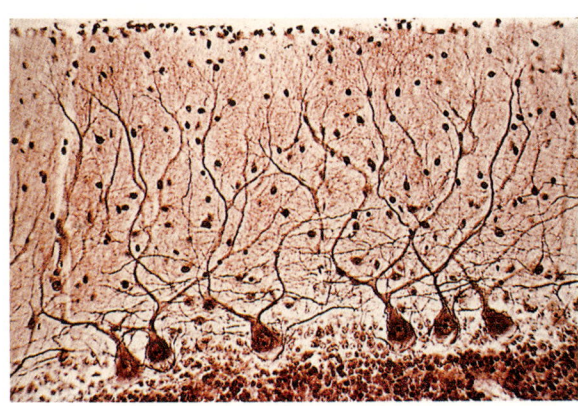

Abb. 3.48   Purkinje-Zellen. Perikarya im Stratum purkinjense, Dendritenbäume im Stratum moleculare.

Biologie

Histologie

Anatomie

Chemie

Biochemie

Physik

Physiologie

Psych./Soz.

spezifischen Thalamuskernen. Diese Schicht ist besonders dick im Gyrus postcentralis (sensibler Kortex), in der Hörrinde und Sehrinde (mit Gennari-Streifen), weshalb der Isocortex dieser Areale granulärer Kortex heißt. Im Gyrus praecentralis ist die Lamina IV nur gering ausgebildet (→ agranulärer Kortex).

- **V.** Lamina pyramidalis interna, innere Pyramidenschicht: vornehmlich Pyramidenzellen. Die Pyramidenzellen projizieren in den Hirnstamm oder ins Rückenmark, deshalb sind die Pyramidenzellen z. B. in Gyrus praecentralis (motorischer Kortex) auffällig groß (Betz-Riesenzellen mit sehr langen Axonen).
- **VI.** Lamina multiformis, multiforme Schicht: kleinere Pyramidenzellen (zum Thalamus projizierend) und Nichtpyramidenzellen. Unter dieser Schicht liegt weiße Substanz.
- Übergangsgebiete zwischen Iso- und Allokortex werden als **Mesokortex** beschrieben.

Rückenmark

In der grauen Substanz des Rückenmarks kommen folgende Nervenzelltypen vor:
- **Wurzelzellen:** efferente Neurone im Vorder- und Seitenhorn (z. B. α-Motoneuron)
- **Interneurone (Binnenzellen):** überall, inhibitorisch, Transmitter: GABA oder Glycin
- **Strangzellen:** im Hinterhorn, Axone bilden Bahnen in der weißen Substanz.

Der innere Aufbau des Rückenmarks weist Unterschiede in Abhängigkeit von der Segmenthöhe auf (z. B. sehr viel weiße Substanz in den Zervikalsegmenten, weit weniger sakral; schlanke Vorderhörner thorakal, jedoch dicke lumbal und zervikal).

3.10.2 Auge

Das Sehorgan besteht aus dem Augapfel (**Bulbus oculi**) und seinen Hilfseinrichtungen (z. B. Augenlider) (Anatomie, Abb. 10.1, S. 378). Die Wand des Augapfels ist aus drei Schichten aufgebaut:
- äußere Augenhaut (Kornea und Sklera)
- mittlere Augenhaut (Uvea mit Choroidea, Ziliarkörper und Iris)
- innere Augenhaut (Retina).

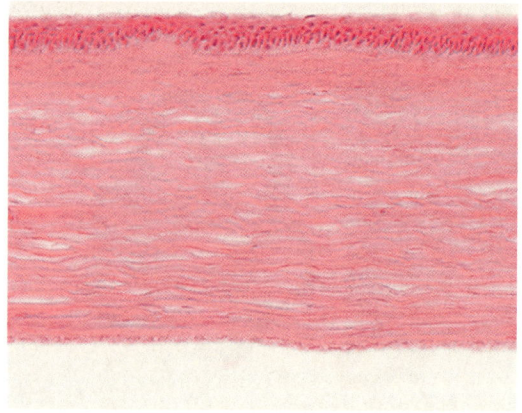

Abb. 3.49 Kornea (H.E., 150-fach).

Äußere Augenhaut (Tunica fibrosa bulbi)

Kornea. Die gefäßfreie Kornea (Hornhaut, **Abb. 3.49**) ist der transparente, vordere Teil der äußeren Augenhaut. Sie ist stärker gekrümmt als die Sklera und besteht aus (von vorne nach hinten):
- **vorderes Kornealepithel:** mehrschichtiges, unverhorntes Plattenepithel (mit schneller Regeneration: 7 Tage). Die Vorderfläche der Kornea trägt am meisten zur Gesamtbrechkraft des Auges bei.
- **Bowmann-Membran** (Lamina limitans anterior): zellfrei, kollagene Fasern und Grundsubstanz.
- **Substantia propria** (Stroma der Kornea): aus Lamellen von Kollagenfasern (!), dazwischen Fibroblasten (Keratozyten), Proteoglykane und Wasser.
- **Descement-Membran** (Membrana limitans posterior): Basalmembran des Hornhautendothels
- **Endothel** (hinteres Kornealepithel): einschichtiges Plattenepithel.

Sklera. Die Sklera (Lederhaut) besteht aus straffem geflechtartigem Bindegewebe; sie leistet dem inneren Augendruck einen Widerstand entgegen und ist für die Form des Augapfels maßgebend. Im hinteren Teil der Sklera sind zahlreiche Löcher (Lamina cribrosa) für den Durchtritt von Sehnervenfasern. Der vordere Anteil der Sklera ist das „Weiße" im Auge; hier ist sie von Konjunktiva (Bindehaut) bedeckt. Am Limbus corneae geht die Sklera in die Kornea über.

Mittlere Augenhaut (Uvea)

Choroidea. Die Choroidea (Tunica vasculosa oder Aderhaut) ist der hintere Teil der Uvea. Sie gliedert sich in Lamina suprachoroidea (mit größeren Gefäßen), Lamina vasculosa (mit Arteriolen) und Lamina choroidocapillaris (mit Kapillaren). Auf der Lamina choroidocapillaris liegt die Bruchmembran, die an die Retina grenzt. Die Bruchmembran besteht aus einem Netzwerk aus elastischen Fasern, dem beidseits Kollagenfibrillen angelagert sind.

Ziliarkörper. Vorne schließt sich an die Choroidea der Ziliarkörper (Corpus ciliare) an, der sich von der Ora serrata (s. u.) bis zur Iris erstreckt. Das ringförmige Corpus ciliare (aus Pars plana und Pars plicata) enthält glatte Muskulatur (→ M. ciliaris), dient dem Ansatz der Fibrae zonulares (Zonulafasern, Aufhängebänder der Linse, Anatomie, S. 381) und ist von zweischichtigem Epithel bedeckt.

Das **Ziliarepithel** bildet das Kammerwasser. Seine dem Bindegewebe aufliegende Zellschicht ist pigmentiert.

Der M. ciliaris hat drei Teile: Fibrae meridonales (= Brückemuskel, von Limbus corneae zur Bruchmembran, longitudinal verlaufend), Fibrae radiales und Fibrae circulares (= Müller-Muskel). Durch Kontraktion des (parasympathisch innervierten) Muskels erschlaffen die Zonulafasern. Die Linse nimmt dann (aufgrund ihrer Eigenelastizität) eine Kugelform an. Dies erhöht die Brechkraft der Linse und erlaubt die Nahakkomodation (Physiologie, S. 843).

Klinik

Alterweitsichtigkeit (Presbyopsie). Die zunehmende Verhärtung der Linse im Alter bewirkt eine zunehmende **Behinderung der Wölbung** der Linse bei der **Akkommodation** (Scharfstellen). Das hat zur Folge, dass das Auge nicht mehr in der Lage ist, seine Brechkraft zu verändern und an die Entfernung des zu betrachtenden Gegenstands anzupassen. Gegenstände in Entfernungen bis zu 40 cm können dann nicht mehr ganz scharf gesehen werden. Das Sehen in die Ferne wird nicht beeinträchtigt.

Iris. Die Iris (Regenbogenhaut), der vorderste Teil der Uvea, ist der Linse wie eine Scheibe mit zentraler Öffnung (Pupille) angelagert. An der Vorderfläche der Iris liegt eine lückenhafte Bedeckung aus platten Fibroblasten und Melanozyten. Das Stroma besteht aus lockerem Bindegewebe mit Melanozyten (verantwortlich für die Augenfarbe, z.B. blau, wenn pigmentfrei) und (in der Nähe der Pupille) dem ringförmigen M. sphincter pupillae (→ Pupillenverengung, Innervation: Parasympathikus). Im zweischichtigen Irisepithel an der Rückfläche der Iris sind beide Schichten pigmentiert. Die Zellen der unteren Schicht sind kontraktil und bilden den M. dilatator pupillae (→ Pupillenerweiterung, Innervation: Sympathikus).

Augenkammern, Kammerwinkel und Kammerwasser. Die vordere Augenkammer wird vorne durch die Kornea (Hornhautendothel), hinten durch die Iris (vorderes Blatt) und die Linsenvorderfläche begrenzt. Am Rand der vorderen Augenkammer liegt der Kammerwinkel, der Iridokornealwinkel (Angulus iridocornealis).

Die hintere Kammer wird vorn von der Iris, hinten vom Glaskörper, medial von der Linse und lateral vom Ziliarkörper begrenzt. Am Kammerwinkel liegt ein Verstärkungsring der Sklera (Sklerasporn), an dem vorne ein korneosklerales Trabekelwerk befestigt ist. In den Spalten zwischen den Trabekeln (**Fontana-Räume**) sickert das Kammerwasser ab, das dann in den **Schlemmkanal** gelangt. Letzterer leitet es in epi- bzw. intrasklerale Venen.

Linse und Glaskörper. Die durchsichtige bikonvexe Linse ist hinten stärker gekrümmt. Ihre Hauptmasse besteht aus

Linsenfasern (lang gestreckte, dünne Zellen). Diese gehen aus dem einschichtigen **Linsenepithel** der Vorderseite hervor (die Rückseite besitzt kein solches Epithel). Die Linsenfasern werden durch Zellteilung in der Wachstumsregion der Linse (Zona germinativa) im Bereich des Äquators neu gebildet und formen sich dann in längliche Fasern um. Die neuen Linsenfasern lagern sich den alten von außen auf, hierdurch nimmt die Linsenrinde im Verhältnis zum Kern immer mehr zu, dies führt zu einer Reduzierung der Linsenelastizität mit zunehmendem Lebensalter. Bei Kindern und Jugendlichen ist die Linse weich und homogen. Im Alter wird die Linse durch die Ablagerung von Linsenfasern immer starrer.

Man unterscheidet einen Linsenkern mit alten Linsenfasern und eine Linsenrinde mit jungen Linsenfasern. Die Linse wird als Ganzes von der Linsenkapsel, einer sehr dicken Basalmembran, umhüllt. Die Ernährung der Linse geschieht durch Diffusion aus dem Kammerwasser.

Der **Glaskörper** (Corpus vitreum, zwischen Linse und Retina) drückt die Netzhaut an das Pigmentepithel (s. u.). Er besteht zu 99% aus Wasser. Darin vorhandenes Hyaluronan bedingt die hohe Viskosität des Glaskörpers.

Innere Augenhaut

Die innere Augenhaut (**Retina**, Netzhaut) gliedert sich in Pars caeca und Pars optica.

Die **Pars caeca** überzieht den Ziliarkörper und die Hinterfläche der Iris. An der Ora serrata geht sie in die Pars optica über.

Die **Pars optica** der Retina besteht aus zwei Schichten, dem äußeren Stratum pigmentosum und dem inneren Stratum nervosum (mit einem kapillären Spalt zwischen den Strata). Das Stratum pigmentosum ist ein **ein**schichtiges, isoprismatisches, pigmentiertes Epithel.

Im Stratum nervosum sind die ersten drei Neurone der Sehbahn hintereinander geschaltet. Die Fotorezeptorzellen liegen außen, d.h. das einfallende Licht muss erst alle anderen Schichten durchdringen (inverser Aufbau der Retina). Die Schichten des Stratum nervosum von außen nach innen sind (**Abb. 3.50**):

– Schicht der Stäbchen und Zapfen (Stratum neuroepitheliale): Fortsätze der Fotorezeptorzellen (s. u.)
– äußere Gliagrenzschicht (Stratum limitans externum)
– äußere Körnerschicht (Stratum nucleare externum): Perikarya der **Fotorezeptorzellen** (1. Neuron)
– äußere plexiforme Schicht (Stratum plexiforme externum, Synapsenschicht): Synapsen zwischen Axonen des 1. und Dendriten des 2. Neurons
– innere Körnerschicht (Stratum nucleare internum): Perikarya der **bipolaren Zellen** (2. Neuron)
– innere plexiforme Schicht (Stratum plexiforme internum, Synapsenschicht): Synapsen zwischen Axonen des 2. und Dendriten des 3. Neurons
– Ganglienzellschicht (Stratum ganglionare): multipolare Perikarya der **Opticus-Ganglienzellen** (3. Neuron)
– Nervenfaserschicht (Stratum neurofibrarum): Axone der Ganglienzellen
– innere Gliagrenzschicht (Stratum limitans internum).

Biologie

Histologie

Anatomie

Chemie

Biochemie

Physik

Physiologie

Psych./Soz.

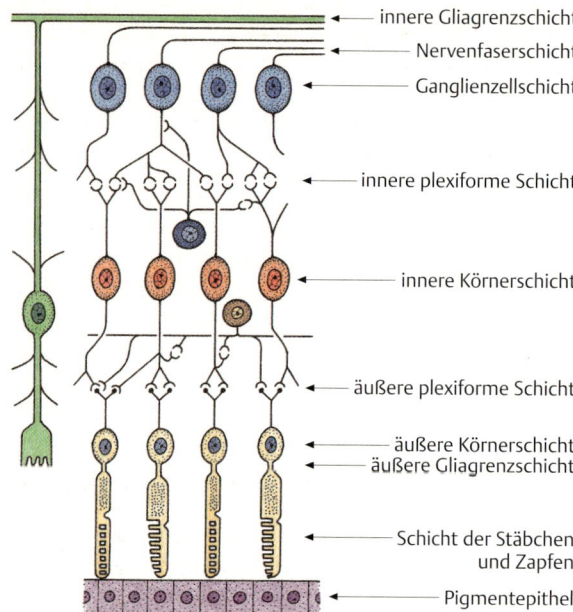

innere Gliagrenzschicht

Nervenfaserschicht

Ganglienzellschicht

innere plexiforme Schicht

innere Körnerschicht

äußere plexiforme Schicht

äußere Körnerschicht
äußere Gliagrenzschicht

Schicht der Stäbchen
und Zapfen

Pigmentepithel

Abb. 3.50   Schichten der Retina.

> **Merke**
>
> Die Synapsen der Fotorezeptorzellen liegen in der äußeren plexiformen Schicht.

Fotorezeptorzellen. Im Stratum neuroepitheliale liegen die beiden Rezeptorzelltypen zum Hell-Dunkel- und zum Farbsehen. Die **Stäbchenzellen** (ca. 120 Millionen) zeigen eine hohe Lichtempfindlichkeit zur Wahrnehmung von Helligkeitsunterschieden und Schwarz-Weiß-Sehen (Dämmerungssehen, skotopisches Sehen). Die **Zapfenzellen** (ca. 6 Millionen) haben eine geringe Lichtempfindlichkeit und dienen der Wahrnehmung von Farben (Sehen bei Tageslicht, photopisches Sehen). Beide Rezeptorzelltypen besitzen einen sensorischen Fortsatz, der sich aus einem **Außensegment** (lichtempfindlich) und einem **Innensegment** (metabolisch) zusammensetzt.
In den Außensegmenten der Rezeptoren ist das Sehpigment enthalten. Die Stäbchen enthalten in dicht gestapelten, intrazellulären Membranscheibchen Rhodopsin aus Retinal und Opsin, die Zapfen haben an einer Seite dicht gelagerte Einfaltungen der Zellmembran, in denen verschiedene Opsin-Typen lokalisiert sind. Die Außensegmente beider Sinneszelltypen werden ständig erneuert. Die Pigmentepithelzellen, die mit Fortsätzen zwischen die Außensegmente ragen, phagozytieren abgeschnürte Fragmente der Außensegmente. In den Pigmentepithelzellen erfolgt auch die Regeneration des Retinals.

Interneuronen. Außer den drei ersten Neuronen der Sehbahn kommen in der Retina noch zwei Typen von Interneuronen in der inneren Körnerschicht vor: Horizontalzellen und amakrine Zellen. Die Horizontalzellen verknüpfen Rezeptorzellen; die amakrinen Zellen sind mit bipolaren und Ganglienzellen verbunden.

Die Axone der Ganglienzellen aus dem Stratum neurofibrarum sind marklos. Sie konvergieren zur Papilla nervi optici (Sehnervenpapille oder Discus nervi optici) und vereinigen sich zum N. opticus. Erst dort treten die ersten Myelinscheiden auf, die von Oligodendrozyten (!) gebildet werden.

Die Müller-Zellen, eine Sonderform der Astroglia, durchziehen die gesamte Dicke der Retina und bilden die äußere und innere Gliagrenzschicht.

Blinder Fleck und gelber Fleck. An der Sehnervenpapille fehlen Rezeptorzellen (**blinder Fleck**). Temporal vom blinden Fleck befindet sich die Macula lutea (**gelber Fleck**), die in der Sehachse des Auges liegt. In der Mitte der Macula lutea befindet sich eine trichterförmige Vertiefung, die gefäßfreie (!) **Fovea centralis** (Stelle des schärfsten Sehens). An der Fovea centralis sind die inneren Retinaschichten (besonders die Nervenzellkörper des Stratum ganglionare) nach seitwärts an den Trichterrand verlagert. Im Trichterzentrum finden sich nur dicht gepackte Zapfenzellen (!), die 1:1 mit Ganglienzellen verbunden sind. Mit zunehmender Entfernung vom Trichterzentrum nimmt die relative Anzahl der Zapfen ab; in der Peripherie sind Stäbchen und Zapfen gleich häufig.

> **Klinik**
>
> **Diabetische Retinopathie.** Diese Erkrankung ist eine der häufigsten Folgeerkrankungen des Diabetes mellitus. Es handelt sich um eine Mikroangiopathie (Veränderungen kleinster Arterien/Kapillaren). Es kommt u. a. zur Verdickung der Basalmembran, zu Kapillarverschlüssen und erhöhter Gefäßpermeabilität; dadurch entsteht ein Makulaödem. Erst im Spätstadium treten eine Sehverschlechterung oder eine plötzliche Erblindung auf.
>
> **Netzhautablösung.** Hierunter versteht man eine Abhebung des Stratum nervosum vom Pigmentepithel. Sie kann z. B. rissbedingt, infolge eines Netzhautloches, auftreten. Ohne sofortige Therapie kann die Netzhautablösung zur Erblindung führen.

Hilfseinrichtungen des Auges

Tränendrüse. Die Tränendrüse ist eine durch Bindegewebssepten in Läppchen gegliederte tubuloalveoläre Drüse, deren Endstücke denen von serösen Speicheldrüsen ähneln. Sie haben jedoch ein weites Lumen („alveolär"). Schalt- und Streifenstücke fehlen. Das Sekret (isotone Elektrolytlösung mit antibakteriellen Stoffen und Muzinen) fließt über interlobuläre Ausführungsgänge schließlich in ca. 10 Ausführungsgänge (Ductuli excretorii), die in den oberen Fornix conjunctivae (s. u.) münden.

Die Konjunctiva bedeckt die Hinterfläche von Ober- und Unterlid sowie den vorderen Teil der Sklera. Am Fornix conjunctivae (superior und inferior) erfolgt der Umschlag von der Sklera-Bindehaut auf die Bindehaut des Lides.

Biologie

Histologie

Anatomie

Chemie

Biochemie

Physik

Physiologie

Psych./Soz.

Klinik

Dakryozystitis. Hierbei handelt es sich um eine Entzündung des Tränensackes (akut oder chronisch), meist bedingt durch eine Abflussbehinderung im Bereich des Ductus nasolacrimalis (z. B. bei chronischer Entzündung der Nasenschleimhaut).

Bei akuter Dakryozystitis besteht eine entzündliche, schmerzhafte Schwellung der Tränensackgegend (Therapie: Antibiotika).

Bei einer chronischen Dakryozystitis ist das Leitsymptom ein vermehrtes Tränenträufeln (Therapie: Operation nach Toti – Schaffung einer Verbindung zwischen Tränensack und Nase über Meatus nasi medius).

Augenlider. Die Augenlider (Palpebrae) schützen vor Verletzungen und verteilen den Tränenfilm auf Kornea und Konjunctiva. Der plattenförmige **Tarsus** (aus Bindegewebe) und der **M. orbicularis oculi** (→ Lidschluss) bilden die Grundlage eines Lides (**Abb. 3.51**). In die Ober- bzw. Unterkante des Tarsus strahlen glatte Muskelbündel des **M. tarsalis superior** bzw. **inferior** ein. Dieser beeinflusst die Weite der Lidspalte. In das Oberlid zieht zudem die Sehne des M. levator palpebrae superioris (Lidheber). Das Epithel der äußeren Haut ist dünn und wenig verhornt, das der Konjunctiva ist mehrschichtig prismatisch. Am Lidrand gehen Bindehaut und äußere Haut ineinander über. Hier finden sich 2–3 Reihen von leicht verdickten Haaren (Wimpern, Cilia).

Meibom-Drüsen (Glandulae tarsales) produzieren ein talgähnliches Sekret. Sie finden sich im Tarsus eingelagert. An die Wimpern assoziiert sind Zeis-Drüsen (kleine Talgdrüsen) und Moll-Drüsen (Glandulae ciliares, apokrine Schweißdrüsen).

Klinik

Entropium. Hierbei liegt eine Einwärtsdrehung des Lidrandes vor, sodass die Lidkante mit den Wimpern mit dem Augapfel in Kontakt kommt und die Wimpern auf der Hornhaut schleifen. Nach den Ursachen werden unterschieden:

– Entropium congenitum (bei asiatischer Bevölkerung)

– Entropium senile (am Unterlid)

– Entropium cicatriceum (Narbenentropium, z. B. durch posttraumatische Schrumpfungen des Tarsus).

3.10.3 Ohr

Das Ohr enthält das Hör- und das Gleichgewichtsorgan. Es gliedert sich in

– äußeres Ohr: Ohrmuschel, äußerer Gehörgang und Trommelfell
– Mittelohr: Paukenhöhle mit den Gehörknöchelchen
– Innenohr: häutiges Labyrinth im knöchernen Labyrinth, Schneckengang und Gleichgewichtsorgan.

Innenohr

Prinzipieller Aufbau. Das Hör- und Gleichgewichtsorgan im Innenohr liegt in einem kompliziert gebauten Kanalsystem (knöchernes Labyrinth, **Labyrinthus osseus**). Innerhalb des knöchernen Labyrinths liegt ein ähnlich geformtes häutiges Labyrinth (**Labyrinthus membranaceus**, mit **Endolymphe** gefüllt), das im Querschnitt wesentlich kleiner ist. Dadurch befindet sich zwischen dem knöchernen und häutigen Labyrinth ein Spalt, der Perilymphraum, der mit Perilymphe gefüllt ist. Zum knöchernen Labyrinth gehören das Vestibulum, die Cochlea (Hörorgan) und die Canales semicirculares (Gleichgewichtsorgan). In das Vestibulum münden die Cochlea und die Bogengänge; zur Paukenhöhle hin hat es Verbindung über das ovale Fenster (→ Steigbügel, Anatomie, S. 385). Im Vestibulum liegen die Sacculus und Utriculus des häutigen Labyrinths (Gleichgewichtsorgan).

Cochlea. In der Cochlea (Schnecke, **Abb. 3.52**) windet sich der knöcherne Schneckengang (**Canalis spiralis cochleae**) spiralig 2,5-mal um eine knöcherne Achse, dem **Modiolus**.

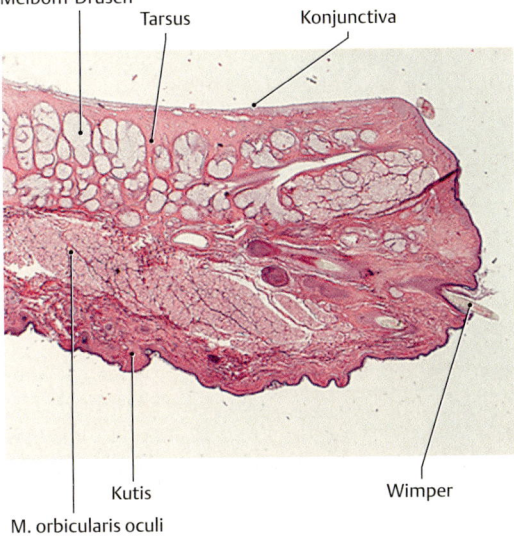

Meibom-Drüsen

Tarsus

Konjunctiva

Kutis

M. orbicularis oculi

Wimper

Abb. 3.51   Augenlid (Sagittalschnitt, Azan, 20-fach).

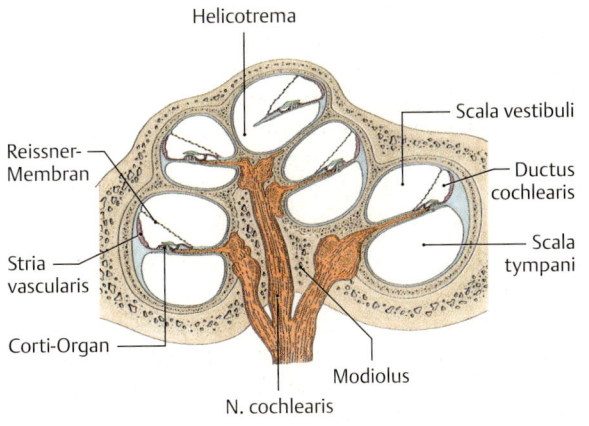

Helicotrema

Reissner-Membran

Stria vascularis

Corti-Organ

Scala vestibuli

Ductus cochlearis

Scala tympani

Modiolus

N. cochlearis

Abb. 3.52   Cochlea.

Von Letzterem ragt eine Knochenleiste, Lamina spiralis ossea, in den Schneckenkanal (**Abb. 3.53**). Von der Spitze der Lamina spiralis ossea zieht die Basilarmembran zur äußeren Wand des Schneckenkanals, an der sie durch das Lig. spirale befestigt ist. Dadurch wird der Schneckenkanal in eine obere und untere Etage geteilt. Ein dritter Raum entsteht durch die schräg durch die obere Etage ziehende Reissner-Membran (Membrana vestibularis). Damit sind zu unterscheiden:

- **Scala tympani**: untere Etage
- **Scala vestibuli**: obere Etage, oberhalb der Reissner-Membran
- **Ductus cochlearis** (Scala media): auf Querschnitten dreieckig, Begrenzungen: unten durch die Basilarmembran, oben durch die Reissner-Membran, seitlich durch die Stria vascularis (s. u.) auf der Oberfläche des Lig. spirale.

Der relativ kleine Ductus cochlearis gehört zum häutigen Labyrinth; er wird von einem weiten **Perilymphraum** (Scala tympani und Scala vestibuli) umgeben . An der Schneckenspitze stehen Scala vestibuli und Scala tympani über das Helicotrema (Schneckenloch) miteinander in Verbindung. Der Ductus cochlearis endet dort blind.

Die Stria vascularis ist ein mehrschichtiges Epithel mit Kapillaren; sie sezerniert die Endolymphe, die eine besonders hohe K⁺-Konzentration aufweist.

Im Ductus cochlearis liegt auf der Basalmembran das **Corti-Organ**, das aus einem System aus Sinneszellen und Stützzellen (u.a. Pfeiler- und Phalangenzellen) besteht. Darüber liegt die **Membrana tectoria** (zellfrei, gallertig). Zwischen den Stützzellen finden sich drei Tunnel (mit Corti-Lymphe = Perilymphe). Schaut man von oben (nach Entfernung der Tectorialmembran) auf die Stützzellen, so erkennt man eine mosaikartige Platte, die Membrana reticularis. Letztere entsteht durch Zusammenlagerung der Kopfabschnitte der Stützzellen durch Zellkontakte. In der Membrana reticularis bleiben Durchtrittslöcher für den Apex der Sinneszellen, der somit in der Endolymphe liegt. Die basolaterale Membran hingegen wird von Corti-Lymphe umgeben.

Bei den Sinneszellen werden unterschieden:
- innere Haarzellen: in einer Reihe liegend
- äußere Haarzellen: in 3–5 Reihen liegend.

Apikal besitzen die Haarzellen 50–100 Stereozilien, die nach Größe sortiert in mehreren Reihen angeordnet sind und durch Extrazellularmaterial (tip links) aneinander befestigt sind.

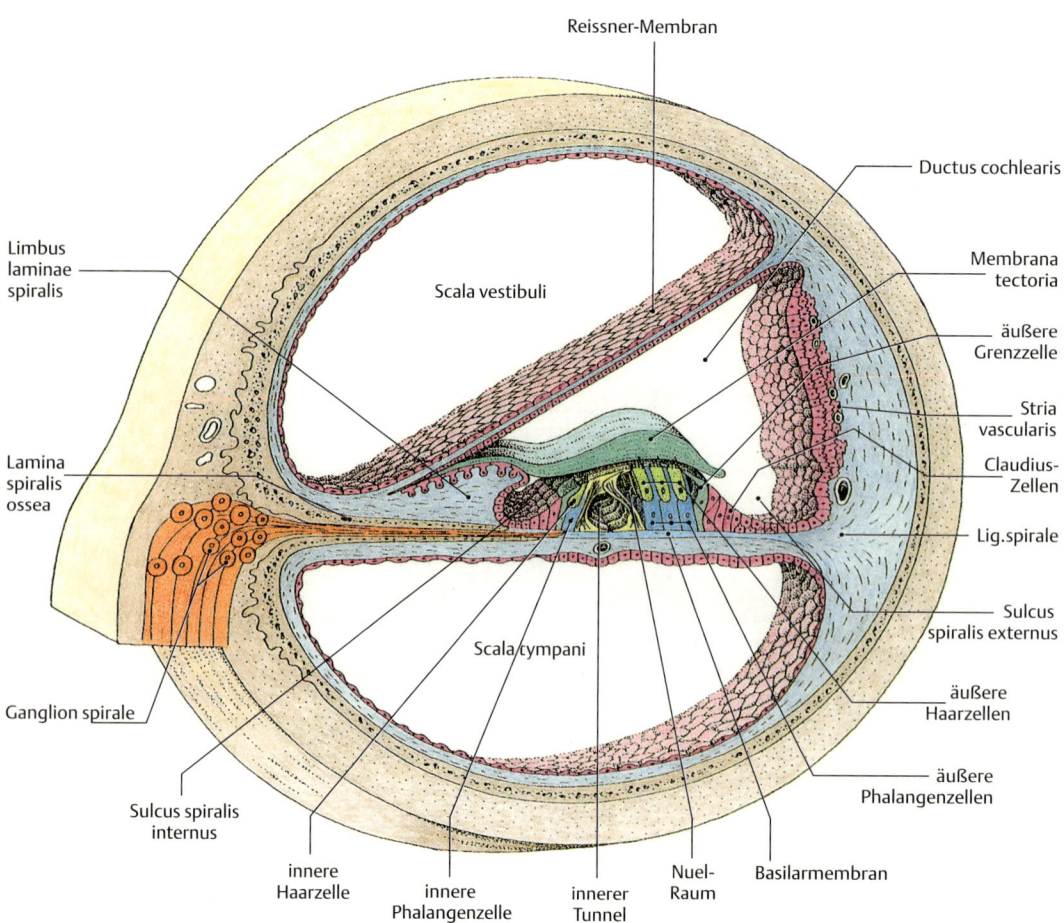

Abb. 3.53   Schneckenkanal (mit Corti-Organ im Ductus cochlearis).

Biologie

Histologie

Anatomie

Chemie

Biochemie

Physik

Physiologie

Psych./Soz.

Klinik

Innenohrschädigung durch Medikamente. Bestimmte Medikamente sind ototoxisch, z. B. konzentrieren sich Aminoglycosid-Antibiotika wie z. B. Streptomycin, besonders bei Einschränkung der Nierenfunktion, in der Perilymphe und führen zu irreparablen Haarzellschäden.

Sacculus, Utriculus und Bogengänge. Die drei Strukturen des Gleichgewichtsorgans (Vestibularapparat) enthalten an bestimmten Stellen Sinneszellfelder:
Im **Utriculus** und **Sacculus** (über den Ductus utriculosaccularis miteinander verbunden) liegen die Sinneszellfelder (Sinneszellen und Stützzellen) in den ovalen **Maculae staticae** (zur Wahrnehmung von **Translationsbeschleunigungen = Linearbeschleunigungen**). Der Sacculus steht über den Ductus reuniens mit dem Ductus cochlearis in Verbindung. Zudem steht er mit dem Ductus endolymphaticus in Verbindung. In den **Bogengängen** (Ductus semicirculares anterior, posterior und lateralis) sind die Sinneszellfelder die leistenförmigen Cristae ampullares, die sich in Erweiterungen (Ampullae) der Bogengänge befinden (zur Wahrnehmung von Drehbeschleunigungen).

Anatomie

1 Allgemeine Embryologie

1.1 Grundlagen der Reproduktion

1.1.1 Keimzellen

Schon in der dritten Entwicklungswoche sondern sich vom Epiblasten (= Teil des Embryoblasten, S. 137) die **Urkeimzellen** (primordiale Keimzellen/Geschlechtszellen) ab. Diese Urkeimzellen werden als Zellen der Keimbahn allen übrigen Zellen des Körpers (somatische Zellen), die aus dem Embryoblasten hervorgehen, gegenübergestellt. Die Urkeimzellen wandern zunächst in die Wand des Dottersacks ein, von hier aus besiedeln sie dann die Gonadenanlagen (Ovar- und Hodenanlagen). Aus ihnen gehen später (in und nach der Pubertät) durch **Meiose** (Biologie, S. 23) die reifen haploiden Keimzellen (**Gameten**: Eizellen und Spermien) hervor.

1.1.2 Oogenese und weiblicher Genitaltrakt

Anatomie des weiblichen Genitaltrakts. S. 319.

Oogenese. Die in die Anlage des Ovars (Eierstock) eingewanderten Urkeimzellen durchlaufen eine Vermehrungsphase – sie entwickeln sich zu Oogonien – und treten dann in die erste Reifeteilung ein. Diese wird jedoch im Diplotän (Biologie, S. 24) unterbrochen. Bis zur Geburt haben alle Oogonien dieses Wartestadium (= **Diktyotän**) erreicht. Danach degenerieren ca. 90 % der Oogonien bis zur Pubertät. Die verbliebenen Oogonien sind von einer Schicht aus Epithelzellen umgeben (Primordialfollikel). Am Ende der Embryonalperiode/Anfang der Fetalperiode beginnen die Oogonien in die Reifeteilung einzutreten. Die erste Reifeteilung wird kurz vor der Ovulation beendet, die zweite nach Eindringen des Spermiums in die Eizelle. Dabei entsteht aus einer (primären) Oogonie (Oozyte) nur eine befruchtungsfähige Eizelle, die anderen Tochterzellen sind kleine Polkörperchen.

> **Merke**
>
> Oogonien beginnen am Ende der Embryonalperiode/Anfang der Fetalperiode in die erste Reifeteilung einzutreten.
>
> Die erste Reifeteilung wird erst kurz vor der Ovulation beendet, die zweite erst nach Eindringen des Spermiums in die Eizelle.

Corpus luteum. Einige Follikel treten in der ersten Hälfte des Zyklus in die Follikelreifung ein (Wachstum der Eizelle und erhebliche Vergrößerung des Follikelepithels mit Entstehung der Eihöhle). Einer wird zum dominanten Follikel, der am 14. Zyklustag rupturiert (Ovulation). Die Eizelle, umgeben von der extrazellulären **Zona pellucida** und der **Corona radiata** (aus Follikelepithelzellen), gelangt in den Eileiter. Aus den im Ovar verbleibenden Follikelepithelzellen und angrenzenden Bindegewebszellen entsteht der Gelbkörper (**Corpus luteum**, Bildung von **Progesteron** in der zweiten Zyklushälfte).

Die Aktivität des Corpus luteum wird durch **LH** (luteinisierendes Hormon aus dem Hypophysenvorderlappen) stimuliert; es bildet sich, wenn keine Schwangerschaft eintritt, am Ende der zweiten Zyklushälfte zurück (**Corpus luteum menstruationis**). Findet eine Befruchtung und eine Einnistung statt, entsteht ein Corpus luteum graviditatis (für ca. 6 Monate); seine Hormone (Progesteron) sind für die Aufrechterhaltung der Schwangerschaft erforderlich (Physiologie, S. 787).

Uterus. Die Uterusschleimhaut (**Endometrium**) zeigt zyklische Veränderungen, die für die Einnistung des Keims notwendig sind. Sein Stratum functionale wird (bedingt durch den Abfall des Progesteronspiegels) abgestoßen und wird aus dem Stratum basale wieder aufgebaut. In der zweiten Zyklushälfte lagern Bindegewebszellen Glykogen ein (→ **Pseudodeziduazellen**) und es kommt zudem zu Wassereinlagerungen (deziduale Reaktion des Endometriums). Das Stratum functionale, das zahlreiche Spiralarterien (vgl. **Abb. 1.2**) enthält, gliedert sich in ein oberflächliches Stratum compactum und ein darunter gelegenes Stratum spongiosum.

Unter dem Endometrium liegt eine sehr breite Muskelschicht (**Myometrium**).

1.1.3 Spermatogenese und männlicher Genitaltrakt

Anatomie des männlichen Genitaltrakts. S. 326.

Spermatogenese. Während der Pränatalentwicklung vermehren sich die in die Hodenanlage eingewanderten Urkeimzellen mitotisch und werden zu Präspermatogonien. Letztere reifen ab dem 10. bis 12. Lebensjahr zu Spermatogonien heran.

Die **Spermatogonien** sind die Stammzellen im Keimepithel des reifen Hodens. Diese beginnen sich ab der Pubertät durch Mitose zu vermehren. Dabei entsteht aus einer Spermatogonie eine Typ-A-Spermatogonie, die Stammzelle bleibt und eine Typ-B-Spermatogonie, die sich mehrfach teilt. Letztere verdoppeln ihre DNA und sind **primäre Spermatozyten**, die die erste Reifeteilung durchlaufen und so zu **sekundären Spermatozyten** (Präspermatiden) werden. Aus diesen entstehen durch die zweite Reifeteilung die **Spermatiden** mit haploidem Chromosomensatz. Abschließend erfolgt der Umbau (Zytodifferenzierung) der Spermatiden in **Spermatozoen** (Spermien):

- Kondensation des Zellkerns (auf etwa 10 % des Ausgangsvolumens)
- Fusion von Lysosomen zum Akrosom (mit Enzymen, S. 136, kappenartig aufliegend)
- Ausbildung eines Axonemas (Achsenfaden aus Mikrotubuli, → Beweglichkeit)

– Anordnung der *Mitochondrien* im **Mittelstück** des Spermienschwanzes.

> **Merke**
> Die erste Reifeteilung findet bei der Spermatogenese in der Pubertät statt.
> Akrosomen sind Lysosomenäquivalente.

1.1.4 Verlauf von Schwangerschaft und Geburt

Geburtstermin. Die Errechnung des Geburtstermins erfolgt nach der Naegele-Regel: Tag der letzten Menstruation - 3 Kalendermonate + 7 Tage + 1 Jahr = Geburtstermin.

Hormonelle Steuerung. Vor der Geburt kommt es zur Auflockerung der Cervix uteri und der Symphysenfuge durch das Hormon **Relaxin** (in Uterus und Plazenta gebildet). Das Hormon **Oxytocin** (aus dem Hypophysenhinterlappen) löst über Rezeptoren im Myometrium Wehen aus. Die Dichte der Oxytocin-Rezeptoren ist am Ende der Schwangerschaft 200-mal höher als vor der Schwangerschaft.

Geburt. Der Eingang in das kleine Becken ist queroval, sein Ausgang längsoval. Das bedeutet, dass der kindliche Kopf beim Durchtritt durch den knöchernen Geburtskanal eine Rotation um 90° macht. Während der *Eröffnungsphase* der Geburt tritt der Kopf in das kleine Becken; am Ende dieser Phase erfolgt der Blasensprung und Fruchtwasser geht ab. In der *Austreibungsphase* passiert der Kopf den Weichteilausgang und durch externe Drehung des Kopfes treten die Schultern aus dem Weichteilkanal.

1.2 Grundlagen der Embryologie

1.2.1 Grundlagen der Embryonalentwicklung

Grundbegriffe zu den Grundlagen der Embryonalentwicklung sind in **Tab. 1.1** aufgelistet.

1.2.2 Grundaufbau des Körpers

Siehe ab S. 147.

Tabelle 1.1 Begriffsdefinitionen

Begriff	Definition	Beispiel
Totipotenz (= Omnipotenz)	Fähigkeit einer Zelle, den Gesamtorganismus hervorzubringen	Blastomeren (bis 8-Zell-Stadium)
Pluripotenz	Fähigkeit einer Zelle, sich zu bestimmten Zellarten entwickeln zu können	äußeres Keimblatt → Nervensystem und Haut
Differenzierung	Spezialisierung von Zellen	bestimmte äußere Keimblattzellen → Nervenzellen
Induktion	Auslösung eines Differenzierungsvorgangs	Ausbildung des Nervengewebes, induziert durch die benachbarte Chorda dorsalis
Organisator = Induktor	Zellen, die durch Signalmoleküle induzierend wirken	Chorda dorsalis
Determination	Festlegung des Entwicklungsweges einer Zelle	durch Induktion werden bestimmte äußere Keimblattzellen determiniert
Musterbildung	Anordnung gleichartiger Zellen in räumlichen Mustern	Abschnitte des Gehirns
Zellmigration	Wanderung von Zellen	im ZNS migrieren neuronale Vorläuferzellen zu ihrem Zielgebiet
Segregation	Ablösung von Zellen aus einem Zellverband	Auswanderung von Muskelvorläuferzellen aus den Ursegmenten
Anlageplan (fate map)	Zusammenstellung der „Differenzierungsschicksale" von Geweben des Embryos	Auflistung der Derivate (Abkömmlinge) der Keimblätter
epithelial-mesenchymale Umwandlung	Auflösung von Zellkontakten zwischen epithelialen Zellen und deren Auswanderung	Entstehung des mittleren Keimblattes (aus Epiblasten)
Interaktion von Epithel und Mesenchym	Induktionsvorgänge zwischen beiden Gewebearten	Lungenentwicklung
Genexpression	aktiver Zustand des Gens	mRNA wird gebildet
Klonierung	Entstehung eines Tieres, das genetisch identisch ist mit dem Zellkernspendertier	Einbringen eines Zellkerns einer adulten Zelle in eine entkernte Eizelle derselben Spezies (Schaf, Rind, Maus)

1.2.3 Molekularbiologie der Entwicklung

Transkriptionsfaktoren sind Proteine, die die Transkription hemmen oder aktivieren, indem sie an definierte Stellen der DNA (z. B. Promotorsequenzen) binden. Die Gene, die während der Entwicklung für die Transkriptionsfaktoren kodieren, sind die Entwicklungskontrollgene. Transkriptionsfaktoren sind z. B. Produkte der Homöoboxgene (Hox-Gene), Produkte der Paxgene, basische Helix-Loop-Helix-Proteine (bHLH, → Wirbelsäulenentwicklung, Muskeldifferenzierung) sowie Zinkfingerproteine, die an zahlreichen Wachstumsprozessen beteiligt sind. Der Transkriptionsfaktor SRY (sex related factor on y-chromosome) bedingt über eine Expression von Anti-Müller-Hormon (AMH) die Degeneration des Müller-Ganges (bei der männlichen Entwicklung, S. 294).

Wachstumsfaktoren (**Tab. 1.2**) sind Signalmoleküle, die von einer Zellpopulation gebildet werden und auf eine andere wirken. Die Zielzellen besitzen spezifische Rezeptoren. Spezifische Zelloberflächenmoleküle (**Zelladhäsionsmoleküle**, **CAMs**, wie Integrine oder Selektine) dienen dem Zusammenhalt von Zellen oder der Haftung von Zellen an Komponenten des Extrazellularraumes.

Signalmoleküle der extrazellulären Grundsubstanz. Für die zielgerichtete Wanderung von Zellen (z. B. Neuralleistenzellen, S. 142) sind Laminin, Integrine und Hyaluronsäure von Bedeutung. Letztere findet sich im Extrazellularraum (als Glykosaminoglykan) und ihre Rezeptoren sind intrazellulär mit Actinfilamenten (→ „Bewegung" der Zellen) verbunden. Laminin oder Fibronectin sind für Interaktionen zwischen Zellen und Extrazellularkomponenten sowie für den Zusammenhalt von Zellen von Bedeutung.

Hormone. Für die Entwicklung relevante Hormone sind das im fetalen Hoden gebildete Androgen **Testosteron** (S. 786, Entwicklung der Genitalwege) sowie das Schilddrüsenhormon **Thyroxin** (S. 774, ZNS-Entwicklung).

1.3 Befruchtung, Furchung und Implantation beim Menschen

1.3.1 Befruchtung

Die **Befruchtung** (Fertilisation, Konzeption) sind die Vorgänge vom Eindringen des Spermiums in die Eizelle (**Imprägnation**) bis zur Vereinigung des weiblichen und männlichen Vorkerns (**Syngamie**). Sie findet in der Tuba uterina statt und dauert etwa 24 Stunden. Ihr Resultat ist die diploide **Zygote**. Spermien können bis zu 48 Stunden ihre Befruchtungsfähigkeit erhalten, Eizellen nur 24 Stunden.

Die in den weiblichen Genitaltrakt eingedrungenen Spermien durchlaufen hier (besonders in der Tube) einen Reifungsprozess, die **Kapazitation** (Veränderungen der Glykoproteine in der Zellmembran). Letztere dauert etwa 6 Stunden und ist die Voraussetzung für die nachfolgenden Schritte. Das Spermium muss die Corona radiata und die Zona pellucida durchdringen. Dabei kommt es zur **Akrosom-Reaktion**: An mehreren Punkten verschmilzt die Plasmamembran des Spermiums mit der äußeren Akrosommembran, was zur Freisetzung der akrosomalen Enzyme (z. B. Hyaluronidase, Akrosin) führt. Insbesondere Akrosin bedingt eine lokale Auflösung der Zona pellucida und ermöglicht es dem Spermium, in den **perivitellinen Raum** (zwischen Oozyte und Zona pellucida) vorzudringen. Jetzt können die Membranen von Eizelle und Spermium miteinander verschmelzen.

Die Verschmelzung der Zellmembranen bewirkt in der Eizelle eine Entleerung von kortikalen Granula (**Rindengranula**) und eine Aktivierung. Die kortikalen Granula enthalten Enzyme, die die Glykoproteine der Zona pellucida verändern, sodass keine weiteren Spermien in die Zona pellucida eindringen können (**Zona-Reaktion**, Polyspermieblock). Die Eizelle beendet ihre zweite Reifeteilung (mit Abschnürung eines 2. Polkörperchens), es bildet sich der weibliche Vorkern (mit Hülle). Vom in die Eizelle aufgenommenen Spermium sind nur der Kern, der seine Hülle beim Eindringen verloren hat, und das proximale Zentriol von Bedeutung. Die übrigen Bestandteile des Spermiums werden abgebaut. Der stark kondensierte Spermienkern nimmt nun durch Dekondensation an Größe erheblich zu, bekommt (von der Eizelle) eine Hülle und wird zum männlichen Vorkern.

In beiden Vorkernen wird die DNA verdoppelt, die Kernhüllen lösen sich auf und aus dem proximalen Zentriol des Spermiums bildet sich eine Mitosespindel. Die jetzt entstandene diploide Zygote ist teilungsbereit. Das **chromosomale Geschlecht** ist bei der Befruchtung festgelegt: Enthält der haploide Chromosomensatz des Spermiums ein X-Chromosom, so entsteht eine „weibliche Zygote", im Falle eines Y-Chromosoms eine männliche.

Tabelle 1.2 Wachstumsfaktoren

Familie	Vertreter (Beispiele)	Funktionen (Beispiele)	Rezeptoren
Fibroblast growth factors, FGFs	FGF1 - FGF10	Wachstum der Extremitäten, Lungenentwicklung	Tyrosin-Kinase-Aktivität*
Transforming growth factors β, TGFβs	Aktivin, Nodal, Bone morphometic proteins (BMPs)	Wachstumsfaktor für Epithelzellen, Sekretion von Komponenten des Extrazellularraums	Serin-Kinase-Aktivität

* intrazellulärer Signaltransduktionsweg: Aktivierung von Ras → Aktivierung der MAP-Kinase → Aktivierung von mitogenen Transkriptionsfaktoren (z. B. Fos).

1.3.2 Furchung

Während der Wanderung durch die Tube zum Uterus beginnt sich die Zygote zu teilen. Die Teilungen werden **Furchungsteilungen** genannt. Die entstehenden Zellen heißen Blastomere. Zunächst entstehen zwei Blastomere, dann folgen das 4-, 8- und 16-Zellstadium. Im 16-Zellstadium hat der Keim ein maulbeerartiges Aussehen und heißt **Morula**. Die Morula ist zum Schutz vor vorzeitiger Implantation in der Tube immer noch von der Zona pellucida umgeben. Sie ist also nicht größer als die ovulierte Eizelle (**Abb. 1.1**).

> **Merke**
>
> Die Blastomeren werden bei jeder Teilung kleiner.

1.3.3 Blastozyste

Die Blastomeren bis zum 8-Zellstadium sind totipotent. Im Morulastadium liegen die Zellen dicht beieinander und es deutet sich bereits an, dass die äußere Zellschicht sich von der inneren Zellmasse unterscheidet. Im nachfolgenden **Blastozysten**stadium bildet sich ein flüssigkeitsgefüllter Hohlraum (**Blastozystenhöhle**) aus. An der Blastozyste ist die äußere Zellschicht als **Trophoblast** deutlich von der inneren Zellmasse (**Embryoblast**) unterscheidbar. Letztere liegen auf einer Seite der Blastozyste und bilden den gesamten Embryo. Aus dem Trophoblasten gehen Anteile der Plazenta und der Eihäute hervor.

1.3.4 Implantation

Die Blastozyste ist im Uterus angekommen und „schlüpft" jetzt (ca. am 5. Tag nach der Befruchtung) aus der Zona pellucida. Am 5. oder 6. Tag heftet sich die Blastozyste mit ihrem embryonalen Pol an das Endometrium und dringt mit Trophoblastzellen in das Endometrium ein. Dabei gliedern sich die Trophoblastzellen jetzt in **Synzytiotrophoblast**, der an das mütterliche Gewebe grenzt, und darunter **Zytotrophoblast**. Letzterer liefert durch Proliferation und Fusion seiner Zellen mit dem Synzytiotrophoblast ständig Nachschub für den Synzytiotrophoblasten. Wachstum und Ausbreitung des Trophoblasten erfolgen wesentlich schneller als beim Embryoblasten; damit wird die Ernährung der Embryonalanlage sichergestellt.

Der Synzytiotrophoblast durchbricht das Epithel des Endometriums und dringt weit in das Bindegewebe ein, sodass sich schließlich das Epithel über dem Keim wieder schließt (**Interstitielle Implantation**).

> **Merke**
>
> Der Keim verliert „seine" Zona pellucida im Stadium der Blastozyste. Nach abgeschlossener Implantation befindet sich die Blastozyste in der Zona compacta des Endometriums.

Nach der Implantation (Nidation) darf es nicht zu einer Menstruationsblutung kommen. Deshalb bildet der Synzytiotrophoblast das Proteohormon **hCG** (humanes Choriongonadotrophin), das an LH-Rezeptoren des Corpus luteum bindet. Dieser wird dadurch zum Corpus luteum graviditatis, der weiterhin Progesteron produziert und so die Menstruation verhindert.

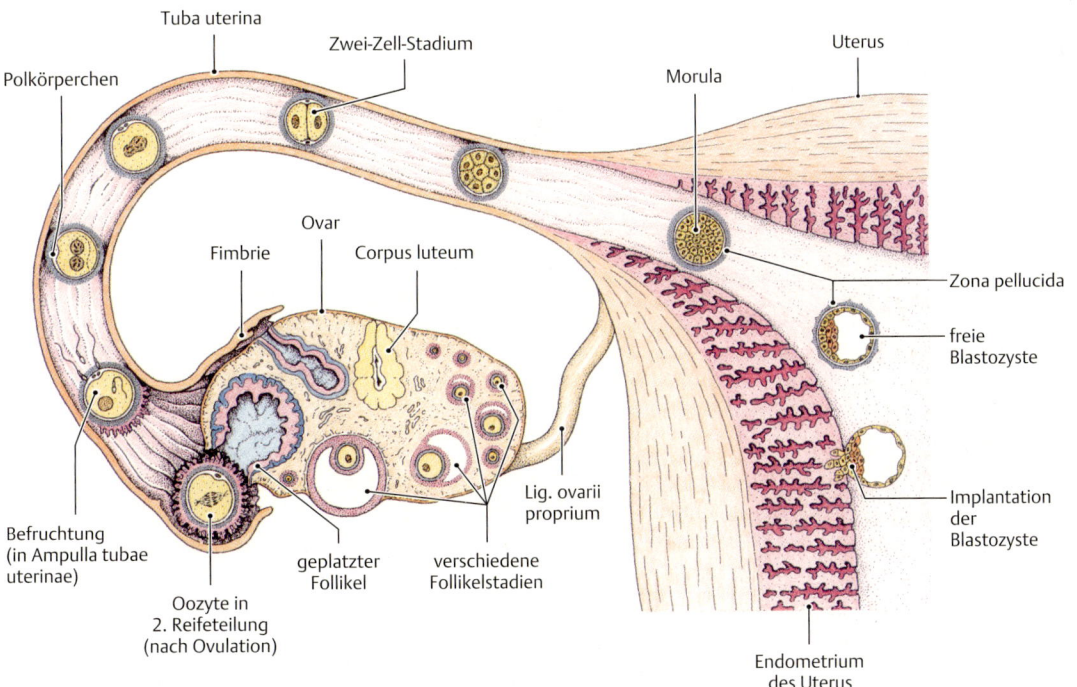

Abb. 1.1 Eisprung, Befruchtung, Furchung, Tubenwanderung und Implantation.

Biologie · Histologie · Anatomie · Chemie · Biochemie · Physik · Physiologie · Psych./Soz.

Nach der Implantation kann hCG im Urin der Mutter nachgewiesen werden (Schwangerschaftstest!).

 Merke Erhalt und Aktivität des Corpus luteum graviditatis werden durch hCG stimuliert.

Pathologische Einnistungen. Die Implantation findet normalerweise in der vorderen oder hinteren Wand des Corpus uteri statt. Pathologische Einnistungsorte der Blastozyste können sein:
- Cervix uteri: führt zur Placenta praevia (Blutungen in der 2. Schwangerschaftshälfte)
- Isthmus der Tuba uterina: hat eine Ruptur der Tube zur Folge
- Ampulla der Tuba uterina: anfangs ist hier ausreichend Platz, später kommt es zur Ablösung des Trophoblasten und zur Abstoßung des Keims in die Bauchhöhle
- Bauchhöhle (Peritoneum): S. 304 (Douglas-Raum)
- Ovar.

Klinik

Spontanabort. Ein Spontanabort (vorzeitige Beendigung der Schwangerschaft) kann unterschiedliche Ursachen haben, z.B. Uterusfehlbildungen, Uterustumoren, aufsteigende Infektionen oder Corpus-luteum-Insuffizienz.

1.4 Plazentation

1.4.1 Ausbildung des uteroplazentaren Kreislaufs

Ab dem 10. Tag entstehen bei dem bis dahin kompakten Synzytiotrophoblasten **Lakunen**, die zu einem Labyrinth

verschmelzen. Gleichzeitig eröffnet der Synzytiotrophoblast mütterliche Gefäße, sodass das Labyrinth sich mit mütterlichem Blut füllt. Der Synzytiotrophoblast ist nun in Form von Trabekeln (Pfeilern) im Labyrinth angeordnet. In diese Trabekel dringen Zytotrophoblastzellen ein; so entstehen **Primärzotten** (Villi). Letztere ragen in das Labyrinth, das jetzt intervillöser Raum heißt. Dann wächst extraembryonales Mesoderm in das Innere der Zotten; so entstehen **Sekundärzotten**. Schließlich (ab Ende der 3. Woche) bilden sich im Mesenchym (aus dem Mesoderm) Blutgefäße; die Villi heißen nun **Tertiärzotten** (Chorionzotten, vgl. S. 141).

Zunächst bilden sich auf der gesamten Chorionoberfläche Chorionzotten aus. Jedoch nur die Zotten am embryonalen Pol wachsen und verzweigen sich weiter. Dort entsteht das **Chorion frondosum.** Die übrigen Zotten bilden sich zurück (**Chorion laeve**).

 Merke Der Körper des Embryos im Alter von 7 bis 8 Wochen wird umgeben von (vom Embryo aus gesehen): Amnion – Chorion – Dezidua.

1.4.2 Form, Feinbau und Funktion der reifen Plazenta

Die reife Plazenta (Durchmesser ca. 20 cm, 350-700 g) hat die Form einer dicken Scheibe (3–4 cm dick) mit zwei Platten (Basal- und Chorionplatte) und dazwischenliegenden **Zottenbäumen** mit dem **intervillösen Raum** (**Abb. 1.2**).

Die Zytotrophoblastzellen der Zotten dringen in die Dezidua ein und breiten sich hier flächenhaft aus. So entsteht die **Zytotrophoblastschale** (maternofetale Durchdringungszone). Dezidua, Zytotrophoblastschale und der anliegende Synzytiotrophoblast bilden die **Basalplatte**. Von

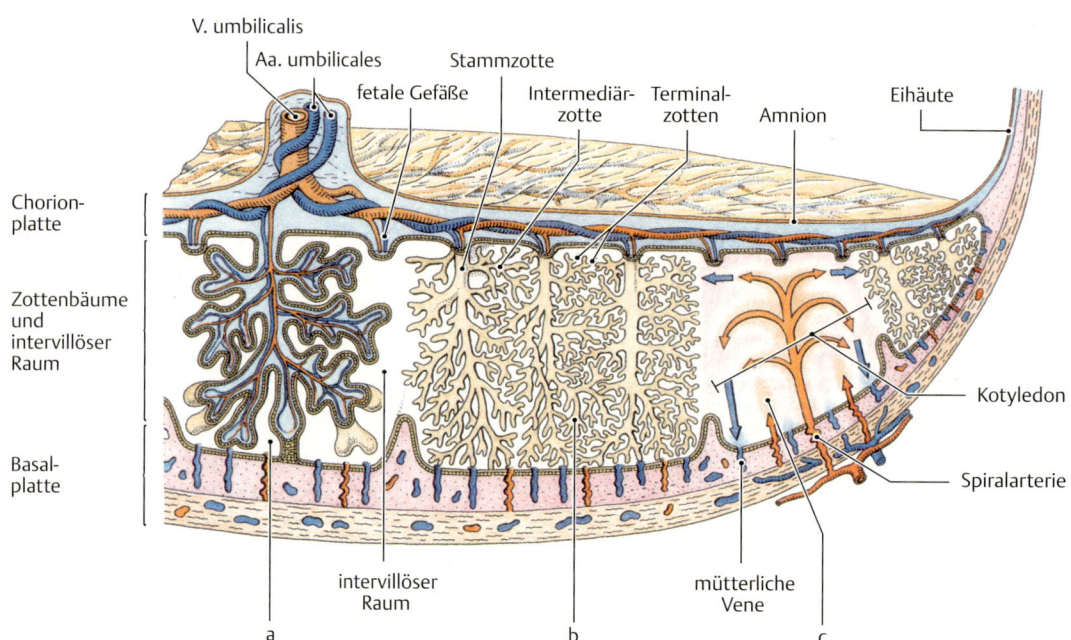

Abb. 1.2 Aufbau der Plazenta. a junge Plazenta (ca. 4. Woche). **b** reife Plazenta (ab 4. Monat). **c** Aufbau eines Kotyledon.

der Basalplatte ragen an einigen Stellen Plazentasepten in den intervillösen Raum, die diesen in 10–40 becherförmige Areale (Kotyledone, **Abb. 1.2**) unterteilen.

Die **Chorionplatte** (zwischen intervillösem Raum und Amnionhöhle) besteht aus: Amnionepithel, Chorion-Bindegewebe, Zytotrophoblastzellen und Synzytiotrophoblast (zum intervillösen Raum). Im Chorion-Bindegewebe verzweigen sich die Nabelschnurgefäße und geben Äste in die Zotten ab.

Die **Dezidua**, die an das Chorion frondosum grenzt und damit an der Bildung der Basalplatte beteiligt ist, heißt Dezidua basalis. Die Dezidua, die über dem Keim liegt (zum Uteruslumen hin) und das Chorion laeve berührt, ist die Dezidua capsularis. Die übrige Dezidua der Uterushöhle außerhalb des Implantationsortes, wird als Dezidua parietalis bezeichnet.

Von der Chorionplatte gehen die Zottenbäume ab. An letzteren unterscheidet man: Stammzotten, Intermediärzotten und Terminalzotten (mit Kapillaren) (**Abb. 1.3**). Im Bereich der **Terminalzotten** erfolgt der Transport von Gasen (O_2/CO_2), Wasser und bestimmten Molekülen zwischen fetalem Blut in den Kapillaren und mütterlichem Blut im intervillösen Raum. Durch kleine Defekte in den Zottenkapillaren kann ein Übertritt von fetalen Blutzellen in das mütterliche Blut erfolgen.

Plazentaschranke. Der Stoffaustausch zwischen mütterlichem und fetalem Blut erfolgt über die Plazentaschranke. Diese besteht aus:
– Synzytiotrophoblast
– Zytotrophoblast
– Basallamina des Trophoblasten
– Zottenbindegewebe (mit Hofbauer-Zellen = Makrophagen)
– Basallamina des Endothels
– Kapillarendothel.
Etwa ab dem 4. Monat nimmt die Dichte der Terminalzotten erheblich zu; die überwiegende Zahl der Zytotro-

phoblastzellen an der Plazentaschranke verschmilzt mit dem Synzytiotrophoblasten und der Zytotrophoblast verschwindet größtenteils (Überbleibsel: Langhanszellen). Die Kapillaren liegen jetzt dicht unter dem Synzytiotrophoblasten. Die Plazentaschranke besteht dann nur aus drei Schichten, was einen besseren Stoffaustausch garantiert:
– Synzytiotrophoblast mit Mikrovilli (!)
– verschmolzene Basalmembranen
– Endothel der Kapillaren.

> **Merke** Die Plazentaschranke trennt den mütterlichen und kindlichen Kreislauf.

Fibrinoid. An verschiedenen Stellen besonders der reifen Plazenta finden sich homogene (eosinophile) Ablagerungen von Extrazellulärmaterial (Fibrinoid): Langhans-Fibrinoid an der Chorionplatte, Rohr-Fibrinoid an der Basalplatte, Nitabuch-Fibrinoid zwischen Zytotrophoblastschale und Dezidua, Fibrinoid an der Oberfläche von Zotten. Das Fibrinoid dient der Stabilisierung und Defektbedeckung (an Stellen, wo Synzytiotrophoblast zugrunde geht).

Funktionen der Plazenta. Der Gas- und Stoffaustausch erfolgt über Diffusion (Gase), aktiven Transport (über membranständige Transporter, z. B. Glucose und Aminosäuren), Transzytose (z. B. Antikörper: IgG). Zellkontakte haben für die Barrierefunktion keine Bedeutung.

Der Synzytiotrophoblast bildet **hCG**, **Progesteron** und **Östrogen** (Plazenta als endokrines Organ).

> **Klinik**
>
> **Akute Plazentainsuffizienz.** Durch Plazentainfarkte oder vorzeitige Plazentalösung kann es innerhalb von Minuten bis Stunden durch akute Plazentainsuffizienz zum Sterben des Fetus kommen.

1.4.3 Ablösung der Plazenta, Nabelschnur und Eihäute

Plazentaablösung. Während der Nachgeburtsperiode führen Wehen zur Verkleinerung der uterinen Plazentahaftfläche (Abscherkräfte). Gleichzeitig entwickelt sich durch Einblutung aus uterinen Gefäßen ein **retroplazentäres Hämatom**. So kommt es zur Ablösung der Plazenta.

An der geborenen Plazenta lassen sich eine von Amnion bedeckte fetale Seite und eine von Dezidua basalis bedeckte maternale Seite unterscheiden. Auf der maternalen Seite ist die Kotyledonenstruktur erkennbar.

Nabelschnur. Die Nabelschnur (Verbindung zwischen Embryo/Fetus und Plazenta) entsteht durch
– Zusammenlagerung von Haftstil (mit Allantoisgang), Dottergang und einem Rest des extraembryonalen Zöloms (S. 140)

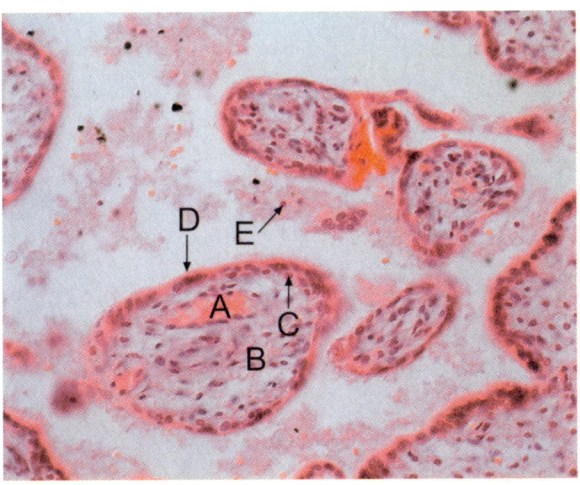

Abb. 1.3 Anschnitte von Plazentazotten = Tertiärzotten, ca. 30. Woche. A fetale Kapillare, **B** Zottenstroma, **C** Zytotrophoblast, **D** Synzytiotrophoblast, **E** = intervillöser Raum mit mütterlichen Blutzellen.

– Gefäßbildung (Nabelgefäße) im extraembryonalen Mesoderm des Haftstiels

– Umhüllung mit Amnionepithel (bei der Ausdehnung der Amnionhöhle).

Die reife Nabelschnur (ca. 50 cm lang) enthält als Grundgewebe gallertiges Bindegewebe (verleiht prallelastische Konsistenz), in dem zwei Aa. umbilicales und eine V. umbilicalis eingelagert sind. Normalerweise setzt sie zentral an der Plazenta an. In ca. 20% der Fälle zeigt sie einen exzentrischen oder marginalen Ansatz (Insertio marginalis). Von einer Insertio velamentosa spricht man, wenn sie an den Eihäuten befestigt ist.

Im 3. Monat wachsen die Darmschlingen so stark, dass die Leibeshöhle vorübergehend zu klein ist. Deshalb werden einige Darmschlingen in das extraembryonale Zölom hinausgedrängt (**physiologischer Nabelbruch**, vgl. S. 293). Diese Darmschlingen werden am Ende des 3. Monats wieder zurückverlagert.

> **Merke**
>
> Beim physiologischen Nabelbruch liegen die Darmschlingen im Nabelzölom (= extraembryonales Zölom).

Eihäute. Die Eihäute bestehen aus Amnion, Chorion laeve und Anteilen der Dezidua (mit Zytotrophoblastzellen). Sie befestigen sich am Rand der Plazenta.

> **Klinik**
>
> **Nachgeburtsblutungen (postpartale Blutungen).** Postpartale Blutungen von mehr als 500 ml können zu lebensbedrohlichen Komplikationen führen. Ursachen solcher Blutungen können Lösungsstörungen der Plazenta, Kontraktionsschwäche des Myometriums (Atonie) oder Verletzungen des weichen Geburtskanals sein.

1.5 Frühentwicklung

1.5.1 Entwicklung der Keimscheibe

Während der Implantation entwickelt sich der Embryoblast zur zweiblättrigen Keimscheibe, die aus Epiblast (Schicht hochprismatischer Zellen) und Hypoblast (Schicht flacher Zellen) besteht. Der Hypoblast liegt der Blastozystenhöhle zugewandt. Zwischen Epiblast und Zytotrophoblast bildet sich ein Spaltraum, die **primäre Amnionhöhle**. Zeitgleich entstehen an den Rändern des Epiblasten Amnioblasten, die sich als einschichtiges Amnionepithel auf den Zytotrophoblasten legen (Entstehung der sekundären, **definitiven Amnionhöhle**).

1.5.2 Entwicklung des Dottersacks

Von den Rändern des Hypoblasten wandern Zellen aus, die sich der Innenfläche der Blastozystenhöhle anlegen und dort eine flache Epithelzellschicht (= Heuser-Membran) bilden. Aus der Blastozystenhöhle ist dadurch der **primäre (primitive) Dottersack** geworden (**Abb. 1.4a**).

1.5.3 Extraembryonales Mesoderm und Chorionhöhle

Extraembryonales Mesoderm. Da sich der Trophoblast sehr schnell ausbreitet, entstehen zwischen ihm (außen) und der Amnionhöhle und dem Dottersack (innen) Spalträume (auch entodermales Retikulum genannt). In diese Spalträume breitet sich das **extraembryonale Mesoderm** aus, das aus dem Hypoblasten entsteht. Durch Hohlraumbildung im extraembryonalen Mesoderm entsteht das **extraembryonale Zölom** mit einer inneren Schicht (viscerales Blatt des extraembryonalen Mesoderms), das die Amni-

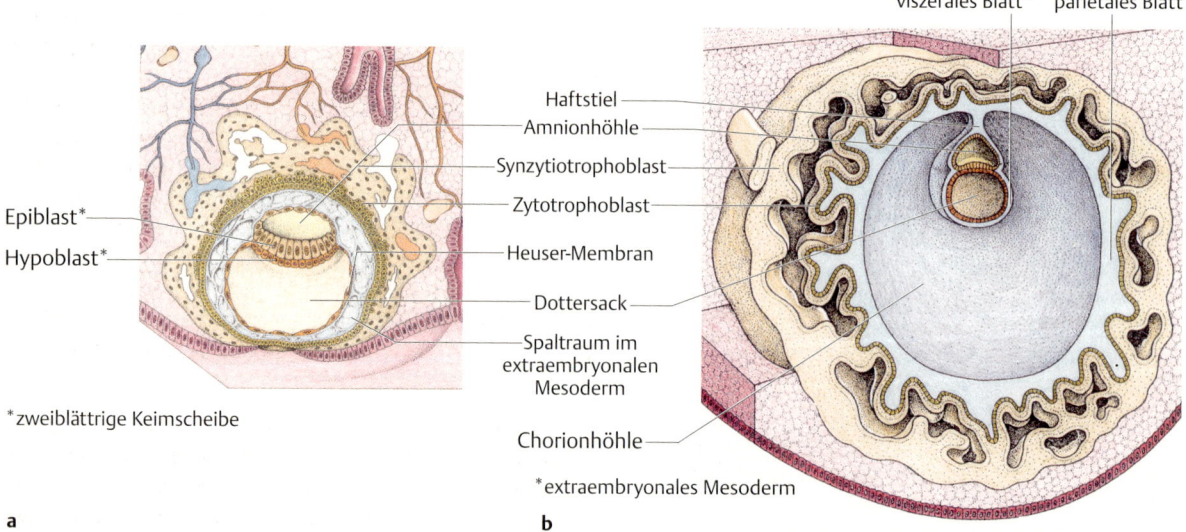

a   **b**

Abb. 1.4 Zweiblättrige Keimscheibe und Entstehung der Chorionhöhle. a Implantierte Blastozyste (12. Tag). In die Spalträume zwischen Amnionhöhle/Dottersack und Zytotrophoblast wandert extraembryonales Mesoderm ein. **b** Im Extraembryonalen Mesoderm entsehen Spalträume, die sich zum extraembryonalen Zölom (Chorionhöhle) verbinden. Parietales Blatt des extraembryonalen Mesoderms, Zytotrophoblast und Synzytiotrophoblast bilden zusammen das Chorion.

onhöhle und den Dottersack umhüllt, und einer äußeren Schicht (parietales Blatt), das dem Trophoblasten anliegt und somit das extraembryonale Zölom auskleidet. Das extraembryonale Zölom entspricht der ursprünglichen Blastozystenhöhle. Zwischen den beiden Blättern des extraembryonalen Mesoderms bleibt eine Verbindung (Brücke) erhalten, der **Haftstiel** (**Abb. 1.4b**).

Chorionhöhle. Das parietale Blatt des extraembryonalen Mesoderms und der anliegende Zyto- und Synzytiotrophoblast bilden zusammen das **Chorion**; daher wird das extraembryonale Zölom auch **Chorionhöhle** genannt. Aus dem parietalen Blatt dringen Zellen in Trophoblasttrabekel ein (Bildung von Chorionzotten/Sekundärzotten, S. 138). Während der Bildung der Chorionhöhle schnürt sich ein Teil des primären Dottersackes ab. Dadurch entsteht der kleinere **sekundäre Dottersack** und abgeschnürte kleine Exozölzysten (die für nur kurze Zeit in der Chorionhöhle liegen).

Im 1. Monat entstehen im extraembryonalen Mesoderm (= Mesenchym) des Dottersackes und der Sekundärzotten Angioblasten, die sich zu einem Endothelschlauch zusammenlagern (Gefäßanlagen). Im Inneren des Schlauchs differenzieren sich Hämozytoblasten zu großen, kernhaltigen Erythrozytenvorstufen (Megaloblasten).

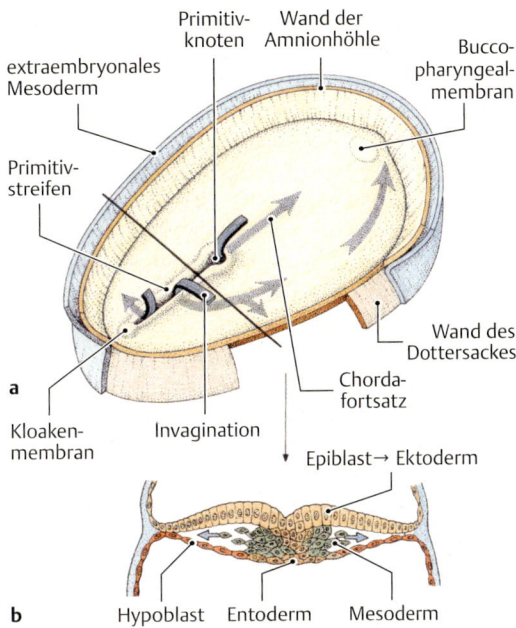

a Auswanderung der Epiblastzellen (Invagination, 16. Tag).
b Querschnitt durch die Keimscheibe.

Abb. 1.5 Bildung und Gliederung des intraembryonalen Mesoderms. a Auswanderung der Epiblastzellen (Invagination, 16. Tag). **b** Querschnitt durch die Keimscheibe.

1.5.4 Bildung und Gliederung des intraembryonalen Mesoderms (Entstehung der dreiblättrigen Keimscheibe)

Die drei Keimblätter

Die Keimscheibe liegt zwischen Amnionhöhle (dorsal) und Dottersack (ventral). Im kaudalen Bereich des Epiblasten entwickelt sich in der Mittellinie eine längliche Verdickung, der **Primitivstreifen**, der am kranialen Ende zum **Primitivknoten** verdickt ist. Im Primitivstreifen entsteht eine längliche Primitivrinne, im Primitivknoten eine rundliche **Primitivgrube**. In der **Primitivrinne** wandern Epiblastzellen in die Tiefe (**Invagination**) und verteilen sich flächenhaft zwischen Epiblast und Hypoblast (**Abb. 1.5a**). So entsteht das mittlere Keimblatt, das intraembryonale **Mesoderm** (im Folgenden kurz „Mesoderm"). Am Rand der Keimscheibe berührt das Mesoderm das extraembryonale Mesoderm.

Die von der Primitivgrube auswandernden Zellen folgen zwei anderen Wegen. Zum einen bilden sie einen nach kranial in der Medianen ausgerichteten Strang (Chordafortsatz), aus dem dann ein Rohr, die **Chorda dorsalis** ent-

steht. Andere Zellen aus der Primitivgrube verdrängen den Hypoblasten und bilden das innere Keimblatt, das **Entoderm**. Die nicht auswandernden Zellen werden zum Ektoderm.

Insgesamt entstehen in der dritten Woche die drei definierten Keimblätter (Ektoderm, Mesoderm und Entoderm) aus dem Epiblasten (**Abb. 1.5b**). Dieser Prozess heißt **Gastrulation**.

Während der Entwicklung der Chorda dorsalis kann vorübergehend eine Verbindung von Amnionhöhle und Dottersack vorhanden sein, der **Canalis neurentericus** (Axialkanal). Er hat seinen Eingang im Bereich der Primitivgrube und entsteht durch Verschmelzung des Chordafortsatzes mit dem Ektoderm/Hypoblasten.

An zwei Stellen liegen Ektoderm und Entoderm direkt (ohne Mesoderm) aneinander; diese Bezirke sind: die Buccopharyngealmembran, auch Prächordalplatte (Rachenmembran, kranial von der Chorda dorsalis) und die Kloakenmembran (kaudal vom Primitivstreifen).

Intraembryonales Mesoderm („Mesoderm")

Das (intraembryonale) Mesoderm gliedert sich in der Folge in paraxiales, intermediäres und Seitenplattenmesoderm.

Paraxiales Mesoderm. Das paraxiale Mesoderm liegt als strangförmige Verdichtung von Mesodermzellen beidseits der Chorda dorsalis. Aus ihm entstehen die Wirbelkörper und Wirbelbögen (Skelett der Wirbelsäule), Rippen, autochthone Rückenmuskulatur, Myoblasten der Extremitätenanlagen, Bindegewebe der Haut, Material der Disci intervertebrales.

Biologie
Histologie
Anatomie
Chemie
Biochemie
Physik
Physiologie
Psych./Soz.

Am Ende der dritten Woche wandelt sich das paraxiale Mesoderm in rundliche Gebilde (**Somiten**) um. Die insgesamt 42–44 Somitenpaare (4 okzipitale, 8 zervikale, 12 thorakale, 5 lumbale, 5 sakrale und 8–10 kokzygeale) bedingen die segmentale Gliederung des Körpers (Metamerie) (**Abb. 1.6**). Ab der vierten Woche wandeln die Somiten (Ursegmente) sich um in: **Sklerotom** und Dermatomyotom (**Dermatom + Myotom**). Die Sklerotomzellen bilden die Anlage der Wirbel, die Dermatomzellen das Bindegewebe der Haut. Das Myotom untergliedert sich in Epimer (dorsal, → autochthone Rückenmuskulatur) und Hypomer (ventral, → Muskeln der vorderen und seitlichen Rumpfwand sowie der Extremitäten).

Intermediäres Mesoderm. Das intermediäre Mesoderm (zwischen paraxialem und Seitenplattenmesoderm) bildet die Anlagen der Harnorgane (Nephrotome, nephrogener Strang).

Seitenplattenmesoderm. Im (lateralen) Seitenplattenmesoderm treten bald Spalten auf, die zum **intraembryonalen Zölom** (= Leibeshöhle) fusionieren. Dadurch wird das Seitenplattenmesoderm in zwei Blätter gegliedert:
– parietales Mesoderm (**parietales Blatt** des Mesoderms, **Somatopleura**, dem Ektoderm anliegend). Aus ihm entsteht das Bindegewebe der vorderen und seitlichen Rumpfwand.
– viszerales Mesoderm (**viszerales Blatt** des Mesoderms, **Splanchnopleura**, dem Entoderm anliegend). Aus ihm entwickeln sich Bindegewebe und glatte Muskulatur der Eingeweide.

 Merke Entodermalen Ursprungs ist das Epithel von Trachea, Lunge, Ösophagus, Magen-Darm-Trakt, Leber, Pankreas, Gallenblase.

1.5.5 Anlage des Nervensystems

Aus dem Ektoderm gehen das **Oberflächenektoderm** und das **Neuroektoderm** hervor. Aus dem Oberflächenektoderm entstehen das Epithel von Haut und Hautanhangsgebilden, aus dem Neuroektoderm das ZNS und die Derivate der Neuralleiste.
Plakoden sind Verdickungen im Ektoderm. Sie sind für die Entwicklung von Sinnesorganen wichtig.

Neurulation. Ab der dritten Woche entsteht im mittleren Abschnitt des Ektoderms das Neuroektoderm in Form der Neuralplatte. Diese Entwicklung wird durch die darunter gelegene Chorda dorsalis (die u. a. die Polypeptide Noggin und Chordin sezerniert) induziert. Durch Proliferationsvorgänge senkt sich der mittlere Teil der Neuralplatte in die Tiefe. Es entsteht die Neuralrinne mit den beidseits gelegenen Neuralfalten (Neuralwülste). Die Neuralrinne schließt sich ausgehend von der Höhe des 4. Somiten nach kranial und kaudal zum **Neuralrohr** (**Abb. 1.6**).
Das Neuralrohr besitzt oben einen **Neuroporus cranialis** (Verschluss am 24. oder 25. Tag), unten einen **Neuroporus caudalis** (Verschluss am 26. oder 27. Tag).

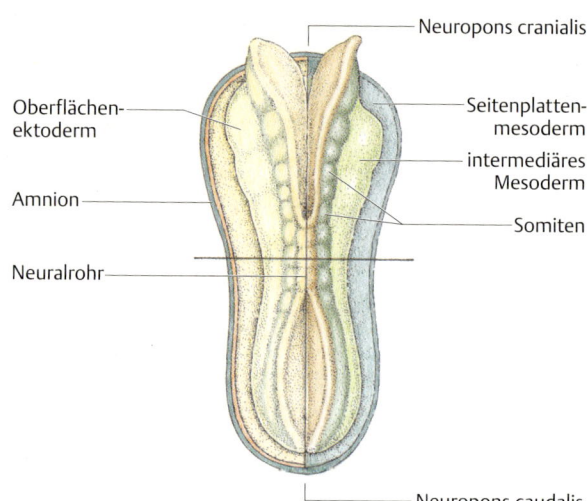

Oberflächen-ektoderm

Amnion

Neuralrohr

Neuropons cranialis

Seitenplatten-mesoderm

intermediäres Mesoderm

Somiten

Neuropons caudalis

Abb. 1.6 Neurulation. Schluss der Neuralrinne in der 4. Woche.

Aus dem kaudalen Teil des Neuralrohres entsteht das Rückenmark, aus dem kranialen das Gehirn.

Merke **Neurulation** = Bildung der Neuralwülste und ihr Zusammenschluss zum Neuralrohr.

Neuralleiste. Aus der Übergangszone zwischen Neuralplatte und Oberflächenektoderm geht die Neuralleiste hervor. Die Neuralleistenzellen (in Nachbarschaft von Neuralrohr und Somiten) wandern dann an verschiedene Stellen des Körpers; aus ihnen gehen hervor:
– Spinalganglienzellen
– Melanoblasten (→ Melanozyten der Haut)
– Nebennierenmarkzellen
– Neurone der vegetativen (z. B. prävertebralen) Ganglien (Sympathikoblasten → postganglionäre sympathische Neurone)
– Neurone der Hirnnervenganglien V, VII, IX, X
– Schwann-Zellen
– Mantelzellen
– Kopfmesektoderm (→ Knochen und Muskeln des Schädels, Kiemenbogenknorpel).

1.5.6 Abfaltung der Embryonalanlage in der vierten Woche

Durch unterschiedlich starkes Wachstum in verschiedene Richtungen beginnt der Embryo ab der 4. Woche sich zu krümmen. Es finden Krümmungen (Abfaltungen) in zwei Ebenen statt: kraniokaudale und laterale Abfaltung (**Abb. 1.7**). Durch die Abfaltungen geht die Verbindung zwischen intra- und extraembryonalem Zölom verloren; zudem bedingen sie die Ausweitung der Amnionhöhle.

Kraniokaudale Abfaltung. Bei der kraniokaudalen Abfaltung (bedingt u. a. durch starkes Wachstum des Neuralrohres) entstehen:
– Kopffalte und Schwanzfalte

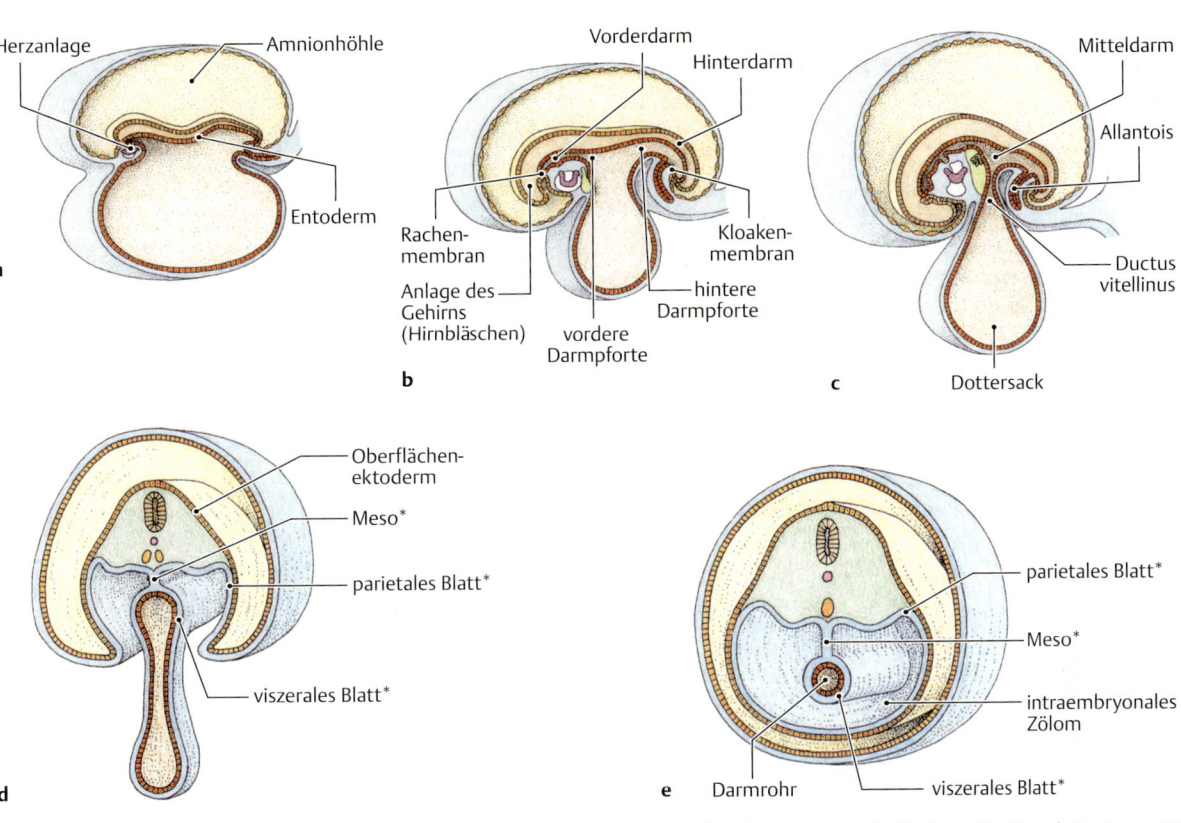

Abb. 1.7 Kraniokaudale (a, b, c) und laterale (d, e) Abfaltung der Embryonalanlage. a 23. Tag, **b** 26. Tag, **c** 30. Tag, **d** 25. Tag, **e** 28. Tag. *Mesoderm

– Einbeziehung eines großen Teils der Dottersackwand in den Embryonalkörper
– Vorderdarm (mit vorderer Darmpforte)
– Hinterdarm (mit hinterer Darmpforte).

Der Mitteldarm (zwischen Vorder- und Hinterdarm) steht über den weiten **Ductus vitellinus** (Dottergang, Ductus omphaloentericus) mit dem Dottersack in Verbindung. In der Folge wird der Ductus vitellinus rasch enger und obliteriert schließlich.

Der Vorderdarm wird durch die Rachenmembran vom **Stomatodeum** (Mundbucht, ektodermal!) getrennt. Die Membran reißt wenig später. In ähnlicher Weise wird der Hinterdarm durch die Kloakenmembran (S. 141) von der Afterbucht (**Proktodeum**) getrennt.

Klinik

Durch mangelnde Rückbildung des Ductus vitellinus entsteht zwischen Nabel und Darm eine **Fistel**.

Laterale Abfaltung. Bei der lateralen Abfaltung wachsen von den seitlichen Rändern der Keimscheibe das parietale Blatt des Mesoderms und das Oberflächenmesoderm nach ventral und vereinigen sich hier. Dadurch entstehen die linke und rechte Leibeswand. Im Inneren wachsen auch das Entoderm und das viszerale Blatt des Mesoderms aufeinander zu. Dadurch kommt es zum Darmrohrverschluss. Am 16. Tag entsteht aus dem kaudalen Entoderm eine

Aussackung, die in den Haftstiel eindringt, die **Allantois**. Sie steht später mit der Harnblase in Verbindung, bildet sich aber bald zum Urachus zurück. Von letzterem bleibt eine Falte von der Harnblase zum Nabel (Plica umbilicalis mediana) erhalten. Eine ausbleibende Rückbildung des Urachus kann zu einer **Urachusfistel** (röhrenförmige Verbindung zwischen Nabel und Harnblase) führen, was zu einem Flüssigkeitsaustritt aus dem Nabel führen kann.

Merke Mit den Abfaltungen beginnt die Trennung der intraembryonalen Darmanlage vom Dottersack, die Bildung des Nabels sowie der Nabelschnur und der Deszensus des Herzens.

1.6 Organogenese und Ausbildung der äußeren Körperform

1.6.1 Stadieneinteilung, Alters- und Längenangaben

Die **Embryonalperiode** dauert bis zur 8. Woche; wobei die 1. bis 3. Woche als Phase der **Frühentwicklung** bezeichnet wird. Ab der 9. Woche beginnt die **Fetalperiode** (bis zur Geburt). In der 3. und 4. Woche kann die größte Länge (GL) des Embryos bestimmt werden. Danach werden zur Größenbestimmung die Scheitel-Steiß-Länge (**SSL**) und Scheitel-Fersen-Länge (**SFL**) genutzt. SSL-Beispiel: 22-23

Biologie · Histologie · Anatomie · Chemie · Biochemie · Physik · Physiologie · Psych./Soz.

cm in 21.-24. Woche. SFL: 3.-5. Lunarmonat (s. u.): Monat^2 = SFL (in cm), ab 6. Lunarmonat - Monat x 5 = SFL (in cm). Die Embryonalperiode kann in 23 **Carnegie-Stadien** eingeteilt werden. Zur Stadieneinteilung werden dabei definierte morphologische Kriterien herangezogen, z. B. Stadium 10: Embryo leicht gebogen, Neuralrohr oben und unten offen, 4–12 Somiten, 2,0–3,5 mm GL, 22.–23. Tag.

In der 5. bis 8. Woche nimmt der Embryo menschliche Gestalt an, die Organsysteme werden angelegt. In der Fetalperiode erfolgt ein starkes Längenwachstum (und eine erhebliche Gewichtszunahme). Die Proportionen von Kopf, Rumpf und Extremitäten ändern sich in der Fetalperiode (heterochrones Wachstum: z. B. Kopf im 3. Monat etwa die Hälfte der SSL, kurz vor der Geburt nur noch ein Viertel der SFL).

Menstruationsalter. Das Menstruationsalter wird in **Schwangerschaftswochen** vom 1. Tag der letzten (stattgehabten) Regel gerechnet. Die Schwangerschaft dauert dann 280 Tage = 40 Wochen = 10 Lunarmonate (à 28 Tage).

Ovulationsalter. Das Ovulationsalter wird in Entwicklungswochen ab dem Zeitpunkt der Ovulation/Befruchtung errechnet: 280 - 14 = 266 Tage = 38 Wochen.

> **Merke**
>
> Menstruationsalter: gerechnet ab der letzten Regel: 280 Tage = 40 Wochen = 10 Lunarmonate.
>
> Ovulationsalter: gerechnet ab dem Zeitpunkt der Ovulation: 280 - 14 = 266 Tage = 38 Wochen.

1.6.2 Entwicklung des Embryos/Fetus

Zu Beginn der Fetalperiode weitet sich die Amnionhöhle auf Kosten der Chorionhöhle aus; letztere obliteriert dadurch (**Abb. 1.8**). Später obliteriert auch das Uteruslumen durch zunehmende Ausdehnung der Amnionhöhle durch

das Wachstum des Fetus (→ Verschmelzung von Dezidua capsularis und Dezidua parietalis).

Weiteres siehe spezielle Anatomie in den einzelnen Kapiteln ab S. 156.

1.6.3 Reifezeichen

Reifezeichen des Neugeborenen: SFL: 50 cm, 3000-3500 g, 35 cm Kopfumfang, Haut blass-rosa, Nagelränder überragen Finger- und Zehenkuppen, Hoden im Skrotalsack – große Schamlippen bedecken die kleinen, Fußsohlenfalten, Vernix caseosa (Käseschmiere auf der Haut), wenig Lanugobehaarung. Die proximale Tibia- und distale Femurepiphyse haben einen (röntgenologisch sichtbaren) Knochenkern. Die Knochenkerne in den übrigen Epiphysen entwickeln sich postnatal zu definierten Zeitpunkten (z. B. distale Tibiaepiphyse 2. Jahr, distale Ulnaepiphyse 5. bis 7. Jahr).

1.7 Mehrlingsbildung, Mehrfachbildung, Fehlbildung

1.7.1 Zwillinge, Mehrlinge

Zwillinge kommen mit einer Häufigkeit von 1:80[1] vor (Drillinge mit 1: 80[2], Vierlinge 1: 80[3]). Die perinatale Sterblichkeit von Zwillingen ist bis zu fünfmal höher als bei Einlingen. Etwa 25 % der Zwillinge sind eineiig, der Rest zweieiig.

Zweieiige Zwillinge entstehen bei zweifacher Ovulation oder bei Ovulation eines Follikels mit zwei Eizellen. Die Implantationen erfolgen getrennt. Die Plazenten können jedoch später verschmelzen (Vortäuschung einer Eineiigkeit).

Eineiige Zwillinge können in verschiedenen Stadien entstehen. Sie können durch Trennung der ersten Blastome-

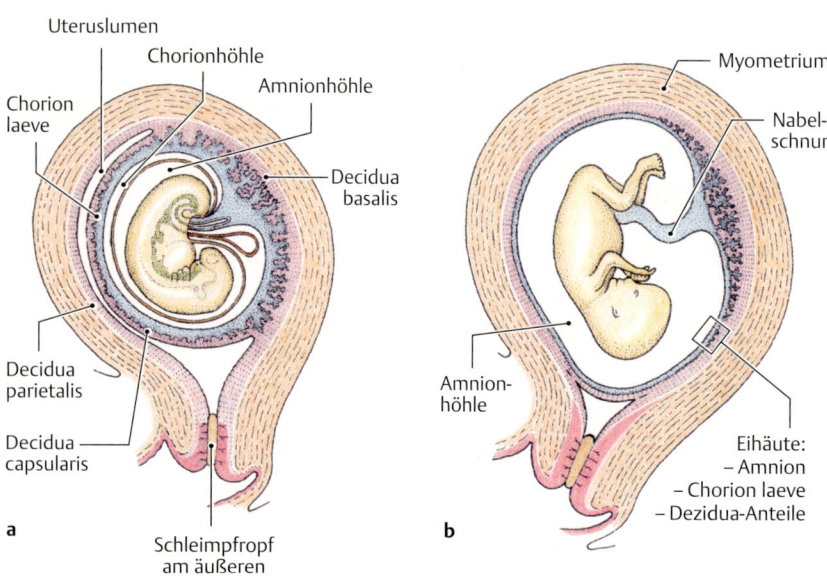

Abb. 1.8 Ausdehnung der Amnionhöhle mit Obliteration von Chorionhöhle und Uteruslumen. a 2. Monat, **b** 4. Monat.

Uteruslumen

Chorionhöhle

Amnionhöhle

Chorion laeve

Decidua basalis

Decidua parietalis

Decidua capsularis

Schleimpfropf am äußeren Muttermund

a

Myometrium

Nabelschnur

Amnionhöhle

Eihäute:
– Amnion
– Chorion laeve
– Dezidua-Anteile

b

ren nach der Furchungsteilung, durch Bildung zweier „innerer Zellmassen" in einer Blastozyste oder durch Bildung von zwei Axialsystemen in einer Keimscheibe entstehen. Findet eine Trennung im Stadium der Blastomeren oder der Morula statt, entwickeln sich zwei vollständig getrennte Blastozysten (Plazenta und Eihäute getrennt). Bei einer Trennung des Embryoblasten innerhalb der Blastozyste (vor Ausbildung der Amnionhöhle) entstehen zwei Embryonen mit getrennter Amnionhöhle, aber gemeinsamer Chorionhöhle und gemeinsamer Plazenta (**monochorial** und **diamnial**). Teilt sich die zweiblättrige Keimscheibe nach Ausbildung der Amnionhöhle, entwickeln sich zwei Embryonen mit gemeinsamer Amnionhöhle, gemeinsamer Chorionhöhle und gemeinsamer Plazenta) (**monochorial** und **monoamnial**).

> **Merke** Monochoriale, diamnotische Zwillinge entstehen, wenn sich der Embryoblast teilt und zwei Embryonen ausbildet.

Klinik

Mehrlingsschwangerschaft. Eine Mehrlingsschwangerschaft bedeutet für die Mutter eine erhöhte Belastung von Herz und Atmung. Meist endet die Schwangerschaft vorzeitig mit einer Frühgeburt. Es besteht ferner die Gefahr einer intrauterinen Wachstumsretardierung (Plazentainsuffizienz) und von Komplikationen bei der Geburt (z.B. Lageanomalien).

1.7.2 Mehrfachbildungen (Doppelfehlbildungen)

Diese Mehrfachbildungen entstehen bei eineiigen Zwillingen durch unvollständige Trennung der Individuen. Bei den kompletten symmetrischen Mehrfachbildungen (Siamesische Zwillinge, **Pagi**) werden je nach Lage der Verwachsungsstellen u.a. unterschieden: Kraniopagus (Verbindung im Kopfbereich), Thorakopagus (Verbindung Brustkorb).

Bei einem Dizephalus (Individuum mit zwei Köpfen) liegt eine Spaltung nur im Kopfbereich vor.

1.7.3 Fehlbildungen (Teratologie)

Fehlbildungen können durch endogene Faktoren (z.B. Chromosomenanomalien) oder durch exogene Faktoren (z.B. Medikamente, Alkohol, Chemikalien) verursacht sein.

Endogen bedingte Missbildungen

Siehe **Tabelle 1.3**.

Exogen verursachte Missbildungen

Teratogene (exogene Noxen) können insbesondere während der **sensiblen** (oder kritischen) **Entwicklungsphase** eines Organs schädigend wirken. Diese Phase ist die Periode, in der es durch rasche Zellteilungen zum schnellen Organwachstum kommt; sie ist für jedes Organ unterschiedlich.

Tabelle 1.3 Endogen bedingte Missbildungen

Syndrom	Ursache	Symptome
Down-Syndrom[1]	Trisomie 21	geistige Behinderung, Herzfehler, Vierfingerfurche an Hand, schräge Lidspalte mit Hautfalte
Klinefelter-Syndrom[1]	XXY	kleine Hoden (Sterilität), Vergrößerung der Brustdrüsen, schwach ausgeprägte Pubertät, Lernschwäche
Turner-Syndrom[1]	XO	Hautfalte am Hals, keine Pubertät, Minderwuchs
Cri-du-Chat-Syndrom[2]	Deletion am kurzen Arm von Chromosom 5	katzenartiges Schreien, geistige Retardierung, Herzfehler
Di-George-Syndrom[2]	Mikrodeletion am langen Arm von Chromosom 22	Gaumenspalten, Herzfehler, tiefer sitzende Ohren
Fragiles X-Chromosom-Syndrom[2]	Brüchigkeit am langen Arm vom X-Chromosom	geistige Retardierung
Marfan-Syndrom[3]	autosomal-dominant (Bindegewebserkrankung)	Großwuchs, Spinnenfingrigkeit, Ausweitung der Aorta, Überdehnbarkeit von Haut und Gelenken
Mukoviszidose[3]	autosomal-rezessiv (abnorme Sekretzusammensetzung exokriner Drüsen)	Verdauungsinsuffizienz, Lungenerkrankungen
Hämophilie[3]	X-chromosomal rezessiv (Mangel an Gerinnungsfaktoren)	Blutungsneigung

[1] numerische Chromosomenanomalien: fehlerhafte Verteilung eines Chromosoms
[2] strukturelle Chromosomenanomalien: Chromosomenbrüche mit Verlust von Chromosomenabschnitten (Deletion)
[3] Genmutation: Veränderung der DNA-Nukleotidsequenz eines Gens

Biologie

Histologie

Anatomie

Chemie

Biochemie

Physik

Physiologie

Psych./Soz.

Beispiele für exogen bedingte Fehlbildungen:
- Rötelnvirus: Augenschäden, Innenohrdefekte, Herzfehler
- Antidepressiva: Herz- und ZNS-Fehlbildungen
- Tetrazykline (Antibiotikum): Störungen der Zahn- und Knochenentwicklung
- Alkohol: Reduktion von Größe und Gewicht, geistige Retardierung, motorische Hyperaktivität, verkürzter Nasenrücken, fliehendes Kinn, Gelenkanomalien
- Zigaretten: verringertes Geburtsgewicht, Risiko einer Frühgeburt.

Erkennung von Fehlbildungen

Folgende Techniken können eingesetzt werden:
- Ultraschalluntersuchungen
- Amniozentese (Fruchtwasseruntersuchung)
- Chorionzottenbiopsie.

Bei Neuralrohr- und Bauchwanddefekten ist das α-Fetoprotein im Fruchtwasser erhöht.

Biologie

Histologie

Anatomie

Chemie

Biochemie

Physik

Physiologie

Psych./Soz.

2 Allgemeine Anatomie

Die allgemeine Anatomie dient der Darstellung von Grundbegriffen und Definitionen in der Anatomie. Einleitende Darstellungen erleichtern das spätere Spezifizieren in den einzelnen Kapiteln.

2.1 Allgemeine Anatomie

2.1.1 Gestalt

Die Gliederung des menschlichen Körpers erfolgt in:
– **Stamm** (Kopf [Caput], Hals [Collum], Rumpf [Truncus])
– **Extremitäten** (obere und untere Gliedmaßen)
Der Rumpf lässt sich noch in Brust (Thorax), Bauch (Abdomen), Becken (Pelvis) und Rücken (Dorsum) untergliedern. **Streck-** und **Beugeseite** kennzeichnen verschiedene Seiten bei den Extremitäten. Bei den oberen Gliedmaßen zeigt die Streckseite nach hinten, die Beugeseite nach vorne. Bei den unteren Extremitäten sind die Verhältnisse umgekehrt.

2.1.2 Allgemeine Begriffe

Unter **Norm** versteht man in der Anatomie die statistisch am häufigsten beobachtete Gestalt und Struktur. Die **Variabilität** bezeichnet die Möglichkeiten der Abweichung von dieser festgelegten Norm.

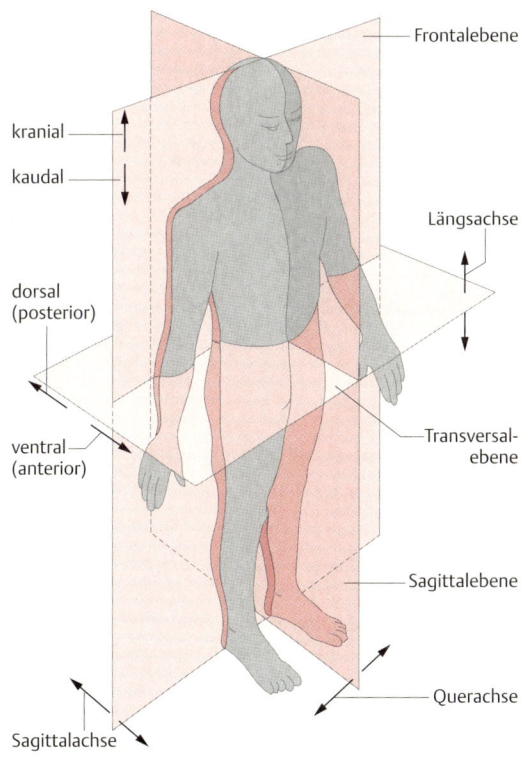

Abb. 2.1 Hauptebenen und Hauptachsen am Körper.

Unter **Metamerie** versteht man die segmentale Gliederung des Körpers. Beim Menschen findet man während der Embryonalentwicklung Phasen der Metamerie (z. B. Bildung der Somiten), die allerdings im Laufe der Entwicklung zurückweichen. Überbleibsel der Metamerie bilden im menschlichen Körper die Rippen und Wirbel sowie die in enger Nachbarschaft liegenden Gefäße, Nerven und Muskeln.

Körperachsen und die Körperebenen. Körperachsen und -ebenen (**Abb. 2.1**) helfen, um sich an der Körperoberfläche zu orientieren.
Hauptachsen sind:
– **Sagittalachse** (Pfeilachse): verläuft von hinten nach vorne durch den Körper, wie die Pfeilnaht des Schädels (Sutura sagittalis).
– **Transversalachse** (Horizontalachse): zieht durch den Körper quer von einer zur anderen Seite.
– **Longitudinalachse** (Vertikalachse/Längsachse): verläuft von oben nach unten durch den Körper.
Körperebenen sind:
– **Sagittalebene:** alle Ebenen, die parallel zur Sagittalachse verlaufen (die in der Mitte des Körpers gelegene Sagittalebene wird auch als Medianebene bezeichnet)
– **Transversalebene:** alle Ebenen, die quer durch den Körper verlaufen (parallel zur Transversalachse)
– **Frontalebene:** alle Ebenen, die parallel zur Stirn (Os frontale) ausgerichtet sind.
Weitere Begriffe zur Orientierung bezüglich Lage und Richtung am Stamm bzw. an den Extremitäten sind in der **Tab. 2.1** aufgeführt.

> **Klinik**
>
> **Skoliose**: Skoliose beschreibt eine fixierte Seitausbiegung der Wirbelsäule. Häufig sind die Wirbelkörper fehlrotiert und strukturverändert. Die Seitneigung des betroffenen Wirbelsäulenabschnitts kann mittels Korsett oder ggf. operativ durch knöcherne Versteifung der Wirbelkörper untereinander bzw. Einbringen von Korrekturstäben und -haken korrigiert werden.

Tabelle 2.1 Begriffe zur Orientierung

distal/proximal	körperfern/-nah
medial/lateral	zur Mitte hin/zur Seite
kranial/kaudal	zum Kopf hin/zum Steiß hin
superior/inferior	nach oben/nach unten
ventral/dorsal	zur Bauch-/zur Rückseite
anterior/posterior	nach vorne/nach hinten
palmar(volar)/plantar	Handinnenfläche/Fußsohle

Atrophie bezeichnet die Zurückbildung eines Organs oder eines Gewebes, die zum einen durch die Verminderung der Zellgröße, zum anderen durch die Verringerung der Zellzahl zustande kommen kann. Ursachen für das Auftreten einer Atrophie können sein:

– Unterernährung
– Störungen im Stoffwechsel
– Störung der Innervation von Nerven
– hormonelle Veränderungen, z. B. Mangel von Wachstumsfaktoren
– Durchblutungsstörungen etc.

Beim Thymus liegt eine physiologische Atrophie vor, d. h. das Organ bildet sich im Laufe der Entwicklung zurück. Beim Thymus erfolgt diese Rückbildung ab der Pubertät.

Als **Hypertrophie** wird die Größenzunahme eines Organs auf Grund einer Zellvergrößerung bei gleich bleibender Zellzahl bezeichnet. Die Vergrößerung beruht auf einer erhöhten Syntheseleistung. Bei der Aktivitätshypertrophie erfolgt eine physiologische Mehrbelastung des Organs, die eine Größenzunahme bewirkt (z. B. Sportlerherz oder Muskelwachstum durch Bodybuilding).

Vergrößerung eines Gewebes oder Organs auf Grund einer erhöhten Zellzahl bei gleich bleibender Zellgröße nennt man **Hyperplasie**. Ursachen können physiologischer oder pathologischer Natur sein.

Unter einer **Metaplasie** versteht man die reversible Umwandlung eines ausdifferenzierten Gewebes in eine Gewebeart, die embryologisch verwandt ist. Ursachen für eine Metaplasie sind meist chronische Reize, die in Form von chemischen, mechanischen oder entzündlichen Faktoren auf das Gewebe einwirken.

Kennzeichen einer **Transdifferenzierung** ist die Umwandlung von Zellen eines Keimblattes in die Zellen eines anderen Keimblattes. Dies erfordert eine gleichzeitige umfangreiche Änderung der Genexpression. Um z. B. eine Muskel- in eine Leberzelle zu überführen, müssen tausende von Genen abgeschaltet und tausende von anderen Genen angeschaltet werden, um das Funktionsspektrum einer Leberzelle mit Proteinen abzudecken. Eine Transdifferenzierung kann auch auf dem Weg einer **Dedifferenzierung** erfolgen. Hierbei verlieren spezialisierte Zellen typische Eigenschaften, werden dadurch zu weniger spezialisierten, undifferenzierten Zellen, die sich erneut in eine andere Richtung differenzieren können (z. B. Muskel-/Leberzelle).

Die **Nekrose** als Zelltod innerhalb eines Organismus infolge von pathologischen Ursachen (z. B. Sauerstoffmangel, bakterielle Gifte, Wärme, Kälte etc.) steht der **Apoptose** gegenüber. Bei diesem natürlichen Zelltod, der auch als programmierter Zelltod bezeichnet wird, sterben Zellen im Rahmen von Organentwicklungen, Anpassungen an hormonelle Veränderungen oder auf Grund von Alterungsprozessen.

2.1.3 Postnatale Änderung der Gestalt

Da die Entwicklung des Körpers nach der Geburt nicht abgeschlossen ist und sich Körperteile und Organe ver-ändern, ändern sich auch die **Körperproportionen**, d. h. die Größenverhältnisse, im Zuge dieser Entwicklung. Der Kopf eines Neugeborenen nimmt einen größeren Teil der Körperlänge ein als der Kopf eines Erwachsenen. Auch die Körpermitte eines Neugeborenen (Nabel) verschiebt sich im Laufe der Entwicklung zur Körpermitte des Erwachsenen (Symphyse).

Körpergröße und Körpergewicht unterscheiden sich in den jeweiligen Entwicklungsstadien beträchtlich. Das Ende des Wachstums erreichen Jungen ca. mit dem neunzehnten Lebensjahr, Mädchen mit dem achtzehnten.

Der **Geschlechtsdimorphismus**, d. h. die Unterschiede im Erscheinungsbild von Frau und Mann, v. a. die sekundären Geschlechtsmerkmale, entwickeln sich in der Pubertät. Spezifische Sexualhormone bewirken die unterschiedliche Körperbehaarung, die Größen- und Proportionsverhältnisse sowie die Entwicklung der Brustdrüse bei der Frau.

2.2 Methoden

Siehe Histologie S. 72.

2.3 Epithelgewebe

Siehe Histologie S. 73.

2.4 Allgemeine Anatomie der exo- und endokrinen Drüsen

Siehe Histologie S. 75.

2.5 Binde- und Stützgewebe

Siehe Histologie S. 76.

2.6 Muskelgewebe

Siehe Histologie S. 82.

2.7 Allgemeine Anatomie des Bewegungsapparates

Der Bewegungsapparat ist im Wesentlichen ein Gebilde aus vielen Knochen und unterschiedlichen knochenverbindenden Gelenksformen, die Bewegungen um ihre Achsen ermöglichen, in denen durch Muskelkontraktionen und -relaxation über bindegewebige Elemente Kraft übertragen und eine Funktionalität gewährleistet wird.

Biologie | Histologie | Anatomie | Chemie | Biochemie | Physik | Physiologie | Psych./Soz.

2.7.1 Knochen

Knochentypen. Es werden lange, kurze und platte Knochen unterschieden. Lange Knochen sind z.B. die Röhrenknochen der Extremitäten, kurze Knochen die Wirbelkörper und die Knochen der Hand- und Fußwurzel, platte Knochen stellen das Schädeldach und die Rippen. Den Aufbau von Knochen erlernt man am Röhrenknochenquerschnitt: Hier gibt es eine äußere dichte Kompakta (**Substantia compacta**) und eine innen liegende Bälkchenstruktur, die Spongiosa (**Substantia spongiosa**).

Am Knochen unterscheidet man einen Schaft (**Diaphyse**) und die jeweiligen Enden (**Epiphysen**). Getrennt werden diese während des Wachstums von einer Wachstumsfuge (Epiphysenfuge).

Die Längenwachstumszone zwischen Mittelstück und Endstück heißt auch **Metaphyse**.

Die **Apophyse** ist ein Knochenvorsprung, an dem ein Muskel ansetzt.

Knochenarten. Es gibt Geflechtknochen und Lamellenknochen.

- **Geflechtknochen:** Bei der Knochenneubildung entsteht immer erst ein Geflechtknochen (**primäre Ossifikation**, Histologie S. 80). Ihn findet man z.B. in der Pars petrosa des Os temporale, den Zahnalveolen sowie an den Sehnenansatzstellen der Knochen.
- **Lamellenknochen:** Er entsteht **sekundär** aus Geflechtknochen durch belastungsabhängigen Umbau (z.B. Kompakta der Röhrenknochen, Histologie S. 80).

Die inneren Knochenflächen werden vom **Endost** überzogen, außen ist der Knochen mit Ausnahme der Gelenkflächen vom **Periost** (Knochenhaut) umgeben, durch das auch die Ernährung des Knochens erfolgt.

Knochenmark. Das Knochenmark liegt zwischen den Knochenbälkchen und wird unterteilt in:

- **rotes Knochenmark:** bildet Blutzellen und findet sich in den Epiphysen der Röhrenknochen sowie in den platten und kurzen Knochen. Hier wird aus kernhaltigen Stammzellen in festgelegter Reihe und Ausdifferenzierung die jeweilige Zelle des Blutsystems gebildet, daher heißt es auch das blutbildende Mark.
- **gelbes Knochenmark** ist fetthaltig, hier findet keine Blutzellbildung mehr statt. Dieses Fettmark liegt vorwiegend in den Diaphysen der Röhrenknochen. Die unterschiedlichen Funktionszustände können ineinander übergehen, z.B. bei gesteigertem Blutzellbedarf wird gelbes zu rotem Knochenmark.

2.7.2 Knochenverbindungen

Knochen können über unechte oder echte Gelenke miteinander verbunden sein.

Unechte Gelenke (Synarthrosen)

Unechte Gelenke liegen vor, wenn zwischen zwei Skelettanteilen eine Füllmasse liegt (sog. kontinuierliche Gelenke oder auch Hafte oder Fuge). Man unterscheidet:

- **Bandgelenke:** Bewegliche Knochen sind durch Bindegewebe verbunden; zu unterscheiden sind hierbei:
  - **Syndesmose** (Hauptform): bindegewebige Verbindung (kollagenes oder elastisches Bindegewebe), die den am Gelenk beteiligten Knochen noch etwas Spiel lässt; beispielsweise an Ulna und Radius, Tibia und Fibula.
  - **Gomphosis**: besondere Form eines Bandgelenkes, es kommt nur in der Articulatio dentoalveolaris der Zähne vor (→ Zahnbeweglichkeit)
  - **Sutura** (Naht): straffe Verbindung von zwei Knochen durch Bindegewebe, beispielsweise im Bereich des Schädels
- **Knorpelgelenke:** Zwei wenig bewegliche Knochen sind durch dazwischenliegende Knorpel verbunden; zu unterteilen sind:
  - **Synchondrose** (Hauptform): Verbindung zweier Knochen durch hyalinen Knorpel, beispielsweise zwischen Manubrium oder Xiphoid am Sternum.
  - **Symphyse**: Knochenverbindung, z.B. an der Schambeinfuge. Enthält mehr Bindegewebe.
- **Knochengelenke:** Zwei Knochen sind durch dazwischenliegendes Knochengewebe verbunden.
  - **Synostose** (Junctura ossea): Skelettverbindungen, bei denen das ursprüngliche Füllgewebe zwischen zwei Knochen durch Knochengewebe ersetzt wird, z.B. bei den Schädelnähten (Suturen).

Echte Gelenke

Echte Gelenke (Diarthrosen) oder auch **synoviale Gelenke** sind dadurch gekennzeichnet, dass zwischen zwei Knochen ein Gelenksspalt liegt. Die freien Knochenenden sind jeweils von hyalinem Knorpel überzogen und durch eine Gelenkskapsel in der Gelenkshöhle eingefasst, die mit Gelenksflüssigkeit gefüllt ist. Zum besseren „Artikulieren" der Knochen gibt es in einigen Gelenken noch Hilfsmittel wie z.B. Faserknorpelscheiben (sog. Menisci, Disci), Gelenkslippen oder intraartikuläre Bänder.

Die Gelenkskapsel ist im Wesentlichen die Fortsetzung des Periost und wird unterteilt in eine äußere kollagenfaserige Schicht (Membrana fibrosa), die zusätzlich von Bändern verstärkt werden kann und eine innere gefäß- und nervenreiche Schicht (Membrana synovialis), welche durch in die Gelenkshöhle ragende Zotten und Falten für die Produktion und Resorption der dickflüssigen Synovia (Gelenksflüssigkeit) sorgen. Zu den synovialen Gelenken gehören beispielsweise Schulter-, Hüft-, Knie- und Handgelenk.

Anhand ihrer Freiheitsgrade kann man die echten Gelenke weiter unterteilen in (**Abb. 2.2**):

- **dreiachsige Gelenke:** sog. **Kugelgelenke**, bestehend aus einem kugelförmigen Gelenkkopf und einer Gelenkpfanne. Bewegungen um die drei Hauptachsen sind möglich. Es bestehen drei Freiheitsgrade. Beispiele sind das Schultergelenk, die Fingergrundgelenke (MCP-Gelenke) II–IV sowie das Humeroradialgelenk. Eine **Sonderform** ist das **Nussgelenk**, wie z.B. das Hüftgelenk: da

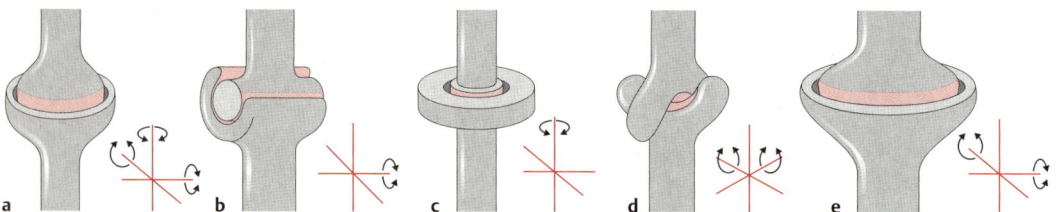

Abb. 2.2 Klassifikation der Gelenke. a Kugelgelenk, **b** Scharniergelenk, **c** Drehgelenk, **d** Sattelgelenk, **e** Eigelenk.

der Hüftkopf zu ²/₃ in der Pfanne liegt, ist seine Beweglichkeit als Kugelgelenk deutlich eingeschränkt.
- **zweiachsige Gelenke:** haben nur zwei Freiheitsgrade, man unterscheidet folgende Formen:
  - Ellipsoidgelenk (Eigelenk): z.B. proximales Handgelenk, eine Rotation um die Längsachse ist nicht möglich
  - Sattelgelenk: am Daumen, zwischen Os trapezium und Os metacarpale I
  - Drehscharniergelenk: z.B. am Kniegelenk.
- **einachsige Gelenke:** haben nur einen Freiheitsgrad.
  - Scharniergelenk (quer liegende Achse): Humeroulnargelenk
  - Radgelenk (längs verlaufende Achse): Radioulnargelenk
- **ebenes Gelenk:** hat ebenfalls ein bis zwei Freiheitsgrade (Bewegungen an Achse entlang). Beispiel: Wirbelgelenke an der HWS.

2.7.3 Skelettmuskeln

Am Muskel unterscheidet man die proximal gelegene (fixe) Anheftungsstelle als **Ursprung**, die distal gelegene (mobile) bzw. entgegengesetzte Befestigung als **Ansatz**. Dazwischen liegt der eigentliche Muskel, oder besser der **Muskelbauch**.

Muskelfiederung. Die Muskelfiederung beschreibt die Anordnung der einzelnen Muskelfasern in ihrem Winkel zur Sehne hin, so dass parallelfaserige Muskeln sowie einfach und doppelt gefiederte Muskeln unterschieden werden. Der **physiologische Querschnitt** des Muskels ergibt bei kleinem Querschnitt nur eine geringe, bei großem Querschnitt eine große Muskelkraft.

Muskelfasern. Der Skelettmuskel ist aus vielen kontraktilen Muskelfasern aufgebaut, wobei jede einzelne Muskelfaser von einer zarten Bindegewebshülle, dem **Endomysium**, umgeben wird. Mehrere Muskelfasern zusammen bilden das sog. **Primärbündel** – die funktionelle Einheit eines Skelettmuskels.
Mehrere Primärbündel werden vom **Perimysium**, einer kräftigen bindegewebigen Umhüllung, zusammengefasst. Nach außen gegenüber der Faszie wird der **Muskel** durch ein **Epimysium** abgegrenzt. Dieses bindegewebige „Fachwerk" am Muskel beinhaltet zudem die Muskelspindeln.

Muskelspindeln. Die Länge (Dehnung) eines Skelettmuskels wird durch Muskelspindeln gemessen. Diese spielen eine wichtige Rolle bei der Tiefensensibilität (Stellung der Gelenke). Sie besitzen spindelförmige Bindegewebskapseln, die modifizierte quergestreifte Muskelfasern enthalten (**intrafusale Fasern**) (Physiologie S. 820).
Sehnen sind die Anheftungsbrücken eines Muskels am Skelett und bestehen aus kollagenen Faserbündeln. Die einzelnen Sehnenfasern bilden meist einen spitzwinkligen Fiederungswinkel in Bezug auf den Muskel, dies erhöht den physiologischen Querschnitt des Muskels. **Aponeurosen** sind Sehnenplatten, die breitflächig am Skelett ansetzen.
Ebenso wie die Muskelfasern werden auch Sehnenfasern von Bindegewebshüllen zu Bündeln in steigender Ordnung zusammengefasst. Das Peritendineum ermöglicht die Abgrenzung und Verschieblichkeit der Bündel untereinander. In diesem „Bindegewebsmantel" und an den Kollagenfasern selbst liegen die **Mechanosensoren** (u.a. **Golgi-Sehnenorgane**) (Physiologie S. 821).

> **Klinik**
>
> **Muskelfaserriss.** Beim **Muskelfaserriss** reißen die Fasern der Muskelstruktur ein. Ursache sind Maximalbelastungen in nicht ausreichend erwärmter Muskulatur bei unverhältnismäßig starker Überdehnung. **Muskelfaserrisse** gehen mit akut auftretenden, stechenden Schmerzen einher. Sofort nach der Verletzung bildet sich eine sicht- und tastbare Delle im Muskel, der eine Schwellung im Bereich der Verletzung folgt. Aufgrund starker Schmerzen wird die Muskelkraft und die Bewegungsfähigkeit erheblich eingeschränkt. Als Therapie werden funktionelle (z.B. Tapeverbände) und abschwellend wirkende Salbenverbände eingesetzt. Eine Belastung ist bei Schmerzfreiheit wieder voll möglich und notwendig, da nach einer Muskelverletzung es zum einen zur Regeneration der Muskelfasern, zum anderen aber auch zur Bildung von weniger dehnbarem Narbengewebe kommt, dadurch ist der Muskel von einem Funktionsverlust betroffen und muss z.T. wieder neu aufgebaut werden, letztlich auch, um Rezidive zu vermeiden.

2.7.4 Zusatzeinrichtungen der Muskeln und der Sehnen

Faszien sind bindegewebige Blätter, die als Muskelfaszien den Muskelbauch umschließen. Als bindegewebige dickere Septen unterteilen sie zudem Muskelgruppen in funktionelle Kompartimente oder Logen, z.B. in eine Extensoren- und Flexorenloge. Sie hüllen außerdem die Gruppen und den gesamten Körper ein. In der Klinik werden auch andere Bindegewebsplatten Faszien genannt.

Schleimbeutel (Bursae synoviales) liegen zwischen den Gelenken und den sie umgebenden Sehnen und Muskeln sowie unter der Haut. Sie besitzen ein Stratum fibrosum und ein Stratum synoviale, das Synovialflüssigkeit sezerniert und wirken somit als Gleitlager. Zum Teil kommunizieren die Schleimbeutel mit dem Gelenkspalt und können dann bei Gelenkerkrankungen ebenfalls befallen sein.

Sehnenscheide. Als Sehnenscheide (**Vagina tendinis**) bezeichnet man die sog. „Gleitröhre" einer Muskelsehne. Um widerstandsfreies Gleiten zu ermöglichen, wird die Sehne von einer inneren Synovialschicht ummantelt. Aufgelagert findet sich dann eine äußere Synovialschicht mit einer zusätzlichen bindegewebigen Schicht, die mit dem Knochen einen osteofibrösen Kanal bilden kann. In einer Sehnenscheide befindet sich als „Schmierflüssigkeit" die Synovialflüssigkeit. Sehnenscheiden findet man an funktionellen Stellen, wie z. B. an den Gelenken.

Retinacula sind bindegewebige Haltebänder, die als Verstärkungsband über Muskelsehnen ziehen, z. B. als Retinaculum flexorum, das den Canalis carpi überzieht mit den darunterliegenden Fingerbeugern und dem N. medianus im Karpalkanal.

Ein **Hypomochlion** ist eine „Umlenkrolle" oder ein Drehpunkt eines Hebels, z. B. am medialen Orbitarand die Trochlea für den M. obliquus superior.

Klinik

Bursitis. Als Bursitis wird eine Entzündung des Schleimbeutels bezeichnet. Ursachen können z. B. chronische Reizungen oder eine vermehrte Inanspruchnahme bei einer ungewohnten Tätigkeit sein. Typische klinische Zeichen sind Rötung, Überwärmung und eine schmerzhaft eingeschränkte Beweglichkeit des Gelenks, an dem der Schleimbeutel die Muskelsehnen polstert. Häufig betroffen sind das Ellenbogen- und das Kniegelenk.

2.8 Nervengewebe

Siehe Histologie S. 84.

2.9 Allgemeine Anatomie des Nervensystems

2.9.1 Übergeordnete Gliederung und allgemeine Begriffe

Das Nervensystem steuert direkt über Nerven oder indirekt über Hormone fast alle Funktionen des Körpers. Sein Aufbau ist in **Abb. 2.3** gezeigt.

Zentrales Nervensystem (ZNS). Zum zentralen Nervensystem gehören das Gehirn und das Rückenmark. Das **Gehirn** besteht aus einer äußeren **grauen Rinde** (**Kortex**) und dem innen gelegenen **weißen Mark** (**Medulla**). Außerdem gibt es noch innere graue Anteile, die viele Nervenzellkörper (Perikaryen) enthalten. Man bezeichnet sie als **Ganglien** oder **Nuclei** (Kerne).

Das **Rückenmark** hat äußere weiße Anteile und innere graue Anteile, d. h. im Vergleich zum Gehirn sind die **Schichten umgekehrt** angeordnet. Im weißen Anteil des Rückenmarks verlaufen die Bahnen des Nervensystems, sie heißen Tractus oder Fasciculus und ziehen wie „Kabel" hindurch.

Peripheres Nervensystem (PNS). Zum peripheren Nervensystem gehören alle durch den Körper ziehenden Nerven. Man unterteilt sie in **12 Hirnnervenpaare** und **31–33 Spinalnervenpaare**. Die Hirnnerven haben ihren Ursprung im Gehirn (Ein- und Ausgang der Hirnnerven: Kerne der grauen Substanz des Gehirns) ziehen aber in die Peripherie. Die Spinalnerven haben ihren Ursprung im Rückenmark. Funktionell können sie auch Impulse zum ZNS leiten (Ein- und Ausgang der Spinalnerven: graue Substanz des Rückenmarks). Jeder Mensch besitzt 8 Zervikal-, 12 Thorakal-, 5 Lumbal-, 5 Sakral- und 1–3 Kokzygealnervenpaare.

Die weitere Unterteilung der Nerven erfolgt nach ihrer Funktion. Man unterscheidet:

– **sensible, afferente Nerven** (sensorisch = speziell sensibel, z. B. Hören)
– **motorische, efferente Nerven**.

Merke

Afferent bedeutet: zum ZNS hinziehend; efferent bedeutet: vom ZNS wegziehend.

Des Weiteren unterscheidet man ein **somatisches (animalisches) Nervensystem** für die Verbindung zwischen Körper

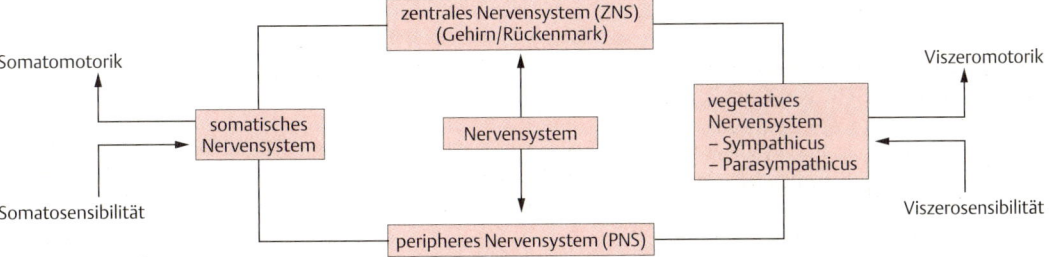

Abb. 2.3 Allgemeiner Aufbau des Nervensystems.

Biologie
Histologie
Anatomie
Chemie
Biochemie
Physik
Physiologie
Psych./Soz.

und Umwelt und ein **vegetatives** (**autonomes**) **Nervensystem** für die Innervation der inneren Organe. Die Nervenfasern des somatischen und vegetativen Nervensystems kann man unterteilen in:

- **somatoafferent** (auch: **somatosensibel**): Erregungsleitung von Rezeptoren zum ZNS
- **somatoefferent** (auch: **somatomotorisch**): Erregungsleitung vom ZNS zu den Muskeln
- **viszeroafferent** (auch: **viszerosensibel**): Erregungsleitung von den inneren Organen zum ZNS
- **viszeroefferent** (auch: **viszeromotorisch**): Erregungsleitung vom ZNS zu den inneren Organen.

2.9.2 Periphere Organisation und Projektion

Organisation des PNS. Die paarigen **Spinalnerven** (**Nn. spinales**) entstehen durch Vereinigung von Fasern aus der vorderen (efferente Faser) und der hinteren (afferente Faser) Rückenmarkswurzel und verlassen den Wirbelkanal durch die Foramina intervertebralia. Durch die vordere Wurzel (**Radix anterior** oder motoria) erreichen die efferenten motorischen Fasern die Peripherie, durch die hintere Wurzel (**Radix posterior** oder sensoria) treten die afferenten sensiblen Fasern ein. Dort befindet sich auch das **Spinalganglion**. Nach Austritt durch das Foramen intervertebrale teilt sich der sehr kurze Spinalnerv in folgende Äste auf:

- **R. anterior** (= R. ventralis): sensible und motorische Innervation der seitlichen und vorderen Rumpfwand
- **R. posterior** (= R. dorsalis): sensible und motorische Innervation des Rückens
- **R. communicans** albus et griseus: Fasern des vegetativen Nervensystems zum und vom Grenzstrang
- **R. meningeus:** innerviert sensibel die Hirn- und Rückenmarkshäute.

Die vorderen Äste der Spinalnerven sind an der Bildung von **Nervengeflechten** (**Plexus**) beteiligt.

Es gibt ein Halsgeflecht (Plexus cervicalis), ein Armgeflecht (Plexus brachialis), ein Lenden- (Plexus lumbalis) und ein Kreuzbeingeflecht (Plexus sacralis) (Plexus lumbalis und Plexus sacralis werden auch als Plexus lumbosacralis zusammengefasst):

- **Plexus cervicalis** (C1–4): das Halsgeflecht versorgt die Schulter und den Hals sensibel und motorisch, u.a. die Muskeln des Zungenbeins und das Zwerchfell (N. phrenicus C3–5).
- **Plexus brachialis** (C5–Th1): das Armgeflecht versorgt sensibel und motorisch die Schulter und den Arm. Wichtige große Nervenstränge sind u.a. der N. medianus, der N. ulnaris und der N. radialis.
- **Plexus lumbalis** (Th12–L4): das Lendengeflecht dient der sensiblen Versorgung von Bauchhaut, Genitalregion und Oberschenkel und motorisch der Innervation der Hüft- und Beinmuskeln.
- **Plexus sacralis** (L5–S4): das Sakralgeflecht versorgt sensibel und motorisch die Genitalregion (Beckenbodenmuskulatur) und das Bein. Ihr wichtigster Nerv ist der N. ischiadicus.

Head-Zonen. Bei Erkrankungen innerer Organe werden Schmerzen auf bestimmte Hautareale projiziert bzw. kommt es in bestimmten Hautarealen zu einer gesteigerten Empfindlichkeit (Hyperalgesie). Man spricht in diesem Zusammenhang von „übertragenem" bzw. „fortgeleitetem Schmerz". Diese Hautareale werden als Head-Zonen bezeichnet.

Die Grundlage der Verknüpfung von Organ und Hautareal liegt in der **embryologischen metameren Gliederung der Somiten des Rumpfes** und den daraus resultierenden Querverbindungen zwischen somatischen Nerven, die bestimmte **Hautareale** (**Dermatome**) versorgen, und vegetativen Nerven, die zu bestimmten Eingeweideabschnitten ziehen.

Wenn das innere Organ (Visercum) erkrankt, dann wird die Erregung vom Gehirn so wahrgenommen, als ob sie aus dem entsprechenden Hautsegment (Kutis) kommt – man spricht hier vom sog. **viszerokutanen Reflex**. Eine Umkehr des Reflexes, also ein kutiviszeraler Reflex, ist auch möglich und wird praktischerweise beim „Wärmflasche-auf-den-Bauch-legen" bei Bauchschmerzen angewandt.

2.9.3 Neuronale Gliederung des peripheren Nervensystems

Das viszerale Nervensystem wird auch als autonomes oder vegetatives Nervensystem bezeichnet. Es sorgt dafür, dass unterbewusste und unwillkürliche Aktionen, wie z.B. die Organfunktionen, kontrolliert ablaufen, z.B. die Atmung, die Verdauung und der Wärmehaushalt.

Man unterscheidet 3 Teile im autonomen Nervensystem:
- Sympathikus
- Parasympathikus
- enterisches Nervensystem.

Aufbau des vegetativen Nervensystems ab S. 339.

Sympathikus und Parasympathikus sind Gegenspieler in der Organfunktionsregulierung. Sympathische Impulse treten bei Stress, parasympathische Impulse bei Ruhe und Entspannung in den Vordergrund.

Typische Funktionen sind in **Tab. 2.2** aufgelistet.

Das Darmwandsystem (**enterisches Nervensystem**) wird als eigenständig definiert, da die hohe Nervenzellzahl und die besondere funktionelle Organisation außergewöhnlich sind. Seine Funktion ist die Regulation der Darmperistaltik, welche durch Dehnung der Darmwandung ausgelöst wird.

2.9.4 Mikroskopische Anatomie des peripheren Nervensystems

Siehe Histologie S. 87.

Biologie
Histologie
Anatomie
Chemie
Biochemie
Physik
Physiologie
Psych./Soz.

2.10 Allgemeine Anatomie des Kreislaufsystems

2.10.1 Gliederung

Herz und Blutgefäße bilden die Organe des Blutkreislaufs, wobei man **Arterien**, **Venen** und **Kapillaren** unterscheidet. Hauptfunktion des Blutkreislaufs ist der Transport des Blutes mit den darin gelösten Substanzen. Es ist ein Kreislauf mit 2 Pumpen (rechtes und linkes Herz). Man unterscheidet einen **großen Körperkreislauf**, der für die Versorgung der Organe und Gewebe des Körpers mit sauerstoffhaltigem Blut dient und einen **kleinen Lungenkreislauf**, der für die Oxygenierung des Blutes, welches aus der Körperperipherie zurückfließt, wichtig ist. Zudem gibt es noch den Begriff **Pfortaderkreislauf**. Hierunter versteht man ein Gefäßsystem, in dem nährstoffhaltiges Blut aus den unpaaren Bauchorganen zur Leber fließt – eben durch die Pfortader (V. porta) – um dort verstoffwechselt zu werden.

Weiterhin unterscheidet man einen vorgeburtlichen und einen nachgeburtlichen Kreislauf (**prä-** und **postnataler Blutkreislauf**), die mit der Geburt enden bzw. beginnen. Die Bedeutung liegt darin, dass vorgeburtlich der Sauerstoffgehalt im Blut durch die Plazenta aufrechterhalten wurde, nach der Geburt, mit Inbetriebnahme der Lungen des Kindes, Blut zusätzlich zur Oxygenierung durch die Lungen fließt. Weiterhin wird das **Lymphgefäßsystem** zum Kreislauf gerechnet.

Ein **Kollateralkreislauf** ist ein Umleitungskreislauf, der entsteht, wenn die Zirkulation in den Gefäßen des Hauptkreislaufs unterbrochen ist. Die Durchblutung erfolgt dabei über Nebengefäße (Kollateralen), die meist anastomosieren.

2.10.2 Blutgefäße

Man unterteilt die Blutgefäße, je nach ihrer Flussrichtung, in **Arterien** und **Venen**.

Arterien ziehen **vom Herzen weg** in die Peripherie, **Venen** ziehen aus der Peripherie **zum Herzen hin**. **Arterielles Blut** ist definitionsgemäß sauerstoffreich, **venöses Blut** sauerstoffarm. Normalerweise befindet sich arterielles Blut in Arterien und venöses Blut in Venen. Ausnahmen stellen der Lungenkreislauf und die Plazentagefäße des Embryos dar.

Damit Blutgefäße für die Kreislaufregulation ihren Querschnitt verändern können, werden sie von adrenergen, sympathischen Fasern versorgt. Diese efferenten Fasern des Sympathikus werden im Grenzstrang umgeschaltet und regulieren den Muskeltonus der Gefäße.

Aufbau. Zum Aufbau der Blutgefäße siehe Histologie ab S. 89.

Arteriovenöse Kopplung. In der Regel liegen zwei Begleitvenen und eine tiefer gelegene Arterie zusammen. Durch das Adventitia-Bindegewebe sind diese Strukturen fest miteinander verbunden, so dass die arterielle Pulswelle die Venenlumina einengt und somit die venöse Blutsäule bewegen kann. Dieser Mechanismus dient – wie auch die Venenklappen oder die Muskelpumpe – dem Rücktransport des venösen Blutes zum Herzen und wird als **arteriovenöse Kopplung** bezeichnet.

 Merke Blutkapillaren kommen in fast allen Organen vor (Ausnahmen: Kornea, Augenlinse und Knorpel).

Sperrarterien sind Arterien mit Längsmuskelwülsten in der Intima, die bei Kontraktion das Gefäßlumen bis zum vollständigen Verschluss verengen können; dadurch wird die Durchblutung im Organ reguliert, z. B. in der Schilddrüse, der Nabelschnur und in den Schwellkörpern. **Drosselvenen** sind in der Lage, den venösen Abfluss zu regulieren, indem sie das Blut stauen, den Rückfluss verhindern und dadurch den Abfluss verlangsamen.

Klinik

Arteriosklerose. Bei der Arteriosklerose kommt es zu einer krankhaften Veränderung der Arterien mit Verhärtung, Elastizitätsverlust und Lumeneinengung. Ursächlich sind zahlreiche Faktoren, u. a. Bluthochdruck, hohe Blutfettwerte, Diabetes mellitus, familiäre Belastung oder Stress. Die Arteriosklerose hat zahlreiche schwerwiegende Folgen, so kann sie z. B. bei Befall der Herzkranzgefäße (sog. KHK = koronare Herzkrankheit) einen Herzinfarkt verursachen.

2.10.3 Lymphgefäßsystem

Im Lymphgefäßsystem wird die Lymphe transportiert. Sie ist eine weiß-gelbe Flüssigkeit und entsteht durch Austritt

Tabelle 2.2 Funktionen von Parasympathikus und Sympathikus

	Parasympathikus	**Sympathikus**
Rückenmarkssegmente	kraniosakral	thorakolumbal
Transmitter präganglionär	Acetylcholin	Acetylcholin
Transmitter postganglionär	Acetylcholin	Noradrenalin, Adrenalin
Ganglionlage	organnah	organfern
Funktion	„Rest and Digest" („ruhen und verdauen")	„Fright and Flight" („Furcht und Flucht")

Biologie

Histologie

Anatomie

Chemie

Biochemie

Physik

Physiologie

Psych./Soz.

von Blutplasma (ca. 2 l Transsudat pro Tag) aus den arteriellen Kapillaren in das umliegende Gewebe.

Lymphflüssigkeit fließt zuerst in sog. **Gewebsspalten**, dann durch **Lymphkapillaren** (= Vasa lymphocapillaria) und **Lymphsammelgefäße** (= Vasa lymphatica) zu den regionären **Lymphknotenstationen**, von denen aus Lymphozyten und immunologische Faktoren der Lymphe beigemengt werden.

Über größere **Lymphstämme** (= Trunci lymphatici) fließt die Lymphe zu den zentralen Sammelgefäßen, dem **rechtsseitigen Ductus lymphaticus dexter** bzw. dem **linksseitig verlaufenden Ductus thoracicus** zurück in das venöse System mit der Einmündung in den Venenwinkel (= Angulus venosus aus V. subclavia und V. jugularis interna) (vgl. S. 247).

Der Aufbau der einzelnen Strukturen ist wie folgt:

- **Lymphkapillaren** – flache Endothelzellschicht, keine Basalmembran; gute Wanddurchgängigkeit (hohe Permeabilität)
- **Lymphgefäße** – Wandbau wie Venen, jedoch dünnschichtiger; keine Abgrenzung von Intima, Media oder Adventitia möglich; Klappen in den Lymphgefäßen sorgen für gerichteten Lymphfluss
- **Lymphknoten** – Organkapsel aus Kollagenfasern, von der Trabekel ins Organinnere einstrahlen; Gliederung in Rinde und Mark und dazwischen gelegener parakortikaler (= juxtamedullärer) Randzone; die Lymphe fließt über ein Vas afferens zum Lymphknoten und gelangt dann in den Lymphsinus – der eigentlichen Strombahn im Lymphknoten, eingeteilt in einen: Randsinus → Intermediärsinus → Marksinus → Terminalsinus, und von dort über ein Vas efferens aus dem Lymphknoten (Abb. 3.7, S. 95).

Klinik

Lymphödem. Bei behindertem Lymphabfluss kommt es zum Aufstau der Lymphflüssigkeit. Daraus resultiert dann eine Schwellung. Das typische Lymphödem zeigt sich als blasse, eher kühle Haut, auf nur zum Teil eindrückbarer Schwellung.

Ursache für ein Lymphödem ist entweder eine Aplasie oder Hypoplasie von Lymphgefäßen (primär) oder ein durch Bestrahlung, chirurgische Eingriffe, Entzündung etc. (sekundär) verlegtes Lymphgefäßsystem.

Als eine Therapieoption gilt die Lymphdrainage oder die Kompressionsbehandlung, die einen Abfluss der aufgestauten Lymphe bewirken soll.

2.11 Blut und Knochenmark

Siehe Histologie S. 91.

2.12 Allgemeine Anatomie des Immunsystems

Siehe auch Biochemie ab S. 552

2.12.1 Allgemeine Aspekte

Man unterscheidet primäre lymphatische Organe, die der Bildung und Reifung der Immunzellen dienen, von sekundären lymphatischen Organen, in denen die Auseinandersetzung der Immunzellen mit den Fremdstoffen stattfindet.

Folgende Organe und Gewebe werden zum **primären lymphatischen System** gerechnet:

- **Knochenmark**
- **Thymus** (lymphoepithelial aufgrund der Entwicklung)

Zum **sekundären lymphatischen System** zählen:

- **lymphoepitheliale Organe** (aufgrund der Nähe zum Epithel): Tonsilla palatina, Tonsilla pharyngea(lis), Tonsilla tubaria mit Seitensträngen, Tonsilla lingualis
- **(schleim-)haut-assoziiertes lymphatisches Gewebe** (z.B. MALT = mucosa associated lymphatic tissue: v.a. Peyer-Plaques im Dünndarm)
- **lymphoretikuläre Organe:** Lymphknoten, Milz.

Unspezifische Abwehr. Die **unspezifische Abwehr** setzt sich aus einem zellulären und einem humoralen Anteil zusammen. Der **zelluläre Teil** umfasst Makrophagen, Monozyten und Granulozyten. Zum **humoralen Teil** gehören u.a. das Enzym Lysozym, das Zellwände von Bakterien spalten kann und das Komplementsystem. Hierbei handelt es sich um eine Gruppe von Proteinen, deren kaskadenartige Aktivierung zur Abtötung von Bakterien und anderen Zellen führt. Im Gegensatz zur spezifischen Abwehr erkennt die unspezifische Abwehr Antigene unspezifisch. Um die Erreger völlig zu eliminieren, arbeiten unspezifische und spezifische Abwehr zusammen.

Spezifische Abwehr. Die **spezifische Abwehr** kann bestimmte Oberflächenmerkmale von Fremdkörpern direkt erkennen und eine gezielte Abwehrreaktion dagegen auslösen. Die Träger der spezifischen Immunantwort sind die **Lymphozyten**. Es gibt T-Lymphozyten und B-Lymphozyten. Die Funktion der spezifischen Abwehr ist die Erkennung körperfremder spezifischer Antigene. Gegen diese Antigene werden von Plasmazellen Antikörper gebildet, die sich spezifisch gegen das Antigen richten (**Antigen-Antikörper-Reaktion**). Gemeinsam mit der unspezifischen Abwehr werden die Antigene dann unschädlich gemacht.

MHC-Komplex. Eine weitere wichtige Rolle sowohl bei der spezifischen als auch bei der unspezifischen Immunantwort spielt der **Major Histocompatibility Complex** (**MHC**). Diese Moleküle kommen auf fast allen Körperzellen vor und werden zusammen mit den Fremdantigenen präsentiert. Der MHC-Komplex ist entscheidend für die Unterscheidung zwischen Fremd- und Eigenmaterial. Der MHC-Komplex kommt in 2 Formen vor:

- MHC-Klasse I: in der Membran aller kernhaltigen Zellen
- MHC-Klasse II: auf professionellen, Antigen präsentierenden Zellen (APZ), die mit T-Helfer-Zellen interagieren, dies sind z.B.: B-Lymphozyten, Makrophagen, interdigitierende dendritische Zellen usw.

Klinik

Impfungen. Unter Impfungen oder besser Immunisierung versteht man das Ausbilden einer spezifischen Immunantwort auf bestimmte Antigenreize und die darauf folgende Gedächtnisbildung. Man kann diesen Erstkontakt mit dem Antigen durch Schutzimpfungen vorwegnehmen. Bei der aktiven Immunisierung gibt man abgeschwächte Antigene, auf die der Körper dann mit Antikörper- und Gedächtniszellenbildung reagiert. Bei der passiven Immunisierung werden spezifische Antikörper direkt zugeführt, ohne dass der Körper sie selbst bilden muss (humorale Immunität). Der Schutz hält hier nur so lange an, bis die Antikörper wieder abgebaut sind. In der Regel wird bei Verdacht auf Kontakt passiv geimpft, d.h. zur Prophylaxe, da keine Zeit mehr für eine aktive Immunisierung besteht. Eine andere Indikation für die Antikörpergabe wäre eine Immunschwäche (Antikörper sind ein „Abfallprodukt" der Erythrozytenkonzentrat-Herstellung).

2.12.2 Thymus

Siehe S. 94 und S. 281.

2.12.3 Milz

Siehe S. 95 und 310.

2.12.4 Lymphknoten

Siehe auch Histologie S. 94.
Lymphknoten (**Nodi lymphoidei**) sind ca. 2–30 mm groß und bohnenförmig. Sie **filtern** mit der Lymphe transportierte Bakterien, Viren, Tumorzellen und Zelltrümmer heraus und bauen sie ab.
Der Lymphknoten wird von einer **Organkapsel** umschlossen, bestehend aus Kollagenfasern (auch mit elastischen Fasern und gelegentlich mit glatten Muskelzellen). Von der Kapsel zum Inneren ziehen Trabekel (Bindegewebe) mit Blutgefäßen. Zwischen den Trabekeln liegt retikuläres Bindegewebe, das in **Rinde** (Kortex, B-Zone), **Parakortikalzone** (Parakortex, T-Zone) und **Mark** (Medulla) unterteilt wird (Abb. 3.7, Histologie S. 95):
- Die **Rinde** besteht aus Lymphozyten, die sich zu ringförmigen Lymphfollikeln (**Sekundärfollikel**) zusammenlagern und hauptsächlich aus B-Lymphozyten bestehen. Der Follikel ist aufgebaut aus einem Randwall und einem Reaktionszentrum ("Keimzentrum").
- T-Lymphozyten befinden sich hauptsächlich in der **parakortikalen Zone** (d.h. zwischen Rinde und Mark). Dieser Parakortex enthält postkapillare Venolen, die aufgrund ihres iso- bis hochprismatischen Endothels auch als hochendotheliale Venolen (high endotelial venules: HEV) bezeichnet werden. Hier können Lymphozyten von der Blutbahn in die Lymphbahn (bzw. in den Lymphknoten) aufgrund spezieller Adhäsionsmoleküle an der Gefäßwand übertreten (Diapedese).
- Das **Mark** liegt unterhalb der Rinde und am Hilum, es besteht v.a. aus strangförmig angeordneten Retikulum-, Plasmazellen und Makrophagen. Es enthält keine Lymphfollikel. Hier ist auch die Speicherung von Kohlepartikeln (z.B. Tätowierung, Luftverschmutzung) möglich.

In den Lymphknoten werden die antigenspezifischen B-Lymphozyten vermehrt und in Plasmazellen umgewandelt, zudem werden B-Gedächtniszellen ausgebildet.

Merke

Die Antikörper bildenden Plasmazellen finden sich am häufigsten in den Marksträngen.

Mehrere Gefäße führen an der konvexen Seite Lymphe an den Lymphknoten heran (**Vasa afferentia**). Am Hilum verlässt die Lymphe den Lymphknoten über die **Vasa efferentia**.

2.12.5 Mukosaassoziiertes lymphatisches Gewebe (MALT)

Lymphatisches Gewebe in der Wandung des Magen-Darm-Trakts sowie vereinzelt vorkommende Zellen der spezifischen Abwehr in der Lamina propria von Schleimhäuten wird als MALT bezeichnet. Es enthält M-Zellen, die Antigene aufnehmen und dann zu den Lymphknoten transportieren.
Das Vorkommen von MALT variiert zwischen definierten Organstrukturen oder einem eigenständigen Organ, wie z.B. Tonsillen, Peyer´sche Plaques oder Solitärfollikel.

Biologie

Histologie

Anatomie

Chemie

Biochemie

Physik

Physiologie

Psych./Soz.

3 Obere Extremität

Die obere Extremität wird aus einem fixierten und einem freien Anteil gebildet. Der fixierte Anteil besteht aus dem Schulterblatt (Skapula) und dem Schlüsselbein (Klavikula), der freie aus dem Oberarm, dem Unterarm und der Hand. Die Hand setzt sich aus Handwurzel (Carpus mit Ossa carpi), Mittelhand (Metacarpus mit Ossa metacarpi) und Fingern (Digiti manus mit Ossa digitorum) zusammen.

3.1 Grundkenntnisse der Entwicklung

Am Ende der 4. Woche sind an der seitlichen Rumpfwand Extremitätenknospen erkennbar, die aus einem mesenchymalen Kern (aus Somatopleura) und einem Überzug aus Ektoderm bestehen. Das Ektoderm verdickt sich distal zur Randleiste, die das darunter liegende Mesenchym zum Längenwachstum stimuliert. Es entstehen Knorpelmodelle der Extremitätenknochen. Etwa im 6. Monat flachen sich die distalen Enden der Extremitätenanlage zu Hand- bzw. Fußplatten ab, in denen durch Mesenchymverdickungen die Finger- bzw. Zehenstrahlen entstehen. Letztere werden durch programmierten Zelltod (Apoptose) voneinander getrennt.

Myoblasten aus dem Hypomer (S. 142) wandern in die Extremitätenanlagen ein und bilden Vormuskelmassen, die sich unter dem Einfluss von Bindegewebszellen bald zu Einzelmuskeln formieren.

3.2 Knochen

3.2.1 Schultergürtel

Der Schultergürtel wird aus dem Schlüsselbein und dem Schulterblatt aufgebaut.

Schlüsselbein (Klavikula). Das Schlüsselbein ist 12–14 cm lang, s-förmig gebogen, mit den beiden Enden **Extremitas sternalis** (am Sternum) und **Extremitas acromia** (in Richtung Skapula).

An der Unterseite liegt medial die Impressio ligamenti costoclavicularis und lateral die Tuberositas ligamenti coracoclavicularis, die in ein Tuberculum conoideum als Höcker nahe dem akromialen Ende und lateral davon in die Linea trapezoidea unterteilt ist. In der Mitte der Knochenunterseite findet sich eine Einkerbung als Ansatzstelle für den M. subclavius (Sulcus m. subclavii).

Schulterblatt (Skapula). Das Schulterblatt ist dreieckig und hat als Ränder eine **Margo medialis**, **Margo lateralis** und **Margo superior**, die dazugehörigen Winkel sind der **Angulus superior** (oben medial), der **Angulus lateralis** (oben seitlich) und der **Angulus inferior** (unten). Die Skapula hat eine flache, dem Brustkorb aufgelagerte Seite (Facies costalis), die konkav ist und als „Muskelgrube" (**Fossa subsca-**

pularis) für den M. subscapularis dient, und eine hintere Seite, die durch einen Knochenkamm, die **Spina scapulae**, in zwei Bereiche geteilt wird, nämlich oberhalb der Spina scapulae, die kleinere **Fossa supraspinata** für den M. supraspinatus und unterhalb eine größere **Fossa infraspinata** für den M. infraspinatus.

Das **Akromion** (Schulterhöhe) ist der lateral gelegene Knochenvorsprung der Skapula. Es bildet u. a. die Gelenkfläche für das Schlüsselbein sowie am Hals der Skapula aufgelagert die Schultergelenkpfanne (**Cavitas glenoidalis**) für den Humeruskopf. Die Cavitas glenoidalis hat oben und unten jeweils einen kleinen Höcker, das **Tuberculum supraglenoidale** (oben) und das **Tuberculum infraglenoidale** (unten). Oberhalb der Cavitas glenoidalis erhebt sich nach ventral lateral der **Processus coracoideus** (Rabenschnabelfortsatz – Korakoid). Medial des Processus coracoideus findet sich am Oberrand der Skapula eine Einkerbung, die **Incisura scapulae**. Über diese Kerbe zieht das Lig. transversum scapulae superius (über das Band zieht die A. suprascapularis, darunter der N. suprascapularis). Akromion und Proc. coracoideus und das gemeinsame Lig. coracoacromiale – welches vom Processus coracoideus zum Akromion zieht – bilden das Schultergelenksdach (**Abb. 3.1**).

3.2.2 Oberarmknochen

Oberarmknochen (Humerus). Der Oberarmknochen ist ein langer Röhrenknochen und wird aufgeteilt in den **Corpus humeri** mit dem torquierten Humeruskopf (**Caput humeri**, Drehung um 20° nach hinten) proximal und dem Gelenkflächenteil (**Condylus humeri**) distal. Lateral und medial davon befinden sich zwei Epikondylen als Ansatzstellen für Muskeln.

An das Caput humeri schließt sich das sog. **Collum anatomicum** an. Hier ist die Gelenkkapsel verankert.

Ventral unterhalb des Caput humeri befinden sich zwei Knochenhöcker: das lateral gelegene **Tuberculum majus** mit der weiter nach distal verlaufenden Crista tuberculi majoris sowie medial das **Tuberculum minus** (mit Crista tuberculis minoris). Zwischen den Knochenkämmen liegt eine Rinne, der **Sulcus intertubercularis**, für die Sehne des langen Bizepskopfes. Lateral am Humerusschaft befindet sich eine aufgeraute Knochenfläche, die als Ansatzstelle des M. deltoideus dient (**Tuberositas deltoidea**) (**Abb. 3.2**).

Der Schaft des Humerus hat im Wesentlichen zwei Flächen, eine **Facies anteromedialis**, begrenzt durch die **Margo medialis**, und eine **Facies anterolateralis**, die durch die **Margo lateralis** abgesetzt wird. Beide Knochenränder verlaufen nach distal als Knochenkämme weiter (**Crista supraepicondylaris medialis et lateralis**). Diese laufen dann jeweils distal aus und gehen über in den **Epicondylus medialis** und **Epicondylus lateralis**.

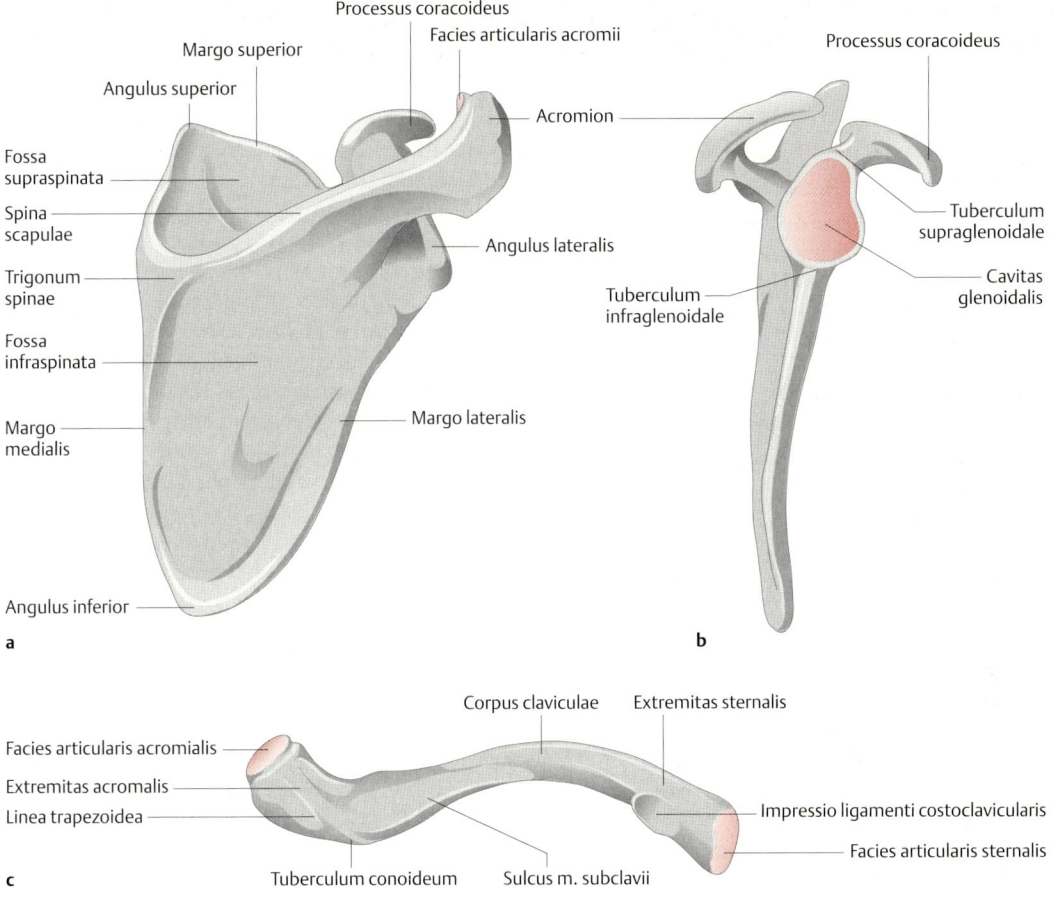

Abb. 3.1 Skapula und Klavikula. a Skapula von dorsal. **b** Klavikula.

An der Hinterfläche des Humerus findet sich der **Sulcus n. radialis**, in dem der N. radialis verläuft und sich um den Schaft windet.

Das distale Ende des Oberarmknochens, der Condylus humeri, wird gebildet durch eine Knochenrolle, die **Trochlea humeri** mit der **Fossa coronoidea** (medial davon findet sich der **Sulcus n. ulnaris** für den N. ulnaris) und das **Capitulum humeri** mit **Fossa radialis**. An der Hinterfläche des distalen Endes befindet sich die **Fossa olecrani** (oberhalb der Trochlea).

3.2.3 Unterarmknochen

Elle (Ulna). Die Elle besteht aus dem **Corpus ulnae** (Schaft) sowie der **Extremitas proximalis** (mit **Olecranon**) in Richtung Ellenbogengelenk und der **Extremitas distalis** zu den Handwurzelknochen hin (**Caput ulnae**). Mittig am Corpus ulnae findet sich das gut zu erkennende **Foramen nutricium** (Öffnung im Knochen für ernährende Gefäße).

Das proximal gelegene **Olecranon** ist der Hakenfortsatz der Ulna, der das typische Scharniergelenk im Ellenbogen bildet. Ventral am Olecranon befindet sich die konkave **Incisura trochlearis** mit dem vorne aufsitzenden **Processus coronoideus** und der lateral zum Radius hin gelegenen **Incisura radialis** als Gelenkfläche für die Zirkumferenz des Speichenkopfes (s. u.).

Auf der Ventralfläche des Ulnaschafts befindet sich eine raue Fläche, die **Tuberositas ulnae**, die als Ansatzstelle für den M. brachialis dient.

Nach lateral zum Radius hin findet sich zudem ein Knochenkamm (**Crista m. supinatoris**) für den M. supinator.

Das distale Ende der Ulna wird durch das **Caput ulnae** mit der **Circumferentia articularis** für das distale Radioulnargelenk sowie einem kleineren Knochenvorsprung, dem **Processus styloideus ulnae**, gebildet (**Abb. 3.3**).

Die Ulna hat drei Seiten, die voneinander mit drei Rändern abgegrenzt werden: **Margo anterior**, **Facies anterior**, **Margo interosseus** (lateral), **Facies medialis**, **Margo posterior**, **Facies posterior**.

Speiche (Radius). Die Speiche hat eine proximale, walzenförmige Extremitas, das sog. **Caput radii**. An seiner Oberseite besteht eine leichte Vertiefung, die **Fovea articularis** (artikuliert mit dem Humerusköpfchen), die sich fortsetzt in die **Circumferentia articularis radii**.

Daran schließt sich der **Radiushals (Collum radii)** und schließlich der **Knochenkörper (Corpus radii)** mit ebenfalls drei Seiten und den dazugehörigen drei Kanten an: **Margo anterior**, **Facies anterior**, **Margo interosseus** (medial), **Facies lateralis**, **Margo posterior**, **Facies posterior**.

Biologie · Histologie · Anatomie · Chemie · Biochemie · Physik · Physiologie · Psych./Soz.

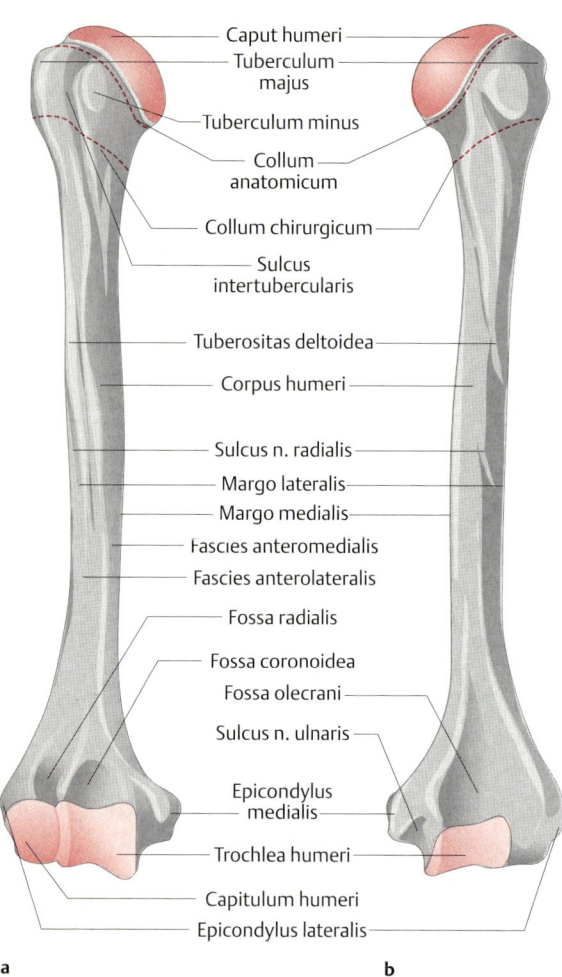

a **b**

Abb. 3.2   Humerus. a von vorne, **b** von hinten.

Ein weiterer Knochenvorsprung (**Tuberositas radii**) an dem der M. biceps brachii ansetzt, findet sich am Übergang vom Knochenhals zum -körper.

Auf Schaftmitte findet sich eine raue Fläche, die **Tuberositas pronatoria**. Hier setzt der M. pronator teres an.

Das distale Ende des Radius ist verdickt und bildet die **Crista suprastyloidea**, die sich fortsetzt in den **Processus styloideus radii**. Medial liegt die **Incisura ulnaris** für die distale Gelenkverbindung zur Ulna, nach distal gerichtet befindet sich die **Facies articularis carpalis** für das Handgelenk. Auf der Rückseite des Radius tastet man durch die Haut ein Knochenhöckerchen, das **Tuberculum dorsale** (Umlenkrolle für Sehne lateral des 3. Sulcus, s. u.), sowie **verschieden stark ausgeprägte knöcherne Furchen (Sulci)** für die Sehnen der langen Strecker. Von lateral (radial) nach medial (ulnar) sind dies:

- 1. Sulcus: Sehne des M. abductor pollicis longus und M. extensor pollicis brevis
- 2. Sulcus: Sehne des M. extensor carpi radialis longus et brevis
- 3. Sulcus: Sehne des M. extensor pollicis longus
- 4. Sulcus: Sehne des M. extensor digitorum und M. extensor indicis.

3.2.4   Knochen der Hand

Handwurzelknochen (Ossa carpi). Die acht Handwurzelknochen werden eingeteilt in eine proximale und eine distale Reihe (**Abb. 3.4**):

- die **proximale Reihe** besteht aus folgenden Knochen:
  - **Os scaphoideum** (Kahnbein)
  - **Os lunatum** (Mondbein)
  - **Os triquetrum** (Dreieckbein)
  - **Os pisiforme** (Erbsenbein): kleinster Knochen der Handwurzel, eingebettet in die Sehne des M. flexor carpi ulnaris. Dieser kleine Knochen ist ein sog. Sesambein und dient als „Umlenkrolle" (Hypomochlion) für die Muskelzugrichtung des M. flexor carpi ulnaris, wodurch ein größerer Hebelarm entsteht.
- die **distale Reihe** ist aufgebaut aus:
  - **Os trapezium** (großes Vieleckbein): mit einer knöchernen Furche für M. flexor carpi radialis
  - **Os trapezoideum** (kleines Vieleckbein)
  - **Os capitatum** (Kopfbein): der größte Knochen der Handwurzel
  - **Os hamatum** (Hakenbein): mit dem Hamulus ossis hamati, palmar hervortretend.

Die Handwurzelknochen bilden eine nach palmar konkave Senke, die von einem Band, dem **Retinaculum musculi flexorum**, überspannt wird. Knochen und Band bilden so einen osteofibrösen Kanal, den **Karpalkanal** (Canalis carpi).

Merke Reihenfolge der Handwurzelknochen: „Ein Kahn, der fuhr im Mondenschein im Dreieck um das Erbsenbein. Vieleck groß, Vieleck klein, am Kopf, das muss der Haken sein!"

Mittelhandknochen (Ossa metacarpi = Ossa metacarpalia I–V). An jeder Hand gibt es **fünf** Mittelhandknochen, die **Ossa metacarpi**, die jeweils nach folgendem Bauprinzip von proximal nach distal gegliedert sind:

- **Basis ossis metacarpi:** für die gelenkige Verbindung mit den Handwurzelknochen
- **Corpus ossis metacarpi:** lang gestreckter Knochenkörper des Mittelhandknochens
- **Caput ossis metacarpi** (Knöchel der Hand, auf der Rückseite der Hand sichtbar): der Knochenkopf, der mit den Fingerknochen artikuliert (s. u.).

Am Daumen kommen zudem noch **zwei Sesambeine** vor, die in ihrer Funktion den Hebelarm vergrößern und den Muskelzug auf das Gelenk umleiten.

Fingerknochen (Ossa digitorum manus = Phalangen). Die Hand hat **5 Finger (Digiti manus): Daumen (Pollex), Zeigefinger (Index), Mittelfinger (Digitus medius), Ringfinger (Digitus anularis)** und **Kleinfinger (Digitus minimus).** Jeder dieser Finger besteht aus drei Fingerknochen, außer dem Daumen, der aus zwei Fingerknochen besteht:

- **Phalanx proximalis** (Fingergrundglied): längster Knochen des Fingergliedes
- **Phalanx media** (Fingermittelglied) – fehlt beim Daumen
- **Phalanx distalis** (Fingerendglied).

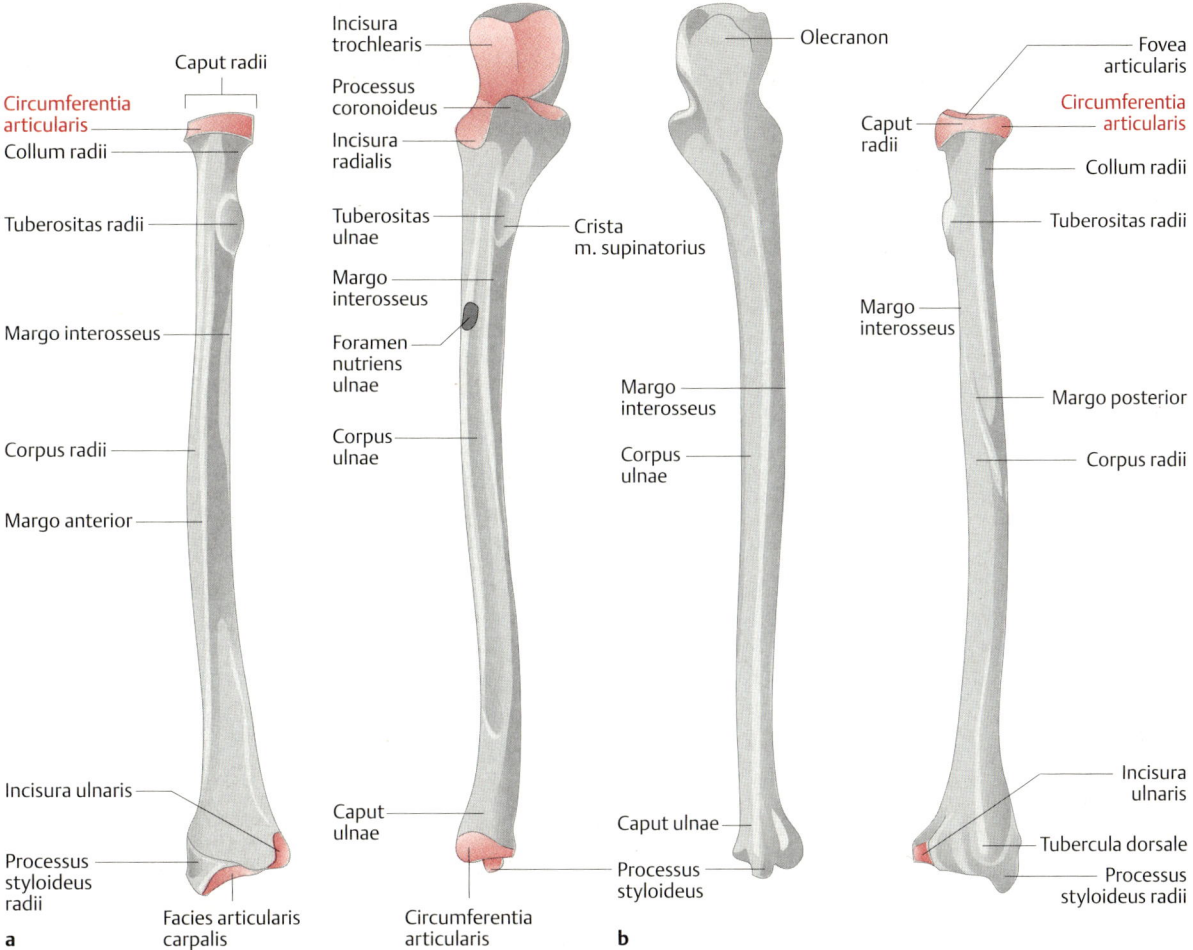

Abb. 3.3 Radius und Ulna. a von vorne, **b** von hinten.

Jeder Fingerknochen (auch Fingerglied) besteht zudem aus **Basis**, **Corpus** und **Caput**.

3.3 Gelenke

Zur allgemeinen Funktion von Gelenken siehe S. 149.

3.3.1 Schultergürtel

Die Gelenke des Schultergürtels sind:

Akromioklavikulargelenk (AC-Gelenk, Articulatio acromio-clavicularis, laterales Schlüsselbeingelenk, Schultereck-gelenk). Es wird aufgebaut aus dem Akromion und dem lateralen Ende der Klavikula. Der Gelenkspalt wird durch einen Discus articularis unvollständig in zwei Kammern unterteilt.
Die Gelenkkapsel wird durch **Bänder** gesichert:
– **Lig. coracoclaviculare:** zwischen dem Processus coracoideus und der Klavikula; ist unterteilt in das:
  • **Lig. conoideum** (medialer Teil): von der Basis des Rabenschnabelfortsatzes der Skapula fächerförmig

ausstrahlend zum Tuberculum conoideum der Klavikula.
  • **Lig. trapezoideum** (lateraler Teil): vom Oberrand des Processus coracoideus zur Linea trapezoidea der Klavikula ziehend.
– **Lig. acromioclaviculare:** verstärkt die Gelenkkapsel im oberen Teil.
Das Akromioklavikulargelenk ist eben, verfügt aber über **drei Freiheitsgrade**, wobei die Bewegungen mit denen der Articulatio sternoclavicularis (s. u.) gekoppelt sind. **Heben** und **Senken** sowie **Vor-** und **Zurücknehmen der Schulter** sind möglich, außerdem sind **Zirkumduktion** (**Kreisen**) und **Rotation** (**Kreiseln**) möglich.

Sternoklavikulargelenk (Articulatio sternoclavicularis, mediales Schlüsselbeingelenk). Es wird knöchern durch das **mediale Ende der Klavikula** und dem **Manubrium sterni** gebildet. Dazwischen liegt der **Discus articularis**, der den Gelenkraum in zwei Bereiche unterteilt und Unebenheiten der beteiligten Gelenkflächen ausgleicht.
Gesichert und stabilisiert wird das Sternoklavikulargelenk durch das:
– **Lig. sternoclaviculare anterius et posterius.**

Zur allgemeinen Funktion von Gelenken siehe S. 149.

Biologie

Histologie

Anatomie

Chemie

Biochemie

Physik

Physiologie

Psych./Soz.

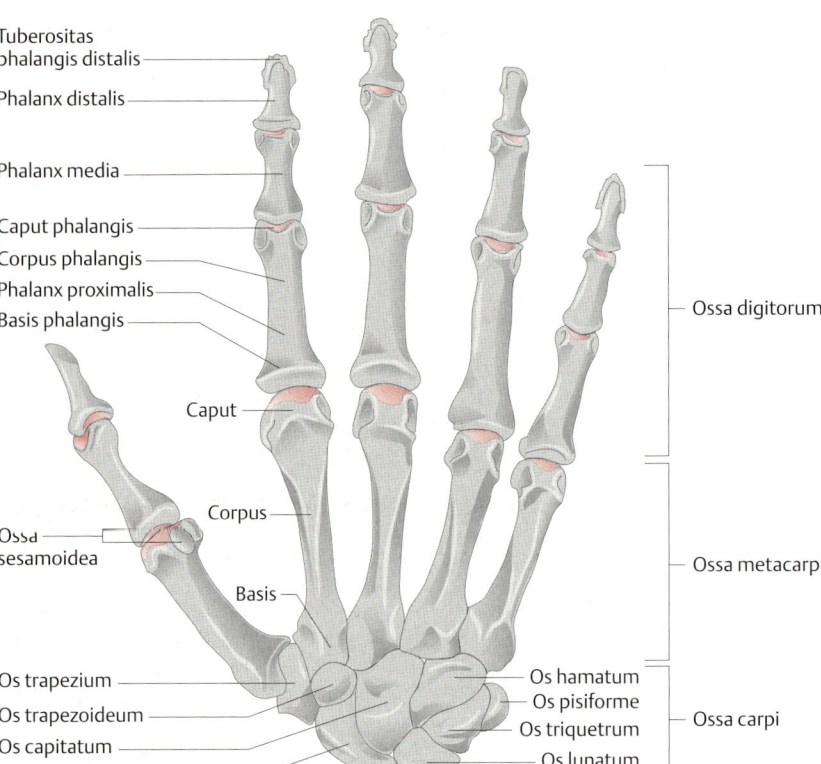

Tuberositas phalangis distalis

Phalanx distalis

Phalanx media

Caput phalangis

Corpus phalangis

Phalanx proximalis

Basis phalangis

Caput

Corpus

Ossa sesamoidea

Basis

Os trapezium

Os trapezoideum

Os capitatum

Os scaphoideum

Ossa digitorum

Ossa metacarpi

Ossa carpi

Os hamatum

Os pisiforme

Os triquetrum

Os lunatum

Abb. 3.4 Handskelett. Ansicht von palmar.

– **Lig. costoclaviculare** zieht von der Klavikula zur 1. Rippe.
– **Lig. interclaviculare** verbindet die sternalen Enden beider Schlüsselbeine.

Das mediale Schlüsselbeingelenk ist funktionell gesehen ein **Kugelgelenk**, jedoch mit stark eingeschränkter Beweglichkeit beim **Heben** und **Senken**, **Vor-** und **Zurücknehmen** sowie **Zirkumduktion** und **Rotation**.

Klinik

Verletzungen des Akromioklavikulargelenks. Verletzungen des AC-Gelenks werden klinisch eingeteilt nach Tossy

Tossy I: Distorsion, die Bänder sind gedehnt.

Tossy II: Subluxation, mit Ruptur der akromioklavikulären Bänder und Dehnung der korakoklavikulären Bänder.

Tossy III: Luxation im AC-Gelenk mit kompletter Ruptur aller Bänder.

3.3.2 Schultergelenk

Das **Schultergelenk (Articulatio humeri)** wird aus den knöchernen Elementen der Cavitas glenoidalis und dem Caput humeri aufgebaut. Es ist ein **Kugelgelenk** mit **drei Freiheitsgraden**: Ante- und Retroversion, Ab- und **Adduktion** sowie **Innen-** und **Außenrotation**. Die Elevation ist nur durch das Drehen der Gelenkfläche der Skapula möglich. Der Oberarm kann im Schultergelenk auch zirkumduziert werden.

Bewegungsumfänge im Schultergelenk sind: Außenrotation 80°, Innenrotation 100°, Anteversion 90°, Retroversion 40°, Abduktion 90°, Adduktion 40°. Abduktion, Ante- und Retroversion können erweitert werden, wenn die Stellung der Gelenkpfanne durch Elevation des Armes verändert wird.

Der Humeruskopf ist etwa viermal so groß wie die mit Knorpel überzogene Gelenkfläche des Schulterblattes. Um eine Oberflächenvergrößerung zu erreichen, wird die Gelenkpfanne durch eine **faserknorpelige Gelenklippe (Labrum glenoidale)** vergrößert.

Die **Gelenkkapsel** des Schultergelenks zieht vom Collum scapulae über die Cavitas glenoidalis hinweg zum Humerus und umfasst das Collum anatomicum.

Merke

Das Tuberculum majus und minus sind meist extrakapsulär gelegen.

Die **Kapsel** hat beim herabhängenden Arm eine „Reservefalte" am Unterrand, den **Recessus axillaris**. Durch die Weite der Gelenkkapsel wird der Bewegungsumfang vergrößert (**Abb. 3.5**).

Zudem findet man eine **Sehnenscheide (Vagina synovialis intertubercularis)**, welche die **lange Bizepssehne** einfasst und **durch die Gelenkkapsel** verläuft.

Die **Bänder** am Schultergelenk sind:

– **Lig. coracoacromiale:** zwischen Processus coracoideus und Akromion (Schultergelenkdach) oberhalb des eigentlichen Gelenks,

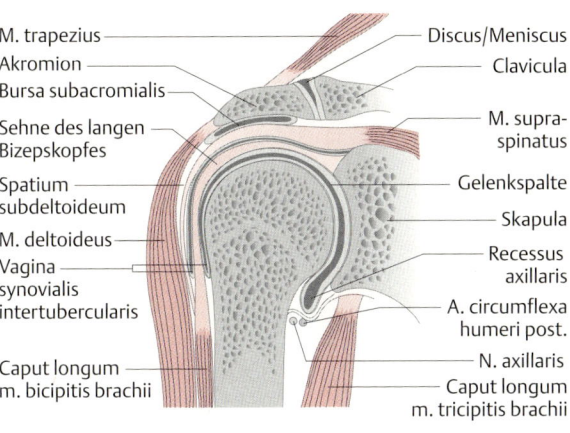

M. trapezius
Akromion
Bursa subacromialis
Sehne des langen Bizepskopfes
Spatium subdeltoideum
M. deltoideus
Vagina synovialis intertubercularis
Caput longum m. bicipitis brachii

Discus/Meniscus
Clavicula
M. supra-spinatus
Gelenkspalte
Skapula
Recessus axillaris
A. circumflexa humeri post.
N. axillaris
Caput longum m. tricipitis brachii

Abb. 3.5 Schultergelenk. Ansicht von vorne, Schnitt in der Frontalebene.

– **Lig. coracohumerale:** zieht vom Processus coracoideus zum Tuberculum majus et minus des Humerus (Verstärkung für den vorderen Gelenkkapselanteil),
– **Ligg. glenohumeralia:** Faserzüge zur Verstärkung der vorderen Kapsel.

Die Sicherung des Schultergelenks erfolgt neben den Bändern vor allem durch Muskeln, die das Gelenk einschließen: die sog. **Rotatorenmanschette** bestehend aus M. supraspinatus, M. infraspinatus, M. teres minor und M. subscapularis.

Im Bereich des Schultergelenks kommen außerdem verschiedene **Schleimbeutel** vor. Die beiden wichtigsten sind die **Bursa subacromialis** (hier zieht die Sehne des M. supraspinatus entlang) und die **Bursa subdeltoidea** (zwischen Gelenkkapsel und den Fasern des M. deltoideus). Sie stehen häufig miteinander in Verbindung und werden auch als subakromiales Nebengelenk bezeichnet.

Die beiden Schleimbeutel füllen das **Spatium subdeltoideum** aus, das unter dem M. deltoideus liegt. Außerdem verlaufen hier der N. axillaris und die A. circumflexa humeri posterior (aus der A. axillaris).

Klinik

Impingement-Syndrom. Das sog. Impingement-Syndrom oder **subacromiales Engpasssyndrom** beschreibt, wie der M. supraspinatus zwischen Tuberculum majus und Lig. coracoacromiale eingeengt sein kann. Klinisch tritt dann beim Heben des seitlich gestreckten Arms i. S. einer Elevation ein schmerzhafter Bogen zwischen 70–120 Grad auf, der sog. „painfull arch".

3.3.3 Ellenbogengelenk

Das **Ellenbogengelenk (Articulatio cubiti)** wird aus folgenden knöchernen Strukturen aufgebaut:
– der Trochlea humeri und dem Capitulum humeri des Oberarms
– der Incisura trochlearis mit dem Processus conoideus
– der Incisura radialis (Olecranon) der Ulna

– der Fovea capitis radii und der Circumferentia articularis des Radius.

Das Ellenbogengelenk ist ein **zusammengesetztes Gelenk**. Es besteht aus drei verschiedenen Gelenken:
– **Humeroulnargelenk** (Articulatio humeroulnaris): ein Scharniergelenk (Ginglymus) für Flexion und Extension.
– **Humeroradialgelenk** (Articulatio humeroradialis): ein Drehscharniergelenk.

Die beiden oben genannten Gelenke bilden zusammen einen sog. **Trochoginglymus**, d. h. ein zusammengesetztes Drehscharniergelenk mit insgesamt 2 Freiheitsgraden (Beugung und Streckung = Scharnierbewegung, Pronation und Supination = Drehbewegung).
– **Proximales Radioulnargelenk** (s. u.).

Klinik

Pronatio dolorosa (Chassaignac-Lähmung). Bei Kleinkindern kann es durch eine Pronationsbewegung bei gleichzeitigem Zug am Arm zur Subluxation des Radiusköpfchens kommen. Dabei subluxiert das Radiusköpfchen unter das Lig. anulare radii. Bei der Untersuchung ist die Pronation im Ellenbogengelenk blockiert, der Arm hängt herab. Die Therapie besteht in der Reposition. Zu diesem Zweck wird unter starker Supination das gebeugte Ellenbogengelenk in Streckstellung gebracht.

3.3.4 Verbindungen der Unterarmknochen

Die verbindenden Strukturen der Unterarmknochen sind das **proximale** und das **distale Radioulnargelenk** sowie die **Membrana interossea antebrachii**.

Das proximale Radioulnargelenk (Articulatio radioulnaris proximalis) ist ein **Radgelenk** für die Pronations- und Supinationsbewegung, das noch zum Ellenbogengelenk gehört.

Alle drei Gelenke des Ellenbogengelenks (s. o.) werden von einer Kapsel umschlossen. Für die Umwendbewegung des Unterarms gibt es eine Reservefalte am Radiuskopf (**Recessus sacciformis**).

Die Kapsel umfasst die **Fossa olecrani** am Humerus und reicht bis an die **Incisura trochlearis** der Ulna und das **Caput** des Radius. Die Epikondylen am Humerus befinden sich extrakapsulär.

Bewegungsumfänge im Ellenbogengelenk sind: Beugung 60°, Streckung 180°. Die übermäßige Streckung wird verhindert durch das Olecranon, die übermäßige Beugung durch die Weichteile.

Die Bänder am Ellenbogengelenk sind:
– **Lig. collaterale ulnare:** Seitenband an der Ulna (Innenband), entspringt am Epicondylus medialis des Humerus und zieht zur Incisura trochlearis der Ulna.
– **Lig. collaterale radiale:** Seitenband am Radius (Außenband), entspringt am Epicondylus lateralis des Humerus, vereinigt sich mit dem Lig. anulare radii. Über das Lig. anulare radii strahlt es in die Ulna ein.

Biologie
Histologie
Anatomie
Chemie
Biochemie
Physik
Physiologie
Psych./Soz.

– **Lig. anulare radii:** ringförmiges Band für das proximale Ende des Radius, liegt vollständig in der Kapsel des Ellbogengelenks, entspringt und setzt an der Ulna an.

Distales Radioulnargelenk (Articulatio radioulnaris distalis). In diesem Gelenk artikulieren die **Incisura ulnaris radii** und die **Circumferentia articularis** des **Caput ulnae.** Es handelt sich ebenfalls um ein **Radgelenk,** das im Zusammenspiel mit dem proximalen Radioulnargelenk für die Pro- und Supinationsbewegung sorgt (nur ein Freiheitsgrad des Gelenks).

Die Gelenkkapsel ist schlaff und weit und hat eine Reservefalte (Recessus sacciformis), die bis zum Ulnaschaft hinaufreicht. Ihr Ansatz befindet sich am Discus interarticularis. Bei perforiertem Diskus gibt es eine Verbindung zum Handgelenk.

Radius und Ulna sind im Unterarm durch die **Membrana interossea antebrachii** fest miteinander verbunden. Ihre Fasern ziehen vom Radius schräg nach distal medial zur Ulna. Im proximalen Bereich wird sie durch die **Chorda obliqua** verstärkt (Faserverlauf entgegengesetzt zur Membrana interossea). Die Membrana interossea verhindert die Längsverschiebung von Radius und Ulna gegeneinander und ist gespannt, wenn die beiden Knochen parallel zueinander stehen.

3.3.5 Handgelenk

Das Handgelenk ist aus mehreren Gelenken aufgebaut:
– Das **proximale Handgelenk (Articulatio radiocarpalis)** besteht aus dem **Radius** und dem auf der **Ulna liegenden Discus articularis** sowie den **proximalen Handwurzelknochen** (außer dem Os pisiforme). Die Gelenkkapsel ist schlaff und dünn, sie wird im dorsalen Bereich durch Bänder verstärkt (**Abb. 3.6**). Es handelt sich um ein Ellipsoidgelenk mit zwei Freiheitsgraden: **Palmarflexion (Beugung)** bzw. **Dorsalextension (Streckung)** und **Ulnarabduktion** bzw. **Radialabduktion** (s. u.).

> **Merke**
>
> Die „Dorsalflexion" wird von Extensoren durchgeführt, deshalb wird die Bewegung auch Extension genannt. Auch in der Neutral-0-Methode (Messmethode, bei der alle Gelenkbewegungen von einer einheitlichen Ausgangsstellung aus gemessen werden) ist **diese Bewegung als Extension (Dorsalextension) definiert,** auch wenn funktionell eine Flexion durchgeführt wird.

– Das **distale Handgelenk (Articulatio mediocarpalis)** wird von der **proximalen und der distalen Handwurzelknochenreihe** gebildet (**Abb. 3.6**). Der **Gelenkspalt** zwischen den Karpalknochen ist **S-förmig.** Die Gelenkkapsel ist auf der Handinnenseite straff, auf der Handrückenseite eher schlaff.

Bewegungen finden immer kombiniert im proximalen und distalen Handgelenk statt und umfassen **Palmarflexion** (80°) und **Dorsalextension** (70°) sowie **Radial-** und **Ulnarabduktion** (30° bzw. 40°). An der Palmarflexion ist überwiegend das proximale, an der Dorsalflexion das distale Handgelenk beteiligt.

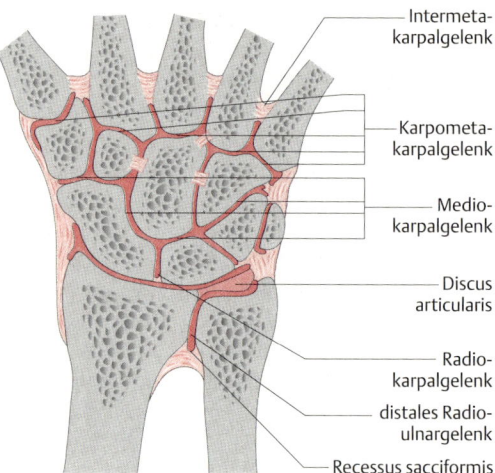

Abb. 3.6 **Gelenke der Handwurzel.** Ansicht im Flächenschnitt.

– Die **Gelenke zwischen den Handwurzelknochen (Articulationes intercarpales, Mediokarpalgelenke)** sind durch Bänder straff fixiert (Ligg. intercarpalia interossea). Besonders straff sind die Verbindungen der distalen Reihe (Amphiarthrosen).
– Die distale Reihe der Handwurzelknochen 2–5 und die Basen der Ossa metacarpi 2–5 bilden **versteifte Gelenke (Articulationes carpometacarpales, Karpometakarpalgelenk)** miteinander **(Amphiarthrosen)** und werden durch Bänder von palmar und dorsal gestrafft (Ligg. metacarpalia dorsalia, palmaria et interossea). Lediglich das Daumengrundgelenk bildet hier eine Ausnahme.
– Im **Daumensattelgelenk (Articulatio carpometacarpalis pollicis)** artikulieren das **Os trapezium** und das **1. Os metacarpale** miteinander. Folgende Bewegungen des **Sattelgelenks** sind möglich: Opposition und Reposition, Ab- und Adduktion, Flexion und Extension. Kombinationen von Bewegungen ermöglichen die Zirkumduktion, des Weiteren erzwingen einige Bewegungen eine Rotation.

> **Klinik**
>
> **Rhizarthrose.** Die Rhizarthrose beschreibt eine Arthrose des Karpometacarpalgelenks des Daumens (Daumensattelgelenk). Bei vermehrter Beanspruchung des Daumens kann es in diesem Gelenk zu einer degenerativen Gelenkserkrankung aufgrund des Missverhältnisses zwischen Beanspruchung und Beschaffenheit der einzelnen Gelenkanteile und -gewebe kommen. Eine Funktionseinschränkung resultiert aufgrund der Schmerzen im Gelenk, die u. a. mit Schmerzausstrahlung in den Unterarm einhergehen kann.

3.3.6 Fingergelenke

Die **Fingergrundgelenke (Articulationes metacarpophalangeales)** sind der Form nach Kugelgelenke. Die Beweglichkeit im Gelenk ist jedoch durch Seitenbänder eingeschränkt, so dass es sich um **funktionelle Scharniergelenke** mit der Möglichkeit zur Flexion und Extension handelt.

Das **Daumengrundgelenk (Articulatio metacarpophalangealis pollicis)** ist im Gegensatz zu den anderen Fingergrundgelenken, die Kugelgelenke sind, ein **Scharniergelenk**. Hier kann der Daumen gebeugt und gestreckt werden. Lateral und medial ist in die Gelenkkapsel ein Sesambein eingelagert.

Die **Mittel-** und **Endgelenke der Finger (Articulatio interphalangea proximalis** bzw. **distalis)** sind **Scharniergelenke**, in denen Flexions- und Extensionsbewegungen möglich sind. Gesichert und stabilisiert werden sie durch Kollateralbänder (Ligg. collateralia) und palmar verlaufende Bänder (Ligg. palmaria).

> **Merke**
>
> In der Praxis wird das proximale und distale Interphalangealgelenk als PIP und DIP abgekürzt.

3.4 Muskeln

Die große Beweglichkeit der oberen Extremität wird durch zahlreiche Muskeln ermöglicht. Die Rumpf- und Schultergürtelmuskeln lassen sich topographisch in ventrale und dorsale Gruppen einteilen. Auch bei den Oberarmmuskeln unterscheidet man eine dorsale von einer ventralen Gruppe. Sie werden durch bindegewebige Septa intermuscularia voneinander getrennt.

Die Unterarmmuskeln gliedern sich in Flexoren und Extensoren, die wiederum jeweils in eine tiefe und oberflächliche Schicht unterteilt werden. Die kurzen Handmuskeln der Hand setzen sich zusammen aus den Muskeln des Daumenballens (Thenargruppe), den Muskeln der Mittelhand und den Muskeln des Kleinfingerballens (Hypothenargruppe).

3.4.1 Schultergürtelmuskeln

Die Einteilung erfolgt in:
- Kopfmuskeln mit Ansatz am Schultergürtel
- dorsale eingewanderte Rumpfmuskeln mit Ansatz am Schultergürtel
- ventrale eingewanderte Rumpfmuskeln mit Ansatz am Schultergürtel.

Kopfmuskeln mit Ansatz am Schultergürtel

Zu den Kopfmuskeln mit Ansatz am Schultergürtel gehören der **M. trapezius,** der **M. sternocleidomastoideus** und der **M. omohyoideus.** Sie werden im Kapitel Kopf-Hals (ab S. 221) besprochen.

Dorsale eingewanderte Rumpfmuskeln mit Ansatz am Schultergürtel

Tabelle 3.1   Dorsale eingewanderte Rumpfmuskeln mit Ansatz am Schultergürtel

Muskel	Ursprung	Ansatz	Innervation	Funktion/Besonderheiten
M. rhomboideus major	1.–4. BWK, Proc. spinosi	Margo medialis scapulae, kaudal des M. rhomboid. minor	N. dorsalis scapulae (C4–C5)	fixiert die Scapula am Rumpf
M. rhomboideus minor	6.–7. HWK, Proc. spinosi	Margo medialis scapulae	N. dorsalis scapulae (C4–C5)	fixiert die Scapula am Rumpf
M. levator scapulae	1.–4. HWK, Tubercula post. der Proc. transversa	Angulus superior scapulae, Margo medialis scapulae	N. dorsalis scapulae (C4–C5)	hebt die Scapula und zieht sie nach kranial- und medialwärts, bei gleichzeitigem Drehen des Angulus inferior scapulae nach medial

Ventrale eingewanderte Rumpfmuskeln mit Ansatz am Schultergürtel

Tabelle 3.2   Ventrale eingewanderte Rumpfmuskeln mit Ansatz am Schultergürtel

Muskel	Ursprung	Ansatz	Innervation	Funktion/Besonderheiten
M. subclavius	Knorpel-Knochen Grenze der 1. Rippe	Sulcus m. subclavii, an der Unterfläche der Clavicula	N. subclavius (C5–C6)	zieht die Clavicula in Richtung Sternum und sichert das Sternoclavikulargelenk, senkt Clavicula ab
M. pectoralis minor	3.–5. Rippe	Proc. coracoideus scapulae	Nn. pectorales med. + lat. (C6–C8)	hält die Scapula am Rumpf; verschiebt die Scapula nach kaudal und medial

Fortsetzung siehe nächste Seite

Biologie

Histologie

Anatomie

Chemie

Biochemie

Physik

Physiologie

Psych./Soz.

Tabelle 3.2 Fortsetzung

Muskel	Ursprung	Ansatz	Innervation	Funktion/Besonderheiten
M. serratus anterior (Abb. 3.7)				
Pars superior (a) Pars intermedia (b) Pars inferior (c)	1.–9. Rippe (10 Muskelzacken)	Angulus superior	N. thoracicus longus (C5–C7)	(a)+(b)+(c) ziehen Scapula nach vorne – dadurch wird die Anteversion des Arms möglich (c): dreht die Scapula nach außen und zieht den Angulus inferior nach außen vorne – dadurch wird die Armelevation erst möglich

> **Klinik**
>
> **Scapula alata.** Bei einem Ausfall des M. serratus anterior steht das Schulterblatt flügelartig ab.

3.4.2 Schultermuskulatur

Dorsale Schultermuskeln mit Ansatz am Humerus

Die hier aufgeführten Schultermuskeln kommen von dorsal und inserieren am Tuberculum majus oder an der Tuberositas deltoidea des Humerus (**Tab. 3.3**).

> **Merke**
>
> Der M. infraspinatus ist der wichtigste Außenrotator im Schultergelenk.

> **Klinik**
>
> **Lähmung.** Kommt es zu einer Lähmung des **M. supraspinatus,** besteht die Gefahr, dass der Humeruskopf nicht mehr in der normalen Position im Schultergelenk gehalten wird, sondern nach unten vorne verrutscht. In der Klinik spricht man dann von einer Subluxation.
>
> Bei Lähmung des **N. axillaris** kann es zur Subluxation des Humeruskopfes kommen. Außerdem ist die Abduktion stark eingeschränkt und nur noch in geringem Umfang durch Einsatz des M. supraspinatus möglich.

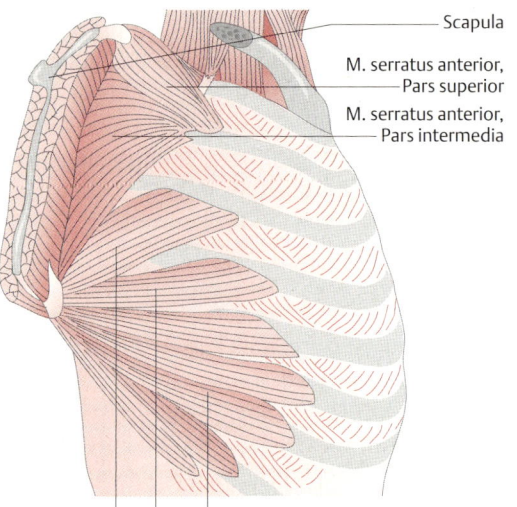

Abb. 3.7 Seitliche Schultermuskulatur. Musculus serratus anterior.

M. latissimus dorsi. Der M. latissimus dorsi überzieht mit seinen Muskelfasern fast den ganzen Rücken und reicht vom Oberarm über den unteren Rückenabschnitt bis hinunter zum Beckenkamm. Er bildet die hintere Achselfalte aus.

Fällt die Innervation des M. latissimus dorsi aus, kommt es im Schultergelenk zu einer Subluxation des Caput humeri nach vorne und unten.

Tabelle 3.3 Dorsale Schultermuskeln mit Ansatz am Humerus

Muskel	Ursprung	Ansatz	Innervation	Funktion/Besonderheiten
M. supraspinatus	Fossa supraspinata, Fascia supraspinata	Tuberculum majus humeri	N. suprascapularis (C4–C6)	Abduktion, Außenrotation des Schultergelenks, Gelenkkapselverstärker
M. infraspinatus	Fossa infraspinata, Fascia infraspinata	Tuberculum majus humeri	N. suprascapularis (C4–C6)	Außenrotation, Abduktion (kranialer Teil), Adduktion (kaudaler Teil) des Schultergelenks
M. teres minor	Margo lateralis der Scapula	Tuberculum majus humeri	N. axillaris (C5–C6)	Außenrotation, Abduktion des Schultergelnks
M. deltoideus				
Pars clavicularis (a) Pars acromialis (b) Pars spinalis (c)	laterale Clavicula Akromion Unterrand der Spina scapula	Tuberositas deltoidea humeri	N. axillaris (C4–C6)	Abduktion bis 90°, Pendelbewegung des Schultergelenks. Das Armgewicht tragen (a)+(c): bei Adduktion (a)+(b): bei Anteversion (b)+(c): bei Retroversio

Fortsetzung siehe nächste Seite

Tabelle 3.3 Fortsetzung

Muskel	Ursprung	Ansatz	Innervation	Funktion/Besonderheiten
M. subscapularis	Fossa subscapularis	Tuberculum minus humeri	Nn. subscapulares (C5–C8)	Innenrotation, Adduktion des Schultergelenks
M. teres major	Margo lateralis, Angulus inferior scapulae	Crista tuberculi minoris humeri	N. thoracodorsalis (C6–C7) oder Nn. subscapulares (C5–C8)	Innenrotation, Adduktion des Schultergelenks = Retroversion nach medial
M. latissimus dorsi				
Pars vertebralis	7.–12. BWK Proc. spinosi und Lig. supraspinale	Crista tuberculi minoris	N. thoracodorsalis (C6–C8)	Innenrotation, Adduktion des Schultergelenks (bei erhobenem Arm) und Retroversion nach medial (dreht den Arm nach hinten innen); verschiebt Scapula nach kaudal Weiteres siehe Text.
Pars iliaca	Fascia thoracolumbalis und Crista iliaca			
Pars costalis	9./10.–12. Rippe			
Pars scapularis	Angulus inferior scapulae			

Der M. latissimus dorsi wird bei forcierter Exspiration kontrahiert, daher stammt auch der Name „Hustenmuskel". Bei geschlossener Stimmritze erhöht er mit den Bauchmuskeln den intrathorakalen Druck. Er kann außerdem bei aufgestützten Armen neben anderen Muskeln als Atemhilfsmuskel betätigt werden. Die knöchernen Thoraxanteile werden durch die Kontraktion der Muskelfasern angehoben (Inspiration). **Atemhilfsmuskeln** können bei forcierter In- bzw. Exspiration die Atmung unterstützen, indem Ansatz und Ursprung gewechselt werden und so aus dem sonst beweglichen Element der Fixpunkt wird und aus dem Punctum fixum das Punctum mobile (**Abb. 3.8**).

Rotatorenmanschette. Die Rotatorenmanschette liegt unterhalb des korakoakromialen Bogens (Spatium subacromiale) und wird gebildet aus den Muskelsehnen des **M. supraspinatus (kranial)**, **M. infraspinatus (dorsal)**, **M. teres minor (dorsal)** und **M. subscapularis (ventral)**. Durch die Rotatorenmanschette wird der Humeruskopf auf der Gelenkfläche des Schultergelenks gehalten, indem von außen wirkende Kräfte durch den ausgeübten Muskelzug ausgeglichen werden. Zudem strahlen die Sehnen der genannten Muskeln in die Gelenkkapsel ein und bewirken ein Anspannen bzw. eine Verstärkung der Kapsel (**Abb. 3.8**). Umfasst werden die von ventral und dorsal zum Schultergelenk ziehenden Muskeln dann vom M. deltoideus, der kappenartig der Schulter aufliegt, jedoch nicht zur Rotatorenmanschette gezählt wird.

> **Merke** M. supraspinatus, M. infraspinatus, M. teres minor und M. subscapularis bilden zusammen die sog. Rotatorenmanschette des Schultergelenks.

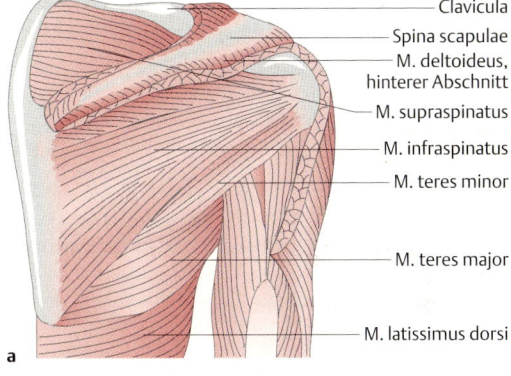

Clavicula
Spina scapulae
M. deltoideus, hinterer Abschnitt
M. supraspinatus
M. infraspinatus
M. teres minor
M. teres major
M. latissimus dorsi

a

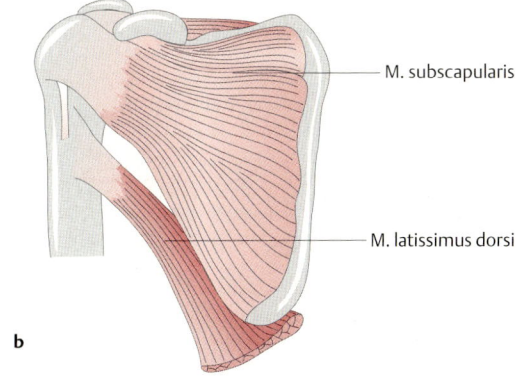

M. subscapularis
M. latissimus dorsi

b

Abb. 3.8 Rotatorenmanschette. a Ansicht von dorsal, **b** Ansicht von ventral.

Klinik

Rotatorenmanschetten-Rupturen. Die Rupturen im Bereich der Rotatorenmanschette werden anhand ihrer Lokalisaton nach Neer A–D eingeteilt**.**

Die klinischen Symptome sind gekennzeichnet durch die Unfähigkeit, den Arm zu heben (sog. Pseudoparalyse) und den lokalen Druckschmerz am Korakoid.

Diagnostisch verwendet man das Röntgen der Schulter, eine Gelenkssonografie und b. Bed. eine MRT-Untersuchung der Schulter.

Schleimbeutel der oberen Extremität (Tab. 3.4)

Tabelle 3.4 Schleimbeutel der oberen Extremität

Schleimbeutel	Lage
Bursa synovialis	findet sich häufig in der Nähe der Cavitas glenoidalis
Bursa subtendinea m. subscapularis	zwischen M. subscapularis und der Gelenkkapsel
Bursa subcoraco- idea	zwischen M. subscapularis und Processus coracoideus
Bursa subtendinea m. latissimi dorsi	trennt den M. teres major vom benachbarten M. latissimus dorsi

Ventrale Schultermuskeln mit Ansatz am Humerus (Tab. 3.5)

M. pectoralis major. Der M. pectoralis major wird von zwei Faszien eingefasst: ventral durch die **Fascia pectoralis**; dorsal durch die **Fascia clavipectoralis**. Er ist zudem ein wichtiger **inspiratorischer Atemhilfsmuskel** (Aufstützen der Arme erleichtert das Einatmen). Aufgrund seiner Funktionen wird er oft als sog. „Schwimmermuskel" bezeichnet. Trainiert wird er (zusammen mit dem M. latissimus dorsi und dem M. trapezius) auch bei Klimmzügen. Zwischen M. pectoralis major und M. deltoideus liegt auch die **Fossa infraclavicularis**, eine kleine Einsenkung (Mohrenheim-Grube), in der die oberflächlich gelegene V. cephalica durch die Fascia clavipectorale in das tiefe Venensystem (hier die V. subclavia) am Arm eintritt. Der kräftige M. pectoralis major hat bei herabhängendem Arm annähernd quadratische Form und liegt als Brustmuskel dem Rippenthorax auf. Er zieht mit seinen sich überkreuzenden Faseranteilen zum Humerus und bildet die vordere Achselfalte.

3.4.3   Oberarmmuskulatur

Am Oberarm unterteilt man die Muskeln in eine **ventrale (Flexoren)** und eine **dorsale (Extensoren) Muskelgruppe** (**Tab. 3.6**). Beide Gruppen werden von der Oberarmfaszie **(Fascia brachii)** umhüllt und sind durch das **mediale** und **laterale Septum intermusculare** voneinander getrennt (**Abb. 3.9**).

Tabelle 3.5   Ventrale Schultermuskeln mit Ansatz am Humerus

Muskel	Ursprung	Ansatz	Innervation	Funktion/Besonderheiten
M. pectoralis major				
Pars clavicularis (a)	mediale Clavicula	mit seinen sich überkreuzenden Muskelfasern ansetzend an der Crista tuberculi majoris humeri	Nn. pectorales med. + lat. (C6–C8)	(a)+(b)+(c): Adduktion und Innenrotation (a)+(b): Anteversion bei abduziertem Arm (b)+(c): Senkung der Schulter nach vorne Weiteres siehe Text
Pars sternocostalis (b)	Sternum ventral, 6.+7. Rippenknorpel			
Pars abdominalis (c)	Rektusscheide, vorderes Blatt			
M. coracobrachialis	S. 167			

Tabelle 3.6   Oberarmmuskulatur

Muskel	Ursprung	Ansatz	Innervation	Funktion/Besonderheiten
Ventrale Muskeln des Oberarms (Flexoren)				
M. biceps brachialis				
Caput longum	Tuberculum supraglenoidale scapulae	Tuberositas radii, Aponeurosis m. bicipitis brachii	N. musculocutaneus (C5–C6)	Schultergelenk: Anteversion und Innenrotation, Abduktion Ellenbogengelenk: Beugung (= Flexion) und Supination
Caput breve	Processus coracoideus			
M. brachialis	ventrale Humerusfläche, Spetum intermusculare	Tuberositas ulnae, Ellenbogengelenkkapsel	N. musculocutaneus (C5–C6)	Beugung (= Flexion) des Ellenbogengelenks

Fortsetzung siehe nächste Seite

Tabelle 3.6 Fortsetzung

Muskel	Ursprung	Ansatz	Innervation	Funktion/Besonderheiten
M. coracobra-chialis	Processus coracoideus scapulae, zusammen mit dem Caput breve des M. biceps brachii	mediale Fläche des Humerus, in der Verlängerung der Crista tuberculi minoris	N. musculocutaneus (C5–C6)	Anteversion des Schultergelenks; hält den Humeruskopf in der Cavitas glenoidalis **Merke:** M. coracobrachialis ist der Leitmuskel für den N. musculocutaneus!!!
Dorsale Muskeln des Oberarms (Flexoren)				
M. triceps brachii				
Caput longum	Tuberculum infraglenoidale scapulae	Olecranon	N. radialis (C6–C8)	Schultergelenk: Adduktion, Tragen des Armgewichts Ellenbogengelenk: Streckung (= Extension)
Caput laterale	laterale u. dorsale Humerusfläche			
Caput mediale	mediale und dorsale Humerusfläche			
M. anconaeus	Epicondylus lateralis humeri und Lig. collaterale radiale	Rückseite der Ulna, unterhalb des Olecranons und Olecranon lateralseitig	N. radialis (C7–C8)	Streckung (= Extension) des Ellenbogengelenks, Kapselspannung

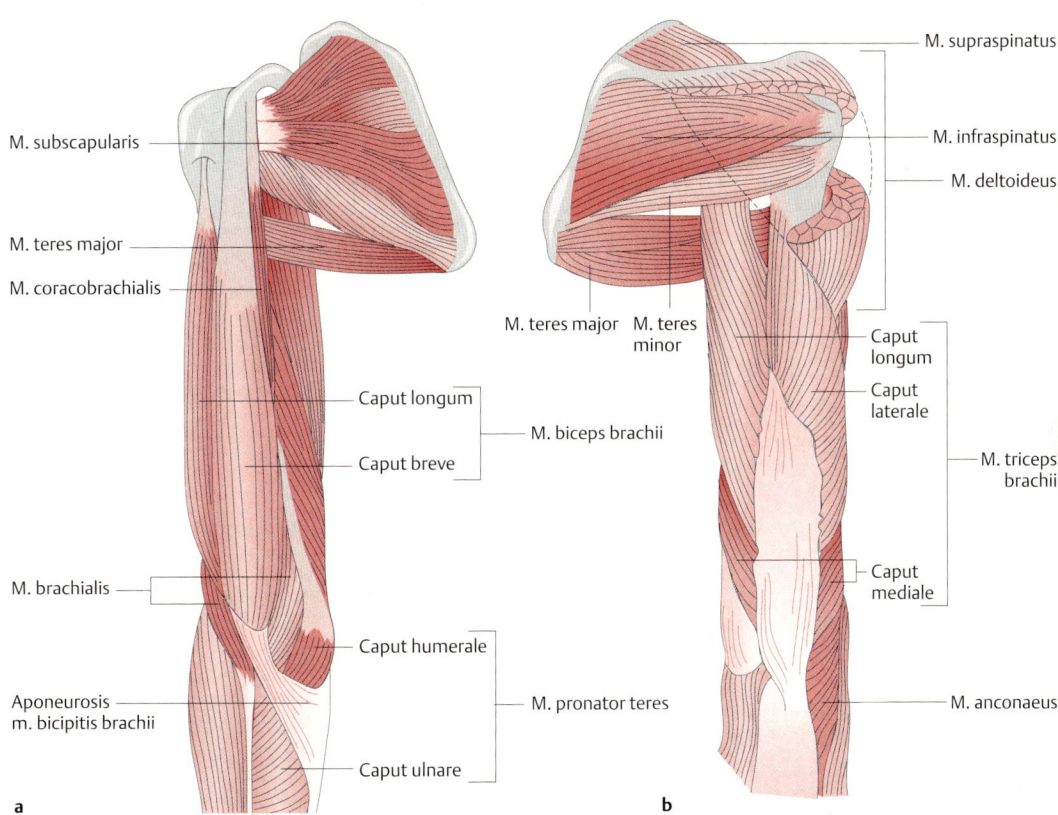

Abb. 3.9 **Oberarmmuskulatur. a** von vorne und **b** von hinten.

Klinik

Humeruskopfhochstand. Bei Ruptur des Caput longum des M. biceps brachii kommt es zu einem Humeruskopfhochstand, da die lange Bizepssehne den Humeruskopf dann nicht mehr an die Schultergelenkfläche andrückt und in dieser Höhe festhält. Der Hochstand resultiert aus dem nun überwiegenden Muskelfaserzug der Rumpfwandmuskeln auf den Humerus.

Merke Der M. coracobrachialis ist der Leitmuskel für den N. musculocutaneus.

3.4.4 Unterarmmuskulatur

Die topografische Gliederung der Unterarmmuskeln erfolgt in **ventrale** und **dorsale** Unterarmmuskeln, wobei jeweils oberflächliche und tief gelegene Muskeln unterschieden werden sowie **radiale** Unterarmmuskeln (**Abb. 3.10**, **Tab. 3.7**, **3.8**).

Ventrale Unterarmmuskulatur

Oberflächliche Schicht der ventralen Unterarmmuskulatur (Tab. 3.7)

Tabelle 3.7 Oberflächliche Schicht der ventralen Unterarmmuskulatur

Muskel	Ursprung	Ansatz	Innervation	Funktion/Besonderheiten
M. pronator teres				
Caput humerale (a)	Epicondylus medialis humeri	Tuberositas pronatoria radii, und an der lateralen und dorsalen Radiusfläche	N. medianus (C6–C7)	Ellenbogengelenk: Beugung (a) und bei gebeugtem Ellenbogengelenk: Pronation (a)+(b)
Caput ulnare (b)	Processus coronoideus ulnae			
M. flexor carpi radialis	Epicondylus medialis humeri, Fascia antebrachii	palmare Fläche der Basis des Os metacarpale II	N. medianus (C6–C7)	Ellenbogengelenk: Beugung, Pronation Handgelenk: Beugung (= Palmarflexion), Abduktion nach radial
M. palmaris longus	Epicondylus medialis humeri, (Fascia antebrachii)	Aponeurosis palmaris	N. medianus (C7–Th1)	Ellenbogengelenk: Beugung Handgelenk: Beugung (= Palmarflexion), Spannung der Palmaraponeurose (**Merke:** Muskelsehne gut zu erkennen, liegt als nächster Muskel nach radial dem M. flexor carpi radialis an)
M. flexor digitorum superficialis				
Caput humeroulnare	Epicondylus medialis humeri, Processus conoideus ulnae	zweigeteilte Sehne im Ansatz (sog. „M. perforatus"), jeweils rechts und links an die Mittelphalanx der Finger II.–V.	N. medianus (C7–Th1)	Ellenbogengelenk: Beugung (unbedeutend) Handgelenk: Beugung (= Palmarflexion), Abduktion nach ulnar Fingergrundgelenke II.–V.: Beugung, Adduktion, hin zum Dig. III prox. Interphalangealgelenk (PIP) II.–V.: Beugung
Caput radiale	Radius, ventralseitig			
M. flexor carpi ulnaris				
Caput humerale	Epicondylus medialis humeri	Os pisiformis (Sesambein) Lig. pisohamatum, Os hamatum, Lig. pisometacarpeum, Os metacarpale V	N. ulnaris (C7–C8)	Ellenbogengelenk: Beugung (= Flexion) Handgelenke: Beugung (= Palmarflexion), Abduktion nach ulnar
Caput ulnare	Olecranon, obere $^2/_3$ Margo post. ulnae, Fascia antebrachii			

Die Muskeln der **oberflächlichen Schicht** entspringen alle vom Epicondylus medialis und z. T. auch noch von zusätzlichen Ursprungsorten und werden alle vom **N. medianus** innerviert (Ausnahme: M. flexor carpi ulnaris vom N. ulnaris!).

Merke

Die Sehne des **M. flexor carpi radialis** kann als Leitstruktur beim Tasten des Radialispulses – der Puls liegt radial dieser Sehne – dienen.

Die Sehne des **M. palmaris longus** ist beim Anspannen des Muskels gut sichtbar, da sie aus dem Hautniveau mittig im distalen Drittel des Unterarms hervorhebt (radial von ihr ist dann auch gelegentlich die Sehne des M. flexor carpi radialis sichtbar).

Biologie

Histologie

Anatomie

Chemie

Biochemie

Physik

Physiologie

Psych./Soz.

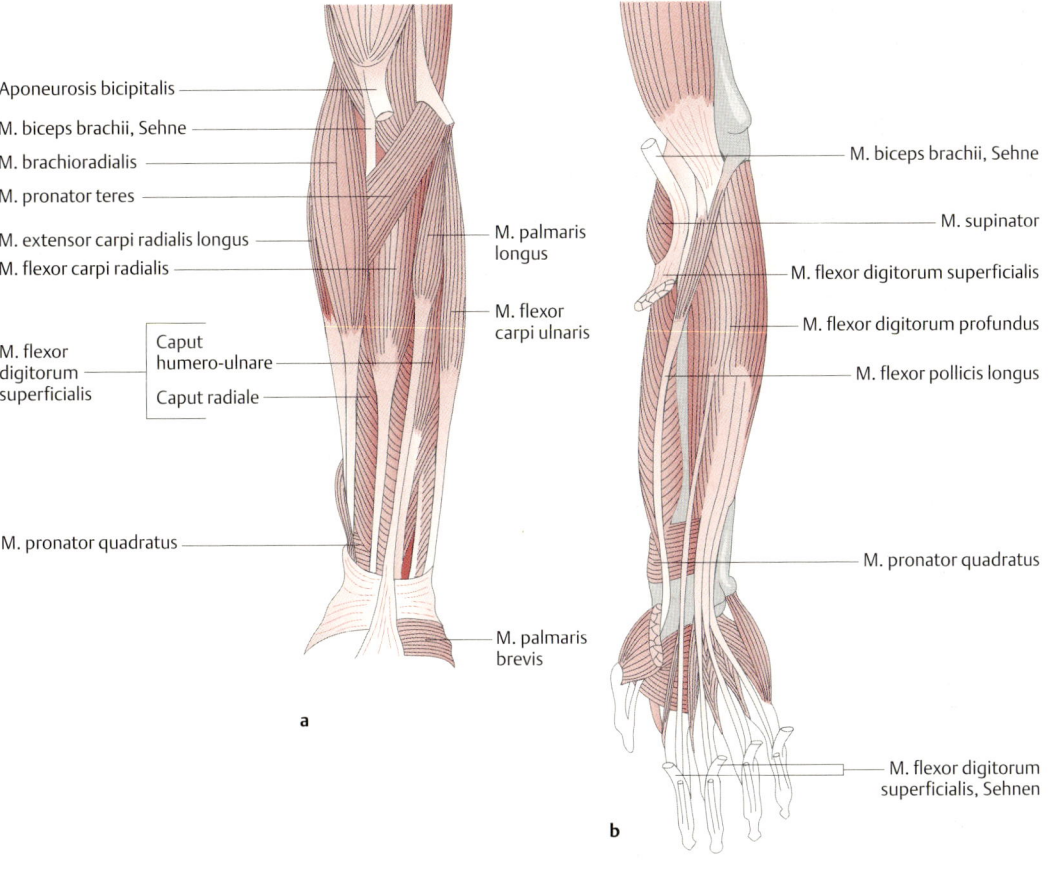

Aponeurosis bicipitalis

M. biceps brachii, Sehne

M. brachioradialis

M. pronator teres

M. extensor carpi radialis longus

M. flexor carpi radialis

M. flexor digitorum superficialis

Caput humero-ulnare

Caput radiale

M. pronator quadratus

M. palmaris longus

M. flexor carpi ulnaris

M. palmaris brevis

a

M. biceps brachii, Sehne

M. supinator

M. flexor digitorum superficialis

M. flexor digitorum profundus

M. flexor pollicis longus

M. pronator quadratus

M. flexor digitorum superficialis, Sehnen

b

Abb. 3.10 Unterarmmuskulatur – Beugeseite. a oberflächliche und **b** tiefe Muskulatur.

Tiefe Schicht der ventralen Unterarmmuskulatur

Tabelle 3.8 Tiefe Schicht der ventralen Unterarmmuskeln

M. pronator quadratus	distales Ende der Ulna, palmar (Margo anterior)	distales Ende des Radius, palmar (Margo et Facies ant.)	N. interosseus palmaris (= anterior) des N. medianus (C8–Th1)	radioulnare Gelenke: Pronation (unabhängig von der Stellung des Ellenbogengelenks)
M. flexor digitorum profundus	Ulnamitte palmar (Facies ant.), Membrana interossea, Fascia antebrachii	Basis der Endphalangen der Finger II.–V., durch die zweigeteilte Sehne des M. flexor digitorum superficialis	N. ulnaris (C8–Th1) ulnarseitig III+IV; und N. medianus mit N. interosseus anterior, radialseitig II+III (C7–Th1)	Handgelenke: Beugung (= Palmarflexion) Fingergrund, -mittel (PIP)- und -endgelenke (DIP) II.–V.: Beugung, Abduktion **Merke:** Mit seinen Sehnen zieht der M. flexor digitorum profundus durch den Karpalkanal (s.o.), in einer gemeinsamen Sehnenscheide mit dem M. flexor digitorum superficialis; im Verlauf zu seinen Ansatzstellen durchbohrt der tiefe Muskel (= M. perforatus) die zweigeteilten Sehne des oberflächlichen Muskels (= M. perforans) und setzt an den Endphalangen der Finger II.–V. an und ist hier gut zu identifizieren.
M. flexor pollicis longus				
Caput radiale	Radius-Vorderfläche, Membrana interossea	Basis der Endphalanx des Daumens (= Pollex)	N. interosseus anterior des N. medianus (C7–C8)	Handgelenke: Beugung (= Palmarflexion) Daumengelenke: Beugung, Opposition, Abduktion nach radial (gering)
Caput humerale	Epicondylus medialis humeri			

Dorsale Unterarmmuskulatur (Tab. 3.9, 3.10)

Oberflächliche Schicht der dorsalen Unterarmmuskeln

Der M. extensor digitorum, M. extensor digiti minimi und M. extensor carpi ulnaris der oberflächlichen Schicht der dorsalen Unterarmmuskulatur entspringen alle vom Epicondylus lateralis humeri und der Fascia antebrachii, daher wird auch der Begriff **„Caput commune"** verwandt. Die motorische Innervation erfolgt über den **R. profundus** des **N. radialis** (C6–C8) (**Abb. 3.11**).

Tabelle 3.9 Oberflächliche Schicht der dorsalen Unterarmmuskeln

Muskel	Ursprung	Ansatz	Innervation	Funktion/Besonderheiten
M. extensor digitorum	Epicondylus lateralis humeri, Fascia antebrachii, Lig. collaterale ulnare	Dorsalaponeurose Finger II–V (Basis des Mittel- und Endglieds)	R. profundus N. radialis (C6–C8)	Ellenbogengelenk: Streckung Handgelenk: Streckung (Dorsalextension), Fingergrundgelenke II–V: Streckung Fingergelenke II–V: Streckung (spreizt die geschlossenen und adduziert die gespreizten Finger) Von seinen Sehnen ziehen „Connexus intertendinei" (Sehnenstrahlen) zu den benachbarten Fingern
M. extensor digiti minimi	Epicondylus lateralis humeri, Fascia antebrachii	Dorsalaponeurose Finger V	R. profundus N. radialis (C6–C8)	Ellenbogengelenk: Streckung Handgelenk: Streckung (Dorsalextension), Fingergrundgelenk V: Streckung Fingergelenk V: Streckung (streckt den ganzen kleinen Finger)
M. extensor carpi ulnaris				
Caput humerale	Epicondylus lateralis humeri, Fascia antebrachii	Basis Os metacarpale V	R. profundus N. radialis (C6–C8)	Ellenbogengelenk: Streckung Handgelenke: Streckung (= Dorsalextension), Ulnarabduktion
Caput ulnare	Ulna			

Tiefe Schicht der dorsalen Unterarmmuskeln

Tabelle 3.10 Tiefe Schicht der dorsalen Unterarmmuskeln

M. supinator	Epicondylus lateralis humeri, Crista m. supinatoris ulnae, Ligg. collaterale radiale et anulare radii	Facies anterior radii, distal der Tuberositas radii	R. profundus, N. radialis (C5–C6)	radioulnare Gelenke: Supination (unabhängig von der Stellung des Ellenbogengelenks)
M. abductor pollicis longus (radial)	Facies dorsalis ulnae, Membrana interossea, Facies dorsalis radii	Basis Os metacarpale pollicis (Dig. I)	R. profundus, N. radialis (C7–C8)	radioulnare Gelenke: Supination Handgelenke: Beugung (= Palmarflexion), Abduktion nach radial Daumengrundgelenk: Streckung
M. extensor pollicis brevis (radial)	Facies dorsalis radii, Membrana interossea	Grundphalanx des Daumens (= Phalanx proximalis pollicis)	R. profundus, N. radialis (C7–Th1)	Handgelenk: Beugung (= Palmarflexion), Abduktion nach radial Daumensattelgelenk: Abduktion, Reposition Daumengrundgelenk: Streckung
M. extensor pollicis longus (ulnar)	Facies dorsalis ulnae, Membrana interossea	Endphalanx des Daumens (Phalanx distalis pollicis)	R. profundus, N. radialis (C6–C8)	Handgelenk: Streckung (= Dorsalextension), Abduktion nach radial (gering) Daumensattelgelenk: Adduktion, Reposition Daumengrundgelenk: Streckung Daumengelenk: Streckung
M. extensor indicis (ulnar)	Facies dorsalis ulnae, Membrana interossea	Dorsalaponeurose des Zeigefingers (Dig. II)	R. profundus, N. radialis (C6–C8)	Handgelenk: Streckung (= Dorsalextension), Fingergrundgelenk II: Streckung Fingergelenk: Streckung (streckt den Zeigefinger)

Biologie Histologie Anatomie Chemie Biochemie Physik Physiologie Psych./Soz.

Merke

Der **M. supinator** ist der Leitmuskel für den N. radialis – der Nerv durchbohrt den Muskelbauch.

Radiale Unterarmmuskeln

Die radialen Unterarmmuskeln (**Abb. 3.11**, **Tab. 3.11**) werden alle durch den **N. radialis** innerviert.

M. brachioradialis. Unmittelbar proximal seines Ansatzes und der Sehne des M. flexor carpi radialis verläuft die **A. radialis**, hier ist der Puls tastbar. Zudem verläuft hier der R. superficialis des N. radialis (sensible Innervation der Finger). Daher spricht man in Bezug auf den M. brachioradialis auch vom **Leitmuskel für die radiale Gefäß-Nerven-Straße.**

Merke

Der M. brachioradialis ist der Leitmuskel für die radiale Gefäß-Nerven-Straße.

3.4.5 Handmuskeln

Man unterteilt die Muskeln der Hand in drei Gruppen (**Abb. 3.12**):
- Muskeln des Daumenballens (Thenargruppe) (**Tab. 3.12**),
- Muskeln der Mittelhand (**Tab. 3.13**),
- Muskeln des Kleinfingerballens (Hypothenargruppe) (**Tab. 3.14**).

Alle kurzen Muskeln der Hand werden vom **N. medianus** und vom **N. ulnaris** innerviert.

Muskeln des Daumenballens (= Thenar)

Merke

Zwischen den beiden Köpfen des **M. flexor pollicis brevis** verläuft die Sehne des M. flexor pollicis longus.

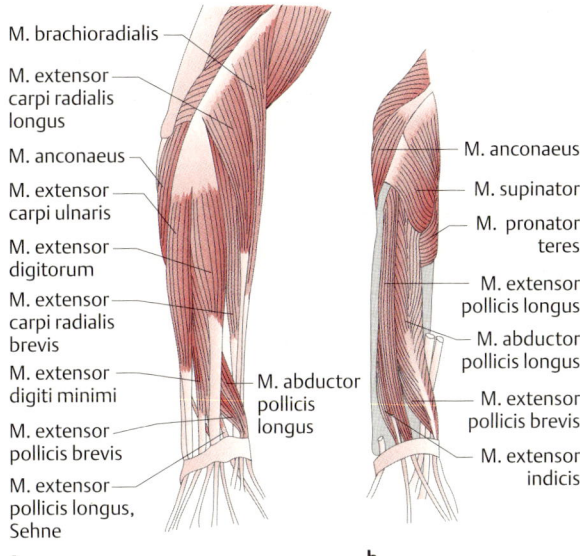

M. brachioradialis

M. extensor carpi radialis longus

M. anconaeus

M. extensor carpi ulnaris

M. extensor digitorum

M. extensor carpi radialis brevis

M. extensor digiti minimi

M. extensor pollicis brevis

M. extensor pollicis longus, Sehne

M. abductor pollicis longus

M. anconaeus

M. supinator

M. pronator teres

M. extensor pollicis longus

M. abductor pollicis longus

M. extensor pollicis brevis

M. extensor indicis

a   b

Abb. 3.11 Unterarmmuskulatur – Streckseite. a oberflächliche und **b** tiefe Muskulatur.

Klinik

Daumenballenatrophie. Unter dieser Atrophie versteht man einen Schwund der Muskeln des Daumenballens, die schwerste Stufe des Karpaltunnelsyndroms. Schon bei beginnender Kompression des N. medianus im Karpaltunnel werden die von ihm innervierten Muskeln weniger stark schmerzbedingt beansprucht, so dass der Muskelschwund einsetzt, bis hin zur Atrophie.

Tabelle 3.11 Radiale Unterarmmuskeln

Muskel	Ursprung	Ansatz	Innervation	Funktion/Besonderheiten
M. brachioradialis	Crista supracondylaris lateralis humeri, Septum intermusculare laterale	Processus styloideus radii, radiale Seite	N. radialis (C5–C6)	Ellenbogengelenk: Beugung, bewirkt Mittelstellung des Unterarms zwischen Pronation und Supination Weiteres siehe Text
M. extensor carpi radialis longus	Crista supracondylaris lateralis humeri	Basis Os metacarpale II	R. profundus, N. radialis (C6–C7)	Ellenbogengelenk: Beugung Handwurzelgelenk: Dorsalextension (mit M. extensor carpi ulnaris), Radialabduktion (mit M. flexor carpi radialis)
M. extensor carpi radialis brevis	Caput commune am Epicondylus lateralis humeri	Basis Os metacarpale III	R. profundus, N. radialis (C6–C7)	Ellenbogengelenk: Beugung Handwurzelgelenke: Dorsalextension, bringt die Hand aus der Ulnarabduktion in Mittelstellung → Radialabduktion (gering)

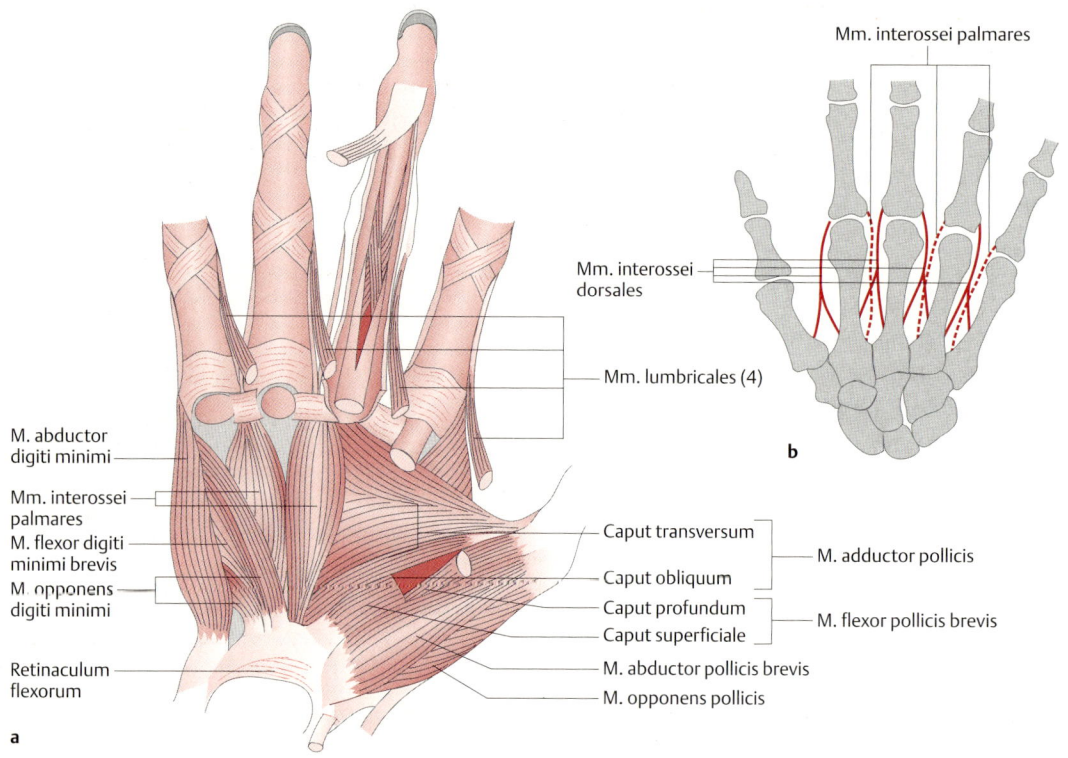

Abb. 3.12   Handmuskeln. a Palmare Handmuskeln und **b** Schema der Mm. interossei.

Tabelle 3.12   Muskeln des Daumenballens

Muskel	Ursprung	Ansatz	Innervation	Funktion/Besonderheiten
M. abductor pollicis brevis	Retinaculum musculorum flexorum manus, Tuberositas ossis scaphoideum	proximale Phalanx des Daumens am Seitenrand	N. medianus (C7–Th1)	Karpometakarpalgelenk: Abduktion, Flexion Daumengrundgelenk: Beugung Daumenendgelenk: Streckung
M. opponens pollicis	Retinaculum musculorum flexorum manus, Tuberculum ossis trapezii	Os metacarpale I, radialseitig	N. medianus (C7–Th1)	Opposition, Adduktion
M. flexor pollicis brevis				
Caput superficiale	Retinaculum musculorum flexorum manus, Os trapezium	proximale Phalanx des Daumens	N. medianus (C7–Th1)	Abduktion, Opposition Daumengrundgelenk: Beugung Daumenendgelenk: Streckung
Caput profundum	Os trapezoideum, Os capitatum palmare, Ligg. ossa carpalia		R. profundus, N. ulnaris (C8–Th1)	
M. adductor pollicis				
Caput obliquum	Os capitatum	proximale Phalanx des Daumens, ulnares Sesambein am Daumen	R. profundus, N. ulnaris (C8–Th1)	Adduktion, Opposition Daumengrundgelenk: Beugung Daumenendgelenk: Streckung
Caput transversum	Os metacarpale III			

Muskeln der Mittelhand (Hohlhandmuskeln)

Tabelle 3.13 Muskeln der Mittelhand

Muskel	Ursprung	Ansatz	Innervation	Funktion/Besonderheiten
Mm. lumbricales I, II: einköpfig III, IV: zweiköpfig	radiale Seite der Sehnen des M. flexor digitorum profundus	Dorsalaponeurose Finger II–V	N. medianus (C8–Th1) für: I, II R. profundus des N. ulnaris (C8–Th1) für: III, IV	Fingergrundgelenke II–V: Beugung Fingermittel- und -endgelenke: Streckung
Mm. interossei dorsales manus I–IV	Ossa metacarpi I–V (zweiköpfig), einander zugewandte Seite	Dorsalaponeurose Finger II–IV	R. profundus des N. ulnaris (C8–Th1)	Mittelhandgelenke/Fingergrundgelenke II–IV: Beugung Fingermittel- und -endgelenke II–IV: Streckung (spreizen 2.–4. Finger von der Mittelfingerachse ab), bei Schädigung des N. ulnaris: typische motorische Ausfallerscheinung beim Faustschlussversuch (Krallenhand).
Mm. interossei palmares I–III	Ossa metacarpi II (ulnar), III (radial) und V (radial)	Dorsalaponeurose Finger II, IV, V	R. profundus des N. ulnaris (C8–Th1)	Fingergrundgelenke II, IV, V: Beugung Fingermittel- und -endgelenke II, IV, V: Streckung (adduzieren 2.–4. Finger zur Mittelfingerachse hin)

Muskeln des Kleinfingerballens (= Hypothenar)

Tabelle 3.14 Muskeln des Kleinfingerballens

Muskel	Ursprung	Ansatz	Innervation	Funktion/Besonderheiten
M. abductor digiti minimi	Os pisiforme, Retinaculum musculorum flexorum manus	Dorsalaponeurose Finger V, Grundglied (= Phalanx proximalis)	R. profundus, N. ulnaris (C8–Th1)	Karpometakarpalgelenk V: Opposition Fingergrundgelenk V: Abduktion
M. flexor digiti minimi (brevis)	Os hamatum, Retinaculum musculorum flexorum manus	proximale Phalanx, Finger V	R. profundus, N. ulnaris (C8–Th1)	Karpometakarpalgelenk V: Flexion und auch Opposition Fingergrundgelenk V: Beugung
M. opponens digiti minimi	Hamulus ossis hamatus, Retinaculum musculorum flexorum manus	Os metacarpale V	R. profundus, N. ulnaris (C8–Th1)	Karpometakarpalgelenk V: Opposition Fingergrundgelenk: Flexion („Wasserschöpfenstellung")
M. palmaris brevis	Aponeurosis palmaris, Retinaculum musculorum flexorum manus	Haut der Handinnenseite	R. superficialis, N. ulnaris (C7–Th1)	Hautspanner im Bereich des Hypothenars, zieht zur Palmaraponeurose; schützt Vasa ulnaria und den N. ulnaris

Klinik

V-Phlegmone. Eine Phlegmone ist eine diffuse, sich ausbreitende Entzündung des interstitiellen Bindegewebes mit typischen lokalen Entzündungszeichen wie Rötung, Überwärmung und Schwellung. Bei einer eitrigen Entzündung in den Sehnenscheiden der Beugermuskeln kann es durch die Sehnenscheidenanatomie zu einer schnellen Ausbreitung der Entzündung über die Sehnenscheiden kommen, so dass eine Entzündung in der Daumensehnenscheide über die dünnen Wände der drei Beugersehnenscheiden im Handwurzelbereich auf die Sehnenscheide des Kleinfingerbeugers übergreifen kann. In diesem Fall spricht man von einer V-Phlegmone, da sich beim Zeichnen einer Linie vom Kleinfinger zu den Handwurzelknochen und einer weiteren Linie vom Daumen zu den Handwurzelknochen der Buchstabe V ergibt.

3.5 Nerven

Die Innervation der oberen Extremität erfolgt über den **Plexus brachialis**. Dieser setzt sich zusammen aus den Rr. ventrales der Spinalnerven **C5–Th1**. Sie bilden 3 Stämme: **Truncus superior, Truncus medius, Truncus inferior**. Die Trunci lagern sich erneut unterschiedlich zusammen und bilden Faszikel: **Fasciculus lateralis, Fasciculus medialis** und **Fasciculus posterior**. Außerdem wird der Plexus brachialis topografisch unterteilt in eine Pars supraclavicularis und eine Pars infraclavicularis.

Arteriell versorgt wird die obere Extremität von Ästen der **A. subclavia** und der **A. axillaris**. Der Abfluss des Blutes erfolgt über die **V. subclavia** in die **Vv. brachiocephalicae**. Man unterscheidet am Arm **oberflächliche und tiefe Venen**.

Biologie | Histologie | Anatomie | Chemie | Biochemie | Physik | Physiologie | Psych./Soz.

Klinik

Plexusanästhesie. Bei der Plexusanästhesie handelt es sich um die Betäubung eines Nervengeflechts (Plexus) mit Hilfe eines Lokalanästhetikums. Es wird zwischen axillärer Plexusanästhesie des Armes und lumbaler Plexusanästhesie des Beines unterschieden. Bei der axillären Plexusanästhesie des Armes wird das Armnervengeflecht (Plexus brachialis), das Arm und Schulter versorgt, betäubt.

3.5.1 Plexus brachialis (C5–Th1)

Das Armnervengeflecht (Plexus brachialis) bildet sich aus den **Rr. ventrales** der Rückenmarkssegmente **C5–Th1**, die aus den Foramina intervertebralia herausziehen und sich zu Trunci (Nervenstämmen) zusammenlagern (**Abb. 3.13**).

So entstehen der **Truncus superior** (C5, C6), der **Truncus medius** (C7) und der **Truncus inferior** (C8, Th1), welche durch die **hintere Skalenuslücke** hindurchtreten (zwischen M. scalenus anterior und medius, zusammen mit der A. axillaris). Anschließend teilt sich jeder Truncus noch oberhalb der Klavikula in eine ventrale und dorsale Division auf (insgesamt also je 3 Divisiones anteriores und posteriores [alt: ventrales et dorsales]).

Die Trunci legen sich erneut unterschiedlich zusammen und bilden Faszikel:
– **Fasciculus lateralis** (C5–C7) lateral der A. axillaris,
– **Fasciculus medialis** (C8–Th1) medial der A. axillaris,
– **Fasciculus posterior** (C5–Th1) hinter der A. axillaris.

Nach topografischen Gesichtspunkten wird der Plexus brachialis unterteilt in Nerven, die oberhalb (**Pars supraclavicularis**) bzw. unterhalb (**Pars infraclavicularis**) des Schlüsselbeins verlaufen.

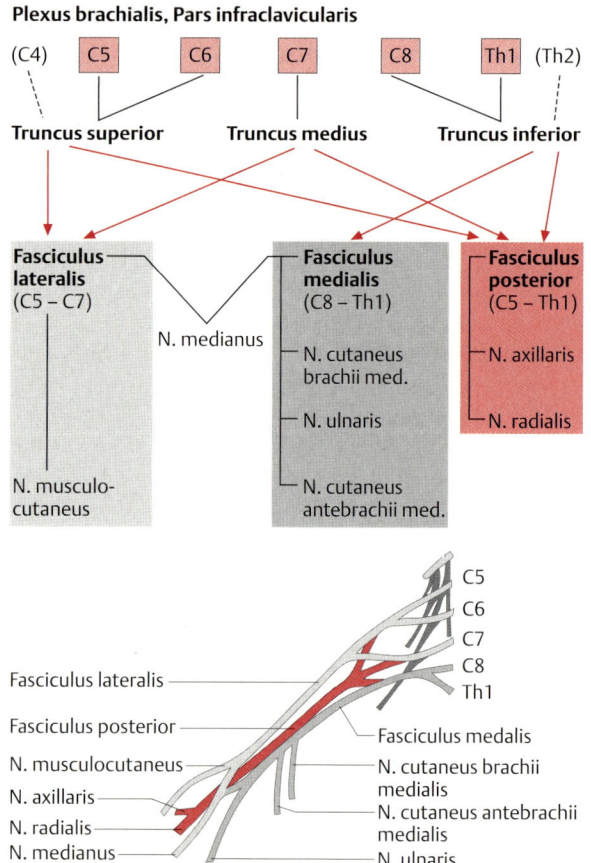

Abb. 3.13 Plexus brachialis

Pars supraclavicularis. Die Pars supraclavicularis umfasst die Nerven, die zwischen Wirbelsäule und Klavikula verlaufen (**Tab. 3.15**).

Tabelle 3.15 Pars supraclavicularis

Nerv	Muskel	Besonderheiten
dorsale Äste		
N. dorsalis scapulae (C4, C5)	Mm. rhomboidei major et minor M. levator scapulae	durchbohrt den M. scalenus medius
N. suprascapularis (C4–C6)	M. supraspinatus M. infraspinatus	verläuft durch die Incisura scapulae unter dem Lig. transversum
N. thoracicus longus (C5–C7/C8)	M. serratus anterior	durchbohrt den M. scalenus medius, verläuft auf dem M. serratus anterior
N. thoracodorsalis (C6–C8)	M. latissimus dorsi	am lateralen Rand der Scapula
N. subscapularis (C5–C6/C7)	M. subscapularis M. teres major	
ventrale Äste		
N. subclavius (C4, C5)	M. subclavius	unter der Klavikula, evtl. mit Ast zum N. phrenicus (Nebenphrenicus)
Nn. pectorales lateralis et medialis (C5–Th1)	Mm. pectorales major et minor	ventral zu den Brustmuskeln verlaufend

Pars infraclavicularis. Die Nerven der Pars infraclavicularis entspringen aus den in **Abb. 3.13** aufgeführten Faszikeln. Der **N. musculocutaneus** (C5–C7) **durchbohrt den M. coracobrachialis (Leitmuskel).** Er innerviert motorisch mit seinen **Rr. musculares** den

– M. coracobrachialis
– M. biceps brachii
– M. brachialis.

Außerdem gibt er den **N. cutaneus antebrachii lateralis** ab, der sensibel die Haut der lateralen (radialen) Seite des Unterarms von der Ellenbeuge bis zu den Handwurzelknochen versorgt. Der N. cutaneus antebrachii lateralis kommt im Sulcus bicipitalis lateralis an die Oberfläche, verläuft eine kurze Strecke mit der V. cephalica, liegt damit lateral der V. mediana cubiti und zieht weiter zum Hautareal am lateralen Unterarm.

Die Radix lateralis des **N. medianus** (C5–C7) vereinigt sich mit der Radix medialis des N. medianus (C8–Th1) in der sog. Medianusschlinge auf der Vorderfläche der A. axillaris. Der Nerv verläuft am Oberarm im **Sulcus bicipitalis medialis** weiter zum Ellenbogen, dort verläuft er unter der Faszie des M. biceps brachii und tritt schließlich durch den **M. pronator teres** hindurch. Danach zieht er weiter zwischen M. flexor digitorum superficialis und M. flexor digitorum profundus zum Handgelenk. Er verläuft durch den **Canalis carpi** (Karpaltunnel) und liegt oberflächlich zwischen den Sehnen des M. palmaris longus und M. flexor carpi radialis. Er teilt sich dann in der Hohlhand in seine Endäste auf.

Der **N. ulnaris** (C8–Th1) verläuft medial der A. axillaris im Sulcus bicipitalis medialis am Oberarm, hinter dem Epicondylus medialis auf der Streckseite des Ellenbogengelenks. Hier ist er eingebettet in eine Knochenrinne, den **Sulcus n. ulnaris** („Musikantenknochen"). Zwischen den Köpfen des M. flexor carpi ulnaris zieht er weiter nach distal zwischen M. flexor carpi ulnaris und dem M. flexor digitorum profundus. Er zieht außerhalb des Canalis carpi zur Hohlhand zusammen mit A. und V. ulnaris. Dort teilt er sich in seine Endäste auf (R. superficialis und R. profundus).

> **Merke**
> Der N. ulnaris zieht nicht durch den Karpaltunnel, sondern durch die Guyon-Loge (Canalis ulnaris; kleinfingerseitig).

Der **N. cutaneus brachii medialis** (Th1–Th2) verläuft medial am Oberarm, wo er mit dem N. intercostobrachialis Anastomosen mit dem 2. und 3. Interkostalnerv bildet. Er versorgt sensibel die Haut der medialen Oberarmseite (von der Achselhöhle bis zum Ellenbogengelenk).

Der **N. cutaneus antebrachii medialis** (C8–Th1) zieht medial zum Unterarm entlang des Verlaufs der V. basilica. Am Hiatus basilicus teilt er sich auf in den

– R. anterior: versorgt sensibel die Vorderfläche der medialen Unterarmseite
– R. posterior: versorgt sensibel die mediale Unterarmseite, ulnar und hintere Fläche am Unterarm.

Der **N. radialis** (C5–Th1) liegt der A. axillaris an und verläuft im **Sulcus n. radialis humeri** zusammen mit der A. profunda brachii spiralig um den Oberarmknochen herum. Weiter distal durchbricht er das **Septum intermusculare brachii laterale** und tritt zwischen dem M. brachioradialis und dem M. brachialis in die Ellenbeuge ein, um sich in seine Endäste aufzuteilen (R. profundus und R. superficialis). Der **R. profundus** durchbohrt schräg den M. supinator und verläuft als **N. interosseus posterior** weiter zum Daumen.

Der **N. axillaris** (C5–Th1) zieht durch die laterale Achsellücke, zusammen mit der A. und V. circumflexa humeri posterior zum M. deltoideus. Er innerviert den M. teres minor und den M. deltoideus; zudem innerviert er mit dem **N. cutaneus brachii lateralis superior** die Haut oberhalb des M. deltoideus, die seitliche Schulterregion und das seitliche Oberarmareal.

Klinik

Obere und untere Armplexus-Lähmung. Ursache einer Läsion des Plexus cervicobrachialis kann z.B. ein Geburtstrauma, ein Unfall (v.a. Motorradunfall) oder eine Schlüsselbeinfraktur sein. Auch eine Schultergelenkluxation kommt ursächlich infrage:

Die **obere Plexus-Lähmung (Erb-Duchenne)** betrifft die Nervenfasern aus den Rückenmarkssegmenten C5–C6. Es kommt zur Lähmung der Abduktions- und Außenrotationsbewegung im Schultergelenk sowie der Flexion im Ellenbogengelenk. Über dem M. deltoideus besteht eine Sensibilitätsstörung der Haut.

Bei der **unteren Plexus-Lähmung (Klumpke)** sind die Fasern **von C8–Th1** betroffen. Die Bewegung im Handgelenk und in den Fingern ist eingeschränkt. Es treten Sensibilitätsstörungen an der Ulnarseite des Unterarmes auf.

Motorische Ausfallerscheinungen der Hand: Schwurhand, Krallhand, Fallhand

Schwurhand (Lähmung des N. medianus). Bei einer kompletten Medianuslähmung kommt es zur Pronationsschwäche im Unterarm sowie zu einer typischen Fingerstellung an der Hand: Der Daumen, der Zeigefinger und der Mittelfinger können nicht mehr in den Mittel- und Endphalangen gebeugt werden, so dass beim Versuch des Faustschlusses die radialen drei Finger gestreckt bleiben (Schwurhand). Der Daumen kann nicht opponiert werden (Ausfall M. opponens pollicis) und befindet sich in Adduktionsstellung (Überwiegen des M. adductor pollicis, N. ulnaris). Bleibt die Läsion bestehen, kommt es zur Atrophie des Thenars. Sensibilitätsstörungen bestehen über dem Daumenballen und der Beugeseite der radialen 3½ Finger.

Krallenhand (Lähmung des N. ulnaris). Beim Ausfall des N. ulnaris (genauer gesagt: R. profundus des N. ulnaris) werden die motorischen Ausfallerscheinungen mit dem Begriff der Krallenhand (früher auch Klauenhand) beschrieben, die durch den Ausfall der Mm. interossei dorsales und palmares sowie der Mm. lumbricales III und IV zustande kommt. An den Mittel- und Endgelenken der Finger überwiegen die Flexoren (Beugung), im Grundgelenk überwiegen gleichzeitig die Extensoren (Überstreckung).

Zudem tritt eine Abschwächung der Ulnarabduktion der Hand auf, ein unvollständiger Faustschluss und eine Beugeschwäche im 4. und 5. Finger (Ausfall des ulnaren Anteils des M. flexor digitorum profundus und des M. flexor digiti minimi brevis). Der Daumen kann nicht mehr adduziert werden und der Kleinfinger kann dem Daumen nicht mehr angenähert werden (Ausfall M. opponens digiti minimi). Bei längerem Bestehen der Lähmung sinkt die Haut am Handrücken ein durch Atrophie der Mm. interossei dorsales. Der Hypothenar flacht ab. In den versorgten Hautbereichen treten Sensibilitätsstörungen auf.

Fallhand (Lähmung des N. radialis). Der N. radialis versorgt alle Extensoren des Armes, bei einer Radialislähmung ist daher je nach Höhe der Läsion eine Streckung in den betroffenen Gelenken nicht mehr möglich. Die Extensorenschwäche manifestiert sich als Fallhand, d.h. die Hand hängt schlaff nach unten, da eine Streckung weder im Handgelenk noch in den Fingergelenken möglich ist. Auch der kraftvolle Faustschluss fällt aus, da hierfür eine gestreckte oder dorsalflektierte Hand Voraussetzung ist. In den versorgten Hautbezirken kommt es zu Sensibilitätsstörungen.

> **Merke**
> „Ich schwöre beim heiligen Medianus (N. medianus: Schwurhand), dass ich Dir die Augen mit der Ulna auskratze (N. ulnaris: Krallenhand), wenn ich vom Rad falle (N. radialis: Fallhand)."

3.6 Arterien

A. subclavia. Das arterielle Blut gelangt **rechts** über den **Truncus brachiocephalicus** und **links direkt aus dem Aortenbogen** in die A. subclavia dextra bzw. sinistra. Sie verläuft dann hinter dem M. scalenus anterior in der „hinteren Skalenuslücke" (begrenzt durch den M. scalenus anterior und M. scalenus medius) zum lateralen Rand der 1. Rippe, über diese hinweg und weiter unter die Klavikula. Die A. subclavia gibt die **A. vertebralis**, die **A. thoracica interna**, den **Truncus thyrocervicalis** und den **Truncus costocervicalis** ab.

A. axillaris. Die A. axillaris (**Abb. 3.14**) bildet die Fortsetzung der A. subclavia und verläuft von der Klavikula bis zum Unterrand des M. pectoralis major (vordere Achselfalte). Ihre Abgänge sind von proximal nach distal:
- **Rr. subscapulares:** treten in den M. subscapularis ein
- **A. thoracica superior:** als kleine Arterie zum M. subclavius, den Mm. pectorales und dem kranialen Teil des M. serratus anterior (wird auch als A. thoracica suprema bezeichnet)
- **A. thoracoacromialis:** mit V. cephalica verlaufend; bildet das Rete acromiale mit und versorgt die Mm. pectorales, M. deltoideus und M. subclavius
- **A. thoracica lateralis:** auf dem M. serratus anterior nach kaudal absteigend für die Perfusion der seitlichen Brustwandmuskeln, gibt Rr. mammarii laterales für die Brustdrüse ab

- **A. circumflexa humeri posterior:** zieht zusammen mit dem N. axillaris durch die laterale Achsellücke; von dorsal um den Humerus herum zum M. deltoideus, versorgt den langen Trizepskopf und das Schultergelenk
- **A. subscapularis:** zieht am lateralen Rand des M. subscapularis entlang zur Dorsalfläche der Skapula und teilt sich dort auf in:
  • A. circumflexa scapulae: verläuft durch die mediale Achsellücke zur Fossa infraspinata; bildet Anastomose mit der A. suprascapularis (aus dem Truncus thyreocervicalis)
  • A. thoracodorsalis: zieht zu den großen Rückenmuskeln (M. latissimus dorsi, M. subscapularis, M. teres major, M. serratus anterior)
- **A. circumflexa humeri anterior:** zieht um das Collum chirurgicum des Humerus im Sulcus intertubercularis herum in Richtung Schultergelenk, versorgt den M. deltoideus.

A. brachialis. Ab der vorderen Achselfalte geht die A. axillaris in die A. brachialis (**Abb. 3.14**) über. Sie verläuft im Sulcus bicipitalis medialis zusammen mit den Vv. brachiales und weiter zur Ellenbogenbeugeseite. Schließlich teilt sie sich proximal des Ellenbogengelenkspalts in die kräftigere A. ulnaris und – in die schwächer ausgebildete A. radialis auf.

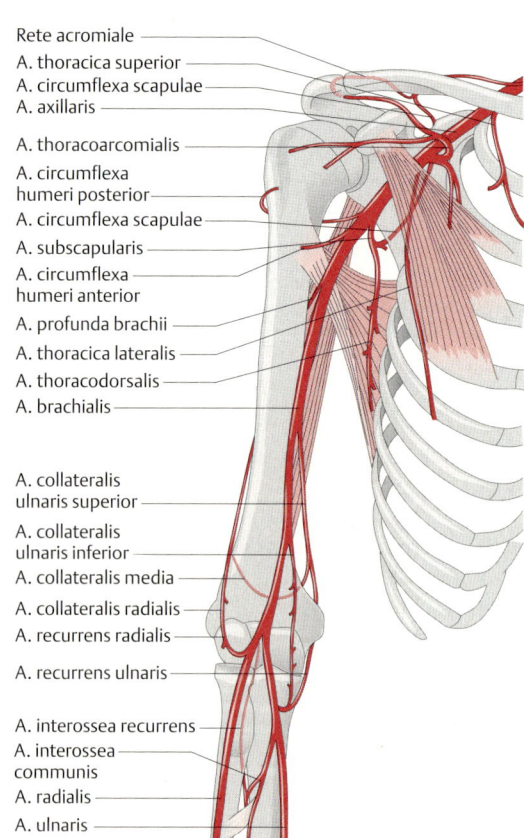

Rete acromiale
A. thoracica superior
A. circumflexa scapulae
A. axillaris
A. thoracoacromialis
A. circumflexa humeri posterior
A. circumflexa scapulae
A. subscapularis
A. circumflexa humeri anterior
A. profunda brachii
A. thoracica lateralis
A. thoracodorsalis
A. brachialis
A. collateralis ulnaris superior
A. collateralis ulnaris inferior
A. collateralis media
A. collateralis radialis
A. recurrens radialis
A. recurrens ulnaris
A. interossea recurrens
A. interossea communis
A. radialis
A. ulnaris

Abb. 3.14   A. axillaris und A. brachialis und ihre Abgänge.

Die A. brachialis gibt folgende Äste ab:
- **A. profunda brachii:** unterhalb des M. teres major zieht sie zusammen mit dem N. radialis am Humerus entlang durch den Sulcus n. radialis und teilt sich auf in:
  - A. collateralis media: zieht im Caput mediale des M. triceps brachii nach kaudal zum Rete articulare cubiti,
  - A. collateralis radialis: verläuft gemeinsam mit dem N. radialis, teilt sich in einen R. anterior und einen R. posterior auf.
- **A. collateralis ulnaris superior:** verläuft zusammen mit dem N. ulnaris, beteiligt sich am Rete articularis cubiti,
- **A. collateralis ulnaris inferior:** verläuft auf dem M. brachialis in Richtung Ulna.

A. radialis. Die A. radialis (**Abb. 3.15**) stellt die Fortsetzung der A. brachialis nach Abzweigung der A. ulnaris dar. Das Gefäß zieht dann in der Ellenbogenbeuge radialseitig über die Bizepssehne hinweg und tritt im Unterarm **zwischen** dem **M. pronator teres** und dem **M. brachioradialis** hindurch. Von dort gelangt die A. radialis zwischen dem M. flexor carpi radialis und dem M. brachioradialis (Puls tastbar) in der **radialen Gefäß-Nerven-Straße** zu den Handwurzelknochen.
Sie verläuft dann lateral um das Os trapezoideum herum, **volarseitig der Tabatière** (Puls tastbar), die von den Sehnen des M. extensor pollicis longus und M. extensor pollicis brevis gebildet wird. Anschließend tritt sie von dorsal

nach palmar zwischen Daumen und Zeigefinger durch die zwei Köpfe des M. interosseus dorsalis I in die Hohlhand ein und bildet schließlich den tiefen Hohlhandbogen (Arcus palmaris profundus). Die A. radialis gibt folgende Äste ab:
- **A. recurrens radialis:** rückläufiges Gefäß, das noch in der Ellenbogengelenksbeuge aufsteigt, um mit der A. collateralis radialis zu anastomosieren
- **R. carpalis palmaris:** zieht zum Rete carpale palmare (Gefäßnetz auf den Handwurzelknochen)
- **R. palmaris superficialis:** auf der Handinnenseite zum Daumen ziehend
- **R. carpalis dorsalis:** zieht zum Rete carpale dorsale
- **A. princeps pollicis:** zum Daumen
- **A. radialis indicis:** zum Zeigefinger.
- Aus der A. radialis entsteht dann schließlich der **Arcus palmaris profundus** (zusammen mit dem R. palmaris profundus der A. ulnaris), er liegt auf der Basis der Mittelhandknochen unter den Sehnen der Flexoren.
- **Aa. metacarpales palmares:** verlaufen zwischen den Mittelhandknochen und anastomosieren über Rr. perforantes mit Gefäßabgängen des oberflächlichen Hohlhandbogens.

A. ulnaris. Die A. ulnaris (**Abb. 3.15**) verläuft unterhalb des M. pronator teres ulnarseitig entlang des **M. flexor carpi ulnaris** zu den Handwurzelknochen. Dort zieht die Arterie medial (= radial) des Os pisiforme über das Retinaculum flexorum (Puls tastbar) in die Hohlhand und bildet den oberflächlichen Hohlhandbogen (Arcus palmaris superficialis). Folgende Äste gibt sie ab:
- **A. recurrens ulnaris:** zieht aufwärts zum Ellenbogen und verbindet sich mit der A. collateralis ulnaris superior über den R. posterior und mit der A. collateralis ulnaris inferior über den R. anterior.
- **A. interossea communis:** teilt sich auf Höhe des M. pronator teres in 2 Hauptäste:
  - A. interossea posterior: zieht dorsal der Membrana interossea antebrachii zu den Handwurzelknochen; sie gibt zudem die A. interossea recurrens zum Ellenbogengelenk ab
  - A. interossea anterior: zieht ventral der Membrana interossea antebrachii zu den Handwurzelknochen; zusätzlich gibt sie einen Ast ab, der mit dem N. medianus verläuft.
- **R. carpalis palmaris:** zieht zum Rete carpale palmare
- **R. carpalis dorsalis:** zieht zum Rete carpale dorsale
- **R. palmaris profundus:** auf Höhe des Os pisiforme abzweigend und zum Kleinfinger ziehend und weiter zum tiefen Hohlhandbogen (Arcus palmaris profundus)
- **Arcus palmaris superficialis:** zwischen der Palmaraponeurose und den Sehnen der langen Fingerbeuger liegt der oberflächliche Hohlhandbogen, der von der A. ulnaris gebildet wird und folgende Abgänge hat:
  - Aa. digitales palmares communes: 3 Arterien, die sich dann aufteilen in die:
  - Aa. digitales palmares propriae: an jeder Fingerseite zieht eine Arterie entlang.

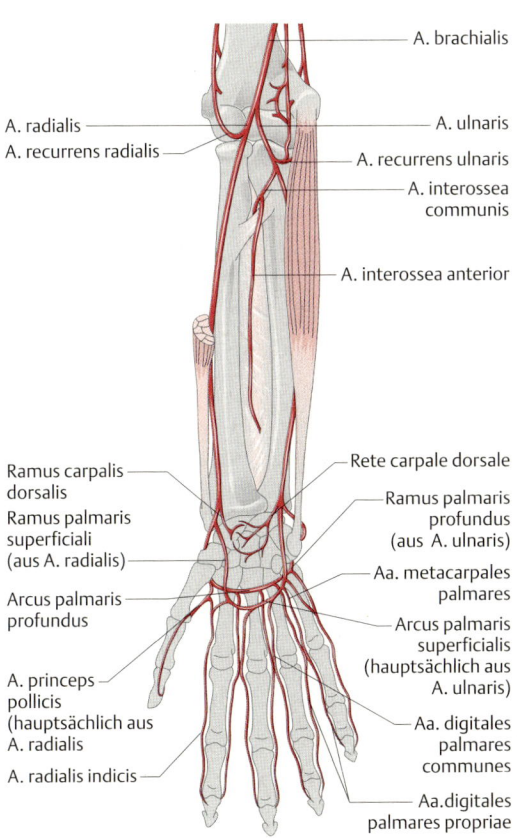

Abb. 3.15   Unterarm- und Handarterien.

Beschriftungen zur Abbildung:
A. brachialis
A. radialis
A. recurrens radialis
A. ulnaris
A. recurrens ulnaris
A. interossea communis
A. interossea anterior
Ramus carpalis dorsalis
Ramus palmaris superficiali (aus A. radialis)
Arcus palmaris profundus
A. princeps pollicis (hauptsächlich aus A. radialis
A. radialis indicis
Rete carpale dorsale
Ramus palmaris profundus (aus A. ulnaris)
Aa. metacarpales palmares
Arcus palmaris superficialis (hauptsächlich aus A. ulnaris)
Aa. digitales palmares communes
Aa. digitales palmares propriae

Biologie

Histologie

Anatomie

Chemie

Biochemie

Physik

Physiologie

Psych./Soz.

Pulspalpation an der oberen Extremität. Den arteriellen Puls kann man an der oberen Extremität an verschiedenen Stellen tasten:
– **A. axillaris:** in der Achselhöhle
– **A. brachialis:** im Sulcus bicipitalis medialis
– **A. radialis:** auf der Flexorenseite im Bereich der Handwurzelknochen am distalen Ende des Radius
– **A. ulnaris:** auf der Flexorenseite in der Nähe der Handwurzel neben der Sehne des M. flexor carpi ulnaris.

Schulterblattanastomose (Rete scapulae mit Rete acromiale). Aus der A. subclavia entstammt der Truncus thyreocervicalis, aus dem wiederum die **A. suprascapularis** zur Margo superior der Skapula zieht. Die A. suprascapularis verläuft dann weiter über das Lig. transversum scapulae in Richtung Fossa supraspinata, um das Collum scapulae herum, um in die Fossa infraspinata zu gelangen und dort mit der **A. circumflexa scapulae** (aus der **A. subscapularis**) zu anastomosieren. Vorher gibt sie Äste (Rr. acromiales) ans Rete acromiale ab.
Aus der A. axillaris entspringt auch die A. thoracoacromialis, die ebenfalls Äste (Rr. acromiales) ans Rete acromiale abgibt. Um den Humerus herum ziehen die A. circumflexa humeri anterior und posterior und bilden dort eine schleifenförmige Anastomose aus.

Ellenbogengelenkanastomose (Rete articulare cubiti). Auf der dorsalen Seite des Ellenbogengelenks besteht ein Gefäßnetz aufgebaut aus absteigenden Ästen (A. collateralis radialis, A. collateralis media und A. collateralis ulnaris superior et inferior), die mit aufsteigenden Arterienästen anastomosieren (A. recurrens radialis, A. recurrens ulnaris, A. interossea recurrens).

Handwurzelknochenanastomose (Rete carpale dorsale et palmare). Auf der Dorsalseite und auf der Palmarseite der Hand im Bereich der Handwurzel befinden sich ebenfalls arterielle Netze. Sie sind aufgebaut aus A. interossea posterior, A. interossea anterior, R. carpalis dorsalis et palmaris (A. radialis) und R. carpalis dorsalis (A. ulnaris).

Klinik

Möglichkeit temporärer Unterbindung. Bei einer Arterienverletzung erfolgt die provisorische Blutstillung, i. S. einer temporären Unterbindung, indem man das Gefäß (A. axillaris oder A. brachialis) gegen den Knochen drückt. Wegen der Schulterblattanastomose (s. o.) sollte die A. axillaris distal des Abgangs der A. subscapularis komprimiert werden.

Bei einer Unterbindung der A. brachialis wird die Arterie im Sulcus bicipitalis medialis fest gegen den Oberarmknochen gedrückt.

Das arterielle Gefäßnetz auf der dorsalen Seite des Ellenbogengelenks wird nur nach Notfallunterbindung der A. brachialis, distal des Abgangs der A. profunda brachii, in vollem Ausmaß als Kollateralkreislauf genutzt.

Die arteriellen Netze im Bereich der Handwurzel garantieren selbst bei Unterbinden einer der beiden großen Unterarmarterien eine ausreichende arterielle Perfusion (s. u.).

3.7 Venen

Der Abfluss des venösen Blutes aus der oberen Extremität erfolgt durch zwei unterschiedliche Systeme: die oberflächlichen Hautvenen (epifaszial) und die tiefen Venen (subfaszial). Beide Venensysteme haben Klappen und stehen über Rr. perforantes in Verbindung (**Abb. 3.16**).

Oberflächliche Venen. Oberflächliche Hautvenen liegen **epifaszial**, d. h. im subkutanen Fett- und Bindegewebe. Auf dem Handrücken befindet sich das **Rete venosum dorsale manus**. Von dort erfolgt die Drainage über die ulnarseitig liegende V. basilica und die radialseitig ziehende V. cephalica.
Die **V. basilica** beginnt **ulnarseitig** am Handrücken, verläuft dann im Unterarmbereich mehr medial und tritt schließlich durch die Fascia brachii am Hiatus basilicus hindurch. Dort mündet sie in die V. brachialis.
Die **V. cephalica** zieht von der Dorsalseite des Daumens **radial** gelegen über die Ellenbeuge hinweg und verläuft am Oberarm im Sulcus bicipitalis lateralis und weiter im Sulcus deltoideopectoralis zum Trigonum clavipectorale (begrenzt von der Klavikula, vom M. pectoralis major und M. deltoideus), wo sie schließlich durch die Fascia clavipectorale hindurchtritt, um in die tief liegende V. axillaris zu münden.
Die oberflächlich liegende **V. mediana cubiti** verbindet in der Ellenbeuge die V. cephalica und die V. basilica. Hier erfolgt in der Regel die Blutentnahme. Zudem können als inkonstante oberflächliche Venen am Arm noch die **V. mediana cephalica** als Zufluss für die V. cephalica und eine **V.**

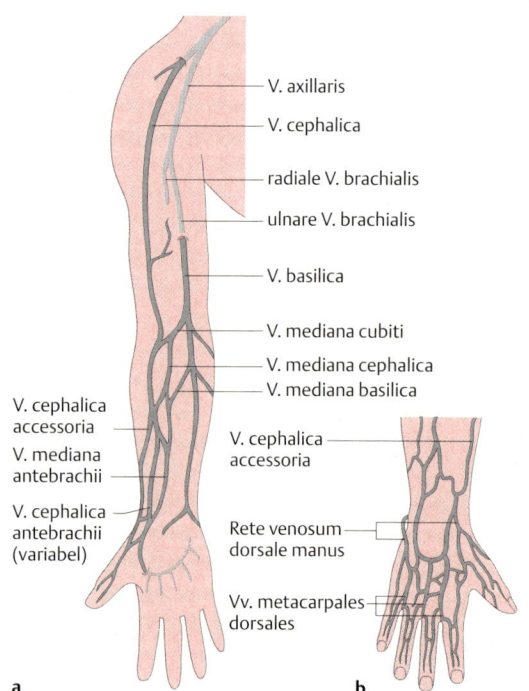

V. axillaris
V. cephalica
radiale V. brachialis
ulnare V. brachialis
V. basilica
V. mediana cubiti
V. mediana cephalica
V. mediana basilica
V. cephalica accessoria
V. mediana antebrachii
V. cephalica antebrachii (variabel)
V. cephalica accessoria
Rete venosum dorsale manus
Vv. metacarpales dorsales

a   b

Abb. 3.16   Hautvenen am Arm und an der Hand.

mediana basilica in der Ellenbeuge vorhanden sein. Gelegentlich ist auch die **V. mediana antebrachii** ausgebildet.

Tiefe Venen. Die tiefen Venen sind **paarig angelegte Begleitvenen** der Armarterien. Ihr Verlauf und demzufolge auch ihre Benennung entsprechen dem der entsprechenden Arterie.

Beginnend am venösen **Arcus palmaris profundus et superficialis** der Hohlhand ziehen die **Vv. radiales** und die **Vv. ulnares** weiter nach proximal und vereinigen sich zu **Vv. brachiales**, welche in der Achselhöhle zusammenfließen und dann die medial der A. axillaris gelegene **V. axillaris** bilden. In die V. axillaris mündet die V. thoracoepigastrica.

Unterhalb der Klavikula verläuft die V. axillaris weiter und wird dann als **V. subclavia** bezeichnet. Sie liegt im weiteren Verlauf dem M. scalenus anterior auf (vordere Skalenuslücke) und zieht in den Brustraum, um sich mit der V. jugularis interna im **Angulus venosus** (Venenwinkel, hinter dem Sternoklavikulargelenk gelegen) zu vereinigen und über die **V. brachiocephalica** in die **V. cava superior** abzufließen.

Merke Die V. subclavia verläuft vor dem M. scalenus anterior, die A. subclavia hinter dem M. scalenus anterior.

Klinik

Punktionen. Die periphere Venenpunktion bei der Blutentnahme erfolgt im Regelfall in der Ellenbogenbeuge. Nachdem mit einem Stauschlauch am Oberarm der venöse Rückfluss verhindert wird, werden die oberflächlichen Venen meist deutlich sichtbar mit Blut gefüllt und treten aus dem Hautniveau als prall elastisch gefüllte Gefäße hervor. In der Ellenbogenbeuge ist besonders die V. mediana cubiti gut zu punktieren.

Bei Patienten, die intensivmedizinisch behandelt werden müssen, wird häufig ein zentraler Venenkatheter (ZVK) gelegt. Punktionsorte sind zum einen die V. jugularis interna oder externa sowie die V. subclavia (unterhalb der Klavikula). Nach erfolgter Punktion wird der Katheter so weit im venösen Gefäßverlauf vorgeschoben, bis sich seine Spitze in der V. cava superior – also oberhalb der Einmündung in den rechten Vorhof – befindet.

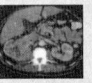

Fallbeispiel: Niereninsuffizienz (siehe auch S. 758 und 761).

Die 74-jährige Sophia Kleinschmidt aus dem Altersheim wird von ihrem behandelnden Arzt in die Klinik eingewiesen. Auf dem Einweisungsschein vermerkt er, dass die bisher geistig klare Patientin seit heute Morgen nur schwer ansprechbar sei und verwirrt wirke. Die zuständige Pflegekraft habe außerdem erwähnt, dass Frau Kleinschmidt seit einigen Tagen an einer akuten Durchfallerkrankung leidet, die derzeit im Altersheim grassiert. Ihr sei auch aufgefallen, dass die Urinausscheidung der alten Frau in den letzten Tagen nachgelassen habe. Frau Kleinschmidt leidet seit vielen Jahren an einer rheumatoiden Arthritis. In den letzten drei Wochen seien die Schmerzen besonders schlimm gewesen, so dass sie bis zu dreimal täglich das Schmerzmittel Diclofenac zu sich genommen habe.

Bei der körperlichen Untersuchung fällt dem Arzt sofort auf, dass Frau Kleinschmidts Lippen und Zunge sehr trocken sind. Ihre beiden Beine sind deutlich angeschwollen, der Druck mit der Fingerbeere hinterlässt eine Delle in der Haut. Der Arzt misst Frau Kleinschmidts Blutdruck. Er beträgt 170/110mmHg. Als die Ergebnisse der Untersuchung aus dem Labor kommen, zeigen sie eine erhöhte Konzentration der harnpflichtigen Substanzen Kreatinin und Harnstoff sowie des Kaliums im Blut. Standardbikarbonat und der pCO_2-Wert sind erniedrigt, der pH-Wert ist normal. Die klinische Symptomatik, die Laborwerte, die jahrelange Einnahme von Schmerzmitteln sowie die Tatsache, dass Frau Kleinschmidt gerade an einer akuten Durchfallerkrankung mit viel Volumenverlust leidet, führen den Arzt zu der Diagnose eines akuten Nierenversagens. Um ihr effektives Blutvolumen wiederherzustellen, erhält Frau Kleinschmidt zunächst Infusionen mit 0,9% NaCl. Um die Urinausscheidung in der Niere (Diurese) wieder in Gang zu bekommen, verordnet ihr der Arzt zudem ein Schleifendiuretikum, das die Ausscheidung

von Wasser und Natrium fördert. Zunächst spricht Frau Kleinschmidt auf die Therapie an und die Diurese erhöht sich. Es kommt im Verlauf aber zu keiner langfristigen Erholung der Niere.

Da sich ihre Niere nicht mehr vollständig erholt, diskutieren die Ärzte, ob Frau Kleinschmidt langfristig eine Nierenersatztherapie (Dialyse) benötigt. Ziel einer Dialysebehandlung ist es, das Blut von harnpflichtigen Substanzen (Kreatinin, Harnstoff, Urämiegifte) zu reinigen und die Störungen im Elektrolyt- und Säure-Base-Haushalt zu beheben. Hierzu wird Blut des Patienten über eine semipermeable Membran geleitet, auf deren anderer Seite sich eine Spülflüssigkeit (Dialysat) befindet. Die harnpflichtigen Substanzen diffundieren entlang des Konzentrationsgefälles aus dem Blut in das Dialysat. Prinzipiell kann dieser Vorgang entweder außerhalb oder innerhalb des Körpers erfolgen. Außerhalb des Körpers (extrakorporal) wird das Blut dabei über eine künstliche Membran geleitet (Hämodialyse), innerhalb des Körpers dient das gut durchblutete Bauchfell (Peritoneum) als Austauschfläche (Peritonealdialyse). Bei der Peritonealdialyse, die von vielen Patienten auch eigenständig als Heimdialyse durchgeführt wird, ist eine gute Schulung und Mitarbeit der Patienten notwenig. Da hierbei permanent ein Katheter in der freien Bauchhöhle implantiert wird, besteht bei unsachgemäßer Anwendung die Gefahr einer bakteriellen Kontamination und einer Bauchfellentzündung (Peritonitis). Frau Kleinschmidt lebt im Altenheim und kann nicht mehr für sich selbst sorgen, deshalb entscheiden sich die Ärzte in ihrem Fall für die konventionelle extrakorporale Hämodialyse. Dazu wird an Frau Kleinschmidts Unterarm eine arteriovenöse Fistel (Kurzschluss zwischen einer Arterie und einer Vene, auch Shunt genannt) angelegt, um einen permanenten großlumigen Gefäßzugang zu schaffen. Der Unterarm eignet sich dafür besonders gut, da hier Arterie (A. radialis) und Vene (V. cephalica) besonders dicht beieinander liegen und so problemlos verbunden werden können (sog. Cimino-Fistel). Bei der Anlage muss unbedingt auf die Schonung des R. superficialis n. radialis und des N. cutaneus antebrachii geachtet werden, da beide in der Nähe der V. cephalica liegen.

Sobald bei einem Patienten feststeht, dass er einen Shunt bekommen soll, muss dieser Arm geschützt werden (z. B. keine Blutabnahme, keine Anlage von Venenverweilkanülen). Wichtig ist, dass der Shunt nach Möglichkeit immer an dem nichtdominanten Arm angelegt wird. Da Frau Kleinschmidt Rechtshänderin ist, wird bei ihr der Shunt links gelegt.

Bei einer erfolgreichen Shuntanastomose kann man mit dem Stethoskop ein Schwirren über dem Shunt hören. Typische Komplikationen der Cimino-Fistel sind Infektionen an den Punktionsstellen, die Ausbildung von Aneurysmata (Gefäßerweiterungen) im Shuntbereich durch zu häufige Punktionen mit Schwächung der Gefäßwand und das sog. Steal-Phänomen. Hier kommt es zu einer arteriellen Durchblutungsstörung distal der Shuntanlage. Die Ursache liegt häufig in einer zu weiten Anastomose und kann durch Einengung des venösen Schenkels behoben werden. Lassen sich die Komplikationen nicht anderweitig beheben, muss der Shunt neu angelegt werden. Hierzu wird in der Regel weiter proximal eine neue arteriovenöse Verbindung geschaffen.

3.8   Lymphknoten und Lymphgefäße

Oberflächliche und tiefe Lymphgefäße verlaufen am Arm wie die epifaszialen und tiefen Venen. Im Bereich des Ellenbogens münden sie in die **Nodi lymphoidei cubitales**. Von dort aus gelangt die Lymphflüssigkeit weiter in die **Nodi lymphoidei axillares** der Achselhöhle. Es gibt ca. 30 Nodi lymphoidei axillares, die aber mit feinen netzartigen Geflechten untereinander in Verbindung stehen. Man unterscheidet Nodi lymphoidei axillares superficiales und Nodi lymphoidei axillares profundi. Der Abfluss der Lymphe erfolgt schließlich von dort über den **Truncus subclavius** weiter in Richtung Rumpfwand. Hier münden die Zuflüsse aus den Nodi lymphoidei pectorales, die an und zwischen den Mm. pectorales liegen, und den Nodi lymphoidei subscapulares, die entlang der A. subscapularis aufgereiht sind. Schließlich fließt die Lymphe rechtsseitig in den **Ductus lymphaticus dexter** und linksseitig in den **Ductus thoracicus**.

3.9   Angewandte und topografische Anatomie

3.9.1   Oberflächenanatomie

An der oberen Extremität sind folgende Knochenpunkte tastbar:

Schlüsselbein:
- Klavikula – vom medialen Sternalansatz bis nach lateral zum Schultergelenk.

Schulterblatt:
- Akromion – am höchsten Punkt der Schulter, außen (lateral) oben
- Spina scapulae – Knochenkamm des Schulterblatts, der dorsal von medial zum Schultergelenk nach außen (lateral) oben zieht
- Margo medialis – medialer Rand des Schulterblatts; annähernd senkrecht auf dem Rücken verlaufend
- Processus coracoideus – ist unterhalb der Klavikula im Bereich des lateralen Drittels als Fortsatz tastbar.

Oberarm:
- Tuberculum majus et minus – nach lateral (Tuberculum majus) bzw. nach ventral (Tuberculum minus) tastbare Knochenpunkte; dazwischen befindet sich eine Einsenkung, der Sulcus intertubercularis (hier verläuft die Sehne des langen Bizepskopfes)
- Epicondylus medialis et lateralis – gut zu tasten an der Rückseite am distalen Oberarm; der Epicondylus medialis besitzt zudem den dorsal gelegenen Sulcus n. ulnaris für den gleichnamigen Nerv, sog. „Musikantenknochen".

Unterarm:
- Olecranon der Ulna – proximaler Anteil der Ulna, der dorsal am Ellenbogen gut zu tasten ist
- Processus styloideus ulnae – distales Ende der Ulna mit knöchernem Fortsatz an der Kleinfingerseite
- Processus styloideus radii – distales Ende des Radius mit knöchernem Fortsatz an der Daumenseite.

Handwurzel:
- Os capitatum, Os trapezium, Os hamatum mit Hamulus – von dorsal tastbar
- Os pisiforme – ulnarseitig, distal des Processus styloideus ulnae tastbar.

Mittelhand/Finger:
- sämtliche Mittelhand- und Fingerknochen sind tastbar.

3.9.2   Regio supraclavicularis

Siehe Skalenuslücke S. 223.

3.9.3   Regio infraclavicularis, Regio deltoidea und scapularis

Die **Regio infraclavicularis** ist unterhalb des Schlüsselbeins lokalisiert.

Die **Regio deltoidea** ist der Bereich der Ausdehnung des Muskelbauches vom M. deltoideus (Innervation: N. axillaris). Unter dem Muskel liegt das Spatium subdeltoideum, welches durch zwei Schleimbeutel – die Bursa subacromialis (Sehne des M. supraspinatus) und die Bursa subdeltoidea – ausgefüllt ist. Hier verlaufen zudem noch der N.

axillaris und die A. circumflexa humeri posterior (aus der A. axillaris).

Als **Regio scapularis** wird das Gebiet an der dorsalen Rumpfwand bezeichnet, in der das Schulterblatt liegt.

> **Klinik**
>
> **Punktionswege zur V. subclavia.** Bei der Punktion der V. subclavia wird bei wachem Patienten eine Lokalanästhesie gesetzt. Anschließend erfolgt die eigentliche Punktion, indem man lateral der Medioklavikularlinie, ca. 2cm unterhalb der Klavikula zuerst die Nadel auf den Knochen aufsetzt und dann langsam unter die Klavikula führt. Anschließend erfolgt flach zur Haut das fächerformige Aufsuchen der Vene mit Vorschub in Richtung Sternoklavikulargelenk unter ständigem Aspirieren. Die Aspiration von dunklem Blut zeigt die intravenöse Lage der Kanüle und somit die Punktion der V. subclavia an.
>
> Die Gefahr bei der Punktion der V. subclavia besteht darin, durch Verletzen der Pleura einen Pneumothorax zu erzeugen.

3.9.4   Fossa axillaris (Spatium axillare)

Die Fossa axillaris ist eigentlich ein Teil der Regio axillaris. Es wird aber auch gleichzeitig der Raum mit den Weichteilen in der Region damit bezeichnet.

Durch den pyramidenförmigen Raum der **Achselhöhle** verlaufen Nerven und Gefäße, die vom Rumpf zur oberen Extremität ziehen. Eingebettet sind sie in einen schützenden Bindegewebskörper. Begrenzt wird die Axilla durch verschiedene Muskeln:

– **ventral:** Mm. pectoralis major et minor
– **dorsal:** M. subscapularis, M. teres major, M. latissimus dorsi
– **medial:** M. serratus anterior
– **lateral:** Humerus, M. coracobrachialis, Caput breve m. bicipitis brachii

Die vordere und hintere Muskelbegrenzung der Achselhöhle bildet die beiden sog. Achselfalten – die **Plicae axillares** – aus.

3.9.5   Schulter

Mediale und laterale Achsellücke. Man unterscheidet eine **mediale, dreieckige Achsellücke** und eine **laterale, viereckige Achsellücke** (**Abb. 3.17**). Sie bilden eine Verbindung zwischen der Achselhöhle und dem Raum unter dem Schulterblatt (Verbindung zum Spatium subdeltoideum). Begrenzt werden die Durchtrittsstellen kranial durch den **M. teres minor** und kaudal durch den **M. teres major**. Das **Dreieck der medialen Achsellücke** wird dann durch das Caput longum des M. triceps brachii vervollständigt. In der medialen Achsellücke verlaufen **A.** und **V. circumflexa scapulae**.

Das **Viereck der lateralen Achsellücke** wird medial durch das Caput longum des M. triceps brachii und lateral durch den Humerus gebildet. Hier verlaufen die **A.** und **V. cir-**

cumflexa humeri posterior und der **N. axillaris** in das Spatium subdeltoideum.

> **Klinik**
>
> **Gefährdung des N. axillaris bei Oberarmkopfbrüchen und bei Schulterluxationen.** Bei Oberarmkopfbrüchen und auch bei Schulterluxationen kann es zu Schädigung des N. axillaris kommen (bei der Schulterluxation möglicherweise auch zur Verletzung der A. axillaris), da der Nerv um das Collum chirurgicum des Humerus verläuft. Kommt es zu einer motorischen Lähmung des N. axillaris, treten als Symptome eine geschwächte Abduktionsfähigkeit im Schultergelenk auf. Bei sensiblen Ausfällen ist die Hautinnervation über dem M. deltoideus gestört.

3.9.6   Oberarm

Der **Sulcus bicipitalis brachii medialis** (an der medialen Oberarmseite) enthält den Gefäß-Nerven-Strang des Armes. Ganz innen gelegen sind der N. musculocutaneus und die A. brachialis, oberflächlicher die V. brachialis und darüber der N. medianus, N. cutaneus antebrachii medialis und der N. ulnaris. Oberhalb der Faszie findet man schließlich die V. basilica medial gelegen.

Um den Humerus liegt der **N. radialis**, den er spiralig umkreist, im **Sulcus n. radialis**. Er zieht also nicht im Muskel-Fett-Bindegewebsstrang, sondern **tiefer** gelegen **entlang des Oberarmknochens**.

Der **Sulcus bicipitalis brachii lateralis** ist die laterale Begrenzung zwischen ventraler und dorsaler Extensorenloge. Die Begrenzung erfolgt lediglich über einen Faserstrang, das Septum intermusculare brachii laterale.

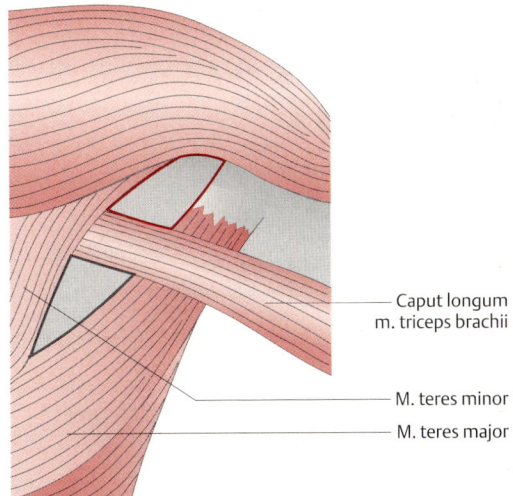

Caput longum
m. triceps brachii

M. teres minor

M. teres major

dreieckige, mediale Achsellücke	viereckige, laterale Achsellücke
– A., Vv. circumflexa scapulae	– A., Vv. circumflexa humeri posteriores
	– N. axillaris

Abb. 3.17   Mediale und laterale Achsellücke.

Biologie

Histologie

Anatomie

Chemie

Biochemie

Physik

Physiologie

Psych./Soz.

Klinik

Gefährdung des N. radialis bei Oberarmschaftbrüchen.
Bei Brüchen des Humerusschaftes kann es zu Läsionen des N. radialis kommen, die sich in neurologischen Ausfallerscheinungen bemerkbar machen können (z. B. Fallhand s. S. 176, Sensibilitätsstörungen im Bereich des dorsalen Unterarms und Handrückens). Läsionen des N. radialis erfordern als therapeutische Maßnahme i. d. R. einen operativen Eingriff.

3.9.7 Fossa cubitalis

Bei der Ansicht von ventral findet sich am Übergang vom Oberarm zum Unterarm die **Ellenbeuge, (Fossa cubitalis)** in der die Gefäß-Nerven-Straßen weiter nach distal ziehen. Begrenzt wird die nach distal offene Ellenbeuge durch:

– **proximal:** M. biceps brachii
– **medial:** M. pronator teres
– **lateral:** M. brachioradialis
– **Boden:** M. brachialis und M. supinator
– **Dach:** Aponeurose des M. biceps brachii.

Hier teilt sich die A. brachialis in die A. radialis und die A. ulnaris auf. Die gleichnamigen Begleitvenen vereinigen sich in der Ellenbeuge zu den tiefen Vv. brachiales.

Der N. radialis verläuft auf Höhe der Fossa cubitalis zwischen M. brachioradialis und M. brachialis.
Der N. medianus verläuft zwischen Caput ulnare und Caput humerale des M. pronator teres.
Der N. ulnaris zieht dorsal des Septum intermusculare mediale zur Ellenbogenbeuge.

3.9.8 Unterarm

Die Gefäß-Nerven-Straßen am Unterarm sind aus **Tab. 3.16** ersichtlich.

3.9.9 Regio carpalis anterior und posterior

Die Handwurzelknochen bilden nach volar (= palmar) gerichtet eine konkave Wölbung aus, den Sulcus carpi, der vom sog. **Retinaculum flexorum** überspannt wird.
Das Retinaculum flexorum ist ein kräftiges, breites Band, das ventral die einzelnen Sehnenfächer der Muskelsehnen in diesem Bereich überspannt. Befestigt ist es an zwei knöchernen Erhebungen, die radial vom Os scaphoideum und Os trapezium bzw. ulnar vom Hamulus ossis hamati und Os pisiforme gebildet werden. Dadurch entsteht der **Canalis carpi** (Karpaltunnel).

Tabelle 3.16   Gefäß-Nerven-Straßen am Arm

Lage	Inhalt	Leitstruktur/Bemerkungen
Oberarm, medial	**Sulcus bicipitalis medialis** N. medianus A. brachialis, Begleitvenen V. basilica, N. cutaneus antebrachii medialis Lymphbahnen	M. coracobrachialis M. biceps brachii
Oberarm	**Sulcus n. radialis** N. radialis A. profunda brachii	spiraliger Verlauf Verletzungsgefahr bei Humerusschaftfraktur! M. triceps brachii
Oberarm	**Sulcus n. ulnaris** N. ulnaris A. collateralis ulnaris superior	Sulcus bicipitalis medialis Verletzungsgefahr am Epicondylus med.
Unterarm, radial	**Speichenstraße** R. superficialis n. radialis A. radialis, V. radialis	M. brachioradialis
Unterarm, ulnar	**Ellenstraße** N. ulnaris A. ulnaris, V. ulnaris, Begleitvenen	M. flexor carpi ulnaris
Unterarm, medial	**Unterarmmittelstraße** N. medianus A. comitans n. medianis	M. flexor carpi radialis zwischen oberflächlichen und tiefen Flexoren Verletzungsgefahr: N. medianus, der relativ oberflächlich liegt
Unterarm, palmar	**palmare Zwischenknochenstraße** N. interosseus antebrachii anterior A. interosseae anterior, Vv. interosseae anterior	auf der Membrana interossea gelegen
Unterarm, dorsal	**dorsale Zwischenknochenstraße** R. porfundus n. radialis A. interosseae posterior, Vv. interosseae posterior	M. extensor digitorum

Im **Karpaltunnel** verlaufen:
– Sehne des M. flexor pollicis longus (eine Sehnenscheide)
– Sehnen des M. flexor digitorum superficialis und profundus (gemeinsame Sehnenscheide)
– Sehne des M. flexor carpi radialis (eine Sehnenscheide); in einem eigenen osteofibrösen Kanal
– N. medianus.

> **Merke**
> Die Sehne des M. flexor carpi ulnaris zieht nicht durch den Karpaltunnel, sondern setzt am Os pisiforme an. Eine Sehnenscheide ist hier nicht ausgebildet.

Über das Retinaculum flexorum hinweg ziehen A. und N. ulnaris mit den begleitenden Venen kleinfingerseitig in der **Guyon-Loge** (syn. **Canalis ulnaris**), außerdem die Sehne des M. palmaris longus und der R. palmaris des N. medianus und des N. ulnaris.

Klinik

Karpaltunnelsyndrom. Bei Einengungen im Karpalkanal (z. B. durch Ödeme, Frakturen) kommt es zu akuten und chronischen Druckschäden des N. medianus **(Karpaltunnelsyndrom)**. Symptome sind u. a. Sensibilitätsausfälle der ersten 3½ Finger palmar und der dazugehörigen Fingerkuppen dorsal (mindestens 2½), Schmerzen (v. a. nachts) und Paresen der vom N. medianus versorgten Muskeln im Handbereich mit Muskelatrophie des Daumenballens. Die Therapie besteht in der operativen Spaltung des Retinaculum flexorum.

Guyon-Loge-Syndrom. Durch eine Einengung der Guyon-Loge kommt es zu einer Neuropathie des N. ulnaris. Ursachen für eine Einengung der Loge können u. a. Ganglien (Überbeine) oder permanenter Druck von außen, z. B. beim Radfahren (Radfahrerlähmung!) sein.

3.9.10 Palma manus

Die **Palma manus** ist die **Innenfläche der Hand**. Sie erstreckt sich von den Beugefalten der Fingergrundgelenke (Articulationes metacarpophalangeales) bis zu der Beugefalte des Handgelenks. Unter der Haut der Palma manus liegt die Palmaraponeurose.

Die **Palmaraponeurose (Aponeurosis palmaris)** ist eine sehnige Bindegewebsplatte auf der Handinnenseite, die die Muskeln des Thenars und Hypothenars überzieht und als Schutz der in der Hohlhand liegenden Gefäße und Nerven dient. Aufgebaut ist sie aus straffen Längsfasern, die am Retinaculum flexorum ansetzen und an den Köpfen der 2. bis 5. Ossa metacarpalia befestigt sind. Zudem sorgen quer verlaufende Faserzüge für das seitliche Aufspannen der Aponeurose. Zwischen den Fingern bilden transversal verlaufende Fasern die bindegewebige Grundlage der „Schwimmhäute" in den Fingerzwischenräumen.

Der **M. palmaris longus** und der **M. palmaris brevis** ziehen in die Palmaraponeurose ein und **spannen sie** bei Kontraktion. Da die Haut der Hand mit der Aponeurosis palmaris fest verbunden ist, wird diese dann mitgespannt.

Klinik

Dupuytren-Kontraktur. Klinisch relevant wird die Palmaraponeurose bei einer krankhaften Schrumpfung der bindegewebigen Fasern, die zu einer Beugekontraktur der Finger führt (Dupuytren-Kontraktur).

Die Sehnen der Flexoren liegen im Bereich von Hand und Handwurzel in Sehnenscheiden. Der Canalis carpi enthält **3 Sehnenscheiden** für die Beuger am Unterarm. Die einzelnen Sehnenscheiden sind nur durch dünne bindegewebige Wände untereinander getrennt (**Abb. 3.18a**):

Biologie / Histologie / Anatomie / Chemie / Biochemie / Physik / Physiologie / Psych./Soz.

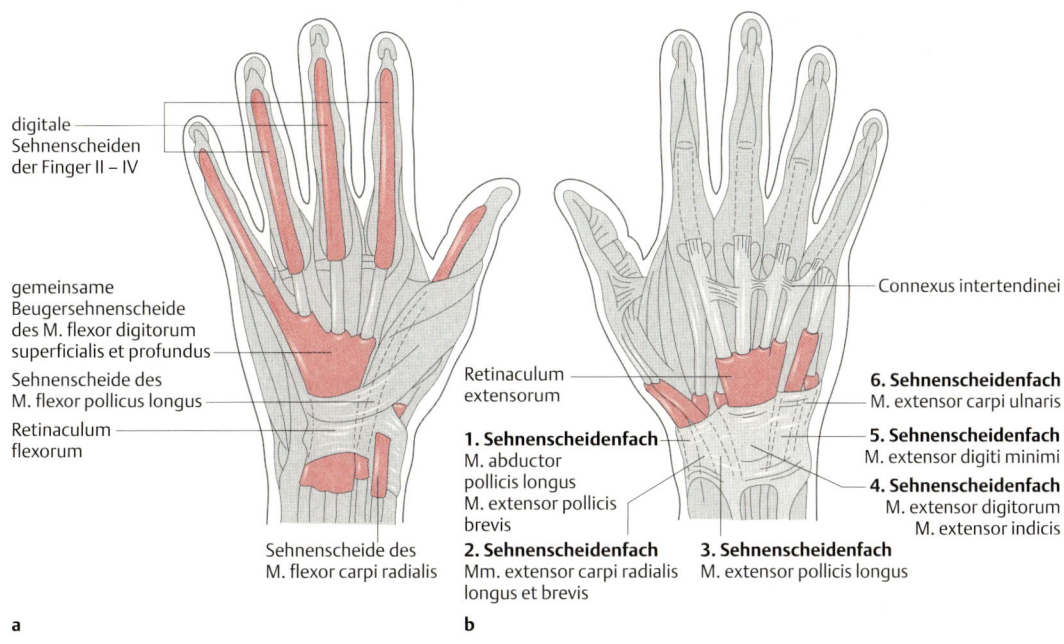

digitale Sehnenscheiden der Finger II – IV

gemeinsame Beugersehnenscheide des M. flexor digitorum superficialis et profundus

Sehnenscheide des M. flexor pollicus longus

Retinaculum flexorum

Sehnenscheide des M. flexor carpi radialis

Connexus intertendinei

Retinaculum extensorum

1. Sehnenscheidenfach
M. abductor pollicis longus
M. extensor pollicis brevis

2. Sehnenscheidenfach
Mm. extensor carpi radialis longus et brevis

3. Sehnenscheidenfach
M. extensor pollicis longus

6. Sehnenscheidenfach
M. extensor carpi ulnaris

5. Sehnenscheidenfach
M. extensor digiti minimi

4. Sehnenscheidenfach
M. extensor digitorum
M. extensor indicis

a　　　**b**

Abb. 3.18　Sehnenscheidenfächer an der Hand. a volar, **b** dorsal.

– Sehnenscheide für **M. flexor pollicis longus**: kontinuierliche Beugersehnenscheide
– Sehnenscheide für **M. flexor digitorum superficialis** und **M. flexor digitorum profundus**: die Sehnenscheiden des 2. bis 5. Fingers sind in der Regel nicht durchgehend, im Bereich der Mittelhand fehlt die Sehnenscheide für die Muskelsehnen. Vom Grundglied bis zum Endglied des 2. bis 5. Fingers sind die Muskelsehnen dann wieder von einer Sehnenscheide umgeben. Die Kleinfingerbeugersehnen werden vielfach komplett von einer Sehnenscheide umhüllt.
– Sehnenscheide für **M. flexor carpi radialis**: durchgehende Beugersehnenscheide für die Muskelsehne, die zum Os metacarpale II zieht.

3.9.11 Dorsum manus (Handrücken)

Auf der dorsalen Seite der Handwurzelknochen befinden sich die **6 Sehnenfächer für die Streckermuskeln** der Hand und der Finger (**Abb. 3.18b**). Überzogen werden sie vom **Retinaculum extensorum**. Folgende Muskelsehnen ziehen darunter hindurch (Aufzählung von radial nach ulnar):
– 1. Fach: M. extensor pollicis brevis und M. abductor pollicis longus
– 2. Fach: M. extensor carpi radialis longus und M. extensor carpi radialis brevis
– 3. Fach: M. extensor pollicis longus
– 4. Fach: M. extensor digitorum und M. extensor indicis
– 5. Fach: M. extensor digiti minimi
– 6. Fach: M. extensor carpi ulnaris.
Zwischen den Sehnen des M. extensor pollicis longus sowie des M. extensor pollicis brevis und M. abductor pollicis longus findet sich bei Streckung und Abduktion des Daumens eine kleine radial gelegene Grube, die **Tabatière** (frz. Schnupftabakdose, lat. Foveola radialis).
Die Dorsalaponeurose umhüllt die Seitenenden der proximalen Phalangen. In die bindegewebigen Anteile der Aponeurose am Handrücken strahlen die Muskelfasern

der Mm. lumbricales sowie der Mm. interossei palmares und Mm. interossei dorsales ein.

> **Klinik**
>
> **Tendovaginitis.** Entzündung einer Sehnenscheide, die sich durch einen stechenden, ziehenden Schmerz bemerkbar macht. Am häufigsten sind die Sehnenscheiden des Handgelenks betroffen. Sie kann aber an allen anderen Sehnenscheiden ebenfalls auftreten. Verursacht wird die Tendovaginitis meist durch eine ständig wiederkehrende mechanische Belastung oder durch Infektionen der Sehnenscheide.

3.9.12 Finger

Siehe Kap. 3.5 Nerven, Kap. 3.6 Arterien und Kap. 3.7 Venen.

3.9.13 Abgrenzung der sensiblen Innervationsgebiete an Hand und Fingern

Die sensiblen Innervationsgebiete an Hand und Fingern erkennen Sie in **Abb. 3.19**.

3.9.14 Anatomische Korrelate bildgebender Verfahren

In der bildgebenden Diagnostik wird im Regelfall am häufigsten das Nativröntgen angewandt, so dass an dieser Stelle ein Röntgenbild des Schultergelenks einige anatomische Strukturen, die in diesem Kapitel behandelt worden sind, veranschaulicht (**Abb. 3.20**). Die knöchernen Elemente sind gut abgrenzbar und somit leicht zuzuordnen.
Das Schultergelenk und v. a. der dazugehörige Weichteilmantel wird zunehmend auch mittels Ultraschalluntersuchungen und durch MRT abgebildet.

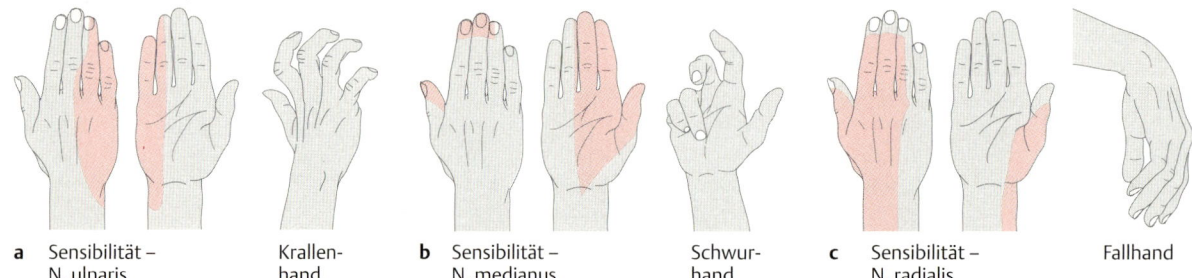

a Sensibilität – N. ulnaris   Krallenhand   **b** Sensibilität – N. medianus   Schwurhand   **c** Sensibilität – N. radialis   Fallhand

Abb. 3.19 Sensible Innervationsgebiete an Hand und Fingern. a N. ulnaris, **b** N. medianus, **c** N. radialis.

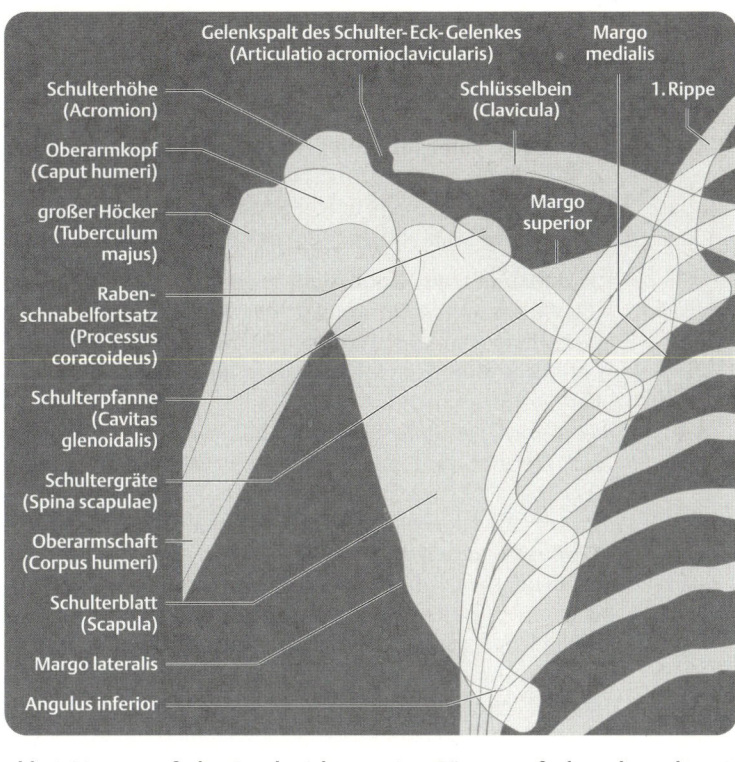

Abb. 3.20   Vereinfachte Durchzeichnung einer Röntgenaufnahme der rechten Schulter von vorn. Der Gelenkspalt erscheint breiter, da die Gelenkknorpel nicht abgebildet werden (aus Faller, 2004, Thieme, Stuttgart).

Biologie

Histologie

Anatomie

Chemie

Biochemie

Physik

Physiologie

Psych./Soz.

4 Untere Extremität

4.1 Grundkenntnisse der Entwicklung

Siehe S. 156.

4.2 Knochen

Die untere Extremität besteht knöchern aus Os coxae, Femur, Patella, Tibia, Fibula und einer Anzahl von Fußwurzel-, Mittelfuß- und Zehenknochen.

4.2.1 Os coxae

Das **Os coxae** (Hüftbein) besteht aus drei miteinander verschmolzenen Teilen: Os ilium (Darmbein), Os ischii (Sitzbein) und Os pubis (Schambein). Die Y-förmige Verschmelzungsfuge liegt im Acetabulum, das Os coxae ist über die Symphysis pubica (S. 267) und das Os sacrum zu einem Knochenring verbunden. Über das Os ilium ist das Os coxae mit dem Os sacrum verbunden, es handelt sich hier um eine fixierte Gelenkverbindung (**Amphiarthrose**).

Os ilium. Das Os ilium lässt sich in die weit ausladenden **Ala ossis ilii** und den **Corpus ossis ilii** unterteilen. Die Grenze dazwischen bildet die knochenförmige **Linea arcuata** (Begrenzung zwischen großem und kleinem Becken). An der Innenseite der Ala ossis ilii liegt die Vertiefung **Fossa iliaca**, an der Außenseite die **Facies glutea** mit drei Knochenlinien (Linea glutea anterior, inferior und posterior). Der obere Rand der Darmbeinschaufel heißt **Crista iliaca**, die wiederum aus drei dünnen knöchernen Leisten besteht: Labium internum, Linea intermedia und Labium externum. Nach vorne mündet die Crista iliaca in die Spina iliaca anterior superior, nach hinten in die Spina iliaca posterior superior. Jeweils kaudal der vorgenannten Strukturen finden sich die Spina iliaca anterior inferior und die Spina iliaca posterior inferior (**Abb. 4.1**). An der Dorsalseite des Os ilium befindet sich direkt über dem Os ischii die **Incisura ischiadica major**, an der dorsomedial gelegenen Seite des Os ilium die **Tuberositas iliaca.**

Os ischii. Das Os ischii lässt sich in das **Corpus ossis ischii** und den **Ramus ossis ischii** unterteilen. Der Corpus ossis ischii bildet den größten Teil des Acetabulums (s.u.) und setzt sich nach dorsal in die **Spina ischiadica** fort, die die Incisura ischiadica major von der Incisura ischiadica minor trennt. Unterhalb der Incisura ischiadica minor befindet sich das **Tuber ischiadicum** (**Abb. 4.1**).

Os pubis. Das Os pubis wird durch das **Corpus ossis pubis** und den Ramus superior et inferior gebildet. Die Ossa pubica beider Seiten stehen über die Symphyse in Verbindung (Facies symphysialis). Lateral der Symphyse liegt das Tuberculum pubicum, von hier zieht die **Crista pubica** zur Symphyse und die **Crista obturatoria** zum Acetabulum.

Der **Pecten ossis pubis**, eine Fortsetzung der Linea arcuata des Os ilium, endet ebenfalls am Tuberculum pubicum. Os ischii und Os pubis umgeben das **Foramen obturatum**, das von der Membrana obturatoria verschlossen wird.

Acetabulum. Das Acetabulum wird von allen drei Teilen des Os coxae gemeinsam gebildet. Es ist eine kreisrunde Vertiefung, die vom **Limbus acetabuli** umgeben ist. Der Limbus ist durch die Incisura acetabuli unterbrochen, wobei die Unterbrechung durch das Lig. acetabuli kompensiert wird. Der Boden des Acetabulums wird **Fossa acetabuli** genannt, hier ist der Knochen verhältnismäßig dünn (erhöhte Frakturgefahr). Das Acetabulum ist halbmondförmig mit Knorpel überzogen **(Facies lunata)**.
Großes Becken und kleines Becken. Das große Becken (**Pelvis major**) liegt oberhalb der Linea terminalis, die als gedachte Verbindungslinie am 5. Lendenwirbel beginnt, sich in die Linea arcuata und über das Pecten ossis pubis fortsetzt und an die Symphyse zieht. Das kleine Becken (**Pelvis minor**) liegt unterhalb der Linea arcuata. Man unterscheidet zudem äußere (Distantiae) sowie innere Beckenmaße mit geraden Durchmessern (Conjugatae) und queren bzw. schrägen Durchmessern (Diameter).

4.2.2 Femur und Patella

Femur. Der Femur (Oberschenkel) besteht aus dem Caput femoris, Collum femoris und Corpus femoris sowie Condylus medialis und lateralis. Das Caput ossis femoris entspricht der Epiphyse, Collum und Corpus gehören zur Diaphyse. Das **Caput femoris** ist mit hyalinem Knorpel überzogen und artikuliert mit dem Acetabulum. In der **Fovea capitis femoris** ist das **Lig. capitis femoris** fixiert, das den R. acetabularis (Ast der A. obturatoria) enthält, der in der Wachstumsphase an der arteriellen Versorgung des Femurs beteiligt ist. Der **Corpus** wird dorsal durch die **Li-**

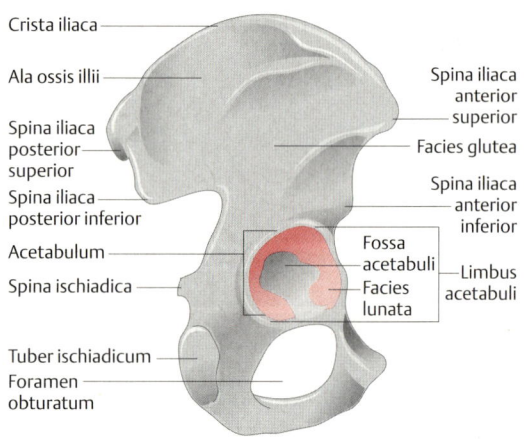

Crista iliaca
Ala ossis illii
Spina iliaca posterior superior
Spina iliaca posterior inferior
Acetabulum
Spina ischiadica
Tuber ischiadicum
Foramen obturatum
Spina iliaca anterior superior
Facies glutea
Spina iliaca anterior inferior
Fossa acetabuli
Facies lunata
Limbus acetabuli

Abb. 4.1 Os coxae rechts (laterale Ansicht).

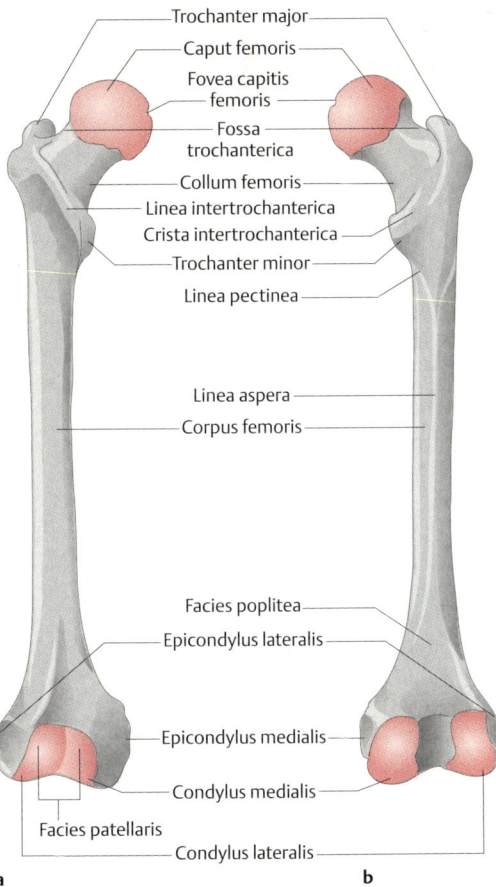

Abb. 4.2 **Femur rechts. a** ventral, **b** dorsal.

nea aspera verstärkt. An der Grenze zwischen Collum und Corpus femoris liegen **Trochanter major** et **minor**, Apophysen (Knochenvorsprünge) mit eigenen Knochenkernen. Dazwischen verläuft ventral die **Linea intertrochanterica**. Medial des Trochanter major liegt die **Fossa trochanterica**, die als Knochenansatz dient. An der Linea pectinea setzt der M. pectineus an.

Im distalen Abschnitt des Femurs liegen **Condylus medialis** et **lateralis**. An deren Vorderseite liegt eine Gelenkfläche, die im mittleren Bereich als Facies patellaris bezeichnet wird. Den beiden Condylen ist jeweils eine Erhebung aufgesetzt, ein **Epicondylus medialis** und ein **Epicondylus lateralis**, dorsal befindet sich die Fossa intercondylaris (**Abb. 4.2**).

Patella. Die Patella (Kniescheibe) ist das größte Sesambein des menschlichen Körpers, sie liegt in der Sehne des M. quadriceps femoris. Der distal der Patella liegende Abschnitt der Sehne wird dabei als Lig. patellae bezeichnet, er endet an der Tuberositas tibiae. Die Patellahinterfläche ist mit Knorpel überzogen und artikuliert mit der Facies patellaris des Femurs.

4.2.3 Tibia und Fibula

Zu den Knochen des Unterschenkels zählen die Tibia (Schienbein) und die Fibula (Wadenbein). Beides sind lange Röhrenknochen mit Diaphyse und Epiphyse.

Tibia. Sie trägt das statische Gewicht und stellt die entscheidende Verbindung zu den jeweils benachbarten Gelenken dar (**Abb. 4.3**). Das proximale Ende der Tibia ist mit dem **Condylus medialis** und einem **Condylus lateralis** verbreitert. Dazwischen liegt die knorpelfreie Eminentia intercondylaris. An der frontal gelegenen **Tuberositas tibiae** setzt das Lig. patellae an. Der lang gestreckte **Corpus tibiae** ist im Querschnitt dreieckig. Man unterscheidet einen Margo anterior, Margo interosseus (hier ist die Membrana interossea angeheftet) und einen Margo medialis. Im distalen Abschnitt bildet die Tibia eine Verdickung, den **Malleolus medialis**, der im Zusammenspiel mit dem **Malleolus lateralis** der Fibula die Malleolengabel bildet (Teil des Sprunggelenks).

Fibula. Die Fibula liegt lateral der Tibia. Sie dient vorrangig als Ansatz und Ursprung von Muskeln und ist an der Bildung der Malleolengabel beteiligt (**Abb. 4.3**). Das **Caput fibulae** steht mit der Tibia lediglich über die Facies articularis capitis fibulae in Verbindung, daher kommt der Fibula auch keine Rolle bei der Statik zu. Es läuft nach kranial in eine Spitze aus (Apex capitis fibulae). Am **Corpus fibulae** werden vier Kanten unterschieden: Margo anterior, Margo posterior, Margo interosseus und Crista medialis. Distal geht die Fibula in den **Malleolus lateralis** über.

4.2.4 Fußknochen

Fußwurzelknochen. Es gibt sieben Fußwurzelknochen (**Ossa tarsi, Abb. 4.4**), diese werden unterteilt in eine proximale Reihe und eine distale Reihe.

– **Proximale Reihe:**
 • Der **Talus** (Sprungbein) ruht auf dem Calcaneus und besteht aus drei Anteilen: Das **Caput tali** ist nach vorne gerichtet und artikuliert mit dem Os naviculare. Am **Corpus tali** erkennt man die **Trochlea tali**, die der Artikulation mit der Malleolengabel im oberen Sprunggelenk dient.
 • Der **Calcaneus** (Fersenbein) ist der größte Fußknochen, an seinem prominenten **Tuber calcanei** setzt die Achillessehne an. Die kranialen Gelenkflächen artikulieren mit dem Talus, nach ventral besteht eine Gelenkverbindung mit dem Os cuboideum.

– **Distale Reihe:**
 • Das **Os naviculare** (Kahnbein) liegt zwischen Talus und den Ossa cuneiformia, mit denen es jeweils gelenkig in Verbindung steht.
 • Das Keilbein ist dreimal angelegt, **Os cuneiforme mediale, intermedium et laterale**. Die Knochen sind entscheidend für die Struktur der Fuß-Querwölbung (S. 207). Sie bilden mit den Metatarsalknochen I–III nach ventral jeweils eine Gelenkverbindung.

Biologie

Histologie

Anatomie

Chemie

Biochemie

Physik

Physiologie

Psych./Soz.

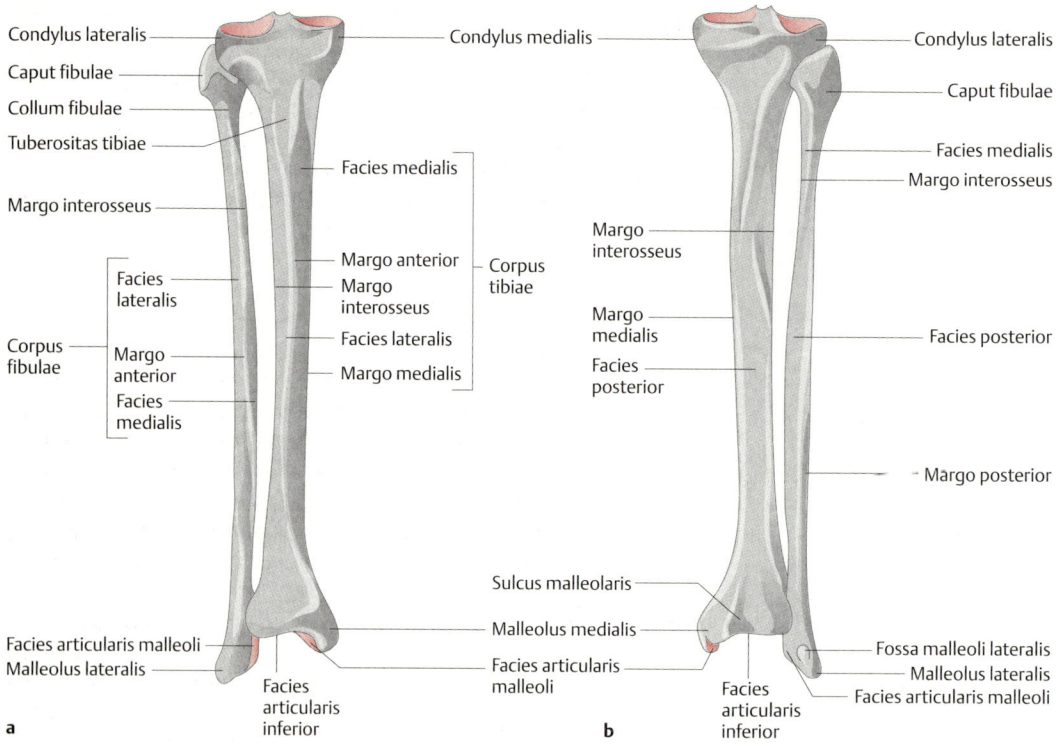

Condylus lateralis
Caput fibulae
Collum fibulae
Tuberositas tibiae
Margo interosseus
Facies lateralis
Corpus fibulae
Margo anterior
Facies medialis
Facies articularis malleoli
Malleolus lateralis
Facies articularis inferior

Condylus medialis

Facies medialis
Margo anterior
Margo interosseus
Corpus tibiae
Facies lateralis
Margo medialis

Sulcus malleolaris
Malleolus medialis
Facies articularis malleoli

Condylus lateralis
Caput fibulae
Facies medialis
Margo interosseus
Margo interosseus
Margo medialis
Facies posterior
Facies posterior
Margo posterior
Fossa malleoli lateralis
Malleolus lateralis
Facies articularis malleoli
Facies articularis inferior

a **b**

Abb. 4.3 Tibia und Fibula (rechts). a ventral, **b** dorsal.

- Das **Os cuboideum** (Würfelbein) bildet nach dorsal mit dem Calcaneus und nach ventral mit dem Metatarsalknochen IV und V eine Gelenkverbindung.

Mittelfußknochen. Die fünf Mittelfußknochen **(Ossa metatarsalia I–V; von medial nach lateral)** sind Röhrenknochen. Man unterscheidet jeweils Basis (proximal), Corpusbereich und Caput (distal). Die Basis der Ossa metatarsalia

I–III artikuliert mit den Ossa cuneiformia, die Basis des Os metatarsalia IV bzw. V mit dem Os cuboideum. Die Köpfe der Ossa metatarsalia artikulieren mit den Zehenknochen. Im Bereich des Großzehengrundgelenks sind zwei konstante Sesambeine (Ossa sesamoidea) zu finden.

Zehenknochen. Die fünf Zehenknochen **(Ossa digitorum pedis)** bestehen aus einer Phalanx proximalis, Phalanx media und Phalanx distalis (Ausnahme: 1. Zehe mit 2 Phalangen). Jede Phalanx besteht wiederum aus einer Basis, einem Corpus und einem Caput.

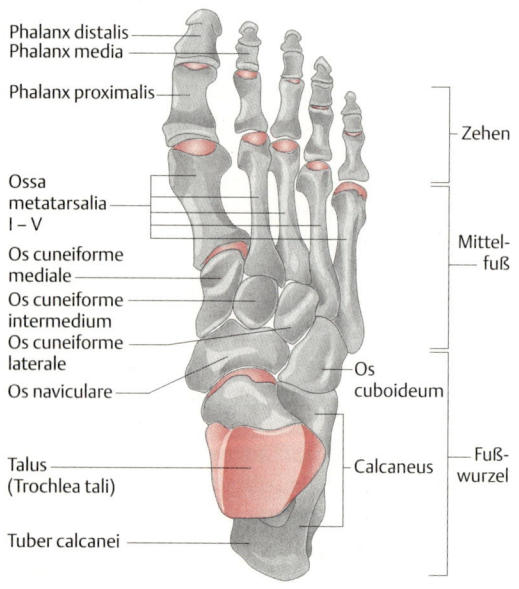

Phalanx distalis
Phalanx media
Phalanx proximalis

Zehen

Ossa metatarsalia I – V
Os cuneiforme mediale
Os cuneiforme intermedium
Os cuneiforme laterale
Os naviculare

Mittelfuß

Os cuboideum

Talus (Trochlea tali)

Calcaneus

Fußwurzel

Tuber calcanei

Abb. 4.4 Fußskelett (dorsale Ansicht).

4.3 Gelenke

4.3.1 Hüftgelenk

Beim Hüftgelenk **(Articulatio coxae)** handelt es sich um eine spezielle Form des Kugelgelenks **(Nussgelenk)**. Es sind Bewegungen in drei Freiheitsgraden möglich: Abduktion und Adduktion (40° bzw. 30°), Anteversion und Retroversion (entspricht Beugung und Streckung) (130° bzw. 10–15°) und Außenrotation und Innenrotation (50° bzw. 40°). Es verbindet das Caput femoris (Gelenkkopf) mit dem Acetabulum (Gelenkpfanne) einschließlich Facies lunata und Lig. transversum acetabuli. Lediglich die knorpelbedeckte Facies lunata artikuliert hier mit dem Caput ossis femoris. Zusätzlich wird dieses zu zwei Dritteln durch das faser-knorpelige **Labrum acetabulare** umschlossen. Die Gelenkkapsel des Hüftgelenks hat ihren Ursprung am knöchernen Acetabulum, reicht ventral bis

Biologie Histologie Anatomie Chemie Biochemie Physik Physiologie Psych./Soz.

zur Linea intertrochanterica und dorsal bis zum Collum des Femurs. Labrum acetabulare und die Epiphysenfuge liegen somit intrakapsulär.

Verschiedene **Bänder** stabilisieren das Gelenk (**Abb. 4.5**). Bei **Streckung** im Hüftgelenk liegen die Bänder eng an. Bei **gebeugtem Hüftgelenk** liegen die Bänder weniger dicht an und geben dem Gelenk Spielraum.

- Das **Lig. iliofemorale** ist **das stärkste Band** des menschlichen Körpers. Es zieht von der Spina iliaca anterior inferior zum Trochanter major und zur Linea intertrochanterica. Es bildet die ventrale Begrenzung der Gelenkkapsel. Bei Streckung im Hüftgelenk ist das Band angespannt und hemmt die Überstreckung des Beines bzw. ein Rückwärtskippen des Rumpfes. Am Standbein hemmt es das Abkippen des Beckens zur Gegenseite. Der laterale Teil des Bandes hemmt die Adduktion und Außenrotation.
- Das **Lig. ischiofemorale** erstreckt sich vom acetabulären Bereich des Os ischii zur Fossa trochanterica, zur Linea intertrochanterica und zur Zona orbicularis (s. u.). Damit verstärkt es den dorsalen Bereich der Gelenkkapsel. Es hemmt Streckung und Innenrotation der Hüfte.
- Das **Lig. pubofemorale** zieht vom Ramus superior ossis pubis zum Trochanter minor, zur Linea intertrochanterica und zur Zona orbicularis. Es wirkt hemmend auf die Abduktion.
- Die **Zona orbicularis** (ein in sich geschlossener Faserring) besteht aus Bindegewebsfasern der drei vorgenannten Bänder, umschließt den gesamten Schenkelhals und beugt dem Austreten (Luxation) des Hüftkopfes aus der Gelenkpfanne vor.
- Das runde **Lig. capitis femoris** entspringt am Acetabulum (nahe der Incisura acetabuli), zieht intraartikulär zur Fovea capitis femoris und beinhaltet den R. acetabularis der A. obturatoria.
- Das **Lig. transversum acetabuli** verschließt als Band die Incisura acetabuli.

Antetorsionswinkel und CCD-Winkel. Collum femoris und Femur stehen in einem bestimmten Winkel zueinander. Der Antetorsionswinkel beschreibt die Verdrehung des Schenkelhalses gegenüber der Kondylenachse (Erwachse-ner ca. 12°; Neugeborenes ca. 35°). Der Kollodiaphysen-winkel (auch Schenkelhalswinkel oder Centrum-Collum-Diaphysen-Winkel = CCD-Winkel) beschreibt den Winkel zwischen Collum und Femurdiaphyse (Neugeborenes 140°; Jugendlicher 133°; Erwachsener 127°; im Alter 120°). Pathologische Winkel können zu Schäden am Hüftgelenk führen. Zu diesen Fehlstellungen gehören die **Coxa vara** (< 120°) und die **Coxa valga** (> 135°).

4.3.2 Kniegelenk

Das Kniegelenk (**Articulatio genus**) ist das größte Gelenk des menschlichen Körpers und besteht aus Femurkondylen und Tibiakopf (**Femorotibialgelenk**). Außerdem ist die Patella am Kniegelenk (**Abb. 4.6**) beteiligt (**Femoropatellargelenk**). Beide Gelenke liegen in einer Gelenkhöhle und besitzen eine **Gelenkkapsel**. Zwei Aussackungen verbinden die Gelenkhöhle je mit der Bursa suprapatellaris (Recessus suprapatellaris) bzw. mit der Bursa m. poplitei (Recessus subpopliteus).

Das Kniegelenk ist eine Sonderform eines **Drehscharniergelenks** mit zwei Freiheitsgraden. Streckung und Beugung sowie Außenrotation und Innenrotation. Die Stabilität des Kniegelenks wird dabei durch die Kapsel, die umgebende Muskulatur sowie innere und äußere Bänder gewährleistet. Die senkrecht aufeinander stehenden Kreuzbänder stabilisieren das Kniegelenk bei Beugung. Die normale Streckung beträgt 180°. Nach einer Streckung um 170° ist eine weitere Streckung um 10° nur bei einer Außenrotation der Tibia um 5° möglich (sog. Schlussrotation). Dabei werden die Kreuzbänder geringfügig voneinander abgewickelt. Die Beugung kann durch Einwirkung von außen von 130° (aktive Beugung) auf 160° gesteigert werden (passive Beugung). Die Außenrotation ist bis ca. 40° möglich, da sich die Kreuzbänder voneinander abwickeln. Im Gegensatz dazu wickeln sie sich bei der Innenrotation auf und bremsen die Bewegung (10°).

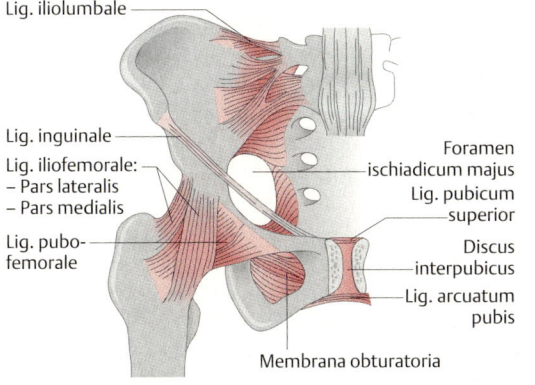

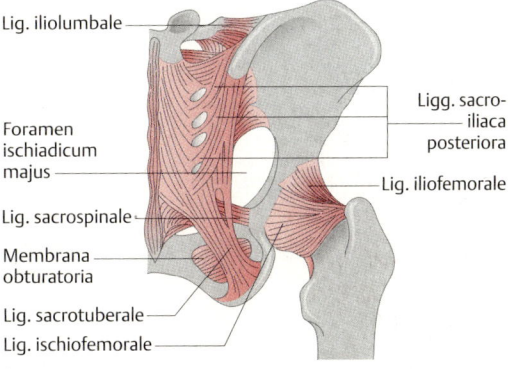

a **b**

Abb. 4.5 Hüftgelenk und Beckenbänder rechts. a ventral, **b** dorsal.

Biologie

Histologie

Anatomie

Chemie

Biochemie

Physik

Physiologie

Psych./Soz.

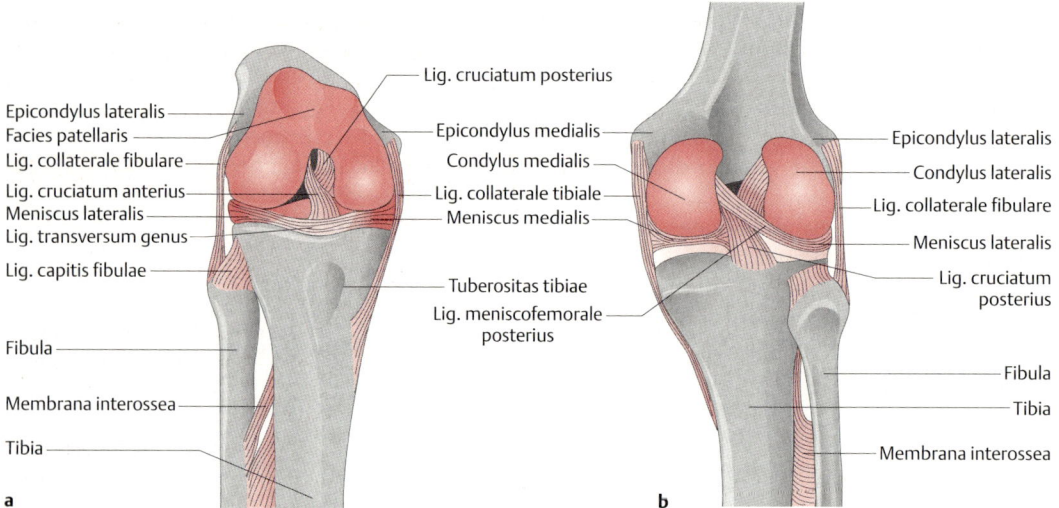

Abb. 4.6 **Kniegelenk rechts. a** ventral ohne Gelenkkapsel, Sehne des M. quadriceps femoris ist abgetrennt, **b** dorsale Ansicht.

> **Merke**
>
> Die Innenrotation wird durch die beiden Kreuzbänder gehemmt, die Außenrotation durch die beiden Kollateralbänder (s. u.). Außen- und Innenrotation sind prinzipiell nur bei gebeugtem Kniegelenk möglich. Dabei nimmt die Rotationsmöglichkeit mit steigender Beugung zu.

Das Femorotibialgelenk wird durch die Femurkondylen und die Facies articularis der Tibia gebildet. Die beiden Gelenkanteile berühren sich sich nur punktförmig. Dies bedeutet, dass neben der eigentlichen Bewegung im Kniegelenk noch ein Gleiten der Kondylen nach vorne und hinten möglich ist („shifting"). Auf diese Weise ist im Kniegelenk eine Roll-Gleit-Bewegung möglich. Zwischen den Kondylen des Femurs und dem Tibiakopf liegen zwei Faserknorpelscheiben (Meniscus medialis und Meniscus lateralis), die als Druckpolster die fehlende Führung des Gelenks durch knöcherne Strukturen teilweise kompensieren. Der **Meniscus medialis** ist C-förmig und größer als der Meniscus lateralis (**Abb. 4.7**). Er ist an der Gelenkkapsel und dem Lig. collaterale tibiale fixiert, daher kann er nur geringgradig bewegt werden. Er wird bei der Außenrotation des Knies belastet, bei der Innenrotation entlas-

tet. Der **Meniscus lateralis** ist fast kreisrund. Da er nur geringgradig fixiert ist, ist er sehr gut verschieblich. Über das Lig. meniscofemorale posterius ist der Meniscus lateralis mit dem Lig. cruciatum posterius verwachsen.

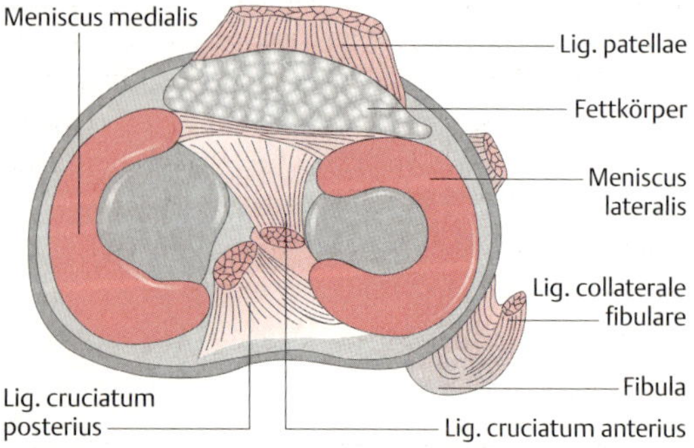

Im Femoropatellargelenk artikulieren die Facies patellaris des Femurs und die Facies articularis der Patella. Im Rahmen der Kniebeugung und -streckung wird die Patella um etwa 6 cm verschoben.

Bänder. Man unterscheidet Innen- und Außenbänder:
– Innenbänder:
  • **Lig. cruciatum anterius** (vorderes Kreuzband): erstreckt sich von der medialen Fläche des Condylus lateralis femoris zur Area intercondylaris anterior tibiae. Damit verläuft es von hinten–oben–außen nach vorn–unten–innen.
  • **Lig. cruciatum posterius** (hinteres Kreuzband): zieht von der lateralen Fläche des Condylus medialis femoris zur Area intercondylaris posterior tibiae. Somit verläuft es von vorn–oben–innen nach hinten–unten–außen.
  • **Lig. transversum genus:** verbindet ventral den medialen und den lateralen Meniskus miteinander.
  • **Lig. meniscofemorale anterius:** Kann von der Rückseite des lateralen Meniskus zum Lig. cruciatum anterius ziehen (nicht immer vorhanden).
  • **Lig. meniscofemorale posterius:** verläuft vom Hinterrand des lateralen Meniskus zur Innenfläche des Condylus medialis femoris.

> **Merke**
>
> Die Kreuzbänder befinden sich innerhalb der Gelenkkapsel, aber außerhalb der von einer Synovialmembran bedeckten Gelenkhöhle.

– Außenbänder.
  • **Lig. patellae** (Fortsetzung der Sehne des M. quadriceps femoris): erstreckt sich von der Patella bis zur

Abb. 4.7 **Aufsicht auf das rechte Kniegelenk: von kranial Verlauf der Kreuzbänder und Menisken.**

4.3 Gelenke **191**

Biologie

Histologie

Anatomie

Chemie

Biochemie

Physik

Physiologie

Psych./Soz.

Tuberositas tibiae. Über das Lig. patellae wird die Kraft des Muskels auf die Tibia übertragen.

- **Lig. collaterale fibulare (laterale):** erstreckt sich vom Epicondylus lateralis femoris zum Caput fibulae und verstärkt die Gelenkkapsel. Es ist entspannt bei der Innenrotation und Beugung, gespannt hingegen bei Außenrotation und Streckung. Mit der Gelenkkapsel ist es nicht verwachsen.
- **Lig. collaterale tibiale (mediale):** zieht vom Epicondylus medialis femoris zum Condylus medialis tibiae und verstärkt die Gelenkkapsel. Es ist entspannt bei der Innenrotation und Beugung, gespannt hingegen unter Außenrotation und Streckung. Das Lig. collaterale tibiale ist mit dem Meniscus medialis und der Gelenkkapsel verwachsen.
- **Lig. popliteum obliquum:** erstreckt sich im Bereich der Endsehne des M. semimembranosus (S. 207) zum lateralen Tibiakopf.
- **Lig. popliteum arcuatum** zieht von der Gelenkkapsel der Endsehne des M. semimembranosus zum Fibulakopf. Es überbrückt den M. popliteus. Beide Bänder verstärken die Gelenkkapsel auf der Rückseite.
- **Retinacula patellae mediale** und **laterale:** Die Bänder ziehen jeweils von der Sehne des M. quadriceps femoris medial bzw. lateral der Patella zur Tuberositas tibiae. Die beiden Retinacula sind Haltebänder für die Patella und verstärken die Gelenkkapsel ventral.

Klinik

Stellungsanomalien. Der physiologische Verlauf der Tragachse im Kniegelenk wird Genu rectum genannt. Es werden zwei pathologische Abweichungen unterschieden: Beim **Genu valgum** ist die Tragachse im Vergleich zum Gelenk nach lateral verschoben. Die Patienten zeigen eine X-Beinstellung, es kommt zur unverhältnismäßig starken Belastung der lateralen Kondylen. Beim **Genu varum** ist die Tragachse nach medial verschoben, es resultiert eine O-Bein-Stellung. In diesem Fall werden die medialen Kondylen besonders stark belastet.

4.3.3 Verbindung der Unterschenkelknochen

Tibia und Fibula sind an drei Stellen miteinander verbunden:
- proximal durch die **Articulatio tibiofibularis** zwischen Facies articularis fibularis der Tibia und Facies articularis capitis der Fibula. Das obere Tibiofibulargelenk ist eine **Amphiarthrose** (S. 186). Die Gelenkkapsel wird durch das Lig. capitis fibulae anterius et posterius verstärkt.
- im Verlauf durch die **Membrana interossea:** sie erstreckt sich als Bindegewebsmembran zwischen Tibia und Fibula im Bereich der Diaphyse, dient mehreren Muskeln als Ursprung und trennt die Beuger von den Streckern der Unterschenkelmuskulatur. Es finden sich Durchtrittsstellen der A. tibialis anterior und der entsprechenden Venen und des R. perforans der A. fibularis (S. 204).

- distal durch die **Syndesmosis tibiofibularis:** vor und hinter dem Gelenk verläuft jeweils ein Band (Lig. tibiofibulare anterius et posterius), das die Syndesmose verstärkt.

Klinik

Schubladenphänomen. Die Kreuzbänder gewährleisten, dass sich Femur und Tibia nicht gegeneinander verschieben. Schäden der Kreuzbänder führen zum so genannten Schubladenphänomen. Durch Zerreißung des vorderen Kreuzbandes kommt es zum vorderen Schubladenphänomen, d. h. bei gebeugtem Knie kann der Tibiakopf gegenüber den Femurkondylen nach ventral gezogen werden. Die Zerreißung des hinteren Kreuzbandes führt entsprechend zum hinteren Schubladenphänomen: der Tibiakopf kann gegenüber dem Femur nach hinten verschoben werden.

4.3.4 Sprunggelenke

Am Fuß unterscheidet man ein oberes und ein unteres Sprunggelenk. Das obere Sprunggelenk verbindet die Unterschenkel- mit den Fußwurzelknochen, das untere Sprunggelenk einen Teil der Fußwurzelknochen untereinander.

Oberes Sprunggelenk (Articulatio talocruralis). Seine Gelenkflächen werden durch die Malleolengabel (distales Tibia- und Fibulaende) und die Trochlea tali gebildet. Die Malleolengabel umfasst dabei von beiden Seiten lateral und von oben die Trochlea tali. Als **Scharniergelenk** hat es eine Bewegungsachse für die Dorsalextension (Heben der Fußspitze 20°) und für die Plantarflexion (Absenken der Fußspitze 30°). Die Gelenkkapsel erstreckt sich vom Gelenkknorpelansatz an Tibia und Fibula bis zum Collum tali. Damit liegen die beiden Malleolen außerhalb der Gelenkkapsel. Außerdem verstärken mehrere Bänder das Gelenk: Das Lig. deltoideum, das Lig. talofibulare anterius, das Lig. talofibulare posterius sowie das Lig. calcaneofibulare.

Unteres Sprunggelenk. Das untere Sprunggelenk besteht aus einem vorderen Anteil **(Articulatio talocalcaneonavicularis)** und einem hinteren Anteil **(Articulatio subtalaris)**. Die Grenze bildet das Lig. talocalcaneum interosseum. Die Bänder Lig. calcaneonaviculare plantare, Lig. talonaviculare und Lig. plantare longum stabilisieren den vorderen Anteil, die Bänder Lig. talocalcaneum mediale et laterale, Lig. talocalcaneum interosseum und Lig. calcaneofibulare den hinteren Anteil. Im unteren Sprunggelenk erfolgen **Supination** (Anheben medialer Fußrand; 50–60°) und **Pronation** (Anheben lateraler Fußrand; 30°).

4.3.5 Weitere Gelenke der Fußwurzel und des Mittelfußes

Die **Articulatio calcaneocuboidea** (Fersenbein-Würfelbein-Gelenk) ist eine Amphiarthrose (S. 186). Der Bewegungsumfang ist entsprechend gering. Verstärkt wird das

Gelenk durch verschiedene Bänder: Lig. bifurcatum, Lig. calcaneocuboideum plantare und Lig. plantare longum. Auch bei der **Articulatio cuneonavicularis** (Kahnbein-Keilbein-Gelenk), den **Articulationes tarsometatarsales** (Fußwurzel-Mittelfuß-Gelenke) und den **Articulationes intermetatarsales** (Zwischenmittelfußgelenke) handelt es sich um Amphiarthrosen.

Der Begriff **Chopart-Gelenklinie** bezeichnet den S-förmigen Spalt, der proximal vom Talus und Calcaneus, distal vom Os naviculare und Os cuboideum gebildet wird. Die **Lisfranc-Gelenklinie** befindet sich zwischen Fußwurzelknochen und Metatarsalknochen.

4.3.6 Die Zehengelenke

Man unterscheidet Zehengrundgelenke **(Articulationes metatarsophalangae)** und Zehenmittel- bzw. Zehenendgelenke **(Articulationes interphalangae)**. Die Großzehe (Hallux) verfügt wie der Daumen nur über 2 Gelenke. Die Grundgelenke sind eigentlich Kugelgelenke, die jedoch durch die Kollateralbänder in ihrer Funktion eingeschränkt sind. Mittel- und Endgelenke sind Scharniergelenke.

4.4 Muskeln

4.4.1 Muskeln der Hüfte

An der Hüfte lassen sich drei Untergruppen unterscheiden: **innere Hüftmuskeln, äußere hintere Hüftmuskeln** und **äußere tiefe Hüftmuskeln**. Die Muskeln der Hüfte verbinden das knöcherne Becken mit dem Femur und bewegen die beiden Strukturen gegeneinander: Bei fixiertem Becken wird der Femur bewegt, bei fixiertem Femur verändert sich die Lage des Beckens.

Innere Hüftmuskeln. Die inneren Hüftmuskeln (**Tab. 4.1, Abb. 4.8a**) werden auch als **M. iliopsoas** zusammengefasst und durchziehen gemeinsam die Lacuna musculorum: **M. iliacus** und **M. psoas major**. Etwa 50 % der Menschen weisen einen zusätzlichen **M. psoas minor** auf. Der M. iliopsoas wird von einer Fascia psoica und Fascia iliaca umschlossen, nach distal setzt sich diese bis zum Lig. inguinale fort und bildet dabei den Arcus iliopectineus, der die Lacuna vasorum von der Lacuna musculorum trennt (S. 206).

> ### Klinik
>
> **Ausfall des M. iliopsoas.** Bei einem Ausfall des M. iliopsoas ist die Hüftbeugung deutlich eingeschränkt. Der Körper kann nicht mehr aus der Rückenlage aufgerichtet werden.

Äußere hintere Hüftmuskeln. Zu den äußeren hinteren Hüftmuskeln gehören der **M. tensor fasciae latae, der M. gluteus maximus** und der **M. gluteus medius** (**Tab. 4.2, Abb. 4.8b**).

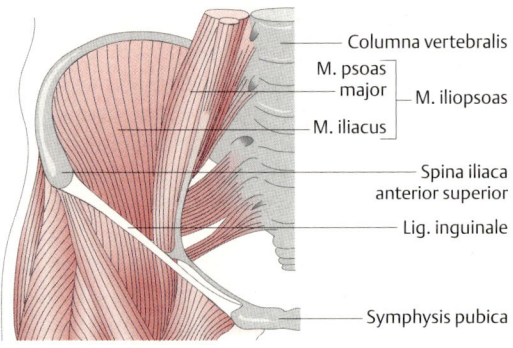

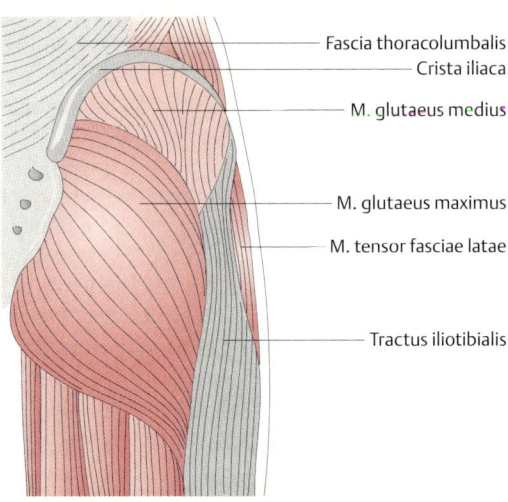

Abb. 4.8 Beuger und Strecker im Hüftgelenk rechts. a innere Hüftmuskeln, **b** äußere, hintere Hüftmuskeln.

> ### Klinik
>
> **Ausfall des M. gluteus maximus.** Bei Ausfall des M. gluteus maximus ist kein Treppensteigen mehr möglich.
>
> **Trendelenburg-Zeichen.** Sind M. gluteus medius und minimus beidseits insuffizient, kann man einen sog. „Watschelgang" beobachten, da das Becken bei jedem Schritt auf die Spielbeinseite abfällt.

Die äußeren tiefen Hüftmuskeln sind (**Tab. 4.3**):
- **M. gluteus minimus**
- **M. piriformis:** Er zieht durch das Foramen ischiadicum majus und unterteilt dieses in das Foramen suprapiriforme und infrapiriforme (S. 207).
- **M. obturatorius internus:** Benutzt den Rand des Foramen ischiadicum minus als Hypomochlion.
- **M. gemellus superior** und **M. gemellus inferior** (geminus, lat. Zwilling) inserieren beide in der Fossa trochanterica femoris.
- **M. quadratus femoris**
- **M. obturatorius externus**

Tabelle 4.1   Innere Hüftmuskeln

Muskel	Ursprung	Ansatz	Innervation	Funktion/Besonderheiten
M. iliacus	Fossa iliaca, Spina iliaca anterior inferior	Trochanter minor femoris	N. femoralis (L1–L4), direkte Äste des Plexus lumbalis	Beugung des Hüftgelenks: der Oberschenkel wird zum Oberkörper geneigt bzw. beim liegenden Menschen wird der Oberkörper aufgerichtet. Innen- bzw. Außenrotation des Femurs; geringgradige Adduktion
M. psoas major	12. Brustwirbelkörper, 1.–4. Lendenwirbelkörper bzw. deren Processus costales	Trochanter minor femoris	N. femoralis (L1–L4), direkte Äste des Plexus lumbalis	Funktion wie M. iliacus
M. psoas minor	Laterale Seites des 12. Brustwirbelkörpers und des 1. Lendenwirbelkörpers	Trochanter minor femoris	N. femoralis (L1–L4), direkte Äste des Plexus lumbalis	Funktion wie M. iliacus; Nur bei etwa 50 % der Menschen ausgebildet

Tabelle 4.2   Äußere hintere Hüftmuskeln

Muskel	Ursprung	Ansatz	Innervation	Funktion/Besonderheiten
M. tensor fasciae latae ("Sprintermuskel")	Spina iliaca anterior superior	Über den Tractus iliotibialis an der Tibia	N. glutealis superior (L4–S1)	Beugung im Hüftgelenk, Innenrotation, Abduktion im Hüftgelenk, Streckung des Kniegelenks bei der Schlussrotation (somit zweigelenkig!); spannt den Tractus iliotibialis
M. gluteus maximus	dorsal am Os sacrum und am Os coccygis; Ala ossis ilii, Lig. sacrotuberale, Fascia thoracolumbalis	Tuberositas glutealis femoris, Tractus iliotibialis	N. glutealis inferior (L5–S2)	kräftigster Strecker im Hüftgelenk, verhindert Vornüberkippen des Oberkörpers in aufrechter Haltung, Außenrotation; laterokranialer Teil: Abduktion mediokaudaler Teil: Adduktion
M. gluteus medius ("Tänzermuskel")	Ala ossis ilii zwischen Crista iliaca und Linea glutea anterior	Trochanter major femoris	N. glutealis superior (L4–S1)	Abduktion des Beines gegen das Becken vordere Fasern: Innenrotation und Beugung hintere Fasern: Außenrotation und Streckung

4.4.2   Oberschenkelmuskeln

Die Muskeln des Oberschenkels lassen sich in drei funktionelle Gruppen einteilen: **Extensoren (Tab. 4.4)**, **Adduktoren** und **Flexoren** (**Abb. 4.9**). Die Fascia lata umhüllt dabei die Muskulatur des gesamten Oberschenkels. Am seitlichen Oberschenkel ist sie besonders derb aufgebaut, man spricht vom Tractus iliotibialis. Dieser erstreckt sich distal bis zum Condylus lateralis der Tibia. Im Bereich der Kniekehle geht die Fascia lata in die Fascia poplitea über.

Unterhalb des Leistenbandes findet sich im Bereich der Fossa iliopectinea eine Auflockerung der Fascia lata, die sog. **Fascia cribrosa**. Hier durchbricht die V. saphena magna die Fascia lata, dadurch entsteht eine klar abgrenzbare Faszienlücke, der **Hiatus saphenus**. Durch den Hiatus saphenus verläuft die V. saphena magna in die Tiefe (S. 205). Die Fascia lata schickt zwei Septen in die Tiefe zur Linea aspera: **Septum intermusculare laterale** und **Septum intermusculare mediale**.

Extensoren. Die Extensoren des Oberschenkels werden alle durch den N. femoralis (L1–L4) innerviert (**Tab. 4.4**).
- **M. sartorius,** längster Muskel des menschlichen Körpers, zweigelenkig
- **M. quadriceps femoris** besteht aus vier Anteilen:
  - **M. rectus femoris**

- **M. vastus medialis**
- **M. vastus intermedius**
- **M. vastus lateralis**
- **M. articularis genus:** oft nur rudimentär ausgebildet.

Adduktoren. Die Adduktoren des Oberschenkels (**Tab. 4.5**, **Abb. 4.9**) lassen sich in **drei Schichten** unterteilen:
- **oberflächliche Adduktorengruppe:** M. pectineus, M. adductor longus und M. gracilis
- **mittlere Adduktorengruppe** M. adductor brevis und
- **tiefe Adduktorengruppe** M. adductor magnus und M. adductor minimus.

> **Merke**
> Alle Adduktoren werden durch den N. obturatorius (L2–L4) innerviert. Es gibt nur zwei Ausnahmen: Der M. pectineus erhält zusätzlich noch einen kleinen Ast des N. femoralis (L1–L4), der M. adductor magnus bekommt zusätzlich wenige direkte Äste des N. ischiadicus (L4–S3).

Flexoren. Die Flexoren des Oberschenkels (**Abb. 4.9**) werden auch als **ischiocrurale Muskulatur** bezeichnet. Zu ihnen gehören **M. biceps femoris, M. semitendinosus** und **M. semimembranosus.** Alle Muskeln werden durch Äste des N. ischiadicus (L4–S3) innerviert.

Biologie

Histologie

Anatomie

Chemie

Biochemie

Physik

Physiologie

Psych./Soz.

Tabelle 4.3   Äußere tiefe Hüftmuskeln

Muskel	Ursprung	Ansatz	Innervation	Funktion/Besonderheiten
M. gluteus minimus	Ala ossis ilii zwischen Linea glutea anterior und Linea glutea inferior	Trochanter major femoris	N. glutealis superior (L4–S1)	entspricht der des M. gluteus medius
M. piriformis	ventral am Os sacrum (hier: Facies pelvina)	Trochanter major femoris	direkte Äste des Plexus sacralis	Abduktion und Außenroation des Beines
M. obturatorius internus	Innenfläche der Membrana obturatoria	Fossa trochanterica femoris	direkte Äste des Plexus sacralis	Außenrotation des Oberschenkels bei gestrecktem Bein: Adduktion bei gebeugtem Bein: Abduktion
M. gemellus superior et inferior	M. gemellus superior: Spina ischiadica M. gemellus superior: Tuber ischiadicum	Fossa trochanterica femoris	direkte Äste des Plexus sacralis	Außenrotation des Oberschenkels
M. quadratus femoris	Tuber ischiadicum	Crista intertrochanterica femoris	N. musculi quadrati femoris aus dem Plexus sacralis	Außenrotation und Adduktion des Oberschenkels
M. obturatorius externus	Außenfläche der Membrana obturatoria	Fossa trochanterica femoris	N. obturatorius (L2–L4)	Außenrotation und schwache Adduktion des Oberschenkels

Tabelle 4.4   Extensoren der Oberschenkelmuskulatur

Muskel	Ursprung	Ansatz	Innervation	Funktion/Besonderheiten
M. sartorius	Spina iliaca anterior superior	Über Pes anserinus an der medialen Tibiafläche kaudal des Tibiakopfes	N. femoralis (L1–L4)	Besonderheit: zweigelenkig; längster Muskel des menschlichen Körpers Hüftgelenk: Beugung, Abduktion, Außenrotation Kniegelenk: Beugung, Innenrotation
M. quadriceps femoris	M. rectus femoris: Spina iliaca anterior inferior, Acetabulum M. vastus medialis femoris: Labium mediale der Linea aspera femoris M. vastus intermedius femoris: Vorderseite des Femurs M. vastus lateralis femoris: Labium laterale der Linea aspera femoris, Trochanter major	alle gemeinsam: Tuberositas tibiae (Patella als Sesambein)	N. femoralis (L1–L4)	M. rectus femoris: Beugung im Hüftgelenk, Streckung im Kniegelenk (zweigelenkig!) M. vastus medialis femoris: Streckung im Kniegelenk M. vastus intermedius femoris: Streckung im Kniegelenk M. vastus lateralis femoris: Streckung im Kniegelenk
M. articularis genus	Vorderseite des distalen Femurs	Kniegelenkskapsel	N. femoralis (L1–L4)	Spannen der Kniegelenkskapsel Abspaltung des M. vastus intermedius femoris

4.4.3   Unterschenkelmuskeln

Die drei Muskelgruppen des Unterschenkels liegen in eigenen Muskellogen und sind daher gut voneinander abzugrenzen. Man unterscheidet **Extensoren** (ventral), **Flexoren** (dorsal) und die **Peronaeusgruppe** (lateral) (**Abb. 4.10**).
Die gesamte Unterschenkelmuskulatur wird durch die Fascia cruris umhüllt, die die Fortsetzung von Fascia lata und Fascia poplitea darstellt.
Am lateralen Unterschenkel werden die Muskeln durch zwei Septen unterteilt, die von der Fascia cruris zur Vorderkante bzw. Hinterkante der Fibula ziehen: Septum intermusculare cruris anterius und Septum intermusculare

cruris posterius. Zusammen mit der Membrana interossea entstehen so drei Muskellogen:
– **Peronaeusloge** mit N. fibularis superficialis
– **Extensorenloge** mit A. tibialis anterior, Vv. tibiales anteriores und N. fibularis profundus
– **Flexorenloge** (oberflächliche und tiefe Flexoren, getrennt durch die Fascia cruris profunda) mit A. tibialis posterior, Vv. tibiales posteriores, A. fibularis, Vv. fibulares und N. tibialis.
In einigen Bereichen ist die Fascia cruris durch quer verlaufende Fasern **(Retinacula)** verstärkt: Retinaculum mm.

extensorum superius et inferius, Retinaculum mm. flexorum sowie Retinaculum mm. fibularium superius et inferius (S. 151).

Tabelle 4.5   Adduktoren der Oberschenkelmuskulatur

Muskel	Ursprung	Ansatz	Innervation	Funktion/Besonderheiten
Oberflächliche Adduktorengruppe				
M. pectineus	Pecten ossis pubis	Linea pectinea femoris	N. obturatorius (L2–L4); N. femoralis (L1–L4)	Adduktion zusätzlich Außenrotation und Beugung des Oberschenkels
M. adductor longus	Ramus superior des Os pubis	Labium mediale der Linea aspera femoris	N. obturatorius (L2–L4)	Adduktion und Beugung des Oberschenkels
M. gracilis	Ramus inferior des Os pubis, Symphyse	über Pes anserinus an der medialen Tibiafläche kaudal des Tibiakopfes	N. obturatorius (L2–L4)	Adduktion und Beugung im Hüftgelenk; Beugung und Innenrotation im Kniegelenk (zweigelenkig)
Mittlere Adduktorengruppe				
M. adductor brevis	Ramus inferior des Os pubis	Labium mediale der Linea aspera femoris	N. obturatorius (L2–L4)	Adduktion im Hüftgelenk geringgradige Außenrotation
Tiefe Adduktorengruppe				
M. adductor magnus	Tuber ischiadicum, Ramus ossis ischii	Labium mediale der Linea aspera femoris; Epicondylus medialis femoris	N. obturatorius (L2–L4); N. ischiadicus (L4–S3)	Adduktion, Streckung im Hüftgelenk stärkster Adduktor der Adduktorengruppe Außenrotation, Innenrotation
M. adductor minimus	Tuber ischiadicum, Ramus ossis ischii	Labium mediale der Linea aspera femoris; Epicondylus medialis femoris	N. obturatorius (L2–L4)	Adduktion und Außenrotation des Oberschenkels Abspaltung des M. adductor magnus

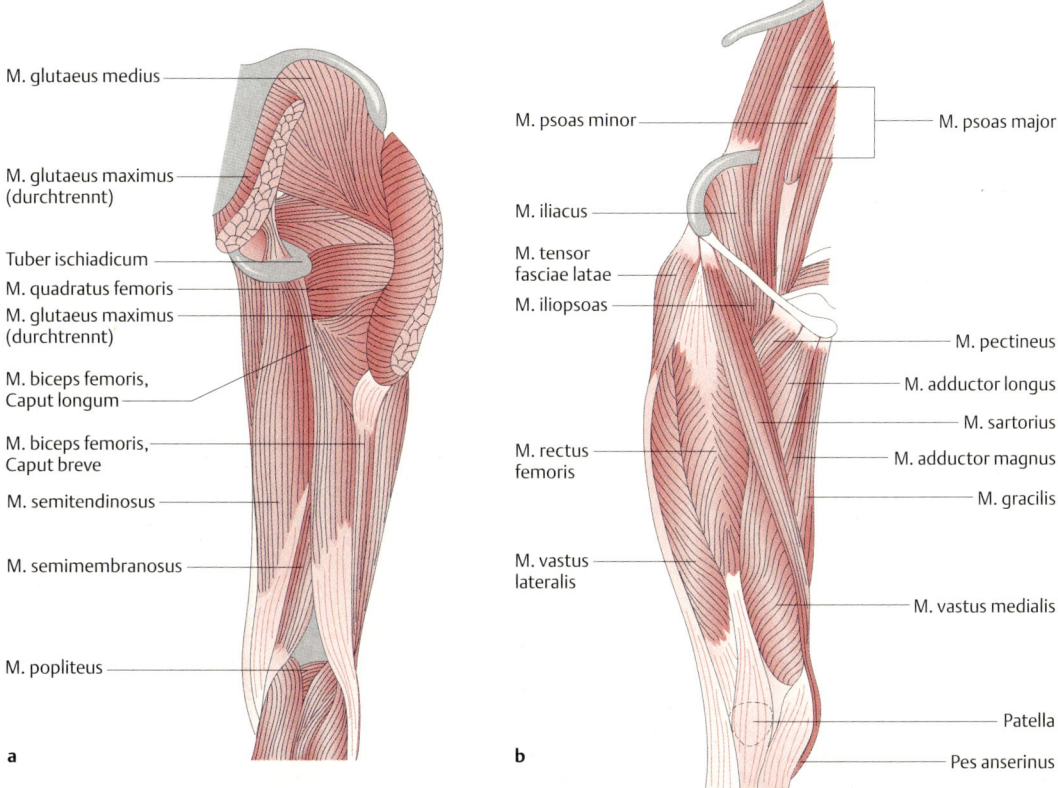

Abb. 4.9   Oberschenkelmuskulatur rechts. a tiefe Muskulatur von dorsal, **b** Muskulatur von ventral.

Biologie · Histologie · Anatomie · Chemie · Biochemie · Physik · Physiologie · Psych./Soz.

Tabelle 4.6   Flexoren der Oberschenkelmuskulatur

Muskel	Ursprung	Ansatz	Innervation	Funktion/Besonderheiten
M. biceps femoris				
Caput longum	Tuber ischiadicum	Caput fibulae	N. tibialis (L4–S3), N. ischiadicus (L4–S3)	Streckung und Außenrotation im Hüftgelenk; Beugung und Außenrotation im Kniegelenk (zweigelenkig)
Caput breve	Labium laterale der Linea aspera femoris		N. fibularis communis (syn. N. peroneus communis) (L4–S2)	Beugung und Außenrotation im Kniegelenk (eingelenkig)
M. semitendinosus	Tuber ischiadicum	über Pes anserinus an der medialen Tibiafläche kaudal des Tibiakopfes	N. tibialis (L4–S3), direkte Äste des N. ischiadicus (L4–S3)	zweigelenkig: Streckung und Adduktion im Hüftgelenk; Beugung im Kniegelenk; bei gebeugtem Knie Innenrotation
M. semimembranosus	Tuber ischiadicum	Condylus medialis tibiae Lig. popliteum obliquum	Entsprechend M. semitendinosus	entsprechend M. semitendinosus (zweigelenkig)

Klinik

Kompartmentsyndrom. Als Folge von schwerster Beanspruchung, Traumata oder Frakturen kann es zu ödematösen Schwellungen oder Hämatombildung in einer Faszienloge kommen, man spricht von einem Kompartmentsyndrom. Aufgrund der anatomischen Verhältnisse ist besonders häufig der Unterschenkel betroffen (Tibialisanterior-Syndrom). Durch die engen Faszienverhältnisse kommt es zum Druckanstieg in der Muskelloge mit Behinderung der venösen Drainage und Verminderung der kapillären Muskeldurchblutung. Dies führt neben einer ausgeprägten Schmerzsymptomatik zu nekrotischen Schäden des Muskelgewebes bzw. der Nerven. Die Therapie der Wahl besteht in der Faszienspaltung zur vorübergehenden Druckentlastung.

Extensoren. Die Extensoren des Unterschenkels werden durch den N. fibularis (peroneus) profundus innerviert (**Tab. 4.7**). Zu ihnen gehören der **M. tibialis anterior,** der **M. extensor hallucis longus,** der **M. extensor digitorum longus** und der **M. peronaeus tertius.**

Peronaeusgruppe. Die Muskeln der Peronaeusgruppe sind die beiden **Mm. peronaeus longus** und **peronaeus brevis** (**Tab. 4.8**). Sie werden durch den N. fibularis superficialis (syn. N. peronaeus superficialis) innerviert.

Flexoren. Die Flexoren des Unterschenkels werden alle durch den N. tibialis (L4–S3) innerviert, man unterscheidet oberflächliche und tiefe Flexoren (**Tab. 4.9**):
- **oberflächliche Flexoren:** M. triceps surae (M. gastrocnemius, M. soleus) und M. plantaris
- **tiefe Flexoren:** M. flexor digitorum longus, M. flexor hallucis longus, M. tibialis posterior, M. popliteus. Beachte den Verlauf der Sehne des M. flexor digitorum longum: dorsal der Sehne des M. tibialis posterior (s. u.) gelangt sie durch den Sulcus malleolaris und somit hinter dem Malleolus medialis an die Fußunterseite. Erst dort teilt sich die Sehne in vier Untersehnen auf, die die Endsehnen des M. flexor digitorum brevis durchbre-

Tabelle 4.7   Extensoren der Unterschenkelmuskulatur

Muskel	Ursprung	Ansatz	Innervation	Funktion/Besonderheiten
M. tibialis anterior	Condylus lateralis tibiae, Membrana interossea, Fascia cruris	Os metatarsale I, Os cuneiforme mediale	N. fibularis (peroneus) profundus	oberes Sprunggelenk: Dorsalextension unteres Sprunggelenk: Supination verhindert beim Stand auf einem Bein das Abkippen des Körpers nach hinten
M. extensor hallucis longus	lateraler Rand der Fibula, Membrana interossea, Fascia cruris	Endglied des Hallux	N. fibularis (peroneus) profundus	Extension der Großzehe, Dorsalextension im oberen Sprunggelenk
M. extensor digitorum longus	Vorderkante der Fibula, Condylus lateralis tibiae, Membrana interossea, Fascia cruris	Dorsalaponeurose der 2.–5. Zehe	N. fibularis (peroneus) profundus	Extension der 2.–5. Zehe, Dorsalextension im oberen Sprunggelenk, Pronation
M. peronaeus tertius	Vorderkante der Fibula, Condylus lateralis tibiae, Membrana interossea, Fascia cruris	Os metatarsale V	N. fibularis (peroneus) profundus	entsprechend M. extensor digitorum longus nur selten angelegt, oftmals Muskelkopf nicht abgrenzbar, Abspaltung des M. extensor digitorum longus

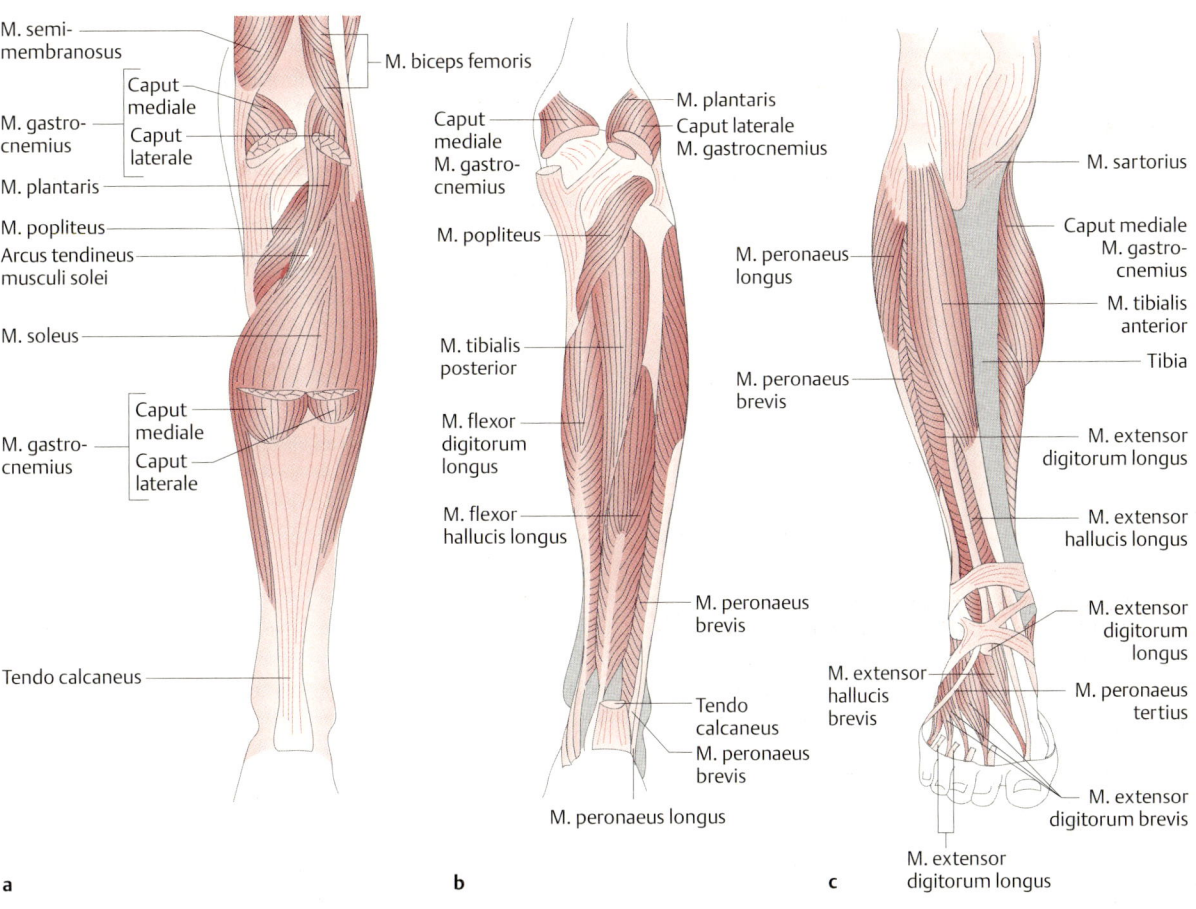

Abb. 4.10 Unterschenkelmuskulatur rechts. a dorsal, oberflächliche Schicht, **b** dorsal, tiefe Schicht, **c** ventral.

chen (Sehnenspalte). Im Bereich des Unterschenkels, noch kranial des Verlaufs durch den Sulcus malleolaris, überkreuzt die Sehne des M. flexor digitorum longus die Sehne des M. tibialis posterior (Chiasma crurale). An der Fußunterseite unter dem Os naviculare überkreuzt die Sehne des M. flexor digitorum longus die Sehne des M. flexor hallucis longus (Chiasma plantare). An den vier Endsehnen des M. flexor digitorum longus entspringen die Mm. lumbricales (S. 199).

Klinik

Einer **Ruptur der Achillessehne** liegen meist degenerative Vorschäden zugrunde. Sie tritt spontan unter maximaler Beanspruchung des M. triceps surae auf (z. B. Sprint) und ist aufgrund der Sehnenstärke bisweilen als „lauter Knall" zu hören. Bei der Untersuchung fällt auf, dass der Patient nicht auf den Zehenspitzen stehen kann, außerdem ist der Achillessehnenreflex nicht auslösbar.

Tabelle 4.8 Peronaeusgruppe der Unterschenkelmuskulatur

Muskel	Ursprung	Ansatz	Innervation	Funktion/Besonderheiten
M. peronaeus longus	Caput fibulae, laterale Fibulavorderfläche, Fascia cruris, Septum intermusculare cruris anterius et posterius	Os metatarsale I, Os cuneiforme mediale	N. fibularis superficialis	Pronation, Plantarflexion verläuft hinter dem Malleolus lateralis unter dem Retinaculum musculorum peroneum superius, unter dem Retinaculum musculorum peroneum inferius, durch Rinne des Os cuboideum; dann Querverlauf unter dem Fuß nach medial
M. peronaeus brevis	untere Hälfte der Fibulavorderfläche, Septum intermusculare cruris anterius, Septum intermusculare cruris posterius	Tuberositas des Os metatarsale V	N. fibularis superficialis	Pronation, Plantarflexion

Biologie | Histologie | Anatomie | Chemie | Biochemie | Physik | Physiologie | Psych./Soz.

Tabelle 4.9 Flexoren der Unterschenkelmuskulatur

Muskel	Ursprung	Ansatz	Innervation	Funktion/Besonderheiten
Oberflächliche Flexoren der Unterschenkelmuskulatur				
M. triceps surae	M. gastrocnemicus (Caput mediale): Condylus medialis femoris M. gastrocnemicus (Caput laterale): Condylus lateralis femoris M. soleus: Linea solei tibiae, Caput fibulae, Arcus tendinosus solei	Tuber calcanei (gemeinsam mit der Achillessehne)	N. tibialis (L4–S3)	M. gastrocnemicus (Caput mediale und Caput laterale): Beugung im Kniegelenk, Plantarflexion im oberen Sprunggelenk, Supination im unteren Sprunggelenk (zweigelenkiger Muskel) **Merke:** der M. triceps surae ist der stärkste Supinator im unteren Sprunggelenk! M. soleus: Plantarflexion im oberen Sprunggelenk, Supination im unteren Sprunggelenk
M. plantaris	Condylus lateralis femoris	Tuber calcanei	N. tibialis (L4–S3)	Beugung im Kniegelenk, Innenrotation des Unterschenkels, Plantarflexion im oberen Sprunggelenk, Supination im unteren Sprunggelenk (kleiner, zweigelenkiger Muskel mit charakteristischer langer Endsehne)
Tiefe Flexoren der Unterschenkelmuskulatur				
M. flexor digitorum longus	dorsale Tibiafläche, distale Fibula	Endphalangen der 2.–5. Zehe	N. tibialis (L4–S3)	Beugung der Zehen, Plantarflexion im oberen Sprunggelenk, Supination im unteren Sprunggelenk; Aufrechterhaltung der Fuß-Querwölbung beachte den Verlauf der Sehne (siehe Text)
M. tibialis posterior	Membrana interossea, dorsale Seite von Tibia und Fibula	Tuberositas des Os naviculare, Os cuneiforme intermedium und laterale, Ossa metatarsi II–IV	N. tibialis (L4–S3)	Supination, schwache Plantarflexion Aufrechterhaltung der Fuß-Längswölbung
M. flexor hallucis longus	Membrana interossea cruris, Fibula	Endphalanx des Hallux	N. tibialis (L4–S3)	Beugung der Großzehe, Plantarflexion im oberen Sprunggelenk, Supination im unteren Sprunggelenk; Aufrechterhaltung der Fuß-Längswölbung
M. popliteus	Condylus lateralis femoris	dorsale Tibiafläche	N. tibialis (L4–S3)	Beugung im Kniegelenk; bei gebeugtem Knie Innenrotation; spannt die Gelenkkapsel des Kniegelenks

Merke Der M. triceps surae – vor allem der M. gastrocnemius – ist der stärkste Supinator im unteren Sprunggelenk.

4.4.4 Fußmuskeln

Die Muskeln des Fußes lassen sich in die dorsal gelegenen **Extensoren** (Fußrücken) und die ventral gelegenen **Flexoren** (Fußsohle) unterteilen. Die Extensoren werden vom N. fibularis profundus (syn. N. peronaeus profundus), die Flexoren werden durch Äste des N. tibialis innerviert. Distal des Retinaculum mm. extensorum inferius beginnt die Fascia dorsalis pedis. Sie besteht aus einem oberflächlichen und einem tiefen Blatt. Nach distal setzt sie sich in die Dorsalaponeurose der Zehen fort. Des Weiteren liegt unterhalb der Sehnen des M. extensor digitorum longus eine Fascia dorsalis pedis profunda.

Extensoren. Zu den Muskeln des Fußrückens gehören der **M. extensor hallucis brevis** und der **M. extensor digitorum brevis** (**Tab. 4.10**).

Flexoren. Die Muskeln der Fußsohle lassen sich in drei Gruppen einteilen (**Tab. 4.11**):
- **Muskeln des Großzehenballens:** M. abductor hallucis, M. flexor hallucis brevis (mit Caput mediale und Caput laterale) und M. adductor hallucis (mit Caput transversum und Caput obliquum)
- **mittlere Muskelgruppe:** M. flexor digitorum brevis, M. quadratus plantae, vier Mm. lumbricales und Mm. interossei dorsales (4) et plantares (3). Die Mm. interossei dorsales bestehen aus zwei Muskelköpfen.
- **Muskeln des Kleinzehenballens:** M. abductor digiti minimi, M. flexor digiti minimi, M. opponens digiti minimi (nicht immer vorhanden). Die Muskeln des Kleinzehenballens werden alle vom N. plantaris lateralis innerviert.

Tabelle 4.10 Extensoren der Fußmuskulatur

Muskel	Ursprung	Ansatz	Innervation	Funktion/Besonderheiten
M. extensor hallucis brevis	Dorsalseite des Calcaneus	Grundphalanx der Großzehe	N. fibularis profundus	Streckung der Großzehe im Grundgelenk
M. extensor digitorum brevis	Dorsalseite des Calcaneus	Dorsalaponeurose der 2.–4. Zehe	N. fibularis profundus	Streckung der Zehen im Grundgelenk

Tabelle 4.11 Flexoren der Fußmuskulatur

Muskel	Ursprung	Ansatz	Innervation	Funktion/Besonderheiten
Muskeln des Großzehenballens				
M. abductor hallucis	Tuber calcanei, Aponeurosis plantaris	Grundphalanx der Großzehe	N. plantaris medialis	Abduktion und Flexion der Großzehe im Grundgelenk Aufrechterhaltung der Fuß-Längswölbung
M. flexor hallucis brevis				
Caput mediale	Ossa cuneiformia; benachbarte Sehnen und Bänder	Grundphalanx der Großzehe (mit medialem Sesambein)	N. plantaris medialis	Flexion der Großzehe im Grundgelenk Aufrechterhaltung der Fuß-Längswölbung
Caput laterale		Grundphalanx der Großzehe (mit lateralem Sesambein)	N. plantaris lateralis	
M. adductor hallucis				
Caput transversum	Gelenkkapsel des 3.–5. Zehengrundgelenks	Grundphalanx der Großzehe	N. plantaris lateralis	Adduktion der Großzehe im Grundgelenk Aufrechterhaltung der Fuß-Querwölbung
Caput obliquum	Os cuboideum, Os cuneiforme laterale, Ossa metatarsi II–IV			Adduktion der Großzehe im Grundgelenk
Mittlere Muskelgruppe				
M. flexor digitorum brevis	Tuber calcanei, Aponeurosis plantaris	Mittelphalanx der Zehen II–V	N. plantaris medialis	Flexion der Zehen II–V im Mittel- und Grundgelenk Aufrechterhaltung der Fuß-Längswölbung
M. quadratus plantae	Calcaneus	Sehne des M. flexor digitorum longus	N. plantaris lateralis	Unterstützt die Funktion des M. flexor digitorum longus
Mm. lumbricales	mediale Sehenenseite des M. flexor digitorum longus	Dorsalaponeurose der Zehen II–V	N. plantaris medialis (Mm. lumbricales I und II), N. plantaris lateralis (Mm. lumbricales III und IV)	Flexion im Grundgelenk, Extension im Mittel- und Endgelenk
Mm. interossei dorsales (4) et plantares (3)	Ossa metatarsi	Grundphalangen der Zehen II–V (Mm. Interossei dorsales) Grundphalangen der Zehen III–V (Mm. Interossei plantares)	N. plantaris lateralis	Flexion im Grundgelenk, Extension im Mittel- und Endgelenk, Spreizung und Zusammenführung der Zehen. Die Mm. Interossei dorsales bestehen aus zwei Muskelköpfen!
Muskeln des Kleinzehenballens				
M. abductor digiti minimi	Tuber calcanei, Aponeurosis plantaris	Grundphalanx der 5. Zehe	N. plantaris lateralis	Abduktion und Flexion der 5. Zehe
M. flexor digiti minimi	Lig. plantare longum, Os metatarsale V	Grundphalanx der 5. Zehe	N. plantaris lateralis	Flexion der 5. Zehe im Grundgelenk Aufrechterhaltung der Fuß-Längswölbung
M. opponens digiti minimi	Lig. plantare longum	Os metatarsale V	N. plantaris lateralis	Adduktion der 5. Zehe, leichte Flexion nicht immer angelegt

Biologie

Histologie

Anatomie

Chemie

Biochemie

Physik

Physiologie

Psych./Soz.

4.5 Nerven

4.5.1 Plexus lumbosacralis

Die Innervation der unteren Extremität erfolgt über zwei Plexus, den Plexus lumbalis und den Plexus sacralis, sie werden als **Plexus lumbosacralis** zusammengefasst (**Abb. 4.11**).

Plexus lumbalis

Der Plexus lumbalis (Th12–L4) beinhaltet die Rr. ventrales von **L1 bis L3** sowie einen ventralen Ast aus **Th12** und den oberen Anteil von **L4**.

Der **N. iliohypogastricus** (Th12–L1) verläuft zunächst zwischen M. quadratus lumborum und dorsaler Nierenoberfläche, anschließend zwischen M. transversus abdominis und M. obliquus internus abdominis. Er gibt folgende Äste ab:

- Rr. musculares: zu den kaudalen Anteilen der Bauchmuskeln
- R. cutaneus lateralis: versorgt sensibel den lateralen Bereich der Hüfte
- R. cutaneus anterior: versorgt sensibel den Bereich kranial des Lig. inguinale.

Der **N. ilioinguinalis** (L1) verläuft in der Bauchwand kaudal und parallel zum N. iliohypogastricus. Er gelangt durch den Leistenkanal zum Skrotum bzw. zu den großen Schamlippen, versorgt motorisch die kaudalen Anteile der Bauchmuskeln und sensibel die kranialen Skrotumanteile bzw. den Mons pubis und die großen Schamlippen.

Der **N. genitofemoralis** (L1–L2) verläuft parallel unmittelbar unterhalb des N. iliohypogastricus und des N. ilioinguinalis. Er durchbohrt charakteristischerweise den **M. psoas major** und teilt sich dann in zwei Äste auf:

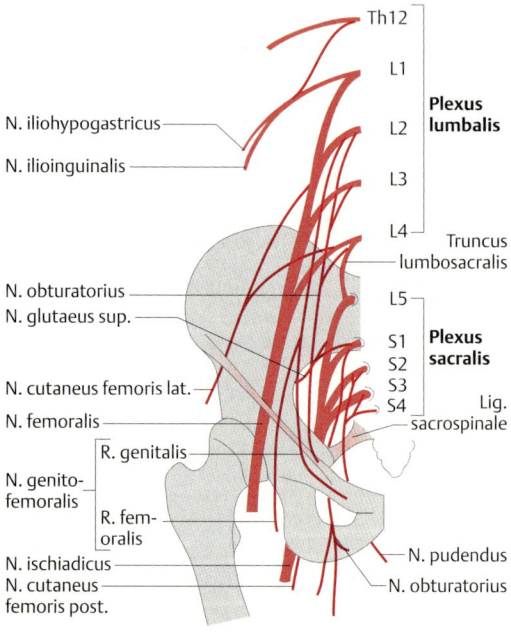

- Der **R. genitalis** durchzieht den Leistenkanal und endet in den großen Schamlippen bzw. im Skrotum. Dort versorgt er sensibel die Haut. Ein kleiner Seitenast zieht zudem zum medialen Oberschenkel und versorgt dort ein kleines Hautareal. Motorisch versorgt der R. genitalis den M. cremaster.
- Der **R. femoralis** gelangt unterhalb des Lig. inguinale zur ventralen Oberschenkelseite und innerviert dort, nach Durchtritt durch den Hiatus saphenus, sensibel ein kleines Hautareal.

Der rein sensible **N. cutaneus femoris lateralis** (L2–L3) verläuft auf dem M. iliacus nach distal, gelangt durch die Lacuna musculorum (S. 206) und versorgt sensibel den lateralen Part des proximalen Oberschenkels.

> ### Klinik
>
> **Meralgia paraesthetica.** Besonders eng sitzende Hosen, wie z. B. Jeans, können beim Sitzen Falten parallel zum Lig. inguinale bilden. Diese drücken auf den oberflächlich liegenden N. cutaneus femoris lateralis und können typische Sensibilitätsstörungen am lateralen Oberschenkel hervorrufen („Jeansnerv").

Der **N. femoralis** (L1–L4) gelangt am lateralen Rand des M. psoas major nach kaudal und zieht in der Lacuna musculorum nach distal (S. 206). Oberhalb des Lig. inguinale gibt er **Rr. musculares** an den M. iliopsoas ab, kaudal des Leistenbandes gibt er **Rr. cutanei anteriores** ab, die den ventralen Hautbereich des Oberschenkels sensibel innervieren. Gemeinsam mit A. und V. femoralis zieht der N. femoralis zum Adduktorenkanal. Dabei gibt er weitere **Rr. musculares** für die Extensoren des Oberschenkels und den M. pectineus (gehört zur Adduktorengruppe) ab. Im Adduktorenkanal setzt sich der N. femoralis als **N. saphenus** fort. Dieser verlässt den Adduktorenkanal allerdings frühzeitig, durchbohrt das Septum intermusculare vastoadductorium nach ventral, gelangt an die Oberfläche des Oberschenkels und zum Unterschenkel. Er innerviert sensibel die mediale Seite des Kniegelenks, des Unterschenkels und des Fußgelenks.

> ### Klinik
>
> Bei einer **Schädigung des N. femoralis** kann das Kniegelenk durch den Ausfall der Extensoren nicht mehr aktiv gestreckt werden.

Der **N. obturatorius** (L2–L4) gelangt durch die Membrana obturatoria (Canalis obturatorius) an den medialen Oberschenkelbereich und teilt sich in zwei Äste:

- Der **R. anterior** zieht **vor dem M. adductor brevis** abwärts und innerviert: M. adductor longus, M. adductor brevis, M. gracilis und M. pectineus. Schließlich endet er als R. cutaneus, der ein kleines Areal am medialen Oberschenkel sensibel versorgt.
- Der **R. posterior** gelangt **hinter dem M. adductor brevis** nach kaudal zum M. adductor magnus und innerviert diesen.

Abb. 4.11 Plexus lumbosacralis von ventral.

Biologie | Histologie | Anatomie | Chemie | Biochemie | Physik | Physiologie | Psych./Soz.

> **Klinik**
>
> Bei einer **Schädigung des N. obturatorius** kommt es zur Adduktorenschwäche: Die Adduktion ist nicht mehr möglich, Gehen und Stehen sind beeinträchtigt. Typischerweise können die Betroffenen das eine Bein nicht mehr über das andere schlagen.

Plexus sacralis

Der **Plexus sacralis** (L4–S4) umfasst die Rr. ventrales des unteren Teils von **L4, von L5 bis S4** und liegt auf dem M. piriformis im kleinen Becken. Einige direkte **Rr. musculares** ziehen zu den von ihnen innervierten Muskeln: M. piriformis, Mm. gemelli, M. obturatorius internus und M. quadratus femoris.

Der **N. glutaeus superior** (L4–S1) zieht am Oberrand des M. piriformis durch das Foramen suprapiriforme nach dorsal. Er innerviert den M. glutaeus medius, den M. glutaeus minimus und den M. tensor fasciae latae.

> **Klinik**
>
> Bei einer **Lähmung des N. glutaeus superior** kommt es zu einer Abduktionsschwäche in der Hüfte. Es zeigt sich ein typischer einseitiger Watschelgang (S. 192).

Der **N. glutaeus inferior** (L5–S2) tritt durch das Foramen infrapiriforme und zieht mit kurzen starken Ästen zum M. glutaeus maximus.

> **Klinik**
>
> Bei **Schädigung des N. glutaeus inferior** kann durch das betroffene Bein keine kräftige Hüftextension mehr gewährleistet werden – typischerweise fällt das Treppensteigen schwer.

Der **N. cutaneus femoris posterior** (S1–S3) ist ein rein sensibler Nerv, der gemeinsam mit dem N. glutaeus inferior und dem N. ischiadicus durch das Foramen infrapiriforme an die Oberschenkelrückseite zieht und die Dorsalfläche des Oberschenkels bis zur Kniekehle versorgt. Unterhalb des M. glutaeus maximus gibt er folgende Äste ab:
- Nn. clunium inferiores zur Gesäßhaut
- Rr. perineales für die Dammgegend.

Der **N. ischiadicus** (L4–S3) besteht aus zwei Hauptnerven (N. tibialis und N. fibularis communis), die im proximalen Bereich durch eine Bindegewebshülle vereint sind.

Der N. ischiadicus verlässt das kleine Becken durch das **Foramen infrapiriforme** und zieht unmittelbar unter dem M. glutaeus maximus und dem M. biceps femoris nach kaudal. Etwa in Höhe des Kniegelenks teilt er sich in seine beiden Hauptäste:

Der **N. fibularis communis** (L4–S2) gibt bereits im Oberschenkelbereich einen **R. muscularis** zum Caput breve des M. biceps femoris ab. Er zieht zur lateralen Kniekehle und gibt dort zwei Hautäste ab: Der **N. cutaneus surae lateralis** versorgt den lateralen Hautbereich des Unterschenkels (**Abb. 4.12**), der **R. communicans peronaeus** vereinigt sich

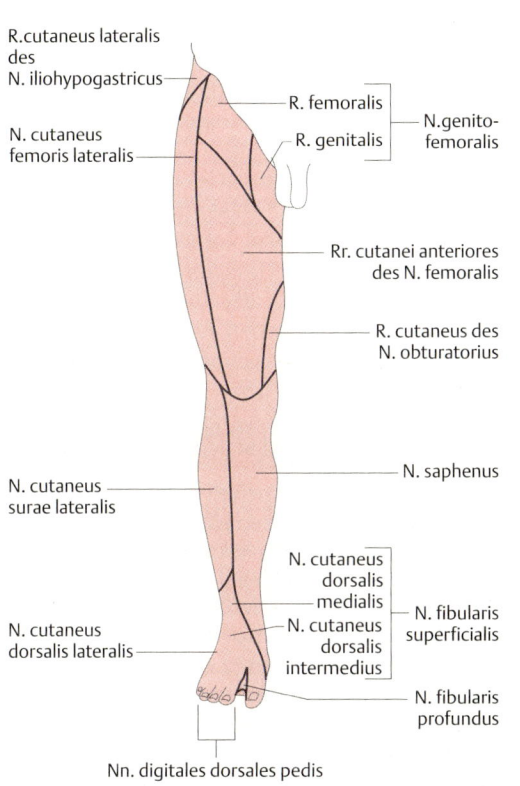

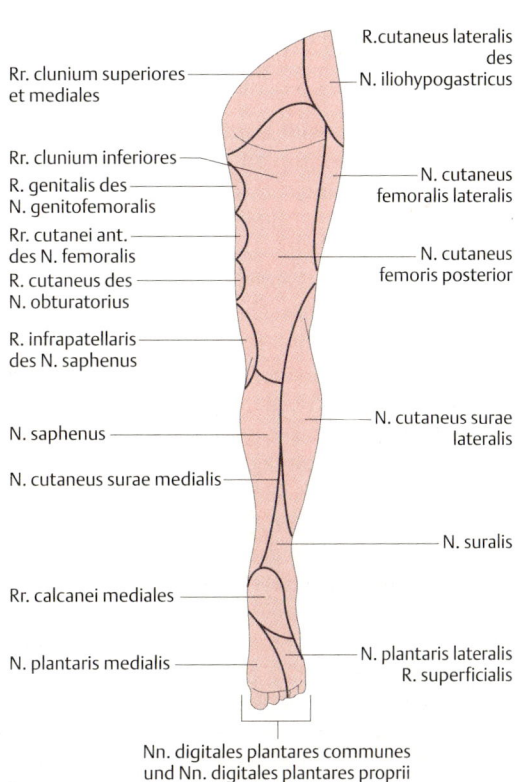

a **b**

Abb. 4.12 Hautinnervation Bein rechts. a ventral, **b** dorsal.

Biologie | Histologie | Anatomie | Chemie | Biochemie | Physik | Physiologie | Psych./Soz.

mit dem N. cutaneus surae medialis zum N. suralis. Im Anschluss passiert der N. fibularis communis das Caput fibulae, windet sich um das Collum fibulae und gelangt nach ventral, wo er den M. peroneus longus perforiert. Hier teilt er sich in den N. fibularis superficialis und den N. fibularis profundus.

– Der **N. fibularis superficialis** verläuft proximal zwischen M. peroneus longus und Fibula, distal zwischen M. peroneus longus et brevis zum Fußrücken. Er innerviert motorisch den M. peroneus longus und brevis. Seine sensiblen Anteile versorgen als N. cutaneus dorsalis medialis und des N. cutaneus dorsalis intermedius den gesamten Fußrücken. Sie sparen dabei lediglich den **Zehenzwischenraum** zwischen erster und zweiter Zehe aus!

– Der **N. fibularis profundus** zieht nach Durchtritt durch das Septum intermusculare an der Unterschenkelvorderseite, lateral des M. tibialis anterior, nach kaudal. Er versorgt motorisch die Extensoren des Unterschenkels und des Fußes. Ein kleiner sensibler Endast versorgt den vom N. fibularis superficialis ausgesparten Zehenzwischenraum zwischen erster und zweiter Zehe (**Abb. 4.12a**).

Der **N. tibialis** (L4–S3) gibt in Höhe des Oberschenkels **Rr. musculares** ab für die Innervation des M. semitendinosus, des Caput longum des M. biceps femoris, des M. semimembranosus und Teile des M. adductor magnus. Danach verläuft er durch die Kniekehle unter dem M. gastrocnemius und zieht dabei unter dem Arcus tendineus des M. soleus hindurch (**Soleusarkade**). Schließlich erreicht er die Flexorenloge und liegt zwischen M. flexor digitorum longus und M. flexor hallucis longus. Danach gelangt er zur Rückseite des Malleolus medialis und zieht um diesen herum. Hier erfolgt die Aufteilung in N. plantaris medialis et lateralis. Der N. tibialis gibt in seinem Verlauf mehrere kleine Äste ab:

– Der **N. cutaneus surae medialis** zweigt kaudal der Kniekehle ab und zieht zwischen den Köpfen des M. gastrocnemius nach kaudal. Er vereinigt sich mit dem R. communicans peroneus (s.o.) und bildet den **N. suralis**. Dieser zieht im lateralen Bereich der Unterschenkelhinterseite nach kaudal um den Malleolus lateralis und gelangt zum lateralen Fußrand. In der Kniekehle gehen verschiedene Rr. musculares zur motorischen Versorgung folgender Muskeln ab: M. soleus, Caput mediale und laterale des M. gastrocnemius, M. plantaris, M. popliteus. Distal davon, am Unterschenkel, gehen Äste für den M. tibialis posterior, den M. flexor digitorum longus und den M. flexor hallucis longus ab. Sensible Rr. calcanei mediales versorgen die Haut im Fersenbereich.

– Der **N. plantaris medialis** innerviert den M. abductor hallucis, den M. flexor digitorum brevis und den medialen Kopf des M. flexor hallucis brevis. Er teilt sich schließlich in drei Nn. digitales plantares communes auf, die die Mm. lumbricales 1 und 2 motorisch versorgen. Deren Endäste sind die Nn. digitales plantares proprii, die die Haut der Zehenzwischenräume von der Großzehe bis zur vierten Zehe sensibel innervieren.

– Der **N. plantaris lateralis** teilt sich in einen R. superficialis und einen R. profundus auf. Der R. profundus

versorgt mit Rr. musculares die Mm. interossei, den M. adductor hallucis, die lateralen Mm. lumbricales, die Muskeln des Kleinzehenballens und den lateralen Kopf des M. flexor hallucis brevis. Der R. superficialis endet mit Nn. digitales plantares communes und Nn. proprii in der Haut der Kleinzehengegend.

Der **N. pudendus** (S2–S4) zieht gemeinsam mit dem N. ischiadicus und dem N. glutaeus inferior nach dorsal durch das Foramen infrapiriforme, windet sich um die Spina ischiadica und verschwindet wieder durch das Foramen ischiadicum minus im Becken. Er gelangt dabei in die Fossa ischiorectalis und verläuft an deren Seitenwand im Canalis pudendalis (**Alcock-Kanal**) in Richtung Symphyse. Vom N. pudendus gehen mehrere Äste ab:

– Im Canalis pudendalis ziehen **Nn. rectales inferiores** nach medial, durchbrechen die mediale Begrenzung des Canalis pudendalis und ziehen zum M. sphincter ani externus, den sie motorisch innervieren. Weiterhin gelangen die Äste zu den unteren zwei Dritteln des Canalis analis und versorgen diesen sensibel, ebenso wie die Hautareale unmittelbar um den Anus.

– Die **Nn. perineales** lassen sich in tiefe und oberflächliche Äste unterteilen. Die tiefen Äste sind an der Innervation des M. sphincter ani externus beteiligt, weiterhin versorgen sie den M. bulbospongiosus, den M. ischiocavernosus und den M. transversus perinei superficialis (S. 270). Die oberflächlichen Äste versorgen sensibel den hinteren Teil des Skrotums (Nn. scrotales posteriores) bzw. der Labia majora (Nn. labiales posteriores).

– Endast ist der **N. dorsalis penis** bzw. **N. dorsalis clitoridis**. Er innerviert motorisch den M. transversus perinei profundus, den M. sphincter profundus und den M. sphincter urethrae. Nachdem er das Diaphragma urogenitale durchbrochen hat (S. 270), gibt er einen Ast an das Corpus cavernosum penis bzw. Corpus cavernosum clitoridis ab. Die letzten Ausläufer des N. dorsalis penis bzw. des N. dorsalis clitoridis ziehen als sensible Äste auf dem Penisrücken zur Glans penis bzw. auf die Klitoris.

Der **N. coccygeus** tritt zwischen Kreuzbein und Steißbein aus. Sein ventraler Ast bildet auf der Vorderfläche des M. coccygeus mit Fasern der ventralen Äste von S4 und S5 den **Plexus coccygeus**. Aus ihm gehen rein sensible Nn. anococcygei hervor.

Klinik

An der unteren Extremität lassen sich einige physiologische Reflexe auslösen. Beim **Kremasterreflex** führen sensible Reize an der Haut der Oberschenkelinnenseite über den N. genitofemoralis zu Kontraktionen des M. cremaster, der Hoden hebt sich (S. 327). Der **Patellarsehnenreflex** wird durch einen Schlag auf das Lig. patellae ausgelöst, über den N. femoralis kommt es zur Kontraktion des M. quadriceps femoris und somit zur Streckung des Kniegelenks. Der Triceps-surae-Reflex (auch **Achillessehnenreflex**) wird über den N. tibialis vermittelt: Ein Schlag auf die Achillessehne führt zur Kontraktion des M. triceps surae und somit zur Plantarflexion des Fußes.

4.6 Arterien

Von der Aorta abdominalis gehen in Höhe von LWK 4 symmetrisch die Aa. iliacae communes ab, die sich in jeweils eine **A. iliaca interna** und eine **A. iliaca externa** unterteilen (S. 335).

Parietale Äste der A. iliaca interna

Die A. iliaca interna gibt in ihrem Verlauf durch das Becken zahlreiche parietale und viszerale Äste ab (**Abb. 4.13**). Nachfolgend sind die parietalen Äste aufgeführt (viszerale Äste S. 335):

- Die **A. iliolumbalis** gibt einen R. lumbalis für den M. psoas major und den M. quadratus lumborum ab sowie einen R. iliacus zum M. iliacus und Os ilium.
- Die **A. sacralis lateralis** zieht zu den Foramina sacralia und in den Sakralkanal.
- Die **A. glutea superior** zieht durch das Foramen suprapiriforme und gibt einen Ast an den M. glutaeus maximus und M. glutaeus medius ab.
- Die **A. glutea inferior** zieht durch das Foramen infrapiriforme. Sie erreicht den M. glutaeus maximus und die kleinen Hüftmuskeln.
- Die **A. pudenda interna** verlässt nach laterodorsal das Becken und zieht dorsal durch das Foramen infrapiriforme, zieht um die Spina ischiadica und verschwindet wieder durch das Foramen ischiadicum minus im Becken. Sie gelangt dabei in die Fossa ischiorectalis und verläuft an deren Seitenwand im Canalis pudendalis (Alcock-Kanal) in Richtung Symphyse. Sie gibt verschiedene Äste ab: **A. rectalis inferior** (Analkanal und Analregion), **A. perinealis** (Muskeln des Diaphragma urogenitale) (S. 270), **Rr. scrotales/labiales (**Skrotalhaut bzw. Haut der großen Schamlippen), **tiefe Äste** (Penis und Harnröhre beim Mann bzw. Harnröhre und Klitoris bei der Frau).
- Die **A. obturatoria** verlässt das kleine Becken durch den Canalis obturatorius, dabei gibt sie verschiedene Äste u.a. zu den Muskeln der Adduktorengruppe, den äußeren Hüftmuskeln und den R. acetabularis für den Hüftkopf ab.

A. femoralis

Die **A. femoralis** geht in der Lacuna vasorum aus der A. iliaca externa hervor. Sie liegt dort zwischen N. femoralis und V. femoralis und zieht weiter in die Fossa ileopectinea. Sie verläuft zum **Adduktorenkanal (Canalis adductorius)**, den sie gemeinsam mit dem N. saphenus betritt. Durch den Adduktorenkanal erreicht die A. femoralis die Oberschenkelrückseite. Äste der A. femoralis sind:

- **A. epigastrica superficialis:** Sie entspringt unmittelbar unterhalb des Lig. inguinale und zieht über dieses hinweg nach kranial.
- **Aa. pudendae externae:** Sie verlaufen bei der Frau zu den Schamlippen, beim Mann zum Skrotum und zur Haut der Leistenregion.
- **A. circumflexa iliaca superficialis:** Sie zieht parallel zum Lig. inguinale nach lateral.
- **A. profunda femoris:** Dieser stärkste Ast der A. femoralis zieht nach medial in Richtung Adduktorengruppe und weiter in Richtung Knie. In ihrem Verlauf gibt die A. profunda femoris mehrere Äste ab: Die **A. circumflexa femoris medialis** (ischiokrurale Muskeln) und die **A. circumflexa femoris lateralis** (Extensoren, Femurhals, Gelenkkapsel) und drei bis vier **Aa. perforantes** (Rückseite des Oberschenkels).
- Die **A. descendens genicularis** zweigt im Adduktorenkanal von der A. femoralis ab und versorgt die mediale Seite des Unterschenkels und ist am Rete articularis genus beteiligt.

A. poplitea

Am Ausgang des Adduktorenkanals geht die A. femoralis in die **A. poplitea** über. Sie zieht medial und ventral der V. poplitea und des N. tibialis durch die Kniekehle, gibt dabei folgende Äste ab:

- **A. superior medialis genus** und **A. inferior medialis genus** versorgen die mediale Gelenkkapsel und die knöchernen Anteile des Kniegelenks.
- **A. superior lateralis genus** und **A. inferior lateralis genus** versorgen jeweils die lateralen Anteile von Knochen und Gelenkkapsel. Gemeinsam mit A. superior medialis genus und A. inferior medialis genus bilden die Arterien ein arterielles Geflecht, das **Rete articularis genus**, das den vorderen Bereich des Kniegelenks arteriell versorgt.
- **A. media genus** zur Gelenkkapsel und den Kreuzbändern.
- **Aa. surales** für den M. gastrocnemius.

A. tibialis anterior

Die **A. tibialis anterior** geht unterhalb des M. popliteus aus der A. poplitea hervor. Sie zieht durch die Membrana interossea nach ventral, nach distal (Extensorenloge) und gelangt unter dem Retinaculum mm. extensorum inferius hindurch zur Dorsalfläche des Fußes. Sie gibt mehrere Äste ab:

- **Rr. musculares** für die Extensoren
- **Aa. recurrentes tibialis anterior** und **posterior** verlaufen nach proximal zum Rete articulare genus
- **Aa. malleolares anteriores mediales** und **laterales** gehen im Bereich des medialen bzw. lateralen Knöchels ab und versorgen das Rete malleolare mediale bzw. laterale.

Auf dem Fußrücken geht die A. tibialis anterior in die **A. dorsalis pedis** über. Diese verläuft zunächst lateral der Sehnen des M. extensor hallucis longus und gibt dann verschiedene Arterien ab:

- **A. tarsalis lateralis** und **Aa. tarsales mediales**
- **A. arcuata:** Sie zieht bogenförmig nach lateral und anastomosiert mit der A. tarsalis lateralis. Sie gibt in ihrem Verlauf die Aa. metatarsales dorsales II–IV ab, außerdem jeweils vier Aa. tarsales dorsales, die wiederum in jeweils zwei Aa. digitales dorsales münden.
- **A. plantaris profunda**, die ebenso wie die A. metatarsalis dorsalis I einen Endast der A. dorsalis pedis darstellt.

Biologie · Histologie · Anatomie · Chemie · Biochemie · Physik · Physiologie · Psych./Soz.

A. tibialis posterior

Die **A. tibialis posterior** geht aus der A. poplitea hervor. Sie zieht unter der Soleusarkade hindurch (S. 202) und gelangt zusammen mit den Vv. tibiales posteriores und dem N. tibialis nach kaudal (Flexorenloge). In ihrem Verlauf nach distal gelangt sie zum Malleolus medialis, zieht unter dem Retinaculum mm. flexorum (Tarsaltunnel) hindurch zur Plantarfläche. Die A. tibialis posterior gibt folgende Äste ab:

- R. circumflexus fibularis zieht durch den M. soleus zur Vorderseite und ist am Rete articularis genus beteiligt
- Rr. musculares für die Flexoren
- Rr. malleolares mediales
- Rr. calcanei
- A. plantaris medialis und A. plantaris lateralis versorgen jeweils die plantaren Flexoren des Fußes. Die **A. plantaris medialis** versorgt den medialen Fußrand und verläuft zwischen M. abductor hallucis und M. flexor digitorum brevis. Die **A. plantaris lateralis** verläuft zwischen dem M. quadratus plantae und dem M. flexor digitorum brevis nach lateral und versorgt den lateralen Fußrand. Die beiden Arterien anastomosieren miteinander und bilden dabei den **Arcus plantaris profundus**.
- Die A. tibialis posterior gibt in ihrem Verlauf außerdem die **A. fibularis** ab, die an der dorsalen Fibulaseite unter dem M. flexor hallucis longus nach distal verläuft. Die Arterie gelangt zum Malleolus lateralis und und geht

dort mittels eines R. communicans eine Anastomose mit der A. tibialis posterior ein.

Die Pulspalpation an der unteren Extremität

Den arteriellen Puls kann man an der unteren Extremität an verschiedenen Stellen tasten:

- Der Puls der **A. femoralis** wird in der Leiste direkt unterhalb des Leistenbandes getastet, die Arterie wird dabei gegen das knöcherne Becken gedrückt (Pecten ossis pubis).
- Die **A. poplitea** lässt sich bei 90°-Beugung des Knies in der Kniekehle ertasten.
- Der Puls der **A. dorsalis pedis** findet sich im mittleren Drittel des Fußrückens, zwischen der Sehne des M. extensor hallucis brevis und der Sehne des M. extensor hallucis longus.
- Die **A. tibialis posterior** kann man dorsal des Malleolus medialis palpieren.

4.7 Venen

4.7.1 Der venöse Blutabfluss

Die Venen der unteren Extremität (**Abb. 4.14**) lassen sich in oberflächliche und tiefe Venen unterteilen. Die **oberflächlichen Venen** verlaufen epifaszial und ohne kor-

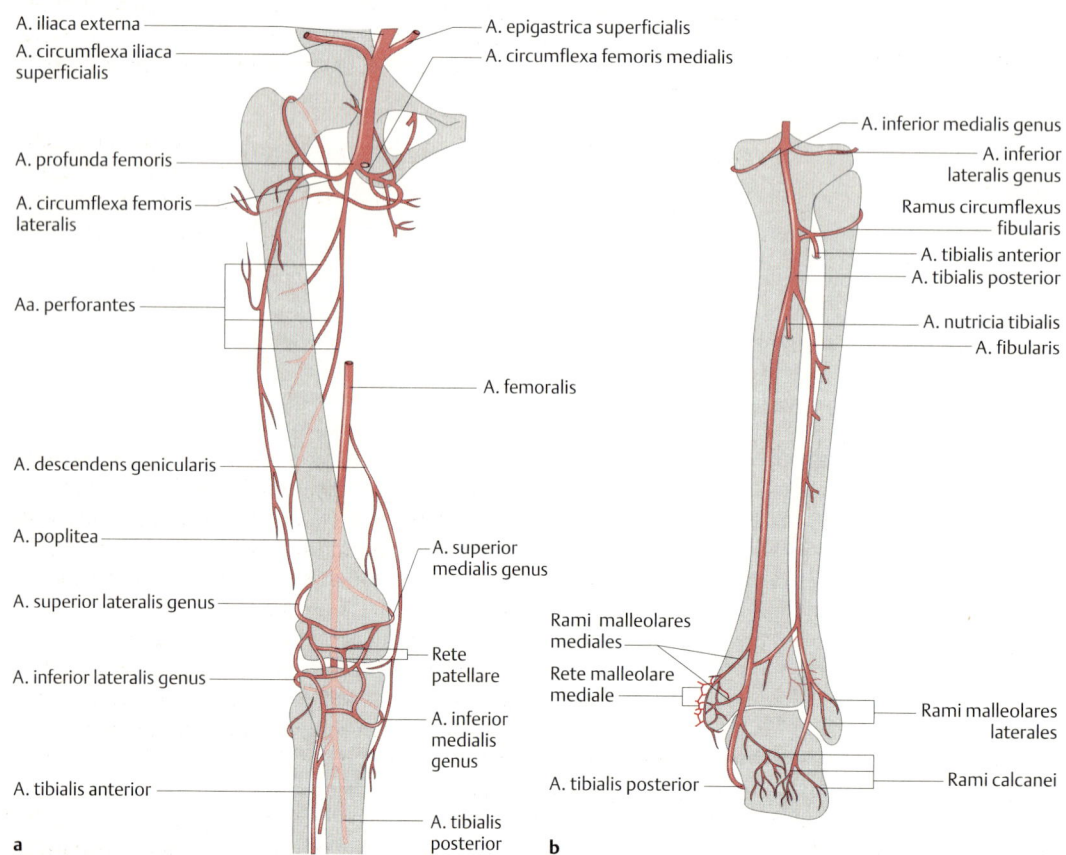

Abb. 4.13   Arterielle Versorgung der rechten unteren Extremität: a Oberschenkel ventral, **b** Unterschenkel dorsal

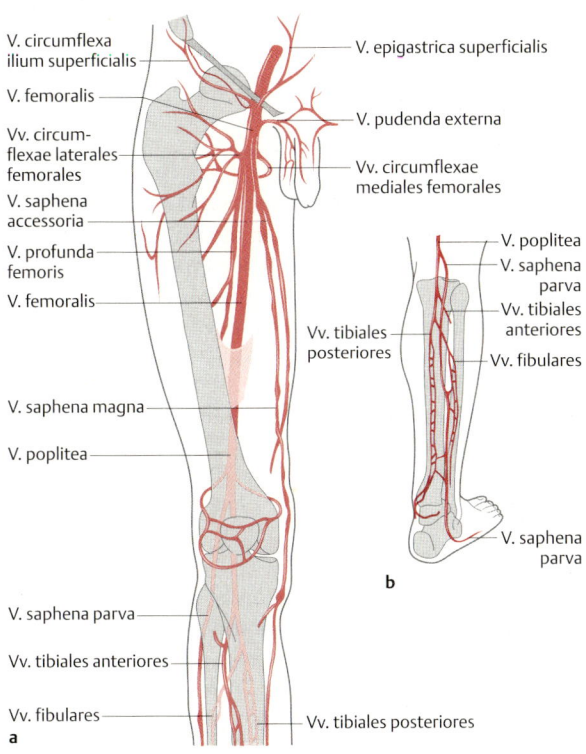

V. circumflexa
ilium superficialis

V. femoralis

Vv. circum-
flexae laterales
femorales

V. saphena
accessoria

V. profunda
femoris

V. femoralis

V. saphena magna

V. poplitea

V. saphena parva

Vv. tibiales anteriores

Vv. fibulares

V. epigastrica superficialis

V. pudenda externa

Vv. circumflexae
mediales femorales

V. poplitea

V. saphena
parva

Vv. tibiales
anteriores

Vv. fibulares

Vv. tibiales
posteriores

V. saphena
parva

Vv. tibiales posteriores

a

b

Abb. 4.14 Venöser Abfluss an der rechten unteren Extremität.
a Oberschenkel ventral, **b** Unterschenkel dorsal.

respondierende Arterien. Die **tiefen Venen** verlaufen gemeinsam mit den gleichnamigen Arterien. Oberflächliche
und tiefe Venen sind über **Vv. perforantes** miteinander
verbunden.

4.7.2   Die oberflächlichen Venen

V. saphena magna. Sie ist die größte oberflächliche Vene
und erstreckt sich vom medialen Fuß über den Unterschenkel bis zum Hiatus saphenus am medialen Oberschenkel.
Hier mündet sie in die V. femoralis. Die V. saphena magna
nimmt im Bereich des Fußes und des Unterschenkels in
ihrem Verlauf zahlreiche kleine, unbenannte oberflächliche Venen auf. Vor der Mündung in die V. femoralis im
Bereich des Hiatus saphenus nimmt sie die Venen des **Ve-
nensterns** auf:
– V. pudenda externa von Skrotum bzw. Labien
– V. epigastrica superficialis vom Hautbereich kranial des
  Lig. inguinale
– V. circumflexa ilium superficialis aus dem Bereich der
  Crista iliaca anterior superior
– variabel ausgebildete V. saphena accessoria medialis
  von der medialen Oberschenkelseite.

V. saphena parva. Sie entsteht am lateralen Fußrand und
verläuft hinter dem Malleolus lateralis auf die Rückseite
des Unterschenkels. Sie nimmt das venöse Blut des lateralen Fußes und des dorsalen Unterschenkels auf. Im Bereich der Kniekehle durchbricht sie die Fascia cruris und
mündet in die **V. poplitea.**

Zahlreiche **Vv. perforantes** verbinden die oberflächlichen
Venen mit den tiefen Venen der unteren Extremität. Der
Blutfluss ist von den oberflächlichen zu den tiefen Venen
gerichtet.
Hervorzuheben sind:
– **Boyd-Venen** im Bereich der Wade: verbinden die V. sa-
  phena magna mit den Vv. tibiales posteriores
– **Cockett-Venen** verbinden die V. saphena magna oder die
  V. arcuata cruris mit den Vv. tibiales posteriores dorsal
  des medialen Knöchels.

Vv. communicantes verbinden die oberflächlichen Venen
untereinander.

4.7.3   Die tiefen Venen

Die tiefen Venen der unteren Extremität entsprechen in
Namensgebung und Verlauf weitgehend den entsprechenden Arterien.

Vv. tibiales anteriores. lateral und medial der A. tibialis anterior in der Extensorenloge. Dort sammeln sie das
venöse Blut aus den Extensoren, verlaufen nach kranial,
durchbrechen gemeinsam mit der Arterie die Membrana
interossea und münden in die V. poplitea.

Vv. tibiales posteriores. medial und lateral der A. tibialis
posterior in der Flexorenloge, münden ebenfalls in die V.
poplitea.

Die V. poplitea zieht, gespeist durch die Vv. tibiales anteriores, Vv. tibiales posteriores und die V. saphena parva
durch den Hiatus tendineus des Adduktorenkanals (S. 207)
und geht in die V. femoralis über.

Die V. femoralis erstreckt sich – entsprechend der gleichnamigen Arterie – vom Adduktorenkanal bis zum Lig. inguinale. Sie zieht durch die Lacuna vasorum hindurch und
wird zur V. iliaca externa. Zuvor erhält sie Zuflüsse durch
die **V. saphena magna** und die **V. profunda femoris**.

4.8   Lymphknoten und die Lymphgefäße

Man unterscheidet an der unteren Extremität **oberflächliche** und **tiefe Lymphgefäße**. Die oberflächlichen Lymphgefäße verlaufen in der Subkutis mit der V. saphena parva
und der V. saphena magna. Parallel zum Lig. inguinale, etwas distal davon, liegen einige Lymphknoten, besonders
viele unmittelbar am Hiatus saphenus der Fascia lata:
Nodi lymphoidei inguinales superficiales. Sie leiten Lymphe zu den **Nodi lymphoidei inguinales profundi** weiter.
Die tiefen Lymphgefäße verlaufen mit den Arterien. In der
Kniekehle heißen sie **Nodi lymphoidei popliteales profundi**. Sie fließen ebenfalls ab in die Nodi lymphoidei inguinales profundi.
Von den Nodi lymphoidei inguinales profundi fließt die
Lymphe über den so genannten **Rosenmüller-Lymphknoten** (im Canalis femoralis) nach kranial zu den Nodi

lymphoidei iliaci externi und den Nodi lymphoidei iliaci communes. Von hier gelangen sie zu den Nodi lymphoidei lumbales und damit in den Bauchraum.

4.9 Angewandte und topografische Anatomie

4.9.1 Oberflächenanatomie

Folgende Knochenpunkte der unteren Extremität sind beim Menschen tastbar:
- **Hüftregion:** Crista iliaca, Spina iliaca anterior superior, Spina iliaca posterior superior, Tuber ischiadicum
- **Oberschenkel:** Trochanter major, Epicondylus medialis, Epicondylus lateralis
- **Unterschenkel und Knie:** Patella, Condylus lateralis tibiae, Condylus medialis tibiae, Caput fibulae, Malleolus medialis, Malleolus lateralis
- **Fuß:** Tuber calcanei, Caput tali, Dorsalseiten der Ossa metatarsi, Tuberositas ossis navicularis, Tuberculum ossis metatarsi V, Dorsalseiten der Phalangen.

4.9.2 Die Regio inguinalis

Die **Regio inguinalis** stellt den Übergang zwischen vorderer Bauchwand und Oberschenkel dar (**Abb. 4.15**). Sie wird kranial durch die Spinae iliacae anteriores superiores begrenzt und kaudal durch das Leistenband (Lig. inguinale). Der laterale Rand des M. rectus abdominis stellt die mediale Grenze dar. Unter dem Lig. inguinale finden sich die **Lacuna vasorum** und die **Lacuna musculorum**. Sie werden durch den Arcus iliopectineus voneinander getrennt, der sich als Sehnenbogen zwischen Lig. inguinale und Eminentia iliopubica erstreckt.
Die Begrenzung der **Lacuna vasorum** erfolgt:

- medial durch das Lig. lacunare (vom Lig. inguinale zum Os pubis)
- lateral durch den Arcus iliopectineus
- dorsal durch das Os pubis
- ventral durch das Lig. inguinale.

Folgende **Strukturen** ziehen hindurch: A. femoralis, V. femoralis, R. femoralis des N. genitofemoralis und Lymphgefäße (u. a. der Rosenmüller-Lymphknoten).
Die Begrenzung der **Lacuna musculorum** erfolgt
- medial durch den Arcus iliopectineus
- lateral und dorsal durch das Os ilium und den Arcus iliopectineus
- ventral durch das Lig. inguinale.

Durch die Lacuna musculorum ziehen folgende **Strukturen**: medial der N. femoralis, dann der M. iliopsoas und lateral der N. cutaneus femoris lateralis.

4.9.3 Regio femoris anterior

Die Regio femoris anterior liegt kaudal des Leistenbandes. Sie enthält das dreieckige **Trigonum femorale**, das durch folgende Strukturen begrenzt wird:
- kranial durch das Lig. inguinale
- medial durch den M. adductor longus
- lateral durch den M. sartorius.

Weiterhin liegt hier die **Fossa iliopectinea**, eine Faszienloge. Nach dorsal wird sie durch den M. iliopsoas und den M. pectineus begrenzt, nach unten durch die Fascia pectinea und die Fascia iliaca. Das oberflächliche Blatt der Fascia lata bildet das Dach. In der Loge liegen A., V. und N. femoralis.

4.9.4 Regio glutaealis

Die **Regio glutaealis** wird kranial durch die Crista iliaca, medial durch die Rima ani, ventral durch den M. tensor fasciae latae und kaudal durch die Gesäßfurche begrenzt. Sie

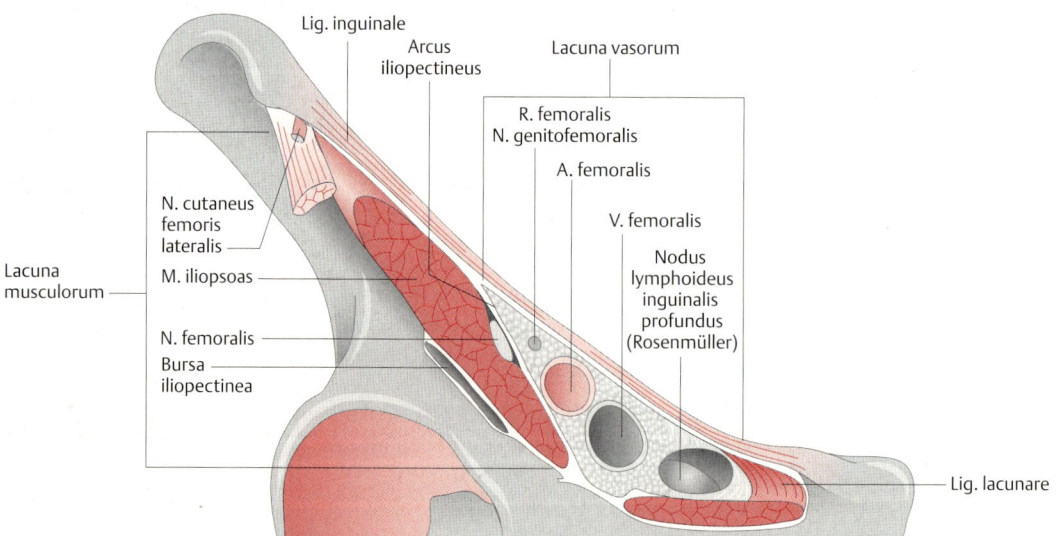

Abb. 4.15 Lacuna vasorum und Lacuna musculorum rechts.

lässt sich in zwei Muskelgruppen unterteilen: **äußere hintere Hüftmuskeln** und **äußere tiefe Hüftmuskeln** (S. 192). Die Regio glutaealis wird durch mehrere Strukturen in weitere topografisch wichtige Bereiche unterteilt:

Das **Foramen ischiadicum majus** liegt zwischen Incisura ischiadica major, Os sacrum, Lig. sacrotuberale und Lig. sacrospinale. Durch den hindurchziehenden M. piriformis wird es in das Foramen suprapiriforme und infrapiriforme unterteilt.

– **Foramen suprapiriforme:** N. glutaeaus superior, A. und V. glutea superior.
– **Foramen infrapiriforme:** N. ischiadicus, N. pudendus, N. glutaeus inferior, N. cutaneus femoris posterior, A. und V. pudenda interna, A. und V. glutea inferior.

Das **Foramen ischiadicum minus** wird durch die Incisura ischiadica minor, das Lig. sacrospinale und das Lig. sacrotuberale begrenzt. Hindurch ziehen M. obturatorius internus, N. pudendus sowie A. und V. pudenda interna. Das **Lig. sacrospinale** trennt die beiden Foramina voneinander.

4.9.5 Hüfte

Die Fehlstellungen (Coxa vara, Coxa valga) und die Funktionsprüfung von Stand- und Spielbein siehe Seite 189 und 827.

4.9.6 Oberschenkel

Adduktorenkanal (Canalis adductorius). Der Adduktorenkanal erstreckt sich von der Ventralseite des Oberschenkels zur Fossa poplitea (Kniekehle). Er wird ventral durch das **Septum intermusculare vastoadductorium** begrenzt. Medial, dorsal und lateral wird der Adduktorenkanal durch eine Rinne, bestehend aus M. adductor magnus, M. adductor longus und M. vastus medialis, gebildet.

Der Adduktorenkanal endet schlitzartig mit dem Hiatus adductorius (auch: **Hiatus tendineus**) in der Kniekehle. Durch den Adduktorenkanal erreichen **A.** und **V. femoralis** die Kniekehle. Im oberen Drittel werden sie vom **N. saphenus** begleitet (S. 200).

Canalis obturatorius. Der Canalis obturatorius verbindet das kleine Becken mit der Adduktorenloge. Er entsteht durch eine kleine Lücke im kranialen Bereich der Membrana obturatoria. Durch den Canalis obturatorius ziehen A. und V. obturatoria, der N. obturatorius und Lymphgefäße.

4.9.7 Fossa poplitea

Die rautenförmige **Fossa poplitea** (Kniekehle, Regio genus posterior) wird durch folgende Strukturen begrenzt: Ansatz des M. biceps femoris (oben lateral), Ansätze von M. semimembranosus und M. semitendinosus (oben medial), M. plantaris und das Caput laterale des M. gastrocnemius (unten lateral), Caput mediale des M. gastrocnemius (unten medial). Die Fascia poplitea bedeckt die Fossa poplitea. Folgende **Strukturen** verlaufen durch die Fossa poplitea: N. fibularis communis (lateral), N. tibialis (medial); unter

den beiden Nerven: A. und V. poplitea (V. poplitea dorsal der A. poplitea).

> **Merke**
>
> In der Kniekehle sind die Strukturen in folgender Reihenfolge von oberflächlich nach tief aufzufinden: Nerv, Vene, Arterie = NIVEA.

4.9.8 Regio genus

Die Regio genus (Knieregion) wird unterteilt in Regio genus posterior (= Fossa poplitea, s.o.) und Regio genus anterior mit der Kniescheibe und dem Lig. patellae sowie Bursen des Kniegelenks, u.a. die Bursa subcutanea praepatellaris vor der Patella und die Bursa infrapatellaris profunda zwischen Lig. patellae und Schienbeinkopf.

4.9.9 Unterschenkel

Siehe S. 187.

4.9.10 Regio malleolaris

In der **Regio malleolaris medialis** verläuft das Retinaculum flexorum. Es überspannt den sog. Malleolarkanal (Canalis malleolaris), in dem die Sehnen des M. tibialis posterior, M. flexor digitorum longus und M. flexor hallucis longus entlangziehen.

Unter dem Retinaculum peronaeum superius und inferius in der **Regio malleolaris lateralis** verlaufen die Sehnen der Nn. peronaei in einer gemeinsamen Sehnenscheide.

An der Vorderseite des distalen Unterschenkels ziehen unter dem **Retinaculum extensorum** superius et inferius folgende Sehnenscheiden hindurch: M. tibialis anterior, M. extensor hallucis longus und M. extensor digitorum longus.

4.9.11 Fuß

Fußskelett. Das Fußskelett ist in Quer- und Längsrichtung gewölbt. Die knöchernen Stützpunkte sind das Tuber calcanei, das Caput ossis metatarsi I und das Caput ossi metatarsi V.

Die **Längswölbung** des Fußes wird durch die Flexoren des Unterschenkels, den M. tibialis anterior, die plantaren Fußmuskeln, das Lig. calcaneonaviculare plantare, das Lig. calcaneocuboideum, das Lig. plantare longum und die Aponeurosis plantaris gestützt. Die Längswölbung ist an der Fußinnenseite am stärksten ausgeprägt.

Die **Querwölbung** des Fußes entsteht unter Mitwirkung des M. peronaeus longus, des M. adductor hallucis mit seinem Caput transversum und des Lig. metatarsale transversum profundum.

> **Klinik**
>
> Ein **Plattfuß** entsteht bei einer Abflachung der Längswölbung. Ein **Spreizfuß** entsteht bei Abflachung der Querwölbung.

Biologie

Histologie

Anatomie

Chemie

Biochemie

Physik

Physiologie

Psych./Soz.

Biologie | Histologie | Anatomie | Chemie | Biochemie | Physik | Physiologie | Psych./Soz.

4.9.12 Planta pedis

Die Fußsohle (Planta pedis) besteht subcutan aus mittels Bindegewebslamellen gekammertem Fettgewebe, das als Druckpolster dient. Die **Plantaraponeurose** (Aponeurosis plantaris) schützt darüber hinaus als derbe Faserplatte, die sich zwischen Tuber calcanei und Zehen erstreckt, die unter ihr liegenden Nerven, Gefäße und Muskeln. Zudem stärkt sie die Längswölbung des Fußes.

4.9.13 Anatomische Korrelate bildgebender Verfahren

Vgl. S. 184.

5.1 Entwicklung und Wachstum

Die Schädelknochen werden nach ihrer Lage in **Neurokranium** und **Viszerokranium** eingeteilt. Eine weitere Einteilung der Schädelknochen orientiert sich an der Entstehung der Knochen. Schädelknochen entwickeln sich durch **desmale** oder **chondrale Ossifikation** aus dem Mesenchym (S. 80), je nach Entstehungsmechanismus spricht man daher von **Desmokranium** oder **Chondrokranium**. Zum Desmokranium zählt die Mehrheit der Schädelknochen, zum Chondrokranium nur Bereiche der Sella turcica, Teile des Os occipitale sowie Knochen um Auge, Ohr und Nase sowie das Os sphenoidale (außer der Ala major) und die Pars petrosa.

Als **Osteocranium** bezeichnet man übrigens die knöcherne Wirbelsäule und Teile des Rachendachs.

5.1.1 Neurokranium

Das Material für die Entwicklung der Schädelknochen stammt aus

- dem Kopfmesektoderm (Neuralleiste, S. 142): aus ihm entstehen die flachen Deckknochen der Calvaria
- dem prächordalen Mesoderm (Buccopharyngealmembran, S. 141): daraus bildet sich ein großer Teil der Schädelbasis
- den okzipitalen (kranialen) Somiten: aus ihnen entsteht ein Teil der hinteren Schädelgrube und
- den Branchialbögen 1 und 2, aus denen das Viszerokranium entsteht (s. u.).

Schädeldach. Die Knochen des Schädeldachs entstehen durch desmale Ossifikation (Desmokranium). Zwischen den benachbarten Knochenanlagen finden sich die Knochennähte (Suturen) sowie größere Lücken, die Fontanellen (**Tab. 5.1**). Dadurch können sich die Schädelknochen bei der Geburt (geringgradig) gegeneinander verschieben.

> **Merke**
> Kurz vor der Geburt zeigt das Gesicht und damit die viereckige vordere Fontanelle nach dorsal (Dorsalseite der Schwangeren).

Schädelbasis. Die Schädelbasis entsteht aus knorpeligen Anlagen (also durch chondrale Ossifikation):
Um das obere Ende der Chorda bildet sich aus Mesenchymzellen der unpaare **Parachordalknorpel**, aus dem die Pars basilaris des Os occipitale entsteht. Vor dem Parachordalknorpel liegt der **Hypophysenknorpel**, davor die **Trabeculae cranii**. Aus dem Parachordalknorpel entsteht das Corpus des Os sphenoidale, aus den Trabeculae cranii das Os ethmoidale. Seitlich von diesen Knorpeln bilden sich aus den Ohrbläschen die **Ohrkapseln,** aus denen sich die Pars petrosa des Os temporale entwickelt. Außerdem formieren sich seitlich dieser Knorpel die **Ala orbitalis** und

Ala temporalis, aus denen der große und der kleine Flügel des Os sphenoidale entstehen.

Zu Beginn der Entwicklung nimmt das Neurokranium einen großen Teil des gesamten Kopfes ein, im Laufe der Entwicklung nimmt das Viszerokranium dann schneller und deutlicher an Größe zu als das Neurokranium und verschiebt deshalb die Proportionen vom kindlichen zum erwachsenen Schädel.

5.1.2 Viszerokranium

Der Gesichtsschädel geht größtenteils aus den ersten beiden **Schlundbögen** (Branchialbögen, Pharyngealbögen oder Kiemenbögen) hervor. Die Schlundbögen sind leicht schräg verlaufende Wülste in der (lateralen) Wand des primitiven Pharynx (in der 4./5. Woche). Sie enthalten mesenchymale Zellen (aus Neuralleiste und paraxialem Mesoderm), sind außen (ektodermal) durch **Schlundfurchen** (Kiemenfurchen), innen (entodermal) durch **Schlundtaschen** voneinander getrennt. Zu jedem Schlundbogen gehören charakteristische Muskeln, ein eigener Schlundbogennerv und eine Knorpelspange, aus der bestimmte Knorpel und Knochen hervorgehen (**Tab. 5.1**).

Schlundtaschen. Aus der entodermalen (inneren) Auskleidung der **Schlundtaschen** entstehen:
1. Schlundtasche: Paukenhöhle und Ohrtrompete (Tuba auditiva)
2. Schlundtasche: Gaumenmandel (Tonsilla palatina)
3. Schlundtasche: Thymus und unteres Epithelkörperchen
4. Schlundtasche: oberes Epithelkörperchen
5. Schlundtasche: Ultimobranchialkörper (s. u. → Schilddrüse).

Schlundfurchen. Nur aus der ersten (ektodermalen) **Schlundfurche** entsteht eine Organanlage, nämlich der äußere Gehörgang. Die anderen Schlundfurchen verlieren ihre Verbindung zur Oberfläche, indem sich der 2. Schlundbogen außen weit ausbreitet, sich an den sechsten Schlundbogen annähert und mit ihm verwächst. Dadurch entsteht der **Sinus cervicalis** (= von Ektoderm ausgekleidete Höhle), der später obliteriert.

> **Merke**
> Die Tonsillarbucht leitet sich aus der 2. Schlundtasche her.

> **Klinik**
>
> **Halsfistel.** Persistiert der Sinus cervicalis, entsteht eine Halsfistel, die auch mit der Fossa supratonsillaris (durch Einreißen der Membran zwischen 2. Schlundtasche und 2. Schlundfurche) in Verbindung stehen kann.

Biologie

Histologie

Anatomie

Chemie

Biochemie

Physik

Physiologie

Psych./Soz.

Tabelle 5.1 Schlundbögen und ihre Derivate

Schlundbogen	Knorpel	Muskulatur	Nerv
1. (Mandibularbogen)	Meckelknorpel: Oberkiefer, Unterkiefer, Malleus (Hammer), Incus (Amboss), Lig. sphenomandibulare	Kaumuskeln (M. masseter, M. temporalis, M. pterygoideus medialis, M. pterygoideus lateralis), M. mylohyoideus, Venter anterior des M. digastricus, M. tensor veli palatini, M. tensor tympani	N. mandibularis (des N. trigeminus)
2. (Hyoidbogen)	Reichert-Knorpel: Stapes (Steigbügel), Proc. styloideus, Cornu minus und oberer Teil des Körpers vom Os hyoideum, Lig. stylohyoideum	mimische Muskeln (Gesichtsmuskeln), M. stylohyoideus, Venter posterior des M. digastricus, M. stapedius	N. facialis
3.	Cornu majus und unterer Teil des Körpers vom Os hyoideum	M. constrictor pharyngis superior und z.T. medius, M. salpingopharyngeus, M. stylopharyngeus, M. palatoglossus, z.T. M. palatopharyngeus	N. glossopharyngeus
4.	obere Hälfte des Schildknorpels (Cartilago thyroidea des Kehlkopfs)	M. constrictor pharyngis, z.T. medius und z.T. inferior, M. cricothyroideus, z.T. M. palatopharyngeus	N. vagus (N. laryngeus superior)
6. (+ 5.)	untere Hälfte des Schildknorpels, Ringknorpel (Cartilago cricoidea) und Stellknorpel (Cartilago arytaenoidea)	z.T. M. constrictor pharyngis inferior, alle inneren Kehlkopfmuskeln → Ultimobranchialkörper → Thymus und unteres Epithelkörperchen	N. vagus (N. laryngeus recurrens)

5.1.3 Hirnnerven, Sinnesorgane

Hirnnerven siehe **Tab. 5.1**, Sinnesorgane ab S. 378 (Auge) und 384 (Ohr).

5.1.4 Gesicht

Um das Stomatodeum formieren sich am Ende der 4. Woche fünf **Gesichtswülste**: Stirnfortsatz (oben, unpaar), Oberkieferwülste (seitlich) und Unterkieferwülste (unten, verschmelzen früh miteinander). Auf den beiden Seitenflächen des Stirnfortsatzes bilden sich ovale Verdickungen des Oberflächenektoderms (**Riechplakoden**). Letztere werden (durch Mesenchymproliferation) jeweils von einem medialen und lateralen **Nasenwulst** (dazwischen Riechgrube) umgeben. Die beiden medialen Nasenwülste verschmelzen zum Zwischenkiefersegment. Zwischen dem lateralen Nasenwulst und dem Oberkieferwulst liegt (beidseits) die Tränennasenfurche, aus der der Ductus nasolacrimalis (Tränennasengang) entsteht. Aus dem **Zwischenkiefersegment** gehen hervor:
- der mittlere Teil der Oberlippe (Philtrum)
- die vier Schneidezähne und der zugehörige Kieferknochen
- der dreieckige primäre Gaumen (= vorderer kleiner Teil des harten Gaumens, → Os incisivum).

Von der Innenseite der Oberkieferknochen wachsen die beiden (lateralen) Gaumenfortsätze aus, um sich schließlich in der Mittellinie zu vereinigen (→ sekundärer Gaumen). Vorne verschmilzt der sekundäre Gaumen mit dem primären Gaumen.

Klinik

Lippen-Kiefer-Spalte und Gaumenspalte. Kommt es nicht zur Verschmelzung zwischen dem medialen Nasenwulst und dem Oberkieferwulst, entsteht eine (laterale) Lippenspalte oder Lippen-Kiefer-Spalte. Unterbleibt die Vereinigung der beiden (lateralen) Gaumenfortsätze, kommt es zu Gaumenspalten.

Durch Erweiterung der Riechgruben entstehen die primären **Nasenhöhlen**, die durch die Membrana oronasalis von der darunter gelegenen Mundanlage getrennt sind. Nach Auflösung der Membran entstehen die primären Choanen (primären inneren Nasenöffnungen) und dadurch eine gemeinsame Mund-Nasen-Höhle. Die definitive Mundhöhle und Nasenhöhle (mit den sekundären Choanen) entwickeln sich durch die Ausbildung des sekundären Gaumens. Aus dem Epithel der lateralen Nasenwand stülpen sich Knospen in Oberkiefer, Stirnbein, Keilbein und Siebbein ein, aus denen die Nasennebenhöhlen entstehen.

5.1.5 Hals

Schilddrüse. Die Anlage der Schilddrüse ist eine Epithelknospe, die am **Foramen caecum** (in der Mittellinie, zwischen Anlage des Zungenkörpers und der -wurzel) liegt. Von hier sprosst ein Epithelstrang nach kaudal (vor die Kehlkopfanlage) aus, der bald zum **Ductus thyroglossus** wird. Das Ende des Ductus bildet die beiden Lappen der Schilddrüse. Der Ductus selbst bildet sich zurück; sein unterer Anteil kann als Lobus pyramidalis erhalten bleiben (S. 235). In der Schilddrüsenanlage entwickeln sich die Hormon produzierenden

Schilddrüsenfollikel (histologische Bauelemente). Aus dem Ultimobranchialkörper wandern Zellen in die Schilddrüsenanlage ein, die zu parafollikulären C-Zellen werden.

Nebenschilddrüse. Die Nebenschilddrüsen (Epithelkörperchen) entwickeln sich aus der 3. und 4. Schlundtasche. Aus der 3. Schlundtasche entstehen die unteren, aus der 4. die oberen Epithelkörperchen.

> **Merke**
> – Schilddrüse – Epitheleinsprossung in die Tiefe am Foramen caecum (am embryonalen Mundboden) – Aufzweigungen des Ductus thyroglossus – ultimobranchialer Körper.
> – Nebenschilddrüsen – 3. und 4. Schlundtasche.

5.2 Kranium

Der knöcherne Schädel besteht als knöchernes Grundgerüst des Kopfes aus:
– dem Gehirnschädel (Neurokranium)
– dem Gesichtsschädel (Viszerokranium).

Das **Neurokranium** umgibt das Gehirn. Zu ihm gehören:
– die Knochen des **Schädeldachs (Calvaria):** Os parietale (Schläfenbein; der einzige Knochen, der ausschließlich zum Schädeldach gehört), größere Teile des Os frontale sowie die einzelnen Squamae (Schuppen) der Schädelbasisknochen, die in das Dach hineinragen (also v. a. die kranialen Anteile des Os temporale und des Os occipitale).
– die Knochen der **Schädelbasis (Basis cranii):** Os frontale (Stirnbein), Os temporale (Schläfenbein), Os sphenoidale (Keilbein) und Os occipitale (Hinterhauptbein).

Das **Viszerokranium** bildet den Gesichtsschädel und besteht aus Maxilla, Mandibula, Os palatinum, Os zygomaticum, Os nasale, Os lacrimale, Concha nasalis inferior, Os ethmoidale, Vomer, Os hyoideum und dem Processus styloideus des Os temporale (das Os temporale selbst zählt zum Neurokranium). Das Os ethmoidale (Siebbein) kann sowohl zum Viszero- als auch zum Neurokranium gezählt werden, das IMPP zählt es zum Viszerokranium.

> **Merke**
> Alle Knochen, die die Gesichtsform beeinflussen, gehören zum Viszerokranium, die einzige Ausnahme ist das Os frontale – die Stirn zählt man zum Neurokranium.

Funktion und Aufbau der Schädelknochen

Die Hauptaufgabe der Schädelknochen ist der **Schutz des Gehirns.** Ganz außen liegt die verschiebliche Kopfschwarte aus Cutis, Subcutis und Galea aponeurotica. Sie dämpft Stöße ab. Die nächste Schutzschicht bildet der Schädelknochen. Er ist trotz seiner Stabilität sehr leicht (s. u.). In der Schädelhöhle puffert der Liquor harte Stöße ab.

Die Schädelknochen weisen von außen nach innen einen typischen Schichtaufbau auf:
– **Lamina externa**

– **Diploë-Schicht** (s. u.) mit vielen Venen, ihre Durchblutungsregulation dient gleichzeitig als „Klimaanlage" des Kopfes.
– **Lamina interna**.

Außen am Schädelknochen nennt man die Knochenhaut Pericranium, innen Endocranium, das von der Dura mater gebildet wird.

Bei einer Eindellung des Schädelknochens von außen entsteht außen eine Druck-, innen eine Zugbelastung. In der Mitte bleibt eine neutrale Zone. An dieser Stelle befindet sich in den meisten Schädelknochen die sog. Diploë-Schicht, die im Gegensatz zum restlichen Knochen kleine Hohlräume aufweist. So wird der Knochen bei nahezu konstanter Stabilität leichter.

5.2.1 Calvaria

Das **Schädeldach (Calvaria, Schädelkalotte)** wird von den Ossa parietalia und Teilen des Os frontale sowie Anteilen der Schädelbasisknochen Ossa temporalia und Os occipitale gebildet.

Die beiden **Scheitelbeine** sind als einzige Knochen des Neurokraniums ausschließlich an der Bildung des Schädeldachs beteiligt. Sie sehen jeweils annähernd viereckig aus, an ihrer Innenseite sieht man die Einbuchtung eines Gefäßes, den **Sulcus sinus sagittalis superioris**.

Suturen und Synchondrosen

Die Schädelknochen entwickeln sich beim Embryo um das bereits entwickelte Gehirn herum. Auf den überwiegend bindegewebigen Teilen der Schädelknochen entstehen Ossifikationsinseln, die strahlen- oder kreisförmig in die Peripherie wachsen. Die ersten Ossifikationshügelchen sind die Tubera frontalia und die Tubera parietalia (benannt nach ihrer Lage).

Die Schädelnähte (Suturen, **Tab. 5.2**) sind beim Neugeborenen bindegewebig und dadurch verformbar. Zwischen den Stellen, an denen die einzelnen Knochen aneinandergrenzen, liegen zunächst von Bindegewebe bedeckte Flächen vor, die **Fontanellen** (**Abb. 5.1**).

Als **Synchondrosen** bezeichnet man die Verbindung zweier Knochen durch hyalinen Knorpel. Bei der Geburt ist die überwiegend knorpelig angelegte Schädelbasis noch nicht vollständig verknöchert. Die zwischen den Ossifikationszentren gelegenen „Restknorpel" stellen eine Art Wachstumsfuge der Schädelknochen dar und verknöchern ebenfalls: Die **Synchondrosis intersphenoidale** verknöchert bereits beim Kind, die **Synchondrosis sphenoethmoidale** in der Pubertät und die **Synchondrosis sphenoparietale** mit dem Abschluss des Längenwachstums.

> **Merke**
> Persistierende Synchondrosen findet man beispielsweise zwischen Rippen und Sternum.

Fontanellen

Die **sechs Fontanellen** verschließen sich während der ersten drei Lebensjahre (**Tab. 5.3**).

Biologie
Histologie
Anatomie
Chemie
Biochemie
Physik
Physiologie
Psych./Soz.

Tabelle 5.2　Wichtige Suturen des Schädeldachs

Suturen	benachbarte Knochen	Verknöcherung/ Verschluss	Form/Lage
Sutura sagittalis[1]	Ossa parietalia	um das 30. Lebensjahr	median
Sutura coronalis	Os frontale und Ossa parietalia	um das 40. Lebensjahr	quer verlaufend
Sutura lambdoidea	Ossa parietalia und Os occipitale	um das 40.–50. Lebensjahr	Aufgabelung der Sutura sagittalis

[1] Die Richtung der Sagittalnaht ist (unter der Geburt) an der Lage der großen und kleinen Fontanelle zu bestimmen. Beim Neugeborenen findet sich im Os frontale auch noch eine Sagittalnaht (Sutura frontalis, verknöchert im 2. Lebensjahr).

Tabelle 5.3　Wichtige Fontanellen des Schädeldachs

Fontanellen	benachbarte Knochen	Verknöcherung/ Verschluss	Form/Lage	Winkel
Fonticulus anterior (Stirn-fontanelle)	Ossa parietalia und Os frontale	im 2. Lebensjahr	groß, viereckig	Angulus frontalis
Fonticulus posterior (Hin-terhauptsfontanelle)	Ossa parietalia und Os occipitale	im 3. Lebensmonat	klein, dreieckig, grenzt an Sagittal- und Lambdanaht	Angulus occipitalis
Fonticulus sphenoidalis (vordere Seitenfontanelle)	Os frontale, Os parietale und Os sphenoidale	im 6. Lebensmonat	paarig, viereckig	Angulus sphenoidalis
Fonticulus mastoideus (hintere Seitenfontanelle)	Os parietale, Os occi-pitale	im 18. Lebensmonat	paarig, viereckig	Angulus mastoideus

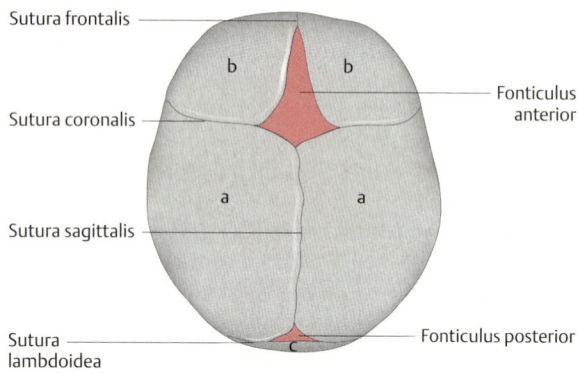

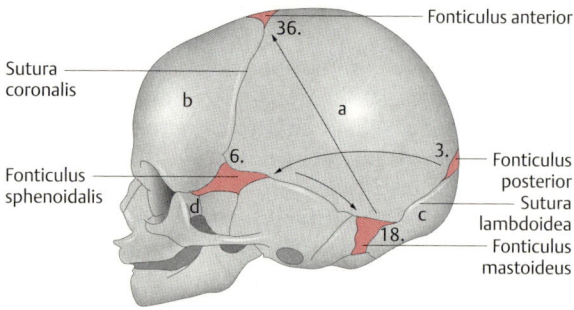

Abb. 5.1　Suturen und Fontanellen. a Os parietale, **b** Os frontale, **c** Os occipitale, **d** Os sphenoidale; Zahlen: Zeitpunkt der Verknöcherung in Monaten.

> **Klinik**
>
> Solange der Fonticulus anterior geöffnet ist, kann man ihn für diagnostische Zwecke nutzen (Blutentnahme aus dem Sinus sagittalis superior, Liquorpunktion, Ultraschalluntersuchung des Gehirns).

5.2.2　Basis cranii

Die Basis cranii (innere Schädelbasis) lässt sich in drei Schädelgruben einteilen, die gegeneinander abgegrenzt sind (A, B und C in **Abb. 5.3**). Die Knochen, die zur Schädelbasis gezählt werden, sind:

Os frontale (Stirnbein). Bei der Geburt ist das Os frontale noch paarig angelegt, um eine gute Verformbarkeit des Schädels beim Durchtritt durch den Geburtskanal zu gewährleisten, im Laufe der weiteren Entwicklung verknöchern die beiden Anteile miteinander. Es besteht aus:

- **Squama frontalis:** bildet die Stirn sowie die wulstförmige Margo supraorbitalis am oberen Rand der Orbitahöhle.
- **Pars orbitalis:** ist das Dach der Augenhöhle und weist eine Fossa für die Tränendrüse auf.
- **Pars nasalis:** ist zum einen am Nasenskelett beteiligt und enthält zum anderen die Stirnhöhle (**Sinus frontalis**).

Os temporale (Schläfenbein). Das Os temporale bildet die Wand um den Canalis musculotubarius (für die Ohrtrompete), den Canalis caroticus und den Canalis facialis. Es besteht aus:

- Pars petrosa: Kochlea, Labyrinth sowie Paukenhöhle mit Gehörknöchelchen
- Pars tympanica: knöcherne Wand des Meatus acusticus externus
- **Pars squamosa** sowie dem (pneumatisierten) **Processus mastoideus** und dem **Processus styloideus**.

Os sphenoidale (Keilbein). Das schmetterlingsförmige **Keilbein** in der mittleren Schädelgrube besteht aus einem Körper mit 2 großen und 2 kleinen Flügeln (Ala major et minor). Im Bereich des **Corpus** befindet sich die **Sella turcica** mit der Fossa hypophysialis sowie (unterhalb der Sella) der **Sinus sphenoidalis** (Keilbeinhöhle, paarig, S. 224). Ala major und minor begrenzen die Fissura orbitalis superior. Die **Ala major** grenzt die Wand der Orbita. Öffnungen im Bereich der Ala major sind das Foramen rotundum, ovale und spinosum sowie das Foramen lacerum. Der **Processus pterygoideus** besteht aus einer Lamina medialis, einer Lamina lateralis und der dazwischen liegenden Fossa pterygoidea. Durch die **Ala minor** zieht der Canalis opticus.

Os occipitale (Hinterhauptsbein). Der hintere Teil der Schädelbasis wird vom Os occipitale gebildet, seine größte Öffnung ist das Foramen magnum. Außerdem enthält es den Canalis nervi hypoglossi und weist an seiner kaudalen Seite die **Condyli occipitales** für das Atlanto-Okzipital-Gelenk auf. Sowohl der Sinus sigmoideus als auch der Sinus transversus hinterlassen an der Innenseite des Os occipitale einen **Sulcus**.

Stabilität der Schädelbasis. Einige dickere Schädelknochen bilden eine Art „Stützpfeiler": ein Pfeiler liegt am Übergang von der vorderen in die mittlere Schädelgrube und reicht bis ins Os zygomaticum, ein weiterer befindet sich am Übergang von der mittleren in die hintere Schädelgrube, in Längsrichtung beginnt der Pfeiler im Bereich der Sella turcica und zieht um das Foramen magnum bis zur Sutura sagittalis und weiter nach vorn zur Crista galli (**Abb. 5.3**). **Frakturgefährdete Bereiche** sind die besonders dünnen Teile des Schädels (insbesondere die Lamina cribrosa und die mittlere Schädelgrube, da dort die meisten Nerven und Gefäße hindurchtreten).

Öffnungen im Bereich der Schädelbasis

Untenstehende **Tab. 5.4** gibt einen Überblick über die wichtigsten Öffnungen sowie die ein- und austretenden Strukturen (**Abb. 5.2** und **5.3**).

> **Merke**
> - Runder Max – N. maxillaris im Foramen rotundum.
> - Ovale Mandel – N. mandibularis im Foramen ovale.
> - Der Major und der Minor, die latschen da so rum (Nn. petrosi maj. et min. im Foramen lacerum)
> - Die spinnen, die Meningen (A., V. und R. meningeus im Foramen spinosum)
> - PS.: Die Hirnnerven IX, X und XI teilen sich den Nucleus ambiguus und das Foramen jugulare

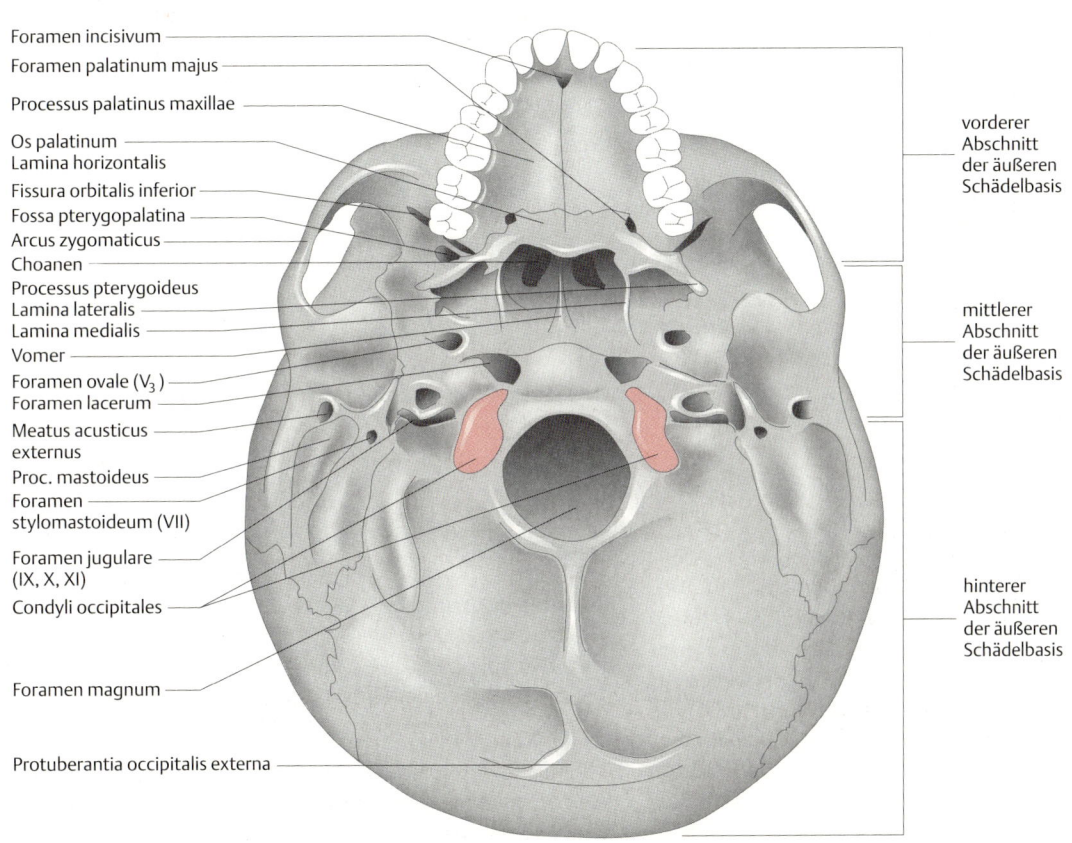

Foramen incisivum
Foramen palatinum majus
Processus palatinus maxillae
Os palatinum Lamina horizontalis
Fissura orbitalis inferior
Fossa pterygopalatina
Arcus zygomaticus
Choanen
Processus pterygoideus Lamina lateralis
Lamina medialis
Vomer
Foramen ovale (V₃)
Foramen lacerum
Meatus acusticus externus
Proc. mastoideus
Foramen stylomastoideum (VII)
Foramen jugulare (IX, X, XI)
Condyli occipitales
Foramen magnum
Protuberantia occipitalis externa

vorderer Abschnitt der äußeren Schädelbasis

mittlerer Abschnitt der äußeren Schädelbasis

hinterer Abschnitt der äußeren Schädelbasis

Abb. 5.2 Schädel in der Ansicht von unten (Schädelbasis).

Biologie · Histologie · Anatomie · Chemie · Biochemie · Physik · Physiologie · Psych./Soz.

Tabelle 5.4 Öffnungen im Bereich der Schädelbasis

Lokalisation in der Schädelgrube	Durchtrittsstelle	ein- und austretende Strukturen	verbindet die Schädelgrube mit der/dem
vordere Schädelgrube	Lamina cribrosa	Nn. olfactorii (I) A. nasalis anterior, A., V. und N. ethmoidalis anterior	Nasenhöhle
mittlere Schädelgrube	Canalis opticus	N. opticus (II) A. ophthalmica	Orbita
	Fissura orbitalis superior	medial: N. oculomotorius (III), N. abducens (VI), N. nasociliaris (Ast des N. ophthalmicus [V_1]) lateral: N. trochlearis (IV), N. lacrimalis und N. frontalis (Äste des N. ophthalmicus [V_1]), V. ophthalmica sup.	Orbita
Fossa pterygopalatina Fossa infratemporalis (keine Verbindung zur mittleren Schädelgrube!!)	Fissura orbitalis inferior	V. ophthalmica inf., A., V. und N. infraorbitalis und N. zygomaticus (Äste von V_2)	Orbita
mittlere Schädelgrube	Foramen lacerum (durch Faserknorpel verschlossen)	N. petrosus major (Ast von VII) und N. petrosus minor (Ast von IX)	Canalis pterygoideus
	Foramen rotundum	N. maxillaris (V_2)	Fossa pterygopalatina
	Foramen ovale	N. mandibularis (V_3) A. meningea accessoria Plexus venosus foraminis ovalis	Fossa infratemporalis
	Foramen spinosum	A. und V. meningea media, R. meningeus (Ast von V_3)	Fossa infratemporalis
	Fissura sphenopetrosa	N. petrosus minor	Fissur zwischen Os sphenoidale und Os temporale, lateral des Foramen lacerum
	Canalis pterygoideus	N. petrosus major, N. petrosus profundus (Ast des Ggl. cervicale sup.)	verbindet das Foramen lacerum mit der Fossa pterygopalatina
	Canalis caroticus (sigmoider Verlauf durch die Schädelbasis)	A. carotis interna Plexus sympathicus caroticus internus, Plexus venosus caroticus internus (beide Plexus umgeben die A. carotis interna)	
hintere Schädelgrube	Porus acusticus internus	N. facialis (VII), N. vestibulocochlearis (VIII), A. und V. labyrinthi	Innenohr
	Foramen jugulare	V. jugularis interna, N. glossopharyngeus (IX), N. vagus (X), N. accessorius (XI), A. meningea posterior	Spatium parapharyngeum
	Canalis hypoglossi	N. hypoglossus (XII) Plexus venosus nervi hypoglossi	äußere Schädelbasis
	Foramen magnum	Medulla spinalis, A. vertebralis, Aa. spinales ant. et post., V. spinalis, N. cervicalis I, Radix spinalis XII	Canalis spinalis

5.2.3 Viszerokranium

Die Knochen des Viszerokraniums sind:

Os ethmoidale (Siebbein). Das Os ethmoidale liegt zwischen dem rechten und linken Orbitadach. Der Name „Siebbein" rührt von der **Lamina cribrosa** her, die auf jeder Seite zahlreiche (> 20) Foramina als Durchtrittsstellen für die Nn. olfactorii und für kleine Blutgefäße aufweist. Die Lamina cribrosa wird vertikal durch die **Crista galli** (dient zur Befestigung der Falx cerebri) unterteilt. Die **Lamina perpendicularis** zieht von der Lamina cribrosa nach dorsokaudal und ist am Aufbau des Nasenseptums beteiligt, während die laterale Lamina orbitalis einen Teil der medi-

alen Wand der Orbita bildet. Der **Labyrinthus ethmoidalis** beinhaltet die **Cellulae ethmoidales** (Siebbeinzellen) sowie die **Concha nasalis superior et media**.

Vomer (Pflugscharbein). Diese dünne Knochenplatte bildet mit der Lamina perpendicularis des Os ethmoidale und den Cristae nasales von Maxilla und Os palatinum den **hinteren** Teil der **Nasenscheidewand**.

Os lacrimale (Tränenbein). Das Os lacrimale bildet einen Teil der **nasalen** Wand der **Orbita**. In enger topografischer Beziehung liegt der **Tränensack** (Saccus lacrimalis, S. 383).

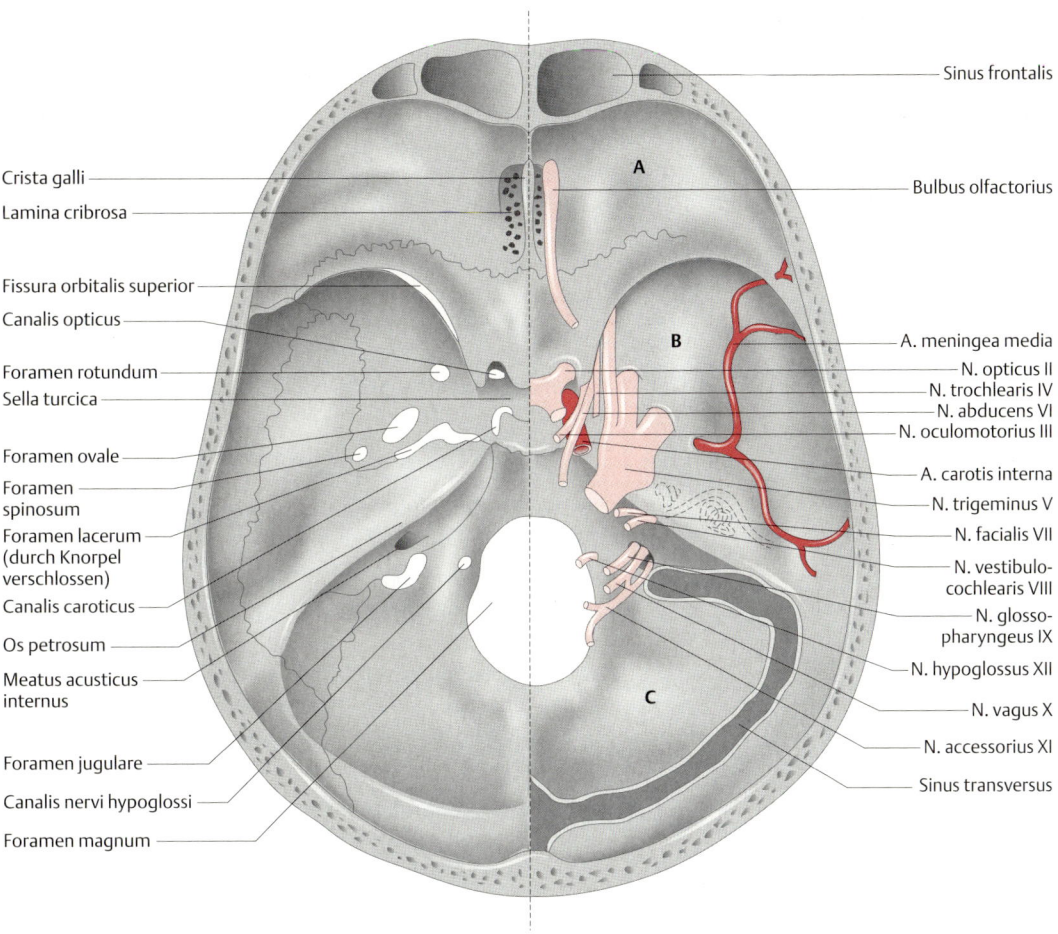

Crista galli

Lamina cribrosa

Fissura orbitalis superior

Canalis opticus

Foramen rotundum

Sella turcica

Foramen ovale

Foramen spinosum

Foramen lacerum (durch Knorpel verschlossen)

Canalis caroticus

Os petrosum

Meatus acusticus internus

Foramen jugulare

Canalis nervi hypoglossi

Foramen magnum

Sinus frontalis

Bulbus olfactorius

A. meningea media

N. opticus II

N. trochlearis IV

N. abducens VI

N. oculomotorius III

A. carotis interna

N. trigeminus V

N. facialis VII

N. vestibulo-cochlearis VIII

N. glosso-pharyngeus IX

N. hypoglossus XII

N. vagus X

N. accessorius XI

Sinus transversus

Abb. 5.3 Schädelbasis in der Ansicht von innen.

> **Merke**
>
> Der Tränensack liegt nicht unterhalb des Auges, sondern medial am Os lacrimale!

Os nasale (Nasenbein). Das Os nasale bildet den **Nasenrücken** und somit das Dach der Nasenhöhle.

Concha nasalis inferior (untere Nasenmuschel). Die paarigen Conchae nasales inferiores sind mit Os ethmoidale, Os lacrimale und Maxilla verbunden.

> **Merke**
>
> Die paarigen Conchae nasales superiores und mediales sind Teile des Os ethmoidale, die paarigen Conchae nasales inferiores stellen jeweils einen **eigenen Knochen** dar.

Os palatinum (Gaumenbein). Das paarige Os palatinum grenzt ventral an die Maxilla und kranial sowie dorsal an das Os sphenoidale. Seine beiden Anteile sind:
– die **Lamina horizontalis**, die das hintere Drittel des harten Gaumens bildet und
– die **Lamina perpendicularis**, die den hinteren Teil der lateralen Nasenwand darstellt.

Os zygomaticum (Jochbein). Das Os zygomaticum befindet sich ventral des Os temporale, kaudal des Os frontale und des Os sphenoidale sowie kranial der Maxilla. Es bildet den größten Teil der **lateralen Orbitawand** und bestimmt dadurch maßgeblich die seitliche Gesichtskontur mit. Der Processus temporalis bildet zusammen mit dem Processus zygomaticus des Os temporale den Jochbogen (Arcus zygomaticus).

Die Maxilla (Oberkiefer). Die Maxilla ist paarig angelegt, knöcherne Bestandteile sind der **Corpus maxillae** mit seinen 4 Fortsätzen zu den angrenzenden Knochen:
– **Processus frontalis** nach kranial
– **Processus palatinus** nach dorsomedial (bildet $2/3$ des harten Gaumens und den Boden der Nasenhöhle)
– **Processus alveolaris** (zahntragender Teil) nach kaudal und
– **Processus zygomaticus** nach lateral.
Öffnungen im Bereich der Maxilla sind der **Hiatus maxillaris** (Verbindung des Sinus maxillaris zur Nasenhöhle) und das **Foramen infraorbitale** (Druckpunkt und Austrittsstelle des N. maxillaris).

Der nach dorsal ragende Teil der Maxilla unterhalb des Os zygomaticum wölbt sich etwas vor und wird deshalb auch als **Tuber maxillae** bezeichnet.

Die Mandibula (Unterkiefer). Der zahntragende Teil der Mandibula wird als Corpus mandibulae bezeichnet, die Zahnfächer nennt man hier Pars alveolaris (nicht „Processus" wie bei der Maxilla). Protuberantia mentalis nennt man den kinnbildenden Anteil. Die beiden nach hinten oben ziehenden Fortsätze bezeichnet man als **Rr. mandibulae**, den Winkel zwischen ihnen und dem Corpus als **Angulus mandibulae** (Kieferwinkel). Die beiden Rami gabeln sich am Ende in zwei Anteile: den **Processus coronoideus** (ventral), an dem der M. temporalis ansetzt, und den **Processus condylaris** (dorsal), der den Gelenkfortsatz für das Kiefergelenk bildet. Die Einbuchtung zwischen den beiden Processus ist die **Incisura mandibulae**.

Öffnungen im Bereich der Mandibula sind:
– das **Foramen mandibulae** (an der Innenseite des R. mandibulae gelegen, bildet den Eingang für A. und N. alveolaris inferior)
– der **Canalis mandibulae** (Fortsetzung des Foramen mandibulae)
– **Foramen mentale** (medioventral gelegen, Druckpunkt und Durchtrittsstelle für den N. mandibularis.

> **Merke** Die Mandibula ist (wie auch die Klavikula) einer der ersten Knochen, die gebildet werden (6. Woche).

Os hyoideum S. 220.
Die knöchernen Strukturen der **Nase und des Kiefergelenks werden bei Nase und Nasennebenhöhlen** (S. 223) sowie der Mundhöhle (S. 225) aufgeführt.

Fossae im Bereich des Schädels

Fossa pterygopalatina (Flügelgaumengrube). Die Fossa pterygopalatina liegt medial der Fossa infratemporalis (s. u.), dorsal des Tuber maxillae, ventral des Processus pterygoideus sowie lateral der Lamina perpendicularis ossis palatini und geht kaudal in den Canalis palatinus major über, der am harten Gaumen mit dem Foramen palatinum majus endet.
Die Fossa pterygopalatina hat Verbindungen zu allen ihr benachbarten Regionen:
– zur **Orbita** über die nach kranioventral ziehende **Fissura orbitalis inferior** (V. ophthalmica inferior, A., V. und N. infraorbitalis, N. zygomaticus [Äste von V_2])
– zur **mittleren Schädelgrube** über das kraniodorsal mündende **Foramen rotundum** (N. maxillaris)
– zum **Foramen lacerum** über den dorsal verlaufenden **Canalis pterygoideus** (N. petrosus major [VII], N. petrosus profundus [aus dem Plexus caroticus internus bzw. Ganglion cervicale superius])
– zur **Nasenhöhle** über das medial mündende **Foramen sphenopalatinum** (Rr. nasales posteriores superiores, Aa. nasales posteriores)

– zur **Fossa infratemporalis** über die laterokaudal verlaufende **Fissura pterygomaxillaris** (A. maxillaris, Nn. und Aa. alveolares superiores posteriores)
– zur **Mundhöhle** über den mediokaudal gelegenen **Canalis palatinus major**, der an den Foramina palatina minora und am Foramen palatinum majus endet (Nn. und Aa. palatini minores für den weichen Gaumen, N. palatinus major und A. palatina major für den harten Gaumen)

Die Fossa pterygopalatina wird durch folgende Wände begrenzt:
– **Dach:** Corpus des Os sphenoidale
– **medial:** Lamina perpendicularis des Os palatinum
– **dorsal:** Processus pterygoideus, Ala major des Os sphenoidale
– **ventral:** Processus orbitalis des Os palatinum, Corpus maxillae.

Die wichtigste Struktur in der Fossa pterygopalatina ist das parasympathische Ganglion pterygopalatinum (S. 244).

Fossa temporalis (Schläfengrube). Die Fossa temporalis befindet sich im Bereich der Schläfen lateral der Orbita und der mittleren Schädelgrube. Sie ist von der zweiblättrigen Fascia temporalis (mit eingelagertem Fettgewebe zum Schutz der Schläfe) bedeckt und enthält den M. temporalis sowie die A. und V. temporalis superficialis, den N. zygomaticofacialis und den N. auriculotemporalis.

Fossa infratemporalis. Die Fossa infratemporalis befindet sich unterhalb der Fossa temporalis, medial des Ramus mandibulae und dorsal des Arcus zygomaticus. Sie enthält das Corpus adiposum buccae (Bichat-Fettpfropf), die Mm. pterygoidei laterales et mediales mit dem dazwischen gelegenen venösen Plexus pterygoideus, die A. maxillaris mit ihren Ästen (u. a. A. infraorbitalis, A. meningea media), den N. mandibularis mit seinen Ästen (u. a. N. auriculotemporalis, N. alveolaris inferior, N. lingualis) und das Ganglion oticum (S. 244). In ihr münden das **Foramen ovale**, das **Foramen spinosum** und die **Fissura orbitalis inferior**.

Fossa retromandibularis. Die Fossa retromandibularis liegt dorsal der Fossa infratemporalis und grenzt an den Hinterrand des Ramus mandibulae, an den Meatus acusticus externus und an den M. sternocleidomastoideus. Sie enthält den dorsalen Anteil der Glandula parotis. Durch sie verlaufen folgende Strukturen: N. facialis (VII) (Plexus intraparotideus), N. auriculotemporalis (Ast des N. mandibularis), A. maxillaris und A. carotis externa.

> **Klinik**
>
> **Schädelfrakturen.** Wird durch ein Trauma die Elastizitätsgrenze der Schädelknochen (liegt bei 3–4 mm Verformung) überschritten, kommt es zur Fraktur. Die Frakturen nehmen meist einen typischen Verlauf durch die Schwachstellen des Schädels: durch die Lamina cribrosa oder die Orbita (hier oft Mitbeteiligung des N. olfactorius oder des N. opticus). Die Foramina in der Schädelbasis wirken wie eine Perforation, die Frakturlinie zieht oft durch sie hindurch, am häufigsten wird dabei der N. abducens verletzt.

5.2.4 Kiefergelenk (Articulatio temporomandibularis)

Das paarige Kiefergelenk ist ein **Scharnier-** und **Schiebegelenk.** Als **Gelenkpfanne** dient die Fossa mandibularis des Os temporale, ihre ventrale Begrenzung ist das Tuberculum articulare. Der **Gelenkkopf** wird vom Caput mandibulae gebildet und ist nicht einmal halb so groß wie die Pfanne, er wird von dieser durch den Discus articularis getrennt. Kranial des Discus entsteht eine Schiebebewegung, kaudal des Discus eine Scharnierbewegung. Bei der Kaubewegung arbeiten beide Gelenkanteile gemeinsam. Die **Gelenkkapsel** ist sehr weit, sie wird durch das **Lig. laterale** verstärkt. Innerviert wird die Gelenkkapsel von Ästen des N. mandibularis (N. auriculotemporalis, N. pterygoideus lateralis und N. massetericus).

Das **Lig. stylomandibulare** (zieht medial des Gelenks zum Angulus mandibulae) und das **Lig. sphenomandibulare** (zieht zum Foramen mandibulare) sind an der Bildung der Gelenkkapsel nicht beteiligt und strahlen auch nicht in die Gelenkkapsel ein.

Zu den Bewegungsmöglichkleiten im Kiefergelenk siehe **Tab. 5.5**.

Klinik

Luxation des Caput mandibulae: Bei sehr weiter Mundöffnung (auch übermäßiges Gähnen kann dazu führen!) kann das Caput mandibulae über das Tuberculum articulare nach ventral luxieren. Zur Reposition muß man den Unterkiefer daher kräftig nach unten drücken, um ihn so vom Tuberculum zu lösen. In der Regel springt er dann von selbst in die Fossa zurück. Die Zähne schlagen hier mit einer Kraft von bis zu 500 N aufeinander,- man sollte also beim Reponieren die Finger schützen.

5.3 Muskeln und Faszien

Die Kopfmuskeln werden in mimische Muskulatur und Kaumuskulatur unterteilt. Die Halsmuskeln halten und bewegen den Schädel. Einige der Halsmuskeln unterstützen außerdem den Schluckakt.

5.3.1 Gesichtsmuskulatur

Die Gesichtsmuskeln sind Muskeln, die direkt unter der Haut liegen, sie bewegen keine Gelenke, sondern öffnen und schließen die Öffnungen im Gesichtsbereich (**Tab. 5.6**). Sie ermöglichen außerdem durch die Bewegung der Haut den Ausdruck von Mimik. Nach ihrer Lage kann man sie in Lid-, Nasen-, Mund- und Ohrmuschelmuskeln unterteilen, des Weiteren liegen mimische Muskeln im Bereich des Schädeldachs.

Tabelle 5.5 Bewegungsmöglichkeiten, beteiligte Muskeln und Stellungen im Kiefergelenk

Bewegung	Ausführung durch
Abduktion des Mundes (Öffnen des Mundes)	Schwerkraft M. mylohyoideus M. geniohyoideus M. digastricus (Venter anterior) Platysma (schwach)
Adduktion des Mundes (Schließen des Mundes)	M. pterygoideus medialis (der M. p. lateralis wirkt hier allenfalls ganz schwach) M. temporalis M. masseter
Protrusion des Unterkiefers (Vorschieben des Unterkiefers)	M. pterygoideus lateralis M. masseter (vorderer Teil)
Retrusion des Unterkiefers (Rückschieben des Unterkiefers)	M. pterygoideus lateralis M. temporalis (hinterer Teil)
Rotation des Unterkiefers (Mahlbewegung)	M. pterygoideus lateralis et medialis M. masseter M. temporalis
Stellung des Kiefergelenks	
Kreuzbiss	Ober- und Unterkiefer stehen versetzt übereinander
Okklusion	Schlussbissstellung (geschlossener Mund, zusammengebissene Zähne)
Überbiss = Scherenbiss	Oberkieferschneidezähne ragen ventral weit über die Unterkieferschneidezähne hinaus
Unterbiss	Unterkieferschneidezähne ragen weiter nach ventral als die des Oberkiefers
Zangenbiss	Schneidezahnenden stehen zangenartig übereinander

Biologie

Histologie

Anatomie

Chemie

Biochemie

Physik

Physiologie

Psych./Soz.

Tabelle 5.6 Gesichtsmuskeln

Muskel	Ursprung	Ansatz	Innervation	Funktion/Besonderheiten
Muskeln der Lidspalte				
M. orbicularis oculi	Die mimischen Gesichts-muskeln befinden sich direkt unter der Haut, sie haben daher keinen genauen An-satz und Ursprung.		N. facialis	Pars orbitalis: Lidschluss/Auge zukneifen Pars palpebralis: Lidschlagreflex (z.T. auch Lidschluss) Pars lacrimalis (= Pars profunda): wirkt auf den Tränensack
M. corrugator supercilii	s.o.		N. facialis	zieht die Augenbrauen nach medial unten (wirft die Längsfalte in der Mitte der Stirn auf)
Muskeln des Nasenbereichs				
M. nasalis	s.o.		N. facialis	Pars transversa et Pars alaris: Erweiterung der Aperturae piriformes durch Zug nach kaudal/dorsal
M. procerus	s.o.		N. facialis	kann die nasalen Anteile der Augenbrauen und den dazwischen liegenden Bereich nach kranial anheben und wirft dabei eine Querfurche über der Nasenwurzel auf
M. levator labii superio-ris alaeque nasi	s.o.		N. facialis	zieht Oberlippe und Nasenflügel nach kranial und hebt bei beidseitiger Kontraktion die Nasenspitze
Muskeln des Mundes				
M. orbicularis oris	s.o.		N. facialis	Pars labialis, Pars marginalis und vier weitere Teile, die den Mund nahezu ringförmig umschließen, schließt die Mundfalte und schürzt die Lippen
M. labii superioris	s.o.		N. facialis	hebt die Oberlippe und erweitert die Aperturae piriformeis
M. depressor anguli oris	s.o.		N. facialis	zieht die Mundwinkel nach unten
M. depressor labii inferioris	s.o.		N. facialis	zieht die Unterlippe nach unten
M. buccinator	s.o. Raphe pterygomandibularis, strahlt in den M. orbicularis oris ein		N. facialis	viereckiger Muskel, wird durch das Corpus adi-posum buccae vom M. masseter getrennt, wird vom Ductus parotideus durchbohrt, ermöglicht Pusten, Pfeifen, Spucken, Saugen
M. levator anguli oris	s.o.		N. facialis	zieht die Mundwinkel nach oben
M. mentalis	s.o.		N. facialis	zieht die Haut im Bereich des Kinns ein
M. risorius	s.o.		N. facialis	Lachmuskel
M. zygomaticus major und minor	s.o.		N. facialis	Bewegen Mundwinkel nach oben und zur Seite
Muskeln im Bereich des äußeren Ohrs				
M. auricularis anterior, posterior und superior	s.o.		N. facialis	ziehen die Ohrmuscheln nach vorne, hinten und oben
Mimische Muskeln im Bereich des Schädeldachs				
Galea aponeurotica (Aponeurosis epicra-nialis)	s.o.		N. facialis	In sie strahlen Fasern der mimischen Muskeln des Schädeldachs ein.
M. epicranius: besteht aus dem M. oc-cipitofrontalis (Venter frontalis, posterior und occipitalis) und dem M. temporoparientalis	s.o.		N. facialis	M. occipitofrontalis: Venter frontalis: Augenbrauen heben, posterior und occipitalis: Stirn glätten M. temporoparietalis: spannt die Galea aponeurotica, sein dorsaler Teil wird auch M. au-ricularis sup. genannt.

> **Merke** Alle mimischen Muskeln werden vom N. facialis (VII) innerviert.

5.3.2 Die Kaumuskeln

Außer den in **Tab. 5.7** aufgeführten vier Kaumuskeln sind noch weitere Muskeln an der Bewegung des Kiefergelenks beteiligt (S. 217).

> **Merke** Alle Kaumuskeln werden von Ästen des N. mandibularis, dem einzigen motorischen Trigeminusast, innerviert:
> – M. masseter → N. massetericus,
> – M. temporalis → Nn. temporales profundi,
> – M. pterygoideus lateralis → N. pterygoideus lateralis,
> – M. pterygoideus medialis → N. pterygoideus medialis.
>
> **Was das IMPP immer wieder gerne über Kaumuskeln wissen möchte:**
> – Auf dem M. masseter verläuft der Ausführungsgang der Parotis.
> – Der M. masseter ist der erste Muskel, der von der Leichenstarre befallen wird (ca. 1–3 Stunden nach dem Tod).
> – Bei Lähmungen der Mundbodenmuskulatur kann das Caput laterale des M. ptery*goideus l*ateralis den Kiefer alleine öffnen.
> – Der M. ptery*goideus* medialis bildet mit dem M. masseter eine Muskelschlinge zur Aufhängung der Mandibula.

5.3.3 Faszien an Kopf und Hals

Die Faszien im Kopf- und Halsbereich schließen einzelne Muskeln und Muskelgruppen ein.

Fascia buccopharyngea. Sie zieht vom Angulus oris zum M. constrictor pharyngis und bedeckt den M. buccinator (der einzige von einer Faszie bedeckte mimische Muskel), den Pharynx und den Bichat'schen Fettpropf (Corpus adiposum buccae).

Fascia masseterica. Ihre Lamina superficialis liegt zwischen Parotis und M. masseter (und bedeckt somit den M. masseter), ihre Lamina profunda bedeckt im Bereich des Angulus mandibulae den M. pterygoideus medialis. Sie bildet eine nach oben offene Faszientasche, die vom Arcus zygomaticus über den Angulus mandibulae bis zum Processus pterygoideus reicht.

Fascia parotidea. Sie besteht aus Lamina superficialis und Lamina profunda. Das superficiale Blatt geht kranial in die Fascia temporalis, ventral in die Fascia masseterica und kaudal in die Fascia cervicalis über. Die Lamina superficialis bedeckt die Parotis, sie haftet kranial am Jochbogen, kaudal an der Mandibula. Die Lamina profunda bedeckt den M. styloglossus, den M. stylohyoideus und den M. stylopharyngeus.

Fascia temporalis. Sie entspringt an der Lamina temporalis superior des Os parietale und setzt am Arcus zygomaticus

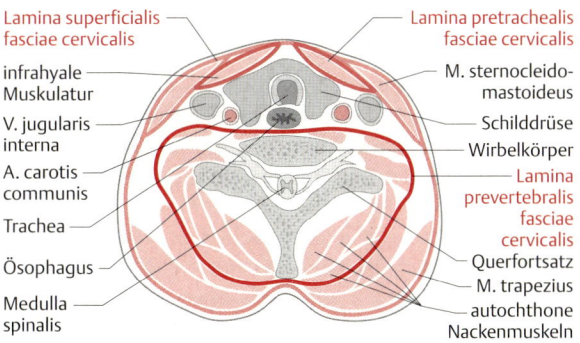

Abb. 5.4 Fascia cervicalis (Querschnitt).

Tabelle 5.7 Kaumuskulatur

Muskel	Ursprung	Ansatz	Innervation	Funktion/Besonderheiten
M. masseter	Arcus zygomaticus (Jochbogen)	Tuberositas masseterica	N. massetericus den N. mandibularis	schließt den Kiefer, löst beim Kauen Mahlbewegung aus
M. pterygoideus lateralis	Caput inferius: Proc. pterygoideus des Os sphenoidale Caput superius: Ala major des Os sphenoidale	Caput inferius: Fovea pterigoidea (Mandibula) Caput superius: Discus articularis (Kiefergelenk) und Fovea pterigoidea	N. mandibularis	Mahlbewegungen im Kiefergelenk
M. pterygoideus medialis	Lamina medialis (und lateralis) der Fossa pterygopalatina des Os sphenoidale	Tuberositas pterygiodea der Mandibula (liegt medial an der Mandibula)	N. mandibularis	Schluss des Kiefergelenks, bildet gemeinsam mit dem M. masseter eine Muskelschlinge um den Angulus mandibulae
M. temporalis	Os temporale, Fascia temporalis, Os parietale	Processus coronoideus mandibulae	N. mandibularis	liegt in der Fossa temporalis, ist der stärkste Kieferschließer, kann den Kiefer nach dorsal schieben

Biologie

Histologie

Anatomie

Chemie

Biochemie

Physik

Physiologie

Psych./Soz.

(Jochbogen) an. Sie besteht aus Lamina superficialis und Lamina profunda. Dazwischen liegen Fett- und lockeres Bindegewebe sowie die A. und V. temporalis media. Unter der Fascia temporalis liegt der M. temporalis.

Fascia cervicalis. Sie gliedert sich in Lamina superficialis (oberflächliches Blatt), Lamina pretrachealis (mittleres Blatt) und Lamina prevertebralis (tiefes Blatt) (**Abb. 5.4**):

– **Lamina superficialis fasciae cervicalis:** Sie liegt dorsal des Platysmas, ventral der Gl. submandibularis und umhüllt den **gesamten Muskelmantel** des Halses. Sie bildet eine Faszienscheide um den M. sternocleidomastoideus. Sie setzt an Mandibula, Os hyoideum, Klavikula und Manubrium sterni an.

– **Lamina pretrachealis fasciae cervicalis:** Sie zieht vom Os hyoideum zum Manubrium sterni und zur Klavikula. Sie ist mit dem bindegewebigen Teil des M. omohyoideus verwachsen und geht lateral dieses Muskels in die Lamina prevertebralis über. Sie umhüllt die **infrahyaline Muskulatur** und ist bindegewebig verbunden mit der **Vagina carotica** (diese umhüllt die A. carotis int., die V. jugularis int. und den N. vagus [X], gelegentlich auch die Radix superior ansae cervicalis). Kranial des Os hyoideum verschmilzt die Lamina pretrachealis mit der Lamina cervicalis zur Fascia cervicalis (hier erfolgt also keine Unterteilung mehr).

– **Lamina prevertebralis fasciae cervicalis:** Zwischen der Lamina pretrachealis und der Lamina prevertebralis liegen die Halseingeweide (Trachea, Ösophagus, Pharynx, Larynx, Schilddrüse und Nebenschilddrüse). Die Lamina prevertebralis liegt hinter den Halseingeweiden und bedeckt neben der Halswirbelsäule auch den M. longus capitis, den M. longus colli und die Mm. scaleni sowie den Truncus sympathicus mit seinen drei Halsganglien, den Plexus brachialis, die A. subclavia und den N. phrenicus. Sie dehnt sich zwischen der Schädelbasis und BWK 3 aus, kaudal geht sie in die Fascia endothoracica über.

 Merke Zwischen der Lamina pretrachealis und der Lamina prevertebralis liegen die Halseingeweide.

5.3.4 Os hyoideum (Zungenbein)

Funktion. Fast alle **Zungenbeinmuskeln** haben am Os hyoideum ihren **Ansatz**. Sie wirken auf den Unterkiefer, die Zunge, den Kehlkopf und sogar auf die Halswirbelsäule. Die Zungenbeinmuskeln übertragen Bewegungen des Os hyoideum auf den Kehlkopf, sodass dieser sich beim Schlucken verschließt.

Das Zungenbein wird beim Schluckakt durch Kontraktion der Mundbodenmuskulatur angehoben.

Topografie. Das Os hyoideum liegt am Übergang vom Unterkiefer zum Hals auf Höhe von C4 (Karotisgabel). Das Os hyoideum steht mit den benachbarten Knochen (Mandibula, Sternum) über Muskeln und Bänder in Verbindung.

Aufbau. Aus dem Corpus ossis hyoidei ragt nach kranial rechts und links je ein **Cornu minus** und nach dorsal/kaudal je ein **Cornu majus**. Es ist mit dem Processus styloideus des Os temporale über das **Lig. stylohyoideum** und mit dem Kehlkopf über die **Membrana thyrohyoidea** verbunden. Das Cornu minus verknöchert erst ab dem 20. Lebensjahr (gelegentlich auch gar nicht).

Zungenbeinmuskulatur

Die Zungenbeinmuskeln werden in obere (suprahyale, **Tab. 5.8**) und untere (infrahyale (**Tab. 5.9**) Muskeln unterteilt, je nachdem, ob sie vom Os hyoideum nach kranial oder nach kaudal ziehen.

 Merke Fast alle Zungenbeinmuskeln haben ihren Ansatz am Os hyoideum (Ausnahme: M. sternothyroideus).

Obere Zungenbeinmuskeln

Tabelle 5.8   Obere Zungenbeinmuskeln

Muskel	Ursprung	Ansatz	Innervation	Funktion/Besonderheiten
M. digastricus: **Venter anterior (a):**	(a) Fossa digastrica der Mandibula	Bindegewebsschlaufe am Os hyoideum (Venter ant. und post.)	(a) N. mylohyoideus (Ast des N. mandibularis)	(a) Kieferöffnung
Venter posterior (b):	(b) Incisura mastoideae des Os temporale		(b) R. digastricus (Ast des N. facialis)	(b) zieht beim Schluckakt das Os hyoideum nach dorsal-kranial.
M. geniohyoideus	Spina mentalis der Mandibula	Os hyoideum	Plexus cervicalis/ Ansa cervicalis (Radix superior, C1/C2), N. hypoglossus	zieht Os hyoideum nach vorne.

Fortsetzung siehe nächste Seite

Tabelle 5.8   Fortsetzung.

Muskel	Ursprung	Ansatz	Innervation	Funktion/Besonderheiten
M. mylohyoideus	Linea mylohyoidea der Mandibula	Os hyoideum Raphe mylohyoidea	N. mylohyoideus des N. mandibularis	bildet den Hauptteil des Diaphragma oris, hebt das Os hyoideum, spannt den Mundboden, kann bei Fixierung des Zungenbeins durch die unteren Zungenbeinmuskeln den Mund öffnen.
M. stylohyoideus	Proc. styloideus des Os temporale	Os hyoideum	N. facialis	zieht beim Schluckakt das Os hyoideum nach dorsokranial

Mundboden (Diaphragma oris)

In der internationalen Nomenklatur ist der Mundboden nicht aufgeführt. Im deutschsprachigen Raum wird der Weichteilbereich zwischen der Mandibula und dem Os hyoideum gelegentlich als **Mundboden** bezeichnet, die Muskeln, die den Mundboden bilden, zählen mit zu den oberen Zungenbeinmuskeln (M. mylohyoideus, M. geniohyoideus, Venter anterior des M. digastricus). Mit Ausnahme des M. mylohyoideus verlaufen die Muskeln in Längsrichtung. Auf dem Mundboden liegt die Zunge.

Untere Zungenbeinmuskeln

> **Merke**
> Alle unteren Zungenbeinmuskeln werden aus der Ansa cervicalis (Ansa cervicalis profunda aus C1 und C2) des Plexus cervicalis innerviert und können das Os hyoideum nach kaudal ziehen, den Kopf nach vorne und zur Seite beugen sowie am Schluckakt mitwirken.

5.3.5   Halsmuskulatur

Die Halsmuskulatur wird in eine oberflächliche (**Tab. 5.10**) und eine tiefe (**Tab. 5.11** und **5.12**) Schicht eingeteilt.

Tabelle 5.9   **Untere Zungenbeinmuskeln**

Muskel	Ursprung	Ansatz	Innervation	Funktion/Besonderheiten/Klinik
M. omohyoideus	Venter inferior: an der Margo superior der Scapula	Venter inferior: am lateralen Drittel der Unterkante des Os hyoideum	alle unteren Zungenbeinmuskeln werden aus der Ansa cervicalis (= Ansa cervicalis profunda, aus C1 & C2) des Plexus cervicalis innerviert.	Er besitzt (wie auch der M. digastricus) eine Sehnenplatte mitten im Muskel, es werden so zwei Bäuche (Venter inferior und Venter superior) gebildet, die Sehnenplatte überkreuzt den Gefäß-Nervenstrang des Halses. Er senkt das Os hyoideum und spannt die Halsfaszie (Lamina praetrachealis), durch den Zug wird die V. jugularis interna offen gehalten, somit dient der M. omohyoideus auch der Verbesserung des Blutabflusses. Alle unteren Zungenbeinmuskeln können das Os hyoideum nach kaudal ziehen, den Kopf nach vorne und zur Seite beugen, des Weiteren helfen sie beim Schluckakt.
M. sternothyroideus	Dorsalseite des Manubrium sterni und an der 1. Rippe kaudal des M. sternohyoideus	am Schildknorpel des Kehlkopfes	s.o.	Er senkt den Schildknorpel. s.o.
M. sternohyoideus	Hinterseite des Manubrium sterni, am Acromioclaviculargelenk und an der Gelenkkapsel des Sternoclaviculargelenks	lateral an der Dorsalseite des Corpus ossis hyoidei	s.o.	Er zieht das Os hyoideum nach kaudal. s.o.
M. thyrohyoideus	Linea obliqua des Schildknorpels	Os hyoideum	s.o.	zieht das Os hyoideum nach kaudal und den Schildknorpel mit dem Kehlkopf nach kranial s.o.

Oberflächliche Halsmuskeln

Tabelle 5.10   Oberflächliche Halsmuskeln

Muskel	Ursprung	Ansatz	Innervation	Funktion/Besonderheiten/Klinik
Platysma	Mandibula und an der Fascia parotidea	auf Höhe der 2. Rippe an der Haut im Brustbereich	N. facialis	ist ein Hautmuskel und als solcher fest mit der Haut verbunden, liegt zwischen der Haut und dem oberflächlichen Blatt der Fascia cervicalis, es steht mit dem M. risorius, dem M. depressor anguli oris und dem M. depressor labii inferioris in Verbindung, zieht die Mundwinkel und die Mandibula herab und spannt die Haut des Halses.
M. sternocleidomastoideus	ein Caput am medialen Anteil der Clavicula, ein Caput am Manubrium sterni	Processus mastoideus des Os temporale und an der Linea nuchalis superior. Hier besteht auch eine sehnige Verbindung zum Ursprung des M. trapezius.	N. accessorius	dreht bei einseitiger Kontraktion das Kinn zur Gegenseite und die Stirn zur gleichen Seite; kontrahiert er sich beidseitig, so zieht er den Kopf etwas nach vorne und das Kinn leicht nach kranial.
M. trapezius (Pars descendens, Pars horizontalis und Pars ascendens)	Protuberantia occipitalis externa (z.T. auch am Lig. nuchae), Processi spinosi von C7–Th3, bzw. an den Processi spinosi von Th3–Th12	am lateralen Drittel der Clavicula, am Acromion und an der Spina scapulae	N. accessorius	die Scapula heben, nach dorsal ziehen und senken, den Kopf zur Gegenseite drehen, die Clavicula nach dorsal ziehen und den Arm etwas über die Horizontale heben.

Tiefe Halsmuskeln

Die tiefen Halsmuskeln werden in die Skalenusgruppe (**Tab. 5.11**) und die prävertebralen Muskeln (**Tab. 5.12**) eingeteilt.

Funktion der Mm. scaleni. Alle Mm. scaleni heben die obere Thoraxapertur durch Kontraktion an und wirken bei der tiefen Inspiration als Atemmuskeln, durch die Reklination des Kopfes lässt sich ihre Wirkung verstärken. Bei

Tabelle 5.11   Skalenusgruppe

Muskel	Ursprung	Ansatz	Innervation	Funktion/Besonderheiten
M. scalenus anterior	Processi transversi von C3–C6	1. Rippe	Rr. ventrales des 5.–7. Zervikalnervs, (Plexus cervicalis)	s.u.
M. scalenus medius	Processi transversi von C1–C7	1. Rippe	Rr. ventrales des 4.–8. Zervikalnervs, (Plexus cervicalis und Plexus brachialis)	s.u.
M. scalenus posterior	Processi transversi von C6 und C7	2. Rippe (gelegentlich auch an der 3. Rippe)	Rr. ventrales des 7. und 8. Zervikalnervs, (Plexus brachialis)	s.u.

Tabelle 5.12   Prävertebrale Muskeln

Muskel	Ursprung	Ansatz	Innervation	Funktion/Besonderheiten
M. longus colli (Pars recta, Pars obliqua superior und Pars obliqua inferior)	unterer Hals- und oberer Brustwirbelkörper	Atlas und obere Halswirbelkörpern bzw. deren Processi transversi	Rr. ventrales des 1.–4. Zervikalnervs	s.u.
M. rectus capitis anterior und lateralis	Massa lateralis des Atlas	Os occipitale	Rr. ventrales des 1. Zervikalnervs	s.u.
M. longus capitis	Processi transversi der 3.–6. Halswirbels	Os occipitale	Rr. ventrales des 1.–4. Zervikalnervs	s.u.

einseitiger Kontraktion können sie die Halswirbelsäule seitwärts neigen.

Skalenuslücke. Die vom M. scalenus anterior und vom M. scalenus medius begrenzte dreieckige Lücke bezeichnet man als **hintere Skalenuslücke.** Durch sie treten der **Plexus brachialis** und die **A. subclavia** hindurch. Die V. subclavia wird von der A. subclavia durch den M. scalenus anterior getrennt. Sie liegt somit zwischen der Klavikula und dem M. scalenus anterior in der **vorderen Skalenuslücke.**

Funktion. M. longus colli, M. longus capitis und M. rectus capitis können bei einseitiger Kontraktion den **Kopf zur Seite neigen** und die Wirbelsäule etwas rotieren, beidseitige Kontraktion führt zu einer **Inklination des Kopfes.**

5.4 Kopf- und Halseingeweide

5.4.1 Nasenhöhle
Funktion

Das respiratorische Flimmerepithel der Nasenschleimhaut dient der **Reinigung der eingeatmeten Luft.** Zum Anfeuchten der Atemluft geben Drüsen ein Sekret ab. Außerdem kann die Luft durch die Wärmeabgabe oberflächlich gelegener Venengeflechte erwärmt werden. Die Nase dient natürlich auch zum Riechen und zur Bildung der Nasallaute beim Sprechen.

Topografie

Die laterale Wand der knöchernen Nasenhöhle wird vom Labyrinth des Os ethmoidale, der Maxilla (Processus frontalis), dem Os lacrimale und dem Os palatinum gebildet. Sie grenzt nach kranial an die vordere Schädelgrube und den Sinus frontalis (Stirnhöhle), nach lateral an den Sinus maxillaris (Kieferhöhle), nach dorsal an den Sinus sphenoidalis (Keilbeinhöhle) und nach kaudal an die Maxilla.

Makroskopischer Aufbau

Die Nasenhöhle (**Cavitas nasi**) ist vom Nasenvorhof (**Vestibulum nasi**) durch eine Schleimhautfalte (Limen nasi) getrennt. Die Nase wird durch die Nasenscheidewand (**Septum nasi** aus Vomer, Lamina perpendicularis des Os ethmoidale und Cartilago septi nasi) in zwei gleich große Höhlen unterteilt.
Die Nase hat sowohl Öffnungen nach ventral, die sog. **Aperturae piriformes,** als auch Öffnungen nach dorsal in die Pars nasalis des Pharynx, die zwar aussehen wie die Aperturae piriformes, aber **Choanae** heißen.

Nasenmuscheln (Conchae nasales). In der lateralen Wand der Nase liegen die **drei Nasenmuscheln.** Es handelt sich hierbei um mit Schleimhaut überzogene Knochenfortsätze. Sie dienen der Oberflächenvergrößerung. In ihnen liegen Öffnungen zu den Nasennebenhöhlen und die Mündung des Tränennasengangs.
Während die **Concha nasalis inferior** ein eigenständiger Knochen ist, gehören die **Concha nasalis media** und die **Concha nasalis superior** zum Os ethmoidale.

Nasengänge. Direkt unterhalb der Concha nasalis superior verläuft der Meatus nasi superior, in ihn münden die **hinteren Siebbeinzellen** (Cellulae ethmoidales posteriores). Unterhalb der Concha nasalis media liegt der Meatus nasi medius. Er bildet den **Hiatus semilunaris.** Der Hiatus semilunaris verengt sich nach dorsal zum **Infundibulum ethmoidale,** dort münden die **vorderen Siebbeinzellen** (Cellulae ethmoidales anteriores) sowie **Stirn-** und **Kieferhöhle.** Unterhalb der Concha nasalis inferior verläuft der Meatus nasi inferior, in den der **Ductus nasolacrimalis** endet. Der Ductus nasolacrimalis hat seinen Ursprung am Saccus lacrimalis (Tränensack, S. 383).
Ca. 1–2 cm kranial der Apertura piriformis zieht der **Meatus nasopharyngeus** nach dorsal zu den Choanen. Er beginnt ventral unter der Concha nasalis inferior, dorsal grenzt er an die Hinterränder aller drei Nasenmuscheln. Hier strömt die Luft von der Nase in den Rachen.
Etwas kraniodorsal des Meatus nasi superior befindet sich der **Recessus sphenoethmoidalis.** Hier mündet die Keilbeinhöhle.

Mikroskopischer Aufbau

Siehe auch Histologie S. 97.
Die Nase besteht aus einer **Regio respiratoria,** die im Wesentlichen aus der unteren und mittleren Nasenmuschel gebildet wird, und einer **Regio olfactoria,** die sich überwiegend aus der oberen Nasenmuschel, dem Nasendach und dem oberen Nasenseptum zusammensetzt.

Regio respiratoria. Histologisch besteht die Regio respiratoria (auch Pars respiratoria genannt) aus einem mehrreihigen Zylinderepithel mit Kinozilien, Becherzellen, Glandulae nasales und dem venösen **Plexus cavernosus conchae.** Die Schlagrichtung der Kinozilien (und damit die physiologische Richtung für den Transport z. B. von Staub oder Sekret) ist rachenwärts.
Der Plexus cavernosus conchae (**Locus Kiesselbachi**) enthält Drosselvenen. Begünstigt durch seine oberflächliche Lage, dient er der Erwärmung der Atemluft und kann mehr oder weniger stark anschwellen. Die Stärke der Schwellung wechselt ca. alle 4–8 Stunden zwischen den beiden Seiten, dies dient der Regulation der Belüftung und damit der Regeneration der Nasenschleimhaut. Die im Locus Kiesselbachi am Übergang zum Flimmerepithel verlaufenden Gefäße sind häufiger Ausgangspunkt für Nasenbluten.

Regio olfactoria. Die Regio olfactoria (auch Pars olfactoria genannt) besteht aus gelb-brauner Schleimhaut mit mehrreihigem Zylinderepithel **ohne** Kinozilien und Becherzellen im Bereich des Epithels. Sie enthält **Riechzellen,** die als bipolare Zellen das 1. Neuron der Riechbahn darstellen (S. 368). Jede zum Riechkolben verdickte Spitze der Riechzellen ist mit ca. 10 Kinozilien besetzt, die die eigentlichen Riechrezeptoren bilden. Die **Stützzellen** liegen zwischen den Riechzellen, ihre Kerne befinden sich am weitesten distal in der Basalmembran. **Basal-** oder **Ersatzzellen** finden sich als kleine, rundliche, einschichtige Zellen auf der Basalmembran.

In der Lamina propria der Regio olfactoria liegen auch die **Glandulae olfactoriae** (Bowman-Drüsen), deren Sekret die Riechschleimhaut bedeckt.

Gefäßversorgung

Arterielle Versorgung. Der Blutzufluss erfolgt ventral über Äste der **A. ophthalmica** (aus der A. carotis interna) und dorsal durch Äste der **A. maxillaris** (aus der A. carotis externa).

Venöser Abfluss. Der Abfluss des Blutes geschieht über die **V. ophthalmica inferior** (mündet über die Sinus durae matris in die V. jugularis interna) sowie die V. maxillaris, V. facialis und den Plexus pterygoideus (münden ebenfalls in die V. jugularis interna, aber extrakranial). Die Venen bilden im Bereich des knorpeligen Nasenseptums den Plexus cavernosus concharum.

Innervation

Sensibel wird die Nasenhöhle über Rr. nasales innerviert. Im vorderen Teil sind sie Äste des N. ethmoidalis anterior (Ast des N. ophthalmicus V_1) und im hinteren Teil Äste der Nn. nasales (aus dem Ganglion pterygopalatinum, Äste des N. maxillaris V_2).
Die **sekretorische** Innervation der Glandulae nasales erfolgt parasympathisch über den N. petrosus major (Ast des N. facialis) bzw. sympathisch über den N. petrosus profundus (Ast des Ganglion cervicale superius). Die Geruchsempfindung **(sensorisch)** wird über die Nn. olfactorii (S. 236) vermittelt.

Klinik

Weiterleitung von Infektionen. Infektionen im Bereich des Gesichts können über zahlreiche Anastomosen in den Schädel weitergeleitet werden und dort großen Schaden (Thrombosen, Hirnabszesse) anrichten. So besteht beispielsweise eine Verbindung zwischen dem Plexus pterygoideus und den Hirnhäuten (Meningen) über die Vv. meningeae mediae und der Orbita über die V. ophtalmica inferior. Die V. ophthalmica superior verbindet das Gesicht mit der Orbita und weiter mit dem Schädelinneren, ebenso wie die V. ophthalmica inferior; die Diploëvenen und die Vv. emissariae stellen eine Verbindung zwischen dem Schädeldach und dem Schädelinneren dar. Bei Abszessen im Bereich des Gesichts, insbesondere oberhalb der Oberlippe, ist deshalb besondere Vorsicht geboten. Durch mechanische Manipulationen können vermehrt Keime in die Gefäße gelangen und von dort aus in das Gehirn transportiert werden.

5.4.2 Nasennebenhöhlen

Die Anlage der Nasennebenhöhlen **(Sinus paranasales)** besteht schon beim Neugeborenen, die Entwicklung erfolgt jedoch erst nach der Geburt. Mehrreihiges Zylinderepithel aus der Regio respiratoria der Nasenhöhle wächst in die Markräume der entsprechenden Knochen ein und pneu-

matisiert sie. Ihre definitive Ausdehnung erreichen die Nasennebenhöhlen erst gegen Ende der Pubertät.
Die Nasennebenhöhlen vergrößern den Raum um die Nase und dienen als weiterer Resonanzraum beim Sprechen und Singen.

Topografie und Aufbau

Sinus frontalis (Stirnhöhle). Die Stirnhöhle ist kranial der Orbita im Os frontale lokalisiert. Die normalerweise asymmetrisch angelegte Stirnhöhle wird durch das **Septum interfrontale** geteilt. Die beiden Höhlen münden jeweils an einer Apertura sinus frontalis in den **Hiatus semilunaris** des **Meatus nasi medius**.

Sinus maxillaris (Kieferhöhle). Die Kieferhöhlen befinden sich als größte Nasennebenhöhlen paarig im Bereich der gesamten Maxilla. Der kraniale Anteil grenzt an den **Orbitaboden** (und den Canalis infraorbitalis), der kaudale Teil wird durch eine dünne Knochenlamelle von den Zahnwurzeln der Maxilla getrennt. Der tiefste Punkt befindet sich zwischen den Mahlzähnen und dem ersten Backenzahn. Da der Ein- und Ausgang, der Hiatus maxillaris, etwas weiter kranial liegt, kann der Abfluss von Sekret erschwert sein.
Dorsal grenzt an den Sinus maxillaris das Tuber maxillae und die Fossa pterygopalatina, ventral und lateral die Gesichtsfläche der Maxilla, medial die Nasenhöhle. Die Öffnung zum Meatus nasi medius liegt am Dach der Kieferhöhle.

Sinus sphenoidalis (Keilbeinhöhle). Die Keilbeinhöhle geht paarig aus der Rückseite der Nasenhöhle hervor und liegt deshalb auch hinter deren dorsaler Wand im Corpus ossis sphenoidalis. Beide Höhlen werden häufig nur unvollständig durch ein Septum getrennt. Die Keilbeinhöhle grenzt lateral an den Sulcus caroticus und hat somit auch eine topografische Beziehung zur A. carotis interna und zum Sinus cavernosus. Ventral grenzt sie an die Cellulae ethmoidales, ventrokranial an den Canalis opticus und die Orbita, kranial und dorsal an die Fossa hypophysialis. Die Keilbeinhöhle mündet über den Recessus sphenoethmoidalis in den Meatus nasi superior.

Cellulae ethmoidales (Siebbeinzellen). Die Siebbeinzellen liegen als zahlreiche, unvollständig getrennte, dünnwandige Höhlen im Os ethmoidale. Aufgrund ihrer Anordnung kann man sie in eine ventrale, eine mediale und eine dorsale Gruppe unterteilen. Die größte Siebbeinzelle wird als **Bulla ethmoidalis** bezeichnet. Die Siebbeinzellen grenzen nach kranial an die vordere Schädelgrube, nach kaudal an den Sinus maxillaris, nach dorsal an den Sinus sphenoidalis, nach lateral an die Orbita und nach medial an die Nasenhöhle. Sie münden in den Meatus nasi superior oder Meatus nasi medius.

Gefäßversorgung und Innervation

Die arterielle und venöse Versorgung sowie die Innervation ist identisch mit der der Nase (s. o.).

Biologie Histologie Anatomie Chemie Biochemie Physik Physiologie Psych./Soz.

Klinik

Klinische Relevanz der Topografie. Die Kenntnis der Lage der Nebenhöhlen ist wichtig, da man über die Nasennebenhöhlen operativ verschiedene Strukturen im Schädelinneren erreichen kann (z. B. die Hypophyse über den Sinus sphenoidalis).

5.4.3 Mundhöhle

Topografie. Die Mundhöhle wird nach ventral von den Lippen, nach lateral von den Wangen, nach kranial vom Gaumen, nach kaudal vom Mundboden und nach dorsal vom Mesopharynx begrenzt.

Makroskopischer Aufbau. Die Mundhöhle gliedert sich in den Mundvorhof **(Vestibulum oris)** und die eigentliche Mundhöhle **(Cavitas oris propria)**. Als Vestibulum oris wird der Raum zwischen Wange, Lippen und Zähnen bezeichnet. In das Vestibulum oris münden die Glandula parotidea (gegenüber des 2. oberen Molaren), die Glandulae buccales und die Glandulae labiales.
Die **Lippen** werden in Ober- und Unterlippe unterteilt. In ihnen verläuft der M. orbicularis oris (S. 218). Sie werden sensibel im oberen Bereich vom N. maxillaris (V_2), im unteren Bereich vom N. mandibularis (V_3) und beide motorisch vom N. facialis (VII) innerviert. Ihre Gefäßversorgung erfolgt über die A. facialis.

Klinik

Vestibulum oris als Operationszugang. Soll beispielsweise bei einer chronischen Entzündung an der Kieferhöhle eine Operation durchgeführt werden, so kann der Zugang vom Vestibulum oris aus oberhalb der Zahnreihe des Oberkiefers erfolgen. Auf diese Weise können sichtbare Narben vermieden werden.

Mikroskopischer Aufbau. Siehe Histologie S. 99

Gefäßversorgung. Die Wand der Mundhöhle wird von Ästen der A. maxillaris und der A. facialis versorgt, die Versorgung der Zunge erfolgt über die A. lingualis (alles Äste der A. carotis externa).

Innervation. Die Wand der Mundhöhle wird sensibel im Bereich der Wangen und im Bereich des Unterkiefers von Ästen des N. mandibularis (V_3) innerviert, der Oberkiefer von Ästen des N. maxillaris (V_2) und der Gaumen von Ästen des N. glossopharyngeus (IX).

5.4.4 Zähne

Alle Zähne sind zum Zeitpunkt der Geburt bereits angelegt. Zuerst wachsen die sog. Milchzähne an die Oberfläche (= Zahndurchbruch, untere mediale Schneidezähne, 6.–12. Monat). Diese Zähne, das sog. Milchgebiss, fallen jedoch ungefähr ab dem 7. Lebensjahr aus und werden durch das bleibende Gebiss ersetzt, das zwölf Zähne mehr aufweist.

Anordnung der Zähne

Das **Milchgebiss** besteht aus 20 Zähnen:
- 4 × 2 Schneidezähne
- 4 × 1 Eckzahn
- 4 × 2 Mahlzähne
(4 ×, da sich oben und unten sowie rechts und links die gleichen Zähne befinden.
Das **bleibende Gebiss** besteht aus 32 Zähnen:
- 4 × 2 Schneidezähne (Dentes incisivi)
- 4 × 1 Eckzahn (Dentes canini)
- 4 × 2 Backenzähne (Dentes praemolares)
- 4 × 3 Mahlzähne (Dentes molares).
Der Zahnarzt benennt die Zähne nach der Zahnformel (**Tab. 5.13**).
Der **erste Molar** des Unterkiefers ist in der Regel der erste Zahn, der vom bleibenden Gebiss durchbricht (ca. im 6.–7. Lebensjahr). Zwischen dem 7. und 8. Lebensjahr werden die Schneidezähne ersetzt, der Zahnersatz schreitet dann im Wesentlichen von ventral nach dorsal fort.

Merke

Alle Zähne werden in der Embryonalperiode angelegt, d. h. es sind insgesamt 52 Zähne angelegt, da das Milchgebiss aus 20 und das bleibende Gebiss aus 32 Zähnen besteht.

Entwicklung

Die Zähne entwickeln sich aus Ektoderm und Mesoderm. Dabei erfolgt die Entwicklung aus dem Ektoderm von außen nach innen, die Entwicklung aus dem Mesoderm von innen nach außen.
Aus dem **Ektoderm** entsteht in der 6. Entwicklungswoche die **epitheliale Zahnleiste**, die sich weiter zu einem **epithelialen Schmelzorgan** und schließlich zu einer **Schmelzkappe** entwickelt. Die Schmelzkappe bildet zum einen eine Knospe und zum anderen eine **Ersatzzahnleiste** für die permanenten Zähne. Die Schmelzkappe entwickelt sich weiter zur **Schmelzglocke**. Die Schmelzglocke besteht aus einem äußeren und inneren **Schmelzepithel**. Aus der inne-

---

Tabelle 5.13   Zahnformel

	rechts	links
oben	18, 17, 16, 15, 14, 13, 12, **11**	**2**1, 22, 23, 24, 25, 26, 27, 28
	Molare, Prämolare, Eckzähne, Schneidezähne, Eckzähne, Prämolare, Molare	
unten	48, 47, 46, 45, 44, 43, 42, **41**	**3**1, 32, 33, 34, 35, 36, 37, 38

ren Schmelzpulpa gehen dann die **Adamantoblasten** hervor, deren Aufgabe die Bildung von **Zahnschmelz** ist.
Aus dem **Mesektoderm** entwickeln sich die **Alveolaranlage** (die später Osteoblasten und dann die Zahnalveole bildet), das **Zahnsäckchen** (das außen die Wurzelhaut und die Sharpey-Fasern und innen **Zementoblasten** für den Zement bildet), die **Zahnpapille** (die die **Odontoblasten** hervorbringt, die später über Prädentin **Dentin** produzieren) und die **Zahnpulpa**.

> **Merke**
>
> Zahnanteile, die „Schmelz" in ihrem Namen haben, stammen aus dem Ektoderm, Zahnanteile, die „Dentin" oder „Zement" in ihrem Namen haben, stammen aus dem Mesektoderm, das sich zum Mesenchym entwickelt.
>
> – Adamantoblasten produzieren Schmelz
> – Odontoblasten produzieren Dentin.
>
> Odontoblasten und Zementoblasten bleiben erhalten, Adamantoblasten werden beim Kauen abgerieben, Sharpey-Fasern fangen den Druck beim Kauen ab.

Makroskopischer Aufbau

Ein Zahn besteht aus einer Zahnkrone **(Corona dentis)**, einem Zahnhals **(Cervix dentis)** und einer Zahnwurzel **(Radix dentis)**. Im Inneren des Zahnes liegt die Zahnhöhle **(Cavitas dentis)**, die die Zahnpulpa **(Pulpa dentis)** enthält. Die Pulpahöhle (= Zahnhöhle) setzt sich in den Wurzelkanal fort. An dessen Spitze treten Nerven und Gefäße in die Pulpahöhle ein vgl. auch Abb. 3.16, Histologie S. 101).

Mikroskopischer Aufbau

Siehe Histologie S. 101.

Gefäßversorgung

Die Gefäßversorgung erfolgt durch Äste der A. maxillaris (Ast der A. carotis externa). Im Bereich des Oberkiefers erfolgt die Gefäßversorgung durch die Aa. alveolares superiores, im Bereich des Unterkiefers durch die A. alveolaris inferior.

Innervation

Äste des **N. maxillaris** (V_2) innervieren die Zähne (Nn. alveolares superiores aus dem N. infraorbitalis) und das Zahnfleisch (Nn. palatini majores) des **Oberkiefers**. Äste des **N. mandibularis** (V_3) innervieren die Zähne (N. alveolaris inferior) und das Zahnfleisch (von ventral nach dorsal zuerst der N. lingualis, dann N. mentalis, N. buccalis und schließlich der N. alveolaris inferior) des **Unterkiefers**.

5.4.5 Zunge

Die Zunge ermöglicht das Greifen, Zermahlen und Schlucken der Nahrung. Des Weiteren spielt sie eine wesentliche Rolle beim Sprechen, enthält reichlich Geschmacks- und Mechanorezeptoren sowie viel lymphatisches Gewebe.

Topografie

Die Zunge liegt in der **Cavitas oris propria** und grenzt somit lateral und ventral an die Schneidezähne, kranial an den Gaumen, kaudal an den Mundboden und dorsal an den Mesopharynx.

Makroskopischer Aufbau

Die grobe Unterteilung der Zunge erfolgt in Zungenspitze **(Apex linguae)**, Zungenrücken **(Dorsum linguae)**, Zungenunterseite **(Facies inferior linguae)** mit dem Zungenbändchen **(Frenulum linguae)** und Zungengrund **(Radix linguae)**. Der V-förmige **Sulcus terminalis linguae** trennt die vorderen 2/3 der Zunge von der Radix linguae. An der Spitze des V liegt das blind endende **Foramen caecum** (S. 210). Dorsal des Sulcus terminalis liegt der **Zungengrund**. Dort befindet sich lymphatisches Gewebe, das unter der Bezeichnung **Tonsilla lingualis** zusammengefasst wird.
Auf dem Zungenrücken verläuft in Längsrichtung der **Sulcus medianus linguae**. Er markiert die Grenze zwischen rechter und linker Zungenhälfte. Unter dem Sulcus verläuft eine mit dem mehrschichtig unverhornten Plattenepithel der Zunge fest verwachsene Bindegewebsplatte, die **Aponeurosis linguae**.

> **Klinik**
>
> **Diagnostik von Krankheiten anhand der Zunge.** Manche Krankheiten führen zu Veränderungen an der Zunge. Bei Scharlach tritt eine gerötete, leicht geschwollene *Himbeerzunge* auf, bei einer Leberzirrhose kommt es zu einer *Lackzunge* mit glatter Oberfläche, bei Vitamin-B_{12}-Mangel mit schwerer perniziöser Anämie zu einer sog. *Hunter-Moeller-Glossitis* (Zungenbrennen und Papillenatrophie, Rotfärbung der Zunge), eine chronische Gastritis kann, ebenso wie eine Pilzinfektion (mit Candida albicans = Soor) einen weißlichen Belag der Zunge verursachen.

Muskulatur

Man kann die Zungenmuskulatur in zwei Gruppen einteilen (**Tab. 5.14**): in die **äußere**, von Schädelknochen entspringende Muskulatur, und in die **innere**, ausschließlich in der Zunge selbst liegende Muskulatur. Die inneren Zungenmuskeln verlaufen in allen drei Ebenen des Raumes und sind alle am Bindegewebe innerhalb der Zunge verankert. Die rechte und die linke Zungenhälfte werden durch eine sagittale Bindegewebsplatte, das **Septum linguae**, getrennt. Fast senkrecht zu diesem Septum liegt am Dorsum linguae die Aponeurosis linguae zwischen der Schleimhaut und der Muskulatur.

Mikroskopischer Aufbau

An ihrer Oberfläche weist die Zunge ein **mehrschichtig unverhorntes Plattenepithel** auf. Zusätzlich liegen auf dem Zungenrücken vier verschiedene Typen von Papillen vor (Histologie S. 100).

Biologie Histologie Anatomie Chemie Biochemie Physik Physiologie Psych./Soz.

Tabelle 5.14 Zungenmuskulatur

Muskel	Ursprung	Ansatz	Innervation	Funktion/Besonderheiten
Äußere Zungenmuskeln				
M. genioglossus	Spina mentalis der Mandibula	Aponeurosis linguae	N. hypoglossus	verläuft fächerförmig (vertikale und horizontale Fasern), bewegt dadurch die Zunge nach vorne und flacht sie ab, streckt sie heraus (im Zusammenspiel mit der Binnenmuskulatur), kann auch das Zungenbein über den Kehldeckel geringfügig nach vorne ziehen
M. hyoglossus	Cornu majus und Corpus des Os hyoideums	Aponeurosis linguae	N. hypoglossus	Bei Kontraktion bewegt er den Zungenrücken vom Gaumen (Abflachung: Synergist zum M. genioglossus). Die gestreckte Zunge wird nach hinten gezogen (Antagonist zum M. genioglossus).
M. styloglossus	Processus styloideus	Apex linguae	N. hypoglossus	bewegt die Zunge nach kraniodorsal
Innere Zungenmuskeln				
Mm. longitudinales superior et inferior	Zungenspitze	Zungengrund	N. hypoglossus	Beweglichkeit der Zunge
M. transversus linguae	Zungenrand	Septum linguae und Aponeurosis linguae	N. hypoglossus	Beweglichkeit der Zunge
M. verticalis linguae	Zungenrücken	Unterseite der Zunge	N. hypoglossus	Beweglichkeit der Zunge

Gefäßversorgung

Die Gefäßversorgung der Zunge erfolgt über die **A. lingualis** (Ast der A. carotis externa). Sie tritt medial vom N. hypoglossus in die Zunge ein und gibt in ihrem weiteren Verlauf die **A. profunda linguae** ab, die an der Zungenspitze mit dem Gefäß der Gegenseite anastomosiert.

Das venöse Blut fließt über die **V. lingualis** in die V. jugularis interna ab.

Innervation

Die Zunge wird sowohl sensibel als auch sensorisch innerviert, wobei nur die Spitze der Zunge für diese beiden Aufgaben von zwei verschiedenen Hirnnerven innerviert wird.

> **Merke**
> Alle Zungenmuskeln werden motorisch vom N. hypoglossus (XII) innerviert.

Sensible Innervation. Die vorderen 2/3 der Zunge werden durch den **N. lingualis** (Ast des N. mandibularis V_3) innerviert (**Abb. 5.5**). Die Fasern ziehen durch das Ganglion submandibulare, werden dort aber nicht umgeschaltet. Das hintere Drittel wird vom **N. glossopharyngeus** (IX) innerviert. Die Innervation dorsal des Sulcus terminalis erfolgt durch den **N. vagus** (X).

Sensorische Innervation (Geschmack). Sie erfolgt über Fasern des Ncl. solitarius (Kern von VII, IX und X): die vorderen 2/3 werden über die **Chorda tympani** (Ast des N. facialis) innerviert. Die Fasern ziehen durch das Ganglion

submandibulare, werden dort aber nicht umgeschaltet. Das hintere Drittel wird vom **N. glossopharyngeus** (IX) innerviert. Die Innervation dorsal des Sulcus terminalis erfolgt durch den **N. vagus** (X).

Man geht davon aus, dass in **verschiedenen Arealen** der Zunge unterschiedliche **Geschmackseindrücke** wahrgenommen werden (**Abb. 5.5**):
– Zungenspitze: süß
– Zungenspitze und vorderer Zungenrand: salzig
– hinterer Zungenrand: sauer

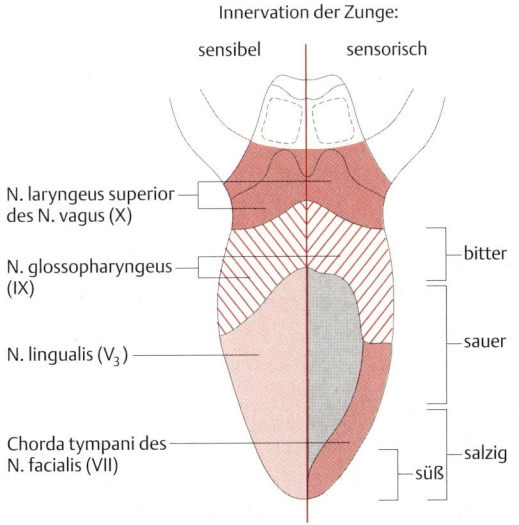

Innervation der Zunge:

sensibel | sensorisch

N. laryngeus superior des N. vagus (X)

N. glossopharyngeus (IX)

N. lingualis (V_3)

Chorda tympani des N. facialis (VII)

bitter

sauer

salzig

süß

Abb. 5.5 Innervation der Zunge. Grau: sensorisch nicht innerviert (stark verhornt).

– hinterer Abschnitt (an den Wallpapillen): bitter
– ebenfalls eine Geschmacksempfindung ist umami (herz-haft), hierbei handelt es sich um Glutamatrezeptoren.

Alle anderen „Geschmacksempfindungen" entstehen durch Mitwirkung der Nase (bei zugehaltener Nase oder bei Schnupfen sind beispielsweise Apfel, Zwiebel und Gurke kaum voneinander zu unterscheiden). Die Empfindung „scharf" wird über Schmerzfasern weitergeleitet.

> **Klinik**
>
> **Auswirkungen eines Schlaganfalls auf die Zunge.** Bei einem Schlaganfall (Apoplex) kann es zu einem einseitigen Ausfall des N. hypoglossus (XII) kommen. Die Zunge weicht dann beim Herausstrecken zur gelähmten Seite hin ab.

5.4.6 Speicheldrüsen

Die Speicheldrüsen sind **exokrine Drüsen**, die ihr Sekret (Speichel, Saliva) über Ausführungsgänge in die Mundhöhle abgeben.

Ein Erwachsener besitzt drei paarig angelegte **große** (Glandula parotidea, Glandula submandibularis, Glandula sublingualis) und zahlreiche **kleine** Speicheldrüsen (Glandulae buccales, Glandulae linguales, Glandulae palatinae, Glandulae labiales), die pro Tag ca. 0,5–1,5 l Speichel produzieren. Ca. 95 % des Speichels stammen aus der Glandula parotidea (seröses Sekret) und aus der Glandula submandibularis (muzinreiches Sekret).

Histologisch sind die Speicheldrüsen unterschiedlich aufgebaut. Sie bestehen jedoch alle aus ekkrin sezernierenden Drüsenendstücken und einem Ausführungsgangsystem (Histologie, S. 100, zur Funktion Physiologie S. 732).

Glandula parotidea

Topografie. Die Glandula parotidea (**Ohrspeicheldrüse**, alt: Glandula parotis, klin.: Parotis) liegt in der Regio parotideomasseterica v. a. im retromandibulären Bereich. Sie wiegt 20–30 g und ist von einer Bindegewebskapsel **(Fascia parotidea)** umgeben, die mit ihrem oberflächlichen und ihrem tiefen Blatt die **Parotisloge** bildet. Kranial befindet sich in unmittelbarer topografischer Beziehung der Meatus acusticus externus, kaudal der M. digastricus (und der Processus styloideus), ventral die Mandibula, ventromedial der M. masseter, dorsal das Mastoid sowie der M. sternocleidomastoideus und lateral die Gesichtshaut.

Durch die Parotisloge zieht der **N. facialis**, er bildet innerhalb der Ohrspeicheldrüse den **Plexus intraparotideus** und zieht am Ober- und Unterrand der Drüse entlang zur mimischen Muskulatur. Äste des Plexus intraparotideus sind der R. temporalis, der R. zygomaticus, die Rr. buccales und der R. marginalis mandibularis.

Ebenfalls in der Parotisloge verläuft die **A. carotis externa**, die sich hier in ihre Endäste (A. maxillaris und A. temporalis superficialis) aufteilt, sowie die V. retromandibularis und der **N. auriculotemporalis** (Ast des N. mandibularis).

Ausführungsgang der Glandula parotidea ist der **Ductus parotideus**. Er zieht zunächst kaudal des Arcus zygoma-ticus über den M. masseter, durchbohrt dann den M. buccinator und mündet schließlich an der **Papilla ductus parotidei**, die sich im **Vestibulum oris** in Höhe des **2. oberen Molaren** befindet (Regio buccalis).

> **Klinik**
>
> **Parotitis epidemica (syn. Mumps, Ziegenpeter).** Parotitis epidemica ist eine akute, generalisierte Virusinfektion, die durch eine nichteitrige Schwellung der Glandula parotidea gekennzeichnet ist. Die Übertragung erfolgt ausschließlich von Mensch zu Mensch durch Tröpfchen- oder Schmierinfektion, die Inkubationszeit beträgt ca. 18 Tage. Auch die anderen Speicheldrüsen sowie die Tränendrüse und der Pankreas können mit erkranken. Als weitere Komplikationen können eine Hodenentzündung (Gefahr der Unfruchtbarkeit), eine Meningitis oder eine Mitbeteiligung des N. vestibulocochlearis (Gefahr der Taubheit) auftreten. Eine Schutzimpfung ist daher dringend zu empfehlen.

> **Merke**
>
> Für die drei serösen Drüsen: Papa (*Pa*rotis und *Pa*nkreas) weint (Glandula *lacrimalis*) serös.

Gefäßversorgung und Innervation. Aus der **A. temporalis superficialis** (aus der A. carotis externa) über die A. transversa faciei wird die Glandula parotidea mit arteriellem Blut versorgt.

Die **parasympathische Innervation** erfolgt aus dem Ncl. salivatorius inferior des **N. glossopharyngeus** (IX). Von dort verlaufen präganglionäre Fasern zum **Ganglion inferius**, dann weiter als N. tympanicus zum **Plexus tympanicus**, von dort dann als **N. petrosus minor** zum **Ganglion oticum**. Hier erfolgt die Umschaltung auf postganglionäre Fasern. Gemeinsam mit dem Plexus intraparotideus des N. facialis (VII) verzweigen sich dann die **sekretorischen** Fasern in der Parotis.

Die **sympathische Innervation** erfolgt durch Fasern aus dem Sympathikusgeflecht, das um die A. meningea media herum lokalisiert ist und vom Plexus caroticus externus des Ganglion cervicale superius stammt.

Glandula submandibularis

Topografie. Die Glandula submandibularis wiegt ca. 10–15 g und liegt im Trigonum submandibulare auf dem M. mylohyoideus und zwischen den beiden Bäuchen des M. digastricus. Ihr Ausführungsgang zieht um den Hinterrand des M. mylohyoideus nach kranioventral. Nach ca. 5 cm endet der medial der Drüse verlaufende **Ductus submandibularis** an der **Caruncula sublingualis** (zu sehen unter der Zunge direkt neben dem Zungenbändchen [Frenulum linguae]).

Durch die Faszienloge der Glandula submandibularis zieht der Hauptstamm der **A. facialis**, medial der Drüse auf dem M. hyoglossus verläuft der N. hypoglossus.

Gefäßversorgung und Innervation. Die Gefäßversorgung erfolgt über Äste der **A. facialis** (aus der A. carotis externa). Die Innervation erfolgt aus dem **Ganglion submandibulare**

über parasympathische Äste des N. facialis, die ihren Ursprung im Ncl. salivatorius superior (S. 237) haben sowie über sympathische Äste, die ihren Ursprung im Ganglion cervicale superius haben (S. 243).

Glandula sublingualis

Die Glandula sublingualis (**Unterzungendrüse**) wird ebenfalls zu den großen Speicheldrüsen gerechnet, obwohl sie sich aus bis zu 12 kleinen einzelnen Drüsen zusammensetzt.

Topografie. Die Glandula sublingualis wiegt etwa 5 g und liegt oberhalb des M. mylohyoideus in der Regio sublingualis. Kranial grenzt sie an den N. lingualis (Ast des N. mandibularis) und an das Ganglion submandibulare. Sie liegt direkt unter der Schleimhaut und wölbt bei angehobener Zunge die Schleimhaut als **Plica sublingualis** vor.
Ihr großer Ausführungsgang, der **Ductus sublingualis major**, mündet gemeinsam mit dem Ductus submandibularis an der **Caruncula sublingualis**. Die zahlreichen kleinen Ausführungsgänge, die **Ductus sublinguales minores**, liegen in einer Reihe auf der Plica sublingualis.

Gefäßversorgung und Innervation. Die Gefäßversorgung erfolgt über Äste der **A. facialis** (aus der A. carotis externa). Die Innervation erfolgt ebenfalls aus dem **Ganglion submandibulare**, d.h. parasympathische Äste des N. facialis mit Ursprung im Ncl. salivatorius superior und sympathische Äste mit Ursprung im Ganglion cervicale superius.

Kleine Speicheldrüsen

Zu den kleinen Speicheldrüsen zählen die **Glandulae buccales, Glandulae linguales, Glandulae palatinae** und **Glandulae labiales**. Ihr Sekret ist seromukös und besteht neben Schleim hauptsächlich aus Amylase. Ihre **parasympathische Innervation** erfolgt aus dem Ncl. salivatorius superior über Äste des N. facialis, die zum Teil im Ganglion pterygopalatinum und zum Teil im Ganglion submandibulare umgeschaltet werden. Die **sympathischen Fasern** stammen aus dem Ganglion cervicale superius und ziehen ebenfalls durch diese Ganglien (allerdings ohne umgeschaltet zu werden).

5.4.7 Gaumen

Man unterscheidet ein **Palatum durum** (harter Gaumen, vordere ²/₃) und ein **Palatum molle** (weicher Gaumen, Gaumensegel, hinteres Drittel).

Topografie

Der Gaumen bildet das Dach der Mundhöhle und trennt somit die Mundhöhle von den Nasenhöhlen. Dorsal endet er an der Rachen- oder Schlundenge, dem **Isthmus faucium** (s.u.).

Makroskopischer Aufbau

Harter Gaumen (Palatum durum). Der harte Gaumen wird vom **Os palatinum** (Lamina horizontalis) und vom **Os maxillare** (Processus palatinus) gebildet. Die vier Knochenanteile sind durch eine Sutura palatina mediana sowie eine Sutura palatina transversa verbunden. Im ventralen Teil weist der harte Gaumen einige querverlaufende Schleimhautfalten auf (Plicae palatinae transversae).

Weicher Gaumen (Palatum molle). Der weiche Gaumen hat zur Verstärkung eine Bindegewebsplatte, die **Aponeurosis palatina**, die am hinteren Rand des harten Gaumens ansetzt und durch die Sehnen der an ihr befestigten Muskeln gebildet wird. Der weiche Gaumen bildet das Gaumensegel **(Velum palatinum)**, das im Zäpfchen **(Uvula)** endet. Rechts und links davon liegen die Gaumenbögen. Das Segel und die Bögen enthalten verschiedene **Muskeln** (**Tab. 5.15**).

Mikroskopischer Aufbau

Der harte Gaumen und ein großer Teil des weichen Gaumens sind von mehrschichtig unverhorntem Plattenepithel überzogen, der dorsokraniale Teil des weichen Gaumens (der zur Nase hin liegt) ist von mehrreihigem Flimmerepithel (mit Becherzellen) bedeckt.

Gefäßversorgung und Innervation

Der Gaumen wird von Ästen der A. facialis und von Ästen der A. maxillaris (beides Äste der A. carotis externa) versorgt. Innerviert wird der Gaumen zum einen vom Plexus pharyngeus, der motorische und sensible Fasern vom **N. glossopharyngeus** (IX) und vom **N. vagus** (X) sowie ein paar sympathische Fasern aus dem Grenzstrang erhält, zum anderen wird er sensibel von Ästen des **N. maxillaris** (V₂) innerviert.

5.4.8 Isthmus faucium

Der Isthmus faucium **(Schlundenge)** wird vom weichen Gaumen eingerahmt: lateral liegen die Gaumenbögen, kranial das Gaumensegel, kaudal die Zunge.
Bei den Gaumenbögen, die vom Gaumensegel ausgehen, unterscheidet man den vorderen (Arcus palatoglossus) und den hinteren (Arcus palatopharyngeus) Gaumenbogen. Zwischen den Gaumenbögen liegt die Tonsillarbucht (Fossa tonsillaris), in der sich die Tonsilla palatina befindet.

Tonsilla palatina. Im Bereich des weichen Gaumens liegt auf dem M. constrictor pharyngis die Tonsilla palatina, ein paariges lymphatisches Organ. Zwischen den Vorwölbungen der Tonsilla palatina befinden sich flache Krypten, in die als muköse Drüsen die Glandulae linguales posteriores münden.
Die Tonsilla palatina sowie die Tonsilla tubaria und den sog. Seitenstrang kann man auch zum lymphatischen Rachenring **(Waldeyer-Rachenring)** zusammenfassen. Wie der Rachen wird auch die Tonsilla palatina vom N. glossopharyngeus innerviert und von Ästen der A. facialis, der A. maxillaris und der A. pharyngea ascendens mit Blut versorgt.

Biologie · Histologie · Anatomie · Chemie · Biochemie · Physik · Physiologie · Psych./Soz.

Tabelle 5.15 Muskeln des harten Gaumens

Muskel	Ursprung	Ansatz	Innervation	Funktion/Besonderheiten
M. tensor veli palatini	Tuba auditiva, Ala major des Os sphenoidale	Gaumenaponeurose	N. musculi tensoris veli palatini (Ast des N. mandibularis (V3))	hebt und spannt das Gaumensegel, kann Ohrtrompete erweitern
M. levator veli palatini	Os petrosum, Cartilago tubae auditivae	Aponeurosis palatina (bildet Bogen mit Gegenseite)	Plexus pharyngealis (N. glossopharyngeus (IX) und vom N. vagus (X) und Grenzstrang)	hebt und spannt das Gaumensegel, kann Ohrtrompete erweitern
M. palatoglossus	Gaumenaponeurose	M. transversus linguae	N. glossopharyngeus (IX)	zieht Gaumensegel nach unten und Zungengrund nach oben, verschließt somit den Isthmus faucium
M. palatopharyngeus	Aponeurosis palatina, Hamulus pterygoidens des Os sphenoidale	dorsale Pharynxwand, Schildknorpel	N. glossopharyngeus (IX)	zieht Gaumensegel nach unten und Zungengrund nach oben, verschließt somit den Isthmus faucium, hebt Kehlkopf an
M. uvulae	knöcherner harter Gaumen	Spitze der Uvula	Plexus pharyngeus	Verkürzung der Uvula, dadurch Auspressen der in der Uvula enthaltenen Drüsen, hilft beim Verschluss des Isthmus faucium

---

Klinik

Adenotomie. Die Tonsilla pharyngealis kann (bei Kindern) so groß werden, dass die Nasenatmung deutlich behindert ist und das Kind fast nur noch durch den Mund atmen kann. Ist dies der Fall oder ist sie chronisch entzündet (chronische Tonsillitis), werden die Rachenmandeln operativ mittels eines Ringmessers (Adenotom) verkleinert (Tonsillektomie). Auch die Tonsilla tubaria kann bei starker Schwellung sowohl die Nasenatmung als auch den Druckausgleich der Paukenhöhle über die Tuba auditiva behindern.

5.4.9 Pharynx

Der Pharynx (Rachen) ist ein Schlauch aus Bindegewebe und Muskulatur, der an der Schädelbasis aufgehängt ist und sich bis zum Eingang des Ösophagus erstreckt. Nach hinten und zur Seite ist er geschlossen, nach vorne besitzt er 3 Öffnungen, durch die er in 3 Abschnitte unterteilt werden kann: Epipharynx, Mesopharynx und Hypopharynx. Der Pharynx dient als eine Art Verbindungsstraße zwischen Paukenhöhle, Nase, Mundhöhle, Trachea und Ösophagus. Er leitet Luft und Nahrung weiter. Außerdem ist er maßgeblich am Schluckakt beteiligt (s. u.).

Topografie

Der Pharynx beginnt kranial unterhalb der Schädelbasis und endet nach ca. 14 cm am Ösophagus. Er steht über die Choanen mit der Nasenhöhle, über die Tuba auditiva mit der Paukenhöhle und mit der Mundhöhle über den Isthmus faucium sowie mit der Trachea und dem Ösophagus

in Verbindung. Unterhalb des Fornix pharyngeus entsteht durch den Torus tubarius eine Nische, der Recessus pharyngeus, der dorsal des Torus tubarius liegt.

Makroskopischer Aufbau

Der Pharynx lässt sich in drei Etagen einteilen.
- In den **Epipharynx** (Pars nasalis), der dorsal des Palatum molle auf Höhe der Choanae sowie dem Ostium pharyngeum tubae auditivae (Mündung der Ohrtrompete), der Tonsilla tubaria und der Tonsilla palatina liegt. Das Ostium pharyngeum tubae auditivae ist vom Torus tubarius (Tubenwulst) und dem Tubenknorpel umgeben. In unmittelbarer Umgebung der Tubenöffnung liegt die Tonsilla tubaria, die Tonsilla pharyngealis liegt am Dach des Epipharynx.
- In den **Mesopharynx** (Pars oralis), der sich zwischen Gaumen (bzw. Uvula) und Epiglottis befindet. Hier mündet am Isthmus faucium die Mundhöhle.
- In den **Hypopharynx** (Pars laryngea), der vom Oberrand der Epiglottis bis zum Ösophagusmund reicht.

Schlundmuskeln

Der Pharynx enthält in seiner Wand zwei verschiedene Muskelgruppen, die für den reibungslosen Ablauf des Schluckakts mitverantwortlich sind: die **Konstriktoren** (Schlundschnürer) und die **Levatoren** (Schlundheber).

Konstriktoren (Schlundschnürer). Diese bilden keinen vollständig geschlossenen Muskelring, sondern sind nach ventral etwas offen. Sie setzen **alle** dorsal an der **Raphe pharyngis** an, einem in der Medianebene längs verlaufenden Sehnenstreifen, der den Rachen an der Schädelbasis befestigt. **Alle** Konstriktoren werden vom Plexus pharyngeus innerviert, der motorische und sensible Fasern vom **N. glossopharyngeus** (IX) und vom **N. vagus** (X) sowie ein paar sympathische Fasern aus dem Grenzstrang erhält. Die Konstriktoren sind:

- **M. constrictor pharyngis superior** (Ursprung am Os sphenoidale, an der Mandibula und am Os temporale)
- **M. constrictor pharyngis medius** (Ursprung Os hyoideum [Cornu minus und majus])
- **M. constrictor pharyngis inferior** (Ursprung vom Schild- und Ringknorpel des Kehlkopfes).

Levatoren (Schlundheber). Die Levatoren dienen der Verkürzung und Hebung des Schlundes. Der **M. stylopharyngeus** zieht vom Processus styloideus zur lateralen Pharynxwand und kann den Pharynx anheben und erweitern. Der **M. salpingopharyngeus** verläuft vom Tubenknorpel zur lateralen Pharynxwand und wirft dabei eine Schleimhautfalte auf (**Plica salpingopharyngea**). Auch er kann den Pharynx anheben. Der **M. palatopharyngeus** zieht von der Aponeurosis palatina und vom Os sphenoidale an die dorsale Pharynxwand sowie an den Schildknorpel und kann das Gaumensegel nach unten und den Zungengrund nach oben ziehen. Auf diese Weise kann er den Isthmus faucium verschließen und den Kehlkopf anheben. **Alle** Levatoren werden vom **N. glossopharyngeus** (IX) innerviert.

Mikroskopischer Aufbau

Siehe Histologie S. 230.

Gefäßversorgung und Innervation

Der Pharynx wird über die A. pharyngea ascendens, A. lingualis und A. thyroidea superior (Äste der A. carotis externa) sowie über die A. thyroidea inferior (aus dem Truncus thyrocervicalis aus der A. subclavia) versorgt.
Die Innervation erfolgt durch den **Plexus pharyngeus**, der motorische und sensible Fasern vom **N. glossopharyngeus** (IX) und vom **N. vagus** (X) sowie ein paar sympathische Fasern aus dem Grenzstrang erhält.

Schluckakt

Willkürlicher beginnt der Schluckakt durch die Kontraktion des M. mylohyoideus und des M. stylohyoideus, hier wird das Os hyoideum nach ventrokranial gezogen. Die Zunge drückt die Nahrung gegen den weichen Gaumen und löst so den weiteren (unwillkürlichen) Ablauf des Schluckakts aus.
Durch die Kontraktion der Mm. tensor und levator veli palatini und des M. constrictor pharyngis superior wird der Epipharynx verschlossen (der von ihm aufgeworfene Schleimhautwulst wird auch **Passavant-Ringwulst** genannt), die Kontraktion der Mundbodenmuskeln (M. mylohyoideus und M. stylohyoideus) führt zum Verschluss des Kehlkopfes. Die Tuba auditiva wird durch die Kontraktion des M. tensor und M. levator veli palatini erweitert.

Durch die Zunge gelangt der Nahrungsbrei in den Mesopharynx, ein Zurückfließen in die Mundhöhle wird durch eine Kontraktion der Mm. palatoglossi und des M. transversus linguae und den daraus resultierenden Verschluss des Isthmus faucium verhindert. Die Kontraktion der Mm. styloglossi und der Mm. hyoglossi zieht die Zunge nach hinten, sodass der Speisebrei am Recessus piriformis entlang durch den Pharynx zum Ösophagus gleiten kann.
Das **Schluckzentrum** in der Medulla oblongata erhält über den Plexus pharyngeus (N. glossopharyngeus, N. vagus und Sympathikus) Afferenzen und sendet am Beginn des Schluckaktes Efferenzen über den Plexus cervicalis (C1–C3) zu den unteren Zungenbeinmuskeln und über den N. glossopharyngeus (IX) und den N. vagus (X) zu den Pharynxmuskeln.

5.4.10 Larynx (Kehlkopf)

Der Kehlkopf gehört zum Atmungssystem. Außerdem dient er der Stimmbildung. Er besteht aus einem Kehlkopfskelett, das sich aus zwei unpaarigen und einer paarigen hyalinen sowie einer elastischen Knorpelplatte zusammensetzt, sowie aus Bändern, Membranen und Muskeln.

Topografie

Der Kehlkopf liegt auf **Höhe von C3–C7**, bei Männern etwas tiefer, bei Frauen und Kindern etwas höher. Er grenzt kranial an den Pharynx, kaudal an die Trachea, ventral an die Schilddrüse und dorsal an den Beginn des Ösophagus. Im Larynx liegen die Stimmbänder, die Epiglottis kann den Kehlkopf zum Rachen hin abdichten.

Makroskopischer Aufbau
Kehlkopfskelett (Abb. 5.6)

Cartilago epiglottica (Epiglottis, Kehlkopfdeckel). Die unpaarige Epiglottis (elastischer Knorpel) hat in etwa die Form eines Blattes. Die konvexe Vorderfläche zeigt zum Rachen, die konkave Hinterfläche zum Kehlkopfeingang. Über ein stielförmiges Füßchen (Petiolus) ist die Epiglottis über das **Lig. thyroepiglotticum** am Schildknorpel befestigt. Zur Befestigung am Os hyoideum dient das **Lig. hyoepiglotticum**. Durch kleine Löcher in der Knorpelplatte der Epiglottis treten Gefäße und Drüsen hindurch.

Cartilago thyroidea (Schildknorpel). Der unpaarige Schildknorpel (hyaliner Knorpel) besteht aus zwei ventralseitig miteinander verschmolzenen Platten. An der Stelle der Verschmelzung liegt als Einkerbung die **Incisura thyroidea superior**, sie ragt am weitesten nach ventral und ist als Adamsapfel (Prominentia laryngea) zu sehen. Am dorsalen Ende des V-förmigen Schildknorpels befindet sich kranial rechts und links je ein **Cornu superius**, kaudal je ein **Cornu inferius**.
Der kaudal vom Schildknorpel gelegene Ringknorpel (Cartilago cricoidea, s. u.) artikuliert mit der **Facies articularis cricoidea** des Cornu inferius. Jede der beiden Schildknorpelplatten weist eine **Linea obliqua** auf. Ven-

Biologie
Histologie
Anatomie
Chemie
Biochemie
Physik
Physiologie
Psych./Soz.

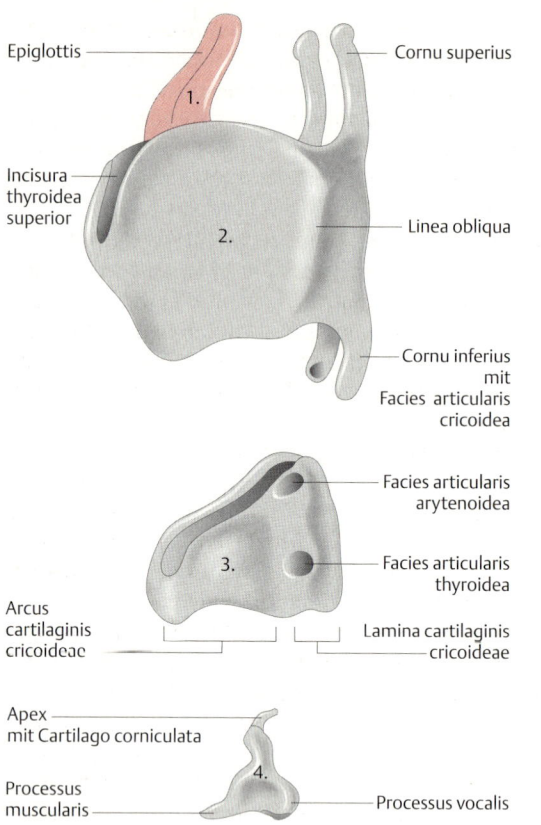

Abb. 5.6   Kehlkopfskelett. 1. Cartilago epiglottica; 2. Cartilago thyroidea; 3. Cartilago cricoidea; 4. Cartilago arytenoidea.

tral der Linea obliqua hat der **M. thyrohyoideus** seinen Ursprung, dorsal hat der **M. sternothyroideus** seinen Ansatz und der **M. constrictor pharyngis inferior** seinen Ursprung.

Cartilago cricoidea (Ringknorpel). Der unpaarige Ringknorpel (hyaliner Knorpel) bildet einen geschlossenen Ring. Die breitere dorsale Platte wird auch als **Lamina cartilaginis cricoideae** bezeichnet, der ventrale Teil als **Arcus cartilaginis cricoideae**. Am kaudalen Abschnitt des Übergangs zwischen den beiden Anteilen befindet sich die **Facies articularis thyroidea**, die mit dem Cornu inferius des Schildknorpels artikuliert und ein funktionelles Scharniergelenk bildet, am kranialen Anteil des Übergangs findet sich die **Facies articularis arytenoidea**, die die Gelenkfläche für den Stellknorpel darstellt und mit diesem ein Drehgelenk bildet.

Klinik

Koniotomie. Bei einem lebensbedrohlichen Verschluss der Stimmritze (z. B. durch einen Fremdkörper oder Anschwellen der Schleimhaut nach Insektenstich) kann man durch einen Schnitt im Bereich des Lig. cricothyroideum medianum (Conus elasticus) relativ gefahrlos eine Verbindung zwischen der Trachea und der Außenluft schaffen. Man nennt diesen Notfalleingriff nach dem dabei zu durchtrennenden Band Koniotomie.

Cartilagines arytenoideae (Stellknorpel, Aryknorpel). Die paarigen hyalinen Stellknorpel weisen drei Fortsätze in die drei Richtungen des Raumes auf. Nach mediodorsal ragt die Spitze **(Apex)** mit dem **Cartilago corniculata**, nach dorsolateral zeigt der **Processus muscularis**. Außerdem zieht der **Processus vocalis** nach ventral. Er dient als Befestigung für die Stimmbänder.

> **Merke**   Im Laufe des Lebens können die hyalinen Anteile des Kehlkopfskeletts verknöchern, die Epiglottis bleibt jedoch elastisch (was zur Erhaltung ihrer Funktion auch notwendig ist).

Bänder

Das **Lig. thyroepiglotticum** verbindet die Epiglottis mit dem Schildknorpel, das **Lig. hyoepiglotticum** zieht vom Os hyoideum an die Epiglottis (**Abb. 5.7**).
Die Epiglottis ist mit den Stellknorpeln über die **Membrana quadrangularis** verbunden, deren kaudaler Anteil auch als **Lig. vestibulare** (Taschenband) bezeichnet wird. Das **Lig. vocale** (Stimmband) spannt sich zwischen dem Schild- und den Stellknorpeln.
Die **Membrana thyrohyoidea** verbindet den Oberrand der Cartilago thyroidea mit dem Unterrand des Os hyoideum. Von der Incisura thyroidea superior zur Mitte des Os hyoideum zieht zur Verstärkung dieser Membran das sog. **Lig. thyrohyoideum medianum** und vom Cornu superius des Schildknorpels zum Cornu majus des Os hyoideum das **Lig. thyrohyoideum laterale**, in dem ein kleiner (funktionsloser) Knorpel (Cartilago triticea, Weizenknorpel) eingebettet ist. Die Membrana thyrohyoidea hat lateral Durchtrittsstellen (Foramina) für die **A.** und **V. laryngea superior** und den **R. internus** des N. vagus (X).
Der Unterrand des Schildknorpels und der Arcus des Ringknorpels sind ventral durch das **Lig. cricothyroideum medianum** verbunden. Der Ringknorpel wiederum ist mit der ersten Knorpelspange der Trachea über das **Lig. cricotracheale** verbunden.

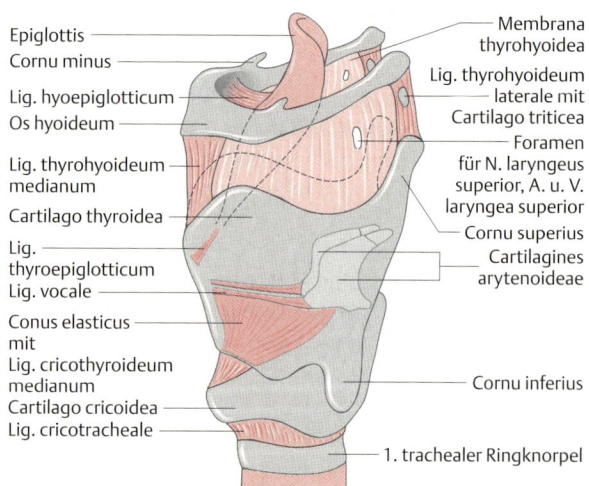

Abb. 5.7   Kehlkopfbänder. Der Schildknorpel wurde durchsichtig gezeichnet, um einen Blick auf das Kehlkopfinnere zu ermöglichen.

Kehlkopfmembranen

Unter der Schleimhaut des Kehlkopfes liegt eine Schicht aus elastischem Bindegewebe (**Membrana fibroelastica laryngis**). Den kranialen Teil dieser Membran bezeichnet man bis zur Plica vestibularis als **Membrana quadrangularis**. Der kräftigere, kaudale Teil wird auch **Conus elasticus** genannt. Er beginnt an der Innenseite des Ringknorpels und bildet kranial die Plica vocalis mit dem Lig. vocale. Der ventrale Teil des Conus elasticus strahlt in das Lig. cricothyroideum medianum ein.

Kehlkopfmuskeln

Die Kehlkopfmuskeln werden nach ihrer Lage in innere und äußere Kehlkopfmuskeln unterteilt. Ihre Aufgaben sind in **Abb. 5.8** zusammengefasst.

Äußere Kehlkopfmuskeln. Der einzige äußere Kehlkopfmuskel, der paarige **M. cricothyroideus** hat seinen Ursprung an der ventralen Seite der Ringknorpelspange und zieht mit seiner medial gelegenen **Pars recta** und seiner lateral davon gelegenen **Pars obliqua** nach kranial. Er setzt am Unterrand des Schildknorpels und dessen Cornu inferius an. Der M. cricothyroideus wird als einziger Muskel des Kehlkopfes vom R. externus des **N. laryngeus superior** innerviert. Kontrahiert sich der M. cricothyroideus, so nähern sich Schild- und Ringknorpel einander an und das Stimmband wird gespannt.

Innere Kehlkopfmuskeln. Der paarige **M. cricoarytenoideus posterior** (Postikus) hat seinen Ursprung dorsal an der Lamina cartilaginis cricoideae des Ringknorpels und setzt lateral am Processus muscularis des Aryknorpels an. Durch seine Kontraktion dreht er den Aryknorpel so, dass sein Processus vocalis (an dem die Stimmbänder ansetzen) nach lateral ragt und somit die Stimmritze geöffnet wird.

> **Merke**
> Der M. cricoarytenoideus posterior ist der einzige Öffner der Stimmritze.

Der paarige **M. cricoarytenoideus lateralis** entspringt ventral am Arcus cartilaginis cricoideae des Ringknorpels und setzt medial am Processus muscularis des Aryknorpels an. Durch seine Kontraktion dreht er den Processus vocalis des Aryknorpels so, dass er nach medial ragt und somit die Pars intermembranacea der Stimmritze geschlossen wird.

Der paarige **M. vocalis** hat seinen Ursprung an der dorsalen Fläche des Schildknorpels und setzt am Processus vocalis der Aryknorpel an. Kontrahiert er sich, so nimmt sein Durchmesser (und damit auch der Durchmesser der Plica vocalis) zu und die Stimmritze kann vollständig verschlossen werden. Nach lateral setzt er sich in den dünnen M. thyroarytenoideus fort.

Der paarige **M. thyroarytenoideus** entspringt an der dorsalen Seite des Schildknorpels und setzt an der lateralen Fläche der Aryknorpel an. Er kann den vorderen Teil der Stimmritze, die Pars intermembranacea, verschließen und die Plica vocalis spannen. Ein Teil seiner Fasern bildet die Pars thyroepiglottica, die den Eingang des Kehlkopfes verengen kann.

Der **M. arytenoideus transversus** ist ein unpaariger Muskel, der die dorsalen Flächen beider Aryknorpel miteinander verbindet. Durch seine Kontraktion können sich die Aryknorpel aneinander annähern und die Pars intercartilaginea, den dorsalen Teil der Stimmritze, verschließen. Des Weiteren kann er die Stimmbänder spannen.

Der wiederum paarig vorliegende **M. arytenoideus obliquus** zieht dorsal des M. arytenoideus transversus entlang. Er hat seinen Ursprung an der dorsalen Fläche des Processus muscularis des Aryknorpels und zieht an die Spitze des kontralateralen Aryknorpels. Ein Teil seiner Muskelfasern, die Pars aryepiglottica, wirft die Schleimhautfalte zwischen Epiglottis und Aryknorpel auf (Plica aryepiglottica). Durch eine Kontraktion der gesamten Muskelfasern dieses Muskels verengt sich der Kehlkopfeingang, da sich die beiden Plicae aryepiglotticae aneinander annähern.

> **Merke**
> Alle inneren Kehlkopfmuskeln werden vom N. laryngeus inferior (Ast des N. vagus [X]) innerviert. Nur der M. cricothyroideus (äußerer Kehlkopfmuskel) wird als einziger Kehlkopfmuskel vom R. externus des N. laryngeus superior (auch ein Ast des N. vagus) innerviert.

Innenraum des Kehlkopfes

Der Kehlkopfinnenraum (**Cavitas laryngis**) erstreckt sich vom Eingang des Kehlkopfes an der Epiglottis bis an den Unterrand des Ringknorpels. Er lässt sich in drei Etagen gliedern (**Abb. 5.9**).

Obere Etage (Vestibulum laryngis). Die obere Etage erstreckt sich vom Kehlkopfeingang (**Aditus laryngis**) bis zu den Taschenfalten (**Plicae vestibulares**). Die kraniale Begrenzung

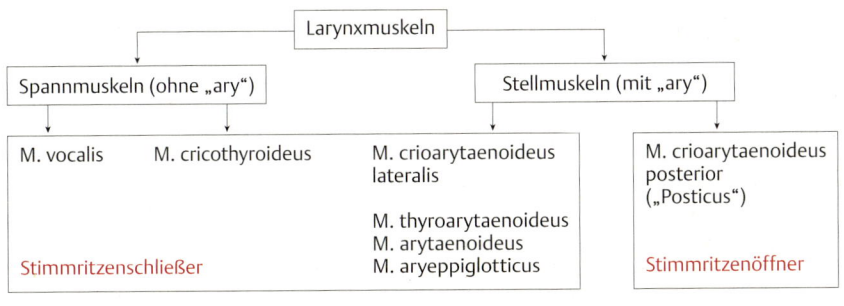

Abb. 5.8 **Überblick über die Larynxmuskulatur.**

Biologie
Histologie
Anatomie
Chemie
Biochemie
Physik
Physiologie
Psych./Soz.

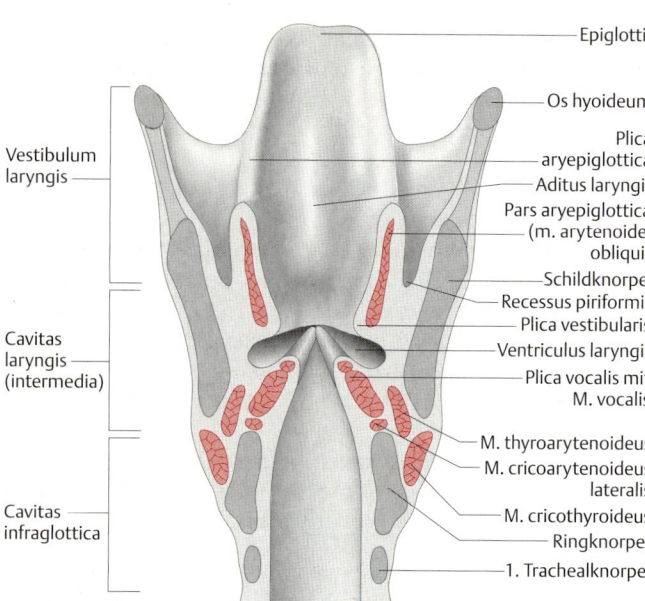

Epiglottis

Os hyoideum

Plica aryepiglottica

Aditus laryngis

Pars aryepiglottica (m. arytenoidei obliqui)

Schildknorpel

Recessus piriformis

Plica vestibularis

Ventriculus laryngis

Plica vocalis mit M. vocalis

M. thyroarytenoideus

M. cricoarytenoideus lateralis

M. cricothyroideus

Ringknorpel

1. Trachealknorpel

Vestibulum laryngis

Cavitas laryngis (intermedia)

Cavitas infraglottica

Abb. 5.9 Eröffneter Kehlkopf. Ansicht von dorsal mit angeschnittener Muskulatur und Innenrelief.

bilden die Epiglottis und die Plicae aryepiglotticae. In der Plica aryepiglottica befinden sich zwei kleine Knorpel, der Cartilago cuneiformis (wirft das Tuberculum cuneiforme auf) und der Cartilago corniculatum (wirft das Tuberculum corniculatum auf). Lateral der Plicae aryepiglotticae liegt die untere Etage des Pharynx mit den Recessus piriformis, die als Schleimhautrinnen die Aufgabe haben, Nahrung und Flüssigkeit am Kehlkopfeingang vorbei in den Ösophagus zu führen. Unter der Schleimhaut des Recessus piriformis verläuft der R. internus des N. laryngeus superior.

Mittlere Etage (Cavitas laryngis intermedia). Die mittlere Etage erstreckt sich von den Plicae vestibulares zu den Plicae vocales und ist somit sehr klein. Dazwischen liegt eine kleine Einbuchtung, das **Ventriculum laryngis**, das nach ventral-kranial als Sacculus laryngis endet. Die **Plicae vestibulares** enthalten zahlreiche Drüsen und das Lig. vestibulare, sie grenzen kranial an die Membrana quadrangularis. Der Spalt zwischen den beiden Taschenfalten wird auch als **Rima vestibularis** bezeichnet. Die **Plicae vocales** enthalten den M. vocalis und das Lig. vocale und begrenzen die Stimmritze (**Rima glottidis**, syn. Rima vocalis).

Untere Etage (Cavitas infraglottica). Die untere Etage reicht von den Plicae vocales bis zum unteren Ende des Ringknorpels.

Funktion

Siehe auch Physiologie S. 859.
Der stimmbildende Teil des Kehlkopfes wird auch als Glottis bezeichnet. Zur Glottis gehören die Stimmfalten (Plicae vocales) mit den in ihnen liegenden Stimmbändern (Ligg. vocalia), die Mm. vocales und die Aryknorpel mit dem Processus vocalis. Zwischen den Stimmfalten liegt die Stimmritze (**Rima glottidis**). Sie wird in einen vorderen Bereich, die sog. **Pars intermembranacea** (im Bereich der

Ligg. vocalia), und in einen hinteren Abschnitt, die **Pars intercartilaginea** (zwischen den Aryknorpeln), unterteilt.
Bei **Flüstersprache** sowie bei der **Ruheatmung** ist nur die **Pars intercartilaginea geöffnet**, mit **zunehmender Atemtiefe** öffnet sich auch die **Pars intermembranacea** in zunehmendem Maße. Beim Sprechen oder Singen ist die Stimmritze zunächst verschlossen, durch einen exspiratorischen Luftstrom werden die Stimmbänder dann in Schwingung versetzt. Die Lautstärke kann durch die Stärke des Luftstroms reguliert werden, die Tonhöhe durch die unterschiedliche Anspannung der Stimmbänder.

Klinik

Heiserkeit. Eine Erkältung führt, ebenso wie sehr lautes oder zu viel Sprechen in trockenen Räumen, zu einer Reizung der Stimmbänder. Aufgrund der vermehrten Durchblutung und dem Anschwellen der Stimmbänder klingt die Stimme dann heiser. Auch bei falscher Sprech- oder Gesangstechnik kann es zu einer Fehl- und Überbelastung kommen. Hierbei können zusätzlich kleine knötchenförmige Veränderungen an den Stimmbändern auftreten (sog. Schrei- oder Sängerknötchen). Auch Tumoren der Stimmbänder können die Sprachbildung beeinflussen. Generell sollte bei Heiserkeit, die länger als 7–10 Tage besteht, ein Hals-Nasen-Ohren-Arzt aufgesucht werden.

Gefäßversorgung

Die arterielle Versorgung erfolgt zum einen aus der **A. laryngea superior**, ein Ast der A. thyroidea superior (aus der A. carotis externa), zum anderen aus der **A. laryngea inferior**, ein Ast der A. thyroidea inferior (aus dem Truncus thyrocervicalis aus der A. subclavia). Der venöse Abfluss erfolgt über gleichnamige Venen, die in die **V. jugularis interna** münden.

Innervation

Die Innervation der Kehlkopfmuskeln wurde bereits dort beschrieben. Die sensible Innervation des Kehlkopfes erfolgt ebenfalls über die beiden Äste des **N. vagus**. Der kraniale Kehlkopfanteil wird bis zu den Plicae vocales vom R. internus des **N. laryngeus superior** innerviert, den kaudalen Anteil innerviert der **N. laryngeus inferior**, der die Fortsetzung des N. laryngeus recurrens darstellt.

5.4.11 Halsteil der Trachea

Siehe S. 273.

5.4.12 Schilddrüse
Topografie

Die Schilddrüse liegt vor der Trachea auf Höhe von C6/C7 und wiegt zwischen 20 und 60 g. Dorsal der Schilddrüse liegen der kaudale Anteil des Kehlkopfes und der Beginn der Trachea. Die beiden Schilddrüsenlappen grenzen auch an den Pharynx und den Ösophagus. In der Rinne zwischen Schilddrüse, Trachea und Ösophagus verläuft der **N. laryngeus recurrens**. Dorsolateral der Schilddrüse verlaufen als Gefäß-Nerven-Strang die **A. carotis communis**, die **V. jugularis interna** und der **N. vagus** (X). Ventrolateral wird die Schilddrüse sowohl vom M. sternohyoideus als auch vom M. sternothyroideus bedeckt, ganz lateral verläuft der M. sternocleidomastoideus. Ventral zieht die **Lamina pretrachealis** der Fascia cervicalis über die Schilddrüse.

> **Klinik**
>
> **Struma**. Eine Struma (Kropf) kommt besonders in Jodmangelgebieten (z. B. Deutschland) endemisch vor. Durch den Jodmangel werden zu wenig Schilddrüsenhormone gebildet, als Folge wird in der Adenohypophyse vermehrt TSH gebildet und die Thyreozyten hypertrophieren. Gegebenenfalls muss ein Teil oder auch die gesamte Schilddrüse entfernt werden.
> Prophylaktisch kann man versuchen, dem Jodmangel der Bevölkerung beispielsweise durch den Zusatz von Jod im Speisesalz entgegenzuwirken.

Makroskopischer Aufbau

Die Schilddrüse besteht aus zwei Lappen (Lobus dexter und Lobus sinister glandulae thyroideae), die ventral des Kehlkopfes durch den **Isthmus glandulae thyroideae** miteinander verbunden sind. Der Isthmus bedeckt den Anfangsteil der Trachea in Höhe des 2.–4. Trachealknorpels. Vom Isthmus der Schilddrüse zieht gelegentlich ein dreieckiger Fortsatz nach kranial, der sog. **Lobus pyramidalis**. Er ist eine rudimentäre Struktur, die während der Embryonalentwicklung im Bereich des Ductus thyreoglossus entstanden ist. Umhüllt wird die Schilddrüse von einer **Capsula interna** und von einer **Capsula externa** (zusammen Capsula fibrosa). Die Capsula externa verbindet den Kehlkopf mit der Schilddrüse und enthält die Nebenschilddrüsen (s. u.). Zwischen den beiden Bindegewebskapseln liegen ein Venenplexus und Arterien. Der N. laryngeus recurrens verläuft außerhalb der äußeren Kapsel.

Mikroskopischer Aufbau

Siehe Histologie S. 111.

Gefäßversorgung

Arterielle Versorgung. Diese erfolgt über die **A. thyroidea superior** (Ast der A. carotis externa) und die **A. thyroidea inferior** (aus dem Truncus thyrocervicalis, einem Ast der A. subclavia). Die A. thyroidea inferior verläuft bogenförmig vor der A. vertebralis nach medial zur Rückseite der Schilddrüse (*nicht* zum unteren Pol) und medial des M. scalenus anterior.

Gelegentlich zieht auch aus dem Aortenbogen oder aus dem Truncus brachiocephalicus eine Arterie (A. thyroidea ima) nach kranial.

Venöser Abfluss. Der venöse Abfluss erfolgt über die **V. thyroidea superior** in die V. jugularis interna, über die **Vv. thyroideae mediae** ebenfalls in die V. jugularis interna und über den **Plexus thyroideus impar** und die **V. thyroidea inferior** in die V. brachiocephalica sinistra.

Innervation

Die sensible und die parasympathische Innervation erfolgt durch den **N. laryngeus superior et inferior** (Äste des N. vagus). Die sympathische Innervation erfolgt über Fasern aus dem Ganglion cervicale medium.

5.4.13 Epithelkörperchen

Topografie. Die vier Epithelkörperchen (Glandulae parathyroideae, Nebenschilddrüsen) liegen zwischen der Capsula interna und der Capsula externa der Schilddrüse. In ihrer genauen **Lage** dorsal der Schilddrüse sind die Nebenschilddrüsen sehr **variabel**. Sie bilden das Parathormon (Physiologie S. 770).

Makroskopischer Aufbau. Normalerweise besitzt jeder Mensch vier Nebenschilddrüsen mit einem Gesamtgewicht von etwa 160 mg. Gelegentlich liegen jedoch auch mehr als vier Nebenschilddrüsen vor. Makroskopisch sehen die Nebenschilddrüsen rot-braun aus und ähneln in ihrem Aussehen dem braunen Fettgewebe.

Mikroskopischer Aufbau. Siehe Histologie S. 111.

Gefäßversorgung. Die Gefäßversorgung entspricht der Schilddrüse. Die versorgenden Arterien stammen aus der A. thyroidea superior et inferior. Der venöse Abfluss erfolgt in die Vv. thyroideae.

> **Merke** Nach jeder Schilddrüsenoperation besteht die Gefahr einer Devaskularisation mit einer nachfolgenden Unterfunktion.

Innervation. Die Innervation erfolgt über vegetative Fasern. Die sympathischen Fasern stammen aus dem Ganglion cervicale medium, die parasympathischen Fasern vom N. vagus.

Biologie

Histologie

Anatomie

Chemie

Biochemie

Physik

Physiologie

Psych./Soz.

5.5 Die Hirnnerven

5.5.1 Sensorische Nerven

Zu den sensorischen Nerven werden gerechnet:
- **Nn. olfactorii** (I. Hirnnerv),
- **N. opticus** (II. Hirnnerv),
- **N. vestibulocochlearis** (VIII. Hirnnerv) sowie
- Nerven für die Geschmacksorgane (S. 238, S. 862).

> **Merke**
>
> Der I. (hier sind Bulbus und Tractus olfactorius gemeint s.o.) und der II. Hirnnerv sind entwicklungsgeschichtlich Teile des Gehirns, sie gehören damit zum ZNS. Deshalb bezeichnet man sie gelegentlich auch als „unechte Hirnnerven". Alle weiteren Hirnnerven werden zum peripheren Nervensystem gerechnet, ihre sensiblen Neurone (pseudounipolare Zellen) entstammen wie die Spinalganglien aus der Neuralleiste.

N. olfactorius (I. Hirnnerv)

Qualität: sensorisch.
Kerngebiet: kein umschriebenes Kerngebiet, Riechbahn siehe ZNS (S. 368) Neurone: 1. Neuron = Riechzellen, 2. Neuron = **Mitralzellen** des Bulbus olfactorius.
Verlauf: Primäre Sinneszellen in der Regio olfactoria im oberen Nasenbereich, die ihre Information als bipolare Ganglienzellen mit ihren Axonen (Fila olfactoria) durch die Lamina cribrosa weiterleiten und im Bulbus olfactorius enden.
Aufgaben: Riechempfindung.
Äste: Filae olfactoriae.
Bei Ausfall: Verlust des Riechvermögens (Anosmie).

N. opticus (II. Hirnnerv)

Qualität: sensorisch.
Kerngebiet: kein umschriebenes Kerngebiet. Neurone: Die ersten 3 Neurone liegen in der Retina (Physiologie S. 846), das 4. Neuron befindet sich im Corpus geniculatum laterale (Sehrinde und Sehbahn S. 367).
Verlauf: Axone der Optikusganglienschicht (Stratum ganglionicum, Stäbchen und Zapfen) der Retina, bilden das Stratum neurofibrarum, sammeln sich am Discus nervi optici und ziehen als N. opticus durch den Canalis opticus zum Chiasma opticum, danach zum Tractus opticus und über das Corpus geniculatum laterale zur primären Sehrinde (Area 17, S. 367, S. 850).
Aufgaben: Sehempfindung.
Äste: keine relevanten Äste.
Bei Ausfall: Sehstörungen, Gesichtsfeldausfälle.

> **Merke**
>
> In der deutschsprachigen Literatur meint sensibel eine allgemeine Sinnesempfindung (warm/kalt, spitz/stumpf, Schmerz/Berührung etc.), sensorisch eine spezielle, differenziertere Empfindung (Sehen, Riechen, Hören, Raumlagesinn).

N. vestibulocochlearis (VIII. Hirnnerv)

Qualität: Sensorisch.

Kerngebiete:
- Gleichgewicht: Nuclei vestibularis medialis (Schwalbe)/lateralis (Deiters)/inferior (Roller)/superior (Bechterew-Kern)
- Hören: Nuclei cochleares anteriores et posteriores

Verlauf: Der N. vestibulocochlearis besteht aus der **Radix vestibularis** (Gleichgewichtssinn) und der **Radix cochlearis** (Hörsinn). Er verlässt den Hirnstamm gemeinsam mit dem VII. Hirnnerven am Kleinhirnbrückenwinkel und zieht mit dem VII. Hirnnerven in den **Meatus acusticus internus**. Dort teilt er sich in den N. cochlearis und den N. vestibularis auf. Beide bilden im Innenohr ein Ganglion. Der N. vestibularis erhält seine Afferenzen von den Ampullen der Bogengänge und von den Sinneszellen in Sacculus und Utriculus.
Aufgaben: Hör- und Gleichgewichtssinn (aufrechte Haltung, Beeinflussung des Muskeltonus, usw.).
Äste:
- N. cochlearis: keine Äste
- N. vestibularis: Pars superior mit: N. utriculoampullaris, N. utricularis, N. ampullaris anterior und N. ampullaris lateralis; Pars inferior mit: N. ampullaris posterior und N. saccularis.

Bei Ausfall: Hypakusis, Schwindel.

5.5.2 Augenmuskelnerven

Zu den **Augenmuskelnerven** rechnet man den:
- **N. oculomotorius** (III. Hirnnerv)
- **N. trochlearis** (IV. Hirnnerv) und den
- **N. abducens** (VI. Hirnnerv)

N. oculomotorius (III. Hirnnerv)

Qualität: motorisch und parasympathisch.
Kerngebiete: Ncl. n. oculomotorii (motorisch) und **Ncl. accessorii n. oculomotorius** (Ncl. Edinger-Westphal, parasympathisch-viszeromotorisch).
Verlauf: Der Nerv verlässt den Hirnstamm an der Fossa interpeduncularis (Mesencephalon) und zieht am Sinus cavernosus vorbei. Er gelangt durch die Fissura orbitalis superior von der Schädelhöhle in die Orbita und gabelt sich hier in seine Äste, die zu den Augenmuskeln und zum Ganglion ciliare ziehen (S. 244).
Aufgaben: Innerviert mit dem R. superior motorisch den M. levator palpebrae superioris und den M. rectus superior. Mit dem R. inferior innerviert er motorisch den M. rectus medialis, den M. rectus inferior und den M. obliquus inferior sowie parasympathisch über das Ganglion ciliare den M. ciliaris (Akkommodation) und den M. sphincter pupillae (Pupillenreflex).
Äste: R. superior und R. inferior, der R. inferior gibt die Radix parasympathica zum Ganglion ciliare ab (S. 244).
Bei Ausfall: Doppelbilder, Mydriasis, Pupillenstarre.

N. trochlearis (IV. Hirnnerv)

Qualität: motorisch.
Kerngebiet: Ncl. n. trochlearis.

Verlauf: Einziger Hirnnerv, der dorsal aus dem Hirnstamm austritt (hinter der Lamina tecti des Mesencephalon, S. 351). In seinem weiteren Verlauf zieht er jedoch um die Pedunculi cerebri und den Sinus cavernosus nach ventral, gelangt durch die Fissura orbitalis superior in die Orbita und zieht in seinem Verlauf auch durch die Cisterna ambiens. Er ist der dünnste Hirnnerv.

Aufgabe: Innerviert den **M. obliquus superior**.

Äste: keine.

Bei Ausfall: Bulbus des betroffenen Auges steht höher und in leichter Adduktionsstellung (S. 382).

N. abducens (VI. Hirnnerv)

Qualität: motorisch.

Kerngebiet: Ncl. n. abducentis.

Verlauf: Austritt aus dem Gehirn am Unterrand des Pons oberhalb der Pyramis (Medulla oblongata), verlässt den Schädel durch die Fissura orbitalis superior.

Aufgabe: motorische Innervation des M. rectus lateralis.

Äste: keine relevanten Äste.

Bei Ausfall: Blickwendung nach lateral ist gestört.

5.5.3 N. trigeminus (V. Hirnnerv)

Qualität: motorisch und sensibel.

Kerngebiete:

- **Ncl. spinalis n. trigemini:** sensibel für prothopathische Empfindungen (diffuse Empfindung von Schmerz, Druck und Temperatur) des Gesichts, der Zähne und der Mundhöhle (erhält auch Afferenzen des IX. und X. Hirnnervs aus dem hinteren Bereich der Zunge).
- **Ncl. principalis (pontinus) n. trigemini:** sensibel für die epikritische Sensibilität (Tastsinn der Haut, hier: Berührungsempfindung des Gesichts) im Kopfbereich.
- **Ncl. mesencephalicus n. trigemini:** enthält die Perikaryen (1. Neuron) für die Tiefensensibilität aus den Kaumuskeln (Muskelspindeln), propriozeptiven Afferenzen von den Zähnen, dem Zahnhalteapparat, dem Zahnfleisch, dem Gaumen, dem Kiefergelenk.
- **Ncl. motorius n. trigemini:** motorisch für Kaumuskeln, Gaumenmuskeln, M. tensor tympani.

Verlauf: Nach seinem Austritt an der lateralen Seite des Pons mit einer Radix sensoria (Portio major) und einer Radix motoria (Portio minor) teilt sich der N. trigeminus im **Ganglion trigeminale** (Gasseri) in seine drei Hauptäste auf:

- **V$_1$ = N. ophthalmicus** (für die Augenregion), teilt sich in der Regel noch im Schädelinneren in seine 3 Endäste, den N. lacrimalis, den N. frontalis und den N. nasociliaris und verlässt den Schädel durch die **Fissura orbitalis superior**.
- **V$_2$ = N. maxillaris** (für die Oberkieferregion) verlässt den Schädel durch das **Foramen rotundum** und teilt sich in der Fossa pterygopalatina in den N. zygomaticus, den N. infraorbitalis, die Rr. alveolares superiores posteriores und die Rr. ganglionares (ad ganglion pterygopalatinum).

- **V$_3$ = N. mandibularis** (für die Unterkieferregion) verlässt den Schädel durch das **Foramen ovale** und teilt sich in der Fossa infratemporalis in die sensiblen Äste: N. buccalis, N. lingualis, N. auriculotemporalis, N. alveolaris inferior (Beachte: motorischer Ast zur Mundbodenmuskulatur = N. mylohyoideus), R. meningeus (der durch das Foramen spinosum zurück in den Schädel tritt und dort die Meningen mitversorgt) und in die motorischen Äste zu den Kaumuskeln sowie der N. tensoris tympani zum M. tensor tympani.

> **Merke**
> Der N. mandibularis ist der einzige auch motorische Trigeminusast.

Aufgaben: Der N. trigeminus ist für die **sensible** Innervation der **Gesichtsregion** (V$_1$ oberes, V$_2$ mittleres, V$_3$ unteres Drittel des Kopfes) und die **motorische** Innervation der **Kaumuskeln** zuständig. Dabei innervieren seine 3 Hauptäste folgende Strukturen:

- **V$_1$:** sensible Innervation von Regio frontalis, Orbita, Augapfel, Sinus ethmoidales, Nasus externus und Cavitas nasi (ventral), Meningen. Druckpunkt: Incisura (Foramen) supraorbitalis.
- **V$_2$:** sensible Innervation von Nasus externus und Cavitas nasi (dorsal), Tonsilla palatina, Palatum, Sinus maxillaris, Plexus dentalis superior, Regio zygomatica, Bucca, Labium superius, Gingiva des Oberkiefers, Meningen. Druckpunkt: Foramen infraorbitale.
- **V$_3$:** sensible Innervation von Regio temporalis, äußeres Ohr, Bucca, Lingua (sensibel vordere $^2/_3$ der Zunge), Plexus dentalis inferior, Gingiva des Unterkiefers, Labium inferius, Meningen motorische Innervation von: Kaumuskeln, M. mylohyoideus, M. digastricus (Venter anterior), M. tensor tympani. Druckpunkt: Foramen mentale.

Äste: Die wichtigen, größeren Äste sind oben aufgeführt. Aus Gründen der Übersichtlichkeit wird an dieser Stelle auf eine Aufzählung der kleinen Äste (ca. 50 Stück) verzichtet.

Bei Ausfall: Schmerzen, Sensibilitätsstörungen, Lähmungen der Kaumuskulatur, Ausfall Kornealreflex.

5.5.4 N. facialis (N. intermedius, VII. Hirnnerv)

Qualität: motorisch, sensibel, sensorisch und parasympathisch.

Kerngebiet:

- **Ncl. n. facialis:** motorisch (mimische Muskulatur).
- **Ncl. salivatorius superior** (N. intermedius): sekretorisch (parasympathisch viszeroefferent) alle großen Drüsen im Kopfbereich außer der Glandula parotidea (**Abb. 5.10**).
- **Ncl. tractus solitarii** (N. intermedius): sensorisch für den Geschmackssinn
- (**Ncl. spinalis n. trigemini:** sensible [allgemein somatoafferente] Fasern aus einem kleinen Bereich des äußeren

Biologie

Histologie

Anatomie

Chemie

Biochemie

Physik

Physiologie

Psych./Soz.

Ohres [N. auricularis posterior, Verbindungen zum N. vagus]).

Verlauf (Abb. 5.10): Nach dem Ursprung an den Fazialiskernen beschreiben die Fasern des N. facialis innerhalb des Pons einen Bogen um den Kern des N. abducens (VI) (Scheitel dieses Bogens = **inneres Fazialisknie**). Dann tritt der N. facialis gemeinsam mit dem N. intermedius und dem N. vestibulocochlearis (VII) aus dem Hirnstamm am Kleinhirnbrückenwinkel aus (alle drei Nerven zusammen werden deshalb auch als Fazialisgruppe bezeichnet). Den N. intermedius fasst man mit dem N. facialis zum **N. intermediofacialis** zusammen. Er zieht mit dem N. vestibulocochlearis durch den **Porus acusticus internus** in den **Meatus acusticus internus**. Im vorderen Drittel zieht der Nerv nach ventromedial, dann nach dorsokaudal (**äußeres Fazialisknie = Geniculum**). Dann verläuft er unterhalb der Bogengänge und oberhalb des ovalen Fensters durch die Paukenhöhle (**Canalis facialis**) und in der Nähe des Sinus sigmoideus senkrecht nach kaudal zum **Foramen stylomastoideum**, hier verlässt er den Schädel.

Am äußeren Fazialisknie gibt der Nerv durch den Hiatus canalis nervi petrosi majoris den **N. petrosus major** zum Ganglion pterygopalatinum ab. Außerdem ist hier das **Ganglion geniculi** lokalisiert. In ihm liegen die Perikaryen der sensorischen Fasern für den Gaumen (verlaufen mit dem N. petrosus major) und die vorderen zwei Drittel der Zunge. Diese bilden zusammen mit sekretorischen Fasern zum Ganglion submandibulare die **Chorda tympani**, die kurz vor dem Foramen stylomastoideum abzweigt und über dem Trommelfell sowie unter der Schleimhaut der Paukenhöhle (Hammerfalte) verläuft und anschließend durch die Fissura petrotympanica in die Fossa infratemporalis zieht. Hier lagert sie sich dem N. lingualis aus V_3 an. Noch vor der Chorda tympani gibt der N. intermediofacialis im Canalis facialis den **N. stapedius** ab, der zum M. stapedius zieht (S. 386).

Äste des N. facialis nach dem Austritt durch das Foramen stylomastoideum sind der N. auricularis posterior sowie der R. digastricus und der R. stylohyoideus (zu den gleichnamigen Muskeln). Der Hauptnerv verläuft dorsal des R. mandibulae (S. 216) in die Glandula parotidea. Dort spaltet er sich in den **Plexus intraparotideus** auf und zieht zu den mimischen Muskeln des Gesichts.

Aufgaben: Der N. facialis innerviert motorisch (**Ncl. n. facialis**) die gesamte **mimische Muskulatur**, ebenso den Venter posterior des M. digastricus, den M. stylohyoideus und den M. stapedius. Sekretorisch (**Ncl. salivatorius superior**) innerviert er die Glandula lacrimalis, Glandulae palatinae, Glandulae nasales, Glandula submandibularis, Glandulae linguales und Glandula sublingualis. Sensorisch (**Geschmackssinn: Ncl. solitarius**) innerviert er die vorderen $2/3$ der Zunge und den Gaumen. Sensibel innerviert er einen kleinen Teil des äußeren Ohres.

Äste:

– Der parasympathische Anteil des **N. petrosus major** zieht durch das Ganglion geniculi zum Ganglion pterygopalatinum (S. 244) und wird dort umgeschaltet. Er

zieht weiter zur Glandula lacrimalis, zu den Glandulae nasales und zu den Glandulae palatinae (**Abb. 5.10**)

– Der **N. stapedius** zieht zum M. stapedius.

– Die **Chorda tympani** enthält sensible, sensorische und parasympathische Anteile. Die Perikaryen der sensorischen Anteile liegen im **Ganglion geniculi**, die sekretorischen Anteile werden im **Ganglion submandibulare** umgeschaltet. Die sensorischen Fasern der Chorda tympani kommen von den vorderen $2/3$ der Zunge (Geschmacksempfindungen), die sekretorischen Fasern ziehen zur Glandula submandibularis, Glandulae linguales, Glandulae labiales und Glandula sublingualis.

– Der **N. auricularis posterior** innerviert sensibel einen kleinen Teil des äußeren Ohres (die Perikaryen dieser Fasern liegen im Ganglion geniculi) und motorisch die Mm. auriculares posterior und superior und Venter occipitalis des M. occipitofrontalis. Der R. digastricus innerviert den Venter posterior des M. digastricus, der R. stylohyoideus den M. stylohyoideus.

– Der Hauptast des N. facialis verzweigt sich zum **Plexus intraparotideus** und innerviert die mimische Muskulatur des Gesichts.

Bei Ausfall: Ausfall der mimischen Muskulatur einer Gesichtshälfte mit herabhängendem Mundwinkel, gestörtem Lidschluss, außerdem Hyperakusis durch Ausfall des M. stapedius, verminderter Tränen- und Speichelfluss.

Klinik

Zentrale Fazialisparese. Hierbei handelt es sich um eine Schädigung im Bereich des Tractus corticonuclearis (zwischen Hirnrinde und Fazialiskern, S. 370) z. B. bei Schlaganfall auf einer Seite. Da den Fazialiskern für den oberen Teil der mimischen Muskeln (Stirn-, Augen- und Schläfenbereich) von beiden Hemisphären gleich viele Projektionsfasern erreichen, für den Mundbereich der weitaus größte Teil der Fasern aber vom kontralateralen Kortex kommt, kann bei einer einseitigen Lähmung, bei der trotz starker Ausfälle im Mundbereich die Stirn gerunzelt werden kann, auf eine zentrale Schädigung im Bereich der kontralateralen Hemisphäre geschlossen werden.

Periphere Fazialisparese. Wird der periphere Nerv geschädigt, ist die gesamte mimische Muskulatur der betroffenen Seite gelähmt.

5.5.5 N. glossopharyngeus (IX. Hirnnerv)

Qualität: motorisch, sensibel, sensorisch und sekretorisch.

Kerngebiete:

– **Ncl. tractus solitarii:** sensorisch für die Geschmacksempfindung (im hinteren Drittel der Zunge) und viszerosensibel, erhält Afferenzen der Chemo- (Glomus caroticum) und Pressorezeptoren (Sinus caroticum), gibt auch Fasern zum N. facialis ab.

– **Ncl. spinalis nervi trigemini:** viszerosensible Afferenzen aus dem hinteren Drittel der Zunge, Tonsilla palatina, Pharynxschleimhaut, Paukenhöhle und Tuba auditiva.

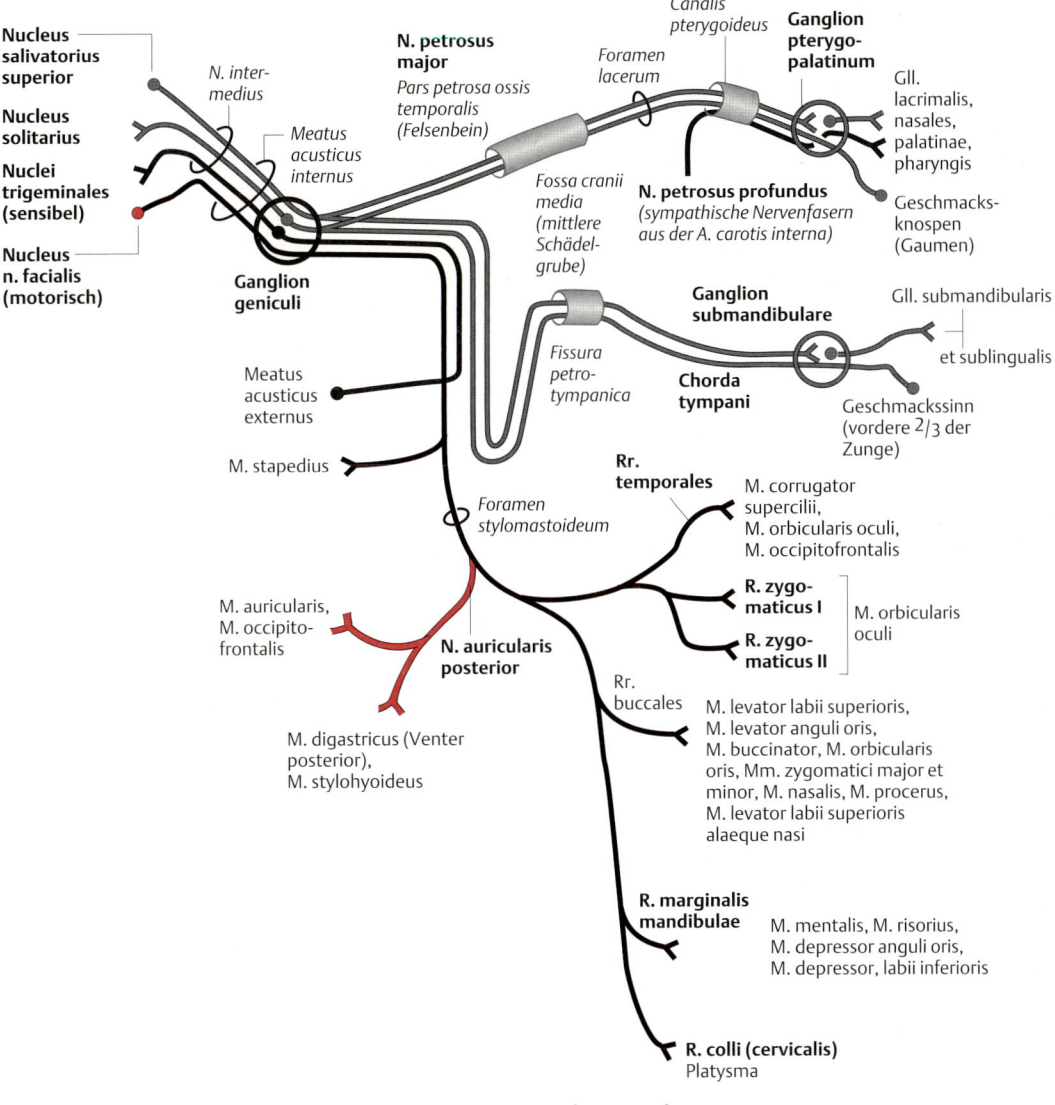

Nucleus salivatorius superior

Nucleus solitarius

Nuclei trigeminales (sensibel)

Nucleus n. facialis (motorisch)

N. inter-medius

Meatus acusticus internus

N. petrosus major
Pars petrosa ossis temporalis (Felsenbein)

Foramen lacerum

Canalis pterygoideus

Ganglion pterygo-palatinum

Gll. lacrimalis, nasales, palatinae, pharyngis

Fossa cranii media (mittlere Schädel-grube)

N. petrosus profundus
(sympathische Nervenfasern aus der A. carotis interna)

Geschmacks-knospen (Gaumen)

Ganglion geniculi

Meatus acusticus externus

M. stapedius

Fissura petro-tympanica

Ganglion submandibulare

Gll. submandibularis
et sublingualis

Chorda tympani

Geschmackssinn (vordere 2/3 der Zunge)

Foramen stylomastoideum

Rr. temporales

M. corrugator supercilii,
M. orbicularis oculi,
M. occipitofrontalis

R. zygo-maticus I

R. zygo-maticus II

M. orbicularis oculi

M. auricularis, M. occipito-frontalis

N. auricularis posterior

Rr. buccales

M. levator labii superioris,
M. levator anguli oris,
M. buccinator, M. orbicularis oris, Mm. zygomatici major et minor, M. nasalis, M. procerus, M. levator labii superioris alaeque nasi

M. digastricus (Venter posterior),
M. stylohyoideus

R. marginalis mandibulae

M. mentalis, M. risorius,
M. depressor anguli oris,
M. depressor, labii inferioris

R. colli (cervicalis)
Platysma

Abb. 5.10 Schematischer Verlauf des N. facialis mit den einzelnen Ganglien.

– **Ncl. salivatorius inferior:** sekretorische (parasympathisch viszeroefferente Fasern) zur Glandula parotidea (Ganglion oticum) und zu den Drüsen im hinteren Drittel der Zunge.
– **Ncl. ambiguus:** motorische Fasern für die Pharynxmuskulatur und den weichen Gaumen (M. palatoglossus. Der Plexus pharyngeus entsteht aus Fasern von IX und X. Der M. constrictor pharyngis inferior wird hauptsächlich vom N. vagus innerviert. Dazu kommen Fasern zum M. levator veli palatini und zum M. uvulae.

Verlauf: Der N. glossopharyngeus tritt zusammen mit dem X. und der Pars cerebri des XI. Hirnnervs dorsal der Olive aus dem Hirnstamm aus und zieht mit diesen durch das **Foramen jugulare.** Im Foramen liegt sein sensibles **Ganglion superius**, etwas weiter kaudal befindet sich das etwas größere ebenfalls sensible **Ganglion inferius.**
Der Hauptteil des N. glossopharyngeus verläuft im **Spatium parapharyngeum** weiter nach kaudal zunächst zwischen der A. carotis interna und der V. jugularis interna

und dann zwischen M. stylopharyngeus und A. carotis interna weiter abwärts. Zwischen dem M. stylophyaryngeus und dem M. styloglossus erreicht er die Zungenwurzel.
In seinem Verlauf innerviert er motorisch die **Pharynxlevatoren**, die **Pharynxkonstriktoren** (S. 230) sowie den M. levator veli palatini, den M. palatoglossus und den M. uvulae. Afferente Fasern stammen von der Tonsilla palatina (Rami tonsillares), dem hinteren Zungendrittel (Rami linguales: auch sensorisch von den Papillae vallatae und foliatae), der Pars nasalis und oralis des Pharynx (Rami pharyngei) sowie der Paukenhöhle, der Tuba auditiva (N. tympanicus) und dem Sinus caroticus mit dem Glomus caroticum (R. sinus caroti). Die Rami linguales enthalten zusätzlich zu den afferenten auch präganglionäre, sekretorische Fasern für die Drüsen im Bereich des Zungengrunds.
Am **Ganglion inferius** zweigt der **N. tympanicus** (**sensibel** und **sekretorisch**) ab. Er bildet in der Paukenhöhle zusammen mit sympathischen Fasern aus dem Ganglion cervicale superius sowie Fasern des N. facialis den Plexus

Biologie

Histologie

Anatomie

Chemie

Biochemie

Physik

Physiologie

Psych./Soz.

tympanicus. Aus diesem geht u.a. der **N. petrosus minor** mit präganglionären sekretorischen Fasern zum **Ganglion oticum** hervor. Dort werden die Fasern umgeschaltet und ziehen weiter (mit dem N. auriculotemporalis von V_3) zur Glandula parotidea (S. 228). Ein weiterer Ast ist der sensible R. tubarius, der die Paukenhöhle und die Tuba auditiva sensibel innerviert.

Aufgaben: Motorische Innervation der **Pharynxmuskeln**, **Geschmackssinn** im hinteren Drittel der Zunge, sensible Versorgung der **Zunge** (hinteres Drittel), der **Paukenhöhle**, der **Ohrtrompete** (Tuba auditiva), des **Pharynx**, des **Sinus caroticus** mit Glomus caroticum und des äußeren **Ohres** sowie die sekretorische Innervation der **Glandula parotidea**.

Äste: N. petrosus minor, N. tympanicus, Rr. musculares, Rr. tonsillares, Rr. linguales, R. tubarius, R. meningeus.

Bei Ausfall: Ausfall des Würgereflexes, gestörte Geschmacksempfindung.

5.5.6 N. vagus (X. Hirnnerv)

Qualität: motorisch, sensibel, sensorisch und **parasympathisch**.

Kerngebiete:

– **Ncl. ambiguus:** motorische Fasern für Mm. constrictor pharyngis medius u. inferior (Plexus pharyngeus), den Ösophagus und für alle Kehlkopfmuskeln (s. u.).
– **Ncl. tractus solitarii:** sensorisch = Geschmacksempfindung an der Zungenwurzel am Übergang zum Kehlkopf (Valleculae epiglotticae) (s. u.) und im Pharynxbereich. Viszeroafferente Fasern aus dem gesamten parasympathischen Innervationsgebiet des N. vagus (s. u., afferenter Schenkel vagovagaler Reflexe).
– **Ncl. dorsalis nervi vagi:** parasympathischer Ursprungskern für die Innervation aller Organe von Kopf, Hals und Brustsitus, im Bauchbereich Innervation bis zur linken Kolonflexur (Cannon-Böhm-Punkt, S. 289).
– **Ncl. spinalis nervi trigemini:** sensible Afferenzen von dem äußeren Gehörgang, der Zungenwurzel am Übergang zum Kehlkopf, von Teilen des Pharynx, dem Ösophagus, dem Larynx und der Trachea; außerdem sensible Fasern von der Dura mater der hinteren Schädelgrube (die übrige Dura mater wird vom N. trigeminus sensibel innerviert).

Verlauf (vgl. S. 289): Der N. vagus verlässt den Schädel (gemeinsam mit N. glossopharyngeus, N. accessorius und V. jugularis interna) durch das **Foramen jugulare**. Er bildet innerhalb des Foramen jugulare ein **Ganglion superius** (sensibles Ganglion) und kurz unterhalb des Foramen ein ebenfalls sensibles **Ganglion inferius**. Er verläuft am Halsbereich in der Karotisfaszie zwischen der A. carotis communis und der V. jugularis interna. Hier gibt er den N. laryngeus superior ab, der einerseits zum Kehlkopf zieht (und dort u.a. auch den M. cricothyroideus innerviert), andererseits die Schilddrüse sekretorisch innerviert.

Der N. vagus selbst zieht weiter durch die **obere Thoraxapertur** in das obere Mediastinum. Der **rechte N. vagus** zieht zwischen A. subclavia und V. brachiocephalica in

Richtung Trachea, während der **linke N. vagus** zwischen A. carotis communis und A. subclavia in Richtung des Aortenbogens verläuft.

Beide Nn. vagi geben in diesem Bereich einen **N. laryngeus recurrens** ab (schlingt sich links um den Aortenbogen, rechts um die A. subclavia). Der N. laryngeus gibt in Höhe seines Abgangs aus dem N. vagus auch parasympathische Fasern zum Plexus cardiacus ab.

Der N. vagus zieht in diesem Bereich nach dorsal (hinter das Lungenhilum) an den Ösophagus und bildet dort u.a. den **Plexus oesophageus** (S. 280). Mit dem Ösophagus und dem linken R. phrenicoabdominalis des N. phrenicus zieht der N. vagus dann durch das hintere Mediastinum und durch das Zwerchfell.

Durch die Magendrehung wird der linke N. vagus zum **Truncus vagalis anterior** und verläuft über die Vorderwand des Magens, der rechte N. vagus wird zum **Truncus vagalis posterior** und zieht über die Hinterwand des Magens. Insbesondere der rechte Vagus innerviert die Bauchorgane bis zur Flexura coli sinistra (Cannon-Böhm-Punkt, S. 289).

Aufgaben: Der N. vagus sorgt für die motorische und sensible Innervation des Kehlkopfes.

> **Merke**
>
> Der N. laryngeus superior innerviert motorisch nur den M. cricothyroideus und sensibel den Bereich des Kehlkopfes kranial der Stimmbänder, der N. laryngeus inferior innerviert die restlichen Kehlkopfmuskeln motorisch und den Bereich kaudal der Stimmbänder sensibel.

Weitere Aufgaben sind die sensible Innervation der Dura mater in der Fossa cranii posterior sowie die sensible Innervation des Sinus caroticus mit dem Glomus caroticum, des äußeren Ohres sowie des Plexus pharyngealis und des Pharynx (jeweils gemeinsam mit dem N. glossopharyngeus).

Parasympathisch und sensibel (viszeroafferent) innerviert der N. vagus alle Brust- und die Bauchorgane bis zur linken Kolonflexur (von da an übernehmen Fasern aus dem Sakralmark die parasympathische Innervation).

Äste: N. laryngeus superior, N. laryngeus recurrens (wird im weiteren Verlauf zum N. laryngeus inferior), Trunci vagales anterior/posterior, einzelne Rami zu den Organen (sind in der Regel nach dem Organ benannt, z.B. Rr. cardiaci, Rr. renales), R. meningeus.

Bei Ausfall: Abweichen der Uvula zur gesunden Seite („Kulissenphänomen"), Heiserkeit durch Stimmbandlähmung, Dysphagie, Ausfall des Würgereflexes.

5.5.7 N. accessorius (XI. Hirnnerv)

Qualität: motorisch.

Kerngebiet: Er erhält Fasern vom **Ncl. ambiguus**, sein Hauptkern ist der **Ncl. n. accessorii**.

Verlauf: Der N. accessorius setzt sich aus zwei Wurzeln (**Radix cranialis**, **Radix spinalis**) zusammen, die sich in der Schädelhöhle vereinigen. Der N. accessorius verlässt durch das **Foramen jugulare** den Schädel. Unterhalb des

Biologie | Histologie | Anatomie | Chemie | Biochemie | Physik | Physiologie | Psych./Soz.

Foramen jugulare teilt sich der N. accessorius dann in einen **R. internus** (überwiegend Fasern aus dem Ncl. ambiguus, zieht zum Kehlkopf) und in einen **R. externus**, der die Fasern des Ncl. n. accessorii führt und für die Innervation des **M. sternocleidomastoideus** und des **M. trapezius** zuständig ist.

Aufgaben: Innervation des M. sternocleidomastoideus und des M. trapezius (seine Rolle bei der Kehlkopfinnervation scheint nicht relevant zu sein).

Äste: R. externus und R. internus.

Bei Ausfall: Kopf kann nicht gegen Widerstand zur Seite gedreht werden, Schultern anheben gegen Widerstand nicht möglich.

5.5.8 N. hypoglossus (XII. Hirnnerv)

Qualität: motorisch.

Kerngebiet: Ncl. n. hypoglossi.

Verlauf: Der N. hypoglossus verlässt den Schädel durch den **Canalis hypoglossi**. Direkt nach seinem Austritt aus dem Schädel lagern sich für eine kurze Strecke Fasern von C1 und C2 des Plexus cervicalis an (S. 242). Der N. hypoglossus verläuft dann zwischen der V. jugularis interna und der A. carotis interna nach kaudal, bis er schließlich die A. carotis externa überkreuzt und auf dem M. hyoglossus in die **Zunge** zieht.

Aufgaben: Innervation der Zungenmuskeln (S. 227).

Äste: Rr. linguales.

Klinik

Hypoglossusparese. Zu einem einseitigen Ausfall des N. hypoglossus (XII) kann es z. B. nach einem Schlaganfall (Apoplex) kommen. Die Zunge weicht dann beim Herausstrecken zur gelähmten Seite hin ab. Bleibt die Lähmung bestehen, kommt es außerdem zur Atrophie der betroffenen Zungenhälfte. Bei beidseitigem Ausfall des N. hypoglossus ist die Zunge nicht mehr beweglich.

Merke Ein motorischer Hirnnervenkern heißt immer so wie der zugehörige Hirnnerv, also z. B. Ncl. n. hypoglossi.

5.6 Halsnerven

Jeder Spinalnerv (Rückenmarksnerv) hat den gleichen Aufbau (**Abb. 5.11**): Aus dem **Hinterhorn** (Columna posterior) entspringt eine **sensible Radix posterior**, aus dem **Vorderhorn** (Columna anterior) eine **motorische Radix anterior**. Beide Radices vereinigen sich zum gemischten Truncus nervi spinalis, der sich wieder in einen **R. anterior** (= R. ventralis) und einen **R. posterior** (= R. dorsalis) aufgabelt.

Der Mensch besitzt insgesamt **31 Spinalnervenpaare**, davon sind 8 Zervikalnervenpaare (Nn. cervicales), 12 Thorakalnervenpaare (Nn. thoracales), 5 Lumbalnervenpaare (Nn. lumbales), 5 Sakralnervenpaare (Nn. sacrales) und ein Kokzygealnervenpaar.

Der erste Spinalnerv (C1) tritt zwischen der Schädelbasis und dem ersten Halswirbel aus. Es gibt acht zervikale Spinalnerven (C1–C8), obwohl es nur sieben Halswirbel gibt. Deshalb liegen im Halsbereich die Spinalnerven kranial des Wirbelkörpers, nach dem sie benannt sind, im weiteren Verlauf der Wirbelsäule liegen sie kaudal (S. 348).

5.6.1 Rr. dorsales

Die **Rr. dorsales** (= Rr. posteriores) der Segmente C1–C3 besitzen einen Eigennamen:

- R. dorsalis des 1. zervikalen Spinalnervs = **N. suboccipitalis** (u. a. motorische Innervation der tiefen Nackenmuskulatur)
- R. dorsalis des 2. zervikalen Spinalnervs = **N. occipitalis major** (innerviert sensibel die Nacken- und Hinterkopfhaut, motorisch M. semispinalis capitis und M. longissimus capitis)
- R. dorsalis des 3. zervikalen Spinalnervs = **N. occipitalis tertius** (sensible Innervation der Nackenhaut).

Biologie
Histologie
Anatomie
Chemie
Biochemie
Physik
Physiologie
Psych./Soz.

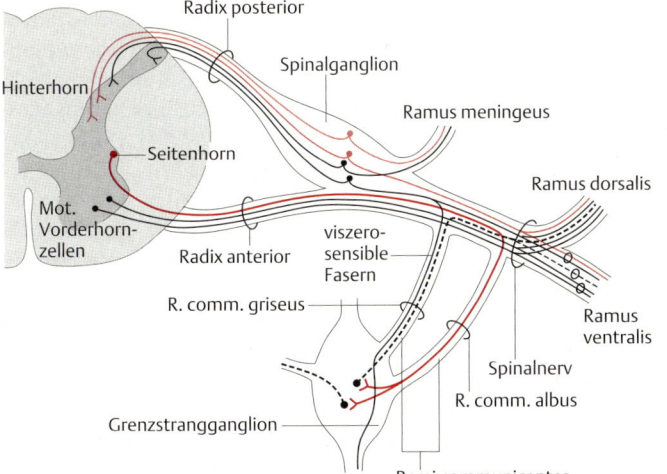
Abb. 5.11 Schematischer Aufbau eines Spinalnervs.

5.6.2 Rr. ventrales

Die Rr. ventrales (= **Rr. anteriores**) von C1–C4 bilden den **Plexus cervicalis**, die Rr. ventrales von C5–Th1 bilden den **Plexus brachialis** (S. 174). Die Rr. ventrales des Plexus cervicalis weisen sowohl motorische als auch sensible Anteile auf.

Die **sensiblen Äste** des Plexus cervicalis sind:

– **N. auricularis magnus:** innerviert den unteren Teil der Ohrmuschel und den dorsalen Teil der Wange
– **N. occipitalis minor:** innerviert den oberen Teil der Ohrmuschel und den lateralen Teil des Hinterkopfes
– **Nn. supraclaviculares:** innervieren die Haut der oberen Schulter- und Brustregion
– **N. transversus colli:** innerviert die Haut auf der ventralen Seite des Halses und bildet hier eine Anastomose mit dem R. colli des N. facialis (= Ansa cervicalis superficialis).

Alle sensiblen Äste des Plexus cervicalis ziehen am sog. **Erb-Punkt** (Punctum nervosum; Hinterrand des M. sternocleidomastoideus, ca. 2–3 Finger breit oberhalb der Clavicula) zur Haut, bevor sie sich fächerförmig zu ihren Innervationsgebieten verzweigen. Achtung: Nicht verwechseln mit dem Erb-Punkt am Herzen, S. 291)

> **Merke**
> Die sensiblen Äste des Plexus cervicalis:
> **Au**rich **mag** (N. **au**ricularis **mag**nus) **Omi** (N. **o**ccipitalis **mi**nor) trotz **Colli**e (N. transversus **colli**) in der **Sup**pe (Nn. **sup**raclaviculares).

Die **motorischen Äste** des Plexus cervicalis bilden die **Rr. musculares** und den **N. phrenicus.**

– **Rr. musculares:** Sie innervieren den M. longus capitis, M. longus colli, die Mm. rectus capitis anterior/lateralis, Mm. scaleni anterior/medius/posterior, Mm. intertransversarii cervicales, den M. levator scapulae (gemeinsam mit dem N. dorsalis scapulae) sowie den M. trapezius und M. sternocleidomastoideus (zusammen mit dem N. accessorius).
– **N. phrenicus:** Der N. phrenicus stammt aus den Segmenten C3, C4 und C5, wobei der größte Teil aus C4 stammt. Obwohl C5 streng genommen schon zum Plexus brachialis gehört, wird der N. phrenicus ausschließlich als Ast des Plexus cervicalis bezeichnet.

> **Merke**
> Three, four, five keep the diaphragma alive (für C3, C4 und C5 als Ursprung des Nervs).

Der N. phrenicus verläuft im Halsbereich auf dem **M. scalenus anterior** (lateral des N. vagus) und zieht somit zwischen der A. subclavia (dorsal) und der V. subclavia (ventral) nach kaudal. Er verläuft auf der Vorderseite der Pleurakuppel, dann rechts und links im **oberen** Mediastinum an der **Pleura** mediastinalis (die er, wie auch die Pleura diaphragmatica, **sensibel** innerviert) **ventral** des Lungenhilums entlang durch den Thorax. Im mittleren Mediastinum innerviert er **sensibel** das **Perikard.** Er zieht rechts zwischen Pleura mediastinalis und der V. cava superior,

dem rechten Vorhof und der V. cava inferior entlang. Sein **R. phrenicoabdominalis dexter** verläuft mit der V. cava inferior durch das **Foramen venae cavae** in den Bauchraum. Der linke N. phrenicus zieht zwischen der Pleura mediastinalis und dem Perikard nach kaudal, sein **R. phrenicoabdominalis sinister** zieht an der Herzspitze durch das Zwerchfell. Im Bauchraum innerviert er **motorisch** das **Zwerchfell**, sensibel das Peritoneum (S. 289).

> **Merke**
> Sensibel innerviert der N. phrenicus die drei „P's": Pleura, Perikard, Peritoneum. Motorisch innerviert er das Zwerchfell.

Ansa cervicalis. Zu den motorischen Anteilen des Plexus cervicalis gehören die **Ansa cervicalis**, eine schleifenförmige Verbindung aus Fasern von C1 und C2 einerseits **(Radix superior)** sowie C2 und C3 andererseits **(Radix inferior)**. Die Ansa cervicalis umschlingt in der Regel die V. jugularis interna und innerviert die Mm. infrahyoidei (S. 220). Einige Fasern der Radix superior lagern sich dem N. hypoglossus an und erreichen über ihn den M. thyrohyoideus und als einzigen oberen Zungenbeinmuskel den M. geniohyoideus.

> **Klinik**
>
> **Phrenicusparese.** Bei Schädigung des N. phrenicus kommt es zu einer Lähmung des Zwerchfells. Ein einseitiger Ausfall lässt sich respiratorisch kompensieren, führt aber auf der betroffenen Seite zu einem Zwerchfellhochstand, der auf der Röntgenthoraxaufnahme nachgewiesen werden kann. Ein beidseitiger Ausfall des N. phrenicus beeinträchtigt die Atmung hingegen deutlich. Ursachen für eine Parese des N. phrenicus können z. B. ein Tumor im Mediastinum, eine Erweiterung der Aorta oder ein Trauma (Wurzelausriss) sein.

5.7 Vegetative Innervation an Kopf und Hals

5.7.1 Pars sympathica

Die Perikaryen der präganglionären Neurone des Sympathikus befinden sich im Seitenhorn **(Columna intermedia)** der thorakalen und oberen lumbalen Rückenmarksegmente (C8–L2/3). Das zervikale Rückenmark enthält keine Perikaryen sympathischer Neurone. Deshalb ziehen präganglionäre sympathische Fasern von C8–Th4 im Grenzstrang in bzw. auf der Fascia praevertebralis nach kranial und bilden dort drei Ganglien mit pseudounipolaren Nervenzellen, in denen dann die Umschaltung von prä- auf postganglionäre Fasern erfolgt. Sie dienen sozusagen als „Ersatz" für den Grenzstrang im Halsbereich. Die drei Ganglien, die den Kopf, Hals und Arm versorgen, sind **Ganglion cervicale superius, medium** und **inferius** (**Abb. 5.12**).

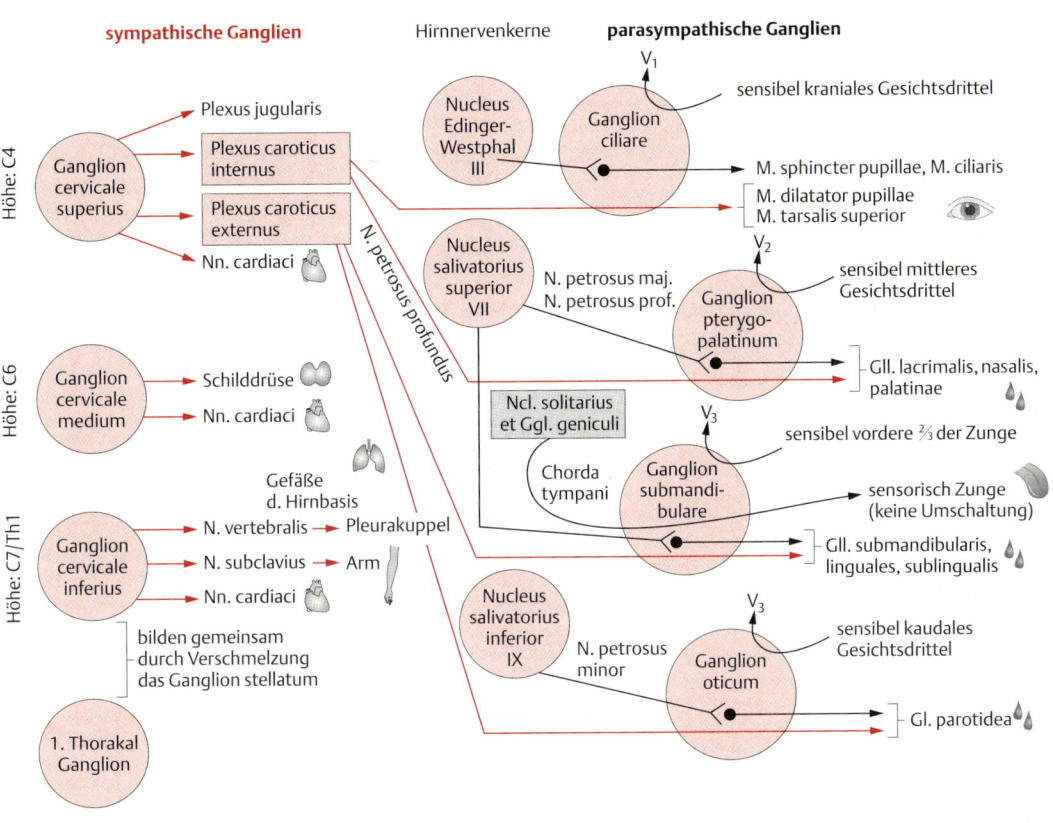

Abb. 5.12   Sympathische und parasympathische Ganglien im Kopf- und Hals-Bereich sowie deren Verschaltungen, Afferenzen und Efferenzen.

Ganglion cervicale superius

Das Ganglion cervicale superius befindet sich auf **Höhe von C2–C4** kurz oberhalb der Karotisgabel und dorsal der A. carotis communis und des N. vagus.
Es gibt folgende Äste ab:

– Der **Plexus jugularis** umgibt die **V. jugularis interna** und zieht nach kranial zum Ganglion superius des N. vagus (X) und zum Ganglion inferius des N. glossopharyngeus (IX). Einige sympathische Fasern ziehen in den Schädel zur Epiphyse (S. 359).

– Der **Plexus caroticus internus** (um die A. carotis interna) gibt Fasern ab, die ohne umgeschaltet zu werden durch das **Ganglion ciliare** hindurch zum M. dilatator pupillae und zum M. tarsalis superior ziehen. Außerdem ziehen andere Fasern **(N. petrosus profundus)** ebenfalls ohne Umschaltung durch das **Ganglion pterygopalatinum** zu den Glandulae nasales, Glandula lacrimalis und Glandulae palatinae.

> **Merke** Der N. petrosus profundus ist ein sympathischer Ast, der N. petrosus major ein Ast des N. facialis (mit den gleichen Innervationsorten wie der N. petrosus profundus), der N. petrosus minor ist ein Ast des N. glossopharyngeus (und innerviert die Glandula parotidea).

– Der **Plexus caroticus externus** (um die A. carotis externa) gibt zum einen Fasern ab, die ohne Umschaltung durch das **Ganglion submandibulare** ziehen und die Glandula submandibularis, Glandula sublingualis und Glandulae

linguales innervieren; zum anderen gibt er Fasern ab, die durch das **Ganglion oticum** ohne Umschaltung zur Glandula parotidea ziehen und diese innervieren.

– Wie alle zervikalen sympathischen Ganglien sendet auch das Ganglion cervicale superius einen Nerv (den N. cardiacus cervicalis superior) zum Plexus cardiacus des Herzens.

> **Merke** Das Ganglion cervicale superius gibt Fasern zu allen parasympathischen Kopfganglien ab. Diese Fasern ziehen ohne Umschaltung durch das jeweilige Ganglion.

Ganglion cervicale medium

Das Ganglion cervicale medium liegt auf **Höhe von C6** hinter der **A. thyroidea inferior**. Der Hauptteil der Fasern zieht zur **Schilddrüse** und zu den **Nebenschilddrüsen**. Das Ganglion cervicale medius gibt den N. cardiacus cervicalis medius zum Plexus cardiacus des Herzens ab.

Ganglion cervicale inferius

Das Ganglion cervicale inferius befindet sich auf **Höhe von C7/Th1** ventral des ersten Rippenköpfchens, dorsal der A. subclavia. Es ist häufig mit dem 1. Thorakalganglion des Grenzstrangs verbunden (es erhält dann Fasern von Th3–Th7) und wird dann **Ganglion stellatum** (Ganglion cervicothoracicum) genannt. Das Ganglion stellatum ist außerdem für die sympathische Innervation des Auges zuständig.

Biologie

Histologie

Anatomie

Chemie

Biochemie

Physik

Physiologie

Psych./Soz.

Das Ganglion cervicale inferius sendet den N. cardiacus cervicalis inferior zum Plexus cardiacus. Zusätzlich gibt das Ganglion cervicale inferius den **N. vertebralis** ab, der um die A. vertebralis einen Plexus bildet und Fasern zur Lunge führt, sowie die **Ansa subclavia**, die die A. subclavia umhüllt und zum Arm zieht.

Klinik

Horner-Syndrom. Bei einer Schädigung der zentralen und peripheren Anteile des Sympathikus für den Kopfbereich kann eine Symptomatik entstehen, die auch als Horner-Syndrom (oder Horner-Trias) bezeichnet wird:

– Miosis: Pupillenverengung durch Ausfall des M. dilatator pupillae

– Ptosis: Lidheberschwäche durch Ausfall des M. tarsalis superior

– Enophthalmus: Zurücksinken des Auges in die Augenhöhle, die Ursache hierfür ist noch nicht abschließend geklärt.

5.7.2 Pars parasympathica

Im Bereich des Kopfes befinden sich die vier unten genannten parasympathischen Ganglien. In allen vier Ganglien werden **parasympathische** Fasern **umgeschaltet**, zusätzlich ziehen durch jedes Ganglion **sympathische Fasern** (aus dem Ganglion cervicale superius) und **sensible Fasern** (Äste des N. trigeminus) **ohne Umschaltung** hindurch (**Abb. 5.12**).

Ganglion ciliare

Lage: in der Orbita, dorsal des Bulbus und lateral des N. opticus.
Radix parasympathica: Präganglionäre parasympathische Fasern vom Ncl. oculomotorius accessorius (Edinger-Westphal, III. Hirnnerv) zur Innervation des M. sphincter pupillae und des M. ciliaris, die im Ganglion umgeschaltet werden.
Radix sympathica: Sympathische Fasern aus dem Ganglion cervicale superius (vom Plexus caroticus internus) ziehen durch das Ganglion ciliare hindurch.
Radix sensoria: Sensible Fasern des N. nasociliaris (N. ophthalmicus) ziehen ebenfalls hindurch (Radix longa, Radix nasociliaris). Die postganglionären parasympathischen Fasern verlaufen in den Nn. ciliares breves (parasympathisch, sympathisch und sensibel) zum Bulbus oculi.

Ganglion pterygopalatinum

Lage: in der Fossa pterygopalatina
Radix parasympathica: Parasympathische Fasern aus dem Ncl. salivatorius superior (N. petrosus major, Ast des VII. Hirnnervs) werden im Ganglion umgeschaltet.
Radix sympathica: Der N. petrosus profundus des Ganglion cervicale superius (Sympathikus) aus dem Plexus caroticus internus verläuft durch das Ganglion pterygopalatinum.

N. petrosus major und N. petrosus profundus ziehen gemeinsam (als N. canalis pterygoidei) durch einen Kanal in der Basis des Processus pterygoideus (Canalis pterygoideus).
Radix sensoria: Aus der Radix sensoria ziehen sensible Rr. ganglionares des N. maxillaris (V_2) durch das Ganglion pterygopalatinum hindurch:

– Rr. orbitales (sensibel): zur Schleimhaut der hinteren Siebbeinzellen und zur Keilbeinhöhle

– Rr. nasales posteriores superiores (sensibel): zu den hinteren Nasenhöhlen, bilden auch den N. nasopalatinus (im Nasenseptum), der als N. incisivus zur vorderen Gaumenschleimhaut zieht

– N. palatinus major (sensibel) zum Palatum durum und zur Nasenschleimhaut, Nn. palatini minores (sensibel) zum Palatum molle.

Mit all diesen sensiblen Ästen des N. maxillaris ziehen die **postganglionären** parasympathischen und die sympathischen Fasern (zu den Glandulae nasales und Glandulae palatinae). Die Glandula lacrimalis wird über den N. zygomaticus und eine Anastomose zum N. lacrimalis (V_1) erreicht.

Ganglion submandibulare

Lage: im Trigonum submandibulare
Radix parasympathica: Parasympathische Fasern aus dem Ncl. salivatorius superior (Chorda tympani, Ast des VII. Hirnnervs) werden im Ganglion umgeschaltet.
Radix sympathica: Sympathische Fasern aus dem Ganglion cervicale superius (vom Plexus caroticus externus) ziehen durch das Ganglion submandibulare.
Radix sensoria: Die sensorischen Fasern der Chorda tympani (Ast des VII. Hirnnervs, Ursprung am Ncl. solitarius) und sensible Rr. ganglionares des N. lingualis (vom N. mandibularis V_3) ziehen durch das Ganglion hindurch: Sensorische und sensible Fasern zu den vorderen $2/3$ der Zunge, sympathische und parasympathische Fasern zur Glandula submandibularis, Glandula sublingualis und zu den Glandulae linguales (verlaufen teilweise mit dem N. lingualis).

Ganglion oticum

Lage: in der Fossa infratemporalis (unterhalb des Foramen ovale und medial des dort austretenden N. mandibularis)
Radix parasympathica: Der parasympathische N. petrosus minor, der seine Fasern aus dem Ncl. salivatorius inferior des N. glossopharyngeus (IX) erhält, wird im Ganglion oticum umgeschaltet. Die postganglionären, parasympathischen Fasern verlaufen mit dem N. auriculotemporalis zur Glandula parotidea.
Radix sympathica: Sympathische Fasern aus dem Ganglion cervicale superius (vom Plexus caroticus externus) verlaufen durch das Ganglion oticum (Fasern ziehen mit den Ästen des N. mandibularis weiter).
Radix sensoria: Sensible Fasern (Rr. ganglionares) des N. mandibularis (V_3) ziehen durch das Ganglion hindurch.

5.8 Arterien und Venen **245**

Biologie
Histologie
Anatomie
Chemie
Biochemie
Physik
Physiologie
Psych./Soz.

5.8 Arterien und Venen

Die Gefäßversorgung von Kopf und Hals erfolgt aus Ästen der A. carotis communis und der A. subclavia. Über die V. subclavia, V. jugularis interna und V. jugularis externa fließt das Blut ab.
Wichtig bei den Gefäßen im Kopf-Hals-Bereich ist, welcher große Ast zu welchen Regionen zieht.

5.8.1 A. subclavia

Die **linke A. subclavia** entspringt direkt aus dem **Aortenbogen**, die **rechte A. subclavia** geht auf Höhe des Sternoklavikulargelenks aus dem **Truncus brachiocephalicus** hervor. Sie verläuft über den höchsten Punkt der Pleurakuppel dorsal des M. scalenus anterior. Sie zieht dann durch die Skalenuslücke in den Spalt zwischen der Klavikula und der ersten Rippe, um schließlich in die A. axillaris überzugehen. Sie gibt in ihrem Verlauf
– die A. vertebralis
– die A. thoracica interna
– den Truncus thyreocervicalis und
– den Truncus costocervicalis ab.
Nach dem Abgang des Truncus costocervicalis wird sie als **A. axillaris** bezeichnet.

> **Klinik**
>
> **Thoracic-outlet-Syndrom.** In ihrem Verlauf kann die A. subclavia durch eine Halsrippe oder eine zu enge Skalenuslücke komprimiert werden. Die Patienten leiden dann unter einem Kribbeln im Arm, insbesondere beim Über-Kopf-Arbeiten. Die Beschwerden verstärken sich, wenn der Kopf zur Gegenseite gedreht wird (es gibt tatsächlich auch ein Thoracic-inlet-Syndrom: Wird der Arm weit nach hinten oben gelegt [zum Beispiel im Schlaf], kann es zu einer Kompression des Plexus brachialis durch den M. pectoralis minor kommen, dann schläft der Arm ein – das kennt vermutlich jeder …).

A. vertebralis: Die A. vertebralis ist häufig der erste Ast der A. subclavia. Die A. vertebralis zieht oberhalb der Pleura nach dorsal und ab C6 durch die **Foramina transversaria** (Querfortsatzlöcher) der Halswirbel nach kranial, bis sie über den Sulcus a. vertebralis hinter der Massa lateralis des Atlas zur Membrana atlantooccipitalis posterior gelangt. Die A. vertebralis tritt hier in den Subarachnoidalraum und durch das Foramen magnum in die hintere Schädelgrube ein. Dort vereinigt sie sich mit der A. vertebralis der Gegenseite zur **A. basilaris** und beteiligt sich so am Circulus arteriosus Willisii (S. 375). Die Aa. vertebrales stellen zusammen mit der rechten und linken A. carotis interna die vier arteriellen Zuflüsse des Gehirns dar. Direkte Äste hat die A. vertebralis zum Kleinhirn (**A. inferior posterior cerebelli**), zum Rückenmark (**A. spinalis anterior**, **A. spinalis posterior**, **Rr. spinales**), zu den Meningen (Rr. meningei) und zu den Nackenmuskeln (Rr. musculares).

Die A. vertebralis wird in ihrem Verlauf von einem Venenplexus sowie von einem Plexus aus sympathischen Fasern (aus dem Ganglion cervicale inferius, S. 243) umgeben.

> **Merke**
>
> Die A. vertebralis ist durch ihren Verlauf in den Foramina transversaria bei allen Halsbewegungen insbesondere im Bereich des unteren Kopfgelenks (Articulatio atlantoaxialis) mechanisch stark beansprucht.

A. thoracica interna. Die A. thoracica interna ist meist der zweite Ast der A. subclavia und zieht 1–2 cm lateral des Sternums an der Rückfläche der Rippen an der Fascia endothoracica nach kaudal zum Zwerchfell. In Höhe der 7. Rippe wird sie zur **A. epigastrica superior,** nachdem sie die **A. musculophrenica** (verteilt sich im Ursprungsgebiet des Zwerchfells) abgegeben hat.
Die A. epigastrica superior zieht dorsal des M. rectus abdominis in die Rektusscheide, dort anastomosiert sie mit der A. epigastrica inferior (aus der A. iliaca externa) (S. 335).
Äste der A. thoracica interna sind die Rr. tracheales, Rr. bronchiales, Rr. mediastinales, Rr. intercostales anteriores, Rr. thymici, Rr. sternales, **A. musculophrenica** und **A. pericardiacophrenica.**

Truncus thyrocervicalis. Der Truncus thyrocervicalis entspringt medial des M. scalenus anterior. Seine vier wichtigsten Äste sind:
– **A. suprascapularis**
– **A. scapularis descendens**
– **A. cervicalis ascendens.**
– Evtl. liegt auch eine **A. transversa cervicis** (colli) als gemeinsamer Ursprungsast für die **A. dorsalis scapulae** und die **A. cervicalis superficialis** vor.
– **A. thyroidea inferior** (der wichtigste Ast), die von **dorsal** kommend (medial des N. vagus verlaufend) Schilddrüse, Ösophagus, Pharynx, Trachea und (mit der **A. laryngea inferior**) den Kehlkopf versorgt.

> **Merke**
>
> Die A. thyroidea superior ist ein Ast der A. carotis externa, die A. thyroidea inferior ist ein Ast der A. subclavia.

Truncus costocervicalis. Der Truncus costocervicalis entspringt dorsal des M. scalenus anterior als letzter Ast der A. subclavia. Er verzweigt sich in die **A. cervicalis profunda**, die nach dorsal zieht und die Nackenmuskeln versorgt, und in die **A. intercostalis suprema**, den gemeinsamen Ursprung für die beiden ersten Interkostalarterien.

5.8.2 A. carotis communis

Die linke A. carotis communis entspringt aus dem Aortenbogen, die rechte weist einen gemeinsamen Stamm mit der A. subclavia auf: den Truncus brachiocephalicus. Die A. carotis communis gibt in der Regel keine Äste ab, sondern zieht lateral der Trachea nach kranial. Lateral der A. carotis communis liegt die V. jugularis interna, dorsal der N. vagus, umhüllt werden diese Strukturen von der bindegewebigen Vagina carotica. Der M. sternocleidomastoideus bedeckt diesen Gefäß-Nerven-Strang zum Teil.

Auf Höhe von C4 gabelt sich die A. carotis communis in die **A. carotis externa** und die **A. carotis interna.** Diese Aufzweigung der A. carotis communis liegt im sog. Trigonum caroticum, das dorsal vom M. sternocleidomastoideus, kranial vom Venter posterior des M. digastricus und ventral vom M. omohyoideus (Venter superior) begrenzt wird. Das Lumen der A. carotis communis ist im Bereich der Karotisgabel zum **Sinus caroticus** erweitert. Über ihn kann kurzfristig der Blutdruck reguliert werden (Physiologie, S. 700).

Im Bereich des Sinus caroticus liegt auch das ca. 3 mm große **Glomus caroticum**, das Chemorezeptoren enthält, über die die Atmungsfrequenz gesteuert werden kann.

5.8.3   A. carotis interna

Sie entspringt auf Höhe von C4 im Trigonum caroticum aus der A. carotis communis und zieht durch das Spatium lateropharyngeum zur Schädelbasis (**Pars cervicalis**, keine Äste). Von dort zieht sie durch den Canalis caroticus (sigmoider Verlauf = Karotissiphon) (**Pars petrosa**, Äste: Aa. caroticotympanicae und die A. canalis pterygoidei) in die mittlere Schädelgrube in den Sulcus caroticus im Os sphenoidale (**Pars cavernosa**, zahlreiche kleine Äste (ca. 8 Stück), die u. a. die Hypophyse, die Dura, das Tentorium cerebelli sowie das Ganglion trigeminale versorgen. Ihr Endstück (**Pars cerebralis**, Äste: A. ophthalmica, A. choroidea anterior [zum Plexus choroideus in den Seitenventrikeln des Gehirns]) bildet einen Teil des Circulus arteriosus Wilisii und gabelt sich in die A. cerebri anterior und die A. cerebri media auf (S. 375).

Zu den Ästen der A. ophthalmica siehe S. 379.

5.8.4   A. carotis externa

Die A. carotis externa entspringt auf Höhe von C4 aus der A. carotis communis und zieht medial des Venter posterior m. digastrici und des M. stylohyoideus nach kranial zur **Fossa retromandibularis**. Sie zieht durch die Glandula parotidea und gibt in ihrem Verlauf zahlreiche kleine Äste ab, deren Reihenfolge sich individuell etwas unterscheiden.

Vordere Äste:

– Die **A. thyroidea superior** zieht nach ventral an den kranialen Teil der Schilddrüse. Ihre Äste sind:
  • A. laryngea superior (zieht mit dem R. internus des N. laryngeus superior durch die Membrana thyrohyoidea in den Kehlkopf, versorgt den Teil oberhalb der Stimmbänder)
  • R. cricothyroideus (Anastomose mit dem entsprechenden Gefäß der Gegenseite)
  • R. infrahyoideus, (Anastomose mit dem Gefäß der Gegenseite)
  • R. sternocleidomastoideus.

– **A. lingualis:** Gefäßversorgung der Zunge, sie wird dort zur A. profunda linguae. Ihre Äste sind:
  • die A. sublingualis (für Glandula sublingualis und Glandulae labiales)
  • Rr. dorsales linguae.

– **A. facialis:** häufig gemeinsamer Stamm mit A. lingualis (Truncus linguofacialis), verläuft im Trigonum submandibulare an der Glandula submandibularis entlang (hier Abgang der **A. palatina ascendens,** Rr. tonsillares, **A. submentalis**), zieht dann um den Unterrand des Corpus mandibulae herum in die Gesichtsregion (Puls tastbar), dann über den Mundbereich (**A. labialis inferior, A. labialis superior** mit dem R. septi nasi), an der Nase entlang zum medialen Augenwinkel (**A. angularis,** R. nasalis lateralis). Die A. angularis bildet mit der A. dorsalis nasi aus der A. ophthalmica (aus der A. carotis interna) eine Anastomose (Versorgung der äußeren Nase).

Medialer Ast:

– **A. pharyngea ascendens** zieht oberhalb der Karotisgabel nach **medial,** dann lateral an der Pharynxwand entlang zur Schädelbasis. Äste: A. meningea posterior, A. tympanica inferior (für die Paukenhöhle) sowie Rr. pharyngeales.

Hintere Äste:

– Die **A. occipitalis** zieht zum Hinterhaupt, durchbohrt den M. trapezius, versorgt die Regio occipitalis, einen kleinen Teil des äußeren Ohres sowie einen Teil der Meningen.

– Die **A. auricularis posterior** gibt u. a. einen R. parotideus (Ohrspeicheldrüse), einen R. auricularis (Dorsalseite der Ohrmuschel) und eine A. stylomastoidea (Schleimhaut der Paukenhöhle und Cellulae mastoideae) ab.

Endäste (Aufzweigung hinter dem Collum mandibulae):

– Die **A. temporalis superficialis** zieht in die Schläfenregion, gibt einen R. parotideus, einen R. auricularis (Vorderseite der Ohrmuschel, äußerer Gehörgang), die A. transversa faciei (für die Gesichtsmuskeln), die A. zygomaticoorbitalis (für den lateralen Augenwinkel) und die A. temporalis media ab. An ihrem Ende teilt sie sich in einen R. frontalis und einen R. parietalis (Äste gleichen Namens weist auch die A. maxillaris auf).

– Die **A. maxillaris** zieht nach ventral. Sie entspringt innerhalb der Parotisloge aus der A. carotis communis. Sie zieht durch die Fossa infratemporalis zwischen den Mm. pterygoideus lateralis und medialis in die Fossa palatina und teilt sich dort schließlich in ihre Endäste, die **A. masseterica** (die sich weiter in die A. buccalis, die A. sphenopalatina für die Nasenhöhle und die A. palatina descendens teilt), die **Aa. temporalis profunda anterior et posterior**, die **A. pterygomeningea** und die **A. infraorbitalis** (die durch die Fissura orbitalis inferior und den Canalis infraorbitalis zieht, sie gibt auch die A. alveolaris superior anterior für den Oberkiefer ab). Weitere Äste sind die A. alveolaris inferior (für den Unterkiefer) und die A. alveolaris superior posterior.

Klinik

Arteriitis temporalis. Bei der Arteriitis temporalis (syn. **Horton-Riesenzellarteriitis**) kommt es durch einen Autoimmunprozess zur Zerstörung der Tunica media, insbesondere im Bereich der A. temporalis superficialis, häufig auch im Bereich der A. ophthalmica und der intrakraniellen Gefäße. Meist sind weibliche Patienten > 50 Jahre betroffen. Die Gefäße sind schmerzhaft verhärtet, typischerweise treten starke Kopfschmerzen, (sub-)febrile Temperaturen und Sehstörungen auf. Laborchemisch zeigt sich eine stark erhöhte BKS (Blutkörperchensenkungsgeschwindigkeit). Die Diagnosesicherung erfolgt durch eine Biopsie, die Therapie besteht in der Gabe von Glucocorticoiden.

5.8.5 V. jugularis interna

Zuflüsse. Der **Sinus sigmoideus** mündet kurz vor dem Foramen jugulare in die V. jugularis interna (S. 377). Er führt das Blut des Sinus transversus, in den wiederum das Blut des Sinus sagittalis superior, des Sinus sagittalis inferior und des Sinus rectus münden.
Blut aus dem Sinus cavernosus fließt über den **Sinus petrosus superior** und den **Sinus petrosus inferior** zur V. jugularis interna. Der Zusammenfluss der Gefäße führt zu einer Erweiterung des Lumens, daher spricht man in diesem Bereich auch vom **Bulbus superior v. jugularis.**

Merke Das gesamte Blut aus dem Schädelinneren fließt in die V. jugularis interna ab.

Die **V. facialis** geht am medialen Augenwinkel aus der V. angularis hervor. Sie fließt nach kaudal über das Trigonum submandibulare zum Trigonum caroticum in die V. jugularis interna. Im Bereich des Auges bestehen über die V. ophthalmica superior Anastomosen zum Schädelinneren (Gefahr der Fortleitung von Infektionen!). Die V. facialis nimmt einen Teil des Blutes aus dem Auge, das Blut aus dem Plexus pterygoideus (s. u.), den Lidern, der Stirn, dem Gaumen, der Glandula parotidea und den Lippen auf.
Die **V. retromandibularis**, die meist in die V. facialis (manchmal auch direkt in die V. jugularis interna) mündet, nimmt das Blut der Schläfenregion (Vv. temporales), des Ohres (Vv. tympanicae, Vv. auriculares anteriores, V. stylomastoidea), des Plexus pterygoideus und der Glandula parotidea (Vv. parotideae) auf. Im Bereich der Glandula parotidea und des Plexus pterygoideus bestehen Anastomosen zur V. facialis.
Der **Plexus pterygoideus** liegt (wie auch die A. maxillaris) zwischen dem M. pterygoideus lateralis und medialis. Er entsteht durch Zuflüsse aus der V. ophthalmica inferior, den Vv. meningae mediae und den Vv. temporales profundae.
Die **V. lingualis** nimmt das venöse Blut aus der Zunge auf, die **V. laryngea superior** das Blut aus dem kranialen Anteil des Kehlkopfes.

Die **V. thyroidea superior** und **V. thyroidea media** enthalten das venöse Blut der Schilddrüse. Außerdem mündet die V. sternocleidomastoidea in die V. jugularis interna.

Weiterer Verlauf. Die V. jugularis interna verläuft zusammen mit A. carotis und dem N. vagus in der Karotisfaszie (Vagina carotica). Sie zieht durch das Spatium parapharyngeum und das Trigonum caroticum nach kaudal. Auch am Ende weist die V. jugularis interna eine Erweiterung auf: den **Bulbus inferior v. jugularis.**
Da im Kopfbereich das Blut mit der Schwerkraft nach unten fließt, sind Venenklappen, die das Blut entgegen der Schwerkraft transportieren, unnötig. Die einzige Ausnahme bildet der Bulbus inferior v. jugularis, der Venenklappen besitzt.

5.8.6 Angulus venosus

Die V. jugularis interna mündet mit der V. subclavia und den von dorsokranial kommenden Lymphbahnen im sog. Venenwinkel (**Angulus venosus**). Durch den annähernd rechtwinkligen Zusammenfluss der V. jugularis interna und der V. subclavia entsteht dann die **V. brachiocephalica**, die wiederum rechtwinklig zusammen mit der der Gegenseite die **V. cava superior** bildet.

V. jugularis externa. Die V. jugularis externa entsteht aus dem Zusammenfluss der **V. occipitalis** und der **V. auricularis posterior**. Sie verläuft zwischen der Lamina superficialis der Fascia cervicalis und dem Platysma und mündet in der Regel in die **V. subclavia**, manchmal auch in die V. jugularis interna.

V. jugularis anterior. Die V. jugularis anterior verläuft am Vorderrand des M. sternocleidomastoideus entlang und mündet in der Regel in die **V. jugularis externa**. Es besteht eine große Anastomose zum entsprechenden Gefäß auf der Gegenseite (Arcus venosus jugularis).

V. vertebralis. Die V. vertebralis sammelt das Blut aus den Sinus durae matris des Gehirns und aus dem Plexus venosus suboccipitalis (über die V. occipitalis) und führt dieses in die **V. brachiocephalica**.

Vv. ophthalmicae. Die **V. ophthalmica superior** sammelt das Blut aus dem kranialen Anteil der Augenhöhle aus der V. supraorbitalis, der V. angularis, den Vv. ethmoidales, den Vv. conjunctivales, der V. nasofrontalis und den Vv. supratrochleares. In das Schädelinnere gelangt sie durch die **Fissura orbitalis superior**. Sie mündet in der mittleren Schädelgrube in den Sinus cavernosus, der in die V. jugularis interna abfließt.
Die **V. ophthalmica inferior** zieht durch die **Fissura orbitalis inferior** und gibt ihr Blut sowohl in den Plexus pterygoideus als auch in die V. ophthalmica superior ab. Sie sammelt das Blut aus dem kaudalen Teil der Augenhöhle sowie aus der Glandula lacrimalis (obwohl diese kranial liegt!), aus der Regio frontalis, aus den Vv. episclerales, den Vv. palpebrales, den Vv. conjunctivales und den Vv. ethmoidales.

Weitere Venen im Kopf-Hals-Bereich. Der **Plexus thyroideus impar** liegt im kaudalen Bereich der Schilddrüse und führt das Blut zur V. thyroidea inferior.

Die **Vv. thyroideae inferiores** sammeln das Blut aus dem kaudalen Teil der Schilddrüse und führen es ausschließlich der linken V. brachiocephalica zu.

Die **V. subclavia** geht aus der V. axillaris hervor. Sie verläuft dorsal der Klavikula und wird durch den M. scalenus anterior von der A. subclavia getrennt. Am Venenwinkel hinter dem Sternoklavikulargelenk bildet sie mit der V. jugularis interna die V. brachiocephalica.

> **Merke**
>
> Eine V. jugularis communis kommt im Normalfall nicht vor.

Klinik

Sinusvenenthrombose. Ursache der Thrombose eines venösen Hirnsinus sind meist fortgeleitete Infektionen (septische Sinusthrombose), beispielsweise bei einem Furunkel im Gesichtsbereich, Entzündungen des Schädelknochens, einer Thrombophlebitis, Mittelohrentzündung oder Stirnhöhlenentzündung.

5.9 Die Lymphknoten und Lymphgefäße

5.9.1 Lymphknoten an der Kopf-Hals-Grenze

Siehe **Tab. 5.16**.

5.9.2 Oberflächliche und tiefe Halslymphknoten

Siehe **Tab. 5.17**.

5.9.3 Lymphbahnen

Die Lymphe des Kopf-Hals-Bereiches fließt rechts über den **Ductus lymphaticus dexter**, links über den **Ductus thoracicus** in den jeweiligen **Venenwinkel** (Abb. 7.7, S. 288). Der Ductus lymphaticus dexter entsteht aus der Vereinigung des **Truncus subclavius dexter** mit dem **Truncus jugularis dexter**, dem Truncus bronchomediastinalis dexter sowie dem Truncus mediastinalis anterior. **Truncus subclavius** und **Truncus jugularis** nehmen auch auf der linken Seite die Lymphe aus dem Kopf-, Halsbereich auf und münden hier in den **Ductus thoracicus** (S. 288). Auf dem Weg zu den Lymphstämmen durchfließt die Lymphe wenigstens einen (regionären), oft mehrere Lymphknoten (Filterstationen).

Tabelle 5.16 Regionäre Lymphknoten des Kopfes

	Lokalisation	Zufluss	Abfluss
Nodi lymphoidei occipitales	1–3 Knoten auf der Ursprungssehne des M. trapezius	Hinterhaupt bis zum Scheitel, obere Nackengegend	Nodi lymphoidei cervicales profundi
Nodi lymphoidei retroauriculares	2–3 Knoten auf der Ansatzsehne des M. sternocleidomastoideus	Rückfläche des Ohres, Haut des Hinterkopfes	Nodi lymphoidei cervicales profundi
Nodi lymphoidei parotidei	1–2 Knoten auf oder in der Glandula parotidea, dem äußeren Gehörgang	Stirn-, Schläfengegend, lateraler Teil der Augenlider, Nasenwurzel, Vorderfläche der Ohrmuschel, äußerer Gehörgang, Trommelfell, Paukenhöhle, Glandula parotidea, Nasen-Rachen-Raum	Nodi lymphoidei cervicales profundi
Nodi lymphoidei submandibulares	meist drei im Trigonum submandibulare gelegene Knoten	oberflächlich: medialer Teil der Stirn und der Augenlider, äußere Nase, Haut der Oberlippe und Wange tief: vorder Teil der Zunge, des Gaumens, des Mundhöhlenbodens; Zähne, Gingiva, vorderer Teil der Nasenhöhlenschleimhaut, Fossa infratemporalis	Nodi lymphoidei cervicales superficiales et profundi
Nodi lymphoidei submentales	2–3 kleine Knoten unter dem Kinn	Haut des Kinns und der Mitte der Unterlippe; untere Schneidezähne und angrenzende Gingiva, Zungenspitze, Mundboden	Nodi lymphoidei submandibulares, Nodi lymphoidei cervicales profundi et superficialis
Nodi lymphoidei buccales	in der Wangengegend	hinterer Teil der Nasen- und Mundhöhle; Fossae pterygoidea und infratemporalis, Gaumen und Schlund	Nodi lymphoidei cervicales profundi

Tabelle 5.17   Regionäre Lymphknoten des Halses

	Lokalisation	Zufluss	Abfluss
Nodi lymphoidei cervicales superficiales	in der Umgebung der V. jugularis externa, oben auf dem M. sternocleidomastoideus, unten im seitlichen Halsdreieck	Ohr, Glandula parotidea, Kieferwinkel, oberflächliche Teile des Halses	Nodi lymphoidei cervicales profundi
Nodi lymphoidei cervicales profundi	längs der V. jugularis interna und in der Fossa supraclavicularis major	Lymphgefäße von Schlundenge, Mandeln, Schlund, Kehlkopf, Schilddrüse und Luftröhre; außerdem abführende Gefäße aus allen oben genannten Lymphknoten	Truncus jugularis
Nodi lymphoidei jugulodigastricus	auf der V. jugularis interna	Gaumenmandel und hinteres Drittel der Zunge, Pharynx	
Nodi lymphoidei juguloomohyoideus	unterhalb der Zwischensehne des M. omohyoideus auf der V. jugularis interna	Zunge direkt und indirekt über Nodi lymphoidei submentales, submandibulares und cervicales profundi superiores	
Nodi lymphoidei prelaryngei	zwischen Ring- und Schildknorpel und zwischen Schildknorpel und Zungenbein	Kehlkopf	Nodi lymphoidei cervicales superficiales et tracheales
Nodi lymphoidei tracheales	längs der Luftröhre	Kehlkopf, Luftröhre und ihre Aufzweigung	Nodi lymphoidei mediastinales posteriores
Nodi lymphoidei retropharyngei	hinter dem oberen Teil des Schlundes	Schlund, Ohrtrompete, hinterer Teil der Nasenhöhle	Nodi lymphoidei cervicales profundi

5.10 Angewandte und topografische Anatomie

5.10.1 Oberflächenanatomie von Kopf und Hals

Die Oberflächenanatomie wird durch die Knochen und Knorpel des Schädels sowie durch Fettgewebe und Muskulatur von Kopf und Hals bestimmt. Ergänzt wird das Aussehen des Gesichtes durch Weichteile sowie die Kaumuskulatur und Ohrmuscheln an den Seiten des Kopfes. Knöcherne Strukturen des Schädels, die man tasten kann, sind vor allem: knöchernes Nasendach, Orbitarand, der Jochbeinbogen (Arcus zygomaticus), der Unterkieferwinkel (Angulus mandibulae) und der Kinnvorsprung (Protuberantia mentalis).

Die sensible Innervation der Haut erfolgt durch den N. trigeminus (Gesicht), den Plexus cervicalis (Hals), den N. occipitalis minor (hinter dem Ohr) und den N. occipitalis major (Hinterkopf).

Die Druckpunkte des N. trigeminus s. S. 237.

5.10.2 Kopfregionen

Der Kopf wird in verschiedene Regionen eingeteilt, die in der Regel nach den darunter liegenden Knochen benannt werden, z. B. Regio parietalis, Regio occipitalis, Regio zygomatica etc. Über den Schädelknochen liegt eine Weichteilschicht, die Kopfschwarte (Skalp), die aus der Galea aponeurotica (Sehnenplatte), der Subkutis und der Kutis (Kopfhaut) besteht (S. 211).

Die Kopfschwarte ist durch das Spatium subaponeuroticum vom Perikranium getrennt.

5.10.3 Oberflächliche Gesichtsregionen

Die Regio frontalis, Regio temporalis, Regio orbitalis und infraorbitalis, Regio zygomatica, Regio buccalis, Regio nasalis, Regio oralis, die Regio mentalis sowie die Regio parotideomasseterica bilden die Gesichtsregionen, die jeweils nach Strukturen des Kopfes benannt werden.

5.10.4 Tiefe Gesichtsregionen

Siehe Fossae im Bereich des Schädels S. 216.

5.10.5 Das Spatium peripharyngeum

Das **Spatium peripharyngeum** ist ein Bindegewebsraum im Bereich des Halses und befindet sich zwischen der Lamina prevertebralis der Fascia cervicalis (S. 219) und dem Pharynx. Kranial reicht es bis zur Schädelbasis, kaudal bis zum hinteren Mediastinum (vgl. S. 290). Durch ein sagittales Septum wird es in ein **Spatium lateropharyngeum** und ein **Spatium retropharyngeum** unterteilt.

Das Spatium lateropharyngeum oder parapharyngeum wird von der Glandula parotidea, dem Pharynx und der Lamina prevertebralis begrenzt. Es hat Kontakt mit der Fossa infratemporalis, von der es durch den M. pterygoideus medialis getrennt ist, und mit dem Trigonum caroticum. Es stellt die Gefäßnervenscheide des Halses dar. In seinem vorderen Abschnitt (Pars prestyloidea) enthält es den M. stylohyoideus, den M. styloglossus und vor allem fettreiches Bindegewebe (Anteile des Wangenfettpfropfs) sowie Äste des **N. mandibularis (V$_3$)**: den N. lingualis, den N. auriculotemporalis und den N. alveolaris inferior. In seinem hinteren Abschnitt verlaufen der **N. glossopharyngeus** (IX), der **N. vagus** (X) (zwischen der A. carotis interna und der V. jugularis interna verlaufend) und der **N. accessorius** (XI), also die Nerven, die als gemeinsamen Kern den Nucleus ambiguus haben und den Schädel durch das Foramen jugulare verlassen. Zusätzlich verlaufen in diesem Bereich auch noch der **N. hypoglossus** (XII), die **A. carotis interna,** die **V. jugularis interna** und der **Grenzstrang** (er verläuft am weitesten dorsal).

Im **Spatium retropharyngeum**, das von der Schädelbasis bis zum Mediastinum reicht bzw. zwischen der hinteren Pharynxwand und der Lamina prevertebralis liegt, verlaufen **keine** relevanten Strukturen.

5.10.6 Mundboden

Der Mundboden (S. 221) wird in die **Regio sublingualis** (Unterzungenregion) und das **Trigonum submandibulare** (Unterkieferdreieck) unterteilt.

Die **Regio sublingualis** liegt zwischen M. mylohyoideus und M. hyoglossus und wird lateral vom Unterkiefer begrenzt, medial von der Zungenmuskulatur, kranial durch die Mundbodenschleimhaut und kaudal durch den M. mylohyoideus. Gl. sublingualis, N. lingualis und N. hypo-glossus sowie die Gefäße A. und V. sublingualis und die V. lingualis liegen in dieser Region.

Das **Trigonum submandibulare** wird kaudal durch das Os hyoideum und kranial durch die Mandibula begrenzt. Strukturen in dieser Region sind: Gl. submandibularis, N. mylohyoideus und hypoglossus sowie die Gefäße A. und V. facialis und A. lingualis.

5.10.7 Bildgebende Verfahren

Der Schädel kann durch konventionelle Röntgenaufnahmen in verschiedenen Ebenen dargestellt werden, die Knochenveränderungen im Bereich des Schädels sichtbar machen. Dabei können bestimmte Regionen des Gesichtsschädels (Orbita, Jochbein, Kiefer etc.) durch entsprechende Aufnahmen dargestellt werden. CT-Aufnahmen (für knöcherne Strukturen) und MRT-Aufnahmen (zur Beurteilung der Weichteile) erlauben eine Beurteilung des Schädels. Pathologische Veränderungen wie z. B. Tumoren, Abszesse, Blutungen oder Entzündungen werden dadurch erkannt.

5.10.8 Halsregionen

Auch der Hals kann in verschiedene Regionen unterteilt werden: Regio cervicalis anterior, Trigonum caroticum, Regio sternocleidomastoidea, Regio cervicalis lateralis und posterior, Trigonum omoclaviculare und die Fossa supraclavicularis minor.

Die Leibeswand umfasst die ventrale und dorsale Wand des Körperstamms.

6.1 Rücken

6.1.1 Entwicklung der Wirbelsäule

Die Wirbelsäule entsteht aus den **Sklerotomen** der Ursegmente, die Muskulatur entwickelt sich aus den **Myotomen** der jeweiligen Ursegmente. Aus einem Ursegment (**Somiten**) entwickelt sich jeweils eine Funktionseinheit der Wirbelsäule, das Bewegungssegment.

Die Mesenchymzellen aus dem Sklerotom der Somiten umhüllen die Chorda dorsalis und die Rückenmarksanlage (segmentale Gliederung). Jeweils der kaudale Abschnitt eines Sklerotomsegments verbindet sich mit dem kranialen Abschnitt des folgenden Sklerotomsegments. Diese Neugliederung/Resegmentierung der Wirbelanlagen hat zur Folge, dass die Myotome zwischen zwei Wirbelanlagen verlaufen. Die Zellen des Sklerotoms verdrängen die Chorda dorsalis, von der lediglich ein Rest in der **Zwischenwirbelscheibe** (Discus intervertebralis) als **Nucleus pulposus** erhalten bleibt.

Das **Kreuzbein** (Os sacrum) entsteht durch Verschmelzung von 5, das **Steißbein** aus 3–5 Wirbeln. Von Lumbalisation spricht man, wenn der 1. Kreuzbeinwirbel vom Kreuzbein als 6. Lendenwirbel isoliert bleibt.

6.1.2 Skelettelemente der Wirbelsäule

Die **Wirbelsäule (Columna vertebralis)** ist bei geradem Stand doppelt-S-förmig gebogen, mit jeweils zwei nach ventral konvexen und zwei nach dorsal konvexen Krümmungen (**Lordosen** und **Kyphosen**, s. u.) und ist ca. 60 cm lang.

Die Wirbelsäule (**Abb. 6.1**) besteht aus insgesamt **33–34 Wirbelkörpern**, davon sind:
- **7 Halswirbel** (Vertebrae cervicales),
- **12 Brustwirbel** (Vertebrae thoracicae),
- **5 Lendenwirbel** (Vertebrae lumbales),
- **5 Sakralwirbel** (zum Os sacrum verschmolzen),
- **4–5 Steißwirbel** (zum Os coccygis verschmolzen).

Da die Wirbelkörper im Sakral- und Kokzygealbereich verschmelzen, gibt es de facto **24 bewegliche Wirbel (echte Wirbel)** und **9–10 miteinander verschmolzene, zwei kompakte Knochen bildende Wirbel (falsche Wirbel)**.

Alle Wirbel haben eine einheitliche Grundform bestehend aus:
- dem **Wirbelkörper (Corpus vertebrae)**; er bildet den ventralen Anteil des Wirbels und trägt die Hauptlast des Achsenskeletts. Zwischen den benachbarten Wirbelkörpern befinden sich die **Zwischenwirbelscheiben (Disci intervertebrales)**. Das Innere des Wirbelkörpers enthält

die Substantia spongiosa (mit rotem Knochenmark zur Blutbildung fähig); sie ist umschlossen von einer dünnen Substantia compacta.
- der **Wirbelbogen (Arcus vertebrae)**; er bildet den dorsalen Anteil des Wirbels. Er umschließt bogenförmig mit einem vorderen Pediculus arcus vertebrae und einer hinteren Lamina arcus vertebrae den **Wirbelkanal (Canalis vertebralis)**, der aus den übereinanderliegenden Wirbellöchern eines jeden einzelnen Wirbels gebildet wird und in dem das Rückenmark vom Schädel bis Höhe LWK 2 verläuft.
- das **Wirbelloch (Foramen vertebrale)** befindet sich zentral im Wirbel; alle Wirbelkanallöcher bilden den Wir-

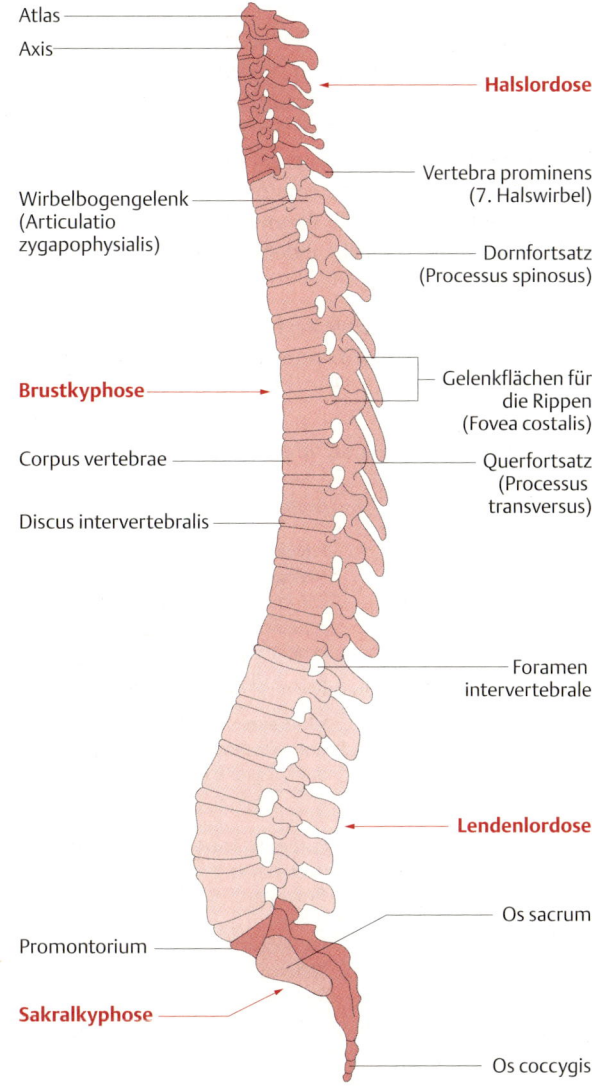

Atlas
Axis
Halslordose
Vertebra prominens (7. Halswirbel)
Wirbelbogengelenk (Articulatio zygapophysialis)
Dornfortsatz (Processus spinosus)
Gelenkflächen für die Rippen (Fovea costalis)
Brustkyphose
Corpus vertebrae
Querfortsatz (Processus transversus)
Discus intervertebralis
Foramen intervertebrale
Lendenlordose
Os sacrum
Promontorium
Sakralkyphose
Os coccygis

Abb. 6.1   Linke Seitenansicht der Wirbelsäule.

Biologie

Histologie

Anatomie

Chemie

Biochemie

Physik

Physiologie

Psych./Soz.

belkanal, welcher mit dem Foramen magnum am Schädel beginnt und im Hiatus sacralis am Kreuzbein endet.

– die **Foramina intervertebralia (Zwischenwirbellöcher)** befinden sich zu den beiden Seiten des Wirbelkörpers und werden am oberen Wirbelkörper von der **Incisura vertebralis inferior** und am unteren Wirbelkörper von der **Incisura vertebralis superior** gebildet. Sie dienen als Austrittsstelle für die **Spinalnerven (Nn. spinales)**. Von kranial nach kaudal nimmt der Durchmesser der Foramina intervertebralia zu.

Jeder Wirbel hat:

– **vier Gelenkfortsätze (Processus articulares superior et inferior)**; zwei Fortsätze sind nach kranial dorsal und zwei nach kaudal ventral gerichtet und bilden mit den darüber und darunter liegenden Fortsätzen der benachbarten Wirbel die **Intervertebralgelenke.**
– **zwei Querfortsätze (Processus transversus)** als Ansatzstelle für Muskeln bzw. im Brustbereich für die gelenkige Verbindung mit den Rippen. An der Halswirbelsäule besitzen sie ein Tuberculum anterius und Tuberculum posterius. An den Lendenwirbelkörpern werden die Processus transversi als kleine seitliche Fortsätze auch Processus accessorius genannt. Zudem findet man an der Seitenfläche eines LWK die Processus costales, die Rippenrudimente darstellen. Der Processus transversus befindet sich lateral der Wurzeln der Wirbelbögen und damit auch außerhalb der Foramina intervertebralia.
– einen **Processus spinosus (Dornfortsatz),** der den dorsalsten Teil eines Wirbels bildet. Er ist eine weitere Ansatzstelle für Muskeln.

Halswirbel (Vertebrae cervicales). Die Halswirbelsäule besteht aus **7 Wirbelkörpern**, wobei sich die beiden ersten Halswirbel (**Atlas** und **Axis**) deutlich von den anderen unterscheiden (**Tab. 6.1**).

Brustwirbel (Vertebrae thoracicae). Die Brustwirbelsäule besteht aus **12 Brustwirbeln**, die folgende Besonderheiten aufweisen:

– **Fovea costalis:** Gelenkfläche an den Seiten der Querfortsätze eines jeden Brustwirbelkörpers für die Verbindung zu den Rippen. Die benachbarten Wirbel besitzen jeweils eine **Fovea costalis superior** und eine **Fovea costalis inferior** und bilden mit der Zwischenwirbelscheibe die komplette Gelenkfläche (für das Rippenköpfchen). Wichtig ist, dass der 1. Brustwirbel die gesamte Gelenkfläche für die 1. Rippe und die obere Hälfte der Gelenkfläche für die 2. Rippe bildet, auch der 11. und 12. Brustwirbel bilden jeweils die komplette Gelenkfläche für die 11. und 12. Rippe aus. Zudem findet sich eine kleine Incisura vertebralis superior und eine deutliche untere Incisura vertebralis inferior. Zusammen bilden sie das Foramen intervertebrale.
– **Processus spinosi:** dachziegelartig übereinander gelagert und nach kaudal abgeknickt, so dass das Dornfortsatzende um einen Wirbel tiefer liegt als der Wirbelkörper, von dem der Processus stammt.
– **Processus transversus:** Querfortsatz an den Brustwirbelkörpern, der am **Tuberculum costae** eine zusätzliche Gelenkfläche für die Rippen – die **Fovea costalis processus transversae** – besitzt.

Lendenwirbel (Vertebrae lumbales). Die Lendenwirbelsäule besteht aus **5 Lendenwirbeln**, die folgende typische Merkmale aufweisen:

– **Processus costalis:** rudimentäre Rippenanlage, mit dem Wirbel verschmolzen;

Tabelle 6.1   Halswirbel und ihre Besonderheiten

Wirbelkörper	Besonderheiten
1. HWK = Atlas	**Fovea dentis** – Gelenkfläche innen am Arcus anterius (für Dens axis) **Massae laterales** – verdickte knöcherne Seiten, mit der nach kranial gerichteten konkaven Gelenkfläche, der Fascia articularis superior (für Okzipitalkondylen) und nach kaudal gerichteter kreisförmiger Fascia articularis inferior (für Axis). **Proc. transversus** – mit Foramen transversarium mit einer Rinne auf dem Arcus posterior für die A. vertebralis, dem **Sulcus a. vertebralis** (gelegentlich auch als Canalis a. vertebralis)
2. HWK = Axis	**Dens axis** – vom Wirbelkörper nach kranial hochziehend zahnartiger Fortsatz mit abgerundeter Spitze, der Apex dentis. An der Vorderfläche findet sich die Facies articularis anterior (für vorderen Arcus des Atlas), auf der Rückseite die Facies articularis posterior (für Lig. transversum). Proc. transversus – schwach ausgebildet, mit Foramen transversarium
3.–6. HWK	**Foramina transversaria** a. vertebralis – für A. vertebralis Foramen vertebrale – dreieckig **Processus spinosus** – dorsal gespalten Processus uncinatus (Uncus corporis) – nach kranial ausgerichteter Höcker an der Deckplatte des 3.–6. Halswirbels; bildet im Alter die Uncovertebralgelenke (Neoarthrose) Tuberculum anterius et posterius – am Querfortsatz ausgebildete Knochenhöcker mit einer dazwischenliegenden Rinne, dem Sulcus n. spinalis (besonders kräftig ausgebildet ist das Tuberculum anterius am 6. Halwirbel, als sog. Tuberculum caroticum)
7. HWK = Vertebra prominens	**Processus spinosus** – am kräftigsten von allen Halswirbeln ausgebildet und nicht mehr dorsal gespalten; **deutlich tastbarer Dornfortsatz**, prominent unter der Haut gelegen (daher der Name) Foramen transversarium – nur ein kleines Loch, da die A. vertebralis noch nicht hindurchzieht

– **Processus accessorius:** variable Größe; als Rest des Querfortsatzes (Processus transversus) zu verstehen;
– **Processus mammillaris:** rudimentärer Fortsatz, auf dem Processus articularis superior gelegen.

Eine weiter Besonderheit der Lendenwirbel sind die Foramina: Die **Foramina intervertebralia** sind im Verhältnis zu den anderen Wirbeln relativ groß, die **Foramina vertebralia** relativ klein.

Os sacrum (Kreuzbein). Das Os sacrum ist aus **5 verschmolzenen Sakralwirbeln** und den dazwischenliegenden verknöcherten Zwischenwirbelscheiben aufgebaut. An Merkmalen gibt es hier:

– **Facies pelvica (Facies ventralis):** ventrale, konkave Fläche mit vier transversal verlaufenden Querleisten (Lineae transversae),
– **Facies dorsalis:** eine dorsale konvexe Fläche,
– **Basis ossis sacri:** eine dem 5. Lendenwirbel zugewandte Fläche, mit dem am weitesten vorspringenden Punkt, dem **Promontorium**.

Die kaudale Spitze des Kreuzbeins bezeichnet man als **Apex ossis sacri.** Der **Canalis sacralis** (Kreuzbeinkanal) ist die Fortsetzung des Wirbelkanals und endet schließlich als **Hiatus sacralis.** Zur Seite hin wird er von den **Cornua sacralia** begrenzt. Auf Höhe der Linea transversae liegen seitlich die **Foramina sacralia anteriora.** Die Foramina intervertebralia haben nach vorne und nach hinten eine Öffnung (Foramina sacralia anteriora et posteriora), seitlich der Foramina sacralia anteriora liegt die Pars lateralis. Ein Teil der Pars lateralis bildet die **Facies auricularis,** die mit der Fläche des Os ilium das Kreuzbein-Darmbein-Gelenk (Articulatio sacroiliaca [Iliosakralfuge]) mit dahinter gelegener Tuberositas ossis sacralis bildet.

Die **Foramina intervertebralia** dienen als Austrittsöffnungen für die Spinalnerven. Auf der Hinterfläche des Os sacrum erkennt man 3 Leisten: Die **Crista sacralis mediana** entsteht durch die Verschmelzung der Processus spinosi, die **Crista sacralis intermedia** begrenzt die Foramina sacralia und bildet nach kranial die Processus articulares superiores, die als Gelenksfortsatz für den 5. Lendenwirbel dienen. Die **Crista sacralis lateralis** bildet lateral die Begrenzung der Foramina sacralia posteriora.

Os coccygis (Steißbein). Das Os coccygis wird in der Regel aus **4 Wirbeln** gebildet, die Anzahl ist jedoch variabel. **Cornua coccygea** sind knöcherne Vorwölbungen am kranialen Pol des Steißbeins und finden sich an der dem Kreuzbein zugewandten Fläche. Die Größe der Steißbeinwirbel nimmt von kranial nach kaudal ab. Die Wirbel sind über Synchondrosen miteinander verbunden.

6.1.3 Verbindungen der Wirbelsäule

Gelenke der Wirbelsäule sind:

Das Atlantookzipitalgelenk (Articulatio atlantooccipitalis). Es ist ein **Ellipsoidgelenk** und ermöglicht Beugung, Streckung und Seitwärtsbewegung des Kopfes.

Die Gelenkflächen werden vom rechten und linken Condylus occipitalis und den Facies articulares superiores des Atlas gebildet. Die Gelenkkapsel ist schlaff. Folgende Bänder sind am Gelenkaufbau beteiligt: Membrana atlantooccipitalis anterior, Membrana atlantooccipitalis posterior und Lig. cruciforme atlantis.

Das Atlantoaxialgelenk (Articulatio atlantoaxialis) ist für die Rotation des Kopfes zuständig und besteht aus zwei Elementen:

– **Articulatio atlantoaxialis mediana** (Radgelenk): Der Dens axis artikuliert vorne mit der Fovea dentis atlantis und hinten mit der überknorpelten Fläche des Lig. transversum atlantis.
– **Articulatio atlantoaxialis lateralis:** Paariges Gelenk, das die unteren Gelenkflächen des Atlas mit den oberen Gelenkflächen des Axis verbindet.

Beteiligte Bänder sind:
– die **Ligg. alaria (Flügelbänder),** die seitlich vom Dens zum Foramen magnum ziehen,
– das **Lig. cruciforme atlantis (Kreuzband)** mit den **Fasciculi longitudinales** vom 2. Halswirbel zum Foramen magnum und mit dem **Lig. transversum atlantis** zwischen den beiden Massae laterales zur Sicherung der Medulla oblongata im Wirbelkanal,
– das **Lig. apicis dentis (Spitzenband)** von der Spitze des Dens zum Foramen magnum und schließlich
– die **Membrana tectoria** (flächenhaftes Band ausgehend vom Clivus, das sich in das Lig. longitudinale posterius fortsetzt), die alle Bänder bedeckt.

Intervertebralgelenke (Articulationes zygapophysiales oder Wirbelbogengelenke oder kleine Wirbelgelenke). Sie sind aus den Processus articulares der benachbarten Wirbel aufgebaut. Die Intervertebralgelenke ermöglichen Rotations- und Flexionsbewegungen.

Uncovertebralgelenk. Dieses Gelenk stellt eine Gelenkverbindung des seitlichen Wirbelkörpers zum nächsten Wirbelkörer im Bereich der Halswirbelsäule dar.

Bänder der Wirbelsäule sind:
– **Lig. longitudinale anterius et posterius** (vorderes und hinteres Längsband), liegt dem Wirbelkörper unmittelbar an und zieht vom Os occipitale bis zum Os sacrum. Es sichert die Zwischenwirbelscheiben und hemmt die Streckung (Lig. longitudinale anterius) bzw. die Beugung (Lig. longitudinale posterius). Das Lig. longitudinale posterius ist schmal und mit den Bandscheiben verwachsen.
– **Ligg. flava** sind zwischen den Wirbelbögen als gelblichorange (viele elastische Fasern) erscheinende Bänder ausgespannt. Das Lig. flavum begrenzt u. a. die Foramina intervertebralia und unterstützt das Aufrichten der Wirbelsäule.
– **Lig. nuchae** verläuft von der Protuberantia occipitalis externa bis zu den Dornfortsätzen der Halswirbel; hier sind die Muskeln des Nackens verwachsen. Seine Fortsetzung findet das Band im Lig. supraspinale und im Lig. interspinale.

– **Ligg. intertransversaria** sind zwischen den Querfortsätzen ausgespannt und hemmen die Seitwärtsbeugung zur Gegenseite.
– **Ligg. interspinalia** sind zwischen den Dornfortsätzen ausgespannt und hemmen die Beugung der Wirbelsäule.
– **Lig. supraspinale** zieht von der Spitze des Dornfortsatzes des 7. Halswirbels über alle weiteren Dornfortsatzspitzen hinweg bis zum Kreuzbein und verhindert eine übermäßige Ventralflexion.

Die **Zwischenwirbelscheiben (Disci intervertebrales)** verbinden die Wirbelkörper miteinander. Sie sind aus einem überwiegend **kollagenen Faserring, dem Anulus fibrosus** und einem davon umschlossenen **gallertartigen, zentral gelegenen Kern, dem Nucleus pulposus**, aufgebaut. Im Bereich der Hals- und Lendenwirbelsäule sind die Disci vorne höher, im Bereich der Brustwirbelsäule vorne niedriger als hinten, somit sind sie formgebend. Die Funktion der Disci ist die Polsterung. Sie wirken wie ein elastisches Wasserkissen und dämpfen die Gewichts- und Druckbelastung.

6.1.4 Wirbelsäule als Ganzes

Lordose und Kyphose. Die Wirbelsäule des Erwachsenen hat eine doppelte S-Form. Im Hals- und Lendenwirbelbereich besteht physiologischerweise eine **Lordose**. Hierunter versteht man eine in der Sagittalebene nach ventral konvexe Krümmung der Wirbelsäule.

> **Merke**
>
> Lordose im Hals- und Lumbalbereich.

Im **Brust-** und **Sakralbereich** besteht eine **Kyphose**, d.h. eine in der Sagittalebene nach dorsal konvexe (vorne konkave) Krümmung der Wirbelsäule. Die physiologischen Krümmungen entstehen durch die Belastung des Achsenskeletts beim Sitzen und Stehen und sind beim Säugling nur angedeutet. Die **Tragelinie** ist die körpereigene, von kranial nach kaudal verlaufende Belastungsachse.

> **Klinik**
>
> **Fehlformen und Fehlhaltungen: Skoliose, Hyperlordose**
>
> **Skoliose** ist der klinische Begriff für **unphysiologische** Krümmungen der Wirbelsäule zur Seite, wobei der Scheitelpunkt des Krümmungsbogens die Skolioseseite angibt (z. B. rechts-konvex).
>
> Eine **Hyperlordose** beschreibt eine übermäßige nach ventral konvexe Krümmung im Bereich der HWS oder LWS, wo die Wirbelsäule an sich schon eine Lordose ausbildet.

Bewegungsmöglichkeiten der Wirbelsäule. Zwei Wirbel mit der dazugehörigen Bandscheibe und den in den Zwischenwirbellöchern austretenden Nervenwurzeln werden als **Bewegungssegment** bezeichnet. Die größte Mobilität besteht im Bereich der kranialen Halswirbelsäule und im Bereich der kaudalen Lendenwirbelsäule. Im thorakalen Abschnitt der Wirbelsäule ist die Gesamtbeweglichkeit wegen der Rippen am geringsten.
Flexion und **Extension** sowie **Seitwärtsneigung** finden vorwiegend im Hals- und Lendenwirbelbereich statt, **Rotationsbewegungen** in der Hals- und Brustwirbelsäule, eingeschränkt auch in der Lendenwirbelsäule, bedingt durch die Stellung der Gelenkflächen.

> **Klinik**
>
> **Formvarianten.** Es gibt verschiedene Formvarianten:
>
> Der Begriff **Übergangswirbel** bezeichnet die atypische Ausbildung eines Wirbels im Übergangsbereich zwischen zwei Wirbelabschnitten. **Sakralisation** beschreibt die Verschmelzung des 5. Lendenwirbels mit dem Kreuzbein, bei der **Lumbalisation** entsteht ein Übergangswirbel aus dem 1. Sakralwirbel, der nicht mit den weiteren Sakralwirbeln zum Os sacrum verschmilzt.
>
> Unter einem **Blockwirbel** versteht man eine Verschmelzung von zwei oder mehreren „echten" Wirbelkörpern miteinander aufgrund einer gestörten Entwicklung und Ausreifung der Wirbelkörperanlagen in der mesenchymalen Phase. Auch **Spaltbildungen** in den Wirbelbögen bzw. zwischen Wirbelkörper und Wirbelbogen sind auf Störungen in dieser Phase zurückzuführen.
>
> Eine **Halsrippe** entsteht durch den Processus transversus, der als Rippenanlage undifferenziert ausgebildet wird (häufiger links als rechts). Eine Lendenrippe entsteht am 1. Lendenwirbel (manchmal auch am 2. Lendenwirbel) durch einen nicht mit dem Wirbelkörper verschmolzenen Processus costalis.

6.1.5 Autochthone Rückenmuskulatur

Die Muskeln des Rückens werden auch als autochthone Rückenmuskeln bezeichnet (mit Ausnahme der eingewanderten Rückenmuskeln (s. u.). **Innerviert** werden sie von den **Rr. dorsales** der Spinalnerven. Da die autochthone Rückenmuskulatur die Aufrichtung des Körpers aus der Flexionsstellung bewirkt, wird sie auch als **M. erector spinae** bezeichnet.
Die autochthonen Rückenmuskeln ziehen in zwei großen Längsfurchen über die gesamte dorsale Wirbelsäule hinweg und werden in einen **oberflächlichen, lateralen** und einen **medialen, tief** gelegenen Trakt gegliedert. Die einzelnen Muskeln haben ihre Ansätze an den Dorn- und Querfortsätzen der Wirbel und erhalten ihren Namen nach der Zugrichtung der Muskelfaser. Allgemein gilt jedoch, dass **jeder Trakt aus** einem **Geradsystem** (Muskeln, die von oben nach unten zwischen den Dornfortsätzen oder zwischen den Querfortsätzen ziehen) und einem **Schrägsystem** bestehen (Muskeln, die vom Querfortsatz zum nächsthöheren Dornfortsatz verlaufen).
Die Muskeln werden im Nackenbereich von der **Fascia nuchae** und im Brust- und Lendenbereich von der **Fascia thoracolumbalis** bedeckt:
– **Fascia nuchae** trennt die autochthonen von den sekundär eingewanderten Muskeln. Sie zieht unter dem

M. trapezius und Mm. rhomboidei sowie über den M. semispinalis capitis und die Mm. splenii hinweg. Medial ist die Faszie mit dem Lig. nuchae verschmolzen, lateral mit der Muskelfaszie des M. levator scapulae verbunden.

– **Fascia thoracolumbalis** umschließt die gesamte autochthone Rückenmuskulatur. Sie besteht aus einem oberflächlichen und einem tiefen Faszienblatt. Ihr oberflächliches Blatt ist an den Dornfortsätzen der Wirbel befestigt; ihr tiefes Blatt befestigt sich an den Processus costales, dadurch entsteht ein osteofibröser Kanal für den M. erector spinae. Die Faszie dient außerdem dem M. latissimus dorsi und dem M. serratus posterior inferior als Ursprung. Am tiefen Blatt entspringen im Lendenbereich der M. obliquus internus abdominis und der M. transversus abdominis (aponeurotischer Übergang).

 Merke Die autochthone Rückenmuskulatur wird von den Rr. dorsales der Spinalnerven innerviert.

Lateraler Trakt

Der laterale Trakt der autochthonen Rückenmuskulatur umfasst die **spinotransversalen** und **intertransversalen Muskeln** (**Tab. 6.2**).

Tabelle 6.2   Lateraler Trakt der autochthonen Rückenmuskulatur

Muskel	Ursprung	Ansatz	Innervation	Funktion/Besonderheiten
Spinotransversale Muskeln				
M. splenius cervicis	Dornfortsätze der BWK 3–6	Querfortsätze der HWK 1 und 2	Rr. dorsales (C1–C8)	Extension des Kopfes (beidseitig); Rotation zur gleichen Seite (einseitig), Neigung
M. splenius capitis	Dornfortsätze des 1., 2. und 3. BWK sowie des 4.–7. HWK	Warzenfortsatz (= Proc. mastoideus)	Rr. dorsales (C1–C8)	Extension des Kopfes (beidseitig); Rotation zur gleichen Seite (einseitig), Neigung
Intertransversale Muskeln				
M. iliocostalis lumborum	Sacrum und Fascia thoracolumbalis, Dornfortsätze der LWK	Proc. costales der LWK und der Rippen 6/7–9-/10–12	Rr. dorsales (C4–L3)	LWS-Extension, Rippensenkung, kippt das Becken nach vorne
M. iliocostalis thoracis	Rippen 6/7–12	Rippen 1–6/7, am Angulus costae	Rr. dorsales (C4–L3)	LWS-Extension, Rippensenkung
M. iliocostalis cervicis	Rippen 3–6/7	Querfortsätze der HWK 4–6	Rr. dorsales (C4–L3)	Extension des Kopfes (beidseitig); Rotation zur gleichen Seite (einseitig)
M. longissimus thoracis	Os sacrum und Querfortsätze der unteren BWK (6.–12.) und LWK (1.–5.)	Querfortsätze der BWK und LWK, Rippe 3–12	Rr. dorsales (C1–L5)	Extension des Kopfes (beidseitig), Seitneigung und Rotation zur gleichen Seite
M. longissimus cervicis	Querfortsätze der BWK 1.–6.	Querfortsätze der HWK 2–5	Rr. dorsales (C1–L5)	Extension des Kopfes (beidseitig), Seitneigung und Rotation zur gleichen Seite
M. longissimus capitis	Querfortsätze der BWK 1–3 und denen der HWK 4–7	Proc. mastoideus	Rr. dorsales (C1–L5)	Extension des Kopfes (beidseitig), Seitneigung und Rotation zur gleichen Seite
Mm. intertransversarii posteriores mediales lumborum laterales lumborum	nebeneinander gelegene Querfortsätze miteinander, im Halsbereich auf Höhe von HWK 2–7 sowie im Lumbalbereich von den Proc. mamillares der LKWs	nebeneinander gelegene Querfortsätze miteinander, im Halsbereich auf Höhe von HWK 2–7 sowie im Lumbalbereich von den Proc. mamillares der LKWs	Rr. dorsales (L1–L4)	LWS Extension (beidseitig), Seitneigung zur gleichen Seite

Medialer Trakt (Abb. 6.2)

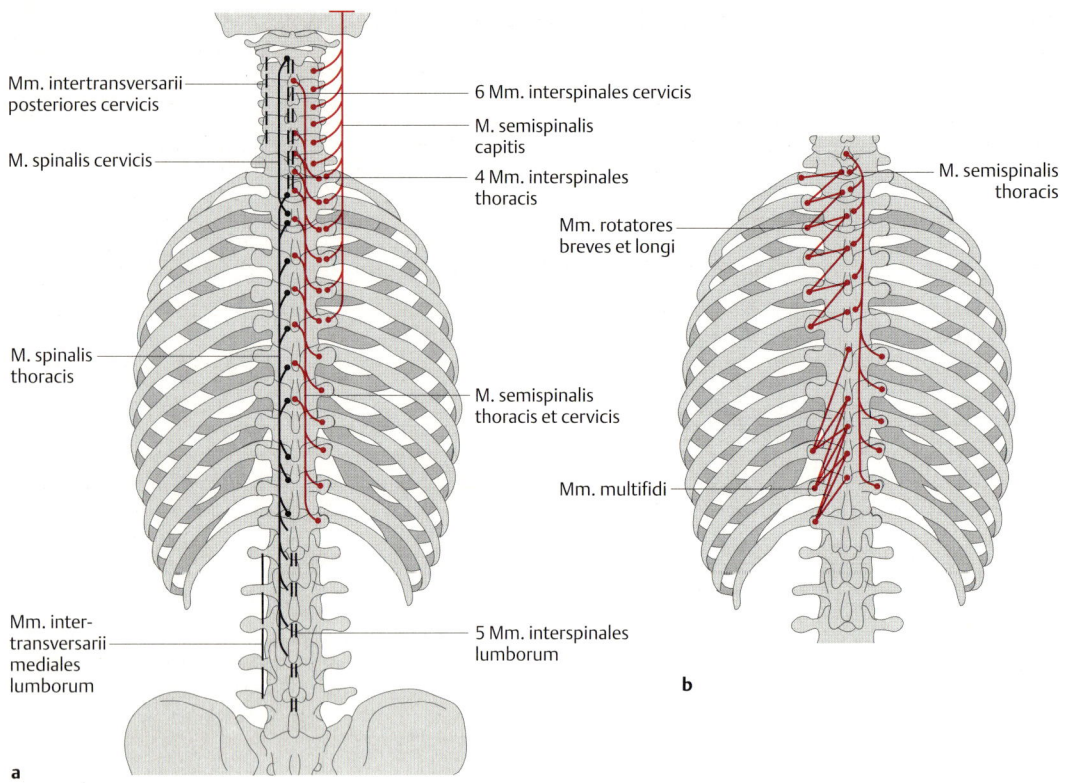

Mm. intertransversarii
posteriores cervicis

6 Mm. interspinales cervicis

M. semispinalis
capitis

M. spinalis cervicis

4 Mm. interspinales
thoracis

Mm. rotatores
breves et longi

M. semispinalis
thoracis

M. spinalis
thoracis

M. semispinalis
thoracis et cervicis

Mm. multifidi

Mm. inter-
transversarii
mediales
lumborum

5 Mm. interspinales
lumborum

a

b

Abb. 6.2 Autochthone Rückenmuskulatur, medialer Trakt. a Geradsystem, **b** Schrägsystem.

Spinales System (Geradsystem) (Tab. 6.3)

Tabelle 6.3 Spinales System des medialen Trakts der autochthonen Rückenmuskulatur

Muskel	Ursprung	Ansatz	Innervation	Funktion/Besonderheiten
M. spinalis thoracis	Dornforsätze BWK 10–LWK 3	Dornfortsätze BWK 2–8	Rr. dorsales (C2–Th10)	Extension des Kopfes und BWS-Extension (beidseitig)
M. spinalis cervicis	Dornfortsätze BWK 1 und 2, HWK 6 und 7	Dornfortsätze HWK 2–4	Rr. dorsales (C2–Th10)	Extension des Kopfes und BWS-Extension (beidseitig)
M. spinalis capitis	Dornfortsätze BWK 1 und 2, HWK 6 und 7	Os occipitale, nahe Protuberantia occipitalis externa	Rr. dorsales (C2–Th10)	Extension des Kopfes und BWS-Extension (beidseitig)
Mm. interspinales cervicis	Verbindung der einzelnen Dornfortsätze der 2.–7. HWK untereinander	3. HWK bis 1. BWK	Rr. dorsales (C1–Th3 und Th11–L5)	Extension der Wirbelsäule
Mm. interspinales thoracis	Verbindung der einzelnen Dornfortsätze untereinander: 1., 2. und 11., 12. BWK	2., 3., 12. BWK und 1. LWK	Rr. dorsales (C1–Th3 und Th11–L5)	Extension der Wirbelsäule
Mm. interspinales lumborum	Verbindung der einzelnen Dornfortsätze der 1.–5. LWK untereinander	2. LWK bis Os sacrum	Rr. dorsales (C1–Th3 und Th11–L5)	Extension der Wirbelsäule
Mm. intertransversarii anteriores	Zwischen Querfortsätzen der HWK ausgespannt, und im Bereich der LWK zwischen den Rippenrudimentfortsätzen	Zwischen Querfortsätzen der HWK ausgespannt, und im Bereich der LWK zwischen den Rippenrudimentfortsätzen	(C2–C6, sowie L1–L4)	

Transversospinales System (Schrägsystem) (Tab. 6.4)

Tabelle 6.4   Transversospinales System des medialen Trakts der autochthonen Rückenmuskulatur

Muskel	Ursprung	Ansatz	Innerva-tion	Funktion/Besonderheiten
Mm. multifidii cervicales	Proc. articulares der HWK 2–7	Dornfortsätze der benachbarten Wirbelkörper, ziehen in der Regel über 2–3 Wirbelkörper hinweg	Rr. dorsales (C3–S1)	Extension des Kopfes (beidseitig) Seitneigung zur gleichen Seite, Rotation zur Gegenseite
Mm. multifidii thoracales	Proc. transversi der BWK 1–12	Dornfortsätze der benachbarten Wirbelkörper, ziehen in der Regel über 2–3 Wirbelkörper hinweg	Rr. dorsales (C3–S1)	BWS-Extension (beidseitig); Seitneigung zur gleichen Seite, Rotation zur Gegenseite
Mm. multifidii lumbales	Proc. mamillares der LWK 1–5 und dorsalseitig am Os sacrum	Dornfortsätze der höhergelegenen Wirbelkörper, jedoch überspringen sie die benachbarten Wirbelkörper und ziehen in der Regel über 2–3 Wirbelkörper hinweg	Rr. dorsales (C3–S1)	LWS-Extension (beidseitig); Seitneigung und Rotation zur Gegenseite
Mm. rotatores breves et longi	Querfortsätze der HWK, BWK und LWK (die Mm. rotatores breves et longi cervicis und lumborum sind selten ausgeprägt)	nächsthöhere (brevi) bzw. übernächste (longi) Dornfortsätze vom HWK, BWK, LWK mit jeweiligem Arcus vertebrae	Rr. dorsales (Th1–Th11 und L1–L5)	Extension des Kopfes (beidseitig) Seitneigung zur gleichen Seite, Rotation zur Gegenseite
Mm. rotatores breves et longi cervicis thoracis	Querfortsätze der HWK, BWK und LWK (die Mm. rotatores breves et longi cervicis und lumborum sind selten ausgeprägt)	nächsthöhere (brevi) bzw. übernächste (longi) Dornfortsätze vom HWK, BWK, LWK mit jeweiligem Arcus vertebrae	Rr. dorsales (Th1–Th11 und L1–L5)	BWS-Extension (beidseitig); Seitneigung zur gleichen Seite, Rotation zur Gegenseite
Mm. rotatores breves et longi lumborum	Querfortsätze der HWK, BWK und LWK (die Mm. rotatores breves et longi cervicis und lumborum sind selten ausgeprägt)	nächsthöhere (brevi) bzw. übernächste (longi) Dornfortsätze vom HWK, BWK, LWK mit jeweiligem Arcus vertebrae	Rr. dorsales (Th1–Th11 und L1–L5)	LWS-Extension (beidseitig); Seitneigung und Rotation zur Gegenseite
M. semispinalis capitis	Querfortsätze und Gelenksfortsätze des 3. HWKs bis 6. BWKs	Os occipitals	Rr. dorsales (C1–Th12)	Kopf und BWS: Extension (beidseitig), Seitneigung zur gleichen Seite; Rotation des Kopfes zur Gegenseite
M. semispinalis cervicis	Querfortsätze und Gelenksfortsätze des 2.–6. BWKs	Dornfortsätze der 2.–6. HWK (überspringen im Verlauf 5 Wirbelkörper)	Rr. dorsales (C1–Th12)	Kopf und BWS: Extension (beidseitig), Seitneigung zur gleichen Seite; Rotation des Kopfes zur Gegenseite
M. semispinalis thoracis	Querfortsätze und Gelenksfortsätze des 7.–12. BWKs	Dornfortsätze des 6. HWKs und 3. BWK s(überspringen im Verlauf 5 Wirbelkörper)	Rr. dorsales (C1–Th12)	Kopf und BWS: Extension (beidseitig), Seitneigung zur gleichen Seite; Rotation des Kopfes zur Gegenseite

Bei einseitiger Kontraktion drehen die Muskeln des transversospinalen Systems die Wirbelsäule, bei beidseitiger Kontraktion bewirken sie eine Dorsalflexion.
Beachte: Die kleinen Muskeln an der Wirbelsäule haben neben der motorischen Funktion auch eine Sensor- und Bremsfunktion (aktiv bei Gegenbewegung).

Eingewanderte Rückenmuskeln (Tab. 6.5)

Die eingewanderten Rückenmuskeln gehören nicht zur autochthonen Rückenmuskulatur und unterscheiden sich von ihr dadurch, dass ihnen die segmentale Anordnung fehlt und sie von den Nerven ihrer „ursprünglichen" Heimat weiterhin innerviert werden (in der Regel ventrale motorische Äste der Spinalnerven). Außerdem dient ihre Funktion nicht dem Aufrichten der Wirbelsäule, sondern vielmehr der Beweglichkeit der oberen Extremität (z. B. M. levator scapulae, Mm. rhomboidei, M. latissimus dorsi).

6.1.6   Nerven und Gefäße

Die Innervation erfolgt **segmental gegliedert** durch die **Nn. spinales (Spinalnerven)**, die aus dem Wirbelkanal durch das Foramen intervertebrale, in dem auch die Spinalganglien liegen, austreten und sich in Äste aufteilen, die verschiedene Bereiche der Leibeswand versorgen.
Um die autochthone Rückenmuskulatur zu innervieren, teilt sich jeder R. dorsalis in einen R. medialis (medialer Trakt) und in einen R. lateralis (lateraler Trakt).

Biologie

Histologie

Anatomie

Chemie

Biochemie

Physik

Physiologie

Psych./Soz.

Tabelle 6.5 Eingewanderte Rückenmuskeln

Muskel	Ursprung	Ansatz	Innervation	Funktion/Besonderheiten
M. serratus posterior superior	Proc. spinosi vom 6. und 7. HWK und 1. und 2. BWK	1.–4. Rippe, lateral vom Angulus costae	Nn. intercostales, Rr. ventrales (Th1–Th4)	Rotation der Rippen um die Achse; Anhebung der ventralen Rippen, hilft bei der Inspiration
M. serratus posterior inferior	Proc. spinosi BWK 11.–12. und LWK 1.–2., Fascia thoracolumbalis	9.–12. Rippe	Nn. intercostales Rr. ventrales (Th9–Th12)	Bei Inspiration stabilisiert der Muskel den dorsalen Rippenthorax und wirkt der Einengung der unteren Thoraxapertur (durch den Zug der Zwerchfellmuskelfasern bedingt) entgegen.
Mm. levatores costarum brevi et longi	Querfortsätze vom HWK 7–BWK 11	1.–11. Rippe, am Angulus costae	Rr. dorsales (C7–Th12)	strecken und drehen und neigen die Wirbelsäule
M. rectus capitis lateralis	Vorderrand des Proc. transversus atlantis	Proc. jugularis ossis occipitalis	Rr. ventrales (C1–2)	neigt den Kopf zur gleichen Seite

Arterielle Versorgung. Am Rumpf bilden in der Regel Arterien und Venen in jedem Segment eine vaskuläre Einheit, die ringartig um den ganzen Rumpf verläuft, und dorsal und ventral jeweils mit einem längs verlaufenden Gefäß verbunden ist.

Segmental angeordnet verlaufen die Aa. intercostales posteriores aus der Aorta von dorsal bzw. die Rr. intercostales anteriores aus der paarigen längs ziehenden A. thoracica interna von ventral. Weiter kaudal verlaufen in ebenfalls horizontaler Richtung die Aa. lumbales. Zusätzlich erfolgt die arterielle Perfusion über längs verlaufende Gefäße, z. B. über die A. epigastrica superior und A. epigastrica inferior im Bereich der Bauchwand.

A. vertebralis S. 245.

Der venöse Abfluss erfolgt über die V. epigastrica superior sowie über die V. epigastrica inferior, außerdem über die V. thoracica interna, die V. epigastrica superficialis und die V. circumflexa ilium profunda et superficialis. Der restliche Körperstamm drainiert das venöse Blut über die V. azygos und V. hemiazygos bzw. über Vv. thoracicae internae.

Im Bereich der Wirbelsäule findet man ein weitverzweigtes Venengeflecht, im Wirbelkanal den Plexus venosus vertebralis internus, außerhalb der Cavitas epiduralis den Plexus venosus vertebralis externus anterior und posterior.

6.1.7 Angewandte und topografische Anatomie

Bei Betrachtung der Oberflächenanatomie der Leibeswand gibt es einige besondere Merkmale:
- **Michaelisraute**: ist ein Areal, welches durch folgende Fixierungspunkte der Haut an knöchernen Strukturen eine Rautenform aufweist. Die Eckpunkte sind: kranial der Proc. spinosus des LWKs 5; lateral jeweils die Spina iliaca posterior superior dexter et sinister und kaudal der Beginn der Analfalte (Crena ani).
- **tastbare Skelettanteile**: u. a. alle **Dornfortsätze** (bis auf den Proc. spinosus des HWKs 1) der Wirbelsäule sind unter der Haut als Knochenvorsprung tastbar; besonders springt hierbei der Dornfortsatz des 7. HWK hervor, was auch in seinem Namen **Vertebra prominens** zum Ausdruck kommt.
- **Tiefes Nackendreieck**: wird von den kurzen Nackenmuskeln gebildet, die zwischen den beiden Halswirbeln und dem Hinterhaupt verlaufen und zur Feinbewegung des Kopfes beitragen. Beteiligte Muskeln sind: M. rectus capitis posterior minor, M. rectus capitis posterior major, M. obliquus capitis inferior und M. obliquus capitis superior. Innervation: Äste des N. suboccipitalis.

> **Klinik**
>
> **Komplikationen der Lumbalpunktion**: Um Liquor zu gewinnen, führt man eine Lumbalpunktion durch. Dabei wird die Nadel zwischen dem 3. und 4. oder 4. und 5. Lendenwirbelfortsatz eingeführt und dabei nacheinander Haut, Ligg. flavae und die Dura durchstochen. Bei der Epiduralanästhesie bleibt die Dura hingegen unversehrt, das Anästhetikum wird in den Epiduralraum injiziert, z. B. durch den Hiatus sacralis. Gelegentlich kann die Nadel falsch gesetzt worden sein, so dass kein Liquor fließt, oder das Lokalanästhetikum falsch appliziert wird. In einigen Fällen tritt nach einer Lumbalpunktion auch stärkster Kopfschmerz mit Übelkeit auf.

6.2 Brustwand

Als Brustwand wird der obere Teil der Leibeswand bezeichnet.

6.2.1 Grundzüge der Entwicklung des Thorax

Rippen (Costae). Die Rippen entstehen aus den Kostalfortsätzen der Wirbelanlagen. Im Thorakalbereich bilden sich lange Knorpelspangen, die dann von dorsal nach ventral zu verknöchern beginnen. Auch nach der Geburt verschiebt sich die Knorpel-Knochen-Grenze immer weiter Richtung Sternum. Bei Neugeborenen stehen die Rippen annähernd horizontal und der sagittale Durchmesser des Thorax ist größer als der transversale. Rudimente der Kostalfortsätze („Rippenrudimente") sind im Halsbereich die Tubercula anteriora der Processus transversi, im Lendenbereich die (relativ kräftig ausgeprägten) Processus costales und im Sakralbereich die Partes laterales des Os sacrum.

Brustbein (Sternum). Vor dem ventralen Ende der Rippen verdichtet sich beidseits der Mittellinie die Somatopleura zu zwei Sternalleisten, die bald miteinander zum Sternum verschmelzen und dann Knochenkerne enthalten. Die Verknöcherung ist im 20.–25. Lebensjahr abgeschlossen.

Zwerchfell (Diaphragma). Das Septum transversum reicht von ventral bis etwa zur Mitte der Körperhöhle. Die Membranae pleuroperitoneales kommen von der seitlichen Rumpfwand und verbinden sich ventral mit dem Septum transversum. Dorsal verwachsen sie mit dem Splanchnopleura des Ösophagus. Öffnungen im Zwerchfell gewähren den Durchtritt von Organen, Nerven und Blutgefäßen.

6.2.2 Skelettelemente und Verbindungen

Rippen (Costae). Der Mensch hat analog zur Anzahl der Brustwirbel **12 Rippenpaare**. Sie werden eingeteilt in echte Rippen (**Costae verae** = Rippe 1–7), die mit ihrem Rippenknorpel direkt am Sternum ansetzen, und falsche Rippen (**Costae spuriae** = Rippe 8–12). Letztere werden weiter unterteilt in die **Costae arcuariae** (= Rippe 8–10), die mit dem Rippenknorpel in einem Rippenbogen enden und gemeinsam zum Sternum (Brustbein) ziehen, und die freien Rippen (**Costae fluctuantes** = Rippe 11–12), die keinen Kontakt zum Sternum haben (**Abb. 6.3**). Alle Rippen sind nach folgendem Prinzip aufgebaut:
- **Caput (Rippenkopf)**; er setzt an der Gelenkfläche des Brustwirbels an und weist an der 2.–10. Rippe eine Crista capitis costae auf, die die Gelenkfläche in 2 Hälften unterteilt.
- **Collum (Rippenhals)**,

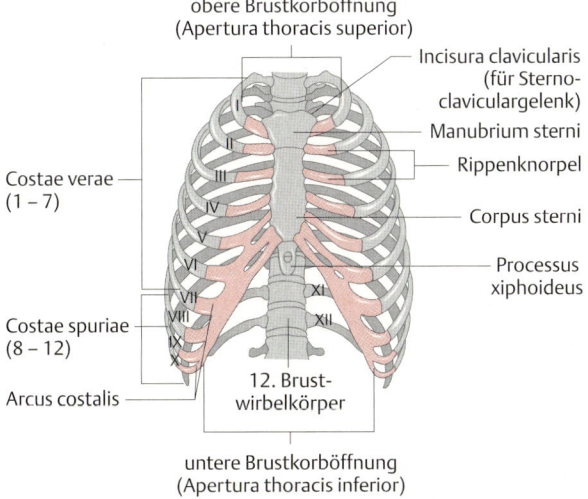

obere Brustkorböffnung
(Apertura thoracis superior)

Incisura clavicularis
(für Sterno-
claviculargelenk)

Manubrium sterni

Rippenknorpel

Corpus sterni

Processus
xiphoideus

Costae verae
(1 – 7)

Costae spuriae
(8 – 12)

Arcus costalis

12. Brust-
wirbelkörper

untere Brustkorböffnung
(Apertura thoracis inferior)

Abb. 6.3 Thoraxübersicht.

- **Corpus (Rippenkörper)**: mit dem Tuberculum costae (setzt am Querfortsatz des Brustwirbels an), Angulus costae (= „Rippenwinkel", bildet einen Knick, durch den die Rippe nach ventral weiter verläuft) und Sulcus costae an der Unterseite der Rippe (hier verlaufen die Interkostalgefäße und -nerven). Das dem Brustbein zugewandte Ende einer Rippe besteht aus hyalinem Knorpel (Cartilagines costales).

Rippengelenke (Articulationes costovertebrales). Die Rippengelenke sind wichtig für die In- und Exspiration, da durch die Gelenke die Rippen gehoben und gesenkt werden können. Da Rippen eine Kanten-, Flächenkrümmung und eine Torsion aufweisen, wird durch Lageänderung der Rippen das von ihnen eingefasste Volumen des Thorax wesentlich vergrößert (Heben = Inspiration) oder verkleinert (Senken = Exspiration). Jede Rippe hat zwei Gelenke mit dem zugehörigen Brustwirbel, es sind dies:
- **Articulatio capitis costae:** Gelenk zwischen den Wirbelkörpern und dem Rippenkopf. Die 1., 11. und 12. Rippe artikulieren nur mit einem Wirbelkörper, alle anderen Rippen setzen an einer Gelenkfläche an, die aus zwei Hälften besteht, gebildet vom jeweils darüber und darunter liegenden benachbarten Wirbel.
- **Articulatio costotransversaria:** Gelenk zwischen den Querfortsätzen der Wirbel und dem Tuberculum costae der 1.–10. Rippe.

Die 1. Rippe ist mit dem Manubrium sterni über die **Synchondrosis sternocostalis** verbunden. Regelmäßig findet man Gelenke zwischen der 2.–5. Rippe und dem Sternum (**Articulationes sternocostales**), 6. und 7. Rippe sind ebenfalls über Synchondrosen und/oder Synostosen mit dem Sternum verbunden.

Nachfolgend sind wichtige Rippenbänder aufgeführt, die die Gelenke der Rippen mit den Wirbeln und dem Brustbein verbinden:
- **Lig. capitis costae intraarticulare:** intraartikuläres Band, verbindet den Rippenkopf mit der Zwischenwirbelscheibe (2.–10. Rippe) und teilt die Gelenkhöhle in 2 Hälften.
- **Lig. capitis costae radiatum:** extraartikuläres Band, verbindet den Rippenkopf mit dem Wirbelkörper (2.–10. Rippe).
- **Lig. costotransversarium superius:** verbindet Querfortsatz und Tuberculum costae des nächsten darüber gelegenen Wirbels.
- **Lig. costotransversarium laterale:** verbindet Querfortsatz und Tuberculum costae des gleichen Segments.
- **Lig. sternocostale radiatum:** zieht von Rippenknorpel zur ventralen Brustbeinseite und strahlt in die Gelenkkapsel mit ein.
- **Lig. sternocostale intraarticulare:** teilt die Gelenkhöhle in zwei Räume ein und kommt an der 2. Rippe bzw. an der 3. bzw. 5. Rippe vor.

Sternum (Brustbein). Das Sternum ist ein platter Knochen und setzt sich aus drei Knochen zusammen, die über Synchondrosen verbunden sind:

Biologie
Histologie
Anatomie
Chemie
Biochemie
Physik
Physiologie
Psych./Soz.

- **Manubrium sterni:** verbreiterter, oberer Teil des Sternums, mit der Incisura clavicularis für den Ansatz der Clavicula von rechts und links, der Incisura jugularis (Drosselgrube) und dem **Angulus sterni** (Brustbeinwinkel), der durch die Haut tastbar ist. Gleichzeitig setzt hier die 2. Rippe an. Insgesamt findet man 1½ Incisurae für den Ansatz der 1. und 2. Rippe.
- **Corpus sterni:** Am Brustbeinkörper befinden sich seitlich die Incisurae costales für die 2. bis 7. Rippe (5½ Incisurae).
- **Processus xiphoideus:** Der oft geteilte oder durchlöcherte „Schwertfortsatz" bildet das kaudale Ende des Brustbeins.

6.2.3 Thorax als Ganzes

Formen und Altersabhängikeit. Der Thorax weist unterschiedliche Formen auf. Man spricht von einem Fassthorax, einem Glockenthorax, einer Trichterbrust, einer Kielbrust etc.

Thoraxaperturen. Die obere Thoraxapertur (Apertura thoracis superior) ist die Grenze zum Hals, die untere Thoraxapertur (Apertura thoracis inferior) die Grenze zum Bauch (**Abb. 6.3**). Durch das Zwerchfell werden Brust- und Bauchhöhle voneinander getrennt. Der Brustkorb (Cavea thoracis) besteht aus 12 Brustwirbeln, 12 Rippenpaaren und dem Brustbein. Das Zusammenspiel der einzelnen Elemente des Thorax (u.a. Rippen, Muskeln) sind von grundlegender Bedeutung für die Atemmechanik.
Atemexkursionen, d.h. die Ein- und Ausatmungsbewegungen des Thorax, hängen von seiner Elastizität ab, die im Alter abnimmt. Eine Hebung des Rippenbogens verbunden mit einer Vergrößerung der unteren Thoraxapertur und einer Erweiterung des Brustkorbraumes erfolgt bei der Inspiration (Einatmung), während bei der Exspiration viskoelastische Kräfte den Thorax in seine Ausgangslage zurückführen.

6.2.4 Interkostalmuskulatur

Die Interkostalmuskulatur umfasst 3 verschiedene Muskelgruppen (**Abb. 6.4**, **Tab. 6.6**): Mm. intercostales externi, Mm. intercostales interni und Mm. intercostales intimi. Als weitere Zwischenrippenmuskeln gibt es die Mm. subcostales und den M. transversus thoracis (**Tab. 6.7**).

 Merke Die Muskelfasern der Mm. subcostales sind nicht immer vorhanden.

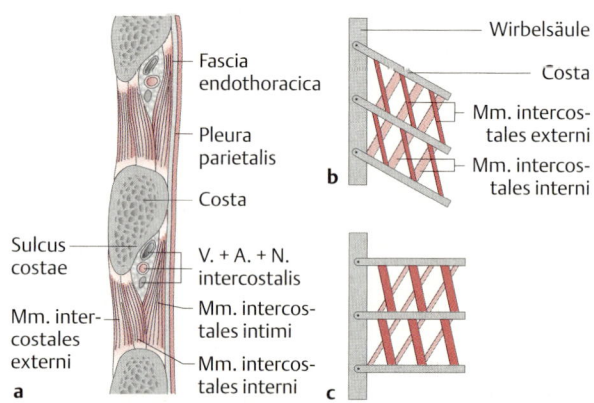

Abb. 6.4 Interkostalmuskeln und Gefäß-Nerven-Straße. a Querschnitt durch zwei Zwischenrippenräume, **b** Rippensenkung (Exspiration), **c** Rippenhebung (Inspiration).

Tabelle 6.6 Interkostalmuskulatur

Muskel	Ursprung	Ansatz	Innervation	Funktion/Besonderheiten
Mm. intercostales externi	unterer äußerer Rand des Sulcus costae, 1.–11. Rippe	kranialer Rand der nächst darunter liegenden Rippe, 2.–12.	Nn. intercostales 1–11 (Th1–11)	Muskeln heben die Rippen, und ermöglichen die Inspiration, äußerste Muskelschicht
Mm. intercostales interni	Oberrand der Rippe 2.–12.	unterer Rand der nächsthöheren Rippe, 1.–11.	Nn. intercostales 1–11 (Th1–11)	Exspiration, denn sie senken die Rippen, mittlere Muskelschicht
Mm. intercostales intimi	Oberrand der Rippe	Unterrand der nächsthöheren Rippe	Nn. intercostales 4–11 (Th3–11)	Exspiration, indem die Rippen gesenkt werden, innerste Muskelschicht

Tabelle 6.7 Weitere Zwischenrippenmuskeln

Muskel	Ursprung	Ansatz	Innervation	Funktion/Besonderheiten
Mm. subcostales	kaudale Rippe, zwischen dem Tuberculum costae und Angulus costae	übernächst höhere Rippe, dorsalseitig	Nn. intercostales 4–11	senken die Rippen und bewirken damit die Exspiration
M. transversus thoracis	Innenseite des Proc. xiphoideus und des Corpus sterni (Innenseite)	Unterrand des 2.–6. Rippenknorpels	Nn. intercostales 2–6 (Th2–6)	senkt die Rippen und bewirkt damit die Exspiration

Brustwandfaszie. Die Fascia endothoracica liegt innen am Thorax und wird über der Pleurakuppel als Membrana suprapleuralis, über dem Zwerchfell als Fascia phrenicopleuralis bezeichnet (= innere Brustwandfaszie). Zu den äußeren Brustwandfaszien wird die Fascia pectoralis über dem M. pectoralis, die Fascia clavipectoralis und die Fascia axillaris gezählt. Sie bedecken die seitlichen und vorderen Brustmuskeln.

6.2.5 Zwerchfell

Das **Zwerchfell (Diaphragma)** ist eine sehnig-muskulöse Trennwand zwischen dem Brust- und dem Bauchsitus, die kuppelförmig die untere Thoraxapertur verschließt.

Es ist der **wichtigste Atemmuskel.** Durch Kontraktion flacht das Zwerchfell ab und verlagert sich nach kaudal. Der Thorax wird erweitert, der Unterdruck im Pleuraspalt nimmt zu, ebenso die Sogwirkung am Lungenparenchym. Die Belüftung der Lungen wird dadurch gefördert. Durch Relaxation der Muskelfasern verlagert sich das Zwerchfell dann wieder nach kranial in seine Ausgangsposition.

Aufbau. Aufgebaut ist das Zwerchfell aus:
- **Centrum tendineum:** Das dreieckig begrenzte zentrale Sehnenfeld ist Ansatz für die Muskelfasern aller drei folgenden Anteile. Dem Centrum tendineum aufgelagert ist das Herz. Es ist kranial mit dem Perikard (Mitbewegung des Herzbeutels bei Atembewegungen) und kaudal mit der Area nuda der Leber (wird vom Lig. coronarium hepatis gebildet) verwachsen. Das Centrum tendineum begrenzt das Foramen venae cavae.
- **Pars sternalis:** Sie entspringt an der Rückseite des Processus xiphoideus.
- **Pars costalis:** Ursprung an den Rippenknorpeln der unteren 6 Rippen.
- **Pars lumbalis:** wird unterteilt in **Crus dextrum** und **Crus sinistrum**, die der Wirbelsäule direkt anliegen und sich jeweils in ein **Crus mediale** und **Crus laterale** aufzweigen. Das Crus mediale dextrum hat seinen Ursprung am 1.–4. Lendenwirbel, das Crus mediale sinistrum am

1.–3. Lendenwirbel. Das Crus laterale dextrum und das Crus laterale sinistrum überspannen mit zwei sehnigen Bögen (Lig. arcuatum mediale et laterale) den M. psoas und M. quadratus lumborum (Psoasarkade, Quadratusarkade).

> **Merke**
> Die medialen Schenkel der Pars lumbalis haben ihren Ursprung an den Lendenwirbelkörpern (sie liegen ja auch der Wirbelsäule an), die lateralen Schenkel an Sehnenstreifen von Muskeln (Psoasarkade und Quadratusarkade).

Das Zwerchfell hat auf jeder Seite zwei von wenig Bindegewebe gefüllte, muskelfreie Dreiecke:
- **Larrey-Spalte (Trigonum sternocostale):** zwischen Pars sternalis und Pars costalis gelegen, Durchtrittsstelle der Vasa epigastrica superiora.
- **Bochdalek-Dreieck (Trigonum lumbocostale):** zwischen Pars costalis und Pars lumbalis.

> **Merke**
> Durch die Spalten können bei erhöhtem intraabdominellen Druck Anteile der Baucheingeweide (z. B. Magen) in den Thorax verlagert werden: Zwerchfellhernien.

An folgenden sog. **„Zwerchfellöffnungen"** treten Strukturen hindurch (**Abb. 6.5**):
- **Hiatus aorticus:** Durchtrittsstelle für **Aorta descendens** und **Ductus thoracicus.** Der Hiatus aorticus befindet sich zwischen dem Crus mediale dextrum et sinistrum (Pars lumbalis) vor dem 1. Lendenwirbel. Die innen liegenden Faserzüge der medialen Crura bilden einen Sehnenbogen, das **Lig. arcuatum,** das den Hiatus aorticus verstärkt und so eine Einengung der Aorta beim Zwerchfelldurchtritt verhindert.
- **Hiatus oesophageus:** Durchtrittsstelle für **Ösophagus, Nn. vagi (Truncus vagalis posterior et anterior), R. phrenicoabdominalis sinister.** Der Hiatus oesophageus befindet sich in der Pars lumbalis auf Höhe des 10. Brustwirbels und ist vollständig von Muskulatur umgeben.

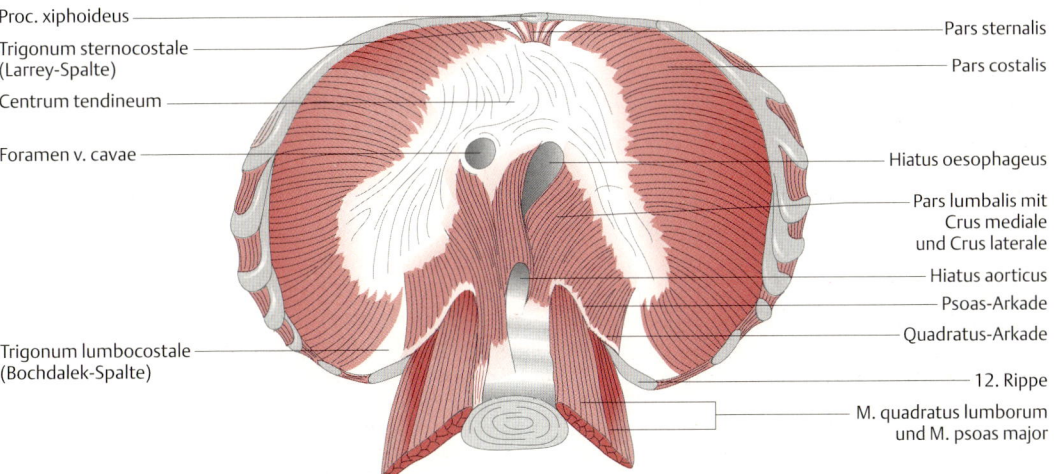

Proc. xiphoideus
Trigonum sternocostale (Larrey-Spalte)
Centrum tendineum
Foramen v. cavae
Trigonum lumbocostale (Bochdalek-Spalte)

Pars sternalis
Pars costalis
Hiatus oesophageus
Pars lumbalis mit Crus mediale und Crus laterale
Hiatus aorticus
Psoas-Arkade
Quadratus-Arkade
12. Rippe
M. quadratus lumborum und M. psoas major

Abb. 6.5 Durchtrittsstellen des Zwerchfells (Ansicht von unten).

Biologie
Histologie
Anatomie
Chemie
Biochemie
Physik
Physiologie
Psych./Soz.

Beachte: Der Hiatus oesophagus ist ein funktioneller Sphinkter, d.h. hier liegt eine Engstelle der Speiseröhre vor. Der funktionelle Verschluss erfolgt durch schraubenartig verlaufende Muskelfasern der Tunica muscularis und ein submuköses Venengeflecht. Dadurch wird der Übertritt von Magensekret in die Speiseröhre verhindert.

- **Foramen v. cavae:** Durchtrittsstelle für **V. cava inferior, R. phrenicoabdominalis dexter.** Das Foramen v. cavae befindet sich im Centrum tendineum und ist bindegewebig mit der V. cava inferior verbunden.
- **Trigonum sternocostale** (Larrey-Spalte): Durchtrittsstelle für **A.** und **V. epigastrica superior** (Endäste der A. und V. thoracica interna). Das Trigonum sternocostale liegt auf Höhe des 9. Brustwirbels.
- **Medialer Lumbalspalt:** Durchtrittsstelle für **N. splanchnicus major** und **minor, V. azygos** (V. lumbalis ascendens), V. hemiazygos. Der mediale Lumbalspalt befindet sich im Crus mediale.
- **Lateraler Lumbalspalt:** Durchtrittsstelle für **Truncus sympathicus.** Er liegt zwischen dem Crus mediale und dem Crus laterale.

Gefäßversorgung und Innervation. Die arterielle Perfusion erfolgt über die **A. phrenica superior** (aus der Aorta thoracica), die **A. pericardiacophrenica** und **A. musculophrenica** (aus der A. thoracica interna – dies Gefäß wird gerne für Bypass-Operationen verwendet) und die **A. phrenica inferior** (aus der Aorta abdominalis).
Motorisch wird das Zwerchfell vom **N. phrenicus (C3–C5)** innerviert, sensibel von den Rr. phrenicoabdominales (aus dem rechten und linken N. phrenicus).

> **Merke**
>
> „Three, four, five (3,4,5)... keeps the diaphragma alive!"

Topografie. Das Zwerchfell ist atemverschieblich. In Ruhelage steht die rechte Zwerchfellkuppel in der Regel höher als die linke (wegen der darunter liegenden Leber). Man spricht auch von den beiden Zwerchfellhälften (Hemidiaphragma dexter et sinister) bzw. von den beiden Zwerchfellkuppeln. Bei maximaler Inspiration befindet sich die rechte Zwerchfellkuppel auf Höhe der 7. Rippe (BWK 11), bei maximaler Exspiration auf Höhe der 4. Rippe (BWK 8).

6.2.6 Nerven und Gefäße

Interkostale Gefäß-Nerven-Straße. Zwischen den Interkostalmuskeln, genauer gesagt zwischen den Mm. intercostales interni und intimi, verläuft jeweils segmental die Gefäß-Nerven-Straße im Zwischenrippenraum am Unterrand der Rippen im **Sulcus costae.** In typischer Reihenfolge ziehen hier von kranial nach kaudal: Vene, Arterie und Nerv (V., A. und N. intercostalis).

> **Merke**
>
> Im Interkostalraum am **Unterrand der Rippen** von oben nach unten Vene, Arterie, Nerv (VAN).

Die Innervation der Brustwand erfolgt über die **ventralen Äste der Spinalnerven** in segmentaler Anordnung. Diese ventralen Äste (**Rr. ventrales**) besitzen jeweils eine sensible und eine motorische Faser und versorgen so die Haut und die Muskeln der lateralen und ventralen Thoraxwand und ziehen in ihrem Verlauf bis zum Rand des Sternums. Da die Nerven zwischen den Rippen verlaufen, erhalten sie den Namen Interkostalnerven (**Nn. intercostales**). Die Nn. intercostales II und III geben als Äste die Nn. intercostobrachiales (die zum N. cut. brachii medialis ziehen) ab. Die Nn. intercostales VI–XII ziehen weiter durch das Zwerchfell. Der N. intercostalis XII wird aufgrund seines Verlaufs unterhalb der Rippe auch als N. subcostalis bezeichnet (s. Bauchwand).

Arterielle Versorgung. Die arterielle Versorgung der Brustwand wird seitlich von den **Interkostalgefäßen** und ventral durch die **A. thoracica interna** (alt: A. mammaria interna) und ihre Äste übernommen.
Die **Aa. intercostales posteriores** 1 und 2 entspringen aus der A. intercostalis suprema aus dem Truncus costocervicalis, die 3.–11. Interkostalarterie und die A. subcostalis (verläuft am Unterrand der 12. Rippe) direkt aus der Aorta thoracica. Die Aa. intercostales posteriores geben direkt nach ihrem Abgang einen Ast zur Versorgung des Rückens ab (Ramus dorsalis) und ziehen dann am Unterrand der nächsten höheren Rippe gemeinsam mit Vene und Nerv nach ventral, wo sie mit den **Rr. intercostales anteriores** (aus der A. thoracica interna und A. musculophrenica) anastomosieren. Die Rr. intercostales anteriores geben Äste zur Brustdrüse (Rr. mammarii mediales) ab.
Weitere Äste der A. thoracica interna zur Versorgung der vorderen Brustwand sind: Rr. sternales, Rr. perforantes, Rr. mammarii mediales, R. costalis lateralis.
Die beiden Endäste sind die **A. musculophrenica** für Zwerchfell und Anteile der Bauchmuskeln und die **A. epigastrica superior** für die ventrale Bauchwand.

Venöser Abfluss. Der venöse Abfluss erfolgt über zwei Begleitvenen der A. thoracica interna (**Vv. thoracicae internae**), die in die V. brachiocephalica münden. Sie erhalten Zuflüsse über die **Vv. epigastricae superiores, Vv. intercostales anteriores** und **V. musculophrenica.**

> **Klinik**
>
> **Pleurapunktion.** Ergussbildung in den Randwinkeln des Pleuraspaltes (**Pleuraerguss**) wird diagnostisch oder therapeutisch punktiert. Als Zugangsweg wählt man dorsal der mittleren Axillarlinie einen Zwischenrippenraum, der sich auf Höhe des Ergusses befindet (in der Regel zwischen der 6. und 9. Rippe). Die anschließende Punktion erfolgt dann am Oberrand der nächsten darunter liegenden Rippe. Dadurch wird eine Verletzung der Interkostalgefäße und des Interkostalnervs vermieden.

6.2.7 Mamma

Siehe S. 124.

6.3 Bauchwand

Die Bauchwand besteht aus mehreren Schichten und nimmt den unteren Teil der ventralen Rumpfwand ein. Unter der Haut der Bauchwand befindet sich subkutanes Fettgewebe, das von der Muskulatur durch die Fascia abdominis superficialis getrennt wird. Die **Bauchmuskulatur** bildet die Grundlage der Bauchwand. Man unterscheidet die oberflächliche **laterale** (M. obliquus externus abdominis, M. obliquus internus abdominis, M. transversus abdominis) und **mediale** (M. rectus abdominis, M. pyramidalis) **Bauchmuskulatur** sowie die tiefe Bauchmuskulatur (im Bauchraum gelegen: M. quadratus lumborum, M. psoas major). Die Aponeurosen der seitlichen Bauchmuskeln und die Fascia transversalis bilden die „**Rektusscheide**", in der der M. rectus abdominis liegt.

6.3.1 Grundzüge der Entwicklung und Nabelbildung

Myoblasten aus den Myotomen der Somiten wandern in das Mesenchym der Somatopleura ein. Sie formieren sich im vorderen Bereich zum M. rectus abdominis und in der seitlichen Bauchwand zu drei Muskelschichten (Mm. obliquus externus, obliquus internus und transversus abdominis).
Nabelbildung, S. 143.

6.3.2 Bauchmuskulatur

Man unterscheidet die oberflächlichen und tiefen Bauchmuskeln.

Oberflächliche Bauchmuskeln

Bei den oberflächlichen Bauchmuskeln (**Abb. 6.6**) wird differenziert zwischen einer lateralen und medialen Muskelgruppe.

Die **laterale Gruppe** (**Tab. 6.8**) umfasst den **M. obliquus externus abdominis, M. obliquus internus abdominis und M. transversus abdominis**. Der **M. obliquus externus abdominis** ist von außen sichtbar. Seine Fasern verlaufen von lateral oben hinten nach medial unten vorne (sog. „Hosentaschenrichtung"). Am annähernd rechtwinkligen Übergang der Muskelfasern in die Bindegewebsaponeurose findet sich die sog. „Muskelecke" (wie ein Wulst, der sich bei muskelkräftigen Individuen zeigt). Der **M. obliquus internus abdominis** läuft dem **M. obliquus externus abdominis** exakt um 90° entgegen. Er bildet beim Mann u.a. mit einigen Muskelfasern den **M. cremaster.** Inniviert wird der **M. obliquus internus abdominis** durch die Nn. intercostales (Th10–Th12). Neben den Interkostalnerven sind auch Äste aus dem Plexus lumbalis beteiligt: Der M. cremaster wird durch den R. genitalis des N. genitofemoralis (L1–L2) innerviert. Die Muskelfasern des **M. transversus abdominis** verlaufen fast horizontal von den Rumpfseiten kommend bis nach medial und enden dort in einer konkaven, senkrecht verlaufenden Linie (Linea semilunaris). Diese Linie stellt die Begrenzung des muskulären Anteils dar; weiter medial findet sich hier nur noch bindegewebige Aponeurose. Ein Teil der Muskelfasern ist zudem an der Bildung des M. cremaster beteiligt.

Die **Bauchpresse** entsteht durch das Zusammenspiel von Kontraktion der Bauchmuskeln, Kontraktion des Zwerchfells mit Abstieg nach kaudal sowie Verschluss der Stimmritze des Kehlkopfes (die Lunge kommt dann als „Widerlager" ins Spiel). Der intraabdominelle Druck wird gesteigert und auf die Eingeweide übertragen (Unterstützung der Austreibung des Inhalts von Hohlorganen, z.B. Defäkation).

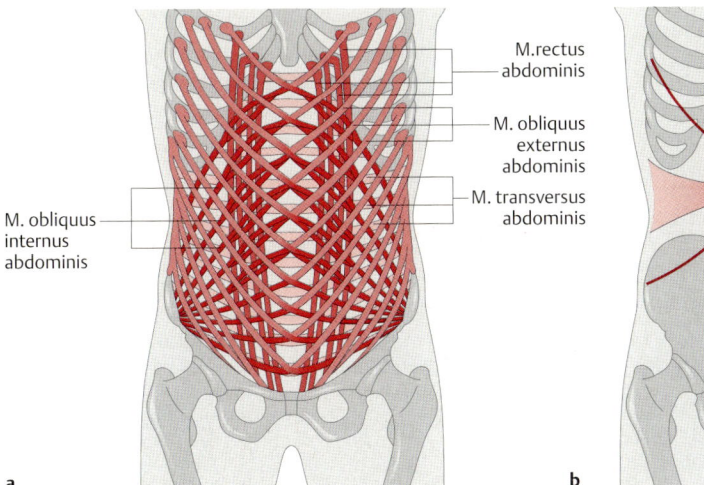

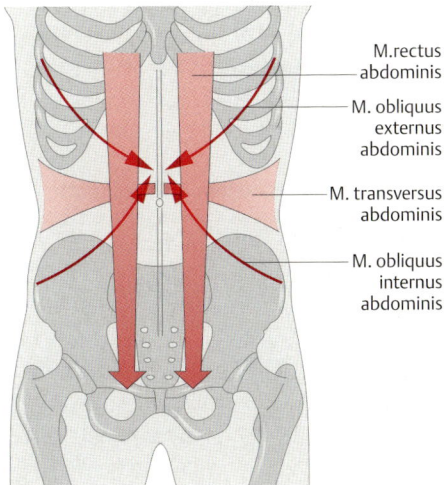

Abb. 6.6 **Bauchwandmuskeln. a** Mediale und laterale Muskeln im Bereich der Bauchwand, **b** Funktion der oberflächlichen Bauchwandmuskeln.

M. rectus abdominis

M. obliquus externus abdominis

M. transversus abdominis

M. obliquus internus abdominis

a

b

Biologie

Histologie

Anatomie

Chemie

Biochemie

Physik

Physiologie

Psych./Soz.

Tabelle 6.8 Laterale Gruppe der Bauchwandmuskulatur

Muskel	Ursprung	Ansatz	Innervation	Funktion/Besonderheiten
M. obliquus externus abdominis	Außenfläche der 5.–12. Rippe	Labium externum der Crista iliaca, Lig. inguinale, Linea alba, Crista pubica und Tuberculum pubicum	Nn. intercostales (Th5–Th12)	einseitige Kontraktion: Rotation des Körpers zur Gegenseite; beidseitige Kontraktion: Vorwärtsbeugen; Bauchpresse, Expiration
M. obliquus internus abdominis	Linea intermedia der Crista iliaca, Fascia thoracolumbalis, Spina iliaca anterior superior	a) kranialer Teil: 9.–12. Rippe b) mittlerer Teil: bildet die beiden Blätter der Rektusscheide c) kaudaler Teil: beim Mann der M. cremaster (innerviert durch den: R. genitalis des N. genitofemoralis (L1–L2)	Nn. intercostales (Th10–Th12)	einseitige Kontraktion: Seitwärtsbewegung zur gleichen Seite; beidseitige Kontraktion: Vorwärtsbeugung; Bauchpresse, forcierte Exspiration
M. transversus abdominis	7.–12. Rippenknorpelinnenfläche, Fascia thoracolumbalis, Labium internum Crista iliaca, Spina iliaca ant. superior	oberhalb der Linea arcuata: hinteres Blatt der Rektusscheide; unterhalb der Linea arcuata: vorderes Blatt der Rektusscheide; Muskelfasern bilden u.a. den M. cremaster mit aus	Nn. intercostales (Th7–12, L1)	Muskel für die Bauchpresse und forcierte Exspiration

Die mediale Gruppe (Tab. 6.9) der Bauchmuskulatur umfasst den in der Rectusscheide gelegenen **M. pyramidalis** und den **M. rectus abdominis**. Dieser wird etagenartig durch Bindegewebssehnen in einzelne muskuläre Abschnitte unterteilt. Diese **Intersectiones tendineae** (Zwischensehnen, i. d. R. sind zwei oberhalb und eine bis zwei unterhalb des Nabels zu finden) unterteilen den M. rectus abdominis in Muskelteile, die isoliert kontrahiert werden können, sodass je nach Bedarf nur einzelne Anteile kontrahiert bzw. entspannt werden.

Rektusscheide. Die Rektusscheide besteht aus einem **vorderen** und **hinteren Blatt** und umgibt den M. rectus abdominis. Sie besteht aus den bindegewebigen Fasern der **drei lateralen Bauchmuskelaponeurosen**. Ihre sehnigen Fasern verlaufen horizontal und diagonal und verflechten sich in der Mittellinie des Körpers miteinander zur sog. weißen Linie **(Linea alba)**, die vom Processus xiphoideus bis zur Symphyse reicht. Auf dieser Linie ist der Bauchnabel (Anulus umbilicalis) lokalisiert. Von außen ist sie als Einsenkung zu erkennen, da sie muskelfrei ist.

Eine weitere bogenförmige Linie ist die **Linea arcuata**. Sie zieht unterhalb des Bauchnabels gelegen von links nach rechts entlang der Innenseite der ventralen Bauchwand. Die Linea arcuata bildet an der hinteren Schicht der Rektusscheide die untere Grenze der Aponeurosen des M. obliquus abdominis internus und M. transversus abdominis. In der Regel ist sie nicht besonders kräftig ausgeprägt, sodass der Übergang zwischen der faserreichen Hinterwand über der Linea arcuata und der faserarmen Hinterwand unterhalb der Linie eher fließend ist.

Betrachtet man nun den Aufbau der Rektusscheide, findet man spezifische Unterschiede (**Abb. 6.7**):

Oberhalb der Linea arcuata:

– Das vordere Blatt der Rektusscheide wird gebildet von der Externusaponeurose und den vorderen Fasern der Internusaponeurose.
– Das hintere Blatt der Rektusscheide wird gebildet von der Transversusaponeurose sowie den hinteren Fasern der Internusaponeurose, daran anliegend befindet sich die Fascia transversalis und das Peritoneum.

Tabelle 6.9 Mediale Gruppe der Bauchwandmuskulatur

Muskel	Ursprung	Ansatz	Innervation	Funktion/Besonderheiten
M. pyramidalis	Os pubis, Crista pubica, Symphysis pubica	Linea alba	N. subcostalis (Th12–L1)	spannt die Linea alba (kleiner dreieckiger Muskel, in der Rektusscheide gelegen; bei 10–15 % fehlt der Muskel)
M. rectus abdominis	5.–7. Rippenknorpelaußenfläche, Proc. xiphoideus	Crista pubica mit Tuberculum pubicum und Symphysis pubica	Nn. intercostales (Th5–Th12)	spannt die Bauchwand; richtet bei Kontraktion der Fasern den Oberkörper aus dem Liegen auf; im Stehen beugt er den Rumpf, und kann das Becken anheben; Muskel für die Bauchpresse und forcierte Exspiration

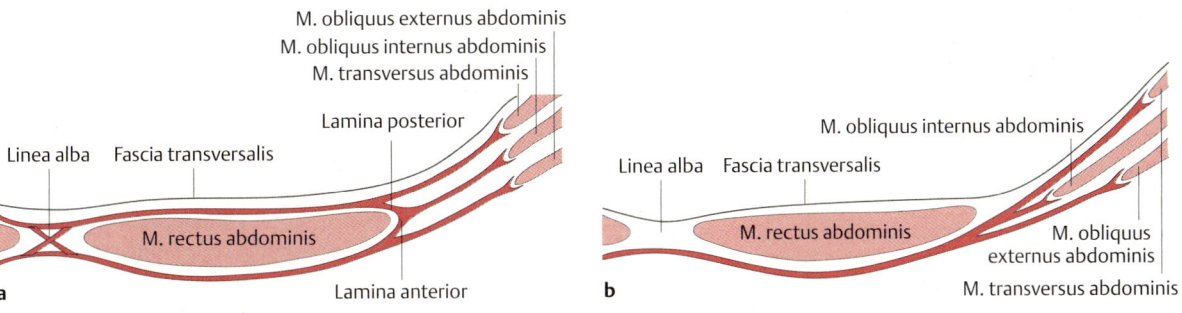

Abb. 6.7 **Transversalschnitte durch die vordere Bauchwand. a** oberhalb der Linea arcuata, **b** unterhalb der Linea arcuata (Nabelhöhe) und kaudaler.

Unterhalb der Linea arcuata:
- Das vordere Blatt der Rektusscheide wird von der Externus-, Internus- und Transversusaponeurose gebildet.
- Das hintere Blatt der Rektusscheide wird nur von der Fascia transversalis und dem Peritoneum gebildet.

Zu erwähnen ist außerdem noch, dass die Intersectiones tendinei des M. rectus abdominis (s. o.) nur mit dem vorderen Blatt der Rektusscheide verbunden sind. Außerdem verlaufen noch die Aa. epigastricae superiores et inferiores und die Endäste der Nn. intercostales V–XI sowie des N. subcostalis in der Rektusscheide. Auf der Rückseite der Rektusscheide finden sich die Plicae umbilicales.

Tiefe Bauchmuskulatur

Die tiefe Bauchmuskulatur ist im Bauchraum gelegen (**Tab. 6.10**).

Vor dem M. quadratus lumborum befindet sich der **M. psoas major**. Er wird zu den Hüftmuskeln gerechnet und auch dort besprochen (S. 192).

Bauchfaszien

Fascia abdominis superficialis. Diese oberflächlich gelegene Bauchfaszie bedeckt die Bauchmuskeln und ihre Aponeurosen.

Fascia transversalis. Die Fascia transversalis überzieht die gesamte Innenseite der ventralen Bauchwand und liegt somit dem M. transversus abdominis auf.
Die Fascia transversalis besitzt außerdem einige Verstärkungsfasern:
- **Lig. interfoveolare** zwischen Fossa inguinalis medialis und Fossa inguinalis lateralis;
- **Falx inguinalis** am Seitenrand der unteren Ansatzsehne des M. rectus abdominis.

Fascia thoracolumbalis. Die Fascia thoracolumbalis ist aufgebaut aus einem oberflächlichen (ansetzend an den Proc. spinosi und der Crista iliaca) und tiefen Blatt (befestigt an Proc. costales der Rippen und Crista iliaca) und umschließt so in Faszienlogen die autochthone Rückenmuskulatur. Die Faszie dient als Ursprung für den M. latissimus dorsi und den M. serratus posterior inferior. Das tiefe Blatt im LWS-Bereich dient als Ursprung für den M. obliquus internus abdominis und den M. transversus abdominis.

Leistenkanal (Canalis inguinalis)

Die ventrale Rumpfwand wird vom Leistenkanal durchzogen. Durch den Leistenkanal verläuft beim **Mann** der **Samenstrang** (Funiculus spermaticus, s. u.), bei der **Frau** das **Lig. teres uteri**. Bei beiden verlaufen außerdem der **N. ilioinguinalis** und der **R. genitalis** des **N. genitofemoralis** im Leistenkanal.

Der Canalis inguinalis ist **4–5 cm lang** und verläuft von seiner inneren Pforte (Anulus inguinalis profundus) von lateral, kranial, dorsal und schräg nach medial, kaudal und ventral zur äußeren Pforte (**Anulus inguinalis superficialis = äußerer Leistenring**). Die einzige von außen tastbare Struktur am Leistenkanal ist der äußere Leistenring und der ihn verlassende Samenstrang. Der Anulus inguinalis superficialis liegt somit medial der epigastrischen Gefäße.

Der **Anulus inguinalis profundus (innerer Leistenring)** liegt auf der Innenseite der Bauchwand in der **Fossa inguinalis lateralis**, oberhalb des Lig. inguinale, lateral der Plica umbilicalis lateralis (hier verlaufen die Vasa epigastrica inferiores). Hier entwickelt sich entwicklungsgeschichtlich beim Mann während des Hodenabstiegs (Descensus testis) eine Ausstülpung des Peritoneums.

Es entsteht der Processus vaginalis testis, dessen blindes Ende sich um den Hoden lagert. Die Fascia transversalis bildet die Fascia spermatica interna und die äußere Bauchfaszie die Fascia spermatica externa. Die zunächst offene Verbindung von der Bauchhöhle zum Hodensack verschließt sich im Laufe der Zeit. Unterbleibt die Obliteration, können auf diesem Weg Skrotalhernien entstehen.

Die **Wände des Leistenkanals** werden gebildet von:
- **ventral:** Aponeurose des M. obliquus abdominis externus.

Tabelle 6.10 **Mediale Gruppe der Bauchwandmuskulatur**

Muskel	Ursprung	Ansatz	Innervation	Funktion/Besonderheiten
M. quadratus lumborum	Labium externum der Crista iliaca	12. Rippe und Proc. costalis LWK 1–3	N. subcostalis (Th12, L1–3)	Beugung des Rumpfes zur Seite, zieht die 12. Rippe nach kaudal

– **dorsal:** Fascia transversalis (mit Anteilen vom M. transversus abdominis) mit der Plica umbilicalis lateralis und dem darauf liegenden Peritoneum parietale.
– **kaudal:** Leistenband (Lig. inguinale), die untere Begrenzung der Bauchwand. Es verläuft von der Spina iliaca anterior superior zum Tuberculum pubicum. Der durch das Leistenband und den darunter liegenden Beckenknochen begrenzte freie Raum wird durch einen Arcus iliopectineus in zwei Lakunen unterteilt, die mediale Lacuna vasorum und die laterale Lacuna musculorum. Außerdem begrenzen Fasern der Aponeurose des M. obliquus externus abdominis (Lig. reflexum) den Leistenkanal nach kaudal.
– **kranial:** Unterrand des M. obliquus abdominis internus und M. transversus abdominis.

Die Leistenkanalöffnung nach außen ist der Anulus inguinalis superficialis, der sich auf die Fossa inguinalis medialis projiziert (hier handelt es sich um eine Projektionsangabe – die Fossa liegt auf der Innenseite der ventralen Bauchwand, s. u.).

Die **Aponeurose des M. obliquus externus** ist hier schlitzförmig geteilt. Die oberflächlich gelegene Öffnung des Leistenkanals wird umfasst von einem bindegewebigen **Crus mediale et laterale**, am Boden liegt das Lig. inguinale.

Samenstrang. Der Samenstrang **(Funiculus spermaticus)** des Mannes enthält folgende Strukturen:
– Ductus deferens mit A. und V. ductus deferentis,
– A. und V. testicularis mit dem venösen Plexus pampiniformis,
– Lymphgefäße und vegetative Fasern.

Diese Strukturen werden von der **Fascia spermatica interna**, Muskelfasern des **M. cremaster** (vom M. transversus abdominis und M. obliquus abdominis internus stammend) und der **Fascia spermatica externa** umgeben. Die Fascia spermatica externa ist eine Fortsetzung der Fascia abdominalis superficialis und der Aponeurose des M. obliquus externus abdominis. Die Fascia spermatica interna ist eine Fortsetzung der Fascia transversalis.

Klinik

Leistenhernien. Hernien (Brüche) werden nach dem Ort ihres Auftretens benannt und eingeteilt (z. B. Leistenhernien, Skrotalhernien, Schenkelhernien). Eine weitere Unterteilung ist anhand der Embryologie möglich, wobei man hier angeborene Hernien von erworbenen Hernien (z. B. aufgrund erhöhter intraabdomineller Drücke und einer Schwachstelle in der Bauchwand) unterscheidet. Auch der Verlauf des „Bruches" ist ein wichtiges Kriterium bei der Gliederung (z. B. mediale und laterale Hernien).

Mediale Leistenhernie. Die mediale (direkte) Leistenhernie ist **immer erworben**. Sie durchbricht **auf direktem Weg** die muskelschwache Bauchwand. Der Bruchsack tritt **medial der Vasa epigastricae inferiores** (in der Plica umbilicalis lateralis verlaufend), also in der Fossa inguinalis medialis, durch die Bauchwand. Er wird vom Peritoneum und der Fascia transversalis umhüllt und tritt in der Regel nicht in den Hodensack ein.

Merke Mediale Leistenhernie: medial, erworben, direkt.

Klinik

Laterale Leistenhernie. Laterale (indirekte) Hernien benutzen auf ihrer Wegstrecke schon vorgeformte Strukturen, hier den Leistenkanal. Sie treten also im Anulus inguinalis profundus (in der Fossa inguinalis lateralis) ein und ziehen durch den Canalis inguinalis, um im Anulus inguinalis superficialis hervorzutreten. Die Darmschlingen treten **lateral der Vasa epigastricae inferiores** (die Gefäße verlaufen in der Plica umbilicalis lateralis), also im Bereich der Fossa inguinalis lateralis, in den Bruchsack ein. Die angeborene kommt häufiger vor als die erworbene Form, bei der angeborenen Form treten die Eingeweideschlingen innerhalb des offen gebliebenen Processus vaginalis peritonei in das Skrotum ein. Bei den erworbenen lateralen Leistenhernien sind die Darmschlingen hingegen von einer neu gebildeten Peritonealaussackung (Bruchsack) umgeben. Bei der direkten Leistenhernie kommt die Fascia transversalis noch als Schicht des Bruchsackes hinzu.

Merke Laterale Leistenhernie: lateral, angeboren, indirekt.

Plicae umbilicales

Auf der Innenseite der ventralen Bauchwand finden sich 5 Bauchwandfalten, die durch aufgeworfenes Peritoneum gebildet werden (**Abb. 6.8**). Sie verlaufen von kaudal nach kranial zum Bauchnabel (Umbilicus) hin (daher Plicae umbilicales).

Durch die Plicae werden auf der Bauchwandinnenseite drei Vertiefungen voneinander abgegrenzt:
– **Fossa supravesicalis:** oberhalb der Harnblase gelegen und von den Plicae umbilicales mediales begrenzt; die

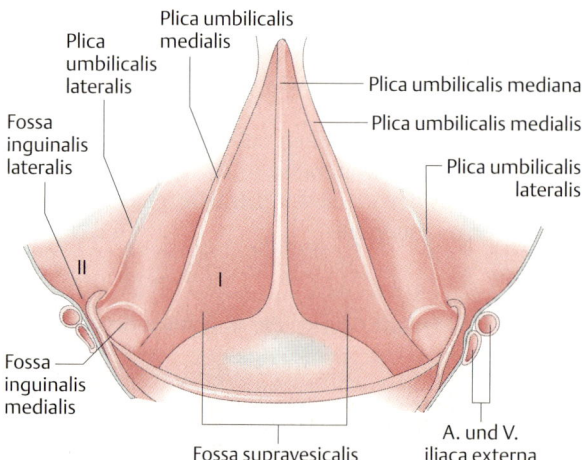

Abb. 6.8 Innenseite der ventralen Bauchwand. I = Projektion des Anulus inguinalis superficialis; II = Projektion des Anulus inguinalis profundus.

mittig ziehende Plica umbilicalis mediana unterteilt die Fossa supravesicalis in zwei Hälften.

– **Fossa inguinalis medialis:** zwischen der Plica umbilicalis medialis und der weiter lateral davon gelegenen Plica umbilicalis lateralis gelegen. Hier projiziert sich der Anulus inguinalis superficialis des Leistenkanals. Die Fossa inguinalis medialis bildet den muskelärmsten Bereich der Bauchwand, ist somit eine Schwachstelle (Bruchpforte für direkte [mediale] Leistenhernien).
– **Fossa inguinalis lateralis:** gesamter Bereich lateral der Plica umbilicalis lateralis, also lateral der Vasa epigastricae inferiores gelegen. Hier liegt der Anulus inguinalis profundus und somit der Beginn des Leistenkanals (Bruchpforte für laterale [indirekte] Leistenhernien).

6.3.3 Nerven und Gefäße der Bauchwand

Innervation. Die Bauchwand wird von ventralen Ästen der Spinalnerven segmental **innerviert**. Der 7.–11. Interkostalnerv und der N. subcostalis geben sowohl Rr. musculares zu den Bauchmuskeln als auch Äste zur sensiblen Innervation der Bauchhaut ab. Die unteren Teile der Bauchwand werden vom N. iliohypogastricus und N. ilioinguinalis, z. T. auch N. genitofemoralis versorgt (aus dem Plexus lumbalis).

Die Gefäßversorgung erfolgt über zwei Gefäßgruppen, deren Stromgebiete miteinander anastomosieren. Von dorsal wird die Bauchwand aus der **Aorta** versorgt (Aa. intercostales posteriores, A. subcostalis, Äste der A. lumbalis), von ventral über **longitudinale Äste** (Vasa epigastrica = A. epigastrica inferior und A. epigastrica superior, A. circumflexa ilium profunda, A. circumflexa ilium superficialis und A. epigastrica superficialis).

Der venöse Abfluss erfolgt über die V. epigastrica superior und V. epigastrica inferior sowie die V. circumflexa iliaca und V. epigastrica superficialis.

6.4 Becken und Beckenwände

Das knöcherne Becken setzt sich aus den beiden Ossa coxae, dem Os sacrum und dem Os coccygis zusammen. Die Knochen sind durch Bänder miteinander verbunden.

6.4.1 Skelettelemente, Verbindungen

Das knöcherne Becken ist aufgebaut aus dem **Os sacrum (Kreuzbein)**, dem **Os coccygis (Steißbein)**, den beiden **Hüftknochen (Os coxae dextrum et sinistrum)**. Das Os coxae wiederum entsteht durch die Verknöcherung des Os ilium (Darmbein), des Os ischii (Sitzbein) und des Os pubis (Schambein). Die Y-förmige Verschmelzungsfuge findet sich in der Hüftgelenkspfanne (Acetabulum).

Ventral sind rechtes und linkes Os coxae durch die **Symphysis pubica** miteinander verbunden. Sie wird durch einen faserknorpeligen Discus interpubicus verschlossen, dessen Fasern mit der Gelenkkapsel verbunden sind. Nach kranial und kaudal verstärken das Lig. pubicum superius und das Lig. pubicum inferius die Symphyse.

Zu den Beckengelenken zählen:

– das **Kreuz-Darmbein-Gelenk (Articulatio sacroiliaca):** stellt eine Amphiarthrose dar, d.h. eine federnde Gelenksverbindung mit straffen Bändern zur Stoßdämpfung. Die zerklüfteten, überknorpelten Gelenkflächen werden von den Facies auriculares des Os sacrum und Os ilium gebildet. Das Gelenk wird durch verschiedene Bänder gesichert (**Ligg. sacroiliaca ventralia, interossea et dorsalia**). Eine weitere Verbindung erfolgt durch das **Lig. sacrospinale** und das **Lig. sacrotuberale**.
– die **Schamfuge (Symphyse):** ist eine Junctura cartilaginea, mit einem Discus interpubicus, welches ein unvollständiges Cavum symphyseos hat. Haltebänder sind an der Symphyse das **Lig. pubicum superius**, welches über die Symphysenfuge zieht, und das **Lig. arcuatum pubis**, das bogenförmig unterhalb der Symphysenfuge verläuft.
– **Hüftgelenk (Articulatio coxae):** S. 188.

6.4.2 Becken als Ganzes

Man unterscheidet ein großes Becken und ein kleines Becken, getrennt werden die beiden durch die **Linea terminalis**. Die Linea terminalis ist eine gedachte Verbindungslinie, die am Promontorium des 5. Lendenwirbels beginnt, sich über das Pecten ossis pubis fortsetzt und bis an die Symphyse heranzieht:

– **Großes Becken** (**Pelvis major**) oberhalb der Linea terminalis gelegen.
– **Kleines Becken** (**Pelvis minor**): unterhalb der Linea terminalis; der eigentliche, sich nach kaudal verengende Beckentrichter. Das kleine Becken ist mit dem Beckenkanal identisch; dieser beginnt kranial mit dem Beckeneingang und endet kaudal mit dem Beckenausgang.

Abbildung 6.9 und **Tabelle 6.11** zeigen geschlechtsspezifische Unterscheidungsmerkmale und Beckenmaße:

Beckenbänder. Das **Lig. sacrospinale** zieht von der Spina ischiadica zum Os sacrum und zum Os coccygis und sorgt mit dem **Lig. sacrotuberale** für eine straffe Verbindung zwischen Steißbein und Beckengürtel. Das Lig. sacrospinale unterteilt das vom Lig. sacrotuberale begrenzte Foramen ischiadicum in ein **Foramen ischiadicum majus** und ein **Foramen ischiadicum minus**. Diese Bänder zusammen mit dem Lig. iliolumbale verhindern bei Belastung der Wirbelsäule ein Abkippen des Os sacrum nach ventral (**Abb. 6.10**).

Beckenöffnungen. Das Foramen obturatorius und der Canalis obturatoris dienen neben dem Foramen ischiadicum majus sowie dem Foramen ischiadicum minus dem Durchtritt von Nerven und Gefäßen.

Das Becken weist einige topografische Punkte sowie bestimmte zu messende Distanzen auf (sog. „innere Beckenmaße", **Abb. 6.11**), die v. a. beim weiblichen Becken für die Geburtshilfe wichtige Durchmesser darstellen (**Tab. 6.12**).

Biologie

Histologie

Anatomie

Chemie

Biochemie

Physik

Physiologie

Psych./Soz.

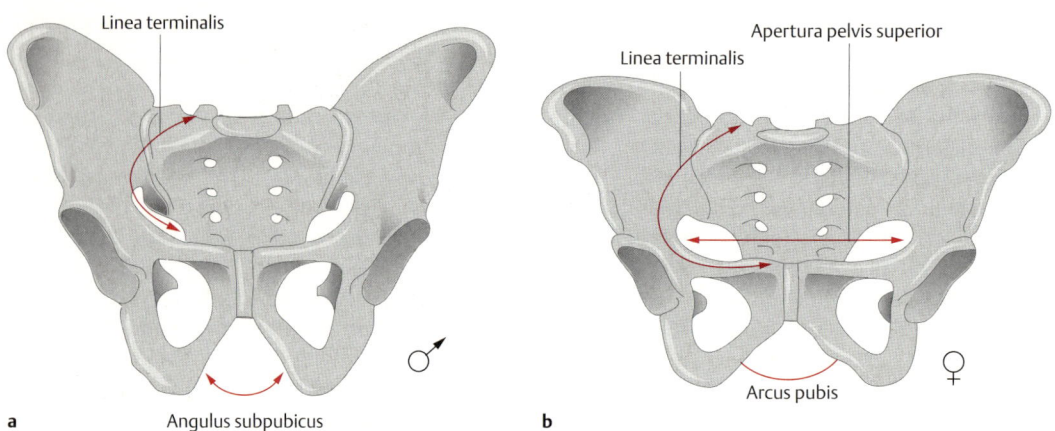

a   Angulus subpubicus   b

Abb. 6.9   Geschlechtsunterschiede beim Becken. a männliches Becken, **b** weibliches Becken (Ansicht frontal).

Tabelle 6.11   Geschlechtsspezifische Unterscheidungsmerkmale des Beckens

Charakteristikum	Mann	Frau
Beckeneingang	herzförmig	queroval
Schambeinwinkel (Winkel unterhalb der Symphyse gelegen; Verbindungsstelle der beiden Ossa pubica)	spitzwinklig (ca. 70° wie zwischen dem ausgestreckten Zeigefinger und Mittelfinger) Angulus subpubicus	stumpfwinklig (ca. 100° wie zwischen dem ausgestreckten Daumen und Zeigefinger) Arcus pubis
Darmbeinschaufeln	steil	seitlich ausladend
Form des Beckenrings	hoch, schmal, eng	niedrig, breit, weit
Kreuzbeinform	spitzwinklig, schmal	stumpfwinklig, breit
Foramen obturatorium	oval	dreieckig
Symphyse	hoch, schmal	niedrig, breit

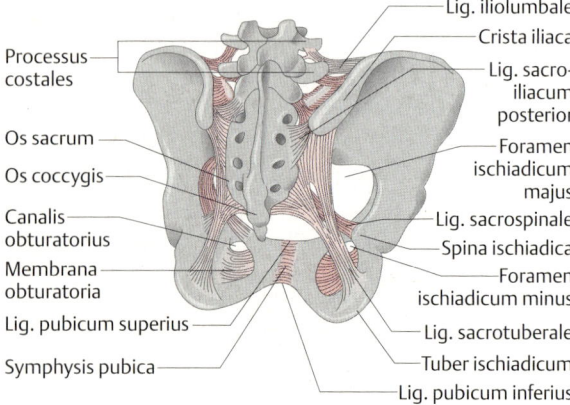

Abb. 6.10   Bänder des Beckens von dorsal.

6.4.3   Innere Beckenmuskulatur

M. iliopsoas, M. obturator int. und M. piriformis stellen die inneren Beckenmuskeln dar. Sie ziehen von der inneren Beckenwand zum Oberschenkel. Weitere Informationen S. 192.

6.4.4   Beckenbodenmuskulatur

Der Beckenboden bildet mit muskulären und bindegewebigen Anteilen den Verschluss des Beckenausgangs und sorgt somit für die Lagesicherung der Beckenorgane (**Abb. 6.12**). Zudem findet sich im Beckenboden die Öffnung für den Durchtritt der Harnröhre und des Rektums, bei der Frau zusätzlich für die Vagina, nach außen. Aufgebaut ist der Beckenboden aus dem **Diaphragma pelvis** und dem **Diaphragma urogenitale**.

Diaphragma pelvis. Das Diaphragma pelvis bildet eine trichter- (oder „V-") förmige Muskelschlinge im Becken. Diese Schlinge wird als **M. levator ani** bezeichnet. Bei genauerer Betrachtung wird jedoch deutlich, dass der M. levator ani aus mehreren Muskeln aufgebaut ist, die einen Teil ihres Namens von ihrem jeweiligen Knochenursprung erhalten (M. puborectalis, M. pubococcygeus, M. iliococcygeus, **Tab. 6.13**). Im weiteren Verlauf strahlen die Fasern dann in eine gemeinsame Muskelfaserplatte ein.
Die medialen Fasern des M. levator ani bilden die sog. Levatorschenkel, die das **Levator-Tor** einschließen. Durch dieses Tor treten die Urethra und bei der Frau die Vagina hindurch nach außen (Hiatus urogenitalis). Die Fasern des M. puborectalis (ein Teil des M. levator ani) umschlingen

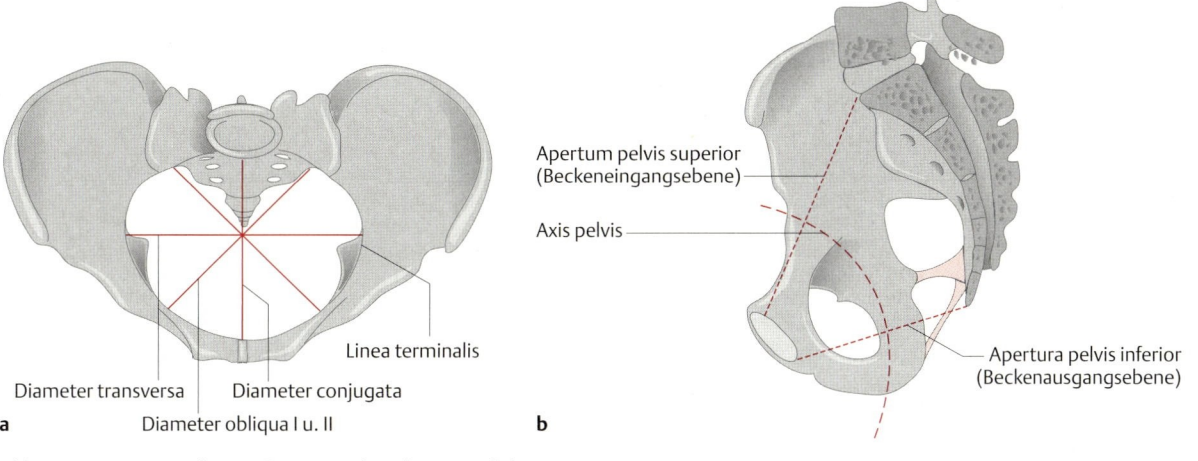

Apertum pelvis superior
(Beckeneingangsebene)

Axis pelvis

Apertura pelvis inferior
(Beckenausgangsebene)

Linea terminalis

Diameter transversa   Diameter conjugata

a   Diameter obliqua I u. II   b

Abb. 6.11   Innere Beckenmaße. a von oben, **b** von medial.

Tabelle 6.12   Innere Beckenmaße

Bezeichnung	Lage	Durchmesser	wie ermittelt?
Conjugata diagonalis (= Diameter conjugata)	Unterrand der Symphyse – Promontorium	12,5 cm	vaginale Untersuchung
Conjugata vera	Hinterfläche (!) der Symphyse – Promontorium	11 cm	nicht gemessen, sondern errechnet (Conjugata diagonalis 1,5 cm)
Diameter transversa	größter Abstand im Verlauf der Linea terminalis	13,5 cm	am Skelett
Diameter obliqua I (rechter schräger Durchmesser)	Articulatio sacroiliaca dextra und Emenentia iliopectinea sinistra	12,5 cm	am Skelett
Diameter obliqua II (linker schräger Durchmesser)	Articulatio sacroiliaca sinistra und Ementia iliopectinea dextra	12,5 cm	am Skelett

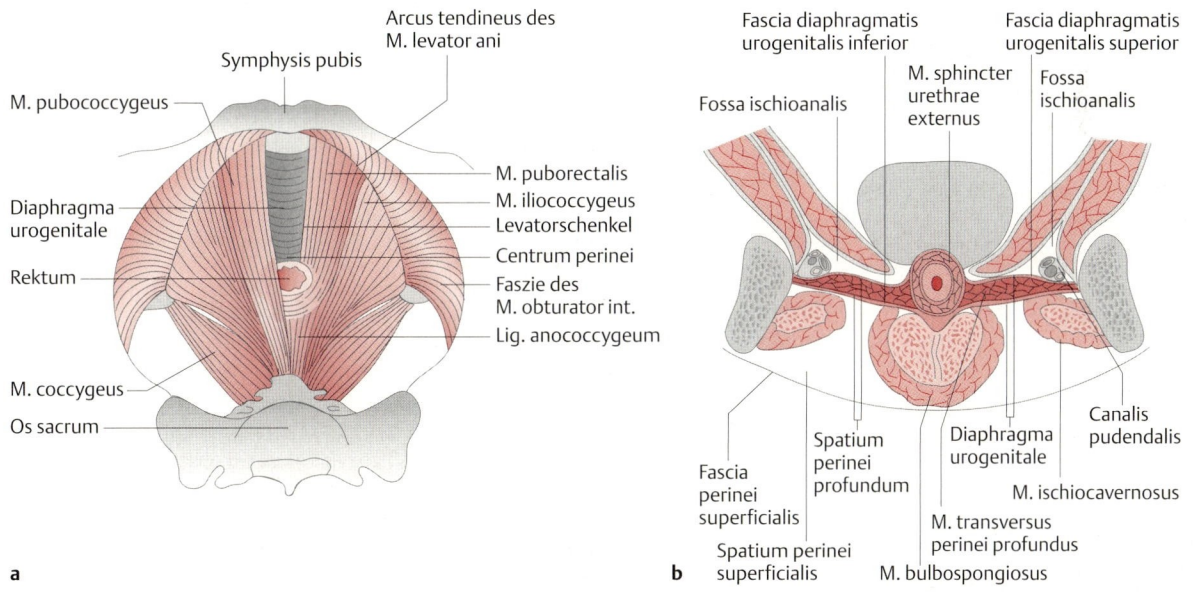

Arcus tendineus des
M. levator ani

Symphysis pubis

M. pubococcygeus

Diaphragma
urogenitale

Rektum

M. coccygeus

Os sacrum

M. puborectalis
M. iliococcygeus
Levatorschenkel
Centrum perinei
Faszie des
M. obturator int.
Lig. anococcygeum

Fascia diaphragmatis
urogenitalis inferior

Fascia diaphragmatis
urogenitalis superior

M. sphincter
urethrae
externus

Fossa
ischioanalis

Fossa ischioanalis

Canalis
pudendalis

Fascia
perinei
superficialis

Spatium
perinei
profundum

Diaphragma
urogenitale

M. ischiocavernosus

Spatium perinei
superficialis

M. transversus
perinei profundus

M. bulbospongiosus

a   b

Abb. 6.12   Beckenboden. a Diaphragma pelvis. Beckenboden von oben, **b** Frontalschnitt durch das männliche Becken.

Biologie
Histologie
Chemie
Biochemie
Physik
Physiologie
Psych./Soz.

Biologie

Histologie

Anatomie

Chemie

Biochemie

Physik

Physiologie

Psych./Soz.

Tabelle 6.13   Diaphragma pelvis

Muskel	Ursprung	Ansatz	Innervation	Funktion/Besonderheiten
M. pubococcygeus	Os pubis (Innenfläche)	Os coccygis (Seitenrand), Centrum tendineum perinei	Plexus sacralis (S3–S4)	hält die Beckenorgane, verspannt den Beckenboden
M. iliococcygeus	Arcus tendineus musculi levatoris ani	Os coccygis, Lig. anococcygeum	Plexus sacralis (S3–S4)	entlastet das Lig. sacrospinale
M. ischiococcygeus	Spina ischiadica (Innenfläche)	Os coccygis, Os sacrum, kaudaler Anteil	Plexus sacralis (S3–S4)	
M. coccygeus	Spina ischiadica	Os coccygis und Os sacrum, Seitenflächen	Plexus sacralis (S4–S5)	Muskelfasern sind i.d.R. mit dem Lig. sacrospinale verwachsen, Muskel kann auch fehlen
M. puborectalis	Os pubis	Arcus tendineus musculi levatoris ani	Plexus sacralis (S3–S4)	macht u.a. mit beim Analverschluss
M. sphincter ani externus				
Pars subcutanea	Dermis	Dermis, Subcutis	N. pudendus (S3–4)	äußerer Schließmuskel des Anus (quergestreifter Muskel = willkürlich innerviert)
Pars superficialis	Centrum tendinei perinei	Lig. anococcygeum		
Pars profunda	Muskelschlinge um Analkanal	Muskelschlinge um Analkanal		

das Rektum und verbinden sich hinter dem Rektum mit den Fasern der Gegenseite zu einer Muskelschlinge. Der M. puborectalis ist für die Kontinenz wichtig (erschlafft bei der Defäkation). In der Frontalansicht ist der M. levator ani im Becken als V-förmige Muskelplatte aufgespannt. Innerviert wird er von Ästen des Plexus sacralis.

 Merke

V-förmig im Becken ist das Diaphragma pelvis.

Diaphragma urogenitale. Das Diaphragma urogenitale (**Tab. 6.14**) ist eine horizontale Muskelplatte, die sich aus

M. transversus perinei profundus und **M. transversus perinei superficialis** zusammensetzt.

Der paarig angelegte **M. ischiocavernosus** befestigt die Crura penis/clitoris am Diaphragma urogenitale, der **M. bulbospongiosus** den Bulbus penis bzw. vestibuli.

Centrum perinei. Das Centrum perinei (syn. Corpus perineale) befindet sich zwischen Diaphragma urogenitale und Rektum. Zusammengesetzt ist es aus straffem Bindegewebe sowie Sehnen und Faszien der Beckenbodenmuskulatur, die in das Centrum perinei einstrahlen.

Tabelle 6.14   Diaphragma urogenitale

Muskel	Ursprung	Ansatz	Innervation	Funktion/Besonderheiten
M. transversus perinei profundus	Ramus ossis ischii	quer verlaufende Muskelfaserplatte mit zentralem Centrum tendinei perinei	N. pudendus, Nn. perineales, N. dorsalis penis/ N. clitoridis (S2–S4)	tragende Muskelplatte mit Durchtrittsöffnungen für Urethra (und Vagina)
M. transversus perinei superficialis	Ramus ossis ischii, Spina ischiadica, Tuber ischiadicum	quer verlaufende Muskelfaserplatte mit zentralem Centrum tendinei perinei	N. pudendus, Nn. perineals (S2–S4)	tragende Muskelplatte mit Durchtrittsöffnungen für Urethra (und Vagina)
M. ischiocavernosus	Ramus ossis ischii	Tunica albuginea corpora cavernosa/Crus clitoris	N. pudendus, Nn. perineales (S3–4)	befestigt die Crura penis/clitoris am Diaphragma urogenitale
M. bulbospongiosus	Centrum tendineum perinei	Corpus spongiosum penis/Bulbus vestibuli	N. pudendus, Nn. perineales (S3–4)	befestigt den Bulbus penis bzw. Bulbus vestibuli am Diaphragma urogenitale

6.4.5 Nerven und Gefäße

Das Becken und seine Öffnungen dienen vielen Nerven und Gefäßen als Durchtrittspforte. Nachfolgend sind die wichtigsten aufgeführt.

- **Schenkelpforte** (ventrale Gefäß-Nerven-Straße): A. und V. femoralis, R. femoralis des N. genitofemoralis (Lacuna vasorum), N. femoralis, N. cutaneus femoris lateralis (Lacuna musculorum).
- **Canalis obturatorius** (mediale Gefäß-Nerven-Straße): A. und V. obturatoria, N. obturatorius.
- **Foramen ischiadicum majus** (dorsale Gefäß-Nerven-Straße)
  - **infrapiriform:** N. pudendus, A. und V. pudenda interna, A. und V. glutea inferior, N. glutaeus inferior, N. ischiadicus, N. cutaneus femoris posterior
  - **suprapiriform:** A. und V. glutea superior, N. glutaeus superior
- Gefäß-Nerven-Straße zur und in die **Fossa ischioanalis**: A. und V. pudenda interna, N. pudendus.

Biologie

Histologie

Anatomie

Chemie

Biochemie

Physik

Physiologie

Psych./Soz.

7 Brusteingeweide

7.1 Entwicklung von Pleurahöhlen, Herz und Lunge

7.1.1 Pleurahöhlen und Zwerchfell

Im kranialen Mesoderm bildet sich in der 3. Woche die Pleuraperikardhöhle, die nach unten beidseits über die Ductus pericardioperitoneales mit dem intraembryonalen Zölom in Verbindung steht. Durch eine Mesenchymplatte, das Septum transversum, werden die Ductus pericardioperitoneales eingeengt und schließlich verschlossen, wodurch die Abgrenzung zur späteren Peritonealhöhle entsteht. Innerhalb der Pleuraperikardhöhle entsteht die Membrana pleuropericardialis, die die unpaare Perikardhöhle von den beiden Pleurahöhlen abtrennt.

In den Bereich des Septum transversum wandern Myoblasten aus Halsmyotomen ein, welche sich zur Muskulatur des Zwerchfells entwickeln. Dies erklärt auch die Innervation des Zwerchfells durch den N. phrenicus aus C4.

7.1.2 Herz

Aus Angioblasten in der Nähe der Präkordalplatte entstehen zwei Endothelrohre, die sich bei der Abfaltung zum Herzschlauch vereinigen. Der Herzschlauch gliedert sich in verschiedene Ausweitungen: Truncus arteriosus (Ausstrombahn), Bulbus cordis, Ventriculus communis, Atrium commune und Sinus venosus (Einstrombahn). In Folge starken Längenwachstums bildet sich die Herzschleife, d. h. am Ende des ersten Monats liegt ein einfacher S-förmiger Schlauch vor. Durch Septierungen entsteht aus dem Herzschlauch das vierkammrige Herz.

Septierung an der Vorhof-Kammer-Grenze. Zwischen Atrium commune und Ventriculus communis (im Atrioventrikularkanal) wachsen vier Endokardkissen in das Lumen vor. Dann entstehen hier die Trikuspidal- und Mitralklappe.

Septierung der Vorhöfe. Von oben wächst ein Septum primum herab, engt damit zunehmend das Foramen (Ostium) primum ein. Bevor das Septum primum das (verschlossene) Endokardkissen erreicht (und damit das Foramen primum verschließt), treten in ihm Lücken (durch Degeneration) auf, die zum Foramen (Ostium) secundum zusammenfließen. Rechts vom Septum primum entsteht das Septum secundum, das das Foramen secundum bedeckt und am Unterrand unvollständig ist. Hier bleibt das **Foramen ovale**, durch das Blut vom rechten Vorhof zwischen Septum primum und Septum secundum in den linken Vorhof fließt.

Das Foramen ovale ist ein Shunt (Kurzschlussverbindung) zwischen rechtem und linkem Vorhof. Nach der Geburt wird es sofort zunächst nur funktionell verschlossen (durch vermehrte Blutmenge steigt der Druck im linken

Vorhof). Später verwachsen die beiden Septen. Es kann aber auch beim Erwachsenen „sondendurchgängig" sein.

> **Klinik**
>
> Bleibt das Wachstum des Septum secundum unvollständig, entsteht während der Herzentwicklung ein Foramensecundum-Defekt. Nach der Geburt ist dann ein offenes Foramen ovale zu erwarten.

Septierung des Ventrikels und der Abflussbahn. Am Boden des primitiven Ventrikels wächst eine Leiste aufwärts, die die Anlage der Pars muscularis des Septum interventriculare darstellt. Es bleibt zunächst (am Oberrand des Septums) ein Foramen interventriculare offen, das später durch Bindegewebe (→ Pars membranacea des Septum interventriculare) verschlossen wird.

Die Abflussbahn wird durch drei Wulstsysteme unterteilt. Dadurch entsteht eine spiralig angeordnete Scheidewand (→ Aorta ascendens und Truncus pulmonalis). Außerdem entstehen hier noch die Taschen der Aorten- und Pulmonalklappe.

> **Klinik**
>
> **Defekt des Vorhofseptums.** Ein offenes Foramen ovale kann auch durch ein unvollständiges Herabwachsen des Septum primum entstehen. Dann kommt es postnatal zu einem Links-Rechts-Shunt und damit zu einer Volumenbelastung des rechten Herzens und des Lungenkreislaufs.
>
> **Fallot-Tetralogie.** Dieser von Fallot beschriebene Herzfehlerkomplex besteht aus Ventrikelseptumdefekten, „reitender" Aorta, Pulmonalstenose und Hypertrophie des rechten Ventrikels.

7.1.3 Embryonale Aortenbögen und Fetalkreislauf

Aus der Aortenwurzel entspringen die sechs Aortenbögen (Kiemenbogenarterien). Der 1., 2. und 5. Bogen ist ohne Bedeutung.

Sauerstoffreiches Blut fließt über die V. umbilicalis in Richtung Leber. Hier wird etwa die Hälfte des Blutes über den Ductus venosus an der Leber vorbei direkt in die V. cava inferior und dann in den rechten Vorhof geleitet. Durch das Foramen ovale gelangt Blut in den linken Vorhof, dann in die linke Kammer und in die Aorta, aus der es über die Aa. carotis communis beidseits zum Kopf gelangt. Von dort fließt venöses Blut über die V. cava superior in den rechten Vorhof, von hier wird es in den rechten Ventrikel und in den Truncus pulmonalis geleitet. Über den Ductus arteriosus Botalli, zwischen der Teilungsstelle des Truncus pulmonalis und dem Aortenbogen (Umgehung des Lungenkreislaufs), fließt das Blut über die Aorta descendens bis in die Aa. iliacae internae, von denen die Aa. umbilicales zurück zur Plazenta ziehen.

> **Merke**
> Der Ductus venosus leitet aus der Plazenta kommendes, besonders sauerstoffreiches Blut zur V. cava inferior.

Mit der Geburt, nach Unterbrechung des Plazentakreislaufs und Einsetzen der Lungenatmung, treten verschiedene Veränderungen im fetalen Kreislauf auf: Verschluss des Ductus venosus, des Foramen ovale, des Ductus arteriosus und der Nabelgefäße. Von diesen fetalen Strukturen sind Residualstrukturen (Überbleibsel) beim Erwachsenen erkennbar (**Tab. 7.1**).

Bei der Umstellung auf den postnatalen Kreislauf fällt der Sauerstoffgehalt des Blutes am stärksten im herznahen Abschnitt der V. cava inferior ab.

> **Klinik**
> **Aortenisthmusstenose.** Der Isthmus aortae ist der Endabschnitt des Aortenbogens zwischen dem Abgang der linken A. subclavia und der Einmündung des Ductus arteriosus. Hier kann es zu einer starken Stenosebildung kommen. Diese Kinder haben einen Hypertonus in den Armen und einen Hypotonus in den Beinen.

7.1.4 Trachea und Lunge

Im Vorderdarm stülpt sich die Laryngotrachealrinne nach ventral aus, aus deren unterem Ende die Lungenknospen auswachsen. Die breite Verbindung zwischen Laryngotrachealrinne und Vorderdarm wird bald durch das **Septum oesophagotracheale** auf den späteren Kehlkopfeingang eingeengt.

Aus dem entodermalen Anteil der Lungenanlage entwickeln sich die epitheliale Auskleidung (Flimmerepithel, Alveolarepithelzellen Typ I und II) und die Drüsen der Lunge.

Tabelle 7.1 Umstellung des Fetalkreislaufs

obliterierter Abschnitt	Überbleibsel
V. umbilicalis	Lig. teres hepatis
Ductus venosus	Lig. venosum
Septum primum	Fossa ovalis
Rand des Septum secundum	Limbus fossae ovalis
Ductus arteriosus	Lig. arteriosum*
Aa. umbilicales (proximal)	Aa. vesicales superiores
Aa. umbilicales (distal)	Ligg. umbilicales mediales

* Bindegewebsstrang zwischen Teilungsstelle des Truncus pulmonalis und Aortenbogen.

Das Mesoderm, in das die Lungenknospen hineinwachsen, liefert Knorpel, glatte Muskulatur, Bindegewebe und Gefäße. In der zweiten Schwangerschaftshälfte und postnatal (etwa bis zum 8. Lebensjahr) bilden sich die Alveolen (Alveolarepithelzellen Typ I) an die sich dichte Kapillarnetze anlagern. Zudem treten Alveolarepithelzellen Typ II auf, die Surfactant (S. 98) bilden.

> **Merke**
> Bei Feten vor der 21. Entwicklungswoche ist eine Oxygenisierung des Blutes in der Lunge nicht möglich, weil sich noch keine dünnwandigen Alveolen in der Lunge differenziert haben.

7.2 Atmungsorgane

Zum Atmungstrakt (Respirationstrakt) gehören die Trachea (Luftröhre), der Bronchialbaum und die Lunge (mit der Pleura).

Nasenhöhle, Pharynx und Larynx, die ebenfalls zum Respirationstrakt gehören, werden im Kapitel Kopf und Hals besprochen (S. 223, S. 230).

Funktion des Respirationstraktes. Durch die Trachea zieht die Ein- und Ausatemluft. Sie wird auf ihrem Weg angefeuchtet, angewärmt und gereinigt, es findet dort aber kein Gasaustausch statt – sie gehört zum sog. **Totraum**. Der Totraum reicht von der Trachea bis zu den Terminalbronchien, erst in den Bronchioli respiratorii mit den Alveolen findet dann der Gasaustausch statt.

7.2.1 Trachea und Bronchialbaum
Topografie

Die Trachea des **Erwachsenen** beginnt unterhalb des Kehlkopfes auf Höhe des **7. Halswirbels**. In diesem Bereich wird sie ventral vom Isthmus der Schilddrüse bedeckt. Weiter kaudal liegt der Thymusrestkörper ventral der Trachea. Dorsal verläuft über die gesamte Länge der Trachea der Ösophagus. In der Rinne zwischen Trachea und Ösophagus verläuft rechts und links der N. laryngeus recurrens (nur diese Äste des N. vagus, nicht aber der Vagus selber verlaufen direkt an der Trachea).

> **Merke**
> Auf Höhe von C7 liegen bzw. beginnen die Trachea, der Kehlkopf, der Ösophagus und die Schilddrüse. Die enge topografische Beziehung führt dazu, dass diese Strukturen auch ähnlich innerviert und gefäßversorgt werden.

Im Halsbereich ziehen ventral der (arterielle) **Truncus brachiocephalicus** und die **A. carotis communis sinistra** über die Trachea, die Vv. brachiocephalicae liegen jedoch **ventral** der Arterien und haben somit keine direkte topografische Beziehung zur Trachea. Lediglich die **V. azygos**, die von dorsal kommend bogenförmig über den rechten Hauptbronchus zu ihrer Mündungsstelle an der V. cava verläuft, grenzt **rechts** lateral an die Trachea.

Tracheostoma. Da die Trachea in der Drosselgrube (Bereich oberhalb der Incisura jugularis am Sternum) unter der Haut verläuft und an dieser Stelle von keinem anderen Organ bedeckt wird, kann dort gut ein sog. Tracheostoma (eine Trachealkanüle, die eine Verbindung der Trachea nach außen schafft) bei Patienten mit einem Larynxkarzinom oder bei einer Langzeitbeatmung angelegt werden. Die hierfür erforderliche OP nennt man **Tracheotomie**.

Die Gabelung der Trachea (**Bifurcatio tracheae**) in die beiden Hauptbronchien liegt auf Höhe des **4. Brustwirbelkörpers**. Da die Rippen am Thorax schräg von hinten oben nach vorn unten verlaufen, entspricht die Höhe von Th 4 in etwa dem Ansatz der **3. Rippe** am Sternum.

Merke

Auf Höhe von **C**4 gabeln sich die **C**arotiden, auf Höhe von **T**h4 gabelt sich die **T**rachea, auf Höhe von **L**4 gabeln sich die Aorta und die V. cava in die Iliakalgefäße.

Auf Höhe der Bifurcatio tracheae zieht der Aortenbogen von vorne nach hinten über den linken Hauptbronchus (grenzt somit **links** lateral an die Trachea).

Auf Höhe des **5. Brustwirbelkörpers** ziehen die beiden Hauptbronchien dann gemeinsam mit den begleitenden Gefäßen in das Lungenhilum hinein (S. 275).

Makroskopischer Aufbau

Die Luftröhre (Trachea). Sie zieht vom Unterrand des Kehlkopfes bis zur **Bifurcatio tracheae**, dort gabelt sie sich in die beiden Hauptbronchien. An der Gabelungsstelle der Trachea ragt die **Carina tracheae** als sagittaler Sporn in das Lumen und wirkt wie eine Trennwand, die die eingeatmete Luft zwischen linkem und rechtem Hauptbronchus aufteilt. Die dabei entstehenden Turbulenzen kann man als Atemgeräusch hören. Die Trachea hat eine Länge von ca. 10–12 cm und einen Durchmesser von 1,5 cm. Sie ist elastisch und kann noch um ein Viertel ihrer Länge gedehnt werden.

Bronchialbaum. Die Bifurcatio tracheae gabelt sich in einem Winkel von ca. 60°, wobei die beiden Hauptbronchien (**Bronchi principales dexter et sinister**) etwas unterschiedlich verlaufen, da der Aortenbogen die Trachea etwas nach rechts drängt.

Dies führt dazu, dass der **rechte Hauptbronchus** fast **senkrecht** verläuft und damit in etwa die Verlaufsrichtung der Trachea fortsetzt. Der **linke Hauptbronchus** ist etwas **länger** und enger als der rechte und verläuft leicht bogenförmig nach links.

Da der rechte Hauptbronchus steiler als der linke verläuft, gelangen sowohl aspirierte Fremdkörper als auch ein zu tief vorgeschobener Beatmungstubus in der Regel in den rechten Hauptbronchus (oder noch tiefer, dann in der Regel in den rechten Unterlappenbronchus).

Der rechte Hauptbronchus gabelt sich nach ca. 3 cm in drei Lappenbronchien (**Bronchi lobares**), der linke nach ca. 4–5 cm in zwei Lappenbronchien auf. Es schließen sich auf der rechten Seite neun bis zehn, auf der linken Seite neun Segmentbronchien (**Bronchi segmentales**) an.

Durch weitere Aufzweigungen entstehen zunächst die Läppchenbronchien (**Bronchi lobulares**), welche sich dann zu Terminalbronchien (**Bronchioli terminales**) und schließlich zu respiratorischen Bronchien (**Bronchioli respiratorii**) weiter verzweigen. Da sich die respiratorischen Bronchien noch ca. dreimal teilen, spricht man hier auch von Bronchioli respiratorii I.–III. Ordnung. Am Ende des Bronchialbaums befindet sich dann der **Ductus alveolaris** mit dem **Saccus alveolaris** (**Abb. 7.1**).

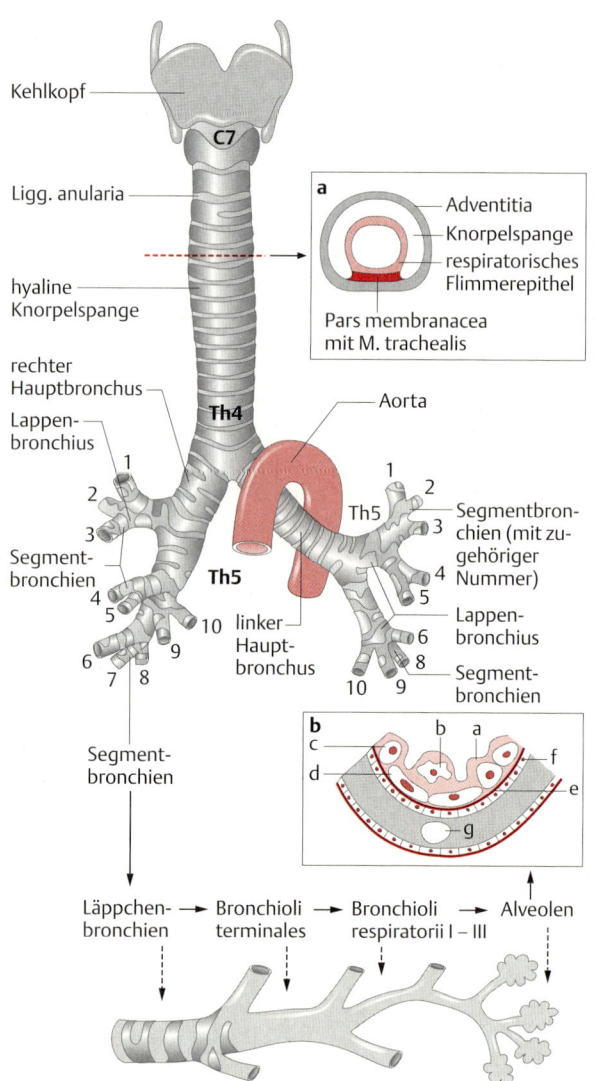

Abb. 7.1 Bronchialbaum. a Vergrößerung eines Querschnitts durch die Trachea. **b** Vergrößerung einer Alveole (a = Surfactant, b = Alveolarmakrophage, c = Alveolarepithelzelle I, d = Alveolarepithelzelle II, e = verschmolzene Basalmembranen, f = Kapillarendothel, g = Kapillarlumen) (die einzelnen Abschnitte können aus Platzgründen nicht im korrekten Größenverhältnis wiedergegeben werden).

Mikroskopischer Aufbau

Siehe Histologie S. 98.

Gefäßversorgung

Trachea. Im Halsbereich wird die Trachea wie auch der Kehlkopf, die Schilddrüse und die Pars cervicalis des Ösophagus von der **A. thyroidea inferior** (aus dem Truncus thyrocervicalis, der wiederum aus der A. subclavia stammt) versorgt. Im Brustbereich wird die Trachea zusätzlich von Ästen der A. thoracica interna (ebenfalls ein Ast der A. subclavia) versorgt.

> **Merke**
> Die A. thyroidea superior ist ein Ast der A. carotis externa und zieht von dort direkt nach ventral an die Schilddrüse, wo sie auch endet (S. 246). Sie ist somit an der Versorgung der Trachea nicht beteiligt.

Bronchialbaum. Die Bronchien werden von **Rr. bronchiales** aus der Aorta thoracica und aus den dem Hilum benachbarten Interkostalarterien (meist 3. und 4. Interkostalarterie) versorgt (S. 262).

Innervation

Trachea. Die Innervation der Trachea erfolgt vor allem durch den **N. laryngeus recurrens**, der von kaudal nach kranial in einer Rinne zwischen Trachea und Ösophagus verläuft. Die sympathische Innervation erfolgt über Äste aus dem **Grenzstrang** und dem Ganglion cervicale inferius (S. 243).

Bronchialbaum. Wie alle inneren Organe wird auch der Bronchialbaum **sympathisch** (vom Grenzstrang) und **parasympathisch** (vom N. vagus) innerviert (S. 290).

7.2.2 Lunge (Pulmo)

Die beiden Lungenflügel liegen jeweils in einer Pleurahöhle (Cavitas pleuralis) und werden von der Pleura pulmonalis umhüllt (S. 278). Die Lungenspitze (Apex pulmonis) befindet sich in Höhe des 1. Brustwirbels. Kaudal liegt die Lunge dem Zwerchfell auf, seitlich wird sie durch die Rippen begrenzt. Nach medial grenzt die Lunge an das Mediastinum (S. 290). Der **linke Lungenflügel** grenzt an die linke Herzkammer, das linke Herzohr, den Ösophagus, den Aortenbogen und die linke A. subclavia sowie an den Truncus pulmonalis.

Der **rechte Lungenflügel** grenzt ebenfalls an den Ösophagus sowie an den rechten Vorhof des Herzens, die V. cava superior, die V. azygos und die rechte V. subclavia.

Da sich die Lunge ihrer Umgebung anpasst, hinterlassen die angrenzenden Organe in der Regel Impressionen auf der Lunge. Die topografischen Beziehungen der Pleura entsprechen im Wesentlichen denen der Lunge (S. 278).

Makroskopischer Aufbau

Die Form der beiden Lungenflügel (**Pulmo dexter et sinister**) ist von den umgebenden Organen geprägt. Das Gewicht beträgt ca. 400 g bei einem Volumen von 2 l. Die Gesamtoberfläche der Alveolen beträgt ca. 60–100 m^2.

An jedem Lungenflügel kann man drei Außenflächen unterscheiden:
- **Facies diaphragmatica:** kaudale Seite; unter dem Zwerchfell drücken links der Magen und die Milz, rechts die Leber gegen die jeweilige Lunge,
- **Facies costalis:** den Rippen zugewandte Seite,
- **Facies mediastinalis:** grenzt medial an das Mediastinum und die dort verlaufenden Strukturen sowie an die Wirbelsäule.

Nach kranial ragen die Lungenflügel ca. 1–2 cm über die obere Thoraxapertur hinaus.

Lungenlappen. Die Unterteilung der einzelnen Lungenflügel erfolgt entsprechend dem Aufbau des Bronchialbaumes (s.o.). So gliedert sich die rechte Lunge in drei, die linke Lunge (wo ja auch der größte Teil des Herzens liegt) in zwei Lappen, die linke Lunge ist deshalb um ca. 10 % kleiner.

Die Trennung der Lappen wird durch die Fissuren markiert: auf beiden Seiten liegt eine **Fissura obliqua** vor: Sie trennt rechts den Mittel- vom Unterlappen, links den Ober- vom Unterlappen (da dort ja der Mittellappen fehlt). Sie beginnt dorsal auf Höhe der 4. Rippe und endet ventral auf Höhe der 6. Rippe. Die Trennung von Ober- und Mittellappen auf der rechten Seite erfolgt durch die **Fissura horizontalis** (paralleler Verlauf zur 4. Rippe).

> **Merke**
> Die Fissura *obliqua* ist *obligatorisch* für beide Lungenflügel, die Fissura horizontalis gibt es nur am rechten Lungenflügel.

Lungensegmente. Die Lungenlappen links und rechts teilen sich normalerweise auf der rechten und linken Seite in insgesamt zehn Segmente (S1–S10) auf. Auf der linken Seite sind die Segmente S1 und S2 sowie S7 und S8 meist verschmolzen (das IMPP sagt hier: „es fehlt das 7. Segment"). Außerdem bilden die Segmente S4 und S5 auf der linken Seite die Lingulasegmente. Sie werden zusammen als **Lingula pulmonis** bezeichnet. Im Gegensatz zu den Lungenlappen können die Lungensegmente bei Betrachtung der Lungenoberfläche rein optisch nicht voneinander abgegrenzt werden.

Die Segmente teilen sich weiter auf in Lungenläppchen (**Lobuli pulmonales**; werden aber nicht mehr gezählt). Die Segmente und die Läppchen werden (unvollständig) durch bindegewebige Septen getrennt, welche von der Außenfläche nach innen ziehen.

Als **Azinus** wird die Gesamtheit der einem Bronchiolus terminalis zugeordneten Alveolen bezeichnet (vgl. Histologie S. 98). Die Azini sind nicht bindegewebig voneinander abgegrenzt.

Lungenhilum. Auf Höhe von Th5 an der Facies mediastinalis befindet sich das Lungenhilum, an dem verschiedene Strukturen in die Lunge ein- und austreten. Der Gefäß-Nerven-Strang am Hilum wird auch als **Radix pulmonalis** bezeichnet.

Die Lagebeziehung von Arterie, Bronchus und Vene ist am rechten und am linken Hilum unterschiedlich. Am linken Hauptbronchus liegt die Arterie am weitesten kranial, weiter kaudal befindet sich der Hauptbronchus, ganz kaudal verlaufen die Venen, auf der rechten Seite jedoch liegen Arterien und Bronchus auf einer Höhe (die Arterien ventral, die Venen dorsal), kaudal davon die Venen. Da die Leber die rechte Zwerchfellkuppel und damit auch die rechte Lunge etwas nach kranial verschiebt, sind auch die Strukturen am rechten Hilum etwas verschoben.

Am **Hilum eintretende Strukturen**: Hauptbronchus, A. pulmonalis, Rr. bronchiales (aus der Aorta thoracica), Nerven.

Am **Hilum austretende Strukturen**: Vv. pulmonales, venöse Rr. bronchiales (zur V. azygos bzw. V. hemiazygos), Lymphgefäße.

Innerhalb der Lunge verlaufen alle Arterien (sowohl die Vasa privata als auch die Vasa publica) mit den Bronchien, alle Venen zwischen den einzelnen Segmenten. Dieser unterschiedliche Verlauf ist durchaus sinnvoll: Die Arterien und die Bronchien bilden eine funktionelle Einheit.

> **Merke**
> Alle Arterien in der Lunge verlaufen mitten im Segment, also intrasegmental.
> Alle Venen in der Lunge verlaufen an den Segmentgrenzen, also intersegmental.

Alveolen. Alveolen sind mit Luft gefüllte, bienenwabenähnliche Räume, die durch dünne Wände voneinander getrennt sind. Diese sog. Interalveolarsepten sind durch ein oder zwei Poren miteinander verbunden. Im Bindegewebe der Septen befinden sich ausgedehnte Kapillarnetze. Hier findet der Gasaustausch statt, d.h. es liegen mindestens zwei Epithelien aneinander: Die Kapillaren (mit Endothel) werden von einer dünnen Epithelschicht bedeckt (Alveolarepithel), das aus zwei Zelltypen besteht:

- **Alveolarepithelzellen Typ I** (Pneumozyten Typ I): dienen dem **Gasaustausch,** sie sind sehr lang gestreckt und flach, sodass die Diffusionsstrecke möglichst kurz ist.
- **Alveolarepithelzellen Typ II** (Pneumozyten Typ II): Sie sind eher kugelig oder dreieckig geformt und speichern in Sekretgranula das **Surfactant**, das sie produzieren und sezernieren (während es von Typ-I-Zellen resorbiert wird). Aus Typ-II-Zellen entstehen Typ-I-Zellen.

> **Merke**
> Zahlenmäßig sind mehr Typ-II-Zellen vorhanden, aufgrund ihrer lang gestreckten Form bedecken die Typ-I-Zellen jedoch ca. 80 % der Oberfläche.

Die Wände der Alveolen werden von Surfactant, einer Substanz, die die Oberflächenspannung herabsetzt, ausgekleidet (S. 98). Im Surfactant „schwimmen" **Alveolarmakrophagen**, die als Gewebsmakrophagen u.a. eingedrungene Staub- und Rußpartikel phagozytieren.

Auf die Schicht, die von den Alveolarepithelzellen gebildet wird, folgt die **Basalmembran**; häufig sind die Basalmembranen der Alveolen und der Kapillaren miteinander verschmolzen. Die darauf folgende Schicht ist das **Kapillarendothel**.

Blut-Luft-Schranke. Die Strecke, durch die der Sauerstoff und das Kohlendioxid während des Gasaustausches diffundieren, wird als **Blut-Luft-Schranke** bezeichnet. Ihre Dicke beträgt 1,8–2,1 µm. Sie besteht von der Alveole zur Kapillare aus folgenden Bestandteilen: Surfactant, Alveolarepithelzellen Typ I, verschmolzene Basalmembranen von Aleolarepithelzelle und Endothel, Kapillarendothel, (streng genommen gehört auch die Erythrozytenmembran noch dazu) (vgl. Histologie S. 98).

> **Merke**
> Die Alveolarmakrophagen gehören nicht zur Blut-Luft-Schranke. Sie bilden keine eigene Schicht, sodass der Gasaustausch nicht durch sie hindurch, sondern sozusagen um sie herum stattfindet.

Gefäßversorgung

> **Merke**
> Die Vasa privata (Versorgungsgefäße) für die private Eigenversorgung der Lunge heißen Rr. bronchiales, die Vasa publica (Arbeitsgefäße) des Lungenkreislaufs, die für die Sauerstoffversorgung des Körpers zuständig sind, heißen Aa. und Vv. pulmonales.

Vasa privata. Die arteriellen Rr. bronchiales für die linke Lunge entspringen aus der Aorta thoracica, die für die rechte Lunge kommen zusätzlich oder allein aus der 3. oder 4. Interkostalarterie. Sie verlaufen gemeinsam mit den Bronchien. Der Abfluss erfolgt bei den hilusnahen Vv. bronchiales rechts in die V. azygos, links in die V. hemiazygos (S. 287). Die Vv. bronchiales aus der Lungenperipherie münden in die Lungenvenen.

Vasa publica. Sie kommen vom bzw. ziehen zum Herzen und sind für die **Sauerstoffversorgung** des Körpers zuständig. Die großen Arterien sind vom elastischen Typ, die kleinen Arterien sind vom muskulären Typ und können so die Durchblutung regulieren (S. 89).

Die arteriellen Vasa publica **(Aa. pulmonales)** stammen aus dem Truncus pulmonalis. Obwohl sie venöses, sauerstoffarmes Blut führen, werden sie als arteriell bezeichnet, da sie vom Herzen kommen. Sie verzweigen sich gemeinsam mit den Bronchien und werden an den Alveolen mit Sauerstoff gesättigt.

Das mit Sauerstoff gesättigte Blut der **venösen** Vasa publica **(Vv. pulmonales)** soll möglichst schnell aus der Lunge herausfließen und dem Körper zur Verfügung stehen. Der kürzeste Weg aus der Lunge heraus verläuft zwischen den einzelnen Segmenten.

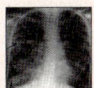 **Fallbeispiel: Lungenembolie** (siehe auch S. 577 und 716).

Die 25-jährige Christina Schmid wird mit akut einsetzenden, starken Brustschmerzen und Luftnot in die Notfallambulanz aufgenommen. Die begleitende Mutter berichtet dem Arzt, dass ihre Tochter seit fast einer Woche über ein Spannungsgefühl und ziehende Schmerzen in ihrem rechten Bein klagt. Bei der körperlichen Untersuchung entdeckt der Arzt, dass das rechte Bein angeschwollen ist. Es fühlt sich im Vergleich mit dem linken Bein etwas überwärmt an und ist gerötet. Die Zunge, die Mundschleimhaut sowie die Finger und Zehen von Frau Schmid wirken bläulich. Der Arzt misst außerdem einen sehr hohen Puls (über 100 pro Minute) bei seiner Patientin. Die klinischen Symptome und die Untersuchungsbefunde lassen den Arzt vermuten, dass Frau Schmids Beschwerden auf eine akute Lungenembolie bei tiefer Beinvenenthrombose zurückzuführen sind. Er lässt ein EKG schreiben und ordnet neben weiteren Laborwerten eine Blutgasanalyse an, deren Ergebnis einen erniedrigten pO_2- und einen ebenfalls erniedrigten pCO_2-Wert zeigt. Eine kurze Zeit später durchgeführte CT-Angiografie des Thorax bestätigt die Diagnose. Noch während der Durchführung der Untersuchungen wird Frau Schmid ein venöser Zugang gelegt, sie wird mit Sauerstoff versorgt, bekommt Schmerzmedikamente und Medikamente zur Beruhigung. Außerdem wird mit einer Heparintherapie begonnen.

Um die zugrunde liegende tiefe Beinvenenthrombose nachzuweisen, führt der Arzt bei Frau Schmid eine farbkodierte Duplexsonografie durch. Dabei erkennt er eine Thrombosierung in der V. femoralis.

Die tiefe Beinvenenthrombose ist die häufigste Ursache für eine akute Lungenembolie. Der Thrombus löst sich von der Gefäßwand ab und gelangt über die V. iliaca in die untere Hohlvene (V. cava inferior). Von dort wird er über den rechten Vorhof und rechten Ventrikel in die A. pulmonalis gespült und setzt sich in der Lungenstrombahn ab. Der Schweregrad der Lungenembolie ist abhängig von der Verschlusslokalisation: Gelangt der Thrombus bis in die Peripherie der Lungenarterien, ist die Symptomatik gering und der Patient hämodynamisch stabil. Große Thromben können allerdings bereits in den Ästen der A. pulmonalis stecken bleiben. Die Folge ist eine Zunahme des Totraumvolumens: Der betroffene Teil der Lunge wird zwar über die Luftwege mit Luft versorgt (die Ventilation funktioniert), es kommt aber durch den Verschluss der Arterie kein Blut in den Kapillaren an (die Perfusion ist gestört). Das sauerstoffarme Blut kann also in den betroffenen Lungenabschnitten nicht mehr oxygeniert werden. Außerdem gelangt nun weniger Blut in den linken Ventrikel. Das Schlagvolumen nimmt ab, und die Sauerstoffversorgung des Körpers ist unzureichend. Durch den gestörten Gasaustausch kommt es zur Luftnot (Dyspnoe), das abnehmende Herzzeitvolumen führt zum Absinken des Blutdrucks (Hypotonie) und kompensatorisch zum Ansteigen der Pulsfrequenz (Tachykardie) bis hin zum Schock.

Eine weitere gefürchtete Komplikation bei einer Venenthrombose betrifft das Gehirn: Bei 25% der Bevölkerung bleibt nach der Geburt der physiologische Verschluss des Foramen ovale zwischen den beiden Vorhöfen des Herzens aus. Dies führt zu einer Kurzschlussverbindung zwischen rechtem und linkem Vorhof, der rechte Ventrikel wird dabei umgangen. Entsteht bei diesen Patienten ein Thrombus im tiefen Beinvenensystem, besteht die Gefahr, dass dieser direkt über das offene Foramen ovale in den linken Vorhof gelangt. Von dort kann er dann via linken Ventrikel und Aorta in den großen Kreislauf gespült werden. Im Aortenbogen wird ein Thrombus meist in die oberen Äste (Truncus brachiocephalicus und A. carotis communis) gespült. Dabei kann es zum Verschluss der A. carotis interna oder ihrer Äste kommen und so ein Schlaganfall ausgelöst werden.

Innervation

N. vagus und Truncus sympathicus bilden mit ihren Ästen und Ausläufern auf den Hauptbronchien ein Geflecht, den **Plexus pulmonalis**.

Die efferenten Fasern des Sympathikus bewirken in der Lunge eine Bronchodilatation. Die parasympathischen Fasern wirken auch hier antagonistisch zum Sympathikus. Des Weiteren innerviert der N. vagus auch die Dehnungsrezeptoren der Lunge (Hering-Breuer-Reflex, Physiologie S. 718).

Lymphabfluss

Der Lymphabfluss erfolgt vom Lungengewebe in die Nodi lymphoidei pulmonales, dann bei den Segmentbronchien an Bronchialästen in Nodi lymphoidei bronchopulmonales, am Lungenhilum in Nodi lymphoidei tracheobronchiales, an der Bifurcatio tracheae in Nodi lymphoidei tracheales und von dort dann lateral entlang der Trachea in feinen Lymphgefäßen.

Der Abfluss der Lymphe erfolgt dann entweder links in den Ductus thoracicus oder rechts in den Ductus lymphaticus dexter und schließlich in den rechten oder linken Venenwinkel.

Vereinfacht lässt sich sagen: Die Lymphe fließt an der Lunge (wie bei anderen Organen auch) von der Außenfläche durch das Organ zum Hilum. An jedem Abschnitt des Bronchialbaums sind regionäre Lymphknoten zwischengeschaltet. Die Lymphe fließt schließlich in den rechten und den linken Venenwinkel (S. 287).

Klinik

Bronchialkarzinom. Symptomarme Bronchialkarzinome entstehen häufig an der Peripherie der Lunge (da diese dort sensibel kaum innerviert ist). Es sind häufig sog. kleinzellige Bronchialkarzinome. Eine andere bevorzugte Lokalisation für Bronchialkarzinome ist die Lungenspitze (sog. Pancoast-Tumoren), da die Lungenspitze von allen Bereichen der Lunge am besten belüftet wird. Dieser Tumor steht in unmittelbarer topografischer Beziehung zum Ganglion stellatum und dem Plexus brachialis und kann diese infiltrieren (und somit zu Ausfällen des Ganglions oder des Plexus führen). Ansonsten sind Symptome im Frühstadium äußerst spärlich vorhanden.

Muss ein Teil einer Lunge entfernt werden, so richtet man sich bei der Resektion nach den einzelnen Lungensegmenten. Die Grenzen werden durch die Venen markiert, die Arterien verlaufen zentral in den Segmenten. Beim Abklemmen der Segmentarterie erblasst das entsprechende Segment.

7.2.3 Pleura

Ganz allgemein ist eine seröse Höhle ein allseits geschlossener Spaltraum, der von einer serösen Haut ausgekleidet wird und eine geringe Menge seröser Flüssigkeit enthält. Die seröse Haut überzieht mit ihrem viszeralen Blatt die Eingeweideoberfläche, mit ihrem parietalen Blatt die Innenseite der zugehörigen Körperhöhle. An einer Umschlaglinie gehen die beiden ineinander über.

Die seröse Haut, die die Cavitas pleuralis bedeckt, wird als Pleura bezeichnet. Sie besteht aus zwei Blättern: der **Pleura visceralis**, die der Lunge direkt aufliegt (Lungenfell, Pleura pulmonalis), und der **Pleura parietalis** (Brustfell).

Funktion

Zwischen den beiden Pleurablättern befindet sich **seröse Flüssigkeit** (pro Seite ca. 5 ml). Diese Flüssigkeit ist ein Transsudat, d.h. ein Ultrafiltrat des Blutes. Zwischen den beiden Pleurablättern liegt ein **Unterdruck** (sog. Donder Druck) vor, der bei Inspiration und Exspiration zwischen -8 und -5 cm H_2O schwankt. Der Unterdruck verhindert, dass die Lunge in sich zusammenfällt.

Die Flüssigkeit ermöglicht es der Lunge, reibungsarm zu gleiten, während sie sich ausdehnt oder zusammenzieht. Zusätzlich entstehen durch die Flüssigkeit in dem wie eine Kapillare wirkenden Spalt Adhäsionskräfte.

> #### Klinik
>
> **Pneumothorax.** Beim Pneumothorax kommt es zum (pathologischen) Einströmen von Luft in den Pleuraspalt. Ursachen sind z.B. Stichverletzungen im Bereich des Thorax oder am distalen Halsbereich oder geplatzte Emphysembläschen. Strömt Luft in den Pleuraspalt ein, so geht der Unterdruck verloren, die Lunge auf dieser Seite zieht sich zusammen und kollabiert. Beim Spannungspneumothorax dringt ebenfalls Luft in den Pleuraspalt ein, sie kann aber nicht mehr entweichen und kann zur Kompression von Thoraxorganen und Gefäßen führen.

Topografie

Die **Pleura visceralis** (Lungenfell) liegt der Lunge direkt an und dringt auch in die Interlobärspalten ein. Die **Pleura parietalis** (Brustfell) kleidet die Pleurahöhle aus. Am Lungenhilum gehen beide Blätter ineinander über.

Die Pleurahöhle grenzt an die Rippen, die Wirbelsäule, das Sternum, das Zwerchfell und das Mediastinum. Sie ragt, wie auch die Lunge, über die Klavikula und die erste Rippe nach kranial in die Halsregion hinein. Dies bedingt die enge topografische **Beziehung der parietalen Pleura** zu folgenden Strukturen:

- A. und V. subclavia: A. subclavia verläuft über den höchsten Punkt der von der Pars costalis gebildeten Pleurakuppel.
- N. phrenicus: medial, an der Pars mediastinalis
- V. cava superior: medial, an der Pars mediastinalis der rechten Lunge
- Aortenbogen: medial, an der Pars mediastinalis der linken Lunge
- V. azygos: dorsal, an der Pars costalis bzw. Pars mediastinalis der rechten Lunge
- A. und V. thoracica interna: ventral, an der Pars costalis
- Ductus thoracicus: dorsal, an der Pars costalis bzw. der Pars mediastinalis der linken Lunge
- Herz/Herzbeutel: medial, Pars mediastinalis
- Plexus brachialis: ventral
- Ganglion stellatum und Ansa subclavia (= Schlinge von Nervenfasern des Truncus sympathicus um die A. subclavia): dorsal.

Makroskopischer Aufbau

Die viszerale Pleura wird nicht weiter unterteilt. An der **parietalen Pleura** hingegen werden entsprechend ihrer Lokalisation (wie bei der Lunge) drei Anteile unterschieden:

- **Pars costalis:** überzieht die Rippen
- **Pars diaphragmatica:** überzieht den zum Thorax hingewandten Teil des Zwerchfells und ist teilweise mit ihm verwachsen
- **Pars mediastinalis:** Der zur Mitte gewandte Teil (der Teil der mediastinalen Pleura, der an den Herzbeutel grenzt, heißt auch **Pars [Pleura] pericardiaca**).

Beachte: Die Pars costalis wird auch als Rippenfell bezeichnet, ist also anatomisch ein Teil des Brustfells. Umgangssprachlich ist mit einer Rippenfellentzündung allerdings die Beteiligung der gesamten Pleura gemeint.

Nach kranial grenzt die Pleura an die Membrana suprapleuralis, die eine Fortsetzung der Fascia endothoracica ist. Die Mm. scaleni liegen wie eine Art Zeltkuppel über der Pleuraspitze.

Da die Lunge sich bei der Inspiration stark ausdehnt, bildet die **parietale Pleura** durch Umschlagfalten Reserveräume (Komplementärräume, Recessus), in die sich die Lunge beim Einatmen ausdehnen kann:

- Der größte und auch klinisch wichtigste Recessus ist der **Recessus costodiaphragmaticus**: Er entsteht an der Umschlagfalte zwischen der Pars costalis und der Pars diaphragmatica. An seiner breitesten Stelle ist er 6–7 cm breit.
- Der **Recessus costomediastinalis** liegt dorsal des Sternums und wird von der Pars costalis und der Pars mediastinalis gebildet.
- Der **Recessus phrenicomediastinalis** liegt zwischen Zwerchfell und Mediastinum und wird dementspre-

chend von der Pars mediastinalis und der Pars diaphragmatica gebildet.

Die Umschlagfalten der Pleura sind also ringförmig um die Basis der Lunge angeordnet und ragen dorsal des Sternums nach medial. Jeder Teil der parietalen Pleura bildet mit den anderen Teilen jeweils einen Recessus. Nach kranial dehnt sich die Lunge kaum aus, daher gibt es dort auch keine Recessus.

Merke Recessus bestehen ausschließlich aus parietaler Pleura.

Klinik

Pleuraerguss. Unter einem Pleuraerguss versteht man eine vermehrte Ansammlung von Flüssigkeit im Pleuraspalt. Die Ursachen sind vielfältig (z. B. Pneumonie, Herzinsuffizienz, Karzinom, Trauma). Da sich die Flüssigkeit entsprechend der Schwerkraft verteilt und der Recessus costodiaphragmaticus der größte und der am weitesten kaudal gelegene Recessus ist, wird sich ein Pleuraerguss vor allem hier manifestieren.

Der Erguss ist durch Perkussion, Ultraschall oder ein Röntgenbild diagnostizierbar. Die Punktion eines Pleuraergusses erfolgt in der Regel im 7. oder 8. Interkostalraum, und zwar am Oberrand der Rippe, da unterhalb der Rippe je eine Vene, eine Arterie und ein Nerv verlaufen (S. 262). Die Punktion erfolgt am besten in der hinteren Axillarlinie.

Ein Teil der mediastinalen Pleura bildet keinen Recessus, sondern ist miteinander verwachsen. Diese Pleuraduplikatur reicht vom Lungenhilum bis zum Zwerchfell und wird **Lig. pulmonale** genannt („Meso der Lunge"). Es unterteilt diesen Bereich der Pleurahöhle in einen vorderen und einen hinteren Anteil.

Mikroskopischer Aufbau

Die Pleura hat, wie auch das Peritoneum (S. 295), ein seröses Epithel (sog. **Serosa**). Da es aus dem Mesoderm stammt, nennt man das Epithel auch Mesothel. Es kleidet den Hohlraum aus, sezerniert und resorbiert Flüssigkeit. Auch größere Mengen von Flüssigkeit, Blut, Luft, Staub, Ruß etc. können **resorbiert** werden. Die Epithelzellen des **einschichtigen Plattenepithels** besitzen zum einen **Mikrovilli**, zum anderen können sich Zellen des Mesothels weiter zu **Gewebsmakrophagen** differenzieren. Unter dem einschichtigen Plattenepithel liegt die sog. Subserosa (Subpleura oder Lamina propria). In dieser Bindegewebsschicht verlaufen Nerven, Lymph- und Blutgefäße.

Gefäßversorgung und Innervation

Gefäßversorgung. Da die Pleura histologisch betrachtet lediglich ein einschichtiges Plattenepithel mit wenig Bindegewebe ist, besteht keine Notwendigkeit zur Versorgung mit großen Blutgefäßen. Die Gefäßversorgung erfolgt per Diffusion aus den benachbarten Gefäßen (z. B. Interkostalarterien).

Innervation. Die **viszerale** Pleura wird von den Nerven, die die Lunge innervieren, mitversorgt, sie ist jedoch **nicht somatosensibel** innerviert.

Die **parietale** Pleura wird von Nerven mitversorgt, die eine enge topografische Beziehung zur Pleura haben: Im Bereich der Pars costalis sind dies die **Interkostalnerven**, im Bereich der Pars diaphragmatica und der Pars mediastinalis ist es der **N. phrenicus**. Die parietale Pleura ist sensibel innerviert und sehr schmerzempfindlich!

Wie alle inneren Organe wird auch die Pleura zudem sympathisch (Plexus pulmonalis) und parasympathisch (N. vagus) innerviert (S. 289).

Merke Sensibel innerviert der N. phrenicus die drei „P's": Pleura, Perikard, Peritoneum (motorisch innerviert er das Zwerchfell).

Die Atemmechanik wird in der Physiologie ab S. 710 besprochen.

7.3 Ösophagus

Der Ösophagus (Speiseröhre) ist ein ca. 25–30 cm langer Muskelschlauch, der am Hals beginnt und durch den Thorax in die Bauchhöhle zum Magen zieht. Er verbindet die Mundhöhle mit dem Rest des Verdauungstrakts und wird in drei Abschnitte unterteilt: Pars cervicalis, Pars thoracica und Pars abdominalis. Die Funktion des Ösophagus besteht ausschließlich im **Transport der Nahrung** vom Pharynx in den Magen.

Topografie

Der Ösophagus beginnt auf Höhe des 6.–7. Halswirbels im Anschluss an den Pharynx (etwa auf Höhe des Ringknorpels des Kehlkopfes, S. 232) mit dem sog. Ösophagusmund und zieht dorsal der Trachea und ventral der Wirbelsäule in das obere Mediastinum, wo er zwischen dem mittleren und tiefen Blatt der Halsfaszie liegt (S. 220).

In der Rinne zwischen Trachea und Ösophagus verläuft rechts und links je ein **N. laryngeus recurrens** (Ast des N. vagus). Auf der Höhe von Th4, an der Bifurcatio tracheae, lagert sich dann die **Aorta** descendens von links an den Ösophagus an, der Ösophagus verschiebt sich ebenfalls etwas nach links. Er verläuft dann weiter durch das **hintere Mediastinum** (S. 290), wobei die Aorta thoracica dem Ösophagus von links anliegt. Rechts grenzt er an die rechte Lunge, ventral wird der **linke Vorhof** nur durch das Perikard vom Ösophagus getrennt. Dorsal befindet sich weiterhin die Wirbelsäule. In diesem Bereich wird der Ösophagus bereits vom **N. vagus** begleitet. Im weiteren Verlauf kreuzt die Aorta kurz vor dem Durchtritt durch das Zwerchfell dorsal des Ösophagus auf dessen linke Seite. Der Ösophagus zieht dann bei Th10 gemeinsam mit den Trunci vagales anterior et posterior sowie mit dem R. phrenicoabdominalis sinister des N. phrenicus durch den **Hiatus oesophageus** des Zwerchfells. Er zieht am linken

Biologie
Histologie
Anatomie
Chemie
Biochemie
Physik
Physiologie
Psych./Soz.

Leberlappen entlang nach kaudal und mündet schließlich auf Höhe von Th11 in die Kardia des Magens (S. 730).

Klinik

Hiatushernie. Ist der Hiatus oesophageus zu weit, kann die enorme Längsspannung des Ösophagus dazu führen, dass Teile des Magens in den Thorax gezogen werden. Liegt der größte Teil des Magens im Thorax, so spricht man von einem Thoraxmagen. Die Patienten klagen dann häufig über vermehrtes Sodbrennen und über retrosternale Beschwerden, da der Verschlussmechanismus des Ösophagus nicht mehr richtig funktioniert und Magensäure in den Ösophagus fließt. Bei längerem Bestehen kann eine Refluxösophagitis darüber hinaus zu Schleimhautveränderungen des Ösophagus führen mit der Gefahr der Entwicklung von Stenosen oder Karzinomen.

Makroskopischer Aufbau

Die Länge des Ösophagus beträgt 25–30 cm. Er kann makroskopisch in drei Teile gegliedert werden:
– **Pars cervicalis:** ist ca. 7–8 cm lang.
– **Pars thoracica:** ist ca. 16 cm lang und hat oberhalb des Zwerchfells eine physiologische Erweiterung, die sog. Ampulla epiphrenica. Mit diesem Begriff wird eine nach dem Schluckakt röntgenologisch sichtbare ampulläre Figur bezeichnet. In Höhe des 11. Brustwirbels geht die Pars thoracica über in die
– **Pars abdominalis:** ca. 1–2 cm kaudal des Zwerchfells mündet der Ösophagus in den Magen. Er liegt dort, wie auch der Magen, intraperitoneal. Der Winkel, in dem der Ösophagus in den Magen einmündet, wird auch als **His-Winkel** bezeichnet. Beim Erwachsenen beträgt er ca. 55 °.

Ösophagusengen. Der Ösophagus hat in seinem Verlauf drei physiologische Engen:
– Die erste und engste Stelle liegt auf Höhe von C6–C7 am **Ösophagusmund** (Constrictio pharyngooesophagealis). Der Durchmesser beträgt hier nur ca. 1,5 cm. An dieser Stelle üben M. constrictor pharyngis inferior und die zirkulären Ösophagusmuskeln eine Sphinkterwirkung aus. Unterstützt werden sie dabei durch die submukösen Venenplexus.
– Die zweite Enge heißt **Aortenenge** (Constrictio bronchoaortica). Sie liegt auf Höhe von Th3–Th4. Hier drücken von links sowohl der **Aortenbogen** als auch der **linke Hauptbronchus** gegen den Ösophagus.
– Die dritte Enge ist die **Zwerchfellenge** in Höhe von Th10/Th11 (Constrictio phrenica oder Constrictio diaphragmatica). Im Bereich des Hiatus oesophageus legt sich das Zwerchfell **schlaufenförmig** um den Ösophagus (kein echter, sondern nur ein funktioneller Sphinkter!). Durch den Muskeltonus des Diaphragmas wird der Ösophagus bei seinem Durchtritt durch das Zwerchfell eingeengt. Hier ist das Lumen in Ruhe geschlossen.

 Merke Ein echter Sphinkter kommt im Ösophagus nicht vor.

Mikroskopischer Aufbau

Siehe Histologie S. 102.

Gefäßversorgung und Innervation

Gefäßversorgung. In der Pars cervicalis versorgt den Ösophagus die **A. thyroidea inferior** (Ast des Truncus thyrocervicalis aus der A. subclavia, S. 176). Der Blutabfluss erfolgt dementsprechend über die Vv. thyroideae inferiores.
In der Pars thoracica erfolgt die arterielle Versorgung überwiegend über **Rr. oesophageales** aus der Aorta thoracica, der Blutabfluss erfolgt über V. azygos und V. hemiazygos in die **V. cava superior.**
In der Pars abdominalis erhält der Ösophagus das arterielle Blut sowohl über die **A. gastrica sinistra** als auch über die **A. phrenica inferior.** Der Blutabfluss erfolgt über die V. gastrica sinistra, die in die **V. portae** mündet.

Klinik

Ösophagusvarizen. Im Bereich des Ösophagus befindet sich eine sog. portokavale Anastomose (S. 337). Tritt eine Stauung bzw. eine Druckerhöhung im Bereich der V. portae auf (z. B. aufgrund einer Leberzirrhose), so muss das Blut die Leber umgehen. Es fließt dann beispielsweise über den Ösophagus in die V. cava superior anstatt in die V. portae ab. Der erhöhte Druck kann zur Entstehung von Varizen führen. Leidet der Patient zusätzlich unter einer Refluxösophagitis (durch Rückfluss von saurem Mageninhalt in die Speiseröhre), kann dies zu einer schweren Blutung aus den Venen im Bereich der Hiatusenge führen. Lebensgefährlich werden diese Blutungen auch durch weitere Faktoren, wie z. B. Fibrinogenmangel, der mit dem zugrunde liegenden Leberschaden zusammenhängt.

Merke Da ein Teil des venösen Blutes in die V. cava superior abfließt, während ein anderer Teil in die V. portae mündet, liegt im Ösophagus eine portokavale Anastomose vor (vgl. S. 337).

Innervation. Wie alle inneren Organe wird der Ösophagus sympathisch und parasympathisch versorgt. Die **parasympathische Innervation** erfolgt im Halsbereich durch den **N. laryngeus recurrens**, im Brustbereich direkt durch den **N. vagus.**
Die **sympathischen Fasern** stammen aus dem **Ganglion stellatum** (S. 340) sowie aus dem Plexus aorticus thoracicus. Der Parasympathikus bildet einen **Plexus oesophageus** um den Ösophagus herum, dem sich der Sympathikus anlagert.
Der N. vagus beschleunigt, der Sympathikus hemmt die Peristaltik.

7.4 Thymus

Funktion

Der Thymus ist ein **primäres lymphatisches Organ**. Er ist für die **Prägung der T-Lymphozyten** zuständig. Die Prägung erfolgt unter anderem durch den Einfluss verschiedener Wachstumsfaktoren wie Thymopoetin und Interleukin 2. Während des Prägungsvorgangs wandern die Lymphozyten von der Rinde ins Mark. Nach erfolgter Prägung besiedeln sie die sekundären lymphatischen Organe (Milz, Lymphknoten, Lymphfollikel im Darm) und bilden dort die sog. T-Zell-Region. Ein Teil der T-Zellen geht jedoch noch in der Thymusrinde zugrunde und wird dort von Makrophagen abgebaut.

Des Weiteren bildet der Thymus Hormone, insbesondere das Thymopoetin (s.o.). Dieses spielt eine wichtige Rolle bei der Ausbildung des Immunsystems. Fehlt es, entwickelt sich ein Immundefekt.

Topografie

Die größte Ausdehnung hat der Thymus beim **Kleinkind**. Er liegt überwiegend im oberen Mediastinum, reicht aber kranial gelegentlich bis zur Schilddrüse, kaudal besteht eine enge topografische Beziehung zum Herzbeutel. Ventral grenzt der Thymus an das Sternum, dorsal lagert er sich an die V. cava superior, die Vv. brachiocephalicae sowie an den Aortenbogen an. Lateral grenzt er an die Pars mediastinalis der Pleura.

Der Thymus behält seine absolute Größe (mit einem Organgewicht von ca. 40 g) bis zur Pubertät. Nach der Pubertät beginnt die Degeneration des Thymus: Er verfettet und bildet den **Thymusrestkörper** (bei einem Zwanzigjährigen besteht er bereits jeweils zur Hälfte aus Thymus- und Fettgewebe). Im Laufe des Lebens geht der Anteil des Thymusgewebes noch weiter zurück, der retrosternale Fettkörper sinkt noch etwas nach kaudal ab und ist makroskopisch nur noch schlecht von der Umgebung zu unterscheiden.

Makroskopischer Aufbau

Der Thymus hat eine bindegewebige **Kapsel**. Er besteht aus **zwei** asymmetrischen **Lappen** (Lobus dexter et sinister), die sich in weitere kleinere, unvollständig abgegrenzte Läppchen teilen. Am aufgeschnittenen Thymus kann man Rinde und Mark in den einzelnen Läppchen unterscheiden.

Mikroskopischer Aufbau

Siehe Histologie S. 94.

Gefäßversorgung und Innervation

Gefäßversorgung. Aufgrund seiner Lage wird der Thymus überwiegend durch die **A. thoracica interna** versorgt, gelegentlich ziehen auch Äste von der Aorta thoracica zum Thymus.

Der Blutabfluss erfolgt direkt in die **Vv. brachiocephalicae**.

Innervation. Die parasympathische Innervation erfolgt durch Äste des N. vagus, die sympathische Innervation durch Äste des Grenzstrangs.

> **Klinik**
>
> **Thymom:** Unter einem Thymom versteht man einen Tumor der Thymusdrüse. Dieser kann gut- oder bösartig sein, in letzterem Fall spricht man von einem malignen Thymom oder einem Thymuskarzinom. Viele Patienten sind lange Zeit asymptomatisch. Beschwerden können infolge von Kompression der benachbarten Organe, in erster Linie von Trachea und Ösophagus, entstehen.

7.5 Herz (Cor)

Das Herz (Cor) wiegt beim Erwachsenen ca. 250 ± 50 g und hat ein Volumen von 700 ± 200 ml bei einer Größe von ungefähr 10 × 12 cm, es ist ein muskuläres Hohlorgan und als Pumpe in den großen und kleinen Kreislauf eingeschaltet. Das linke Herz hat die Aufgabe, das sauerstoffreiche Blut im gesamten Körper zu verteilen (**Hochdrucksystem)**, das rechte Herz pumpt das sauerstoffarme Blut zur Lunge (**Niederdrucksystem**). Das Herz besteht aus zwei Vorhöfen und zwei Kammern. Die Vorhöfe und die Kammern sind jeweils durch eine Segelklappe voneinander getrennt. Zwischen den Kammern und den daraus entspringenden großen Gefäßen befindet sich jeweils eine Taschenklappe. Das Herz besitzt außerdem ein eigenes Erregungsbildungs- und Erregungsleitungssystem.

> **Merke**
>
> Alle Gefäße, die vom Herzen weg ziehen, bezeichnet man als Arterien. Alle Gefäße, die zum Herzen hin ziehen, bezeichnet man als Venen. **Aber**: Sauerstoffreiches Blut bezeichnet man als arteriell, sauerstoffarmes Blut als venös. Deshalb kann im Lungenkreislauf durchaus eine Arterie venöses Blut enthalten (z. B. A. pulmonalis) und eine Vene arterielles Blut (z. B. Vv. pulmonales).

7.5.1 Gestalt, Bau, Lage
Topografie

Das Herz befindet sich im mittleren Mediastinum (S. 290), es liegt sozusagen nach links unten „verdreht" im Thorax. Ca. zwei Drittel des Herzens liegen in der linken und nur ein Drittel in der rechten Thoraxhälfte. Die **Herzachse** zieht von rechts hinten oben nach links vorn unten. Folgende Strukturen grenzen an das Herz (**Abb. 7.2**):

- An den **rechten Vorhof** grenzen Mittel- und Unterlappen der rechten Lunge.
- An die **linke Kammer** grenzen der Unterlappen der linken Lunge und das Zwerchfell (Facies diaphragmatica des Herzens).
- Der **linke Vorhof** ist nur durch den Herzbeutel vom Ösophagus getrennt.

– Die **rechte Kammer** grenzt an das Sternum (Facies sternocostalis des Herzens).

Die **Herzspitze**, die nach vorn links unten zeigt, wird auch **Apex cordis** genannt, die **Herzbasis**, die hinten rechts oben liegt, nennt man **Basis cordis**.

Makroskopischer Aufbau

- **Vorhöfe/Kammern:** Das Herz gliedert sich in einen rechten und einen linken Anteil, wobei jeder Teil wiederum aus einem Vorhof (**Atrium**) und einer Kammer (**Ventrikel**) besteht (Atrium dexter, Atrium sinister, Ventriculus dexter und Ventriculus sinister).
- **Trennwände:** Die Vorhöfe sind durch das Septum interatriale (Vorhofseptum), die Kammern durch das Septum interventriculare (Kammerseptum) voneinander getrennt. Da die Vorhöfe nicht exakt gleich groß sind, existiert auch noch ein kleines Septum atrioventriculare zwischen dem rechten Vorhof und der linken Kammer.
- **Klappen:** Alle Klappen bestehen aus Endokardduplikaturen; sie unterscheiden sich durch ihre Form und Befestigung. Die Vorhöfe und die Kammern sind jeweils durch eine Segelklappe voneinander getrennt. Eine Taschenklappe befindet sich jeweils zwischen der Kammer und dem daraus entspringenden großen Gefäß.
- **Gefäße:** Wie bei der Lunge kann man auch beim Herzen Vasa privata für die Eigenversorgung des Herzens (Koronargefäße) und Vasa publica für die Versorgung des ganzen Körpers unterscheiden.
- Die sog. **Herzohren** sind Ausstülpungen der Vorhöfe, sie runden die Kontur des Herzens nach ventral ab.

Der Weg des Blutes durch das Herz. Das venöse Blut gelangt über die **V. cava superior** und die **V. cava inferior** in den rechten Vorhof. Ebenso münden in den rechten Vorhof die Venen der Herzkranzgefäße, die vorher im Sinus coronarius gesammelt wurden. Von hier gelangt das Blut durch die Trikuspidalklappe in den rechten Ventrikel und wird von dort durch die Pulmonalklappe in den Truncus pulmonalis gepumpt. Der Truncus pulmonalis teilt sich in die **Aa. pulmonales** dexter et sinister (jeweils eine Arterie), welche das venöse Blut den beiden Lungenflügeln zuführen. In der Lunge wird das Blut mit Sauerstoff angereichert und gelangt dann über die **Vv. pulmonales** dexter et sinister (meist zwei Venen) in den linken Vorhof. Von hier erreicht das Blut durch die Mitralklappe die linke Kammer und wird von dort schließlich durch die Aortenklappe in die **Aorta** und damit den Körperkreislauf gepumpt.

> **Merke**
> Die Trikuspidalklappe liegt rechts, ebenso der dreilappige Lungenflügel.
>
> Die Bikuspidalklappe liegt links, ebenso der zweilappige Lungenflügel.
>
> Das Blut fließt im Herzen immer zuerst durch eine Segelklappe (Trikuspidal- oder Mitralklappe), dann durch eine Taschenklappe (Aorten- oder Pulmonalklappe). Merke also: Segel-Tasche.

Herzklappen. Alle Klappen liegen in einer Ebene (Ventilebene, s. u.), eingebettet in eine Struktur aus Bindegewebe, das sog. Herzskelett (Vorhof-Kammer-Grenze). Die Pulmonalklappe liegt am weitesten ventral, die Aortenklappe etwas weiter dorsal, am weitesten hinten liegen Trikuspidal- und Mitralklappe.

- **Segelklappen:** Zu den Segelklappen gehören die **Trikuspidalklappe** mit drei und die **Mitral-** (oder **Bikuspidal)klappe** mit zwei Segeln. Sie liegen zwischen Vorhöfen und Kammern und haben ihren Ursprung am Anulus fibrosus dexter bzw. sinister. Sie sind an ihrem freien Rand über Sehnenfäden, sog. **Chordae tendineae**, mit Muskeln (= Mm. papillares), die an der Wand der Kammern entspringen, verbunden (**Abb. 7.2**). Die Mm. papillares verhindern, dass bei der Kammerkontraktion die Segel in die Vorhöfe zurückschlagen und das Blut dorthin zurückströmt.

> **Merke**
> Die Mm. papillares haben nicht die Aufgabe, die Klappen zu öffnen!

- **Taschenklappen:** Zu den Taschenklappen gehören die **Aorten-** und die **Pulmonalklappe** mit jeweils drei halbmondförmigen Taschen (Semilunarklappen). Sie liegen im Bereich des Abgangs der Aorta und des Truncus pulmonalis. Ihre Taschen sind so mit der Umgebung verwachsen, dass dies allein schon ein Zurückschlagen deutlich erschwert. Außerdem haben die Taschen ein kleines Knötchen (sog. Nodulus valvulae semilunaris), das sich beim Schluss der Klappe an den anderen Taschen der Klappe anlegt und somit auch das Zentrum der Klappe abdichtet.

Herzklappen sind Endokardduplikaturen und beim gesunden Herzen immer **kapillarfrei**. Zur Versorgung reicht das vorbeiströmende Blut aus.

Klappenmechanik während der Herzaktion.
- **Systole:** In der Anspannungsphase sind alle Klappen geschlossen, in der Austreibungsphase öffnen sich die Taschenklappen.

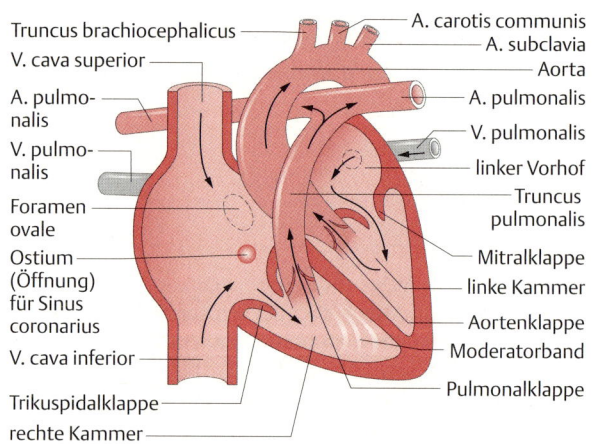

Truncus brachiocephalicus
V. cava superior
A. pulmonalis
V. pulmonalis
Foramen ovale
Ostium (Öffnung) für Sinus coronarius
V. cava inferior
Trikuspidalklappe
rechte Kammer

A. carotis communis
A. subclavia
Aorta
A. pulmonalis
V. pulmonalis
linker Vorhof
Truncus pulmonalis
Mitralklappe
linke Kammer
Aortenklappe
Moderatorband
Pulmonalklappe

Abb. 7.2 Strukturen des Herzens im Überblick (eröffnetes Herz von ventral).

– **Diastole:** In der Entspannungsphase sind alle Klappen geschlossen, in der Füllungsphase öffnen sich die Segelklappen.

Herzskelett. Die straffe Bindegewebsschicht, die die Vorhöfe von den Kammern trennt, bezeichnet man als **Herzskelett.** Das Herzskelett **verhindert die Erregungsausbreitung** von den Vorhöfen auf die Kammern, die Erregung kann nur über das Atrioventrikularbündel (His-Bündel, S. 284) von den Vorhöfen zu den Kammern weitergeleitet werden.

Das Herzskelett lässt sich in je einen **Anulus fibrosus** dexter und sinister sowie ein **Trigonum fibrosum** dextrum und sinistrum aufteilen (**Abb. 7.3**). Auch die **Pars membranacea** des Kammerseptums zählt man zum Herzskelett. Das Herzskelett umgibt die Klappen und umgreift die Wurzeln von Aorta und Truncus pulmonalis.

Ventilebene. Da alle Klappen im Herzen im Bereich des Herzskeletts auf einer Ebene liegen, wird diese Ebene als **Ventilebene** bezeichnet. Sie liegt auf Höhe des Sulcus coronarius. Bei der Kammerkontraktion verlagert sich die Ventilebene bzw. die entsprechenden anatomischen Strukturen in Richtung Herzspitze. Da die Ventilebene eine erdachte theoretische Struktur ist, kann man ihr streng genommen keine Funktion zusprechen.

Binnenstrukturen des Herzens. Im Inneren des Herzens kann man verschiedene Muskelformationen identifizieren. Im Bereich der Herzohren werden die kammartig gestalteten Muskeln als **Mm. pectinati** bezeichnet. In den Kammern befinden sich sog. **Trabeculae carneae**, makroskopisch sichtbare Muskelbälkchen, sowie die schon erwähnten **Mm. papillares**, die über die Chordae tendineae mit den Segelklappen verbunden sind (s. o.). Im rechten Herzen sind drei Papillarmuskeln mit der Trikuspidalklappe verbunden, in der linken Kammer befinden sich zwei Papillarmuskeln, die mit der Bikuspidalklappe in Verbindung stehen, wobei die Sehnenfäden eines Papillarmuskels zu mehreren Segeln ziehen.

Im rechten Vorhof sind die Valvulae sinus coronarii (Thebesii) und Valvula venae cavae inferioris (Eustachii) ebenso wie die Fossa ovalis, eventuell noch mit einem Foramen ovale als Residuen des fetalen Blutkreislaufs, zu sehen (vgl. S. 707).

In der rechten Kammer befindet sich außerdem die **Crista supraventricularis**, die die Pulmonal- von der Trikuspidalklappe (und somit auch die Einstrom- von der Ausstrombahn) trennt, sowie ein Muskelstrang, der durch den rechten Kammerschenkel (Tawara-Schenkel, s. u.) aufgeworfen wird (**Trabecula septomarginalis [Moderatorband]**). Crista supraventricularis und Trabecula septomarginalis bilden zusammen ein U-förmiges Gebilde, welches das Blut in der Kammer des Niederdrucksystems von der Einstrom- in die Ausstrombahn lenkt.

Die **Crista terminalis** ist eine Vorwölbung dorsal im rechten Vorhof, entstanden durch die embryologische Verschmelzung von Sinus venosus und primitivem Atrium.

Herzohren. Die Herzohren ragen nach ventral bis zur Aorta bzw. bis zum Truncus pulmonalis. In ihnen wird das ANP (Atrionatriuretisches Peptid, syn. ANF = Atrionatriuretischer Faktor) produziert, das in der Blutdruckregulation eine Rolle spielt (Produktion u. a. auch in Gehirn, Nebenniere und Niere, Physiologie S. 762).

Mikroskopischer Aufbau

Die innerste Schicht ist das **Endokard** (es entspricht in Aussehen und Funktion der Intima der Gefäße). Das Endokard geht kontinuierlich in die Intima der Gefäße über. Die Klappen sind Endokardduplikaturen. Das subendokardiale Bindegewebe enthält Blutgefäße und Zellen des (autonomen) Erregungsleitungssystems.

> **Merke**
>
> Es gibt ein subendotheliales und ein subendokardiales Bindegewebe.

Die mittlere Schicht ist das **Myokard**. Es besteht aus einer geflechtförmig vernetzten Sonderform der quergestreiften Muskulatur. Die Zellen weisen Nexus (Gap junctions) auf, die eine elektrische und metabolische Kopplung ermöglichen (funktionelles Synzytium).

Die äußerste Schicht ist das **Epikard**. Es wird auch als viszerales Blatt des Herzbeutels bezeichnet (S. 286). Es umhüllt das Herz und unterstützt durch seine glatte Oberfläche das Gleiten des Herzens im Herzbeutel bei der Herzaktion. Unebenheiten wie Sulci des Herzens werden durch das subepikardiale Bindegewebe, das oft reich an Fettgewebe ist, ausgeglichen.

7.5.2 Erregungsleitungssystem

Das Herz wird vegetativ von Sympathikus und Parasympathikus innerviert, zusätzlich hat es aber auch ein **autonomes Erregungsleitungssystem**, das aus spezialisierten Muskelzellen besteht (**Abb. 7.4**). Der Schrittmacher der autonomen Erregung ist der **Sinusknoten** (Nodus sinuatrialis, Keith-Flack-Knoten). Er besteht aus spezialisierten

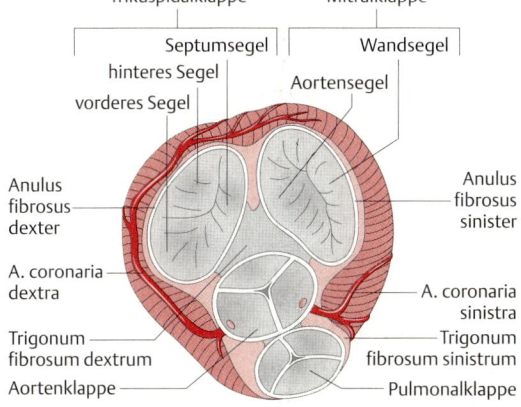

Abb. 7.3 Lage der Herzklappen in der Ventilebene (Querschnitt durch die Herzbasis, Blick von oben auf das Herz).

Trikuspidalklappe — Mitralklappe
Septumsegel — Wandsegel
hinteres Segel
vorderes Segel — Aortensegel
Anulus fibrosus dexter
A. coronaria dextra
Trigonum fibrosum dextrum
Aortenklappe
Anulus fibrosus sinister
A. coronaria sinistra
Trigonum fibrosum sinistrum
Pulmonalklappe

Biologie · Histologie · Anatomie · Chemie · Biochemie · Physik · Physiologie · Psych./Soz.

Muskelzellen, die sich an der Einmündung der V. cava superior befinden. Bei ihm beginnt die Erregung, die dann zum **AV-Knoten** (Nodus atrioventricularis, Aschoff-Tawara-Knoten) weitergeleitet wird. Dieser liegt oberhalb des Trigonum fibrosum dextrum bzw. unterhalb der Mündung des Sinus coronarius. Durch das Herzskelett gelangt die Erregung über das **AV-Bündel** (His-Bündel) zum Kammerseptum. Im Bereich des Kammerseptums teilt sich das Erregungsleitungssystem in den linken und rechten **Kammerschenkel** (Tawara-Schenkel). Der linke Kammerschenkel bohrt sich durch das Kammerseptum, der rechte Kammerschenkel verläuft dicht unter der Oberfläche der rechten Kammer und wirft die Trabecula septomarginalis auf. Die weiteren Aufzweigungen der Kammerschenkel bezeichnet man als **Purkinje-Fasern** (Rr. subendocardiales), sie ziehen in die Arbeitsmuskulatur der Kammern und jeweils auch mit einem Ast in die einzelnen Papillarmuskeln (vgl. auch Physiologie S. 680).

> **Merke** Das Erregungsleitungssystem des Herzens besteht aus spezifischem Herzmuskelgewebe, nicht aus eingewanderten Nervenzellen.

Zur **vegetativen Innervation** des Herzens siehe Physiologie S. 691.

7.5.3 Gefäßversorgung

Die **Herzkranzgefäße** sind die Vasa privata des Herzens.

Arterielle Versorgung des Herzens – Koronararterien. Die beiden Hauptstämme der Herzkranzgefäße entspringen direkt oberhalb der Aortenklappe im **Sinus aortae**. Die **A. coronaria dextra** zieht unter dem rechten Herzohr entlang dem Sulcus coronarius dexter an die Hinterwand des Herzens und verläuft als A. interventricularis posterior im Sulcus interventricularis posterior. Sie versorgt die Hinterwand des Herzens („Facies posterior" und Facies dia-

phragmatica = Facies inferior) und den hinteren Teil der Kammerscheidewand. Zusätzlich versorgt die A. coronaria dextra auch immer den Sinusknoten. Beim sog. Normalversorgungstyp, der bei ca. 70 % der Menschen vorliegt, wird auch der AV-Knoten von der A. coronaria dextra versorgt (**Abb. 7.5**).

Die **A. coronaria sinistra** zieht zwischen dem linken Herzohr und dem Truncus pulmonalis zur Vorderwand des Herzens. Sie teilt sich in eine A. interventricularis anterior, der im Sulcus interventricularis anterior an der Vorderwand bis zur Herzspitze verläuft (Facies sternocostalis) und eine A. circumflexus, der im Sulcus coronarius sinis-

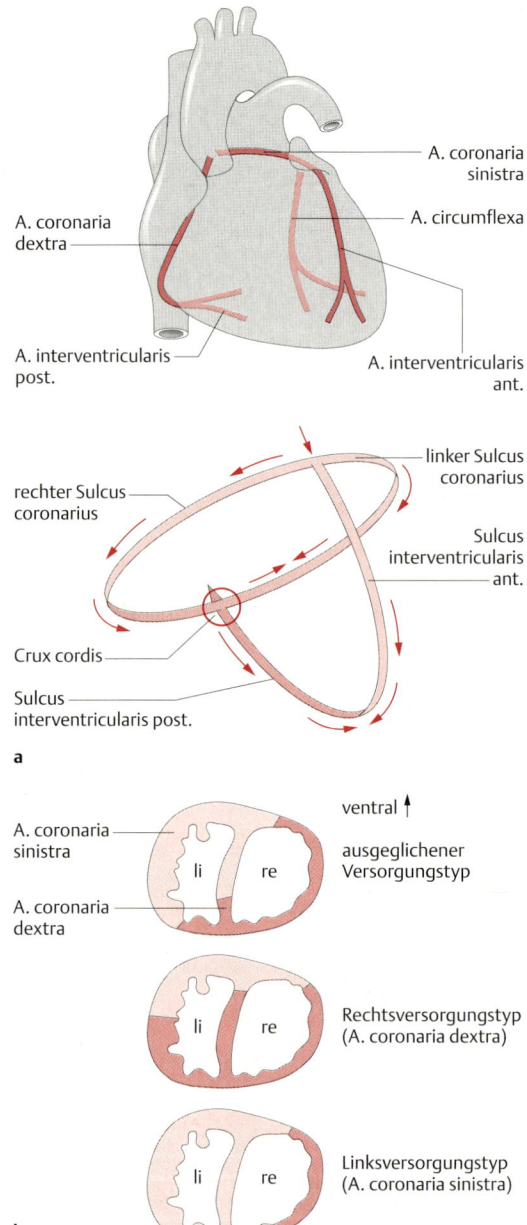

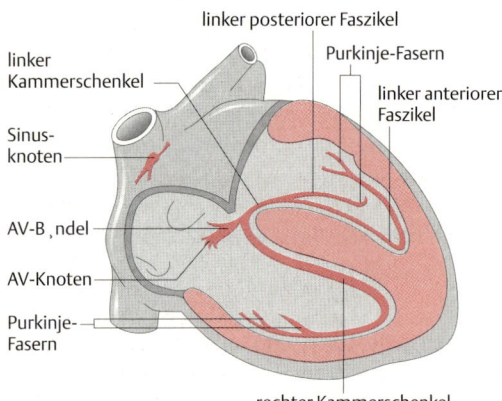

Abb. 7.4 Erregungsleitungs- und Erregungsbildungssystem des Herzens. Der im Sinusknoten gebildete Reiz wird über die Vorhöfe zum AV-Knoten geleitet. Von dort wird er über das AV-Bündel (His-Bündel) und die Kammerschenkel (Tawara-Schenkel) in die Purkinje-Fasern weitergeleitet.

Abb. 7.5 Koronararterien und Versorgungstypen des Herzens. a Koronararterien und Ringschleifenmodell mit Crux cordis, **b** Versorgungstypen des Herzens.

ter zur Seitenwand zieht (Facies pulmonalis sinistra). Sie versorgt somit die Vorderseitenwand (= linker Vorhof, linke Kammer, Teil der rechten Kammer) und den vorderen und den mittleren Teil der Kammerscheidewand. Weicht die Gefäßversorgung vom Normalversorgungstyp ab, so kann es sein, dass der AV-Knoten von der A. coronaria sinistra versorgt wird (**Abb. 7.5**).

Klinik

Herzinfarkt. Bei einem Herzinfarkt kommt es zur Nekrose eines umschriebenen Herzmuskelbezirks durch eine mangelhafte Durchblutung, meistens infolge einer Stenose und/oder Thrombose einer oder mehrerer Koronararterien. Bei einem Hinterwandinfarkt ist die A. coronaria dextra verschlossen, dadurch fällt die Gefäßversorgung für den Sinusknoten und beim Normalversorgungstyp auch für den AV-Knoten aus. Aus diesem Grund treten bei einem Hinterwandinfarkt häufig Erregungsleitungsstörungen auf.

Bei einem Vorderwandinfarkt ist die A. interventricularis anterior verschlossen, bei einem Seitenwandinfarkt die A. circumflexa. Bei einem Vorderseitenwandinfarkt ist die gesamte A. coronaria sinistra verschlossen, hier wird ein sehr großer Teil des Herzens nicht mehr ausreichend mit Blut versorgt.

Bypass-Chirurgie. Bei einer Durchblutungsstörung des Herzmuskels durch die isolierte Stenose einer Koronararterie kann durch eine Operation Blut aus einer herznahen Arterie in den nicht betroffenen Teil dieser Koronararterie umgeleitet werden (Bypass-Operation). Am häufigsten wird hierzu die A. thoracica interna (frühere Bezeichnung: A. mammaria interna) verwendet. Man spricht vom „Mammaria-interna-Bypass". Das Blut fließt also über die Aorta, A. subclavia und die linke A. thoracica interna, die distal der Engstelle an die entsprechende Koronararterie angeschlossen wird. Die Engstelle kann auch durch künstliche oder zuvor entnommene körpereigene Gefäße überbrückt werden.

Venöser Blutabfluss. Die Herzvenen verlaufen zwar mit den Arterien, werden aber anders benannt. Die **V. cardiaca (cordis) magna** entspricht der A. coronaria sinistra und der A. interventricularis anterior, sie verläuft im Sulcus interventricularis anterior und sammelt das Blut von ventral. Die **V. cardiaca (cordis) media** entspricht der A. interventricularis posterior, verläuft im Sulcus interventricularis posterior und nimmt das venöse Blut von dorsal auf. Die **V. cardiaca (cordis) parva** entspricht z. T. der V. coronaria dextra, sie verläuft im rechten Teil des Sulcus coronarius und führt das restliche Blut zurück zum Herzen. Alle Herzvenen münden im rechten Vorhof des Herzens, zuvor sammeln sie sich im **Sinus coronarius**. Lediglich die sehr kleinen Vv. cardiacae minimae münden direkt in die einzelnen Herzräume.

Fallbeispiel: Herzinfarkt (siehe auch S. 587 und 635).

Der 62-jährige Herbert Müller wird vormittags von seiner Frau in die Notfallambulanz gebracht. Er berichtet über starke Schmerzen in der Brust, die in den frühen Morgenstunden begonnen haben. Die Ärztin bittet Herrn Müller, den Schmerz etwas genauer zu charakterisieren. Er erklärt, dass die Schmerzen in erster Linie hinter dem Brustbein sitzen, aber sowohl in seinen Unterkiefer als auch in seinen linken Arm ausstrahlen. Außerdem berichtet er, dass er seit einiger Zeit bei körperlicher Anstrengung immer mal wieder Brustschmerzen habe, die in der Regel bei Unterbrechung der Belastung wieder nachließen. Als die Ärztin ihn nach kardiovaskulären Risikofaktoren befragt, erklärt Herr Müller, dass bei ihm seit längerer Zeit erhöhte „Blutfette" und ein Bluthochdruck bekannt seien. Er habe das aber nicht so ernst genommen und die verschriebenen Medikamente nur bis Beendigung der ersten Tablettenschachtel eingenommen.

Schon während des Gesprächs wird bei Herrn Müller Blutdruck und Puls gemessen, ein Zugang gelegt, dabei wird Blut abgenommen und ins Labor geschickt, auch wird sofort ein EKG geschrieben. Da die Ärztin bei Herrn Müllers Symptomen und Krankengeschichte so gut wie sicher ist, dass es sich um einen Herzinfarkt handelt, bekommt Herr Müller bereits zu diesem Zeitpunkt Medikamente und Sauerstoff verabreicht. Das EKG und die kurze Zeit später eintreffenden Laborwerte bestätigen den Verdacht der Ärztin und weisen auf einen akuten Hinterwandinfarkt hin. Herr Müller wird daraufhin unverzüglich ins Herzkatheterlabor gebracht. In der notfallmäßig durchgeführten Koronarangiografie findet sich ein Verschluss der A. coronaria dextra, die durch eine Ballondilatation geweitet und anschließend durch Stenteinbringung geschützt wird.

Auch einige Stunden später zeigt das EKG auf dem Überwachungsmonitor jedoch noch Rhythmusstörungen. Eine gestörte Überleitung der Sinuserregung von den Vorhöfen auf die Kammern ist eine häufige Komplikation nach Verschluss der A. coronaria dextra, da diese bei den meisten Menschen – so auch bei Herrn Müller – auch Sinus- und AV-Knoten versorgt.

Ca. 70% der Bevölkerung gehören wie Herr Müller zu diesem sogenannten Normalversorgungstyp (Abb. 7.5). Die Hinterwand des linken Ventrikels und der rechte Ventrikel werden bei diesen Menschen von der A. coronaria dextra versorgt, während die Vorder- und Seitenwand des linken Ventrikels von der A. coronaria sinistra mit ihren großen Abgangsästen (Ramus circumflexus und Ramus interventricularis anterior) versorgt wird. Wäre Herr Müller ein sog. Linksversorgungstyp (ca. 20% der Bevölkerung), hätte ein Verschluss der rechten Koronararterie geringere Auswirkungen, da der Anteil des von der linken Koronararterie versorgten Muskelgebietes größer wäre. Umgekehrt würde der Verschluss bei einem Rechtsversorgungstyp (ca. 10% der Bevölkerung) zu einer größeren Infarktausdehnung führen.

Biologie

Histologie

Anatomie

Chemie

Biochemie

Physik

Physiologie

Psych./Soz.

7.5.4   Nerven

Das vegetative Nervensystem steuert die Herztätigkeit. Verantwortlich dafür ist der **Plexus cardiacus**, ein Nervengeflecht zwischen Aorta und Truncus pulmonalis an der Basis des Herzens, das sich aus sympathischen und parasympathischen Nerven zusammensetzt. Die parasympathischen Leitungen des Plexus cardiacus sind der N. vagus und der N. laryngeus recurrens, die sympathischen Bahnen stammen vom N. cardiacus cervicalis superior, medius et inferior.

7.5.5   Perikard (Herzbeutel)

Der Herzbeutel (**Perikard**) umgibt das Herz und bildet die Perikardhöhle (**Cavitas pericardiaca**). Es besteht aus dem äußeren Pericardium fibrosum und dem inneren Pericardium serosum. Das Pericardium serosum bildet ein geschlossenes System mit einem parietalen und viszeralen Blatt.

Funktion

Das Perikard soll dem Herzen das reibungsarme **Gleiten** ermöglichen sowie eine **Überdehnung** des Herzmuskels verhindern. Eine weitere Aufgabe des Perikards ist auch die Sekretion und Resorption von Flüssigkeit (in der Cavitas pericardialis befindet sich immer eine kleine Menge Flüssigkeit). Außerdem können auch größere Mengen Flüssigkeit resorbiert werden.

Klinik

Herzbeuteltamponade. Sammelt sich Blut oder Flüssigkeit im Herzbeutel, so kann der Herzbeutel kaum nachgeben und die Flüssigkeit komprimiert das Herz. Da der Druck der in das Herz mündenden Venen sehr gering ist, werden die Vorhöfe schon ab einer Flüssigkeitsmenge von 300 ml so stark komprimiert, dass das Herz nicht mehr suffizient arbeiten kann. Die Flüssigkeit muss dann so schnell wie möglich abpunktiert werden.

Perikarditis. Unter einer Perikarditis versteht man eine Entzündung des Herzbeutels, die verschiedenste Ursachen haben kann. Häufig ist ein viraler oder bakterieller Infekt der Auslöser, der durch hämatogene oder lymphogene Streuung auch das Perikard befällt. Oft sind aber schon entzündliche Begleitreaktionen ausreichend (z. B. bei Herzinfarkt). Die Patienten klagen vor allem über atemabhängige retrosternale Schmerzen. Die Entzündung kann einen Erguss verursachen, dieser kann wiederum zu einer Herzbeuteltamponade führen (s. o.). Durch die Entzündung kann es auch zu einer Verklebung der Perikardblätter kommen, evtl. tritt eine narbige Konstriktion des Perikards auf (Pericarditis constrictiva). Bei zusätzlichen Kalkeinlagerungen in den Herzbeutel spricht man vom sog. Panzerherz (Pericarditis calcarea).

Topografie

Das Perikard umgibt das Herz und liegt im mittleren (unteren) Mediastinum (S. 290). Es reicht nach kranial bis zum Ansatz der 2. Rippe am Sternum, kaudal ist es im Laufe der embryonalen Entwicklung mit dem **Centrum tendineum** des Zwerchfells **verwachsen**. Ventral grenzt das Perikard an das Sternum (ist mit diesem aber nicht verwachsen), **dorsal** grenzt es direkt an den **Ösophagus**. Lateral grenzen an den Herzbeutel die Lungen, zwischen Herzbeutel und Lungen ziehen der N. phrenicus sowie die A. und V. pericardiacophrenica (Äste der A. und V. thoracica interna) entlang.

Makroskopischer Aufbau

Generell kann man das Perikard in zwei Bereiche unterteilen: in den fibrösen, ganz außen gelegenen Teil (**Pericardium fibrosum** aus kollagenem Bindegewebe, um die Überdehnung des Herzens zu verhindern) und den serösen, zwischen Herz und fibrösem Perikard gelegenen Teil (**Pericardium serosum**).

Das Pericardium serosum wird, wie alle serösen Häute, in zwei weitere Bereiche unterteilt, die **Lamina visceralis** und die **Lamina parietalis**. Die Lamina visceralis liegt dem Herzen direkt an (**Epikard**) und überzieht die Oberfläche des Herzens als eine Art glättender Bezug. Die Lamina parietalis ist fest mit dem Pericardium fibrosum verwachsen. Sie gibt in den Spalt zwischen viszeralem und parietalem Blatt (**Cavitas pericardialis**) ein Transsudat ab und ermöglicht dadurch ein reibungsarmes Gleiten des Herzens (bei Kontraktion und Entspannung) im Herzbeutel.

Im Bereich der Gefäßstämme liegt die Umschlagfalte vom viszeralen auf das parietale Blatt.

Mikroskopischer Aufbau

Das Perikard ist eine Serosa, der histologische Aufbau ähnelt der Pleura (S. 278). Das viszerale und das parietale Blatt des Pericardium serosum bestehen aus einem **einschichtigen Plattenepithel** mit subepithelialem Bindegewebe. Unter dem Epikard liegt die sog. Tela subserosa, eine Bindegewebsschicht. In ihr verlaufen Nerven, Lymph- und Blutgefäße. Außerdem gibt es dort Fettzellen, deren Aufgabe es ist, die Herzoberfläche zu glätten (um ein besseres Gleiten im Herzbeutel zu ermöglichen) und abzupolstern. Das Pericardium fibrosum besteht überwiegend aus **kollagenem Bindegewebe** und wirkt somit einer Überdehnung des Herzens entgegen.

Gefäßversorgung und Innervation

Gefäßversorgung. In enger topografischer Beziehung zum Perikard liegt ventral die A. thoracica interna, die die **A. pericardiacophrenica** abgibt. Dorsal verläuft die Aorta thoracica, aus der die **Rr. pericardiaci** entspringen.

Der Blutabfluss erfolgt nach ventral über die V. thoracica interna (zunächst in die V. brachiocephalica), nach dorsal in die V. azygos und dann in die V. cava superior.

Innervation. Das Perikard wird sensibel vom **R. pericardiacus** des N. phrenicus versorgt. Ansonsten erfolgt die Innervation sympathisch durch Äste aus dem Grenzstrang und parasympathisch von Ästen des N. vagus.

7.6 Gefäße und Lymphbahnen des Thorax

7.6.1 Aorta im Thorax

Die Aorta stammt aus der linken Herzkammer. Sie zieht zunächst als **Aorta ascendens** dorsal des Truncus pulmonalis nach kranial. Bereits am Beginn der Aorta ascendens gehen kurz oberhalb der Aortenklappe im **Sinus aortae** die Herzkranzgefäße ab (S. 284). Da die Aorta in diesem Bereich etwas ausgebuchtet erscheint, nennt man diesen Teil auch **Bulbus aortae**.

An die Aorta ascendens schließt sich etwa auf Höhe des Ansatzes der 2. Rippe der Aortenbogen an (**Arcus aortae**). Er verläuft von ventral zunächst über die linke A. pulmonalis, dann **über den linken Hauptbronchus** nach dorsal. Im weiteren Verlauf weist er eine kleine Enge auf (**Isthmus aortae**), die an der Einmündung des Lig. arteriosum (S. 273) endet.

An den Aortenbogen schließt sich die **Aorta descendens** an, die man nach ihrem Verlauf noch in eine **Aorta thoracica** und eine **Aorta abdominalis** unterteilt. Die Aorta descendens verläuft zunächst links und dann vor der Wirbelsäule. Sie hinterlässt dabei einen Sulcus aorticus auf der linken Lungenfläche. Die Aorta thoracica gibt in ihrem Verlauf folgende Äste ab:
- **Unpaare**, viszerale Äste: Rr. bronchiales, Rr. oesophagei, Rr. pericardiaci, Rr. mediastinales,
- **Paarige** Äste: Aa. intercostales posteriores (III–XI), Aa. subcostales der 12. Rippen, Aa. phrenicae superiores.

Die Aorta thoracica zieht dann zusammen mit dem Ductus thoracicus durch den **Hiatus aorticus** und heißt von da an Aorta abdominalis.

> **Merke**
> Die Aorta ascendens liegt zwar ventral der V. cava superior, ihre Abgänge liegen im oberen Thorax aber dorsal der Vv. brachiocephalicae und der Vv. subclaviae. Deshalb haben zwar der Arcus aortae und seine Abgänge eine enge topografische Beziehung zur Trachea, die Zuflüsse der V. cava superior jedoch nicht.

Gefäßabgänge des Arcus aortae. Zuerst zweigt der **Truncus brachiocephalicus** nach rechts ab. Er gabelt sich in die **A. carotis communis dextra** und in die **A. subclavia dextra**. Links gehen diese beiden Gefäße bereits getrennt aus dem Arcus aortae hervor: **A. carotis communis sinistra** und **A. subclavia sinistra**. Die A. carotis communis gabelt sich auf Höhe von C4 in die A. carotis externa und A. carotis interna.

Die A. subclavia gibt die A. thoracica interna, die A. vertebralis und den Truncus thyrocervicalis ab. Mit dem Abgang des Truncus costocervicalis wird sie zur A. axillaris. Die A. carotis communis verläuft entlang der Trachea nach kranial. Die A. subclavia verläuft durch die hintere Skalenuslücke zwischen M. scalenus anterior und M. scalenus medius (S. 223). Sie wird durch den M. scalenus anterius von V. subclavia und N. phrenicus getrennt.

Inkonstant entspringt außerdem die **A. thyroidea ima** aus dem Arcus aortae.

> **Merke**
> Die Abgänge des Arcus aortae verlaufen dorsal der Zuflüsse der V. cava superior.

7.6.2 V. cava

Der rechte Vorhof unterteilt die V. cava in eine **V. cava superior** und eine **V. cava inferior**. Da die V. cava inferior direkt oberhalb des Zwerchfells in den rechten Vorhof mündet, endet sie im Brustsitus.

Die V. cava superior entsteht durch den rechtwinkligen Zusammenfluss der beiden Vv. brachiocephalicae auf Höhe der 1. Rippe. Sie grenzt dorsal an den rechten Hauptbronchus, rechts an die Pars mediastinalis der Pleura der rechten Lunge und links an die Aorta ascendens und einen kleinen Teil des Aortenbogens. In die V. cava superior mündet von rechts kommend die V. azygos (s. u.).

> **Merke**
> Die V. cava hat keine Venenklappen (S. 703).

Zuflüsse der V. cava. Die beiden **Vv. brachiocephalicae** entstehen jeweils durch den rechtwinkligen Zusammenfluss der V. subclavia und der V. jugularis interna, diese Region wird auch **Venenwinkel** genannt (am Venenwinkel mündet links auch der Ductus thoracicus, rechts der Ductus lymphaticus dexter). In sie münden die Vv. thyroideae inferiores, die Vv. thoracicae internae, die Venen des Thymus, der Trachea, des Perikards und des Ösophagus, die Vv. mediastinales, Vv. bronchiales, die V. hemiazygos accessoria und die Vv. vertebrales.

Da die V. cava superior rechts liegt, ist die linke V. brachiocephalica etwa doppelt so lang wie die rechte und verläuft zudem steiler. Beide Vv. brachiocephalicae befinden sich jeweils ventral der A. carotis communis und der A. subclavia.

Blut kann auch auf Umwegen von der V. cava inf. in die V. cava sup. gelangen, man nennt dies kavokavale Anastomosen (S. 337).

V. azygos und V. hemiazygos. Diese Gefäße sind kavokavale Anastomosen, d. h. sie verbinden die V. cava inferior mit der V. cava superior (**Abb. 7.6**).

Im Bauchbereich entspringt beidseits aus der V. iliaca communis die V. lumbalis ascendens, die auf dem M. psoas major in Richtung Zwerchfell zieht. Hierbei nehmen die Vv. lumbales ascendentes noch Vv. lumbales auf. Sie ziehen durch die mediale Zwerchfelllücke in das hintere Mediastinum. Die Vene kranial des Zwerchfells heißt rechts V. azygos, links V. hemiazygos. Beide Venen verlaufen lateral der Wirbelsäule und nehmen die Vv. intercostales auf. Dorsal des Herzens, etwa auf Höhe von Th 7–8, mündet die V. hemiazygos in die V. azygos.

In die V. azygos münden außerdem die Vv. bronchiales und die Vv. oesophageales. Die V. azygos ihrerseits mün-

Biologie | Histologie | Anatomie | Chemie | Biochemie | Physik | Physiologie | Psych./Soz.

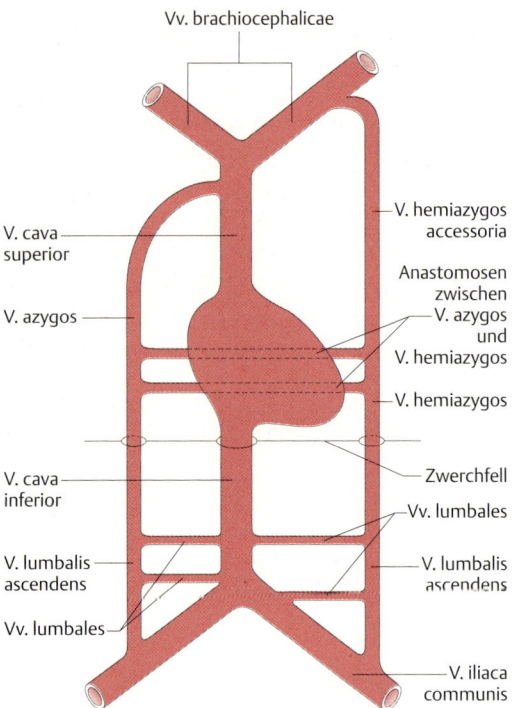

Abb. 7.6   **Azygossystem.** Schematische Darstellung der V. azygos und der V. hemiazygos.

det in die V. cava superior. Das (zierliche) Äquivalent der V. hemiazygos, das weiter nach kranial zieht, heißt V. hemiazygos accessoria, sie mündet in die linke V. brachiocephalica.

7.6.3   Pulmonalgefäße

Die Pulmonalgefäße Truncus pulmonalis, A. pulmonalis dextra et sinistra und Vv. pulmonales dexter et sinister siehe S. 282.

7.6.4   Lymphabflüsse und Ductus thoracicus

Die Lymphe des gesamten Körpers fließt auf den **Venenwinkel** zu (**Abb. 7.7**). Sie fließt aus dem Einzugsgebiet über die **oberflächlichen regionären Lymphknoten** zu den **tiefen Lymphknoten** und dann weiter in die großen Lymphstraßen. Die Lymphe der unteren Extremitäten und der Bauchorgane gelangt zunächst in die **Cisterna chyli**, die etwa auf Höhe des Truncus coeliacus unterhalb des Zwerchfells liegt. Von dort zieht der **Ductus thoracicus** (früher aufgrund der Chylomikronen, die er mit sich führt, auch Milchbrustgang oder Ductus albicans genannt) durch den Hiatus aorticus in den Thorax. Der Ductus thoracicus verläuft an der linken dorsalen Thoraxwand nach kranial. Er erhält Zuflüsse aus den angrenzenden Regionen und hat keine zwischengeschalteten Lymphknoten und mündet schließlich von dorsokranial in den **linken Venenwinkel**, der durch den Zusammenfluss der V. subclavia mit der V. jugularis interna gebildet wird. Dort mündet auch die Lymphe aus dem linken Arm sowie aus der linken Kopfhälfte.

In den **rechten Venenwinkel** mündet der **Ductus lymphaticus dexter**, der im mittleren Thoraxbereich entsteht und dann ähnlich wie der Ductus thoracicus verläuft. Ebenfalls in den rechten Venenwinkel münden die Lymphe des rechten Armes und der rechten Kopfhälfte.

7.7   Nerven

N. vagus

Der N. vagus ist der X. Hirnnerv (S. 240). Der rechte N. vagus verläuft zwischen Truncus brachiocephalicus und V. brachiocephalica in Richtung Trachea. Der linke N. vagus verläuft zum Teil zwischen A. carotis communis und A. subclavia in Richtung Aortenbogen. Beide Nn. vagi geben in diesem Bereich einen **N. laryngeus recurrens** ab, dieser schlingt sich **links** um den **Aortenbogen** (häufig auch um das Lig. arteriosum), **rechts** um die **A. subclavia** und zieht dann in der Rinne zwischen Trachea und Ösophagus wieder nach kranial zum Kehlkopf. Der N. vagus zieht in diesem Bereich nach dorsal (**hinter** das Lungenhilum) an den Ösophagus (mit Ästen zu Herz und Lunge). Mit dem Ösophagus und dem linken R. phrenicoabdominalis des N. phrenicus zieht der N. vagus dann durch das hintere Mediastinum und durch das Zwerchfell.

> **Merke**
> ÖVP = Ösophagus, N. vagus, N. phrenicus ziehen durch den Hiatus oesophageus.

Durch die Magendrehung wird der linke N. vagus schließlich zum Truncus vagalis anterior, der rechte N. vagus

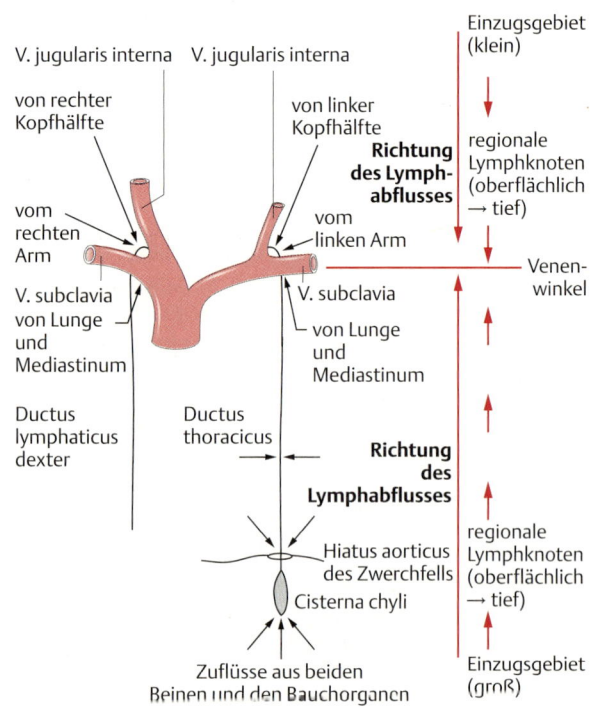

Abb. 7.7   **Schema des Lymphabflusses.**

entsprechend zum Truncus vagalis posterior (**Abb. 7.8**) (S. 298).

> **Merke**
> Rr. cardiaci sind Äste des N. vagus zum Herzen. Nn. cardiaci sind Äste des Sympathikus zum Herzen.

N. phrenicus

Der N. phrenicus verläuft im Mediastinum zunächst auf der Vorderseite der Pleurakuppel, dann rechts und links im oberen Mediastinum an der Pars mediastinalis der Pleura (die er, wie auch die Pars diaphragmatica der Pleura, sensibel innerviert) ventral des Lungenhilums entlang durch den Thorax. Im mittleren Mediastinum innerviert er sensibel das Perikard (**Abb. 7.9**).

Der **rechte N. phrenicus** zieht zwischen Pars mediastinalis der Pleura und V. cava superior, dem rechten Vorhof und der V. cava inferior entlang. Sein R. phrenicoabdominalis dexter zieht mit der V. cava inferior durch das Foramen venae cavae in den Bauchraum.

Der **linke N. phrenicus** verläuft zwischen Pars mediastinalis der Pleura und linker Herzkammer nach kaudal, sein

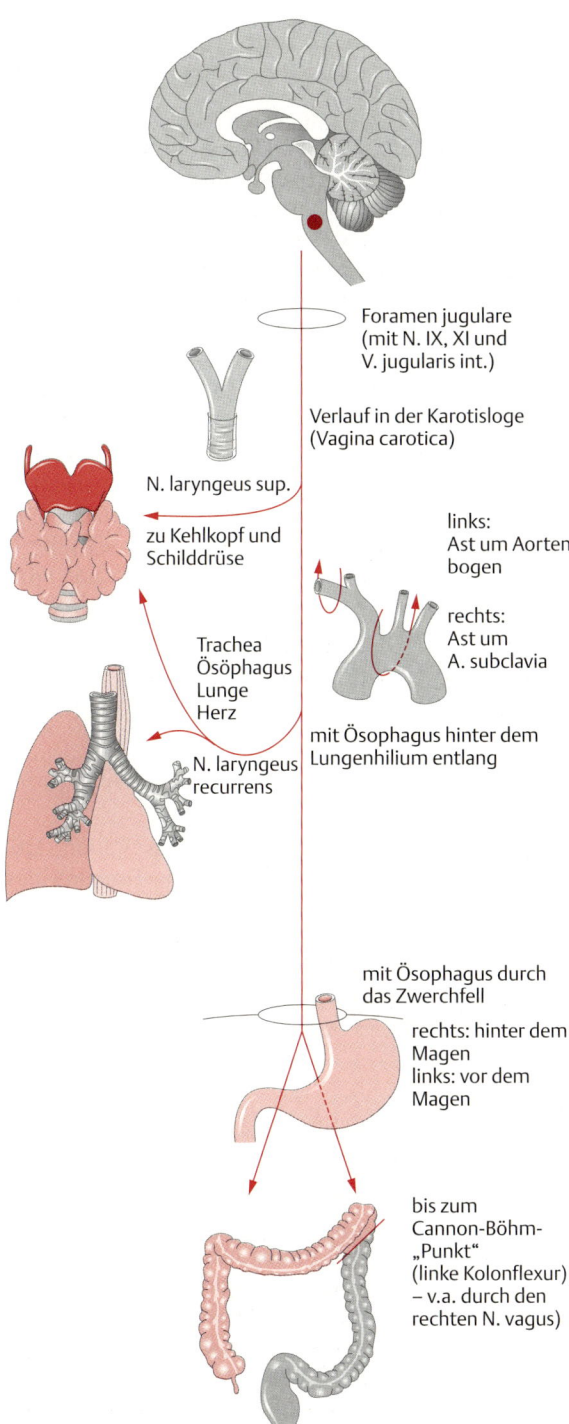

Abb. 7.8   Nervus vagus und seine wichtigsten Äste.

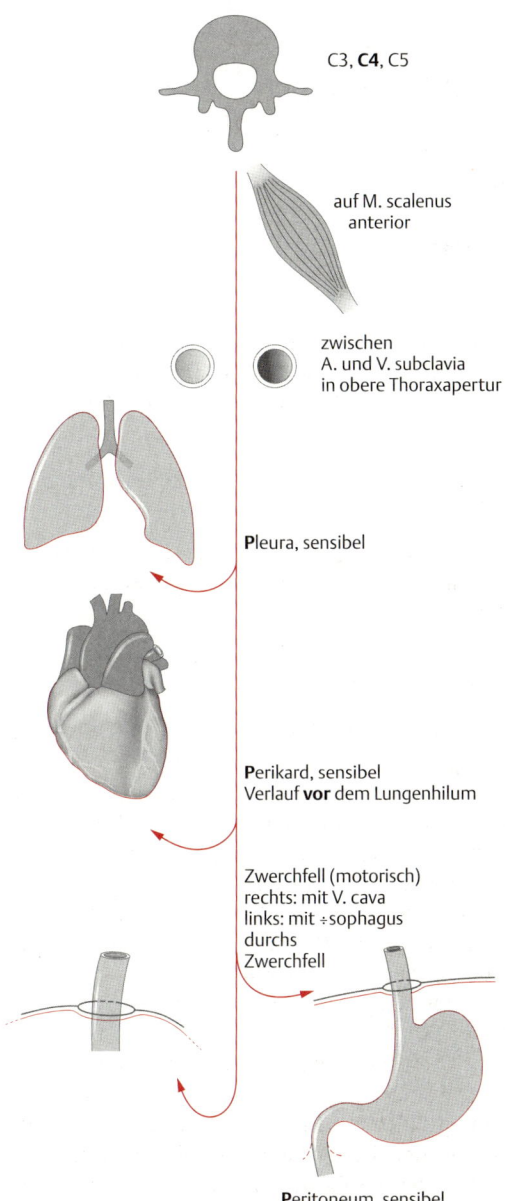

Abb. 7.9   Nervus phrenicus und seine wichtigsten Äste.

Biologie Histologie Anatomie Chemie Biochemie Physik Physiologie Psych./Soz.

R. phrenicoabdominalis sinister zieht mit dem Ösophagus und dem N. vagus durch den Hiatus oesophageus. Zum zervikalen Verlauf des N. phrenicus siehe S. 152.

Sympathikus im Thorax (S. 339)

Der **Grenzstrang** (**Truncus sympathicus**) gehört zum sympathischen Teil des vegetativen Nervensystems und liegt mit 22–23 Ganglien beiderseits lateral der Wirbelsäule (paravertebrale Ganglien). Die zuführenden Neurone befinden sich in den Seitenhörnern der Rückenmarkssegmente C8–L3 (S. 384).

Im Brustbereich liegen die thorakalen Ganglien des Grenzstrangs überwiegend auf Höhe der einzelnen Rippenköpfchen zu beiden Seiten der Wirbelsäule. Sie sind durch Rr. interganglionares miteinander verbunden und geben die Nn. cardiaci thoracici, die Nn. pulmonales sowie die Nn. splanchnici major und minor (sie entspringen von Th5–10 [major] bzw. von Th10–11 [minor]) für die Versorgung der Baucheingeweide ab. Der Grenzstrang verlässt den Thorax durch die laterale Zwerchfelllücke (Lumbalspalt zwischen mittlerem und lateralem Zwerchfellschenkel, S. 262).

7.8 Angewandte und topografische Anatomie

7.8.1 Oberflächenanatomie

Gut tastbare knöcherne Strukturen im Bereich des Thorax sind die Klavikula, das Sternum und die Skapula sowie meist die einzelnen Rippen (je nach darüber liegendem Weichteilmantel).

Verschiedene gedachte Linien erleichtern die Beschreibung der Projektion von Lunge und Pleura (**Tab. 7.2**):

– **Medioklavikularlinie:** gedachte Linie von der Mitte der Klavikula nach unten.
– **Axillarlinien:** gedachte Linien, die vor, in der Mitte und hinter der Axilla senkrecht nach unten verlaufen.
– **Skapularlinie:** gedachte Linie vom Angulus inferior der Skapula nach unten.

Segmentale Interkostalgefäße sowie Interkostalnerven versorgen den Thorax. Lymphatische Interkostalgefäße sorgen für den Abfluss der Lymphe aus dem Thoraxraum. Die Höhe ist ein Richtwert in der Atemruhelage. Bei Inspiration verschiebt sich die Lunge natürlich nach kaudal, bei Exspiration nach kranial.

7.8.2 Projektion der Thoraxorgane auf die Thoraxwand (Skeletotopik)

Zur Projektion von Lunge und Pleura siehe **Tab. 7.2**. Die topografischen Beziehungen von Lunge, Pleura und Zwerchfell siehe S. 261 und 278.

Ein pleura- und lungenfreies Dreieck liegt zum einen dorsal zwischen den Schulterblättern (etwa dem Verlauf des M. trapezius entsprechend) sowie ventral des Herzens. Das pleura- und lungenfreie Dreieck erklärt auch das Feld der absoluten und relativen Herzdämpfung: Die absolute

Tabelle 7.2   Projektion von Lunge und Pleura

	Lunge	Pleura
Medioklavikularlinie	6. Rippe	7. Rippe
vordere Axillarlinie	7. Rippe	7.–8. Rippe
mittlere Axillarlinie	8. Rippe	9.–10. Rippe
hintere Axillarlinie	9. Rippe	10. Rippe
Skapularlinie	10. Rippe	11. Rippe

Herzdämpfung beschreibt die Stelle, die bei der Perkussion sehr dumpf klingt, da das Herz hier direkt unter dem Sternum liegt. Im Bereich der relativen Herzdämpfung klingt die Perkussion etwas heller, da das Herz hier von Lunge und Pleura (atemabhängig) überlagert wird.

Die kaudalen Grenzen von Pleura und Lunge markieren atemabhängig die Lage des Zwerchfellrands, der sich von der 7.–12. Rippe bis L1 erstreckt, die Zwerchfellkuppel liegt bei der Exspiration rechts im 4. ICR, links im 5. ICR, bei Inspiration etwa 1–2 Interkostalräume tiefer.

Das Herz im Thorax-Röntgenbild

Im normalen Röntgenbild des Thorax ist der **Herzschatten** zu sehen. Dabei wird die rechte Wand zum größten Teil vom rechten Vorhof gebildet, ein Teil der V. cava superior ist kranial ebenfalls zu sehen. Der linke Herzrand wird kaudal überwiegend von der linken Kammer gebildet, kranial zeigt sich die Verschattung durch das linke Herzohr, die A. pulmonalis und den Aortenbogen. Der Truncus pulmonalis liegt ventral und ist daher nicht zu sehen (**Abb. 7.10**).

Die Projektionsstellen und die Auskultation des Herzens

Durch Abhören mit dem Stethoskop (Auskultation) lassen sich wichtige Informationen über die Funktion des Herzens und der Herzklappen gewinnen. Die optimalen Auskultationsstellen für die Herzklappen sind in **Tab. 7.3** aufgeführt. Der Punkt, an dem man alle Klappen nahezu gleich laut hört, wird als Erb-Punkt bezeichnet (Vorsicht: einen Erb-Punkt gibt es auch als Punctum nervosum am Hals, S. 242).

7.8.3 Gliederung der Thoraxhöhle und Topografie der Thoraxorgane

Mediastinum

Mediastinum ist die Bezeichnung für den zylinderförmigen Raum zwischen den beiden Pleurahöhlen mit den Lungenflügeln. Das Mediastinum wird in oberes und unteres Mediastinum unterteilt, wobei das untere weiter in hinteres, mittleres und vorderes Mediastinum gegliedert wird (**Abb. 7.11**). Zentrale Struktur für die Einteilung ist das Herz im Herzbeutel.

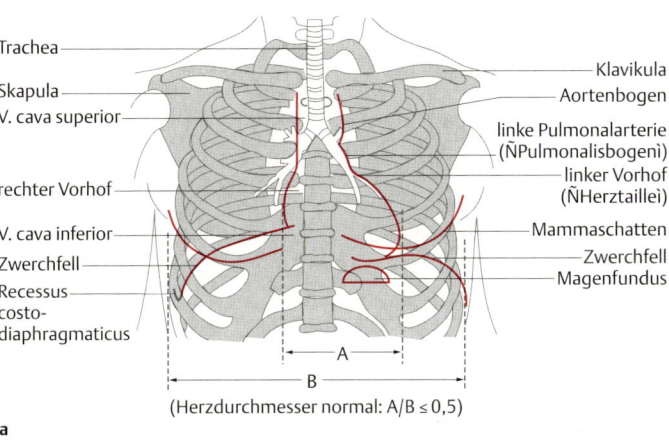
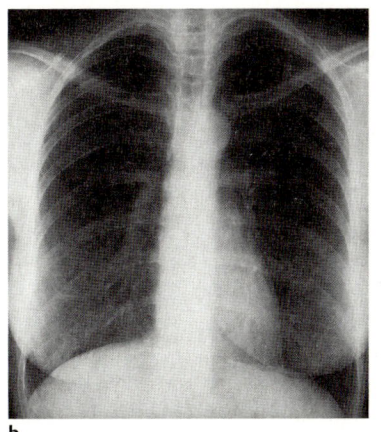

Trachea
Skapula
V. cava superior
rechter Vorhof
V. cava inferior
Zwerchfell
Recessus costodiaphragmaticus

Klavikula
Aortenbogen
linke Pulmonalarterie (ÑPulmonalisbogenì)
linker Vorhof (ÑHerztailleì)
Mammaschatten
Zwerchfell
Magenfundus

(Herzdurchmesser normal: A/B ≤ 0,5)

a

b

Abb. 7.10   Röntgen-Thorax p. a. (Strahlengang von posterior nach anterior).

Tabelle 7.3   Auskultationsstellen

Klappe	anatomische Projektion	Auskultationsstelle
Aortenklappe	3. ICR links vom Sternum	2. ICR rechts parasternal
Pulmonalklappe	3. Rippe links vom Sternum	2. ICR links parasternal
Trikuspidalklappe	5. Rippenknorpel rechts am Sternum	4. ICR rechts parasternal
Mitralklappe	Ansatz der 4. linken Rippe am Sternum	4. oder 5. ICR links parasternal bis MCL
Erb-Punkt		3. ICR links parasternal

ICR = Interkostalraum; MCL = Medioklavikularlinie

Funktion. Das Mediastinum ist eine Art „Durchgangsstraße" für Nerven, Gefäße und Lymphbahnen sowie verschiedene Organe (z. B. Ösophagus, Thymus, **Tab. 7.4**). Außerdem befindet sich das Herz im Mediastinum.

Topografie. Das Mediastinum beginnt **kranial** an der oberen Thoraxapertur und **kaudal** am Diaphragma. Die **ventrale Begrenzung** bildet das Sternum, die **dorsale Begrenzung** die Wirbelsäule. Nach **lateral** grenzt das Mediastinum an die Pars mediastinalis der Pleura und somit indirekt auch an die Lungenflügel.
Die weitere Unterteilung des Mediastinums orientiert sich am Herzen im Herzbeutel:
– Das **obere Mediastinum** (Mediastinum superius) liegt oberhalb des Herzbeutels.
– Das **untere Mediastinum** (Mediastinum inferius) liegt auf Höhe des Herzens und des Herzbeutels.
Da das Herz jedoch nicht das gesamte untere Mediastinum ausfüllt, kann dieses weiter unterteilt werden in (**Abb. 7.11**):
– **vorderes** Mediastinum (Mediastinum anterius): vor dem Herzbeutel zwischen Perikard und Sternum

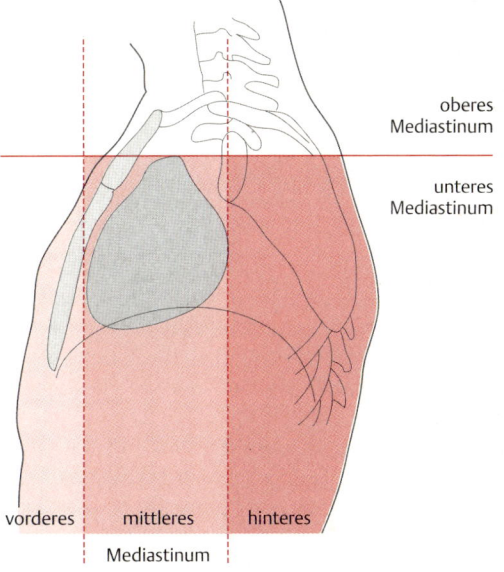

oberes Mediastinum
unteres Mediastinum

vorderes   mittleres   hinteres
Mediastinum

Abb. 7.11   Einteilung des Mediastinums.

– **mittleres** Mediastinum (Mediastinum medium): vor allem vom Herzen und dem Herzbeutel ausgefüllt
– **hinteres** Mediastinum (Mediastinum posterius): dorsal des Herzbeutels zwischen Perikardhinterwand und Wirbelsäule.

Klinik

Mediastinoskopie. Bei der Mediastinoskopie wird das vordere obere Mediastinum vom prätrachealen Raum bis zu den Hauptbronchien in Intubationsnarkose inspiziert. Indiziert ist diese Untersuchung zur Abklärung unklarer Mediastinal- und Hilusveränderungen. Dabei können auch Biopsien, beispielsweise von veränderten Lymphknoten, durchgeführt werden. Die Instrumenteinführung erfolgt von einem retro- oder parasternalen Hautschnitt aus, unter stumpfer Präparierung eines prätrachealen Weichteiltunnels.

Tabelle 7.4 Strukturen in den einzelnen Mediastinalräumen

	Strukturen		
Oberes Mediastinum	Ösophagus, N. vagus, N. phrenicus, Nn. cardiaci, Truncus sympathicus, Ductus thoracicus, Aorta, A. thoracica interna, V. azygos und V. hemiazygos **ziehen durch**		
	Trachea, N. laryngeus recurrens, Ganglion stellatum, A. carotis communis sinistra, A, subclavia sinistra, Truncus brachiocephalicus, Vv. brachiocephalicae, V. cava superior, Truncus pulmunalis und Trachea **beginnen** bzw. **enden hier**		
	Thymus		
	vorderes Mediastinum	**mittleres Mediastinum**	**hinteres Mediastinum**
unteres Mediastinum	Lymphknoten, Fettgewebe, ggf. der rechte N. phrenicus, Vasa pericardiacophrenica	Herz, Herzbeutel, Beginn der Gefäße vom oder zum Herzen, N. phrenicus, Aa. und Vv. pulmonales, Vasa pericardiacophrenica	Ösophagus, N. vagus, Truncus sympathicus, Aorta thoracica, Ductus thoracicus, V. azygos, V. hemiazygos, Nn. splanchnici maj./min. (= sympathische Äste aus Th5/Th10)

7.8.4 Atemmechanik

Siehe Physiologie S. 710.

8.1 Entwicklung von Darmtrakt, Harn- und Sexualorganen

8.1.1 Verdauungsorgane

Bauchfellverhältnisse. Siehe S. 295

Magen. Im unteren Teil des Vorderdarms entsteht in der 5. Woche eine spindelförmige Erweiterung, die **Magenanlage**, deren Hinterwand schneller wächst als die vordere. So entstehen die Curvaturae major und minor. Dabei dreht sich die Magenanlage um ihre Längsachse um 90° im Uhrzeigersinn. Dann kommt es zur Kippung um eine sagittale Achse. Jetzt sind die große Kurvatur nach links-unten und die kleine nach rechts-oben ausgerichtet. Durch die Drehung werden der linke N. vagus zum Truncus vagalis anterior und der rechte zum Truncus vagalis posterior.

Darmkanal. Der Mitteldarm beginnt in der 4. Woche erheblich in die Länge zu wachsen, sodass er eine U-förmige, nach ventral gerichtete **Nabelschleife** ausbildet. Von deren Scheitel geht der Ductus vitellinus ab. Durch die Verlängerung der Nabelschleife wird das Mesenterium, in dem die A. mesenterica superior zieht, lang ausgezogen, und es erfolgt dann die Darmdrehung. Diese erfolgt von ventral gesehen entgegen dem Uhrzeigersinn (um 270°) und hat zur Folge, dass die Anlage des Caecums zeitweilig unter der Leber liegt. Die Drehung geht mit dem physiologischen Nabelbruch (S. 140) einher.

Klinik

Überbleibsel des Ductus vitellinus. Wenn sich der Ductus vitellinus (Ductus omphaloentericus) nicht vollständig zurückbildet, bleibt am Scheitelpunkt der Nabelschleife (d. h. am Abgang des Ductus vitellinus) als Relikt ein Meckel-Divertikel. Bleibt der Ductus vitellinus auf seiner ganzen Länge offen, entsteht eine Fistel zwischen Nabel und Darm (Nabel- oder Dottergangfistel).

Omphalozele. Die Omphalozele (= Persistenz des physiologischen Nabelbruchs) ist eine Auftreibung der Nabelschnur und von Amnion bedeckt. Sie enthält Dünndarmabschnitte und Anteile des Mesenteriums.

Der Enddarm, der durch Äste der A. mesenterica inferior versorgt wird, mündet in die Kloake (= gemeinsamer Abschnitt von Darm und Urogenitalsystem). Die Kloake wird (in der 5. Woche) durch das **Septum urorectale** in den ventralen **Sinus urogenitalis** und den dorsalen **Anorektalkanal** (auch Canalis analis) unterteilt. Aus dem Anorektalkanal gehen das Rectum und die oberen ²/₃ des Analkanals hervor. Die Analmembran, als Teil der Kloakenmembran, reißt gegen Ende der 8. Woche.

Leber. In der dorsalen Wand des unteren Vorderdarms (im Bereich des späteren Duodenums, auch **hepatopankreati-**

scher **Ring** genannt) entsteht die entodermale Leberbucht, die sich gliedert in:
– **Pars hepatis** (oberes Leberdivertikel) und
– **Pars cystica** (unteres Leberdivertikel).

Aus der Pars hepatis wachsen Leberepithelzellbalken in das Septum transversum und in das ventrale Mesogastrium (s. u.) ein. Die Zellstränge ordnen sich zu Leberläppchen an und zwischen ihnen bilden sich die Lebersinusoide, deren Endothel aus dem Mesenchym des Septum transversum kommt. Dieses Mesenchym liefert die bindegewebigen Anteile der Leber.

Das ventrale Mesogastrium (zwischen ventraler Leibeswand und Magen/Anfangsteil des Duodenums) gliedert sich nach Einwachsen der Leberanlage in: Lig. falciforme hepatis (zwischen ventraler Leibeswand und Leber) und Omentum minus (aus Ligg. hepatogastrium und hepatoduodenale, zwischen Leber und Magen/Anfangsteil des Duodenums).

Bis zum 7. Monat findet in der Leber Blutbildung statt, danach wird sie ins Knochenmark verlagert.

Gallenblase. Aus der Pars cystica geht der epitheliale Anteil der Gallenblase und des Ductus cysticus hervor. Bindegewebe und Muskulatur dieser Organe stammen aus dem Mesogastrium ventrale. Der Verbindungsstiel zum Darmrohrlumen bildet sich im weiteren Verlauf zum Ductus cysticus um.

Pankreas. Im unteren Vorderdarm entstehen die ventrale und dorsale epitheliale Pankreasknospe. Durch die Magendrehung gelangt die ventrale unter die dorsale Anlage, dann verschmelzen beide miteinander. Aus der (größeren) dorsalen Anlage geht der obere Teil des Caput, das Corpus und die Cauda pancreatis hervor, aus der ventralen der untere Teil des Caput und der Processus uncinatus. Die Ausführungsgänge der dorsalen und ventralen Anlage fusionieren. Der Ductus pancreaticus major stammt im Körper und Schwanz des Pankreas aus der dorsalen Anlage, im Kopf aus der ventralen Anlage. Der ursprüngliche Gangabschnitt der dorsalen Anlage im Kopf bildet sich meist zurück. Er kann aber auch als Ductus pancreaticus minor erhalten bleiben.

Merke Das Pankreas wächst in das Mesogastrium dorsale ein und liegt später sekundär retroperitoneal. Mit seinem Processus uncinatus umfasst es den Gefäßstiel der A. und V. mesenterica superior.

Milz. Die Milz entwickelt sich ab der 5. Woche und entsteht aus proliferierendem mesenchymalem Gewebe zwischen den beiden Blättern des dorsalen Mesogastriums und verlagert sich auf die linke Oberbauchseite.

Bursa omentalis und Omentum majus. Die Bursa omentalis als spaltförmiger Nebenraum der Bauchhöhle entwickelt sich durch die Umlagerung der Bauchorgane und ihrer Mesos. Dabei verlängert sich das Mesogastrium dorsale, von dem nach vorne das Omentum majus von der großen Kurvatur des Magens ausgeht. Das Omentum majus wächst breitflächig über Colon transversum und die Dünndarmschlingen abwärts. Es besteht zunächst aus zwei Blättern mit einem Lumen, das mit der Bursa omentalis in Verbindung steht. Später verkleben die beiden Blätter.

> **Merke**
> Aus dem Mesogastrium dorsale entstehen Omentum majus, Peritoneum der Bursa omentalis, Anteile des Mesocolon transversum, Lig. splenorenale und Lig. gastrosplenicum. Die beiden Letzteren sind Bänder (= Bauchfellduplikaturen) der intraperitoneal gelegenen Milz.

8.1.2 Organe im Retroperitonealraum

Niere. Im intermediären Mesoderm entwickelt sich im Halsbereich die nur rudimentär angelegte Vorniere (**Pronephros**). Im Thorakal- und Lumbalbereich entsteht die Urniere (**Mesonephros**) mit Urnierenkanälchen, Kapillarschlingen mit Kapsel und Urnierengang. Die Urnierenkanälchen, aus denen später die Ductuli efferentes (S. 327) hervorgehen, münden in den Urnierengang (Wolff-Gang). Letzterer zieht in die Kloake und ist die Anlage der männlichen Genitalwege (z. B. Samenleiter, S. 329). Unterhalb der Urniere entwickelt sich im intermediären Mesoderm die Nachniere (**Metanephros**, metanephrogenes Blastem, das Anlagematerial der definitiven Niere). Aus ihm gehen die Nierenkörperchen, der proximale intermediäre und distale Tubulus sowie das Nierenstroma hervor. Gleichzeitig stülpt sich aus dem Wolff-Gang (kurz vor seiner Einmündung in die Kloake) die Ureterknospe aus, dringt in das metanephrogene Blastem ein und verzweigt sich hier dichotom. Aus ihr entstehen der Ureter, das Nierenbecken, die Kelche des Nierenbeckens und die Sammelrohre.

> **Merke**
> Die Niere verlagert sich während ihrer Entwicklung vom 1. bis 3. Sakralsegment auf ihre definitive Lage in Höhe vom 12. Thorakal- bis 4. Lumbalsegment (→ **Aszensus** der Niere).

Harnblase und Urethra. Die Harnblase entwickelt sich aus dem oberen Teil des Sinus urogenitalis. Aus dem mittleren Teil entsteht bei der Frau die gesamte Urethra und beim Mann die Pars prostatica und die Pars membranacea der Urethra. Der untere Teil des Sinus urogenitalis ist von der Urogenitalmembran verschlossen und wird später zum Urethraabschnitt des Penis bzw. zum Vestibulum vaginae. Der untere Teil des Wolff-Ganges (unterhalb des Abgangs der Ureterknospe) wird in die Wand der Harnblase einbezogen, dadurch entsteht das Trigonum vesicae.

Nebenniere. Die Nebennierenrinde entwickelt sich durch Proliferation des Zölomepithels beidseits der Aorta (in Nachbarschaft der Gonadenanlage). Es entstehen steroidproduzierende Zellen, die bis zur Geburt eine Östrogenvorstufe bilden, die in der Plazenta zu Östrogen umgewandelt

wird. Postnatal bilden sich die drei Schichten der Rinde (S. 112) aus. In die Anlage der Nebennierenrinde wandern Sympathikoblasten (aus der Neuralleiste) ein und werden dann zu Markzellen (S. 142).

8.1.3 Geschlechtsorgane

Genitalorgane. In der 5. Woche entstehen auf beiden Seiten medial von den Urnieren die Genitalleisten durch Proliferation des Zölomepithels, das strangförmig in die Tiefe eindringt (primäre Keimstränge). Aus der Wand des Dottersacks wandern Urkeimzellen in die Genitalleisten ein.
In Anwesenheit von testisdeterminierenden Faktoren werden die primären Keimstränge zu Hodensträngen (Hodenkanälchen). Zwischen ihnen entwickeln sich Zwischenzellen (Leydig-Zellen), die von der 8. Woche bis zum 5. Monat Testosteron bilden. Danach werden sie erst wieder zu Beginn der Pubertät aktiv. Der Hoden wird aus der Bauchhöhle, durch den Leistenkanal in das Skrotum verlagert (**Deszensus** des Hodens mit transabdominaler und transinguinaler Phase). Beim Dezensus spielt das **Gubernaculum testis** (unteres Keimdrüsenband: vom Hoden bis hin zur Skrotalanlage) eine wichtige Rolle. Gleichzeitig entsteht eine fingerförmige Ausstülpung des parietalen Peritoneums, der Processus vaginalis, der sich am Gubernaculum testis entlang durch den Leistenkanal bis in die Skrotalanlage erschließt. Nach seinem Deszensus wird der Hoden von Schichten der Leibeswand umhüllt (**Tab. 8.1**).
Bei weiblichen Embryonen gehen die primären Keimstränge zugrunde; es entstehen sekundäre Rindenstränge, die Zellhaufen mit Eizellen bilden (Primordialfollikel des Ovars). Das Ovar macht nur einen geringfügigen Deszensus durch. Aus dem unteren Keimdrüsenband werden das **Lig. ovarii proprium** und **das Lig. teres uteri**. Beim weiblichen Geschlecht bleibt ein oberes Keimdrüsenband als Lig. suspensorium ovarii erhalten.

Genitalwege. Bei der Entwicklung der männlichen ableitenden Genitalwege spielt der Urnierengang (**Wolff-Gang**),

Tabelle 8.1 Schichten des Skrotums und der Bauchwand

Skrotum	Bauchwand
Processus vaginalis testis mit Lamina parietalis (Periorchium) und Lamina visceralis (Epiorchium)*	Peritoneum parietale
Fascia spermatica interna	Fascia transversalis
M. cremaster (mit Faszie)	M. obliquus internus abdominis (mit Faszie)
Fascia spermatica externa	Fascia abdominalis superficialis
Tunica dartos	Tela subcutanea

* **Hydrozele** = Flüssigkeitsansammlungen zwischen Periorchium und Epiorchium

bei der Entwicklung des weiblichen Genitalsystems der **Müller-Gang** (Ductus paramesonephridicus) eine wesentliche Rolle. Letzterer entsteht durch eine trichterförmige Einstülpung des Zölomepithels (Öffnung zum Zölom) lateral des Wolff-Gangs und wächst parallel zum Wolff-Gang abwärts, den er unten überkreuzt, um in der Medianebene mit dem Müller-Gang der anderen Seite zu fusionieren. Beim männlichen Geschlecht wird der Müller-Gang durch das **Anti-Müller-Hormon**, das in Sertoli-Zellen des Hodens produziert wird, zurückgebildet. Unter dem Einfluss von Testosteron differenziert sich der Wolff-Gang zum Nebenhodengang (**Ductus epididymidis**) und Samenleiter (**Ductus deferens**). Einige Urnierenkanälchen werden zu Ductuli efferentes. Aus dem unteren Abschnitt des Wolff-Gangs stülpt sich die Bläschendrüse aus. Die Drüsenanteile der Prostata entwickeln sich aus Aussprossungen der Urethraanlage, die ins umgebende Mesenchym hineinragen.

Beim weiblichen Geschlecht werden die Müller-Gänge zur **Tuba uterina**; der fusionierte Abschnitt zum **Uterovaginalkanal (**→ Uterus, kleiner oberer Teil der Vagina). Der größte Teil der Vagina entsteht aus den Sinuvaginalhöckern in der Hinterwand des Sinus urogenitalis (Vaginalplatte). Reste des Wolff-Gangs und der Urnierenkanälchen, die sich fast vollständig zurückbilden, sind Epoophoron, Appendix vesiculosa, Paroophoron und Gartner-Gang. Durch das Hymen (Jungfernhäutchen) ist die Vagina von den äußeren Genitalorganen getrennt.

> **Merke**
> – Das Gubernaculum testis des Mannes entspricht dem Lig. teres uteri und Lig. ovarii proprium.
> – Der Uterus entsteht durch die Verschmelzung von zwei Schläuchen (Müller-Gänge).
> – Der Ductus deferens entwickelt sich aus dem Urnierengang.

> **Klinik**
>
> **Uterus bicornis.** Wenn die Verschmelzung der Müller-Gänge gestört ist, kann u. a. ein Uterus bicornis (Uterus mit zwei Hörnern) entstehen.

Äußere Genitalorgane. Um die Kloakenmembran formieren sich die indifferenten Anlagen der äußeren Genitalorgane: Genitalhöcker (Tuberculum genitale), Urethralfalten (= Genitalfalten) und Labioskrotalwülste (= Genitalwülste).

Beim männlichen Geschlecht wächst der Genitalhöcker zum Phallus aus. An seiner Unterseite vereinigen sich die Genitalfalten zum Corpus spongiosum penis (Harnröhrenschwellkörper). Die Labioskrotalwülste fusionieren zum Skrotum.

> **Klinik**
>
> Bei der **Hypospadie**, einer relativ häufigen Hemmungsmissbildung, findet sich eine Fehlmündung der Urethra an der Unterseite des Penis.

Beim weiblichen Geschlecht differenziert sich der Genitalhöcker zur Klitoris. Die Genitalfalten und Labioskrotalwülste bleiben getrennt und werden zu den Labia minora (kleine Schamlippen, mit Bulbus vestibuli) und Labia majora (große Schamlippen).

Geschlechtsdetermination. Das **chromosomale Geschlecht** wird bei der Befruchtung festgelegt, das **gonadale Geschlecht** wird über das Y-Chromosom bestimmt. Auf dem Y-Chromosom liegt das SRY-Gen (sex determining region Y-chromosome), welches die Expression des SOX9-Gens induziert. SOX9 ist ein Transkriptionsfaktor, unter dessen Einfluss sich indifferente Gonaden zu Hoden entwickeln. Weiblichen Embryonen fehlt das SRY-Gen, welches SOX9 aktiviert. Ihre Gonaden entwickeln sich zu Ovarien.

Das **somatische Geschlecht** wird über den Testosteronspiegel gesteuert. Testosteron wird von den Leydig-Zellen in den Hodenanlagen gebildet (s. o.). Bei einem hohen Testosteronspiegel entwickeln sich äußere männliche Genitale. Ist der Testosteronspiegel zu niedrig, kommt es trotz männlicher Gonaden zur Ausbildung eines äußeren weiblichen Genitals (Pseudohermaphroditismus).

8.2 Organe des Magen-Darm-Kanals

Der Bauchraum wird kranial vom Zwerchfell und an den Seiten von der Bauchwand begrenzt. Das Peritoneum kleidet die Bauchhöhle aus, überzieht die Bauchorgane und umgibt einen mit seröser Flüssigkeit gefüllten Spaltraum, so dass Verschiebungen der intraperitoneal gelegenen Organe gegeneinander möglich sind. Das Peritoneum beteiligt sich außerdem an der Immunabwehr.

Intraperitoneal gelegene Organe besitzen ein „**Meso**" (= Mesenterium). Hierbei handelt es sich um Aufhängebänder aus Bindegewebsplatten, die beidseits von Peritoneum bedeckt sind (Bauchfellduplikatur). Vorder-, Mittel- und Enddarm besitzen ursprünglich ein dorsales Meso. Ein ventrales Meso findet sich nur im Bereich des Magens und des oberen Duodenums.

Man unterscheidet beim Peritoneum ein **viszerales** und **parietales Peritoneum**:

– Das **viszerale Blatt des Peritoneums** überzieht Organe, die im Bauchraum liegen. Es wird von vegetativen Fasern und stellenweise (z. B. Leber, Gallenblase) von Ästen des N. phrenicus innerviert.

– Das **parietale Blatt** kleidet die Bauchwand aus und ist sensibel von Ästen der Spinalnerven und des N. phrenicus innerviert und ist daher schmerzempfindlich.

Bei der Lage der Organe im Bauch- und Beckenraum unterscheidet man verschiedene **Lagetypen** in Bezug auf das Peritoneum (**Abb. 8.1**):

– **Intraperitoneal** gelegene Organe werden von **viszeralem Peritoneum** überzogen und sind an einem Aufhängeband, einem **Meso**, befestigt. Das viszerale Peritoneum geht dann an der Wurzel (Radix) des Aufhängebandes für das Meso in das parietale Peritoneum über. Intraperitoneal liegen z. B. Magen, Pars superior des Duode-

Biologie · Histologie · Anatomie · Chemie · Biochemie · Physik · Physiologie · Psych./Soz.

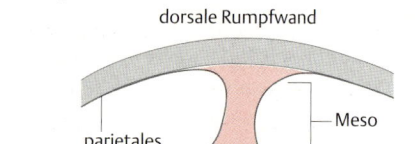

I. intraperitoneal

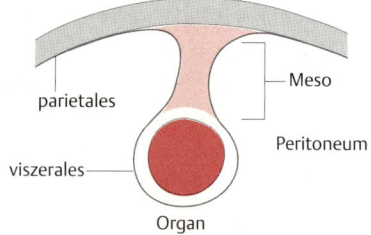

II. sekundär retroperitoneal

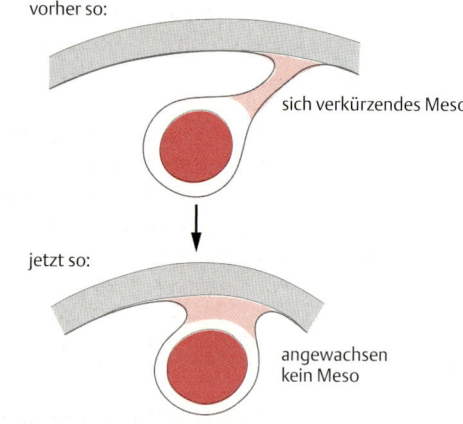

III. primär retroperitoneal

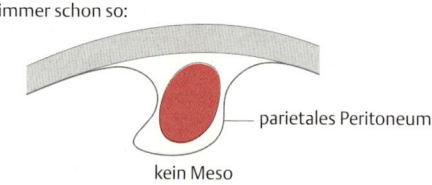

Abb. 8.1 Peritoneallage von Organen.

nums, Jejunum, Ileum, Caecum und Appendix vermiformis, Colon transversum, Colon sigmoideum, Leber, Gallenblase, Milz, Eierstock, Eileiter und ein Teil der Gebärmutter.

– **Sekundär retroperitoneal** liegende Organe waren ursprünglich an einem Aufhängeband in der Peritonealhöhle befestigt. Im Lauf der Entwicklung bildete sich das Meso zurück und das Organ verlagerte sich an die Rückwand des Bauchraums. Das Meso verkümmert und verwächst mit dem Organ fest an der dorsalen Bauchwand. Es wird nur noch vom parietalen Blatt des Peritoneums überzogen. Sekundär retroperitoneal liegen z.B. das Duodenum (außer Pars superior), Pankreas, Colon ascendens, Colon descendens und der größte Teil des Rektums.

– **Primär retroperitoneale** Organe sind an der Rückwand der Bauchwand fixiert und mit dem parietalen Blatt des Peritoneums überzogen. Hierzu zählen u.a. die Niere, Nebenniere und die Harnleiter. Des Weiteren liegen im Retroperitoneum die großen Leitungsbahnen: Aorta abdominalis, V. cava inferior, Grenzstrang und Ductus thoracicus.

– **Extraperitoneale** Organe haben keine Beziehung zum Peritoneum.

Klinik

Peritonitis. Eine Bauchfellentzündung (Peritonitis) tritt häufig bei Perforation von Hohlorganen (z.B. Blinddarmdurchbruch, Sigmaperforation) auf, wobei Bakterien in die Bauchhöhle übertreten und eine Entzündung hervorrufen. Typische Symptome sind Bauchschmerzen, Abwehrspannung, Fieber, Exsikkose bis hin zum Schock.

Die Organe des gastrointestinalen Traktes sind alle nach einem gleichen mikroskopisch erkennbaren Muster aufgebaut (Histologie S. 101).

Das intramurale Nervensystem erstreckt sich vom Mageneingang bis zum Dickdarmende. Es ist ein organeigenes, also **intrinsisches Nervensystem**. Zum Nervensystem zählen der **Plexus submucosus (Meissner)** und der **Plexus myentericus (Auerbach)**. Sie steuern die Darmmotorik eigenständig und werden über das extrinsische vegetative Nervensystem reguliert. Bei Ausfall der äußeren vegetativen Nervengeflechtsfasern können die in der Wandung gelegenen Geflechte die Peristaltik aufrechterhalten.

Merke Auch im Ösophagus bestehen schon solche Plexus. Sie sind dort jedoch nicht so autonom wie im aboralen Teil des Magendarmtraktes: Eine Durchtrennung des N. vagus hat einen Stillstand der Ösophagusmotorik zur Folge.

8.2.1 Magen

Der **Magen (Gaster)** verbindet Ösophagus und Dünndarm miteinander. Er ist ein sehr dehnbares Organ und hat beim Erwachsenen ein Fassungsvolumen bei maximaler Ausdehnung von 2–3 l (beim Neugeborenen ca. 30 ml).

Der Magen wandelt die Nahrung in einen **Speisebrei (Chymus)** um. Hierzu bildet er den **sauren Magensaft** durch Sekretion von HCl und Schleim **(pH 1–3)**. Der Speisebrei wird dann nach wenigen Stunden mittels Kontraktion der glatten Muskulatur (Stratum circulare) und äußeren längs verlaufenden Muskelfasern (Stratum longitudinale) weitertransportiert.

Topografie

Der Magen liegt **intraperitoneal** und ist an Aufhängebändern (dem sog. „Gekröse", s.u. Omentum majus und Omentum minus) frei hängend in der Bauchhöhle befestigt. Magen und Leber bilden das „Oberbauchpaket".

Mit seiner Vorderfläche grenzt der Magen an die Leber, an die unteren Rippen und an das Zwerchfell. Mit einem kleinen Teil hat der Magen direkt Kontakt zur Bauchwand.

Die Rückseite des Magens grenzt an einen Hohlraum zwischen den Organen des Magens und der Bauchspeicheldrüse, die sog. Bursa omentalis. Zudem hat die Magenrückseite topografische Beziehungen zur linken Niere und linken Nebenniere.

Der **Mageneingang** liegt auf Höhe des 10.–12. Brustwirbels. Hier mündet der Ösophagus, der am Zwerchfell im Hiatus oesophageus befestigt und somit in seiner Stellung am wenigstens variabel ist.

Der **Magenausgang** (Pylorus) ist auf Höhe des 1. und 2. Lendenwirbels anzutreffen. Hier schließt sich das größtenteils retroperitoneal befestigte Duodenum an. Bei Positionswechsel ändert sich die Lage des Magens, so befindet sich z. B. die Pars pylorica im Liegen weiter kranial als im Stehen.

Einleuchtend ist die variierende Ausdehnung des Magens bei unterschiedlichen Füllungszuständen. Außerdem kommen verschiedene Magenformen vor (z. B. Stierhornmagen, Hakenmagen und Langmagen).

Am Magen unterscheidet man eine Vorderfläche (Paries anterior) und eine Rückfläche (Paries posterior) sowie eine große Kurvatur (Curvatura major; links unten) und eine kleine Kurvatur (Curvatura minor; rechts oben).

> **Merke** Sowohl der Mageneingang als auch der Magenausgang stellen „fixe" Punkte des Magens dar.

Omentum majus und Omentum minus. Von der großen Magenkurvatur ansetzend zieht sich das **Omentum majus (großes Netz)** bis vor die Darmschlingen. Es ist ein Abkömmling des Mesogastrium dorsale und verbindet den Magen durch das **Lig. gastrosplenicum** mit der Milz, durch das **Lig. gastrophrenicum** mit dem Zwerchfell, außerdem durch das **Lig. gastrocolicum** mit dem Colon transversum. Das Lig. gastrocolicum enthält zudem den Gefäßbogen der großen Kurvatur mit der A. gastroomentalis dextra et sinistra.

Das große Netz enthält Ansammlungen von lymphatischem Gewebe (Maculae lutea, Milchflecken), die Lymphozyten, Plasmazellen und Makrophagen enthalten. Die arterielle Versorgung erfolgt über Äste des Truncus coeliacus durch die Aa. gastroomentales, der venöse Abfluss erfolgt in die V. portae.

Das **Omentum minus (kleines Netz)** geht von der kleinen Magenkurvatur aus und verbindet den Magen mit der Leber. Am Aufbau des Omentum minus sind das **Lig. hepatogastricum** und das **Lig. hepatoduodenale** beteiligt. Im Lig. hepatoduodenale verlaufen wichtige Strukturen für die Leberpforte, und zwar von ventral nach dorsal: Ductus choledochus, A. hepatica propria, V. portae (in der Mitte und dorsal). Gleichzeitig bildet dieses Band den „Türsturz" für das Eingangstor **(Foramen epiploicum = Winslow)** in die **Bursa omentalis**. Im Omentum minus verläuft außerdem der Gefäßbogen zur Versorgung der kleinen Kurvatur des Magens.

> **Merke** Im Lig. hepatoduodenale verlaufen von ventral nach dorsal: Ductus choledochus, A. hepatica propria, V. portae.

Aufbau

Der Ösophagus mündet in die **Cardia (Mageneingang)**. Ein ösophagokardialer Verschluss, der funktionelle Kardiasphinkter, verhindert den Reflux von saurem Mageninhalt in die Speiseröhre. Links von der Cardia erhebt sich kuppelförmig der **Fundus** unter das Zwerchfell (**Abb. 8.2**). Zwischen dem in den Magen eintretenden Ösophagus und dem Fundus entsteht ein spitzer Winkel, die sog. **Incisura cardialis**. Ihr gegenüber findet man an der großen konvexen Kurvatur das sog. Magenknie.

Beachte: Die beim Essen verschluckte Luft sammelt sich im Magen an seiner höchsten Stelle, dem Fundus. Dieser wölbt sich unter die linke Zwerchfellkuppel vor, die Luft stellt sich radiologisch auf Abdomenleeraufnahmen immer schwarz dar, sodass man hier von der typischen „Magenblase" im Fundus spricht.

Die Cardia geht in den **Magenkörper (Corpus gastricum [ventriculi])** über. Dieser setzt sich nach kaudal fort in den Magenausgang mit dem Schließmuskel des Magens, **den Magenpförtner (Pars pylorica)**, und einer davor gelegenen **Aufweitung (Antrum pyloricum)**. Von hier aus wird bei Relaxation des ringförmigen **M. sphincter pylori** der Chymus durch den **Ausgangskanal (Canalis pyloricus)** in den sich direkt anschließenden Zwölffingerdarm (Duodenum) gebracht.

> **Klinik**
>
> **Hypertrophe Pylorusstenose:** Ist der Magenschließmuskel in der Pars pylorica von Geburt an zu kräftig ausgeprägt und verlegt dadurch den Magenausgang, spricht man von einer hypertrophen Pylorusstenose. Die Kinder fallen in den ersten Lebenswochen nach der Geburt durch schwallartiges Erbrechen im hohen Bogen auf, da die aufgenommene Nahrung nicht weiter in den Dünndarm transportiert werden kann und somit mittels Retroperistaltik erbrochen wird. Die gesteigerte Magenperistaltik kann man am Oberbauch der Kinder sehen.

Histologisch weist der Magen einige Besonderheiten auf, die in der Histologie ab S. 102 ausführlich beschrieben werden.

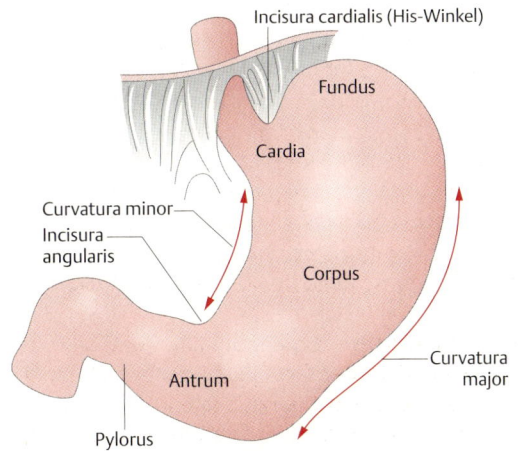

Abb. 8.2 Makroskopischer Aufbau des Magens.

Gefäßversorgung

Arterielle Versorgung. Der Magen wird vorwiegend vom **Truncus coeliacus** mit Blut versorgt. Die **A. gastrica sinistra** ist der kleinste Ast aus dem Truncus coeliacus, sie versorgt zusammen mit der **A. gastrica dextra** (aus der A. hepatica propria) die kleine Kurvatur. Die große Kurvatur wird von der **A. gastroomentalis dextra** (aus der A. gastroduodenalis) und der **A. gastroomentalis sinistra** (aus der A. lienalis [splenica]) versorgt. Aus der **A. lienalis** ziehen außerdem die **4–5 Aa. gastricae breves** zum Magenfundus (**Abb. 8.3**).

Venöser Abfluss. Die Magenvenen drainieren das venöse, nährstoffreiche Blut des Magens (wie auch die Venen aller anderen unpaaren Bauchorgane) in den Pfortaderkreislauf.
In der Regel fließen die **V. gastrica dextra** und **V. gastrica sinistra** von der kleinen Kurvatur kommend **direkt** in die **V. portae.**
Die **V. gastroomentalis dextra** fließt für gewöhnlich **in** die **V. mesenterica superior** ab, sie kann aber auch erst in die V. splenica oder direkt in die V. portae münden.
Die **V. gastroomentalis sinistra** mündet in der Regel in die **V. splenica**, wie auch die kurzen **Vv. gastricae**, und von dort schließlich in die V. portae.

Lymphabfluss. Die Lymphgefäße des Magens verlaufen wie die Arterien entlang der großen und der kleinen Kurvatur. Der Magen wird in vier Regionen unterteilt, denen jeweils regionale Lymphknoten zugeordnet werden:
– Nodi lymphoidei gastrici sinistri: Curvatura minor, große Teile des Korpus
– Nodi lymphoidei gastroomentales: rechte, untere Curvatura major, teils vom Pylorus direkt in die Nodi lymphoidei pylori
– Nodi lymphoidei gastroomentales: linke, obere Curvatura major, entlang der Milzgefäße in die Nodi lymphoidei pancreaticosplenici
– Nodi lymphoidei gastrici dextri: Pylorusregion und Teil der Curvatura minor.

Die Lymphe von der Vorder- und Hinterfläche des Magens fließt über die kleine und große Kurvatur zu den dort gelegenen Nodi lymphoidei gastrici und den Nodi lymphoidei gastroomentales.
Von diesen Sammelstellen aus fließt die Lymphe weiter zu den **Nodi lymphoidei coeliaci**, welche um den Truncus coeliacus gelegen sind. Von dort aus fließt die Lymphe in die **Cysterna chyli** und weiter in den **Ductus thoracicus.**

Innervation

Der Magen wird sympathisch über den **N. splanchnicus major** und den **N. splanchnicus minor** innerviert. Verschaltet werden sie in den prävertebralen Ganglien – für den Magen im Ganglion coeliacum – und treten von dort an den Magen heran. Der Sympathikus hemmt u. a. die Magenperistaltik und reduziert die Magensaftsekretion.
Die parasympathische Versorgung des Magens erfolgt über den linken und rechten **N. vagus.** Beide Nn. vagi bilden den Plexus oesophageus, aus dem der Truncus vagalis anterior und posterior hervorgeht. Beide erreichen durch den Hiatus oesophageus die Bauchhöhle und gelangen in den Magen.
Der **Truncus vagalis anterior** enthält überwiegend Fasern des linken N. vagus, die durch die Magendrehung auf der Magenvorderfläche zum Liegen kommen. Er verläuft auf der Vorderfläche des Ösophagus ins Abdomen und gibt Äste für die Mageninnervation sowie weitere Fasern für die parasympathische Versorgung der Leber und des Duodenums ab, welche u. a. im Lig. hepatoduodenale zu den Organen ziehen.
Der **Truncus vagalis posterior** enthält überwiegend die durch die Magendrehung nach dorsal verlagerten Fasern des rechten N. vagus. Er zieht auf der Rückseite der Speiseröhre ins Abdomen und zieht auf die Hinterfläche des Magens, von dort zieht er mit weiteren Ästen in Richtung Plexus coeliacus.
Die parasympathischen Fasern fördern u. a. die Magenperistaltik und führen zu einer vermehrten Sekretion von Magensaft und Salzsäure.

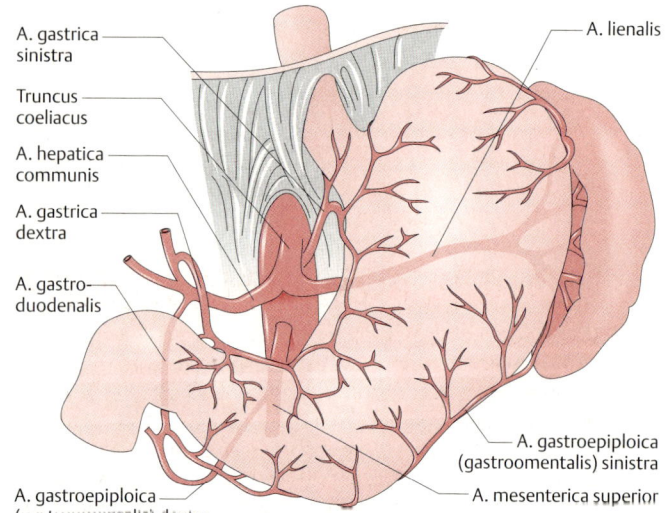

A. gastrica sinistra
Truncus coeliacus
A. hepatica communis
A. gastrica dextra
A. gastroduodenalis
A. gastroepiploica (gastroomentalis) dextra
A. lienalis
A. gastroepiploica (gastroomentalis) sinistra
A. mesenterica superior

Abb. 8.3 Arterielle Versorgung des Magens.

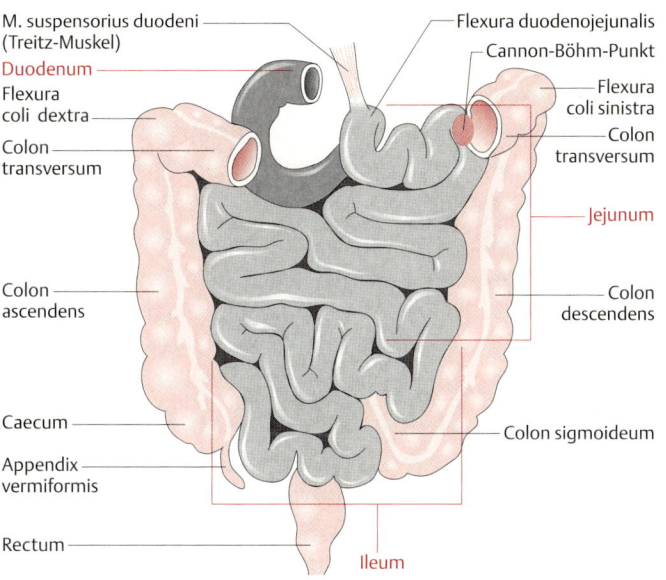

M. suspensorius duodeni
(Treitz-Muskel)
Duodenum
Flexura
coli dextra
Colon
transversum
Colon
ascendens
Caecum
Appendix
vermiformis
Rectum
Ileum
Flexura duodenojejunalis
Cannon-Böhm-Punkt
Flexura
coli sinistra
Colon
transversum
Jejunum
Colon
descendens
Colon sigmoideum

Abb. 8.4 Dünndarm und Dickdarm in der Ansicht von ventral.

8.2.2 Duodenum

Der **Dünndarm (Intestinum tenue)** schließt sich an den Magen an. Über den Pylorus wird der Speisebrei in den **Zwölffingerdarm (Duodenum)** transportiert. Von dort geht es weiter in den **Leerdarm (Jejunum)** und schließlich in den **Krummdarm (Ileum)**, bevor das Ileum sich in das Colon fortsetzt (**Abb. 8.4**).

Topografie

Das **Duodenum** ist C-förmig um den Pankreaskopf auf Höhe von LWK 2 gelegen. Es ist ca. 25 cm lang und damit der kürzeste und am wenigsten flexible Teil des Dünndarms (duodeni = je zwölf, entspricht also der Strecke von zwölfmal einer Fingerbreite), aber ein wichtiger Abschnitt, da hier auf der **Papilla duodeni major** die Ausführungsgänge für das Pankreassekret **(Ductus pancreaticus)** und der Gallengang **(Ductus choledochus)** münden. Gelegentlich findet sich oberhalb der Papilla duodeni major in der Pars descendens duodeni eine weitere, allerdings kleinere Schleimhautfalte. Dies ist die **Papilla duodeni minor**, an der der **Ductus pancreaticus accessorius** (Santorini) endet.

Makroskopischer Aufbau

Das Duodenum wird in vier Abschnitte unterteilt:
- **Pars superior:** schließt sich an den Magen an; liegt auf Höhe des 1. Lendenwirbels, 4–5 cm lang; hat eine ampulläre Aufweitung **(Bulbus duodeni)**, die topografische Beziehung zur Gallenblase hat; hinter der Pars superior zieht der Ductus choledochus abwärts, die V. portae aufwärts, außerdem verläuft hier die A. gastroduodenalis; liegt intraperitoneal und ist am Lig. hepatoduodenale befestigt.
- **Pars decendens:** An der Flexura duodeni superior geht die Pars superior in die absteigende, rechts neben der Wirbelsäule verlaufende Pars descendens über; diese ist 10 cm lang und hat eine topografische Beziehung zur

rechten Niere. Sie wird vom Aufhängeband des Colon transversum (Mesocolon transversum) überzogen; hier liegt die **Papilla duodeni major (Papilla Vateri),** die gemeinsame Mündung der Sekret ausführenden Gangsysteme von Pankreas und Leber, in einer längs verlaufenden Schleimhautfalte **(Plica longitudinalis duodeni)** auf Höhe des 2. Lendenwirbels (dieser wird C-förmig von der duodenalen Schleife umgeben).
- **Pars horizontalis:** ab der Flexura duodeni inferior auf Höhe des 3. Lendenwirbels; sie verläuft quer über die Wirbelsäule von der rechten zur linken Körperseite; über die Vorderfläche verlaufen die A. mesenterica superior und die V. mesenterica superior.
- **Pars ascendens:** schließt sich an Pars horizontalis an; auf Höhe des 2. Lendenwirbels geht sie an der Flexura duodenojejunalis in das intraperitoneale Jejunum über; sie ist durch Bündel von glatten Muskelzellen mit dem Stamm der A. mesenterica superior verbunden **(M. suspensorius duodeni [Treitz-Muskel]).**

Mikroskopischer Aufbau

Siehe Histologie ab S. 103.

> **Merke**
> Nur die Pars superior liegt intraperitoneal; die Pars descendens, Pars horizontalis und Pars ascendens befinden sich sekundär retroperitoneal (verwachsen mit dorsaler Rumpfwand).

Klinik

Ulcus duodeni: Durch übersäuerten Speisebrei, eine vermehrte Säureproduktion oder auch Medikamente kann es im Bereich der Pars superior duodeni zu einem Geschwür der Schleimhaut kommen (Ulcus duodeni). Eine weitere häufige Ursache ist die Infektion mit dem Bakterium Helicobacter pylori. Klassisch – aber nicht immer vorhanden – ist der sog. Nüchternschmerz, der dadurch zustande

Biologie

Histologie

Anatomie

Chemie

Biochemie

Physik

Physiologie

Psych./Soz.

kommt, dass die Magensäure ins Duodenum gelangt, wo sie mit dem duodenalen Ulkus reagiert. Die Beschwerden bessern sich bei Nahrungsaufnahme.

Gefäßversorgung

Arterielle Versorgung. Die Gefäßversorgung des Duodenums erfolgt über den **Truncus coeliacus** und die **A. mesenterica superior**. Lediglich die Pars superior erhält auch direkte Zuflüsse aus der **A. supraduodenalis**, der **A. gastrica dextra**, der **A. gastroomentalis dextra** und der **A. gastroduodenalis**. Alle diese Gefäße bilden **Anastomosen** untereinander aus.

Den Hauptanteil des Blutes erhält das Duodenum allerdings über die **A. pancreaticoduodenalis superior** und die **A. pancreaticoduodenalis inferior**. Die A. pancreaticoduodenalis superior geht aus der A. gastroduodenalis, die A. pancreaticoduodenalis inferior aus der A. mesenterica superior hevor. Sie bilden auf der Vorder- und Rückfläche des Duodenums Anastomosen und formen Gefäßarkaden.

Venöser Abfluss. Die Pars superior zeigt auch beim venösen Abfluss eine Besonderheit. Hier liegen auf der Vorder- und Rückwand des Bulbus duodeni Venen, die aufgrund ihrer Nachbarschaft zum Pylorus des Magens auch als präpylorische Venen bezeichnet werden. Diese fließen in die **V. pancreaticoduodenalis superior** und von dort in die V. portae ab.

Im Allgemeinen folgen die Venen im Verlauf den Arterien. Die meisten duodenalen Venen münden zuvor aber in die **V. mesenterica superior**, einige münden jedoch auch direkt in die V. portae.

Lymphabfluss. Die Lymphe wird in vielen kleinen Lymphgefäßen auf der Vorder- und Rückseite des Duodenums gesammelt. Das vordere Lymphabflussgebiet verläuft mit den duodenalen Arterien und mündet in die Nodi lymphoidei pancreaticoduodenales, die im Bereich der A. splenica gelegen sind, und in die Nodi lymphoidei pylorici, die die A. gastroduodenalis begleiten.

Von dort aus fließt die Lymphe in die Sammellymphknoten, die **Nodi lymphoidei hepatici**, und weiter in die **Nodi lymphoidei coeliaci**, die schließlich in den **Truncus intestinalis** münden.

Die rückseitig abfließende Lymphe gelangt durch Gefäße hinter dem Pankreaskopf in die Nodi lymphoidei mesenterici superiores und von dort aus in die Nodi lymphoidei hepatici, dann weiter in die Nodi lymphoidei coeliaci und schließlich ebenfalls in den Truncus intestinalis oder direkt aus den **Nodi lymphoidei mesenterici superiores** in die Nodi lymphoidei coeliaci.

Innervation

Die parasympathischen Fasern ziehen aus den Trunci vagales in den duodenalen Plexus. Um die A. mesenterica superior bildet sich daraus ein Nervenfasergeflecht (Plexus mesentericus). Von hier aus erfolgt die extrinsische Innervation des gesamten Dünndarms. Die parasympathischen Fasern beschleunigen die Peristaltik.

8.2.3 Jejunum, Ileum

Von der Flexura duodenojejunalis auf Höhe des 2. Lendenwirbels setzt sich als nächster Dünndarmabschnitt das **Jejunum** fort, das etwa $2/5$ der Dünndarmschlingen bildet und im linken oberen Bauch lokalisiert ist. Dann folgt das **Ileum**, das etwa $3/5$ des Dünndarmkonvoluts bildet und den rechten Unterbauch füllt.

Das Ileum mündet schließlich in der Fossa iliaca dextra an der **Valva iliocaecalis (Bauhin-Klappe)** in den Dickdarm. Die Klappe liegt rechts vom M. psoas major und sorgt für die anterograde Passage des Darminhalts und verhindert einen retrograden Übertritt von Keimen des Dickdarms in das mikrobiologisch anders besiedelte Ileum.

Topografie

Jejunum- und Ileumschlingen liegen intraperitoneal und sind an einem quer über die hintere Bauchwand verlaufenden Mesenterium aufgehängt und über die **Radix mesenterii** befestigt.

Das **Jejunum** beginnt an der Flexura duodenojejunalis und besteht aus den Dünndarmschlingen, die von der linken oberen Hälfte des Bauchraums bis in die paraumbilikale Region reichen. Das Jejunum ist meist leer (jejunus = leer). Es ist dicker im Wandaufbau, stärker vaskularisiert und somit beim Lebenden deutlich mehr gerötet als das nachfolgende Ileum.

Das **Ileum** liegt mit seinen Schlingen überwiegend in der rechten unteren Bauchhöhle und im großen Becken und mündet schließlich an der Valva iliocaecalis ins Colon.

Gefäßversorgung

Arterielle Versorgung. Jejunum und Ileum werden von Arterien aus der **A. mesenterica superior** versorgt. Im Verlauf durch das Mesenterium gibt die A. mesenterica superior bis zu **18 jejunale** und **ileale Gefäßäste** ab, die in ihrem Verlauf bogenförmige Anastomosen untereinander ausbilden, sog. **Gefäßarkaden (Aa. ileales et jejunales)**. Von diesen Gefäßarkaden ziehen im letzten Teilstück kurze gerade Gefäße **(Vasa recta)** zum Darm, die keine weitere Verbindung miteinander eingehen.

Die Arkadenaufteilungen sind im Jejunum wesentlich stärker ausgeprägt als im Ileum.

Im Ileum sind die Gefäßarkaden weniger bogig und kürzer, dafür aber stärker untereinander verbunden (komplexere Anastomosen). Das **terminale Ileum** wird über die **A. ileocolica** versorgt.

Venöser Abfluss. Analog zur arteriellen Perfusion fließt das venöse Blut aus dem Jejunum und Ileum über die **Vv. jejunales et ileales** in die **V. mesenterica superior**, welche den gleichen Verlauf wie die Arterie nimmt und das gleiche Gebiet versorgt. Von dort fließt das Blut in die **V. portae**.

Lymphabfluss. Von den Lymphkapillaren in den Schleimhautfalten des Jejunums und des Ileums gelangt die **Lymphe** weiter in das wandständige Lymphgefäßgeflecht und von dort im Mesenterium zu den **Nodi lymphoidei mesenterici**. Diese Lymphknotengruppe kann im Wesentlichen nochmal in drei verschiedene Bereiche unterteilt werden: Lymphknoten in der Nähe der Dünndarmwandung, im Bereich der Gefäßarkaden und am proximalen Ursprung der A. mesenterica superior. Schließlich mündet die Lymphe aus diesen Sammelstationen in die **Nodi lymphoidei mesenterici superiores**.

Ausnahme ist das **terminale Ileum**, dessen Lymphe in die **Nodi lymphoidei ileocolici** mündet.

Innervation

Die sympathischen Anteile stammen von Fasern aus dem Ggl. coeliacum superius bzw. dem Ggl. mesentericum superius. Sie hemmen die Peristaltik des Dünndarms.

8.2.4 Caecum und Appendix vermiformis
Topografie

Caecum. Das sackartige Caecum **(Blinddarm)** (caecus lat. blind) bildet den ersten Abschnitt des Dickdarms und ist 5–7 cm lang. Es ist unterhalb der Valva ileocaecalis gelegen und befindet sich in der Fossa iliaca dextra auf dem M. iliacus. Kranial geht das Caecum ins Colon ascendens über.

Auf dem Caecum sichtbar verlaufen die Taenien, drei schmale Längsmuskelstreifen: die **Taenia mesocolica** hinten und medial, die **Taenia omentalis** hinten und lateral sowie dazwischen die **Taenia libera**, also vorn „frei" aufliegend (s. u.).

Das Caecum liegt meist komplett **intraperitoneal** und wird dann auch als **Caecum mobile** bezeichnet. Wenn es mit der hinteren Rumpfwand verwachsen ist, befindet es sich **sekundär retroperitoneal** und wird **Caecum fixum** genannt. Zudem bestehen einige Besonderheiten: Dort wo das Ileum in das Caecum mündet, entstehen zwei peritoneale Falten (sog. Bauchfelltaschen):

– **Plica caecalis vascularis** (medial, enthält die A. caecalis anterior) bedeckt den Recessus ileocaecalis superior
– **Plica ileocaecalis** bedeckt den Recessus ileocaecalis inferior.

Häufig findet man zwischen dem Caecum und dem parietalen Peritoneum einen **Recessus retrocaecalis,** der bei fast zwei Dritteln aller Menschen die Appendix vermiformis enthält.

Appendix vermiformis. Die Appendix vermiformis **(Wurmfortsatz)** hängt an der posteromedialen Seitenfläche des Caecums, **intraperitoneal** gelegen. Sie ist komplett von Peritoneum umgeben und besitzt ein eigenes, kleines, dreieckiges Mesenterium, das Mesoappendix, das sich an das Mesenterium des Dünndarms anschließt. Im **Mesoappendix** verlaufen die A. und V. appendicularis.

Die **Länge** des Wurmfortsatzes variiert ebenso wie die **Lage**. Mögliche Lagen sind:

– hochgeschlagen hinter dem Caecum (64 % aufsteigende retrozäkale Lage)
– ins kleine Becken hineinreichend (31 % absteigende Lage)

– horizontal hinter dem Caecum verlaufend (2 % transversale retrozäkale Lage)
– vor dem Ileum (1 % aufsteigende parazäkale, präiliakale Lage) bzw.
– hinter dem Ileum (0,5 % aufsteigende parazäkale, retroiliakale Lage)
– weitere Varianten sind bei Caecumhochstand die Lage im Oberbauch bzw. linksseitig beim Situs inversus.

Der Abgang der Appendix aus dem Caecum ist jedoch relativ konstant und befindet sich auf der halben Strecke der Verbindungslinie zwischen rechter Spina iliaca anterior superior und dem Nabel **(McBurney-Punkt)** oder am Übergang des rechten ins mittlere Drittel der gedachten Verbindungslinie zwischen der linken und rechten Spina iliaca anterior superior **(Lanz-Punkt)**.

Auf der Appendix verlaufen die 3 Taenien wieder zusammen und bilden eine geschlossene Längsmuskelschicht. Dieses Charakteristikum nutzt der Chirurg bei der durch die Entzündung erschwerten Suche nach dem Wurmfortsatz.

> ### Klinik
>
> **Appendizitis.** Eine Entzündung des Wurmfortsatzes (Appendizitis) wird im Volksmund als „Blinddarmentzündung" bezeichnet. Zur Entzündung kommt es meist aufgrund eines Verschlusses des Appendixlumens. Die Therapie besteht in der operativen Entfernung des Wurmfortsatzes (Appendektomie). Die Appendizitis ist der häufigste Grund für einen abdominellen operativen Eingriff.

Gefäßversorgung

Arterielle Versorgung. Das **Caecum** wird durch die **A. ileocolica** (aus der A. mesenterica superior) perfundiert. Die **Appendix vermiformis** erhält Blut über die **A. appendicularis,** die im Mesoappendix verläuft und ebenfalls ein Ast der A. ileocolica ist.

Venöser Abfluss. Eine **V. ileocolica** sorgt für den venösen Abfluss aus der Appendix und dem Caecum. Von hier gelangt das Blut dann in die **V. mesenterica superior** und über die **V. splenica** in die **V. portae**.

Lymphabfluss. Die Lymphe des Caecums und der Appendix fließt in die Lymphknoten des Mesoappendix, dann in die **Nodi lymphoidei ileocolici** und von dort weiter in die **Nodi lymphoidei mesenterici superiores**.

8.2.5 Colon

Das **Colon (Grimmdarm)** umfasst Colon ascendens, Colon transversum, Colon descendens, Colon sigmoideum und Rectum.

Topografie

Colon ascendens. Der aufsteigende Teil des Colons erstreckt sich unterhalb des rechten Leberlappens vom rechten Unterbauch bis zur rechten Colonflexur und variiert in seiner Länge (12–20 cm). Es ist auf der Vorderfläche und an den

Biologie

Histologie

Anatomie

Chemie

Biochemie

Physik

Physiologie

Psych./Soz.

Seiten von Peritoneum überzogen, mit der Rückseite ist er an der Rückwand der Bauchhöhle verwachsen (sekundär retroperitoneale Lage). Lediglich durch die im Retroperitoneum gelegenen Nieren wird es von den Muskeln der Rückwand der Bauchhöhle (M. quadratus lumborum und M. psoas major), an die es sonst angelagert ist, abgehoben. Lateral des Colon ascendens bildet sich eine rinnenartige Einsenkung aus, die **rechte parakolische Rinne** (sichtbar auf Röntgenaufnahmen des Abdomens).

Ungefähr auf Höhe des 1. Lendenwirbelkörpers befindet sich die rechte Colonflexur (**Flexura coli dextra**), die auf der Unterseite der Leber eine Impression hinterlässt. Von hier setzt sich das Colon ascendens ins Colon transversum fort.

Colon transversum (quer verlaufender Teil). Das Colon transversum ist der längste Abschnitt des Dickdarms. Es verläuft quer durch den Bauchraum von der Flexura coli dextra zur Flexura coli sinistra. Es ist am **Mesocolon transversum** aufgehängt (intraperitoneale Lage), was auch seine Lagevariabilität erklärt. In das Aufhängeband des Querkolons strahlen noch weitere peritoneale Bänder ein: **Lig. hepatocolicum, Lig. gastrocolicum** (Teil des Omentum majus), **Lig. phrenicocolicum** (zieht vom Zwerchfell zur Flexura coli sinistra).

Im Mesocolon transversum verzweigen sich die Vasa colica media und bilden Anastomosen mit den Vasa colica sinistra.

Colon descendens (absteigender Teil). Dieser Teil des Colons zieht von der linken Colonflexur (Höhe des linken unteren Nierenanteils) hinab bis in die Fossa iliaca sinistra. Topografische Orientierungspunkte sind der 12. Brustwirbel bis 3. Lendenwirbel (Flexura colica sinistra) und die Crista iliaca, wo das Colon descendens ins Colon sigmoideum übergeht.

Auf seiner gesamten Länge (22–30 cm) ist das Colon descendens mit der Rückwand des Bauchraums verwachsen und liegt sekundär retroperitoneal. Es zieht am lateralen Rand der linken Niere über den M. quadratus lumborum in Richtung Becken.

Colon sigmoideum. Dieses bildet eine S-förmige Schleife (ähnlich dem griechischen Buchstaben Sigma) auf einer Länge bis zu 40 cm. Es zieht von der linken Crista iliaca bis auf die Höhe des dritten Sakralwirbels. Das Auslaufen und Ende der 3 Taenien (s. u.) markiert den Beginn des Rectums.

Das Colon sigmoideum ist am **Mesocolon sigmoideum** befestigt und liegt **intraperitoneal** in der Fossa iliaca. Die Mesocolonwurzel verläuft an der rückseitigen Bauchwand ebenfalls gebogen. Durch den S-förmigen Verlauf entsteht eine Bauchfelltasche, der **Recessus intersigmoideus**.

Aufbau

Typische makroskopische Merkmale des Colons sind:
– **Taenia coli:** drei längs verlaufende, ca. 1 cm breite Muskelbündel (sie entsprechen dem längs verlaufenden Stratum longitudinale der Tunica muscularis), die nach

ihrer Anordnung am Colon transversum folgendermaßen bezeichnet werden:
- **Taenia omentalis:** hier ist das Colon transversum mit dem Omentum majus verwachsen
- **Taenia libera:** frei liegende, in der Aufsicht sichtbare Taenie
- **Taenia mesocolica:** mit dem Mesocolon transversum verwachsen.

– **Plicae semilunares coli:** in das Lumen hineinragende, aus allen Wandschichten bestehende Kontraktionsaufwerfungen, die halbmondförmig in das Darmlumen vorspringen. Sie treten nur bei Muskelanspannung auf und verlaufen entsprechend dem inneren ringförmig angeordnetem Stratum circulare der Tunica muscularis. (Zur Erinnerung: Die Plicae circulares des Dünndarms sind konstante Aufwerfungen in das Dünndarmlumen, die nur aus Mukosa und Submukosa aufgebaut sind.)

– **Haustrae coli:** Aussackungen der Dickdarmwandung, die sich zwischen zwei Plicae semilunares coli ausbilden. Es sind erschlaffte Muskelbereiche der Dickdarmwandung.

– **Appendices epiploicae:** zipfelförmige Fettanhängsel der Subserosa, die vor allem am Colon ascendens, dem Colon transversum und dem Colon descendens vorkommen.

> ### Klinik
>
> **Colonoskopie.** Um sich das Innere des Dickdarms anzuschauen, führt man eine Darmspiegelung durch (Coloskopie, syn. Colonoskopie). Hierbei wird ein flexibler Schlauch, mit Leuchtquelle und Kamera ausgestattet, über den Anus in das Colon eingeführt und durch das Lumen des Dickdarms so weit wie möglich (bis an den Übergang ins Ileum) retrograd vorgeschoben.
>
> Beim Zurückziehen des Endoskops wird dann die gesamte Darmschleimhaut inspiziert und auf Veränderungen (Blutungen, Ulzerationen, Polypen) untersucht. Ggf. werden Biopsien entnommen oder Polypen direkt abgetragen.

Gefäßversorgung

Arterielle Versorgung. Das Colon ascendens sowie die rechte Colonflexur werden von der **A. ileocolica** und der **A. colica dextra** versorgt (Äste der **A. mesenterica superior**). Das Colon transversum wird arteriell vorwiegend durch die **A. colica media** gespeist (aus der **A. mesenterica superior**). Daneben erhält es auch noch Zuflüsse von der **A. colica dextra** und **A. colica sinistra** (aus der **A. mesenterica inferior**). Die A. colica dextra und die A. colica sinistra treten etwas medial der Flexura coli sinistra in Kontakt (**Cannon-Böhm-Punkt, Riolan-Anastomose**). Die arterielle Versorgung des Colon descendens erfolgt über die **A. colica sinistra** und die **Aa. sigmoideae** (beide aus der **A. mesenterica inferior**). Das Colon sigmoideum wird über die **2–3 Aa. sigmoideae** aus der **A. mesenterica inferior** perfundiert. Diese teilen sich dann nochmals in auf- und absteigende Äste auf und ziehen an das Sigma heran. Auch hier gibt es Anastomosen, z. B. mit Ästen aus der A. colica sinistra und mit der A. rectalis superior.

Venöser Abfluss. Der venöse Abfluss aus dem Colon ascendens wird durch die **V. ileocolica** und die **V. colica dextra** gewährleistet, die ebenfalls in die V. mesenterica superior fließen. Auch das Blut aus dem Colon transversum fließt in die **V. mesenterica superior**. Das venöse Blut des Colon descendens und des Colon sigmoideum wird über die **V. mesenterica inferior** und weiter über die V. lienalis der V. portae zugeführt.

Lymphabfluss. Die Lymphe des Colon ascendens und Colon transversum fließt über die Nodi lymphoidei paracolici weiter in die Nodi lymphoidei mesenterici superiores. Die Lymphflüssigkeit des Colon descendens fließt in die Nodi lymphoidei paracolici, dann weiter in die **Nodi lymphoidei colici sinistri** entlang der A. colica sinistra (Leitstruktur). Von dort aus gelangt die Lymphe weiter in die **Nodi lymphoidei mesenterici inferiores** rund um die A. mesenterica inferior. Aus dem Colon sigmoideum gelangt die Lymphflüssigkeit in die Nodi lymphoidei paracolici und weiter in die **Nodi lymphoidei mesenterici inferiores**.

Innervation

Die Innervation erfolgt bis zur Flexura coli sinistra (Cannon-Böhm-Punkt) über den **Plexus mesentericus superior**, der sympathische Fasern aus den **Nn. splanchnici** und parasympathische Fasern aus dem **N. vagus** erhält.

Colon descendens und Colon sigmoideum erhalten sympathische Fasern vom **Plexus mesentericus inferior** und parasympathische Fasern aus den sakralen Rückenmarkssegmenten.

Sympathische Impulse wirken verdauungshemmend, parasympathische Impulse wirken verdauungsfördernd.

8.2.6 Rectum

Das **Rectum (Mastdarm)** ist der Endabschnitt des Darms und beginnt im Anschluss an das Colon sigmoideum. Es endet mit der Analöffnung (Anus). Sein kranialer Abschnitt wird als **Ampulla recti** bezeichnet, der kaudale Abschnitt als **Canalis analis** (**Abb. 8.5**).

Das Rectum geht aus entodermalem Enddarmgewebe und ektodermaler Außenhaut hervor. Den Übergang vom einen in das andere Gewebe kann man makroskopisch direkt unterhalb der Columnae anales ausmachen.

Das Rectum ist insgesamt ca. **12–14 cm lang**, davon entfallen ca. 3–4 cm auf den Canalis analis. Im Gegensatz zum Namen (rectus = lat. gerade) verläuft das Rectum in Biegungen und Bögen.

Topografie

Das Rectum liegt sekundär peritoneal. Es ist im oberen Abschnitt mit der Rumpfhinterwand fest verwachsen und mit Peritoneum überzogen. Es beginnt etwa in Höhe des 3. Sakralwirbels und zieht in das kleine Becken. Dort bildet es die **Flexura sacralis recti**. Um durch den Beckenboden zu treten, macht es eine nach vorne konvexe Biegung (**Flexura perinealis** bzw. anorectalis), tritt durch das Diaphragma pelvis hindurch und endet schließlich als **Anus**. Dieser Teil des Rectums ist **extraperitoneal**.

Neben den Krümmungen in der Sagittalebene verläuft das Rectum auch mit seitlichen Ausbuchtungen (Flexurae laterales). In dieser Ebene ist der Verlauf annähernd S-förmig.

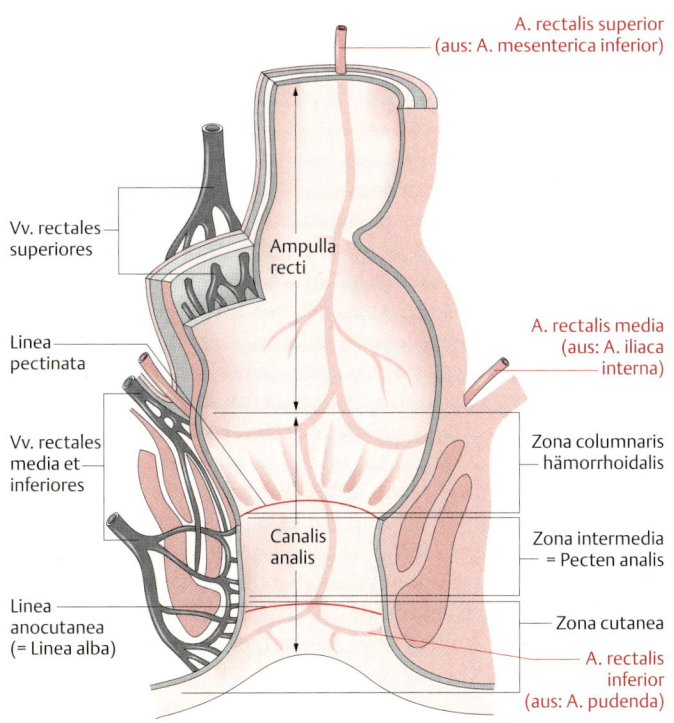

A. rectalis superior (aus: A. mesenterica inferior)

Vv. rectales superiores

Ampulla recti

A. rectalis media (aus: A. iliaca interna)

Linea pectinata

Zona columnaris hämorrhoidalis

Vv. rectales media et inferiores

Canalis analis

Zona intermedia = Pecten analis

Linea anocutanea (= Linea alba)

Zona cutanea

A. rectalis inferior (aus: A. pudenda)

Abb. 8.5 Rectum mit Ampulle und Analkanal.

Biologie

Histologie

Anatomie

Chemie

Biochemie

Physik

Physiologie

Psych./Soz.

Durch den Peritonealüberzug im oberen Abschnitt des Rectums entstehen **Bauchfelltaschen** im kleinen Becken (bezogen auf die Urogenitalorgane). Beim **Mann** schlägt das Peritoneum in einer Falte vom Rectum auf die Harnblase um und bildet die **Excavatio rectovesicalis**. Bei der **Frau** zieht das Peritoneum vom Rectum kommend auf den Uterus und bildet eine hintere Bauchfelltasche, die **Excavatio rectouterina**. Dies ist der tiefste Punkt im Bauchraum der Frau **(Douglas-Raum)**. Danach zieht das Peritoneum unter Bildung einer weiteren Bauchfelltasche auch bei der Frau auf die Harnblase und bildet die **Excavatio vesicouterina**.

Aufbau

Am Rectum fehlen die typischen makroskopischen Dickdarmelemente wie Haustren, Appendices epiploicae oder isoliert sichtbare Taenien. Die Taenien verlaufen dicht nebeneinander und bilden im Analkanal eine geschlossene Längsmuskelschicht.

Ansonsten findet sich überwiegend das **zylinderförmige Darmepithel** in der **Ampulla recti**. Im **Canalis analis** ändert sich das Epithel je nach Zone und wird schließlich im kaudalsten Abschnitt zu verhorntem Plattenepithel.

Die **Ampulla recti** zieht vom Ende des Colon sigmoideum auf Höhe des 3. Sakralwirbels bis zur Muskelschlinge des Levator-Tors. Sie bildet einen nach kaudal trichterförmig zulaufenden Hohlraum. Ist die Ampulle gefüllt, kommt es zum Stuhldrang.

In der Ampulle sind drei aufgeworfene, konstante Querfalten (**Plicae transversae recti**) sichtbar, die aus Schleimhaut und Muskelfasern aufgebaut sind.

Die größte dieser Querfalten ist die sog. **Kohlrausch-Falte**. Sie befindet sich **etwa 6 cm rechtsseitig** oberhalb des Anus. Ihr liegt beim Mann nach vorn die Prostatarückseite an, bei der Frau befindet sich die Kohlrausch-Falte auf Höhe des Douglas-Raumes, hier ist die Rückwand des Uterus tastbar. Darüber und darunter befindet sich linksseitig jeweils noch eine weitere, kleinere Querfalte.

Bei Kontraktion der Ringmuskelfasern in der Darmwandung bewegen sich die Querfalten aufeinander zu und interdigitieren, d.h. sie greifen ineinander und bewirken somit ebenfalls einen gewissen Verschluss (für die Kontinenz ist aber der Sphinkterapparat im Wesentlichen verantwortlich).

Der **Analkanal** (**Canalis analis**) zieht als letzter Abschnitt des Rectums vom Levator-Tor nach dorsal und kaudal, um als Öffnung des Darms nach außen zu enden (Anus). Innerhalb des Analkanals werden drei charakteristische Zonen unterteilt, die jede für sich ca. 1 cm breit sind:

– Die **Zona columnaris** bildet den Übergang von der Ampulla recti in den Analkanal. Hier findet man **6–10** längs verlaufende **Columnae anales** (Aftersäulen) zwischen denen sich die **Sinus anales** (Afterbuchten) einsenken, mit quer verlaufenden Schleimhautfalten (**Valvulae anales**), die so die **Linea pectinata** markieren. Die Columnae anales entstehen durch den darunter liegenden Gefäßplexus, das **Corpus cavernosum recti**, welches vom venösen Plexus rectalis und der arteriovenösen

Anastomose zur A. rectalis superior gespeist wird. Die Füllung des Corpus cavernosum recti bewirkt das Aneinanderlagern der dann aufgeweiteten Aftersäulen und gleichzeitig eine Verlegung des Lumens. Somit dienen die Columnae anales ebenfalls der Kontinenz. Kommt es zu einer pathologischen Aufweitung und knotenartigen Erweiterung des Gefäßplexus, spricht man vom klinischen Bild „Innere Hämorrhoiden". Die Zona columnaris besitzt das typische einschichtige hochprismatische Schleimhautepithel in den Sinus anales. Am Boden der Sinus anales befinden sich die Ausführungsgänge der schleimproduzierenden Proktealdrüsen, die durch Schleimsekretion die Defäkation erleichtern. Die Columnae anales sind von Plattenepithel bedeckt.

– **Pecten analis (= Zona intermedia),** auch als **Zona alba** bezeichnet. Sie ist an der hell erscheinenden Schleimhaut zu erkennen (am präparierten Analkanal orientiert man sich unterhalb des M. sphincter ani internus, hier verläuft die **Linea anocutanea**). Auf dieser Höhe befindet sich auch ein Venengeflecht, welches bei variköser Erweiterung als äußere Hämorrhoiden bezeichnet wird. Hier ist die Schleimhaut mit dem darunter liegenden Gewebe fest verwachsen und schmerzempfindlich (Nn. rectales inferiores). In der Zona intermedia verändert sich das hochprismatische Darmschleimhautepithel zu nicht verhorntem mehrschichtigem Epithel. Es sind keine Drüsen zu finden.

– Die **Zona cutanea** ist von verhorntem mehrschichtigen Plattenepithel ausgekleidet und in diesem Bereich verstärkt pigmentiert. Zusätzlich kommen hier – wie auch bei der Außenhaut – apokrine Schweiß- und Talgdrüsen vor. Diese Zone ist sensibel sehr gut innerviert (Äste der äußeren Hautnerven, z.B. Nn. perineales).

Um den Analkanal sind mehrere **Muskelfaserzüge** überwiegend in Ring-, aber auch in Längsausrichtung gelagert. Diese Muskeln sorgen für die Kontinenz.

Sphinkterapparat

Die Schließmuskeln des Analkanals bilden zusammen ein kompliziertes System zur Aufrechterhaltung der Kontinenz (Sphinkterapparat), das aus glatter (unwillkürlicher) und quergestreifter (willkürlicher) Muskulatur besteht. Von innen nach außen sind folgende Muskeln am **muskulären Verschlussapparat** beteiligt:

– **M. sphincter ani internus:** Er ist die stärkste Fortsetzung des Stratum circulare, d.h. es handelt sich um glatte Muskulatur. Sein unterer Rand ist als harter Ring an der Linea anocutanea tastbar. Der Muskel steht unter Dauerkontraktion, ist sympathisch innerviert und garantiert überwiegend die Kontinenz. Überwiegt die parasympathische Innervation, relaxiert der Muskel.

– **M. sphincter ani externus:** Der M. sphincter ani externus ist ein Ringmuskel der außen dem M. sphincter ani internus anliegt und aus **quergestreifter Muskulatur** besteht,

M. sphincter ani internus und externus werden durch eine Lage glatter Längsmuskelfasern getrennt („M. corrugator ani", Fortsetzung des Stratum longitudinale der Tunica muscularis). Die Muskelfasern strahlen fächerförmig in die perianale Haut ein.

Auch die **Muskeln des Beckenbodens**, vor allem der **M. levator ani**, sind für die Kontinenz wichtig. Der M. levator ani bildet das Levator-Tor (Teil des Diaphragma pelvis). Er lässt sich anhand seiner Muskelfaseranteile verschiedenen Ursprungs weiter unterteilen in den **M. puborectalis** sowie den darunter liegenden M. pubococcygeus und M. iliococcygeus, die eine muskuläre Platte bilden (quergestreifte Muskulatur). Der M. puborectalis zieht wie eine Schlinge um das Rectum und verschließt es bei Kontraktion.

Defäkation

Wenn die Ampulle mit Fäzes gefüllt wird und sich zunehmend ausdehnen muss, nimmt ihre Wandspannung zu. Dadurch wird der Defäkationsreiz ausgelöst, der ein reflektorisches Erschlaffen des M. sphincter ani internus bewirkt. Der M. sphincter ani externus und der M. puborectalis werden entspannt und das Corpus cavernosum recti ausgepresst, damit die Aftersäulen das Lumen des Anus freilegen. Mittels Bauchpresse wird die Defäkation eingeleitet.

Gefäßversorgung

Arterielle Versorgung. Das Rectum wird arteriell versorgt aus:

- **A. rectalis superior** (aus der **A. mesenterica inferior**) teilt sich auf der Rückseite des Colons in zwei Äste auf, um von beiden Seiten an das Rectum heranzutreten. Sie versorgt das Corpus cavernosum recti, die Schleimhaut des Rectums und die Muskulatur im oberen Drittel des Rectums.
- **A. rectalis media** entspringt aus der **A. iliaca interna** und versorgt die Muskulatur im unteren Bereich der Ampulla recti und im oberen Bereich des Analkanals (mittleres Drittel des Rectums).
- **A. rectalis inferior** stammt aus der **A. pudenda interna** und versorgt die Muskulatur im Analkanal und die Sphinkteren (unteres Drittel des Rectums).

Alle drei genannten Gefäße bilden außerdem untereinander Anastomosen aus.

Venöser Abfluss. Der venöse Abfluss erfolgt über den **Plexus venosus rectalis** und dann in die **V. rectalis superior**, die **Vv. rectales mediae und inferiores**.

Die **V. rectalis superior** fließt dann weiter in die **V. mesenterica inferior** und in die **V. portae**. Das venöse Blut aus den **Vv. rectales mediae und inferiores** gelangt in die **V. pudenda interna** und von dort in die **V. iliaca interna** zur **V. cava inferior**.

 Merke   Am Rectum besteht eine portokavale Anastomose.

Lymphabfluss. Die Lymphe fließt etagenartig aus dem oberen Drittel des Rectums über die Nodi lymphoidei rectales superiores weiter in die Nodi lymphoidei mesenterici inferiores oder in die Nodi lymphoidei sacrales und von dort weiter in die Nodi lymphoidei retroaortici. Aus dem mittleren Drittel fließt die Lymphe in die Nodi lymphoidei iliaci interni, aus dem Analkanal in die Nodi lymphoidei inguinales superficiales.

Innervation

Die Innervation des Rectums und der für die Kontinenz maßgeblichen Muskeln erfolgt über den Sympathikus, den Parasympathikus und den N. pudendus. Der M. sphincter ani internus wird vom Sympathikus exzitatorisch, vom Parasympathikus inhibitorisch innerviert. Der M. sphincter ani externus und der M. puborectalis werden vom N. pudendus – also willkürlich – innerviert.

8.3   Leber, Gallenblase, Pankreas

8.3.1   Leber

Die Leber ist die größte **Drüse** des menschlichen Körpers. Sie produziert Gallenflüssigkeit, die in der Gallenblase gespeichert und von dort bei Bedarf (Verdauung) ins Duodenum geleitet wird.

Sie ist außerdem das größte Stoffwechselorgan des Körpers und verstoffwechselt Nährstoffe, Medikamente und andere Fremdstoffe.

Topografie

Die Leber liegt größtenteils auf der rechten Seite der oberen Bauchhöhle (von rechts nach links über die Regio epigastrica bis hin zur Regio hypochondriaca sinistra).

Kranial reicht sie meist bis zur 5. Rippe, kaudal rechts bis zur 10. Rippe, kaudal links bis zur 7. Rippe. Der kaudale Teil des linken Leberlappens liegt der vorderen Bauchwand direkt an. Der kaudale Rand des rechten Leberlappens verläuft mit dem rechten Rippenbogen. Die Leber liegt hauptsächlich unter der rechten Zwerchfellkuppel und projiziert sich mit dem Zwerchfell bei maximaler Exspiration auf die 4. Rippe, bei maximaler Inspiration auf die 7. Rippe.

Klinik

Untersuchung der Leber: Palpatorisch (tastend) und perkutorisch (klopfend) ist die Organausdehnung der Leber gut zu untersuchen. Beim Gesunden kann man bei tiefer Inspiration das Hervortreten der Leber unter dem Rippenbogen tasten. Krankhafte Prozesse lassen die Leber oftmals anschwellen, so dass hier die Leber dann ohne größere Atemexkursionen getastet werden kann.

Peritonealverhältnisse

Die Leber liegt **intraperitoneal** und ist somit von viszeralem Peritoneum umhüllt. Lediglich ein kleiner Bereich, der mit dem Zwerchfell verwachsen ist, ist frei von Peritoneum und wird als **Area nuda** bezeichnet. Die Begrenzung der Area nuda bildet das **Lig. coronarium** (auch als Lig. triangulare bezeichnet), welches sich in einen rechten Schenkel **(Crus dextrum)** und einen linken Schenkel **(Crus sinistrum)** aufteilt und darin die Area nuda einschließt.

Das **Lig. triangulare sinistrum** verbindet den linken Leberlappen mit der linken Zwerchfellseite, sodass die Leber dadurch in ihrer Position gehalten wird und in allen Körperlagen immer direkt unter der Zwerchfellkuppel liegt. Bänder der Leber sind u. a.:

- Das **Lig. Hepatorenale,** mit dem die Leber mit der rechten Niere verbunden ist.
- Das **Lig. falciforme hepatis**, das zur Vorderseite der Bauchwand, also nach ventral, zieht und so eine Peritonealduplikatur darstellt. An dessen Unterrand liegt im Lig. teres hepatis die obliterierte V. umbilicalis.
- Das **Lig. venosum hepatis** auf der Rückseite der Leber enthält den obliterierten Ductus venosus (Kurzschlussverbindung im Fetalkreislauf, der das maternale sauerstoffreiche Blut an der Leber vorbei zum Herzen leitet). An diese Fissura lig. venosum ziehen das Omentum minus, mit den Bändern des Lig. hepatogastricum von der Curvatura minor des Magens, und das Lig. hepatoduodenale von der Pars superior des Duodenums.
- Im **Lig. hepatoduodenale** verlaufen auf der rechten Seite der Ductus choledochus, in der Mitte und dorsal die V. portae und auf der linken Seite und ventral die A. hepatica propria. Es spannt sich von der Pars superior duodeni zur Leberpforte (Porta hepatis).

Bursa omentalis. Die Bursa omentalis ist der Raum zwischen der Rückseite des Magens und dem Pankreas. Nach kranial wird sie durch die Facies visceralis der Leber, kaudal durch das Lig. gastrocolicum, das Colon transversum und das zugehörige Mesocolon transversum begrenzt. Der Eingang in die Bursa omentalis ist rechtsseitig das **Foramen omentale**, unterhalb des Lig. hepatoduodenale. Nach links lateral begrenzen linke Niere und Nebenniere und die Milz und ihre Anheftungsbänder die Bursa und bilden die sog. **Milzbandtasche.**

Die Bursa omentalis wird in der Chirurgie bei Eingriffen am Pankreas eröffnet. Ihre Entstehung verdankt sie der Verlagerung der Oberbauchorgane in der Embryonalzeit.

Makroskopischer Aufbau

Die gesunde Leber ist ca. **1500 g schwer**, hat eine rostbraune Farbe und eine glatte, spiegelnde Oberfläche, die Konsistenz ist weich.

Die Leber wird makroskopisch in einen **größeren rechten (Lobus dexter)** und einen **kleineren linken (Lobus sinister) Leberlappen** unterteilt (**Abb. 8.6**). Die Unterteilung erfolgt auf der konvexen Oberfläche (**Facies diaphragmatica**) durch das Lig. falciforme und auf der konkaven Unterfläche (**Facies visceralis**) durch eine gedachte Linie zwischen der Fissura lig. teretis und der Fissura lig. venosi.

Facies diaphragmatica. Die konvexe Oberfläche der Leber ist nach kranial über die dreieckige **Area nuda** mit dem

Zwerchfell verwachsen. In diesem Bereich besitzt die Leber **keinen Peritonealüberzug**. Die Area nuda wird durch das **Lig. coronarium** begrenzt, das in zwei Schenkeln an der Area nuda entlang verläuft und nach rechts das Lig. triangulare dextrum bzw. nach links das Lig. triangulare sinistrum bildet. Ventral laufen die beiden Schenkel im Lig. falciforme zusammen, das wiederum eine Peritonealduplikatur darstellt und die Leber ventral mit der Bauchwand verbindet. Im hinteren Bereich der Area nuda liegt der **Sulcus v. cava inferior**, darin eingebettet die V. cava inferior. Auch das Perikard ist mit dem Zwerchfell verwachsen, das Herz liegt im Bereich dieser Verwachsung dem Zwerchfell auf und es entsteht auf der Oberfläche der Leber eine Eindellung, die **Impressio cardiaca**.

Facies visceralis. Die Unterfläche der Leber sieht H-förmig aus: Verbindet man mit einer gedachten Linie das ventral liegende **Lig. teres hepatis** mit dem dorsal gelegenen **Lig. venosum** sowie die **Vesica fellea** (Gallenblase) und die **V. cava inferior** und legt dann eine Querlinie (gebildet durch die Leberpforte = Porta hepatis) zwischen die gedachten Linien, erhält man den Buchstaben **H**.

An der Facies visceralis werden folgende Strukturen unterschieden: der **Lobus dexter** und der **Lobus sinister**, dazwischen liegend der **Lobus quadratus** nach ventral (angrenzend an die Gallenblase), mittig die **Leberpforte (Porta hepatis)** und nach dorsal, die untere Hohlvene berührend, der **Lobus caudatus**. An der Facies visceralis hinterlassen benachbarte Organe **Eindruckstellen**, sog. „Impressiones".

- **Impressio gastrica:** Am Lobus sinister findet sich der Abdruck des Magens.
- **Impressio oesophagea:** Die Speiseröhre hinterlässt am Lobus sinister einen Abdruck.
- **Impressio suprarenalis** (Nebenniere), **Impressio renalis** (rechte Niere), **Impressio duodenalis** (Pars superior duodeni) und **Impressio colica** (Flexura coli dextra und Colon transversum) finden sich von dorsal nach ventral auf dem Lobus dexter.

Leberpforte. Mittig in der Facies visceralis liegt die Leberpforte (Porta hepatis, **Abb. 8.6**). Zum Leberhilum zieht das **Lig. hepatoduodenale**, in dem die A. hepatica propria und die V. portae zur Leber hin verlaufen sowie der von der Leber wegziehende Ductus choledochus. Die A. hepatica propria dient der Eigenversorgung der Leber, die V. portae ist das Sammelgefäß für nährstoffreiches Blut aus den unpaaren Bauchorganen. Der Ductus choledochus ist der abführende Gallengang, der die Galle ins Duodenum oder durch Rückstau in den Ductus cysticus und schließlich in die Gallenblase bringt (vgl. abführende Gallenwege).

Lebersegmente. Bei der Gliederung der **Leber in Segmente** erfolgt die Unterteilung anhand der Aufzweigungen der Blutgefäße (Ductus hepaticus, V. portae, A. hepatica propria), die jeweils im Zentrum der Segmente liegen, also **intrasegmental**. Die Vv. hepaticae bilden die Segmentgrenzen und verlaufen somit **intersegmental**. Nach ihrem intrahepatischen Verlauf treten meist drei Vv. hepaticae

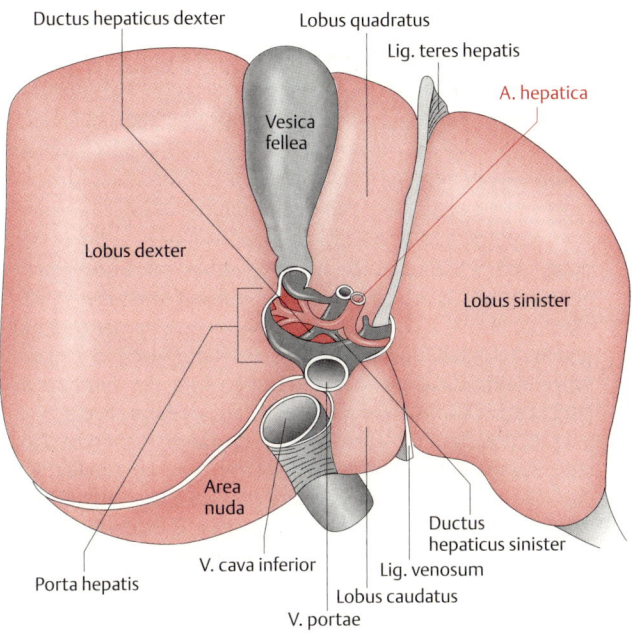

Ductus hepaticus dexter
Lobus quadratus
Lig. teres hepatis
A. hepatica
Vesica fellea
Lobus dexter
Lobus sinister
Area nuda
Porta hepatis
V. cava inferior
Ductus hepaticus sinister
Lig. venosum
Lobus caudatus
V. portae

Abb. 8.6 Leber von kaudal (Facies visceralis).

auf der Fascia diaphragmatica aus der Leber aus und münden in die V. cava inferior.

Man unterscheidet auch bei dieser Einteilung wieder zwei Hälften, jedoch ist hier der linke Lappen der größere, da der Lobus quadratus und der größte Teil des Lobus caudatus zum linken Lappen gehören (die bei der makroskopischen Unterteilung zum rechten Leberlappen gezählt werden).

Insgesamt wird die Leber in **9 Lebersegmente** unterteilt. Sie werden ausgehend vom Lobus caudatus (= Segment 1) von dorsal nach ventral durchnummeriert (Segment 2 und 3 befinden sich im makroskopischen linken Leberlappen, Segment 4 ist der Lobus quadratus).

Mikroskopischer Aufbau

Leberläppchen. Die Leber ist von viszeralem Peritoneum bedeckt. Darunter liegt die straffe bindegewebige Kapsel, die **Tunica fibrosa**. Die Tunica fibrosa hält die Leber in der Form. Von der Tunica fibrosa ziehen Bindegewebsanteile in die Leber. Sie lagern sich um Gefäße und werden als Gefäßscheiden (Capsula fibrosa perivascularis) bezeichnet. Diese bilden dann die Binnenstruktur der Leber in Form von **sechseckigen Leberläppchen** (Lobuli hepatis).

Weiteres zum mikroskopischen Aufbau und zur funktionalen Einteilung der Leber siehe Histologie ab S. 105.

Gefäßversorgung

Venöse Zuflüsse zur Leber. Die Leber als großes Stoffwechselorgan erhält nährstoffreiches Blut aus den unpaaren Bauchorganen über die abführenden Venen des Gastrointestinaltraktes; aus den tiefen Darmabschnitten des distalen Kolons und Rectums über die **V. mesenterica inferior**, die dann in die abführende Vene der Milz, die **V. splenica** mündet. Die V. splenica (syn. V. lienalis) verläuft auf der Rückseite der Bauchspeicheldrüse und vereinigt sich hin-

ter dem Kopf der Bauchspeicheldrüse mit der abführenden Vene aus den proximalen Darmabschnitten, der **V. mesenterica superior**, zur Pfortader, der **V. portae**. Die V. portae bringt nun in ihrem kurzen Verlauf durch das Lig. hepatoduodenale das Blut zur Leberpforte und teilt sich dort in zwei Äste für den rechten und linken Leberlappen auf (= rechte und linke Portalvene). Die V. portae ist wegen des Transports von nährstoffreichem Blut zur Leber ein funktionelles Gefäß für den Gesamtorganismus und wird daher auch als **Vas publicum** bezeichnet.

Arterielle Versorgung der Leber. Der erste unpaare arterielle Abgang aus der Aorta abdominalis ist der **Truncus coeliacus**. Hieraus entspringen die A. splenica (syn. A. lienalis) für die Milz, die A. gastrica sinister für die kleine Magenkurvatur und die **A. hepatica communis**. Aus der A. hepatica communis geht die A. hepatica propria für die Leber hervor. Die **A. hepatica propria** bringt das sauerstoffreiche Blut zur Leber und teilt sich im Bereich der Leberpforte in einen **rechten Ast (R. dexter)** und einen **linken Ast (R. sinister)** auf. Die Arterien verlaufen dann jeweils intrasegmental. Da die A. hepatica propria die Leber mit Sauerstoff versorgt, ist sie ein **Vas privatum**.

Der gesamte Blutabfluss aus der Leber erfolgt über die kurzstreckigen intersegmental gelegenen **Vv. hepaticae**, die rasch in die V. cava inferior münden. Die Vv. hepaticae haben als Vasa privata **und** als Vasa publica ihre Funktion (nährstoffverstoffwechseltes Blut [publica] und O_2-armes, das nach der Parenchymversorgung abfließende Blut [privata]).

Lymphabfluss. In der Leber bestehen zwei Bereiche mit unterschiedlichen Lymphabflusswegen. Die Lymphe aus dem größten Teil der Leber fließt zu den Lymphknoten an der Leberpforte **(Nodi lymphoidei hepatici)** und von dort in die **Nodi lymphoidei coeliaci** in den **Truncus intestina-**

Biologie

Histologie

Anatomie

Chemie

Biochemie

Physik

Physiologie

Psych./Soz.

lis ab. Der zweite Abflussweg betrifft den oberflächlichen Bereich der Facies diaphragmatica und der Area nuda. Die Lymphe gelangt durch das Zwerchfell in die **Nodi lympho-** **idei phrenici superiores** und über **mediastinale Lymphbahnen** in den rechten Venenwinkel.

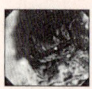 ## Fallbeispiel: Leberzirrhose (siehe auch S. 504 und 672).

In die Notfallambulanz wird der 54-jährige arbeitslose Johannes Seegmann aufgenommen. Er ist bewusstlos und riecht durchdringend nach Alkohol. Die begleitende Lebensgefährtin berichtet dem Arzt, dass ihr Freund vor seinem Zusammenbruch mit einem Mal heftigst Blut erbrochen habe. Bereits im Notfallwagen wurde Herrn Seegmann eine Infusion mit Flüssigkeit angehängt. Der Arzt in der Notfallambulanz bringt den Patienten sofort in die Endoskopie, da die Anamnese auf das Vorliegen einer oberen gastrointestinalen Blutung hinweist. Dort wird reichlich Blut aus Magen und Ösophagus abgesaugt und es zeigen sich blutende Ösophagusvarizen als Ursache der Blutung. Noch in derselben Endoskopie-Sitzung gelingt es, die Varizen zu veröden und die Blutung kommt zum Stillstand.

Zurück in der Notfallambulanz fragt die wartende Lebensgefährtin den Arzt, ob der seit Jahren zunehmende Alkoholkonsum eventuell die Ursache für die Blutung sein könnte. Der Arzt erläutert ihr, dass der langjährige Alkoholmissbrauch bei Herrn Seegmann zu einer chronischen Entzündung und Schädigung des Lebergewebes mit Entwicklung einer sogenannten Leberzirrhose geführt hat. Durch die chronische Entzündung ist Lebergewebe untergegangen und wurde durch Bindegewebssträngen ersetzt. Diese intrahepatischen Vernarbungsprozesse behindern jetzt den Blutfluss in der Leber, es kommt zu einem Rückstau des Blutes in die Vena portae, und der Pfortaderdruck steigt. Da der Leberkreislauf sozusagen aus dem normalen Blutstrom „ausgeschaltet" ist, sucht sich das Blut nun einen alternativen Weg, um von der Vena portae in die Vena cava zu gelangen. Es bilden sich sog. Kollateralkreisläufe aus. Häufig fließt das Blut dabei über die Vena gastrica sinistra in die Vv. gastricae und Vv. oesophageae, die sich am Übergang vom Magenfundus zum Ösophagus befinden. Ab einem Pfortaderdruck von über 10 mmHg (normal sind 3–6 mm Hg) halten diese Gefäße dem Druck nicht mehr stand und erweitern sich zu Ösophagus- und Fundusvarizen. Die größte Gefahr dabei ist, dass es – wie bei Herrn Seegmann – zur Ruptur der Gefäße und so zu einer massiven oberen gastrointestinalen Blutung kommt.

Innervation

Aus dem **Plexus coeliacus** ziehen die **sympathischen Fasern** an die Leber. Ihr Ursprungsort ist das laterale Kerngebiet im thorakolumbalen Rückenmark (die Nuclei intermediolaterales). Von dort ziehen sie als Nn. splanchnici zum Ggl. coeliacum, werden dort verschaltet und ziehen dann als Fasergeflecht an die Leber heran. Der Sympathikus bewirkt die Bereitstellung von Zucker für die Blutbahn (via Adrenalin- und Glucagonausschüttung und daraus resultierender Glykolyse in der Leber).

Parasympathische Fasern stammen auf dieser Höhe noch aus dem Versorgungsgebiet des **N. vagus**, der alle inneren Organe bis zum Cannon-Böhm-Punkt medial der Flexura coli dextra versorgt. Sie werden in ihrem Verlauf als Truncus vagalis anterior und posterior bezeichnet. Der Parasympathikus bewirkt die verstärkte Ausschüttung von Insulin, das in der Leber für den Aufbau der Speicherform des Blutzuckers Glykogen benötigt wird.

Die **sensible Innervation** der Leberkapsel erfolgt über den R. phrenicoabdominalis des rechten N. phrenicus.

8.3.2 Gallenblase

Die Gallenblase ist ein Auffangbehälter der Gallenflüssigkeit. Sie fasst ein Volumen von 40–80 ml. Bei Bedarf kann die Gallenblase die gespeicherte Gallenflüssigkeit wieder sezernieren. Dies geschieht über Kontraktionen der glatten Muskulatur in der Gallenblasenwand.

Topografie

Die Gallenblase lagert sich der Fascia visceralis der Leber an und liegt in der **Fossa vesicae felleae**.

Die prall gefüllte Gallenblase ragt mit dem Gallenblasengrund (Fundus) 1–2 cm über den Leberrand hinaus und projiziert sich in etwa auf Höhe der 9. Rippe auf die Bauchwand.

Makroskopischer Aufbau

Man unterteilt die Gallenblase in den Gallenblasengrund **(Fundus)**, der als einziger Wandbestandteil der Gallenblase komplett mit Peritoneum überzogen ist. Es folgt der Gallenblasenkörper **(Corpus)**, der der Leber in der Fossa vesicae felleae angelagert ist und der Gallenblasenhals **(Collum)**, der als freie Struktur die Verbindung zum **Ductus cysticus** bildet. Der Ductus cysticus ist nur wenige cm lang und hat einen Durchmesser von < 3 mm.

Im Lumen des Ductus cysticus befinden sich Schleimhautfalten **(Plicae spirales)**. Sie bilden den Verschlussmechanismus der Gallenblase, indem sie ineinander ragen und so eine Spontanentleerung von Gallenflüssigkeit verhindern.

Mikroskopischer Aufbau

Siehe Histologie S. 107.

Gefäßversorgung

Die Gallenblase wird von der A. cystica versorgt, einem Abgang aus dem **R. dexter der A. hepatica propria** (aus der A. hepatica communis).

Das aus der Gallenblasenregion abfließende Blut wird über die **Vv. cysticae** in die V. portae geleitet.

Der Lymphabfluss der Gallenblase ist mit dem der Leber fast identisch: Die Lymphe gelangt in die **Nodi lymphoidei hepatici** und **coeliaci**.

Innervation

Die sympathischen Fasern stammen vom **Plexus hepaticus** und treten an die Leber sowie die Gallenblase heran. Parasympathische Fasern stammen auch hier aus dem Versorgungsgebiet des N. vagus. Das Peritoneum der Gallenblase wird **sensibel** vom rechten N. phrenicus innerviert.

Gallenblasenabflusswege

Die Gallenblasenabflusswege umfassen
– die **intrahepatischen Gallenwege** und
– die **extrahepatischen Gallenwege** (s. u.).

Intrahepatische Gallenwege. Die Galle wird in den Leberzellen gebildet und verläuft:
(1) zwischen den Hepatozyten in den **Canaliculi biliferi** (Gallenkapillaren, die durch die Zellgrenzen der Hepatozyten gebildet werden. Die Galle fließt dann weiter in die sog.
(2) **Hering-Kanälchen** und mündet schließlich in die
(3) **Ductuli biliferi** (Teil der Glisson-Trias im periportalen Feld), aufgebaut aus isoprismatischem Epithel. Weiter fließt die Galle zu den
(4) **Ductus biliferi interlobulares**, um schließlich im Bereich der Leberpforte in den
(5) **Ductus hepaticus dexter** und den **Ductus hepaticus sinister** einzumünden. Ab hier verlaufen die Gallenwege extrahepatisch (s. u.)

8.3.3 Extrahepatische Gallenwege

Als extrahepatische Gallenwege werden makroskopisch gut sichtbare Strukturen bezeichnet, die die Galle aus der Leber und auch der Gallenblase in das Duodenum leiten (**Abb. 8.7**):
(1) Der **Ductus hepaticus communis** vereinigt sich mit dem aus der Gallenblase kommenden
(2) **Ductus cysticus** zum
(3) **Ductus choledochus**. Dieser ist ca. 3–10 cm lang und verläuft zusammen mit der A. hepatica propria und der V. portae im Lig. hepatoduodenale. Er verläuft dann extraperitoneal weiter (hinter dem Duodenum und dem Pankreaskopf) bis kurz vor seinem Eintritt in die dorsale Wand der Pars descendens duodeni. Der Ductus choledochus vereinigt sich meist mit dem exokrinen Ausführungsgang der Bauchspeicheldrüse,
(4) dem **Ductus pancreaticus**, und mündet in einer gemeinsamen Endstrecke (häufig erweitert: Ampulla hepatopancreatica) auf der
(5) **Papilla duodeni major** im dorsalen Bereich der Pars descendens des Duodenums. Bevor die beiden Gänge sich vereinigen, werden sie jeweils von einem Schließmuskel aus glatter Muskulatur umgeben. Des Weiteren besitzt die gemeinsame erweiterte Endstrecke noch einen eigenen Schließmuskel, den M. sphincter ampullae hepatopancreaticae (M. sphincter oddi).

Enterohepatischer Kreislauf. Beim enterohepatischen Kreislauf handelt es sich nicht um eine selbstständige anatomische Struktur wie z. B. beim Blutkreislauf, sondern um das Phänomen bestimmter Substanzen, die zwischen Darm, Leber und Gallenblase über die Vena portae mehrfach zirkulieren und dabei in der Leber metabolisiert werden können (vgl. Biochemie, S. 588 und Physiologie, S. 736).

8.3.4 Pankreas

Die **Bauchspeicheldrüse** (Pankreas, pan = alles, kreas = fleischig) produziert sowohl **exokrines Sekret** als auch **endokrine Signalstoffe (Hormone)**. Das Organ ist 12–15 cm lang, wiegt 60–80 g und hat eine typische gräuliche Eigenfarbe. Sie liegt quer etwa in Höhe des 1.–2. Lendenwirbels und wird in Kopf, Körper und Schwanz unterteilt (**Abb. 8.7**):

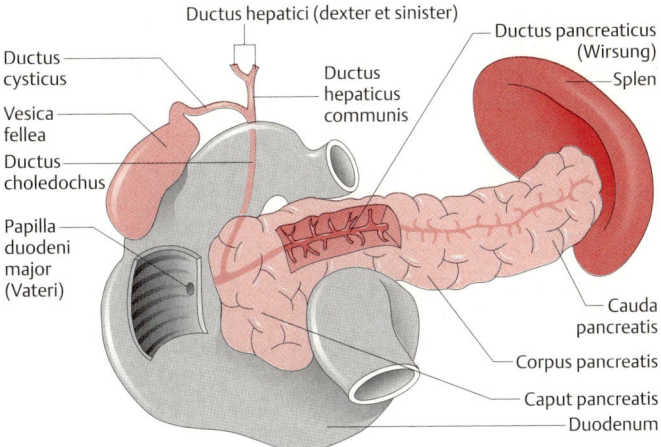

Abb. 8.7 Gallenabflusswege mit Milz und Prankreas.

– **Kopf** (Caput pancreatis) mit einem hakenartigen Fortsatz (Processus uncinatus), der durch die Incisura pancreatis sichtbar abzugrenzen ist
– **Körper** (Corpus pancreatis): liegt größtenteils vor der Wirbelsäule und weist im kopfnahen Bereich eine Vorwölbung auf (Tuber omentale)
– **Schwanz** (Cauda pancreatis): ragt bis ins Lig. splenorenale (Milzhilus).

Das Pankreas liegt **sekundär retroperitoneal**, ist also mit seiner hinteren Fläche mit der dorsalen Rumpfwand verwachsen, die vordere Fläche ist überzogen vom Peritoneum und bildet so die Rückwand der Bursa omentalis.

Topografie

Der Pankreaskopf liegt in der **C-förmigen Krümmung des Duodenums**, Korpus und Cauda ziehen leicht nach links aufsteigend retroperitoneal am Boden der Bursa omentalis nach links über die Aorta. Der Pankreasschwanz erreicht das Milzhilum.

Dort, wo die Bauchspeicheldrüse über die Wirbelsäule zieht, liegt das Tuber omentale. Oberhalb dieser Vorwölbung tritt der Truncus coeliacus aus der Aorta abdominalis hervor. Die davon abgehende A. hepatica communis zieht am oberen Pankreasrand weiter nach rechts lateral. Nach links lateral verläuft die A. splenica.

Hinter dem Pankreaskopf entsteht die V. portae durch den Zusammenfluss von V. splenica (mit der zuvor eingemündeten V. mesenterica inferior) und der V. mesenterica superior. Das Pankreas liegt zum Teil auf der Pars horizontalis des Duodenums.

A. und V. mesenterica superior liegen zunächst an der Hinterwand des Corpus pancreatici und ziehen an der Incisura pancreatis vor den Processus uncinatus.

Makroskopischer Aufbau

Der ca. 2 mm dicke Ausführungsgang für das Pankreassekret ist der **Ductus pancreaticus (Wirsung-Gang)**. Er mündet auf der **Papilla duodeni major**, im Pars descendens duodeni gelegen meist gemeinsam mit dem Ductus choledochus (**Abb. 8.7**). In seltenen Fällen können die beiden Gänge auch getrennt ins Duodenum einmünden. Selten findet man außerdem noch als Residualstruktur einen **Ductus pancreaticus accessorius (Santorini-Gang)**. Dieser mündet dann zumeist auch auf einer eigenen kleineren Papille ins Duodenum (**Papilla duodeni minor**).

Am distalen Ende des Ductus pancreaticus findet man eine Erweiterung, die sog. **Ampulla**, um die sich glatte Muskelfasern lagern und den ringförmigen **M. sphincter ductus pancreatici** bilden. Dieser verschließt den Gang und verhindert den Rückstau von Darminhalt oder Galle in die Bauchspeicheldrüse.

Mikroskopischer Aufbau

Siehe Histologie S. 108 (**Pankreas**) und Physiologie S. 775 (**Inselorgan, endokrines Pankreas**).

Gefäßversorgung

Arterielle Versorgung. Die Gefäßverhältnisse am Pankreas sind komplex:
– Der **Pankreaskopf** wird versorgt über Äste der A. gastroduodenalis (aus der A. hepatica communis): A. pancreaticoduodenalis superior posterior und A. pancreaticoduodenalis superior anterior. Außerdem beteiligt sich die A. pancreaticoduodenalis inferior (aus der A. mesenterica superior) an der Versorgung.
– **Pankreaskörper** und **-schwanz** werden von Rr. pancreatici, A. pancreatica dorsalis, A. caudae pancreatis, A. pancreatica inferior und A. pancreatica magna (aus der A. splenica) perfundiert.

Venöser Abfluss. Der venöse Abfluss erfolgt über die **Vv. pancreaticae**, die in die **V. splenica** münden. Die V. splenica bildet dann im weiteren Verlauf mit der **V. mesenterica superior** hinter dem Pankreaskopf die **V. portae**.

Lymphabfluss. Die Lymphe des Pankreas fließt ab in die Nodi lymphoidei pancreaticoduodenales superiores et inferiores und von dort weiter in die Nodi lymphoidei coeliaci.

Innervation

Die sympathischen Fasern stammen aus dem Plexus coeliacus. Die parasympathische Innervation erfolgt durch den N. vagus. Die Fasern ziehen zusammen als ein Nervengeflecht zum Pankreas (Plexus pancreaticus).

8.4 Milz

Die **Milz** (**Splen**) liegt unterhalb des linken Rippenbogens im Oberbauch, ist kaffeebohnenförmig und hat eine Länge von ca. 10–12 cm. Die Dicke beträgt 3–4 cm, die Breite 6–8 cm. Sie wiegt beim jungen Erwachsenen 150–200 g.

 Merke „4711" – als im Ultraschall gemessene Größen der Milz.

Topografie

Die Milz liegt **intraperitoneal** und ist atemverschieblich. Sie ist aber beim Gesunden weder vom Epigastrium aus noch unterhalb des linken Rippenbogens zu tasten. Es kann aber im Rahmen von Erkrankungen zu einer massiven Milzschwellung kommen (Splenomegalie), dann ist die Milz palpabel.

Die Milz reicht von der 9. bis zur 11. Rippe. Die Längsachse der Milz entspricht in etwa dem Verlauf der 10. Rippe.

Makroskopischer Aufbau

Die dem Zwerchfell zugewandte **Facies diaphragmatica** liegt direkt unter der linken Zwerchfellkuppel. Die **Facies visceralis** wird aufgrund der durch die Nachbarorgane hervorgerufenen Impressionen weiter unterteilt in:
– eine Facies gastrica (an den Magen ventral oben angrenzend, auch vorderer oberer Pol genannt),

– eine Facies colica (ventral unten an die linke Kolonflexur reichend, auch vorderer unterer Pol genannt) und
– eine Facies renalis (dorsal unten mit der linken Niere in Kontakt tretend).

Die Grenze zwischen der Facies gastrica und der Facies renalis wird durch den **Milzhilus** gebildet (Höhe 1. Lendenwirbel). Hier treten die A. splenica und die innervierenden Fasern in die Milz ein und die V. splenica aus dem Organ aus.

> **Merke**
>
> Die Milz „reitet" auf der linken Kolonflexur.

Die Milz liegt in der so genannten **Milznische** oder auch **Milzbucht**, die durch Fixierungsbänder der intraperitoneal gelegenen Milz gebildet wird. Es sind dies:

– Das **Lig. gastrosplenicum** (Lig. gastrolienale) zieht von der Curvatura major des Magens in Richtung Milzhilus. Es enthält die A. und V. gastrica brevis und die A. gastroomentalis sinistra.
– Das **Lig. splenorenale** (Lig. lienorenale, Lig. phrenicosplenicum) verbindet den Milzhilus mit der dorsalen Bauchwand, dem Zwerchfell und dem Pankreasschwanz. Es enthält die A. und V. splenica. Bevor diese beiden Bänder sich im Milzhilus aneinanderlagern, bilden sie eine spitz zulaufende Tasche, den **Recessus lienalis** (Recessus splenicus), der die laterale Begrenzung der Bursa omentalis ist.
– das **Lig. phrenicocolicum**, das den Boden der Milzbucht bildet, als eine bindegewebige Platte des Aufhängebandes vom Colon transversum, welches von der Flexura colica sinistra zum Zwerchfell zieht. Nach lateral und dorsal begrenzt das Zwerchfell die Milzbucht.

Mikroskopischer Aufbau

Siehe Histologie S. 95.

> **Klinik**
>
> **Nebenmilz**: Eine akzessorische Milz (Nebenmilz) kommt relativ häufig vor (10 %) und ist meist in der Nähe des Milzhilus zu finden. Bei einem durchschnittlichen Durchmesser von 1 cm hat sie genau die gleichen Funktionen wie die Milz. Daran muss man denken, wenn man mittels einer Milzentfernung die Symptome bestimmter Erkrankungen beseitigen will (z.B. einen erhöhten Abbau der Erythrozyten im Rahmen bestimmter Anämien), da dann auch die Nebenmilz mit entfernt werden muss.

Gefäßversorgung

Arterielle Versorgung. Die arterielle Versorgung erfolgt über die **A. splenica**, dem kräftigsten der drei Abgänge aus dem Truncus coeliacus. Sie zieht am Oberrand des Pankreas und vor der linken Niere entlang und teilt sich schließlich noch außerhalb der Milz im Lig. splenorenale in mehrere Äste, die dann ins Milzhilum eintreten. Aus

ihnen gehen **intralienal die kleineren Äste (5–10 Balkenarterien)** hervor.

Bei der arteriellen Versorgung sei noch abschließend erwähnt, dass es in der Milz keine Anastomosen zwischen den kleinen intralienal verlaufenden Gefäßen gibt. Das hat zur Konsequenz, dass der Verschluss eines kleinen Milzgefäßes immer in einem Milzinfarkt resultiert. An anderen Bauchorganen bilden die arteriellen Gefäße Anastomosen untereinander aus, so z.B. die Darmarkaden an Dünn- und Dickdarm.

Venöser Abfluss. Der venöse Blutabfluss erfolgt über die **V. splenica**, die dorsal am Pankreas entlang verläuft und zusammen mit der **V. mesenterica superior** auf der Rückseite des Pankreaskopfes die **V. portae** bildet.

Intralienaler Kreislauf. Histologie S. 95.

Lymphabfluss. Die Lymphe fließt von der Milz kommend in kleinen lymphatischen Gefäßen entlang der A. und V. splenica in die **Nodi lymphoidei pancreatici**, welche auf der Rückseite und Oberkante des Pankreas zu finden sind, und von dort in den **Ductus thoracicus**.

Innervation

Die Milz wird vegetativ von Sympathikus und Parasympathikus innerviert. Die Fasern treten gemeinsam mit den arteriellen Gefäßen in die Milz ein. Sie haben eine vasomotorische Funktion, d.h. durch Veränderungen des Wandtonus an den intralienalen Gefäßen können sie das Blutvolumen, das sich in der Milz befindet, „ausquetschen" (Gefäßkontraktion) oder für eine vermehrte Erythrozytensequestrierung verantwortlich sein (Gefäßrelaxation).

> **Klinik**
>
> **Milzruptur.** Bei Verletzungen und Frakturen im Bereich des linken Rippenbogens besteht die Gefahr eines Milzeinrisses oder sogar einer kompletten Milzruptur. Da die Milz sehr gut durchblutet ist, führen Rupturen zu massiven lebensbedrohlichen intraperitonealen Blutungen.

8.5 Endokrine Organe

8.5.1 Nebenniere und Paraganglien

Die **Nebennieren (Glandulae suprarenales)** sind paarige Organe, die **retroperitoneal** liegen, genauer gesagt dem oberen Pol der Nieren aufgelagert sind. Die Nebenniere ist ein endokrines Organ und produziert in ihrer Rinde und in ihrem Mark lebenswichtige Hormone.

Topografie

Die Nebennieren liegen jeweils kappenartig auf dem oberen Pol der Nieren. Die Abmessungen sind in der Länge 5 cm, in der Breite 1–2 cm, die Dicke misst 4 cm. Beide Nebennieren grenzen mit der Rückfläche an das Zwerchfell. Die **linke Nebenniere** ist abgerundet und liegt auf der **Höhe des 12. BWKs**. Die **rechte Nebenniere** liegt ca. ½ **Wir-**

Biologie · Histologie · **Anatomie** · Chemie · Biochemie · Physik · Physiologie · Psych./Soz.

belkörper tiefer und ist zudem durch die Anlagerung an die Leber abgeflacht. Medial der rechten Nebenniere liegt direkt die untere Hohlvene. Beide Nebennieren sind vom Fettlager der Niere mit eingefasst.

Makroskopischer Aufbau

Die paarigen, retroperitoneal gelegenen Nebennieren werden makroskopisch eingeteilt in eine gelbliche **Rinde (Kortex)** und das rötlich-graue **Mark (Medulla)**. Die Nebennierenrinde wird von einer feinen, fibrösen Kapsel umgeben.
Das Nebennierenmark ist gekennzeichnet durch zahlreiche Gefäßanschnitte (Kapillaren und Drosselvenen) sowie durch Zellhaufen von granulahaltigen Zellen.

Mikroskopischer Aufbau

Siehe Histologie S. 112.

Gefäßversorgung

Arterielle Versorgung. Die Nebenniere wird arteriell von paarig angeordneten Gefäßen versorgt:
- **A. suprarenalis superior** – aus der A. phrenica inferior
- **A. suprarenalis media** – direkt aus der Aorta abdominalis
- **A. suprarenalis inferior** – aus der Nierenarterie (A. renalis).

Damit zählt die Nebenniere zu den am besten perfundierten Organen. In den Nebennieren bilden die o. g. Gefäße subkapsulär einen Gefäßplexus, von dem aus kleine Arterienäste ins Organinnere ziehen und sich dort in Sinusoide aufzweigen bzw. im Mark Kapillarnetze bilden.

Venöser Abfluss. Der venöse Abfluss erfolgt über muskelreiche Drosselvenen aus dem Mark. Die restlichen venösen Kapillarsystemabschnitte sammeln sich und münden gemeinsam in die **V. suprarenalis**, die in die V. renalis jeweils rechts und links einmündet und von dort weiter in die V. cava inferior fließt.

Innervation

Die Nebenniere enthält Nervenfasern vom N. splanchnicus major, N. vagus und vom N. phrenicus.

Klinik

Morbus Addison. Bei einer Unterfunktion der Nebennierenrinde entsteht das klinische Bild des Morbus Addison. Der Mangel an Nebennierenrindenhormonen fällt besonders bei den Mineralokortikoiden ins Gewicht. Hier kommt es zu Störungen im Mineralstoffwechsel sowie im Wasserhaushalt. Häufig tritt eine Hyperkaliämie auf, die mit Herzrhythmusstörungen einhergeht. Morbus-Addison-Patienten weisen eine typische gräulich-bräunliche Verfärbung der Haut – gut sichtbar und erkennbar an den hyperpigmentierten Handlinien – auf.

8.5.2 Inselorgan (endokrines Pankreas)

Der **endokrine Teil des Pankreas**, auch **Inselorgan** genannt, wird durch die **Langerhans-Inseln** gebildet, die innerhalb des exokrinen Pankres liegen und sich überwiegend im Pankreasschwanz verteilen.
Weiteres Physiologie S. 775 und Histologie S. 108.

8.5.3 Gastroentero-pankreatiko-endokrines System

Die weiteren hormonproduzierenden Zellen des Magen-Darm-Trakts, die auch als enterochromaffine Zellen bezeichnet werden, gehören, wie der endokrine Teil des Pankreas zum gastroentero-pankreatiko-endokrinen System. Diese Zellen sind histomorphologisch basal gekörnt, da in der Granula je nach Zelltyp der jeweilige Botenstoff gespeichert ist. Es sind dies:
- **G-Zellen:** produzieren Gastrin im Pars pylorica, im Duodenum und im Pankreas. Das Peptidhormon stimuliert die HCl-Bildung der Belegzellen, die Synthese des Pepsinogens in den Hauptzellen und die Histamin-Produktion enterochromaffiner Zellen.
- **D-Zellen:** Somatostatinproduktion im Magen, Dünndarm und Pankreas. Das Peptidhormon hemmt die Ausschüttung von Insulin und Glukagon.
- **Serotoninzellen:** im Magen und Duodenum
- **S-Zellen:** Sekretinproduktion im Duodenum. Sekretin wirkt stimulierend auf die zentroazinären Zellen des Pankreas.
- **A-Zellen:** Glukagon produzierende Zellen im gesamten Magen-Darm-Trakt
- **J-Zellen:** Cholezystokinin (CCK)-Produktion im Duodenum und Jejunum. CCK regt die Sekretion des Prankreassaftes an und stimuliert den Gallenfluss sowie die Dünn- und Dickdarmmotorik. Das Hormon ist für das Sättigungsgefühl verantwortlich. Fett- und Aminosäuren im Nahrungsbrei verursachen die Ausschüttung des Hormons.
- **K-Zellen:** GIP-Produktion im Duodenum und oberen Jejunum.

Klinik

Zollinger-Ellison-Syndrom. Das Zollinger-Ellison Syndrom ist eine endokrine Erkrankung des Magen-Darm-Trakts bei der durch Pankreasinseltumoren vermehrt die Substanz Gastrin, anstelle von Insulin gebildet wird (daher auch die Bezeichnung: „Pankreatische Gastrinome" oder „Nichtbetazell-Adenome"). Es kommt zu einer Belegzellhyperplasie infolge der Gastrindauerstimulation und nachfolgend zu einer gesteigerten Magensäuresekretion. Hierunter treten dann vermehrt Geschwüre (Ulzerationen) mit ungewöhnlicher Lokalisation, z. B. im Ösophagus, distalem Duodenum oder Jejunum auf.

8.6 Harnorgane

8.6.1 Niere

Die paarigen **Nieren (Ren)** filtrieren das Blut und produzieren den Urin (s. Physiologie ab S. 749).

Topografie

Die Nieren sind **retroperitoneal** an der rückseitigen Bauchwand befestigt (**Abb. 8.8**). Sie nehmen eine Position längs der lumbalen Wirbelkörper ein und erstrecken sich vom oberen Pol der Niere auf Höhe des 12. Brustwirbels bis zum unteren Pol auf Höhe des 3. Lendenwirbels. Das **Nierenhilum** ist in der Regel auf Höhe des **2. Lendenwirbels** zu finden.

Orientiert man sich an der Crista iliaca, so ist ca. 5–6 cm oberhalb der untere Nierenpol lokalisiert.

Die Vorderfläche der Niere hat topografische Beziehungen zu verschiedenen Organen:

– Beiden Nieren sitzen von kranial die Nebennieren auf, kaudal grenzen die Flexuren des Colon transversum an.
– Die Vorderfläche der rechten Niere hat Kontakt zum Lobus dexter der Leber sowie der Pars descendens duodeni vor dem Nierenhilum. Ventral an die linke Niere grenzt der Magen, die Milz und vor dem Hilum der Pankreasschwanz. Die Rückseite der Niere grenzt an den M. psoas major, den M. transversus abdominis und den M. quadratus lumborum, außerdem an den N. subcostalis, N. hypogastricus und N. ilioinguinalis.

Makroskopischer Aufbau

Die Niere ist bohnenförmig, 10–12 cm lang, 5–6 cm breit und wiegt etwa 150 g. Man unterscheidet einen oberen und einen unteren Pol, eine leicht gewölbte Vorder- und Hinterfläche sowie einen konkaven medialen und konvexen lateralen Rand.

> **Merke** Die rechte Niere steht im Regelfall einen halben Wirbelkörper tiefer als die linke Niere, da von oben die Leber eine Lageverschiebung nach kaudal bewirkt.

Die Niere wird bei der Aufsicht von außen eingeteilt in eine Vorderfläche **(Facies anterior)** und eine Hinterfläche **(Facies posterior)**, einen oberen Pol **(Extremitas superior)** und einen unteren Pol **(Extremitas inferior)** und den dazwischen liegenden Parenchymteil (**Abb. 8.9**).

Der konvexbogige laterale Rand der Niere wird als **Margo lateralis** bezeichnet, der mediale, konkav geformte Rand als **Margo medialis**. Am Margo medialis findet sich außerdem das Hilum der Niere **(Hilum renale)**, durch das die großen Gefäße und der Harnleiter ein- bzw. austreten. An das Hilum schließt sich die von allen Seiten von Nierenparenchym umschlossene Nierenbucht an **(Sinus renalis)**.

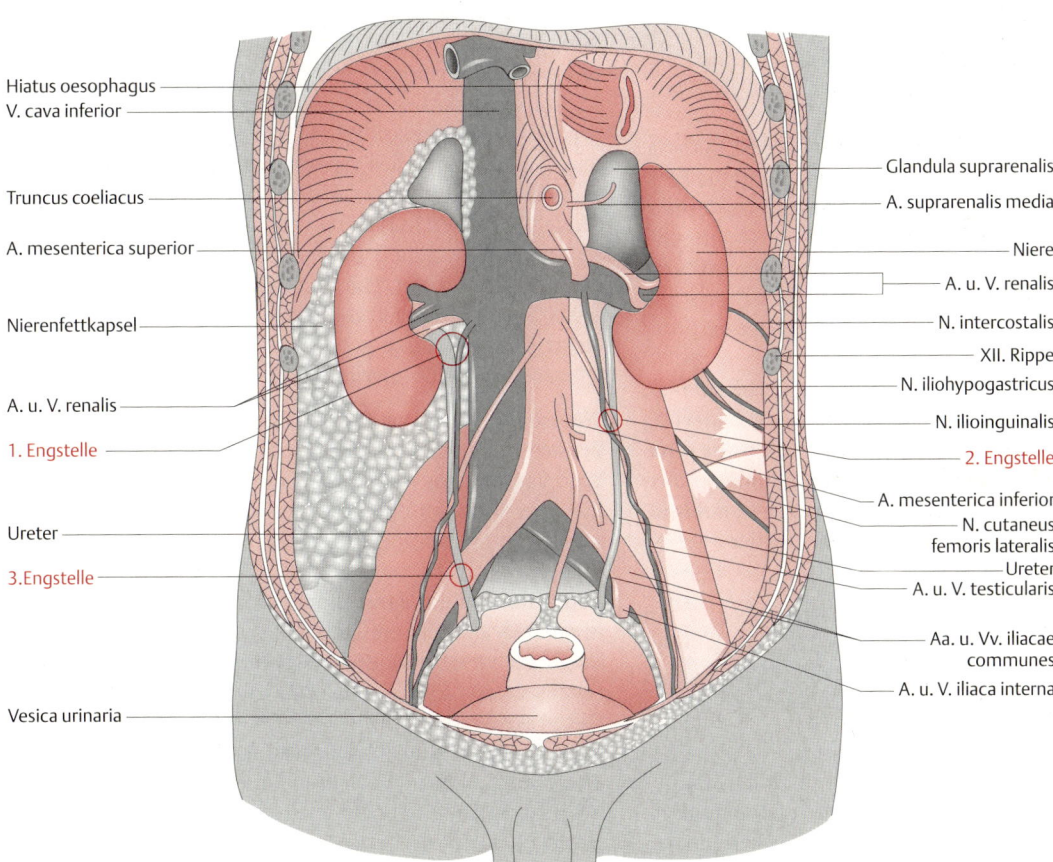

Hiatus oesophagus
V. cava inferior
Truncus coeliacus
A. mesenterica superior
Nierenfettkapsel
A. u. V. renalis
1. Engstelle
Ureter
3.Engstelle
Vesica urinaria

Glandula suprarenalis
A. suprarenalis media
Niere
A. u. V. renalis
N. intercostalis
XII. Rippe
N. iliohypogastricus
N. ilioinguinalis
2. Engstelle
A. mesenterica inferior
N. cutaneus femoris lateralis
Ureter
A. u. V. testicularis
Aa. u. Vv. iliacae communes
A. u. V. iliaca interna

Abb. 8.8 Bild der Nieren im Retroperitoneum und Ureterverlauf mit Engstellen.

Biologie

Histologie

Anatomie

Chemie

Biochemie

Physik

Physiologie

Psych./Soz.

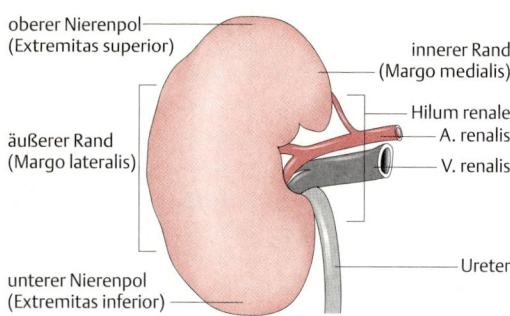

oberer Nierenpol
(Extremitas superior)

innerer Rand
(Margo medialis)

Hilum renale
A. renalis

V. renalis

äußerer Rand
(Margo lateralis)

Ureter

unterer Nierenpol
(Extremitas inferior)

Abb. 8.9   Niere. Ansicht von außen.

Der Sinus renalis ist hinter der A. und V. renalis gelegen und beinhaltet das Nierenbecken (**Pelvis renalis**).

Die Niere ist von **drei Hüllstrukturen umgeben** und innerhalb der äußeren Hüllen lageverschieblich. Durch den Fasziensack und die Fettkapsel wird sie teilweise fixiert:

- **Capsula fibrosa:** Als innerste Ummantelung findet man die **kollagenfaserige, derbe Organkapsel**, die bei Aufsicht auf eine in situ liegende Niere glänzend erscheint. Am Nierenbeckenkelchsystem ist die Capsula fibrosa mit der Kelchwandung verwachsen und somit **fest fixiert**.
- **Capsula adiposa:** Die **Fettkapsel** ist aus Speicherfett aufgebaut und umschließt die Niere und Nebenniere. Sie bildet das sog. Nierenlager – ein „Gewebsbett", in das die Niere eingelegt ist – und das nur locker mit der Organkapsel verbunden ist. Fett ist weniger dicht als das darunter liegende Bindegewebe samt Nierenparenchym, dadurch kommt die Nierenkontur auf Röntgen- und CT-Bildern gut zur Darstellung.
- **Fascia renalis:** Die äußerste Hülle der Niere ist der sog. **Fasziensack**, der die Niere, die Nebenniere und die Fettkapsel umschließt. Der Fasziensack besteht aus einem dünnen vor und einem dickeren hinter der Niere gelegenen Blatt. Diese Faszienanteile sind am oberen (kranial zieht die Zwerchfellfaszie) und am seitlichen Rand miteinander verwachsen. Nach medial (Nierenhilum) und kaudal ist der Sack offen.

Schneidet man die Niere in zwei Hälften, erkennt man eine Vielzahl von Strukturen, die eine weitere Gliederung in die weiter außen gelegene Rindenschicht (**Cortex renalis**) und das innen gelegene Nierenmark (**Medulla renalis**) sowie das ganz im Zentrum des Organs gelegene **hohlräumige Nierenbeckenkelchsystem** (NBKS) ermöglichen (Histologie, Abb. 3.31, S. 113).

Cortex renalis. Die Nierenrinde umfasst den ca. 1 cm breiten Randsaum unterhalb der Capsula fibrosa. Vom rotbraunen Rindengewebe ragen die sog. **Nierensäulen (Columnae renales)** zwischen den Markpyramiden ins Organzentrum vor.

Medulla renalis. Das Nierenmark gliedert sich in Markpyramiden (**Pyramides renales**), deren Basis zur Nierenoberfläche zeigt und deren Spitze in das Nierenbecken hineinragt. **Markstrahlen (Radii medullares)** strahlen als Fortset-

zung des Markgewebes über die Basis der Pyramiden ins Rindengewebe aus.

Die Spitzen der Pyramiden sind die sog. **Markpapillen (Papillae renales)**. Diese münden jeweils in die Kelche des Nierenbeckens. In der Markpapille münden die Papillengänge (Ductus papillares).

Die Papillengänge sind letztlich zusammenfließende Sammelrohre. Der aus den Papillengängen tropfende Urin wird dann von den trompetenförmigen **kleinen Nierenkelchen (Calices renales minores)** – auch Endkelche genannt – aufgefangen und von dort in die **Hauptkelche (Calices renales majores)** geleitet, die schließlich in das **Nierenbecken (Pelvis renalis)** münden.

> **Merke**
>
> Die Markpyramiden mit dem umgebenden Rindenanteil stellen eine Einheit dar und werden als Lobus renalis bezeichnet.

Mikroskopischer Aufbau

Siehe Histologie ab S. 112.

Gefäßversorgung

Arterielle Versorgung. Die **Aa. renales** sind große Gefäße, die rechtwinklig auf Höhe von LWK 1 bzw. 2 aus der Aorta abdominalis austreten. Die **rechte A. renalis** zieht **hinter der V. cava inferior** zum Nierenhilus, die linke A. renalis verläuft direkt zum Organ.

Die A. renalis dexter und sinister teilen sich im Nierenhilum jeweils in einen **vorderen** und **hinteren Ast** auf (**R. anterior** und **R. posterior**). Jeder Ramus teilt sich in 4–5 Äste auf, die als Endarterien in die Niere eintreten und sich intrarenal dann weiter aufteilen in die **Aa. interlobares**, die in den Columnae renales zwischen den jeweiligen Markpyramiden verlaufen. Dort, wo die Gefäße vom Mark in die Rinde übertreten und bogig von der Seite auf die Basis der Markpyramide ziehen, heißen sie **Aa. arcuatae**.

Von der Basis einer Markpyramide ziehen dann Gefäße zwischen den Markstrahlen in die Rinde (**Aa. interlobulares**). Diese Arterien geben im weiteren Verlauf das **Vas afferens für das Glomerulum** ab.

Venöser Abfluss. Das Blut aus der Niere fließt entgegen der arteriellen Durchblutungsrichtung parallel wieder ab. Vom **Vas efferens** des Glomerulums kann das Blut entweder über Vv. interlobulares und weiter über Vv. arcuatae und Vv. interlobares in die rechte bzw. linke V. renalis abfließen.

Vom Glomerulum kann das Blut auch über die **Vasa recta** in das Mark abfließen, sodass das venöse Blut dann über Vv. rectae weiter in die Vv. interlobares und dann in die V. renalis dexter oder V. renalis sinister gelangt.

Das venöse Blut erreicht schließlich über die rechte bzw. **linke V. renalis** die V. cava inferior. Die V. renalis sinistra **überkreuzt in ihrem Verlauf die Aorta.**

Als Besonderheit gilt hier anzumerken, dass die **V. renalis sinistra** sowohl die **V. suprarenalis sinistra** und die **V. testicularis sinistra** bzw. die **V. ovarica sinistra** aufnimmt. Auf der rechten Seite münden die V. renalis dextra, V. suprarenalis dextra, V. testicularis bzw. V. ovarica dextra direkt in die V. cava inferior ein (vgl. auch Histologie S. 115).

Lymphabfluss. Die Lymphgefäße der Niere folgen dem Verlauf der venösen Nierengefäße und treten in die Nodi lymphoidei aortici laterales ein. Von dort gelangt die Lymphe über die Nodi lymphoidei iliaci interni und Nodi lymphoidei iliaci communes schließlich in den Truncus lumbalis dexter und sinister und dann in den Ductus thoracicus.

Innervation

Die Innervation der Niere erfolgt über den **Plexus renalis**, bestehend aus sympathischen und parasympathischen Fasern, die hauptsächlich aus dem Plexus coeliacus stammen.

8.6.2 Nierenbecken

Als **Nierenbeckenkelchsystem (NBKS)** bezeichnet man den Urin sammelnden Hohlraum der Niere. Von den kleinen an der Papillenspitze beginnenden Endkelchen über die Hauptkelche wird der Urin im Nierenbecken gesammelt und von dort in den jeweils rechts und links aus dem Nierenhilum in Richtung Blase verlaufenden Ureter abgeleitet.
Bei den Nierenbecken unterscheidet man einen:
- **dendritischen Typ**: kleines Nierenbecken, lange verzweigte Kelche und einen
- **ampullären Typ**: großes Nierenbecken, kurze plumpe Kelche.

8.6.3 Harnleiter

Die **Ureteren (Harnleiter)** gehen als Fortsetzung des Nierenbeckens medial und kaudal trichterförmig aus dem Nierenbecken hervor. Sie dienen dem Transport des Harns durch peristaltische Wellen von den beiden Nieren in die Harnblase. Das Lumen der Harnleiter ist ansonsten durch die Längsfalten der Schleimhautschicht weitgehend abgedichtet.

Topografie

Die Ureteren ziehen vom Nierenhilum (Höhe 2. Lendenwirbel) hinter der A. und V. renalis nach medio-kaudal. Sie verlaufen mit einer Gesamtlänge von 25–30 cm und einem Durchmesser von ca. 5 mm durch das **Retroperitoneum**, erreichen das kleine Becken und kreuzen in ihrem Verlauf verschiedene Strukturen.

> **Merke** Der rechte Harnleiter ist in der Regel 1 cm kürzer als der linke Harnleiter.

Schließlich münden sie von dorsal in die Harnblase, durchziehen die dicke Muskelschicht der Blasenwand und bilden in der Harnblase von innen sichtbar jeweils eine rechts und links gelegene Ureteröffnung (Ostium ureteris).

Harnleiterabschnitte. Die Harnleiterabschnitte sind:
- **Pars abdominalis**: retroperitoneal, senkrecht auf der Psoasfaszie nach kaudal ziehend
- **Pars pelvica**: ab der Linea terminalis des Beckens, mit der Überkreuzungsstelle der A. und V. iliaca communis im Becken verlaufend, beim Mann den Ductus deferens, bei der Frau die A. uterina unterkreuzend und lateral am Scheidengewölbe herziehend; mündet schließlich in die Blase ein
- **Pars intramuralis**: zieht durch die Harnblasenmuskelschicht.

Kreuzungsstellen der Ureteren. In ihrem Verlauf kreuzen die Harnleiter verschiedene Strukturen; insgesamt gibt es drei Kreuzungsstellen der Harnleiter:
- Der Ureter **unter**kreuzt die A. und V. testicularis bzw. A. und V. ovarica.
- Der Ureter **über**kreuzt die **A.** und **V. iliaca communis**.
- Der Ureter **unter**kreuzt den Ductus deferens bzw. die A. uterina.

Ureterengen. Die **Engstellen** der Ureteren (**Abb. 8.8**) sind physiologisch und treten an folgenden Stellen auf:
- 1. Engstelle: Nierenhilumaustritt nach medial und Biegung um 90° nach kaudal
- 2. Engstelle: Überkreuzung der A. und V. iliaca communis
- 3. Engstelle: Durchtritt durch die Muskelschicht der Harnblasenwand.

Makroskopischer Aufbau

Die **Ureteren** ziehen auf der Faszie des M. psoas major und hinter dem Peritoneum nach kaudal ins Becken und schließlich schräg von lateral hinten oben in die Blase ein. Neben den o. g. Gefäßen kreuzen die Harnleiter den N. genitofemoralis.

> **Klinik**
>
> **Ureterkolik.** Wandert ein Nierenstein aus dem Nierenbeckenkelchsystem weiter in die ableitenden Harnwege, kann das Konkrement in einer der Engen der Harnleiter stecken bleiben. Dieses mechanische Hindernis führt zu einem Harnaufstau im Harnleiter und zurück in die Nieren. Die Ureteren bemühen sich mit einer vermehrten wellenförmigen Peristaltik, den blockierenden Stein weiterzutransportieren. Diese vermehrten Kontraktionen der Ureteren werden als sehr schmerzhaft empfunden und führen zu einer Verkrampfung der Muskelfasern, was klinisch als Ureterkolik bezeichnet wird. In einigen Fällen kommt es sogar zu einer Ureteratonie, d. h. zum Ausfall der muskulären Kontraktionen des Harnleiters.

Gefäßversorgung

Der Ureter wird abschnittsweise perfundiert:
- oberer Ureterabschnitt → A. renalis
- mittlerer Ureterabschnitt → A. testicularis oder A. ovarica, A. iliaca communis, Aorta abdominalis

– unterer Ureterabschnitt → A. vesicalis superior und A. vesicalis inferior bzw. A. uterina.

Der **venöse Blutfluss** erfolgt in die die Arterien begleitenden **Venen**. Ihre Anordnung ist ebenfalls etagenartig. Ihr Verlauf und ihre Benennung entspricht den arteriellen Gefäßen.

Die **Lymphe** der Harnleiter fließt in die Nodi lymphoidei lumbales.

Innervation

In allen Schichten der Ureterwand gibt es **autonome Nervengeflechte**. Die sensiblen Fasern ziehen mit ihren afferenten Fasern auf Höhe von Th11, 12 und L1 in das Spinalmark ein. Hierüber wird der **Schmerz** wahrgenommen, wenn es z.B. zum Harnaufstau im Ureter aufgrund von Uretersteinen kommt.

8.6.4   Harnblase

Die **Harnblase (Vesica urinaria)** ist ein muskuläres Hohlorgan mit einer dicken muskulären Wandung. Der obere Teil ist von Peritoneum überzogen. Das **Fassungsvermögen** der Blase liegt in der Regel bei **500 ml Urin**, aber schon ab einem Harnvolumen von **300 ml** tritt **Harndrang** ein.

Topografie

Die geleerte Harnblase liegt beim Erwachsenen eiförmig im kleinen Becken, hinter den Schambeinbögen. Die Harnblasenspitze reicht im entleerten Zustand ein wenig über den Symphysenoberrand des Beckens hinaus. Je größer der Füllungszustand der Blase, desto mehr steigt die Blase ins große Becken auf. Eine prall gefüllte Blase kann sogar bis auf Höhe des Bauchnabels reichen.

An der **Vorderfläche** der Harnblase liegt in beiden Fällen das mit lockerem Bindegewebe aufgefüllte **Spatium retropubicum**, welches als Gleitlager für die durch vermehrte Füllung nach kranial aufsteigende Harnblase dient. **Seitlich** ist der Harnblase lockeres Bindegewebe angelagert, welches auch als **Parazystium** benannt wird.

Beim **Mann** liegen der Harnblase von dorsal die **Ampullen des Ductus deferens** und dorsolateral die **Samenbläschen** an. Außerdem befindet sich zwischen der Harnblase und dem Rectum die **Excavatio rectovesicalis**. Der **Unterfläche** der Harnblase liegt beim Mann die **Prostata** an (**Abb. 8.10**).

Bei der **Frau** liegt zwischen Harnblase und Rectum die **Gebärmutter** und untergliedert den Raum im weiblichen kleinen Becken in eine Excavatio vesicouterina (Raum zwischen Harnblase und Uterus) sowie eine Excavatio rectouterina (sog. Douglas-Raum, zwischen Uterus und Rectum). Der Uterus liegt der Harnblase von dorsal an, überragt die Blase und lagert sich ihr schließlich von kranial oben auf.

Befestigt ist die Harnblase noch mit verschiedenen Bändern im kleinen Becken, die alle am **Blasengrund** (Fundus) bzw. am **Blasenhals** (Cervix vesicae) ansetzen, so dass sich die Harnblase bei Füllung nach kranial ausdehnen kann.

Die ventralen Haltebänder der Blase sind das

– **Lig. pubovesicale:** von der Symphyse zum Blasenhals (bei der Frau)
– **Lig. puboprostaticum**: von der Symphyse zur Prostata (beim Mann).

Makroskopischer Aufbau

Außenansicht. Die Harnblase liegt **subperitoneal** hinter der Symphyse auf dem Beckenboden, sie wird vom Blasenscheitel bis zum Blasengrund von Peritoneum überzogen.

Man unterscheidet den **Harnblasenkörper** (Corpus vesicae), d.h. den Hohlraum der Blase, der durch die dicke Wandmuskulatur umschlossen wird, sowie die **Harnblasenspitze** (Apex vesicae). Die Harnblasenspitze wird auch **Harnblasenscheitel** genannt, es handelt sich um den nach ventral und kranial verlaufenden Teil der Blase, der sich in den **obliterierten Urachus (Lig. umbilicale medianum)** fortsetzt und bis zum Nabel zieht (**Abb. 8.10**).

Der zum Beckenboden gerichtete Teil ist der **Blasengrund (Fundus vesicae)**. Hier treten **von dorsal** die **Ureteren** durch die Wandmuskulatur in die Blase. Dem kaudalen Anteil des Fundus liegt beim Mann von unten die Prostata an. Er verjüngt sich nach unten zum Blasenhals, der dann in die Harnröhre übergeht.

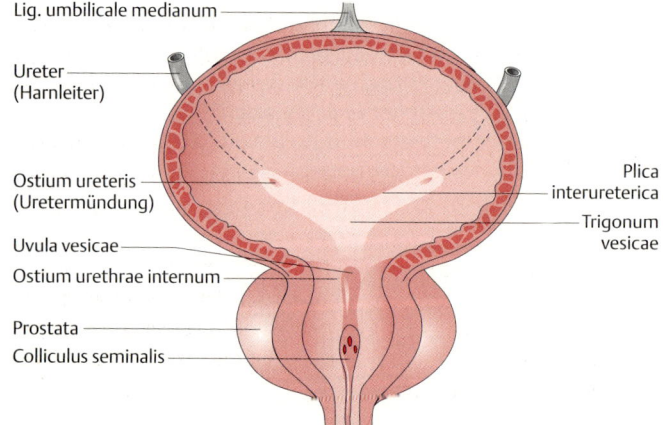

Lig. umbilicale medianum

Ureter (Harnleiter)

Ostium ureteris (Uretermündung)

Uvula vesicae

Ostium urethrae internum

Prostata

Colliculus seminalis

Plica interureterica

Trigonum vesicae

Abb. 8.10   Harnblase des Mannes.

Innenrelief. Das Innenrelief der Harnblase besteht aus **Schleimhautfalten**, welche durch die locker mit der Schleimhautschicht verbundene Wandmuskulatur aufgeworfen werden. Mit zunehmender Füllung verstreichen die Falten.

Im Fundusbereich der Blase liegt das **Trigonum vesicae**, in dem niemals Faltungen vorkommen. Hier ist die Schleimhaut mit der Muskelschicht fest verwachsen, und dadurch straff gespannt. Das Trigonum vesicae befindet sich zwischen den Einmündungen der Ureteren (Ostia ureteris), die mit einer Schleimhautfalte verbunden sind (Plica interureterica), und dem Ostium urethrae internum **(Abb. 8.10)**.

Von dorsal ragt die **Uvula vesicae** in die Urethraöffnung hinein und dient dem Verschluss und der Abdichtung der Harnblasenausflussbahn.

Mikroskopischer Aufbau

Siehe Histologie S. 116.

Miktion

Die Harnblase speichert den Urin über einen gewissen Zeitraum und verhindert dessen ungewollten Übertritt nach außen **(Kontinenz)**, bis dann willkürlich durch das Zusammenspiel von Kontraktion und Relaxation der verschiedenen Muskeln der Blase das Wasserlassen **(Miktion)** eingeleitet wird.

Am Blasenhals bilden speziell angeordnete Muskelfasern eine Art Sphinkter („**M. sphincter vesicae**"), der die Blase verschließt. Der **M. sphincter urethrae (externus)** enthält quergestreifte Muskulatur und kann daher willkürlich kontrolliert werden (Innervation durch **N. pudendus**).

Bei zunehmender Füllung der Blase **relaxiert** der **M. detrusor**, so dass der intravesikale Druck zunächst kaum ansteigt. Gleichzeitig melden Dehnungsrezeptoren in der Harnblasenwand die zunehmende Füllung ins Sakralmark und in supraspinale Zentren. Ab einem bestimmten Füllungsgrad wird der **Miktionsreflex** eingeleitet: Durch Kontraktion steigt der Druck in der Blase nun relativ stark an. Dieser Druckanstieg verstärkt über einen supraspinalen Reflexweg die Aktivität des Parasympathikus, sodass es zu einer **Kontraktion** des **M. detrusor vesicae** kommt und gleichzeitig die Uretereinmündungsstellen verlegt werden.

Der in der Blase entstehende Druck dient dem Auspressen des Urins aus dem muskulären Hohlorgan in die Harnröhre. Zur Harnentleerung wird der **M. sphincter urethrae internus** vorwiegend mechanisch geöffnet, die Erschlaffung des durch den N. pudendus innervierten **M. sphincter urethrae externus** kann dagegen willkürlich kontrolliert werden.

Im Bereich des Anfangsabschnitts der Urethra liegt außerdem noch ein Venenplexus, der in die **Uvula vesicae** ragt, die bei Miktion retrahiert wird (das venöse Blut aus dem Plexus wird ausgepresst), so dass die Uvula die Harnröhrenöffnung nicht mehr verlegt. Parallel unterstützt außerdem noch die Bauchpresse das Entleeren der Harnblase.

Beachte: Früher wurde der M. sphincter urethrae internus als M. sphincter vesicae bezeichnet (der Begriff wird heute auch noch in der Physiologie verwendet). Zwar gibt es in der Blase zirkuläre Muskelbündel, wichtig sind aber die Urethralmuskeln: Der M. pubovesicalis und M. rectovesicalis bilden zwei Hemisphinkteren um die Urethra. Sie können mit unterschiedlichen Faseranteilen den Blasenhals sowohl öffnen als auch schließen (der Blasenhals wird in diesem Fall mit zur Urethra gerechnet). Kurz gesagt gibt es innen ein unwillkürliches System glatter Muskeln (Lissosphinkter) und außen ein willkürliches System quergestreifter Muskeln (Rhabdosphinkter).

Gefäßversorgung

Arterielle Versorgung. Die **A. vesicalis superior** (nicht obliterierter Anteil der A. umbilicalis) versorgt den anteriosuperioren Anteil der Blase, die **A. vesicalis inferior** aus der A. iliaca interna den Blasengrund. Bei der Frau stammt die A. vesicalis inferior aus der A. vaginalis.

Kleinere Äste aus der A. obturatoria, A. rectalis media, A. pudenda interna und bei der Frau auch aus der A. uterina sind zusätzlich an der Versorgung beteiligt.

Venöser Abfluss. Der **Plexus venosus vesicalis** sammelt das venöse Blut der Blase und drainiert es dann weiter in die V. iliaca interna.

Bei der **Frau** liegt der Plexus venosus vesicalis um den Blasenhals und dem Anfangsteil der Urethra herum. Das Venengeflecht der Blase kommuniziert zusätzlich noch mit der V. dorsalis clitoridis profunda und dem Plexus venosus vaginae.

Beim **Mann** ist der Harnblasenplexus verbunden mit dem Prostataplexus, welcher das venöse Blut aus Prostata, Samenbläschen und Ductus deferens aufnimmt und in die V. vesicalis inferior und dann in die V. iliaca interna abführt. Das Blut kann auch über Vv. sacrales in den Plexus venosus vertebralis abfließen.

Lymphabfluss. Die Lymphe vom oberen und seitlichen Teil der Blase fließt über die Nodi lymphoidei iliaci externi, der untere und hintere Teil (einschl. Trigonum vesicae) fließt ab über die Nodi lymphoidei iliaci interni und schließlich in die Nodi lymphoidei iliaci communes.

Innervation

Die Innervation erfolgt über den **Plexus vesicalis**. Die sympathischen Fasern stammen aus den Rückenmarkssegmenten Th11–L1 (Blasenzentrum), die parasympathischen Fasern aus den Segmenten S2–S4.

Der Sympathikus bewirkt eine **Kontraktion** der Blasenwandmuskulatur im Bereich von Blasenhals und oberer Urethra (gelegentlich auch als M. sphincter urethrae internus bezeichnet) und reguliert die Blasenfüllung im Sinne einer Retention von Urin. Die parasympathischen Fasern sorgen für eine **Kontraktion des M. detrusor vesicae** und eine **Relaxation des inneren Harnröhrensphinkters** (M. sphincter urethra internus), so dass der gesammelte Urin ausgepresst werden kann.

An der Kontinenz der Blase ist auch der willkürlich durch den **N. pudendus** innervierte **M. sphincter urethrae externus** beteiligt.

Klinik

Suprapubische Punktion. Kommt es zu Urinabflussstörungen aus der Harnblase, z. B. durch Verlegung der Harnröhrenöffnung oder eine gestörte Innervation, wird zunehmend Urin reteniert, was zu stärksten Schmerzen führt. In diesem Fall besteht die Notwendigkeit einer künstlichen Harnableitung. Dazu empfiehlt sich eine Punktion der Blase oberhalb des Os pubis, um die Harnblase zu entleeren – dieser Punktionsweg wird bei der Anlage eines suprapubischen Harnblasenkatheters zur dauerhaften Urinableitung gewählt.

8.6.5 Harnröhre

Die **Harnröhre (Urethra)** ist der letzte Teil des ableitenden Harnsystems und zieht von der Harnblase zur äußersten Öffnung des Urogenitalsystems. Lage und Organbeziehungen sind bei Mann und Frau unterschiedlich. Die männliche Harnröhre (Urethra masculina) wird korrekterweise auch als „Harn-Samenweg" bezeichnet, da die Ausführungsgänge der Samenblasen gemeinsam mit den beiden Ductus deferentes einmünden.

Makroskopischer Aufbau

Weibliche Harnröhre. Die weibliche Harnröhre (Urethra feminina) ist insgesamt nur 4–5 cm lang. Sie beginnt am **Ostium urethrae internum** und zieht in einem nach vorne konkaven Bogen zwischen der Symphyse und der vorderen Wand der Vagina zum Scheidenvorhof (Vestibulum vaginae). Hier mündet sie mit dem länglich-schlitzförmigen **Ostium urethrae externum** hinter der Glans clitoris. Lateral des Ostium urethrae externum münden die ausführenden Gänge (Ductus paraurethrales, sog. Skene-Gänge). In die Harnröhre münden kleine tubuläre Schleimdrüsen (Glandulae urethrales).

Männliche Harnröhre. Die männliche Harnröhre (Urethra masculina) ist ein ca. 25 cm langer, muskulärer Schlauch und zieht vom Boden der Harnblase **(Ostium urethrae internum)** bis zur äußeren Öffnung **(Ostium urethrae externum)** an der Spitze der Glans penis. Die männliche Urethra wird in drei Abschnitte eingeteilt:
– **Pars prostatica** ist 3–4 cm lang, leicht konkav gebogen und der lumenmäßig weiteste und dehnbarste Teil der Harnröhre. An der Rückseite der Harnröhre in der Pars prostatica liegt die Crista urethralis (längs verlaufende Schleimhautfalte). Lateral münden hier in den Sinus prostaticus die vielen kleinen Ausführungsgänge der Prostata mit ihrem sauren Sekret (pH = 6,4). In der Mitte der Crista urethralis liegt eine rundliche Erhebung, der Colliculus seminalis (Samenhügel) mit dem Utriculus prostaticus (der rudimentäre Rest der Uterusanlage beim Mann). Lateral ziehen die Ausführungsgänge der Samenbläschen jeweils zusammen mit dem Ductus deferens

und münden als Ductus ejaculatorii in der Mitte der Pars prostatica in die Harnröhre auf dem Samenhügel.
– **Pars intermedia** ist die Strecke des Durchtritts durch den Beckenboden. Dieser Abschnitt ist 1–2 cm lang und wird vom **M. sphincter urethrae externus** umschlossen. Den Beckenboden bilden das Diaphragma pelvis und das Diaphragma urogenitale.
– **Pars spongiosa** zieht durch das Corpus spongiosum des Penis. Das Lumen der Harnröhre ist hier am engsten mit einem Durchmesser von ca. 3 mm.

Engstellen. Männliche und weibliche Harnröhre besitzen drei typische Engstellen:
– 1. Enge (**Ostium urethrae internum**): innere Öffnung der Harnröhre am Blasenaustritt
– 2. Enge (**Pars membranacea urethrae**): Durchtritt durch den Beckenboden (Diaphragma urogenitale)
– 3. Enge (**Ostium urethrae externum**): äußere Öffnung der Harnröhre.
Zudem weist die männliche Urethra noch drei Aufweitungen auf, nämlich in der Prostata, im Verlauf durch das Corpus spongiosum und kurz vor der äußeren Öffnung in der Glans die Fossa navicularis. In **Tabelle 8.2** sind die wesentlichen Unterschiede zusammengestellt.

Mikroskopischer Aufbau

Siehe Histologie S. 116.

Gefäßversorgung

Die arterielle Versorgung der Harnröhre erfolgt aus der **A. pudenda externa** über **Rr. perineales.** Das venöse Blut der Urethra fließt über den **Plexus venosus vesicalis** ab in die **V. iliaca interna.**

Innervation

Aus dem Plexus hypogastricus inferior (Plexus pelvicus) erfolgt die vegetative Innervation über sympathische und parasympathische Fasern der Urethra der Frau, bzw. der Pars prostatica des Mannes. Die Pars spongiosa urethrae des Mannes wird über Rr. perineales aus dem N. pudendus innerviert.

Klinik

Urethritis. Als Urethritis bezeichnet man eine Entzündung der Harnröhre distal vom Sphincter urethrae internus. Am häufigsten kommt die nicht gonorrhoische Urethritis vor, die in der Mehrzahl der Fälle durch den Erreger *Chlamydia trachomatis* ausgelöst wird. Eine Infektion mit *Neisseria gonorrhoeae* kann ebenfalls ursächlich sein (Krankheitsbild Gonorrhö).

Typische Symptome einer Harnröhrenentzündung sind Miktionsbeschwerden (Brennen und Jucken beim Wasserlassen) sowie Ausfluss aus der Harnröhre.

Die Therapie besteht in der Gabe von Antibiotika. Außerdem muss ggf. der Sexualpartner mitbehandelt werden.

Biologie | Histologie | Anatomie | Chemie | Biochemie | Physik | Physiologie | Psych./Soz.

Tabelle 8.2   Unterschiede der männlichen und weiblichen Urethra

	Urethra masculina	Urethra feminina
Öffnung innen	Ostium urethrae internum am Harnblasenhals	Ostium urethrae internum am Harnblasenhals
	Pars prostatica (3–4 cm): Crista urethralis und Colliculus seminalis	
	Pars membranacea (1–2 cm): M. sphincter urethrae	
	Pars spongiosa (20 cm): Lacuna urethrales und Mündung der Gl. urethrales und Gl. bulbourethrales	Lacuna urethrales, Gl. urethrales, Ductus paraurethrales (Skene-Gänge)
Öffnung außen	Ostium urethrae externum mit Fossa navicularis	Ostium urethrae externum
Gesamtlänge	ca. 25 cm	ca. 4–5 cm

8.7   Weibliche Geschlechtsorgane

Die weiblichen Geschlechtsorgane werden in inneres und äußeres Genitale eingeteilt.

Zu den **inneren Geschlechtsorganen** zählen Eierstöcke (Ovariae), Eileiter (Tubae uterinae), Gebärmutter (Uterus) und Scheide (Vagina). Unter dem Begriff Adnexe werden in der Klinik die Eierstöcke und die Eileiter zusammengefasst.

Topografisch (und auch entwicklungsgeschichtlich) werden die äußeren Geschlechtsorgane durch das Jungfernhäutchen (Hymen) von den inneren Genitalien abgegrenzt.

Zu den **äußeren weiblichen Geschlechtsorganen** zählt man große und kleine Schamlippen (Labia majores et minores), Scheidenvorhof (Vestibulum vaginae), Vorhofdrüsen (Glandulae vestibulares) und Kitzler (Klitoris).

Der Begriff Vulva umfasst die äußeren Genitalorgane und zusätzlich noch Harnröhrenmündung, Vagina und den ventral der Beckenringsymphyse gelegenen Mons pubis (**Abb. 8.11**).

8.7.1   Ovar

In den paarigen **Eierstöcken**, den **Ovarien**, werden die Oozyten gebildet. Sie reifen in Follikeln heran und werden bei der Ovulation aus der rupturierten Follikelhöhle in Richtung Eileiter abgegeben.

Topografie

Die Ovarien liegen in der **Fossa ovarica** an der Aufteilungsstelle der A. iliaca communis. Begrenzt werden sie **ventral** durch die V. iliaca interna und das Lig. umbilicale mediale, **dorsal** durch den Ureter und die A. iliaca interna sowie **lateral** durch den M. obturatorius internus. Die Ovarien sind embryologisch im Retroperitoneum angelegt, treten aber dann durch einen Descensus in das klei-

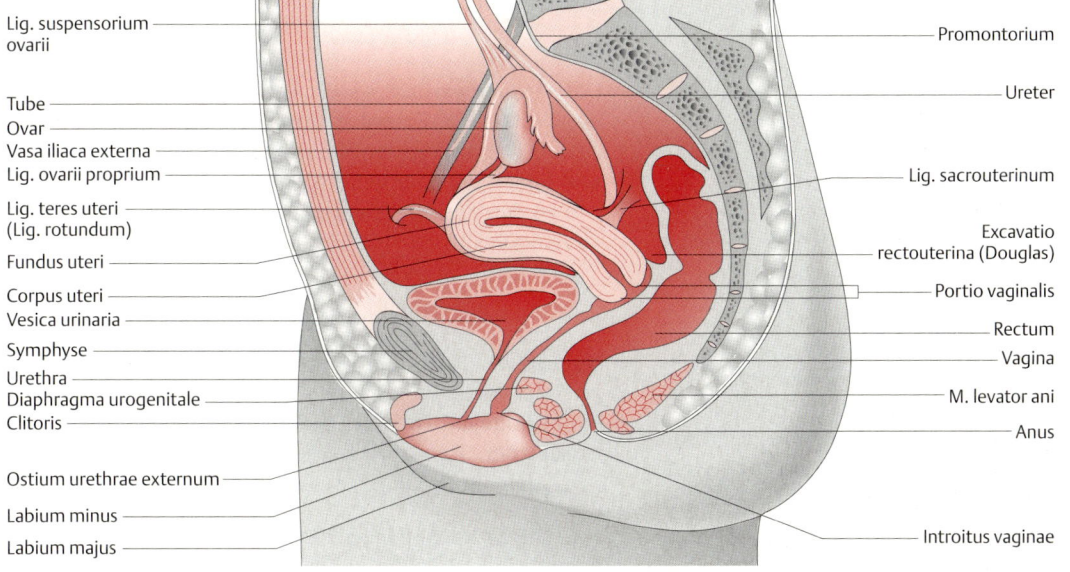

Abb. 8.11   Sagittalschnitt durch das weibliche Becken.

Lig. suspensorium ovarii
Tube
Ovar
Vasa iliaca externa
Lig. ovarii proprium
Lig. teres uteri (Lig. rotundum)
Fundus uteri
Corpus uteri
Vesica urinaria
Symphyse
Urethra
Diaphragma urogenitale
Clitoris
Ostium urethrae externum
Labium minus
Labium majus

Promontorium
Ureter
Lig. sacrouterinum
Excavatio rectouterina (Douglas)
Portio vaginalis
Rectum
Vagina
M. levator ani
Anus
Introitus vaginae

Biologie

Histologie

Anatomie

Chemie

Biochemie

Physik

Physiologie

Psych./Soz.

ne Becken ein und kommen dort beidseits in der Nähe der seitlichen Beckenwand an einer Duplikatur des Peritoneums (Lig. latum uteri) zum Liegen. Sie befinden sich also **intraperitoneal**. Das Peritonealepithel ist bei jungen Frauen kubisch. Das Mesovar ist, wie jedes „Meso", von platten Mesothelzellen bedeckt. Des Weiteren sind die Eierstöcke größtenteils von den fransenartigen Fimbrien der Eileiter bedeckt.

Auch Gebärmutter und Eileiter werden vom Lig. latum uteri eingefasst. Bezogen auf die jeweiligen Organe unterscheidet man das **Mesovarium** (Eierstöcke), die **Mesosalpinx** (Eileiter) und das **Mesometrium** (Gebärmutter).

Das Lig. latum uteri unterteilt zudem das weibliche kleine Becken in eine vordere Bauchfelltasche (**Excavatio vesicouterina**) und eine hintere Bauchfelltasche (**Excavatio rectouterina**; Douglas-Raum). Weitere Bänder zur Befestigung des Ovars im kleinen Becken sind (**Abb. 8.12**):

- **Lig. suspensorium ovarii:** vom apikalen Pol des Ovars (dort wo die Tube anliegt, Extremitas tubaria) zur seitlichen Beckenwand; im Ligamentum verläuft die A. ovarica
- **Lig. ovarii proprium:** vom unteren Pol des Ovars (Extremitas uterina) zum Tuben-Uterus-Winkel ziehend; im Ligamentum verläuft der R. ovaricus der A. uterina
- **Mesovarium:** Teil des Lig. latum uteri.

> **Merke**
> - Lig. suspensorium ovarii: von der Seite mit A. ovarica (aus der Aorta)
> - Lig. ovarii proprium: vom Tuben-Uterus-Winkel mit dem R. ovaricus (aus der A. uterina) (deshalb auch synonym Lig. uteroovaricum).

> **Klinik**
>
> **Douglas-Raum (Excavatio rectouterina).** Der Douglas-Raum ist der Raum zwischen Rectum und Uterus und der tiefste Punkt der Bauchhöhle. Hier sammelt sich freie Flüssigkeit im Abdomen, z. B. bei intraabdominellen Blutungen, oder bei Entzündungen mit Ergussbildung. So kann beispielsweise durch eine Douglaspunktion ein Krankheitserreger bestimmt werden.

> **Merke**
> Anhand der Oberfläche des Ovars kann man altersspezifische Veränderungen feststellen: das kindliche Ovar ist eher glatt, das Ovar einer geschlechtsreifen Frau eher höckrig und die Eierstockoberfläche einer Frau in der Menopause weist narbige Einziehungen auf.

Makroskopischer Aufbau

Das Ovar hat Pflaumenform und eine Länge von 3–4 cm, eine Breite von 1–2 cm und eine Dicke von ca. 1 cm. Der **apikale Pol** wird als **Extremitas tubaria**, der **kaudale** in Richtung Uterus rotierte **Pol** als **Extremitas uterina** bezeichnet. Die zu den Beckenorganen gerichtete Seite nennt man **Facies medialis**, die zur lateralen Beckenwand gerichtete Seite **Facies lateralis**.

Das Ovar hat ein **Hilum** für ein- und austretende Gefäße und Nerven, das sich an der dem Eileiter zugewandten Seite befindet. Hier setzt auch das Mesovarium an, die gegenüberliegende freie Seite ist der Margo liber ovarii.

Mikroskopischer Aufbau

Siehe Histologie S. 119.

Gefäßversorgung

Arterielle Versorgung. Die **A. ovarica** entspringt beidseits direkt aus der **Aorta abdominalis** auf Höhe des 2. Lendenwirbels. Sie zieht dann an der dorsalen Rumpfwand entlang und überkreuzt in der Beckeneingangsebene die A. iliaca externa. Im **Lig. suspensorium ovarii** zieht sie zum Hilum des rechten bzw. linken Eierstocks.

Zusätzlich erfolgt die Versorgung über den **R. ovaricus** aus der **A. uterina** (aus der A. iliaca interna). Dieser Gefäßast zieht im Lig. ovarii proprium zum Eierstock.

A. ovarica und R. ovaricus anastomosieren miteinander und bilden die **Eierstockarkade**.

Venöser Abfluss. Das venöse Blut fließt über ein Geflecht (**Plexus ovaricus**) in die **Vv. ovaricae** ab. Das Blut der V. ovarica dextra fließt in die V. cava inferior, das Blut der V. ovarica sinistra über die V. renalis sinistra in die untere Hohlvene.

Auch hier gibt es einen **R. ovaricus** zur **V. uterina** und von dort weiter in die **V. iliaca interna**. Vergleichbar dem Plexus pampiniformis beim Mann wird auch bei der Frau die A. ovarica von einem Venengeflecht umsponnen.

> **Merke**
> Das Blut der V. ovarica dextra fließt in die V. cava inferior, das Blut der V. ovarica sinistra in die V. renalis sinistra.

Lymphabfluss. Die Lymphgefäße verlaufen mit den ovariellen Gefäßen und münden in die Nodi lymphoidei lumbales an der Bauchaorta bzw. an der seitlichen Beckenwand in die Nodi lymphoidei iliaci.

Innervation

Der **Plexus ovaricus** steuert die vegetativen Funktionen des Ovars. Seine Fasern stammen vom Plexus hypogastricus inferior et superior, Plexus renalis und Plexus aorticus und bilden ein Fasergeflecht, das um die A. ovarica gelegen zu den Eierstöcken zieht und am Hilum ovarii in die Eierstöcke eintritt.

8.7.2 Tube

Die Eileiter (**Tubae uterinae**, auch jeweils als **Salpinx** bezeichnet) nehmen die beim Eisprung freigesetzten Eizellen mithilfe der Fimbrien auf und transportieren sie zum Uterus (der „Transport" dauert ca. 5 Tage).

> **Merke**
> Die Eileiter sind der Befruchtungsort für die Eizellen.

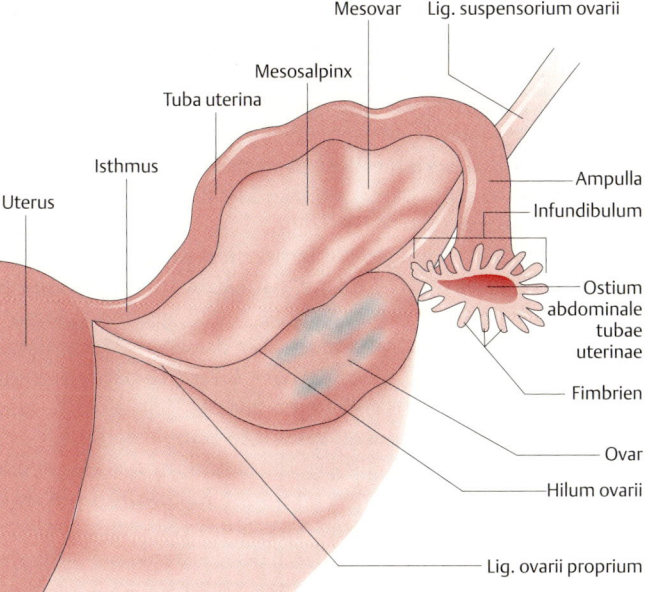

Mesovar   Lig. suspensorium ovarii

Mesosalpinx

Tuba uterina

Isthmus

Uterus

Ampulla

Infundibulum

Ostium abdominale tubae uterinae

Fimbrien

Ovar

Hilum ovarii

Lig. ovarii proprium

Abb. 8.12   Rechte Adnexe (Ansicht von dorsal).

Topografie

Die Tuben sind jeweils rechts und links zwischen den Ovarien und dem Uterus ausgespannt. Sie befinden sich am oberen Rand des **Lig. latum**, also **intraperitoneal.** Die Eileiter erstrecken sich in ihrem Verlauf vom Uterus aus betrachtet nach posterolateral bis an die Wand des kleinen Beckens, ziehen dann bogenförmig über die Ovarien hinweg und treten mit ihren fingerähnlichen Fimbrien an den oberen Pol des Eierstocks heran. Sie haben zudem topografische Beziehung zum Ileum.

Makroskopischer Aufbau

Der Eileiter ist ca. **12 cm lang** und zieht vom Ovar in Richtung Uterus. Eingeteilt wird er in (**Abb. 8.12**):

- **Infundibulum tubae uterinae**, das laterale Endstück, der sog. „**Fimbrientrichter**", mit der Öffnung in die Bauchhöhle **(Ostium abdominale)** und den daran ausgebildeten 20–30 frei beweglichen Tubenfransen (Fimbriae tubae), wovon **eine** besonders **lange Fimbrie (Fimbria ovarica)** mit dem Ovar verbunden ist. Während der Ovulation umschließen die Fimbrien das Ovar fast vollständig und nehmen dadurch die abgegebene Oozyte durch die Eileiteröffnung (Ostium abdominale) auf.
- **Ampulla tubae uterinae:** schließt sich ans Infundibulum an; macht ²/₃ der Tube aus; ist der lumenweiteste und zugleich längste Abschnitt des Eileiters (mit ca. 7 cm mehr als die Hälfte der Gesamtlänge der Tube). Hier findet die Befruchtuung statt.
- **Isthmus tubae uterinae** bildet das mediale Drittel der Tube (ca. 2–3 cm), mit engem Lumen und dicker Wandung; dieser Abschnitt bildet zusammen mit dem Uterus den Tuben-Uterus-Winkel.
- **Pars uterina tubae uterinae** ist das in der Uteruswand gelegene Teilstück der Tube mit der Öffnung in die Uterushöhle (Ostium uterinum), es bildet mit einem Durchmesser von 0,1–1 mm die engste Stelle.

Mikroskopischer Aufbau

Siehe Histologie S. 121.

Gefäßversorgung

Die Eileiter werden durch den **R. tubarius** versorgt (aus der **A. ovarica** bzw. der **A. uterina**).
Das venöse Blut fließt in den **Plexus uterovaginalis** und von dort beidseits über die **Vv. ovaricae** ab. Die rechten Vv. ovaricae fließen in die untere Hohlvene, die **linken Vv. ovaricae** in die **linke V. renalis** und dann erst in die V. cava inferior.
Die Lymphe fließt im Wegebett der ovariellen Gefäße und entlang des Fundus des Uterus ab und gelangt schließlich in die **Nodi lymphoidei lumbales**.

Innervation

Vegetative Fasern für den Eileiter entspringen aus dem Plexus hypogastricus superior et inferior, dem Plexus renalis und dem Plexus aorticus sowie aus dem Plexus uterovaginalis. Sensible afferente Fasern der Tuba uterina treten in die Rückenmarksegmente Th11, Th12 und L1 ein.

Klinik

Salpingitis (Adnexitis). Durch eine aus der Gebärmutter aufsteigende Infektion (z. B. mit Chlamydien) kann eine Eileiterentzündung (Salpingitis) ausgelöst werden. Bei der akuten Salpingitis kommt es typischerweise zu plötzlich auftretenden Unterbauchschmerzen, Übelkeit, Erbrechen und eitrigem, teils mit Schmierblutung durchsetzten Vaginalfluor. Die Entzündung kann in der Regel mit Antibiotika und Antiphlogistika gut behandelt werden.

Biologie | Histologie | Anatomie | Chemie | Biochemie | Physik | Physiologie | Psych./Soz.

8.7.3 Uterus

Die **Gebärmutter (Uterus)** ist ein aus glatter Muskulatur aufgebautes muskuläres Hohlorgan und befindet sich im kleinen Becken zwischen der Blase und dem Rectum.

Der Uterus stellt für 40 Wochen die „Brutkammer" des heranwachsenden Kindes dar und sorgt am Ende der Schwangerschaft mit muskulären Kontraktionen, den Wehen, für das Gebären des Fetus.

Topografie

Der Uterus liegt mittig im kleinen Becken zwischen Harnblase (ventral) und Rectum (dorsal), nach oben in Nachbarschaft zum Dünndarm oder Colon sigmoideum. Zwischen Rectum und Uterus befindet sich die **Excavatio rectouterina** (Douglas-Raum), zwischen Harnblasenoberseite und Vorderfläche des Uterus die **Excavatio vesicouterina**. An die Excavatio rectouterina grenzt unten das hintere Scheidengewölbe. Der Uterus wird vom Peritoneum überzogen, jedoch nicht vollständig darin eingefasst.

Die Position des Uterus beschreibt zum einen die Stellung von Uteruskörper und -hals zueinander (Flexio) bzw. die Stellung des Uterus insgesamt im Beckenraum (Versio).

- **Flexio:** Winkel zwischen Corpus uteri und Cervix uteri, normalerweise ca. 100° nach vorn **(Anteflexio)**.
- **Versio:** Winkel der Achsen von **Cervix uteri** und **Vagina**, normalerweise neigt sich die Zervixachse gegen die Scheidenachse in einem Winkel von 90° nach vorn **(Anteversio)**.
- **Positio:** Lage relativ zur Medianebene (z. B. zentropositioniert, dextropositioniert, sinistropositioniert).

Haltebänder. Der Uterus wird durch verschiedene Bänder befestigt (**Abb. 8.13**). Das **Lig. latum uteri (breites Mutterband)** zieht von der Seitenfläche der Portio supravaginalis cervicis seitlich als quer gestellte Bauchfellduplikatur in Richtung laterale Beckenwand. Es ist frontal gestellt und unterteilt das kleine Becken in die ventral gelegene Excavatio vesicouterina und die dorsal gelegene Excavatio rectouterina.

Im kranialen Rand des Lig. latum uteri verläuft der Eileiter, das Lig. teres uteri (s. u.) und das Lig. ovarii proprium. Das Lig. latum uteri dient auch als Aufhängeband **(„Meso")** für drei Organe: Mesovarium für das Ovar, Mesosalpinx für die Tuben und Mesometrium für die Gebärmutter. An der Basis dieses ausgedehnten Bandes ziehen die **A.** und **V. uterina** sowie die dazugehörigen Lymphgefäße.

Das **Lig. teres uteri** (alt: Lig. rotundum) ist das sog. runde Mutterband und zieht ventral vom Tuben-Uterus-Winkel über die Vorderwand des Lig. latum uteri zum inneren Leistenring, dann weiter **durch den Leistenkanal** bis in die großen Schamlippen. Es enthält glatte Muskulatur, Blut- und Lymphgefäße und ist für die Anteflexio des Uterus mitverantwortlich, die Haltefunktion des Lig. teres uteri für den Uterus ist jedoch gering. Bei retroflektierter Gebärmutter werden beidseits die Bänder gekürzt, um den Uterus in die anatomische Lage zurückzubringen.

Das **Lig. ovarii proprium** zieht vom Uterus an das Ovar und sorgt für die kraniale Befestigung des Uterus.

Das **Lig. cardinale** (syn. Lig. transversum cervicis) zieht auf Höhe der Cervix uteri fächerförmig in der Basis des Lig. latum uteri an die seitliche Beckenwand heran.

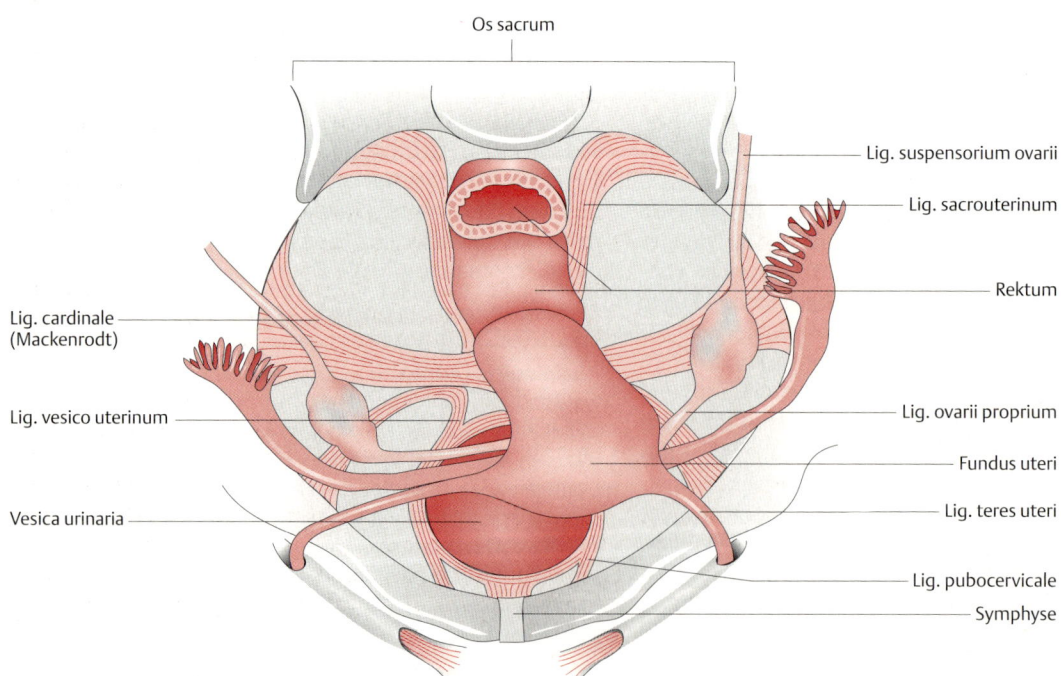

Abb. 8.13 Halteapparat zur Befestigug der inneren Genitalorgane im kleinen Becken.

Parametrien. Die Gebärmutter wird durch verschiedene Verstärkungszüge des Beckenbindegewebes im Bereich der Cervix uteri fixiert **(Parametrium)**.

- **Lig. vesicouterinum:** Fortsetzung des **Lig. pubovesicale**, zieht von der Cervix uteri zum Blasenhals und zur Symphyse; zusammen werden beide Bänder als Lig. pubocervicale bezeichnet
- **Lig. sacrouterinum:** verbindet Cervix uteri und Os sacrum, hält den Uterus in seiner Position (Ansatz dorsal); ein Teil des Lig. sacrouterinum bildet die Verbindung zwischen Rectum und Cervix (Lig. rectouterinum)
- **Lig. rectouterinum (+ M. rectouterinus):** Sie bilden zusammen mit dem Lig. sacrouterinum eine Falte auf der Rückseite des Lig. latum uteri, die sog. **Plica rectouterina.** Sie verbindet Rectum und Kreuzbein mit dem Uterus und grenzt beidseits lateral die Excavatio rectouterina ab.

Makroskopischer Aufbau

Der Uterus einer nicht schwangeren Frau ist ein dickwandiges, muskuläres Hohlorgan mit den Ausmaßen **7–8 cm Länge, 5–7 cm Breite** und **2–3 cm Dicke**. Charakteristisch ist seine **abgeplattete Birnenform**, die sich während der Schwangerschaft vergrößert.

Die oberen zwei Drittel des Uterus werden als **Corpus uteri** (Gebärmutterkörper) bezeichnet (**Abb. 8.14**). Die Vorderfläche (Facies vesicalis bzw. Facies anterior) liegt der Harnblase auf bzw. an, die konvexe Hinterfläche (Facies intestinalis bzw. Facies posterior) hat Beziehung zum Rectum.

Der **höchste Punkt** des Uterus ist der **Fundus uteri**. Er wölbt sich kuppelartig über die Einmündungsebene der Eileiter, die in das rechte und linke Uterushorn (Cornu uteri dextra et sinistra) ziehen.

Am Übergang zum unteren Drittel findet sich eine ringförmige Verengung, der **Isthmus uteri**. Besonders gut zu erkennen ist diese seichte Einschnürung an der Gebärmutter bei einer Nullipara, d.h. einer Frau, die kein Kind geboren hat.

Das untere Drittel der Gebärmutter bildet die dünnwandige, runde **Cervix uteri** (Gebärmutterhals). Sie ist nach hinten unten gerichtet und wird in zwei Bereiche eingeteilt (**Abb. 8.14**):

- **Portio supravaginalis cervicis:** oberhalb der Vagina liegender Teil, umfasst den oberen Abschnitt der inneren Uterusenge (Ostium anatomicum uteri internum), die auch als **innerer Muttermund** bezeichnet wird.
- **Portio vaginalis cervicis:** in die Vagina hineinreichender Teil, enthält die äußere Öffnung der Gebärmutterhöhle. Dieser sog. **äußere Muttermund** (Ostium uteri) wird gebildet von einer vorderen und einer hinteren Muttermundlippe (Labium anterius et posterius).

Der Organinnenraum des **Corpus uteri** wird gebildet durch das dreieckige, nach unten spitz zulaufende **Cavum uteri** (Gebärmutterhöhle). Im Bereich der **Cervix uteri** findet man den **Canalis cervicis** (Zervikalkanal), einen spindelförmigen mit Falten durchsetzten Kanal. Zudem befinden sich hier die schleimproduzierenden Zervikaldrüsen (Glandulae cervicales), die mit ihrem Sekret den Zervikalkanal pfropfartig verschließen und so eine Barriere gegen von außen aufsteigende Infektionen bilden.

Das gesamte Uteruslumen steht über den Canalis cervicis und das Ostium uteri mit dem Vaginalkanal in Verbindung. Die Eileiter verbinden das Uteruslumen mit der freien Bauchhöhle. Somit besteht bei der Frau physiologischerweise ein Durchgang von der äußeren Umgebung durch die genannten Strukturen bis in die Bauchhöhle.

Mikroskopischer Aufbau

Siehe Histologie S. 121.

Gefäßversorgung

Arterielle Versorgung. Die **A. uterina** (aus der **A. iliaca interna**) versorgt die Gebärmutter. Sie verläuft von der seitlichen Beckenwand in der Basis des Lig. latum uteri zur Cervix uteri und zieht dann geschlängelt am Uterus seitlich aufwärts zum Tubenwinkel. Sie gibt folgende Äste ab: **A. vaginalis, R. ovaricus, R. tubarius**.

Am Fundus anastomosiert sie mit der **A. uterina** der Gegenseite. Zudem tritt von hier aus der **R. ovaricus** in Richtung Ovar in das Lig. ovarii proprium sowie der **R. tubarius** für den Eileiter ein. Die **A. ovarica** und die **A. uterina** anastomosieren im Bereich der Adnexe über den **R. ovaricus** miteinander. Über diese **Anastomosen** werden Uterus, Ovar und Tube versorgt.

Venöser Abfluss. Um die Gebärmutter liegt ein klappenloser Venenplexus, der **Plexus venosus uterinus**, der mit den **Vv. uterinae** in die **Vv. iliacae internae** abfließt.

Lymphabfluss. Die Lymphe vom Fundus fließt mit den Lymphgefäßen des Ovars zu den **Nodi lymphoidei lumbales** entlang der Aorta; einige Lymphgefäße ziehen zu den **Nodi lymphoidei iliaci externi** oder entlang der Parametrien zu den **Nodi lymphoidei inguinales superficiales**. Vom Corpus uteri ziehen Lymphgefäße zu den **Nodi lymphoidei iliaci externi**. Die Lymphe der Cervix uteri fließt in die **Nodi lymphoidei ilica interni** und **Nodi lymphoidei sacrales**.

Innervation

Vegetative Fasern stammen vom Plexus hypogastricus inferior sowie den Nn. splanchnici pelvici und ziehen durch

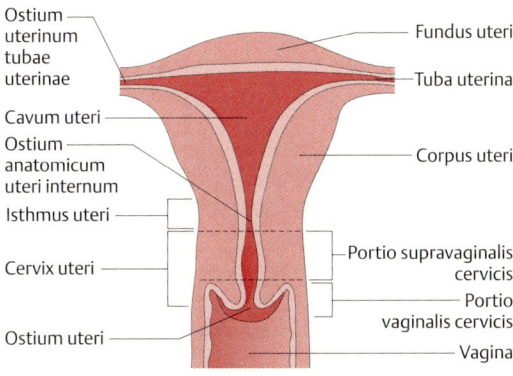

Abb. 8.14 Uterus und Vagina im Frontalschnitt.

Ostium uterinum tubae uterinae
Cavum uteri
Ostium anatomicum uteri internum
Isthmus uteri
Cervix uteri
Ostium uteri
Fundus uteri
Tuba uterina
Corpus uteri
Portio supravaginalis cervicis
Portio vaginalis cervicis
Vagina

Biologie

Histologie

Anatomie

Chemie

Biochemie

Physik

Physiologie

Psych./Soz.

das Lig. latum uteri von lateral an die Gebärmutter heran und bilden dort den **Plexus uterovaginalis** (Frankenhäuser-Plexus). Die zahlreichen in das Geflecht eingeschalteten Ganglienzellgruppen werden als **Ganglia pelvica** bezeichnet.

Sensible Fasern ziehen zu den Rückenmarksegmenten Th10–12 und L1.

8.7.4 Vagina

Die **Scheide (Vagina)** ist ein 7–9 cm langer fibromuskulärer Schlauch und ist gleichzeitig Ausführungsgang für die abgestoßenen Endometriumsbestandteile am Ende des Menstruationszyklus, Teil des Geburtskanals und Kopulationsorgan. Ihre Öffnung mündet ebenso wie die äußere Öffnung der Harnröhre in den Scheidenvorhof (Vestibulum vaginae). Eingefasst wird der Scheidenvorhof von den äußeren weiblichen Geschlechtsorganen, den großen und kleinen Schamlippen und dem Kitzler (**Abb. 8.15**).

Topografie

Von den Seitenrändern der Vagina und des Uterus zieht das Lig. latum als transversale Bindegewebsplatte quer durch das Becken und teilt das kleine Becken in eine vordere Excavatio vesicouterina und eine hintere Excavatio rectouterina. Ventral liegen Harnblase und Urethra, dorsal befinden sich Rectum und Analkanal.

Im unteren Abschnitt grenzen die Glandulae vestibulares majores (Bartholini-Drüsen) und der Bulbus vestibularis an die Scheide. Der Bulbus vestibularis ist ein venöser Schwellkörper unterhalb der großen Schamlippen.

Oberhalb dieser Ebene umschließen die Muskelfasern des M. levator ani (hier: M. pubococcygeus) die Vagina und verkleinern ihr Lumen.

Makroskopischer Aufbau

Die Vagina erstreckt sich von der Cervix uteri bis zur äußeren Scheidenöffnung **(Ostium vaginae)** im Scheidenvorhof **(Vestibulum vaginae)**. Das Ostium vaginae wird unvollständig von einer Hautfalte, dem **Hymen** (Jungfernhäutchen), verschlossen.

Ebenso wie die Beckenachse verläuft auch die Vagina nach vorne-unten. Die Vorder- und Hinterwand der Vagina sind aneinandergedrückt, u.a. durch die Harnblase und das Rectum, wobei die hintere Wand in der Längsausdehnung 1–2 cm länger ist als die Vorderwand.

Der obere Anteil der Vagina umschließt den äußeren Muttermund des Uterus und bildet das **Scheidengewölbe (Fornix vaginae)** mit einer vorderen flachen Pars anterior und einer tieferen hinteren Pars posterior (Angrenzung an den Douglas-Raum) sowie der seitlichen Pars lateralis. Das Scheidengewölbe ragt über die Einmündung der Cervix uteri ins Becken hinein.

Der untere Abschnitt der Vagina reicht durch den Levatorspalt des Beckenbodens nach außen und endet im Scheidenvorhof.

Mikroskopischer Aufbau

Siehe Histologie S. 122.

Scheidensekret. Das saure Scheidensekret (pH 4–4,5) besteht aus dem Sekret der Drüsen der Cervix uteri, einem Transsudat aus der Vaginalwand und abgeschilferten Epithelzellen. Die Epithelzellen der Tunica mucosa sind sehr glycogenreich und unterliegen zyklusbedingten Veränderungen (z.B. vermehrte Glycogenaufnahme der Epithelzelle). Milchsäurebakterien (sog. Döderlein-Bakterien) zersetzen das Glycogen der Vaginalepithelzellen und bilden so die Milchsäure, die das Scheidensekret ansäuert und gegen Krankheitskeime schützt.

Gefäßversorgung

Arterielle Versorgung. In der Regel erfolgt die arterielle Perfusion über die **Rr. vaginales** aus der **A. uterina**, gelegentlich gehen diese aber auch **direkt** aus der **A. iliaca interna** hervor. Die Rr. vaginales **anastomosieren** miteinander und bilden ein Gefäßgeflecht mit Zuflüssen aus der **A. pudenda** und der **A. vesicalis inferior**.

Venöser Abfluss. Die vaginalen Venen bilden den seitlich der Vagina innerhalb der Submukosa gelegenen **Plexus venosus vaginalis**. Von hier fließt das Blut in die V. iliaca interna ab.

Lymphabfluss. Der lymphatische Abfluss aus dem oberen Scheidendrittel erfolgt entlang der A. uterina in die Nodi lymphoidei iliaci interni, aus der Mitte der Vagina in die Nodi lymphoidei iliaci externi und aus dem Scheidenvorhof in die Nodi lymphoidei inguinales superficiales, Nodi lymphoidei sacrales und Nodi lymphoidei iliaci communes.

Innervation

Die vegetativen Fasern ziehen aus dem **Plexus uterovaginalis** in Richtung Scheide. Die Nervenfasern dieses Plexus innervieren die Cervix uteri und den oberen Anteil der Vagina. Der untere Anteil der Vagina wird über den **N. pudendus** innerviert.

Klinik

Abstrichuntersuchung Zervix und Vagina. Routinemäßig erfolgen zwei Abstriche: Der erste von der Oberfläche der Portio vaginalis (Ektozervix), der zweite aus dem Zervikalkanal (Endozervix).

Die Vaginalzytologie liefert u.a. auch Informationen über den Zyklusverlauf. In der Proliferationsphase (Follikelphase) finden sich überwiegend flach ausgebreitete große Intermediär- und Superfizialzellen. In der Sekretionsphase kommt es zur typischen Abschilferung der Epithelien in großer Zahl mit charakteristischer Anhäufung, Abfaltung und Einrollung. In der Menstruationsphase sieht man zusätzlich zahlreiche Erythrozyten.

Veränderungen am Zellkern (z.B. Polymorphie, vermehrte Mitosen) und am Zytoplasma (z.B. Vakuolisierung) liefern Hinweise auf das Vorliegen von Atypien und sind verdächtig.

8.7.5 Äußere Genitalien

Zu den äußeren Genitalien der Frau zählen die großen und kleinen Schamlippen **(Labia majores et minores)**, der Scheidenvorhof **(Vestibulum vaginae)** sowie der im ventralen Bereich der Schambeinregion gelegene Schamberg **(Mons pubis)**, ein Haut-Fett-Polster. Diese Strukturen werden zusammen mit dem Kitzler **(Klitoris)** auch als Vulva bezeichnet (**Abb. 8.15**). Weiterhin gehören die **Glandulae vestibulares** zu den äußeren Geschlechtsorganen sowie die äußere Öffnung der weiblichen Harnröhre.

Die Haut des Mons pubis und der Labia majores ist durchsetzt mit vielen **sensorischen Tastkörperchen**, den sog. **Genitalnervenkörperchen**, die bei taktiler Reizung zur Auslösung der **sexuellen Erregung** beitragen.

Der paarige Schwellkörper des Bulbus vestibuli liegt an der Basis der beiden kleinen Schamlippen.

Die Klitoris mit ihren Schwellkörpern, den Crura clitoridis, füllt sich mit Blut, wenn es zu sexueller Erregung kommt.

Topografie und makroskopischer Aufbau

Die äußeren Geschlechtsorgane der Frau erstrecken sich vom Unterrand der Symphyse bis zum Dammbereich, dem Perineum.

Mons pubis (Schamberg). Der Mons pubis auf Höhe der Symphyse des Beckenrings ist am ehesten durch die geradlinig verlaufende Schambehaarung (Pubes), die mit der Pubertät einsetzt, zu identifizieren.

Labia majores (große Schamlippen). Die dunkel pigmentierten Labia majores sind längliche Hautfalten, die vom Mons pubis in Richtung Perineum ziehen und außen behaart sind. Sie umschließen wallartig die Schamspalte (Rima pudendi) und bedecken sie. Die Labia majores enthalten Fettgewebe und Venenplexus, die von einer Faszie umhüllt sind und den weiblichen Genitalschwellkörper (**Bulbus vestibuli**) bilden. Die Schwellkörper beider Seiten treffen sich ventral der Rima pudendi und sind dort über ein Pars intermedia bulborum miteinander verbunden. Überzogen wird der Bulbus vestibuli vom M. bulbospongiosus.

Labia minores (kleine, fettfreie Schamlippen). Die Labia minores begrenzen den Scheidenvorhof (Vestibulum vaginae). In das Vestibulum vaginae eröffnen sich die weibliche Urethra, das Ostium vaginae und die Glandulae vestibulares minores sowie die Glandula vestibularis major (Bartholini-Drüse) mit ihren Ausführungsgängen.

Am vorderen Ende verlaufen die beiden kleinen Schamlippenhautfalten als Frenulum clitoridis nach ventral zur Klitoris. Am hinteren Ende verlaufen die beiden Schamlippenhautfalten als Frenulum labiorum pudendi. Dieses Frenulum reißt nach der ersten vaginalen Entbindung durch die Dehnung des Geburtskanals.

Klitoris (Kitzler). Die Klitoris enthält **zwei erektile Corpora cavernosa clitoridis**. Sie besteht aus zwei Schenkeln (Crura), die in einen Körper (Corpus) mit Glans übergehen und mit einem Präputium (Praeputium clitoridis) überzogen sind. Die Crura haben ihren Ursprung an den beiden unteren Schambeinästen. Das Lig. suspensorium clitoridis befestigt den Kitzler am Symphysenunterrand.

Glandulae vestibulares: Auf der Innenseite der kleinen Schamlippen münden neben den freien Talgdrüsen die Ausführungsgänge der **Glandulae vestibulares minores** und der paarigen Glandula vestibularis major in das Vestibulum vaginae. Die Glandulae vestibulares minores sind schleimproduzierende Drüsen.

Die erbsengroße **Glandula vestibularis major** (Bartholini-Drüse) liegt von außen dem Diaphragma urogenitale an. Mit einem ca. 1,5 cm langen Ausführungsgang mündet die Drüse zu beiden Seiten der Vaginalöffnung im Vestibulum vaginae. Sie sondert ein alkalisch-schleimiges Sekret ab, die Sekretion nimmt bei sexueller Erregung zu.

Mikroskopischer Aufbau

Der **Mons pubis** ist von Außenhaut überzogen und mit Terminalhaaren bedeckt.

Fettgewebe, dunkle Hautpigmentierung, glatte Muskelzellen, Schweiß-, Duft- und Talgdrüsen und Schambehaarung kennzeichnen histologisch die Außenseite der **großen Schamlippen**. Innen befinden sich keine Haare. Das Epithel ist schwach verhornt. Freie Talgdrüsen finden sich nur vereinzelt.

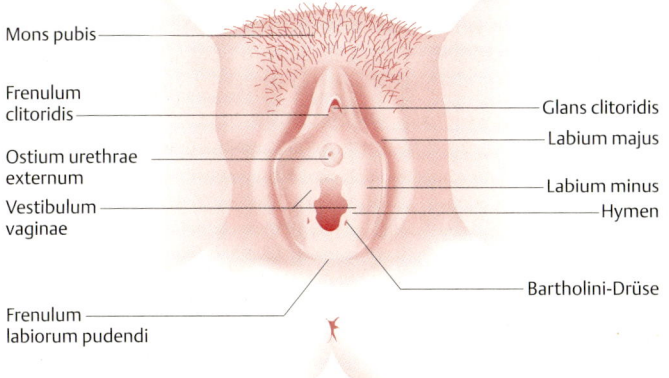

Mons pubis

Frenulum clitoridis

Ostium urethrae externum

Vestibulum vaginae

Frenulum labiorum pudendi

Glans clitoridis

Labium majus

Labium minus

Hymen

Bartholini-Drüse

Abb. 8.15 Äußere weibliche Geschlechtsorgane.

Die Haut der **kleinen Schamlippen** ist aus viel Bindegewebe aufgebaut, mit einigen Talgdrüsen durchsetzt, und von einer unverhornten mehrschichtigen Plattenepithelzellschicht bedeckt. Die **Klitoris** ist bedeckt von unverhorntem Plattenepithel.

Gefäßversorgung

Die arterielle Versorgung der äußeren Geschlechtsorgane erfolgt über die **A. pudenda interna** (aus der **A. iliaca interna**).

Der venöse Abfluss erfolgt in die **Vv. pudendae externae**, die **V. pudenda interna** und die **V. dorsalis clitoridis profunda** (diese fließt dann in den Plexus venosus vesicalis ab).

Die Lymphflüssigkeit fließt in die Nodi lymphoidei inguinales.

Innervation

Das äußere Genitale wird von vielen sensiblen Nerven durchzogen, welche an sog. **Genitaltastkörpern** enden. Die Reizweiterleitung erfolgt dann über den N. ilioinguinalis (Nn. labiales anteriores), den N. genitofemoralis (R. genitalis) und den N. pudendus (Nn. perineales, Nn. labiales posteriores, N. dorsalis clitoridis) – alles Äste des Plexus lumbalis.

Die vegetativen Fasern entstammen dem **Plexus uterovaginalis** und ziehen u. a. als N. cavernosi clitoridis, z. B. zur Klitoris.

Klinik

Bartholinitis. Eine Entzündung des Ausführungsganges der Glandula vestibularis major wird als Bartholinitis bezeichnet. Ursache sind meistens bakterielle Erreger (Staphylokokken, Gonokokken), klinisch bestehen starke Schmerzen und eine zunehmende einseitige Schwellung. Bei der Inspektion findet sich eine bis zu hühnereigroße abgekapselte Eiteransammlung an typischer Stelle. Therapeutisch erfolgt im Regelfall die Gabe von Antibiotika, ggf. ist die Inzision des Abszesses zur Eiterentleerung erforderlich. Im Anschluss an die Inzision wird die Abszessmembran ausgekrempelt und mit der äußeren Haut vernäht (Marsupialisation).

8.8 Männliche Geschlechtsorgane

Die männlichen Geschlechtsorgane werden in das innere und das äußere Genitale eingeteilt. Diese Einteilung ist u. a. in der Embryologie begründet, da sich alle inneren Geschlechtsorgane aus der Urogenitalleiste (oberhalb des Beckenbodens) und alle äußeren Geschlechtsorgane aus dem Sinus urogenitalis (unterhalb des Beckenbodens) entwickeln (**Abb. 8.16**).

Zu den **inneren Geschlechtsorganen** zählen Hoden (Testis), Nebenhoden (Epididymis), Samenleiter (Ductus deferens) und die akzessorischen Geschlechtsdrüsen: Vorsteherdrüse (Prostata), Bläschendrüsen (Glandulae vesiculosae),

Cowper-Drüsen (Glandulae bulbourethrales) und weitere kleinere Drüsen (Glandulae urethrales, Glandulae praeputiales).

Zu den **äußeren Geschlechtsorganen** gehören das Glied (Penis), Hodensack (Skrotum) und die Hodenhüllen.

8.8.1 Hoden

Der paarig ausgebildete **Hoden (Testis)** ist das Reproduktionsorgan des Mannes und der Ort der Spermienbildung. Die Spermatogenese (Spermiogenese) und Spermiohistogenese (Spermatohistogenese) findet in den Tubuli seminiferi contorti ab der Pubertät statt. Gleichzeitig ist der Hoden auch eine wichtige Hormondrüse, da in den Leydig-Zwischenzellen des Hodens das männliche Geschlechtshormon Testosteron produziert wird. Die ovalen Hoden liegen in einer extra für sie ausgebildeten Tasche, dem Hodensack (Skrotum).

Topografie und Aufbau

Die Hoden liegen im Hodensack, jeweils aufgehängt am **Samenstrang**, dem Funiculus spermaticus. Der **linke Hoden** hängt im Skrotum **etwas tiefer** als der rechte, so dass ausreichend Platz durch die unterschiedliche Höhenlage vorhanden ist.

Hoden von außen. Der Hoden ist ein eiförmiges Gebilde und hat beim Erwachsenen eine Länge von ca. 4–5 cm und einen Durchmesser von ca. 2–3 cm. Man unterscheidet einen oberen (Extremitas superior) und einen unteren Pol (Extremitas inferior) sowie eine laterale Seite (Facies lateralis) und eine mediale Seite (Facies medialis). Nach ventral hat der Hoden einen platten, schmalen Randsaum (Margo anterior), der dorsale Rand (Margo posterior) ist breit.

Umgeben ist der Hoden von einer straffen Bindegewebskapsel, der **Tunica albuginea testis** (s. u.). Am oberen Pol findet sich hier das embryologische Rudiment des Müller-Ganges, die **Appendix testis** (**Abb. 8.18**). Am unteren Hodenpol ist das Leitband des Hodens für den Hodendeszensus auszumachen: das **Gubernaculum testis** (ehemals unteres Keimdrüsenband beim männlichen Embryo).

Hoden von innen. Das Hodenparenchym wird von aus der **Tunica albuginea** einstrahlenden, bindegewebigen **Septen (Septula testis)** in 200–250 Läppchen (**Lobuli testi**) gegliedert. Es besteht aus aufgeknäulten Samen- oder auch Hodenkanälchen (**Tubuli seminiferi contorti**), die in einen gestreckten Verlauf übergehen (**Tubuli seminiferi recti**), bevor sie in das samenableitende Netz des Hodens (**Rete testis**) münden und über die **Ductuli efferentes testis** zum Nebenhoden ziehen (**Abb. 8.17**).

Hodenhüllen und der Hodensack. Die Hoden sind von mehreren Schichten umgeben (**Abb. 8.18**). Die Tunica albuginea liegt dem Hoden als straffe bindegewebige Kapsel direkt auf. Diese Kapsel ist mit dem sackförmigen Ende des Processus vaginalis peritonei, der **Tunica vaginalis testis** mit ihren beiden Blättern, verschmolzen.

Biologie · Histologie · Anatomie · Chemie · Biochemie · Physik · Physiologie · Psych./Soz.

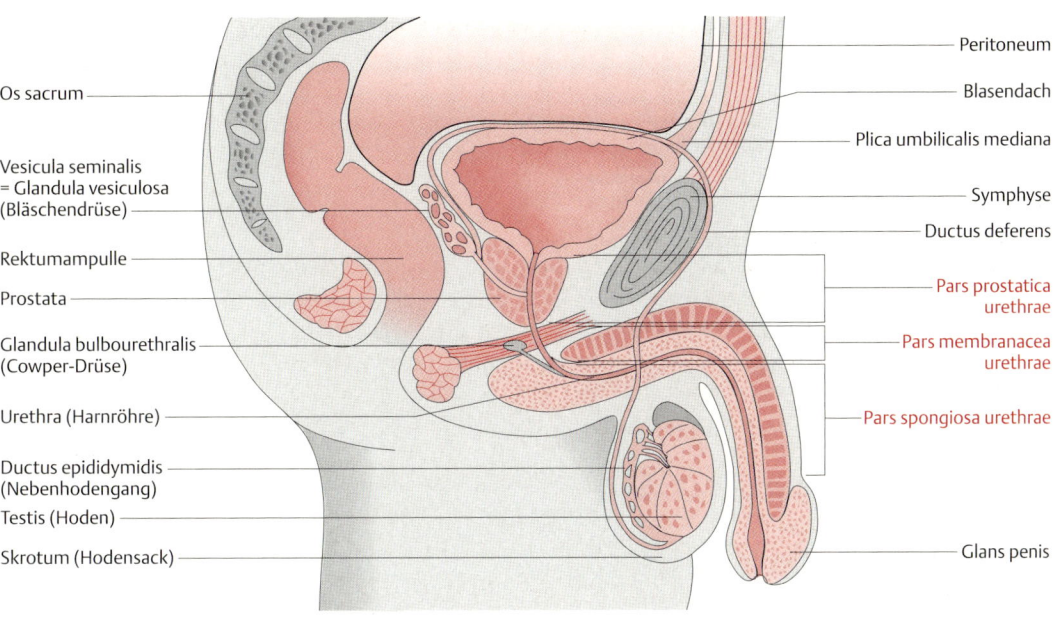

Os sacrum

Vesicula seminalis
= Glandula vesiculosa
(Bläschendrüse)

Rektumampulle

Prostata

Glandula bulbourethralis
(Cowper-Drüse)

Urethra (Harnröhre)

Ductus epididymidis
(Nebenhodengang)

Testis (Hoden)

Skrotum (Hodensack)

Peritoneum

Blasendach

Plica umbilicalis mediana

Symphyse

Ductus deferens

Pars prostatica
urethrae

Pars membranacea
urethrae

Pars spongiosa urethrae

Glans penis

Abb. 8.16   Übersicht über die männlichen Urogenitalorgane (Medianschnitt).

Der Processus vaginalis peritonei ist eine Ausstülpung des Peritoneums, das den Bauchraum und mit dem Processus vaginalis jeweils rechts und links den Hodensack auskleidet. Der Hoden verdrängt auf seiner Wanderung hinter dem Peritoneum den Processus nach vorne.

Das **viszerale Blatt (Epiorchium)** bildet die glatte Serosaschicht des Hodens und liegt der Bindegewebskapsel (Tunica albuginea) direkt an. Das **parietale Blatt (Periorchium)** ist außen mit der Fascia spermatica interna verbunden. Zwischen dem parietalen und viszeralen Blatt liegt die **Cavitas scrotalis**, ein mit Flüssigkeit gefüllter Gleitspalt für den Hoden im Hodensack.

Die **Fascia spermatica interna** als Fortsetzung der Fascia transversalis umhüllt von innen den **M. cremaster** (aus dem M. obliquus internus abdominis); von außen über-

nimmt dies die **Fascia spermatica externa** (Aponeurose des M. obliquus externus abdominus).

Der **M. cremaster** dient zusammen mit der Tunica dartos der **Wärmeregulation** des Hodens.

Bestreicht man die Haut auf der Innenseite des Oberschenkels, kommt es zu einer reflektorischen Kontraktion des M. cremaster, dadurch wird der Hoden angehoben (**Kremasterreflex**, L1-L2). Die Hautinnervation erfolgt über den R. femoralis, die Muskelinnervation über den R. genitalis (Äste des N. genitofemoralis aus dem Plexus lumbalis).

Das Unterhautgewebe des Hodensacks ist fettfrei, besteht jedoch aus einer sog. Fleischhaut, der **Tunica dartos**. Diese Schicht ist aus glatten Muskelzellen und viel Bindegewebe aufgebaut. Die äußerste Schicht des Hodensacks, die **Skrotalhaut**, ist im Vergleich zur Außenhaut viel dunkler pigmentiert, sehr dünn und mit vielen Talgdrüsen und Haaren durchsetzt. Durch das Septum scroti wird der Hoden in zwei Teile unterteilt (vgl. **Tab. 8.1**, S. 294).

> **Merke**
>
> Der Hodensack (Skrotum) ist eine mehrschichtige Hüllstruktur, die beim Descensus testis aus der Bauchwand entstanden ist. Die einzelnen Schichten der Bauchwand lassen sich den jeweiligen Hodensackhüllen zuordnen.

> **Klinik**
>
> **Kastration**: Bei der Kastration werden beide Hoden chirurgisch entfernt. Dies resultiert in der Unfruchtbarkeit und führt zu Störungen im Hormonhaushalt des Mannes. Es kommt zur Abnahme der Libido (sexuelles Verlangen) und der Potenz. Eine Kastration kann trotz genannter Nebenwirkungen unausweichlich notwendig werden, z. B. als therapeutische Maßnahme bei einem bösartigen Hodentumor. Meist ist dann aber die Hemikastration ausreichend.

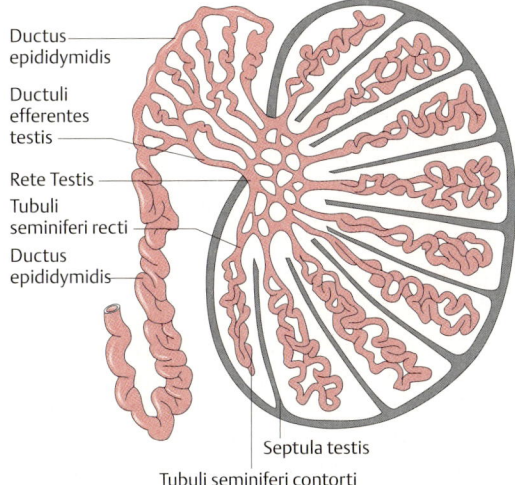

Ductus epididymidis

Ductuli efferentes testis

Rete Testis

Tubuli seminiferi recti

Ductus epididymidis

Septula testis

Tubuli seminiferi contorti

Abb. 8.17   Nebenhodengang und Hodenkanälchen.

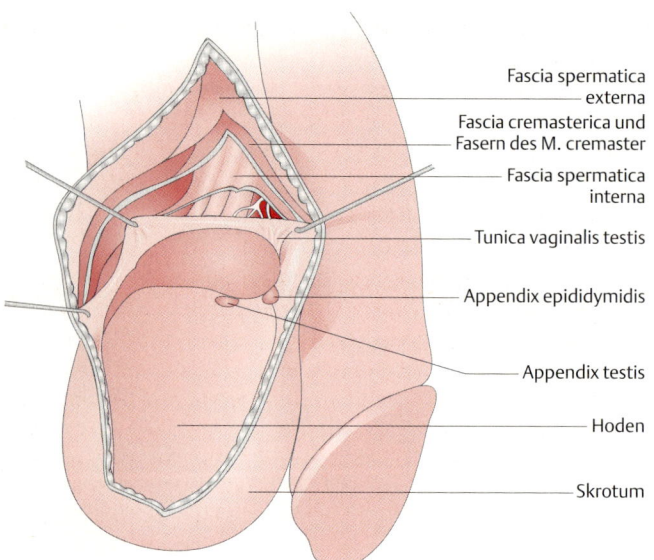

Abb. 8.18 Hodenhüllen.

Fascia spermatica externa

Fascia cremasterica und Fasern des M. cremaster

Fascia spermatica interna

Tunica vaginalis testis

Appendix epididymidis

Appendix testis

Hoden

Skrotum

Gefäßversorgung

Arterielle Versorgung. Die arterielle Versorgung des Hodens erfolgt über die direkt aus der Aorta stammende **A. testicularis**. Sie bildet zudem noch Anastomosen mit der **A. ductus deferentis** (aus dem offenen Teilstück der A. umbilicalis) sowie mit der **A. cremasterica** (aus der A. epigastrica inferior).

Venöser Abfluss. Das venöse Blut des Hodens fließt über den **Plexus pampiniformis** ab. Der Plexus pampiniformis ist ein Venengeflecht, das von den **Vv. testiculares** gebildet wird. Weiter fließt das Blut dann rechts über die **V. testicularis dexter** direkt in die **V. cava inferior**, links fließt es über die **V. testicularis sinistra** in die **V. renalis sinistra** und von dort in die untere Hohlvene.

Lymphabfluss. Der lymphatische Abfluss erfolgt über Lymphgefäße im Samenstrang in die **Nodi lymphoidei lumbales** und **Nodi lymphoidei praeaortales** bzw. **paraaortales**.

Innervation

Die sympathischen Fasern entstammen dem **Plexus coeliacus** und verlaufen gemeinsam mit den arteriellen Gefäßen. Sie bilden ein Nervengeflecht in der Nähe der Niere, den Plexus renalis, von wo aus die Fasern an den Hoden herantreten. Die parasympathischen Fasern ziehen aus den sakralen Rückenmarksanteilen über die Nn. splanchnici pelvici teilweise in den Plexus coeliacus und dann weiter als vegetative Fasern an den Hoden heran. Diese Nervenfasern bilden schließlich den Plexus testicularis und innervieren den Hoden.

Die sensible Innervation der Hodensackhaut erfolgt durch die **Nn. scrotales posteriores** aus dem N. pudendus und den Nn. scrotales anteriores aus dem N. ilioinguinalis.

Klinik

Hydrozele. Bei der Hydrozele kommt es zur Ansammlung von Flüssigkeit in der Cavitas scrotalis und im Processus vaginalis peritonei. Das Leitsymptom der Hydrozele ist eine prallelastische Geschwulst im Skrotum. Der diagnostische Nachweis erfolgt mittels Ultraschall.

8.8.2   Nebenhoden

Der **Nebenhoden (Epididymis)** ist der Ort der Samenzellreifung und Speicherort für die Samenzellen, außerdem zählt er zu den ausführenden Samenwegen. Er besteht aus den Ausführungsgängen des Hodens und dem Nebenhodengang. Der Nebenhoden gliedert sich in einen **Kopf (Caput epididymidis)**, **Körper (Corpus epididymidis)** und **Schwanz (Cauda epididymidis)**. Die Cauda epididymidis geht in den Samenleiter über, der mit den ihn begleitenden und zum Hoden ziehenden Gefäßen und Hüllen den Samenstrang bildet.

Topografie

Der Nebenhoden sitzt dem Hoden kraniodorsal auf. Über das Lig. epididymidis superior et inferior ist er fest mit der Bindegewebskapsel des Hodens verbunden. Der Nebenhoden ist von den gleichen Hüllstrukturen wie der Hoden umgeben. Zwischen Hoden und Nebenhoden befindet sich ein kleiner Spaltraum, der Sinus epididymidis.

Makroskopischer Aufbau

Die den Nebenhoden eigentlich aufbauenden Strukturen sind die **Ductuli efferentes** und der Nebenhodengang **(Ductus epididymidis)**. Er ist zusammengeknäuelt (im ausgestreckten Zustand hat er eine Gesamtlänge von 5 m) und wird in drei Abschnitte unterteilt:

– **Caput epididymidis:** Der Nebenhodenkopf liegt oben auf dem Hoden, enthält die 10–20 Ductuli efferentes (die Länge eines ausgestreckten Ductus efferens beträgt ca. 20 cm) und den Anfangsabschnitt des ebenfalls gewundenen Ductus epididymidis.

– **Corpus epididymidis:** Der Nebenhodenkörper ist dem Hoden überwiegend von dorsal angelagert. Hier und im Nebenhodenschwanz ist der Ort der Samenzellspeicherung.
– **Cauda epididymidis:** Ort der Samenzellspeicherung. Durch Kontraktion der glatten Muskulatur in der Wand des Nebenhodenganges werden die Spermien in den daran anschließenden Ductus deferens (Samenleiter) abgegeben.

Mikroskopischer Aufbau

Siehe Histologie S. 118.

Gefäßversorgung

Der Nebenhoden wird ebenfalls über die **A. testicularis** versorgt.
Das **venöse Blut** des Nebenhodens wird über den **Plexus pampiniformis** abgeleitet.
Der Lymphabfluss entspricht dem am Hoden.

Innervation

Die Innervation entspricht dem Hoden.

Klinik

Epididymitis: Als Epididymitis bezeichnet man eine Entzündung des Nebenhodens, die meistens durch Fortleitung einer Entzündung von Prostata oder Urethra entsteht. Typischerweise treten akut starke Schmerzen im Bereich des Hodens auf, begleitet von Fieber, Hodenschwellung und -rötung. Die Therapie besteht in antibiotischen und antiphlogistischen Maßnahmen sowie Kühlung und Hochlagerung des Hodens.

8.8.3 Ductus deferens

Der **Samenleiter (Ductus deferens)** ist **35–40 cm lang**, wobei nur der Anfangsteil gewunden verläuft, der Rest ist gestreckt. Er setzt den Nebenhodengang fort und zieht zur Prostata. Er dient dem Transport der Spermien beim Samenerguss.

Topografie und Aufbau

Der Ductus deferens hat einen Durchmesser von 3–3,5 mm, wobei im Querschnitt makroskopisch das sehr enge Lumen, welches zusätzlich durch längs verlaufende Falten fast komplett verlegt ist, und die dicke Muskelwandung auffällt (Histologie S. 118). Der Ductus deferens beginnt an der Cauda epididymidis und zieht dann im Funiculus spermaticus in den Leistenkanal durch den äußeren Leistenring.
Beim Verlassen des Leistenkanals durch den inneren Leistenring in der Fossa inguinalis lateralis biegt er im Spaltraum zwischen dem Peritoneum parietale und der Fascia transversalis (subperitoneal) nach medial ab. Er

überkreuzt dann die Vasa epigastrica inferiora und die Ureteren.
Im Endabschnitt, kurz vor der Einmündung in die Pars prostatica der Harnröhre, erweitert sich der Ductus deferens zur **Ampulla ductus deferentis** und bildet dann zusammen mit dem Ductus excretorius der Samenbläschen (Bläschendrüse) das englumige Spritzkanälchen (**Ductus ejaculatorius, Abb. 8.19**).

Klinik

Vasoresektion (Vasektomie): Die Vasoresektion beschreibt eine **Sterilisationsmethode** für den Mann. Bei diesem Eingriff wird ein 2–3 cm langes Stück des Ductus deferens entfernt bzw. unterbunden (ligiert) und somit die Kontinuität der Samenwege unterbrochen. Obwohl die Spermatogenese (Spermiogenese) weiter abläuft, können die befruchtungsfähigen Spermien nicht ausgestoßen werden.

Gefäßversorgung

Arterielle Versorgung. Die arterielle Versorgung erfolgt über die kleine, auf der Oberfläche des Samenleiters verlaufende **A. ductus deferentis**. Sie stammt aus dem offenen Teil der A. umbilicalis bzw. der A. vesicalis superior (und gelegentlich auch inferior). Häufig finden sich Anastomosen der A. ductus deferentis mit der A. testicularis, meist dorsal des Hodens gelegen.

Venöser Abfluss. Das venöse Blut fließt über den **Plexus pampiniformis** in die V. cava inferior sowie über den **Plexus vesicalis** und den **Plexus prostaticus** in die V. iliaca interna.

Lymphabfluss. Die Lymphe des Samenleiters, der Prostata und der Samenbläschen fließt in die **Nodi lymphoidei iliaci externi** und die **Nodi lymphoidei lumbales** ab.

Innervation

Vegetative Fasern aus dem Plexus hypogastricus inferior bilden einen eigenen **Plexus deferentialis** um den Ductus deferens.

8.8.4 Glandula vesiculosa (Samenblase)

Die **Samenbläschen (Bläschendrüsen, Vesiculae seminales)** sind akzessorische Geschlechtsdrüsen, die ein **fructosehaltiges, schwach alkalisches Sekret** produzieren. Im Gegensatz zum Namen werden aber hier keine Samenzellen gebildet oder gespeichert. Ein gebräuchlicherer Name ist Bläschendrüse (Glandula vesiculosa), er beschreibt treffender die Funktion als akzessorische Geschlechtsdrüsen.

Topografie

Die Bläschendrüsen sind fest mit der Rückseite der Harnblase verwachsen und befinden sich **unterhalb der Einmündungsstellen der Harnleiter**, jeweils seitlich der Ampulla ductus deferentis und ziehen mit dem Ductus deferens weiter kaudal in Richtung Prostata auf den in der Urethra gelegenen Colliculus seminalis.

Biologie | Histologie | **Anatomie** | Chemie | Biochemie | Physik | Physiologie | Psych./Soz.

Die nach oben zulaufenden Enden der Bläschendrüse sind von Peritoneum überzogen (**subperitoneale Lage**), welches die Excavatio rectovesicalis auskleidet und dadurch auch die Scheitel der Bläschendrüsen überzieht. Die übrigen Abschnitte der Bläschendrüsen liegen aber extraperitoneal.

Makroskopischer Aufbau

Die Bläschendrüsen sind in der Regel ca. 5–10 cm lang, 1 cm breit und hoch und mehrfach **S-förmig gewunden**. Innerhalb der Drüse befindet sich ein stark gewundener Gang mit einschichtigem Epithel und weitem, durch miteinander verwobene Schleimhautfalten gegliedertem Lumen (Histologie Abb. 3.40, S. 119). Durch die vielen Windungen erscheint die Oberfläche des Organs bucklig vorgewölbt.

Die Wand des Ganges enthält außerdem zirkulär verlaufende Muskelfasern. Außen sind die Bläschendrüsen von einer aus straffem kollagenem Bindegewebe bestehenden Organkapsel umgeben.

Der Ausführungsgang der Bläschendrüse ist der **Ductus excretorius**, er mündet in die Ampulle des Ductus deferens und in der Pars prostatica urethrae mit diesem zusammen in den paarigen Ductus ejaculatorius (**Abb. 8.19**).

Mikroskopischer Aufbau

Siehe Histologie S. 118.

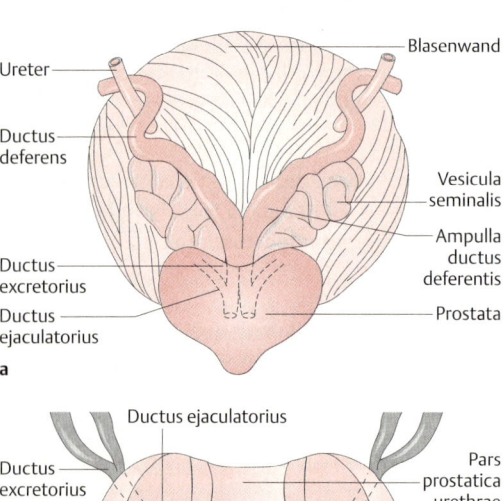

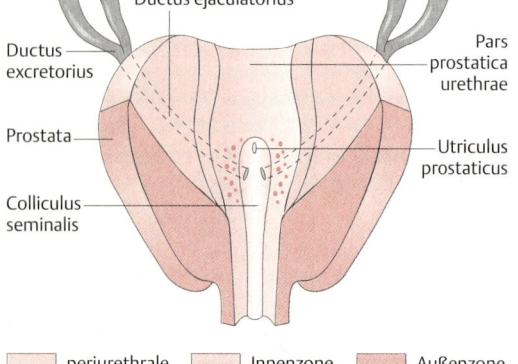

Abb. 8.19 Harnblase, Prostata und Samenbläschen. a Ansicht von dorsal, **b** Frontalschnitt durch Prostata und Urethra mit Zoneneinteilung.

Gefäßversorgung und Innervation

Die **arterielle Perfusion** erfolgt über die A. ductus deferentis, die A. rectalis media und über die A. vesicalis inferior (aus der A. iliaca interna).

Der **venöse Abfluss** erfolgt über den Plexus prostaticus in die V. iliaca interna.

Die **Innervation** erfolgt über den **Plexus hypogastricus inferior**.

Weitere Geschlechtsdrüsen des Mannes

Glandulae bulbourethrales (Cowper-Drüsen). Die Glandulae bulbourethrales sind zwei erbsengroße, im M. transversus perinei profundus (Diaphragma urogenitale) gelegene Drüsen, die mit ihrem 4–5 cm langen Ausführungsgang in die Pars spongiosa der Harnröhre münden.

Die Drüsen produzieren ein schleimiges Sekret, das in die Urethra abgegeben wird, um die Harnröhre von Harnresten zu reinigen bzw. Harnreste zu neutralisieren sowie die Glans penis gleitfähig zu machen.

Glandulae urethrales (Littré-Drüsen). Die Glandulae urethrales befinden sich als kleine Schleimdrüsen im Bereich der Pars spongiosa und Pars intermedia (syn. [alt]: Pars membranacea) der Harnröhre.

Glandulae praeputiales. Die Glandulae praeputiales liegen auf der Innenseite der Vorhaut und bilden Talg, der zusammen mit abgeschilferten Epithelzellen das sog. Smegma praeputii bildet.

8.8.5 Prostata

Die kastaniengroße unpaare **Prostata (Vorsteherdrüse)** ist ebenfalls eine akzessorische Geschlechtsdrüse. Ihr Sekret wird bei der Ejakulation in die Urethra abgegeben und der Samenflüssigkeit beigemischt.

Topografie

Die Prostata liegt zwischen Harnblase und M. transversus perinei **extraperitoneal**. Ventral zeigt sie mit der Facies anterior in Richtung Symphyse und ist über Ligg. puboprostatica und den M. puboprostaticus mit ihr verbunden. Nach dorsal grenzt sie mit der Facies posterior über das Lig. rectoprostaticum ans Rectum.

Lateral ziehen die Muskelfaserzüge des M. levator ani (Teil des Diaphragma pelvis) sowie unten seitlich Teile des Plexus hypogastricus an die Prostata heran.

Die Oberseite der Prostata ist mit der Harnblase verwachsen, dieser Teil heißt **Basis prostatae**. Der zum Diaphragma urogenitale gerichtete Anteil heißt **Apex prostatae**.

Makroskopischer Aufbau

Die Prostata wird von einer **derben Kapsel** umgeben (**Capsula prostatica**). Das darin eingebettete Stroma der Prostata ist umgeben von Bindegewebe und glatter Muskulatur (**fibromuskuläres Stroma**). Die weiterführenden **Ausführungsgänge** (**Ductuli prostatici**) münden um den **Samenhügel** (**Colliculus seminalis**) in die Pars prostatica der Harnröhre (**Abb. 8.19b**).

Die ältere anatomische Einteilung grenzt in der Prostata zwei Seitenlappen ab, den **Lobus dexter** und den **Lobus sinister**. Zwischen diesen beiden Strukturen liegt der **Lobus medius**. Der Lobus medius liegt zwischen der senkrecht durch ihn hindurchziehenden Urethra und den von dorsal durch das Organ ziehenden Ductuli ejaculatorii. Die Seitenlappen grenzen dann nach lateral an den Isthmusbereich.

Die **aktuelle, klinisch relevante Einteilung** unterscheidet eine mittig in der Prostata liegende **periurethrale Mantelzone**, welche die Harnröhre umschließt. Sie enthält vor allem Mukosazellen. Daran anschließend befindet sich die **Innenzone** (am ehesten der Bereich des Lobus medius). Ganz außen ist dann der Bereich der **Außenzone** (**Abb. 8.19b**).

Mikroskopischer Aufbau

Siehe Histologie S. 118.

Gefäßversorgung

Die arterielle Perfusion erfolgt über die **A. vesicalis inferior** und über die **A. rectalis media** (z. T. auch aus Ästen der A. pudenda interna).

Um die Prostata herum liegt ein venöses Gefäßgeflecht, der **Plexus venosus prostaticus** (Santorini-Plexus), welcher mit dem Plexus venosus vesicalis in Verbindung steht und schließlich in die V. iliaca interna abfließt.

Die Lymphgefäße der Prostata führen die Lymphe hauptsächlich in die Nodi lymphoidei iliaci interni und die Nodi lymphoidei sacrales. Von der Hinterseite der Prostata ist auch ein Abfluss in die Nodi lymphoidei iliaci externi möglich.

Innervation

Die Prostata wird sympathisch über den **Plexus hypogastricus inferior** innerviert. Parasympathische Fasern erreichen als Nn. splanchnici pelvici das Organ. An der Prostata bilden beide Nervenfaseranteile den Plexus prostaticus.

Klinik

Klinische Untersuchung: Bei einer rektalen digitalen Untersuchung kann mit dem Finger etwa auf einer Höhe von 4 cm die Prostatarückseite getastet werden. Bei einem normalen Palpationsbefund ist die Oberfläche des Organs glatt, die Konsistenz prallelastisch.

Ab einem Alter von über 50 Jahren ist jedoch bei den meisten Männern die Prostata durch Hypertrophie im Bereich der Innenzone vergrößert. Durch die Hypertrophie der zentralen Zone kommt es auf Dauer zur Einengung der Pars prostatica urethrae. Folge sind Miktionsstörungen und unvollständige Entleerung der Blase mit Restharnbildung. Die Patienten klagen typischerweise über gehäuftes Wasserlassen (Pollakisurie), nächtliches Wasserlassen (Nykturie) und einen abgeschwächten Harnstrahl.

8.8.6 Äußere Geschlechtsorgane

Das äußere Genitale des Mannes besteht aus dem **Hodensack** (**Skrotum**) und dem **Glied** (**Penis**). Der Penis dient als Kopulationsorgan und stellt die letzte Wegstrecke für den Harnabfluss dar (männliche Harnröhre).

Aufbau

Siehe auch Histologie S. 119.

Der Penis des Mannes wird in eine paarige **Radix penis** (Peniswurzel), ein **Corpus penis** (Penisschaft) und eine **Glans penis** (Peniseichel) unterteilt. Der Penis ist aufgebaut aus **kavernösen Venengeflechten**, den sog. Schwellkörpern. Man unterscheidet die paarigen Penisschwellkörper **(Corpora cavernosa penis)** und den unpaaren Harnröhrenschwellkörper **(Corpus spongiosum penis)** (**Abb. 8.20a**).

Radix penis. Die Radix penis ist an den unteren Ästen des Schambeinknochens befestigt und bildet hier vom rechten

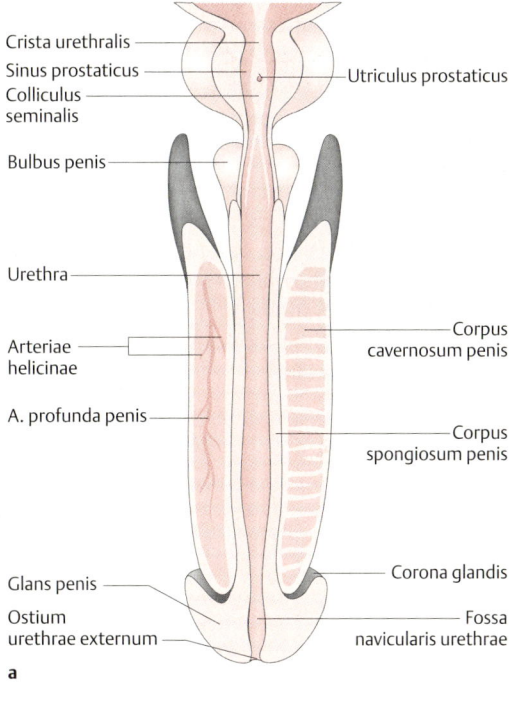

Crista urethralis
Sinus prostaticus
Colliculus seminalis
Utriculus prostaticus
Bulbus penis
Urethra
Arteriae helicinae
Corpus cavernosum penis
A. profunda penis
Corpus spongiosum penis
Glans penis
Corona glandis
Ostium urethrae externum
Fossa navicularis urethrae

a

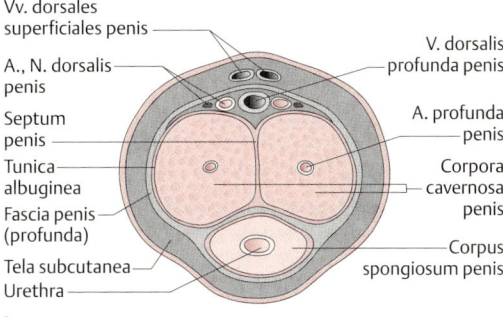

Vv. dorsales superficiales penis
A., N. dorsalis penis
V. dorsalis profunda penis
Septum penis
A. profunda penis
Tunica albuginea
Corpora cavernosa penis
Fascia penis (profunda)
Tela subcutanea
Corpus spongiosum penis
Urethra

b

Abb. 8.20 Aufbau des Penis. a aufgeschnitten, von dorsal, **b** Querschnitt.

und linken Ramus ossis pubis inferior je einen der beiden Schwellkörperschenkel der Corpora cavernosa penis **(Crus penis)**. Zwischen diesen beiden Crura penis befindet sich der **Bulbus penis**, das Anfangsstück des unpaaren Harnröhrenschwellkörpers (Corpus spongiosum penis). Jedes Crus penis ist von einem **M. ischiocavernosus**, der Bulbus penis vom **M. bulbospongiosus** bedeckt.

Die Schwellkörper sind im Bereich der Peniswurzel von unten am Diaphragma urogenitale befestigt. Zudem ist die Radix penis mit der Bauchwand durch das **Lig. fundiforme penis**, das den Penis umgreift, und mit der Symphyse durch das **Lig. suspensorium penis** verbunden.

Der paarig angelegte **M. ischiocavernosus** zieht vom Ramus ossis ischii jeweils über das Crus penis auf den Penis und lagert sich mit dem der Gegenseite zusammen. Die Muskelfasern wirken somit auf die Schwellkörper, d. h. die Corpora cavernosa des Penis beim Mann (bei der Frau: Klitoris) ein.

Der **M. bulbospongiosus** umgreift den Bulbus penis, den Anfangsteil des Corpus spongiosum und vom Diaphragma urogenitale. Er entspringt vom Centrum perinei und umschließt mit seinen Muskelfasern den Bulbus penis beim Mann (bei der Frau: Bulbus vestibuli).

Corpus penis. Das Corpus penis besteht aus den beiden Corpora cavernosa penis. Hier laufen die beiden Crura penis zusammen. Ab hier spricht man auch von einem zweikammerigen Corpus cavernosum penis. Es weist mittig das Septum penis auf und ist von einer Bindegewebshülle umgeben (Tunica albuginea corpora cavernosa). Darunter befindet sich das Corpus spongiosum penis, welches eine vergleichsweise dünnere Hülle aufweist (Tunica albuginea corporis spongiosi) **(Abb. 8.20b)**.

Glans penis. Die Glans penis entsteht aufgrund der distalen konischen Erweiterung des Corpus spongiosum. Der prominent vorstehende Rand der Glans, der das zweikammerige Corpus cavernosum ventral überragt, wird als **Corona glandis** bezeichnet. Hier findet sich an der Spitze der Glans penis die schlitzförmige, senkrecht stehende äußere Öffnung der Harnröhre, das **Ostium urethrae externum**.

Corpora cavernosa penis. Die paarigen Corpora cavernosa penis (Schwellkörper) liegen dorsal.

Sie entspringen als Crura penis von den unteren Schambeinästen und vereinigen sich nach distal zu einem zweigekammerten Corpus cavernosum. Das Corpus cavernosum bezieht die Glans penis nicht mit ein. Die bindegewebige Kapsel ist relativ dick.

> **Merke**
>
> Die Angaben „dorsal" und „ventral" beziehen sich auf den Zustand der Peniserektion, d. h. bei erigiertem Penis liegen die Corpora cavernosa dorsal.

Corpus spongiosum penis. Das unpaare Corpus spongiosum penis (Harnröhrenschwellkörper) befindet sich auf der Ventralseite des Penis und beginnt mit dem Bulbus penis und endet mit der Glans penis. Die Bindegewebsschicht um diesen Schwellkörper ist relativ dünn.

> **Merke**
>
> Zwei der drei Schwellkörper liegen nebeneinander, die Corpora cavernosa, und überdecken den dritten Schwellkörper, das Corpus spongiosum, in dem die Harn-Samen-Röhre verläuft.

Penishäute: Das männliche Glied ist aus den drei genannten zylindrischen Schwellkörpern aufgebaut, die jeweils von einer weißen, bindegewebigen Kapsel, der **Tunica albuginea penis**, umschlossen sind.

Die derbe **Fascia penis** (profunda) umhüllt alle Schwellkörper, in ihr verlaufen die **V. und Aa. dorsalis penis**. Daran schließt sich die Tela subcutanea penis (alt: Fascia superficialis penis) mit den Glandulae praeputiales an. Als äußerste Schicht findet sich die stark pigmentierte Außenhaut **(Abb. 8.20)**.

> **Merke**
>
> Die Faszien dienen der Erektion. Die Tela subcutanea penis ermöglicht eine Verschiebung zwischen den Schwellkörpern und der Penishaut.

Ganz außen befindet sich schließlich die **Penishaut** mit der Vorhaut (Präputium), die über das Frenulum preputii mit der Glans penis verbunden ist. Bei der Erektion verstreicht das Präputium und gibt die Glans penis frei. Die Außenhaut des Penis ist verschieblich, sehr dünn und stark pigmentiert.

Die dehnbaren Schwellkörper sind innen von **Endothel** ausgekleidet. Im erschlafften Zustand des Penis sind sie spaltförmig klein, können aber bei Erektion bis zu mehrere Millimeter im Durchmesser groß werden.

Erektion. Die Erektion ist ein parasympathisch gesteuerter Vorgang, die über die Nn. erigentes vermittelt wird. In den **kavernösen Hohlräumen** der Schwellkörper finden sich eine Vielzahl von fibromuskulären Trabekeln, aufgebaut aus **elastischen und kollagenen Fasern** sowie **glatten Muskelzellen**. Diese kontrahieren sich bei Erektion und sorgen für hohen Druck und somit für eine Versteifung des Penis. Durch die **Aa. helicinae** (Rankarterien, aus den Aa. profundae penis), **strömt Blut in die Penisschwellkörper ein**, was zu einer Spannung der den Penis umgebenden Tunica albuginea penis führt. Gleichzeitig werden die durch die Bindegewebshülle verlaufenden **Venen komprimiert**, und dadurch das Blut am Wiederabfluss behindert. Es herrscht also Blutzufuhr, bei gedrosseltem Abfluss (venöser Blutstau durch Drosselvenen). Die Penisschwellkörper sind prall gefüllt, was ebenfalls zur Versteifung des Penis beiträgt.

Das **unpaare** Corpus spongiosum besteht aus einem dichten Venenplexus mit einer dünnen Bindegewebshülle. Zudem sind hier Bindegewebe und Muskelfasern nur gering ausgeprägt, was erklärt, warum hier der Innendruck nur gering ist. So wird der Transport des Spermas durch die Harn-Samen-Röhre möglich.

Ejakulation. Bei zunehmender mechanischer Reizung werden die Erregungen im Lendenmark auf sympathische Fasern umgeschaltet (Ejakulationszentrum). Die efferenten Impulse bewirken zunächst die **Kontraktion** der glatten Muskulatur in den Samenbläschen und der Prostata sowie der glatten Muskelfasern des Ductus deferens. Gleichzeitig wird die Blase verschlossen (u. a. Kontraktion des zirkulären M. sphincter urethrae internus), um den Übertritt des Ejakulats in die Harnblase zu verhindern. Nach Bereitstellung des Spermas **(Emission)** in die proximale Harnröhre (Pars prostatica) kontrahiert sich nun in Schüben die Beckenbodenmuskulatur und sorgt für einen ruckartigen Transport des Ejakulats (Sperma) durch die Harn-Samen-Röhre bis zur Harnröhrenöffnung.

Gefäßversorgung

Arterielle Versorgung. Die Penisperfusion erfolgt über drei paarig angelegte Arterien, die alle aus der **A. pudenda interna** abgehen:
- **A. dorsalis penis** verläuft subfaszial auf dem Penisrücken und versorgt die Glans, das Präputium und die Haut.
- **A. profunda penis** verläuft jeweils zentral in den beiden Corpora cavernosa penis und füllt die Schwellkörper direkt über ihre zahlreichen, frei endenden Äste, die **Aa. helicinae** (helix, griechisch = gewunden; die Aa. helicinae sind im nicht erigierten Zustand nämlich gewunden wie ein Schneckenhaus).
- **A. bulbi penis** zieht zum Corpus spongiosum und zur darin verlaufenden Urethra.

Venöser Abfluss. Das Blut aus den Schwellkörpern fließt in die **V. dorsalis profunda penis**, die unterhalb der Tunica albuginea penis gelegen ist, und von dort in den **Plexus venosus prostaticus** bzw. **Plexus venosus vesicalis**.

Das Blut aus den oberflächlichen Schichten des Penis drainiert in die auf der Tunica albuginea verlaufende **V. dorsalis superficialis penis**, die dann weiter in die **V. pudenda externa** mündet.

Lymphabfluss. Die Lymphe aus dem Penis fließt überwiegend zu den **Nodi lymphoidei inguinales superficiales**. Lediglich die Lymphflüssigkeit aus dem Bereich der Glans penis gelangt in die **Nodi lymphoidei inguinales profundi**.

Innervation

Die **sensible Innervation** des Penis erfolgt hauptsächlich über den **N. dorsalis penis**, einen der beiden Endäste des N. pudendus. Er zieht im Canalis pudendalis (Alcock-Kanal) ins tiefe perineale Gewebe und verläuft dann auf dem Penisrücken lateral der A. dorsalis penis. Sein Versorgungsgebiet ist die Haut und die Glans penis. Besonders die Glans penis wird von vielen sensiblen Nervenendigungen innerviert. Die Haut der Peniswurzel wird vom N. ilioinguinalis, einem Ast aus dem N. cutaneus femoris posterior und vom N. scrotalis posterior innerviert.

Sympathische Fasern stammen aus dem Reflexzentrum in den lumbalen Rückenmarkssegmenten (L2–L3) und ziehen in den Plexus hypogastricus inferior. Der **Sympathikus** ist verantwortlich für die **Ejakulation**.

Parasympathische Fasern ziehen vom Sakralmark (S2–S4, Reflexzentrum für die Erektion) über die Nn. splanchnici pelvici und dann als **Nn. erigentes** in Richtung Plexus hypogastricus inferior.

Der **Parasympathikus** ist verantwortlich für die **Erektion**.

8.8.7 Ejakulat

Sperma ist das 3–6 ml umfassende Flüssigkeitsvolumen, welches bei der Ejakulation ausgeworfen wird. Die Flüssigkeit stammt zu etwa 20 % aus der Prostata, 70 % aus den Samenbläschen, 2–3 % aus den Glandulae bulbourethrales und zu 7 % besteht es aus den Spermien.

Pro ml findet man **80–100 Mio. Spermien** (Normospermie), von denen 10–20 % nicht voll entwickelt oder morphologisch verändert sind. Liegt eine Spermienzahl von unter 40 Mio./ml vor, spricht man von Oligospermie. Finden sich keine Spermien im Ejakulat, so liegt eine Azoospermie vor. Sperma enthält außerdem verschiedene weitere Bestandteile (z. B. Fruktose).

Insgesamt ist das Sperma schwach alkalisch (pH 7,2–7,5), was günstig für die Spermienbewegung und die Reaktion mit dem sauren Scheidenmilieu ist.

8.9 Arterien

Die Abdominalorgane werden von Ästen der Aorta abdominalis versorgt, die Beckeneingeweide von Ästen der A. iliaca interna (aus der A. iliaca communis, die aus der Aortenbifurkation hervorgeht). Die Arterien entwickeln sich aus den segmental angelegten Kiemenbogenarterien und aus den Geweberesten der ventralen und dorsalen Aorten.

Gefäßversorgung und Innervation. In den Wänden der großen Arterien sorgen **Vasa vasorum** für die Blutversorgung und den Blutabfluss.

Die vegetativen Fasern, die an die Arterien heranziehen, innervieren dort die glatten Muskelfasern, die sich je nach Bedarf kontrahieren (Sympathikus) oder relaxieren (Parasympathikus) können. So wird der Gefäßtonus reguliert, wobei besonders die Arteriolen relevant sind, da sie durch Verengung oder Erweiterung des Gefäßlumens die Durchblutung des nachfolgenden Kapillargebietes variieren.

8.9.1 Pars abdominalis aortae

Die Bauchaorta (Aorta abdominalis, neuere Bez.: Pars abdominalis aortae) gibt paarige Äste zur hinteren Leibeswand, zum Zwerchfell und Organen des Urogenitalsystems sowie unpaarige Äste zu den Verdauungsorganen ab (**Abb. 8.21**).

> **Klinik**
>
> **Aneurysma.** Der Begriff Aneurysma umschreibt die umschriebene Ausweitung eines arteriellen Gefäßes aufgrund angeborener oder erworbener Gefäßwandveränderungen. Sie werden häufig zufällig entdeckt und können lange asymptomatisch bleiben. Klinisch können je nach Lokalisation verschiedenste Symptome bestehen, z. B. Pulsationen, Kompressionssymptome oder Schmerzen aufgrund von Durchblutungsstörungen. Eine gefürchtete Komplikation ist die Ruptur des Aneurysmas, die zu lebensbedrohlichen Blutungen führen kann.

Biologie

Histologie

Anatomie

Chemie

Biochemie

Physik

Physiologie

Psych./Soz.

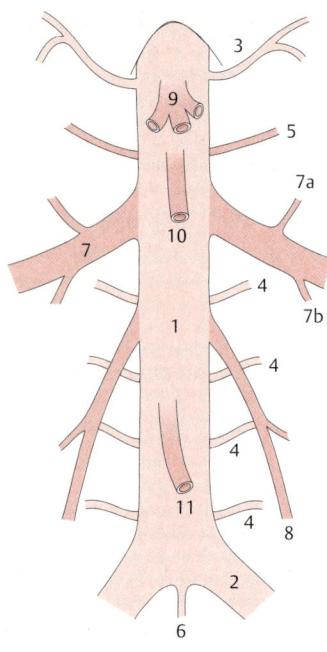

□ Rumpfwandäste   ■ Eingeweideäste

Abb. 8.21 Pars abdominalis aortae (Bauchaorta). 1 Pars abdominalis aortae, **2** A. iliaca communis, **3** A. phrenica inferior, **4** Aa. lumbales I–IV, **5** A. suprarenalis media, **6** A. sacralis mediana, **7** A. renalis, **7a** A. suprarenalis inferior, **7b** R. uretericus, **8** A. testicularis/A. ovarica, **9** Truncus coeliacus, **10** A. mesenterica superior, **11** A. mesenterica inferior.

8.9.2 Truncus coeliacus

Der Truncus coeliacus entspringt aus der Vorderwand der Aorta. Er ist kürzer als 1 cm und teilt sich in drei Äste, die den Oberbauch versorgen.

A. gastrica sinistra: für Kardia und obere Hälfte der kleinen Kurvatur des Magens
– Rr. oesophageales zu den unteren Ösophagusabschnitten

A. hepatica communis: nach rechts, teilt sich oberhalb des Pylorus in
– **A. hepatica propria:** im Lig. hepatoduodenale, ventral der Vena portae
  • A. gastrica dextra: kleine Kurvatur des Magens, untere Hälfte
  • R. dexter hepaticae mit A. cystica: rechter Leberlappen, Gallenblase
  • R. sinister hepaticae: linker Leberlappen
  • R. intermedius zum Lobus quadratus
– **A. gastroduodenalis:** hinter der Pars superior duodeni absteigend
  • A. pancreaticoduodenalis superior posterior et anterior: Duodenum und Pankreas
  • Aa. retroduodenales
  • A. gastroomentalis dextra (alt: A. gastroepiploica dextra): große Magenkurvatur, unterer Teil

A. lienalis (A. splenica): stärkster Ast; verläuft am Oberrand des Pankreas durch das Lig. splenorenale nach links zum Milzhilum
– Rr. pancreatici, A. pancreatica dorsalis, A. pancreatica magna, A. caudae pancreatis: Äste für Pankreaskopf, -körper und -schwanz
– A. gastrica posterior: entlang der Magenhinterfläche
– Aa. gastricae breves: durch Lig. gastrosplenicum zum Magenfundus
– A. gastroomentalis sinistra (alt: A. gastroepiploica sinistra): große Magenkurvatur, oberer Teil

8.9.3 A. mesenterica superior

Die A. mesenterica superior entspringt auf Höhe des 1. Lendenwirbels aus der Bauchaorta. Sie verläuft hinter dem Pankreasschwanz nach kaudal und überkreuzt die Pars horizontalis duodeni. Ihr Versorgungsgebiet reicht vom Duodenum bis zur Flexura coli sinistra. Sie gibt folgende Äste ab:
– **A. pancreaticoduodenalis inferior:** mit 2 Ästen für Pankreaskopf und Duodenum, Anastomose mit A. pancreaticoduodenalis superior (aus A. gastroduodenalis, s.o.)
– **Aa. jejunales:** Jejunum
– **Aa. ileales:** Ileum, außer Ileozäkalregion
– **A. ileocolica** mit **A. appendicularis:** verläuft über den rechten Ureter u.a. zur Appendix und mit **A. caecalis anterior et posterior** für den Zökalpol sowie R. colicus und R. ilealis für den ileozäkalen Übergang.
– **A. colica dextra:** Colon ascendens
– **A. colica media:** im Mesokolon zum Colon transversum, Verbindung zur A. colica sinistra (s.u.), sog. „Riolan-Anastomose".

Klinik

Mesenterialinfarkt. Beim Mesenterialinfarkt kommt es zu einem embolischen Verschluss der A. mesenterica (häufig) oder zu einer venösen Mesenterialvenenthrombose (seltener). Der typische Verlauf hat 3 Stadien:
(1) Stadium der Infarzierung (ca. 6 Std. nach Verschluss) mit rasenden Bauchschmerzen,
(2) Stadium der Wandnekrose (ca. 12 Std nach Verschluss) mit Rückgang der Schmerzen und Übergang in eine Ileussituation; hier kommt es zu einer rapiden Allgemeinzustandsverschlechterung,
(3) Stadium der diffusen Peritonitis, gekennzeichnet durch zunehmende Abwehrspannung, Erbrechen und Meläna sowie progredientem Kreislaufversagen und Schock.

8.9.4 A. mesenterica inferior

Die A. mesenterica inferior verlässt auf Höhe des 3. Lendenwirbels die Aorta abdominalis oberhalb der Bifurcatio aortae und gibt folgende Äste ab:

- **A. colica sinistra:** Colon descendens, verläuft ventral des linken Ureters mit dem aufsteigenden Gefäß der A. ascendens.
- **Aa. sigmoideae:** verläuft im Mesocolon sigmoideum zum Colon sigmoideum.
- **A. rectalis superior:** überkreuzt die Vasa iliaca communis für das obere Drittel des Rectums und der A. sigmoidea ima.

8.9.5 Paarige laterale Äste (Abb. 8.21)

Die paarigen lateralen Äste der Aorta ziehen zu den paarigen Organen des Bauchraums.
- **A. phrenica inferior** zur Unterseite des Zwerchfells
  - A. suprarenalis superior
- **A. suprarenalis media**
- **A. renalis dextra et sinistra:** Höhe LWK 2, rechts hinter V. cava inferior
  - A. suprarenalis inferior
  - Rr. ureterici
- **A. testicularis** bzw. **ovarica** zu den Keimdrüsen, auf dem M. psoas, überkreuzt den Ureter
  - Rr. ureterici, Rr. tubarii bzw. Rr. epididymales
- **Aa. lumbales:** 4 paarige Arterien zum Wirbelkanal und Rücken (Muskeln, Haut)
- **A. sacralis mediana:** kaudalster, unpaarer Abgang.

8.9.6 Bifurcatio aortae, Aa. Iliacae communes

Auf Höhe des 4./5. Lendenwirbels teilt sich die Aorta **(Bifurcatio aortae)** in die **A. iliaca communis dexter et sinistra** auf (die in ihrem kurzen Gefäßverlauf keine Äste abgeben), die sich jeweils wiederum in eine **A. iliaca externa** und eine **A. iliaca interna** verzweigen.

8.9.7 A. iliaca externa

Die **A. iliaca externa** zieht am medialen Psoasrand nach kaudal in die Lacuna vasorum. Unterhalb des Leistenbandes setzt sie sich als A. femoralis fort. Kranial des Leistenbandes gibt sie zwei Äste ab:
- **A. epigastrica inferior:** verläuft in der Plica umbilicalis lateralis und trennt die beiden Leistengruben (Fossa inguinalis medialis und lateralis) voneinander. Hinter dem M. rectus abdominis anastomosiert sie mit der A. epigastrica superior. Sie gibt folgende Äste ab:
  - A. cremasterica: beim Mann im Samenstrang bis ins Skrotum ziehend
  - A. lig. teretis uteri: bei der Frau bis in die großen Schamlippen ziehend
  - R. pubicus (Corona mortis): nahe dem Anulus femoralis zur A. obturatoria
- **A. circumflexa ilium profunda:** zieht nach lateral oben zur Spina iliaca anterior superior.

8.9.8 A. iliaca interna

Die zahlreichen Äste der **A. iliaca interna** werden der Übersichtlichkeit wegen in parietale und viszerale Äste eingeteilt.

Parietale Äste:
- **A. iliolumbalis:** schräg aufwärts ziehend, aufgeteilt zum M. psoas major und M. iliacus
- **Aa. sacrales laterales:** auf dem Os sacrum nach kaudal ziehend
- **A. glutea superior:** Endast der A. iliaca interna; zieht durch das Foramen suprapiriforme zur Glutäalmuskulatur
- **A. glutea inferior:** zieht durch das Foramen infrapiriforme; mit N. cutaneus femoris post. zum M. glutaeus maximus
- **A. obturatoria:** verlässt das Becken durch den Canalis obturatorius
  - R. pubicus (Corona mortis, s.o.) und R. anterior: zu den Adduktoren und zum Os pubis
  - R. posterior: zu den äußeren Hüftmuskeln
  - R. acetabularis: zieht im Lig. capitis femoris
- **A. pudenda interna:** für äußere Geschlechtsorgane, Damm und Teile des Rectums, verläuft durch das Foramen infrapiriforme und später im Canalis pudendalis zur Regio urogenitalis
  - A. rectalis inferior: zum unteren Drittel des Rectums und zum Analkanal
  - A. urethralis: zur Harnröhre
  - A. perinealis: für Muskeln des Diaphragma urogenitale
  - Rr. scrotales/Rr. labiales posteriores: für Skrotalhaut bzw. dorsalen Teil der großen Schamlippen
  - A. bulbi penis/A. bulbi vestibuli: zum Bulbus penis bzw. Bulbus vestibuli
  - A. dorsalis penis/A. dorsalis clitoridis: Rückseite des Penis bzw. zum Präputium clitoris
  - A. profunda penis/A. profunda clitoridis.

Viszerale Äste:
- **A. umbilicalis:** Ihre Verlaufsstrecke obliteriert nach der Geburt zum Lig. umbilicale mediale. Durchgängig bleiben nur zwei Äste:
  - Aa. vesicales superiores: zum Harnblasenscheitel und -körper
  - A. ductus deferentis: beim Mann zum Samenleiter
- **A. vesicalis inferior:** Harnblasenfundus, außerdem beim Mann Äste zur Prostata und den Samenbläschen

– **A. rectalis media:** zur Ampulla recti sowie mit Ästen zur Prostata bzw. Vagina, anastomosiert mit A. rectalis superior und inferior.
– **A. uterina:** im Lig. latum stark geschlängelt aufsteigend zum Tuben-Uterus-Winkel, überkreuzt den Harnleiter
  • A. vaginalis: zum oberen Scheidenabschnitt.
  • Rr. vaginales
  • R. ovaricus: im Lig. ovarium proprium zum Ovar
  • R. tubarius: in der Mesosalpinx zum Eileiter. Bildet mit der A. ovarica eine Anastomose.

8.10 Venen

Das Blut aus den **unpaaren Abdominalorganen** fließt über die **Vena portae (Pfortader)** in die Leber und erst **dann** in die **untere Hohlvene**. Das venöse Blut der **übrigen Bauch- und Beckenorgane** fließt über die **V. cava inferior** ab. Die Entwicklung der Venen verläuft wie die der arteriellen Gefäße.

Gefäßversorgung und Innervation. Vasa vasorum sorgen für die Blutversorgung und den Blutabfluss. Die vegetativen Fasern innervieren die glatte Muskulatur in der Tunica media. Der Parasympathikus bewirkt eine Relaxation und erweitert das Gefäßlumen (Beckenorgane, Herz, ZNS). Der Sympathikus wirkt entgegengesetzt.

8.10.1 V. cava inferior

Die **V. cava inferior** (**Abb. 8.22**) entsteht rechts auf Höhe des 5. Lendenwirbelkörpers aus dem Zusammenfluss der **Vv. iliacae communes.** Sie steigt rechts der Aorta aufwärts und mündet ca. 1 cm oberhalb des Zwerchfells in den rechten Vorhof ein. Sie erhält folgende direkte Zuflüsse:
– **Vv. phrenicae inferiores:** Unterseite des Zwerchfells
– **Vv. lumbales:** Begleitvenen der Lumbalarterien, segmental verlaufend
– **Vv. hepaticae:** 3 Venengruppen aus der Leber (sog. Lebervenenstern)
– **V. renalis dextra:** rechte Nierenvene
– **V. renalis sinistra:** linke Nierenvene (mit 7–8 cm länger als die rechte Nierenvene), überkreuzt die Aorta
  • V. suprarenalis sinistra: von linker Nebenniere in die linke Nierenvene
  • V. testicularis/ovarica sinistra: Einmündung in linke Nierenvene
– **V. suprarenalis dextra**
– **V. testicularis dextra** bzw. **V. ovarica dextra**
– **V. iliaca communis dextra et sinistra:** Vereinigung auf Höhe des Iliosakralgelenks.

8.10.2 Vv. iliacae communis, externa, interna

Die **V. iliaca communis** entsteht vor dem Iliosakralgelenk durch Zusammenfluss der **V. iliaca interna** und **V. iliaca externa.** Außerdem münden die **Vv. iliolumbales** und – in die linke V. iliaca communis – die **V. sacralis mediana.** Die Äste

der Beckenvenen entsprechen den gleichnamigen Arterien. Da es sich meist um Begleitvenen handelt, sind sie oft verdoppelt (d.h. eine Arterie wird von 2 Venen begleitet). Die viszeralen Venen im kleinen Becken erhalten ihr Blut über verschiedene **viszerale, venöse Geflechte**, sog. **Plexus venosus.** In ihnen kann das Blut gestaut werden, sie dienen dann als venöse Polster zwischen den Beckenorganen und dem Beckenboden. Folgende Plexus sind zu finden:
– Plexus venosus vesicalis (am Blasengrund),
– Plexus venosus prostaticus (um die Prostata),
– Plexus venosus vaginalis (um die Scheide),
– Plexus venosus uterinus (im Lig. latum uteri),
– Plexus venosus rectalis (Venengeflecht in den Columnae anales) und
– Plexus venosus sacralis.

8.10.3 V. portae hepatis

Die **Pfortader** entsteht **hinter dem Pankreaskopf** durch **Zusammenfluss** der **V. lienalis** und der **V. mesenterica superior.** Im Lig. hepatoduodenale erreicht die Vena portae die Leberpforte.

V. mesenterica superior: durch die Incisura pancreatici, hinter dem Pankreaskopf
– Vv. jejunales et ileales: aus Jejunum und Ileum

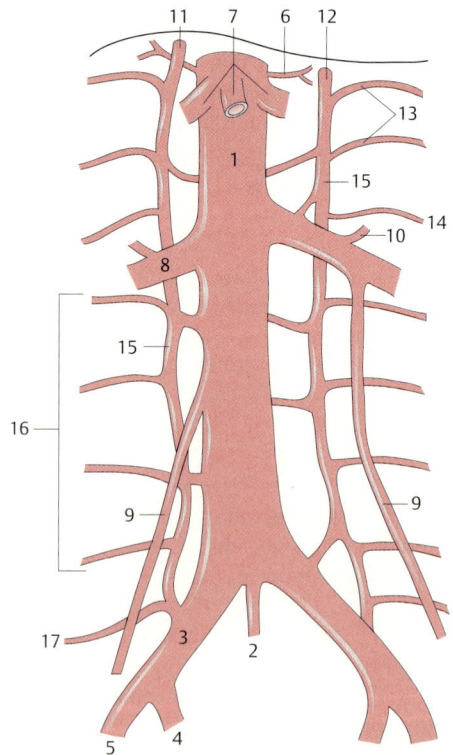

Abb. 8.22 Vena cava inferior und ihre Zuflüsse. 1 V. cava inferior, **2** V. sacralis mediana, **3** V. iliaca communis, **4** V. iliaca interna, **5** V. iliaca externa, **6** V. phrenica inferior, **7** Vv. hepaticae, **8** V. renalis, **9** V. testicularis/V. ovarica, **10** V. suprarenalis media, **11** V. azygos, **12** V. hemiazygos, **13** Vv. intercostales posteriores, **14** V. subcostalis, **15** V. lumbalis ascendens, **16** Vv. lumbales, **17** V. iliolumbalis.

- V. gastroomentalis dextra (syn.: V. gastroepiploica dextra): große Magenkurvatur
- Vv. pancreaticae: vom Pankreas
- Vv. pancreaticoduodenales: vom Duodenum und Pankreaskopf
- V. ileocolica: aus Ileozäkalregion und Appendix vermiformis
- V. colica dextra: vom Colon ascendens
- V. colica media: vom Colon transversum

V. mesenterica inferior: mündet in der Regel in die V. lienalis (V. splenica)
- V. colica sinistra: vom Colon descendens
- Vv. sigmoideae: vom Colon sigmoideum
- V. rectalis superior: vom Plexus venosus rectalis

V. lienalis: vom Milzhilum, verläuft an der Hinterfläche des Pankreas, nimmt die V. mesenterica inferior auf, und
- Vv. pancreaticae: aus der Bauchspeicheldrüse
- Vv. gastricae breves: vom Magenfundus im Lig. gastrosplenicum
- V. gastroomentalis sinistra: große Magenkurvatur

V. gastrica sinistra et dextra: entlang der kleinen Kurvatur des Magens

V. praepylorica: ventral vom Magenpförtner

Vv. paraumbilicales: verlaufen mit dem Lig. teres hepatis

V. cystica: von der Gallenblase
Die letztgenannten Venen münden direkt in die V. portae hepatis.

> **Merke**
> Die Vena portae setzt sich aus drei großen Venen zusammen: V. lienalis, in die die V. mesenterica inferior einmündet, und V. mesenterica superior.

Portokavale Anastomosen. Zwischen dem Einzugsgebiet der V. cava inferior und der Vena portae bestehen Umgehungskreisläufe, die **portokavalen Anastomosen** (**Abb. 8.23**). Wenn der Blutabfluss aus den unpaaren Bauchorganen in der Vena portae gestört ist (z. B. im Rahmen einer Leberzirrhose), kommt es zunächst zu einem erhöhten Druck in der Vena portae. Man bezeichnet diesen Zustand als **portale Hypertension**. Als Folge staut sich das Blut in die Umgehungskreisläufe zurück, um so in die obere oder untere Hohlvene zu gelangen. Das zusätzliche Blutvolumen in den Venen führt zu einer Erweiterung der venösen Gefäße, die dann klinisch auffallen können:
- Anastomose über den Plexus oesophagealis (**Ösophagusvarizen**): V. portae → V. gastrica sinistra, V. gastrica dextra, V. praepylorica → Plexus oesophagealis → Vv. oesophageales → V. azygos → V. cava superior.
- Anastomose über die paraumbilikalen Venen (**Caput medusae**): V. portae → V. umbilicalis (eigentlich obliteriert als Lig. teres hepatis) → Vv. paraumbilicales →
  - (A): V. epigastrica superficialis → V. femoralis → V. iliaca externa → V. iliaca communis → V. cava inferior
  - (B): V. epigastrica inferior → V. iliaca externa → V. iliaca communis → V. cava inferior
  - (C): V. thoracoepigastrica → V. axillaris → V. brachiocephalica → V. cava superior
- Anastomose über den Plexus venosus rectalis (**Hämorrhoiden**): V. portae → V. lienalis → V. mesenterica inferior → V. rectalis superior → Plexus venosus rectalis → V. rectalis media und V. rectalis inferior → V. pudenda interna → V. iliaca interna → V. iliaca communis → V. cava inferior.

Kavokavale Anastomosen. Neben den portokavalen Umgehungskreisläufen gibt es zudem noch die kavokavalen Anastomosen. Kommt es zu einer Verlegung der un-

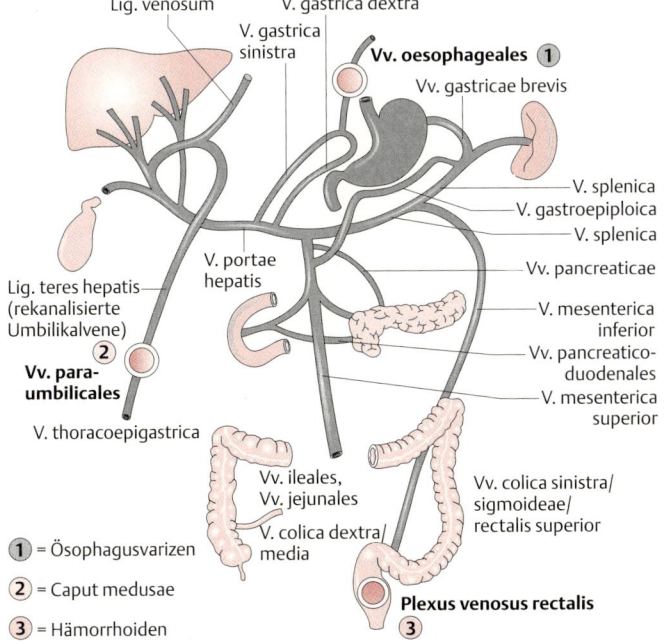

Lig. venosum
V. gastrica dextra
V. gastrica sinistra
Vv. oesophageales ①
Vv. gastricae brevis
V. splenica
V. gastroepiploica
V. splenica
Vv. pancreaticae
V. portae hepatis
V. mesenterica inferior
Vv. pancreaticoduodenales
V. mesenterica superior
Lig. teres hepatis (rekanalisierte Umbilikalvene)
Vv. paraumbilicales ②
V. thoracoepigastrica
Vv. ileales, Vv. jejunales
V. colica dextra/ media
Vv. colica sinistra/ sigmoideae/ rectalis superior
Plexus venosus rectalis ③

① = Ösophagusvarizen
② = Caput medusae
③ = Hämorrhoiden

Abb. 8.23 Portokavale Anastomosen.

Biologie · Histologie · Anatomie · Chemie · Biochemie · Physik · Physiologie · Psych./Soz.

teren Hohlvene, werden ebenfalls Umgehungskreisläufe ausgebildet, um weiterhin den Zufluss aus der Körperperipherie in Richtung rechtes Herz aufrechtzuerhalten:

– V. cava inferior → Vv. lumbales → **V. lumbalis ascendens** → **V. azygos** bzw. **V. hemiazygos** → V. cava superior (**Azygossystem**).
– V. iliaca communis → **V. iliaca communis** → V. iliaca externa → **Vv. epigastricae inferiores** → V. thoracica interna → V. brachiocephalica → V. cava superior.
– V. iliaca externa → V. femoralis → **V. epigastrica superficialis** → **Vv. thoracoepigastricae** → V. axillaris → V. subclavia → V. cava superior.

8.11 Lymphgefäße und Lymphknoten

Die **Lymphe** ist eine weißgelbe Flüssigkeit, die u. a. Zellen der Immunabwehr und Plasmaproteine enthält. Sie entsteht durch Filtration von Blutplasma (ca. 2 l effektives Transsudat pro Tag) aus den Kapillaren (arterieller Teil) in das umliegende Gewebe. Die Lymphflüssigkeit fließt zuerst in sog. Gewebsspalten, dann durch **Lymphkapillaren** (**Vasa lymphocapillaria**) und **Lymphsammelgefäße** (**Vasa lymphatica**) zu den regionären Lymphknotenstationen, die der Lymphe Lymphozyten und immunologische Faktoren hinzufügen.

Über größere **Lymphstämme** (**Trunci lymphatici**) fließt die Lymphflüssigkeit zu den zentralen Sammelgefäßen, den **Ductus lymphaticus dexter** bzw. den linksseitig verlaufenden **Ductus thoracicus**, zurück in das **venöse System** und mündet dort am **Venenwinkel** (**Angulus venosus dexter et sinister**) ein.

Entwicklung und Funktion

Die Lymphgefäße gehen entwicklungsgeschichtlich aus **5 primären Lymphgefäßstämmen** hervor: zwei jugulare Stämme, zwei iliakale Stämme, ein retroperitonealer Stamm sowie ein Zusammenfluss in der Cisterna chyli.

Zudem werden ein rechter und ein linker Ductus thoracicus ausgebildet. Die kaudalen Anteile verschmelzen miteinander, so dass ein endgültiger Ductus thoracicus entsteht. Aus dem kranialen rechten Anteil bildet sich dann der Ductus lymphaticus dexter aus.

Drei wichtige Funktionen werden der Lymphflüssigkeit zugeordnet:
– **Abwehr:** die Lymphe enthält zirkulierende Abwehrzellen, vor allem Lymphozyten
– **Transport:** mit dem Lymphfluss werden viele Proteine und Fette transportiert
– **Filterung:** in den Lymphknoten wird die Lymphe beim Durchfluss durch den Sinus gefiltert.

Topografie

Die große Sammelstelle der Lymphe aus den unteren Körperpartien und dem Körperstamm ist die **Cisterna chyli** auf Höhe des 2. Lendenwirbels. Der **Ductus thoracicus** zieht dann auf der Vorderkante des 1. Lendenwirbels **rechts paraaortal** weiter nach kranial und mündet schließlich von dorsal in den linken Venenwinkel. Auch die Lymphe des linken Armes und der linken Lunge fließt über den Ductus thoracicus ab (**Abb. 8.24**).

Der Lymphabfluss aus dem rechten Arm, der rechten Lunge und der Kopf-Hals-Region erfolgt über den **Ductus lymphaticus dexter** in den rechten Venenwinkel.

Aufbau

Das Lymphsystem beginnt mit **blind endenden Kapillaren**, die die Lymphe aus den Gewebsspalten aufnehmen. Die folgenden Gefäße nehmen an Größe stetig zu und erhalten zudem eine deutlichere Wandbegrenzung. Eingebaut in den Lymphabflussweg sind die Lymphknoten.

Lymphkapillaren. Flache Endothelzellschicht, keine durchgehende Basalmembran, gute Durchlässigkeit (hohe Permeabilität) wegen interendothelialer Lücken.

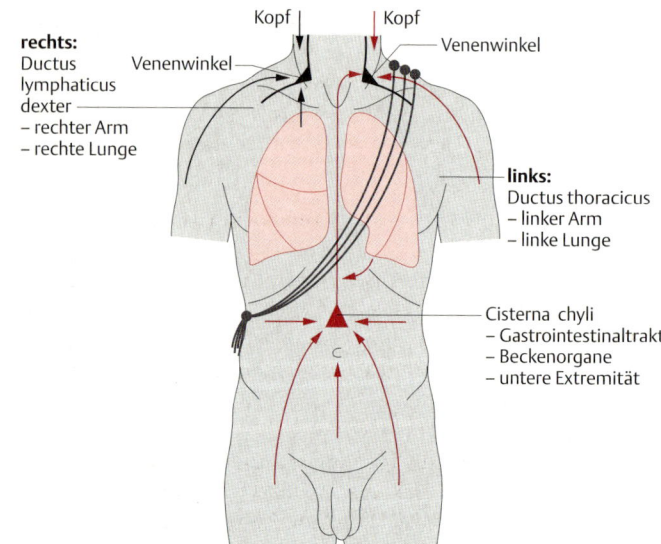

Abb. 8.24 Das „Schärpenmännchen" – vereinfachte, schematische Darstellung des Lymphabflusses.

Lymphgefäße. Wandbau wie bei kleinen Venen, Endothel mit Basallamina, jedoch dünnschichtiger, keine Abgrenzung von Intima, Media oder Adventitia möglich, Klappen in den Lymphgefäßen sorgen für gerichteten Lymphfluss.

Lymphknoten. Histologie S. 94.

> **Merke** Die Lymphgefäße besitzen Klappen, die für einen gerichteten Lymphfluss sorgen.

Klinik

Lymphödem: Bei behindertem Lymphabfluss kommt es zum Aufstau der Lymphflüssigkeit. Die daraus resultierende Schwellung bezeichnet man als Lymphödem. Klinisch ist die Haut blass und eher kühl, im Gegensatz zu Ödemen anderer Genese ist die Schwellung schwer eindrückbar und die Zehen sind vom Ödem mit betroffen.

Ursache des behinderten Lymphabflusses ist entweder eine Aplasie oder Hypoplasie von Lymphgefäßen (primär) oder ein durch Bestrahlung, chirurgische Eingriffe, Entzündung etc. (sekundär) verlegtes Lymphgefäßsystem.

Eine Therapieoption ist die Lymphdrainage oder die Kompressionsbehandlung, die einen Abfluss der aufgestauten Lymphe bewirken soll.

Gefäßversorgung und Innervation

In den Wänden der größeren lymphatischen Leitungsstrukturen kommen sog. **Vasa vasorum** vor, d.h. kleine Gefäße für die Blutversorgung und den Blutabfluss aus der Wandung des Lymphgefäßes.

Die Lymphgefäße werden außerdem von einem **dichten Geflecht** aus parasympathischen und sympathischen Fasern umgeben und so innerviert.

8.12 Vegetatives Nervensystem

Das vegetative Nervensystem wird auch als **autonomes Nervensystem** bezeichnet, da es sich der Beeinflussung durch den eigenen Willen entzieht und „unwillkürlich" Organe steuert und Organfunktionen an die äußeren Umstände anpasst. Es besteht aus drei Anteilen:
– dem Sympathikus,
– dem Parasympathikus und
– dem enterischen Nervensystem.

Seine Aufgabe besteht darin, die Organfunktionen den äußeren Bedingungen und Situationen anzupassen. Man unterscheidet afferente (viszeroafferente, viszerosensible) und efferente (viszeromotorische, sekretorische) Bahnen. Die sensiblen Nervenzellen (Afferenz) befinden sich in den Spinalganglien, die Efferenzen bilden im Körper verstreute Zellhaufen, die vegetativen Ganglien.

Aufbau

Der Aufbau des vegetativen Nervensystems entspricht folgendem Prinzip (**Abb. 8.25**):

In den **Seitenhörnern des Rückenmarks** und im **Hirnstamm** liegen etagenartig angeordnet die Ursprungskerngebiete des Sympathikus (Pars sympathica) und des Parasympathikus (Pars parasympathica). Das Kerngebiet wird als **Nucleus intermedius** bezeichnet und beinhaltet das **1. Neuron**.

Von hier ziehen die Fasern zu verschiedenen Nervenzellansammlungen im Körper, den sog. **Ganglien** (Ganglia visceralia). Dort werden sie verschaltet. Die Faser vom 1. Neuron im Ursprungskerngebiet bis zum Ganglion wird daher als **präganglionäre Faser** bezeichnet. Der Transmitter in den Ganglia visceralia ist präganglionär sowohl für den Sympathikus als auch für den Parasympathikus das **Acetylcholin**.

Vom Ganglion, dem Ort des 2. Neurons, zum Organ verlaufen dann die **postganglionären Fasern**. Um das Erfolgsorgan herum bilden die Fasern ein Nervengeflecht (Plexus visceralis).

> **Merke** Sympathikus und Parasympathikus bilden in Brust, Bauch und Becken so genannte Plexus (Geflechte). Im Regelfall heißen diese Plexus so wie das Erfolgsorgan (z.B. Herz = Plexus cardiacus).

8.12.1 Pars sympathica (Sympathikus)

Die Ursprungskerngebiete des **Sympathikus** liegen in den **Seitenhörnern des Thorakal-** und **Lumbalmarks**. Von dort ziehen die Fasern über die Vorderwurzel aus dem Rückenmark heraus und in den Spinalnerv ein, um über einen präganglionären Ramus communicans albus in das dem jeweiligen Segment entsprechende Grenzstrangganglion zu ziehen. Von dort zieht dann wieder ein postganglionärer Ramus communicans griseus zurück zum Spinalnerv und weiter zum Erfolgsorgan oder direkt über die Gefäße in die Organe.

Die Umschaltung des Sympathikus erfolgt entweder **paravertebral im Grenzstrangganglion** (Acetylcholin) oder es ziehen Fasern unverschaltet durch den Grenzstrang hindurch und die Verschaltung erfolgt in **prävertebralen Ganglien**.

Die Zellkörper des 2. efferenten Neurons des Sympathikus findet man im Grenzstrang (Truncus sympathicus) und in den sog. prävertebralen Ganglien, die vor der Bauchaorta liegen.

Truncus sympathicus. Der **Grenzstrang** (Truncus sympathicus) ist eine Leiste bestehend aus 22 paarigen Ganglien, die links und rechts neben der Wirbelsäule von der Schädelbasis bis zum Steißbein verläuft. Dort vereinigt sich der Grenzstrang beider Seiten zum unpaaren Ganglion impar. Die Ganglien sind über **Rr. interganglionares** miteinander verbunden.

– **Halsteil:**
  • **Ganglion cervicale superius:** Fasern verlaufen mit der A. carotis und von dort an ihre Erfolgsorgane
  • **Ganglion cervicale medium:** Fasern für die Schilddrüse, den Larynx und das Herz

Sympathikus **Parasympathikus** **Abb. 8.25 Aufbau des vegetativen Nervensystems.**

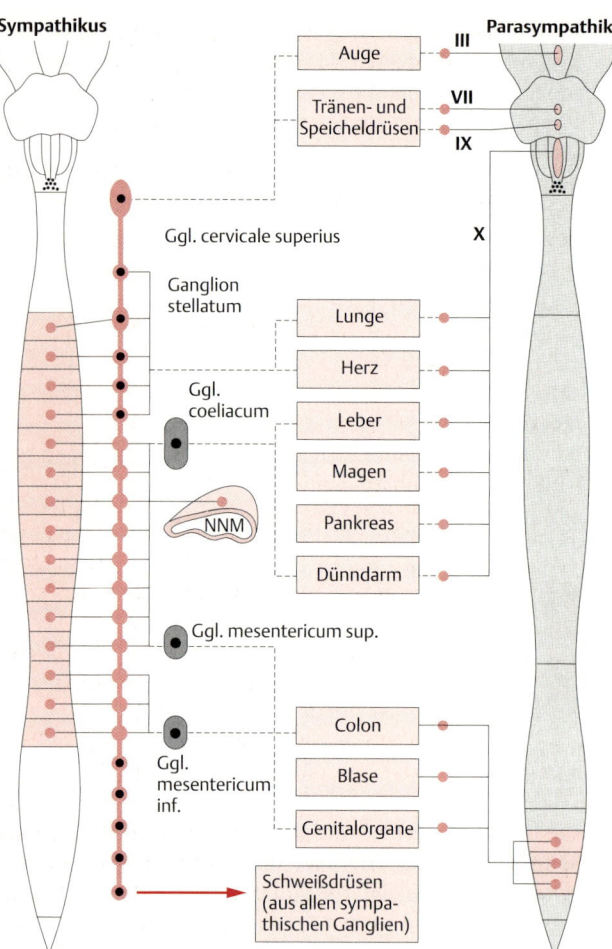

Auge	III
Tränen- und Speicheldrüsen	VII
	IX

Ggl. cervicale superius **X**

Ganglion stellatum

Lunge
Herz

Ggl. coeliacum

Leber
Magen
NNM
Pankreas
Dünndarm

Ggl. mesentericum sup.

Colon
Blase

Ggl. mesentericum inf.

Genitalorgane

Schweißdrüsen (aus allen sympathischen Ganglien)

- **Ganglion cervicale inferius:** (oft mit dem obersten Thorakalganglion zum **Ggl. cervicothoracicum [Ggl. stellatum]** verschmolzen): Fasern für Herz (Plexus cardiacus), Arm (Plexus brachialis) und Lunge (Plexus pulmonalis).
- **Brustteil:** Die Nervenfasern ziehen zu den Brustganglien des Grenzstrangs (Ganglia thoracica) und von dort dann weiter als:
  - N. splanchnicus major (5.–9. Brustganglion) → Ggl. coeliacum, Ggl. aorticorenalia
  - N. splanchnicus minor (10.–11. Brustganglion) → Ggl. aorticorenalia.
- **Bauchteil: Nn. splanchnici** für den Plexus coeliacus (syn. Plexus solaris), Plexus renalis, Plexus aorticus und Plexus hypogastricus superior. Die Fasern ziehen über die genannten Plexus weiter zu den in allen Richtungen in der Peritonealhöhle verteilten Erfolgsorganen und bilden dann am Organ das typische Organgeflecht.
- **Beckenteil:** Fasern für den **Plexus sacralis** und als **Nn. splanchnici sacrales** zum **Plexus hypogastricus inferior**. Zudem findet sich hier das unpaarige letzte Ganglion, das **Ganglion impar**, welches vor dem Os coccygeum liegt. Der Plexus hypogastricus inferior liegt seitlich von Rectum, Prostata bzw. Cervix uteri.

Enterisches Nervensystem. In den **Wänden des Magen-Darm-Kanals** befinden sich **intramurale Geflechte**, die ein weitgehend autonomes Nervensystem bilden. Es kann jedoch von Sympathikus und Parasympathikus beeinflusst werden. Die Neurone dieses Nervensystems befinden sich im **Plexus submucosus** (Meißner) und **Plexus myentericus** (Auerbach).

Die **Nn. splanchinici thoracici major et minor** ziehen aus den unteren Brustganglia des sympathischen Grenzstrangs als präganglionäre Faser mit der V. azygos und V. hemiazygos am Zwerchfell durch das Crus mediale und Crus intermedium aus der Brusthöhle in die Bauchhöhle hinein. Die Verschaltung ihrer präganglionären Fasern erfolgt dort im Ganglion coeliacum und Ganglion mesentericum superius, und als postganglionäre Faser bilden sie Geflechte an den jeweiligen Bauchorganen.

8.12.2 Pars parasympathica (Parasympathikus)

Die **parasympathischen Kerngebiete** liegen im Hirnstamm, genauer gesagt in der **Rautengrube** (Ncll. accessorii nervi oculomotorii, Ncl. salivatorius superior, Ncl. salivatorius inferior, Ncl. dorsalis n. vagi) und in den **Seitenhörnern der Sakralregion** des Rückenmarks (Ncl. intermedius).

Biologie Histologie **Anatomie** Chemie Biochemie Physik Physiologie Psych./Soz.

8.14 Angewandte und topografische Anatomie **341**

Biologie

Histologie

Anatomie

Chemie

Biochemie

Physik

Physiologie

Psych./Soz.

Von dort ziehen die parasympathischen Fasern mit den Hirnnerven N. oculomotorius (III), N. intermediofacialis (VII), N. glossopharyngeus (IX) und N. vagus (X) sowie den ventralen Ästen, den Nn. sacrales, der Rückenmarksegmente S2–4, als **Nn. splanchnici pelvici** (präganglionär) in Richtung viszerales Ganglion und werden dort verschaltet.

Die in den parasympathischen Nervenverlauf der Hirnnerven III, VII, IX und X eingebauten Ganglien liegen **organnah** und heißen:
- **Ganglion ciliare** (für den N. oculomotorius)
- **Ganglion pterygopalatinum** und **Ganglion submandibulare** (für den N. intermediofacialis)
- **Ganglion oticum** (für den N. glossopharyngeus)
- verschiedene kleinere Ganglien, die in der Bauchhöhle liegen (für den N. vagus).

Die Ganglien für die **Nn. splanchnici pelvici** heißen **Ganglia pelvica**.

Von den o. g. Ganglien ziehen dann die **postganglionären Fasern** in die Organnervengeflechte ein und bilden zusammen mit den sympathischen Fasern den Organplexus, z. B. am Herzen den Plexus cardiacus, an der Lunge den Plexus pulmonalis oder den Truncus vagalis für den Magen. Der N. vagus ist für die parasympathische Innervation der Eingeweide bis zum Cannon-Böhm-Punkt zuständig. Ab dort ziehen vom Sakralmark ausgehend Fasern für die Organe Rectum, Blase und Genitale zuerst in den parasympathischen Plexus hypogastricus. Dort verflechten sich die parasympathischen mit sympathischen Fasern, um an das zu versorgende Organ heranzutreten.

8.13 Peritoneum

Siehe auch S. 295.

8.13.1 Peritonealstrukturen

Ligamentum falciforme hepatis, Lig. teres hepatis: Die Verbindung zwischen dem ventralen Peritoneum parietale und der Leber stellt das Lig. falciforme hepatis dar, während das Lig. teres hepatis an der Unterseite des Lig. falciforme hepatis lokalisiert ist und die obliterierte Nabelvene darstellt.

Omentum minus („kleines Netz"). Struktur des Peritoneums, die sich zwischen Magen und dem Beginn des Duodenums und der Leberpforte erstreckt und durch das Lig. hepatoduodenale und das Lig. hepatogastricum in zwei Teile gegliedert wird (S. 297).

Lig. splenorenale S. 311, **Omentum majus** S. 297, **Mesenterium** S. 295.

Mesenteriolum. Gewebefalte, die die Blutgefäße (v. a. Arteria appendicularis) für die Appendix vermiformis enthält und darüber hinaus aus Fett- und Bindegewebe besteht.

Plica umbilicalis. Bauchfellfalten, die in eine mediane (Plica umbilicalis mediana), zwei mediale (Plica umbilicalis medialis) und zwei laterale (Plica umbilicalis laterales) Falten unterteilt werden und die Verbindung zum Nabel haben.

Lig. latum uteri S. 322, **Mesosalpinx** S. 320, **Mesovarium** S. 320, **Plica rectouterina** S. 323, **Excavatio rectovesicalis** S. 304.

8.14 Angewandte und topografische Anatomie

8.14.1 Oberflächenanatomie, Abdomen

Regionen. Die **ventrale Bauchwand** wird anhand von sichtbaren bzw. tastbaren Strukturen, (z. B. Rippenbogen oder Linea alba) in verschiedene Regionen eingeteilt (**Abb. 8.26**). Im klinischen Sprachgebrauch werden **Oberbauch**, **Mittelbauch** und **Unterbauch** unterschieden – Grenzlinien sind die horizontale Verbindungslinie:
- zwischen dem tiefsten Punkt des rechten und linken Rippenbogens sowie die horizontale Verbindungslinie
- zwischen rechtem und linkem Darmbeinkamm.

Die weitere Unterteilung in die Regionen erfolgt anhand der zwei senkrecht verlaufenden Verbindungslinien zwischen Schlüsselbeinmitte und Leistenbandmittelpunkt. Im Oberbauch werden die lateralen Bereiche als **Regiones hypochondriaca dextra et sinistra** und die mittig gelegene als **Regio epigastrica** bezeichnet. Der Mittelbauch hat die **Regiones laterales dextra et sinistra** sowie zentral um den Bauchnabel die **Regio umbilicalis**. Der Unterbauch wird eingeteilt in die **Regiones inguinales dextra et sinistra** sowie die mediane **Regio pubica**.

Klinik

Hypochondrie. Der Begriff Hypochondrie leitet sich aus dem Griechischen ab und bedeutet ursprünglich „aus bzw. unter dem Knorpel". Gemeint ist der Rippenknorpel, in dieser Region (Regio hypochondriaca) vermutete man auch den Sitz der Melancholie. Bei der Hypochondrie besteht eine anhaltende übermäßige Angst, an einer schweren körperlichen Erkrankung zu leiden, obwohl für die Symptome keine organische Ursache gefunden wird. Die hypochondrischen Befürchtungen beziehen sich vor allem auf das Herz, den Magen-Darm-Trakt und die Geschlechtsorgane sowie das ZNS. Der Verlauf ist meist langwierig, verhaltenstherapeutische Methoden stehen im Vordergrund der Behandlung.

Lig. inguinale (Leistenband): Das Lig. inguinale erstreckt sich zwischen Tuberculum pubicum und Spina iliaca anterior superior. Der untere Rand des Lig. inguinale ist zu einer Rinne umgebogen und bildet den Boden des Leistenkanals (Canalis inguinalis).

Anulus inguinalis superficialis (äußerer Leistenring). Der äußere Leistenring stellt eine Öffnung in der Sehne des M.

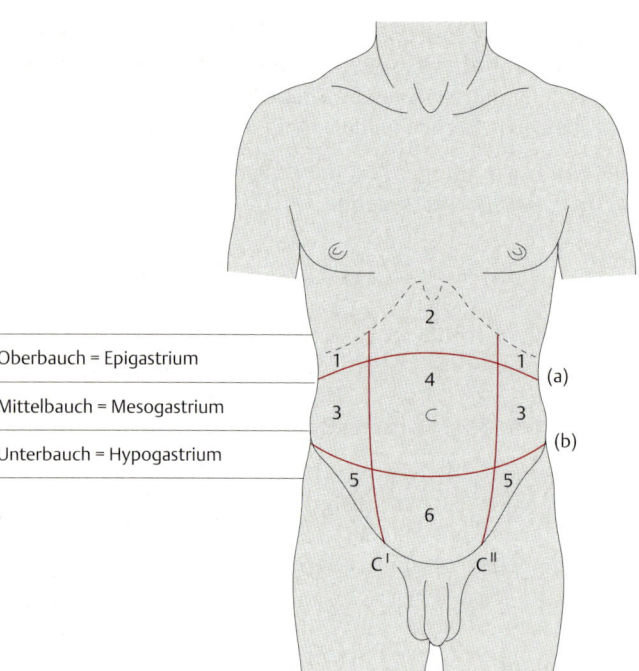

Abb. 8.26   Regiones abdominales. 1 Regio hypochondriaca, **2** Regio epigastrica **3** Regio lateralis, **4** Regio umbilicalis, **5** Regio inguinalis, **6** Regio pubica.

Oberbauch = Epigastrium

Mittelbauch = Mesogastrium

Unterbauch = Hypogastrium

obliquus externus abdominis dar und bildet den Ausgang des Leistenkanals.

Trigonum lumbale (Lendendreieck – Petit-Dreieck). Das Trigonum lumbale ist ein Dreieck, das von der Crista iliaca (Darmbeinkamm), dem M. obliquus externus abdominis (Hinterrand) und dem M. latissimus dorsi (Vorderrand) gebildet wird. Es stellt eine Schwachstelle dar, in dessen Bereich Lumbalhernien auftreten können.

Die Grundlage der Verknüpfung von Organ und Hautareal liegt in der embryologischen **metameren Gliederung** der Somiten des Rumpfes und der daraus resultierenden Querverbindungen zwischen somatischen Nerven, die bestimmte Hautareale (**Dermatome**, z.B. den Bauchnabel auf Höhe des Dermatoms Th10) versorgen, und vegetativen Nerven, die zu bestimmten Eingeweideabschnitten ziehen. Wenn ein inneres Organ erkrankt, dann werden auch die entsprechenden Hautareale irritiert (**Head-Zonen, Abb. 8.27**). Das Gehirn selbst kann dann keine Differenzierung vornehmen **(viszerokutaner Reflex)**.

Eine Umkehr des Reflexes, also ein kutiviszeraler Reflex, ist ebenfalls möglich (z.B. Auflegen einer Wärmflasche auf den Bauch bei Abdominalschmerzen).

8.14.2 Organprojektionen auf die Bauchwand, Tastbarkeit

Die einzelnen abdominellen Organe projizieren sich auf bestimmte Bauchwandstellen, so dass bei Druck auf Organprojektionsstellen Rückschlüsse auf pathologische Prozesse am Organ möglich sind.

Magen. Regio epigastrica sowie z.T. in der Regio hypochondriaca sinistra typischer Druckschmerz im sog. epigastrischen Winkel (unter dem Xiphoid).

Leber/Gallenblase. Regio hypochondriaca dexter, Regio epigastrica und z.T. bis in die Regio hypochondriaca sinistra reicht der linke Leberlappen. Die Gallenblase liegt mit ihrem Fundus auf dem Schnittpunkt zur rechten Medioklavikularlinie und der 9. Rippe.

Dünndarm. Der Mittelbauch (= Mesogastrium) und der Unterbauch (= Hypogastrium) mit den jeweiligen Regionen ist der Ort der Organprojektion des Dünndarms. Die Schmerzen bei Dünndarmerkrankungen sind eher diffus über den gesamten Bauch verteilt.

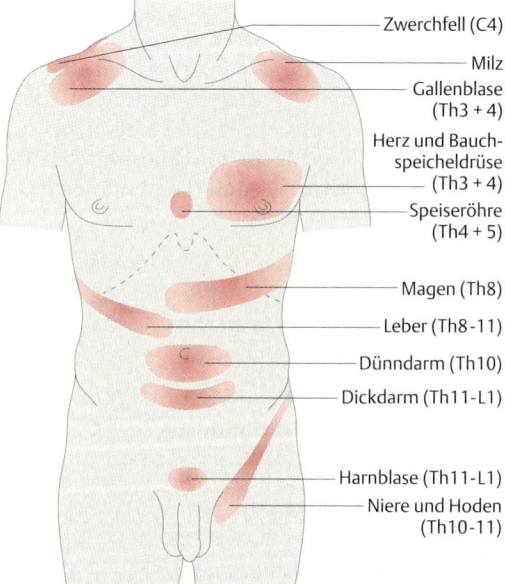

Zwerchfell (C4)

Milz

Gallenblase (Th3 + 4)

Herz und Bauchspeicheldrüse (Th3 + 4)

Speiseröhre (Th4 + 5)

Magen (Th8)

Leber (Th8-11)

Dünndarm (Th10)

Dickdarm (Th11-L1)

Harnblase (Th11-L1)

Niere und Hoden (Th10-11)

Abb. 8.27   Head-Zonen.

Dickdarm. Der Zökalpol mitsamt der Appendix projiziert sich in den rechten Unterbauch. Zur Appendizitis-Diagnostik werden der McBurney-Punkt (Mitte der Linie zwischen Spina iliaca anterior superior und Bauchnabel) und der Lanz-Punkt (Übergang vom ersten Drittel ins zweite Drittel der gedachten Linie zwischen den beiden Spinae iliacae anteriores superiores) als Druckpunkt verwandt.

Milz. Die Milz projiziert sich zwischen der 9.–11. Rippe links. Beim Gesunden ist die Milz nicht tastbar.

Harnblase. Die Harnblase projiziert sich schon bei mäßiger Füllung in die Regio pubica. Druckschmerz in dieser Region ist ein Hinweis für eine Zystitis (= Harnblasenentzündung).

8.14.3 Röntgenbilder, Tomogramme

Kontrastmitteldarstellung des Magen-Darm-Trakts. Bei der Magen-Darm-Passage handelt es sich um eine Röntgenuntersuchung des gesamten Magen-Darm-Traktes mit Hilfe eines Kontrastmittels, das der Patient trinkt. Während des Schluckaktes können zu jedem beliebigen Zeitpunkt Aufnahmen getätigt werden. Aufnahmen des Abdomens erfolgen dann in gewissen Zeitabständen nach der Kontrastmittelaufnahme, um Passagestörungen zu lokalisieren und ggf. zu identifizieren.

Cholezystografie. Die Cholezystografie ist eine Röntgenuntersuchung, bei der mit Hilfe eines jodhaltigen Kontrastmittels die Gallenblase dargestellt wird. Die Untersuchung erfolgt meist im Rahmen einer Cholezystocholangiografie, bei der neben der Gallenblase auch die Gallengänge (Cholangiografie) wiedergegeben werden.

Retrogrades Pyelogramm. Darstellung des Harnleiters im Röntgenbild, bei der das Kontrastmittel rückläufig (retrograd) über die Blase direkt in den Harnleiter gegeben wird.

Urogramm. Das Urogramm ist eine Röntgenuntersuchung, bei der mit Hilfe eines Kontrastmittels die Nieren und ihre ableitenden Harnwege auf das Vorhandensein von Abflussbehinderungen (z. B. Nierensteine) untersucht werden.

Hysterosalpingografie. Die Hysterosalpingografie ist eine kontrastmittelhaltige Röntgenuntersuchung der Eileiter.

8.14.4 Gliederung der Bauchhöhle, Topografie der Bauchorgane

Die **Cavitas peritonealis (Bauchhöhle)** wird in den **Ober**- und den **Unterbauch** unterteilt. Im Oberbauch liegen Leber, Gallenblase, Milz, Pankreas, Magen und der Anfang des Dünndarms. Den Unterbauch füllen die Dünndarmschlingen und der Dickdarm aus. Die **Grenze** zwischen beiden Teilen bildet das **Mesocolon transversum**. An vielen Stellen bildet das **Peritoneum Taschen und Spalten** aus, die nachfolgend aufgeführt sind:
Zwischen Leberoberfläche und Zwerchfell finden sich die **Recessus subphrenici dexter et sinister**. Weitere Spalten befinden sich zwischen Leberunterseite und Colon trans-

versum, die **Recessus subhepatici**, die sich in den **Recessus hepatorenalis** (zwischen Leberunterseite und Zwerchfell und der rechten Nebenniere und Niere rechts) fortsetzen. Hinter dem Magen und dem Omentum minus befindet sich ein spaltförmiger Nebenraum der Peritonealhöhle, die **Bursa omentalis**. Sie ist vor dem Pankreas gelegen; kranial befindet sich die Leber, kaudal das Colon transversum. Der Eingang in die Bursa omentalis ist das Foramen epiploicum (= Foramen omentale), welches u. a. vom Lig. hepatoduodenale begrenzt wird.
Zwei weitere Recessus befinden sich im Bereich der Flexura duodenojejunalis: **Recessus duodenalis superior et inferior**. Sie entstehen durch ihre eigenen Falten (Plica duodenalis superior et inferior). Hier können Dünndarmschlingen eingeklemmt werden (Treitz-Hernie). Weitere kleine Bauchfellfalten (Plica caecalis vascularis, Plica ileocaecalis) und -taschen **(Recessus ileocaecalis superior et inferior)** existieren oberhalb und unterhalb der Einmündung des Ileum ins Kolon. Gelegentlich findet man rechts hinter dem Caecum einen **Recessus retrocaecalis**. Seitlich von Colon ascendens und Colon descendens befinden sich die **Recessus paracolici**. Der **Recessus intersigmoideus** entsteht durch den S-förmigen Verlauf des Colon sigmoideum mit dem Mesocolon sigmoideum.

Zusammenfassung zur Topografie der Bauchorgane

Magen: liegt unter dem linken Rippenbogen, kleiner Teil der Vorderwand liegt direkt der Bauchwand an; Kardia Höhe BWK 11.-12.; Pylorus Höhe LWK 1–4, abhängig vom Füllungszustand und der Körperlage (liegend bzw. stehend); hinterlässt eine Impression am linken Leberlappen
Gallenblase: liegt in Fossa vesicae fellae; mit Fundus auf Höhe des Oberrands von LWK 3
Milz: dorsal im linken Oberbauch, unter dem Zwerchfell in Höhe der 9.–11. Rippe; Längsachse parallel zur 10. Rippe
Duodenum: c-förmiger Dünndarmabschnitt, der rechts verlaufend den LWK 2 umfasst
Pankreas:
- *Caput:* liegt im duodenalen „C"
- *Corpus:* zieht über LWK 2 hinweg
- *Cauda:* zieht nach links aufsteigend zum Milzhilum
Nieren:
- *oberer Pol:* rechts 12. BWK; links 11. BWK
- *unterer Pol:* rechts 3. LWK; links 2./3. LWK
- Nierenhilum auf Höhe von LWK 2
Vom oberen Drittel schräg über die Niere zum mittleren Drittel zieht die 12. Rippe
Dickdarm:
- *Colon ascendens:* ca. 25 cm aufsteigender Teil bis zur Flexura coli dextra (variable Höhe zwischen BWK 12/LWK 3); sie hinterlässt eine Impression an der Unterseite des rechten Leberlappens
- *Colon transversum:* ca. 50 cm lang, von rechter Colonflexur an die Flexura coli sinistra (Höhe zwischen BWK 10/LWK 2; höher und spitzwinkliger als auf der rechten Seite)

– *Colon descendens*: lateral der Niere absteigender Teil, in die Fossa iliaca sinistra ziehend
– *Colon sigmoideum*: von Crista iliaca anterior superior zum Os sacrum

Leber: unterer Leberrand verläuft mit dem Rippenbogen rechts; ragt nach kranial bis unter die Zwerchfellkuppel. Reicht von der 10. Rippe rechts bis zum Schnittpunkt der Parasternallinie links mit der 6. Rippe links.

8.14.5 Gliederung des Cavum pelvis, Topografie der Beckenorgane

Das **Cavum pelvis** (Beckenhöhle) ist ein Teil der Bauchhöhle im Bereich des Beckens, die lateral von den Os coxae (Hüftbeinen) und dorsal vom Os sacrum (Kreuzbein) begrenzt wird. Die ventrale Begrenzung stellen die Beckensymphyse und die Schambeinäste dar. Apertura pelvis superior (kranial) und der Beckenboden (Diaphragma pelvis) kaudal vervollständigen die Strukturen, die die Beckenhöhle begrenzen.

Innerhalb der Beckenhöhle liegen die Beckenorgane Rectum, Harnblase, Uterus, Ovar, Vagina und Prostata.

Die **Cavitas peritonealis** (Peritonealhöhle) besitzt zwei Abschnitte:
– Cavitas peritonealis abdominis und
– Cavitas peritonealis pelvis.

Die Cavitas peritonealis wird von Peritoneum parietale ausgekleidet. Der Extraperitonealraum (**Spatium extraperitoneale**) liegt zwischen Peritoneum parietale und den Wandungen der Bauchhöhle und enthält Organe, Leitungsbahnen sowie Fett- und Bindegewebe. Dorsal setzt sich der Extraperitonealraum in den Retroperitonealraum (**Spatium retroperitoneale**) fort. Nach kaudal schließt sich der Subperitonealraum (**Spatium extraperitoneale pelvis**) an, der die Mehrzahl der Beckenorgane enthält.

Peritoneum urogenitale bedeckt die Harnblase und das Rectum, bei der Frau noch Uterus und Adnexe. Excavatio rectovesicalis erstreckt sich beim Mann zwischen Rectum und Harnblase und wird von einer Ausbuchtung des Peritoneum urogenitale gebildet. Excavatio vesicouterina zwischen Uterus und Blase und Excavatio rectouterina zwischen Uterus und Rectum werden bei der Frau vom Peritoneum urogentiale gebildet.

Das **Spatium subperitoneale** erstreckt sich zwischen den Beckenorganen und ist mit Bindegewebe ausgefüllt.

Die **Fossa ovarica** wird gebildet durch die sich aus der A. ciliaca communis aufteilenden Äste der A. iliaca externa (ventral) und A. iliaca interna (dorsal). In dieser Gefäßgabelung auf Höhe der Seitenwand des kleinen Beckens liegt das Ovar. Die laterale Begrenzung ist der M. obturatorius internus. Dorsalseitig verlaufen hier zudem auch der Ureter sowie der N. obturatorius mit der A. obturatoria.

Das **Spatium retropubicum (= Spatium praevesicale)** erstreckt sich vom Blasenhals bis hoch zum Nabel und ermöglicht die Verschieblichkeit der Harnblase bei zunehmender Füllung nach kranial ventral. Er liegt zwischen der vorderen Wandung der Harnblase (Fascia vesicalis) und der Rumpf- bzw. Beckenwandung (Fascia transversa-

lis), wird nach kaudal von der Fascia diaphragmatis pelvis superior und nach lateral jeweils durch die rechte und linke Plica umbilicalis medialis (mit der obliterierten A. umbilicalis) begrenzt und ist mit lockerem Bindegewebe gefüllt.

8.14.6 Regio perinealis

Die **Dammregion** (**Regio perinealis**) liegt zwischen den Sitzbeinhöckern und der Symphyse. Eine weitere Untergliederung der Dammregion erfolgt in die ventral gelegene Regio urogenitalis und die dorsale Regio analis:
– **Regio urogenitalis:** zwischen der Symphyse und den Schambeinästen gelegen. Die Urogenitalregion beinhaltet die äußeren Geschlechtsorgane.
– **Regio analis:** Um den Anus liegt die Analregion, begrenzt durch das Steißbein und eine gedachte Linie zwischen den Sitzbeinhöckern.

Spatium superficiale perinei. Dieser Raum enthält die Penisschenkel (Crura penis) sowie die Muskeln Mm. ischiocavernosus und bulbospongiosus beim Mann oder den Bulbus vestibuli, die Schwellkörperschenkel des Kitzlers (Crura clitoridis), den Klitorisschaft (Corpus clitoridis) sowie ebenfalls die beiden oben genannten Muskeln bei der Frau. Daneben verlaufen zusätzlich noch Vasa scrotalia/labia posteriora sowie Nn. scrotales/labiales posteriores und Äste der Nn. perineales im Spatium superficiale perinei, das sich zwischen Fascia perinei superficialis und Membrana perinei erstreckt.

Spatium profundum perinei. Dieser Raum erstreckt sich zwischen M. transversus perinei profundus und Membrana perinei. Er enthält sowohl bei der Frau als auch beim Mann die Urethra sowie bei der Frau noch zusätzlich die Gll. vestibulares major und die Vagina und beim Mann die Gll. bulbourethrales. Im Spatium profundum perinei verlaufen A. profunda penis bzw. clitoridis, A. bulbis penis/clitoridis und die A. dorsalis penis/clitoridis sowie die A. urethralis.

Fossa ischioanalis. Mit Bindegewebe gefüllter, keilförmiger Spalt, der kaudal des Diaphragma pelvis liegt, zwischen M. levator ani und M. obturatorius internus. Seine Begrenzungen sind:
– kaudal: M. transversus perinei profundus
– medial: M. levator ani
– lateral: M. obturatorius internus
– dorsal: M. gluteus maximus
– ventral: Diaphragma urogenitale.

Canalis pudendalis. An der Seitenwand der Fossa ischioanalis gelegen, führt der Canalis pudendalis (Alcock-Kanal) den N. pudendus sowie die A. pudenda interna und die V. pudenda interna. Eingefasst wird der Kanal von einer Faszienduplikatur des M. obturator internus.

Raphe perinealis. Eine pigmentierte Hautnaht am Damm des Mannes.

8.14.7 Intraabdominaldruck

Der Intraabdominaldruck, also der Druck im Bauchraum, wird durch das Gewicht der Baucheingeweide ausgeübt. Dem Intraabdominaldruck entgegen wirkt die Bauchmuskulatur, indem sie sich dem jeweiligen Füllungszustand der Organe anpasst. Der Druck, der auch als Bauchrauminnendruck bezeichnet wird, dient als Maß für die Wirbelsäulenbelastung.

Die **Bauchpresse**, d.h. die Erhöhung des intraabdominellen Druckes, geschieht durch das Zusammenspiel von Bauch- und Beckenbodenmuskulatur sowie dem Zwerchfell. Durch die Kontraktion v.a. der Bauchmuskulatur wird der Raum der Bauchhöhle verkleinert und dadurch der Druck in der Bauchhöhle gesteigert. Durch die Kontraktion der Kehlkopfmuskeln wird die Stimmritze geschlossen, das Zwerchfell kann sich nicht zum Brustraum verlagern und der Druck in der Bauchhöhle bleibt erhalten.

Die Bauchpresse ist notwendig für die Darmentleerung (Defäkation), die Blasenentleerung (Miktion) sowie bei der Geburt.

8.14.8 Schwangerschaft, Geburtsvorgang

Während der 40 Wochen dauernden Schwangerschaft vergrößert sich der Uterus, um dem wachsenden Fetus ausreichend Platz zur Verfügung zu stellen. Dieses Größenwachstum – durch Hypertrophie der glatten Muskelfasern – findet v.a. in Richtung Bauchhöhle statt, da im Zervixbereich durch Bänder eine Befestigung vorliegt.

Der **Fundus des Uterus** steht zu verschiedenen Schwangerschaftszeitpunkten (hier angegeben in SSW = Schwangerschaftswochen) auf unterschiedlichen **Höhen:**

- 12. SSW – Symphyse
- 20. SSW – zwischen Symphyse und Bauchnabel
- 24. SSW – Bauchnabel
- 32. SSW – zwischen Bauchnabel und Processus xiphoideus
- 36. SSW – Rippenbogen
- 40. SSW – zwischen Bauchnabel und Processus xiphoideus.

In den letzten Schwangerschaftswochen neigt sich der Fundus nach vorne und senkt sich somit zurück auf die Höhe, die er zur Zeit der 32. SSW hatte. Der Zervixbereich verändert sich erst ab der 36. Woche, da hier durch das Tiefertreten des kindlichen Kopfes die Portio verstreicht und für die bevorstehende Geburt aufgelockert wird.

Der **Geburtsvorgang** beginnt mit der regelmäßigen Kontraktion der Uterusmuskulatur (Wehen). Gleichzeitig wird der Geburtskanal zu einem Kanal durch sich einsenkendes Chorion und Amnion erweitert (Stadium I, **Eröffnungsperiode**).

Mit der vollständigen Eröffnung des Geburtskanals und der Ruptur der Fruchtblase beginnt Stadium II **(Austreibungsperiode)**, das bis zur Geburt des Kindes andauert. Presswehen und die Bauchpresse sowie verschiedene Drehungen des kindlichen Kopfes in den Beckeneingangs- und Beckenausgangsebenen ermöglichen eine reibungslose Geburt.

Stadium III (**Nachgeburtsperiode**) beschreibt die Zeit nach der Geburt des Kindes bis zur Geburt der Nachgeburt, d.h. dem vollständigen Lösen und Ausstoßen der Plazenta.

Das **zentrale Nervensystem** (ZNS) lässt sich vom **peripheren Nervensystem** unterscheiden. Das ZNS liegt innerhalb des Wirbelkanals bzw. des knöchernen Schädels. Das periphere Nervensystem beginnt an den Durchtrittsstellen der peripheren Nerven aus der knöchernen Umhüllung: Foramina intervertebralia des Wirbelkanals und Foramina der Schädelbasis.

Das gesamte ZNS ist von Hirn- bzw. Rückenmarkshäuten (Meningen) umgeben. Die im Subarachnoidalraum befindliche Liquorflüssigkeit (Liquor cerebrospinalis) dient als mechanische Polsterung der ZNS-Anteile innerhalb seiner knöchernen Umhüllung.

Man differenziert am ZNS in Abhängigkeit von der Topografie einen intrakraniellen (Gehirn) und einen extrakraniellen Anteil (Rückenmark). Das **Gehirn** umfasst Großhirn (Telencephalon), Kleinhirn (Cerebellum), Zwischenhirn (Diencephalon), Mittelhirn (Mesencephalon), Brücke (Pons) und verlängertes Mark (Medulla oblongata). An die Medulla oblongata schließt sich das **Rückenmark** (Medulla spinalis) an.

Mesencephalon, Pons und Medulla oblongata werden zum **Hirnstamm** (Truncus encephali) zusammengefasst. Das **Stammhirn** besteht aus Diencephalon und dem gesamten Hirnstamm. Zum **Vorderhirn** (Prosencephalon) gehören Diencephalon und Telencephalon.

Für das ZNS sind zwei Achsen definiert, abhängig vom beschriebenen Hirnteil (**Abb. 9.1**). Die Längsachse des Hirnstamms entspricht der allgemeinen Körperachse **(Meynert-Achse)**. Für Diencephalon und Telencephalon wurde eine eigene Achse definiert (**Forel-Achse**), da diese Hirnteile im Rahmen der Entwicklung „nach vorne kippen".

9.1 Entwicklung

9.1.1 Ausgangsmaterial

Siehe auch S. 84.

Histogenese. Die Histogenese im ZNS umfasst verschiedene Vorgänge:
- Zellproliferation (in der Ventrikulärzone am Lumen des Neuralrohrs)
- Migration (Wanderung unreifer Neurone in ihr Zielgebiet, entlang spezialisierter radiärer Gliafasern)
- neuronale Differenzierung (Dendritenwachstum, Auftreten charakteristischer Neurotransmitter)
- Axonwachstum und Aufbau synaptischer Kontakte (Synaptogenese)
- Zelltod (Apoptose, ausgelöst durch das Fehlen neurotropher Faktoren, wie nerve growth factor)
- Gliazellentwicklung und Markscheidenbildung.

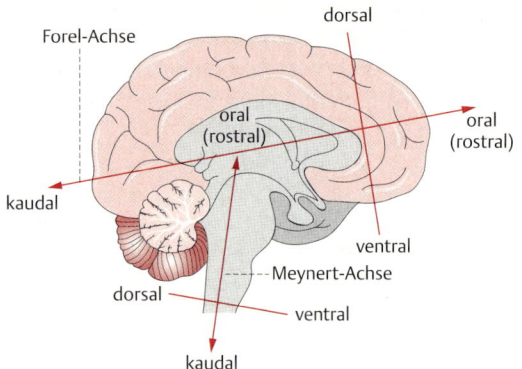

Abb. 9.1 Topografische Achsen des Gehirns.

9.1.2 Rückenmark

Die Anlage des Rückenmarks, die im kaudalen Abschnitt des Neuralrohrs entsteht, gliedert sich in drei Zonen (von innen nach außen):
- Ventrikulärzone (Neuroepithelschicht = Proliferationszone, später Ependym)
- Mantelzone (später graue Substanz)
- Marginalzone (später weiße Substanz).

In der Mantelzone entstehen Verdickungen, die Seitenplatten: vorne zwei **Grundplatten** (später motorische Vorderhörner) und hinten zwei **Flügelplatten** (später sensible Hinterhörner). Die Grenze zwischen Grund- und Flügelplatte wird beidseits durch den **Sulcus limitans** markiert.

Aus dem Lumen des Neuralrohrs wird der Zentralkanal, der vorne durch die (dünne) Bodenplatte und hinten durch die (dünne) Deckplatte begrenzt wird. Während der Fetalentwicklung wächst die Wirbelsäule schneller als das Rückenmark. Deshalb endet das Rückenmark beim Erwachsenen auf Höhe des 1./2. Lendenwirbels (s. a. Cauda equina).

Jeweils auf Höhe der Somiten entstehen aus der Neuralleiste die **Spinalganglien**. Sie werden von pseudounipolaren Neuronen gebildet, deren einer Fortsatz zentral ins Hinterhorn des Rückenmarks zieht, der andere Fortsatz zieht als Teil des **Spinalnervs** in die Peripherie.

9.1.3 Gehirn

Im kranialen Abschnitt lassen sich in der 4. Woche drei primäre Hirnbläschen abgrenzen: **Prosencephalon**-(Vorderhirn-)Bläschen, **Mesencephalon**-(Mittelhirn-)Bläschen und **Rhombencephalon**-(Rautenhirn-)Bläschen. Durch das schnelle Wachstum der Hirnanlage entstehen zunächst zwei Krümmungen, die **Nackenbeuge** (Flexura cervicalis) und die **Scheitelbeuge** (Flexura mesencephalica). Später kommt die **Brückenbeuge** (Flexura pontina) hinzu. Dann sind auch sechs sekundäre Hirnbläschen erkennbar. Aus dem Prosencephalon-Bläschen sind die beiden Endhirnbläschen (mit den beiden Seitenventrikeln) und das Zwischenbläschen (mit dem dritten Ventrikel) geworden. Das Lumen des Mesencephalon-Bläschens wird zum Aquaeductus mesencephali. Aus dem Rhombencephalon-Bläschen bildet sich das Metencephalon (Nachhirn mit viertem Ventrikel, aus ihm entstehen dorsal das Kleinhirn und ventral die Brücke) und Myelencephalon, das zur Medulla oblongata wird.

Am Prosencephalon- und Rhombencephalon-Bläschen sind schmale Vorwölbungen, die Neuromere, erkennbar, die durch segmentale Expressionsmuster bestimmter Transkriptionsfaktoren entstehen. Die neuromere Gliederung geht rasch verloren.

Die **Kleinhirnanlage** (Kleinhirnplatte) liegt am rostralen Rand der Rautengrube, dorsal am Metencephalon. Auch postnatal entstehen noch Kleinhirnrindenneurone (durch Wanderung von außen nach innen).

Die **Hypophyse** stammt (im 2. Entwicklungsmonat) aus zwei Quellen: Die Adenohypophyse (Hypophysenvorderlappen) entwickelt sich aus einer Epithelausstülpung im Dach der Mundhöhle (Rathke-Tasche). Die Neurohypophyse (Hypophysenhinterlappen) entsteht aus dem Bodenbereich des Zwischenhirns.

> **Merke**
> Die Adenohypophyse entsteht aus dem Dach der Mundhöhle, die Neurohypophyse aus dem Bodenbereich des Zwischenhirns.

Die **Endhirnhemisphären** zeigen eine erhebliche Entfaltung und überlagern bald das Diencephalon und die Lamina terminalis. Dabei wird der größte Teil des Endhirns vom Neopallium (mit Neokortex) gebildet (Neoencephalisation).

Während der Histogenese der Endhirnrinde sind in der Hemisphärenwand charakteristische Zonen erkennbar:
- Ventrikulär- und Subventrikulärzone (= Proliferationszonen)
- Intermediärzone (weiße Substanz)
- subplate Zone (Zwischenziel für auswachsende Axone)
- kortikale Platte (2.–6. Schicht des Neokortex)
- Marginalzone (1. Schicht des Neokortex).

9.1.4 Angeborene Fehlbildungen

Ein **Anencephalus** entsteht als Verschlussstörung des Neuroporus cranialis. Es fehlt das Schädeldach, die Augen treten wie Froschaugen hervor, in der Schädelbasis findet sich undifferenzierte Hirnmasse, der Hirnstamm ist vorhanden. Diese Missbildung ist mit dem Leben nicht vereinbar. Bei der **Spina bifida occulta** liegt eine Wirbelbogenspalte vor, die von Haut bedeckt und nicht sichtbar ist. Die Funktion des Rückenmarks ist nicht beeinträchtigt. Bei einer **Meningozele** wölben sich die Rückenmarkshäute (von Haut bedeckt) sackförmig vor. Bei der **Meningomyelozele** enthält die Vorwölbung zudem das Rückenmark. Entsprechend bildet sich bei der **Meningoenzephalozele** ein Meningealsack, der Hirngewebe enthält. Ohne Hirngewebe bezeichnet man die Vorwölbung wie beim Rückenmark als Meningozele.

9.2 Das Rückenmark

9.2.1 Gestalt, Gliederung, Lage

Das Rückenmark (**Medulla spinalis**) ist der kaudalste Teil des ZNS. Es verbindet das intrakranielle ZNS mit dem peripheren Nervensystem. Nach kranial schließt es unmittelbar an die Medulla oblongata an. Als Grenze zwischen den beiden Strukturen gilt die Decussatio pyramidalis oder die Fila radicularia des 1. zervikalen Spinalnervs.

Das Rückenmark liegt im Vertebralkanal (**Canalis vertebralis**), zwischen den ventral liegenden Wirbelkörpern und den sich dorsal anschließenden Wirbelbögen und Wirbelfortsätzen. Es ist von den Hirnhäuten (Meningen) Dura mater, Arachnoidea und Pia mater umhüllt (S. 373). Zwischen der Pia mater und der Arachnoidea befindet sich Liquor, zwischen der Dura mater und dem Wirbelkanal liegt Fettgewebe, Bindegewebe und ein Venenplexus.

Durch das unterschiedlich schnelle Wachstum von Rückenmark und Wirbelsäule (S. 346) endet das Rückenmark bereits auf Höhe des 1. oder 2. Lendenwirbels im **Conus medullaris**. Die Spinalnerven, die kaudalwärts aus dem Vertebralkanal austreten, müssen demzufolge im Vertebralkanal einige Zentimeter nach kaudal verlaufen, bis sie durch die jeweiligen Foramina vertebralia nach außen treten können. Das sich dabei ergebende dichte Bündel dieser Spinalnerven wird aufgrund seines Aussehens auch als **Cauda equina** (Pferdeschweif) bezeichnet.

Die Medulla spinalis hat eine Funktion als **Reflexzentrum** und gewährleistet die Weiterleitung von motorischen (von kranial nach kaudal) und sensiblen (von kaudal nach kranial) Signalen.

> **Merke**
> Das Rückenmark des Neugeborenen endet mit dem Conus medullaris auf Höhe von L3, beim Erwachsenen endet es auf Höhe von L1/2. Der Durasack reicht beim Erwachsenen bis zum Wirbelkörper S2.

Gliederung

Das Rückenmark lässt sich anhand der Austrittsstellen der Spinalnerven in ein Zervikal-, Thorakal-, Lumbal- und Sakralmark einteilen. Insgesamt verlassen **31 Spinalnervenpaare** das Rückenmark (**Abb. 9.2**): 8 Zervikalnerven (Nn. cervicales C1–8), 12 Thorakalnerven (Nn. thoracales Th 1–12), 5 Lumbalnerven (Nn. lumbales L1–5), 5 Sakralnerven (Nn. sacrales S 1–5) und fakultativ 1 oder 2 Kokzygealnerven (Nn. coccygei). Die Spinalnervenpaare ziehen innerhalb des Wirbelkanals nach lateral und verlassen diesen durch die Foramina intervertebralia. Der erste Zervikalnerv (C1) tritt zwischen Okziput und Atlas (HWK1) aus, also über dem ihm zugeordneten Wirbel; dies gilt für alle Zervikalnerven. Für die Thorakalnerven, Lumbalnerven, Sakralnerven und Kokzygealnerven gilt grundsätzlich, dass sie den Wirbelkanal unterhalb des zugeordneten Wirbelkörpers verlassen.

Am Rückenmarksstrang existieren zwei Verdickungen, die **Intumescentia cervicalis** bzw. **Intumescentia lumbalis** (**Abb. 9.2**). Hier treten die Nerven aus, die für die moto-

Biologie

Histologie

Anatomie

Chemie

Biochemie

Physik

Physiologie

Psych./Soz.

rische Innervation der Extremitäten verantwortlich sind. An diesen Austrittsstellen liegen in der grauen Substanz besonders viele α-Motoneurone, die das Rückenmark vergrößern.

> **Merke**
> Die Intumescentia cervicalis liegt im Wirbelkanal auf Höhe von C4–Th1. Die Intumescentia lumbalis befindet sich auf Höhe von Th10–Th12.

9.2.2 Graue Substanz

Das Rückenmark ist symmetrisch aufgebaut. Im Querschnitt zeigt sich die schmetterlingsförmige **graue Substanz (Substantia grisea)**, deren Farbe durch eine Vielzahl

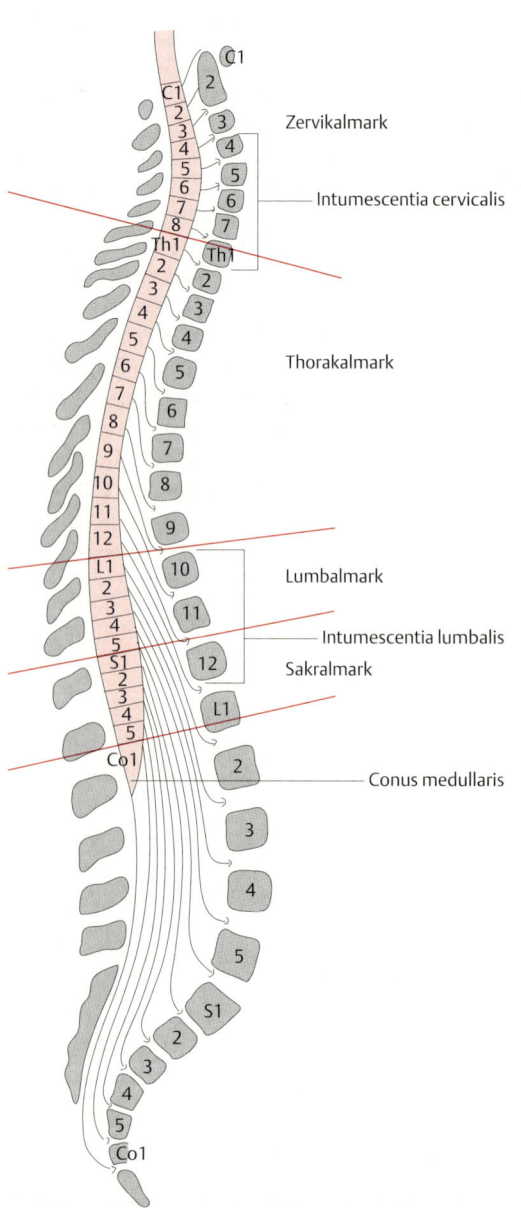

Abb. 9.2 Seitansicht der Wirbelsäule mit Rückenmark und Spinalnerven.

an Nervenzellkörpern (Perikaryen) erklärt wird (**Abb. 9.3**). Hier finden sich vor allem Verschaltungen und Reflexverschaltungen zwischen verschiedenen Neuronen (sensible Neurone, motorische Neurone und Interneurone).

Man differenziert ein **Vorderhorn (Cornu anterius)** und ein **Hinterhorn (Cornu posterius)**, im Thorakalmark kommt das **Seitenhorn (Cornu laterale)** hinzu, das in den anderen Bereichen des Rückenmarks weniger stark oder gar nicht angelegt ist. Im Seitenhorn befinden sich vegetative Nervenzellen des Sympathikus.

Im Zentrum des Rückenmarks liegt die Substantia intermedia centralis mit dem stellenweise obliterierten **Canalis centralis.**

9.2.3 Weiße Substanz

Die graue Substanz ist von weißer Substanz (Substantia alba) umgeben (**Abb. 9.3**), diese enthält wenige Perikaryen und viele myelinisierte Faserbahnen. In der weißen Substanz werden in erster Linie Informationen in aufsteigenden und absteigenden Bahnen transportiert. Man unterscheidet die ventral gelegene **Fissura mediana anterior** (alt: ventralis) und das dorsomedial gelegene **Septum medianum posterius** (alt: Septum dorsale). Dieses trennt den **Hinterstrang (Funiculus dorsalis)** beider Seiten voneinander. Weiterhin wird der **Seitenstrang (Funiculus lateralis)** und der **Vorderstrang (Funiculus ventralis)** unterschieden. Beide werden auch als Vorderseitenstrang zusammengefasst. Zwischen den beiden Vordersträngen erstreckt sich die **Commissura alba anterior**.

Radices

Ventrolateral bzw. dorsolateral gibt es am Rückenmark die Hinterwurzel (Radix dorsalis, syn. Radix posterior) und die Vorderwurzel (Radix ventralis, syn. Radix anterior). Beide Wurzeln vereinigen sich zum Spinalnerv.

Radix ventralis. Über die Radix ventralis verlassen **efferente, motorische Informationen** das Rückenmark. Diese Informationen werden in der Mehrzahl über Neuriten transportiert, die ihren Ursprung aus α-Motoneuronen im Vorderhorn der grauen Substanz haben. Die Neurone erreichen peripher den von ihnen innervierten Muskel. Zusätzlich erreichen durch die Radix ventralis Efferenzen des vegetativen Nervensystems (aus dem Cornu laterale) den Spinalnerven.

> **Merke**
> Die Perikaryen der α-Motoneurone befinden sich grundsätzlich im Vorderhorn der grauen Substanz.

Radix dorsalis. Über die Radix dorsalis erreichen **sensible Informationen** das Rückenmark (z.B. Schmerz, Temperatur, Druck, Berührung und Vibration). Auch Informationen von Gelenkrezeptoren und Muskelspindeln erreichen so das Rückenmark. Die sensiblen Informationen werden von Neuronen „eingesammelt", die sich von peripher bis zum Rückenmark erstrecken, und in die **Spinalganglien** weitergeleitet. Das **Spinalganglion** ist eine weizenkorngroße, längliche Struktur, die von Dura mater umhüllt ist und innerhalb des Wirbelkanals, aber außerhalb des Rückenmarks liegt. Jedem einzelnen Spinalnerv lässt sich ein Spinalganglion zuordnen. Dieses enthält eine Vielzahl von Perikaryen sensibler Neurone des entsprechenden Spinalnervs.

 Merke Die Perikaryen der sensiblen Neurone liegen grundsätzlich im dorsalen Spinalganglion.

Allgemeinen Verschaltungen

Allgemeine Verschaltungen finden sich auf jeder Höhe des Rückenmarks. Beispielhaft sind zwei Verschaltungen genannt:
– Die meisten sensiblen Informationen werden, sobald sie das Hinterhorn des Rückenmarks erreicht haben, umgeschaltet: vom ersten auf das zweite Neuron, das sich einer aufsteigenden Bahn zuordnen lässt.
– Auch motorische Informationen werden verschaltet: Da die α-Motoneurone von höhergelegenen Systemen (z.B. der Pyramidenbahn) kontrolliert werden, müssen sie entsprechende Signale empfangen. Dies wird durch den absteigenden Tractus corticospinalis anterior et lateralis gewährleistet. Die entsprechende Verschaltung findet sich grundsätzlich im Bereich des Vorderhorns.

Reflexverschaltungen

Reflexverschaltungen liegen auf jeder Höhe des Rückenmarks. Sie sind als Reflexbogen aufgebaut – zwischen mindestens einem afferenten und einem efferenten Nerven. Man unterscheidet zwischen Eigen- und Fremdreflex. Die funktionellen Zusammenhänge sind in der Physiologie ab S. 821 dargestellt.

Die Bahnen des Rückenmarks

 Merke Der Name einer Bahn verdeutlicht ihren Verlauf. So verläuft beispielsweise der Tractus spinocerebellaris posterior im posterioren Bereich vom Rückenmark (spino-...) bis zum Cerebellum (...-cerebellaris).

Die Bahnen lassen sich in aufsteigende und absteigende Bahnen unterteilen (**Abb. 9.3**): Aufsteigende Bahnen vermitteln in der Regel sensible Informationen, von peripher nach zentral (afferente Bahnen). Absteigende Bahnen beinhalten motorische Informationen, die als motorische Befehle von zentral nach peripher geleitet werden (efferente Bahnen). Die folgende Übersicht zeigt die aufsteigenden und absteigenden Bahnen. Der gesamte Verlauf wird ab S. 366 detailliert beschrieben.

Die aufsteigenden Bahnen (sensible Informationen)

Tractus spinocerebellaris posterior und Tractus spinocerebellaris anterior. Die Tractus gewährleisten, dass das Cerebellum über den sensiblen Status des Körpers informiert ist. Berührungs-, Druck-, Vibrationsempfindungen und In-

formationen über die Stellung der Extremitäten im Raum werden weitergeleitet (Verlauf S. 369).
Tractus spinothalamicus anterior und lateralis. Die Tractus leiten sensible Informationen vom Rückenmark zum Thalamus weiter.
Der Tractus spinothalamicus lateralis transportiert vor allem Schmerz- und Temperaturinformationen. Der Tractus spinothalamicus anterior vermittelt vor allem grobe Druck- und Berührungsinformationen (Verlauf S. 368).
Fasciculus gracilis und Fasciculus cuneatus: Die Fasciculi leiten ebenfalls sensible Informationen vom Rückenmark nach zentral zum Thalamus bzw. sensiblen Kortex, sie sind somatotopisch geordnet: Der Fasciculus gracilis beinhaltet sensible Informationen aus dem sakralen und lumbalen Bereich (untere Extremität), der Fasciculus cuneatus beinhaltet sensible Informationen aus dem throakalen und zervikalen Bereich (v.a. Rumpf und obere Extremität). Verlauf S. 349.

Protopathische und epikritische Sensibilität. Unter protopathischer Sensibilität versteht man die Wahrnehmung undifferenzierter Sinnesempfindungen wie Schmerz, starken Druck oder extreme Temperaturen. Sie werden hauptsächlich über die Tractus spinocerebellaris und spinothalamicus fortgeleitet. Epikritische Sensibilität bezeichnet die Wahrnehmung differenzierterer Empfindungen wie z.B. Berührungsempfindung oder die Empfindung von Vibrationen. Diese Empfindungen laufen über die Fasciculi gracilis und cuneatus. Die Abgrenzung zwischen protopathischer und epikritischer Sinnesempfindung lässt sich nicht immer klar definieren. Deshalb wird diese Unterscheidung heute klinisch kaum noch gemacht. Da man sie bisweilen aber immer noch findet, werden die Definition hier nochmals aufgeführt.

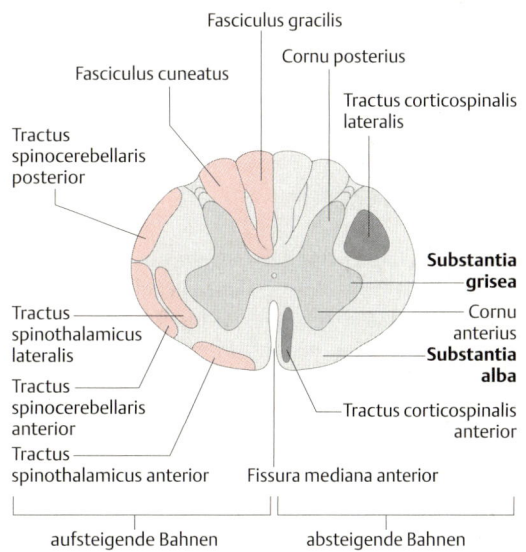

Abb. 9.3 Querschnitt durch das Rückenmark mit auf- und absteigenden Bahnen.

Die absteigenden Bahnen (motorische Informationen)

Tractus corticospinalis anterior und Tractus corticospinalis lateralis. Die Tractus stellen den Anteil der Pyramidenbahn dar, der vom Kortex bis ins Rückenmark zieht. Die beiden Tractus vermitteln motorische Befehle. Dabei macht der Tractus corticospinalis anterior auf Rückenmarksebene etwa 20 % der motorischen Fasern und der Tractus corticospinalis lateralis etwa 80 % der motorischen Fasern aus. (Verlauf des Tractus S. 370).

Klinik

Querschnittslähmung. Nach einer kompletten Durchtrennung des Rückenmarks tritt eine Querschnittslähmung auf. Der Grad der Lähmung hängt vom Ort der Verletzung ab: Zervikale Verletzungen führen zur Lähmung aller vier Extremitäten (Tetraparese bzw. -plegie). Bei einer thorakalen Querschnittslähmung sind nur die unteren Extremitäten betroffen (Paraparese bzw. -plegie).

Brown-Séquard-Syndrom. Nach halbseitiger Durchtrennung des Rückenmarks kommt es zum Brown-Séquard-Syndrom. Die Symptome nach einer linksseitigen Läsion im thorakalen Bereich sind folgende:

eine linksseitige (ipsilaterale) Lähmung der unteren Extremität.

ein linksseitiger (ipsilateraler) Verlust der epikritischen Sensibilität.

ein rechtsseitiger (kontralateraler) Verlust der protopathischen Sensibilität.

Die Kombination eines ipsilateralen Verlustes der epikritischen Sensibilität und eines kontralateralen Verlustes der protopathischen Sensibilität ist eine **dissoziierte Empfindungsstörung** (Beeinträchtigung der Schmerz- und Temperaturempfindung bei gleichzeitig erhaltener Berührungsempfindung).

9.3 Rhombencephalon

Siehe Kap. 9.4

9.4 Der Hirnstamm

Der Hirnstamm (Truncus cerebri) besteht aus drei Anteilen: **Mesencephalon** (Mittelhirn), **Pons** (Brücke) und **Medulla oblongata** (verlängertes Mark) (**Abb. 9.4**). Entwicklungsgeschichtlich bedingt kann der Hirnstamm mit anderen Hirnteilen zusammengefasst werden und wird dann eingeteilt in **Mesencephalon** und **Rhombencephalon.**
Das Rhombencephalon besteht aus Pons, Medulla oblongata und Cerebellum (S. 356), wobei das Cerebellum nicht zum Hirnstamm gehört. Pons und Cerebellum werden auch als **Metencephalon** zusammengefasst. Das Metencephalon bildet also zusammen mit der Medulla oblongata das Rhombencephalon.

9.4.1 Gliederung

Der Hirnstamm ist in drei Schichten gegliedert (**Abb. 9.4b bis c**). Ventral liegen die absteigenden Bahnen, die über den Hirnstamm das Cerebellum bzw. die Medulla spinalis erreichen: Diese bilden im Mesencephalon die **Crura cerebri**, im Pons den **Brückenfuß** und in der Medulla oblongata die **Pyrames**. Dorsal liegt das **Tegmentum** (Haube), es ist in allen drei Anteilen des Hirnstamms zu finden und enthält unter anderem die Hirnnervenkerne. Dem Tegmentum schließt sich dorsal im Mesencephalon das **Tectum**, im Pons und in der Medulla oblongata die **Rautengrube** und das Cerebellum an.
Das Tegmentum des Hirnstamms wird von folgenden Strukturen durchzogen, die in allen drei Teilen des Hirnstamms zu finden sind: Lemniscus medialis, Lemniscus lateralis, Fasciculus longitudinalis medialis und dorsalis, Tractus tegmentalis centralis (zentrale Haubenbahn), Formatio reticularis mit ARAS. Sie werden ab S. 352 im Einzelnen besprochen.

9.4.2 Medulla oblongata

Die Medulla oblongata erstreckt sich zwischen Pons und Medulla spinalis. Kraniale Begrenzung ist der Hinterrand

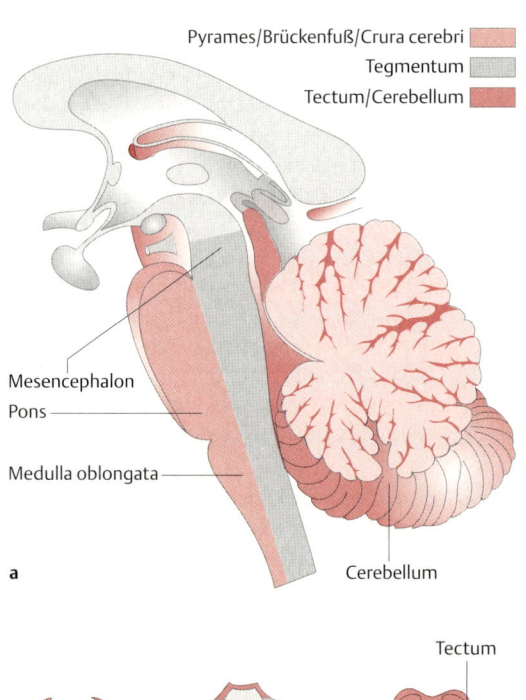

Pyrames/Brückenfuß/Crura cerebri

Tegmentum

Tectum/Cerebellum

Mesencephalon

Pons

Medulla oblongata

Cerebellum

a

Tectum

Pyrames

Brückenfuß

Crura cerebri

b

c

d

Abb. 9.4 Hirnstamm. a in der Seitansicht, Querschnitt von **b** Medulla oblongata, **c** Pons und **d** Mesencephalon.

des Pons, kaudale Grenze die Decussatio pyramidum (S. 371). Dorsal liegt der Medulla oblongata das Cerebellum an, zwischen Cerebellum und Medulla oblongata befindet sich jeweils der kaudale Teil vom vierten Ventrikel und der Rautengrube. Die Medulla oblongata lässt sich in drei Teile gliedern: das **Tegmentum**, den **Olivenkern** und die Pyramidenbahn (**Pyrames).**

Tegmentum der Medulla oblongata

Raphe-Kerne. Die Raphe-Kerne sind ein Teil der **Formatio reticularis** (S. 352) und liegen paramedian. Ihr wichtigster Transmitter ist Serotonin. Sie projizieren über den Fasciculus longitudinalis dorsalis (S. 353) vor allem zum Hypothalamus, ins limbische System, Rückenmark und „Riechhirn". Dort aktivieren sie u.a. das schmerzhemmende Opioidsystem.

Ncl. gracilis und Ncl. cuneatus. An der dorsalen Seite der Medulla oblongata finden sich zwei kleine Erhebungen (Tuberculum gracile und Tuberculum cuneatum), die durch die darunter liegenden Hinterstrangkerne (Ncl. gracilis und Ncl. cuneatus) aufgeworfen werden. An ihnen enden die aufsteigenden **Hinterstrangbahnen** (Fasciculus gracilis und Fasciculus cuneatus, S. 369).

Weitere Strukturen. Folgende Hirnnervenkerne liegen im Tegmentum der Medulla oblongata: Ncl. tractus solitarii, Ncl. salivatorius superior, Ncl. spinalis n. trigemini, Ncl. salivatorius inferior, Ncl. cochlearis anterior und posterior, Ncll. vestibulares, Ncl. ambiguus, Ncl. dorsalis n. vagi, Ncl. n. hypoglossi, Ncl. n. accessorii. Sie werden im Einzelnen ab S. 354 besprochen.

Olive

Der Kernkomplex der Olive (**Ncl. olivaris)** liegt in der Medulla oblongata als grau-brauner, nach medial geöffneter Sack. Durch ihre Größe führt sie zur Vorwölbung der Medulla oblongata (Olivenwölbung). Die Olive spielt eine wichtige Rolle bei der Koordination und Feinabstimmung von Bewegungsabläufen: Sie verarbeitet
- Informationen über motorische Befehle des motorischen Kortex an das Rückenmark. Diese werden von der Olive an das Kleinhirn weitergeleitet.
- Informationen über motorische Impulse des Kleinhirns an verschiedene motorische Kerne und den motorischen Kortex: Durch eine Rückkopplung zerebellärer Impulse wird das Kleinhirn über die Olive über die von ihm selber soeben verschickten Informationen informiert. Der involvierte Neuronenkreis umfasst dabei: Cerebellum – Ncl. ruber – Olive – Cerebellum (S. 358).
- Informationen über den Aktivitätszustand des Bewegungsapparates (Muskeln, Sehnen, Gelenke). Der Ncl. olivaris leitet in diesem Zusammenhang sensible Rückmeldung der Medulla spinalis an das Cerebellum weiter.

Pyrames

Basal in der Medulla oblongata verläuft die Pyramidenbahn (S. 370). Die Pyramidenbahn wirft zwei Vorwölbungen auf, die **Pyrames.** Diese liegen medial der Vorwölbung durch die Oliven.

9.4.3 Pons

Der Pons (Brücke) lässt sich in **Tegmentum pontis** und den **Pars basilaris pontis** unterteilen. Er grenzt kranial an das Mesencephalon und kaudal an die Medulla oblongata. Dorsal ist er durch das Cerebellum bedeckt. Zwischen Pons und Cerebellum befinden sich Teile des vierten Ventrikels und der Rautengrube. Die ventrale Ponsoberfläche zeigt deutliche, quer verlaufende Fasern, lateral entspringt der dicke Stamm des N. trigeminus (S. 237). Im Querschnitt zeigt der Pons (**Abb. 9.4c**) eine **ausgeprägte Querstreifung** durch die **Fibrae pontis transversae.** Weiterhin lassen sich die weißlichen **Nuclei pontis** und das **Corpus trapezoideum** erkennen.

Tegmentum pontis

Der Ncl. caeruleus. Eine wichtige Struktur im Tegmentum des Pons ist der **Ncl. caeruleus**, ein Kern der Formatio reticularis (S. 352), der besonders viele **noradrenerge Neurone** enthält. Er soll auch peptiderge Neurone enthalten, die Neurotensin und Enkephalin produzieren. Der Kern liegt **bläulich schimmernd** (Pigmentgehalt) am **Boden der Rautengrube**, er hat im Zusammenspiel mit dem ARAS eine Funktion bei der Entstehung des Schlaf-Wach-Rhythmus.

Colliculus facialis. Auf Höhe des Pons gibt es in der Rautengrube eine kleine, paramedian liegende Erhöhung, den **Colliculus facialis.** An dieser Stelle ziehen Fasern des Ncl. n. facialis bogenförmig um den Ncl. n. abducentis (**Abb. 9.6**, S. 355) (**inneres Fazialisknie, Genu internum n. facialis**).

Weitere Strukturen. Die Hirnnervenkerne des Pons liegen ausschließlich im Tegmentum und werden ab S. 354. gesondert behandelt. Es handelt sich um fogende Kerne: Ncl. motorius n. trigemini, Ncl. principalis n. trigemini, Ncl. n. abducentis, Ncl. n. facialis.

Pars basilaris pontis

Der **Brückenfuß (Pars basilaris pontis)** enthält die Ncll. pontis, Fibrae pontis transversae und die Pyramidenbahn.

Fibrae pontis transversae. Die Fibrae pontis transversae geben dem Brückenfuß seine typische Gestalt. Dazwischen liegen die **Nuclei pontis**, mit denen sie in funktionellem Zusammenhang stehen: ihre Rolle wird auf S. 354 beschrieben.

Pyramidenbahn. Verlauf S. 370.

9.4.4 Mesencephalon
Tectum

Das **Tectum (Dach)** wird auch als **Vierhügelplatte** (**Lamina quadrigemina** = Lamina tecti) bezeichnet. Im Querschnitt stellt es die oberste (dorsale) Etage des Mesencephalons dar. Das Tectum besteht aus vier Hügeln (Colliculi): den beiden Colliculi superiores und den beiden Colliculi inferiores. Die **Colliculi superiores** sind ein optisches Reflexzentrum mit folgender Funktion:
- Verschaltung von schnellen Augeneinstellbewegungen bei der Fokussierung eines Objektes (Sakkaden)

Biologie
Histologie
Anatomie
Chemie
Biochemie
Physik
Physiologie
Psych./Soz.

– reflektorische Lidschlussbewegungen (wenn beispielsweise ein Objekt ins Auge zu fliegen droht)

– Orientierungsbewegungen von Kopf und Augen (z. B. schützendes Abwenden oder orientierendes Zuwenden nach einem Knall).

Afferent werden die Colliculi superiores von Fasern des Tractus corticotectalis erreicht. Dieser führt Fasern aus dem Sehkortex, dem frontalen Augenfeld und der Hörrinde. Außerdem stehen die Colliculi superiores mit dem Corpus geniculatum laterale des Thalamus in direkter Verbindung (Information der Sehbahn).

Efferenzen ziehen vor allem zu den okulomotorischen Hirnnervenkernen (Ncl. n. abducentis, Ncl. n. trochlearis und Ncl. n. oculomotorii) und zum motorischen Facialiskern (Lidschlussbewegungen).

Die **Colliculus inferiores** sind ein akustisches Reflexzentrum und ein Teil der Hörbahn (S. 367).

Tegmentum mesencephali

Unter dem Tectum liegt das Tegmentum mesencephali. Die beiden Schichten werden durch den **Aquaeductus mesencephali**, der von der **Substantia griseum centrale** (zentrales Höhlengrau) umgeben ist, voneinander getrennt. Die wichtigsten Strukturen des Tegmentums sind der **Ncl. ruber** und die **Substantia nigra**.

Ncl. ruber. Der Ncl. ruber hat aufgrund des hohen Eisengehaltes der Perikaryen eine rötliche Farbe, daher der Name (ruber, lat. = rot). Er ist Bestandteil des **extrapyramidalen Systems**. Afferent erreichen ihn Fasern des Tractus dentatorubralis vom Kleinhirn, Fasern des Tractus tectorubralis von den Colliculi superiores, Fasern des Tractus pallidorubralis vom inneren Pallidum und Fasern des Tractus corticorubralis ipsilateral vom frontalen und motorischen Kortex. Efferent ist der Ncl. ruber über den Tractus rubroreticularis, Tractus rubroolivaris und Tractus rubrospinalis verbunden.

Substantia nigra. Die Substantia nigra enthält den Pigmentfarbstoff Melanin und erscheint daher dunkel. Sie lässt sich in eine **Pars compacta** und eine **Pars reticularis** unterteilen. Die Substantia nigra wird zu den Basalganglien gezählt (S. 363), gehört zum extrapyramidal-motorischen System und dient der Kontrolle und Modulation rasch einsetzender Bewegungen und unwillkürlicher Mitbewegungen.

Afferent ist sie mit dem Cortex cerebri und dem Putamen (Teil des Striatums) verbunden, efferent mit dem Thalamus. Weiterhin existiert über die **Fibrae nigrostriatales** (Tractus nigrostriatalis) eine wichtige efferente Verbindung mit dem Striatum: Das in der Pars compacta gebildete **Dopamin** übt dort eine **hemmende Funktion** aus.

Klinik

Morbus Parkinson. Der Morbus Parkinson geht mit einem Untergang dopaminerger Neurone der Substantia nigra einher. Dadurch kommt es zu einem Dopamin-Mangel, der klinisch zu einer typischen Trias führt:

feinschlägiger Tremor oder Ruhetremor (Zittern), v. a. der Hände

Rigor (Hypertonus der Muskulatur mit charakteristischer Steifigkeit [Starre] bei passiven Bewegungen)

Akinese-Hypokinese (Bewegungsarmut, fehlende Mitbewegungen).

Eine mögliche Behandlung ist die Gabe der Dopaminvorstufe L-Dopa, die von den noch vorhandenen dopaminergen Neuronen aufgenommen und zu Dopamin decarboxyliert wird. So wird das Dopamin-Angebot im Striatum erhöht. Dopamin selbst ist als Medikament ungeeignet, da es die Blut-Hirn-Schranke nicht überwinden kann.

Weitere Strukturen. Die Hirnnervenkerne des Mesencephalons finden sich alle im Tegmentum: Ncl n. oculomotorii, Ncl. accessorius n. oculomotorii (Edinger-Westphal), Ncl. n. trochlearis, Ncl. mesencephalicus n. trigemini. Sie werden ab S. 354 gesondert besprochen.

Crura cerebri

Die **Crura cerebri** sind zwei große myelinisierte Faserstränge, zwischen ihnen liegt die Fossa interpeduncularis mit der **Substantia perforata posterior**. Die Crura cerebri beinhalten die großen, vom Cortex cerebri absteigenden Bahnen: Tractus corticopontocerebellaris (S. 358) und die Pyramidenbahn (S. 370). Unter dem Begriff **Pedunculi cerebri (Großhirnstiele)** werden Crura cerebri und Tegmentum zusammengefasst.

9.4.5 Bahnsysteme des Hirnstamms
Formatio reticularis

Die **Formatio reticularis** erstreckt sich im Tegmentum vom Diencephalon bis zur Medulla spinalis als graue, locker angeordnete Zellgruppe.

Sie beinhaltet eine Reihe **wichtiger Funktionen** bzw. **Zentren**:

– Das **Atemzentrum** befindet sich im Bereich der Medulla oblongata und steuert den Atmungsvorgang (inspiratorische und exspiratorische Neurone, die wechselseitig aktiv sind). Seine Aktivität unterliegt peripheren Reizen (z. B. Partialdruck von O_2 und CO_2) im Blut.

– Das **Kreislaufzentrum** liegt ebenfalls in der Medulla oblongata. Bei Reizung des Depressorzentrums sinkt der Blutdruck, bei Reizung der Neurone des Pressorzentrums steigt er an.

– Das **Brechzentrum** befindet sich in und um die **Area postrema** am unteren Ende der Rautengrube. Es erhält Afferenzen (Magen-Darm-Trakt, Vestibulariskerne), reagiert auf Druckveränderungen im vierten Ventrikel und auf toxische Substanzen im Blut. Über einen Reflexbogen aktiviert das Brechzentrum den Vorgang des Erbrechens.

– Das **Weckzentrum** oder auch **aufsteigendes retikuläres aktivierendes System („ARAS")** ist für die Aktivität des ZNS wichtig. Es liegt über die gesamte Formatio reticularis verteilt und erhält eine Vielzahl von Afferenzen. Diese vermitteln dem ARAS sensorische Reize, die zu seiner Aktivierung führen. Zu den Reizen gehören vor

Biologie

Histologie

Anatomie

Chemie

Biochemie

Physik

Physiologie

Psych./Soz.

allem akustische und schmerzhaft-sensible Wahrnehmungen. Dies bewirkt wiederum über efferente Projektionen zum Thalamus die Aktivierung des gesamten Kortex.

Zur Formatio reticularis werden auch eine Vielzahl von **Zellgruppen** mit spezifischen Transmittern gerechnet. Wichtig sind in diesem Zusammenhang vor allem der Ncl. caeruleus (S. 351) und die Raphe-Kerne (S. 351).

Tractus tegmentalis centralis

Der **Tractus tegmentalis centralis (zentrale Haubenbahn)** ist die wichtigste absteigende Bahn des extrapyramidalmotorischen Systems. Er verläuft vom Mesencephalon zur unteren Olive, dort enden die meisten Fasern. Afferente Fasern stammen vom Striatum und Pallidum, dem Ncl. ruber und der Formatio reticularis. Von der Olive ziehen die Informationen über den Tractus olivocerebellaris ins Kleinhirn. Weiterhin verlaufen im Tractus tegmentalis centralis Fasern der Geschmacksbahn vom Ncl. solitarius zum Thalamus (S. 355).

Fasciculus longitudinalis medialis

Der **Fasciculus longitudinalis medialis** erstreckt sich zwischen Mesencephalon und Medulla oblongata. Er verknüpft die verschiedenen Hirnnervenkerne miteinander und ist deshalb kein in sich geschlossener, homogener Trakt, sondern eine Bahn, der sich in unterschiedlicher Höhe (je nach Lage des zugehörigen Hirnnervenkerns) eine Vielzahl von Fasern anlagern (z.B. vestibulookulärer Reflex oder Koordination der Bulbusbewegungen).

Fasciculus longitudinalis dorsalis

Der **Fasciculus longitudinalis dorsalis (Schütz-Bündel)** verbindet auf- und absteigende Bahnen zwischen Hypothalamus und Hirnstamm bzw. Medulla spinalis. Der Hypothalamus koordiniert die Informationen über den inneren Zustand des Körpers mit Informationen aus Telencephalon sowie anderen Bereichen des ZNS. Anschließend „informiert" er efferent Hirnstamm und Medulla spinalis im Sinne einer Rückkopplung und Aktion (Atemfrequenzsteigerung, Schweißbildung etc.).

Lemniscus lateralis

Der **Lemniscus lateralis** ist ein Teil der **Hörbahn** (S. 367).

Lemniscus medialis

Der **Lemniscus medialis** ist eine „Informationsautobahn sensibler Fasern", die als Bündel gemeinsam durch das Mesencephalon ziehen. Die **Informationen** entstammen dabei von verschiedenen Bahnen (ausführliche Beschreibung ab S. 354).

9.4.6 Hirnnerven am Hirnstamm (Abb. 9.5)

Siehe auch ab S. 236.

> **Merke** Alle Hirnnerven haben ihren Ursprung im Hirnstamm. Ausnahme: die ersten beiden Hirnnerven gelten nicht als periphere Hirnnerven, sondern sind Ausstülpungen des Diencephalons.

N. olfactorius. Der N. olfactorius (I. Hirnnerv) entspringt aus dem Rhinencephalon, einem sehr alten Teil des ZNS. Seine Funktion ist die Weiterleitung olfaktorischer Impulse (**Riechwahrnehmungen**). Der N. olfactorius ist die Summe aller Filae olfactoriae. Sie münden in den Bulbus olfactorius, der in den unmittelbar unter dem Frontallappen liegenden Tractus olfactorius übergeht.

N. opticus. Der N. opticus (II. Hirnnerv) leitet Sehwahrnehmungen von der Retina zum Thalamus. Von dort aus werden diese zum Sehkortex weitergeleitet. Auch der N. opticus entspringt nicht direkt aus dem Hirnstamm. Er ist am **Chiasma opticum** (Sehnervenkreuzung) zu erkennen, das sich vor dem Hirnstamm in unmittelbarer Nachbarschaft zur Hypophyse befindet.

Ursprung am Mesencephalon

N. oculomotorius. Der N. oculomotorius (III. Hirnnerv) hat eine okulomotorische („augenbewegende") Funktion. Er innerviert die überwiegende Mehrzahl der an den Bulbusbewegungen beteiligten Muskeln. Er entspringt in der Fossa interpeduncularis (**Abb. 9.5**) zwischen den Crura cerebri des Mesencephalons.

N. trochlearis. Der N. trochlearis (IV. Hirnnerv) innerviert lediglich einen Muskel des Augenbulbus, den M. obliquus

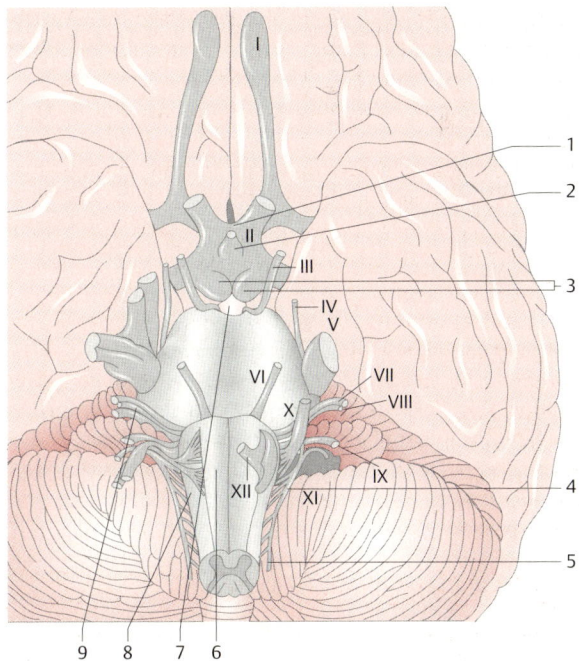

Abb. 9.5 Hirnstamm und Austrittsstellen der Hirnnerven. 1 = Chiasma opticum; **2** = Hypophysenstiel; **3** = Corpora mammillaria; **4** = Radix cranialis n. accessorii; **5** = Radix spinalis n. accessorii; **6** = Pyramis; 7 = Fossa interpeduncularis; **8** = Olive; **9** = N. intermedius.

superior. Er entspringt aus dem Mesencephalon **dorsal** am Hirnstamm, direkt unterhalb des Tectums.

> **Merke** Die Hirnnerven I–XII entspringen alle entweder ventral oder ventrolateral am ZNS. Ausnahme: Der N. trochlearis (IV) entspringt als einziger Hirnnerv dorsal.

Ursprung am Pons

N. trigeminus. Der N. trigeminus (V. Hirnnerv) entspringt mit seinem dicken Stamm als **einziger** Nerv aus dem **Pons**. Er innerviert mit seinem motorischen Ast die Kaumuskulatur und versorgt den Gesichtsbereich sensibel.

Ursprung an der Medulla oblongata

N. abducens. Die Funktion des N. abducens (VI. Hirnnerv) wird durch den Namen deutlich: Er innerviert den M. rectus lateralis des Bulbus oculi und führt somit zu einer Abduktion des Augapfels. Er entspringt kranial an der Medulla oblongata.

N. facialis. Der N. facialis (VII. Hirnnerv) entspringt an der Medulla oblongata in einem Winkel zwischen Kleinhirn und Pons (**Kleinhirnbrückenwinkel**). Er innerviert die mimische Muskulatur. Dem N. facialis ist ein weiterer Nerv angelagert, der N. intermedius (**Abb. 9.5**).

N. vestibulocochlearis. Auch der N. vestibulocochlearis (VIII. Hirnnerv) entspringt im **Kleinhirnbrückenwinkel**, kaudal des N. facialis. Seine beiden Anteile (N. vestibularis, N. cochlearis) verlaufen in einem gemeinsamen Strang. Er leitet sensorische Informationen vom Gleichgewichtsorgan und vom Hörorgan zum Hirnstamm.

> **Klinik**
>
> **Akustikusneurinom.** Die häufige, gutartige Neoplasie tritt bevorzugt im Kleinhirnbrückenwinkel auf. Es tritt einseitiger Hörverlust oder Tinnitus (Ohrenpfeifen) auf, oft kombiniert mit chronischen Kopfschmerzen. Es können als Komplikation Gleichgewichtsstörungen und Sensibilitätsstörungen im Bereich des Nervus trigeminus und eine periphere Fazialisparese durch Kompression der jeweiligen Nerven am Hirnstamm hinzukommen.

N. glossopharyngeus. Der N. glossopharyngeus (IX. Hirnnerv) entspringt an der Medulla oblongata **dorsal der Olive.**

N. vagus. Der N. vagus (X. Hirnnerv) hat seinen Ursprung kaudal des N. glossopharyngeus, **dorsal der Olive.**

N. accessorius. Der N. accessorius (XI. Hirnnerv) entspringt mit zwei Radices vom Hirnstamm, der Radix cranialis und der Radix cervicalis, die sich zu einem Truncus vereinigen. Die Radices treten als **kaudalste** Anteile der Hirnnerven lateral aus der Medulla oblongata aus.

N. hypoglossus. Der N. hypoglossus (XII. Hirnnerv) zeigt als „letzter Hirnnerv" einen ungewöhnlichen Verlauf, denn er entspringt nicht als Letzter am Hirnstamm, sondern hat seinen Ursprung auf Höhe von Hirnnerv IX und X typischerweise zwischen Pyramis und Olive aus der Medulla oblongata.

9.4.7 Hirnnervenkerne (Abb. 9.6)

> **Merke** Die Hirnnervenkerne liegen ausnahmslos im Hirnstamm und dort innerhalb des Tegmentums!

Mesencephalon
Ncl. n. oculomotorii

Funktion. Der Kern des N. oculomotorius hat eine somatomotorische Funktion (Versorgung aller äußeren Augenmuskeln mit Ausnahme von M. obliquus superior und M. rectus lateralis).

Afferenzen. Motorische Impulse vom Gyrus praecentralis (Tractus corticonuclearis). Zudem direkte Impulse von den Ncll. vestibulares (ausgleichende, kompensierende Bewegungen der Bulbi im Rahmen von Kopf- und Körperbewegungen) und den Colliculi superiores (Ausführung von reflexartigen Augenbewegungen) (S. 845).

Efferenzen. N. oculomotorius.

Ncl. accessorii n. oculomotorius (Edinger-Westphal)

Funktion. Der Kern schickt parasympathische Impulse an den M. sphincter pupillae (Pupillenverengung) und den M. ciliaris (Akkomodation).

Afferenzen. Die parasympathischen Impulse bekommt der Kern aus dem Hypothalamus. Zusätzliche Afferenzen kommen von den Colliculi superiores.

Efferenzen. N. oculomotorius.

Ncl. n. trochlearis

Funktion. somatomotorische Impulse für den M. obliquus superior

Afferenzen. motorische Impulse vom motorischen Kortex (frontales Augenfeld), sodass gerichtete, pyramidale Augenbewegungen erfolgen können.

Efferenzen. N. trochlearis.

Ncl. mesencephalicus n. trigemini

Funktion. Der Trigeminuskern besteht aus drei Teilen, die sich über das Mesencephalon, den Pons und die Medulla oblongata erstrecken.

Der Ncl. mesencephalicus n. trigemini ist ein somatosensibler Kern des N. trigeminus (propriozeptive Impulse des Trigeminusgebiets)

Afferenzen. N. trigeminus.

Efferenzen. Über den Lemniscus medialis erreichen die sensiblen Informationen den Thalamus und werden von dort zum sensiblen Kortex (Gyrus postcentralis) weitergeleitet (S. 369).

Pons
Ncl. motorius n. trigemini

Funktion. Der viszeromotorische Kern des N. trigeminus innerviert die Muskeln des ersten Kiemenbogens (Kaumuskeln, Gaumenmuskeln und M. tensor tympani).

Afferenzen. Die motorischen Impulse kommen vom motorischen Kortex (Gyrus praecentralis).

Efferenzen. N. trigeminus.

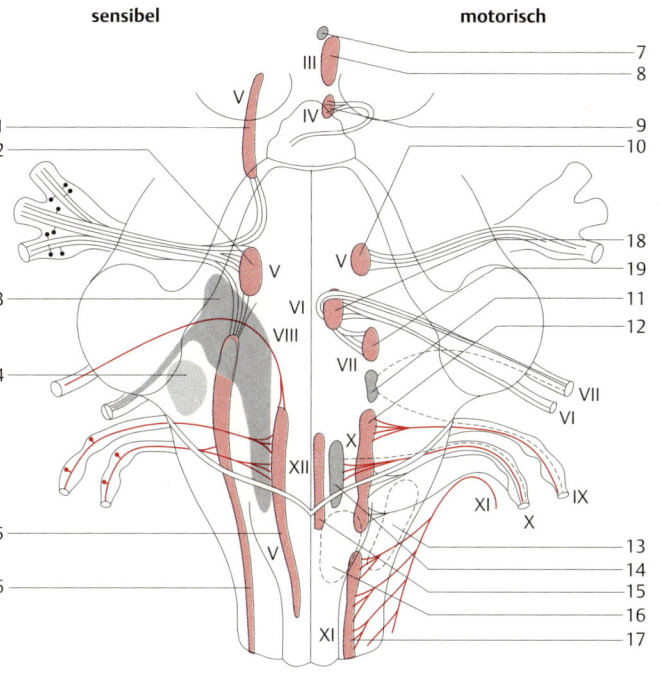

sensibel   motorisch

Abb. 9.6 Lage der Hirnnervenkerne am Hirnstamm. 1 = Ncl. mesencephalicus n. trigemini, **2** = Ncl. principialis n. trigemini, **3** = Ncl. n. vestibulares, **4** = Ncl. n. cochleares, **5** = Ncl. tractus solitarii, **6** = Ncl. spinalis n. trigemini, **7** = Ncl. accessorius n. oculomotorius, **8** = Ncl. n. oculomotorii, **9** = Ncl. n. trochlearis, **10** = Ncl. motorius n. trigemini, **11** = Ncl. salivatorius superior et inferior, **12** = Ncl. ambiguus, **13** = Ncl. cuneatus, **14** = Ncl. dorsalis n. vagi, **15** = Ncl. n. hypoglossi, **16** = Ncl. gracilis, **17** = Ncl. n. accessorii, **18** = Ncl. n. abducentis; **19** = Ncl. n. facialis.

Ncl. principalis n. trigemini

Funktion. Dieser somatosensible Kern ist der zweite, pontine Teilkern des N. trigeminus. Er verschaltet nur einen Teil der Sensibilität aus dem Gesichts- und Mundhöhlenbereich, nämlich feine Druck- und Berührungsinformationen (epikritische Sensibilität) (S. 349).
Afferenzen. Die Informationen werden über den N. trigeminus afferent zum Ncl. principalis n. trigemini geleitet.
Efferenzen. Über den Lemniscus medialis erreichen die sensiblen Informationen den Thalamus und werden von dort zum sensiblen Kortex (Gyrus postcentralis) weitergeleitet (S. 369).

Ncl. n. abducentis

Funktion. Dieser somatomotorische Kern verarbeitet motorische Impulse für den M. rectus lateralis des Bulbus.
Afferenzen. Der Kern steht unter dem Einfluss des motorischen Kortex (frontales Augenfeld). Zur Kompensation von Bewegungen des Kopfes und des Körpers erreichen direkte Afferenzen der Ncll. vestibulares den Kern. Direkte Afferenzen der Colliculi superiores gewährleisten die Verschaltung von reflexartigen Augenbewegungen.
Efferenzen. N. abducens.

Ncl. n. facialis

Funktion. Dieser viszeromotorische Kern verschaltet motorische Informationen, die die mimische Muskulatur des Gesichtes erreichen (Muskulatur des zweiten Kiemenbogens).
Afferenzen. Die motorischen Impulse kommen vom motorischen Kortex (Gyrus praecentralis).
Efferenzen. N. facialis.

Medulla oblongata
Ncl. spinalis n. trigemini

Funktion. Dieser somatosensible Kern ist der dritte sensible Teilkern des N. trigeminus. Der Ncl. spinalis n. trigemini verschaltet nur die protopathische Sensibilität (Schmerz und Temperaturempfindungen).
Afferenzen. N. trigeminus.
Efferenzen. Über den Lemniscus medialis erreichen die sensiblen Informationen den Thalamus und werden von dort zum sensiblen Kortex (Gyrus postcentralis) weitergeleitet (S. 369).

Ncl. tractus solitarii

Funktion. Am viszerosensiblen Ncl. tractus solitarii mit den Ncll. solitarii (meist Ncl. solitarius genannt) werden die Geschmacksfasern der Nerven umgeschaltet, die Geschmacksinformationen aus den verschiedenen Bereichen des Rachens und der Zunge weiterleiten: N. facialis (Chorda tympani), N. glossopharyngeus und N. vagus.
Afferenzen. N. facialis, N. glossopharyngeus, N. vagus.
Efferenzen. Über den Lemniscus medialis ziehen die Geschmacksinformationen zum Thalamus und werden von dort zum sensiblen Kortex (Gyrus postcentralis) geleitet.

Ncl. salivatorius superior

Funktion. Der viszeromotorische Kern verschaltet Informationen, die die Salivation (Speichelbildung) in der Glandula submandibularis, Glandula sublingualis und Glandula lacrimalis anregen (S. 238). Es handelt sich demnach um einen parasympathischen Kern.
Afferenzen. Fasern vom Hypothalamus bringen parasympathische Impulse zum Kern. Weiterhin existieren direkte Afferenzen vom olfaktorischen System.
Efferenzen. N. intermedius (N. facialis).

Biologie
Histologie
Anatomie
Chemie
Biochemie
Physik
Physiologie
Psych./Soz.

Ncl. salivatorius inferior

Funktion. Der parasympathische Ncl. salivatorius inferior ist dem Ncl. salivatorius superior in seiner Funktion sehr ähnlich. Als viszeromotorischer Kern verschaltet er ebenfalls Informationen, die die Salivation (Speichelbildung) anregen sollen: Glandula parotis.

Afferenzen. Vergleichbar dem Ncl. salivatorius superior: Fasern vom Hypothalamus und vom olfaktorischen System.

Efferenzen. N. glossopharyngeus.

Ncl. cochlearis anterior und posterior

Funktion. Der Ncl. cochlearis anterior und posterior ist ein sensorischer Kern des N. vestibulocochlearis (Verschaltungsstelle der Hörbahn).

Afferenzen. Nervus cochlearis des N. vestibulocochlearis.

Efferenzen. Über den Lemnsicus lateralis zum Thalamus und zur Hörrinde (S. 367).

Nuclei vestibulares

Funktion. Die Nuclei vestibulares bestehen aus insgesamt vier Kernen: Ncl. vestibularis superior (Bechterew), Ncl. vestibularis inferior (Roller), Ncl. vestibularis medialis (Schwalbe) und Ncl. vestibularis lateralis (Deiters). Sie stellen die sensorischen Kerne des vestibulären Anteils des N. vestibulocochlearis dar (Verschaltung von Gleichgewichtsinformationen).

Afferenzen. N. vestibularis des N. vestibulocochlearis.

Efferenzen. Cerebellum, Augenmuskelkerne, Rückenmark (vgl. Gleichgewichtsbahn S. 367)

Ncl. ambiguus

Funktion. Der Ncl. ambiguus ist ein viszeromotorischer Kern für mehrere Hirnnerven des dritten Kiemenbogens (Schlundmuskeln) und des vierten bis sechsten Kiemenbogens (Kehlkopfmuskeln): Er versorgt diese mit viszeromotorischen Impulsen.

Afferenzen. Die motorischen Impulse kommen vom motorischen Kortex (Gyrus praecentralis).

Efferenzen. N. glossopharyngeus (Muskulatur von Schlund und Gaumensegel), N. vagus (Kehlkopfmuskulatur), N. accessorius (M. sternocleidomastoideus und M. trapezius).

Ncl. dorsalis n. vagi

Funktion. Für die parasympathische Versorgung der Brust- und Bauchorgane (bis zum Cannon-Böhm-Punkt, S. 289) ist der N. vagus zuständig. Er erhält die parasympathischen Impulse von einem eigenen parasympathisch-viszeromotorischen Kern: Ncl. dorsalis n. vagi.

Afferenzen. Direkte Afferenzen des Kerns kommen vom Hypothalamus und vom olfaktorischen System.

Efferenzen. N. vagus.

Ncl. n. hypoglossi

Funktion. Somatomotorischer Kern (für die motorische Innervation der Zungenmuskulatur).

Afferenzen. Aus dem motorischen Kortex (Gyrus praecentralis).

Efferenzen. N. hypoglossus.

Ncl. n. accessorii:

Funktion. viszeromotorischer Kern des N. accessorius.

Afferenzen: Fasern aus dem motorischen Kortex (Gyrus praecentralis).

Efferenzen. N. accessorius.

9.4.8 Die Hirnstammreflexe

Pupillenreflexe. Optische Signale des N. opticus zweigen von der Sehbahn frühzeitig ab und gelangen über eine direkte Bahn zur Prätektalregion. Nach Umschaltung in der Prätektalregion erreicht das Signal den Ncl. accessorii n. oculomotorius. Von dort gelangen parasympathische Fasern über das Ganglion ciliare zum M. sphincter pupillae: Die Pupille schließt sich. Unter dem Begriff konsensueller Pupillenreflex versteht man die gleichzeitige Verengung beider Pupillen bei Beleuchten nur eines Auges.

Kornealreflex. Im Rahmen des Kornealreflexes gelangt die sensible Information (z.B. Fremdkörper am Auge) über den N. ophthalmicus des N. trigeminus zum Trigeminuskern im Hirnstamm. Nach einer Verschaltung hier erreicht das Signal über die Formatio reticularis oder direkt – unter Umgehung derselben – den motorischen Fazialiskern. Der N. facialis leitet nun das motorische Signal zur mimischen Muskulatur im Augenbereich, der schützende Lidschluss erfolgt. Gleichzeitig wird die Tränensekretion stimuliert.

9.5 Das Cerebellum

9.5.1 Gestalt und Gliederung

Das Kleinhirn (Cerebellum) ist ein wichtiges motorisches Integrationsorgan. Hier werden keine Bewegungen generiert, sondern lediglich Informationen anderer Zentren (z.B. Motorkortex, Basalganglien, Gleichgewichtsorgan, Rückenmark) verrechnet und in Einklang gebracht.

> **Klinik**
>
> Bei einer Schädigung des Cerebellums kommt es nicht zum Bewegungsverlust, sondern zu Störungen des Bewegungsablaufs und des Gleichgewichts.

Das Cerebellum besteht aus zwei Hemisphären und einem Kleinhirnwurm (Vermis cerebelli) (**Abb. 9.7**). Es befindet sich in der hinteren Schädelgrube und ist über die drei paarigen **Kleinhirnstiele** (Pedunculi cerebellares) (**Tab. 9.1**, S. 358), durch die alle afferenten und efferenten Bahnen verlaufen, mit dem Hirnstamm verbunden. Man unterscheidet auf beiden Seiten den Pedunculus cerebellaris superior, Pedunculus cerebellaris medius und Pedunculus cerebellaris inferior.

Pons und Medulla oblongata liegen unmittelbar vor dem Kleinhirn. Überdacht wird es vom **Tentorium cerebelli** (Duraduplikatur, S. 373), das es vom Telencephalon (Okzipitallappen) trennt. An der Unterseite des Kleinhirns begrenzt dieses mit dem Velum medullare superius und inferius den IV. Ventrikel.

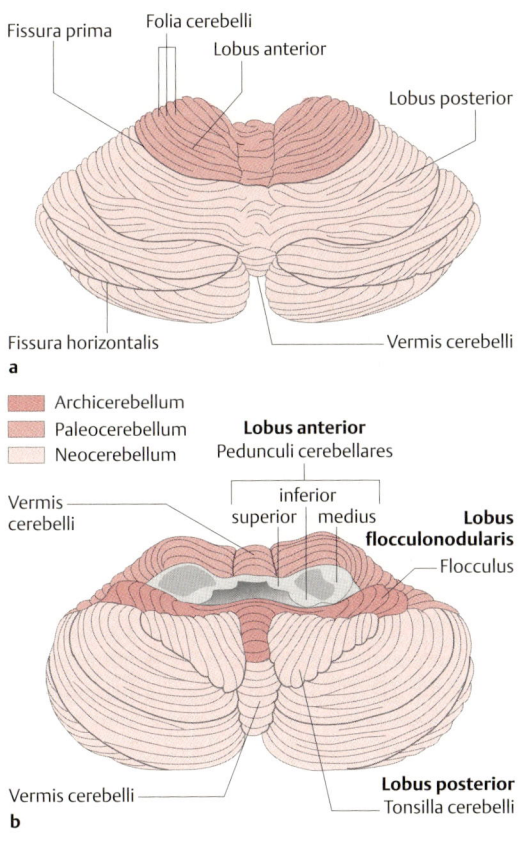

Fissura prima
Folia cerebelli
Lobus anterior
Lobus posterior
Fissura horizontalis
a
Vermis cerebelli

Archicerebellum
Paleocerebellum
Neocerebellum

Lobus anterior
Pedunculi cerebellares
inferior
superior | medius
Vermis cerebelli
Lobus flocculonodularis
Flocculus
Vermis cerebelli
Lobus posterior
Tonsilla cerebelli
b

Abb. 9.7 Cerebellum. a von oben, **b** von unten.

Klinik

Eine **obere Einklemmung** tritt auf, wenn Teile des Telencephalons (Gyrus temporalis) durch den Schlitz des Tentorium cerebelli (Incisura tentorii) gedrückt werden und auf den Hirnstamm drücken (Klinisch: v. a. Beuge-Streck-Krämpfe).

Bei Raumforderungen (Tumor, Abszess) in der Schädelgrube kann es zur Verschiebung von Kleinhirnanteilen durch das Foramen magnum kommen (sog. **untere Einklemmung**). Klinisch kommt es durch die Kompression von zerebellären Anteilen zu motorischen Störungen und zum Versagen des Atem- und Kreislaufzentrums durch Druck auf die Medulla oblongata.

Das Cerebellum ist von Kleinhirnfurchen (Fissurae cerebelli) überzogen, die zur Ausbildung der Kleinhirnwindungen (Foliae cerebelli) führen, sie dienen der Vergrößerung der Rindenfläche (**Abb. 9.7**).

Durch die **Fissura prima** wird das Kleinhirn in einen **Lobus anterior cerebelli** und **Lobus posterior cerebelli** unterteilt. Die **Fissura posterolateralis** grenzt den **Lobus flocculonodularis** ab.

Phylogenetisch lässt sich das Kleinhirn in unterschiedlich alte Anteile unterteilen.

Archicerebellum. Das Archicerebellum ist der älteste Teil des Kleinhirns (insbesondere Lobus flocculonodularis), es stellt durch die enge funktionelle Verbindung mit dem Vestibularapparat (Ncll. vestibulares; Gleichgewichtsorgan) die Verarbeitung von entsprechenden Signalen für motorisch sinnvolle Abläufe sicher (daher auch **Vestibulocerebellum** genannt).

Palaeocerebellum. Das Palaeocerebellum entstand phylogenetisch später (v. a. Lobus anterior). Funktionell ist es insbesondere mit dem Rückenmark verbunden (daher auch **Spinocerebellum** genannt). Die Impulse aus dem Rückenmark (Stellung der Körperteile, Muskelspannung) werden im Cerebellum bei der Verarbeitung motorischer Impulse berücksichtigt.

Neocerebellum. Das Neocerebellum ist der am weitesten entwickelte Teil des Kleinhirns (v. a. Lobus posterior). Hier werden insbesondere motorische Signale der Großhirnrinde verarbeitet, die Anbindung erfolgt über den Pons (daher auch **Pontocerebellum** genannt). Die Signale gewährleisten vor allem die motorische Koordination und Feinabstimmung.

9.5.2 Innere Gliederung

Der Horizontalschnitt durch das Cerebellum (**Abb. 9.8**) zeigt die Unterteilung in **Rinde** und **Mark**. Der **Rindenbereich** (Cortex cerebellaris) ist perikaryenreich und garantiert einen Großteil der motorischen Integrationsleistung. Zum mikroskopischen Aufbau Histologie S. 125.

Das **Mark** (Corpus medullare) enthält **Faserbahnen** und **Kerne** des Kleinhirns. Es lassen sich vier verschiedene Kerne unterscheiden, die in jeder Hemisphäre jeweils einmal angelegt sind. Im Horizontalschnitt erstrecken sie sich von medial anterior nach lateral posterior.

- Ganz medial liegt der **Ncl. fastigii** (funktionell dem Archicerebellum zugeordnet).
- Lateral davon liegen der **Ncl. globosus** und der **Ncl. emboliformis** (funktionell dem Palaeocerebellum zugerechnet).
- Der größte Kern des Cerebellums ist der sackartige **Ncl. dentatus** (funktionell dem Neocerebellum zugeordnet).

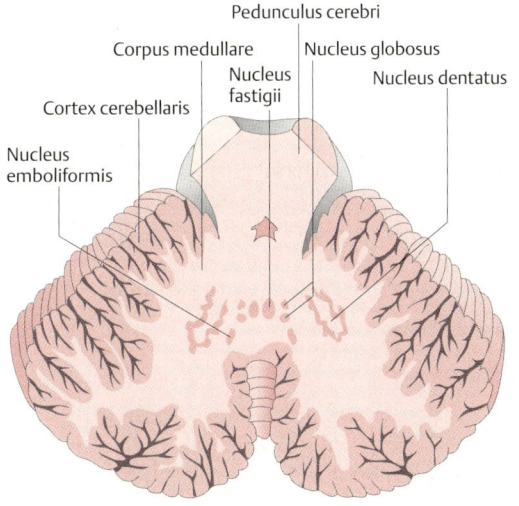

Pedunculus cerebri
Corpus medullare
Nucleus globosus
Nucleus fastigii
Nucleus dentatus
Cortex cerebellaris
Nucleus emboliformis

Abb. 9.8 Horizontalschnitt durch das Cerebellum.

9.5.3 Kleinhirnbahnen

Alle Informationen (efferent und afferent) müssen grundsätzlich durch die Kleinhirnstiele **(Pedunculi cerebellares)** verlaufen (**Abb. 9.9**).

Pedunculus cerebellaris superior. Der Pedunculus cerebellaris superior verbindet den kranialen Anteil des Cerebellums mit dem **Mesencephalon**. Er beinhaltet:

– **Tractus spinocerebellaris anterior** (S. 349): **wichtigste afferente Bahn** des Pedunculus cerebellaris superior. Er vermittelt Informationen der Tiefensensibilität von Muskelspindeln, Sehnenorganen und Gelenkrezeptoren aus dem Rückenmark ans Kleinhirn (Spinocerebellum).
– **Tractus cerebellothalamicus:** vermittelt efferente Informationen vom Ncl. dentatus zum Thalamus (auch **Tractus dentatothalamicus** genannt).
– **Tractus cerebellorubralis** (efferent): hat seinen Ursprung v. a. im Ncl. dentatus, Ncl. emboliformis und Ncl. globosus und gelangt zum Ncl. ruber.

Pedunculus cerebellaris medius. Der Pedunculus cerebellaris medius verbindet Cerebellum und Pons (auch **Brachium pontis** genannt). Er beinhaltet nur einen afferenten Tractus:

– **Tractus corticopontocerebellaris** (auch **Tractus pontocerebellaris**): enthält Fasern, die vom motorischen (Assoziations-)kortex über den Pons zum Cerebellum gelangen. Bei den transportierten Informationen handelt es sich in erster Linie um Bewegungsentwürfe.

Pedunculus cerebellaris inferior. Der Pedunculus cerebellaris inferior ist der unterste Kleinhirnstiel. In ihm verlaufen eine Vielzahl von Tractus (**Tab. 9.1**), die beiden wichtigsten sind:

– **Tractus spinocerebellaris posterior** vermittelt afferent propriozeptive Signale ans Kleinhirn (Gelenkpositionen, Extremitätenlage, Muskelspannung).
– **Tractus vestibulocerebellaris** führt afferente Fasern von den Vestibulariskernen zum Vestibulocerebellum.

Tabelle 9.1 Pedunculi cerebellares

Pedunculus	Verbindung
Pedunculus cerebellaris superior	
Tractus spinocerebellaris anterior	afferent
Tractus cerebellothalamicus	efferent
Tractus cerebellorubralis	efferent
Pedunculus cerebellaris medius	
Tractus corticopontocerebellaris	afferent
Pedunculus cerebellaris inferior	
Tractus spinocerebellaris posterior	afferent
Tractus vestibulocerebellaris	afferent
Tractus olivocerebellaris	afferent
Tractus cuneocerebellaris	afferent
Tractus reticulocerebellaris	afferent

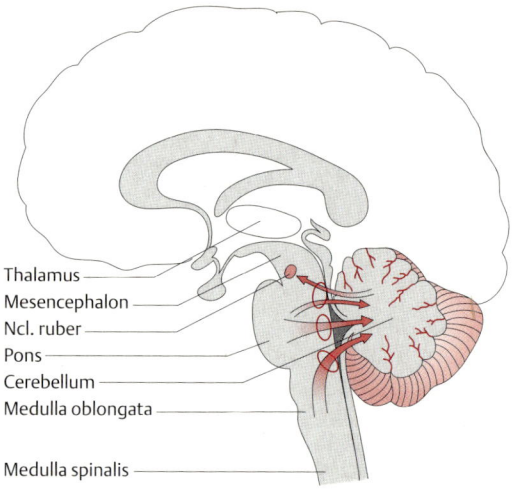

Thalamus
Mesencephalon
Ncl. ruber
Pons
Cerebellum
Medulla oblongata

Medulla spinalis

Abb. 9.9 Schematische Darstellung der Kleinhirnstiele.

Die funktionelle Einbindung des Cerebellums

Die Funktion des Cerebellums als wichtiges motorisches Integrationsorgan des ZNS ist von entscheidender Bedeutung, vor allem für gerichtete Bewegungen (Zielmotorik). Die Zielmotorik beinhaltet die Koordination und Feinabstimmung von gezielten willkürlichen Bewegungen.

Der initiale Wunsch für eine Bewegung entsteht vermutlich in Teilen des limbischen Systems (**Abb. 9.10**). Von dort erreicht er den prämotorischen Kortex, der einen ersten Bewegungsentwurf entwickelt. Dieser wird an die Basalganglien und an das Kleinhirn weitergeleitet. Dabei kommt dem Kleinhirn die Funktion zu, den Bewegungsentwurf mit Informationen anderer Zentren (Gleichgewichtssystem, Rückenmark, Pyramidenbahn etc.) zu integrieren. Das Ergebnis wird zum Thalamus geschickt und an den motorischen Kortex geleitet. Dort kann nun der endgültige motorische Befehl über das extrapyramidalmotorische System und die Pyramidenbahn „losgeschickt" werden. Diese motorischen Befehle werden als Kopie an das Cerebellum gemeldet.

9.6 Diencephalon

9.6.1 Gestalt, innere und äußere Oberfläche

Das Diencephalon (Zwischenhirn) befindet sich zwischen dem Telencephalon und dem Mesencephalon und umschließt den 3. Ventrikel (S. 372). Es wird fast vollständig von Strukturen des Telencephalons umgeben. Daher sind am unpräparierten Hirn nur einige wenige, basal liegende Strukturen des Diencephalons erkennbar: Chiasma opticum, Corpora mammillaria, Tuber cinereum, Infundibulum und Hypophyse. Die Grenze zum Telencephalon ist das Foramen interventriculare, kaudal erfolgt die Begrenzung durch die Colliculi superiores und die Pedunculi cerebri des Mesencephalons.

Biologie · Histologie · Anatomie · Chemie · Biochemie · Physik · Physiologie · Psych./Soz.

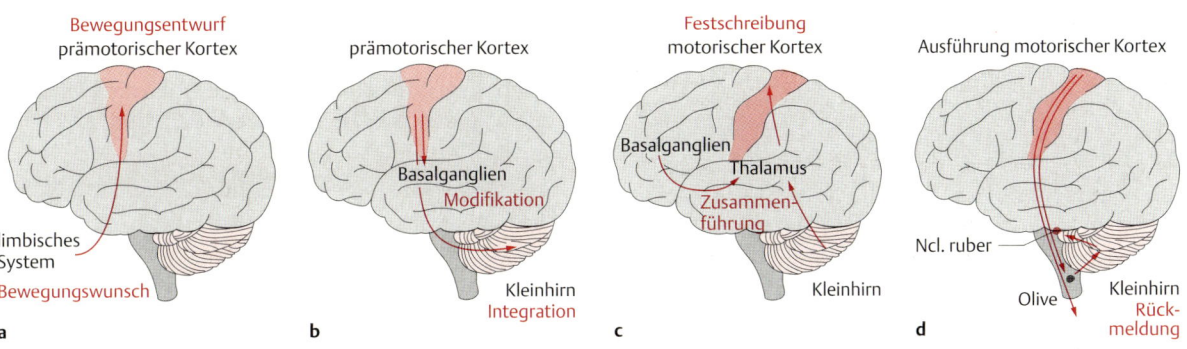

Abb. 9.10 Funktionelle Einbindung und Verschaltung des Cerebellums.

9.6.2 Gliederung

Siehe Kap. 9.6.3

9.6.3 Grundlagen der inneren und funktionellen Gliederung

Das Diencephalon lässt sich in 4 Einheiten unterteilen. Man bezieht sich bei der Unterteilung auf den Thalamus, der mit seiner Größe das Diencephalon dominiert.

Epithalamus

Der **Epithalamus** liegt oberhalb des Thalamus, leicht nach hinten versetzt. Folgende Strukturen werden zum Epithalamus gezählt:

– Das **Corpus pineale** (Epiphyse, Glandula pinealis, Zirbeldrüse) liegt am Hinterrand des 3. Ventrikels, unmittelbar über dem Tectum (s. **Abb. 9.12**). Das zapfenförmige, unpaare Organ produziert mit seinen endokrinologisch-sekretorischen Neuronen **Melatonin**, das **zirkadian** wirkt (Aktivitätsgrad des Körpers – „Innere Uhr"). Das Corpus pineale hat einen engen funktionellen Kontakt mit dem **Ncl. suprachiasmaticus** des Hypothalamus (S. 361).

– Die **Habenulae** liegen an der Stelle, wo sich die Striae medullares thalami beider Seiten zügelartig vereinen. Sie beinhalten die Nuclei habenulares, die an der Vermittlung von Geruchsempfindungen aus dem Riechhirn beteiligt sind.

– Die **Commissura epithalamica (posterior)** ist eine „unechte", kleine Kommissurenbahn, in ihr kreuzen Faserzüge des Tectums, der Formatio reticularis und der Area praetectalis. Es werden somit Mittelhirnkerne, jedoch keine Rindenabschnitte verbunden.

Thalamus

Der **Thalamus** ist ein großer, ovaler, paarig angelegter Kern des Dienzephalons. Der Thalamus ist eine in sich geschlossene **Ansammlung verschiedener Kerne**. Diese haben eigene Namen und Funktionen.

Topografie und Aufbau. Zwischen beiden Thalami liegt der dritte Ventrikel. Sie liegen aber so dicht beieinander, dass sie sich an der Adhesio interthalamica berühren und somit den dritten Ventrikel unterbrechen.

> **Merke**
> Die Adhesio interthalamica stellt nur einen Berührungspunkt dar, hier werden keine Fasern bzw. Informationen ausgetauscht.

Lateral wird der Thalamus durch die Capsula interna begrenzt, Faserbahnen, die sich zwischen Kortex und Thalamus erstrecken (**Radiatio thalami)**, verlaufen hier. Man unterscheidet die Radiatio anterior thalami (**vorderer Thalamusstiel**, zum Frontallappen), die Radiatio centralis thalami (**oberer Thalamusstiel**, zum Parietallappen), die Radiatio posterior thalami (**hinterer Thalamusstiel**, zum Okzipitallappen) und die Radiatio inferior thalami (**unterer Thalamusstiel**, zum Temporallappen).

Funktion. Im Thalamus werden spezifische und und unspezifische Kerne unterschieden. Die **spezifischen Thalamuskerne** sind eng mit dem Cortex cerebri verbunden (**Palliothalamus**). Alle peripheren Sinnesinformationen (z. B. Schmerz-, Temperatur-, Hör- und Sehinformationen etc.) werden im Palliothalamus verschaltet („Tor zum Bewusstsein"), also von einem Neuron auf ein anderes umgeschaltet. Dieses letztere Neuron verläuft vom Palliothalamus zum Kortex, wo es endet.

> **Merke**
> Es gibt nur eine Ausnahme: Riechempfindungen erreichen den Riechkortex, ohne den Thalamus zu passieren!

Spezifische Thalamuskerne. Die spezifischen Thalamuskerne projizieren mit ihren Fasern direkt in definierte Kortexbereiche (**Abb. 9.11**). Von dort empfangen sie gegenläufige Faserbahnen. So ist jedem spezifischen Kern ein bestimmter Kortexbereich bzw. Bereich des Hirnmantels (Pallium) zugeordnet (daher auch Palliothalamus).

– Der **Ncl. medialis** bildet mit seinem gegenüberliegenden Pendant die Adhesio interthalamica. Er besitzt gegenläufige Fasern zum Frontallappen. Der **Ncl. anterior** tauscht Fasern in den Gyrus cinguli aus (Teil des Papez-Neuronenkreises, S. 371).

– Der **Ncl. ventralis anterior** besitzt gegenläufige Faserverbindungen zum **prämotorischen Kortex**.

– Der **Ncl. ventralis lateralis** ist funktionell eng mit dem **motorischen Kortex** verbunden.

Biologie · Histologie · Anatomie · Chemie · Biochemie · Physik · Physiologie · Psych./Soz.

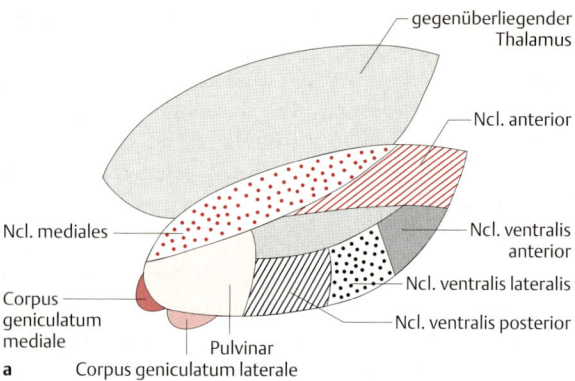

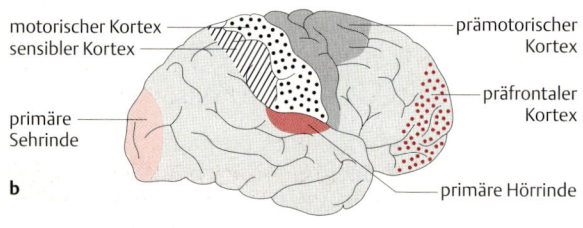

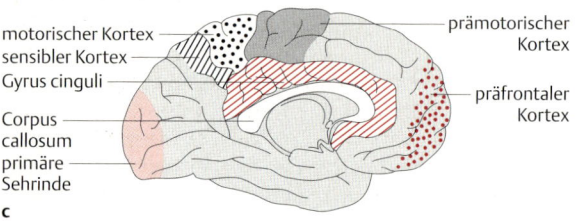

Abb. 9.11   Spezifische Thalamuskerne und ihre Rindenprojektionen. a Thalmus mit seinen spezifischen Kernanteilen. **b** Projektsgebiete des lateralen Kortex. **c** Projektsgebiete des medialen Kortex.

- Der **Ncl. ventralis posterior** besitzt efferente und afferente Verbindungen zum **sensiblen Kortex** des Telencephalons.
- Das **Pulvinar** besteht aus mehreren Subkernen. Man nimmt an, dass das Pulvinar efferent mit dem Kleinhirn, dem Hirnstamm und mit anderen thalamischen Kernen verbunden ist. Es projiziert auf Rindenabschnitte des Parietal- und Temporallappens.
- Unter dem Begriff **Metathalamus** werden das **Corpus geniculatum laterale** (Teil der **Sehbahn**, S. 367) und **Corpus geniculatum mediale** (Teil der **Hörbahn**, S. 367) zusammengefasst.

Unspezifische Thalamuskerne. Die unspezifischen Thalamuskerne **(Truncothalamus)** tauschen Informationen mit dem Hirnstamm, Zwischenhirnkernen und dem Striatum aus. Im Gegensatz zum Palliothalamus sind sie **rindenunabhängig.** Der größte Kern des Truncothalamus ist der **Ncl. centromedianus.**

Subthalamus

Der Subthalamus liegt zwischen dem Thalamus und dem Hypothalamus. Die entscheidende Struktur des Subthalamus ist der **Ncl. subthalamicus**, der zu den **Basalganglien**

gezählt wird (S. 662). Er hat in erster Linie eine Funktion bei motorischen Verschaltungen. Er ist mit dem ipsilateralen Pallidum verknüpft und hat hinsichtlich des Pallidums vor allem eine motorisch hemmende Funktion.

> **Klinik**
>
> **Ballismus.** Bei Schädigung des Ncl. subthalamicus entfällt die hemmende Wirkung auf das Pallidum und es kommt zum Auftreten hyperkinetischer Symptome (Klinik: plötzlich ausfahrende „ballistische" Bewegungen einer Extremitätenseite).

Hypothalamus

Der Hypothalamus bildet den Boden des Zwischenhirns, umfasst von Chiasma opticum und Tractus opticus.
Funktion. Der Hypothalamus hat hauptsächlich regulatorische Funktion. Sympathikus versus Parasympathikus, (vgl. S. 152), hypothalamisch-hypophysäres Hormonsystem, Atmung, Kreislauf, Wasser- und Elektrolythaushalt, Stoffwechsel, Körpertemperatur, Nahrungsaufnahme und Reproduktionsverhalten und Schlaf- und Wachrhythmus.
Gestalt. Der Hypothalamus besteht vor allem aus Kerngebieten, die teilweise über eine funktionelle Verknüpfung mit der Hypophyse sowohl neural (Neurosekretion) als auch humoral (Pfortadersystem) in Verbindung stehen. Man unterscheidet einen **markarmen** und einen **markreichen Hypothalamus,** weiterhin existiert die Unterteilung in eine **vordere, mittlere** und **hintere Kerngruppe** (**Abb. 9.12** und **Tab. 9.2**)

Vordere Kerngruppe:

Ncl. supraopticus. Der **neurosekretorische** Ncl. supraopticus liegt unmittelbar über dem N. opticus. Er zieht mit seinen Neuronen durch den Hypophysenstiel (Infundibulum) bis in den Hypophysenhinterlappen (Neurohypophyse, S. 361) und schüttet bei Bedarf das dort zunächst gespeicherte Hormon **Vasopressin** (= Adiuretin, ADH) aus. Zu einem geringen Anteil produziert der Kern auch Oxytocin.

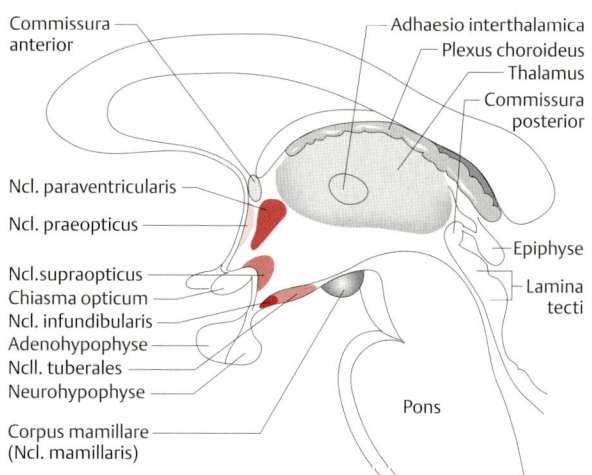

Abb. 9.12   Hypothalamische Kerngruppen in der Seitansicht.

Tabelle 9.2 Hypothalamusgliederung und seine Kerngebiete

Hypothalamusteil	Kerngebiet
markarmer Hypothalamus	Ncl. supraopticus Ncl. paraventricularis Ncll. tuberales Ncl. suprachiasmaticus Ncl. preopticus
markreicher Hypothalamus	Ncll. mamillares
vordere Kerngruppe	Ncl. supraopticus Ncl. paraventricularis Ncl. suprachiasmaticus Ncl. preopticus
mittlere Kerngruppe	Ncll. tuberales
hintere Kerngruppe	Ncll. mamillares

> **Merke**
>
> Eine Zelle des Ncl. supraopticus kann jeweils entweder ADH oder Oxytozin synthetisieren. Das gilt auch für den Ncl. paraventricularis.

Ncl. paraventricularis. Der Ncl. paraventricularis liegt seitlich des unteren Anteils des dritten Ventrikels, produziert insbesondere Oxytocin und nur in geringen Konzentrationen Vasopressin. Ebenso wie der Ncl. supraopticus sendet der Kern seine Axone bis in die Neurohypophyse, wo das dort zunächst gespeicherte Oxytocin bei Bedarf freigesetzt wird.

Ncl. suprachiasmaticus. Der Ncl. suprachiasmaticus liegt über dem Chiasma opticum und hat eine wichtige Rolle bei der Regulation des **zirkadianen Rhythmus**.

Ncl. praeopticus. Der Ncl. praeopticus reguliert die Körpertemperatur, das Sexualverhalten und die Ausschüttung gonadotroper Hormone in der Hypophyse.

Mittlere Kerngruppe

Ncll. tuberales. Die Ncll. tuberales liegen im Tuber cinereum und sind der Produktionsort für **Releasinghormone**. Diese erreichen über das hypothalamo hypophysäre System (S. 768) die Hypophyse und steuern dort die Hormonproduktion und -sekretion des Hypophysenvorderlappens (Adenohypophyse).

Hintere Kerngruppe

Ncll. mamillares. Die Ncll. mamillares liegen in den Corpora mamillaria und stehen über verschiedene Fasciculi bzw. Tractus mit anderen Kernen in Verbindung: Über den Fornix erhalten die Corpora mamillaria Informationen aus dem Hippocampus. Der Fasciculus mamillothalamicus (Vicq d'Azyr) stellt die Verbindung zum Ncl. anterior des Thalamus her (S. 359, 371).

Hypophyse

Die Hypophyse liegt direkt unterhalb des Hypothalamus, an den sie funktionell eng angebunden ist. Sie liegt in der Fossa hypophysialis der Sella turcica, aufgehängt ist sie am Infundibulum (Hypophysenstiel) (**Abb. 9.13**). Direkt anterokranial der Hypophyse befindet sich das **Chiasma opticum**, lateral liegt der **Sinus cavernosus** (S. 377). Die Nähe der Hypophyse zum Chiasma opticum ist von klinischer Bedeutung (s. u.). Sie wird in den **Vorderlappen (Adenohypophyse)** und den **Hinterlappen (Neurohypophyse)** unterteilt.

Adenohypophyse. Die Adenohypophyse enthält bedingt durch ihre Herkunft kein Nervengewebe, sondern **Drüsenepithelien**, sie ist eine endokrine Drüse. Sie besteht aus einer **Pars distalis**, **Pars tuberalis** und **Pars intermedia**. Die endokrinen Zellen lassen sich histologisch in drei Gruppen einteilen: **azidophile**, **basophile** und **chromophobe Zellen**. Verschiedene Hormone verlassen über ein spezielles Venengeflecht die Adenohypophyse und erreichen die peripheren Organe. Diese stehen wiederum unter der Regulation von **Releasing-** und **Inhibiting-Hormonen** des Hypothalamus (S. 768).

> **Klinik**
>
> **Hypophysenadenome.** Ein relativ häufiger gutartiger Tumor der Adenohypophyse ist das Hypophysenadenom. Durch den Druck des sich ausbreitenden Hypophysenadenoms auf das unmittelbar benachbarte Chiasma opticum kann es zu Einschränkungen des Gesichtsfeldes kommen (Scheuklappenphänomen, S. 367). Außerdem treten je nach Tumor verschiedene endokrinologische Störungen auf.

Neurohypophyse. Die Neurohypophyse ist eine Ausstülpung des basalen Zwischenhirns, hier **enden die Axone** des Ncl. supraopticus und des Ncl. paraventricularis (Neurosekretion). Die Neurohypophyse enthält keine Nervenzellperikaryen.

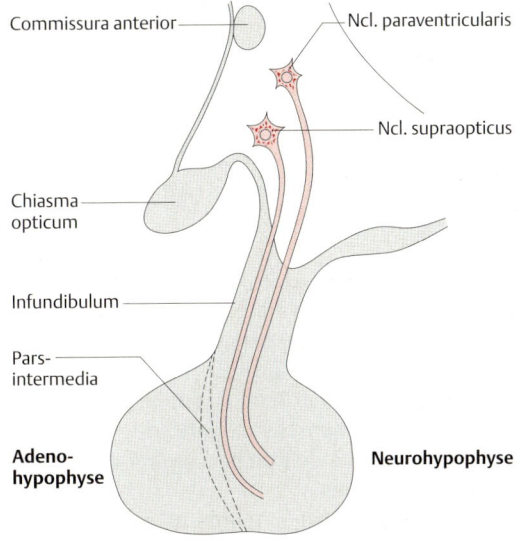

Abb. 9.13 Kerne und Axonverlauf in der Hypophyse.

Biologie · Histologie · Anatomie · Chemie · Biochemie · Physik · Physiologie · Psych./Soz.

Klinik

Beim **Diabetes insipidus** liegt ein absoluter oder relativer Mangel an Vasopressin (antidiuretischem Hormon = ADH) vor. Ursache kann eine Schädigung des Ncl. supraopticus oder der Hypophyse (zentraler Diabetes insipidus) oder ein fehlendes Ansprechen der Nieren auf ADH (renaler Diabetes insipidus) sein. Es kommt zu Störungen der renalen Wasserrückresorption, die Patienten scheiden pathologisch große Mengen Urin aus und müssen dies durch ständige Flüssigkeitsaufnahme kompensieren.

9.6.4   Verbindungen

Folgende Verbindungen bestehen zwischen dem Hypothalamus und anderen Zentren:
– Fasciculus mamillothalamicus (Vicq-d'Azyr-Bündel) (S. 359)
– Tr. dentatothalamicus (zwischen Ncl.dentatus und Thalamus)
– Fasc. lenticularis (zwischen Putamen/Pallidum und Ncl. ventralis thalami)
– Radiationes anterior/centralis/posterior thalami (S. 359)
– Fornix (S. 371)
– Fasc. mamillotegmentalis (zwischen den Corpora mamillaria und dem Tegmentum)
– Fasc. longitudinalis dorsalis (S. 353)
– Tr. hypothalamohypophysialis

9.7   Telencephalon

9.7.1   Gestalt, innere und äußere Oberfläche

Das Telencephalon (auch Großhirn) besteht aus **zwei Hemisphären**, der rechten und der linken Großhirnhälfte. Beide werden im Bereich der **Mantelkante** durch den Interhemisphärenspalt **(Fissura longitudinalis cerebri)** voneinander getrennt. Der **Balken (Corpus callosum)** verbindet die beiden Hemisphären miteinander. Das Telencephalon wird unterteilt in: **Frontallappen** (Lobus frontalis), **Okzipitallappen** (Lobus occipitalis), **Temporallappen** (Lobus temporalis), **Parietallappen** (Lobus parietalis) und **Insula** (Lobus insularis). Die **Polbereiche** des Telencephalons werden nach ihrer Lappenzugehörigkeit benannt: **Frontal-, Temporal-** und **Okzipitalpol (Abb. 9.14)**.

Sulci

Die außen liegende Großhirnrinde (Kortex) ist von einer Reihe von Furchen (Sulci) durchzogen (**Abb. 9.15**), man unterscheidet:
– **Primärfurchen** trennen die Großhirnlappen voneinander und sind bei allen Menschen identisch:
  • **Sulcus centralis** (Rolando-Furche): trennt den Frontal- vom Parietallappen,
  • **Sulcus lateralis:** trennt den Temporal- vom Frontal- und Parietallappen,

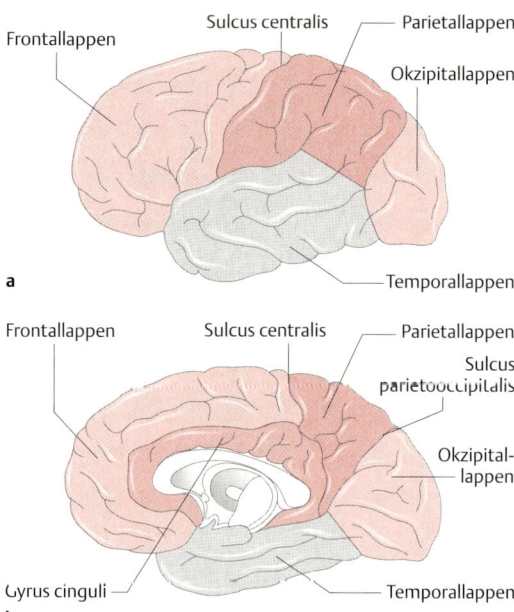

Abb. 9.14   **Großhirnlappen der linken Hemisphäre. a** Seitenansicht, **b** Medianansicht.

  • **Sulcus parietooccipitalis:** liegt an der Innenseite des Kortex und trennt den Parietal- vom Okzipitallappen,
  • **Sulcus calcarinus:** liegt an der Innenseite des Kortex im Bereich des Okzipitallappens, er verläuft horizontal.
– **Sekundärfurchen** sind variabel ausgebildet und unterteilen die einzelnen Großhirnlappen.
– **Tertiärfurchen** entspringen den Sekundärfurchen, sind individuell ausgebildet und werden nicht näher benannt.

Gyri

Auf der Großhirnrinde finden sich **Hirnwindungen (Gyri)**, sie werden durch die genannten Sulci abgegrenzt und lassen sich unterschiedlichen Großhirnlappen zuordnen (**Abb. 9.15**).
Die wichtigsten **Gyri des Frontallappens** sind der Gyrus praecentralis, der Gyrus frontalis superior, medius und inferior. Der Gyrus frontalis inferior wird zusätzlich in eine Pars orbitalis, tringularis und opercularis unterteilt.
Auf dem **Parietallappen** sind insbesondere der Gyrus postcentralis, der Lobulus parietalis superior und inferior von Bedeutung. Weiterhin finden sich der Gyrus supramarginalis und der Gyrus angularis.
Der **Temporallappen** umfasst den Gyrus temporalis superior, medius und inferior.

9.7.2   Subkortikale Kerne des Telencephalons
Basalganglien

Die grauen Kerne innerhalb der weißen Substanz sind teilweise an der Erstellung von komplexen Bewegungs-

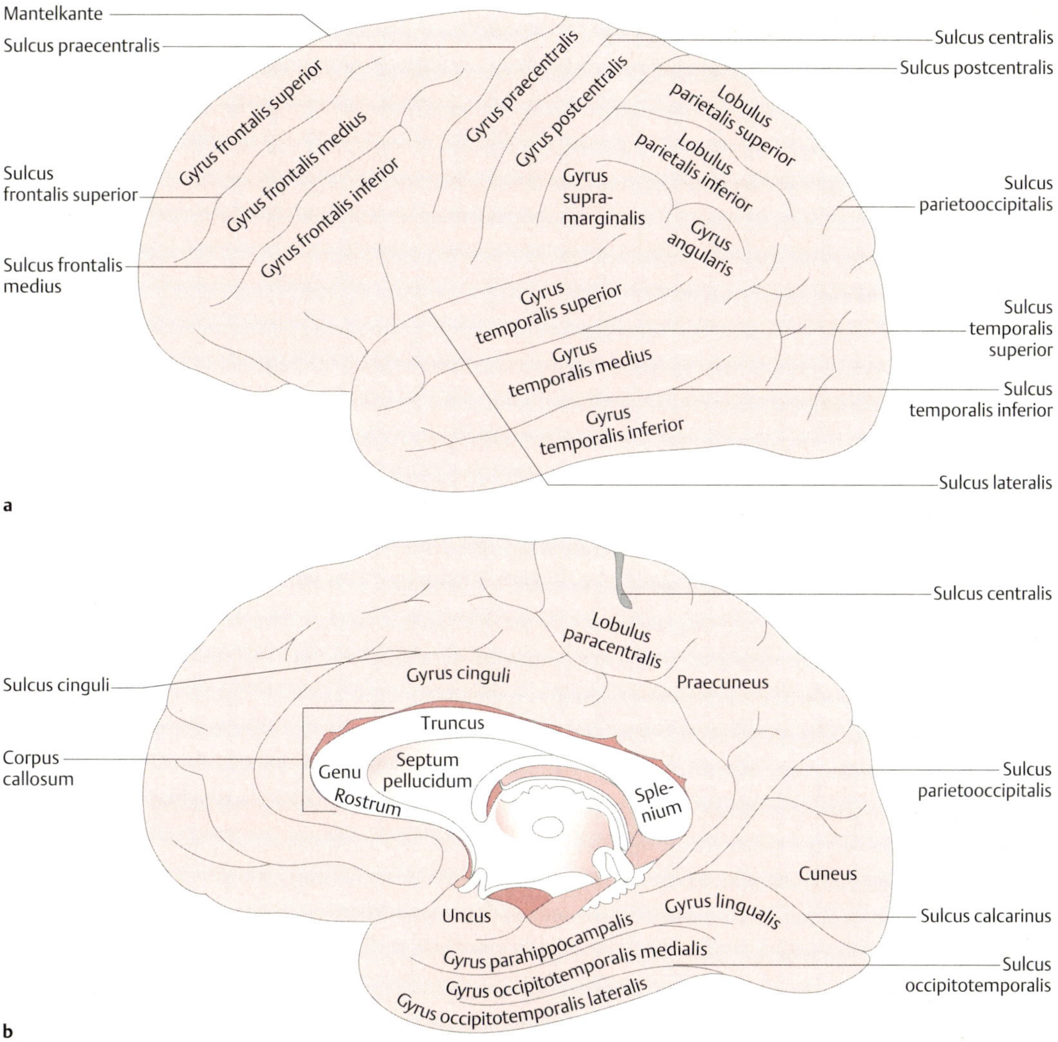

Biologie

Histologie

Anatomie

Chemie

Biochemie

Physik

Physiologie

Psych./Soz.

Mantelkante
Sulcus praecentralis
Sulcus centralis
Sulcus postcentralis
Gyrus frontalis superior
Gyrus frontalis medius
Gyrus praecentralis
Gyrus postcentralis
Lobulus parietalis superior
Sulcus frontalis superior
Gyrus frontalis inferior
Gyrus supra-marginalis
Lobulus parietalis inferior
Sulcus parietooccipitalis
Sulcus frontalis medius
Gyrus angularis
Gyrus temporalis superior
Sulcus temporalis superior
Gyrus temporalis medius
Sulcus temporalis inferior
Gyrus temporalis inferior
Sulcus lateralis

a

Sulcus centralis
Lobulus paracentralis
Gyrus cinguli
Praecuneus
Sulcus cinguli
Truncus
Septum pellucidum
Corpus callosum
Genu
Sple-nium
Sulcus parietooccipitalis
Rostrum
Cuneus
Uncus
Gyrus lingualis
Sulcus calcarinus
Gyrus parahippocampalis
Gyrus occipitotemporalis medialis
Sulcus occipitotemporalis
Gyrus occipitotemporalis lateralis

b

Abb. 9.15   Sulci und Gyri des Telencephalons. A lateral, **b** medial.

programmen (z. B. Essen mit Besteck) beteiligt, sie werden Basalganglien genannt (**Abb. 9.16**, **Tab. 9.3**). Bei Schädigung kommt es entsprechend zu Störungen des Muskeltonus und unwillkürlichen Bewegungen. Die Transmitter der Basalganglien sind vor allem das inhibitorisch wirkende GABA, das exzitatorisch wirkende Glutamat, Dopamin (aus der Substantia nigra) und Acetylcholin.

Putamen und Ncl. caudatus. Putamen und Ncl. caudatus bildeten ursprünglich eine anatomische Einheit, wurden aber durch die Capsula interna voneinander getrennt: Graue Streifen zwischen den beiden Kernen zeugen davon, dies führte zum Namen **Streifenkörper (Striatum)**.

Das Putamen wird lateral von der Capsula externa und medial von der Capsula interna begrenzt, der Ncl. caudatus grenzt ebenfalls an die Capsula interna und begleitet bogenförmig den Seitenventrikel des Telencephalons (**Abb. 9.16**).

Das Striatum wirkt inhibitorisch auf motorische Impulse. Dabei steht es mit mehreren motorischen Zentren in Verbindung (z. B. motorischer Kortex, Cerebellum, Pallidum

etc.). Besonders wichtig ist die Verbindung des Striatums zur Pars compacta der Substantia nigra (S. 352), da von hier hemmende dopaminhaltige Fasern zum Striatum ziehen.

Pallidum. Das Pallidum (auch Globus pallidus) besteht aus einem inneren und äußeren Pallidumglied und wird medial durch die Capsula interna begrenzt. Lateral liegt – durch einen dünnen Streifen getrennt – das Putamen.

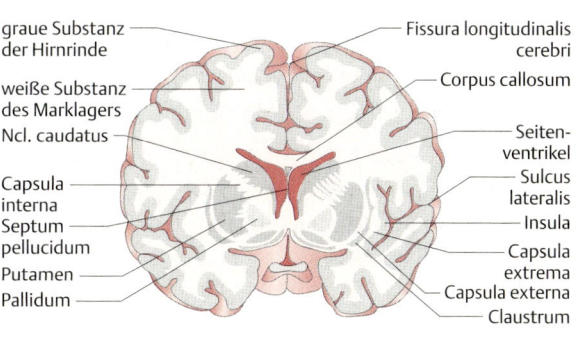

graue Substanz der Hirnrinde
Fissura longitudinalis cerebri
weiße Substanz des Marklagers
Corpus callosum
Ncl. caudatus
Seiten-ventrikel
Capsula interna
Sulcus lateralis
Septum pellucidum
Insula
Putamen
Capsula extrema
Pallidum
Capsula externa
Claustrum

Abb. 9.16   Basalganglien im Frontalschnitt.

Tabelle 9.3   Basalganglien

Basalganglion	Lage
Ncl. caudatus	Teil des Striatums
Putamen	Teil des Striatums
Pallidum	
Ncl. subthalamicus	gehört nicht zum Telencephalon (S. 360)
Substantia nigra	gehört nicht zum Telencephalon (S. 352)

Das Pallidum hat eine bahnende Funktion für motorische Impulse und wird als funktioneller Gegenspieler des Striatums aufgefasst. Es steht daher mit anderen wichtigen motorischen Zentren in Verbindung (Striatum, Ncl. subthalamicus etc.).

> **Merke**
>
> **Pallidum** und **Putamen** werden zusammen auch als **Ncl. lentiformis** bezeichnet.

Weitere Kerne

Claustrum und Ncl. basalis Meynert werden nicht zu den Basalganglien gezählt.
Claustrum. Das Claustrum liegt zwischen Capsula externa und Capsula extrema lateral des Putamens. Über seine genaue Funktion ist nichts bekannt.
Ncl. basalis Meynert. Der Ncl. basalis Meynert liegt unmittelbar ventral des Pallidums (**Abb. 9.17**). Er besitzt einen hohen Anteil (90 %) **cholinerger Neurone** und hat viele Faserverbindungen zum limbischen System bzw. zum Neokortex.

9.7.3   Großhirnrinde (Kortex)

Entwicklungsgeschichtlich unterscheidet man drei Anteile des Cortex cerebri:
- **Palaeokortex:** ältester Bereich, enthält Teile des Riechhirns (Rhinencephalon) und das Corpus amygdaloideum
- **Archikortex:** besteht hauptsächlich aus der Hippocampusformation und Teilen des limbischen Systems (S. 371)
- **Neokortex:** jüngster und größter Teil (ca. 90 %) des Cortex cerebri.

Nach dem histologischen Aufbau unterscheidet man außerdem Isokortex, Allokortex und Mesokortex (Histologie, S. 125).

Rindenfelder (Zentren, Areae)

Durch Brodmann wurde eine Unterteilung des telencephalen Kortex unter histologischen Gesichtspunkten vorgenommen. Er stellte signifikante Unterschiede fest und teilte den Neokortex in verschiedene Areae ein (**Abb. 9.18**).

Frontallappen

Das **frontale Assoziationsgebiet** (Area 9–11) befindet sich rund um den Frontalpol. Man geht davon aus, dass diesem Bereich höhere psychische, psychosoziale und geistige Fähigkeiten zuzuschreiben sind.

> **Klinik**
>
> **Schädigungen** des frontalen Assoziationsgebietes führen zu schweren Persönlichkeitsveränderungen (z. B. enthemmtes Verhalten, Gleichgültigkeit) und intellektuellen Einschränkungen (Konzentrationsstörungen, Antriebsschwäche).

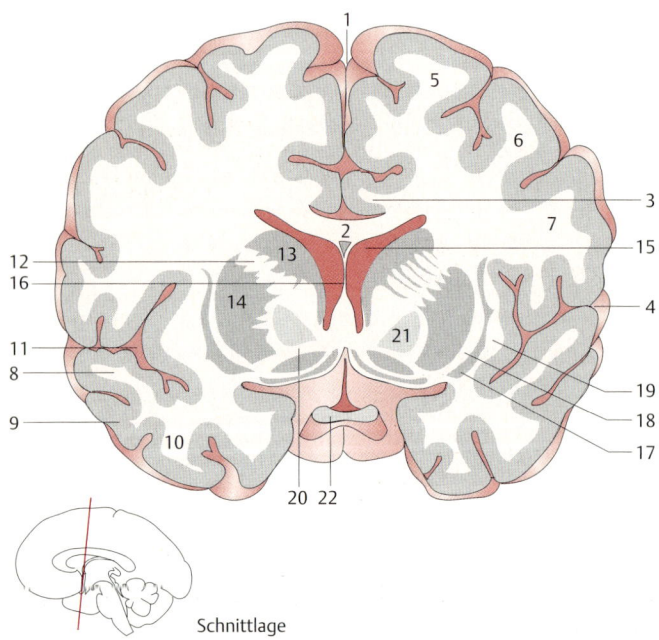

Abb. 9.17   Frontalschnitt zwischen vorderem und mittlerem Drittel des Telencephalon. 1 = Fissura longitudinalis cerebri, **2** = Balken, **3** = Gyrus cinguli, **4** = Sulcus lateralis, **5** = Gyrus frontalis superior, **6** = Gyrus frontalis medius, **7** = Gyrus frontalis inferior, **8** = Gyrus temporalis superior, **9** = Gyrus temporalis medius, **10** = Gyrus temporalis inferior, **11** = Fossa lateralis, **12** = Capsula interna, **13** = Ncl. caudatus, **14** = Putamen, **15** = Vorderhorn Seitenventrikel, **16** = Septum pellucidum, **17** = Claustrum, **18** = Capsula externa, **19** = Capsula extrema, **20** = Commissura anterior, **21** = Pallidum, **22** = Chiasma opticum.

Schnittlage

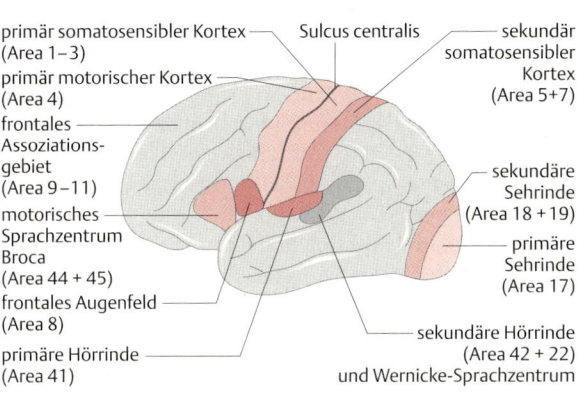

primär somatosensibler Kortex (Area 1–3)
primär motorischer Kortex (Area 4)
frontales Assoziationsgebiet (Area 9–11)
motorisches Sprachzentrum Broca (Area 44 + 45)
frontales Augenfeld (Area 8)
primäre Hörrinde (Area 41)
Sulcus centralis
sekundär somatosensibler Kortex (Area 5+7)
sekundäre Sehrinde (Area 18 + 19)
primäre Sehrinde (Area 17)
sekundäre Hörrinde (Area 42 + 22) und Wernicke-Sprachzentrum

Abb. 9.18 Funktionelle Rindenzentren.

Das **frontale Augenfeld** (Area 8, auch frontales Blickzentrum) hat seine Funktion in der Steuerung willkürlicher Augenbewegungen. Die konjugierte, also synchron ablaufende Augenbewegung gewährleistet die Vermeidung von Doppelbildern.

Das **motorische Sprachzentrum** (Broca, Area 44 und 45) befindet sich im Gyrus frontalis inferior. Es ist nur einseitig, in der Regel auf der dominanten linken Hemisphäre, angelegt. Es koordiniert die an der Sprachbildung beteiligten Muskelgruppen (Kehlkopf, Zunge, Gesicht, Pharynx etc.).

Klinik

Bei **Ausfall** des motorischen Sprachzentrums resultiert die motorische **Broca-Aphasie**: Die Patienten sind nicht mehr fähig, Worte zu artikulieren und zusammenhängende Sätze zu formen („Telegrammstil").

Der **primäre somatomotorische Kortex (Area 4)** befindet sich beidseits auf dem Gyrus praecentralis. Hier werden

alle unmittelbar für die periphere Muskulatur bestimmten willkürlich-motorischen Befehle entwickelt und „losgeschickt" (**Abb. 9.18**). Die Area ist **somatotopisch** gegliedert: Bestimmten Körperpartien sind spezielle Orte des Gyrus praecentralis funktionell zugeordnet. Dies wird in Form des sogenannten „motorischen Homunkulus„ dargestellt (**Abb. 9.19a**). Die **efferente Informationsübermittlung** vom motorischen Kortex nach peripher erfolgt über die **Pyramidenbahn** (Tractus pyramidalis; Tractus corticospinalis und Tractus corticonuclearis, S. 370).

Parietallappen

Der **primär somatosensible Kortex (Area 1–3)** liegt auf dem Gyrus postcentralis. Hier enden sensible Nervenfasern mit Impulsen von der Haut (Schmerz, Temperatur, Druck, Berührung), Muskelspindeln, Gelenk- und Sehnenrezeptoren und dem Gleichgewichtsorgan. Die sensiblen Informationen stammen jeweils von der kontralateralen Körperhälfte und enden in somatotopischer Ordnung (**Abb. 9.19b**).

Der **sekundär somatosensible Kortex (Area 5 und 7)** ist für die Zuordnung sensibler Informationen zuständig, die zuvor den primär somatosensiblen Kortex erreicht haben. Bei **Ausfall** des somatosensiblen Kortex können sensible Wahrnehmungen nicht mehr ausreichend interpretiert werden, so dass z.B. ein Erkennen von Gegenständen durch Betasten nicht mehr möglich ist (taktile Agnosie).

Okzipitallappen

Am Okzipitalpol und um den Sulcus calcarinus (S. 362) liegt die **primäre Sehrinde** (Area 17, **Abb. 9.18**). Makroskopisch ist hier im Kortex ein weißer Streifen sichtbar (**Gennari-** oder **Vicq-d'Azur-Streifen**), der auch zum Namen **Area striata** führte. In der primären Sehrinde endet die Sehbahn, eine Zerstörung dieser führt zur **kortikalen Blindheit.**

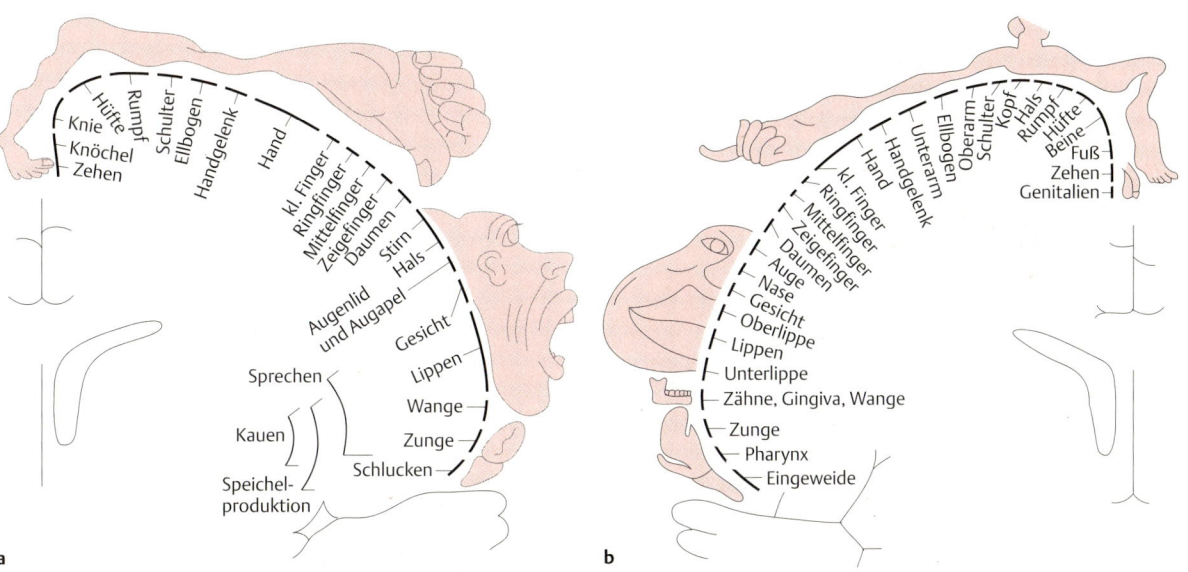

a

b

Abb. 9.19 Motorischer und sensorischer Homunkulus. a Motorischer Homunkulus. Bestimmte Körperpartien sind im motorischen Kortex besonders stark ausgeprägt. **b** Sensorischer Homunkulus (primärer sensorischer Kortex).

Biologie · Histologie · **Anatomie** · Chemie · Biochemie · Physik · Physiologie · Psych./Soz.

Die **sekundäre Sehrinde** (Area 18 und 19) liegt um die primäre Sehrinde herum und dient der Interpretation der Seheindrücke. Ihr Ausfall führt zur visuellen Agnosie ("Seelenblindheit"): Seheindrücke werden wahrgenommen, allerdings ist keine Interpretation mehr möglich. So können z. B. Personen visuell nicht mehr voneinander unterschieden werden.

Temporallappen

Im Bereich des **Gyrus temporalis superior** findet sich um die **Heschl-Querwindungen (Gyri temporales transversi)** die tonotopisch aufgebaute **primäre Hörrinde** (Area 41). Hier endet die Hörbahn, analog zur primären Sehrinde werden akustische Informationen verarbeitet (**Abb. 9.18**). Die **sekundäre Hörrinde** (Area 42) umgibt die primäre Hörrinde und dient der Interpretation der akustischen Informationen. Das **sensorische Sprachzentrum** (**Wernicke-Zentrum,** Area 22) ist Teil der sekundären Hörrinde und kommt in beiden Hemisphären vor. Es dient dem Sprachverständnis und der Wortfindung. Mit dem Broca-Areal ist es über den Fasciculus arcuatus (syn.: Fasciculus longitudinalis superior) verbunden.

Klinik

Der **Ausfall** des sensorischen Sprachzentrums führt zur **sensorischen Aphasie** (Wernicke-Aphasie): Die Patienten begreifen den Sinn gesprochener Worte nicht mehr, die Sprache der Patienten selber ist sinnentleert.

9.7.4 Bahnen des Großhirns

Merke

Von der Großhirnrinde ausgehende myelinisierte Faserbahnen verbinden diese mit subkortikalen Bereichen oder mit anderen Rindenabschnitten. Man kann drei Bahnenarten unterscheiden: Assoziationsbahnen, Kommissurenbahnen und Projektionsbahnen.

Assoziationsbahnen verbinden verschiedene Rindenfelder **innerhalb der gleichen Hemisphäre** miteinander. Sie bestehen aus kurzen U-förmigen **(Fibrae arcuatae breves)** oder langen, Hirnlappen überbrückenden Fasern **(Fibrae arcuatae longae)**. Von besonderer Relevanz sind:
– Der **Fasciculus longitudinalis superior** (syn.: Fasciculus arcuatus) verbindet den Frontallappen mit Parietal-, Okzipital- und Temporallappen.
– Der **Fasciculus longitudinalis inferior** erstreckt sich zwischen Okzipital- und Temporallappen.
– Der **Fasciculus uncinatus** zieht vom Frontallappen zum Schläfenlappen.
– Das **Cingulum** verbindet als Teil des Papez-Neuronenkreises (S. 371) den Frontallappen mit dem Temporallappen.
Kommissurenbahnen verbinden die Rindenfelder der beiden **Hemisphären** miteinander, durch sie erfolgt ein Informationsaustausch zwischen den Großhirnhälften.
– Das **Corpus callosum** (Balken) ist die wichtigste Kommissurenbahn, seine Fasern strahlen in den gesamten

Kortex aus (Radiatio corporis callosi). Es besteht aus vier Teilen: dem anterior liegenden **Rostrum** (Schnabel), dem **Genu** (Knie), dem **Truncus** (Stamm) und dem **Splenium** (Wulst) am hinteren Ende. Die ventralen Fasern verbinden die beiden Frontallappen (Forceps minor), die Fasern im hinteren Abschnitt verbinden die beiden Okzipitallappen (Forceps major).
– Die **Commissura anterior** liegt unmittelbar über dem Chiasma opticum. Sie verbindet in erster Linie die beiden Temporallappen miteinander.
– In der **Commissura fornicis** kreuzen Teile des Hippocampus. Sie liegt zwischen den Fornixschenkeln.
Projektionsbahnen verbinden den Cortex cerebri mit **subkortikalen Hirnabschnitten** (z. B. Basalganglien, Rückenmark). Die Informationen können zum Kortex oder vom Kortex weggeleitet werden.
– Die **Capsula interna** bildet im Horizontalschnitt einen nach lateral offenen Winkel (Knie = **Genu capsulae internae**), an das sich die beiden Schenkel **(Crus anterius** und **Crus posterius)** anschließen. In diesen drei Anteilen verlaufen zahlreiche auf- und absteigende Faserbahnen (**Abb. 9.20**). Das Crus anterius wird vom Caudatumkopf, Pallidum und Putamen begrenzt, das Crus posterius vom Thalamus, Pallidum und Putamen.
– Die **Capsula externa** befindet sich zwischen Putamen und Claustrum.
– Die **Capsula extrema** verläuft lateral des Claustrums.

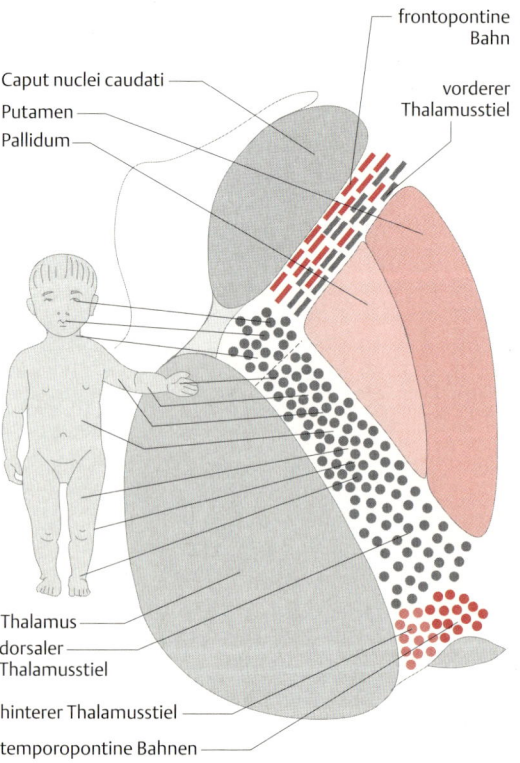

Caput nuclei caudati
Putamen
Pallidum
frontopontine Bahn
vorderer Thalamusstiel
Thalamus
dorsaler Thalamusstiel
hinterer Thalamusstiel
temporopontine Bahnen

Abb. 9.20 Horizontalschnitt durch die Capsula interna mit Genu, Crus anterius und Crus posterius. Der topografische Verlauf ist als Projektion verdeutlicht.

Biologie | Histologie | Anatomie | Chemie | Biochemie | Physik | Physiologie | Psych./Soz.

9.8 Systeme

9.8.1 Afferente Systeme

Sehbahn

Funktion. In der Sehbahn verlaufen die optischen Informationen von der Retina zur Sehrinde. Die Nervenfasern sind **retinotop** gegliedert, d.h. die Fasern aus der oberen Hälfte der Retina liegen oben, die aus der unteren Hälfte unten etc. Diese Gliederung setzt sich durch die gesamte Sehbahn fort.

Verlauf. Die Sehbahn besteht aus insgesamt vier Neuronen (**Abb. 9.21**):

- **1. Neuron:** Zapfen und Stäbchen (Photorezeptoren) in der Retina
- **2. Neuron:** bipolare Nervenzellen in der Retina
- **3. Neuron:** multipolare Nervenzellen in der Retina, ihre langen Axone verlaufen als N. opticus zum Chiasma opticum. Dort kreuzen die **Fasern** der **medialen** Retinahälfte auf die **Gegenseite** und ziehen zum **kontralateralen Corpus geniculatum laterale**. Die Fasern der **lateralen Retinahälfte** liegen im Nervus opticus **lateral**, sie verbleiben im Chiasma auf ihrer Seite und ziehen zum **ipsilateralen Corpus geniculatum laterale** (vgl. Physiologie S. 851).
- **4. Neuron:** Im Corpus geniculatum laterale erfolgt die Umschaltung auf das 4. Neuron, das mit seinen Fasern über die **Sehstrahlung (Radiatio optica)** in die **Area striata**, den Ort des primären Sehens (primäre Sehrinde, Area 17) im Okzipitallappen projiziert. Der primäre visuelle Kortex besteht aus retinotop gegliederten, nebeneinander liegenden **kortikalen Säulen**. Die interpretative

Verarbeitung der Informationen erfolgt anschließend in der sekundären Sehrinde (Area 18, **Abb. 9.18**).

> **Klinik**
>
> Bei **Schädigungen der Sehbahn** kommt es zu charakteristischen Gesichtsfeldausfällen:
>
> Bei Unterbrechung eines **N. opticus** ist das betroffene Auge blind.
>
> Bei Schädigung des **Chiasma opticum** werden oftmals die Informationen der kreuzenden Nervenfasern (d.h. von den medialen Retinahälften) nicht mehr weitergeleitet. Da das laterale Gesichtsfeld aufgrund des gekreuzten Strahlenganges durch die Pupille auf der medialen Retinahälfte abgebildet wird, kommen die Sehwahrnehmungen aus dem jeweils lateralen Gesichtsfeld beider Augen nicht mehr kortikal an: **bitemporale Hemianopsie** ("Scheuklappenphänomen").
>
> Eine **homonyme Hemianopsie** tritt bei einer einseitigen Schädigung von Tractus opticus und Corpus geniculatum laterale oder Sehrinde auf. Die Informationen der ipsilateralen Retinahälfte, d.h. des ipsilateralen nasalen und des kontralateralen temporalen Gesichtsfeldes, werden nicht mehr wahrgenommen.

Hörbahn

Funktion. Sie leitet die von den Haarzellen in der Kochlea aufgenommenen akustischen Signale über Hirnstamm und Thalamus zum primären akustischen Kortex im Temporallappen.

Verlauf. Die Fasern des **N. cochlearis** leiten die akustischen Informationen der Cochlea im **N. vestibulocochlearis** zum Hirnstamm, der im Bereich des Kleinhirnbrückenwinkels erreicht wird **(1. Neuron)**. Im Hirnstamm erfolgt eine Umschaltung der akustischen Informationen an den **Ncll. cochleares** auf das **2. Neuron**. Ein kleiner Teil der Hörbahn zieht nun – ohne zu kreuzen – im **Lemniscus lateralis** ipsilateral nach kranial zu den **Colliculi inferiores** (**Abb. 9.22**). Der überwiegende Teil der Hörbahn kreuzt jedoch auf die andere Seite. Hierbei werden einige Fasern an den **Ncll. corporis trapezoidei** und dem **Ncl. olivaris superior** verschaltet. Die Fasern erreichen über den kontralateralen Lemniscus lateralis die Colliculi inferiores, dort werden die akustischen Fasern verschaltet **(3. Neuron)**.

Die Neurone erreichen anschließend über das Brachium colliculi inferiores das **Corpus geniculatum mediale**, dort werden nochmals alle Fasern auf ein **4. Neuron** umgeschaltet, das über die Radiatio acustica die primäre Hörrinde (Gyri temporales transversi) erreicht.

Vestibuläre Bahnen

Funktion. Sie leiten die am Gleichgewichtsorgan aufgenommenen sensorischen Informationen zum Hirnstamm und von dort in verschiedene Bereiche des ZNS weiter.

Verlauf. Der **N. vestibularis** des N. vestibulocochlearis tritt mit seinen Fasern in Höhe des Kleinhirnbrückenwinkels in den Hirnstamm ein (1. Neuron). Die Fasern enden in den **Nuclei vestibulares**: Ncl. vestibularis superior (Bech-

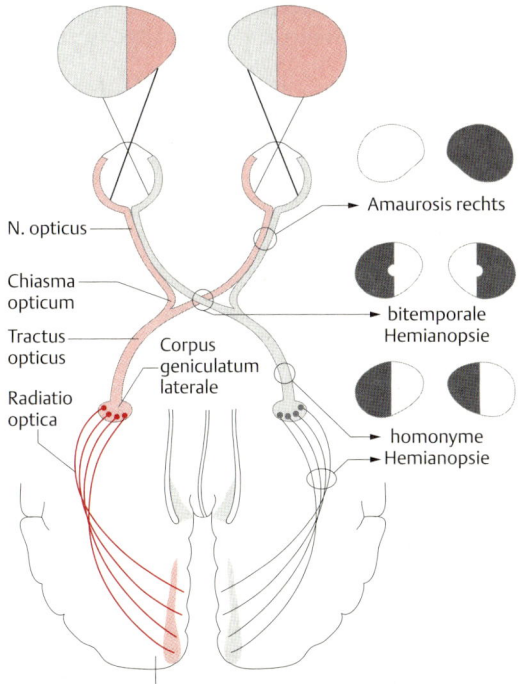

N. opticus

Chiasma opticum

Tractus opticus

Corpus geniculatum laterale

Radiatio optica

Area striata (primäre Sehrinde)

Amaurosis rechts

bitemporale Hemianopsie

homonyme Hemianopsie

Abb. 9.21   Sehbahn und Ausfälle der Sehbahn.

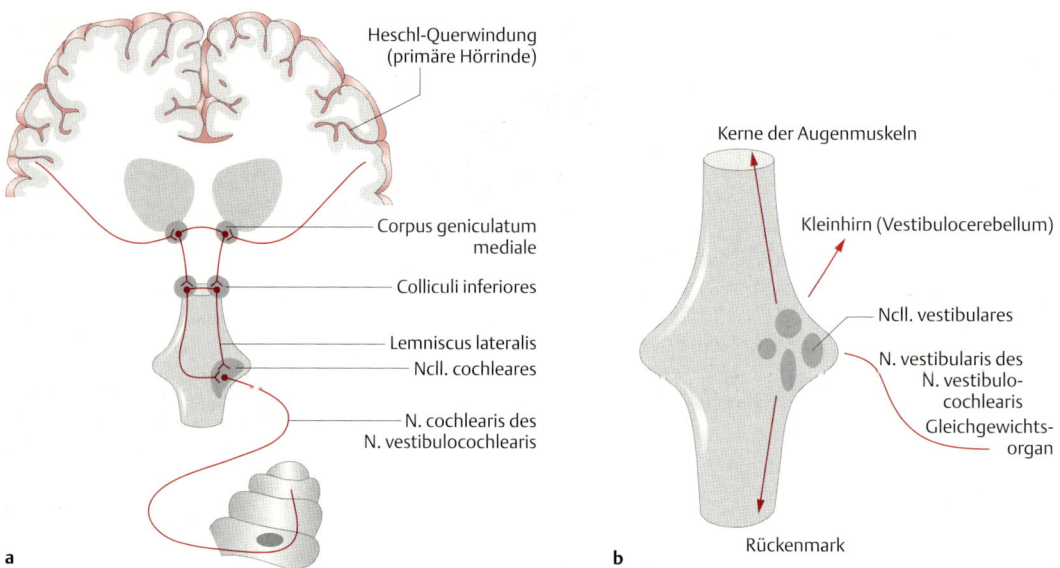

Abb. 9.22 **Hör- und Gleichgewichtsbahn. a** Hörbahn, **b** Gleichgewichtsbahn.

terew), Ncl. vestibularis inferior (Roller), Ncl. vestibularis medialis (Schwalbe) und Ncl. vestibularis lateralis (Deiters). Die Kerne verarbeiten Informationen nach Verschaltung auf das 2. Neuron und senden sie an verschiedene Bereiche des ZNS:

– Augenmuskelkerne: Die direkte Anbindung gewährleistet die Fixation eines Gegenstandes während Bewegungen des Körpers und des Kopfes.
– Cerebellum (Archicerebellum/ Vestibulocerebellum).
– Rückenmark.
– Thalamus.

Riechbahn

Funktion. Die Riechbahn leitet olfaktorische Impulse in das Riechzentrum und andere Zentren.

Verlauf. Sie beginnt mit dem **Bulbus olfactorius**, Mitralzellen ziehen als **1. Neuron** im **Tractus olfactorius** an der basalen Seite des Frontallappens nach dorsal. Nach einigen Zentimetern teilt sich der Tractus olfactorius in eine **Stria olfactoria medialis** und eine **Stria olfactoria lateralis**: Durch die Stria olfactoria lateralis gelangen die Fasern zur **Area praepiriformis** und zum **Cortex periamygdaloideus** (primäres Riechzentrum) und werden auf ein **2. Neuron** umgeschaltet. Nun gelangen die Signale zum **Corpus amygdaloideum**, zur **Regio entorhinalis** und zum **Hippocampus**. Hier werden die Riechsignale sekundär verarbeitet und beispielsweise mit emotionalen Assoziationen verknüpft. Von der Stria olfactoria medialis ziehen Bahnen in die Septumregion und bewirken Einflüsse des olfaktorischen Systems auf das limbische System.

Tractus spinothalamicus anterior et lateralis

Funktion. Tractus spinothalamicus anterior und **Tractus spinothalamicus lateralis** vermitteln sensible Informationen (**protopathische Sensibilität**) vom Rückenmark zum Thalamus und weiter zum **sensiblen Kortex** (Gyrus postcentralis).

– Tractus spinothalamicus lateralis: transportiert vor allem **Schmerz-** und **Temperaturinformationen**.
– Tractus spinothalamicus anterior: vermittelt vor allem grobe **Druck-** und **Berührungsinformationen**.

Verlauf. Die Informationen des Tractus spinothalamicus anterior und Tractus spinothalamicus lateralis (**Abb. 9.23**) gelangen über ein sensibles Neuron und die Hinterwurzel zum Rückenmark. Das Perikaryon des Neurons liegt – wie bei allen sensiblen Neuronen – im dorsalen Spinalganglion. Die beiden Tractus beginnen auf Rückenmarksebene mit dem Eintritt des peripheren Nervs. In der **Substantia gelatinosa** des Hinterhorns wird das **1. Neuron** auf das **2. Neuron** umgeschaltet. Anschlie-

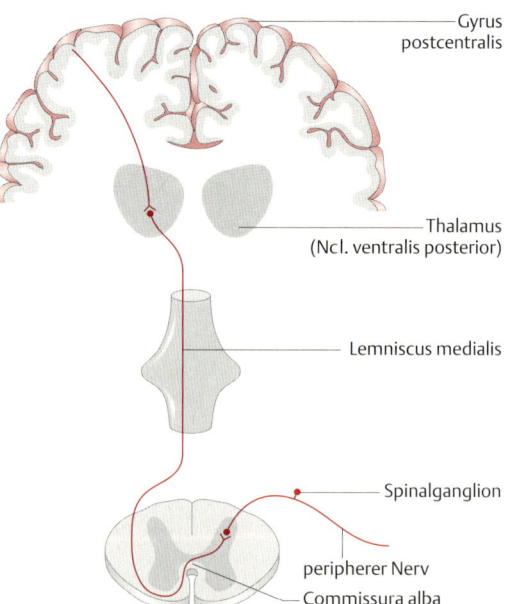

Abb. 9.23 **Tractus spinothalamicus anterior und Tractus spinothalamicus lateralis.**

Biologie Histologie **Anatomie** Chemie Biochemie Physik Physiologie Psych./Soz.

9.8 Systeme **369**

Biologie

Histologie

Anatomie

Chemie

Biochemie

Physik

Physiologie

Psych./Soz.

ßend **kreuzt** dieses (Commissura alba) nach kontralateral und zieht nach kranial. Im Hirnstamm verlaufen die Tractus im **Lemniscus medialis** zum Thalamus. Dort wird die sensible Information im Ncl. ventralis posterior auf das **3. Neuron** umgeschaltet, das anschließend zum sensiblen **Gyrus postcentralis** zieht.

Fasciculus gracilis und Fasciculus cuneatus

Funktion. Fasciculus gracilis und cuneatus leiten die **epikritische Sensibilität**, diese umfasst exterozeptive und propriozeptive Informationen:

– **exterozeptive Informationen:** Qualität und Lokalisation einer äußeren Tastempfindung, z.B. Druck, Berührung und Vibration an der Hautoberfläche
– **propriozeptive Sensibilität:** Informationen zur Stellung der Extremitäten im Raum und zur Muskelspannung (von Gelenkrezeptoren und Muskel- und Sehnenrezeptoren).

Verlauf. Die sensiblen Informationen des Fasciculus gracilis und Fasciculus cuneatus (**Abb. 9.24**) gelangen über ein 1. **sensibles Neuron** zum Rückenmark und erreichen über die **Hinterwurzel** das Rückenmark. Ohne umgeschaltet zu werden, steigt das Neuron zunächst im Rückenmark nach kranial. Auf der Rückenmarksebene findet kein Wechsel auf die kontralaterale Seite statt. In der Medulla oblongata erfolgt die Umschaltung auf das 2. Neuron (**Ncl. gracilis** – Fasciculus gracilis/**Ncl. cuneatus** – Fasciculus cuneatus). Unmittelbar anschließend kreuzen die beiden Fasciculus in der **Decussatio lemniscorum medialum** auf die andere Seite und ziehen im **Lemniscus medialis** durch den Hirnstamm zum **Thalamus**. Nach Umschaltung im Ncl. ventralis posterior thalami (3. Neuron) gelangen die Informationen zum sensiblen **Gyrus postcentralis**.
Die Fasciculi sind **somatotopisch geordnet**: Der Fasciculus gracilis beinhaltet sensible Informationen aus dem **sak-** ralen und **lumbalen Bereich** (untere Extremität), der Fasciculus cuneatus beinhaltet sensible Informationen aus dem **thorakalen** und **zervikalen Bereich** (v.a. Rumpf und obere Extremität).

Trigeminusbahn

Funktion. Der Nerv versorgt neben seiner motorischen Funktion sensibel den Gesichtsbereich und einige Schleimhäute des Kopfes (vgl. S. 237).

Verlauf. Die sensiblen Fasern der drei Trigeminusäste (**Abb. 9.25**) leiten sensible Informationen aus dem Gesichts- und Schleimhautbereich zum ZNS. Der N. trigeminus ist ein Hirnnerv und hat deshalb ein intrakranielles Ganglion (**Ganglion trigeminale Gasseri**) (S. 237). Die sensiblen Fasern des N. trigeminus erreichen mit dem **1. Neuron** den sensiblen Trigeminuskern. Dort erfolgt die Umschaltung auf das **2. Neuron**. Der Trigeminuskern besteht aus drei Anteilen:

– **Ncl. principalis n. trigemini:** epikritische Sensibilität (S. 237).
– **Ncl. spinalis n. trigemini:** protopathische Sensibilität (S. 237).
– **Ncl. mesencephalicus n. trigemini:** propriozeptive Sensibilität (S. 237).

Anschließend kreuzen die Informationen auf die Gegenseite und ziehen im **Lemniscus medialis** nach kranial, ziehen zum Ncl. ventralis posterior des **Thalamus** (Umschaltung auf das **3. Neuron**) und erreichen den **Gyrus postcentralis**.

Tractus spinocerebellaris anterior

Funktion. Tractus spinocerebellaris anterior und **Tractus spinocerebellaris posterior** (S. 370) werden als **Kleinhirnbahnen** bezeichnet. Sie vermitteln Informationen zur Stel-

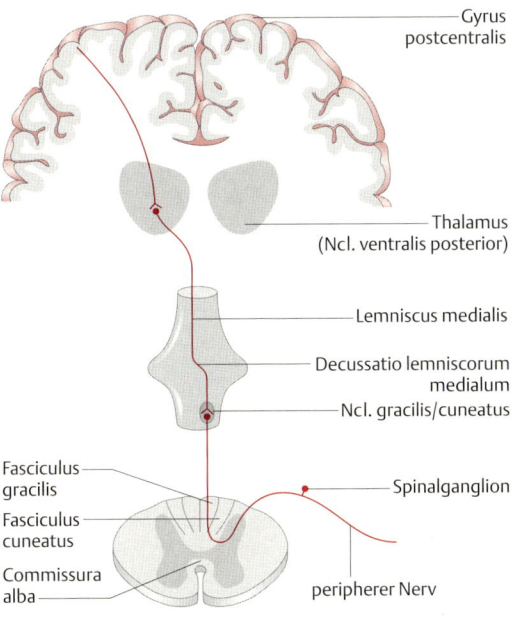

Abb. 9.24 Fasciculus gracilis und Fasciculus cuneatus.

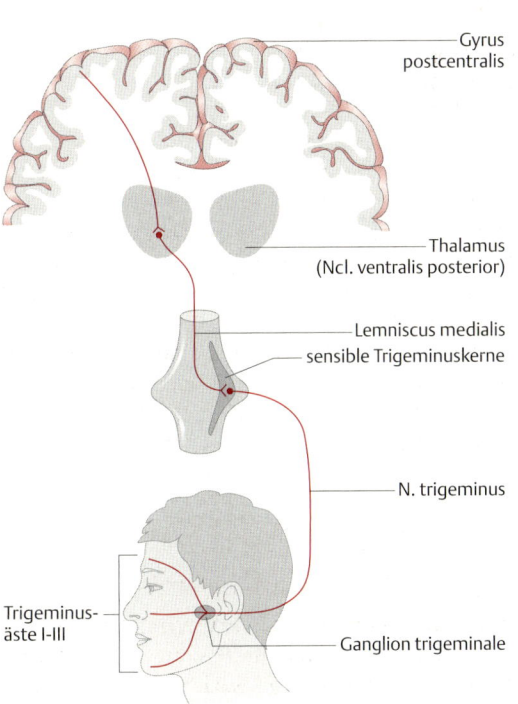

Abb. 9.25 Tractus trigeminalis.

lung der Extremitäten und über die Spannung von Muskeln an das Cerebellum.

Verlauf. Die sensiblen Informationen gelangen in einem peripheren Nerv (**1. Neuron**) zum Rückenmark, nach Eintritt über die **Hinterwurzel** wird die sensible Information auf das **2. Neuron** umgeschaltet (**Abb. 9.26a**). Anschließend **kreuzt ein Teil** der Fasern nach kontralateral, während die zweite Hälfte ipsilateral im Rückenmark nach oben steigt. Die Fasern des Tractus spinocerebellaris anterior ziehen anterolateral im Rückenmark nach oben und gelangen über den **Pedunculus cerebellaris superior** ins Kleinhirn. Im Kleinhirn zieht der Teil der Fasern, der auf Rückenmarksebene gekreuzt hat, wieder auf die gegenüberliegende Seite (die Ursprungsseite) und endet im **Kortex des Cerebellums**. Dort treffen die Fasern auf den ungekreuzten Teil des Tractus.

> **Merke**
>
> Die Fasern des Tractus spinocerebellaris anterior enden auf der Kleinhirnseite, die der Körperseite entspricht, von der die sensiblen Informationen ursprünglich herkommen (ipsilaterale Endigung).

Tractus spinocerebellaris posterior

Funktion. Siehe Tractus spinocerebellaris anterior (S. 369).
Verlauf. Die sensiblen Informationen werden entsprechend dem Tractus spinocerebellaris anterior in der Peripherie generiert und gelangen in einem peripheren Nerv zum Rückenmark (**Abb. 9.26b**). Das Neuron gelangt über die **Hinterwurzel** in das Rückenmark, dort wird das **1. Neuron** auf das **2. Neuron** umgeschaltet.
Die Fasern ziehen anschließend **ipsilateral im Rückenmark** nach kranial und erreichen über den **Pedunculus cerebellaris inferior** das Kleinhirn. Dort ziehen sie zum **ipsilate-** ralen Kortex des Cerebellums (ipsilaterale Endigung: vergleichbar dem Tractus spinocerebellaris anterior).

9.8.2 Efferente Systeme
Die Pyramidenbahn

Funktion. Die Pyramidenbahn transportiert motorische Befehle, die zur unmittelbaren Ausführung an den Muskel gelangen sollen, vom motorischen Kortex zum Hirnstamm bzw. Rückenmark.

– Im **Hirnstamm** werden die Befehle auf unterschiedlicher Höhe an die Hirnnervenkerne des Hirnstamms übertragen. Über diese und die zugehörigen peripheren Hirnnerven wird der motorische Befehl an die entsprechenden Muskeln im Kopf-Hals-Bereich weitergeleitet. Dieser Teil der Pyramidenbahn heißt **Tractus corticonuclearis.**

– Im **Rückenmark** werden die motorischen Befehle auf unterschiedlicher Höhe des Rückenmarks an α-Motoneurone übertragen, die diese wiederum an die verschiedenen Muskeln von oberer Extremität, Rumpf und unterer Extremität weiterleiten. Dieser Teil der Pyramidenbahn heißt **Tractus corticospinalis.**

Verlauf. Die Pyramidenbahn beginnt am motorischen Kortex (**Gyrus praecentralis**) mit ihren beiden Bestandteilen (Tractus corticonuclearis und Tractus corticospinalis) und gelangt über die Capsula interna in den Hirnstamm (**Abb. 9.27**). Dort kreuzt der **Tractus corticonuclearis** auf die kontralaterale Seite und endet an seinen zugehörigen Hirnnervenkernen (z. B. Ncl. n. facialis).

Der **Tractus corticospinalis** bleibt zunächst auf seiner Ursprungsseite und zieht durch den **Pedunculus cerebri** und den restlichen Hirnstamm nach kaudal.

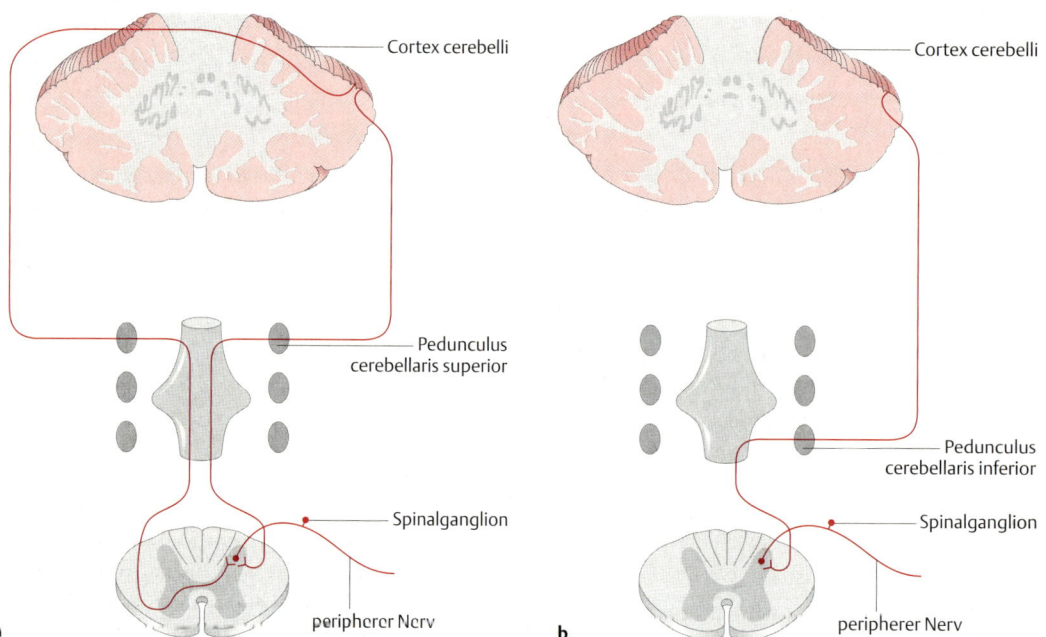

Abb. 9.26 Tractus spinocerebellaris. a Tractus spinocerebellaris anterior, **b** Tractus spinocerebellaris posterior.

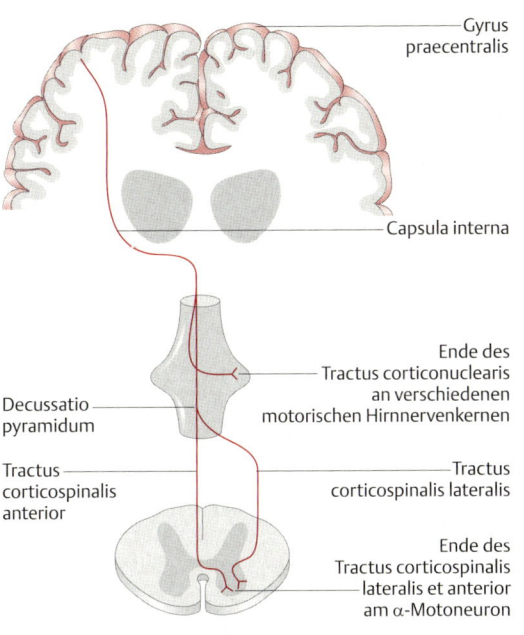

Abb. 9.27 Pyramidenbahn.

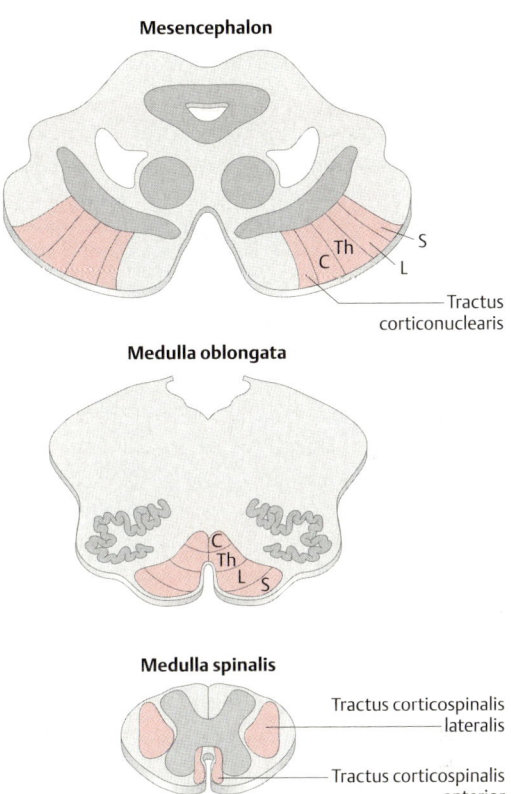

Abb. 9.28 Somatotopik der Pyramidenbahn.

In der **Medulla oblongata** ziehen ca. **80% der Fasern nach kontralateral (Decussatio pyramidum an der Grenze zwischen Medulla oblongata und Medulla spinalis).** Ab diesem Punkt werden die gekreuzten Anteile als **Tractus corticospinalis lateralis** bezeichnet. Die Fasern ziehen im Rückenmark nach kaudal, bis sie ihr zugeordnetes α-Motoneuron erreichen und dieses mit einem motorischen Impuls versorgen. Über das α-Motoneuron erreicht der motorische Impuls den peripheren Muskel.

Die verbliebenen ca. **20% der Fasern** des Tractus corticospinalis ziehen zunächst **ipsilateral** durch das Rückenmark bis auf Höhe ihres α-Motoneurons. In der Nähe ihres Zielsegmentes kreuzen die Fasern auf die andere Seite, um zum entsprechenden α-Motoneuron zu gelangen, das wiederum den Impuls zum peripheren Muskel weiterleitet. Diese Fasern werden als **Tractus corticospinalis anterior** bezeichnet.

Somatotopik. Die Pyramidenbahn zeigt in ihrem Verlauf eine typische Somatotopik (**Abb. 9.28**): Am Ursprung durch die Bahn, dem **motorischen Kortex** (Gyrus praecentralis), weist die Rinde eine somatotopische Ordnung auf (Homunkulus, S. 365). Im Verlauf durch die **Capsula interna** findet sich die Pyramidenbahn im Genu und Crus posterior. Der kortikonukleäre Anteil liegt dabei im Genu, die obere Extremität im vorderen und die untere Extremität im mittleren Teil des Crus posterior. Im **Mesencephalon** liegen die kranialen Bereiche der Pyramidenbahn medial (Fasern für Hirnnervenkerne, Zervikalbereich und Thorakalbereich) und die kaudalen Anteile lateral (Lumbalbereich, Sakralbereich). In der **Medulla oblongata** verlaufen zervikale Fasern auf der der Olive zugewandten Seite, sakrale Fasern verlaufen ganz basal.

9.8.3 Das limbische System

Das limbische System ist ein funktionelles System, das sich aus Strukturen insbesondere des Telencephalons und Diencephalons zusammensetzt. Es ist an der Verarbeitung emotionaler, motorischer und vegetativer Prozesse beteiligt und hat unmittelbaren Einfluss auf das Verhalten. Folgende Strukturen gehören zum limbischen System: Hippocampus, Corpus amygdaloideum, Fornix, Gyrus cinguli, Gyrus parahippocampalis, Hypothalamus, Epithalamus und Teile des Thalamus.

Fornix. Der Fornix ist Teil des limbischen Systems und verbindet den Hippocampus mit dem Hypothalamus. Er hat als informationsleitendes Faserbündel entscheidende Bedeutung im Papez-Neuronenkreis (s. u.). Der Fornix besteht von hinten nach vorne aus einer Crus fornicis, einer Commissura fornicis, einem Corpus fornicis und einer Columna fornicis.

Papez-Neuronenkreis. Der Papez-Neuronenkreis verläuft innerhalb des limbischen Systems und hat mit dem Hippocampus eine entscheidende Funktion bei der **Gedächtnisbildung**. Er beginnt am Hippocampus, wo verschiedenste Informationen in den Neuronenkreis eingespeist werden. Über den Fornix ziehen die Fasern bogenförmig zu den Corpora mamillaria (**Abb. 9.29**). Dort werden die Informationen auf den Tractus mamillothalamicus (Vicq-d'Azyr-Bündel) umgeschaltet und erreichen den **Ncl. anterior thalami**. Nach dortiger Umschaltung projizieren die

Fasern in den Gyrus cinguli, der über das Cingulum die Informationen zum Hippocampus zurückschickt.

> **Klinik**
>
> **Läsionen des Papez-Neuronenkreises.** Bei einer Schädigung von Anteilen des Papez-Neuronenkreises treten mehr oder weniger schwere Gedächtnisstörungen im Sinne einer anterograden Amnesie auf: Die Betroffenen können sich verschiedenste Inhalte nur kurz merken. Die Gedächtnisinhalte, die vor der Schädigung in das Gedächtnis aufgenommen wurden, bleiben aber unberührt.

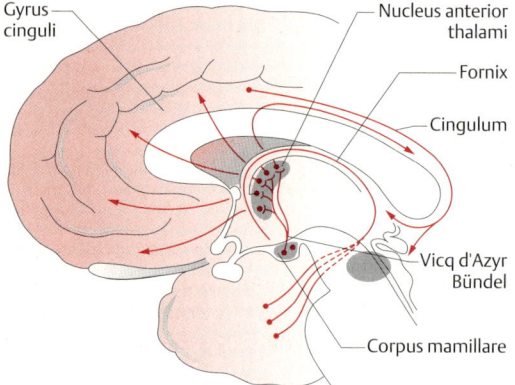

Abb. 9.29 Papez-Neuronenkreis.

9.9 Innere Liquorräume

Das Liquorsystem des ZNS wird in ein **äußeres** und ein **inneres Liquorsystem** eingeteilt. Das äußere Liquorsystem liegt als Subarachnoidalraum zwischen Arachnoidea und Pia mater. Es ist an den meisten Stellen sehr schmal, an manchen Stellen jedoch zisternenartig aufgeweitet. Das innere Liquorsystem besteht aus vier Ventrikeln (Seitenventrikel I und II; III. Ventrikel und IV. Ventrikel) und dem Aquaeductus mesencephali, der den III. Ventrikel und den IV. Ventrikel verbindet. Der **Canalis centralis** ist die Fortsetzung des IV. Ventrikels in die Medulla spinalis. Es handelt sich hierbei um einen langen, dünnen Fortsatz, der in den größten Teilen des Rückenmarks obliteriert ist. Beide Systeme stehen im Bereich des vierten Ventrikels miteinander in Verbindung (**Abb. 9.30**).

9.9.1 Seitenventrikel

Die **paarigen Seitenventrikel** (Ventriculi laterales) liegen in den Hemisphären des **Telencephalons**. Jeder Seitenventrikel besteht aus einem Vorderhorn (Cornu frontale; Frontallappen), zentralen Teil (Pars centralis; Parietallappen), Unterhorn (Cornu temporale; Temporallappen) und Hinterhorn (Cornu occipitale; Okzipitallappen). Das Vorderhorn wird lateral und ventral durch den Ncl. caudatus, medial durch das Septum pellucidum und durch das Corpus callosum als Dach begrenzt. Der zentrale Teil wird ebenfalls durch das Corpus callosum als Dach und medial

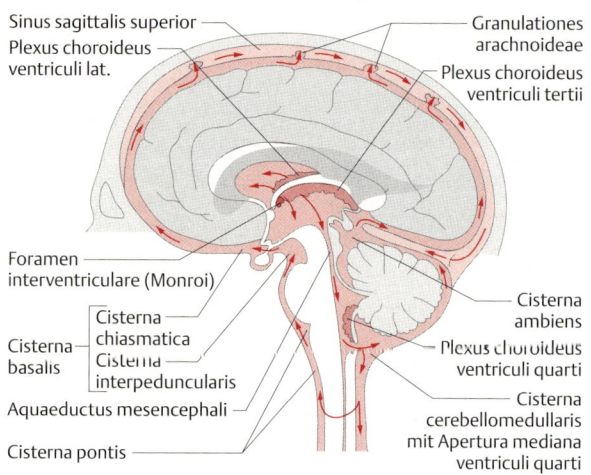

Abb. 9.30 Ventrikel und Liquorzirkulation.

durch den Thalamus und Fornix begrenzt. Lateral liegt der Ncl. caudatus. Das Hinterhorn wird komplett durch weiße Substanz des Okzipitallappens begrenzt. Das Unterhorn wird medial und basal durch den Hippocampus, lateral und kranial durch weiße Substanz des Temporallappens begrenzt.

9.9.2 Dritter Ventrikel

Die beiden Seitenventrikel gehen jeweils am rechten bzw. linken **Foramen interventriculare** (Monroi) in den dritten Ventrikel über. Er wird **lateral** durch beide Thalami begrenzt und im Bereich der **Adhesio interthalamica** unterbrochen.
Der dritte Ventrikel wird durch die Tela choroidea bzw. den Plexus choroideus und Fornix als Dach begrenzt. Die Vorderwand bilden die Commissura anterior und die Lamina terminalis, den Boden das Chiasma opticum und der Hypothalamus (Infundibulum, Corpora mamillaria, Tuber cinereum). Die Hinterwand wird durch die Commissura posterior und die Epiphyse gebildet. Es gibt außerdem vier Recessus:

– **Recessus opticus** direkt über dem Chiasma opticum
– **Recessus infundibularis** zieht in das Infundibulum der Hypophyse
– **Recessus suprapinealis** unmittelbar über der Epiphyse
– **Recessus pinealis** am Epiphysenansatz.

9.9.3 Vierter Ventrikel

Das Cerebellum mit den Pedunculi cerebelli superiores und dem Velum medullare superius et inferius sowie dem Plexus choroideus bilden das Dach des IV. Ventrikels, den Boden bildet die Rautengrube (Fossa rhomboidea, gebildet durch Pons und Medulla oblongata). Am Boden der Rautengrube lassen sich einige kleine Erhebungen ausmachen: Colliculus facialis, Trigonum n. hypoglossi, Trigonum n. vagi, Eminantia medialis. Über die paarige **Apertura lateralis** (Luschkae) und die unpaare **Apertura mediana**

(Magendii) besteht im vierten Ventrikel eine Verbindung zum äußeren Liquorsystem.

9.9.4 Plexus choroideus

Der Plexus choroideus ist ein zartes, zottenreiches Gebilde, das in die vier Ventrikel hineinragt und den Liquor cerebrospinalis bildet. Er findet sich in den Seitenventrikeln in der Pars centralis und dem Cornu inferius, im Foramen interventriculare, am Dach des dritten Ventrikels und im vierten Ventrikel am Velum medullare inferius. Anteile des Plexus choroideus ragen aus den Aperturae laterales heraus in den äußeren Liquorraum (am Kleinhirnbrückenwinkel) und werden als **Bochdalek-Blumenkörbchen** bezeichnet.

Das Blut in den Plexus choroidei wird vom Liquor durch die **Blut-Liquor-Schranke** getrennt, die hauptsächlich dadurch gebildet wird, dass das Plexusepithel im Gegensatz zum Ependym (Endothel der Ventrikel und des Zentralkanals) zahlreiche Tight junctions besitzt (Histologie S. 90, Biochemie S. 602). Der Liquor hat dadurch eine sehr charakteristische Zusammensetzung: sehr wenige Zellen (u.a. Leukozyten), sehr wenig Eiweiß, sehr wenig Zucker sowie eine veränderte Ionenkonzentration gegenüber dem Blut. Bestimmte Pharmaka können die Blut-Liquor-Schranke nicht passieren.

Liquor

Im Liquorsystem finden sich ca. 150 ml wasserklaren Liquors. Seine Funktion besteht in der Lagerung des Gehirns und des Rückenmarks in seiner knöchernen Umhüllung („Wasserbett") und in der Unterstützung des ZNS-Stoffwechsels.

Der Liquor fließt aus den Seitenventrikeln über das Foramen interventriculare (Monroi) in den dritten Ventrikel (**Abb. 9.30**). Über den Aquaeductus mesencephali gelangt er in den vierten Ventrikel. Von hier erreicht der Liquor über die Aperturae laterales bzw. die Apertura mediana den Subarachnoidalraum. Im äußeren Liquorsystem umspült der Liquor Gehirn und Rückenmark. Die Resorption des Liquor cerebrospinalis erfolgt durch die **Granulationes arachnoideae (Pacchioni)**, blumenkohlartige Ausstülpungen der Arachnoidea durch die Dura mater hindurch in das System der venösen Sinus bzw. direkt in den Schädelknochen. Der größte Teil des Liquors wird auf diese Weise in das venöse System aufgenommen.

Klinik

Hydrozephalus. Beim Hydrozephalus kommt es zu einer Erweiterung der inneren oder äußeren Liquorräume. Symptome sind Kopfschmerzen, Übelkeit, Erbrechen, Persönlichkeitsveränderungen, motorische Störungen, Harninkontinenz und in schweren Fällen Bewusstlosigkeit/Koma. Beim Säugling kommt es durch die noch nicht geschlossenen knöchernen Schädelnähte zu Veränderungen des Kopfumfangs („Wasserkopf„) und erweiterten, gespannten oder vorgewölbten Fontanellen.

9.10 Hirn- und Rückenmarkshäute, äußere Liquorräume

Gehirn und Rückenmark sind von drei bindegewebigen Häuten (Meningen) umgeben: Dura mater, Arachnoidea, Pia mater (**Abb. 9.31a**). Alle drei Meningen finden sich sowohl innerhalb des Schädelknochens als auch innerhalb des Wirbelkanals.

9.10.1 Dura mater encephali et spinalis

Die Dura mater (auch harte Hirnhaut oder **Pachymeninx**) liegt dem Schädelknochen direkt an und verschmilzt dort mit dem Periost. Physiologisch befindet sich zwischen Knochen und Dura mater kein Raum (s.u. Klinischer Bezug). Man unterscheidet ein **äußeres** und **inneres Durablatt**, sie sind miteinander verbunden, trennen sich aber an manchen Stellen und bilden dabei Hohlräume: **Sinus durae matris** (S. 377). Dort, wo sich die beiden inneren Durablätter treffen, bilden sie die **Falx cerebri**, eine Duraplatte, die sichelförmig von der Crista galli zum Okzipitalpol verläuft und die Großhirnhemisphären voneinander trennt (**Abb. 9.31a**). Über die Crista frontalis ist die Falx cerebri am Schädeldach befestigt. Eine weitere Duraplatte schiebt sich als **Tentorium cerebelli** horizontal zwischen Okzipitallappen und Kleinhirn. Eine Aussparung, die **Incis-**

Biologie
Histologie
Anatomie
Chemie
Biochemie
Physik
Physiologie
Psych./Soz.

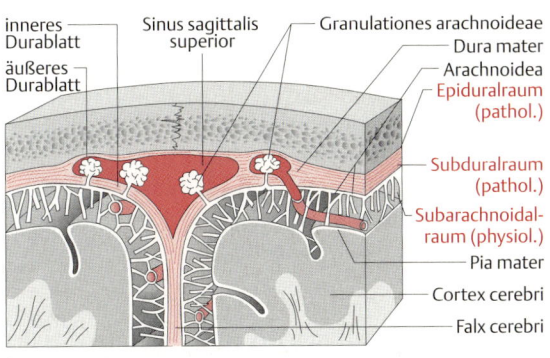

inneres Durablatt
äußeres Durablatt
Sinus sagittalis superior
Granulationes arachnoideae
Dura mater
Arachnoidea
Epiduralraum (pathol.)
Subduralraum (pathol.)
Subarachnoidalraum (physiol.)
Pia mater
Cortex cerebri
Falx cerebri

a

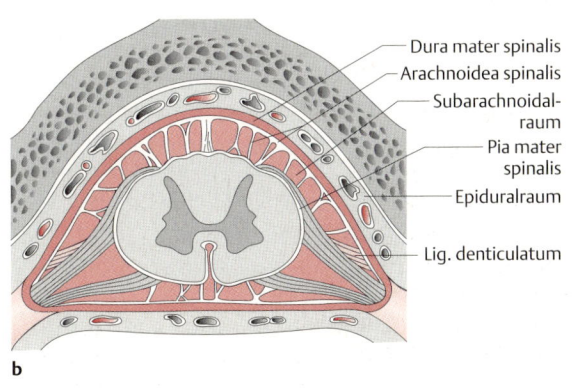

Dura mater spinalis
Arachnoidea spinalis
Subarachnoidalraum
Pia mater spinalis
Epiduralraum
Lig. denticulatum

b

Abb. 9.31 Meningen. a im Frontalschnitt, **b** im Wirbelkanal.

ura tentorii, dient zum Durchtritt des Hirnstamms an dieser Stelle. Über die Sella turcica spannt sich ein Durablatt, das **Diaphragma sellae**. Dieses besitzt eine kleine Öffnung für das Infundibulum der Hypophyse.

Auf Rückenmarksebene ist die innere Wand des Wirbelkanals mit Periost ausgekleidet. Zwischen Dura und Periost befindet sich der **Epiduralraum** (auch: Periduralraum), der mit Fettgewebe und dem Plexus venosus vertebralis internus gefüllt ist (**Abb. 9.31b**). Eine Besonderheit bilden hier die **Ligg. denticulata**: Sie fixieren das Rückenmark innerhalb des Wirbelkanals. Auf diese Weise verhindern sie eine Schädigung des Rückenmarks durch Anschlagen an den knöchernen Wirbelkanal.

> **Merke**
>
> Der Durasack reicht beim Erwachsenen bis zum Wirbelkörper S2.

Klinik

Epiduralblutung. Im Rahmen z.B. eines Schädel-Hirn-Traumas kann es zu Frakturblutungen und/oder einer traumatischen **Ruptur von Meningealgefäßen** in der Dura mater kommen. In diesem Fall bildet sich zwischen Knochen und Dura mater ein pathologischer blutgefüllter Raum **(Epiduralhämatom)**. Die Diagnose wird durch Computertomografie gestellt, in der sich das Hämatom als bikonvexe (linsenförmige) Raumforderung darstellt. Die Therapie besteht in der Entlastungsbohrung bzw. einer Öffnung des knöchernen Schädels um den Hirndruck zu senken.

9.10.2 Arachnoidea mater, Pia mater

Arachnoidea

Arachnoidea und Pia mater (**Abb. 9.31**) werden auch als **Leptomeninx** (auch weiche Hirnhäute) zusammengefasst. Die **Arachnoidea** liegt von innen direkt der Dura mater an, sie bildet kleine Ausstülpungen, die durch die Dura mater hindurch Knochengewebe oder die Sinus durae matris erreichen: **Granulationes arachnoideae** (Pacchioni) (S. 373).

Klinik

Subduralhämatom. Ein Subduralhämatom entsteht meist durch die Blutung aus einer **Brückenvene** zwischen Dura mater und Arachnoidea. Bei der chronischen Blutung (oft bei älteren Menschen) reichen ein geringfügiges Trauma, eine Antikoagulationstherapie oder Streptokinasetherapie aus. Die Entstehung des Hämatoms erstreckt sich dann über Wochen und Monate, akute Blutungen treten z.B. nach Schädel-Hirn-Trauma auf.

Meningeom. Meningeome sind gutartige Tumoren, die meist an der Dura haften und von den Arachnoidalzellen ausgehen. Es handelt sich um einen der häufigsten intrakraniellen Tumoren. Das Meningeom ist meist an der Falx cerebri, dem Keilbeinrand, der Olfaktoriusrinne oder dem Tentorium cerebelli lokalisiert. Klinisch kann es u.a. zu Krampfanfällen, Hirndruckanstieg, Kopfschmerzen und Sehverschlechterungen kommen. Die Therapie besteht in der Tumorexstirpation, die Prognose ist nach chirurgischer Resektion meist günstig.

Pia mater

Die **Pia mater** liegt als innerstes Blatt dem Gehirn und Rückenmark direkt an, sie umkleidet zusätzlich die Blutgefäße, die an der Hirnoberfläche verlaufen.

Pia mater und Arachnoidea sind durch zahlreiche **spinnengewebsartige Fasern** verbunden, zwischen ihnen liegt der **äußere Liquorraum** im **Subarachnoidalraum**.

Dieser ist mit **Liquor cerebrospinalis** gefüllt, äußerst schmal, an manchen Stellen jedoch zisternenartig erweitert:

- **Cisterna cerebellomedullaris (Cisterna magna):** zwischen Kleinhirnunterseite und Medulla oblongata
- **Cisterna basalis:** erstreckt sich von der Crista galli bis zum Foramen magnum und umfasst im vorderen Teil die **Cisterna chiasmatica**. Im hinteren Teil enthält sie die **Cisterna interpeduncularis**, die **Cisterna ambiens** und die **Cisterna pontocerebellaris**.

Klinik

Die Subarachnoidalblutung: Auch im physiologisch bestehenden Subarachnoidalraum können Blutungen auftreten, dies meist im Rahmen einer **Arterienruptur im Circulus arteriosus** (S. 375). In der Mehrzahl der Fälle handelt es sich um Blutungen durch die lebensbedrohliche **Ruptur eines Aneurysmas**. Es erfolgt möglichst rasch die Operation, dabei wird das blutende Gefäß durch einen Gefäßclip komprimiert.

Gefäßversorgung und Innervation der Meningen

Die **arterielle Versorgung** der Meningen erfolgt über drei Arterien, die alle in der Dura mater verlaufen:

- **A. meningea anterior:** entspringt aus der A. ethmoidalis anterior (aus der A. carotis interna), versorgt einen kleinen Durabereich in der vorderen Schädelgrube.
- **A. meningea media:** Ast der A. maxillaris (aus der A. carotis externa), zieht durch das Foramen spinosum in den Schädel und versorgt als größter Ast den überwiegenden Teil der Dura mater.
- **A. meningea posterior:** aus der A. pharyngea ascendens, versorgt gemeinsam mit Ästen aus der A. occipitalis und der A. vertebralis die Dura mater der hinteren Schädelgrube.

Die **Innervation** der Meningen erfolgt insbesondere durch **Äste des N. trigeminus**, lediglich ein kleiner Bereich der hinteren Schädelgrube wird durch den **N. vagus** versorgt. Die jeweiligen Rr. meningei verlaufen in der Dura mater.

Biologie | Histologie | Anatomie | Chemie | Biochemie | Physik | Physiologie | Psych./Soz.

9.11 Gefäßversorgung

9.11.1 Arterien

Telencephalon und Diencephalon

Das Gehirn wird durch die jeweils beiden **Aa. carotis internae** und **Aa. vertebrales** versorgt (**Abb. 9.32**). Sie sind durch eine kreisförmige Anastomose, den **Circulus arteriosus (Willisii)** miteinander verbunden.

A. carotis interna. Die A. carotis interna, ein Ast der A. carotis communis, zieht ohne Abgabe weiterer Arterien durch die Schädelbasis und bildet dabei den s-förmigen Carotissiphon. Dieser zieht im letzten Stück durch den **Sinus cavernosus** (S. 377). Zunächst gibt die A. carotis interna innerhalb des Schädels einige kleine Äste ab (A. ophthalmica, A. choroidea, A. hypophysialis superior) und teilt sich dann in die **A. cerebri anterior** und **A. cerebri media** auf (**Abb. 9.32**).

A. vertebralis. Die A. vertebralis, ein Zweig der **A. subclavia,** verläuft durch die Querfortsätze der Zervikalwirbel und tritt zwischen Atlas und Os occipitale in den Wirbelkanal. Nach Passage des **Foramen magnum** vereinigen sich die Aa. vertebrales beider Seiten zur **A. basilaris**. Diese teilt sich dann wiederum in die **Aa. cerebri posteriores**.

Circulus arteriosus (Willisii). Der Circulus arteriosus (Willisii) wird durch die oben beschriebenen vier Arterien gespeist und verbindet diese: Damit kommunizieren die A. cerebri anterior beider Seiten über die A. communicans anterior, die A. cerebri media ist nach dorsal über die A. communicans posterior mit der A. cerebri posterior verbunden.

– Die A. cerebri anterior entspringt beidseits aus der A. carotis interna, verschwindet im vorderen Hemisphärenspalt, windet sich um den Balken und versorgt den basalen Kortex des **Frontallappens** und den gesamten medialen Kortex des **Frontal-** und **Parietallappens** bis zum **Sulcus occipitoparietalis**. Mit kleinen Endästen greift die A. cerebri anterior über die Mantelkante hinweg und versorgt ca. 1 cm des außen anliegenden Kortex des Frontal- und Parietallappens.

– Die A. cerebri media entspringt aus der A. carotis interna und verschwindet lateral in der Tiefe des Telencephalons. Sie gibt dort zahlreiche Äste an die **Capsula interna** und die **Basalganglien** ab (S. 362). Sie versorgt zusätzlich die obere Außenfläche des Temporallappens und die konvexen Kortexbereiche des Frontal- und Parietallappens (**Abb. 9.33**).

– Die A. cerebri posterior zieht nach Abgang aus dem Circulus arteriosus in Richtung Okzipitallappen. Auf ihrem Weg dorthin verläuft sie am Unterrand des **Temporallappens** und versorgt dessen basale Bereiche. Außerdem versorgt sie den **Okzipitallappen** einschließlich primärer und sekundärer Sehrinde.

– Die **A. hypophysialis superior** versorgt als Ast der A. carotis interna Teile des Hypothalamus und des Infundibulums. Dem Arteriolensystem im Infundibulum schließt sich ein erstes **venöses Netz** (primäres Kapillargebiet) an, das die Aufgabe hat, die an dieser Stelle ausgeschütteten Releasing- und Inhibiting-Hormone aufzunehmen, sodass diese in Richtung Adenohypophyse weitertransportiert werden. Dem venösen Netz im Infundibulum schließt sich ein zweites Netz (sekundäres Kapillargebiet) in der Adenohypophyse an. Es „verteilt"

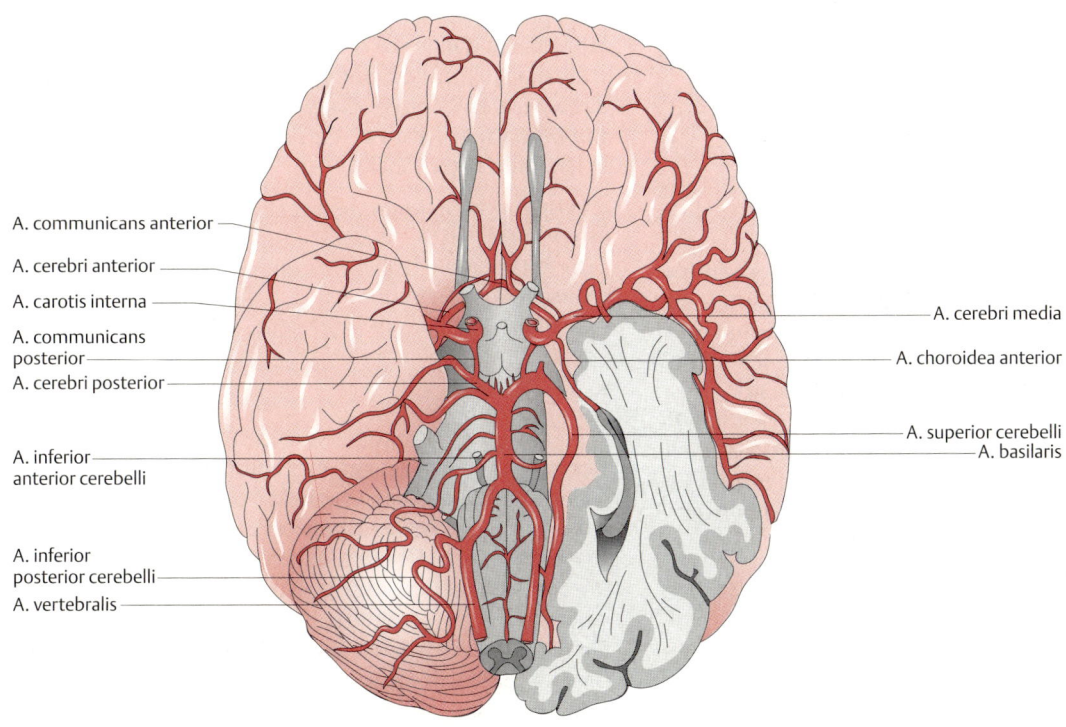

A. communicans anterior

A. cerebri anterior

A. carotis interna

A. communicans posterior

A. cerebri posterior

A. inferior anterior cerebelli

A. inferior posterior cerebelli

A. vertebralis

A. cerebri media

A. choroidea anterior

A. superior cerebelli
A. basilaris

Abb. 9.32   Arterien der Hirnbasis.

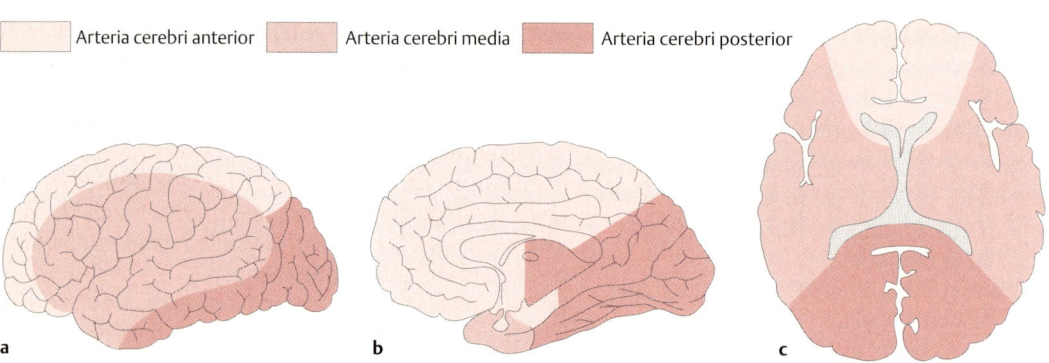

Arteria cerebri anterior   Arteria cerebri media   Arteria cerebri posterior

a   b   c

Abb. 9.33 **Arterielle Versorgungsgebiete des Gehirns. a** lateral, **b** von medial, **c** im Horizontalschnitt.

die aufgenommenen Releasing- und Inhibiting-Hormone auf die verschiedenen Zellen der Adenohypophyse. Dieses zweite Netz wird als **hypothalamohypophysäres Pfortadersystem** bezeichnet.
– Die **Neurohypophyse** wird von einem Ast der **A. hypophysialis inferior** gespeist.

Hirnstamm und Cerebellum

Hirnstamm und Kleinhirn werden durch die **Aa. vertebrales** versorgt, die kleine Äste an die **Medulla oblongata** abgeben. Von der **A. basilaris** ziehen kleine Arterien nach lateral und versorgen **Pons** und **Mesencephalon**. Die arterielle Versorgung des **Cerebellums** erfolgt über die A. superior cerebelli (oberer, dem Okzipitallappen zugewandter Teil des Cerebellums), die A. inferior anterior cerebelli (mittlerer Abschnitt des Cerebellums) und die A. inferior posterior cerebelli (unterer, dem Foramen magnum zugewandter Abschnitt des Cerebellums).

Rückenmark

Das Rückenmark wird arteriell von den Aa. vertebrales und der Aorta descendens versorgt. Längs verlaufen die **A. spinalis anterior** (Vorderhorn, Basis der Hinterhörner, Vorderseitenstrang) und die beiden **Aa. spinales posteriores** (Hinterstränge, übriger Anteil der Hinterhörner) aus der A. vertebralis. Das Blut der A. vertebralis versorgt den oberen Abschnitt des Zervikalmarks.
Segmental, d.h. quer, verlaufen die **Rr. spinales** (aus den Aa. vertebrales bzw. aus Aortenästen: Interkostal- und Lumbalarterien). Aa. spinales und Rr. spinales sind durch zahlreiche **Anastomosen** miteinander verbunden und bilden ein Geflecht um das Rückenmark (**Abb. 9.34**).
Die **Rr. spinales** entspringen im Zervikalbereich aus Ästen der A. subclavia, im Thorakalbereich aus den Aa. intercostales, im Lumbalbereich aus den Aa. lumbales, im Sakralbereich aus der A. sacralis lateralis und aus der A. iliolumbalis (aus den Aa. iliacae internae).

9.11.2 Mikrozirkulation

Im ZNS sind die Gefäße mit einem speziellen Gefäßendothel ausgestattet (Histologie S. 90). Die sich daraus ergebende **Blut-Hirn-Schranke** wirkt „selektiv" in Bezug auf

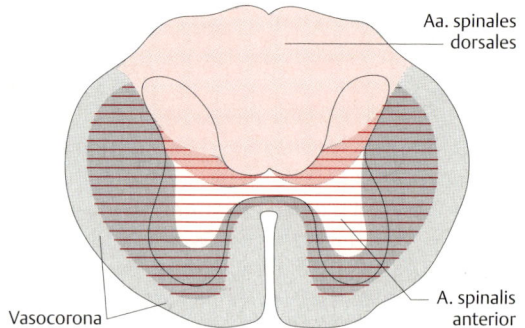

Aa. spinales dorsales

Vasocorona

A. spinalis anterior

Abb. 9.34 **Arterielle Versorgung des Rückenmarks.**

z.B. Hormone, Medikamente und toxische Stoffe. Unter pathologischen Bedingungen (z.B. nach Traumata, bei Intoxikationen, bei Entzündungen und Tumoren) kann die Blut-Hirn-Schranke gestört sein (Schrankenstörung).
In einigen Gebieten des ZNS gibt es keine Blut-Hirn-Schranke – hier können Stoffe aus dem Blut frei durch **fenestrierte Kapillaren** in das ZNS übertreten: Eminentia mediana am Infundibulum, **Area postrema** am Boden der Rautengrube, Epiphyse, Plexus choroideus, Subfornikalorgan im Dach des dritten Ventrikels, Organum vasculorum in der Lamina terminalis.

> **Klinik**
>
> Die Area postrema ist eine Triggerzone für den Brechreflex. Verschiedene Substanzen wie z.B. Zytostatika oder Digitalis können hier Brechreiz auslösen.

9.11.3 Venöse Abflusswege

Der venöse Abfluss erfolgt über oberflächliche (**Vv. cerebri superficiales**) und tiefe Venen (**Vv. cerebri profundae**) sowie weitlumige venöse Blutleiter der Dura mater (**Sinus**). Die klappenlosen Venen münden in die Blutleiter (Sinus). Das venöse Blut des Gehirns wird fast ausschließlich über die V. jugularis interna zum Herz geleitet.
Vv. cerebri superficiales. Die Vv. cerebri superficiales des Gehirns verlaufen im **Subarachnoidalraum** und leiten das Blut des Kortex und des darunter liegenden Marks den Sinus zu:

- Die **Vv. cerebri superiores** leiten das venöse Blut der oberen lateralen und medialen Hemisphären zum Sinus sagittalis superior (s. u.).
- Die **V. cerebri media superficialis** leitet das venöse Blut aus dem Bereich des Sulcus lateralis in den Sinus sphenoparietalis oder in den Sinus cavernosus.
- Die **Vv. cerebri inferiores** nehmen venöses Blut aus den unteren lateralen Anteilen des Temporal- und Okzipitallappens auf, sie münden vor allem im Sinus transversus und Sinus sigmoideus.

Die **Vv. cerebri profundae** nehmen das venöse Blut des Marks und des Diencephalons auf und münden alle in die **V. cerebri magna**. Sie entsteht aus dem Zusammenfluss von zwei Vv. cerebri internae und zwei Vv. basales, verläuft in unmittelbarer Nachbarschaft der Epiphyse und mündet im Sinus rectus. Die **V. cerebri interna** drainiert Blut aus dem Gebiet des dorsalen Thalamus, Pallidums und Striatums. Die **V. basalis** entsteht durch Vereinigung der V. cerebri anterior (Blut aus den tiefgelegenen Strukturen des Frontallappens) und V. cerebri media profunda (Blut aus der Region um Pallidum und Putamen).

Die **Sinus durae matris** entstehen durch Hohlräume zwischen den **inneren Blättern der Dura mater** (S. 373), sie nehmen das Blut von Gehirn, Hirnhäuten und Orbitae auf und führen es der **V. jugularis interna** zu (**Abb. 9.35**). Über **Vv. emissariae** stehen die Sinus mit den Venen der Kopfhaut in Verbindung und durchziehen das Schädeldach. Die **Vv. diploicae** liegen in der Spongiosa der Schädelknochen und haben Verbindung zu den Vv. emissariae. Dadurch ist ebenfalls eine Verbindung gegeben.

- Der wichtigste Blutleiter ist der **Sinus sagittalis superior**. Er verläuft in der Basis der Falx cerebri und sammelt das Blut der Vv. cerebri superiores. Er mündet im **Confluens sinuum**.
- Im unteren Teil der Falx cerebri verläuft der **Sinus sagittalis inferior**, er mündet zusammen mit der V. cerebri magna im Sinus rectus, der schließlich ebenfalls im Confluens sinuum mündet.
- Der **Confluens sinuum**, ein venöser Zusammenfluss mehrerer Sinus am Okzipitalpol, setzt sich nach lateral als **Sinus transversus** nach beiden Seiten fort und geht dann in den S-förmigen **Sinus sigmoideus** über. Dieser

mündet in die V. jugularis interna (Bulbus v. jugularis) und verlässt über das Foramen jugulare den Schädel.
- Zwischen vorderer und mittlerer Schädelgrube verläuft entlang den Keilbeinflügeln der **Sinus sphenoparietalis** nach medial, er endet im Sinus cavernosus.
- Der **Sinus cavernosus** ist ein venöses Geflecht, das die Hypophyse links und rechts umschließt. Durch ihn ziehen der Siphon der A. carotis interna sowie der N. abducens. N. oculomotorius, N. trochlearis, N. ophthalmicus und N. maxillaris des N. trigeminus verlaufen an der lateralen Wand des Sinus cavernosus.

> **Merke**
>
> Der Sinus cavernosus hat über die V. ophthalmica superior Verbindung zu oberflächlichen Venen des Gesichtsbereiches (V. angularis und V. facialis) (S. 247).

> **Klinik**
>
> **Sinus-cavernosus-Thrombose.** Ein Furunkel im Einzugsbereich der V. angularis oder V. facialis kann somit zur eitrigen Sinus-cavernosus-Thrombose führen. Folgen sind u. a. der Ausfall von Hirnnerven, die hier verlaufen. Die Nachbarschaft des Sinus zu den Meningen kann zudem zur eitrigen Meningitis führen.

- Über den **Sinus petrosus superior** hat der Sinus cavernosus Anschluss an den Sinus sigmoideus und über den **Sinus petrosus inferior** an die V. jugularis interna. Sinus petrosus superior und inferior verlaufen am oberen bzw. unteren Rand der Felsenbeinpyramide. Nach dorsal ist der Sinus cavernosus mit dem **Sinus basilaris** verbunden. Dieser mündet ebenfalls in die V. jugularis interna.

Die venöse Versorgung des Rückenmarks

Der venöse Abfluss erfolgt am Rückenmark ähnlich der arteriellen Versorgung über eine V. spinalis anterior und eine V. spinalis posterior. Diese finden ihren Blutabfluss über segmentale Venen (Vv. intercostales, Vv. lumbales) und über den epiduralen Venenplexus **(Plexus venosus vertebralis internus)**. Der epidurale Venenplexus steht mit den Sinus durae matris, den segmentalen Venen und dem Plexus venosus vertebralis externus in Verbindung. Dieser bildet ein Geflecht um die Wirbelkörper und deren Dornfortsätze.

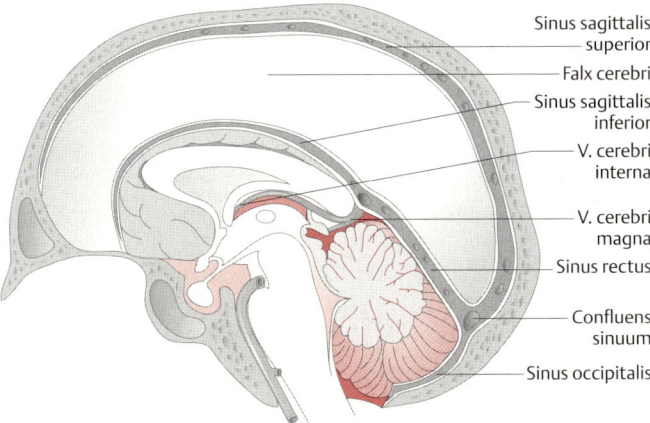

Sinus sagittalis superior
Falx cerebri
Sinus sagittalis inferior
V. cerebri interna
V. cerebri magna
Sinus rectus
Confluens sinuum
Sinus occipitalis

Abb. 9.35 Sinus durae matris.

Zum Auge gehören der Augapfel (Bulbus oculi) einschließlich Sehnerv, die Augenlider, der Tränenapparat und die äußeren Augenmuskeln. **Abb. 10.1** zeigt den Aufbau des Auges.

10.1 Entwicklung

In der 4. Woche stülpen sich am seitlichen Rand des Dienzephalon die beiden **Augenbläschen** aus und nähern sich dem Oberflächenektoderm. In Letzterem induzieren sie die **Linsenplakoden**, die sich über Linsenbläschen zu Linsen entwickeln. Die Augenbläschen werden durch Einbuchtungen zu den doppelwandigen Augenbechern (mit einem äußeren und inneren Blatt), die weiterhin über den **Augenbecherstiel** (→ N. opticus) mit dem Zwischenhirn verbunden sind. Die Unterfläche des Augenbläschens und des Augenbecherstiels wird rinnenförmig zur Augenbecherspalte eingestülpt. In ihr verlaufen die A. und V. hyaloidea. Dann verschmelzen die Ränder der Augenbecherspalte.

> **Merke**
> Die Tunica interna bulbi (Netzhaut, Retina) entsteht aus dem inneren und äußeren Blatt des Augenbechers, der aus dem Neuroektoderm stammt.

Die Sklera (Lederhaut) und Choroidea (Aderhaut) gehen aus dem Mesenchym in der Umgebung des Augenbechers hervor. Das vordere Epithel der Kornea entsteht aus Oberflächenektoderm, die übrigen Bestandteile der Kornea aus Mesenchym, das sich hier in zwei Blätter gliedert, aus denen die vorderen Augenkammern entstehen. Zudem liefern in die Augenanlage eingewanderte Mesenchymzellen den Glaskörper.

> **Klinik**
>
> **Fehlbildungen**. Bei der **Anophthalmie** fehlt ein Auge, z. B. durch Stillstand der Augenentwicklung in der 4. Woche, d. h. fehlende Ausbildung eines Augenbläschens. Schließt sich die Augenspalte fehlerhaft, entstehen **Kolobome** (mit Spaltbildung z. B. des Sehnervs oder der Linse). Ein angeborener **Katarakt** (grauer Star, Linsentrübung) kann z. B. durch eine Röteln-Infektion verursacht sein.

10.2 Orbita

10.2.1 Form, Lage

Jedes Auge liegt in einer pyramidenförmigen Orbitahöhle, wobei an jeden Augapfel sieben verschiedene Knochen des Gesichtsschädels grenzen.
- medial: Os lacrimale und Os ethmoidale
- lateral: Os zygomaticum, Os sphenoidale (Ala major)

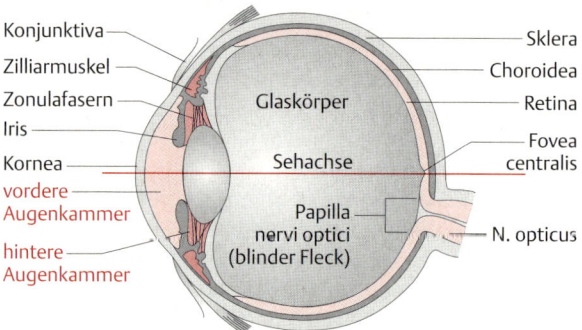

Abb. 10.1 Aufbau des Auges im Längsschnitt.

- Dach: Os frontale, Os sphenoidale (Ala minor)
- Boden: Os zygomaticum, Os maxillare und Os palatinum
- Spitze: Os palatinum und Os sphenoidale.

Nach ventral werden die Augen von den Augenlidern bedeckt.

Die Orbita wird von der **Periorbita** (Periost, Knochenhaut) ausgekleidet. Die vordere Öffnung der Orbita stellt der **Aditus orbitae** dar. Zahlreiche weitere Öffnungen verbinden die Orbita mit den umgebenden Strukturen (S. 213).

10.2.2 Peri- und retrobulbärer Bindegewebsraum

Peribulbärer Raum. Dorsal des Lidapparats (s. u.) liegt ein Fettgewebskörper **(Corpus adiposum orbitae)** um den Bulbus. Das Corpus adiposum orbitae wird durch die Vagina bulbi (= Tenon-Kapsel) vom Spatium episclerale und dem daran angrenzenden Bulbus getrennt. Spatium episclerale heißt also der Spaltraum zwischen der Vagina bulbi und dem Augapfel. Dorsal des Bulbus liegt das **Ganglion ciliare** (vgl. S. 341).

Nicht nur die das Auge und die Augenmuskeln versorgenden Nerven, sondern auch die das Auge versorgenden Gefäße und die Augenmuskeln verlaufen retrobulbär.

Innervation. Für die sensible Innervation des Auges ist der **N. ophthalmicus** (V_1) zuständig. Er teilt sich **nach** seinem Durchtritt durch die Fissura orbitalis superior in 3 Endäste:
- **N. frontalis:** teilt sich in N. supratrochlearis und N. supraorbitalis auf, versorgt die Haut der Stirn und des Oberlids, den medialen Augenwinkel und die Schleimhaut des Sinus frontalis
- **N. lacrimalis:** verläuft an der lateralen Orbitawand, gibt Rr. palpebrales für die Haut und Rr. conjunctivales für die Bindehaut am seitlichen Augenwinkel ab
- **N. nasociliaris:** verläuft entlang der medialen Orbitawand zwischen M. rectus medialis und M. obliquus superior. Er gibt den N. infratrochlearis, die N. ciliares longi, den N. ethmoidalis anterior et posterior ab und

versorgt die Hornhaut, den medialen Teil des Unterlids, Siebbeinzellen, Stirnhöhle und Nasenrücken.

Die sympathische Innervation des Auges (M. dilatator pupillae) erfolgt über sympathische Fasern aus dem **Ganglion cervicale superius** (S. 243), die parasympathische Innervation (M. sphincter pupillae, M. ciliaris) übernehmen Fasern aus dem **Ganglion ciliare** (S. 341).

Gefäßversorgung. Alle das Auge versorgenden Gefäße stammen aus der **A. ophthalmica** (aus der A. carotis interna), da dies die **einzige Arterie** ist, die in die Orbita zieht (durch den Canalis opticus). Dort verläuft sie zunächst lateral des N. opticus und schließlich zum medialen Orbitarand.

Äste der A. ophthalmica:
- **A. centralis retinae:** Sie tritt ca. 1 cm dorsal des Bulbus in den N. opticus ein und verläuft im Nerv bis zur Papille. Dort teilt sie sich in ihre Äste auf. Ihre Aufgabe ist die Versorgung der Sehzellen (gemeinsam mit den Aa. ciliares posteriores breves). Die A. centralis retinae ist eine Endarterie. Sie endet im Bereich der Ora serrata. (Die Pars caeca retinae wird von choroidalen Gefäßen versorgt.)
- **Aa. ciliares posteriores breves:** Sie bilden das Gefäßnetz der Choroidea und versorgen die Sehzellen von außen.
- **Aa. ciliares posteriores longae:** Die beiden Arterien ziehen vom Austritt des N. opticus temporal bzw. nasal bis zum Corpus ciliare und zur Iris.
- **Aa. ciliares anteriores:** Sie verzweigen sich am ventralen Teil des Bulbus im episkleralen Gewebe und in der Konjunktiva.

Die A. ophthalmica gibt außerdem noch die Aa. conjunctivales, Aa. musculares, A. lacrimalis, Aa. palpebrales, A. ethmoidalis anterior und posterior zur Versorgung des äußeren Auges und seiner Umgebung ab. Außerdem zweigt aus der A. ophthalmica der R. meningeus anterior zur Versorgung der Dura ab (S. 374).

Venöser Abfluss. Der venöse Blutabfluss aus der Retina erfolgt über die **V. centralis retinae**, die parallel zur A. centralis retinae verläuft. Das übrige venöse Blut aus dem Auge fließt über die **Vv. ciliares, Vv. sclerales** und die **Vv. vorticosae** ab und fließt dann über die V. ophthalmica superior sowie über die V. ophthalmica inferior in die Sinus durae matris des Gehirns (S. 377). Die Venen der Augenlider und der Stirn münden ebenfalls in die Vv. ophthalmicae. Diese haben über die V. angularis Verbindung zur V. facialis. Hier liegt also eine Anastomose zwischen extra- und intrakraniellen Venen vor.

10.3 Bulbus oculi (Augapfel)

10.3.1 Gestalt, Gliederung, Form

Siehe auch Histologie ab S. 126.

Über die ventrale Seite des Bulbus sowie über die Innenseite der Lider zieht die **Tunica conjunctiva (Bindehaut)**. Des Weiteren befinden sich an der ventralen Seite des Bulbus die **Kornea** (durchsichtige Hornhaut), etwas weiter dorsal gefolgt von der **Iris** (Regenbogenhaut) mit der **Pu-**pillenöffnung, deren Weite durch den M. sphincter bzw. dilatator pupillae reguliert werden kann. Im Winkel zwischen Iris und Kornea **(Angulus iridocornealis)** liegt der sog. **Schlemm-Kanal**, eine Art siebähnliche Öffnung rings um die gesamte Iris, der für die Resorption des Kammerwassers zuständig ist. Dorsal der Iris und der Pupille liegt die Augenlinse **(Lens)**, die über die **Zonulafasern** mit dem **M. ciliaris** des **Corpus ciliare** verbunden ist.

Am mittleren und hinteren Teil des Bulbus lassen sich deutlich die drei Wandschichten abgrenzen:
- **Tunica fibrosa bulbi:** außen die (weiße) Sklera (Lederhaut)
- **Tunica vasculosa bulbi:** die Uvea (Gefäßhaut), die im vorderen Teil die Iris (Regenbogenhaut) und den Ziliarkörper und im hinteren Teil die Choroidea (Aderhaut) bildet
- **Tunica interna bulbi:** die Retina (Netzhaut), die am weitesten innen gelegene Schicht. Die Retina wiederum lässt sich in Pars optica und Pars caeca untergliedern.

Der Raum zwischen Iris und Retina wird vom Glaskörper **(Corpus vitreum)** ausgefüllt.

Unterteilung des Augeninnenraums. Man unterscheidet innerhalb des Bulbus die vordere von der hinteren Augenkammer. Die **vordere Augenkammer** ist von außen fast vollständig zu sehen. Sie wird begrenzt durch das innere Kornealepithel, den Schlemm-Kanal, das vordere Irisepithel und durch den ventralen Teil der Linse (**Abb. 10.2**). An die **hintere Augenkammer** grenzen die Linse, das dorsale Irisepithel, die Zonulafasern und der Ziliarkörper.

Linse (Lens cristallina). Sie stellt die Grenze zwischen vorderer und hinterer Augenkammer dar und ist bikonvex geformt. Da sie gefäß- und nervenfrei ist, erfolgt ihre Ernährung durch Diffusion aus dem Kammerwasser. Über die Zonulafasern ist sie mit dem Ziliarkörper verbunden. Mikroskopischer Aufbau siehe Histologie S. 127).

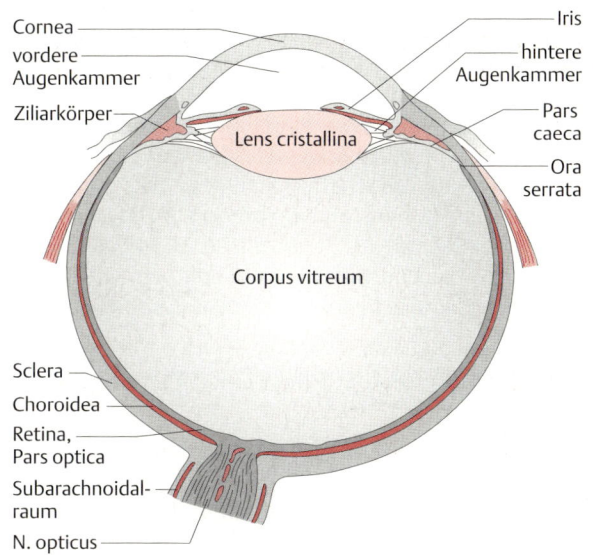

Abb. 10.2 Unterteilung des Augeninnenraums (Horizontalschnitt).

Cornea
vordere Augenkammer
Ziliarkörper
Lens cristallina
Corpus vitreum
Sclera
Choroidea
Retina, Pars optica
Subarachnoidalraum
N. opticus
Iris
hintere Augenkammer
Pars caeca
Ora serrata

Biologie
Histologie
Anatomie
Chemie
Biochemie
Physik
Physiologie
Psych./Soz.

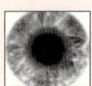

Fallbeispiel: Kurzsichtigkeit (Myopie) (siehe auch S. 658).

Die 12-jährige Sandra stellt sich gemeinsam mit ihrer Mutter beim Augenarzt vor. Das Mädchen berichtet, dass es seit einiger Zeit die Schrift an der Tafel nicht mehr richtig scharf erkennen könne und so inzwischen gezwungen sei, in der ersten Reihe zu sitzen. Das Sehen sei ziemlich anstrengend geworden. Auch Sandras Mutter ist aufgefallen, dass ihre Tochter beim Blicken in die Ferne die Augen immer so zusammenkneife. Bei der Prüfung der Sehschärfe zeigt sich, dass die junge Patientin kurzsichtig ist. Ihr Fernpunkt, der normalerweise im Unendlichen liegt, befindet sich bei 0,5 Metern. Alle Gegenstände, die jenseits der 0,5-Meter-Grenze liegen, erscheinen ihr unscharf. Die Brechkraft ihres Auges muss durch eine Linse unterstützt werden. Sie bekommt eine Brille.

Vorraussetzung dafür, Gegenstände sowohl in der Ferne als auch in der Nähe scharf sehen zu können, ist die Fähigkeit des Auges, seine Brechkraft anzupassen (= Akkomodation). Diese wird durch die Verformbarkeit der Linse gewährleistet. Die Linse besteht aus löslichen Proteinen, die von einer vorderen und hinteren Linsenkapsel umschlossen sind. Sie ist durch die Zonulafasern mit dem Ziliarkörper verbunden.

Durch die Zonulafasern ist die Linse stabil verankert und der Zug des Ziliarmuskels wird auf die Linse übertragen. Bei entspanntem Ziliarmuskel erhöht sich die Spannung der Zonulafasern und der Zug auf die Linse nimmt zu. Hierdurch kommt es zu einer Abflachung der Linse, die Brechkraft des Auges nimmt ab, Gegenstände in der Ferne werden scharf gesehen.

Kontrahiert der Ziliarmuskel, entspannen sich die Zonulafasern und die Linse kann – entsprechend ihrer Eigenelastizität – die Form einer Kugel einnehmen. Hierdurch erhöht sich die Brechkraft des Auges, Gegenstände in der Nähe können scharf abgebildet werden.

Bei der jungen Sandra ist die Fähigkeit zur Akkomodation völlig normal. Ihre Kurzsichtigkeit ist durch den zu langen Bulbus des Auges bedingt (Physiologie, S. 843). Mit fortschreitendem Alter wird aber die Fähigkeit von Sandras Augen zur Akkomodation nachlassen, da die Linse ihre Elastizität verliert und sich nicht mehr genügend krümmen kann. Zu ihrer Kurzsichtigkeit wird eine Altersweitsichtigkeit hinzukommen, die mit einer extra (Sammel-)linse korrigiert werden muss.

Glaskörper (Corpus vitreum). Er füllt hinter der hinteren Augenkammer den Augapfel aus. Er enthält keine Zellen, sondern eine gallertige Masse aus Hyaluronsäure und kollagenen Fasern. Er ist ebenfalls gefäß- und nervenfrei.

10.3.2 Tunica fibrosa

Kornea. Die Kornea besteht von ventral nach dorsal aus folgenden Schichten:
- vorderes Kornealepithel: mehrschichtiges unverhorntes Plattenepithel
- Bowman-Membran: zellfreie Grenzschicht aus kollagenen Fasern
- Substantia propria: Hornhautstroma, parallel ausgerichtete Kollagenfasern
- Descemet-Membran: Basalmembran des Endothels
- Hornhautendothel: einschichtiges Plattenepithel.

Die Kornea ist für das scharfe Sehen des Auges durch seine große Lichtbrechung unentbehrlich. Durch ihre starke Krümmung wirkt sie als Sammellinse. Die Kornea wird von freien Nervenendigungen des N. ophthalmicus sensibel innerviert. Ernährt wird sie über das Kammerwasser.

Merke   Kornea und Linse sind gefäßfrei, sie werden durch das Kammerwasser ernährt.

Sklera. Die Kornea geht lateral der Iris in die **Sklera** (Lederhaut), also „das Weiße des Auges", über. Nach außen grenzt die Sklera an das Spatium episclerale, gefolgt von Tenon-Kapsel und Orbitalfett. Nach innen grenzt die Sklera an die Uvea.

Die Sklera besteht aus **straffem kollagenem Bindegewebe**. Außen ist sie von der Bindehaut (Konjunktiva) bedeckt. Sie wirkt dem intraokulären Druck entgegen und hält den Augapfel in seiner Form.

10.3.3 Tunica vasculosa

Die **Uvea** ist der gefäßhaltige Teil des Bulbus, sie bildet ventral die Iris und den Ziliarkörper, dorsal die Choroidea.

Iris. Die Iris (Regenbogenhaut) setzt vorne am Ziliarkörper an, ragt über die Linse und bildet den Rand der **Pupille** (Lochblende). Ihre Hinterfläche ist lichtundurchlässig pigmentiert. Die unterschiedlich starke Pigmentierung (Melaninkonzentration) bestimmt die Augenfarbe.

Merke   Menschen mit Albinismus fehlt die Pigmentierung der Iris, die Blutgefäße können rot durchscheinen.

Das Stroma, das sich in eine innere (Anulus iridis minor) und eine äußere Zone (Anulus iridis major) unterteilen lässt, besteht aus sehr lockerem, kollagenem Bindegewebe, in das u.a. ein dichtes Gefäßnetz eingebettet ist. Die Hinterfläche der Iris wird von einem zweischichtigen Epithel bedeckt, wobei beide Schichten pigmentiert sind:
- Pars iridica retinae und
- Stratum pigmenti iridis.

Die äußere Schicht bildet mit ihrem Myoepithel den M. dilatator pupillae. Am Rand der Pupille befindet sich der M. sphincter pupillae.

Biologie | Histologie | Anatomie | Chemie | Biochemie | Physik | Physiologie | Psych./Soz.

Ziliarkörper (Corpus ciliare). Er besteht aus dem Ziliarmuskel (wichtig für die Akkommodation, Funktion siehe Physiologie S. 843), den Zonulafasern, die die Linse mit dem Ziliarmuskel verbinden, sowie dem Ziliarepithel (Pars ciliaris retinae), dessen nicht pigmentierter Anteil das Kammerwasser bildet.

Der ringförmige M. ciliaris an der Vorderseite des Ziliarkörpers wird von parasympathischen Fasern des N. oculomotorius innerviert, die im Ganglion ciliare umgeschaltet werden und in den Nn. ciliares breves verlaufen.

Kammerwasser. Es dient unter anderem der Ernährung von Linse und Kornea (beide sind gefäßfrei) durch Diffusion. Kammerwasser ist ein Ultrafiltrat des Blutes. Es wird vom Ziliarkörper produziert und fließt dann von der hinteren Augenkammer durch die Pupille in die vordere Augenkammer. Dort wird es vom Schlemm-Kanal wieder aufgenommen. Der Schlemm-Kanal entspricht einem **venösen Sinus,** das Kammerwasser wird **epi-** und **intraskleralen Venen** wieder zugeführt. Durch konstante Sekretion und Resorption wird der normale Augeninnendruck von 10–21 mmHg aufrechterhalten. Eine Verschlechterung des Abflusses oder eine erhöhte Sekretion von Kammerwasser führen zu einem erhöhten Augeninnendruck, der zum Glaukom führen kann.

Kammerwinkel (Iridokornealwinkel). Der Kammerwinkel liegt am Rand der vorderen Augenkammer zwischen Iris und Kornea. Er besteht aus bindegewebigem Maschenwerk (Trabekelsystem), durch dessen Spalträume das Kammerwasser in einen venösen Sinus (Schlemm-Kanal, Sinus venosus sclerae) läuft.

Choroidea. Die Choroidea ist **gefäßreich, dreischichtig** und enthält Melanozyten sowie kollagene und elastische Fasern. An der Ora serrata geht sie in den Ziliarkörper über. Durch die Bruch-Membran wird die Choroidea von der Retina getrennt.

10.3.4 Tunica interna

Retina (Netzhaut). Die Retina besteht aus mehreren Schichten (Histologie S. 127; Abb. 3.50, S. 128).
- **Pars optica retinae:** dorsal gelegen, enthält Stäbchen und Zapfen
- **Pars caeca retinae** (= blind): enthält nur Pigmentepithel, sie ist so weit ventral gelegen, dass kein Licht auf sie fällt. Die Grenze zwischen den beiden markiert eine sichtbare gezackte Linie, die sog. **Ora serrata**.

Der Raum zwischen Linse und Retina wird vom Glaskörper **(Corpus vitreum)** ausgefüllt.

Besonders zu beachten ist, dass die Spitzen der Stäbchen und Zapfen zum Pigmentepithel hin gerichtet sind, während ihre Axone und die dazwischen geschalteten Zellen zum Glaskörper hin gerichtet liegen, d.h., das Licht trifft erst dann auf die Sinneszellen, wenn es die einzelnen Schichten der Retina durchdrungen hat. Insgesamt liegen in der Retina ca. **6 Millionen Zapfen** (Farbensehen) sowie **120 Millionen Stäbchen** (Hell-dunkel-Sehen), wobei in der

Fovea centralis im Zentrum der Retina ausschließlich **Zapfen** lokalisiert sind. In der Umgebung der Fovea centralis überwiegen ebenfalls die Zapfen, während in der Peripherie die Stäbchen überwiegen. Aufgrund der großen Anzahl von Sinneszellen kann im Auge keine Eins-zu-eins-Verschaltung der einzelnen Sinneszellen erfolgen. Um dennoch mit möglichst wenig Nervenfasern eine möglichst scharfe Sicht zu erreichen, sind mehrere Sinneszellen durch unterschiedliche Zelltypen (z.B. Horizontalzellen, amakrine Zellen) untereinander verbunden und können sich gegenseitig erregen oder hemmen, um Kontraste zu betonen. Lediglich an der Fovea centralis liegt eine **Eins-zu-eins-Verschaltung** vor: Da hier die verbindenden Zellen fehlen, erscheint sie gelber („Gelber Fleck", Macula lutea) als ihre Umgebung und bildet im Vergleich zur restlichen Retina auch eine kleine Einbuchtung.

Die Neuriten der Optikusganglienzellen ziehen zum **Discus n. optici**, verlassen dort durch die **Papilla nervi optici** den Augapfel und ziehen als **N. opticus** zum Gehirn. An dieser Stelle fehlen Sinnesrezeptoren (blinder Fleck der Retina, Macula caeca).

Gefäßversorgung. Die Blutversorgung des Bulbus erfolgt über Äste der A. ophthalmica. Die **A. centralis retinae** zieht im N. opticus zum Discus n. optici und teilt sich dort in zwei Äste, die die Pars optica retinae versorgen. Pars caeca retinae und die Strukturen des vorderen Auges werden v. a. von den **Aa. ciliares** versorgt.

Klinik

Augenhintergrundspiegelung (Ophthalmoskopie). Auf der Retina verlaufen die die Uvea versorgenden Gefäße, die **A.** und **V. centralis retinae**. Dorsal wird die Retina durch die **Papilla** (oder Discus) **nervi optici** unterbrochen (auch Macula caeca = blinder Fleck genannt). Etwas temporal davon liegt der Punkt des schärfsten Sehens, die **Fovea centralis** (in der Macula lutea = gelber Fleck). Sie ist frei von größeren Gefäßen. Bei der Untersuchung des **Augenhintergrunds** sind außer der Retina auch die A. und V. centralis retinae, die Fovea centralis und die Papilla nervi optici zu sehen.

Da der Augenfundus die einzige Stelle des Körpers ist, an der Blutgefäße nicht invasiv direkt betrachtet werden können, hat die Ophthalmoskopie auch Bedeutung für die Verlaufsbeobachtung vor allem bei Hypertonie und Diabetes mellitus.

10.3.5 N. opticus

Die Weiterleitung der **Sehempfindung** erfolgt über den **N. opticus** (II, S. 236).

10.3.6 Bewegungsapparat des Bulbus oculi

Für die **Augenbewegungen** sind je sechs verschiedene Muskeln zuständig, die nach ihrem Ansatz am Bulbus benannt sind (**Tab. 10.1**).

Tabelle 10.1 Die äußeren Augenmuskeln

Muskel	Verlauf	Funktion	Innervation
M. rectus superior	leicht schräg nach lateral über den Bulbus	Blickhebung, Einwärtsdrehung der Axis opticus	N. oculomotorius
M. rectus inferior	gleiche Richtung wie der M. rectus superior unter dem Bulbus	Blicksenkung, Auswärtsdrehung der Axis opticus	N. oculomotorius
M. rectus lateralis	an der temporalen Seite des Bulbus	Abduktion (Bewegung des Auges nach außen)	N. abducens
M. rectus medialis	an der nasalen Seite des Bulbus	Adduktion (Blickwendung zur Nase hin)	N. oculomotorius
M. obliquus superior	s. Text (Trochlea)	Blick nach außen unten und Rotation nach innen	N. trochlearis
M. obliquus inferior	Ursprung nahe des Canalis lacrimalis zieht er parallel zum Unterrand der Orbita zur hinteren Hälfte des Bulbus	Blick nach außen oben und Rotation nach außen	N. oculomotorius

Merke Augenmuskeln sind nicht nach der Richtung, in die sie den Bulbus bewegen, sondern nach ihrem Ansatz am Bulbus benannt.

Die vier geraden Augenmuskeln **(Mm. rectus superior, inferior, medialis et lateralis)** entspringen vom Anulus tendineus communis (bindegewebiger Ring um den Canalis opticus) und setzen, entsprechend ihrer jeweiligen Bezeichnung, ventral eines gedachten Äquators am Bulbus an.

Die schrägen Augenmuskeln **(M. obliquus superior** und **inferior)** setzen dorsal, d. h. hinter dem „Äquator", am Bulbus an (was die dem Namen entgegengesetzte Bewegungsrichtung des Auges erklärt), der **M. obliquus superior** hat seinen Ansatz kranial, der **M. obliquus inferior** kaudal an der Dorsalseite des Bulbus. Der M. obliquus inferior entspringt am Margo infraorbitalis der Orbita, der M. obliquus superior am Os sphenoidale und am Anulus tendineus. Der Anulus tendineus dient als Ursprungsort fast aller Augenmuskeln. Er umgibt außerdem den N. opticus. Durch den Spalt zwischen Anulus tendineus und N. opticus ziehen die A. centralis retinae und ihr Ursprungsgefäß, die A. ophthalmica, der N. oculomotorius, der N. nasociliaris und der N. abducens.

Der M. obliquus superior hat als einziger Augenmuskel in seinem Verlauf eine Besonderheit: Er zieht durch eine bindegewebige Schlaufe, die **Trochlea**, am mediokranialen Orbitarand und ändert dadurch seine Verlaufsrichtung. Somit ist die Trochlea ein sog. **Hypomochlion** (Umlenkrolle), die die Zugrichtung des Muskels ändert bzw. die Muskelkraft in eine andere Richtung lenkt.

Die **Augenmuskeln** werden vom **N. oculomotorius**, dem **N. abducens** oder dem **N. trochlearis** innerviert (**Tab. 10.1**). Die einzelnen Zugrichtungen der Augenmuskeln sind in **Abb. 10.3** dargestellt.

10.4 Zusätzliche Einrichtungen

10.4.1 Augenlid

Die **ventrale** Begrenzung des Bulbus bilden **Ober-** und **Unterlid** (Palpebra superior et inferior). Sie werden durch Faserplatten aus kollagenem Bindegewebe verstärkt **(Tarsus superior et inferior)**. In diesen Lidplatten liegen sowohl die **Meibom-Drüsen** (tiefe Talgdrüsen des Lids) als auch die **Moll-Drüsen** (apokrine Schweißdrüsen = Duftdrüsen des Lids). Die oberflächlich am Lid gelegenen Talgdrüsen bezeichnet man als **Zeis-Talgdrüsen**.

An der vorderen Lidkante setzen 2–3 Reihen **Wimpern** (Cilia) an, in deren Haarbälge die Zeis- und Moll-Drüsen münden.

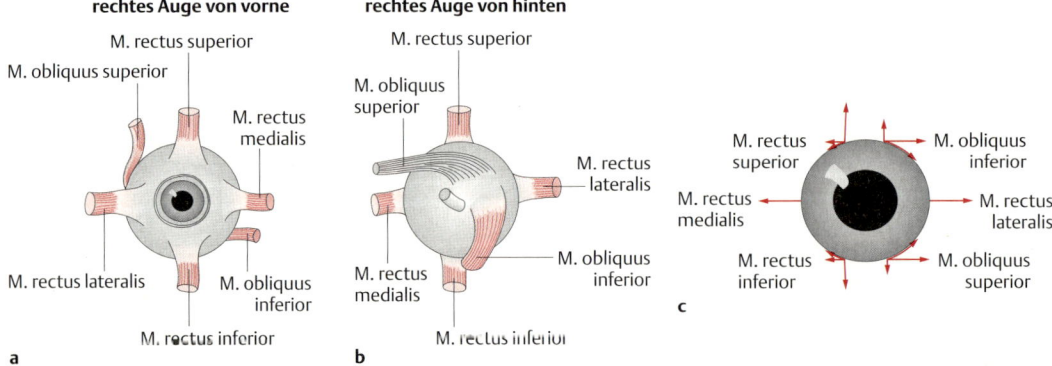

Abb. 10.3 Augenmuskeln des rechten Auges. a von vorn, **b** von hinten, **c** Wirkung der Augenmuskeln auf die Blickrichtung.

Klinik

Gerstenkorn. Eine akute Infektion der Liddrüsen mit schmerzhafter Schwellung bezeichnet man als Gerstenkorn (Hordeolum).

Der Lidschluss erfolgt durch den **M. orbicularis oculi** (Innervation: N. facialis), die Lidöffnung durch den **M. levator palpebrae superior** (Innervation: N. oculomotorius), die Weite der Lidspalte wird durch die **Mm. tarsales superior et inferior** (glatte Muskulatur, sympathische Innervation) reguliert.

Die Außenseite der Lider wird von einem mehrschichtigen verhornten Plattenepithel überzogen. Die Tränendrüse **(Glandula lacrimalis)** liegt lateral am Oberlid, ihr Ausführungsgang mündet in den Fornix conjunctivae superior.

Klinik

Kornealreflex. Bei Berührung der Hornhaut werden die Lider reflektorisch geschlossen und der Kopf zurückgeworfen. Beteiligt sind die Afferenzen über Fasern des N. ophthalmicus zum N. trigeminus und weiter zum Hirnstamm und die efferente Leitung über den N. facialis und den Tractus spinalis n. trigeminus zum Augenlid und der Nackenmuskulatur.

10.4.2 Bindehaut

Sowohl die Vorderseite des Bulbus (Tunica conjunctiva bulbi) als auch die Rückfläche der Lider (Tunica conjunctiva palpebrarum) wird von Bindehaut **(Konjunktiva)** ausgekleidet. Die Umschlagfalte der Konjunktiva vom Bulbus zum Lid wird **Fornix conjunctivae** (superior bzw. inferior) genannt. Hier liegen Konjunktivalsäcke, deren Funktion das Sammeln und Ableiten von Tränenflüssigkeit ist. Die sensible Innervation erfolgt durch Äste des N. lacrimalis.

10.4.3 Tränendrüse, Tränenwege

Die seröse **Glandula lacrimalis** (Tränendrüse) liegt lateral am oberen Rand der knöchernen Orbita und wird durch den M. palpebralis superior eingeteilt in eine Pars orbitalis und eine Pars palpebrae. Die parasympathische Innervation erfolgt über das Ganglion pterygopalatinum (S. 244).

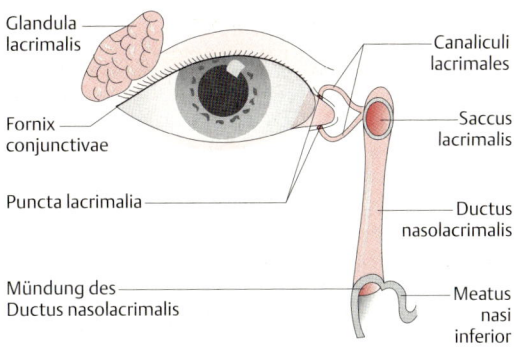

Abb. 10.4 Tränenwege.

Die Tränenflüssigkeit wird von der Glandula lacrimalis permanent, wenn auch in schwankender Menge, sezerniert. Sie befeuchtet und reinigt die vordere Augenoberfläche. Zum Schutz vor Verdunstung ist sie von einer Lipidschicht bedeckt (Produkt der Meibom-Drüsen).

Tränenwege. Die aus den Ductuli excretorii der Tränendrüse in den Fornix conjunctivae superior abgegebene Tränenflüssigkeit wird durch den Lidschlag gleichmäßig über das Auge verteilt. Sie sammelt sich schließlich in einem kleinen Tränensee **(Lacus lacrimalis)** medial auf dem Unterlid und läuft dann über eine kleine punktförmige Öffnung nasal am Ober- bzw. Unterlid ab **(Puncta lacrimalia)**. Die Puncta lacrimalia sind makroskopisch bei leichtem Hervorziehen der Lider sichtbar.

Von den Puncta lacrimalia führt je ein kleiner Kanal **(Canaliculi lacrimales)** zum Tränensack **(Saccus lacrimalis)**. Der Saccus lacrimalis wird ventral von einem Teil des Lig. palpebrale mediale bedeckt. Der Tränensack ist über den **Ductus nasolacrimalis** mit dem **Meatus nasi inferior** verbunden. Diese Verbindung ist auch eine Ursache dafür, dass bei starker Sekretion der Tränenflüssigkeit auch die Nase läuft (man sagt ja auch „Rotz und Wasser heulen") **(Abb. 10.4)**. Beim Naseputzen verhindert eine Falte am Ausgang des Ductus nasolacrimalis den Rückfluss zum Auge.

Merke Spricht der „anatomische Laie" von geschwollenen Tränensäcken, meint er eine Schwellung des infraorbitalen Bindegewebes. Der eigentliche Tränensack befindet sich jedoch nasal des Auges am Os lacrimale.

Biologie

Histologie

Anatomie

Chemie

Biochemie

Physik

Physiologie

Psych./Soz.

Als äußeres Ohr bezeichnet man die Ohrmuschel und den äußeren Gehörgang. Der äußere Gehörgang endet mit dem Trommelfell, es schließt sich das Mittelohr mit der Paukenhöhle, in dem sich die Gehörknöchelchen (Hammer, Amboss, Steigbügel) befinden, an. Die Sinneszellen für den Gleichgewichtssinn befinden sich ebenfalls im Innenohr. Das Gleichgewichtsorgan setzt sich aus je drei Bogengängen sowie je zwei Makulaorganen zusammen.

11.1 Entwicklung des Hör- und Gleichgewichtsorgans

Die **Ohrplakoden** (Verdickungen des Oberflächenektoderms seitlich des Rautenhirns in der 4. Woche) senken sich in die Tiefe und schnüren sich vom Oberflächenektoderm als **Ohrbläschen** ab. Das Ohrbläschen wird durch eine Einschnürung (Ductus utriculosaccularis) in einen ventralen Anteil (Sacculus und Ductus cochlearis) und einen dorsalen Anteil (Utriculus, Bogengänge und Ductus endolymphaticus) untergliedert.

> **Merke**
>
> Das häutige Labyrinth (z. B. der Ductus cochlearis) geht aus einer Einsenkung der Ohrplakode hervor.
>
> Die Paukenhöhle (Cavitas tympani) und die Ohrtrompete (Tuba auditiva) entstehen aus der 1. Schlundtasche (Recessus tubotympanicus).

Die Gehörknöchelchen entwickeln sich aus den Knorpelspangen der ersten beiden Kiemenbögen (S. 210, Tab. 5.1 auch Mittelohrmuskeln: M. tensor tympani und M. stapedius, mit Innervation).
Das Trommelfell entwickelt sich aus dem Ektoderm der ersten Schlundfurche, dem Entoderm der ersten Schlundtasche und (zwischen beiden Schichten) Mesoderm (des 1. und 2. Schlundbogens).

11.2 Äußeres Ohr (Auris externa)

11.2.1 Ohrmuschel, äußerer Gehörgang

Topografie. Das äußere Ohr grenzt nach ventral an das Kiefergelenk, nach dorsal an das Mastoid. Das Innenohr befindet sich in der Felsenbeinpyramide und hat engen Kontakt zur A. carotis interna und zur V. jugularis interna.

Makroskopischer Aufbau. Zum äußeren Ohr zählt man
– die Ohrmuschel **(Auricula)**,
– den äußeren Gehörgang **(Meatus acusticus externus)** sowie
– das Trommelfell **(Membrana tympani)**.
Die Auricula besteht – mit Ausnahme des Ohrläppchens – aus elastischem Knorpel. Die einzelnen Wölbungen und

Einbuchtungen sind in **Abb. 11.1a** aufgeführt. Ihre Form wird vererbt und sieht bei jedem Menschen anders aus. Der Meatus acusticus externus verläuft in einem leicht nach dorsal geschwungenen Bogen nach medial und endet am Trommelfell. Er besteht aus einem lateral liegenden knorpeligen und einem größeren, innen liegenden knöchernen Anteil. Der Gehörgang ist von einer verhornenden Epidermis überzogen, in der Talgdrüsen (Gll. ceruminosae) liegen, die das Ohrenschmalz (Zerumen) produzieren. Bei der Inspektion der Membrana tympani durch den Meatus acusticus externus zeichnet sich durch das Trommelfell der Abdruck des Handgriffs des Hammers ab (Stria mallearis).

Trommelfell (Membrana tympani) (Abb. 11.1b). Der Abdruck des Hammers wird **Stria mallearis** genannt, die am deutlichsten prominente Stelle der Stria mallearis heißt auch Prominentia mallearis. Der medial am stärksten eingezogene Punkt wird als **Umbo membranae tympanicae** bezeichnet. Kranial der Prominentia mallearis liegt der lockere, kleinere, rötlich durchscheinende Teil des Trommelfells, die **Pars flaccida**. Sie bildet eine Grenze zum Recessus membranae tympani superior (Prussak-Raum). Den Rest des Trommelfells bezeichnet man als **Pars tensa**; sie sieht eher grau aus und ist straff gespannt. Zwischen der äußeren Haut und der inneren Schleimhaut enthält sie eine Schicht aus festem Bindegewebe. Der knorpelige Ring um das Trommelfell herum ist der **Anulus fibrocartilagineus**. Der Muskel für die Spannung des Trommelfells wird, entsprechend seiner Aufgabe, **M. tensor tympani** (Innervation: N. musculi tensoris tympani des N. mandibularis, V_3) genannt. Er hat seinen Ursprung an der Tubenwand und setzt am Abgang des Hammergriffs an.
Die laterale Fläche des Trommelfells ist nach vorne und unten um ca. 45° und gegen die Sagittalebene um 50° geneigt.

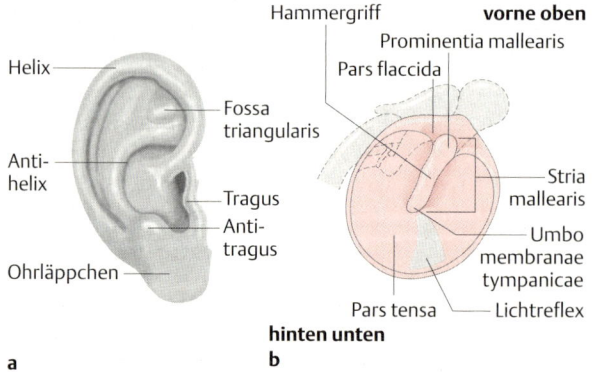

Abb. 11.1 **Aufbau des äußeren Ohres. a** Ohrmuschel. **b** Trommelfell.

Gefäßversorgung. Die Gefäßversorgung des Ohres erfolgt zu einem großen Teil über Anastomosen zwischen Ästen der **A. auricularis posterior** (Ast der A. carotis externa) und weiteren Ästen der **A. carotis externa**. Im Bereich des äußeren Ohres sind dies der R. auricularis (Ast der A. auricularis posterior) und die A. auricularis profunda (Ast der **A. maxillaris**).
Der Blutabfluss des äußeren Ohres erfolgt über die V. jugularis externa, z. T. auch über die V. retromandibularis in die V. jugularis interna.

Innervation. Ohrmuschel und **Meatus acusticus externus** werden motorisch vom N. facialis (VII) und sensibel durch den N. auriculotemporalis (aus dem N. mandibularis V_3), Ramus auricularis (aus dem N. vagus X), N. auricularis magnus (aus dem Plexus cervicalis) innerviert.
Das **Trommelfell** wird sensibel vom N. tympanicus (aus dem N. glossopharyngeus XI) über den Plexus tympanicus von medial, Ramus auricularis (X) und N. auriculotemporalis (V_3) von lateral innerviert.

11.3 Das Mittelohr (Auris media)

Mit Mittelohr werden im Wesentlichen die Paukenhöhle und ihr Inhalt (Gehörknöchelchen) sowie die Tuba auditiva (Ohrtrompete) und die Cellulae mastoideae bezeichnet.

11.3.1 Die Paukenhöhle (Cavitas tympani)

Die Paukenhöhle ist ein annähernd quaderförmiger Raum, der den äußeren Gehörgang mit dem Innenohr verbindet. Sie kann in **drei Etagen** unterteilt werden: Hypotympanon, Mesotympanon und Epitympanon. Das Epitympanon enthält den **Recessus epitympanicus**, ein kuppelförmiger Raum, in dem der Hammerkopf und Ambosskörper liegen.
Das knöcherne Dach der Paukenhöhle **(Paries tegmentalis)** grenzt in der mittleren Schädelgrube an die Oberfläche der Felsenbeinpyramide. Der Boden der Paukenhöhle **(Paries jugularis)** wird durch eine dünne Knochenschicht von der V. jugularis interna getrennt. In der ventralen Wand **(Paries caroticus)** der Paukenhöhle, dessen unterer Teil vom Canalis caroticus gebildet wird, liegt die Öffnung der Tuba auditiva (s. u.). An der dorsalen Wand der Paukenhöhle **(Paries mastoideus)** befindet sich die Öffnung zum Mastoid hin, das Antrum mastoideum, und damit auch die Öffnung zu den Cellulae mastoideae (s. u.). Die laterale Wand der Paukenhöhle **(Paries membranacea)** enthält das Trommelfell, die mediale Wand **(Paries labyrinthicus)** enthält das ovale (Fenestra ovale oder vestibuli) und das runde Fenster (Fenestra rotundum oder cochleae), dort ist auch das Promontorium (Vorwölbung der Basalwindung der Schnecke) zu sehen. Das Fenestra cochleae ist nicht zu sehen, da es durch eine dicke Membrana tympani secundaria gegen das Mittelohr verschlossen ist.

Tuba auditiva. Die Tuba auditiva (Ohrtrompete) verbindet das Mittelohr mit der Pars nasalis des Rachens (S. 230). Die Einmündung erfolgt im Mesotympanon. Die Tuba besteht aus einem knöchernen und einem knorpeligen Teil. Bindegewebe bildet die laterale Wand der Tuba auditiva. Ausgekleidet ist die Ohrtrompete mit einem Flimmerepithel, das Becherzellen enthält.

Cellulae mastoideae. Die Cellulae mastoideae sind belüftete Spalträume im Mastoid, die mit einer Schleimhaut ausgekleidet sind und in enger räumlicher Beziehung zum Sinus sigmoideus, Canalis facialis und zur hinteren Schädelgrube liegen. Die Pneumatisierung des bei Geburt noch kompakten Mastoids erfolgt (wie auch bei den Nasennebenhöhlen) während der ersten Lebensjahre.
In der mit Schleimhaut ausgekleideten Paukenhöhle liegen die von Schleimhaut überzogenen **Gehörknöchelchen** (Ossicula auditus, s. u.). Auch die ebenfalls von Schleimhaut umhüllte Chorda tympani (S. 238) zieht durch die Paukenhöhle.

> **Merke**
> Die Belüftung des Mittelohrs erfolgt über die Tuba auditiva (wichtiger Ausgleichmechanismus bei Änderung des Außendrucks).

Gefäßversorgung. Im Mittelohr sind es die A. tympanica posterior und der R. stapedius (beide aus der A. auricularis posterior), die A. tympanica inferior (aus der **A. pharyngea ascendens**) und die A. tympanica anterior (aus der A. maxillaris).
Das Mittelohr gibt ebenso wie das äußere Ohr sein Blut über die V. retromandibularis in die V. jugularis interna ab.

Innervation. Die sensible Versorgung der **Paukenhöhle** erfolgt über den N. tympanicus (aus dem N. glossopharyngeus IX) bzw. Plexus tympanicus. In unmittelbarer topografischer Beziehung verlaufen der N. facialis, die Chorda tympani und der Plexus tympanicus.
Die **Chorda tympani** verlässt den N. facialis und zieht durch die Paukenhöhle, lagert sich dem N. lingualis an und zieht mit diesem zum Ganglion submandibulare und zu den vorderen $^2/_3$ der Zunge.

11.3.2 Die Gehörknöchelchen

Die drei Gehörknöchelchen **Hammer (Malleus)**, **Amboss (Incus)** und **Steigbügel (Stapes)** gehören, gemeinsam mit dem Trommelfell, zum Schallleitungsapparat. Sie bilden eine Verbindung zwischen Trommelfell und ovalem Fenster. Der Handgriff des Hammers (Manubrium mallei) ist fest mit dem Trommelfell verbunden, der Kopf des Hammers ist mit dem Ambosskörper gelenkig verbunden (Sattelgelenk). Der Processus lenticularis des Ambosses bildet die Gelenkfläche für das Steigbügelköpfchen. Der Steigbügel schließlich setzt am ovalen Fenster der Kochlea an (**Abb. 11.2**).

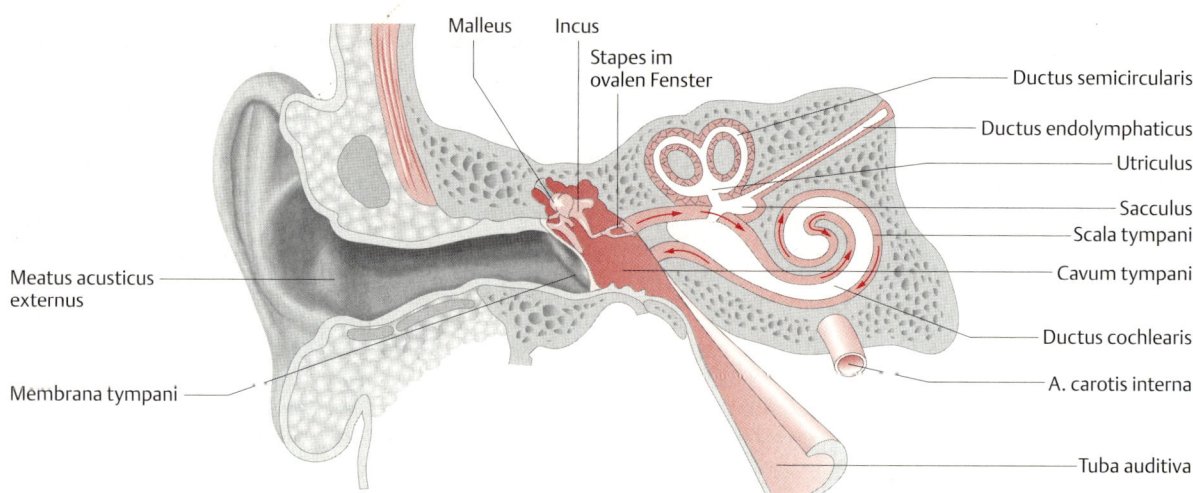

Malleus Incus

Stapes im
ovalen Fenster

Ductus semicircularis

Ductus endolymphaticus

Utriculus

Sacculus

Scala tympani

Cavum tympani

Ductus cochlearis

A. carotis interna

Meatus acusticus
externus

Membrana tympani

Tuba auditiva

Abb. 11.2 Übersicht über Mittel- und Innenohr.

Merke

Für die Reihenfolge der Gehörknöchelchen von lateral nach medial: MIS ovale (= Malleus, Incus, Stapes, Fenestra ovale)

Muskeln im Mittelohr. Der **M. tensor tympani** reguliert die Trommelfellspannung und wird von einem Ast des N. mandibularis (N. trigeminus pars mandibularis = V_3) innerviert. Der **M. stapedius** hat seinen Ursprung in der Eminentia pyramidalis und setzt am Steigbügelköpfchen an. Bei lauten Geräuschen kann er den Steigbügel durch die Kontraktion im ovalen Fenster etwas kippen, die Schallleitung wird dadurch abgeschwächt und das Geräusch wird leiser empfunden (Innervation: N. facialis).

Klinik

Hyperakusis. Bei einer Lähmung des N. facialis tritt eine verstärkte Hörempfindung (Hyperakusis) auf.

11.4 Das Innenohr (Auris interna)

11.4.1 Labyrinth

Im Wesentlichen kann man das Innenohr in drei Bestandteile unterteilen (**Abb. 11.3**):
- Die Schnecke **(Kochlea)** für die Hörempfindung,
- **Sacculus** und **Utrikulus** für die Wahrnehmung von geradlinigen Beschleunigungen und Raumlage und
- die **Bogengänge (Ductus semicirculares)** für die Empfindung von Drehbeschleunigungen und Drehbewegungen.

Sacculus, Utrikulus und Ductus semicirculares bilden das Gleichgewichtsorgan (S. 387).

Kochlea (Schnecke). Sie wird durch den aus 3 Gängen bestehenden Canalis spiralis cochleae gebildet. Die Schnecke besteht aus insgesamt 2½ Windungen. Die knöcherne Achse der Schnecke nennt man **Modiolus**,

hier befindet sich auch die **Lamina spiralis ossea**, die wendeltreppenartig verläuft und Nervenfasern enthält (Verbindung zwischen Corti-Organ und Ganglion spirale, s. **Abb. 11.3a**).
- Der erste Gang ist die **Scala vestibuli**. Sie beginnt am **Fenestra ovale** (ovales Fenster, Fenestra vestibuli) und zieht spiralig bis an die Spitze der Kochlea. Dort geht sie an einer kleinen Öffnung, dem **Helicotrema**, in die Scala tympani über.
- Die **Scala tympani** folgt den Windungen der Schnecke nun wieder nach unten und endet schließlich am **Fenestra rotundum** (rundes Fenster, Fenestra cochleae).
- Der **Ductus cochlearis** (Scala media) wird von der Scala vestibuli und Scala tympani eingerahmt. Er enthält u. a. das **Corti-Organ** (mit seinen Sinneszellen für die Hörempfindung) (s. u.).

Die Scala vestibuli wird vom Ductus cochlearis durch die **Reissner-Membran** (Paries vestibularis, Membrana vestibularis), der Ductus cochlearis von der Scala tympani durch die **Lamina basilaris** (Basilarmembran) getrennt (**Abb. 11.3b**). Scala vestibuli und Scala tympani sind mit **Perilymphe** gefüllt (natriumreich), im Ductus cochlearis befindet sich **Endolymphe** (kaliumreich).

Der **Ductus cochlearis** enthält das **Corti-Organ**, das der Basilarmembran aufsitzt. An der lateralen Wand des Ductus cochlearis ziehen die Fasern der Basilarmembran fächerförmig auseinander. Diese Formation nennt man auch **Lig. spirale**. Die kapillarreiche laterale Wand des Ductus cochlearis nennt man **Stria vascularis**. Die Stria vascularis bildet die Endolymphe.

Zwischen Reissner- und Basilarmembran liegt im Ductus cochlearis der **Limbus spiralis**, der als Fortsatz die **Lamina tectoria** (Tektorialmembran) aufweist. Sie bedeckt einen großen Teil des Corti-Organs (**Abb. 11.3b**).

Corti-Organ. Es dient der **Hörempfindung**, sitzt auf der Basilarmembran und zieht auf dieser spiralig von der Basal- bis zur Kuppelwindung der Kochlea. Es besteht im

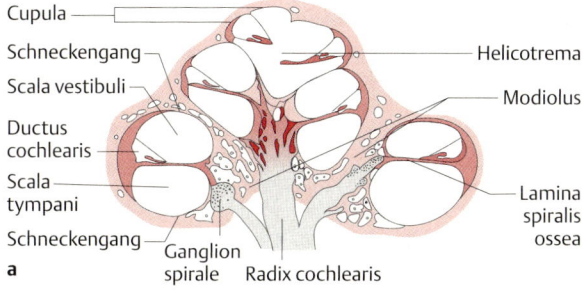

Cupula
Schneckengang
Scala vestibuli
Ductus cochlearis
Scala tympani
Schneckengang
Ganglion spirale   Radix cochlearis
Helicotrema
Modiolus
Lamina spiralis ossea
a

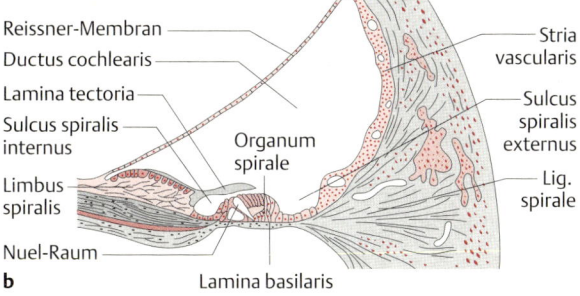

Reissner-Membran
Ductus cochlearis
Lamina tectoria
Sulcus spiralis internus
Limbus spiralis
Nuel-Raum
Organum spirale
Stria vascularis
Sulcus spiralis externus
Lig. spirale
b
Lamina basilaris

Abb. 11.3   Innenohr. a Kochlea. **b** Corti-Organ.

Wesentlichen aus **Sinnes-** und **Stützzellen** und weist in seinem Inneren drei Hohlräume auf:
- Der am weitesten medial gelegene Hohlraum ist der **innere Tunnel**. Er enthält eine der Perilymphe sehr ähnliche Flüssigkeit. Der innere Tunnel wird von den inneren und äußeren Pfeilerzellen umgeben.
- Direkt lateral davon liegt ein weiterer Hohlraum, der **Nuel-Raum**. An den Nuel-Raum grenzen ebenfalls lateral die **Deiters-Stützzellen** (Phalangenzellen), die die **äußeren Haarzellen** tragen.
- Lateral der Deiters-Zellen liegt der **äußere Tunnel**, der von weiteren Stützzellen umgeben ist.

Die **inneren Haarzellen** befinden sich zwischen dem inneren Tunnel und dem Sulcus spiralis internus und werden von den inneren Phalangenzellen getragen. Die **eigentlichen Sinneszellen** des Corti-Organs sind die inneren und die äußeren **Haarzellen**, die an ihrer Oberfläche jeweils eine Schicht aus Sinneshärchen aufweisen **(Stereozilien)**.
Während es im Corti-Organ immer nur eine Schicht aus inneren Haarzellen gibt, liegen von den äußeren Haarzellen in der Basalwindung drei, in der Mitte vier und in der Kuppelwindung der Kochlea fünf Reihen vor.
Kranial werden die Haarzellen von der **Tektorialmembran** (Lamina tectoria) bedeckt, die am Limbus spiralis befestigt ist.

Merke Während das Corti-Organ immer nur eine Schicht innerer Haarzellen aufweist, liegen von den äußeren Haarzellen mehrere Reihen vor. Die äußeren Haarzellen dienen im Wesentlichen der Verstärkung der Schallenergie, die inneren Haarzellen sind für die eigentliche Hörempfindung verantwortlich.

Der Hörvorgang wird in der Physiologie behandelt (S. 856).

Gefäßversorgung. Das Innenohr wird durch die **A. labyrinthi** versorgt, die aus der **A. basilaris** stammt (die A. basilaris wiederum stammt aus den Aa. vertebrales). Die **A. labyrinthi** gibt Äste im Meatus acusticus internus ab und teilt sich dann in Äste zur Kochlea und zum Vestibularapparat auf.
Das venöse Blut des Innenohrs mündet über den **Sinus des Gehirns** letztendlich in die **V. jugularis interna**.

Innervation der Kochlea. Der N. cochlearis für die Hörempfindung bildet in der Schnecke aus bipolaren Neuronen das Ganglion spirale.

11.4.2 Das Gleichgewichtsorgan (Vestibularapparat)

Zum Vestibularapparat zählen **Sacculus**, **Utrikulus** und die **drei** vom Utrikulus abgehenden **Bogengänge**.
Sacculus und **Utrikulus** sind zwei miteinander verbundene, mit Endolymphe gefüllte Höhlen, die jeweils ein **Makulaorgan** (Macula sacculi/utriculi mit Macula statica) enthalten.
Die **drei kreisförmigen Bogengänge (Ductus semicirculares)** sind ebenfalls miteinander und mit dem restlichen Innenohr verbunden. Sie stehen jeweils senkrecht in den drei Ebenen des Raumes zueinander. Sie enthalten als Sinnesorgan je eine **Ampulle (Crista ampullaris)**. Auch an dem Teil des Labyrinths, der den Vestibularapparat enthält, sind ein knöchernes und ein häutiges Labyrinth zu unterscheiden.
Wie in der Kochlea sind hier die Räume unterteilt: Die äußere Grenze bildet der vom Endosteum bedeckte Knochen, den hierdurch begrenzten Raum nennt man auch **knöchernes Labyrinth**. Er ist mit **Perilymphe** gefüllt. Im knöchernen Labyrinth liegt, durch eine feste Kapsel abgetrennt, ein schlauchähnliches System, das die gleiche (aber kleinere) Form wie das knöcherne Labyrinth aufweist. Man nennt dies das **häutige Labyrinth**, es ist mit **Endolymphe** gefüllt.

 Merke Alle Sinneszellen des Hör- und Gleichgewichtsorgans (Corti-Organ, Makulaorgan, Ampulle) liegen im mit Endolymphe gefüllten Raum.

Makulaorgane. Die Makulaorgane (Macula sacculi/utriculi) dienen der Wahrnehmung von **Linearbeschleunigungen**. Die beiden Makulaorgane von Sacculus und Utrikulus stehen annähernd senkrecht zueinander. Die **Macula utriculi** liegt horizontal, die **Macula sacculi** vertikal.

 Merke Der **S**acculus hängt **s**enkrecht, der **U**trikulus liegt **u**nten.

Die Makulaorgane bestehen aus Stütz- und Sinneszellen. Auch hier tragen die Sinneszellen kranial Stereo- und Kinozilien. Auf den Zellen liegt eine **Gallertkuppel** und auf der Gallertkuppel befinden sich Kristalle aus **Kalziumkarbonat**, die **Statolithen (Statolithenmembran)** (Abb. 11.4a).

Biologie

Histologie

Anatomie

Chemie

Biochemie

Physik

Physiologie

Psych./Soz.

Biologie

Histologie

Anatomie

Chemie

Biochemie

Physik

Physiologie

Psych./Soz.

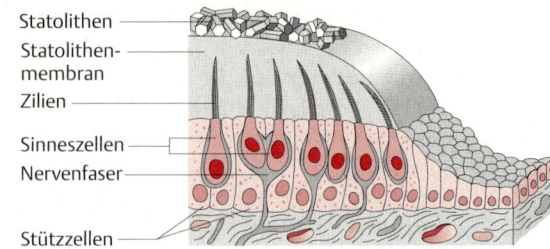

Statolithen

Statolithenmembran

Zilien

Sinneszellen

Nervenfaser

a Stützzellen

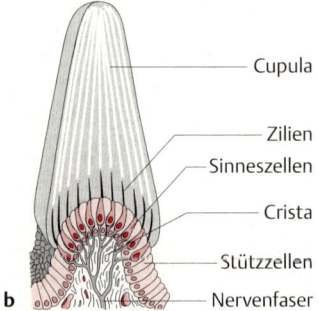

Cupula

Zilien

Sinneszellen

Crista

Stützzellen

b Nervenfaser

Abb. 11.4 Makulaorgan und Ampulle. a Macula statica. **b** Crista ampullaris.

 Merke

In einem Kino laufen viele Filme in Stereo.

quer zum Lumen der Bogengänge steht. Die Ampullen bestehen ebenfalls aus Sinnes- und Stützzellen (**Abb. 11.4b**). Auf jeder Sinneszelle sitzt **ein Kinozilium** und ca. **50–80 Stereozilien**.

Wie bei den Makulaorganen wird auch die Crista ampullaris von einer **Gallertkuppel** bedeckt, die jedoch wesentlich höher ist als bei den Makulaorganen **(Cupula)**.

Innervation des Vestibularapparats. Der N. vestibularis liegt als Ganglion vestibulare am Boden des Meatus acusticus internus und setzt sich aus den Nn. ampullares, dem N. utricularis und dem N. saccularis zusammen. (Des Weiteren enthält der Meatus acusticus internus den N. facialis mit N. intermedius, den N. vestibulocochlearis und die Vasa labyrinthi.)

Klinik

Benigner paroxysmaler Lagerungsschwindel: Wie der Name sagt, ist dies eine gutartige Form des Schwindels bei Lageänderungen. Der benigne paroxysmale Lagerungsschwindel tritt auf, wenn sich Statolithen von der Gallertkuppel der Macula statica lösen und durch die mit Endolymphe gefüllte Höhle kugeln. Die Steinchen lösen so einen inadäquaten Sinnesreiz aus, der als Schwindelgefühl empfunden wird. Zur Therapie kann man den Kopf des Patienten immer wieder in bestimmte Richtungen bewegen, so dass die Steinchen von den Sinneszellen entfernt zum Liegen kommen.

Ampulle (Crista ampullaris). Die Crista ampullaris dient der Wahrnehmung von **Drehbeschleunigungen**. Jeder der drei Bogengänge besitzt eine sog. Ampulle, die jeweils

Klinik

Seekrankheit. Vom Vestibularorgan ziehen Nervenfasern in den Ncl. vestibularis lateralis (Deiters-Kern, S. 356). Dieser hat u. a. Verbindung zur Formatio reticularis (Atem-, Schluck-, Kreislauf- und Brechzentrum, S. 352), dort münden auch Fasern aus dem optischen System. Kommen aus dem optischen System widersprüchliche Informationen (in geschlossenen Räumen, auch im Auto oder Flugzeug: dort bewegt sich die Umgebung ja nicht, sondern wird als Ganzes im Raum bewegt) zu den Informationen aus dem Gleichgewichtsapparat, ruft dies eine Überaktivität in der Formatio reticularis hervor. Folge ist u. a. Übelkeit und Erbrechen. Mindern kann man die Übelkeit, indem man (durch Blick aus der Scheibe oder auf den Horizont) die optische Information mit der des Vestibularapparats in Einklang bringt. Tabletten gegen Reisekrankheit wirken daher auch nicht auf den Magen, sondern zentral dämpfend (sie machen aus diesem Grund auch etwas müde).

12   Haut und Anhangsorgane

➡ Siehe Histologie Kap. 3.9, S. 122.

Chemie Biochemie

1.1 Makroskopische Erscheinungsformen der Materie

1.1.1 Aggregatzustände

Physiologisch bedeutsam sind drei Aggregatzustände: der feste, der flüssige und der gasförmige. Die Aggregatzustände sind folgendermaßen zu charakterisieren:

– **Fest** (s wie *engl.* solid): Zustand höchster Ordnung, die Beweglichkeit der Teilchen ist eingeschränkt, die Stoffe haben eine stabile äußere Form und ein definiertes Volumen.
– **Flüssig** (l wie *engl.* liquid): Die Stoffe besitzen keine stabile Form, aber ein definiertes Volumen, die Beweglichkeit der Teilchen ist im Vergleich zum festen Zustand größer.
– **Gasförmig** (g wie *engl.* gaseous): Die Stoffe füllen den zur Verfügung stehenden Raum vollständig aus, da sich die Teilchen frei bewegen (Annahme eines idealen Gases, bei realen Gasen tritt zwischen den Teilchen eine, wenn auch geringe, Wechselwirkung auf).

1.1.2 Phasen und Phasenumwandlungen

Merke

Liegt ein Stoff oder ein Gemisch in *einem* Aggregatzustand vor, bezeichnet man dieses System auch als Phase. Eine Aggregatzustandsänderung kann man auch als **Phasenumwandlung** bezeichnen. In welchem Aggregatzustand ein Stoff auftritt, hängt von der Temperatur und dem Druck ab.

Die Aggregatzustandsänderungen bzw. Phasenumwandlungen werden in **Abb. 1.1** dargestellt.

Verdampfen. An der Oberfläche verdampft ständig ein von Temperatur und Druck abhängiger Teil der Flüssigkeit. Ist das Gefäß abgeschlossen, üben die verdampften Teilchen den sog. **Dampfdruck** aus. In einem **offenen Gefäß** verdampft die Flüssigkeit mit der Zeit vollständig.

Sieden. Wenn man eine Flüssigkeit an der Luft erhitzt und der Dampfdruck die Größe des äußeren Drucks erreicht, siedet die Flüssigkeit. Die Temperatur, bei der Dampf- und äußerer Druck übereinstimmen, nennt man **Siedetemperatur**. Wird der Luftdruck verringert, sinkt natürlich die Siedetemperatur.

Sublimation. Die Sublimation beschreibt die Tatsache, dass auch feste Phasen einen, wenn auch geringen, Dampfdruck haben. Trockeneis, das als Kältemittel bedeutsam ist und chemisch nichts anderes als festes CO_2 darstellt, sublimiert bei 1,013 bar. Auch Schnee „verschwindet" ohne Schmelzen, die Wassermoleküle gehen vom festen Schnee sofort in den gasförmigen Zustand über.

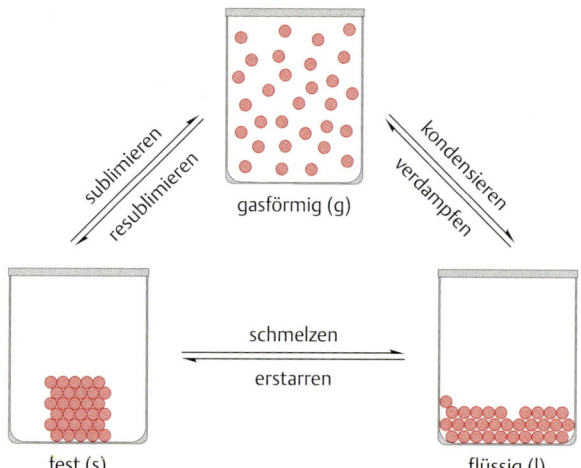

Abb. 1.1 Die Änderungen des Aggregatzustands.

Schmelzen. Die Temperatur, bei der die feste Phase bei einem Druck von 1,013 bar flüssig wird, bezeichnet man als **Schmelzpunkt**. Dieser ist mit dem **Gefrierpunkt** identisch, bei dem der Übergang von flüssig nach fest betrachtet wird.

Energiebedarf. Zum Verdampfen, Schmelzen und Sublimieren wird Energie benötigt, während beim Erstarren, Kondensieren und Resublimieren, häufig auch als Kondensieren bezeichnet, Energie frei wird. Da es sich um Vorgänge handelt, die unter konstantem Druck verlaufen, gehen Enthalpieänderungen damit einher (S. 466).

1.1.3 Reine Stoffe und Stoffgemische

Siede- und Schmelzpunkt sind wichtige Stoffcharakteristika. Ihre Bestimmung lässt eine erste Aussage darüber zu, ob es sich um einen reinen Stoff handelt. Reine Stoffe haben eine definierte Zusammensetzung und konstante physikalische Eigenschaften. Meistens liegen jedoch **Stoffgemische** vor. Diese Gemische oder auch Systeme werden unterteilt in:

– **Homogene Gemische:** Sie erscheinen einheitlich, es sind Stoffgemische, die in nur einem Aggregatzustand vorliegen, es handelt sich um eine Phase. Es kann sich dabei um Gasmischungen, Lösungen oder Legierungen handeln.
– **Heterogene Gemische:** Die Gemische bestehen erkennbar aus unterschiedlichen Teilen. Heterogene Systeme sind entweder reine Stoffe, die in verschiedenen Aggregatzuständen nebeneinander bestehen, oder es handelt sich um mehrere reine Stoffe, die nebeneinander vorliegen und die man als solche optisch wahrnehmen kann.

Für einige heterogene Systeme haben sich spezielle Bezeichnungen eingebürgert (**Tab. 1.1**).

Tabelle 1.1   Einteilung der heterogenen Systeme

Aggregatzustände	Name	Beispiele
fest-fest	Gemenge, Konglomerat	Terrazzo-Platten, Ostseesand1
fest-flüssig	Aufschlämmung, Suspension	Penicillin-Suspensionen
flüssig-flüssig	Emulsion	Cremes
fest-gasförmig	Aerosol	Rauch, Inhalationspräparate
flüssig-gasförmig	Aerosol	Nebel, Inhalationspräparate

[1]Ostseesand enthält neben Siliciumdioxid noch andere anorganische und organische Bestandteile.

Eine **Lösung** ist ein einheitliches Gemisch mehrerer homogener Stoffe. Die im Überschuss vorhandene Komponente ist das Lösungsmittel, die anderen Komponenten die gelösten Stoffe.

Eine echte Lösung oder auch ein *molekular-disperses* System liegt vor, wenn der gelöste Stoff niedermolekular ist (d. h. Teilchengröße < 3 nm). Gelegentlich findet man auch die Bezeichnung **kolloidale Lösungen** für Systeme, bei denen die Größe der gelösten Teilchen zwischen 3 und 200 nm liegt. Deren Zuordnung zum Begriff homogen oder heterogen ist umstritten, es liegt aber keinesfalls eine echte Lösung vor. Das System wird auch als *kolloidal-dispers* bezeichnet. Wenn man in einer Flüssigkeit die gelösten Teilchen mit dem Lichtmikroskop erkennen kann, handelt es sich nicht mehr um eine Lösung im eigentlichen Sinn, es ist ein **heterogenes** oder auch *grobdisperses System*.

2 Aufbau und Eigenschaften der Materie

2.1 Atome, Isotope, Periodensystem

2.1.1 Begriffe

Die Bedeutung und Verwendung der Begriffe Elementarteilchen, Ordnungszahl, Kernladungszahl, Massenzahl und Elektronenhülle werden in den folgenden Abschnitten an Ort und Stelle erläutert.

2.1.2 Ordnungszahl, Kernladungszahl, Massenzahl

Aufbau des Atoms

Es ist heute allgemein akzeptiert, dass alle stoffliche Materie aus Atomen besteht. Man weiß auch, dass diese Atome in weitere Elementarteilchen gespalten werden können. Uns interessieren jedoch nur die drei wichtigsten Bestandteile des Atoms:

- **Protonen** und **Neutronen** als Kernbausteine
- **Elektronen** in der Atomhülle.

Das Neutron ist ein ungeladenes, also elektrisch neutrales Teilchen, das Proton trägt die positive (+e), das Elektron die negative Elementarladung (–e). Sie beträgt e = $1,6022 \cdot 10^{-19}$ As.

Protonen und Neutronen besitzen annähernd die gleiche Masse, das Elektron nur ca. 1/1800 davon. Daher wird die Atommasse ausschließlich durch die Protonen und Neutronen bestimmt. In der Radiochemie hat auch das **Positron** eine Bedeutung. Es ist das Antiteilchen des Elektrons, trägt also eine positive Ladung, aber liefert wie das Elektron fast keinen Beitrag zur Masse.

Für Massenangaben nutzt man die **atomare Masseneinheit**. Sie ist definiert als 1/12 der Masse eines Kohlenstoffatoms, das 6 Protonen und 6 Neutronen enthält, sie beträgt: 1u = $1,66057 \cdot 10^{-27}$ kg.

Die Masse dieses Kohlenstoffatoms muss also 12 u betragen! Da man eine Relation zu einer Vergleichsgröße herstellt, spricht man auch von **relativer Atommasse**.

Die Nukleonenzahl und die Protonenzahl werden häufig vor dem Elementsymbol mit angegeben. Ein so eindeutig charakterisiertes Atom wird auch als **Nuklid** bezeichnet. Für das eben erwähnte Kohlenstoffatom muss man schreiben: $^{12}_{6}$C (die hochgestellte Ziffer ist die Nukleonen- und damit die **Massenzahl**, die tiefgestellte die **Protonenzahl**). Die Masse ist im Atomkern konzentriert, der im Vergleich zur Atomhülle (s. u.) außerordentlich klein ist: Das Atom hat einen ungefähren Durchmesser von 10^{-10} m (~ 10^5 fm), der Atomkern von 10^{-15} m (= 1 fm).

> **Merke**
> Die Summe der Protonen im Atomkern ergibt die **Kernladungszahl** (KLZ) oder **Ordnungszahl** (OZ) der Elemente. **Protonen** und **Neutronen** haben annähernd die gleiche Masse und bestimmen die Masse des Atoms **(Atommasse)**. Die Masse der Elektronen ist vernachlässigbar.

Da Atome nach außen hin **neutral** sind, muss die Ladung des Atomkerns durch die Ladung der Elektronen in der Atomhülle ausgeglichen werden, die Zahl der Protonen muss folglich mit der Zahl der Elektronen übereinstimmen.

> **Merke**
> Wenn die Elektronenzahl von der Protonenzahl abweicht, liegen **Ionen** vor, geladene Teilchen.

Elektronenhülle

Die Elektronen der Atomhülle, die sowohl Teilchen- als auch Wellencharakter aufweisen, müssen durch quantenmechanische Ansätze beschrieben werden. Diese führen zu dem Schluss, dass für ein Elektron nur ganz bestimmte Zustände möglich sind, für deren Beschreibung man Wellenfunktionen benutzt. Diese Wellenfunktionen nennt man **Orbitale**. Für die Elemente, die in der Biochemie vorkommen, spielen die sogenannten **s-, p-** und **d-Orbitale** eine Rolle.

Das Quadrat der Wellenfunktion ist ein Maß der **Aufenthaltswahrscheinlichkeit** eines Elektrons in einem bestimmten Volumenelement, das man sich am besten als Elektronenwolke vorstellt. In dieser Wolke trifft man das Elektron mit hoher Wahrscheinlichkeit an (meistens bezieht man sich auf die Wahrscheinlichkeit 90%). Die räumliche Darstellung der s- und der p-Orbitale, genauer gesagt, die Bereiche, in denen die Aufenthaltswahrscheinlichkeit größer als 90 % ist, sehen Sie in **Abb. 2.1**.

> **Merke**
> Orbitale sind **Wellenfunktionen**. Das Quadrat dieser Wellenfunktionen gibt die Räume an, in denen sich das Elektron mit **größter Wahrscheinlichkeit** aufhält.

Da nur bestimmte Elektronenzustände erlaubt sind, müssen in den Wellenfunktionen **Quantenzahlen** auftreten.

- **Hauptquantenzahl n:** n bestimmt die möglichen Energieniveaus und kann die Werte 1, 2, 3 usw. annehmen. Der Begriff Energieniveau korreliert mit der Bezeichnung „Schale" (K, L, M, N). Die Energiewerte nehmen in dieser Reihenfolge zu. Durch die Hauptquantenzahl können immer 2 n^2 Elektronen beschrieben werden.
- **Nebenquantenzahl l:** l nimmt Werte zwischen (n–1) und 0 an, sie beschreibt die Gestalt der Orbitale. Wenn l = 0 ist, handelt es sich um ein kugelsymmetrisches s-Orbital. Die hantelförmigen p-Orbitale sind durch l = 1 charakterisiert. d-Orbitale mit der Nebenquantenzahl l = 2 erinnern an Kleeblätter bzw. an eine mit einem Reifen versehene Hantel. Die s-, p- und d-Orbitale gleicher Hauptquantenzahl bezeichnet man auch als Unterschalen.

Magnetquantenzahl m: m beschreibt die räumliche Orientierung der Orbitale, sie kann die ganzzahligen Werte von –1 über 0 bis +1 annehmen. Es gibt drei räumlich

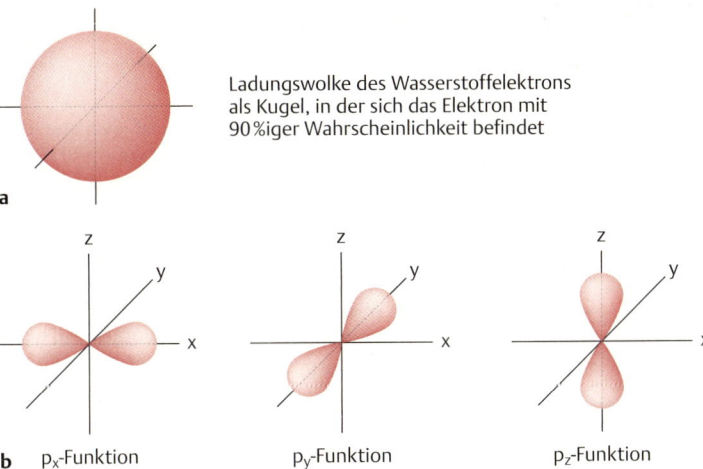

Abb. 2.1 Orbitale. a Ladungswolke des Wasserstoffelektrons als Kugel (s-Orbital), in der sich das Elektron mit 90%iger Wahrscheinlichkeit befindet, **b** die räumliche Darstellung der p-Orbitale.

Ladungswolke des Wasserstoffelektrons als Kugel, in der sich das Elektron mit 90%iger Wahrscheinlichkeit befindet

a

b p_x-Funktion $\qquad$ p_y-Funktion $\qquad$ p_z-Funktion

unterschiedliche Anordnungen der p-Orbitale und fünf für die d-Orbitale. Die p- und die d-Orbitale sind jeweils energetisch gleich, man spricht auch von entarteten Orbitalen.

– **Spinquantenzahl s:** s nimmt die Werte +1/2 und –1/2 an und macht eine Aussage zur Eigenrotation des Elektrons.

Die energetische Abstufung der einzelnen Orbitale kann man der **Abb. 2.2** entnehmen.

Unbedingt zu beachten ist, dass das 4s-Orbital energetisch unter dem 3d-Niveau liegt, was natürlich Konsequenzen für die Zuordnung der Elektronen zu den Orbitalen hat. Man muss beachten, dass

– die Zuordnung beim Orbital **niedrigster Energie** beginnt und dann aufsteigend erfolgt,

– **keine zwei Elektronen** in allen vier Quantenzahlen **übereinstimmen** dürfen (**Pauli-Prinzip**), wenigstens die Spinquantenzahl muss sich unterscheiden,

– bei energetisch gleichen Orbitalen diese zuerst mit **je einem Elektron** besetzt werden. Erst dann erfolgt die Auffüllung mit einem zweiten Elektron (**Hund-Regel**).

Diese Verteilung der Elektronen wird auch **Elektronenkonfiguration** genannt, einige Beispiele können Sie der **Tab. 2.1** entnehmen. Die hochgestellten Zahlen geben an, wie viele Elektronen jeweils das angegebene Orbital besetzen, wobei sie sich in ihrer Spinquantenzahl unterscheiden müssen. Beim Aufschreiben der Elektronenkon-

figuration ist zu beachten: Wenn die d-Orbitale besetzt sind, ordnet man sie vor den 4s-Orbitalen an, weil sie im **besetzten** Zustand tatsächlich energetisch unter dem 4s-Orbital liegen.

Lautet die Elektronenverteilung n d^1 ... n d^{10} (n+1)s^2, spricht man von Nebengruppenelementen oder auch 3d-, 4d- oder 5d-Übergangselementen.

Die Elektronen auf der Schale mit der höchsten Hauptquantenzahl nennt man **Valenzelektronen**. Bei Nebengruppenelementen werden gelegentlich auch die Elektronen der davorliegenden d-Orbitale zu den Valenzelektronen gerechnet.

2.1.3 Isotope

Die Protonenanzahl ist zwar bei allen Atomen einer Art gleich, also bei Kohlenstoff sind es immer 6, es gibt jedoch Unterschiede in der Neutronenzahl. 98,89 % aller Kohlenstoffatome haben 6 Neutronen. 1,11 % der C-Atome weisen 7 Neutronen auf und in Spuren treten auch solche mit 8 Neutronen auf. Diese wären also folgendermaßen exakt zu symbolisieren: $^{12}_{6}$C , $^{13}_{6}$C und $^{14}_{6}$C .

> **Merke**
> Die **Nuklide eines Elements** bezeichnet man als **Isotope**. Isotope eines Elements besitzen gleiche chemische Eigenschaften.

Tabelle 2.1 Beispiele für die Elektronenkonfiguration verschiedener Elemente

Elektronenanzahl	Element	Elektronenkonfiguration
5	B	1 s^2 2 s^2 2 p^1
6	C	1 s^2 2 s^2 2 p$_x$^{1} 2 p$_y$^{1} oder 1 s^2 2 s^2 2 p^2
20	Ca	1 s^2 2 s^2 2 p^6 3 s^2 3 p^6 4 s^2
21	Sc	1 s^2 2 s^2 2 p^6 3 s^2 3 p^6 3 d^{1}4 s^2
28	Ni	1 s^2 2 s^2 2 p^6 3 s^2 3 p^6 3 d^{8}4 s^2

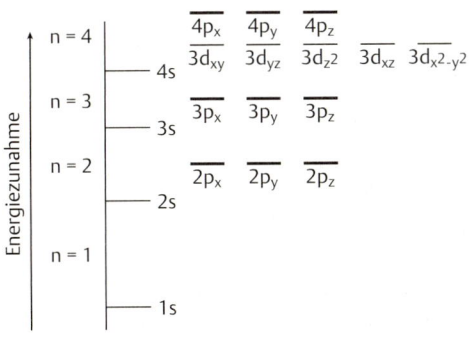

Abb. 2.2 Die verschiedenen Energieniveaus.

Biologie

Histologie

Anatomie

Chemie

Biochemie

Physik

Physiologie

Psych./Soz.

$^1_1$H (Protium), $^2_1$H (Deuterium) und $^3_1$H (Tritium) sind die Nuklide oder natürlichen Isotope des Elements Wasserstoff.

Für die Anzahl auftretender Isotope gibt es keine Gesetzmäßigkeit. Die meisten Elemente sind Mischelemente, die aus mehreren Isotopen bestehen. Reinelemente bestehen dagegen in ihrem natürlichen Vorkommen nur aus einer Nuklidsorte. Aber auch im Fall von Reinelementen können weitere Isotope künstlich hergestellt werden.

Die **Atommasse** eines Elements resultiert aus den Atommassen der einzelnen Isotope, die entsprechend ihrer natürlichen Isotopenhäufigkeit berücksichtigt werden. Natürlich verwendet man auch hier den Bezug auf 1/12 der Masse von $^{12}_6$C (s.o.).

Es gibt stabile und instabile Isotope. Die Atomkerne gehen durch Abgabe von als radioaktiv bezeichneter Strahlung in einen stabilen Zustand über. Sie werden als **Radioisotope** oder **Radionuklide** bezeichnet. Zum Messen der Strahlung dienen fotografische Techniken (Filmschwärzung), Szintillationszähler, die Stoffe wie Zinksulfid oder Natriumiodid/Thallium enthalten, die die radioaktive Strahlung in sichtbare Strahlung (Lichtblitze) umwandeln, die Wilson-Nebelkammer und das Geiger-Müller-Zählrohr.

Bei natürlichen Radionukliden sind drei Strahlungsarten bekannt:

– **α-Strahlen:** positiv geladene $^4_2$He -Kerne.
– **β-Strahlen:** Elektronen, die im Atomkern durch den Zerfall eines Neutrons in ein Proton und ein Elektron entstehen (auch β⁻-Strahlen).
– **γ-Strahlen:** energiereiche elektromagnetische Strahlung mit kurzer Wellenlänge.

Kernprozesse können mithilfe von Kernreaktionsgleichungen formuliert werden.

α-Zerfall: $^{226}_{88}$Ra $\rightarrow$ $^{222}_{86}$Rn + $^4_2$He

β-Zerfall: $^{40}_{19}$K $\rightarrow$ $^{20}_{40}$Ca + $^0_{-1}$e

Die Summe der Nukleonenzahlen und die Summe der Kernladungszahlen müssen auf beiden Seiten einer Kernreaktionsgleichung gleich sein.

Die beim β⁻-Zerfall emittierten Elektronen stammen nicht aus der Elektronenhülle, sondern aus dem Kern. Dort wird ein Neutron in ein Proton und ein Elektron umgewandelt, das Elektron wird aus dem Kern herausgeschleudert, während das Proton im Kern verbleibt. Dadurch erhöht sich die Kernladungszahl um 1.

Radioaktive Elemente haben eine begrenzte Lebensdauer. Man definiert die Halbwertszeit ($t_{1/2}$) als diejenige Zeit, in der genau die Hälfte einer bestimmten Zahl radioaktiver Isotope zerfallen ist. Medizinisch relevante Isotope sind in **Tab. 2.2** zu finden.

2.1.4 Elemente, Moleküle
Elementbegriff

Alle Atome, die die gleiche Protonenanzahl haben, werden zu Elementen zusammengefasst. Ein Element ist also nichts anderes als eine durch die Protonenzahl charakterisierte Atomart. Für jede Atomart gibt es schon lange ein Symbol, das sich ursprünglich auf den durch die Atomart charakterisierten Stoff bezog. Die Symbole der biochemisch bedeutsamen Elemente sollten Sie parat haben: Wasserstoff **H**, Natrium **Na**, Kalium **K**, Magnesium **Mg**, Calcium **Ca**, Chrom **Cr**, Molybdän **Mo**, Mangan **Mn**, Eisen **Fe**, Cobalt **Co**, Kupfer **Cu**, Zink **Zn**, Kohlenstoff **C**, Stickstoff **N**, Phosphor **P**, Sauerstoff **O**, Schwefel **S**, Selen **Se**, Fluor **F**, Chlor **Cl**, Iod **I**.

Tabelle 2.2 Beispiele für medizinisch relevante Isotope

Isotop	Halbwertszeit	Strahlung	Anwendung
$^{14}_6$C	5730 Jahre	β	Altersbestimmung
$^{32}_{15}$P	14.4 Tage	β	Strahlentherapie (extern)
$^{60}_{27}$Co	6,2 Jahre	β, γ	Strahlentherapie (extern)
$^{99m}_{43}$Tc	6 Stunden	γ	Szintigrafie
$^{123}_{53}$I	13 Stunden	γ	Szintigrafie
$^{131}_{53}$I	8,4 Tage	β, γ	Diagnostik und Therapie der Schilddrüse (metabolisch)
$^{173}_{53}$I	1,9 Tage	β, γ	Strahlentherapie (metabolisch)
$^{192}_{77}$Ir	74 Tage	β	Strahlentherapie
$^{222}_{86}$Rn	3,8 Tage	α	Bade- und Trinkkuren
$^{226}_{88}$Rn	1662 Jahre inzwischen auch 1600 Jahre gefunden	α	Strahlentherapie

Moleküle und chemische Verbindungen

In unserer stofflichen Welt treten nur die Edelgase atomar auf. In allen anderen Fällen sind gleiche oder verschiedene Atome zu größeren Einheiten verknüpft oder aus den Atomen sind Ionen entstanden. Dadurch entsteht die Vielfalt der chemischen Verbindungen.

– Wenn Atome der *gleichen Sorte* miteinander eine Bindung eingegangen sind, handelt es sich um eine Elementverbindung, diese wird häufig einfach als Element bezeichnet. Sie begegnen uns als Metallverbindungen wie Gold **Au** oder Eisen **Fe** und als Molekülverbindungen wie Wasserstoff **H₂** oder Stickstoff **N₂**.

> **Merke**
>
> **Moleküle** sind durch **chemische Bindung** zusammengehaltene Atome, die **elektrisch neutral** sind.

– Aus der Wechselwirkung *verschiedener Atome* können ebenfalls Molekülverbindungen oder Ionenverbindungen entstehen. Die Letzteren sind aus Ionen aufgebaut (S. 398). Eine charakteristische Größe für einen chemisch reinen Stoff sind die Massenanteile der einzelnen Atomarten.

Stoffmenge, molare Masse und molares Volumen

Stoffmenge. Da die Anzahl der Atome, Ionen oder Moleküle innerhalb der Objekte unserer „makroskopischen Welt" sehr groß ist, verwendet man bestimmte Stoffportionen, die durch eine definierte Teilchenzahl charakterisiert sind.

Man hatte festgestellt, dass 12 g des schon mehrfach betrachteten Kohlenstoff-Isotops $^{12}_{6}C$ gerade $6{,}02217 \cdot 10^{23}$ Atome enthalten. Diese Zahl wird auch als **Avogadro-Zahl N_A** (früher Loschmidt-Zahl) bezeichnet. Man fasst diese $6{,}022217 \cdot 10^{23}$ Teilchen zu einer Zähleinheit zusammen und bezeichnet sie als Stoffmenge **Mol** mit der **SI-Einheit mol** (SI = Système International d'Unités).

Molare Masse. Die Stoffportionen oder Stoffmengen sind auch durch die Masse eindeutig charakterisiert. Die Masse, die $6{,}022217 \cdot 10^{23}$ der betrachteten Teilchen haben, ist die molare Masse M_R, ihre Einheit ist

$$g \cdot mol^{-1}.$$

Zur Berechnung der molaren Masse von Element-, Molekül- oder Ionenverbindungen müssen die relativen Atommassen der enthaltenen Elemente entsprechend ihrer Zusammensetzung addiert werden, es ergibt sich die relative Molekülmasse bzw. die Masse der Formeleinheit. Mithilfe der molaren Masse M_R kann dann bei gegebener Masse m des Stoffes die vorhandene Stoffmenge berechnet werden. Denn es gilt:

$$n = \frac{m}{M_R}.$$

Das ist für die Berechnung für die bei Reaktionen einzusetzenden Massen von großer Bedeutung.

Molares Volumen. Wenn ein Gas vorliegt, arbeitet man mit dem molaren Volumen V_M. Für ein ideales Gas gilt, dass 1 mol eines beliebigen Gases bei Normbedingungen ein Volumen von 22,4 l (= V_M) einnimmt. Die Stoffmenge des Gases berechnet sich nach folgender Beziehung:

$$n = \frac{V}{V_M}.$$

Anteilsgrößen

Da man es häufig mit Stoffgemischen zu tun hat, muss man in der Lage sein, exakt angeben zu können, wie viel von einer stofflichen Komponente vorliegt. Dazu braucht man Anteils- bzw. Konzentrationsgrößen.

Der **Massenanteil ω** eines Stoffes x ist die Masse des Stoffes in Bezug auf die Gesamtmasse des Stoffgemisches:

$$\omega_x = \frac{m_x}{m_{ges.}}.$$

Sie können diesen Anteil auch prozentual (d.h. pro Hundert), als Promille (pro Tausend), als ppm (**p**arts **p**ro **m**illion) oder ppb (**p**arts **p**er **b**illion) ausdrücken.

Analog berechnet sich der **Volumenanteil φ** des Stoffes x:

$$\phi_x = \frac{V_x}{V_{ges.}}.$$

Achten Sie immer genau darauf, ob es sich um eine Volumenangabe oder um eine Massenangabe handelt.

Konzentrationsgrößen

Stoffmengenkonzentration c. Sie ist folgendermaßen definiert:

$$c_x = \frac{n_x}{V_{Lös.}},$$

es handelt sich also um den Quotienten aus der Stoffmenge n des betrachteten Stoffes und dem Volumen V der Lösung (zur Berechnung der Stoffmenge, s.o.)

Konzentrationen können wie folgt symbolisiert werden: c (HCl) oder c_{HCl} oder [HCl]. Man trifft in der Literatur die Bezeichnungen 0,1 molare Lösung oder 0,1 M HCl für c (HCl) = 0,1 mol/l an, gelegentlich wird anstelle der Stoffmengenkonzentration auch der Begriff Molarität verwendet.

Massenkonzentration ρ. Sie ist definiert als der Quotient aus der Masse m des Stoffes und dem Volumen der Lösung V (Einheit g/l):

$$\rho_x = \frac{m_x}{V_{Lös.}}.$$

Die Massenkonzentration wird auch Dichte genannt.

2.1.5 Periodensystem

Das Periodensystem, das bedeutendste Konzept der Chemie, ist in **Abb. 2.3** dargestellt.

Gruppen. Die senkrechten Spalten sind die Gruppen, die Elemente mit ähnlichen Eigenschaften zusammenfassen.

Biologie · Histologie · Anatomie · Chemie · Biochemie · Physik · Physiologie · Psych./Soz.

Biologie | Histologie | Anatomie | **Chemie** | Biochemie | Physik | Physiologie | Psych./Soz.

Legende:

1	— Ordnungszahl
H	— Elementsymbol
Wasserstoff	— Elementname
1,008	— relative Atommasse

Periodensystem der Elemente

Hauptgruppen / Nebengruppen / Edelgase

Periode	1 / IA	2 / IIA	3 / IIIB	4 / IVB	5 / VB	6 / VIB	7 / VIIB	8 / VIIIB	9 / VIIIB	10 / VIIIB	11 / IB	12 / IIB	13 / IIIA	14 / IVA	15 / VA	16 / VIA	17 / VIIA	18 / 0
1	1 **H** Wasserstoff 1,008																	2 **He** Helium 4,003
2	3 **Li** Lithium 6,94c	4 **Be** Beryllium 9,01											5 **B** Bor 10,81	6 **C** Kohlenstoff 12,01	7 **N** Stickstoff 14,007	8 **O** Sauerstoff 15,999	9 **F** Fluor 18,998	10 **Ne** Neon 20,18
3	11 **Na** Natrium 22,99	12 **Mg** Magnesium 24,31											13 **Al** Aluminium 26,98	14 **Si** Silicium 28,09	15 **P** Phosphor 30,97	16 **S** Schwefel 32,06	17 **Cl** Chlor 35,45	18 **Ar** Argon 39,95
4	19 **K** Kalium 39,10	20 **Ca** Calcium 40,08	21 **Sc** Scandium 44,96	22 **Ti** Titan 47,88	23 **V** Vanadium 50,94	24 **Cr** Chrom 51,996	25 **Mn** Mangan 54,94	26 **Fe** Eisen 55,85	27 **Co** Cobalt 58,93	28 **Ni** Nickel 58,69	29 **Cu** Kupfer 63,55	30 **Zn** Zink 65,39	31 **Ga** Gallium 69,72	32 **Ge** Germanium 72,61	33 **As** Arsen 74,92	34 **Se** Selen 78,96	35 **Br** Brom 79,90	36 **Kr** Krypton 83,80
5	37 **Rb** Rubidium 85,47	38 **Sr** Strontium 87,62	39 **Y** Yttrium 88,91	40 **Zr** Zirconium 91,22	41 **Nb** Niobium 92,91	42 **Mo** Molybdän 95,94	43 **Tc** Technetium 98,91b	44 **Ru** Ruthenium 101,07	45 **Rh** Rhodium 102,91	46 **Pd** Palladium 106,42	47 **Ag** Silber 107,87	48 **Cd** Cadmium 112,41	49 **In** Indium 114,82	50 **Sn** Zinn 118,71	51 **Sb** Antimon 121,76	52 **Te** Tellur 127,60	53 **I** Iod 126,90	54 **Xe** Xenon 131,29
6	55 **Cs** Cäsium 132,91	56 **Ba** Barium 137,33	57 **La** Lanthan 138,95 (58–71 Lanthanoide)	72 **Hf** Hafnium 178,49	73 **Ta** Tantal 180,95	74 **W** Wolfram 183,84	75 **Re** Rhenium 186,21	76 **Os** Osmium 190,23	77 **Ir** Iridium 192,22	78 **Pt** Platin 195,08	79 **Au** Gold 196,97	80 **Hg** Quecksilber 200,59	81 **Tl** Thallium 204,38	82 **Pb** Blei 207,2	83 **Bi** Bismut 208,98	84 **Po** Polonium 209,98a	85 **At** Astat 209,99a	86 **Rn** Radon 222,02a
7	87 **Fr** Francium 223,02a	88 **Ra** Radium 226,03b	89 **Ac** Actinium 227,03b (90–103 Actinoide)	104 **Rf** Rutherfordium (261)a	105 **Db** Dubnium (262)a	106 **Sg** Seaborgium (266)a	107 **Bh** Bohrium (267)a	108 **Hs** Hassium (269)a	109 **Mt** Meitnerium (266)a	110 **Uun** Ununnilium (269)a	111 **Uuu** Unununium (272)a							

Lanthanoide

58 **Ce** Cer 140,12	59 **Pr** Praseodym 140,91	60 **Nd** Neodym 144,24	61 **Pm** Promethium 146,92a	62 **Sm** Samarium 150,36	63 **Eu** Europium 151,96	64 **Gd** Gadolinium 157,25	65 **Tb** Terbium 158,93	66 **Dy** Dysprosium 162,50	67 **Ho** Holmium 164,93	68 **Er** Erbium 167,26	69 **Tm** Thulium 168,93	70 **Yb** Ytterbium 173,04	71 **Lu** Lutetium 174,97

Actinoide

90 **Th** Thorium 232,04	91 **Pa** Protactinium 231,04b	92 **U** Uran 238,03	93 **Np** Neptunium 237,03	94 **Pu** Plutonium 239,05b	95 **Am** Americium 241,06a	96 **Cm** Curium 244,06a	97 **Bk** Berkelium 249,08a	98 **Cf** Californium 252,08a	99 **Es** Einsteinium 252,08a	100 **Fm** Fermium 257,10a	101 **Md** Mendelevium 258,10a	102 **No** Nobelium 259,10a	103 **Lr** Lawrencium 262,11a

Metalle ← → Nichtmetalle

Die sehr kurzlebigen Elemente 112, 114, 116 und 118 sind in der Tabelle noch nicht berücksichtigt.

a relative Atommasse eines gut bekannten Isotops
b relative Atommasse des am besten zugänglichen, langlebigen Isotops
c für handelsübliches Lithium schwankt die relative Atommasse zwischen 6,94 und 6,99
☢☢ kein stabiles Isotop bekannt

Abb. 2.3 Periodensystem der Elemente.

Merke Die **Ordnungszahlen** der Elemente nehmen innerhalb der Gruppe **von oben nach unten zu**.

Wegen der vergleichbaren Eigenschaften hat man den Gruppen Namen gegeben (Chalkogene = Erzbildner, Halogene = Salzbildner, Edelgase, weil die Elemente dieser Gruppe sehr reaktionsträge sind etc). Heute weiß man, dass der Aufbau der Elektronenhülle dieser Elemente vergleichbar ist.

Merke Die Atome einer Gruppe haben immer die **gleiche Anzahl** von Außenelektronen (**Valenzelektronen**).

Zur Nummerierung der Gruppen sind mehrere Bezeichnungen im Gebrauch. Die Durchnummerierung von 1 bis 18 wird von der IUPAC (International Union of Pure and Applied Chemistry) empfohlen, dabei geht der Zusammenhang zwischen der mit römischer Ziffer gekennzeichneten Gruppennummer in der alten Kennzeichnung und der Anzahl der Valenzelektronen verloren. Die alte Kennzeichnung nummerierte von I bis VIII und trennte durch die Buchstaben A und B die Haupt- von den Nebengruppenelementen. Die Hauptgruppenelemente findet man nach moderner Nummerierung in den Gruppen 1, 2 und 13–17, die Nebengruppenelemente in 3–12.

Perioden. Die waagerechten Reihen sind die Perioden, in denen die Ordnungszahl immer gerade um 1 zunimmt, d. h., die Protonenzahl erhöht sich um 1. Innerhalb einer Periode ändern sich die Eigenschaften.

Merke Am Anfang und am Ende einer Periode stehen Elemente mit sehr unterschiedlichen Eigenschaften.

Die Eigenschaften der Elemente. Sie verändern sich innerhalb des Periodensystems wie folgt:
– **Atomradius:** Er nimmt innerhalb einer Periode ab, innerhalb einer Gruppe zu (Ursache: In der Periode erhöhen sich die positiven und negativen Ladungen, das verstärkt die elektrostatische Wechselwirkung zwischen Elektronen und Protonen und „zieht" das Atom zusammen; in der Gruppe muss in jeder neuen Periode eine neue „Schale" berücksichtigt werden).
– **Elektronenaffinität:** Sie nimmt von links nach rechts zu, von oben nach unten ab (die Elektronenaffinität ist die Energie, die frei wird, wenn ein Elektron aus dem Unendlichen in das tiefste freie Orbital eingebaut wird. Dabei entsteht ein Anion. Diese Energie ist bei Atomen im rechten oberen Teil des Periodensystems am größten).
– **Elektronegativität:** Sie nimmt innerhalb einer Periode von links nach rechts zu, innerhalb einer Gruppe von oben nach unten ab (Elektronenaffinität und Elektronegativität sind nicht identisch, die Elektronegativität bezieht sich auf Verschiebungen der Elektronendichte in kovalenten Bindungen).

– **Ionisierungsenergie:** Sie nimmt innerhalb einer Periode zu und innerhalb einer Gruppe ab (Ionisierungsenergie ist die Energie, die man benötigt, um ein Elektron aus dem höchsten besetzten Orbital eines Atoms abzutrennen).

Außerdem kann man feststellen, dass im Periodensystem die Metalle in der linken unteren Hälfte, die Nichtmetalle in der rechten oberen Hälfte zu finden sind. Metalloxide bilden in Wasser gewöhnlich Säuren, Nichtmetalloxide basische Lösungen.

2.1.6 Biochemisch wichtige Elemente

Heute sind 81 stabile Elemente bekannt. Doch nur 21 von ihnen sind als Bestandteile chemischer Verbindungen für Lebewesen bedeutsam. Das erkennt man aus der Angabe der Massenanteile für die einzelnen Elemente im menschlichen Körper (**Tab. 2.3**).

Fluor, Iod und Selen werden nur in geringsten Mengen benötigt, deshalb gehören sie auch zu den Spurenelementen. Die meisten der biochemisch wichtigen Elemente gehören den Hauptgruppen der ersten 4 Perioden des Systems an. Elemente mit höherer Ordnungszahl sind in ionischer Form für den Organismus häufig toxisch, so z. B. Barium **Ba**, Quecksilber **Hg** und Blei **Pb**. Die Toxizität ist aber auch hier eine Frage der Dosis.

Auch Nebengruppenelemente sind für den Organismus von elementarer Bedeutung:
– Chrom **Cr** ist wichtig für den Glucosestoffwechsel,
– Mangan **Mn** für die Blutgerinnung,
– Eisen **Fe** für die Redoxsysteme der Atmungskette,
– Cobalt **Co** ist Bestandteil von Vitamin B_{12},
– Kupfer **Cu** spielt bei der Melaninsynthese eine Rolle,
– **Zn** bei der Genregulation.

Tabelle 2.3 Wichtige Elemente im menschlichen Körper

Element	Symbol	Massenanteil in %
Sauerstoff	O	63
Kohlenstoff	C	20
Wasserstoff	H	10
Stickstoff	N	3
Calcium	Ca	1,5
Phosphor	P	1,0
Kalium	K	0,25
Schwefel	S	0,2
Natrium	Na	0,15
Chlor	Cl	0,15
Magnesium	Mg	0,04
andere Elemente (z. B. Mangan, Zink)		0,71

Biologie

Histologie

Anatomie

Chemie

Biochemie

Physik

Physiologie

Psych./Soz.

2.2 Chemische Bindung

Eine chemische Bindung entsteht zwischen zwei Reaktionspartnern, die durch „gemeinsame Nutzung" oder Abgabe bzw. Aufnahme von Elektronen in einen energetisch günstigeren Zustand gelangen. Die chemischen Elemente unterscheiden sich in ihrem Bestreben, chemische Bindungen auszubilden.

Besonders stabil, also wenig reaktionsfreudig, sind die Edelgase. Ihre Elektronenkonfiguration ist dadurch gekennzeichnet, dass die Atome in ihrer Hülle über **2** (Helium) bzw. **8 Valenzelektronen**, also ein Oktett, verfügen. Diese Elektronenanordnung ist energetisch sehr günstig, folglich zeigen die Elemente der 18. Gruppe des PSE nur ein sehr geringes Bestreben, Elektronen aufzunehmen oder abzugeben. Die acht Außenelektronen sorgen quasi für Stabilität. Elemente aus anderen Gruppen erreichen diesen energetisch günstigen Zustand, die Edelgaskonfiguration, wenn sie entsprechend ihrer Anzahl an Valenzelektronen Elektronen aufnehmen bzw. abgeben (**Oktettregel**). Dieses Prinzip wird allerdings nur bei den Atomen der 2. Periode des PSE einigermaßen streng befolgt.

> **Merke**
> Die Ausbildung von chemischen Bindungen folgt der Oktettregel, also dem Bestreben, möglichst **8 Elektronen in der äußeren Schale** aufzuweisen.

2.2.1 Ionenbindung und Atombindung
Ionenbindung

> **Merke**
> Die Ionenbindung ist eine auf **Coulomb-Kräften** beruhende elektrostatische Bindung zwischen **Kationen** (positiv geladene Ionen) und **Anionen** (negativ geladene Ionen). Ionenverbindungen werden gewöhnlich auch als **Salze** bezeichnet (S. 432).

Ein Maß für die Stabilität der Verbindungen ist die Gitterenthalpie (auch -energie, S. 432), sie liegt in der Größenordnung 600–2000 kJ/mol vor.

Ionenverbindungen entstehen zwischen zwei Elementen, wenn sich deren Atome folgendermaßen charakterisieren lassen:

– Die Atome des einen Elements haben eine **geringe Ionisierungsenergie** und geben leicht Elektronen ab. Dadurch erreichen sie die Edelgaskonfiguration. Solche Atome finden Sie vor allem in der 1. und 2. Gruppe des Periodensystems, aber auch bei Nebengruppenelementen (3. bis 12. Gruppe).

– Die Atome des anderen Elements haben eine **hohe Elektronenaffinität**, sie nehmen also leicht Elektronen auf. Dies gilt vor allem für Atome der 6. (16.) und 7. (17.) Gruppe, die also 6 oder 7 Außenelektronen haben. Durch die Aufnahme von zwei oder einem Elektron(en) erreichen diese Atome das Elektronenoktett.

Kationen und Anionen können auch aus mehreren Atomen aufgebaut sein, die durch eine Atombindung (s. u.) oder durch eine koordinative Bindung (S. 400) zu charakterisieren sind. Eine solche relativ stabile Gruppierung trägt dann eine Ladung.

Ein- und mehratomige Ionen ordnen sich im festen Zustand als Ionenkristall an (**Abb. 2.4**).

Im Natriumchloridkristall ist jedes Natrium-Ion von 6 Chlorid-Ionen und jedes Chlorid-Ion von 6 Natrium-Ionen umgeben. Die elektrostatische Wechselwirkung erfolgt in alle Richtungen des Raumes, sie ist ungerichtet.

Bei der Bildung der Ionen ändert sich die Größe der Teilchen. Kationen sind immer kleiner als die entsprechenden Atome, da formal die äußerste Schale nicht mehr besetzt ist. Anionen sind immer größer als die jeweiligen Atome, da zusätzliche Elektronen auch Raum beanspruchen. Natürlich bleiben aber die Relationen hinsichtlich der Änderung der Radien innerhalb einer Gruppe bestehen. Beachten Sie, dass diese Aussage nicht für Ionen in Lösung gilt! Denn in Lösung lagern sich die polaren Wassermoleküle an die Ionen an, man spricht auch von einer **Hydrathülle**. Diese ist bei kleinen Kationen sehr groß. Deshalb ist ein hydratisiertes Natrium-Ion größer als ein hydratisiertes Kalium-Ion. Dies hat Auswirkungen auf die Wanderung der Ionen im elektrischen Feld.

Atombindung
Elektronenpaar-Bindungsmodell nach Lewis

Lewis entwickelte die Vorstellung, dass die Atombindung oder auch kovalente Bindung auf Elektronenpaaren (Elektronenpaarbindung) beruht, die beiden Atomen gemeinsam gehören. Jedes Atom steuert jeweils ein Elektron für das Paar bei. In den dafür benutzten Lewis-Formeln symbolisiert ein Punkt ein Elektron und ein Strich ein Elektronenpaar (**Tab. 2.4**). Elektronenpaare, die zur Bindungsbildung benutzt werden, nennt man **bindende Elektronenpaare** (**Tab. 2.4**, schwarz gezeichnet), die verbleibenden sind die nicht bindenden oder freien Elektronenpaare (**Tab. 2.4**, rot gezeichnet). Da auch zwei oder drei bindende Elektronenpaare zwischen zwei Atomen ausgebildet werden können, erklärt sich das Auftreten von Doppel- und Dreifachbindungen. „Ungepaarte" Elektronen werden als Punkt angegeben. Atome, Ionen oder Moleküle mit

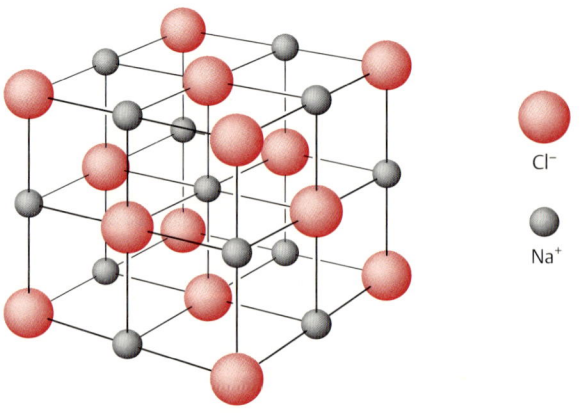

Abb. 2.4 Schematische Darstellung des Natriumchloridgitters.

mindestens einem „ungepaarten" oder „einsamen" Elektron werden als **Radikale** bezeichnet.

Nach der Oktettregel strebt jedes Atom an, über **4 Elektronenpaare**, also 8 Elektronen, verfügen zu können. Ein Überschreiten des Elektronenoktetts ist formal erst ab der dritten Periode möglich.

Damit ist auch festgelegt, wie viele Bindungen ein Atom ausbilden kann. Das ist die **Bindigkeit** der Atome.

– **Wasserstoff** (Elektronenkonfiguration der Außenschale: $1s^1$) verfügt über ein Valenzelektron, zwischen zwei Wasserstoffatomen kann sich also gerade ein Elektronenpaar ausbilden. Das Wasserstoffmolekül hat keine freien Elektronenpaare.

– **Kohlenstoff** (Elektronenkonfiguration der Außenschale: $2s^2$, $2p^2$): Kohlenstoff hat vier Außenelektronen. Nach dem Lewis-Modell kann es formal vier Bindungen ausbilden. Wenn vier Wasserstoffatome mit je einem Valenzelektron zur Verfügung stehen, können zwischen dem Kohlenstoffatom und allen Wasserstoffatomen je eine kovalente Bindung aufgebaut werden. Im Methan gibt es also vier bindende, aber keine nicht bindenden Elektronenpaare.

Tabelle 2.4   Elektronenpaarbindungsmodell nach Lewis

Molekül bzw. Molekül-Ion	Lewis-Formel (die angedeuteten Bindungswinkel ergeben sich aus dem VSEPR-Modell)	Anmerkung
Wasserstoff H_2	H—H	
Wasser H_2O		Bindungswinkel: 104,5°
Sauerstoff O_2		Die Formel entspricht den tatsächlichen Verhältnissen weniger gut, obwohl in dieser das Elektronenoktett erreicht wird. In dieser Form wird aber der Paramagnetismus nicht verständlich. Es handelt sich um ein stabiles Diradikal.
Ozon O_3		Die Gesamtheit der mesomeren Grenzformeln beschreibt den tatsächlichen Bindungszustand. Bindungswinkel: 117°
Wasserstoffperoxid		Verdrillt angeordnet, Bindungswinkel: 95°, Diederwinkel: 111°
Ammoniak NH_3		Bindungswinkel: 107°
Stickstoff N_2	|N≡N|	
Distickstoffmonoxid = Lachgas N_2O		Die Gesamtheit der mesomeren Grenzformeln beschreibt den tatsächlichen Bindungszustand.
Stickstoffmonoxid NO		Bei Raumtemperatur handelt es sich um ein stabiles Radikal, das Elektronenoktett wird am N nicht erreicht.
Stickstoffdioxid NO_2		Bei Raumtemperatur handelt es sich um ein stabiles Radikal, das Elektronenoktett wird am N nicht erreicht. Die Gesamtheit der mesomeren Grenzformeln beschreibt den tatsächlichen Bindungszustand. Bindungswinkel: 134°
Methan CH_4		Bindungswinkel: 109,5°
Cyanid-Ion	|C≡N|	
Carbonat-Ion CO_3^{2-}		Bindungswinkel: 120°

– **Sauerstoff** (Elektronenkonfiguration der Außenschale: $2s^2$, $2p^4$): Sauerstoff hat sechs Valenzelektronen. Bei der Bildung eines Sauerstoffmoleküls müssen zur Erreichung des Elektronenoktetts je zwei Elektronen des Partners gemeinsam genutzt werden, wodurch eine Doppelbindung entsteht. An jedem Sauerstoffatom würde dann ein freies Elektronenpaar anzugeben sein. Hier entspricht das Modell von Lewis der Realität weniger gut, da Sauerstoff paramagnetisch ist und zwei ungepaarte Elektronen aufweist. Zum Verständnis benötigt man verfeinerte Modelle (vgl. **Tab. 2.4**). Im Wassermolekül erreicht der Sauerstoff das Elektronenoktett durch die Mitnutzung des Elektrons beider Wasserstoffatome. Problematisch ist die Tatsache, dass sich für einige Teilchen verschiedene Lewis-Formeln aufstellen lassen (z.B. für Distickstoffmonoxid N_2O, s. **Tab. 2.4**). Keine der beiden Grenzformeln beschreibt die Bindungsverhältnisse richtig. Die tatsächliche Elektronenverteilung liegt zwischen den beiden Möglichkeiten. Man spricht in diesem Fall von Mesomerie oder einem mesomeren System. Der Mesomeriepfeil ↔ bringt zum Ausdruck, dass beide Formeln nur Grenzfälle mit unterschiedlichen Elektronenverteilungen darstellen. Die teilweise an den Lewis-Formeln angegebenen Ladungen sind **Formalladungen** und haben nichts mit Ionenladungen zu tun. Die Summe der Formalladungen muss die Ladung des Moleküls bzw. Molekül-Ions ergeben. Man erhält die Formalladung eines Atoms, indem man von der Anzahl der Valenzelektronen des freien Atoms die freien Elektronen und die Hälfte der Bindungselektronen des Atoms im Molekül abzieht. Zwei aneinander gebundene Atome sollten keine Formalladungen gleichen Vorzeichens haben. Am günstigsten ist es, wenn keine Formalladungen auftreten.

VSEPR-Modell

Lewis-Formeln lassen sich zwar recht einfach aufstellen, sind aber rein formal, da sie keine Aussage über den tatsächlichen räumlichen Bau der Moleküle zulassen. Deshalb wurde das **Elektronenpaar-Abstoßungsmodell** (**VSEPR** = valence-shell electron-pair repulsion) entwickelt.

> **Merke**
>
> Das **VSEPR-Modell** besagt: Bindende und freie Elektronenpaare stoßen sich gegenseitig ab und nehmen deshalb eine Anordnung ein, bei der die Abstoßung möglichst gering ist.

In der Lewis-Formel für das Molekül CH_4 (Methan) steht das C-Atom im Zentrum. Vier Bindungselektronenpaare verbinden es mit den vier Wasserstoffatomen. Durch gegenseitige Abstoßung ordnen sich diese so an, dass sie einen möglichst großen Abstand voneinander haben. Dadurch ergibt sich für das Molekül die Raumstruktur eines **Tetraeders**, was experimentell bestätigt wurde.

Freie Elektronenpaare am zentralen Atom haben etwa den gleichen Einfluss auf den Bau des Moleküls wie Bindungselektronenpaare, sie beanspruchen aber einen etwas größeren Raum. Als Folge verringern sich die Winkel zwischen den Bindungselektronenpaaren etwas. Dieses Modell hat sich in der Chemie sehr stark durchgesetzt, weil es viele qualitative Aussagen erlaubt. Quantitative Abschätzungen sind hingegen deutlich schwieriger.

Beachten Sie, dass für eine exakte Beschreibung der Atombindung weitergehende Modelle notwendig sind, die kurz ab S. 403 besprochen werden.

Polare Atombindung

Die Bindungselektronenpaare gehören beiden Atomen nur dann exakt zu gleichen Teilen, wenn es sich um eine Bindung zwischen gleichen Atomen handelt (z.B. H_2 oder Cl_2).

>
>
> Bei Molekülen mit **verschiedenen Atomen** (z.B. HCl) werden die bindenden Elektronenpaare von den beiden Atomen **unterschiedlich stark** angezogen.

Man spricht deshalb von einer polaren Atombindung. Ein Maß für die Fähigkeit eines Atoms, in einer Atombindung das bindende Elektronenpaar an sich zu ziehen, ist die **Elektronegativität**, die aus Ionisierungsenergie und Elektronenaffinität berechnet werden kann (S. 397). Aus der Differenz der Elektronegativitäten der Bindungspartner kann man die Polarität einer Bindung abschätzen.

Beispiel H_2O: Da Sauerstoff eine große Elektronegativität hat, ist das bindende Elektronenpaar in den HO-Bindungen des H_2O-Moleküls nicht gleichmäßig zwischen dem Wasserstoff- und dem Sauerstoffatom angeordnet, die Elektronen werden stärker zum Sauerstoffatom hingezogen. Dadurch wird dort die Elektronendichte etwas größer, es entsteht quasi ein Überschuss an negativer Ladung, den man als (negative) **Partialladung** bezeichnet. Am Wasserstoffatom „fehlt" etwas von diesem Bindungselektronenpaar, dort bildet sich eine positive Partialladung aus. Wenn die durch die Partialladungen hervorgerufenen Ladungsschwerpunkte nicht mehr zusammenfallen, entsteht ein **Dipol**, wie es aufgrund der gewinkelten Struktur des Wassers der Fall ist. Diese Ladungsauftrennung kann man über das **Dipolmoment** messen. Symmetrische Moleküle wie z.B. CO_2 sind trotz polarer Bindungen keine Dipole, da die Ladungsschwerpunkte zusammenfallen.

Koordinative Bindung

Die Besonderheit dieses Bindungstyps besteht darin, dass im Vergleich zur Atombindung ein Bindungspartner dem anderen Partner beide Bindungselektronen in Form eines freien Elektronenpaares zur Verfügung stellt. Die koordinative Bindung spielt vor allem in **Komplexverbindungen** eine große Rolle, obwohl man auch an anderen Molekülen bzw. Molekül-Ionen diese Bindungsart diskutieren kann. So kann die Entstehung des Hydronium-Ions H_3O^+ nur verstanden werden, wenn man die Bindung zwischen dem Sauerstoffatom und dem neu hinzugetretenen Proton (das keine Elektronen zur Bindungsbildung mitbringt) als koordinative auffasst, da ausschließlich das Sauerstoffatom ein freies Elektronenpaar zur Bindungsbildung zur Verfügung gestellt hat.

Vor allem im Zusammenhang mit den Komplexverbindungen, bei denen die koordinative Bindung zu einem Metall-Ion wie Mg^{2+}, $Fe^{2+/3+}$, $Co^{2+/3+}$, Zn^{2+}, Cu^{2+} ausgebildet wird, sind folgende Begriffe in Anwendung:

– Den **Elektronenlieferanten** bezeichnet man als **Liganden**,
– den **Empfänger** als **Zentral-Ion** oder **Zentralatom**.
– Die Zahl der Elektronenpaare, die am Zentral-Ion koordiniert oder angelagert werden können, hängt von dessen Elektronenkonfiguration ab und wird als **Koordinationszahl** bezeichnet. Die häufigsten Koordinationszahlen sind 4 und 6.
– Die Liganden können Ionen oder Moleküle sein.

Beispiele für das Auftreten von koordinativen Bindungen sind die folgenden komplexen Teilchen:

– Im **Tetramminkupfer(II)-Kation** $[Cu(NH_3)_4]^{2+}$ stellt Kupfer das Zentralatom dar, an das sich 4 Ammoniakmoleküle als Liganden über eine koordinative Bindung angelagert haben. Die Koordinationszahl beträgt 4.
– Im **Hexacyanoferrat(II)-Anion** $[Fe(CN)_6]^{4-}$ ist Eisen das Zentralatom, die Cyanid-Ionen sind als Liganden koordinativ gebunden. Die Koordinationszahl beträgt 6.

In diesen Beispielen bildet sich pro Ligand nur eine koordinative Bindung zum Zentral-Ion aus. Deshalb handelt es sich um einen **einzähnigen Liganden**.

Wenn es sich beim Liganden um ein größeres Molekül handelt, das mehrere Atome mit freien Elektronenpaaren aufweist, können auch mehrere koordinative Bindungen von einem Liganden-Molekül ausgebildet werden. Beispiele für mehrzähnige Liganden sind das Glycin, Ethylendiamin (1,2-Diaminoethan), Porphin und das Ethylendiamintetraacetat (vgl. **Abb. 2.5**)

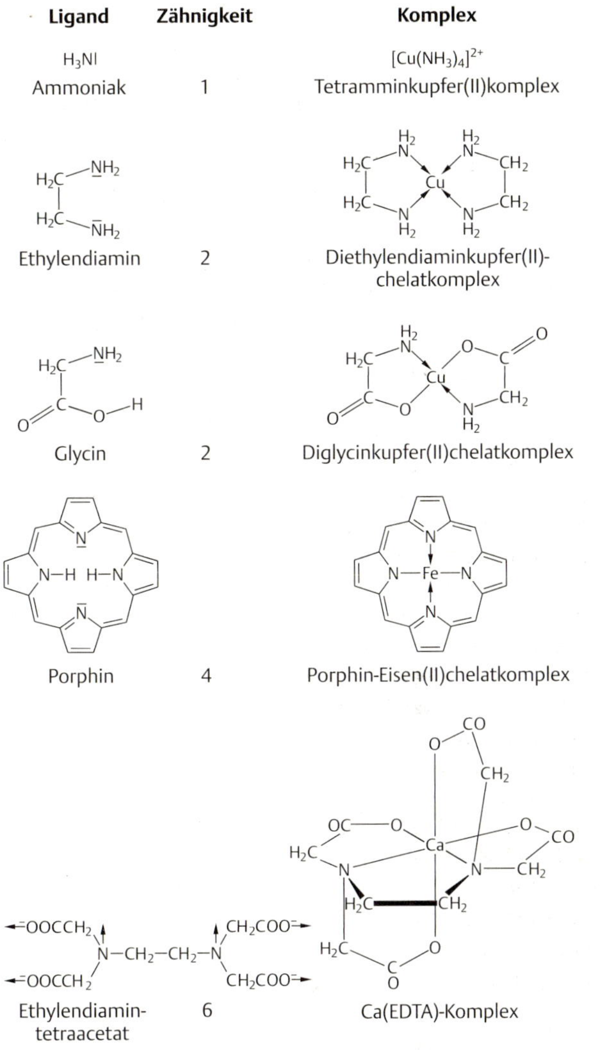

2.2.2 Polarität von Molekülen

Weiter oben wurde bereits erklärt, wie Dipole und damit Polarität innerhalb von Molekülen durch unterschiedliche Ladungsverteilung entstehen. Polare Moleküle haben die Möglichkeit, untereinander in Wechselwirkung zu treten, ohne dass dabei „echte" chemische Bindungen ausgebildet werden. Im Folgenden werden Wasserstoffbrückenbindungen und hydrophobe Wechselwirkungen sowie die Hydratation von Ionen und Molekülen besprochen.

Wasserstoffbrückenbindung

Wasserstoffbrückenbindungen treten innerhalb eines Moleküls (intramolekulare Bindung) oder zwischen Molekülen (intermolekulare Bindung) auf.

Merke
Voraussetzung für die Ausbildung von Wasserstoffbrückenbindungen sind Wasserstoffatome, die **kovalent** an ein **elektronegatives Atom** gebunden sind.

Diese Bindung ist polarisiert. Das bindende Elektronenpaar wird vom elektronegativeren Atom angezogen. Dadurch erhält das Wasserstoffatom eine positive Partialla-

Ligand	Zähnigkeit	Komplex
$H_3N|$ Ammoniak	1	$[Cu(NH_3)_4]^{2+}$ Tetramminkupfer(II)komplex
Ethylendiamin	2	Diethylendiaminkupfer(II)-chelatkomplex
Glycin	2	Diglycinkupfer(II)chelatkomplex
Porphin	4	Porphin-Eisen(II)chelatkomplex
Ethylendiamin-tetraacetat	6	Ca(EDTA)-Komplex

Abb. 2.5 Beispiele für ein- und mehrzähnige Liganden.

dung. Es tritt mit dem benachbarten, negativ polarisierten Partner in Wechselwirkung, der über freie Elektronenpaare verfügt (**Abb. 2.6**).

Die Wasserstoffbrückenbindung ist durch eine relativ niedrige Bindungsenergie gekennzeichnet. Mit 4–40 kJ/mol beträgt sie etwa 1/10 der Bindungsenergie kovalenter oder ionischer Bindungen. Biochemisch von Bedeutung ist sie bei Proteinen und Nukleinsäuren.

Die hydrophoben Wechselwirkungen

Hydrophobe Wechselwirkungen spielen eine Rolle, wenn unpolare Moleküle bzw. Molekülgruppen in Wasser gelangen. Dabei wird die durch Wasserstoffbrückenbindungen gekennzeichnete Struktur des Wassers gestört. Die verdrängten Wassermoleküle orientieren sich neu, um die maximal mögliche Anzahl an Wasserstoffbrücken aufzubauen. Wenn sich mehrere der unpolaren Moleküle oder Molekülgruppen sehr eng zusammenlagern, ist die Störung vergleichsweise gering. Deshalb vereinigen sich viele kleine Öltröpfchen in Wasser zu einem großen Trop-

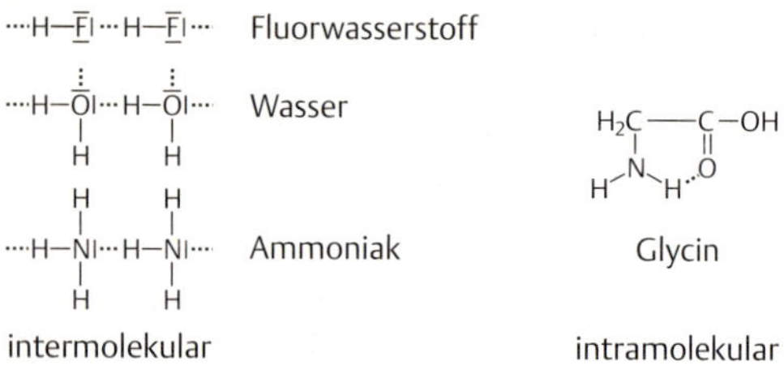

···H—F̶ı̶···H—F̶ı̶ Fluorwasserstoff

···H—Ö ı···H—Ö ı Wasser
     | |
     H   H

     H   H
     | |
···H—Nı···H—Nı Ammoniak
     | |
     H   H

intermolekular

H₂C—C—OH
     ‖
     N   O
   H— —H

Glycin

intramolekular

Abb. 2.6 Wasserstoffbrückenbindungen.

fen. Die hydrophoben Wechselwirkungen sind keine chemische Bindung im eigentlichen Sinn, sie haben aber eine vergleichbare Funktion und sind am Zusammenhalt der Phospholipide und Proteine in biologischen Membranen beteiligt (Biochemie, S. 450).

2.2.3 Beispiele

Beispiele für chemische Bindungen werden in **Tab. 2.5** dargestellt.

2.2.4 Biochemisch wichtige Bindungen

Die biochemisch wichtigen Bindungen werden jeweils an Ort und Stelle ihres Vorkommens erläutert.

2.2.5 Metallkomplexe
Metallische Bindung

Bei Metallen handelt es sich um Elementverbindungen. Die Bindung kann man für unsere Zwecke mit dem Elektronengasmodell erklären: Da Metallatome eine niedrige Ionisierungsenergie (S. 397) besitzen, geht man davon aus, dass die Atome ihre Valenzelektronen „abgeben" und sich dadurch ein Gitter aus positiv geladenen Atomrümpfen bildet. Wie eine **Gaswolke** bewegen sich die „ehemaligen" Valenzelektronen zwischen den Atomrümpfen frei hin und her.

Diese frei beweglichen Elektronen erklären die gute elektrische Leitfähigkeit der Metalle. Die gute Verformbarkeit hängt damit zusammen, dass die Metall-Ionen bei mechanischer Belastung in der Elektronenwolke eingebettet bleiben.

Wenn man verschiedene Metalle mischt, entstehen **Legierungen**, in denen die unterschiedlichen Metallatome statistisch oder gleichmäßig verteilt sind.

> **Klinik**
>
> In der Medizin spielen reine Metalle bei der Herstellung **chirurgischer Instrumente** eine Rolle (Tantal **Ta**) und werden für **Zahnfüllungen** verwendet (Gold **Au** sowie die aus Zinn **Sn**, Silber **Ag** und Quecksilber **Hg** bestehenden Amalgame).

In der Biochemie findet man auch eine Reihe von Metall-Ionen in Metallkomplexen (**Tab. 2.6**). Innerhalb dieser Komplexe sind die Metall-Ionen wie **Mg²⁺**, **Fe²⁺/³⁺**, **Co²⁺/³⁺**,

Tabelle 2.5 Beispiele für Stoffe und die darin vorliegenden Bindungstypen

Stoff	Formel	Bindungstyp
Wasser	H_2O	Intramolekular: polarisierte Atombindung, intermolekular: Wasserstoffbrückenbindung
Chlor	Cl_2	Atombindung
Methan	CH_4	Atombindung
Natrium	Na	Metallbindung
Helium	He	Kommt atomar vor
Essigsäure	CH_3COOH	Intramolekular: Atombindung, intermolekular: Wasserstoffbrückenbindung
Natriumchlorid	NaCl	Ionenbindung
Natriumacetat	$NaCH_3COO$	Zwischen den Natrium- und den Acetat-Ionen Ionenbindung, das Acetat-Ion weist Atombindungen auf

Tabelle 2.6 Biochemisch wichtige Metall-Komplexverbindungen

Metall	Komplexverbindung
Mg	Chlorophyll (in Pflanzen), im Plasma treten Mg-Citrat-Komplexe auf
Fe	Hämoglobin, Myoglobin, Cytochrome
Co	Cobalamin
Zn	Insulin
Cu	Cytochrom-Oxidase (Komplex IV der Atmungskette)

Zn²⁺ und **Cu²⁺** im Rahmen von koordinativen Bindungen (S. 400) gebunden.

2.3 Azyklische Kohlenstoffverbindungen und einfache funktionelle Gruppen

2.3.1 Kohlenwasserstoffe

Zur Gruppe der Kohlenwasserstoffe gehören alle Verbindungen, die ausschließlich aus **Kohlenstoff-** und **Wasserstoffatomen** bestehen. Man unterscheidet zwischen

– **kettenförmigen** (aliphatischen oder azyklischen) Verbindungen mit oder ohne Mehrfachbindungen (ungesättigt bzw. gesättigt):
  • verzweigte und
  • unverzweigte Verbindungen sowie
– **ringförmigen** (zyklischen) Verbindungen (S. 417):
  • aromatische und

- alizyklische Verbindungen mit oder ohne Mehrfachbindungen (ungesättigt bzw. gesättigt).

Neben kettenförmigen und ringförmigen Kohlenwasserstoffen und deren Derivaten bilden die **heterozyklischen Verbindungen** (S. 418) die dritte große Gruppe organischer Substanzen. Es handelt sich auch hier um zyklische Verbindungen, die aber neben den Kohlenstoffatomen Heteroatome wie z. B. Sauerstoff, Stickstoff oder Schwefel enthalten.

2.3.2 Formeln

In der organischen Chemie ist es nicht üblich und nicht sinnvoll, **Summenformeln** zu benutzen, sie geben nur einen Hinweis auf die elementare Zusammensetzung. So informiert die Formel C_4H_{10} nicht darüber, ob es sich um ein verzweigtes (2-Methyl-propan) oder unverzweigtes Kohlenwasserstoffmolekül (Butan) handelt. Dazu benötigt man die **Strukturformel** der Verbindung, die über das Verknüpfungsmuster der Atome (Konstitution, s. u.) im Molekül Auskunft gibt.

2.3.3 Bindungen

Mit der Lewis-Formel für das Methan (S. 399) hatten Sie ein einfaches Modell zur Beschreibung der Bindungsverhältnisse kennengelernt. Es war auch gezeigt worden, dass es möglich ist, die Vierbindigkeit des Kohlenstoffatoms zu erklären. Die Besonderheit des Kohlenstoffatoms liegt nunmehr darin, dass es Atombindungen eingeht, aber diese nicht nur mit Atomen anderer Elemente, sondern auch mit weiteren C-Atomen. Dadurch ergibt sich schon aus Kohlenstoff- und Wasserstoffatomen ein großes Spektrum an möglichen Molekülen. Es können kettenförmige unverzweigte oder verzweigte, aber auch ringförmige Strukturen entstehen. Es ist auch im Lewis-Modell denkbar, dass zwei oder drei Bindungen zwischen zwei C-Atomen entstehen, die Lewis-Formeln für Ethen und Ethin zeigt **Abb. 2.7**.

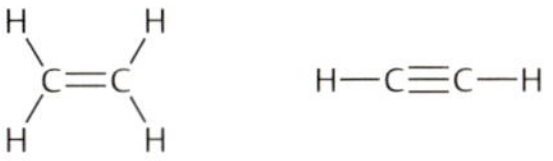

Abb. 2.7   Lewis-Formeln für Ethen und Ethin.

Schwieriger ist es anhand dieser Darstellung zu verstehen, warum diese zwei bzw. drei bindenden Elektronenpaare in ihrem Energiegehalt unterschiedlich sind, warum sich die Bindungsenergien der einzelnen Paare nicht einfach addieren. Aus diesem Grund werden hier kurz die Grundzüge des Hybridisierungsmodells dargestellt.

Hybridisierungsmodell

Die Elektronenkonfiguration des Kohlenstoffatoms lautet bekanntermaßen:
$1 s^2 2 s^2 2 p^2$ oder ausführlich $1 s^2 2 s^2 2 p_x^1 2 p_y^1$. Da die Orbitale aber nichts anderes als Wellenfunktionen sind,

können diese mathematischen Funktionen transformiert werden. Das ist in **Tab. 2.7** zusammengefasst.
Die aufgeführten Hybridisierungsmodelle ermöglichen das Verständnis der Bindungen, die das Kohlenstoffatom eingehen kann.

Methan. Im Methan (CH_4) ergibt sich die Bindung durch eine Wechselwirkung der s-Orbitale mit den tetraedrisch angeordneten sp^3-Hybridorbitalen (**Abb. 2.8**).

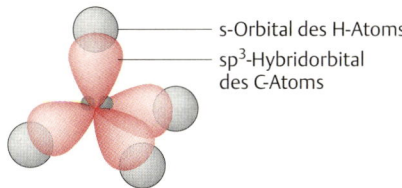

s-Orbital des H-Atoms
sp^3-Hybridorbital des C-Atoms

Abb. 2.8   Orbitaldarstellung für Methan.

Ethan. Im Ethan (C_2H_6) kommt es zu einer Überlappung zwischen je einem sp^3-Orbital beider Kohlenstoffatome. Die verbleibenden Hybridorbitale überlappen mit den s-Orbitalen der sechs Wasserstoffatome (**Abb. 2.9**).

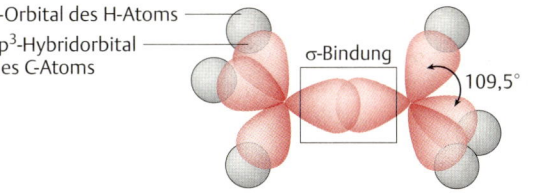

s-Orbital des H-Atoms
sp^3-Hybridorbital des C-Atoms
σ-Bindung
109,5°

Abb. 2.9   Darstellung der Orbitale im Ethan.

Der Winkel zwischen einer CH- und der C-C-Bindung beträgt annähernd 109,5°.
Wenn man sich die Überlappung der s-Orbitale des Wasserstoffatoms und der Hybridorbitale der Kohlenstoffatome oder auch die Überlappung zwischen den sp^3-Hybridorbitalen anschaut, stellt man fest, dass die Wechselwirkung auf der Linie, die den Kern des Wasserstoffatoms mit dem des Kohlenstoffatoms verbindet, am größten ist. Zwischen den Kernen ist die Elektronendichte sehr hoch, sie ist rotationssymmetrisch. In diesem Fall spricht man von einer σ-Bindung. Da die Elektronegativität von Kohlenstoff und Wasserstoff annähernd gleich ist, befindet sich der Bereich höchster Elektronendichte etwa in der Mitte zwischen beiden Kernen.

> **Merke**
> Die **σ-Bindung** ist **rotationssymmetrisch**, die stärkste Überlappung erfolgt zwischen den Atomkernen, dort ist die Elektronendichte am größten.

Ethen. Im Ethen (C_2H_4) kann man sich die Bindungsbildung als Überlappung von je einem Hybridorbital beider Kohlenstoffatome und der Überlappung der anderen Hybridorbitale mit den s-Orbitalen der Wasserstoffatome vorstellen. Es treten alle Merkmale einer σ-Bindung auf. Deshalb spricht man auch von einem σ-Bindungsgerüst, das eine Ebene aufspannt (**Abb. 2.10**).

Biologie · Histologie · Anatomie · Chemie · Biochemie · Physik · Physiologie · Psych./Soz.

Tabelle 2.7 Die Hybridisierungsmodelle im Kohlenstoffatom

Typ	Transformierte Orbitale	Anzahl der Hybridorbitale	Räumliche Anordnung der Hybridorbitale	
sp^3	2s, 2px, 2py, 2pz	**vier** sp^3-Hybridorbitale	Achsen der Orbitale stehen im Winkel von **109,5°** zueinander (Tetraeder)	
sp^2	2s, 2px, 2py	**drei** sp^2-Hybridorbitale	Achsen der Hybridorbitale stehen im Winkel von **120°** zueinander, sie spannen eine Ebene auf, senkrecht zu der Ebene steht das nicht hybridisierte dritte p-Orbital	
sp	2s, 2px	**zwei** sp-Hybridorbitale	Achsen der Hybridorbitale stehen im Winkel von **180°** zueinander, sie sind also linear angeordnet, jeweils im 90°-Winkel befinden sich die zwei nicht hybridisierten Orbitale	

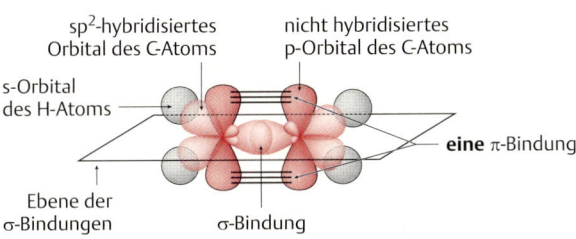

Abb. 2.10 Orbitaldarstellung im Ethen.

Die nicht in die Hybridisierung einbezogenen p-Orbitale der Kohlenstoffatome stehen senkrecht zu dieser Ebene. Bei der Wechselwirkung der sp²-Orbitale der Kohlenstoffatome kommt es zwangsläufig auch zu einer (schwächeren) Wechselwirkung der p-Orbitale ober- und unterhalb der Ebene. Diese Überlappung der p-Orbitale nennt man π-Bindung, sie ist schwächer als die σ-Bindung und nicht frei drehbar.

> **Merke**
> Tritt neben einer σ- eine π-Bindung auf, spricht man von einer **Doppelbindung**, sie ist **nicht frei drehbar**.

Ethin. Im Ethin (C_2H_2) überlappt je ein hybridisiertes Orbital beider C-Atome, das andere Hybridorbital überlappt jeweils mit dem s-Orbital des Wasserstoffs. Das sind alles σ-Bindungen. Die beiden nicht hybridisierten p-Orbitale beider C-Atome treten aber auch in Wechselwirkung. Dadurch kommt es zur Ausbildung von zwei π-Bindungen (**Dreifachbindung**).

Reaktivität der C-C-Bindungen. Die Reaktivität steigt von der Einfach- über die Doppel- zur Dreifachbindung. Damit verbunden ist eine Steigerung der Reaktivität. Die Bindungsenergie nimmt in dieser Reihenfolge selbstverständlich zu, wobei der Anteil der σ-Bindung an der Bindungsenergie prozentual am größten ist. Aufgrund der stärkeren Wechselwirkung nimmt in dieser Reihenfolge die Bindungslänge ab (**Tab. 2.8**).

Die konjugierten Doppelbindungen

Bei Verbindungen mit mehreren Doppelbindungen gilt folgende Bezeichnung:
– **Isolierte** Doppelbindungen: Mehr als eine Einfachbindung und somit mindestens ein sp³-hybridisiertes C-Atom liegen zwischen den sp²-hybridisierten C-Atomen.
– **Kumulierte** Doppelbindung: Von einem C-Atom gehen zwei Doppelbindungen aus, dieses Kohlenstoffatom ist also sp-hybridisiert.
– **Konjugierte** Doppelbindungen: Doppel- und Einfachbindungen treten alternierend auf.
Eine konjugierte Doppelbindung tritt im Buta-1,3-dien auf. Die π-Bindung ist nicht genau zwischen dem ersten und zweiten sowie dem dritten und vierten C-Atom lokalisiert. Da alle C-Atome im Buta-1,3-dien sp²-hybridisiert sind, kommt es zu einer Überlappung der sp²-Orbitale zwischen dem ersten und dem zweiten, dem zweiten und

Tabelle 2.8 Bindungsenergie und Bindungslänge zwischen C-Atomen

Bindungstyp	Bindungsenergie kJ/mol	Bindungslänge pm
C–C: σ-Bindung	346	153
C=C: σ-Bindung + π-Bindung	602	134
C≡C: σ-Bindung + 2 π-Bindungen	836	121

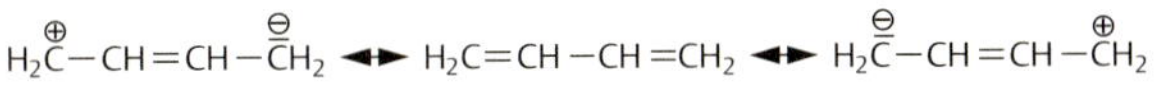

dem dritten, dem dritten und dem vierten C-Atom. Die Doppelbindungen sind delokalisiert. Die C2-C3-Bindung ist mit 146 pm etwas kürzer als eine Einfach-, aber doch länger als eine Doppelbindung (**Tab. 2.8**). Die Delokalisierung der Doppelbindungen kann man durch mesomere Grenzstrukturen darstellen (**Abb. 2.11**).

$$H_2\overset{\oplus}{C}-CH=CH-\overset{\ominus}{C}H_2 \longleftrightarrow H_2C=CH-CH=CH_2 \longleftrightarrow H_2\overset{\ominus}{C}-CH=CH-\overset{\oplus}{C}H_2$$

Abb. 2.11 Mesomere Grenzstrukturen von Buta-1,3-dien.

> **Merke**
> Die Delokalisierung in konjugierten Doppelbindungen bedeutet einen **Energiegewinn** im Vergleich zur hypothetischen Struktur mit lokalisierten Doppelbindungen. Man spricht von **Delokalisierungs-** oder **Resonanzenergie**.

2.3.4 Isomerien

> **Merke**
> Isomerie bedeutet das Auftreten von Molekülen mit **gleicher Summenformel**, aber **unterschiedlicher Struktur**. Die Eigenschaften der isomeren Moleküle unterscheiden sich mehr oder weniger stark, teilweise auch nur in der optischen Aktivität.

Sind die Atome unterschiedlich verknüpft, handelt es sich um **Konstitutionsisomere** (z.B. verschiedene Isomere des Hexans [**Abb. 2.12**], Ethanols und Dimethylethers).
Ist die Verknüpfung der Atome gleich, gibt es aber Unterschiede in der räumlichen Anordnung, spricht man von **Stereoisomeren**. Diese kann man nun folgendermaßen untergliedern:
– Nach der **Rotationsmöglichkeit** um Bindungen: Ist eine Überführung der Stereoisomere durch Rotation um Einfachbindungen möglich, spricht man von **Konformeren** (z.B. gestaffelte und verdeckte Konformation des Butans). Ist diese Rotation nicht ohne erheblichen Energieaufwand möglich, handelt es sich um Konfigurationsisomere, z.B. E- und Z-But-2-en oder cis- und trans-1,2-Cyclohexan (S. 409).
– Nach der **Symmetrie:** Verhalten sich die Stereoisomere wie Bild und Spiegelbild, liegen Enantiomere vor (z.B. D- und L-Glucose). Kann keine Spiegelbildsymme-

Biologie | Histologie | Anatomie | Chemie | Biochemie | Physik | Physiologie | Psych./Soz.

trie festgestellt werden, liegen Diastereomere vor (z. B. α-Glucopyranose und β-Glucopyranose).

Unter der **Konstitution** einer chemischen Struktur versteht man die Aufeinanderfolge der Verknüpfung unter den einzelnen Atomen, die allein durch die Summenformel nicht darstellbar ist. Die Strukturformel (s. o.) gibt Aufschluss über die Konstitution einer Verbindung.

Wir können uns die Konstitution eines Moleküls als eine Projektion der Raumstruktur in die Papierebene vorstellen. Das ist häufig völlig ausreichend.

Abb. 2.12 zeigt Beispiele von Konstitutionsisomeren mit der Summenformel C_6H_{14}.

Hexan

2-Methyl-pentan

3-Methyl-pentan

2,3-Dimethyl-butan

2,2-Dimethyl-butan

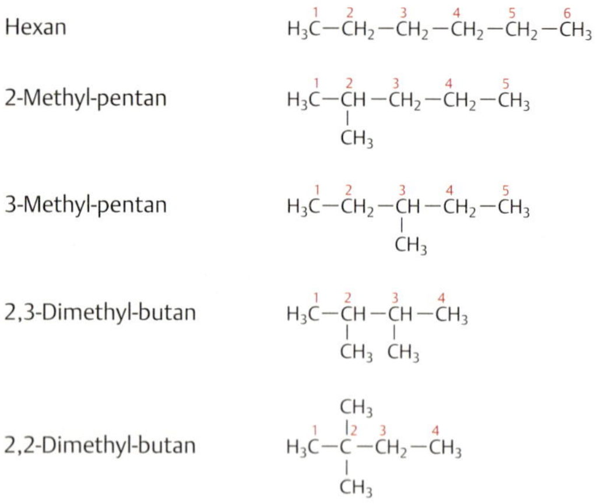

Abb. 2.12   Isomere mit der Summenformel C_6H_{14}.

2.3.5   Funktionelle Gruppe

Die allermeisten organischen Verbindungen enthalten neben Kohlenstoff und Wasserstoff weitere Elemente (sog. Heteroatome wie die Halogene, Sauerstoff, Stickstoff, Phosphor und Schwefel). Diese von den Kohlenwasserstoffen abgeleiteten Derivate werden durch die allgemeine Formel **R–X**, gelegentlich auch **R–X–R** beschrieben.

– **X** ist die das Heteroatom enthaltende funktionelle Gruppe (die funktionellen Gruppen führen zu speziellen physikalischen und chemischen Eigenschaften, die für die ganze Verbindungsklasse charakteristisch sind).

– **R** beschreibt den nur aus C und H bestehenden organischen Rest, den man als Alkylrest bezeichnet. Wenn dieser Rest von einem Benzolring abgeleitet ist, heißt er Arylrest. Gelegentlich werden Sie auch die Bezeichnung „Acylrest" finden. Dabei handelt es sich um eine Sammelbezeichnung für die Gruppe R–C=O, wobei R ein Alkyl- oder Arylrest ist.

Tab. 2.9 zeigt die wichtigsten Stoffklassen mit der charakteristischen funktionellen Gruppe.

2.3.6   Homologe Reihen

In der organischen Chemie entstehen durch Einführung einer konstanten Molekülgruppe $-CH_2-$ in ein bestehendes Bindungsgerüst eine Reihe von Verbindungen. Diese bezeichnet man als homologe Reihe, die Glieder dieser

Reihe folgen einem gesetzmäßigen Aufbau, lassen sich durch eine allgemeine Formel beschreiben, die Änderung der Eigenschaften erfolgt relativ kontinuierlich. Sie können durch eine allgemeine Formel beschrieben werden.

2.3.7   Die Nomenklatur

Zwar gibt es eine internationale Regelung zur Namensgebung in der Chemie, aber gerade für die biochemisch interessanten Moleküle dominieren die Trivialnamen. Sie müssen aber für die Alkane, Alkene und Alkine die systematische Nomenklatur bis C4 beherrschen (**Tab. 2.10**).

Dreifachbindungen führen zum Suffix -in, Doppelbindungen zu -en, ausschließlich Einfachbindungen führen zu -an. Handelt es sich bei der betrachteten Kohlenstoffkette um einen Rest, der in ein anderes Molekül eingebunden wurde, bedient man sich der Endung -yl. Ein Alkylrest ist also immer der Rest eines gesättigten Kohlenwasserstoffs.

Die funktionellen Gruppen werden als Präfixe oder Suffixe im Namen berücksichtigt (**Tab. 2.11**)

Das C-Atom, an dem die Gruppe gebunden ist, liefert den Lokanten für die Gruppe. Dazu wird der Kohlenstoffstamm durchnummeriert. In Trivialnamen werden die Kohlenstoffatome, an denen sich Substituenten befinden, oft mit griechischen Buchstaben bezeichnet. Das α-C-Atom trägt die funktionelle Gruppe höchster Priorität. Das unmittelbar benachbarte ist das β-C-Atom, dann folgt das γ-C-Atom (**Abb. 2.13**).

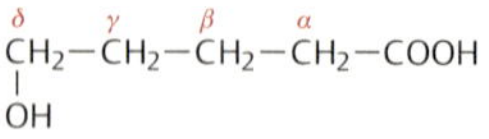

Abb. 2.13   Nummerierung der Kohlenstoffatome mit griechischen Buchstaben.

Häufig charakterisiert man Kohlenstoffatome nach der Anzahl der mit ihnen verknüpften C-Atome. Man unterscheidet:

– **Primäre** C-Atome befinden sich am Ende der Kette und sind folglich nur mit einem weiteren C-Atom verknüpft,

– **sekundäre** C-Atome sind mit zwei weiteren C-Atomen verbunden,

– **tertiäre** C-Atome sind mit drei weiteren C-Atomen verbunden,

– **quartäre** C-Atome weisen vier C-Atome als unmittelbare Nachbarn auf.

2.3.8   Eigenschaften der einzelnen Stoffklassen
Alkane

Summenformel. C_nH_{2n+2}, **Tab. 2.12**.

Isomerie. Für eine gegebene Summenformel sind verschiedene Strukturen (Verknüpfungsmuster) möglich. Da sich die Konstitution unterscheidet, spricht man von Konstitutionsisomeren, deren Anzahl mit der Anzahl der C-Atome wächst (**Tab. 2.12**).

Tabelle 2.9 Beispiele für funktionelle Gruppen

Stoffklasse	allgemeine Formel	Bezeichnung der funktionellen Gruppe	Beispiele
Halogenkohlenwasserstoffe	R–X mit X = F, Cl, Br oder I	Halogengruppe	1-Brom-1-chlor-2,2,2-trifluor-ethan/Halothan (Inhalationsnarkotikum) $F-\overset{\overset{\displaystyle F}{\mid}}{\underset{\underset{\displaystyle F}{\mid}}{C}}-\overset{\overset{\displaystyle H}{\mid}}{\underset{\underset{\displaystyle Br}{\mid}}{C}}-Cl$
Alkohole	R—OH	Hydroxygruppe	Ethan-1,2-diol/Ethylenglykol (Frostschutzmittel) $CH_2—OH$ $\mid$ $CH_2—OH$
Phenole	R—OH (R = aromatischer Ring/Arylrest)	Hydroxygruppe	Phenol (wichtiges Syntheseausgangsprodukt)
Ether	R—O—R	Alkoxygruppe	Ethoxyethan/Diethylether (Lösungsmittel, Narkotikum) $H_3C—CH_2—O—CH_2—CH_3$
Aldehyde	R–CHO	Carbonyl-(Formyl-)gruppe	Ethanal/Acetaldehyd (wichtiges Zwischenprodukt beim biochemischen Zuckerabbau)
Ketone	R–CO–R	Carbonyl-(oxo-)gruppe	Propanon/Aceton (tritt bei Diabetes mellitus als anomales Stoffwechselprodukt auf)
Carbonsäuren	R–COOH	Carboxylgruppe	Ethansäure/Essigsäure (wichtigste, schon seit dem Altertum bekannte Carbonsäure)
Carbonsäureester	R–COOR	Estergruppe	Ethansäure-/Essigsäureethylester/Ethylacetat (Lösungsmittel)
Carbonsäurethioester	R–COSR	Thioestergruppe	Ethanthiosäuremethylester/Thioessigsäuremethylester (Verwendung in der analytischen Chemie)
Carbonsäureamide	R–CONH₂	Amidgruppe	Ethansäureamid/Acetamid (Lösungsmittelzusatz)
Thiole	R—SH	Mercapto-/Sulfanylgruppe	Methanthiol/Sulfanylmethan/Methylmercaptan (verursacht den Geruch von gekochtem Kohl) $H_3C—SH$
Sulfane/Thioether (Sulfide)	R—S—R	Alkylthiogruppe	Bis(2-chlorethyl)-sulfid/sulfan (Lost oder Senfgas, stark kanzerogen wirkender Kampfstoff) $Cl—CH_2—CH_2—S—CH_2—CH_2—Cl$

Fortsetzung siehe nächste Seite

Tabelle 2.9 Fortsetzung

Stoffklasse	allgemeine Formel	Bezeichnung der funktionellen Gruppe	Beispiele
Sulfonsäuren	$R-SO_3H$	Sulfogruppe	Methansulfonsäure (Alkylsulfonsäuren sind gute Netzmittel, deshalb in Spül- und Reinigungsmitteln) H_3C-SO_3H
Amine	$R-NH_2$	Aminogruppe	1,4-Diaminobutan/Tetramethylendiamin/Putrescin (Duftbestandteil der Blüten einiger Aronstabgewächse) $H_2N-CH_2-CH_2-CH_2-CH_2-NH_2$
Nitroverbindungen	$R-NO_2$	Nitrogruppe	Nitromethan (wichtiger Ausgangsstoff für Synthesen) H_3C-NO_2

Tabelle 2.10 Die Stammnamen

Anzahl C-Atome	Stammname	Anzahl C-Atome	Stammname
1	Meth	7	Hept
2	Eth	8	Oct
3	Prop	9	Non
4	But	10	Dec
5	Pent	11	Dodec
6	Hex	12	Pentadec

Tabelle 2.11 Substitutive Nomenklatur einiger wichtiger funktioneller Gruppen (Anordnung der Gruppen nach fallender Priorität)

funktionelle Gruppe	Präfix	Suffix
-COOH	Carboxy-	-carbonsäure
$-(C)OOH_1$	-	-säure
-CN	Cyan-	-carbonitril
$-(C)N_1$	-	-nitril
$-SO_3H$	Sulfo-	-sulfonsäure
-CHO	Formyl-	-carbaldehyd
$-(C)HO_1$	Oxo-	-al
$>(C)=O_1$	Oxo-	-on
-OH	Hydroxy-	-ol
-SH	Mercapto-/Sulfanyl-	-thiol
$-NH_2$	Amino-	-amin
-OR	Alkyloxy-	
-SR	Alkylthio-	keine Bezeichnung durch Suffixe
$-NO_2$	Nitro-	
-Cl	Chlor-	

Tabelle 2.12 Ausgewählte Eigenschaften von Alkanen

Name	Formel	Siedepunkt in °C	Dichte in $g \cdot cm^{-3}$	Zahl der Konstitutionsisomere
Methan	CH_4	−161	0,42	1
Ethan	C_2H_6	−89	0,55	1
Propan	C_3H_8	−42	0,58	1
Butan	C_4H_{10}	−0,5	0,60	2
Pentan	C_5H_{12}	36	0,63	3
Hexan	C_6H_{14}	69	0,66	5
Heptan	C_7H_{16}	98	0,68	9
Octan	C_8H_{18}	126	0,70	18
Nonan	C_9H_{20}	151	0,72	35
Decan	$C_{10}H_{22}$	174	0,73	75
Dodecan	$C_{12}H_{26}$	216	0,75	355

Aufgrund der Drehbarkeit um die σ-Bindung kann man auch verschiedene Anordnungen im Raum diskutieren. Solche Moleküle, die die gleiche Konstitution, aber unterschiedliche räumliche Anordnung haben und die sich durch geringe Energieunterschiede auszeichnen, bezeichnet man als Konformationsisomere oder Konformere (S. 405).

Physikalische Eigenschaften. Die Alkane sind unpolar und lösen sich deshalb nicht in Wasser, hingegen aber gut in Chloroform, Ether oder Benzol, d.h. sie sind hydrophob bzw. **lipophil.** Alle Alkane sind brennbar, die niederen Vertreter entflammen leicht. Sie haben eine geringere Dichte als Wasser.

Chemische Reaktionen. Gesättigte Kohlenwasserstoffe sind relativ reaktionsträge. Sie reagieren nur durch einen Angriff sehr reaktiver Teilchen unter drastischen Reaktionsbedingungen. Durch radikalische Substitution können die Halogenatome F, Cl und Br eingeführt werden, so entsteht die Stoffklasse der Halogenkohlenwasserstoffe (S. 409).

Biologie | Histologie | Anatomie | Chemie | Biochemie | Physik | Physiologie | Psych./Soz.

Alkene und Alkine

Summenformel. C_nH_{2n}, C_nH_{2n-2}

Isomerie. Beim Vorliegen von π-Bindungen ist die freie Drehbarkeit der Doppelbindungen nicht mehr vorhanden. Wenn nun beide an der Doppelbindung beteiligten C-Atome verschiedene Substituenten tragen, treten zwei Isomere auf. Da hier die Verknüpfung der Atome gleich ist, sie sich aber in ihrem räumlichen Bau unterscheiden, handelt es sich um Stereoisomere (S. 405). Da sich diese Stereoisomere im Gegensatz zu den Konformeren nicht durch Rotation ineinander überführen lassen, bezeichnet man sie als Konfigurationsisomere.

Diese unterschiedlichen Strukturen werden häufig auch als cis-trans-Isomere bezeichnet. Wenn die Substituenten (in **Abb. 2.14** die Methylgruppen) beide oberhalb oder beide unterhalb der Doppelbindung angeordnet sind, handelt es sich um das **cis-Isomer**, wenn sie auf verschiedenen Seiten liegen, um das **trans-Isomer**.

cis-But-2-en
Z-But-2-en

trans-But-2-en
E-But-2-en

Abb. 2.14 Isomere des But-2-en.

Die Unterteilung in cis-trans-Isomere ist eigentlich nicht ganz geschickt, da sie auch zur Beschreibung der relativen Stellung von Substituenten am Cyclohexanring benutzt wird. Außerdem versagt sie, wenn nicht zumindest ein Substituent an jedem C-Atom gleich ist. Deshalb sollte die E/Z-Nomenklatur verwendet werden. Diese Nomenklatur verlangt eine Festlegung der Priorität der Substituenten, die sich nach der Ordnungszahl richtet. Je höher die Ordnungszahl ist, umso höher ist auch die Priorität. Liegen die Substituenten höherer Priorität *zusammen* auf einer Seite der Doppelbindung, handelt es sich um das *Z*-Isomer, liegen sie auf *entgegengesetzten* Seiten, liegt das *E*-Isomer vor.

Physikalische Eigenschaften. Die ungesättigten Kohlenwasserstoffe bilden homologe Reihen (S. 406), sie sind brennbar und mit Wasser nicht mischbar (hydrophob).

Chemische Reaktionen. Die chemischen Reaktionen werden vorwiegend durch die π-Bindung bestimmt. Alkene und Alkine gehen leicht elektrophile Additionsreaktionen (S. 434) ein, wobei gesättigte Verbindungen entstehen. Die Polymerisation ist ein Spezialfall der Addition.

Die Alkine sind weniger reaktiv als die Alkene. Jedoch wird das bei den Alkinen am sp-hybridisierten Kohlenstoffatom noch vorhandene Wasserstoffatom relativ leicht abgespalten. Man sagt deshalb, dass die Alkine **C-H-acid** sind und drückt damit aus, dass die C-H-Bindung im Sinne einer Säure-Base-Reaktion gespalten werden kann.

Halogenkohlenwasserstoffe

Allgemeine Strukturformel. R-X mit X = Halogen (F, Cl, Br, I)

Physikalische Eigenschaften. Die meisten Halogenkohlenwasserstoffe liegen als Flüssigkeiten vor, nur einige Glieder der homologen Reihen sind bei Raumtemperatur gasförmig und relativ wenige Verbindungen sind fest. In Wasser sind Halogenkohlenwasserstoffe fast unlöslich, gut löslich sind sie in Alkoholen oder Ether. Aufgrund der Elektronegativität der C-X-Bindung sind die Verbindungen polar.

Chemische Reaktionen. Die Polarität der Halogenkohlenwasserstoffe ermöglicht **nucleophile Substitutionsreaktionen** (S. 436). Halogenatome können relativ leicht ersetzt werden. Weil die Bindungsstärke der C-X-Bindung vom Fluor zum Iod hin abnimmt, ist Iod auch eine wesentlich bessere Abgangsgruppe als Fluor. Das wird noch durch die bessere Polarisierbarkeit des deutlich größeren Iodid-Ions unterstützt.

Auch **Eliminierungen** sind als Konkurrenzreaktionen von Bedeutung, dabei entstehen Alkene.

Alkohole

Allgemeine Strukturformel. R–O–H

Einteilung. Nach der Anzahl der OH-Gruppen unterscheidet man ein-, zwei-, drei- oder allgemein mehrwertige (auch Poly-) Alkohole (**Tab. 2.13**).

Ist die OH-Gruppe (bei aliphatischen Kohlenwasserstoffen) an einem endständigen (d.h. primären) C-Atom fixiert, spricht man von einem primären Alkohol. Bei sekundären Alkoholen befindet sich die OH-Gruppe an einem sekundären C-Atom, bei tertiären an einem tertiären C-Atom (**Tab. 2.14**).

Physikalische Eigenschaften. Niedere Alkohole sind flüssig und mit Wasser beliebig mischbar. Sie haben einen charakteristischen Geruch. Bei mehr als 4 C-Atomen überwiegt jedoch bei einwertigen Alkoholen der hydrophobe Charakter, diese Alkohole sind dann schlecht oder gar nicht in Wasser löslich.

Mehrwertige Alkohole lösen sich in Wasser generell besser als einwertige Alkohole. Auch der süße Geschmack nimmt mit der Anzahl der OH-Gruppen zu.

Tabelle 2.13 Einige Beispiele für ein- und mehrwertige Alkohole

Formel	Wertigkeit	Name
H_3C-CH_2-OH	1	Ethanol
CH_2-OH $\mid$ CH_2-OH	2	Ethan-1,2-diol/Ethylenglycol
CH_2-OH $\mid$ $CH-OH$ $\mid$ CH_2-OH	3	Propan-1,2,3-triol/Glycerol/ Glycerin
$HO-CH_2-\overset{\displaystyle CH_2-OH}{\underset{\displaystyle CH_2-OH}{C}}-CH_2-OH$	4	2,2-Bis(hydroxymethyl)-1,3-propandiol/Pentaerythrit

Biologie | Histologie | Anatomie | Chemie | Biochemie | Physik | Physiologie | Psych./Soz.

Tabelle 2.14 **Die Konstitutionsisomeren des Butanols als primäre, sekundäre und tertiäre Alkohole**

primärer Alkohol	sekundärer Alkohol	tertiärer Alkohol
$H_3C-CH_2-CH_2-CH_2-OH$	$H_3C-CH_2-\overset{\displaystyle |}{\underset{\displaystyle OH}{CH}}-CH_3$	$H_3C-\overset{\displaystyle CH_3}{\underset{\displaystyle CH_3}{\overset{\displaystyle |}{\underset{\displaystyle |}{C}}}}-OH$
Butan-1-ol	Butan-2-ol	2-Methyl-propan-2-ol
n-Butanol	*sek*-Butylalkohol	*tert*-Butylal-kohol

Die **Siedepunkte** der Alkohole sind im Vergleich zu Kohlenwasserstoffen mit annähernd gleichen Molmassen deutlich **höher**, da durch Wasserstoffbrückenbindungen (S. 401) Assoziate entstehen.

Chemische Reaktionen.

Säure-Base-Reaktionen: In wässriger Lösung erfolgt keine Protonenübertragung, da die Azidität in der Größenordnung der Azidität von Wasser liegt. In Gegenwart sehr starker Säuren ist die Anlagerung eines Protons möglich (Reaktion als Base). Es kann aber auch ein Proton abgespalten werden (Reaktion als Säure). Die Protonenabgabe erzwingen aber nur starke Reduktionsmittel, durch die das Proton sofort zu Wasserstoff reduziert wird.

Eliminierung, Addition-Eliminierung und Substitution: In Gegenwart starker Säuren kann durch Dehydratisierung des Alkohols ein Alken (**Abb. 2.15a**) oder durch formale Dehydrierung aus zwei Molekülen Alkohol ein Molekül Ether entstehen (**Abb. 2.15b**).

Bei einem Überschuss an Säure (auch mit organischen Säuren) findet eine Esterbildung statt (**Abb. 2.15c**). Mit mehrprotonigen Säuren wie Schwefelsäure oder Phosphorsäure erfolgt eine sukzessive Veresterung. Die Substitutionsreaktion der Alkohole mit Halogenwasserstoffsäuren kann auch als Veresterung aufgefasst werden (**Abb. 2.15d**).

Redoxreaktionen: Primäre Alkohole lassen sich über Aldehyde zu Carbonsäuren oxidieren. Sekundäre Alkohole bilden bei der Oxidation Ketone. Tertiäre Alkohole können unter Erhalt des C-C-Bindungsgerüsts nicht oxidiert werden. Natürlich ist in allen Fällen unter drastischen Bedingungen, wie z.B. einer Verbrennung, die Oxidation zu CO_2 und H_2O möglich. Dabei wird aber das C-C-Bindungsgerüst zerstört!

Klinik

Auf den Menschen wirken geringe Mengen Ethanol anregend, größere Mengen **berauschend**. Mit zunehmendem Ethanolgenuss tritt zuerst Bewegungsdrang, später Ermüdung und Muskelerschlaffung bis zur Narkose mit Atemstillstand auf. Durch die Erweiterung der Hautgefäße wird vermehrt Wärme abgegeben, deshalb erfrieren stark alkoholisierte Menschen bereits bei geringen Kältegraden.

Ethanolgenuss in der Schwangerschaft kann aufgrund des leichten Übertritts in den Kreislauf des Embryos zum **embryofetalen Alkoholsyndrom** mit Wachstumsstörungen, Intelligenzdefekten, engen Lidspalten etc. führen.

Phenole

Allgemeine Strukturformel. Ar–OH

Einteilung. Nach der Anzahl der OH-Gruppen unterscheidet man ein- und mehrwertige Phenole.

Physikalische Eigenschaften. Phenole sind kristallin, der Siedepunkt steigt mit der Anzahl eingeführter OH-Gruppen. Auch die Löslichkeit nimmt mit der Anzahl der OH-Gruppen zu. Viele Phenole sind licht-, luft- und schwermetallempfindlich und wirken bakterizid.

Chemische Reaktionen.

Säure-Base-Reaktionen: Phenole sind azider als Alkohole, da die OH-Bindung durch den Elektronensog des aromatischen Rings geschwächt ist, das Proton ist relativ leicht abspaltbar. Wenn am aromatischen Ring weitere funktionelle Gruppen stehen, die elektronenziehend auf das System wirken (z.B. Pikrinsäure), dann schwächt das die OH-Bindung noch stärker. Als Folge nimmt die Säurestär-

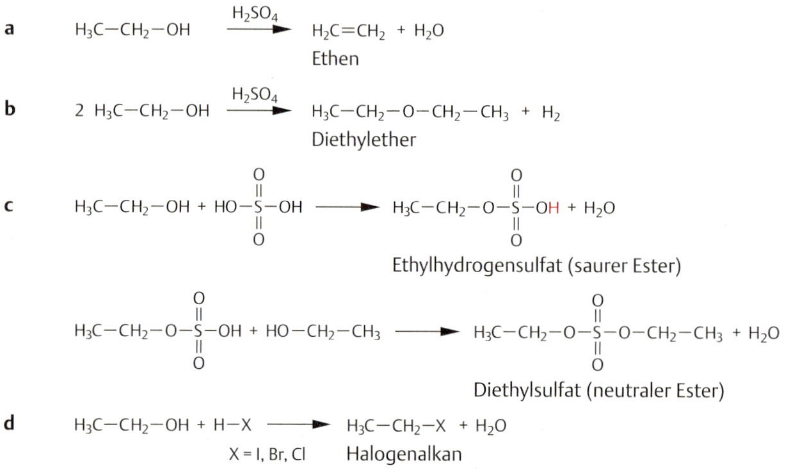

a $H_3C-CH_2-OH \xrightarrow{H_2SO_4} H_2C=CH_2 + H_2O$
             Ethen

b $2\ H_3C-CH_2-OH \xrightarrow{H_2SO_4} H_3C-CH_2-O-CH_2-CH_3 + H_2$
             Diethylether

c $H_3C-CH_2-OH + HO-\overset{\displaystyle O}{\underset{\displaystyle O}{\overset{\displaystyle \|}{\underset{\displaystyle \|}{S}}}}-OH \longrightarrow H_3C-CH_2-O-\overset{\displaystyle O}{\underset{\displaystyle O}{\overset{\displaystyle \|}{\underset{\displaystyle \|}{S}}}}-OH + H_2O$
             Ethylhydrogensulfat (saurer Ester)

$H_3C-CH_2-O-\overset{\displaystyle O}{\underset{\displaystyle O}{\overset{\displaystyle \|}{\underset{\displaystyle \|}{S}}}}-OH + HO-CH_2-CH_3 \longrightarrow H_3C-CH_2-O-\overset{\displaystyle O}{\underset{\displaystyle O}{\overset{\displaystyle \|}{\underset{\displaystyle \|}{S}}}}-O-CH_2-CH_3 + H_2O$
             Diethylsulfat (neutraler Ester)

d $H_3C-CH_2-OH + H-X \longrightarrow H_3C-CH_2-X + H_2O$
         X = I, Br, Cl   Halogenalkan

Abb. 2.15 Die Reaktion von Ethanol mit Schwefelsäure (a–c) und mit Halogenwasserstoffsäuren (d).

ke zu und der pK$_s$-Wert kann fast die Größenordnung der pK$_s$-Werte von Mineralsäuren erreichen. Aufgrund ihrer Azidität können Phenole im Vergleich zu Alkoholen leichter zu Estern und Ethern reagieren.

Substitutionsreaktionen: Am aromatischen Ringsystem sind elektrophile Substitutionsreaktionen möglich. Durch die OH-Gruppe wird ein zweiter Substituent leichter eingeführt und in 2- oder 4- (ortho- oder para-)Stellung dirigiert.

Komplexbildung: Phenole bilden mit Fe^{3+}-Ionen intensiv gefärbte Komplexe, die man zu kolorimetrischen Bestimmungen, z. B. des Adrenalins, nutzen kann.

Redoxreaktionen: Zweiwertige Phenole mit OH-Gruppen in 1,2- und 1,4-Stellung (Brenzcatechin und Hydrochinon) werden leicht oxidiert. Es entstehen Chinone (**Abb. 2.16**). Resorcin (1,3-Dihydroxy-phenol) kann nicht zu einem Chinon reagieren.

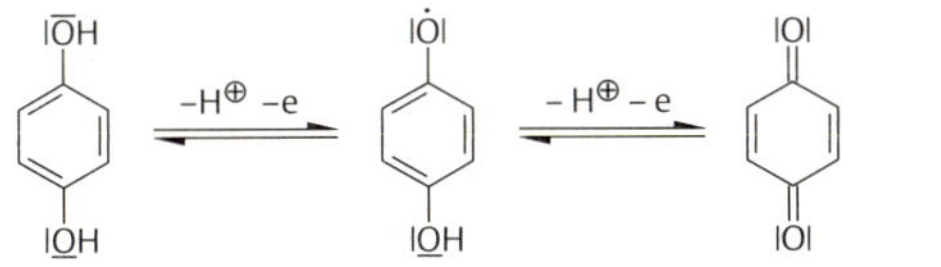

Abb. 2.16 Oxidation von Hydrochinon.

Die Eigenschaft der Chinone, leicht Elektronen reversibel abgeben zu können, macht sich auch die Natur bei biochemischen Redoxvorgängen zunutze. Die wegen ihrer weiten Verbreitung in der Natur Ubichinone genannten Biochinone sind als Coenzym Q als Elektronenüberträger in der Atmungskette in den Mitochondrien beteiligt (S. 509).

Ether

Allgemeine Strukturformel. R^1–O–R^2

Einteilung. Ether können sowohl symmetrisch (R^1 = R^2) als auch unsymmetrisch (R^1 ≠ R^2) gebaut sein, auch zyklische Ether sind bekannt (**Tab. 2.15**), als Reste R treten Alkyl- und Arylgruppen auf.

Physikalische Eigenschaften. Ether sind nicht so hydrophil wie Alkohole und mischen sich vielfach nicht mit Wasser. Da sie keine Wasserstoffbrückenbindungen ausbilden, lie-

gen ihre Siedepunkte deutlich unter denen der isomeren Alkohole. Ether haben eine größere Dichte als Luft und sammeln sich am Boden.

Chemische Reaktionen.

Säure-Base-Reaktionen: Aufgrund der freien Elektronenpaare am Sauerstoff kann in Gegenwart starker Säuren ein Proton angelagert werden. Ether sind also sehr schwache Brønsted-Basen, in Wasser reagieren sie neutral.

Nukleophilie: Wegen der freien Elektronenpaare am Sauerstoffatom haben Ether nucleophile Eigenschaften.

Redoxreaktionen: Ether bilden in Gegenwart von Luftsauerstoff und bei Lichteinwirkung Peroxide, die zu ungewünschten Reaktionen führen und explosiv sind. Peroxide sind instabile, radikalisch zerfallende Verbindungen der allgemeinen Formel R–O–OH oder R–O–OR.

Thiole (oder Thioalkohole)

Allgemeine Strukturformel. R–S–H (Schwefelanaloga der Alkohole R–O–H)

Physikalische Eigenschaften. Thiole bilden keine Wasserstoffbrückenbindungen aus. Folglich haben sie niedrigere Siedepunkte als die entsprechenden Alkohole (Ethanol: Sdp. 78°C, Ethanthiol: Sdp. 35°C). Niedere Thioalkohole sind stark übelriechend und zudem toxisch.

Chemische Reaktionen. Der Atomradius von Schwefel ist größer als der von Sauerstoff, die Elektronegativität von Schwefel jedoch geringer. Dadurch ergeben sich deutliche Unterschiede in den Eigenschaften und im Reaktionsverhalten im Vergleich zu den Alkoholen. Das gilt auch für die Thioether (s. u.).

Säure-Base-Reaktionen: Thiole reagieren schwach sauer. Die Säurestärke liegt über der der analogen Alkohole, da die S–H-Bindung mit einer Bindungsenergie von 348 kJ/mol schwächer als die O–H-Bindung (Bindungsenergie 463 kJ/mol) ist. Der pK$_s$-Wert von Ethanol beträgt pK$_s$ = 16, von Ethanthiol pK$_s$ = 10,5. In Gegenwart von Basen bilden Thiole Salze. Die Quecksilbersalze sind schwer löslich.

Redoxreaktionen: Werden Thiole oxidiert, erfolgt die Reaktion am S-Atom und nicht wie bei den Alkoholen am C-Atom, das die OH-Gruppe trägt. In Gegenwart von milden Oxidationsmitteln (z. B. Sauerstoff der Luft oder Halogene) bilden sich Disulfide (bzw. nach der neuen Nomenklatur Disulfane, (**Abb. 2.17**). Diese Disulfidstrukturen (oder Disulfidbrücken) spielen eine große Rolle in der Tertiärstruktur der Proteine (S. 450). In Gegenwart starker Oxidationsmittel (z. B. Salpetersäure HNO$_3$) entstehen aus Thioalkoholen Sulfonsäuren (**Abb. 2.17**).

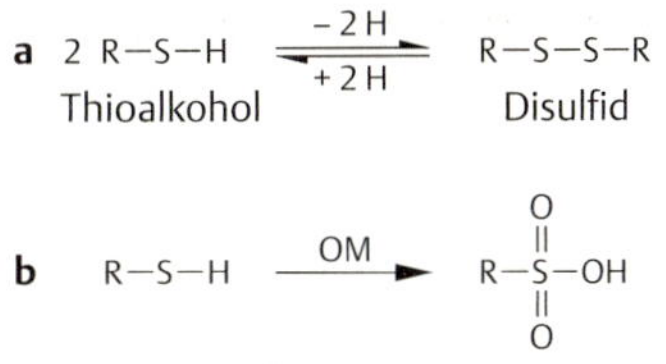

Abb. 2.17 Milde (a) und kräftige (b) Oxidation von Thiolen (OM = Oxidationsmittel).

Tabelle 2.15 Einige Beispiele für symmetrische, unsymmetrische und zyklische Ether

	Formel	Name
symmetrischer Ether	H$_3$C–O–CH$_3$	Dimethylether, Methoxymethan
unsymmetrischer Ether	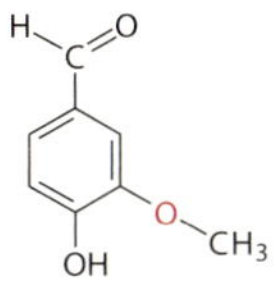	Vanillaldehyd, 4-Hydroxy-3-methoxy-benzaldehyd, Vanillin
cyclischer Ether	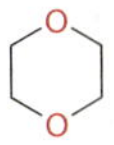	Dioxan

Es handelt sich hierbei um starke Säuren, die im Organismus jedoch nicht frei vorkommen. Einzige Ausnahme ist offenbar das Taurin, denn es wurde im Stierharn als freie Sulfonsäure nachgewiesen.

Thioether

Allgemeine Strukturformel. R–S–R (Schwefelanaloga der Ether R–O–R)

Physikalische Eigenschaften. Viele Thioether haben einen außerordentlich unangenehmen Geruch.

Chemische Reaktionen.
Säure-Base-Reaktionen: Thioether sind schwach basisch.
Nukleophilie: Thioether sind stark nucleophil und können Sulfoniumsalze bilden. Sie können so auch Methylgruppen aufnehmen. Ein Beispiel dafür ist das **S-Adenosylmethionin** (**Abb. 2.18**), das sich aus der Aminosäure Methionin bildet, die auch als Thioether aufgefasst werden kann.

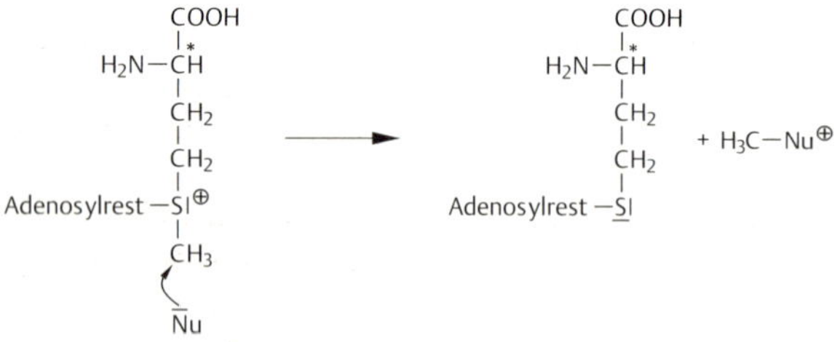

Abb. 2.18 S-Adenosylmethionin als Methylgruppenüberträger (Nu = Nucleophil).

Redoxreaktionen: Das Schwefelatom kann im Gegensatz zum Sauerstoffatom in Ethern stufenweise zu Sulfoxiden und zu Sulfonen oxidiert werden (**Abb. 2.19**), die als Lösungsmittel verwendet werden.

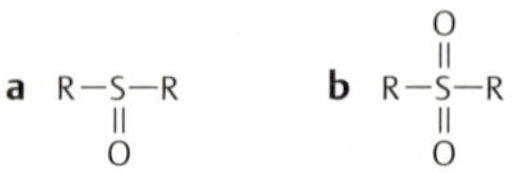

Abb. 2.19 Sulfoxide (a) und Sulfone (b).

Amine

Allgemeine Strukturformel. $R-NH_2$

Einteilung. Amine kann man formal als die organischen Derivate des Ammoniaks auffassen. Je nachdem, wie viele Wasserstoffatome im Ammoniak durch organische Reste ersetzt wurden, spricht man von primären, sekundären und tertiären Aminen (Substitution eines, zweier oder dreier Wasserstoffatome). Die Bezeichnung quartär wird für vollständig substituierte Ammonium-Ionen verwendet (**Abb. 2.20**).

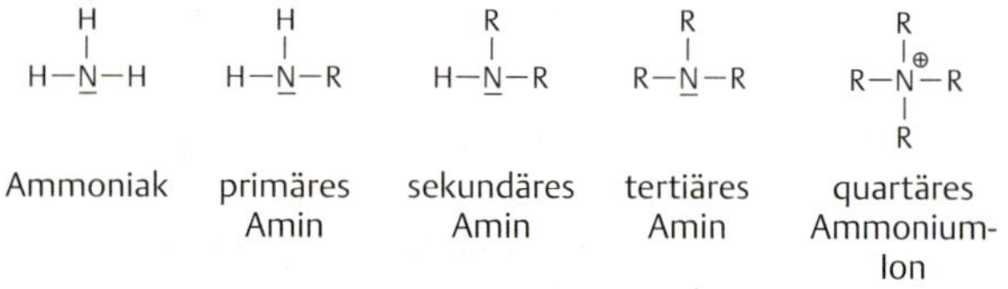

Abb. 2.20 Die Einteilung in primäre, sekundäre, tertiäre Amine und quartäre Ammonium-Ionen.

Physikalische Eigenschaften. Die primären aliphatischen Amine sind Gase (1 oder 2 C), Flüssigkeiten (3 bis 11 C) oder Feststoffe. Da intermolekular Wasserstoffbrücken ausgebildet werden, sind die Siedepunkte höher als nach der Molmasse zu erwarten wäre. Mit steigender Molmasse ändert sich der Geruch von ammoniakartig über fischartig zu geruchlos. Die Löslichkeit der aliphatischen Amine nimmt mit steigender Molmasse und steigendem Substitutionsgrad ab.

Chemische Reaktionen.
Säure-Base-Reaktionen: Wässrige Lösungen von Aminen reagieren basisch (**Tab. 2.16**), d. h. sie lagern ein Proton an das freie Elektronenpaar des Stickstoffs an.
Alkylamine sind stärkere Basen als Ammoniak. Dieser Trend setzt sich bei Dialkylaminen fort. Die Basizität tertiärer Amine ist mit der von Ammoniak vergleichbar. Aromatische Amine haben eine geringere Basizität.

Tabelle 2.16 pK$_B$-Werte einiger Amine

Name	pKB-Wert
Dimethylamin	3,29
Ethylamin	3,33
Methylamin	3,36
Trimethylamin	4,26
Ammoniak	4,75
Anilin	9,42

Je kleiner der pK$_B$-Wert, desto größer ist die Basizität des Amins !

Mit anorganischen und organischen Säuren bilden die Amine Salze (**Abb. 2.21**). Diese Ammoniumsalze sind gut wasserlöslich. Durch starke Basen lässt sich das Amin aus dem Salz wieder freisetzen.

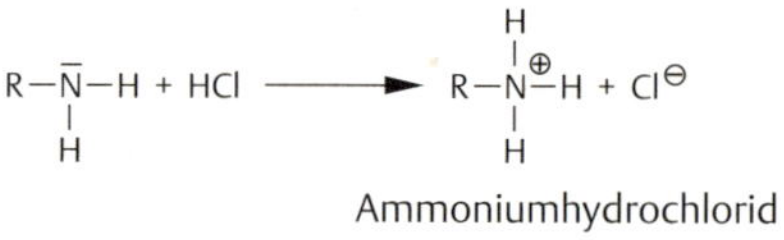

Abb. 2.21 Die Salzbildung der Amine.

Nukleophilie: Aufgrund des freien Elektronenpaars sind Amine nucleophil. Deshalb kann ein primäres Amin mit geeigneten Alkylierungsmitteln wie Methyliodid vollständig, also bis zur quartären Ammoniumverbindung, alkyliert werden (**Abb. 2.22**).
Darauf beruht auch die Giftigkeit der Alkylhalogenide. Sie reagieren mit nucleophilen Gruppen im Organismus, wie z. B. NH_2^-, aber auch SH-Gruppen, die in vielen biochemisch bedeutsamen Molekülen vorhanden sind.
Reaktionen mit salpetriger Säure: Salpetrige Säure HNO_2 reagiert in stark saurer Lösung mit Aminen. Bei der Umsetzung primärer aliphatischer Amine entstehen unter Abspaltung von Stickstoff und Wasser Alkohole. Sekundäre Amine bilden mit salpetriger Säure ausgesprochen kan-

$$H_3C-NH_2 \xrightarrow[-HI]{CH_3-I} H_3C-\underset{CH_3}{\underset{|}{N}}H \xrightarrow[-HI]{CH_3-I} H_3C-\underset{CH_3}{\underset{|}{N}}-CH_3 \xrightarrow{CH_3-I} H_3C-\underset{CH_3}{\overset{CH_3}{\underset{|}{\overset{|}{N^{\oplus}}}}}-CH_3 \quad I^{\ominus}$$

Tetramethyl-
ammoniumiodid

Abb. 2.22 Die vollständige Alkylierung von Methylamin (HI = Iodwasserstoff, CH$_3$–I = Methyliodid).

Reaktion mit einem aliphatischen primären Amin:

$$H_3C-NH_2 + HO-N=O \xrightarrow{(H^{\oplus})} H_3C-OH + N_2 + H_2O$$

Reaktion mit einem aliphatischen und aromatischen sekundären Amin:

$$R-\underset{R}{\underset{|}{N}}H + HO-N=O \xrightarrow{(H^{\oplus})} R-\underset{R}{\underset{|}{N}}-NO + H_2O$$

Nitrosamin

Reaktion mit einem aromatischen primären Amin:

$$\text{⌬}-NH_2 + HO-N=O \xrightarrow{+H^{\oplus}} \text{⌬}-\overset{\oplus}{N}\equiv N + 2\,H_2O$$

Diazonium-Ion

Abb. 2.23 Die Reaktion von HNO$_2$ (salpetrige Säure) mit Aminen.

zerogene Nitrosamine (**Abb. 2.23**). Diese Einführung einer NO-Gruppe bezeichnet man als Nitrosierung.

Die mit aromatischen Aminen entstehenden Diazoniumverbindungen sind wichtige Zwischenprodukte bei der Herstellung von Azofarbstoffen, die auch als Indikatoren Verwendung finden.

Aliphatische tertiäre Amine setzen sich nicht mit salpetriger Säure um.

Aldehyde und Ketone

Allgemeine Strukturformel. Aldehyde R–CHO, Ketone R–C(=O)–R

Physikalische Eigenschaften. Aldehyde und Ketone bilden keine Wasserstoffbrückenbindungen aus und haben deshalb einen deutlich niedrigeren Siedepunkt als die entsprechenden Alkohole. Aufgrund der Elektronegativitätsdifferenz haben sie ein Dipolmoment (S. 633), das für eine gewisse Aggregation sorgt. Folglich sind die Siedepunkte wiederum höher als die der vergleichbaren Kohlenwasserstoffe. Niedere Aldehyde und Ketone lösen sich aufgrund des Dipolmoments gut in Wasser. Bei großen organischen Resten überwiegt jedoch ihr hydrophober Charakter.

Chemische Reaktionen. Die funktionelle >C=O-Gruppe ist in den Aldehyden und Ketonen aufgrund der unterschiedlichen Elektronegativität polarisiert, hinzu kommt noch, dass die „Verschiebung" der Elektronendichte durch die relativ leicht bewegliche Elektronenwolke der π-Bindung gut funktioniert.

Das elektronegativere Sauerstoffatom trägt eine negative Partialladung, das Kohlenstoffatom eine positive Partialladung (**Abb. 2.24**).

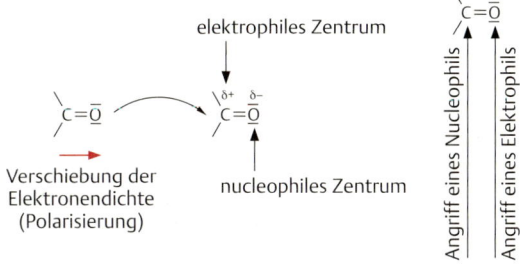

Abb. 2.24 Die Polarisierung der Carbonylgruppe und die reaktiven Zentren.

- Das **Kohlenstoffatom** ist also das **elektrophile Zentrum** und wird von nucleophilen Partnern angegriffen.
- Das **Sauerstoffatom** ist **nucleophiles Zentrum** und wird von elektrophilen Partnern angegriffen.

Weitere Substituenten am Carbonyl-Kohlenstoffatom haben selbstverständlich einen Einfluss auf die Polarisierung. Durch elektronenziehende Substituenten (z. B. Halogenatome) an der Carbonylgruppe wird die Positivierung des Kohlenstoffatoms vergrößert, damit steigt auch die Reaktivität gegenüber Nucleophilen. Elektronenschiebende Substituenten (z. B. Alkylgruppen oder Aminogruppen) verringern die Aktivität. Ketone sind grundsätzlich weniger reaktiv als Aldehyde. Die Reaktivität der Carbonylverbindungen gegenüber nucleophilen Reagenzien wird häufig einfach als Carbonylaktivität bezeichnet. Die Reaktivität des Carbonyl-Kohlenstoffatoms gegenüber einem nukleophilen Angriff kann auch durch Säure erhöht werden.

Reaktion mit O-Nucleophilen (Additionsreaktionen):

- Wasser: Es entstehen aus Aldehyden bzw. Ketonen Hydrate, die gewöhnlich instabil sind. Unter Eliminierung von Wasser bildet sich das Ausgangsprodukt zurück. Stark elektronenziehende Substituenten sorgen in speziellen Fällen für eine Stabilität der Hydrate (**Abb. 2.25**).

$$R-\overset{O}{\overset{\|}{C}}\diagdown_H + H-\overset{..}{\underset{..}{O}}-H \;\rightleftharpoons\; R-\overset{\overset{..}{\underset{..}{O}H}}{\underset{H}{\overset{|}{\underset{|}{C}}}}-\overset{..}{\underset{..}{O}}H$$

stabile Hydrate:
Chloralhydrat $\quad Cl_3C-\overset{OH}{\underset{H}{\overset{|}{\underset{|}{C}}}}-OH$

Ninhydrin (Struktur)

Abb. 2.25 Die Addition von Wasser an ein Aldehyd und Beispiele für stabile Hydrate.

- Alkohole: Die Addition von Alkohol führt zu Halbacetalen, bei Ketonen zu Halbketalen (**Abb. 2.26**). In saurer Lösung ist eine Weiterreaktion möglich, es erfolgt eine Substitution der OH-Gruppe zu Vollacetalen (Vollketalen). Die Bildung der Halb- und Vollacetale spielt

Biologie
Histologie
Anatomie
Chemie
Biochemie
Physik
Physiologie
Psych./Soz.

bei den Kohlenhydraten eine große Rolle (S. 440). Die Bindung in den Halb- und Vollacetalen erinnert sehr an eine Etherbindung. Sie unterscheidet sich von dieser aber grundsätzlich durch ihre leichte Spaltbarkeit in Gegenwart von Säuren.

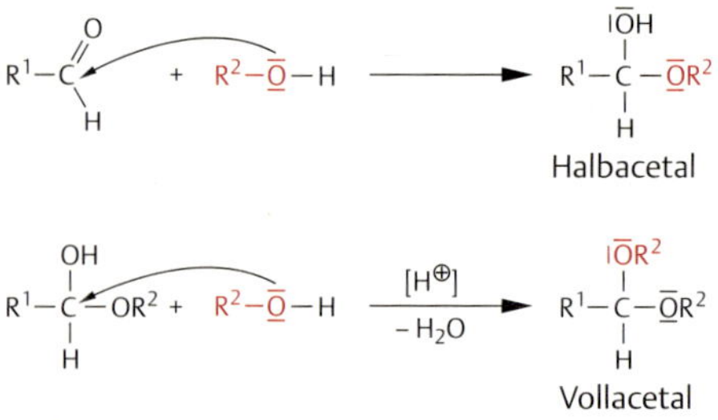

Abb. 2.26 Die Bildung von Halb- und Vollacetalen.

Reaktion mit N-Nucleophilen (Additions-Eliminierungsreaktionen):
– Primäre Amine: Es entsteht zuerst ein Additionsprodukt, dann erfolgt eine Eliminierung von Wasser, es entstehen Azomethine. Sie werden auch als Schiff-Basen bezeichnet und gehören wegen der >C=N-Gruppe zu den Iminen (**Abb. 2.27**).

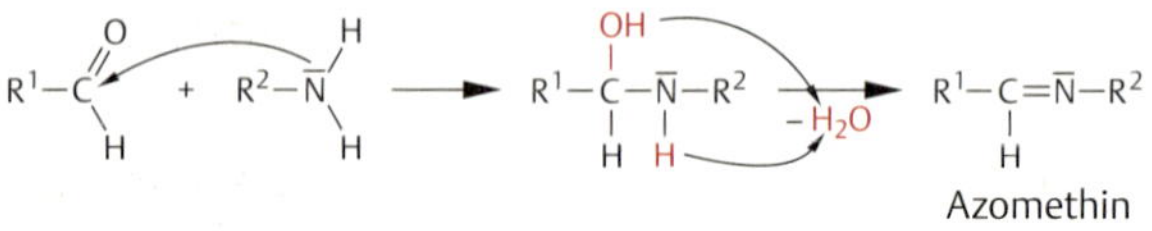

Abb. 2.27 Die Bildung von Azomethin.

– Sekundäre Amine: Es entstehen Enamine (**Abb. 2.28**).

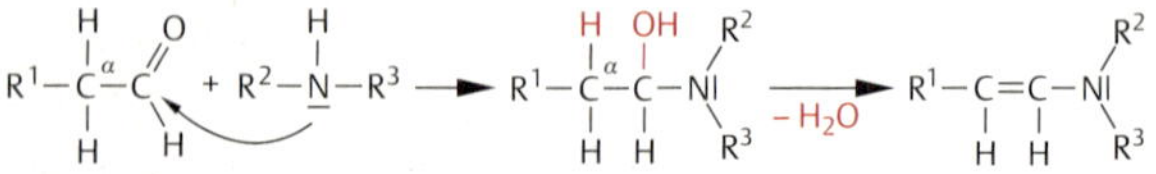

Abb. 2.28 Die Bildung eines Enamins.

Transaminierung: Die Reaktion primärer Amine mit Carbonylverbindungen hat bei der Übertragung der Aminogruppe auf Ketocarbonsäuren in der Biochemie eine große Bedeutung (S. 498).
Reaktion mit C-Nucleophilen (auch Säure-Base-Reaktionen):
C-Nucleophile haben an einem Kohlenstoffatom ein freies Elektronenpaar und eine negative Ladung. Um diesen Zustand zu erreichen, ist die Spaltung einer C-H-Bindung notwendig. Das ist nur möglich, wenn in unmittelbarer Nachbarschaft zu dieser C-H-Bindung elektronenziehende Substituenten stehen. Dann sind die Verbindungen C-H-acid. Zu den elektronenziehenden Substituenten gehören Halogenatome, aber auch Carbonylgruppen.
In Gegenwart von Basen gelingt die Abspaltung eines Protons aus Aldehyden oder Ketonen relativ einfach. Sie funktioniert am leichtesten an dem der Carbonylgruppe unmittelbar benachbarten C-Atom (α-C-Atom). Dann kann eine Additions-Eliminierungsreaktion ablaufen. Da das Additionsprodukt sowohl ein **Ald**ehyd als auch ein Alko**ol** ist, wird es als **Aldol** bezeichnet. (**Abb. 2.29**). Die

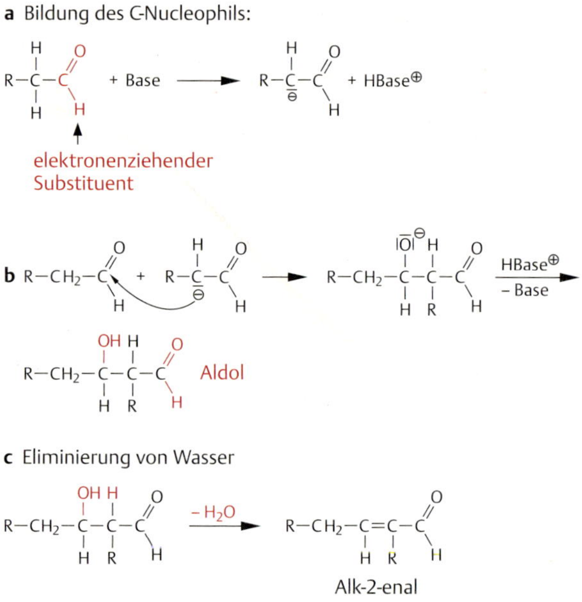

a Bildung des C-Nucleophils:

b

c Eliminierung von Wasser

Abb. 2.29 Die Bildung eines Aldols und die anschließende Eliminierung von Wasser.

Aldolreaktion ist eine Gleichgewichtsreaktion und kann auch in umgekehrter Richtung verlaufen.
Die Aldolreaktion bildet die Grundlage für den biochemischen Aufbau von C-C-Ketten.
Redoxreaktionen: Aldehyde können zu Carbonsäuren oxidiert werden. Bei Ketonen ist eine Oxidation unter Erhalt des Kohlenstoffgerüsts nicht möglich.
So kann sehr leicht durch Reaktion mit Oxidationsmitteln zwischen Aldehyden und Ketonen unterschieden werden. Geeignete Oxidationsmittel sind
– **Fehling-Lösung:** Es handelt sich um eine $CuSO_4$-Lösung und eine alkalische Lösung von Kaliumnatriumtartrat. Die Tartrationen bilden mit Cu^{2+} einen Komplex und verhindern den Ausfall von $Cu(OH)_2$.
– **Tollens-Reagens** ist eine ammoniakalische Silbernitratlösung. Durch Reduktionsmittel wie Aldehyde können die Cu^{2+}- oder die Ag^+-Ionen zu Kupfer(I)-oxid bzw. Silber reduziert werden.

Carbonsäuren

Allgemeine Strukturformel. Für die Carbonsäure R–COOH und für das Carboxylat-Ion R–COO⁻ (**Abb. 2.30a**)

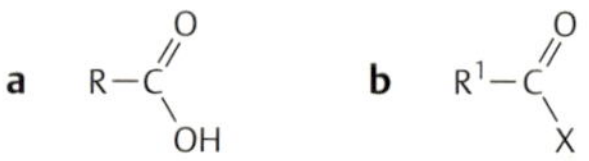

Abb. 2.30 Carbonsäuren (a) und Carbonsäurederivate (b).

Einteilung. Nach Anzahl der vorhandenen Carboxylgruppen unterteilt man in Mono-, Di-, Tricarbonsäuren etc. In Abhängigkeit von weiteren funktionellen Gruppen spricht man auch von Hydroxy-, Keto- oder Aminocarbonsäuren (**Tab. 2.17**). Aufgrund der Bedeutung der letztgenannten

Tabelle 2.17 Beispiele für Carbonsäuren

Formel	Name der Säure und *Name des Salzes*
gesättigte aliphatische Monocarbonsäuren	
	Essigsäure/Ethansäure *Acetat*
ungesättigte aliphatische Monocarbonsäuren	
	Acrylsäure/Prop-2-ensäure *Acrylat*
aromatische und heterozyklische Monocarbonsäuren	
	Benzoesäure *Benzoat*
	Nicotinsäure/Pyridin-3-carbonsäure
Dicarbonsäuren	
	Bernsteinsäure/Butan-1,4-disäure *Succinat*
Hydroxy- und Ketocarbonsäuren	
	Milchsäure/2-Hydroxypropansäure *Lactat*
	2-Oxoglutarsäure/α-Ketoglutarsäure *2-Oxoglutarat/α-Ketoglutarat*

*stereogenes Zentrum

Tabelle 2.18 Der Vergleich der Aziditäten

Verbindung	pKs-Wert
Methanol	15,5
Phenol	9,89
Essigsäure	4,75
Ameisensäure	3,75
Chloressigsäure	2,85
Trichloressigsäure	0,66
Oxalsäure	1,25 (1. Dissoziationsstufe)
Malonsäure	2,86 (1. Dissoziationsstufe)

Carbonsäuren für den Aufbau der Proteine werden sie auch erst in diesem Zusammenhang besprochen (S. 445). Carbonsäuren mit 4 und mehr C-Atomen werden oft als Fettsäuren bezeichnet, da sie Bestandteile der Fette sind (S. 452).

Physikalische Eigenschaften. Das azide H-Atom an der Carboxylgruppe ermöglicht die Ausbildung intermolekularer Wasserstoffbrücken. Deshalb liegen die niederen Glieder im festen und flüssigen Zustand sowie in unpolaren Lösungsmitteln als **Dimere** vor (Dimer = durch formale Addition entstandene Verbindung aus zwei identischen Molekülen). Aliphatische Carbonsäuren mit bis zu 9 Kohlenstoffatomen sind flüssig, die höheren fest. Niedere gesättigte aliphatische Carbonsäuren haben einen unangenehmen, stechenden Geruch, höhere sind geruchlos. Niedere Carbonsäuren (1 C bis 4 C) sind unbegrenzt mit Wasser mischbar. Mit steigender C-Zahl bestimmt der hydrophobe Rest die Löslichkeit.

Salze langkettiger Säuren lösen sich gut in Wasser, sie haben aber andere Eigenschaften als herkömmliche Salze. Die sich bildenden Carboxylat-Ionen weisen einen **amphiphilen Charakter** auf. Die lange Kohlenstoffkette zeichnet für den hydrophoben Charakter, das negativ geladene Ende für den hydrophilen Charakter verantwortlich.

Chemische Reaktionen.
Säure-Base-Reaktionen: Carbonsäuren sind stärkere Säuren als Alkohole oder Phenole (**Tab. 2.18**). Befinden sich im Rest R in Nachbarschaft zur Carboxylgruppe weitere Substituenten, beeinflussen diese die Azidität. Elektronenakzeptoren erhöhen die Azidität, Elektronendonatoren verringern sie. Schon die Einführung einer Alkylgruppe wirkt sich auf die Azidität aus. So verringert die Alkylgruppe der Essigsäure die Azidität im Vergleich zur Ameisensäure. Die Trichloressigsäure erreicht hingegen eine mit Mineralsäuren vergleichbare Säurestärke. Bei Carbonsäuren mit mehreren Carboxylgruppen steigt in der ersten Dissoziationsstufe die Azidität im Vergleich zu Carbonsäuren mit weniger Carboxylgruppen.

Redoxreaktionen: Die **Ameisensäure** (HCOOH) kann als einzige Carbonsäure oxidiert werden. Es entstehen **CO₂** und **H₂O**. Die Carboxylgruppe einer Carbonsäure verfügt über mehrere reaktive Positionen: die **O–H-Bindung**, die **C–O-Bindung**, die **C=O-Bindung** und die **freien Elektronenpaare** an den Sauerstoffatomen. Außerdem kann CO_2 eliminiert werden. Gewöhnlich beginnt die meist sauer katalysierte Umsetzung mit einem nucleophilen Angriff am Carbonyl-Kohlenstoffatom, dem sich eine Eliminierung anschließt (**Abb. 2.31**). Dabei ist die Elektrophilie des Carbonyl-Kohlenstoffatoms entscheidend für die Reaktivität der Carbonsäure. Ergebnis dieser Reaktion ist die Substitution der OH-Gruppe.

Carbonsäurederivate

Allgemeine Summenformel. R–C(=O)OR oder R–C(=O)X (**Abb. 2.30b**)

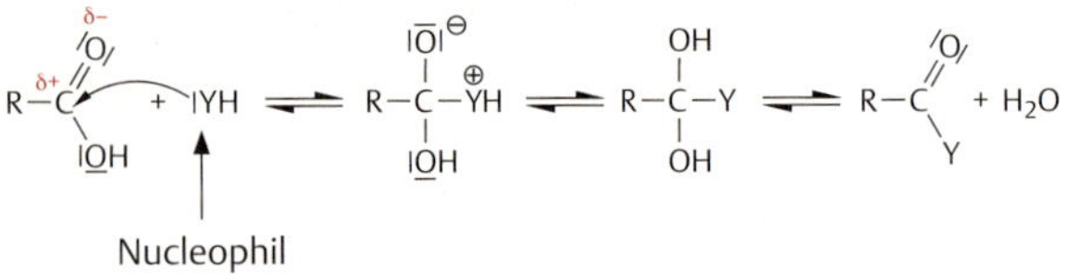

Abb. 2.31 Die Additions-Eliminierungs-Reaktion an Carbonsäuren.

Tabelle 2.19 Wichtige Carbonsäurederivate

Derivat	Formel
Carbonsäurehalogenide	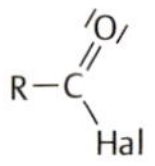
Carbonsäureanhydride	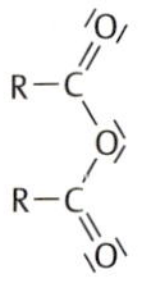
Carbonsäureester	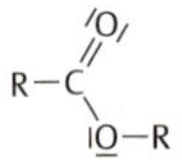
Carbonsäurethioester	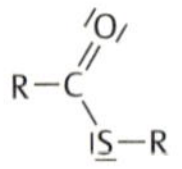
Carbonsäureamide	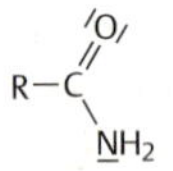

Einteilung der Carbonsäurederivate. Wichtige Carbonsäurederivate sind in **Tab. 2.19** aufgeführt.

Die **Substitution der OH-Gruppe** führt zu einer **Änderung der Elektrophilie** des Carbonyl-Kohlenstoffatoms.

> **Merke**
>
> Insgesamt ergibt sich folgende **Abstufung der Carbonylaktivität:** Carbonsäurehalogenide > Carbonsäureanhydride > Carbonsäurethioester > Carbonsäureester > Carbonsäuren > Carbonsäureamide > Carboxylate.

Die Anionen der Carbonsäuren haben keine Carbonylaktivität mehr. Die Abstufung ist natürlich nur als grobes Schema zu betrachten, denn durch zusätzliche funktionelle Gruppen in den Resten (R) können Veränderungen ausgelöst werden.

Carbonsäurehalogenide und **Carbonsäureanhydride** sind reaktiv und spielen eine Rolle als Acylgruppenüberträger. Das gilt auch für die **Carbonsäurethioester**: Acetyl-Coenzym A ist ein wichtiger Acetylgruppenüberträger (S. 461).

Die **Carbonsäureester** niederer Carbonsäuren besitzen häufig ein sehr angenehmes Aroma und sind tatsächlich Bestandteil der Aromen vieler Früchte. Ester höherer Carbonsäuren sind Wachse. Sie werden wie auch die Ester des dreiwertigen Alkohols Glycerin auf (S. 453) behandelt.

Die **Carbonsäureamide** unterscheiden sich signifikant von Aminen (S. 412). Sie reagieren aufgrund der in **Abb. 2.32** angegebenen Mesomeriemöglichkeit nicht mehr basisch, sondern neutral.

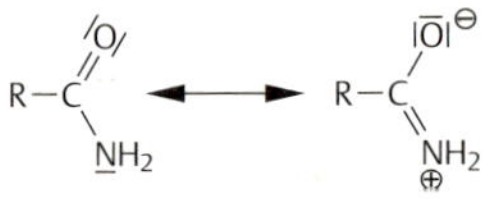

Abb. 2.32 Mesomerie bei Carbonsäureamiden.

Auch die Bildung zyklischer Amide ist möglich (**Abb. 2.33**). Sie werden **Lactame** genannt und unterliegen einer Lactam-Lactim-Tautomerie (**Abb. 2.34**). Es gibt auch Vierringsysteme bei den Lactamen, diese β-Lactame sind Bestandteil vieler Antibiotika.

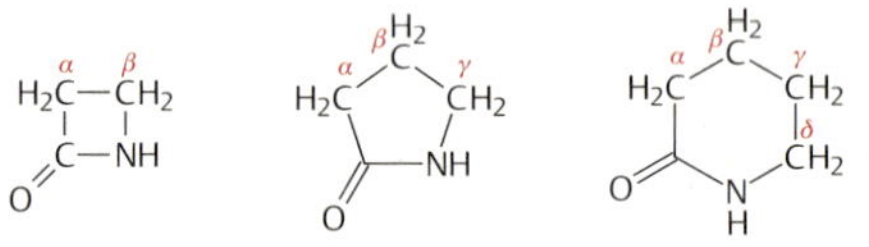

β-Lactam   γ-Lactam   δ-Lactam

Abb. 2.33 Zyklische Carbonsäureamide.

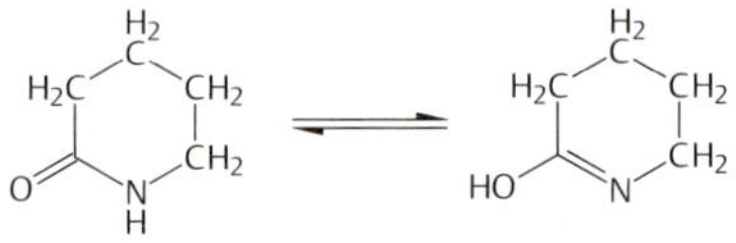

Lactamform   Lactimform

Abb. 2.34 Lactam-Lactim-Tautomerie.

Chemische Reaktionen.

Esterspaltung: Sie kann im sauren (**Abb. 2.35**) und im alkalischen Milieu erfolgen. Das alkalische Milieu wird in der Praxis bevorzugt, da die Umsetzung bei pH > 7 faktisch vollständig verläuft (Hydroxidionen sind nucleophiler als Wasser). Unter alkalischen Bedingungen

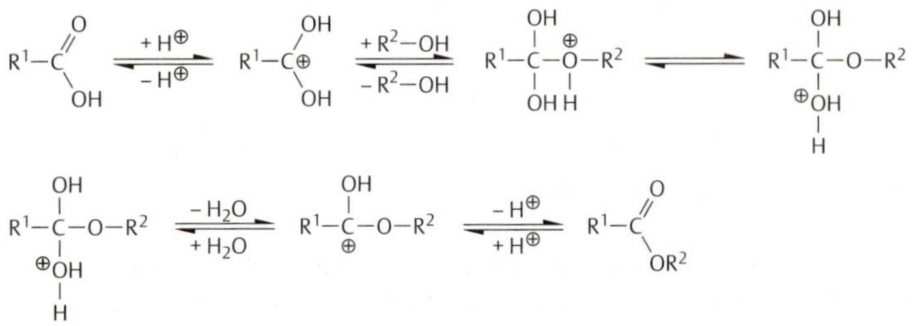

Abb. 2.35 Schema der Veresterung („Hinreaktion") und der Esterhydrolyse („Rückreaktion").

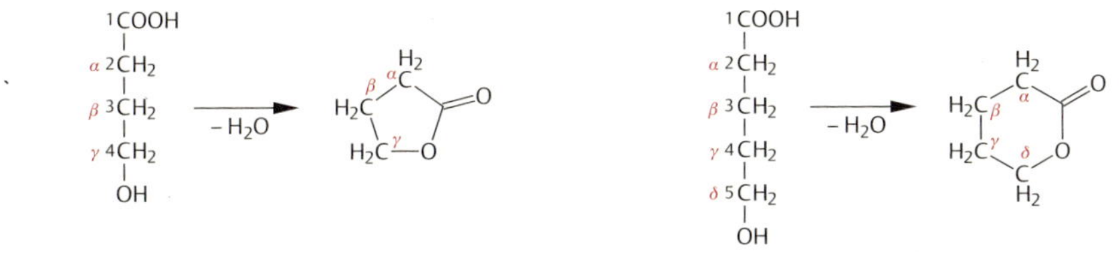

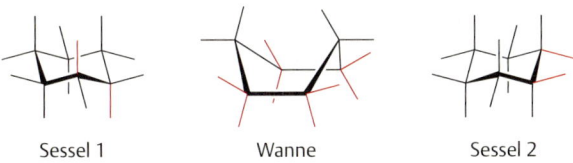

4-Hydroxy-butansäure   γ-Butyrolacton
γ-Hydroxybuttersäure

5-Hydroxy-pentansäure   δ-Valerolacton
δ-Hydroxyvaleriansäure

Abb. 2.36 Die intramolekulare Esterbil-dung.

entsteht anstelle der Carbonsäure das mesomeriestabi-lisierte Carboxylat-Anion, das keine Carbonylaktivität mehr hat.

Intramolekulare Esterbildung:
Ester können auch ringförmig sein. Diese „inneren Ester" werden als **Lactone** bezeichnet und sind Bestandteil vie-ler Naturstoffe. Sie sind formal durch eine intramoleku-lare Esterbildung einer Hydroxycarbonsäure, die die OH-Gruppe am 4. (γ-) oder am 5. (δ-)C-Atom trägt, entstanden (**Abb. 2.36**).
Esterkondensation: (S. 436)

2.4 Carbo- und Heterocyclen

2.4.1 Cycloalkane und Aromaten
Cycloalkane und Cycloalkene

Allgemeine Summenformel. C_nH_{2n} , C_nH_{2n-2}

Struktur. Kohlenwasserstoffe können auch zyklische (ringförmige) Strukturen ausbilden. Im Cyclopropan und Cyclobutan weichen die Bindungswinkel stark vom Tetra-ederwinkel ab, dadurch sind diese Ringe energetisch un-günstig, sie weisen eine Ringspannung auf und sind recht reaktionsfreudig. Im Cyclohexan kann ein Bindungswin-kel von 109,5° realisiert werden, wenn das Molekül nicht eben gebaut ist.

> **Merke** Energetisch sehr günstig ist die sogenannte **Sessel-form**, weniger günstig die **Wannenform**, zwischen denen aber Übergänge möglich sind (**Abb. 2.37**).

Sessel 1   Wanne   Sessel 2

Abb. 2.37 Die Konformere des Cyclohexans.

Sessel- und Wannenform stellen unterschiedliche **Kon-formere** des Cyclohexans dar, denn sie haben die gleiche Konstitution, unterscheiden sich aber in ihrem räumli-chen Bau (S. 405).
In der Sesselform stehen alle benachbarten C-H-Bindun-gen quasi auf Lücke, das bezeichnet man als gestaffelte Konformation. Wenn benachbarte C-H-Bindungen in die gleiche Richtung weisen, man also beim Blick auf die ver-

knüpfende C-C-Bindung nur eine C-H-Bindung erkennen kann, spricht man von der **ekliptischen Konformation**, die energetisch ungünstiger ist und in der Wannenform auftritt. Die Wasserstoffatome sind entweder axial oder äquatorial angeordnet. Das spielt eine Rolle, wenn diese Wasserstoffatome z.B. durch eine OH-Gruppe substituiert werden. Diese kann axial oder äquatorial stehen. Energe-tisch günstiger sind Substituenten in der äquatorialen An-ordnung (**Abb. 2.38**).
Es können auch mehrere Substituenten eingeführt wer-den. Das erhöht die Zahl der Isomeren. Wenn z.B. zwei Hydroxygruppen am Ring gebunden sind, es sich also um ein Cyclohexandiol handelt, können diese am ersten und zweiten (Cyclohexan-1,2-diol), am ersten und drit-ten (Cyclohexan-1,3-diol) sowie am ersten und vierten (Cyclohexan-1,4-diol) gebunden sein. Hier handelt es sich um Konstitutionsisomere. Außerdem existieren zu jedem Konstitutionsisomer zwei Konformationsisomere. Diese lassen sich für das Beispiel Cyclohexan-1,2-diol noch da-nach unterscheiden, ob die Substituenten auf der gleichen Seite (**cis**), also der eine axial, der andere äquatorial steht, oder auf verschiedenen Seiten (**trans**) der Ebene, also bei-de axial oder beide äquatorial stehen. Die Bezugsebene wird von den substituierten C-Atomen und dem Schwer-punkt des Moleküls aufgespannt.

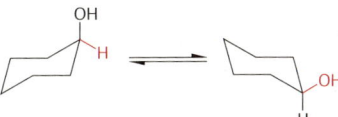

Abb. 2.38 Axial (links) und äquatorial (rechts) angeordneter Substituent (OH-Gruppe) am Beispiel des Cyclohexans.

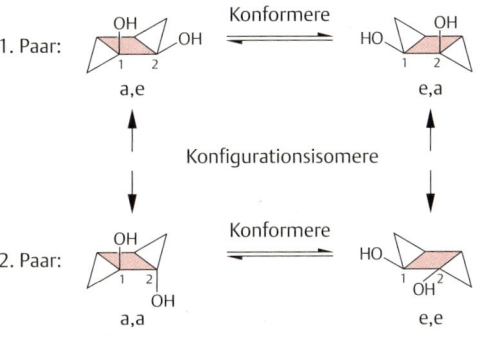

Abb. 2.39 Konformations- und Konfigurationsisomere des Cyclohexan-1,2-diols (a = axial, e = equatorial).

Cycloalkene sind noch reaktionsfreudiger als die analogen offenkettigen Verbindungen. Cycloalkine haben keine praktische Bedeutung.

Die aromatischen Kohlenwasserstoffe (Arene)

Merke

Aromatische Systeme sind **planare Ringsysteme** mit **(4n+2) π-Elektronen**. Ein typischer Vertreter ist Benzol.

Bindungsverhältnisse im Benzol. Auch im Benzol (C_6H_6), dessen international festgelegte systematische Bezeichnung eigentlich Benzen ist, sind alle Kohlenstoffatome sp^2-hybridisiert. Bei Überlappung der sp^2-Orbitale der C-Atome ergibt sich ein regelmäßiges Sechseck. Senkrecht zu dieser Ebene stehen sechs nicht hybridisierte p-Orbitale, deren Wechselwirkung eine Elektronenwolke ergibt. Diese Wolke ist völlig gleichmäßig oberhalb und unterhalb der Ebene verteilt. Dieser Zustand ist energetisch günstiger als der fiktive mit drei lokalisierten Doppelbindungen. Weder Formel 1 noch Formel 2 in **Abb. 2.40** beschreiben die Struktur des Benzols richtig. Dazu sind mehrere Formeln nötig, die durch den Mesomeriepfeil verknüpft werden müssen. Man kann aber auch Formel 3 verwenden. Die Bindung zu den Wasserstoffatomen wird oft nicht mit angegeben, aus der Vierbindigkeit des C-Atoms geht aber zwangsläufig hervor, dass bei dieser vereinfachten Darstellung die Wasserstoffatome gedanklich zu ergänzen sind.

Auch experimentell wurde bestätigt, dass alle Bindungen im Benzol gleich sind, ihre Bindungslänge liegt mit 139 pm zwischen der Einfach- und der Doppelbindung. Die Bindungsverhältnisse im Benzol werden oft als **aromatischer Zustand** bezeichnet. Dieser tritt in planaren zyklischen konjugierten Systemen mit $(4n+2)$ π-Elektronen auf und führt zu einem eigenständigen Reaktionsverhalten.

Physikalische Eigenschaften. Da es eine Vielzahl von Arenen gibt, ist eine Zusammenfassung der Eigenschaften problematisch. Wichtig ist aber, dass sie über eine gute Lipidlöslichkeit verfügen und sich daher in Nervensystem, Leber und Knochenmark anreichern können.

Chemische Reaktionen. Das chemische Verhalten der Arene wird durch das konjugierte π-System bestimmt. Es finden bevorzugt (elektrophile) **Substitutionsreaktionen** statt, d. h. die Arene reagieren regenerativ unter Erhaltung der Konjugation (S. 405). Dadurch können z.B. Hydroxy-, Nitro-, Amino-, Alkylgruppen in den Ring eingeführt werden.

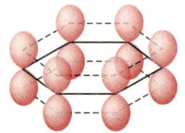
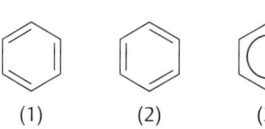

Abb. 2.40 Die nicht hybridisierten p-Orbitale und deren Wechselwirkung sowie die verschiedenen Formelschreibweisen für Benzol.

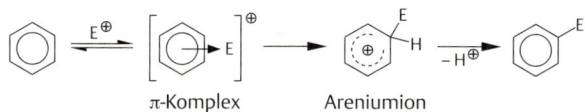

Abb. 2.41 Mechanismus der elektrophilen Substitution an Benzol.

In Analogie zu der Reaktion an Alkenen mit elektrophilen Reagenzien bildet sich auch bei den aromatischen Kohlenwasserstoffen zuerst ein π-Komplex, der dann in das durch Mesomerie stabilisierte Areniumion übergeht. Dann erfolgt aber eine Protonenabspaltung, weil dadurch das aromatische System wiederhergestellt wird. Die Substitution hat also Vorrang vor der Addition (**Abb. 2.41**).

2.4.2 Heterocyclen

Einteilung. Die genauere Klassifizierung der Heterocyclen kann nach der Art der Heteroatome, deren Anzahl und der Ringgröße erfolgen. Als besonders vorteilhaft erwies sich die folgende Einteilung:
- **Heterocycloalkane** sind gesättigte heterocyclische Verbindungen, die sich von ihren offenkettigen Analoga wenig unterscheiden.
- **Heterocycloalkene** sind partiell ungesättigte Verbindungen, sie stehen in ihren Eigenschaften zwischen den Heterocycloalkanen und den Heteroaromaten, als deren teilweise hydrierte Derivate sie aufgefasst werden können.
- **Heteroaromaten** enthalten ein Elektronensextett und stellen die größte Gruppe der Heterocyclen dar. Es handelt sich um 5- und 6-Ring-Systeme. Sie haben ähnliche Eigenschaften wie andere aromatische Verbindungen, wenn auch in Einzelfällen ein anderes Reaktionsverhalten durch die Heteroatome bewirkt wird. Die Heteroaromaten werden in π-elektronenreiche und π-elektronenarme Vertreter unterteilt.

5-Ring-Heterocyclen. Einige Beispiele sind in **Tab. 2.20** zusammengefasst.

Zum π-Elektronensextett in **5-Ring-Heteroaromaten** tragen die beiden Doppelbindungen und ein freies Elektronenpaar des Heteroatoms bei. Die π-Elektronen sind aber nicht – wie im Benzol – völlig symmetrisch über den Ring verteilt. Diese Polarisierung können Sie gut an den Mesomerieformeln des Pyrrols erkennen (**Abb. 2.42**).

Die 6 π-Elektronen verteilen sich auf 5 Ringatome. Dadurch wird die Elektronendichte an den Kohlenstoffatomen erhöht. Man bezeichnet diese Heterocyclen deshalb als π-elektronenreich oder als π-Elektronenüberschuss-Aromaten.

Die Struktur von Pyrrol tritt im Grundkörper des Porphins auf (S. 570).

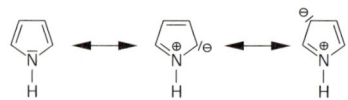

Abb. 2.42 Die Mesomerie des Pyrrols.

Tabelle 2.20   5-Ring-Heterocyclen

Typ	Beispiele		
Heterocycloalkan	Pyrrolidin 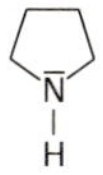		
Heteroaromaten (1 Heteroatom)	Thiophen 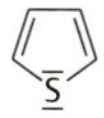	Furan 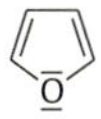	Pyrrol 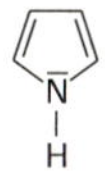
Heteroaromaten (2 Heteroatome)	Imidazol 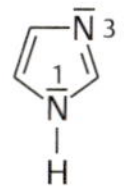	Pyrazol 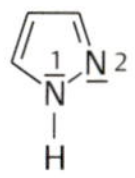	Thiazol 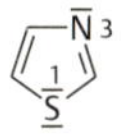

6-Ring-Heterocyclen. Einige Vertreter sind in **Abb. 2.43** dargestellt. Sind Sauerstoff- oder Schwefelatome im Ring enthalten, tritt keine Aromatizität auf, denn es ist keine vollständige Konjugation der Doppelbindungen möglich. Die Stickstoffheterocyclen verfügen über ein freies Elektronenpaar, deshalb können sie als Brønsted- und Lewis-Basen reagieren. Wie am Beispiel der Mesomerie des Pyridins gezeigt (**Abb. 2.44**), haben die Stickstoffheterocyclen – wiederum im Gegensatz zum Benzol – polaren Charakter.

Die Elektronendichte wird zum Stickstoffatom hin verlagert und ist deshalb an den Kohlenstoffatomen geringer. Man spricht von π-Mangelaromaten. Im Vergleich zum Benzol sind nucleophile Substitutionsreaktionen leicht möglich.

Heterocyclische Systeme können auch mehrere Ringe enthalten. Das ist z. B. beim Purin und seinen Derivaten der Fall (Biologie, Abb. 2.2, S. 28).

2.5   Stereochemie

Nur durch die detaillierte Kenntnis der Struktur der Moleküle und ihrer Raumgestaltung lassen sich ihre biologischen Funktionen und der oft überraschend große Einfluss kleiner Veränderungen im Molekül auf die biologische und pharmakologische Wirkung verstehen. Deshalb ist die Fra-

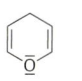 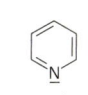 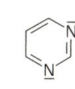

Pyran   Thiopyran   Pyridin   Pyrimidin

Abb. 2.43   6-Ring-Heterocyclen.

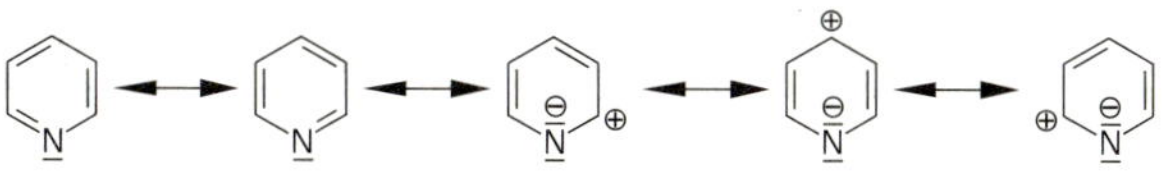

Abb. 2.44   Die Mesomerie bei Pyridin.

ge des **räumlichen Baus** der Moleküle von großer Bedeutung. Die vielfältigen Kombinationsmöglichkeiten für die Verknüpfung der Atome und deren räumliche Anordnung in einem Molekül werden als Isomerie bezeichnet.

2.5.1   Konfiguration

> **Merke**
> Die Konfiguration beschreibt die räumliche, also **dreidimensionale Anordnung** von Atomen oder Atomgruppen bei bekannter Konstitution ohne Berücksichtigung von Anordnungen, die durch Rotation um Einfachbindungen entstehen.

Diese räumliche Anordnung erkennt man nur dann, wenn man eine Keil-Strich-Projektion benutzt oder sich an die Konvention der Fischer-Projektion hält.

2.5.2   Stereoisomerie

> **Merke**
> **Stereoisomere** haben die gleiche Summenformel und das gleiche Bindungsmuster, unterscheiden sich jedoch in der **räumlichen Anordnung** der Substituenten.

Einteilung. Die Einteilung der Stereoisomere wurde bereits auf S. 405 besprochen.

Chiralität. Chirale Moleküle haben weder eine Symmetrieebene, ein Symmetriezentrum noch eine Drehspiegelachse. Chiralität tritt z.B. bei helikalen, schraubenförmigen Strukturen auf. Aber auch das Vorhandensein von vier verschiedenen Substituenten an einem Kohlenstoffatom führt gewöhnlich zu einem chiralen Molekül, von dem ein Spiegelbild existiert, das nicht mit dem Urbild zur Deckung gebracht werden kann. Man spricht also von Enantiomeren. Ein Kohlenstoffatom mit vier verschiedenen Substituenten bildet ein Chiralitätszentrum oder ein stereogenes Zentrum und wird mit einem Stern gekennzeichnet (**Abb. 2.45**).

Zur Unterscheidung solcher Enantiomeren nutzt man die R/S-Nomenklatur. Dazu muss man als Erstes die Priorität der Substituenten am stereogenen Zentrum festlegen:

– Die Substituenten sind in der Reihenfolge **abnehmender Ordnungszahlen** der direkt an das Chiralitätszentrum gebundenen Atome zu ordnen. Die höchste Priorität hat also das Atom mit der höchsten Ordnungszahl.

– Sind zwei oder mehrere der direkt an das Chiralitätszentrum gebundenen Atome identisch, dann werden die

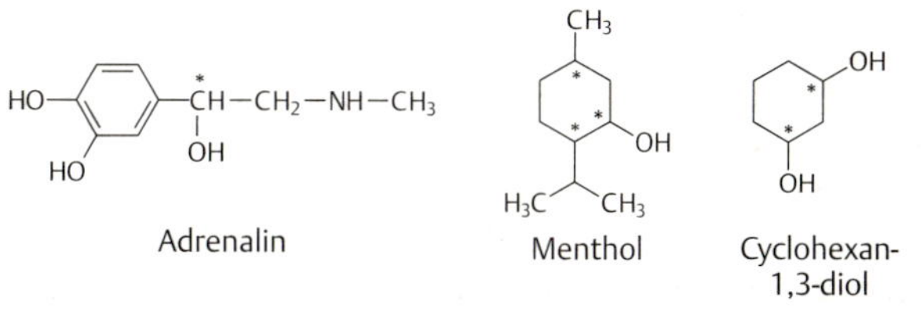

Adrenalin   Menthol   Cyclohexan-1,3-diol

Abb. 2.45   Moleküle mit stereogenen Zentren (*) (asymmetrisch substituierte C-Atome).

Ordnungszahlen der mit ihnen verbundenen „zweiten" Atome, notfalls noch die der „dritten" Atome usw. der Substituenten herangezogen. Dabei folgt man demjenigen Ast, der die Atome höchster Ordnungszahl enthält.

– Ist dabei ein Atom mit einem anderen durch eine Doppel- oder Dreifachbindung verknüpft, werden die Ordnungszahlen dieses Atoms doppelt oder dreifach berücksichtigt.

Dann muss das Molekül im Raum so orientiert werden, dass der Substituent **niedrigster Priorität** vom Betrachter weg zeigt. Wenn dann die Substituenten 1., 2. und 3. Priorität gedanklich verbunden werden und man dabei in Richtung des Uhrzeigersinns wandert, handelt es sich um die R-Konfiguration, muss man gegen den Uhrzeigersinn wandern, liegt **S**-Konfiguration (**s**inister, lat. links) vor.

Die Festlegung der R/S-Konfiguration hat *nichts* mit dem Drehwinkel des linear polarisierten Lichts zu tun (s. u.).

Die Chiralität ist übrigens in der Natur weit verbreitet, auch die Doppelhelix der DNA ist chiral.

In großen Molekülen gibt es häufig mehrere stereogene Zentren. Für aliphatische Moleküle mit n stereogenen Zentren, die sich untereinander in mindestens zwei Substituenten unterscheiden, gilt, dass es **2^n chirale Stereoisomere** gibt. **Abb. 2.46** zeigt ein Beispiel für 2 stereogene Zentren, die zu 4 Stereoisomeren führen.

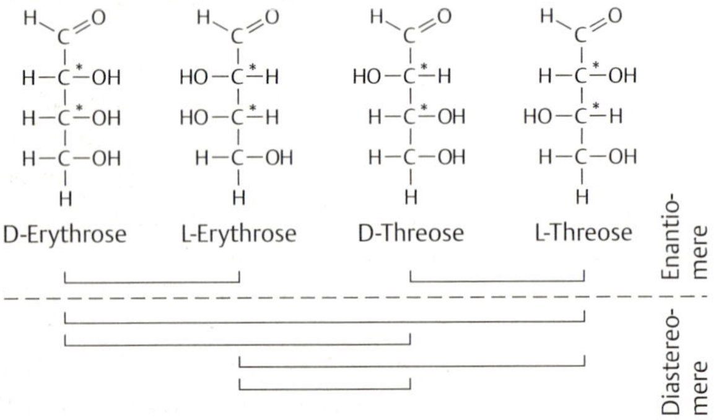

Abb. 2.46 Stereoisomere von 2,3,4-Trihydroxybutanal.

Es fällt sofort ins Auge, dass sich zwei Bild-Spiegelbild-Kombinationen ergeben. Die anderen Kombinationen verhalten sich nicht wie Bild und Spiegelbild. Es handelt sich um Diastereomere. Sie unterscheiden sich in ihren physikalischen und chemischen Eigenschaften. Bei zwei stereogenen Zentren gibt es also vier Stereoisomere, die zwei diastereomere Enantiomerenpaare bilden.

Auch Weinsäure (**Abb. 2.47**) besitzt zwei stereogene Zentren. Formal müsste man vier verschiedene chirale Strukturen erwarten. Die beiden rechts dargestellten Strukturen haben aber bei genauer Betrachtung eine innere Symmetrieebene. Damit können beide Strukturen zur Deckung gebracht werden. Es handelt sich um ein „inneres" Racemat, das als meso-Weinsäure (mesos, griech. Mittelpunkt, Zentrum) bezeichnet wird, und optisch inaktiv ist, da formal die eine Hälfte des Moleküls den Lichtstrahl nach links, die andere um den gleichen Betrag nach rechts auslenkt. Stereogene Zentren bedingen also nicht zwangsläufig Chi-

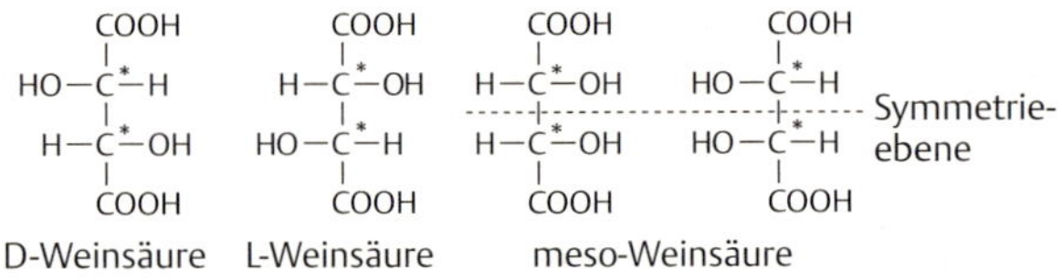

Abb. 2.47 Stereoisomere der Weinsäure.

ralität! meso-Weinsäure ist diastereomer sowohl zu D- als auch zu L-Weinsäure (**Abb. 2.47**).

2.5.3 Enantiomere, Diastereomere

Enantiomere. Enantiomere Moleküle verhalten sich wie Bild und Spiegelbild, sie können nicht zur Deckung gebracht werden. Die Moleküle sind chiral, denn sie haben weder eine Symmetrieebene, ein Symmetriezentrum noch eine Drehspiegelachse.

Enantiomere stimmen in ihren physikalischen und chemischen Eigenschaften überein, nur in ihrer optischen Aktivität und in Reaktionen mit anderen chiralen Reagenzien unterscheiden sie sich. Dadurch kann auch ihre biochemische und pharmakologische Wirksamkeit völlig unterschiedlich sein.

> **Merke**
> Der Begriff **optische Aktivität** beschreibt die Tatsache, dass Lösungen der entsprechenden Stoffe die Schwingungsebene eines durchfallenden, linear polarisierten Lichtstrahls um einen Winkel α drehen.

Die Drehwinkel von Enantiomeren stimmen im Betrag überein, sie unterscheiden sich nur im Vorzeichen. Ein Enantiomer, das die Polarisationsebene nach rechts dreht, wird mit (+) bezeichnet, das andere Enantiomer dreht die Ebene um den gleichen Betrag nach links und erhält das Vorzeichen (–). Deshalb bezeichnet man Enantiomere auch als optische Antipoden.

Beispiele: D- und L-Glucose, D- und L-Alanin, R- und S-Butan-2-ol.

Diastereomere. Diastereomere Moleküle sind Stereoisomere, die sich jedoch nicht wie Bild und Spiegelbild verhalten. Sie unterscheiden sich in ihren chemischen und physikalischen Eigenschaften.

Beispiele: D-Glucose und D-Mannose, α-D-Galactopyranose und β-D-Galactopyranose, cis- und trans-1,2-Dihydroxycyclohexan, E- und Z-But-2-en.

2.5.4 Fischer-Projektion und D/L-Nomenklatur

Fischer-Projektion. Um den so wichtigen räumlichen Bau der Moleküle eindeutig in der Papierebene darzustellen und sprachlich klar beschreiben zu können, benutzt man besonders in der Chemie der Kohlenhydrate und der Aminosäuren die Fischer-Projektion (**Abb. 2.48**):

– Die Hauptkette des Moleküls wird von oben nach unten geschrieben.

Biologie Histologie Anatomie Chemie Biochemie Physik Physiologie Psych./Soz.

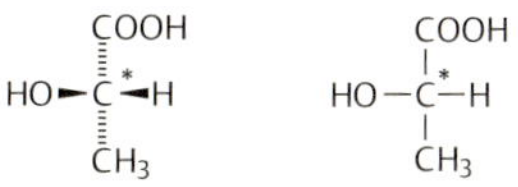

COOH   COOH
HO—C*—H   HO—C*—H
CH₃   CH₃

Abb. 2.48 Vergleich der Keil-Strich-Projektion mit der Fischer-Projektion am Beispiel der L-Milchsäure (R-2-Hydroxypropansäure).

– Das C-Atom mit der kleinsten Ziffer, das meistens die funktionelle Gruppe höchster Priorität trägt, steht oben.
– Alle in der Vertikalen stehenden Substituenten zeigen nach hinten in die Papierebene hinein.
– Alle in der Horizontalen stehenden Substituenten zeigen nach vorn aus der Papierebene auf den Betrachter hin.

Aufgrund dieser Festlegung darf man Strukturen in Fischer-Projektion nicht um 90° drehen, denn dadurch erzeugt man das Spiegelbild.

D/L-Nomenklatur. Zur Bezeichnung der Enantiomeren ist neben der R/S-Nomenklatur die D/L-Nomenklatur noch weit verbreitet (wegen des Bezugs auf das Glycerinaldehyd auch relative Nomenklatur). Besonders in der Kohlenhydratchemie und bei den Aminosäuren findet sie Anwendung. Voraussetzung für die richtige Bezeichnung ist die Darstellung des Moleküls in der Fischer-Projektion. Wenn die funktionelle Gruppe (meist –OH oder –NH$_2$) am stereogenen Zentrum auf der rechten Seite steht, handelt es sich um das **D**-Enantiomer (**d**exter, lat. rechts). Das **L**-Enantiomer (**l**aevus, lat. links) trägt die OH-Gruppe auf der linken Seite (**Abb. 2.49**).

Enthält das Molekül mehrere stereogene Zentren, bereitet die D/L-Nomenklatur bereits Probleme (z.B. bei den Kohlenhydraten). Man hat vereinbart, die Festlegung der relativen Nomenklatur dann anhand der **OH-Gruppe** vorzunehmen, die sich an dem asymmetrisch substituierten C-Atom befindet, das **am weitesten** von der am **höchsten oxidierten Gruppe** entfernt ist. Das spielt bei der Nomenklatur der Monosaccharide eine große Rolle (S. 441). Die D/L-Nomenklatur ist jedoch ungeeignet, wenn keine OH-

CHO   CHO
H—C—OH   HO—C—H
CH₂OH   CH₂OH

D-Glycerinaldehyd   L-Glycerinaldehyd
(2R)-2,3-Dihydroxyl-propanal   (2S)-2,3-Dihydroxyl-propanal

Abb. 2.49 D- und L-Glycerinaldehyd.

oder NH$_2$-Gruppen vorhanden sind oder bei komplizierten chiralen Naturstoffmolekülen. In diesen Fällen muss man die tatsächliche oder absolute Konfiguration angeben. Dazu bedient man sich der R/S-Nomenklatur (s.o.). Die Bezeichnung mit D und L lässt keinen direkten Schluss auf die R- und S-Nomenklatur zu.

> **Merke**
>
> Ein **1:1-Gemisch** von Enantiomeren bezeichnet man als **Racemat**. Es ist optisch inaktiv, da die Enantiomerenpaare die Drehung des linear polarisierten Lichts gerade aufheben.

2.5.5 Konformation

> **Merke**
>
> Kann ein Stereoisomer durch Rotation um eine Einfachbindung in eine andere räumliche Anordnung überführt werden, handelt es sich bei den entstehenden Isomeren um **Konformationsisomere** oder **Konformere** (S. 405).

Die dazu notwendige Energie haben die Moleküle gewöhnlich schon bei Raumtemperatur, deshalb können diese Isomere bei Raumtemperatur nicht getrennt werden. Nur bei niedrigen Temperaturen oder Energieunterschieden von über 70 kJ/mol wird eine Trennung möglich.
Die Konformationsisomerie kann bei kettenförmigen Kohlenwasserstoffen beobachtet werden, wie es die Abbildung für das Butan zeigt (**Abb. 2.50**, S. 422). Sie tritt aber auch bei ringförmigen Kohlenwasserstoffen auf. Die Umwandlung der Wannen- in die Sesselform beim Cyclohexan ist eine konformative Änderung (S. 417).

Biologie

Histologie

Anatomie

Chemie

Biochemie

Physik

Physiologie

Psych./Soz.

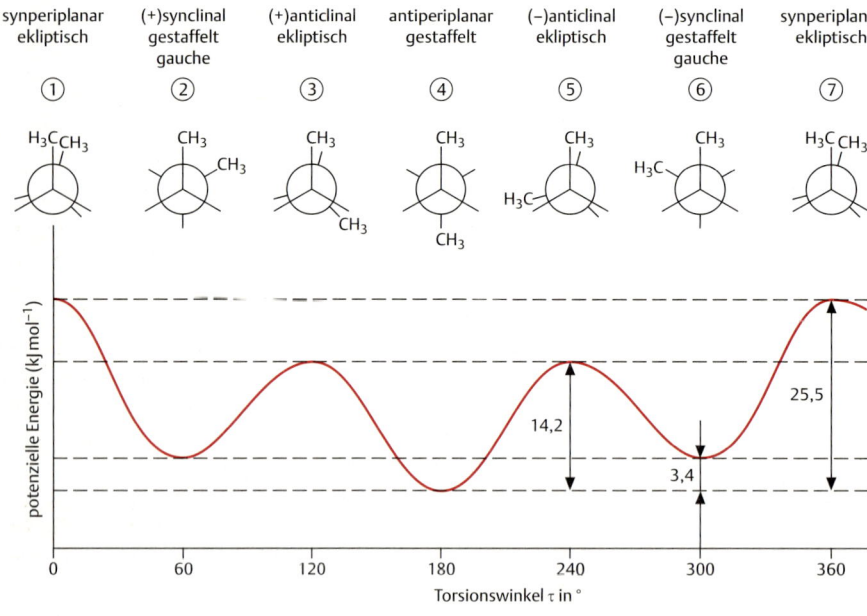

Abb. 2.50 Newman-Projektionen der Konformere des Butans und Energieinhalte.

Biologie
Histologie
Anatomie
Chemie
Biochemie
Physik
Physiologie
Psych./Soz.

3 Stoffumwandlungen

3.1 Gleichgewichtsreaktionen

3.1.1 Chemisches Gleichgewicht

Wenn Stoffe zur Reaktion gebracht werden, erwartet man, dass sie vollständig zu Produkten reagieren, dass also die Ausgangsstoffe vollständig umgesetzt werden. Bei vielen Reaktionen, die man aus dem Alltag kennt, scheint das tatsächlich so zu sein. Doch eine genaue Untersuchung ergibt, dass eine 100%ige Umsetzung, also eine 100%ige Ausbeute, faktisch kaum realisiert wird. Trotz des Einsatzes stöchiometrisch exakter Massen führt die Reaktion zu einem Zustand, in dem Ausgangsstoffe und Reaktionsprodukte in einem konstanten Konzentrationsverhältnis nebeneinander vorliegen. Dann verlaufen auch die Hin- und die Rückreaktion gleich schnell. In diesem Zustand ist das chemische oder thermodynamische Gleichgewicht erreicht.

Massenwirkungsgesetz. Eine quantitative Beschreibung des Gleichgewichts ist durch das Massenwirkungsgesetz (MWG, S. 466) möglich. Es lautet für die allgemeine Reaktion: $aA + bB \rightleftarrows cC + dD$

$$K_c = \frac{c_C^c \cdot c_D^d}{c_A^a \cdot c_B^b}$$

> **Merke**
>
> K_c wird **Gleichgewichts-** oder **Massenwirkungskonstante** genannt. Die in der Gleichung auftretenden Stoffmengenkonzentrationen sind die für den Gleichgewichtszustand gültigen.

Dass es sich um ein Verhältnis von Konzentrationen handelt, erkennt man auch an der Angabe K_c. Die Faktoren a, b, c und d berücksichtigen die stöchiometrisch notwendigen Stoffmengen und werden stöchiometrische Faktoren genannt. Sie treten als Exponenten der Konzentrationen auf.

Für Gasreaktionen verwendet man bei der Aufstellung des Massenwirkungsgesetzes gewöhnlich die Partialdrücke und kennzeichnet die Gleichgewichtskonstante mit K_p. Ganz allgemein schreibt man einfach K. Aus der Größenordnung von K kann man sehr schnell eine Aussage zur Gleichgewichtslage bzw. zur Ausbeute einer Reaktion erhalten.

- **K ist wesentlich größer als 1:** Die Reaktion läuft nahezu vollständig in Richtung der Endprodukte ab, die Ausbeute der Reaktion ist sehr groß.
- **K ist annähernd 1:** Im Gleichgewichtszustand liegen alle Reaktionsteilnehmer in ähnlichen Konzentrationen vor.
- **K ist sehr viel kleiner als 1:** Die Reaktion läuft praktisch nicht ab.

Es ist natürlich nicht sehr effektiv, Reaktionen durchzuführen, bei denen K wesentlich kleiner als 1 ist.

3.1.2 Kinetische und thermodynamische Aspekte des chemischen Gleichgewichts

Thermodynamische Aspekte

Durch Änderungen der Konzentrationen bzw. der Partialdrücke der Reaktionsteilnehmer, Temperaturänderungen oder Druckänderungen bei Reaktionen, in denen sich die Stoffmenge der gasförmigen Reaktionspartner ändert, kann man quasi die Ausbeute erhöhen.

- Durch **Konzentrationserhöhung** eines Ausgangsstoffes erhöht sich auch die Konzentration des Endproduktes. Das Gleichgewicht verschiebt sich dann auf die Seite der Endprodukte, wenn eines der Endprodukte ständig aus dem Gleichgewicht entfernt wird.
- **Temperaturveränderungen** beeinflussen den Wert der temperaturabhängigen Gleichgewichtskonstanten. Eine Erhöhung führt bei exothermen chemischen Reaktionen zu einer Verschiebung des Gleichgewichts in Richtung der Ausgangsstoffe, bei endothermen Reaktionen in Richtung der Endprodukte (S. 466).
- Bei Reaktionen mit Stoffmengenänderung der gasförmigen Komponente verschiebt sich durch **Druckerhöhung** das Gleichgewicht in Richtung der Seite mit der kleineren Stoffmenge.

Je nachdem, ob alle Partner in der gleichen Phase oder in mehreren Phasen vorliegen, unterscheidet man **homogene** und **heterogene Gleichgewichte**.

Der Zusammenhang zwischen der Gleichgewichtskonstanten und der freien Standardbildungsenthalpie (S. 466) ist folgendermaßen zu beschreiben:

$$\Delta G^0 = -RT \ln K$$

Kinetische Aspekte

Das chemische Gleichgewicht ist kein Ruhezustand. Es ist dadurch gekennzeichnet, dass Hin- und Rückreaktion mit der gleichen Geschwindigkeit ablaufen.

3.1.3 Gekoppelte Reaktionen

Gekoppelte Reaktionen werden in der Biochemie ab S. 470 besprochen.

3.2 Heterogene Gleichgewichtsreaktionen

3.2.1 Begriffe

In vielen Fällen laufen Gleichgewichtsreaktionen auch zwischen verschiedenen Phasen ab. Unter einer Phase versteht man dabei ein System, das nach außen einheitlich aussieht und in genau einem Aggregatzustand vorliegt. Heterogene Gleichgewichtsreaktionen können also zwischen einer Flüssigkeit und einem Feststoff, aber auch zwischen zwei miteinander kaum oder nicht mischbaren Flüssigkeiten ablaufen. Zur Charakteristik dieser heterogenen Systeme nutzt man die folgenden Bezeichnungen:

- Eine **Suspension** oder eine Aufschlämmung setzt sich aus einer Flüssigkeit und einem Feststoff zusammen, wobei der Feststoff nur in geringem Maß in der Flüssigkeit löslich ist. Hat die Flüssigkeit die maximale Menge an Feststoff gelöst, handelt es sich um eine **gesättigte** Lösung.
- Eine **Emulsion** ist ein System aus miteinander wenig oder nicht mischbaren Flüssigkeiten, wobei diese aber ineinander fein verteilt sind, wozu man im Regelfall Emulgatoren nutzt. Wenn sich die Flüssigkeiten als Schichten abgesetzt haben, spricht man einfach von zwei flüssigen Phasen.
- Ein **Aerosol** ist ein heterogenes System aus in der Luft fein verteilten festen (Rauch) oder flüssigen (Nebel) Teilchen.

3.2.2 Verteilung

Verteilung einer Substanz zwischen zwei Flüssigkeiten

Voraussetzung ist ein heterogenes System aus zwei ineinander schlecht mischbaren Flüssigkeiten, in die ein dritter Stoff X gegeben wird, der in der einen Flüssigkeit gut, in der anderen schlecht löslich ist. Nun verteilen sich die Moleküle des Stoffes X zwischen den beiden Phasen, bis die durch die jeweilige Löslichkeit des Stoffes X bedingte Konzentration erreicht ist: Es herrscht ein Gleichgewicht. Dieses Gleichgewicht ist nicht statisch, da ständig Phasenübergänge mit gleicher Geschwindigkeit erfolgen. Es handelt sich also um ein dynamisches Verteilungsgleichgewicht, für das folgende Beziehung gilt:

> **Merke**
>
> **Nernst-Verteilungssatz:**
>
> $$K = \frac{c_X(\text{Oberphase})}{c_X(\text{Unterphase})}$$

Ein hoher Wert von K bedeutet eine hohe Konzentration von X in der Oberphase nach Einstellung des Verteilungsgleichgewichts. Der zu verteilende Stoff hat also eine höhere Löslichkeit in der oberen Phase. Bei K = 1 verteilt sich der Stoff in beiden Phasen gleich gut.

Löslichkeit eines Gases in einer Flüssigkeit

Die Löslichkeit eines Gases in einer Flüssigkeit wird durch das Henry-Dalton-Gesetz beschrieben**.**

> **Merke**
>
> **Henry-Dalton-Gesetz:** Die Löslichkeit eines Gases X in einer Flüssigkeit ist bei gegebener Temperatur dem Druck proportional. Es gilt:
>
> $$c_X = K \cdot p_X$$

K ist die Gleichgewichtskonstante, die hier auch Verteilungskonstante oder Löslichkeitskoeffizient heißt. Wenn der Druck des Gases erhöht wird, löst sich mehr Gas in der Flüssigkeit, denn K muss konstant bleiben. Die Verteilungskonstante ist wie alle Gleichgewichtskonstanten von der Temperatur abhängig. Mit zunehmender Temperatur sinkt die Löslichkeit des Gases in einer Flüssigkeit. Diese Beziehung gilt selbstverständlich nicht für Gase, die mit dem Lösungsmittel reagieren.

Die Löslichkeit der Gase bei gegebenem Druck wird über den Bunsen-Löslichkeitskoeffizienten α beschrieben. Je größer dieser ist, umso besser löst sich das Gas. Er beträgt in Wasser bei 20 °C für Sauerstoff 0,03, für CO_2 0,88 und in Blut bei 37 °C 0,024 bzw. 0,88.

3.2.3 Oberflächenprozesse

Adsorption

Viele Festkörper können Moleküle an ihrer Oberfläche binden (Adsorption). Den Festkörper nennt man Adsorbens. Wie viel ein Adsorbens von einem anderen Stoff aufnehmen kann, hängt neben anderen Faktoren von der Größe der Oberfläche, der Konzentration des zu adsorbierenden Stoffes und der Temperatur ab. Eine Erhöhung der Konzentration (bei Gasen des Partialdruckes) führt anfänglich zu einer Erhöhung der Aufnahmefähigkeit des Adsorbens. Es wird aber ein Maximum erreicht, das ist der Sättigungswert. Dieser entspricht einer zusammenhängenden, **monomolekularen Schicht** des zu adsorbierenden Stoffes (Adsorptiv).

Gleichgewichte an Membranen

Dieses Thema wird ausführlich im Physiologie-Teil ab S. 672 besprochen.

3.3 Säure-Base-Reaktionen

3.3.1 Definitionen

Viele biochemische Reaktionen sind Säure-Base-Reaktionen. Der Diskussion dieser Reaktionen legen wir die Definition von Säure und Base nach **Brønsted** zugrunde:

> **Merke**
>
> **Säuren** sind **Protonendonatoren**,
> **Basen** sind **Protonenakzeptoren**.

Chlorwasserstoff HCl ist eine Brønsted-Säure, da HCl ein Proton abspalten kann. Das dabei entstehende Chlorid-Ion könnte formal bei der Rückreaktion wieder ein Proton aufnehmen. Deshalb ist das Chlorid-Ion eine Brønsted-Base. Brønsted-Säure und Brønsted-Base unterscheiden sich hier um genau ein Proton. Immer, wenn dieser Fall gegeben ist, handelt es sich um ein **korrespondierendes** oder **konjugiertes Säure-Base-Paar**.

Bei Kohlensäure H_2CO_3 führt die Abgabe eines Protons zu dem Hydrogencarbonat-Ion HCO_3^-. HCO_3^- ist also die korrespondierende Base der Kohlensäure. Das Hydrogencarbonat-Ion kann nun formal ein Proton aufnehmen (Base) oder ein Proton abgeben (Säure). Wenn ein Molekül oder ein Molekül-Ion sowohl ein Proton aufnehmen als auch ein solches abgeben kann, bezeichnet man es als **amphoteren Elektrolyten** (Stromleiter) oder einfach Ampholyt. Beispiele dafür sind Wasser, Aminosäuren, Hydrogensulfat-Ionen (HSO_4^-), Dihydrogenphosphat- ($H_2PO_4^-$) und Hydrogenphosphat-Ionen (HPO_4^{2-}).

Die Abspaltung eines Protons wie auch die Aufnahme kann nicht als isolierte Reaktion ablaufen. Sie muss immer mit einer zweiten Reaktion gekoppelt sein, da freie Protonen nicht existieren können. In wässrigen Lösungen werden die abgegebenen Protonen von Wassermolekülen aufgenommen. Wasser dient also als Base, es bildet sich die korrespondierende Säure, das **Hydronium-Ion** (korrespondierendes Säure-Base-Paar 2).

Beispiel:

korrespondierendes Säure-Base-Paar 1

$$HCl \quad \rightleftharpoons \quad H^+ \quad + \quad Cl^-$$

Säure 1   Proton   korr. Base 1

korrespondierendes Säure-Base-Paar 2

$$H_2O \quad + \quad H^+ \quad \rightleftharpoons \quad H_3O^+$$

Base 2   Proton   korr. Säure 2

Das Proton wird von HCl auf Wasser übertragen, deshalb spricht man von Protonenübertragungs- oder Protolysereaktionen.

3.3.2 Dissoziationsabhängige Größen

pH-Wert. Die Konzentration der Hydronium-Ionen in einer Lösung wird häufig als pH-Wert angegeben. Dieser ist folgendermaßen definiert:

$$pH = -\lg c_{H_3O^+}$$

Es handelt sich vereinbarungsgemäß um eine dimensionslose Größe.

Autoprotolyse des Wassers. Auch im Wasser besteht ein Protolysegleichgewicht. Auf dieses Gleichgewicht $H_2O + H_2O \rightleftharpoons H_3O^+ + OH^-$ kann das Massenwirkungsgesetz angewendet werden. Es führt zum Ionenprodukt des Wassers:

$$K_W = K \cdot c_{H_2O}^2 = c_{H_3O^+} \cdot c_{OH^-}$$

> **Merke**
> **K_W** beträgt (bei 25 °C) $1{,}0 \cdot 10^{-14}$ mol²/l². In wässrigen Lösungen ist also das Produkt der Konzentrationen der H_3O^+- und der OH^--Ionen konstant. Daraus folgt die Beziehung: **pH + pOH = 14**.

Für reines Wasser gilt deshalb bei 25 °C: pH = pOH = 7. Hat eine wässrige Lösung den pH = 3, muss der pOH-Wert 11 betragen. Die Konzentration der Hydronium-Ionen beträgt $c_{H_3O^+} = 10^{-3}$ mol / l und ist somit größer als die Konzentration der Hydroxid-Ionen $c_{OH^-} = 10^{-11}$ mol / l, d.h., die Lö-

sung ist sauer. Bei basischen Lösungen überwiegt die Konzentration der Hydroxid-Ionen. Nach dem pH-Wert nimmt man die Einteilung **sauer** und **alkalisch** vor (**Tab. 3.1**), weil das auch mit dem Geschmackseindruck korreliert.

Säure- und Basenstärke. Der pH-Wert sagt nichts über die Stärke einer Säure aus. Dazu benötigt man die Gleichgewichtskonstante der Protonenübertragungsreaktion. Um vergleichbare Werte zu erhalten, muss das zweite korrespondierende Säure-Base-Paar immer H_2O/H_3O^+ bzw. H_2O/OH^- sein (wir interessieren uns nur für das biochemisch wichtige wässrige Milieu).

Auf diese Protonenübertragungsreaktionen ist das Massenwirkungsgesetz anzuwenden und unter verschiedenen Annahmen zu vereinfachen. Das führt zu der Gleichgewichtskonstanten K_S bei Säuren bzw. K_B bei Basen, die häufig auch in logarithmierter Form, also als pK_S und pK_B angegeben werden.

> **Merke**
> Je **größer K_S** und damit zwangsläufig je **kleiner pK_S** ist, umso **stärker ist die Säure**.

K_S ist immer dann sehr groß, wenn die Protonenabgabe praktisch vollständig ist. Das bedeutet, dass das Gleichgewicht weit auf der rechten Seite liegt und die Säure die Protonen fast vollständig auf das Wasser übertragen hat.

- **Starke Säuren** sind Mineralsäuren wie **Salzsäure** HCl, **Schwefelsäure** H_2SO_4, **Salpetersäure** HNO_3 oder **Perchlorsäure** $HClO_4$.
- **Schwache Säuren**, bei denen das Gleichgewicht auf der Seite der Säure liegt, diese also nur in geringem Umfang Protonen abgegeben hat, sind die **Kohlensäure**, die **Citronensäure**, die **Essigsäure** und andere organische Säuren, aber auch das **Ammonium-Ion** sowie **Dihydrogen-** und **Hydrogenphosphat-Ionen.**

Analog gilt für Basen: Sie sind umso stärker, je größer K_B bzw. je kleiner pK_B ist.

- Das **Hydroxid-Ion** OH^- ist eine sehr **starke Base**. Da diese häufig aus der Lösung von festem Natriumhydroxid NaOH entsteht, wird auch NaOH als Base bezeichnet, was im brønstedschen Konzept aber falsch ist.
- Zu den **schwachen Vertretern** gehören **Ammoniak** NH_3 oder die **Amine**.

Tabelle 3.1 Charakteristik von sauren, neutralen und basischen Lösungen

Verhältnis $c_{H_3O^+}$ / c_{OH^-}	pH-Wert	Zuordnung Azidität/Basizität
$c_{H_3O^+} > 10^{-7}$ mol / l $> c_{OH^-}$	pH < 7	sauer/azid
$c_{H_3O^+} = 10^{-7}$ mol / l $= c_{OH^-}$	pH = 7	neutral
$c_{H_3O^+} < 10^{-7}$ mol / l $< c_{OH^-}$	pH > 7	alkalisch/basisch

In Abhängigkeit von den pK_S- bzw. pK_B-Werten erfolgt die Berechnung der pH-Werte (**Tab. 3.2**, **Tab. 3.3**).

Messung des pH-Wertes. pH-Werte können mit elektrochemischen Methoden und Farbindikatoren ermittelt werden. **Indikatoren** sind organische Säuren, die sich in ihrer Farbe von ihren korrespondierenden Basen unterscheiden. Bezeichnet man die Indikatorsäure mit HInd, lässt sich folgendes Protolysegleichgewicht formulieren:

$$HInd + H_2O \rightleftharpoons Ind^- + H_3O^+$$

Das **Verhältnis** von c_{HInd} und c_{Ind^-} bestimmt die **Farbe des Indikators**. Für das Gleichgewicht folgt, dass bei Erniedrigung des pH-Werts (d. h. Erhöhung der Hydroniumionen-Konzentration) die Konzentration an Indikatorsäure zunimmt. Die Lösung nimmt die Farbe der Indikatorsäure (HInd) an. Eine Erhöhung des pH-Wertes begünstigt die Bildung der Indikatorbase (Ind^-). Man sieht die Farbe von Ind^-. Ein Wechsel zwischen zwei Farben erscheint dem Auge erst dann vollständig, wenn eine Komponente in zehnfachem Überschuss vorliegt. Für Indikatoren werden deshalb Umschlagsbereiche angegeben, die 2 pH-Einheiten umfassen. Indikatoren können einen oder zwei Umschlagsbereiche besitzen. Universalindikatoren enthalten ein Gemisch mehrerer Indikatoren mit unterschiedlichen Umschlagsbereichen. Sie decken meist die gesamte pH-Skala ab.

Heute werden überwiegend Glaselektroden zur pH-Messung eingesetzt. Hier nutzt man die Tatsache aus, dass an dünnen Membranen spezieller Glassorten elektrische Potenziale entstehen, wenn die Membran innen und außen von Lösungen mit unterschiedlichem pH-Wert benetzt wird.

Titrationskurven. Der Ablauf von Reaktionen zwischen Säuren und Basen kann durch kontinuierliche Messung des pH-Wertes mit einem pH-Meter gut verfolgt werden. Eine Komponente mit genau bekanntem Volumen wird in einem Erlenmeyerkolben vorgegeben. Dann erfolgt schrittweise aus einer Bürette die Zugabe der anderen Komponente. Die Bürette erlaubt exakte Volumenangaben. Auf diese Weise erhält man Diagramme, die die Abhängigkeit des pH-Wertes vom zugegebenen Volumen der zweiten Komponente bzw. von ihrer Konzentration zeigen (Titrationskurven, **Abb. 3.1**). Wird dieser Vorgang nicht zur Verfolgung der pH-Änderung, sondern primär für quantitative Analysezwecke genutzt, spricht man von einer volumetrischen Titration (s. u.).

Titration von Salzsäure mit Natronlauge (Abb. 3.1a): Der pH-Wert der Lösung ändert sich anfangs nur sehr geringfügig. Dann kommt es aber zu einem merklichen Sprung über einen großen pH-Bereich. Die Kurve weist bei pH = 7 einen Wendepunkt auf. Im Anschluss verläuft die Kurve wieder flach.

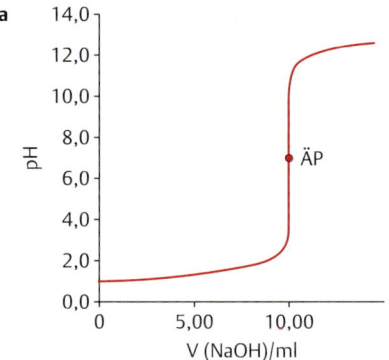

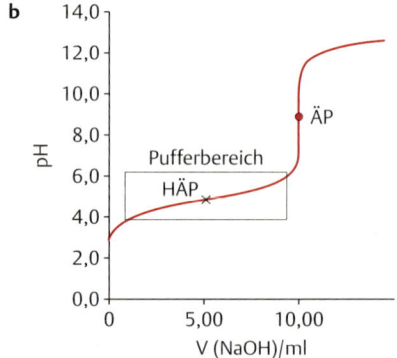

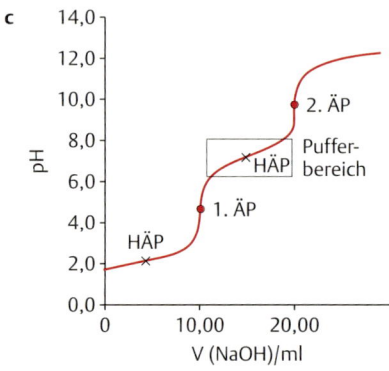

Abb. 3.1   Titrationskurven für die Titration verschiedener Säuren mit Natronlauge (NaOH). a Titration von Salzsäure (HCl); **b** Titration von Essigsäure (CH_3COOH); **c** Titration von Phosphorsäure (H_3PO_4). ÄP = Äquivalenzpunkt; HÄP = Halbäquivalenzpunkt.

Tabelle 3.2   pH-Wertberechnung für starke Säuren bzw. Basen

starke Säure	starke Base
$c_{H_3O^+} = c_{HA}$	$c_{OH^-} = c_B$
$pH = -lgC_{HA}$	$pOH = -lgC_B$ $pH = 14 - pOH$ $pH = 14 + lgC_B$

Tabelle 3.3   pH-Wertberechnung für schwache Säuren und Basen

schwache Säure	schwache Base
$pH = \frac{1}{2}(pK_s - lgc_0)$	$pH = 14 - \frac{1}{2}(pK_B - lgc_0)$

Titration von Essigsäure mit Natronlauge (Abb. 3.1b): Der pH-Wert der Lösung steigt allmählich an, dann kommt es wieder zu einem Sprung, der aber nicht über so viele pH-Bereiche reicht wie in **a**. Die Kurve weist bei pH > 7 einen Wendepunkt auf.

Titration von Phosphorsäure mit Natronlauge (Abb. 3.1c): Hier wechseln allmählicher Anstieg und Sprung einander ab. Die Kurve weist bei pH = 4,6 und pH = 9,75 einen Wendepunkt auf. Den dritten Wendepunkt kann man mithilfe einer einfachen Säure-Base-Titration nicht bestimmen, er liegt zu weit im alkalischen Bereich.

Am **Wendepunkt** liegen gerade äquivalente Mengen von Säure und Base vor (a: HCl und OH^-; b: CH_3COOH und OH^-; c: H_3PO_4 und OH^- bzw. $H_2PO_4^-$ und OH^-). Man bezeichnet ihn auch als **Äquivalenzpunkt** (ÄP).

Die jeweils äquivalenten Mengen Säure und Base reagieren zu **a**: H_2O und Cl^-, **b**: H_2O und CH_3COO^-, **c**: H_2O und $H_2PO_4^-$ bzw. H_2O und HPO_4^{2-}, außerdem für **a–c**: NA^+. Die Acetat-Ionen bzw. die Hydrogen- und die Dihydrogenphosphat-Ionen in **b** und **c** gehen Protolysereaktionen mit Wasser ein, deshalb liegt hier der ÄP nicht bei pH = 7.

Den Äquivalenzpunkt kann man durch geeignete Indikatorwahl auch ohne elektrochemische Messung des pH-Wertes ermitteln und diese für quantitative Bestimmungen ausnutzen. Dazu benötigt man aber Farbindikatoren, die im Bereich des Äquivalenzpunktes ihre Farbe ändern. Um die genaue Konzentration einer Säure oder Base zu ermitteln, setzt man ein definiertes Volumen der zu untersuchenden Lösung mit einer Maßlösung um. Es handelt sich hierbei um die Lösung einer Säure oder Base mit einer ganz bestimmten Konzentration (Titer). Da am Äquivalenzpunkt die Stoffmengen gleich sind, kann man aus der zugegebenen Stoffmenge an Säure die vorgelegte Stoffmenge an Base bzw. umgekehrt ermitteln.

Bei der Titration **mehrprotoniger Säuren** gibt es selbstverständlich mehrere Äquivalenzpunkte. Experimentell lassen sich bei der dreiprotonigen Phosphorsäure ($pK_{S1} = 2,0$; $pK_{S2} = 7,2$; $pK_{S3} = 12,3$) aber nur 2 Sprünge in den Titrationskurven nachweisen, da der dritte Äquivalenzpunkt im stark basischen Bereich liegt. Am 1. Äquivalenzpunkt ist folgender Umsatz vollständig erfolgt: $H_3PO_4 + NaOH \rightarrow H_2PO_4^- + Na^+ + H_2O$. Es liegt also der Ampholyt $H_2PO_4^-$ vor.

Am 2. Äquivalenzpunkt hat sich aufgrund der folgenden Reaktion der Ampholyt HPO_4^{2-} gebildet: $H_2PO_4^- + NaOH \rightarrow HPO_4^{2-} + Na^+ + H_2O$.

Am 3. Äquivalenzpunkt liegen äquimolare Mengen NaOH und HPO_4^{2-} vor, sodass folgende Reaktion formuliert werden kann: $HPO_4^{2-} + NaOH \rightarrow PO_4^{3-} + Na^+ + H_2O$.

3.3.3 Beispiele, Anwendungen

Die folgende **Tab. 3.4** zeigt in Kurzdarstellung einige wichtige Dissoziationsgleichgewichte. In natura treten selbstverständlich keine freien Protonen auf, diese werden immer auf einen Protonenakzeptor übertragen, im wässrigen Milieu ist das natürlich das Wasser.

Die rot markierten Teilchen können als Ampholyte aufgefasst werden, da sie sowohl ein Proton aufnehmen als auch eines abgeben können.

Wenn eine Säure über mehrere Protonen verfügt, die abgespalten werden können, es sich also um eine mehrprotonige Säure handelt, können Dissoziationsgleichgewichte für jede einzelne Stufe formuliert werden.

Übrigens ist festes Natriumhydroxid (NaOH) nach Brønsted keine Base, sondern ein Salz. Die wässrige Lösung enthält aber Hydroxid-Ionen und ist deshalb basisch.

3.3.4 Neutralisation, Puffer

Neutralisation. Der Begriff der Neutralisation bringt zum Ausdruck, dass äquivalente Stoffmengen von Säure und Base miteinander reagieren. Wenn also genau 1 mol HCl mit 1 mol OH^- reagieren, erfolgt praktisch eine vollständige Umsetzung der von Chlorwasserstoff abgegebenen Protonen mit den Hydroxid-Ionen zu Wasser. Dieser Vorgang ist exotherm. Die Neutralisationsenthalpie beträgt $\Delta H = -57,4$ kJ/mol. Die Chlorid-Ionen als außerordentlich schwache Base gehen keine Proteolysereaktion mit Wasser ein. Deshalb reagiert die Lösung neutral.

Auch die in wässrigem Milieu ablaufende Umsetzung von 1 mol HCl mit 1 mol Ammoniak NH_3 ist stöchiometrisch richtig. Man erwartet die Bildung von 1 mol Ammonium-Ionen NH_4^+ und 1 mol Chlorid-Ionen in einer neutralen Lösung, die beim Verdampfen des Lösungsmittels festes Ammoniumchlorid bilden. Die Lösung ist jedoch nicht neutral. Die gebildeten Ammonium-Ionen reagieren teilweise mit Wasser zu Ammoniak und Hydronium-Ionen. Dadurch entsteht quasi ein Überschuss an Hydronium-Ionen. Ihre Konzentration ist größer als 10^{-7} mol/l, deshalb reagiert die Lösung sauer. Die Chlorid-Ionen reagieren als extrem schwache Base *nicht* mit Wasser.

Das Gleiche gilt für den Umsatz von äquivalenten oder äquimolaren Mengen Essigsäure CH_3COOH und Natriumhydroxid NaOH. Das gebildete Acetat-Ion CH_3COO^- reagiert in geringem Umfang mit dem Lösungsmittel Wasser zu Essigsäure, dadurch entsteht ein Mangel an Hydronium-Ionen (ihre Konzentration ist kleiner als 10^{-7} mol/l) bzw. ein Überschuss an Hydroxid-Ionen. Die Lösung reagiert basisch. Die Natrium-Ionen reagieren nicht mit Wasser.

Puffer. Der erste Abschnitt der Titrationskurve von Essigsäure (**Abb. 3.1b**) zeigt im Bereich um pH = 4,75 nur eine geringe Änderung des pH-Wertes. Wie ist das zu erklären? Die Reaktion zwischen Essigsäure und Natronlauge ist noch nicht vollständig abgelaufen, da noch keine Äquivalenz in den Stoffmengen erreicht wurde. Deshalb liegen Acetat-Ionen und Essigsäure nebeneinander vor. Diese bilden ein korrespondierendes Säure-Base-Paar, wobei weder die Säure noch die Base als stark bezeichnet werden können.

| Merke | Lösungen, in denen eine schwache Säure und ihre konjugierte, ebenfalls schwache Base gleichzeitig vorliegen, nennt man **Pufferlösungen**. |

Biologie

Histologie

Anatomie

Chemie

Biochemie

Physik

Physiologie

Psych./Soz.

Tabelle 3.4 Beispiele für Säure-Base-Reaktionen

Säure	pK_S-Wert bei 22 °C	Formel der Säure				Formel der korrespondierenden (konjugierten) Base
Chlorwasserstoff	-7	HCl	$\rightleftharpoons$	H^+	+	Cl^-
Schwefelsäure	-3	H_2SO_4	$\rightleftharpoons$	H^+	+	HSO_4^-
	1,92	HSO_4^-	$\rightleftharpoons$	H^+	+	SO_4^{2-}
Kohlensäure	6,52	H_2CO_3	$\rightleftharpoons$	H^+	+	HCO_3^-
	10,40	HCO_3^-	$\rightleftharpoons$	H^+	+	CO_3^{2-}
Phosphorsäure	2,12	H_3PO_4	$\rightleftharpoons$	H^+	+	$H_2PO_4^-$
	7,2	$H_2PO_4^-$	$\rightleftharpoons$	H^+	+	HPO_4^{2-}
	12,36	HPO_4^{2-}	$\rightleftharpoons$	H^+	+	PO_4^{3-}
Ammonium-Ion	9,25	NH_4^+	$\rightleftharpoons$	H^+	+	NH_3
Essigsäure	4,75	CH_3COOH	$\rightleftharpoons$	H^+	+	CH_3COO^-
Citronensäure	3,13	$H_3Citrat$	$\rightleftharpoons$	H^+	+	$H_2Citrat^-$
	4,74	$H_2Citrat^-$	$\rightleftharpoons$	H^+	+	$HCitrat^{2-}$
	5,39	$HCitrat^{2-}$	$\rightleftharpoons$	H^+	+	$Citrat^{3-}$

Natürlich kann ein Puffer auch aus einer schwachen Base und der konjugierten Säure bestehen (z. B. Ammoniak und Ammonium-Ionen). Weitere Beispiele sind in **Tab. 3.5** aufgeführt.

Wenn in einem Puffersystem äquivalente Stoffmengen von Säure und konjugierter Base vorliegen, stimmt der pH-Wert der Lösung mit dem pK_S-Wert der Säure überein. Wenn sich das Verhältnis der Konzentrationen von Säure und korrespondierender Base auf 10 oder auf 0,1 ändert, dann ändert sich der pH-Wert gerade um eine Einheit. Erst danach ändert sich der pH-Wert drastisch.

Tabelle 3.5 Beispiele für Puffersysteme und ihre optimalen Pufferbereiche

Säure	korrespondierende Base	pH-Optimum
CH_3COOH	CH_3COO^-	$4,75 \pm 1$
NH_4^+	NH_3	$9,25 \pm 1$
H_2CO_3	HCO_3^-	$6,52 \pm 1$
$H_2PO_4^-$	HPO_4^{2-}	$7,12 \pm 1$
Glycin	deprotoniertes Glycin	$5,97 \pm 1$
protoniertes Glycin	Glycin	$9,60 \pm 1$
Citronensäure	Citrat	$2,34 \pm 1$

Diese Pufferlösungen haben die charakteristische Eigenschaft, dass sie die Zugabe von Hydronium-Ionen bzw. Hydroxid-Ionen weitestgehend abpuffern können, der pH-Wert der Lösung ändert sich nur minimal.

Der pH-Wert einer Pufferlösung berechnet sich nach der **Henderson-Hasselbalch-Gleichung**:

$$pH = pK_S + \lg\frac{c_{Base}}{c_{korr.Säure}} = pK_S + \lg\frac{n_{Base} / V_{Puffer}}{n_{korr.Säure} / V_{Puffer}}$$

$$= pK_S + \lg\frac{n_{Base}}{n_{korr.Säure}}$$

Die Puffergleichungen für die physiologisch bedeutsamen **Kohlensäure/Hydrogencarbonat-** und **Dihydrogenphosphat/Hydrogenphosphat-Puffer** lauten bei 25 °C:

$$pH = 7,2 + \lg\frac{c_{HPO_4^{2-}}}{c_{H_2PO_4^-}} \qquad \text{bzw.}$$

$$pH = 6,1 + \lg\frac{c_{HCO_3^-}}{c_{H_2CO_3}} = 6,1 + \lg\frac{c_{HCO_3^-}}{p_{CO_2}}$$

Da CO_2 überwiegend nur physikalisch gelöst ist, wird mit dem Partialdruck gearbeitet, das bedeutet auch, dass es sich hier um ein offenes Puffersystem handelt, weil eine Komponente über die Gasphase entfernt werden kann.

Da es sich bei den Konzentrationen um die in der Pufferlösung handelt, kann aufgrund des identischen Wertes für das Volumen auch mit Stoffmengen gearbeitet werden.

Wenn eine Pufferlösung mit Hydronium-Ionen versetzt wird, reagieren diese mit der Pufferbase zur Puffersäure. Die Stoffmenge der Pufferbase n_{Base} verringert sich genau um die Stoffmenge an zugeführten Hydronium-Ionen. Um diesen Betrag erhöht sich die Stoffmenge an Puffersäure $n_{korr.\,Säure}$. Wird die Pufferlösung hingegen mit Hydroxid-Ionen versetzt, reagieren die mit der Puffersäure zur Pufferbase, die Stoffmenge Puffersäure sinkt, die Stoffmenge Pufferbase steigt genau um den Betrag der Stoffmenge der Hydroxid-Ionen. Diese veränderten Stoffmengen von Puffersäure und Pufferbase kann man wiederum in die Henderson-Hasselbalch-Gleichung einsetzen und den aktuellen pH-Wert berechnen.

Wird eine zu große Stoffmenge an Hydronium- bzw. Hydroxid-Ionen zugeführt, kann der Fall eintreten, dass die Stoffmenge an Puffersäure bzw. -base zur Kompensation nicht mehr ausreicht. Dann ist der Puffer „erschlagen", seine Kapazität ist ausgereizt. Die Pufferkapazität ist definiert als die Menge einer Säure oder Base, die für eine pH-Änderung um ± 1 benötigt wird. Wenn Pufferlösungen aus den gleichen Stoffmengen Puffersäure und Pufferbase bestehen, wird die Zugabe von Hydronium- und Hydroxid-Ionen gleich gut abgepuffert. Der pH-Wert dieses optimalen Puffersystems ist mit dem pK_S-Wert der Puffersäure identisch.

3.3.5 Lewis-Säuren und -Basen

Merke

Nach Lewis sind **Säuren Elektronenpaarakzeptoren**, da sie eine Elektronenlücke aufweisen, **Basen** sind **Elektronendonatoren**, da sie über freie Elektronenpaare verfügen.

Charakteristische Beispiele sind H^+ und BF_3 als Säuren, H_2O und NH_3 als Basen.

3.4 Redoxreaktionen

3.4.1 Definitionen

Redoxvorgänge sind Elektronenübertragungs- oder Elektronentransferreaktionen. Folgende Definitionen sind wichtig:

Merke

Oxidation: Reaktion, die durch Elektronenabgabe charakterisiert ist.

Reduktion: Reaktion, die mit Elektronenaufnahme verbunden ist.

Reduktionsmittel (RM): Teilchen, das Elektronen abgibt; es wird selbst oxidiert und wird dadurch zum oxidierten Teilchen.

Oxidationsmittel (OM): Teilchen, das Elektronen aufnimmt; es wird selbst reduziert und dadurch zum reduzierten Teilchen.

Hydrierung: Die meist auch als Reduktion aufzufassende Einführung von Wasserstoff in eine Verbindung.

Dehydrierung: Die meist auch als Oxidation aufzufassende Abspaltung von Wasserstoff aus einer Verbindung.

3.4.2 Einfache Reaktionsgleichungen

Aus einem Reduktionsmittel bildet sich immer ein Oxidationsmittel bzw. umgekehrt. In Analogie zu den Säure-Base-Vorgängen spricht man von **korrespondierenden Redoxpaaren**. Auch muss die Oxidation immer mit einer Reduktion verbunden sein, da es sonst zu einer „Elektronenproduktion" käme. Beide Teilreaktionen fasst man zu einer Gesamtreaktion zusammen (Redoxreaktion), an der immer zwei Redoxpaare beteiligt sind.

Oxidation: $\qquad RM_1 \rightleftarrows OM_1 + e^-$

Reduktion: $\qquad OM_2 + e \rightleftarrows RM_2$

Redoxreaktion: $\quad RM_1 + OM_2 \rightleftarrows OM_1 + RM_2$

Oxidationszahl (OZ). Zur Beschreibung der Elektronenabgabe bzw. -aufnahme nutzt man die Oxidationszahlen. Es handelt sich um gedankliche Ladungszahlen, d.h. sie geben die Ladung an, die das einzelne Atom als Ion in einer entsprechenden Verbindung hätte. Anhand der Oxidationszahlen kann man feststellen, ob eine Oxidation (Erhöhung der Oxidationszahl) oder eine Reduktion (Erniedrigung der Oxidationszahl) erfolgte bzw. ob überhaupt eine Redoxreaktion vorliegt. Wenn sich die Oxidationszahlen nicht ändern, kann auch keine solche vorliegen.

Beim **Festlegen der Oxidationszahl** gelten folgende Regeln:

1. Ein einzelnes Atom oder ein Atom in einer Elementsubstanz hat die OZ 0.
2. In einem einatomigen Ion ist die OZ gleich der Ladungszahl des Ions.
3. In mehratomigen Ionen und in Verbindungen gilt: Die Bindungselektronen werden entsprechend ihrer Elektronegativität den beteiligten Atomen zugeordnet. Daraus folgt:
   - Metalle erhalten stets eine positive OZ.
   - Fluor hat immer die OZ -1.
   - Wasserstoff erhält in der Regel die OZ +1 (Ausnahme: Hydride. Hydride sind Element-Wasserstoff-Verbindungen [z. B. NaH]. Wasserstoff hat hier die OZ -1).
   - Sauerstoff erhält in der Regel die OZ -2 (Ausnahme sind die Peroxide, S. 411).
   - Halogene erhalten die OZ -1, wenn sie nicht mit O-Atomen verbunden sind.
4. In Molekülen und Formeleinheiten muss die Summe aller OZ Null sein.
5. In mehratomigen Ionen ist die Summe der OZ gleich der Ionenladung.
6. Einem Element können in verschiedenen Verbindungen unterschiedliche Oxidationszahlen zukommen. Die höchstmögliche Oxidationszahl eines Elements darf nicht größer als die Gruppennummer im Periodensystem (alte Zählweise) sein (S. 395).

Aufstellen von Redoxgleichungen. Reaktionsgleichungen zur Beschreibung von Redoxvorgängen sind nicht ganz leicht zu formulieren. Ggf. müssen Sie dies in einem ausführlicheren Lehrbuch nachlesen. Hier sei nur daran erinnert, dass beim Aufstellen der Gleichung keine Atome

Biologie | Histologie | Anatomie | Chemie | Biochemie | Physik | Physiologie | Psych./Soz.

„verschwinden" dürfen, ihre Zahl also auf beiden Seiten der Gleichung übereinstimmen muss. Außerdem müssen die Anzahl der abgegebenen und der aufgenommenen Elektronen und die Summen der Ionenladungen auf beiden Seiten der Reaktionsgleichung gleich groß sein. In **Tab. 3.6** finden Sie einige einfache Redoxgleichungen, wobei sich hier die Festlegungen auf den Reaktionsverlauf von links nach rechts beziehen. Es sei aber deutlich betont, dass Redoxreaktionen ebenfalls Gleichgewichtsreaktionen sind!

3.4.3 Elektrochemische Zellen

Ob eine Elektronenübertragung stattfinden kann, hängt von der Stärke des OM bzw. RM ab. Grundsätzlich gilt, dass ein sehr starkes Oxidationsmittel immer mit einem sehr schwachen Reduktionsmittel korrespondiert und umgekehrt. Ein Maß für die Stärke ist das elektrische Potenzial, das sich in einer **Halbzelle** ausbildet. Eine Halbzelle besteht aus OM und RM. Ein typisches Beispiel ist der Kupferstab, der in eine $CuSO_4$-Lösung taucht. Es stellt sich ein Gleichgewicht zwischen Cu und Cu^{2+} ein. Das Potenzial dieser Halbzelle kann aber nicht direkt, sondern nur durch Kopplung mit einer zweiten Halbzelle gemessen werden, mit der die erste Halbzelle elektrisch leitend verbunden wird. So ist eine Kopplung mit einem Zinkstab möglich, der in eine $ZnSO_4$-Lösung taucht (**Abb. 3.2**).

Auch zwischen Zn und Zn^{2+} stellt sich ein Gleichgewicht und damit ein elektrisches Potenzial ein. Wenn beide Halbzellen elektrisch leitend verbunden werden, fließen Elektronen von einer Halbzelle zur anderen. Die Fließrichtung hängt von den jeweiligen Potenzialen ab. In unserem Beispiel erfolgt der Elektronenfluss vom Zink zum Kupfer (es handelt sich hier um das sogenannte **Daniell-Element**). Wird diese Kombination als Stromquelle verwendet, spricht man auch von einer galvanischen Zelle oder einem galvanischen Element. Das elektrische Potenzial einer solchen Zelle nennt man **elektromotorische Kraft** (EMK). Sie ist ein Ausdruck für das Arbeitsvermögen. Die Standard-EMK E_0 bezieht sich auf die elektromotorische Kraft einer Zelle, in der alle Reaktanten und Produkte in ihren Standardzuständen vorliegen. Um zu allgemein verwendbaren Daten zu kommen, verwendet man als zweite Halbzelle eine standardisierte Vergleichsgröße, nämlich das kor-

respondierende Redoxpaar $H_2/2H_3O^+$ (Salzsäurelösung, $c_{HCl} = 1$ mol/l, in die eine Platinelektrode taucht, die von Wasserstoff mit dem Druck $p^{H_2} = 1013$ kPa bei $T = 298$ K umspült wird). Der potenzialbildende Vorgang an dieser Standard-Wasserstoffelektrode ist:

$$2\,H_2O + H_2 \underset{\leftarrow}{\overset{\rightarrow}{}} 2\,H_3O^+ + 2\,e^-.$$

Das sich in dieser Halbzelle aufbauende Potenzial wird gleich Null gesetzt. Nun können alle beliebigen Redoxpaare gegen diese Elektrode gemessen werden. Die so erhaltenen Standardpotenziale werden als elektrochemische Spannungsreihe (**Tab. 3.7**) angeordnet.

Gewöhnlich steht die reduzierte Form (also das Reduktionsmittel) auf der linken Seite, die oxidierte Form (also das Oxidationsmittel) auf der rechten Seite. Wenn die Anordnung so erfolgt, kann man folgende Aussagen machen:

- **Tendenz der Elektronenabgabe:** nimmt auf der linken Seite von unten nach oben zu (reduzierende Wirkung),
- **Tendenz der Elektronenaufnahme:** nimmt auf der rechten Seite von oben nach unten zu (oxidierende Wirkung).

Metalle, die in der Spannungsreihe oberhalb des Wasserstoffs stehen, können Elektronen an H^+ abgeben. Das bedeutet, dass sie sich in Säuren unter Wasserstoffentwicklung lösen. Sie haben eine große Reduktionskraft, man bezeichnet sie als **unedle Metalle**. Metalle, die unterhalb des Wasserstoffs stehen, haben eine geringe Reduktionskraft,

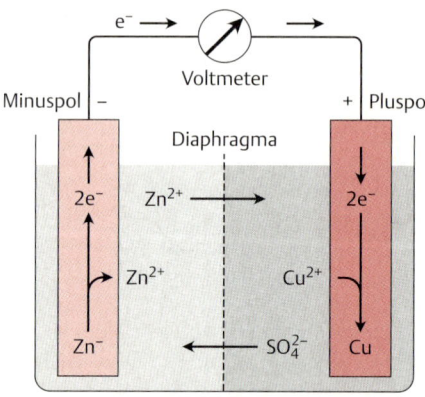

Abb. 3.2 Der schematische Aufbau des Daniell-Elements.

Tabelle 3.6 Redoxgleichungen

	OM	RM	Oxidation	Reduktion
$Cu^{2+} + Zn \rightarrow Cu + Zn^{2+}$	Cu^{2+}	Zn	$Zn \rightarrow Zn^{2+}$	$Cu^{2+} \rightarrow Cu$
$5\,H_2O_2 + 2\,MnO_4^- + 6\,H^+ \rightarrow 5\,O_2 + 2\,Mn^{2+} + 8\,H_2O$	MnO_4^-	H_2O_2	$H_2O_2 \rightarrow O_2$	$MnO_4^- \rightarrow Mn^{2+}$
$H_2O_2 + 2\,I^- + 2H^+ \rightarrow 2\,H_2O + I_2$	H_2O_2	$2\,I^-$	$2\,I^- \rightarrow I_2$	$H_2O_2 \rightarrow 2\,H_2O$
$H_2O_2 + H_2O_2 \rightarrow 2\,H_2O + O_2$	H_2O_2	H_2O_2	$H_2O_2 \rightarrow O_2$	$H_2O_2 \rightarrow 2\,H_2O$
$H_2 + 1/2\,O_2 \rightarrow H_2O$	H_2	$1/2\,O_2$	$1/2\,O_2 \rightarrow H_2O$	$H_2 \rightarrow H_2O$
$R\text{-}CHO + 2\,Ag^+ + 2\,OH^- \rightarrow R\text{-}COOH + 2\,Ag + H_2O$	Ag^+	$R\text{-}CHO$	$R\text{-}CHO \rightarrow R\text{-}COOH$	$Ag^+ \rightarrow Ag$

Biologie | Histologie | Anatomie | Chemie | Biochemie | Physik | Physiologie | Psych./Soz.

Tabelle 3.7   Die elektrochemische Spannungsreihe (25 °C, 101,3 kPa)

"Red–Form"	Redoxpaar	"Ox–Form"	E^0 in V
Na	$\rightleftharpoons$	$Na^+ + e^-$	−2,71
Mg	$\rightleftharpoons$	$Mg^{2+} + 2\,e^-$	-2,40
Zn	$\rightleftharpoons$	$Zn^{2+} + 2\,e^-$	-0,76
S^{2-}	$\rightleftharpoons$	$S + 2\,e^-$	-0,51
$(COOH)_2$	$\rightleftharpoons$	$2\,CO_2 + 2\,H^+ + 2\,e^-$	-0,47
Fe	$\rightleftharpoons$	$Fe^{2+} + 2\,e^-$	-0,44
H_2	$\rightleftharpoons$	$2\,H^+ + 2\,e^-$	0
Cu^+	$\rightleftharpoons$	$Cu^{2+} + e^-$	+0,17
Cu	$\rightleftharpoons$	$Cu^{2+} + 2\,e^-$	+0,35
$2\,I^-$	$\rightleftharpoons$	$I_2 + 2\,e^-$	+0,58
H_2O_2	$\rightleftharpoons$	$O_2 + 2\,H^+ + 2\,e^-$	+0,68
Hydronchinon	$\rightleftharpoons$	$Chinon + 2\,H^+ + 2\,e^-$	+0,70
Fe^{2+}	$\rightleftharpoons$	$Fe^{3+} + e^-$	+0,75
Ag	$\rightleftharpoons$	$Ag^+ + e^-$	+0,80
$2\,Br^-$	$\rightleftharpoons$	$Br_2 + 2\,e^-$	+1,07
$2\,Cr^{3+} + 7\,H_2O$	$\rightleftharpoons$	$Cr_2O_7^{2-} + 14\,H^+ + 6\,e^-$	+1,33
$2\,Cl^-$	$\rightleftharpoons$	$Cl_2 + 2\,e^-$	+1,36
$Mn^{2+} + 4\,H_2O$	$\rightleftharpoons$	$MnO_4^- + 8\,H^+ + 5\,e^-$	+1,51
$2\,H_2O$	$\rightleftharpoons$	$H_2O_2 + 2\,H^+ + 2\,e^-$	+1,78

Reduktionsvermögen steigt → *Redoxpotenzial steigt* → *Oxidationsvermögen steigt*

ihre Kationen sind gute Oxidationsmittel. Sie werden als **Halbedel-** oder als **Edelmetalle** bezeichnet.

Aus der Differenz der Standardpotenziale zweier Redoxpaare ΔE^0 (EMK) kann man eine Aussage zur Freiwilligkeit der Redoxreaktion machen. Es gilt:

$\Delta G = -z \cdot F \cdot \Delta E^0$ mit z = Zahl der übertragenen Elektronen, F = 96 485 C/mol = 96 485 J/V · mol (Faraday-Konstante). Die Reaktion läuft nur freiwillig ab, wenn ΔG kleiner als Null ist. Folglich muss die Potenzialdifferenz ΔE^0 immer größer als Null sein.

> **Merke**
>
> Die **Potenzialdifferenz** wird wie folgt gebildet: Standardpotenzial der Halbzelle mit dem Oxidationsmittel **minus** Standardpotenzial der Halbzelle des Reduktionsmittels.

Nernst-Gleichung. Häufig liegen keine Standardbedingungen vor, so weicht z.B. unter physiologischen Bedingungen die Temperatur vom Standardwert 298 K ab und die Konzentration vom Standardwert c = 1 mol/l. Die Veränderung des Potenzials bei Abweichen von den Standardbedingungen kann mit der Nernst-Gleichung (Physiologie, S. 676) berechnet werden:

> **Merke**
>
> **Nernst-Gleichung:**
>
> $$E = E_0 + \frac{0{,}059}{z} \lg \frac{c_{\text{oxidierte Form}}^m}{c_{\text{reduzierte Form}}^n}$$

(Hier ist bereits eine Vereinfachung für die Temperatur 298 K vorgenommen worden! z = Anzahl der überführten Elektronen, n, m = stöchiometrische Faktoren.)

Die Konzentration einer reinen Phase (Gas oder Festkörper) wird immer 1 gesetzt.

3.4.4   Spezielle Redoxreaktionen
pH-Abhängigkeit des Redoxpotenzials

Wenn bei den Redoxreaktionen Hydronium-Ionen eine Rolle spielen, wird deren Konzentration in der Nernst-Gleichung zu berücksichtigen sein.

Das gilt auch für die Oxidation von Wasserstoff, wie sie an einer Wasserstoffelektrode beobachtet werden kann. Der potenzialbildende Vorgang lautet:

$$H_2 + H_2O \rightleftharpoons 2\,H_3O^+ + 2\,e^-$$

Wenn der Wasserstoff Normaldruck aufweist und die Wassermoleküle in großem Überschuss vorliegen, kann die Nernst-Gleichung für die Wasserstoffelektrode wie folgt vereinfacht werden:

$$E = 0 + \frac{0{,}059}{2} \lg \frac{c_{H_3O^+}^2}{1} = 0{,}059 \cdot \lg c_{H_3O^+} = -0{,}059\,pH.$$

Die Oxidation von Mn^{2+} zu MnO_4^- läuft nur in saurem Milieu ab. Der potenzialbildende Vorgang ist:

$$Mn^{2+} + 12\,H_2O \rightarrow MnO_4^- + 8\,H_3O^+ + 5\,e^-$$

Die Nernst-Gleichung für die Mn^{2+}/MnO_4^--Halbzelle lautet also (die Konzentration des Lösungsmittels Wasser kann vernachlässigt werden):

$$E = 1{,}51 + \frac{0{,}059}{2}\,lg\,\frac{c_{H_3O^+}^8 \cdot c_{MnO_4^-}}{c_{Mn^{2+}}}$$

Aus der Gleichung geht hervor, dass das Elektrodenpotenzial vom pH-Wert (sogar in der 8. Potenz!) abhängig ist.

Energiebilanz

Aus der Potenzialdifferenz zweier Halbzellen ΔE erhält man die elektromotorische Kraft, die ein Maß der Nutzarbeit darstellt. Über die Beziehung

$$\Delta G = -\,z\,F\,\Delta E \quad (z = \text{Anzahl der ausgetauschten Elektronen,}$$
$$F = \text{Faraday-Konstante})$$

kann auch die freie Reaktionsenthalpie berechnet werden. Eine Redoxreaktion läuft nur ab, wenn $\Delta G < 0$.

Knallgasreaktion und Atmungskette

Diese beiden Problemkreise werden im Abschnitt Biochemie (S. 509) ausführlich behandelt.

3.4.5   Biochemische Redoxreaktionen

Redoxreaktionen spielen auch in der Biochemie eine große Rolle. Z.B. werden primäre Alkohole zu Aldehyden und weiter zu Carbonsäuren oxidiert. Das spielt eine Rolle beim Alkoholabbau. Die Oxidation sekundärer Alkohole führt zu Ketonen. Deshalb kann sowohl Glucose als auch Fructose zu Sorbitol reduziert werden. Die Oxidation der Glucose kann in Abhängigkeit von den Bedingungen zu Glucon-, Glucar- oder Glucuronsäuren führen. Auch Hydrochinon und Chinon bilden ein wichtiges Redoxpaar, das formal in der Atmungskette auftritt. Thioalkohole können entweder zu Disulfiden oder zu Sulfonsäuren oxidiert werden. Dehydrierungen der Alkane zu Alkenen sind z.B. auch Oxidationen. Die Hydrierung ungesättigter Fettsäuren stellt eine Reduktion dar (S. 495). Redoxreaktionen wurden vielfach bei der Besprechung der Stoffklassen explizit hervorgehoben.

3.5   Bildung und Eigenschaften der Salze

In der Chemie umfasst der Begriff Salz die meist festen Verbindungen aus anorganischen und/oder organischen Kationen und Anionen, die wiederum sehr unterschiedlich aufgebaut sein können.

3.5.1   Bildung

Die Salze können aus den Elementen durch eine **Redoxreaktion (a)** oder aus den entsprechenden Ionen durch eine

Protonenübertragungsreaktion (hier **Neutralisation b**) gebildet werden.

$$2\,Na + Cl_2 \rightleftarrows 2\,NaCl$$

$$NaOH + HCl \rightleftarrows NaCl + H_2O$$

3.5.2   Eigenschaften

Salze bilden Ionenkristalle, haben folglich vergleichsweise hohe Schmelzpunkte, in fester Form leiten sie den elektrischen Strom nicht. Da beim Lösen in Wasser die Ionen als Ladungsträger frei beweglich werden, leiten die Salzlösungen den elektrischen Strom. Es handelt sich bei Salzen also um echte Elektrolyte. Die Leitfähigkeit der Lösungen ist unter anderem von der Größe der Ionen abhängig. In diesem Zusammenhang soll auch daran erinnert werden, dass die Ionen in Lösung eine Hydrathülle haben, durch die sie größer als die „nackten" Ionen sind. Die elektrische Leitfähigkeit sinkt mit steigender Konzentration, weil dann die Beweglichkeit der Ionen abnimmt.

Lösungsvorgang. Das Lösen von Salzen ist mit Energieänderungen verbunden. Die mit dem Lösen auftretende Reaktionswärme bezeichnet man als **Lösungsenthalpie ΔH_L** oder Lösungswärme. Sie setzt sich zusammen aus der Energie, die zum Trennen der fest im Gitter eingebundenen Ionen aufgebracht werden muss (**Gitterenergie ΔU_G,** definitionsgemäß größer als 0), und der Energie, die bei der Bildung einer Hydrathülle um die Kationen und die Anionen freigesetzt wird (**Hydratationsenthalpie ΔH_{Hydr}** ist definitionsgemäß kleiner als 0).

> **Merke**
>
> Die **Lösungsenthalpie ΔH_L** ist wie folgt zu ermitteln:
>
> $$\Delta H_L = \Delta H_{Hydr}\,(\text{Kation}) + \Delta H_{Hydr}\,(\text{Anion}) - \Delta U_G$$
>
> Sie kann selbstverständlich größer als 0 (endothermer Lösungsvorgang), aber auch kleiner als 0 (exothermer Lösungsvorgang) sein.

Der Wert hängt eben von den Hydratationsenthalpien und der Gitterenergie des betrachteten Salzes ab. $CaCl_2$ löst sich unter Erwärmung, NH_4NO_3 unter deutlicher Abkühlung der Lösung.

Löslichkeit. Zwar löst sich Natriumchlorid sehr gut, das lässt aber nicht den Schluss zu, dass grundsätzlich alle Salze gut löslich sind. Viele Salze haben nur eine geringe Löslichkeit in Wasser. Als Löslichkeit bezeichnet man die Höchstmenge eines Stoffes, die bei einer gegebenen Temperatur in einem bestimmten Volumen Wasser gelöst werden kann. Es handelt sich hierbei um eine charakteristische Stoffeigenschaft. Wenn eine Lösung die höchstmögliche Stoffmenge enthält, ist sie gesättigt. Lösungen eines Feststoffes sind dann gesättigt, wenn ein fester Bodenkörper mit der Lösung im Gleichgewicht steht. Das Gleichgewicht zwischen Bodenkörper und dem festen Stoff kann im Fall eines Salzes folgendermaßen formuliert werden:

Bodenkörper $\rightleftarrows$ Ionen in Lösung

$$AB \rightleftarrows A^+ + B^-$$

Löslichkeitsprodukt. Da der Bodenkörper und die Lösung elektrisch neutral sein müssen, geht immer die gleiche Anzahl Kationen und Anionen in die Lösung. Im Gleichgewicht werden ebenso viele Ionen aus der Lösung paarweise im Gitter eingebaut wie aus dem Gitter Ionen in Lösung gehen.

Durch Anwendung des Massenwirkungsgesetzes erhält man unter der Voraussetzung, dass der feste Bodenkörper keinen Einfluss auf das Gleichgewicht hat, folgende Beziehung für das Salz AB:

$$c_A^+ \cdot c_B^- = K_L$$

> **Merke**
>
> K_L ist das **Löslichkeitsprodukt** des Stoffes AB und wie jede Gleichgewichtskonstante temperaturabhängig. Im Gleichgewicht ist also bei gegebener Temperatur das Produkt der Ionenkonzentrationen konstant.

Seifen. Auch langkettige Carbonsäurereste können als Anionen in Salzen auftreten. Die Natrium- oder Kalium-Salze werden auch als **Seifen** bezeichnet, da sie durch eine alkalische Hydrolyse von Fetten entstehen. Hier sorgen die organischen Reste beim Lösen in Wasser für eine besondere Erscheinung, sie setzen nämlich die Oberflächenspannung des Wassers herab und können Mizellen bilden.

3.5.3 Schwer lösliche Salze

Schwer lösliche Salze spielen in der analytischen Chemie eine Rolle, da viele Ionen durch Bildung schwer löslicher, oft typisch gefärbter Salze nachgewiesen werden können. Beispiele für solche **Fällungsreaktionen** zum Nachweis von Ionen sind:

$$Ag^+ \quad + \quad Cl^- \quad \rightarrow \quad AgCl \quad \downarrow \text{ weiß}$$

$$Ca^{2+} \quad + \quad C_2O_4^{2-} \rightarrow \quad CaC_2O_4 \quad \downarrow \text{ weiß}$$

$$Cu^{2+} \quad + \quad S^{2-} \quad \rightarrow \quad CuS \quad \downarrow \text{ schwarz}$$

Der nach unten weisende Pfeil ↓ zeigt an, dass das schwer lösliche Salz ausfällt. Die Fällung ist aber nie vollständig, da ein ganz geringer Teil der Ionen wegen des Gleichgewichts zwischen Bodenkörper und Lösung in der Lösung bleibt.

3.5.4 Elektrochemische Anwendung

Werden in eine Salzlösung eine Kathode und eine Anode eingeführt und diese an eine Spannungsquelle angeschlossen, wandern die Kationen zur Kathode und nehmen dort Elektronen auf (Reduktion), während die Anionen zur Anode wandern und dort Elektronen abgeben (Oxidation). Der gesamte Vorgang wird als **Elektrolyse** bezeichnet.

3.5.5 Biochemisch wichtige Salze

In der Medizin und im Alltag benutzte Salze finden Sie in **Tab. 3.8**.

3.6 Ligandenaustauschreaktionen

3.6.1 Eigenschaften

Komplexverbindungen oder Koordinationsverbindungen wie $[Ag(NH_3)_2]Cl$ sind auch Salze. Die Kationen *oder* die Anionen sind hier aber komplizierter aufgebaut (S. 401). Die im Komplex enthaltenen Teilchen können analytisch nicht mehr gut nachgewiesen werden, da sie in Lösung nur noch in geringsten Spuren frei vorliegen. Sie sind durch die Komplexierung „abgeschirmt". Wenn beispielsweise Cyanid-Ionen CN^- komplex gebunden sind, stellen sie für den Organismus nur noch eine sehr geringe Gefahr dar, wenn der Komplex sehr stabil ist.

Die Bildung der komplexen Teilchen vollzieht sich in einer Gleichgewichtsreaktion, auf die das Massenwirkungsgesetz angewendet werden kann. Für die Bildung des Diamminsilber(I)-Kations

$$Ag^+ + 2\,NH_3 \rightleftarrows [Ag(NH_3)_2]$$

gilt folgende **Komplexbildungskonstante**, die eine Aussage zur Stabilität des Komplexes macht:

$$K = \frac{c_{[Ag(NH_3)_2]^+}}{c_{Ag^+} \cdot c_{NH_3}^2}$$

Die **Komplexzerfallskonstante** lautet dann analog:

$$K = \frac{c_{Ag^+} \cdot c_{NH_3}^2}{c_{[Ag(NH_3)_2]^+}}$$

Tritt eine Konkurrenzsituation in der Form auf, dass auch eine andere Komplexbildung möglich ist, dominiert die mit der größeren Gleichgewichts- oder Komplexbildungskonstante. Je größer diese ist, umso stabiler ist der Komplex. So kann das Kupferion Cu^{2+} mit Wasser und mit Ammoniak einen Komplex bilden:

$$Cu^{2+} + 4H_2O \underset{\leftarrow}{\overset{\rightarrow}{}} [Cu(H_2O)_4]^{2+} \quad \text{bzw.}$$

$$Cu^{2+} + 4NH_3 \underset{\leftarrow}{\overset{\rightarrow}{}} [Cu(NH_3)_4]^{2+}.$$

Der zweite Komplex ist stabiler und wird bevorzugt gebildet. Das bedeutet auch, dass der Tetraaquokupfer(II)-komplex in Gegenwart von Ammoniak in eine Ligandenaustauschreaktion treten wird:

$$[Cu(H_2O)_4]^{2+} + 4NH_3 \underset{\leftarrow}{\overset{\rightarrow}{}} [Cu(NH_3)_4]^{2+} + 4H_2O$$

Auch hier kann das Massenwirkungsgesetz angewendet werden.

Besonders stabile Komplexe entstehen, wenn einfache Liganden gegen **mehrzähnige Liganden** ausgetauscht und **Chelatkomplexe** gebildet werden (S. 401).

3.6.2 Beispiele

Die Mehrzahl biologisch wichtiger Komplexe sind **Chelatkomplexe**, wie z.B. der für das **Hämoglobin** wichtige **Porphin**-Chelatkomplex.

Tabelle 3.8 Formeln und Namen wichtiger Salze

Formel	Name	Bedeutung/Anwendung
NaF	Natriumfluorid	in Zahnputzmitteln
NH_4F	Ammoniumfluorid (Aminfluorid, Olaflur)	Bestandteil von Zahnspülungen
$NaHCO_3$	Natriumhydrogencarbonat (Natron, Natriumbicarbonat)	gegen Magenübersäuerung
$FeSO_4$	Eisen(II)-sulfat	zur Eisentherapie bei Anämie
KNO_3	Kaliumnitrat (Salpeter, Kalisalpeter)	für Kältemischungen, war für Schwarzpulver begehrt
$NaNO_2$	Natriumnitrit	neben NaCl Bestandteil des Pökelsalzes
Hg_2Cl_2	Quecksilber(I)-chlorid (Kalomel)	früher als Diuretikum, Laxans, auch als Mittel bei Syphilis
$HgCl_2$	Quecksilber(II)-chlorid (Sublimat)	früher als Desinfektions- und Konservierungsmittel[1]
$BaSo_4$	Bariumsulfat	Röntgenkontrastmittel
$(NH_4)_2SO_4$	Ammoniumsulfat	Düngemittel
$AgNO_3$	Silbernitrat (Höllenstein)	Antiseptikum, Adstringens, Ätzmittel
$FeCl_3$	Eisen(III)-chlorid	Ätzmittel, zur Blutstillung
NaH_2PO_4	Natriumdihydrogenphosphat	wichtiger Pufferbestandteil
CH_3COONa	Natriumacetat	wichtiger Pufferbestandteil, früher als Diuretikum verwendet
Na_2CO_3	Natriumcarbonat	Soda für Glas- und Seifenherstellung
$MgSO_4$	Magnesiumsulfat	Dünger, Badesalze, bei Verdauungsproblemen Bittersalz (ist das Hydrat)

Klinik

Zur **Hemmung der Blutgerinnung** wird **EDTA** (Ethylendiamintetraacetat) verwendet, da es mit Ca^{2+} einen stabilen Komplex bildet. Auch in der **Schwermetallanalytik** und zur Bestimmung der **Wasserhärte** wird es benötigt.

Platinkomplexe spielen für die **Chemotherapie** bösartiger Tumoren, **Goldkomplexe** in der **Rheumatologie** eine Rolle.

Bei der Behandlung des **Morbus Wilson**, einer Kupferspeicherkrankheit, verwendet man D-Penicillamin als Komplexbildner. Auch bei **Schwermetallvergiftungen** gibt man Komplexbildner (z. B. Penicillamin bei Bleivergiftung).

3.7 Additions- und Eliminierungsreaktionen

3.7.1 Additionen, Eliminierungen

Merke

Bei der **Addition** lagert sich das Reagens an ein Substrat mit Doppel- oder Dreifachbindungen oder freien Elektronenpaaren an. Die **Eliminierung** ist die entsprechende Rückreaktion.

Die Reaktion kann elektrophil (**Tab. 3.9**), nucleophil (**Tab. 3.10**, **Tab. 3.12**) oder radikalisch ablaufen.

In der **Biochemie** kommen **β-Eliminierungen** häufig vor, d. h. die Abspaltung erfolgt an den benachbarten C-Atomen α und β (**Abb. 3.3**). Durch die protonierte OH-Gruppe ist das Molekül polarisiert, in Gegenwart eines nucleophilen Reagens (Lewis-Base, S. 419) können die protonierte OH-Gruppe und ein Proton abgelöst werden.

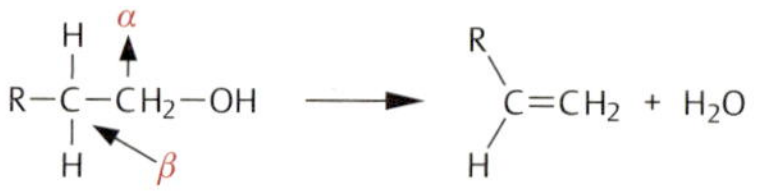

Abb. 3.3 Die sauer katalysierte β-Eliminierung (vereinfachte Darstellung).

3.7.2 Reaktionen der Carbonylgruppe

Die Carbonylgruppe >C=O ist wegen der unterschiedlichen Elektronegativität des Sauerstoff- und Kohlenstoffatoms **stark polar**. Diese Polarisierung wirkt sich auf die π-Bindung stärker aus als auf die σ-Bindung. Das elektronegativere **Sauerstoffatom** trägt eine **negative Partialladung**, das **Kohlenstoffatom** eine **positive Partialladung**. Durch diese Polarisierung kann das Kohlenstoffatom als elektrophiles Zentrum von nucleophilen Partnern, das Sauerstoffatom als nucleophiles Zentrum von elektrophilen Partnern angegriffen werden. Durch elektronenziehende Substituenten an der Carbonylgruppe wird die

Tabelle 3.9   Elektrophile Additionen

Reaktion	Charakterisierung	
Elektrophile Addition von Wasserstoff an Z- But-2-en	Hydrierung (Rückr.: Dehydrierung) cis-Addition	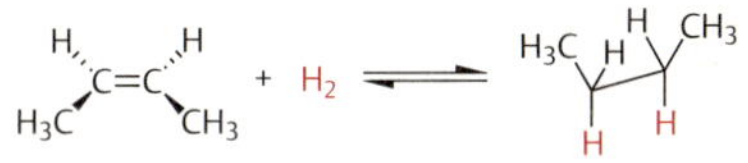
Elektrophile Addition von Wasser an Propen	Hydratisierung (Rückr.: Dehydratisierung)	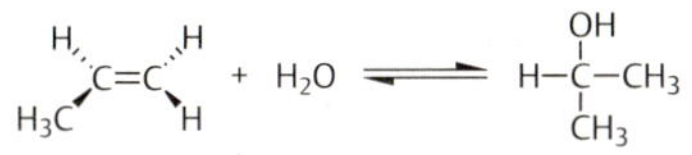
Elektrophile Addition von Chlorwasserstoff an Ethen	Halogenierung, Dehydrohalogenierung	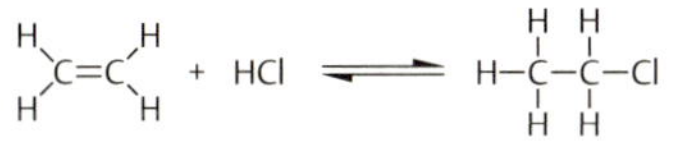

Positivierung des Kohlenstoffatoms vergrößert, damit steigt auch die Reaktivität gegenüber Nucleophilen. Elektronenschiebende Substituenten verringern die Aktivität. Deshalb sind Ketone weniger reaktiv als Aldehyde. Die Reaktivität der Carbonylverbindungen gegenüber nucleophilen Reagenzien wird häufig einfach als **Carbonylaktivität** bezeichnet.

Die Carbonylgruppe von Aldehyden und Ketonen, aber auch Carbonsäuren kann u. a. mit folgenden nukleophilen Molekülen reagieren: Wasser, Alkohole, Amine. Beispiele für solche Reaktionen finden Sie in **Tab. 3.10**.

3.7.3   Kondensation, Tautomerie

Kondensation. Die Abscheidung von Wasser, Alkohol, HCl etc. wird oft einfach als Kondensation bezeichnet, obwohl sich die reale Reaktion aus mehreren Teilschritten/Elementarreaktionen zusammensetzt. Beispiele für solche, meist sehr vereinfacht als Kondensationsreaktionen bezeichnete Umsetzungen sind die sogenannte Esterkondensation und die Aldolkondensation (**Tab. 3.11**).

Tautomerie, S. 437.

3.8   Substitutionsreaktionen

3.8.1   Reaktionsablauf, reaktive Teilchen

Substitutionen sind mit einem Ersatz von Atomen oder Atomgruppen verbunden. Diese können radikalisch (S_R), elektrophil (S_E) und nucleophil (S_N) ablaufen.

Wenn eine Atombindung gespalten wird, können entweder **zwei Radikale** als elektrisch neutrale Bruchstücke mit einem ungepaarten Elektron oder je ein Kation und ein Anion entstehen. Für die Bildung von Radikalen sind relativ hohe Energien notwendig. Radikale sind sehr energiereich und reaktionsfreudig (Symbol: tiefgestelltes R).

Wenn Bindungselektronenpaare zu Radikalen entkoppelt werden, spricht man von **Homolyse.** Bei der Heterolyse wird das Bindungselektronenpaar vollständig auf einen Bindungspartner übertragen. Als Folge entstehen Ionen mit entgegengesetzten Ladungen.

Bei **polaren Reaktionen** unterscheidet man die reaktiven Teilchen nach folgenden Kriterien:

> **Merke**
>
> Teilchen mit einer Stelle hoher Elektronendichte, einer negativen Ladung oder freien Elektronenpaaren: **Nucleophile.**
>
> Teilchen mit niedriger Elektronendichte oder einer Elektronenlücke: **Elektrophile.**

Je nachdem, ob man polare Reaktionen aus der Sicht des Nucleophils oder Elektrophils betrachtet, spricht man von nucleophilen Reaktionen (Symbol: tiefgestelltes N) oder elektrophilen Reaktionen (Symbol: tiefgestelltes E).

Radikalische Substitutionen (S_R). Sie sind dadurch gekennzeichnet, dass das Reagens ein Radikal ist. Es entsteht durch homolytische Bindungsspaltung, z.B. durch Einwirkung von UV-Strahlung (**Abb. 3.4**, Startreaktion). Die Radikale greifen dann das Substrat (**Abb. 3.4**, Methan) an. Dabei entsteht wiederum ein Radikal. Es sind immer wieder Radikale vorhanden, die in die Reaktionen eintreten können. Wenn die Radikale jedoch miteinander rekombinieren, kommt es zum Kettenabbruch. Radikalische Substitutionen sind für gesättigte Kohlenwasserstoffe charakteristisch (**Abb. 3.4**).

Elektrophile Substitutionen (S_E). Sie stellen die wichtigste Reaktion der Aromaten dar (S. 417). Die Aromaten sind durch die delokalisierten π-Elektronen nucleophil und reagieren deshalb bevorzugt mit Elektrophilen. Unter Abspaltung eines Protons entsteht ein substituierter Aromat (**Abb. 3.5**).

Start	Cl_2	$\longrightarrow$	$Cl\cdot + Cl\cdot$
Kette	$CH_4 + Cl\cdot$	$\longrightarrow$	$\cdot CH_3 + HCl$
	$\cdot CH_3 + Cl_2$	$\longrightarrow$	$CH_3Cl + Cl\cdot$
	$CH_4 + Cl\cdot$	$\longrightarrow$	... (Kette beginnt wieder von vorn)
Abbruch	$\cdot CH_3 + Cl\cdot$	$\longrightarrow$	CH_3Cl
	$\cdot CH_3 + \cdot CH_3$	$\longrightarrow$	$H_3C - CH_3$

und andere Kombinationsmöglichkeiten

Abb. 3.4   Der radikalische Kettenmechanismus.

Tabelle 3.10 Carbonylgruppen reagieren mit Alkoholen und primären Aminen

Reaktion	Charakterisierung	
Nucleophile Addition von Ethanol an Ethanal	Halb- bzw. Vollacetalbildung (Addition, Rückr.: Hydrolyse oder Eliminierung)	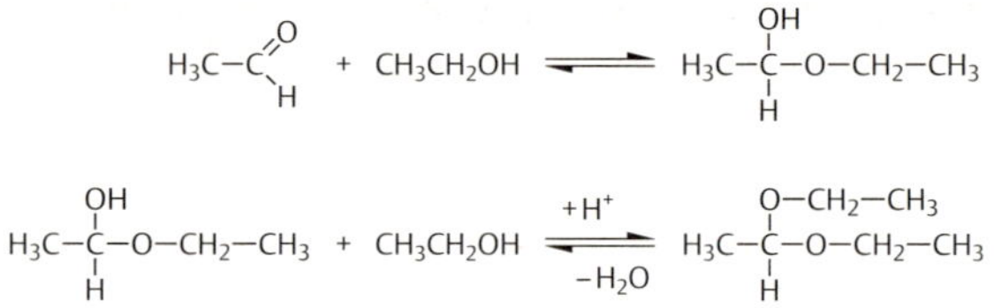 $H_3C-C\overset{O}{\underset{H}{<}}$ + CH_3CH_2OH ⇌ $H_3C-\overset{OH}{\underset{H}{C}}-O-CH_2-CH_3$
		$H_3C-\overset{OH}{\underset{H}{C}}-O-CH_2-CH_3$ + CH_3CH_2OH $\underset{-H_2O}{\overset{+H^+}{\rightleftarrows}}$ $H_3C-\overset{O-CH_2-CH_3}{\underset{H}{C}}-O-CH_2-CH_3$
Nucleophile Addition von Methylamin an Ethanal, anschließende Eliminierung von Wasser	Bildung von Azomethin (Additions-Eliminierungs-Mechanimus, entspricht einer Substitution)	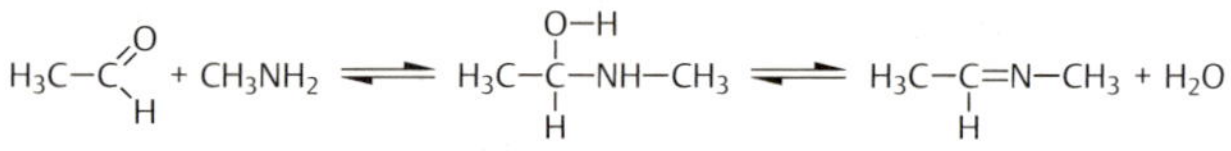 $H_3C-C\overset{O}{\underset{H}{<}}$ + CH_3NH_2 ⇌ $H_3C-\overset{O-H}{\underset{H}{C}}-NH-CH_3$ ⇌ $H_3C-\overset{H}{\underset{H}{C}}=N-CH_3$ + H_2O

Tabelle 3.11 Kondensationsreaktionen

Reaktion	Charakterisierung	
Nucleophile Addition eines Carbanions an Essigsäureethylester, Eliminierung von C_2H_5OH	Esterkondensation	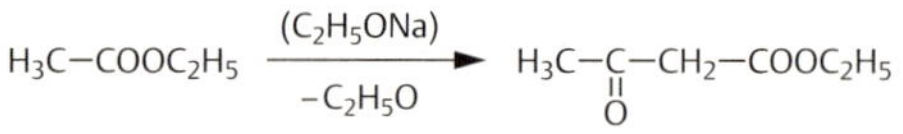 $H_3C-COOC_2H_5$ $\underset{-C_2H_5O}{\overset{(C_2H_5ONa)}{\longrightarrow}}$ $H_3C-\underset{O}{\overset{\|}{C}}-CH_2-COOC_2H_5$
Nucleophile Addition eines C-H-aciden Moleküls (hier Propanal) an eine Carbonylverbindung (hier Propanal)	Der Aldoladdition folgt meistens eine Abspaltung von Wasser (Aldolkondensation)	Aldoladdition: 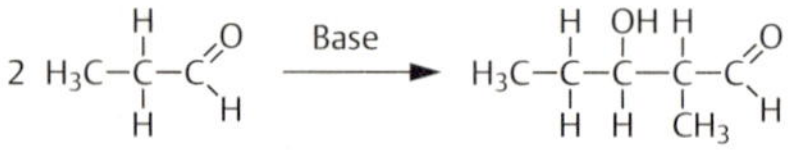 2 $H_3C-\overset{H}{\underset{H}{C}}-C\overset{O}{\underset{H}{<}}$ $\overset{Base}{\longrightarrow}$ $H_3C-\overset{H}{\underset{H}{C}}-\overset{OH}{\underset{CH_3}{C}}-\overset{H}{\underset{H}{C}}-C\overset{O}{\underset{H}{<}}$ Aldolkondensation: $H_3C-\overset{H}{\underset{H}{C}}-\overset{OH}{\underset{CH_3}{C}}-\overset{H}{\underset{H}{C}}-C\overset{O}{\underset{H}{<}}$ $\longrightarrow$ $H_3C-\overset{H}{\underset{H}{C}}-\overset{CH_3}{C}=\overset{H}{\underset{H}{C}}-C\overset{O}{\underset{H}{<}}$ + H_2O

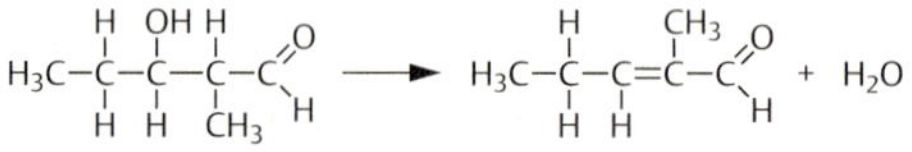

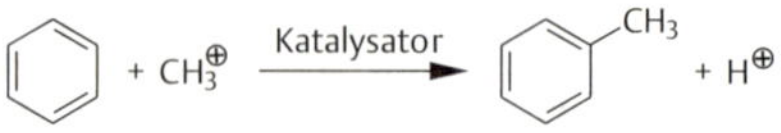

Abb. 3.5 Elektrophile Substitution am Benzol (vereinfacht).

Nucleophile Substitutionen (S_N). Hier wird eine an ein sp³-hybridisiertes C-Atom gebundene Gruppe (Abgangsgruppe) mit ihren Bindungselektronen durch ein nucleophiles Reagens ersetzt.

Bei nucleophilen Substitutionen muss auch unterschieden werden, ob die Geschwindigkeit der Gesamtreaktion durch den monomolekularen Zerfall des Substrats oder durch die bimolekulare Reaktion zwischen Substrat und nucleophilem Reagens bestimmt wird.

Eine **mono**molekulare Reaktion (S_N1) läuft folgendermaßen ab (**Abb. 3.6**). Es erfolgt die Dissoziation in ein planares Carbeniumion und ein Bromidion, im zweiten Schritt erfolgt der Angriff des Hydroxidions.

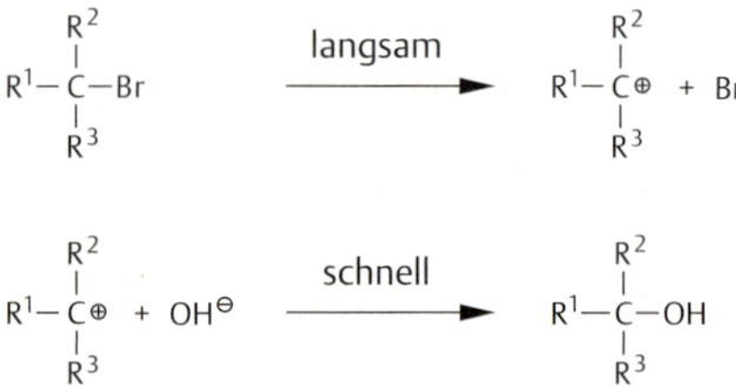

Abb. 3.6 Die nucleophile Substitution nach einem S_N1-Mechanismus.

Beim **bi**molekularen Verlauf (S_N2) greift das Nucleophil von der dem Bromatom entgegengesetzten Seite an. Parallel hierzu wird die Bindung zum Br^- schwächer (**Abb. 3.7**).

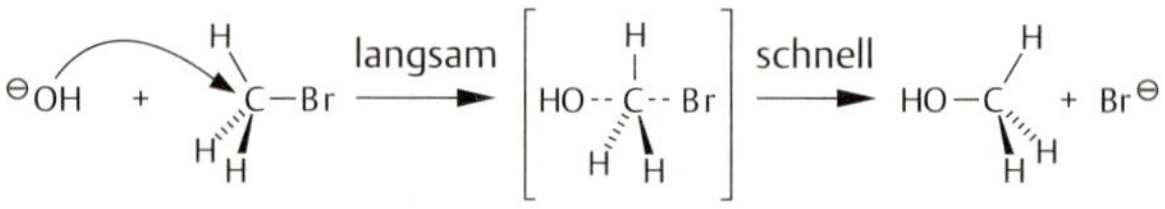

Abb. 3.7 Nucleophile Substitution nach einem S_N2-Mechanismus.

Im **Übergangszustand** haben sowohl das Br^--Ion als auch das OH^--Ion Kontakt zum C-Atom, die drei anderen Substituenten spannen dann eine Ebene auf. Wenn sich das Br^--Ion endgültig gelöst hat, klappen die anderen Substituenten wie ein Regenschirm um. Liegt das Substrat einer S_N-Reaktion als chirale Verbindung vor, so hängt die Struktur des Reaktionsproduktes entscheidend vom Mechanismus der Reaktion ab. Da bei einer S_N2-Reaktion der Angriff der nucleophilen Gruppe von der „Rückseite" (der Abgangsgruppe gegenüberliegenden Seite) erfolgt, ist sie mit einer Konfigurationsumkehr verbunden (Walden-Umkehr).

Bei einer S_N1-Reaktion kann das gebildete Carbeniumion mit gleicher Wahrscheinlichkeit von beiden Seiten angegriffen werden. Es entsteht das **Racemat**.

Nach welchem Mechanismus die nucleophile Substitution tatsächlich abläuft, hängt von der Struktur des Substrats, der Basizität des nucleophilen Reagens und den Reaktionsbedingungen (besonders vom Lösungsmittel) ab. Tertiäre Alkylhalogenide reagieren fast ausschließlich nach einem S_N1-Mechanismus, da die Alkylgruppen die Carbeniumionen gut stabilisieren können, während primäre Alkylhalogenide fast immer einen S_N2-Mechanismus bei der Substitution zeigen.

3.8.2 Reaktionen am gesättigten Kohlenstoffatom

An gesättigten Kohlenstoffatomen können **Substitutionen** ablaufen. Es kann sich um ionische oder radikalische Mechanismen handeln. Durch die Substitution von Wasserstoff in Kohlenwasserstoffen entsteht formal die Vielfalt der durch funktionelle Gruppen gekennzeichneten Stoffklassen (S. 407).

3.8.3 Reaktionen am ungesättigten Kohlenstoffatom

Am ungesättigten Kohlenstoffatom laufen überwiegend Additionsreaktionen ab. Da sich der Addition häufig eine Eliminierung anschließt, entsteht der Eindruck, dass es sich um eine Substitutionsreaktion handelt.
Die Bildung von **Carbonsäureestern** und **Carbonsäureamiden** stellen formale Substitutionsreaktionen an ungesättigten Kohlenstoffatomen dar. Bei der Esterbildung greift ein nucleophiles Sauerstoffatom aus dem Alkohol die elektrophile Carbonylgruppe der Carbonsäure an. Die Bildung von Carbonsäureamiden verläuft analog (**Tab. 3.12**).

3.8.4 Carbonsäureamide

Informationen zu den Eigenschaften der Carbonsäureamide finden Sie auf S. 416.

3.8.5 Aromaten

Die Aromaten und ihre chemischen Reaktionen werden auf S. 417 besprochen. Die elektrophile Substitution am Benzol ist in **Abb. 3.5** dargestellt.

3.9 Sonstige Reaktionen

3.9.1 Nukleinsäuren: Keto-Enol-Tautomerie

Isomerisierungen sind Umlagerungsreaktionen, bei denen das Reaktionsprodukt ein Konstitutionsisomer oder ein Stereoisomer des Ausgangsstoffes ist. Eine wichtige Isomerisierungsreaktion für biochemische Prozesse ist die Tautomerie.

> **Merke**
> Bei der Tautomerie stehen zwei **Konstitutionsisomere im Gleichgewicht**, die sich durch intramolekulare Protonenwanderung und gleichzeitige Verlagerung einer Doppelbindung ineinander umwandeln können.

Dabei kann es sich um ein Gleichgewicht zwischen einem Keton und einem Enol (Keto-Enol-Tautomerie, **Abb. 3.8a**) oder zwischen einem Lactam und einem Lactim (**Lactam-Lactim-Tautomerie Abb. 3.8b**) handeln. Tautomere Strukturen spielen eine große Rolle bei den Purin- und Pyrimidinbasen in den Nukleinsäuren (**Abb. 3.8c**).

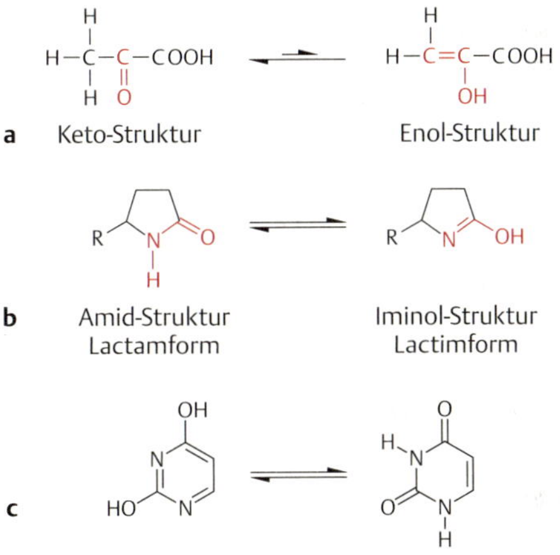

Abb. 3.8 Keto-Enol-Tautomerie bei Brenztraubensäure (a), Lactam-Lactim-Tautomerie bei einem ringförmigen Amid (b), zwei tautomere Strukturen beim Uracil (c).

Tabelle 3.12 Substitutionsreaktionen am ungesättigten Kohlenstoffatom

Reaktion	Charakterisierung	
Nukleophile Addition eines Alkohols an eine Carbonsäure, anschließende Eliminierung von Wasser	Bildung eines Carbonsäureesters (Additions-Eliminierungs-Mechanismus entspricht einer Substitution, Rückr.: Hydrolyse)	
Nukleophile Addition von Ammoniak an ein Carbonsäurechlorid und Abspaltung von Chlorwasserstoff	Bildung eines Carbonsäureamids	

3.9.2 Carbonsäuren: Decarboxylierung

Die Decarboxylierung von Carbonsäuren ist eine wichtige Reaktion, die im Stoffwechsel häufig vorkommt. Es handelt sich um eine Eliminerungsreaktion, bei der nacheinander folgende Schritte ablaufen:
- Deprotonierung der Carboxylgruppe,
- Abspaltung von CO_2,
- Protonierung des vormaligen α-C-Atoms.

3.9.3 Derivate „anorganischer" Säuren

Kohlensäure, Phosphorsäure und Schwefelsäure bilden mit organischen Verbindungen Derivate, die teilweise von medizinischer und biochemischer Relevanz sind (**Abb. 3.9**).

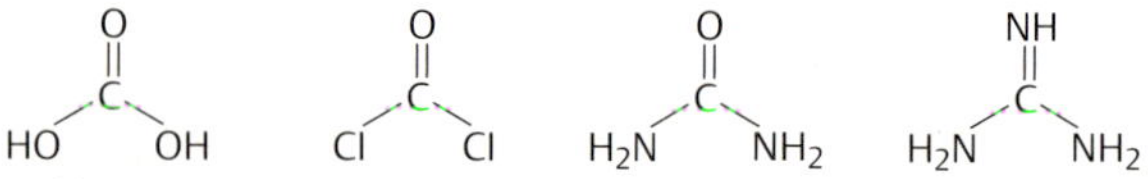

Abb. 3.9 Formeln von Kohlensäure, Phosgen, Harnstoff und Guanidin.

Ersetzt man in der Kohlensäure beide OH-Gruppen durch Chloratome, entsteht das **Phosgen**, ein berüchtigtes Kampfgas. Werden zwei Aminogruppen eingeführt, entsteht das Diamid der Kohlensäure, der **Harnstoff**. Harnstoff ist ein Endprodukt des Aminosäureabbaus (Biochemie, S. 503).
Ein Iminoderivat des Harnstoffs stellt das **Guanidin** dar, das als Gruppe in der Aminosäure Arginin enthalten ist.
Phosphorsäure kann wie die Carbonsäuren mit Alkoholen **Ester** bilden. Je nachdem, wie viele OH-Gruppen der Phosphorsäure mit Alkohol reagieren, unterscheidet man Mono-, Di- und Triester. Mono- und Diester können noch als Säuren weiterreagieren. **Glycerin-3-phosphat** ist ein Monoester, **Lecithin** hingegen ein Phosphorsäurediester (**Abb. 3.10**).

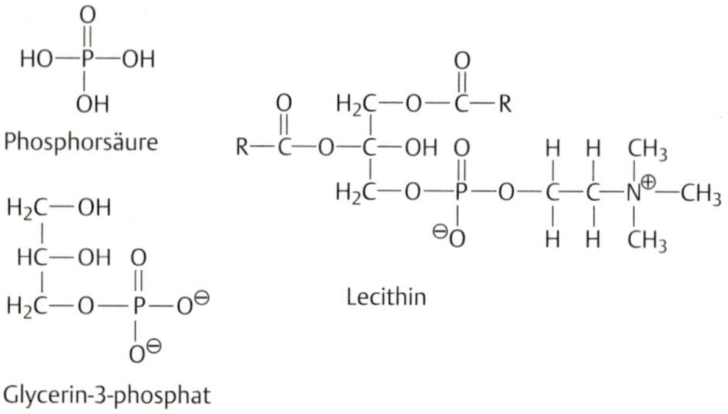

Abb. 3.10 Formeln von Phosphorsäure, Glycerin-3-phosphat und Lecithin.

Die Ester müssen deutlich von den **Anhydriden** abgegrenzt werden. Diese entstehen durch Wasserabspaltung aus zwei Molekülen Phosphorsäure. Im ATP (Biochemie, S. 471) findet man sowohl das Strukturelement des Esters als auch des Anhydrids.

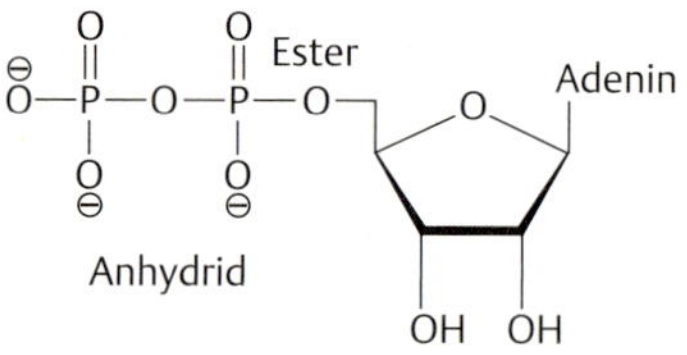

Abb. 3.11 Formelausschnitt des ATP.

Analog zur Phosphorsäure kann die Schwefelsäure **Mono-** und **Diester** bilden. Die Monoester reagieren noch sauer, sie sind wasserlöslich. Dadurch können lipophile Alkohole wasserlöslich gemacht werden. Auch ein gemischtes Anhydrid aus Schwefelsäure und Phosphorsäure ist möglich, das tritt im PAPS (3'-Phospho-adenosin-5'-phosphosulfat, S. 591) auf.

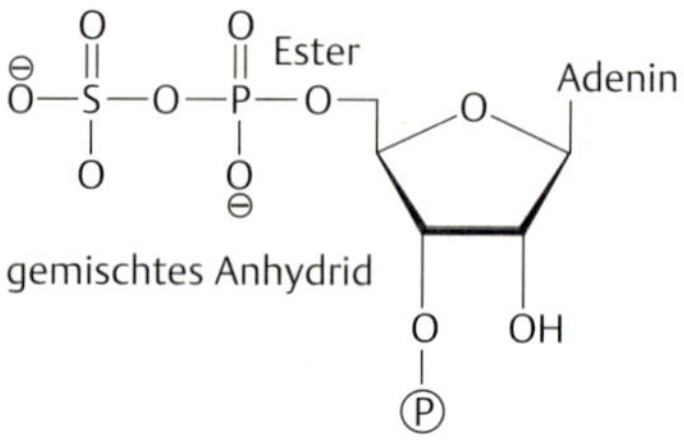

Abb. 3.12 Formelausschnitt des PAPS.

Tabelle 3.13 Decarboxylierung von Carbonsäuren

Reaktion	Charakterisierung	
Eliminierung von CO_2 aus Acetessigsäure	Decarboxylierung	$H_3C-\overset{\displaystyle O}{\underset{\displaystyle \|}{C}}-CH_2-COOH \longrightarrow$ $H_3C-\overset{\displaystyle O}{\underset{\displaystyle \|}{C}}-CH_3 + CO_2$

4 Kohlenhydrate

Kohlenhydrate sind mit einem Anteil von über 50 % wichtigster Energielieferant unter den Nahrungsstoffen. Sie dienen als Energiespeicher, Gerüstsubstanz und als Bausteine von Nucleinsäuren. Sie sind Ausgangspunkt vieler Biosynthesen und spielen als Bestandteile von Proteinen eine wichtige Rolle bei der Erkennung von Molekülen und Zelloberflächen.

Abhängig von der Anzahl der Bausteine, die sie enthalten, werden sie eingeteilt in **Monosaccharide** (Monomere), **Disaccharide** (2 Monomere, verknüpft durch eine glycosidische Bindung), **Oligosaccharide** (mehrere miteinander verknüpfte Monomere) und **Polysaccharide** (viele miteinander verknüpfte Monomere).

4.1 Monosaccharide

4.1.1 Klassifizierung

Chemisch betrachtet sind Monosaccharide **Aldehyde** oder **Ketone**, die zusätzlich mehrere Hydroxylgruppen enthalten (S. 413). Die Endung „-ose" ist das Nomenklaturmerkmal für einen Zucker, man spricht also von **Aldosen** oder **Ketosen**. Aldosen haben am C1-Atom eine Aldehydgruppe (CHO), Ketosen am C2 eine Ketogruppe (C=O, **Abb. 4.4**).

Die Einteilung der Monosaccharide erfolgt durch Bestimmung der funktionellen Gruppe, Anzahl der C-Atome (z.B. Triose, Pentose oder Hexose mit 3, 5 bzw. 6 C-Atomen) und durch die Ringgröße (Furanose = Fünfring, Pyranose = Sechsring). Wie es zum Ringschluss der offenkettigen Form kommt, wird weiter unten besprochen.

4.1.2 Beispiele

Glycerinaldehyd (Abb. 4.1a) ist die einfachste Aldose mit 3 C-Atomen (Triose), die als Glycerinaldehydphosphat in der Glycolyse vorkommt (S. 484).

Dihydroxyaceton (Abb. 4.1b) ist die einfachste Ketose und spielt ebenfalls eine Rolle in der Glycolyse, dort als Dihydroxyacetonphosphat.

D-Ribose (Abb. 4.1c, d) ist eine Aldose mit 5 C-Atomen (Pentose). Sie ist wichtiger Bestandteil der Ribonucleinsäuren.

D-Glucose (D-Glc, Abb. 4.1e) ist eine Aldose mit 6 C-Atomen, also eine Hexose. Sie ist Ausgangsprodukt für viele Biosynthesen und spielt eine zentrale Rolle im Energiestoffwechsel.

D-Mannose (D-Man, Abb. 4.1f) ist ebenfalls eine Aldose mit 6 C-Atomen. Das erste chirale Zentrum an C2 ist spiegelbildlich zu dem der D-Glc (s. u.).

D-Fructose (D-Frc, Abb. 4.1g) ist eine Hexose, hat die Carbonylgruppe aber am C2-Atom. Sie ist also eine Ketose. Die Fructose ist eine Furanose.

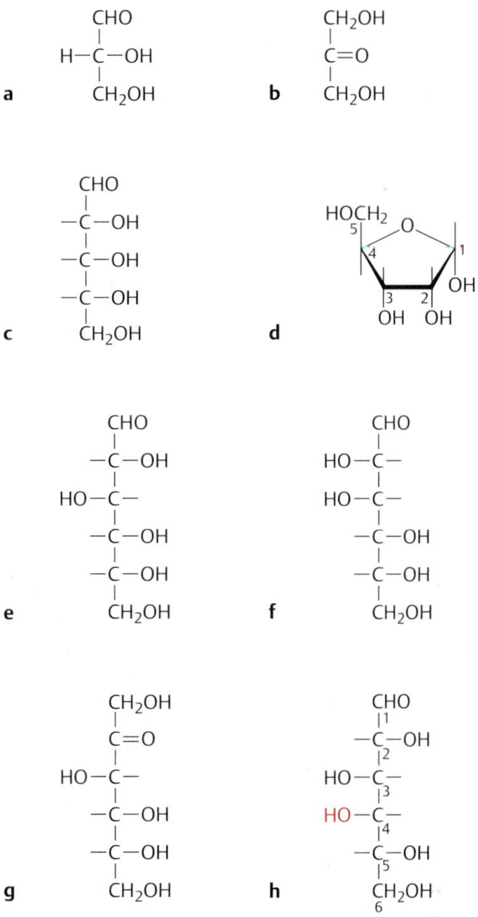

Abb. 4.1 Strukturformeln einiger Kohlenhydrate. (a) Glycerinaldehyd, **(b)** Dihydroxyacetonphosphat, **(c)** D-Ribose in Fischer-Projektion, **(d)** D-Ribose in der Ringform als Haworth-Formel, **(e)** D-Glucose, **(f)** D-Mannose, **(g)** D-Fructose, **(h)** D-Galactose; **(e)** bis **(h)** in Fischer-Projektion.

D-Galactose (D-Gal, Abb. 4.1h) ist ebenfalls eine Aldose mit 6 C-Atomen (Hexose) und stellt ein Epimer zur D-Glucose dar, weil nur eine OH-Gruppe (an C4) zwischen beiden Monosacchariden spiegelbildlich angeordnet ist.

4.1.3 Schreibweisen und Ringschluss

Die Monosaccharide können zwei verschiedene Formen annehmen:
- die **offenkettige Form** (wird durch die **Fischer-Projektion** dargestellt) und
- die **Ringform** (wird durch die **Haworth-Formel** beschrieben).

Nach dem Ringschluss sind zwei verschiedene Konformationen möglich, die sogenannte **Sessel-** oder die **Wannenform** (**Abb. 4.2c**).

Fischer-Projektion

Hierbei wird die Strukturformel des Kohlenhydrats auf die Papierebene projiziert, so- dass die C-Atome senkrecht untereinander stehen, das höchst oxidierte C-Atom steht dabei oben. Die Substituenten werden nach rechts und links gezeichnet, räumlich gesehen ragen sie nach hinten, hinter die Papierebene, raus. C-Atome, die dabei 4 verschiedene Substituenten haben, werden als **chirale Zentren** oder **chirale C-Atome** bezeichnet (**Abb. 4.2a**).

> **Merke**
> Ein **chirales C-Atom** ist ein C-Atom mit **4 verschiedenen** Substituenten.

Haworth-Formel (Ringschreibweise)

Im Stoffwechsel liegen die Zucker nur zu einem sehr geringen Anteil offenkettig vor. Durch die Reaktion zwischen der Aldehydgruppe am C1 und der OH-Gruppe (= Hydroxylgruppe) am C5 derselben Aldose entsteht ein intramolekulares **Halbacetal**. Hierbei kommt es zur Ausbildung einer **Pyranose** (Sechsring). Vom **Halbketal** spricht man, wenn die Ketogruppe am C2 mit der Hydroxylgruppe C5 reagiert. So entsteht ein Fünfring, eine **Furanose** (**Abb. 4.2, 4.3**).

Halbacetalbildung der Glucose zur Glucopuranose. Durch die Reaktion der Aldehydgruppe am C1 und der OH-Gruppe am C5 der Glucose entsteht am C1 ein neues **chirales** Zentrum. Es weist als 4. Substituenten nun eine Hydroxylgruppe auf, die **halbacetalisch** oder **glycosidisch** genannt wird. Sie kann oberhalb (β) oder unterhalb (α) der Ringebene liegen (**α-/β-Anomerie,** s.u.). Halbacetale zeigen reduzierende Eigenschaften und können zu Vollacetalen weiter reagieren. Diese Vollacetale nennt man Glycoside. Die beiden anomeren Formen α und β wandeln sich in wässriger Lösung ineinander um und liegen für Glucopuranose in einem Gleichgewicht α : β von etwa 40 : 60 vor.

Halbketalbildung der Fructose zur Fructopyranose. Bei der Reaktion zwischen der Ketogruppe am C2 und der OH-Gruppe am C5 der Fructose, bildet sich am C2 ebenfalls ein neues **chirales** Zentrum aus.

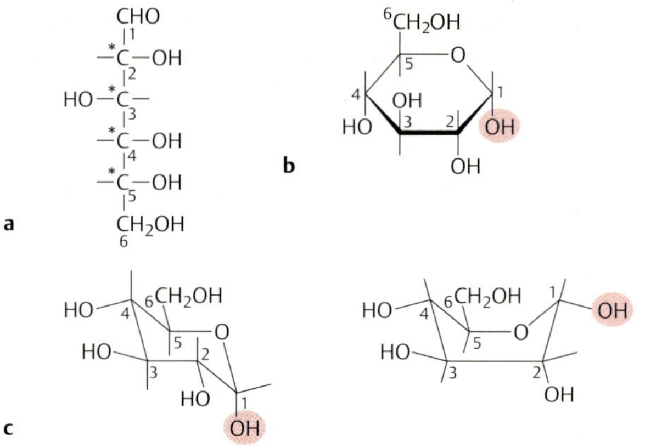

Abb. 4.2 Die verschiedenen Formen der D-Glucose. (a) D-Glucose in der Fischer-Projektion, * bezeichnen Chiralitätszentren, **(b)** Haworth-Formel (in Farbe: β-Stellung der OH-Gruppe), **(c)** Konformationsschreibweise: links Sesselform, rechts Wannenform (in Farbe: axiale Stellung der OH-Gruppe).

Konformationsschreibweise

Diese Schreibweise zeigt die Konformation des Moleküls, d.h. sie gibt die Winkelverhältnisse wieder und dadurch ein räumliches Bild. **Abb. 4.2c** zeigt 2 verschiedene **Konformere** (S. 421) der α-D-Glucopyranose. Sie werden aufgrund ihrer Form als Sesselform und Wannenform bezeichnet. Aus der Geometrie der Bindungen ergibt sich, dass an jedem Ring-C-Atom ein Substituent senkrecht zur Ringebene steht (**axial**) und der andere Substituent schräg von der Ringebene weg steht (**äquatorial**).

4.1.4   Stereochemie

Kohlenhydrate können in unterschiedlichen räumlichen Anordnungen oder Strukturen vorliegen, obwohl sie die **gleiche Summenformel** haben (z.B. haben Glucose und Fructose beide die Summenformel $C_6H_{12}O_6$). Man spricht in diesem Fall von Isomerie. Man unterscheidet **Strukturisomere** (Konstitutionsisomere) und **Stereoisomere** (Konfigurations- und Konformations-Isomere, S. 419).

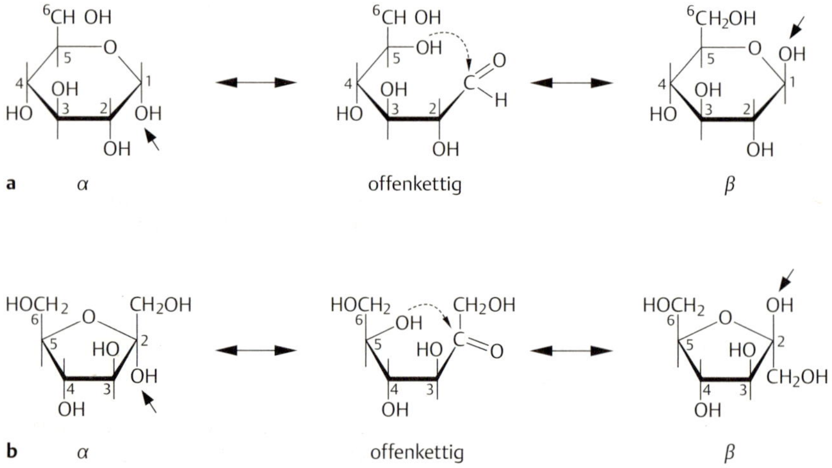

Abb. 4.3   Ringschluss bei Aldosen und Ketosen. (a) Halbacetalschluss bei der Glucose zur Glucopyranose; **(b)** Halbketalschluss bei der Fructose zur Fructofuranose; die Pfeile deuten auf die glycosidischen OH-Gruppen, α und β bezeichnen die anomeren Formen des Moleküls.

D-/L-Reihe. Ob ein Zucker zur D- oder zur L-Reihe gehört, wird durch die Lage des am weitesten von der funktionellen Carbonylgruppe (Aldehyd- oder Ketogruppe) entfernten Chiralitätzentrums bestimmt. Steht die OH-Gruppe an diesem C-Atom in der Fischer-Projektion rechts, gehört der Zucker zur D-Reihe, steht sie links, gehört er zur L-Reihe (**Abb. 4.4**).

α-/β-Anomerie. Nach dem Ringschluss von Aldosen und Ketosen zu Pyranosen und Furanosen befindet sich am C1-Atom eine OH-Gruppe. Steht sie unterhalb der Ringebene, spricht man von α-Konfiguration, oberhalb der Ebene von β-Konfiguration (**Abb. 4.3**). Dies gilt jedoch nur für die D-Reihe!
Beim Umsetzen der offenen Kette (Fischer-Projektion) in die Ringformel wird eine *rechtsständige* OH-Gruppe zu einer α-OH-Gruppe.

Weiteres zur Stereochemie S. 419.

4.1.5 Reaktionen

Die Alkoholgruppen der Monosaccharide (siehe Chemie/Alkohole, S. 409) können oxidiert und so in andere Gruppen umgewandelt werden. Hier sind am Beispiel der Glucose wichtige Oxidationen erläutert.

> **Klinik**
>
> **Oxidation der glycosidischen OH-Gruppe.** Diese Reaktion wird durch die **Glucoseoxidase** katalysiert. Sie wird u. a. in der klinischen Diagnostik zur spezifischen Bestimmung

von Glucose in Harn und Serum herangezogen. Bei dieser Reaktion oxidiert die Glucoseoxidase Glucose mithilfe von molekularem Sauerstoff. Dabei entsteht Gluconolacton und Wasserstoffperoxid (**Abb. 4.5**). Das Wasserstoffperoxid wird dann in einer Farbreaktion nachgewiesen. Dieser Farbtest wird für Teststreifen verwendet. Das Gluconolacton wird durch Addition von Wasser in **Gluconsäure** umgewandelt.

Oxidation der primären Alkoholgruppe. Wenn man bei Glucose die Alkoholgruppe an C6 oxidiert, entsteht erst eine Aldehyd- und dann eine Carboxylgruppe. Es resultiert **Glucuronsäure**. In **Abb. 4.6** wird diese Reaktion am Beispiel der UDP-Glucose gezeigt. Die dabei entstehende UDP-Glucuronsäure spielt eine wesentliche Rolle bei der Biotransformation in der Leber (S. 590).

> **Merke**
>
> Oxidation an **C1** von Glucose → **Gluconsäure**
> Oxidation an **C6** von Glucose → **Glucuronsäure**

Reduktion der Aldehydgruppe. Reduziert man die Aldehydgruppe der Glucose, erhält man den Zuckeralkohol **Sorbitol**. Oxidiert man Sorbitol an C2, also an einer sekundären Alkoholgruppe, enthält man die Ketose Fructose (**Abb. 4.19**, S. 439). Fructose kann also umgekehrt auch zu Sorbitol reduziert werden.

Substitution der OH-Gruppe an C2 durch eine Aminogruppe. Eine weitere Reaktion der Monosaccharide ist die Substitution der OH-Gruppe an C2 durch eine Aminogruppe. Dies geschieht in der Regel durch Transaminierung. Zum

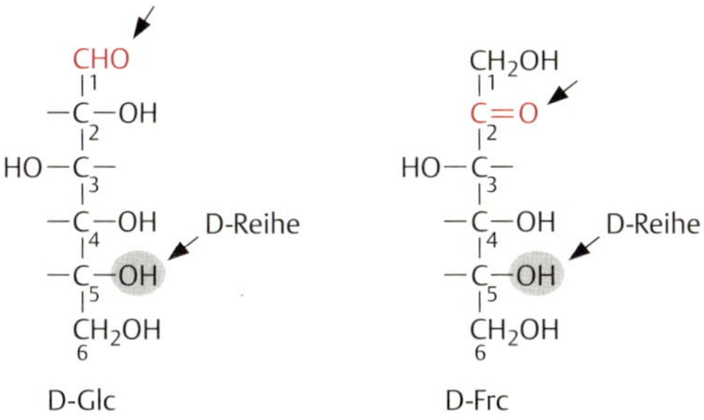

Abb. 4.4 Zur Stereochemie der D-Glucose und D-Fructose. Links D-Glucose, rechts D-Fructose, beide in der Fischer-Projektion. Die Aldehydgruppe der Glucose und die Ketogruppe der Fructose sind farbig markiert. Die OH-Gruppe am C5-Atom der beiden Moleküle steht nach rechts, also gehören sie zur D-Reihe.

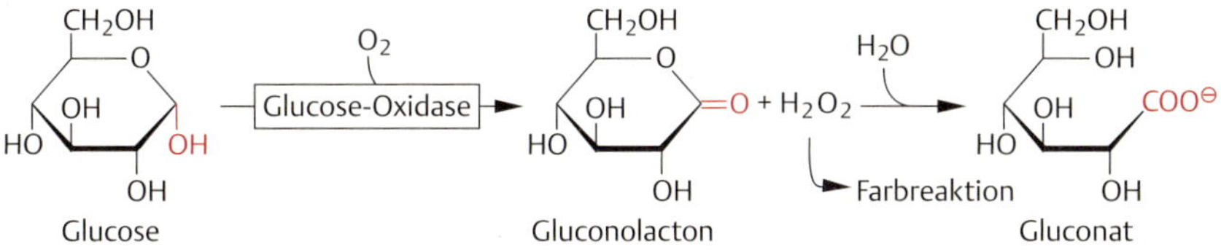

Abb. 4.5 Oxidation der glycosidischen Alkoholgruppe von Glucose.

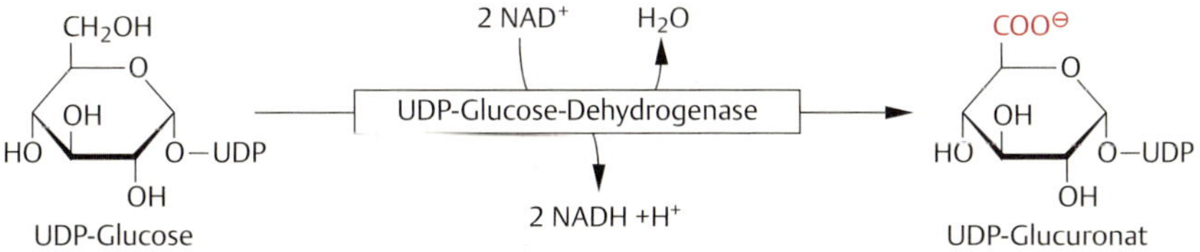

Abb. 4.6 Oxidation der primären Alkoholgruppe von UDP-Glucose.

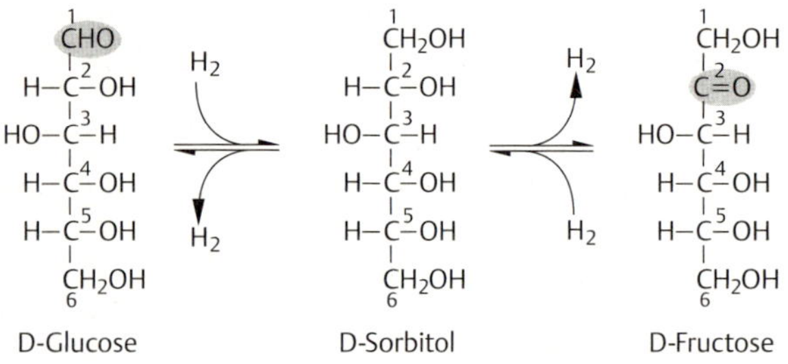

Abb. 4.7   Reduktion von Glucose und Oxidation von Sorbitol.

Beispiel entsteht durch eine Transaminierungsreaktion zwischen Fructose-6-phosphat und Glutamin **Glucosamin-6-phosphat**. Übrig bleibt Glutamat.

4.2   Disaccharide

4.2.1   Klassifizierung, Aufbau

In einer Kondensationsreaktion können 2 Monosaccharide über eine **O-glycosidische Bindung** miteinander verknüpft werden, dabei entsteht ein Vollacetal. Je nachdem, ob die glycosidische Hydroxylgruppe senkrecht zur Ringebene (α) oder in Richtung der Ringebene (β) steht, gibt es **α-** und **β-glycosidische** Bindungen.

4.2.2   Beispiele

siehe **Tabelle 4.1**.

4.2.3   Reaktionen

Kondensationsreaktion. Bildung einer O-glycosidischen Bindung (s.o.) zwischen zwei oder mehreren Disacchariden.

Enzymkatalysierte Hydrolyse. Die Spaltung der O-glycosidischen Bindung beim Abbau der Disaccharide kann durch Enzyme erfolgen, die jeweils nach dem Disaccharid benannt werden, das sie spalten (z. B. Maltase, Cellubiase).

4.3   Oligo- und Polysaccharide

4.3.1   Klassifizierung

Polysaccharide haben mehr als 10 Monosaccharid-Einheiten (3–10 Monosaccharide = Oligosaccharide). Sie werden auch Glycane genannt. Man unterscheidet **Homoglycane** mit einer Monosaccharid-Art (z. B. Glucose) von **Heteroglycanen**, die aus verschiedenen Monosacchariden aufgebaut sind.

4.3.2   Aufbau und Struktur
Homoglycane

Wichtige Homoglycane sind Glycogen, Stärke und Cellulose (**Tab. 4.2**). Alle sind aus Glucosemolekülen aufgebaut, sie weisen aber unterschiedliche glycosidische Bindungen auf.

Tabelle 4.1   Eigenschaften und Vorkommen einiger Disaccharide

Disaccharid	Formel
Maltose (Malzzucker) [Glc α1→4 Glc] – reduzierend – Baustein in Stärke und Glycogen	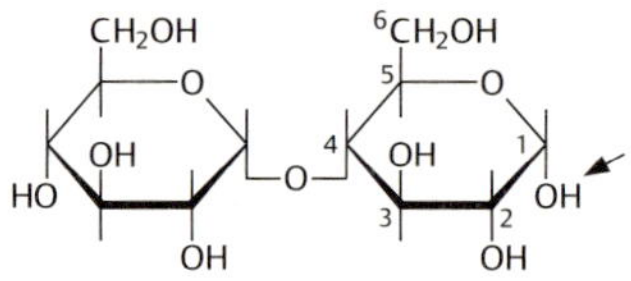
Lactose (Milchzucker) [Gal β1→4 Glc] – reduzierend – Bestandteil der Milch	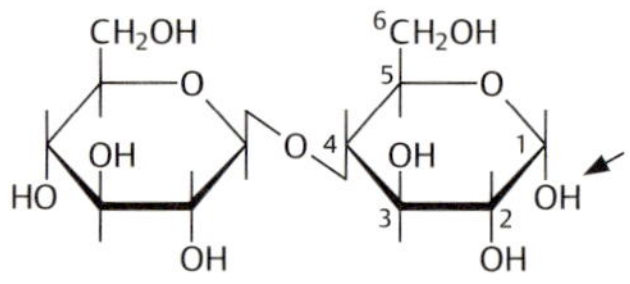
Cellobiose [Glc β1→4 Glc] – reduzierend – Baustein in Cellulose (Ballaststoff)	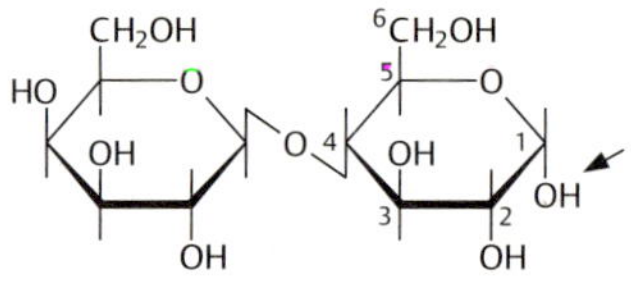
Saccharose (Rohrzucker, Rübenzucker, Sucrose) [Glc α1→β2 Fru] – *nicht* reduzierend (keine freie glycosidische OH-Gruppe)	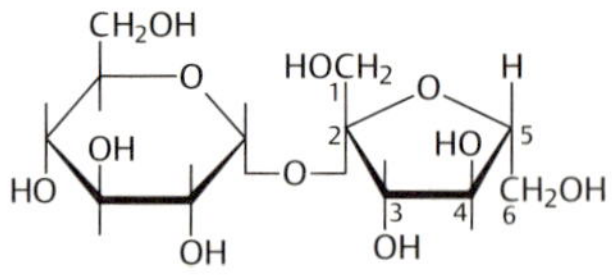
Isomaltose [Glc α1→6 Glc] – reduzierend – Baustein in Stärke und in Glycogen an den Verzweigungsstellen	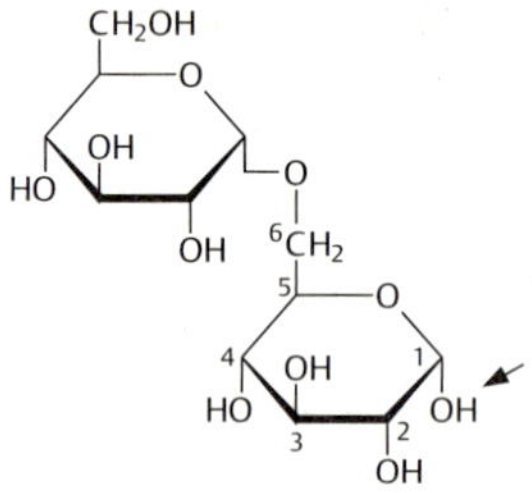

Tabelle 4.2   Wichtige Homoglycane

Name	Verknüpfung der Glucose	Vorkommen
Glycogen	α1→4, α1→6 α1→6 ca. jede 10. Glucose	Reservekohlenhydrat: Leber (ca. 150 g), Muskel (ca. 250 g) „tierische Zucker"
Stärke Amylopectin (80 %)	α1→4, α1→6 α1→6 ca. jede 30. Glucose	Speicherstoff der Pflanzen „pflanzliche Zucker"
Amylose (20 %)	α1→4 helikale Kette	
Cellulose	β1→4	Faserige Struktursubstanz der Pflanzen, Ballaststoff in der Nahrung

Glycogen. Das Glycogenmolekül ist groß und verzweigt. Ungefähr an jeder 10. Glucose findet sich eine Verzweigung (**Abb. 4.8**). Die Glucosemoleküle sind über **α1→4**-

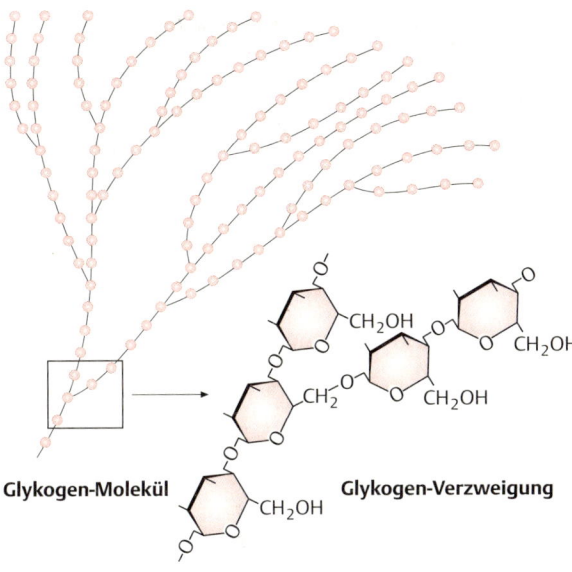

Glykogen-Molekül **Glykogen-Verzweigung**

Abb. 4.8 Aufbau des Glycogens.

glycosidische Bindungen miteinander verknüpft, die Verzweigungen entstehen durch α1→6-glycosidische Bindungen. Durch die Verzweigung ist gewährleistet, dass das Glycogenmolekül bei Bedarf an vielen Enden gleichzeitig abgebaut werden kann. Damit ist eine viel schnellere Mobilisierung möglich als bei einer einzelnen langen Kette.

Stärke ist ein pflanzliches Speicherpolymer, das zu 80 % aus Amylopectin und zu 20 % aus Amylose besteht.
– **Amylopectin** enthält wie Glycogen **α1→4-glycosidische** und **α1→6-glycosidische** Bindungen. Die Verzweigungen treten aber nur an ca. jedem 30. Glucosemolekül auf.
– **Amylose** ist eine α1→4-glycosidisch verknüpfte, unverzweigte helikale Kette aus Glucosemolekülen.
Stärke kann über eine spezifische Bindung mit Jod nachgewiesen werden.

Cellulose. In der Cellulose sind die Glucosemoleküle **β1→4-glycosidisch** miteinander verbunden. Diese Bindung kann der menschliche Organismus grundsätzlich nicht spalten,

so dass dieses Homoglycan einen Ballaststoff der Nahrung darstellt, also nicht aus dem Darm resorbiert wird.

Heteroglycane

Heteroglycane bestehen aus unterschiedlichen Monosacchariden. Sie haben wichtige Aufgaben als Bausteine von verschiedenen Strukturen im Körper. Zu ihnen zählen Glycosaminoglycane, Proteoglycane und Peptidoglycane.

Glycosaminoglycane. Glycosaminoglycane (**GAG**, saure Mucopolysaccharide, **Tab. 4.3**) sind frei vorkommende Kohlenhydratketten ohne Proteinanteil. Sie bestehen aus **repetitiven Disaccharideinheiten**, die sich zu längeren Ketten formieren (**Abb. 4.9b**). Das Disaccharid besteht aus **Glucuronsäure** (Glucuronat), die über eine β-Verknüpfung mit einem (häufig azetylierten) **Aminozucker** verbunden ist. GAG haben außerdem saure Gruppen wie Schwefelsäurereste und Carboxylatgruppen mit anionischer (= negativer) Ladung und sind auch durch ihre Hydroxylgruppen sehr polar. Dadurch haben sie eine Wasserbindungskapazität, die für ihre Funktion wichtig ist. Im **Corpus vitreum** des Auges wird so das Wasser durch die **Hyaluronsäure** (ein bis zu 25000 Disaccharideinheiten enthaltendes GAG) gebunden. Im **Knorpel** bindet u.a. **Chondroitinsulfat** Wasser zu einem Gel, wodurch die Stoßdämpferwirkung des Knorpels gewährleistet wird. Im Alter verliert das Bindegewebe durch Verminderung der GAG seine Wasserbindungskapazität, was zu Hautfalten führt.

Klinik

Antifaltencreme. Kosmetika gegen Falten sollen die mit fortschreitendem Alter geringer werdende Wasserbindungskapazität des Bindegewebes wieder erhöhen. Bestimmte Substanzen, wie z.B. Harnstoff, in den Cremes können durch die Haut ins Bindegewebe eindringen und dort aufgrund ihrer osmotischen, wasserbindenden Eigenschaften die Haut straffen. Dieser Effekt hält nur kurzfristig an, nämlich so lange, bis die Inhaltsstoffe der Creme wieder lokal abgebaut sind.

Tabelle 4.3 Glycosaminoglycane

Glycosaminoglycan	Bausteine	Vorkommen
Hyaluronsäure (Hyaluronat)	N-Acetylglucosamin, Glucuronsäure	Synovialflüssigkeit, Glaskörper, Nabelschnur
Chondroitin-4-sulfat (Chondroitinsulfat A)	N-Acetylgalactosamin, Glucuronsäure	Knorpel, Aorta
Chondroitin-6-sulfat (Chondroitinsulfat C)	N-Acetylgalactosamin, Glucuronsäure	Herzklappen
Dermatansulfat (Chondroitinsulfat B)	N-Acetylgalactosamin, Iduronsäure oder Glucuronsäure	Haut, Blutgefäße, Herzklappen
Heparin	Glucosamin, Iduronsäure oder Glucuronsäure	Lunge, Mastzellen
Heparansulfat	Glucosamin oder N-Acetylglucosamin, Iduronsäure oder Glucuronsäure	Blutgefäße, Zelloberfläche
Keratansulfat	N-Acetylglucosamin, Galactose	Cornea, Nucleus pulposus, Knorpel

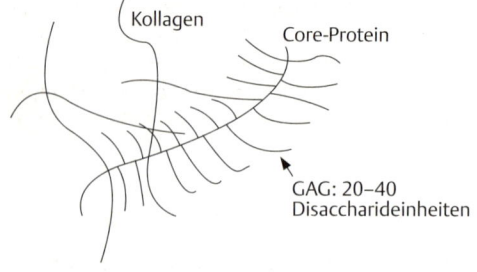

a

b Hyaluronat (n = bis 20.000)
(Glucuronat-β-1,3-N-Acetyl-Glucosamin)

Chondroitinsulfat C (Chondroitin-6-sulfat) (n = 20–40)
Glucuronat-N-Acetyl-Sulfo-Galactosamin

Kollagen
Core-Protein

GAG: 20–40
Disaccharideinheiten

c Proteoglycan in der EZM desBG

Abb. 4.9 Strukturen von Heteroglycanen. (a) Glucuronsäure und Aminozucker; **(b)** Glycosaminoglycane Hyaluronsäure und Chondroitin-6-sulfat; **(c)** extrazelluläre Matrix (EZM) mit Proteoglycanen, Hyaluronsäure und Kollagenen.

Die Glycosaminoglycane **Heparin** und **Heparansulfat** können die Blutgerinnung hemmen (S. 574). In Heparin und Heparansulfat kommen neben β-glycosidischen auch α-glycosidische Bindungen vor, während bei den übrigen Glycosaminoglycanen, wie oben beschrieben, die β-Verknüpfung vorherrscht.

Synthetisiert werden die GAG durch spezifische Glycosyltransferasen, die nucleosid-aktivierte Monosaccharide (wie UDP-Glucose oder GDP-Mannose) auf das Core-Protein übertragen.

Proteoglycane. Sind Glycosaminoglycane kovalent an ein Core-Protein („Proteinrückgrat") gebunden, so spricht man von **Proteoglycanen**. Dabei überwiegt der Glycananteil (Kohlenhydrate) quantitativ den Proteinanteil (**Abb. 4.9c**). Die Kohlenhydratketten der Proteoglycane enthalten ca. 20–40 Disaccharideinheiten. Sie haben wichtige Funktionen in der extrazellulären Matrix (S. 76).

Glycoproteine sind glycosylierte Proteine, wobei der Zuckerrest meist nur aus wenigen (ca. 5–15) Monosaccharidbausteinen besteht – der Proteinanteil überwiegt also den Kohlenhydratanteil. Neben einfachen Monosacchariden enthalten die Glycoproteine auch Aminozucker und Uronsäuren, die aber *keine* repetitiven Disaccharidmuster enthalten. Glycoproteine spielen eine Rolle in der **Zellerkennung** und **-kommunikation**. So werden antigene Eigenschaften wie z. B. die unterschiedlichen Blutgruppen bei den ABO-Blutgruppenantigenen über an Proteine gebundene Oligosaccharide vermittelt (S. 569). Auch Kollagene, verschiedene extrazelluläre Enzyme (z. B. Acetylcholinesterase), Transportproteine (z. B. Transferrin) und Proteohormone (z. B. FSH) müssen glycosyliert sein, um ihre Funktion ausüben zu können – somit sind fast alle sezernierten Proteine glycosyliert.

Merke

Proteoglycane: großer Kohlenhydratanteil – nicht verzweigte Kette

Glycoproteine: kleiner Kohlenhydratanteil – verzweigte Ketten

5 Aminosäuren, Peptide und Proteine

5.1 Aminosäuren

5.1.1 Die Klassifizierung von Aminosäuren

Allgemeines und Aufbau. Aminosäuren sind die **Bausteine der Peptide und Proteine**. Gleichzeitig dienen sie auch als Bausteine von **Lipiden** (z.B. Serin, S. 453), **Neurotransmittern** (Glutamat, Aspartat und Glycin, S. 796) oder als Vorstufen für die **Gluconeogenese** (S. 517).

Alle proteinogenen Aminosäuren (s. u.) bestehen aus einem zentralen C-Atom, einer Carboxylgruppe, einer Aminogruppe und einem H-Atom (**Abb. 5.1**). Eine Ausnahme stellt das Prolin dar.

Bei den proteinogenen Aminosäuren (s. u.) befindet sich die Aminogruppe am α-C-Atom, dem C-Atom, das direkt dem am höchsten oxidierten C-Atom (hier das C-Atom der Carboxylgruppe) benachbart ist. Lediglich in der mit R bezeichneten Seitenkette unterscheiden sich die Aminosäuren voneinander. Glycin hat nur drei unterschiedliche Substituenten am α-C-Atom, die restlichen 19 Aminosäuren haben vier verschiedene Reste. Bei diesen Aminosäuren stellt das α-C-Atom also ein chirales Zentrum dar. Sie können deshalb als L- oder D-Enantiomere vorliegen (S. 420). Die proteinogenen Aminosäuren liegen immer als L-Aminosäuren vor, d. h. dass sich in der Fischer-Projektion die Aminogruppe links vom α-C-Atom befindet. Bei den nicht proteinogenen Aminosäuren kann dieser Aufbau auch anders sein (z.B. β-Alanin, **Tab. 5.2**, S. 447).

Proteinogene Aminosäuren. Man unterscheidet die proteinogenen von den nicht proteinogenen Aminosäuren. Zu den proteinogenen Aminosäuren gehören die 20 Aminosäuren, die bei der Proteinbiosynthese (S. 541) in Proteine eingebaut werden können. Manchmal wird das Selenocystein (**Tab. 5.2**, S. 447) als 21. proteinogene Aminosäure bezeichnet. Nicht proteinogene Aminosäuren werden nicht in Proteine eingebaut, sondern übernehmen andere Aufgaben (z.B. im Harnstoffzyklus, S. 503).

Abhängig von der Seitenkette können die proteinogenen Aminosäuren in sieben verschiedene Klassen eingeteilt werden (**Tab. 5.1**).

Essenzielle Aminosäuren. 8 der 20 proteinogenen Aminosäuren kann der Mensch nicht selbst synthetisieren. Diese Aminosäuren werden als **essenziell** bezeichnet. Dazu gehören neben den Aminosäuren mit verzweigter Kette (Valin, Leucin, Isoleucin und Threonin) die Aminosäuren Tryptophan, Phenylalanin, Lysin und Methionin. Im Säuglingsalter sind zudem die Aminosäuren Histidin und Arginin essenziell. Die restlichen Aminosäuren können vom menschlichen Körper gebildet werden, sie sind daher **nicht essenziell**.

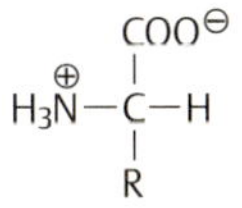

> **Merke**
>
> Die essenziellen Aminosäuren sind: Valin, Leucin, Isoleucin, Tryptophan, Phenylalanin, Lysin, Threonin, Methionin.

Nicht proteinogene Aminosäuren. Diese Aminosäuren werden nicht zum Aufbau von Proteinen verwendet. Grundsätzlich unterscheidet man nicht proteinogene Aminosäuren, die aus proteinogenen Aminosäuren durch posttranslationale Modifizierung entstehen (Beispiele sind 3-Methylhistidin, Phosphoserin, u. a.), von denen, die im Intermediärstoffwechsel auftreten (**Tab. 5.2**).

> **Klinik**
>
> **Zystinurie.** Bei der Zystinurie ist der Transport von dibasischen Aminosäuren im Darm und im proximalen Nierentubulus gestört. Betroffen von der Transportstörung sind die Aminosäuren Lysin, Arginin, Ornithin und besonders Cystin. Aufgrund der gestörten Rückresorption in der Niere werden die Aminosäuren vermehrt mit dem Urin ausgeschieden. Dabei ist der Verlust der Aminosäuren jedoch belanglos. Von Bedeutung ist die geringe Löslichkeit von Cystin (etwa 200 mg/l), das bei Patienten mit Zystinurie ausfällt. Als Leitsymptom der Zystinurie gilt daher die rezidivierende Nephrolithiasis (Nierensteine). Als Therapie müssen die Patienten in erster Linie viel trinken, um den Urin zu verdünnen und damit ein Ausfällen zu verhindern.

5.1.2 Eigenschaften von Aminosäuren

Alle Aminosäuren enthalten wenigstens zwei Gruppen, die **ionisierbar** sind, nämlich eine Amino- und eine Carboxylgruppe (siehe auch **Tab. 5.1** und **Tab. 5.2**). Mit diesen Gruppen können Aminosäuren Protonen aufnehmen oder abgeben. Deshalb bezeichnet man sie auch als **Ampholyte**. Die pK-Werte der Aminogruppen liegen zwischen 8,8 und 10,5, daher liegen diese bei dem physiologischen pH von 7,4 (das ist der pH-Wert des Blutes) in der protonierten Form vor (NH_3^+). Die pK-Werte der Carboxylgruppen liegen zwischen 1,7 und 2,5, diese Gruppen sind unter physiologischen Bedingungen deprotoniert (COO^-). Wenn Aminosäuren gleichzeitig positiv und negativ geladen sind, bezeichnet man sie als **Zwitterionen**.

Von besonderer Bedeutung für den Ladungszustand von Aminosäuren sind die **Seitenketten** der sauren und basischen Aminosäuren sowie der Imidazolring des Histidins. Andere dissoziable Gruppen von Aminosäuren sind die SH-Gruppe des Cysteins, die OH-Gruppe von Tyrosin und die Iminogruppe von Prolin.

Da die ionisierbaren Gruppen der Aminosäuren bei unterschiedlichen pH-Werten in verschiedenen **Dissoziations-**

Abb. 5.1 Grundgerüst der L-Aminosäuren.

graden vorliegen, sind die Aminosäuren auch je nach pH-Wert unterschiedlich geladen. **Abb. 5.2** verdeutlicht dies am Beispiel von Lysin: Liegt der pH-Wert bei 1 (sauer), so sind die beiden Aminogruppen des Lysins protoniert (NH_3^+-Ladung: jeweils +1), die Carboxylgruppe liegt als COOH vor (Ladung: 0). Das Molekül hat damit eine Nettoladung von 1 + 1 + 0 = + 2. Bei einem basischen pH von 12 sind alle drei Gruppen deprotoniert (zweimal NH_2 und COO^-). Nun beträgt die Nettoladung des Lysins 0 + 0 + (- 1) = - 1. Bei einem pH-Wert von 9,7 ist die Nettoladung des Lysins gleich null,

Tabelle 5.1 **Die Strukturformeln der 20 proteinogenen Aminosäuren (in Klammern stehen die Dreibuchstaben- bzw. Einbuchstabenkürzel der Aminosäuren)**

I. Aliphatische Aminosäuren

Aminosäure (Abkürzung)	Glycin (Gly, G)	Alanin (Ala, A)	Valin (Val, V)	Leucin (Leu, L)	Isoleucin (Ile, I)
Struktur					
essenziell?	nein	nein	ja	ja	ja
Besondere Strukturmerkmale	kein chirales C-Atom		verzweigte Seitenkette	verzweigte Seitenkette	verzweigte Seitenkette, zwei chirale C-Atome

II. Schwefelhaltige Aminosäuren / III. Aromatische Aminosäuren

Aminosäure (Abkürzung)	Cystein (Cys, C)	Methionin (Met, M)	Phenylalanin (Phe, F)	Tyrosin (Tyr, Y)	Tryptophan (Trp, W)
Struktur					
essenziell?	nein	ja	ja	nein	ja
Besondere Strukturmerkmale	Sulfhydrylgruppe (SH-Gruppe), damit Ausbildung von Disulfidbrücken möglich (-SH + -SH → -S-S-)	Thioether	aromatische Ringe	hydroxylierter aromatischer Ring	Indolring

IV. Neutrale Aminosäuren / VII. Prolin

Aminosäure (Abkürzung)	Serin (Ser, S)	Threonin (Thr, T)	Asparagin (Asn, N)	Glutamin (Gln, Q)	Prolin (Pro, P)
Struktur					
essenziell?	nein	ja	nein	nein	nein
Besondere Strukturmerkmale		verzweigte Seitenkette; freie Hydroxylgruppe; zweites chirales C-Atom			Pyrrolidinring

Tabelle 5.1   Fortsetzung

V. Saure Aminosäuren		VI. Basische Aminosäuren		
Aminosäure (Abkürzung)	Aspartat (Asp, D) Glutamat (Glu, E)	Histidin (His, H)	Lysin (Lys, K)	Arginin (Arg, R)
Struktur 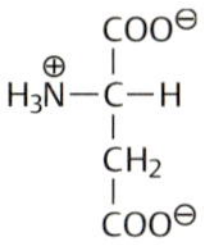 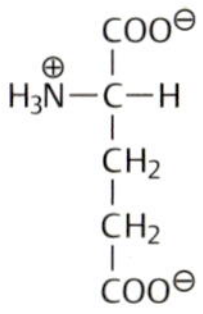 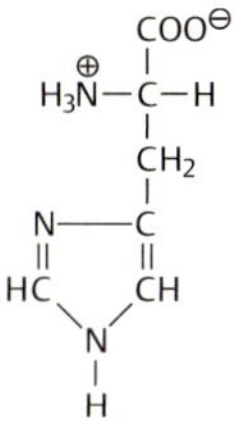 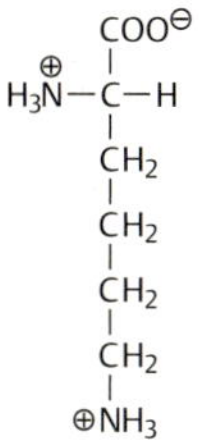 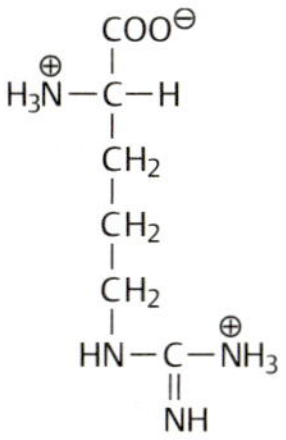				
essenziell?	nein nein	nein	ja	nein
Besondere Strukturmerkmale		Imidazolring		Guanidinogruppe

Tabelle 5.2   Die nicht proteinogenen Aminosäuren

Aminosäure	Vorkommen
Ornithin 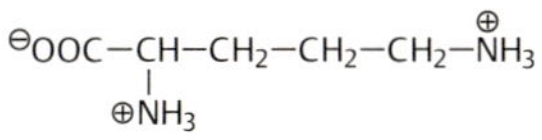 $^\ominus OOC-CH-CH_2-CH_2-CH_2-\overset{\oplus}{N}H_3$ $\quad\quad\quad\quad \underset{\oplus NH_3}{\mid}$	Harnstoffzyklus (S. 503)
Citrullin 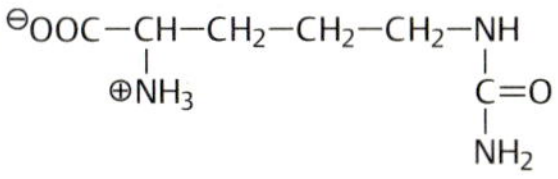 $^\ominus OOC-CH-CH_2-CH_2-CH_2-NH$ $\underset{\oplus NH_3}{\mid} \quad\quad\quad\quad\quad \underset{\underset{NH_2}{\mid C=O}}{\mid}$	Harnstoffzyklus (S. 503)
Homocystein 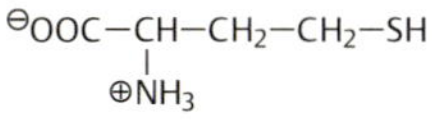 $^\ominus OOC-CH-CH_2-CH_2-SH$ $\underset{\oplus NH_3}{\mid}$	Methioninstoffwechsel (S. 500), Bedeutung in der Genese von Herz-Kreislauf-Erkrankungen
L-Dopa 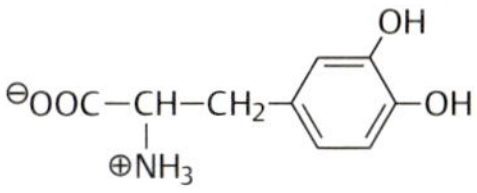	Katecholaminsynthese (S. 777)
Selenocystein 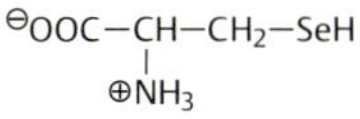 $^\ominus OOC-CH-CH_2-SeH$ $\underset{\oplus NH_3}{\mid}$	Ist ein Analogon des Cysteins. Es ist Bestandteil der Glutathionperoxidase (S. 573) und der Typ-I-Thyroxin-5-dejodase. Selenocystein wird durch das Codon UGA kodiert, das eigentlich ein Stopcodon ist. Bei der Synthese der Selenocysteinproteine wird zunächst ein Serylphosphat eingebaut, aus dem die Aminosäure Selenocystein entsteht. Manchmal wird Selenocystein auch als die 21. Aminosäure bezeichnet
β-Alanin 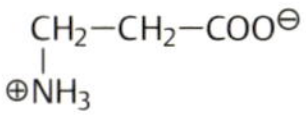 $CH_2-CH_2-COO^\ominus$ $\underset{\oplus NH_3}{\mid}$	Bestandteil von Coenzym A, es entsteht zudem beim Abbau von Uracil

weil das Molekül eine positive und eine negative Ladung enthält. Diesen pH-Wert bezeichnet man als den **isoelektrischen Punkt (IP)**. Die positive und die negative Ladung heben sich gegenseitig auf [0 + 1 + (− 1) = 0]. Da die Aminosäuren an ihrem isoelektrischen Punkt keine Nettoladung aufweisen, wandern sie bei diesem pH-Wert auch nicht im elektrischen Feld (S. 451).

> **Merke**
> Am isoelektrischen Punkt (IP) tragen die Aminosäuren keine Nettoladung und wandern daher auch nicht im elektrischen Feld.

Berechnung des isoelektrischen Punkts. Der isoelektrische Punkt wird nach folgender Formel bestimmt:

$pI = \frac{1}{2} (pK_1 + pK_2)$.

Beispiel Glycin: Der pK-Wert der Carboxylgruppe beträgt 2,34, der pK der Aminogruppe 9,6. pI= ½ **(2,34 + 9,6) = 5,97.**

Bei Aminosäuren mit mehr als zwei protonierbaren Gruppen setzt man die am nächsten benachbarten pK-Werte in die obige Formel ein.

Trennungsmöglichkeit von Aminosäuren. Jede Aminosäure besitzt einen charakteristischen IP. Diesen kann man

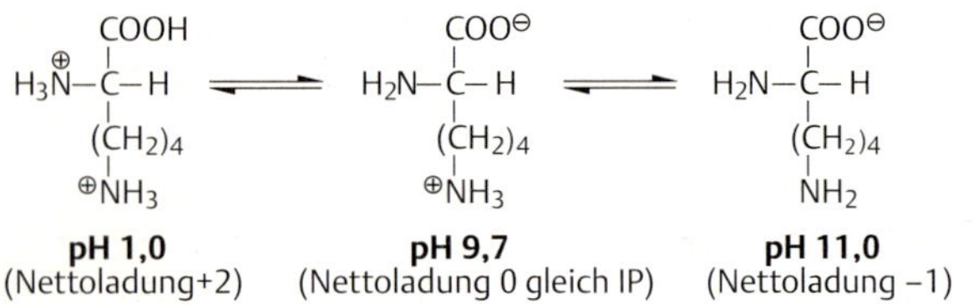

Abb. 5.2 Ladungszustand von Lysin bei verschiedenen pH-Werten.

nutzen, um ein Aminosäuregemisch aufzutrennen. Dies macht man sich bei der Elektrophorese zunutze (s. u.).

5.1.3 Beispiele

Siehe **Tab. 5.1** und **Tab. 5.2**.

5.1.4 Reaktionen von Aminosäuren

Amino- und Carboxylgruppe der Aminosäuren können unterschiedliche Reaktionen eingehen. Deren wichtigste ist die Ausbildung einer **Säureamidbindung** zwischen zwei Aminosäuren (s. u., Peptidbindung). Weitere Reaktionen S. 412, 414.

Die Reste der Aminosäuren können im Proteinverband **posttranslational modifiziert** werden. Darunter versteht man die enzymatische Modifikation von Peptiden und Proteinen nach der Translation (S. 546). Diese Prozesse betreffen vor allem die Seitenketten der polaren Aminosäuren (**Tab. 5.3**).

5.2 Peptide

5.2.1 Klassifizierung und Aufbau

Peptide (und auch Proteine) bestehen aus **Aminosäuren**, die durch **Peptidbindungen** (s. u.) miteinander verknüpft sind. Eine Aminosäurekette mit einer Länge von bis zu 10 Aminosäuren wird als **Oligopeptid** bezeichnet. Ist die Kette bis zu 100 Aminosäuren lang, heißt sie **Polypeptid**. Alle noch längeren Aminosäureketten werden **Proteine** genannt.

5.2.2 Die Peptidbindung

Peptide und Proteine werden während der Proteinbiosynthese aus Aminosäuren gebildet. die über **Peptidbindungen** miteinander verbunden werden (**Abb. 5.3**). Eine Peptidbindung entsteht durch die Verknüpfung der Carboxylgruppe der einen Aminosäure mit der Aminogruppe der nächsten Aminosäure. Dabei wird Wasser abgespalten, es handelt sich also um eine **Kondensationsreaktion**. Die Peptidbindung ist eine **Carbonsäureamidbindung** (CONH), weil sie aus einer Carbonsäure und einer Aminogruppe gebildet wird.

Abb. 5.3 zeigt ein Dipeptid (bestehend aus 2 Aminosäuren). Es hat eine freie NH_3^+-Gruppe und eine freie COO^--Gruppe. In der allgemeinen Darstellung steht das freie

Tabelle 5.3 Posttranslationale Modifizierung von Proteinen

Reaktion	polare Gruppe einer Aminosäure	beteiligte Aminosäuren
Phosphorylierung	OH-Gruppe	Serin, Threonin, Tyrosin
Glycosylierung	OH-Gruppe (O-glycosidisch) $CONH_2$-Gruppe (N-glycosidisch)	Serin, Threonin, Asparagin
Methylierung	COO^--Gruppe NH_3^+-Gruppe Imidazolring	Aspartat, Glutamat Lysin Histidin (im Aktin)
Acetylierung	NH_3^+-Gruppe	Lysin
Hydroxylierung	NH_3^+-Gruppe Iminorest Phenolring	Lysin Prolin Phenylalanin (es entsteht Tyrosin)
Disulfidbrücken	SH-Gruppe	Cystein (-SH) + Cystein (-SH) → Cys–S–S–Cys (Cystin)
Sulfatierung	OH-Gruppe	Tyrosin
γ-Carboxylierung	COO^--Gruppe	Aspartat, Glutamat (die γ-Carboxylierung von Glutamylresten ist besonders wichtig für die Funktion der Gerinnungsfaktoren X, IX, VII und II)
Verknüpfung mit Coenzymen	NH_3^+-Gruppe	Lysin (Verknüpfung der ε-Aminogruppe mit Biotin, Pyridoxal, u. a.)

N-Ende immer links, weil die ribosomale Proteinbiosynthese immer am N-Terminus beginnt. Die Nomenklatur einer Aminosäuresequenz beginnt mit der Aminosäure am N-Terminus, an die das Kürzel -yl angehängt wird (z. B. Glycyl), das den Rest charakterisiert. Dieses Kürzel wird an alle Aminosäuren des Peptids angehängt, mit Ausnahme der letzten Aminosäure am C-Terminus.

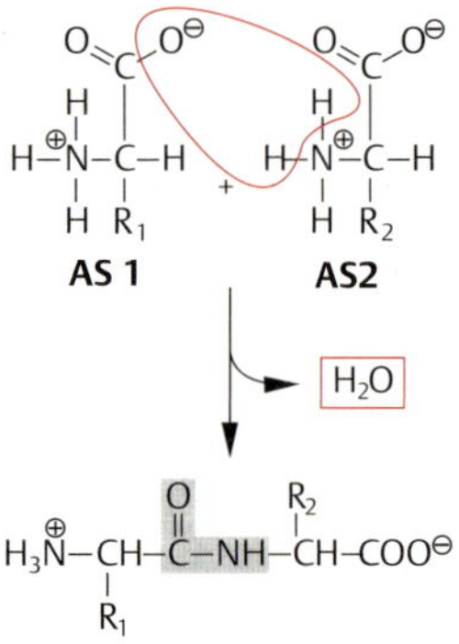

Abb. 5.3 Verknüpfung zweier Aminosäuren, Entstehung einer Peptidbindung.

Der Aufbau einer Peptidbindung zeigt einige Besonderheiten: Die übliche Darstellung der Peptidbindung mit einer C=O-Doppelbindung und einer C-N-Einfachbindung ist nur eine der beiden möglichen Grenzstrukturen. Wie alle Säureamidbindungen ist die Peptidbindung mesomeriestabilisiert. Das bedeutet, dass die freien Elektronen delokalisiert sind. Dadurch ist die Peptidbindung nicht frei drehbar und bekommt einen partiellen Doppelbindungscharakter. Alle an der Peptidbindung beteiligten Atome liegen in einer Ebene.

> **Merke** Die Peptidbindung ist eben und nicht frei drehbar. Sie ist mesomeriestabilisiert und hat partiellen Doppelbindungscharakter.

5.2.3 Reaktionen

Durch den Einfluss starker Säuren und Basen (**Hydrolyse**) werden die Peptide wieder in ihre einzelnen Aminosäuren zerlegt. Zudem können die Peptidbindungen durch **Enzyme** gespalten werden. Zu diesen Enzymen gehören die Peptidasen, die als Endo- oder Exopeptidasen vorkommen.

5.3 Proteine

Peptide und Proteine sind lebenswichtige Bestandteile aller Lebewesen. Jeder menschliche Körper besitzt Tausende verschiedener Proteine.

5.3.1 Klassifizierung und Aufbau

Grundsätzlich lassen sich zwei Gruppen von Proteinen unterscheiden: Die erste Gruppe besteht nur aus Aminosäuren, die zweite aus Aminosäuren und einem kovalent gebundenen Nichtproteinanteil, den man als **prosthetische Gruppe** bezeichnet. **Tab. 5.4** zeigt einige dieser zusammengesetzten Proteine.

Globuläre und fibrilläre Proteine. Sehr grob lassen sich die Proteine nach ihrer Gestalt unterteilen. Man unterscheidet dabei die kugelförmig gebauten globulären von den fadenförmigen fibrillären Proteinen. Globuläre Proteine

Tabelle 5.4 Zusammengesetzte Proteine und ihre prosthetischen Gruppen

Klasse	prosthetische Gruppe	Beispiel
Glycoproteine	Kohlenhydrate	Immunglobuline
Hämproteine	Häm	Hämoglobin
Metalloproteine	Metalle (Eisen, Zink, u. a.)	Ferritin (Fe), Carboanhydrase (Zn)
Flavoproteine	Flavinnucleotide	Succinat-DH (Citratzyklus, S. 507)

sind meist Funktionsproteine wie z.B. die Enzyme. Fibrilläre Proteine dienen in erster Linie als Strukturproteine (z.B. Kollagen).

> **Klinik**
>
> **Marfan-Syndrom.** Hier führen Mutationen im Matrixprotein **Fibrillin** zu skeletalen Fehlbildungen (Hochwuchs, Arachnodaktylie), Störungen des kardiovaskulären Systems (Aortenaneurysmen, -rupturen) und zu Augenveränderungen. Die Erkrankung wird autosomal-dominant vererbt.

Jedes einzelne der vielen Proteine im menschlichen Körper besitzt eine einzigartige dreidimensionale Struktur. Diese dreidimensionale Struktur wird die **Konformation** eines Proteins genannt. Proteine können in vier hierarchisch aufgebaute Konformationsebenen eingeteilt werden: Primär-, Sekundär-, Tertiär- und Quartärstruktur.

Primärstruktur. Die Primärstruktur eines Proteins wird durch die Sequenz der Aminosäuren in der Kette beschrieben.

Sekundärstruktur. Unter der Sekundärstruktur versteht man die regelmäßig angeordneten Strukturelemente der Aminosäurehauptkette des Proteins. Zwischen den CO-Resten und den NH-Resten der Kette können sich spezifische Strukturen ausbilden, die Elemente der Sekundärstruktur sind. Dazu zählen in erster Linie die α-Helix, das β-Faltblatt und die β-Schleife.
- **α-Helix.** Bei der α-Helix bildet die Proteinkette eine rechtsgängige (im Uhrzeigersinn) gewundene Helixstruktur aus (**Abb. 5.4a**), die durch Wasserstoffbrücken stabilisiert wird. Die Wasserstoffbrücken bilden sich zwischen dem Wasserstoffatom der NH-Gruppe einer Peptidbindung und dem Sauerstoffatom einer CO-Gruppe einer zweiten Peptidbindung, die vier Aminosäuren entfernt ist.
- **β-Faltblatt.** Bei dieser Struktur liegen die Peptidebenen fast wie auf einem gefalteten Stück Papier (**Abb. 5.4b**, c). Die Wasserstoffbrücken bilden sich zwischen den CO- bzw. NH-Gruppen von zwei benachbarten Strängen aus. Das β-Faltblatt ist beinahe gestreckt, eine vollständige Streckung wird jedoch durch die Wasserstoffbrücken zwischen den Peptidketten verhindert. Verlaufen die beiden benachbarten Stränge in der entgegengesetzten Richtung, dann liegt ein **antiparalleles** (**Abb. 5.4b**), verlaufen sie in der gleichen Richtung, dann liegt ein **paralleles** β-Faltblatt vor (**Abb. 5.4c**).
- **β-Schleife.** In β-Schleifen sind 4 Aminosäurereste eines Proteins so angeordnet, dass sich die Kette um 180° umkehrt. Die erste und vierte Aminosäure der β-Schleife werden durch eine Wasserstoffbrücke stabilisiert.
- **Die Sonderstellung des Prolins.** Da das N-Atom von Prolin Teil eines starren Ringes ist, ist eine Rotation um die eigentlich freie Achse zwischen α-C-Atom und N-Atom nicht möglich. Außerdem kann Prolin durch das Fehlen des Wasserstoffs am Imid-Stickstoff keine Wasserstoff-

Biologie

Histologie

Anatomie

Chemie

Biochemie

Physik

Physiologie

Psych./Soz.

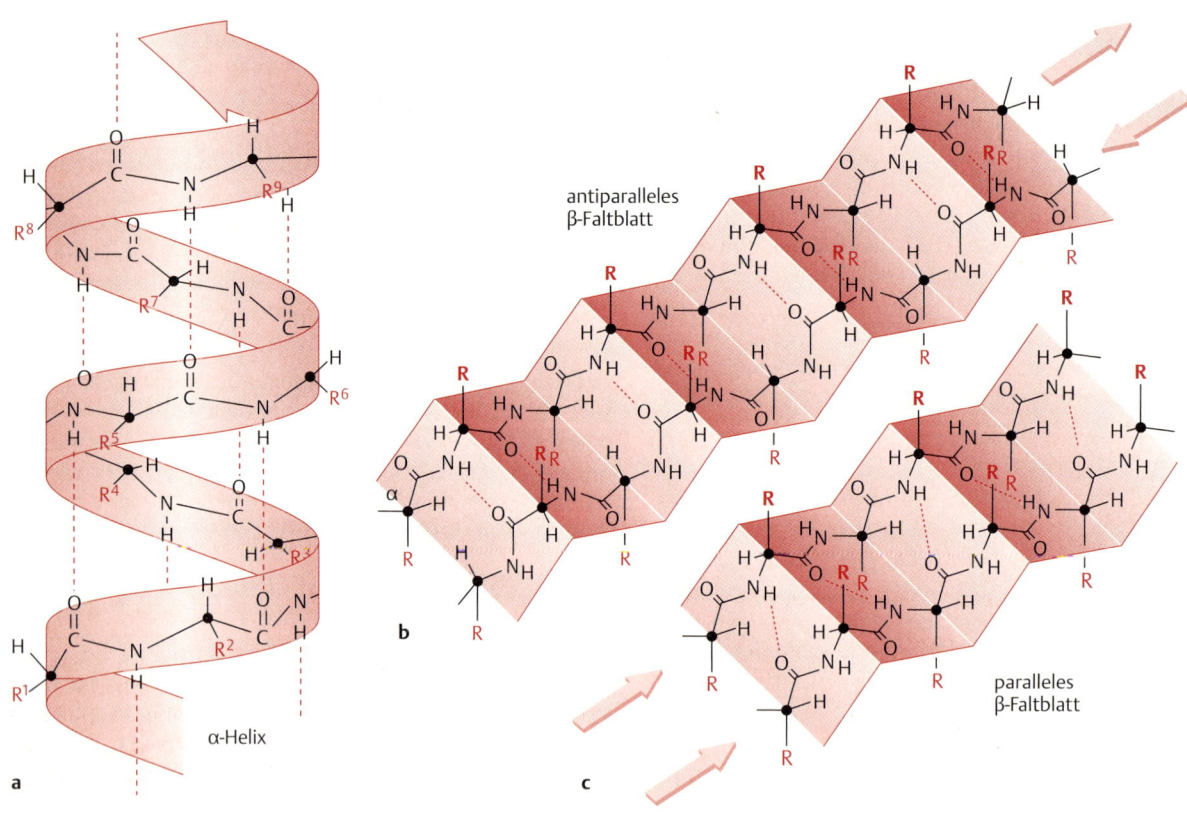

Abb. 5.4 (**a**) α-Helix; (**b**) antiparalleles β-Faltblatt; (**c**) paralleles β-Faltblatt.

brücke ausbilden und stört aus diesen Gründen die Formation der α-Helix- und der β-Faltblatt-Struktur.

Tertiärstruktur. Die Tertiärstruktur beschreibt die Lage aller Atome eines Proteins im Raum. Dazu gehören alle Sekundärstrukturen und auch die weniger geordneten Bereiche eines Proteins. An der Ausbildung und Stabilisierung der Tertiärstruktur sind verschiedene Kräfte beteiligt (**Abb. 5.5**):
– **Disulfidbrücken.** Die Disulfidbrücken entstehen durch kovalente Bindung der Sulfhydryl-Gruppen (SH) von zwei Cystein-Resten in einem Protein (S–S) (**Abb. 5.5b**).
– **Ionenbindungen.** Gegensätzlich geladene Gruppen innerhalb des Proteins ziehen sich bei diesen stärksten nichtkovalenten Wechselwirkungen an (**Abb. 5.5c**).
– **Dipol-Dipol-Wechselwirkungen.** Sie finden sich zwischen polarisierten (teilgeladenen) Gruppen der Aminosäurereste, die permanente Dipole darstellen.
– **Van-der-Waals-Kräfte.** Die Elektronenwolke um unpolare Atome fluktuiert und erzeugt dabei rasch wechselnde, nichtpermanente Dipole. In benachbarten Atomen

werden gegensinnige momentane Dipole induziert. Aus der Anziehung zwischen den gegensinnigen Ladungen resultiert eine schwache Wechselwirkung.
– **Hydrophobe Wechselwirkungen.** Wassermoleküle sind Dipole und ziehen sich gegenseitig an. Aus diesem Wassergitterwerk werden hydrophobe Domänen in den Binnenraum des Proteins verdrängt. Dieser Vorgang läuft spontan ab, da er energetisch begünstigt ist.

Quartärstruktur. Viele Proteine sind aus mehreren Untereinheiten zusammengesetzt, die jeweils aus einer Aminosäurekette bestehen. Die räumliche Anordnung dieser Untereinheiten nennt man Quartärstruktur des Proteins. Die Quartärstruktur verleiht größeren Proteinen besondere Eigenschaften.

> **Merke**
> – **Primärstruktur** beschreibt die Sequenz der Aminosäuren.
> – **Sekundärstruktur** beschreibt die lokale Anordnung der Hauptkette des Proteins.

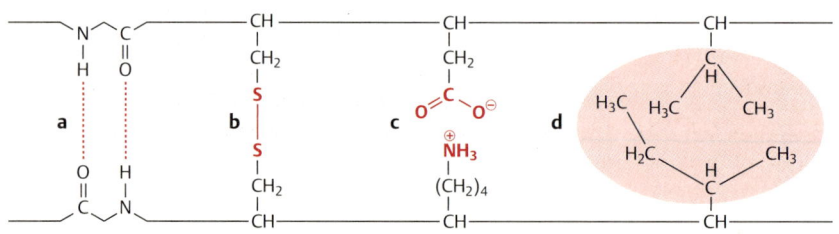

Abb. 5.5 Bindungstypen in Proteinen: (**a**) Wasserstoffbrücken; (**b**) Disulfidbrücken; (**c**) Ionenbeziehungen zwischen Asp- und Lys-Seitenketten; (**d**) hydrophobe Bindung zwischen einem Valin- und einem Isoleucinrest.

- **Tertiärstruktur** beschreibt die dreidimensionale Anordnung eines Proteins.
- **Quartärstruktur** beschreibt die räumliche Anordnung mehrerer Peptidketten (Untereinheiten) innerhalb eines Proteins.

5.3.2 Eigenschaften von Proteinen

Wie die Aminosäuren sind auch die Proteine **Ampholyte**. Die Amino- und Carboxylgruppen der Aminosäuren in Proteinen sind durch Peptidbindungen miteinander verknüpft. Daher besitzen insbesondere die dissoziablen Aminosäurereste eines Proteins eine entscheidende Bedeutung für dessen Funktion. Wie die Aminosäuren auch, besitzen Proteine einen isoelektrischen Punkt, an dem sie in Zwitterionenform vorliegen und im elektrischen Feld nicht wandern.

Verfahren zur Trennung von Proteinen

Grundsätzlich unterscheiden sich die Proteine in ihrer Masse, ihrer Ladung und ihrem Löslichkeitsverhalten. Diese Unterschiede macht man sich bei folgenden Trennverfahren zunutze.

Chromatografische Verfahren. Diese beruhen auf einer Verteilung der zu trennenden Bestandteile eines Gemisches zwischen einer stationären und einer mobilen Phase. Chromatografische Verfahren sind z.B. Ausschluss- oder Gelfiltrationschromatografie (zur Trennung von Molekülen nach ihrer Größe), Affinitätschromatographie, Adsorptionschromatografie, Dünnschichtchromatografie und Ionenaustauschchromatografie.

Gelelektrophorese. Bei dieser Trennmethode wandern geladene Teilchen im elektrischen Feld. Man trägt die in Puffer gelösten Proteine auf ein Trägermaterial (Gel) auf, an das dann eine elektrische Spannung angelegt wird. Die Proteine wandern im elektrischen Feld verschieden schnell, da sie unterschiedlich groß sind und verschiedene Ladungen aufweisen (**Abb. 5.6**). Nach Abschluss der Elektrophorese können die Moleküle angefärbt werden (z.B. mit Coomassie-Blau) und erscheinen dann entsprechend ihrer Ladung und Masse als **Banden**.

Papierelektrophorese. Hierbei erfolgt die Trennung von Proteinen auf einem Filterpapierstreifen oder einem Streifen aus Celluloseacetat. Nach Beendigung der Elektrophorese wird das Papier getrocknet und die Proteine können mit Ponceau-S-Rot oder Amidoschwarz sichtbar gemacht werden. Die wichtigste Papierelektrophorese ist die im klinischen Alltag oft verwendete **Serumeiweißelektrophorese**, die auf Celluloseacetat durchgeführt wird und die verschiedenen Proteine im Blut in fünf Fraktionen aufteilt, die Albumine, die α_1-, α_2-, β- und γ-Fraktion (S. 578).

Isoelektrische Fokussierung (IEF). Bei der IEF macht man sich zunutze, dass Proteine wie Aminosäuren einen iso-

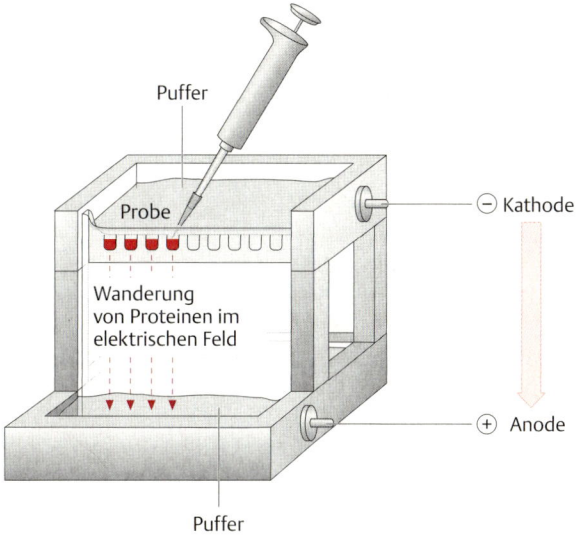

Abb. 5.6   Prinzip der Gelelektrophorese.

elektrischen Punkt besitzen, an dem ihre Nettoladung gleich null ist. Das Proteingemisch wird auf einTrägermaterial aufgetragen, in dem sich von der Anode zur Kathode ein **pH-Gradient** erstreckt. Jedes Protein wandert im elektrischen Feld nur bis zu dem pH-Wert, der seinem isoelektrischen Punkt entspricht und bleibt dort liegen.

5.3.3 Strukturaufklärung von Proteinen

Auch Kenntnisse über die Struktur von Proteinen sind von großer medizinischer Bedeutung. Sie können z.B. die Entwicklung von Arzneimitteln beschleunigen oder dazu beitragen, eine Krankheit besser zu verstehen und somit besser bekämpfen zu können.

Hydrolyse. Durch eine Behandlung mit starken Säuren oder Basen wird das Protein in seine Aminosäuren zerlegt. Auf diese Weise kann die Aminosäurezusammensetzung des Proteins ermittelt werden.

Proteinsequenzierung. Dabei wird vom N-Terminus eines Proteins eine Aminosäure nach der anderen abgespalten und identifiziert (z.B. durch Chromatografie). Dieser sog. Edman-Abbau (benannt nach dem Erfinder Edman) wird heute vollautomatisch durchgeführt und dient zur Ermittlung der Aminosäuresequenz eines Proteins.

Röntgenstrukturanalyse. Die Röntgenstrukturanalyse erlaubt die Aufklärung der dreidimensionalen Struktur eines Proteins. Dazu wird das Protein kristallisiert und dann einem Röntgenstrahl ausgesetzt. Die Elektronen im Proteinkristall brechen den Röntgenstrahl und die Röntgenstrahlen werden auf einem Film registriert. Sie bilden ein am Molekül gestreutes charakteristisches Muster, anhand dessen man die Elektronenverteilung und damit die räumliche Struktur des Proteins bestimmen kann.

Biologie
Histologie
Anatomie
Chemie
Biochemie
Physik
Physiologie
Psych./Soz.

6 Fettsäuren, Lipide

Lipide erfüllen im Körper vielfältige Aufgaben. Sie sind wegen ihrer langen Kohlenwasserstoffketten hydrophob und lösen sich deshalb nicht oder nur sehr bedingt in Wasser. Im Blut sind sie auf den Transport mithilfe von Proteinen angewiesen.

Lipide werden auf verschiedene Arten eingeteilt. Hier werden sie nach ihren Grundbausteinen **Glycerin**, **Sphingosin** und **Isopren** in Acylglycerine, Sphingolipide und Steroide unterteilt (**Tab. 6.1**). In anderen Lehrbüchern werden sie auch anhand ihrer Substituenten in Phospholipide, Glycolipide und Steroide eingeteilt.

6.1 Fettsäuren

Fettsäuren sind Monocarbonsäuren. Sie enthalten eine Carboxylgruppe (-COOH) und einen Kohlenwasserstoff-„Schwanz", der bei den einzelnen Fettsäuren unterschiedliche Länge hat. Als Beispiel s. **Abb. 6.1**.

6.1.1 Klassifizierung

Fettsäuren ohne Doppelbindung bezeichnet man als **gesättigte Fettsäuren**, die wichtigsten sind Palmitin- und Stearinsäure. Fettsäuren mit Doppelbindung sind **ungesättigte Fettsäuren**. Bei den ungesättigten Fettsäuren gibt

$^{\ominus}OOC-CH_2-CH_2-CH_3$

$^{\ominus}OOC\diagdown\diagup\diagdown$

Butyrat

Abb. 6.1 Butyrat (= Anion der Buttersäure) in ausführlicher Schreibweise **(a)** und in abgekürzter Schreibweise **(b)**, wie sie in Fettsäuren häufig verwendet wird.

es essenzielle Fettsäuren, die vom Körper aufgenommen werden müssen (z. B. Linolensäure) und nicht essenzielle, die vom Körper synthetisiert werden können (z. B. Ölsäure).

Nomenklatur. Die Doppelbindungen der ungesättigten Fettsäuren werden durch Zahlen kodiert. Zum Beispiel steht die Angabe 18:2; 9,12 (auch 18:2 Δ9,12) für Linolsäure mit 18 C-Atomen und 2 Doppelbindungen, die zwischen C-Atomen 9 und 10 und C-Atomen 12 und 13 liegen. Außerdem beschreiben die Präfixe *cis-* und *trans-*, in welcher Konfiguration die jeweilige Doppelbindung vorliegt:
– *cis:* beide Substituenten liegen auf der gleichen Seite der Doppelbindung,
– *trans:* die Substituenten liegen auf entgegengesetzten Seiten der Doppelbindung.

6.1.2 Beispiele

Siehe **Tabelle 6.2**.

6.1.3 Eigenschaften

Fettsäuren bestehen aus einer **hydrophilen** (wasserliebenden) Carboxylgruppe und einer **hydrophoben** (wasserabweisenden) Kohlenwasserstoffkette. Je länger die Kohlenwasserstoffkette, desto besser ist die Fettsäure in hydrophoben organischen Lösungsmitteln (wie z. B. Benzol oder Ether) löslich. Langkettige Fettsäuren bilden in wässriger Lösung **Mizellen** (**Abb. 6.5**, S. 454). Je mehr Doppelbindungen eine Fettsäure als Bestandteil eines Fettes enthält, umso niedriger liegt der Schmelzpunkt (umso „flüssiger" ist das Fett). Die ungesättigten Fettsäuren in Membranlipiden liegen in der Regel als cis-Isomere vor.

Tabelle 6.1 Einteilung der Lipide

Lipidklasse	Bausteine	Beispiele
Acylglycerine		
Triacylglycerine	Glycerin, Fettsäuren	Speicherfett
Glycerophospholipide *)	Glycerin, Fettsäuren, Phosphorsäure, + organische Verbindung	Lecithin, Kephalin, Cardiolipin
Sphingolipide		
Sphingophospholipide*)	Sphingosin, Fettsäure, Phosphorsäure	Sphingomyelin
Glycolipide	Sphingosin, Fettsäure, Kohlenhydrat	Cerebroside, Ganglioside
Isoprenderivate		
Terpene	mehrere Isopreneinheiten	Vitamine E, K, A
Steroide	Sterangerüst aus Isopreneinheiten	Cholesterin, Vitamin D

*Glycerophospholipide und Sphingophospholipide werden aufgrund ihrer Phosphatgruppe auch als Phospholipide zusammengefasst.

Tabelle 6.2 Wichtige Fettsäuren

Name	Anzahl C-Atome	Anzahl Doppel-bindungen	Bemerkungen
Buttersäure	4	–	kürzeste FS in Lipiden
Palmitinsäure	16	–	häufige FS
Stearinsäure	18	–	häufige FS
Ölsäure (18:1 Δ9)	18	1	nicht essenziell
Linolsäure (18:2 Δ9,12, Ω-6-Fettsäure)	18	2	essenziell
Linolensäure (18:3 Δ9,12,15, Ω-3-Fettsäure)	18	3	essenziell
Arachidonsäure (20:4 Δ5,8,11,14)	20	4	aus Linol- oder Linolensäure synthetisiert, ist Vorstufe der Eicosanoide, S. 779

6.1.4 Reaktionen

Fettsäuren können mit ihrer Carboxylgruppe und ihrer Kohlenwasserstoffkette Reaktionen eingehen.

Reaktionen der Carboxylgruppe. Die Carboxylgruppe der Fettsäuren kann zu Estern, Amiden, Aldehyden, Alkoholen und Säureanhydriden reagieren. Die wichtigste Reaktion in der Biochemie ist die Esterbildung (**Abb. 6.2**).

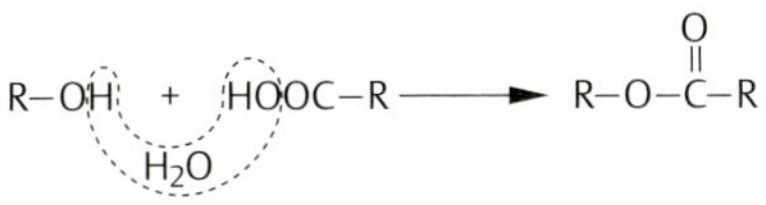

Abb. 6.2 Bildung einer Esterbindung.

Reaktionen der Kohlenwasserstoffkette. Die Doppelbindungen der ungesättigten Fettsäuren können durch Luftsauerstoff oxidiert werden. Dabei entstehen freie Radikale, die Proteine und auch die DNA angreifen und zerstören können.

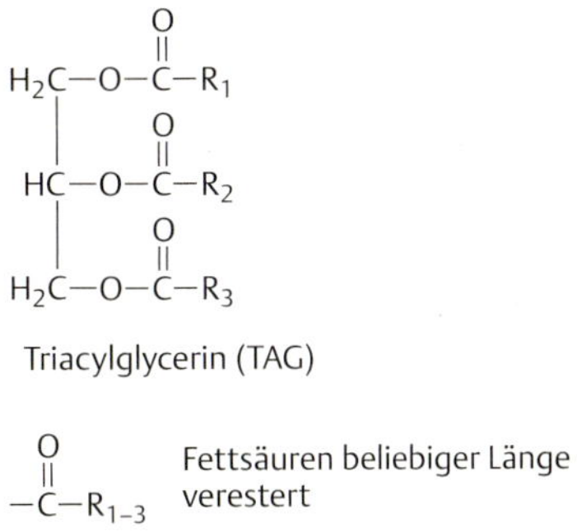

6.2 Acylglycerine

6.2.1 Klassifizierung, Struktur

Acylglycerine sind Derivate des Glycerins. Sie lassen sich einteilen in **einfache Acylglycerine** und **komplexe Acylglycerine**.

Einfache Acylglycerine (Triacylglycerin)

Triacylglycerin. Einfache Acylglycerine entstehen aus Glycerin (Glycerol, Propan-1,2,3-triol), das an allen drei Alkoholgruppen mit je einer Fettsäure verestert ist. Sie werden deshalb auch als Triacylglycerine bezeichnet (**Abb. 6.3**), besser bekannt als **Neutralfett** oder **Fett**. Je nach Art der Fettsäuren unterscheidet sich die Konsistenz der Fette: Die Festigkeit wird durch lange gesättigte Fettsäuren erhöht. Ungesättigte Fettsäuren erhöhen die Fluidität, somit wird aus festem Fett ein flüssiges (Öl).
Triacylglycerin dient im Körper als Energiespeicher, es kann wasserfrei und damit platzsparend gelagert werden.

Triacylglycerin (TAG)

Fettsäuren beliebiger Länge verestert

Abb. 6.3 Triacylglycerin.

Außerdem kommt es auch als sog. **Baufett** vor, das längere Fettsäuren mit einer höheren Festigkeit enthält. Baufett stützt z.B. das Nierenlager.

> **Merke**
>
> (Flüssiges) **Öl**: Triacylglycerin mit mehrfach ungesättigten Fettsäuren.
>
> (Festes) **Fett**: Triacylglycerin mit gesättigten Fettsäuren.

Komplexe Acylglycerine (Glycerophospholipide)

Glycerophospholipide (**Abb. 6.4**) bestehen grundsätzlich aus dem Grundbaustein Glycerin plus Phosphorsäure und einer organischen Verbindung. An C1 und C2 des Glycerinmoleküls wird jeweils eine Fettsäure verestert und an C3 eine Phosphorsäure. Diese Grundstruktur bezeichnet man als **Glycerophosphatid** oder **Phosphatidsäure**. An der Phosphorsäure wird außerdem die organische Verbindung über eine OH-Gruppe verestert. So entsteht eine Phosphorsäure*die*esterbindung. Die Einteilung in die verschiedenen Glycerophospholipide erfolgt anhand der enthaltenen organischen Verbindung.

Lecithin. Lecithin (= Phosphatidylcholin, **Abb. 6.4a**) ist Bestandteil von Zellmembranen (S. 2). Es enthält Cholin als organische Verbindung am Glycerophosphatid.

Kephalin. Sind am Glycerophosphatid Serin bzw. Ethanolamin gebunden, entstehen **Kephaline** (= Phosphatidylserin bzw. -ethanolamin, **Abb. 6.4b**). Sie sind ebenfalls Bestandteile von Phospholipidmembranen.

Phosphatidylinositol. Dieses Glycerophospholipid enthält Inosit am Glycerophosphatid (**Abb. 6.4c**). Aus ihm entsteht der Second Messenger **IP$_3$** (Inositoltriphosphat).

Cardiolipin. Im Cardiolipin sind zwei Glycerophosphatide über Glycerin miteinander verbunden (**Abb. 6.4d**). Cardiolipin ist ein Bestandteil der Mitochondrienmembran.

> **Merke**
>
> **Kephaline** und **Lecithine** sind Bestandteil der **Phospholipidmembran**.

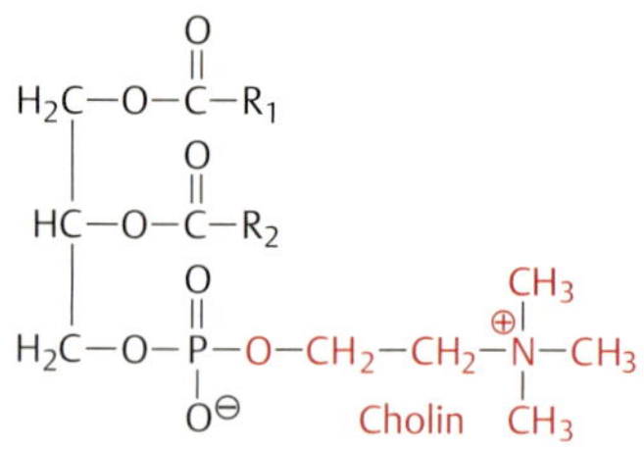

a   Lecithin = Phosphatidylcholin

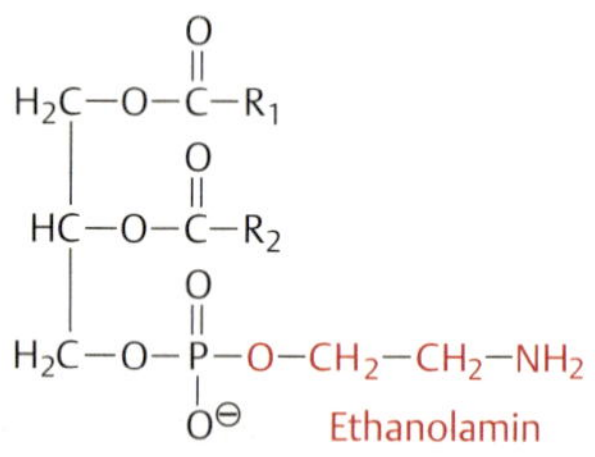

b   Ethanolaminkephalin = Phosphatidylethanolamin

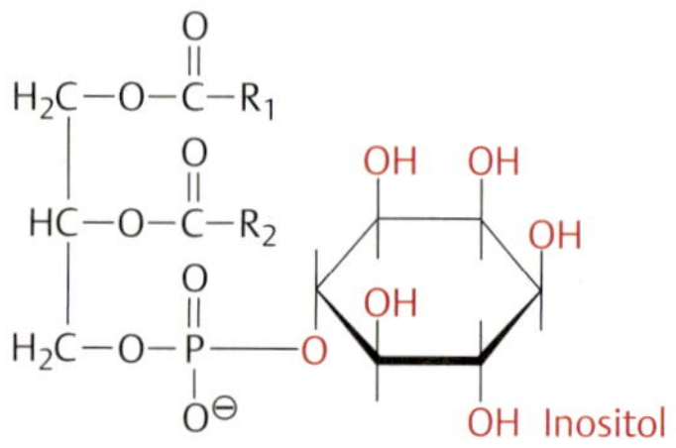

c   Phosphatidylinositol

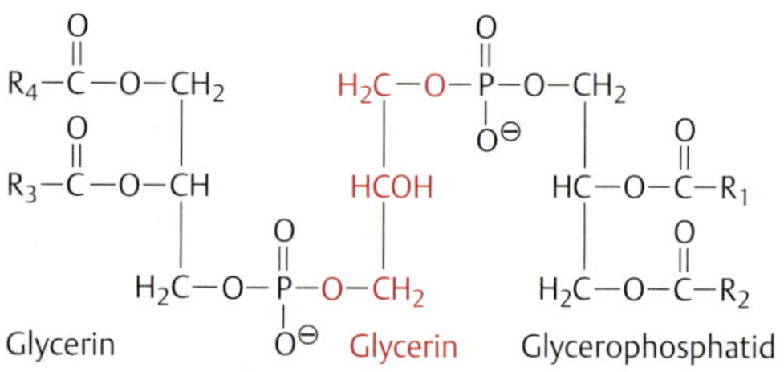

d   Cardiolipin

Abb. 6.4 Glycerophospholipide. (a) Lecithin, **(b)** Kephalin (Phosphatidylethanol-amin), **(c)** Phospatidylinositol, **(d)** Cardiolipin.

6.2.2 Eigenschaften

Die komplexen Lipide, besonders die **Phospholipide**, sind aufgrund ihres **amphiphilen Charakters** in der Lage, sich im Wasser zu strukturieren. An **Grenzflächen** zwischen Wasser und Luft bzw. Öl liegen die hydrophilen Anteile im Wasser und die lipophilen Anteile orientieren sich zur Luft bzw. zum Öl (**Abb. 6.5**).

Zum Beispiel besteht Lungensurfactant zu einem großen Teil aus Phospholipiden. Es wird von den Pneumozyten Typ II gebildet und setzt die Oberflächenspannung der Alveolen herab. So kommt es zur Entfaltung der Lunge.

Das bekannteste und gleichzeitig wichtigste Modell einer Phospholipidanordnung stellt die **Zellmembran** dar. Sie besteht häufig vorwiegend aus Phospholipiden, enthält aber auch Cholesterin, Glycolipide und Proteine.

Die Zellmembran bildet eine Begrenzung zwischen zwei wässrigen Medien, und die Phospholipide bilden hierbei eine **Doppelschicht**: Die hydrophilen Anteile zeigen nach außen, während die lipophilen Anteile einander zugewandt sind.

Phospholipide können in wässrigen Medien zwei weitere Strukturen ausbilden:

– **Mizellen:** Sie spielen eine wichtige Rolle bei der **Verdauung** von lipophilen Substanzen. Die lipophilen Anteile

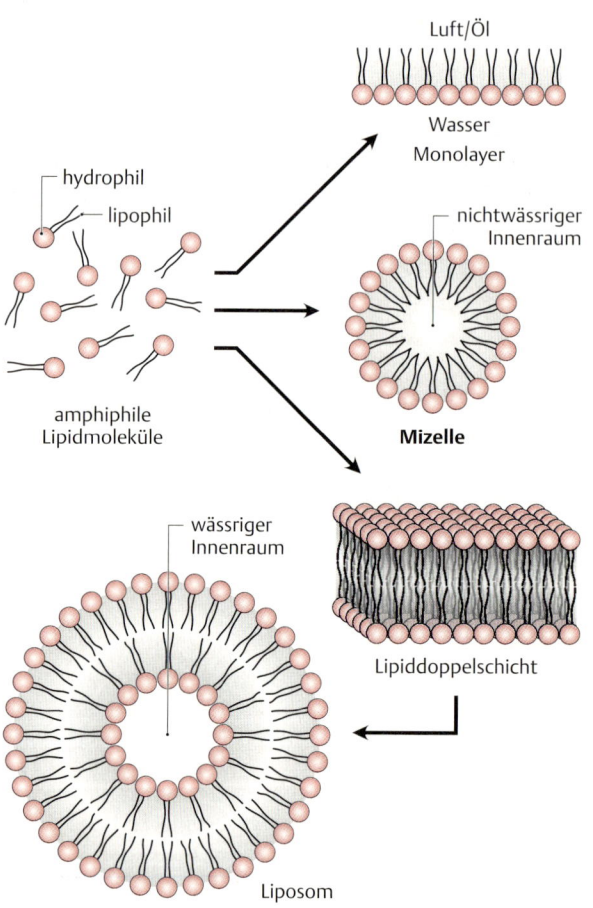

Abb. 6.5 Strukturierung von Phosphoglycerinmolekülen an Grenzflächen.

der Phospholipide umschließen diese Substanzen und die hydrophilen Anteile bilden die äußere Hülle.

– **Liposomen:** Lipiddoppelschichten können auch Liposomen ausbilden, die eine wässrige Phase umschließen und so z. B. als Träger für hydrophile Medikamente verwendet werden können.

Merke

Amphiphile Substanzen lagern sich gut an **Grenzflächen** an und bilden in wässriger Lösung **Mizellen** aus.

6.3 Sphingolipide

6.3.1 Klassifizierung, Struktur

Sphingolipide bestehen aus dem Grundbaustein Sphingosin plus einer organischen Verbindung. Sphingosin liegt als Grundbaustein der Lipide immer als **Ceramid** vor, d. h. es ist über eine Amidbindung mit einer Fettsäure verbunden (**Abb. 6.6**). Zu den Sphingolipiden gehören das Sphingophospholipid **Sphingomyelin** und die **Glycolipide**.

Sphingomyelin. Sphingomyelin ist ein Phospholipid. Als organische Verbindung enthält es Cholin, das über einen Phosphatrest an das Ceramid gebunden ist (**Abb. 6.6**).

Merke

Das Phospholipid Sphingomyelin ist Bestandteil der **Myelinscheiden** im ZNS.

Glycolipide. Glycolipide (**Abb. 6.7**) enthalten als Grundbaustein ebenfalls Ceramid (Sphingosin + Fettsäure). Die Glycolipide entstehen durch die Verbindung des Ceramids

mit einem **Kohlenhydrat**. Sie enthalten keine Phosphatgruppe! Beispiele sind:

– **Cerebrosid** = Ceramid + Monosaccharid (meist Galactose, **Abb. 6.7a**).
– **Sulfatid** = Ceramid + Sulfogalactose.
– **Gangliosid** = Ceramid + komplexer Kohlenhydratanteil (**Abb. 6.7b**).

6.3.2 Eigenschaften

Bei den Glycolipiden fungiert der hydrophobe Ceramid-„Anker" als Befestigung in der Plasmamembran. Der hydrophile Kohlenhydratanteil sitzt auf der *extra*zellulären

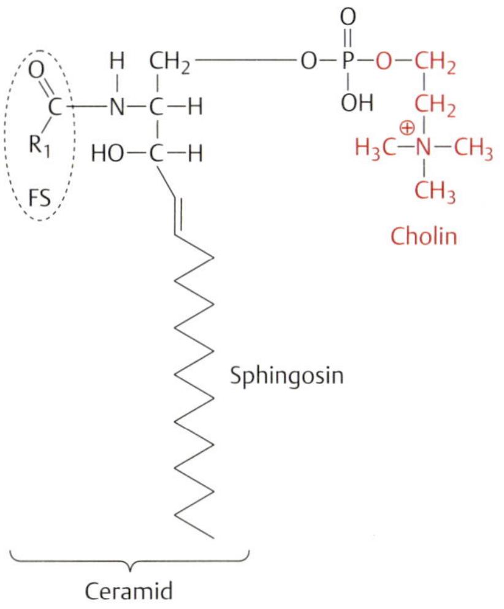

Abb. 6.6 Sphingomyelin besteht aus Ceramid + Phosphorsäure + Cholin.

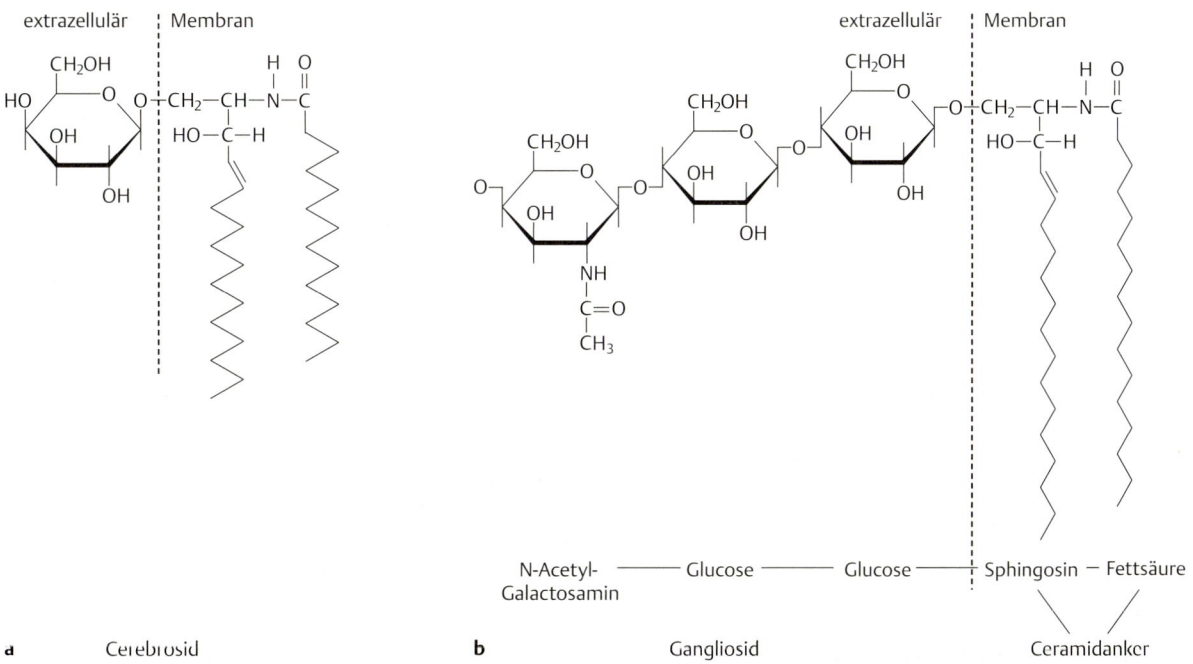

Abb. 6.7 Glycolipide. (a) (Galacto-)Cerebrosid, **(b)** Gangliosid.

Seite der Membran und dient der Zellerkennung. Ebenfalls Sphingoglycolipide mit Ceramidanker sind die Blutgruppenantigene (S. 569). Glycolipide kommen sonst vor allem im ZNS vor.

Sphingolipidosen sind erblich bedingte Lipidspeicherkrankheiten. Durch einen Mangel an Hydroxylasen werden die Sphingolipide nicht vollständig abgebaut und werden im Nervensystem, in der Leber und in der Milz gespeichert. Schwere geistige und/oder körperliche Behinderungen sind die Folge.

6.4 Steroide

6.4.1 Klassifizierung, Struktur

Steroide sind aus Isopreneinheiten aufgebaut. Beispiele für diese Gruppe sind u.a. verschiedene Vitamine und Hormone.

Terpene. Die Terpene entstehen durch Polymerisation mehrerer Isopreneinheiten (**Abb. 6.8**). Wichtige Vertreter dieser Gruppe sind die fettlöslichen Vitamine (S. 457) Tocopherol (Vitamin E), Phyllochinon (Vitamin K) und Retinol (Vitamin A). Andere wichtige Polyisoprene sind Dolichol, das bei der Glycosylierung von Proteinen eine Rolle spielt, und Ubichinon, das als Elektronenüberträger in der Atmungskette fungiert.

Steroide. Steroide sind ebenfalls Derivate des Isoprens und leicht am Sterangerüst zu erkennen: drei Cyclohexanringe und ein Cyclopentanring. Diese Grundstruktur ist lipophil.

Die wichtigste Struktur mit Sterangrundgerüst ist das **Cholesterin** (**Abb. 6.9**). Cholesterin ist wichtiger Bestandteil der Plasmamembran (S. 2) und dient der Synthese weiterer wichtiger Stoffe: Vitamin D, die Steroidhormone sowie die Gallensäuren sind aus Cholesterin aufgebaut.

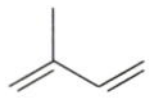

Isopren

Abb. 6.8 **Isopren,** die Grundeinheit der Isoprenoide und Steroide.

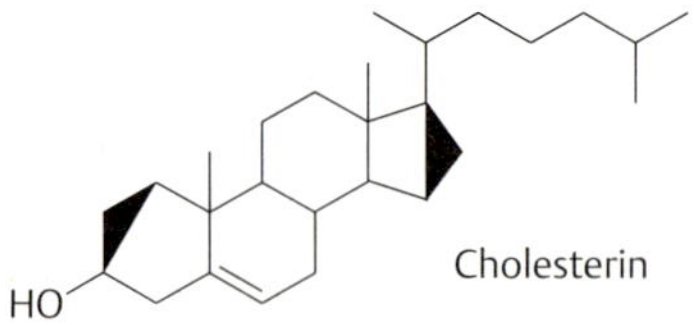

HO Cholesterin

Abb. 6.9 **Cholesterin** (das Sterangerüst ist farbig markiert).

7 Nucleotide, Nucleinsäuren, Chromatin

➡ Siehe Biologie Kapitel 2 ab S. 27.

8 Vitamine, Vitaminderivate, Coenzyme

8.1 Allgemeines

8.1.1 Definition und Klassifikation

Vitamine sind essenzielle Nahrungsbestandteile, die für die Aufrechterhaltung von Stoffwechselprozessen benötigt werden. Meist sind sie Vorstufen von **Coenzymen**. Vitamin D z. B. ist die Vorstufe des **Signalstoffes** Calcitriol.
Es gibt 13 Vitamine, vier davon sind lipophil, die restlichen neun sind hydrophil (**Abb. 8.1**).

8.1.2 Herkunft, Stabilität und Vorkommen der Vitamine

Vitamine können von Pflanzen und Mikroorganismen produziert werden. Höher organisierte Lebensformen wie der Mensch sind nicht in der Lage, diese selbst zu synthetisieren. Wir Menschen sind aus diesem Grund darauf angewiesen, die unterschiedlichen Vitamine mit der Nahrung zu uns zu nehmen. Die Nahrungsmittel, die Hauptquellen für die einzelnen Vitamine sind, werden bei den einzelnen Vitaminen (s. u.) aufgeführt.
Durch Einwirkung von Hitze oder durch Veränderung des pH-Wertes in den sauren oder alkalischen Bereich können die Vitamine strukturell geschädigt und damit in ihrer Funktion beeinträchtigt werden.

8.1.3 Beispiele

Vitamin A – Retinol

Struktur und Vorkommen. Retinol (**Abb. 8.2**) besteht aus vier Isopreneinheiten (Abb. 21.4, S. 586). Als solches kann es mit der Nahrung zugeführt werden. Es kann jedoch auch

in Form des Provitamins **β-Carotin** aufgenommen werden. In diesem Fall wird das β-Carotinmolekül durch das Enzym Dioxygenase in zwei Moleküle Retinal (Vitamin-A-Aldehyd) gespalten. Das Retinal kann in Retinol oder Retinsäure (Vitamin-A-Säure) umgewandelt werden.
Vorkommen: Fisch, Provitamin in vielen Pflanzen (β-Carotin).

Aufnahme und Speicherung. Das Provitamin A β-Carotin wird in die Enterozyten des Dünndarms aufgenommen und in 2 Moleküle Retinal gespalten. Das Retinal wird in Chylomikronen verpackt und zur Leber transportiert. Dort wird es nach Umwandlung in Retinol mit Palmitat verestert und als **Retinylpalmitat** in den Ito-Zellen der Leber gespeichert. Wird Vitamin A benötigt, so kann es durch eine Esterase freigesetzt und mithilfe von **Retinolbindungsproteinen** zu den Geweben transportiert werden.

Merke

Vitamin A wird als **Retinylpalmitat** in der Leber gespeichert.

Funktion. Die drei verschiedenen Formen des A-Vitamins haben verschiedene Funktionen:

Retinal: Sehvorgang. Retinal hat eine sehr wichtige Funktion beim Sehvorgang (Physiologie, S. 846).

Retinsäure: Beeinflussung der Genexpression. Die vom Retinal abgeleitete Retinsäure (Retinoat) fungiert als hormonähnlicher Signalstoff. Als solcher ist sie in der Lage, die Expression von Genen zu beeinflussen, die insbesondere für **Wachstums-, Differenzierungs-** und **Entwicklungsvorgänge** verantwortlich sind.

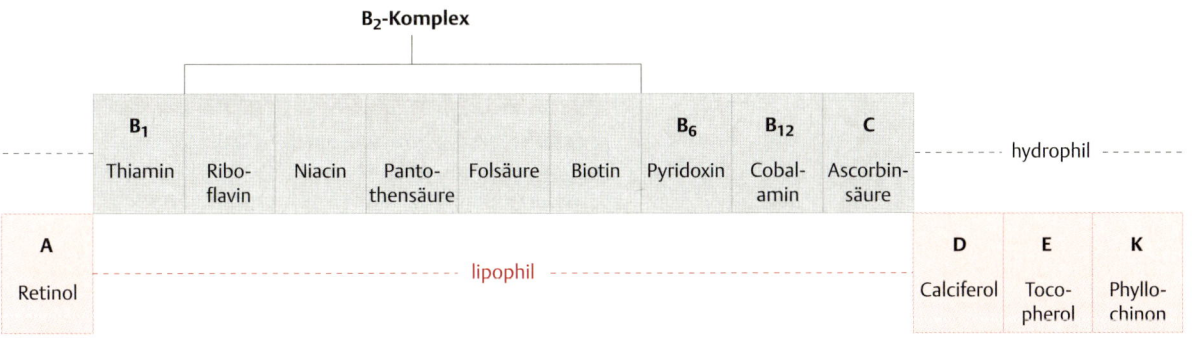

Abb. 8.1 Überblick über die 4 lipophilen und 9 hydrophilen Vitamine.

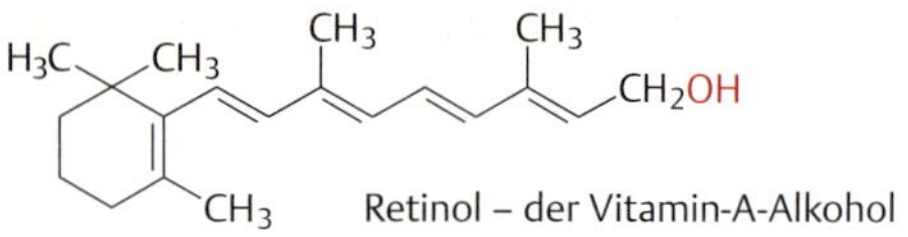

Abb. 8.2 Struktur von Retinol.

Retinol: Schutz von Epithelien.

Klinik

Hypovitaminose A. Schwerer Vitamin-A-Mangel kommt in Ländern des fernen Ostens vor. Er ist zunächst gekennzeichnet durch Nachtblindheit **(Hemeralopie).** Langfristig führt der Vitamin-A-Mangel zur Verhornung der Cornea **(Xerophthalmie)**. Dies ist auch heute noch der häufigste Grund für die Erblindung von vor allem Kleinkindern in unterentwickelten Ländern (100 000–500 000 Neuerkrankungen pro Jahr).

Vitamin D_3 – Cholecalciferol

Vitamin D wirkt im menschlichen Körper als Hormon. Seine Eigenschaften und Wirkungen, die es als solches entfaltet, sind ausführlich im Kapitel Hormone (S. 771) beschrieben.

Struktur und Vorkommen. Die Calciferole gehören zu den Steroiden (**Abb. 8.3**). Vitamin D_3 entsteht aus Cholesterin durch eine fotochemische Spaltung des B-Ringes im Sterangerüst.
Vorkommen: Lebertran, Eier, Leber, Milch, Synthese aus Cholesterin.

Funktion. Hormone, S. 771 .

Klinik

Vitamin-D-Mangel. Im Kindesalter kann ein Vitamin-D-Mangel zum Krankheitsbild **Rachitis** führen. Durch die gestörte Mineralisation des wachsenden Knochens entstehen Skelettveränderungen wie Verkrümmungen der langen Röhrenknochen (z. B. O-Beine) und rachitischer Rosenkranz.

Bei Erwachsenen kann sich das Krankheitsbild **Osteomalazie** (Knochenerweichung) entwickeln, das durch Knochenschmerzen und Muskelschwäche gekennzeichnet ist.

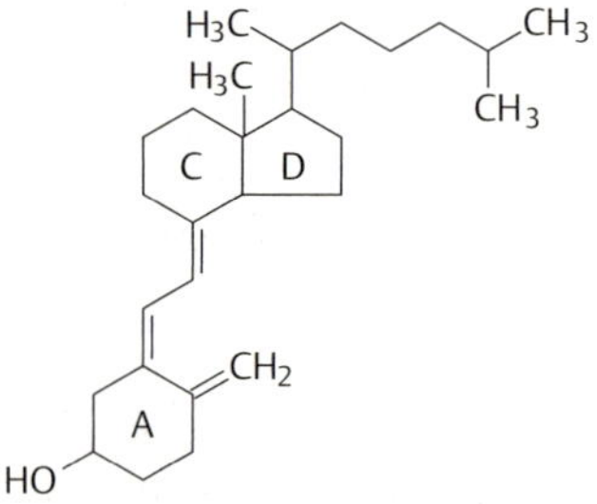

Cholecalciferol

Abb. 8.3 Struktur von Cholecalciferol.

Vitamin E – Tocopherol

Struktur und Vorkommen. Allen Tocopherolen ist der **Chroman-Ring** (Benzodihydropyran) gemeinsam (**Abb. 8.4**). Sie unterscheiden sich lediglich in ihrer Isoprenseitenkette.
Vorkommen: Getreidekeime, Pflanzenöle.

Funktion. α-Tocopherol ist Bestandteil aller biologischen Membranen. Es ist ein **wirksames Antioxidans** und schützt ungesättigte Fettsäuren in Zell- und Mitochondrienmembranen vor einer Oxidation durch organische **Peroxylradikale**.

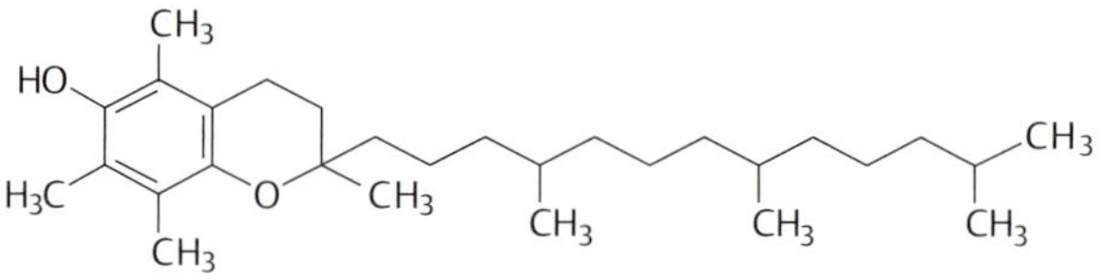

Abb. 8.4 Struktur von Vitamin E.

Vitamin K – Phyllochinon

Struktur und Vorkommen. Die Vitamine K_1 und K_2 leiten sich von **Menadion** (2-Methyl-1,4-naphtochinon) ab (**Abb. 8.5**). Der Doppelring ist allen Derivaten des Menadions gemeinsam, sie unterscheiden sich lediglich in der Seitenkette am C3-Atom des Naphtochinons, die aus Isopreneinheiten besteht.
Vorkommen: Synthese durch Darmbakterien, Gemüse, tierische Gewebe.

Funktion. Vitamin K ist Cofaktor bei der **γ-Carboxylierung** bestimmter Proteine. Zu diesen zählen besonders die **Gerinnungsfaktoren X, IX, VII und II, Protein C** und **Protein S.** Ohne die Carboxylierung sind diese Gerinnungsfaktoren inaktiv.

Merke

Die Vitamin-K-abhängigen Gerinnungsfaktoren merken Sie sich am einfachsten als Jahreszahl: 1972 = Zehn, neun, sieben, zwei.

Der Mechanismus der γ-Carboxylierung läuft in einem Kreislauf ab (**Abb. 8.6**). Zunächst wird Vitamin K mithilfe von NADPH + H^+ und der Chinonreduktase in reduziertes Vitamin K (Vitamin-K-Hydrochinon) umgewandelt. Das Hydrochinon reagiert mit Sauerstoff vorübergehend zum Vitamin-K-Alkoxid, aus dem das Vitamin-K-Epoxid entsteht. Dieses kann durch die Epoxidreduktase in Vitamin K zurückverwandelt werden. Damit ist der Kreislauf geschlossen.

Klinik

Infarkt- und Thromboseprophylaxe. Um die Blutgerinnungszeit zur **Infarkt-** und **Thromboseprophylaxe** zu verlängern, gibt es die Möglichkeit, den Kreislauf Vitamin-K-abhängiger Carboxylierungen durch **Vitamin-K-Antagonisten** (Cumarinderivate) zu unterbrechen. Ein solcher Antagonist ist **Phenprocoumon** (Marcumar), der die Epoxidreduktase und die Chinonreduktase reversibel hemmt.

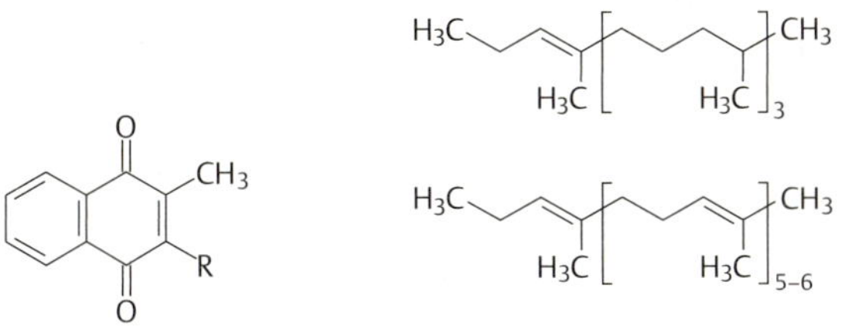

Grundbaustein von Vit. K   Seitenkette R

Abb. 8.5   Struktur von Vitamin K.

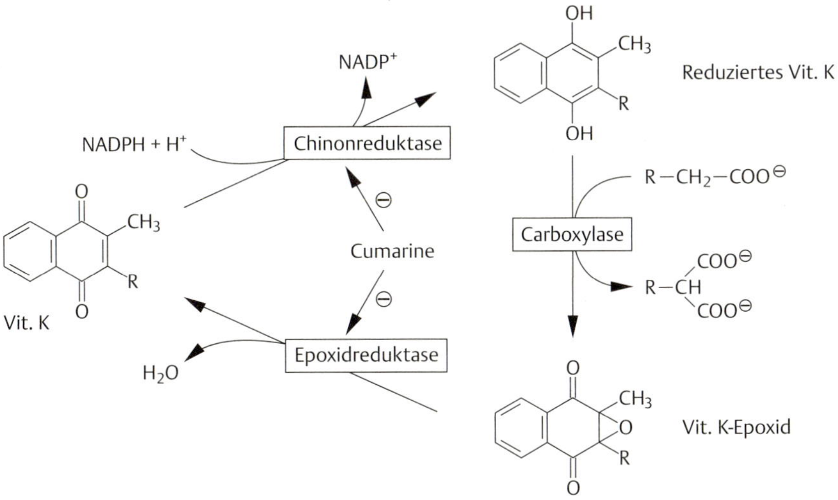

Vitamin K_1 – Phytomenadion

Vitamin K_2 – Menachinon

Vitamin K_3 – Menadion

H

Abb. 8.6   Funktion von Vitamin K bei der γ-Carboxylierung der Gerinnungsfaktoren; Cumarin-Derivate hemmen sowohl die Epoxidreduktase als auch die Chinonreduktase.

Reduziertes Vit. K

Chinonreduktase

Carboxylase

Epoxidreduktase

Cumarine

Vit. K

Vit. K-Epoxid

Dadurch ist der Kreislauf unterbrochen und es resultiert eine Verlängerung der Gerinnungszeit, die klinisch mit dem Quick-Test (Thromboplastinzeit) ermittelt wird.

Vitamin B_1 – Thiamin

Struktur und Vorkommen. Thiamin ist aus einem **Pyrimidinring** und einem **Thiazolring** aufgebaut, die über eine Methylenbrücke miteinander verbunden sind (**Abb. 8.7**). *Vorkommen:* Nüsse, Keime, Schweinefleisch.

Funktion. Thiamin muss zunächst durch eine Thiaminkinase ATP-abhängig in **Thiaminpyrophosphat** (TPP) umgewandelt werden.
In der aktiven Form ist TPP an der **Decarboxylierung von α-Ketosäuren** beteiligt. Es unterstützt dabei folgende Enzyme:

– die **Pyruvatdehydrogenase (PDH)**, die Pyruvat in Acetyl-CoA umwandelt (S. 506), und

– die **α-Ketoglutarat-Dehydrogenase**, die α-Ketoglutarat in Succinyl-CoA umwandelt (S. 507).
Neben TPP sind die vier Coenzyme Liponamid, CoA, FAD und NAD^+ an diesen Reaktionen beteiligt.
Außerdem ist Thiaminpyrophosphat Coenzym der **Transketolase** des Pentosephosphatwegs (S. 491).

> **Merke**
> Vitamin B_1 ist Coenzym der **PDH**, der **α-Ketoglutarat-Dehydrogenase** und der **Transketolase**.

> **Klinik**
>
> **Beriberi.** In Ländern, in denen viel polierter Reis (enthält die thiaminreiche Schale nicht mehr) gegessen wird, tritt eine besondere Thiaminmangelerkrankung auf, die **Beriberi-Krankheit**. Bei einem Thiaminmangel sind sowohl die PDH als auch die α-Ketoglutarat-Dehydrogenase als Enzym des Citratzyklus in ihrer Funktion eingeschränkt. Symptome der Beriberi-Krankheit sind Polyneuropathien, Skelettmuskelschwund, Herzfunktionsstörungen und Ödeme.

Vitamin B_2 – Riboflavin

Struktur und Vorkommen. Das Riboflavin ist aus einem **trizyklischen Isoalloxazinringsystem** aufgebaut, das am N^{10}-Atom einen Ribitolrest (nicht Ribose!) enthält (**Abb. 8.8a**).
Vorkommen: Aal, Hefe, Käse, Hühnerbrust, Milch.

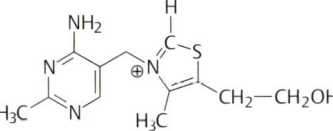

Abb. 8.7   Struktur von Vitamin B_1, Thiamin.

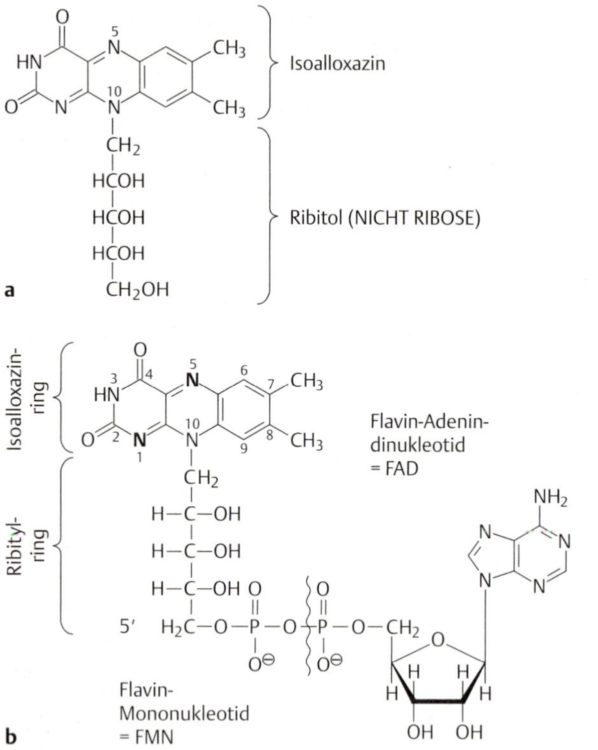

a

Isoalloxazin

Ribitol (NICHT RIBOSE)

b

Isoalloxazinring

Ribitylring

Flavin-Adenindinukleotid = FAD

Flavin-Mononukleotid = FMN

Abb. 8.8 (a) Struktur von Riboflavin; (b) Struktur von FAD und FMN.

Funktion. Riboflavin ist Bestandteil der beiden Flavoproteine **FMN** (Flavinmononucleotid) und **FAD** (Flavinadenindinucleotid, **Abb. 8.8b**).

FMN und FAD sind wichtige **Elektronenakzeptoren** und **-donatoren** in biologischen Systemen. Reaktionen, an denen sie beteiligt sind, sind unter anderem:

– Oxidative Desaminierungen (Aminosäureoxidasen, die Aminosäuren dehydrierend desaminieren, S. 498).
– Dehydrierungen (z.B. Acyl-CoA-Dehydrogenase der β-Oxidation, S. 493).
– Oxidation von Aldehyden (z.B. Xanthinoxidase beim Purinabbau, S. 530).
– Transhydrogenierungen (z.B. Pyruvatdehydrogenase, S. 506).
– FMN ist Bestandteil von Komplex I der Atmungskette (S. 509).

Niacin

Struktur. Niacin ist der Sammelbegriff für Nicotinsäure und Nicotinsäureamid (**Abb. 8.9**), die im Stoffwechsel des Menschen ineinander überführt werden können. **Besonderheit:** Nicotinsäureamid kann aus der Aminosäure

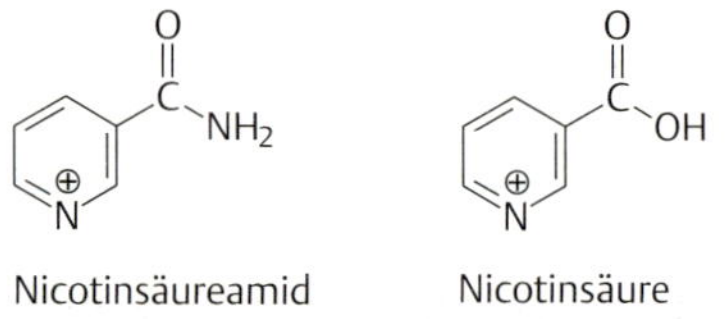

Nicotinsäureamid

Nicotinsäure

Abb. 8.9 Struktur von Niacin.

Tryptophan gebildet werden. Man bezeichnet Tryptophan deshalb auch als Provitamin für Niacin.
Vorkommen: Nüsse, Fleisch, Fisch, Synthese aus Tryptophan.

Funktion. Niacin ist Bestandteil der beiden Coenzyme **NAD⁺** und **NADP⁺** (**Abb. 8.10**). NADP⁺ entsteht aus NAD⁺ in einer ATP-abhängigen Reaktion durch Phosphorylierung des C2-Atoms der Ribose des Adenosins.

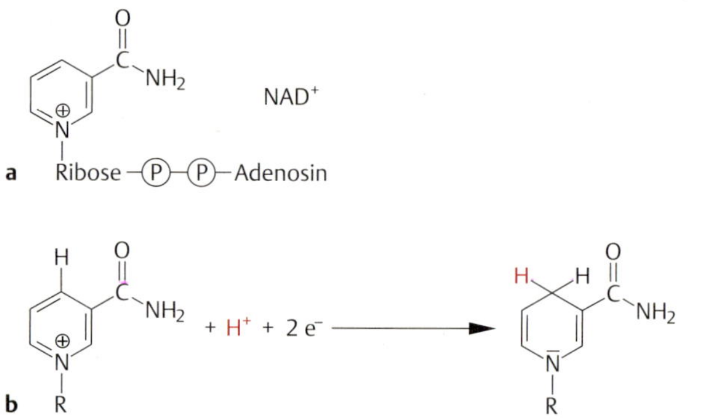

a Ribose—P—P—Adenosin $\quad$ NAD⁺

b

$+ \text{H}^+ + 2\,\text{e}^-$

Abb. 8.10 (a) Struktur von NAD⁺, (b) Reaktion von NAD⁺ zu NADH durch Aufnahme von H⁺ und 2 e⁻.

NAD⁺ und NADP⁺ sind an einer Vielzahl von Redoxreaktionen und Wasserstoffübertragungen beteiligt. Dabei ist der reaktive Teil das Ringsystem des Nicotinsäureamids. Bei der Oxidation eines Substrats nimmt der Ring ein Hydrid-Ion (Proton und zwei Elektronen) auf.

> **Klinik**
>
> Ein ausgeprägter Niacinmangel führt zum Krankheitsbild **Pellagra**. Diese Erkrankung manifestiert sich in der typischen Trias: Dermatitis, Diarrhö und Demenz.

Merke Thiaminmangel führt zu Beriberi, Niacinmangel zu Pellagra.

Vitamin B₆ – Pyridoxin

Struktur und Vorkommen. Unter den Pyridoxinen werden der Vitamin-B₆-Aldehyd (**Pyridoxal**), das Amin (**Pyridoxamin**) und der Alkohol (**Pyridoxol**) zusammengefasst (**Abb. 8.11**).
Vorkommen: Leber, Fisch, Erbsen, Walnüsse, Bierhefe.

Funktion. Aufgenommenes Vitamin B₆ wird im Gewebe durch die **Pyridoxalkinase** und ATP in das aktive **Pyridoxalphosphat (PALP)** umgewandelt.
PALP ist Coenzym u.a. von

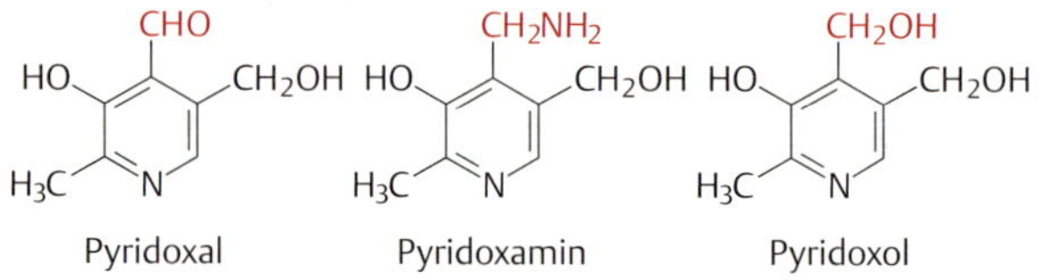

Pyridoxal $\qquad$ Pyridoxamin $\qquad$ Pyridoxol

Abb. 8.11 Struktur von Vitamin B₆, Pyridoxin.

- Decarboxylierung von Aminosäuren zu den biogenen Aminen (S. 499),
- Transaminierungen, z.B. ALT und AST (S. 498),
- der **Aminolaevulinsäuresynthase**-Reaktion bei der Hämbiosynthese (S. 567),
- der **Glycogenphosphorylase**-Reaktion beim Glycogenabbau (S. 520),
- PALP ist beteiligt bei der **Niacinbiosynthese** (S. 460),
- **Lysyloxidase**-Reaktion bei der Kollagenbiosynthese (S. 19).

Pantothensäure

Struktur und Vorkommen. Pantothensäure ist aus β-Alanin und Pantoinsäure (2,4-Dihydroxy-3,3-dimethylbutyrat) aufgebaut (**Abb. 8.12**).
Vorkommen: Eier, Fleisch, Erdnüsse.

Funktion. Die wichtigste Funktion hat Pantothensäure als **Bestandteil von Coenzym A Abb. 8.12b**). Coenzym A entsteht intrazellulär aus Pantothensäure, Cystein und ATP. Der aktive Teil des Coenzyms A ist die freie SH-Gruppe, die mit der Säuregruppe eines Substrats eine Thioesterbindung ausbilden kann. Man kürzt das CoA deshalb oft auch als CoA-SH ab. Das bekannteste Beispiel ist die Esterbindung zwischen Acetat und CoA zum Acetyl-CoA, das im Intermediärstoffwechsel eine zentrale Stellung einnimmt. Außerdem spielt CoA-SH eine wichtige Rolle bei der Aktivierung von Fettsäuren zum Acyl-CoA (S. 492). Es kommt auch im Succinyl-CoA vor, das ein Zwischenprodukt des Citratzyklus ist.

Vitamin B$_{12}$ – Cobalamin

Besonderes zum Vorkommen. Weder Pflanzen noch Tiere sind in der Lage, das komplexe Cobalamin zu bilden. Dies können nur Mikroorganismen. Aus diesem Grund ist Cobalamin **nur in tierischen Produkten** (Fisch und Fleisch) enthalten. Bei einer Ernährung, die auf alle tierischen Produkte verzichtet, kann ein Vitamin-B$_{12}$-Mangel entstehen.

Aufnahme, Transport. Die Resorption des Vitamins B$_{12}$ findet nur nach Bindung an den **Intrinsic Factor** durch rezeptorvermittelte Endozytose statt. Das ist ein Glycopro-

tein, das von den Belegzellen des Magens gebildet wird (S. 734). Intrinsic Factor und Cobalamin (Extrinsic Factor) bilden einen Komplex. Zum einen schützt dies vor dem Angriff der Pankreasenzyme im Dünndarm, zum anderen ist der Intrinsic Factor an der Resorption des Komplexes durch Endozytose beteiligt. Cobalamin wird im Gegensatz zu den anderen Vitaminen im **terminalen Ileum** resorbiert.

 Merke Nur bei Anwesenheit von **Intrinsic Factor** wird Vitamin B$_{12}$ im **terminalen Ileum** aufgenommen.

Struktur. Einige markante Strukturen im Vitamin B$_{12}$ sind (**Abb. 8.13**):
- Es besitzt ein zentrales Cobaltatom.
- Das *Cobalt*atom steht im Zentrum einer als Corrinring bezeichneten Struktur. Der Corrinring besteht aus vier Pyrrolringen **(Tetrapyrrol)**, die miteinander verbunden sind.
- Das Cobaltatom besitzt 6 Bindungsstellen. Mit vier Bindungsstellen ist das Cobaltatom mit den Stickstoffatomen des Tetrapyrrols verbunden. An der fünften Bindungsstelle befindet sich ein 5,6-Dimethylbenzimidazolribosid. An der sechsten Bindungsstelle (Rest in **Abb. 8.13**) können sich verschiedene Substituenten befinden:
  R: 5'-Desoxyadenosin → **5'-Desoxyadenosylcobalamin.**
  R: Methylrest → **Methylcobalamin.**

Funktion. Als **5'-Desoxyadenosylcobalamin** ist Vitamin B$_{12}$ an der intrazellulären **Umlagerung** von **Alkylresten** beteiligt. Ein Beispiel ist die Umwandlung von Methylmalonyl-CoA in Succinyl-CoA beim Abbau ungeradzahliger Fettsäuren.
Als **Methylcobalamin** ist Vitamin B$_{12}$ gemeinsam mit **Folat** an der **Remethylierung** von Homocystein zu Methionin beteiligt (S. 501).

 Merke Bei der Remethylierung von Homocystein zu Methionin arbeiten Vitamin B$_{12}$ und Folsäure zusammen.

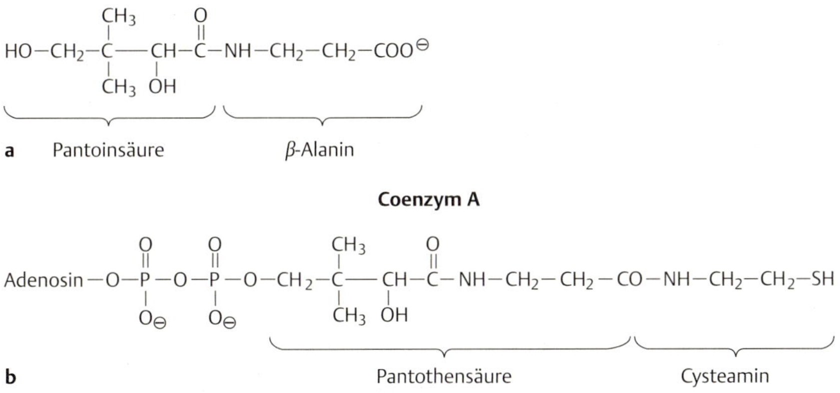

HO—CH$_2$—C(CH$_3$)(CH$_3$)—CH(OH)—C(=O)—NH—CH$_2$—CH$_2$—COO$^{\ominus}$

a Pantoinsäure | β-Alanin

Coenzym A

Adenosin—O—P(=O)(O$^{\ominus}$)—O—P(=O)(O$^{\ominus}$)—O—CH$_2$—C(CH$_3$)(CH$_3$)—CH(OH)—C(=O)—NH—CH$_2$—CH$_2$—CO—NH—CH$_2$—CH$_2$—SH

b Pantothensäure | Cysteamin

Abb. 8.12 Struktur von (a) Pantothensäure und (b) Coenzym A.

Biologie

Histologie

Anatomie

Chemie

Biochemie

Physik

Physiologie

Psych./Soz.

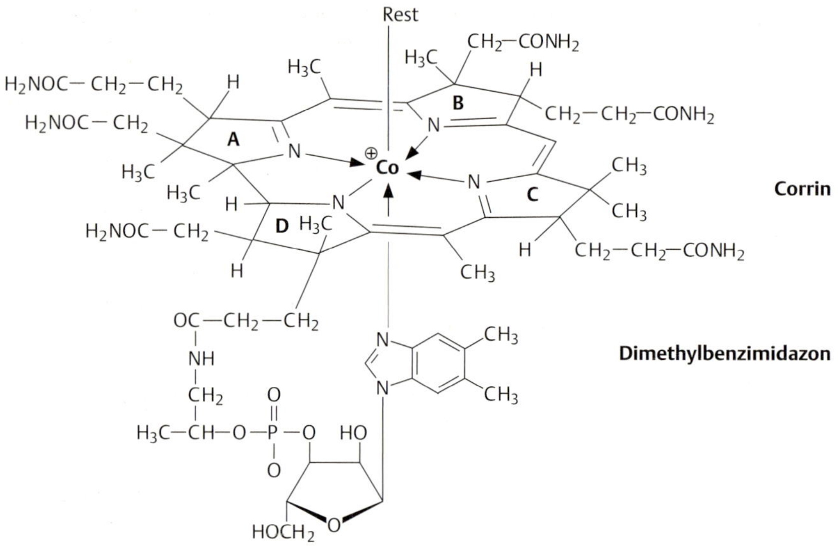

Abb. 8.13 Struktur von Vitamin B$_{12}$, Cobalamin.

Corrin

Dimethylbenzimidazon

Klinik

Perniziöse Anämie. Die Anämia perniciosa ist eine makrozytäre hyperchrome Anämie (MCV und MHC erhöht). Sie entsteht durch eine autoantikörpervermittelte Zerstörung der Parietalzellen (Belegzellen) der Magenschleimhaut. Neben einer eingeschränkten Bildung von Salzsäure (Anazidität des Magensafts) ist auch die Bildung des Intrinsic Factors vermindert. Die Resorption von Cobalamin ist dadurch reduziert.

Der Vitamin-B$_{12}$-Mangel führt zu Problemen im Stoffwechsel. Die gestörte Regenerierung von Methyltetrahydrofolsäure in Tetrahydrofolsäure führt zu einer verminderten Purin- und Thymidin- und damit DNA-Synthese. Folge ist eine ineffektive Erythropoese mit der Entstehung von Megaloblasten (vergrößerte ovale Erythroblasten). Es kommt zur Anämie.

Folsäure

Struktur und Vorkommen. Folat besteht aus drei verschiedenen Bausteinen: Ein Pteridinringsystem ist über die p-Aminobenzoesäure mit der Aminosäure Glutamat verbunden (**Abb. 8.14**).
Vorkommen: frisches, grünes Gemüse, z. T. Synthese durch Darmflora.

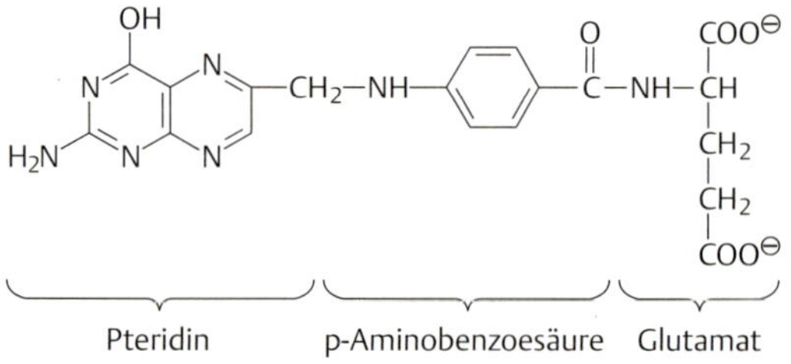

Abb. 8.14 Struktur von Folsäure.

Funktion. Der reaktive Teil der Folsäure (Folat) sind die Stickstoffatome 5 und 10. Allerdings ist das Folat noch nicht die aktive Form des Vitamins. Es muss in zwei Schritten in **Tetrahydrofolat** (TH$_4$) umgewandelt werden (**Abb. 8.15**). Diese Aktivierung geschieht in zwei Schritten durch die Folatreduktase und die Dihydrofolatreduktase, als Coenzym fungiert NADPH + H$^+$. Folat ist Coenzym bei **C$_1$-Übertragungen. Tab. 8.1** fasst zusammen, welche Gruppen von Folat übertragen werden.

Tabelle 8.1 Funktionelle Gruppen, die von Folat übertragen werden

Folat-Derivat	beteiligtes N-Atom	Reaktionen
Methyl-FH$_4$	N^5	Homocystein → Methionin (gemeinsam mit Cobalamin) Ethanolamin → Cholin
Formyl-FH$_4$	N^{10}	C$_2$ und C$_8$ für Purinsynthese Synthese von N-Formylmethionin-t-RNA für Proteinbiosynthese
Hydroxymethyl-FH$_4$	N^5 und N^{10}	Glycin → Serin Methylgruppen von Thymin (Pyrimidinsynthese)
Formimino-FH$_4$	N^5	Histidinstoffwechsel (Umwandlung von For-miminoglutamat in Glutamat beim Histidinabbau)

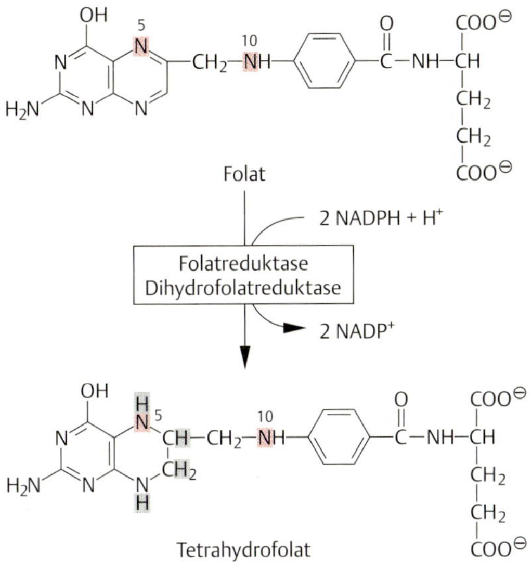

Folat

2 NADPH + H⁺

Folatreduktase
Dihydrofolatreduktase

2 NADP⁺

Tetrahydrofolat

Abb. 8.15 Umwandlung von Folat in Tetrahydrofolat.

Folsäuremangel. Folsäure ist ein wichtiges Element des **Purin-** und Pyrimidinstoffwechsels. Bei einem Mangel sind vor allem Gewebe mit hoher **Mitoserate** betroffen, wie z. B. das Knochenmark, in dem die Hämatopoese stattfindet. In diesem Fall resultiert daraus eine **megaloblastäre Anämie** (die Erythrozyten sind vergrößert).

Ferner sollte der erhöhte Bedarf an Folsäure in der **Schwangerschaft** bedacht werden, da zwischen Folsäuremangel der Mutter während der Schwangerschaft und Neuralrohrdefekten beim Kind (Dysrhaphien wie **Spina bifida** oder Cranium bifidum) ein Zusammenhang besteht.

Merke Sowohl ein Vitamin-B₁₂- als auch ein Folsäuremangel führen zu einer megaloblastären Anämie.

Biotin

Struktur und Vorkommen. Biotin ist ein Derivat des Harnstoffs (**Abb. 8.16**).
Vorkommen: Synthese durch Darmbakterien.

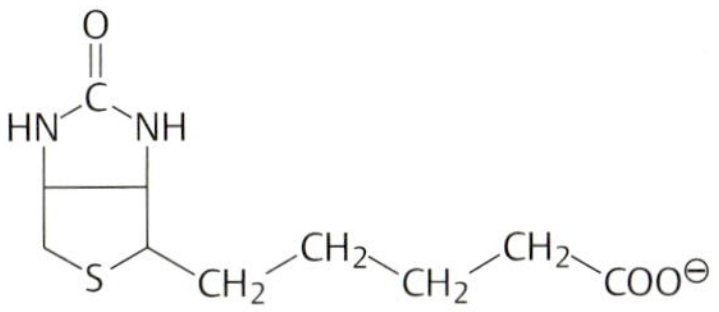

Abb. 8.16 Struktur von Biotin.

Funktion. Im Gegensatz zu den meisten anderen Coenzymen, die in löslicher Form vorliegen, ist Biotin fest mit dem Enzym verbunden. Biotin dient also als prosthetische Gruppe (S. 449). In der **aktiven Form** ist Biotin über seine Carboxylgruppe mit dem **Lysinrest** eines Enzyms ver-

Tabelle 8.2 Die biotinabhängigen Carboxylierungen

Reaktion	beteiligtes Enzym	Stoffwechselweg
Acetyl-CoA → Malonyl-CoA	Acetyl-CoA-Carboxylase (S. 523)	Fettsäuresynthese
Pyruvat → Oxalacetat	Pyruvatcarboxylase (S. 517)	Gluconeogenese
Propionyl-CoA → Methylmalonyl-CoA	Propionyl-CoA-Carboxylase (S. 493)	Fettsäureabbau

bunden. Es ist Coenzym von **Carboxylierungen**, die nicht Vitamin-K-abhängig sind (**Tab. 8.2**).

Merke Biotin-(Vitamin-H-)abhängige Reaktionen sind **Carboxylierungen**.

Biotinmangel. Bei massivem Verzehr von rohem Eiweiß, das das Biotinbindende Glycoprotein **Avidin** enthält, können schuppige Hautveränderungen, Depressionen, Muskelschmerzen und Hyperästhesien beobachtet werden.

Vitamin C – L-Ascorbinsäure

Vorkommen. Vitamin C ist weit verbreitet. Einen hohen Vitamin-C-Gehalt haben gelbes Obst und Gemüse. Beachte: Der Mensch und andere Primaten können Vitamin C nicht bilden, da ihnen das Enzym Gulonolactonoxidase fehlt, das Gulonolacton im letzten Syntheseschritt in Vitamin C umwandelt.

Struktur. L-Ascorbinsäure besitzt einen Lactonring mit zwei Hydroxylgruppen (**Abb. 8.17**): chemisch heißt Vitamin C 2,3-Endiol-L-Gulonsäurelacton.

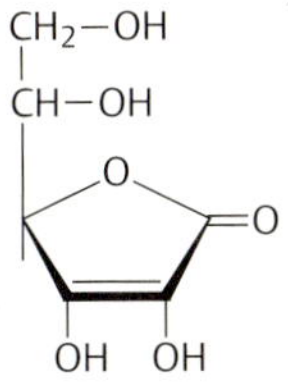

Abb. 8.17 Struktur von Vitamin C.

L-Ascorbinsäure

Funktion. An folgenden Reaktionen ist L-Ascorbinsäure beteiligt:
- **Kollagenbiosynthese**: Hydroxylierung von Lysin und Prolin.
- Hydroxylierung von Dopamin zu **Noradrenalin**.
- **Serotoninsynthese**: Die Hydroxylierung von Tryptophan zu 5-Hydroxytryptophan ist Vitamin-C-abhängig, aus 5-Hydroxytryptophan entsteht Serotonin.
- **Steroidhormonsynthese**, insbesondere der Glucocorticoide: Die höchste Konzentration von Vitamin C im Körper herrscht in der **Nebennierenrinde**.

– Neutralisation des **Tocopherylradikals**: Vitamin C hilft beim Schutz von Membranlipiden (s.o.).
– **Carnitinsynthese** aus Lysin und Methionin: die Hydroxylierung von Trimethyllysin (s.o.).
– Reduktion von **Methämoglobin** zu Hämoglobin (S. 573).
– L-Ascorbinsäure steigert die enterale **Eisenresorption**.
– **Tetrahydrofolatsynthese** (S. 462).

Klinik

Ascorbinsäuremangel. Von besonderer historischer Bedeutung ist die Seefahrerkrankheit **Skorbut**. Diese beruht auf einem Mangel an Vitamin C. Insbesondere die mangelhafte Hydroxylierung des Kollagens führt zu einer **Bindegewebsschwäche**, die sich in Petechien (kleine Einblutungen in die Haut), Zahnfleischbluten, Zahnausfall, Muskelschwäche, u. a. äußert. Bleibt der Vitamin-C-Mangel weiter bestehen, kann der Skorbut zum Tode führen.

8.2   Biochemischer Mechanismus

Vitamine agieren nach Umwandlung in ihre jeweilig aktive Form nach unterschiedlichen Mechanismen. Diese finden Sie im vorausgehenden Kapitel 8.1.3 im Absatz **Funktion** bei den jeweiligen Vitaminen.

8.3   Pathobiochemie

Klinik

Vitaminosen sind Erkrankungen, die durch eine **Unter-** oder **Überversorgung** mit Vitaminen entstehen. Bei leichter Unterversorgung spricht man von einer **Hypovitaminose**, bei komplettem Mangel von einer **Avitaminose**. Ist der Vitaminspiegel des Körpers zu hoch, spricht man von einer **Hypervitaminose**. Vor allem die fettlöslichen Vitamine können eine Hypervitaminose verursachen, da ihre Eliminierung aus dem Körper schwieriger ist als die der wasserlöslichen Vitamine, die gut renal eliminiert werden können.

Die Symptome eines Vitaminmangels sind in der Regel sehr unspezifisch. Viele Vitamine sind an Reaktionen des Intermediärstoffwechsels beteiligt, daher sind besonders Organe mit hohem Stoffwechselumsatz betroffen.

Zu bedenken ist, dass der menschliche Körper in manchen Situationen einen **erhöhten Vitaminbedarf** aufweist. Ein Beispiel ist der erhöhte Bedarf an Folsäure in der Schwangerschaft.

Einen Überblick über die unterschiedlichen Hypovitaminosen gibt **Tab. 8.3**. Erläuterungen finden sich bei dem jeweiligen Vitamin.

8.4   Spurenelemente

Die Spurenelemente sind fast alle Metallionen. Sie haben im Stoffwechsel meistens eine Funktion als Cofaktoren verschiedener Enzyme (**Tab. 8.4**)

Merke

Phosphor und **Calcium** sind *keine* Spurenelemente. Der Körper benötigt beides in wesentlich größeren Mengen (Tagesbedarf Phosphor: ca. 0,75 g, Calcium: ca. 1 g).

Tabelle 8.3   Hypovitaminosen

Vitamin	Mangelerkrankung
Retinol	Nachtblindheit (Hemeralopie), Verhornung der Kornea (Xerophthalmie)
Cholecalciferol	Rachitis, Osteomalazie
Tocopherol	unspezifisch
Phyllochinon	Blutungsstörungen
Thiamin	Beriberi
Riboflavin	unspezifisch
Niacin	Pellagra
Pyridoxin	unspezifisch
Pantothensäure	unspezifisch
Cobalamin	perniziöse Anämie, funikuläre Myelose
Folsäure	makrozytäre Anämie, Neuralrohrdefekte des Neugeborenen (z. B. Spina bifida)
Biotin	unspezifisch
Ascorbinsäure	Skorbut

Tabelle 8.4   Die Spurenelemente

Element	Tagesbedarf	Nahrungsquelle	Vorkommen/Funktion	Besonderheiten
Zink (Zn)	15 mg	Fleisch Leber Getreide	- Dehydrogenasen/Hydrolasen (Glutamat-DH, Alkohol-DH) - Carboanhydrase - alkalische Phosphatase - Zinkfinger-Proteine (Steroid-Rezeptoren und Schilddrüsenhormon-Rezeptor) - Insulinspeicher im Pankreas - Membranstabilisator	- kommt in über 300 Enzymen vor - ist im Blut an Albumin gebunden

Tabelle 8.4 Fortsetzung

Element	Tagesbe-darf	Nahrungs-quelle	Vorkommen/Funktion	Besonderheiten
Eisen (Fe)	10 mg	Fleisch Leber Getreide Gemüse Eier	- Peroxidase - Katalasen - Cytochrom c (Elektronentransport) - Hämoglobin (enthält 65 % des Eisenbestandes des Körpers, Sauerstofftransport) - Myoglobin (Sauerstoffbindung) - Aminooxidase - Xanthinoxidase	Ferritin und Hämosiderin als Eisenspeicher (20 %) in Leber, Knochemark und Milz benötigt Transferrin als Transportprotein, nur 10 % werden nach oraler Aufnahme resorbiert ca. 5 g Gesamtbestand im Körper Resorption wird durch Vitamin C gefördert und durch Phosphat gehemmt Bedarf ist bei Frauen im gebährfähigen Alter im Vergleich zu Männern erhöht
Mangan (Mn)	25 mg	ubiquitär	- Pyruvat-Carboxylase - PEP-Carboxylase - Superoxiddismutase	- Biosynthese von Proteoglycanen
Kupfer (Cu)	23 mg	Fleisch Gemüse Früchte Fisch	- Cytochrom-c-Oxidase - Tyrosinase - Lysyloxidase - Superoxiddismutase - Monoaminooxidase - Dopamin-β-Hydroxylase	- wird an Caeruloplasmin (Ferrooxidase) gebunden transportiert
Cobalt (Co)	< 0,01 mg	Fleisch	- In Vitamin B_{12} (Cobalamin) enthalten	
Selen (Se)	< 0,2 mg	Fleisch Gemüse	- Glutathionperoxidase - Thyroxin-5-dejodase (Typ I)	- liegt als Selenocystein vor
Jod (I)	0,15 mg	Meeresfisch jodiertes Salz Trinkwasser	- Bestandteil der Schilddrüsenhormone	- Bei Jodmangel kommt es zum Jodmangelstruma
Fluor (F)	< 0,004 mg	Trinkwasser Tee Milch	- Remineralisierung der Zähne - Fluorhydroxyl-Apatit im Knochen	- Schutz vor Karies - Osteoporose-Prophylaxe
Chrom (Cr)	< 0,2 mg	ubiquitär	- nicht bekannt	
Molybdän (Mo)	< 0,5 mg	Getreide Nüsse	- Xanthinoxidase	

Biologie

Histologie

Anatomie

Chemie

Biochemie

Physik

Physiologie

Psych./Soz.

9 Grundlagen der Thermodynamik und Kinetik

9.1 Grundbegriffe der Energetik und Kinetik

9.1.1 Begriffsdefinitionen

Die zum Verständnis nötigen Begriffe werden jeweils in den entsprechenden Kapiteln erklärt.

9.1.2 Gibbs' freie Energie

Ein **Kriterium** für den spontanen Ablauf von Reaktionen liefert die von Gibbs im Jahr 1878 eingeführte **Gibbs' freie Energie G**. Sie wird auch als freie Reaktionsenthalpie bezeichnet. **ΔG** gibt die Änderung der freien Energie bei einer Reaktion an. Sie ist sozusagen die Triebkraft einer Reaktion. Dabei gilt:

– **ΔG < 0:** Die Reaktion läuft spontan ab, sie ist **exergon**.
– **ΔG = 0:** Das System ist im Gleichgewicht.
– **ΔG > 0:** Die Reaktion kann nicht spontan ablaufen. Es ist eine Zufuhr von Energie notwendig, um die Reaktion anzutreiben. Die Reaktion ist **endergon**.

9.1.3 Reaktionsenthalpie

Ausgangsstoffe einer Reaktion (z. B. Glucose) und Produkte einer Reaktion (z. B. H_2O und CO_2) unterscheiden sich in ihrer **inneren Energie (Enthalpie H)**. Die Änderung der inneren Energie bezeichnet man als Enthalpieänderung (ΔH, mit der Einheit J/mol). Die Energiemenge, um die sich die Energiemenge der Ausgangsstoffe gegenüber der Energiemenge der Produkte unterscheidet, geht als **Wärme** in die Reaktionsgleichung ein. Ein negatives ΔH bedeutet, dass bei der Reaktion Wärme frei wird. Die Reaktion ist **exotherm** (die Ausgangsstoffe haben eine höhere Enthalpie als die Produkte). Bei einer Reaktion mit positivem ΔH muss Wärme zugeführt werden, damit sie abläuft. Die Reaktion ist **endotherm** (die Ausgangsstoffe haben eine niedrigere Enthalpie als die Produkte).

9.1.4 Reaktionsentropie

Die **Entropie (S)** ist ein Maß für die Unordnung eines Systems. Sie hat die Einheit J/K · mol. Ein System strebt immer den **maximalen Grad an Unordnung** an. Anders gesagt ist ein Zustand maximaler Unordnung der wahrscheinlichste aller Zustände eines Systems.

Die Zunahme der Entropie kann einen Prozess antreiben. Ein Beispiel für einen solchen Prozess ist die Lösung von KCl in Wasser. Löst man KCl in Wasser, kühlt sich die Lösung während des Lösungsvorgangs ab ($\Delta H > 0$). Das heißt, die Reaktion ist endotherm und es wird Wärme verbraucht. Trotzdem läuft die Reaktion freiwillig ab. Dies liegt daran, dass bei der Dissoziation des KCl in seine Ionen K^+ und Cl^- durch die gleichmäßige Verteilung der Io-

nen sich der Grad der Unordnung, also die Entropie, des Systems stark erhöht ($\Delta S > 0$). Dieses ΔS ist noch größer als das benötigte ΔH. Dadurch wird ΔG negativ ($\Delta G = \Delta H - T \cdot \Delta S$), die freie Energie des Systems nimmt ab und die Reaktion läuft spontan ab.

9.1.5 Gibbs-Helmholtz-Gleichung

Die freie Energie ΔG, d. h. die Energie, die eine Reaktion antreibt, setzt sich also aus der Differenz der Wärmemenge und der Differenz der Unordnung zwischen Ausgangs- und Endprodukten der Reaktion zusammen. Der mathematische Zusammenhang dieses Sachverhalts wird durch die Gibbs-Helmholtz-Gleichung ausgedrückt:

$$\Delta G = \Delta H - T\Delta S$$

ΔG = Änderung der **freien Energie**
ΔH = Änderung der **Enthalpie**
ΔS = Änderung der **Entropie**
T = Temperatur (in K)

ΔG beschreibt die Änderung der freien Energie bei **konstantem Druck** und **konstanter Temperatur** in einem geschlossenen System. Der Wert zeigt an, wieviel Arbeit eine Reaktion unter diesen Bedingungen maximal leisten kann.

Um die ΔG-Werte verschiedener Reaktionen miteinander vergleichen zu können, wurde der Begriff der **freien Standardenergie ΔG^0** eingeführt. Dieser Wert gibt die freie Energie ΔG einer Reaktion unter folgenden Bedingungen an:

– Alle Reaktionspartner liegen zu Beginn der Reaktion in einer Konzentration von 1 Mol/l vor.
– Die Reaktion findet bei Normaldruck von 101,325 kPa und Normaltemperatur von 25 °C (= 298 °K) statt.

Biochemiker verwenden gerne die **freie Standardenergie $\Delta G^{0'}$**, die der freien Standardenergie bei einem **pH-Wert = 7** entspricht, da die meisten physiologischen Reaktionen bei etwa diesem pH-Wert ablaufen.

9.1.6 Änderung von Gibbs' freier Energie bei Konzentrationsänderungen

Chemische Reaktionen führen zu einem Gleichgewicht der beteiligten Reaktionspartner. Eine Reaktion, in der die Stoffe A und B in die Stoffe C und D umgewandelt werden, wird folgendermaßen formuliert:

$$[A] + [B] \rightleftharpoons [C] + [D]$$

Nach dem Massenwirkungsgesetz lautet die **Gleichgewichtskonstante** K' dieser Reaktion:

$$K' = \frac{[C]\,[D]}{[A]\,[B]} \qquad (1)$$

K' = Gleichgewichtskonstante bei pH = 7

Je weiter das Gleichgewicht der Reaktion auf der Seite der Produkte C und D liegt, desto größer ist die Gleichgewichtskonstante K' und desto schneller läuft die Reaktion ab.

Die Änderung der freien Energie berechnet man durch:

$$\Delta G = G^{0'} + RT \cdot \ln \frac{[C][D]}{[A][B]} \qquad (2)$$

R = Gaskonstante = 8,314 J/mol · K = 8,314 · 10^{-3} kJ/mol · K
T = absolute Temperatur in Kelvin = 298 °K (= 25 °C)

Durch Kombination von Gleichung (1) und Gleichung (2) ergibt sich:

$$\Delta G = \Delta G^{0'} + RT \cdot \ln K' \qquad (3)$$

Im Gleichgewicht gilt: $\Delta G = 0$. Für $\Delta G^{0'}$ dieser Reaktion gilt dann:

$$\Delta G^{0'} = -RT \cdot \ln K' \qquad (4)$$

Wenn man den Faktor für die Umwandlung des natürlichen in den dekadischen Logarithmus berücksichtigt, kann Gleichung (3) auch ausgedrückt werden als:

$$\Delta G = -2,303 RT \cdot \log K' \quad \text{oder} \quad \Delta G^{0'} = -5,757 \cdot \log K'$$

Mit dieser Formel kann man bei bekannter Gleichgewichtskonstante die Änderung der freien Standardenergie berechnen und umgekehrt. Je größer K', desto mehr Energie wird bei der Reaktion frei (**Tab. 9.1**).

Als Beispiel sei hier die Berechnung der freien Energie ΔG der Isomerisierung von Glucose-6-phosophat zu Fructose-6-phosphat aufgeführt:

Die Gleichgewichtskonstante K' dieser Reaktion unter Standardbedingungen, wenn alle Reaktanden in einer Konzentration von 1 Mol/l vorliegen, kann experimentell bestimmt werden.

$$K' = \frac{[\text{Fructose} - 6 - \text{phosphat}]}{[\text{Glucose} - 6 - \text{phosphat}]} = 0,5$$

$\Delta G^{0'}$, die freie Energie unter Standardbedingungen, berechnet sich also nach Gleichung (4) folgendermaßen:

$$\Delta G^{0'} = -5,7 \cdot \log K' = -5,757 \text{kJ} / \text{Mol} \cdot (-0,301) = 1,7 \text{kJ} / \text{Mol}$$

Dieser Wert ist positiv. Das bedeutet, dass diese Reaktion unter Standardbedingungen nicht spontan abläuft. Unter physiologischen Bedingungen wurden im Skelettmuskel für die Reaktionspartner folgende Konzentrationen gemessen:

Tabelle 9.1   Zusammenhang zwischen Gleichgewichtskonstante K' und freier Energie ΔG ($\Delta G^{0'}$ = -RT · lnK')

K'	ΔG	Reaktion
>1	negativ	Energie wird frei (Reaktion ist exergon)
=1	= 0	System leistet keine Arbeit
<1	positiv	Reaktion läuft nicht spontan ab (ist endergon)

Glucose-6-phosphat: 3,9 mM
Fructose-6-phosphat: 1,5 mM
Die Gleichgewichtskonstante unter diesen Bedingungen beträgt also

$$K' = \frac{[\text{Fructose} - 6 - \text{phosphat}]}{[\text{Glucose} - 6 - \text{phosphat}]} = \frac{1,5}{3,9} = 0,384$$

Daraus berechnet sich ΔG nach Gleichung (3):

$$\Delta G = \Delta G^{0'} + RT \cdot \ln K'$$
$$= \Delta G^{0'} + 2,303 RT \cdot \log 0,384$$
$$= 1,7 \text{kJ} / \text{Mol} + 5,757 \text{kJ} / \text{Mol} \cdot (-0,416)$$
$$= 1,7 \text{kJ} / \text{Mol} - 2,4 \text{kJ} / \text{Mol} = -0,7 \text{kJ} / \text{Mol}$$

ΔG ist für diese Reaktion unter physiologischen Bedingungen negativ und läuft deshalb spontan ab.

Dieses Beispiel zeigt, dass durch eine Verschiebung des Konzentrationsgleichgewichts der Reaktionspartner eine endergone Reaktion in eine exergone Reaktion überführt werden kann. Die Verschiebung des Gleichgewichts wird im Skelettmuskel dadurch erreicht, dass das Reaktionsprodukt Fructose-6-phosphat sofort weiterreagiert und so aus dem Gleichgewicht abgezogen wird.

Merke

Obwohl ΔG bei vielen Reaktionen unter Standardbedingungen positiv ist, können diese Reaktionen unter physiologischen Bedingungen trotzdem ablaufen (ΔG ist negativ), wenn z. B. eine **nachgeschaltete Reaktion** das Produkt sehr schnell aus dem Reaktionsgleichgewicht entfernt.

9.1.7 Gibbs' freie Energie und EMK (elektromotorische Kraft)

Die elektromotorische Kraft EMK, auch als **Redoxpotenzial E** bezeichnet, ist ein Maß dafür, wie groß die Neigung eines Systems ist, Elektronen abzugeben oder aufzunehmen. Diese Größe spielt eine wichtige Rolle bei Redoxreaktionen, z. B. in der Atmungskette.

Das Redoxpotenzial E (unter Standardbedingungen E^0 bzw. $E^{0'}$) steht mit der freien Energie nach Gibbs über folgende Formel in Verbindung:

$$\Delta G^0 = -n \cdot F \cdot \Delta E^0$$

n = Anzahl der übertragenen Elektronen
F = Faraday-Konstante (1 F = 96494 J/V · mol)
ΔE^0 = Änderung des Redoxpotenzials unter Standardbedingungen.

9.1.8 Reaktionsgeschwindigkeit

Die freie Energie ΔG^0 einer Reaktion gibt an, ob diese Reaktion unter den gegebenen Bedingungen freiwillig abläuft oder nicht. Über die Geschwindigkeit der Reaktion, ihre **Kinetik**, gibt sie aber keine Auskunft. Die Geschwindigkeit einer Reaktion ist definiert als die Änderung der

Biologie | Histologie | Anatomie | Chemie | Biochemie | Physik | Physiologie | Psych./Soz.

Biologie | Histologie | Anatomie | Chemie | **Biochemie** | Physik | Physiologie | Psych./Soz.

Konzentration eines Ausgangs- oder Endproduktes über die Zeit.

$$v = \frac{dc}{dt}$$

> **Merke** Hat der Differenzialquotient dc/dt ein negatives Vorzeichen, bedeutet dies, dass die Konzentration der Ausgangsprodukte abnimmt.

9.1.9 Reaktionsordnung

Die Reaktionsordnung einer Reaktion gibt an, inwiefern die Reaktionsgeschwindigkeit der Reaktion von der Konzentration der Ausgangsstoffe abhängt. Sie lässt sich nur experimentell ermitteln.

Eine Reaktion erster Ordnung liegt dann vor, wenn die Reaktion nur von der Konzentration des Ausgangsproduktes A abhängig ist. Die Reaktionsgeschwindigkeit v wird durch die Differenzialgleichung

$$v = -\frac{d[A]}{dt} = k \cdot [A]$$

beschrieben, bei der das negative Vorzeichen die Abnahme der Ausgangsverbindung anzeigt. k ist die **Geschwindigkeitskonstante** der Reaktion.

Reaktion zweiter Ordnung. Wenn zwei Ausgangssubstanzen A und B miteinander zu C und D reagieren (A + B → C + D) und die Reaktionsgeschwindigkeit von der Konzentration von A und B abhängt, liegt eine Reaktion zweiter Ordnung vor. Für die Reaktionsgeschwindigkeit v gilt:

$$v = -\frac{d[A]}{dt} = -\frac{d[B]}{dt} = k \cdot [A][B]$$

Reaktion pseudoerster Ordnung. Liegt bei einer Reaktion A + B → C + D der Ausgangsstoff B im Überschuss vor, ändert sich die Konzentration von B im Vergleich zur Konzentration von A kaum. Die Konzentration von B hat also keinen Einfluss auf die Reaktionsgeschwindigkeit. Diese hängt somit nur von [A] ab. Man kann dann vereinfacht (wie bei einer Reaktion erster Ordnung) sagen:

$$v = -\frac{d[A]}{dt} = k \cdot [A]$$

Ein Beispiel dafür sind hydrolytische Spaltungen, da hier Wasser im Überschuss vorliegt.

Bei einer Reaktion nullter Ordnung hängt die Reaktionsgeschwindigkeit nicht von den Konzentrationen der Reaktanden ab. Sie tritt **bei enzymkatalysierten Reaktionen** auf. Diese Situation ist gegeben, wenn das Substrat in sehr hoher Konzentration vorliegt und die Enzyme in dem betrachteten Zeitintervall immer gesättigt sind. Für die Reaktion nullter Ordnung gilt:

$$v = -\frac{d[A]}{dt} = k$$

> **Merke** Reaktion 0. Ordnung: v = k
> Reaktion 1. Ordnung: v = k · [A]
> Reaktion 2. Ordnung: v = k · [A] · [B]

Reaktion im Gleichgewicht. Ist eine Reaktion im Gleichgewicht, reagiert genauso viel Substrat zu Produkt wie Produkt zu Substrat reagiert. Der Quotient der Geschwindigkeitskonstanten entspricht in diesem Fall der Gleichgewichtskonstanten. Es gilt:

$$A + B \overset{k_1}{\underset{k_2}{\leftrightarrow}} C + D$$

$$K = \frac{[C][D]}{[A][B]} = \frac{k_1}{k_2}$$

k_{+1}: Geschwindigkeitskonstante der Hinreaktion
k_{-1}: Geschwindigkeitskonstante der Rückreaktion

9.1.10 Der geschwindigkeitsbestimmende Schritt

Die meisten physiologischen Reaktionen laufen nicht nach dem Schema A + B → C + D ab, sondern es müssen mehrere Teilreaktionen durchlaufen werden, bis aus einem Ausgangsprodukt das gewünschte Endprodukt entstanden ist. Jede dieser Teilreaktionen läuft mit einer eigenen Reaktionsgeschwindigkeit ab. Die Gesamtreaktion kann nur so schnell ablaufen, wie die langsamste dieser Teilreaktionen. Deshalb wird diese Teilreaktion auch als **geschwindigkeitsbestimmender Schritt** der Gesamtreaktion bezeichnet (s. u.).

9.1.11 Energieprofil

Die meisten biochemischen Reaktionen laufen in wässriger Lösung (trotz negativem ΔG^0) nur sehr langsam oder überhaupt nicht ab. Die Ausgangsprodukte (Substrate) müssen zuerst in einen „energiereichen" **Übergangszustand** gebracht werden, bevor sie zu den Endprodukten reagieren können. Dieser Übergangszustand ist eine energiereiche Zwischenstufe und wird manchmal auch als aktivierter Komplex bezeichnet. Die Substrate erreichen den Übergangszustand mithilfe der **Aktivierungsenergie ΔG^*** (manchmal auch **E_a** genannt). Anschließend reagieren sie ohne weitere Energiezufuhr zu den Endprodukten. Die Aktivierungsenergie wird dabei wieder frei, d. h. ΔG der Reaktion wird nicht verändert.

Mehrstufige Reaktionen. Viele physiologische Reaktionen laufen in mehreren Teilreaktionen ab. Die verschiedenen Teilreaktionen benötigen dabei unterschiedlich hohe Aktivierungsenergien. Diejenige Teilreaktion mit der höchsten Aktivierungsenergie ist dabei die geschwindigkeitsbestimmende Reaktion für die Gesamtreaktion. In **Abb. 9.1** ist das **Energieprofil** für eine zweistufige Reaktion gezeigt.

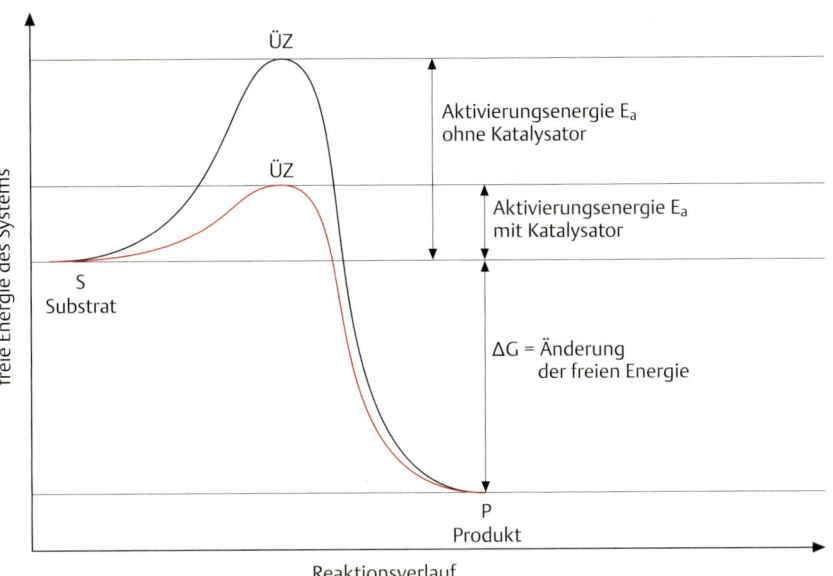

9.1.12 Parallelreaktionen

Aus einem Substrat können verschiedene Produkte entstehen, indem es mit unterschiedlichen Substanzen reagiert. Für diese Reaktionen werden unterschiedliche Aktivierungsenergien benötigt, da die Überganszustände dieser Reaktionen energetisch verschieden sind. Finden diese Reaktionen parallel statt, wird die Reaktion mit dem niedrigsten Übergangszustand begünstigt.

9.1.13 Katalyse

Die Aktivierungsenergie für eine Reaktion kann durch Wechselwirkung der Substrate mit einem **Katalysator** erheblich erniedrigt werden, da das Substrat dabei den Übergangszustand auf einem niedrigen Energieniveau einnimmt. Dadurch wird die **Reaktion beschleunigt**. Die Gleichgewichtslage einer Reaktion kann ein Katalysator dagegen nicht verändern. Der Katalysator selbst geht in der Regel unverändert aus einer Reaktion hervor. Bei biochemischen Reaktionen übernehmen Enzyme die Rolle des Katalysators (s. u.).

Merke

Ein **Katalysator** kann eine Reaktion **beschleunigen**, nicht aber ihr chemisches Gleichgewicht verschieben.

Biologie

Histologie

Anatomie

Chemie

Biochemie

Physik

Physiologie

Psych./Soz.

10.1 Energetik und Kinetik biochemischer Reaktionen

In Kapitel 9 haben Sie die Grundlagen der Thermodynamik kennen gelernt. In diesem Kapitel lernen Sie mehr über eine spezielle Form der Katalyse, nämlich der „Biokatalyse".

Hierbei gelten die gleichen thermodynamischen Gesetzmäßigkeiten, die auch für konventionelle chemische Reaktionen Anwendung finden. Der einzige Unterschied liegt in der „Art" des Katalysators.

> **Merke**
> **Biokatalysatoren** sind **Enzyme**, die an den meisten chemischen Reaktionen des Stoffwechsels beteiligt sind. Die Stoffe, die von einem Enzym umgesetzt werden, heißen **Substrate**.

Bei fast allen Enzymen handelt es sich chemisch gesehen um **Proteine**. Allerdings können auch einige **Nucleinsäuren** katalytische Eigenschaften besitzen (S. 474).

10.1.1 Reversible Reaktionen

Biochemische Reaktionen, die durch Enzyme katalysiert werden, sind reversibel, d.h., sie können theoretisch in beide Richtungen ablaufen. Entscheidend darüber, welchen Weg eine biochemische Reaktion einschlägt, sind:
– die **Gleichgewichtskonstanten K** (S. 466),
– die **Konzentrationen** der Ausgangsstoffe und
– **Gibbs' freie Energie**.

Wie diese drei Faktoren miteinander in Zusammenhang stehen und wie man errechnen kann, ob eine biochemische Reaktion in die eine oder in die andere Richtung abläuft, wird in Kapitel 9 (S. 466) ausführlich besprochen.

10.1.2 Fließgleichgewicht

Der Organismus Mensch stellt ein **offenes System** dar, in dem sich ein wirkliches Reaktionsgleichgewicht niemals einstellt. Jede Zelle ist auf den Zu- und Abfluss von Substanzen angewiesen. Wenn es diesen Fluss nicht gäbe, wäre die Zelle arbeitsunfähig und tot. Deshalb befindet sich ein lebender Organismus in einem **Fließgleichgewicht**. Ständig nimmt der Mensch energiereiche Substrate aus der Umgebung auf und gibt energiearme Substrate ab.

> **Merke**
> Das System befindet sich also in einem dynamischen Gleichgewichtszustand (steady state), in dem sich **Substanzzufluss** und **-abfluss** die Waage halten (**Abb. 10.1**).

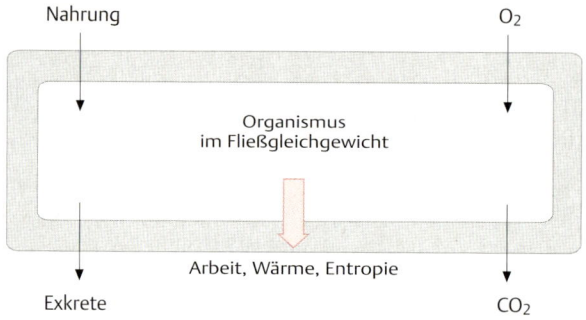

Abb. 10.1 **Fließgleichgewicht im lebenden Organismus.**

Enzyme sind für die Erhaltung von Fließgleichgewichten unentbehrlich. Sie verändern zwar nicht die Gleichgewichtslage einer Reaktion, auf die Lage des Fließgleichgewichts haben sie jedoch einen großen Einfluss. Sie sind **regulierbare Katalysatoren**, durch die der Organismus in die Lage versetzt wird, die einzelnen Reaktionen des Stoffwechsels zu steuern. So kann der Organismus zwischen verschiedenen Fließgleichgewichten umschalten und sich auf Veränderungen von Bedingungen gezielt einstellen. Ein Beispiel dafür ist der Wechsel zwischen Fettsäureabbau im Hungerzustand und Fettsäuresynthese nach einer üppigen Mahlzeit. Das Umschalten zwischen den einzelnen Fließgleichgewichten wird durch die Regulierbarkeit der Enzyme gewährleistet.

10.1.3 Gekoppelte Reaktionen

Koppelt man eine endergone, also Energie verbrauchende, Reaktion an eine exergone Reaktion, bei der Energie frei wird, kann die endergone Reaktion dann ablaufen, wenn **$\Delta G^{0'}$ der Gesamtreaktion negativ** ist (S. 466).

D.h. der Betrag von $\Delta G^{0'}$ der exergonen Reaktion muss größer sein als der Betrag von $\Delta G^{0'}$ der endergonen Reaktion. An der energetischen Kopplung im Stoffwechsel sind häufig Enzyme beteiligt.

> **Merke**
> Im Organismus wird häufig die **Spaltung** bestimmter **energiereicher Verbindungen** (s. u.) an solche Reaktionen gekoppelt, die von alleine nicht ablaufen würden.

Ein Beispiel aus dem Stoffwechsel ist die Umwandlung von Glucose in Glucose-6-phosphat durch das Enzym Hexokinase (**Abb. 10.2**, S. 471).

				$\Delta G^{0'}$ (kJ/mol)
Reaktion 1	P_i + Glucose	$\rightleftharpoons$	Glucose-6-phosphat + H_2O	+ 13,8
Reaktion 2	ATP + H_2O	$\rightleftharpoons$	ADP + P_i	– 30,5
Gesamtreaktion	ATP + Glucose	$\rightleftharpoons$	ADP + Glucose-6-phosphat	– 16,7

Abb. 10.2 Energetische Kopplung der Hexokinasereaktion an die Spaltung von ATP.

10.1.4 Energiereiche Verbindungen und Gruppenübertragungspotenzial

In lebenden Systemen müssen viele Reaktionen katalysiert werden, die endergon sind, also unter physiologischen Bedingungen nicht freiwillig ablaufen. In solchen Fällen koppelt der Organismus häufig die Spaltung sogenannter **energiereiche Verbindungen** an die durchzuführende Reaktion, damit $\Delta G^{0'}$ der Gesamtreaktion negativ ist und sie somit auch ablaufen kann.

ATP. Der bekannteste Vertreter der energiereichen Verbindungen ist das ATP (Adenosintriphosphat). Es ist aufgebaut aus **Adenin, Ribose** und **drei Phosphatresten** (**Abb. 10.3**). Der erste Phosphatrest ist mit der Ribose über eine Phosphorsäureesterbindung verknüpft. Die Phosphatreste selbst sind über Säureanhydridbindungen (S. 438) miteinander verbunden.

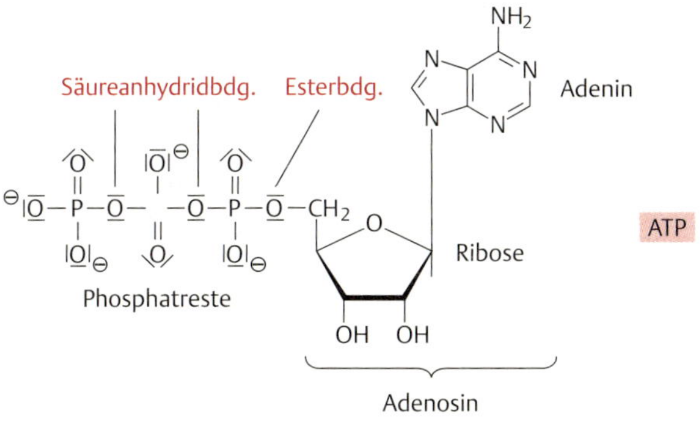

Abb. 10.3 Struktur von Adenosintriphosphat (ATP).

Merke
Energiereich sind vor allem die zwei **Säureanhydridbindungen** zwischen den drei Phosphatresten. Sie sind deshalb energiereich, weil sie leicht gespalten und die Phosphatreste auf andere Moleküle übertragen werden können.

Anstatt von einer energiereichen Verbindung zu sprechen, ist es deshalb korrekter, das ATP als eine Verbindung mit **hohem Gruppenübertragungspotenzial** zu bezeichnen. Dieses hohe Gruppenübertragungspotenzial ist in erster Linie dadurch bedingt, dass im ATP 4 negative Ladungen benachbart sind, die sich gegenseitig abstoßen. Das Molekül ist darum nur dadurch stabil, dass 2 Ladungen durch Mg^{2+} neutralisiert werden. Durch Abspaltung von 1 oder 2 Phosphatresten geht das Molekül darum in einen thermodynamisch stabileren Zustand über.

Bei der Hydrolyse von ATP zu ADP und P_i wird Energie frei, d. h. das Gleichgewicht der Reaktion liegt auf der Seite des ADP:

ATP + H_2O → ADP + P_i $\Delta G^{0'}$ = –30,5 kJ/mol

Merke
Die Hydrolyse von ATP ist stark **exergon**. Dennoch sind die Säureanhydridbindungen **relativ stabil**. Das ist wichtig, damit das ATP nicht gleich nach der Bildung wieder zerfällt. Besonders in Anwesenheit eines Enzyms wird ATP jedoch leicht hydrolysiert.

Die stark exergone Hydrolyse von ATP kann an Prozesse gekoppelt sein, die endergon sind, also Energie benötigen (s. o.). Ein Beispiel für eine solche Reaktion ist die Hexokinasereaktion, also der erste Schritt der Glykolyse (S. 484). Die Phosphorylierung von Glucose ist endergon ($\Delta G^{0'}$ = + 14 kJ/mol). Sie läuft daher nicht freiwillig ab. Erst durch die gleichzeitige Hydrolyse von ATP ($\Delta G^{0'}$ = –30,5 kJ/mol) kann die Reaktion ablaufen:

Glucose + P_i → Glucose-6-P $\Delta G^{0'}$: +14 kJ/mol

ATP + H_2O → ADP + P_i $\Delta G^{0'}$: –30,5 kJ/mol

Gesamtreaktion $\Delta G^{0'}$: –16,7 kJ/mol

Andere Verbindungen mit hohem Gruppenübertragungspotenzial sind in **Tab. 10.1** zusammengefasst.
ATP mit einem Gruppenübertragungspotenzial von –30,5 kJ/mol steht am unteren Ende der in **Tab. 10.1** genannten Verbindungen. Es kann also sowohl als Phosphatgruppendonor als auch – in Form von ADP – als Phosphatgruppenakzeptor dienen.

Acetyl-CoA ist ebenfalls eine energiereiche Verbindung. Hier liegt die Energie in einer **Thioester-Bindung** verbor-

Tabelle 10.1   Verbindungen mit hohem Gruppenübertragungspotenzial

energiereiche Verbindung	Gruppenübertragungspotenzial
Phosphoenolpyruvat	-62 kJ/mol
1,3-Bisphosphoglycerat	-50 kJ/mol
Kreatinphosphat	-42 kJ/mol
Acetyl-CoA	-35 kJ/mol
GTP	-30,5 kJ/mol
Adenosintriphosphat (ATP)	-30,5 kJ/mol
Glycerinphosphat	-30 kJ/mol

gen, die im Pyruvatdehydrogenase-Komplex (S. 506) aus CoA und Pyruvat entsteht.

Phosphoenolpyruvat entsteht während der Glycolyse durch Wasserabspaltung aus 2-Phosphoglycerat (S. 486). Die **C-C-Doppelbindung** benachbart zur **Phosphorsäureesterbindung** sorgt für das außerordentlich hohe Gruppenübertragungspotenzial.

10.1.5 Biokatalyse

Enzyme sind meist Proteine mit einem Molekulargewicht zwischen 10 000 und mehreren 100 000 Da. Im Organismus haben sie die Aufgabe, die Geschwindigkeit einer biochemischen Reaktion um ein Vielfaches zu erhöhen, indem sie wie ein **Katalysator** die **Aktivierungsenergie herabsetzen** (S. 468). Dadurch beschleunigen sie die Reaktion und damit die Einstellung des Gleichgewichts. Auf die Gleichgewichtskonstante (S. 466) einer Reaktion haben die Enzyme keinen Einfluss.

> **Merke**
> Enzyme beschleunigen biochemische Reaktionen ohne die Gleichgewichtslage zu verändern.

Um den Mechanismus der enzymatischen Katalyse zu verstehen, kann man eine Reaktion in mehrere Einzelschritte unterteilen. Zunächst reagiert das Enzym E mit dem Substrat S unter Ausbildung eines Enzym-Substrat-Komplexes ES. Im nächsten Schritt reagiert das Substrat S zum Produkt P und wird schließlich freigesetzt:

E + S ↔ ES → EP → E + P

Die Absenkung der Aktivierungsenergie wird durch mehrere Faktoren erreicht:
- Die Reaktion eines Substrats S zu einem Produkt P durchläuft einen **Übergangszustand**, der in der Regel durch eine Elektronenkonfiguration in energetisch ungünstiger Lage charakterisiert ist (Abb. 468). Der Übergangszustand besitzt darum eine höhere freie Energie als S und P. Die Aktivierungsenergie einer Reaktion ist die Differenz zwischen freier Energie des Substrats und freier Energie des Übergangszustands. Die freie Energie des Übergangszustandes einer nicht katalysierten Reaktion ist sehr hoch. Deshalb wird eine hohe Aktivierungsenergie benötigt, um ihn zu erreichen. Bei einer katalysierten Reaktion wird durch die Wechselwirkung des Substrats mit einem Enzym der **Übergangszustand** stabilisiert, sodass die freie Energie beträchtlich niedriger ist als die eines Übergangszustandes einer nicht katalysierten Reaktion.
- Durch die chemische Umgebung herrschen im aktiven Zentrum des Enzyms günstigere Bedingungen für die Reaktanden.
- Ein Enzym **erhöht** die **Wahrscheinlichkeit des Zusammentreffens** der Reaktanden durch deren Annäherung und entsprechende Orientierung im Raum.

Alle diese Faktoren führen dazu, dass Reaktionen durch Enzyme mit einer vielfach höheren Geschwindigkeit ablaufen können als ohne Enzym.

Substratbindung im aktiven Zentrum. Für die Bindung des Substrats an das Enzym ist ein Bereich im Enzym verantwortlich, der als **aktives Zentrum** bezeichnet wird. Für das aktive Zentrum von Enzymen gilt:
- Das aktive Zentrum macht häufig nur einen relativ **kleinen Anteil** der Gesamtmasse des Enzyms aus.
- Die aktiven Zentren sind oft **höhlenförmig** angeordnet. Für Wasser ist die Höhle in der Regel nicht zugänglich. Dadurch wird die Substratbindung im aktiven Zentrum erleichtert.
- Das aktive Zentrum ist eine **dreidimensionale Struktur**, die von vielen Aminosäuren gebildet wird, die in verschiedenen Abschnitten des Enzymproteins liegen.
- Substrate werden zumeist **nicht kovalent** an das aktive Zentrum gebunden. Stattdessen sind oft viele **schwache Kräfte** an der Substratbindung beteiligt (ionische Wechselwirkungen, hydrophobe Wechselwirkungen, Wasserstoffbrücken, van-der-Waals-Kräfte).
- Die Bindungsspezifität von Enzymen ist vom aktiven Zentrum abhängig. Heute weiß man, dass bei vielen Reaktionen die aktiven Zentren der Enzyme nach der Bindung ihre Konformation ändern und dadurch komplementär zum Substrat werden. Das Modell, das diesen Sachverhalt beschreibt, wird als **Induced-Fit- Modell** (induzierte Passform, **Abb. 10.4**) bezeichnet.

Spezifität von Enzymen. Enzyme unterscheiden sich von anderen chemischen Katalysatoren durch ihre hohe Spezifität. Das betrifft sowohl den Typ der katalysierten Reaktion **(Wirkungsspezifität)** als auch die Auswahl des Substrats **(Substratspezifität)**. Die Spezifität hat vor allem den Vorteil, dass die Produktion von nutzlosen Nebenprodukten minimal ist. Die Substratspezifität beruht unter anderem auf der **Stereospezifität** von Enzymen. Darunter versteht man die Umwandlung nur eines optischen Isomeren durch ein Enzym. Ein Beispiel ist die Lactatdehydrogenase (S. 486), die ausschließlich L-Lactat in Pyruvat umwandeln kann, nicht jedoch D-Lactat.

Enzymklassen. Bis heute sind über 2000 verschiedene Enzyme bekannt. Um nicht den Überblick zu verlieren, wurden die Enzyme in **Klassen** eingeteilt (**Tab. 10.2**).

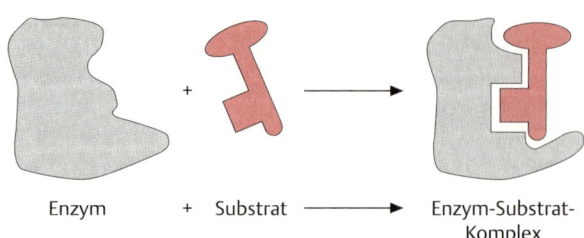

Enzym + Substrat ⟶ Enzym-Substrat-Komplex

Abb. 10.4 Induced-Fit-Modell: Das aktive Zentrum des Enzyms ändert nach der Bindung seine Konformation. Die komplementäre Form von aktivem Zentrum und Substrat wird erst nach der Substratbindung erreicht.

Tabelle 10.2   Die sechs Enzymklassen

Hauptklasse	Reaktionstyp	wichtige Unterklassen	Beispiele (EC-Nummern)
1. Oxidoreduktasen	$A_{red} + B_{ox} \rightleftarrows A_{ox} + B_{red}$	Dehydrogenasen, Oxidasen, Mono- und Dioxygenasen, Reduktasen	Alkoholdehydrogenase (1.1.1.1) Lactatdehydrogenase (1.1.1.27) Pyruvatdehydrogenase (1.2.4.1) Monoaminooxidase, MAO (1.4.3.4) Glutathionreduktase (1.6.4.2)
2. Transferasen	$A-B + C \rightleftarrows A + B-C$	C_1-Transferasen Aminotransferasen Glycosyltransferasen Phosphotransferasen	Catechol-O-Methyltransferase, COMT (2.1.1.6) Aspartattransaminase, AST (2.6.1.1) Hexokinase (2.7.1.1) Glycogenphosphorylase (2.4.1.1)
3. Hydrolasen	$A-B + H_2O \rightleftarrows A-H + B-OH$	Esterasen, Peptidasen, Glycosidasen	Phospholipase A_2 (3.1.1.4) Trypsin (3.4.21.4) α-Amylase (3.2.1.1) Acetylcholinesterase (3.1.1.7)
4. Lyasen	$A + B \rightleftarrows A-B$	C-C-Lyasen, C-O-Lyasen C-N-Lyasen	Pyruvatdecarboxylase (4.1.1.1) Aldolase (4.1.2.13) Carboanhydrase (4.2.1.1)
5. Isomerasen	$A-B-C \rightleftarrows C-A-B$	cis-trans-Isomerasen, Epimerasen	Methylmalonyl-CoA-Mutase (5.4.99.2) DNA-Topoisomerase (5.99.1.2)
6. Ligasen	$A+B + ATP \rightleftarrows A-B + ADP$	C-C-Ligasen, C-O-Ligasen C-N-Ligasen	Pyruvatcarboxylase (6.4.1.1) Glutaminsynthetase (6.3.1.2)

Die Gesamtheit aller Enzyme wird in **sechs Hauptgruppen** unterteilt. Jede Hauptgruppe wird wiederum in eine **Unterklasse** und eine weitere **Unterunterklasse** eingeteilt. Jedes Enzym wurde mit einer vierstelligen **EC-Nummer** versehen. EC steht für Enzyme Commission. Die erste Ziffer gibt die Hauptklasse, die zweite die Unterklasse und die dritte die Unterunterklasse an. Die letzte Zahl ist die individuelle Nummer des Enzyms.

Beispiel:

Alkoholdehydrogenase – EC-Nummer: 1.1.1.1
– Hauptklasse: 1 – Oxidoreduktasen
– Unterklasse: 1 – eine CH–OH-Gruppe als Donor
– Unterunterklasse: 1 – NAD(P)$^+$ als Akzeptor
– Enzymnummer: 1

Die Alkoholdehydrogenase ist also eine Oxidoreduktase, die Reduktionsäquivalente von CH–OH des Ethanols auf NAD$^+$ überträgt (**Abb. 10.5**).
– **Klasse 1: Oxidoreduktasen** katalysieren die **Übertragung** von **Reduktionsäquivalenten**. Der Elektronendonor wird durch Elektronenabgabe oxidiert, während der Akzeptor reduziert wird. Wichtige Untergruppen der Oxidoreduktasen sind die **Dehydrogenasen**, die **Oxygenasen**, die **Reduktasen** und die **Oxidasen**. **Abb. 10.5** zeigt die Reaktion der Alkoholdehydrogenase als Beispiel eines Enzyms der Klasse 1.

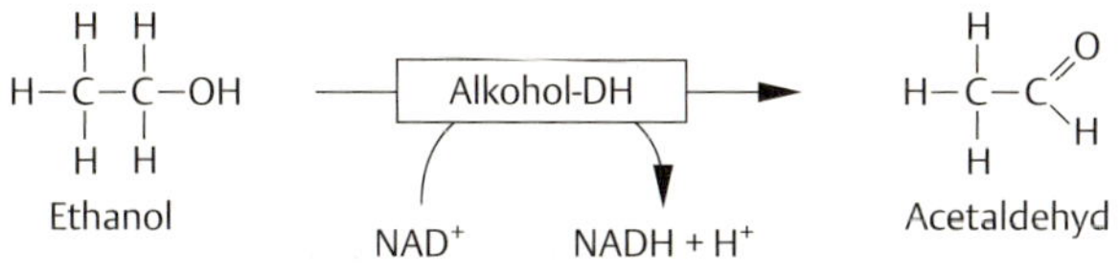

– **Klasse 2: Transferasen** sind **gruppenübertragende Enzyme**. Je nach übertragener Gruppe unterscheidet man z. B. Aminotransferasen, die Aminogruppen übertragen, Glycosyltransferasen, die Kohlenhydrate übertragen, usw.
– **Klasse 3: Hydrolasen** haben, wie der Name schon vermuten lässt, etwas mit Wasser zu tun. Hydrolasen **spalten** Moleküle unter **Anlagerung von Wasser**. Den Vorgang bezeichnet man als hydrolytische Spaltung. Typische Hydrolasen sind Peptidasen, Proteinasen, Esterasen und Glycosidasen.
– **Klasse 4: Lyasen** (Synthasen) katalysieren die **nicht hydrolytische Spaltung** von Bindungen. Dabei werden durch Spaltung von C-N-, C-O- oder C-C-Bindungen Gruppen abgespalten und **Doppelbindungen** eingeführt. Gleichzeitig können sie auch die Umkehrreaktion katalysieren. Lyasen werden häufig auch als **Synthasen** bezeichnet.
– **Klasse 5: Isomerasen** katalysieren die **Umwandlung isomerer Moleküle ineinander**, ohne die Summenformel des Substrats zu verändern.
– **Klasse 6: Ligasen** (Synthetasen) katalysieren die **energieabhängige Knüpfung von Bindungen**. Sie sind dementsprechend abhängig von Verbindungen mit **hohem Gruppenübertragungspotenzial**. In den meisten Fällen ist dies **ATP**. Die Ligasen werden auch als Synthetasen bezeichnet.

Außer den sechs Begriffen, mit denen die Enzymklassen bezeichnet werden, gibt es weitere Bezeichnungen für Enzyme, die häufig verwendet und gerne durcheinander gebracht werden. Es handelt sich dabei um die folgenden Begriffe:
– **Synthasen** katalysieren **Synthesereaktionen**, **ohne** dabei auf ATP oder andere Nucleosidtriphosphate als **Energie-**

Abb. 10.5   Alkoholdehydrogenase-Reaktion.

quelle angewiesen zu sein. Synthasen werden auch als **Lyasen** bezeichnet (s.o.).

– **Synthetasen** katalysieren ebenfalls **Synthesereaktionen**. Sie sind jedoch im Gegensatz zu den Synthasen auf **ATP** oder andere Nucleosidtriphosphate **als Energiequelle** angewiesen. Synthetasen werden auch als **Ligasen** bezeichnet (s.o.).

– **Kinasen übertragen** eine **Phosphatgruppe** von einem Nucleosidtriphosphat wie **ATP** auf ein Akzeptormolekül. Durch die Übertragung der Phosphatgruppe werden die Produkte für Folgereaktionen aktiviert. Die Reaktion einer Kinase wird als **Phosphorylierung** bezeichnet. Kinasen gehören zur Klasse der **Transferasen**. Beispiel ist die Hexokinase, die einen Phosphatrest von ATP auf Hexosen wie z.B. Glucose überträgt. Das Produkt dieser Reaktion ist Glucose-6-phosphat.

– **Phosphorylasen** katalysieren im Gegensatz zu den Kinasen die **Spaltung von Molekülen** und die kovalente Bindung von **Phosphat an die Bruchstelle**. Dies entspricht der Hydrolyse, nur wird anstelle von H_2O Phosphorsäure verwendet. Sie gehören wie die Kinasen auch zur Klasse der **Transferasen**. Die bekannteste Phosphorylase ist die Glycogenphosphorylase, die Glucose-1-phosphat aus Glycogen freisetzt. Auch die Glycerinaldehydphosphat-Dehydrogenase (GAP-DH) der Glycolyse arbeitet nach diesem Prinzip.

– **Phosphatasen** katalysieren die **Abspaltung** von **Phosphat aus Phosphatestern**. An der Abspaltung von Phosphat ist Wasser beteiligt. Die Phosphatasen werden daher den **Hydrolasen** zugeordnet. Beispiel ist die Fructose-1,6-bisphosphatase, die in der Gluconeogenese Fructose-1,6-bisphosphat in Fructose-6-phosphat umwandelt.

Isoenzyme. Viele Enzyme kommen in mehreren Formen vor, die zwar die **gleiche Reaktion** katalysieren, aber von unterschiedlichen Genen kodiert werden. Diese Isoformen von Enzymen bezeichnet man als **Isoenzyme**. Sie unterscheiden sich in ihrer Aminosäuresequenz und dem Verhalten gegenüber positiven oder negativen Effektoren. Manche Enzyme kommen in **bestimmten Organen** besonders häufig vor. Bei einer Erkrankung des Organs ist die Konzentration dieses Enzyms im Blut erhöht. Der erhöhte Wert ist ein wertvoller diagnostischer Parameter für den behandelnden Arzt. Zwei Beispiele dafür sind die Lactatdehydrogenase, von der es 5 Isoformen gibt (**Tab. 10.3**), und die Kreatinkinase, die in drei verschiedenen Isoformen vorliegt.

– Die **Lactatdehydrogenase** (LDH) ist aus vier Untereinheiten aufgebaut, die in zwei Formen vorkommen, dem **H-Typ (heart)** oder dem **M-Typ (muscle)**. Die verschiedenen Isoformen bestehen aus einer jeweils unterschiedlichen Kombination von H-Typ- und M-Typ-Untereinheiten. Während sich die LDH$_1$ in erster Linie im Herzmuskel befindet, kommt die LDH$_5$ hauptsächlich im Skelettmuskel vor.

– Die **Kreatinkinase** (CK) existiert in drei Isoformen, die sich jeweils in ihren beiden Untereinheiten unterscheiden. Die beiden Untereinheiten der Kreatinkinase werden als **M-Typ (muscle)** oder **B-Typ (brain)** bezeichnet. Dementsprechend gibt es folgende Isoenzyme der Kreatinkinase:

- **CK-MM** kommt vorwiegend in der Skelettmuskulatur vor.
- **CK-BB** wird vor allem im Gehirn und in gastrointestinalen Tumoren gefunden.
- **CK-MB** befindet sich vorwiegend in der Herzmuskulatur und spielt daher eine Rolle bei der Diagnostik des Herzinfarkts (S. 600).

Ribozyme sind Ribonucleinsäuren, die ebenfalls in der Lage sind, biochemische Reaktionen zu katalysieren. Ein Beispiel hierfür ist die **Peptidyltransferase**-Aktivität im Ribosom, die im Rahmen der Translation (S. 544) für die Verknüpfung der Aminosäuren mit der wachsenden Peptidkette verantwortlich ist.

Coenzyme und prosthetische Gruppen. An vielen enzymatischen Reaktionen sind neben Enzym und Substrat weitere Faktoren beteiligt. Diese Faktoren fungieren als **Hilfsmoleküle** und werden **Coenzyme** oder **Cosubstrate** genannt. Sie unterstützen die Arbeit des Enzyms, indem sie Elektronen oder Gruppen vorübergehend übernehmen, die während der Reaktion übertragen werden. Die Coenzyme können löslich vorliegen oder fest an das Enzym gebunden sein.

 Merke

Fest an das Enzym **gebundene Coenzyme** werden als **prosthetische Gruppen** bezeichnet.

Viele Coenzyme leiten sich von **Vitaminen** ab (S. 457). Die wichtigsten Coenzyme und ihre Funktion sind in **Tab. 10.4** aufgeführt.

10.1.6 Enzymkinetik

Die Enzymkinetik beschreibt den Ablauf einer enzymkatalysierten Reaktion in Abhängigkeit verschiedener Parameter. Ein besonders wichtiges Modell ist das Michaelis-Menten-Modell, das die Abhängigkeit von Enzymaktivität und Substratkonzentration erklärt.

Tabelle 10.3 Die verschiedenen Formen der LDH

Isoenzym der LDH	Untereinheiten	Vorkommen vor allem in
LDH$_1$	H H H H	**Herzmuskel**, Erythrozyten, Niere
LDH$_2$	M H H H	Erythrozyten, Niere, Herz, Lunge
LDH$_3$	M M H H	Lunge, Thrombozyten, lymphatisches System
LDH$_4$	M M M H	verschiedene Organe
LDH$_5$	M M M M	**Skelettmuskel**, Leber

Tabelle 10.4 Übersicht über die wichtigsten Coenzyme

Coenzym	Funktion	beteiligtes Vitamin	Beispiel
NAD(P)$^+$	überträgt 2 e$^-$ und 1 H$^+$	Niacin	Malatdehydrogenase, Glc-6-p-Dehydrogenase
FAD, FMN	überträgt 2 e$^-$ und 2 H$^+$	Riboflavin	Succinatdehydrogenase (S. 507)
Liponamid	überträgt 2 e$^-$ und 2 H$^+$	-	Pyruvatdehydrogenase (S. 506)
Ubichinon (Coenzym Q)	überträgt 2 e$^-$ und 1 H$^+$	-	Atmungskette (S. 509)
Cytochrome	übertragen 1 e$^-$	-	Atmungskette
S-Adenosylmethionin	überträgt Methylgruppe	-	Adrenalinsynthese (Phenylethanolamin-N-Methyltransferase, S. 778)
Nucleosidphosphate	übertragen Phosphate, Ribosephosphate, usw.	-	Hexokinase (ATP), Glycogensynthase (UDP)
Thiaminpyrophosphat	überträgt Hydroxyalkylreste	Thiamin (B1)	Pyruvatdehydrogenase (S. 506)
Biotin	überträgt Carboxylgruppen	Biotin	Pyruvatcarboxylase (S. 517)
Tetrahydrofolat	überträgt C_1-Gruppen	Folat	Purinsynthese (S. 527)
Coenzym A	überträgt Acylreste	Pantothensäure	Acyltransferasen (S. 492)
Pyridoxalphosphat (PALP)	überträgt Aminogruppen	Pyridoxin (B$_6$)	Transaminasen, z. B. AST (S. 498)

Michaelis-Menten-Modell. Die Darstellung einer enzymatisch katalysierten Reaktion, in der man die **Reaktionsgeschwindigkeit** gegen die **Substratkonzentration** aufträgt, ergibt eine **hyperbolische Kurve**. Die Kurve nähert sich asymptotisch der **Maximalgeschwindigkeit V$_{max}$** der Reaktion an (**Abb. 10.6**).

Das Modell geht davon aus, dass bei der Umsetzung eines Substrats zum Produkt ein **Enzym-Substrat-Komplex (ES)** als Zwischenstufe entsteht. Die Reaktionsgleichung dieser Umsetzung wird formuliert durch:

$$E + S \underset{k_2}{\overset{k_1}{\rightleftharpoons}} ES \xrightarrow{k_3} E + P$$

Die Rückreaktion von k_3 wird dabei vernachlässigt, da das Produkt im Stoffwechsel in der Regel gleich weiterreagiert bzw. im Reagenzglas abgefangen wird. Da die Produktbildung den geschwindigkeitsbestimmenden Schritt der Reaktion darstellt, ist die **Katalysegeschwindigkeit** gegeben durch:

$$v = k_3 \cdot [ES] \qquad (1)$$

Diese Gleichung sagt aus, dass die Reaktionsgeschwindigkeit von der Konzentration des Enzym-Substrat-Komplexes abhängt. Bildung und Zerfall dieses Komplexes lässt sich durch 2 Differenzialgleichungen beschreiben, nämlich:

$$\frac{\delta[ES]}{\delta t} = k_1 \cdot [E] \cdot [S] \qquad (2) \text{ und}$$

$$-\frac{\delta[ES]}{\delta t} = k_2 + k_3 [ES] \qquad (3)$$

Da man für die Berechnung von einem **Steady-State**-Zustand ausgeht, bei dem Bildung und Zerfall des Enzym-

Substrat-Komplexes gleich groß sind, ergibt sich mit der Beziehung

$$\frac{\delta[ES]}{\delta t} = 0 \qquad (4)$$

$$k_1 \cdot [E] \cdot [S] = k_2 + k_3 \cdot [ES]$$

Diese Gleichung lässt sich umformen zu

$$[E] \cdot [S] = \frac{k_2 + k_3}{k_1} [ES] \rightarrow [E] \cdot [S] = K_M \cdot [ES] \qquad (5)$$

Die Verrechnung von konstanten Faktoren (hier die Geschwindigkeitskonstanten der Teilreaktionen) ergibt wie-

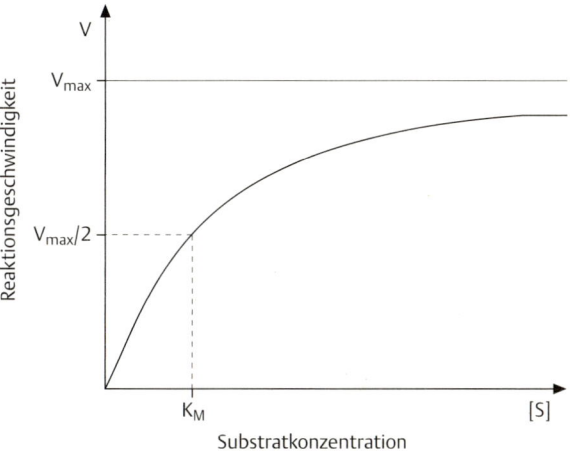

Abb. 10.6 Reaktionsgeschwindigkeit einer enzymatisch katalysierten Reaktion in Abhängigkeit der Substratkonzentration nach Michaelis-Menten (V$_{max}$ = Maximalgeschwindigkeit, K$_m$ = Michaelis-Konstante).

Biologie

Histologie

Anatomie

Chemie

Biochemie

Physik

Physiologie

Psych./Soz.

derum einen konstanten Wert, der aufgrund der Bedeutung seiner bahnbrechenden Arbeiten zur Enzymkinetik die Bezeichnung Michaelis-Konstante (K_M) erhalten hat.

> **Merke**
>
> Die Michaelis-Konstante ist somit ein Wert für die Stabilität des Enzym-Substrat-Komplexes. Sie ist groß, wenn die Geschwindigkeitskonstanten der Zerfallsreaktionen groß sind, und sie ist klein, wenn k_1 groß ist. Damit ist der K_M-Wert ein Maß für die **Affinität** von einem **Enzym zu „seinem" Substrat**.

Für eine einfache Berechnung des K_M-Wertes benötigt man die Berücksichtigung der Enzym-Erhaltungsgleichung, die aussagt, dass das Enzym (wie jeder Katalysator) bei der Reaktion nicht verbraucht wird. Die Konzentration an freiem Enzym [E] ist somit die Differenz der gesamten Enzymmenge $[E]_g$ und der Menge, die im Enzym-Substrat-Komplex gebunden ist [ES]:

$$[E] = [E]_g - [ES] \qquad (6)$$

Ersetzt man die freie Enzymmenge in Gleichung (5) durch den Ausdruck in (6), so ergibt sich:

$[E]_g \cdot [S] - [ES] \cdot [S] = K_M \cdot [ES]$ oder

$[E]_g \cdot [S] = K_M \cdot [ES] + [ES] \cdot [S]$ oder

$[E]_g \cdot [S] = (K_M + [S]) \cdot [ES]$ oder

$$[ES] = \frac{[E]_g [S]}{K_M + [S]} \qquad (7)$$

Nach Gleichung (1) ist der geschwindigkeitsbestimmende Schritt der Gesamtreaktion

$v = k_3 \cdot [ES]$

Somit lässt sich die Geschwindigkeit der Reaktion ableiten, wenn beide Seiten der Gleichung mit k_3 multipliziert werden:

$$v = k_3 \cdot [ES] = \frac{k_3 \cdot [E]_g \cdot [S]}{K_M + [S]} \qquad (8)$$

Nun ist $k_3 \cdot [E]_g$ die maximal mögliche Geschwindigkeit, da hier alle Enzymmoleküle als Enzym-Substrat-Komplex vorliegen ($[E]_g = [ES]$). Ersetzt man in (8) den Ausdruck $k_3 \cdot [E]_g$ durch V_{max}, so ergibt sich die Michaelis-Menten-Gleichung:

$$v = \frac{V_{max} \cdot [S]}{K_M + [S]} \qquad (9)$$

Die Geschwindigkeit der Enzymreaktion, d. h. die Umsatzrate pro Zeiteinheit, lässt sich experimentell für jede beliebige Substratkonzentration bestimmen. Sie wird maximal, wenn ein sehr hoher Substratüberschuss vorhanden ist. Somit lässt sich auch der K_M-Wert relativ leicht ermitteln. Es gibt aber auch eine sehr einfache Lösung der Gleichung (9), wenn nämlich v den Wert $V_{max}/2$ annimmt. Dann ergibt sich aus (9)

$$\frac{V_{max}}{2} = \frac{V_{max} \cdot [S]}{K_M + [S]} \quad \Rightarrow \quad K_M + [S] = \frac{V_{max} \cdot [S] \cdot 2}{V_{max}}$$

$$\Rightarrow \quad K_M = 2[S] - [S]$$

$$\Rightarrow \quad K_M = [S]$$

Diese Folgerung aus der Michaelis-Menten-Gleichung zeigt, dass der K_M-Wert die Dimension einer Substratkonzentration hat und bei der graphischen Auftragung von v gegen [S] als der Abszissen-Wert erscheint, der bei halbmaximaler Geschwindigkeit aus der experimentell ermittelten Kurve abgelesen werden kann.

> **Merke**
>
> Mithilfe der Michaelis-Menten-Gleichung lässt sich der K_M-Wert rechnerisch oder grafisch aus experimentell leicht zugänglichen Daten ermitteln.

Die **Michaelis-Konstante K_M** ist von einigen Faktoren wie Temperatur und pH-Wert abhängig. K_M hat folgende Eigenschaften:

- K_M gibt die Substratkonzentration an, bei der die **halbmaximale Geschwindigkeit ($V_{max}/2$)** einer Reaktion erreicht ist. Sie besitzt daher die **Dimension einer Substratkonzentration (mol/l)**.
- K_M ist ein Maß für die **Affinität des Enzyms** zu seinem Substrat. Ein niedriger K_M-Wert zeigt eine hohe Affinität des Enzyms zum Substrat an, ein hoher K_M-Wert eine niedrige Affinität.
- Die Michaelis-Konstante ist unabhängig von der Enzymkonzentration.

Lineweaver-Burk-Diagramm. Die Bestimmung von V_{max} und K_M durch die Auftragung von v gegen [S] (**Abb. 10.7**) ist prinzipiell möglich. Allerdings nähert sich die Kurve nur **asymptotisch** der Maximalgeschwindigkeit, ohne diese jemals zu erreichen. Dadurch ist die Bestimmung von V_{max} und K_M nur durch Extrapolation möglich und niemals völlig verlässlich. Besser ist es, eine **lineare Auftragung** zu erreichen. Das gelingt, indem man von beiden Seiten der Michaelis-Menten-Gleichung die **Kehrwerte** bildet:

$$\frac{1}{v} = \frac{K_m}{V_{max}} \cdot \frac{1}{[S]} + \frac{1}{V_{max}}$$

Nach Lineweaver und Burk wird nun 1/v gegen 1/[S] aufgetragen (**Abb. 10.7**).
Die Steigung der Geraden entspricht K_M/V_{max}. Der Schnittpunkt mit der y-Achse gibt den Kehrwert der Maximalgeschwindigkeit wieder ($1/V_{max}$). Durch Extrapolation auf den Wert $1/V = 0$ lässt sich auch der Schnittpunkt der Geraden mit der x-Achse ermitteln. Er entspricht $-1/K_M$.

Wechselzahl. Um die Leistungsfähigkeit eines Enzyms anzugeben, bietet sich die Wechselzahl an. Sie wird auch Turnover Number genannt. Die Wechselzahl gibt an, wie viele Moleküle Substrat pro Zeiteinheit von einem Enzym umgesetzt werden. Sie wird häufig auch als **molare Aktivität** bezeichnet. Als Einheit der Wechselzahl wird meist s^{-1} angegeben.

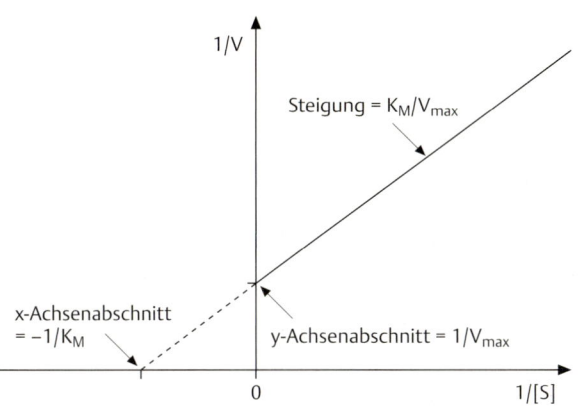

Abb. 10.7 Darstellung einer Enzymkinetik nach Lineweaver und Burk.

Enzymaktivität. Die Geschwindigkeit einer chemischen Reaktion wird als Stoffumsatz pro Zeiteinheit angegeben (mol/s). Die katalytische Einheit der Enzymaktivität ist **Katal (kat)**. Ein kat entspricht einem Stoffumsatz von einem Mol pro Sekunde (mol/s).
Eine weitere verwendete Einheit ist die **Internationale Einheit U (unit)**. Sie entspricht einem Umsatz von 1 µMol pro Minute µmol/min). 1 U entspricht 16,7 nkat (nanokat).

10.1.7 Hemmung von Enzymen

Die Hemmung **(Inhibition)** von Enzymen spielt sowohl für die Regulation von Stoffwechselvorgängen als auch für die Wirkung von Medikamenten eine entscheidende Rolle. Je nach Mechanismus unterscheidet man **reversible** und **irreversible** Hemmung von Enzymen. Bei der reversiblen Hemmung unterscheidet man weiterhin **kompetitive** und **nicht kompetitive** Hemmung.

Reversible Hemmung.

– **Kompetitive Hemmung:** Ein kompetitiver Inhibitor **ähnelt dem Substrat** des Enzyms und **konkurriert** mit diesem um das **aktive Zentrum**. Durch die Bindung des kompetitiven Hemmstoffs wird das Enzym blockiert und kann für die Dauer der Bindung kein Substrat umsetzen. Daraus folgt, dass eine erhöhte Substratkonzentration benötigt wird, um $V_{max}/2$ zu erreichen. Aus diesem Grund **steigt** die **Michaelis-Konstante K_M** bei reversibler Enzyminhibition an. Mit einem Überschuss an Substrat kann man den Inhibitor verdrängen, die **Maximalgeschwindigkeit V_{max}** bleibt daher **unverändert**. Mit der grafischen Darstellung der kompetitiven Hemmung im Lineweaver-Burk-Diagramm lassen sich die charakteristischen Veränderungen von V_{max} und K_M zeigen (**Abb. 10.8**).

> **Merke**
>
> Die kompetitive Hemmung lässt sich durch sehr hohe Substratkonzentrationen aufheben. Ein kompetitiver Inhibitor hat **keinen Einfluss auf V_{max}**, er **erhöht aber K_M.**

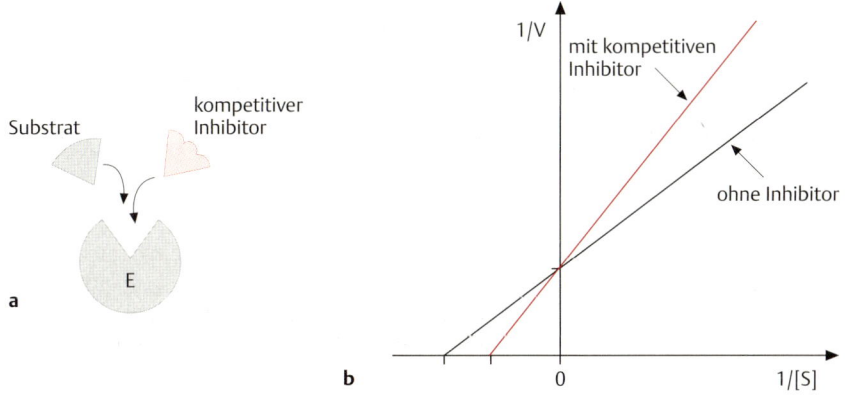

Abb. 10.8 (a) Mechanismus der kompetitiven Hemmung durch einen substratähnlichen Inhibitor; **(b)** Darstellung der Kinetik im Lineweaver-Burk-Diagramm.

– **Nicht kompetitive Hemmung:** Ein nicht kompetitiver Inhibitor muss **keine Ähnlichkeit** mit dem Substrat besitzen. Er bindet aus diesem Grund auch nicht wie ein kompetitiver Hemmstoff an das aktive Zentrum eines Enzyms. Er **bindet** das Enzym an einer **anderen Stelle**. Dadurch wird die Aktivität des Enzym-Substrat-Komplexes reduziert. Die Substratbindung wird durch einen nicht kompetitiven Inhibitor nicht eingeschränkt. Durch die Bindung des nicht kompetitiven Inhibitors wird die **Menge** an funktionsfähigem **Enzym-Substrat-Komplex verringert**. Dadurch wird die **Maximalgeschwindigkeit herabgesetzt.** K_M bleibt hingegen **unverändert** (**Abb. 10.9**). Eine nicht kompetitive Hemmung lässt sich durch Substratüberschuss nicht aufheben, da Substrat und Inhibitor an unterschiedliche Stellen des Enzyms binden.

> **Merke**
>
> Eine nicht kompetitive Hemmung lässt sich durch Substratüberschuss nicht aufheben. Ein nicht kompetitiver Inhibitor **verringert V_{max}**, hat aber **keinen Einfluss auf K_M**.

Irreversible Hemmung. Bei der irreversiblen Hemmung bindet der Hemmstoff sehr fest an das Enzym. Die Bindung kann **nicht mehr rückgängig** gemacht werden. Durch die Bindung ist das Enzym nicht mehr in der Lage, seine Funktion auszuführen.

> **Klinik**
>
> **Allopurinol** hemmt die Xanthinoxidase irreversibel. Das Enzym ist beteiligt am Abbau von Hypoxanthin und Xanthin zu Harnsäure. Allopurinol wird daher als **Therapeutikum bei Hyperurikämie („Gicht")** eingesetzt, um den Harnsäurespiegel zu senken.

Suizidinhibitoren. Suizidinhibitoren werden im **aktiven Zentrum** des Enzyms **umgewandelt** und bleiben nach dieser Umwandlung **fest** an das Enzym **gebunden**. Das Enzym stellt sich seinen Inhibitor also selbst her und bringt sich dadurch um.

> **Klinik**
>
> Beispiel für einen Suizidinhibitor ist das **Antibiotikum Penicillin**, das an die bakterielle Transpeptidase bindet und diese inaktiviert.

10.1.8 Enzymaktivität

Allosterische Regulation. Das Michaelis-Menten-Modell ist ein einfaches Modell, das die kinetischen Eigenschaften vieler Enzyme erklären kann. Es gibt aber Enzyme, die sich durch die Michaelis-Menten-Kinetik nicht erfassen lassen. Dazu gehören die **allosterisch regulierten Enzyme**. Diese Enzyme bestehen mit ganz wenigen Ausnahmen aus zwei oder mehreren Untereinheiten. Es handelt sich häufig um Enzyme, die eine wichtige Reaktion eines Stoffwechselweges katalysieren.

Allosterische Enzyme können durch positive oder negative Effektoren beeinflusst und damit reguliert werden. Bei den Effektoren handelt es sich um das Substrat selbst (homotrop), oder um einen vom Substrat abweichenden Effektor (heterotrop).

Man unterscheidet zwei Typen **allosterischer Regulation**: Regulation vom **K-Typ** und vom **V-Typ**.

– **Effektoren vom K-Typ** (K für Bindungskonstante) binden an das Enzym und erschweren oder erleichtern dadurch die Bindung des Substrats an das aktive Zentrum (**Abb. 10.10**). Ähnlich einem kompetitiven Inhibitor hat ein allosterischer Effektor damit in erster Linie Einfluss auf den K_M-Wert des Enzyms. Da allosterische Enzyme nicht der Michaelis-Menten-Kinetik gehorchen, sollte man statt K_M besser die Abkürzung $K_{0,5}$ verwenden. Bei den meisten allosterisch regulierten Enzymen handelt es sich um Enzyme vom K-Typ.

– **Effektoren vom V-Typ** (V für Geschwindigkeit) binden an das Enzym, ohne dabei die Bindung des Substrats zu beeinflussen (**Abb. 10.11**). Allerdings wird die Umwandlung des Substrats in das Produkt erleichtert oder erschwert. Analog zum nicht kompetitiven Inhibitor schränkt ein negativer Effektor vom V-Typ die katalytische Fähigkeit des Enzyms ein. Dadurch **vermindert**

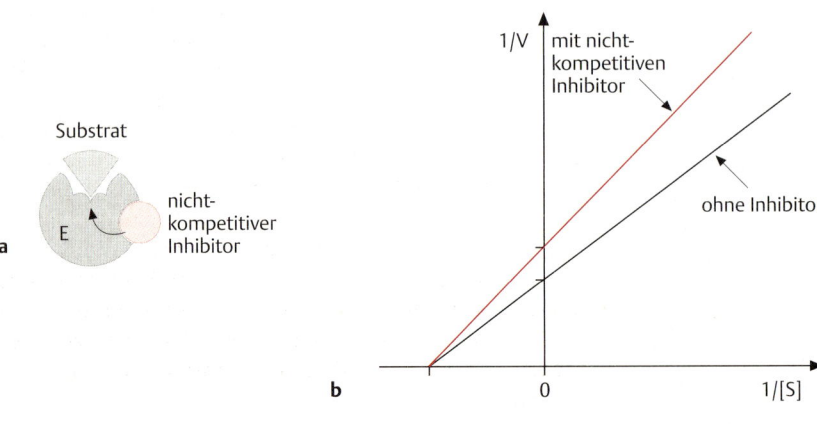

Abb. 10.9 **(a)** Mechanismus der nicht kompetitiven Hemmung; **(b)** Darstellung der Kinetik im Lineweaver-Burk-Diagramm.

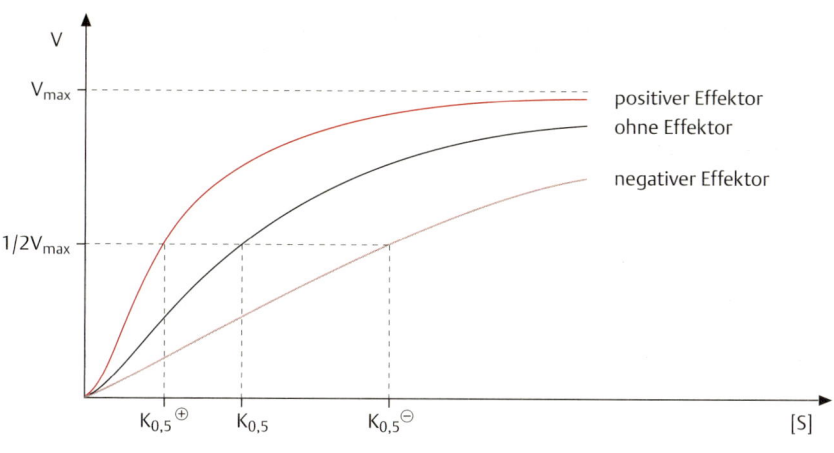

Abb. 10.10 Graphische Darstellung eines allosterisch regulierten Enzyms vom K-Typ und Einfluss eines positiven und eines negativen Modulators auf $K_{0,5}$; V_{max} bleibt unverändert.

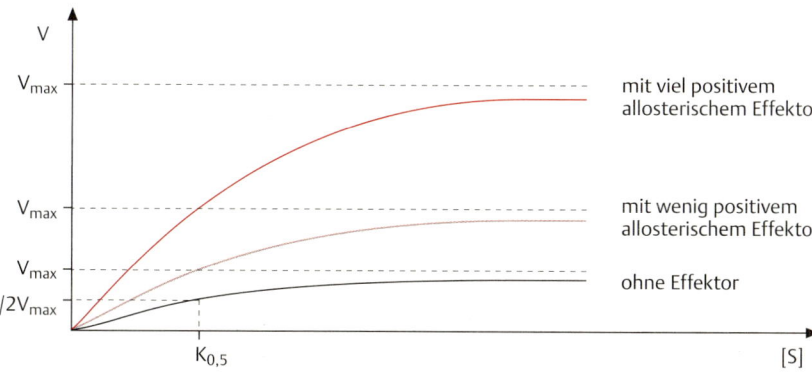

Abb. 10.11 Grafische Darstellung eines allosterisch regulierten Enzyms vom V-Typ und Einfluss von positiven Effektoren auf V_{max}; $K_{0,5}$ bleibt unverändert.

sich die **Maximalgeschwindigkeit**, während $K_{0,5}$ fast unbeeinflusst bleibt.

Die allosterische Regulation beruht häufig auf dem Phänomen der **Kooperativität**. Besteht ein Enzym aus mehreren Untereinheiten, können sich diese Untereinheiten gegenseitig allosterisch beeinflussen. Durch Bindung eines Substrates an eine Untereinheit wird die Bindung eines weiteren Substrates an eine zweite Untereinheit erleichtert, usw. Diese Bindung der Substrate nennt man **kooperativ**. Jede Untereinheit des Enzyms kann in einer **T(tense)-** oder **R(relaxed)-Form** vorliegen (**Abb. 10.12**).

Die T-Form ist inaktiv, die R-Form aktiv. Die Affinität der R-Form zum Substrat ist sehr viel höher als die Affinität der T-Form. Durch Bindung eines Substrates an eine Untereinheit des Enzyms geht diese von der T-Form in die R-Form über und erleichtert dadurch die Bindung eines weiteren Substrates an die nächste Untereinheit. Je mehr Untereinheiten in der R-Form vorliegen, desto leichter bindet ein weiteres Substrat. Im Diagramm v gegen [S] zeigen die allosterisch regulierten Enzyme einen **sigmoidalen** und nicht hyperbolischen Verlauf der Kurve (**Abb. 10.13**).

Diese Kooperativität ist der Sauerstoffbindung durch das Hämoglobin analog. Je mehr der vier Untereinheiten des Hämoglobins mit Sauerstoff beladen sind, desto leichter bindet ein weiteres Sauerstoffmolekül an eine weitere Untereinheit (S. 566).

Temperatur- und pH-Abhängigkeit von enzymatischen Reaktionen. Die Geschwindigkeit der Enzymkatalyse ist sowohl von der **Temperatur** als auch dem **pH-Wert** abhängig. Vereinfacht gesagt gilt, dass sich die **Enzymaktivität** bis zum Erreichen des Temperaturoptimums **alle 10 °C etwa verdoppelt**. Je höher die Temperatur ist, desto häufiger kommt es zu Zusammenstößen zwischen Enzym und Substratmolekülen. Allerdings werden die Enzyme ab einer gewissen Temperatur **denaturiert**, da sie Proteine sind. Die Temperatur, bei der ein Enzym am besten arbeiten kann, bezeichnet man als sein **Temperaturoptimum**.

Die Abhängigkeit der Enzymaktivität vom pH-Wert ähnelt der Temperaturabhängigkeit. Für jedes Enzym gibt es einen pH-Wert, bei dem seine Aktivität maximal ist. Für die meisten zellulären Enzyme des Menschen liegt dieser pH-Wert (**pH-Optimum**) knapp oberhalb von **pH = 7**. Es gibt auch Enzyme, die extreme pH-Werte bevorzugen, wie z.B. **Pepsin** im Magen mit einem pH-Optimum von 0,8–1,3. Allgemein gilt, dass die Enzymaktivität abnimmt, je weiter sich der pH-Wert vom Maximum entfernt. Das pH-Optimum eines Enzyms stimmt meistens ziemlich genau mit dem pH-Wert der natürlichen Umgebung überein.

Biologie

Histologie

Anatomie

Chemie

Biochemie

Physik

Physiologie

Psych./Soz.

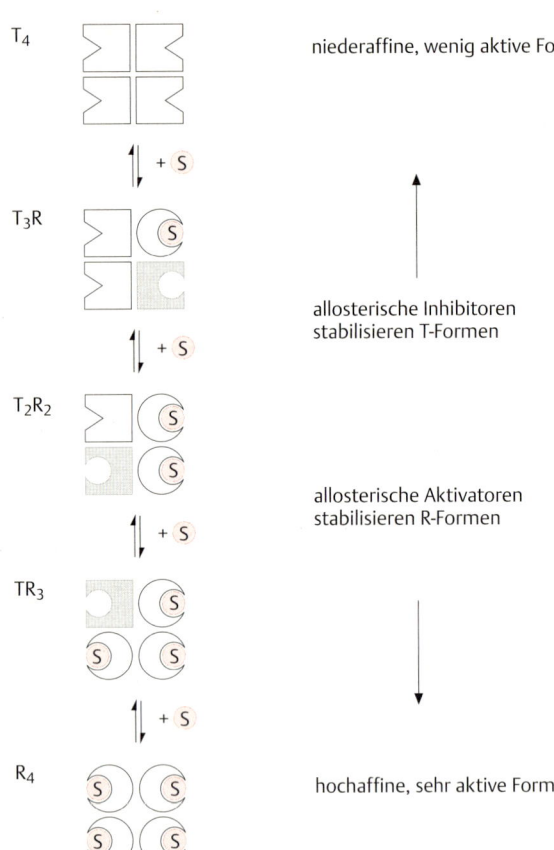

T_4 — niederaffine, wenig aktive Form

$\uparrow\downarrow$ + S

T_3R

allosterische Inhibitoren stabilisieren T-Formen

$\uparrow\downarrow$ + S

T_2R_2

allosterische Aktivatoren stabilisieren R-Formen

$\uparrow\downarrow$ + S

TR_3

$\uparrow\downarrow$ + S

R_4 — hochaffine, sehr aktive Form

Abb. 10.12 Schematische Darstellung der Kooperativität allosterischer Enzyme mit mehreren katalytischen Untereinheiten (S = Substrat, T = T-Form, R = R-Form der Untereinheit).

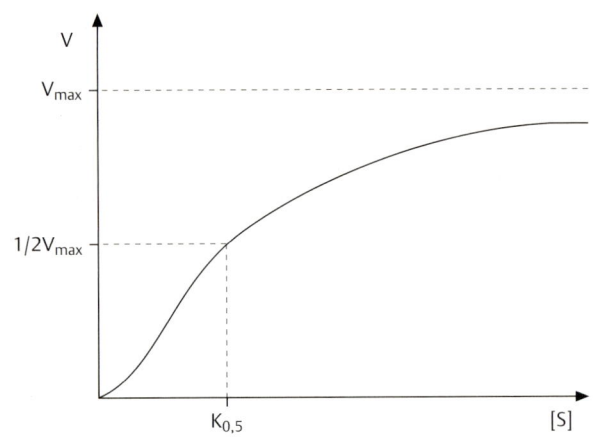

Abb. 10.13 Schematische Darstellung der sigmoiden Abhängigkeit der Reaktionsgeschwindigkeit von der Substratkonzentration bei einem allosterisch regulierten Enzym.

10.1.9 Photometrische Methoden

Viele Stoffe sind in der Lage, Licht einer definierten Wellenlänge zu absorbieren. Diese **Absorption** kann genutzt werden, um die **Konzentration** des absorbierenden Stoffes mithilfe eines Spektralphotometers zu bestimmen. Das Ausmaß der Absorption hängt dabei von der Wellenlänge und der Konzentration des Stoffes ab.

Bei der Spektralphotometrie fällt monochromatisches Licht (Licht einer einzigen Wellenlänge) mit der Intensität I_0 auf eine Küvette, die die absorbierende Lösung enthält

(**Abb. 10.14**). Der austretende Strahl mit der Intensität I wird mit einem Detektor gemessen.

Nach dem **Lambert-Beer-Gesetz** ist die Absorption definiert als der negative Logarithmus der geschwächten Strahlenintensität I durch die Anfangsintensität I_0. Als Maß für die Absorption gilt die **Extinktion E**:

$$E = -\log\frac{I}{I_0} = \varepsilon \cdot c \cdot d$$

E = Extinktion
ε = molarer Extinktionskoeffizient
c = Konzentration des absorbierenden Stoffes
d = Schichtdicke der Küvette

Auch die Aktivität von Enzymen kann mit der Spektralphotometrie bestimmt werden. Dabei macht man sich zunutze, dass NAD(P)H im Vergleich zu NAD(P)$^+$ ein zusätzliches Absorptionsmaximum bei einer Wellenlänge von 340 nm besitzt (**Abb. 10.15**).

Auf dieser Tatsache beruht auch der gekoppelte Test zum Nachweis von Glucose:

1) $Glucose + ATP \xrightarrow{\text{Hexokinase}} Glucose-6-phosphat + ADP$

2) $Glucose-6-phosphat + NADP^+$
$\xrightarrow{\text{Glucose-6-P-Dehydrogenase}} 6-Phosphogluconat + NADPH + H^+$

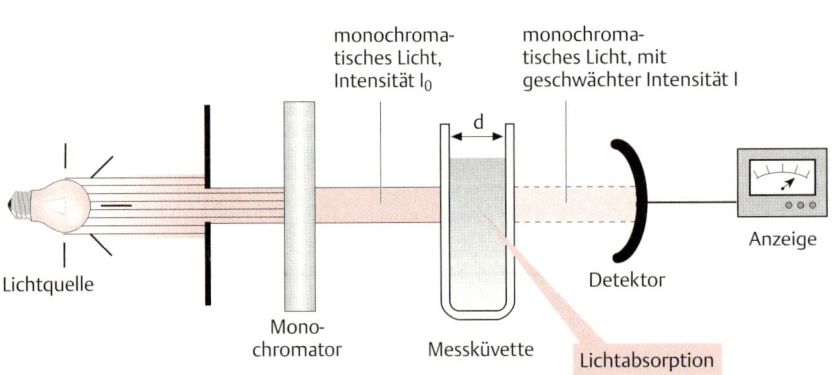

monochromatisches Licht, Intensität I_0

monochromatisches Licht, mit geschwächter Intensität I

d

Anzeige

Lichtquelle

Monochromator

Messküvette

Lichtabsorption

Detektor

Abb. 10.14 Schematische Darstellung des Prinzips eines Spektralphotometers.

Im ersten Schritt wandelt die Hexokinase die Glucose in Glucose-6-phosphat um. Glucose-6-phosphat lässt man mit $NADP^+$ zu 6-Phosphogluconat weiterreagieren. Durch diese Reaktion entsteht neben dem 6-Phosphogluconat auch $NADPH + H^+$, dessen Absorption man bei 340 nm messen kann. Dabei gilt, dass die Konzentration des entstandenen NADPH proportional zur ursprünglichen Glucosekonzentration ist.

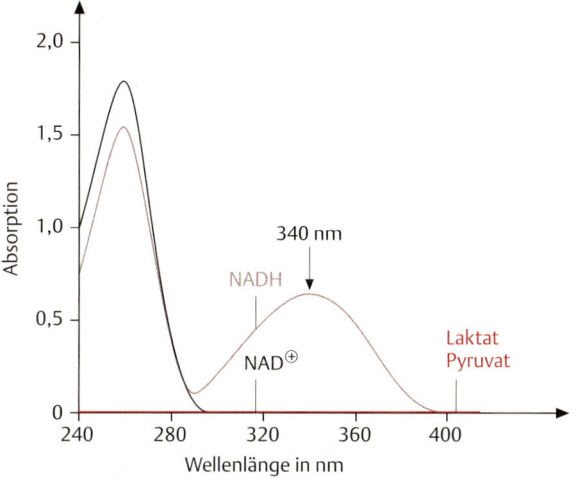

Abb. 10.15 Absorptionsspektrum von NAD(P)H und NAD(P)⁺: das reduzierte NAD(P)H weist bei 340 nm ein zusätzliches Absorptionsmaximum auf.

In diesem Kapitel werden Ihnen die **Prinzipien** der Stoffwechselregulation vorgestellt. Ausführliche Informationen zur Regulation der einzelnen Stoffwechselwege finden Sie an den entsprechenden Stellen in diesem Buch. Dieses Kapitel dient lediglich einem kurzen Überblick.

11.1.1 Regulation der Enzymaktivität durch die Substratkonzentration

In **Abb. 10.6** (S. 475) ist die hyperbolische Abhängigkeit einer enzymatisch katalysierten Reaktion von der Substratkonzentration dargestellt. Daraus wird deutlich, dass eine Erhöhung der Konzentration des Substrats auch zu einer Beschleunigung der Reaktionsgeschwindigkeit führt (nicht jedoch im Bereich der Substratsättigung). Messungen haben ergeben, dass viele enzymatische Reaktionen im Bereich des K_M-Wertes, also bei **halbmaximaler** Geschwindigkeit ablaufen.

> **Merke**
> Enzymatische Reaktionen, die im Bereich des K_M-Wertes ablaufen, werden bereits durch geringfügige **Änderungen der Substratkonzentration** erheblich in ihrer **Geschwindigkeit** beeinflusst. Besonders bedeutsam ist das für Moleküle, die gleichzeitig Substrat von mehreren Enzymen sind.

Glucokinase und Hexokinase. Sowohl die **Glucokinase** als auch die **Hexokinase** sind in der Lage, Glucose in Glucose-6-phosphat umzuwandeln. Die Glucokinase (K_M = 5 mmol/l), die in der Leber und in den B-Zellen des Pankreas vorkommt, hat eine sehr viel **niedrigere Affinität** zu Glucose als die Hexokinase (K_M = 0,1 mmol/l).

In der Leber wird die Glucose hauptsächlich durch die Glucokinase phosphoryliert. Dazu muss die Glucose zunächst über den insulinunabhängigen GLUT-2-Transporter in die Hepatozyten gelangen. Bei niedrigen Glucosekonzentrationen ist die Glucokinase an ein **Glucokinase-Regulatorprotein** (GKRP) gebunden und dadurch inaktiviert. Erst bei höheren Glucosekonzentrationen löst sich die Glucokinase von dem Protein ab und steht für die Glucoseumwandlung zur Verfügung. Außerdem ist Insulin ein Induktor der Glucokinase (s. u.). Sie produziert Glucose-6-phosphat für die Glycogensynthese (über Glucose-1-phosphat), Glycolyse und den Pentosephosphatweg. Die Glucokinase wandelt Glucose proportional zur extrazellulären Glucosekonzentration um. Zusammen mit dem GLUT-2-Transporter (S. 775) ist sie deshalb ein guter Glucosesensor. Die Hexokinase phosphoryliert Glucose in erster Linie in den extrahepatischen Geweben.

Die beiden Isoenzyme sind ein gutes Beispiel für die Abhängigkeit der Enzymaktivität von der Substratkonzentration. Die Bedeutung dieser Abhängigkeit besteht in erster Linie darin, dass die Glycogenspeicherung in der Leber aufgrund der **größeren Substratabhängigkeit der Glucoki-**nase erst bei höheren Glucosekonzentrationen stattfindet und die Leber den anderen Geweben die Glucose bei Nahrungskarenz nicht entzieht.

Beachte: Glucokinase und Hexokinase werden auch noch über andere Mechanismen reguliert (S. 484).

11.1.2 Negative Rückkopplung

Viele Enzyme werden durch ihr eigenes Produkt gehemmt. Ein Beispiel hierfür ist ebenfalls die **Hexokinase**, die durch ihr eigenes Produkt, Glucose-6-phosphat, kompetitiv gehemmt wird.

Eine andere Möglichkeit ist die **Endprodukthemmung**. Häufig werden die Schlüsselenzyme einer Synthesekette durch das Endprodukt der Kette gehemmt. Ein Beispiel ist die Hemmung der δ-ALA-Synthase durch Häm als Endprodukt der Hämbiosynthese (S. 568).

11.1.3 Allosterische Regulation

Die allosterische Regulation betrifft vor allem größere Enzyme, die besonders wichtige Reaktionen katalysieren und aus diesem Grund besonders fein reguliert sind.
- **Allosterische Aktivatoren** stabilisieren die aktive R-Form des Enzyms (S. 478),
- **allosterische Hemmstoffe** stabilisieren die inaktive T-Form.

> **Merke**
> Die Bindung des Effektors erfolgt an das sog. **allosterische Zentrum** des Enzyms, das *nicht* dem aktiven Zentrum entspricht.

11.1.4 Enzymgesteuerte chemische Modifikation von Enzymen

Manche Enzyme besitzen eine Art Schalter, mit dem sie ein- oder ausgeschaltet werden können. Dieser Schalter ist meist eine freie OH-Gruppe eines Serin-, Tyrosin- oder Threoninrests in der Proteinkette des Enzyms. An diesen freien OH-Gruppen können die Enzyme chemisch modifiziert werden. Meistens erfolgt dies durch Phosphorylierung. Die **Phosphorylierung** führt dann zu einer Aktivierung oder Deaktivierung des Enzyms (= **Interkonvertierung**).

> **Merke**
> Für die Phosphorylierung bzw. die Dephosphorylierung sind spezifische Enzyme, die **Kinasen** bzw. die **Phosphatasen**, zuständig. Enzyme, die durch Interkonvertierung reguliert werden, sind **häufig Schlüsselenzyme** wichtiger Stoffwechselwege (**Tab. 11.1**).

Beim Glycogenstoffwechsel wird z.B. durch Interkonvertierung die Glycogensynthese gehemmt und gleichzeitig

Tabelle 11.1 Einige Enzyme, die durch Interkonvertierung reguliert werden

Enzym	Aktivitätsänderung durch Phosphorylierung
Glycogenphosphorylase	aktiv
Phosphorylasekinase	aktiv
Glycogensynthase	inaktiv
Pyruvatdehydrogenase	inaktiv
Pyruvatkinase	inaktiv
Fructose-2,6-bisphosphatase	aktiv
Acetyl-CoA-Carboxylase	inaktiv
Triacylglycerinlipase	aktiv
Glycerin-3-phosphat-Acyltransferase	inaktiv
β-HMG-CoA-Reduktase	inaktiv
Cholesterinhydrolase	aktiv

der Abbau stimuliert. Auf diese Weise wird sichergestellt, dass Aufbau und Abbau nicht gleichzeitig ablaufen können.

Es gibt aber auch andere Arten der Enzymmodifikation, die zu einer Aktivitätsänderung führen können. Besonders wichtig ist hierbei die Inaktivierung von G-Proteinen über **ADP-Ribosylierung**. Als Donor der ADP-Ribosylgruppen dient NAD⁺.

> **Klinik**
>
> Die Toxine, die von den Erregern der **Cholera** und des **Keuchhustens** (Pertussis) produziert werden, führen zu einer **ADP-Ribosylierung** von G-Proteinen (S. 764), wodurch die GTPase-Aktivität gehemmt wird. Daraus resultiert eine dauerhafte Aktivierung der Adenylatcyclase mit hohen cAMP-Konzentrationen. Folge ist eine Störung der Ionenflüsse über die Membranen der betroffenen Zellen, was in Darm (Cholera) und Lunge (Keuchhusten) zu den entsprechenden Krankheitsbildern führt.

11.1.5 Induktion und Repression der Enzymsynthese

Eine Möglichkeit, die Menge eines Enzyms in der Zelle zu steigern bzw. zu verringern, ist die **vermehrte Synthese** bzw. der **vermehrte Abbau**. Dazu können Signale in der Zelle die **Transkription** des Enzym-Gens induzieren, be-

schleunigen oder hemmen. Bei den Signalen handelt es sich häufig um Hormone (S. 763).

> **Merke**
>
> Die Transkriptionssteigerung zur Vermehrung der Anzahl an Enzymen in der Zelle bezeichnet man als **Induktion**, das Gegenteil als **Repression**.

Diese Regulation ist sehr energieaufwendig und dauert zudem einige Stunden. Daher dienen Induktion und Repression weniger der schnellen Anpassung, sondern vielmehr der **Langzeitanpassung** an veränderte Umweltbedingungen. Z. B. führt **Cortisol** zu einer Induktion der Phosphoenolpyruvat-Carboxykinase der Gluconeogenese. Auch **Insulin** reguliert die Transkription vieler Gene. In der Leber induziert Insulin die Enzyme der Glycolyse und reprimiert die Enzyme der Gluconeogenese.

11.1.6 Limitierte Proteolyse

Einige Enzyme, zum Beispiel die Serin-Proteasen, liegen als inaktive Vorstufen vor. Sie werden erst durch Abspaltung eines Teils ihrer Peptidkette aktiviert. Diesen Vorgang bezeichnet man als **limitierte Proteolyse**. Die inaktiven Vorstufen dieser Enzyme werden **Proenzyme** oder **Zymogene** genannt.

Durch limitierte Proteolyse werden viele Proteasen des Gastrointestinaltrakts, einige Blutgerinnungsfaktoren und Komplementfaktoren sowie die an der Apoptose beteiligten Caspasen aktiviert.

Die Protease **Trypsin** wird als inaktives Zymogen **Trypsinogen** freigesetzt und unter dem Einfluss der **Enteropeptidase** (Enterokinase) in Trypsin umgewandelt. Dabei wird ein Teil der Peptidkette des Trypsinogens abgespalten und das aktive Zentrum des Trypsins freigelegt. Erst durch die limitierte Abspaltung eines Peptidanteils ist das Enzym zur Substratbindung befähigt.

11.1.7 Protein-Protein-Interaktion

Auch Interaktionen zwischen Proteinen, die nicht mit einer chemischen Modifikation einhergehen, spielen eine Rolle bei der Regulation des Stoffwechsels. Einen großen Stellenwert nehmen hier die weiter oben bereits erwähnten **G-Proteine** ein, die nach Hormonbindung an einen Rezeptor mit diesem interagieren und so aktiviert werden. Außerdem gibt es Proteine, die im Zellkern vorliegen und nach einer Dimerisierung an die DNA binden und so die Transkription beeinflussen können (**Steroidhormon-Rezeptoren**). Die Mechanismen der Signaltransduktion, auf denen diese Art der Regulation basiert, werden ab S. 763 besprochen.

Biologie

Histologie

Anatomie

Chemie

Biochemie

Physik

Physiologie

Psych./Soz.

12.1 Energiereiche Verbindungen

Der katabole Stoffwechsel dient hauptsächlich der Energiegewinnung und damit der **Bereitstellung von energiereichen Verbindungen**. Diese stellen die „Energiewährung" des Organismus dar und sorgen dafür, dass auch solche Reaktionen, die im Körper aus energetischen Gründen nicht freiwillig ablaufen würden (S. 466), stattfinden können.

Auf Seite 471 wird detailliert auf die energiereichen Verbindungen und ihre Eigenschaften eingegangen.

12.2 Kohlenhydratabbau

Unter den Kohlenhydraten nimmt die Glucose den größten Anteil ein, den wir mit der Nahrung aufnehmen. Sie wird durch die **Glycolyse** abgebaut. Dies kann in allen Körperzellen geschehen. Einige Gewebe bauen zudem Glucose auch über einen Umweg ab, den **Pentosephosphatweg**, so kann Ribose für die Nucleotidbiosynthese und NADPH + H$^+$ für die Fettsäuresynthese hergestellt werden.

12.2.1 Glycogenolyse

Glucose wird aus der Spaltung von Glycogen gewonnen. Zu den detaillierten Abläufen siehe S. 520.

12.2.2 Glycolyse

Die Glycolyse ist ein kataboler (abbauender), energieliefernder Stoffwechselweg, dessen Enzyme im **Zytosol** lokalisiert sind. Sie dient zur Gewinnung von **Energie** in Form von **ATP** durch den Abbau von Glucose zu Pyruvat oder Lactat. Die entscheidende Reaktion hierfür ist die **Substratkettenphosphorylierung**, in der Oxidationsenergie umgesetzt wird.

Reaktionen der Glycolyse

Die Glycolyse lässt sich in zwei Phasen unterteilen:
– Die **Hexosephase** mit einem C_6-Körper (Glucose bis Fructose-1,6-bisphosphat) und
– die **Triosephase** mit zwei C_3-Körpern nach Aufspaltung der Hexose in zwei Triosen (von Glycerinaldehyd-3-phosphat bis Pyruvat oder Lactat).

Merke
Beim Abbau einer Glucose entstehen immer zwei Triosen, die beide in der Triosephase weiter verstoffwechselt werden. Eine Glucose liefert also immer **zwei Pyruvat** (oder im anaeroben Modus zwei Lactat).

Hexokinase. Im ersten Schritt der Glycolyse wird Glucose durch die Hexokinase unter ATP-Verbrauch zu **Glucose-6-phosphat** phosphoryliert (**Abb. 12.1**). Dabei wird am C_6

der Glucose eine Phosphoesterbindung geknüpft. Das der Hexokinase entsprechende Enzym der Leber heißt **Glucokinase** und ist für Glucose spezifisch. Die Reaktion beider Enzyme ist **exergon** und damit **irreversibel**, weil dabei die energiereiche Anhydridbindung des ATP gespalten wird. Die Unterschiede der beiden Enzyme sind in **Tabelle 12.1** dargestellt. Die niedrige Affinität der Glucokinase zu Glucose bewirkt, dass die Leber erst bei erhöhten Glucosekonzentrationen im Pfortaderblut Glucose verwertet und diese als **Glycogen** speichert. Bei niedrigen Glucosekonzentrationen werden erst alle anderen Gewebe versorgt, ehe die Glucokinase der Leber aktiv wird.

Merke
Glucokinase ist die Hexokinase der Leber. Im Unterschied zur extrahepatischen Hexokinase unterliegt sie keiner Produkthemmung, sie hat eine niedrigere Affinität (höheren K_M-Wert) für Glucose und wird durch Insulin induziert.

Hexosephosphatisomerase. Sie setzt Glucose-6-phosphat in Fructose-6-phosphat um.

Phosphofructokinase-1 (PFK-1). PFK-1 phosphoryliert Fructose-6-phosphat unter ATP-Verbrauch zu Fructose-1,6-bisphosphat. Auch diese Reaktion ist exergon und damit **irreversibel**.

Merke
Die PFK-1 ist das Schrittmacherenzym der Glycolyse und damit eine **entscheidende Regulationsstelle** in der Glycolyse (s. u.).

Aldolase A. In einer Aldolspaltung spaltet die Fructose-1,6-bisphosphat-Aldolase (Aldolase A) die Hexose Fructose-1,6-bisphosphat in die Triosen **Dihydroxyacetonphosphat** (DHAP, synonym Glyceron-3-phosphat) und **Glycerinaldehyd-3-phosphat** (GAP, synonym Glyceral-3-phosphat).

Triosephosphatisomerase. Über dieses Enzym stehen DHAP und GAP miteinander im Gleichgewicht. Das Gleich-

Tabelle 12.1 Eigenschaften von Hexokinase und Glucokinase

Hexokinase	Glucokinase
kann außer Glucose auch andere Hexosen phosphorylieren	spezifisch für Glucose
hohe Glucoseaffinität/niedriger K_M-Wert	niedrige Glucoseaffinität/höher K_M-Wert
Feedback-Hemmung durch Glucose-6-phosphat	keine Feedback-Hemmung
kommt in allen Körperzellen vor	kommt nur in der Leber vor
	Induktion der Expression durch Insulin

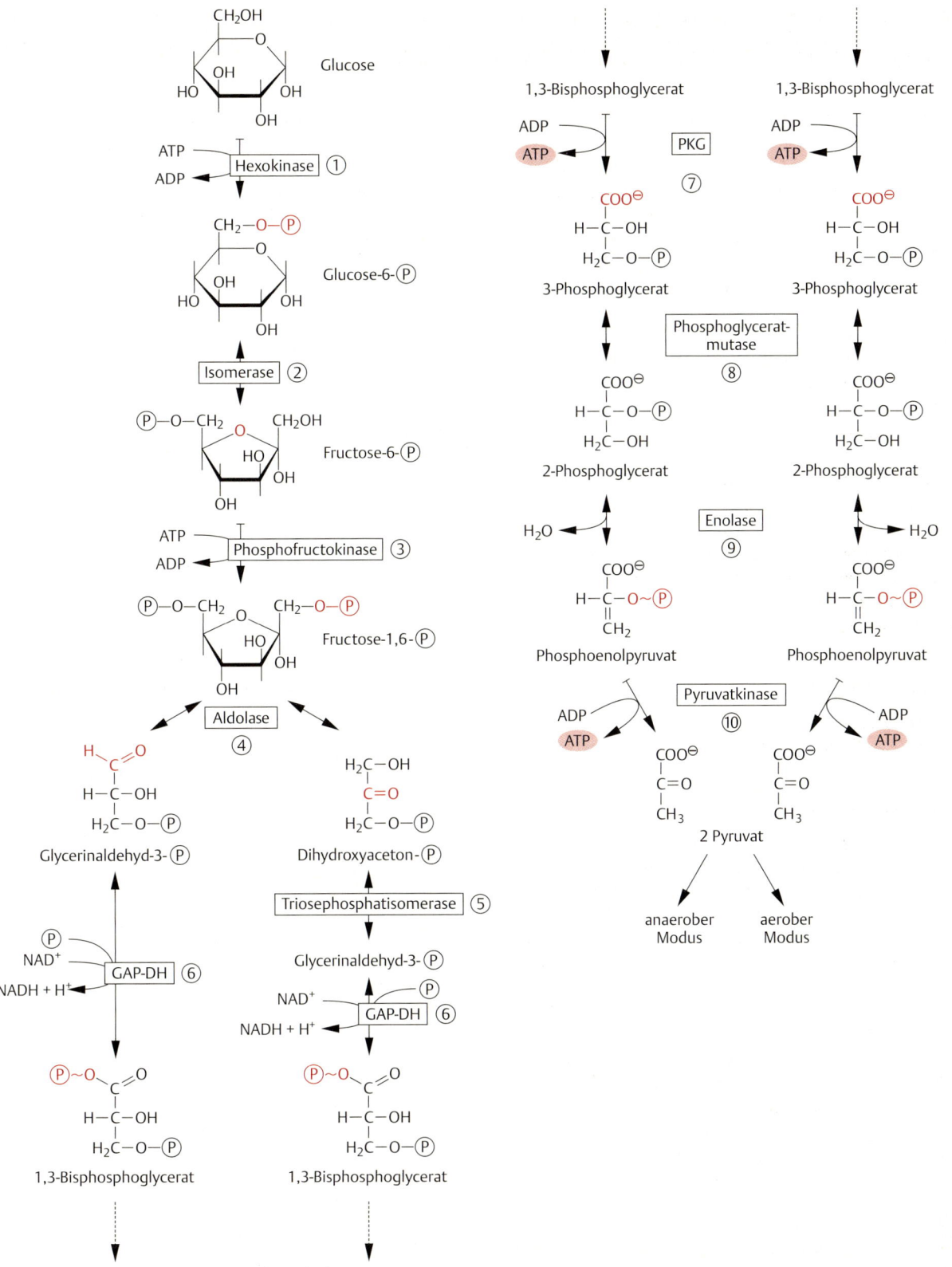

Abb. 12.1 Reaktionsverlauf der Glycolyse.

(Fortsetzung siehe rechts)

Biologie

Histologie

Anatomie

Chemie

Biochemie

Physik

Physiologie

Psych./Soz.

gewicht liegt zwar aufseiten des DHAP, aber die Substrate werden üblicherweise über GAP weiter abgebaut, sodass ein Molekül Glucose letztendlich zwei Moleküle GAP liefert.

Glycerinaldehydphosphat-Dehydrogenase (GAP-DH). Dieses Redoxenzym oxidiert die Aldehydgruppe des GAP zur Carboxylgruppe des 1,3-Bisphosphoglycerats (1,3-BPG). Bei dieser Oxidation ist das Coenzym NAD⁺ Redoxpartner und wird zu NADH + H⁺ reduziert. Das NADH + H⁺ kann wieder reoxidiert werden, indem es entweder seine Elektronen in der Atmungskette abgibt oder im anaeroben Modus als Reaktionspartner der Lactatdehydrogenase (LDH) dient (s. u.).

Die **Oxidationsenergie** wird in dieser Reaktion durch folgenden Mechanismus konserviert: GAP bindet sich mit seiner Aldehydgruppe an eine SH-Gruppe des Enzyms GAP-DH. Dabei entsteht ein Thiohalbacetal. Durch Oxidation des Thiohalbacetals wird eine energiereiche Thioesterbindung erzeugt, die durch Anlagerung eines anorganischen Phosphatrestes phosphorolytisch aufgespalten wird. Die Energie steckt nun in der **gemischten Säureanhydridbindung** zwischen der Carbonsäuregruppe und dem Phosphatrest (Phosphorsäure) des 1,3-BPG. Gemischt heißt diese Anhydridbindung, weil sie durch zwei verschiedene Säuren gebildet wird, nämlich Carbon- und Phosphorsäure.

Phosphoglyceratkinase (PGK). Sie überträgt das energiereiche Phosphat aus dem 1,3-BPG auf ADP. Es entsteht 3-Phosphoglycerat. Die Energie ist in Form des entstandenen **ATP** konserviert.

> **Merke**
>
> Die Reaktionen der GAP-DH und der PGK gehören zur **Substratkettenphosphorylierung**. Dabei wird eine energiereiche Bindung geknüpft, durch deren Spaltung (außerhalb der Atmungskette) ATP oder GTP als Energieträger gewonnen werden kann. Der im Examen verwendete Begriff für beide Reaktionen lautet „energieliefernde Reaktion".

Phosphoglyceratmutase. Sie verschiebt den verbleibenden Phosphatrest von 3-Phosphoglycerat auf das C2 des Glycerats. Das Produkt ist 2-Phosphoglycerat.

Enolase. Die Enolase spaltet vom 2-Phosphoglycerat Wasser ab, es entsteht das energiereiche Phosphoenolpyruvat (PEP).

Pyruvatkinase. Sie überträgt die Phosphatgruppe des PEP auf ADP. Dabei entstehen ATP und Pyruvat. Diese Reaktion ist exergon und **irreversibel**.

> **Klinik**
>
> **Pyruvatkinase-Mangel.** Die angeborene **hämolytische Anämie** ist eine seltene Erkrankung und kann durch einen Defekt der Pyruvatkinase der Erythrozyten bedingt sein. Da die reifen Erythrozyten ihre Energie allein durch anaerobe Glycolyse gewinnen, läuft diese bei einer stark

verminderten Aktivität der Pyruvatkinase nur unzureichend ab. Durch den Energiemangel kommt es zu Defekten an den Membranen der Erythrozyten und damit zu ihrer Lyse.

Lactatdehydrogenase. Im anaeroben Modus der Glycolyse wird Pyruvat durch die Lactatdehydrogenase (LDH) zu Lactat reduziert. Der einzige Zweck dieser Reaktion ist es, NADH + H⁺ wieder zu NAD⁺ zu oxidieren, welches die GAP-DH benötigt. Hierbei wird die Ketogruppe im Pyruvat zum sekundären Alkohol (OH-Gruppe) von Lactat reduziert.

Lactat ist das Endprodukt der anaeroben Glycolyse. Es kann nur weiterverwertet werden, wenn es in Pyruvat zurückverwandelt wird. Dies geschieht in der Leber, wo Lactat für die Gluconeogenese genutzt wird (Corizyklus, S. 597).

In den Erythrozyten ist immer Lactat das Endprodukt der Glycolyse, da ihnen die Mitochondrien fehlen, um Glucose komplett zu verbrennen, d. h. aerob abzubauen.

> **Klinik**
>
> Findet man eine **erhöhte LDH-Aktivität** frei im Blutserum, spricht das dafür, dass **Zellen zugrunde gegangen** sind. Man unterscheidet fünf Isoenzyme der LDH, die organspezifisch verteilt sind. Bei erhöhten Werten im Blut kann man deshalb auf Schädigungen in den entsprechenden Organsystemen schließen.

Pyruvatdehydrogenase. Im aeroben Modus der Glycolyse wird das Pyruvat nun mit-hilfe des Multienzymkomplexes Pyruvatdehydrogenase in Acetyl-CoA umgewandelt. Details zur Pyruvatdehydrogenase-Reaktion siehe S. 506.

Energiebilanz der Glycolyse

Beim Durchsatz von einem Molekül Glucose werden in der Hexosephase 2 ATP „verbraucht". In der zweimal ablaufenden Triosephase werden 2-mal 2 ATP pro Glucose gewonnen. Es werden also 2 ATP verbraucht und 4 ATP gewonnen. Im **anaeroben** Modus der Glycolyse werden daher pro Abbau eines Glucosemoleküls 2 ATP gewonnen (**Tab. 12.2**).

Läuft die Glycolyse **aerob** ab, schließen sich Citratzyklus und Atmungskette an. Insgesamt werden dann ca. 32 ATP pro Glucosemolekül gewonnen, also ungefähr 15-mal so viel wie beim anaeroben Weg.

Tabelle 12.2 Energiebilanz für den Abbau eines Glucosemoleküls in der anaeroben Glycolyse

Enzym	ATP-Gewinn
Hexokinase/Glucokinase	− 1 ATP
Phosphofructokinase	− 1 ATP
Phosphoglyceratkinase	+ 2 ATP
Pyruvatkinase	+ 2 ATP
Summe:	**+ 2 ATP**

Regulation der Glycolyse

Die drei wichtigsten Enzyme zur Regulation der Glycolyse sind die Hexokinase/Glucokinase, die Phosphofructokinase-1 und die Pyruvatkinase.

- **Hexokinase** wird durch Glucose-6-phosphat im Sinne einer Produkthemmung gehemmt.
- Die **Glucokinase** der Leber hingegen wird durch Glucose-6-phosphat nicht gehemmt, sondern durch Insulin induziert (↑ Transkription, S. 775).
- **Phosphofructokinase-1** ist das geschwindigkeitsbestimmende Enzym und wird sowohl durch Hormone, wie z.B. Insulin, induziert als auch allosterisch reguliert. Eine hohe Energieladung der Zelle (viel Citrat und ATP) hemmt dieses Enzym, eine niedrige Energieladung (viel AMP und ADP) aktiviert es. Die spezielle Regulation der Phosphofructokinase-1, besonders in der Leber im Zusammenspiel mit der Phosphofructokinase-2, wird weiter unten im Einzelnen besprochen.
- **Pyruvatkinase** wird ebenfalls durch Insulin induziert und allosterisch im Sinne einer *Forward Regulation* durch Fructose-1,6-bisphosphat aktiviert. Das heißt, das frühe Produkt Fructose-1,6-bisphosphat in der Glycolyse stimuliert das nachfolgende Enzym Pyruvatkinase und regt so seine eigene weitere Verstoffwechslung an. Pyruvatkinase ist ein interkonvertierbares Enzym. Ihre Aktivität wird durch Phosphorylierung und Dephosphorylierung reguliert. Sie zeigt im dephosphorylierten Zustand eine erhöhte Affinität zu Fructose-1,6-bisphosphat.

Phosphofructokinase-2 in der Leber. Es gibt noch ein weiteres Enzym, das in die Regulation der Glycolyse eingreift. Dabei handelt es sich um das interkonvertierbare Enzym Phosphofructokinase-2 (**Abb. 12.2**). Die Besonderheit dieses Enzyms ist, dass es sowohl in phosphorylierter als auch in dephosphorylierter Form eine Reaktion katalysiert. Es hat also zwei Funktionen und wird deshalb auch **Tandemenzym** genannt.

- Im **dephosphorylierten Zustand** ist die PFK-2 eine Kinase und wandelt Fructose-6-phosphat aus der Glycolyse unter ATP-Verbrauch in Fructose-2,6-bisphosphat um. Fructose-2,6-bisphosphat hat eine rein regulatorische Funktion und ist ein allosterischer Aktivator der PFK-1, der Regelstelle der Glycolyse. Die Dephosphorylierung der PFK-2 wird durch **Insulin** ausgelöst, das den cAMP-Spiegel in der Zelle erniedrigt.
- Im **phosphorylierten Zustand** ist die PFK-2 eine Phosphatase, sie wandelt also Fructose-2,6-bisphosphat wieder in Fructose-6-phosphat um. So kommt es zum Abbau des allosterischen Aktivators. Die Phosphorylierung der PFK-2 wird vor allem durch **Glucagon** ausgelöst, das den intrazellulären cAMP-Spiegel erhöht.

> **Merke**
>
> **Insulin induziert** die Glycolyse,
> **Glucagon hemmt** die Glycolyse.

Phosphofructokinase-2 im Herzmuskel. Im Herzmuskel erhöhen **Katecholamine** den cAMP-Spiegel und bewirken so die Phosphorylierung der Herz-PFK-2 an einer anderen Stelle als in der Leber-PFK-2. Im Herzmuskel wird daraufhin die Kinase-funktion **aktiviert** und es **entsteht** Fructose-2,6-bisphosphat. Die Glycolyse im Herzmuskel wird also durch Katecholamine gefördert. Dies ist physiologisch sinnvoll, da die Katecholamine die Leistung des Herzens erhöhen (S. 778).

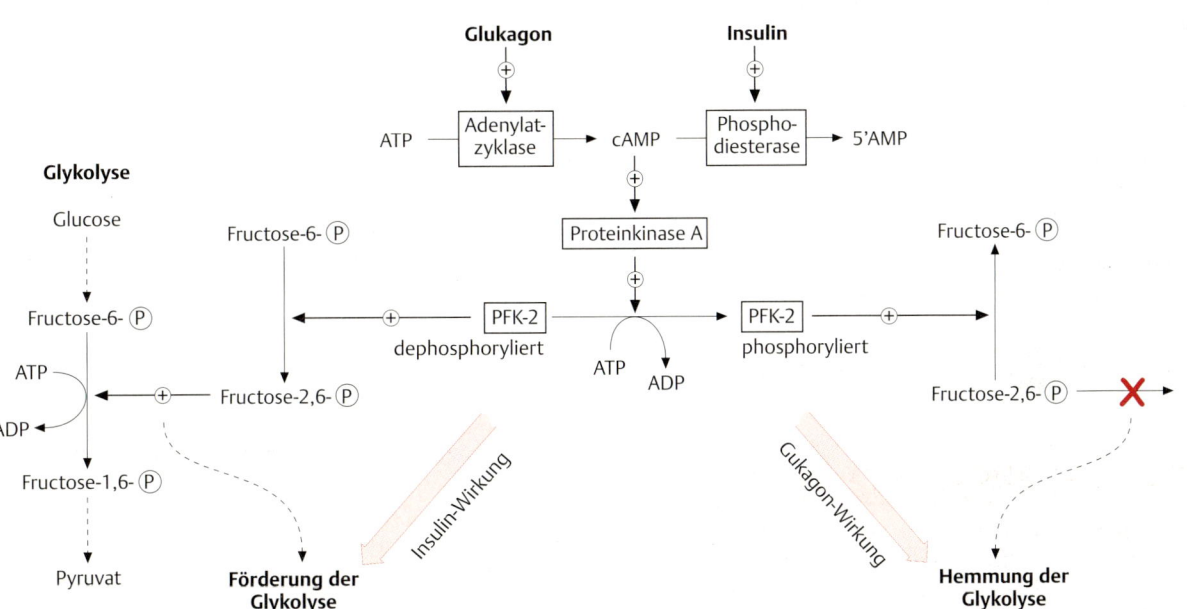

Abb. 12.2 Regulation der Glycolyse über die Phosphofructokinase-2 in der Leber. Glucagon erhöht über die Adenylatcyclase den cAMP-Spiegel. Dies führt zur Phosphorylierung der PFK-2 und damit zum Abbau der Glucose. Insulin hat genau die entgegengesetzte Wirkung.

Biologie
Histologie
Anatomie
Chemie
Biochemie
Physik
Physiologie
Psych./Soz.

Merke
Die Regulation der **Glycolyse** erfolgt in der Leber über die PFK-2:
– Insulin fördert die Glycolyse über Synthese von Fructose-2,6-bisphosphat.
– Glucagon hemmt die Glycolyse über den Abbau von Fructose-2,6-bisphosphat.

12.2.3 Stoffwechsel von Lactose und Galactose

Lactose (Milchzucker) ist Bestandteil der Milch. Sie ist ein Disaccharid und besteht aus **Glucose** und **Galactose**, die über eine β1→4-glycosidische Verknüpfung miteinander verbunden sind (S. 442). Glucose kann vom menschlichen Organismus direkt zur Energiegewinnung oder -speicherung genutzt werden. Galactose muss zuvor in Glucose umgewandelt werden. Diese Umwandlung ist **reversibel**, deshalb kann bei Bedarf Glucose auch in Galactose umgewandelt werden.

Abbau von Lactose

Die β1→4-glycosidische Bindung wird an der Dünndarmmucosa durch das Verdauungsenzym **Lactase** in Galactose und Glucose gespalten (**Abb. 12.3**). Die Monosaccharide werden aufgenommen und gelangen über das Pfortadersystem zur Leber. Hier findet zum größten Teil der Umbau der Galactose statt.

Klinik
Bei einer verminderten Aktivität der Lactase kann die Lactose nicht mehr gespalten und resorbiert werden. Es entsteht eine **Lactoseintoleranz**. Die Lactose wird im Dickdarm von Darmbakterien gespalten, was zu Gasentwicklung und damit zu Flatulenz und Übelkeit führt. Der Lactasemangel kann angeboren oder durch seltenen Milchgenuss erworben sein. Bei der erworbenen Lactoseintoleranz kann die Aktivität der Lactase durch Gewöhnung an Milchprodukte wieder auf ein genügendes Maß erhöht werden, sodass Milch wieder vertragen wird.

Umbau von Galactose

Das zentrale Organ des Galactosestoffwechsels ist die Leber.

Galactokinase phosphoryliert Galactose zu Galactose-1-phosphat.

Galactose-1-phosphat-Uridyl-Transferase. Galactose-1-phosphat reagiert mit UDP-Glucose zu **UDP-Galactose**. Glucose-1-phosphat bleibt übrig. Glucose-1-phosphat kann als Glycogen gespeichert werden oder über Glucose-6-phosphat in die Glycolyse gelangen. Die aktivierte UDP-Galactose kann in Glycoproteine und -lipide eingefügt werden.

UDP-Galactose-4-Epimerase. UDP-Galactose kann an C4 epimerisiert und so in **UDP-Glucose** umgewandelt werden. Die entstandene UDP-Glucose kann in den Glyco-

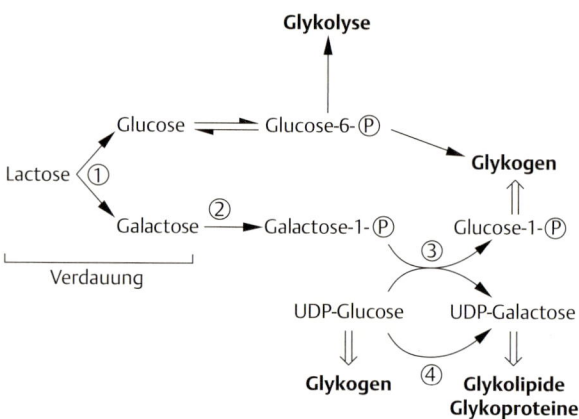

Abb. 12.3 Abbau der Lactose. (1) Lactase-Reaktion, **(2)** Galactokinase-Reaktion, **(3)** Galactose-1-phosphat-Uridyl-Transferase-Reaktion, **(4)** UDP-Galactose-4-Epimerase-Reaktion.

genspeicher eingebaut werden und steht so bei Bedarf zur Energiegewinnung zur Verfügung.

Klinik
Einer **hereditären Galaktosämie** liegt ein angeborener Mangel an Galactokinase oder Galactose-1-phosphat-Uridyl-Transferase zugrunde. Der **Galactokinase-Mangel** führt meist nur zu einem leichten Anstieg der Galactose im Blut. Diese wird dann auch mit dem Urin ausgeschieden.
Bei einem **Mangel an Galactose-1-phosphat-Uridyl-Transferase** wird die Galactose noch in Galactose-1-phosphat umgewandelt. Galactose-1-phosphat hemmt die Glucosefreisetzung, sodass es bei Galactoseaufnahme zu schweren Hypoglykämien, Erbrechen und Diarrhöen kommt. Die bislang einzige Therapie besteht in einer galactosefreien Ernährung.

Aufbau von Galactose und Lactose

Zum Aufbau der Lactose wird Galactose benötigt. Diese wird als UDP-Galactose aus Glucose synthetisiert (**Abb. 12.4**).

Hexokinase und Phosphoglucomutase. Diese beiden Enzyme sind Enzyme aus anderen Stoffwechselwegen. Glucose wird mithilfe der Hexokinase aus der Glycolyse an Position 6 zu Glucose-6-phosphat phosphoryliert, welches dann durch die Phosphoglucomutase in Glucose-1-phosphat umgebaut wird. Dieses Enzym ist auch am Glycogenaufbau beteiligt.

Glucose-1-phosphat-UTP-Transferase. Auch diese Reaktion ist Bestandteil des Glycogenstoffwechsels. Glucose-1-phosphat reagiert mit dem Nucleotid UTP zu UDP-Glucose, wobei Pyrophosphat abgespalten wird.

UDP-Galactose-4-Epimerase. Die UDP-Glucose kann jetzt durch die UDP-Galactose-4-Epimerase in UDP-Galactose umgesetzt werden, diese Reaktion ist reversibel (s.o.).

Biologie
Histologie
Anatomie
Chemie
Biochemie
Physik
Physiologie
Psych./Soz.

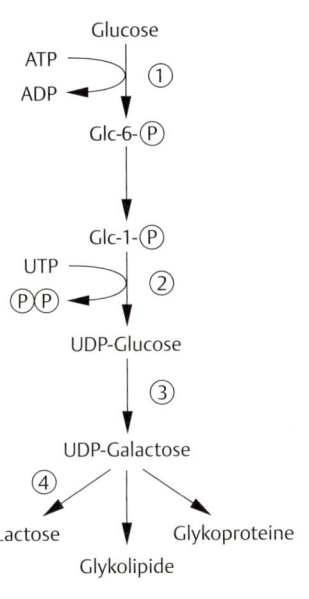

Abb. 12.4 Aufbau der Galactose und ihre weitere Verwendung.
(1) Hexokinase und Phosphoglucomutase, **(2)** Glucose-1-phosphat-
UTP-Transferase, **(3)** UDP-Galactose-4-Epimerase, **(4)** Lactosesynthetase.

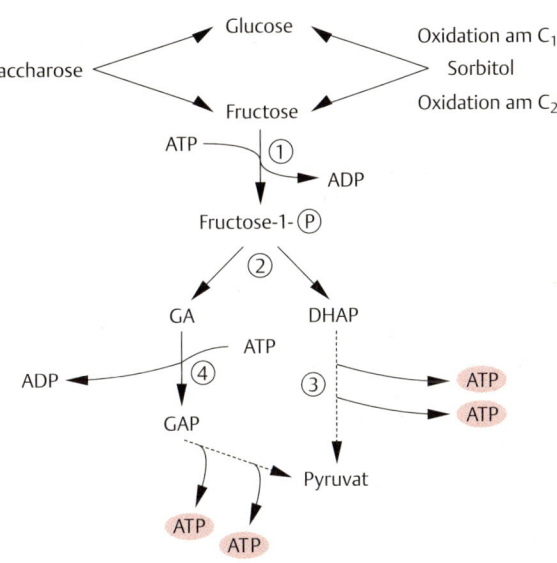

Abb. 12.5 Abbau der Fructose. (1) Fructokinase-Reaktion, **(2)**
Aldolase-B-Reaktion, **(3)** Reaktionen der Glycolyse, **(4)** Triosekinase-
Reaktion.

Lactosesynthetase. UDP-Galactose wird mit Glucose zu
Lactose kondensiert. Diese Reaktion wird durch die Lactosesynthetase katalysiert und findet im menschlichen Organismus nur in der laktierenden Brustdrüse statt (während der Schwangerschaft und Stillzeit).

12.2.4 Fructosestoffwechsel
Abbau von Fructose

Fructose wird dem Körper als Disaccharid **Saccharose** zugeführt (**Abb. 12.5**). In der Darmmucosa wird Saccharose
in Fructose und Glucose gespalten. Die Monosaccharide
werden bevorzugt von der Leber aufgenommen und insbesondere die Fructose verstoffwechselt.

Fructokinase. Fructose wird in der Leber durch die Fructokinase unter Verbrauch eines ATP zu Fructose-1-phosphat
phosphoryliert. Die Fructokinase wird im Gegensatz zur
Glucokinase *nicht* durch Insulin induziert und somit wird
Fructose auch bei Diabetikern normal verstoffwechselt.

Aldolase B. Fructose-1-phosphat wird durch die Aldolase
B in Glycerinaldehyd und Dihydroxyacetonphosphat gespalten. Dieses Enzym kommt nur in der Leber vor.

> **Merke**
>
> Die Aldolase B ist von der Aldolase A zu unterschei-
> den.
>
> **Aldolase A** katalysiert in der Glycolyse die **Spaltung
> von Fructose-1,6-bisphosphat** in Dihydroxyaceton-
> phosphat und Glycerinaldehyd-3-phosphat.
>
> **Aldolase B spaltet** aber **Fructose-6-phosphat** in Dihy-
> droxyacetonphosphat und Glycerinaldehyd.

Verstoffwechslung des Dihydroxyacetonphosphats. Dihydroxyacetonphosphat wird in die Glycolyse eingeschleust
und zu Pyruvat bzw. Lactat abgebaut.

Umwandlung des Glycerinaldehyds. Triosekinase phosphoryliert Glycerinaldehyd ATP-abhängig direkt an C3.
Das so entstehende **Glycerinaldehyd-3-phosphat** wird in
die Glycolyse oder Gluconeogenese eingeschleust.

> **Merke**
>
> Die beiden **ATP-verbrauchenden Reaktionen** beim
> **Fructoseabbau** sind die Reaktionen der Fructokinase
> und der Triosekinase.
>
> Beim **Glucoseabbau** verbrauchen die Glucokinase und
> die Phosphofructokinase jeweils ein ATP.

> **Klinik**
>
> Bei der seltenen **hereditären Fructoseintoleranz** ist die
> Aldolase B defekt. Als Folge staut sich Fructose-1-phosphat
> insbesondere in der Leber an. Die erkrankten Kinder fallen
> unter Ernährung mit Muttermilch in den ersten Monaten
> nicht auf, erst durch die Zufuhr von Fructose, z. B. in Form
> von Obst oder Gemüse, treten Symptome auf. Es kommt zu
> Erbrechen und Diarrhöen. Durch die entstehende Hypogly-
> kämie treten Blässe, Schweißausbrüche und Krämpfe auf.
> Es entwickelt sich eine Leberfunktionsstörung mit Fibrosie-
> rung der Leber und Ikterus. Die einzige kausale Therapie ist
> eine lebenslange fructose- und saccharosefreie Diät.

Aufbau von Fructose

Fructose wird im Körper hauptsächlich von den Samen-
bläschen produziert. Sie entsteht durch Reduktion von
Glucose zu Sorbitol, das dann zu Fructose oxidiert wird
(Abb. 4.1, S. 439). Die beteiligten Enzyme sind eine Re-

duktase und die Sorbitol-Dehydrogenase. Beide Reaktionen sind reversibel, aus Fructose kann also auch Glucose gebildet werden.

12.2.5 Pentosephosphatweg

Aufgaben des Pentosephosphatweges

Der Pentosephosphatweg (PPW) hat zwei wichtige Funktionen:

– Die Umsetzung von Glucose zu Pentosen durch oxidative Decarboxylierung. Hierbei spielt **Ribose** für den Aufbau der Nucleotide von DNA und RNA mengenmäßig die wichtigste Rolle.

– Die Gewinnung von **NADPH + H⁺**, das für anabole (aufbauende) Stoffwechselwege benötigt wird (Fettsäuresynthese, Steroidsynthese).

Die Reaktionen zur Gewinnung der Pentosen und des NADPH + H⁺ finden im **oxidativen Teil** des Pentosephosphatwegs statt.

Ist kein akuter Bedarf an Ribose vorhanden, wird diese durch weitere Schritte im **nichtoxidativen Teil** des Pentosephosphatwegs zu Substraten der Glycolyse umgebaut, sodass der Pentosephosphatweg mit der Glycolyse eng verbunden ist.

> **Merke**
>
> Der Pentosephosphatweg dient **nicht der Energiegewinnung**.

Lokalisation des Pentosephosphatweges

Die Enzyme des Pentosephosphatweges findet man hauptsächlich dort, wo große Mengen an NADPH + H⁺ benötigt werden. Dies ist der Fall im Fettgewebe, in der Leber und der laktierenden Brustdrüse (Fettsäurebiosynthese), in der Nebennierenrinde, den Ovarien und Testes (Steroidsynthese) sowie in den Erythrozyten (Reoxidation von Glutathion, S. 573). Die Enzyme sind im Zytosol der Zellen dieser Gewebe lokalisiert.

Oxidativer Teil des Pentosephosphatweges

Der erste (oxidative) Teil des PPW dient zur Gewinnung von Pentosen und NADPH + H⁺. Dabei wird der C₆-Körper Glucose-6-phosphat oxidiert und zu dem C₅-Körper Ribulose-5-phosphat decarboxyliert. Bei diesen Reaktionen entstehen 2 NADPH + H⁺ (**Abb. 12.6**).

Glucose-6-phosphat-Dehydrogenase. In dieser Reaktion entsteht aus Glucose-6-phosphat Gluconsäurelacton-6-phosphat (auch: 6-Phospho-Gluconolacton). Dabei wird NADP⁺ zu NADPH + H⁺ reduziert. Die Glucose-6-phosphat-DH ist das Schlüsselenzym des Pentosephosphatweges. Sie wird im Fettgewebe durch aktivierte Fettsäuren (Acyl-CoA) gehemmt.

Gluconolactonase und Gluconsäure-6-phosphat-Dehydrogenase. Gluconsäurelacton-6-phosphat wird mithilfe von Gluconolactonase zu Gluconsäure-6-phosphat hydratisiert und anschließend durch die Gluconsäure-6-phosphat-De-

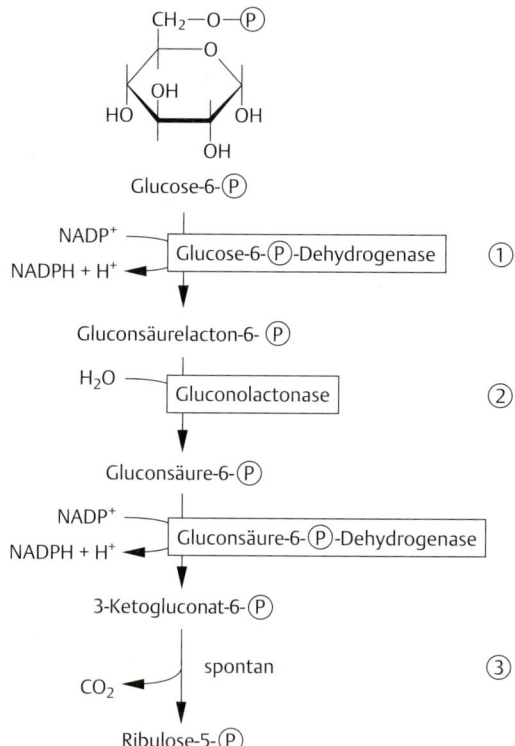

Abb. 12.6 Reaktionen des oxidativen Teils des Pentosephosphatweges. (1) Glucose-6-phosphat-Dehydrogenase-Reaktion, **(2)** Gluconolactonase-Reaktion, **(3)** Gluconsäure-6-phosphat-Dehydrogenase-Reaktion.

hydrogenase dehydriert. Dabei entsteht **3-Ketogluconat-6-phosphat** und das zweite NADPH + H⁺.

> **Klinik**
>
> Einer der häufigsten angeborenen Enzymdefekte ist der **Glucose-6-phosphat-Dehydrogenase-Mangel in Erythrozyten**. Dadurch wird dort zu wenig NADPH + H⁺ produziert und der Oxidationsschutz durch die Reduktion von verbrauchtem Glutathion kann nicht aufrechterhalten werden, und es kommt zur **Hämolyse**. Häufig kommt es nach Einnahme von Medikamenten oder Verzehr bestimmter Lebensmittel, wie Fava-Bohnen, zu Symptomen. Der „**Favismus**" äußert sich mit Oberbauchschmerzen, Fieber, Schüttelfrost und Ikterus.

Spontane Decarboxylierung des 3-Ketogluconat-6-phosphats. Nach den beiden oxidativen Stoffwechselschritten decarboxyliert 3-Ketogluconat-6-phosphat spontan zu Ribulose-5-phosphat.

Nichtoxidativer Teil des Pentosephosphatweges

Im zweiten Teil (nichtoxidativen Teil) des Pentosephosphatweges, wird der entstandene C₅-Körper weiter in Substrate der Glycolyse umgewandelt (**Abb. 12.7**). Ribulose-5-phosphat kann durch zwei **Isomerasen** entweder in die Aldose **Ribose-5-phosphat** oder in die Ketose **Xylulose-5-phosphat** umgelagert werden. Das Ribose-5-phosphat

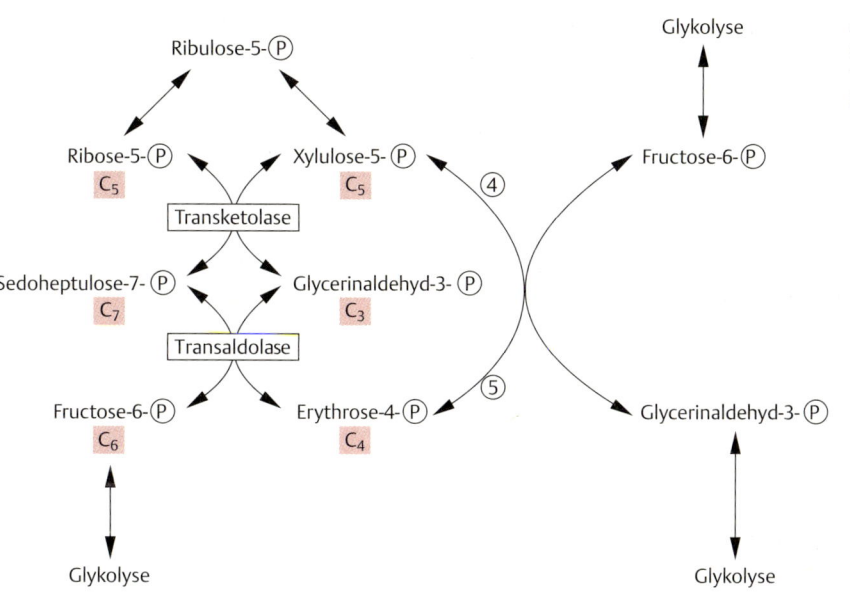

kann z. B. für den Aufbau der Nucleotide herangezogen werden.

Transketolase. Zwischen den beiden Pentosen Ribose-5-phosphat und Xylulose-5-phosphat verschiebt die Transketolase von der Ketose einen C_2-Körper auf die Aldose. Es entstehen aus zwei C_5-Körpern ein C_7-Körper (die Ketose Sedoheptulose-7-phosphat) und ein C_3-Körper (die Aldose Glycerinaldehyd-3-phosphat). Die Transketolase ist abhängig von Thiaminpyrophosphat (S. 459).

> **Merke**
> Eine Transketolase verschiebt einen C_2-Körper von einer Ketose zu einer Aldose.

Transaldolase. Die Transaldolase verschiebt einen C_3-Körper von Sedoheptulose-7-phosphat auf Glycerinaldehyd-3-phosphat. Es bleibt der C_4-Körper Erythrose-4-phosphat übrig, und es entsteht der C_6-Körper Fructose-6-phosphat.

Weitere Nutzung der Substrate im Pentosephosphatweg

Fructose-6-phosphat kann in die Glycolyse eingeschleust werden.

Erythrose-4-phosphat wird mit einem weiteren Xylulose-5-phosphat durch die Transketolase umgesetzt. Es entstehen schließlich Glycerinaldehyd-3-phosphat und Fructose-6-phosphat, die beide Substrate der Glycolyse sind (**Abb. 12.7**). Da diese Reaktionen reversibel sind, können Fructose-6-phosphat und Glycerinaldehyd-3-phosphat aus der Glycolyse auch zur Gewinnung von Ribose-5-phosphat herangezogen werden. Diesen Weg gehen Gewebe, die keinen großen Bedarf an NADPH + H⁺ haben.

NADPH + H⁺-Bilanz des Pentosephosphatweges

Beim einmaligen Durchlauf des PPW wird aus einem Glucose-6-phosphat durch Oxidation ein C-Atom als CO_2 frei-

gesetzt. Dabei werden 2 NADPH + H⁺ gebildet (**Abb. 12.8**). Um alle 6 C-Atome aus der Glucose freizusetzen, muss diese den Weg theoretisch 6-mal durchlaufen. Dabei werden durch oxidative Decarboxylierung insgesamt 6 CO_2 freigesetzt und 12 NADPH+12 H⁺ gewonnen. Insgesamt werden 6 H_2O verbraucht. Ein weiteres H_2O wird benötigt, wenn aus 2 Glycerinaldehyd-3-phosphaten unter Abspaltung eines anorganischen Phosphates wieder Glucose-6-phosphat entsteht.

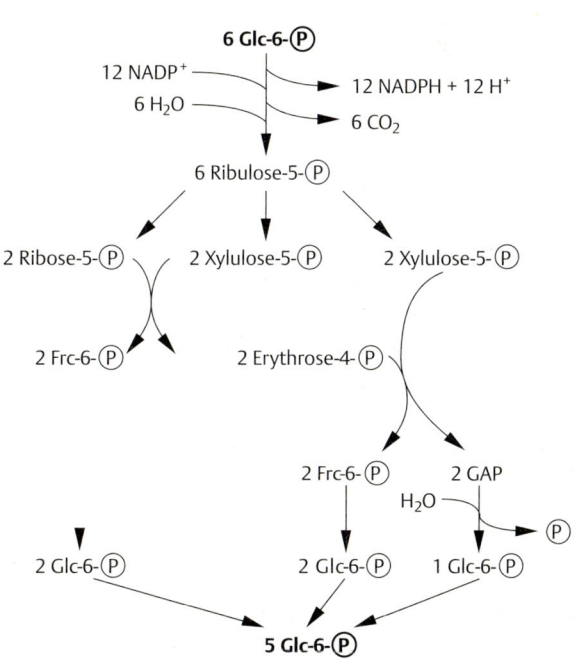

Abb. 12.8 NADPH-Gewinn durch den Pentosephosphatweg. Bei der vollständigen Oxidation eines Glucose-6-phosphats entstehen 12 NADPH + 12 H⁺.

Die Summenformel für diese Reaktionen lautet also:

6 Glucose-6-phosphat + 7 H_2O + 12 $NADP^+$
→ 5 Glucose-6-phosphat + 6 CO_2 + P_i + 12 NADPH +12 H^+

oder für die vollständige Oxidation eines Glucose-6-phosphat-Moleküls:

1 Glucose-6-phosphat + 7 H_2O + 12 $NADP^+$
→ 6 CO_2+ P_i + 12 NADPH + 12 H^+

Regulation

Das Schrittmacherenzym des Pentosephosphatweges ist die **Glucose-6-phosphat-Dehydrogenase**. Ein niedriger **NADPH + H^+-Spiegel** erhöht die Arbeitsgeschwindigkeit des Enzyms und umgekehrt.

12.3 Triacylglycerin- und Fettsäureabbau

Fettsäuren können vom Körper als Triacylglycerine in fast unbeschränkten Mengen gespeichert werden. Ihr Stoffwechsel ist deshalb auch eng mit anderen Stoffwechselwegen gekoppelt. Beim Abbau der Triacylglycerine entsteht, wie bei der aeroben Glycolyse, als Endprodukt Acetyl-CoA, welches dann über den Citratzyklus und die Atmungskette vollständig zu CO_2 und H_2O abgebaut wird.

12.3.1 Bereitstellung der Fettsäuren

Mobilisierung der Triacylglycerinspeicher. In den Fettzellen spaltet die hormonsensitive **Triacylglycerinlipase** (TAG-Lipase) Triacylglycerine in Glycerin und drei Fettsäuren. Diesen Vorgang nennt man **Lipolyse** (S. 594). **Lipolytische Hormone**, wie Adrenalin, aktivieren dieses Enzym und stellen so Energie in Form von Fettsäuren für den Körper zur Verfügung. Die freien Fettsäuren können direkt in der Zelle abgebaut oder von den Fettzellen ans Blut abgegeben werden, wo sie an Albumin gebunden zu den verschieden Geweben gelangen.

> **Merke**
> Die TAG-Lipase zählt zu den interkonvertierbaren Enzymen und ist phosphoryliert aktiv.

Versorgung über Lipoproteine. Lipide aus der Nahrung werden in der Darmmukosa in Lipoproteine (Chylomikronen) verpackt und gelangen über die Lymphe ins Blut (S. 581). Mithilfe der **Lipoproteinlipase** werden Fettsäuren im Blut aus den Lipoproteinen herausgespalten und in die Zelle aufgenommen.

12.3.2 Aktivierung der Fettsäuren

Freie Fettsäuren sind reaktionsträge und müssen deshalb aktiviert werden. Diese Aktivierung geschieht mithilfe von Coenzym A (CoA) und einer **Thiokinase**, die zwischen der Sulfhydrylgruppe/Thiolgruppe (-SH, S. 461) des CoA und der Säuregruppe der Fettsäure eine energiereiche Thioesterbindung knüpft. Dabei entsteht über das Zwischenprodukt Acyl-Adenylat **Acyl-CoA** (**Abb. 12.9**). Es wird auch aktivierte Fettsäure genannt. Diese Reaktion findet im Zytosol der Zelle statt.

> **Merke**
> Die Begriffe Acyl-CoA und Acetyl-CoA dürfen nicht verwechselt werden: **Acyl-CoA** ist eine aktivierte Fettsäure beliebiger Länge (länger als C_2). Acylreste sind in Triacylglycerinen verestert. **Acetyl-CoA** ist aktivierte Essigsäure C_2H_5. Es ist zentrales Produkt im katabolen und anabolen Stoffwechsel. Acetylreste sind kein Bestandteil der Triacylglycerine.

12.3.3 Lokalisierung des Fettsäureabbaus

Fettsäureabbau findet in den Mitochondrien statt, da dort die Enzyme dafür lokalisiert sind. Erythrozyten und Nervenzellen bauen keine Fettsäuren ab. Die Erythrozyten haben keine Mitochondrien, den Nervenzellen fehlen die entsprechenden Enzyme, zudem können Lipide nicht über die Blut-Hirn-Schranke gelangen.

12.3.4 Transport der Fettsäuren vom Zytosol ins Mitochondrium

Die Aktivierung der Fettsäuren zu Acyl-CoA geschieht im Zytosol. Der eigentliche Abbau der Fettsäuren, die β-Oxidation, findet aber im Mitochondrium statt. Da Acyl-CoA die innere Mitochondrienmembran nicht durchqueren kann, wird es mit Hilfe von Carnitin als Carrier durch die Membran transportiert. Dabei überträgt die **Carnitin-Acyltransferase 1** an der äußeren Seite der inneren Mitochondrienmembran den Acylrest von Acyl-CoA auf Carnitin. Acyl-Carnitin gelangt dann über die **Carnitin-Acylcarnitin-Translokase** in der inneren Mitochondrienmembran in den Matrixraum des Mitochondriums. An der Innenseite der inneren Mitochondrienmembran überträgt die **Carnitin-Acyltransferase 2** den Acylrest des Acyl-Carnitins wieder auf freies CoA, das im Mitochondrium ausreichend vorhanden ist. Das frei gewordene Carnitin wird im Antiport gegen Acyl-Carnitin wieder aus dem Mitochondrium hinaustransportiert.

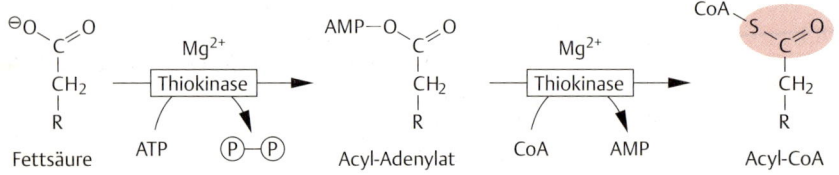

Abb. 12.9 Aktivierung von Fettsäuren durch CoA. Die Thioesterbindung ist farbig unterlegt.

Biologie

Histologie

Anatomie

Chemie

Biochemie

Physik

Physiologie

Psych./Soz.

Merke
Der Carnitin-Carrier ist eine Einbahnstraße. Der Transport des Acyl-CoA findet nur vom Zytosol ins Mitochondrium statt, aber nicht umgekehrt. Der Carnitin-Carrier dient also der Speisung der β-Oxidation.

Klinik

Bei einem **Mangel an Carnitin-Acyltransferase 1** oder **2** können die aktivierten Fettsäuren nicht ins Mitochondrium transportiert und somit auch nicht zur Energiegewinnung herangezogen werden. Besonders Herz- und Skelettmuskel sind auf die Energiegewinnung aus Fettsäuren angewiesen. Diese Organe greifen dann auf den Glycogenspeicher zurück und es kann als Folge des vermehrten Glucoseabbaus zu schweren Hypoglykämien bis hin zum Koma kommen. Die Störungen im Fettsäureabbau zeigen sich durch chronische Skelettmuskelschwäche, akute belastungsabhängige **Rhabdomyolysen** (Myolyse der quer gestreiften Muskulatur) sowie durch eine **Kardiomyopathie**.

12.3.5 Abbau der Fettsäuren (β-Oxidation)

Der Name „β-Oxidation" für die Reaktionskette des Fettsäureabbaus weist darauf hin, dass dabei eine Oxidation am β-C-Atom der Fettsäure stattfindet (zur Nomenklatur der C-Atome: S. 406). Als Zwischenstufen entstehen dabei **β-Hydroxy**- bzw. **β-Ketoacyl-Verbindungen**. Der Begriff „Oxidation" kann hier auch synonym mit „Dehydrierung" verwendet werden.

In der β-Oxidation wird Acyl-CoA in einem Kreislauf, der wiederholt durchlaufen wird, zu mehreren Acetyl-CoA abgebaut. Pro „Durchlauf" wird die Fettsäure um zwei C-Atome (entspricht einem Acetyl-CoA) gekürzt. Neben Acetyl-CoA entstehen die reduzierten Coenzyme **NADH + H⁺** und **FADH₂**. Das gebildete Acetyl-CoA wird in den Citratzyklus eingeschleust und liefert so weitere reduzierte Coenzyme.

Die vergleichsweise vielen reduzierten Coenzyme, die bei der β-Oxidation entstehen, werden in der Atmungskette zur ATP-Gewinnung wieder oxidiert.

Merke
Der Abbau der Fettsäuren kann nur im aeroben Zustand vollständig ablaufen, weil nur dann genügend Sauerstoff für die Atmungskette zur Verfügung steht.

Reaktionen der β-Oxidation

Acyl-CoA-Dehydrogenase. Zunächst wird das Acyl-CoA durch die Acyl-CoA-Dehydrogenase oxidiert (syn. dehydriert, **Abb. 12.10**). Die beiden Wasserstoffatome werden dabei auf FAD übertragen und es entsteht eine Doppelbindung in trans-Stellung zwischen dem α- und β-C-Atom und ein FADH₂.

Enoyl-CoA-Hydratase. An das entstandene α-β-trans-Enoyl-CoA (ungesättigte Fettsäure) wird durch die Enoyl-CoA-Hydratase Wasser addiert und es entsteht L-β-Hydroxyacyl-CoA.

β-Hydroxy-Aycl-CoA-Dehydrogenase. Das L-β-Hydroxy-acyl-CoA wird durch die β-Hydroxy-Aycl-CoA-Dehydrogenase zu β-Ketoacyl-CoA oxidiert. Dabei entsteht ein NADH + H⁺.

β-Ketothiolase. Im letzten Schritt wird aus dem β-Ketoacyl-CoA durch die β-Ketothiolase ein Acetyl-CoA freigesetzt und die ursprüngliche Fettsäure geht als eine um 2 C-Atome verkürzte Fettsäure erneut in den Reaktionskreislauf ein.

Die Reaktionen der β-Oxidation sind reversibel. Es können also auch bestehende Fettsäuren verlängert werden. Allerdings ist keine Neubildung von Fettsäuren aus Acetyl-CoA-Bausteinen möglich. Diese findet nur durch die „De-novo"-Synthese im Zytosol statt (S. 522).

Abbau geradzahliger Fettsäuren

Beim Abbau der geradzahligen Fettsäuren entsteht pro Durchlauf 1 Acetyl-CoA, 1 FADH₂ und 1 NADH + H⁺. Da im letzten Zyklus der C₄-Körper direkt in 2 Acetyl-CoA gespalten wird, braucht man z. B. für die C₁₈-Fettsäure **Stearinsäure** „nur" **8 Durchläufe** für den kompletten Abbau. Acetyl-CoA wird in den Citratzyklus geschleust und alle entstandenen reduzierten Coenzyme werden in der Atmungskette zur ATP-Bildung genutzt.

Beispiel Stearinsäure C₁₈
– Die β-Oxidation wird 8-mal durchlaufen
– es entstehen 9 Acetyl-CoA
– es entstehen 8 FADH₂
– es entstehen 8 NADH + H⁺.

Abbau ungeradzahliger Fettsäuren

Beim Abbau von ungeradzahligen Fettsäuren resultiert im letzten Durchlauf ein C₅-Körper. Von ihm wird ein Acetyl-CoA abgespalten und ein C₃-Körper – Propionyl-CoA – bleibt übrig.

Umwandlung von Propionyl-CoA in Succinyl-CoA. Propionyl-CoA wird in Succinyl-CoA, ein Intermediärprodukt des Citratzyklus, umgewandelt, damit es in den katabolen Stoffwechsel eingeschleust werden kann (**Abb. 12.11**). Dabei wird Propionyl-CoA zunächst durch die biotinabhängige Propionyl-CoA-Carboxylase in D-Methylmalonyl-CoA überführt. D-Methylmalonyl-CoA wird dann durch eine Racemase in L-Methylmalonyl-CoA umgebaut und in einer cobalaminabhängigen Reaktion zu Succinyl-CoA isomerisiert. Succinyl-CoA wird später in den Citratzyklus eingeschleust als Acetyl-CoA und liefert dementsprechend weniger reduzierte Coenzyme. Deshalb entsteht beim Abbau ungeradzahliger Fettsäuren weniger ATP in der Atmungskette.

Beispiel Fettsäure C₁₉
– Die β-Oxidation wird 8-mal durchlaufen
– es entstehen 8 Acetyl-CoA
– es entsteht 1 Propionyl-CoA, welches zu Succinyl-CoA umgewandelt wird
– es entstehen 8 FADH₂
– es entstehen 8 NADH + H⁺.

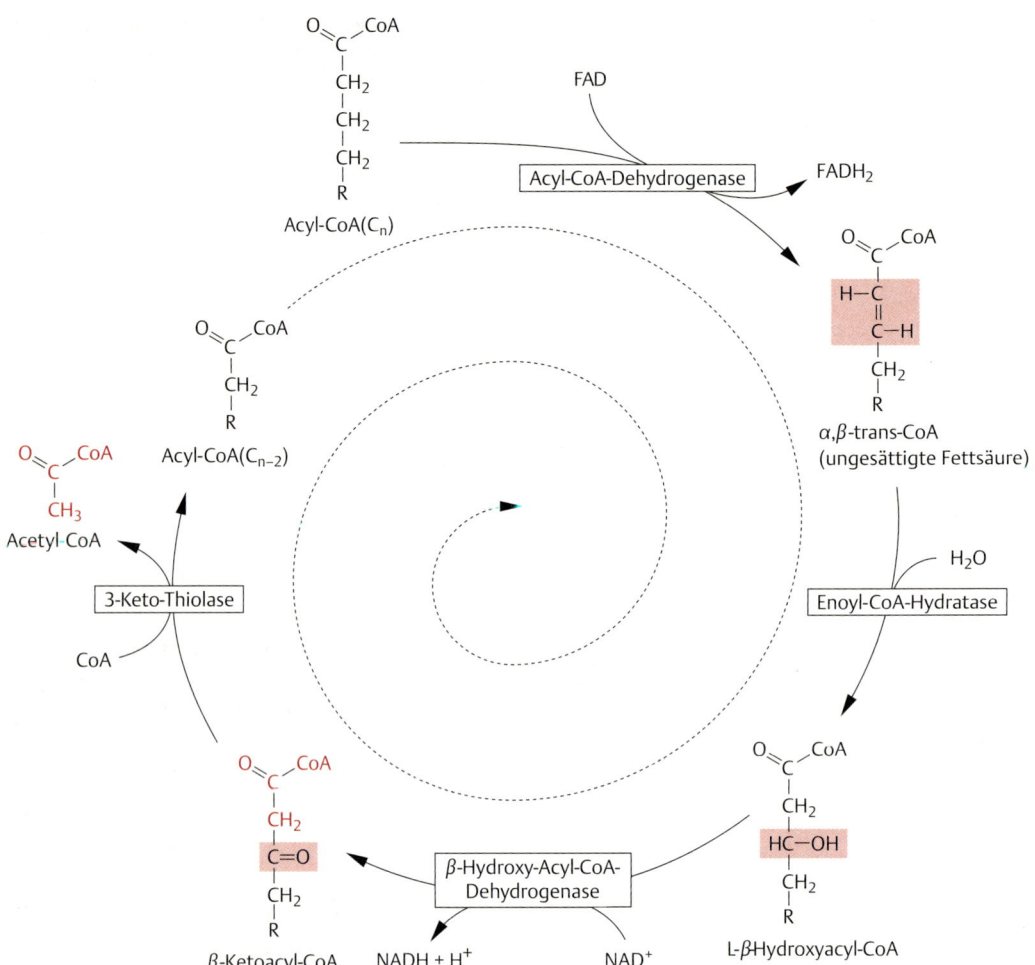

Abb. 12.10 Reaktionen der β-Oxidation.

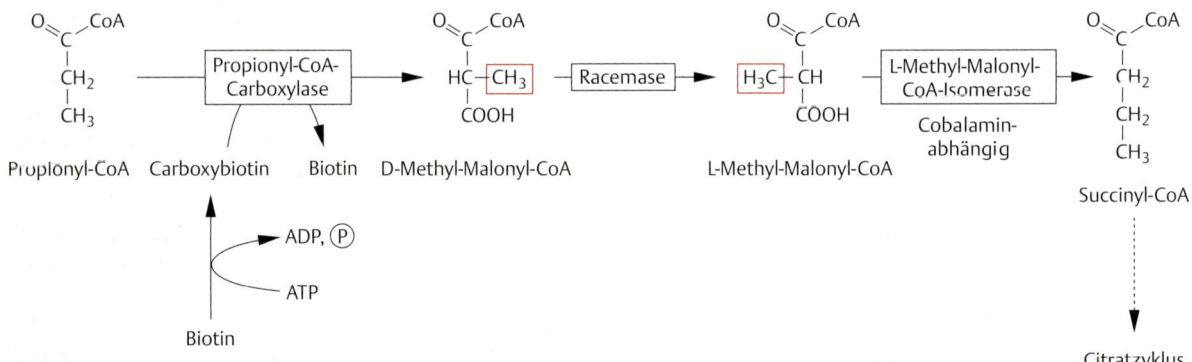

Abb. 12.11 Umwandlung von Propionyl-CoA in Succinyl-CoA.

Abbau ungesättigter Fettsäuren

Da die Doppelbindungen der natürlich vorkommenden Fettsäuren in *cis*-Konfiguration vorliegen, müssen sie für die β-Oxidation in *trans*-Konfiguration überführt werden. Je nachdem, ob die Doppelbindung zwischen dem α- und β-C-Atom liegt oder dem β- und γ-C-Atom, gibt es verschiedene Umwandlungsreaktionen (**Abb. 12.12**):

– **α-β-ungesättigte Fettsäuren** (= α-β-cis-Enoyl-CoA) werden durch eine Hydrat-ase zu D-β-Hydroxyacyl-CoA hydratisiert und dann durch eine Epimerase in L-β-Hydroxyacyl-CoA isomerisiert (**Abb. 12.12a**). Dieses wird dann in der β-Oxidation weiter abgebaut.

– **β-γ-ungesättigte Fettsäuren** (= β-γ-cis-Enoyl-CoA, **Abb. 12.12b**) werden durch eine Isomerase direkt zu

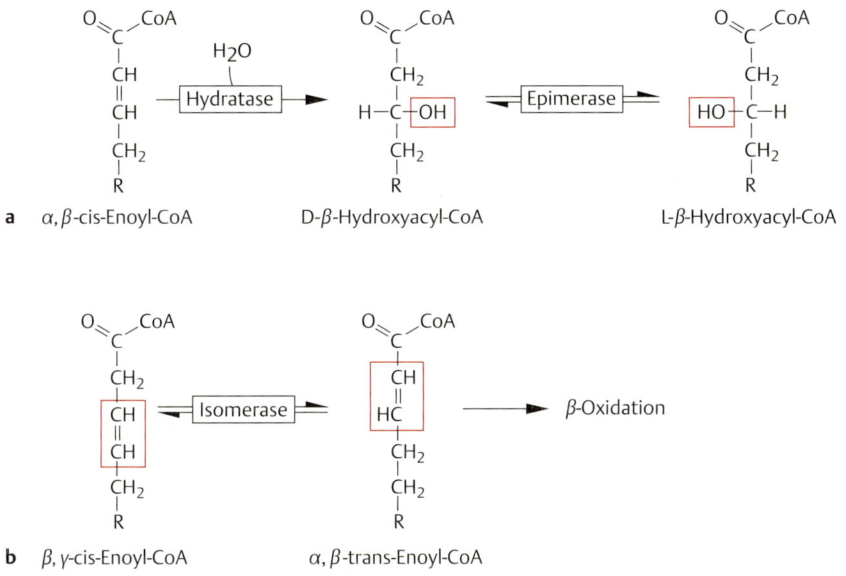

Abb. 12.12 Abbau der ungesättigten Fettsäuren. (a) α-β-ungesättigte Fettsäuren, **(b)** β-γ-ungesättigte Fettsäuren.

a   α,β-cis-Enoyl-CoA   D-β-Hydroxyacyl-CoA   L-β-Hydroxyacyl-CoA

b   β,γ-cis-Enoyl-CoA   α,β-trans-Enoyl-CoA

α-β-trans-Enoyl-CoA isomerisiert, das ein Zwischenprodukt der β-Oxidation darstellt.

Beim Abbau ungesättigter Fettsäuren fällt die erste Reaktion (Acyl-CoA-Dehydrogenase) dieser einen Runde des β-Oxidationskreislaufes weg. Es wird deshalb 1 $FADH_2$ weniger gebildet.

Beispiel Ölsäure C_{18}

– Die β-Oxidation wird 8-mal durchlaufen
– es werden 9 Acetyl-CoA gebildet
– es werden 7 $FADH_2$ gebildet
– es werden 8 $NADH^+ + H^+$ gebildet.

Abbau langkettiger Fettsäuren (> C_{18})

Fettsäuren, die aus mehr als 18 C-Atomen bestehen, werden nicht in den Mitochondrien, sondern in den **Peroxisomen** (S. 13) abgebaut. Die dabei entstehenden Produkte NADH + H^+ und Acetyl-CoA werden ins Zytosol exportiert. $FADH_2$ wird zu FAD regeneriert, wobei H_2O_2 entsteht, das durch die Katalase zu H_2O und O_2 umgesetzt wird.

Energiebilanz des Fettsäureabbaus

Um die Energiebilanz des kompletten Abbaus einer Fettsäure zu errechnen, muss man wissen, wie viel ATP bei der vollständigen Oxidation von Acetyl-CoA, NADH + H^+ und $FADH_2$ gewonnen werden kann:

– 1 $FADH_2$ liefert in der Atmungskette 1,5 ATP.
– 1 NADH + H^+ liefert in der Atmungskette 2,5 ATP.
– 1 Acetyl-CoA liefert über Citratzyklus und Atmungskette 10 ATP.

Tabelle 12.3 zeigt als Beispiel die Energiebilanz der Stearinsäure. Beim Abbau der ungeradzahligen und ungesättigten Fettsäuren entsteht entsprechend weniger ATP.

Tabelle 12.3   Energiebilanz der Stearinsäure C18

ATP-Lieferant	gewonnene Anzahl ATP
9 Acetyl-CoA	90 ATP
8 NADH + H^+	20 ATP
8 $FADH_2$	12 ATP
gesamt	122 ATP
Aktivierungsenergie	– 2 ATP
gesamter Energiegewinn	**120 ATP**

12.4   Ketonkörpersynthese und -abbau

Im Hungerzustand fehlen dem Körper in erster Linie Kohlenhydrate. Ein **niedriger Insulinspiegel** induziert den Abbau der Fettspeicher und die **Fettsäuren** werden ans Blut abgegeben. Diese Fettsäuren können von den meisten Geweben als „Energiequelle" genutzt werden, jedoch *nicht* von den **Erythrozyten** und dem **Nervensystem**. Besonders das Nervensystem ist daher bei dieser Stoffwechsellage gefährdet.

In dieser Situation wird die Leber mit Fettsäuren „überschwemmt". Sie baut die Fettsäuren ab und speist mit dem entstehenden Acetyl-CoA und den reduzierten Coenzymen den Citratzyklus und die Atmungskette. Die dadurch resultierende hohe ATP-Ladung der Leberzellen und der Überschuss an reduzierten Coenzymen aus der β-Oxidation führen zu einer (Feedback-)Hemmung des Citratzyklus. Als Folge davon sammeln sich **Acetyl-CoA** und **reduzierte Coenzyme** in der Leber an (**Abb. 12.13**).

Die Leber nutzt das anfallende Acetyl-CoA, um **Ketonkörper** als leicht verfügbare, wasserlösliche Ersatzenergieträger zu synthetisieren und den anderen Geweben und Organen zur Verfügung zu stellen. Es handelt sich dabei

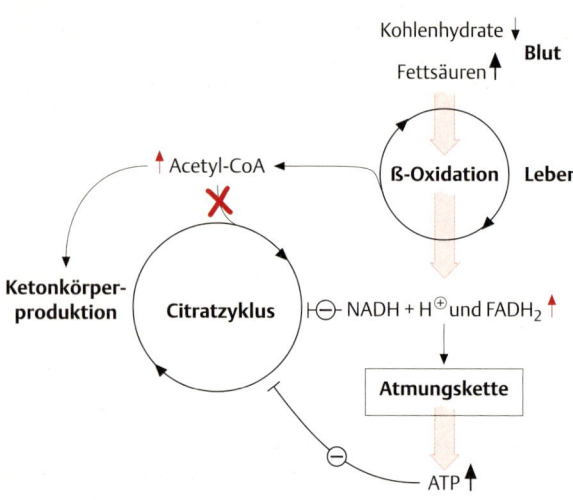

Abb. 12.13 Ketonkörperproduktion im Hungerzustand.

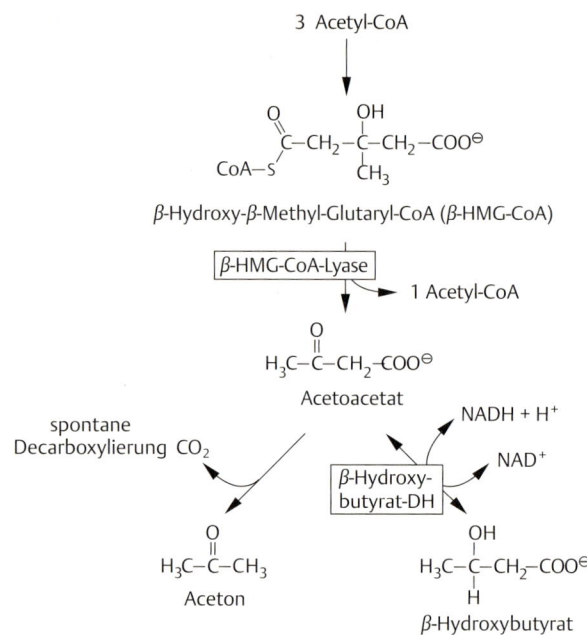

Abb. 12.14 Reaktionen der Ketogenese.

um die drei Verbindungen **Acetoacetat, β-Hydroxybutyrat** und **Aceton**.

> **Merke**
>
> Der **katabole Stoffwechselweg** in der Leber wird gehemmt durch:
> – hohe **ATP-Ladung** (Hemmung der Isocitrat-Dehydrogenase).
> – **wenig oxidierte Coenzyme** zur Speisung des Citratzyklus.

12.4.1 Ketogenese

Die **Ketogenese** findet in den **Mitochondrien der Leber** statt.

β-HMG-CoA-Synthase. In einem ersten Schritt entsteht aus drei Acetyl-CoA **β-Hydroxy-β-Methyl-Glutaryl-CoA** (β-HMG-CoA, **Abb. 12.14**). Diesen Schritt findet man auch bei der Cholesterinbiosynthese. Er findet dort allerdings im Zytosol statt (S. 586).

β-HMG-CoA-Lyase. β-HMG-CoA wird dann durch die β-HMG-CoA-Lyase unter Abspaltung eines Acetyl-CoA in den ersten Ketonkörper **Acetoacetat** umgewandelt. Aus Acetoacetat entsteht in geringer Menge gasförmiges **Aceton** durch **spontane Decarboxylierung** (ohne Enzym oder Coenzym). Aceton dient nicht als Ersatzenergieträger, sondern wird unverändert abgeatmet.

β-Hydroxybutyrat-Dehydrogenase. Der größte Teil des Acetoacetats wird zu **β-Hydroxybutyrat** reduziert. Dieser Schritt dient dazu, die in der Leber in großer Menge vorhandenen reduzierten Coenzyme aus der β-Oxidation wieder zu oxidieren und in den Citratzyklus einzuschleusen. β-Hydroxybutyrat ist wasserlöslich und kann ans Blut abgegeben werden. So steht neben den Fettsäuren eine weitere Energiequelle zur Verfügung, die von den extrahepatischen Geweben – auch vom Nervensystem – verstoffwechselt werden kann.

> **Klinik**
>
> **β-Hydroxybutyrat** kann bei einer **Nulldiät** im Harn nachgewiesen werden.

12.4.2 Ketonkörperverwertung

Die Ketonkörperverwertung findet **nur** in den Mitochondrien der **extrahepatischen Gewebe** statt. Hier werden, im Gegensatz zur Leber, reduzierte Coenzyme und Acetyl-CoA zur Energiegewinnung dringend benötigt.

β-Hydroxybutyrat-Dehydrogenase. β-Hydroxybutyrat wird zum **Acetoacetat** oxidiert (**Abb. 12.15**). Dabei entsteht NADH + H⁺, das in die Atmungskette eingeschleust wird.

Aktivierung von Acetoacetat. Acetoacetat wird zur Weiterverwertung zu **Acetoacetyl-CoA** aktiviert. Dabei wird entweder CoA von Succinyl-CoA aus dem Citratzyklus auf Acetoacetat übertragen, wobei Succinat entsteht. Diese Kopplung an den Citratzyklus bedeutet, dass zugunsten der Ketonkörperaktivierung in diesem Schritt des Citratzyklus kein GTP gebildet wird. Oder freies CoA wird ATP-abhängig auf Acetoacetat übertragen. Hierbei wird ATP zu AMP und Pyrophosphat gespalten. Diese Reaktion erfolgt nach demselben Prinzip wie die Fettsäureaktivierung.

Thiolasereaktion. Acetoacetyl-CoA wird durch eine Thiolase in **zwei Acetyl-CoA** gespalten, die dann in den Citratzyklus eingeschleust werden.

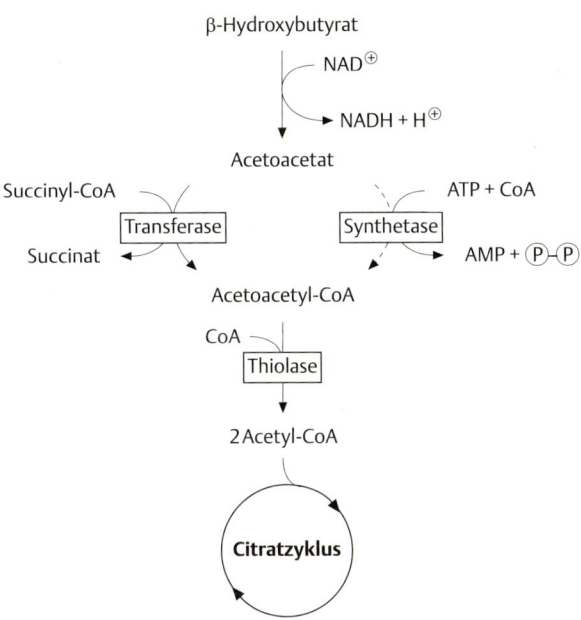

Abb. 12.15   Ketonkörperverwertung.

> **Merke**
> Die **Ketogenese** findet in den Mitochondrien der **Leber** statt.
>
> Die **Ketonkörperverwertung** findet in den Mitochondrien der **extrahepatischen Gewebe** (v. a. ZNS, Herz und Muskulatur) statt.

Energiebilanz der Ketonkörperverwertung

Als Beispiel für eine Energiebilanz bei der Ketonkörperverwertung ist in **Tabelle 12.4** die vollständige Verbrennung eines Moleküls β-Hydroxybutyrat angeführt: sie liefert 21,5 ATP.

Tabelle 12.4   Energiebilanz des β-Hydroxybutyratabbaus

ATP-Lieferant	gewonnene Anzahl ATP
1 NADH + H$^+$	2,5 ATP
2 Acetyl-CoA	20 ATP
gesamt	22,5 ATP
Aktivierungsenergie	-1 GTP
gesamter Energiegewinn	21,5 ATP

Ketonkörperproduktion bei Diabetes mellitus

Bei Diabetes mellitus (Typ I) liegt ein **Insulinmangel** vor und es herrscht ein hoher Blutzuckerspiegel. Dem Körper wird aber ein Kohlenhydratmangel vorgetäuscht, da in den Geweben, die Glucose insulinabhängig aufnehmen – wie Muskulatur und Fettgewebe – durch den Insulinmangel die Glucoseaufnahme nicht mehr funktioniert. Es überwiegen die **lipolytischen Hormone** (S. 595) und das Fettgewebe baut die gespeicherten Triacylglycerine ab. Die freien Fettsäuren und das Glycerin gelangen in die Blutbahn und damit zur Leber. Die Fettsäuren signalisieren, dass Energiemangel herrscht und die Leber reagiert darauf mit der Synthese von **Ketonkörpern** als Ersatzenergieträger.

> **Merke**
> **Diabetes mellitus:** Hoher Blutzucker und hohe Ketonkörperkonzentration aufgrund von vorgetäuschtem Kohlenhydratmangel durch Insulinmangel.
>
> **Fasten:** Niedriger Blutzucker und hohe Ketonkörperkonzentration aufgrund von tatsächlichem Kohlenhydratmangel.

 ## Fallbeispiel: Diabetes mellitus (siehe auch S. 108 und 766)

Der 13-jährige Matthias stellt sich mit seiner Mutter in einer Allgemeinarztpraxis vor. Bei ihm wird ein Diabetes mellitus Typ I diagnostiziert (Histologie, S. 108).

Der Arzt klärt Matthias und seine Mutter nun darüber auf, dass eine erfolgreiche Therapie des Diabetes wesentlich von Matthias' eigener Mithilfe abhängt. Er muss lernen, wie er seinen Blutzucker und die Konzentration der Ketonkörper im Urin selbst bestimmen und regelmäßig kontrollieren kann. Wenn die Werte vom Normalwert abweichen, kann dies eine Stoffwechselentgleisung ankündigen, und Matthias muss sofort entsprechend reagieren. Patienten mit Diabetes mellitus Typ I können ihre Energie nicht aus der Verstoffwechselung von Glucose beziehen, da ihnen das Insulin fehlt, das dafür sorgt, dass die Glucose in die Zelle aufgenommen werden kann. Deshalb muss ihr Körper auf Fettreserven zurückgreifen. Durch den Insulinmangel wird die Fettsäuresynthese und damit die Fetteinlagerung gehemmt,

die Lipolyse dagegen gesteigert. Es werden Glycerin und Fettsäuren ins Blut abgegeben. Die erhöhte Fettsäurekonzentration im Blut führt zu einer gesteigerten β-Oxidation von Fettsäuren, deren Endprodukt Acetyl-CoA dadurch in so großen Mengen anfällt, dass es nicht mehr komplett im Citratzyklus oxidiert werden kann. Aus dem überschüssigen Acetyl-CoA werden in der Leber Ketonkörper (Acetacetat und β-Hydroxybutyrat) synthetisiert. Im Gegensatz zu freien Fettsäuren sind die Ketonkörper gut wasserlöslich, so dass sie gut im Blut transportiert und über die Niere ausgeschieden werden können. Die Ketonkörper im Urin (Ketonurie) kann Matthias selbst messen. Die erhöhte Konzentration an sauren Ketonkörpern im Blut (Ketonämie) führt zu einer metabolischen Ketoazidose, die man am Azetongeruch der Patienten erkennen kann. Als Reaktion auf die metabolische Azidose versucht der Körper das Gleichgewicht im Säure-Base-Haushalt durch eine erhöhte Abatmung

Biologie | Histologie | Anatomie | Chemie | **Biochemie** | Physik | Physiologie | Psych./Soz.

von CO_2 zu kompensieren. Die Patienten atmen tief und langsam (sog. Kussmaul-Atmung). Wenn Matthias die Warnzeichen nicht erkennt und sich rechtzeitig Insulin spritzt, kann die Ketoazidose zu Dehydrierung und Bewusstlosigkeit führen. Dieser Zustand wird aufgrund seiner Ursache Coma diabeticum genannt.

Die gesteigerte Lipolyse und die verminderte Fetteinlagerung ist übrigens ein Grund für den Gewichtsverlust von Matthias.

Matthias muss nun lernen, sich genau so viel Insulin zu spritzen, wie sein Körper benötigt, um einen normalen Stoffwechsel aufrechtzuerhalten. Das hängt vor allem davon ab, wieviel Glukose er durch die Nahrung aufnimmt und wieviel Sport er treibt.

12.5 Protein- und Aminosäureabbau

12.5.1 Proteinabbau (Proteolyse)

Die Proteolyse geschieht zum einen nach Aufnahme von Nahrungsproteinen im Darm. Zum anderen sind auch die Zellen in der Lage, körpereigene Proteine abzubauen. Wichtige Elemente des intrazellulären Proteinabbaus sind die **Lysosomen** (S. 12), die viele verschiedene proteolytische Enzyme enthalten, und die **Proteasomen**. Proteasomen sind frei im Zytosol vorkommende Proteinkomplexe, in denen vor allem falsch gefaltete und gealterte körpereigene Proteine ATP-abhängig abgebaut werden. Dazu müssen diese zuvor mit **Ubiquitin**, einem kleinen Peptid aus 79 Aminosäuren, markiert werden. Die Peptidfragmente, die nach dem proteasomalen Abbau entstehen, werden anschließend von MHC-I-Molekülen auf der Zelloberfläche präsentiert (S. 558).

Klinik

Lysosomale Speicherkrankheiten. Bei den lysosomalen Speicherkrankheiten liegt meist ein Enzymmangel vor, der den Abbau von Glycosaminoglycanen in Lysosomen stört. Diese Glycosaminoglycane lagern sich dadurch in den Lysosomen ein. Beispiel ist der Morbus Hurler, bei dem eine saure Hydrolase einen Defekt aufweist. Kinder mit dieser Erkrankung fallen durch Skelettdeformitäten, verzögertes Wachstum, Herzklappenfehler und verzögerte geistige Entwicklung auf. Sie erreichen nur selten das 10. Lebensjahr.

12.5.2 Desaminierung, Transaminierung und Decarboxylierung

Die drei wichtigsten Mechanismen des Aminosäureabbaus sind die **Desaminierung,** die **Transaminierung** und die **Decarboxylierung**. Diese stellen meist den einleitenden Schritt des Aminosäureabbaus dar.

Desaminierung. Bei der Desaminierung handelt es sich um die Entfernung der Aminogruppe aus einer Aminosäure. Man unterscheidet drei Typen von Desaminierungen:

- **Oxidative Desaminierung:** Bei der oxidativen Desaminierung entsteht durch NAD^+- oder $NADP^+$-abhängige Oxidation zunächst eine **Iminosäure** (**Abb. 12.16**). Im nächsten Schritt wird die Iminogruppe hydrolytisch abgespalten und es entsteht eine α-Ketosäure. Im menschlichen Organismus wird **Glutamat** durch oxidative Desaminierung abgebaut (Enzym: Glutamatdehydrogenase, GLDH).
- **Hydrolytische Desaminierung:** Durch hydrolytische Desaminierung werden Aminogruppen aus **Carbonsäureamidbindungen** ($CONH_2$) abgespalten. Diese Desaminierung betrifft daher die Aminosäuren **Glutamin** und **Asparagin**. Beispiel für diesen Reaktionstyp ist die hydrolytische Desaminierung von Glutamin durch die Glutaminase, wobei Glutamat entsteht (**Abb. 12.17**).
- **Eliminierende Desaminierung: Serin, Threonin** und **Cystein** können durch β-Eliminierung desaminiert werden (**Abb. 12.18**). Unter Einwirkung einer **Dehydratase** entsteht zunächst ein **Imin**. Das Imin wird wie beim zweiten Schritt der oxidativen Desaminierung hydrolytisch in eine α-Ketosäure und Ammoniak gespalten. Coenzym bei der eliminierenden Desaminierung ist **Pyridoxalphosphat (PALP)**.

Transaminierung. Die Transaminierungen werden durch **Transaminasen** (syn. **Aminotransferasen**) katalysiert (Coenzym: **PALP**). Die Transaminasen übertragen die Aminogruppe einer Aminosäure auf eine α-Ketosäure (**Abb. 12.19**). Aus der Aminosäure entsteht dadurch eine α-Ketosäure, aus der ursprünglichen α-Ketosäure wird eine Aminosäure. Für jede Aminosäure, die eine Transami-

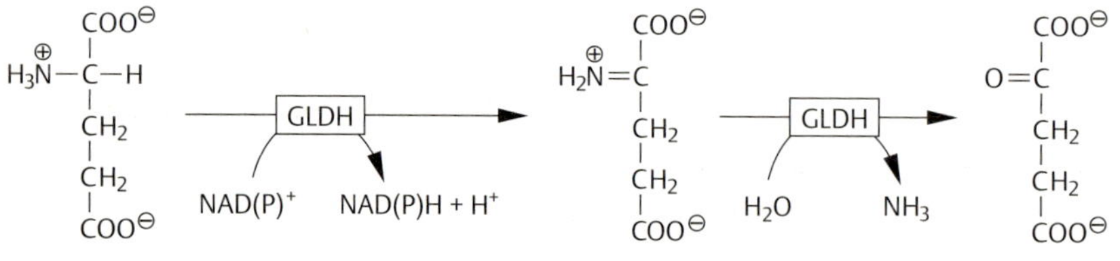

Abb. 12.16 **Oxidative Desaminierung.**

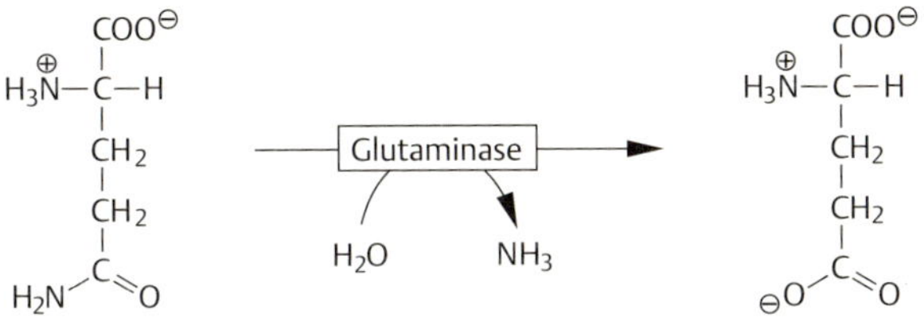

Abb. 12.17 Hydrolytische Desaminierung.

nierungsreaktion eingehen kann, gibt es eine spezifische Transaminase. Zwei dieser wichtigen Enzyme sind die **Alanintransaminase** (**ALT**, früher **GPT** = Glutamat-Pyruvat-Transaminase genannt) und die **Aspartattransaminase** (**AST**, früher **GOT** = Glutamat-Oxalacetat-Transaminase genannt, S. 511).

Decarboxylierung. Durch Decarboxylierung von Aminosäuren entstehen die **biogenen Amine**. Die katalysierenden Enzyme sind die **Aminosäuredecarboxylasen**.
Das Coenzym aller Aminosäuredecarboxylasen ist **Pyridoxalphosphat (PALP)**, das aktive Vitamin B_6 (S. 460). Die biogenen Amine können vielfältige Aufgaben im Organismus übernehmen (**Tab. 12.5**).

> **Merke**
> Pyridoxalphosphat ist Coenzym bei der **Decarboxylierung**, der **Transaminierung** und der eliminierenden **Desaminierung** von Aminosäuren. Es ist somit von überragender Bedeutung für den Aminosäurestoffwechsel.

12.5.3 Wege des Kohlenstoffs

Beim Abbau werden die Aminosäuren in den Stickstoffanteil und das Kohlenstoffgerüst zerlegt. Während der Abbau des Stickstoffs im Harnstoffzyklus (s. u.) Energie verbraucht, liefert der Abbau der Kohlenstoffgerüste etwa 10 % der im Stoffwechsel erzeugten Energie.
Abb. 12.20 gibt einen Überblick darüber, zu welchen Produkten die 20 proteinogenen Aminosäuren abgebaut und wie sie dann in den Intermediärstoffwechsel eingeschleust werden. Man kann erkennen, dass dabei nur **sieben verschiedene Endprodukte** entstehen. Die meisten Aminosäuren werden in Pyruvat oder in Zwischenprodukte des Citratzyklus umgewandelt. Sie dienen als **wichtigste Vorstufen** für die **Gluconeogenese**. Deshalb nennt man diese Aminosäuren **glucogen**. Einige Aminosäuren werden in Acetoacetat oder in Acetyl-CoA umgewandelt. Daraus können Ketonkörper oder Fettsäuren aufgebaut werden, weshalb man solche Aminosäuren als **ketogen** bezeichnet. Es gibt nur 2 Aminosäuren, die rein ketogen sind: Lysin

und Leucin. Die anderen 4 ketogenen Aminosäuren (die aromatischen Aminosäuren Phenylalanin, Tyrosin und Tryptophan und die verzweigtkettige Aminosäure Isoleucin) gehören zu den **gemischt gluco- und ketogenen** Aminosäuren, da sie sowohl zu Zwischenprodukten des Citratzyklus als auch zu Acetoacetat und Acetyl-CoA abgebaut werden können.

> **Merke**
> Nur die Aminosäuren **Lysin** und **Leucin** sind **rein ketogen**!

Serin, Glycin, Alanin, Cystein und Threonin

Diese fünf Aminosäuren werden zu **Pyruvat** abgebaut (**Abb. 12.20**). Auch Tryptophan gehört dazu, das in Acetoacetat und Alanin umgewandelt wird (s. u.).
Alanin spielt eine besonders wichtige Rolle im Stoffwechsel. Es wird mithilfe der oben beschriebenen **Alanintransaminase (ALT)** in Pyruvat verwandelt. Dabei wird die Aminogruppe von Alanin auf α-Ketoglutarat übertragen, wodurch Pyruvat und Glutamat entstehen.

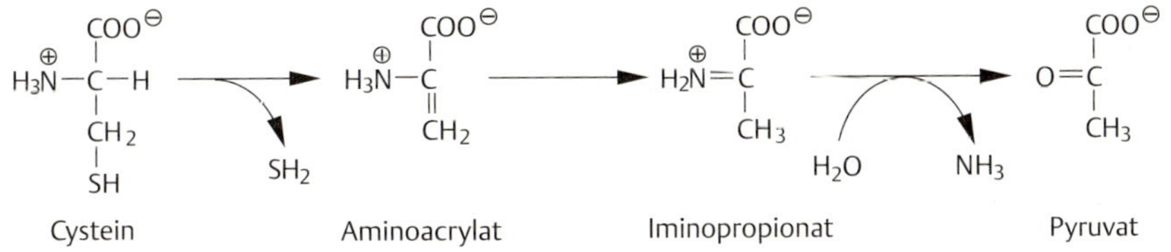

Tabelle 12.5 Auswahl biogener Amine und ihre Funktionen

Aminosäure	decarboxyliertes Produkt (biogenes Amin)	Funktion
Glutamat	GABA (γ-Aminobutyrat)	Neurotransmitter
Histidin	Histamin	Mediator bei allergischen Reaktionen, Gewebshormon (HCl-Freisetzung, S. 732)
Serin	Ethanolamin	Baustein von Phospholipiden
Cystein	Cysteamin	Bestandteil von CoA; Cysteamin kann in Taurin umgewandelt werden
Aspartat	β-Alanin	Bestandteil von CoA
5-Hydroxy-tryptophan	5-Hydroxytrypta-min (Serotonin)	Mediator, Neurotransmitter
Threonin	Aminopropanol	Bestandteil von Vitamin B_{12}
Dopa (3,4-Dihydroxyphenyl-alanin)	Dopamin	Neurotransmitter, Vorstufe von Noradrenalin (Hormone, S. 777)

Abb. 12.18 Eliminierende Desaminierung.

Cystein · Aminoacrylat · Iminopropionat · Pyruvat

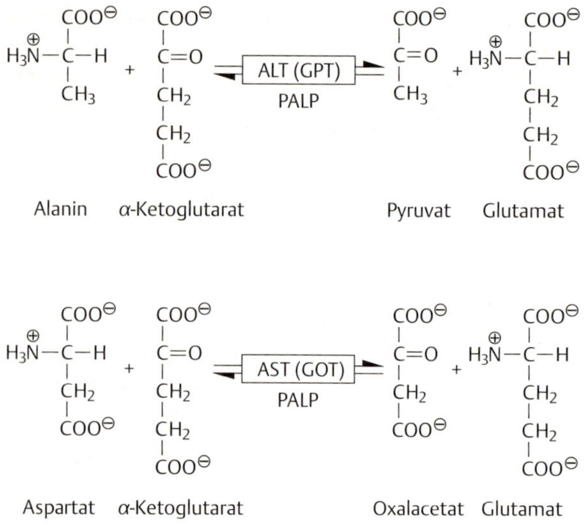

COO⁻ — H₃N⁺—C—H — CH₃ (Alanin) + COO⁻ — C=O — CH₂ — CH₂ — COO⁻ (α-Ketoglutarat) ⇌ [ALT (GPT) / PALP] ⇌ COO⁻ — C=O — CH₃ (Pyruvat) + COO⁻ — H₃N⁺—C—H — CH₂ — CH₂ — COO⁻ (Glutamat)

Alanin α-Ketoglutarat Pyruvat Glutamat

COO⁻ — H₃N⁺—C—H — CH₂ — COO⁻ (Aspartat) + COO⁻ — C=O — CH₂ — CH₂ — COO⁻ (α-Ketoglutarat) ⇌ [AST (GOT) / PALP] ⇌ COO⁻ — C=O — CH₂ — COO⁻ (Oxalacetat) + COO⁻ — H₃N⁺—C—H — CH₂ — CH₂ — COO⁻ (Glutamat)

Aspartat α-Ketoglutarat Oxalacetat Glutamat

Abb. 12.19 Transaminierung.

Alaninzyklus. Alanin nimmt eine zentrale Stellung im Stoffwechsel ein. Vom Muskel freigesetzt, wird es in der **Leber** in Pyruvat umgewandelt. Da Pyruvat in der Gluconeogenese eingesetzt werden kann, entsteht wieder Glucose, die vor allem vom Muskelgewebe aufgenommen und zur Energiegewinnung abgebaut wird. Dieser sog. Alaninzyklus dient in erster Linie der Versorgung des Muskels mit Glucose und der Entfernung des Ammoniaks aus der Muskulatur.

Aspartat und Asparagin

Die beiden Aminosäuren Aspartat und Asparagin werden zu **Oxalacetat** abgebaut. Asparagin wird dabei zunächst durch die **Asparaginase** zu Aspartat desaminiert.

Arginin, Glutamat, Glutamin, Histidin und Prolin

Diese Aminosäuren haben gemeinsam, dass sie vor dem Abbau zu **α-Ketoglutarat** alle in **Glutamat** umgewandelt werden. Glutamat wird dann durch die **Glutamatdehydrogenase** zu α-Ketoglutarat desaminiert (S. 498).

Valin, Isoleucin, Threonin und Methionin

Diese vier Aminosäuren werden auf unterschiedlichen Wegen zu **Succinyl-CoA** abgebaut, einem Zwischenprodukt des Citratzyklus. Als primäres Abbauprodukt entsteht, genau wie beim Abbau ungeradzahliger Fettsäuren (S. 493), zunächst **Propionyl-CoA**. Dieses wird dann biotinabhängig zu **Methylmalonyl-CoA** carboxyliert. Durch Umlagerung der Carboxylgruppe entsteht schließlich unter Mithilfe von Vitamin B_{12} Succinyl-CoA, das wiederum ein Metabolit des Citratzyklus ist.

Von besonderer Bedeutung, sowohl für den Stoffwechsel des Menschen als auch für den klinischen Alltag (s. u.), ist der Abbau von **Methionin**. Im ersten Schritt des Abbaus

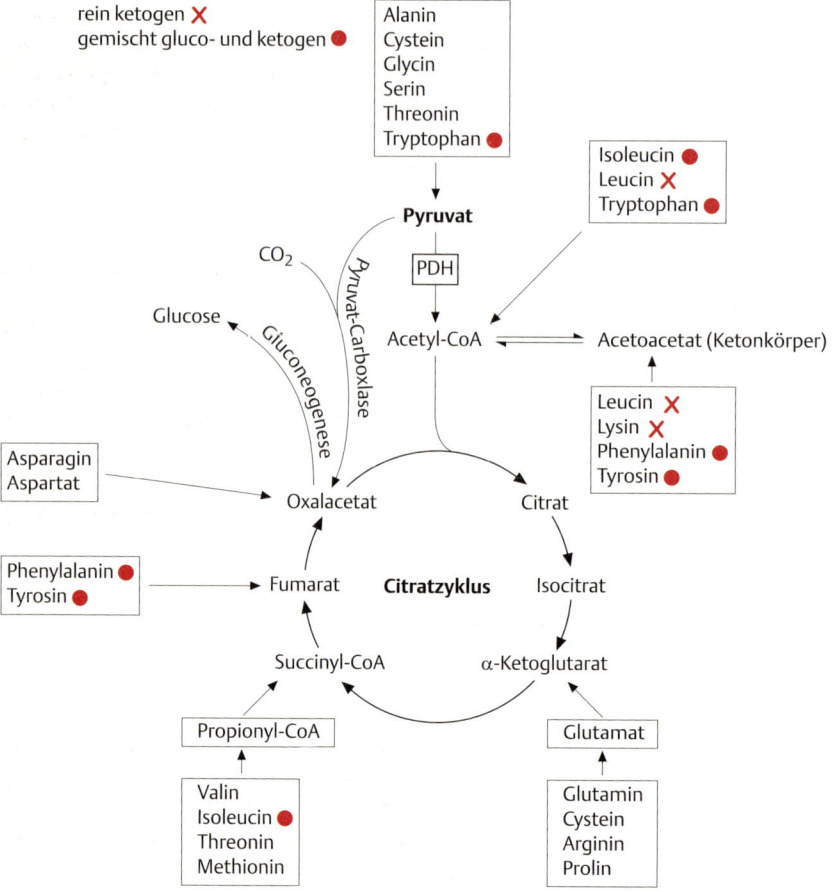

rein ketogen ✗
gemischt gluco- und ketogen ●

Alanin
Cystein
Glycin
Serin
Threonin
Tryptophan ●

Isoleucin ●
Leucin ✗
Tryptophan ●

Pyruvat

CO₂

PDH

Glucose

Acetyl-CoA ⇌ Acetoacetat (Ketonkörper)

Leucin ✗
Lysin ✗
Phenylalanin ●
Tyrosin ●

Asparagin
Aspartat

Oxalacetat   Citrat

Phenylalanin ●
Tyrosin ●

Fumarat   **Citratzyklus**   Isocitrat

Succinyl-CoA   α-Ketoglutarat

Propionyl-CoA

Glutamat

Valin
Isoleucin ●
Threonin
Methionin

Glutamin
Cystein
Arginin
Prolin

Pyruvat-Carboxylase
Gluconeogenese

Abb. 12.20 Überblick über den Aminosäureabbau.

entsteht aus Methionin und ATP **S-Adenosylmethionin (SAM)**, das man auch als aktiviertes Methionin bezeichnet. SAM ist ein sehr wichtiger Methylgruppendonor ($-CH_3$) im Organismus und Cofaktor von Methyltransferasen (**Tab. 12.6**). Nach Abspaltung der Methylgruppe entsteht aus SAM das Zwischenprodukt **S-Adenosylcystein**, das weiter zu **Homocystein** hydrolysiert wird (**Abb. 12.21**). Homocystein kann nun in Methionin zurückverwandelt oder aber weiter abgebaut werden. Die Rückverwandlung wird katalysiert durch das Enzym Methioninsynthase, das als Coenzym Vitamin B_{12} benötigt. Die Methylgruppe dieser Reaktion wird von Methyltetrahydrofolsäure beigesteuert.

Für den weiteren Abbau kondensiert Homocystein mit Serin durch die **Cystathionin-β-Synthase** zu Cystathionin. Cystathionin wird in das Abbauprodukt Homoserin und die Aminosäure **Cystein** gespalten. Beim Abbau der schwefelhaltigen Aminosäure Methionin wird also die andere schwefelhaltige Aminosäure Cystein gebildet, Serin hingegen wird verbraucht. Letztlich entsteht beim Methioninabbau Succinyl-CoA.

Klinik

Homozystinurie. Bei der Homozystinurie handelt es sich um einen autosomal-rezessiv vererbten Enzymdefekt im Stoffwechsel des Methionins. Am häufigsten liegt ein Defekt der Cystathionin-β-Synthase zugrunde. Durch den Stoffwechseldefekt staut sich Homocystein an und durch die Verknüpfung der SH-Gruppen zweier Homocystein-Moleküle entsteht **Homocystin**. Durch Anreicherung dieses Disulfids in Blut und Gewebe können schwerwiegende Störungen entstehen.

Klinisch fallen die Patienten im Alter zwischen 3 und 4 Jahren auf. Typische Symptome sind Linsenluxation, Hochwuchs und Spinnenfingrigkeit (Arachnodaktylie), verzögerte geistige Entwicklung, Osteoporose, Thrombosen und Embolien. Die Behandlung erfolgt symptomatisch, in erster Linie durch eine methioninarme, cysteinreiche Kost. Bei vielen Patienten ist die Gabe des Coenzyms der Cysthathionin-β-Synthase Pyridoxinphosphat (PALP) erfolgreich.

Phenylalanin und Tyrosin

Diese beiden aromatischen Aminosäuren sind gemischt keto- und glucogen. Als ketogenes Abbauprodukt entsteht **Acetoacetat**, das glucogene Produkt ist **Fumarat**.

Der erste Schritt des Abbaus von **Phenylalanin** ist eine Hydroxylierung. Durch die **Phenylalanin-Hydroxylase** entsteht Tyrosin. Coenzym der Phenylalanin-Hydroxylase ist Tetrahydrobiopterin. Es liefert unter Mitwirkung von NADPH + H^+ die Wasserstoffatome für diese Reaktion und wird dabei zu Dihydrobiopterin oxidiert. **Tyrosin** wird im nächsten Schritt zu p-Hydroxyphenylpyruvat **transaminiert**. Es folgt die Vitamin-C-abhängige Umwandlung in Homogentisat. Durch die **Homogentisat-Dioxygenase** entsteht unter Spaltung des aromatischen Ringes Maleylacetoacetat, das

Tabelle 12.6   Substanzen, die SAM-abhängig methyliert werden

Substanz	Methylierungsprodukt	Funktion des methylierten Produkts
Noradrenalin	Adrenalin	Katecholamin
Ethanolamin	Cholin	Bestandteil von Phospholipiden und dem Transmitter Acetylcholin
Guanidinoacetat	Kreatin	Muskelprotein
N-Acetylserotonin	Melatonin	Regulation des zirkadianen Rhythmus
Pharmakon	methyliertes Pharmakon	„Entgiftung" von Arzneimitteln
DNA- und RNA-Basen	methylierte Basen	Schutz der DNA vor Abbau

über Fumarylacetoacetat schließlich in Fumarat und Acetoacetat gespalten wird (**Abb. 12.22**).

Klinik

Alkaptonurie. Die Alkaptonurie ist eine seltene, autosomal-rezessiv vererbte Krankheit. Sie beruht auf verminderter oder fehlender Aktivität der Homogentisat-Dioxygenase (s. o.). Als Folge wird vermehrt Homogentisat mit dem Urin ausgeschieden, der sich dadurch nach längerem Stehenlassen braun färbt. Weiterhin manifestiert sich die Alkaptonurie in einer **Schwarzfärbung von Knorpel** in Gelenken, vor allem im Ohrknorpel. Im Knie- und Schultergelenk sowie in der Lendenwirbelsäule kann die Alkaptonurie eine Arthritis hervorrufen.

Tryptophan

Tryptophan gehört zu den gemischt keto- und glucogenen Aminosäuren.

Aus Tryptophan entsteht die Aminosäure **Alanin**, die dann weiter zu Pyruvat abgebaut werden kann. Tryptophan kann in einem alternativen Abbauweg in Chinolinat und anschließend in Nicotinsäureamid umgewandelt werden, das als Baustein der Coenzyme NAD^+ und $NADP^+$ dient. Tryptophan ist also **Provitamin von Niacin** (S. 460). Beim weiteren Tryptophanabbau entstehen schließlich Malonyl-CoA und Acetyl-CoA.

 Merke

Tryptophan ist **Provitamin von Niacin**.

Lysin und Leucin

Die beiden Aminosäuren, die mit dem Buchstaben „L" beginnen, werden zu Acetyl-CoA bzw. Acetoacetat abgebaut. Da diese beiden Endprodukte nicht in Glucose umgewandelt werden können, sind sie die einzigen **rein ketogenen Aminosäuren**.

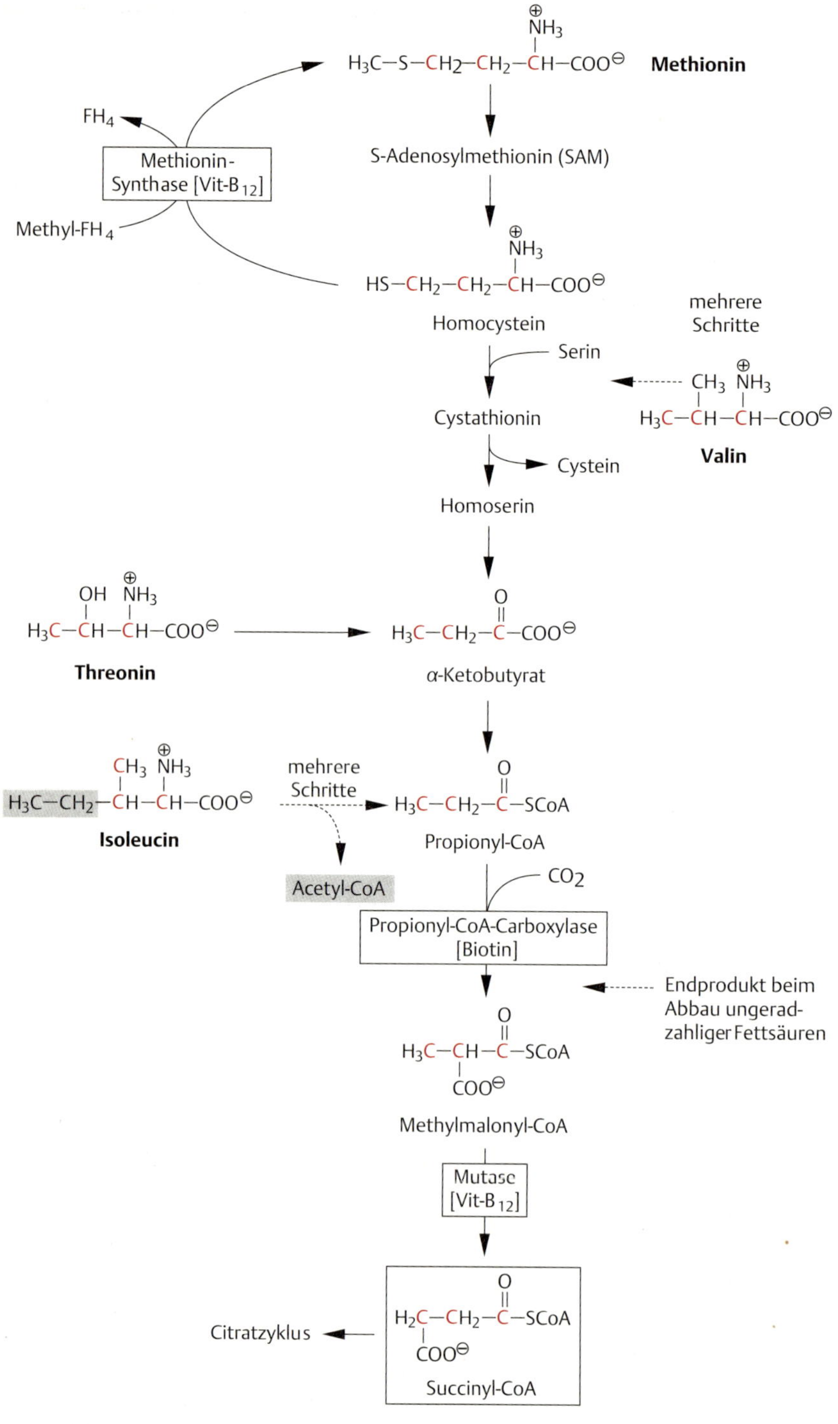

Abb. 12.21 Abbau von Methionin.

12.5.4 Wege des Stickstoffs

Der einleitende Schritt des Aminosäureabbaus besteht meist in der Entfernung der α-Aminogruppe durch **Desaminierung** oder **Transaminierung**. Der Aminostickstoff wird in Form von Ammoniak frei, der bei physiologischem pH als Ammonium-Ion vorliegt (NH_4^+). Da Ammoniak bereits in geringen Konzentrationen neurotoxisch ist, muss der Körper über Mechanismen verfügen, um dieses Zellgift unschädlich zu machen. Viele Zellen in peripheren Or-

ganen übertragen Ammoniak deshalb auf **Glutamat** oder **Pyuvat**:
- Übertragung des Ammoniaks auf Glutamat durch die Glutaminsynthase – es entsteht **Glutamin**.
- Übertragung des Ammoniaks auf Pyruvat – es entsteht **Alanin**. Dies geschieht vorwiegend im Muskel.

Glutamin und Alanin besitzen die höchste Konzentration aller Aminosäuren im Blut. Während Alanin vor allem in der Leber desaminiert und das frei werdende Pyruvat dann

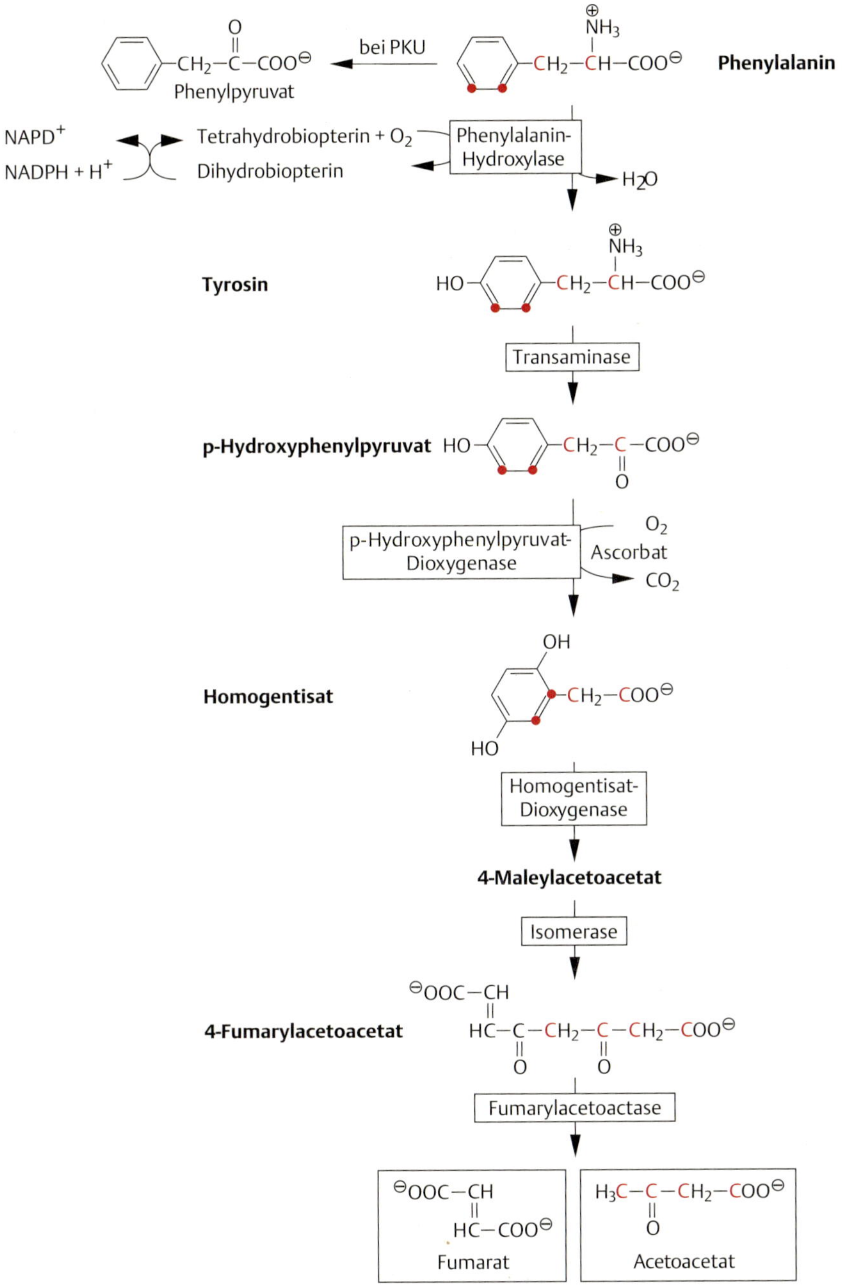

Abb. 12.22 Abbau von Phenylalanin und Tyrosin.

Phenylpyruvat

bei PKU

Phenylalanin

NAPD$^+$

NADPH + H$^+$

Tetrahydrobiopterin + O$_2$

Dihydrobiopterin

Phenylalanin-Hydroxylase

H$_2$O

Tyrosin

Transaminase

p-Hydroxyphenylpyruvat

p-Hydroxyphenylpyruvat-Dioxygenase

O$_2$

Ascorbat

CO$_2$

Homogentisat

Homogentisat-Dioxygenase

4-Maleylacetoacetat

Isomerase

4-Fumarylacetoacetat

Fumarylacetoactase

Fumarat

Acetoacetat

dem Glucoseaufbau zugeführt wird (Alaninzyklus, S. 500), findet die Desaminierung von Glutamin vor allem in der Niere statt. Aber auch die Lebermitochondrien enthalten Glutaminase, wobei das freigesetzte Ammoniak direkt zur Harnstoffsynthese eingesetzt wird.

> **Merke**
> Die **Leber** ist der wichtigste Ort des **Aminosäureabbaus**. Die Leber ist auch der Ort, an dem das für den Körper toxische **Ammoniak** endgültig fixiert und ausscheidungsfähig gemacht wird.

Dazu verfügt die Leber über alle nötigen Enzyme für die Umwandlung von Ammoniak in **Harnstoff** im **Harnstoffzyklus** (**Abb. 12.23**).

Der Harnstoffzyklus

Der Harnstoffzyklus findet in zwei verschiedenen Zellkompartimenten des Hepatozyten statt (**Abb. 12.23**). Die ersten beiden Reaktionen laufen im **Mitochondrium** ab, die übrigen im **Zytosol**. Im Folgenden werden die einzelnen Reaktionen genauer erläutert:

– Der erste Schritt ist zugleich der geschwindigkeitsbestimmende Schritt des Zyklus. Er besteht in der Kondensation von Ammoniak und Bicarbonat zu **Carbamoylphosphat** unter Verbrauch von zwei ATP. Enzym dieses Schrittes ist die **Carbamoylphosphatsynthetase I (CPS I)**. Dieses Enzym kann durch N-Acetylglutamat allosterisch aktiviert werden (s. u.). Beachte: Die Carba-

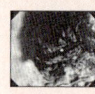

Fallbeispiel: Leberzirrhose (siehe auch S. 308 und 672)

Der bewusstlose Johannes Seegmann wird mit blutenden Ösophagusvarizen in die Notfallambulanz eingeliefert (Anatomie, S. 308). Nach einigen Stunden erlangt er das Bewusstsein zurück. Allerdings fällt auf, dass er auf Fragen nur sehr langsam und inadäquat reagiert. Er wirkt apathisch, seine Hände zittern stark. Diese Symptome führen den Arzt zu der Verdachtsdiagnose einer hepatischen Enzephalopathie.

Die hepatische Enzephalopathie entsteht, wenn die Leber das Blut nicht mehr ausreichend von Stoffen reinigen kann, die für das Gehirn schädlich sind. Hier spielt vor allem Stickstoff eine Rolle. Bei Menschen mit vorbestehender Leberzirrhose wird die hepatische Enzephalopathie häufig erst durch eine gastrointestinale Blutung ausgelöst. Durch den Abbau der im Blut vorhandenen Proteine im Darm kommt es zu einem vermehrten Anfall des stickstoffhaltigen Ammoniak, der vom Darm ins Blut aufgenommen wird. Beim Gesunden

kann der überschüssige Stickstoff in Form von freiem Ammoniak in der Leber über den Harnstoffzyklus in Harnstoff umgewandelt werden. Harnstoff ist die wichtigste Transportform für Stickstoff im Blut auf dem Weg von der Leber zur Niere, wo er dann ausgeschieden wird. Bei Herrn Seegmann ist die Umwandlung von Ammoniak in Harnstoff aus zwei Gründen nicht möglich: Zum einen sind die für die Entgiftung spezialisierten Zellen in der Leber zugrunde gegangen, zum anderen wird das ammoniakhaltige Blut aus den Eingeweidegefäßen über die Kollateralkreisläufe an der Leber vorbeigeleitet. Der Ammoniak kann also nicht aus dem Verkehr gezogen werden und sammelt sich im Blut an. Es kommt zu einer Hyperammonämie. Durch die lipophilen Eigenschaften des Stickstoffmoleküls kann Ammoniak leicht die Blut-Hirn-Schranke überwinden, das Hirngewebe schädigen und so die hepatische Enzephalopathie auslösen.

---

moylphosphatsynthetase II (CPS II) befindet sich im Zytosol und nicht im Mitochondrium wie die CPS I. Sie ist an der Pyrimidinsynthese beteiligt (S. 527).

- Das entstandene Carbamoylphosphat wird im zweiten Schritt durch die **Ornithin-Transcarbamoylase** unter Phosphatabspaltung auf Ornithin übertragen. Es entsteht dadurch Citrullin. **Citrullin** verlässt das Mitochondrium, da die Schritte 3 bis 5 im Zytosol ablaufen. Für den Transport von Citrullin aus dem Mitochondrium ist ein **Carrier-Protein** verantwortlich, das als Antiporter arbeitet und im Gegenzug Ornithin hineintransportiert.
- Im Zytosol kondensieren Citrullin und Aspartat mithilfe der **Argininosuccinatsynthetase** zu **Argininosuccinat**. Dabei liefert das Aspartat das zweite Stickstoffatom des Harnstoffs. Bei dieser Reaktion wird ATP zu AMP und PP$_i$ gespalten.
- Die **Argininosuccinat-Lyase** spaltet Fumarat aus dem Argininosuccinat unter Bildung von Arginin ab. **Arginin** ist die direkte Vorstufe des Harnstoffs. Über das **Fumarat** sind Harnstoff- und Citratzyklus miteinander verbunden.
- Im letzten Schritt wird **Harnstoff** durch die **Arginase I** von Arginin abgespalten. Dadurch entsteht wiederum Ornithin, das nach Transport in das Mitochondrium dem Zyklus erneut zur Verfügung steht. Harnstoff kann nun aufgrund seiner guten Wasserlöslichkeit in das Blut abgegeben und über die Niere ausgeschieden werden.

Energieverbrauch. Im ersten Schritt des Harnstoffzyklus, der Carbamoylphosphatsynthetase-I-Reaktion, werden zwei ATP verbraucht. Zudem wird im dritten Schritt ein ATP in AMP und PP$_i$ gespalten, welches dann zu zwei P$_i$ hydrolysiert wird.

Merke

Der **Harnstoffzyklus** läuft unter physiologischen Bedingungen **irreversibel** ab. Es werden insgesamt 4 energiereiche Bindungen gespalten.

Regulation. Die Regulation des Harnstoffzyklus findet auf der Stufe der **Carbamoylphosphatsynthetase I** statt (s. o.). Allosterischer Aktivator des Enzyms ist **N-Acetylglutamat**, das durch die N-Acetylglutamatsynthase bei einem erhöhten Spiegel an Glutamat aus Glutamat und Acetyl-CoA gebildet wird.

Klinik

Hyperammonämie. Angeborene Enzymdefekte des Harnstoffzyklus sind selten (Häufigkeit etwa 1 : 8000). Der häufigste Defekt betrifft die Ornithin-Transcarbamoylase. Den verschiedenen Enzymdefekten sind viele Symptome gemeinsam. Schon in der Neugeborenenperiode kommt es zu Erbrechen, Trinkunlust, Lethargie, Muskelschwäche und Koma. Typische Laborbefunde sind der erhöhte Ammoniakspiegel im Blut (Hyperammonämie) in Kombination mit respiratorischer Alkalose. Diese müssen sofort und aggressiv behandelt werden, andernfalls tritt rasch der Tod ein. Um den Ammoniakspiegel schnell zu senken, muss die Eiweißzufuhr gestoppt werden. Langfristig wird die Eiweißzufuhr angepasst und Medikamente verabreicht.

Ein anderer Defekt kann die Argininosuccinat-Lyase betreffen (**Argininosuccinat-Lyase-Mangel**).

Aminosäuren als Vorstufen wichtiger Biomoleküle

Zahlreiche Aminosäuren dienen als Ausgangssubstanz lebenswichtiger Moleküle (**Tab. 12.7**).

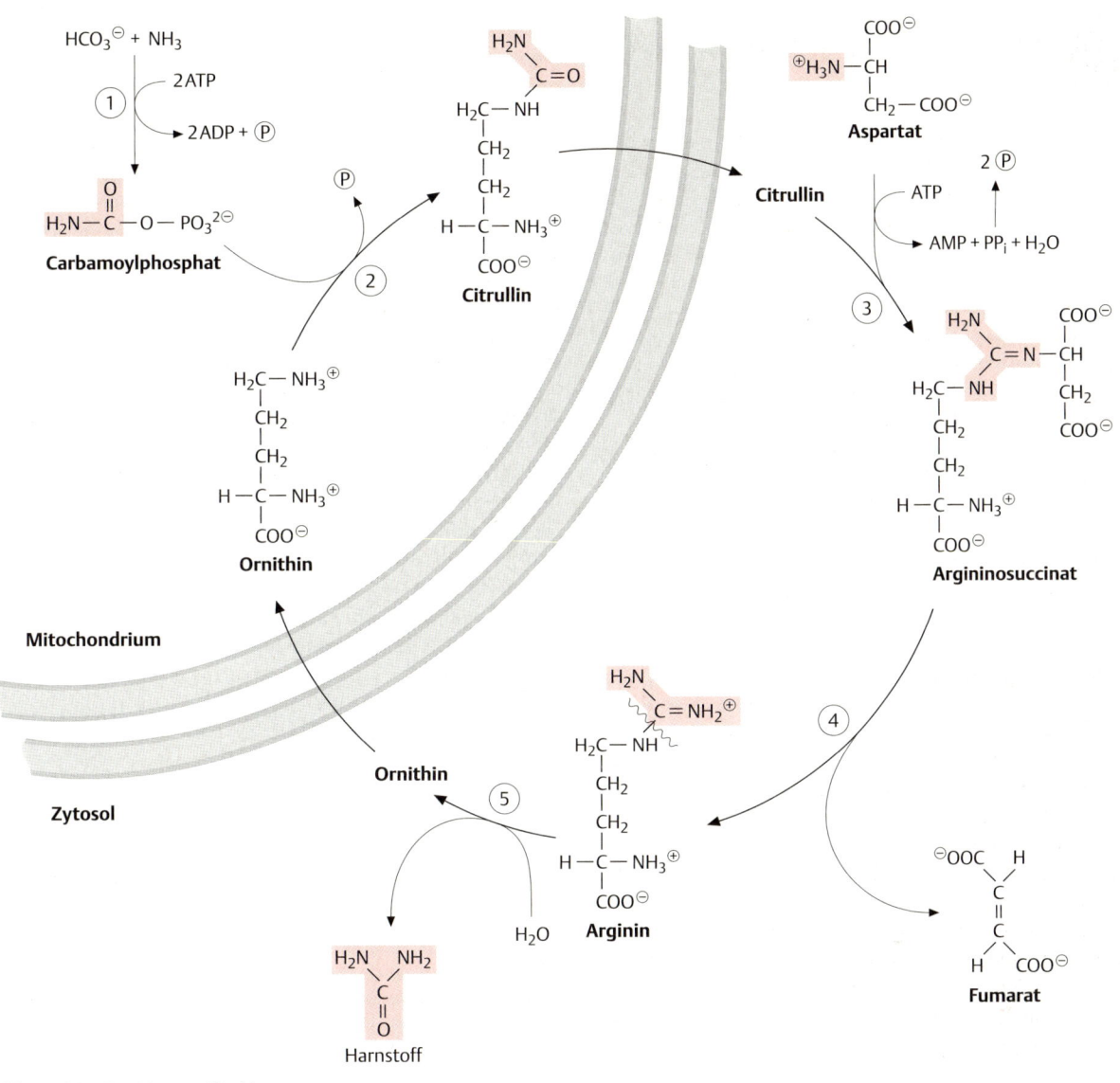

Abb. 12.23 Der Harnstoffzyklus.

Tabelle 12.7 Aminosäuren als Vorstufen wichtiger Biomoleküle

Aminosäure	Biomolekül	Funktion
Tryptophan	Serotonin	Neurotransmitter (S. 779)
	Melatonin	Hormon zur Regulation des zirkadianen Rhythmus (Schlaf-Wach-Rhythmus)
Tyrosin	Katecholamine	S. 777
	Schilddrüsenhormone	S. 774
	Melanin	Pigmentfarbstoff
Glycin	Hämbiosynthese	roter Blutfarbstoff (S. 567)
	Kreatinsynthese	Muskelprotein
	Aufbau des Purinkerns	Aufbau von DNA und RNA
	Bestandteil des Glutathions	Antioxidans (S. 573)
	Bestandteil von Glycocholat	Gallensalz
Serin	Bestandteil von Phosphatidylserin	Phospholipid
Cystein	Vorstufe von Taurin,	Bestandteil des Gallensalzes Taurocholat
	Bestandteil des Glutathions	Antioxidans (S. 573)

Biologie
Histologie
Anatomie
Chemie
Biochemie
Physik
Physiologie
Psych./Soz.

> **Merke**
> Der Farbstoff Melanin leitet sich von Tyrosin, das Epiphysenhormon Melatonin von Tryptophan ab.

12.6 Ethanolabbau

Siehe Biotransformation, Kap. 21.5, S. 590.

12.7 Pyruvatdehydrogenase und Citratzyklus

12.7.1 Pyruvatdehydrogenase-Reaktion

Die Pyruvatdehydrogenase (PDH) ist ein im Mitochondrium lokalisierter **Multienzymkomplex**, der aus drei verschiedenen Enzymkomplexen besteht. Die PDH katalysiert die Umwandlung von Pyruvat in Acetyl-CoA. Da diese Umwandlung stark exergon ist, ist sie unter physiologischen Bedingungen nicht reversibel (es kann also aus Acetyl-CoA kein Pyruvat gebildet werden). Das Acetyl-CoA wird dann in den Citratzyklus eingeschleust.

Aufbau. Der Multienzymkomplex der Pyruvatdehydrogenase enthält drei verschiedene Enzyme, die wiederum auf insgesamt fünf weitere Coenzyme angewiesen sind. Zusammen katalysieren sie die **oxidative Decarboxylierung** von Pyruvat zu Acetyl-CoA. Die drei Enzyme und ihre Coenzyme sind in folgenden Komplexen organisiert (E_1–E_3):
– **E_1: Pyruvatdehydrogenase**: Decarboxylierung von Pyruvat,
– **E_2: Dihydroliponamid-Acetyltransferase**: Übertragung des Acetylrests auf CoA,
– **E_3: Dihydroliponamid-Dehydrogenase**: Regenerierung von Liponamid und Produktion von NADH + H⁺.

Pyruvatdehydrogenase-Reaktion (E_1). Im ersten Schritt dieser Reaktion findet die Decarboxylierung von Pyruvat durch die Pyruvatdehydrogenase statt. Der verbliebene Hydroxyethylrest wird auf aktives Vitamin B_1 **(Thiaminpyrophosphat = TPP)** übertragen, wodurch Hydroxyethyl-TPP gebildet wird (**Abb. 12.24**). Noch in E_1 wird der Hydroxyethylrest von TPP zu einem Acetylrest oxidiert und auf **Liponamid** (**Abb. 12.24**) übertragen. Aus Liponamid wird dadurch **Acetylliponamid**.

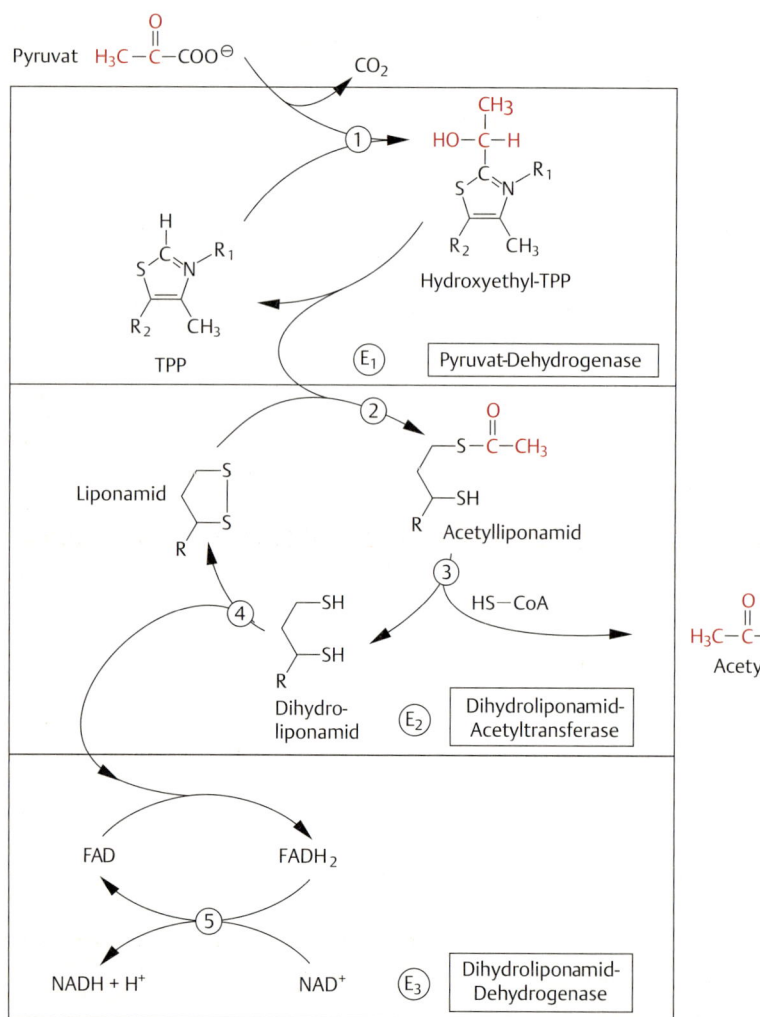

Abb. 12.24 Reaktionen des PDH-Komplexes.

Dihydroliponamid-Acetyltransferase-Reaktion (E₂). Durch die Dihydroliponamid-Acetyltransferase wird der Acetylrest von Liponamid auf Coenzym A übertragen. (**Abb. 12.24**). Produkte dieser Reaktion sind **Acetyl-CoA** und **Dihydroliponamid**.

Dihydroliponamid-Dehydrogenase-Reaktion (E₃) . Dieser Schritt dient der **Reoxidation** von **Dihydroliponamid**. Das Dihydroliponamid wird durch die Dihydroliponamid-Dehydrogenase in Liponamid umgewandelt. Die Reduktionsäquivalente werden dabei auf enzymgebundenes FAD übertragen. Das so entstandene $FADH_2$ wird durch NAD^+ in FAD zurückverwandelt. So entsteht schließlich NADH + H^+, das in der Atmungskette (S. 509) umgesetzt wird.

Regulation. Der PDH-Multienzymkomplex wird folgendermaßen reguliert:

– Durch **Produkthemmung**: Hohe Konzentrationen an Acetyl-CoA und NADH + H^+ führen als Endprodukte zu einer Abnahme der PDH-Aktivität.
– Durch **Phosphorylierung** bzw. Dephosphorylierung (Interkonvertierung, s. S. n): Durch die **PDH-Kinase** wird der Komplex phosphoryliert und damit inaktiviert. Durch Dephosphorylierung wird die PDH aktiviert; das entscheidende Enzym ist hier die **PDH-Phosphatase**.
  • Stärkste **Aktivatoren der PDH-Kinase** sind Acetyl-CoA und NADH + H^+, die den Komplex zusätzlich hemmen.
  • **Hemmer der PDH-Kinase** sind in erster Linie Pyruvat, ADP und Ca^{2+}.
  • **Aktivierend auf die PDH-Phosphatase** wirken Ca^{2+} und Mg^{2+}.
– Auch Hormone nehmen Einfluss auf den PDH-Multienzymkomplex. **Vasopressin** und **α-adrenerge Agonisten** stimulieren die PDH, indem sie eine Steigerung des Calciumspiegels hervorrufen. **Insulin** aktiviert die PDH, indem es die Dephosphorylierung des Komplexes stimuliert.

Merke

In **phosphoryliertem** Zustand ist der PDH-Komplex **inaktiv**, in **dephosphoryliertem** Zustand ist er **aktiv**.

Klinik

Die **primär biliäre Zirrhose** ist eine nichteitrige Entzündung der Gallenwege. Sie betrifft meist Frauen jenseits des 40. Lebensjahres. In 95 % der Fälle findet man bei diesen Patienten Autoantikörper, die gegen den Komplex E₂ der PDH gerichtet sind. Die Erkrankung führt langfristig zur Leberzirrhose. Eine kausale Therapie ist nicht bekannt.

12.7.2 Citratzyklus

Der Citratzyklus steht im Zentrum des Intermediärstoffwechsels. Seine wichtigste Funktion besteht in der Umwandlung von **Acetyl-CoA** in 2 **CO₂**. Die dabei frei werdende Energie wird in Form von **NADH + H^+** und **$FADH_2$** fixiert und in der Atmungskette zur ATP-Synthese verwendet. Die Enzyme des Citratzyklus befinden sich im **Mitochondrium**.

Das Acetyl-CoA wird aus der Pyruvatdehydrogenase-Reaktion in den Citratzyklus eingeschleust, es kann aber auch aus der β-Oxidation (S. 493) oder dem Aminosäureabbau (S. 498) stammen. Im Folgenden werden die einzelnen Reaktionen des Citratzyklus besprochen (**Abb. 12.25**).

1. Citratsynthase. Sie katalysiert die Übertragung von Acetyl-CoA auf Oxalacetat unter Bildung von **Citrat**. Bei dieser Reaktion wird Wasser eingeführt, das abgespaltene Coenzym A verlässt den Zyklus.

2. Aconitathydratase. Durch dieses Enzym, das auch **Aconitase** genannt wird, wird der tertiäre Alkohol Citrat in den leichter oxidierbaren sekundären Alkohol **Isocitrat** verwandelt.

3. Isocitratdehydrogenase. Durch Decarboxylierung von Isocitrat durch die Isocitratdehydrogenase entsteht **α-Ketoglutarat**. In dieser Reaktion entsteht **erstmalig NADH + H^+**.

4. α-Ketoglutarat-Dehydrogenase. Bei dieser Reaktion wird α-Ketoglutarat decarboxyliert. Als Produkt entsteht **Succinyl-CoA**. In diesem Schritt wird das **zweite** reduzierte **NADH + H^+** gebildet. Die α-Ketoglutarat-Dehydrogenase ist wie der PDH-Komplex ein Multienzymkomplex.

5. Succinyl-CoA-Synthetase. Durch dieses Enzym wird Succinyl-CoA in **Succinat** überführt. Die Energie, die bei der Spaltung der Thioesterbindung zwischen Succinylrest und CoA besteht, wird auf GDP übertragen. Es entsteht dadurch **GTP**, das energetisch einem ATP entspricht.

6. Succinatdehydrogenase. Die zentrale Einfachbindung im Succinat wird in eine trans-Doppelbindung umgewandelt. Es entsteht dadurch Fumarat und ein reduziertes $FADH_2$.

7. Fumarathydratase. Dieses Enzym, auch **Fumarase** genannt, katalysiert die Hydratisierung von Fumarat zu **Malat**.

8. Malat-Dehydrogenase. Durch Umwandlung des sekundären Alkohols Malat resultiert schließlich wieder **Oxalacetat.** In diesem letzten Schritt entsteht das **dritte NADH + H^+**.

Klinik

Die **Wernicke-Enzephalopathie** beruht auf einem Thiaminmangel und betrifft hauptsächlich Alkoholiker. Da Thiamin u. a. Coenzym der PDH und der α-Ketoglutarat-Dehydrogenase des Citratzyklus ist, verursacht ein Mangel eine Minderung der zerebralen Glucoseausnutzung. Zusätzlich staut sich Glutamat aufgrund der eingeschränkten Aktivität der α-Ketoglutarat-Dehydrogenase an. Glutamatstau und Energiedefizit führen zu einer Zellschädigung im Gehirn.

Regulation. Drei Faktoren kontrollieren den Citratzyklus (**Abb. 12.26**):

– **Das Substratangebot**: Ein hoher Gehalt an Acetyl-CoA und Oxalacetat beschleunigt den Citratzyklus.

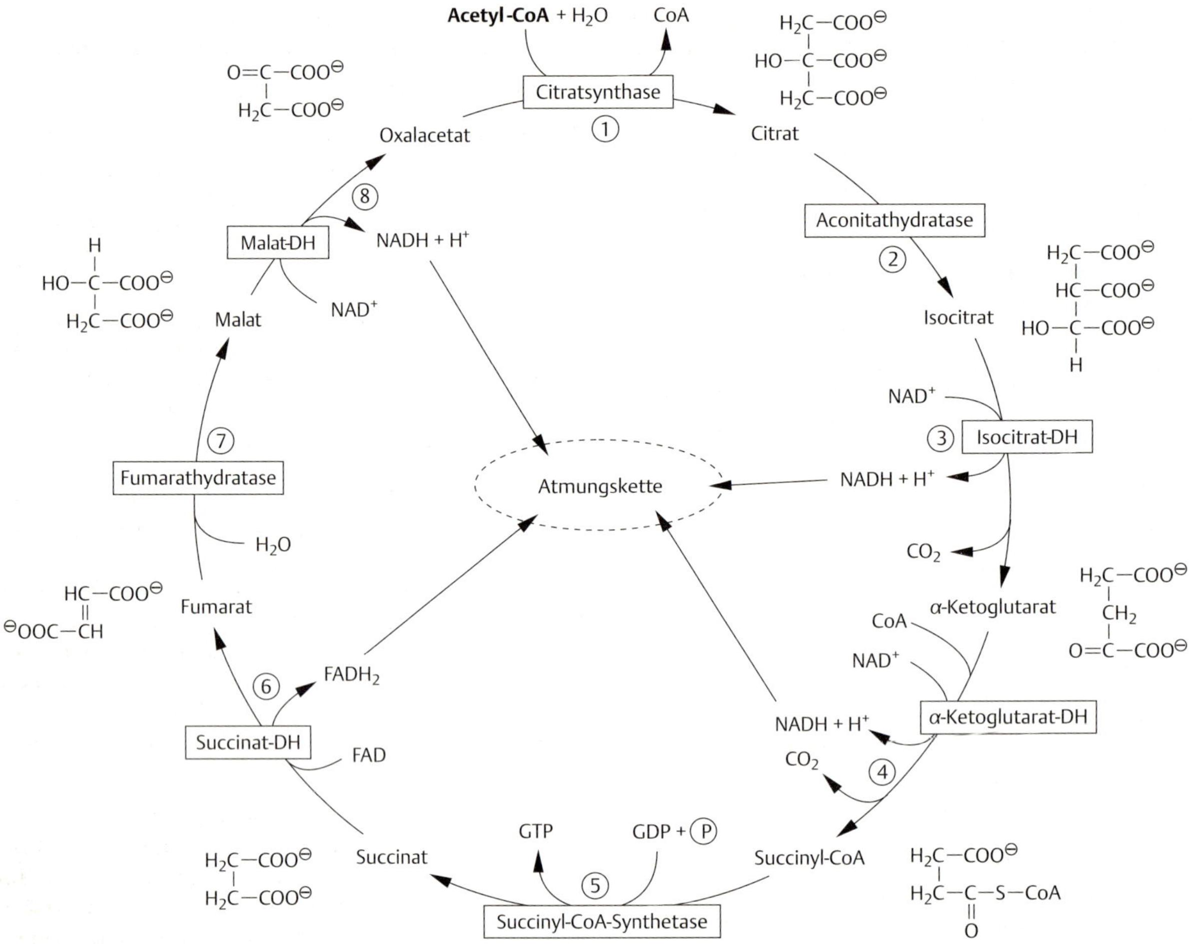

Abb. 12.25 Der Citratzyklus.

– **Die Produkthemmung**: Reaktionsprodukte hemmen die Enzyme, durch die sie selbst gebildet wurden. So führt Citrat zu einer Aktivitätsminderung der Citratsynthase. Gleiches gilt auch für NADH + H⁺: Es hemmt die Citratsynthase, die α-Ketoglutarat-Dehydrogenase und die Malatdehydrogenase.

– **Die Rückkopplungshemmung durch später im Zyklus entstandene Produkte:** Oxalacetat hemmt zum Beispiel die Succinatdehydrogenase.

Hormone, wie z. B. Insulin oder Glukagon, haben **keinen direkten Einfluss** auf die Aktivität der Citratzyklus-Enzyme.

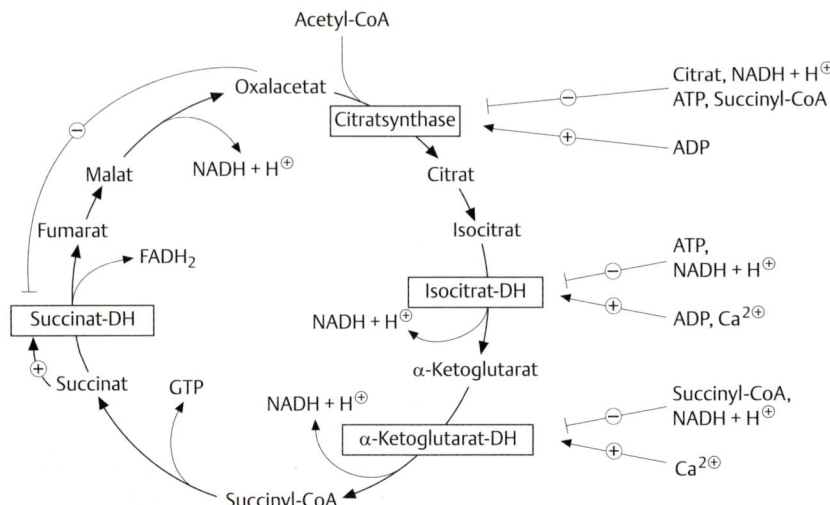

Abb. 12.26 Regulation des Citratzyklus.

Biologie | Histologie | Anatomie | Chemie | Biochemie | Physik | Physiologie | Psych./Soz.

ATP als Endprodukt der Atmungskette übt einen **hemmenden Einfluss** auf den Citratzyklus aus, während **ADP** und **Ca²⁺** eine **aktivierende Wirkung** haben.

Citratzyklus: Amphiboles Zentrum des Intermediärstoffwechsels. Der Citratzyklus steht im Zentrum des Intermediärstoffwechsels. Er ist **amphibol**, hat also sowohl für den Abbau (Katabolismus) als auch für den Aufbau (Anabolismus) eine entscheidende Bedeutung (**Abb. 12.27**). Dies gilt für viele **Aminosäuren,** den **Kohlenhydratstoffwechsel,** aber auch für Fettsäuren, Steroide, Porphyrine und das Häm. Intermediate, die für den anabolen Stoffwechsel aus dem Zyklus entfernt werden, müssen wieder ersetzt werden. Dies geschieht durch die **anaplerotischen Reaktionen** (sog. „Auffüllreaktionen"), die zur Bildung dieser Intermediate führen. Dazu gehört z. B. die Bildung von Oxalacetat aus Pyruvat durch die Pyruvatcarboxylase (S. 517).

12.8 Atmungskette und oxidative Phosphorylierung

12.8.1 Aufbau und Grundlagen

Merke

In der Atmungskette wird aus den Wasserstoffatomen der reduzierten Coenzyme NADH + H⁺ und FADH₂ und dem Sauerstoff, den wir durch die Atmung aufnehmen, H₂O gebildet. Dabei wird Energie frei, die zur Bildung von ATP genutzt wird. Die reduzierten Coenzyme entstammen der β-Oxidation (1 NADH + H⁺, 1 FADH₂, S. 493), der Glycolyse (2 NADH + H⁺, S. 485) und dem Citratzyklus (6 NADH + H⁺, 2 FADH₂, S. 507).

Die chemische Reaktion, die der Wasserbildung in der Atmungskette zugrunde liegt, ist die **Knallgasreaktion:**

$$H_2 + \tfrac{1}{2}\,O_2 \rightarrow H_2O \quad \Delta G^0 = -235\ kJ/mol.$$

Diese Reaktion ist stark **exergon** und würde die Zelle in einer Mikroexplosion zerstören, wenn sie in einem einzigen Schritt ablaufen würde. Die Leistung der Atmungskette besteht darin, diese Reaktion so ablaufen zu lassen, dass die Zelle selbst dabei nicht zugrunde geht. Das wird dadurch erreicht, dass die Elektronen, die bei dieser Reaktion vom Wasserstoff auf den Sauerstoff übertragen werden, **schrittweise** durch mehrere **Redoxsysteme** fließen, bevor sie mit dem Sauerstoff reagieren. Ein Redoxsystem ist eine Verbindung, die durch Elektronenabgabe bzw. Elektronenaufnahme vom reduzierten in den oxidierten Zustand übergehen kann und umgekehrt.

Die Atmungskette enthält 4 solcher Redoxsysteme **(Komplexe I–IV)**, die alle unterschiedliche **Redoxpotenziale** besitzen, d. h. jedes hat eine andere Affinität zu Elektronen. Stehen mehrere solcher Redoxsysteme untereinander in Verbindung, fließen die Elektronen von dem System mit dem negativsten Redoxpotenzial zu demjenigen mit dem positivsten Redoxpotenzial. In der Atmungskette werden die Elektronen aus den reduzierten Coenzymen auf diese Weise von Komplex I zum Komplex IV transportiert (**Abb. 12.28**).

Komplex I: Die NADH-Ubichinon-Reduktase. In Komplex I findet die Elektronenübertragung von NADH + H⁺ auf **Ubichinon** (auch **Coenzym Q** genannt) statt. Dies geschieht über zwei Zwischenschritte. Im ersten Schritt überträgt NADH + H⁺ seine beiden Elektronen auf **Flavinmononucleotid** (FMN, S. 460), das als prosthetische Gruppe in Kom-

Biologie

Histologie

Anatomie

Chemie

Biochemie

Physik

Physiologie

Psych./Soz.

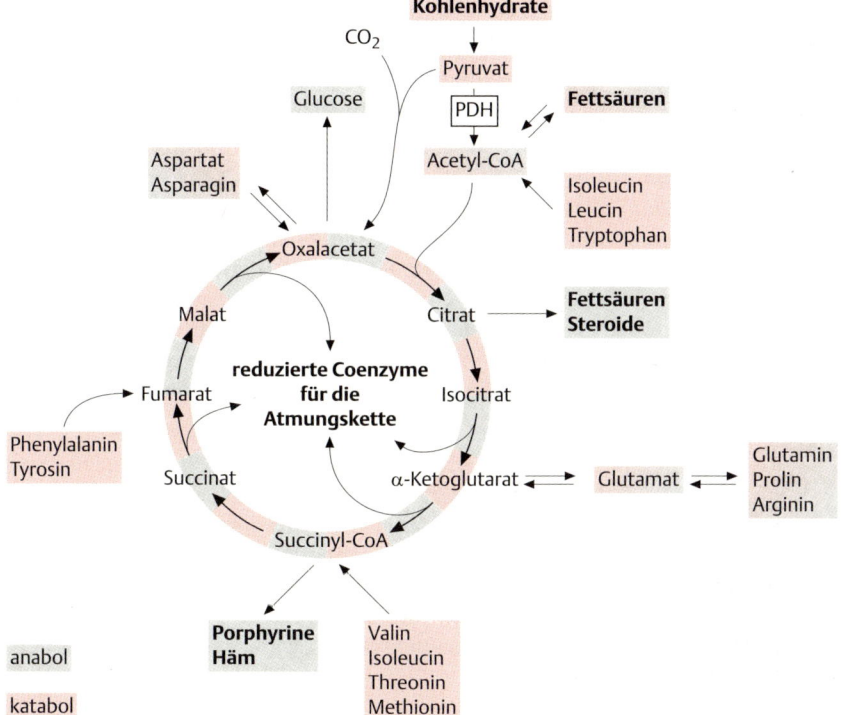

Abb. 12.27 Citratzyklus als Drehscheibe des Intermediärstoffwechsels

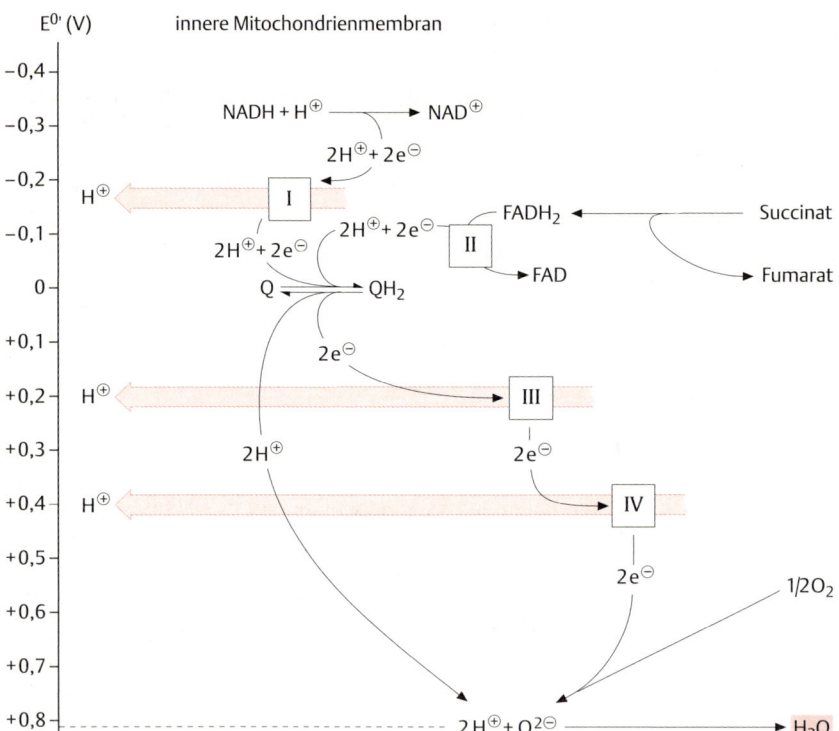

Abb. 12.28 Elektronen- und Protonenfluss in der Atmungskette.

plex I enthalten ist. Das dabei reduzierte **FMNH₂** gibt die Elektronen dann an sogenannte **Eisen-Schwefel-Cluster** weiter, von denen sich mindestens sechs in Komplex I befinden. Von diesen erfolgt die Übertragung auf Ubichinon, das dadurch zu Ubichinol reduziert wird.

> **Merke**
> Die Energie, die bei diesem Prozess frei wird, treibt **vier Protonen** vom Matrix- in den Intermembranraum.

Die Eisen-Schwefel-Cluster: Eisen-Schwefel-Cluster kommen in unterschiedlichen Varianten vor. Als prosthetische Gruppen sind sie an verschiedene Cysteinreste eines Proteins koordiniert. Je nach Anzahl von Eisen- und Schwefelatomen gibt es z. B. [1Fe−0S]-Cluster, die 1 Eisen- und kein Schwefelatom besitzen. Andere Möglichkeiten sind die [2Fe−2S]-, die [3Fe−4S]- oder die [4Fe−4S]-Cluster. Herausragendes Merkmal dieser Cluster ist, dass sie durch die zwei möglichen Oxidationsstufen von Eisen (+2 und +3) Elektronen aufnehmen bzw. wieder abgeben können.

Das Ubichinon-Ubichinol-System: Ubichinon oder Coenzym Q ist aus einem Chinon und einer Isoprenseitenkette aufgebaut. Wegen des lipophilen Schwanzes kann es sich frei in der inneren Mitochondrienmembran bewegen. Nach Aufnahme von zwei Protonen und zwei Elektronen wird es zu **Ubichinol** reduziert, das auch als **Ubihydrochinon** oder **reduziertes Coenzym Q (QH₂)** bezeichnet wird.

Komplex II: Die Succinat-Ubichinon-Reduktase. Komplex II der Atmungskette ist gleichzeitig ein Enzym des Citratzyklus, nämlich die **Succinatdehydrogenase**. Die Aufgabe von Komplex II besteht darin, Wasserstoff von Succinat auf Ubichinon zu übertragen. Auch diese Übertragung verläuft über eine Zwischenstufe, in diesem Fall über **FADH₂**.

Weiterhin sind auch hier **Eisen-Schwefel-Cluster** am Elektronentransport beteiligt.

Am Protonentransport in den Intermembranraum ist Komplex II nicht beteiligt, was Auswirkungen auf die Energieausbeute hat: Da FADH₂ direkt über Komplex II in die Atmungskette eingeschleust wird, beträgt die ATP-Ausbeute dieses Coenzyms lediglich ~1,5 ATP, während die Ausbeute bei NADH + H⁺, das über Komplex I eingeschleust wird, ~2,5 ATP beträgt.

> **Merke**
> Als einziger der Komplexe I bis IV transloziert **Komplex II keine Protonen** in den Intermembranraum.

Das Sammelbecken Ubichinol: Ubichinol entsteht durch Elektronenübertragung in Komplex I und Komplex II aus Ubichinon. Daneben kann es auch durch FADH₂ aus der β-Oxidation entstehen. Das FADH₂ gibt seine beiden Wasserstoffatome an ein elektronenübertragendes Flavoprotein (**ETF = electron-transferring flavoprotein**) ab. Dieses ETF reicht die Elektronen an die ETF-Ubichinon-Reduktase weiter, die sie schließlich auf Ubichinon überträgt.

Komplex III: Die Ubichinol-Cytochrom-c-Reduktase. Die Aufgabe von Komplex III besteht darin, die Elektronen von Ubichinol an **Cytochrom c** weiterzuleiten. Cytochrom c befindet sich im **Intermembranraum** und ist dort locker an die Außenseite der inneren Mitochondrienmembran gebunden. Die Aufgabe von Cytochrom c ist es, den Elektronentransport von Komplex III zu Komplex IV durchzuführen. Wie Komplex I ist auch Komplex III eine **Protonenpumpe**.

Merke Bei der Übertragung eines Elektronenpaars auf zwei Moleküle Cytochrom c werden insgesamt **vier Protonen** in den Intermembranraum befördert.

Die Cytochrome: Cytochrome sind **hämhaltige Proteine** (S. 567). Die **Cytochrome a, b** und c unterscheiden sich neben unterschiedlichen Absorptionsspektren auch darin, dass der Porphyrinring unterschiedlich substituiert ist. Cytochrome vom b-Typ beispielsweise enthalten einen Hämanteil. Im Cytochrom a enthält der Porphyrinring noch einen hydrophoben **Isoprenschwanz** und die Cytochrome vom c-Typ sind über zwei **Cysteinreste** an ein Protein gebunden. Die wichtigste Eigenschaft der Cytochrome besteht darin, dass ihre Hämgruppen ein **zentrales Eisenatom** enthalten. Es kann in der **dreiwertigen** oder **zweiwertigen** Form vorliegen. Diese Eigenschaft befähigt die Cytochrome, am Elektronentransport der Atmungskette teilzunehmen. Im Gegensatz zum Ubichinon, das zwei Elektronen aufnehmen kann, können die Cytochrome nur ein Elektron aufnehmen.

Merke Ubichinon kann zwei Elektronen aufnehmen, Cytochrome dagegen nur ein Elektron.

Komplex IV: Die Cytochrom-c-Oxidase. Aufgabe von Komplex IV ist es, die Elektronen von **Cytochrom c** auf **Sauerstoff** zu übertragen. Daran sind zwei Cytochrome, nämlich **Cytochrom a** und **Cytochrom a_3** sowie die beiden **Kupferatome Cu_a** und **Cu_b** beteiligt. Letztlich werden im Komplex IV nacheinander zwei Elektronen von Cytochrom c auf ein Sauerstoffatom übertragen:

2 Cytochrom c^{2+} + ½ O_2 → 2 Cytochrom c^{3+} + ½ O_2^{2-}

Gleichzeitig werden dem Matrixraum 4 Protonen entnommen. Zwei dieser Protonen verbinden sich mit dem zweifach negativ geladenen Sauerstoff zu Wasser:

½ O_2^{2-} + 2 H^+ → H_2O

Die anderen beiden Protonen werden in den Intermembranraum befördert.

Merke Bei der Übertragung der Elektronen auf Sauerstoff, werden **zwei Protonen** aus dem Matrixraum für die Entstehung von **Wasser** entnommen und **zwei Protonen** werden in den **Intermembranraum** transportiert.

Komplex V: Die ATP-Synthase. Der von Komplex I, III und IV aufgebaute Protonengradient wird am Ende der Atmungskette dazu genutzt, um **ATP** zu produzieren. Dieser als **oxidative Phosphorylierung** bezeichnete Prozess ist die Aufgabe von Komplex V.
Komplex V der Atmungskette besteht aus zwei verschiedenen Untereinheiten, dem **F_0**- und dem **F_1-Anteil** (**Abb. 12.29**). F_0 ist ein **Protonenkanal**, durch den die Protonen aus dem Intermembranraum wieder in die Matrix

zurückfließen können. Der F_1-Anteil ist die eigentliche **katalytische Einheit** von Komplex V.

12.8.2 Arbeitsweise der Atmungskette

Transport der reduzierten Coenzyme. Die Enzyme der Atmungskette sind an der inneren Mitochondrienmembran lokalisiert. Da die Glycolyse im Zytosol stattfindet, muss das NADH + H^+ aus der Glycolyse über die innere Mitochondrienmembran transportiert werden.
Die äußere Mitochondrienmembran enthält viele sogenannte **Porine** und ist dadurch **durchlässig** für viele kleine Moleküle. Im Gegensatz dazu stellt die innere Membran der Mitochondrien eine fast unüberwindbare Hürde dar. Die Säugetierzelle besitzt jedoch mehrere Mechanismen, um Reduktionsäquivalente vom Zytosol ins Mitochondrium zu transferieren:

- **Der Malat-Aspartat-Shuttle** (**Abb. 12.30**): Hier wird das NADH + H^+ über Malat und Aspartat vom Zytosol ins Mitochondrium transportiert. Im ersten Schritt wird durch die **Aspartattransaminase** (AST) aus Aspartat Oxalacetat gebildet. Gleichzeitig entsteht aus α-Ketoglutarat Glutamat (1). Danach überträgt das **NADH + H^+** seine Protonen auf Oxalacetat. Dabei entsteht Malat (2). Malat wird nun im Austausch gegen α-Ketoglutarat vom Zytosol in den Matrixraum des Mitochondriums transportiert (3). Dort wird unter Regenerierung von **NADH + H^+** das Malat wieder in Oxalacetat rückverwandelt (4). Das wird wiederum durch die **AST** zu Aspartat transaminiert (5). Das Aspartat wird nun im Austausch gegen Glutamat ins Zytosol transportiert und steht für einen weiteren Transportzyklus zur Verfügung (6).
- **Der Glycerophosphat-Shuttle** (**Abb. 12.31**): Die Reduktionsäquivalente von zytosolisch gebildetem NADH + H^+ werden in diesem System zunächst von der Glycerophosphat-Dehydrogenase auf Dihydroxyacetonphosphat (DHAP) übertragen. Das dadurch entstandene α-Glycerophosphat überträgt die Elektronen unter Bildung von enzymgebundenem **$FADH_2$** auf die Glycerophosphatoxidase. Das $FADH_2$ beliefert die Elektronentransportkette durch Übertragung der Elektronen auf Ubichinon.

Protonenausbeute und ATP-Synthese. Am Protonentransport der Atmungskette sind folgende Komplexe beteiligt:
- Komplex I: Pro NADH + H^+ werden 4 Protonen befördert.

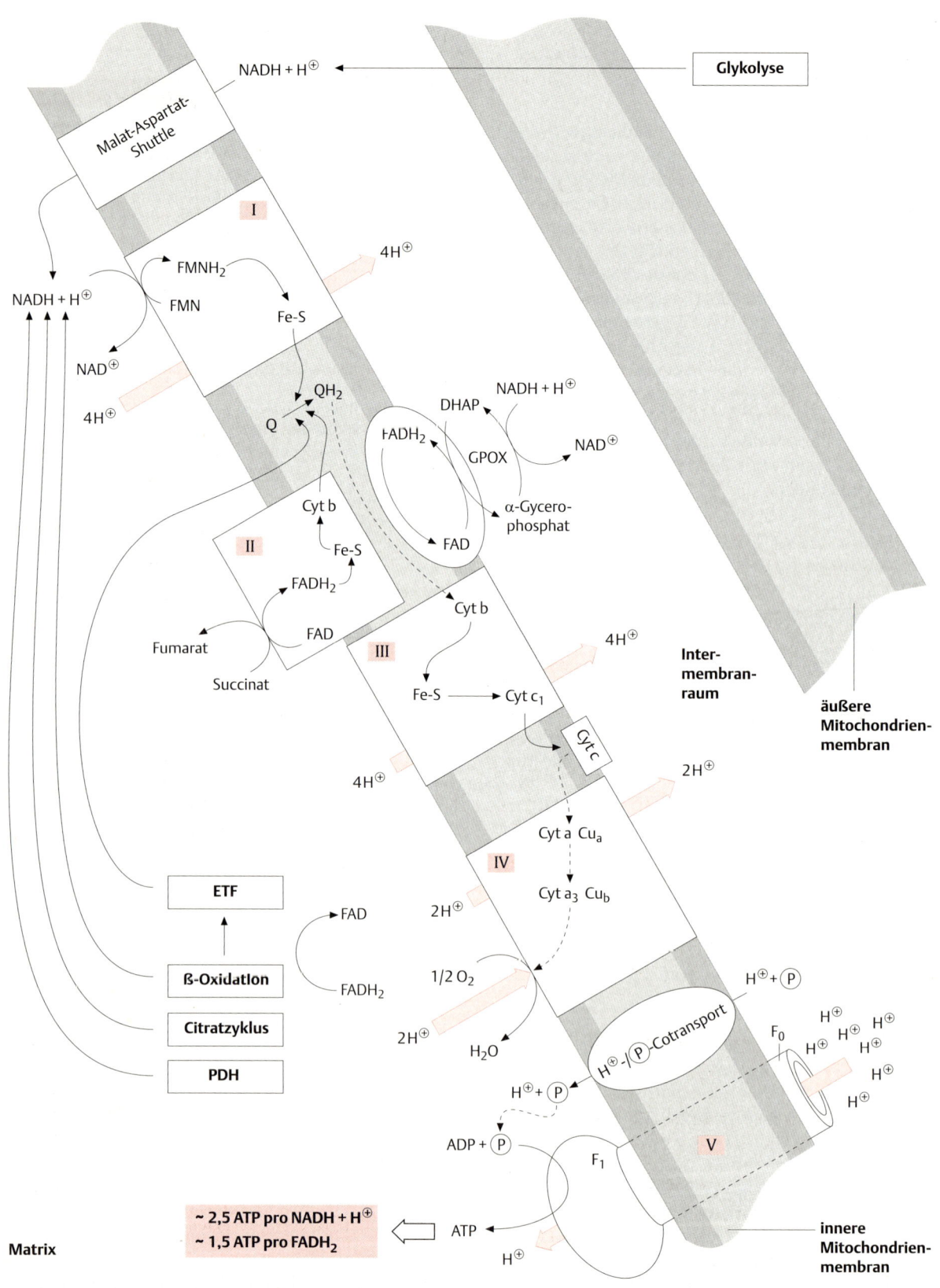

Abb. 12.29   Die Atmungskette.

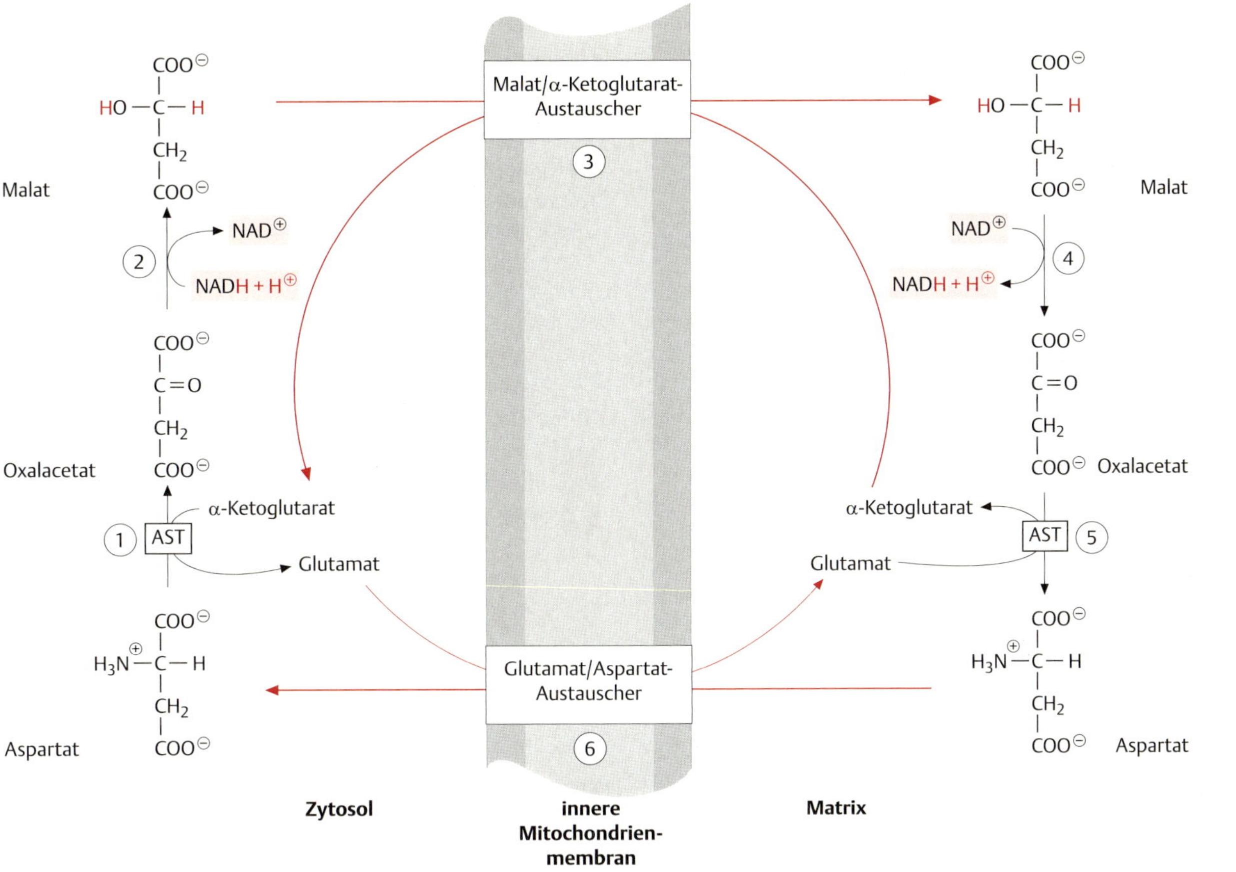

Biologie

Histologie

Anatomie

Chemie

Biochemie

Physik

Physiologie

Psych./Soz.

Abb. 12.30   Der Malat-Aspartat-Shuttle zum Transport von NADH + H⁺ vom Zytosol ins Mitochondrium.

– Komplex III: Pro Ubichinol werden ebenfalls 4 Protonen in den Intermembranraum transportiert.
– Komplex IV: Pro entstandenem Wassermolekül werden 2 Protonen vom Matrixraum verwendet.

Um **ein ATP** aufzubauen, müssen etwa **drei Protonen** durch Komplex V hindurchfließen. Als Maß für den Energiegewinn wurde der **P/O-Quotient** eingeführt. Er beschreibt, wie viele ATP-Moleküle pro Sauerstoffmolekül, und damit pro gebildetem Wassermolekül (H_2O), aus ADP und P_i gebildet werden.

> **Merke**
> Für NADH + H⁺ liegt der P/O-Quotient bei 2,5, für FADH₂ beträgt er etwa 1,5.

Transport von ATP aus dem Mitochondrium in das Zytosol. Bei der oxidativen Phosphorylierung entsteht viel ATP. Dieses ATP muss nun der gesamten Zelle zur Verfügung gestellt werden. Dazu gibt es in der inneren Mitochondrienmembran den **ATP/ADP-Translokator**. Er befördert ATP im Austausch gegen ADP aus dem Matrixraum. Bei diesem Transport wird ATP, das vier negative Ladungen besitzt, gegen ADP mit drei negativen Ladungen ausgetauscht. Mit jedem Transportvorgang wird daher eine negative Ladung aus dem Mitochondrium herausgeschafft. Angetrieben wird dieser Transport durch das **Membranpotenzial der inneren Mitochondrienmembran**. Da die Membran außen

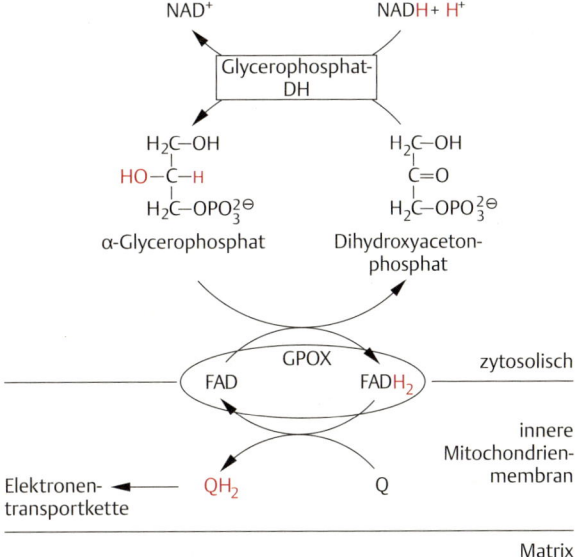

Abb. 12.31   Der Glycerophosphatzyklus.

positiv geladen ist, erfolgt der Transport negativer Ladungen von innen nach außen entlang dem elektrischen Gefälle über die Membran (entsprechend dem Streben nach Ladungsausgleich).

Wird der ATP/ADP-Translokator gehemmt (z. B. durch Atractylosid, **Tab. 12.8**), gelangt nicht genügend ADP ins Mitochondrium und die Oxidation der reduzierten Coenzyme kommt zum Erliegen.

Hemmung der Atmungskette. Verschiedene Substanzen sind in der Lage, die Atmungskette zu hemmen. In **Tab. 12.8** sind die wichtigsten Hemmstoffe der Atmungskette sowie ihre Angriffspunkte angegeben.

Entkopplung der oxidativen Phosphorylierung. Braunes Fettgewebe kommt typischerweise bei winterschlafenden Tieren, aber auch bei Neugeborenen vor. Im Vergleich zum weißen Fettgewebe enthält es sehr viele Mitochondrien, deren Cytochrome die makroskopisch sichtbare braune Farbe bedingen. Das braune Fettgewebe hat die Hauptaufgabe, den Körper mit Wärme zu versorgen. Dazu wird das Kanalprotein **Thermogenin** exprimiert. Es durchspannt die innere Mitochondrienmembran. Da es für Protonen durchlässig ist, führt dies zu einem Zusammenbruch des durch die Atmungskette aufgebauten Protonengradienten. Die Folge ist, dass die ATP-Synthese aufgrund des fehlenden Gradienten eingeschränkt ist. Stattdessen wird Wärme erzeugt.
Aktiviert werden die braunen Fettzellen über β_3-Rezeptoren. Eine Bindung von Noradrenalin an diesen Rezeptor führt über eine Erhöhung der cAMP-Konzentration zu einer Aktivierung der Triacylglycerinlipase (S. 595). Dieses Enzym setzt Fettsäuren aus Triacylglycerinen frei. Durch freie Fettsäuren wird das Thermogenin direkt aktiviert. Neben einer Aktivierung der Triacylglycerinlipase aktiviert Noradrenalin auch die Lipoproteinlipase, die die intrazelluläre Konzentration an Fetten erhöht (S. 581). Die Wärmeproduktion durch braunes Fettgewebe in der Aufwachphase vom Winterschlaf bei Tieren führt zu einer Erhöhung der Körpertemperatur von 8 °C auf 37 °C innerhalb von etwa 2 h.

ATP-Ausbeute bei vollständiger Oxidation von Glucose. Am Beispiel des vollständigen Abbaus eines Moleküls Glucose zu H_2O und CO_2 soll gezeigt werden, in wie viele Moleküle der allgemeingültigen „Energiewährung" ATP der Körper die in einem Molekül Glucose steckende Energie umtauschen kann.

Die vollständige Oxidation der Glucose über Glycolyse, PDH, Citratzyklus und Atmungskette erfolgt nach folgender Gleichung:

$$C_6H_{12}O_6 + 6\,O_2 \rightarrow 6\,CO_2 + 6\,H_2O$$

Die dabei frei werdende Energie wird zu einem kleinen Teil bereits im Verlauf von Glycolyse und Citratzyklus direkt in ATP bzw. GTP konserviert. Der größte Anteil der ATP-Ausbeute stammt jedoch aus den reduzierten Coenzymen, die im Citratzyklus gebildet werden und in denen die Energie sozusagen zwischengespeichert wird. Sie werden in der Atmungskette wieder oxidiert und die dabei freigesetzte Energie wird in der oxidativen Phosphorylierung dazu verwendet, ATP zu synthetisieren.

 Merke Insgesamt entstehen beim vollständigen **Abbau eines Glucosemoleküls 32 ATP** (**Tab. 12.9**).

12.9 Pathobiochemie

Die pathobiochemischen Aspekte des katabolen Stoffwechsels und der Energiegewinnung werden in den jeweiligen Kapiteln behandelt.

Klinik

Angeborene **Enzymdefekte** als Ursache von Erkrankungen:
Glucose-6-phosphat-Dehydrogenase-Mangel (S. 490)
Pyruvatkinase-Mangel (S. 486)
Fructoseintoleranz (S. 489)
Argininosuccinat-Lyase-Mangel (S. 504)
Phenylketonurie (S. 42)

Defekte mitochondrialer Proteine finden sich z. B. bei der Leber'schen Optikusneuropathie, S. 15 u. 511.

Wirkungen von Enzymgiften. Die Hemmstoffe der Atmungskette wirken als Enzymgifte und werden in **Tab. 12.8** aufgeführt.

Tabelle 12.8 Hemmstoffe der Atmungskette

Substanz	Wirkort/Mechanismus
Barbiturate, Rotenon	Blockade der Atmungskette in Komplex I zwischen FMN und Ubichinon
Antimycin A	Blockade der Atmungskette in Komplex III zwischen Cytochrom b und Cytochrom c
HCN, CO, H2S	Blockade der Atmungskette in Komplex IV zwischen Cytochrom a und Sauerstoff
Oligomycin	Hemmung der ATP-Synthase (Komplex V)
Entkoppler (2,4-Dinitrophenol, Chlorcarbonylcyanidphenylhydrazon [CCCP])	Transport von Protonen durch die innere Mitochondrienmembran → dadurch bricht das über die innere Mitochondrienmembran aufgebaute Potenzial zusammen. Der Elektronentransport vom NADH + H$^+$ zum O$_2$ läuft normal. Da der Protonengradient jedoch zusammenbricht, wird kein ATP erzeugt. Stattdessen wird die Energie als *Wärme* frei
Atractylosid	ATP/ADP-Translokator, Hemmung durch Festhalten in einer Konformation

Tabelle 12.9 ATP-Ausbeute beim vollständigen Glucoseabbau

Reaktion	ATP-Ausbeute
Glycolyse (Zytosol):	
Glucose → Glucose-6-phosphat	- 1 ATP
Fructose-6-p → Fructose-1,6-bisphosphat	- 1 ATP
$2 \cdot$ 1,3-BPG → $2 \cdot$ 3-Phosphoglycerat	+ 2 ATP
$2 \cdot$ PEP → 2 ·Pyruvat	+ 2 ATP
Glycerinaldehyd-3-P → 1,3-BPG: $2 \cdot$ NADH + H^+	
Pyruvatdehydrogenase (Mitochondrium) I:	
2 NADH + H^+	
Citratzyklus (Mitochondrium) II:	
2 x Succinyl-CoA → Succinat	+ 2 GTP (energetisch gleich 2 ATP)
insgesamt $2 \cdot 3$, also 6 NADH + H^+	
insgesamt $2 \cdot 1$, also 2 $FADH_2$	
Atmungskette und oxidative Phosphorylierung (Mitochondrium):	
2 NADH + H^+ aus Glycolyse, jeweils 2,5 ATP	+ 5 ATP
(bei Transport durch Malat-Aspartat-Shuttle)	
2 NADH + H^+ aus PDH, jeweils 2,5 ATP	+ 5 ATP
6 NADH + H^+ aus Citratzyklus, jeweils 2,5 ATP	+ 15 ATP
2 $FADH_2$ aus Citratzyklus, jeweils 1,5 ATP	+ 3 ATP
Gesamtausbeute pro Glucose	**+ 32 ATP**

Biologie

Histologie

Anatomie

Chemie

Biochemie

Physik

Physiologie

Psych./Soz.

13 Bildung von Energiespeichern

13.1 Kohlenhydrate

13.1.1 Verwertung von Glucose

Kohlenhydrate sind für den Energiestoffwechsel neben den Triacylglycerinen die wichtigste Komponente der Nahrung. Nach einer Mahlzeit, bei der dem Körper die Nahrungsstoffe in unterschiedlichen Mengen zugeführt werden, unterscheidet man zwei Phasen der Nahrungsverwertung. Die Phase direkt nach der Mahlzeit, wenn der Organismus die Nahrungsstoffe resorbiert, ist die **Resorptionsphase**. Daran schließt sich die **Postresorptionsphase** an, die auch in einen Hungerzustand (**Nahrungskarenz**) übergehen kann.

Resorptionsphase. Während der Resorptionsphase nimmt der Körper große Mengen an Nahrungsstoffen auf. Der wichtigste Nahrungsstoff ist dabei **Glucose**. Das Blut wird mit Glucose überschwemmt, parallel dazu wird **Insulin** ins Blut ausgeschüttet, damit die Glucose von den Zellen aufgenommen werden kann. In **Muskel**- und **Fettzellen** dient die Glucose zur ATP-Gewinnung über die aerobe Glycolyse und die Atmungskette. Überschüssige Glucose wird im Muskel zu Glycogen aufgebaut, in den Fettzellen wird sie zu Acetyl-CoA abgebaut, das dann zum Aufbau von Fettsäuren und Triacylglycerinen verwendet wird.
Die **Leber** kann Glucose insulinunabhängig aufnehmen. Einen Teil davon nutzt sie zum Aufbau von Glycogen, das sie später wieder abbauen kann, um den Körper mit Energie zu versorgen. Den Rest baut sie zu Acetyl-CoA ab, das teilweise zur ATP-Gewinnung weiter verwendet wird, teilweise auch als Substrat für die Fettsäuresynthese dient.
Aminosäuren aus der Nahrung werden von den Muskelzellen zum Proteinaufbau aufgenommen. Überschüssige Aminosäuren gelangen in die Leber und werden dort abgebaut und in den Intermediärstoffwechsel eingeschleust. Die **Fette** aus der Nahrung dienen in erster Linie dem Fettgewebe als Energiespeicher.

Postresorptionsphase. Etwa 2 Stunden nach einer Mahlzeit sind die Nahrungsstoffe weitgehend aus dem Darm resorbiert und es beginnt die Postresorptionsphase. Der **Blutzuckerspiegel** sinkt ab, es wird **Glucagon** ausgeschüttet und viele Zellen beginnen, ihre Fettreserven abzubauen. Die **Leber** hat die Aufgabe, den Blutzuckerspiegel auf einem Mindestmaß zu halten, damit auch die Gewebe, die nicht auf Fettstoffwechsel umstellen können (ZNS, Erythrozyten und Nebennierenrinde), weiterhin mit Glucose versorgt werden. Die Leber baut dazu ihre Glycogenreserven ab, bzw. synthetisiert Glucose über die Gluconeogenese und gibt die Glucose ins Blut ab. Sie wird in dieser Phase von den anderen Geweben mit Fettsäuren versorgt, die sie zu Acetyl-CoA abbaut, um damit weiter im Citratzyklus und der Atmungskette ATP gewinnen zu können,

das sie wiederum als Energielieferant für die Gluconeogenese benötigt.

Hunger und Nahrungskarenz. Gelangt der Körper in eine Situation, in der ihm keine Kohlenhydratreserven mehr zur Verfügung stehen, spricht man von Nahrungskarenz. In Muskel- und Fettgewebe werden vermehrt Fettsäuren freigesetzt und ans Blut abgegeben. Diese werden in der Leber zu Acetyl-CoA umgesetzt. Ein hoher Spiegel an Acetyl-CoA hemmt den Citratzyklus, sodass dieser und die Atmungskette zum Erliegen kommen. Da die Leber aus Acetyl-CoA keine Glucose synthetisieren kann, setzt sie dieses in sogenannte **Ketonkörper** um, die von allen Geweben (außer Erythrozyten und der Leber selbst) als Ersatzenergieträger verwendet werden können (S. 495).
Um die nötige Glucose für Erythrozyten und die Leber synthetisieren zu können, werden durch **Proteinabbau** im Muskel glucoplastische Aminosäuren gewonnen, die über das Blut zur Leber transportiert und dort zur Gluconeogenese verwendet werden.

Glucosetransport. Glucose gelangt durch spezifische Transportproteine, sogenannten Glucosetransporter (**GLUT**), über die Zellmembran in die Zelle. Es sind 13 GLUT bekannt, von denen die wichtigsten in **Tabelle 13.1** aufgeführt sind.
- **Darmmukosa:** Im Darm wird die Glucose an der apikalen Seite der Mukosazellen über einen Na^+-abhängigen Cotransporter in das Zytosol aufgenommen und an der basalen Seite von GLUT2 ins Blut abgegeben. Fructose gelangt über GLUT5 in die Mukosazellen und verlässt sie ebenfalls über GLUT2.
- **Leber:** Glucose und andere Monosaccharide gelangen insulinunabhängig über GLUT2 in den Hepatozyten.
- **Fett- und Muskelgewebe:** In Fett- und Skelettmuskelzellen wird Glucose insulinabhängig über GLUT4 aufgenommen. Bei niedrigem Insulinspiegel (wenig Glucose im Blut) befinden sich nur wenige Transporter in der Zellmembran dieser Zellen. Steigt der Blutzuckerspiegel und damit auch der Insulinspiegel, werden weitere GLUT4-Moleküle in die Plasmamembran eingelagert und die Glucose kann effektiv aus dem Blut aufgenommen werden.
- **ZNS, Erythrozyten:** Die Zellen des ZNS und die Erythrozyten sind auf Glucose als Energieträger angewiesen. Sie nehmen Glucose insulinunabhängig über hochaffine Transporter auf (ZNS hauptsächlich über GLUT3, Erythrozyten über GLUT1). So ist auch bei niedrigem Blutzuckerspiegel die Glucoseversorgung dieser Zellen noch gewährleistet.

Merke
Glucose wird in **Leber, ZNS** und in **Erythrozyten insulinunabhängig** aufgenommen.

Tabelle 13.1 Glucosetransport in verschiedene Gewebe

Transporter	Vorkommen	Eigenschaften	Funktion
GLUT1	fast alle Zellen	insulinunabhängig bei physiologischen Glucose-konzentrationen nahezu gesättigt	kontinuierliche Glucoseaufnahme (besonders in Erythrozyten und ZNS)
GLUT2	Leber, Pankreas, Darm	insulinunabhängig niedrigaffin	Regulation des Blutzuckerspiegels
GLUT3	ZNS	insulinunabhängig	basale Glucoseversorgung des ZNS
GLUT4	Skelettmuskulatur Fettzellen	insulinabhängig	bedarfsorientierte Versorgung der Skelett-muskulatur und des Fettgewebes
GLUT5	Dünndarm, Niere, Spermatozoen	spezifisch für Fructose	Fructosetransport

Nach Rassow et al. Biochemie, Thieme, 2006.

– **Rückresorption der Glucose in der Niere:** In den Nieren-tubuluszellen erfolgt die Rückresorption der Glucose über einen sekundär aktiven Na^+-Glucose-Symporter gegen einen Konzentrationsgradienten.

13.1.2 Gluconeogenese

Die Gluconeogenese dient der **Bildung von Glucose**. Dafür werden vor allem die glucogenen **Aminosäuren** (Alanin, Aspartat, Glutamat) und **Lactat** aus der anaeroben Gly-colyse benötigt. Aus Triacylglycerinen kann nur **Glycerin** zur Gluconeogenese herangezogen werden. Die Fettsäu-ren werden im menschlichen Organismus zu Acetyl-CoA abgebaut. Dieses Acetyl-CoA kann aber *nicht* in die Gluco-neogenese einfließen, da die Pyruvatdehydrogenase-Re-aktion irreversibel ist. So kann Acetyl-CoA nicht direkt in Pyruvat umgewandelt und der Gluconeogenese zugeführt werden.

> **Merke**
> Aus Fettsäuren kann *keine* Glucose synthetisiert wer-den, da Acetyl-CoA nicht in Pyruvat umgesetzt werden kann.

Lokalisation der Gluconeogenese

Nur **Leber** und **Nieren** besitzen alle Enzyme für die Gluco-neogenese. Die Leber synthetisiert den größten Anteil frei-er Glucose und gibt diese in die Blutbahn ab. Der **Muskel** besitzt alle Enzyme außer der Glucose-6-phosphatase. Er nutzt das anfallende Glucose-6-phosphat zur Auffüllung seiner Glycogenspeicher (S. 597) und garantiert dadurch bei Bedarf die sofortige Bereitstellung von Energie.

> **Merke**
> Der Muskel kann keine Gluconeogenese betreiben, da ihm das letzte Enzym Glucose-6-phosphatase fehlt.

Reaktionen der Gluconeogenese

Die Gluconeogenese ist im Wesentlichen eine Umkehrung der Glycolyse. Ausgangsprodukt ist meist **Pyruvat**. Vom Pyruvat aus greift die Gluconeogenese auf die Enzyme der Glycolyse zurück. Die drei Reaktionen der Glycolyse, die irreversibel sind, müssen dabei umgangen werden:
– Hexokinase-Reaktion: Glucose → Glucose-6-phosphat
– Phosphofructokinase-Reaktion: Fructose-6-phosphat → Fructose-1,6-bisphosphat
– Pyruvatkinase-Reaktion: Phosphoenolpyruvat → Pyru-vat.

Die ersten beiden Reaktionen werden einfach mithilfe anderer Enzyme umgedreht, während die stark exergo-ne Reaktion PEP → Pyruvat mit zwei energieabhängigen Schritten umgangen wird (**Abb. 13.1**, **Tab. 13.2**).

Pyruvatcarboxylase-Reaktion. Dies ist der erste energieab-hängige Schritt auf dem Weg von Pyruvat zu PEP. Er findet im Mitochondrium statt und ist eine biotinabhängige Car-boxylierung (S. 463): Pyruvat wird unter ATP-Verbrauch in Oxalacetat umgewandelt (**Abb. 13.2**).

Transport von Oxalacetat ins Zytosol. Oxalacetat muss nun für die weiteren Reaktionen ins Zytosol gelangen. Da Oxalacetat selbst die Membran nicht überwinden kann, gibt es verschiedene Mechanismen, mit denen es in mem-brangängige Substanzen umgewandelt wird.
– Die Malat-DH aus dem Citratzyklus wandelt Oxalacetat in **Malat** um. Das Malat gelangt ins Zytosol und wird dort durch die Malat-DH-II wieder in Oxalacetat umge-wandelt.
– In einer anderen Reaktion kann Oxalacetat über eine Transaminierung (Aspartat-aminotransferase, AST) in **Aspartat** umgewandelt werden. Nach dem Transport

Tabelle 13.2 Enzyme für die Umgehungsreaktionen der Gluconeogenese (Abb. 13.1)

Enzym	Vorkommen
Pyruvatcarboxylase	Mitochondrien
Phosphoenolpyruvat-Carboxykinase	Zytosol
Fructose-1,6-bisphosphatase	Zytosol
Glucose-6-phosphatase	im endoplasmatischen Retikulum

Biologie

Histologie

Anatomie

Chemie

Biochemie

Physik

Physiologie

Psych./Soz.

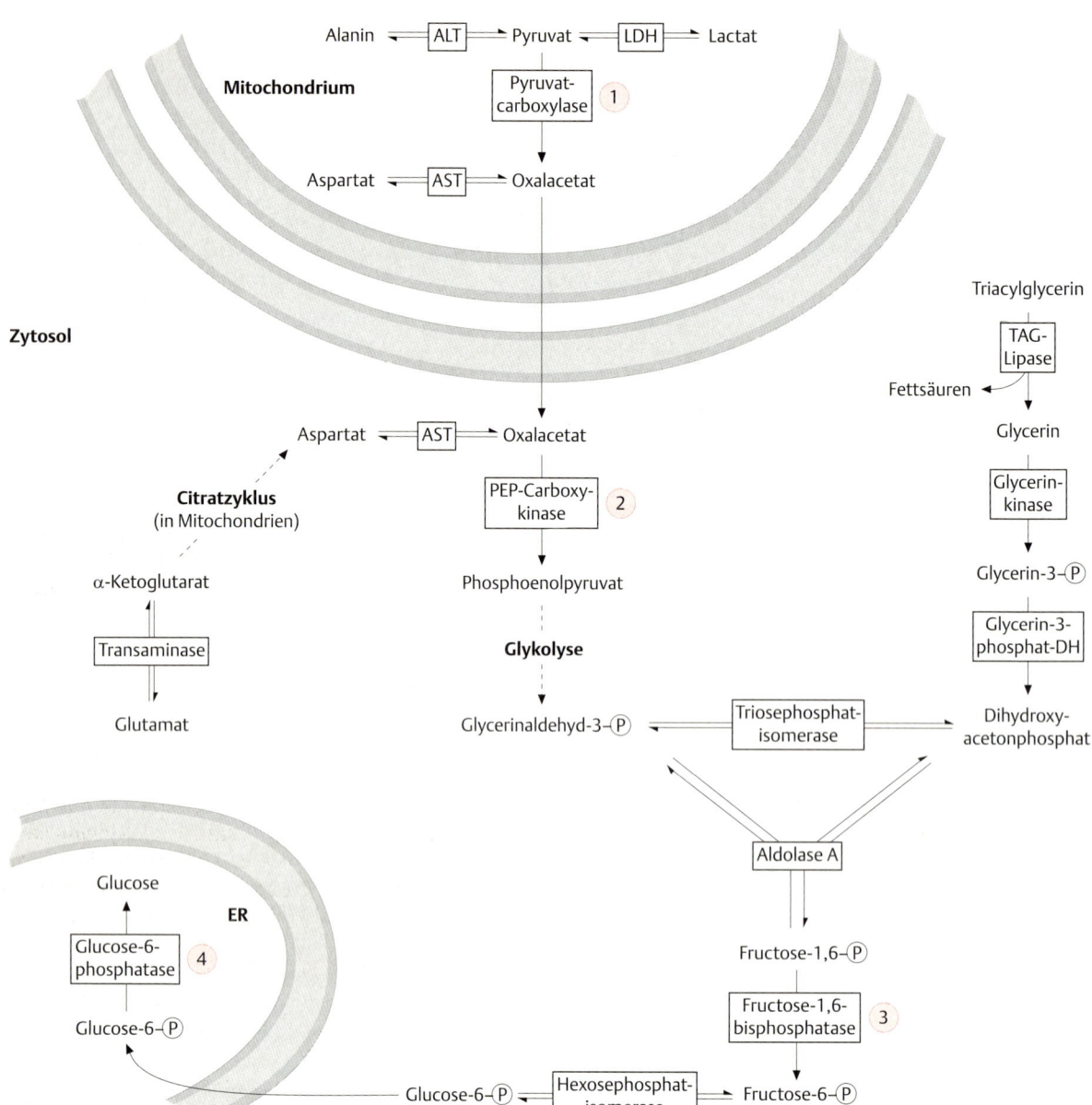

Abb. 13.1 Überblick über die Gluconeogenese. Die 4 Ausweichenzyme, die die „Umgehungsreaktionen" katalysieren (siehe Text), sind mit den Ziffern 1 bis 4 gekennzeichnet (ALT = Alaninaminotransferase, AST = Aspartataminotransferase).

ins Zytosol entsteht dort in der Umkehrreaktion wieder Oxalacetat (**Abb. 13.1**).

– Die Citratsynthetase aus dem Citratzyklus bildet aus Oxalacetat und Acetyl-CoA **Citrat**. Dieses gelangt ins Zytosol und wird dort durch die ATP-Citratlyase wieder in Oxalacetat und Acetyl-CoA gespalten. Acetyl-CoA kann im Zytosol für die Fettsäuresynthese genutzt werden (S. 522).

Phosphoenolpyruvat-Carboxykinase-Reaktion. Dies ist der zweite energieabhängige Schritt von Pyruvat zu PEP. Oxalacetat wird durch die PEP-Carboxykinase im Zytosol in Phosphoenolpyruvat umgewandelt (**Abb. 13.1**). Dabei wird ein GTP verbraucht und CO_2 abgespalten.

Reaktionen der Glycolyse-Enzyme. Die Synthese von Fructose-1,6-bisphosphat aus 2 Molekülen Phosphoenolpyruvat erfolgt in exakter Umkehrung der Glycolyse (S. 484).

Fructose-1,6-bisphosphatase-Reaktion. Die Fructose-1,6-bisphosphatase kehrt die Reaktion des Glycolyse-Enzyms Phosphofructokinase um. Dabei wird der Phosphatrest am C1 von Fructose-1,6-bisphosphat abgespalten und es entsteht Fructose-6-phosphat (**Abb. 13.1**). Die chemische Energie dieser Phosphatbindung geht dabei allerdings als Wärme verloren und steht nicht für biochemische Synthesen zur Verfügung.

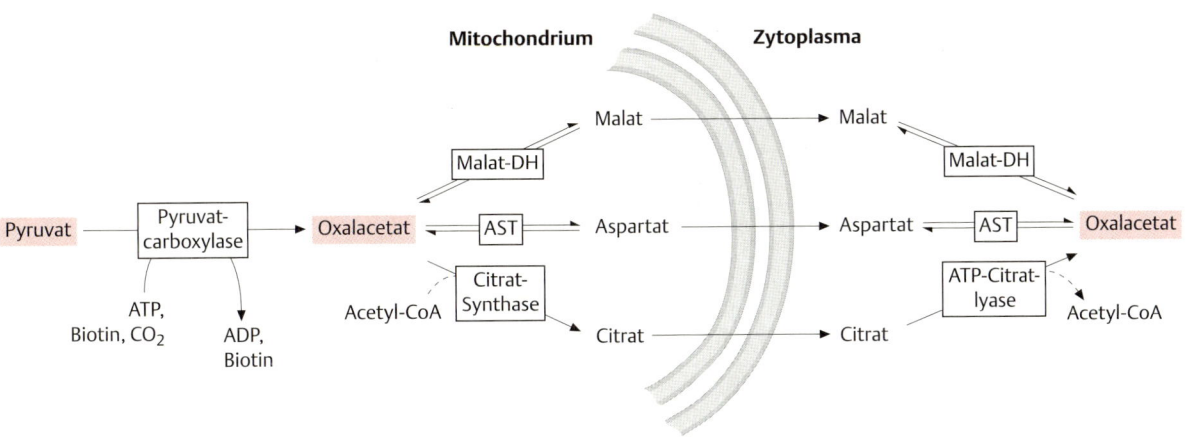

Abb. 13.2 Pyruvatcarboxylase-Reaktion und Transport des Oxalacetats über die Mitochondrienmembran. AST = Aspartatamino-transferase; DH = Dehydrogenase.

Hexosephosphatisomerase-Reaktion. In dieser Reaktion wird Fructose-6-phosphat in Glucose-6-phosphat umgesetzt (**Abb. 13.1**).

Glucose-6-phosphatase-Reaktion. Diese Reaktion ist die Umkehrung der Hexokinase-Reaktion aus der Glycolyse. Sie erfolgt im glatten endoplasmatischen Retikulum der Hepatozyten und Nierenzellen. Dabei wird Glucose-6-phosphat zu freier Glucose hydrolysiert (**Abb. 13.1**), die dann ins Blut abgegeben werden kann.

Aufbau von Glucose aus Lactat (Corizyklus)

Lactat fällt in größeren Mengen im Muskel an, wenn dieser Arbeit leistet und in einen anaeroben Zustand gelangt. In diesem Fall wird das Pyruvat aus der Glycolyse in Lactat umgewandelt, um das entstandene NADH + H$^+$, das im anaeroben Zustand nicht über die Atmungekette reoxidiert werden kann, zu regenerieren.

Das Lactat gelangt über die Blutbahn in die Leber, wo es mithilfe der **Lactatdehydrogenase** wieder in Pyruvat umgewandelt wird (vgl. **Abb. 13.1**). Die Leber hat dafür genügend NAD$^+$ zur Verfügung und kann das entstehende NADH + H$^+$ in die Atmungskette einschleusen. Das Pyruvat wird über die Gluconeogenese in freie Glucose umgesetzt, die dann wieder an die Blutbahn abgegeben wird. So gelangt die Glucose zurück zum Muskel und kann wieder zur Energiegewinnung herangezogen werden. Diesen Kreislauf des Lactats zwischen Muskel und Leber nennt man den **Corizyklus** (**Abb. 25.2**, S. 597).

Aufbau von Glucose aus glucogenen Aminosäuren

Auch Aminosäuren können als Ausgangsprodukt für die Gluconeogenese dienen. Die sog. glucogenen Aminosäuren werden mittels **Transaminierungen** in die Ketosäuren umgewandelt (S. 498). Diese werden teilweise als Intermediärprodukte in den Citratzyklus eingeschleust und so zu Oxalacetat umgewandelt. **Abbildung 13.1** zeigt beispielhaft, wie die drei Aminosäuren Alanin, Aspartat und Glutamat in die Gluconeogenese einfließen.

Merke
Über die **glucogenen Aminosäuren** hängen der **Citratzyklus** und die **Gluconeogenese** eng zusammen.
Zum Aufbau **eines C$_6$-Körpers** Glucose werden **zwei Aminosäuren** benötigt.

Aufbau von Glucose aus Glycerin

Glycerin entsteht beim Abbau der Triacylglycerine durch die Triacylglycerinlipase (S. 594). Es wird vorwiegend in der Leber durch die Glycerinkinase unter ATP-Verbrauch in **Glycerin-3-phosphat** umgewandelt und dann durch die Glycerin-3-phosphat-Dehydrogenase zu **Dihydroxyacetonphosphat** (DHAP) oxidiert. DHAP wird in die Gluconeogenese eingeschleust. Dabei werden zwei DHAP zu einem C$_6$-Körper zusammengesetzt (vgl. **Abb. 13.1**).

Regulation der Gluconeogenese

Alle vier Umgehungsreaktionen der Gluconeogenese werden durch **Insulin** gehemmt, indem dieses die Transkription der Enzyme reprimiert.

Pyruvatcarboxylase wird von **Acetyl-CoA** allosterisch **aktiviert**, da zum Abbau von größeren Mengen Acetyl-CoA der Citratzyklus verstärkt beansprucht wird. Hierfür muss ausreichend Oxalacetat bereitgestellt werden.

Auch **Glucocorticoide** induzieren die Pyruvatcarboxylase. So wird vermehrt Glucose synthetisiert und der Blutzuckerspiegel steigt an (Gefahr des Steroiddiabetes, S. 773). Zentrales Enzym für das regulierte Zusammenspiel von Glycolyse und Gluconeogenese ist die **Phosphofructokinase-2** (S. 487). Bei niedriger Insulinkonzentration (niedrigem cAMP-Spiegel) synthetisiert diese in der Leber Fructose-2,6-bisphosphat, die die Fructose-1,6-bisphosphatase allosterisch hemmt. Dadurch wird die Gluconeogenese abgeschaltet und die Glycolyse aktiviert. Ein niedriger cAMP-Spiegel führt also zum Abbau der Glucose mittels Glycolyse und verhindert die Neusynthese von Glucose, während ein hoher cAMP-Spiegel die Glycolyse hemmt und die Gluconeogenese fördert, sodass die Leber vermehrt Glucose an die Blutbahn abgeben kann.

Zusätzlich wird durch den cAMP-Spiegel auch noch der Glycogenhaushalt beeinflusst (s. u.).

> **Merke**
>
> **Insulin** senkt den cAMP-Spiegel. Dies führt zur Förderung der Glycolyse, einer Hemmung der Gluconeogenese und zum Aufbau von Glycogen.
>
> → Der **Blutzuckerspiegel sinkt** und die Glucose wird intrazellulär entweder abgebaut oder gespeichert.

13.1.3 Glycogenstoffwechsel

Glycogen ist die Speicherform der Glucose. Es besteht aus langen verzweigten Ketten, die aus den einzelnen Glucosemolekülen aufgebaut sind. Die beiden wichtigsten Glycogenspeicher im menschlichen Organismus finden sich in Leber und Muskeln. Der Muskel nutzt seinen Glycogenspeicher für sich selbst, um im Notfall direkt Energie zur Verfügung zu haben. Die Leber kann das gespeicherte Glycogen wieder in freie Glucose umsetzen und diese dann an die Blutbahn abgeben. Damit gewährleistet die Leber einen konstanten Blutzuckerspiegel.

Glycogenaufbau

Glycogen wird aus einzelnen Glucosemolekülen aufgebaut (**Abb. 13.3**), die zuerst phosphoryliert und mit UTP aktiviert werden müssen. Bei der Verknüpfung der aktivierten Bausteine entsteht ein verzweigtes Molekül. Die Verzweigungen sind wichtig, damit bei akutem Energiebedarf an vielen Enden gleichzeitig abgebaut werden kann.

Hexokinase-Reaktion. Glucose wird im ersten Schritt zu **Glucose-6-phosphat** phosphoryliert. Hierfür haben alle Gewebe die Hexokinase (bzw. Glucokinase) aus der Glycolyse zur Verfügung.

Phosphoglucomutase-Reaktion. Glucose-6-phosphat wird durch eine Phosphoglucomutase zu Glucose-1-phosphat isomerisiert.

Glucose-1-phosphat-UTP-Transferase-Reaktion. Am C1 der Glucose wird unter UTP-Verbrauch eine Säureanhydridbindung zwischen dem Phosphat der Glucose und dem α-Phosphat des Nucleotids geknüpft. Das β- und γ-Phosphat wird als Pyrophosphat abgespalten und es entsteht **UDP-Glucose**, die aktivierte Form der Glucose.

Glycogensynthetase-Reaktion. UDP-Glucose wird von der Glycogensynthetase auf ein bereits bestehendes Glycogenmolekül übertragen. Dabei wird eine α1→4-Verbindung geknüpft.
Für den erstmaligen Aufbau von Glycogen wird ein Startermolekül, das Protein **Glycogenin** benötigt. Glycogenin glycosyliert sich selbst und verlängert diesen Glycosylrest mit weiteren Glucosemolekülen. Nach einer Länge von 8 Glucoseresten übernimmt dann die Glycogensynthetase die weitere Synthese. Die so entstandene α1→4-Kette ist das unverzweigte Glycogen.
Glycogenin und die Glycogensynthetase sind aneinander gebunden. Nur solange das Enzym Kontakt mit dem Glycogenin hat, wird Glycogen synthetisiert. Daraus ergibt sich, dass die Größe des Glycogenspeichers auch von der Menge des Glycogenins abhängt.

Amylo-1,4→1,6-Transglucosylase-Reaktion (branching enzyme). Das *Branching Enzyme* bzw. die Amylo-1,4→1,6-Transglucosylase fügt ungefähr an jeder 10. Position der langen α1→4-Kette eine Verzweigung in Form einer **α1→6-Verknüpfung** ein, indem es die letzten ca. 6 Glucosemoleküle einer α1→4-Kette auf das C6-Atom eines Glucosemoleküls einer benachbarten Kette überträgt. Nach dieser Abzweigung wird die Kette dann wieder mit α1→4-verknüpften Glucoseresten verlängert.

Glycogenabbau (Glycogenolyse)

Beim Abbau von Glycogen entsteht hauptsächlich Glucose-1-phosphat. Dieses wird zu Glucose-6-phosphat isomerisiert. In der Leber wird das Glucose-6-phosphat durch die Glucose-6-phosphatase in freie Glucose umgewandelt.

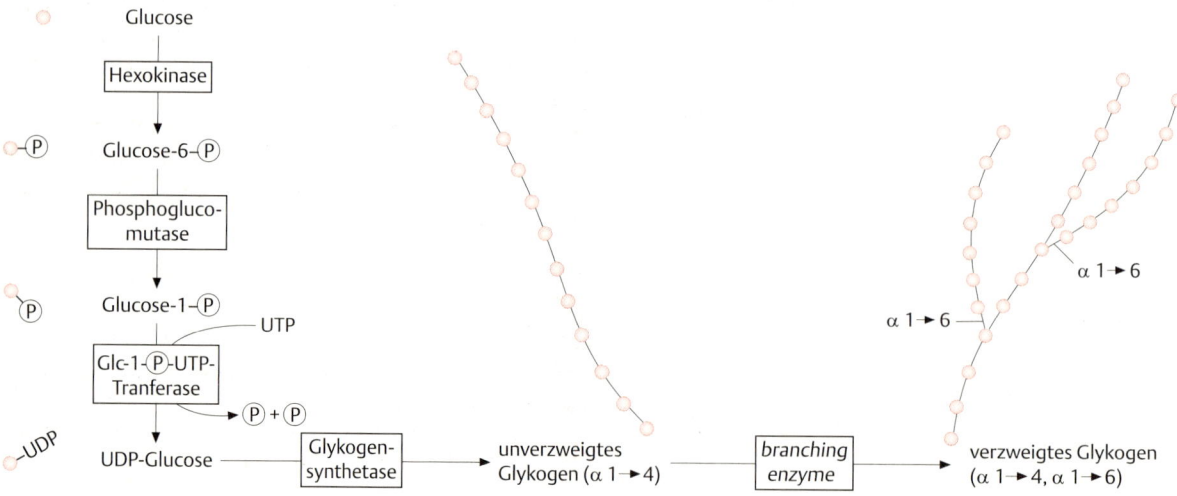

Abb. 13.3 Glycogenaufbau.

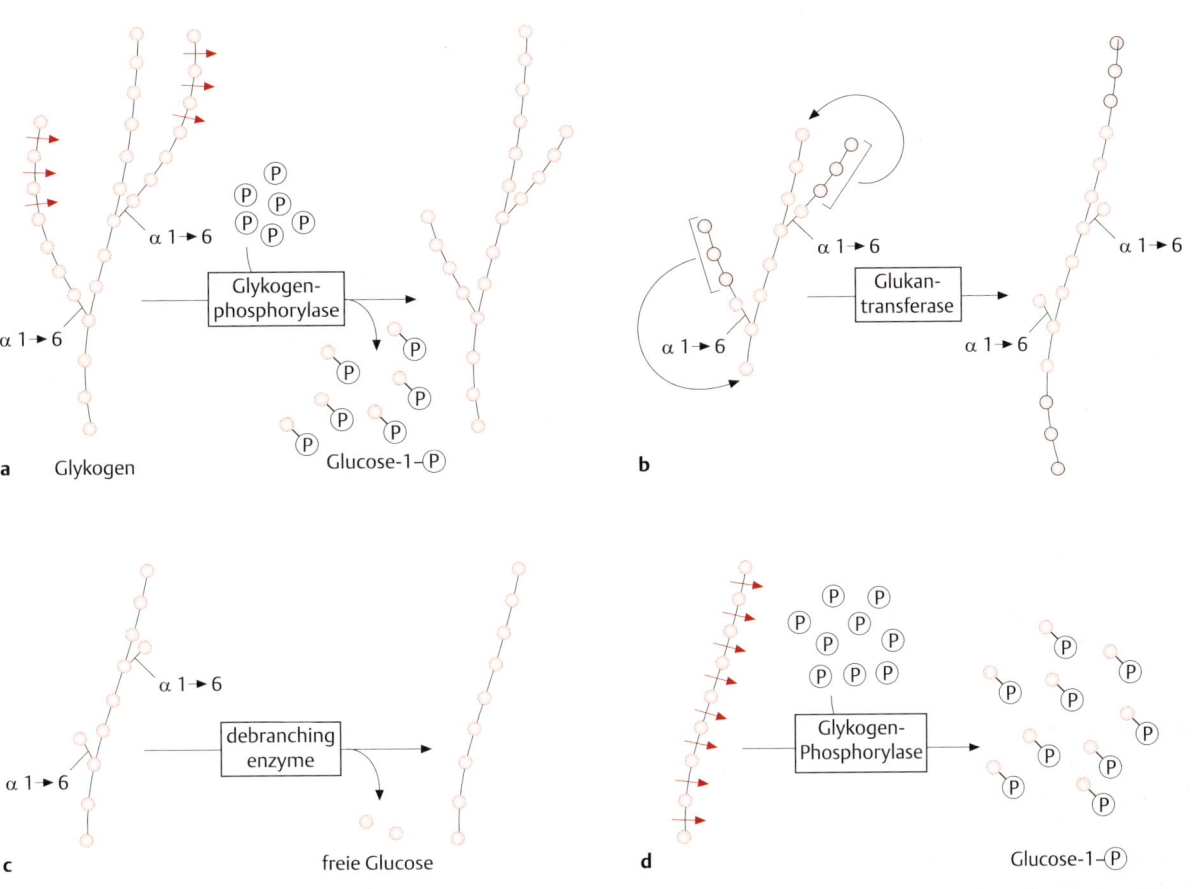

Abb. 13.4 Glycogenabbau. (a) Glycogenphosphorylase-Reaktion, **(b)** 1,4→1,6 Glucantransferase-Reaktion, **(c)** Amylo-1,6-Glucosidase-Reaktion (debranching enzyme).

Merke
Im **Muskel** entsteht beim Glycogenabbau keine Glucose, sondern **Glucose-6-phosphat**, das direkt in die Glycolyse eintreten kann.

Glycogenphosphorylase-Reaktion, Teil 1. Die Glycogenphosphorylase spaltet vom verzweigten Glycogenmolekül am freien 4'OH-Ende einzelne Glucosemoleküle phosphorolytisch ab. Dabei entsteht Glucose-1-phosphat. 4 Moleküle vor einer α1→6-Verzweigung stoppt dieses Enzym (**Abb. 13.4 a**).

1,4←1,4-Glucantransferase-Reaktion. Die restlichen 3 α1→4-verknüpften Glucosemoleküle werden durch die 1,4→1,4-Glucantransferase von der Seitenkette auf die Hauptkette übertragen (**Abb. 13.4 b**).

Amylo-1,6-Glucosidase-Reaktion (debranching enzyme). In dieser Reaktion wird die α1→6-Verknüpfung des letzten Moleküls der Seitenkette hydrolytisch gespalten. Dabei entsteht direkt ein kleiner Teil der freien Glucose (**Abb. 13.4 c**).

Glycogenphosphorylase-Reaktion, Teil 2. Die unverzweigte Glycogenkette wird von der Glycogenphosphorylase abgebaut und es bleibt Glucose-1-phosphat als Monosaccharid übrig (**Abb. 13.4 d**).

Die Regulation des Glycogenstoffwechsels

Die beiden Schlüsselenzyme für die Regulation des Glycogenstoffwechsels sind die **Glycogenphosphorylase** für den Abbau und die **Glycogensynthetase** für den Aufbau. Beide Enzyme zählen zu den interkonvertierbaren Enzymen und werden über **Hormone** durch den intrazellulären cAMP-Spiegel reguliert. **Abbildung 13.5** gibt einen Überblick über diese Regulation.

In der Leber und im Skelettmuskel wird der Glycogenabbau auch über einen hohen **AMP-Spiegel** vermittelt. AMP aktiviert die Glycogenphosphorylase allosterisch und fördert so den Abbau.

Auch das bei der Muskelarbeit (Kontraktion) freigesetzte **Calcium** aus dem ER aktiviert den Glycogenabbau. Ca^{2+} bindet an das Protein Calmodulin und aktiviert die Phosphorylasekinase (S. 767).

Merke
Glukagon (in der Leber) und Adrenalin (im Muskel) fördern den Glycogenabbau. Insulin hemmt den Glycogenabbau und fördert die Glycogensynthese.

Glycogensynthetase ist phosphoryliert inaktiv. Phosphorylasekinase und Glycogenphosphorylase sind phosphoryliert aktiv. So wird vermieden, dass Abbau und Synthese gleichzeitig ablaufen.

Biologie | Histologie | Anatomie | Chemie | Biochemie | Physik | Physiologie | Psych./Soz.

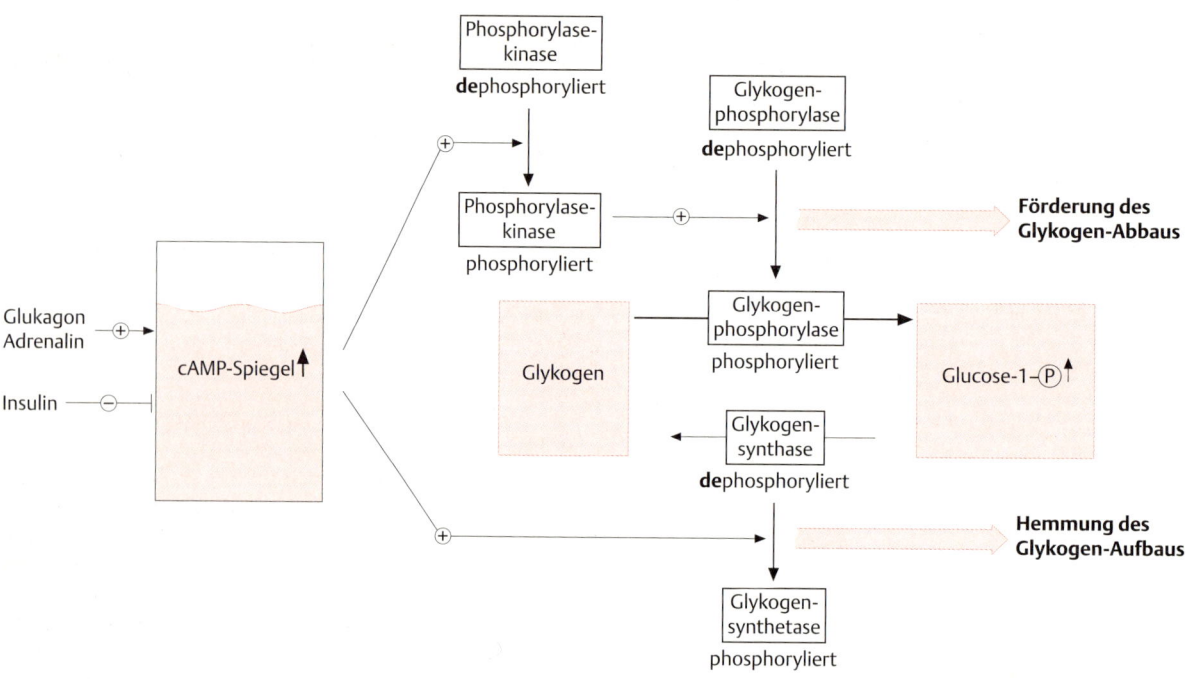

Abb. 13.5 Hormonelle Regulation des Glycogenstoffwechsels. Glukagon und Adrenalin erhöhen den cAMP-Spiegel und fördern so den Glycogenabbau und hemmen gleichzeitig den Aufbau (farbige Pfeile).

Klinik

Glycogenspeicherkrankheiten (Glycogenosen). Glycogenosen sind angeborene Enzymdefekte, die sowohl Aufbau als auch Abbau des Glycogens betreffen können. Die meisten werden autosomal-rezessiv vererbt.

Bei der häufigsten Form, der hepatorenalen Glycogenose **Morbus von Gierke (Glycogenose Typ I)**, fehlt die Glucose-6-phosphatase in Leber und Niere. Deshalb kann Glucose nicht ans Blut abgegeben werden und es kommt zu Hypoglykämien. Der Körper reagiert mit einer gesteigerten Fettmobilisierung, wodurch eine Hyperlipidämie entsteht. Der Stau von Glucose-6-phosphat in Leber und Niere führt zu einer verstärkten Glycogenspeicherung mit Vergrößerung von Leber und Nieren. Im Erwachsenenalter findet man häufig Leberadenome, die auch karzinomatös entarten können.

Die Therapie besteht in einer kohlenhydratreichen (60–70%) und fettarmen Ernährung.

13.2 Lipide

13.2.1 Verwertung von Lipoproteinen und Fettsäuren

Zum Stoffwechsel von Lipoproteinen siehe Kapitel 20.6.3, S. 578.
Fette sind neben den Kohlenhydraten der wichtigste Energiespeicher im Organismus. Der Körper kann dazu einerseits die Fette aus der Nahrung direkt aufnehmen und im Fettgewebe speichern. Andererseits kann er aber auch bei Energieüberschuss aus Kohlenhydraten Fettsäuren aufbauen, die dann als Triacylglycerine gespeichert werden.
Die Biosynthese der Fettsäuren („De-novo"-Synthese) wird dabei durch den **Füllgrad der ATP-Speicher** kontrolliert. Bei niedriger ATP-Ladung wird hauptsächlich Glucose zur Energiegewinnung herangezogen und Glykolyse, Citratzyklus und Atmungskette laufen ungebremst ab. Die entstehenden reduzierten Coenzyme werden unter ATP-Gewinnung wieder oxidiert.
Wenn die ATP-Speicher genügend gefüllt sind, wird die **Isocitratdehydrogenase** des Citratzyklus **gehemmt**. Dadurch bildet sich ein Überschuss an Citrat im Mitochondrium. Ebenso werden die reduzierten Coenzyme nicht mehr oxidiert. Es herrscht Energieüberschuss. Diese überschüssige Energie speichert der Körper in Form von **Triacylglycerinen**, indem er Citrat in Acetyl-CoA und Oxalacetat spaltet und das Acetyl-CoA zum Aufbau von Fettsäuren verwendet. Dabei entstehen meistens Palmitinsäure (C_{16}) oder Stearinsäure (C_{18}). Diese werden mit Glycerin-3-phosphat verestert und als Triacylglycerine im Fettgewebe gespeichert. Bei Bedarf werden diese dann in der β-Oxidation wieder abgebaut.

13.2.2 Fettsäuresynthese
Transport des Acetyl-CoA ins Zytosol

Das Acetyl-CoA, das dem Organismus als Ausgangsprodukt zur Fettsäuresynthese dient, muss vom Mitochondrium ins Cytosol gelangen. Dort ist der Multienzymkomplex lokalisiert, an dem die Fettsäuresynthese stattfindet. Acetyl-CoA selbst kann die Mitochondrienmembran nicht überwinden und wird deshalb in Form des angestauten

Citrats über den Citrat-Malat-Antiporter ins Zytosol geschleust. Dort wird es unter ATP-Verbrauch durch die Citrat-Lyase in Acetyl-CoA und Oxalacetat gespalten. Das Oxalacetat gelangt als Malat zurück ins Mitochondrium.

Acetyl-CoA-Carboxylase-Reaktion

Die erste Reaktion der Fettsäuresynthese ist gleichzeitig auch die Schrittmacherreaktion. Bei dieser Reaktion wird durch die biotinabhängige Acetyl-CoA-Carboxylase Acetyl-CoA zu **Malonyl-CoA** carboxyliert (**Abb. 13.6**). Die Acetyl-CoA-Carboxylase ist ein interkonvertierbares Enzym (S. 766) und ist im dephosphorylierten Zustand aktiv. Sie unterliegt außerdem einer negativen Rückkopplung durch Acyl-CoA, dem Endprodukt der Fettsäurebiosynthese.

Das Enzym wird durch Citrat und ATP, die bei Nahrungsüberschuss vermehrt gebildet werden, aktiviert. Ebenso hat NADPH + H⁺ als typisches Coenzym des anabolen Stoffwechsels eine aktivierende Funktion. Insulin, das einzige antilipolytische Hormon, hemmt nicht nur den Abbau der Fettsäuren (Hemmung der TAG-Lipase, S. 595), sondern aktiviert ebenfalls die Acetyl-CoA-Carboxylase und stimuliert damit auch deren Aufbau.

Biosynthesezyklus

Die eigentliche Biosynthese der Fettsäuren findet im Zytosol an der **Fettsäuresynthase**, einem Multienzymkomplex, statt. Sie erfolgt genau wie der Abbau in mehreren Runden. In jeder Runde wird die entstehende Fettsäure um zwei C-Atome verlängert.

Die Fettsäuresynthase besitzt zwei SH-Gruppen (Sulfhydrylgruppen). Eine der SH-Gruppen befindet sich im Zentrum des Komplexes am Pantotheinrest des sog. **Acyl-Carrier-Proteins** (ACP), die andere liegt an der Peripherie und stammt von einem Cystein. An beiden Stellen werden die Substrate kovalent über eine Thioesterbindung gebunden. Grundsätzlich werden alle neuen Substrate zuerst an die zentrale SH-Gruppe gebunden, an der auch alle Reaktionen stattfinden. Um Platz für die nächste Runde zu schaffen, wird das neu gebildete Substrat auf die periphere SH-Gruppe übertragen.

Reaktionen der Fettsäurebiosynthese. Zu Beginn der Fettsäurebiosynthese (**Abb. 13.7**) wird ein **Starter-Acetyl-CoA** (C_2-Körper) unter Abspaltung von CoA an die SH-Gruppe des ACP gebunden und direkt nach peripher verschoben. Auf die jetzt wieder freie zentrale SH-Gruppe des ACP wird nun der Malonylrest (C_3-Körper) eines Malonyl-CoA übertragen. Dann kondensieren der C_2-Körper und der C_3-Körper am ACP zum C_4-Körper, das fünfte C-Atom wird durch Decarboxylierung als CO_2 abgespalten.

> **Merke**
> Malonyl-CoA bringt nur **zwei** seiner drei C-Atome in die Fettsäure ein.

Alle anschließenden Reaktionen finden zentral am ACP statt. Sie sind eine genaue Umkehrung der Reaktionen aus der β-Oxidation. Als Coenzym dient allerdings **NADPH + H⁺**. Die β-Ketogruppe des C_4-Körpers wird zunächst zum sekundären Alkohol reduziert. In einer Dehydratisierung wird Wasser abgespalten und es entsteht eine α-β-ungesättigte Verbindung, die durch eine weitere Reduktion gesättigt wird. Damit ist die erste Runde der Fettsäurebiosynthese beendet. Die um zwei C-Atome verlängerte Carbonsäure wird auf die periphere SH-Gruppe übertragen. An der zentralen SH-Gruppe des ACP bindet ein neuer Malonylrest und der Kreislauf beginnt von vorn.

Das NADPH + H⁺ für die Fettsäuresynthese stammt zu einem großen Teil aus dem Pentosephosphatweg (S. 490). Die beiden Stoffwechselwege sind eng miteinander verbunden. Während NADPH + H⁺ die Acetyl-CoA-Carboxylase in der Fettsäurebiosynthese stimuliert (s.o.), hemmen „fertige" Fettsäuren die Glucose-6-phosphat-Dehydrogenase des Pentosephosphatwegs. Dadurch wird weniger NADPH + H⁺ gebildet und die Stimulierung der Acetyl-CoA-Carboxylase wird aufgehoben. Die Fettsäuren bremsen also ihre eigene Synthese, damit es nicht zu ihrer Überproduktion kommt.

Beispiel: Synthese der Stearinsäure C_{18}
– Der Biosynthesezyklus wird 8-mal durchlaufen
– es wird ein Acetyl-CoA (Start) benötigt
– es werden 8 Malonyl-CoA benötigt
– es werden 16 NADPH + H⁺ verbraucht

> **Merke**
> Die Reaktionen der Fettsäuresynthese sind die Umkehrung der Reaktionen der β-Oxidation, werden aber durch **andere Enzyme** katalysiert, benötigen **NADPH + H⁺** anstelle von $FADH_2$ und NADH + H⁺ und finden im **Zytosol** statt.

Synthese ungeradzahliger Fettsäuren

Um ungeradzahlige Fettsäuren zu synthetisieren, wird anstelle eines Acetyl-CoA ein Propionyl-CoA als Starter-Molekül verwendet. Mit diesem C_3-Körper wird bereits zu Beginn der Synthese die Voraussetzung für den Aufbau einer Fettsäure mit ungerader Anzahl von C-Atomen geschaffen.

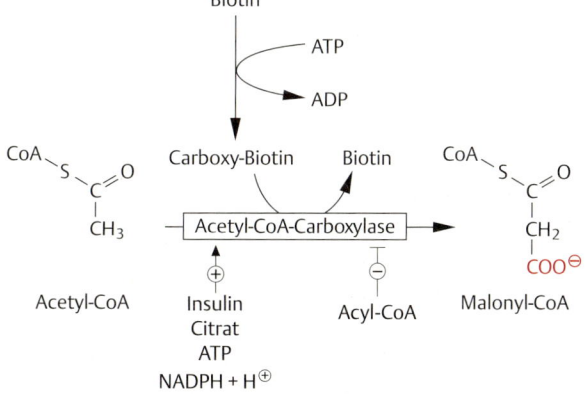

Abb. 13.6 Acetyl-CoA-Carboxylase-Reaktion und deren Regulation.

Biologie · Histologie · Anatomie · Chemie · Biochemie · Physik · Physiologie · Psych./Soz.

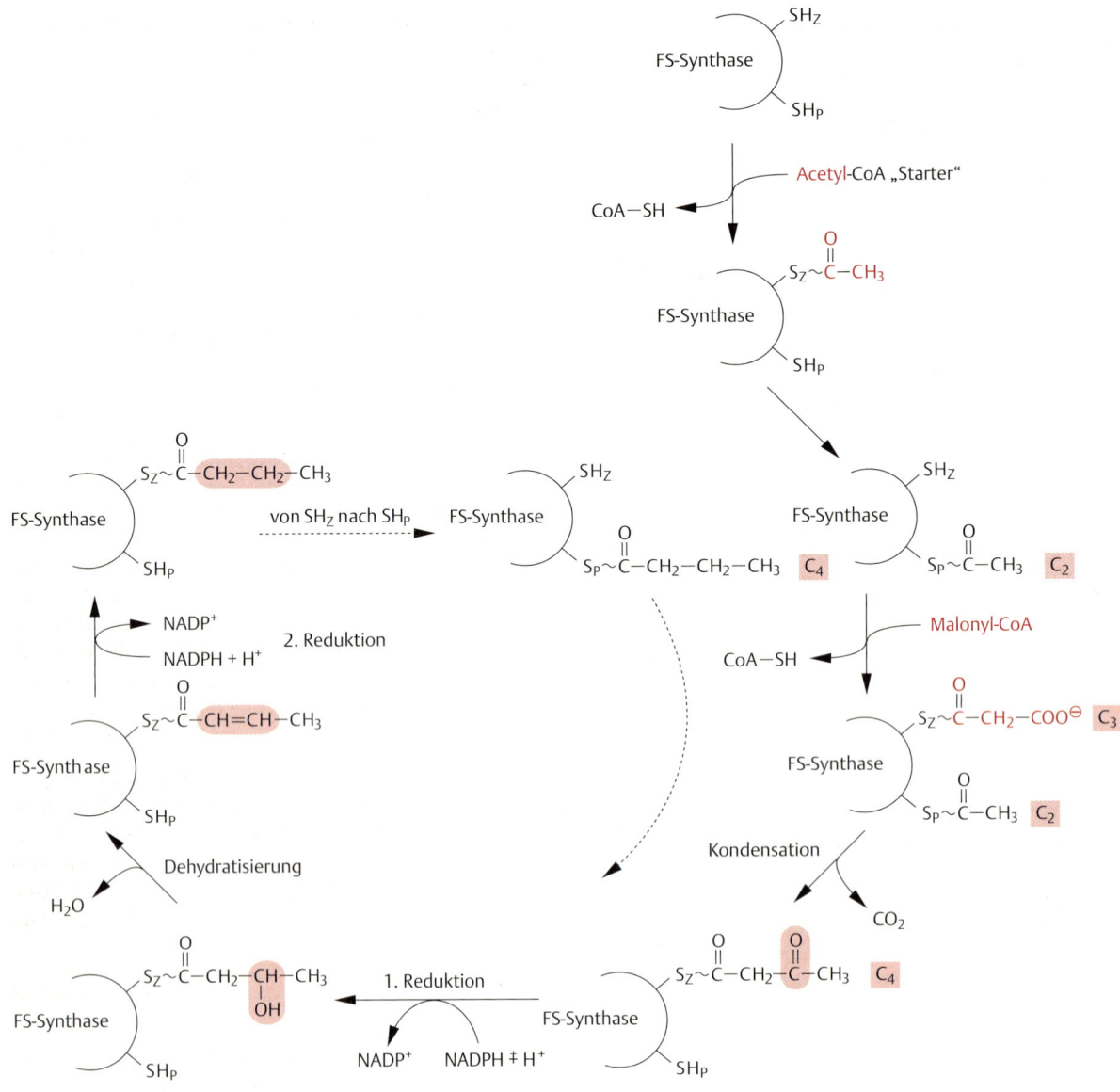

Abb. 13.7 **Die einzelnen Reaktionen der Fettsäurebiosynthese.** (FS = Fettsäure; SHz = zentrale SH-Gruppe; SHp = periphere SH-Gruppe).

Synthese ungesättigter Fettsäuren

Am Fettsäuresynthase-Komplex werden nur gesättigte Fettsäuren synthetisiert, hauptsächlich Palmitinsäure und Stearinsäure. Ungesättigte Fettsäuren werden in der Leber mithilfe einer **Desaturase** hergestellt (**Abb. 13.8**), da der Fettsäuresynthase-Komplex nur gesättigte Fettsäuren synthetisieren kann. Desaturasen sind mischfunktionelle Monooxidasen und enthalten Cytochrome für den Elektronentransport. Sie führen unter Dehydrierung eine Doppelbindung in die Fettsäure ein. Allerdings können Desaturasen solche Doppelbindungen nur bis Position C9 einführen. Es entsteht überwiegend **Ölsäure** (Doppelbindung an C9), die vom Körper aus Stearinsäure hergestellt wird. Andere ungesättigte Fettsäuren, wie Linol- bzw. Linolensäure, können nicht vom Körper synthetisiert

werden, sondern müssen mit der Nahrung aufgenommen werden. Aus ihnen kann Arachidonsäure synthetisiert werden, die als Ausgangsprodukt der Eicosanoidsynthese benötigt wird (S. 779).

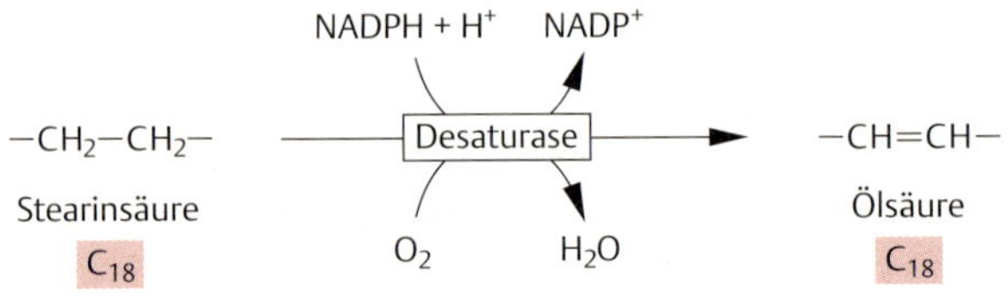

Abb. 13.8 **Desaturasereaktion.**

13.2.3 Triacylglycerinsynthese (Lipogenese)

Bereitstellung der Ausgangsprodukte. Die Triacylglycerine sind die Speicherform der Fettsäuren und werden durch die Reaktionen der **Lipogenese** synthetisiert. Sie bestehen aus einem Glycerin, das an allen drei Alkoholgruppen mit einer Fettsäure verestert ist.

Die beiden Ausgangsprodukte Glycerin und Fettsäuren müssen für die Synthese aktiviert werden.

- **Aktivierung des Glycerins.** Glycerin wird zu Glycerin-3-phosphat aktiviert. Dies geschieht – abhängig vom Organ – auf zwei unterschiedlichen Wegen.
  - **Leber** und **Niere** aktivieren freies Glycerin unter ATP-Verbrauch direkt mithilfe der **Glycerinkinase** zu Glycerin-3-phosphat (S. 519).
  - **Muskel** und **Fettgewebe** verwenden Dihydroxyacetonphosphat aus der Glycolyse: Es wird von der Glycerin-3-phosphat-Dehydrogenase durch Reduktion in Glycerin-3-phosphat umgewandelt.
- **Aktivierung der Fettsäuren.** Die Fettsäureaktivierung geschieht auf die gleiche Weise wie bei der Fettsäuresynthese im Zytosol (S. 522). Dabei entsteht Acyl-CoA.

Synthese der Triacylglycerine. Die freien Alkoholgruppen des Glycerin-3-phosphats werden von 2 verschiedenen Acyltransferasen in 2 Schritten hintereinander mit 2 Acyl-CoA verestert. Dabei entsteht Glycerophosphatid (Phosphatidsäure) mit zwei Fettsäuren. Dann wird der Phosphatrest am C3 des Glycerophosphatids abgespalten und es entsteht Diacylglycerin. Triacylglycerin entsteht, wenn auch die Alkoholgruppe am C3 des Diacylglycerins mit einem Acyl-CoA verstert wird.

Energiebilanz der Triacylglycerinsynthese. Bei der Aktivierung von 3 Fettsäuren weren 6 ATP verbraucht, bei der Aktivierung des Glycerins 1 ATP. Pro Triacylglycerin werden also 7 ATP verbraucht.

Zur **hormonellen Regulation** des Lipidstoffwechsels siehe S. 595.

13.3 Proteine

Etwa 15 % der Körpermasse eines Menschen bestehen aus Proteinen. Allein daran wird deutlich, wie wichtig eine ausreichende Versorgung des Menschen mit Proteinen für die Aufrechterhaltung von Lebensvorgängen ist. Aminosäuren sind die **Bausteine der Proteine.** Täglich werden etwa 300 g Aminosäuren in Proteine eingebaut, etwa die gleiche Menge an Aminosäuren entsteht beim Proteinabbau. Der Aminosäurestoffwechsel hat aber neben dieser auch weitere wichtige Funktionen:

- **Neusynthese** von Aminosäuren, da Aminosäuren **nicht gespeichert** werden. Pro Tag synthetisiert der Körper etwa 100 g Aminosäuren.
- Aminosäuren sind wichtige **Energielieferanten.** Viele Aminosäuren können zu Zwischenprodukten des Citratzyklus abgebaut und in diesen eingeschleust werden.

Außerdem sind die Aminosäuren die quantitativ wichtigsten Vorstufen der Gluconeogenese.

- Aminosäuren sind die quantitativ wichtigsten **stickstoffhaltigen Verbindungen** des Körpers. Das bei ihrem Abbau entstehende Ammoniak muss über verschiedene Mechanismen, v. a. den Harnstoffzyklus, entgiftet werden.
- Aminosäuren sind **Vorstufen spezieller Moleküle.** Sie können z. B. zu den biogenen Aminen decarboxyliert werden oder als Bausteine von größeren Molekülen dienen, wie z. B. Glycin bei der Hämbiosynthese, u. a. m. (s. auch Stoffwechselkarten am Ende des Buches).

Biosynthese der Aminosäuren

Der Mensch muss die acht essenziellen Aminosäuren (S. 445) über Proteine aus der Nahrung zuführen, da er sie nicht selbst bilden kann. Anders ist dies bei den übrigen Aminosäuren, die der Körper selbst synthetisiert. Der größte Teil dieser Aminosäuren entsteht aus Zwischenprodukten von Glycolyse und Citratzyklus (**Abb. 13.9**). Dabei verläuft der Aufbau oft umgekehrt zum Abbau. So ist Oxalacetat die Vorstufe für Aspartat, das durch Transaminierung aus Oxalacetat entsteht. Enzym dieser Reaktion ist die AST (Aspartattransaminase, S. 499). Man kann den Aminosäureaufbau in verschiedene Gruppen einteilen, je nachdem, welches Ausgangsprodukt benutzt wird.

Serin, Glycin und Cystein. Aus dem **Glycolysezwischenprodukt 3-Phosphoglycerat** wird in 3 Schritten **Serin** gebildet. Serin kann leicht in **Glycin** umgewandelt werden. Durch Verbindung von Serin mit Homocystein aus dem Methioninabbau entsteht Cystathionin. Aus diesem kann **Cystein** freigesetzt werden (S. 501). Serin ist also Vorstufe von Glycin und Cystein.

Alanin. Durch Transaminierung wird **Pyruvat** in **Alanin** umgewandelt (S. 499).

Die Glutamatfamilie. α-Ketoglutarat ist Ausgangssubstanz der so genannten **Glutamatfamilie.** **Glutamat** entsteht aus α-Ketoglutarat durch Transaminierung. Gleichzeitig ist Glutamat die Vorstufe der Aminosäuren **Glutamin**, Arginin und Prolin. Eine Besonderheit zeigt die Biosynthese von Arginin. Aus Glutamat entsteht zunächst ein Glutamat-5-semialdehyd, das weiter zu Ornithin umgewandelt wird. Im Verlauf des Harnstoffzyklus wird aus Ornithin schließlich Arginin generiert (S. 503). Da das im Harnstoffzyklus entstandene Arginin vor allem der Synthese von Harnstoff dient und weniger dem Aufbau von Arginin selbst, wird Arginin manchmal auch zu den essenziellen Aminosäuren gezählt.

Aspartat und Asparagin. Oxalacetat wird durch die AST (Aspartattransaminase, S. 499) zu **Aspartat** transaminiert. Aspartat kann wie beim umgekehrten Abbau in **Asparagin** umgewandelt werden (S. 500).

Tyrosin und Histidin. Tyrosin entsteht durch Hydroxylierung von **Phenylalanin** (S. 501). Damit wird deutlich, dass

Biologie
Histologie
Anatomie
Chemie
Biochemie
Physik
Physiologie
Psych./Soz.

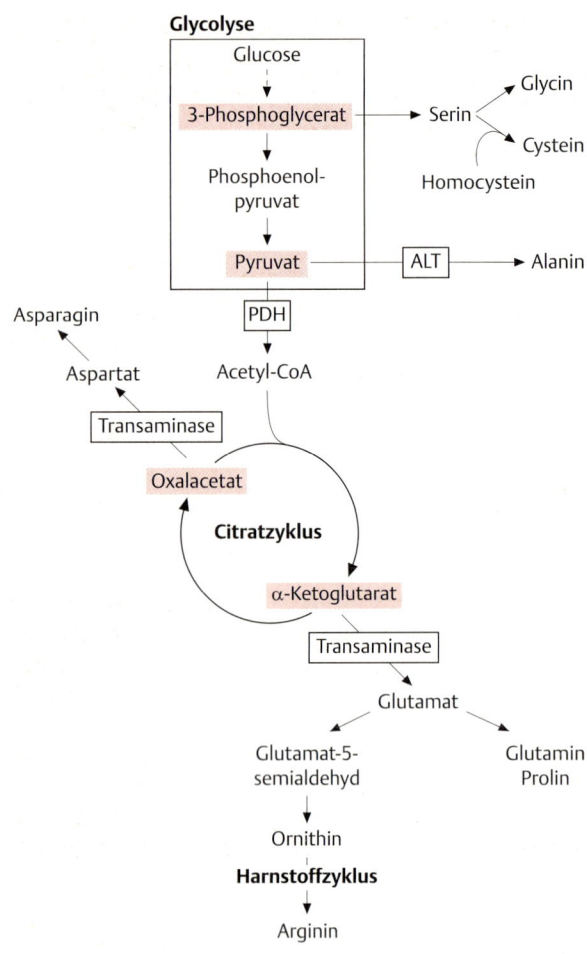

Abb. 13.9 Biosynthese der nichtessenziellen Aminosäuren aus Zwischenprodukten von Glycolyse und Citratzyklus.

bei phenylalaninarmer Diät, z. B. bei Phenylketonurie, die Aminosäure **Tyrosin essenziell** wird.

Den mit Abstand aufwendigsten Biosyntheseweg weist **Histidin** auf. Es entsteht, wie auch die Purin- und Pyrimidinbasen, aus aktiviertem Sulfat – Phosphoribosylpyrophosphat (PRPP) – und ATP (S. 527). Von den beiden Stickstoffatomen stammt eines von Glutamin, das zweite von Glutamat.

13.4 Regulation der Energiespeicherbildung und -verwertung

Die Regulation der Energiespeicherbildung und -verwertung wird direkt bei den einzelnen Stoffwechselwegen besprochen (siehe Biochemie, Kap. 12).

13.5 Pathobiochemie

Klinik

Die Stoffwechselveränderungen bei **Nahrungskarenz** sowie bei **Diabets mellitus** Typ I und II werden auf den Seiten 495 und 776 besprochen.

Informationen zur **Adipositas** und zum **Lipoproteinlipase-Mangel** finden Sie in Physiologie, S. 595 u. 596.

Das Thema **Glycogenosen** wird in diesem Kapitel auf S. 522 angesprochen.

14 Speicherung, Übertragung und Expression genetischer Information

14.1 Nucleotide

14.1.1 Synthese

Synthese der Purinnucleotide

Ausgangspunkt für die Synthese der Purinnucleotide (**Adenosin-** und **Guanosinmonophosphat**) ist **Ribose-5-phosphat**, ein Produkt des Pentosephosphatzyklus. Im ersten Schritt muss es zum energiereichen Phosphoribosylpyrophosphat (PRPP) aktiviert werden. Anschließend wird in mehreren Schritten der Purinring angebaut (**Abb. 14.1**).

> **Merke**
> Die Synthese des Purindoppelrings findet schrittweise an einer „Halterung" aus **Ribose-5-phosphat** statt.

Auf das C1-Atom von Ribose-5-phosphat wird Pyrophosphat, das aus einem ATP-Molekül stammt, übertragen. Es entsteht **Phosphoribosylpyrophosphat** (**PRPP, Abb. 14.1**). Nun wird Pyrophosphat durch eine **Aminogruppe** ersetzt, die aus dem **Glutamin** stammt. Glutamin wird hierbei in Glutamat umgewandelt, es entsteht **5-Phosphoribosylamin**. Im nächsten Schritt erfolgt eine Verknüpfung mit der Aminosäure **Glycin**.
Daraufhin wird eine C_1-Gruppe in Form einer **Formylgruppe** in den wachsenden Ring eingebaut. Sie wird von **Tetrahydrofolat** (**FH_4**) geliefert, der aktiven Form des Vitamins Folsäure (S. 462).

> **Klinik**
>
> Die aktive Form des Vitamins Folsäure, Tetrahydrofolat (FH_4), spielt als Überträger von C_1-Gruppen eine wichtige Rolle bei der Synthese der Nucleotide und damit bei der DNA-Synthese. Ein **Mangel an FH_4** führt zur Hemmung der DNA-Synthese und somit zu einer Hemmung von Zellvermehrung und -wachstum. Dies ist bei der Tumortherapie erwünscht. **Methotrexat** verhindert die enzymatische Umwandlung von Folsäure in FH_4 und bewirkt somit einen FH_4-Mangel. Aus diesem Grund bezeichnet man Methotrexat als **Folsäureantagonist**.
>
> Im Gegensatz zum Menschen können Bakterien Folsäure selbst synthetisieren. Ein wichtiger Baustein hierfür ist p-Aminobenzoesäure. **Sulfonamide** sind Substratanaloga dieser Substanz, d. h. sie konkurrieren in Bakterien mit p-Aminobenzoesäure um den Einbau in Folsäure, wodurch die Folsäuresynthese gehemmt wird. Da auch Bakterien FH_4 zur Nucleinsäuresynthese benötigen, hemmen Sulfonamide die Vermehrung von Bakterien.

Als nächste Schritte werden eine **Aminogruppe** – wiederum aus **Glutamin** – und **freies CO_2** eingebaut. Es entsteht so der 5-Ring (Imidazol) des späteren Purins.

Aspartat liefert eine weitere **Aminogruppe**, es wird dabei zu Fumarat.
Als letzter Schritt wird eine weitere **C_1-Gruppe** von **FH_4** geliefert und eingebaut. Durch **Ringschluss** entsteht die **Purinbase Hypoxanthin** und damit – da sie an Ribose-5-phosphat „hängt" – das Nucleotid **Inosinmonophosphat (IMP)**.

> **Merke**
> **Stickstoffdonatoren** für den Purinring sind die Aminosäuren Glutamin (2 ×), Glycin und Aspartat.
>
> **Kohlenstoffdonatoren** sind Tetrahydrofolat (2 ×), Glycin (da es komplett eingebaut wird) und freies (!) CO_2.

Zur Synthese der Base **Adenin** wird das Sauerstoffatom des Hypoxanthins durch eine **Aminogruppe** ersetzt, die von Aspartat stammt. Die für diese Reaktion nötige Energie liefert die Hydrolyse von GTP. Die unmittelbare Vorstufe von AMP ist das Adenylosuccinat.
Zur Synthese von GMP wird zunächst Hypoxanthin zu Xanthin oxidiert, sodass Xanthosinmonophosphat (XMP) entsteht. Dann wird das neu hinzugekommene Sauerstoffatom durch eine von **Glutamin** stammende **Aminogruppe** ersetzt (**Abb. 14.1**).

> **Merke**
> Eselsbrücke für die Herkunft der Aminogruppe in Adenin und Guanin:
> **2 × A:** Adenin – Aspartat
> **2 × G:** Guanin – Glutamin

Synthese der Pyrimidinnucleotide

Der **Pyrimidinring** entsteht „lediglich" **aus Carbamoylphosphat** und der Aminosäure **Aspartat**. Bei dieser Reaktion werden Phosphat und Wasser frei (Letzteres entsteht beim Ringschluss, **Abb. 14.2**). Das Reaktionsprodukt, **Dihydroorotsäure**, wird anschließend in **Orotsäure** umgewandelt.

> **Merke**
> Am Ringaufbau sind „nur" Carbamoylphosphat und Aspartat beteiligt. Beide liefern sowohl C- als auch N-Atome.

Der Pyrimidinring der Orotsäure wird über eine N-glycosidische Bindung mit **PRPP** verknüpft. Durch die Abspaltung von Pyrophosphat entsteht das Nucleotid **Orotidinmonophosphat** (**OMP**), bestehend aus einer Pyrimidinbase, Ribose und Phosphat.

> **Merke**
> Erst wenn der Ringschluss vollzogen ist, kommt es zur N-glycosidischen Bindung mit der Ribose, die bereits über eine Esterbindung mit dem Phosphatrest verbunden ist.

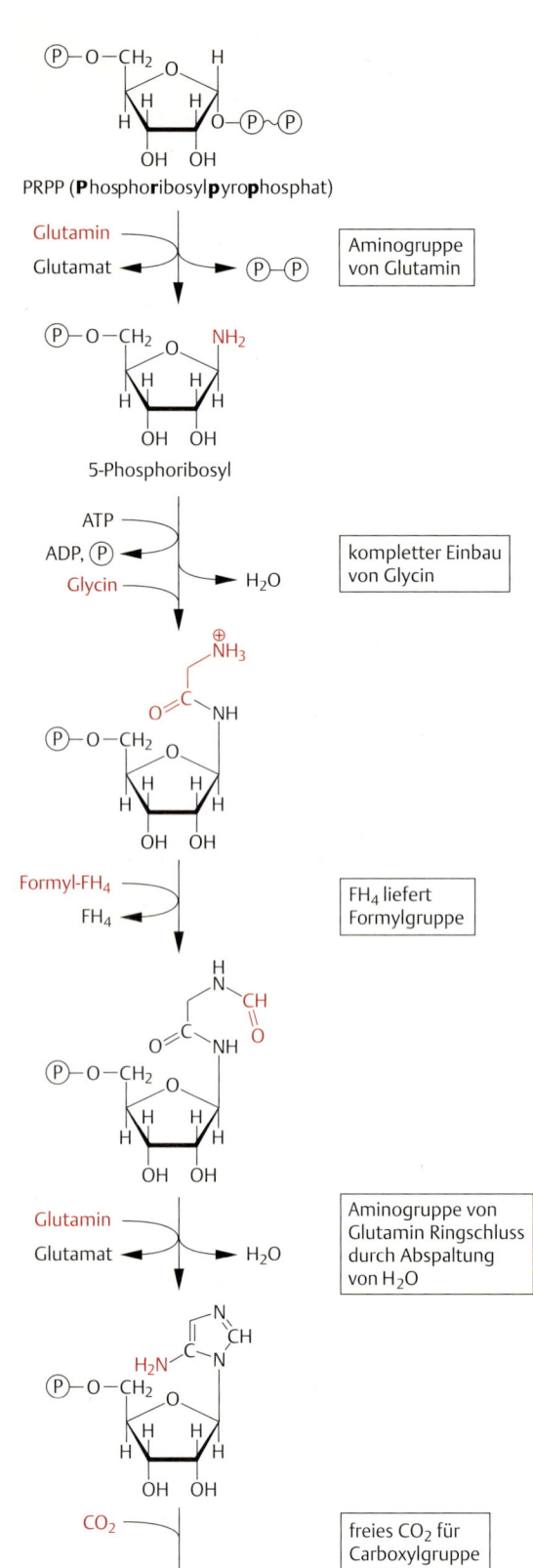

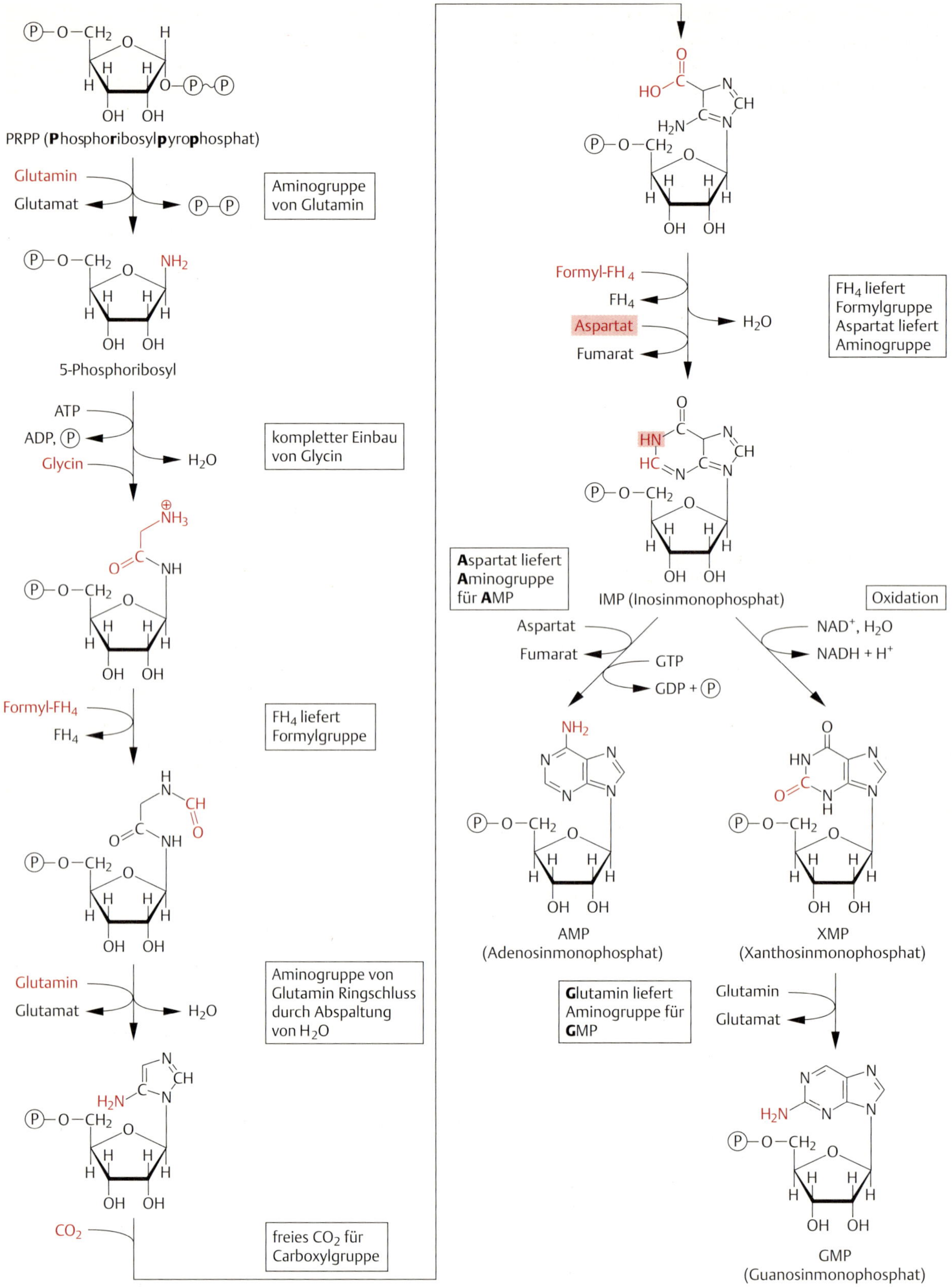

PRPP (**P**hospho**r**ibosyl**p**yro**p**hosphat)

Glutamin
Glutamat → ← $\rightarrow$ P–P

Aminogruppe
von Glutamin

5-Phosphoribosyl

ATP
ADP, P
Glycin → H_2O

kompletter Einbau
von Glycin

Formyl-FH$_4$
FH$_4$

FH$_4$ liefert
Formylgruppe

Glutamin
Glutamat → H_2O

Aminogruppe von
Glutamin Ringschluss
durch Abspaltung
von H_2O

CO_2

freies CO_2 für
Carboxylgruppe

Formyl-FH$_4$
FH$_4$
Aspartat
Fumarat → H_2O

FH$_4$ liefert
Formylgruppe
Aspartat liefert
Aminogruppe

IMP (Inosinmonophosphat)

Aspartat liefert
Aminogruppe
für **A**MP

Aspartat
Fumarat → GTP
→ GDP + P

Oxidation

NAD$^+$, H_2O
→ NADH + H$^+$

AMP
(Adenosinmonophosphat)

XMP
(Xanthosinmonophosphat)

Glutamin liefert
Aminogruppe für
GMP

Glutamin
Glutamat

GMP
(Guanosinmonophosphat)

Abb. 14.1   Synthese der Purinnucleotide.

Die weiteren Syntheseschritte betreffen nur noch die Pyrimidinbase: Durch **Abspaltung von CO$_2$** entsteht die erste Pyrimidinbase, die in der RNA vorkommt: **Uracil**. Da diese Base bereits mit der Ribose und diese mit dem Phosphatrest verknüpft ist, ist hiermit **Uridinmonophosphat (UMP)** entstanden.

> **Merke**
>
> Uracil (Bestandteil des Nucleotids UMP) ist der Ausgangspunkt für die Synthese der Basen Thymin und Cytosin.

Im ersten Schritt der **dTMP-Synthese reduziert** die Ribonucleotidreduktase (s. u.) die **Ribose** des UMP zu Desoxyribose, sodass **dUMP** entsteht. Im Anschluss wird dem Pyrimidinring noch eine **Methylgruppe** (-CH$_3$) „angehängt": Es entsteht **dTMP** (**Abb. 14.2**). Die Methylgruppe wird von dem Coenzym **Tetrahydrofolat** (FH$_4$, S. 462) geliefert. FH$_4$ liegt hierzu als Methylen-FH$_4$ vor. Es kommen Wasserstoffatome von FH$_4$ zum Einsatz, sodass FH$_4$ zu Dihydrofolat (FH$_2$) oxidiert wird.
Die Synthese von dTMP wird durch die **Thymidylatsynthase** katalysiert.

> **Klinik**
>
> Die Thymidylatsynthase lässt sich durch das Pyrimidinanalogon **Fluorouracil** hemmen. Es reduziert die Zahl der Thyminnucleotide und hemmt so die DNA-Synthese insbesondere sich schnell teilender Zellen (z. B. Tumorzellen).

> **Merke**
>
> d**TM**P hat eine **M**e**t**hylgruppe von **T**etrahydrofolat!

Im ersten Schritt der **CTP-Synthese** wird UMP in das aktivierte Triphosphat **UTP** umgewandelt. Anschließend wird eine **Aminogruppe**, die von Glutamin stammt, dem Pyrimidinring hinzugefügt. Es entsteht **Cytidintriphosphat** (**CTP**) (**Abb. 14.2**).

> **Merke**
>
> CTP hat eine Aminogruppe von Glutamin!

Wiederverwertung (Salvage Pathway)

Die **Synthese** der Purin- und Pyrimidinnucleotide, insbesondere der Basen, ist kompliziert und benötigt viele Enzyme, Substrate und Energie. Aus diesem Grund nutzt der Körper vor allem die aus der Nahrung resorbierten oder die beim Abbau der Nucleinsäuren in Körperzellen anfallenden Basen. Diese Wiederverwertung nennt man auch Salvage Pathway.

Wiederverwertung der Purine. Die Nucleinsäuren werden im Darm durch Ribonucleasen gespalten und die einzelnen Purinbasen werden resorbiert. Neben **Guanin** und **Adenin** wird vor allem **Hypoxanthin** aufgenommen, da es durch eine Aminierung in Adenin und über Xanthin in Guanin umgewandelt werden kann.

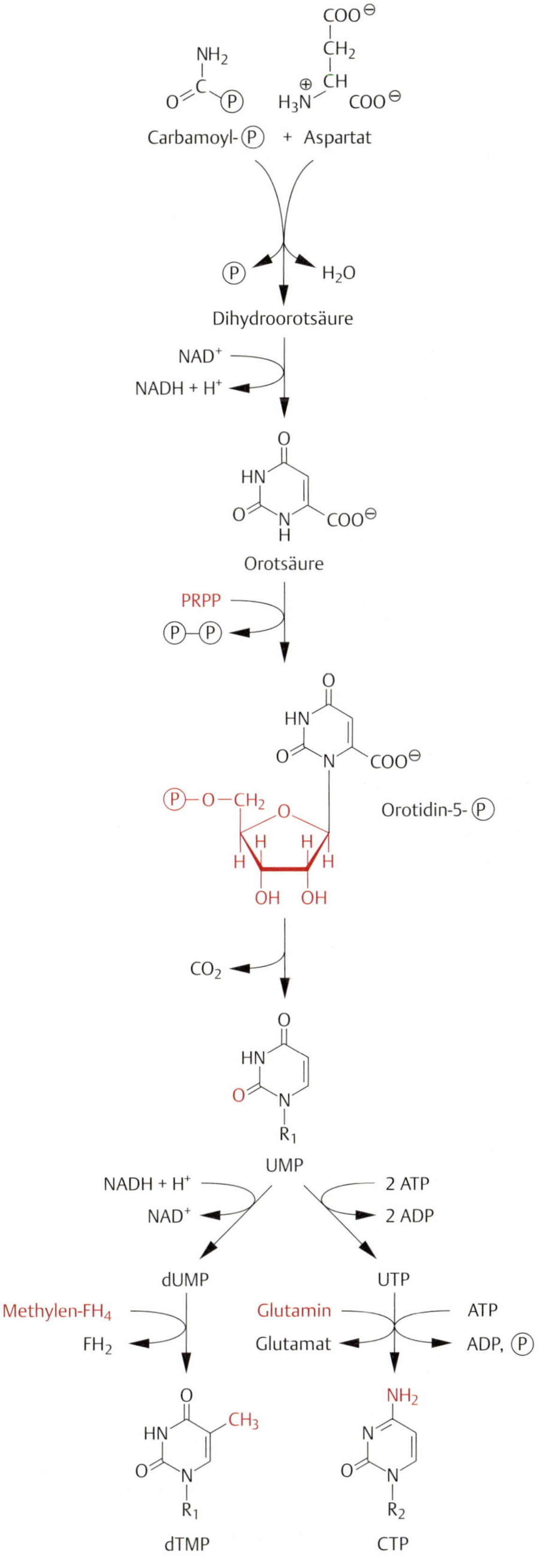

Abb. 14.2 Synthese der Pyrimidinnucleotide.

Die Basen werden über N-glycosidische Bindungen **mit PRPP verknüpft**, an dieser Reaktion sind folgende Transferasen beteiligt:

- Die **Adenin-Phosphoribosyl-Transferase (APRT)** wandelt Adenin in AMP um (**Abb. 14.3**).
- Die **Hypoxanthin-Guanin-Phosphoribosyl-Transferase (HGPRT)** wandelt Hypoxanthin in IMP und Guanin in GMP um (**Abb. 14.3**).

Beide Enzyme werden durch die Produkte AMP bzw. IMP und GMP im Sinne einer **Produkthemmung** (**Abb. 14.3** u. S. 482) reguliert, d.h. wenn genügend Purinnucleotide vorhanden sind, werden keine Purinbasen aus der Nahrung verwertet.

Wiederverwertung der Pyrimidine. Von den Pyrimidinen können nicht die freien Basen wiederverwendet werden, sondern nur die Nucleoside. Die Vorgänge der Wiederverwertung sind noch nicht ausreichend aufgeklärt.

Umwandlung von Ribose in Desoxyribose

> **Merke**
> In einer Nucleinsäure kommt als Zuckermolekül entweder **Ribose** (in der RNA) oder **Desoxyribose** (in der DNA) vor.

Bei der **Umwandlung von Ribose in Desoxyribose** wird aus Ribose ein Sauerstoffatom entfernt (**Abb. 14.4**). Dieser Schritt ist eine **Reduktion** und wird durch die Ribonucleotidreduktase katalysiert. Das Enzym setzt Ribose nur dann in Desoxyribose um, wenn am betroffenen Nucleosid zwei Phosphatreste vorhanden sind, d.h. ein Nucleosid*di*phosphat vorliegt. Bei der Reaktion wird das Sauerstoffatom am zweiten C-Atom der Ribose entfernt. Dies geschieht mithilfe des **Proteins Thioredoxin**, welches bei diesem Vorgang selbst oxidiert wird, also zwei Wasserstoffatome abgibt. Diese Wasserstoffatome verbinden sich mit dem Sauerstoff und so wird bei dieser Reaktion Wasser (H_2O) frei. Thioredoxin enthält zwei SH-Gruppen, die bei der Oxidation eine Disulfidbrücke ausbilden. Um Thioredoxin wieder in seine reduzierte Form zu überführen, werden verschiedene Coenzyme benötigt: **FADH$_2$** gibt zwei Wasserstoffatome an Thioredoxin ab und **NADPH + H$^+$** liefert

zwei „neue" Wasserstoffatome an FAD. Neues NADPH + H$^+$ kann im Pentosephosphatweg gebildet werden.
Letztendlich wird so für die Umwandlung von Ribose in Desoxyribose ein NADPH + H$^+$ verbraucht.

> **Merke**
> Die Umwandlung von Ribose in Desoxyribose durch die Ribonucleotidreduktase geschieht auf der Stufe der **Nucleosiddiphosphate**.

14.1.2 Funktion

Die folgenden Nucleosidtriphosphate werden für den **Aufbau von DNA** bzw. RNA benötigt, spielen aber zum Teil auch in anderen Stoffwechselbereichen eine wichtige Rolle:

- **Adenosintriphosphat** (**ATP**) wird vornehmlich in der Atmungskette generiert. Es dient aufgrund seiner sehr energiereichen Phosphorsäure-Anhydridbindungen als **Energielieferant** (S. 471). Des Weiteren kann ATP in **cAMP** umgewandelt werden, das ein weit verbreiteter **Second Messenger** ist (S. 766).
- Aufgrund seiner Phosphorsäureanhydridbindungen dient auch **Guanosintriphos-phat (GTP)** wie ATP als **Energielieferant**. Es ist außerdem wichtiger **Bestandteil der G-Proteine**.
- Die Energie der Phosphorsäure-Anhydridbindungen im **Uridintriphosphat (UTP)** wird zur Aktivierung verschiedener Monosaccharide verwendet, z.B. von Glucose bei der **Glycogensynthese**. Außerdem spielt UTP eine wichtige Rolle bei der **Biotransformation** (S. 590) in der Leber: Mit seiner Hilfe wird Glucuronsäure zu UDP-Glucuronsäure aktiviert.
- **Cytosintriphosphat (CTP)** wird für die Herstellung der **Glycerophospholipide** benötigt. Hierbei reagiert z.B. CDP-Cholin mit Diacylglycerin zu Phosphatidylcholin (= Lecithin).
- **Thymidintriphosphat (TTP)** hat nur eine Aufgabe: die Mitwirkung am Aufbau von DNA.

14.1.3 Abbau

Der Abbau der Purinnucleotide beginnt auf der Stufe der Nucleosidmonophosphate.

- **Abbau von GMP:** Hier wird als Erstes die **N-glycosidische Bindung** zwischen der Base und dem Zucker **getrennt**. So wird Guanin frei (**Abb. 14.5**). Nun wird die **Aminogruppe entfernt**, wodurch **Xanthin** entsteht. Dabei wird Ammoniak frei, ein (besonders das ZNS schädigendes) Zellgift, das über den Harnstoffzyklus entfernt wird. Das Enzym **Xanthinoxidase** wandelt Xanthin in **Harnsäure** um. Diese ist für den menschlichen Organismus nicht weiter verwertbar und muss über die Niere mit dem **Urin** ausgeschieden werden. Bei der Umwandlung von Xanthin in Harnsäure wird den Substraten Sauerstoff zugeführt (Oxidation) und als Nebenprodukt entsteht Wasserstoffperoxid. Dieses wird durch eine Katalase in Wasser umgewandelt (**Abb. 14.5**).

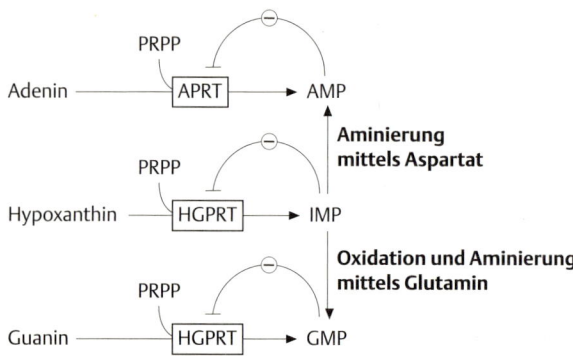

Abb. 14.3 Wiederverwertung von Adenin, Hypoxanthin und Guanin und ihre Regulation (APRT = Adenin-Phosphoribosyl-Transferase; HGPRT = Hypoxanthin-Guanin-Phosphoribosyl-Transferase).

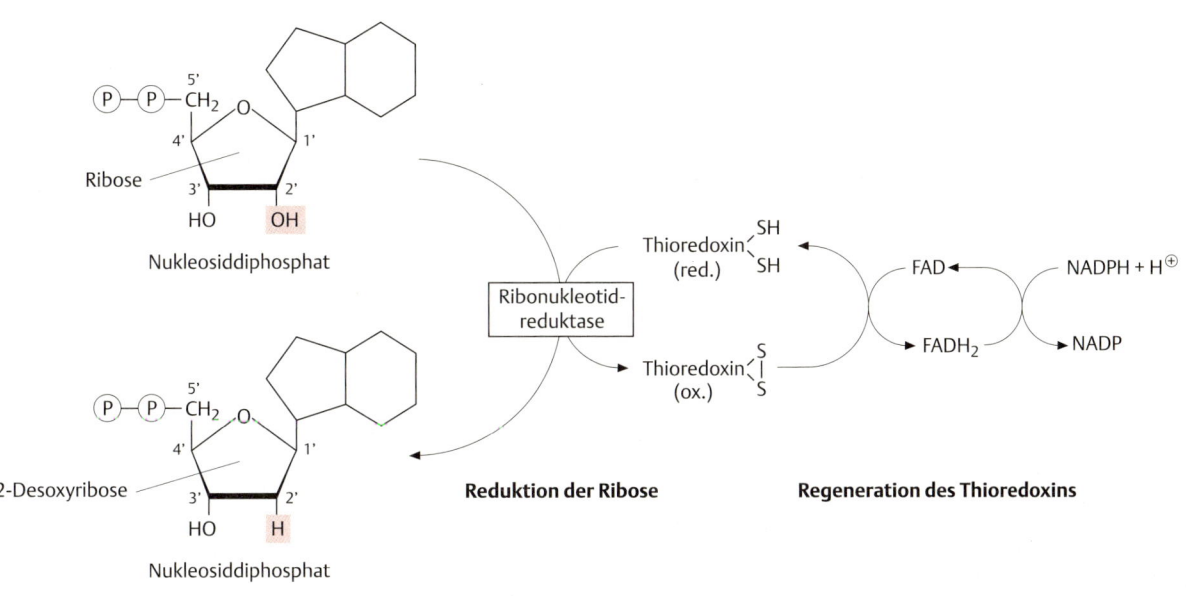

Abb. 14.4 Umwandlung von Ribose in Desoxyribose.

– **Abbau von AMP:** AMP wird als Erstes zu IMP desaminiert. Erst jetzt wird die N-glycosidische Bindung durch die Nucleosidphosphorylase gelöst, sodass **Hypoxanthin** entsteht. Dieses kann durch die Xanthinoxidase in Xanthin umgewandelt werden, sodass die Abbauwege beider Purinbasen (Adenin und Guanin) zusammentreffen (**Abb. 14.5**).

Merke

Harnsäure nicht mit Harnstoff verwechseln! Beides sind nicht weiter verwertbare Substanzen, die ausgeschieden werden, kommen aber aus voneinander unabhängigen katabolen Vorgängen (Harnsäure: Purinbasenabbau, Harnstoff: Aminosäurenabbau)!

Abbau der Pyrimidinnucleotide. Die Pyrimidinnucleotide werden als Erstes in Nucleoside umgewandelt. Aus diesen wird dann die Base freigesetzt. Anschließend wird der

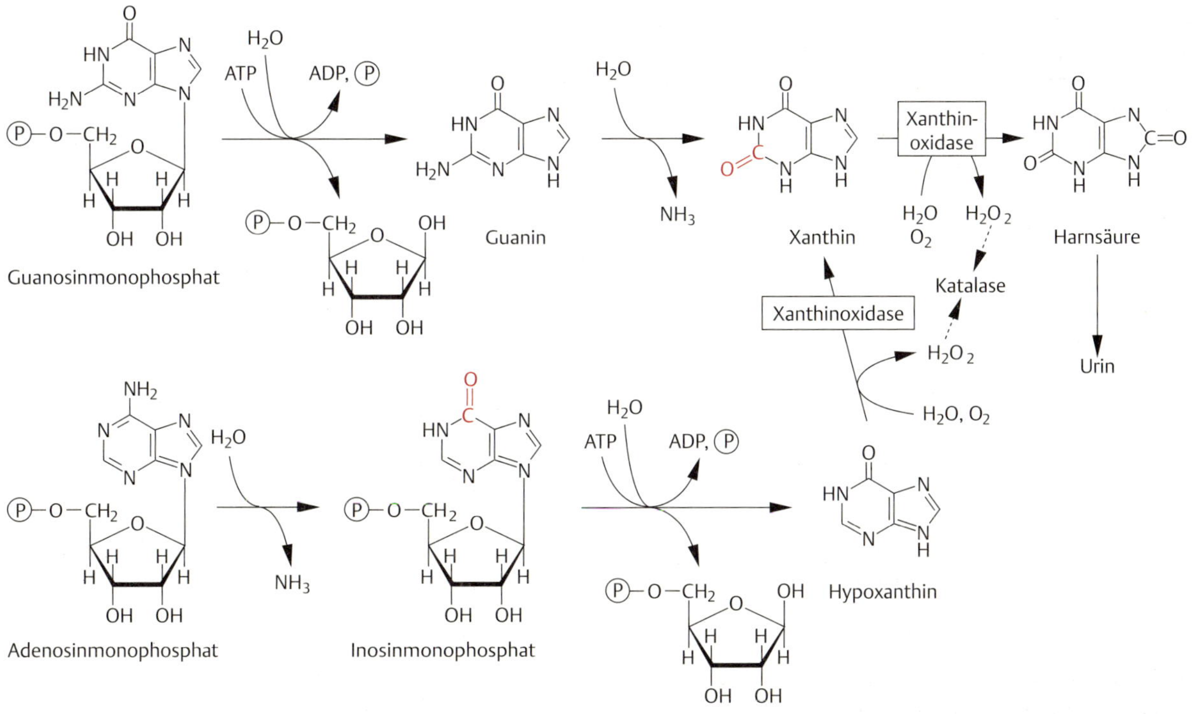

Abb. 14.5 Abbau der Purinnucleotide.

Ring der Pyrimidinbasen gespalten und „zerlegt", nach mehreren Reaktionen entstehen **CO₂** und **Ammoniak**. CO_2 wird abgeatmet, Ammoniak über den Harnstoffzyklus entfernt. Abgesehen von Ammoniak bleibt beim Abbau der Pyrimidinbasen im Gegensatz zum Purinabbau keine Substanz „übrig", die ausgeschieden werden muss.

14.1.4 Pathobiochemie

Klinik

Von **Hyperurikämie** spricht man, wenn die Harnsäurekonzentration im Serum ca. 6,5 mg/dl übersteigt. Hierbei treten noch keine Symptome auf. Außer im Blut ist die Harnsäurekonzentration jedoch auch in Gelenkflüssigkeit und im Urin erhöht. Bei **Überschreitung des Löslichkeitsprodukts** fallen **Harnsäurekristalle** aus, was **Beschwerden** verursacht. Dann spricht man von **Gicht**. In den Gelenken lagern sich Harnsäurekristalle (Uratkristalle, auch Gicht-Tophi genannt) ab, was zur Einwanderung von Makrophagen und zu einer Entzündung (häufig des Großzehengrundgelenkes) führt. Harnsäurekristalle fallen oft auch in der **Haut** aus. Fallen sie in den Nierentubuli aus, wird die Nierenleistung beeinträchtigt (sog. Uratnephropathie).

Die **primäre Hyperurikämie** ist genetisch bedingt. Meist ist die **Harnsäureausscheidung** in den Urin aufgrund eines Enzymdefekts **gestört**. Nur sehr selten werden Purine im Übermaß synthetisiert. Ein Beispiel einer **vermehrten Purinsynthese** ist das **Lesch-Nyhan-Syndrom**. Bei diesem **x-chromosomal vererbten** Krankheitsbild **fehlt** das Enzym **Hypoxanthin-Guanin-Phosphoribosyl-Transferase**. Daher können Purinbasen aus der Nahrung kaum verwertet werden und der Körper reagiert aufgrund der fehlenden Rückkopplungshemmung mit unkontrollierter Synthese. Die hohe Purinkonzentration führt zu einer vermehrten Harnsäureproduktion. Es kommt zu Hyperurikämie, schwerer Gicht und Uratnephropathie. Hinzu kommen ausgeprägte neurologische Symptome (z. B. Spastik), psychische und physische Retardierung, überdurchschnittliche Aggressivität und eine Neigung zur Selbstverstümmelung. Dieses Krankheitsbild zeigt die große Bedeutung der Purinbasenwiederverwertung, insbesondere für das ZNS. Nervenzellen nutzen für die Nucleotidsynthese normalerweise überwiegend den Salvage Pathway.

Die **sekundäre Hyperurikämie** ist Folge einer Erkrankung, die mit vermehrtem Nucleinsäureabbau (z. B. Leukämie) oder der Einnahme von Medikamenten einhergeht, die zu erhöhtem Zelltod führen (z. B. Zytostatika).

Häufig liegt eine Kombination aus **falscher Ernährung** und einer Nierenerkrankung vor: Die Betroffenen ernähren sich meist zu „purinreich", essen also z. B. viel Fleisch (Innereien sind besonders purinreich) und können aufgrund ihrer **eingeschränkten Nierenfunktion** Harnsäure nicht ausreichend ausscheiden. Akute Gichtanfälle mit Gelenkschmerzen treten typischerweise nach dem großen „Festessen" auf. Bei Gicht liegt häufig eine sekundäre Hyperurikämie vor.

Ein wichtiges Medikament in der **Therapie** der Hyperurikämie bzw. Gicht ist der **Xanthinoxidase-Hemmer Allopurinol**. Dieses Medikament verhindert die Bildung von Harnsäure.

14.2 Nucleinsäuren

14.2.1 Grundbegriffe

Nucleinsäuren sind Stränge aneinander gereihter Nucleotide (auch Polynucleotide genannt). Man unterscheidet zwei Formen der Nucleinsäuren: Desoxynucleinsäure **(DNA)** und Ribonucleinsäure **(RNA)**.

DNA. Sie ist unser Erbgut und kommt im Zellkern sowie in den Mitochondrien vor. Sie wird für **zwei Hauptaufgaben** benötigt:
– Sie kann verdoppelt werden und dient so der identischen Weitergabe des Erbguts an die Tochterzellen (S. 533).
– Da die DNA Informationen über den Aufbau sämtlicher Proteine enthält, die unser Körper benötigt, wird sie zur **Proteinbiosynthese** benötigt (S. 537).

Die **Reihenfolge der Basen** A, T, G und C in der Nucleinsäure kodiert für die **Reihenfolge der Aminosäuren** in einem Protein. Ein bestimmter DNA-Abschnitt, dessen Basen den Code für *ein* Protein enthalten, nennt man **Gen**. Normalerweise besteht ein Gen aus **Introns** (nicht kodierende Bereiche), **Exons** (kodierende Bereiche) und einem **Promotor**, der wichtig ist für die Genregulation (S. 538).

Die „Verpackung" der Chromosomen innerhalb des Chromatins wird auf S. 7 besprochen. Der Aufbau und die Organisation des menschlichen Genoms werden auf S. 32 besprochen.

RNA. Sie kommt in sechs **verschiedenen Formen** vor, sowohl im Zellkern als auch im Zytosol und im Mitochondrium. Die bekanntesten Formen sind mRNA, rRNA und tRNA. Sie werden alle auf verschiedenen Ebenen der **Proteinbiosynthese** benötigt (S. 537). In der RNA kommen die Nucleotide A, U, G und C vor (statt Thymin der DNA wird Uracil verwendet). RNA liegt im Körper meist **einzelsträngig** vor. Anteile eines RNA-Moleküls können jedoch durch Ausbildung von Wasserstoffbrücken zwischen den Basen – Adenin paart sich mit Uracil, Guanin mit Cytosin – als Doppelstrang vorliegen. Hierdurch entsteht z. B. die Kleeblattstruktur der tRNA (S. 28 u. 542).

 Merke **RNA:** Einzelstränge mit A-, U-, G- und C-Nucleotiden.
DNA: Doppelstrang mit A-, T-, G- und C-Nucleotiden.

Fluss der genetischen Information. Die genetische Information wird im Rahmen des Organismus ständig abgelesen, kopiert, weitergegeben und übersetzt:
– Während der Zellteilung verdoppelt sich auch die genetische Information (**Replikation**, s. u.), sodass beide Tochterzellen wieder mit dem kompletten Chromosomensatz ausgestattet sind.
– Bei der **Transkription** wird die DNA abgelesen und es wird eine RNA-Kopie des betreffenden Gens erstellt. Die RNA ist die Transportform eines Gens.
– Im Rahmen der **Translation** (S. 541) wird der RNA-Code in Aminosäuren übersetzt. Die Aminosäuren werden an den Ribosomen nacheinander, entsprechend der Rei-

henfolge miteinander verknüpft und es entstehen die Proteine.

– **Rekombination** bezeichnet man einen Vorgang, bei dem genetische Information auf unterschiedlichen Chromosomen ausgetauscht wird. Beim Menschen geschieht dies vor allem innerhalb der Meiose (Crossing Over, S. 24).

– Bei der **Transposition** „springen" einzelne DNA-Abschnitte innerhalb des Genoms an andere Stellen. Hierzu gibt es verschiedene Mechanismen, die auf S. 60 besprochen werden.

14.2.2 DNA-Replikation

Bei der Replikation der DNA wird durch DNA-Neusynthese eine 1:1-Kopie der *gesamten* DNA erstellt. Dies findet während der Synthesephase (S-Phase) des Zellzyklus (S. 20) statt, also bevor die Zelle in die Mitose eintritt.

Dadurch ist gewährleistet, dass nach der Zellteilung die Tochterzellen die gleiche genetische Information wie die Mutterzelle enthalten.

Um die *gesamte* DNA in kurzer Zeit replizieren zu können, wird bei Eukaryonten, und somit auch beim Menschen, ausgehend von **multiplen** definierten Orten eines DNA-Moleküls, den sog. **Replikationsursprüngen**, repliziert. Ergebnis der DNA-Replikation sind zwei DNA-Doppelstränge. Jeder dieser Doppelstränge besteht aus einem ursprünglichen (Eltern-)Strang und einem neuen (Tochter-) Strang. Es handelt sich daher um eine sog. **semikonservative Replikation**. Der Grund hierfür ist, dass jeder Elternstrang als Vorlage für einen Tochterstrang dient; der Tochterstrang ist also zum Elternstrang komplementär.

Man kann die Replikation in zwei Abschnitte einteilen. Zuerst wird jeder der beiden Doppelstränge durch Entwindung der Doppelhelix „freigelegt". Anschließend findet die Synthese der DNA-Tochterstränge statt.

Entwindung der DNA

An jedem Replikationsursprung bindet eine **Helikase** an einen der beiden DNA-Stränge, entwindet die DNA-Doppelhelix und trennt so die beiden DNA-Stränge voneinander. Den DNA-Abschnitt, in dem zwei DNA-Einzelstränge vorliegen, bezeichnet man als **Replikationsgabel** (**Abb. 14.6**). Durch die Entwindung der DNA werden die noch nicht entwundenen Abschnitte förmlich zusammengedrückt und dadurch die Spannung in der Doppelhelix gesteigert. Diese Spannung kann durch die **Topoisomerase** abgebaut werden: Sie führt reversible **Strangbrüche** in einen der beiden oder in beide DNA-Stränge ein.

Single Strand binding Proteins (SSB, **Abb. 14.6**) gewährleisten, dass die beiden DNA-Stränge voneinander getrennt bleiben: Die Synthese der DNA-Tochterstränge kann starten.

Synthese der DNA-Tochterstränge

Enzyme, die Nucleotide miteinander verbinden und somit Nucleinsäuren herstellen, heißen **Polymerasen**. Die DNA-Polymerasen **benötigen** ein **freies 3'-OH-Ende eines**

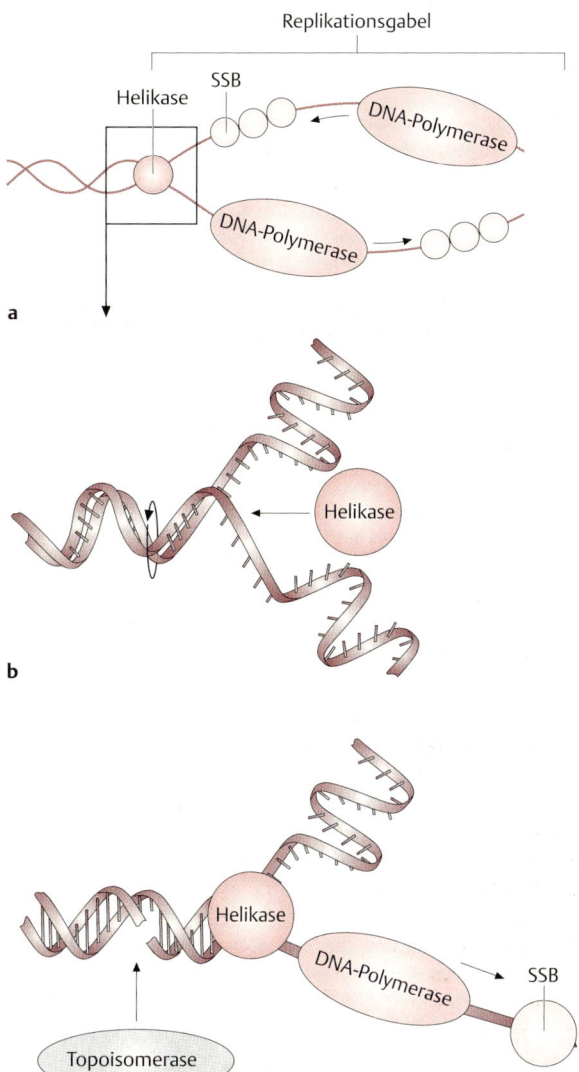

Abb. 14.6 Entwindung der DNA: (a) Ansicht einer Replikationsgabel; (b) Ausschnittsvergrößerung; (c) Funktion der Topoisomerase (SSB = single strand binding protein).

Nucleotids, um daran ein weiteres Nucleotid knüpfen zu können. Aus diesem Grund muss zunächst durch eine RNA-Polymerase ein kurzes Stück RNA komplementär zur DNA synthetisiert werden (**Abb. 14.7**). Dieses Stück heißt **Primer** und das zuständige Enzym **Primase**.

Im Rahmen der DNA-Replikation synthetisieren DNA-Polymerasen den Tochterstrang, indem sie die Basenfolge des Elternstrangs ablesen und Nucleotide, die hierzu komplementäre Basen enthalten, miteinander verknüpfen.

> **Merke**
>
> Die **DNA-Polymerasen** bewegen sich auf dem Elternstrang während des **Ablesens** in **3'-5'-Richtung**. Da Eltern- und Tochterstrang entgegengesetzte Polarität aufweisen, wächst der neue Strang in 5'-3'-Richtung: Polymerasen **synthetisieren** Nucleinsäuren also in **5'-3'-Richtung**.

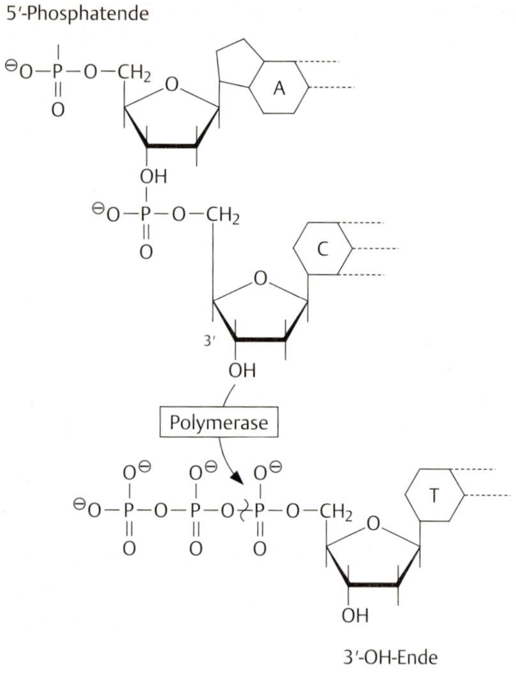

5'-Phosphatende

Abb. 14.7 Mechanismus der Nucleinsäuresynthese.

Nucleotide müssen für die Nucleinsäuresynthese in ihrer energiereichen Form, als Nucleosid*tri*phosphate vorliegen. Für die DNA-Replikation werden die **Desoxyribonu-cleosidtriphosphate** – dATP, dGTP, dCTP und dTTP – benötigt.

Die Energie für die **Knüpfung der Phosphodiesterbindung** liefert die Abspaltung von Pyrophosphat vom Nucleosidtriphosphat. Das „übrig gebliebene" Phosphat bildet die Esterbindung mit der Alkoholgruppe der Desoxyribose (**Abb. 14.7**).

Elongation (Verlängerung)

Beachte: Die folgende Beschreibung des Ablaufs der Elongation bezieht sich auf Prokaryonten (**Tab. 14.1**; zum Ablauf bei Eukaryonten s. u.).

Primer-Synthese. Die Synthese eines DNA-Tochterstrangs beginnt am 3'-Ende jedes „freigelegten" Elternstrangs

Tabelle 14.1   Replikation bei Prokaryonten

Die beteiligten Enzyme
Helikase, Topoisomerase, SSB → Replikationsgabel
Primase (RNA-Polymerase!)
DNA-Polymerase III
DNA-Polymerase I
DNA-Ligase
Cofaktoren der DNA-Polymerasen: - dATP, dTTP, dGTP, dCTP, Mg^{2+}

mithilfe einer **Primase**. Dies ist eine DNA-abhängige **RNA-Polymerase**: Sie liest den DNA-Elternstrang ab, synthetisiert jedoch ein kurzes RNA-Stück (**Primer**) mit einer Länge von 8–10 Nucleotiden (1 in **Abb. 14.8**).

 Merke Die **DNA-Replikation** beginnt mit der **Synthese von RNA**!

Synthese des DNA-Tochterstrangs. Die eigentliche DNA-Neusynthese wird durch die **DNA-Polymerase III** katalysiert. Sie benötigt den kurzen neuen Primer-Strang mit dem freien 3'-OH-Ende als Ansatz und synthethisiert mit einer enorm hohen Geschwindigkeit (1000 Nucleotide pro Sekunde) den DNA-Tochterstrang (2 in **Abb. 14.8**).

– Als **Leitstrang** wird der DNA-Elternstrang bezeichnet, an dem die Replikationsgabel sich in 3'-5'-Richtung öffnet. Hier kann die DNA-Polymerase III – mit dem Primer als Ansatz – den **Tochterstrang durchgängig synthetisieren**, da sie sich in Richtung Replikationsgabel bewegt (3 in **Abb. 14.8**) und von der Helikase ständig ein weiteres Stück dieses Einzelstrangs freigelegt bekommt.

– Der andere DNA-Elternstrang wird als **Folgestrang** bezeichnet. Hier öffnet sich die Replikationsgabel in 5'-3'-Richtung. An der Gabelung wird der **Primer** durch die Primase synthetisiert. Die DNA-Polymerase III bewegt sich bei der Synthese des Tochterstrangs also von der Replikationsgabel weg, in Richtung 5'-Ende des abzulesenden Folgestrangs. Es entsteht nur ein kurzes Tochterstrangstück, weil die DNA-Polymerase III bald das Ende der Replikationsgabel erreicht. Erst wenn sich die Replikationsgabel weiterbewegt hat, kann der Folgestrang weiter repliziert werden: Dazu synthetisiert die Primase am Beginn der neu geöffneten Replikationsgabel wieder einen Primer, an den die DNA-Polymerase III in Richtung des 5'-Endes des Folgestrangs Nucleotide anhängt (4 in **Abb. 14.8**), bis sie auf das bereits produzierte Tochterstrangstück trifft (5 in **Abb. 14.8**). Daher entstehen am Folgestrang lediglich **Tochterstrangfragmente**, zwischen denen sich die Primer (RNA) befinden. Diese Fragmente werden **Okazaki-Fragmente** genannt. Sie haben eine Länge von 1000–2000 bp.

– **Fertigstellung der DNA-Tochterstränge:** Da die DNA-Tochterstränge ausschließlich aus DNA bestehen sollen, müssen die Primer zwischen den Okazaki-Fragmenten und der **Primer** am zum Leitstrang komplementären Tochterstrang **entfernt** werden. Zudem muss ein Enzym die hierdurch entstandenen Lücken mit Desoxyribonucleotiden auffüllen. Beides kann *ein* Enzym, die **DNA-Polymerase I**. Sie kann außerdem **Fehler in der DNA-Basensequenz aufspüren und reparieren**. Dieses Enzym ist die **„Qualitätssicherung"** der DNA-Replikation und damit der Star unter den Replikationsenzymen. Die DNA-Polymerase I ist gleichzeitig **Ribonuclease** (sie entfernt den Primer) (6 in **Abb. 14.8**), **Exonuclease** (sie entfernt Nucleotide mit fehlerhaften Basen) und **DNA-Polymerase** (sie füllt Lücken auf). Dieses Enzym ist von besonderer Bedeutung für die Replikation, da es eine

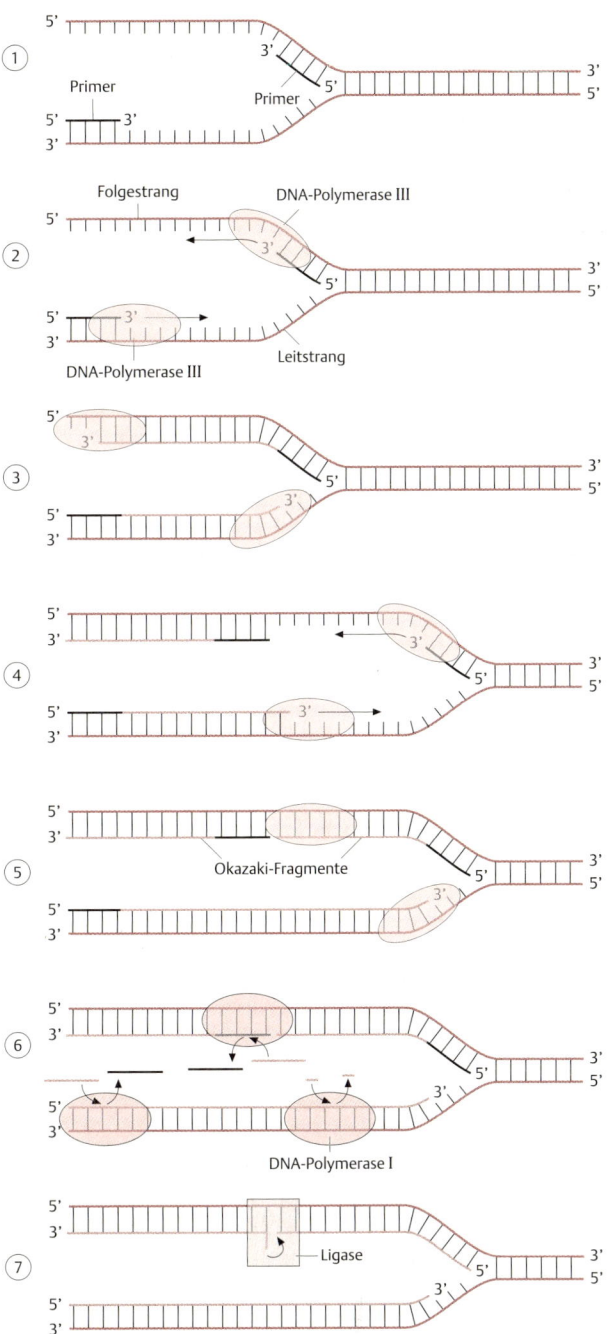

Abb. 14.8   Synthese der DNA-Tochterstränge (bei Prokaryonten).

hohe Genauigkeit der DNA-Kopie garantiert. Dies ist für die identische Weitergabe des Erbguts an die Tochterzellen und damit für das weitere Leben und Wachstum dieser Zellen essenziell. Zum Schluss **verbindet** eine **DNA-Ligase** die in die Lücken eingefügten Nucleotide mit dem Rest-Tochterstrang bzw. die **Okazaki-Fragmente** miteinander (7 in **Abb. 14.8**). Diese Reaktion ist ATP-abhängig.

Klinik

DNA-Replikationshemmer: Bei den Hemmstoffen der Replikation muss man zwischen **Antibiotika** und **Zytostatika** unterscheiden. Antibiotika hemmen gezielt die Zellteilung (und damit die Zellvermehrung) bei Prokaryonten, also bei Bakterien, während Zytostatika die Zellteilung auch bei Eukaryoten – z. B. beim Menschen im Rahmen der Tumortherapie – verhindern (**Tab. 14.2**).

Bei **Eukaryonten** erfolgt der Ablauf der Elongation sehr ähnlich, allerdings heißen die DNA-Polymerasen α–ε. Die DNA-Polymerase α synthetisiert den Folgestrang und enthält die Primaseaktivität. DNA-Polymerase δ synthetisiert den Führungsstrang. Die DNA-Polymerasen β und ε sind Reparaturenzyme und die DNA-Polymerase γ ist im Mitochondrium lokalisiert und für die Replikation der mtRNA verantwortlich.

Syntheseablauf an den Chromosomenenden. Wenn man gedanklich die Replikation des Leit- und des Folgestrangs durchläuft, trifft man am Ende der DNA-Vorlage, also an den Chromosomenenden – den sog. **Telomeren** –, auf ein Problem: Der Leitstrang kann durchgehend von der DNA-Polymerase δ bis zum Ende repliziert werden, der Folgestrang jedoch nicht. Schuld hieran ist die Lücke *vor* dem 5'-Ende des Okazaki-Fragments, die entsteht, wenn die DNA-Polymerase α den Primer entfernt (**Abb. 14.9**). Die DNA-Polymerase δ hat keine Ansatzmöglichkeit mehr, um die Primer-Lücke mit Desoxyribonucleotiden zu füllen. Dies hat zur Folge, dass die DNA bei jeder Replikation um einige Nucleotide, nämlich genau die Primer-Lücke, kürzer würde. Damit dies nicht in kodierenden Bereichen passiert, finden sich **an den 3'-Enden des Mutterstrangs nicht kodierende Sequenzen**, also eine Folge von Basen, die sich nicht in eine Aminosäuresequenz übersetzen lassen. Es handelt sich um mehrere tausend Basenpaare mit der **repetitiven** (d.h. sich wiederholenden) **Sequenz** 5'-TTAGGG-3'.

Tabelle 14.2   Hemmstoffe der DNA-Replikation

Substanz-klasse	Substanz	Wirkungsmechanismus
Antibiotika		
Gyrase-Hemmer	z.B. Ciprofloxacin	Hemmung der bakteriellen Topoisomerase (= Gyrase)
Zytostatika		
Replikations-hemmer	Mitomycin, Actinomycin	kovalente Wechselwirkung mit der DNA bzw. mit Guanin-resten
Nucleotid-analoga	z.B. Cytosinara-binosid	können als „falsche" Nucleotide nicht eingebaut werden und hemmen so die DNA-Polymerase

Biologie

Histologie

Anatomie

Chemie

Biochemie

Physik

Physiologie

Psych./Soz.

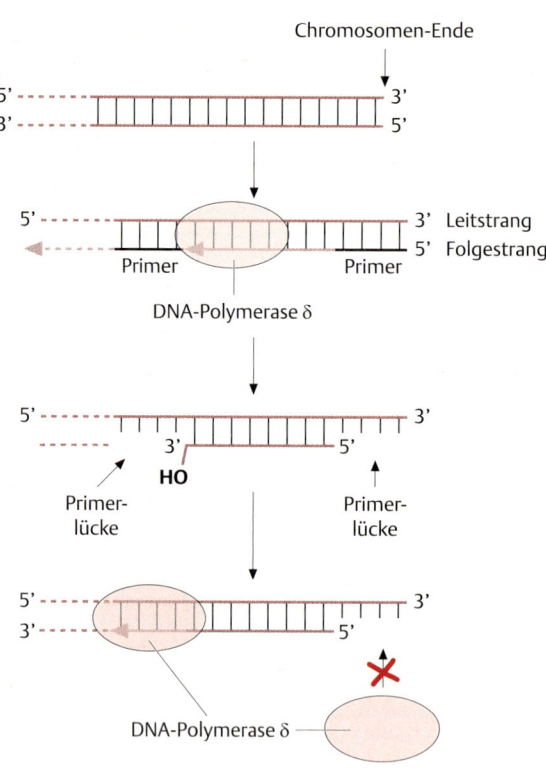

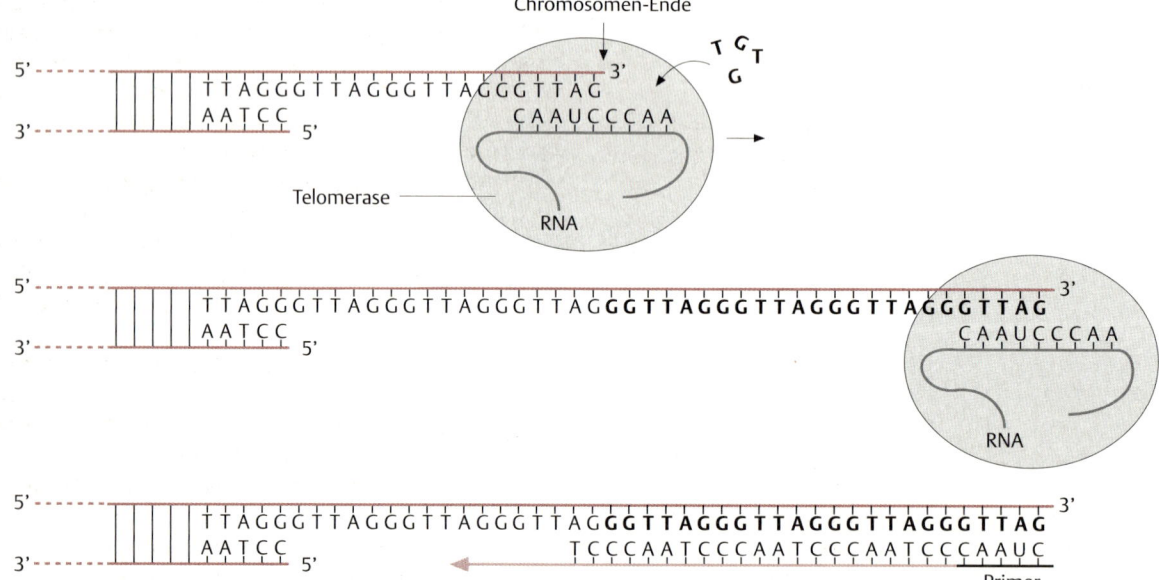

Abb. 14.9 a Problematik der DNA-Replikation am Chromosomenende. Dies gilt für Eukaryonten (Prokaryonten haben zirkuläre DNA und damit keine Telomere). **b** Die Lösung der Problematik an den eukaryontischen Chromosomenenden durch die Telomerase.

Diese nicht kodierenden Sequenzen am 3'-Ende werden wie die übrige DNA repliziert, wobei jeweils ein Stück am Ende des neu synthetisierten Tochterstrangs verloren geht (Primer-Lücke, **Abb. 14.9a**). Die DNA kann also so lange fehlerfrei repliziert werden, bis die Telomere aufgebraucht sind.

Aus der **begrenzten Länge der Telomere** ergibt sich, dass die Anzahl der möglichen Zellteilungen begrenzt ist (eine somatische Zelle kann sich ca. 30- bis 50-mal teilen) und somit auch die **Lebensdauer einer Zelle begrenzt** ist. Die Telomere sind sozusagen die „Uhrzeiger unserer molekularen Lebensuhr", welche der Zelle zeigt, wann die Zeit abgelaufen ist.

Eine „lebensverlängernde Maßnahme", die verhindert, dass die Lebenszeitbeschränkung alle Körperzellen betrifft, stellt das Enzym **Telomerase** dar. Dies ist eine Polymerase, die die **nicht kodierenden Sequenzen der Telomere** immer wieder **verlängert**. Die Telomerase enthält als **Matrize** einen **RNA-Abschnitt**, dessen Sequenz komplementär zu der des 3'-Endes der DNA ist. Nach Anlagerung der RNA-Matrize an das 3'-Ende beginnt die Telomerase, von der eigenen RNA abzulesen und Nucleotide an das 3'-Ende des Mutterstrangs anzuhängen (**Abb. 14.9b**).

> **Merke**
>
> Die Telomerase ist also eine **RNA-abhängige DNA-Polymerase** – eine reverse Transkriptase – mit **eigener RNA-Matrize**.

Anschließend kann am Mutterstrang wieder ein Primer angebracht werden und die DNA-Polymerase III den kompletten Strang synthetisieren (**Abb. 14.9b**).
Da die Telomerase die Telomere immer wieder erneuert, wird der **Alterungsprozess** der Zelle **verzögert**. Besäßen alle Zellen Telomerase, wäre der „Stein der Weisen" gefunden und die ewige Jugend eine Tatsache. Normale somatische Zellen besitzen jedoch keine Telomerase, sondern sind in ihrer Zellteilung eingeschränkt und altern somit. **Keimbahnzellen** dagegen **enthalten Telomerase** und können sich daher **beliebig oft teilen**. Auch **Tumorzellen besitzen Telomeraseaktivität**, was das unbegrenzte Wachstum der Tumorzellen erklärt.

14.2.3 DNA-Schädigung und Reparatur

Durch verschiedene **chemische und physikalische Einwirkungen** (z.B. ionisierende Strahlung, Sauerstoffradikale) kann die DNA geschädigt werden. Veränderungen und Fehler in der DNA-Sequenz werden **Mutationen** genannt (S. 40), sie können einzelne Basen betreffen oder auch größere DNA-Abschnitte. Die DNA-Reparatur wird im Biologie-Kapitel ab S. 29 besprochen.

14.2.4 Transkription
Überblick und Funktion

Die Transkription ist der **erste Schritt der Proteinbiosynthese** und damit der erste Abschnitt des Weges „vom Gen zum Protein". Benötigt eine Zelle ein bestimmtes Protein, wird **im Zellkern** eine RNA-Kopie des DNA-Abschnitts für die Proteinbiosynthese hergestellt, der die Information dafür enthält. Dieser DNA-Abschnitt ist das **Gen**, die RNA-Kopie bezeichnet man als **Transkript**, den Vorgang der Kopieerstellung als **Transkription**. Die ausführenden Enzyme sind **DNA-abhängige RNA-Polymerasen**, diese können den neuen RNA-Strang komplementär zur DNA-Matrize synthetisieren.
Da bei **Eukaryonten** in dem transkribierten DNA-Abschnitt sowohl kodierende (**Exons**) als auch nicht kodierende Basensequenzen (**Introns**) enthalten sind, muss die RNA im Zellkern noch weiter **modifiziert** werden. Dabei werden auch die Introns entfernt und die Exons wieder zusammengefügt (**Spleißen**, S. 540). Die „reife" RNA gelangt dann ins Zytosol, wo die anschließende **Translation** und somit der eigentliche Aufbau der Proteine stattfindet (S. 541).

Verschiedene RNA-Formen

Die **Messenger-RNA** (mRNA) überträgt die Nachricht vom Zellkern zum Zytosol und dient als Matrize der Proteinbiosynthese. Ihre Synthese wird im Folgenden ausführlich erläutert.
Für beide Schritte der Proteinbiosynthese (Transkription und Translation) werden aber auch noch verschiedene **andere RNA-Formen** benötigt, deren Basenabfolge jedoch *nicht* als Code für den Aufbau eines Proteins dient (z.B. rRNA, tRNA). Auch diese RNA-Sequenzen sind komplementär zu bestimmten DNA-Sequenzen und werden durch DNA-abhängige RNA-Polymerasen „transkribiert". Das Produkt der RNA-Polymerasen ist eine **Vorläufer-RNA**. Diese wird noch im Zellkern modifiziert, damit sie funktionsfähig wird. Bei Eukaryonten gibt es **drei Typen von RNA-Polymerasen**. Sie synthetisieren unterschiedliche Produkte:

– Die **RNA-Polymerase I** transkribiert Gene, die für die **ribosomale RNA** kodieren (rRNA ist Bestandteil von Ribosomen, dem Ort der Translation, S. 542). Diese Gene befinden sich im Nucleolus (S. 7). Die RNA-Polymerase I **synthetisiert** die **Vorläufer der rRNA**, aus denen die reifen rRNA-Moleküle durch Spleißen hervorgehen.
– Die **RNA-Polymerase II** transkribiert die Gene, die für **Proteine** kodieren. Sie **produziert** dabei **heteronucleäre RNA (hnRNA = prä-mRNA)**, den **Vorläufer der „reifen" mRNA**. mRNA wird bei der Translation (Proteinbiosynthese) abgelesen und mithilfe der tRNA (s.u.) in eine Aminosäuresequenz, ein Protein, übersetzt.
– Die **RNA-Polymerase III** transkribiert:
  • Die Gene, die für **transfer-RNA (tRNA)** kodieren. Auch hier entstehen erst Vorläufer-tRNAs. Es gibt verschiedene **tRNA**-Moleküle, die bei der Translation als **Verbindungsstück** zwischen der Basenabfolge der mRNA und der zu dieser mRNA passenden Aminosäureabfolge fungieren.
  • Die Gene der **Small nuclear RNA (snRNA)**, die für das Spleißen benötigt wird. Dazu bildet snRNA mit geeigneten Proteinen einen Komplex (ähnlich dem Ribosom), der als Splicosom bezeichnet wird.
  • Die Gene der **Small cytoplasmic RNA (scRNA)**, die Bestandteil der Signal Recognition Particles (SRP, S. 546) ist. Auch dies ist ein RNA-Protein-Komplex
  • Das Gen eines Subtyps von rRNA (5S-rRNA).

> **Merke**
>
> Bei Eukaryonten:
> RNA-Polymerase **I** synthetisiert Vorläufer der **rRNA**.
> RNA-Polymerase **II** synthetisiert Vorläufer der **mRNA**.
> RNA-Polymerase **III** synthetisiert die **tRNA**.

Der Ablauf der Transkription

Umwandlung von Heterochromatin in Euchromatin. Damit das zu transkribierende Gen von der RNA-Polymerase abgelesen werden kann, wird das stark komprimierte Heterochromatin durch Modifikation der Histone in das weniger komprimierte Euchromatin umgewandelt. Diesen Vorgang nennt man **Antirepression**.

Initiation. Da bei der Transkription nur ein **bestimmter Abschnitt der DNA** abgeschrieben werden soll, ist es wichtig, dass die Polymerase dieses Gen auch findet. Dafür gibt es **Gen-Startpunkte**, an denen die RNA-Polymerasen binden können. Dieser ist dem Gen vorgeschaltet und liegt **in der Gen-Steuerregion**, die man als **Promotor** oder auch cis-Element bezeichnet. Der Promotor eukaryontischer Gene weist oft eine adenin- und thyminreiche Basensequenz auf. Diese heißt – nach der Basenabfolge der DNA – **TATA-Box**.

Um an den Promotor binden zu können, benötigt eine RNA-Polymerase **Transkriptionsfaktoren** (TF). Diese werden je nachdem, mit welcher RNA-Polymerase sie „zusammenarbeiten", als TF I, II oder III bezeichnet. Für jede RNA-Polymerase gibt es mehrere Transkriptionsfaktoren, die durch die Buchstaben des Alphabets gekennzeichnet werden (z.B. TFA, TFB, etc.). Eine RNA-Polymerase mit ihren TF bezeichnet man als **Holoenzym** oder **Initiationskomplex**.

Hier wird am Beispiel der hn- bzw. mRNA-Synthese das Zusammenspiel der RNA-Polymerase II und der TF II beschrieben: TF IID besitzt als Untereinheit das **TATA-Box binding Protein (TBP)**. Dieses bindet an die TATA-Box und vermittelt so die Anheftung des gesamten Holoenzyms an die DNA.

Anschließend muss der zu transkribierende **DNA-Einzelstrang** für die Polymerase **zugänglich gemacht** werden, wofür die gleichen Enzyme und Proteine wie bei der DNA-Replikation zuständig sind: Die **Helikase** entwindet die Doppelhelix vor der RNA-Polymerase und trennt so die beiden DNA-Stränge voneinander. Während die RNA-Polymerase beim Ablesen am DNA-Strang entlangwandert, bindet der Einzelstrang seinen Gegenstrang hinter der RNA-Polymerase wieder und formt sich erneut zur Helix. Bei der Transkription wird also nicht die gesamte DNA nach und nach entwunden, sondern nur der DNA-Abschnitt, auf dem die Information für die gesuchte RNA bzw. das gesuchte Protein kodiert ist. Dieser entwundene DNA-Abschnitt heißt **Transkriptionsblase**. **Topoisomerasen** reduzieren die Spannung im DNA-Molekül und **Single Strand binding Proteins** (SSB) halten die Transkriptionsblase offen (**Abb. 14.10**).

Synthese. Zu Beginn der RNA-Synthese befindet sich die **RNA-Polymerase II am DNA-Einzelstrang und wird phosphoryliert**. Sie löst sich vom TF IID und tritt damit in die Elongationsphase (Synthese) ein. Der **Initiationskomplex zerfällt** und die **RNA-Polymerase beginnt** – ohne Primer – mit der **Synthese von RNA**. Hierzu benötigt sie (wie die anderen RNA-Polymerasen auch) folgende Ribonucleosidtriphosphate: ATP, GTP, CTP und UTP (kein TTP). Diese werden über Phosphodiesterbindungen miteinander verknüpft. Dabei wird aus den energiereichen Triphosphaten unter Energiegewinn ein Diphosphat abgespalten. Die anschließende Hydrolyse des Diphosphats liefert zusätzliche Energie für die Phosphodiesterbindung zwischen den Nucleosid*monophosphaten*.

> **Merke**
> Wie DNA-Polymerasen lesen auch RNA-Polymerasen den DNA-Strang in 3'-5'-Richtung ab und synthetisieren RNA demnach in 5'-3'-Richtung. Hierbei entsteht kurzzeitig eine sog. **Hybridhelix**, bestehend aus DNA und komplementärer RNA.

Termination. So wie es am Gen-Anfang einen Startpunkt für die RNA-Polymerase gibt, existieren am Gen-Ende **Stoppsignale** für die RNA-Polymerase.

Die entstandene RNA ist ein noch nicht funktionsfähiges Vorläufermolekül. Im Falle der RNA-Polymerase II handelt es sich um hnRNA. Diese enthält sowohl kodierende als auch nicht kodierende Basensequenzen (Exons und Introns, S. 540).

> **Merke**
> Im Gegensatz zur DNA-Replikation gibt es bei der Transkription **kein Reparaturenzym**, da RNA kurzlebig ist und Transkriptionsfehler sich deshalb nicht manifestieren können.

Regulation der Transkription

Da von einer Zelle nicht alle Proteine gleich häufig oder gleichzeitig benötigt werden, muss die Synthese der Gene reguliert werden. Dies kann u.a. über die Regulation der Transkription erreicht werden.

– Bei **Eukaryonten** wird die Transkription über mehrere Faktoren gesteuert. Bei Genen, deren Produkte immer in gleich bleibender Menge benötigt werden (sog. Haushaltsgene, engl. *house keeping genes*), wird die Transkription nur über die Promotorsequenzen und die Transkriptionsfaktoren (TF) der RNA-Polymerasen

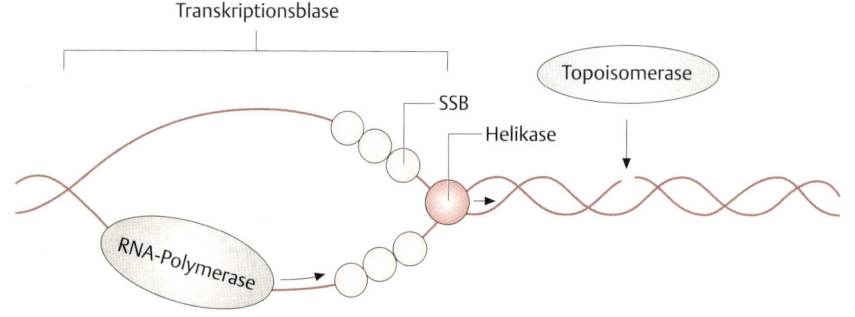

Abb. 14.10 Ansicht einer Transkriptionsblase (der Initiationskomplex ist nicht dargestellt; SSB = single strand binding proteins).

geregelt. Gene für Proteine, die nur unter bestimmten Bedingungen verstärkt exprimiert werden, enthalten außer den Promotorsequenzen weitere Steuersequenzen. Dies sind bestimmte Basensequenzen, an die spezifische TFs binden. Die Basensequenzen bezeichnet man als **Enhancer** (cis-aktivierende Elemente). Man unterscheidet verschiedene TFs mit z. B. Zinkfinger- und Helix-Loop-Helix-Motiven oder Leucin-Zipper, die an verschiedenen Enhancern binden können. Die TFs wirken positiv auf den Initiationskomplex und induzieren die Transkription dieser Gene. Dazu zählen z. B. Hormon-Rezeptor-Komplexe. So bindet das lipophile Steroidhormon Cortisol intrazellulär an den Glucocorticoidrezeptor. Als DNA-bindende Region dienen „Zinkfinger"-Proteine. Die Bindung des Cortisol-Glucocorticoidrezeptor-Komplexes an den Enhancer regt die Transkription von Genen an, die für Enzyme der Gluconeogenese in der Leber kodieren (**Abb. 14.11**). So kommt es zur Erhöhung des Blutzuckerspiegels.

– Auch auf der **prokaryontischen DNA** befindet sich ein **Promoter**. Zusätzlich gibt es den **Operator** in der Nähe des Promotors. Am Operator gibt es zwei Möglichkeiten der Regulation:

- Bei der **negativen Kontrolle** ist ständig ein **Repressorprotein** an den Operator gebunden und verhindert die Transkription des nachgeschalteten Gens. Durch die Bindung eines **Induktors** am Repressorprotein kommt es zum Ablösen des Induktor-Repressor-Komplexes vom Operator und das Gen kann transkribiert werden (**Abb. 14.12**).
- Bei der **positiven Kontrolle** wird das nachgeschaltete Gen erst transkribiert, wenn ein **Aktivatorprotein** am Operator bindet.

Klinik

Der **Wilms-Tumor** (Nephroblastom) ist ein Tumor der Niere, der sich bereits im **Kindesalter** (2.–3. Lebensjahr) manifestiert. Die Kinder kommen oft erst zum Arzt, wenn der Tumor bereits sehr groß ist und das **Abdomen vorwölbt**. Weitere Beschwerden, wie Magen-Darm-Störungen und ein herabgesetztes Allgemeinbefinden, sind seltener vorhanden. Der Tumor wird sowohl **operativ** als auch mit **Chemo-** und **Strahlentherapie** behandelt und die Kinder können bei nicht metastasierten Tumoren oft **geheilt** werden.

Ursächlich für die Tumorentstehung ist der **Verlust** eines Tumorsuppressorgens (Wilms-Tumor-Gen = **WT-1**). Auf diesem Gen ist normalerweise ein **Transkriptionsfaktor** kodiert, der an der Regulation der Urogenitalentwicklung beteiligt ist. Fehlt dieser, kommt es zu Fehlentwicklungen der Nieren und Ausbildung von Tumoren.

Tab. 14.3 fasst die Unterschiede zwischen Replikation und Transkription noch einmal zusammen.

Posttranskriptionale Modifikation von RNA (RNA-Reifung)

Die verschiedenen **Vorläufer-RNA-Formen** unterliegen nach der Transkription weiteren **Modifikationen**. Prä-rR-

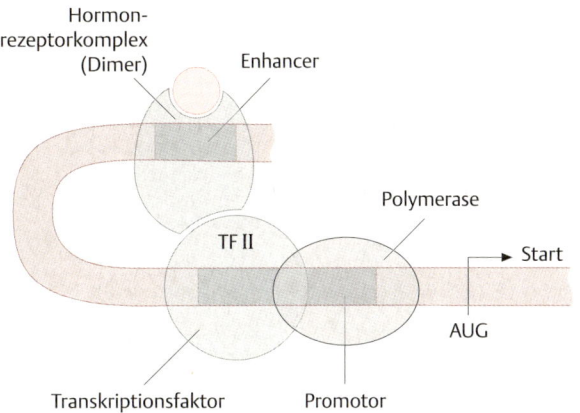

Abb. 14.11 Funktion eines Enhancers am Beispiel der Steroidhormone.

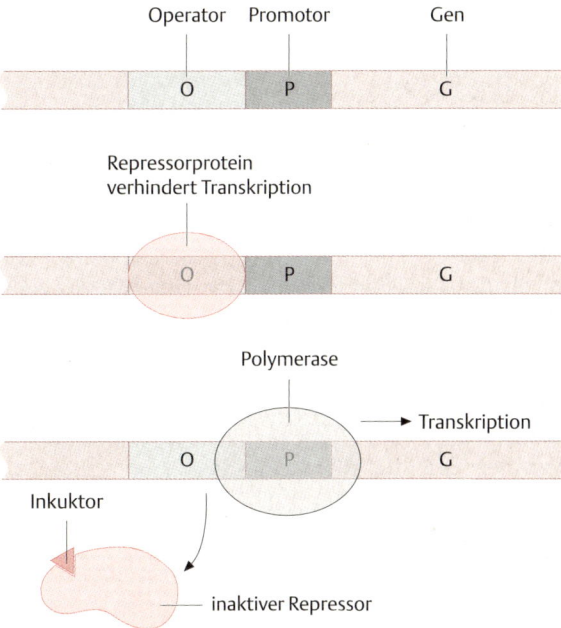

Abb. 14.12 Negative Kontrolle als Beispiel für Transkriptionsregulation bei Prokaryonten.

NA und prä-tRNA werden durch Entfernung oder Veränderung bestimmter Basen noch im Zellkern in funktionsfähige RNA umgewandelt. hnRNA (= prä-mRNA) wird in zweifacher Hinsicht modifiziert: Zunächst wird sie „verpackt", um ihre Struktur zu schützen **(Prozessierung)**. Anschließend wird sie von den nicht kodierenden Sequenzen (Introns) befreit und die kodierenden Sequenzen werden miteinander verbunden **(Spleißen)**.

Prozessierung (Processing). Die Prozessierung beinhaltet Modifikationen an beiden Enden der hnRNA.

– Am **5'-Ende** erhält die hnRNA eine sog. **Cap-Struktur**. Dies ist ein zusätzliches Nucleosidtriphosphat mit der Base Guanin, an deren N^7-Atom eine Methylgruppe angehängt wurde. Die Cap-Struktur ist also ein N^7-methyliertes GTP, das während der Transkription in umge-

Tabelle 14.3   Vergleich von DNA-Replikation und Transkription bei Eukaryonten

DNA-Replikation	Transkription
Helikase, Topoisomerase, SSB → Replikationsgabel	Helikase, Topoisomerase, SSB → Transkriptionsblase
Polymerase α (besitzt Primase- und DNA-Polymerase-Aktivität)	*keine* Primase
Polymerase δ (DNA-Polymerase)	RNA-Polymerase (I, II, III)
Polymerasen β und ε (DNA-Polymerasen)	*keine* Reparaturenzyme
DNA-Ligase	*keine* Ligase
Cofaktoren der DNA-Polymerasen: – dATP, dTTP, dGTP, dCTP, Mg^{2+}	Cofaktoren der RNA-Polymerasen: – ATP, UTP, GTP, CTP, Mg^{2+}
Besonderheiten: – komplette DNA-Verdopplung – Qualitätssicherung	Besonderheiten: – nur DNA-Teilbereich – Regulation über Promotor, Enhancer

kehrter Orientierung an das erste Nucleotid angehängt wird.
– Am **3'-Ende** der hnRNA werden im Zellkern 50–200 AMP angehängt. Daher spricht man vom **Poly-AMP-Schwanz** oder **Poly-A-Ende**.

Beide Modifikationen dienen dem **Schutz vor RNAsen** auf dem Weg der mRNA durch das Zytosol zu den Ribosomen. Die **Cap-Struktur** dient darüber hinaus als **Lokalisationshilfe**: Anhand dieser Struktur bindet die mRNA später an die Ribosomen (cap = Kappe = Anfang).

Spleißen (Splicing). Bei **Eukaryonten** kodiert nicht das gesamte Gen für ein Protein. Man unterscheidet sogenannte kodierende Abschnitte **(Exons)** von nicht kodierenden Abschnitten **(Introns)**. Die meisten Gene sind aus mehreren Exon- und Intron-sequenzen aufgebaut. Die Intron-Sequenzen machen den größeren Anteil aus und bestehen oft aus sich wiederholenden Basenabfolgen (sogenannte **repetitive Sequenzen**). Sie dienen als eine Art „Verpackungsmaterial". Für die Proteinbiosynthese wird nur die RNA-Abschrift des kodierenden Anteils des Gens benötigt. Da bei der Transkription sowohl Exon- als auch Intronsequenzen in hnRNA umgeschrieben wurden, müssen die **nicht kodierenden Introns herausgeschnitten** werden.

> **Merke**
> **Exons** und **Introns** kommen *nur* bei **Eukaryonten** (also auch beim Menschen) vor, während Prokaryonten keine Intronsequenzen besitzen.

Das Herausschneiden der Intronsequenzen geschieht an den **Spleißosomen**, auch snRibonucleoproteins (snRNPs oder „snurps") genannt. Diese bestehen aus snRNA (S. 540) und Nucleasen – Enzyme zum Schneiden von Nucleinsäuren.

Die **snRNA** der Spleißosomen **lagert sich** mittels Basenpaarung **an die Introns** der hnRNA an und bewirkt, dass diese sich aus der Ebene der übrigen hnRNA herausstülpen (**Abb. 14.13**). Anschließend **trennen** die **Nucleasen** die derartig markierten **Introns von den Exons**: Hierbei wird die hnRNA zuerst am 3'-Ende des ersten Exons gespalten dann am folgenden Intron-Exon-Übergang etc. Vor dem Herausschneiden des Introns entsteht durch eine **2'-5'-Phosphodiesterbindung** zwischen einem Nucleotid des Introns und dem 3'-Ende des ersten Exons eine sogenannte **Lassostruktur** als Intermediat. Die übrig bleibenden **Exons** werden wieder **zusammengefügt** (**Abb. 14.13**).

> **Merke**
> Spleißen (engl. *to splice* = verbinden, kleben) = Verbinden der Exons!

Die **reife mRNA** enthält nur noch Exons und ist am 5'-Ende durch die Cap-Struktur, am 3'-Ende durch das Poly-A-Ende geschützt (**Abb. 14.13**). An Proteine gebunden, gelangt sie durch die Kernporen ins Zytosol und bindet hier an RNA-Bindungsproteine. Diese Bindungsproteine sind für das weitere Schicksal der mRNA-Moleküle entscheidend. Einige dieser Proteine sind Cofaktoren für die Proteinbiosynthese (Translation), andere führen die mRNA einem gezielten Abbau zu (posttranskriptionale Kontrolle der Proteinbiosynthese).

Beim alternativen Spleißen werden die Exons in unterschiedlicher Weise miteinander verknüpft. So entstehen **unterschiedlich reife Transkripte**, die für **verschiedene Proteine** kodieren. Diese Proteine weisen eine große Homologie auf, können aber völlig unterschiedliche Aufgaben übernehmen.

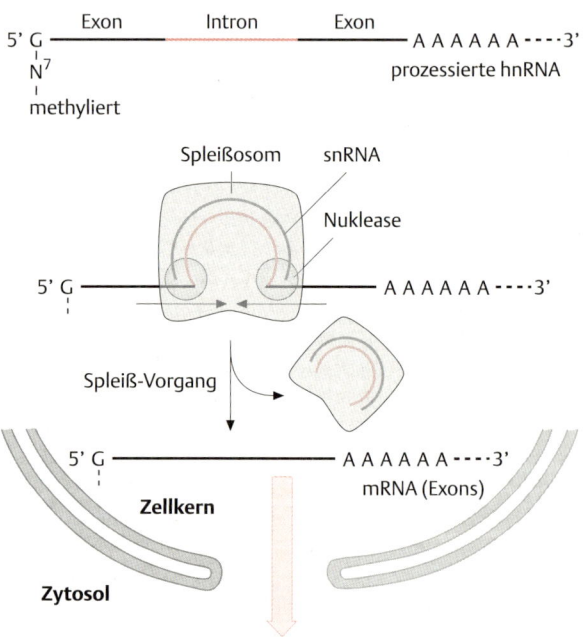

Abb. 14.13   Ablauf des Spleißens.

Dies trifft z. B. auf **Calcitonin** und CGRP (Calcitonin gene-related peptide) zu. Während Calcitonin im Calciumstoffwechsel eine wichtige Rolle spielt, wirkt **CGRP** als Neuropeptid. Beide Substanzen sind auf dem gleichen Gen kodiert. Durch die Einbeziehung **verschiedener Exone**, kommt es zu zwei verschiedenen Proteinen.

Hemmstoffe der Transkription

Zu den Hemmstoffen der Transkription zählen verschiedene **Antibiotika** und **Zytostatika** (**Tab. 14.4**) sowie das Pilzgift α-Amanitin.

Gyrase-Hemmer verhindern sowohl die Transkription als auch die DNA-Replikation von Bakterien, da ihr Zielobjekt, die bakterielle Topoisomerase (= Gyrase), sowohl für die Bildung der Transkriptionsblase als auch der Replikationsgabel benötigt wird.

Interkalatoren sind flache Moleküle, die sich zwischen die Basenpaare der DNA-Doppelhelix schieben. Sie verhindern bei Pro- und Eukaryonten die Entwindung der DNA bei DNA-Replikation und bei der Transkription.

Klinik

α-Amanitin, das Toxin des grünen Knollenblätterpilzes, hemmt die eukaryotische RNA-Polymerase II. Für die Schwere des häufig tödlichen Krankheitsbildes ist die Hemmung der Transkription in Leber- und Nierenzellen ausschlaggebend, die zum Versagen dieser Organe führt.

14.2.5 Translation
Grundlage: Der genetische Code

Der genetische Code ist **universell**, das heißt, dass in allen lebenden Organismen (mit Ausnahmen) der gleiche Code verwendet wird.

Merke

Der genetische Code legt fest, welche Basen für welche Aminosäure kodieren. Jeweils **drei Basen (Basentriplett, Codon)** kodieren für **eine** bestimmte **Aminosäure** (= Eindeutigkeit des genetischen Codes).

Da in DNA und RNA vier Basen vorkommen, lassen sich rein rechnerisch $4^3 = 64$ Aminosäuren verschlüsseln. Die Proteine unserer Zellen sind jedoch nur aus den 20 bzw., wenn man Selenocystein berücksichtigt, 21 proteinogenen Aminosäuren aufgebaut. Daher können theoretisch mehrere Codons für eine Aminosäure kodieren. Tatsächlich sind jedoch die ersten beiden Basen des Codons bestimmend für die Codierung. Die dritte Position kann – in gewissen Grenzen – durch unterschiedliche Basen besetzt sein; die kodierte Aminosäure ändert sich dadurch nicht. So kodiert sowohl GTC als auch GTT für Valin (**Abb. 14.14**). Bei den meisten Aminosäuren gibt es mehrere Codons pro Aminosäure. Da dies einem Verlust an maximal möglicher Information gleichkommt, spricht man hier von der **Degeneriertheit des genetischen Codes**.

Tabelle 14.4   Therapeutisch einsetzbare Hemmstoffe der Transkription

Substanz	Wirkungsmechanismus
Antibiotika	
Gyrase-Hemmer, z. B. Ciprofloxacin	Hemmung der bakteriellen Topoisomerase (= Gyrase)
Rifampicin (Antituberkulotikum der 1. Wahl)	Hemmung der prokaryontischen RNA-Polymerase
Zytostatika	
z. B. Mitomycin, Actinomycin	die Komplementärstränge der DNA werden durch Alkylierung quer vernetzt („Verkleben" der DNA) → Entwindung durch die Helikase unmöglich

Werkzeug: Die Transfer-RNA (tRNA)

Struktur und Funktion der tRNA. Die Transfer-RNA (tRNA) ist das Werkzeug, mit dessen Hilfe die Basensequenz einer mRNA und damit eines Gens in eine Aminosäuresequenz übersetzt wird.

Es gibt ca. 30 verschiedene tRNA-Moleküle, deren Bauplan auf der DNA im Zellkern gespeichert ist und deren Vorläufer durch die **RNA-Polymerase III** synthetisiert werden. Die Vorläufer werden posttranskriptional modifiziert, sodass die fertigen tRNA-Moleküle einen hohen Gehalt an seltenen Basen wie **Pseudouridin** oder **Inosin** haben. Alle tRNA-Moleküle bestehen aus **70–85 Nucleotiden** und sind **einzelsträngig**. Sie weisen jedoch zahl-

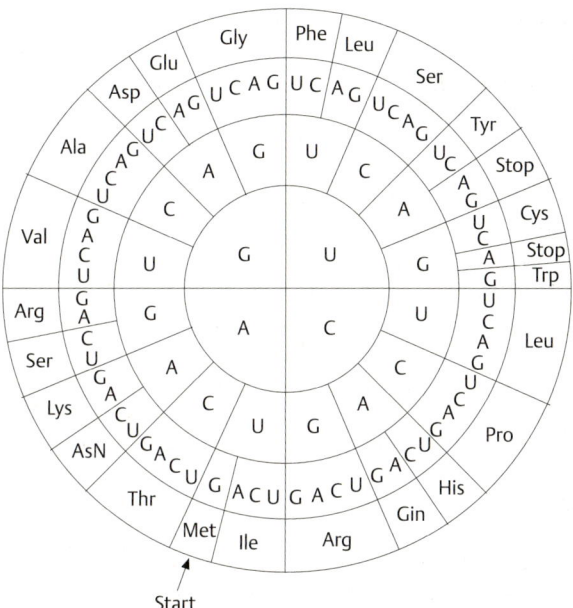

Abb. 14.14   Der genetische Code bezogen auf die mRNA (statt T wird U verwendet, gelesen wird von innen nach außen).

Biologie

Histologie

Anatomie

Chemie

Biochemie

Physik

Physiologie

Psych./Soz.

reiche Anteile auf, die aufgrund von intramolekularen Wasserstoffbrücken zwischen komplementären Basen als **Doppelstrang** vorliegen. Hierdurch entsteht die typische **Kleeblattstruktur** der tRNA-Moleküle (**Abb. 14.15**). Die dem Stiel gegenüberliegende Schleife weist in dem Bereich, der keine Wasserstoffbrücken ausbildet, ein für dieses tRNA-Molekül spezifisches Basentriplett auf, das zu einem bestimmten Basentriplett der mRNA komplementär ist. Es wird **Anticodon** bezeichnet. Das 3'-Ende ist bei allen tRNA-Molekülen identisch: Es weist die Basenfolge CCA auf und dient als **Bindungsstelle** für die Aminosäure. Welche Aminosäure an das letzte Adenosinnucleotid gebunden wird, richtet sich nach dem Anticodon. Die tRNA dient also als Verbindungsstück oder **Vermittler** zwischen Basen- und Aminosäuresequenz.

Das Anticodon der tRNA interagiert mittels Wasserstoffbrücken mit dem Codon der mRNA. Dabei werden die ersten beiden Basen des Codons (sie interagieren mit den letzten beiden Basen des Anticodons, **Abb. 14.15b**) exakt komplementär gebunden, während die Bindung der dritten Base mit der ersten Base des Anticodons manchmal ungenau sein kann. Die 3. Base des Codons wird daher auch als **Wobble** (d. h. wackelnde) Base bezeichnet (**Wobble-Hypothese**). So kann dieselbe tRNA mit ihrem Anticodon mehrere Codons erkennen, wobei sie aber immer dieselbe Aminosäure trägt.

> **Merke**
>
> Das **Codon** liegt auf der **mRNA**.
> Das **Anticodon** liegt auf der **tRNA**.

Ankoppeln der Aminosäure an die tRNA. Diese Aufgabe übernehmen **Aminoacyl-tRNA-Synthetasen**. Jede Synthetase koppelt eine spezifische Aminosäure an eine tRNA mit einem ganz bestimmten Anticodon. Aminoacyl-tRNA-Synthetasen sind also **aminosäuren-** und **tRNA-spezifisch**, wobei eine Synthetase mehrere (spezifische) tRNAs erkennen kann: Sie aktivieren die Aminosäure und binden diese an tRNA, die sie aufgrund ihrer Struktur erkennen. Das Ankoppeln läuft – im Zytosol – wie folgt ab:

Die reaktionsträge **Aminosäure** muss zunächst **aktiviert werden**, bevor an ein tRNA-Molekül gekoppelt werden kann. Hierzu verknüpft die Aminoacyl-tRNA-Synthetase ein ATP mit der Aminosäure. Dabei wird Pyrophosphat freigesetzt und das AMP an die Aminosäure gebunden. Es entsteht energiereiches **Aminoacyladenylat** (**Abb. 14.16**) mit einer **gemischten Anhydridbindung**.

Anschließend spaltet die Aminoacyl-tRNA-Synthetase den AMP-Rest wieder ab und verknüpft die Aminosäure mit dem Adenosinmonophosphat am 3'-Ende der tRNA. Dabei entsteht eine **Esterbindung** zwischen der Carboxylgruppe der Aminosäure und der 3'-OH-Gruppe der Ribose im Adenosin (**Abb. 14.16**).

Ort: die Ribosomen

Die Übersetzung der Basensequenz der mRNA in eine Aminosäuresequenz findet im Zytosol an den Ribosomen, Komplexe aus **Proteinen** und **rRNA** (s. u.), statt. Man unterscheidet eine kleine Untereinheit und eine große Untereinheit. Solange keine Proteinbiosynthese stattfindet, liegen sie getrennt voneinander vor. Meist binden während der Proteinbiosynthese mehrere Ribosomen an ein mRNA-Molekül. So entstehen die **Proteinfabriken**, die **Polysomen** (**Abb. 14.17**).

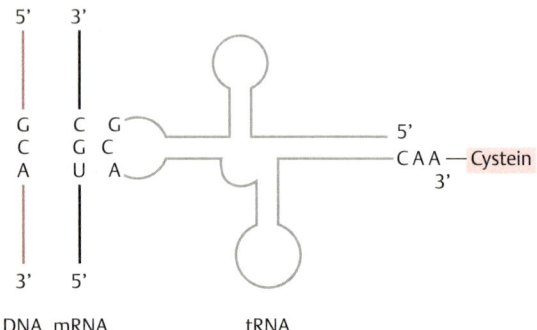

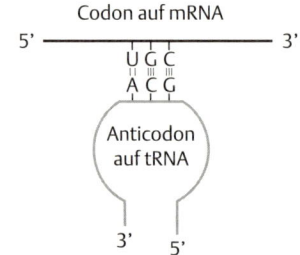

a DNA mRNA   tRNA

b

Abb. 14.15 (a) Struktur und Funktion der tRNA; (b) antiparallele Bindung zwischen Codon und Anticodon.

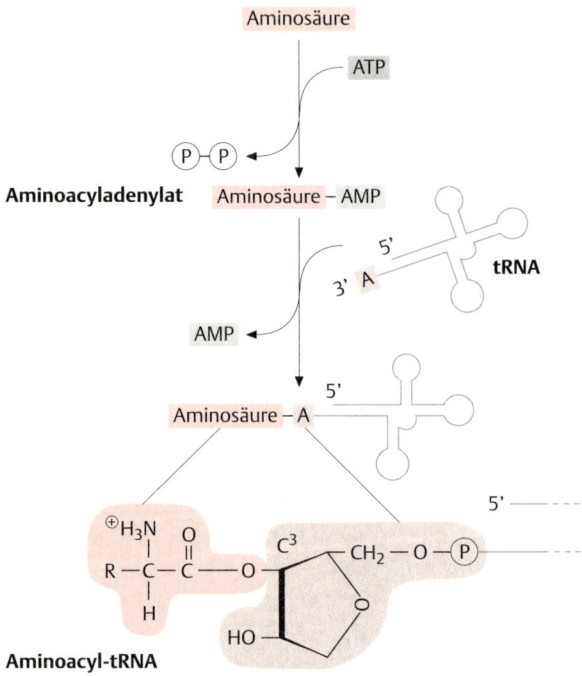

Abb. 14.16 Reaktionsschritte beim Ankoppeln der Aminosäure an die tRNA.

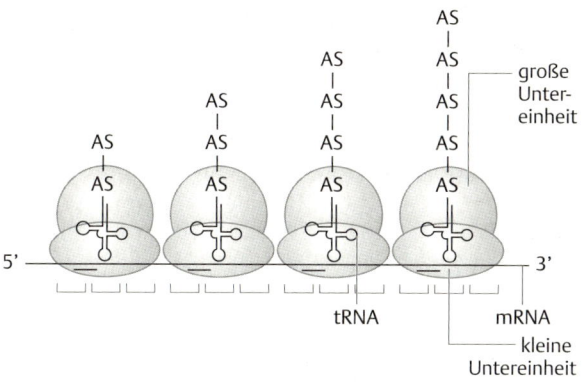

Abb. 14.17   Polysomen.

Pro- und Eukaryonten weisen Unterschiede in Zusammensetzung (beteiligte rRNA), Größe und Dichte der Ribosomen auf, was sich auf die Sedimentationsgeschwindigkeit der Ribosomen bei der Ultrazentrifugation auswirkt (**Tab. 14.5**).

Beachte: Auch die Mitochondrien eukaryonter Zellen sind zur Proteinbiosynthese befähigt und enthalten prokaryonte Ribosomen.

Ablauf der Translation

Initiation der Translation. Die Translation beginnt mit der Bildung eines **Komplexes** aus der **kleinen** ribosomalen Untereinheit und verschiedenen **Initiationsfaktoren** (IF, bei Eukaryonten eIF). Diese Proteine binden und hydrolysie-

ren GTP und liefern so die für die Translation benötigte Energie (**Abb. 14.18**).

Die im Zytosol befindliche „reife" mRNA bindet mit der **Cap-Struktur** einen Initiationsfaktor (**eIF4**). Im nächsten Schritt bindet die mRNA an die rRNA der kleinen Untereinheit. eIF4 bindet hierbei an andere Initiationsfaktoren, u. a. **eIF3**. Sie ermöglichen, dass die mRNA an der kleinen Untereinheit „entlangrutschen" kann, bis das Startcodon im Bereich der kleinen Untereinheit erscheint (**Abb. 14.18**).

Um an das **Start-Codon AUG** binden zu können, muss die passende **Starter-tRNA**, die bei Eukaryonten die Aminosäure **Methionin** (bei Prokaryonten Formylmethionin) trägt, einen **Komplex** mit dem **eIF2** bilden. Erst die Spaltung von GTP durch eIF2 ermöglicht diese Bindung. Anschließend löst sich eIF2 von der Starter-tRNA wieder ab (**Abb. 14.18**).

Tabelle 14.5   Unterschiede in der Ribosomenzusammensetzung zwischen Pro- und Eukaryonten (S = Sedimentationskonstante)

„Bauteil"	Prokaryonten	Eukaryonten
kleine Untereinheit	30S (mit 16S rRNA)	40S (mit 8S rRNA)
große Untereinheit	50S (mit 5S + 23S rRNA)	60S (mit 5S, 5,8S + 28S rRNA)
komplettes Ribosom	70S	80S

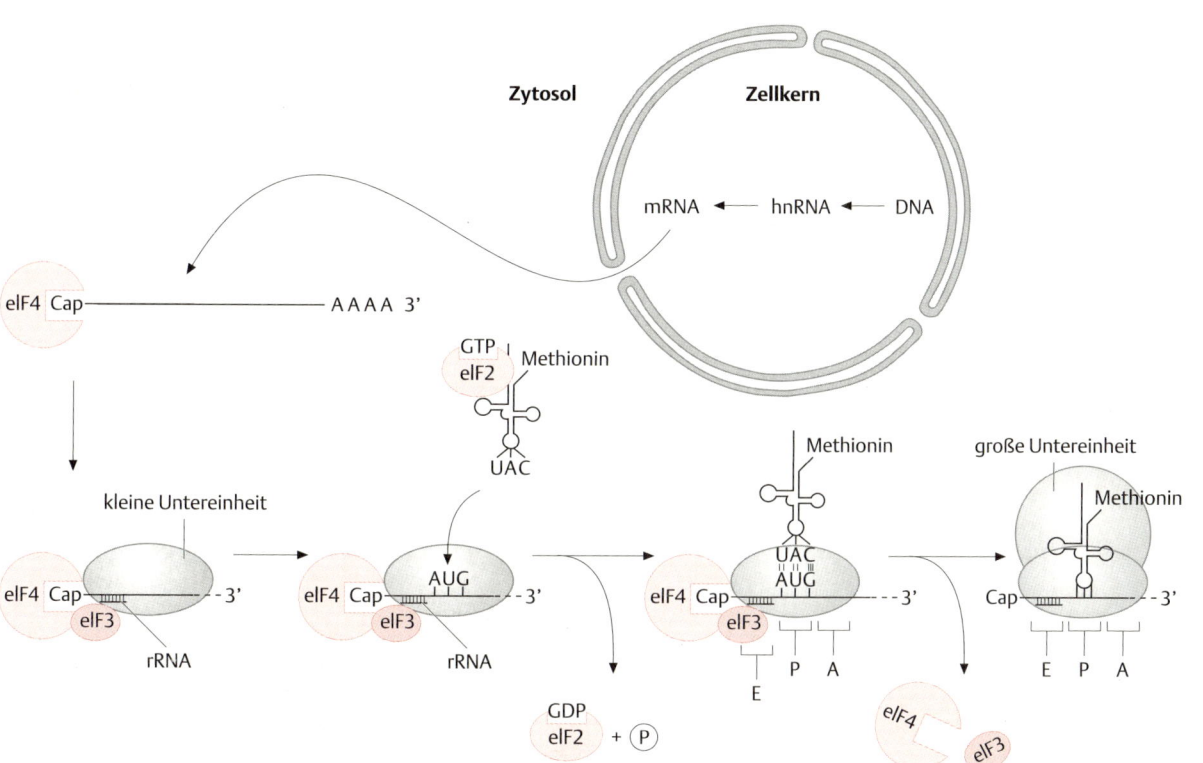

Abb. 14.18   Initiation der Translation. Zur Wiederholung sind die zuvor stattfindenden Vorgänge ebenfalls dargestellt (UZ = Untereinheit, E = Exitstelle, P = Peptidylstelle, A = Akzeptorstelle).

Im nächsten Schritt lagert sich die **große** Untereinheit an und die restlichen Initationsfaktoren lösen sich vom Ribosom. So entsteht der **Initiationskomplex** aus kleiner Untereinheit, mRNA und tRNA sowie großer Untereinheit.

Am Ribosom kann man drei Bindungsstellen unterscheiden, an denen die mRNA offenliegt und eine tRNA mit ihrem Anticodon binden kann:
- die **Peptidylstelle** (P-Stelle),
- die **Akzeptorstelle** (A-Stelle) und
- die **Exitposition** (E-Stelle) für die entladene tRNA.

An die P-Stelle ist zu Beginn der Translation die Methionin-tRNA gebunden (**Abb. 14.18**), weitere beladene tRNAs binden an die Akzeptorstelle.

Elongation der Peptidkette. Zu Beginn der Translation ist die Starter-tRNA an die Peptidylstelle gebunden, die Akzeptorstelle ist frei. Die zum folgenden Codon passende tRNA bildet einen Komplex mit dem **Elongationsfaktor eEF-1α** und GTP und bindet unter Hydrolyse des GTP an die Akzeptorstelle. Anschließend löst sich der eEF1α von der tRNA, wobei das GDP am eEF1α mithilfe des eEF1β durch GTP ersetzt wird. Nun sind beide Bindungsstellen des Ribosoms mit tRNA-Molekülen beladen (**Abb. 14.19**). Die ribosomale **Peptidyltransferase** überträgt nun die Aminosäure von der Peptidylstelle (die Starter-Aminosäure [Formyl-]Methionin) auf die Aminosäure an der Akzeptorstelle (**Abb. 14.19**), indem sie die Aminosäuren durch eine Peptidbindung miteinander verknüpft.

> **Merke**
> Die Peptidkette wird verlängert, indem die Aminosäure(n) der Peptidylstelle auf die „neue" Aminosäure der Akzeptorstelle übertragen wird (werden).

Wenn die Peptidbindung geknüpft worden ist, rutscht das Ribosom auf der mRNA (in Richtung 3'-Ende) drei Basenpositionen weiter (**Abb. 14.19**). Diesen Vorgang bezeichnet man als **Translokation**, das katalysierende Enzym als Translokase. Dadurch besetzt die tRNA mit dem wachsenden Peptid die Peptidylstelle und die Akzeptorstelle ist wieder frei. Die leere tRNA befindet sich dann in der E-Position, von der aus sie das Ribosom verlässt. Die Translokase benötigt als Cofaktor den eEF2.

Durch weitere, sich wiederholende Zyklen wird die Peptidkette verlängert **(Elongation)**: Die zum folgenden Codon passende tRNA bindet an die **Akzeptorstelle**, und die Peptidyltransferase überträgt die Peptidkette an der Peptidylstelle auf die Aminosäure der tRNA an der Akzeptorstelle. Die tRNA an der Peptidylstelle wird frei und die Ribosomen rutschen auf der mRNA um drei Basenpositionen vor (**Abb. 14.19**). So ist erneut die Akzeptorstelle frei und eine weitere tRNA mit Aminosäure kann binden.

Termination. Erscheint eines der drei Stopp-Codons der mRNA in der Akzeptorstelle, bindet daran keine tRNA, sondern es binden **Releasing-Faktoren**. Daraufhin überträgt die Peptidyltransferase die Peptidkette von der tRNA auf der Peptidylstelle auf Wasser und die Peptidkette ist frei. Die N-terminale Aminosäure dieser Peptidkette ist Methionin. Die mRNA löst sich vom Ribosom und das Ribosom zerfällt in seine Untereinheiten.

> **Merke**
> Nach der Translation ist die **erste** (die **N-terminale**) **Aminosäure** jedes Proteins **Methionin**.

Fast alle Proteine werden nach ihrer Synthese noch weiter modifiziert und unter Zuhilfenahme bestimmter Faktoren

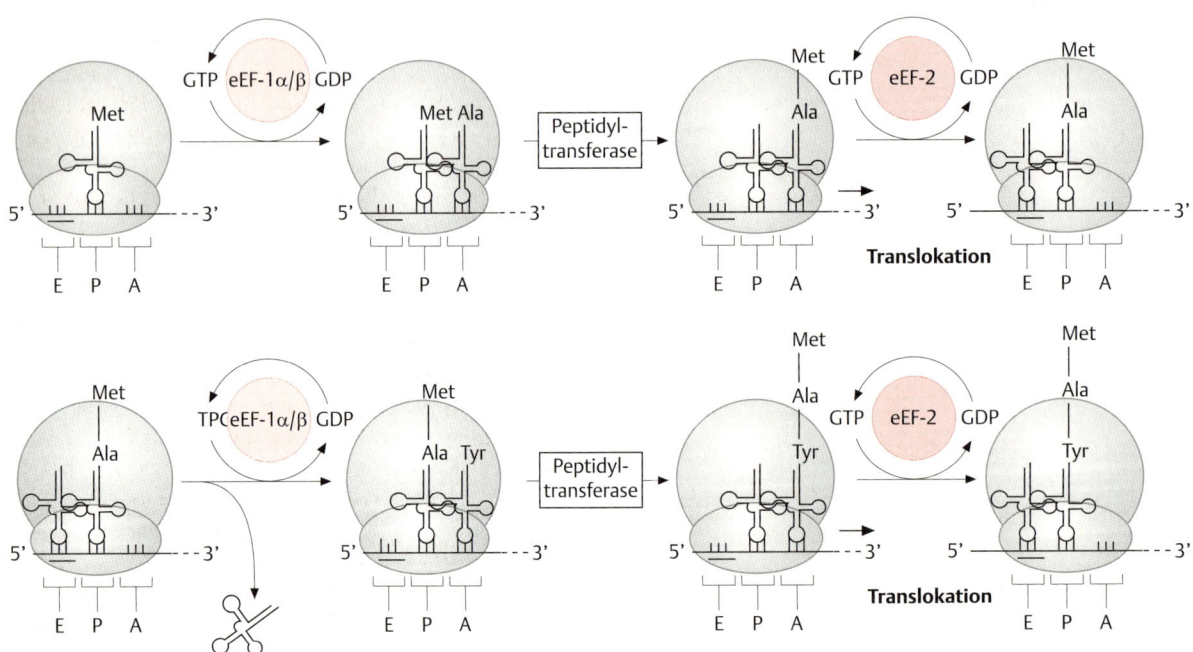

Abb. 14.19 Ablauf der Peptidsynthese (eEF = eukaryontischer Elongationsfaktor).

gefaltet (s. u. und S. 9). Erst dann sind sie dafür bereit, ihre eigentlichen Funktionen und Aufgaben zu übernehmen.

Hemmstoffe der Translation

Zu den Hemmstoffen der Translation zählen Zytostatika und Antibiotika (**Tab. 14.6**).

14.2.6 Regulation der Genexpression

Die Genexpression kann auf verschiedenen Stufen reguliert werden. Auf S. 538 wurden bereits die Grundzüge der Regulation (Induktion und Repression) der Transkription beschrieben.

Häufig müssen die Zellen je nach „äußeren Bedingungen" entscheiden, welche Gene – z. B. zur Abwehr von Schadstoffen – exprimiert werden sollen. **Rezeptoren** auf den Membranen der Zellen können daher extrazelluläre Signale aufnehmen, indem sie durch Hormone oder andere Substanzen aktiviert werden. Sie leiten das Signal (**Signaltransduktion**, S. 764) in die Zelle, um am Ende einer langen Signalkaskade im Zellkern die Transkription eines bestimmten Gens zu bewirken.

Andere Signale (lipophile Hormone, S. 764) können ohne Umwege **direkt in den Zellkern eindringen** und dort durch Bindung an die DNA eine Regulation der Transkription bewirken.

Aber auch die Translation kann Angriffspunkt für die Regulation der Genexpression sein. Ein Beispiel hierfür ist die **Hämoglobinsynthese** in Retikulozyten. Die für das Hämoglobin notwendigen Globine müssen nur hergestellt werden, wenn auch ausreichend Häm vorhanden ist. In Abwesenheit von Häm wird daher ein Repressor aktiviert, der einen Serinrest im **Faktor eIF2** phosphoryliert. Diese Phosphorylierung führt zu einer verminderten Bildung von Initiationskomplexen und damit zu einer Hemmung der Translation.

14.2.7 DNA- und RNA-Viren

Siehe Biologie ab S. 63.

14.2.8 DNA-Übertragung

Siehe Biologie ab S. 59.

14.2.9 In-vitro-DNA-Rekombination, Gentechnik

Siehe Biologie ab S. 46.

14.2.10 Analyse von Nucleinsäuren

Siehe Biologie ab S. 48.

14.2.11 Abbau von DNA und RNA

Es gibt eine ganz bestimmte Gruppe von Enzymen, die in der Lage sind, Nucleinsäureketten zu spalten und somit abzubauen, es handelt sich um **Nucleasen**. Sie katalysieren die Hydrolyse der Phosphorsäure-Esterbindungen im Rückgrat der Nucleinsäuren.

- Man unterscheidet **Ribonucleasen**, die vorwiegend RNA abbauen, von **Desoxyribonucleasen**, die vorwiegend DNA abbauen.
- **Exonucleasen** bauen Nucleinsäuren immer vom Ende her ab, es resultieren also ein abgespaltenes Nucleotid und die verkürzte Nucleinsäurekette.
- **Endonucleasen** spalten Nucleinsäuren innerhalb der Kette, es entstehen somit Nucleinsäurefragmente.
- Die Nucleasereaktion kann **sequenzspezifisch** sein, dann wird die DNA nur an bestimmten Stellen mit häufig palindromen spezifischen Basenfolgen gespalten.
- Andere Nucleasen katalysieren den Nucleinsäureabbau **unspezifisch** und zufällig.
- Ein weiteres Unterscheidungsmerkmal der Nucleasen ist ihre Wirkung auf **einzelsträngige** und/oder **doppelsträngige** Nucleinsäuren.

In der Gentechnik werden häufig sequenzspezifische Endonucleasen, die aus Bakterien stammen, verwendet, um

Tabelle 14.6 Hemmstoffe der Translation

Substanz	Wirkungsmechanismus
Zytostatika	
Puromycin	Analogon des 3'-Endes einer Aminoacyl-tRNA bindet an die Akzeptorstelle des Ribosoms von Eu- und Prokaryonten und führt so zum Abbruch der Peptidkette
Cycloheximid	hemmt die eukaryontische Translokase
Antibiotika	
Tetracyclin	bindet an die 30S-Untereinheit bei Prokaryonten und hemmt so die Bindung der tRNA an die Akzeptorstelle
Streptomycin	bindet an die 30S-Untereinheit bei Prokaryonten und führt so zu mRNA-Ablesefehlern
Erythromycin	hemmt die prokaryontische Translokase
Chloramphenicol	hemmt die prokaryontische Peptidyltransferase

DNA zu spalten und somit handlichere DNA-Fragmente für die Arbeit im Labor zu erhalten (S. 46).

14.3 Faltung und Modifikation von Proteinen

Die meisten Proteine sind nach alleiniger Translation noch nicht funktionsfähig. Sie müssen, bevor sie ihre eigentliche Funktion wahrnehmen können, erst noch gefaltet und modifiziert werden. Diese Vorgänge finden während (cotranslational) oder nach ihrer Synthese (posttranslational) hauptsächlich im ER und Golgi-Apparat statt, aber auch im Zytosol.

Häufige Modifikationen werden im Folgenden besprochen.

Des Weiteren kommen vor:
- die **Abspaltung des Startermethionins**,
- die **Hydroxylierung:** Prolin → Hydroxyprolin, Lysin →Hydroxylysin (Kollagensynthese, S. 19),
- die **Phosphorylierung**: Serin oder Thyrosin zu Phosphoproteinen (z. B. Tyrosinkinase-Rezeptor, S. 765),
- die **Acylierung**: Kopplung an Fettsäuren, meist Palmitinsäure,
- **Reifung** der Proteine durch Prozessierung (z. B. Proinsulin → Insulin, S. 775).

14.3.1 Proteinfaltung

Die durch die Translation entstandenen Proteine sind meist noch **nicht funktionsfähig**.

> **Merke**
> Bereits während der Synthese erfolgt mithilfe von Bindungsproteinen und Enzymen die **Faltung** der Proteine und damit der Aufbau von Sekundär-, Tertiär und **Quartärstruktur**.

Faltungsproteine können die Faltung **beschleunigen**, dazu zählen die Protein-Disulfid-Isomerasen **(PDI)**, die sich nur im endoplasmatischen Retikulum finden und die Peptidylprolyl-cis-trans-Isomerasen **(PPI)**. Diese Faltungsproteine bringen **kovalente Bindungen** ein und erhöhen die Effizienz der Proteinfaltung.

Die PDI bilden **Disulfidbrücken** in den Proteinen aus, während PPI in der Peptidkette cis-Konformationen der Peptidbindungen, an denen Prolin beteiligt ist, in trans-Konformationen umwandeln.

Des Weiteren spielen sog. **Chaperone** oder Hitzeschockproteine (hsp) eine wichtige Rolle. Diese Proteine unterstützen die Faltung, haben aber keine eigene katalytische Aktivität. Hitzeschockproteine werden vermehrt bei einer Temperatur über 37 °C synthetisiert, um andere Proteine, die bei diesen Temperaturen denaturieren, wieder in die funktionsfähige Form zurückzuführen. Dementsprechend interagieren sie unter ATP-Verbrauch mit den noch nicht oder falsch gefalteten Proteinen und korrigieren die Fehler.

14.3.2 Adressierung von Proteinen

Proteine, die im Zytosol hergestellt werden, müssen an unterschiedliche zelluläre oder extrazelluläre Orte transportiert werden, es ist also ein gerichteter Proteintransport notwendig. Dazu enthält die mRNA von Proteinen, die nicht im Zytosol ihre Funktion haben, sondern **sezerniert** oder in **Membranen eingebaut** werden, eine Basensequenz, die für ein **Signalpeptid** kodiert. Die Translation dieser Proteine beginnt also am N-Terminus mit einem Signalpeptid. Dieses besteht hauptsächlich aus **hydrophoben** Aminosäuren. Sobald das Signalpeptid aus dem Ribosom austritt, wird es von einem **Signal Recognition Particle (SRP)** – bestehend aus scRNA (S. 537) und Proteinen – gebunden (**Abb. 14.20**) und die Translation kommt zum Stillstand. Das SRP geleitet das Signalpeptid mit dem daran „hängenden" Ribosom an das endoplasmatische Retikulum (ER), wo das Ribosom über das SRP an den SRP-Rezeptor in der ER-Membran andockt. Mit Ribosomen besetztes ER bezeichnet man als raues ER (S. 9). Hat das Ribosom am ER angedockt, wird das Signalpeptid durch einen Kanal in das ER hineingezogen. Die Translation wird wieder aufgenommen und die weitere Synthese des Proteins erfolgt durch diesen Kanal hindurch ins ER hinein. Im ER wird das Signalpeptid durch die **Signalpeptidase** abgespalten. Der **Transport** des Ribosoms und mit ihm des Proteins zum ER findet also **cotranslational** – während der Proteinbiosynthese – statt. Nach Beendigung der Translation befinden sich die Sekret- und Membranproteine im Lumen des rauen ER. Von dort gelangen sie zum Golgi-Apparat, wo sie weiter modifiziert und verpackt werden, um an ihre Zielorte zu gelangen.

> **Klinik**
> Der Erkrankung **Mukoviszidose** können über 700 verschiedene Mutationen im Cystic-Fibrosis-Transmembrane-Conductance-Regulator-(**CFTR**)-Gen zugrunde liegen. Diese Mutationen bewirken, dass das Genprodukt, ein Chloridionenkanal, nicht mehr korrekt in die Zellwand transloziert werden kann. Es resultiert eine Störung im Wasser- und Elektrolythaushalt, die sich vor allem in exkretorischen Organen wie Lunge, Pankreas und Leber manifestiert. Das Sekret ist wasserarm und sehr viskös und verstopft die Drüsen, was dazu führt, dass die Organe ihre Funktion verlieren. Vor allem die gestörte Funktion der Lunge führt dazu, dass die Erkrankung oft tödlich endet.

Auch die Proteine der **Lysosomen** werden am ER translatiert. Hier dient Mannose-6-phosphat als Signal, das im Golgi-Apparat an einen bestimmten Rezeptor bindet. Die Mannose-6-phosphat enthaltenden Proteine werden in Vesikel sortiert und zu den Lysosomen transportiert. Demgegenüber werden Proteine, die ihre Funktion im Zytosol haben, wie die Steroidhormonrezeptoren oder die Enzyme der Glycolyse, nicht im ER, sondern im Zytosol synthetisiert; ihre mRNA kodiert daher auch keine Signalsequenz. Auch Proteine des Zellkerns, der Peroxisomen oder des Mitochondriums (z. B. Histone, Katalase, mito-

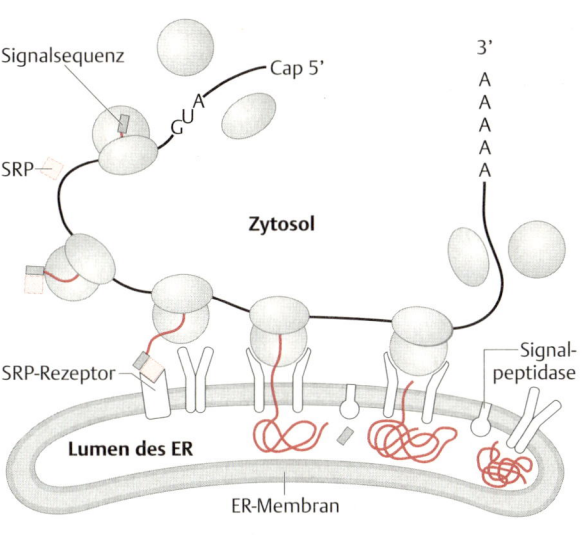

Abb. 14.20 Cotranslationaler Transport eines Proteins ins ER.

chondriale Proteine) werden im Zytosol synthetisiert, wobei diese Proteine eine besondere Signalsequenz enthalten, die dann für die Aufnahme in die entsprechenden Organellen sorgt.

14.3.3 Limitierte Proteolyse

Die **limitierte Proteolyse** findet ausschließlich extrazellulär statt und dient v.a. der Aktivierung von Verdauungsenzymen wie z.B. Pepsinogen → Pepsin (S. 734) und Gerinnungsfaktoren (Prothrombin → Thrombin, S. 574).

14.3.4 Proteinglycosylierung

Die Funktion der Glycoproteine – Proteine, die durch kovalente Anheftung von Zuckerresten modifiziert werden – wird auf S. 444 besprochen. Es gibt zwei verschiedene Wege, auf denen Zuckerreste enzymatisch mit Aminosäuren verknüpft werden können:
– **O-glycosidische** Bindung mit dem Sauerstoffatom von Serin- oder Threonin-Seitenketten,
– **N-glycosidische** Bindung mit dem Stickstoffatom von Asparagin-Seitenketten (*nicht* Glutamin).

14.3.5 Verankerung von Proteinen und Membranen

Viele Proteine müssen nach ihrer Synthese zur Zellmembran geschleust und dort fixiert (verankert) werden. Da das Innere der Lipiddoppelschicht sehr hydrophob ist, bietet es sich an, die Proteinverankerung auch über hydrophobe bzw. lipophile Anker zu gewährleisten:
– Bei der **Isoprenylierung** werden Isoprenderivate, wie Farnesyl- oder Geranylreste an die Proteine geheftet. Diese Membrananker sind häufig bei Proteinen anzutreffen, die innerhalb der Zellen an der Signaltransduktion beteiligt sind (z.B. ras).

– Zur Verankerung an der **Außenseite der Membran** werden Glycosylphosphatidyl-inositol-Anker (GPI-Anker) verwendet. Sie leiten sich von den Glycerophospholipiden ab und können Proteine in der Membran verankern (z.B. das Enzym Acetylcholinesterase).

14.3.6 Nichtenzymatische Glycierung

Ein weiterer Weg, auf dem es zur Proteinmodifikation kommen kann, ist die nichtenzymatische Glycierung. Hierbei kann die Aldehydgruppe von Glucose in der offenen Form eine **Schiff-Base** mit Amingruppen von Proteinen ausbilden (Glycierung von Hämoglobin zum HbA_{1c}, S. 565). Diese Reaktion läuft spontan ab und wird nicht enzymatisch katalysiert.

14.4 Proteolyse

Die meisten freien Aminosäuren werden nicht neu vom Körper synthetisiert, sondern stammen in der Mehrzahl aus abgebauten Proteinen. Diesen Abbau der Proteine in zunächst kleinere Bruchstücke und schließlich die Aminosäuren bezeichnet man als **Proteolyse**.
Die Proteolyse geschieht zum einen nach Aufnahme von Nahrungsproteinen im Darm, zum anderen sind auch die Zellen in der Lage, körpereigene Proteine abzubauen. Wichtige Elemente des intrazellulären Proteinabbaus sind die **Lysosomen** (S. 12), die viele verschiedene proteolytische Enzyme enthalten, und die **Proteasomen**.

14.4.1 Proteasen

Die Enzyme, die Proteine abbauen, nennt man proteolytische Enzyme oder Prote-asen.

Proteinasen (auch **Endopeptidasen** genannt) spalten Proteine innerhalb der Aminosäurekette. Meist erkennen sie spezifische Sequenzabschnitte innerhalb eines Proteins, an denen sie angreifen können, und spalten dort. Je nach reaktiver Gruppe im aktiven Zentrum des Enzyms werden Proteasen zudem eingeteilt in **Serin-Proteasen**, **Cystein-Proteasen**, **Metall-Proteasen**, u.a. Wichtige Proteinasen sind z.B. die Verdauungsenzyme des Pankreas (S. 734). Diese werden oft zum Schutz der Zelle als Proenzyme (Zymogene) sezerniert und erst am Wirkort (im Duodenum) durch proteolytische Spaltung aktiviert.
Ein Beispiel für eine solche Proteinase ist Trypsin: Es entsteht durch proteolytische Spaltung aus der inaktiven Vorstufe Trypsinogen. Trypsin spaltet Proteine bevorzugt an Arginin- und Lysinresten (S. 734). Im aktiven Zentrum enthält Trypsin als reaktive Gruppe einen Serinrest und gehört somit zu den Serinproteasen.

Exoproteasen (auch **Exopeptidasen** genannt) spalten einzelne Aminosäuren von den Enden des Proteins ab. Man unterscheidet **Carboxypeptidasen**, die Aminosäuren vom Carboxyende (C-Terminus) abspalten und **Aminopeptidasen**, die am Aminoende (N-Terminus) von Proteinen angreifen. Im Gegensatz zu den Proteinasen spalten die Exoproteasen vor allem kleinere Peptide und nicht Proteine.

14.4.2 Lysosomale Proteasen

Lysosomen (S. 12) sind die Zellorganellen, die für die Verdauung und Entsorgung nicht mehr benötigter Zellbestandteile sorgen. In ihnen finden sich eine Reihe von Endo- und Exoproteasen, die auch **Kathepsine** genannt werden.

Lysosomale Proteasen spielen auch bei der Präsentation von Antigenen eine große Rolle. Wenn Körperzellen durch Phagozytose **extrazelluläre Fremdproteine** aufnehmen, werden diese zuerst durch (phago-)lysosomale Proteasen zerstückelt und anschließend über **MHC-II-Moleküle** (S. 558) auf der Zelloberfläche präsentiert. Andere Bestandteile des Immunsystems erkennen nun die präsentierten Proteinfragmente als „fremd" und sorgen dafür, dass eine Immunantwort mit Bildung von Antikörpern eingeleitet wird.

14.4.3 Zytosolische Proteasen

Proteasomen sind frei im Zytosol vorkommende Proteinkomplexe, in denen vor allem falsch gefaltete und gealterte Proteine abgebaut werden. Dazu werden sie zuvor mit **Ubiquitin**, einem kleinen Peptid aus 79 Aminosäuren, gezielt markiert. Nach Aufnahme in das „fassartig" aufgebaute Proteasom werden die markierten Proteine zunächst entfaltet und dann abgebaut. Das Ubiquitin kann im Anschluss für weitere Markierungen wiederverwertet werden.

Auch die zytosolisch abgebauten Proteinfragmente werden auf der Zelloberfläche präsentiert. Hierbei kommen jedoch **MHC-I-Moleküle** zum Einsatz (S. 558). Werden auf den Körperzellen Fremdproteine über MHC-I-Moleküle präsentiert, so erkennt das Immunsystem einen „Befall" dieser Zelle z. B. durch einen Virus (**intrazelluläre Fremdproteine**) und leitet eine zytotoxische Reaktion ein, bei der die befallene Körperzelle zerstört wird.

14.5 Tumorbiochemie

Die Onkologie, die „Geschwulstlehre", befasst sich mit der Entstehung und Behandlung autonomer Zellproliferation, also mit der Entstehung eines Tumors. Verantwortlich für Tumorerkrankungen sind immer DNA-Schäden bzw. Mutationen in der DNA. Mutationen und ihre Auslöser werden in der Biologie ab S. 40 besprochen.

14.5.1 Kanzerogenese

Es gibt verschiedene Ursachen einer ungehemmten Zellproliferation. Hierzu gehört u. a. die **Infektion mit Viren**. Sowohl DNA- als auch RNA-Viren können zu einem Tumorwachstum führen. Unter ihnen nehmen die Retroviren eine besondere Stellung ein. Diese sind in der Lage, ihr als RNA vorliegendes Erbgut in DNA umzuschreiben und dann in das Wirtsgenom zu integrieren. So in das Wirts-

genom integrierte Virusgene können die Wirtszelle zu einer unkontrollierten Vermehrung zwingen. Solche viralen Gene bezeichnet man als **virale (v-)Onkogene**.

Neben Viren gibt es auch in unseren eigenen Zellen verschiedene „Brennpunkte", die über ein Versagen **intrazellulärer Regulationsmechanismen** zu einer ungehemmten Zellproliferation führen können. Dies sind die **Mutation** von Protoonkogenen und die **Mutation** bzw. **Inaktivierung** von Tumorsuppressorgenen (s. u.).

> **Merke**
>
> Die Umwandlung einer normalen Zelle in eine Tumorzelle umfasst **mehrere Schritte**. Erst wenn es zur Mutation mehrerer Protoonkogene bzw. Inaktivierung von Tumorsuppressorgenen gekommen ist, kommt es zu einem unkontrollierten Zellwachstum und das normale Gewebe wandelt sich in Tumorgewebe um.

Als **Tumor** oder **Geschwulst** im weiteren Sinne bezeichnet man jede lokalisierte Volumenzunahme eines Gewebes; im engeren Sinne bezeichnet man so eine Gewebemasse, die durch unkontrollierte, ungehemmte Zellproliferation entstanden ist. Ein Tumor kann gutartig oder bösartig sein. Ein **gutartiger (benigner) Tumor** wächst verdrängend, komprimiert also umgebendes Gewebe, und metastasiert nicht, d. h. es gelangen keine Tumorzellen in den restlichen Körper. Ein **bösartiger (maligner) Tumor = Krebs** wächst infiltrativ und destruierend, kann also das umgebende Gewebe zerstören, und metastasiert.

Virale Onkogene. Das Genom sowohl von DNA- als auch von RNA-Viren (wie den Retroviren), enthält Gene, deren Produkte eine permanente, unkontrollierte Proliferation der Wirtszelle induzieren. Diese Gene, die die betroffene Zelle in eine Tumorzelle umwandeln (transformieren), bezeichnet man als **virale (v-)Onkogene** (s. o.). Sie weisen eine große Ähnlichkeit mit Genen normaler Körperzellen auf, die an essenziellen Wachstums- und Entwicklungsprozessen beteiligt sind. Wahrscheinlich sind sie in das Virusgenom gelangt, indem die zellulären „Gegenstücke" dieser Gene fälschlicherweise zusammen mit dem viralen Genom transkribiert und in die neu entstandenen Viruspartikel integriert wurden. Diese Viren lösen also keine akute Erkrankung aus, sondern führen aufgrund einer Persistenz der Viren und Synthese der v-Onkogenprodukte im menschlichen Körper zur **Transformation der Zelle**.

Mutation von Protoonkogenen. Die an Wachstumsprozessen beteiligten Gene normaler Körperzellen werden aufgrund ihrer strukturellen Ähnlichkeit mit viralen Onkogenen als **Protoonkogene** bezeichnet.

> **Merke**
>
> **Protoonkogene** sind Bestandteil des Genoms normaler menschlicher Zellen (nicht von Viren) und übernehmen essenzielle Aufgaben der Wachstumsregulation. Sie sind in jedem menschlichen Organismus vorhanden und führen in ihrer physiologischen Funktion nicht zur Krebsentstehung.

Sie können (müssen nicht!) durch **Mutationen** so verändert werden, dass sie zu **zellulären (c-) Onkogenen** werden und zu unkontrollierter Proliferation der betroffenen Zelle führen. **Tab. 14.7** zeigt, welche Funktionen die Genprodukte von Protoonkogenen (also auch von c-Onkogenen) haben, und führt wichtige Beispiele für Protoonkogene auf.

Die Mutationsarten, die zur Aktivierung von Protoonkogenen, d. h. zu ihrer Umwandlung in c-Onkogene führen, sind in **Tab. 14.8** aufgeführt.

Punktmutationen in einem Bereich des ras-Gens, der für die GTP/GDP-Bindungsstelle kodiert, führen dazu, dass das ras-G-Protein nicht mehr vom aktiven (GTP-gebundenen) in den inaktiven (GDP-gebundenen) Zustand übergehen kann. Es kommt zu einer unkontrollierten Zellteilung.

Amplifikationen des erbB-Gens führen zu einem Überangebot des Wachstumsfaktorrezeptors, der seine Signale auch ohne Liganden weitergeben kann, und damit außer Kontrolle gerät.

Durch **Translokation** kann ein neues Gen entstehen und damit auch ein neues Transkript und Protein, ein **Fusionsprotein**. So führen bei der chronischen myeloischen Leukämie (CML) Bruchstellen auf Chromosom 9 und 22 dazu, dass das abl-Gen in die Nähe eines weiteren Gens (bcr) gelangt. Chromosom 22, welches das Fusionsgen enthält, wird auch als **Philadelphia-Chromosom** bezeichnet. Das entstehende Fusionsprotein (bcr-abl) hat eine Tyrosinkinaseaktivität, die zur autonomen Proliferation der betroffenen Zellen beiträgt.

Tabelle 14.7 Genprodukte von und Beispiele für c-Onkogene

Genprodukt	Proto- bzw. c-Onkogen	Beispiele für Tumortypen
Proteinkinase (z. B. Tyrosinkinase)	abl-Onkogen src-Onkogen	Leukämie Dickdarmkarzinom
Wachstumsfaktor-Rezeptor	erbB2-Onkogen	Brustkarzinom
G-Proteine	ras-Onkogen	Blasenkarzinom
Transkriptionsfaktoren	myc-Onkogen	Lungenkarzinom

Tabelle 14.8 Ursachen der Aktivierung von Protoonkogenen*

Mutationsart	Definition	Beispiel für betroffenes Protoonkogen
Punktmutation	Veränderung einer Base	ras
(Gen-)Amplifikation	Vervielfachung eines Gens	erbB2
Translokation	Verschiebung eines DNA-Abschnitts auf einen anderen Abschnitt	abl, myc

* Mutationsart bei src nicht bekannt

Inaktivierung von Tumorsuppressorgenen. Tumorsuppressorgene kodieren für Proteine, die physiologischerweise die Gegenspieler der Protoonkogenprodukte sind. Sie wurden daher früher auch als **Anti-Onkogene** bezeichnet. Die Produkte der Tumorsuppressorgene verhindern das Wachstum somatischer Zellen, aber auch von Tumorzellen. So ist das **Trp53-Protein** (S. 26) dafür verantwortlich, dass sich die Zelle nur teilt, wenn die DNA unbeschädigt vorliegt. Ist die DNA beschädigt, wird das Trp53-Protein vermehrt gebildet, leitet die Apoptose der Zelle ein und verhindert so, dass sich die mutierte Zelle teilt.

Die **Mutation eines Tumorsuppressorgens** kann zur **Inaktivierung dieses Gens** und dadurch zur **Aktivierung des zugehörigen Protoonkogens** führen. Unkontrollierte Zellproliferation ist die Folge.

Die Mutationsarten, die zur Inaktivierung von Tumorsuppressorgenen führen, zeigt **Tab. 14.9**.

Nach heutigem Kenntnisstand sind **Trp53-Mutationen bei fast 50 % aller Krebserkrankungen** involviert. Durch die Deletion von Trp53 bzw. den Wirkungsverlust aufgrund einer Punktmutation unterbleibt die Hemmung des Zellzyklus bei DNA-Schädigung, sodass Mutationen an die Tochterzellen weitergegeben werden.

Klinik

Brustkrebs ist in der westlichen Welt die **häufigste bösartige Tumorerkrankung** der Frau und die häufigste Krebstodesursache. Er kommt bei beiden Geschlechtern vor, aber die Inzidenz beim Mann ist 100-fach geringer als bei der Frau.

Dieser maligne Tumor breitet sich **früh** auf dem Lymph- und venösen Blutweg aus und bildet **Metastasen**. Hämatogene Metastasen befinden sich bei 80 % der Patientinnen im Skelettsystem und bei 40–60 % in Leber oder Lunge. Die Behandlung der meisten Tumoren besteht in einem Zusammenspiel von operativen Maßnahmen, Bestrahlung und Chemo- und Hormontherapie.

In ca. 30 % aller Tumoren findet man die **Amplifikation** des **Onkogens erbB2**. In diesen Fällen kommt es oft zu einer frühzeitigen Metastasierung des Tumors und damit zu einem prognostisch ungünstigen Krankheitsverlauf.

Basierend auf Erkenntnissen der Molekularbiologie wurde für diese Patientinnen ein neues **Medikament** (ein monoklonaler Antikörper) entwickelt, welches gezielt an den überexprimierten Wachstumsfaktorrezeptor der Tumorzellen binden kann. So wird das permanente Zellteilungssignal der Zelle gestoppt und es kommt zur Apoptose der Tumorzelle.

14.5.2 Therapie

Medikamente, die man zur Behandlung von Krebserkrankungen verwendet, nennt man **Zytostatika**. Die charakteristische und gefährliche Eigenschaft von Tumorzellen, ist ihre schnelle und häufige Zellteilung. An diesem Punkt setzt auch die Therapie an. Man verwendet Substanzen, die den DNA-Stoffwechsel und damit auch die **Replikation**

Tabelle 14.9 Ursachen der Inaktivierung von Tumorsuppressorgenen

Mutationsart	Definition	Beispiel für betroffenes Tumorsuppressorgen
Deletion	Verlust eines DNA-Abschnitts	Trp53
Punktmutation	Veränderung einer Base	Trp53

und die **Zellteilung hemmen** (Hemmstoffe der Replikation, S. 535). Es werden auch Substanzen eingesetzt, die gezielt auf die Topologie der DNA einwirken. Hierbei kann es sich um **Basenanaloga** handeln, die im Rahmen der Replikation zwar in die DNA eingebaut werden, anschließend aber zu einer gestörten DNA-Struktur oder gar zum Kettenabbruch während der Replikation führen. Auch die

Therapie durch **Bestrahlung** führt dazu, dass über Quervernetzungen der Nucleotide oder durch DNA-Strangbrüche eine korrekte Replikation und Zellteilung nicht mehr möglich gemacht wird.
Tab. 14.10 zeigt Ihnen eine Übersicht über die wichtigsten Prinzipien der Tumortherapie.

14.5.3 Apoptose

Die Apoptose ist ein genetisch programmierter Zelltod, der gezielt einzelne Zellen im Körper eliminiert. So kommt es im Körper **physiologischerweise** zum Absterben von Zellen. Dieser Vorgang ist ebenso wie das Wachstum und die Zellteilung nötig, um ein ausgeglichenes Zell-Leben und damit z. B. die Größe eines Organs aufrechtzuerhalten. Die Apoptose unterliegt einer strengen Kontrolle, sie wird im Biologie-Teil ab S. 25 ausführlich besprochen.

Tabelle 14.10 Prinzipien der Tumortherapie

Wirkprinzip	Wirkstoffe (Beispiele)
DNA-Alkylierung	Chlorambucil, Cyclophosphamid
Platin-Freisetzung zur DNA-Quervernetzung	Cisplatin, Carboplatin, Oxaliplatin
Interkalierende Substanzen	Daunorubicin, Doxorubicin, Bleomycin
Topoisomerase-Hemmung	Etoposic, Teniposid, Topotecan
Hemmung der Nucleinsäuresynthese	Methotrexat, Pemetrexed, Anagrelid
Einbau „falscher" Nucleotide in die DNA	Mercaptopurin, Tioguanin, Azathiorpin, Fluorouracil
Mitose-Hemmung	Vincristin, Vindesin, Paclitaxel, Docetaxel
Eingriffe in die körpereigene Steuerung	Glucocorticoide, Retinoide, Interferone, Interleukine
Fotosensibilisierung im Rahmen einer Strahlentherapie	Porfimer, Temoporfin

nach: Lüllmann/Mohr/Hein, Pharmakologie und Toxikologie, 16. Aufl., Stuttgart: Thieme.

15 Zellstrukturen und interzelluläre Matrix; allgemeine Zellstrukturen

➡ Siehe Biologie Kapitel 1, ab S. 3.

16 Säure-Base-Haushalt, Wasser- und Elektrolythaushalt, Spurenelemente

16.1 Säure-Base-Haushalt

➡ Siehe Physiologie Kapitel 5.10, ab S. 719.

16.2 Wasser- und Elektrolythaushalt

➡ Siehe Physiologie Kapitel 9, ab S. 746.

16.3 Spurenelemente

➡ Siehe Biochemie Kapitel 8.4, S. 464.

16.4 Pathobiochemie

➡ Siehe Physiologie Kapitel 9, S. 746.

17 Bewegung

17.1 Kontraktile Systeme

Das Zusammenwirken des Actomyosin-Systems in kontraktilen Muskelzellen wird in der Physiologie in Kapitel 13, ab S. 802 besprochen.

17.2 Motile Systeme

17.2.1 Mikrotubuläres System

Aufbau, Struktur und Funktion von Mikrotubuli werden in der Biologie ab S. 15 besprochen.

17.2.2 Actin und Myosin in Nichtmuskelzellen

Die Rolle von Actin und Myosin außerhalb der Muskelfunktion wird in der Biologie ab S. 17 besprochen.

17.3 Pathobiochemie

Informationen zur Pathobiochemie des Bewegungssystems finden Sie in der Physiologie:
– Myasthenia gravis: S. 805
– Muskeldystrophie: S. 804
– Carnitinmangel-Myopathien: vgl. S. 493

18 Hormone und Zytokine

➡ Siehe Physiologie Kapitel 10, S. 764.

Biologie
Histologie
Anatomie
Chemie
Biochemie
Physik
Physiologie
Psych./Soz.

19.1 Aufbau und Funktion des Immunsystems

19.1.1 Organe und Zellen des Immunsystems

Das Immunsystem besteht aus einer **spezifischen** und einer **unspezifischen Abwehr** (**Abb. 19.1**). Sowohl die spezifische als auch die unspezifische Abwehr ist aus einem **zellulären** Anteil (Leukozyten, weiße Blutkörperchen, **Tab. 19.1**) und einem **humoralen**, löslichen Anteil (Antikörper, lat. humor = Körperflüssigkeit) aufgebaut. Merkmal der unspezifischen Abwehr ist der Angriff gegen Eindringlinge aller Art. Die spezifische Abwehr geht gezielt gegen ganz bestimmte Invasoren vor.

Primäre und sekundäre lymphatische Organe

Die Lymphozyten werden im Knochenmark bzw. Thymus, den **primären lymphatischen Organen** gebildet. Im **Thymus** reifen die T-Lymphozyten (**T** wie **Thymus**), im **Knochenmark** die B-Lymphozyten (**B** wie **bone marrow**, ursprünglich Bursa fabricii). Bereits in den primären lymphatischen Organen werden über 90 % der T-Lymphozyten und etwa 75 % der B-Lymphozyten wieder eliminiert.
Die weitere Reifung der Lymphozyten findet in den **sekundären lymphatischen Organen** statt. Diese sind in erster Linie **Lymphknoten** und **Milz**. Außerdem enthalten die Schleimhäute lymphatisches Gewebe. Dazu zählen vor allem die sogenannten „ALTs", die **Associated Lymphatic**

Tabelle 19.1 Die verschiedenen Leukozyten

Zellart	Anzahl/µl Blut	% der Leukozyten
Neutrophile Granulozyten (S. 554)	3000	60
Eosinophile Granulozyten (S. 554)	150	3
Basophile Granulozyten (S. 554)	<50	<1
Lymphozyten	1500	30
Monozyten (S. 554)	300	6

Tissues. Je nach Lokalisation unterscheidet man GALT (*gut associated lymphatic tissue*, von englisch *gut* für Eingeweide), MALT (*mucosa-associated lymphatic tissue*), usw.

Lymphozyten

Die Träger der spezifischen Immunantwort sind die **Lymphozyten**. Nur etwa 1 % der Lymphozyten befinden sich im Blut (2000–4000 Lymphozyten/mm³), die restlichen 99 % befinden sich im Gewebe.
Die Funktion der spezifischen Abwehr ist die Erkennung **körperfremder spezifischer Antigene**. In Kooperation mit der unspezifischen Abwehr werden die Antigene dann unschädlich gemacht.

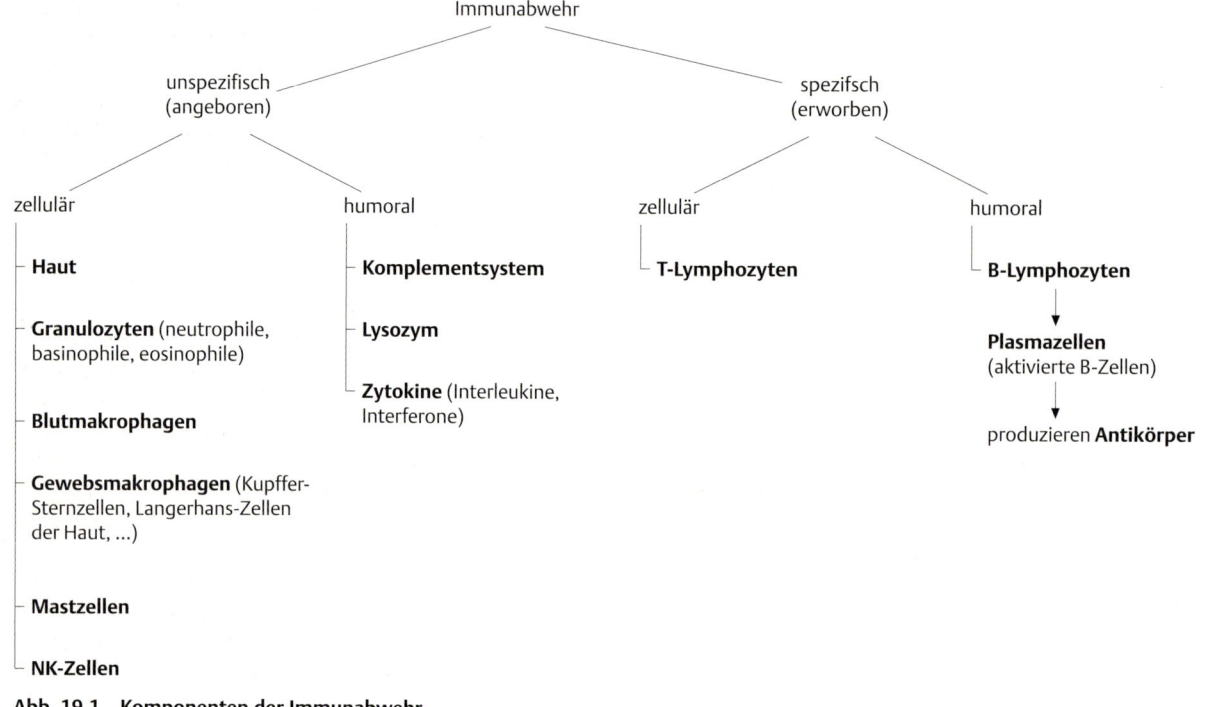

Abb. 19.1 Komponenten der Immunabwehr.

T-Lymphozyten (T-Zellen)

Die in den Thymus eingewanderten **Stammzellen** reifen zu T-Zellen. Weniger als 5 % der ursprünglichen Zellen überleben diesen Reifungsprozess. T-Zellen sind für die zelluläre Antwort der spezifischen Immunantwort verantwortlich und tragen auf ihrer Zelloberfläche den sog. **T-Zell-Rezeptor** (S. 559).

Die T-Zellen lassen sich durch unterschiedliche CD-Moleküle weiter differenzieren. Wenn eine T-Zelle **CD4** auf der Oberfläche trägt, so wird sie **T-Helferzelle** (T_H-Zelle) genannt, **CD8**-positive Zellen werden als **zytotoxische T-Zellen** (T_C-Zellen) bezeichnet.

T-Helferzellen. Diese Zellen haben vor allem eine **unterstützende Funktion**. Sie bilden **Zytokine** (S. 559), die sie ans Blut abgeben. Dadurch aktivieren sie weitere T-Zellen. Bei der Reifung entsteht zunächst eine T_{H0}-Zelle, die sich dann entweder in eine T_{H1}- oder eine T_{H2}-Zelle verwandelt. Diese beiden Zellarten unterscheiden sich folgendermaßen:

– In ihrer **Zytokinproduktion:**
  • T_{H1}-Zellen produzieren IL-2, Interferon-γ (IFN-γ) und Tumornekrosefaktor-α,
  • T_{H2}-Zellen produzieren vorwiegend die Interleukine 4, 5, 6, 10 und 13.
– In ihren **Aufgaben:**
  • T_{H1}-Zellen aktivieren andere T-Zellen und antigenpräsentierende Zellen (APC) und rufen so eine zellvermittelte Immunantwort hervor.
  • Die T_{H2}-Zellen lösen eine humorale Antwort aus, indem sie die B-Zellen aktivieren, die dann als Plasmazellen zur Freisetzung von Antikörpern befähigt sind.

Alle T_H-Zellen erkennen Antigene, die ihnen gebunden an **MHC-II-Moleküle** präsentiert werden (S. 558).

Zytotoxische T-Zellen (T_C-Zellen). Sie entwickeln sich aus den CD8-T-Zellen und erkennen Antigene, die ihnen durch **MHC-I**-Moleküle präsentiert werden (S. 558). Bei diesen Antigenen handelt es sich oft um Virusfragmente, die von den befallenen Zellen präsentiert werden. Es werden jedoch auch Makrophagen erkannt, die bakterielle Antigene auf ihrer Oberfläche darbieten. T_C-Zellen können befallene Zielzellen auf zwei verschiedene Weisen töten:

– **Von außen:** Durch Freisetzung von **Perforin** werden **Kanäle** in die Membran der Zielzelle eingebaut. Diese Kanäle führen zu einer **Lyse** der Zelle.
– **Von innen:** Immunzellen, Zellen von Leber, Lunge und Nieren, aber auch manche infizierten Zellen exprimieren auf ihrer Oberfläche das sog. **Fas-Protein**, über das die Apoptose ausgelöst werden kann. Die T_C-Zellen besitzen auf ihrer Oberfläche den Fas-Liganden, mit dem sie an infizierte Zellen binden und dadurch die Apoptose induzieren können.

Merke

T_H-Zellen besitzen **CD4** auf ihrer Oberfläche und reagieren auf Antigene, die ihnen auf **MHC-II-Molekülen** präsentiert werden.

T_C-Zellen besitzen **CD8** auf ihrer Oberfläche und erkennen Antigene, die von **MHC-I-Molekülen** präsentiert werden.

B-Lymphozyten (B-Zellen)

Die B-Zellen sind verantwortlich für die **humorale Antwort** der spezifischen Abwehr. Sie besitzen auf ihrer Zelloberfläche den **B-Zell-Rezeptor**, über den sie zu sog. **Plasmazellen** aktiviert werden können. Nach der Aktivierung produzieren die B-Zellen die Antikörper (Immunglobuline, S. 555).

Der B-Zell-Rezeptor ist analog dem T-Zellrezeptor (S. 559) aufgebaut und besteht aus einem membrangebundenen Immunglobulin, das als Antigenrezeptor fungiert.

Natürliche Killerzellen

Die natürlichen Killerzellen (NK-Zellen) gehören zu den Zellen der **lymphatischen Reihe**. Welche Rolle sie in der Immunantwort spielen, ist noch weitgehend ungeklärt. Man kann sich die NK-Zellen als unreife zytotoxische T-Zellen vorstellen. Im Gegensatz zu den T-Zellen besitzen die NK-Zellen aber keinen T-Zell-Rezeptor.

Zielzellen der NK-Zellen sind vor allem **virusinfizierte Zellen** und **Tumorzellen**. Wie sie diese Zellen erkennen, ist noch nicht geklärt.

Im Gegensatz zu den zytotoxischen T-Zellen benötigen NK-Zellen keinen Antigenkontakt, um aktiviert zu werden. Dennoch wird ihre Aktivität durch Zytokine wie IL-2 sowie IFN-α und -γ verstärkt. Zudem sind sie dazu befähigt, mit IgG markierte Zielzellen zu erkennen und abzutöten. Diese Form der Zelltötung bezeichnet man als **antikörperabhängige zellvermittelte Zytotoxizität (ADCC** –antibody dependent cell-mediated cytotoxicity). Der Mechanismus der Zelltötung gleicht in vielerlei Hinsicht der Zelltötung durch T_C-Zellen. Nach Erkennung ihrer Zielzelle setzt die Killerzelle Perforin und verschiedene Zytotoxine frei und kann die Apoptose der Zielzelle einleiten.

Dendritische Zellen (DC)

Diese Zellen des Immunsystems verdanken ihren Namen ihren verzweigten Ausläufern. Sie sind neben den Makrophagen und den B-Lymphozyten in der Lage, **T-Zellen zu aktivieren**. Im peripheren Gewebe sind die DC unreif (Beispiel: Langerhans-Zellen der Haut). Werden sie durch Aufnahme und Prozessierung von Antigenen aktiviert, wandern sie zu einem Lymphknoten, wo sie sich als sogenannte **interdigitierende DC** festsetzen und den T-Zellen Antigene präsentieren. Sie können nun keine Antigene mehr aufnehmen.

Antigene, die unabhängig von interdigitierenden DC in die Lymphknoten gelangen, werden dort von einer anderen Art der DC, den sogenannten **follikulären DC,** phagozytiert und anschließend den T-Zellen präsentiert.

Biologie | Histologie | Anatomie | Chemie | Biochemie | Physik | Physiologie | Psych./Soz.

Makrophagen

Makrophagen entstehen aus den **Monoblasten** des Knochenmarks. Als **Monozyten** werden sie ins Blut entlassen und differenzieren sich in den Geweben zu Makrophagen. Eigennamen besitzen die Makrophagen beispielsweise in der Leber (Kupffer-Zellen) und im ZNS (Mikroglia).

Makrophagen besitzen zahlreiche Rezeptoren auf ihrer Oberfläche, mit denen sie verschiedene Antigene binden können. Dazu gehören auch Toll-like-Rezeptoren, die wichtig für das Erkennen von Mikroorganismen sind. Die gebundenen Erreger werden zunächst von der phagozytären Membran umhüllt und in ein Vesikel aufgenommen (**Phagosom**). Anschließend verschmilzt das Phagosom mit einem oder mehreren Lysosomen zum **Phagolysosom**. Die aus den Lysosomen freigesetzten Enzyme und Peptide zerstören das Pathogen schließlich. Fragmente der zerlegten Pathogene werden gebunden an **MHC-II** in die Plasmamembran transloziert. Der MHC-II-Antigen-Komplex wird den T-Zellen präsentiert.

Aktivierte Makrophagen können durch Freisetzung verschiedener **Zytokine** (z.B. IL-1, TNF-α, IL-6, -8 und -12) Entzündungsreaktionen auslösen.

Granulozyten

Granulozyten haben ihren Namen von den mikroskopisch auffälligen Granula in ihrem Zellinneren. Man unterscheidet drei Typen von Granulozyten:
– neutrophile Granulozyten
– eosinophile Granulozyten
– basophile Granulozyten.

Neutrophile Granulozyten. Den größten Anteil der Granulozyten machen die **neutrophilen Granulozyten** aus. Sie werden wegen des Aussehens ihres Kernes auch als **polymorphkernige Granulozyten** bezeichnet. Wie die Makrophagen besitzen sie F_C-Rezeptoren (s.u.) auf ihrer Zelloberfläche. Sie sind wesentlich an der schnellen Bekämpfung bakterieller Infektionen beteiligt und phagozytieren vorwiegend opsonisierte Bakterien. Dabei kann Eiter entstehen, der aus toten Neutrophilen, Gewebetrümmern und Gewebeflüssigleit besteht. Die Granula der neutrophilen Granulozyten enthalten besondere Enzyme, die phagozytierte Bakterien zerstören:
– **Hydrolasen** wie **saure Phosphatase, Elastase, Kollagenase** und **Cathepsin G**. Hydrolasen katalysieren die Spaltung von Estern, Ethern, Peptiden, C–C-Bindungen u.a. und spielen damit eine Rolle beim Abbau internalisierter Moleküle.
– **Lysozym** zerstört die bakterielle Zellwand durch Spaltung von Murein und Mucopeptiden.
– **Lactoferrin** bildet mit Eisen Komplexe und entzieht den Bakterien das für sie lebenswichtige Metall.
– **Myeloperoxidase** führt zur Bildung von reaktiven Sauerstoffverbindungen, die die Bakterienmembranen zerstören.

Ca. 90% der Neutrophilen sind im Knochenmark als Reservepool gespeichert. Durch gezielte **Migration** (Wanderung) gelangen sie an den Infektionsherd. Sie adhärieren dazu mit bestimmten Oberflächenmolekülen, den **Selectinen** und **Integrinen**, an Rezeptoren auf den Endothelzellen, wie z.B. **ICAM-1** (CAM = *cell adhesion molecule*). Durch die Bindung werden die Neutrophilen aktiviert, und sie werden von Chemokinen (Interleukine [z.B. IL-8], Komplementfaktoren C3a und C5a, Leukotriene) angelockt. Sie wandern zwischen den Endothelzellen hindurch ins Gewebe **(Diapedese)** und bewegen sich chemotaktisch auf den Infektionsherd zu. Dort angekommen, phagozytieren sie die Bakterien und zerstören sie (s.o.). Meistens gehen sie dabei selbst mit zugrunde. Die Neutrophilen sind maximal 1 Tag im Blut, wandern dann ins Interstitium, wo sie höchstens 3 Tage überleben und dann durch programmierten Zelltod (Apoptose) aus dem Verkehr gezogen werden.

Eosinophile Granulozyten haben eine wichtige Funktion im Kampf gegen Helminthen (Würmer) und Protozoen (Einzeller). Außerdem sind sie beteiligt bei Überempfindlichkeitsreaktionen vom Soforttyp (S. 562).

Basophile Granulozyten sind durch Granula gekennzeichnet, die vor allem **Histamin**, Heparin sowie Prostaglandine und Leukotriene enthalten. Insgesamt sind die basophilen Granulozyten den Mastzellen sehr ähnlich. Beide Zellarten sind beteiligt an einer Überempfindlichkeitsreaktion vom Soforttyp.

Mastzellen

Mastzellen kommen vor allem im Bindegewebe des Körpers vor. Wie die basophilen Granulozyten besitzen sie einen hochaffinen Rezeptor für das **F_C-Fragment von IgE** (FC-εRI). Nach Bindung von Antigenen an diese IgE-Monomere werden Mastzellen, ähnlich wie die Basophilen, zur Freisetzung von Mediatoren wie Histamin angeregt.

19.1.2 Antigene

Antigene sind als Substanzen definiert, die an einen spezifischen Antikörper binden können. Antigene, die eine Immunantwort hervorrufen, werden als **Vollantigene** oder **Immunogene** bezeichnet.

Der Bereich des Antigens, der an einen Antikörper oder eine B-Zelle bindet, wird als **Epitop** bezeichnet. Gewöhnlich besitzt ein Antigen mehrere solcher Epitope. Die Anzahl der Epitope bestimmt die **Valenz** eines Antigens (ein Antigen mit zwei Epitopen ist z.B. divalent). In den meisten Fällen handelt es sich bei Antigenen um Proteine, es kann sich aber auch um Kohlenhydrate, Lipide oder Nucleinsäuren handeln.

Haptene. Kleine Antigene, die an den Ig-Rezeptor von B-Zellen oder an Antikörper binden, *ohne* eine Immunantwort hervorzurufen, nennt man **Haptene**. Haptene sind somit nicht immunogen, können aber durch Kopplung an ein Trägerprotein immunogen werden.

19.1.3 Immunglobuline

Immunglobuline sind Proteine, die in großen Mengen von Plasmazellen gebildet werden. Sie werden auch als **Antikörper** bezeichnet. Man unterscheidet fünf Klassen von Immunglobulinen: IgA, IgD, IgE, IgG und IgM (Ig = Immunglobulin, **Tab. 19.2**).

Aufbau

Alle Immunglobuline bestehen aus zwei **schweren Ketten** (H-Ketten = *heavy chains*) und zwei **leichten Ketten** (L-Ketten = *light chains*).

– Es gibt fünf Arten von schweren Ketten, die durch die griechischen Buchstaben **α, γ, δ, ε** und **μ** gekennzeichnet werden. Diese geben dem jeweiligen Ig seinen Namen: IgA enthält z. B. zwei schwere α-Ketten.
– Bei den leichten Ketten unterscheidet man die **κ-(Kappa-) Kette** und die **λ-(Lambda-) Kette**.

Abb. 19.2 zeigt den Y-förmigen Aufbau von IgG. Die zwei schweren (H) und die zwei leichten (L) Ketten sind über Disulfidbrücken miteinander verbunden. Die leichten Ketten besitzen eine **variable** (V_L) und eine **konstante** Domäne (C_L). Die schweren Ketten enthalten vier Domänen: eine N-terminale variable Domäne (V_H) und drei C-terminale kons-tante Domänen (C_{H1}–C_{H3}). Disulfidbrücken *innerhalb* der Ketten dienen der Stabilisierung.

Durch die pflanzliche Protease **Papain** kann das IgG in ein F_C- und **zwei** F_{ab}-Fragmente gespalten werden. Die Spaltung erfolgt an einem beweglichen „Knick" (**hinge-Region**, engl. = Scharnier, Gelenk), der die beiden Fragmente miteinander verbindet:

– Das **F_{ab}-Fragment** (F_{ab} = **a**ntigen-**b**inding fragment) enthält die Region des Antikörpers, die spezifisch Antigene bindet. Der **F_C-Teil** der Immunglobuline spielt eine wichtige Rolle bei der Bindung der Antikörper an Zelloberflächen und bei der Komplementfixierung (s. u.). Das F_C-Fragment von IgG enthält ein Oligosaccharid. F_C bedeutet *crystallizable Fragment* (da es leicht kristallisierbar ist).

Funktion

Antikörper sind entweder membrangebundener **Bestandteil des B-Zell-Rezeptors** oder sie liegen **frei im Blut** vor, nachdem sie von Plasmazellen sezerniert wurden. Antikörper selbst können keine Erreger abtöten. Sie haben folgende Funktionen:

– **Neutralisation:** Antikörper binden Antigene an ihren F_{ab}-Teil. Dadurch werden die Antigene unschädlich für die Körperzellen (= Neutralisation).
– **Opsonisierung:** Phagozytierende Zellen binden mit ihren F_C-Rezeptoren an den F_C-Teil von Antikörpern, die Antigene gebunden haben. Der Antigen-Antikörper-Komplex wird dadurch sehr viel besser gebunden als das freie Antigen und die Phagozytose kann einfacher ablaufen.
– Besonders IgM führt zu einer **Aktivierung des Komplementsystems**, nachdem es ein Antigen gebunden hat (s. u.). Aber auch IgG kann das Komplementsystem aktivieren.

Tabelle 19.2 Die fünf Antikörperklassen

	IgA	IgD	IgE	IgG	IgM
Struktur					
Molekulargewicht (kDa)	150 (Dimer: 400)	180	200	150	**900**
Serumkonzentration (g/l)	3,5	0,03	0,00005	**13,5**	1,5
schwere Ketten (H)	α	δ	ε	γ	μ
leichte Ketten (L)	κ oder λ	κ oder λ	κ oder λ	κ oder λ	κ oder λ
joining Peptide	**ja**	nein	nein	nein	**ja**
plazentagängig?	nein	nein	nein	**ja**	nein
Komplementaktivierung	-	-	(+)	+	+++
Hauptfunktionen	Schleimhautschutz; Schutz von Neugeborenen (IgA ist in Muttermilch vorhanden)	Beeinflussung der Lymphozytenfunktion? (es ist neben IgM auf der Oberfläche von B-Zellen vorhanden)	Auslösung einer anaphylaktischen Reaktion; Parasitenabwehr	Schutz des extravaskulären Raumes vor Bakterien und Viren	erste Abwehr gegen Mikroorganismen im Blut (Frühphase einer Infektion)

Biologie
Histologie
Anatomie
Chemie
Biochemie
Physik
Physiologie
Psych./Soz.

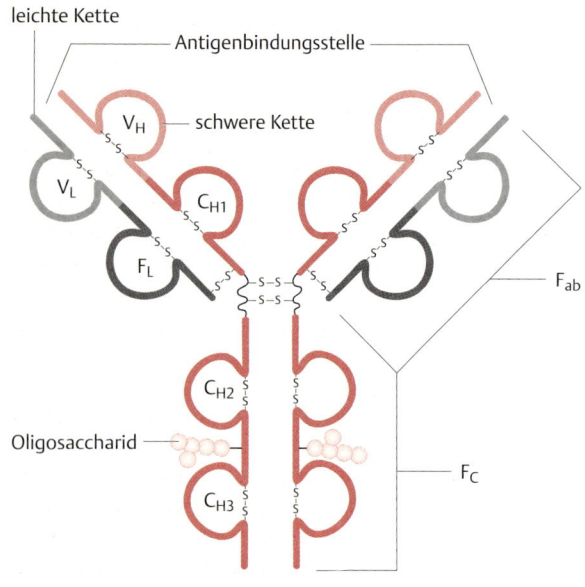

leichte Kette

Antigenbindungsstelle

V_H

schwere Kette

V_L

C_{H1}

F_L

F_{ab}

C_{H2}

Oligosaccharid

F_C

C_{H3}

Abb. 19.2 Struktur von IgG.

IgA. Der weitaus größte Teil von IgA befindet sich als sekretorisches IgA auf Schleimhautoberflächen, in der Tränenflüssigkeit und im Speichel. Dort dient das IgA dem Schutz der **Schleimhautepithelzellen**. Auch in der Muttermilch finden sich IgA-Moleküle, sie dienen dem immunologischen Schutz des Neugeborenen.

Die Synthese des IgA erfolgt in Plasmazellen direkt unter der **Schleimhaut**. Sie geben IgA-Moleküle als **Dimere** ab. Über ein **Joining Peptide** (engl. *to join* = verbinden) sind zwei IgA-Moleküle an ihren F_C-Teilen miteinander verbunden (**Tab. 19.2**). Das IgA-Dimer wird von den Schleimhautzellen an ihrer basolateralen Seite über die sogenannte sekretorische Komponente gebunden und aufgenommen. Der Komplex aus IgA und Rezeptor wandert in Vesikel verpackt durch die Zelle hindurch und wird auf der apikalen Seite freigesetzt. Dabei wird die extrazelluläre Domäne der sekretorischen Komponente, die das IgA trägt, abgespalten, während die Transmembrandomäne der sekretorischen Komponente an der Epithelzelle verbleibt (**Abb. 19.3**).

Merke

IgA kommt vor allem auf **Schleimhäuten** vor.

IgD. Die Konzentration von **IgD** im Plasma ist sehr gering. Als **membranständiges Immunglobulin** kommt es auf der Oberfläche von **B-Lymphozyten** vor. Über die Funktion von IgD ist wenig bekannt.

IgE. IgE spielt eine besondere Rolle bei der anaphylaktischen Sofortreaktion (S. 562) und der Abwehr gegen Würmer und Parasiten.

IgG. Die Immunglobuline der Klasse G haben die **höchste Plasmakonzentration**. Ihre Aufgabe besteht vor allem in der **Neutralisation** von Bakterientoxinen, der **Komplementaktivierung** (S. 560) und der **Opsonisierung** (S. 561). Phagozytierende Zellen besitzen spezielle Rezeptoren für den F_C-Teil von IgG, die als $F_C\gamma$- oder F_C-IgG-Rezeptoren bezeichnet werden. IgG ist die einzige Antikörperklasse, die die Plazentaschranke überwinden kann. Dadurch besitzen Neugeborene einen bereits im Mutterleib erworbenen IgG-Nestschutz.

IgM. Sezerniertes IgM ist aus **fünf IgM-Monomeren** aufgebaut. Die einzelnen Monomere sind wie beim IgA über ein **Joining Peptide** miteinander verbunden. IgM kann wegen der mehrfach vorhandenen Antigenbindungsstellen gut agglutinieren. IgM wird bei einer akuten Erstinfektion primär von den Plasmazellen gebildet. Ein erhöhter IgM-Spiegel gegen ein bestimmtes Antigen steigt kurz nach der Infektion an. Daher weist ein erhöhter IgM-Spiegel bei der Diagnostik auf eine frische Infektion hin. Außerdem ist IgM der stärkste **Aktivator des Komplementsystems** (S. 560).

Klinik

Kongenitale Agammaglobulinämie (Typ Bruton). Diese Erkrankung ist X-chromosomal rezessiv vererbt und betrifft deshalb fast nur Jungen. Es liegt eine stark **erniedrigte Immunglobulinkonzentration** im Serum vor. Weil die Immunglobuline die γ-Fraktion der Serumeiweißelektrophorese bilden und in diesem Fall stark erniedrigt sind oder

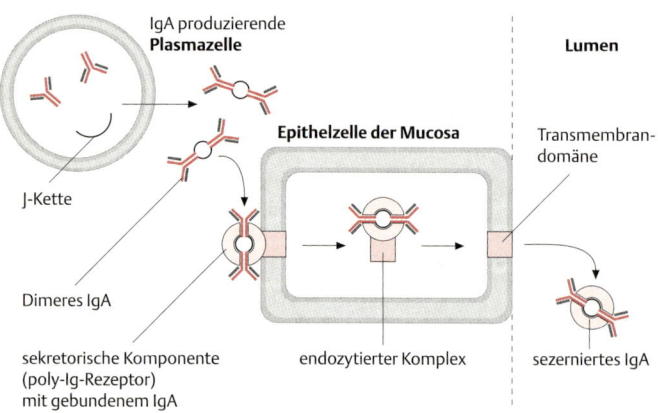

IgA produzierende **Plasmazelle**

Lumen

J-Kette

Epithelzelle der Mucosa

Transmembrandomäne

Dimeres IgA

sekretorische Komponente (poly-Ig-Rezeptor) mit gebundenem IgA

endozytierter Komplex

sezerniertes IgA

Abb. 19.3 Sekretion von IgA.

fehlen, wird die Krankheit als Agammaglobulinämie bezeichnet. Ursache ist ein Defekt bei der Reifung der Prä-B-Zellen zu den B-Zellen, der zu einem **Mangel** an **funktionsfähigen B-Zellen** (und damit auch Antikörpern) führt. Die Patienten sind stark anfällig für bakterielle Infekte, was sich häufig durch Infektionen der oberen Atemwege äußert.

Grundlagen der Antikörpervielfalt

Der menschliche Körper kann spezifische Antikörper gegen mehrere Millionen verschiedener Antigene bilden. Hätte jeder einzelne Antikörper sein eigenes Gen, wäre die Kapazität des menschlichen Genoms bei Weitem überschritten. Die Antikörpervielfalt muss also auf andere Weise entstehen. Sie wird durch zwei Mechanismen gewährleistet:

– durch somatisches **Gen-Rearrangement** während der Entwicklung der B-Zellen im Knochenmark,
– durch somatische **Mutationen** in den variablen Bereichen der Immunglobulin-Gene.

Gen-Rearrangement

Die **leichten Ketten** der Immunglobuline werden von 4 verschiedenen Exons kodiert (**Abb. 19.4**):

– dem Leitsegment **(L)**
– dem variablen Segment **(V)**
– dem Joining-Segment **(J)**, (Beachte: dieses Joining-Segment hat nichts mit dem joining peptide von IgA und IgM zu tun.)
– dem konstanten Segment **(C)**.

Dabei kodieren L-, V- und J-Segment für den variablen Teil der Ketten, während der kons-tante Teil vom C-Segment kodiert wird. Die einzelnen Segmente sind auf der DNA hintereinander angeordnet: Auf etwa 150 Tandems aus L- und V-Einheiten folgen in einem bestimmten Abstand 5 dicht beieinanderliegende J-Segmente und noch weiter stromabwärts ein einziges C-Segment (**Abb. 19.4**).

Während der Differenzierung der B-Lymphozyten im Knochenmark findet eine **Rekombination** dieser Exons statt. Dabei kommen durch **DNA-Rearrangement** jeweils ein L-, V-, J- und C-Segment hintereinander zu liegen. Durch Transkription und Splicing entsteht aus dieser DNA eine mRNA, die für eine einzelne leichte Kette kodiert. Nach der Translation wird das L-Peptid (kodiert durch das L-Segment) abgespalten und es entsteht die leichte Kette eines Immunglobulins.

Auch die **schweren Ketten** entstehen durch Gen-Rearrangement (**Abb. 19.5**). Dabei gibt es zwei Unterschiede zu den leichten Ketten:

– Zu den L-, V-, J- und C-Segmenten kommen etwa **10 D-Segmente** (D = diversity), die auf der DNA zwischen den ca. **250 Tandems** aus L- und V-Segmenten und den J-Segmenten liegen. Bei der Rekombination entsteht dann eine Fusion aus L-, V-, D- und J-Segmenten. Zusätzlich befinden sich jeweils zwischen V- und D- bzw. D- und J-Segment noch die sog. **N-Regionen**, die durch Einfügen weiterer Nucleotide entstehen. Dabei entsteht zwischen den jeweiligen V- und J-Segmenten eine NDN-Region. Diese Region ist ein besonders variabler Abschnitt des Gens für die schwere Kette.
– Es gibt **fünf C_H-Segmente: µ, δ, γ, ε** und **α**. Durch sie wird die Antikörperklasse festgelegt.

Mutationen

Die Hypothese der somatischen Mutationen besagt, dass die Vielfalt der Antikörper auch durch eine ungewöhnlich hohe Frequenz von Mutationen während der **B-Zell-Differenzierung** entsteht.

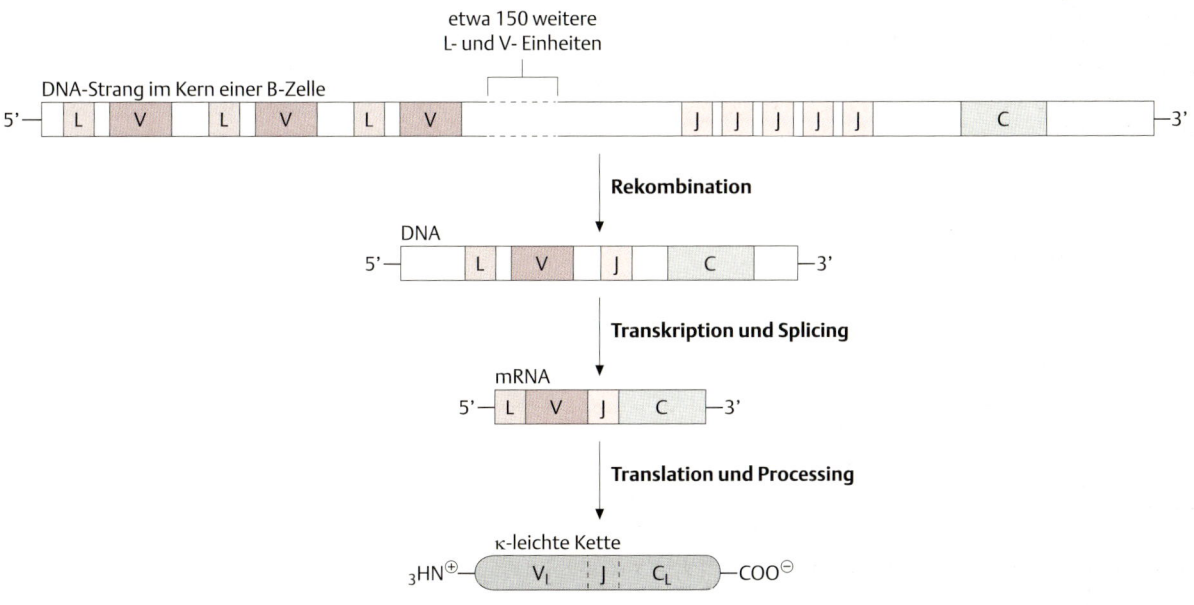

Abb. 19.4 Entstehung einer leichten Kette.

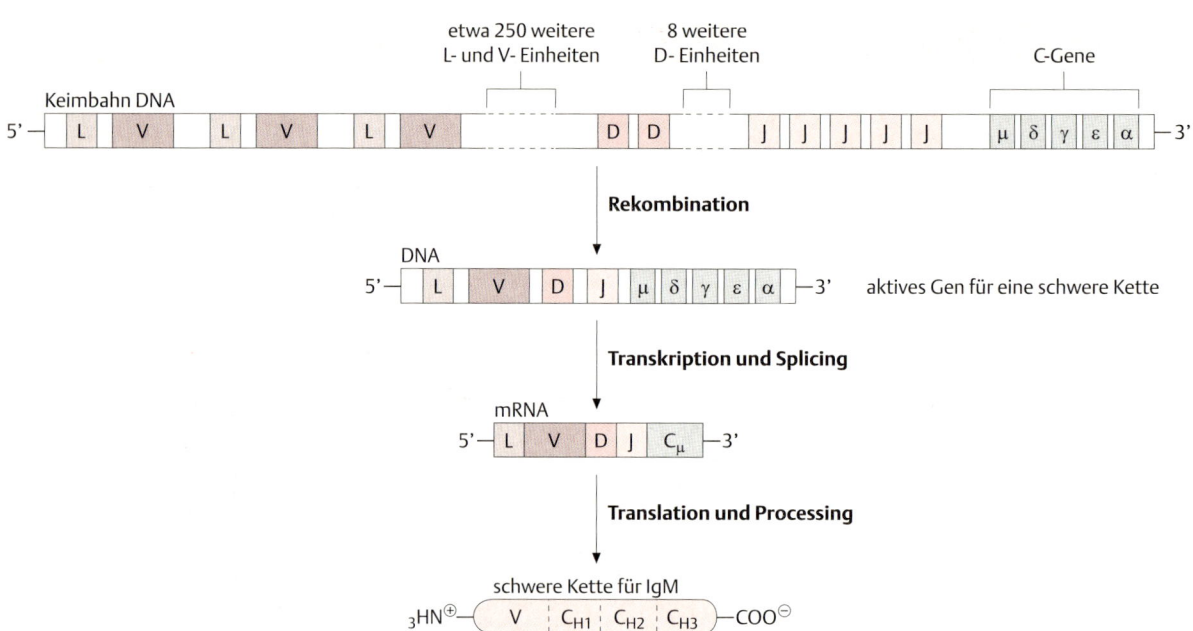

etwa 250 weitere
L- und V- Einheiten

8 weitere
D- Einheiten

C-Gene

Abb. 19.5 Entstehung der schweren Kette eines IgM-Moleküls.

Monoklonale Antikörper

Antikörper sind wichtige „Werkzeuge" im Labor. Identische B-Zellen, die ewig leben und nur einen gewünschten Antikörper produzieren, lassen sich nicht im Reagenzglas züchten. Deshalb kombiniert man die antikörperproduzierenden Zellen mit Zellen, die sich leicht kultivieren lassen und eine lange Lebensdauer haben. Solche Zellen sind Tumorplasmazellen (= **Myelomzellen**).

Für die Herstellung einer solchen kombinierten Zelle injiziert man einer Maus ein Antigen und regt dadurch die Proliferation von B-Zellen an, die den gewünschten Antikörper produzieren. Diese B-Zellen entnimmt man der Maus und fusioniert jeweils eine davon mit einer Myelomzelle. Dabei erhält man ein sog. **Hybridom**, das die gewünschten Antikörper produziert und zusätzlich gut kultivierbar ist. Weil sich die Antikörper alle von einer einzelnen B-Zelle (einem Klon) ableiten und daher identisch sind, bezeichnet man sie als **monoklonale Antikörper**.

19.1.4 MHC – Major Histocompatibility Complex

MHC-Proteine sind Glycoproteine, die fest in der Membran der Zelle verankert sind und vom Major Histocompatibility Complex kodiert werden. Sie kommen auf allen kernhaltigen Zellen im Körper vor. Beim Menschen werden diese Proteine auch als **humane Leukozytenantigene (HLA)** bezeichnet, weil sie zuerst auf Leukozyten entdeckt wurden.

Es gibt mindestens zwei verschiedene Arten von MHC-Proteinen.

MHC-Klasse-I-Proteine. Sie sind auf allen **kernhaltigen Zellen** vorhanden und bestehen aus einer α-Kette mit drei extrazellulären Domänen, die mit β$_2$-Mikroglobulin assoziiert ist (**Abb. 19.6**).

Die Hauptaufgabe der MHC-I-Proteine ist es, den **zytotoxischen T-Zellen**, also den CD8⁺-Zellen, durch proteasomalen Abbau entstandene Antigenpeptide mit einer Länge von 9–11 Aminosäuren zu **präsentieren**. MHC-I-Proteine werden normalerweise im endoplasmatischen Retikulum beladen und präsentieren Fragmente von allen Proteinen, die intrazellulär vorkommen, sowohl „eigen" als auch „fremd" (z. B. virale Proteine). Nur in Verbindung mit MHC-I können zytotoxische T-Zellen fremde Antigene erkennen und binden, um die betroffenen Zellen anschließend zu töten.

MHC-Klasse-II-Proteine. MHC-II-Proteine sind aus einer α- und einer β-Kette aufgebaut (**Abb. 19.6**). Sie haben die Funktion, den **CD4⁺-T-Helferzellen** Antigene zu präsentieren und kommen auf **antigenpräsentierenden Zellen** wie B-Lymphozyten, Makrophagen und dendritischen Zellen (die ebenfalls das CD4-Molekül besitzen) vor. Diese Zellen nehmen Antigene auf und fragmentieren sie in den Lysosomen durch Proteolyse. Einzelne Antigenfragmente werden im ER an MHC-II-Moleküle gebunden und über Vesikel zur Zelloberfläche transportiert. Werden sie dort von einer T-Helferzelle mit dem entsprechenden T-Zell-Rezeptor erkannt, wird eine Immunantwort ausgelöst.

Merke

MHC-I-Proteine kommen auf **allen kernhaltigen Zellen** vor,

MHC-II-Proteine auf **B-Lymphozyten**, **Makrophagen** und **dendritischen Zellen**.

Erythrozyten besitzen keine MHC-Proteine.

Biologie

Histologie

Anatomie

Chemie

Biochemie

Physik

Physiologie

Psych./Soz.

Klinik

Verschiedene Erkrankungen zeigen eine Vergesellschaftung mit einem bestimmten HLA-Protein. Es scheint eine **Assoziation** verschiedener **HLA-Moleküle** mit bestimmten **Allergien**, **Autoimmun-** und **Infektionskrankheiten** zu geben. Der **Morbus Bechterew**, eine Erkrankung der Wirbelsäule, ist beispielsweise gehäuft mit dem HLA-B27 assoziiert.

19.1.5 T-Zell-Rezeptor (TZR)

Der T-Zell-Rezeptor befindet sich auf allen T-Lymphozyten (S. 553) und ist in den meisten Fällen aus einer **α-** und einer **β-Kette** aufgebaut. In seiner Struktur ähnelt er stark den Antikörpern (S. 555). Er ist wie die Immunglobuline aus **variablen** und **konstanten** Bereichen aufgebaut (**Abb. 19.6**). Das carboxyterminale Ende durchspannt die Zellmembran mit einer Transmembrandomäne.

Durch ähnliche **genetische Rekombination** wie bei den Immunglobulinen (S. 557) entstehen Millionen verschiedener T-Zell-Rezeptoren, die in ihrer Wirkungsweise gegen ein bestimmtes Antigen hochspezifisch sind. Der T-Zell-Rezeptor ist immer mit dem Molekül **CD3** assoziiert. Jede T-Zelle reagiert mit ihrem spezifischen T-Zell-Rezeptor auf ein bestimmtes Antigen. Nach Bindung des Antigens an den Rezeptor wird in der T-Zelle eine Signaltransduktionskaskade ausgelöst, die letztlich zur Aktivierung der T-Zelle führt. Aktivierte T-Helferzellen aktivieren nun andere zelluläre Komponenten des Immunsystems, während aktivierte zytotoxische T-Zellen mit der Ausschüttung von Zytokinen reagieren.

19.1.6 Zytokine

Unter dem Begriff **Zytokine** fasst man eine Vielzahl von **Proteohormonen** zusammen, die teils überlappende, teils sehr spezifische Eigenschaften haben. Übersetzt bedeutet Zytokin ungefähr so viel wie „Zelle bewegen". Zytokine wirken als Botenstoffe zwischen verschiedenen Zellen. Anhand ihrer Funktion teilt man sie in vier verschiedene Gruppen ein:
- **Interleukine**
- **Interferone**
- **Chemokine**
- **Wachstumsfaktoren** (S. 777).

Interleukine, Interferone und Chemokine haben eine Funktion im Immunsystem, während Wachstumsfaktoren auch außerhalb des Immunsystems (z. B. bei der Hämatopoese) wirken.

Die Interleukine

In der Kommunikation zwischen den weißen Blutkörperchen nehmen die **Interleukine** eine zentrale Stellung ein. So ist z. B. Interleukin-2 das wichtigste Zytokin, das T-Helferzellen bilden, um sich selbst und weitere T-Zellen zu aktivieren. Meistens kürzt man die Interleukine mit IL

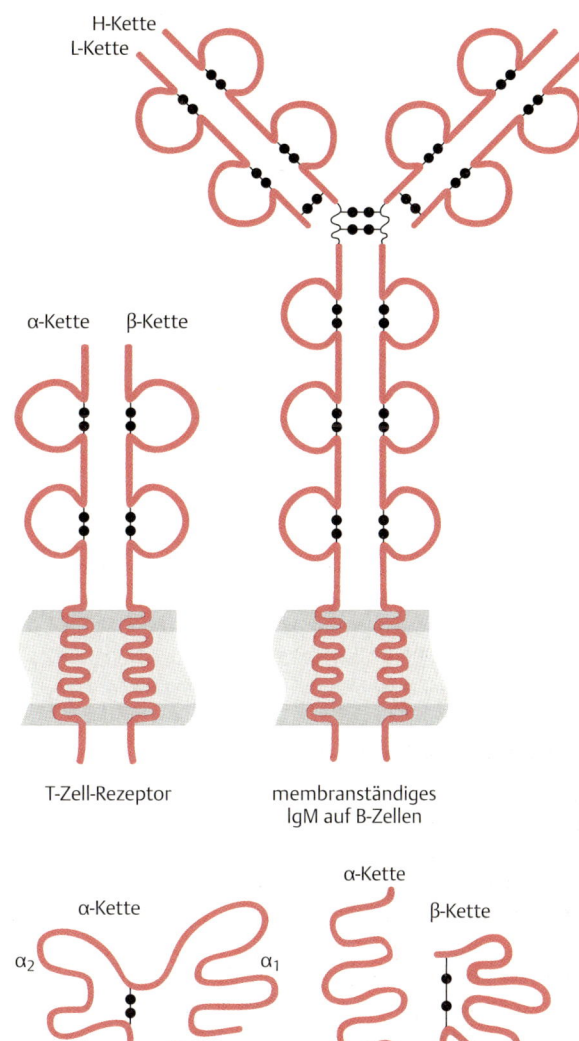

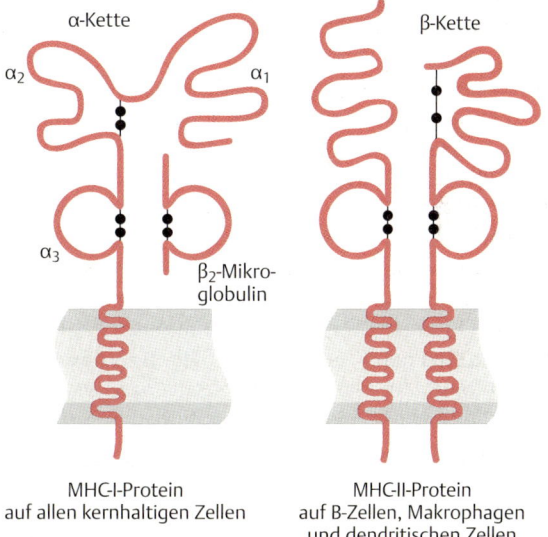

Abb. 19.6 **Struktur von Proteinen aus der Immunglobulin-Überfamilie.**

ab und hängt eine Zahl an, die das Interleukin genau charakterisiert (**Tab. 19.3**).

IL-1 wird z. B. von Makrophagen, Monozyten und Endothelzellen gebildet und aktiviert T-Zellen und Endothelzellen. Gleichzeitig führt IL-1 durch eine Einwirkung auf den Hypothalamus zu **Fieber**. In der Leber bewirkt IL-1 die

Tabelle 19.3 Übersicht über die wichtigsten Interleukine

Interleukin	produzierende Zelle	Zielzelle	Wirkung
Interleukin-1	Makrophagen, Monozyten, Endothelzellen	T-Zellen, Endothelzellen Hypothalamus, Leber	Stimulation, Entzündung, Fieber Induktion von Akute-Phase-Proteinen
Interleukin-2	T-Zellen	T-Zellen, B-Zellen, NK-Zellen	Aktivierung, Proliferation
Interleukin-4	T_H-Zellen, Mastzellen	B-Zellen, T-Zellen Monozyten,	Proliferation, Hemmung der Aktivierung von Makrophagen, Klassenwechsel der Plasmazellen zu IgE
Interleukin-6	Makrophagen, Monozyten, Endothelzellen	Thymozyten, reife B-Zellen, Hypothalamus, Leber	Costimulation, Proliferation, Fieber Induktion von Akute-Phase-Proteinen
Interleukin-10	T-Zellen	Makrophagen und Monozyten, B-Zellen	Hemmung von Makrophagen, Aktivierung der B-Zellen
Interleukin-12	Makrophagen	NK-Zellen, T-Zellen	Aktivierung
Tumornekrosefaktor α (TNF)	Makrophagen/Monozyten, T-Zellen	neutrophile Granulozyten, Endothelzellen, Hypothalamus, Leber	Aktivierung, Entzündung, Fieber, Induktion von Akute-Phase-Proteinen

Tabelle 19.4 Übersicht über die Interferone

Interferon (IFN)	produzierende Zelle	Zielzelle	Wirkung
Interferon-α	v. a. Makrophagen, Monozyten	alle	***antiviral***, verstärkte Expression von MHC I auf Zielzellen, Aktivierung von NK-Zellen
Interferon-β	v. a. Fibroblasten	NK-Zellen	v. a. Aktivierung der NK-Zellen
Interferon-γ	T-Zellen, NK-Zellen	Makrophagen und Monozyten, Endothelzellen, andere	Aktivierung der Zielzellen, verstärkte Expression von MHC I und MHC II

Produktion und Freisetzung von **Akute-Phase-Proteinen**. Akute-Phase-Proteine werden bei einer Entzündungsreaktion freigesetzt. Zu ihnen gehören das C-reaktive Protein (CRP) und Antiproteasen wie α-Antitrypsin. Das CRP dient als Opsonin, die Antiproteasen verhindern eine Gewebezerstörung durch Proteasen, die bei einer Entzündungsreaktion von verschiedenen Zellen freigesetzt werden. Aufgabe der Akute-Phase-Proteine ist die Lokalisation einer Entzündung und deren Eindämmung.

Zu den Interleukinen gehört auch der **Tumornekrosefaktor-α** (TNF-α), der u. a. eine zytolytische bzw. zytostatische Wirkung auf Tumorzellen hat. Er wird aber *nicht* von Tumoren produziert. Ähnlich wie Interleukin-1 wird der TNF-α von Monozyten, Makrophagen und T-Zellen gebildet. Er ist der wichtigste Mediator im Kampf gegen gramnegative Bakterien.

Die Interferone

Die Interferone (IFN) sind mit den Interleukinen nahe verwandt. Sie werden in **Typ-I-Interferone** und **Typ-II-Interferone** eingeteilt und binden an unterschiedliche Rezeptoren (**Tab. 12.6**). Zu den Typ-I-Interferonen zählt man IFN-α und IFN-β. Das einzige Typ-II-Interferon ist das IFN-γ. Der wichtigste Unterschied der beiden Interferontypen besteht vor allem in ihrer Wirkung. Interferon-γ führt zu einer Aktivierung von Makrophagen und Monozyten und ist ein wichti-

ger Mediator der Entzündungsreaktion. Die Interferone-α und -β stehen im Zentrum des Kampfes gegen Viren.

19.1.7 Unspezifische Abwehr
Komplementsystem

Das Komplementsystem gehört zur humoralen Abteilung der unspezifischen Abwehr. Als es erstmals entdeckt wurde, fand man heraus, dass es die antibakterielle Wirkung der Antikörper verstärkt (komplementiert). Es besteht aus Plasmaproteinen, die von der Leber gebildet werden. Durch Aktivierung des Komplementsystems wird eine Kaskade in Gang gesetzt, die der Blutgerinnungskaskade ähnelt. Am Ende dieser Kaskade steht die **Lyse der Krankheitserreger** wie Bakterien oder Pilze.

Das System kann auf dem klassischen Weg, dem alternativen Weg oder auf dem MB-Lektin-Weg (mannanbindendes Lektin) aktiviert werden (**Abb. 19.7**). Alle drei Wege münden in einer gemeinsamen Endstrecke.

Klassischer Aktivierungsweg. Er beginnt mit dem **Komplementfaktor C1**. Der Faktor ist aus C1q, C1r und C1s aufgebaut. C1q besitzt sechs „Köpfchen", die wie die Blüten eines Tulpenstraußes angeordnet sind. Mit diesen Köpfchen bindet C1q an den F_C-Teil von IgM und IgG, die an Antigene gebunden sind.

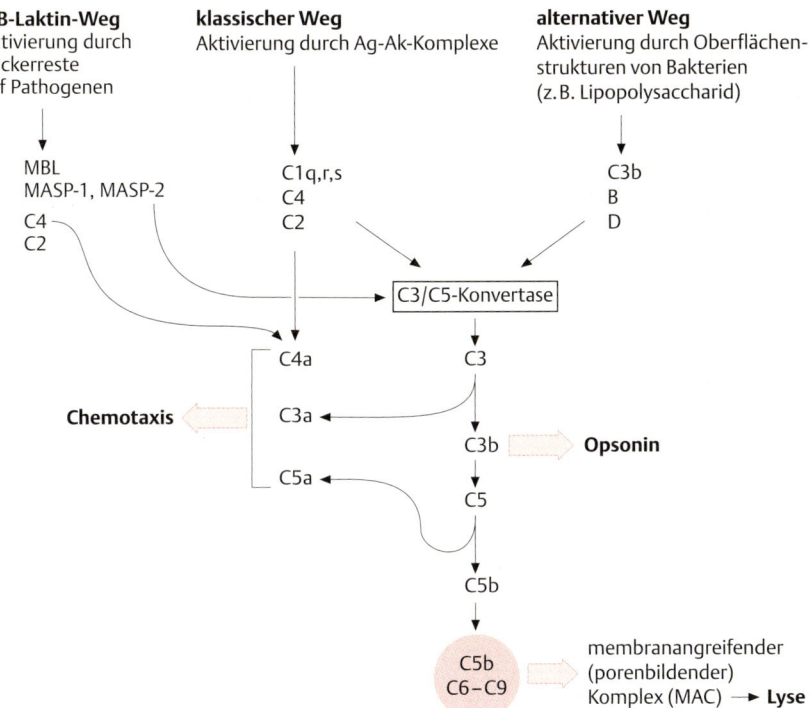

MB-Laktin-Weg
Aktivierung durch
Zuckerreste
auf Pathogenen

klassischer Weg
Aktivierung durch Ag-Ak-Komplexe

alternativer Weg
Aktivierung durch Oberflächenstrukturen von Bakterien
(z. B. Lipopolysaccharid)

Abb. 19.7   **Das Komplementsystem.**

Da C1q mindestens zwei Bindungen ausbilden muss, um die Kaskade in Gang zu setzen, ist IgM als Pentamer ein sehr viel stärkerer Aktivator des Komplementsystems als IgG. Durch die Bindung von C1q an den Antigen-Antikörper-Komplex werden die Faktoren C1r und C1s aktiviert. Dadurch wird die Komplementkaskade ausgelöst. Der aktivierte Faktor C1s spaltet **C4** und **C2** in C4a und C4b bzw. C2a und C2b. C4b und C2b bilden die **C3-Konvertase**. Sie erzeugt große Mengen C3b, das über eine reaktive Thioester-Gruppe an die Oberfläche von Pathogenen bindet (Opsonisierung). Gleichzeitig entsteht C3a, ein potentes Chemotaxin und Anaphylatoxin, das Entzündungszellen wie Mastzellen anlockt und aktiviert. C3b bildet gemeinsam mit der C3-Konvertase die **C5-Konvertase** (C2bC3bC4b). Durch diese wird **C5** in C5a und C5b gespalten. Während C5a wie C3a und C4a ein **Chemotaxin** ist und neutrophile Granulozyten anlockt, bildet C5b den ersten Baustein des membranangreifenden Komplexes (**MAC = Membrane Attack Complex**). Die Faktoren C6 bis C9 lagern sich nacheinander an C5b an. Bis zu 14 C9-Moleküle bilden durch Zusammenlagerung eine **Pore** der Zellmembran des angegriffenen Erregers, der dadurch zugrunde geht (Lyse).

> **Merke**
>
> **C3a, C4a** und **C5a** sind **Chemotaxine**, die Entzündungszellen anlocken.
>
> **C6, C7, C8** und **C9** lagern sich an **C5b** an, was zur Porenbildung und Zell-Lyse führt.

MB-Lektin-Weg. Er ist dem klassischen Aktivierungsweg sehr ähnlich. Das **mannanbindende Lektin** (**MBL**) ist wie C1q mit 6 Köpfchen ausgestattet. Diese binden spezifisch Zuckermoleküle auf der Oberfläche von Pathogenen. MBL

bildet anschließend einen Komplex mit den Zymogenen **MASP-1** und **MASP-2**, was zur Aktivierung derselbigen führt. Sie spalten die Faktoren **C4** und **C2**. Der weitere Weg verläuft analog zum klassischen Aktivierungsweg.

Alternativer Aktivierungsweg. Er wurde nach dem klassischen Weg der Komplementaktivierung entdeckt und daher als alternativer Weg bezeichnet. Dieser Weg beginnt mit dem Faktor C3. Am Anfang des alternativen Aktivierungsweges findet die spontane Hydrolyse der Thioesterbindung von Faktor C3 statt. Das entstandene C3(H_2O) wird von Faktor B gebunden. Der durch Zusammenlagerung von C3(H_2O) und Faktor B entstandene Komplex ist Substrat von Faktor D. Faktor D spaltet den Faktor B in Ba und Bb. Der Komplex C3(H_2O)Bb ist eine C3-Konvertase, die C3 in C3a und C3b spaltet. Ein Großteil des C3b wird durch Hydrolyse abgebaut. Ein kleiner Teil des C3b bindet an Oberflächen von Erregern. Nun ist er zugänglich für Faktor B, welcher wiederum von Faktor D gespalten wird. Es entsteht der C3bBb-Komplex, die C3-Konvertase des alternativen Aktivierungsweges. Hier treffen sich alternativer und klassischer Weg.

> **Merke**
>
> Die drei Wirkungsmechanismen des Komplementsystems sind **Chemotaxis**, **Opsonisierung** und **Zell-Lyse**.

> **Klinik**
>
> **Hereditäres Angioödem (HAE).** Dem autosomal-dominant vererbten hereditären Angioödem liegt ein Mangel oder Defekt des C1-Inhibitors zugrunde. Der C1-Inhibitor hemmt als Serumproteaseinhibitor die Aktivität von Faktor

C1r und C1s, Blutgerinnungsfaktor XIIa (Hagemann-Faktor) und Kallikrein. Leitsymptom des HAE ist die immer wieder auftretende Ödembildung in Haut und Schleimhäuten, die durch eine vermehrte Bildung von C2-Kinin und Bradykinin ausgelöst wird. Die Schleimhautödeme können gastrointestinale Beschwerden wie Übelkeit, Erbrechen und Diarrhöen hervorrufen. Das Larynxödem kann zu Atemnot und Erstickung führen.

Lysozym

Lysozym ist aus einer einfachen Peptidkette mit 129 AS und vier intramolekularen Disulfidbrücken aufgebaut. Es kommt in vielen Zellen und vor allem in Sekreten vor.

Lysozym zerstört die **bakterielle Zellwand**, indem es β-glycosidische Bindungen zwischen N-Acetylmuraminsäure (NAM) und N-Acyetylglucosamin (NAG) spaltet. NAM und NAG sind Bestandteile des Glycans im Murein von Bakterienzellwänden.

Makrophagen-, Granulozyten- und NK-Zell-Funktion

Siehe Kapitel 19.1.1, S. 553

19.1.8 Spezifische Abwehr

Die T- und B-Lymphozyten sind die Träger der spezifischen Abwehr (**Abb. 19.1**).

Aktivierung der T-Zellen. T-Zellen befinden sich normalerweise in einem Ruhezustand, in dem sie sich nicht teilen. Bevor sie ihre Funktion ausüben können, müssen sie durch Bindung von **MHC-Peptidkomplexen** an den T-Zell-Rezeptor aktiviert werden. Dadurch werden in den T-Zellen über einen Signaltransduktionsweg folgende Vorgänge ausgelöst:
- verstärkte Transkription von Genen, das führt zu vermehrter Expression verschiedener **Rezeptormoleküle**,
- vermehrte **Freisetzung von Zytokinen**,
- Induktion der Mitose und Übergang in die **S-Phase des Zellzyklus**.

Aktivierung der B-Zellen. Im Gegensatz zum T-Zell-Rezeptor kann der B-Zell-Rezeptor **freie Antigene** binden. Das gebundene Antigen wird mit dem Rezeptor internalisiert. Das Antigen wird proteolytisch abgebaut und **Fragmente** (kleine Peptide) des Antigens werden von den B-Zellen zusammen mit **MHC-II-Molekülen** auf ihrer Oberfläche präsentiert. Dieser MHC-II-Antigen-Komplex wird vorwiegend von T_{H2}-Zellen erkannt und gebunden. Die Bindung zwischen den Zellen wird durch den antigenbeladenen **B-Zell-Rezeptor** und den **CD4$^+$-T-Zell-Rezeptor-Komplex** der T_{H2}-Helferzelle ermöglicht. Durch diese Bindung wird die **B-Zelle aktiviert**. Weitere costimulatorische Signale tauschen B- und T_H-Zelle über B7 der B-Zelle und CD28 der T-Zelle, bzw. CD40 der B-Zelle und CD40-Ligand der T-Zelle aus.

Die Antigenerkennung durch B-Zellen findet meist in den **Lymphknoten** oder im **submukosalen lymphoiden Gewe-**be statt. Die B-Zellen begeben sich zunächst in den **Parakortex**, wo die Zahl an T-Lymphozyten besonders hoch ist. Nach ihrer Aktivierung durch T-Helferzellen wandern sie in die **primären Follikel**. Dort bilden die aktivierten B-Zellen nun Keimzentren aus, in denen sie rasch proliferieren. Als Folge entstehen viele als **Zentrozyten** bezeichnete Klone der aktivierten B-Zelle. Diese Zentrozyten haben nun zwei Möglichkeiten der weiteren Entwicklung:
- Sie entwickeln sich zu aktiv antikörperproduzierenden **Plasmazellen.**
- Sie entwickeln sich zu **Gedächtniszellen.** Diese verbleiben in einem inaktiven Ruhezustand und können dann bei erneutem Kontakt mit demselben Antigen sehr schnell zu antikörperproduzierenden Zellen umgewandelt werden.

> **Merke**
>
> Die B-Zelle bindet Antigen an B-Zell-Rezeptor, internalisiert und präsentiert Antigenfragmente auf MHCII. Daran bindet die T_{H2}-Zelle mit ihrem passenden T-Zell-Rezeptor. Es kommt zur Aktivierung und Proliferation der B-Zelle. Aus den B-Zellen entstehen entweder antikörperproduzierende Plasmazellen oder Gedächtniszellen.

19.2 Störungen des Immunsystems

Die Komplexität der Immunantwort bedingt eine Vielzahl möglicher Störungen wie **Überempfindlichkeitsreaktionen, Immundefektkrankheiten** oder **Autoimmunkrankheiten**.

> **Klinik**
>
> **Überempfindlichkeitsreaktionen.** Bei den Überempfindlichkeitsreaktionen reagiert der Körper bei **Zweitkontakt übermäßig stark** auf ein Antigen. Als Folge wird der Organismus durch freigesetzte Substanzen oder aktivierte Zellen geschädigt. Man unterscheidet 4 Typen von Überempfindlichkeitsreaktionen (**Abb. 19.8**). Die Typen I bis III sind humoral vermittelt. Dem Typ IV liegt eine zelluläre Überreaktion zugrunde.
>
> **AIDS (Acquired Immunodeficiency Syndrome).** Das 1981 erstmals bekannt gewordene erworbene Immundefektsyndrom wird durch das humane Immundefizienzvirus (HIV 1 und HIV 2) hervorgerufen. HIV ist ein RNA-haltiges Retrovirus (**Abb. 19.9**). Um ihre genetische Information als DNA in die Wirtszelle integrieren zu können, besitzen diese Viren das Enzym **reverse Transkriptase** (S. 65), das RNA in DNA umschreiben kann. Eine **Protease** ist von zentraler Bedeutung für die Ausbildung viruseigener Proteine in der Wirtszelle.
>
> HI-Viren befallen **CD4$^+$-Zellen** (T-Helferzellen und Makrophagen). Für den Viruseintritt ist die Bindung des **Glycoproteins gp160** an CD4 erforderlich (**Abb. 19.9**). Gleichzeitig sind Chemokinrezeptoren, sog. Corezeptoren, **CCR5** auf Makrophagen bzw. **CXCR4** auf T-Helferzellen notwendig. Etwa 3 % der eurasischen Bevölkerung weisen eine Mutation des CCR5-Corezeptors auf. Dadurch sind sie vermutlich resistent gegen HIV.

Biologie Histologie Anatomie Chemie Biochemie Physik Physiologie Psych./Soz.

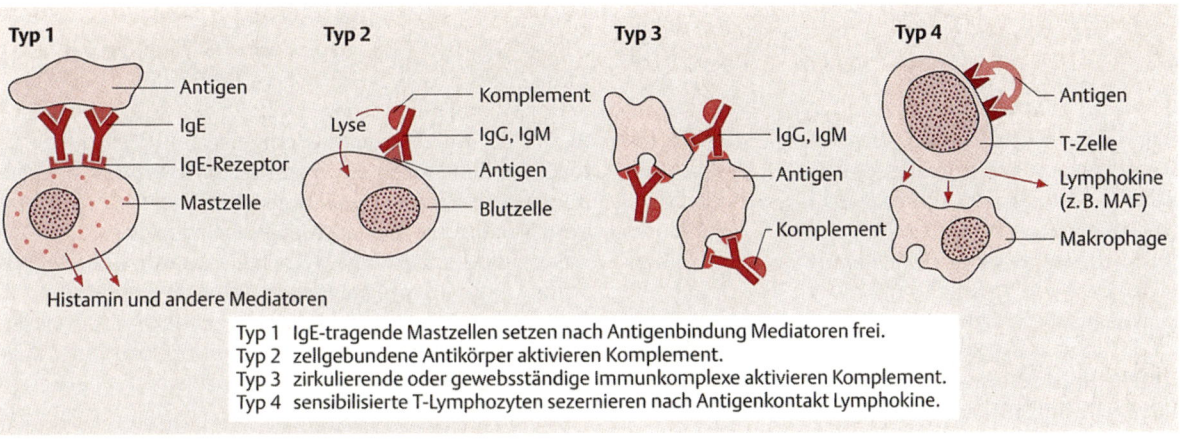

Typ 1 IgE-tragende Mastzellen setzen nach Antigenbindung Mediatoren frei.
Typ 2 zellgebundene Antikörper aktivieren Komplement.
Typ 3 zirkulierende oder gewebsständige Immunkomplexe aktivieren Komplement.
Typ 4 sensibilisierte T-Lymphozyten sezernieren nach Antigenkontakt Lymphokine.

Abb. 19.8 Die vier Typen der Überempfindlichkeitsreaktion.

Die Infektion mit HI-Viren führt zu einer **schleichend** einsetzenden **Immunschwäche**. Die Patienten erkranken häufig durch normalerweise harmlose Erreger, vor allem Pilze und Viren. Zudem haben sie ein deutlich erhöhtes Risiko, an bestimmten Tumoren zu erkranken (z. B. Kaposi-Sarkom).

Die Therapie richtet sich heute vor allem gegen die reverse Transkriptase und die Protease.

Autoimmunkrankheiten. Bei Autoimmunkrankheiten ist die antikörper- oder zellvermittelte Immunität gegen den **eigenen Organismus** gerichtet. Normalerweise werden autoreaktive Lymphozyten, die den eigenen Körper angreifen, im Verlauf der Reifung eliminiert. Diesen Prozess bezeichnet man als **negative Selektion** (S. 94). Die überlebenden Lymphozyten sind **autotolerant** (d. h. sie tolerieren körpereigene Zellen und Moleküle). Das Gegenteil von Autotoleranz ist die Autoimmunität. Krankheiten, die als Folge einer Autoimmunität entstehen, werden als **Autoimmunkrankheiten** bezeichnet (**Tab. 19.5**). Die Ursachen sind bis heute nicht genau bekannt.

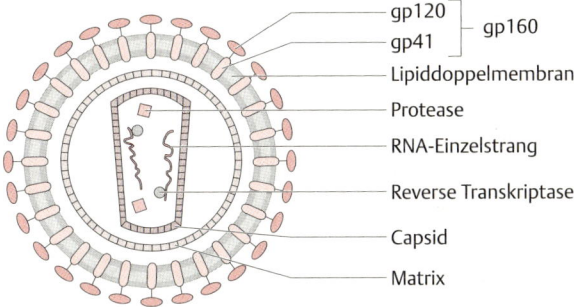

Abb. 19.9 Schematischer Aufbau von HIV.

Tab. 19.5 Einige Autoimmunkrankheiten und ihr Angriffsort

Autoimmunkrankheit	Angriffsort
Morbus Addison	Nebenniere
Morbus Crohn	Darm
Goodpasture-Syndrom	Niere und Lunge
Morbus Basedow	Schilddrüse
Multiple Sklerose	Gehirn und Rückenmark
Insulin-dependent Diabetes mellitus	B-Zellen des Pankreas
Myasthenia gravis	motorische Endplatte
Schuppenflechte	Haut
Systemischer Lupus erythematodes	DNA, Thrombozyten, andere

Biologie
Histologie
Anatomie
Chemie
Biochemie
Physik
Physiologie
Psych./Soz.

Das Blut macht etwa 8 % oder 1/12 des Körpergewichts eines Menschen aus. Das bedeutet, dass ein 70 kg schwerer Mensch ein Blutvolumen von ca. 5,8 l hat. Zu etwa 45 % besteht das Blut aus zellulären Bestandteilen, von denen die Erythrozyten mit etwa 99 % den größten Anteil bilden (**Abb. 20.1**).

Das Plasma macht 55 % des Blutvolumens aus. Zu 90 % besteht das Plasma aus Wasser. Von den restlichen 10 % fallen 70 % auf die über 100 Plasmaproteine, 20 % auf niedermolekulare Stoffe und 10 % auf Elektrolyte. Lässt man das Blut gerinnen und zentrifugiert die Gerinnungsbestandteile ab, dann erhält man Serum. Serum unterscheidet sich von Plasma durch das Fehlen der gerinnungsaktiven Proteine. Folgende Begriffe zur Blutzusammensetzung kann man unterscheiden:

– **Vollblut:** entspricht dem Blut innerhalb des Blutkreislaufs,
– **Plasma:** Vollblut ohne zelluläre Bestandteile,
– **Serum:** Plasma ohne gerinnungsaktive Proteine,
– **Hämatokrit:** Anteil der Zellen am Blutvolumen.

20.1   Erythropoiese und Erythrozyten

20.1.1 Sauerstoffaufnahme und -versorgung Erythrozyten

Etwa 99 % der zellulären Bestandteile des Blutes werden von den Erythrozyten gebildet (**Abb. 20.1**). Der Hämatokrit beschreibt den Volumenanteil der festen Blutbestandteile (vereinfacht gesprochen, den der Erythrozyten) im Verhältnis zum Gesamtvolumen (Normwert s. **Tab. 20.1**). Aus dem Hämatokrit, dem Hämoglobinwert und der Erythrozytenzahl lassen sich die Erythrozytenindizes MCH, MCHC und MCV errechnen:

– **MCH** (mean corpuscular hemoglobin) = Hb-Konzentration/Erythrozytenzahl
– **MCHC** (mean corpuscular hemoglobin concentration) = Hb-Konzentration/Hämatokrit
– **MCV** (mean corpuscular volume) = Hämatokrit/Erythrozytenzahl

Blutkörpersenkungsgeschwindigkeit. Im ungerinnbar gemachten Blut sinken die Erythrozyten aufgrund ihres höheren spezifischen Gewichts ab. Der Wert der Absenkung wird nach einer und nach zwei Stunden abgelesen und dokumentiert. Der Wert sollte bei Männern in der ersten Stunde unter 15 und bei Frauen unter 20 mm liegen.

Ein erhöhter Wert und damit eine schnellere Absenkung tritt bei Entzündungen und Tumoren auf, wird aber auch bei Anämien beobachtet.

Klinik

Anämie. Wenn die Erythrozytenzahl, Hb-Wert und/oder Hämatokrit unter den Normbereich abfallen, spricht man von einer Anämie, im Volksmund als Blutarmut bezeichnet. Die Ursachen der Anämie sind vielfältig. Man unterscheidet die normochrome von der hyper- und der hypochromen Anämie sowie die normozytäre von der makro- und der mikrozytären Form.

Eine normochrome normozytäre Anämie (MCH und MCV normal) tritt beispielsweise bei Blutungsanämie oder renaler Anämie auf. Hier läuft die Blutbildung normal ab, deckt aber nicht den Bedarf, der beispielsweise durch chronische Blutungen verloren geht. Bei der mikrozytären hypochromen Anämie (MCV und MCH erniedrigt) haben die Erythrozyten einen verminderten Hämoglobingehalt und sind dementsprechend verkleinert. Sie beruht in den meisten Fällen auf einem Eisenmangel. Bei der makrozytären hyperchromen Anämie (MCV und MCH erhöht) sind die in verminderter Zahl gebildeten Erythrozyten mit Hämoglobin „vollgestopft". Häufige Ursache ist eine DNA-Replikationsstörung aufgrund eines Folsäure- oder Vitamin-B_{12}-Mangels.

Stoffwechsel der Erythrozyten. Der Erythrozytenstoffwechsel ist enorm eingeschränkt. Sie besitzen weder Zellkern noch Zellorganellen. Aus diesem Grund sind sie nicht zu Reaktionen befähigt, die beispielsweise im Mitochondrium ablaufen. Das bedeutet, dass der Erythrozyt keinen eigenen Proteinsyntheseapparat besitzt. Der Stoffwechsel des Erythrozyten ist auf zwei Reaktionswege beschränkt:

– **1. Anaerobe Glycolyse:** Gewinn von ATP,

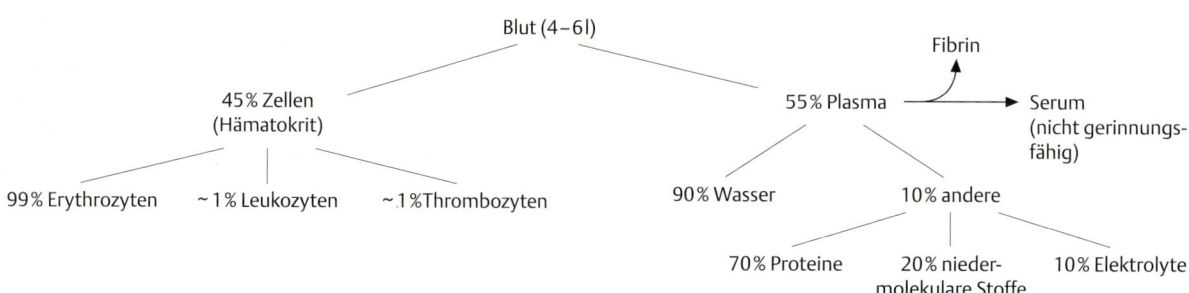

Abb. 20.1   Zusammensetzung des Blutes.

Biologie

Histologie

Anatomie

Chemie

Biochemie

Physik

Physiologie

Psych./Soz.

– **2. Pentosephosphatweg:** Bereitstellung von NADPH + H$^+$ für die Regeneration von Glutathion.

Durch die anaerobe Glycolyse gewinnt der Erythrozyt 2 mol ATP pro mol Glucose. Das ATP wird vor allem benötigt für die Na$^+$/K$^+$-ATPase in der Erythrozytenmembran und die Glutathion-Synthese (s. u.). Bei vollständiger Oxidation der Glucose kann eine Zelle etwa 32 ATP erzeugen. Die ATP-Ausbeute im Erythrozyten durch anaerobe Glycolyse beträgt somit nur ca. 6 % im Vergleich zur aeroben Glycolyse. In der Realität liegt der ATP-Gewinn im Erythrozyten sogar noch unter 2 ATP. Der Grund dafür ist die Synthese des 2,3-Bisphosphoglycerats (2,3-BPG). Das 2,3-BPG entsteht aus dem Glycolyse-zwischenprodukt 1,3-Bisphosphoglycerat. Durch diese „Abzweigung" kann das 1,3-Bisphosphoglycerat nicht in 3-Phosphoglycerat verwandelt werden. Dadurch geht das ATP der Phosphoglycerat-Kinase-Reaktion durch die Synthese von 2,3-BPG verloren. Das 2,3-BPG hat eine wichtige Funktion bei der O$_2$-Abgabe von Hämoglobin (s. u.).

Hämoglobin

Alle Organe und Gewebe des menschlichen Körpers müssen mit Sauerstoff (O$_2$) versorgt werden. Das wichtigste O$_2$-Transportsystem ist das **Hämoglobin** der Erythrozyten im Blut. Ein Mann besitzt etwa 16 g, eine Frau ca. 14 g Hämoglobin pro 100 ml Blut.

Ein Erythrozyt besteht zu etwa einem Drittel aus Hämoglobin. Hämoglobin ist ein tetrameres Protein aus zwei mal zwei identischen Proteinketten (**Abb. 20.2**), von denen jede eine Hämgruppe (S. 567) gebunden hat. Das häufigste Hämoglobin beim Erwachsenen ist das **Hämoglobin A$_1$** (HbA$_1$, A für adult). HbA$_1$ besteht aus 2 α- und 2 β-Ketten ($\alpha_2\beta_2$). Im Gegensatz dazu ist das fetale Hämoglobin **(HbF)** aus 2 α- und 2 γ-Ketten aufgebaut ($\alpha_2\gamma_2$). HbF hat eine größere Sauerstoffaffinität als HbA$_1$. Das erleichtert die Versorgung des Feten mit Sauerstoff, weil das HbF dem mütterlichen HbA$_1$ den Sauerstoff durch die höhere Sauerstoffaffinität abnehmen kann. Außerdem bindet der Regulator 2,3-Bisphosphoglycerat (s. u.) schwächer an HbF als an HbA$_1$. Ein weiteres Hämoglobin, das in geringer Menge beim Erwachsenen vorkommt, ist das **Hämoglobin A$_2$** (HbA$_2$, $\alpha_2\delta_2$).

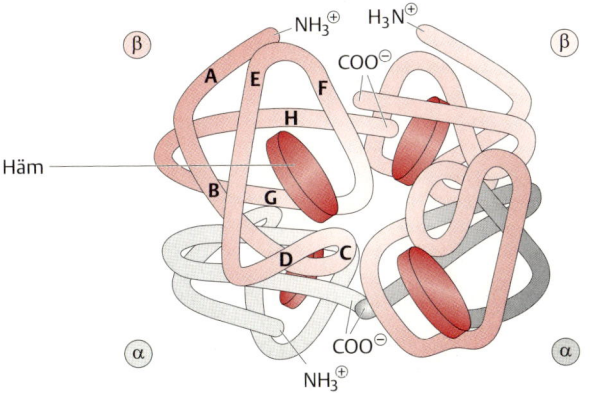

Abb. 20.2 Schema der Stuktur von HbA$_1$.

Tabelle 20.1 Die Erythrozytenparameter im Überblick

	Männer	Frauen
Erythrozytenzahl (10^6/µl)	4,6–6	4–5,5
Hämoglobin (g/dl)	14–17,5	12,3–15,3
Hämatokrit (%)	0,4–0,54	0,37–0,47
MCH (pg)	28–32	
MCHC (g/l)	320–360	
MCV (fl = 10^{-15} l)	80–100	

Merke
Jedes Hämoglobinmolekül enthält vier Hämgruppen. Da jede Hämgruppe ein Sauerstoffmolekül aufnehmen kann, transportiert **ein Hämoglobinmolekül maximal vier O$_2$-Moleküle**.

Hämoglobin als Puffer. Substanzen, die H$^+$- bzw. OH$^-$-Ionen binden können, tragen zur Pufferung des Blutes bei. Die wichtigsten Puffer des Blutes sind: Na-Hydrogenkarbonat (NaHCO$_3$ bzw. Bikarbonat), Hämoglobin und die Plasmaproteine.

Hämoglobin ist wegen seiner zahlreichen **Histidyl**- und **Sulfhydrylreste** der wichtigste Nicht-Bikarbonat-Puffer des Blutes.

Glykiertes Hämoglobin. An die N-terminalen Enden der β-Ketten im HbA$_1$ können nichtenzymatisch verschiedene Kohlenhydrate angehängt werden. Dieser als **Glycierung** bezeichnete Prozess führt beim normalen Erwachsenen dazu, dass 5–7 % des Hämoglobins glyciert vorliegen. Glyciertes Hämoglobin heißt **HbA$_{1C}$**.

Der HbA$_{1C}$-Wert steigt bei erhöhter Blutglucosekonzentration und charakterisiert als „Blutzuckergedächtnis" den Blutzuckergehalt eines Patienten in den letzten Wochen. Daher dient der HbA$_{1C}$-Wert dem Arzt als Kontrollparameter zur Einstellung eines Diabetes-Patienten.

Klinik

Bei **Thalassämien** ist die **Synthese** einer der beiden **Hämoglobinketten gestört**. Je nach betroffener Kette charakterisiert man sie als **α-** oder **β-Thalassämie** (Biologie, S. 30). Je nach Schweregrad der Ausprägung unterscheidet man eine **Thalassaemia major**, **intermedia** und **minor**. Zur Thalassaemia major kommt es bei homozygoten Trägern. Die Krankheit entwickelt sich bereits in den ersten Lebensmonaten. Die Kinder leiden an einer schweren Anämie, zeigen eine verzögerte Entwicklung und sterben in der Regel, bevor sie das Erwachsenenalter erreichen. Die Thalassaemia intermedia geht oft nur mit einer leichtgradigen Anämie einher. Die Thalassaemia minor, bei der die Träger heterozygot sind, verläuft meist symptomlos.

Sauerstoffbeladung des Hämoglobins (Oxygenierung)

Jedes Hämoglobinmolekül im Erythrozyten kann maximal **vier O_2-Moleküle** transportieren: Vier Bindungsstellen des Eisens sind mit den N-Atomen der vier Pyrrolringe belegt. Über die fünfte Bindungsstelle ist das Fe^{2+}-Atom mit einem Histidinrest des Globins verbunden (**Abb. 20.3**). Zur Beladung wird der Sauerstoff an die **sechste Bindungsstelle** des zentralen Fe^{2+}-Atoms im Häm gebunden, die Oxidationsstufe des Fe^{2+} ändert sich dabei nicht.

Hämoglobin kann zwei verschiedene Konformationen einnehmen, die man als **T-**(tense) und als **R-Form** (relaxed) bezeichnet. Die T-Form **(Desoxyhämoglobin)** hat eine sehr viel niedrigere Affinität zu O_2 als die R-Form **(Oxyhämoglobin)**. Die Bindung eines ersten Sauerstoffmoleküls an Desoxyhämoglobin führt zu einer Konformationsänderung im Hb. Gleichzeitig wird 2,3-Bisphosphoglycerat, das die T-Form stabilisiert, verdrängt. Dadurch wird die Bindung eines zweiten Sauerstoffs erleichtert und so weiter. Das vierte Sauerstoffmolekül wird schließlich mit einer 100-fach höheren Affinität gebunden als das erste.

> **Merke**
>
> **Sauerstoff** fördert somit als **positiver Effektor** seine eigene Bindung (= **kooperative Bindung**), was sich an der sigmoidalen Form der O_2-Sättigungskurve widerspiegelt (**Abb. 20.4**).

> **Merke**
>
> **2,3-Bisphosphoglycerat**, eine **Erniedrigung des pH-Wertes**, eine **Erhöhung der CO_2-Konzentration** und eine **Erhöhung der Temperatur vermindern** die Affinität des Sauerstoffs zum Hämoglobin (Rechtsverschiebung!).

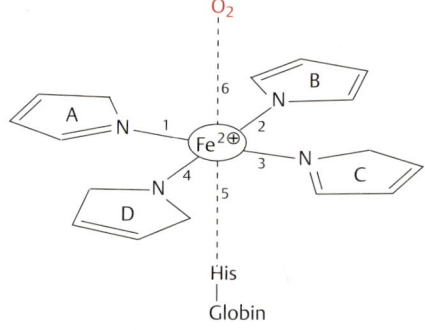

Abb. 20.3 Bindungen des Fe^{2+} im Oxy-Hämoglobin.

Durch diese Faktoren wird die Sauerstoffabgabe in den peripheren Geweben erleichtert. Es kommt zu einer **Rechtsverschiebung** der Sauerstoffbindungskurve, sie zeigt eine **Affinitätsabnahme** des Sauerstoffs zum Hämoglobin an. Eine **Linksverschiebung** der Sauerstoffbindungskurve zeigt eine **Affinitätszunahme** des Sauerstoffs zum Hb an.

Sauerstoffabgabe an das Gewebe

Das in der Lunge mit O_2 beladene Hämoglobin gibt den Sauerstoff an Gewebe mit niedrigem Sauerstoffpartialdruck ab. Besonders der niedrige pH-Wert und der erhöhte pCO_2 in diesen Geweben fördern die Freisetzung des Sauerstoffs aus dem Hämoglobin. Dies bezeichnet man als **Bohr-Effekt** (**Abb. 20.5**).

> **Klinik**
>
> **Kohlenmonoxidvergiftungen** treten häufig in schlecht belüfteten Autowerkstätten und Garagen auf. Durch die etwa 300-fach stärkere Affinität von CO zum Hb als Sauerstoff, liegen bereits bei 0,1 % CO in der Atemluft über 50 % des Hämoglobins als Carboxyhämoglobin vor, das die

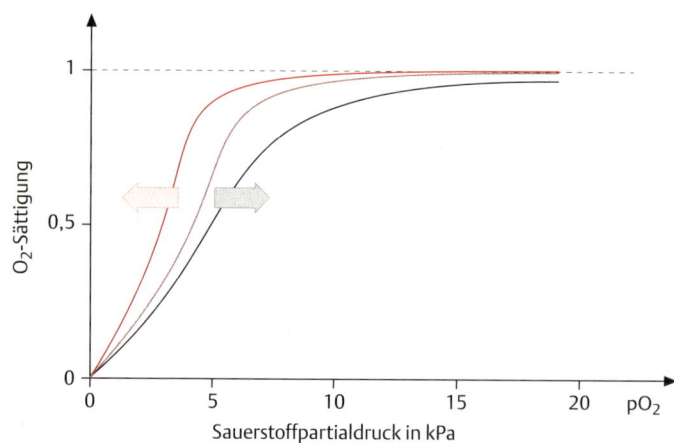

Linksverschiebung = Affinitätszunahme

– pH ↑ ($H^{\oplus}$-Konzentration ↓)
– pCO_2 ↓
– Temperatur ↓
– 2,3-BPG ↓

Rechtsverschiebung = Affinitätsabnahme

– pH ↓ ($H^{\oplus}$-Konzentration ↑)
– pCO_2 ↑
– Temperatur ↑
– 2,3-BPG ↑

Abb. 20.4 Sauerstoffbindungskurve des Hämoglobins.

Fähigkeit zur Sauerstoffbindung verloren hat. Bei 0,5 % CO in der Außenluft tritt der Tod durch Atemlähmung und Herzstillstand bereits nach wenigen Minuten ein.

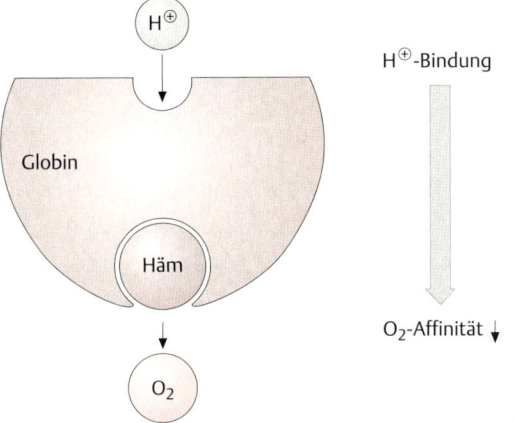

Abb. 20.5 Bohr-Effekt.

20.1.2 CO_2-Transport

Das im Gewebe anfallende Kohlendioxid muss zur Abatmung zurück in die Lunge transportiert werden. Dazu gibt es drei Möglichkeiten (**Abb. 20.6**):
- **Transport als Bikarbonat (~ 90 %):** Das im Gewebe anfallende CO_2 diffundiert in das Blut. Es gelangt in den Erythrozyten und wird durch die **Carboanhydrase** in Kohlensäure umgewandelt. Die Kohlensäure dissoziiert in **Bikarbonat** (HCO_3^-) und H^+. Das HCO_3^- verlässt den Erythrozyten im Austausch gegen **Cl^-** (**Hamburger-Shift)** und erreicht im Blut gelöst die Lunge. In der Lunge wird das HCO_3^- im Austausch gegen Cl^- wieder in den Erythrozyten aufgenommen und in CO_2 zurückverwandelt. CO_2 verlässt den **Erythrozyten und wird abgeatmet**.
- An **Hämoglobin gebunden (~ 5 %)**,
- Transport als **freies CO_2 im Blut (~ 5 %)**.

CO_2-Bindungskurve. Sie beschreibt die CO_2-Konzentration im Blut in Abhängigkeit des P_{CO2}. Da ein Transportmolekül für CO_2 fehlt, strebt die Kurve keinem Plateau zu (die O_2-Bindungskurve allerdings schon!). Daher wird auch der CO_2-Partialdruck in der Kurve nicht gegen die Sättigung, sondern gegen die CO_2-Konzentration aufgetragen (**Abb. 20.7**).
Mit steigendem CO_2-Partialdruck nimmt die Menge des gebundenen CO_2 immer weiter zu, da die Bildung von Bikarbonat praktisch unbeschränkt fortschreiten kann und nur limitiert ist durch die Auswirkungen auf Osmolarität und Säure-Basen-Haushalt.
Allerdings muss man bei CO_2 oxygeniertes und desoxygeniertes Blut unterscheiden. Vollständig desoxygeniertes Blut kann mehr CO_2 aufnehmen als oxygeniertes, da desoxygeniertes Hb mehr Kohlendioxid als Carbamino-Hämoglobin binden und vermehrt Protonen abpuffern

kann, die bei der Bikarbonat-Entstehung anfallen. Diese Verschiebung der CO_2-Bindungskurve wird als **Haldane-Effekt** bezeichnet. Er erleichtert sowohl die CO_2-Aufnahme im Gewebe als auch die CO_2-Abatmung in der Lunge.

20.1.3 Hämoglobin

Zum besseren Verständnis finden Sie ausführliche Informationen zum Hämoglobin bereits weiter oben im Abschnitt 20.1.1.

20.1.4 Erythropoese und Erythrozytenabbau
Erythrozyten

99 % der zellulären Bestandteile des Blutes sind rote Blutkörperchen **(Erythrozyten)**. 1 µl Blut enthält ca. 4–6 Millionen ($5 \cdot 10^6$) Erythrozyten.

> **Merke**
> Die Erythrozyten sind **kernlos**, da bei ihrer Entstehung der Zellkern aus dem Erythroblasten ausgestoßen wird.

Die reifen Erythrozyten haben einen Durchmesser von 7–8 µm. Sehr junge Erythrozyten **(Retikulozyten)** unterscheiden sich von den älteren dadurch, dass sie noch Reste ribosomaler RNA und einiger Zellorganellen enthalten. Der Anteil der Retikulozyten an der Gesamtmenge der Erythrozyten beträgt im Normalfall 0,8–2,5 %, bei einer Hämolyse (Auflösung oder Abbau von Erythrozyten) kann er erhöht sein. Die Lebensdauer eines Erythrozyten beträgt etwa **120 Tage**.
Ein wichtiger Regulator der Erythropoese ist das Hormon **Erythropoietin**. Dieses Glycoprotein wird zu 90 % in der Niere und zu 10 % in der Leber gebildet. Bei Sauerstoffmangel kann es in den peripheren Geweben und in der Nierenrinde zu einer **Hypoxie** kommen. Daraufhin wird in der Nierenrinde vermehrt EPO synthetisiert und freigesetzt. Die Synthese wird durch einen Transkriptionsfaktor (HIF = *hypoxia inducible factor*) induziert. EPO regt über einen membranständigen Rezeptor die Erythropoese im Knochenmark an.

Häm-Biosynthese

85 % des Häms werden im Knochenmark synthetisiert. Zudem kann Häm auch in der Leber gebildet werden. Die Biosynthese läuft in zwei verschiedenen Kompartimenten der Zelle ab. (**Abb. 20.8**):
- Katalysiert durch die **δ-Aminolaevulinat-Synthase** entsteht aus Glycin und Succinyl-CoA PALP-abhängig im Mitochondrium δ-Amino-β-ketoadipat, das spontan zu δ-Aminolaevulinat decarboxyliert.
- δ-Aminolaevulinat tritt vom Mitochondrium ins Zytosol über. Durch die Porphobilinogen-Synthase werden 2 Moleküle δ-Aminolaevulinat zu einem Molekül **Porphobilinogen** zusammengefügt. Das Porphobilinogen enthält bereits den Pyrrolring.
- 4 Moleküle Porphobilinogen werden in 2 Schritten durch die **Porphobilinogen-Desaminase** und die **Phos-**

Biologie | Histologie | Anatomie | Chemie | Biochemie | Physik | Physiologie | Psych./Soz.

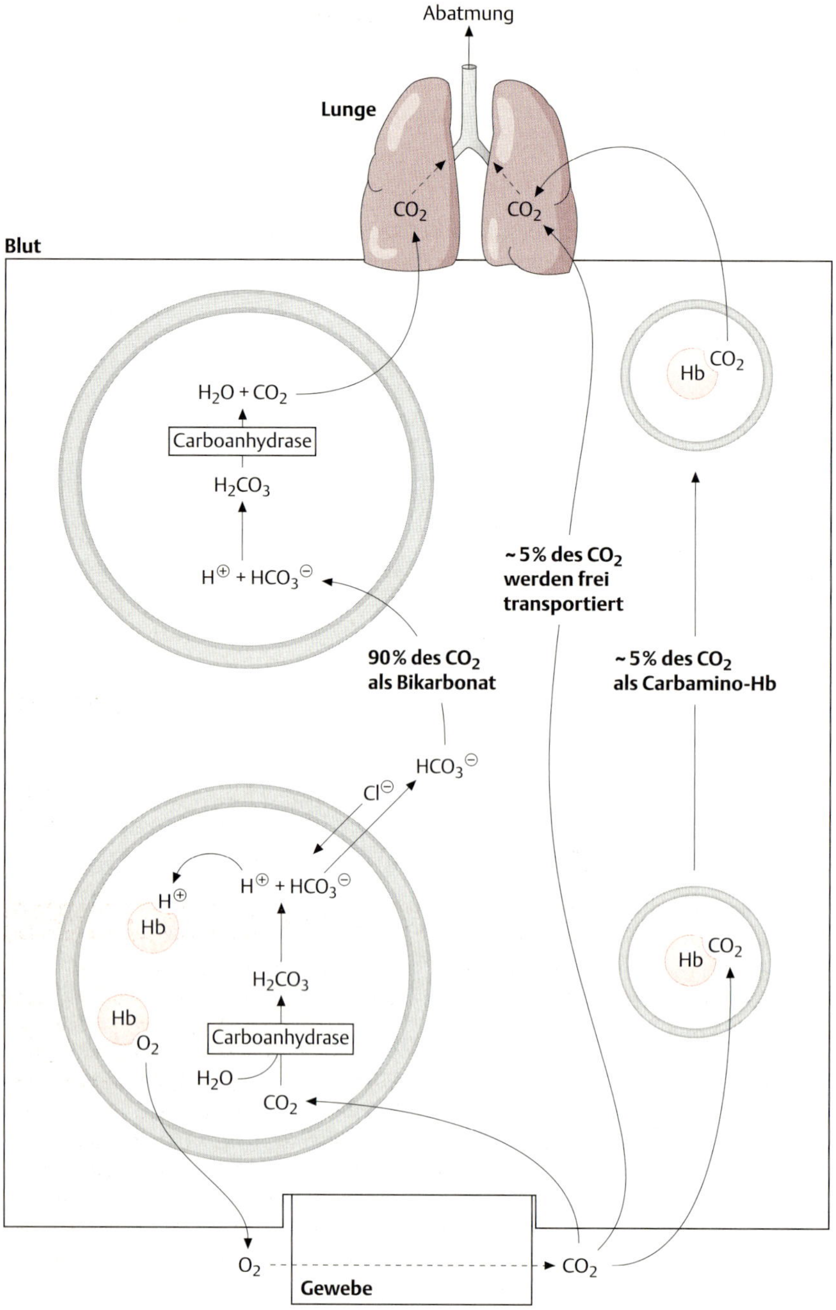

Abatmung

Abb. 20.6 CO₂-Transport zur Lunge.

Lunge

CO_2 CO_2

Blut

Hb CO_2

$H_2O + CO_2$

Carboanhydrase

H_2CO_3

$H^{\oplus} + HCO_3^{\ominus}$

~5% des CO₂ werden frei transportiert

90% des CO₂ als Bikarbonat

~5% des CO₂ als Carbamino-Hb

$HCO_3^{\ominus}$

$Cl^{\ominus}$

$H^{\oplus} + HCO_3^{\ominus}$

$H^{\oplus}$
Hb

H_2CO_3

Hb
O_2

Carboanhydrase

H_2O

CO_2

Hb CO_2

O_2 - - - - - - - - - → CO_2

Gewebe

---

phobilinogen-Isomerase zu **Uroporphyrinogen III** zusammengefügt.

– Die 4 Acetatreste von Uroporphyrinogen III werden durch die **Uroporphyrinogen-Decarboxylase** zu Methylresten decarboxyliert. Es entsteht **Koproporphyrinogen III,** das über einen Transporter in das Mitochondrium zurückkehrt.

– Intramitochondrial wird das Koproporphyrinogen durch das Enzym **Koproporphyrinogen-Oxidase** in **Protoporphyrinogen IX** umgewandelt.

– Durch Dehydrierungsreaktionen im Tetrapyrrolring-System entsteht aus Protoporphyrinogen IX der direkte Hämvorläufer **Protoporphyrin IX.**

– Im letzten Schritt wird durch die **Ferrochelatase** das zweiwertige Eisen eingefügt. Damit ist die Biosynthese des **Häms** beendet.

Regulation der Hämbiosynthese. Die Hämbiosynthese wird auf der Stufe der δ-Aminolaevulinat-Synthase reguliert. Häm selbst führt über einen **negativen Feedback-Mechanismus** zur allosterischen Hemmung des Enzyms.

 Merke

Die **δ-Aminolaevulinat-Synthase** ist das **Schlüsselenzym der Hämbiosynthese**. Sie ist abhängig von Pyridoxalphosphat (PALP).

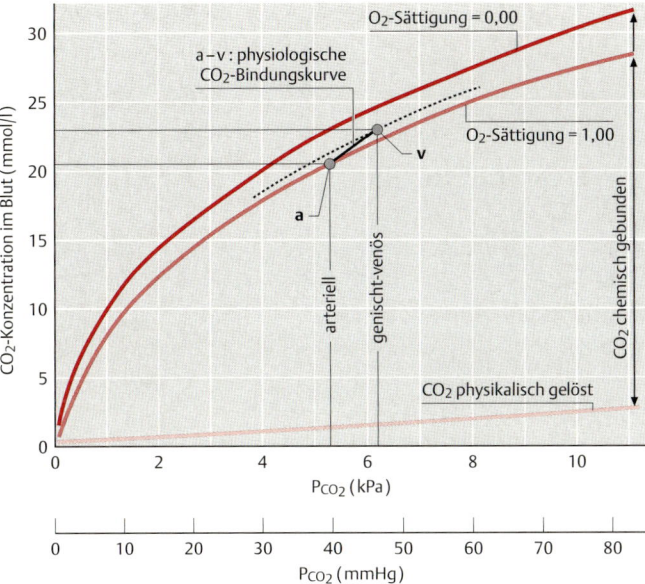

Abb. 20.7 CO$_2$-Bindungskurve im Blut.

Abbau des Häm

Alte Erythrozyten werden von den Zellen des retikuloendothelialen Systems (RES) in Milz, Knochenmark und Leber phagozytiert und abgebaut (**Abb. 20.9**).

- Das Hämoglobin wird zunächst in den Globin- und den Hämanteil zerlegt.
- Das **rote Häm** wird im ersten Schritt seines Abbaus durch die **Hämoxygenase** in **grünes Biliverdin** umgewandelt. Diese Reaktion findet im endoplasmatischen Retikulum statt und ist O$_2$- und NADPH + H$^+$-abhängig. Dabei werden u. a. Eisen und Kohlenmonoxid (CO) freigesetzt. Das Eisen steht für den Einbau in ein neues Häm-Molekül zur Verfügung, das CO wird ausgeatmet.
- Durch die **Biliverdinreduktase** wird Biliverdin in **orangenes Bilirubin** verwandelt. Das Bilirubin verlässt das RES und wird an Albumin gebunden zur Leber transportiert (= indirektes Bilirubin).
- Das indirekte Bilirubin wird in die Leber aufgenommen und dort durch die Glucuronosyltransferase an den beiden freien Carboxylgruppen mit Glucuronsäure verestert und in **Bilirubindiglucuronid** umgewandelt (= direktes Bilirubin), das dadurch wasserlöslicher wird.
- Das direkte Bilirubin wird in einem aktiven Transportprozess in die Galle abgegeben. Da dieser Transportprozess gegen einen Konzentrationsgradienten stattfindet, ist er der **geschwindigkeitsbestimmende Schritt** des gesamten Hämabbaus.
- Das Bilirubin gelangt über die Galle in den Darm und wird dort weiter zu den farblosen Produkten **Stercobilinogen** und **Urobilinogen** abgebaut. Diese gelangen zu 20 % über den enterohepatischen Kreislauf zurück zur Leber.
- Die restlichen 80 % werden weiter in die orange-gelben Gallenfarbstoffe **Stercobilin** bzw. **Urobilin** verwandelt, die den Faeces die Farbe verleihen. Bei starkem Hämab-

bau wird Urobilin zudem über die Niere ausgeschieden und färbt den Urin dunkel.

> **Merke**
>
> Die Gallenfarbstoffe sind nicht zu verwechseln mit den Gallensalzen, die beim Abbau von Cholesterin entstehen.

Klinik

Porphyrien. Unter diesem Begriff fasst man verschiedene Krankheiten zusammen, die auf einer Störung der Hämbiosynthese beruhen. Meist liegt diesen Erkrankungen ein angeborener Enzymdefekt zugrunde. Bei einer Porphyrie wird das Endprodukt **Häm vermindert gebildet**. Dadurch fällt die Feedback-Hemmung der δ-Aminolaevulinat-Synthase teilweise weg. Je dach Enzymdefekt akkumulieren schließlich unterschiedliche Porphyrine, die in die Gewebe übertreten. Oft treten neurologische Symptome und Hauterscheinungen wie z. B. eine Fotosensibilität durch die Akkumulation von Porphyrinen in der Haut auf. Die häufigsten Formen der Porphyrien sind die **akute intermittierende Porphyrie** mit einem Phosphobilinogen-Mangel und die **Porphyria cutanea tarda** mit einem Uroporphyrinogen-Decarboxylase-Mangel.

Die Blutgruppeneigenschaften

AB0-System. Hier gibt es die Blutgruppen **A, B, AB** und **0** (Null). Die Antigene des AB0-Systems sind **Glycosphingolipide**, die aus einem Lipidanteil und einem Zuckeranteil bestehen. Der Lipidanteil dient als Anker in der Erythrozytenmembran, der Zuckeranteil zeigt nach außen. Die Antigene unterscheiden sich nur in einem Zuckermolekül des Kohlenhydratanteils. Im AB0-System gibt es die drei Antigene **A, B** und **H**, wobei der Kohlenhydratanteil des H-Antigens aus drei Zuckerresten besteht und der Blutgruppe 0 ent-

Biologie

Histologie

Anatomie

Chemie

Biochemie

Physik

Physiologie

Psych./Soz.

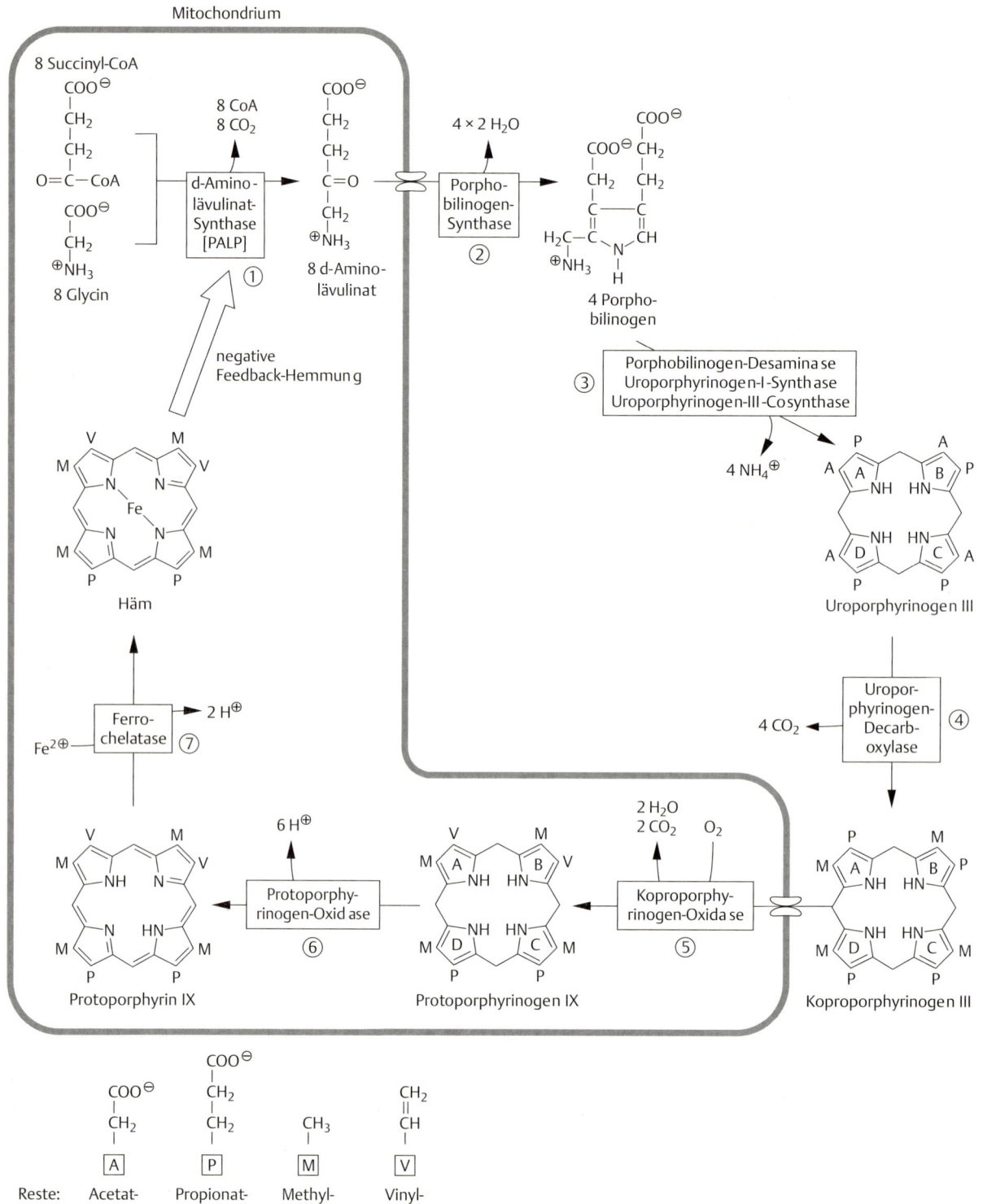

Abb. 20.8 Häm-Biosynthese.

spricht. Bei den A- und B-Antigenen ist dieses Trisaccharid um jeweils eine Kohlenhydrateinheit verlängert. Die Antikörper des ABO-Systems gehören zur Klasse **IgM** (S. 556) und sind deshalb nicht plazentagängig. Ein Mensch mit der Blutgruppe A besitzt Antikörper gegen B, usw. (**Tab. 20.2**). Spenderblut der Gruppe A würde bei einem Empfänger der

Gruppe B zu einer **Agglutination** führen. Aus diesem Grund ist eine genaue Analyse der Spender- und Empfängerblutgruppen vor einer Bluttransfusion notwendig.

Rhesus-System. Bei den **Rhesusfaktoren** (Rh) handelt es sich nicht um Zuckerreste, sondern um **Proteine**. Es gibt

Biologie

Histologie

Anatomie

Chemie

Biochemie

Physik

Physiologie

Psych./Soz.

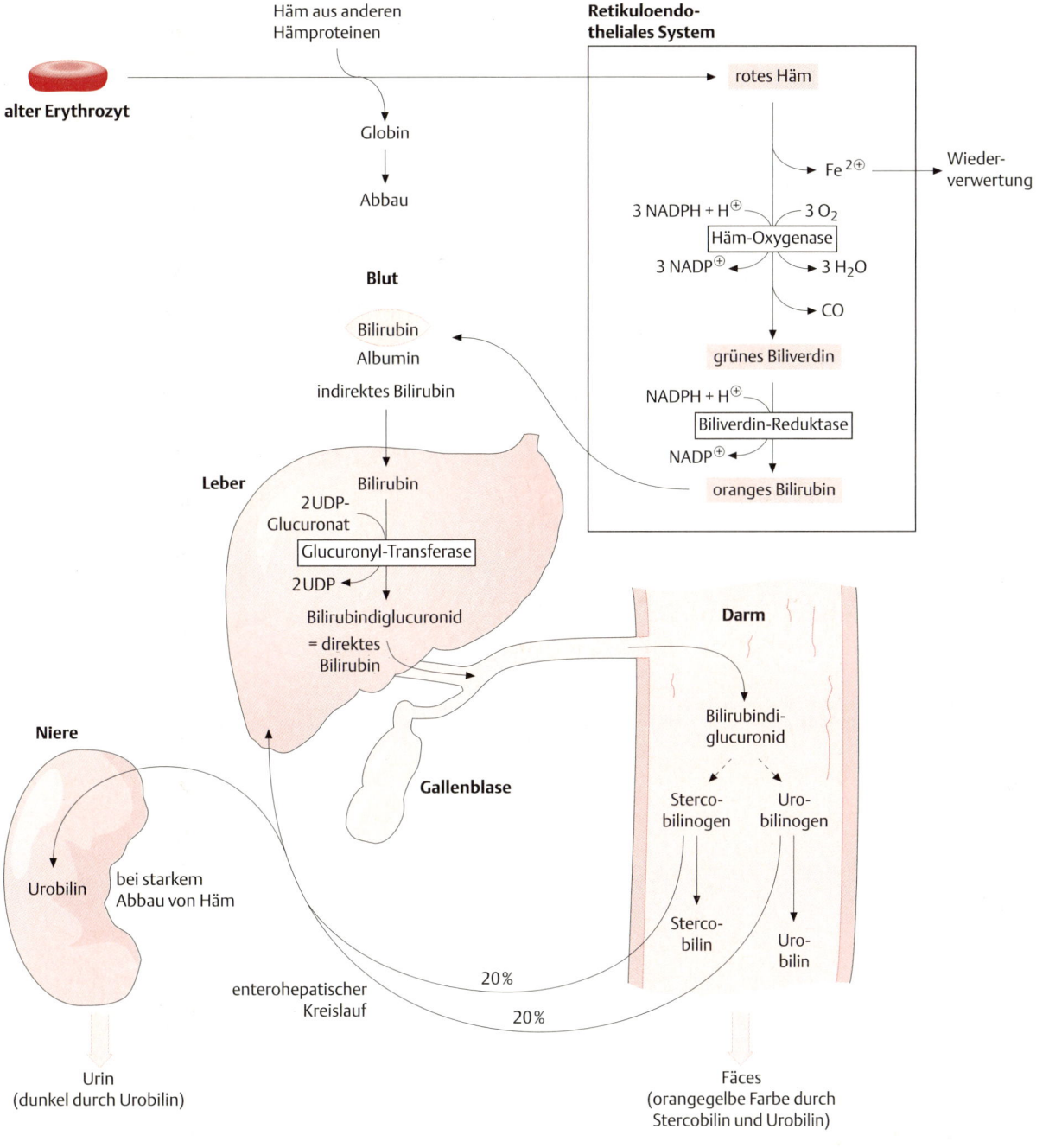

Häm aus anderen
Hämproteinen

alter Erythrozyt

Globin

Abbau

**Retikuloendo-
theliales System**

rotes Häm

Fe$^{2\oplus}$ → Wieder-
verwertung

3 NADPH + H$^\oplus$ → 3 O$_2$

Häm-Oxygenase

3 NADP$^\oplus$ ← → 3 H$_2$O

→ CO

grünes Biliverdin

NADPH + H$^\oplus$

Biliverdin-Reduktase

NADP$^\oplus$

oranges Bilirubin

Blut

Bilirubin

Albumin

indirektes Bilirubin

Leber

Bilirubin

2 UDP-
Glucuronat

Glucuronyl-Transferase

2 UDP

Bilirubindiglucuronid
= direktes
Bilirubin

Darm

Bilirubindi-
glucuronid

Niere

Gallenblase

Stercobilinogen   Urobilinogen

Urobilin

bei starkem
Abbau von Häm

Stercobilin   Urobilin

enterohepatischer
Kreislauf

20 %

20 %

Urin
(dunkel durch Urobilin)

Fäces
(orangegelbe Farbe durch
Stercobilin und Urobilin)

Abb. 20.9   Abbau des Häms.

Tabelle 20.2   Die AB0-Blutgruppenantigene

Blutgruppe	Erythrozyten-antigen	Plasma-Antikörper	Häufigkeit
A	A	Anti-B	44 %
B	B	Anti-A	10 %
AB	AB	keine	4 %
0	H (0)	Anti-A und Anti-B	42 %

drei Rhesusantigene, die als C, D und E (bzw. c, d und e) bezeichnet werden. Entscheidend ist das D-Antigen. 85 % der weißen Bevölkerung besitzen dieses 417 Aminosäuren lange Protein auf der Erythrozytenoberfläche und sind deshalb rhesuspositiv.

Klinik

Morbus haemolyticus neonatorum. Bei einer Schwangerschaft einer Rh(-)-Mutter mit einem Rh(+)-Kind können während des Geburtsvorganges Erythrozyten des Kindes in den Kreislauf der Mutter gelangen. Die Immunabwehr der Mutter reagiert darauf mit einer Produktion von Antikörpern gegen Rh(+)-Erythrozyten. Die Antikörper gegen das Rhesusantigen gehören zur Klasse **IgG** und sind damit plazentagängig. In einer zweiten Schwangerschaft mit einem Rh(+)-Kind können die Antikörper der Mutter in den Kreislauf des Kindes gelangen. Das führt zu einem beschleunigten Abbau der kindlichen Erythrozyten, der zum Tod des Feten führen kann. Die Krankheit wird als Morbus haemolyticus neonatorum bezeichnet.

20.1.5 Stoffwechsel

Erythrozyten besitzen weder Zellkern noch Zellorganellen. Aus diesem Grund ist der Stoffwechsel des Erythrozyten auf zwei Reaktionswege beschränkt:
– die **anaerobe Glycolyse** zum Gewinn von ATP (S. 484) und
– den **Pentosephosphatweg** (S. 490) zur Bereitstellung von NADPH + H$^+$ für die Regeneration von Glutathion (s. u.).
Durch die anaerobe Glycolyse gewinnt der Erythrozyt **2 Mol ATP** pro 1 Mol Glucose. Das ATP wird vor allem für die Na$^+$/K$^+$-ATPase in der Erythrozytenmembran und die Glutathionsynthese benötigt.

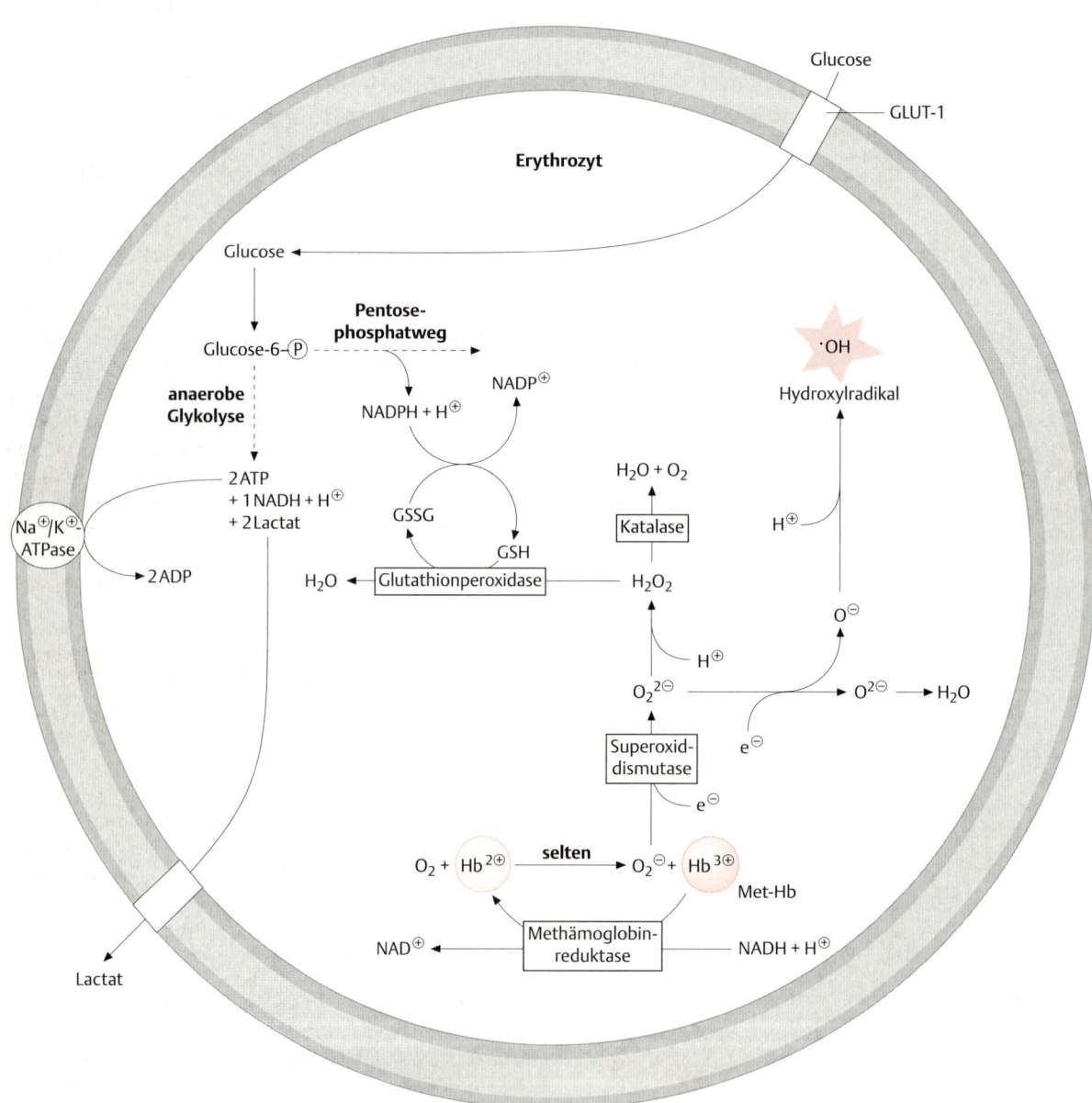

Abb. 20.10 Schutz des Erythrozyten vor oxidativem Stress.

Glutathion ist ein **Tripeptid** aus den Aminosäuren Glutamat, Cystein und Glycin (Glu–Cys–Gly). Der Erythrozyt bildet das Glutathion extraribosomal unter ATP-Verbrauch. Die Aminogruppe des Cysteins ist über die **γ-Carboxylgruppe** des Glutamats mit diesem verknüpft.

Glutathion (GSH) ist das wichtigste Antioxidans des Erythrozyten. Beim Glutathion ist die freie SH-Gruppe des Cysteinrests redoxaktiv. Über diese Gruppe können sich zwei GSH-Moleküle zum Disulfid (GSSG) verbinden. Die Regeneration von Glutathion aus dem GSSG wird von der NADPH + H$^+$-abhängigen **Glutathionreduktase** katalysiert. Das reduzierte NADPH + H$^+$ stammt aus dem Pentosephosphatweg.

Methämoglobin. Bei der Anlagerung von Sauerstoff an die Hämgruppe findet manchmal eine Oxidation des zweiwertigen Eisens zu dreiwertigem Eisen statt. Dabei entsteht Methämoglobin (physiologisch: 1–2 % des Gesamt-Hb). Es ist nicht mehr in der Lage, Sauerstoff zu transportieren, kann aber durch die NADH + H$^+$-abhängige **Methämoglobinreduktase** in Hämoglobin zurückverwandelt werden.

Schutzmechanismen gegen oxidativen Stress. Radikale wie das **Superoxidradikal (O$_2^-$)** kann der Zelle schwere Schäden zufügen. Der Erythrozyt verfügt deshalb über Mechanismen, mit denen er auf diesen **oxidativen Stress** reagieren kann (**Abb. 20.10**).

Durch Aufnahme eines zweiten Elektrons entsteht mithilfe der **Superoxiddismutase** aus dem Superoxidradikal ein Peroxidanion (O$_2^{2-}$). Das Peroxidanion verbindet sich mit 2 Protonen zu Wasserstoffperoxid (H$_2$O$_2$), das in H$_2$O überführt wird. Dies geschieht entweder durch die hämhaltige **Katalase**, die 2 Moleküle H$_2$O$_2$ zu H$_2$O und O$_2$ reagieren lässt, oder durch die selenhaltige **Glutathionperoxidase**, die H$_2$O$_2$ mithilfe von 2 Glutathion (s. u.) in 2 H$_2$O umwandelt.

Wenn der oxidative Stress zu groß wird und Katalase und Glutathionperoxidase überlastet sind, kann das Peroxidanion (O$_2^{2-}$) ein weiteres Elektron aufnehmen und sich spontan in O$^-$ und O^{2-} spalten. Während das O^{2-} mit 2 Protonen in Wasser übergeht, kann aus dem O$^-$ durch Protonenaufnahme das hochreaktive **Hydroxylradikal** (· OH) entstehen. Unter Wasserbildung kann es besonders mehrfach ungesättigte Fettsäuren in Alkylradikale umwandeln und damit schädigen.

20.1.6 Granulozyten und Makrophagen

Siehe Kap. 9.1.1, S. 554

20.2 Pathobiochemie

> **Klinik**
>
> **Sichelzellanämie.** Siehe Biologie, S. 42 und S. 52.
>
> Der **Glucose-6-phosphat-Dehydrogenase-Mangel** wird im Stoffwechselkapitel auf S. 490 behandelt. Ebenso der **Pyruvatkinase-Mangel** (S. 486).

20.3 Lymphozyten

Siehe Kap. 19.1.1, S. 552

20.4 Blutstillung, Blutgerinnung und Fibrinolyse

20.4.1 Thrombozyten

Thrombozyten entstehen durch Abschnürung von **Megakaryozyten** im Blut und sind etwa 2–3 µm groß. In 1 µl Blut sind 150 000 bis 450 000 Thrombozyten enthalten. Ihre Lebensdauer beträgt ca. 8 bis 10 Tage. Thrombozyten spielen eine wichtige Rolle bei der **primären Hämostase** (Blutstillung).

Im intakten Gefäß wird die Thrombozytenaggregation verhindert: Endothelzellen sezernieren hier nämlich die aggregationshemmenden Substanzen Prostaglandin I$_2$ (ein Eikosanoid), Stickstoffmonoxid (NO) und Heparin.

Thrombozyten tragen Rezeptoren **(Glycoproteine GP I–GP X)** auf ihrer Oberfläche, mit denen sie bei einer Verletzung an die Gefäßwand anheften können. Diese Anheftung wird durch den **Von-Willebrand-Faktor (vWF)** vermittelt, der von Endothelzellen und Thrombozyten gebildet wird. Der vWF bildet mit dem Gerinnungsfaktor VIII (s. u.) einen Komplex, der mit dem freigelegten Kollagen und dem Glycoprotein Ib/IX-Rezeptor der Thrombozyten eine Brücke bildet (**Abb. 20.11a**). Nach dieser Aktivierung kommt es zu einer **Formveränderung** des Thrombozyten. Er setzt ADP frei, das an einen **ADP-Rezeptor** auf anderen Thrombozyten bindet. Daraufhin geben die Thrombozyten vasokonstriktorische Substanzen wie **Serotonin** und **Thromboxan A$_2$** aus ihren Granula ab (**Abb. 20.11b**). Es entsteht schließlich ein festes Aggregat, indem der „Klebstoff" **Fibrinogen** an den GP IIb/IIIa-Rezeptor auf den aktivierten Thrombozyten bindet (**Abb. 20.11c**).

> **Klinik**
>
> **Die Hemmung der Thrombozytenaggregation.** Einige Medikamente wie Aspirin oder Clopidogrel hemmen die Thrombozytenaggregation.
>
> **Cyclooxygenasehemmer Acetylsalicylsäure ASS** (z. B. Aspirin). ASS hemmt in Thrombozyten und Endothelzellen das Enzym **Cyclooxygenase** *ir*reversibel. Die Cyclooxygenase ist u. a. beteiligt an der Synthese von **Thromboxan A$_2$** und dem Antagonisten **Prostacyclin** (Prostaglandin I$_2$, S. 780). Thromboxan A$_2$ aus Thrombozyten fördert die Thrombozytenaggregation, während Prostacyclin aus Endothelzellen diese hemmt. Die Bildung beider Mediatoren wird durch ASS gehemmt. Die Thrombozyten sind im Gegensatz zu den Endothelzellen allerdings nicht in der Lage, das defekte Enzym nachzubilden. Der Thrombozyt kann daher für die Dauer seiner Lebenszeit kein Thromboxan A$_2$ mehr bilden. Im Gegensatz dazu bildet die Endothelzelle die Cyclooxygenase nach. Die Aggregationshemmung überwiegt dadurch die Aggregationsförderung. ASS wird häufig zur Rezidivprophylaxe nach Herzinfarkt eingesetzt.

Clopidogrel. Clopidogrel ist ein Hemmstof der ADP-indu-
zierten Thrombozytenaggregation. Es inhibiert damit die
Aktivierung des **GP-IIb-IIIa-Rezeptors**, mit dem die Thrombozyten über Fibrinogen miteinander vernetzt werden
(**Abb. 20.11**). Clopidogrel wird vor allem bei ASS-Unver-
träglichkeit eingesetzt.

Das **Von-Willebrand-Jürgens-Syndrom** beruht auf einer
Funktionsstörung der **Thrombozyten**. Bei der Erkrankung
ist die Aktivität des Von-Willebrand-Faktors (vWF) im Blut
erniedrigt. Da der vWF eine wichtige Rolle bei der Thrombozytenaggregation für die primäre Blutstillung spielt, ist diese beim Von-Willebrand-Jürgens-Syndrom eingeschränkt.
Klinisch besteht erhöhte Blutungsneigung, besonders typisch sind punktförmige Einblutungen **(Petechien)** und
Schleimhautblutungen (z. B. Nasenbluten).

20.4.2 Blutgerinnung

Bei der Blutgerinnung (Koagulation, **Abb. 20.12**) wirken
plasmatische Gerinnungsfaktoren zusammmen, die mit rö-
mischen Ziffern durchnummeriert werden (**Tab. 20.3**).
Gerinnungsfaktoren sind **Serinproteasen** und **Cofaktoren**.
Durch Vitamin-K-abhängige Modifikation erhalten die
Faktoren II, VII, IX und X (Merke: „1972") posttranslational Gla-Reste (γ-Carboxyglutamat-Reste). Durch diese
zusätzlichen negativ geladenen Reste können sie das Calcium auf aktivierten Thrombozytenmembranen (negative
Phospholipide und Ca^{2+}) binden. Es reichern sich dadurch
Komplexe aus Faktoren und Cofaktoren auf der Thrombo-
zytenmembran an, um die Gerinnungsantwort am Ort der
Gefäßläsion zu konzentrieren.

> **Merke**
> Die sogenannten **Multikomponenten-Enzymkomple-
> xe** aktivieren sich kaskadenartig, woraus eine **Verstär-
> kung der Gerinnungsantwort** resultiert. Ziel ist die
> Bildung von **Thrombin**, welches **Fibrinogen zu Fibrin**
> umwandelt.

Zwei zusammenwirkende Wege aktivieren die plasmatische Gerinnung.
– Im **extrinsischen Weg** (Initiationsphase) werden initial
  geringe Mengen Thrombin bereitgestellt, die
– den **intrinsischen Weg** (Produktionsphase) mit nachfolgender Fibrinbildung aktivieren.

Extrinsischer Weg. Die Aktivierung des extrinsischen
Weges erfolgt über den **Tissue-Faktor** (TF = Gewebefaktor = Faktor III), der normalerweise auf nicht vaskulären
(extravaskulären) Zellen exprimiert wird. Bei einer Gefäßläsion präsentieren die aktivierten Thrombozyten den
Gewebefaktor auf ihrer Oberfläche. Tissue-Faktor ist ein
hochaffiner Rezeptor für Faktor VIIa.
Lagert sich Faktor X an den Komplex aus TF und VIIa, so
entsteht der Multikomponenten-Enzymkomplex **extrinsische Tenase** (ten, engl.: zehn = X), der aktivierten Faktor
Xa wieder freisetzt. Faktor IX kann auf die gleiche Weise
aktiviert werden. Nachfolgend bildet sich der **Prothrombinase-Komplex** aus Faktor Xa, Kofaktor Va und Prothrom-

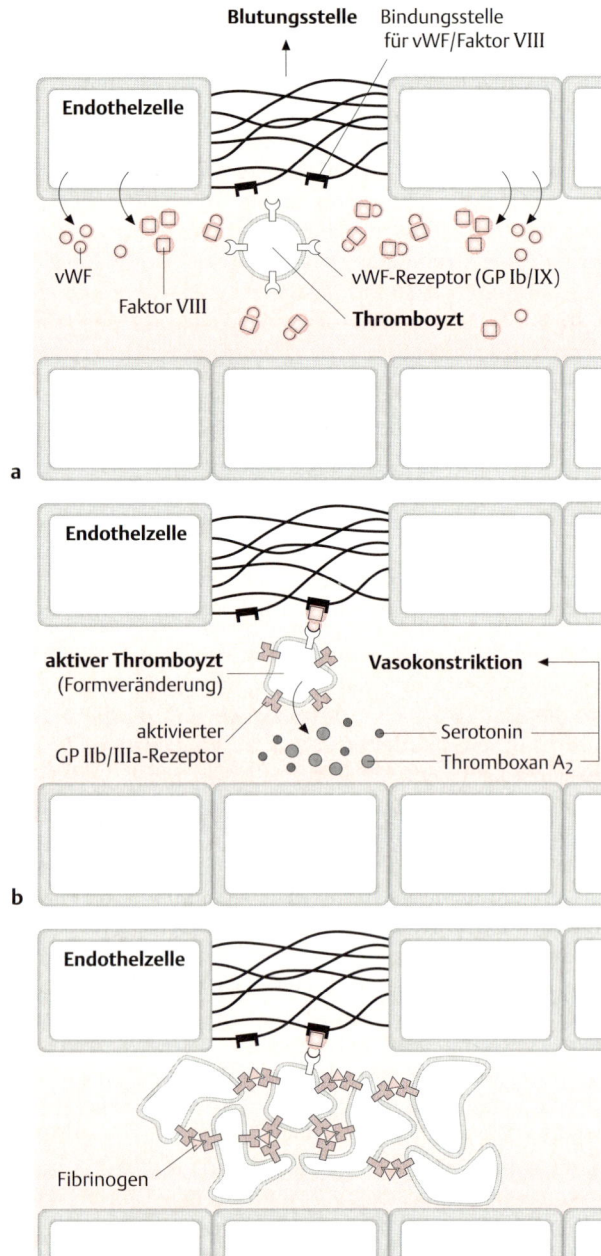

**Abb. 20.11 Primäre Hämostase durch Thrombozyten (zu a,
b und c siehe Text).**

bin (II). Es entstehen geringe Mengen **Thrombin** (IIa), die
noch keine ausreichende Fibrinbildung bewirken (Initiationsphase).

> **Merke**
> Am Ende des extrinsischen Weges aktivieren diese ini-
> tialen Thrombinmengen **Faktor XI** und die **Cofaktoren
> V** und **VIII** und damit den **intrinsischen Weg**.

Intrinsischer Weg. Hier entstehen nacheinander die Mul-
tikomponenten-Enzymkomplexe für die intrinsische Fak-
tor-IX-Aktivierung, die intrinsische Tenase und schließlich
ebenfalls der Prothrombinase-Komplex. Es resultiert eine

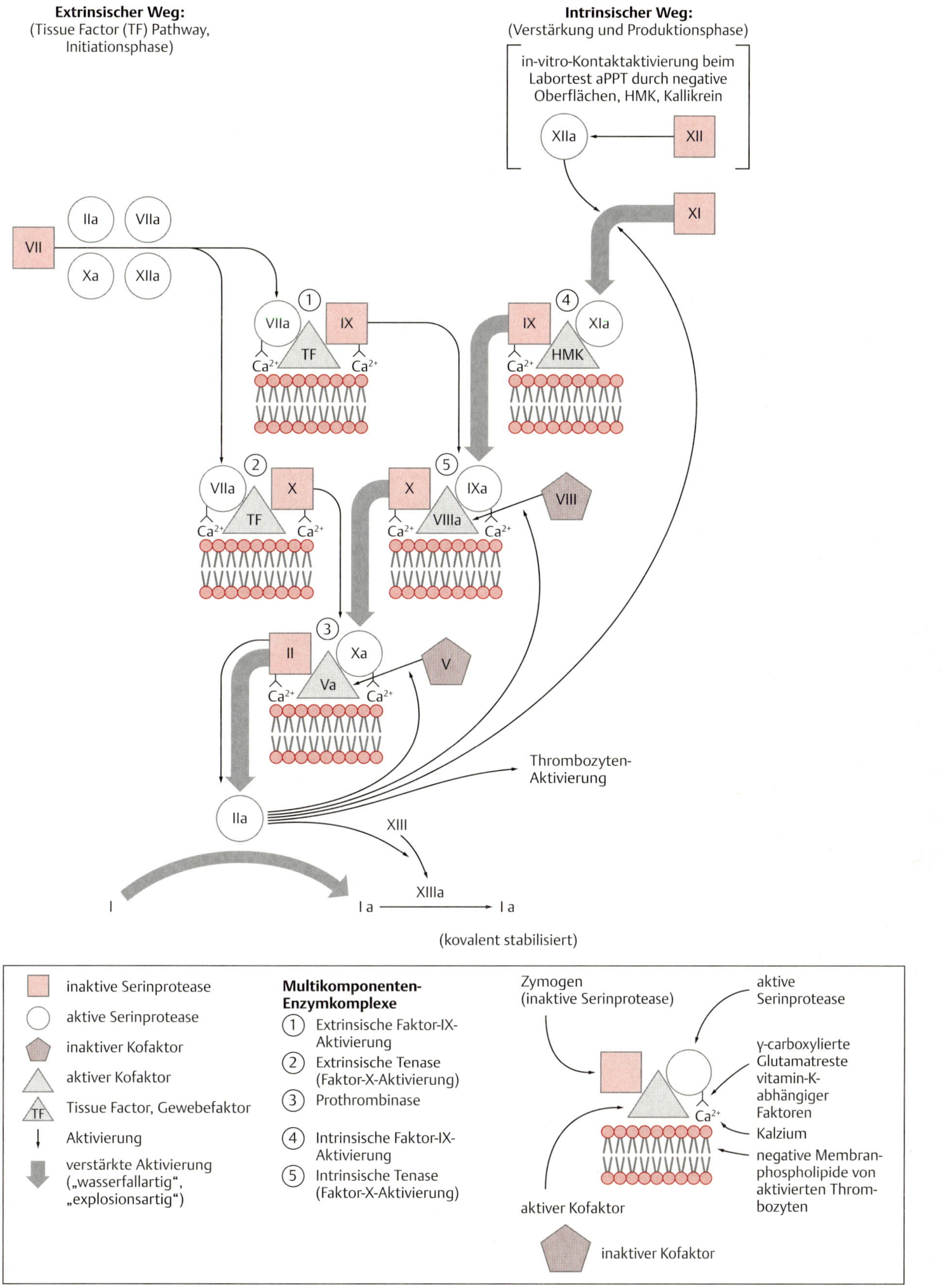

Biologie

Histologie

Anatomie

Chemie

Biochemie

Physik

Physiologie

Psych./Soz.

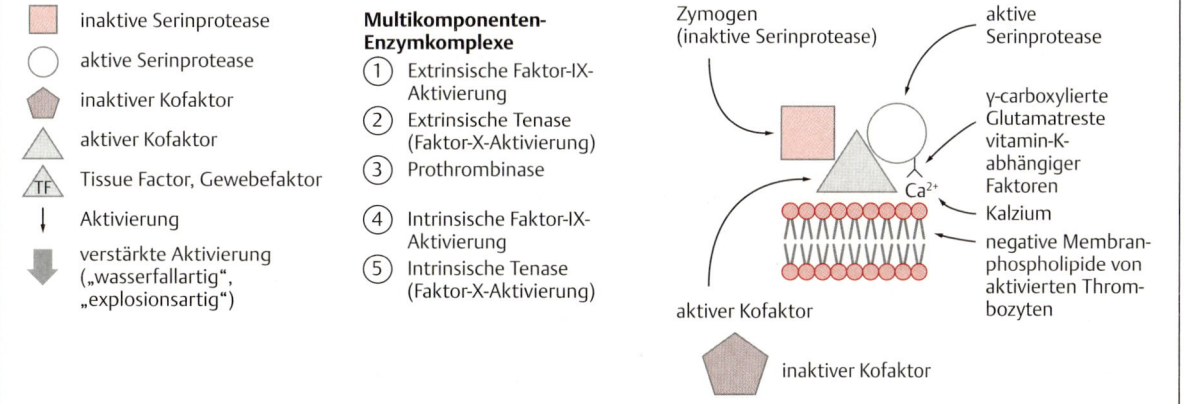

Abb. 20.12 Blutgerinnung

Tabelle 20.3 Gerinnungsfaktoren

Faktor	Bezeichnung	Funktion (a = aktiviert)
I	Fibrinogen	Fibrin (Ia): Gerinnselbildung
II	Prothrombin	Thrombin (IIa): Serinprotease
III	TF (Tissue-Faktor), Gewebefaktor (TF + Phospholipide = Gewebethromboplastin)	von nicht vaskulären Zellen gebildet, auf Thrombozyten präsentiert Startpunkt **extrinsischer Weg**
IV	Calcium	Cofaktor
V	Proaccelerin	Va: Cofaktor von X
VI	= Va	Bezeichnung veraltet
VII	Prokonvertin	VIIa: Serinprotease im extrinsischen Weg
VIII	antihämophiler Faktor A	VIIIa: Cofaktor von IXa
IX	antihämophiler Faktor B, Christmas-Faktor	IXa: Serinprotease im intrinsischen Weg
X	Stuart-Prower-Faktor	Xa: Serinprotease des **Prothrombinasekomplexes**
XI	Plasma Thromboplastin Antecedent (PTA), Rosenthal-Faktor	XIa: Serinprotease In-vivo-Startpunkt **intrinsischer Weg**
XII	Hageman-Faktor	XIIa: Serinprotease, APPT-Test-Startpunkt In-vitro-Aktivierung **intrinsischer Weg**
XIII	fibrinstabilisierender Faktor	XIIIa: Transglutaminase, kovalente Verknüpfung der Fibrinpolymere durch Isopeptidbindungen zwischen Lysin- und Glutaminresten
HMK	hochmolekulares Kininogen, Fitzgerald-Faktor	Cofaktor, beschleunigt Kontaktaktivierung von XII
Präkallikrein	Fletcher-Faktor	Kallikrein: Serinprotease, aktiviert XII

explosionsartige Verstärkung der Thrombinbildung (Produktionsphase) mit nachfolgender Umwandlung von Fibrinogen zu Fibrin. Thrombin spaltet dabei vom Fibrinogen (I) die Fibrinopeptide A und B ab, sodass Fibrin (Ia) entsteht. Fibrin polymerisiert und bildet ein Fibrinnetz, das durch Faktor XIIIa (Transglutaminase) kovalent stabilisiert wird.

Hemmung der Blutgerinnung. Der plasmatische Proteaseinhibitor **Antithrombin III** (AT III) bildet Komplexe mit II, IX, X, XI sowie XII und hemmt so die Gerinnung außerhalb des Thrombus. Heparin verstärkt die Wirkung von AT III. **Protein C** und **Protein S** werden in der Leber synthetisiert und posttranslational Vitamin-K-abhängig carboxyliert. Aktiviertes Protein C (APC) bildet einen Komplex mit Protein S und spaltet die Cofaktoren Va und VIIIa, wodurch die Gerinnung ebenfalls gehemmt wird.

Klinik

Gerinnungshemmung. Für die Hemmung der Blutgerinnung in vivo haben sich Heparin und die Vitamin-K-Antagonisten bewährt.

Heparin: Heparin ist ein polymeres Glucosaminoglycan, das alternierend aus Glucosaminen und Hexuronsäuren (Glucuronsäure oder Iduronsäure) aufgebaut ist. Die gerinnungshemmende Wirkung von Heparin beruht auf einer **Aktivierung von Antithrombin III**. Antithrombin III hemmt unter normalen Bedingungen den Faktor Xa. Zu-

sammen mit Heparin kann es jedoch auch andere Gerinnungsfaktoren, wie z. B. Thrombin, inaktivieren.

Vitamin-K-Antagonisten: Die **Cumarin-Derivate** (S. 458) sind wirksame Antagonisten von Vitamin K in der Leber. Durch ihren Einsatz wird die γ-Carboxylierung der Gerinnungsfaktoren X, IX, VII und II vermindert. Vitamin-K-Antagonisten werden zur Thromboseprophylaxe und bei chronischem Vorhofflimmern eingesetzt. Dabei soll die Blutgerinnung längerfristig beeinflusst werden.

Quick-Test (Thromboplastinzeit, Prothrombinzeit). Mit dem Quick-Test werden der **extrinsische Gerinnungsweg** und die gemeinsame Endstrecke der Gerinnung überprüft. Nach Zugabe von Gewebethromboplastin (Faktor III) und Ca^{2+} im Überschuss wird die Gerinnung in der Blutprobe aktiviert und die Zeit bis zur Fibrinbildung gemessen. Die Zeit wird in Relation zur Gerinnungszeit verdünnter Plasmen gesetzt und in Prozent angegeben. Der Normwert beträgt 70–120 %, verlängert wird die Thromboplastinzeit durch Cumarine.

Um eine Vergleichbarkeit der Gerinnungszeit im extrinsischen Weg zwischen verschiedenen Laboren zu ermöglichen, wurde von der WHO ein Referenzthromboplastin definiert. Durch einen Korrekturfaktor für Thromboplastine wurde eine INR (international normalized ratio) abgeleitet, die einen Vergleich von INR-Werten zwischen verschiedenen Laboren erlaubt.

Biologie | Histologie | Anatomie | Chemie | Biochemie | Physik | Physiologie | Psych./Soz.

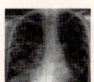

Fallbeispiel: Lungenembolie (siehe auch S. 277 und 716)

Die junge Christina Schmid wird mit einer Lungenembolie in die Notaufnahme eingeliefert. Die Lungenembolie wurde durch eine tiefe Beinvenenthrombose ausgelöst (Anatomie, S. 277).

Frau Schmid ist 25 Jahre alt, das ist sehr jung für eine Thrombosepatientin. Um erneute Thrombosen zu vermeiden, ist es unerlässlich, die genaue Ursache der tiefen Beinvenenthrombose zu klären. Der Arzt fragt Frau Schmid nach Risikofaktoren wie z. B. der Einnahme von Ovulationshemmern, Nikotinabusus, einem zurückliegenden längeren Flug oder einer größeren Operation. Frau Schmid verneint das Vorhandensein dieser Risikofaktoren. Daher vermutet der Arzt bei seiner Patientin eine vererbliche Veranlagung zu Thrombosen und entschließt sich, Frau Schmid nach ihrer Erholung zur genauen Diagnostik in eine Gerinnungsambulanz zu überweisen.

Eine Störung innerhalb des komplexen Gerinnungssystems im Blut kann leicht zu einer verstärkten Thromboseneigung führen (Thrombophilie). Normalerweise besteht ein Gleichgewicht zwischen gerinnungshemmenden (antikoagulatorischen) und gerinnungsfördernden (prokoagulativen) Faktoren im Blut. Eine Thrombophilie entsteht meistens durch die Verminderung gerinnungshemmender Faktoren oder die Vermehrung gerinnungsfördernder Faktoren.

Die häufigste Ursache einer Thrombophilie ist dabei die sogenannte Faktor-V-Leiden-Mutation, bei dem das Gen für den gerinnungsfördernden Faktor V a eine Punktmutation trägt, die verhindert, dass er durch das aktivierte

Protein-C (APC) abgebaut werden kann (APC-Resistenz). So überwiegt die gerinnungsfördernde Komponente und es kann leicht eine Thrombose entstehen.

Durch eine DNA-Analyse wird diese genetische Veränderung des Faktor V bei Frau Schmid festgestellt. Um in Zukunft weitere Thrombosen und ihre Komplikationen zu verhindern, bekommt sie daraufhin vom Arzt der Gerinnungsambulanz das Medikament Marcumar verordnet. Marcumar ist ein Vitamin-K-Antagonist, der die Bildung der Vitamin-K-abhängigen gerinnungsfördernden Faktoren II, VII, IX und X in der Leber hemmt. Vitamin K ist dabei Kofaktor bei der γ-Carboxylierung der Glutaminsäurereste am N-terminalen Ende der genannten Faktoren sowie der gerinnungshemmenden Proteine C und S. Durch die Gabe von Marcumar wird nach einigen Tagen die Konzentration von funktionsfähigen gerinnungsfördernden Faktoren erniedrigt, sodass das Gleichgewicht wiederhergestellt wird.

Frau Schmid fragt den Arzt in der Gerinnungsambulanz, warum sie am Anfang trotz Marcumar noch Heparinspritzen bekomme. Er erklärt ihr, dass Marcumar auch die Bildung der gerinnungshemmenden Faktoren Protein-C und Protein-S beeinflusst. Da deren Halbwertszeit kürzer ist als die der Faktoren II, VII, IX und X, hat die Marcumargabe zunächst einen prokoagulatorischen Effekt. Aus diesem Grund bekommt Frau Schmid zunächst gleichzeitig auch Heparin verabreicht. Heparin aktiviert das Enzym Antithrombin III, welches gerinnungfördernde Faktoren abbaut.

Partielle Thromboplastinzeit (PTT). Mit der partiellen Thromboplastinzeit werden die Gerinnungsfähigkeit des **intrinsischen Systems** und der gemeinsamen Endstrecke überprüft. Dazu wird dem Citratplasma des Patienten ein Oberflächenaktivator, Phospholipid und Ca^{2+} zugesetzt, dann misst man die Gerinnungszeit (Zeit bis zum Auftreten von Fibrinfäden in Sekunden, normal 25–38 Sekunden). Die PTT ist verlängert bei Heparintherapie, Hämophilie A und B (s. u.) und dem Von-Willebrand-Jürgens-Syndrom (s. o.).

Die **APC-Resistenz** wird auch als **Faktor-V-Leiden** bezeichnet. Das aktivierte Protein C (APC) kann den Faktor V bei dieser Erkrankung nicht spalten. Dadurch ist die Hemmung von Faktor V durch aktiviertes Protein C eingeschränkt. Die Patienten haben ein vielfach **erhöhtes Thromboserisiko** im Vergleich zur Normalbevölkerung.

20.4.3 Fibrinolyse

Genauso wichtig wie der Aufbau von unlöslichen Fibrinnetzen ist ihr Abbau. Fibrin wird hauptsächlich durch die Serinprotease **Plasmin** abgebaut (**Abb. 20.13**). Im Plasma liegt Plasmin als inaktives Plasminogen vor. Der wichtigste körpereigene Aktivator von Plasminogen ist der **Gewe-**

be-Plasminogenaktivator (tPA für tissue plasminogen activator).

Ein weiterer körpereigener Plasminogenaktivator ist die von den Nieren gebildete **Urokinase**. Eine aktivierende Wirkung auf Plasminogen hat auch der Komplex aus Hageman-Faktor, Kallikrein und hochmolekularem Kininogen (HMK). Plasminogenaktivatoren bewirken auch, dass Menstruationsblut nicht gerinnt.

Einige Bakterien können fibrinolytische Substanzen sezernieren, wie z. B. die von Streptokokken gebildete Streptokinase.

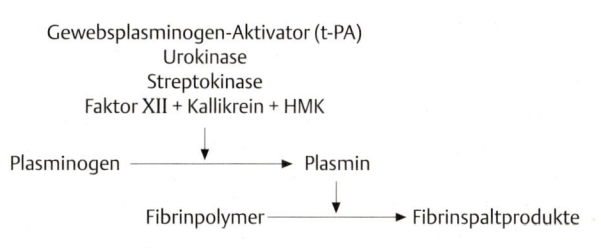

Abb. 20.13 Fibrinolyse.

Klinik

Einsatz von tPA bei akutem Koronararterienverschluss (Herzinfarkt). Aktivatoren der Fibrinolyse können bei akutem Herzinfarkt eingesetzt werden. Der Einsatz sollte dabei so früh wie möglich erfolgen („time is muscle"). Zudem sind zahlreiche Kontraindikationen zu beachten. Ein erfolgreicher Einsatz zeigt sich u. U. am Rückgang einer ST-Elevation im EKG.

20.5 Pathobiochemie

Klinik

Die X-chromosomal vererbte **Hämophilie A** beruht auf einem **Defekt des Gerinnungsfaktors VIII**. Sie tritt fast ausschließlich bei Männern auf und ist mit einer Häufigkeit von 1:5000 der häufigste Defekt der Blutgerinnung. Patienten mit Hämophilie A leiden unter einer **gesteigerten Blutungsneigung**, besonders nach kleineren Verletzungen. Es können außerdem spontane Blutungen in Gelenken, Abdomen und Muskulatur auftreten. Bei Patienten mit schwerer Hämophilie müssen die Gerinnungsfaktoren regelmäßig substituiert werden. Die PTT ist bei dieser Erkrankung verlängert.

20.6 Blutplasma

20.6.1 Überblick und Funktion

Das Plasma enthält über 100 verschiedene Proteine. In 100 ml Blut befinden sich zwischen 6 und 8 g Proteine. Meist handelt es sich um Glycoproteine, die in der Leber gebildet werden. Da das Blut eine wichtige Transportfunktion für Atemgase, Nährstoffe, Hormone, Wärme, Stoffwechselprodukte und auch niedermolekulare Bestandteile hat, finden sich diese im Blutplasma wieder. Zu Letzteren zählen beispielsweise die Glucose, Ionen, Harnstoff und Kreatinin.

20.6.2 Die Analyse der Plasmaproteine

In der Papierelektrophorese (S. 451) lassen sich die Plasmaproteine in fünf Fraktionen trennen (**Tab. 20.4**). Die Trennung beruht auf ihrer unterschiedlichen Ladung und Größe.

Klinik

Nephrotisches Syndrom (Abb. 20.14b). Der Filtrationsapparat des Glomerulums ist beim nephrotischen Syndrom geschädigt. Dadurch gehen vermehrt Proteine über die Niere verloren **(Proteinurie)**. Am stärksten ist der Albuminverlust. Durch die **Hypoalbuminurie** kommt es zur Ödembildung, da Albumin für die Aufrechterhaltung des onkotischen Drucks verantwortlich ist. Charakteristisch ist die Erhöhung der α_2- und der β-Fraktion.

Akute Entzündungsreaktion (Abb. 20.14c). Hier ist die Konzentration einzelner Plasmaproteine erhöht. Ursache

der Erhöhung ist der Einfluss von Zytokinen wie IL-1 oder TNF-α. Proteine, deren Synthese besonders stark im Rahmen der Entzündung ansteigt, werden als **Akute-Phase-Proteine** bezeichnet. Zu ihnen zählt vor allem das **C-reaktive Protein (CRP)**. Die Akute-Phase-Proteine haben verschiedene Funktionen. CRP beispielsweise opsonisiert Eindringlinge und aktiviert dadurch das Komplementsystem auf dem klassischen Weg (S. 560). Gleichzeitig fällt die Konzentration anderer Proteine ab. Dazu zählen in erster Linie Albumin und Transferrin. Wegen der Abnahme ihrer Konzentration bei der Entzündungsreaktion bezeichnet man sie als **Anti-Akute-Phase-Proteine**.

> **Merke**
>
> **Akute-Phase-Proteine:** CRP, Haptoglobin, α_1-Antitrypsin, Fibrinogen
>
> **Anti-Akute-Phase-Proteine:** Albumin, Transferrin

Klinik

Leberzirrhose (Abb. 20.14d). Hier ist die Synthesefähigkeit der Leber eingeschränkt. Das führt zu einem Abfall aller Proteinfraktionen mit Ausnahme der Immunglobuline, da diese nicht von der Leber gebildet werden. Die Erhöhung der Immunglobuline ist zudem Ausdruck einer chronischen Entzündung.

Monoklonale Gammopathie (Abb. 20.14e). Unter einer Gammopathie versteht man eine Erkrankung, die mit einer exzessiv gesteigerten Produktion von Immunglobulinen (γ-Globulinen) einhergeht.

Der monoklonalen Gammopathie liegt häufig eine **maligne Entartung** von **Plasmazellen** im Knochenmark zugrunde. Die entarteten Plasmazellen proliferieren und bilden unkontrolliert Antikörper oder einzelne Ketten von Antikörpern. In der Elektrophorese imponiert die monoklonale Gammopathie meist als schmalgipfliger γ-Peak.

20.6.3 Funktion und Stoffwechsel von Lipoproteinen

Überblick und Funktion

Lipide sind in wässrigem Medium nur sehr schwer löslich. Um sie im Blut transportieren zu können, werden sie mit Proteinen zu sog. **Lipoproteinen** zusammengefügt. Diese Komplexe bestehen aus **Proteinen** und unterschiedlichen Anteilen von **unpolaren** und **amphiphilen** Lipiden. Zu den unpolaren Lipiden zählen die Triacylglycerine und Cholesterinester. Die verschiedenen Phospholipide und Cholesterin sind amphiphil. Der äußere Proteinanteil besteht aus verschiedenen Apolipoproteinen. Insgesamt haben die Lipoproteine nach außen hin einen hydrophilen Charakter und sind im Blut löslich.

Aufbau

Die Lipoproteine haben einen **Kern**, der aus den unpolaren Triacylglycerinen besteht, und eine **Hülle**, die aus den amphiphilen Lipiden und Apolipoproteinen gebildet

Tabelle 20.4   Plasmaproteine

Fraktion	% - Anteil	Beispiele	Funktion
Albumine	55–65 % (~60 %)	Albumin	Transport von Fettsäuren, Bilirubin, Pharmaka, Ca^{2+} u. a., Aufrechterhaltung des osmotischen bzw. kolloidosmotischen oder onkotischen Drucks
		Präalbumin	Transport von Schilddrüsenhormonen
α_1-Globuline	2,5–4,5 (~ 4 %)	α_1-Antitrypsin	Hemmung von Proteasen (z. B. Trypsin, Plasmin, u. a.)
		α_1-Lipoprotein (HDL)	Lipidtransport
		Prothrombin	Proenzym von Thrombin
		TBG	Transport von Schilddrüsenhormonen
		Transcortin	Transport von Cortisol
α_2-Globuline	6–10 % (~ 8 %)	Caeruloplasmin	Transport von Kupferionen
		AT III	Hemmung von Gerinnungsfaktoren
		Cholin-Esterase	Spaltung von Cholin-Estern (z. B. Acetylcholin)
		Haptoglobin	Hämoglobinbindung
		Plasminogen	Proenzym von Plasmin
		retinolbindendes Protein	Vitamin-A-Transport
β-Globuline	8,5–14 % (~ 12 %)	β-Lipoprotein (LDL)	Lipidtransport
		Transferrin	Eisentransport
		Fibrinogen	Vorstufe von Fibrin
		C-reaktives Protein (CRP)	Aktivierung des Komplementsystems
		Hämopexin	Häminbindung
γ-Globuline	10–21 % (~ 16 %)	Immunglobuline	Immunabwehr

wird. Diese Hülle besteht im Gegensatz zu den Membranen nicht aus zwei, sondern nur aus einer Schicht von Membranlipiden, die den hydrophoben Kern umgeben. Die Apolipoproteine sorgen zum einen für den hydrophilen Charakter, zum anderen spielen sie auch eine wichtige Rolle bei der Interaktion der einzelnen Lipoproteine mit den Zellen.

Einteilung der Lipoproteine

Die Lipoproteine werden in vier Hauptklassen eingeteilt. Für die Namensgebung der Lipoproteine ist ihre **Dichte** entscheidend (z. B. VLDL = *very low density lipoprotein*).

Die Dichte der Lipoproteine steigt mit Abnahme des Lipid- und Zunahme des Proteinanteils. Aufgrund der unterschiedlichen Proteinzusammensetzung unterscheiden sich Lipoproteine weiterhin in ihrem **Elektrophoreseverhalten**. LDL wandern mit der β-Globulin-Fraktion, HDL mit der α-Globulin-Fraktion und VLDL laufen den β-Globulinen voraus. Die weitere Einteilung der Lipoproteine erfolgt anhand der **Art der transportierten Lipide** und nach Art der **Apolipoproteine**. **Tab. 20.5** gibt einen Überblick über die wesentlichen Lipoproteine.

Tabelle 20.5   Überblick über die Lipoproteine

	Elektrophoreseverhalten	Triacylglycerinanteil	Proteinanteil	Cholesterinanteil	wichtige enthaltene Apolipoproteine
Chylomikronen	wandern nicht	90 %	1 %	6 %	C2, B48
VLDL	wandern mit Prä-β-Fraktion	50 %	10 %	19 %	C2, B100
LDL (böses)	wandern mit β-Fraktion	10 %	20 %	45 %	B100
HDL (gutes)	wandern mit α-Fraktion	15 %	50 %	18 %	A1, E

Biologie

Histologie

Anatomie

Chemie

Biochemie

Physik

Physiologie

Psych./Soz.

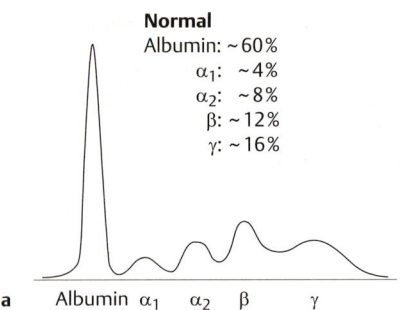

Normal
Albumin: ~60%
α_1: ~4%
α_2: ~8%
β: ~12%
γ: ~16%

a   Albumin α_1 α_2 β γ

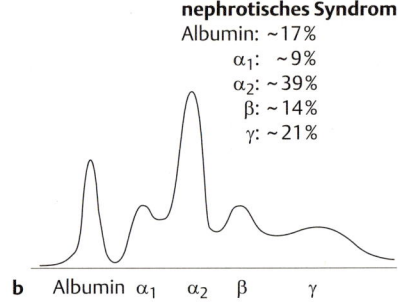

nephrotisches Syndrom
Albumin: ~17%
α_1: ~9%
α_2: ~39%
β: ~14%
γ: ~21%

b   Albumin α_1 α_2 β γ

Abb. 20.14   Serumeiweißelektrophorese (zu a–e siehe Text).

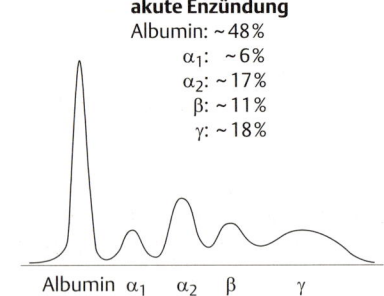

akute Enzündung
Albumin: ~48%
α_1: ~6%
α_2: ~17%
β: ~11%
γ: ~18%

c   Albumin α_1 α_2 β γ

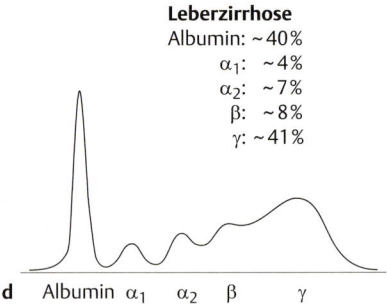

Leberzirrhose
Albumin: ~40%
α_1: ~4%
α_2: ~7%
β: ~8%
γ: ~41%

d   Albumin α_1 α_2 β γ

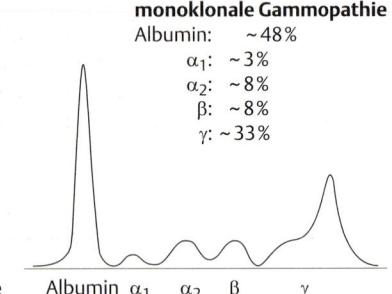

monoklonale Gammopathie
Albumin: ~48%
α_1: ~3%
α_2: ~8%
β: ~8%
γ: ~33%

e   Albumin α_1 α_2 β γ

Chylomikronen. Sie haben die geringste Dichte von allen Lipoproteinen und wandern nicht in der Elektrophorese. Sie haben den höchsten Anteil an Triacylglycerin. Diese Lipoproteine werden in der **Darmmukosa** gebildet und transportieren die exogenen Lipide der Nahrung. Sie werden an die Lymphe abgegeben, gelangen über den Venenwinkel (Ductus thoracicus) ins Blut und versorgen zunächst die extrahepatischen Gewebe mit den Nahrungslipiden.
Chylomikronen enthalten das **Apolipoprotein C2**, das für die Interaktion mit der **Lipoproteinlipase** (LPL) an den Endothelzellen verantwortlich ist. Die LPL spaltet **Fettsäuren** im Blut aus den Chylomikronen heraus, die dann von den Muskeln und dem Fettgewebe aufgenommen werden. Außerdem enthalten sie **Apolipoprotein B48**, das für die rezeptorvermittelte Endozytose der Chylomikronenreste (remnants) in der **Leber** mitverantwortlich ist.

VLDL (*very low density lipoproteins*). Sie haben eine sehr geringe Dichte und wandern in der Elektrophorese mit der prä-β-Fraktion. Auch sie haben einen großen Triacylglycerinanteil. Sie werden in der **Leber** gebildet und enthalten deshalb auch **endogene Lipide**.

Sie enthalten das **Apolipoprotein C2**, welches die gleiche Funktion hat, wie bei den Chylomikronen, und **B100**, welches seine Funktion erst erfüllt, wenn die VLDL in LDL umgewandelt wurden (s.u.).

LDL (*low density lipoproteins*). Sie entstehen über Zwischenstufen aus VLDL, haben eine geringe Dichte und wandern in der Elektrophorese mit den β-Globulinen. Sie haben den höchsten Anteil an **Cholesterin** („schlechtes" LDL) und transportieren dieses zu den extrahepatischen Geweben.
Als **Apolipoprotein** enthalten sie B_{100}. B_{100} ist der Ligand für den B_{100}-Rezeptor, über den es an den extrahepatischen Geweben zur **rezeptorvermittelten Endozytose** der LDL kommt und damit zur Aufnahme von **Cholesterin** in die Zellen. Dieses Cholesterin sowie die Fettsäuren werden erst nach Abbau der LDL-Partikel in den Lysosomen für die Zellen verfügbar.

HDL (*high density lipoproteins*). Sie haben eine hohe Dichte und laufen in der Elektrophorese am weitesten (α-Fraktion). Sie werden von Leber und Darm synthe-

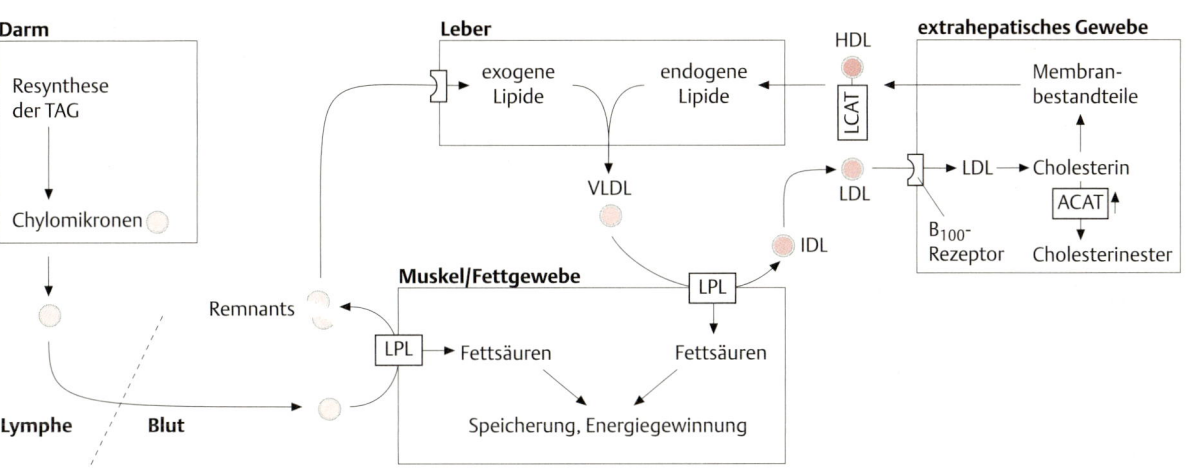

Abb. 20.15 Überblick über den Lipoproteinstoffwechsel (FS = Fettsäuren; TAG = Triacylglycerin; LPL = Lipoproteinlipase; restliche Abkürzungen s. Text).

tisiert und haben den höchsten Anteil an Protein. Ihre Hauptaufgabe ist der Rücktransport von Cholesterin zur Leber („gutes" HDL).

Sie enthalten als **Apolipoproteine A1**, welches die Bindung von **LCAT** (S. 588) an das Lipoprotein vermittelt, und **Apolipoprotein E**, das die Aufnahme des HDL in die Leberzelle ermöglicht.

Lipoproteinstoffwechsel

Die Lipoproteine haben im Körper die Aufgabe, Lipide, die im Blut unlöslich sind, so zu verpacken, dass sie trotzdem im Blut transportiert werden können. Dabei ist es unvermeidlich, dass sie einem Stoffwechsel unterliegen, in dem sie teilweise ineinander umgewandelt werden. Sie müssen auf- und abgebaut und mit einem Signal versehen werden, das Ladung und Bestimmung des Lipoproteins anzeigt. **Abb. 20.15** zeigt einen Überblick über diesen Stoffwechsel.

Chylomikronen

Die Chylomikronen werden in der Darmmukosa produziert und an die **Lymphbahn** abgegeben. Von dort gelangen sie über den Ductus thoracicus in den großen Körperkreislauf.

> **Merke**
> Die **Chylomikronen** gelangen über den Ductus thoracicus in den großen Körperkreislauf und **umgehen** damit **die Leber**.

In der Blutbahn erhalten die Chylomikronen vom HDL das Apolipoprotein C2, das ihnen die Interaktion mit der Lipoproteinlipase (LPL) ermöglicht. Die LPL sitzt an den Endothelzellen der Blutbahn und dient den Chylomikronen als Andockstelle. Diese binden über Apolipoprotein C2 an die LPL. LPL spaltet die Triacylglycerine aus den Chylomikronen, und die Fettsäuren werden überwiegend von Muskel- und Fettgewebe aufgenommen. Auf diesem Weg verlieren Chylomikronen den größten Teil ihres Triacylglycerins und es bleiben Reste, die **Remnants**, übrig. Diese

gelangen über das Blut zur Leber und werden dort über rezeptorvermittelte Endozytose, die durch Apolipoprotein B_{48} vermittelt wird, aufgenommen.

VLDL

Die Leber produziert nun neue Lipoproteine, die neben den Resten der exogenen Lipide hauptsächlich endogene Lipide enthalten. Diese VLDL werden in die Blutbahn abgegeben und erhalten ebenfalls Apolipoprotein C2 vom HDL und interagieren ebenso mit der Lipoproteinlipase wie die Chylomikronen.

> **Merke**
> **VLDL** zeigen die gleiche Interaktion mit den Zellen wie Chylomikronen, transportieren aber hauptsächlich **endogene Lipide**.

Durch den Abbau der VLDL durch die Lipoproteinlipase, nehmen die Triacylglycerine ab und die Zusammensetzung und Struktur der Lipoproteine ändert sich. Über eine Zwischenstufe **IDL** (*intermediate density proteins*) entstehen LDL. Der genaue Weg von IDL zu LDL ist noch nicht geklärt, jedoch ist die Leber an dieser Umwandlung wahrscheinlich beteiligt. Bei dieser Umwandlung geht den VLDL das Apolipoprotein C2 verloren und sie enthalten nur noch Apolipoprotein B_{100}.

> **Merke**
> **LDL** haben durch die Umwandlung aus VLDL nur noch das **Apolipoprotein B_{100}**.

LDL

Die aus den VLDL entstandenen LDL-Partikel werden jetzt über die Interaktion von Apolipoprotein B_{100} mit dem B_{100}-Rezeptor von den extrahepatischen Geweben durch rezeptorvermittelte Endozytose komplett aufgenommen (**Abb. 20.16**).

Biologie

Histologie

Anatomie

Chemie

Biochemie

Physik

Physiologie

Psych./Soz.

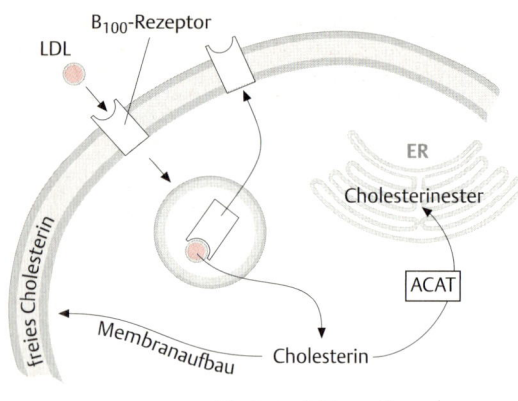

Abb. 20.16   LDL-Aufnahme und die Freisetzung von Cholesterin.

> **Merke**
> Aufgrund seines Apolipoproteins B_{100} zeigt LDL andere Interaktionen mit den Zellen als Chylomikronen und VLDL, die das Apolipoprotein C2 besitzen.

Nach der Endozytose wird LDL in den Lysosomen abgebaut und das Cholesterin wird frei. Der Rezeptor wird mit aufgenommen und gelangt nach dem lysosomalen Abbau der Lipoproteine zurück in die Membran. Ein hoher Cholesterinspiegel wirkt hemmend auf die Synthese des Rezeptors. In der Zelle werden zwei Enzyme durch das frei werdende Cholesterin beeinflusst:

– Die **ACAT**, die intrazellulär Cholesterinester zur Speicherung synthetisiert (S. 587), wird **stimuliert**.
– Die **β-HMG-CoA-Reduktase**, das Schrittmacherenzym der Cholesterinbiosynthese (S. 586), wird durch eine negative Rückkopplung **gehemmt**.

So wird einer Überschwemmung der Zelle mit Cholesterin entgegengewirkt.

HDL

Die HDL werden überwiegend von Darm und Leber produziert und als diskoidale (scheibchenförmige) naszierende Vorstufen in die Blutbahn abgegeben. Ihre Hauptaufgabe ist es, Cholesterin aus den extrahepatischen Geweben wieder zurück zur Leber zu transportieren (ähnlich wie ein „Sammeltaxi"). Über Apolipoprotein A1 haben die HDL das Enzym LCAT (S. 588) gebunden. Die LCAT verestert Cholesterin aus der Hülle des HDL mit einer Fettsäure. Die Fettsäure für den Cholesterinester kommt aus der β-Position des Phospholipids Lecithin (Phosphatidylcholin), ebenfalls aus der Hülle des HDL. Das übrig bleibende Lysolecithin (Lysophosphatidylcholin) diffundiert ab und der entstandene unpolare Cholesterinester wandert von außen ins „Innere" des HDL. Aus dem diskoidalen HDL wird ein kugelförmiges HDL (**Abb. 20.17**). Die LCAT hat auf der HDL-Oberfläche „Platz" geschaffen. Hier kann jetzt Cholesterin aus den Zellmembranen der extrahepatischen Gewebe aufgenommen und zur Leber transportiert werden. So ist HDL nicht nur für den Cholesterintransport zur Leber verantwortlich, sondern hat durch die Entfernung von Cholesterin aus der Zellmembran Einfluss auf deren Fluidität.

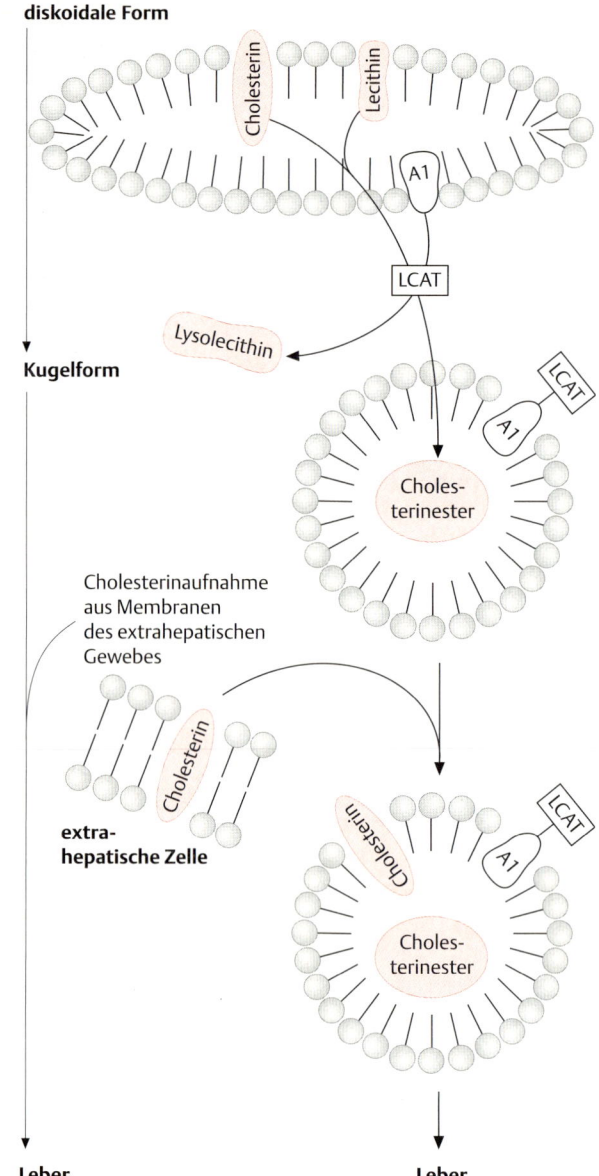

Abb. 20.17   Cholesterinaufnahme ins HDL.

> **Merke**
> Da HDL vagabundierendes Cholesterin aus den Gefäßen zur Leber zurücktransportiert, kann HDL das Arterioskleroserisiko senken.

Klinik

Hypercholesterinämien zählen neben Hypertonie, Adipositas und Diabetes mellitus zu den Risikofaktoren für arteriosklerotische Gefäßveränderungen. Dies kann die Herzkranzgefäße (koronare Herzkrankheit KHK) sowie auch periphere Gefäße betreffen (arterielle Verschlusskrankheit AVK).

Die meisten Hypercholesterinämien entstehen sekundär durch Übergewicht und Bewegungsmangel und zeigen sich in einer Erhöhung der LDL-Konzentration im Blut. Hierbei wird auch eine genetische Disposition vermutet.

Primäre Hypercholesterinämien beruhen auf genetischen Defekten, bei der Hyperlipoproteinämie Typ II liegt am häufigsten ein LDL-Rezeptormangel vor. So kommt es durch verminderte Aufnahme zu einem Anstieg des Serumcholesterinspiegels. Zudem fehlt intrazellulär die Hemmung der Cholesterinbiosynthese durch die LDL-Aufnahme und der Cholesterinanstieg im Serum wird noch gefördert. Cholesterin lagert sich an den Gefäßwänden zumeist als Ester ab und führt so zur Einengung der Gefäße.

Die folgende **Tab. 20.6** fasst nochmals zusammen, welche verschiedenen Wege die Lipoproteine im Körper nehmen.

Tabelle 20.6 Die Wege der Lipoproteine im Körper

Lipoprotein	Weg im Körper
Chylomikronen	Darm → Lymphe → Blut → Leber
VLDL	Leber → Blut → Umwandlung in LDL
LDL	Blut → extrahepatisches Gewebe
HDL	Leber/Darm → extrahepatisches Gewebe → Leber

Als ein zentrales Organ unseres Körpers übernimmt die Leber vielfältige Aufgaben. Sie ist an der **Glucosehomöostase** beteiligt, synthetisiert zahlreiche **Proteine** und übernimmt einen Großteil der **Lipoproteinsynthese** sowie der **Cholesterinsynthese**. In der Leber werden auch die Gallensäuren synthetisiert.

Des Weiteren ist die Leber das **Entgiftungsorgan** des Menschen, dies gilt für Medikamente ebenso wie für körpereigene Substanzen.

Die Arbeit der Leber lässt sich in zwei Phasen einteilen.

– In der **Resorptionsphase**, während und ca. zwei Stunden nach einer Mahlzeit werden die Nahrungsbestandteile aus dem Blut aufgenommen. In dieser Zeit synthetisiert die Leber Proteine, Glycogen und Triacylglycerine. Ihren eigenen Energiebedarf deckt die Leber in dieser Phase hauptsächlich durch den Abbau von Glucose zu CO_2 und H_2O.

– In der **Postresorptionsphase** zwischen den Mahlzeiten versorgt die Leber die übrigen Gewebe mit Energie. Durch Glycogenolyse und gegebenenfalls Gluconeogenese produziert sie freie Glucose, die sie an das Blut abgibt. Außerdem werden Ketonkörper gebildet. Ihren eigenen Energiebedarf deckt die Leber in dieser Phase durch die β-Oxidation von Fettsäuren.

Während längerfristiger Nahrungskarenz tritt der Körper in die **Hungerphase** ein. In dieser Zeit übernimmt die Leber die lebensnotwendige Aufgabe, den Blutzuckerspiegel auf einem Mindestmaß konstant zu halten. Dazu bildet sie freie Glucose durch Glycogenolyse und Gluconeogenese, um die Glucose in das Serum abzugeben. Sind die Speicher erschöpft, baut die Leber die vorhandenen Fettsäuren ab und gewinnt in großen Mengen Acetyl-CoA. Diese benutzt die Leber, um dem Körper Energie in Form von Ketonkörpern zur Verfügung zu stellen (S. 495).

Aufbau. Einzelheiten zum makroskopischen und mikroskopischen Aufbau der Leber siehe Anatomie, S. 105.

21.1 Energiestoffwechsel

Die Leber spielt eine zentrale Rolle im Energiestoffwechsel. Sie ist Sitz wichtiger Enzyme, die in der Lage sind, Aminosäuren, Glycogen und Fettsäuren abzubauen. Der Abbau erfolgt vermehrt nach der Nahrungsaufnahme aus den zugeführten Nährstoffen, aber auch in Hungerphasen werden in der Leber körpereigene Substanzen zur Energiegewinnung abgebaut.

21.1.1 Abbau von Aminosäuren

In der Postresorptionsphase und in der Hungerphase werden vermehrt die extrahepatischen Proteine abgebaut. Die Leber wandelt die dabei frei werdenden **glucoplastischen** Aminosäuren in Glucose um, um damit den Blutzuckerspiegel konstant zu halten. Frei werdende **ketoplastische Aminosäuren** werden zur Synthese der **Ketonkörper** herangezogen. Durch den Um- bzw. Abbau der Aminosäuren fällt außerdem vermehrt **Ammoniak** an, das in den Leberzellen in **Harnstoff** umgewandelt wird (**Harnstoffzyklus**, S. 503).

21.1.2 Abbau von Glucose

Während der Postresorptionsphase und bei Hunger werden im Rahmen der **Glycogenolyse** (S. 520) die Glycogenspeicher abgebaut, um den Körper mit freier Glucose zu versorgen. Das Schlüsselenzym hierbei ist die **Glucose-6-phosphatase**.

21.1.3 Abbau von Fettsäuren

Unter **Lipolyse** versteht man den Abbau von Triacylglycerinen in Glycerin und Fettsäuren (S. 594). Normalerweise findet die Lipolyse im Fettgewebe statt, ein Teil der Fettsäuren wird jedoch auch in der Leber in die wasserlöslichen **Ketonkörper** umgewandelt, die als Ersatzenergieträger dienen (u. a. im Muskel, bei einer längeren Hungerphase auch im ZNS, S. 495). Glycerin kann in der Leber zur **Gluconeogenese** (s. o.) herangezogen werden.

21.2 Serviceleistungen

21.2.1 Beteiligung an der Glucosehomöostase

> **Merke**
> Die Leber ist in der Lage, Glucose aufzubauen (Gluconeogenese, S. 517), Glucose zu speichern (Glycogensynthese, s. S. 520) und Glucose ins Blut abzugeben (**Glycogenolyse**, S. 520). Damit hält die Leber den Blutzuckerspiegel konstant (**Abb. 21.1**).

21.2.2 Beteiligung am Lipidstoffwechsel

Verschiedene Stoffwechselwege des Lipidhaushaltes finden in der Leber statt.

– In der Resorptionsphase werden in den Leberzellen sowohl **Triacylglycerine** (Neutralfett) als auch **Phospholipide** synthetisiert (**Abb. 21.2**).

– In der Postresorptionsphase oder in der Hungerphase ist die Leber als einziges Organ in der Lage, **Ketonkörper** als Ersatzenergieträger zu synthetisieren (s. o.).

> **Merke**
> Die **Leber** selbst kann **keine Ketonkörper** verwerten, sondern deckt ihren Energiebedarf in der Postresorptionsphase und bei Hunger über die **β-Oxidation** der Fettsäuren.

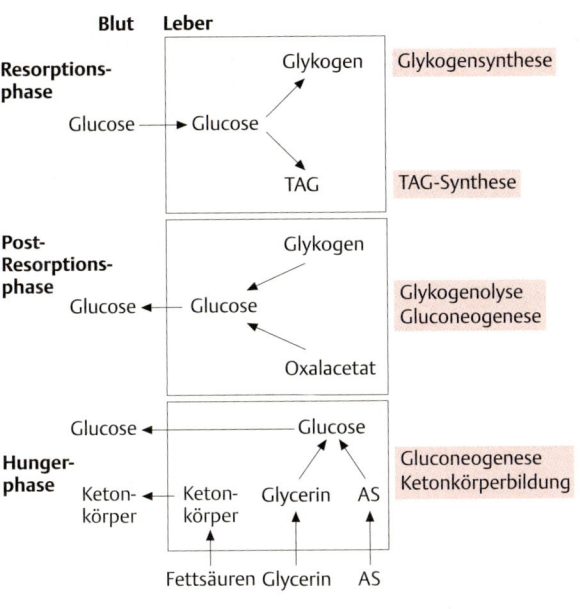

Abb. 21.1 Glucosestoffwechsel in der Leber (AS = Aminosäuren, TAG = Triacylglycerin).

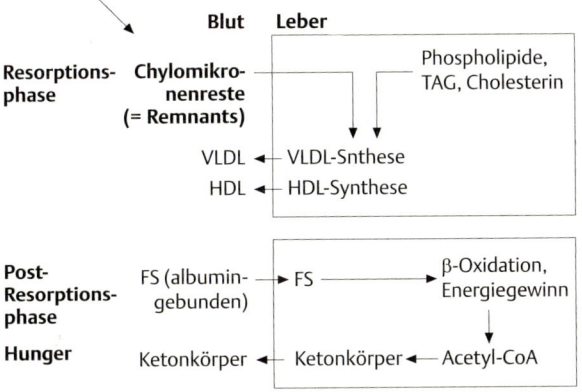

Abb. 21.2 Lipidstoffwechsel in der Leber (FS = Fettsäuren, TAG = Triacylglycerine, HDL, VLDL = Lipoproteine).

– Die Leber produziert außerdem zum Transport von unpolaren Lipiden die **Lipoproteine** VLDL und HDL (**Abb. 21.2**). **VLDL** (*very low density lipoprotein*) transportiert Nahrungslipide (exogene) und körpereigene (endogene) Lipide in der Blutbahn. VLDL wird durch die **Lipoproteinlipase** (LPL) abgebaut und wandelt sich in LDL (*low density lipoprotein*) um.

– Außerdem produziert die Leber **HDL** (*high density lipoprotein*). Die Hauptaufgabe dieses Lipoproteins ist der Rücktransport von Cholesterin aus dem extrahepatischen Gewebe zur Leber. Weiteres zum Lipoproteinstoffwechsel: Lipide, S. 581.

21.2.3 Synthese von Plasmaproteinen

Die Leber synthetisiert in der Resorptionsphase sehr viele Proteine, darunter Enzyme, Hormone und Transportproteine.

Viele Proteine, die von der Leber produziert werden, erfüllen ihre Aufgabe *außerhalb* der Leber und werden daher in die Blutbahn abgegeben. Die meisten der synthetisierten Proteine, insbesondere die Enzyme des Intermediärstoffwechsels, finden sich jedoch *innerhalb* der Leberzelle (**Tab. 21.1**). Hierzu gehören besonders Enzyme aus dem Proteinstoffwechsel. Diese Enzyme findet man bei Leberparenchymschäden gehäuft im Serum und sind somit wichtig für die Diagnose.

Tabelle 21.1 Lebereigene Enzyme

Enzym	Lokalisation	leberspezifisch
Aspartataminotransferase (AST)	Zytoplasma und Mitochondrium	nein
Alaninaminotransferase (ALT)	Zytoplasma	ja
Glutamatdehydrogenase (GLDH)	Mitochondrium	ja
Gamma-Glutamyltransferase (γ-GT)	membrangebunden	ja

Die Proteine, die von der Leber synthetisiert werden und ihre Aufgabe außerhalb der Leber erfüllen, werden über die Blutbahn exportiert. In **Tab. 21.2** sind einige dieser Proteine aufgeführt.

Tabelle 21.2 Einige Exportproteine der Leber

Proteine	Bedeutung
Albumin	wichtigstes Plasmaprotein, Transport von Fettsäuren
Cholinesterase	Serum-Enzym
Kininogen, Angiotensinogen	Vorstufen von Hormonen
Transferrin, Caeruloplasmin	Transportproteine
Prothrombin, Fibrinogen	Gerinnungsfaktoren
C-reaktives Protein (CRP)	Akute-Phase-Protein
IGF-I, IGF-II	Somatomedine
Plasminogen	Vorstufe der Protease Plasmin
α- und β-Globuline	große Gruppe globulärer Proteine
α₁-Antitrypsin	Proteasehemmer
Haptoglobulin (α₂-Makroglobulin)	Transportprotein
Hämopexin (β-Globulin)	häminbindendes Protein

Biologie

Histologie

Anatomie

Chemie

Biochemie

Physik

Physiologie

Psych./Soz.

21.2.4 Harnstoffzyklus

Die Leber ist in der Lage, giftiges Ammoniak in ungiftigen Harnstoff umzuwandeln. Man findet in den Leberzellen dazu die Enzyme des **Harnstoffzyklus** (S. 503).

Der steigende Ammoniakspiegel kann aber auch durch ein leberspezifisches Enzym gesenkt werden: Die **Glutaminsynthetase** überträgt Ammoniak auf Glutamat. Dabei entsteht Glutamin.

21.3 Cholesterin

Die Leber ist Hauptproduzent des **Cholesterins**, das auch als Cholesterol bezeichnet wird. Es kommt in allen biologischen **Membranen** der tierischen Zelle vor (Ausnahme: in der inneren Mitochondrienmembran ist nur sehr wenig Cholesterin vorhanden, offenbar aufgrund des phylogenetischen Ursprungs aus einem Bakterium, das zwar Steroide, aber kein Cholesterin synthetisieren kann). Durch seine relativ starre Struktur hat Cholesterin einen wesentlichen Einfluss auf die physikalischen Eigenschaften der Membranen. Es erhöht die Fluidität eng gepackter fester Membranen und verfestigt Membranen, die durch einen hohen Gehalt an ungesättigten Lipiden relativ flüssig sind. Außerdem dient Cholesterin als Vorstufe für die Synthese von **Vitamin D**, **Steroidhormonen** und **Gallensäuren**.

21.3.1 Die Cholesterinbiosynthese

Da Cholesterin vielfältige Aufgaben im menschlichen Organismus übernimmt, sind **viele Zellen** in der Lage, Cholesterin zu synthetisieren. Mengenmäßig am meisten wird jedoch von der **Leber** produziert.

Die Cholesterinbiosynthese beginnt im **Zytosol** (die ersten beiden Schritte) und wird im endoplasmatischen Retikulum fortgesetzt. Als **Grundbaustein dient Acetyl-CoA**. In einem ersten Schritt werden drei Acetyl-CoA zu **β-Hydroxy-β-Methyl-Glutaryl-CoA** (β-HMG-CoA) zusammengefügt (**Abb. 21.3**).

Diese Reaktion findet ebenfalls zu Beginn der Ketogenese in der Leber statt, allerdings im Mitochondrium, es exis-

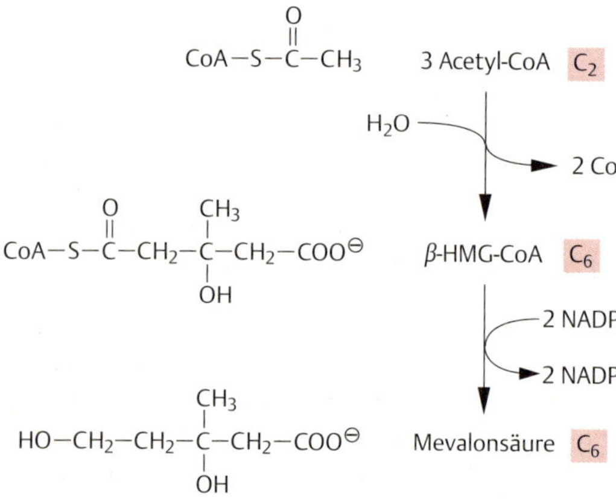

Abb. 21.3 Reaktionen von Acetyl-CoA zu Mevalonsäure.

tieren also zwei verschiedene β-HMG-CoA-Pools (S. 496). Das Schlüsselenzym in der Cholesterinbiosynthese ist die **β-HMG-CoA-Reduktase**. Sie reduziert β-HMG-CoA zu **Mevalonsäure**. Das Coenzym für diesen anabolen Stoffwechselweg ist NADPH + H$^+$.

Mevalonsäure wird unter Verbrauch von 2 ATP über 5-Phosphomevalonat zu 5-Diphosphomevalonat **aktiviert**. 5-Diphosphomevalonat wird anschließend wiederum unter Verbrauch eines ATP zum **„aktiven Isopren"** (Isopentenyldiphosphat, **Abb. 21.4**) **decarboxyliert**. So wird aus dem C6-Körper ein C5-Körper. Isopentenyldiphosphat wird durch eine Isomerase in Dimethylallyldiphosphat umgewandelt. Dieses unterscheidet sich vom Isopentenyldiphosphat in der Lage einer Doppelbindung. Diese aktiven Isopreneinheiten sind die lipophilen Grundbausteine des Cholesterins.

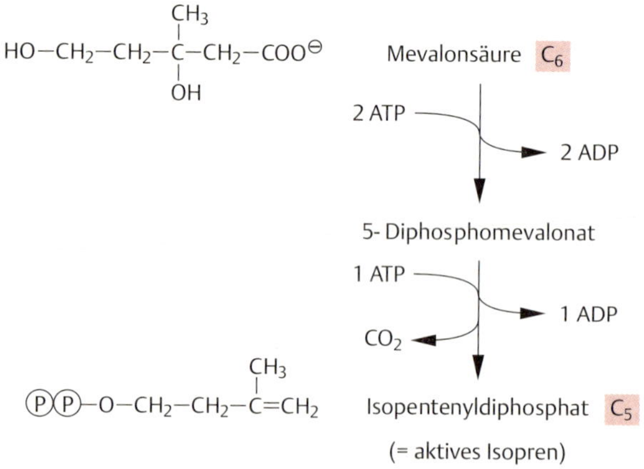

Abb. 21.4 Reaktionen von der Mevalonsäure zum aktiven Isopren.

Aus 3 aktiven Isopreneinheiten (2 Isopentenyldiphosphat und 1 Dimethylallyldiphosphat) entsteht über Geranyldiphosphat (2 Isopreneinheiten) *ein* **Farnesyldiphosphat**, bestehend aus 15 C-Atomen. Im nächsten Schritt wird aus *zwei* Molekülen Farnesyldiphosphat **Squalen** synthetisiert. Squalen ist ein C$_{30}$-Körper, aufgebaut aus **sechs** aktiven **Isopreneinheiten** (**Abb. 21.5**).

Durch Ringschluss wird Squalen in **Lanosterin** umgewandelt. Vom Lanosterin werden drei Methylgruppen abgespalten und es entsteht der **C$_{27}$-Körper Cholesterin** (**Abb. 21.6**).

Energiebilanz. Für den Aufbau eines Cholesterinmoleküls werden insgesamt **sechs Isopreneinheiten** benötigt. Diese werden jeweils aus 6 Mevalonsäuremolekülen synthetisiert. Daraus ergibt sich ein Verbrauch von **18 Acetyl-CoA** (Mevalonsäure wird aus drei Acetyl-CoA aufgebaut). Diese 18 Acetyl-CoA können also nicht mehr zur ATP-Gewinnung herangezogen werden. Ihre Energie wird vollständig in die Synthese des Cholesterins gesteckt.

Regulation. Die Cholesterinbiosynthese wird über die **β-HMG-CoA-Reduktase** reguliert. Cholesterin selbst und die Gallensäuren bewirken eine negative Rückkopplung.

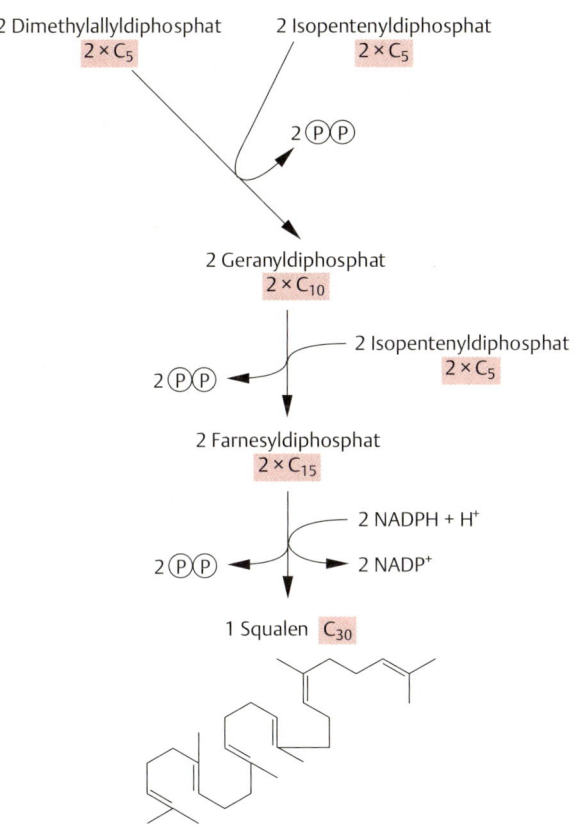

Abb. 21.5 Synthese des Squalens.

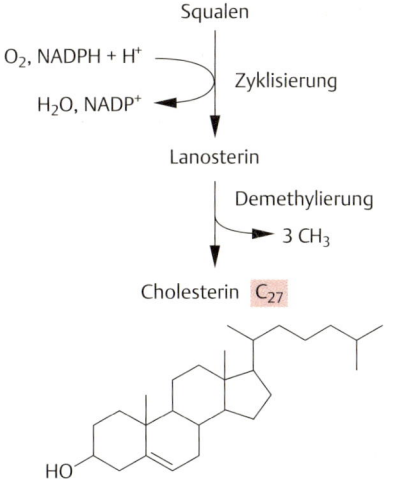

Abb. 21.6 Umwandlung des Squalens in Cholesterin.

cholesterinspiegel kann bei dieser Krankheit aber trotzdem ansteigen, da der gesamte Cholesterinumsatz sinkt!

Merke Die **β-HMG-CoA-Reduktase-Aktivität** sinkt bei Hunger sowie bei **Insulinmangel** (Diabetes mellitus).

21.3.2 Die verschiedenen Formen des Cholesterins

Cholesterinester. Cholesterin kann frei oder als Cholesterinester vorliegen. In einem Cholesterinester ist Cholesterin mit einer Fettsäure verknüpft. Dadurch sind Cholesterinester noch weniger polar als freies Cholesterin.

– Im extrahepatischen Gewebe werden Cholesterinester **intrazellulär** durch die Acyl-CoA-Cholesterin-Acyl-Transferase **(ACAT)** gebildet.

Exogenes Cholesterin aus der Nahrung wird überwiegend über das Lipoprotein LDL an die extrahepatischen Gewebe geliefert (S. 581). LDL-Aufnahme in die Zellen und das anschließende Freiwerden des Cholesterins hemmen ebenfalls die β-HMG-CoA-Reduktase.

Die Aktivität der β-HMG-CoA-Reduktase sinkt im Hungerzustand, aber auch beim Diabetes mellitus. Der Serum-

---

![Fallbeispiel icon] **Fallbeispiel: Herzinfarkt** (siehe auch S. 285 und 635)

Der 62-jährige Herr Müller wird mit einem Hinterwandinfarkt in die Notfallambulanz gebracht (Anatomie, S. 285). Durch Aufweitung der betroffenen Koronararterie und Einsetzen eines Stents wird die Durchblutung des Herzmuskels wiederhergestellt und Herr Müller kann nach einigen Tagen aus der Klinik entlassen werden. Vor der Entlassung aus der Klinik klärt die Ärztin Herrn Müller ausführlich darüber auf, was er tun kann, um einen weiteren Infarkt zu vermeiden (Rezidivprophylaxe). Dazu gehört eine regelmäßige Blutdruckkontrolle und die Senkung der Blutfette. Denn – wie Herr Müller bei seiner Einlieferung bereits angedeutet hatte – zeigen die Ergebnisse seiner Blutuntersuchung im Labor auch eine Erhöhung des Gesamtcholesterins, des LDL-Cholesterins und der Triglyceride.

Zur Senkung der Blutfette erhält Herr Müller ein sogenanntes Statin, welches das geschwindigkeitsbestimmende Enzym der Cholesterinbiosynthese, die HMG-CoA-Reduktase, hemmt. Dadurch produziert der Körper weniger eigenes Cholesterin und die intrazelluläre Cholesterinkonzentration in den Leberzellen nimmt ab. Damit die Leberzellen aber trotzdem mit ausreichend Cholesterin versorgt werden, exprimieren sie nun auf ihrer Oberfläche vermehrt LDL-Rezeptoren, über die sie das LDL-Cholesterin aus dem Blut aufnehmen können. Durch diese Maßnahme kann bei Herrn Müller die LDL-Cholesterin-Konzentration im Blut um 40 % gesenkt werden. Herr Müller bekommt von der Ärztin noch den Rat, sich regelmäßig zu bewegen und fettes Essen zu vermeiden, da Sport und Gewichtsreduktion am besten dazu geeignet sind, den Blutdruck sowie die Blutfette zu senken.

– Im Blut (also **extrazellulär**) entstehen Cholesterinester mithilfe der Lecithin-Cholesterin-Acyl-Transferase **(LCAT)**. Die LCAT wird von der Leber sezerniert und ist an das Lipoprotein HDL gebunden (S. 582). Das Enzym kann freies Cholesterin mithilfe einer Fettsäure verestern und im HDL verpacken. Bei Leberschäden nimmt die Esterbildung ab.

> **Merke**
> **ACAT** synthetisiert Cholesterinester in den Zellen des extrahepatischen Gewebes, **LCAT** wird von der Leber gebildet und synthetisiert Cholesterinester im Blut.

Exogenes Cholesterin aus der Nahrung wird im Darm resorbiert und zum Teil in der Darmmukosa bereits verestert. Es gelangt mit den Chylomikronen zu den extrahepatischen Geweben (S. 581).

Exogenes Cholesterin macht ungefähr 1/3 des Gesamtcholesterins im Körper aus. Der größere Anteil (2/3) wird vom Körper selbst synthetisiert.

21.3.3 Die Cholesterinausscheidung

> **Merke**
> **Cholesterin** kann im Körper nicht wieder zu Acetyl-CoA abgebaut werden. Dementsprechend kann aus Cholesterin **keine Energie** gewonnen werden.

Cholesterin wird in der Leber in die primären **Gallensäuren** Cholsäure und Cheno-Desoxycholsäure umgewandelt und mit den Aminosäuren Taurin und Glycin zu den **Gallensalzen** konjugiert. Die Gallensalze werden, ebenso wie ein geringer Teil freies Cholesterin, mit der Gallenflüssigkeit ausgeschieden. Die Gallensalze unterliegen dem **enterohepatischen Kreislauf** (s.u.) und werden zu einem sehr großen Teil wieder resorbiert. Nicht resorbiertes freies Cholesterin wird von Darmbakterien zu **Koprosterin** reduziert und ausgeschieden.

21.4 Gallenflüssigkeit und Gallensäuren

Die **Gallenflüssigkeit** wird in der Leber gebildet (ca. 0,5 Liter pro Tag) und in der **Gallenblase** gespeichert. Sie wird gemeinsam mit dem Pankreassekret in das Duodenum sezerniert und enthält Gallensäuren, Gallenfarbstoffe, Cholesterin und Phospholipide.

Gallensäuren können sich im Darm mit ihrem hydrophoben Schwanz um die Lipidbestandteile der Nahrung anlagern, wobei ihr hydrophiler Kopf nach außen weist (S. 454). So ist der Gesamtkomplex nach außen hydrophil und damit im wässrigen Verdauungssekret löslich. Diesen Gesamtkomplex bezeichnet man als **Mizelle**: Die Gallensäuren haben die Lipide **emulgiert**. Die Mizelle transportiert die lipophilen Nahrungsbestandteile im wässrigen Medium bis zur Plasmamembran. Dort zerfällt die Mizelle und die lipophilen Anteile passieren die Membran.

> **Merke**
> Die Gallensäuren sind unerlässlich für die **Lipidverdauung**.

Gallensäuren. Die **Synthese** der Gallensäuren (**Abb. 21.7**) findet in den **Peroxisomen** der Hepatozyten statt. Cholesterin wird in einem ersten Schritt durch die Einführung von Hydroxylgruppen und Carboxylgruppen (Säuregruppen) in die **primären Gallensäuren Cholsäure** bzw. **Chenodesoxycholsäure** umgewandelt. Diese Säuren werden im nächsten Schritt durch CoA aktiviert (in **Abb. 21.7**: Cholsäure zu Cholyl-CoA). Es wird eine Thioesterbindung geknüpft. Der CoA-Rest wird im nächsten Schritt durch die Aminosäuren Glycin oder Taurin, das biogene Amin des oxidierten Cysteins, ersetzt. Beide dienen der Konjugation und erhöhen den hydrophilen Charakter der Cholsäure. Es entstehen die **konjugierten Gallensalze** Taurocholsäure und Glycocholsäure, **amphiphile** Substanzen mit einem hydrophoben und einen hydrophilen Anteil.

Ein Teil der Gallensalze wird im Dickdarm durch Bakterien in die **sekundären Gallensäuren** Lithocholsäure und Desoxycholsäure umgewandelt.

Primäre und sekundäre Gallensäuren werden im terminalen Ileum wieder reabsorbiert (enterohepatischer Kreislauf, s.u.). Der kleine, nicht reabsorbierte Anteil wird ausgeschieden und stellt die einzige Möglichkeit des Körpers dar, Cholesterin auszuscheiden.

Gallenfarbstoffe. Sie entstehen beim **Abbau von Hämoglobin**. Durch die Konjugation in der Biotransformation in der Leber mit Glucuronsäure (S. 591) werden sie hydrophil und sind in der Gallenflüssigkeit als **Bilirubindiglucuronid** löslich. Einzelheiten zum Hämoglobinabbau finden Sie ab S. 569.

> **Klinik**
> Wenn es in der Gallenflüssigkeit zu einem **Ungleichgewicht** zwischen löslichen Substanzen (zu wenig Gallensäuren und Phospholipide) und nicht löslichen Substanzen (zu viel Cholesterin) kommt, können sich **Cholesterinsteine** ausbilden. Unterstützend für diese Entwicklung ist auch eine **Motilitätsstörung** der Gallenblase. Es kommt zur Ausfällung von Cholesterinkristallen, die sich aneinanderlagern. Die Gallensteine können symptomlos bleiben, aber auch zu **Koliken** und **Entzündungen** führen. Als **Risikofaktoren** für Cholesteringallensteine gilt die **5 x F-Regel**: female, forty, fair (blond), fat, fecund (fruchtbar). Neben Cholesterinsteinen, die 80% aller Steine ausmachen, gibt es auch noch **Pigmentsteine**, die vermehrt **Bilirubin** enthalten. Sie entstehen, wenn z.B. bei einer chronischen Hämolyse vermehrt Bilirubin anfällt.

Enterohepatischer Kreislauf (Abb. 21.8). Die in den Hepatozyten produzierten Gallensäuren gelangen über die Gallenkanälchen in die Gallenblase. Der Transport über die Hepatozytenmembran erfolgt als **primär aktiver Transport** über den ATP-abhängigen Gallensäuretransporter. In der Gallenblase wird die von der Leber sezernierte Gallenflüs-

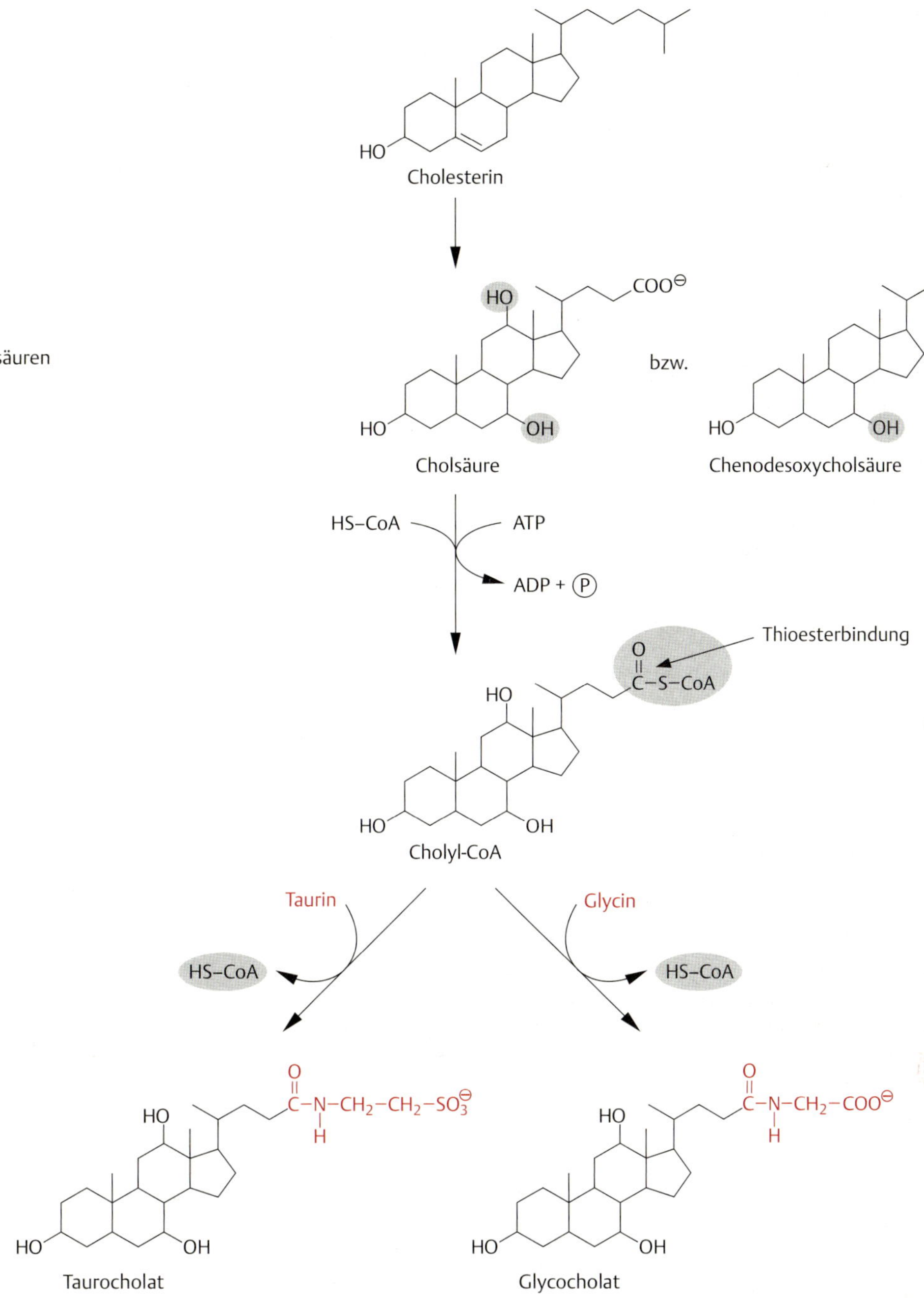

Abb. 21.7 Reaktionsschritte der Gallensäurensynthese am Beispiel der Cholsäure.

sigkeit (Lebergalle) gespeichert und durch Wasserentzug „eingedickt". In der so entstanden Blasengalle sind die Gallensäure und andere Bestandteile (Cholesterin, Phospholipide und Gallenfarbstoffe) dementsprechend höher konzentriert.

Da der Gallensäurebedarf wesentlich höher ist als die in der Leber vorhandene Menge an Gallensäuren, werden diese (6- bis 10-mal täglich) aus dem Darm zu 90 % rückresorbiert. Dies geschieht größtenteils unabhängig von den emulgierten lipophilen Substanzen: Die meisten Gallensäuren werden erst im terminalen Ileum über ein akti-

ves Transportsystem reabsorbiert und ans Blut abgegeben. Sie erreichen mit dem Blut die Pfortader und werden von dort über die sinusoidalen Endothelzellen wieder in die Hepatozyten aufgenommen. Die Wiederaufnahme der Gallensäuren geschieht über einen **sekundär aktiven Natrium-Symport**. Hierbei wird über die sinusoidal (= basolateral) gelegene Na+/K+-ATPase in der Hepatozytenmembran ein elektrochemischer Natriumgradient aufgebaut, der dazu dient, die Gallensäuren apikal im Cotransport mit Natrium in die Zellen zu transportieren. Diesen Kreislauf der Gallensäuren nennt man den **enterohepatischen**

Biologie

Histologie

Anatomie

Chemie

Biochemie

Physik

Physiologie

Psych./Soz.

Leber

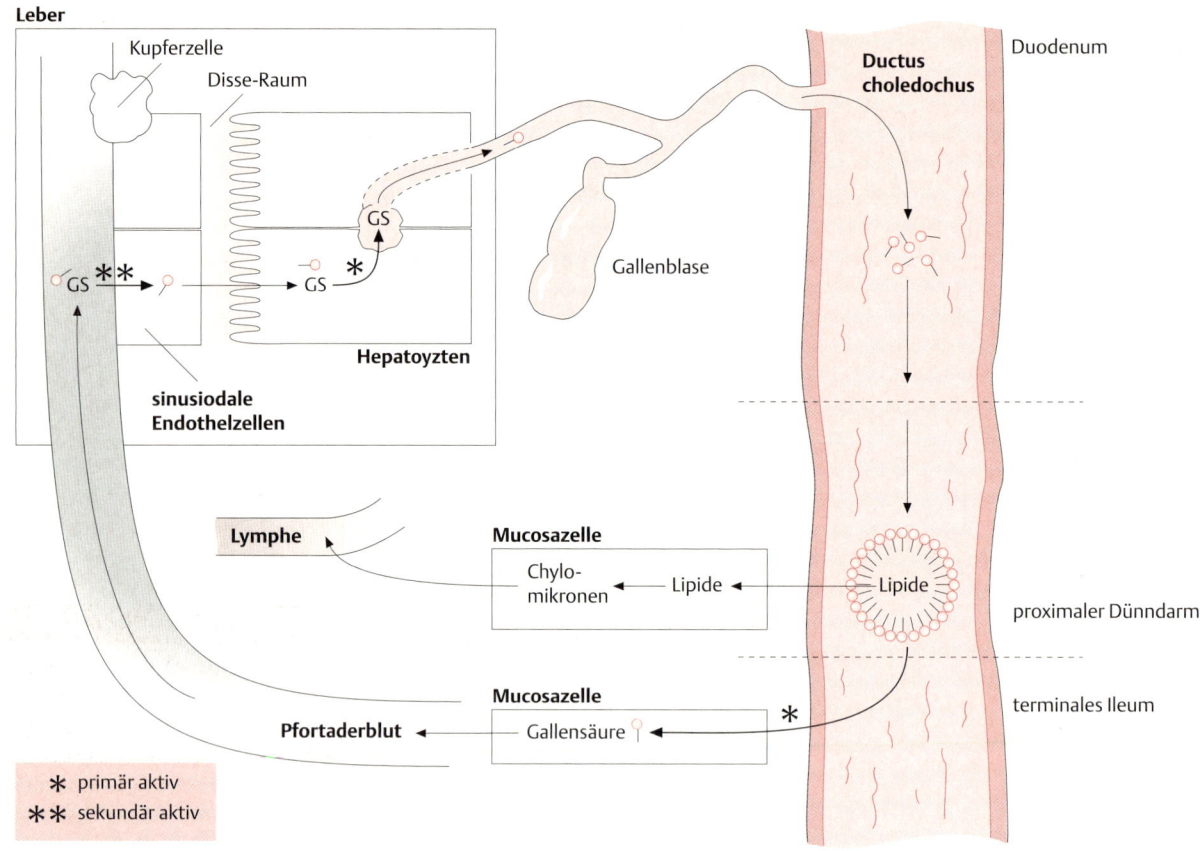

Abb. 21.8 Enterohepatischer Kreislauf (FS = Fettsäuren, GS = Gallensäuren).

Kreislauf. Die Gallensäuren selbst fördern die Sekretion der Gallenflüssigkeit aus der Leber. In geringem Maße wirkt auch das Verdauungshormon Sekretin stimulierend auf die Sekretion (S. 739).

21.5 Biotransformation

21.5.1 Prinzip und Bedeutung

Bei der **Entgiftung** unseres Körpers kommt der Leber eine zentrale Bedeutung zu. Sie nimmt aus dem Blut endogene und exogene toxische Substanzen auf, die in der Leber inaktiviert und dann mit der Gallenflüssigkeit oder mit dem Urin ausgeschieden werden. Die Leber besitzt dafür ein Enzymsystem, das in der Lage ist, apolare lipophile Substanzen in wasserlösliche Substanzen umzuwandeln. Diesen Vorgang nennt man **Biotransformation**. Das Ziel der Biotransformation ist es, die Wirkung solcher Substanzen aufzuheben und sie „flüssig" zu machen, damit sie ohne Probleme ausgeschieden werden können. Einige Medikamente (z. B. Zytostatika) können aber über diesen Prozess auch wirksamer oder sogar giftig werden. Diese Verstärkung der toxischen Wirkung nennt man **Giftung**. Auch ursprünglich nicht kanzerogene Substanzen können nach der Biotransformation zu Kanzerogenen werden.

Die Biotransformation findet im **glatten endoplasmatischen Retikulum** in der Leber statt und wird grundsätzlich in zwei Phasen unterteilt. In der ersten Phase der Biotransformation wird die zu entgiftende Substanz vorbereitet, indem **reaktive Gruppen** eingeführt werden. An die reaktiven Gruppen können in der nächsten Phase weitere Moleküle binden, die die Substanz dann wasserlöslich machen.

> **Merke**
>
> Das Grundprinzip der Biotransformation ist es, **apolare lipophile Substanzen wasserlöslich** zu machen.

21.5.2 Phase 1 der Biotransformation

Zu den reaktiven Gruppen, die in der ersten Phase der Biotransformation eingeführt werden, zählen u. a. Hydroxylgruppen (-OH), Aminogruppen ($-NH_2$) und Carboxylgruppen (-COOH). Am häufigsten handelt es sich um **Hydroxylgruppen**, die typischerweise durch die mikrosomalen **Cytochrom-P_{450}-Enzyme** eingefügt werden.

Cytochrom-P_{450}-Enzyme sind **Hydroxylasen** oder (gleichbedeutend) **Monooxygenasen**, weil sie **ein** Sauerstoffatom in das Substrat einbauen. Cytochrom P_{450} dient dabei als Elektronenüberträger. Die Coenzyme dieser Reaktion sind **NADPH + H^+** und molekularer Sauerstoff **(O_2)**:

– Ein Sauerstoffatom wird in die Substanz eingeführt (**Mono**oxygenase) und es entsteht dabei eine Hydroxylgruppe (Hydroxylase).
– Das zweite Sauerstoffatom reagiert mit den zwei Wasserstoffatomen des NADPH + H$^+$ zu Wasser (H$_2$O). NADP$^+$ bleibt übrig.

Abb. 21.9 zeigt als Beispiel für die Einführung einer Hydroxylgruppe das Benzol, das in der ersten Phase der Biotransformation in Phenol umgewandelt wird. Weitere Reaktionen, die zur Einführung von reaktiven Gruppen führen, sind Oxidationen, Reduktionen und Hydrolysen.

> **Merke**
> Cytochrom-P$_{450}$-Enzyme dürfen nicht mit den Cytochromen der Atmungskette verwechselt werden. Achten Sie deshalb genau darauf, nach welchen Cytochromen gefragt wird.

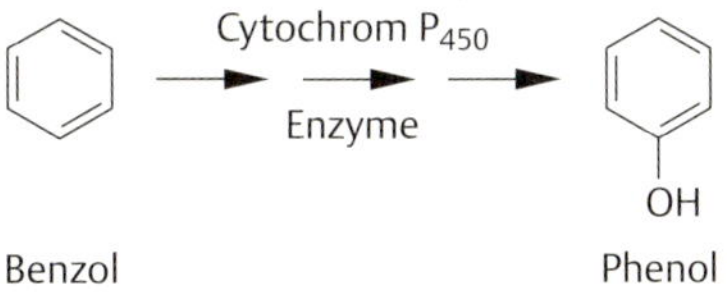

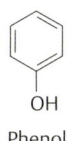

Abb. 21.9 Phase 1 der Biotransformation: Einführung einer Hydroxylgruppe in Phenol. Dabei findet im Anschluss an die Monooxygenasereaktion noch eine Reduktion statt.

21.5.3 Phase 2 der Biotransformation

In der zweiten Phase der Biotransformation kommt es zur **Konjugation**, dem eigentlichen flüssigmachen. Wie der Name schon sagt, wird die jetzt reaktive Substanz mit hydrophilen Substanzen konjugiert. Dann kann der Gesamtkomplex über die Niere ausgeschieden werden.
Die häufigste Konjugation findet mit **UDP-Glucuronsäure** statt (**Abb. 21.10**). Man spricht dann von **Glucuronidierung**. Die stark hydrophile UDP-Glucuronsäure wird durch UDP-Glucuronyltransferasen über die vorher eingeführten Gruppen (Hydroxyl-, Amino- oder Carboxylgruppen) mit der betreffenden Substanz verbunden (in unserem Beispiel entsteht Phenol-Glucuronid), die dann als unwirksame, hydrophile Substanz ausgeschieden wird.
Neben der UDP-Glucuronsäure gibt es noch weitere Substanzen, die der Körper zur Konjugatbildung verwendet:
– **PAPS** (Phosphoadenosinphosphosulfat) zur Sulfatierung.
– **Acetat** zur Acetylierung.
– **Aminosäuren** (siehe Synthese der Gallensäuren, S. 588).
– **Glutathion** zur Thioetherbildung.
Die Umwandlung der lipophilen Substanz Cholesterin zu den löslichen Gallensäuren (s. o.) zeigt starke Ähnlichkeit mit der Biotransformation. Auch hier wird eine funktionelle Gruppe (Säuregruppe) eingeführt und diese anschließend mit Aminosäuren konjugiert, um das lipophile Cholesterin in die wasserlöslichen Gallensäuren zu überführen.

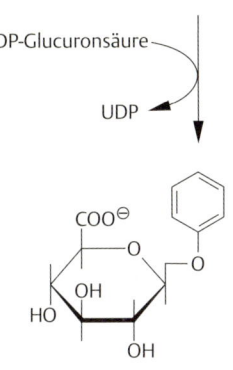

Abb. 21.10 Phase 2 der Biotransformation: Konjugation mit Glucuronsäure.

> **Klinik**
> In der Leber von Neugeborenen ist die UDP-Glucuronyl-Transferaseaktivität noch nicht ausgereift. Daher funktioniert die Phase 2 der Biotransformation nur unvollständig und es kann zum **Neugeborenen-Ikterus** (Gelbsucht) kommen, da das Serumbilirubin nicht ausreichend konjugiert wird und es somit zu einer Akkumulation von Bilirubin kommt.

21.5.4 Induktion des Biotransformationssystems

Die Enzyme der Cytochrom-P$_{450}$-Systeme sind induzierbar, d. h. verschiedene Substanzen (u. a. Medikamente) wirken als Induktoren und erhöhen so die Wirksamkeit des Systems.

> **Klinik**
> Zu den bekanntesten Medikamenten, die eine Enzyminduktion hervorrufen, gehören die **Barbiturate**, die heutzutage allerdings nur noch selten eingesetzt werden. Das Antibiotikum **Rifampicin** wirkt ebenfalls als Induktor. Die Folge der Enzyminduktion ist ein **vermehrter Abbau lipophiler Substanzen** in der Leber.
> Dies ist vor allem dann zu berücksichtigen, wenn parallel lipophile Medikamente eingenommen werden, die über die Leber metabolisiert und so schneller ausgeschieden werden.

Der Genuss von Alkohol und seine Folgen

Beim *akuten* Genuss von Alkohol steigt der Ethanolspiegel im Blut stark an. Das Ethanol wird von den Hepatozyten aufgenommen und abgebaut. Dieser Abbau wird durch zwei Enzyme katalysiert: **Alkoholdehydrogenase** und **Aldehyddehydrogenase** (**Abb. 21.11a**). Im ersten Schritt wird das Ethanol durch die Alkoholdehydrogenase in **Acetaldehyd** umgewandelt. Da diese Reaktion eine Oxidation ist, wird NAD⁺ zu NADH + H⁺ reduziert. Anschließend wird der entstandene Acetaldehyd durch die Aldehyddehydrogenase in **Acetat** überführt. Bei diesem Vorgang kommt es ebenfalls zur Oxidation. In einem letzten Schritt wird das Acetat zu **Acetyl-CoA** aktiviert und kann dadurch über den Citratzyklus und die Atmungskette zur **ATP-Bildung** beitragen.

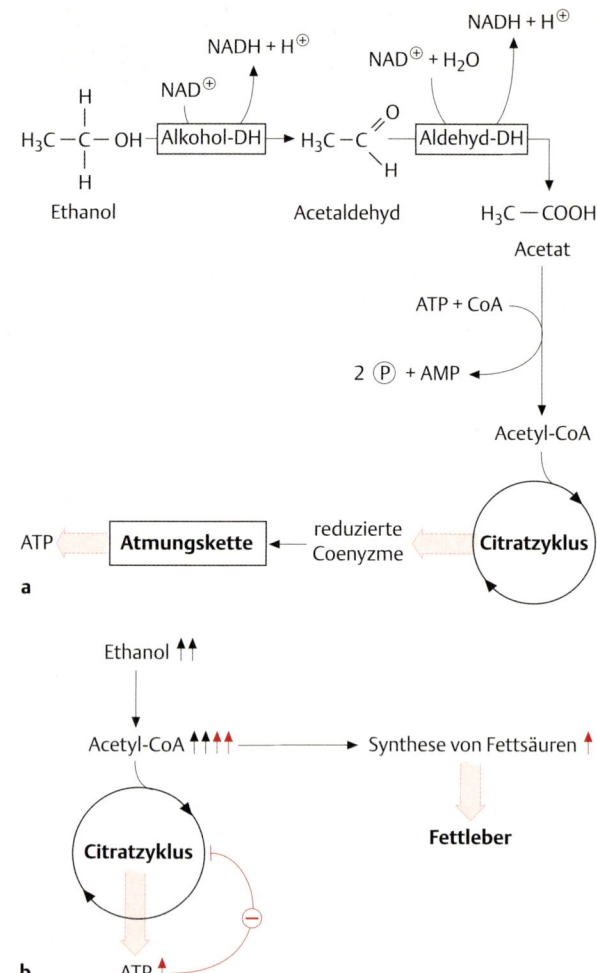

Abb. 21.11 (a) Reaktionen des Alkoholabbaus in der Leber (DH = Dehydrogenase. (b) Hemmung von Citratzyklus und Atmungskette bei Alkoholgenuss.

Klinik

Bei übermäßigem oder chronischem Alkoholgenuss kommt es in der Leber zu schwerwiegenden Veränderungen. Das beim Alkoholabbau anfallende überschüssige Acetyl-CoA liefert über die Atmungskette eine hohe Anzahl an ATP, die durch Hemmung des Enzyms Isocitratdehydrogenase den Citratzyklus und die Atmungskette zum Erliegen bringen (**Abb. 21.11b**). Dadurch kann das Acetyl-CoA nicht mehr zur ATP-Gewinnung herangezogen werden. Es wird stattdessen zur Fettsäuresynthese benutzt und dann in Form von Triacylglycerinen gespeichert. Das außerdem beim Alkoholabbau entstehende Zwischenprodukt Acetaldehyd wirkt lebertoxisch über die **Freisetzung von Sauerstoffradikalen**, die vermehrt Membranen und deren Transportsysteme schädigen. Deshalb können die Triacylglycerine nicht mehr aus den Hepatozyten ausgeschleust werden und lagern sich dort ab. Es entsteht eine **Fettleber**.

Des Weiteren führt Acetaldehyd zur Bildung von **Proteinaddukten**, die als antigene Strukturen zu Immunreaktionen führen. Durch die Ausschüttung verschiedener Zytokine kommt es zur Proliferation und **Fibrosierung** des Lebergewebes und letztlich zur **Leberzirrhose**.

Ein erhöhter Ethanolspiegel induziert auch das **m**ikrosomale **e**thanoloxidierende **S**ys-tem **(MEOS)**. Dieses System zählt ebenfalls zu den Cytochrom-P₄₅₀-Enzymen (s.o.). Es verbraucht Sauerstoff unter der Verwendung von reduzierten Coenzymen, ohne dabei ATP zu gewinnen. Dies kann zu hypoxischen Leberschäden führen.

21.6 Endokrine Funktionen

Hormonsynthese. In der Leber werden verschiedenen Hormone synthetisiert und modifiziert:
- **Somatomedine** sind Wachstumsfaktoren, die an Knochen, Muskeln und Fettgewebe wirken. Die Somatomedine werden eingeteilt in insulin-like growth factor I (**IGF-I**) und Insulin-Like Growth Factor II (**IGF-II**). Ausführliche Informationen zu den Somatomedinen finden Sie ab S. 777.
- **Angiotensinogen** spielt eine wichtige Rolle im Renin-Angiotensin-Aldosteron-System (S. 761).
- Die Umwandlung des **Schilddrüsenhormons** T4 in T3 findet ebenfalls in der Leber statt (S. 774).

Hormonabbau. Auch am Abbau von Hormonen bzw. deren Inaktivierung ist die Leber beteiligt. Die lipophilen Hormone (S. 764) werden über die Biotransformation (s.o.) abgebaut, es entstehen unwirksame, hydrophile Substanzen, die ausgeschieden werden können.

22 Magen-Darm-Trakt

➡ Siehe Physiologie, Kapitel 7, S. 728

23 Fettgewebe

Es gibt zwei Arten von Fettgewebe: **braunes** und **weißes** Fettgewebe. Das braune Fettgewebe macht beim erwachsenen Menschen nur einen ganz geringen Anteil am Gesamtfettgewebe aus und wird hier nur am Rande erwähnt. Es dient zur **Wärmeerzeugung** (S. 514 u. 595).

Die Hauptmasse des Fettgewebes besteht aus weißem Fettgewebe und dient der **Speicherung der Triacylglycerine** (Depotfette, Speicherfette).

Die Freisetzung von Fettsäuren aus den Triacylglycerinen (Lipolyse, vor allem bei Kohlenhydratmangel) unterliegt einer **hormonellen Regulation**, an der besonders Insulin und die Katecholamine beteiligt sind. Bei Nahrungsüberschuss wird aus Glucose Triacylglycerin synthetisiert und gespeichert.

Aufbau. Das Fettgewebe besteht aus großen Zellen mit je einer einzelnen Vakuole, die fast den gesamten Zellinnenraum ausfüllt. In dieser Vakuole werden die Triacylglycerine gespeichert. Man nennt sie deshalb auch Fetttröpfchen. Das Zytoplasma (mit den Zellorganellen) bildet nur noch einen schmalen Saum direkt unterhalb der Plasmamembran. Dort finden auch die Reaktionen der verschiedenen Stoffwechselwege statt.

23.1 Stoffwechselleistungen

23.1.1 Der Kohlenhydratstoffwechsel

Fettzellen nehmen **Glucose insulinabhängig** aus dem Blut auf. Sie enthalten alle Enzyme der Glycolyse, sind also dazu befähigt, Glucose in Pyruvat und schließlich in Acetyl-CoA umzuwandeln.

Während der Resorptionsphase erzeugt das Fettgewebe die Energie hauptsächlich aus der **Glycolyse** und dem weiteren **Abbau von Acetyl-CoA**.

Bei Nahrungsüberschuss werden aus dem Abbau der Glucose sowohl Fettsäuren als auch das Glyceringrundgerüst gewonnen um daraus **Triacylglycerine** aufzubauen und zu speichern (**Abb. 23.1**). Für die Synthese der Fettsäuren wird NADPH + H$^+$ benötigt, welches über den **Pentosephosphatweg** geliefert wird.

Bildung von Glycerin-3-phosphat. Da es im Fettgewebe keine Glycerinkinase gibt, kann freies Glycerin nicht zu Glycerin-3-phosphat phosphoryliert werden. Für die Synthese von Glycerin-3-phosphat wird daher **Dihydroxyacetonphosphat** (DHAP) verwendet, ein Zwischenprodukt aus der Glycolyse: Die aufgenommene Glucose wird im Fettgewebe über die Glycolyse (Aldolase-Reaktion) bis zum C$_3$-Körper DHAP abgebaut. DHAP wird in diesem Fall

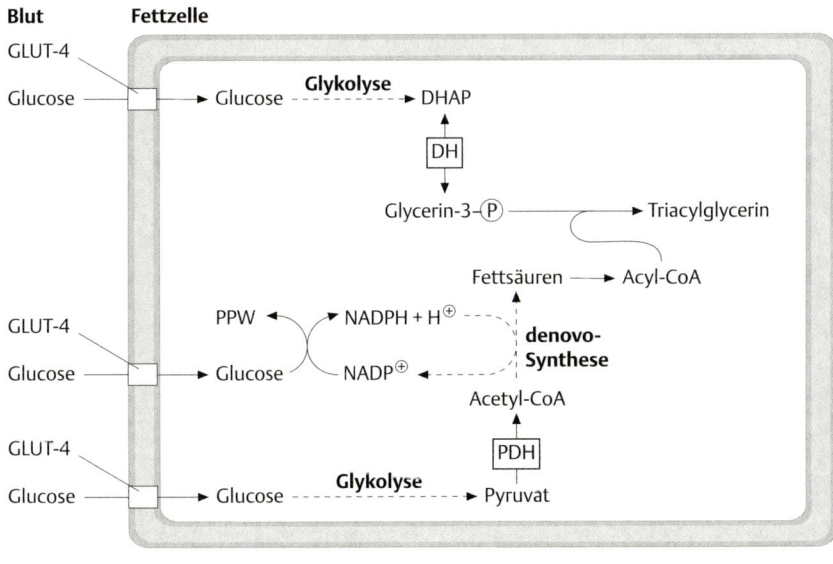

Abb. 23.1 Aufbau von Triacylglycerin aus Glucose (GLUT-4 = insulinabhängiger Glucosetransporter, DHAP = Dihydroxyacetonphosphat, DH = Glycerin-3-phosphat-Dehydrogenase, PDH = Pyruvatdehydrogenase, PPW = Pentosephosphatweg).

nicht über die Triosephosphatisomerase zu Glycerinaldehyd-3-phosphat, sondern zu Glycerin-3-phosphat reduziert. Diese Reaktion wird durch die Glycerin-3-phosphat-Dehydrogenase katalysiert und benötigt NADH + H⁺.

 Merke Im Fettgewebe gibt es **keine Glycerinkinase**!

Synthese der Fettsäuren. Sie findet im Zytosol der Zelle an einem Multienzymkomplex statt (S. 522). Hier entstehen durch Bereitstellung von mehreren Acetyl-CoA die Fettsäuren, in erster Linie Palmitin- und Stearinsäure. Das benötigte **Acetyl-CoA** entsteht hauptsächlich beim Abbau der Glucose. Für die Neusynthese der Fettsäuren benötigt das Fettgewebe als Coenzym **NADPH + H⁺**. Dieses wird über den **Pentosephosphatweg** geliefert, der ebenfalls mit der Glucose aus der Nahrung gespeist wird.

23.1.2 Der Lipidstoffwechsel

Das Fettgewebe synthetisiert nicht nur selbst Fettsäuren, sondern speichert auch Fettsäuren aus der Nahrung, die dazu im Fettgewebe mit dem Glyceringrundgerüst zu Triacylglycerin verestert werden.
Die Triacylglycerine werden bei Bedarf (z.B. bei Hunger) wieder in ihre Bestandteile zerlegt und die Fettsäuren in der β-Oxidation abgebaut.

Die Speicherung der Triacylglycerine

Die Triacylglycerine, die wir mit der Nahrung aufnehmen **(exogene Lipide)** sind aufgrund ihres lipophilen Charakters nicht frei im Blut löslich. Sie werden daher über **Lipoproteine** in der Blutbahn transportiert (S. 581):
– Der Darm synthetisiert **Chylomikronen**, die mit Triacylglycerinen beladen über die Lymphbahnen in den großen Körperkreislauf gelangen. An den Endothelzellen des Fettgewebes spaltet die **Lipoproteinlipase** die in den Chylomikronen enthaltenen Triacylglycerine in Gly

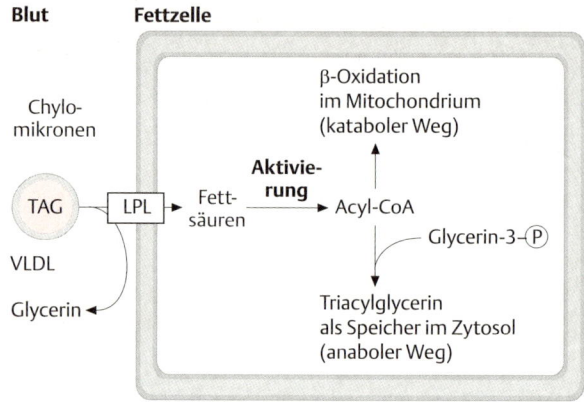

Abb. 23.2 Bildung und Speicherung von Triacylglycerin (TAG = Triacylglycerin, LPL = Liproproteinlipase).

cerin und Fettsäuren. Die Fettsäuren werden von den Fettzellen aufgenommen, das Glycerin ist frei wasserlöslich und verbleibt im Blut (**Abb. 23.2**).
– Von der Leber wird **VLDL**, ein weiteres Lipoprotein, gebildet, das zusätzlich zu den Triacylglycerinen aus der Nahrung auch vom Körper produzierte Triacylglycerine und andere **endogene Lipide** enthält. VLDL wird ebenfalls wie die Chylomikronen durch die Lipoproteinlipase abgebaut und versorgt das Fettgewebe mit Fettsäuren.

Die Lipolyse

Die gespeicherten Triacylglycerine werden im Fettgewebe durch eine hormonsensitive **Triacylglycerinlipase** in Fettsäuren und Glycerin gespalten und an die Blutbahn abgegeben (**Abb. 23.3**). Die **Fettsäuren** werden hierbei an Albumin gebunden im Blut transportiert, während **Glycerin** wasserlöslich ist.

 Merke Lipolyse: Triacylglycerin + 3 H₂O → Glycerin + 3 Fettsäuren.

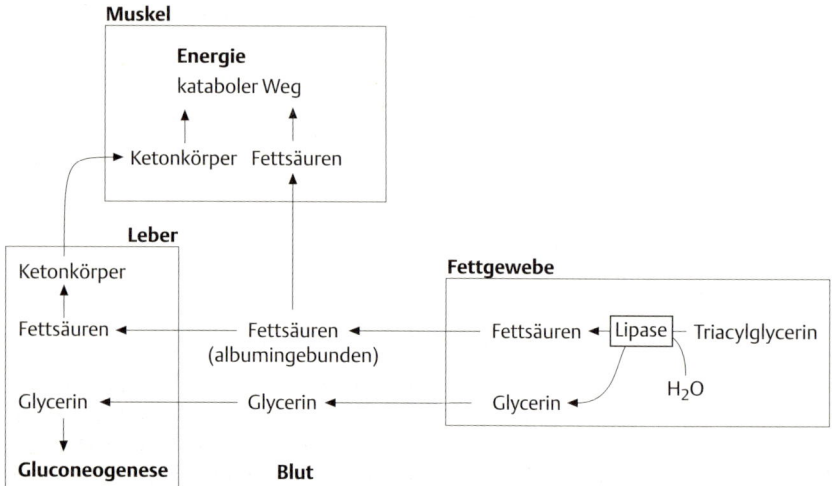

Abb. 23.3 Freisetzung von Fettsäuren und Glycerin (FS = Fettsäure).

Die **Lipolyse** findet statt, wenn keine oder nur wenige Kohlenhydrate zur Verfügung stehen und **Energiemangel** herrscht (Nahrungskarenz, Fasten). In diesem Fall können viele Organe ihren Energiehaushalt durch die Verbrennung von Fettsäuren aufrechterhalten und Glucose kann von der Leber für die Organe zur Verfügung gestellt werden, die von Glucose als Energielieferant abhängig sind. Ein Teil der Fettsäuren wird auch in der Leber in die wasserlöslichen **Ketonkörper** umgewandelt, die als Ersatzenergieträger dienen (u. a. im Muskel, bei einer längeren Hungerphase auch im ZNS, S. 495). Glycerin kann in der Leber zur **Gluconeogenese** herangezogen werden.

Die hormonelle Regulation des Lipidstoffwechsels

Der Lipidstoffwechsel wird durch das Hormon **Insulin** und seine Gegenspieler, die **Katecholamine** und **Glucagon**, reguliert.

Insulinwirkung.

- **Stimulation** der Glucoseaufnahme in die Fettzellen über den **GLUT-4**-Transporter (**Abb. 23.4**).
- Aktivierung von **Glycolyse** und **Pyruvatdehydrogenase**. Aus Glucose wird dementsprechend über Pyruvat Acetyl-CoA gebildet.
- Aktivierung der **Acetyl-CoA-Carboxylase** (Schrittmacherenzym bei der Biosynthese der Fettsäuren): Das Acetyl-CoA kann durch dieses Enzym zu Malonyl-CoA carboxyliert werden.
- Induktion der **Lipoproteinlipase** an den Endothelzellen. Sie spaltet Fettsäuren aus den Chylomikronen und VLDL ab, die dann von der Zelle aufgenommen und in Form von Triacylglycerinen gespeichert werden können.
- Das zentrale Enzym der Lipolyse ist die hormonsensitive **Triacylglycerinlipase** (TAG-Lipase), die sich im Zytosol des Fettgewebes befindet. Dieses Enzym zählt zu den **interkonvertierbaren Enzymen**, d. h. seine Aktivität wird durch Phosphorylierung und Dephosphorylierung reguliert. Wie die meisten interkonvertierbaren Enzyme

wird die TAG-Lipase durch eine **cAMP-abhängige Proteinkinase A** phosphoryliert (**Abb. 23.4**). Insulin führt zu einer Aktivierung der Phosphodiesterase, die cAMP in 5'-AMP spaltet und damit den cAMP-Spiegel in der Zelle senkt (S. 487). Als Folge davon sinkt auch die Aktivität der Proteinkinase A. Die TAG-Lipase bleibt **dephosphoryliert** und damit **inaktiv**. Das bedeutet, dass Insulin die Triacylglycerine in den Depots hält und damit **antilipolytisch** wirkt!

> **Merke**
>
> Insulin ist ein **antilipolytisches Hormon**. Es verhindert den Abbau der Fette (durch Hemmung der Triacylglycerinlipase) und fördert ihren Aufbau (durch Aktivierung der Lipoproteinlipase).

Katecholaminwirkung. Katecholamine sind **Antagonisten** des Insulins. Sie erhöhen über G-Protein-gekoppelte Reaktionen den cAMP-Spiegel in der Zelle und bewirken so eine Phosphorylierung der TAG-Lipase (**Abb. 23.5**). Die Triacylglycerine werden abgebaut und die Fettsäuren dienen dem Körper zur Energiegewinnung. Das Glycerin fließt in der Leber in die Gluconeogenese ein. Katecholamine wirken vor allem bei **Belastung**. **Glucagon**, ebenfalls Gegenspieler des Insulins, wirkt im Gegensatz zu den Katecholaminen in erster Linie bei **Nahrungskarenz** auf die **Leber** und nur in geringem Maße lipolytisch auf das Fettgewebe.

> **Klinik**
>
> Das Fettgewebe zählt zu den Organen, die Glucose insulinabhängig über den GLUT-4-Transporter aufnehmen. Bei Insulinmangel **(Diabetes mellitus)**, kann trotz hohem Blutzuckerspiegel keine Glucose aufgenommen werden und dem Fettgewebe wird so fälschlicherweise ein Energiemangel vorgespielt. Es gibt keine Unterscheidung zwischen Glucose- bzw. Insulinmangel für das Fettgewebe.
>
> Das Signal „Energiemangel" veranlasst die Fettzellen, Triacylglycerine abzubauen und so dem Körper Energie zu liefern. Die abgegebenen Fettsäuren werden in der Leber zum Teil in **Ketonkörper** umgewandelt und gelangen ins Blut (Gefahr der Ketoazidose). Das Glycerin wird in der Leber zur **Gluconeogenese** herangezogen, obwohl genügend Glucose vorhanden ist (S. 517).
>
> **Lipoproteinlipase-Mangel.** Lipoproteinlipase-Mangel ist eine seltene, autosomal-rezessiv vererbte Krankheit. Hierbei kommt es durch das Fehlen des Enzyms zu einem Anstieg der Chylomikronen im Blut. Die Betroffenen fallen schon im Kindesalter durch Entwicklungsstörungen, rezidivierende Attacken, abdominale Schmerzen und Entwicklung eruptiver Xanthome auf.

23.1.3 Das braune Fettgewebe

Das braune Fettgewebe ist von dem „normalen" weißen Fettgewebe abzugrenzen. Es ist besonders gut durchblutet und die Zellen enthalten sehr viele **Mitochondrien**. Die Endoxidation dient hier vor allem der **Wärmeproduktion**

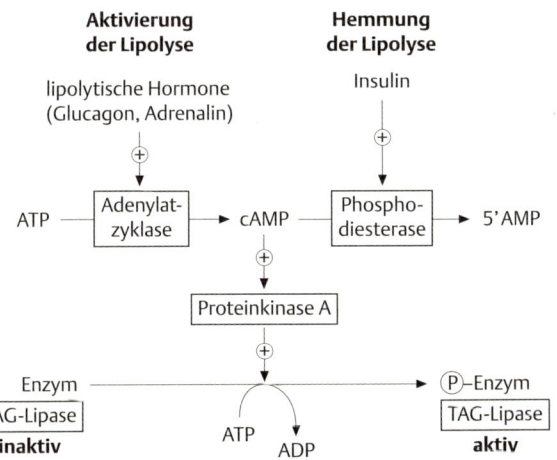

Abb. 23.4 Regulation der Lipolyse durch Insulin (DHAP = Dihydroxyacetonphosphat).

Biologie
Histologie
Anatomie
Chemie
Biochemie
Physik
Physiologie
Psych./Soz.

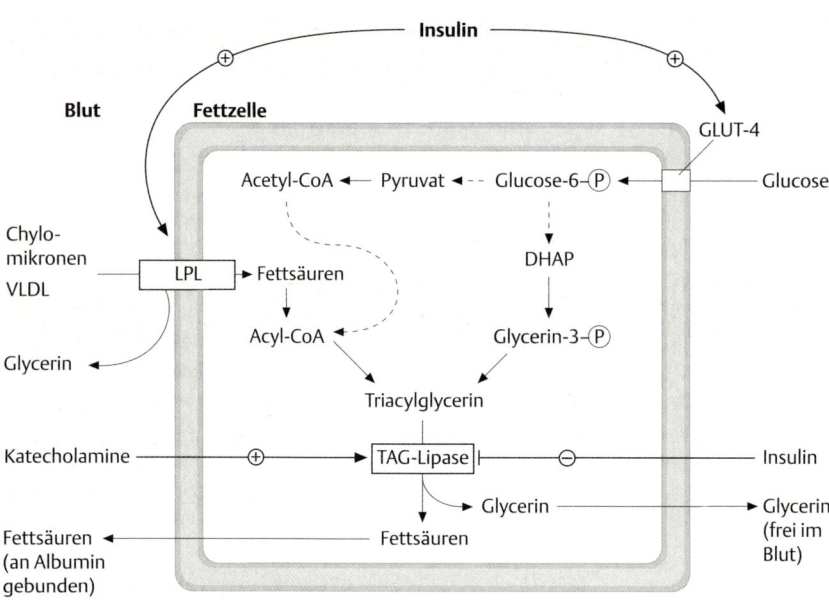

Abb. 23.5 Regulation des Lipidstoffwechsels durch Hormone.

(S. 514). Es wird nur wenig ATP gebildet. Braunes Fettgewebe findet man bei **Neugeborenen**, die aufgrund der großen Körperoberfläche im Verhältnis zum Körpergewicht leichter auskühlen, sowie bei verschiedenen Tieren, die Winterschlaf halten.

23.2 Endokrine Funktionen

Das Fettgewebe produziert das Peptidhormon **Leptin**, das über einen geschlossenen Regelkreis die Nahrungsaufnahme reguliert (**Abb. 23.6**). Beim Menschen korreliert der Leptinspiegel im Blut mit der Körperfettmasse.
Wenn es durch die Neusynthese von Triacylglycerinen und Substratüberschuss zu einer Zunahme der Fettmasse kommt, wird Leptin vom Fettgewebe an die Blutbahn abgegeben. Mit dem Blut gelangt das Leptin an seinen Wirkungsort im **Hypothalamus**. Hier bewirkt es über einen membranständigen Rezeptor eine verminderte Pro-

duktion des **Neuropeptids Y**. Neuropeptid Y gehört zu den Neurohormonen, die normalerweise stimulierend auf die Nahrungsaufnahme wirken. Durch den Einfluss von Leptin wird diese Stimulation verringert und die Nahrungsaufnahme vermindert. Dies führt letztlich zum Substratmangel und damit zur Lipolyse. Im Fettgewebe wird dadurch die Freisetzung von Leptin gehemmt und der Regelkreis ist geschlossen.

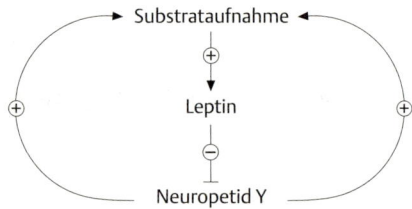

Abb. 23.6 Regulation der Nahrungsaufnahme durch Leptin.

Klinik

Adipositas wird im Allgemeinen durch Begriffe wie Fettleibigkeit oder Übergewicht erklärt. Während früher die Adipositas oft als **erworben** und **umweltbedingt** galt, weiß man heute, dass ebenso verschiedene angeborene, also **genetische Faktoren** eine Rolle bei der Entstehung spielen.

Definiert wird Adipositas über den **Body-Mass-Index** (BMI), der sich durch die Division des Körpergewichts (kg) durch die Körperlänge (m) im Quadrat errechnen lässt. Normal sind Werte zwischen 19 und 25 kg/m^2, von Adipositas wird bei Werten über 30 kg/m^2 gesprochen. In Deutschland sind schätzungsweise 20 % aller erwachsenen Männer und Frauen adipös.

Adipositas zählt bei vielen Erkrankungen, wie koronare Herzkrankheit, Gallensteine, Diabetes mellitus Typ II und auch bei Krebserkrankungen (z. B. Brustkrebs) als gesicherter **Risikofaktor**.

Biologie

Histologie

Anatomie

Chemie

Biochemie

Physik

Physiologie

Psych./Soz.

24 Niere

▶ Siehe Physiologie, Kapitel 9.2, S. 749.

25 Muskulatur

Die Muskelphysiologie wird ausführlich im Physiologieteil dieses Lehrbuchs (Kapitel 13) besprochen. Grundlagen, Aufbau und Funktion lesen Sie bitte dort nach (S. 802). Hier werden ausschließlich die biochemischen Aspekte des Muskelgewebes abgehandelt.

25.1 Energiestoffwechsel

Im Kapitel 25.1.1 wird der Energiestoffwechsel der Muskulatur im Skelettmuskel abgehandelt. In den Kapiteln 25.1.2 (Herzmuskel, S. 599) und 25.1.3 (Glatte Muskulatur, S. 600) wird dann nur noch auf die Unterschiede eingegangen.

25.1.1 Skelettmuskel

Rote und weiße Muskelfasern unterscheiden sich in ihren Sauerstoffreserven.

– Die **rote Muskulatur** steht insbesondere für **langsamere Ausdauerleistungen** zur Verfügung und hat einen höheren Anteil an Myoglobin und damit eine größere O_2-Reserve als weiße Muskulatur. Die rote Muskulatur besitzt mehr Mitochondrien und kann deshalb ihren Energiehaushalt aerob aufrechterhalten. Dafür werden meist **Fettsäuren** herangezogen.

– Die **weiße Muskulatur** führt **schnelle kurze Bewegungen** aus. Sie hat weniger O_2-Reserven als die rote Muskulatur und muss ihren ATP-Bedarf auch anaerob decken. Dies geschieht über die anaerobe Glycolyse mit Lactat als Endprodukt. Um schnell Energie zur Verfügung stellen zu können, speichert die Muskulatur **Glucose** als Substrat für die Glycolyse in Form von Glycogen. Daher findet man in der weißen Muskulatur auch eine hohe Glycogenphosphorylase-Aktivität.

Glycogen. Der Glykogenspeicher der Muskulatur ist besonders für die **weißen Muskelfasern** wichtig, da sie wenig O_2-Reserven besitzen und ihre Energie über die **anaerobe Glycolyse** gewinnen (**Abb. 25.1**). Das Glycogen kann über Glucose-1-phosphat schnell zu Glucose-6-phosphat umgesetzt und in die anaerobe Glycolyse eingeschleust werden. Pyruvat wird hier im letzten Schritt in Lactat umgewandelt. Dieser Schritt ist nötig, um das reduzierte Coenzym (NADH + H⁺) wieder zu reoxidieren. Da ohne Sauerstoff die Atmungskette nicht abläuft, können die re-

duzierten Coenzymmoleküle nicht zur ATP-Bildung herangezogen werden. In oxidierter Form stehen sie erneut für die anaerobe Glycolyse zur Verfügung. Das entstandene Lactat wird ans Blut abgegeben und gelangt über den **Corizyklus** zur Leber.

> **Merke**
> Die Glycogenreserve des Muskels dient nur dem Muskel selbst. Das Glycogen kann nicht zu freier Glucose abgebaut und ans Blut abgegeben werden, da die Glucose-6-phosphatase fehlt.

Corizyklus. Der Corizyklus (**Abb. 25.2**) dient der Energiebereitstellung für den Muskel. Das im Muskel durch anaerobe Glycolyse entstandene Lactat gelangt über das Blut in die Leber. Die Leber wandelt das Lactat in Pyruvat um. Bei Bedarf kann Pyruvat dann in die Gluconeogenese einfließen und aus zwei C_3-Körpern entsteht Glucose. Diese Glucose wird ans Blut abgegeben und vom Muskel aufgenommen (S. 519).

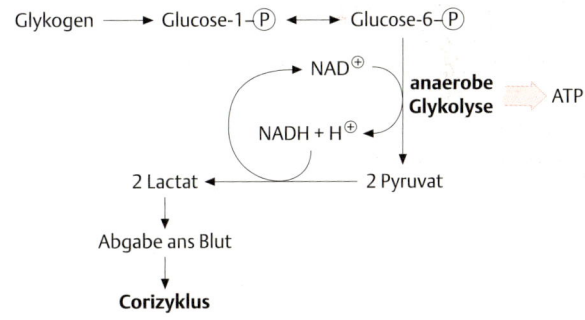

Abb. 25.1 Kohlenhydratstoffwechsel in der weißen Muskulatur.

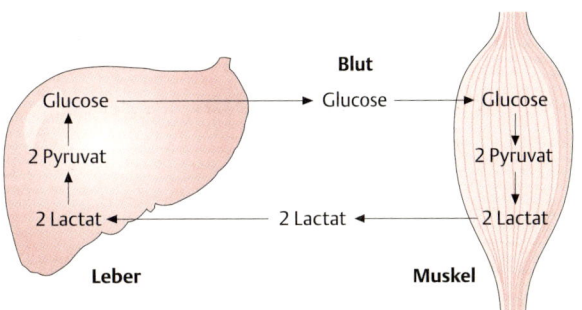

Abb. 25.2 Corizyklus.

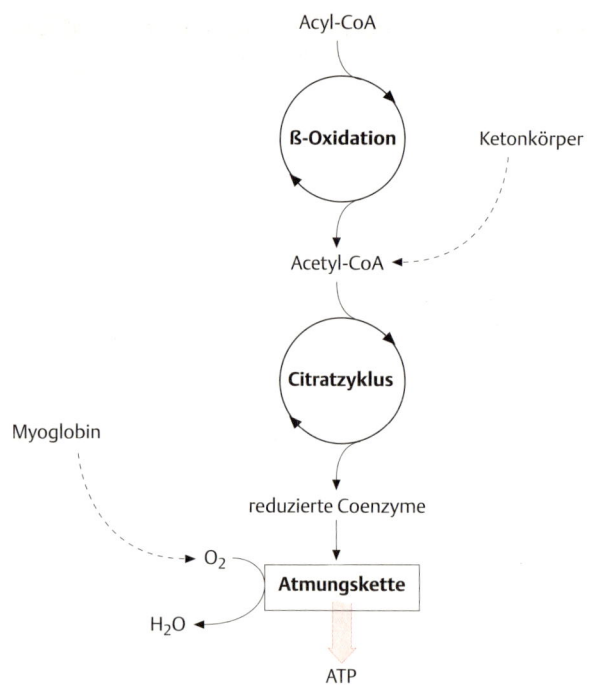

Abb. 25.3 Aerober Stoffwechsel in der roten Muskulatur.

Lipidstoffwechsel. Die **rote Muskulatur** ist aufgrund ihres hohen Myoglobingehaltes gut mit O_2 versorgt. Rote Muskelfasern gewinnen dementsprechend ihre Energie über **aerobe** Stoffwechselwege (**Abb. 25.3**). Dies geschieht in großen Anteilen über den Abbau von Fettsäuren über **β-Oxidation, Citratzyklus** und **Atmungskette.** Im Hungerzustand können auch **Ketonkörper** vom Muskel verstoffwechselt werden.

Proteinstoffwechsel. Der Muskel nimmt überwiegend **verzweigtkettige Aminosäuren** aus dem Blut auf und baut diese ab. Die Kohlenstoffgerüste werden in den Citratzyklus eingeschleust. Der Muskel baut auch Aminosäuren auf. Dies sind insbesondere **Alanin** und **Glutamin**, über die der Aminostickstoff zur Leber transportiert wird.

> **Merke**
> Der Aminostickstoff wird im Blut an Glutamin und Alanin gebunden transportiert.

Die eigenen Muskelproteine (Aktin, Myosin, Titin) werden nur bei generellem Energiemangel im Körper, besonders bei Glucosemangel, angegriffen. Die Aminosäuren gibt der Muskel ans Blut ab. In der Leber werden die glucoplastischen Aminosäuren dann zur Gluconeogenese herangezogen und die Glucose kann insbesondere vom ZNS verstoffwechselt werden (**Abb. 25.4**). Um den Abbau der Muskelproteine in Grenzen zu halten, stellt das ZNS bei längerem Glucosemangel auf die Verwertung von Ketonkörpern um.

Im Muskel kann das während der Glycolyse entstandene Pyruvat nicht nur in Lactat umgewandelt, sondern auch zu der Aminosäure **Alanin** transaminiert werden (**Abb. 25.5**). Alanin dient als Transportmittel für den Aminostickstoff aus dem Muskel. Es wird an die Blutbahn abgegeben und gelangt zur Leber. Dort kann Alanin wieder in Pyruvat umgewandelt und der Aminostickstoff über den Harnstoffzyklus ausgeschieden werden. Pyruvat fließt in die Gluconeogenese ein und die neu synthetisierte Glucose gelangt über die Blutbahn erneut in den Muskel. Diesen Kreislauf nennt man den **Alaninzyklus**.

ATP-Bereitstellung. In den Muskelfasern wird ständig ATP in großen Mengen für die einzelnen Kontraktionen benötigt. Das vorhandene ATP reicht nur aus, um die Kontraktion für den Bruchteil einer Sekunde aufrechtzuerhalten. Deshalb besitzt der Muskel einen Speicher für energiereiche Phosphatgruppen in Form des **Kreatinphosphats**. Außerdem kann der Muskel mithilfe der **Adenylatkinase** ATP synthetisieren.

– **Kreatinphosphat**: Kreatin wird in Niere und Leber synthetisiert und gelangt über das Blut zur Muskulatur. Dort wird in Ruhephasen ein Phosphatrest des nicht benötigten ATP auf Kreatin übertragen (**Abb. 25.6**). Diese Reaktion wird durch die **Kreatinkinase** katalysiert und ist bei ATP-Bedarf der Muskelfaser reversibel. Für diese „Zwischenlagerung" des Phosphatrests ist in der Muskelzelle die Kreatinkinase (CK) verantwortlich. Sie existiert in 4 Isoformen CK-BB, CK-MB, CK-MM und der mitochondrialen CK-Mi. Die CK-MB ist spezifisch für die Herzmuskulatur. In der Ruhephase entsteht ein ATP-Überschuss durch die oxidative Phosphorylierung und im Intermembranraum bildet sich Kreatinphosphat und ADP. Bei Muskelarbeit entsteht im Zytosol rasch ein

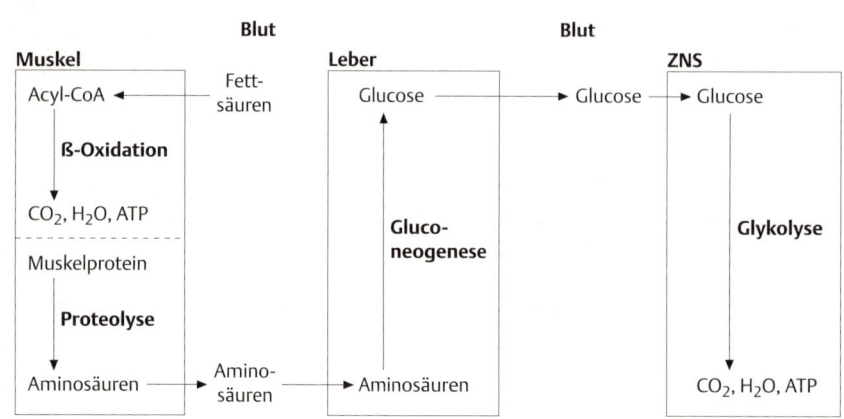

Abb. 25.4 Stoffwechsel bei längerem Glucosemangel.

Muskel   **Blut**   **Leber**

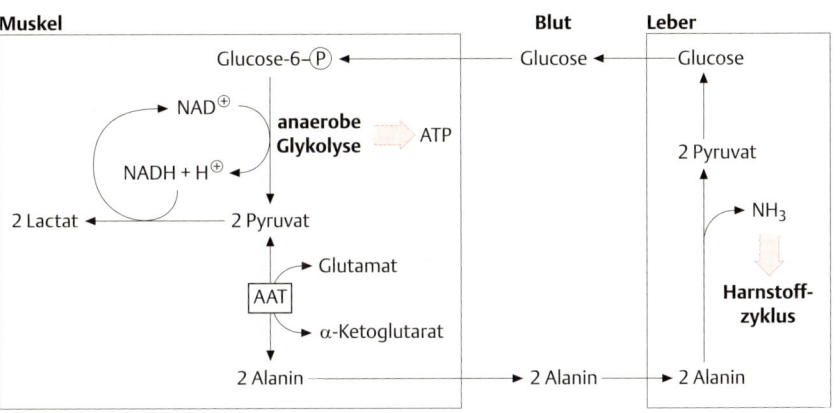

Abb. 25.5 Alaninzyklus (AAT = Alanin-Aminotransferase).

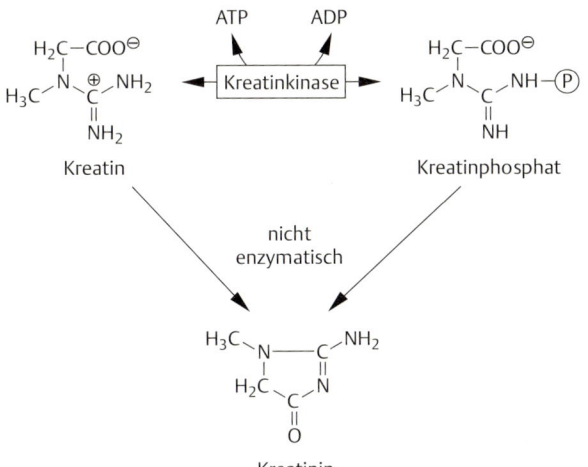

Abb. 25.6 Synthese des Kreatins und die Entstehung des Kreatinins.

Abb. 25.7 Reaktion der Adenylatkinase.

leicht saurer pH-Wert, so- dass die zytosolische Kreatinkinase aktiviert wird und das Gleichgewicht vollständig auf die Seite von ATP und Kreatin verschiebt, zumal das ATP dem Gleichgewicht entzogen wird. Man spricht hier von einer Transphosphorylierung, die ohne Energieverlust abläuft. Ein konstanter Teil des Kreatins wird nicht enzymatisch irreversibel zu **Kreatinin** umgewandelt und über die Niere ausgeschieden. Die Kreatininmenge ist dabei proportional zur Muskelmasse und wird komplett glomerulär filtriert, aber *nicht* tubulär sezerniert oder rückresorbiert. Aus diesem Grund kann Kreatinin zur Bestimmung der glomerulären Filtrationsrate (GFR) herangezogen werden (S. 752).

– **Adenylatkinase**: Neben der Bildung von Kreatinphosphat ist die Muskulatur ebenfalls in der Lage, ATP über die **Adenylatkinase** aufzubauen. Dieses Enzym synthetisiert aus zwei ADP ein ATP und ein AMP. Das entstandene AMP wird durch eine Desaminase weiter zu IMP abgebaut (**Abb. 25.7**); so wird verhindert, dass durch die eigentlich reversible Reaktion der Adenylatkinase wieder zwei ADP entstehen.

Merke
Der Energiebedarf im Skelettmuskel kann über den Abbau von Glucose, Glycogen, Fettsäuren und Ketonkörpern gedeckt werden.

25.1.2 Herzmuskel

Der Herzmuskel ist im Unterschied zum Skelettmuskel nicht in der Lage, seinen Energiebedarf durch Ketonkörper zu decken. Dafür kann er eine andere alternative Energiequelle heranziehen: **Lactat**. Die Lactatdehydrogenase (LDH) im Herzen kann Lactat in Pyruvat umwandeln, welches dann zur Energiegewinnung in den Citratzyklus eingeschleust wird.

Merke
Der Energiebedarf im **Herzmuskel** kann über den Abbau von **Glucose**, **Glycogen**, **Fettsäuren** und **Lactat** gedeckt werden.

Wie die Skelettmuskeln auch, kann das Herz größere Mengen Glycogen speichern.

25.1.3 Glatte Muskulatur

> **Merke**
>
> Die **glatte Muskulatur** deckt ihren Energiebedarf überwiegend durch den Abbau von **Glucose** und **Fettsäuren**.

Glatte Muskulatur enthält keine großen Glycogenreserven. Dies ist auch nicht nötig, da eine plötzliche Bereitstellung von großen Energiereserven für die glatte Muskulatur, die eher kontinuierlich und langsam arbeitet, nicht erforderlich ist.

25.2 Kontraktion, Relaxation

Siehe Physiologie Kapitel 13, S. 802.

25.3 Endokrine Funktionen

Im Herzmuskel findet sich das **atriale natriuretische Hormon**. Seine Funktion wird im Physiologieteil dieses Lehrbuchs auf S. 762 besprochen.

25.4 Pathobiochemie

25.4.1 Herzinfarkt

Die **Kreatinkinase** (CK, s. o.) existiert in vier Isoformen, die sich jeweils in ihren Untereinheiten unterscheiden. Die Untereinheiten der Kreatinkinase werden als **M-Typ (muscle)**, **B-Typ (brain)** oder **mitochondrialer Typ (Mi)** bezeichnet. Dementsprechend gibt es folgende Isoenzyme der Kreatinkinase:

– **CK-MM** kommt vorwiegend in der Skelettmuskulatur vor.

– **CK-BB** wird vor allem im Gehirn und in gastrointestinalen Tumoren gefunden.
– **CK-MB** befindet sich vorwiegend in der Herzmuskulatur und spielt daher eine Rolle bei der Diagnostik des Herzinfarkts.
– **CK-Mi** kommt als mitochondriale Kreatinkinase vor.

> **Klinik**
>
> Beim **Herzinfarkt** kommt es meist durch einen Verschluss der Koronargefäße zur Nekrose der Herzmuskelzellen und als Folge werden einige typische Serumparameter freigesetzt. Dazu gehören neben **Myoglobin** und **Troponin T** auch die Enzyme **Lactatdehydrogenase** (v. a. LDH_1) und Kreatinkinase **CK-MB** (s. o.). Ein Anteil der CK-MB an der Gesamt-CK über 6–8 % weist auf einen Herzinfarkt hin. Die Parameter steigen zu bestimmten Zeiten nach dem Infarkt an (**Abb. 25.8**). Die Bestimmung der Serumparameter dient daher nicht nur der Diagnose, sondern auch der groben Abschätzung des Infarktzeitpunkts.

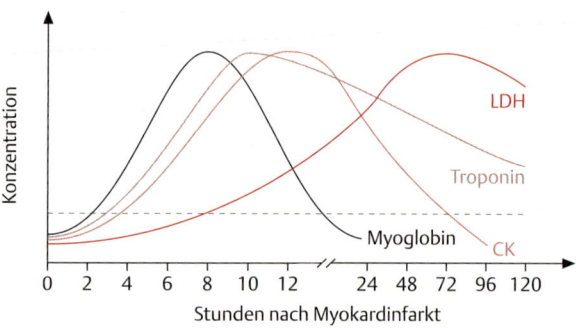

Abb. 25.8 Veränderung spezifischer Serumparameter nach Herzinfarkt.

Biologie

Histologie

Anatomie

Chemie

Biochemie

Physik

Physiologie

Psych./Soz.

26 Stützgewebe

▶ Siehe Histologie Kapitel 2.3, ab S. 76

27 Nervensystem

Das zentrale Nervensystem (ZNS) umfasst **Gehirn** und **Rückenmark**. Hier laufen sämtliche Sinneseindrücke, Vitalfunktionen und kognitive Leistungen zusammen und es erfolgt die Koordination willkürlicher und unwillkürlicher Bewegungen.

Das ZNS besteht aus den organspezifischen **Neuronen**, die für die Reizleitung und Reizverarbeitung zuständig sind, und den **Gliazellen**, die auch als Stützzellen beschrieben werden. Neben Neuronen und Gliazellen findet sich auch Bindegewebe mit Glycoproteinen und Proteoglykanen.

In diesem Kapitel wird lediglich auf den Energiestoffwechsel, den Liquor cerebrospinalis mit Blut-Hirn-Schranke und die Rolle des Myelins eingegangen. Detaillierte Informationen über Aufbau und Funktion des Nervensystems finden sie in den entsprechenden Kapiteln der Anatomie und der Physiologie.

27.1 Energiestoffwechsel

Kohlenhydratstoffwechsel. Das zentrale Nervensystem ist auf eine kontinuierliche Zufuhr von Glucose aus dem Blut angewiesen, da der Glykogenspeicher des ZNS sehr klein ist. Ein Abfall des Blutzuckerspiegels führt rasch zum Nachlassen der teils lebenswichtigen Gehirnfunktionen bis zum Ausfall mit irreversiblen Schädigungen ("Hirntod"). Die Glucose kann sowohl aerob als auch anaerob abgebaut werden und so den ATP-Bedarf decken. ATP wird im Gehirn vor allem für die Funktion der Ionenpumpen benötigt (z. B. Na$^+$/K$^+$-ATPase).

Lipidstoffwechsel. Freie Fettsäuren sind an Albumin gebunden und können die Blut-Hirn-Schranke nicht durchdringen. Deshalb stehen sie dem ZNS nicht zur Energiegewinnung zur Verfügung. Bei Energiemangel (= Glucosemangel) werden daher von der Leber **Ketonkörper** synthetisiert (S. 495). Dazu werden aus dem Fettgewebe Fettsäuren abgegeben, die in der **Leber** über die β-Oxidation abgebaut werden. Aus dem entstehenden Acetyl-CoA werden dann die Ketonkörper, hauptsächlich **Hydroxybutyrat** synthetisiert. Diese sind wasserlöslich und werden ans Blut abgegeben. Sie können die Blut-Hirn-Schranke überwinden und vom ZNS verstoffwechselt werden (**Abb. 27.1**).

Aminosäuren stehen dem ZNS nur begrenzt zur Energiegewinnung zur Verfügung, da sie hauptsächlich als **Neurotransmitter** benötigt werden.

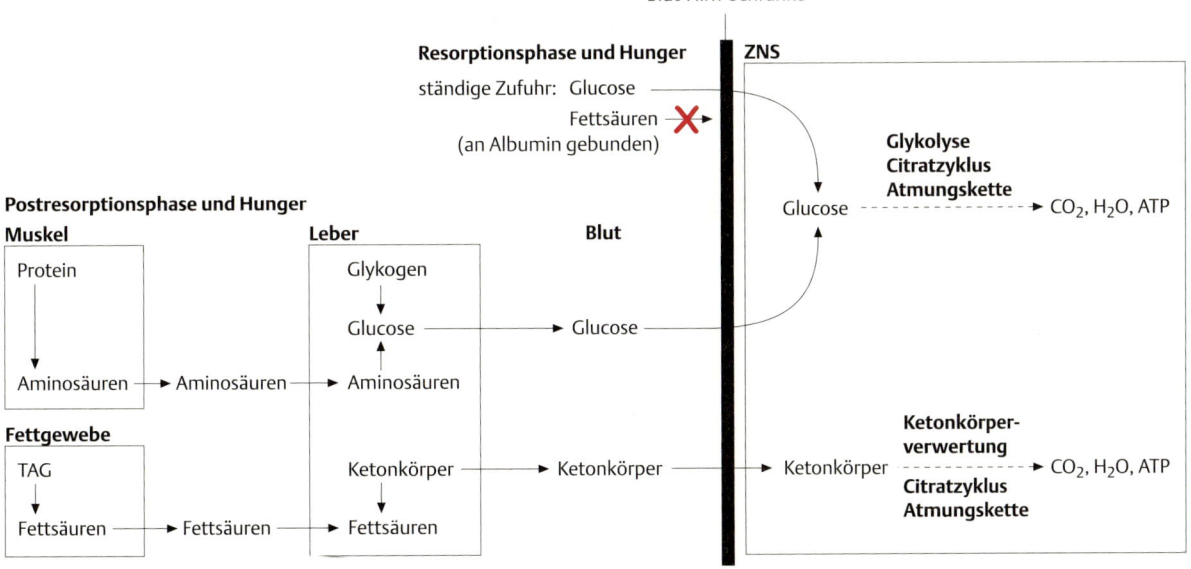

Abb. 27.1 Versorgung des ZNS bei Glucosemangel (TAG = Triacylglycerinlipase).

Merke Das **Gehirn** kann nur **Glucose** und **Ketonkörper** zur Energiegewinnung nutzen!

27.2 Liquor cerebrospinalis

Der Liquor wird vom **Plexus choroideus** produziert und in die **Hirnventrikel** und den **Subarachnoidalraum** abgegeben. Er wird aus dem Blutplasma abgepresst, ist proteinarm und ähnelt in seiner Zusammensetzung der interstitiellen Flüssigkeit des Gehirns. Die Zirkulation des Liquors wird durch die ständige Neuproduktion und den **Abtransport in die venösen Sinus** gewährleistet.

Blut-Hirn-Schranke (Abb. 27.2). Sie ist eine selektiv durchlässige Schranke zwischen Blut und Hirnsubstanz und ist aufgebaut aus
– dem **Endothel** der Hirngefäße,
– einer durchgängigen **Basalmembran**, die von den Perizyten gebildet wird und
– den **Astroglia**.

Merke Die Blut-Hirn-Schranke **isoliert das Gehirn vom Körperkreislauf** und schützt es so vor Schwankungen im Gesamtstoffwechsel und vor Schadstoffen.

Die **Permeabilität** der Hirngefäße ist stark herabgesetzt. Sie sind nur für wenige Substanzen durchlässig. Hierzu zählen die Gase CO_2 und O_2, aber auch das toxische NH_3. Für andere **niedermolekulare Substanzen**, wie z. B. Aminosäuren und Elektrolyte, ist die Blut-Hirn-Schranke **kaum durchlässig**. Um eine ausreichende Energieversorgung des Gehirns zu garantieren, gibt es deshalb verschiedene **Transporter für Aminosäuren und Glucose** in den Membranen der Endothelzellen. Lipide können die Blut-Hirn-Schranke nicht überwinden.

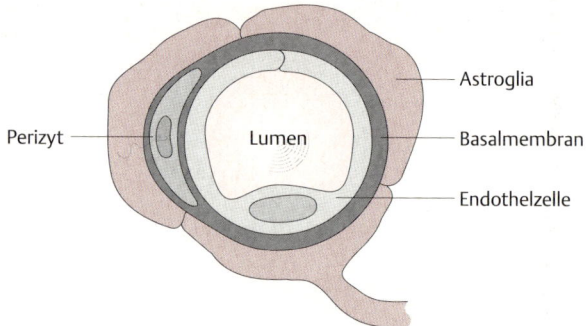

Perizyt — Lumen — Astroglia — Basalmembran — Endothelzelle

Abb. 27.2 Aufbau der Blut-Hirn-Schranke.

27.3 Myelin

Die meisten Axone (Fortsätze der Neurone zur Erregungsweiterleitung, S. 84) des Nervensystems sind isoliert. Nur an bestimmten Stellen, den **Ranvier-Schnürringen**, ist die Isolierung unterbrochen, was eine überspringende (saltatorische) Erregungsleitung ermöglicht, die wesentlich schneller abläuft als bei nicht isolierten Axonen (Physiologie, S. 792).
Die Isolierung besteht aus den sogenannten **Myelinscheiden**, die von Gliazellen gebildet werden und spiralförmig um die Axone herum „wachsen". Myelin besteht hauptsächlich aus Phopsholipiden, Sphingolipiden und Cholesterin.

Merke **Sphingomyelin** ist ein Sphingolipid der **Myelinscheide**.

27.4 Erregungsleitung und -übertragung

Die Reizweiterleitung im Nervensystem wird ausführlich in der Physiologie ab S. 790 besprochen.

28 Auge

➡ Physiologie Kapitel 17, S. 842.

Physik

1 Grundbegriffe des Messens und der quantitativen Beschreibung

1.1 Physikalische Größen und Einheiten

1.1.1 Begriff der physikalischen Größe

Physikalische Größen sind mathematisch definierbare und messbare Eigenschaften der Materie im ruhenden wie im bewegten Zustand. Physikalische Größen sind z.B. Volumen, Kraft, Geschwindigkeit. Dagegen sind Gefühle, Stimmungen, Farbeindrücke keine physikalischen Größen. Hinter physikalischen Begriffen steht immer eine exakte quantitative Definition. Häufig weicht die physikalische Begriffsbildung bzw. Definition von dem allgemeinen Sprachgebrauch deutlich ab. Zum Beispiel haben wir eine alltägliche Vorstellung von Arbeit, jedoch in der Physik ist die Arbeit definiert als Kraft mal zurückgelegter Wegstrecke.

Darstellung der physikalischen Größe. Physikalische Größen sind durch einen **Zahlenwert** und eine **Einheit** gekennzeichnet:

Physikalische Größe	=	Zahlenwert	Einheit
G	=	{G}	[G]

Beispiel: Die Länge eines Bettes ist L = 2,2 m. Hier ist der Zahlenwert der Länge 2,2 und die Einheit Meter, abgekürzt als m. Ohne Angabe der Einheit (Meter) macht der Zahlenwert keinen Sinn.

Symbolik. Eine geschweifte Klammer {} um eine physikalische Größe G bedeutet „Zahlenwert von G". Eine eckige Klammer [] um eine physikalische Größe G bedeutet „Einheit von G". Zwischen Zahlenwert und Einheit kommt immer ein Leerzeichen: 2,2 m (nicht 2,2m).

1.1.2 Basisgrößen und Basiseinheiten des Internationalen Einheitensystems

Die heute international geltenden Einheiten sind im Internationalen Einheitensystem zusammengefasst. In diesem System gibt es Basiseinheiten und abgeleitete Einheiten, die aus den Basiseinheiten hervorgehen. Die Basiseinheiten sind den Basisgrößen zugeordnet (**Tab. 1.1**).

Beachte, dass viele Symbole mehrfach verwendet werden. Zum Beispiel wird m als Abkürzung für die Einheit Meter verwendet, aber auch als Formelzeichen für die physikalischen Größe Masse. Die jeweilige Bedeutung ist jedoch aus dem Zusammenhang erkennbar. Wenn m nach einem Zahlenwert steht, dann ist m als Abkürzung der Maßeinheit Meter gemeint. Wenn m in einer physikalischen Gleichung vorkommt, dann ist damit die Masse gemeint.

Herleitung abgeleiteter Einheiten aus den Basiseinheiten. Viele physikalische Größen sind aus den Basisgrößen abgeleitet. Zum Beispiel ist Geschwindigkeit gleich der zurückgelegten Wegstrecke pro Zeit, oder in Basisgrößen ausgedrückt:
Geschwindigkeit = Länge/Zeit, symbolisch $v = L/T$. Da die Einheit von Länge $[L] = m$ und von Zeit $[T] = s$ ist, folgt für die Einheit der Geschwindigkeit $[v] = m/s$.
Bei manchen abgeleiteten Größen werden neue Bezeichnungen für die Einheit eingeführt. Zum Beispiel ist die Kraft definiert als Masse mal Geschwindigkeit pro Zeit. In symbolischer Schreibweise: $K = m \cdot v/t$. Die Einheit der Kraft ist Newton, abgekürzt N. Newton ist eine abgeleitete Größe, denn sie kann aus den Grundgrößen Masse, Länge und Zeit zusammengesetzt werden: Kraft = Masse · Länge/Zeit², symbolisch: $K = M \cdot L/T^2$. Daraus folgt für die Einheit der Kraft: $[K] = N = kg \cdot m/s^2$.

Dezimale Vielfache und Teile von Einheiten werden durch Vorsilben benannt oder durch Multiplikation mit Zehnerpotenzen angegeben (**Tab. 1.2**).

1.1.3 Skalare und Vektoren

In der Physik unterscheidet man zwischen **skalaren** und **vektoriellen** Größen. Skalare sind physikalische Größen, die ausschließlich einen gewissen Wert ausdrücken, wie z.B. die Masse, das Volumen oder die Zeit. Vektoren sind physikalische Größen, die außer ihrem Wert noch zusätzlich eine Richtung im Raum angeben, wie z.B. die Lage eines Objekts, die Geschwindigkeit eines Objekts in eine bestimmte Richtung, oder die Kraft, die in einer bestimmten Richtung wirkt.

Tabelle 1.1 Basisgrößen und Basiseinheiten des Internationalen Einheitensystems

Basisgröße	Symbol für Basisgröße	Basiseinheit	Symbol für Basiseinheit	Formelzeichen für Basisgröße
Länge	L	Meter	m	l
Masse	M	Kilogramm	kg	m
Zeit	Z	Sekunde	s	t
Temperatur	T	Grad	K	T
Strom	I	Ampère	A	I

Tabelle 1.2   Dezimale Vielfache und Teile von Einheiten durch Vorsilben

Kleiner als 1	Symbol	Zahlenwert	10⁻ˣ	Größer als 1	Symbol	Zahlenwert	10⁺ˣ
Dezi	d	0,1	1	Deka	da	10	1
Zenti	c	0,01	2	Hekto	h	100	2
Milli	m	0,001	3	Kilo	k	1000	3
Mikro	m	0,000 001	6	Mega	M	1 000 000	6
Nano	n	0,000 000 001	9	Giga	G	1 000 000 000	9
Piko	p	0,000 000 000 001	12	Tera	T	1 000 000 000 000	12
Femto	f	0,000 000 000 000 001	15	Peta	P	1 000 000 000 000 000	15

> **Merke**
>
> Skalare = Größen, die nur einen Wert haben.
>
> Vektoren = Größen, die einen Wert und eine Richtung haben.

Vektoren können verschieden gekennzeichnet werden. Die Geschwindigkeit als Vektor kann folgendermaßen dargestellt werden: $\vec{v}$, $\underline{v}$, **v**, d. h. entweder mit einem Pfeil über dem Buchstaben, mit einem Unterstrich, oder durch Fettschreibweise. Hier werden Vektoren durch einen Pfeil über dem Buchstaben symbolisiert.

Addition und Subtraktion von Vektoren. Vektoren können geometrisch im Raum zusammengesetzt werden. Dies verdeutlicht besonders anschaulich eine Addition oder Subtraktion von zwei oder mehr vektoriellen Größen. Zum Beispiel zwei Vektoren $\vec{a}$ und $\vec{b}$, die durch eine Länge und eine Richtung gekennzeichnet sind, können zu einem Gesamtvektor zusammengesetzt werden. Dabei gilt generell, dass die Spitze des ersten Vektors das Fußende des zweiten Vektors berührt. Der Summenvektor wird dann vom Fußende des ersten Vektors zur Spitze des zweiten Vektors aufgespannt. Vektoriell ergibt dies die Summe: $\vec{a} + \vec{b} = \vec{c}$. Falls $\vec{a}$ minus $\vec{b}$ gebildet werden soll, dann wird zunächst der Gegenvektor von $\vec{b}$ gebildet und anschließend werden die Vektoren nach dem üblichen Verfahren addiert: $\vec{a} - \vec{b} = \vec{a} + (-\vec{b}) = \vec{c}$.

Zerlegung eines Vektors in seine Komponenten. Um Vektoren in ihre Komponenten zerlegen zu können, muss man die Raumrichtungen in einem x-, y-, z-**Koordinatensystem** festlegen (**Abb. 1.2**). Üblicherweise legt man ein rechtwinkliges bzw. kartesisches Koordinatensystem fest. In diesem System zeigen die Achsen x, y, z in drei Raumrichtungen, die jeweils senkrecht aufeinander stehen. Die Achsen werden nach der „rechten Handregel" bezeichnet: Wenn der Daumen in die z-Richtung zeigt, dann zeigt der Zeigefinger in die x-Richtung und der Mittelfinger in die y-Richtung.

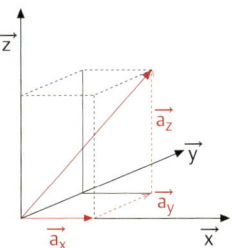

Abb. 1.2   Zerlegung eines Vektors in seine Komponenten innerhalb eines rechtwinkligen Koordinatensystems.

> **Klinik**
>
> Das in der Medizin verwendete Koordinatensystem ist durch die Ebenen **sagittal**, **frontal** und **horizontal** definiert.

In Koordinatensystemen können außer Achsen für die Ortsrichtungen x,y,z auch andere Achsen zur Darstellung von physikalischen Größen gewählt werden, z.B. Zeitachse, Temperaturachse, Druckachse etc. Die Lageänderung eines Objekts entlang der x-Achse im Verlaufe der

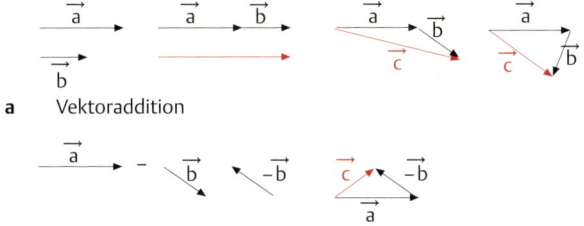

a   Vektoraddition

b   Vektorsubtraktion

Abb. 1.1   Addition und Subtraktion von zwei Vektoren je nach Richtung im Raum. In diesen Beispielen ist die Länge von $\vec{a}$ und $\vec{b}$ immer gleich geblieben, aber die Richtungen haben sich geändert und damit die *Richtung* und *Länge* des Summenvektors $\vec{c}$.

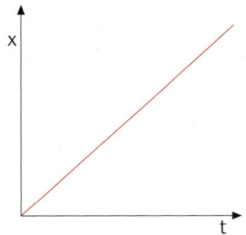

Abb. 1.3   x-t-Diagramm (Weg-Zeit-Diagramm). Die Lage des Ortspunktes nimmt stetig mit der Zeit zu.

Zeit t kann in einem x-t- Diagramm dargestellt werden (**Abb. 1.3**).

1.1.4 Bedeutung von Differenzenquotienten

Differenzenquotient. Aus Differenzenquotienten wird die Änderung einer physikalischen Größe in Abhängigkeit von einer anderen Größe ermittelt. In **Abb. 1.4a** legt der Ortspunkt die Strecke von x_1 nach x_2 in der Zeit von t_1 bis t_2 zurück. Das heißt, zur Zeit t_1 ist der Punkt bei x_1 und zur Zeit t_2 ist er bei x_2 angelangt. Daraus können wir die Änderung der Lage pro Zeitabschnitt, d.h. die Geschwindigkeit ermitteln.

$$v = \frac{x_2 - x_1}{t_2 - t_1} = \frac{\Delta x}{\Delta t}$$

Das Symbol Δ steht für Differenz (hier von Ort und Zeit). In diesem Beispiel hängt der Ort linear von der Zeit ab, d.h. die Steigung ist konstant und die Geschwindigkeit hängt nicht davon ab, wo die Differenz von Δx und Δt gemessen wird und wie groß die Differenzen gewählt wurden. In diesem Fall spricht man von einer geradlinigen und gleichförmigen Bewegung.

Differenzialquotient. Häufig ist eine physikalische Größe, wie z.B. die Bewegung, nicht gleichförmig, sondern ändert sich selbst mit der Zeit (**Abb. 1.4b**). In der Darstellung von Ort x gegen Zeit t ist der Kurvenverlauf dann keine einfache Gerade. In diesem Fall kann man nur lokal oder punktweise den Differenzenquotienten bilden. In jedem Abschnitt ändert er seinen Wert. In diesem Fall geht man vom Differenzenquotienten zum Differenzialquotienten über, indem das Intervall Δ bis auf eine infinitesimal kleine Größe reduziert wird. Anstatt Δ für die Differenz wird dann d geschrieben, um den differenziellen Charakter auszudrücken. Die Geschwindigkeit in einem bestimmten Punkt x folgt aus

$$v(x) = \lim_{\Delta x \to 0} \frac{\Delta x}{\Delta t} = \frac{dx}{dt}$$

Hier steht „lim" für Limes, d.h. dem Übergang zu einer infinitesimal kleinen Differenz. Der Differenzialquotient entspricht dann der Steigung der Kurve in einem bestimmten Punkt auf der Kurve und ändert sich von Punkt zu Punkt.

1.1.5 Flächen und Volumina

Wichtige Formeln zur Berechnung von Flächen und Volumina zeigt **Tabelle 1.3**.
Dabei gilt:

g = Grundfläche;
h = Höhe;
a, b, und c = Seitenlängen;
r = Radius.

Tabelle 1.3   Formeln zur Berechnung von Flächen und Volumina

Fläche		Volumen	
Dreieck	$A = (g \cdot h)/2$		
Rechteck	$A = a \cdot b$	Quader	$V = a \cdot b \cdot c$
Kreis	$A = \pi \cdot r^2$	Zylinder	$V = \pi \cdot r^2 \cdot h$
Kugeloberfläche	$A = 4 \cdot \pi \cdot r^2$	Kugel	$V = 4/3 \pi \cdot r^3$

1.1.6 Definition und Einheiten von Winkeln

Ebener Winkel. Ein Kreis habe den Radius r, dann ist der Kreisumfang = $2\pi r$. Die Zahl $\pi = 3{,}1415927....$ oder ca. 3,14. Der Ebenenwinkel ist definiert (vgl. **Abb. 1.5**):

$$\text{Winkel } \alpha = \frac{\text{Länge des Kreisbogens s}}{\text{Radius r des Kreises}}$$

Radius hat die Dimension Länge und die Einheit Meter, Winkel werden in Grad oder Radian (rad) angegeben. Vorsicht: Bei Berechnungen darf der Ebenenwinkel nur in Radian angegeben werden. Umrechnung:

$$\alpha(\text{rad}) = \frac{2\pi}{360}\alpha(\text{Grad}) = 0.0175\,\alpha(\text{Grad})$$

Beispiel: $1° = 17{,}45$ mrad, $360° = 6{,}283$ rad

Raumwinkel. Die Fläche A auf einer Kugeloberfläche im Abstand r vom Kugelzentrum definiert den Raumwinkel $\Omega = A/\Omega = A/r^2$ (**Abb. 1.5b**).
Die Einheit des Raumwinkels ist: $[\Omega]$ = Steradiant (sr) = $m^2/m^2 = 1$.
Der Raumwinkel einer Kugel (voller Raumwinkel) beträgt 4π. Ein Raumwinkel von 1 sr entspricht einem Kreiskegel mit einem Öffnungswinkel von 65,6°.

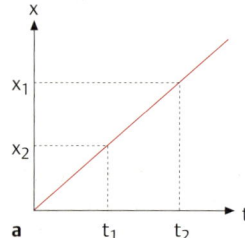
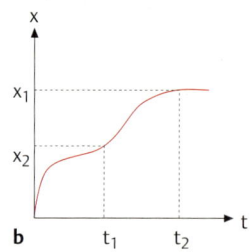

Abb. 1.4   Weg-Zeit-Diagramm (x-t-Diagramm) zur Bestimmung von Geschwindigkeiten. a Gleichförmige Bewegung. **b** Nicht gleichförmige Bewegung.

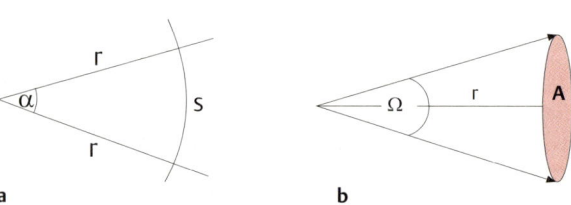

Abb. 1.5   Definitionen und Einheiten von Winkeln. a Flächenwinkel. **b** Raumwinkel.

1.2 Messen und Unsicherheiten beim Messen

1.2.1 Messung

Vergleich der zu messenden Größe mit einer zugehörigen Einheit. Im einfachsten Fall hat man zum Messen einen „Maßstab" zur Verfügung. Der **Maßstab** muss geeicht sein und nach der Messung einen Wert in SI-Einheiten angeben. Beispiele für „Maßstäbe" sind: Metermaß für die Länge, Chronometer für die Zeit, Thermometer für die Temperatur, Barometer für den Druck, Voltmeter für die elektrische Spannung, Ampèremeter für den elektrischen Strom, etc.

Ergebnis einer einmaligen Messung. Eine einmalige Messung einer physikalischen Größe reicht nur selten aus, da Messungen mit systematischen und zufälligen Fehlern behaftet sind. Wird nur einmalig gemessen, dann ist nicht bekannt, wie stark das Messergebnis von dem wahren Wert der Messgröße abweichen kann.

Messwert und absolute maximale Messunsicherheit. Jede Messung einer physikalischen Größe x ist fehlerbehaftet und liefert einen Wert x_i, der von dem wahren Wert x_w mehr oder weniger abweicht. Die Messfehler Δx setzen sich aus **systematischen** Δx_s und **zufälligen Fehlern** Δx_z zusammen. Δ bezeichnet hier die Abweichung vom wahren Wert:

$$x_w = x_i \pm \Delta x = x_i \pm (\Delta x_s + \Delta x_z)$$

Systematische Fehler kommen durch fehlerhafte Messinstrumente zustande oder durch Einflüsse, die bei der Messung nicht berücksichtigt worden sind. Sie liefern eine systematische Abweichung der Messergebnisse von dem wahren Wert und können nicht durch Messwiederholung behoben werden. Systematische Fehler unterliegen nicht der Statistik und können nur geschätzt werden. Zufällige Fehler schwanken und sind bei Mehrfachmessungen mit statistischen Methoden bestimmbar.

Relative und absolute Messunsicherheit (Messfehler). Die absolute Messunsicherheit Δx ist unabhängig von der Größe x. Bei relativen Messfehlern wächst Δx mit x, so dass der Quotient $\Delta x/x$ konstant bleibt. Systematische Fehler zeigen meist eine absolute Messunsicherheit, während bei zufälligen Fehlern häufig $\Delta x/x$ konstant ist.

1.2.2 Gauß-Normalverteilung (Glockenkurve)

Wird eine Messung ein und derselben physikalischen Größe häufig wiederholt, dann werden die meisten Messwerte sich um einen „mittleren Wert" scharen. Kleinere Abweichungen vom Mittelwert kommen häufig, größere Abweichungen selten vor. Üblicherweise werden alle Messwerte in einem Histogramm aufgetragen (**Abb. 1.6**): Häufigkeit eines Messwertes h_i gegen den Messwert im Intervall zwischen x_i und x_j. Das Intervall sollte dabei weder zu klein noch zu groß gewählt werden. Die Graphik zeigt die Auswertung einer Längenmessung. Das Histogramm (farbige

Balken) kann mit einer mathematischen Funktion, der sogenannten Gauß-Normalverteilung, beschrieben werden (durchgezogene schwarze Kurve). Wichtigste Größen der Normalverteilung sind das arithmetische Mittel bzw. der Mittelwert und die Standardabweichung (s. u.).

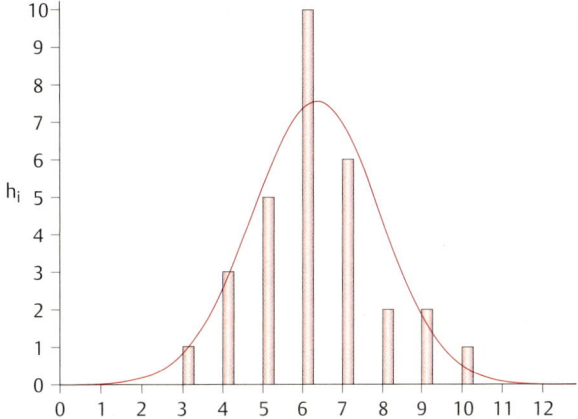

Abb. 1.6 Gauß-Normalverteilung. Auf der Ordinate ist die Häufigkeit des Auftretens eines bestimmten Wertes aufgetragen, auf der Abszisse stehen die Messwerte.

Arithmetischer Mittelwert als Näherungswert für den Erwartungswert. Der arithmetische Mittelwert $\overline{x}$ wird berechnet aus der Summe aller Messwerte x_i dividiert durch die Zahl der durchgeführten Messungen N:

$$\overline{x} = \frac{1}{N} \sum_{i=1}^{N} x_i$$

Anschaulich liegt der arithmetische Mittelwert beim Maximum der Normalverteilung (**Abb. 1.7a**).

Standardabweichung einer Messreihe (mittlere Messunsicherheit der Einzelmessung). Die Standardabweichung ist ein Maß für die Zuverlässigkeit der Einzelmessung. Im Fall einer Normalverteilung von Messwerten liegen 68,3 % aller Messwerte innerhalb eines Intervalls von ±s, wobei s als Standardabweichung bezeichnet wird (**Abb. 1.7b**). Wenn die Normalverteilung niedrig und breit ist, dann ist die Standardabweichung groß, bei einer hohen und schmalen Normalverteilung ist die Standardabweichung klein. Immer liegen jedoch ca. 68 % aller Messpunkte innerhalb dieser ersten Standardabweichung.

Die Standardabweichung wird aus der quadratischen Abweichung der Messwerte zum Mittelwert berechnet:

$$s = \sqrt{\frac{\sum_{i=1}^{N} (x_i - \overline{x})^2}{N-1}}$$

d. h. man summiert zunächst alle Abweichungsquadrate, normiert die Summe auf die Zahl der Messungen minus eins und zieht aus dem Resultat die Quadratwurzel. Als Ergebnis einer Messung wird üblicherweise der Mittelwert mit seiner Standardabweichung angegeben: $\overline{x} \pm s$.

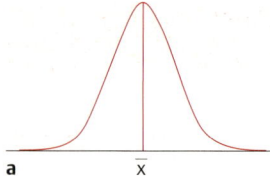 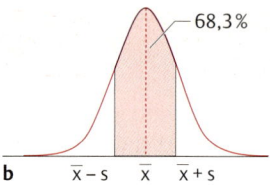

Abb. 1.7 Mittelwert (a) und Standardabweichung (b) einer Messreihe in der Gauß-Normalverteilung.

Standardabweichung des arithmetischen Mittelwerts. Auch der Mittelwert hat einen Fehler. Offensichtlich wird der Mittelwert umso vertrauenswürdiger, je größer die Zahl der Messungen N wird. Der mittlere Fehler des Mittelwertes, bzw. die Abweichung des Mittelwertes vom wahren Wert ergibt sich aus:

$$\Delta\overline{x} = \overline{x} - x_w = \frac{s}{\sqrt{N}}$$

$\Delta\overline{x}$ wird auch als Vertrauensbereich des Mittelwertes bezeichnet.

1.2.3 Fehlerfortpflanzung

Falls eine Messgröße sich additiv aus anderen Messgrößen zusammensetzt

$$f = x \pm y \pm z$$

dann wird der absolute Fehler aus der algebraischen Summe der Messfehler der einzelnen Messgrößen zusammengesetzt:

$$\Delta\overline{f} = \sqrt{(\Delta\overline{x})^2 + (\Delta\overline{y})^2 + (\Delta\overline{z})^2}$$

Dabei sind $\Delta\overline{x}, \Delta\overline{y}, \Delta\overline{z}$ die Vertrauensbereiche der Mittelwerte der Messgrößen x, y und z.

Falls eine Messgröße sich aus einem Produkt zusammensetzt:

$$f = x \cdot y \cdot z$$

dann folgt für den absoluten Fehler von f:

$$\Delta\overline{f} = \sqrt{(yz\Delta\overline{x})^2 + (xz\Delta\overline{y})^2 + (xy\Delta\overline{z})^2}$$

Biologie

Histologie

Anatomie

Chemie

Biochemie

Physik

Physiologie

Psych./Soz.

Die Mechanik ist ein umfangreiches und sehr wichtiges Gebiet der Physik. Es betrifft alle leblosen wie lebendigen Objekte der Welt, sofern sie in Ruhe oder in Bewegung sind. Die Mechanik beschreibt die Kräfte, die notwendig sind, einen Gegenstand in Ruhe zu halten oder zu bewegen.

2.1 Bewegung

2.1.1 Geschwindigkeit und Beschleunigung

Geschwindigkeit v (für engl. velocity) ist die zurückgelegte Wegstrecke Δs pro Zeiteinheit Δt:

$$v = \frac{\Delta s}{\Delta t}$$

Die Einheit von v ist [v] = m/s. Tatsächlich ist die Geschwindigkeit eine vektorielle physikalische Größe, da sie sowohl einen Betrag hat wie auch eine Richtung im Raum. Daher ist die genauere Definition der Geschwindigkeit:

$$\vec{v} = \frac{\Delta \vec{s}}{\Delta t} = \frac{d\vec{s}}{dt}$$

Der Vektor $\vec{v}$ zeigt in die gleiche Richtung wie die Längenänderung $d\vec{s}$ im Zeitintervall dt. Das kleine d drückt den Übergang von einer Differenz zu einem Differenzialquotienten aus (S. 606).

> **Klinik**
>
> Beispiele für Geschwindigkeit in der Medizin sind die Strömungsgeschwindigkeit von Blut oder die Erregungsleitungsgeschwindigkeit in Nervenfasern.

Im Gegensatz zu fast allen anderen physikalischen Größen hat die Geschwindigkeit eine eindeutige obere und untere Grenze. Die untere Grenze v = 0 ist die Ruhe bzw. Bewegungslosigkeit. Die obere Grenze v = c ist durch die Lichtgeschwindigkeit gegeben: c = 299 792 458 m/s $\approx 3 \cdot 10^8$ m/s oder ca. 300 000 km/s. Es gibt keine Geschwindigkeit, die größer ist als die Lichtgeschwindigkeit, genauer gesagt größer ist als die von elektromagnetischen Wellen, denn zu den elektromagnetischen Wellen gehören auch die Mikrowellen und Radiowellen.

Beschleunigung a (für engl. acceleration) ist die Änderung der Geschwindigkeit pro Zeiteinheit, bzw. die zweite Ableitung der Längenänderung nach der Zeit:

$$\vec{a} = \frac{d\vec{v}}{dt} = \frac{d^2\vec{s}}{dt^2}$$

Die Beschleunigung ist wie die Geschwindigkeit ein Vektor, der in Richtung der Änderung $\Delta \vec{v}$ während der Zeiteinheit Δt zeigt. Die Richtung von $\Delta \vec{v}$ ist häufig nicht iden-

tisch mit der Richtung von $\vec{v}$. Dies ist besonders deutlich bei Kreisbewegungen.

Die Einheit der Beschleunigung ist [a] = m/s^2.

Für die Geschwindigkeit gibt es keinen physiologischen Sensor. Oft wissen wir nicht, ob wir uns bewegen oder in Ruhe sind. Die Beschleunigung wird jedoch sofort durch das Auftreten von Kräften wahrgenommen. Prominentestes Beispiel für die Beschleunigung ist der freie Fall.

2.1.2 Arten der Bewegung

Die verschiedenen Arten der Bewegung lassen sich am besten in Weg-Zeit-, Geschwindigkeit-Zeit-, und Beschleunigung-Zeit-Diagrammen darstellen. In diesen Diagrammen wird nur der Betrag von Weg, Geschwindigkeit und Beschleunigung als Funktion der Zeit aufgetragen, nicht die räumlich-vektorielle Änderung (vgl. Abb. 1.4, S. 606).

Lineare Bewegungen

Lineare Bewegungen werden auch als **Translationsbewegungen** bezeichnet (im Gegensatz zu Rotationsbewegungen).

Geradlinige gleichförmige Bewegung. Bei einer geradlinigen gleichförmigen Bewegung ist die von einem Körper zurückgelegte Wegstrecke proportional zur Zeit (v = s/t, **Abb. 2.1a**).

Beschleunigte Bewegung (= Beschleunigung oder Abbremsung, **Abb. 2.1b**). Immer, wenn auf einen Körper eine Kraft wirkt, tritt eine Änderung seiner Geschwindigkeit (= Beschleunigung) auf. Ein Sonderfall ist die gleichmäßige Beschleunigung, wenn auf einen Körper eine konstante Kraft einwirkt und er nicht durch andere Kräfte beeinflusst wird. Die Geschwindigkeit nimmt dann linear mit der Zeit zu: v = a · t, und die zurückgelegte Wegstrecke nimmt quadratisch mit der Zeit zu:

$$s = \frac{1}{2}at^2 = \frac{1}{2} \cdot v \cdot t.$$

Beim freien Fall wirkt z. B. die Erdanziehungskraft als konstante Kraft, was in einer gleichmäßigen Beschleunigung des Körpers resultiert („Erdbeschleunigung" von g = 9,81 m/s^2, **Abb. 2.1c**).

Periodische Bewegungen

Periodische Bewegungen sind Bewegungen, die sich nach einer konstanten Periodendauer T exakt wiederholen. Das Maß der periodischen Bewegung ist die **Frequenz f**. Sie gibt die Periodenzahl pro Zeiteinheit an und wird in Hertz (Hz = Schwingungen/s) gemessen.

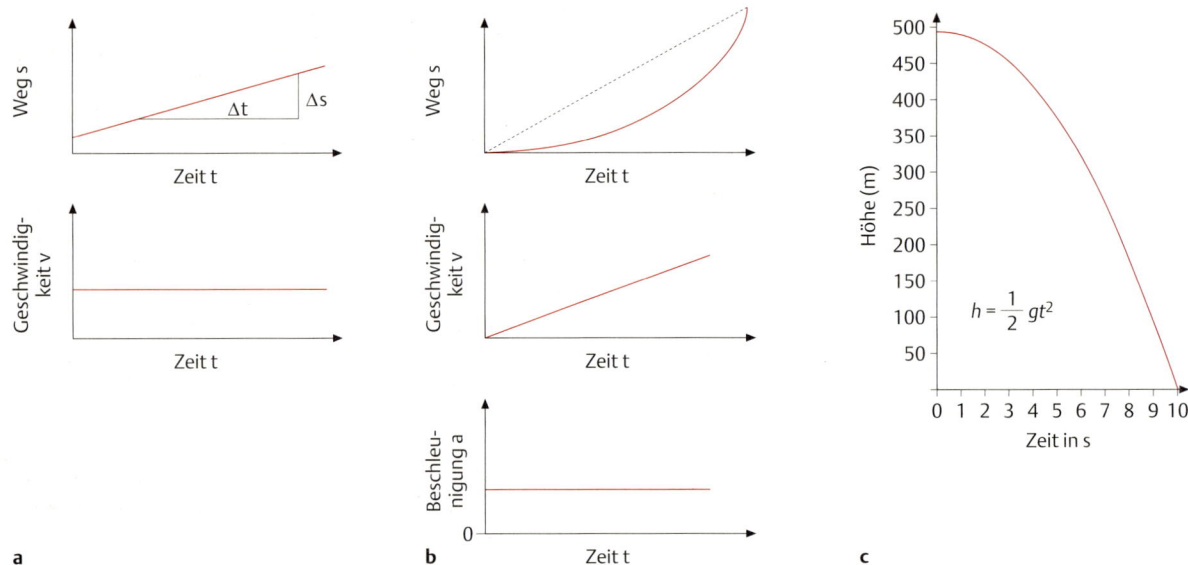

Abb. 2.1 Darstellung verschiedener Bewegungsarten. a Weg-Zeit- und Geschwindigkeit-Zeit-Diagramm einer gleichförmigen Bewegung. **b** Weg-Zeit-, Geschwindigkeit-Zeit- und Beschleunigung-Zeit-Diagramm einer gleichförmigen Beschleunigung. **c** Weg-Zeit-Diagramm für den freien Fall (g = Erdbeschleunigung).

Klinik

Herz- und **Atemfrequenz** sind periodische Bewegungen. Das unbelastete Herz macht ca. 80 Schläge pro Minute, damit ist die Herzfrequenz: $80/60\ s^{-1}$ = 1,33 Hz, in Worten: die Herzfrequenz ist ca. 1,3 Hz. Die Atemfrequenz ist ca. die Hälfte der Herzfrequenz, d. h. ca. 0,6 Hz.

Kreisbewegung. Die Kreisbahn eines Massenpunktes überstreicht beim Umlauf um einen Kreismittelpunkt einen bestimmten Winkel pro Zeiteinheit. Nach einer Umlaufperiode überstreicht der Winkel α insgesamt 360° oder in Radian ausgedrückt: 2π. Die **Umlauffrequenz** ist wie bei jeder anderen periodischen Bewegung f, die **Kreisfrequenz** ω jedoch ist die Umlauffrequenz multipliziert mit dem Faktor 2π. Die Einheit der Kreisfrequenz ist $[\omega] = s^{-1}$. Diese Einheit darf nicht mit Hz abgekürzt werden, da der Faktor 2π enthalten ist.

Die **Winkelgeschwindigkeit** ist – analog zur Geschwindigkeit (Weg pro Zeit) – definiert als Winkel pro Zeit: $\omega = \alpha/t$.

Bei einer gleichmäßigen Kreisbewegung wird in der Periodendauer der Winkel $\alpha = 2\pi$ überstrichen. Dann ist die Winkelgeschwindigkeit gleich der Kreisfrequenz

$$\omega = \frac{2\pi}{T} = 2\pi \cdot f$$

Im Unterschied zur Kreisfrequenz hat jedoch die Winkelgeschwindigkeit die Einheit $[\omega]$ = rad/s.

Der Weg, den ein Massenpunkt auf einer Kreisbahn zurücklegt, ist durch die Bogenlänge $s = r \cdot \alpha$ gegeben, d. h. ist das Produkt aus Kreisradius r und überstrichenem Winkel α (**Abb. 2.2**). Mithilfe der Bogenlänge kann man die **Bahngeschwindigkeit** des Massenpunktes auf der Kreisbahn

angeben: $v_{Bahn} = s/t$. Differenziell ausgedrückt folgt für die Bahngeschwindigkeit

$$v_{Bahn} = \frac{ds}{dt} = r \cdot \frac{d\alpha}{dt} = r \cdot \omega$$

Die Einheit der Bahngeschwindigkeit ist $[v_{Bahn}]$ = rad m/s. Die Bahngeschwindigkeit hängt linear vom Radius ab. Bei gleicher Kreisfrequenz bewegen sich Massenpunkte weit weg vom Mittelpunkt schneller als Massenpunkte nahe dem Zentrum.

Die Richtung des Vektors der Bahngeschwindigkeit ändert sich ständig. In jedem Punkt zeigt die Bahngeschwindigkeit tangential nach außen. Damit jedoch eine Kreisbewegung zustande kommt, muss die Richtung des Vektors in jedem Punkt um $d\alpha$ geändert werden (**Abb. 2.2**). Die Richtungsänderung ist gleichbedeutend mit einer Beschleunigung. Die Beschleunigung wird Radialbeschleunigung oder **Zentripetalbeschleunigung** genannt und ist durch den folgenden Ausdruck gegeben:

$$a_P = \frac{v_{Bahn}^2}{r} = \omega^2 \cdot r$$

Merke

Die Zentripetalbeschleunigung a_P wächst linear mit dem Radius und quadratisch mit der Winkelgeschwindigkeit.

Klinik

In Ultrazentrifugen wird die Zentripetalbeschleunigung genutzt, um Proteine mit verschiedenem Molekulargewicht zu trennen. Mit Ultrazentrifugen erreicht man das 100 000-Fache der Erdbeschleunigung.

Biologie | Histologie | Anatomie | Chemie | Biochemie | **Physik** | Physiologie | Psych./Soz.

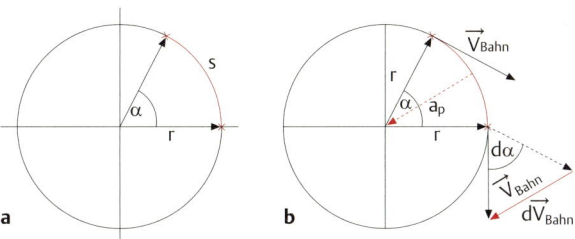

Abb. 2.2 Kreisbewegung. Ein Massenpunkt, der auf einer Kreisbahn mit konstantem Radius r um das das Zentrum läuft, hat eine konstante Winkelgeschwindigkeit ω und eine konstante Bahngeschwindigkeit v_{Bahn}. Die Richtungsänderung der Bahngeschwindigkeit in jedem Moment auf der Kreisbahn ist gleichbedeutend mit einer Radialbeschleunigung a_p in Richtung des Kreiszentrums.

2.2 Impuls, mechanische Kraft, weitere Kräfte in der Natur

2.2.1 Impuls und Impulserhaltung

Wenn ein Lastwagen und ein Kleinwagen die gleiche Geschwindigkeit haben, dann sagt unser Gefühl, dass ein Zusammenstoß für den Kleinwagen ungünstig ausgehen kann. Der Unterschied ist die Masse. Masse multipliziert mit Geschwindigkeit ergibt **Impuls**: $\vec{p} = m\vec{v}$. Bei gleicher Geschwindigkeit $\vec{v}$ ist der Impuls des Lastwagens wesentlich größer als der Impuls des Kleinwagens. Der Impuls $\vec{p}$ ist ein Vektor und hat die gleiche Richtung wie $\vec{v}$ (Einheit: [v] = kg m/s). Für den Impuls gibt es einen **Erhaltungssatz**: Bei einem vollständig elastischen Stoß zweier Körper bleibt der Gesamtimpuls des Systems erhalten, d.h. die Summe aller Impulse vor dem Stoß ist gleich der Summe aller Impulse nach dem Stoß. Vollständig elastisch bedeutet, dass keiner der beiden Körper während des Stoßes irreversibel verformt werden darf, da sonst Deformationsarbeitet geleistet wird, die dem System nicht mehr zur Verfügung steht.

Die Übertragung von Impuls $\vec{p} = m\vec{v}$ von einem Körper auf einen anderen geschieht mittels eines **Kraftstoßes**. Während einer kurzen Kontaktzeit Δt berühren sich zwei Körper und während dieser Zeit wird Kraft (s.u.) und Impuls übertragen: Δp = F · Δt (anschaulich: Fußball fliegt nach kurzem Kick durch den Stürmer über das Feld).

2.2.2 Kraft, Kräftegleichgewicht, Newton'sche Axiome, Gewichtskraft, Kraftstoß
Die 3 Newton-Axiome

1. Newton-Axiom. Die physikalische Definition der Kraft weicht von der allgemeinen Vorstellung stark ab. **Kraft** ist physikalisch definiert als Masse mal Beschleunigung oder als zeitliche Änderung des Impulses:

$$\vec{F} = m \cdot \vec{a} = \frac{d\vec{p}}{dt},$$

Einheit $[F] = kg\frac{m}{s^2} = N$

(1 N = 1 kg m/s², N steht für Newton)
Kraft bewirkt eine Änderung der Geschwindigkeit bzw. des Impulses eines Körpers. Solange der Impuls zeitlich konstant ist, wirkt keine (resultierende) Kraft. Das ist der Inhalt des **Trägheitsgesetzes** nach Newton (oder 1. Newton-Axiom):
Ohne resultierende Gesamtkraft bleibt ein Körper in Ruhe oder führt eine gleichförmige und geradlinige Bewegung aus, d.h. v = 0 oder v = konstant. Insbesondere wird ein Körper ohne Kraft nicht beschleunigt: $\vec{a}$ = 0 für $\vec{F}$ = 0.
Wenn die Gesamtkraft null ist, dann spricht man von einem **Kräftegleichgewicht**. Kräftegleichgewichte sind besonders wichtig und sorgen für Stabilität. Die Muskelkraft des Arms hält das Gewicht im Gleichgewicht: $\vec{F_1}$ ist in Betrag gleich groß wie $\vec{F_2}$, aber in Richtung entgegengesetzt, sodass die Gesamtkraft null ist: $\vec{F_1} + \vec{F_2}$ = 0. Die Statik der Architektur wie des Körperbaus beruht auf dem Kräftegleichgewicht.

2. Newton-Axiom. Jede Beschleunigung erfordert die Anwendung einer resultierenden Kraft: $\vec{F} = m \cdot \vec{a}$. Kraft und Beschleunigung sind beides Vektoren, die gleichgerichtet sind. Die Proportionalitätskonstante zwischen Kraft und Beschleunigung ist die träge Masse m. Die Masse ist über das Verhältnis $|\vec{F}| / |\vec{a}|$ = m definiert. Sie ist eine skalare Größe. Die träge Masse darf nicht mit dem Gewicht des Körpers verwechselt werden. Gewicht ist eine Kraft, die durch Masse mal Erdbeschleunigung definiert ist (s.u.).

3. Newton-Axiom. Das 3. Newton-Axiom beinhaltet die berühmte Aussage: **actio = reactio**, d.h. jede Kraftwirkung auf einen Körper ruft in dem Körper eine gleich große Gegenkraft hervor. Diese beiden Kräfte bilden ein **Kräftepaar**.

Verschiedene Arten von Kräften

Es gibt verschiedene Arten von Kräften, solche, die in direktem Kontakt sind und solche, die über große Distanzen und ohne direkten Kontakt wirken. **Kontaktkräfte** entstehen durch Körper, die aufeinaner liegen, oder die durch Muskelkraft erzeugt werden. Die kontaktlosen oder **Fernkräfte** sind fundamentalerer Natur (Gravitationskraft; Coulombkraft, S. 633; Lorentzkraft; Kernkraft S. 624 und 662; schwache Kraft).

Von den genannten Kräften ist die Gravitationskraft die mit Abstand schwächste Kraft. Nur durch die riesige Masse der Erde „spüren" wir die Gravitationskraft in Form von Gewicht. Wie jede Kraft bewirkt die Gravitationskraft eine Beschleunigung, sofern keine Gegenkraft den Körper im Gleichgewicht hält (Newton's fallender Apfel). An der Erdoberfläche hat die Beschleunigung den nahezu konstanten Wert $\vec{g} = \vec{F}/m$ (Betrag g = 9,81 m/s²). Die Erdbeschleunigung $\vec{g}$ ist immer auf das Erdzentrum zu gerichtet.

Gewichtskraft ist die Kraft, die aufgewandt werden muss, um einen Körper an der Erdoberfläche im Gleichgewicht bzw. in Ruhe zu halten (typischerweise Gewicht einer Person auf einer Waage, die Federkraft der Waage hält mit dem Gewicht der Person das Gleichgewicht). Das Gewicht wird wie alle anderen Kräfte in Newton angegeben. Beispiel: eine Person mit der Masse von 50 kg hat das Gewicht von 50 kg x 9,81 m/s^2 ≈ 500 N. Wegen der geringen Masse des Mondes wiegt die gleiche Person auf der Mondoberfläche nur ca. 1/6 des Gewichts auf der Erde. Wenn man unter der Waage den Boden wegziehen würde, dann fielen Waage und Person mit der gleichen Beschleunigung g, d. h. die Waage zeigt Null. Daraus folgt, dass ein frei fallender Körper **schwerelos** ist. Die Gewichtskraft wird häufig mit der folgenden Gleichung angegeben: $F_G = m \cdot g$.

Federkraft ist die Kraft, die man benötigt, eine **Feder um eine bestimmte Länge zu dehnen**. Im Gleichgewicht ist die Federkraft F gleich und entgegengesetzt gerichtet zu der Gewichtskraft $m \cdot g$. Für nicht zu große Dehnungen der Feder ist die Längenänderungen (Dehnung) Δl der Feder linear proportional zum Gewicht F_G: $F_G = k \cdot \Delta l$. Die Proportionalitätskonstante k wird **Federkonstante** genannt und ist eine Materialkonstante der Feder. Mithilfe der Längenänderung kann man leicht Kräfte bzw. Gewichte messen. Moderne Waagen haben allerdings elektronische Drucksensoren eingebaut.

Statische Auftriebskräfte (Schwimmen, Schweben, Sinken) spielen immer dann eine Rolle, wenn Körper in ein anderes Medium eingetaucht sind, wie z. B. Wasser oder Luft, und innerhalb des Mediums ein Druckgefälle besteht. Beispiele dafür sind das Schwimmen von Schiffen und das Schweben von Heißluftballons und Zeppelinen, aber nicht das Fliegen von Flugzeugen. Das Fliegen von Flugzeugen beruht auf einem dynamischen Auftrieb (S. 619).

Kräfteparallelogramm

Da Kräfte Vektoren sind, kann man sie in ihre Komponenten zerlegen, sogenannte Kräfteparallelogramme (**Abb. 2.3**). Wird z. B. ein Körper mit einer Kraft $\vec{F}$ unter dem Winkel α relativ zur Horizontalen gezogen, dann kann diese Kraft in zwei senkrechte Komponenten aufgeteilt werden, eine parallel zur Horizontalen $\vec{F_1}$ und eine senkrecht zur Horizontalen $\vec{F_2}$. Die Vektorsumme ergibt wieder die ursprüngliche Kraft. Die Zerlegung ist sinnvoll, da in diesem Fall nur die horizontale Komponente zur Bewegung des Körpers in der Ebene beiträgt. Kräfteparallelogramme sind auch bei der Diskussion von Kräften auf Knochen wichtig.

2.2.3 Reibungskräfte

Die Newton-Gesetze der Bewegung setzen ideale Bedingungen voraus, insbesondere das Fehlen von Reibung. Durch **Reibung** zwischen zwei Oberflächen wird eine gleichmäßige Bewegung abgebremst. Die mechanische Energie wird in **Wärmeenergie** umgewandelt und kann nicht als mechanische Energie zurückgewonnen werden. Reibungskraft ist eine Kontaktkraft, die an der Grenzfläche zwischen zwei Körpern wirkt, wenn sie sich gegeneinander bewegen. Ohne Reibungskräfte wäre Gehen, Rollen, Fahren nicht möglich. Stattdessen gäbe es nur Gleiten oder Rutschen.

Haft- und Gleitreibung. Reibungskraft hängt von der Oberflächenbeschaffenheit bzw. Rauigkeit ab. Das Gewicht F_G und die Reibungskraft F_R sind proportional: $F_R = \mu_{HR} \cdot F_G$. Der Proportionalitätsfaktor wird Haftreibungskoeffizient μ_{HR} genannt. Nur wenn die angewandte Kraft F_{Zug} größer ist als die Reibungskraft F_R, kann der Körper bewegt werden (**Abb. 2.4a**). Damit kann man den Reibungskoeffizienten für verschiedene Materialien und Oberflächenbeschaffenheiten bestimmen. Sobald ein Körper in Bewegung ist bzw. gleitet, ist der entsprechende Gleitreibungskoeffizient μ_{GR} niedriger als der für die Haftung: $\mu_{GR} < \mu_{HR}$. Der Reibungskoeffizient kann auch über eine schiefe Ebene definiert werden (**Abb. 2.4b**). Wenn der Neigungswinkel der schiefen Ebene variiert wird, dann überwindet die in die schiefe Ebene projizierte Gewichtskraft F_H die Reibungskraft. Der Tangens des Winkels α, bei dem der Körper zu rutschen beginnt, ergibt den Reibungskoeffizienen: $\mu_R = \tan(\alpha)$.

Rollreibung. Außer dem Haft- und Gleitreibungskoeffizienten wird auch ein Koeffizient für Rollen definiert. In allen Fällen dienen Schmiermittel dazu, den Reibungskoeffizienten zu erniedrigen. Für Lager von rotierenden Bauteilen ist dies eine Notwendigkeit.

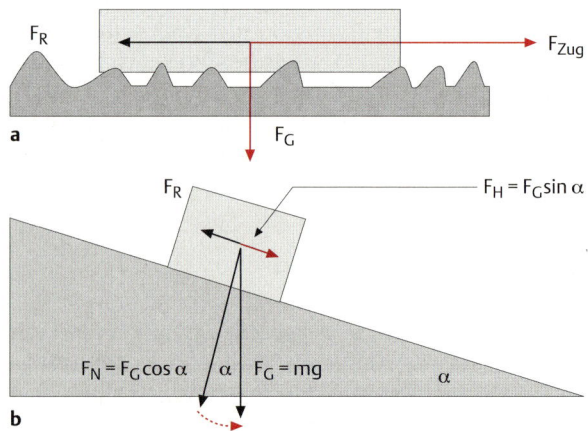

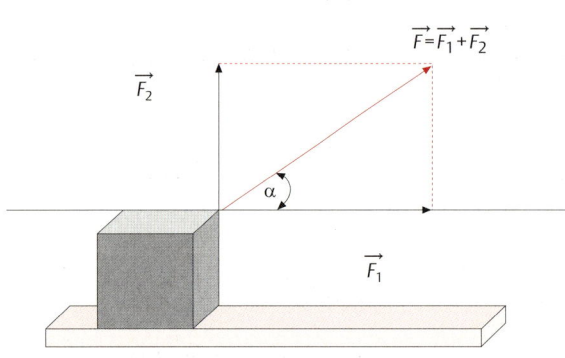

Abb. 2.3 Kräfteparallelogramm.

Abb. 2.4 Haftreibung und Gleitreibung. a Wenn die angewandte Kraft F_{Zug} größer ist als die Reibungskraft F_R, kann der Körper bewegt werden. **b** Bestimmung des Gleitreibungskoeffizienten mit der schiefen Ebene: Der Tangens des Winkels α, bei dem der Körper zu rutschen beginnt, entspricht dem Gleitreibungskoeffizienten μ_{GR}.

> **Klinik**
>
> Reibung gibt es auch zwischen Knochen in Gelenken. Zur Verringerung der Abnutzung durch Reibung wird im Gelenkspalt die Synovialflüssigkeit produziert, die dem Knorpel über dem Knochen wichtige Nährstoffe zuführt und gleichzeitig Abbauprodukte abtransportiert.

Innere Reibung (Viskosität). Laut Newton sind im reibungsfreien Fall Kraft und Beschleunigung über die Masse verknüpft: $F = m \cdot a$. Bei Auftreten von Reibung ist die Kraft mit der Geschwindigkeit verknüpft und nicht mit der Beschleunigung. Beim freien Fall im luftleeren Raum ist die Erdbeschleunigung $g = F/m$. Lässt man jedoch eine Kugel in einer Flüssigkeit fallen, dann stellt sich nach kurzer Zeit eine konstante Geschwindigkeit ein (aus dem gleichen Grund fallen auch die Regentropfen mit einer konstanten Geschwindigkeit). Die sogenannte **Sedimentationsgeschwindigkeit** v ist durch die Beziehung $v = F/k$ definiert. Der Proportionalitätsfaktor k hängt von der Geometrie des sinkenden Körpers und von der **Viskosität** (inneren Reibung) η_F der Flüssigkeit ab: $k \sim \eta_F$. Die Viskosität von Flüssigkeiten ist eine wichtige Materialeigenschaft, die das dynamische Verhalten (Fließen) von Flüssigkeiten stark beeinflusst (vgl. S. 620).

2.3 Drehimpuls, Trägheitsmoment, Drehmoment

Drehimpuls

Der **Drehimpuls L** ist der Impuls, den ein Massenpunkt *m* auf seiner Kreisbahn im Abstand *r* um die Drehachse aufweist (**Abb. 2.5a**). Drehimpuls ist daher definiert als Radius r mal Masse m mal Bahngeschwindigkeit v_{Bahn}:

$$L = r \cdot m \cdot v_{Bahn}$$

Da die Bahngeschwindigkeit $v_{Bahn} = r \cdot \omega$ ist, folgt für den Drehimpuls: $L = m \cdot r^2 \cdot \omega$. Das Produkt $m \cdot r^2$ nennt man **Trägheitsmoment I**. Das Trägheitsmoment ist die Trägheit des Körpers bei der Drehbewegung (analog zur Trägheit der Masse bei der Linearbewegung). Damit ist der Drehimpuls = Trägheitsmoment mal Winkelgeschwindigkeit:

$$L = I \cdot \omega$$

Ohne Einwirkung einer äußeren tangentialen Kraft bleibt der Drehimpuls konstant, sowohl in Richtung wie in Betrag. Der Drehimpuls ist eine Erhaltungsgröße, analog zur Impulserhaltung.

Die Einheit des Trägheitsmoments ist $[I] = kg \cdot m^2$, die Einheit des Drehimpulses ist $[L] = kg \cdot m^2/s = N \cdot m \cdot s = Joule \cdot s$.

Drehimpulse spielen eine überragende Rolle bei der Bewegung von Elektronen in Atomen und auch bei Kernbausteinen. Der Magnetismus von Eisen in Hämoglobin beruht auf dem Drehimpuls der Elektronen, genauso wie der Magnetismus des Kühlschrankmagneten. Auf der Änderung des Drehimpulses von Protonen beruht die Kernspintomografie.

Bei ausgedehnten Körpern ist die Masse über den ganzen Körper mit verschiedenen Radien verteilt. Das Trägheitsmoment ist daher kleiner, als wenn die Masse ausschließlich außen auf einem Ring mit dem Radius r liegt. Für jeden Körper kann man bezüglich einer gewählten Drehachse das Trägheitsmoment angeben. Für eine Scheibe mit der Drehachse durch den Mittelpunkt ist das Trägheitsmoment

$$I = \frac{1}{2} \cdot m \cdot r^2 \quad (\textbf{Abb. 2.5b}).$$

Da $L = I \cdot \omega$ gilt und L ohne äußere Drehmomente (s. u.) konstant ist, kann die Winkelgeschwindigkeit ω nur dann verändert werden, wenn das Trägheitsmoment verändert wird. Dies nützen z. B. Eiskunstläufer aus: Beim Anziehen der Arme wird das Trägheitsmoment kleiner und damit die Winkelgeschwindigkeit größer, sodass das Produkt konstant bleibt.

Drehmoment

Das **Drehmoment T** ist die tangentiale Kraft F, die zusammen mit einem Hebelarm r einen Körper zum rotieren bringt. In Formeln ausgedrückt ist der Betrag des Drehmoments

$$\left|\vec{T}\right| = \left|\vec{r}\right| \cdot \left|\vec{F}\right| \cdot \sin\left(\angle \, \vec{r}, \vec{F}\right)$$

In **Abb. 2.6** ist der Winkel zwischen dem Hebelarm und der Kraft 90°, damit ist der sin(90°) = 1 und das Drehmoment ist maximal. Wächst der Winkel zwischen Hebelarm und Kraft, dann wird das Drehmoment kleiner und verschwindet bei 180°. In diesem Fall kann man die Scheibe ziehen aber nicht mehr drehen.

Die Einheit des Drehmoments ist $[T] = [r] \cdot [F] =$ Meter · Newton = m · N.

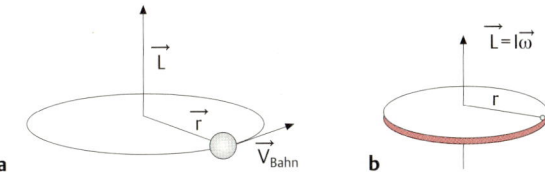

Abb. 2.5 Drehimpuls. a Der Drehimpuls L eines Massenpunktes steht senkrecht auf dem Mittelpunkt der Kreisbahn, auf der sich der Massenpunkt bewegt. r = Radius, v_B = Bahngeschwindigkeit. **b** Für eine Scheibe mit der Drehachse durch den Mittelpunkt ist das Trägheitsmoment $I = \frac{1}{2} \cdot m \cdot r^2$

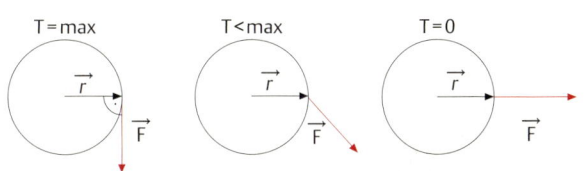

Abb. 2.6 Drehmoment. Bei 90° zwischen Hebelarm und Kraft ist das Drehmoment maximal. Bei jeder Abweichung von 90° wird das Drehmoment kleiner.

Massenmittelpunkt (Schwerpunkt)

Wenn man einen beliebig geformten Körper so aufhängt, dass er um eine Achse frei drehbar ist, dann wirkt auf ihn ein Drehmoment durch die angreifende Gewichtskraft mg und den Hebelarm r, so lange, bis der Körper in der stabilen Lage hängt und T = 0 ist. Der **Massenmittelpunkt** oder Schwerpunkt liegt dann auf einer Senkrechten unter dem Drehpunkt (**Abb. 2.7**). Dieses Experiment kann man mit verschiedenen Drehpunkten wiederholen. Die Senkrechten werden sich im Massenmittelpunkt schneiden. Legt man die Drehachse in den Massenmittelpunkt, dann gibt es kein Drehmoment. In jeder Stellung ist der Körper im Gleichgewicht, d.h, seine Lage ist **indifferent**.

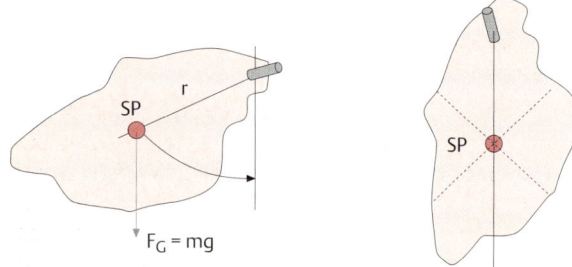

Abb. 2.7 Massenmittelpunkt. Ein beliebig geformter Körper, der an einem Drehpunkt (DP) aufgehängt ist, hat dann eine stabile Lage erreicht, wenn die Senkrechte unter dem Drehpunkt durch den Schwerpunkt (SP) geht.

Der Massenmittelpunkt bzw. Schwerpunkt hat eine fundamentale Bedeutung für die Kinetik von ausgedehnten Körpern. Die Kinetik kann man aufteilen in eine Linearbewegung des Massenschwerpunkts, so als ob alle Masse im Schwerpunkt vereinigt wäre, und eine Drehbewegung um den Schwerpunkt.

Der Schwerpunkt einer aufrecht stehenden Person ist im Bereich des Beckens. Bei der Beugung verlagert sich der Schwerpunkt nach vorne. Beim Weitsprung folgt der Schwerpunkt einer Wurfparabel. Beim Hochsprung geht der Schwerpunkt unter der Latte durch.

Gleichgewicht

Das **Gleichgewicht** eines Körpers folgt ebenfalls nach dem Prinzip des angreifenden Drehmoments. Nach Auslenkung um einen Drehpunkt führt das wirkende Drehmoment zurück in die stabile Ruhelage. Wenn allerdings der Schwerpunkt über dem Drehpunkt zu liegen kommt, dann kann der Körper entweder nach links oder nach rechts kippen. Er ist dann in einem **labilen Gleichgewicht**.

Hebel

Hebel funktionieren nach dem Drehmoment-Gleichgewicht: Wenn links und rechts von einem Drehpunkt das gleiche Drehmoment ausgeübt wird, d.h. wenn auf beiden Seiten das Produkt aus Kraft mal Hebelarm gleich ist, dann ist ein Gleichgewichtszustand erreicht, die Lage des Hebels ist **indifferent**.

Merke

Im Gleichgewicht gilt:
Kraft mal Kraftarm = Last mal Lastarm.

Die Lage des Drehpunkts an einem Hebel kann unterschiedlich sein. Je nach Anordnung von Last, Kraft und Drehpunkt unterscheiden wir drei Arten von Hebeln (**Abb. 2.8**).

Hebel haben den Sinn, große Lasten durch kleine Kräfte heben zu können, denn wenn der Kraftarm länger ist als der Lastarm, dann liefert dies einen **mechanischen Vorteil** hinsichtlich der anzuwendenden Kraft. Der mechanische Vorteil eines Hebels ist das Verhältnis von Last zu Kraft. Beim Hebel 3. Art ist das Verhältnis kleiner als 1, d.h. es gibt keinen Vorteil.

Klinik

Der Hebel des Unterarms ist ein Hebel 3. Art, denn der Kraftarm, an dem der Bizeps bzw. Trizeps angreift, ist wesentlich kürzer als der Lastarm beim Halten eines Gewichts in der Hand. Die meisten Hebel im Körper sind Hebel der 3. Art. Sie sind nicht für das Tragen von schweren Lasten optimiert, sondern für hohe Geschwindigkeit und für große Bewegungen.

Nur das Fußgelenk hat einen Hebel 2. Art. Beim Gebiss ist der mechanische Vorteil ungefähr eins.

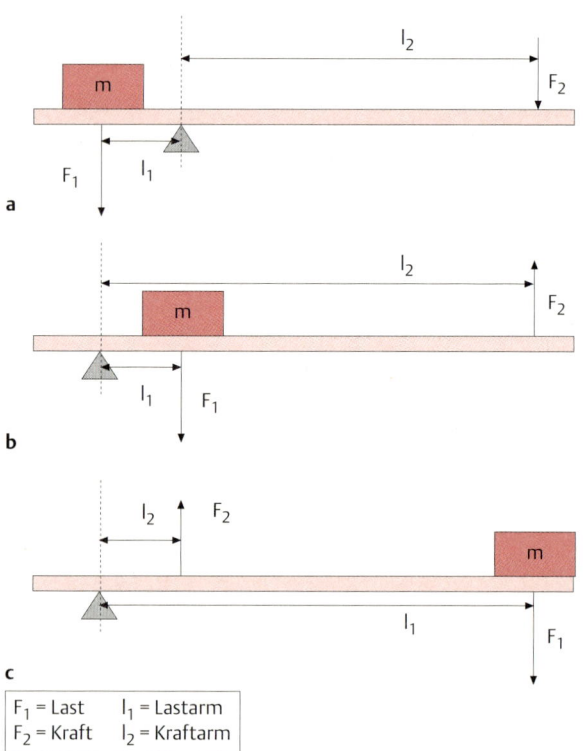

| F_1 = Last | l_1 = Lastarm |
| F_2 = Kraft | l_2 = Kraftarm |

Abb. 2.8 Verschiedene Arten von Hebeln. a Hebel 1. Art, Last- und Kraftarm sind auf verschiedenen Seiten des Drehpunkts. **b** Hebel 2. Art. Last- und Kraftarm sind auf der gleichen Seite des Drehpunkts. Der Kraftarm ist länger als der Lastarm. **c** Hebel 3. Art. Last- und Kraftarm sind auf der gleichen Seite des Drehpunkts. Der Kraftarm ist kürzer als der Lastarm. F_1 = Last, F_2 = Kraft, l_1 = Lastarm, l_2 = Kraftarm.

Biologie Histologie Anatomie Chemie Biochemie Physik Physiologie Psych./Soz.

2.4 Arbeit, Energie, Leistung

Mechanische Arbeit

Arbeit W ist ein Skalarprodukt aus Kraft $\vec{F}$ mal Wegdifferenz $\vec{s}$:

$$W = \vec{F} \cdot \vec{s}.$$

Zur Berechnung der Arbeit muss die Kraft in Richtung der Wegstrecke projiziert werden (**Abb. 2.9**):

$$W = |F| \cdot |s| \cdot \cos(\alpha F, s) = |F| \cdot |s| \cdot \cos(\alpha).$$

Wenn die Vektoren von Kraft und Weg senkrecht aufeinander stehen, wird keine Arbeit geleistet. Zum Beispiel beim Rollen oder Gleiten einer Kugel über eine reibungsfreie Oberfläche bleibt die Energie konstant, es wird keine Energie zu- oder abgeführt.
Die Einheit der Arbeit ergibt sich aus der Definition Kraft mal Weg zu Newtonmeter: $[W] = [F] \cdot [s] = N \cdot m =$ Joule. 1 Nm = 1 J (Joule).

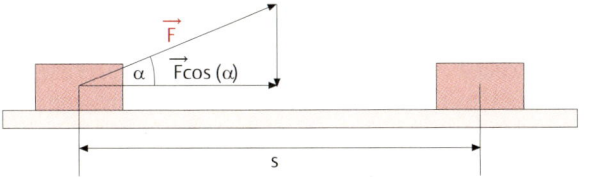

Abb. 2.9 Mechanische Arbeit ist definiert durch $|F| \cdot |s| \cdot \cos(\alpha)$.

Hubarbeit und potenzielle Energie

Bei der **Hubarbeit** wird eine Last senkrecht nach oben gehoben. Die Last ist $m \cdot g$ und die Höhendifferenz ist Δh. Damit ist die geleistete Arbeit, ein Gewicht zu heben:

$$W = m \cdot g \cdot \Delta h.$$

Geleistete Arbeit erhöht die **potenzielle Energie** eines Körpers, d.h. dem Körper ist Lageenergie zugeführt worden. Diese Lageenergie wird frei, wenn man den Körper von seiner erreichten Höhe wieder fallen lässt. Sie entspricht der geleisteten Arbeit $W = E_{pot} = m \cdot g \cdot \Delta h$.
Die **kinetische** oder **Bewegungsenergie** ist die Energie, die ein Körper durch seine Translationsgeschwindigkeit v oder seine Winkelgeschwindigkeit ω hat. Die kinetische Energie der Translationsbewegung ist:

$$E_{kin} = \frac{1}{2} \cdot m \cdot v^2$$

und für die Drehbewegung:

$$E_{rot} = \frac{1}{2} \cdot I \cdot \omega^2$$

Die Translationsenergie und Rotationsenergie haben ähnliche Formeln: Die Masse wird durch das Trägheitsmoment I ersetzt und die Translationsgeschwindigkeit v durch die Winkelgeschwindigkeit ω.

Gesamtenergie und Energieerhaltung

Kinetische Energie und potenzielle Energie können ineinander umgewandelt werden, sodass die Gesamtenergie eines

Systems immer konstant bleibt. Wenn man einen Körper auf die Höhe Δh gehoben hat, dann ist seine potenzielle Energie $E_{pot} = m \cdot g \cdot \Delta h$. Lässt man den Körper anschießend um die gleiche Strecke fallen, dann wird seine potenzielle Energie in kinetische Energie umgewandelt. Am Ende der Strecke

$$\Delta h = \frac{1}{2} \cdot g \cdot t^2$$

hat er die Geschwindigkeit $v = g \cdot t$ und damit die kinetische Energie

$$E_{kin} = \frac{1}{2} \cdot m \cdot v^2.$$

Die **Gesamtenergie**

$$E_{Gesamt} = E_{kin} + E_{pot} = \frac{1}{2} \cdot m \cdot v^2 + m \cdot g \cdot \Delta h$$

ist zeitlich konstant.
Diese Gleichung drückt die **Energieerhaltung** aus: Die Gesamtenergie ist eine Erhaltungsgröße und ändert sich nicht im Laufe der Zeit. Die einzelnen Anteile können jedoch im Laufe der Zeit ineinander umgewandelt werden. Diese Umwandlung von kinetischer in potenzielle Energie kann man besonders anschaulich an einem Fadenpendel beobachten (nicht Uhrenpendel, welches durch das Uhrwerk angetrieben ist, um Energieverluste auszugleichen). In der höchsten Lage hat das Fadenpendel zur Zeit t = 0 nur potenzielle Energie, im unteren Punkt nach einer viertel Periode nur kinetische Energie, dann wieder potenzielle Energie, und nach einer vollen Periode t = T kehrt das Pendel zu seiner ursprünglichen Lage zurück. Die potenzielle und kinetische Energie werden harmonisch ineinander umgewandelt.

Leistung

Leistung P ist definiert als Arbeit pro Zeit:

$$P = \frac{\Delta W}{\Delta t}$$

Damit ist die Einheit der Leistung $[P] = J/s = W$ (Watt). 1 J/s = 1 W.
Als Beispiel betrachten wir die Energie und Leistung beim Treppensteigen vom 1. in den 6. Stock mit einer Höhendifferenz von 30 Metern. Nehmen wir an, dass eine Studentin mit der Masse von 60 kg die Treppen steigt. Wenn sie oben angekommen ist, hat sie die Arbeit $W = 10 \cdot 60 \cdot 30$ m/s$^2 \cdot$ kg $\cdot$ m = 18 000 Joule = 18 kJ verrichtet. Falls sie die 30 m in 5 Minuten steigt, dann hat sie eine Leistung P = 18 kJ/5 $\cdot$ 60 = 60 W erbracht.

Klinik

Im Vergleich dazu ist die mittlere physiologische Ruheleistung des Menschen ca. 80 W. Diese Leistung wird benötigt, um alle Körperfunktionen aufrechtzuerhalten, z.B. das Herz mit ca. 2 Watt und die Lunge mit ca. 1 Watt, aber insbesondere, um die Körpertemperatur (37 °C) konstant zu halten. Die Ruheleistung des Menschen von ca. 80 W kann kurzzeitig bis auf 200 W gesteigert werden, während die mechanische Dauerleistung bei ca. 80 W liegt.

Biologie
Histologie
Anatomie
Chemie
Biochemie
Physik
Physiologie
Psych./Soz.

Im Durchschnitt braucht der Mensch ca. 8 MJ Energie pro Tag durch Nahrungsaufnahme, sofern er keine anstrengende Arbeit verrichtet.

Merke

Arbeit: $W = F \cdot s \cdot \cos(\alpha)$; Einheit: J (Joule), 1 J = 1 Nm

Energie: $E_{pot} = m \cdot g \cdot \Delta h$; Einheit: J

$E_{kin} = 1/2\, m \cdot v^2$; Einheit: J

Leistung: $P = W/t$; Einheit: W (Watt), 1 W = 1 J/s

2.5 Mengengrößen, bezogene Größen

Mengengrößen werden in Volumen (Einheit: m^3), Masse (Einheit: kg) und Teilchenzahl (reine Zahl ohne Einheit) angegeben. Es gibt **volumenbezogene Größen** (= Dichte, **Tab. 2.1**), **massebezogene Größen** (= spezifische Größen, z.B. spezifische Wärmekapazität) und **stoffmengenbezogene Größen** (= molare Größen, z.B. molare Wärmekapazität).

Die **Stoffmenge** ist definiert als Teilchenzahl (Atome oder Moleküle) pro Volumen.

Die **molare Masse** oder die Molmasse eines Stoffes sind genauso viel Gramm, wie dessen **Atomgewicht** (S. 624) entspricht (z.B. enthält eine Molmasse von H_2O 18 g Wasser).

Die Anzahl von Molekülen pro Mol ist eine Konstante (**Avogadro-Konstante** oder Loschmidt-Zahl). Das Mol ist eine reine Zahl. In einem Mol sind immer exakt $6{,}023 \cdot 10^{23}$ Atome oder Moleküle enthalten.

Falls der Stoff ein (ideales) Gas ist, dann ist das **Molvolumen des Gases** V_{mol} unter Standard-Temperatur- und Druck(STP)-Bedingungen (273,5 K, 101 kPa) eine Konstante: $V_{mol} = 22{,}4$ Liter/mol.

Klinik

In der Medizin wird auch die **STPD-Bedingung** verwendet: 273,15 K, 101 kPa, Luftfeuchtigkeit (Dry) = 0, bzw. $p_{H_2O} = 0$.

Bei Stoffgemischen müssen die Stoffmengenanteile bzw. Massenanteile aller Komponenten berücksichtigt werden.

Der Begriff **Konzentration** bezieht sich immer auf die Anzahl einer Komponente bezogen auf die Gesamtzahl. Falls in einer Dose N_1 grüne Bohnen und N_2 gelbe Bohnen sind, dann ist die Gesamtzahl $N = N_1 + N_2$. Die Konzentration

x_1 von grünen Bohnen ist: $x_1 = N_1/N$ und von gelben Bohnen: $x_2 = N_2/N$. Die Gesamtkonzentration aller Teilmengen muss 1 ergeben: $x_1 + x_2 = 1$.

Der **Molenbruch** (Stoffmengenanteil) bezieht sich auf die Molanteile in einem Gas- oder Flüssigkeitsgemisch. Ein Mol Luft besteht z.B. aus 20% Sauerstoff und 80% Stickstoff. Dann ist der Molanteil oder die Molfraktion von Sauerstoff 0,2 und von Stickstoff 0,8.

Molarität ist die Anzahl von Molen pro Liter Lösungsmittel (Einheit: mol/l).

Massenanteil ist der Anteil der Masse eines gelösten Stoffes bezogen auf die Gesamtmasse (wird in % angegeben).

Stoffmengendichte ist die Stoffmenge eines gelösten Stoffes bezogen auf das Volumen der Lösung (Einheit: mol/l).

Partielle Massendichte ist die Masse eines gelösten Stoffes bezogen auf das Volumen der Lösung (Einheit: kg/l)

2.6 Verformung fester Körper

2.6.1 Arten der Verformung

Es gibt sechs Arten, einen festen Körper zu verformen: Zug, Druck, hydrostatischer Druck, Scherung, Biegung und Drillung.

Zug und Druck

Zug von Festkörpern bewirkt Dehnung, d.h. positive Längenänderung ΔL oder Expansion. **Zug** s ist Kraft F pro Fläche A, an der die Kraft angreift: $\sigma = F/A$.

Da bei Zug immer ein Kräftepaar auftritt, resultiert Zug nicht in einer Translationsbewegung, sondern bei einem elastisch verformbaren Körper in **Dehnung**.

Druck ist die Umkehrung von Zug. Druck auf einen Festkörper bewirkt **Stauchung**, d.h. negative Längenänderung $-\Delta L$ oder Kontraktion. Druck σ ist Kraft F pro Fläche A, an der die Kraft angreift: $\sigma = F/A$.

Die Einheiten von Zug und Druck sind identisch und ergeben sich aus der Definition:

$[\sigma] = N/m^2$ = Pascal (Pa). Dabei ist $1\ N/m^2 = 1$ Pa. Der Luftdruck von 1 bar entspricht 10^5 Pa.

Zug und relative Längenänderung $\Delta L/L$ (Dehnung) sind linear proportional. Ebenfalls sind Druck und Stauchung linear proportional. Die Proportionalitätskonstante ist der Elastizitätsmodul E:

$$\sigma = E \cdot \frac{\Delta L}{L}$$

Den linearen Zusammenhang zwischen Zug und Dehnung bzw. Druck und Stauchung nennt man **Hookesches Gesetz.**

Klinik

Die Druckspannung des Oberkörpers auf den Femur ist erheblich. Bei einer Masse von 50 kg des Oberkörpers lastet auf dem Oberschenkelknochen mit einer Querschnittsfläche von 50 cm^2 ein Druck von 1 bar = 10^5 Pa.

Tabelle 2.1 Die wichtigsten volumenbezogenen Größen

Name	Formel	Einheit
Teilchenzahldichte	n = N/V	$[n] = 1/m^3 = m^{-3}$
Massendichte	$\rho m = m/V$	$[\rho m] = kg/m^3$
Ladungsdichte	$\rho q = q/V$	$[\rho q] = C/m^3$ (Coulomb, Einheit für elektrische Ladung)

Biologie | Histologie | Anatomie | Chemie | Biochemie | Physik | Physiologie | Psych./Soz.

Querkontraktion und Querexpansion. Zug und Druck bewirken auch Längenänderungen in den Richtungen senkrecht zur Kraftwirkung. Diese wird Querkontraktion bei Zugspannung und Querexpansion bei Druckspannung genannt.

Berücksichtigt man die Querkontraktion (Querexpansion), dann folgt für die relative Volumenänderung $\Delta V/V$ bei Zug und Druck:

$$\sigma = \frac{E}{2\mu - 1} \cdot \left(\frac{\Delta V}{V} \right)$$

Dabei ist μ die Querkontraktionszahl (Poissonzahl), d.h. das Verhältnis aus Längenänderung in der Querrichtung zu Längenänderung in der Zugrichtung: $\mu = (\Delta y/y)/(\Delta x/x)$. Die Poissonzahl ist je nach Material größer als 0 aber kleiner als 0,5.

Hydrostatischer Druck

Wenn auf einen Körper ein allseitiger oder hydrostatischer Druck P ausgeübt wird, dann verkleinert sich sein Volumen. Der Zusammenhang zwischen Druck und Volumenänderung ist durch den Ausdruck

$$P = -B \cdot \frac{\Delta V}{V}$$

gegeben. Die Proportionalitätskostante B wird **Kompressionsmodul** genannt (Volumenelastizitätsmodul). Der Kompressionsmodul hat wie der Druck die Einheit Pascal: [B] = Pa. B ist ein Maß für die Dehnbarkeit des Körpers. Je größer B ist, umso weniger kann man ihn komprimieren. Dehnbare Körper wie die Lunge und das Herz können ebenfalls mit einem Kompressionsmodul charakterisiert werden.

Scherung und Drillung

Bei Scherung, Drillung und Biegung (s.u.) tritt in erster Nährung keine Volumenänderung auf. Scherung wird durch ein Paar von Tangentialkräften auf eine Fläche ausgeübt (**Abb. 2.10a**). Ebenso sind bei der Torsion bzw. bei der Drillung Kräftepaare an den Stirnflächen eines Körpers notwendig (**Abb. 2.10b**). Diese üben ein Drehmoment aus, sodass sich der Körper ohne Volumenänderung verdrillt. Der Zusammenhang zwischen Scherspannung σ und Scherwinkel α wird durch den Schubmodul G hergestellt: $\sigma = G \cdot \alpha$.

Analog dazu ist bei der Drillung der Zusammenhang zwischen angewandtem Drehmoment T und Drillwinkel α gegeben durch: $T = D \cdot \alpha$. Hier ist D das Richtmoment des Zylinders und α ist der Torsionswinkel.

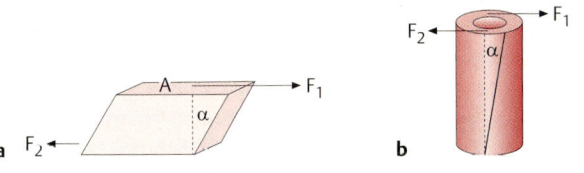

Abb. 2.10 Angreifende Tangentialkräfte bei Scherung (a) und Drillung (b).

Biegung

Biegung entsteht bei Kraftwirkung auf ein Ende eines Balkens, während das andere Ende fest eingespannt ist. Die Biegung ist durch eine neutrale Faser in der Mitte des Balkens gekennzeichnet. Oberhalb der neutralen Faser steht der Balken unter Zugspannung und wird expandiert, unterhalb der neutralen Faser steht der Balken unter Druckspannung und wird gestaucht. In der neutralen Faser wechselt die Spannung und Dehnung das Vorzeichen von positiv (Zug, Expansion) zu negativ (Druck, Stauchung).

> **Klinik**
>
> Auf den Femur wirken besonders große Drehmomente und damit Biegekräfte (**Abb. 2.11**). Die Gewichtskraft F_1 und die Stützkraft F_2 bilden ein Kräftepaar mit dem Drehmoment:
>
> $T = 2 \cdot |F_1| \cdot \sin(\alpha)$.
>
> Der Schenkelhalswinkel bzw. der CCD-Winkel (Centrum-Collum-Diaphysen-Winkel) und damit das Drehmoment nehmen mit dem Alter durch die Belastung zu. Gleichzeitig nimmt die Stabilität des Knochens ab. Die Kombination von beiden Effekten führt häufig zum Bruch des Oberschenkelhalsknochens.

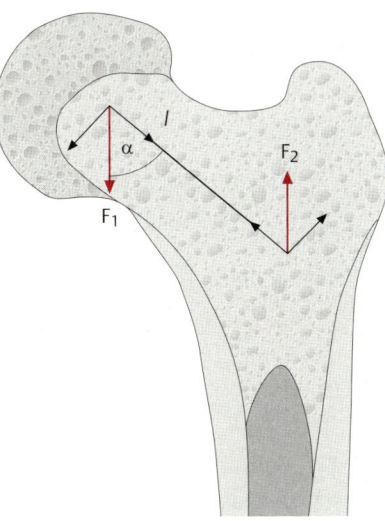

Abb. 2.11 Drehmoment am Oberschenkelhalsknochen erzeugt eine Biegung und Vergrößerung des Schenkelhalswinkels mit zunehmendem Alter.

2.6.2 Plastische Verformung

Das Hookesche Gesetz gilt nur für kleine Dehnungen und Stauchungen. Es ist durch Linearität zwischen Spannung und Dehnung und durch vollständige Reversibilität gekennzeichnet. Bei größerer Spannung und damit größerer Dehnung tritt plastische Verformung ein. In diesem Bereich ist die Verformung nicht mehr reversibel, d.h. bei Entfernung der Spannung bleibt die Verformung größtenteils bestehen. Beim Biegen einer Büroklammer schnappt

Biologie

Histologie

Anatomie

Chemie

Biochemie

Physik

Physiologie

Psych./Soz.

diese nicht zurück. Bei weiterer Dehnung folgt schließlich ein „Fließen des Materials", gefolgt von einem Bruch.

Klinik

Die Porenstruktur macht den Knochen leicht, ohne an elastischer Festigkeit zu verlieren. Die langen Knochen sind im mittleren Teil als Hohlzylinder gebaut und haben einen hohen Biegewiderstand, vergleichbar dem von Vollzylindern. Hohlzylinder haben daher den Vorteil, bei gleicher Biegefestigkeit wesentlich leichter zu sein. Kochen sind spröde Körper vergleichbar mit Glas. Man kann sie elastisch verformen, aber es gibt keinen plastischen Bereich. Bei Überdehnung oder Scherung folgt sofort der Bruch.

2.7 Hydrostatischer Druck

Atome in einem Gas bewegen sich willkürlich und haben eine der Temperatur entsprechende Geschwindigkeit. Stoßen sie auf eine Wand, werden sie reflektiert und übertragen einen Impuls auf die Wand. Dieser Impulsübertrag liefert einen nach außen hin messbaren Druck P. Der von Innen erzeugte Gasdruck P muss gleich dem Gegendruck der Gefäßwände sein, damit die Wände sich nicht bewegen. Für den Druck gilt:

$$P = F/A$$

wobei F die Kraft ist, die auf die Fläche A wirkt.

Diesen Druck auf ein Gas (oder auf eine Flüssigkeit) nennt man auch **hydrostatischen Druck**, da er nach allen Seiten hin gleich groß ist.

Der Druck hat die Dimension: Kraft pro Fläche, und damit die Einheit: $N/m^2 = Pa$. Ein N/m^2 entspricht einem Pascal, abgekürzt Pa. 10^5 Pa = 1 bar.

1 bar entspricht dem Druck, den eine 10 m hohe Wassersäule ausübt.

Merke

Druck: $P = F/A$. Einheit: Pa (Pascal); 1 Pa = 1 N/m^2.

Hydraulisches Prinzip. Den hydrostatischen oder allseitigen Druck in einer Flüssigkeit kann man auch zur Kraftübertragung nutzen. Denn wenn auf alle Flächen der Druck gleich groß ist, dann ändert sich die Kraft proportional mit der Fläche. Mit einer kleinen Kraft F_1 auf einen Kolben mit kleiner Fläche A_1 kann man eine große Kraft F_2 auf eine große Fläche A_2 ausüben (**Abb. 2.12**). Dies nennt man das hydraulische Prinzip. Technische Anwendungen findet man bei Hebebühnen. Der Druck $P_1 = F_1/A_1 = F_2/A_2 = P_2$ bleibt konstant.

Partialdruck. Der Luftdruck auf Meereshöhe beträgt ca. 1 bar. Die Luft setzt sich aus mehreren Komponenten zusammen, die wichtigsten sind Stickstoff und Sauerstoff in einem Mischungsverhältnis von ca. 80 : 20. Wenn ein Gas aus mehreren Komponenten zusammengesetzt ist, dann ist der Gesamtdruck P_{Gesamt} gleich der Summe der

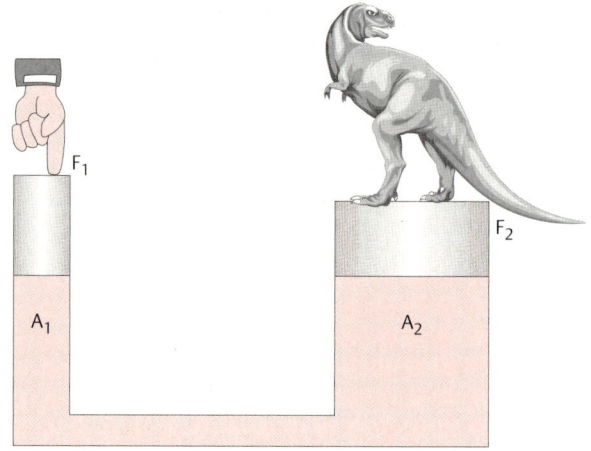

Abb. 2.12 Hydraulisches Prinzip.

Partialdrücke der einzelnen Komponenten. Die Partialdrücke entsprechen den Molanteilen bzw. Molfraktionen der Gaskomponenten. Der Partialdruck von Stickstoff ist $P_{N_2} = 0,8 \cdot P_{Gesamt} = 0,8\,bar$. Entsprechend für Sauerstoff ist der Partialdruck $P_{O_2} = 0,2 \cdot P_{Gesamt} = 0,2\,bar$.

Druckmessung

Eine einfache Methode zum Messen von Druck bietet das **Flüssigkeitsmanometer** (**Abb. 2.13**). Die Flüssigkeit im Schlauch verhindert, dass das Gas in die Atmosphäre entweichen kann (Siffon-Prinzip). Durch den Gasdruck P_{Gas} wird im Gleichgewicht die Flüssigkeit um die Höhe h über den gasseitigen Meniskus angehoben. D.h. an der Grenzfläche zwischen Gas und Flüssigkeit ist der Gasdruck mit dem Druck der Flüssigkeit und der Luft ausgeglichen. Der Gasdruck P_{Gas} im Gasvolumen setzt sich aus der Höhe der Flüssigkeitssäule h über dem Meniskus und dem äußeren Luftdruck zusammen:

$$P_{Gas} = P_{Luft} + P_{flüssig}$$

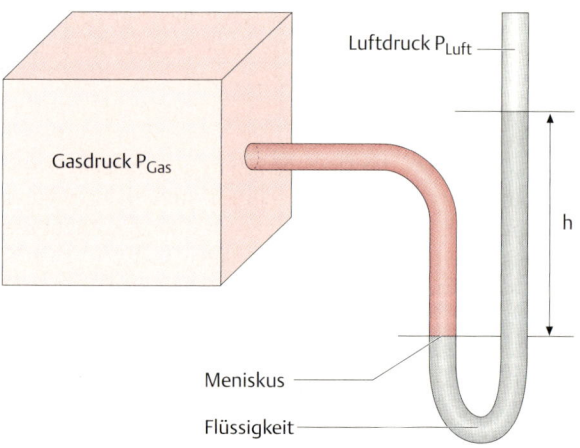

Abb. 2.13 Flüssigkeitsmanometer. Das Gasvolumen ist auf einer Seite mit einem flexiblen Schlauch verbunden, der eine Flüssigkeit enthält. Auf der anderen Seite ist der Schlauch offen.

Den Flüssigkeitsdruck kann man bei Kenntnis der Dichte ρ der Flüssigkeit und der Erdbeschleunigung g aus der Höhe der Flüssigkeitssäule h über dem Meniskus berechnen:

$$P_{\text{flüssig}} = \frac{\text{Kraft}}{\text{Fläche}} = \frac{m \cdot g}{A} = \frac{\rho \cdot V \cdot g}{A} = \frac{\rho \cdot A \cdot h \cdot g}{A} = \rho \cdot g \cdot h$$

Gesetz von Boyle-Mariotte

Drückt man mit einem Kolben auf ein Gasvolumen, wird das Gas komprimiert und das Gasvolumen nimmt ab. Das heißt, ein kleiner Druck entspricht einem großen Volumen, und ein großer Druck entspricht einem kleinen Volumen. Daraus folgt, dass das Produkt aus Gasdruck und Gasvolumen in einem abgeschlossenen Gefäß konstant ist. Dieser Zusammenhang ist als **Boyle-Mariotte-Gesetz** bekannt:

$$P \cdot V = \text{konstant}$$

Die Konstante hängt nur von der Temperatur ab. Bei konstanter Temperatur verhält sich der Druck umgekehrt proportional zum Volumen:

$$\text{Druck} = \frac{\text{Konstante}}{\text{Volumen}}$$

Luftdruck und Schweredruck

Auf Meereshöhe herrscht ein Normaldruck von ca. 1 bar. Dieser **Luftdruck** nimmt exponentiell mit der Höhe über dem Erdboden ab, da die Luftsäule mit der Höhe immer kürzer wird. Die **Halbwertshöhe**, d.h. die Höhe, bei der der Luftdruck um die Hälfte auf 0,5 bar gesunken ist, ist ca. 5500 m.

Flüssigkeiten sind wesentlich weniger kompressibel als Gase. In guter Näherung kann man ideale Flüssigkeiten als inkompressibel annehmen, d.h. Druckzunahme führt nicht zur Volumenänderung. Reale Flüssigkeiten sind dagegen kompressibel. In der Näherung der idealen Flüssigkeit hängt der Druck nur von der Höhe h der Flüssigkeitssäule ab: $P_{\text{flüssig}} = \rho \cdot g \cdot h$. Daraus folgt, dass in einer Flüssigkeit von der Oberfläche in die Tiefe der Druck linear mit der Eintauchtiefe zunimmt. Dies nennt man den **Schweredruck** einer Flüssigkeit. Die darüber liegenden Flüssigkeitsschichten üben durch ihr Gewicht auf die unteren Flüssigkeitsschichten einen Druck aus.

Auftrieb

Wenn ein Körper in eine Flüssigkeit eingetaucht wird, dann wirkt auf den Körper ein allseitiger hydrostatischer Druck. Durch den Schweredruck ist der Druck P_1 auf die Unterseite eines Körpers jedoch größer als der Druck P_2 auf die Oberseite. Die Druckdifferenz $\Delta P = P_1 - P_2$ liefert einen Auftrieb bzw. eine Auftriebskraft F_a, die nach oben gerichtet ist. Auf den ganzen Körper bezogen ist die Auftriebskraft F_a gleich dem Gewicht der verdrängten Flüssigkeit: $F_a = m_{Fl} \cdot g$. Daran erkennt man, dass die Auftriebskraft F_a nicht von der Tiefe abhängt. Ob ein Körper schwimmt, schwebt oder sinkt hängt von der Kraftbilanz ab. Ein Körper schwimmt, wenn die Gewichtskraft des Körpers $F_g = m_K \cdot g$ kleiner ist als die Auftriebskraft F_a

$= m_{Fl} \cdot g$. Er schwebt, wenn beide Kräfte gleich groß sind, und er sinkt, wenn die Gewichtskraft größer ist als die Auftriebskraft. Da das Volumen für Körper und verdrängte Flüssigkeit gleich groß ist und die Erdbeschleunigung g immer gleich ist, kommt es letztlich auf den Unterschied der Dichten an. Sofern die Gesamtdichte eines Körpers kleiner ist als die der Flüssigkeit, dann schwimmt der Körper, bei gleicher Dichte schwebt er, und bei größerer Dichte sinkt er.

Archimedisches Prinzip. Unter dem Archimedischen Prinzip versteht man die Bestimmung der Dichte eines Körpers, dessen Volumen man nicht kennt oder das nicht bestimmt werden kann und dessen Dichte größer ist als die von Wasser. Wenn das Volumen bekannt ist, dann folgt die Dichte einfach aus dem Verhältnis von Masse zu Volumen: $\rho = m/V$. Bei unförmigen Körpern, wie auch beim menschlichen Körper kann man das Volumen nur schwer angeben. Man kann jedoch das Gewicht des Körpers in der Luft F_g^{Luft} und nach Eintauchen in Wasser F_g^{Wasser} mit einer Waage messen. Dann folgt die Dichte des vollständig eingetauchten Körpers aus der Beziehung:

$$\rho_{\text{Körper}} = \rho_{\text{Wasser}} \cdot \frac{F_g^{\text{Luft}}}{F_g^{\text{Luft}} - F_g^{\text{Wasser}}}$$

Da die Dichte von Wasser $\rho_{\text{Wasser}} = 1 \text{ g/cm}^3$ ist, folgt

$$\rho_{\text{Körper}} \left[g / cm^3 \right] = \frac{F_g^{\text{Luft}}}{\Delta F}$$

Merke

Der Auftrieb eines Körpers ist gleich dem Gewicht der verdrängten Flüssigkeit (Archimedisches Prinzip).

Ein Körper schwimmt, wenn sein Auftrieb größer ist als sein Gewicht, er sinkt, wenn der Auftrieb kleiner ist als sein Gewicht, und er schwebt, wenn der Auftrieb gleich seinem Gewicht ist.

Klinik

Druck spielt in der Medizin eine sehr große Rolle. Der Augeninnendruck ist ein hydrostatischer Druck und wird durch zu- und abfließende Flüssigkeiten geregelt und konstant gehalten. Luftdruck in der Lunge variiert von leichtem Unterdruck beim Einatmen von ca. -500 Pa bis zum exspiratorischen leichten Überdruck von 150 Pa. Im Blutkreislauf wird durch die Herztätigkeit ein Druckunterschied von ca. 13 kPa zwischen der arteriellen und venösen Seite aufgebaut. Allerdings muss bei allen biologischen Systemen berücksichtigt werden, dass die Wände nicht starr sind, sondern dehnbar. Der elastisch dehnbare Schlauch ist daher ein besseres Modell für die Blutgefäße als ein starres Rohr, und die elastische Kugel bzw. ein Luftballon ist ein Modell für die Lungenaktion. Bei dehnbaren Gefäßen hängt der Innendruck umgekehrt proportional vom Radius ab. Je größer der Radius umso kleiner der Druck.

Biologie | Histologie | Anatomie | Chemie | Biochemie | Physik | Physiologie | Psych./Soz.

2.8 Kräfte an Grenzflächen

Kohäsion und Adhäsion

Die Kräfte auf Moleküle an Oberflächen und Grenzflächen von Flüssigkeiten sind verschieden von denen innerhalb einer Flüssigkeit. Man unterscheidet zwischen Kohäsions- und Adhäsionskraft. Unter **Kohäsionskraft** versteht man die Anziehung zwischen einem herausgegriffenen Molekül und seinen Nachbarn in derselben Substanz. Unter **Adhäsionskraft** versteht man die Wechselwirkung von Molekülen an der Grenzfläche zu einer anderen Substanz.

Oberflächenspannung

Im Inneren einer Substanz ist die Kohäsionskraft größer als an der Oberfläche. Da sie gleichmäßig nach allen Seiten wirkt, gibt es keine Vorzugsrichtung und keine resultierende Kraft auf ein Atom im Inneren. An der Oberfläche ist die resultierende Kraft nach innen größer und die Atome an der Oberfläche werden nach innen gezogen. Um eine Oberfläche zu bilden oder um eine Oberfläche zu vergrößern (also um Moleküle aus dem Inneren an die Oberfläche zu bringen), muss die nach innen gerichtete Kohäsionskraft $F_{Kohäsion}$ überwunden werden. Die Kraft pro Längeneinheit, die benötigt wird, um eine Oberfläche zu vergrößern, wird Oberflächenspannung γ genannt. Die Einheit der Oberflächenspannung ist N/m (nicht zu verwechseln mit der mechanischen Spannung, die als Kraft pro Fläche definiert ist und die Einheit N/m^2 hat).

Die Oberflächenspannung ist eine wichtige Materialkonstante von allen festen und flüssigen Materialien. Sie bestimmt zum Beispiel, wie viel Arbeit aufgewendet werden muss, um eine Oberfläche zu vergrößern. Durch Tenside kann die Oberflächenspannung von Wasser reduziert werden, sodass „Seifenblasen" entstehen.

Klinik

Durch Surfactants wird die Oberflächenspannung in den Alveolen erniedrigt, um die Inspiration zu erleichtern. Bei Frühgeborenen fehlt das Surfactant oder es wird zu wenig gebildet, sodass die Alveolen sich aufgrund einer zu hohen Oberflächenspannung nicht entfalten können und es so zum Atemnotsyndrom kommen kann.

Kapillarität

Neigt eine Flüssigkeit auf einer flachen Oberfläche zur Tröpfchenbildung, sind die Adhäsionskräfte schwächer als die Kohäsionskräfte. Man spricht von schlechter **Benetzung**. Bei guter Benetzung sind die Kohäsionskräfte schwächer als die Adhäsionskräfte und die Flüssigkeit breitet sich auf der Oberfläche aus. Die Benetzungseigenschaften wirken sich auch auf die **Kapillarität** aus. Wird eine Glaskapillare in eine Flüssigkeit eingetaucht, dann sieht man am Meniskus, ob die Flüssigkeit in die Kapillare hineingezogen wird (kapillare Erhöhung) oder ob die Flüssigkeit aus der Kapillare verdrängt wird (kapillare Depression). Im Fall von kapillarer Erhöhung beobachtet man durch die Kapillarität eine Steighöhe gegen die Gra-

vitationswirkung, die proportional zur Oberflächenspannung und umgekehrt proportional zum Radius der Kapillare ist.

2.9 Strömung von Flüssigkeiten

Laminare und turbulente Strömung

Zur Diskussion der Strömung von Flüssigkeiten betrachten wir zunächst ideale Flüssigkeiten. Ideale Flüssigkeiten sind inkompressibel und fließen ohne innere Reibungsverluste, d.h. ohne Viskosität. Die Strömung von idealen Flüssigkeiten wird durch eine konstante Anzahl von Flusslinien dargestellt (**Abb. 2.14a**). Die Dichte der Flusslinien ist proportional zur Strömungsgeschwindigkeit v der Flüssigkeit.

Man spricht von **laminarer Strömung**, wenn die Flusslinien trotz Hindernis oder Verengung nicht abreißen (**Abb. 2.14b**). Im Gegensatz dazu spricht man von **turbulenter Strömung**, wenn die Stromlinien um ein Hindernis diskontinuierlich verlaufen, d.h. abreisen, Wirbel bilden und sich neu bilden (**Abb. 2.14c**).

Volumenstromstärke. Wir nehmen an, dass die Flüssigkeit in einem Rohr mit Querschnittsfläche A pro Zeiteinheit Δt ein Volumenelement $\Delta V = A \cdot \Delta L$ durchströmt. Der Volumenstrom oder die Volumenstromstärke ist dann:

$$I_V = \frac{\Delta V}{\Delta t} = \frac{A \cdot \Delta L}{\Delta t} = A \cdot v$$

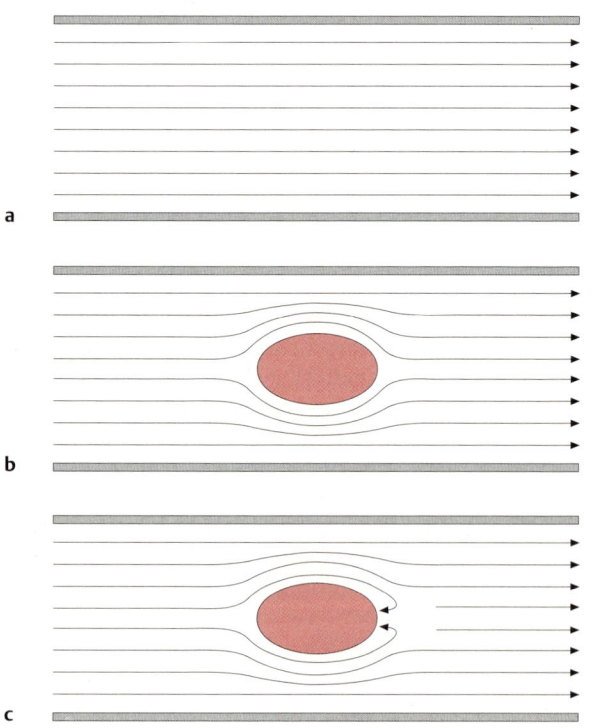

Abb. 2.14 Strömungsverhältnisse in einer idealen Flüssigkeit. **a** Laminare Strömung. **b** Laminare Strömung um ein Hindernis. **c** Turbulente Strömung um ein Hindernis. Die Flusslinien reißen ab und bilden Wirbel.

Biologie | Histologie | Anatomie | Chemie | Biochemie | Physik | Physiologie | Psych./Soz.

Die Volumenstromstärke ist Querschnittsfläche mal Strömungsgeschwindigkeit. Sie hat die Einheit $[I_V]= m^3/s$ oder l/s.

Kontinuitätsgleichung. Bei laminarer Strömung bleibt die Zahl der Flusslinien konstant, auch wenn sich die Querschnittsfläche des Rohrs verändert. Wenn sich die Querschnittsfläche verkleinert, verdichten sich die Flusslinien, d.h. die Strömungsgeschwindigkeit nimmt zu (s.o.) und umgekehrt. Dabei fließt das gleiche Flüssigkeitsvolumen durch die engere bzw. weitere Stelle. Aus der Gleichheit der Volumina folgt die Gleichheit der Volumenstromstärken:

$$I_{V1} = I_{V2}$$

Aus der konstanten Volumenstromstärke folgt, dass die Geschwindigkeiten sich umgekehrt proportional zu den Querschnittsflächen verhalten: $A_1 \cdot v_1 = A_2 \cdot v_2$, d.h. je kleiner die Querschnittsfläche, umso größer die Strömungsgeschwindigkeit. Dieser Zusammenhang wird als **Kontinuitätsgleichung** bezeichnet.

Merke

Je kleiner die Querschnittsfläche, desto größer die Strömungsgeschwindigkeit.

Dynamik von Flüssigkeiten

Bisher wurde angenommen, dass die Flüssigkeit fließt, ohne nach der Ursache für das Fließen zu fragen. Dies entspricht der Kinematik von Massenpunkten in der Mechanik. Die Ursache von Bewegung sind Kräfte und Drehmomente, die Ursache von Volumenstromstärken sind Drücke und Druckunterschiede. Strömung verläuft immer entlang eines Druckgradienten von hohem Druck zu niedrigem Druck. Bei Strömung von Flüssigkeiten ist die Druckdifferenz entscheidend, nicht die Differenz der Kräfte!

Bernoulli-Gleichung. Bei statischen Flüssigkeiten ist der Druck in allen Richtungen gleich groß. Dies entspricht dem hydrostatischen Druck. Hier nennen wir den statischen Druck Staudruck. Sobald die Flüssigkeit anfängt zu fließen, nimmt der Staudruck auf die Wand ab und gleichzeitig nimmt der Strömungsdruck der fließenden Flüssigkeit zu. Der Gesamtdruck bleibt konstant:

$$P_{Gesamt} = P_{Stau} + P_{Strömung} = P_{Stau} + 1/2\rho \cdot v^2 = konstant$$

Je größer der Strömungsdruck wird, umso kleiner ist der Staudruck, und umgekehrt. Dies ist der Inhalt der **Bernoulli-Gleichung**. Die Bernoulli-Gleichung basiert auf der Energieerhaltung, wobei der Staudruck der potenziellen Energie entspricht und der Strömungsdruck der kinetischen Energie (vgl. S. 615).

Reale Flüssigkeiten

Im Gegensatz zu idealen Flüssigkeiten erleiden reale Flüssigkeiten bei der Strömung einen Druckabfall durch **innere Reibung** bzw. durch **Viskosität**. Der Druckabfall ist näherungsweise linear über die Länge des Strömungsrohrs verteilt. Weiterhin weicht in realen Flüssigkeiten das Strömungsprofil stark von dem der idealen Flüssigkeit ab. Die reale Flüssigkeit haftet an den Wänden und fließt am schnellsten im Zentrum. Bei kreisförmigem Rohrquerschnitt ist die Geschwindigkeit am Rand näherungsweise Null und im Zentrum am größten. Das Geschwindigkeitsprofil hat damit einen parabolischen Verlauf mit dem Maximum im Zentrum (**Abb. 2.15**).

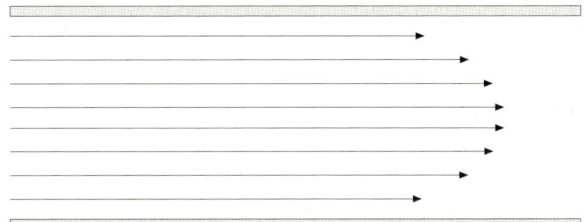

Abb. 2.15 Laminare Strömung bei realen Flüssigkeiten. Bei einem kreisförmigen Rohrquerschnitt zeigt das Strömungsprofil einen parabolischen Verlauf.

Ohm'sches Gesetz für reale Flüssigkeiten. Für viskose Flüssigkeiten gilt das Ohm'sche Gesetz, analog zur elektrischen Stromleitung (S. 636). Die Volumenstromstärke ist durch den Quotienten aus Druckdifferenz Δp zwischen Eingang und Ausgang und Strömungswiderstand R_S gegeben:

$$I_V = \frac{\Delta P}{R_S}$$

Zwischen Volumenstromstärke und Druckdifferenz besteht eine lineare Beziehung, die Proportionalitätskonstante ist der inverse Strömungswiderstand $1/R_S$. Der inverse Strömungswiderstand $1/R_S$ wird auch **Leitwert** oder **Conductance** genannt.

Strömungswiderstand – Gesetz von Hagen-Poiseuille. Einerseits wird die Flüssigkeitsströmung durch die Druckdifferenz angetrieben. Andererseits wird die Flüssigkeit durch die innere Reibung und Haftung an den Wänden an der Strömung gehindert. Aus beiden Effekten zusammen kann man den **Strömungswiderstand** berechnen. Der Strömungswiderstand hat einen geometrischen Anteil (Länge L und Querschnittsfläche A) und einen materialspezifischen Anteil (Viskosität η):

$$R_S = 8\pi \cdot \eta \cdot \frac{\Delta L}{A^2} = \frac{8}{\pi} \cdot \eta \cdot \frac{\Delta L}{r^4}$$

Bei der Umrechnung wurde für den Querschnitt eine Kreisfläche $A = \pi \cdot r^2$ angenommen. Im Gegensatz zum elektrischen Widerstand ist R_S umgekehrt proportional zu A^2 bzw. r^4. Damit ist die Volumenstromstärke I_V proportional zur vierten Potenz des Radius: r^4. Bei halbem Radius sinkt die Volumenstromstärke um das 16-Fache! Dies hat wichtige Konsequenzen bei der Durchblutung. Bei Verengung der Blutgefäße nimmt die Volumenstromstärke dramatisch ab.

Die Einheit des Strömungswiderstands ergibt sich aus der Definition: $R_S = \Delta p/I_V$. Damit ist $[R_S]=Pa \cdot s/m^3$.

Merke Die Volumenstromstärke ist proportional zur vierten Potenz des Radius: Sinkt der Durchmesser eines Rohres um die Hälfte, fließt pro Zeiteinheit nur noch 1/16 der Flüssigkeit!

Reihenschaltung von Strömungswiderständen. In einer idealen Flüssigkeit fällt an einer Verengung der Staudruck wegen der höheren Geschwindigkeit ab, und nimmt nach der Verengung wieder auf den alten Wert zu. Bei einer realen Flüssigkeit ist der Druckabfall kontinuierlich und hängt von der Länge und dem Querschnitt jedes Abschnitts ab. Der Druckabfall ist besonders drastisch im Bereich der Verengung und ist weniger steil vor und nach der Verengung. Der Druckabfall in dieser Reihenschaltung von Strömungswiderständen entspricht dem Spannungsabfall bei der Reihenschaltung von elektrischen Widerständen.

Kirchhoff-Gesetze

Die Kirchhoff-Gesetze berechnen den **Gesamtwiderstand** bei Reihen- bzw. Parallelschaltung von verschiedenen Strömungswiderständen.

Reihenschaltung. Bei Reihenschaltung von verschiedenen Strömungswiderständen addieren sich die Druckabfälle bei konstanter Volumenstromstärke:

$$\Delta P = \Delta P_1 + \Delta P_2 + \Delta P_3 = I_V \cdot (R_{s1} + R_{s2} + R_{s3})$$

Daraus folgt, dass der gesamte Strömungswiderstand die Summe der Einzelwiderstände ist:

$$R = \sum_i R_{Si}$$

Parallelschaltung. Bei Parallelschaltung sind an jedem Verzweigungsknoten die Summe der Ströme konstant:

$$I_{V1} = I_{V2} + I_{V3}$$

Gleichzeitig ist der Druckabfall über allen Verzweigungen gleich groß. Daraus ergibt sich, dass bei paralleler Schaltung von Widerständen die Leitwerte addiert werden müssen:

$$\frac{1}{R_S} = \sum_i \frac{1}{R_{Si}}$$

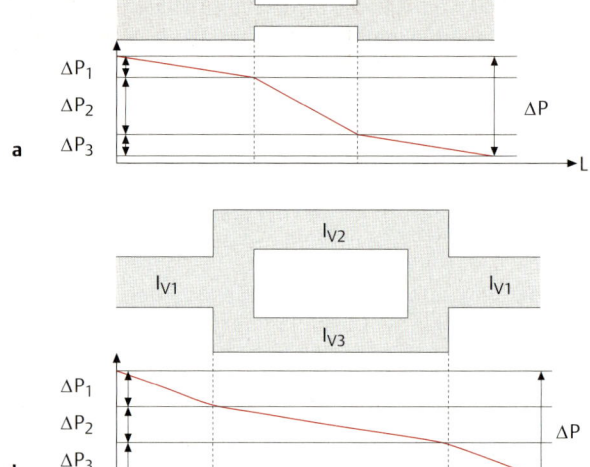

Abb. 2.16 Kirchhoff-Gesetz. Berechnung des Strömungswiderstands bei Reihenschaltung (**a**) und Parallelschaltung (**b**).

Die Volumenstromstärke berechnet sich aus dem gesamten Druckabfall dividiert durch den Gesamtwiderstand:

$$I_V = \frac{\Delta P}{R_S}$$

Daraus folgt die wichtige Erkenntnis, dass bei Vergrößerung der Zahl von Parallelwiderständen, der Leitwert $1/R_S$ größer wird und der Gesamtwiderstand sinkt.

Klinik

Der Strömungswiderstand in den Bronchien ist geringer als in der Trachea trotz geringerer Querschnitte, da sehr viele Luftwege parallel angeordnet sind, was den Gesamtwiderstand verringert. Auch im Blutkreislauf wird der hohe Strömungswiderstand in den Kapillaren durch Parallelschaltung überwunden.

Biologie | Histologie | Anatomie | Chemie | Biochemie | **Physik** | Physiologie | Psych./Soz.

3 Struktur der Materie

3.1 Aufbau der Atome und Atomkerne

Aufbau des Atoms

Alle Materie ist aus Atomen aufgebaut, die in den meisten Fällen chemische Verbindungen mit anderen Atomen eingehen. Atome setzen sich aus Elektronenschalen und einem Kern zusammen. Im einfachsten Atom, dem Wasserstoffatom, umgibt ein negativ geladenes Elektron ein positiv geladenes Proton (s. **Abb. 3.1**). In einer halbklassischen Vorstellung des **Bohr-Atommodells** umkreist das leichte Elektron das schwere Proton im Kern. Es ist ca. 2000-mal leichter als das Proton und hat exakt die gleiche elektrische Ladung wie das Proton, jedoch mit entgegengesetztem Vorzeichen. Seine einfach negative Ladung wird **Elementarladung** genannt. Das Proton ist einfach positiv geladen.

Die schwereren Atome besitzen in ihrer Schale weitere Elektronen. Gleichzeitig nimmt auch die Zahl der Protonen zu, sodass Atome immer elektrisch neutral sind. Die Zahl der Elektronen bzw. Protonen eines Atoms wird als **Ordnungszahl** Z bezeichnet. Sie bestimmt die Chemie des Atoms.

Die Atomkerne sind im Zentrum eines Atoms konzentriert und haben einen gut definierten Radius von ca. einem Femtometer (abgekürzt fm [f = 10^{-15}]). Im Vergleich dazu ist der Radius eines Atoms weniger gut definiert, liegt jedoch im Bereich von 0,1 bis 0,2 Nanometern (abgekürzt nm [n = 10^{-9}], **Abb. 3.1**). Zwischen Kern und äußerer Atomhülle liegen also 5 Größenordnungen.

Ionen. Wird ein Elektron von einem Atom abgelöst, dann ist das Atom elektrisch nicht mehr neutral. Es hat ein Elektron weniger als der Protonenzahl entspricht und ist damit einfach positiv geladen. Geladene Atome werden **Ionen** genannt, positiv geladene Ionen sind **Kationen**. Bekannte Beispiele sind Na^+ und K^+, die eine wichtige Rolle beim Aktionspotenzial der Zelle spielen. Negativ geladene Ionen werden **Anionen** genannt. Sie haben ein oder mehrere Elektronen mehr als der Zahl der Protonen entspricht. Bekannte Beispiele sind Cl^-, O^{2-}. Falls ein Anion und ein Kation eine Molekülbindung eingehen, dann spricht man von **Ionenbindung**, Beispiel $Na^+ + Cl^- \rightarrow NaCl$.

Die Elektronenhülle

Nach dem Bohr-Atommodell umkreisen die Elektronen den Atomkern auf diskreten Bahnen innerhalb bestimmter **Schalen**. Die innerste Schale wird als K-Schale bezeichnet und hat den Index n = 1. Dort finden maximal 2 Elektronen Platz. Das dritte Elektron (Z = 3 für Li) sitzt in der nächstgrößeren L-Schale mit dem Index n = 2. In die L-Schale passen maximal 8 Elektronen, d. h. mit Z = 10 (Ne) sind die K- und die L-Schale voll. Danach wird die M-Schale mit n = 3 aufgefüllt, in die maximal 18 Elektronen passen, etc. Atome, deren Schalen voll gefüllt sind, haben eine **Edelgaskonfiguration**. Diese Atome, wie He, Ne, Ar, etc. gehen keine chemischen Reaktionen ein, denn jedes zusätzliche Elektron muss in eine nächsthöhere Schale, ist damit weniger stark gebunden und chemisch reaktiver. Atome mit nicht ganz gefüllten Schalen sind auch chemisch reaktiv und versuchen, die Edelgaskonfiguration durch Aufnahme von zusätzlichen Elektronen zu erreichen.

Pauli-Prinzip. Die Energien der Elektronenschalen und ihre maximale Besetzungszahl mit Elektronen wird in der Quantenmechanik nach dem **Pauli-Prinzip** erklärt. Danach hat jedes Elektron drei **Quantenzahlen**. Eine Hauptquantenzahl n, eine Bahndrehimpulsquantenzahl l und eine Spinquantenzahl s. Jedes Elektron hat einen Eigendrehimpuls (Spin), d. h. es rotiert um die eigene Achse im Uhrzeigersinn (s = +1/2) oder gegen den Uhrzeigersinn (s = -1/2). Das Pauli-Prinzip besagt, dass keine zwei Elektronen innerhalb eines Atoms den gleichen Satz von Quantenzahlen (n,l,s) haben dürfen. Daraus ergeben sich die maximalen Besetzungszahlen der Schalen:

– K-Schale, n = 1, 2 Elektronen
– L-Schale, n = 2, 8 Elektronen
– M-Schale, n = 3, 18 Elektronen, usw.

Elektronen mit gleichem n aber verschiedenen Quantenzahlen l und s haben näherungsweise die gleiche Energie E_n. Die Elektronen haben also **diskrete Energien**, entweder E_1 oder E_2, etc. je nach Schalenzugehörigkeit (**Abb. 3.2**).

Anregung von Atomen. Wir unterscheiden Atome, die im **Grundzustand** sind, und solche im angeregten Zustand. Normalerweise verharren Atome in ihrem Grundzustand, bis man sie durch äußere Einflüsse anregt. Der Grundzustand ist durch die niedrigste mögliche Energie aller Elektronen und durch die kleinste mögliche Umlaufbahn der Elektronen gekennzeichnet. Im Grundzustand sind Atome stabil, zeitlich unveränderlich, und „dunkel". Anregung

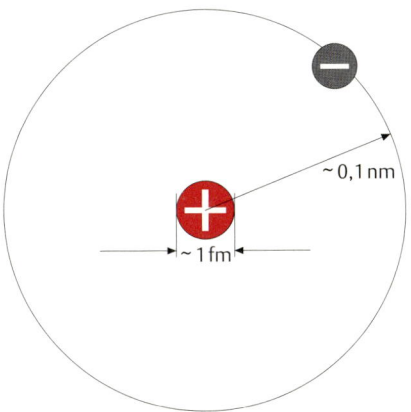

Abb. 3.1 Schematische Darstellung des Wasserstoffatoms. Im Zentrum ist das elektrisch positiv geladene Proton, umgeben von einem negativ geladenen Elektron. Das viel leichtere Elektron umkreist das Proton in weitem Abstand.

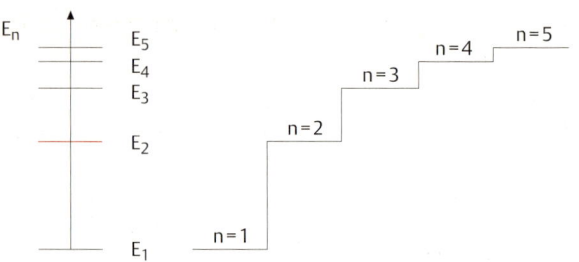

Abb. 3.2 Diskrete Energieniveaus der Elektronen in einem Atom. Links sind die Energiewerte leiterartig nach oben angeordnet, rechts sind die gleichen Energien zu den Schalen mit dem Index n in Stufen mit zunehmendem Radius der Elektroneschale gezeigt.

bedeutet, dass Elektronen von einer inneren Schale n auf eine Schale mit höherer Energie n+1 mit größerem Bahnradius gebracht werden. Diese Anregung kann durch Stoß mit anderen Atomen, durch Stöße mit geladenen Teilchen (Elektronen oder Protonen) oder durch Einstrahlung von elektromagnetischen Wellen erfolgen.

Im angeregten Zustand sind Atome zeitlich nicht stabil, sondern kehren möglichst schnell in den Grundzustand zurück. Je nach Anregung kann die Rückkehr sehr schnell sein, kürzer als eine Femtosekunde oder, seltener, sehr langsam von Millisekunden bis Minuten. Die Energiedifferenz ΔE zwischen einem Elektron im angeregten Zustand E_{n+1} und im Grundzustand E_n: $\Delta E = E_{n+1} - E_n$ wird als elektromagnetische Welle abgegeben (**Abb. 3.3**). Man spricht daher von einem **Strahlungsübergang**. Ein angeregtes Atom fällt zurück in den Grundzustand indem es kurz „aufleuchtet". Falls die Energiedifferenz ΔE einer Wellenlänge entspricht, die in das Rezeptorband unserer Retina von 450 nm bis ca. 650 nm fällt, dann können wir das Aufleuchten mit bloßem Auge wahrnehmen, ansonsten nur mit einem entsprechend empfindlichen Detektor.

Aufbau des Atomkerns

Alle Kerne, außer dem Wasserstoffkern, sind aus **Protonen** und **Neutronen** aufgebaut (**Abb. 3.4**), die zusammen die Masse des Atoms bestimmen. Neutronen sind geringfügig schwerer als Protonen und elektrisch neutral. Elektronen sind ca. 2000-mal leichter als Protonen oder Neutronen und spielen daher bei der Masse eines Atoms keine Rolle. Schwere Kerne haben mehr Neutronen als Protonen, die Zahl der Protonen ist hingegen immer identisch mit der Zahl der Elektronen, um elektrische Neutralität zu bewahren. Zum Beispiel hat Kohlenstoff 6 Elektronen und 6 Protonen. Dazu kommen im Kern noch 6 Neutronen, sodass die **Massenzahl** von Kohlenstoff 12 ist, d. h. Kohlenstoff mit einer Summe von 12 Protonen und Neutronen ist 12-mal schwerer als das Wasserstoffatom. Die Massenzahl wird häufig auch als Atomgewicht oder atomare Einheit (engl. atomic units, a. u.) bezeichnet. Sehr schwere Kerne jenseits von Blei und Wismut sind zeitlich nicht stabil und zerfallen in leichtere Kerne. Instabile Kerne werden **radioaktiv** genannt.

Isotope. Isotope sind Kerne mit gleicher Protonenzahl aber unterschiedlicher Neutronenzahl. Sie sind chemisch identisch aber unterschiedlich schwer. Von Kohlenstoff kennt man die Isotope mit den Massenzahlen 11, 12, 13 und 14. Kurzbezeichnung der Isotope ist ^{11}C, ^{12}C, ^{13}C, ^{14}C. „C" kennzeichnet das chemische Element mit der dazugehörenden Protonen-(Elektronen-)zahl von 6, die hochgestellte Zahl gibt die Massenzahl an (manchmal wird auch die Protonenzahl 6 mit in die Schreibweise aufgenommen: $^{12}_{6}$C). Die Kohlenstoffisotope haben alle die gleiche Protonenzahl von 6, aber die Neutronenzahl nimmt von 5 auf 8 zu. Nur die Isotope mit den Massenzahlen 12 und 13 sind zeitlich stabil. Das Isotop ^{14}C hat eine Halbwertszeit von 5730 Jahren, d. h. nach 5730 Jahren ist die Hälfte der

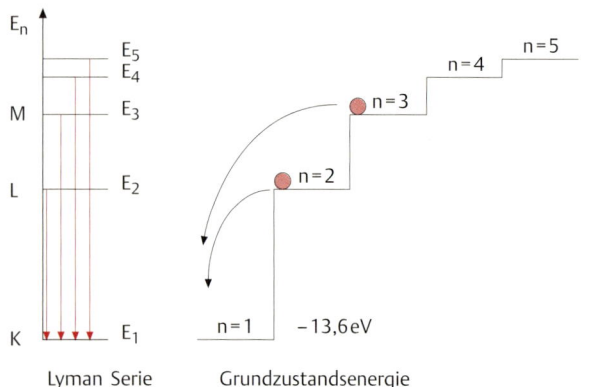

Abb. 3.3 Atome im angeregten Zustand. Elektronen, die auf einen höheren Energiezustand angehoben sind, fallen unter Aussenden von elektromagnetischen Wellen wieder in ihren Grundzustand zurück. Im Fall des Wasserstoffatoms ergibt der Übergang von n = 2, 3, ... nach n = 1 die Lyman-Serie, deren Wellenlängen im ultravioletten Bereich liegen und von unseren Augen nicht wahrgenommen werden können.

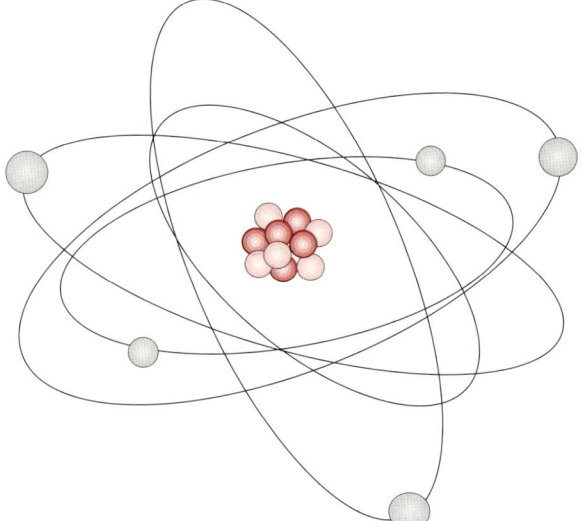

Abb. 3.4 Einfaches Atommodell von einem schwereren Atom. Die Elektronen umkreisen in der „Hülle" den schweren Atomkern, der aus Protonen und Neutronen aufgebaut ist. Die Zahl der Protonen ist immer gleich der Zahl der Elektronen. Die Summe aus Protonen und Neutronen bestimmt die Masse eines Atoms.

ursprünglich vorhandenen ^{14}C-Kerne zerfallen. Bei jedem Zerfall wird ein ^{14}C-Kern in einen ^{14}N-Kern umgewandelt. Das Isotop ^{14}C wird häufig zur Datierung von biologischen Materialien herangezogen.

3.2 Festkörper, Flüssigkeiten, Gase

Festkörper. Im festen Zustand ist die Anordnung der Atome entweder wohl geordnet und **kristallin** oder ungeordnet bzw. **amorph**. Die Atome in Kristallen, wie z. B. NaCl, sind exakt geordnet, periodisch und bilden ein dreidimensionales Raumgitter. An den Knotenpunkten des gedachten Gitters sitzen abwechselnd entweder die Anionen Cl$^-$ oder die Kationen Na$^+$. Im amorphen Zustand sitzen die Atome auch fest an ihren Plätzen, sie bilden jedoch kein geordnetes Gitter, sondern sind strukturell ungeordnet. Ein fester Körper hat ein bestimmtes Volumen, eine bestimmte Anzahl von Atomen pro Volumeneinheit und eine bestimmte Masse. Aus diesen Angaben kann die Anzahldichte und die Massendichte berechnet werden. Feste Körper haben auch eine bestimmte Gestalt, die erhalten bleibt, sofern der Körper nicht durch Einwirkung von äußeren Kräften verformt wird.

Flüssigkeiten. Im flüssigen Zustand sind die Atome ungeordnet und beweglich. Flüssigkeiten fließen, indem Atome an Rohrwänden entlanggleiten oder über darunterliegende Flüssigkeitsschichten hinweggleiten. Flüssigkeiten haben daher keine bestimmte Gestalt. Somit lassen sich Flüssigkeiten nicht wie Festkörper verformen, sie lassen sich nur komprimieren. In Flüssigkeiten ist die Bindung der Atome untereinander wesentlich geringer als in Festkörpern.

Gase. In Gasen ist die Bindungen zwischen den Atomen oder Molekülen fast ganz aufgehoben. Die Dichte ist üblicherweise so gering, dass Gasatome sich nur selten berühren. Diese Berührungen sind dennoch sehr wichtig, da sie dabei Impuls austauschen. Zu schnelle Gasmoleküle werden abgebremst und zu langsame bekommen durch Impulsaustausch zusätzlich kinetische Energie, bis alle Gasmoleküle etwa die gleiche kinetische Energie haben. Diese kinetische Energie bestimmt die Temperatur eines Gases.

Gasmoleküle stoßen auch auf die Gefäßwände, werden von diesen reflektiert und übertragen Impuls auf die Wände. Dieser Impulsübertrag macht sich in einem messbaren Druck bemerkbar. Je mehr Gasmoleküle pro Zeiteinheit von einer Wand reflektiert werden, umso höher ist der Druck. Umgekehrt, wenn die Temperatur ansteigt, dann fliegen mehr Gasmoleküle pro Zeiteinheit auf eine Wand zu und werden von dort reflektiert. Damit steigt der Druck auch mit der Temperatur an.

Biologie

Histologie

Anatomie

Chemie

Biochemie

Physik

Physiologie

Psych./Soz.

4 Wärmelehre

4.1 Temperatur

Temperaturmessung

Temperaturskalen. Die heute gebräuchliche Temperaturskala ist die **Celsius-Skala**. Sie enthält zwei Fixpunkte: Der Schmelzpunkt von Eis und der Siedepunkt von Wasser unter Normalbedingung. Die Temperaturdifferenz wird in 100 Gradstriche unterteilt, jedes Grad ist 1 °C.

Die **thermodynamische Temperaturskala** ist unabhängig von Fixpunkten und an den Druck eines idealen Gases geknüpft. Der Gasdruck erreicht bei -273,15 °C den Wert Null. Dies ist die absolut tiefste Temperatur. Wenn man diese Temperatur zu 0 setzt, die Gradeinteilung jedoch beibehält, dann hat man die **Kelvin-Skala**. Dabei entsprechen 0 °C 273,15 °K.

> **Merke**
>
> Der absolute Nullpunkt liegt bei -273,15 °C = 0 K.

Thermometer. Zur Messung der Temperatur kann man jede physikalische Größe nehmen, die von der Temperatur abhängt und zur Temperaturmessung geeignet ist, wie z.B. Längenänderung, Volumenänderung, Gasdruck, Schallgeschwindigkeit, elektrischer Widerstand, Kontaktspannung zwischen zwei verschiedenen Metallen oder Strahlungsintensität eines Körpers. Der Zusammenhang zwischen Temperatur und Druck des idealen Gases ist linear. In allen anderen Fällen, wenn die Proportionalität nicht linear ist, muss eine Eichkurve verwendet werden. Für jeden Temperaturbereich gibt es mehr oder weniger geeignete Temperaturmessgeräte. Die früher benutzten Quecksilberthermometer, die die Temperatur über die Volumenausdehnung des flüssigen Quecksilbers gemessen haben, sind heute weitgehend durch Infrarotthermometer ersetzt. Infrarotthermometer messen die Wärmestrahlung, die ein Körper aufgrund seiner Temperatur abgibt.

Thermische Ausdehnung

Alle Körper zeigen mit Temperaturzunahme eine thermisch bedingte Ausdehnung. Dies gilt sowohl für Festkörper wie für Flüssigkeiten. Auch Gase dehnen sich bei konstantem Druck aus. Die thermische Ausdehnung kann auch zur Temperaturmessung herangezogen werden. Dabei ist die relative Volumenänderung $\Delta V/V$ proportional zur TemperaturänderungTempeaturänderung ΔT:

$$\frac{\Delta V}{V} = \beta_T \cdot \Delta T$$

Die Proportionalitätskonstante β_T ist der **thermische Expansionskoeffizient**, der charakteristisch für jedes Material ist. Die einzige Ausnahme von dieser thermischen Ausdehnung ist Wasser. Beim Schmelzen macht Eis einen **Dichtesprung**, d.h. das Volumen schrumpft beim Übergang vom Eis zur Flüssigkeit. Bei weiterer Temperaturerhöhung steigt die Dichte bis 4 °C weiter an und fällt erst dann wieder ab. Entsprechend zieht sich das Volumen von flüssigem Wasser bis 4 °C zusammen und dehnt sich bei höheren Temperaturen wieder aus. Der Dichtesprung von Eis zu Wasser hat zur Folge, dass Eisberge auf Wasser schwimmen und dass Seen im Winter nicht ganz zufrieren. Diese Anomalie des Wassers beruht auf der komplizierten Kristallstruktur von Eis.

> **Klinik**
>
> Temperaturmessung des Körpers gibt nicht nur Auskunft über die Normaltemperatur, sondern auch Anhaltspunkte für Krankheiten. Bei Infektionen ist die Körpertemperatur erhöht. Mit einer Thermografie der Körperoberfläche können Tumore lokalisiert werden, da diese häufig eine erhöhte Temperatur aufweisen. Mit heute erhältlichen, hochempfindlichen Infrarotkameras können Temperaturunterschiede von Zehntelgraden leicht aufgelöst werden. Die Körpertemperatur von Frauen weist eine monatliche Schwankung von ca. 0,5 °C auf, woraus die verschiedenen Phasen des Zyklus bestimmt werden können.

4.2 Wärme und Wärmekapazität

Wärme und Wärmekapazität

Wärme ist eine Form der Energie. Führt man einem Körper eine bestimmte Wärmemenge ΔQ zu, dann erhöht sich seine Temperatur von T_1 nach $T_2 = T_1 + \Delta T$:

$$\Delta Q = C \cdot \Delta T$$

Die Proportionalitätskonstante zwischen Wärmezufuhr (oder -abfuhr) ΔQ und Temperaturänderung ΔT ist die **Wärmekapazität C** des Körpers. Die Wärmekapazität drückt das Vermögen eines Körpers aus, Wärme zu speichern. Die Wärmekapazität hat einen materialspezifischen Anteil und einen extensiven Anteil. Der materialspezifische Anteil wird spezifische Wärmekapazität genannt und ist charakteristisch für jedes Material und insbesondere für den Aggregatszustand. Der extensive Anteil ist entweder die Masse oder die Molzahl:

- **Spezifische Wärmekapazität** ist die auf die Masse m bezogene Wärmekapazität: $C_m = C/m$
- **Molare Wärmekapazität** ist die auf die Molzahl n bezogene Wärmekapazität $C_{mol} = C/n$

Die Einheit der Wärmekapazität folgt aus der Definition:

$$C = \frac{\Delta Q}{\Delta T}; \quad [C] = \frac{J}{K}$$

Die Einheit der spezifischen Wärmekapazitäten ist:

$$C_m = \frac{\Delta Q}{m \cdot \Delta T}; \quad [C] = \frac{J}{kg \cdot K}$$

Die Einheit der molaren Wärmekapazität ist:

$$C_{mol} = \frac{\Delta Q}{n \cdot \Delta T}; \quad [C] = \frac{J}{Mol \cdot K}$$

Für Wasser z. B. beträgt die spezifische Wärmekapazität 4,2 kJ · kg^{-1} · K^{-1}, die molare Wärmekapazität 75 J · Mol^{-1} · K^{-1}. Entzieht man einem Körper Wärme, dann kühlt er sich ab. Wärme (Wärmemenge) ist also die einem System zu- oder abgeführte Energie, die die Temperatur und/oder den **Aggregatszustand** des Systems ändert.

Kalorimeter. Wärmemenge und Wärmekapazität eines Körpers werden mit einem Kalorimeter bestimmt. Dabei wird ein heißer Körper in ein Wasserbad getaucht und die Temperaturänderung des Wassers nach Temperaturausgleich gemessen. Da die Wärmekapazität des Wassers bekannt ist, kann man aus der abgegebenen Wärme an das Wasser die Wärmekapazität des Körpers bestimmen. Den Energiegehalt von Nahrungsmitteln wird z.B durch Verbrennen (Oxidieren) in einer kalorimetrischen „Bombe" bestimmt. Die Bombe wird in ein abgeschlossenes Wasserkalorimeter gestellt und die Temperaturerhöhung wird gemessen.

Wärmestrom und Wärmeleitfähigkeit. Sind ein heißer und ein kalter Körper in Kontakt, dann fließt solange Wärme vom heißen zum kalten Körper, bis die Temperaturen beider Körper ausgeglichen sind. Fließen von Wärme ist ähnlich wie das Fließen von Flüssigkeiten, allerdings wird keine Masse sondern Energie transportiert. Der **Wärmestrom** ist definiert als Temperaturdifferenz ΔT geteilt durch Wärmewiderstand R_Q:

$$I_Q = \frac{\Delta T}{R_Q}$$

Analog zu Flüssigkeiten gelten auch hier beim Wärmestrom die Kirchhoff-Gesetze (S. 622). Der Wärmewiderstand hängt von der **Wärmeleitfähigkeit** eines Körpers ab. Metalle leiten Wärme besser als Isolatoren oder verdünnte Gase.

Hauptsätze der Wärmelehre

Die Grundgesetze der Wärmelehre werden in zwei Hauptsätzen zusammengefasst. Der **1. Hauptsatz** der Wärmelehre stellt fest, dass die innere Energie eines Körpers auf zwei Arten geändert werden kann: entweder durch Zu- bzw. Abfuhr von mechanischer Energie oder durch Zu- bzw. Abfuhr von Wärmeenergie. Falls ein System vollständig abgeschlossen ist, dann kann sich die innere Energie nicht ändern und die Summe aus mechanischer Energie und Wärmeenergie ist konstant.

Der **2. Hauptsatz** der Wärmelehre stellt fest, dass mechanische Arbeit vollständig in Wärme umgewandelt werden kann, aber die Umwandlung von Wärme in mechanische Arbeit ist notwendigerweise immer unvollständig.

Entropie

Man unterscheidet auch zwischen **reversiblen** und **irreversiblen** Prozessen. Die Durchmischung zweier Gase, die anfangs getrennt waren, ist ein irreversibler Prozess, da sie sich nicht wieder spontan trennen. Wenn keine Energieverluste auftreten, dann ist ein Kreisprozess einer thermodynamischen Maschine ein reversibler Prozess. Bei reversiblen Prozessen ist die Entropieänderung null, bei irreversiblen Prozessen nimmt die Entropie zu. **Entropie** ist ein Maß für die Unordnung eines Systems. Irreversible Prozesse laufen stets so ab, dass ein Zustand mit geringerer Wahrscheinlichkeit (geringe Unordnung) in einen Zustand mit größerer Wahrscheinlichkeit (größere Unordnung) übergeht.

4.3 Gaszustand

Zustandsgrößen und Gasgleichung

Der Zustand eines (idealen) Gases ist vollständig durch die thermodynamischen Zustandsgrößen Druck P, Volumen V, und Temperatur T beschrieben. Ideale Gase sind solche ohne Wechselwirkung zwischen den Gaspartikeln. Sie bleiben im gasförmigen Zustand bis 0 K.

Der Zustand eines idealen Gases wird durch die **Zustandsgleichung** (allgemeine Gasgleichung) ausgedrückt:

$$PV = n \cdot P \cdot V = n \cdot R \cdot T$$

Hier ist n die Molzahl und R ist die **universelle Gaskonstante**: R = 8,314 J · K^{-1} · Mol^{-1}

Zustandsänderungen

Aus der Zustandsgleichung gehen einfache Zusammenhänge zwischen Druck, Temperatur und Volumen hervor. Wenn die Temperatur konstant ist, dann ist der Druck umgekehrt proportional zum Volumen:

$$P = \frac{konstant}{V},$$

d.h. das Produkt ist immer eine Konstante, die nur von der Temperatur abhängt. Damit folgt, dass

$$P_1 \cdot V_1 = P_2 \cdot V_2$$

Dieser Zusammenhang wird als **Boyle-Mariotte-Gesetz** bezeichnet.

Zustandsänderungen bei konstanter Temperatur nennt man **isotherme** Zustandsänderungen.

Wenn eine Zustandsänderung bei konstantem Druck durchgeführt wird, dann spricht man von **isobaren** Zustandsänderungen. Bei isobarer Zustandsänderung ist der Druck proportional zur Temperatur, d.h. mit Temperaturänderung ändert sich der Druck linear: P ~ T (**Gesetz von Gay-Lussac**).

 Merke Bei gleichbleibendem Volumen sind Druck und Temperatur eines Gases direkt proportional zueinander.

Isochore Zustandsänderungen sind solche, die bei konstantem Volumen durchgeführt werden. **Adiabatische** Zustandsänderungen erfolgen ohne Änderung der Entropie.

Biologie

Histologie

Anatomie

Chemie

Biochemie

Physik

Physiologie

Psych./Soz.

Die entsprechende Zustandsgleichung wird Adiabaten-gleichung genannt.

Die verschiedenen Zustandsänderungen sind in **Abb. 4.1** zusammengefasst.

Gasgemische

Bei Gasgemischen, wie z.B. der Luft, kann man die allgemeine Zustandsgleichung für jede Komponente i aufschreiben:

$$P_i \cdot V = n_i \cdot R \cdot T$$

Hier ist n_i die Molzahl der i-ten Komponente. Nimmt man an, dass alle Gaspartikel voneinander unabhängig sind, alle die gleiche Temperatur und das gleiche Volumen haben, dann ist der Partialdruck der i-ten Komponente:

$$P_i = \frac{n_i \cdot R \cdot T}{V}$$

Der Gesamtdruck eines Gasgemisches ergibt sich aus der Summe der Partialdrücke (**Gesetz von Dalton**):

$$P_{tot} = P_1 + P_2 + P_3 \ldots = (n_1 + n_2 + n_3 \ldots) \cdot \frac{R \cdot T}{V} = n \cdot \frac{R \cdot T}{V}$$

Den Partialdruck der i-ten Komponente kann man daher als Molfraktion des Gesamtdrucks darstellen:

$$P_i = \gamma_i \cdot P_{tot}$$

wobei die Molfraktion definiert ist: $\gamma_i = n_i/n$

Beispiel: trockene Luft besteht aus 78 % N_2, 20,95 % O_2, 0,93 % Ar, 0,03 % CO_2. Damit sind die Molfraktionen: $\gamma_{N_2} = 0,78$, $\gamma_{O_2} = 0,2095$, ... und die Partialdrücke sind unter STP-Bedingungen (T = 273K, p = 101 kPa): $P_{N_2} = 0,78$ bar, $P_{O_2} = 0,2095$ bar, ... Luft kann auch Wasserdampf bis zu einem Partialdruck aufnehmen, der dem Sättigungsdruck entspricht. Der Sättigungsdruck des Wasserdampfs hängt von der Lufttemperatur ab. Bei 20 °C ist er 0,023 bar.

Klinik

Bei Dehnung des Brustkorbs nimmt das Volumen der Lunge und der Alveolen zu, der Druck nimmt ab und Luft kann von außen in die Lunge einströmen. Beim Ausatmen wird das Volumen verkleinert, der Luftdruck in den Lungen nimmt zu und die Luft kann ausströmen. Beim Einatmen ist der Sauerstoffpartialdruck identisch mit dem in der eingeatmeten Luft. Beim Ausatmen enthält das Exspirationsgas CO_2, dessen Partialdruck ein Indikator für den Metabolismus ist. In den Alveolen entspricht der H_2O-Partialdruck dem Sättigungsdruck bei 37 °C. Mit dem Spirometer werden ein- und ausgeatmete Gasvolumina gemessen.

4.4 Änderung des Aggregatzustands

Alle Stoffe kommen in verschiedenen Aggregatszuständen, auch Phasen genannt, vor. Der Übergang von einer Phase (fest, flüssig oder gasförmig) in eine andere nennt man einen **Phasenübergang**. Der Übergang von fest nach

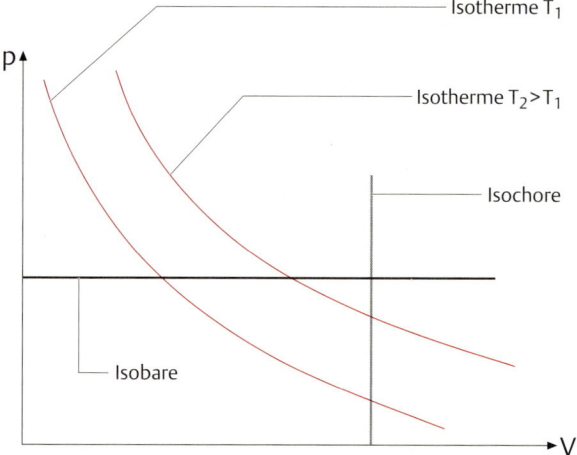

Abb. 4.1   Druck-Volumen-Diagramm für ideale Gase.

flüssig wird Schmelzen genannt, von flüssig nach gasförmig Verdampfen, der direkte Übergang von fest nach gasförmig wird als Sublimieren bezeichnet (Chemie, Abb. 1.1, S. 390). Diese Übergänge finden bei Temperaturerhöhung statt. Beim Abkühlen kondensiert ein Gas in eine Flüssigkeit, die Flüssigkeit erstarrt in einen festen Zustand, oder das Gas resublimiert direkt in einen festen Zustand ohne Umweg über den flüssigen Zustand.

Phasenübergänge werden üblicherweise in Phasendiagrammen dargestellt. Ein Phasendiagramm beschreibt die Existenzbereiche der Phasen (fest, flüssig, gasförmig) von Stoffen in Abhängigkeit von Druck, Temperatur und Volumen, die Koexistenzbereiche und die Übergänge von einer Phase in eine andere (**Abb. 4.2a**). Die verschiedenen Bereiche sind durch Linien getrennt. Innerhalb der Bereiche existiert nur eine Phase. Entlang der Linien zwischen den Bereichen besteht Phasenkoexistenz. Die Koexistenz zwischen fest und gasförmig wird Sublimationskurve genannt, zwischen flüssig und gasförmig Siedepunktkurve und zwischen fest und flüssig Schmelzpunktkurve. Zwei Punkte im Phasendiagramm sind ausgezeichnet. Erstens der Tripelpunkt, bei dem alle drei Phasen gleichzeitig koexistieren, und zweitens der kritische Punkt als Endpunkt der Siedepunktkurve. Die Schmelzkurve hat keinen Endpunkt.

Phasenübergänge kosten Energie. Um einen Festkörper zu schmelzen, muss die **Schmelzwärme** aufgebracht werden. Zum Verdampfen einer Flüssigkeit benötigt man die **Verdampfungswärme**. Die Verdampfungswärme kann beim Kondensieren zurückgewonnen werden, ebenso die Schmelzwärme bei der Kristallisation. D.h. die **Kondensationswärme** ist gleich der Verdampfungswärme und die **Kristallisationswärme** ist gleich der Schmelzwärme. Beim Wasser ist die Verdampfungswärme etwa siebenmal größer als die Schmelzwärme.

Biologie
Histologie
Anatomie
Chemie
Biochemie
Physik
Physiologie
Psych./Soz.

Merke

Übergänge:

fest → flüssig: **Schmelzen**

flüssig → gasförmig: **Verdampfung**

gasförmig → flüssig: **Kondensation**

flüssig → fest: **Erstarrung**

fest → gasförmig: **Sublimation**

gasförmig → fest: **Resublimation**

Kondensationswärme = Verdampfungswärme

Kristallisationswärme = Schmelzwärme

Anomalie des Wassers

Wegen der Wichtigkeit von Wasser für das Leben wird das Phasendiagramm von Wasser in Abhängigkeit von Druck und Temperatur diskutiert (**Abb. 4.2b**). Der Tripelpunkt von Wasser liegt bei 0,01 °C (= 273,16 K) und 0,006 bar. Der kritische Punkt bei 374 °C und 128 bar. Bei 1 bar und 100 °C wird die Siedepunktkurve überschritten und

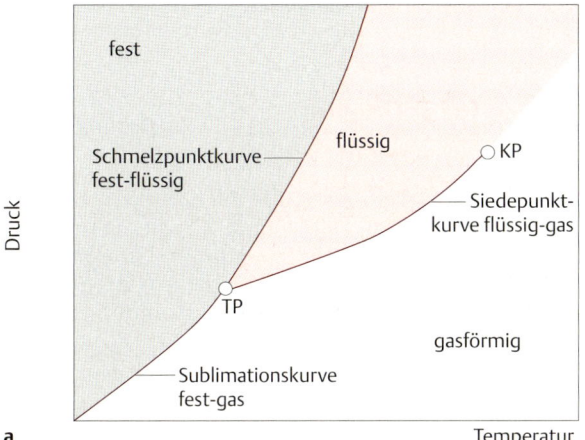

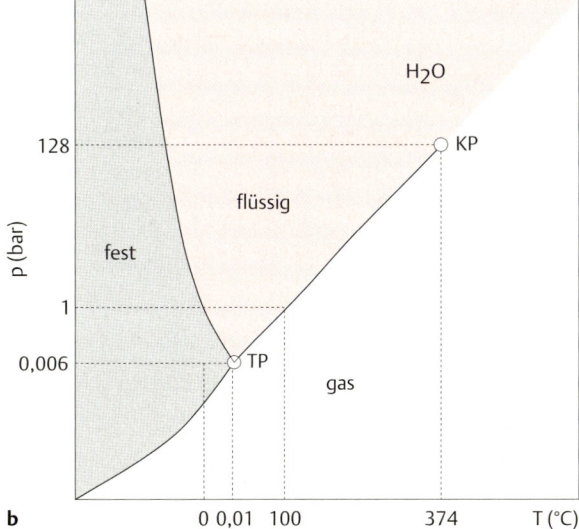

Abb. 4.2 Druck-Temperatur-Phasendiagramm. a Allgemeines Druck-Temperatur-Phasendiagramm. **b** Druck-Temperatur-Phasendiagramm von Wasser. KP = Kritischer Punkt; TP = Tripelpunkt.

flüssiges Wasser geht in Wasserdampf über. Aus dem Phasendiagramm lässt sich eine fundamentale **Anomalie** des Wassers ablesen, die bei anderen Flüssigkeiten nicht vorkommt: Die Steigung der Schmelzpunktkurve ist negativ. Daraus folgt, dass mit zunehmendem Druck die Temperatur, bei der Wasser schmilzt, abnimmt. Darüber hinaus gibt es zwei weitere Anomalien des Wassers, die aber nicht aus dem Phasendiagramm hervorgehen und auf S. 626 diskutiert werden. Diese betreffen die thermische Ausdehnung von Wasser bzw. Eis und den Dichtesprung beim Schmelzen.

Aus der Siedepunktkurve von Wasser folgt, dass bei 20 °C der Wasserdampfdruck über Wasser im Gleichgewicht 0,023 bar beträgt. Wenn eine halb gefüllte Wasserflasche bei normalem Luftdruck von 1 bar mit einer Kappe abgeschlossen wird, dann stellt sich über der Wasseroberfläche ein Wasserdampf-Partialdruck von 0,023 bar = 23 hPa ein, sodass bei 20 °C der Gesamtdruck in der Flasche im Gleichgewicht 1,023 bar beträgt. Dieser Wasserdampfdruck ist gleichzeitig auch der **Sättigungsdampfdruck** von Wasser in Luft. Steigt der Wasserdampfdruck bei 20 °C über 23 hPa hinaus an, dann wird Wasserdampf wieder in flüssiges Wasser umgewandelt.

Mit zunehmender Temperatur steigt der Sättigungsdampfdruck und erreicht bei 100 °C einen Druck von 1 bar. In der Wasserflasche herrscht dann ein Gesamtdruck von 2 bar (Prinzip des Druckkochtopfs). In einem offenen System (Topf mit Wasser auf einer Herdplatte) ist der Luftdruck von ca. 1 bar konstant und unabhängig von der Wassertemperatur. Bei 100 °C ist dann der Wasserdampfdruck über dem Wasser gleich groß wie der Luftdruck. Dieser Punkt wird als **Siedepunkt** bezeichnet. Bei niedrigerem Luftdruck, z. B. auf einem Berg, wird der Siedepunkt bei einer niedrigeren Temperatur erreicht.

Bei Fehlen von Kondensationskeimen kann es sowohl zum **Siedeverzug** kommen, d. h. Wasser kann über 100 °C erhitzt werden, ohne dass es kocht, oder es kann unter 0 °C abgekühlt werden, ohne dass es zu Eis kristallisiert. **Überhitzung** und **Unterkühlung** wird durch Kondensationskeime vermieden, z. B. durch raue Oberflächen von Gefäßen.

Klinik

Örtliche Betäubung erfolgt durch **lokale Abkühlung des Gewebes**. **Gefriertrocknung**, d. h. Entzug der Luftfeuchtigkeit durch Kühlen, wird bei der Herstellung von Gewebeschnitten genutzt.

4.5 Wärmetransport, Transportphänomene

Es gibt drei Arten, Wärme von einem Körper auf einen anderen zu übertragen: Wärmeleitung, Konvektion und Wärmestrahlung. Alle drei Arten der Wärmeübertragung sind für den menschlichen Körper wichtig.

Wärmeleitung. Hierbei wird Wärme (Energie) in direktem Kontakt aber *ohne* Materietransport ausgetauscht. Analog zu Flüssigkeiten und elektrischen Strömen gibt es hier einen **Wärmestrom** und einen **Wärmewiderstand**. Der Wärmewiderstand ist abhängig von der Geometrie des Wärmeleiters (Länge und Querschnitt) und von der Wärmeleitfähigkeit, einer Materialeigenschaft des Wärmeleiters. Wärmewiderstände können parallel oder in Reihe geschaltet werden, analog zu den Kirchhoff-Gesetzen für Flüssigkeiten oder elektrische Ströme.

Konvektion beschreibt den **Austausch von Energie durch gleichzeitigen Materietransport.** Bei Temperaturgradienten in Flüssigkeiten und Gasen kommt es häufig zu diffusem Transport von heißen Partikeln zu kälteren Bereichen. Luft streicht am Körper vorbei und nimmt dabei Körperwärme auf. Der Wärmeverlust durch Luftkonvektion kann erheblich sein und leicht zur Unterkühlung des Körpers führen.

Wärmestrahlung ist kontaktloser Energieaustausch durch elektromagnetische Wellen. Jeder Körper bei einer Temperatur T strahlt ein für diese Temperatur charakteristisches Spektrum von elektromagnetischen Wellen ab. Diese elektromagnetische Strahlung wird **Wärmestrahlung** genannt. Das Wellenlängenspektrum der Wärmestrahlung ist sehr breit und hat ein charakteristisches Maximum. Die Gesamtintensität der Wärmestrahlung steigt mit der vierten Potenz der Temperatur:

$$I = \sigma \cdot T^4.$$

σ ist eine universelle Konstante und wird als **Stefan-Boltzmann-Konstante** bezeichnet, T ist die absolute Temperatur in Kelvin gemessen. Die Wellenlänge, bei der das Intensitätsmaximum auftritt, verschiebt sich umgekehrt proportional zur Temperatur, d. h. je höher die Temperatur umso kleiner ist die Wellenlänge, bei der das Maximum der Wärmestrahlung auftritt. Warme Körper strahlen im roten Spektralbereich, heiße dagegen im blauen Spektralbereich.

> **Merke**
>
> **Wärmeleitung**: Austausch von Energie durch direkten Kontakt ohne Materietransport.
>
> **Konvektion**: Austausch von Energie durch Materietransport.
>
> **Wärmestrahlung**: Austausch von Energie durch elektromagnetische Strahlung ohne direkten Kontakt. Die Gesamtintensität der Wärmestrahlung steigt mit der vierten Potenz der Temperatur.

Stehen zwei Körper unterschiedlicher Temperatur im Strahlungskontakt, dann emittiert der erste Körper entsprechend seiner Temperatur T_1 die Intensität $I_1 = \sigma \cdot T_1^4$. Ein Bruchteil der abgestrahlten Intensität wird vom zweiten Körper 2 aufgenommen. Dieser wiederum strahlt mit der Intensität $I_2 = \sigma \cdot T_2^4$, wovon ein Bruchteil von dem ersten Körper 1 aufgenommen wird. Die Nettoabkühlung des heißeren Körpers ist proportional zu $T^3 \cdot \Delta T$. Diese Abhängigkeit ist als **Newton-Gesetz** bekannt. Ein 37 °C warmer und ungeschützter Körper, der in der Nähe einer 20 °C kalten Wand steht, kann schnell unterkühlen. Dies ist besonders wichtig für Kleinkinder, die noch keine große Wärmekapazität haben.

> **Klinik**
>
> **Aufrechterhaltung der Körperwärme.** Im menschlichen Körper wird die Kerntemperatur sehr genau konstant gehalten. Dazu ist eine Temperaturregelung notwendig, d. h. Wärmezufuhr durch den Metabolismus muss im Gleichgewicht mit Wärmeabgabe an die Umgebung sein. Wärmeabgabe erfolgt hauptsächlich durch Wärmeleitung und Konvektion. Die Blutzirkulation spielt eine wichtige Rolle beim Wärmetransport von innen an die Körperoberfläche. Bei Überhitzung wird zusätzlich die Verdampfungswärme von Wasser zur Abkühlung ausgenutzt (Schwitzen).
>
> Mit der Verdampfungswärme von Alkohol kann lokal eine Unterkühlung und damit eine Betäubung erzeugt werden. Betäubung durch lokale Unterkühlung wird in der Kryotherapie und Kryochirurgie genutzt.

4.6 Stoffgemische

Molarität

Wenn eine Flüssigkeit in Kontakt mit einem Gas bei dem Partialdruck P_i und der Temperatur T steht, dann dringt eine bestimmte Menge des Gases in die Flüssigkeit ein und wird dort gelöst. Im Fall von Wasser in Kontakt mit Luft wird Stickstoff, Sauerstoff und Kohlenstoff im Wasser gelöst. Die Löslichkeit S_i in der Flüssigkeit (Lösungsmittel) ist definiert als die Zahl n_i der gelösten Mole eines Stoffes i pro Volumen V in der Flüssigkeit, auch **Stoffmengenkonzentration** oder **Molarität** genannt:

$$S_i = \frac{n_i}{V}, \text{ Einheit: } [S] = \frac{mol}{l}$$

Löslichkeit

Zwischen äußerem Partialdruck P_i eines Gases und der Löslichkeit S von Gasmolekülen in der Flüssigkeit herrscht ein dynamisches Gleichgewicht, d. h. es werden ständig Gasmoleküle zwischen der Gasphase und der Flüssigkeit ausgetauscht. Im Mittel sind jedoch der Partialdruck P_i und die Löslichkeit S konstant. Den Zusammenhang stellt das **Henry-Dalton-Gesetz** her:

$$S_i = K_H \cdot P_i$$

K_H ist die Henry-Konstante (auch als **Bunsen'scher Löslichkeitskoeffizient** bezeichnet), die von der Gasart abhängt.

Die Löslichkeit von Sauerstoff in Wasser beträgt bei 20 °C und 1 bar Luftdruck 270 µmol/l und ist kritisch. Sinkt die Molarität auf weniger als die Hälfte, dann ist Leben im Wasser nicht mehr möglich.

Biologie

Histologie

Anatomie

Chemie

Biochemie

Physik

Physiologie

Psych./Soz.

Klinik

Taucherkrankheit. In 30 m Wassertiefe muss Atemluft mit 4 bar angeboten werden. Bei 4 bar steigt die Löslichkeit von N_2 im Blut um einen Faktor 4 an. Beim Auftauchen entstehen N_2-Bläschen, die platzen und die Gefäße zerstören. Zugabe von He zu Luft mit geringerer Löslichkeit im Blut reduziert die Gefahr der Bläschenbildung.

Dampfdruckerniedrigung. Bei Lösung eines Stoffes in einem Lösungsmittel wird der Dampfdruck des Lösungsmittels erniedrigt. Ist der Dampfdruck des reinen Lösungsmittels P_a, dann ist der Dampfdruck P_b nach Zugabe des Stoffes mit der Konzentration $x_b = N_b/(N_a+N_b)$:

$$P_b = x_b \cdot P_a$$

Der Druck p_b ist immer kleiner als der Druck P_a. Dies bezeichnet man als das **Raoult-Gesetz**. Die Dampfdruckerniedrigung hat eine Siedepunkterhöhung zur Folge, denn erst bei höherer Temperatur erreicht der Dampfdruck den Atmosphärendruck. Ebenso führt die Zugabe eines Stoffes zur Gefrierpunkterniedrigung des Lösungsmittels. Das gesamte Phasendiagramm wird um den Betrag der Dampfdruckerniedrigung abgesenkt.

Osmose

Im Lösungsmittel erzeugt der gelöste Stoff einen Partialdruck Π, der als **osmotischer Druck** bezeichnet wird. Die Zustandsgleichung des gelösten Stoffes entspricht der Zustandsgleichung für ideale Gase:

$$\Pi_i \cdot V = n_i \cdot R \cdot T$$

Diese Zustandsgleichung wird als **van't-Hoff-Gesetz** bezeichnet. Betrachten wir zwei Lösungsmittel (Wasser) mit gleichem Volumen aber unterschiedlicher Molzahl n_i von gelöstem Gas, die durch eine Wand getrennt sind. Die osmotischen Drücke in beiden Teilbereichen sind unterschiedlich (**Abb. 4.3a**). Wird die undurchdringliche Wand durch eine semipermeable Membran ersetzt, die nur für Wasser durchlässig ist, jedoch nicht für den gelösten Stoff, dann wird soviel Wasser durch die Wand fließen, bis der osmotische Druck ausgeglichen ist (**Abb. 4.3b**). Nachdem der osmotische Druck ausgeglichen ist, hat sich die Molzahl links und rechts nicht verändert, aber die Stoffmengenkonzentration ist auf beiden Seiten identisch. Der osmotische Druckausgleich wird auch als **Wasserverschiebung** bezeichnet. Die Höhendifferenz der Wassersäule entspricht dem ursprünglichen Druckunterschied und kann darüber bestimmt werden:

$$\Delta\Pi = \rho \cdot g \cdot h$$

Klinik

Die Zellmembran ist eine semipermeable Wand für H_2O. Wasser und Mineralien können durch die Membran diffundieren, um den osmotischen Druck auszugleichen.

Die Zellmembranen der Erythrozyten lassen keine Na^+-Ionen durch, dadurch herrscht im Blutplasma ein osmotischer Druck von ca. 7,5 bar. Umgekehrt können keine K^+-Ionen aus den Erythrozyten nach außen dringen, sodass der osmotische Druck in der Blutzelle etwa gleich groß ist. Wenn die osmotischen Drücke auf beiden Seiten der Membran ausgeglichen sind, spricht man von **isotonen Druckverhältnissen**. Osmotischer Druck im Plasma muss reguliert werden. Jede Abweichung vom Normaldruck führt zur Wasserverschiebung zwischen Zelle und Plasma. Die Folge sind hypotone oder hypertone Erythrozyten. Die physiologische Kochsalzlösung mit 9 g NaCl auf 1000 ml H_2O liefert den gleichen osmotischen Druck wie das Blutplasma.

Diffusion

In Gasen und Flüssigkeiten, die aus verschiedenen Komponenten bestehen, werden alle Partikel aufgrund der Brown'schen Molekularbewegung regellos durcheinandergewirbelt. Das führt zu einem Ausgleich aller thermodynamischen Parameter: Druck, Temperatur und Konzentration. Sobald ein Unterschied in einem der Parameter auftritt, werden Diffusionsströme den Unterschied ausgleichen. Ein Temperaturunterschied führt zum Wärmestrom, ein Druckunterschied zum Volumenstrom. Ein Konzentrationsunterschied Δc hat einen **Teilchenstrom I** bzw. einen **Massestrom** von hoher zu niedriger Konzentration zur Folge:

$$I = -\Delta c/R$$

Der Ausgleich wird umso schneller erfolgen, je kleiner der Teilchenstromwiderstand R ist (**Ohm-Gesetz der Diffusion**). Der Teilchenstromwiderstand hat wie alle Widerstände einen Geometrieanteil aus Länge Δx und Querschnitt A und einen für das Medium, in dem die Teilchen diffundieren, charakteristischen Anteil, hier der Diffusionskoeffizient D:

$$R = \frac{1}{D} \cdot \frac{\Delta x}{A}$$

Die Teilchenstromdichte j ist der Teilchenstrom I pro Flächeneinheit:

$$j = \frac{I}{A} = -D \cdot \frac{\Delta c}{\Delta x}, \text{ Einheiten: } [j] = \frac{1}{m^2 s}; [D] = \frac{m^2}{s}$$

Diese Beziehung wird als das **1. Fick'sche Gesetz** bezeichnet. Die Teilchenstromdichte ist proportional zum Diffusi-

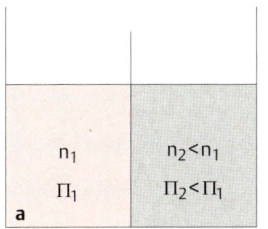
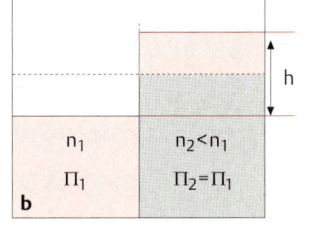

Abb. 4.3 Osmotischer Druckausgleich nach Ersetzen einer undurchdringlichen Wand (**a**) durch eine semipermeable wasserdurchlässige Membran (**b**). Der osmotische Druckausgleich beruht auf Diffusion von Wassermolekülen durch eine semipermeable Membran.

onskoeffizienten und zum Konzentrationsgradienten. Die Diffusionskonstante hängt von der Temperatur, von der Teilchengröße und der Potenzialbarriere ab, über die die Teilchen diffundieren müssen. Bei bekannter Wandstärke einer Membran Δx und bekanntem Diffusionskoeffizienten D kann die mittlere Diffusionszeit $\langle t \rangle$, die ein Molekül braucht, um die Wand zu durchqueren aus $\langle t \rangle = (\Delta x)^2 / D$

berechnet werden. Das Verhältnis $P = D/\Delta x$ wird als die Permeabilität einer Membranwand bezeichnet. Mit dieser Definition folgt die mittlere Diffusionszeit durch die Wand aus der Beziehung: $\langle t \rangle = \Delta x / P$.

Klinik

Dialyse. Im Dialysator sind Blut und Dialysat durch eine Membran getrennt. Die Porengröße in der Membran lässt Kreatin, Harnstoff und Harnsäure durch, aber nicht Erythrozyten, Proteine und Lipide. Das Blut wird durch Diffusion durch die Membran von den harnpflichtigen Stoffen befreit.

5 Elektrizitätslehre

5.1 Elektrische Stromstärke, elektrische Ladung

Elektrischer Strom beruht auf Transport von elektrischer Ladung. Die Ladungsträger des elektrischen Stroms sind üblicherweise negativ geladene Elektronen in Metallen. Die Ladungsträger können aber auch Elektronenlöcher in Halbleitern sein, positiv geladene (Kationen) oder negativ geladene Ionen (Anionen) in Elektrolyten oder Polarisationszustände in Nervenzellen.

Stromstärke. Die elektrische **Stromstärke** ist die transportierte Ladungsmenge ΔQ pro Zeiteinheit Δt:

$$I_Q = \frac{\Delta Q}{\Delta t}$$

Die Einheit der Stromstärke ist das Ampère: $[I] = A$. Das Ampère ist eine Basisgröße, d.h. es lässt sich nicht durch andere Einheiten darstellen. Fließt in einem Leiter der Strom von 1 A für eine Sekunde, dann wird dabei die Ladung von 1 Coulomb (abgekürzt C) durch eine gedachte Querschnittsfläche transportiert: $1\,C = 1\,A \cdot 1s = 1\,As$.

Merke Die elektrische Stromstärke ist Ladung pro Zeit.

1 C ist eine sehr große Einheit. Das Elektron hat eine negative Ladung von $1{,}6 \cdot 10^{-19}$ C. Bei einem Strom von 1 A fließen daher $6{,}25 \cdot 10^{18}$ Elektronen pro Sekunde durch den Leiter. Die Ladung eines Elektrons wird auch Elementarladung genannt. Es gibt keine kleinere Ladungseinheit. Elektrischer Strom wird als Gleichstrom bezeichnet, wenn die Stromstärke zeitlich konstant ist und als Wechselstrom, wenn die Stromstärke zeitlich oszilliert. Elektrischer Strom macht sich auf verschiedene Arten bemerkbar: ein stromführender Leiter ist immer von einem Magnetfeld umgeben; zwei stromführende Leiter wirken aufeinander Kräfte aus; bei hohem Strom wird ein Leiter heiß, und wenn Strom durch Lösungen geführt wird, dann können chemische Reaktionen ausgelöst werden.

Die elektrische Stromstärke I_Q wird in diesem Kapitel manchmal auch ohne den Index Q geschrieben.

Stromdichte. Fließt ein elektrischer Strom durch einen Metalldraht mit der Querschnittsfläche A, dann ist die elektrische **Stromdichte** definiert als Stromstärke pro Querschnittsfläche:

$$j = \frac{I}{A} \text{ , Einheit: } [j] = \frac{A}{m^2}$$

(Warnung: In der Definition der Stromdichte steht das Symbol A für die Querschnittsfläche, in der Definition für die Einheit hat A die Bedeutung von Ampère).

Coulomb-Kraft. Zwei Ladungen Q_1 und Q_2, die in einem Abstand r voneinander entfernt sind, üben aufeinander eine elektrische Kraft, die sogenannte Coulomb-Kraft aus:

$$\vec{F}_C = \frac{1}{4\pi \cdot \varepsilon_0} \cdot \frac{Q_1 \cdot Q_2}{r^2}$$

Die Kraft ist abstoßend, wenn beide Ladungen das gleiche Vorzeichen haben. Sie ist anziehend, wenn die Ladungen unterschiedliche Vorzeichen haben. Der Vorfaktor $1/4\pi \cdot \varepsilon_0 = 9 \cdot 10^9\,Nm^2/C^2$ wird Coulomb-Konstante genannt und erlaubt, die elektrische Kraft an die mechanischen Einheiten anzubinden. Damit ist die Anziehungskraft zwischen zwei Ladungen mit jeweils 1 C im Abstand von 1 m gleich $9 \cdot 10^9$ N. ε_0 wird die elektrische Feldkonstante des Vakuums genannt. Die Coulomb-Kraft hat wie alle Kräfte Vektoreigenschaft. Der Vektor zeigt in die Richtung der kürzesten Verbindung zwischen den beiden Ladungen, und zwar von der positiven Ladung weg.

Merke Ladungen gleichen Vorzeichens stoßen sich ab, Ladungen verschiedenen Vorzeichens ziehen sich an.

Dipol. Ein elektrischer **Dipol** besteht aus zwei entgegengesetzten und gleich großen Ladungen in einem konstanten Abstand $\vec{l}$. Das **Dipolmoment** eines Dipols ist definiert als Ladung mal Abstand zwischen den beiden Ladungen: $\vec{p} = Q \cdot \vec{l}$. In der Definition des Dipolmoments kommt nur eine der beiden Ladungen vor. Das Dipolmoment $\vec{p}$ ist ein Vektor, der auf die positive Ladung gerichtet ist (beachte, dass die Richtung von Coulomb-Kraft und Dipolmoment entgegengesetzt sind).

Merke Ein elektrischer Dipol besteht aus zwei getrennten Ladungen unterschiedlichen Vorzeichens.

Polare Bindungen und polare Moleküle haben ein Dipolmoment, da die positiven und negativen Ladungsschwerpunkte der Ladungsverteilung in einem Molekül nicht zusammenfallen. Bekanntestes Beispiel ist Wasser (H_2O). Hier ist der negative Ladungsschwerpunkt beim Sauerstoffion und der positive Ladungsschwerpunkt in der Mitte zwischen den beiden Wasserstoffatomen. Damit ist das Dipolmoment vom Sauerstoffion auf die Wasserstoffionen hin gerichtet. Das Dipolmoment des Wassermoleküls ist besonders stark. Daher kann es Ionenbindungen von Salzen leicht aufbrechen. Wasser ist daher ein gutes Lösungsmittel für ionische Moleküle.

Klinik

Zellmembranen stellen Dipolschichten dar. Im Ruhezustand ist der interzelluläre Raum leicht positiv in Bezug auf den intrazellulären Raum (Cytoplasma) geladen. Damit zeigt das

Dipolmoment im Ruhezustand von innen nach außen Im aktivierten Zustand drehen sich die Ladungsverhältnisse um und damit auch das Dipolmoment über der Zellmembran.

5.2 Elektrische Feldstärke

Das elektrische Feld

Das **elektrische Feld** $\vec{E}$ einer Ladung Q ist die Coulomb-Kraft $\vec{F}_C$, die von dieser Ladung ausgeht, pro Ladung:

$$\vec{E} = \frac{\vec{F}_C}{Q}$$

Einheit der elektrischen Feldstärke:

$[E] = [F/Q] = N/C = V/m.$

Genauso wie die Kraft ist auch das elektrische Feld ein Vektor. Kraft und Feld haben die gleiche Richtung. Bei einer isolierten positiven Ladung streben die **Feldlinien** radial von der Ladung weg nach außen, da die Kraftwirkung in allen Richtungen gleich groß ist (**Abb. 5.1a**). Bei einer isolierten negativen Ladung streben die elektrischen Feldlinien radial auf die Ladung zu. Gleichzeitig nimmt die Dichte der Feldlinien ab, je größer der Abstand von der Ladung ist. Die Dichteabnahme veranschaulicht die abnehmende Feldstärke, die bei einer punktförmigen Ladung quadratisch mit dem Abstand abfällt.

> **Merke**
>
> Elektrisches Feld ist Coulomb-Kraft pro Ladung.

Der Feldlinienverlauf von zwei entgegengesetzten Ladungen ist in **Abb. 5.1b** gezeigt. Er ergibt sich aus der Vektoraddition der Feldlinien der positiven und negativen Ladung in jedem Punkt. Die Feldlinien zeigen immer in Richtung der Kraftwirkung von der positiven zur negativen Ladung.

> **Klinik**
>
> Bei der **Erregungsausbreitung des Herzens** sind Teile des Herzens depolarisiert, andere nicht oder noch nicht. Diese örtlich getrennten Gebiete bilden einen elektrischen Dipol (**Abb. 5.1c**), der in Größe und Richtung dem zeitlichen

Verlauf des Aktionspotenzials des Herzens folgt. Die Feldstärke, die von dem Dipol ausgeht, kann mit einem EKG sichtbar gemacht werden.

Plattenkondensator. Einen besonders einfachen Verlauf der Feldlinien findet man zwischen zwei elektrisch entgegengesetzt aufgeladenen Metallplatten. Eine solche Anordnung wird als Plattenkondensator bezeichnet: Innerhalb eines Plattenkondensators sind die Feldlinien ungekrümmt und die Dichte der Feldlinien ist konstant (**Abb. 5.2**). Sie hängt nur von der Flächendichte der Ladung auf den Platten ab. Außerhalb der Platten verschwinden die elektrischen Feldlinien und damit auch die Kraftwirkung.

Polarisation und Influenzladung

Die Ladungsverteilung in Leitern und in Nichtleitern wird durch ein elektrisches Feld beeinflusst. Bringt man ein nicht leitendes Material bzw. einen Isolator in ein elektrisches Feld, dann werden die Ladungsschwerpunkte in

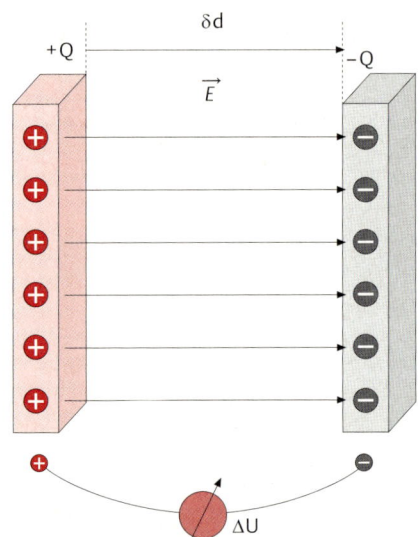

Abb. 5.2 Plattenkondensator. Der Feldlinienverlauf im Zwischenraum zwischen zwei Metallplatten, die entgegengesetzte elektrische Ladungen tragen, ist homogen und konstant. Der Außenraum ist frei von Feldlinien. Eine Änderung des Plattenabstands führt zu einer Spannungsänderung.

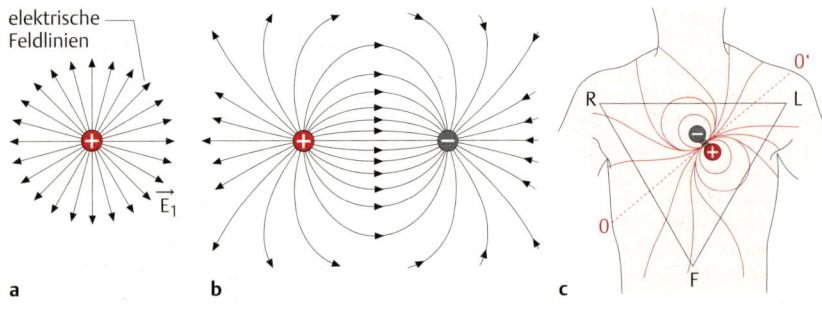

Abb. 5.1 Elektrische Feldlinien. a Elektrische Feldlinien einer positiven Ladung. Die Pfeile symbolisieren die Richtung und Stärke der Kraft, die von einer Ladung im Zentrum ausgeht. **b** Überlagerung der elektrischen Feldlinien von einer positiven und negativen Ladung, die zusammen einen elektrischen Dipol bilden. **c** Elektrischer Dipol des Herzens durch Erregung und Depolarisation örtlich getrennter Teile des Herzens. Die Feldverteilung des Dipols wird beim EKG gemessen.

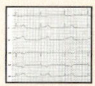

Fallbeispiel: Herzinfarkt (siehe auch S. 285 und 578)

Der 62-jährige Herr Müller wird mit einem Hinterwandinfarkt in die Notfallambulanz gebracht. Er wird akut versorgt, aber sein EKG zeigt neben Rhythmusstörungen noch weitere Veränderungen (S. 285). Simon Weber, der gerade eine Famulatur in der Kardiologie macht, fragt die behandelnde Stationsärztin, wie man denn eigentlich an der veränderten EKG-Kurve von Herrn Müller sehen kann, dass dieser einen Herzinfarkt hatte. Die Ärztin erklärt ihm, dass mithilfe des EKGs die elektrische Erregung im gesamten Herzmuskel gemessen wird. Eine einzelne Herzmuskelfaser wird dabei als elektrischer Dipol betrachtet, dessen Potenzialdifferenz im EKG beobachtet wird. Der bereits erregte Abschnitt der Herzmuskelfaser entspricht dem Minuspol, der noch unerregte Abschnitt dem Pluspol. Potenzialdifferenzen entstehen immer an einer Grenze zwischen erregtem und unerregtem Gewebe. Das Dipolmoment der Herzmuskelfaser kann als Vektor betrachtet werden, dessen Richtung vom erregten zum unerregten Anteil der Faser zeigt. Die Länge des Vektors repräsentiert dabei die Stärke des gemessenen elektrischen Feldes. Der Vektor des Dipolmoments des Herzmuskels setzt sich so aus Millionen von Einzelvektoren zusammen, die sich zu einem Hauptvektor summieren (Summenvektor). Deshalb ist die Stärke des Hauptdipolmoments abhängig von der an der elektrischen Aktivität teilnehmenden Herzmuskelmasse. Die im Moment der EKG-Aufnahme herrschende elektrische Aktivität im Herzen lässt sich also durch einen dreidimensionalen Summenvektor darstellen, dessen Länge und Richtung sich in Abhängigkeit der elektrischen Aktivität des Herzens verändert. Wenn man diese Erregungen ableitet und aufzeichnet, entsteht eine normale EKG-Kurve.

Aus dem oben gesagten wird klar, dass nur „elektrisch aktive" Herzmuskelfasern am Dipolmoment beteiligt sind. Herzmuskelfasern, die zum Zeitpunkt der EKG-Aufnahme entweder vollständig erregt oder unerregt sind, bleiben „unsichtbar", da sich an ihnen kein elektrisches Potenzial ableiten lässt. Nun versteht Simon, warum das EKG von Herrn Müller nun verändert ist im Vergleich zu dem eines gesunden Menschen. Da bei Herrn Müller durch den erlittenen Herzinfarkt einige der im Bereich der von dem Verschluss betroffenen Herzkranzarterie liegenden Herzmuskelfasern untergegangen sind, stellen sich diese Bereiche im EKG als elektrisch tot dar. Genau zu der Zeit, in der dieser Bereich des Herzens erregt (depolarisiert) werden sollte, zeigt der Summationsvektor zur gegenüberliegenden Seite, da im nekrotischen Herzmuskel keine elektrische Aktivität gemessen wird, im gesunden Abschnitt aber ein Potenzial abgegriffen werden kann.

Merke: Der Vektor zeigt immer vom Infarktgewebe weg.

allen Atomen und Molekülen leicht verschoben, d. h. die negativ geladenen Elektronen richten sich zur positiven Richtung des Feldes aus und die positiv geladenen Ionenrümpfe zur negativen Seite. Damit wird ein Dipolmoment induziert, auch wenn es vorher nicht vorhanden war. Man spricht in diesem Fall von **Verschiebungspolarisation**. Falls im Material bereits elektrische Dipole vorhanden sind, wie z. B. in Wasser, dann werden diese im Feld ausgerichtet – sie orientieren sich entlang der Feldlinien. Daher wird diese Art der Polarisation auch **Orientierungspolarisation** genannt. Beide Arten der Polarisation führen zur Abschwächung des elektrischen Feldes, da Feldlinien an den Dipolen enden.

Die Polarisationen verschwinden wieder unmittelbar nach Abschalten des elektrischen Feldes.

Auch in Metallen bzw. in Leitern erzeugt das elektrische Feld eine Ladungsverschiebung. Im Gegensatz zu Isolatoren ist die Ladungsverschiebung in Metallen, auch **Influenzladung** genannt, dergestalt, dass das elektrische Feld komplett verschwindet, denn zu jeder Ladung wird eine Influenzladung erzeugt. Diese Feldabschirmung innerhalb eines Leiters wird in Faradaykäfigen nutzbar gemacht. Alle Feldlinien enden an der Oberfläche des Metallkäfigs, der Innenraum bleibt feldfrei. Für eine störungsfreie Diagnostik werden empfindliche Geräte häufig in einen metallenen Schutzraum gestellt.

5.3 Elektrisches Potenzial, elektrische Spannung

Hubarbeit führt einem Körper potenzielle Energie zu, da gegen die Anziehungskraft Arbeit geleistet werden muss (S. 615). Ladungstrennung von zwei ungleichen Ladungen erhöht die potenzielle Energie der Ladungen, da gegen ihre Anziehungskraft Arbeit geleistet werden muss:

$$E_{pot} = \vec{F} \cdot \Delta\vec{x}$$

In dieser Gleichung erkennt man wieder, dass Kraft mal Weg Arbeit ergibt, die hier den Ladungen als potenzielle Energie zugeführt wird. Das **elektrische Potenzial** U (genauer: die Änderung des Potenzials ΔU) ist die potenzielle Energie bezogen auf die Ladung Q:

$$\Delta U = \frac{E_{pot}}{Q} = \vec{E} \cdot \Delta\vec{x}$$

Das elektrische Potenzial ist das Skalarprodukt aus Feldstärke und Wegdifferenz.

Merke Elektrisches Potenzial ist das Skalarprodukt aus Feldstärke und Wegdifferenz

Die Änderung des elektrischen Potenzials wird besonders anschaulich beim Plattenkondensator (**Abb. 5.2**). Vergrößert man den Abstand der Platten, dann muss gegen die Anziehung Arbeit geleistet werden. Da die Feldstärke zwischen den Platten überall gleich groß und konstant ist, führt die Abstandsänderung zu einer Potenzialänderung (Spannungsänderung): $\Delta U = E \cdot \Delta d$.

Die Einheit des elektrischen Potenzials (der **elektrischen Spannung**) ist das Volt:

$$[U] = \frac{N}{C} \cdot m = \frac{J}{C} = \text{Volt}(V)$$

Isopotenziallinien

Da das elektrische Potenzial das Skalarprodukt aus Feldstärke und Wegdifferenz ist, wird das Potenzial nicht verändert, solange die Wegstrecke senkrecht zu den Feldlinien verläuft, d.h. der Weg verläuft auf einer **Isopotenziallinie**. Entlang von Isopotenziallinien ändert sich die Feldstärke nicht. Auf einem Kreis um eine Ladung stehen elektrisches Feld und Weg senkrecht aufeinander, sodass keine Arbeit geleistet wird. Daher sind Isopotenziallinien auch Linien gleicher Spannung wie der Name besagt (**Abb. 5.3a**). Führt jedoch der Weg weiter nach außen oder nach innen, wird die potenzielle Energie der Ladung geändert. Änderung der potenziellen Energie pro Ladungseinheit ist Potenzialdifferenz oder **Spannungsdifferenz**.

> **Merke** Isopotenziallinien schneiden elektrische Feldlinien senkrecht.

Der Verlauf der Isopotenziallinien eines elektrischen Dipols ist komplizierter als bei einer einfachen Ladung. Aber auch hier gilt das Prinzip, dass Isopotenziallinien Feldlinien senkrecht schneiden. Zwischen verschiedenen Isopotenziallinien kann eine Spannung gemessen werden (**Abb. 5.3b**). Die Spannungsdifferenz und deren zeitlicher Verlauf, die z.B. der Dipol des Herzens bei der Erregungsausbreitung erzeugt, wird in einem EKG abgegriffen (siehe Fallbeispiel, S. 635).

Elektrischer Strom

Elektrischer Strom fließt nur dann, wenn an den Enden eines Leiters eine **Potenzialdifferenz ΔU** herrscht. Diese Potenzialdifferenz besteht immer aus der Trennung von Ladungen unterschiedlichen Vorzeichens. Besonders anschaulich ist dies in der galvanischen Zelle bzw. in einer Batterie. Eine Batterie ist entladen, wenn der geflossene Strom die Ladungstrennung und damit die Potenzialdifferenz rückgängig gemacht hat.

Oszilloskop

Bei konstanter Potenzialdifferenz (= Spannungsdifferenz) fließt durch einen Leiter ein konstanter Strom, ein sogenannter Gleichstrom. Wechselt die Spannung mit der Zeit (Wechselspannung), dann wechselt auch der Strom seine Richtung mit gleicher Zeitstruktur (Wechselstrom). Der zeitliche Verlauf von Strom und Spannung kann mit einem Oszilloskop sichtbar gemacht werden. Wichtigster Bestandteil eines Oszilloskops ist eine evakuierte **Braun'sche Röhre**, in der ein Elektronenstrahl mit einer elektrischen Spannung in der vertikalen und horizontalen Richtung abgelenkt wird. Die jeweilige Position des Elektronenstrahls erscheint als Lichtpunkt auf dem Bildschirm. Im Betrieb wird der Elektronenstrahl mit einer konstanten Rate horizontal abgelenkt (Zeitachse). Auf die vertikale Achse gibt man die zu messende Spannung. Aus der Kombination von vertikaler und horizontaler Auslenkung kann man den zeitlichen Verlauf der Spannung ablesen, die Amplitude und Frequenz messen sowie zwischen sinusförmigen und anderen Verläufen (rechteckigen, sägezahnförmig, etc.) unterscheiden. Beispiel: Wenn die horizontale Achse auf eine Auslenkrate (sweep rate) von 1000 Hz eingestellt ist, dann werden alle Vorgänge zwischen 0 und 1 ms dargestellt. Bei 10 Teilstrichen bedeutet das 0,1 ms pro Teilstrich (**Abb. 5.4**). Gibt man jetzt auf den Eingang der vertikalen Achse (y-Richtung) eine Wechselspannung, so dass benachbarte Maxima 3 Teilstriche entfernt zu erkennen sind, dann ist die Periode T der Wechselspannung 0,3 ms und die Frequenz ist $f = 1/T \approx 3$ kHz.

5.4 Elektrischer Widerstand

Stromstärke und Widerstand

Die elektrische Stromstärke ist die transportierte Ladungsmenge ΔQ pro Zeiteinheit:

$$I_Q = \frac{\Delta Q}{\Delta t}$$

Dabei fließt die elektrische Ladung von einem hohen elektrischen Potenzial auf ein niedrigeres.

Wie stark der Strom ist, hängt von der Potenzialdifferenz ΔU und vom elektrischen Strömungswiderstand R ab. Damit ist

$$I_Q = \frac{\Delta Q}{\Delta t} = \frac{\Delta U}{R}$$

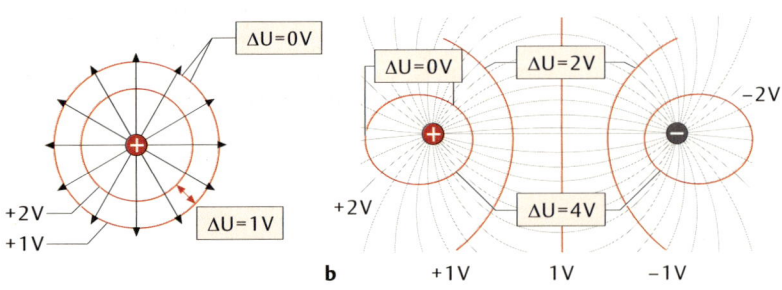

a **b** +1V 1V –1V

Abb. 5.3 Jeder Isopontenziallinie entspricht eine elektrische Spannung. a Entlang einer Isopotenziallinie gibt es keine Spannungsänderung. Zwischen verschiedenen Isopotenziallinien herrscht eine Spannungsdifferenz. **b** Isopotenziallinien eines elektrischen Dipols schneiden die Feldlinien immer senkrecht. Einige Spannungsdifferenzen sind schematisch angegeben.

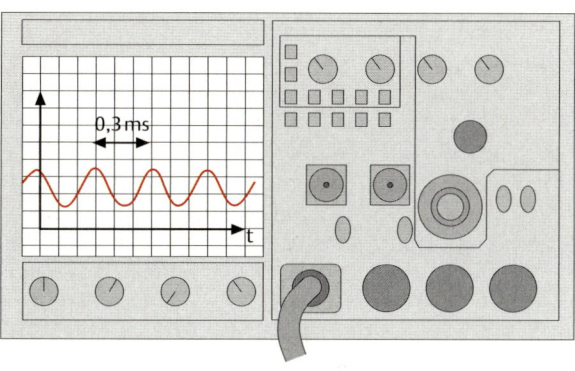

Abb. 5.4 Frontansicht eines Oszilloskops.

Diese Beziehung wird als **Ohm-Gesetz** bezeichnet. Der Kehrwert des Widerstandes G = 1/R ist der **elektrische Leitwert**. Mit dieser Definition lautet das Ohm-Gesetz:

$$I_Q = G \cdot \Delta U .$$

Die Einheit des elektrischen Widerstands ist das **Ohm** [Ω]. Die Definition folgt aus dem Ohm-Gesetz: R = U/I, [R] = [V]/[A] = [Ω]. 1 Ω ist der Widerstand, den man bei 1 V und 1 A Strom erhält. Die Einheit des Leitwerts ist: [G] = Ω^{-1} = Siemens (S).

> **Merke**
>
> Elektrischer Strom ist Spannungsdifferenz dividiert durch Widerstand.

Der elektrische Widerstand setzt sich aus einem geometrischen Anteil (Länge L und Querschnittsfläche A) und einem materialspezifischen Anteil ρ zusammen (spezifischer Widerstand, **Resistivität**):

$$R = \rho \frac{L}{A} .$$

Die Einheit des spezifischen Widerstands ρ ist [ρ] = Ω · m. Der Kehrwert der Resistivität σ = 1/ρ ist die **Leitfähigkeit**. Die Edelmetalle Kupfer, Silber und Gold leiten den Strom besser als andere Metalle, etwa Aluminium und Zinn. Ihre Leitfähigkeit ist höher als die anderer Metalle.
Im Widerstand wird elektrische Energie in Wärme (Joule-Wärme) umgewandelt. Bei hohem Strom kann der Draht glühen und Licht emittieren. Dieser Effekt wird in der Glühbirne zur Beleuchtung genutzt.
Metalle zeichnen sich dadurch aus, dass es zu jedem Metallion mindestens ein frei bewegliches Elektron gibt. Die sehr große Dichte von freien Elektronen in Metallen, die im elektrischen Feld verschiebbar sind, führen zu hohen Strömen.
In **Halbleitern** gibt es nur sehr wenige freie Elektronen, die erst thermisch zur Leitfähigkeit aktiviert werden müssen. Daher ist die Leitfähigkeit von Halbleitern nicht groß, aber die Elektronen können in Halbleitern gut gesteuert und verstärkt werden, was man in der Elektronik ausnützt.
Die starke Bindung aller Elektronen in kovalenten und ionischen Bindungen verhindert den Ladungstransport von freien Elektronen. Daher sind die meisten Salze, Oxide, Sulfide, etc. **Isolatoren.**

> **Klinik**
>
> Ionenströme durch Ionenkanäle sind durch Membranpotenzial und Leitwert der Ionenkanäle bestimmt. Die Ionenströme bewegen sich im Bereich von pA!

Abhängigkeit des Widerstands von der Temperatur. Ein elektrischer Widerstand ist üblicherweise ein Stück Metalldraht, der den Strom aufgrund seiner Geometrie oder seiner Resistivität schlecht leitet. Die meisten Widerstände hängen über einen weiten Temperaturbereich linear von der Temperatur ab. Man kann sie daher zur Temperaturmessung eichen.

Strom-Spannungs-Kennlinie. Widerstände werden über ihre Strom-Spannungs-Kennlinie als Ohm- oder Nicht-Ohm-Widerstand charakterisiert (**Abb. 5.5**).
– **Ohm-Widerstand:** Die Beziehung zwischen Strom und Spannung ist linear, die Steigung gibt den reziproken Widerstand an. Metalle haben üblicherweise einen Ohm-Widerstand.
– **Nicht-Ohm-Widerstand:** Die Beziehung zwischen Strom und Spannung ist nicht linear, die Steigung gibt nur punktuell den Widerstand an. Nicht-Ohm-Widerstände findet man bei Halbleiterdioden und Transistoren. Abweichung von der Linearität findet man auch bei Metalldrähten, wenn durch hohen Strom der Draht heiß wird (Glühbirne).

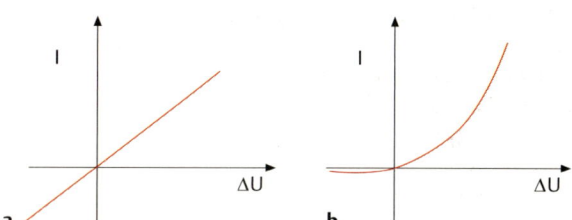

Abb. 5.5 Strom-Spannungs-Kennlinien. a Ohm-Widerstand. **b** Nicht-Ohm-Widerstand.

Spannungsabfall über einem elektrischen Widerstand. Ein Ohm-Widerstand R werde mithilfe von Kupferzuleitungen an eine Spannungsquelle mit der Quellspannung ΔU angeschlossen. In dem Stromkreis fließt dann ein elektrischer Strom gemäß dem Ohm-Gesetz: $I_Q = \Delta U/R$ (**Abb. 5.6a**). Sofern der Widerstand der Kupferzuleitungen zu vernachlässigen ist, erfolgt der Spannungsabfall nur über dem Widerstand R, nicht über den Zuleitungen. Der Spannungsabfall über dem Widerstand ist in **Abbildung 5.6b** schematisch dargestellt. In allen folgenden elektrischen Schaltkreisen wird der Widerstand der Zuleitungen vernachlässigt.

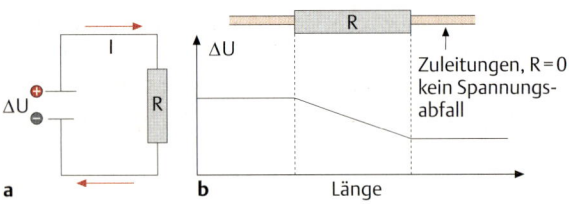

Abb. 5.6 Spannungsabfall am Ohm-Widerstand. a Ein Ohm-Widerstand ist über Kupferzuleitungen an eine Spannungsquelle angeschlossen. **b** Der Spannungsabfall erfolgt nur über dem Widerstand, solange der Widerstand der Zuleitungen vernachlässigt werden kann.

Klinik

Der menschliche Körper ist ein elektrolytischer Leiter mit hohem Widerstand. Der Widerstand von Hand zu Hand beträgt ca. 1 kΩ. Gleichstrom führt zunächst zur Joule-Erwärmung des Körpers. Bei genügend hoher Stromdichte werden die Zellen depolarisiert, und der normale Ablauf von Erregungsvorgängen wird gestört.

Serien- und Parallelschaltung von Widerständen

Serienschaltung. Wenn Widerstände in einem Stromkreis hintereinander geschaltet werden, dann spricht man von einer Serienschaltung (auch Reihenschaltung). Der Gesamtwiderstand ergibt sich aus der Summe der Einzelwiderstände:

$$R_{ges} = R_1 + R_2 + \ldots + R_n = \sum_{i=1}^{n} R_i$$

Die Gesamtspannung fällt sukzessive über den Einzelwiderständen ab, wie schematisch in **Abbildung 5.7a** gezeigt ist. Der Strom folgt aus dem Ohm-Gesetz:

$$I = \frac{\Delta U}{R_{ges}}$$

Bei der Serienschaltung nimmt der Strom sukzessiv mit der Zuschaltung von weiteren Widerständen ab.

Potenziometer. Serienschaltungen von Widerständen können als Spannungsteiler (Potenziometer) genutzt werden. Über jedem Widerstand fällt eine Spannung proportional zum Widerstand ab, die abgegriffen und für weitere Geräte genutzt werden kann, die eine kleinere Spannung benötigen als die primäre Spannungsquelle zur Verfügung stellt. Gebräuchlich sind Schiebewiderstände, bei denen ein Schleifkontakt die gewünschte Spannung abgreift, wie in **Abbildung 5.7b** schematisch dargestellt ist.

Parallelschaltung. Eine alternative Möglichkeit, elektrische Widerstände in einem Stromkreis zu schalten, ist die Parallelschaltung (**Abb. 5.7c**). Im dargestellten Beispiel teilt sich der Gesamtstrom I_1 in zwei Teilströme I_2 und I_3 auf, und die Gesamtspannung fällt über beiden Widerständen R_1 und R_2 gleich ab. Die Teilströme folgen aus $I_1 = \Delta U/R_1$ und $I_2 = \Delta U/R_2$. Da an der Verzweigung $I_1 = I_2 + I_3$ folgt:

$$I_1 = \frac{\Delta U}{R_1} + \frac{\Delta U}{R_2} = \Delta U\left(\frac{1}{R_1} + \frac{1}{R_2}\right) = \Delta U\left(\frac{1}{R}\right)_{ges}$$

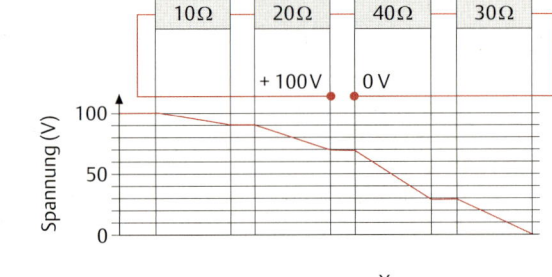

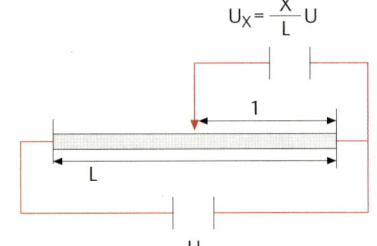

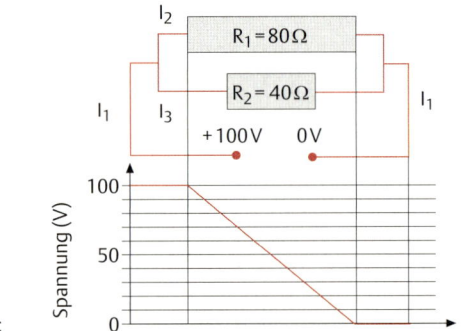

Abb. 5.7 Widerstände und Spannungsabfall im Stromkreis. a Serienschaltung. **b** Potenziometerschaltung. **c** Parallelschaltung.

Daraus folgt, dass bei Parallelschaltung die Leitwerte der Widerstände sich addieren:

$$\left(\frac{1}{R}\right)_{ges} = \frac{1}{R_1} + \ldots + \frac{1}{R_n} = \sum_{i=1}^{n} \frac{1}{R_i}$$

Damit ist der Gesamtwiderstand immer kleiner als der kleinste Einzelwiderstand.

Merke
Der Gesamtwiderstand in einem Stromkreis mit parallel geschalteten Widerständen ist immer kleiner als der kleinste Einzelwiderstand.

5.5 Elektrischer Stromkreis

Im Haushalt sind alle elektrischen Geräte parallel geschaltet. Wenn ein Gerät ausfällt, sind die anderen nicht davon betroffen. Jedes Gerät hängt an einem eigenen „Zweig" des Stromkreises (**verzweigter Stromkreis**). Wären sie in Serie geschaltet, würde beim Ausfall eines Geräts der gesamte Stromkreis unterbrochen.

Biologie · Histologie · Anatomie · Chemie · Biochemie · Physik · Physiologie · Psych./Soz.

Kirchhoff-Regeln

Aus der Serien- und Parallelschaltung von Widerständen können die beiden Kirchhoff-Regeln abgeleitet werden:
- **Knotenregel:** An einem Knoten verzweigen sich die Ströme so, dass die Summe der Ströme konstant bleibt.
- **Maschenregel:** In einem geschlossenen Stromkreis ist die Summe aller Spannungsabfälle über den Widerständen gleich der gesamten Spannungsdifferenz des Stromkreises.

Berücksichtigt man die Vorzeichen von Spannung und Strom, dann ist die Formulierung der Kirchhoff-Regeln noch stringenter:
- **Knotenregel:** An einem Knoten ist die Summe aller Ströme Null.
- **Maschenregel:** In einem geschlossenen Stromkreis ist die Summe aller Spannungen Null.

Spannungsquellen

Alle elektrischen Geräte, einschließlich Spannungsquellen (Batterien), haben einen Innenwiderstand. Der Innenwiderstand wird bei Berechnung von Strömen und Spannungen immer als Reihenwiderstand angenommen (**Abb. 5.8**). Die **Klemmspannung** einer Batterie ist die **Leerlaufspannung** ohne Belastung minus dem Spannungsabfall über dem Innenwiderstand R_i der Batterie. Die Klemmspannung ist daher immer geringer als die Leerlaufspannung. Der **Kurzschlussstrom** ist der Strom, der nur durch den Innenwiderstand der Batterie begrenzt ist.

Beispiel (**Abb. 5.8**): Falls die Leerlaufspannung einer Batterie 12 V beträgt, die Klemmspannung über einem Widerstand jedoch nur 10 V, dann müssen 2 V über dem Innenwiderstand abgefallen sein. Der Strom im Kreis mit dem Widerstand R = 12 Ω ist daher: 10 V/12 Ω = 0,833 A, sodass für den Innenwiderstand 2 V/0,833 A = 2,4 Ω berechnet werden. Der Kurzschlussstrom ist 12 V/2,4 Ω = 5 A. Der Innenwiderstand einer Spannungsquelle sollte möglichst klein sein!

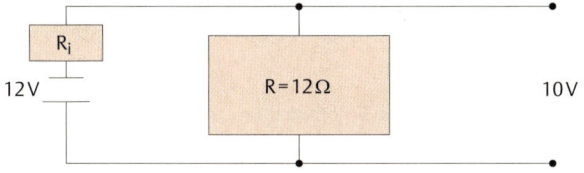

Abb. 5.8 Schematische Darstellung des Innenwiderstandes einer Spannungsquelle.

Strom- und Spannungsmessgeräte

Ampèremeter. Zum Messen von elektrischen Strömen verwendet man Ampèremeter. Diese werden in Reihe mit einem Widerstand geschaltet (**Abb. 5.9a**). Ampèremeter haben einen Innenwiderstand R_i, der möglichst klein sein sollte, damit die Strommessung über dem Hauptwiderstand R nicht verfälscht wird. Der gemessene Strom $I_Q = \Delta U / (R + R_i)$ ist also kleiner als derjenige, der ohne Strommessung fließt.

Voltmeter. Messungen von Spannungen erfolgen mit einem Voltmeter (**Abb. 5.9b**). Die über dem Widerstand R_1

abfallende Spannung zwischen a und b wird parallel zu R_1 gemessen. Ein Voltmeter ist ein Ampèremeter mit möglichst hohem vorgeschaltetem Innenwiderstand R_i, damit die Spannungsmessung nicht durch den Strom verfälscht wird, der durch das Gerät fließt.

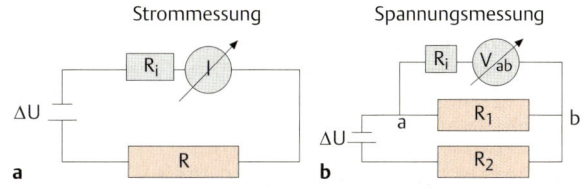

Abb. 5.9 Schaltung von Strom- und Spannungsmessgeräten in Stromkreisen. a Ampèremeter. **b** Voltmeter.

Elektrische Energie und elektrische Leistung

In einer Spannungsquelle wird Ladung auf einem hohen Potenzial angeboten. Die potenzielle Energie der Ladung kann in elektrischen Motoren mechanische Arbeit leisten, in einer Fotodiode Licht erzeugen, chemische Reaktionen auslösen, oder Wärme erzeugen. In allen Fällen leistet das elektrische Feld Arbeit an Ladungen, sodass Strom von a nach b über einen Widerstand fließt. In einem Ohm-Widerstand wird die elektrische Energie ausschließlich in Wärmeenergie umgewandelt. Ohm-Widerstände sind elektrische Heizungen, Bügeleisen, Toaster, etc.

Die elektrische Energie ist analog zur mechanischen Energie definiert:

$$W_{el} = Q \cdot E \cdot \Delta s.$$

Da Ladung $Q = I \cdot \Delta t$ ist, und das elektrisches Feld $E = \Delta U/\Delta s$, folgt für die elektrische Energie:

$$W_{el} = I \cdot \Delta U \cdot \Delta t$$

Die Einheit der elektrischen Energie ist $[W_{el}] = A \cdot V \cdot s$ = Joule = Watt · s.

Elektrische Leistung ist elektrische Energie (Arbeit) pro Zeit:

$$P_{el} = \frac{W_{el}}{\Delta t} = I \cdot \Delta U$$

Die Einheit der elektrischen Leistung ist $[P_{el}] = A \cdot V$ = Joule/s = Watt.

Falls das Ohm-Gesetz gilt, dann folgt für die elektrische Leistung an einem Ohm-Widerstand:

$$P_{el} = \frac{(\Delta U)^2}{R} = I^2 \cdot R$$

Die **Joule-Wärmeentwicklung** entspricht der im Draht verbrauchten elektrischen Leistung. Die geleistete Arbeit am Ohm-Widerstand ist dissipativ, d.h. sie kann nicht in Form elektrischer Energie zurückgewonnen werden.

Biologie

Histologie

Anatomie

Chemie

Biochemie

Physik

Physiologie

Psych./Soz.

5.6 Elektrische Kapazität

Kondensator

Elektrische Kondensatoren sind Bauelemente, die elektrische Ladungen speichern können. Zwei getrennte metallische Platten mit unterschiedlichen Ladungen bilden einen elektrischen Kondensator mit homogener Feldverteilung im Inneren (vgl. **Abb. 5.2**, S. 634). Das elektrische Feld zwischen den Platten hängt nur von der Flächendichte der Ladung (Ladung Q/Fläche A) ab:

$$E = \frac{1}{\varepsilon_0} \cdot \frac{Q}{A}.$$

ε_0 ist die Feldkonstante des Vakuums.

Kapazität. Das Vermögen Ladung zu speichern, kommt in der **Kapazität** C eines Kondensators zum Ausdruck:

$$C = \frac{Q}{\Delta U}.$$

Die Einheit der Kapazität ist [C] = Coulomb/Volt = C/V = F (Farad). 1 C/1 V = 1 1C/1V = 1F.
Die Einheit Farad ist sehr groß. Daher verwendet man häufig die kleineren Einheiten Mikrofarad (µF), Nanofarad (nF) und Pikofarad (pF).
Die Spannungsdifferenz zwischen beiden Platten ist $\Delta U = E \cdot \Delta d$, wobei Δd der Plattenabstand ist. Bei Verdoppelung des Plattenabstands bleibt das Feld konstant, aber die Spannung steigt auf das Doppelte, da gegen die Coulomb-Anziehung Arbeit geleistet werden muss. Durch Umformung findet man für die Kapazität:

$$C = \frac{Q}{\Delta U} = \varepsilon_0 \cdot \frac{A}{\Delta d}$$

d.h. die Kapazität hängt nur von den Geometriefaktoren Plattenfläche A und Plattenabstand Δd ab. Wenn man statt Vakuum bzw. Luft zwischen den Platten ein **Dielektrikum** einbringt, dann kann die Kapazität um den Faktor ε erhöht werden. ε ist die **Permittivitätszahl** und gibt den Verstärkungsfaktor an. Dielektrika sind isolierende Materialien, deren molekulare elektrische Dipole sich im elektrischen Feld des Kondensators ausrichten. Durch die Ausrichtung der Dipole wird die Kapazität von Kondensatoren gesteigert, denn die Dipole kompensieren einen Teil der Ladungen.
Technische Kondensatoren haben viele verschiedene Gestalten. Sie können platten-, kugel- oder zylinderförmig angeordnet sein. Wichtig ist nur, dass die Ladungen auf den gegenüberliegenden Flächen elektrisch durch einen Isolator getrennt sind.

Energie. Die Ladungstrennung im Kondensator entspricht der Speicherung von elektrischer Energie. Für jede Ladung, die noch zusätzlich auf den Kondensator gebracht wird, muss Arbeit geleistet werden. Die gespeicherte Energie ist

$$E_{Kond} = \frac{1}{2} \cdot C \cdot (\Delta U)^2.$$

Parallel- und Serienschaltung von Kondensatoren

Kondensatoren können parallel oder in Serie (Reihe) geschaltet werden (**Abb. 5.10**). Bei **Parallelschaltung** erhöht man effektiv die Plattenfläche, d.h. die Kapazität wächst mit jedem zugeschalteten Kondensator an:

$$C_{ges} = C_1 + \dots + C_n = \sum_{i=1}^{n} C_i.$$

Bei **Serienschaltung** addieren sich die Leitwerte der Einzelkapazitäten. Damit ist die Gesamtkapazität geringer als jede einzelne Kapazität:

$$\left(\frac{1}{C}\right)_{ges} = \frac{1}{C_1} + \dots + \frac{1}{C_n} = \sum_{i=1}^{n} \frac{1}{C_i}.$$

> **Merke**
> Bei Serienschaltung von Widerständen werden die Einzelwiderstände addiert. Bei Serienschaltung von Kondensatoren werden die Leitwerte der Einzelkondensatoren addiert.

Bei Parallelschaltung herrscht über jedem Kondensator die gleiche Spannung. Bei Serienschaltung fällt die Spannung der Spannungsquelle sukzessive über den einzelnen Kondensatoren ab. Daher kann man die Serienschaltung auch zur Spannungsteilung benutzen, ähnlich der Serienschaltung von Widerständen.

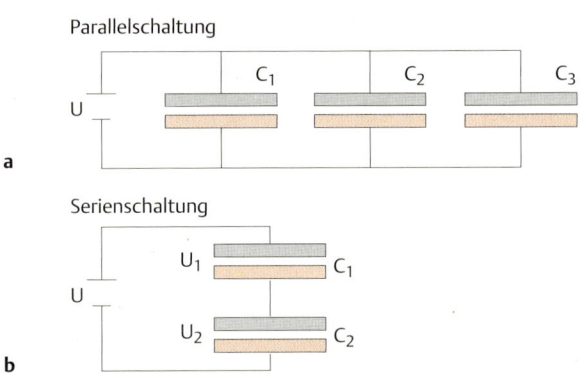

Abb. 5.10 Parallel- und Serienschaltung von Kondensatoren.

Auf- und Endladen von Kondensatoren

Ein Kondensator kann über eine Spannungsquelle U (Batterie) aufgeladen werden. Eine mögliche elektrische Schaltung ist in **Abb. 5.11** wiedergegeben. Dabei fließt Strom über den Widerstand R und die Zuleitungen zum Kondensator, bis dieser die gleiche Spannung erreicht wie die Spannungsquelle. Im geladenen Zustand ist die Spannung über dem Kondensator maximal und der Strom 0. Die Aufladung erfolgt nach einem Exponentialgesetz mit der **Zeitkonstante** τ. τ ist die Zeit die vergeht, bis 63 % des Kondensators aufgeladen sind. Die Zeitkonstante ist ein Produkt aus Widerstand R und Kapazität C : $\tau = R \cdot C$. Je größer der Widerstand und je größer die Kapazität ist, umso länger dauert es, einen Kondensator aufzuladen.

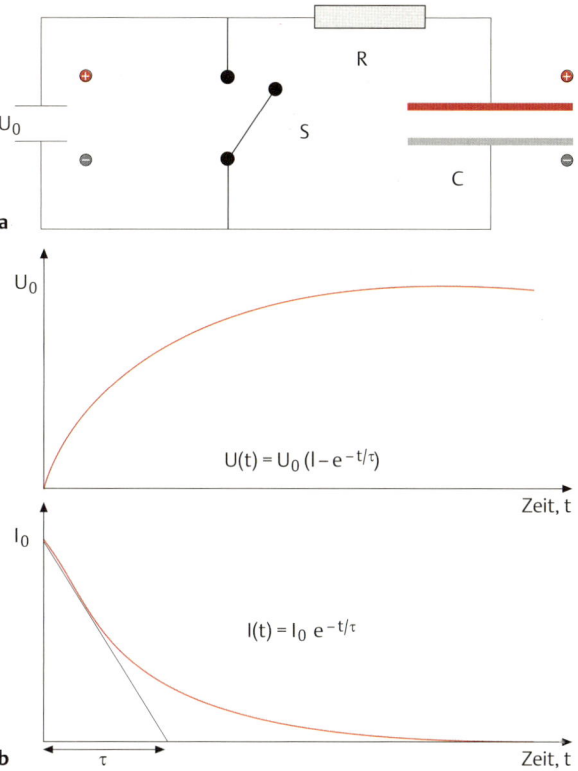

Abb. 5.11 Auf- und Entladen eines Kondensators. a Schaltbild zum Aufladen eines Kondensators bei geöffnetem Schalter S. **b** Zeitlicher Verlauf von Spannung (oben) und Strom (unten) über dem Kondensator, nachdem dieser an die Spannungsquelle mit der Spannung U angeschlossen wurde.

Wenn die Spannungsquelle entfernt und der Schalter S geschlossen wird (**Abb. 5.11**), dann findet ein Ladungsausgleich zwischen den beiden Platten statt, d. h. es fließt ein Strom über den Widerstand, bis der Plattenkondensator vollständig entladen ist. Strom und Spannung nehmen exponentiell ab, bis der Kondensator vollständig leer ist. Die Zeit für die Entladung ist wieder durch die Zeitkonstante τ charakterisiert.

> **Klinik**
>
> Zellmembranen sind aus Lipiddoppelschichten aufgebaut. Die elektrischen Eigenschaften einer Zellmembran können näherungsweise durch einen Plattenkondensator beschrieben werden. Die Ladungen sind die im Cytoplasma bzw. im interzellulären Raum vorhandenen Ionen, die Zellmembran stellt das Dielektrikum mit einer Permittivitätszahl ε dar.

5.7 Elektrizitätsleitung

Festkörper. Hinsichtlich der elektrischen Leitfähigkeit teilt man Festkörper in Isolatoren, Halbleiter, und Metalle ein. In **Metallen** bewegen sich Elektronen relativ frei und ungestört. In ihnen kann elektrischer Strom und damit gleichzeitig auch elektrische Energie transportiert werden. **Halbleiter** haben eine wesentlich geringere Leitfähigkeit als Metalle. Reine Halbleiter sind bei tiefen Temperaturen Isolatoren. Entweder durch Temperaturerhöhung oder durch Dotieren von Fremdatomen werden Halbleiter geringfügig leitfähig. In **Isolatoren** sind alle Elektronen so stark gebunden, dass auch durch Temperaturerhöhung keine Leitfähigkeit zustande kommt.

Vakuum. Elektronen, die üblicherweise in Molekülen oder in Festkörpern gebunden sind, können durch verschiedene Prozesse freigesetzt werden und ins Vakuum gelangen. Bei hohen Temperaturen z. B. treten Elektronen durch Glühemission aus Festkörpern aus. Ein Teil dieser Energie dient der Überwindung der Bindung (Austrittsarbeit), der Rest wird dem Elektron als kinetische Energie mitgegeben. Im Vakuum erleiden Elektronen keine Stöße. Daher gelten die Newton'schen Gesetze: Kraft ist Masse mal Beschleunigung. Das heißt, Elektronen können im Vakuum mit einer Spannungsdifferenz beschleunigt werden. Dies wird vielfach technisch ausgenützt: An einer Kathode werden Elektronen durch Glühemission ins Vakuum gebracht und zu einer Anode hin beschleunigt, wobei die Anode positiv im Vergleich zur Kathode vorgespannt ist. Am Ende der Strecke haben die Elektronen ein geringeres Potenzial aber eine höhere kinetische Energie. Treffen sie auf die Anode auf, dann werden sie abgebremst und die kinetische Energie wird in andere Energieformen umgewandelt. In der Braun-Röhre eines Oszilloskops entsteht ein Leuchtfleck an der Stelle, an der die Elektronen auf den Leuchtschirm auftreffen. Röntgenröhren werden bei höheren Spannungen betrieben. Hier entsteht beim Auftreffen der Elektronen auf die Anode eine durchdringende Röntgenstrahlung.

Gase. Elektronen, die nach Emission aus einem Festkörper in ein Gas gelangen und beschleunigt werden, erleiden vielfache Stöße mit den Gasatomen. Dabei wird immer ein Teil der kinetischen Energie der Elektronen durch Stoß an die Atome oder Moleküle im Gas übertragen. Bei der Stoßübertragung können Elektronen in den Molekülen zum Leuchten angeregt werden. Wenn die Energie ausreicht, dann können Moleküle durch Elektronenstoß auch dissoziiert und ionisiert werden. Dadurch entstehen sowohl neue Elektronen wie auch positiv geladene Kationen. Im Spannungsfeld laufen die schweren Kationen langsam zur negativ geladenen Kathode, während die leichteren und schnelleren Elektronen auf die positiv geladene Anode zulaufen. Die Ladungstrennung und Beschleunigung erzeugt vielfache neue Stoßprozesse, sodass das Gas elektrisch leitend wird (Plasma) und aufleuchtet. Nimmt die Elektronen- und Ionenzahl lawinenartig zu, dann spricht man von einer Gasentladung. Die Spannung, die man benötigt, um bei Normaldruck 1 cm Luftstrecke zu ionisieren, beträgt ca. 10 000 V. Bei dieser Spannung tritt eine Entladung (Blitz) auf.

Flüssigkeiten. Reines Wasser ist ein Isolator. Bei Zugabe von Salzen, Säuren oder Basen entstehen jedoch elekt-

Biologie

Histologie

Anatomie

Chemie

Biochemie

Physik

Physiologie

Psych./Soz.

risch geladene Ionen (Kationen und Anionen). Die starken elektrischen Felder, die von dem Dipolmoment der Wassermoleküle ausgehen, führen zur Dissoziation von Ionenbindungen. NaCl gelöst in Wasser ergibt Na^+ und Cl^-. Eine Lösung mit geladenen und beweglichen Ionen wird Elektrolyt genannt. Werden zwei Metallelektroden in einem Abstand in die Lösung eingetaucht und wird an diese eine Spannungsquelle angelegt, dann wandern die positiven Ionen (Kationen) zur negativen Elektrode (Kathode) und die negativen Ionen (Anionen) zur positiven Elektrode (Anode) (**Abb. 5.12**). Der Elektrolyt leitet einen Ionenstrom. Die Überschussladung der Anionen wird an der Anode abgeliefert und gelangt über den Stromkreis zur Kathode, wo die Kationen durch Elektronenaufnahme neutralisiert werden. Die Elektrolyse beinhaltet damit einen Ladungstransport und gleichzeitig einen Materietransport. Die positiv geladenen Metall- und Wasserstoffionen scheiden sich an der Kathode ab, während sich die negativ geladenen Säurereste und Sauerstoffionen an der Anode abscheiden.

Die **Faraday-Gesetze** beruhen auf der gleichzeitigen Abscheidung von Stoffmenge bzw. Masse m und Ladung Q an den Elektroden eines Elektrolyten.

Das **1. Faraday-Gesetz** drückt eine Beziehung zwischen abgeschiedener Masse und Ladung von einwertigen Ionen aus: Die an einer Elektrode abgeschiedene Masse m ist der an einer Elektrode abgegebenen oder aufgenommen Gesamtladung Q proportional: m ~ Q. Da die Ladung Q sich über eine Zeit t bei konstantem Strom I akkumuliert: Q = I · t, folgt: m ~ I · t. Um ein Mol eines einwertigen Ions elektrolytisch abzuscheiden, braucht man die Ladungsmenge $Q_{mol} = q · N_A = F$. q ist die Elementarladung ($1{,}602 · 10^{-19}$ C), N_A die Avogadro-Zahl und F wird als Faraday-Konstante bezeichnet. F = 96487 C. (Vorsicht: die Faraday-Konstante sollte nicht mit der Einheit der Kapazität F [Farad] verwechselt werden.)

Das **2. Faraday-Gesetz** drückt eine Beziehung zwischen abgeschiedener Masse und Ladung von mehrwertigen Ionen aus. Die an einer Elektrode abgeschiedene Masse m eines Elements ist proportional zur Molmasse M_{Mol} (Atomgewicht) des abgeschiedenen Elements und umgekehrt proportional zu seiner Ladungszahl z.

Da m = M_{Mol} · n (n = Molzahl) und die abgeschiedene Ladung Q = n · z · F, folgt durch Einsetzen und Umstellung:

$$m = \frac{M_{Mol} \cdot Q}{z \cdot F}$$

Polarisationsströme. Nervenzellen leiten elektrische Signale. Allerdings werden dabei weder Elektronen noch Ionen in Richtung der Signalausbreitung transportiert, sondern ein Polarisationszustand. Durch Ionenaustausch über die Membran hinweg entsteht lokal ein Aktionspotenzial, das sich lateral entlang der Nervenzelle ausbreitet. Während im Ruhezustand der elektrische Dipol von innen (negativ) nach außen (positiv) gerichtet ist, dreht sich bei der Depolarisation die Richtung des Dipols um (Physiologie, S. 790). Die Fortpflanzung des Aktionspotenzials entspricht einem Polarisationsstrom, der von einer fortlaufenden Depolarisation der Axone herrührt. Nichtmyelinisierte Nervenfasern haben eine Signalgeschwindigkeit von ca. 2 m/s.

5.8 Elektrische Spannungen an Grenzflächen, Diffusionsspannungen

Kontaktspannung zwischen verschiedenen Metallen. Die Austrittsarbeit von Elektronen aus Metallen ist von Metall zu Metall verschieden. Bringt man zwei verschiedene Metalle A und B über eine gemeinsame Grenzfläche in Kontakt, dann fließen Elektronen aus dem Metall A mit der kleineren Austrittsarbeit zum Metall B mit der größeren Austrittsarbeit, bis ein neues Gleichgewicht hergestellt ist. Da beide Metalle vorher elektrisch neutral waren, können sie nach dem Ladungsausgleich nicht mehr neutral sein. Im Metall A fehlen Elektronen (positiv geladen), im Metall B sind Überschussladungen (negativ geladen). An der Grenzschicht zwischen beiden Metallen bildet sich eine Kapazität mit einer entsprechenden Kontaktspannung. Diese Kontaktspannung ist charakteristisch für die verwendeten Metalle und beträgt einige Millivolt bei Raumtemperatur. Die Kontaktspannung hängt von der Temperatur ab. Diese Temperaturabhängigkeit wird in Thermoelementen zur Temperaturmessung genutzt.

Thermospannung und Thermoelement. Werden zwei verschiedene Metalldrähte an ihren Enden zu einem geschlossenen Kreis zusammengeschweißt, dann heben sich die Kontaktspannungen gegenseitig auf. Es fließt kein Strom in diesem Leiterkreis. Bringt man allerdings beide Kontakte auf verschiedene Temperaturen, dann sind die Kontaktspannungen an beiden Enden unterschiedlich. Die durch unterschiedliche Temperatur erzeugte Differenz der

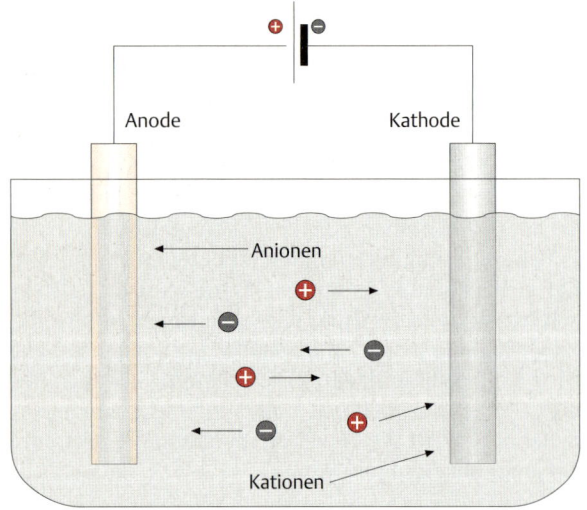

Abb. 5.12 Elektrolyse. Kationen und Anionen eines Elektrolyten wandern im elektrischen Feld zur Kathode bzw. Anode.

Kontaktspannungen wird **Thermospannung** genannt. Die so zusammengebrachten Metalldrähte werden als **Thermoelement** bezeichnet. Bei Temperaturmessungen wird eine Kontaktstelle zum Referenzpunkt auf dem Eispunkt, die andere Kontaktstelle bringt man in thermischen Kontakt mit dem zu messenden Objekt. Der Eispunkt wird bei modernen Geräten durch eine Konstantspannungsquelle ersetzt.

Diffusionsspannung. Kontaktspannungen entstehen auch in Elektrolyten, wenn Ionen mit unterschiedlicher Konzentration durch eine ionenselektive Membran getrennt sind, die nur für eine Ionensorte durchlässig ist. Konzentrationsausgleich kann dann nur für eine Ionensorte erfolgen, nicht aber für die andere. Jedes Kation, welches dem Konzentrationsgradienten folgend durch die Membran auf die andere Seite diffundiert, hinterlässt eine effektive negative Ladung im Ursprungselektrolyten und führt eine positive Ladung dem Zielelektrolyten zu. Die Diffusion von Kationen durch die Membran bewirkt Konzentrationsausgleich bei gleichzeitiger Ladungstrennung. Die Diffusion kommt zum Erliegen, wenn die Kraft durch den Konzentrationsgradienten und die Coulomb-Kraft durch die Ladungstrennung sich die Waage halten. Die Membran trennt die unterschiedlichen Ladungen und wirkt wie ein aufgeladener Kondensator. Die Spannungsdifferenz bei einer Temperatur T ergibt sich aus dem natürlichen Logarithmus des Konzentrationsverhältnisses der Ionensorten in den beiden Elektrolyten:

$$\Delta U \sim \frac{R \cdot T}{z \cdot F} \cdot \ln \frac{c_1}{c_2}$$

Diese Beziehung ist als **Nernst-Gleichung** bekannt. F = Faraday-Konstante, R = allgemeine Gaskonstante, z = Ladungszahl, c_1 und c_2 = Konzentrationen des Ions auf den beiden Seiten der Membran.

Klinik

Die biologische Zelle arbeitet nach dem Prinzip der ionenselektiven Membran. Im Ruhezustand trennt die Membran das Cytoplasma mit einem K^+-Überschuss vom interzellulären Raum mit einem Na^+-Überschuss. Da die K^+-Kanäle offen sind, findet ein Ausgleich von K^+-Ionen durch Diffusion statt, aber nur insoweit, bis der Konzentrationsgradient durch die CoulombKraft aufgehoben wird. Es stellt sich dann ein fließendes „Konzentrationsgleichgewicht" bei einem Ruhepotenzial von ca. -90 mV ein. (Das Membranpotenzial ist negativ, da die Innenseite der Membran gegenüber dem Extrazellulärraum negativ geladen ist und das Potenzial der Membranaußenseite willkürlich als Null definiert wird.)

5.9 Magnetische Größen, elektromagnetische Induktion

Magnetische Feldstärke

Eine ruhende Ladung ist von **elektrischen Feldlinien** $\vec{E}$ umgeben, die eine elektrische Kraftwirkung symbolisieren (Coulomb-Kraft). Eine bewegte Ladung ist von elektrischen Feldlinien $\vec{E}$ und von **magnetischen Feldlinien** $\vec{H}$ umgeben. Die magnetischen Feldlinien drücken eine **magnetische Feldstärke** aus. Sie sind kreisförmig um die bewegte Ladung angeordnet und immer geschlossen. Bei positiver Ladung gilt die rechte Handregel: Wenn sich die Ladung in Richtung des rechten Daumens bewegt, dann geben die Finger der Hand die Orientierung der Feldlinien an (**Abb. 5.13a**).

Ein stromführender Leiter ist von kreisförmigen magnetischen Feldlinien umgeben (**Abb. 5.13b**). Dabei ist die magnetische Feldstärke proportional zum Strom I und umgekehrt proportional zum Abstand r des stromführenden Leiters. Entlang eines Kreisumfangs $2\pi \cdot r$ ist das Feld überall konstant:

$$H = \frac{I}{2\pi \cdot r}$$

Die Einheit der magnetischen Feldstärke ergibt sich aus den Basisgrößen Strom und Länge: [H] = A/m.

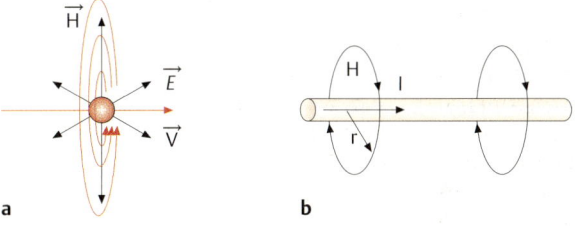

a   b

Abb. 5.13 Magnetische Feldlinien. a Bewegte elektrische Ladungen sind von elektrischen und magnetischen Feldlinien umgeben. **b** Die magnetischen Feldlinien um einen stromführenden Leiter sind zentrisch und kreisförmig um den Leiter angeordnet.

Biegt man den Leiter zu einem Kreis, dann überlagern sich die Feldlinien und verstärken sich gegenseitig (**Abb. 5.14a**). Im Zentrum eines Kreises mit dem Radius r ist die magnetische Feldstärke H = I/2r. Diese Verstärkung kann man durch eine Anordnung von Kreisen, die eine Spule bilden, ausnutzen.

In einer stromführenden langen Spule herrscht entlang der Spulenachse ein homogenes Magnetfeld, dessen Stärke vom Strom I und der Dichte der Windungen l (Zahl der Windungen pro Längeneinheit) abhängt: H = l · I. Außerhalb der Spule schließen sich die Feldlinien wieder (**Abb. 5.14b**).

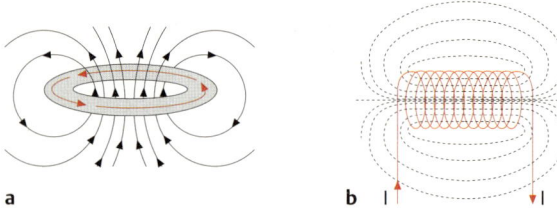

Abb. 5.14 Magnetische Feldlinien von ringförmigen Leitern. a Magnetische Feldlinien von einem geschlossenen Leiterring. **b** Magnetische Feldlinien in einer langen Luftspule.

Elektromagnetische Induktion

Wenn eine stromlose Leiterschleife mit der Fläche A von einem homogenen und zeitlich konstanten Magnetfeld B durchsetzt wird, d. h. wenn der **magnetische Fluss** $\Phi = \vec{B} \cdot \vec{A}$ zeitlich konstant ist, dann wird keine elektrische Spannung an den Enden einer Leiterschleife gemessen (**Abb. 5.15**): $\Delta U_{ind} = 0$. Die Fläche A ist hier als Vektor geschrieben, der senkrecht zur Fläche zeigt. Der magnetische Fluss ist damit am größten, wenn Magnetfeld und Flächennormale parallel ausgerichtet sind. Sobald der magnetische Fluss Φ in irgendeiner Weise zeitlich verändert wird, entsteht an den Enden der Leiterschleife eine induzierte Spannung, die umso größer ist, je größer die zeitliche Änderung des Flusses ist (**Induktionsgesetz von Faraday**):

$$U_{ind} = -\frac{\Delta \Phi}{\Delta t} \; .$$

Das Minuszeichen drückt aus, dass der in einem Leiterkreis fließende induzierte Strom ein Magnetfeld erzeugt, das dem ursprünglichen Magnetfeld entgegengesetzt ist. Das Feld B wird **magnetische Induktion** genannt und ist über die induzierte Spannung definiert. Zwischen **magnetischer Feldstärke** $\vec{H}$ und **magnetischer Induktion** $\vec{B}$ besteht die Beziehung:

$$\vec{B} = \mu_0 \cdot \vec{H}$$

μ_0 ist die **magnetische Feldkonstante**. Sie ist eine universelle Konstante mit dem Wert:

$$\mu_0 = 4\pi \cdot 10^{-7} \frac{Vs}{Am}$$

Die Einheit der magnetischen Induktion ergibt sich aus der Einheit von H und μ_0:

$$[B] = \frac{Vs}{Am} \cdot \frac{A}{m} = \frac{Vs}{m^2} \; ,$$

$1 Vs/m^2 = 1$ Tesla (T), wobei $10\,000$ Oersted (Oe) $= 1 T$ sind. Induzierte Spannungen werden technisch zur Erzeugung von **Wechselspannung** und **Wechselstrom** genutzt. Dreht man eine Leiterschleife in einem homogenen Magnetfeld, dann entsteht eine harmonisch variierende induzierte Wechselspannung (s. u.).

Induktivität. Der Strom einer Spule mit N Windungen erzeugt einen magnetischen Fluss $N \cdot \Phi$, der dem Strom I proportional ist. Die Proportionalitätskonstante wird die Selbstinduktivität der Spule L genannt:

$$N \cdot \Phi = L \cdot I \; .$$

Daraus folgt für die Selbstinduktivität L einer Spule:

$$L = \frac{N \cdot \Phi}{I}$$

Bei zeitlicher Änderung des Stroms in der Spule ändert sich der magnetische Fluss in der Spule und induziert im Leiter eine Spannung:

$$U_{ind} = -N \cdot \frac{\Delta \Phi}{\Delta t} = -L \cdot \frac{\Delta I}{\Delta t}$$

Die Einheit der Induktivität ist $[L] = Vs/A$, wobei $1\,Vs/A = 1$ Henry (H) ist.

Magnetische Materialien

Elektronen auf ihren Kreisbahnen um den Kern stellen elektrische Kreisströme dar, die von Magnetfeldern umgeben sind. Elektronenstrom mal eingeschlossener Fläche A ergibt einen **magnetischen Dipol** $\vec{m} = I \cdot \vec{A}$, da im Flächenzentrum das Magnetfeld besonders stark ist (**Abb. 5.16**). Die Einheit des magnetischen Dipolmoments ist $[m] = Am^2$.

In magnetischen Materialien überlagern sich die magnetischen Dipolmomente der Valenzelektronen so, dass jedes Atom ein resultierendes Dipolmoment besitzt. Üblicherweise sind die Dipolmomente von benachbarten Atomen beliebig orientiert. Dann spricht man von einem **Paramagneten**. In einem Magnetfeld können die Dipolmomente ausgerichtet werden, da das Magnetfeld auf die Dipolmomente so lange ein Drehmoment ausübt, bis sie parallel zu den Feldlinien stehen. Bei manchen Materialien wie z. B. Eisen richten sich die Dipolmomente durch Wechselwirkung spontan und ohne Einwirkung eines äußeren

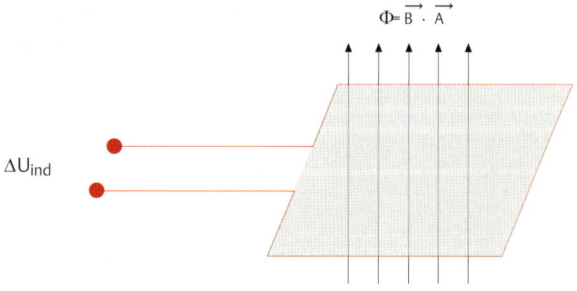

Abb. 5.15 Magnetische Induktion. Eine Leiterschleife in einem Magnetfeld schließt den magnetischen Fluss Φ = BA ein.

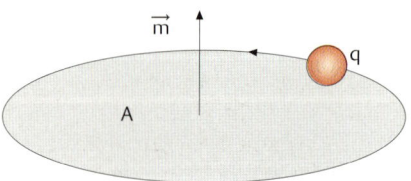

Abb. 5.16 Magnetisches Dipolmoment $\vec{m}$. Ein Elektron mit der Ladung q auf seiner Kreisbahn um den Kern erzeugt ein magnetisches Dipolmoment $\vec{m} = I \cdot \vec{A}$. $\vec{m}$ steht senkrecht auf der Fläche A.

Magnetfeldes aus. Dann spricht man von **Ferromagneten**. Ferromagnete zeichnen sich durch einen geordneten Zustand der magnetischen Dipolmomente unterhalb einer Ordnungstemperatur aus, die **Curie-Temperatur** genannt wird. Für Temperaturen oberhalb der Curie-Temperatur sind die magnetischen Momente ungeordnet und der Ferromagnet geht in einen Paramagneten über.

Magnetisierung. Als **Magnetisierung** $\vec{M}$ bezeichnet man die Anzahl N magnetischer Dipolmomente $\vec{m}$ pro Volumen V (Anzahldichte):

$$\vec{M} = \frac{N}{V} \cdot \vec{m}$$

Die Einheit der Magnetisierung ergibt sich aus der Einheit des magnetischen Dipolmoments und der Dichte:

$$[M] = \frac{1}{m^3} Am^2 = \frac{A}{m} \cdot$$

Damit hat die Magnetisierung die gleiche Einheit wie die magnetische Feldstärke.

Die magnetische Induktion, die man mit einer Luftspule erzeugen kann ($B = \mu_0 H = \mu_0 Il$) wird durch Einschieben eines Ferromagneten mit der Magnetisierung M erheblich verstärkt. Mit Ferromagneten ist die magnetische Induktion der Spule:

$$B = \mu_0 \cdot H + \mu_0 \cdot M = \mu \cdot \mu_0 \cdot H = \mu \cdot \mu_0 \cdot I \cdot l.$$

Der Verstärkungsfaktor (**Permeabilitätszahl**) μ kann Werte von 10^4 erreichen. Materialien, die eine Permeabilitätszahl $\mu \gg 1$ haben, sind ferromagnetisch, solche mit $\mu > 1$ sind paramagnetisch. Die Permeabilitätszahl von magnetischen Materialien hat bei Spulen die gleiche Bedeutung wie die **Permittivitätszahl** ε von Dielektrika in Kondensatoren.

Klinik

Auch Atomkerne und insbesondere Protonen haben ein magnetisches Moment, welches allerdings wesentlich kleiner ist als die magnetischen Momente der Elektronenhülle. Die magnetischen Momente von Protonen können in einem starken Magnetfeld ausgerichtet werden. Nimmt man das Magnetfeld weg, relaxieren die Momente und orientieren sich beliebig im Raum. Die Relaxationsrate von Protonen hängt von der Umgebung ab, in die sie eingebettet sind. In **Kernspintomografen** werden die unterschiedlichen Relaxationszeiten der Protonen in Geweben und Organen als Kontrast zur Bildgebung genutzt.

5.10 Wechselspannung, Wechselstrom

Wird eine elektrische Leiterschleife in einem homogenen Magnetfeld B kontinuierlich gedreht, verändert sich die effektive Fläche A, die vom Magnetfeld erfasst wird, laufend (**Abb. 5.17**). Steht die Schleife senkrecht zu den Feldlinien, ist die Fläche am größten, steht sie horizontal zu den Feldlinien, ist sie gleich Null. Durch die Drehung der Schleife wird der magnetische Fluss innerhalb der Schleife harmo-

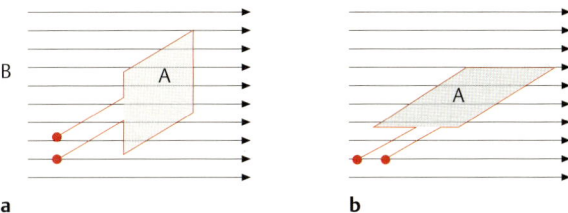

Abb. 5.17 Erzeugung von Wechselstrom. Eine Leiterschleife wird in einem Magnetfeld gedreht. Dabei wird in ihr eine Spannung induziert. **a** Steht die Schleife senkrecht zum magnetischen Feld, ist die vom Feld erfasste Fläche und damit die induzierte Spannung maximal. **b** Steht die Schleife horizontal zu den Feldlinien, sind erfasste Fläche und induzierte Spannung gleich Null.

nisch zeitlich verändert. Dadurch wird in der Schleife eine sich ständig ändernde Spannung mit einer sinusförmigen zeitlichen Abhängigkeit induziert (**Wechselspannung**, vgl. auch **Abb. 5.15**). Der Betrag der Spannung ist maximal, wenn die Schleife senkrecht zu den Feldlinien steht und gleich Null, wenn sie horizontal dazu steht.

Scheitelwerte, Effektivwerte, Wirkleistung

Die maximale Amplitude der induzierten Spannung wird als **Scheitelspannung** bezeichnet. Sie ist umso größer, je größer die magnetische Induktion B, die Fläche A und die Umlauffrequenz ω ist. In Kraftwerken werden Leiterschleifen mechanisch im Magnetfeld gedreht. Die induzierte Spannung dient als Spannungsquelle für Stromkreise beim Verbraucher mit einem Ohm-Widerstand R_Ω. Durch den Ohm-Widerstand fließt ein **oszillierender Strom** der Stärke:

$$I(t) = \frac{U_0}{R_\Omega} \cdot \sin(\omega t),$$

wobei U_0 die maximal induzierte Spannung ist. $I_0 = U_0/R_\Omega$ ist die maximale **Stromamplitude**. Spannung und Strom haben die gleiche Frequenz und die gleiche Phasenlage, d. h. immer wenn die Spannung ein Maximum hat, hat auch der Strom ein Maximum (**Abb. 5.18**). Die **Leistung** eines Wechselstromkreises wird aus dem **Effektivwert** der Wechselspannung und des Wechselstroms berechnet. Die Effektivwerte sind:

$$U_{eff} = \frac{U_0}{\sqrt{2}}, \quad I_{eff} = \frac{I_0}{\sqrt{2}}$$

d. h. die Effektivwerte sind Scheitelwert dividiert durch Wurzel 2. Damit ist der zeitliche Mittelwert der Wechselstromleistung an einem Ohm-Widerstand (auch **Wirkleistung** genannt):

$$P = I_{eff} U_{eff} = \frac{1}{2} I_0 U_0$$

Biologie Histologie Anatomie Chemie Biochemie Physik Physiologie Psych./Soz.

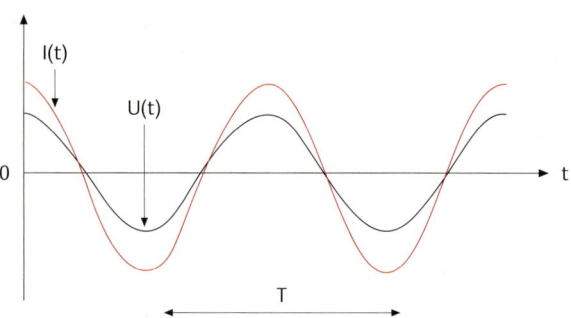

Abb. 5.18   Zeitlicher Verlauf von Strom und Spannung bei Wechselstrom. T kennzeichnet die Periode von Strom und Spannung.

> **Merke**
>
> Im Haushalt wird Wechselstrom mit der Amplitude U_0 = 325 V angeboten. Der Effektivwert der Spannungsamplitude ist 230 V (früher 220 V), die Frequenz ist 50 Hz, damit die Periode T = 1/f= 0,02 s = 20 ms, die Kreisfrequenz ist $\omega = 2\pi \cdot f = 2\pi \cdot 50$ Hz = 314 s^{-1}. Durch eine 100-Watt-Glühbirne fließt ein Effektivstrom von $I_{eff} = P/U_{eff}$ = 100 Watt/235 V = 0,425 A mit einem Scheitelwert von 0,6 A.

Elektrische Impedanz

Auch Kondensatoren und Spulen sind elektrische Widerstände im Wechselstromkreis, die jedoch im Gegensatz zum Ohm-Widerstand von der Frequenz der Wechselspannung abhängen.

Kondensator. Bei Gleichstrom ($\omega = 0$) ist ein Kondensator für Strom undurchlässig, d.h. sein Widerstand ist unendlich. Legt man eine Wechselspannung an, dann wird der Kondensator mit der Frequenz der Wechselspannung abwechselnd aufgeladen und entladen, d.h. es fließt periodisch Ladung auf den Kondensator zu und wieder weg. Damit wird der Kondensator effektiv leitfähig, sein Widerstand R_C sinkt mit zunehmender Frequenz:

$$R_C = \frac{1}{\omega \cdot C}$$

Spule. Fließt Gleichstrom durch eine Spule, dann ist der Widerstand nur durch die Länge des Kupferdrahts gegeben und damit sehr klein. Sobald jedoch Wechselstrom durch die Spule fließt, ändert sich zeitlich periodisch der magnetische Fluss $\Phi = \vec{B} \cdot \vec{A}$ durch die Spule. Damit wird ein Strom induziert, der dem ursprünglichen Strom ent-

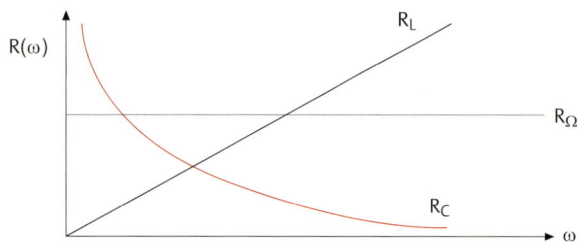

Abb. 5.19   Frequenzabhängigkeit der elektrischen Impedanzen von Ohm-Widerstand R_Ω, Kondensator R_C und Spule R_L.

gegengerichtet ist und wie ein Widerstand wirkt, der mit der Frequenz ansteigt. Der induktive Widerstand einer Spule R_L ist:

$$R_L = \omega \cdot L$$

Der induktive Widerstand nimmt linear mit der Frequenz zu.

Zusammenfassend sind drei prinzipielle Wechselstromwiderstände (elektrische Impedanzen) bekannt: Ohm-Widerstand, kapazitiver Widerstand und induktiver Widerstand. Ihre Frequenzabhängigkeit ist in **Abb. 5.19** gezeigt. Üblicherweise enthält ein Wechselstromkreis alle drei Widerstände, die entweder in Reihe oder parallel geschaltet sein können.

Während beim Ohm-Widerstand Strom und Spannung in Phase sind, ist dies bei kapazitivem und induktivem Widerstand nicht der Fall. Der Strom lädt den Kondensator auf und erliegt, wenn der Kondensator aufgeladen ist und eine maximale Spannung erreicht hat. D.h. Strom und Spannung sind phasenverschoben, der Strom eilt der Spannung um 90° voraus. Bei der Spule ist es umgekehrt. Erst die induzierte Spannung erzeugt einen Strom, der um 90° hinterher hinkt, d.h. beim Spannungsmaximum hat der Strom ein Minimum.

Elektrische Transformatoren

Zwei Spulen, die nur durch den durchgreifenden magnetischen Fluss $\Phi = \vec{B} \cdot \vec{A}$ gekoppelt sind, ermöglichen das Umspannen von Wechselspannungen. Die Anordnung wird Transformator genannt (**Abb. 5.20**). Dabei schließt man die Primärspule mit der Windungszahl N_1 an eine Wechselspannung an und misst die induzierte Spannung an der zweiten Sekundärspule mit der Windungszahl N_2. Da der magnetische Fluss durch beide Spulen gleich groß ist, ist die induzierte Wechselspannung in der Sekundärspule gleich dem Windungsverhältnis N_2/N_1 multipliziert mit der Wechselspannung der Primärspule:

$$U_{\sim,2} = \frac{N_2}{N_1} U_{\sim,1}$$

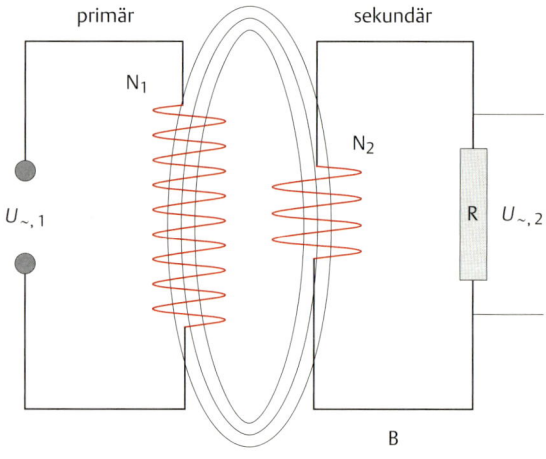

Abb. 5.20   Prinzip des Transformators.

Mit dem Windungsverhältnis N_2/N_1 kann sekundärseitig die Wechselspannung hoch oder runter transformiert werden. Diese steht dann im Sekundärkreis als Spannungsquelle zur Verfügung. Die Leistungsaufnahme eines Transformators an der Primärseite richtet sich nach dem Leistungsbedarf an der Sekundärseite. Leistungen primär- und sekundärseitig müssen immer identisch sein.

Elektrischer Schwingkreis

Kondensator und Spule kann man zu einem elektromagnetischen Schwingkreis zusammenschalten, der viel Ähnlichkeit mit der periodischen Bewegung eines Fadenpendels hat. Im Folgenden vernachlässigen wir alle ohmschen Verluste. Wird zunächst der Kondensator über eine Spannungsquelle aufgeladen (t = 0), dann herrscht zwischen den Kondensatorplatten ein elektrisches Feld. Entfernt man die Spannungsquelle und schließt den Schalter S wie in **Abb. 5.21**, dann fließt die Ladung über die Spule ab und baut ein Magnetfeld auf (t = T/4). Die Ladung fließt weiter auf die gegenüberliegende Kondensatorplatte und erzeugt ein entgegengesetztes elektrisches Feld (t = T/2). Danach läuft der gleiche Vorgang in umgekehrter Reihenfolge ab, bis die Ausgangslage nach einer vollen Periodendauer (t = T) erreicht ist. Der periodische Ladungstransport zwi-

schen Kondensator und Spule erzeugt periodische elektrische und magnetische Felder. Die Eigenfrequenz $\omega = 2\pi \cdot f$ mit f = 1/T des elektromagnetischen Schwingkreises ist durch die Kapazität des Kondensators und die Induktivität der Spule gegeben:

$$\omega = 2\pi \cdot f = \frac{1}{\sqrt{L \cdot C}}$$

Der elektromagnetische Schwingkreis dient der Erzeugung von **elektromagnetischen Wellen**. Allerdings bleiben die elektrischen und magnetischen Felder innerhalb des Schwingkreises gefangen. Um die Felder freizusetzen, muss man den Schwingkreis „aufbiegen". Dies erreicht man z.B. mit einem einfachen Metallstab, der an eine Wechselspannung angeschlossen wird. Dieser erzeugt abwechselnd elektrische Felder im Scheitelpunkt der Spannung und magnetische Felder beim Nulldurchgang der Spannung. Die oszillierenden elektrischen und magnetischen Felder werden als elektromagnetische Strahlung abgegeben. Nach diesem Prinzip funktionieren z.B. UKW-Sender, die Radiowellen (= elektromagnetische Wellen) aussenden. Die Umkehrung des Prozesses entspricht dem Empfang von elektromagnetischen Wellen mit einer Antenne.

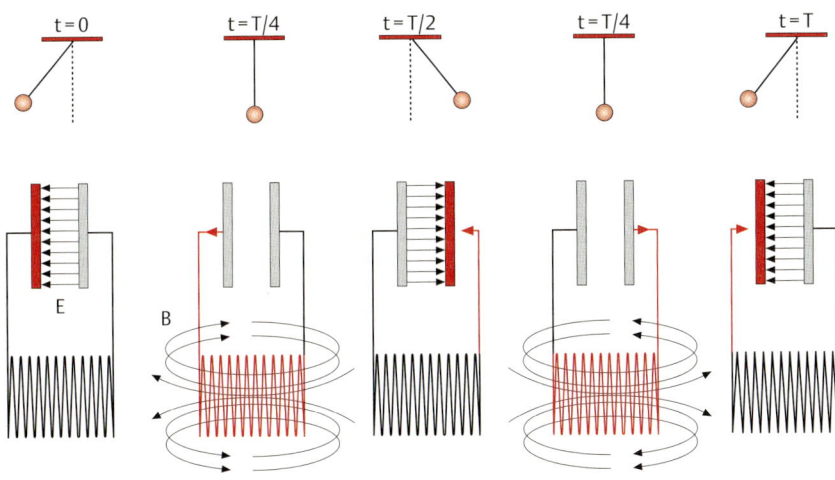

Abb. 5.21 Zeitlicher Verlauf von elektrischen und magnetischen Feldern im elektrischen Schwingkreis.

6 Schwingungen und Wellen

6.1 Schwingungen

Schwingungen sind lokale periodische Bewegungen um eine Gleichgewichtslage. Das beste Beispiel ist ein Fadenpendel (**Abb. 6.1**). Weitere Beispiele sind Federpendel und elektromagnetische Schwingkreise. Das ideale und ungedämpfte (mathematische) Pendel ist ein harmonischer Oszillator mit der Eigenfrequenz ω_0, die nur durch zwei Eigenschaften des Pendels definiert ist: Erdbeschleunigung g und Fadenlänge l.

$$\omega_0 = \frac{2\pi}{T} = \sqrt{\frac{g}{l}}$$

Beachte, dass nicht die Masse, sondern nur die Erdbeschleunigung in die Eigenfrequenz eingeht (vgl. S. 610).

Ungedämpfte Schwingungen

Jede harmonische und ungedämpfte Schwingung wandelt im Rhythmus der Eigenfrequenz kinetische Energie E_{kin} in potenzielle Energie E_{pot} um und umgekehrt, wobei die Gesamtenergie zeitlich konstant bleibt:

$$E_{Gesamt} = E_{kin} + E_{pot} = \text{konstant}.$$

Beim Durchgang durch die Ruhelage ist die potenzielle Energie der Schwingung gleich null und die kinetische Energie ist maximal. Im Umkehrpunkt, d. h. der höchsten Lage, ist die potenzielle Energie maximal und die kinetische Energie ist null (**Abb. 6.2**).
Ungedämpfte Schwingungen werden durch harmonische Funktionen dargestellt. Harmonischen Funktionen sind die Sinus- und Cosinusfunktionen. Die allgemeine Form ist:

$$x(t) = x_0 \cdot \cos(\omega_0 \cdot t) = x_0 \cdot \cos\left(\frac{2\pi}{T} \cdot t\right)$$

Die physikalische Größe x(t) steht für eine der harmonisch oszillierenden Größen, z. B. des Winkels α oder der Höhe h des Fadenpendels. Sie ist gekennzeichnet durch eine Amplitude x_0 und eine Periodendauer T (**Abb. 6.3a**).

Gedämpfte Schwingungen

In Realität sind alle Schwingungen gedämpft, d. h. die Amplitude x_0 nimmt mit der Zeit exponentiell ab. Die Dämp-

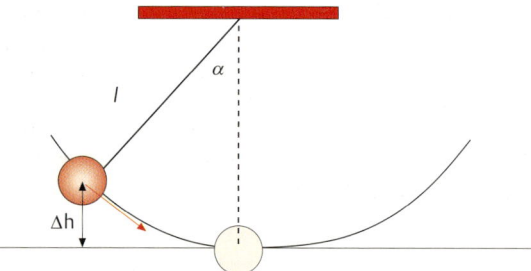

Abb. 6.1 Fadenpendel oder mathematisches Pendel.

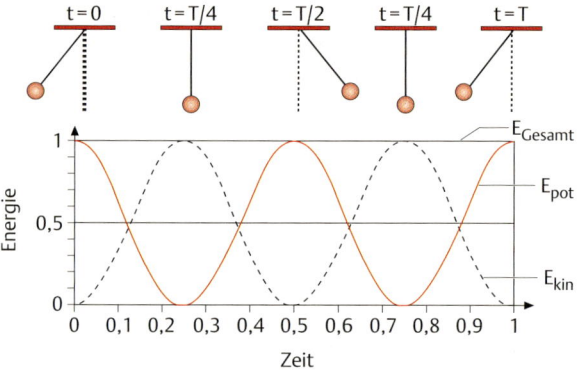

Abb. 6.2 Zeitlicher Verlauf der kinetischen und potenziellen Energie einer harmonischen Schwingung. In jedem Moment ist die Summe aus kinetischer und potenzieller Energie konstant. Die Zeit ist hier in Einheiten von T angegeben.

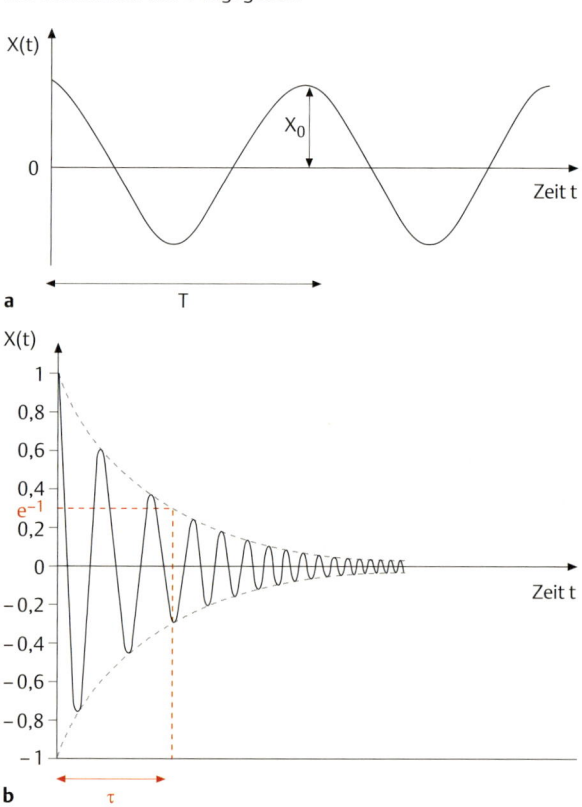

Abb. 6.3 Ungedämpfte und gedämpfte harmonische Schwingung. a Ungedämpfte harmonische Schwingung mit T = Periodendauer, x_0 = Amplitude. **b** Gedämpfte harmonische Schwingung, τ = Zeitkonstante.

fung kommt durch Dissipation von Energie zustande, d. h. mechanische Energie wird aus dem System ausgekoppelt und steht für die Schwingung nicht mehr zur Verfügung. Die gedämpfte Schwingung wird durch die analytische Formel beschrieben:

Biologie | Histologie | Anatomie | Chemie | Biochemie | Physik | Physiologie | Psych./Soz.

$$x(t) = x_0 \cdot e^{-t/\tau} \cdot \cos(\omega_0 \cdot t)$$

Dabei wird τ die Zeitkonstante genannt, denn nach $t = \tau$ ist $e^{-t/\tau} = e^{-1} = 0{,}367$, d.h. nach dieser Zeit ist die Amplitude auf 36,7 % ihres ursprünglichen Wertes gesunken. Der Kehrwert $\delta = 1/\tau$ ist die sogenannte Dämpfungskonstante. Die Zeitkonstante darf nicht mit der Halbwertszeit verwechselt werden. Nach einer Halbwertszeit $t_{1/2}$ ist die Amplitude der Schwingung auf 50 % ihres Anfangswertes abgesunken. Zwischen Zeitkonstante und Halbwertszeit besteht die Beziehung: $t_{1/2} = \tau \ln 2$.

Erzwungene Schwingungen

Dabei wird dem System eine Schwingungsfrequenz durch äußere periodische Kräfte aufgeprägt. Bestes Beispiel ist die Penduluhr. Das Pendel folgt nicht seiner Eigenfrequenz, sondern der Frequenz, die durch die Unruh vorgegeben ist.

> **Klinik**
>
> Das Herz und die Atmung sind Beispiele für erzwungene periodische Schwingungen, die jedoch nicht harmonisch sind.

6.2 Wellen

Im Gegensatz zu Schwingungen sind Wellen nicht lokal. Sie breiten sich im Raum aus und transportieren dabei Energie von einem Ort zum anderen. Es gibt viele Arten von Wellen, Schallwellen, Wasserwellen, elektromagnetische Wellen und Spinwellen. Allen gemeinsam ist eine Amplitude A_0, eine Wellenlänge λ und eine Ausbreitungsgeschwindigkeit v (**Abb. 6.4**). Die Wellenlänge ist der Abstand von einem Wellenberg bis zum nächsten Wellenberg oder von einem Wellental zum nächsten Wellental. Zwischen Wellenberg und Wellental gibt es den Wellenknoten, bei dem die Amplitude null wird. Die **Ausbreitungsgeschwindigkeit** wird aus der Verschiebung des Wellenberges um Δx in der Zeit Δt berechnet. Die Welle ist um eine volle Wellenlänge λ in der Zeit einer Periode T weitergewandert. Damit folgt unter Berücksichtigung der Frequenz $f = 1/T$:

$$v = \frac{\Delta x}{\Delta t} = \frac{\lambda}{T} = \lambda \cdot f$$

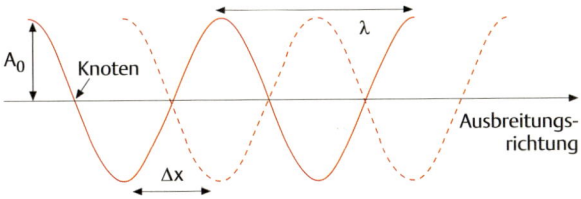

Abb. 6.4 Ausbreitung einer Welle. λ – Wellenlänge; A_0 – Amplitude.

> **Merke**
>
> Die Geschwindigkeit einer laufenden Welle ist das Produkt aus Wellenlänge und Frequenz.

Ausbreitung von Wellen

Jede Welle braucht ein Medium, in dem sie sich ausbreiten kann, wie z.B. Luft, Wasser oder feste Materialien. Eine Ausnahme sind elektromagnetische Wellen, die kein Medium benötigen und sich auch im Vakuum ausbreiten. Die höchste Ausbreitungsgeschwindigkeit ist die Lichtgeschwindigkeit mit ca. 300 000 km/s.
Man unterscheidet zwischen **longitudinalen** und **transversalen Wellen.** Bei longitudinalen Wellen ist die Amplitude parallel zu ihrer Ausbreitungsrichtung orientiert (wie z.B. bei Schallwellen), bei transversalen Wellen steht die Amplitude senkrecht auf der Ausbreitungsrichtung (wie z.B. bei elektromagnetischen Wellen, s.u.).

> **Klinik**
>
> **Pulswelle.** Die systolische Ejektion von der linken Herzkammer in die Aorta erzeugt eine arterielle Blutdruckerhöhung von ca. 60 hPa. Durch die Dehnbarkeit der Gefäße entsteht eine transmurale Druckerhöhung in den Gefäßen, die im Rhythmus des Herzens als Pulswelle durch die Arterien läuft und mit einem Blutdruckmessgerät nach Riva-Rocci hörbar gemacht werden kann. Die Pulswelle ist eine transversale Welle, da die Dehnung der Gefäße senkrecht zur Ausbreitungsrichtung erfolgt.

Wellen werden auch nach ihrer räumlichen Dimension unterschieden. Ein Laserstrahl breitet sich nur in einer Richtung aus, d.h. die Ausbreitungsrichtung ist **eindimensional.** Wirft man einen kleinen Stein auf eine glatte Wasseroberfläche, dann breiten sich ringförmige Wasserwellen aus, d.h. die Ausbreitungsrichtung ist **zweidimensional.** Von einem Kugellautsprecher breitet sich eine Schallwelle in alle drei Raumrichtungen aus, d.h. die Ausbreitungsrichtung ist **dreidimensional.**

Interferenz

Zwei oder mehr Wellen können sich überlagern und dabei gegenseitig verstärken oder auslöschen. Die Details hängen von den beiden Wellen und deren Ausbreitungsrichtung ab. Im einfachsten Fall nehmen wir zwei Wellen mit gleicher Wellenlänge, gleicher Amplitude und gleicher Ausbreitungsrichtung an. Dann hängt Verstärkung oder Auslöschung von ihrer gegenseitigen Verschiebung (Phase) ab: Haben beide Wellen zum gleichen Zeitpunkt einen Berg, dann verstärken sie sich (konstruktive Interferenz); hat eine Welle einen Berg, die andere ein Tal, dann löschen sie sich aus (destruktive Interferenz). In Wellenlängen ausgedrückt: Verstärkung liegt vor bei Verschiebung beider Wellen um die Wellenlänge 0, λ, 2 λ, etc., Auslöschung bei Verschiebung um $\lambda/2$, 3 $\lambda/2$, 5 $\lambda/2$ etc.

Biologie · Histologie · Anatomie · Chemie · Biochemie · Physik · Physiologie · Psych./Soz.

Huygen-Prinzip

Den Zusammenhang zwischen ebenen Wellen und Kugelwellen kann man anschaulich mit einer Wand demonstrieren, die eine kleine Öffnung enthält (**Abb. 6.5a**). Eine eindimensionale Welle läuft auf die Wand zu, wobei die Wellenberge in Aufsicht als horizontale Striche gekennzeichnet sind. Die kleine Öffnung lässt nur einen kleinen Teil der einlaufenden ebenen Welle durch und hinter dem Spalt entsteht eine kreisförmige Welle (in drei Dimensionen eine Kugelwelle). Daraus muss man schließen, dass jeder Punkt auf der Wellenfront selbst Quelle einer kreisförmigen Elementarwelle ist, die sich mit der gleichen Geschwindigkeit nach allen Richtungen fortsetzt. Daraus folgt, dass man die ebene Welle als Überlagerung von kreisförmigen Wellen (Elementarwellen) darstellen kann (Huygen-Prinzip). Durch konstruktive und destruktive Überlagerung (Interferenz) aller Elementarwellen resultiert eine einhüllende Tangente an die Elementarwellen, die bei Fortschreiten jeweils die neue Wellenfront definiert (**Abb. 6.5b**).

Mit dem Huygen-Prinzip können alle Phänomene der Wellenausbreitung anschaulich erklärt werden, die an Grenzflächen zwischen zwei verschiedenen Medien entstehen: Reflexion, Brechung, Dispersion, Beugung und Streuung (Kap. 7 ab S. 655).

Impedanz und stehende Welle

Wellen, die durch ein Medium laufen, sind einem **Wellenwiderstand (Impedanz)** z ausgesetzt. Die Wellenimpedanz ist gleich dem Produkt von Dichte des Mediums ρ und Wellengeschwindigkeit v: z = $\rho \cdot$ v. Wenn eine Welle von einem Medium mit z_1 in ein zweites Medium mit z_2 läuft, dann wird an der Grenzfläche der beiden Medien die Welle aufgespalten. Ein Teil läuft in das zweite Medium und ein Teil wird in das erste Medium reflektiert. Ein Sonderfall tritt auf, wenn z_2 = 0 oder ∞ ist. In diesem Fall kann die Welle nicht in das zweite Medium eindringen und wird vollständig reflektiert. Ein Beispiel ist die Geigensaite. Die einlaufende Welle wird am Steg mit z_2 = ∞ vollständig reflektiert. Die Überlagerung der einlaufenden Welle mit der reflektierten ergibt eine **stehende Welle**. Die stehende Welle ist also nur scheinbar stehend. Sie ist das Resultat aus der ständigen konstruktiven Interferenz von laufenden und reflektierten Wellen.

Intensität. Die Welle transportiert Energie. Die transportierte Energie ist proportional zum Quadrat der Amplitude der Welle: E ~ $(x_0)^2$. Die Energie pro Zeit t und pro Flächeneinheit A, durch die sie hindurchgeht, wird Intensität I oder **Energiestromdichte** genannt:

$$I = \frac{E}{A \cdot t} = \frac{P}{A}$$

P = E/t ist die **Leistung** der Welle. Die Einheit der Intensität ist [I] = Watt/m². Wenn die Intensität von einer punktförmigen Quelle ausgeht, dann nimmt die Intensität mit dem Quadrat des Abstandes ab, d.h. im doppelten Abstand ist die Intensität nur 1/4 der ursprünglichen Intensität, im dreifachen Abstand nur 1/9, etc.

6.3 Schallwellen

Schallwellen in Luft sind longitudinale Kompressionswellen, in denen Luftmoleküle periodisch verdichtet und entspannt werden. Schall wird von allen Gegenständen erzeugt, die Luftmoleküle mit einer bestimmten **Frequenz** in Schwingungen versetzen. Das sind z. B. Musikinstrumente mit schwingenden Saiten, Membranen, Luftsäulen oder der Kehlkopf.

Schall kann physikalisch als zeitliche Änderung des Luftdrucks gemessen werden. Im Frequenzbereich von 20 bis 20 000 Hz wird Schall vom Gehör wahrgenommen. Der wahrgenommene Frequenzbereich nimmt mit dem Alter ab. **Infraschall** sind Schallwellen mit einer Frequenz kleiner als 20 Hz und **Ultraschall** sind Schallwellen mit Frequenzen größer als 20 kHz.

In trockener Luft bei 20 °C ist die **Schallgeschwindigkeit** ca. 330 m/s. In Wasser beträgt sie 1500 m/s, d. h. in Wasser ist der Schall fünfmal schneller als in Luft. In fester Materie ist die Schallgeschwindigkeit noch höher, in Metallen ca. 6000 m/s, in Knochen ca. 3500 m/s. Die Kenntnis der Schallgeschwindigkeit in verschiedenen Medien ist wichtig für die Ultraschalldiagnostik.

Die **Wellenlänge** des Schalls ist eine Frage des Mediums, in dem sich der Schall ausbreitet, denn die Wellenlänge λ bei fester Frequenz f hängt nur von der Schallgeschwindigkeit v ab: λ = v/f, d. h. bei gleicher Frequenz ist die Schallwelle in Wasser fünfmal länger als in Luft, da im Wasser die Schallgeschwindigkeit fünfmal größer ist als in Luft. Beispiel: Eine Schallwelle mit der Frequenz von 1 kHz hat in Luft die Wellenlänge 0,33 m, in Wasser dagegen 1,5 m.

Man unterscheidet zwischen **Ton** und **Lautstärke**. Der Ton wird durch die Frequenz des Schalls bestimmt, nicht durch seine Wellenlänge. Der Kammerton „a" ist auf die

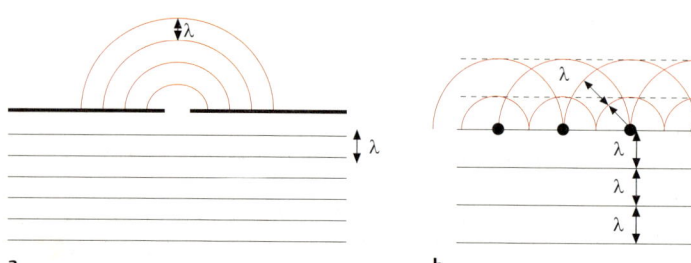

Abb. 6.5 Huygen-Prinzip. a Elementarwelle hinter einem schmalen Spalt. **b** Überlagerung von Elementarwellen ergibt die Wellenfront einer ebenen Welle.

Frequenz von 440 Hz festgelegt. Die **Lautstärke** ist durch die Druckamplitude des Schalls bestimmt. Druckamplituden von 10^{-5} Pa können gerade noch wahrgenommen werden (Hörgrenze), Druckamplituden von 20 Pa werden als schmerzhaft empfunden. Man spricht auch von **Herztönen**, obwohl dies eher Herzgeräusche sind, die durch Kontraktion während der Systole zustande kommen.

Unterschieden wird auch zwischen **Klang** und **Geräusch**. Im Klang sind wenige Frequenzen vorhanden, ein Grundton und wenige weitere Frequenzen, die als „harmonisch" oder konsonant empfunden werden. Im Geräusch gibt es dagegen ein breites Frequenzband, was als unangenehm und dissonant empfunden werden kann.

Klinik

Im Kehlkopf sind die Stimmbänder zusammengezogen und öffnen sich erst beim Überschreiten eines Exspirationsdrucks. Der unterbrochene Luftstrom ergibt den Klang der Stimme. Die Frequenz (Stimmhöhe) wird durch die Länge und Spannung der Stimmbänder bestimmt. Die Mundhöhle dient als Resonanzraum für die Bildung von Vokalen (Physiologie, S. 860).

Man unterscheidet zwischen physikalisch messbarem **Schall** und subjektiv wahrgenommener **Lautstärke**. Der physikalische Schall ist durch die folgenden Kenngrößen charakterisiert:

- **Schallamplitude** ist die Amplitude der Druckwelle p_0. Aus ihr kann die maximale Teilchenauslenkung in der Schallwelle berechnet werden, die von hundertstel Nanometern bis zu Mikrometern reicht.
- **Schallwechseldruck** ist die mathematische Beschreibung der Schallausbreitung durch eine harmonische laufende Welle, mit Schalldruckamplitude p_0.

Schallintensität (auch **Schallstärke** genannt) ist proportional zum Quadrat der Druckamplitude und umgekehrt proportional zur akustischen Impedanz z:

$$I = \frac{p_0^2}{z}$$

Wie jede Intensität hat die Schallintensität die Dimension Leistung pro Fläche.

Der **Schalldruckpegel** L_p ist eine relative Größe, das Wort Pegel drückt ein Verhältnis aus. Zunächst nimmt man das Verhältnis der Schallintensität I zu einem Bezugswert I_0 und bildet aus dem Quotienten den Logarithmus zur Basis 10. Das Ergebnis wird mit 10 multipliziert:

$$L_p = 10_{10}\log\frac{I}{I_0}$$

Als Bezugswert wird $I_0 = 10^{-12}\,W/m^2$ festgelegt. Dies entspricht der Hörgrenze (siehe unten). Die Definition des Schalldruckpegels als logarithmische Größe wird der logarithmischen Wahrnehmung des Schalls gerecht (Weber-Fechner-Gesetz). Obwohl das logarithmische Verhältnis keine Einheit hat, gibt man die Verhältnisgröße in Bel an

und behandelt diese wie eine Einheit. Ein **Dezibel** ist ein 1/10 Bel = 1dB.

Beispiel: Die Schallintensität I = 10^{-4} W/m² erzeugt einen Schalldruckpegel von:

$$L_p = 10_{10}\log\frac{10^{-4}}{10^{-12}} = 10_{10}\log 10^8 = 80\,dB$$

Der **Lautstärkepegel** ist die physiologische Empfindung eines Schalldruckpegels. Die Empfindung hängt von der Frequenz ab. Zwei gleiche Schalldruckpegel mit unterschiedlicher Frequenz werden nicht gleich laut wahrgenommen. Sie haben verschiedene Lautstärkepegel L_S. Der Lautstärkepegel L_S wird ebenfalls auf einer logarithmischen Skala angegeben:

$$L_s = 10_{10}\log\frac{I}{I_0}$$

Die Einheit der Lautstärke ist das **Phon**. Die Phonskala erstreckt sich über 12 Dekaden entsprechend der Empfindlichkeit des Ohrs von 0 Phon ($I_0 = 10^{-12}$ W/m², Hörgrenze) bis 120 Phon (I = 1 W/m², Schmerzgrenze).

Isophone

Isophone verbinden Schallstärken, die bei verschiedenen Frequenzen als gleich empfunden werden. Bei 103 Hz ist die Empfindlichkeit des Ohres am größten. Bei dieser Frequenz stimmen die dB- und Phon-Skala überein, d.h. 100 dB = 100 Phon. In **Abbildung 6.6** sind Schalldruckpegel und Lautstärkepegel in Abhängigkeit von der Schallfrequenz verglichen. Die Hörschwelle liegt bei 0–4 Phon, die Schmerzgrenze bei 120–130 Phon. Aus dem quadratischen Abstandsgesetz folgt, dass bei doppeltem Abstand die Schallstärke um das Vierfache sinkt. Daraus folgt, dass bei Verdoppelung des Abstandes von der Quelle der Lautstärkepegel um 6 Phon sinkt.

Die Schallintensität nimmt nicht nur durch Abstand von der Quelle ab. Schall wird auch vom Medium absorbiert, d.h. die Amplitude nimmt exponentiell ab und die Schallenergie wird in andere Energieformen (Wärmeenergie) umgewandelt.

Reflexion

Beim Übergang des Schalls von einem Medium in ein anderes wird ein Teil der Welle reflektiert (Echosignal). Der Grund ist die unterschiedliche Schallimpedanz $z_s = \rho \cdot v$ (Einheit $[z_s]$ = kg/m²s) verschiedener Medien. Bei senkrechtem Auftreffen auf die Grenzfläche zwischen zwei Medien mit Impedanzen z_1 und z_2 folgt die **reflektierte Intensität** I_{ref} aus dem Quotienten:

$$I_{ref} = I_0\left(\frac{z_2 - z_1}{z_2 + z_1}\right)^2$$

Die **transmittierte Intensität** in das zweite Medium ist $I_{trans} = I_0 - I_{ref}$. Für Luft ist die Impedanz z_{Luft} = 430 kg/m²s, für Wasser $z_{Wasser} = 1{,}5 \cdot 10^6$ kg/m²s. Daraus folgt für die reflektierte Intensität: $I_{ref} = I_0 \cdot 0{,}9989$ und für die transmittierte Intensität $I_{trans} = I_0 \cdot 1{,}1 \cdot 10^{-3}$, d.h. nur ca. 0,1 %

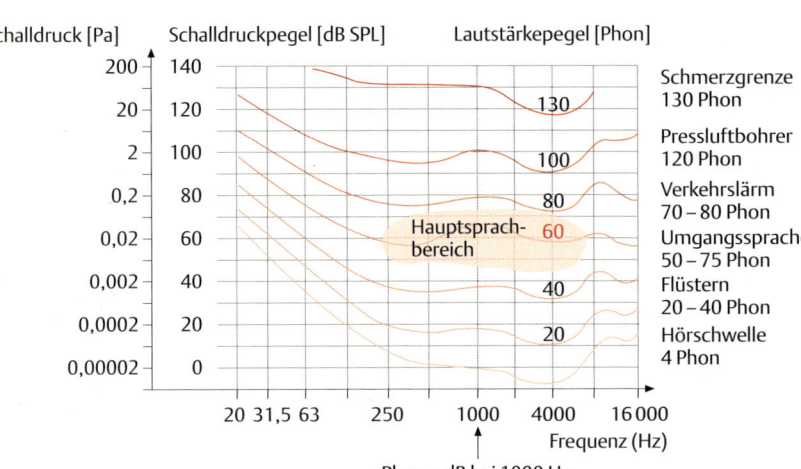

Schalldruck [Pa] — Schalldruckpegel [dB SPL] — Lautstärkepegel [Phon]

Schmerzgrenze 130 Phon
Pressluftbohrer 120 Phon
Verkehrslärm 70 – 80 Phon
Hauptsprachbereich
Umgangssprache 50 – 75 Phon
Flüstern 20 – 40 Phon
Hörschwelle 4 Phon

Frequenz (Hz)

Phon = dB bei 1000 Hz

Abb. 6.6 Vergleich von Schallstärkepegel und Lautstärkepegel als Funktion der Schallfrequenz. Die roten Linien stellen Isophone dar.

der einfallenden Intensität geht über die Wasser/-Luft-Grenzfläche hinweg. Dies gilt beim Übergang von Luft zu Wasser wie von Wasser zu Luft. Wegen dieser extremen **Impedanzfehlanpassung** können Geräusche, die im Wasser erzeugt werden, in der Luft nicht wahrgenommen werden. Umgekehrt kann Schall nicht in Wasser eindringen. Zur Ultraschalldiagnose wird ein Koppelgel zwischen Ultraschallkopf und der Körperoberfläche (gleiche Impedanz wie Wasser) benötigt, um die Fehlanpassung zu reduzieren und die Schallwelle in den Körper einzukoppeln.

> **Klinik**
>
> Die Schallwahrnehmung in der Cochlea des Innenohrs wäre nicht möglich, ohne eine partielle **Impedanzanpassung** durch Steigbügel, Hammer und Amboss im Mittelohr. Mit dieser Unterstützung werden 3 % der Schallstärke wahrgenommen, anstatt 0,1 %. Traditionelle Hörgeräte vergrößern nur die Amplitude am Trommelfell, modernere Geräte geben Impulse auf das ovale Fenster der Cochlea bzw. auf die Cochlea selbst.

Ultraschall in der Medizin

Bei der **Ultraschalldiagnostik** benötigt man einen Ultraschallkopf, ein Koppelgel und eine Elektronik, die die Zeit zwischen Schallimpuls und Echo misst. Der Ultraschallkopf erzeugt eine **Ultraschallwelle** durch Schwingungsanregung von piezoelektrischen Kristallen mithilfe von elektrischen Spannungsimpulsen. Piezoelektrische Kristalle sind ionische Kristalle. Ihre Ladung kann durch eine äußere elektrische Spannung polarisiert werden. Dabei dehnt sich der Kristall geringfügig aus und zieht sich ohne Spannung wieder zusammen. Der größte piezoelektrische Effekt wird erzielt, wenn die Frequenz der Spannung mit der Eigenfrequenz des Kristalls in Resonanz ist. Schallimpulse von ca. 1µs Länge werden in den Körper abgestrahlt. Die Schallwellen werden an den Grenzflächen verschiedener Medien mit verschiedenen Impedanzen reflektiert (Bindegewebe und Knochen). Der Ultraschallkopf detektiert auch die zurückreflektierten Schallwellen. Aus der Zeit zwischen Impuls und Echo (Laufzeit der Schallwelle) wird bei bekannter Schallgeschwindigkeit auf die Tiefe der reflektierenden Grenzschicht geschlossen. Beim Scannen über die Körperoberfläche entsteht ein Konturbild des zu untersuchenden Organs.

Ultraschallwellen werden vielfach auch für andere Zwecke eingesetzt: Reinigen von Geräten in einem **Ultraschallbad**, Sterilisation, Desinfektion und Reinigung von Biomaterialien, **Zertrümmerung** von Gallen- und Nierensteinen und Aufschluss von Zellen bei hohen Intensitäten, **Ultraschalltherapie** erfolgt durch lokale Erwärmung des Gewebes bei kleineren Intensitäten.

Doppler-Effekt

Unter Doppler-Effekt versteht man die Frequenzänderung einer Schallwelle, wenn sich entweder der Beobachter auf eine ruhende Schallquelle zu (Frequenzerhöhung) oder von dieser weg bewegt (Frequenzerniedrigung) oder die Schallquelle sich auf den ruhenden Beobachter zu oder von ihm weg bewegt (bekanntestes Beispiel: vorbeifahrende Polizeisirene). Der allgemeine Fall gilt für bewegte Quelle und bewegten Beobachter. Der DopplerEffekt gilt für alle Arten von Wellen, für Schallwellen wie auch elektromagnetische Wellen. Die Frequenzänderung ist proportional zur Geschwindigkeit des Beobachters oder der Quelle. Aus der Frequenzänderung kann die Geschwindigkeit der Quelle berechnet werden (Prinzip der Radarfalle). Der Doppler-Effekt dient auch der Bestimmung der Strömungsgeschwindigkeit von Blut, wobei Ultraschallwellen an den Erythrozyten im Blutplasma reflektiert und frequenzverschoben werden.

> **Merke**
>
> Der Doppler-Effekt verändert die Frequenz einer Welle, d. h. der Ton ändert sich. Transmission von Wellen von einem Medium in ein anderes mit unterschiedlicher Schallgeschwindigkeit verändert die Wellenlänge, aber nicht die Frequenz, d. h. der Ton bleibt gleich.

6.4 Elektromagnetische Wellen

Elektromagnetische Wellen sind Wellen des elektrischen und magnetischen Feldes. Die elektrischen und magnetischen Felder sind miteinander verknüpft und schwingen in Phase. Beide Felder stehen senkrecht aufeinander und führen sinusförmige Schwingungen senkrecht zur Ausbreitungsrichtung aus, d.h. elektromagnetische Wellen sind **transversale** Wellen (**Abb. 6.7**). Die Geschwindigkeit der elektromagnetischen Wellen im Vakuum ist unabhängig von der Frequenz und immer gleich der Lichtgeschwindigkeit $c_o = (299\ 792{,}46 \pm 0{,}018)\ \text{km/s} \approx 3 \cdot 10^8\ \text{m/s}$. In Luft ist die Geschwindigkeit nahezu identisch mit der Vakuumgeschwindigkeit, in durchsichtigen flüssigen und festen Medien ist die Geschwindigkeit um den Brechungsindex n reduziert (S. 655).

Elektromagnetisches Spektrum

Das elektromagnetische Spektrum erstreckt sich über einen sehr weiten Bereich von niederfrequenten (NF) technischen Wechselströmen, hochfrequenten (HF) Radiowellen (LW, MW, KW, UKW), Mikrowellen (dm-, cm-, mm-Wellen) und infraroter Strahlung, bis zu den höchstfrequenten Röntgen- und Gamma(γ)-Strahlen. Nur für einen sehr kleinen Bereich des Frequenzspektrums gibt es Sensoren auf der Retina, d.h. in diesem Bereich von $4 \cdot 10^{14}$ Hz ($\lambda = 750$ nm, rot) bis $8 \cdot 10^{14}$ Hz ($\lambda = 380$ nm, blau) sind die elektromagnetischen Wellen für das Auge „sichtbar" (**Abb. 6.8**). Die Infrarotstrahlung wird als Wärmestrahlung wahrgenommen. Die Ultraviolettstrahlung erzeugt chemische Reaktionen (Bräunung, Sonnenbrand) und die Röntgen- bzw. Gammastrahlung wirkt ionisierend und zerstörend auf das Gewebe.

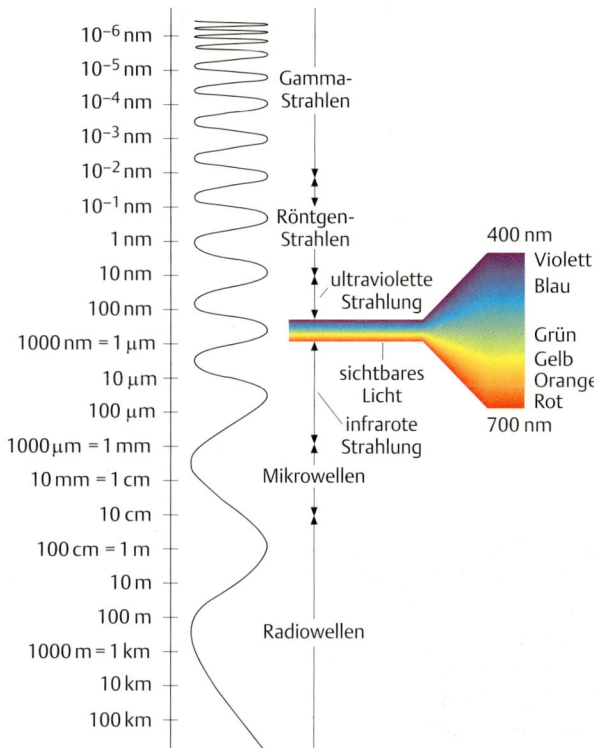

Abb. 6.8 Elektromagnetisches Spektrum. Nur im sichtbaren Bereich werden Farben wahrgenommen.

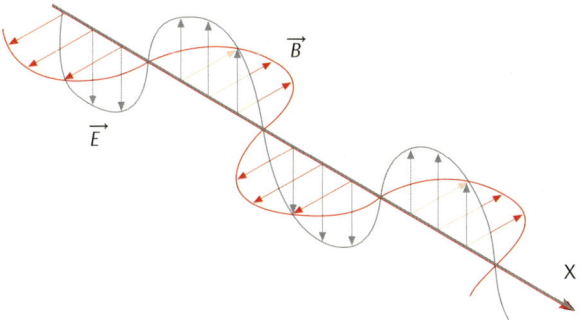

Abb. 6.7 Elektromagnetische Wellen. Die Wellen des elektrischen Feldes $\vec{E}$ und des magnetischen Feldes $\vec{B}$ stehen senkrecht aufeinander und schwingen senkrecht zur Ausbreitungsrichtung (transversale Welle).

Biologie · Histologie · Anatomie · Chemie · Biochemie · Physik · Physiologie · Psych./Soz.

7.1   Licht

Eigenschaften des Lichts

Wellen-Teilchen-Dualismus. Licht sind transversale **elektromagnetische (EM) Wellen** in einem Frequenzbereich, der für das Auge sichtbar ist. Wellen sind im Prinzip unendlich ausgedehnt, d. h. örtlich nicht gebunden. Auf der anderen Seite kann Licht aber auch Impuls und Energie auf elektrische Ladungen übertragen, chemische Bindungen auftrennen und Reaktionen auslösen. Dies lässt sich nur dadurch erklären, dass Licht sich auch wie ein Teilchen mit Impuls und Energie verhalten kann (Welle-Teilchen-Dualismus). Man spricht daher von Lichtquanten bzw. von **Photonen.** Anschaulich kann man sich ein Photon als ein Wellenpaket vorstellen. Innerhalb des Wellenpakets hat es die Frequenz f. Mit dieser Frequenz ist eine Energie des Wellenpakets verknüpft: E = hf. Die Proportionalitätskonstante zwischen Energie und Frequenz ist das Plancksche Wirkungsquantum h = $6,626 \cdot 10^{-34}$ Js.

Photoeffekt. Die Modellvorstellung, dass das EM-Wellenfeld als Strom von Wellenpaketen bzw. Photonen darstellbar ist, kann viele Erscheinungen auf natürliche Weise erklären. Die wichtigste ist der Fotoeffekt. Der Fotoeffekt besagt, dass wenn ein Photon von einem Material absorbiert wird, genau einem Elektron die gesamte Fotonenenergie hf zugeführt wird: $E_{el.}$ = hf. Das Elektron hat dann im Material eine höhere potenzielle Energie und kann diese zusätzliche Energie vielfältig nutzen, z. B. Rhodopsin im Auge aktivieren, eine Fotoplatte schwärzen oder Strom in einer Solarzelle erzeugen. Man spricht in diesem Fall von dem **inneren Fotoeffekt.**

Ist die Photonenenergie größer als die Bindungsenergie W des Elektrons, dann wird das Elektron freigesetzt, und hat dabei eine kinetische Energie $E_{el,kin}$ = h · f – W. Diesen Fall bezeichnet man als den **äußeren Fotoeffekt.** Die freigesetzten Elektronen können im Vakuum beschleunigt werden und Folgereaktionen auslösen. Fotozellen zum Nachweis von Photonen arbeiten z. B. nach diesem Prinzip.

Lichtquellen. Bevor Licht in Form des Fotoeffekts „vernichtet" wird, muss es zunächst in einer Quelle erzeugt werden. Diverse Lichtquellen sind uns bekannt, angefangen von der Sonne, Glühbirne, Neonröhre, bis hin zum Laser. In allen Fällen sind elektrische Dipolschwingungen verantwortlich für die Lichtemission. Man unterscheidet grundsätzlich zwischen Licht, das thermisch erzeugt wird, und Licht, das durch diskrete atomare Übergänge entsteht.

Beispiel für thermisch erzeugtes Licht ist die Sonne, aber auch jeder andere warme bzw. heiße Gegenstand emittiert **Wärmestrahlung** in Form von elektromagnetischen Wellen. Die Wärmestrahlung hat eine breite Wellenlängenverteilung (Wellenlängenspektrum) (**Abb. 7.1**). Die Wellenlänge λ_{max}, bei der die Intensität maximal ist, ist

charakteristisch für die Temperatur des heißen Gegenstands. Das Produkt aus λ_{max}T ist eine Konstante. Daraus folgt, dass mit zunehmender Temperatur die Wellenlänge des Spektrums sich von rot nach blau verschiebt. Das Licht der Sonne mit einer maximalen Intensität bei λ_{max} = 500 nm entspricht der Oberflächentemperatur der Sonne von 5800 K. Mit Infrarotkameras kann die Emission der Wärmestrahlung von Gegenständen abgebildet werden, wobei kleine Temperaturunterschiede deutlich erkennbar sind. Infrarot-Thermografie wird auch in der medizinischen Diagnostik z. B. bei der Mammografie eingesetzt.

Im Gegensatz zur Wärmestrahlung hat Licht, welches durch elektronische Übergänge in einem Atom entsteht, eine wohldefinierte Frequenz. Das Leuchtspektrum von z. B. Wasserstoff ist ein diskretes Linienspektrum, dessen Linien einzelne Übergänge zugeordnet werden können (S. 624, Balmer-Serie, Lyman-Serie, etc.). Üblicherweise ist die Emission von Licht durch elektronische Übergänge in Atomen ein statistischer Prozess, sodass keine Phasenbeziehung zwischen den emittierten Wellen existiert (**inkohärente Strahlungsquelle**). Die diskreten Übergänge in Atomen und Molekülen können jedoch durch eingestrahltes monochromatisches Licht, dessen Frequenz genau dem Übergang entspricht, stimuliert und verstärkt werden. **Stimulation** und **Verstärkung** gehörtem zum Grundprinzip des **Lasers** (**L**ight **A**mplification by **S**timulated **E**mission of **R**adiation). Laser emittieren Licht einer exakten Frequenz durch Stimulation eines scharfen atomaren Übergangs. Das Licht von einem Laser ist monochromatisch und ko-

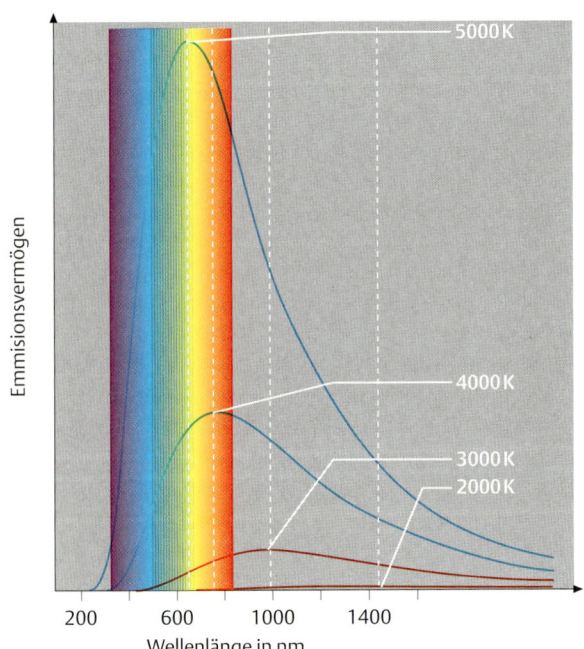

Abb. 7.1   Spektralverteilung der Wärmestrahlung.

härent, d.h. alle Wellen haben die gleiche Wellenlänge, die gleiche Phase und breiten sich in der gleichen Richtung aus. Da das Laserlicht stark gebündelt ist, können schon kleine Intensitäten für das Auge gefährlich werden.

Klinik

Laser werden in der Medizin vielfach eingesetzt, zum Punktschweißen der Retina (Photokoagulation), zur Veränderung der Hornhautkrümmung, Zerstörung der Linsenkapsel und als optisches Skalpell. Mit Lasern werden auch Hautkrankheiten behandelt und kleine Tumoren weggebrannt.

7.2 Geometrische Optik

Die geometrische Optik beschreibt die Ausbreitung des Lichts in verschiedenen Medien und an der Grenzfläche zwischen verschiedenen Medien.

Dispersion, Brechung und Reflexion

Im Vakuum ist die Lichtgeschwindigkeit $c_0 = 2{,}99792458 \cdot 10^8$ m/s ($\approx 300\,000$ km/s). In durchsichtigen Medien wie Glas und Wasser ist die Lichtgeschwindigkeit langsamer und um den **Brechungsindex** n reduziert: $c_n = c_0/n$. Brechungsindex $n = c_0/c_n$ ist eine Materialeigenschaft. Für alle durchsichtigen Medien ist n > 1, für Vakuum (und Luft) ist n = 1 (**Tab. 7.1**). Die Frequenz des Lichts (Farbe) ist unabhängig vom Medium, sie bleibt beim Durchtritt durch das Medium konstant. Das heißt, dass die Farbe des Lichts in allen Medien dieselbe ist. Da $\lambda = c/f$ ist, folgt, dass im Medium die Wellenlänge des Lichts ebenfalls um den Brechungsindex n reduziert ist (analog zur Schallwelle, S. 651).

Dispersion. Der Brechungsindex n hängt von der Frequenz bzw. Wellenlänge ab. Dies nennt man **Dispersion**. Blaues Licht hat einen größeren Brechungsindex n als rotes Licht.

Brechung. Fällt Licht auf eine glatte Grenzfläche zwischen zwei transparenten Medien, die durch Brechungsindizes n_1 und n_2 charakterisiert sind, dann wird ein Teil des Lichts reflektiert, ein Teil geht durch das zweite Medium durch (**Abb. 7.2**). Der Einfachheit halber nehmen wir an, dass der einfallende Strahl monochromatisch ist und aus einem eng gebündelten Lichtstrahl besteht. Dann ist der Einfallswinkel α gleich dem Ausfallswinkel β des reflektierten Strahls. Beachte: Alle Winkel sind zum Lot auf die Grenzfläche bezogen. Der transmittierte Strahl ändert seine Richtung, d.h. der Einfallswinkel α in Medium 1 ist nicht gleich dem Ausgangswinkel γ des transmittierten Strahls in Medium 2 mit $n_2 \neq n_1$. Zwischen den Winkeln α und γ gibt es eine exakte Beziehung, die als Brechungsgesetz bzw. **Snellius-Gesetz** bezeichnet wird:

$$\frac{\sin\alpha}{\sin\gamma} = \frac{c_1}{c_2} = \frac{c_0/n_1}{c_0/n_2} = \frac{n_2}{n_1}$$

oder

$$n_1 \sin\alpha = n_2 \sin\gamma$$

Wenn $n_2 > n_1$, dann nennt man Medium 2 **optisch dichter** im Vergleich zu dem **optisch dünneren** Medium 1. Für $n_2 > n_1$ wird der transmittierte Strahl zum Lot hin gebrochen (γ < α), für $n_2 < n_1$ wird er vom Lot weggebrochen (γ > α). Der erste Fall ist aus dem täglichen Leben geläufig: Ein Strohhalm im Wasser sieht geknickt aus, und der Abstand zwischen Wasseroberfläche und Grund erscheint verkürzt. Im zweiten Fall tritt ab einem Grenzwinkel α_c **Totalreflexion** auf: Alle Strahlen, deren Einfallswinkel größer sind als α_c, können nicht in das zweite Medium eintreten, sondern werden vollständig reflektiert. Dieser Effekt wird bei **Lichtfasern** genutzt. Wenn Licht in transparenten Fasern läuft, dann ist der Reflexionswinkel an der Grenzfläche Faser-Luft größer als der kritische Winkel von ca. 50°. Licht kann dann nicht seitlich austreten, sondern nur am Ende der Faser. In **Endoskopen** werden Lichtfasern zur Abbildung von inneren Organen eingesetzt.

Merke

Tritt ein Lichtstrahl von einem optisch dünneren Medium in ein optisch dichteres Medium ein, wird der Strahl zum Lot hin gebrochen.

Abbildung durch Spiegel

Planare Spiegel. Mit dem reflektierten Licht an einer Grenzfläche kann man Gegenstände abbilden. Im Fall von metallischen Oberflächen ist die Reflexion vollständig, da das Licht nicht in das Metall eindringen kann (**Spiegel**).

Tabelle 7.1 Brechungsindizes verschiedener Materialien für Licht mit einer Wellenlänge von λ = 590 nm

	Brechungsindex (λ = 590 nm)
Luft, Vakuum	1,00
Wasser	1,33
Diamant	2,42
Hornhaut	1,376
Kammerwasser, Glaskörper	1,336
Linse	1,455

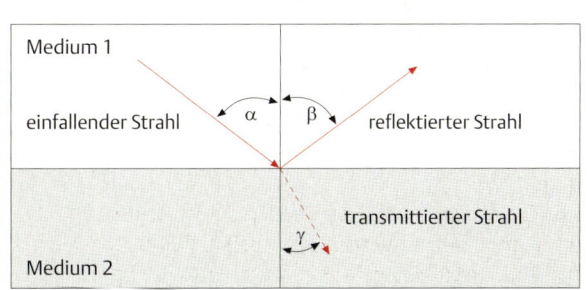

Abb. 7.2 Reflexion und Transmission von Licht an der Grenzfläche zwischen zwei transparenten Medien mit unterschiedlichen Brechungsindizes.

Beim ebenen oder **planaren Spiegel** erscheint der abgebildete Gegenstand gleich groß wie der tatsächliche Gegenstand, aber als virtuelles Bild hinter dem Spiegel. Gegenstandshöhe G ist gleich der Bildhöhe B (B = G), und Abstand des Gegenstands vom Spiegel (Gegenstandsweite) g ist gleich der Bildweite b (b = g) (**Abb. 7.3**). Damit ist der Vergrößerungsfaktor m eines Spiegels m = b/g = B/G = 1.

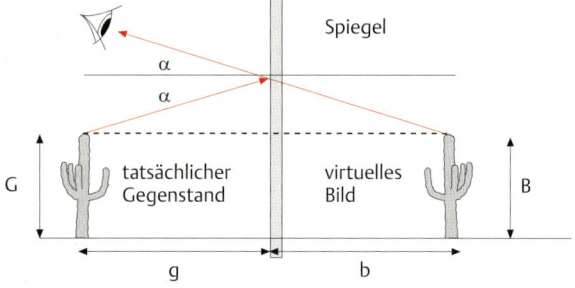

Abb. 7.3 Abbildung durch einen planaren Spiegel.

Sphärische Spiegel. Bei sphärischen Spiegeln (idealerweise parabolische Spiegel) gelten die gleichen Reflexionsgesetze wie bei einem ebenen Spiegel (**Abb. 7.4**), d. h. Einfallswinkel ist gleich dem Ausfallswinkel bezüglich der Flächennormalen. Im Unterschied zum planaren Spiegel hängt die Flächennormale vom Ort ab. Alle Flächennormalen treffen sich im Mittelpunkt M. Daraus folgt, dass die reflektierten Strahlen der achsenparallelen Strahlen durch den **Fokus** F gehen, der im halben Abstand zwischen Scheitelpunkt S und Mittelpunkt M liegt.
Strahlen, die durch den Mittelpunkt gehen, werden in sich zurückreflektiert. Unter Beachtung der Grundprinzipien von achsenparallelen Strahlen und Mittelpunkts- bzw. Radialstrahlen, kann man eine Bildkonstruktion für sphärische Spiegel vornehmen, gleich ob dieser nach innen (**konkav**) oder nach außen (**konvex**) gekrümmt ist (**Abb. 7.5**). Wo immer sich die Randstrahlen treffen, entsteht das Bild eines Gegenstands. Liegt das Bild vor dem Spiegel, handelt

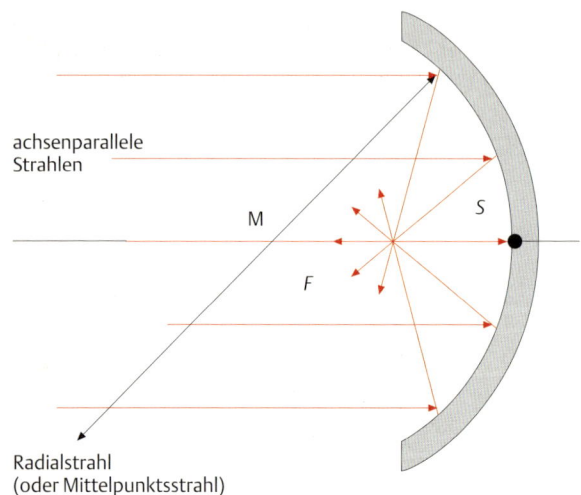

Abb. 7.4 Hauptstrahlen in einem sphärischen Hohlspiegel. F = Brennpunkt, S = Scheitelpunkt, M = Mitte des Spiegels.

achsenparallele Strahlen

Radialstrahl (oder Mittelpunktsstrahl)

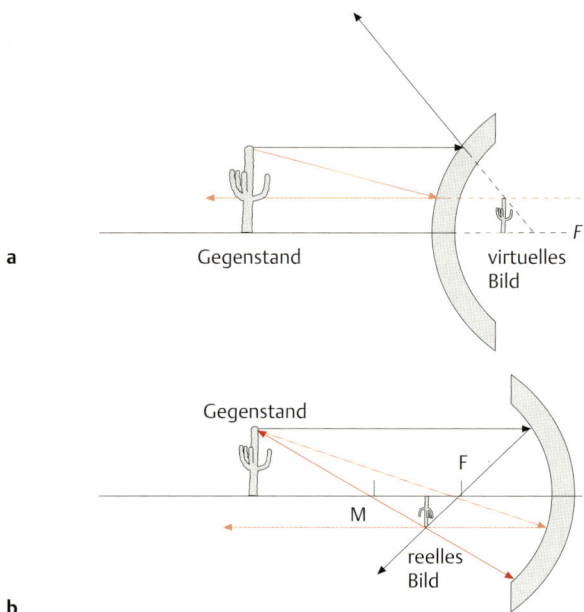

Abb. 7.5 Abbildung mit sphärischen Spiegeln. a Mit konvexem Spiegel, **b** mit konkavem Spiegel.

es sich um ein **reelles** Bild (es kann auf einem Schirm abgebildet werden), liegt das Bild hinter dem Spiegel, ist das Bild **virtuell** (es kann nicht abgebildet werden, es handelt sich nur um eine Wahrnehmung). Am konvexen Spiegel (Rückspiegel) erscheint das Bild immer aufrecht und verkleinert. Am konkaven Spiegel (Rasierspiegel) ist das Bild aufrecht und vergrößert, sofern der Gegenstand zwischen M und F liegt. Liegt der Gegenstand außerhalb von M, dann ist das Bild verkleinert und invertiert.

Abbildung durch Linsen

Ähnlich den Spiegeln kann man auch mit Linsen Gegenstände abbilden. Linsen bestehen aus einem durchsichtigen Medium (Glas) und haben eine wohldefinierte sphärisch gekrümmte und auf den Radius R geschliffene Oberfläche. Die Abbildung von Gegenständen durch Linsen erfolgt mit den transmittierten Strahlen unter Berücksichtigung der Refraktionsgesetze. Auch hier unterscheidet man je nach Krümmung zwischen konvexen Linsen oder Sammellinsen und konkaven Linsen oder Zerstreuungslinsen (**Abb. 7.6**). Achsenparallele Strahlen treffen sich im **Brennpunkt** (Fokus) F. Der Abstand zwischen Linse und Brennpunkt wird die **Brennweite** f genannt. Die reziproke Brennweite wird als **Brechkraft** D = 1/f bezeichnet (Einheit [D] = 1/m = Dioptrie [abgekürzt dpt]). Bei Sammellinsen liegt der Fokus vom Strahlgang aus gesehen hinter der Linse, bei Zerstreuungslinsen vor der Linse.
Zur Abbildung verwendet man drei Hauptstrahlen: (1) der Zentrumstrahl durch das Zentrum der Linse wird nicht gebrochen; (2) der Parallelstrahl geht hinter der Linse bildseitig durch den Fokus; (3) der Brennpunktstrahl geht gegenstandsseitig durch den Brennpunkt und verläuft hinter der Linse achsenparallel (**Abb. 7.7**).

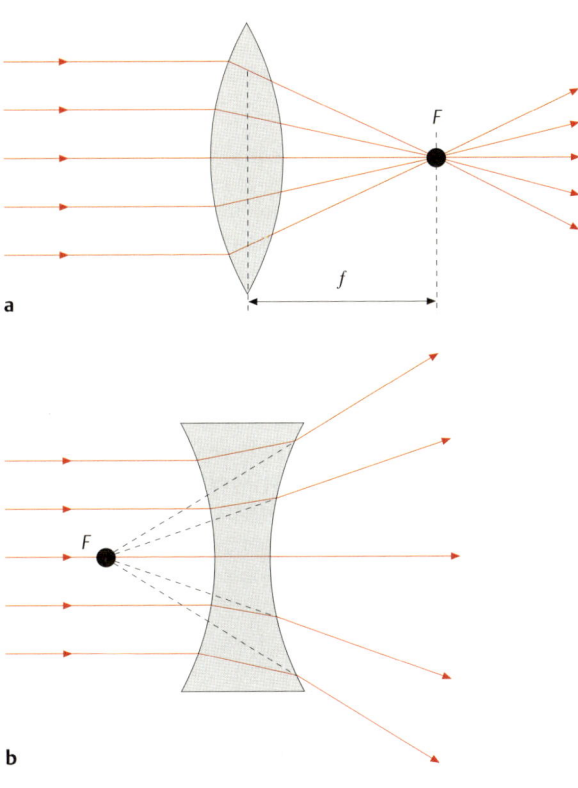

a

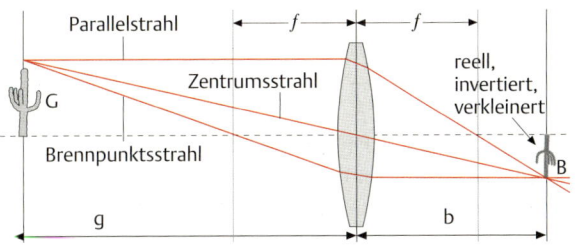

Abb. 7.7 Abbildung durch eine konvexe oder Sammellinse. Die drei Hauptstrahlen: Parallelstrahl, Zentrumstrahl und Brennpunktstrahl definieren die Position des Bildes.

b

Abb. 7.6 Strahlengang eines parallelen einfallenden Lichtbündels beim Durchgang durch eine Linse. a Konvexe Linse oder Sammellinse. **b** Konkave Linse oder Zerstreuungslinse. F = Brennpunkt; f = Brennweite.

Gegenstandsweite g, Bildweite b und Brennweite f einer Linse stehen in einem festen Bezug, der in der Linsengleichung ausgedrückt wird:

$$\frac{1}{g} + \frac{1}{b} = \frac{1}{f}$$

Die Vergrößerung m folgt aus dem Verhältnis:

$$m = \frac{B}{G} = \frac{b}{g}$$

Je nach Gegenstandsweite g kann m > 1, = 1, oder < 1 sein. **Tabelle 7.2** gibt einen Überblick.
Die **Linsenmacherformel** dient der Herstellung von Linsen mit bestimmter Dioptrie. Wenn der Brechungsindex des zu verwendenden Glases bekannt ist, dann folgt die Brechkraft D aus dem Krümmungsradius R:

$$D = \frac{2(n-1)}{R}$$

Linsen können auch zu einem System zusammengesetzt werden. Stellt man zwei Linsen mit D_1 und D_2 hintereinander, dann ist die Dioptriezahl des Linsensystems gleich der Summe der Dioptriezahlen der Einzellinsen: $D = D_1 + D_2$.

Linsenfehler. Die drei wichtigsten Linsenfehler, die in der Optik auftreten, sind:
- **Sphärische Aberration:** Achsenferne Parallelstrahlen werden stärker gebrochen und haben eine kürzere Brennweite als achsennahe Parallelstrahlen.
- **Chromatische Aberration:** Strahlen unterschiedlicher Wellenlängen treffen sich nicht im gleichen Fokus. Wegen der Dispersion der Brechungsindizes haben Strahlen mit kürzerer Wellenlänge eine kürzere Brennweite.
- **Astigmatismus:** Der Krümmungsradius der Linse ist nicht konstant, sondern kann in der vertikalen Richtung anders als in der horizontalen Richtung sein. Astigmatismus ist der häufigste Linsenfehler des Auges. Der Extremfall ist eine Zylinderlinse, die nur eine Krümmung in einer Richtung aufweist.

Das Auge als Linse. Das Auge ist eine dicke Linse, bei der das Bild innerhalb der Linse entsteht. Die hauptsächliche Brechung findet an der Hornhaut statt, da sie stark gekrümmt ist. Durch die unterschiedlichen Medien vor dem Auge und hinter der Hornhaut sind die Brennweiten vorne und hinten verschieden. Die Brennweite vor dem Auge ist f = 17 mm und hinter der Hornhaut f´ = 24 mm.

Tabelle 7.2 Überblick über Bildweite und Vergrößerung als Funktion der Gegenstandsweite

Gegenstandsweite	Bildweite	Vergrößerung m
g > 2f	f < b < 2f	< 1, reell, invertiert
g = 2f	b = 2f	= 1, reell, invertiert
2f > g > f	b > 2f	> 1, reell, invertiert
f > g	2f > b > f	> 1, virtuell, aufrecht

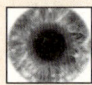

Fallbeispiel: Kurzsichtigkeit (Myopie) (siehe auch S. 380)

Die 12-jährige Sandra stellt sich mit ihrer Mutter beim Augenarzt vor (Anatomie, S. 380). Es stellt sich heraus, dass sie kurzsichtig ist. Die Brechkraft ihres Auges muss durch eine Linse unterstützt werden. Sie bekommt eine Brille.

Normalerweise vereinigen sich die parallelen Strahlen, die von Gegenständen in der Ferne ausgehen, im gesunden normalsichtigen Auge im Brennpunkt auf der Netzhaut, das Bild erscheint scharf. Der Fernpunkt liegt beim Normalsichtigen im Unendlichen. Um Gegenstände in der Nähe scharf sehen zu können, akkomodiert der Normalsichtige die Brechkraft seines Auges durch Änderung der Linsenkrümmung. Eine stärkere Krümmung erhöht die Sammelwirkung der Linse. Jetzt werden die von nahen Gegenständen ausgehenden Strahlen so gebündelt, dass sie sich in der Netzhautebene schneiden und damit ein scharfes Bild erscheint.

Bei der kurzsichtigen Sandra ist der Bulbus des Auges im Vergleich zur Brechkraft zu lang. Parallel einfallende Strahlen, die aus der Ferne auf das Auge treffen, schneiden sich daher schon vor der Netzhaut, Sandra sieht in der Ferne unscharf. Gegenstände, die in der Nähe liegen (0,5 m), kann sie scharf erkennen, da sich die von ihnen konvergent ausgehenden Strahlen bereits ohne Akkomodation in der Netzhautebene schneiden. Ihr Fernpunkt liegt also sozusagen in der Nähe.

Sandras Kurzsichtigkeit kann durch eine Brille mit einer Zerstreuungslinse (mit negativer Brechkraft) korrigiert werden. Das Vorschalten dieser Linse bewirkt, dass die parallel einfallenden Strahlen aus dem Fernpunkt so weit divergiert werden, dass sie sich erst auf der Netzhaut schneiden. Um Gegenstände in der Nähe scharf sehen zu können, muss Sandra wie eine Normalsichtige akkomodieren.

Die benötigte Stärke der Zerstreuungslinse errechnet sich aus dem Kehrwert der Brennweite der Linse. In Sandras Fall also bei -1/0,5 = -2 Dioptrien.

7.3 Wellenoptik

Interferenz

Beugung am Einzelspalt. Monochromatische ebene Wellen mit der Wellenlänge λ, die auf einen Spalt treffen, breiten sich hinter dem Spalt als eine Kugelwelle aus (S. 649). Wenn der Spalt eine endliche Öffnung d hat (Spaltbreite), dann wird die einfallende ebene Welle in viele konzentrische Wellen zerlegt, deren Überlagerung zu einem Muster von Intensitätsmaxima und Intensitätsminima führt (**Abb. 7.8**). Intensitätsmaxima treten durch konstruktive Interferenz der Kugelwellen auf, Intensitätsminima durch destruktive Interferenz. Im Zentrum ist die konstruktive Interferenz perfekt und daher ist dort das Hauptmaximum mit der höchsten Intensität. Beugung am Spalt liefert hinter der Blende Aufhellung in Gebieten, wo geometrisch gesehen Schatten sein sollte.

Beugung an der Lochblende. Die runde Lochblende von einem Mikroskop erzeugt ein Beugungsscheibchen im Bereich des Hauptmaximums, auch **Airy-Scheibchen** genannt. Zwei Objektpunkte im räumlichen Abstand können nur dann als getrennt wahrgenommen werden, wenn das Beugungsmaximum des zweiten Punktes in das Beugungsminimum des ersten fällt. Beugung an der Öffnung der Iris begrenzt das Auflösungsvermögen des Auges nach dem gleichen Prinzip. Je kleiner die Öffnung, umso größer ist das Beugungsscheibchen und umso schlechter ist die Auflösung.

Beugung am Gitter. Wellen von mehreren Spalten (Gitter) überlagern sich zu einem charakteristischen Interferenzmuster, welches Aufschluss über die geometrische Anordnung der Spalte gibt. Im Allgemeinen überlagern sich die Effekte der Beugung am Einzelspalt und der Interferenz an Vielfachspalten.

Anwendungen. Da Teilchen sich auch wie Wellen verhalten (**Teilchen-Wellen-Dualismus** S. 654), treten Beugungs- und Interferenzerscheinungen auch für Elektronen, Neutronen und Atome auf. Die Elektronenbeugung dient der Strukturuntersuchung mithilfe von Elektronenmikroskopen, mit Neuronenbeugung wird vornehmlich die Position von Wasserstoff in Proteinen bestimmt. Mit He-Atomstrahlen kann das periodische Kristallgitter an Oberflächen untersucht werden.

Polarisation

Licht von einer Glühbirne sind polychromatische, unpolarisierte und inkohärente transversale EM-Wellen. Licht ist **polychromatisch**, da es ein Spektrum aus verschiedenen Wellenlängen enthält (die sich in diesem Fall zu weiß mischen). Es ist **unpolarisiert**, da die Schwingungsebene des elektrischen Feldes im Raum beliebig um die Ausbreitungsrichtung verteilt ist. Es ist **inkohärent**, weil keine Phasenbeziehung zwischen verschiedenen emittierten Wellenzügen besteht. Mithilfe eines Interferenzgitters kann ein schmales, nahezu monochromatisches Wellen-

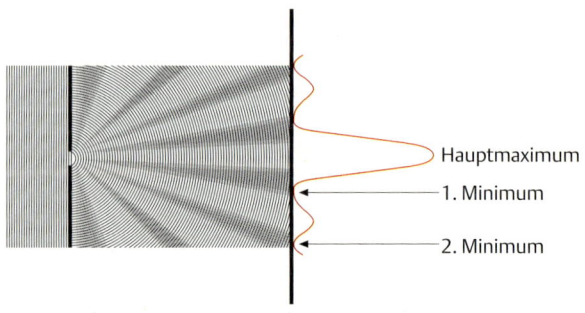

Abb. 7.8   Beugungsmuster an einem Einzelspalt.

längenband aus dem Spektrum heraus selektiert werden. Kohärenz zwischen verschiedenen Wellen gleicher Wellenlänge erreicht man nur mithilfe eines Lasers.

Linear polarisiertes Licht besteht aus EM-Wellen, deren E-Vektor in nur einer Ebene schwingt. Um polarisiertes Licht zu erzeugen, muss ein Polarisator bzw. ein Filter in den Strahlengang gebracht werden, der Transmission in nur einer Ebene erlaubt und alle anderen Richtungen absorbiert. **Polarisationsfilter** sind Polymerschichten mit paralleler Anordnung der Polymerketten, die nur eine bestimmte Polarisationsrichtung durchlassen und alle anderen durch Absorption abschwächen. Polarisation findet auch durch Streuung statt. Licht, das an Molekülen (Luft) unter 90° gestreut wird, ist polarisiert. In der Abend- bzw. Morgensonne hat die Streustrahlung vom Himmel (Wolken) einen hohen Polarisationsanteil.

Unter optischer Aktivität versteht man die Drehung der Polarisationsebene des Lichts bei der Transmission durch ein optisch aktives Medium. Der Drehwinkel α der Polarisationsebene nach der Strecke L ist: $\alpha = \tilde{\alpha}\, c\, L$. $\tilde{\alpha}$ ist die spezifische Drehung eines Stoffes, c ist die Gewichtskonzentration und L ist die Länge einer Küvette, die eine flüssige Substanz enthält. Optisch aktive Moleküle sind unsymmetrische Moleküle, die eine Chiralität aufweisen, wie z. B. Milchsäure und Zucker. Die Zuckerkonzentration im Harn wird durch Messung des Drehwinkels α in einem **Polarimeter** bestimmt.

7.4 Optische Instrumente

Optische Instrumente sind alle Instrumente, bei denen optische Elemente zur Anwendung kommen, wie z. B. Spiegel, Linsen, Wellenlängen- und Polarisationsfilter sowie Prismen. Zu den optischen Instrumenten zählen Kamera, Mikroskop, Projektionsapparate, Spektralapparate und das Auge.

Mit Mikroskopen werden zu kleine Gegenstände für das Auge sichtbar gemacht. Dabei ist das Auge selbst ein Teil des optischen Instruments. Der **Sehwinkel** ε entscheidet, ob wir einen Gegenstand vergrößert oder verkleinert wahrnehmen (**Abb. 7.9**). Im Abstand von $g_0 = 25$ cm sehen wir Gegenstände mit einer Vergrößerung von 1. Der ent-

sprechende Sehwinkel ist $\varepsilon_0 = G/g_0$. Bei diesem Abstand ist das Bild auf der Retina optisch verkleinert, aber physiologisch wird eine Vergrößerung von 1 wahrgenommen. Im **Nahpunkt** von ca. 10 cm leistet das Auge eine Vergrößerung von m = 2,5. Für höhere m sind optische Instrumente notwendig, wie z. B. Lupe, Mikroskop oder Teleskop.

Lupe

Das einfachste optische Instrument, das den Sehwinkel vergrößert, ist die **Lupe**. Sie besteht aus nur einer Sammellinse. Wird eine Lupe zwischen einen Gegenstand im Abstand g_0 und vor das Auge im Abstand der Brennweite der Lupe f platziert (**Abb. 7.10**), dann wird eine Vergrößerung $m = g_0/f$ von bis zu 30 erreicht, d. h. ca. zehnmal mehr im Vergleich zum bloßen Auge.

Lichtmikroskop

Ein **Mikroskop** besteht aus zwei Linsen. Das **Objektiv** (die dem Objekt zugewandte Linse) mit Brennweite f_{Obj} erzeugt ein umgekehrtes reelles Zwischenbild im Abstand t (Tubuslänge), welches von dem **Okular** (dem Auge zugewandte Linse) mit Brennweite f_{Oku} noch einmal vergrößert wird. Die **Gesamtvergrößerung** des Mikroskops ist das Produkt aus Vergrößerung von Objektiv- und Okularlinse:

$$m_{Mikro} = m_{Obj} \cdot m_{Oku} = \frac{t}{f_{Obj}} \cdot \frac{g_0}{f_{Oku}}$$

Numerische Apertur. Kleine Brennweiten der Linsen und große Tubuslänge sind förderlich für eine hohe Vergrößerung. Aber nicht jede Vergrößerung ist nützlich, da bei zu hoher Vergrößerung Bildpunkte nicht mehr voneinander getrennt werden können, d. h. die Auflösung nicht ausreicht. Das Auflösungsvermögen des Lichtmikroskops wird durch die **numerische Apertur** des Objektivs und durch die verwendete Wellenlänge des Lichts begrenzt. Die numerische Apertur A ist der Sinus des maximalen Winkels θ, bei dem die Randstrahlen noch in die Objektivlinse gelangen: $A = sin\theta$. Je größer die Linse, umso größer ist die Apertur A. Nützlich ist eine transparente Immersionsschicht mit dem Brechungsindex n zwischen Objekt und Objektiv, sodass Randstrahlen in das Objektiv gebrochen werden (**Abb. 7.11**). Mit Immersionsschicht ist die Apertur: $A = n\, sin\theta$.

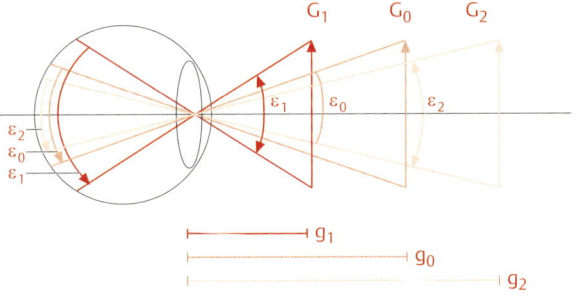

Abb. 7.9 Sehwinkel ist der Öffnungswinkel, unter dem ein Gegenstand G wahrgenommen wird. Im Abstand g_0 ist die physiologische Vergrößerung 1.

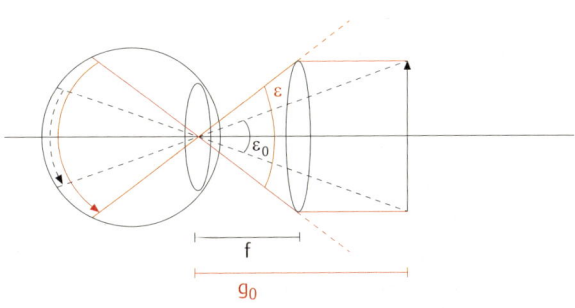

Abb. 7.10 Vergrößerung des Sehwinkels von ε_0 nach ε durch eine Lupe zwischen Gegenstand und Auge.

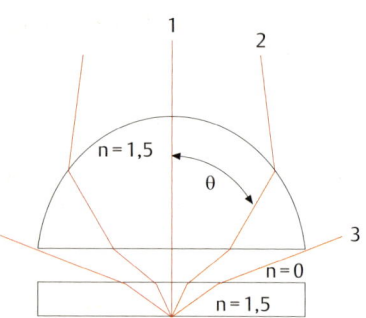

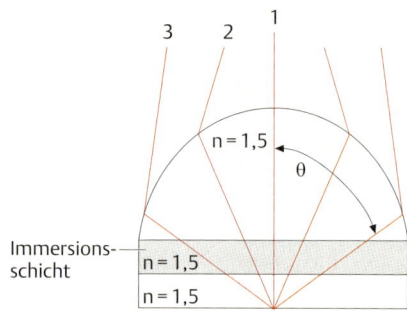

Abb. 7.11 **Numerische Apertur. a** Die numerische Apertur einer Linse ist durch den maximalen Winkel θ definiert, bei dem die Randstrahlen noch in das Objekt gelangen. **b** Eine Immersionsschicht zwischen Träger und Linse vergrößert die Apertur.

Auflösungsvermögen

Das **Auflösungsvermögen** R (resolving power) ist definiert als der Kehrwert des kleinsten noch auflösbaren Abstands d_{min} von zwei Gegenstandspunkten: $R = 1/d_{min}$. Bei Berücksichtigung der Apertur und der Beugungseigenschaften der Objektivlinse wird mit einem Mikroskop eine maximale Auflösung $R = 1/d_{min} = A/\lambda$ berechnet. Da A von der Größenordnung 1 ist, folgt für $R \approx 1/\lambda$ und $d_{min} = \lambda$. Für optische Wellenlängen von 500 nm erreicht man eine Auflösung von ca. $2 \cdot 10^6$ m^{-1} und einen minimalen Abstand von ca. 500 nm, der noch getrennt wahrgenommen werden kann.

> **Merke**
> Als Faustregel gilt: Punkte mit einem Abstand kleiner als die benutzte Wellenlänge können nicht aufgelöst werden.

Elektronenmikroskop

Lichtmikroskope erreichen eine brauchbare Vergrößerung von maximal 1000. Um höhere Vergrößerungen zu erreichen, werden in **Elektronenmikroskopen** Elektronen als Strahlung verwendet. Die Wellenlängen der Elektronen liegen zwischen 0,012 nm und 0,0012 nm. Da Elektronen geladene Teilchen sind, verwendet man zur Ablenkung und Linsenwirkung elektrostatische oder magnetische Linsen. Vergrößerungen bis zu 10^6, Auflösungen R von über 10^9 m^{-1} und minimale Abstände $d$min < 1 nm sind mit Elektronenmikroskopen erreichbar. In **Abb. 7.12** ist der Strahlengang in einem Lichtmikroskop und einem Elektronenmikroskop verglichen. Die Ähnlichkeit ist offensichtlich. Da Elektronen die Luft stark ionisieren und abgebremst werden, muss ein Elektronenmikroskop im Vakuum betrieben werden.

Spektralapparate

Spektralapparate werden für die spektrale Zerlegung von Licht eingesetzt. Zwei Arten sind gebräuchlich, Prismenspektrometer und Gitterspektrometer.
Prismenspektrometer nutzen die Dispersionseigenschaften von transparenten Medien, um verschiedene Wellenlängen räumlich zu trennen (**Abb. 7.13**). Das Auflösungsvermögen eines Prismas, d.h. die Fähigkeit, zwei verschiedene Wellenlänge noch trennen zu können, ist typischerweise 10^4. Höhere Auflösungen werden mit dem **Gitterspektrometer** erzielt. Das Auflösungsvermögen von

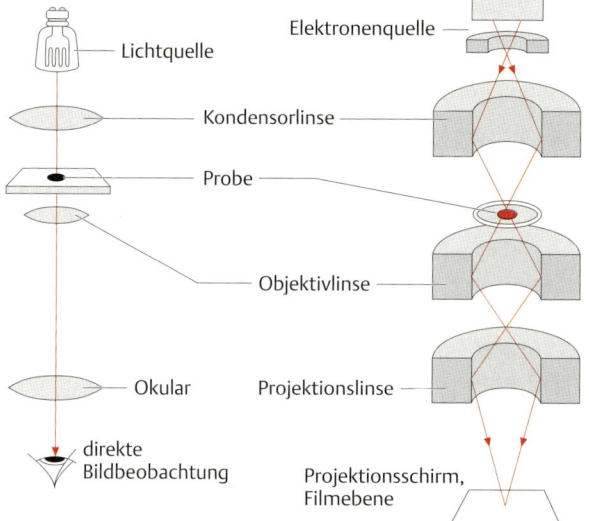

Abb. 7.12 **Vergleich des Strahlengangs zwischen einem Lichtmikroskop (links) und einem Elektronenmikroskop (rechts).**

Gittern ist die Fähigkeit, verschiedene Wellenlängen in höherer Ordnung der Interferenz noch zu trennen. Sie erreichen eine 10-100-fach höhere Auflösung als ein Prismenspektrometer.

Photometer

Die Absorption von Licht einer bestimmten Wellenlänge in einem Medium (Gas, Flüssigkeit, Lösung) wird mit einem **Photometer** untersucht (**Abb. 7.14**). Dazu wird nach einer Lichtquelle zunächst eine Wellenlänge mithilfe eines Spektrometers selektiert. Die Intensität dieser Welle wird vor und nach dem absorbierenden Medium gemessen. Die exponentielle Abhängigkeit der transmittierten Intensität von der Schichtdicke und Konzentration der gelösten Substanz wird als **Lambert-Beer-Gesetz** bezeichnet:

$$I(\lambda, d) = I_0(\lambda) \cdot 10^{-\varepsilon(\lambda)cd}$$

Hier ist $\varepsilon(\lambda) = $ der **molare Extinktionskoeffizient**, der von der Wellenlänge abhängt; c ist die molare Konzentration der absorbierenden Substanz in Einheiten [mol/l] und d ist die Dicke der Küvette, durch die das Licht der Wellenlänge λ durchtritt. Bei der Spektralphotometrie wird die Transmission $T(\lambda)$ des Lichts einer bestimmten Wellen-

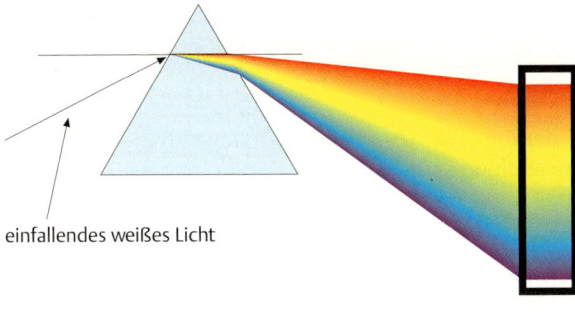

Abb. 7.13   Strahlengang in einem Prismenspektrometer.

länge durch eine Küvette gemessen, d.h. das Verhältnis der transmittierten Intensität $I(\lambda,d)$ normiert auf die Primärintensität $I_0(\lambda)$:

$$T = \frac{I(\lambda,d)}{I_0(\lambda)} = 10^{-\varepsilon(\lambda)cd}$$

Der negative dekadische Logarithmus von T wird als die dekadische Extinktion bezeichnet:

$$A = -\log\frac{I(\lambda,d)}{I_0(\lambda)} = \varepsilon(\lambda)cd$$

Die Transmission *T* als Funktion der Wellenlänge λ enthält charakteristische Absorptionsbanden, die Aufschluss über den molekularen Inhalt der Küvette geben. Zum Beispiel kann man Oxyhämoglobin (HbO_2) und desoxygeniertes Hämoglobin (Hb) mit einem Photometer leicht unterscheiden und quantitative Angaben zur Konzentration treffen.

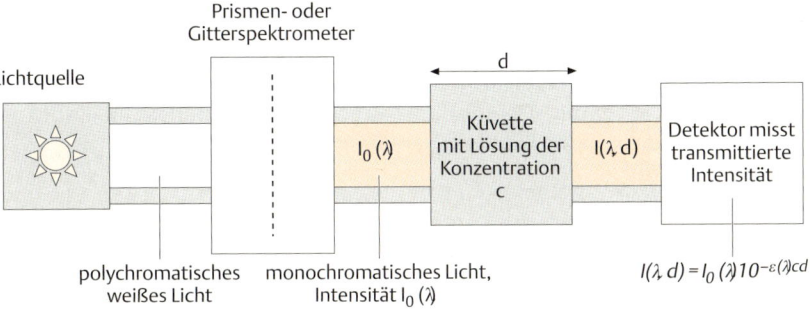

Abb. 7.14   Prinzipieller Aufbau eines Spektralphotometers.

Biologie

Histologie

Anatomie

Chemie

Biochemie

Physik

Physiologie

Psych./Soz.

8 Ionisierende Strahlung

8.1 Radioaktivität

8.1.1 Nuklide und Radionuklide

Nuklid ist der Fachausdruck für einen Atomkern. Ein Nuklid setzt sich aus seinen Nukleonen, den Protonen und Neutronen, zusammen. Die Massenzahl A ist die Summe aus Protonenzahl Z (auch Kernladungszahl oder Ordnungszahl genannt) und Neutronenzahl N: A = Z + N. Die Nomenklatur ist üblicherweise $_Z^A X$. *X* steht für ein chemisches Element, die Neutronenzahl folgt aus der Differenz von A - Z. Bei gleicher Ordnungszahl Z können Nuklide unterschiedliche Neutronenzahlen haben. Nuklide mit gleichem Z aber verschiedenen N nennt man isotope Nuklide, oder kurz **Isotope**. Alle Kerne bis Wismut haben eine kanonische Anzahl von Neutronen. Diese Kerne bilden stabile Isotope. Ist die Neutronenzahl zu groß oder zu klein, dann werden Isotope unstabil und zerfallen im Laufe der Zeit in stabilere Kerne. Unstabile Isotope werden als **Radionuklide** bezeichnet. Alle Nuklide mit einer Ordnungszahl größer als 83 (Bi, Wismut) sind Radionuklide.

In der Natur kommen zwei Arten von Radionukliden vor:

- **Terrestrische Radionuklide** sind bei der Geburt der Erde entstanden und haben Halbwertszeiten $t_{1/2}$ von ca. $5 \cdot 10^9$ Jahren. Sie sind etwa so alt wie die Erde. Beispiele sind: ^{235}U, ^{238}U, ^{232}Th, ^{40}K.
- **Kosmische Radionuklide** werden durch kosmische Strahlung ständig neu erzeugt. Ihre Halbwertszeiten sind verhältnismäßig kurz: $t_{1/2}$ = 5730 Jahre für ^{14}C, $t_{1/2}$ = 12 Jahre für ^3H (Tritium), $t_{1/2}$ = 53 Tage für ^7Be.

Darüber hinaus gibt es noch **künstlich erzeugte Radionuklide** für vielfache Anwendungen in Forschung und Medizin. Künstliche Radionuklide werden entweder in Kernreaktoren durch Einfangen von Neutronen oder in Beschleunigern durch Beschuss mit Protonen erzeugt.

8.1.2 Radioaktiver Zerfall

Beim Zerfall von Nukliden wird radioaktive Strahlung emittiert. Sie besteht aus folgenden Teilchen:
- α-Teilchen = He-Kerne ($_2^4 He^{2+}$);
- β⁻-Teilchen = Elektronen;
- β⁺-Teilchen = Positronen = Antiteilchen der Elektronen;
- γ-Strahlen = hochenergetische elektromagnetische Wellen.

Die Teilchenart kann man durch ihre Ablenkung in elektrischen und magnetischen Feldern unterscheiden: α- und β-Teilchen werden in elektrischen und magnetischen Feldern abgelenkt, γ-Strahlen dagegen nicht. β⁻ und β⁺ werden wegen ihres unterschiedlichen Vorzeichens in verschiedene Richtungen in elektrischen und magnetischen Feldern abgelenkt.

Bei der Emission von α- und β-Teilchen findet eine **Kernumwandlung** statt, sodass die Kernladungszahl oder Ordnungszahl Z vor und nach dem Zerfall verschieden ist:

α-Zerfall. Dabei werden zwei Neutronen und zwei Protonen emittiert. Die Massenzahl nimmt um 4 und die Ordnungszahl um 2 ab:

$$_Z^A X \rightarrow {}_{Z-2}^{A-4} Y + {}_2^4 He^{2+}$$

Merke

α-Zerfall ist die häufigste Art des Zerfalls bei massenreichen Kernen jenseits von Bi.

Beispiel: Radium-Radon-Zerfall:

$$_{88}^{226} Ra \rightarrow {}_{86}^{222} Rn + {}_2^4 He^{2+}.$$

β-Zerfall. Bei der Umwandlung von Neutronen in Protonen werden β⁻-Teilchen (Elektronen) emittiert. Dabei bleibt die Massenzahl erhalten und die Ordnungszahl nimmt um eine Elementarladung zu:

$$_Z^A X \rightarrow {}_{Z+1}^A Y + \beta^-$$

Beispiel: $_{19}^{40} K \rightarrow {}_{20}^{40} Ca + {}_{-1}^0 e^-$

Umgekehrt werden bei der Umwandlung von Protonen in Neutronen β⁺-Teilchen (Positronen) emittiert. Dabei bleibt die Massenzahl erhalten und die Ordnungszahl nimmt um eine Elementarladung ab:

$$_Z^A X \rightarrow {}_{Z-1}^A Y + \beta^+$$

Beispiel: $_{15}^{30} P \rightarrow {}_{14}^{30} Si + {}_1^0 e^+$

γ-Zerfall. γ-Emission verwandelt einen angeregten Kern $_Z^A X^*$ in einen energieärmeren Zustand $_Z^A X$. Dabei ändert sich weder die Massenzahl noch die Ordnungszahl. Beispiel:

$$_{43}^{99} Tc^* \rightarrow {}_{43}^{99} Tc + \gamma$$

Halbwertszeit

Der radioaktive Zerfall ist ein stochastischer Prozess. Bei einer Vielzahl von identischen Radionukliden weiß man nie, wann ein einzelner Kern zerfällt. Man kann jedoch genau angeben, wie viel Zeit vergeht, bis die Hälfte der ursprünglich vorhandenen Nuklide zerfallen ist. Dies wird die **Halbwertszeit** $t_{1/2}$ genannt. Der radioaktive Zerfall wird durch das **Zerfallsgesetz** beschrieben (**Abb. 8.1**). N_0 ist die Zahl der ursprünglich vorhandenen Radionuklide und *N(t)* ist die Zahl der nach der Zeit t verbleibenden Radionuklide. Dann folgt:

$$N(t) = N_0 e^{-\lambda t}$$

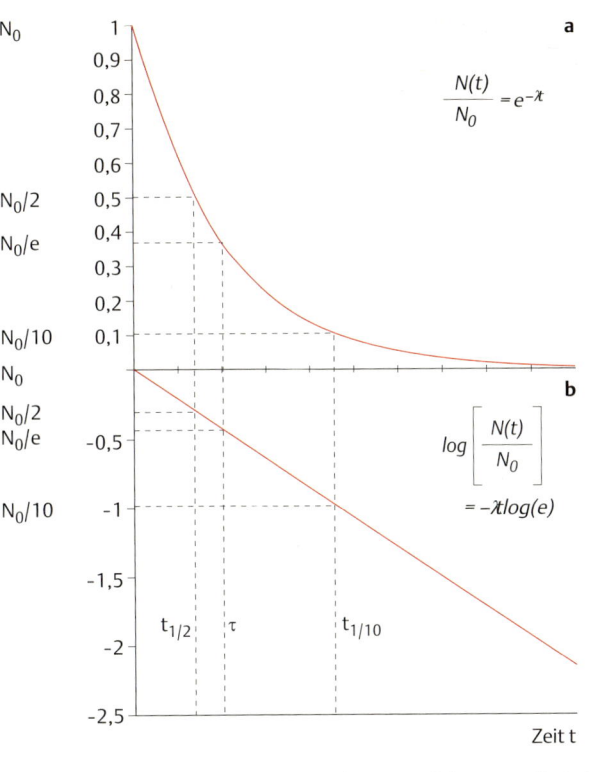

Abb. 8.1 Zerfallsgesetz. Beim radioaktiven Zerfall nimmt die Zahl der noch nicht zerfallenen Radionuklide exponentiell mit der Zeit ab. **a** Lineare Auftragung. **b** Halblogarithmische Auftragung.

Dabei ist λ die **Zerfallskonstante** (hier λ nicht mit der Wellenlänge verwechseln) und $1/\lambda = \tau$ ist die **mittlere Lebensdauer**. Die **Halbwertszeit** ist

$$t_{1/2} = \frac{\ln 2}{\lambda} = \tau \ln 2$$

Die Halbwertszeit $t_{1/2}$ ist um den Faktor $\ln 2 = 0{,}693$ kürzer als die mittlere Lebensdauer τ.
In logarithmischer Schreibweise ist das Zerfallsgesetz:

$$\ln\left(\frac{N(t)}{N_0}\right) = -\lambda t$$

Bei halblogarithmischer Auftragung der Zahl der Radionuklide $\ln N(t)$ als Funktion der Zeit t erhält man eine Gerade mit negativer Steigung, die der Zerfallskonstanten $-\lambda$ entspricht. Bei Auftragung des Logarithmus zur Basis 10 ist die Steigung um den Faktor $\log e = 0{,}43$ kleiner:

$$\log\left(\frac{N(t)}{N_0}\right) = -\lambda t \log e = -0{,}43\lambda t$$

Aktivität

Da man auf der einen Seite die Zahl der Radionuklide nicht weiß, auf der anderen Seite sich die Zerfälle durch Emission von α-, β- oder γ-Strahlung bemerkbar machen, definiert man die **Aktivität** als die Zahl der Zerfälle $dN(t)$ pro Zeitintervall dt:

$$A(t) = -\frac{dN(t)}{dt} = \lambda N_0 e^{-\lambda t} = A_0 e^{-\lambda t}$$

Die Aktivität ist proportional zur Zerfallskonstante λ. Je größer λ umso größer ist die Aktivität. Die Aktivität hat die gleiche mathematische Form wie das Zerfallsgesetz selbst. Die Definition der Aktivität hat jedoch den Vorteil, dass man sie als Zählrate, d.h. als Zahl der Zerfälle pro Zeiteinheit, im Detektor messen kann. Die Einheit der Aktivität ist: $[A]$ = Ereignis/s = Becquerel (Bq). 1 Bq entspricht einem Zerfall pro Sekunde.
Beispiel: Der Körper enthält ca. 2 g Kalium (K) pro Kilogramm Körpergewicht, also ca. 160 g insgesamt. Das Radionuklid ^{40}K hat eine natürliche Häufigkeit von 0,012 %, d. h. 0,02 g Kalium im Körper sind radioaktiv. Das entspricht einer Anzahl von ^{40}K-Kernen $N_0 = 0{,}02/40$ Mol $= 3 \cdot 10^{20}$, die im Laufe der Zeit durch Emission von β^--Strahlung mit einer Halbwertszeit $t_{1/2} = 1{,}3 \cdot 10^9$ a $= 4 \cdot 10^{16}$ s zerfallen. Daraus folgt die Aktivität von ^{40}K:

$$A = \frac{\ln 2}{t_{1/2}} \cdot N = \frac{0{,}693}{4 \cdot 10^{16}} \cdot 3 \cdot 10^{20} \approx 5000\,/\,\text{s} = 5000\ \text{Bq}$$

Da β^--Strahlung keine große Reichweite hat, bleibt die meiste Strahlung im Körper stecken. Trotzdem kann bei Versammlungen der Anstieg der Radioaktivität deutlich nachgewiesen werden.
Die **spezifische Aktivität** a ist die Aktivität auf ein Kilogramm Masse bezogen. Einheit: $[a]$=Bq/g. Ein Kilogramm isotopenreines ^{40}K hat eine Aktivität von $1{,}7 \times 10^8$ Bq. Ein Kilogramm Körpergewicht hat eine spezifische Aktivität a = 60 Bq.

Zerfallsreihen

Nach Zerfall eines Kerns X mit der Zeitkonstanten λ_1 entsteht oft ein radioaktiver Kern Y mit einer anderen Zeitkonstanten λ_2. Dieser zerfällt wieder in einen Kern Z mit einer Zeitkonstanten λ_3 usw., bis ein stabiler Kern gebildet wird. Der sukzessive Zerfall von **Mutterkern** X in **Tochterkern** Y, Z, etc. nennt man eine **Zerfallsreihe**. In Zerfallsreihen hängt die Aktivität der Tochterkerne von der Erzeugungsrate der Mutterkerne ab. Solange X nicht zerfallen ist, kann Y nicht entstehen und ebenfalls zerfallen, usw. Die Aktivität A_T des Tochterkerns folgt daher aus der Differenz von Erzeugungsrate des Tochterkerns (= Zerfallsrate des Mutterkerns) und Zerfallsrate des Tochterkerns:

$$A_T = \lambda_M N_M - \lambda_T N_T$$

Zerfallsreihen spielen bei schweren Kernen eine sehr wichtige Rolle. ^{226}Ra entsteht nach fünf Zerfällen aus ^{238}U und zerfällt selbst wieder in Radon (Rn), bis nach weiteren Zerfällen das stabile ^{206}Pb gebildet wird.

Biologie | Histologie | Anatomie | Chemie | Biochemie | Physik | Physiologie | Psych./Soz.

Klinik

Klinisch relevant ist der Isotopengenerator $^{99}_{42}$Mo, der durch Spalten von ^{235}U in einem Kernreaktor gewonnen wird. $^{99}_{42}$Mo zerfällt mit einer mittleren Lebensdauer von τ = 67 h unter Emission von β^--Teilchen in den angeregten Tochterkern $^{99}_{43}$Tc*. Der Tochterkern zerfällt mit einer Zeitkonstanten von τ = 6 h unter Emission von 140 keV γ-Strahlung in einen Kern geringerer Energie: $^{99}_{43}$Tc. Nach Injektion von $^{99}_{43}$Tc* in den Körper wird die γ-Strahlung für die Aufnahme von Szintigrammen genutzt.

8.1.3 Radionuklide in der Medizin

Therapie. Bei der Therapie unterscheidet man zwischen innerer und äußerer Anwendung. Behandlung von Tumoren durch Teilchenstrahlen (Protonenstrahlen, Gammastrahlen) sind äußere Anwendungen. Radionuklide können auch durch Radiopharmaka an den Ort der Behandlung gebracht werden, z.B. das Radionuklid ^{131}I zur Behandlung von Schilddrüsen.

Diagnostik. Auch bei der Diagnostik sind äußere und innere Methoden bekannt. Bei der Szintigrafie wird die von Radionukliden emittierte γ-Strahlung mit einem Film oder mit einer γ-Kamera aufgenommen, nachdem die Radionuklide sich an den abzubildenden Organen angereichert haben. Sehr spezialisiert und teilweise durch die Kernspintomografie abgelöst ist die **Positronenemissionstomografie (PET)**. Zunächst wird künstlich das Radionuklid ^{18}F durch Beschuss von ^{18}O mit Protonen in einem Beschleuniger erzeugt. Dabei nimmt der Sauerstoff unter Abgabe eines Neutrons ein Proton auf und wird zum ^{18}F. ^{18}F zerfällt unter Emission von β^+-Teilchen (Rückumwandlung eines Protons in ein Neutron) wieder in ^{18}O. β^+-Teilchen sind nicht stabil. Sobald die hochenergetischen Positronen in Materie durch Stöße abgebremst sind und auf ein β^--Teilchen (Elektron) treffen, zerstrahlen beide Teilchen (**Paarvernichtung**) unter Emission von zwei γ-Quanten. Die hochenergetischen γ-Quanten (ca. 511 keV) fliegen vom Ort der Paarvernichtung in entgegengesetzter Richtung auseinander. Beide γ-Quanten werden zur Diagnostik verwendet. Für die PET wird das radioaktive F-18 in das Radiopharmazeutikum F-18-Fluoro-2-Deoxyglucose (FDG) eingebaut und an die zu diagnostizierende Stelle (Tumor) transportiert. In einer Koinzidenzschaltung wird dann überprüft, ob beide γ-Quanten zur gleichen Zeit im Detektor ankommen und ob sie im Winkelabstand von 180° emittiert worden sind. Nur dann entstammen die γ-Quanten tatsächlich der Paarvernichtung von β^+- und β^--Teilchen. Leistungsfähige Rechner rekonstruieren aus den gezählten Koinzidenzereignissen Schnittbilder des gesunden und kranken Gewebes. Paarvernichtung ist der umgekehrte Prozess zur Paarerzeugung, die in Abschnitt 8.4 diskutiert wird. Beide Effekte beruhen auf der Äquivalenz von Energie und Masse.

8.2 Röntgenstrahlen

8.2.1 Erzeugung und Arten von Röntgenstrahlung

Röntgen- und Gammastrahlung sind beides hochenergetische, kurzwellige und durchdringende elektromagnetische Strahlungen. Physikalisch sind sie identisch. Der Unterschied besteht in der Erzeugung nicht in der Wirkung. γ-Strahlung kommt aus dem Atomkern durch spontanen radioaktiven Zerfall. Röntgenstrahlen dagegen werden mithilfe einer Röntgenröhre künstlich erzeugt. Dazu werden Elektronen in einer evakuierten Röhre durch Glühemission erzeugt, dann in einer Spannungsdifferenz (Anregungsspannung U) auf ein Target hin beschleunigt und dort abgebremst. Bei der Abbremsung wird die kinetische Energie der Elektronen in Strahlungsenergie (Röntgenstrahlen) umgewandelt.

Man unterscheidet zwei Arten von Röntgenstrahlung.

- **Bremsstrahlung.** Elektronen werden im elektrischen Feld des Kerns abgelenkt und verlieren dabei Strahlungsenergie durch Emission von Photonen. Die maximale Strahlungsenergie, die ein Elektron durch Emission von nur einem Photon abgeben kann, entspricht der Anregungsspannung: $E_{max} = eU = hf_{max}$
  (h = Planck-Wirkungsquantum, f_{max} = maximale Frequenz der Röntgenphotonen).
  Dies bedeutet, dass bei der maximalen Photonenenergie ein Elektron vollständig in Strahlungsenergie (EM-Welle) umgewandelt wird. Die Mehrzahl der Elektronen emittiert jedoch mehrere Photonen, bevor sie vollständig abgebremst werden. Damit entsteht eine breite Energie- und Intensitätsverteilung der emittierten Röntgenphotonen, die von 0 bis zur maximalen Energie $E_{max} = hf_{max}$ reicht. Mithilfe der Anregungsspannung U und dem Anodenstrom I wird die Intensität und die Härte der Röntgenstrahlung kontrolliert (**Abb. 8.2a**).
- **Charakteristische Strahlung:** Elektronen regen durch Stoßionisation K-Elektronen auf inneren Schalen der Targetatome an. Dabei entsteht ein für das Target (Cu, W, etc.) charakteristisches Emissionsspektrum, welches aus scharfen Emissionslinien K_α und K_β besteht (**Abb. 8.2b**). Das charakteristische Röntgenemissionsspektrum stellt einen **Fingerabdruck** des Targetmaterials dar. Die charakteristische Strahlung kann auch zur schnellen, trockenen chemischen Analyse von Materialien und Materialzusammensetzungen von Proben genutzt werden. Diese sogenannte Röntgenfluoreszenzanalyse wird häufig in der forensischen Medizin eingesetzt.

8.2.2 Röntgenröhre

In **Abbildung 8.3** ist schematisch der Querschnitt und die Schaltung einer Röntgenröhre dargestellt, wie sie in der medizinischen Praxis Verwendung findet. Die Kathode ist geerdet, eine kleine Wechselspannung sorgt für das Heizen eines Filaments, aus dem Elektronen durch Glühemis-

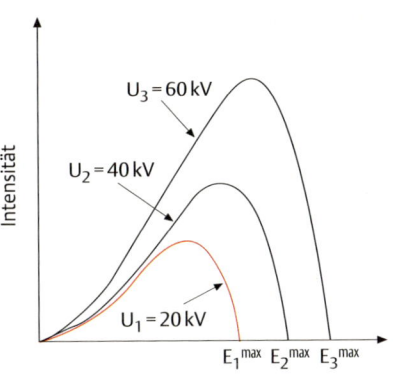

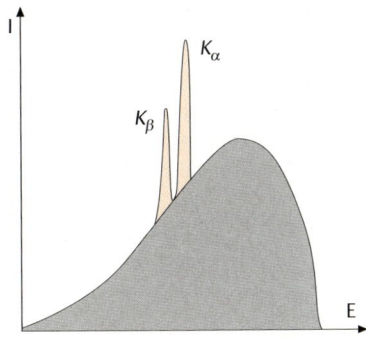

Abb. 8.2 Intensität und Energie von Röntgenstrahlung. a Intensitätsverteilung der Bremsstrahlung. Die maximale Energie der Bremsstrahlung wird über die Anodenspannung kontrolliert. **b** Bremsspektrum und charakteristisches Röntgenemissionsspektrum eines Targetmaterials.

sion austreten. Diese werden im Vakuum der Röhre auf eine rotierende Anode mit einer Anodenspannung U von 50–100 kV beschleunigt und im Targetmaterial (Wolfram) abgebremst. Der **Anodenstrom I** ist die Zahl der Elektronen, die pro Zeiteinheit auf die Anode hin beschleunigt werden. Nach Durchlaufen der Potenzialdifferenz U haben die Elektronen eine kinetische Energie E = eU (e = Elementarladung). Die Anode wird durch einen Elektromotor im Vakuum schnell rotiert, damit der Brennfleck der auftreffenden Elektronen auf einen Kreisring verteilt wird und das Aufschmelzen des Targetmaterials vermieden wird.

8.2.3 Röntgenstrahlung in der Medizin

Für die Röntgendiagnostik in der Medizin wird fast ausschließlich die Bremsstrahlung eingesetzt.

Röntgenaufnahme durch Zentralprojektion. Bei dieser bekanntesten Art der Röntgendiagnostik gehen Röntgenstrahlen von einer ausgedehnten Röntgenquelle aus, durchleuchten einen Körper und schwärzen einen dahinter aufgestellten Film. Da Knochen mehr Atome mit höherer Ordnungszahl (Calcium) enthalten als Gewebe, absorbieren Knochen die Röntgenstrahlen stärker als das Gewebe. Dadurch entsteht ein „Schatten" auf dem **Röntgenfilm:** Knochen heben sich hell gegenüber den Gewebeteilen ab, die schwarz erscheinen. Der Film sollte dabei dicht hinter

dem Körper aufgestellt werden, um Vergrößerungen bei der Abbildung zu vermeiden.

Mit Röntgenstrahlen können nicht nur Knochen, sondern auch Fremdkörper und insbesondere Metallteile abgebildet werden. Probleme bereiten jedoch innere Organe. Um diese sichtbar zu machen, muss vorher ein kontrasterzeugendes Mittel (z. B. Bariumbrei für den Darmtrakt) eingenommen werden. Für die Abbildung der Herzkranzgefäße (Angiografie) wird vorher eine jodhaltige Substanz gespritzt.

Computertomografie (CT). Bei dieser Diagnosetechnik werden durch eine Kombination zwischen Röntgenstrahlen und Computer „Schichtbilder" (Querschnittbilder) entwickelt. Die Röntgenröhre rotiert um den Körper des Patienten und durchleuchtet diesen mit einem punktförmigen Röntgenstrahl. Die nicht absorbierte Röntgenstrahlung wird auf der gegenüberliegenden Seite mit einem Detektor nachgewiesen. Ein Computer setzt aus den Signalen klare und detailreiche Schnittbilder zusammen.

Sterilisation und Desinfektion. Röntgenstrahlen werden im Labor auch eingesetzt, um eine Sterilisation von Biomaterialien zu erzeugen und um Bakterien und Mikroorganismen zu zerstören.

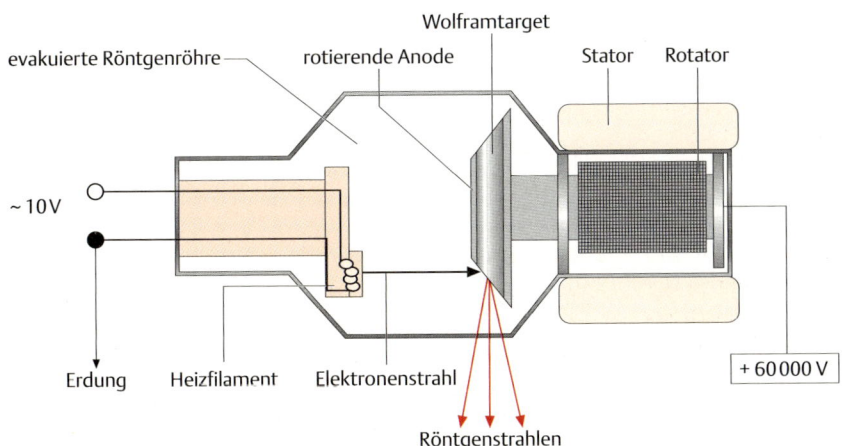

Abb. 8.3 Querschnitt durch eine Röntgenröhre für medizinische Anwendungen.

Biologie

Histologie

Anatomie

Chemie

Biochemie

Physik

Physiologie

Psych./Soz.

8.3 Nachweis ionisierender Strahlung

Die einfachste Art, Strahlung nachzuweisen, ist über die Schwärzung von **Fotoplatten**. Darüber hinaus gibt es zahlreiche Detektoren, die einzelne α-, β- und γ-Quanten nachweisen können.

Ionisationsdetektoren

In **Ionisationsdetektoren** wird durch Strahlung das Füllgas ionisiert. Im elektrischen Feld zwischen zentralem Zähldraht (Anode) und Kammerwand werden die Ladungen getrennt (**Abb. 8.4**). Eine Elektronik sorgt nicht nur für die Spannung am Zähldraht, sondern bestimmt über die Entladung eines Kondensators die Höhe des elektrischen Pulses. Pro Ionisation werden ca. 30–40 eV der Energie des einfallenden β-Strahls absorbiert. Bei 1 MeV Primärenergie werden ca. 30 000 Elektronen und Kationen gebildet, bevor die Energie des Teilchens vollständig aufgebraucht ist. Der **Proportionalzähler** erlaubt daher, über die Pulshöhe die Energie der einfallenden Teilchen zu messen und über die Zählrate (Ereignisse pro Zeit) die Aktivität zu bestimmen. Wenn die Spannungsdifferenz im Zählrohr vergrößert wird, ist der Entladungspuls nicht mehr proportional zur Energie des einfallenden Teilchens, sondern erfolgt lawinenartig. Zählröhren dieser Art sind Ereigniszähler und werden **Geiger-Müller-Zählrohre** genannt.

Szintillationszähler

In **Szintillationszählern** (**Abb. 8.5**) erzeugt das einfallende energiereiche Teilchen Lichtblitze in einem Szintillisationsmaterial, üblicherweise NAᴵ, deren Zahl proportional zur einfallenden Energie ist. Die Lichtblitze fallen auf eine Kathode und lösen dort über den Fotoeffekt Sekundärelektronen aus. Diese werden in einer evakuierten Kaskadenschaltung verstärkt (**Sekundärelektronenvervielfacher**) und schließlich an einer Anode nachgewiesen. Szintillationszähler messen sowohl die Energie der Strahlung wie auch ihre Aktivität, analog zu den Proportionalzählern. Der Vorteil von Szintillationszählern ist die bessere Energieauflösung im Vergleich zu Proportionalzählern, sodass β- und γ-Spektren damit aufgenommen werden können.

8.4 Strahlenwirkung

8.4.1 Absorption von Photonen in Materie

Wenn energiereiche Photonen auf Materie treffen, dann wird ein Teil der Primärintensität durchgelassen (transmittiert), ein Teil wird gestreut (abgelenkt) und ein Teil wird absorbiert (umgewandelt). Der Quotient von transmittierter Intensität $I(d)$ zur Primärintensität I_0 nach Durchlaufen der Dicke d in Vorwärtsrichtung wird durch das Abschwächungsgesetz beschrieben:

$$\frac{I(d)}{I_0} = e^{-\mu d}$$

Hier ist μ der Absorptionskoeffizient. Die Halbwertsdicke $d_{1/2}$ folgt aus dem Absorptionskoeffizienten mit $d_{1/2} = \ln 2 / \mu$. Durch Absorption wird die Intensität geschwächt, die Energie und Frequenz der Photonen (γ- oder Röntgenstrahlen) bleibt jedoch erhalten.

> **Merke**
>
> Die transmittierten Photonen haben die gleiche Energie wie die primär einfallenden Photonen. Ihre Zahl ist jedoch geringer, da ein Teil in der Materie absorbiert wird.

Der **Absorptionskoeffizient** μ (E_{Photon}, Z, ρ) hängt von der Energie der einfallenden Strahlung und von den Materialeigenschaften des Absorbers (Ordnungszahl Z und Dichte ρ) ab. Drei Prozesse führen zur Reduktion der Primärintensität:

- **Fotoeffekt**: Die gesamte Energie eines Photons wird in potenzielle und kinetische Energie des absorbierenden Elektrons umgewandelt. Das Photon ist damit vernichtet.
- **Comptoneffekt**: Ein Teil der Photonenenergie wird in kinetische Energie des Elektrons umgewandelt. Photon und Elektron fliegen unter Impulserhaltung in verschiedenen Richtungen weiter.
- **Paarbildung:** Falls die Photonenenergie doppelt so groß ist wie die Ruhemasse eines Elektrons von 511 keV, dann kann im Feld eines Atomkerns ein Elektron zusammen mit seinem Antiteilchen (Positron β⁺) gebildet werden. Dabei wird die gesamte Energie des Photons (γ-Quants) in Ruhemasse und kinetische Energie des Elektron-Positron-Paares umgewandelt (vgl. Paarvernichtung bei PET, S. 664).

Der jeweilige Beitrag dieser drei Effekte hängt von der Photonenenergie ab. Bis 500 keV dominiert der Photoef-

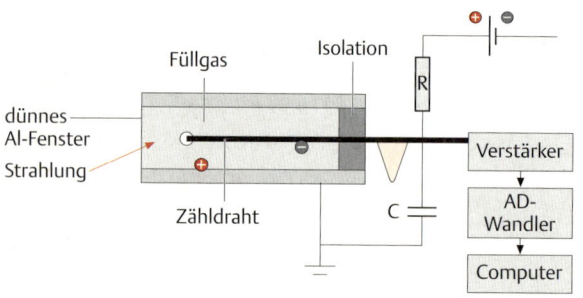

Abb. 8.4 Schematische Darstellung eines Proportionalzählrohrs.

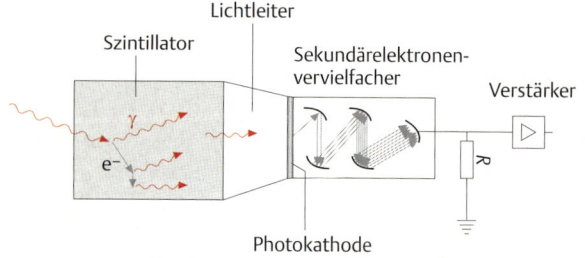

Abb. 8.5 Schematische Darstellung eines Szintillationszählers.

fekt, zwischen 500 keV und 1 MeV ist der Comptoneffekt maßgebend, und für Photonenenergien größer als 1 MeV ist die Paarbildung der wichtigste Absorptionsprozess.

Im Bereich typischer Energien von **Röntgenstrahlen** von 20–100 keV dominiert der Fotoeffekt. In diesem Bereich wächst der Absorptionskoeffizient mit der 5. Potenz der Ordnungszahl. Daher ist Abschirmung von Röntgenstrahlen mit Blei (Z = 82) wesentlich effektiver als mit Aluminium (Z = 13). Bleiwesten werden vom Personal, das Umgang mit Röntgenstrahlen hat, getragen. Das Radionuklid ^{60}Co emittiert γ-Strahlung mit einer Energie von 1,33 MeV. ^{60}Co-Quellen müssen daher in dickwandigen Blei-Kanistern transportiert werden.

8.4.2 Reichweite von geladenen Teilchen in Materie

α-Strahlen sind geladene Teilchen (He^{2+}) mit einer kinetischen Energie, die je nach Radionuklid zwischen 4 und 8 MeV liegt. Beim Durchgang durch Materie verlieren sie durch Ionisation und Anregungen sehr schnell ihre Energie. 5 cm Luftstrecke oder ein Blatt Papier reichen aus, um α-Strahlen vollständig abzubremsen und in neutrale He-Atome umzuwandeln. Hochenergetische **Elektronen** oder **Positronen** werden ebenfalls durch Stöße und Ionisation abgebremst. Da diese Teilchen wesentlich leichter sind als α-Teilchen, ist der Energieübertrag weniger effektiv und daher die Reichweite größer, typischerweise einige Meter in Luft. Die mittlere Reichweite der α-Teilchen und β-Strahlung in Materie ist in **Abbildung 8.6** schematisch für Luft dargestellt und in **Tabelle 8.1** für verschiedene Materialien angegeben. Für **γ**- und **Röntgenstrahlung** kann keine Reichweite, sondern nur eine Halbwertsdicke (HWD) angegeben werden, d. h. die Schichtdicke, bei der die Zahl der γ-Quanten um die Hälfte reduziert ist. Für Strahlenschutzmaßnahmen braucht man die ca. 10-fache HWD.

> **Merke**
> Geladene Teilchen haben eine **Reichweite**. Jenseits der Reichweite verschwindet der Strahl. Photonen haben keine Reichweite, die Strahlenintensität wird exponenziell abgeschwächt, aber verschwindet nie vollständig.

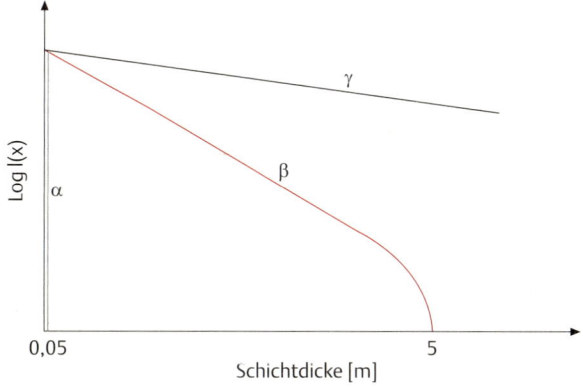

Abb. 8.6   Logarithmus der Intensität von α-, β- und γ-Strahlen in Luft.

Tabelle 8.1   Reichweiten für α- und β-Strahlen

Teilchenart	Energie	in H$_2$O, Gewebe	in Blei
α-Teilchen	4 MeV	5 μm	5 μm
Elektronen	1 MeV	5 mm	0,5 mm
Röntgen	100 KeV	5 cm*	0,1 cm*
γ-Quanten	1 MeV	10 cm*	1 cm*

* Kennzeichnet die Halbwertsdicke für Röntgenstrahlen und γ-Quanten.

Im Bereich der Reichweite verlieren geladene Teilchen Energie durch Stöße, bis sie vollständig abgebremst werden. Photonen werden nicht abgebremst. Entweder sie verlieren ihre Energie vollständig durch Fotoeffekt oder gar nicht.

8.4.3 Strahlendosis und Strahlenschutz
Strahlendosis

Dosis und Dosisleistung. Für den Strahlenschutz ist die biologische Wirkung der Strahlung die entscheidende Größe. Zunächst definiert man die durch den Strahl deponierte Energie in Materie. Als **Dosis** bezeichnet man die gesamte absorbierte Energie pro Masse, unabhängig vom Zeitraum, in der die Strahlung aufgetreten ist:

$$\text{Dosis} = \frac{\text{absorbierte Energie}}{\text{Masse}}$$

Die Einheit der Dosis ist [D] = Joule/kg = Gray (Gy), wobei 1 Joule/1 kg = 1 Gy ist. Die **Dosisleistung** ist Dosis pro Zeit, die Einheit ist 1 Gy/min oder 1 Gy/Jahr je nach Zeitspanne.

Qualitätsfaktor. Die Gefährlichkeit der Strahlung beruht auf ihrer ionisierenden Wirkung, bei der Molekülbindungen aufgebrochen und freie Radikale erzeugt werden. Dabei ist die biologische Wirkung der verschiedenen Strahlenarten sehr unterschiedlich und beruht auf der unterschiedlichen Zahl der gebildeten Ionenpaare bei gleicher deponierter Strahlungsenergie. Dies wird mit einem dimensionslosen **Qualitätsfaktor Q** berücksichtigt. Bei gleicher Energie sind α-Teilchen 20-mal wirksamer, Ionenpaare zu erzeugen als γ- oder β-Strahlen (**Tab. 8.2**).

Tabelle 8.2   Qualitätsfaktoren für verschiedene Strahlenarten

Strahlenart	Q
Röntgen, γ, β	1
thermische Neutronen	2,3
schnelle Neutronen	10
α-Strahlen und schwere Ionen	20

Äquivalenzdosis. Unter Berücksichtung der unterschiedlichen biologischen Wirksamkeit der Strahlenarten definiert man die **Äquivalenzdosis H** als Produkt aus Dosis mal Qualitätsfaktor: $H = D \cdot Q$. Die Einheit der Äquivalenzdosis ist $[H] = $ Sievert, $1\,Sv = 1\,J/kg$. Will man die Wahrscheinlichkeit für das Auftreten von Strahlenschäden organspezifisch ausdrücken, dann wird für die verschiedenen Organe noch ein zusätzlicher **Gewichtsfaktor w** eingeführt. Die **Äquivalenzdosisleistung** ist die Äquivalenzdosis pro Zeit und wird in Sv/min oder Sv/Jahr angegeben.

Strahlenbelastung und Strahlenschutz

Die Menschen sind drei Strahlenquellen ausgesetzt: kosmischen, terrestrischen und zivilisatorischen (**Tab. 8.3**).
- Kosmische Strahlung: Strahlung von der Sonne und anderen Sonnensystemen erzeugt eine Gesamtdosisleistung auf Meereshöhe von ca. 0,4 mSv/Jahr. Diese steigt mit der Höhe an und erreicht bei Transatlantikflügen eine Dosisleistung von 2 mSv pro Flug.
- Terrestrische Strahlung: Die terrestrische Strahlung stammt von natürlichen Radionukliden in der Luft (Radon), im Wasser und in Gesteinen. Sie hängt von den geographischen Gegebenheiten ab. Im Mittel ist ihre Dosisleistung ca. 0,6 mSv/Jahr. Die Strahlenbelastung durch das Radionuklid ^{40}K im Körper ist ca. 1,4 mSv/Jahr. Daraus ergibt sich eine Summe der mittleren natürlichen Dosisleistung von ca. 2,4 mSv/Jahr.
- Zivilisatorische Strahlenbelastung: Diese entsteht hauptsächlich durch medizinische Diagnostik und beträgt ca. 1–2 mSv/Jahr. Die mittlere Dosisleistung ohne Strahlenschutzmaßnahmen ist in etwa 3–4 mSv/Jahr.

Tabelle 8.3 Mittlere Strahlenbelastung

Kosmische Strahlung	0,4 mSv/Jahr
terrestrische Strahlung	0,6 mSv/Jahr
Eigenstrahlung im Körper	1,4 mSv/Jahr
Summe der natürlichen Dosisleistung	**2,4 mSv/Jahr**

Strahlenschutz. Die geltende Strahlenschutzverordnung sieht für Betriebseinheiten die Ortsdosen vor, die in **Tabelle 8.4** angegeben sind.

Die Strahlenbelastung wird durch **Zählrohre** und **Filmdosimeter** überprüft. Mit Proportionalzählrohren wird jedes Teilchen, welches in dem Zählrohr ein Ionenpaar bildet, nachgewiesen und durch eine nachgeschaltete Elektronik gezählt. Filmdosimeter integrieren die absorbierte Strahlung durch Schwärzung des Films über den Zeitraum des Tragens auf. Durch verschiedene Absorber vor dem Film kann zwischen unterschiedlichen Strahlenarten unterschieden werden.

Tabelle 8.4 Grenzwerte für Strahlenschutz

< 1 mSv/Jahr	keine besonderen Maßnahmen
> 1 mSv/Jahr	Überwachungsbereich
> 6 mSv/2000 h	Kontrollbereich
> 3 mSh/h	Sperrbereich

9 Anhang

Im Allgemeinen werden in den vom IMPP gestellten Aufgaben die Werte von Konstanten angegeben. Es gibt aber einige Ausnahmen, deren Werte deshalb unbedingt bekannt sein sollten. Sie sind in den folgenden Tabellen zusammengefasst:

Tabelle 9.1   Zahlenwerte

π	3,14
e	2,7
$\sqrt{2}$	1,4
ln2	0,69

Tabelle 9.2   Größenwerte

Fallbeschleunigung an der Erdoberfläche	etwa 10 m · s^{-1}
Dichte von Wasser	1 g · cm^{-3}
Lichtgeschwindigkwit im Vakuum und in Luft	3 · 10^8 m · s^{-1}
Schallgeschwindigkeit in Luft	330 m · s^{-1}
Avogadro-Konstante	6 · 10^{23} mol^{-1}
Molares Gasvolumen (unter Normalbedingungen)	22,4 l · mol^{-1}
Brechzahl von Luft	1
1 Lichtjahr	9,46 · 10^{15} m

Basiseinheiten des SI-Systems siehe Tabelle 1.1, S. 604

Tabelle 9.3   Von SI-Basiseinheiten abgeleitete Einheiten

Größe	Größen-Symbol	SI-Einheit	Einheit	Einheiten-Symbol
Kraft	F	kg · m · s^{-2}	Newton	N
Druck	p	kg · m^{-1} · s^{-2} = Nm^{-2}	Pascal	pa
Arbeit, Energie	E	kg · m^2 · s^{-2} = Nm	Joule	J
Drehmoment	M	kg · m^2 · s^{-2} = J	Newtonmeter	Nm
Leistung	P	kg · m^2 · s^{-3} = Js^{-1}	Watt	W
Elektrische Ladung	Q	A · s	Coulomb	C
Elektrische Spannung	U	kg · m^2 · s^{-3} · A^{-1} = WA^{-1}	Volt	V
Elektrischer Widerstand	R	kg · m^2 · s^{-3} · A^{-1} = WA^{-2}	Ohm	O

Biologie
Histologie
Anatomie
Chemie
Biochemie
Physik
Physiologie
Psych./Soz.

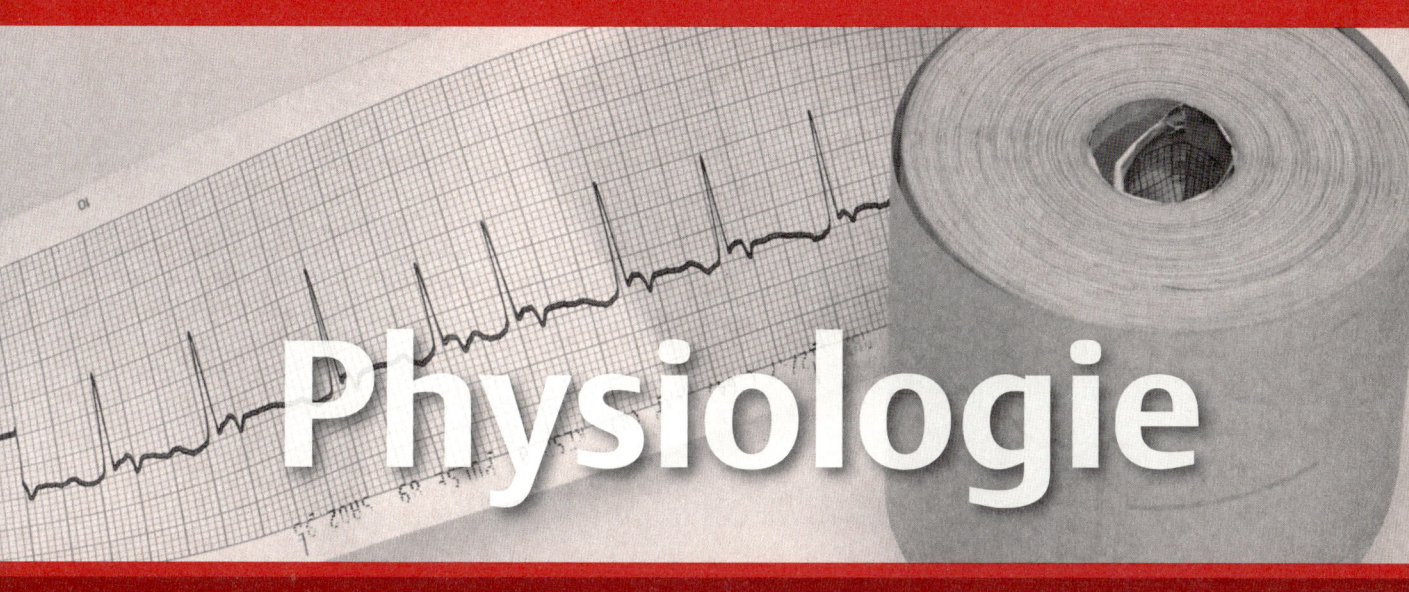

Physiologie

1.1 Stoffmenge und die Konzentrationen

Ausführliche Informationen zu Stoffmengen- und Konzentrationsgrößen finden Sie im Chemie-Teil ab S. 395.

1.2 Osmose

1.2.1 Osmose

> **Merke**
>
> Als **Osmose** bezeichnet man die **Diffusion von Lösungsmittel über eine semipermeable** (= „halbdurchlässige") **Membran**, die nur für das Lösungsmittel, nicht aber für die in ihm gelösten Stoffe durchlässig ist. Da es sich bei dem Lösungsmittel im Körper um Wasser handelt, könnte man Osmose auch mit „Wasserdiffusion" übersetzen. Die Osmose erfolgt aufgrund von Konzentrationsunterschieden.

Durch Osmose gleicht sich die Stoffkonzentration auf beiden Seiten der Membran an. Beispiel: Ein U-förmiges Rohr sei in seinen Schenkeln jeweils mit einer hoch- und einer niedrigkonzentrierten Zuckerlösung befüllt. Die Flüssigkeiten sind durch eine semipermeable Membran voneinander getrennt. Nun strömt Wasser entsprechend des Konzentrationsgefälles in die hochkonzentrierte Zuckerlösung ein. Durch die Volumenverschiebung steigt der Spiegel auf der hochkonzentrierten Seite, während der Flüssigkeitsspiegel auf der niedrigkonzentrierten Seite sinkt.

Moleküle oder Ionen, die über eine Membran nicht diffundieren können, aber Wasser anziehen, erzeugen auf diese Weise einen Druck, der als **osmotischer Druck** bezeichnet wird. Er hängt in erster Linie von der Anzahl der gelösten osmotisch wirksamen Teilchen ab. Nach van't Hoff und Stavermann gilt:

$$\Delta\pi = \sigma \cdot R \cdot T \cdot c_{osm}$$

$\Delta\pi$	= osmotische Druckdifferenz
σ	= Reflexionskoeffizient
R	= allgemeine Gaskonstante
T	= absolute Temperatur
cosm	= n (Anzahl gelöster osmotisch wirksamer Teilchen) / m (Masse Lösungsmittel)

Der **Reflexionskoeffizient σ** beschreibt die Durchlässigkeit der Membran für die gelösten Stoffe, er liegt zwischen 1 (undurchlässig) und 0 (frei durchlässig). Für semipermeable Membranen ist σ = 1.

Der osmotische Druck steigt proportional zur Anzahl der gelösten Teilchen. Für Blutplasma beträgt der osmotische Druck 745 kPa.

Der osmotische Druck, der durch makromolekulare Proteine erzeugt wird, wird als **onkotischer** oder **kolloidosmotischer Druck** bezeichnet.

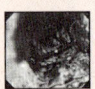

Fallbeispiel: Leberzirrhose (siehe auch S. 308 und 504)

Der bewusstlose Johannes Seegmann wird mit einer Leberzirrhose, die zu blutenden Ösophagusvarizen geführt hat, in die Notfallambulanz eingeliefert (Anatomie, S. 308). Bei der klinischen Untersuchung des Patienten fällt dem Arzt eine Umfangsvermehrung des Abdomens auf. Häufig findet sich bei Patienten mit Leberzirrhose eine Flüssigkeitsansammlung in der Peritonealhöhle. Diese überschüssige Flüssigkeit wird Aszites genannt und kommt durch einen erhöhten effektiven Filtrationsdruck zwischen Peritonealhöhle und Gefäßen zustande. Der effektive Filtrationsdruck ergibt sich durch Zusammenwirken von hydrostatischen und onkotischen Druckunterschieden über der Kapillarwand. Der onkotische Druck sorgt dafür, dass die Flüssigkeit immer dorthin strömt, wo sich am meisten Moleküle befinden. Da das Plasmaprotein Albumin die größte onkotische Wirkung hat, wird ins Gewebe filtrierte Flüssigkeit durch den onkotischen Druck zurück in die Gefäße gebracht. Bei Patienten mit Leberzirrhose funktioniert dieses sonst so ausgeglichene System nicht mehr richtig, es sammelt sich Aszites in der Peritonealhöhle an: Im Wesentlichen sind daran drei Mechanismen beteiligt:

Durch die portale Hypertension (Anatomie, S. 337) kommt es im Bereich der Eingeweidegefäße zu einem erhöhten hydrostatischen Druck, der die Flüssigkeit aus den Kapillaren in die Peritonealhöhle presst. Durch die eingeschränkte Syntheseleistung der Leber ist auf der anderen Seite die Produktion des Plasmaproteins Albumin deutlich erniedrigt, so dass der onkotische Druck in den Gefäßen erniedrigt ist und nicht genug Flüssigkeit zurück in die Gefäße bringen kann. Durch einen sekundären Hyperaldosteronismus ist außerdem die Natriumrückresorption im proximalen Tubulus der Niere gesteigert, weswegen es zu einer vermehrten Natrium- und Wasserretention kommt. Durch diese Volumenvermehrung steigt der hydrostatische Druck noch weiter und der onkotische Druck sinkt noch mehr ab. Es kommt also insgesamt zu einer Verschiebung des Gleichgewichts zwischen Filtration und Resorption zugunsten der Filtration, was einen Nettoausstrom von Flüssigkeit aus den Gefäßen in das interstitielle Gewebe zur Folge hat.

Um einen Aszites zu behandeln, muss zunächst die Grunderkrankung behandelt werden, um die Leberfunktion und den Blutfluss durch die Leber zu verbessern. Wenn keine Kontraindikationen vorliegen, kann neben natriumarmer Ernährung und Begrenzung der Flüssigkeitszufuhr ein Diuretikum gegeben werden. Häufig bekommt man bei Patienten mit fortgeschrittener Leberzirrhose den Aszites jedoch nicht mit konservativen Maßnahmen in den Griff. Ein solcher therapierefraktärer Aszites muss dann durch eine Aszitespunktion abgelassen werden.

Osmolarität und die Osmolalität

Die **Osmolarität (osmol/l)** gibt die Anzahl gelöster osmotisch wirksamer Teilchen pro Volumen Lösungsmittel an, es handelt sich also um eine Stoffmengenkonzentration. Die **Osmolalität (osmol/kg H$_2$O)** bezieht die Teilchenzahl nicht auf das Volumen, sondern auf die Masse des Lösungsmittels.

> **Merke**
>
> In stark verdünnten Flüssigkeiten sind Molarität und Molalität bzw. Osmolarität und Osmolalität nahezu identisch (bei 4 °C 1 l Wasser = 1 kg Wasser). In höher konzentrierten, physiologischen Flüssigkeiten (z. B. Plasma) kann das Volumen der gelösten Stoffe wesentlich zum Gesamtvolumen der Lösung beitragen, so dass sich Molarität und Molalität bzw. Osmolarität und Osmolalität unterscheiden.

Die Osmolalität bzw. Osmolarität hängt außerdem von der Anzahl der Dissoziationsprodukte ab: Löst man beispielsweise 1 mmol Glucose in 1 kg Wasser, so beträgt die Osmolalität 1 mosmol/kg H$_2$O. Löst man dagegen 1 mmol NaCl in 1 kg Wasser, so dissoziieren die Elektrolyte in 1 mmol Na$^+$ und 1 mmol Cl$^-$. Die Osmolalität beträgt dann also 2 mosmol/kg H$_2$O. Wenn der Stoff vollständig dissoziiert, spricht man auch von der idealen Osmolalität. In höher konzentrierten Lösungen dissoziieren schwächere Elektrolyte nur teilweise, die nichtideale (reale) Osmolalität ist daher kleiner.

Die reale Osmolalität des Plasmas beträgt etwa 290 mosmol/kg H$_2$O. Eine Lösung, die den gleichen osmotischen Druck wie das Blutplasma erzeugt, wird als isoton bezeichnet. Die Tonizität gibt also die Osmolarität einer Flüssigkeit im Vergleich zur Osmolarität des Blutplasmas an. Ist die Osmolarität einer Lösung geringer als die des Plasmas, so handelt es sich um eine hypotone Lösung, ist sie höher, um eine hypertone Lösung.

1.3 Stofftransport

1.3.1 Stofftransport in und von Gasen und Flüssigkeiten

Diffusion. Der einfachste Stoffaustauschprozess ist der **passive Transport durch Diffusion.** Unter Diffusion versteht man den Transport eines Stoffes aufgrund der zufälligen thermischen Bewegung (Brown'sche Molekularbewegung) seiner Moleküle oder Ionen. Die Transportrate hängt vom Konzentrationsunterschied des Stoffes auf beiden Seiten und von der Permeabilität der Membran für die entsprechenden Teilchen ab. Beschrieben wird dies durch das **Fick-Diffusionsgesetz:**

$$J_{diff} = A \cdot D \cdot \frac{\Delta C}{\Delta x} [mol / s]$$

J_{diff}	= pro Zeiteinheit transportierte Stoffmenge „Nettodiffusionsrate" [mol/sec]
A	= Fläche [m^2]

D	= Diffusionskoeffizient [m^2/s]
ΔC	= Konzentrationsdifferenz [mol/m^3]
Δx	= Membrandicke [m]

Die Diffusionsrate ist also umso größer, je größer F, D und ΔC und umso geringer, je dicker die Trennwand Δx ist.

1.3.2 Stofftransport durch Membranen

Transportprozesse über die Membran, für die keine eigene Transportenergie eingesetzt werden muss, bezeichnet man als **passiven Transport.** Stofftransporte, die unter direktem oder indirektem Energieverbrauch stattfinden, werden als **aktiver Transport** bezeichnet.

Passiver Transport

Einfache Diffusion. Die einfache Diffusion direkt durch Zellmembranen kommt nur für sehr kleine oder lipidlösliche Moleküle (z. B. O$_2$, CO$_2$, N$_2$, Ethanol) infrage. Dabei steigt die Transportrate mit zunehmender Konzentration des zu transportierenden Moleküls linear (proportional) an.

Carriervermittelter Transport. Für geladene Teilchen (Ionen) sind die Phospholipiddoppelschichten der Zellmembran praktisch unpassierbar (impermeabel). Der Transport größerer oder geladener Teilchen erfordert daher spezifische Transportproteine (**Carrier**), man spricht in diesem Fall von **erleichterter Diffusion.** Die Carrier sind kleine in die Zellmembran eingelagerte Kanäle oder Poren (Ionenkanäle), durch die die entsprechenden Teilchen entlang ihres Konzentrationsgradienten wandern können (z. B. K$^+$-, Na$^+$- oder Ca^{2+}-Kanäle, Glucose-Transporter [GLUTs]). Wie bei der einfachen Diffusion muss der Körper keine Energie für den Transport aufwenden, sondern der Konzentrationsgradient ist die treibende Kraft.

Weil die erleichterte Diffusion auf die Carrierproteine angewiesen ist und diese nur in begrenzter Zahl zur Verfügung stehen, weist die erleichterte Diffusion eine Sättigungskinetik nach **Michaelis-Menten** auf (vgl. Lehrbücher der Biochemie). Ab einem bestimmten Maximalwert arbeiten alle Carrier mit ihrer maximalen Transportkapazität, so dass sich die Transportrate trotz steigender Konzentration nicht weiter steigern lässt:

$$J = \frac{(J_{max} \cdot c)}{(K_m + c)}$$

J	= Transportrate
J_{max}	= maximale Transportrate
K_m	= Michaelis-Konstante (Konzentration, bei der Halbsättigung besteht)
c	= Substratkonzentration

Solvent drag. Entsteht aus osmotischen Gründen ein Wasserstrom, so kann dieses Wasser aus Massenträgheitsgründen weitere gelöste Teilchen mit sich reißen. Dieses Phänomen bezeichnet man als **„solvent drag".** Es lässt sich v. a. an relativ durchlässigen Epithelien und bei parazellulärem Wasserstrom (z. B. in der Niere) beobachten.

Biologie
Histologie
Anatomie
Chemie
Biochemie
Physik
Physiologie
Psych./Soz.

Aktive Transportmechanismen

Um Stoffe entgegen eines bestehenden Konzentrationsgradienten oder elektrischen Gradienten zu bewegen, muss aktiv **Energie** aufgewendet werden. Für alle aktiven Transporte gelten folgende Charakterisitika:

- Sie unterliegen einer Sättigungskinetik. Ihre maximale Transportkapazität ist begrenzt, weil die entsprechenden Transportproteine nur in einer begrenzten Anzahl mit einer bestimmten Maximalleistung zur Verfügung stehen.
- Sie sind energieabhängig. Bei einer gestörten Energieversorgung der Zelle kommen auch die aktiven Transportmechanismen zum Erliegen.
- Sie sind mehr oder weniger spezifisch, d. h. sie transportieren jeweils nur eine ganz bestimmte Substanz oder Substanzgruppe.
- Sie lassen sich durch die verschiedenen Substanzen der gleichen Substanzgruppe, für die sie spezifisch sind, gegenseitig kompetitiv hemmen. Dabei ist die Affinität der einzelnen Substanzen zum Transportsystem i. d. R. unterschiedlich.

Als **Symport** (oder Cotransport) bezeichnet man Transportprozesse, bei denen alle Stoffe in **dieselbe Richtung** transportiert werden (z. B. Na^+-K^+-$2Cl^-$-Symport in der Henle-Schleife, S. 749). Von **Antiport** spricht man, wenn die Substanzen in **entgegengesetzte Richtungen** transportiert werden (z. B. Na^+-Ca^{2+}-Antiport, Na^+-K^+-ATPase). Bei einem **elektrogenen** Transportprozess werden Nettoladungen über die Membran verschoben (z. B. Na^+-Aminosäure-Symport: 1 positive Ladung nach intrazellulär). **Elektroneutral** ist ein Transportprozess dann, wenn entweder nur ungeladene Teilchen transportiert werden, oder wenn gleich viele Ladungen die Zelle verlassen wie hineinwandern (z. B. Na^+-H^+-ATPase, Glucose-Diffusion durch GLUT, S. 516).

Primär-aktiver Transport. Wird für einen Transportprozess **direkt ATP verbraucht**, so spricht man von **primär-aktivem Transport**. Dabei spaltet das entsprechende Transportprotein direkt ATP (**ATPase**) und nutzt die so gewonnene Energie für die Transportleistung.

Der wichtigste primär-aktive Transportprozess ist die ubiquitär vorkommende Na^+-K^+-ATPase. Sie ist für die Aufrechterhaltung der Na^+- und K^+-Ionenkonzentrationen intra- und extrazellulär verantwortlich und so auch an der Aufrechterhaltung des Membranpotenzials wesentlich beteiligt (S. 677). Die Na^+-K^+-ATPase besteht aus 2 α- und 2 β-Untereinheiten. Bei der Spaltung von ATP in das energieärmere ADP und anorganisches Phosphat werden die α-Einheiten phosphoryliert und bilden einen „Transportkanal" für die Ionen, die freigesetzte Energie wird für den Ionentransport entgegen des elektrochemischen Gradienten eingesetzt. Durch Ouabain (g-Strophantin) wird die Na^+-K^+-ATPase spezifisch gehemmt.

> **Merke**
> Mit der Energie, die die Na^+-K^+-ATPase aus der Spaltung eines Moleküls ATP gewinnt, transportiert sie **3 Na^+-Ionen** aus der Zelle **hinaus** und **2 K^+-Ionen** in die Zelle **hinein**. Netto wird also eine positive Ladung nach außen verschoben, der Transport ist also **elektrogen**.

Weitere wichtige ATPasen sind die **Ca^{2+}-ATPasen** von endoplasmatischem Retikulum und Plasmamembran, die **H^+-K^+-ATPasen** der Belegzellen im Magen und der renalen Sammelrohre (S. 732, 755) sowie die **H^+-ATPase** der Lysosomen.

Sekundär-aktiver Transport. Sekundär-aktive Transportprozesse verbrauchen ATP nicht direkt, sondern nutzen unter Energieverbrauch aufgebaute Gradienten als treibende Kraft. Im Darm und in den Nierentubuli beispielsweise wird der durch die Na^+-K^+-Pumpe unter Energieverbrauch aufgebaute Na^+-Gradient genutzt, um Glucose oder Aminosäuren zusammen mit Na^+ aus dem Lumen in die Enterozyten oder Tubuluszellen diffundieren zu lassen.

Endo- und Exozytose. Diese Form des Transports wird im Biologie-Teil auf S. 11 beschrieben.

1.3.3 Intrazellulärer Stofftransport

Um Substanzen (z. B. Proteine) innerhalb der Zelle zu transportieren, werden sie in **Vesikel** verpackt, die dann entlang des **Zytoskeletts** (S. 15) durch die Zellen geschleust werden. Das Grundgerüst des Zytoskeletts bilden Mikrotubuli, an denen die Vesikel oder Organellen entlanggleiten, und Mikrofilamente, deren Hauptbestandteil F-Aktin darstellt. Sie sind von Dynein- und Myosin-Molekülen umgeben, durch die unter ATP-Einsatz eine Verschiebung des Zytoskeletts ermöglicht wird. Der Mechanimus basiert wie bei der Muskelkontraktion auf einer Wechselwirkung von **Aktin** und **Myosin** (S. 17), aufgrund der lockeren Verteilung ist die Kraftentwicklung aber weit schwächer.

1.3.4 Stofftransport über Zellverbände

> **Merke**
> Der Stofftransport über Zellverbände hinweg kann **parazellulär** (also zwischen den Zellen durch die Zellzwischenräume) oder **transzellulär** (also direkt durch die Zellen hindurch) erfolgen.

Der parazelluläre Transport wird in bestimmten Geweben durch sog. Schlussleisten mit Tight Junctions, Adhäsionsverbindungen und Desmosomen (S. 5) verhindert. Dies ist z. B. bei der Blut-Hirn-Schranke der Fall (S. 602). Ein transzellulärer Transport durch das Zelllumen hindurch wird z. B. durch Gap Junctions, Endo- und Exozytose oder durch rezeptorvermittelte Transporte ermöglicht.

Biologie | Histologie | Anatomie | Chemie | Biochemie | Physik | Physiologie | Psych./Soz.

1.4 Zellorganisation und -beweglichkeit

Die Bestandteile, aus denen menschliche Zellen bestehen, sind die **Zellmembran**, das **Zytosol** und die sog. **Zellorganellen**, die jeweils spezielle Funktionen übernehmen. Die Organellen werden durch Membranstrukturen voneinander abgegrenzt und teilen so die Zelle in viele kleine Untereinheiten, die auf unterschiedliche Stoffwechselaufgaben spezialisiert sind **(funktionelle Kompartimentierung)**. Man unterscheidet folgende **Zellorganellen:**

– **Zellkern** – enthält die Erbinformation (DNA), dient der Steuerung der Zelle.
– **Endoplasmatisches Retikulum** – umgibt den Zellkern und spielt eine zentrale Rolle bei der Protein- und Lipidsynthese. Im Muskel (sarkoplasmatisches Retikulum) dient es außerdem als intrazellulärer Ca^{2+}-Speicher. Ein Teil des endoplasmatischen Retikulums ist mit Ribosomen besetzt (= raues endoplasmatisches Retikulum), an denen die Proteinsynthese stattfindet.
– **Ribosomen** – übersetzen die mRNA aus dem Zellkern in Proteine (Translation).
– **Golgi-Apparat** – Modifikation der Produkte aus dem endoplasmatischen Retikulum (z.B. Proteinglykosilierung) und „Verpackung" der für den Extrazellulärraum bestimmten Substanzen in Sekretvesikel.
– **Lysosomen** – Vesikel, in denen Makromoleküle mithilfe von sauren Hydrolasen abgebaut werden. Dazu besitzen sie Protonenpumpen, die ein saures Milieu schaffen.
– **Peroxisomen** – enthalten wasserstoffperoxidbildende Oxidasen und Katalase und sind an verschiedenen Soffwechselprozessen (z.B. Fettsäureabbau, peroxidatische Entgiftungsreaktionen) beteiligt.
– **Mitochondrien** – dienen der Energieversorgung. In ihnen laufen u.a. der Zitronensäurezyklus und die Atmungskette zur ATP-Synthese ab. Je stoffwechselaktiver eine Zelle ist, desto höher ist auch ihr Gehalt an Mitochondrien.

Das **Zytoskelett** durchspannt die gesamte Zelle und besteht aus Mikrotubuli, Aktinfilamenten und intermediären Filamenten. Es ist für die Zellbeweglichkeit, intrazelluläre Transportprozesse, den Zusammenhalt von Zellverbänden und die Zellform verantwortlich.

Die Zellorganellen und das Zytoskelett werden ausführlich im Biologie-Teil ab den Seiten 6 und 15 besprochen.
Die **Zellmembran** (= Plasmamembran) trennt das Zellinnere vom Extrazellulärraum und regelt die Kommunikation zwischen der Zelle und dem übrigen Organismus. Sie besteht aus einer Lipiddoppelschicht, in die eine Reihe verschiedener Proteine (z.B. Ionenkanäle, Carrier, Rezeptormoleküle) eingelagert sind (S. 4).

1.5 Elektrische Phänomene an Zellen

1.5.1 Grundphänomene und -funktionen

Ionenkonzentration von Intra- und Extrazellulärraum. Grundlage für die elektrischen Phänomene an Zellen ist die Ungleichverteilung von Ionen und Ladung in- und extrazellulär. Während intrazellulär eine hohe Kaliumkonzentration (ca. 155 mmol/l) vorliegt, beträgt sie extrazellulär nur etwa ein Dreißigstel (ca. 5 mmol/l). Umgekehrt beträgt die Na^+-Konzentration intrazellulär (ca. 12 mmol/l) nur etwa 1/12 der extrazellulären Na^+-Konzentration (ca. 145 mmol/l, **Tab. 1.1**). Diese Konzentrationsunterschiede würden sich bei freier Diffusion schnell ausgleichen, verhindert wird dies durch:

– die Na^+-K^+-ATPase, die aktiv K^+-Ionen in die Zelle hinein, und Na^+-Ionen aus der Zelle hinauspumpt (s.o.),
– die selektive Ionenleitfähigkeit der Membran (**Abb. 1.1**).

> **Klinik**
>
> **Herzglykoside.** Na^+-K^+-Pumpen können durch Herzglykoside (z.B. Digitoxin, Strophantin) reversibel gehemmt werden. Diese Substanzen binden an die Na^+-K^+-abhängige ATPase und blockieren so den Transport. Als Folge kommt es zu einem Anstieg der intrazellulären Na^+-Konzentration und Na^+ wird über einen Na^+-Ca^{2+}-Antiport aus der Zelle ausgeschleust. Der intrazelluläre Ca^{2+}-Gehalt steigt daher an und die Kontraktionskraft des Herzmuskels erhöht sich (s.a. S. 680).

Elektrochemisches Gleichgewichtspotenzial. Auf die einzelnen Ionen wirken sowohl „chemische" Kräfte, die eine möglichst gleichmäßige Verteilung intra- und extrazellulär anstreben und versuchen, den Konzentrationsgra-

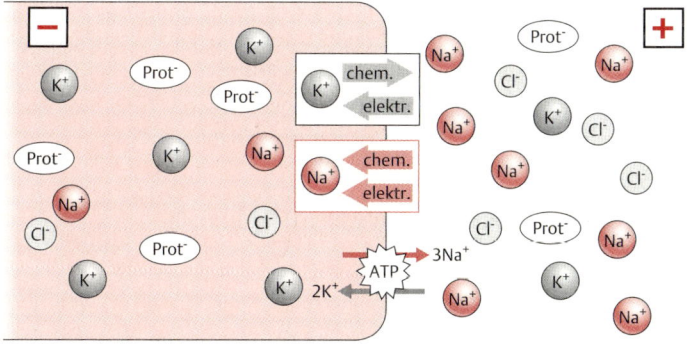

Abb. 1.1   Ionenverteilung im Intra- und Extrazellulärraum und Triebkräfte, die auf die einzelnen Ionen wirken. (Prot⁻ = Proteine und andere große Anionen)

Tabelle 1.1 Durchschnittliche Ionenkonzentrationen

	intrazellulär (mmol/l)	extrazellulär (mmol/l)
Na^+	12	145
K^+	155	5
Ca^{2+}	0,0001–0,00001 (bis 10^{-8})	2
Mg^{2+}	15	1
Cl^-	4	120
HCO_3^-	8	27
„große Anionen*"	155	–

* negativ geladene Teilchen bezeichnet man als **Anionen,** positiv geladene Teilchen als **Kationen.** Ladungen versuchen immer, sich auszugleichen, d.h. Kationen werden von negativen Ladungen, Anionen von positiven Ladungen angezogen.

dienten auszugleichen, als auch „elektrische" Kräfte, die versuchen, den Ladungsgradienten auszugleichen. Sind die chemische Kraft (aufgrund des Konzentrationsgradienten) und die elektrische Kraft (aufgrund des Ladungsgradienten) gleich groß, aber entgegengesetzt gerichtet, so spricht man vom elektrochemischen Gleichgewicht, es findet dann kein Nettofluss über die Membran mehr statt. Wo das elektrochemische Gleichgewichtspotenzial jedes einzelnen Ions liegt, hängt u.a. von den Konzentrationen des Ions in- und extrazellulär sowie von seiner Ladung ab und lässt sich mithilfe der Nernst-Gleichung berechnen.

Nernst-Gleichung. Das **Gleichgewichtspotenzial** eines Ions ist dann erreicht, wenn die elektrische und die chemische (osmotische) Kraft, die das Ion über die Membran bewegen, gleich groß und entgegengesetzt sind. Es findet dann kein Netto-Fluss mehr statt, d.h. für jedes Ion, das in die Zelle wandert, wandert auch genau eines wieder hinaus. Wann das **elektrochemische Gleichgewicht** eines Ions erreicht ist, lässt sich mit Hilfe der **Nernst-Gleichung** berechnen:

$$E_x = \frac{R \cdot T}{F \cdot z_x} \cdot \ln\left(\frac{c[X]_{außen}}{c[X]_{innen}}\right)$$

E_X	= Gleichgewichtspotenzial des Ions X
R	= allgemeine Gaskonstante ($8,314\,J \cdot K^{-1} \cdot mol^{-1}$)
T	= absolute Temperatur (310 K)
F	= Faraday-Konstante (Ladung pro mol = $9,65 \cdot 104A \cdot s \cdot mol^{-1}$)
z_x	= Ladungszahl des Ions S (+1 für K^+, +1 für Na^+, +2 für Ca^{2+}, –1 für Cl^-, etc.)
$c(X)_{außen}$	= effektive Konzentration des Ions X extrazellulär
$c(X)_{innen}$	= effektive Konzentration des Ions X intrazellulär

Da die Konstanten R, T und F im Körper unverändert bleiben, lässt sich für E_x vereinfacht schreiben:

$$E_x = -61mV \cdot \frac{1}{z_x} \cdot lg\left(\frac{c[X]_{innen}}{c[X]_{außen}}\right)$$

Das **K^+-Gleichgewichtspotenzial** beträgt:

$$E_{K^+} = -61mV \cdot lg\left(\frac{c[K]_{innen}^+}{c[K]_{außen}^+}\right)$$

$$= -61mV \cdot lg\left(\frac{155\,mmol/l}{5\,mmol/l}\right)$$

$$= -61mV \cdot (1,49) \approx -91mV$$

Das **Na^+-Gleichgewichtspotenzial** beträgt:

$$E_{Na^+} = -61mV \cdot lg\left(\frac{c[Na]_{innen}^+}{c[Na]_{außen}^+}\right)$$

$$= -61mV \cdot lg\left(\frac{12\,mmol/l}{145\,mmol/l}\right)$$

$$= -61mV \cdot (-1,08) \approx +66\,mV$$

Donnan-Verteilung. Als **Donnan-Verteilung** bezeichnet man eine Ungleichverteilung der permeationsfähigen Ionen, die auf der Undurchlässigkeit der Membran für Proteine beruht. Es handelt sich um die Sonderform eines Diffusionspotenzials. In der Zelle wird die Entstehung einer Donnan-Verteilung durch die Na^+-K^+-ATPase und die relativ selektive Permeabilität der Membran nur für K^+-Ionen verhindert. Zur Verdeutlichung soll folgendes, realitätsnahes Modell dienen: In einem Kompartiment E (ähnlich dem Extrazellulärraum) sollen sich 150 mmol/l KCl befinden. In Kompartiment I (ähnlich dem Zellinneren) betrage die K^+-Konzentration ebenfalls 150 mmol/l, als Anionen sollen sich in I aber große negative Ionen (z.B. Proteine) befinden. Wäre die Trennwand zwischen beiden Kompartimenten semipermeabel, d.h. vollständig undurchlässig für alle Ionen, so würde zwischen beiden Kompartimenten sowohl Elektroneutralität als auch der gleiche osmotische Druck herrschen. Wäre die Membran dagegen für die kleinen Ionen durchlässig, so würden zunächst Cl^--Ionen entlang ihres Konzentrationsgradienten aus E nach I wandern. Da die großen Anionen aus I die Membran nicht passieren können, steigt die Zahl der Anionen in I an, I wird also negativ. Die K^+-Ionen würden nun, dem elektrischen Gradienten folgend, ebenfalls nach I wandern und zwar so lange, bis sowohl für K^+ als auch für Cl^- das Gleichgewichtspotenzial erreicht ist.

$$\frac{61mV}{-1} \cdot lg\left(\frac{c[Cl^-]_E}{c[Cl^-]_I}\right) = \frac{61mV}{+1} \cdot lg\left(\frac{c[K^+]_E}{c[K^+]_I}\right)$$

$$-lg\left(\frac{c[Cl^-]_E}{c[Cl^-]_I}\right) = lg\left(\frac{c[K^+]_E}{c[K^+]_I}\right)$$

$$\frac{c[Cl^-]_I}{c[Cl^-]_E} = \frac{c[K^+]_E}{c[K^+]_I}$$

$$c[K^+]_E \cdot c[Cl^-]_E = c[K^+]_I \cdot c[Cl^-]_I$$

Entsprechend der Nernst-Gleichung würde das Gleichgewichtspotenzial für K^+ und Cl^- bei –20 mV (**Donnan-Potenzial**) liegen. Allerdings würde dabei gleichzeitig in I ein starker **osmotischer Überdruck** entstehen, dem die Zellmembran nicht standhalten könnte. Die Zelle muss also die Entstehung einer Donnan-Verteilung verhindern. Erreicht wird dies, indem das stark negative Membranpotenzial weitgehend das Eindringen von Cl^--Ionen verhindert. Ist die Energieversorgung der Zelle dagegen gestört, so dass der aktive Transport nicht mehr richtig funktioniert, ändert sich die Ionenverteilung in Richtung Donnan-Verteilung, was eine osmotisch bedingte Zellschwellung nach sich zieht.

Membranpotenzial (s. auch S. 790). In Ruhe besteht an allen lebenden Zellen ein elektrisches Potenzial zwischen dem Intra- und Extrazellulärraum. Dieses Potenzial wird als **Ruhemembranpotenzial** bezeichnet. Seine Höhe hängt von der **Ionenverteilung** und der **Permeabilität** der Membran für die verschiedenen Ionensorten ab. Die Aufrechterhaltung der ungleichen Ionenverteilung wird durch die Na^+-K^+-ATPase gewährleistet (s.o.).

Manche Zellen (Nervenzellen, Muskelzellen) sind in der Lage, ihr Membranpotenzial schnell aktiv zu verändern, indem sie die **Ionenleitfähigkeit** ihrer Membran kurzfristig variieren (Aktionspotenzial).

– *Leitfähigkeit der Membran:* Die Membran ist für Ionen insgesamt relativ schlecht durchlässig, aufgrund von konstitutiv offenen K^+-Kanälen ist in Ruhe die Leitfähigkeit der Membran für K^+-Ionen noch relativ hoch (etwa 90 % der Gesamtleitfähigkeit entfallen auf die K^+-Leitfähigkeit). Die K^+-Ionen strömen daher so lange entlang ihres Konzentrationsgradienten aus der Zelle aus, bis sie von den impermeablen Anionen des Intrazellulärraums (Phosphate, Proteine) „festgehalten" werden. Für K^+-Ionen kann sich also schnell ein Gleichgewichtspotenzial einstellen.
– Dagegen ist die Leitfähigkeit für Na^+-Ionen in Ruhe außerordentlich gering. Die Na^+-Ionen können die Konzentrationsunterschiede folglich nicht durch passive Diffusion ausgleichen. Es kann sich daher auch kein Na^+-Gleichgewichtspotenzial einstellen.
– *Berechnung des Ruhemembranpotenzials:* Das **Ruhemembranpotenzial** ergibt sich aus den *Gleichgewichtspotenzialen aller beteiligten Ionensorten*, die jedoch entsprechend ihrer Leitfähigkeit (also der Permeabilität der Membran für das entsprechende Ion) unterschiedlich gewichtet werden.

Merke

Je **besser die Leitfähigkeit** der Membran für ein bestimmtes Ion, eine desto größere Rolle spielt das Ion für das **Ruhemembranpotenzial**.

Berechnen lässt sich das Membranpotenzial E_m mit Silfe der **Goldmann-Gleichung:**

$$EM = \frac{R \cdot T}{F} \cdot \ln$$

$$\left(\frac{P_K \cdot c[K^+]_{außen} + P_{Na} \cdot c[Na^+]_{außen} + P_{Cl} \cdot c[Cl^-]_{innen}}{P_K \cdot c[K^+]_{innen} + P_{Na} \cdot c[Na^+]_{innen} + P_{Cl} \cdot c[Cl^-]_{außen}} \right)$$

(P_K = K^+-Leitfähigkeit der Membran, P_{Na} = Na^+-Leitfähigkeit der Membran, P_{Cl} = Cl^--Leitfähigkeit der Membran)

Merke

Das Membranpotenzial einer Zelle nähert sich dem Gleichgewichtspotenzial des Ions an, dessen Leitfähigkeit am höchsten ist!

Unter Ruhebedingungen liegt das Membranpotenzial der meisten Zellen etwa bei –60 bis –80 mV und damit nahe am K^+-Gleichgewichtspotenzial. Das liegt daran, dass die Membran unter Ruhebedingung wesentlich durchlässiger für K^+ als für alle anderen Ionen ist. Allerdings beeinflussen auch die übrigen Ionen (insbesondere die Na^+-Ionen) das Ruhemembranpotenzial, so dass sich nicht genau das K^+-Gleichgewichtspotenzial einstellen kann, sondern dass das Ruhemembranpotenzial etwas weniger negativ ist.

– *Änderung des Membranpotenzials:* Ändert sich die Leitfähigkeit der Membran für ein Ion, so wirkt sich das unmittelbar auf das Membranpotenzial aus: ein schlagartiges Ansteigen der Na^+-Leitfähigkeit durch Öffnen von Na^+-Kanälen beim **Aktionspotenzial** führt zu einer Verschiebung des Membranpotenzials in Richtung Na^+-Gleichgewichtspotenzial. Wenn sich die Na^+-Kanäle wieder schließen und sich stattdessen die K^+-Kanäle öffnen, überwiegt wieder die K^+-Leitfähigkeit und das Membranpotenzial nähert sich wieder dem K^+-Gleichgewichtspotenzial an. Eine ausführliche Besprechung der Vorgänge beim Aktionspotenzial finden Sie ab S. 790.

1.5.2 Funktion erregbarer Zellen

Die Funktionsweise erregbarer Zellen wird in den Physiologie-Kapiteln 3, 12 und 13 ausführlich besprochen.

1.6 Energetik

Siehe Physik, S. 615, und Biochemie, S. 470.

Biologie | Histologie | Anatomie | Chemie | Biochemie | Physik | Physiologie | Psych./Soz.

2 Blut und Immunsystem

▶ Siehe Biochemie Kap. 19, S. 552 und Kap. 20, S. 564.

3 Herz

3.1 Elektrophysiologie des Herzens

3.1.1 Spezielle Elektrophysiologie des Myokards

Das Herz schlägt in einem Eigenrhythmus, der unabhängig vom Nervensystem einen regelmäßigen Wechsel von Kontraktion und Erschlaffung sichert. Dieser Rhythmus, der in Ruhe bei ca. 60–80 Schlägen/min liegt, entsteht in spezialisierten Herzmuskelzellen, den sog. **Schrittmacherzellen**. Sie sind in der Lage, spontan zu depolarisieren und so selbst eine Erregung auszulösen. Die allgemeine Elektrophysiologie mit grundlegenden Informationen zur Entstehung von Aktionspotenzialen wird ab S. 790 besprochen.

Aktionspotenziale

Den unterschiedlichen Abschnitten des Herzens lassen sich verschiedene Aktionspotenziale zuordnen (**Abb. 3.1**).

Aktionspotenzial der Schrittmacherzellen

Entstehung (Abb. 3.2). Schrittmacherzellen besitzen im Gegensatz zu den meisten anderen Zellen kein stabiles Ruhepotenzial. Nach einer Erregung erfolgt zwar wie bei anderen erregbaren Zellen auch eine Repolarisation bis maximal ca. –60 mV (*maximales diastolisches Potenzial*). Durch einen **unselektiven Einstrom von Kationen** beginnen sie dann aber direkt, erneut zu depolarisieren. Wenn diese langsame diastolische Spontandepolarisation den Schwellenwert von ca. –40 mV erreicht, öffnen sich spannungsabhängige Ca^{2+}-Kanäle und es entsteht ein erneutes Aktionspotenzial. Da aufgrund der langsamen Depolarisation keine Na^+-Kanäle, sondern Ca^{2+}-Kanäle aktiviert wer-

den und das Ca^{2+}-System langsamer als das Na^+-System ist, ist der Aufstrich auch langsamer und flacher als bei den Aktionspotenzialen des Arbeitsmyokards (S. 679).

Die Repolarisation erfolgt über das Öffnen von K^+-Kanälen. Mit Erreichen des maximalen diastolischen Potenzials sinkt die K^+-Leitfähigkeit wieder ab und durch den Einstrom von Kationen beginnt die Zelle erneut langsam zu depolarisieren, bis sie wieder den Schwellenwert erreicht und das nächste Aktionspotenzial ausgelöst wird.

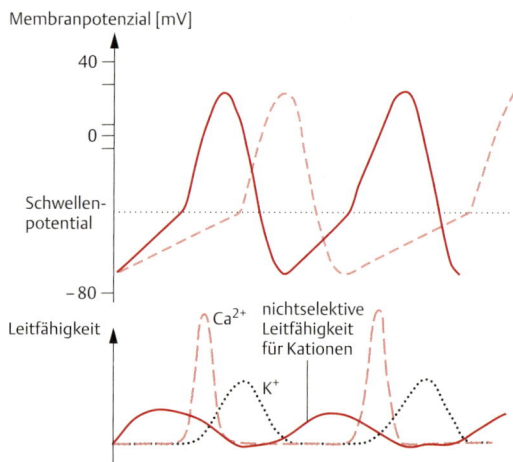

Abb. 3.2 Aktionspotenzial und Ionenströme in Schrittmacherzellen; Linie = rasche diastolische Spontandepolarisation (z. B. im Sinusknoten) mit hoher AP-Frequenz, gestrichelte Linie = flachere diastolische Spontandepolarisation (z. B. im AV-Knoten) erzeugt eine geringere AP-Frequenz.

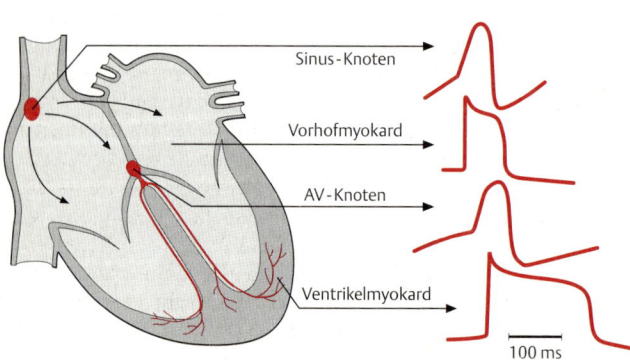

Abb. 3.1 Erregungsausbreitung und Form der Aktionspotenziale in den verschiedenen Abschnitten des Herzens.

Frequenz. Die Frequenz der Autorhythmie hängt von vier Faktoren ab:
- **Steilheit der diastolischen Spontandepolarisation:** Je flacher die diastolische Spontandepolarisation verläuft, desto länger dauert es, bis das Schwellenpotenzial erreicht wird.
- **Dauer der Repolarisation:** Je länger die Repolarisation dauert, desto später beginnt die nächste diastolische Spontandepolarisation.
- **Höhe des Schwellenpotenzials:** Je weniger negativ das Schwellenpotenzial ist, desto länger dauert es, bis es erreicht wird und dadurch ein neues Aktionspotenzial ausgelöst wird.
- **Höhe des maximalen diastolischen Potenzials:** Je tiefer das maximale diastolische Potenzial liegt, desto weiter ist der Weg zum Schwellenpotenzial.

Aktionspotenzial des Arbeitsmyokards

Entstehung (Abb. 3.3). Ein Aktionspotenzial des Arbeitsmyokards beginnt mit der Öffnung schneller, spannungsgesteuerter **Na$^+$-Kanäle**. Die erhöhte Na$^+$-Leitfähigkeit führt zu einem steilen Aufstrich. Durch die Depolarisation werden spannungsgesteuerte, Dihydroxpyridin-Rezeptor-assoziierte Ca^{2+}-Kanäle geöffnet und gleichzeitig K$^+$-Kanäle geschlossen, so dass die Zelle zunächst depolarisiert bleibt, obwohl das schnelle Na$^+$-System bereits wieder inaktiviert ist (Plateauphase). Das schnelle Na$^+$-System bleibt während der Plateau-Phase inaktiviert (= absolute Refraktärphase, s. u.). Das einströmende Kalzium aktiviert Ryanodin-sensitive Ca^{2+}-Kanäle im sarkoplasmatischen Retikulum, durch die weiteres Kalzium ins Zytosol einströmt und eine Kontraktion auslöst. Schließlich schließen sich die Ca^{2+}-Kanäle wieder und es werden stattdessen K$^+$-Kanäle geöffnet. Damit endet das Aktionspotenzial und die Zelle repolarisiert. Das Kalzium wird über einen Na$^+$/Ca^{2+}-Austauscher aus der Zelle oder über Ca^{2+}-ATPasen wieder in das sarkoplasmatische Retikulum gepumpt und die Kontraktion hört auf.

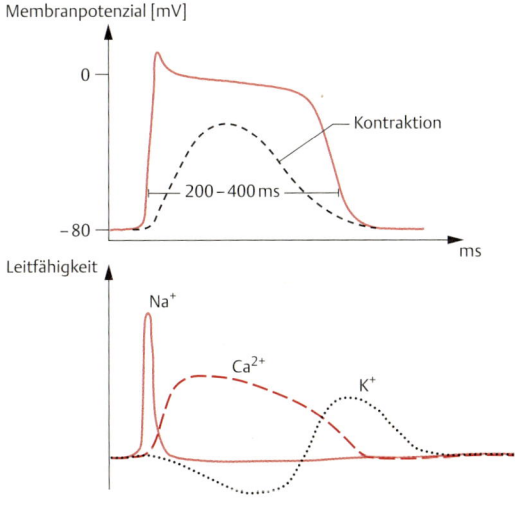

Abb. 3.3 Aktionspotenzial in Zellen des Arbeitsmyokards und die zugehörigen Ionenströme.

Refraktärzeit der Herzmuskelzelle. Kurz nach Beginn der Erregung ist es unmöglich, ein weiteres Aktionspotenzial auszulösen, was als **absolute Refraktärphase** bezeichnet wird. Grund für die Unerregbarkeit der Herzmuskelzelle ist die Inaktivierung des schnellen Na$^+$-Systems, die bis zum Ende der Plateauphase andauert. Mit zunehmender Repolarisation geht das Na$^+$-System zunehmend wieder in den aktivierbaren Zustand über, es beginnt die **relative Refraktärzeit**: entsprechend starke Reize können ab einem Membranpotenzial von ca. –40 mV zwar wieder Aktionspotenziale auslösen, die Erregungsschwelle ist aber erhöht und die auslösbaren Aktionspotenziale sind deutlich kleiner als außerhalb der Refraktärperiode. Die Refraktärzeit endet, wenn das schnelle Na$^+$-System wieder vollständig aktivierbar ist.

> **Merke**
>
> Das refraktäre Verhalten hat den Sinn, eine vorzeitige Wiedererregung der Zellen zu verhindern und so den für die Pumpfunktion zwingend notwendigen regelmäßigen **Wechsel von Erschlaffung und Kontraktion** sicherzustellen.

Dauer. Im Bereich des Arbeitsmyokards dauern Aktionspotenziale zwischen 200 und 400 ms. Da die absolute Refraktärphase nahezu so lange wie das Aktionspotenzial dauert, sind die zuerst erregten Myokardteile noch refraktär, wenn die letzten Myokardteile erregt werden. Dadurch wird eine Tetanisierung des Herzmuskels und die Entstehung kreisender Erregungen verhindert. Die Aktionspotenzialdauer passt sich der Herzfrequenz an: mit zunehmender Frequenz wird das Aktionspotenzial insgesamt kürzer, so dass dieser Schutzmechanismus auch bei sehr niedrigen oder sehr hohen Frequenzen wirksam ist.

> **Merke**
>
> Die Steilheit der diastolischen Spontandepolarisation ist im Sinusknoten größer als im AV-Knoten.
>
> Die Dauer des Aktionspotenzials ist im Vorhof deutlich kürzer als im Ventrikel.

Auswirkungen von Anoxie

> **Klinik**
>
> Die Erreichung bzw. Aufrechterhaltung des normalen Ruhepotenzials mithilfe der Ionenpumpen stellt einen aktiven, energieverbrauchenden Prozess dar. Ist aufgrund einer Hypo- oder Anoxie die Energiegewinnung gestört, so dass nicht genügend ATP für die aktiven Transportprozesse bereitsteht, führt das zu einer Verschiebung des Ruhepotenzials in die Nähe des Schwellenpotenzials. Sog. „Leckströme" oder Spontandepolarisationen können dann ektope Erregungen auslösen. Zusätzlich wird durch den Sauerstoffmangel die Leitungsgeschwindigkeit herabgesetzt, so dass die Refraktärzeit deutlich verlängert und damit Reentrymechanismen (S. 686) begünstigt werden. Besonders gefährdet sind die Randbereiche eines Myokardinfarkts, in denen die Zellen zwar nicht abgestorben, aber in ihrer Funktion beeinträchtigt sind.

Auswirkungen eines gestörten Elektrolythaushalts
Einfluss der K⁺-Konzentration

Die K⁺-Leitfähigkeit der K⁺-Kanäle hängt v.a. von der K⁺-Konzentration im Kanal ab (die wiederum aus den K⁺-Konzentrationen auf beiden Seiten der Membran resultiert).

Klinik

Hypokaliämie. Bei K⁺-Mangel ist die Leitfähigkeit der K⁺-Kanäle herabgesetzt, die Plateauphase ist dadurch verlängert, während gleichzeitig die diastolische Spontandepolarisation in den Schrittmacherzellen beschleunigt wird. Eine (mäßige) Hypokaliämie wirkt daher positiv inotrop und positiv chronotrop. Mit weiterer Abnahme der K⁺-Konzentration nehmen aber die Automatieprozesse zu, was zu Herzrhythmusstörungen (v.a. ektope Erregungsbildung) führen kann. Im EKG (S. 681) zeigt sich eine Senkung der ST-Strecke, eine abgeflachte T-Welle und eine hohe U-Welle.

Hyperkaliämie. Bei K⁺-Überschuss bedingt die erhöhte K⁺-Leitfähigkeit eine Abnahme der Erregbarkeit und eine Verkürzung des Aktionspotenzials mit der Folge, dass weniger Ca^{2+} in die Zelle eindringen kann. Zudem werden die Erregungsbildung in den Schrittmacherzellen und die Erregungsleitung verzögert. Diese negativ chrono- und dromotropen Effekte können bis zum Herzstillstand führen.

In der Herzchirurgie kann man diese Tatsache nutzen, um künstlich einen Herzstillstand herbeizuführen: Wenn man das Herz mit einer stark K⁺-haltigen Lösung perfundiert, kommt es zur Kardioplegie.

Einfluss der Ca²⁺-Konzentration

Klinik

Hyperkalzämie. Bei Ca^{2+}-Überschuss ist der Ca^{2+}-Einstrom in die Zelle gesteigert, der schnelle Anstieg der intrazellulären Ca^{2+}-Konzentration bedingt eine Verkürzung der Plateauphase, die zu Rhythmusstörungen führen kann. Im EKG findet man die QT-Zeit auf Kosten der ST-Strecke verkürzt.

Hypokalzämie. Ein Ca^{2+}-Mangel bedingt umgekehrt eine Verlängerung der Plateauphase mit einer verlängerten QT-Zeit.

3.1.2 Erregungsbildungs- und -leitungssystem
Verbindung der Herzzellen untereinander

Die Erregungsweiterleitung im Herzen erfolgt von Herzmuskelzelle zu Herzmuskelzelle über **Gap Junctions**, über die die einzelnen Herzmuskelzellen an den sog. Glanzstreifen untereinander in Verbindung stehen. Diese Verknüpfung hat zur Folge, dass letztlich alle Herzzellen elektrisch gekoppelt sind, d.h. wird eine Zelle erregt, breitet sich diese Erregung auf alle Herzmuskelzellen aus. Man spricht daher von einem **funktionellen Synzytium**. Vorhöfe und Kammern sind aber durch die bindegewebige Ventilebene, an der die elektrische Erregung nicht weitergeleitet wird, voneinander getrennt. Nur am sog. **AV-Knoten**

kann die Erregung von den Vorhöfen auf die Kammern übergeleitet werden.

Ablauf eines normalen Erregungszyklus

Der Erregungszyklus beginnt mit der spontanen Depolarisation der Schrittmacherzellen des **Sinusknotens**. Die Erregung breitet sich zunächst über das Vorhofmyokard aus, wohingegen die Kammern durch die bindegewebige Ventilebene abgeschirmt sind und daher vorerst noch unerregt bleiben. Die Erregungsüberleitung erfolgt im **AV-Knoten**, wo die Weiterleitung jedoch sehr langsam erfolgt, so dass die Kammern erst mit einer Verzögerung von ca. 90 ms ebenfalls erregt werden. Dadurch wird erreicht, dass die Vorhofkontraktion zeitlich *vor* der Kammerkontraktion stattfindet. Vom AV-Knoten aus wird das gesamte Arbeitsmyokard über das Erregungsleitungssystem schnell und gleichmäßig erregt. Das Erregungsleitungssystem besteht aus spezialisierten, besonders schnell leitenden Muskelfasern, dem sog. **His-Bündel**, den **Tawara-Schenkeln** und den **Purkinje-Fäden**.

Erregungsentstehung bei Ausfall des Sinusknotens

Die Schrittmacherzellen des Sinusknotens, die sog. **primären Schrittmacher**, haben in Ruhe eine Eigenfrequenz zwischen ca. 60–80 Schlägen/min. Aber auch die Zellen des AV-Knotens und des Erregungsleitungssystems (His-Bündel, Tawara-Schenkel, Purkinje-Fäden) können über Spontandepolarisation rhythmische Erregungen auslösen. Diese Schrittmacherzellen bezeichnet man als **sekundäre** bzw. **tertiäre Schrittmacher**. Die sekundären Schrittmacherzellen haben allerdings eine *niedrigere* Eigenfrequenz als die Schrittmacherzellen des Sinusknotens (AV-Rhythmus ca. 40–55 Schläge/min, tertiäre (= ventrikuläre) Schrittmacher ca. 25–40 Schläge/min) Normalerweise wird ihre Spontanaktivität durch die schnellere Spontanaktivität des Sinusknotens verdeckt, d.h. während die sekundären Schrittmacher noch langsam depolarisieren, erreicht sie schon das aus dem Sinusknoten stammende Aktionspotenzial. Nur wenn der Sinusknoten ausfällt, kommt der Eigenrhythmus der nachgeschalteten Schrittmacherzellen zum Tragen. Dann schlägt das Herz mit einer geringeren Frequenz, die vom Ort der Erregungsentstehung abhängt.

3.1.3 Elektromechanische Koppelung

Im Herzen wird eine elektrische Information (Aktionspotenzial) in eine mechanische Aktion (Kontraktion) umgesetzt, man spricht von **elektromechanischer Koppelung**.
Sind Aktionspotenzial und mechanische Aktion voneinander losgelöst, spricht man von einer elektromechanischen Entkoppelung.

Kontraktion und Entspannung im Herzmuskel

Das Aktionspotenzial wird (ähnlich wie beim Skelettmuskel, S. 790) über die Zellmembran bis zu den T-Tubuli geleitet. Kalzium strömt in die Zelle ein und induziert dann die

Biologie | Histologie | Anatomie | Chemie | Biochemie | Physik | Physiologie | Psych./Soz.

Ca^{2+}-getriggerte Ca^{2+}-Freisetzung aus dem sarkoplasmatischen Retikulum. Im Verlauf des Aktionspotenzials steigt so die intrazelluläre Ca^{2+}-Konzentration von 10^{-7} auf 10^{-5} mol/l. Durch Absättigung der Troponin-C-Bindungsstellen heben die Kalzium-Ionen den troponinvermittelten Hemmeffekt des Tropomyosins auf. Die Interaktion von Aktin und Myosin führt schließlich zur Kontraktion.

In der Diastole werden die Ca^{2+}-Ionen mithilfe einer Ca^{2+}-ATPase wieder in die intrazellulären Speicher und mithilfe eines Na$^+$/Ca^{2+}-Austauschers in den Extrazellulärraum befördert.

Kontraktionskraft (Inotropie)

Die Inotropie hängt neben der **Vordehnung** des Herzmuskels infolge der diastolischen Ventrikelfüllung (S. 687) direkt von der Höhe der **Ca^{2+}-Konzentration** ab. Die positiv inotrope Wirkung des Sympathikus (S. 691) beruht auf der β$_1$-vermittelten Erhöhung des transmembranären Ca^{2+}-Einstroms aus dem Extrazellulärraum. Auch ein verlängertes Aktionspotenzial (mit entsprechend verlängertem Ca^{2+}-Einstrom) oder eine Hemmung der Na$^+$-K$^+$-ATPase (mit konsekutiver Hemmung des Na$^+$-Ca^{2+}-Austauschers) führen zu einer Zunahme der Kontraktilität (S. 679).

3.1.4 Elektrokardiografie (EKG)

Das **Elektrokardiogramm (EKG)** stellt eine grafische Aufzeichnung der bei der Herzaktion stattfindenden elektrischen Potenzialänderungen dar, die Rückschlüsse auf die Erregungsbildung, die Erregungsausbreitung und -rückbildung, den Lagetyp des Herzens und den Rhythmus zulässt.

Komplett erregtes oder völlig unerregtes Myokard erzeugt allerdings kein messbares Potenzial. Das EKG zeigt also nur **Änderungen des Erregungszustandes**.

Vektortheorie
Darstellung der Erregungsausbreitung als Vektor

Jede einzelne Herzmuskelzelle verhält sich wie ein kleiner **elektrischer Dipol**, der bei Erregung umgepolt wird und dadurch einen kleinen elektrischen Vektor erzeugt. Das Herz als funktionelles Synzytium kann auch in seiner Gesamtheit als Dipol betrachtet werden, wobei Stärke und Richtung seines Dipols durch die Summation der Einzelvektoren aller Myokardzellen bestimmt wird. In der Summe sind die Potenzialänderungen durch die Umpolungen stark genug, um an der Körperoberfläche als EKG registriert werden zu können. Die Stärke des Gesamtvektors ist von der Muskelmasse abhängig und spiegelt daher v. a. die Abläufe im linken Ventrikel wider.

> **Merke**
> Bei gleichmäßiger Erregung (oder Nichterregung) lässt sich mit extrazellulären Elektroden keine Potenzialdifferenz ableiten. Ein elektrischer Vektor entsteht nur, wenn sich der **Erregungszustand ändert** (also ausbreitet oder rückbildet).

Richtung und der Verlauf des Summenvektors

Die Richtung des Integralvektors (= Summenvektor) wird durch die Richtung der Erregungsausbreitung bestimmt. Stark vereinfacht kann man sagen, dass die Erregung des Herzens von der Herzbasis in Richtung Herzspitze und die Rückbildung in die entgegengesetzte Richtung verläuft. Da das Herz ein dreidimensionales, kugelähnliches Gebilde ist, verläuft die Erregungsausbreitung jedoch nicht gerade, sondern „gewölbt", der Vektor bildet also eine Schleife.

Betrachtet man die Abläufe etwas genauer (**Abb. 3.4**), so sieht man, dass die Vektorschleife dreiteilig ist: Zunächst sieht man die Vorhofschleife, die durch die Erregung der Vorhöfe erzeugt wird (= P-Welle im EKG). Darauf folgt die Ventrikelschleife, die aufgrund der wesentlich größeren Muskelmasse auch deutlich größer ist (= QRS-Komplex im EKG). Die Erregungsrückbildung in den Ventrikeln (= T-Welle im EKG) verläuft entgegengesetzt zur Depolarisation (Repolarisationsschleife). Während der Repolarisation sind also kurzzeitig (ähnlich wie bei der Depolarisation) die herzbasisnahen Teile (noch) erregt und die herzspitzennahen Teile (schon wieder) unerregt, deshalb zeigt die T-Welle im EKG ebenfalls einen positiven Ausschlag.

EKG-Kurve

P-Welle: Erregungsausbreitung in den Vorhöfen. Aufgrund der geringen Muskelmasse der Vorhöfe, ist auch die P-Welle nur relativ klein.

PQ-Strecke: Nach vollständiger Erregung der Vorhöfe breitet sich die Erregung über den AV-Knoten in die Kammern aus. Das **PQ-Intervall** (PQ-Zeit, Beginn P bis Beginn Q) dauert normalerweise < 200 ms.

QRS-Komplex: Erregungsausbreitung in den Kammern, Dauer ca. 80 ms. Aus der Richtung des größten Summenvektors lässt sich die elektrische Herzachse ableiten, die weitgehend mit der anatomischen Herzachse übereinstimmt und so Auskunft über den Lagetyp des Herzens (S. 682) gibt. Zunächst verläuft die Depolarisation der Ventrikel kurz in Richtung der Ventrikelbasis (Q-Zacke). Dann setzt die Depolarisation entlang der Herzachse in etwa von der Herzbasis zur Herzspitze und von subendokardial nach subepikardial ein (R-Zacke). Als Letztes werden die subepikardialen Anteile an der Basis des linken Ventrikels depolarisiert (S-Zacke).

Während der Depolarisation der Ventrikel erfolgt die Repolarisation der Vorhöfe, die aber im EKG aufgrund der Überlagerung durch die Ventrikeldepolarisation nicht zu erkennen ist.

ST-Strecke: Die Ventrikel sind vollständig erregt. Bei einem akuten Herzinfarkt kommt es häufig zu einer ST-Hebung.

T-Welle: Erregungsrückbildung in den Ventrikeln, verläuft in umgekehrter Reihenfolge wie die Depolarisation, also von außen nach innen und von der Herzspitze in Richtung Herzbasis.

QT-Intervall (Beginn Q bis Ende T): Abhängig von der Herzfrequenz, Dauer ca. 300–400 ms.

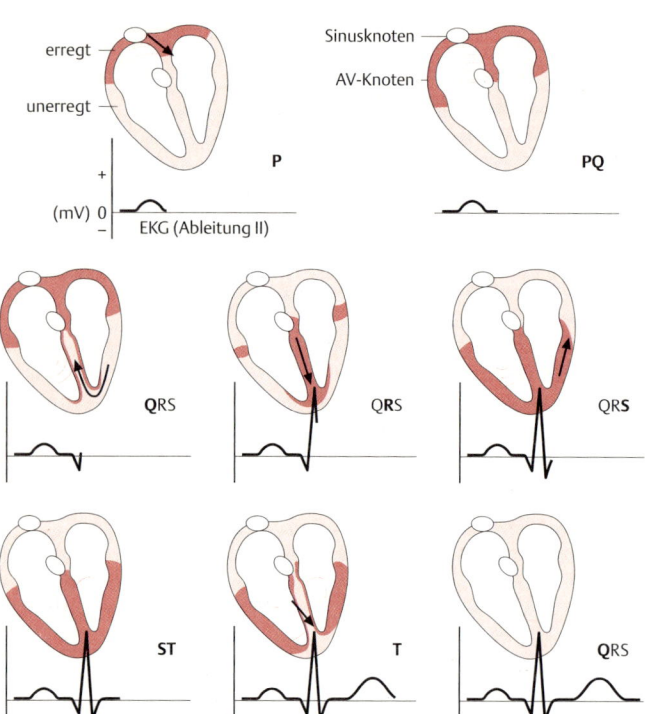

Abb. 3.4 Erregungsausbreitung im Herzen.

EKG-Ableitungen
Extremitätenableitungen

Die Extremitätenableitungen registrieren v. a. Ströme in der **Frontalebene**. Die Messelektroden werden jeweils an den Unterarmen sowie am linken Unterschenkel angebracht. Am rechten Unterschenkel befindet sich eine Erdungselektrode, um externe Störeinflüsse auszuschalten. Mithilfe dieser Elektroden kann man bipolar oder unipolar ableiten:
- **nach Einthofen (I, II und III): bipolar**, Messung der Potenzialdifferenz zwischen zwei Elektroden (**Abb. 3.6a**).
- **nach Goldberger (aVR, aVL, aVF): unipolar**, jeweils zwei Elektroden werden zu einer indifferenten Elektrode zusammengeschaltet und dagegen dritte gemessen (**Abb. 3.6b**).

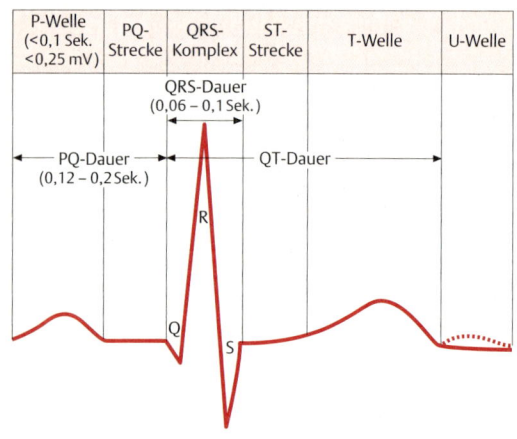

Abb. 3.5 Normales EKG.

Die Extremitätenableitungen ermöglichen insbesondere Aussagen über den **Lagetyp** (s. u.) und den **Herzrhythmus**.

Brustwandableitungen

Die Brustwandableitungen bilden in etwa die elektrischen Ströme in der **Horizontalebene** ab und ermöglichen gemeinsam mit den Extremitätenableitungen eine dreidimensionale Beurteilung des Summenvektors. Bei der **unipolaren Brustwandableitung nach Wilson** werden die Elektroden direkt auf dem Thorax platziert (**Abb. 3.7**), als indifferente Bezugselektrode dienen die zusammengeschalteten Extremitätenelektroden.

Die Brustwandableitungen werden v. a. zur Diagnostik von nach dorsal gerichteten Vektoren (z. B. in der Herzinfarkt-Diagnostik) verwandt, die sich in der Frontalebene nur schlecht abbilden lassen.

Bestimmung des Lagetyps im EKG
Lagetypen des Herzens

Um die elektrische Herzachse zu bestimmen, vereinfacht man den schleifenförmigen Summen- oder Integralvektor zu einem einzigen pfeilförmigen Vektor. Bei normaler Erregungsausbreitung stimmt dessen Richtung in der frontalen Projektion annähernd mit der anatomischen Längsachse des Herzens überein. Der sog. Lagetyp des Herzens wird definiert anhand des Winkels α, den die elektrische Herzachse mit der Horizontallinie bildet. Veranschaulichen kann man sich das mithilfe des **Cabrera-Kreises** (**Abb. 3.8**).

Bei den meisten Erwachsenen findet man als Lagetyp einen Indifferenztyp, bei sehr schlanken Menschen und Jugendlichen häufig auch einen Steiltyp. (Überdrehte)

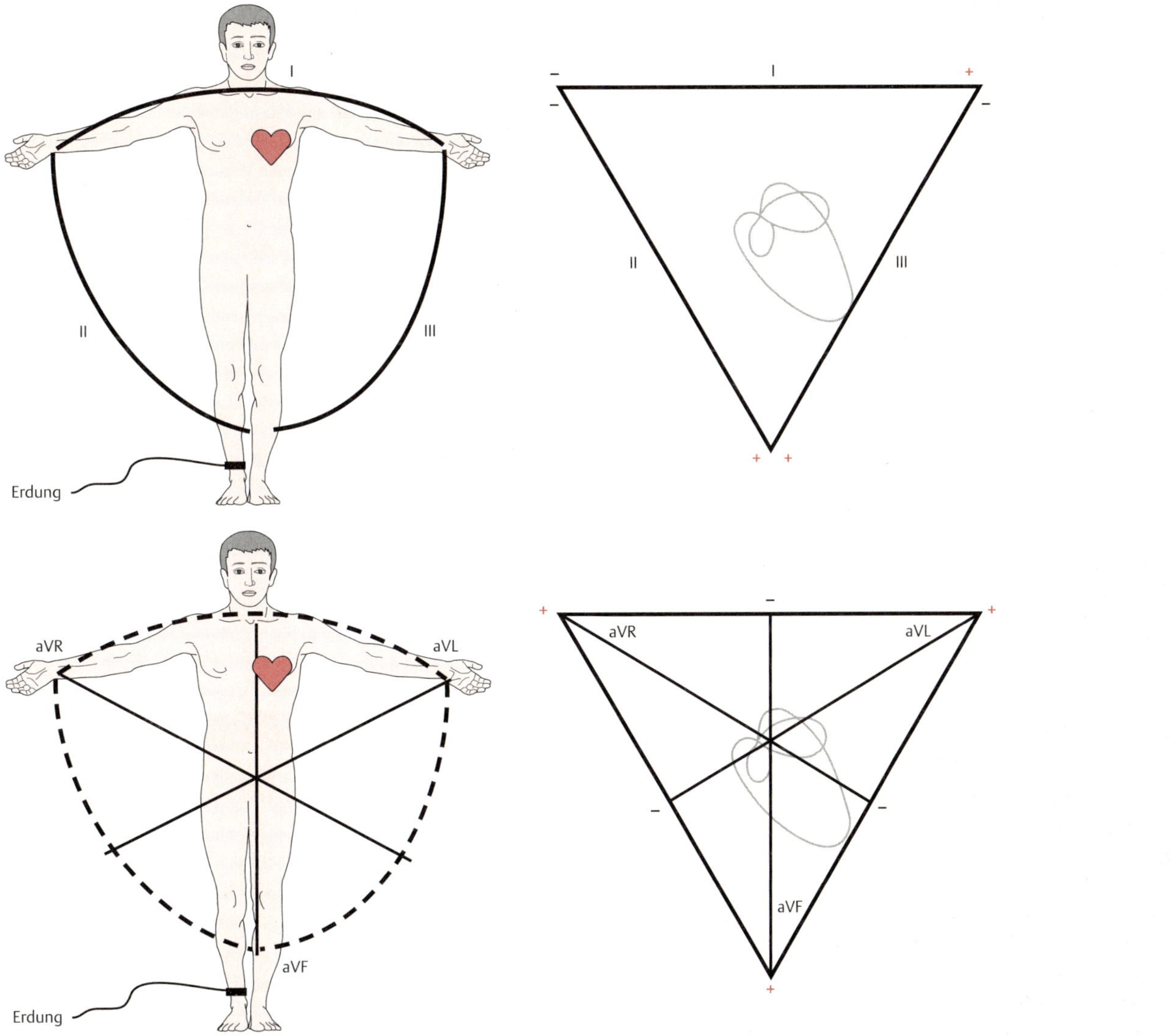

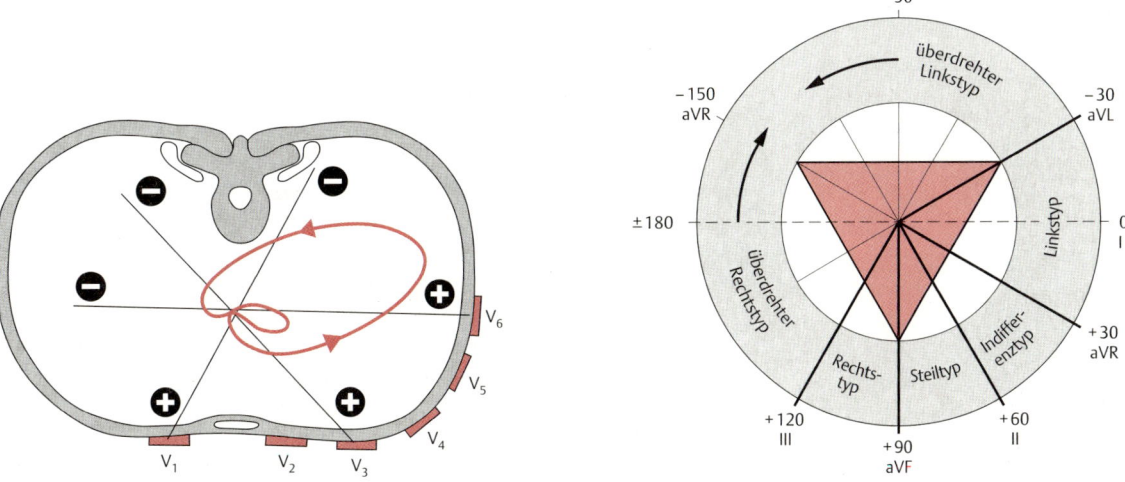

Abb. 3.6   Extremitätenableitungen und ihre Polaritäten nach Einthofen (a) und Goldberger (b) zeigen die Projektion der elektrischen Herzachse in die Frontalebene.

Abb. 3.7   Platzierung der Elektroden für die Brustwandableitung nach Wilson.

Abb. 3.8   Cabrera-Kreis.

Biologie

Histologie

Anatomie

Chemie

Biochemie

Physik

Physiologie

Psych./Soz.

Rechts- oder Linkslagetypen können Hinweis auf eine Rechts- oder Linksherzhypertrophie sein.

Bestimmung des Lagetyps mithilfe der Extremitätenableitungen

Zur Bestimmung des Lagetyps denkt man sich das Herz in der Mitte eines gleichseitigen Dreiecks im Cabrera-Kreis. Der Summenvektor wird dabei durch das EKG auf die einzelnen Ableitungen projiziert. Steht der Summenvektor senkrecht zur Ableitungsebene, so ist der Ausschlag Null. Am größten wird der Ausschlag, wenn der Summenvektor genau parallel zur Ableitungsebene verläuft.

Vorgehen zur Bestimmung des Lagetyps:
- 1. Zeichnen Sie das Einthoven-Dreieck (**Abb. 3.9**) und tragen Sie die Ableitungen mit ihren Polaritäten (+ und –) ein.
- 2. Tragen Sie die Ausschläge der R-Zacken auf die jeweiligen Ableitungsebenen auf. Ausgangspunkt („Null") ist dabei entweder die Mitte der Dreiecksseite (für I, II, III) oder der Dreiecksmittelpunkt (für aVL, aVR, aVF). Die Ausschläge werden entsprechend ihrer Größe eingezeichnet, wenn sie im EKG nach oben zeigen in Richtung +, wenn sie im EKG nach unten zeigen in Richtung –.
- 3. Ziehen Sie jeweils eine Senkrechte zur Ableitungsebene durch die Spitzen des Ausschlags: Der Schnittpunkt ist die Spitze des Summenvektors.
- 4. Verbinden Sie den Ursprung (entspricht dem Mittelpunkt des Dreiecks) mit der Spitze, um den Summenvektor zu erhalten.
- 5. Mithilfe des Cabrera-Kreises stellen Sie fest, in Richtung welchen Lagetyps der ermittelte Summenvektor zeigt.

Im abgebildeten Beispiel (**Abb. 3.9**) steht der Lagevektor genau senkrecht zu Ableitung III, deshalb ist dort der Ausschlag 0. Gleichzeitig verläuft er parallel zu Ableitung aVR, deshalb wäre dort der größte Ausschlag zu beobachten.

Mit etwas Übung lässt sich der Lagetyp noch schneller bestimmen, indem man sich anschaut, in welcher Extremitätenableitung (I, II, III, aVF, aVL oder aVR) der größte Ausschlag zu sehen ist. Der Summenvektor liegt dann in etwa parallel zu dieser Ableitung. Umgekehrt ist in der

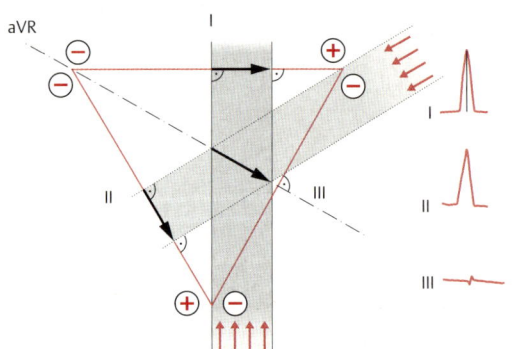

Abb. 3.9 Bestimmung des Lagetyps mithilfe der Vektoranalyse durch Projektion des Hauptvekors auf die Abbildungsebene, hier: 30°.

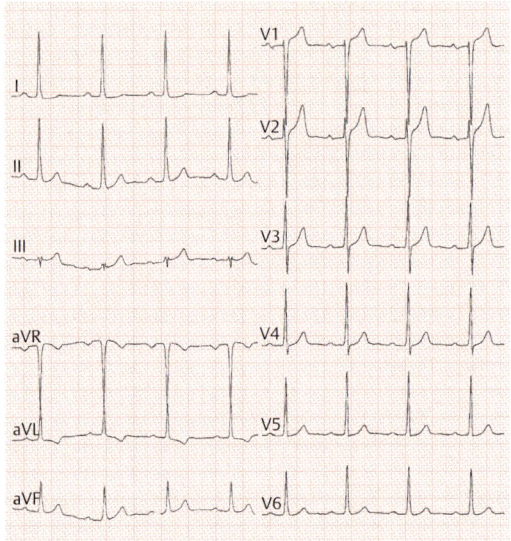

Abb. 3.10 EKG eines Patienten mit einer chronischen Linksherzbelastung; Lagetyp: Linkstyp.

Ableitungsebene, zu der er in etwa senkrecht steht, praktisch kein Ausschlag zu sehen.

Klinik

Lagetypveränderungen im EKG. Die folgende Abbildung zeigt Veränderungen des Lagetyps durch Vergrößerung des Herzmuskels. **Abb. 3.10** zeigt ein EKG bei einem vergrößerten linken Herzen: Hier hat sich die Herzachse nach links verlagert.

Herzrhythmus

Der normale Sinusrhythmus des Herzens führt zu einem rhythmischen Wechsel von Kontraktions- und Erschlaffungsphasen, die die Voraussetzung für eine regelrechte Pumpfunktion sind.

Gestört wird dieser Ablauf beispielsweise durch ektop entstehende Erregungen (z. B. Extrasystolen), Erregungen, die nicht regelhaft weitergeleitet werden (z. B. AV-Block) oder kreisende Erregungen.

AV-Block

Als AV-Block bezeichnet man eine gestörte Überleitung der Erregung vom Vorhof über den AV-Knoten auf die Kammern. Man unterscheidet je nach Schweregrad verschiedene Typen.

Klinik

AV-Block I. Grades. Die Überleitung im AV-Knoten ist abnorm langsam, das PQ-Intervall dauert länger als 200 ms (**Abb. 3.11a**).

AV-Block II. Grades. Es wird nicht mehr jede Erregung weitergeleitet, d. h. mit einer bestimmten Periodik fallen Schläge aus. Im EKG sieht man dann P-Wellen, denen keine QRS-Komplexe folgen.

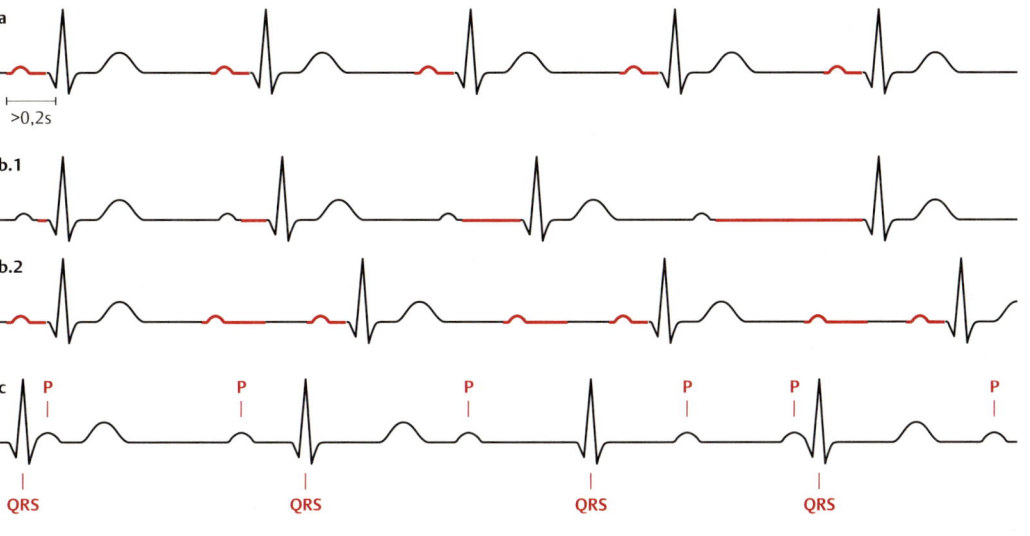

Abb. 3.11 AV-Block; (a) AV-Block I. Grades; (b.1) AV-Block II. Grades Typ Mobitz I (Wenckebach); (b.2) AV-Block II. Grades Typ Mobitz II; (c) AV-Block III. Grades

Typ Mobitz I (Wenckebach): Die PQ-Zeit nimmt von Schlag zu Schlag zu, bis die Überleitung schließlich ganz ausbleibt. Danach beginnt der Vorgang von neuem (**Abb. 3.11b.1**).

Typ Mobitz II: Die Erregungen werden in einem fixen Verhältnis übergeleitet, also z.B. nur jede zweite Vorhoferregung (2:1 Block) (**Abb. 3.11b.2**).

AV-Block III. Grades. Erregungen aus dem Vorhof können gar nicht mehr weitergeleitet werden, die Kammererregung erfolgt über sekundäre Schrittmacher, die diese Funktion mit einem langsameren Eigenrhythmus übernehmen. Vorhöfe und Kammern schlagen daher zwar regelmäßig, aber unabhängig voneinander. Im EKG sieht man sowohl regelmäßige P-Wellen als auch regelmäßige QRS-Komplexe, die allerdings völlig unabhängig voneinander auftreten (**Abb. 3.11c**).

Extrasystolen

Unter Extrasystolen versteht man Erregungen des Herzens, die nicht von den normalen Schrittmacherzellen ausgehen, sondern peripher in sog. „ektopen Schrittmachern" (z.B. minderdurchbluteten Myokardzellen) entstehen.

Klinik

Supraventrikuläre Extrasystolen (SVES) entstehen im Vorhof. Je nach Entstehungsort findet man entweder eine deformierte oder gar keine P-Welle (**Abb. 3.12**). Der AV-Knoten leitet auch diese Erregung ganz normal weiter, die Kammererregung verläuft also regelrecht, dementsprechend sieht der QRS-Komplex auch normal aus, weist aber ein kürzeres Intervall zum vorhergehenden QRS-Komplex auf.

Ventrikuläre Extrasystolen (VES) entstehen im Ventrikel. Statt den spezifischen Leitungsbahnen zu folgen, breitet sich die Erregung von dem ektopen Schrittmacher ausgehend in alle Richtungen über das Herz aus. Als Korrelat dieser irregulären Ventrikelerregung findet sich daher auch kein regelrechter, sondern ein deformierter, plumper und verbreiterter QRS-Komplex (**Abb. 3.12**).

Fällt die nächste, vom Sinusknoten ausgehende Erregung in die Refraktärphase des Kammermyokards, so kann sie nicht weitergeleitet werden und führt daher auch zu keiner Kammererregung. Es kommt zu einer vollständigen „kompensatorischen Pause": Erst die nachfolgende Erregung aus dem Sinusknoten führt wieder zu einer Kammererregung. Der Abstand zwischen den beiden normalen QRS-Komplexen beträgt dann genau zwei RR-Intervalle.

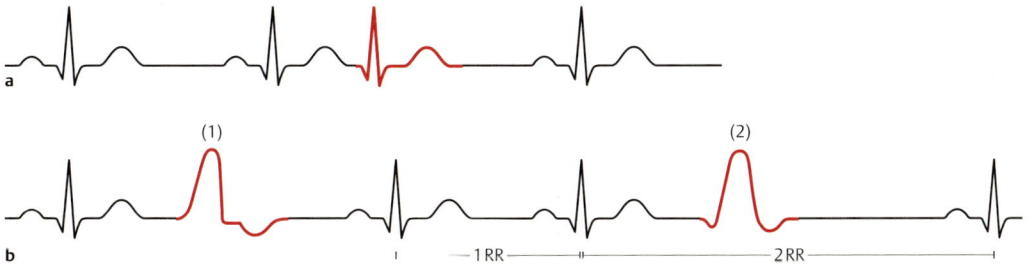

Abb. 3.12 Extrasystolen. a supraventrikuläre Extrasystolen. **b** 1 = interponierte ventrikuläre Extrasystole, 2 = ventrikuläre Extrasystole mit kompensatorischer Pause.

Biologie · Histologie · Anatomie · Chemie · Biochemie · Physik · **Physiologie** · Psych./Soz.

Merke

- **SVES**: *normaler* QRS-Komplex, der zeitlich nicht in den Rhythmus passt und dem keine (normale) P-Welle vorausgeht.
- **VES**: *deformierter* QRS-Komplex ohne vorangehende P-Welle, aber ggf. mit kompensatorischer Pause.

Flimmern und Flattern

Klinik

Vorhofflattern und -flimmern. Eine hochfrequente Impulsfrequenz des Vorhofs nennt man Vorhofflattern (bis 350/min) oder Vorhofflimmern (> 350/min, **Abb. 3.13**). Durch die lange Überleitungszeit im AV-Knoten können nicht alle Impulse weitergeleitet werden, sondern erst wenn die Refraktärzeit vorüber ist, wird die nächste eintreffende Erregung übergeleitet. Es resultiert eine unregelmäßige Kammerfrequenz von etwa 120–150 Schlägen/min. Man spricht auch von einer **„Arrhythmia absoluta"**.

Im EKG findet man statt der P-Wellen unregelmäßige, hochfrequente Potenzialschwankungen und eine unregelmäßige Abfolge von normalen QRS-Komplexen. Achtung: Auf den ersten Blick sieht auch eine Arrhythmia absoluta oft relativ regelmäßig aus, deshalb sollte man im Zweifelsfall die Abstände zwischen den QRS-Komplexen mit einem EKG-Lineal ausmessen und genau darauf achten, ob regelmäßige P-Wellen zu finden sind oder nicht.

Kammerflimmern. Beim Kammerflimmern (**Abb. 3.13**) kommt es zu einer hochfrequenten, unkoordinierten Erregung des Myokards. Häufige Ursache sind Extrasystolen, die in der „vulnerablen Phase" am Ende der Systole einfallen, wenn Teile des Herzens noch depolarisiert, andere bereits repolarisiert sind. Statt einer Repolarisation des gesamten Herzens werden jeweils die Teile des Herzens, die gerade nicht mehr refraktär sind, erneut erregt. Die Erregung kreist also zwischen jeweils schon wieder erregbaren Myokardbezirken (**„Re-entry"**).

Statt zu einer geordneten, synchronen Kontraktion des gesamten Herzmuskels kommt es zu unkoordinierten Zuckungen von Myokardteilen. Hämodynamisch entspricht dies einem Stillstand des Herzens, man spricht daher auch von einem **"hyperdynamen"** oder **„funktionellen" Herzstillstand**.

Therapeutisch muss umgehend versucht werden, dieses Kreisen von Erregungen zu unterbrechen. Durch elektrische Stromstöße von 150–400 J (**Defibrillation**) will man erreichen, dass alle Zellen gleichzeitig depolarisieren und anschließend repolarisieren. Erst wenn alle Zellen wieder unerregt sind, kann spontan ein neuer geordneter Erregungszyklus einsetzen und zu einer geregelten Herzaktion führen.

Klinik

Rhythmusstörungen durch Herzinfarkt. Rhythmusstörungen sind neben der Herzinsuffizienz (S. 725) die häufigsten Komplikationen bei einem Herzinfarkt. Die unzureichende O_2-Versorgung in den Myokardzellen führt zu einem intrazellulären Energiemangel. In der Folge kommen energieabhängige Prozesse wie die Aufrechterhaltung eines normalen Ruhepotenzials mithilfe der Na^+-K^+-ATPase zum Erliegen, die Zellen sind bereits in Ruhe depolarisiert. Nach einem Herzinfarkt ist der Patient besonders durch in den Randbezirken des Infarkts entstehende, (ektope) Erregungen gefährdet. Die Zellmembran der dort befindlichen Zellen ist durch den O_2-Mangel destabilisiert und die Zelle kann dadurch die Fähigkeit zur Automatie gewinnen. Diese ektope Erregung kann unter Umständen zu lebensbedrohlichen Rhythmusstörungen (z. B. Kammerflimmern) führen.

3.2 Mechanik des Herzens

Die Herzmechanik beschäftigt sich mit dem Ablauf der Herzaktion **(Systole und Diastole)** und den während dieser Aktion auftretenden **Druck-** und **Volumenschwankungen**. Die Herzaktion kann in einem **Arbeitsdiagramm** dargestellt werden.

3.2.1 Grundlagen der Muskelkontraktion

Die bei der Herzmuskelkontraktion beteiligten Myofilamente einschließlich der Mechanismen der Kraftgenerierung werden in Kapitel 13 ab S. 805 ausführlich abgehandelt.

Laplace-Gesetz

Das Laplace-Gesetz beschreibt den Zusammenhang zwischen der Wandspannung K und dem Innendruck bei Kugeln (Modell für das Herz) oder Zylindern (Modell für Blutgefäße).

Denkt man sich das Herz als eine Hohlkugel mit einem Innenradius r, einer Wanddicke d, dem transmuralen Druck P_{tm} (P_{tm} entspricht normalerweise dem Innendruck) und der Wandspannung K (K gibt die Kraft/Wandquerschnitt an), so gilt:

$$K = P_{tm} \cdot r / 2d \qquad [\text{in } N \cdot m^{-2}]$$
$$\text{bzw.} \quad P_{tm} = K \cdot 2d / r \qquad [\text{in Pa}]$$

a

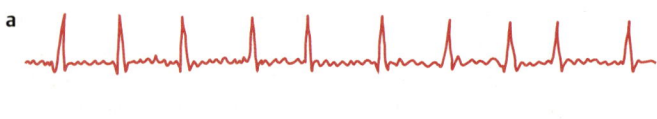

b

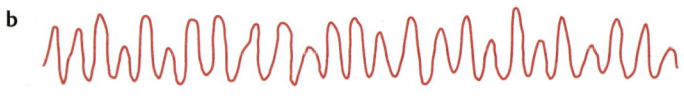

Abb. 3.13 **a** Vorhofflimmern; **b** Kammerflimmern.

Aus dem Laplace-Gesetz folgt, dass die Spannung der einzelnen Herzmuskelfasern – obwohl der Druck ansteigt – im Verlauf der Systole abnimmt, weil sich zum einen der Ventrikelradius verkleinert und zum anderen der Querschnitt der Ventrikelwand größer wird. Das bedeutet, dass kleine bzw. bereits z.T. entleerte Herzen mit relativ geringer Kraftentwicklung relativ hohe Drücke erzeugen können. Umgekehrt führt eine übermäßige Füllung oder Herzgröße, wie sie bei Herzinsuffizienz häufig zu beobachten ist, zusätzlich zu einer Abnahme der Leistungsfähigkeit des Herzens.

3.2.2 Herzklappen

Bau und Funktion der Herzklappen werden im Anatomie-Teil ab S. 282 besprochen.

Herztöne und -geräusche
Herztöne

I. Herzton – entsteht in der Anspannungsphase durch die Anspannung der Kammermuskulatur um die Blutsäule. Er ist relativ lang und dumpf.

II. Herzton – entsteht beim Zusammenschlagen der Taschenklappen (Pulmonal- und Aortenklappe), wenn das Blut gegen sie prallt. Er ist relativ kurz und hell.

III. und der IV. Herzton – diastolische, ventrikuläre Füllungstöne, die bei Kindern und Jugendlichen physiologisch sein können. Bei Erwachsenen sind sie meist Ausdruck pathologischer Veränderungen, z.B. einer Herzinsuffizienz.

Herzgeräusche

> **Klinik**
>
> Herzgeräusche entstehen durch Wirbelbildung (Turbulenzen) in der Blutströmung. Ursache sind meist Veränderungen der Klappen (Stenosen oder Insuffizienzen). Charakterisiert werden sie durch den Zeitpunkt des Auftretens (diastolisch, systolisch), ihre Lautstärke und Frequenz und die Art des Geräuschs (Crescendo, Decrescendo, Spindel- oder Bandform).
>
> Systolische Geräusche werden durch Stenosen der Taschenklappen oder Insuffizienzen der Segelklappen, diastolische Geräusche durch Insuffizienzen der Taschenklappen oder Stenosen der Segelklappen hervorgerufen.

3.2.3 Herzzyklus

Während des Herzzyklus (**Abb. 3.14**) lassen sich eine systolische und eine diastolische Phase voneinander unterscheiden, die einander abwechseln. Im **Arbeitsdiagramm** des Herzens (s. u.) werden die Druck- und Volumenänderungen während eines Herzzyklus veranschaulicht.

Systole

Die **Systole** beginnt mit der **Anspannungsphase**, in der sich die Ventrikel kontrahieren und der Innendruck steigt. Dadurch schließen sich sofort die AV-Klappen (Segelklap-

pen: Mitral- und Trikuspidalklappe). Da alle Klappen geschlossen sind, verändert sich das intraventrikuläre Volumen nicht, es handelt sich demzufolge um eine *isovolumetrische Kontraktion*. Wenn der Druck im Ventrikel den in der Aorta (bzw. in der A. pulmonalis) herrschenden Druck übersteigt, öffnen sich die Taschenklappen und die **Austreibungsphase** beginnt. Der Druck bei Öffnung der Klappen entspricht dem diastolischen Aortendruck von ca. 80 mmHg (diastolischer Pulmonalisdruck ca. 10 mmHg), im Verlauf der Austreibungsphase steigt er auf ca. 120 mmHg (A. pulmonalis ca. 25 mmHg) an. Die Ventrikel pumpen pro Schlag ca. 90 ml Blut ins Gefäßsystem, weitere 40–50 ml bleiben als Restvolumen in den Ventrikeln zurück, somit beträgt die Ejektionsfraktion (Anteil des ausgeworfenen Volumens am Gesamtvolumen) ca. $^2/_3$ (0,67). Sobald die Ventrikelkontraktion nachlässt und der Innendruck unter den Aortendruck sinkt, schließen sich die Taschenklappen wieder, es beginnt die Diastole.

Diastole

Die **Diastole** beginnt mit der **Entspannungsphase**. Auch die Entspannungsphase verläuft *isovolumetrisch*, weil alle Klappen geschlossen sind. Wenn der Ventrikeldruck unter den in den Vorhöfen herrschenden Druck fällt, öffnen sich die Segelklappen und es strömt passiv Blut in die Ventrikel, man spricht von der **Füllungsphase**. Insgesamt fließen jeweils ca. 90 ml in die beiden Ventrikel. Ganz am Ende der Diastole erfolgt die Vorhofkontraktion. Wenn die Erregung aus den Vorhöfen die Ventrikel erreicht hat, beginnt erneut die Systole.

3.2.4 Füllung des Herzens

Die Füllung des Ventrikels erfolgt großenteils unter Ausnutzung des sog. „Ventilebenenmechanismus": Durch Kontraktion des auf dem Zwerchfell fixierten Herzens, verschiebt sich die Klappen-(= Ventil-)ebene in Richtung Herzspitze. Dadurch wird Blut angesaugt, vergleichbar mit dem Aufziehen einer Spritze, wo durch Herausziehen des Stempels ein Sog entsteht. In der Diastole erschlafft das Herz und verschiebt sich „über" die Blutsäule wieder nach oben, das in den Vorhöfen angesammelte Blut kann leicht in die erschlafften Ventrikel gelangen.

Die Vorhofkontraktion dagegen spielt für die Ventrikelfüllung keine große Rolle, lediglich 10–15 % der Füllung sind ihr zuzuschreiben. Aus diesem Grund ist Vorhofflimmern hämodynamisch auch recht gut kompensierbar.

3.2.5 Arbeitsdiagramm des Herzens

Das Arbeitsdiagramm soll dazu dienen, die Druck- und Volumenänderungen während eines Herzzyklus zu veranschaulichen. Die Form des Arbeitsdiagramms wird durch 2 Kurven, die Kurve der isovolumetrischen und isotonischen Maxima bzw. durch die daraus abgeleitete Kurve der Unterstützungsmaxima und die Ruhe-Dehnungs-Kurve bestimmt. Man geht bei der weiteren Entwicklung des Arbeitsdiagramms grafisch von der Ruhe-Dehnungs-

Biologie | Histologie | Anatomie | Chemie | Biochemie | Physik | **Physiologie** | Psych./Soz.

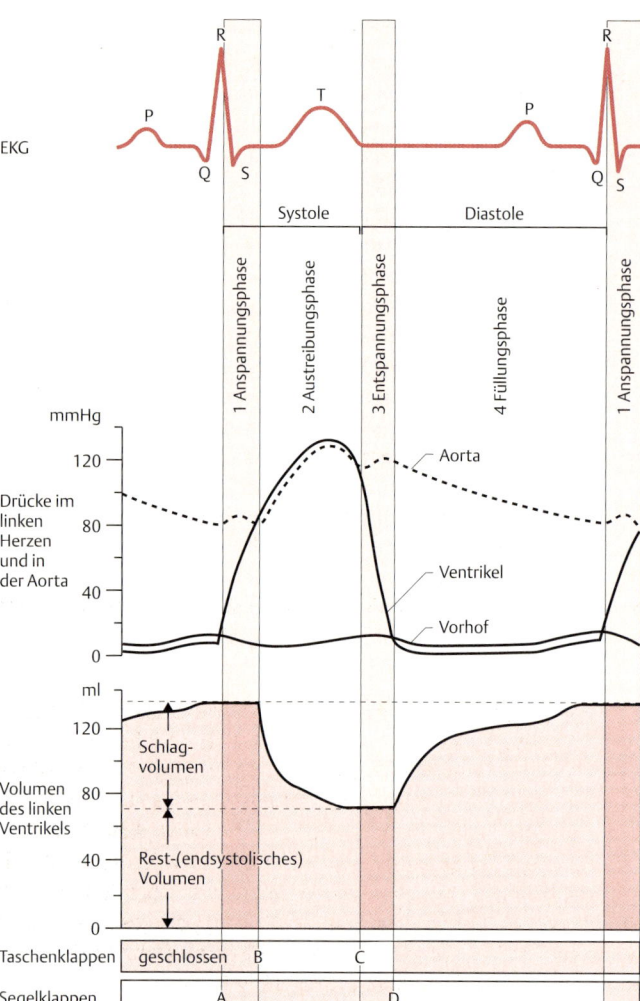

Abb. 3.14   Zeitlicher Ablauf der Herzaktion.

Kurve eines gefüllten Herzens aus, von der aus man das Herz experimentell *rein isovolumetrisch* oder *rein isobar* kontrahieren lassen.

Ruhedehnungskurve. Änderung von Druck und Volumen bei Füllung des Herzens (passive Dehnbarkeit in der Diastole). Wird das Herz mit Blut gefüllt, so steigt der Druck zunächst nur geringfügig an, der Ventrikel wird gedehnt. Wenn das Herz bereits stark gefüllt ist, wird der Druck, der notwendig ist, um doch noch eine weitere Volumenzunahme zu erzielen, immer höher: Die passive Dehnbarkeit des Herzmuskels nimmt ab. Die Ruhe-Dehnungs-Kurve verläuft daher zunächst sehr flach und steigt erst bei hohen Volumina immer steiler an (**Abb. 3.15**).

Kurve der isovolumetrischen Maxima. Druckwerte, die das Herz jeweils ausgehend von einem bestimmten, konstant bleibendem Füllungsvolumen maximal erzeugen kann (**Abb. 3.15**).
Kurve der isotonen (= isobaren) Maxima. Volumen, das ausgehend von einem bestimmten Füllungsvolumen bei konstantem Druck maximal ausgeworfen werden kann (**Abb. 3.15**).

Mit zunehmendem Füllungsvolumen steigt die Vordehnung des Myokards, was wiederum eine erhöhte Ca^{2+}-Freisetzung und auch erhöhte Ca^{2+}-Empfindlichkeit der kontraktilen Elemente zur Folge hat. Erst wenn das Herz so weit vorgedehnt wird, dass Aktin und Myosin nicht mehr optimal interagieren können, sinken die Maxima-Kurven wieder ab.
Kurve der Unterstützungsmaxima (U-Kurve). Sie kombiniert beide Kontraktionsformen (erst isovolumetrisch bei geschlossenen Herzklappen und dann auxoton bei offenen Herzklappen), indem ausgehend von der Ruhe-Dehnungs-Kurve jeweils das entsprechende isovolumetrische und isotone Maximum bestimmt und diese beide Punkte verbunden werden (**Abb. 3.15**). So entsteht für jeden Punkt der Ruhe-Dehnungs-Kurve eine eigene U-Kurve.

> **Merke**
> Für die Form des Arbeitsdiagramms sind die Ruhe-Dehnungs-Kurve und die Kurve der Unterstützungsmaxima entscheidend. Die Kurven der isovolumetrischen und isotonischen Maxima benötigt man zur Konstruktion der Kurve der Unterstützungsmaxima.

Biologie | Histologie | Anatomie | Chemie | Biochemie | Physik | Physiologie | Psych./Soz.

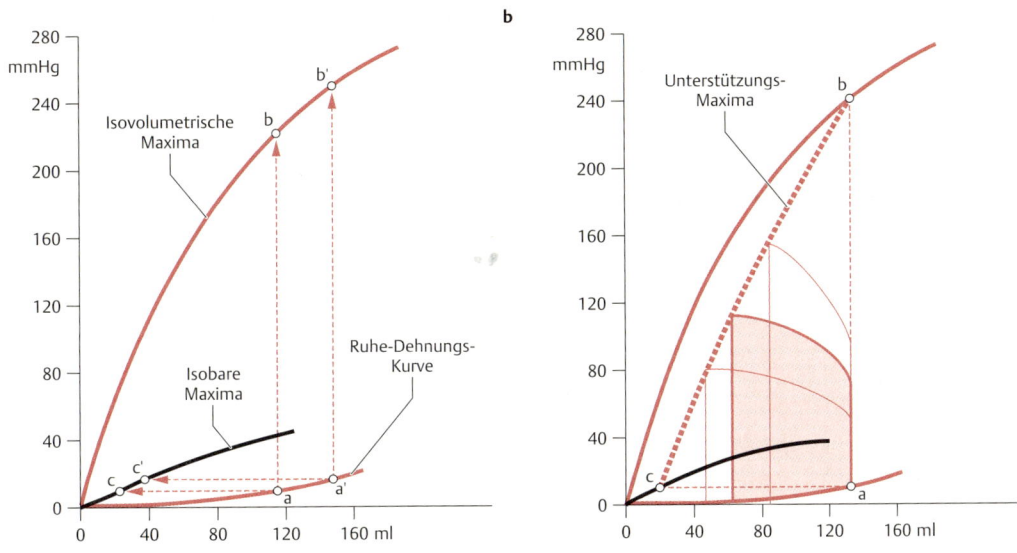

Abb. 3.15 Ruhedehnungskurve und Konstruktion der Kurve der isovolumetrischen und isobaren Maxima sowie der Kurve der Unterstützungs-Maxima.

Herzzyklus im Arbeitsdiagramm (linker Ventrikel)

Füllungsphase: Der Druck im Ventrikel fällt unter den des Vorhofs, die AV-Klappen öffnen sich und die Ventrikel füllen sich mit Blut. Im Arbeitsdiagramm wandert man entlang der Ruhe-Dehnungs-Kurve, bis das enddiastolische Volumen erreicht ist (ca. 120–140 ml) (**Abb. 3.16**).

Anspannungsphase: Das Herz kontrahiert sich bei noch geschlossenen Klappen (isovolumetrische Kontraktion). Entsprechend zeigt das Arbeitsdiagramm eine Zunahme des Drucks bei gleich bleibendem Volumen (**Abb. 3.16**).

Austreibungsphase: Sobald der in der Aorta herrschende Druck überschritten wird, öffnen sich die Taschenklappen und es wird Volumen ausgeworfen. Durch die Verrin-

gerung des Volumens und die Zunahme der Wanddicke (Laplace-Gesetz, s.o.) steigt der Druck dabei weiter an. Die Kurve des Arbeitsdiagramms bewegt sich zu erhöhten Druck- und verringerten Volumenwerten, bis die Kurve der Unterstützungsmaxima erreicht wird (**Abb. 3.16**).

Entspannungsphase: Mit Ende der Systole erschlafft die Muskulatur, der Druck sinkt. Solange er noch höher ist als in den Vorhöfen, bleiben die AV-Klappen geschlossen, im Arbeitsdiagramm sieht man daher einen reinen Druckabfall ohne Volumenänderung (**Abb. 3.16**).

Die **Druck-Volumen-Arbeit**, die das Herz durch Pumpen verrichten muss, entspricht der vom Arbeitsdiagramm eingeschlossenen Fläche. Es ist das Produkt aus dem Volumen, das das Herz auswirft und dem Druck in den großen Gefäßen, gegen den es anpumpen muss:

Arbeit $[J = N \cdot m]$ = Druck $[N \cdot m^{-2} = Pa] \cdot$ Volumen $[m^3]$.

Zusätzlich zur Druck-Volumen-Arbeit muss noch Beschleunigungsarbeit geleistet werden. Beim Herzen ist diese Komponente jedoch unter normalen Bedingungen vernachlässigbar (1 %).

3.3 Energieversorgung des Herzens

Bei erhöhter Herzleistung ist eine vermehrte Stoffwechseltätigkeit der Herzzellen notwendig und es besteht ein erhöhter O_2-Bedarf des Herzmuskels, der durch eine gesteigerte Durchblutung gedeckt wird.

3.3.1 Koronardurchblutung

Das Herz ist aufgrund seines hohen Sauerstoffverbrauchs auf eine überdurchschnittliche Durchblutung angewiesen und wird in Ruhe mit ca. 5 % des Herzminutenvolumens

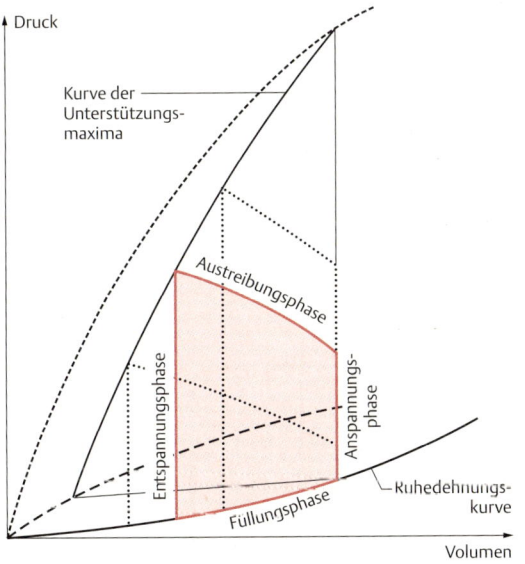

Abb. 3.16 Arbeitsdiagramm des Herzens.

Biologie

Histologie

Anatomie

Chemie

Biochemie

Physik

Physiologie

Psych./Soz.

durchblutet. In Ruhe entspricht das 70–80 ml/min/100 g Gewebe und kann bei Belastung auf das 4–5-Fache gesteigert werden. Der Strömungswiderstand in den Koronargefäßen nimmt bei Belastung ab. Die Differenz zwischen Ruhe- und Maximaldurchblutung wird als **Koronarreserve** bezeichnet.

Die starken Druckschwankungen, die durch den Wechsel von Systole und Diastole entstehen, übertragen sich auch auf die Koronargefäße. Während der Systole werden die intramuralen Gefäße komprimiert, der Bluteinstrom sistiert und venöses Blut wird aus dem Gewebe gepresst. Erst wenn das Herz wieder erschlafft, füllen sich die Gefäße erneut. Die eigentliche Durchblutung des Herzens erfolgt also nur in der Diastole.

In Ruhe beträgt das Verhältnis von Systole zu Diastole etwa 1 : 2, eine Zunahme der Herzfrequenz erfolgt v. a. auf Kosten der Diastole, während die Systolendauer nahezu unverändert bleibt. Eine Erhöhung der Herzfrequenz hat also letztlich zur Folge, dass weniger Zeit für die Herzdurchblutung zur Verfügung steht. Bei einem vorgeschädigten Herzen können hohe Frequenzen daher die kardiale Situation deutlich verschlechtern.

3.3.2 Energieumsatz

Der myokardiale O_2-Verbrauch in Ruhe beträgt etwa 10–11 ml O_2/min/100 g Gewebe. Schon in Ruhe ist die O_2-Ausschöpfung im Herzen (ca. 70 %) bereits deutlich höher als im übrigen Organismus. Ein gesteigerter Bedarf kann daher nicht durch eine gesteigerte O_2-Extraktion gedeckt werden, sondern erfordert eine Steigerung der Durchblutung.

Der Energieverbrauch wird etwa zu gleichen Teilen über die Oxidation von freien Fettsäuren, Lactat und Glucose gedeckt. Allerdings kann sich das Herz mit seiner Substratauswahl an das Angebot anpassen. Fällt bei schwerer körperlicher Arbeit viel Lactat an, erfolgt auch die Energiegewinnung bevorzugt aus Lactat.

Klinik

Koronarinsuffizienz. Unter dem Begriff der Koronarinsuffizienz versteht man ein Missverhältnis zwischen Sauerstofftransport und Sauerstoffbedarf. Ursache einer solchen Minderversorgung ist meist eine krankhafte Verengung der Koronargefäße, die durch arteriosklerotische Gefäßablagerungen oder aber auch durch Gefäßspasmen zustande kommen kann. Die typische Symptomatik einer ausgeprägten Stenose eines oder mehrerer Koronaräste ist meist der thorakale Schmerz unter Belastung, da das Verhältnis zwischen Sauerstoffbedarf und -angebot hinter der Stenose des Gefäßes gestört ist (Angina pectoris, S. 692). In Ruhe ist der Patient dagegen meist beschwerdefrei, da die Koronardurchblutung für eine Aufrechterhaltung des Energiestoffwechsels ausreicht.

3.4 Steuerung der Herztätigkeit

Das Herz muss in der Lage sein, seine Leistung an kurzfristige Druck- und/oder Volumenschwankungen, aber auch an die körperliche Belastung anzupassen. Vereinfachend lässt sich sagen, dass der Frank-Starling-Mechanismus auf passiv erfolgte Veränderungen reagiert, wohingegen das vegetative Nervensystem die Herzleistung aktiv an einen veränderten Bedarf anpasst.

3.4.1 Frank-Starling-Mechanismus

Der **Frank-Starling-Mechanismus** dient der automatischen Anpassung der Kammertätigkeit an kurzfristige Druck- und Volumenschwankungen (Änderungen der Vor- und/oder Nachlast) mit dem Ziel, dass beide Kammern stets das gleiche Schlagvolumen pumpen. Würde beispielsweise das rechte Herz pro Schlag nur 1 ml Blut mehr pumpen, so entspräche die Differenz nach einer Minute bereits ca. 60 ml und würde innerhalb kürzester Zeit zum Lungenödem führen.

Erhöhung der Vorlast (= preload)

Der venöse Füllungsdruck bestimmt über die enddiastolische Füllung und die daraus resultierende Wandspannung die sog. **Vorlast**. Die Vorlast ist letztlich also abhängig von dem Volumen, das das Herz bewältigen muss.

Eine erhöhte Füllung des Ventrikels bedingt eine Verschiebung des enddiastolischen Bezugspunktes B auf der Ruhe-Dehnungs-Kurve nach rechts (→ B'). Die erhöhte Vordehnung des Myokards hat zur Folge, dass höhere isovolumetrische und isotone Maxima erreicht werden können, dementsprechend verschiebt sich auch die Kurve der Unterstützungsmaxima (vgl. S. 688) nach rechts. Bei gleich bleibendem Aortendruck ist die Distanz bis zum Erreichen der U-Kurve nun länger, es wird also ein größeres Schlagvolumen bei nur leicht erhöhtem Restvolumen erreicht. Die Druck-Volumen-Arbeit hat zugenommen (**Abb. 3.17**).

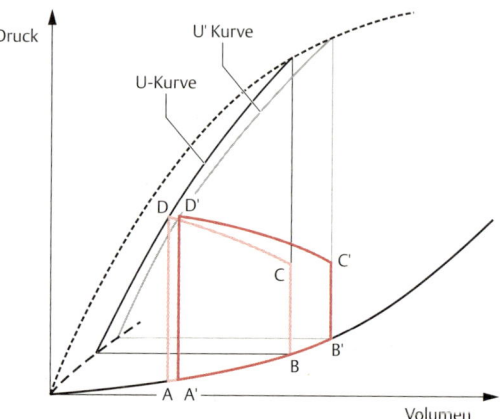

Abb. 3.17 Frank-Starling-Mechanismus: Erhöhung der Vorlast (ABCD → A'B'C'D').

Erhöhung der Nachlast (= afterload)

Unter **Nachlast** versteht man den Auswurfwiderstand, gegen den das Herz anpumpen muss. Die Nachlast hängt also vom mittleren Aortendruck ab.

Wenn der diastolische Druck in der Aorta erhöht ist, öffnen sich die Taschenklappen erst bei höheren Druckwerten (C'). Da ein größerer Teil der Kontraktionskraft für den Druckaufbau benötigt wird, kann nur weniger Volumen ausgeworfen werden. Das Schlagvolumen ist verringert und das Restvolumen erhöht (A'). Im Arbeitsdiagramm sieht man, dass sich die Kurve nach oben verschiebt und daher auch früher die U-Kurve erreicht. In der nächsten Diastole ergibt sich durch das erhöhte Restvolumen ein erhöhtes enddiastolisches Füllungsvolumen (B'') und eine entsprechende Verschiebung des Arbeitsdiagramms nach rechts. Durch die Erhöhung des enddiastolischen Füllungsvolumens wird erreicht, dass das Schlagvolumen wieder in etwa auf den ursprünglichen Wert ansteigt, das Herz pumpt also das gleiche Volumen auf einem höheren Druckniveau (**Abb. 3.18**).

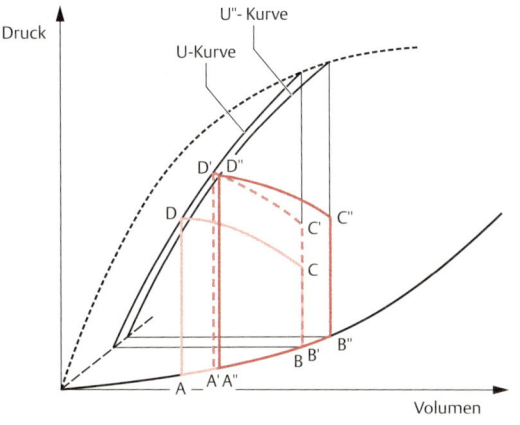

Abb. 3.18 Frank-Starling-Mechanismus: Erhöhung der Nachlast (BCDA → B'C'D'A' → B''C''D''A'').

3.4.2 Herznerven
Wirkung des vegetativen Nervensystems

Das Herz wird parasympathisch über den N. vagus und sympathisch über die Nn. cardiaci innerviert, wobei im Ruhezustand die Wirkung des Parasympathikus überwiegt.

Parasympathikus

Der Parasympathikus innerviert über muskarinerge Acetylcholin-Rezeptoren den Sinusknoten, die Vorhöfe und den AV-Knoten, seine Wirkung auf die Ventrikel ist sehr gering.

Der Parasympathikus senkt die Herzfrequenz (**negativ chronotrop**) und bewirkt eine Verzögerung der AV-Überleitung (**negativ dromotrop**), außerdem führt er zu einer allgemein verringerten Erregbarkeit (**negativ bathmotrop**). Alle diese Wirkungen sind im Wesentlichen auf eine durch Acetylcholin induzierte Steigerung der K⁺-Permea-

bilität der Zellmembran zurückzuführen, die einer Depolarisation entgegenwirkt.

Da der Parasympathikus nicht direkt auf die Ventrikel wirkt (die Ventrikel sind nur sympathisch innerviert), hat er auch keinen direkten Einfluss auf die Inotropie. Durch die Senkung der Frequenz mit relativer Zunahme der Diastolendauer kann jedoch mehr Kalzium aus den Myozyten herausgepumpt werden, so dass indirekt doch eine Abnahme der Inotropie resultiert.

Sympathikus

Sympathische Nervenfasern ziehen zu allen Teilen des Herzens, als Transmitter verwenden sie Noradrenalin. Die Wirkung des Sympathikus wird über eine Aktivierung von β_1-Rezeptoren mit Anstieg von cAMP vermittelt und führt zu einer Aktivierung von Ca^{2+}-Kanälen. Außerdem wird über die Phosphorylierung des Regulatorproteins Phospholamban die Ca^{2+}-Aufnahme in die intrazellulären Speicher gefördert, was zum einen zu einer schnelleren Erschlaffung und zum anderen zu einer erhöhten Ca^{2+}-Freisetzung bei der nächsten Kontraktion führt.

Die langsame diastolische Spontandepolarisation verläuft unter Sympathikuseinfluss steiler, daraus resultiert eine gesteigerte Frequenz der Schrittmacherzellen (**positiv chronotrop**). Die Erhöhung der Ca^{2+}-Leitfähigkeit hat eine Beschleunigung der Überleitung im AV-Knoten (**positiv dromotrop**), eine Steigerung der Kontraktionskraft (**positiv inotrop**) und eine allgemeine Erhöhung der Erregbarkeit (**positiv bathmotrop**) zur Folge.

Im Arbeitsdiagramm erkennt man, dass sich unter Sympathikuseinfluss die Werte der isovolumetrischen und isotonen Maxima (und entsprechend auch die Kurve der Unterstützungsmaxima) zu höheren Werten verschieben. Entsprechend ist die vom Herzen geleistete Druck-Volumen-Arbeit erhöht (**Abb. 3.19**).

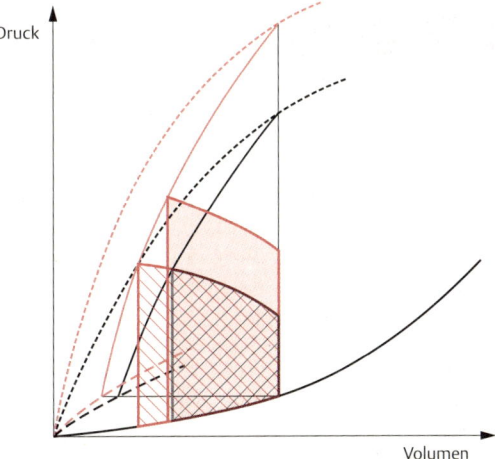

Abb. 3.19 Wirkung des Sympathikus (Änderung der Inotropie): Die geleistete Druck-Volumenarbeit nimmt zu (schwarze Kurve: vor Sympathikusaktivierung, blaue Kurve: nach Sympathikusaktivierung).

Klinik

Angina pectoris. Beim akuten Angina-Pectoris-Anfall besteht eine Minderdurchblutung der Herzkranzgefäße, was typischerweise zu einem retrosternalen Schmerz, häufig verbunden mit Atemnot führt. Die Gabe von Nitraten wirkt hierbei in aller Regel schmerzlindernd, weil Nitrate insbesondere auf die venösen Kapazitätsgefäße dilatierend wirken. Dadurch nimmt das venöse Blutangebot an das Herz ab, als Folge sinkt die diastolische Wandspannung (Vorlast). In den Koronargefäßen kommt es so zu einer Abnahme des Perfusionswiderstandes und somit zu einer Zunahme der Durchblutung bzw. des O_2-Angebotes. Gleichzeitig sinkt die systolische Wandspannung (Nachlast), weil auch der Aortendruck und die ventrikuläre Füllung abnehmen.

3.4.3 Funktionsabhängige Anpassung

Die Anpassungsmechanismen des Herzens werden im Kapitel 6 „Leistungsphysiologie", ab S. 724, besprochen.

4.1 Allgemeine Grundlagen

Für die Strömung des Blutes durch das Gefäßsystem gelten die allgemeinen physikalischen Strömungsgesetze, auch wenn Blut im Vergleich zu einer idealen „Newton'schen Flüssigkeit" einige Besonderheiten aufweist: Es handelt sich nicht um eine homogene, sondern um eine aus Wasser, Elektrolyten, korpuskulären Bestandteilen und Proteinen zusammengesetzte Flüssigkeit. Diese Flüssigkeit strömt nicht durch starre Röhren, sondern durch mehr oder weniger elastische Gefäße und verursacht dabei eine wechselnde, streckenweise turbulente Strömung. Die physikalischen Gesetze stellen aber trotzdem eine gute und klinisch ausreichende Näherung dar.

4.1.1 Physikalische Gesetzmäßigkeiten

Ohm'sches Gesetz. Analog zum Ohm'schen Gesetz gilt:

$$\dot{Q} = \frac{\Delta P}{R}$$

($\dot{Q}$ = Stromstärke [l/min]; ΔP = Druckdifferenz zwischen Anfangs- und Endpunkt [mmHg]; R = Strömungswiderstand [mmHg · min/l])

Die Bedeutung dieser Formel lässt sich am Beispiel des sog. **Bayliss-Effekts** (S. 705) erkennen. Soll die Stromstärke in einem Gebiet (z.B. Niere) auch bei steigendem Druck konstant gehalten werden, so muss sich die glatte Gefäßmuskulatur kontrahieren und so den Widerstand im gleichen Verhältnis erhöhen.

Kontinuitätsgesetz. Es gilt:

$$\dot{Q} = D \cdot \overline{v}$$

(D = Gefäßquerschnitt; $\overline{v}$ = mittlere Strömungsgeschwindigkeit)

Diese Beziehung ist in Zusammenhang mit dem sog. **Kontinuitätsgesetz** von Bedeutung. Demnach ist in einem System verbundener Röhren die Stromstärke in jedem Abschnitt des Röhrensystems konstant:

$$\dot{Q} = D_a \cdot \overline{v}_a = D_b \cdot \overline{v}_b = ...$$

Daraus folgt: Eine Zunahme des Gesamtgefäßquerschnitts geht mit einer Verlangsamung der Strömungsgeschwindigkeit einher. Bedeutung hat dies insbesondere im Bereich der Kapillaren, in denen aufgrund des hohen Gesamtquerschnitts die Blutströmung sehr langsam ist, was die Voraussetzung für einen optimalen Stoffaustausch ist.

Kirchhoff'sche Gesetze. Für den Widerstand R gelten die Kirchhoff'schen Gesetze:

– *1. Kirchhoff'sches Gesetz:* Die Einzelwiderstände von hintereinander (in Reihe) geschalteten Gefäßen addieren sich:

$$R_{gesamt} = R_1 + R_2 + ... + R_n$$

Der Gesamtwiderstand steigt also mit der Zahl der hintereinander geschalteten Gefäßabschnitte bzw. der Länge des Gefäßes.

– *2. Kirchhoff'sches Gesetz:* In parallel geschalteten Gefäßen ergibt sich der Kehrwert des Gesamtwiderstandes als Summe der Kehrwerte der Einzelwiderstände:

$$1/R_{gesamt} = 1/R_1 + 1/R_2 + ... + 1/R_n$$

Daraus folgt: Der Gesamtwiderstand in einem System aus mehreren parallel geschalteten Gefäßen ist immer kleiner als der Widerstand in jedem einzelnen Gefäß und er ist umso kleiner, je mehr Gefäße parallel geschaltet sind.

> **Merke**
>
> Der **Gesamtwiderstand** im großen Blutkreislauf beträgt bei körperlicher Ruhe ca. **20 mmHg · min · l⁻¹**.

> **Klinik**
>
> **Erhöhter Gefäßwiderstand bei Lungenembolie.** Ein klassisches Beispiel für den Anstieg von Gefäßwiderständen ist die Lungenembolie. Hierbei kommt es zu einem Verschluss einer Lungenarterie oder eines Lungenarterienastes. Dabei ist eines von vielen parallel geschalteten Gefäßen verschlossen und trägt nicht mehr zur Reduktion des Gesamtwiderstandes bei (2. Kirchhoff'sches Gesetz), der Gesamtwiderstand in den Lungenarterien erhöht sich.

Hagen-Poiseuille-Gesetz. Da Blut keine homogene Flüssigkeit ist, sondern Erythrozyten, hochmolekulare Proteine etc. enthält, ist seine Viskosität höher als die von Wasser. Im Hagen-Poiseuille-Gesetz wird diese besondere Strömungseigenschaft des Blutes berücksichtigt. Das Gesetz lautet:

$$\dot{Q} = \frac{\pi \cdot r^4}{8 \cdot \eta \cdot l} \cdot \Delta P$$

($\dot{Q}$ = Stromstärke; r = Gefäßradius; η = Viskosität; l = Gefäßlänge; ΔP = Druckdifferenz)

Setzt man diese Formel in das Ohm'sche Gesetz ein, so erhält man:

$$\dot{Q} = \frac{\pi \cdot r^4}{8 \cdot \eta \cdot l} \cdot \Delta P = \frac{\Delta P}{R} \rightarrow R = \frac{8 \cdot \eta \cdot l}{\pi \cdot r^4}$$

Die entscheidende Aussage aus diesem mathematischen Zusammenhang lautet:

> **Merke**
>
> Der **Strömungswiderstand** verhält sich umgekehrt proportional zur 4. Potenz des Gefäßradius:
> $R \sim 1/r^4$

Dies bedeutet, dass sich bei einer gegebenen Druckdifferenz auch eine geringe Änderung des Gefäßradius sehr stark auf den Gefäßwiderstand und damit auf die Durchblutung auswirkt. Eine Abnahme des Gefäßradius um die Hälfte führt beispielsweise zu einer Zunahme des Gefäßwiderstands um den Faktor $1/0,5^4 = 16$. Daraus ist auch ersichtlich, dass über eine Kontraktion oder Erschlaffung der zuführenden arteriellen Widerstandsgefäße die Durchblutung eines Organs sehr effektiv gesteuert werden kann.

4.1.2 Funktionelle Abschnitte

Die einzelnen Gefäßtypen unterscheiden sich je nach ihrer Funktion deutlich in ihrem anatomischen Aufbau.

Windkesselgefäße

Es handelt sich um große Arterien mit einem hohen Anteil an elastischen Fasern. Hier wird die pulsierende Strömung, die durch die diskontinuierliche Förderleistung des Herzens erzeugt wird, in eine kontinuierliche Strömung umgewandelt: In der Systole fließt nur etwa die Hälfte des ausgeworfenen Blutes direkt in die Arterien, der Rest wird zunächst in der Aorta „gespeichert". Durch die elastischen Rückstellkräfte des Gefäßes kann jedoch auch in der Diastole Blut in die Arterien gedrückt werden. So werden Druck- und Strömungsspitzen wirkungsvoll geglättet.

Widerstandsgefäße

Kleine Arterien und Arteriolen sind Widerstandsgefäße, in denen der Blutdruck vor dem Eintritt in das Kapillarsystem reduziert wird (**Abb. 4.1**). Der Anteil dieses Gefäßabschnitts am Gesamtwiderstand (TPR = Total Peripheral Resistance) beträgt etwa 50%. Dieser starke Einfluss auf den TPR beruht auf der starken Abnahme der Einzelradien der Gefäße, durch die der Gesamtwiderstand insgesamt stärker beeinflusst wird ($R \sim 1/r^4$ [Hagen-Poiseuille-Gesetz]) als durch die Zunahme des Gesamtquerschnitts ($R \sim r^2$).

Sphinkter-Gefäße

Sphinkter-Gefäße weisen einen ringförmigen Verschlussmechanismus aus glatter Muskulatur auf, mit dessen Hilfe sie den Blutfluss im nachgeschalteten Gebiet regulieren können.

Shunt-Gefäße

Shunt-Gefäße sind Kurzschlussverbindungen zwischen arteriellem und venösem Gefäßbett, durch die Gefäßabschnitte von der Durchblutung ausgeschlossen werden. Zum Beispiel wird der Lungenkreislauf während der Fetalperiode durch den Ductus arteriosus Botalli umgangen. Oder es werden Shunt-Gefäße in der Haut zur Verringerung des Wärmeverlusts in kalter Umgebung gebildet.

Kapillaren

Zur **Mikrozirkulation** gehören die Kapillaren, die ihnen vor- und nachgeschalteten terminalen Arteriolen und postkapillären Venolen sowie die terminalen Lymphgefäße. Aufgrund des hohen Gesamtquerschnitts von ca. 0,2–0,4 m² ist die Strömungsgeschwindigkeit in den Kapillaren sehr gering. Zusammen mit der großen Austauschfläche von ca. 300 m² und den dünnen Gefäßwänden werden so optimale Voraussetzungen für den Stoffaustausch geschaffen.

Terminale Strombahn. Sie umfasst die Kapillaren und die postkapillären Venolen. Hier findet der eigentliche Stoffaustausch statt (S. 697).

Kapillaren. Sie haben einen Innendurchmesser von 4–8 µm, zweigen aus Arteriolen oder Metarteriolen ab und besitzen keine Muskulatur, sondern bestehen nur noch aus einer Endothelzellschicht, die von der Basalmembran umgeben wird. In manchen Organen (z.B. Mesenterium) findet man einen präkapillären Sphinkter, über den die Blutströmung in den nachgeschalteten Kapillaren gesteuert werden kann.

Postkapilläre Venolen. Sie haben einen Innendurchmesser von 8–30 µm und entstehen aus dem Zusammenschluss mehrerer Kapillaren. Sie besitzen ebenfalls keine Muskelfasern und nehmen am Stoffaustausch teil. Erst in den größeren Venolen (Innendurchmesser 30–50 µm) findet man wieder zunehmend glatte Muskelfasern.

Arteriovenöse Anastomosen. Dies sind Kurzschlussverbindungen zwischen arteriellem und venösem Strombett, durch die das Kapillarbett und damit der Stoff- und Wärmeaustausch umgangen werden kann, indem sich die muskelreiche Gefäßwand kontrahiert und das Lumen vollständig verschließt.

Aufbau der Kapillarwand.
- **Kapillaren vom kontinuierlichen Typ** befinden sich in Herz- und Skelettmuskulatur, Binde- und Fettgewebe, der Lunge und dem ZNS. Die Interzellularspalten sind durch tight junctions teilweise verschlossen und lassen nur kleine Moleküle passieren. Insbesondere um die Kapillaren im ZNS sind die tight junctions so stark ausgeprägt, dass sie die Interzellulärspalten praktisch vollständig verschließen (Blut-Hirn-Schranke).
- **Fenestrierte Kapillaren** sind anzutreffen in Organen, die auf den Austausch von Flüssigkeit spezialisiert sind (Niere, Magen-Darm-Trakt, Drüsengewebe). Die Basalmembran ist durchgängig, das Endothel wird aber von 50–60 nm breiten Fenestrationen, die von einer dünnen, perforierten Membran bedeckt sind, unterbrochen.
- **Kapillaren vom diskontinuierlichen Typ** findet man in Geweben, in denen ein ausgeprägter Stoffaustausch zwischen Blut und Gewebe stattfindet (Leber, Knochenmark, Milz). Die Kapillarwand der diskontinuierlichen Kapillaren wird durch 0,1–1 µm breite inter- und intrazelluläre Lücken unterbrochen, die auch die Basalmembran mit einbeziehen. Dadurch wird ein weitgehend uneingeschränkter Stoffaustausch auch von hochmolekularen Proteinen und korpuskulären Elementen ermöglicht. In der Leber sind die Kapillaren besonders durchlässig für Proteine. Die Eiweißkonzentration kann dort im interstitiellen Raum bis auf 30 g/l ansteigen.

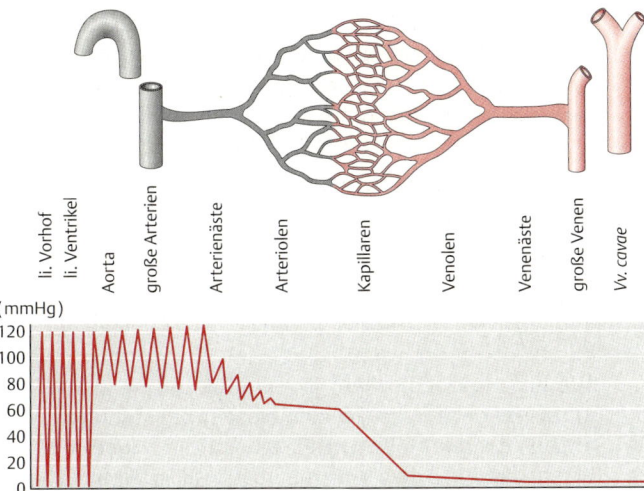

Abb. 4.1   Druckverlauf im Kreislaufsystem.

Kapazitätsgefäße des Niederdrucksystems

Es stellt ein „Blutreservoir" dar, in dem sich etwa 80 % des gesamten Blutvolumens befinden, von dem bei Bedarf ein Teil durch Tonuserhöhung der glatten Gefäßmuskulatur mobilisiert werden kann.

4.1.3   Druck

Transmuraler Druck und tangentiale Wandspannung

Der **transmurale Druck** P_{tm} stellt die Differenz zwischen dem intra- und extravasalen Druck dar: $P_{tm} = P_i - P_e$. Weil der extravasale Druck (Druck im Gewebe) meist relativ konstant und zudem so niedrig ist, dass man ihn vernachlässigen kann, hängt er v. a. vom intravasalen Druck ab. Durch den transmuralen Druck wird die Gefäßwand gedehnt und eine **tangentiale Wandspannung** σ_t erzeugt, der die Gefäßwand standhalten muss. Neben dem transmuralen Druck hängt die Wandspannung auch vom Innenradius r des Gefäßes und der Dicke der Gefäßwand h ab:

$$\sigma_t = \frac{P_{tm} \cdot r}{h}$$

(σ_t = Wandspannung; P_{tm} = transmuraler Druck; r = Innenradius; h = Gefäßwanddicke)

Die tangentiale Wandspannung nimmt also mit steigendem Druck, steigendem Innendurchmesser und abnehmender Wanddicke zu.

Aus diesem Zusammenhang wird ersichtlich, warum Arterien und Venen einen unterschiedlichen Wandaufbau aufweisen (S. 89): Arterien stehen aufgrund ihres hohen Innendrucks unter starker Dehnungsbelastung und müssen den erhöhten Druck durch eine dicke Gefäßwand und einen relativ kleinen Innendurchmesser kompensieren. Dem in den Venen herrschenden, relativ niedrigen Blutdruck können dagegen auch Gefäße mit geringerer Wanddicke und größerem Innenradius standhalten.

Compliance

Je nach ihren elastischen Eigenschaften reagieren Gefäße unterschiedlich auf wechselnde Druckbelastungen. Ein Maß für die Dehnbarkeit eines Gefäßes ist die **Compliance** (**„Volumendehnbarkeit"**), die die druckabhängige Volumenzunahme in einem Gefäß beschreibt:

$$C = \frac{\Delta V}{\Delta P}$$

(C = Compliance [ml/mmHg]; ΔV = Volumenänderung; ΔP = Druckänderung)

Die Compliance des venösen Systems ist bis zu 200fach höher als die des arteriellen Systems. Deshalb geht auch eine relativ große Volumenzunahme nur mit einer geringen Drucksteigerung einher, man spricht deshalb auch von **Kapazitätsgefäßen** (s. o.).

Volumenelastizitätskoeffizient E'

Zur Beschreibung des druck- und volumenabhängigen Dehnungsverhaltens kann man auch den **Volumenelastizitätskoeffizienten E'** verwenden. Es handelt sich hierbei um den Kehrwert der Compliance:

$$E' = \frac{1}{C} = \frac{\Delta P}{\Delta V}$$

Der Volumenelastizitätskoeffizient E' ist umso kleiner, je stärker die Nachgiebigkeit des Systems ist. Im venösen System ist er demnach erheblich geringer als im arteriellen System.

4.1.4   Strömung

Im Gefäßsystem ist die Strömung unter physiologischen Bedingungen weitgehend laminar. Lediglich in den proximalen Abschnitten der großen Gefäße, bei hohen Strömungsgeschwindigkeiten und geringer Viskosität kommt es zu Turbulenzen.

Biologie

Histologie

Anatomie

Chemie

Biochemie

Physik

Physiologie

Psych./Soz.

Laminare Strömung

Unter laminarer Blutströmung versteht man ein „geordnetes" Strömen der Blutbestandteile in konzentrischen Schichten. Dabei entsteht Reibung zwischen Gefäßwand und Blutanteilen einerseits und verschiedenen konzentrischen Blutschichten andererseits. Die äußerste Schicht strömt am langsamsten, während sich die inneren Schichten jeweils teleskopartig gegen die außen angrenzenden Schichten verschieben (**Abb. 4.2a**). Das Geschwindigkeitsmaximum wird im Axialstrom, also im Zentrum des Gefäßes, erreicht.

Turbulente Strömung

Bei einer turbulenten Strömung kommt es zu Verwirbelungen der Blutbestandteile, die Flüssigkeit bewegt sich nicht nur parallel, sondern auch quer zur Längsachse des Gefäßes (**Abb. 4.2b**). Dadurch nimmt der Reibungswiderstand stark zu und es kommt zu zusätzlichen Energieverlusten.

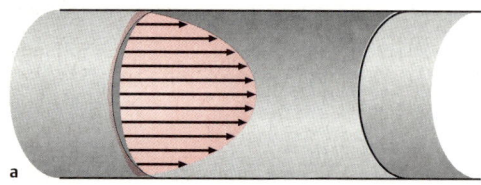

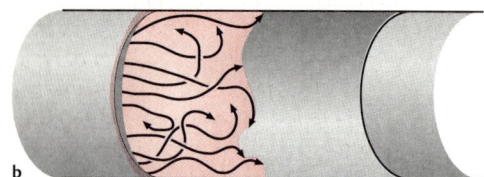

Abb. 4.2   Laminare (a) und turbulente (b) Strömung.

Um den Übergang von einer laminaren zur turbulenten Strömung abschätzen zu können, bedient man sich der (dimensionslosen) **Reynolds-Zahl**:

$$Re = \frac{2 \cdot r \cdot \overline{v} \cdot \phi}{\eta}$$

(r = Innenradius des Gefäßes [m]; $\overline{v}$ = mittlere Strömungsgeschwindigkeit [m/sec]; ϕ = Dichte [kg/m³]; η = Viskosität [Pa · sec]; [Pa = 1N/m², 1 N = 1 kg m / sec²])

Bei Werten > 2000–2200 geht die laminare in eine turbulente Strömung über.
Im Rahmen einer Anämie kann die Blutviskosität so weit absinken, dass es zu Turbulenzen kommt. Dies geschieht vor allem an den Herzklappen und dort, wo die Strömungsgeschwindigkeit (z.B. aufgrund einer Gefäßverengung) erhöht ist. Die Turbulenzen lassen sich dann als **Strömungsgeräusche** auskultieren.

Messung der Blutströmung

Zur nichtinvasiven Messung der Blutströmung greift man auf das Doppler-Verfahren mittels Ultraschall zurück, bei dem mittels eines Schallkopfs Schallwellen zwischen 2–12 MHz in den Körper gesendet werden und der von den Oberflächen der körperinneren Strukturen reflektierte Schall registriert wird. Bei Bewegung des beschallten Objekts (strömende Erythrozyten) ändert sich die Frequenz des reflektierten Schalls. Da die Frequenzdifferenz zwischen dem einfallenden und dem reflektierten Schall proportional zur Strömungsgeschwindigkeit ist, lässt sich mithilfe dieses Verfahrens die Blutströmung beurteilen.

Strömungsbesonderheiten in der Mikrozirkulation

Die **Viskosität** (Zähigkeit) ist ein Maß für die innere Reibung einer Flüssigkeit. Die Einheit für die absolute Viskosität ist Pa · sec. Meist wird sie jedoch im Verhältnis zu der Viskosität von Wasser als relative Viskosität angegeben: Wasser = 1, Plasma = 1,9–2,3, Vollblut = 3–5.
Die Blutviskosität ist kein konstanter Wert, sondern sowohl von Hämatokrit, Plasmaproteingehalt und Temperatur als auch von den Strömungsbedingungen abhängig. Da sich Vollblut in Bezug auf die Viskosität je nach Gefäßgröße und Fließgeschwindigkeit in verschiedenen Abschnitten des Gefäßsystems ganz unterschiedlich verhalten kann, spricht man auch von der jeweiligen *scheinbaren (apparenten)* oder *effektiven* Viskosität.
Im Bereich der kleinen Gefäße spielen für die effektive Viskosität und damit für die Blutströmung zwei gegensätzliche Mechanismen eine Rolle.

Fåhraeus-Lindqvist-Effekt. In sehr kleinen Gefäßen (Durchmesser ca. 7–10 μm) ist die scheinbare Viskosität des Blutes nur noch geringfügig höher als die von Plasma, weil sich die Erythrozyten zunehmend scheibenförmig in der Mitte des Blutstroms anordnen („Axialmigration"), während am Rand eine zellarme „Gleitschicht" aus Plasma für gute Fließeigenschaften sorgt. Aufgrund ihrer hohen Flexibilität können sich die Erythrozyten bei zunehmender Schubspannung gut an die Strömungsbedingungen anpassen.
Erst in Kapillaren, deren Durchmesser mit ca. 4 μm kleiner ist als der der Erythrozyten (Durchmesser 7 μm), steigt die apparente Viskosität wieder an, weil sich die Erythrozyten maximal verformen müssen, um sich hindurchzuzwängen.

Reversible Aggregation. Andererseits beobachtet man insbesondere bei sehr langsamer Strömung in kleineren Gefäßen eine reversible Aggregation der Erythrozyten, die durch hochmolekulare Plasmaproteine wie Fibrinogen, α_2-Makroglobulin etc. begünstigt wird. Die größeren Korpuskeln passen daher nicht mehr so gut durch die kleinen Gefäße, die Viskosität steigt steil an und die Strömungsgeschwindigkeit verringert sich. Dieser Effekt spielt pathophysiologisch beim Schock (S. 702) eine große Rolle.

4.1.5   Strömungswiderstand

s. S. 621.

4.1.6 Blutvolumen
Bestimmung des Herzzeitvolumens

 Merke Als Herzzeitvolumen bezeichnet man das Blutvolumen, das pro Minute durch das Herz durch den Körper gepumpt wird. Es lässt sich mithilfe des **Fick'schen Prinzips**, einer Indikatorverdünnungsmethode, ermitteln.

Folgende Überlegungen liegen hierbei zugrunde:

1. Die Konzentration c gibt die Stoffmenge $\dot{X}$ pro Volumen V an:

$$c = \dot{X} / V.$$

2. Wird der Stoff (Indikator) in den Körper aufgenommen, so errechnet sich die aufgenommene Stoffmenge aus der Differenz zwischen der Konzentration im arteriellen und im venösen Blut – bezogen auf das durchgeflossene Volumen:

$$\dot{X} = (c_{arteriell} - c_{venös}) \cdot V$$

3. Sind die aufgenommene Stoffmenge sowie die arteriovenöse Konzentrationsdifferenz bekannt, so kann man das durchgeflossene Volumen berechnen:

$$V = \frac{X}{(c_{arteriell} - c_{venös})}$$

Berücksichtigt man gleichzeitig auch noch die Zeit, in der der Blutfluss und die Stoffaufnahme stattfinden, so kann mithilfe eines geeigneten Indikators das Herzzeitvolumen bestimmt werden:

$$HZV = \frac{\dot{X}}{c_{arteriell} - c_{venös}} = \frac{\dot{X}}{c_{av}}[l \, / \, min] \quad \text{(Fick'sches Prinzip)}$$

(HZV = Volumen, das pro Minute durch den Körper gepumpt wird; $\dot{X}$ = aufgenommene Stoffmenge pro Minute; c_{av} = arteriovenöse Konzentrationsdifferenz)

Als physiologisch im Körper vorkommender Indikator benutzt man häufig O_2. Die aufgenommene O_2-Menge wird mithilfe eines Spirometers bestimmt. Um die arteriovenöse Konzentrationsdifferenz zu bestimmen, muss man die Konzentration im arteriellen und im *zentralvenösen Mischblut* (wichtig, weil die O_2-Ausschöpfung in den verschiedenen Organen sehr unterschiedlich ist) bestimmen.

4.1.7 Stoffaustausch

Der Austausch von Gasen, Nährstoffen, Stoffwechselendprodukten und Flüssigkeit erfolgt vorwiegend über Diffusion im Kapillarsystem.

Austausch fett- und wasserlöslicher Substanzen

Fettlösliche Substanzen, zu denen auch O_2 und CO_2 gehören, können leicht durch Membranen **diffundieren**. Ihr Austausch erfolgt daher transzellulär über die gesamte Endothelfläche, wobei die Transportrate praktisch nur von der Kapillardurchblutung abhängt.

Wasserlösliche Substanzen sind dagegen **auf Poren und Interzellularspalten angewiesen**. Die Transportrate hängt wesentlich von dem Verhältnis Molekül- zu Porengröße ab, daher findet man im Interstitium auch deutlich weniger Proteine als im Plasma.

Austausch von Flüssigkeiten

Der durch Diffusion erfolgende Wasseraustausch beträgt etwa 80000 l/Tag in beide Richtungen. Zusätzlich werden ca. 20 l/d filtriert. 90 % der filtrierten Menge werden auch wieder reabsorbiert, die restlichen 10 % gelangen über das lymphatische System zurück in den Kreislauf.

Die treibende Kraft für die Filtration ist der effektive Filtrationsdruck P_{eff}, der wiederum durch den hydrostatischen und kolloidosmotischen Druck in den Kapillaren und im Interstitium bestimmt wird.

Das pro Zeiteinheit filtrierte Volumen beschreibt die **Starling-Filtrationsformel**:

$$\dot{V} = P_{eff} \cdot K = (P_{cap} + \pi_{int} - P_{int} - \pi_{cap}) \cdot K$$

($\dot{V}$ = pro Minute filtriertes Volumen; P_{eff} = effektiver Filtrationsdruck; P_{cap} = hydrostatischer Druck in den Kapillaren; P_{int} = hydrostatischer Druck im Interstitium; π_{cap} = kolloidosmotischer Druck in den Kapillaren; π_{int} = kolloidosmotischer Druck im Interstitium; K = Filtrationskoeffizient)

Der Filtrationskoeffizient K hängt von der Permeabilität der Kapillarwand ab, er ist bei kontinuierlichem Kapillarendothel klein, bei diskontinuierlichem groß.

P_{int} und π_{int} sind so gering, dass sie für eine weitere, vereinfachte Betrachtung vernachlässigt werden können. π_{cap} bleibt während der Kapillarpassage annähernd konstant bei ca. 25 mmHg, weil die Flüssigkeitsbewegung über die Kapillarwand im Verhältnis zum durchfließenden Volumen nur relativ gering ist.

Als bestimmende Kraft für Filtration und Reabsorption bleibt damit also der hydrostatische Druck in den Kapillaren. Er fällt im Verlauf von etwa 30 mmHg im arteriellen Kapillarschenkel auf ca. 15–20 mmHg im venösen Kapillarschenkel ab. Daher überwiegt im arteriellen Schenkel die Filtration und im venösen Schenkel die Reabsorption.

Ödeme

Als Ödeme bezeichnet man pathologische Flüssigkeitsansammlungen im Gewebe. Sie entstehen, wenn das Gleichgewicht zwischen Filtration und Reabsorption gestört wird. Ursachen können sein

- **Steigerung des hydrostatischen Kapillardrucks** – beispielsweise infolge einer Rechtsherzinsuffizienz, bei der das Herz das venöse Angebot nicht bewältigen kann, so dass sich das Blut zurück staut und der zentrale Venendruck und damit auch der hydrostatische Kapillardruck steigen.
- **Erniedrigung des kolloidosmotischen Drucks** im Plasma – beispielsweise infolge einer massiven Proteinmangelernährung (Hungerödeme). Das Wasser kann nicht mehr im Gefäßbett gehalten werden und sammelt sich verstärkt im Gewebe an.

– Eine **gesteigerte Permeabilität der Kapillaren** (z. B. bei Entzündungen) oder eine Störung des Lymphabflusses (z. B. nach axillärer Lymphknotenausräumung bei Mamma-Karzinom) führen zu regional begrenzten Ödemen.

Lymphsystem

Lymphe entsteht, indem Flüssigkeit durch hydrostatischen Druck aus den Kapillaren gepresst wird und nur ein Teil dieser Flüssigkeit durch den kolloidosmotischen Druck wieder ins Gefäßbett zurückgezogen wird. Die verbleibende Flüssigkeit (ca. 2–3 l/d) muss über das Lymphsystem zurück ins Gefäßbett transportiert werden.

Lymphkapillaren sind hochgradig durchlässig für die in der interstitiellen Flüssigkeit befindlichen Substanzen einschließlich der Proteine. Sie beginnen blind und schließen sich zu immer größeren Lymphgefäßen zusammen, die schließlich als Ductus thoracicus oder als Ductus lymphaticus dexter in die Vv. subclaviae münden. Während der Passage entlang der Lymphgefäße passiert die Lymphe mehrere Lymphknoten, in denen Fremdstoffe phagozytiert werden und durch die der Körper vor der Einschwemmung schädlicher Substanzen und der Ausbreitung von Infektionen bewahrt werden soll.

Die Lymphe im Ductus thoracicus enthält im Schnitt mehr als 5 g Eiweiß/l. In der Leber kann die abfließende Lymphe Eiweißkonzentrationen von bis zu 50g/l erreichen. Mit dem Eiweiß gelangen auch Gerinnungsfaktoren in die Körperlymphe, so dass sie **gerinnungsfähig** ist.

Transportiert wird die Lymphe zum einen durch die rhythmischen Kontraktionen der glatten Muskulatur in den Lymphgefäßen, zum anderen wie bei den Venen durch Kompression der Lymphgefäße von außen. In der arbeitenden Muskulatur kann der Lymphstrom um mehr als das 10-fache ansteigen. Auch im Lymphsystem sichern Klappen einen Lymphfluss in Richtung der großen Venen.

4.2 Hochdrucksystem

> **Merke**
>
> Zum Hochdrucksystem gehören die **arteriellen Gefäße** des Körperkreislaufs sowie der **linke Ventrikel** in der Systole. Der mittlere Blutdruck liegt mit ca. 100 mmHg etwa 10-mal höher als im Niederdrucksystem, dafür enthält das Hochdrucksystem aber auch nur etwa 15 % des gesamten Blutvolumens.

Pulswellen. Die rhythmische Pumpleistung des Herzens erzeugt in den nachgeschalteten Gefäßen Pulswellen, die sich in Richtung der Kapillaren fortpflanzen.

An Gefäßaufzweigungen oder an Stellen, an denen sich Gefäßeigenschaften (Querschnitt, Wanddicke, Elastizität) verändern, ändert sich auch die Wellenimpedanz (= Wellenwiderstand) und die Pulswelle wird reflektiert. Die rhythmischen Schwankungen des Blutdrucks werden durch den **Druckpuls**, der zeitliche Verlauf der Blutströmung durch den **Strompuls** charakterisiert. Bei der Überlagerung von Wellen entgegengesetzter Laufrichtung (peripherwärts laufende und reflektierte Welle) addieren

sich die Drücke, während sich die Stromstärken subtrahieren, daher nimmt der **Druckpuls** peripherwärts **zu**, der **Strompuls** dagegen **ab**.

Druckpuls. Der Druckpuls entsteht, wenn der Aortendruck in der Auswurfphase rasch um etwa 40 mmHg ansteigt. Die Ausbreitungsgeschwindigkeit der Druckwelle ist wesentlich höher als die Strömungsgeschwindigkeit des Blutes und hängt neben dem Blutdruck von der Elastizität der Gefäßwände und dem Radius ab. In der Aorta beträgt sie etwa 4–6 m/s. Je starrer das Gefäß und je kleiner das Lumen, desto höher ist die Pulswellengeschwindigkeit.

Am Ende der Systole verursacht der kurze Rückstrom des Blutes in Richtung der sich schließenden Aortenklappe eine scharfe Inzisur im *zentralen* Druckpuls, die aber durch die elastische Dämpfung schnell abgeschwächt wird und in den peripheren Gefäßen nicht mehr nachweisbar ist. Stattdessen tritt in den *peripheren* Gefäßen durch die Reflexionen der Druckwelle zurück in Richtung Herz rasch eine Überhöhung der ursprünglichen Druckkurve auf. Auch die rücklaufende Druckwelle wird erneut reflektiert – nun wieder in Richtung Peripherie – und bildet dort einen zweiten, schwächer ausgeprägten Gipfel, den man als **dikrote Welle** bezeichnet. Dieser zweite Gipfel ist v. a. in den distalen Beinarterien wie der A. tibialis posterior ausgeprägt (**Abb. 4.3**).

Strompuls. Der Strompuls entsteht durch den rhythmischen Auswurf von Blut aus dem Herzen in die Aorta, bei dem die Stromstärke kurzfristig bis auf ca. 600 ml/sec steigt. Dabei wird die kritische Reynolds-Zahl von 2000–2200 meist wesentlich überschritten, so dass es hier zu Turbulenzen in der Blutströmung kommt. Durch den kurzen, frühdiastolischen Rückstrom, der in den großen Arterien (A. femoralis) seine stärkste Ausprägung hat, verläuft auch die Strompulskurve zweigipflig.

In Richtung der Peripherie nimmt jedoch die Strömungsgeschwindigkeit und damit auch der Strompuls immer weiter ab (**Abb. 4.3**).

4.2.1 Arterieller Blutdruck

> **Merke**
>
> Der arterielle Blutdruck schwankt bei Gesunden zwischen systolischen Werten < 140 mmHg und diastolischen Werten < 90 mmHg. Die Differenz zwischen dem systolischen Maximal- und dem diastolischen Minimalwert des Blutdrucks bezeichnet man als **Blutdruckamplitude**, die über die Zeit gemittelten, durchschnittlichen Blutdruckwerte ergeben den **arteriellen Mitteldruck**, der sich aus der Integration der Druckpulskurve über die Zeit ermitteln lässt.

In der Aorta schwankt der Blutdruck normalerweise etwa zwischen 80 und 120 mmHg, der Mitteldruck beträgt etwa 100 mmHg. Durch die Reflexion der Druckpulswelle in den peripheren Gefäßen nimmt der systolische Blutdruck in den herzfernen Gefäßen zu. Gleichzeitig sinkt jedoch der diastolische Blutdruck ab, so dass die Blutdruckamp-

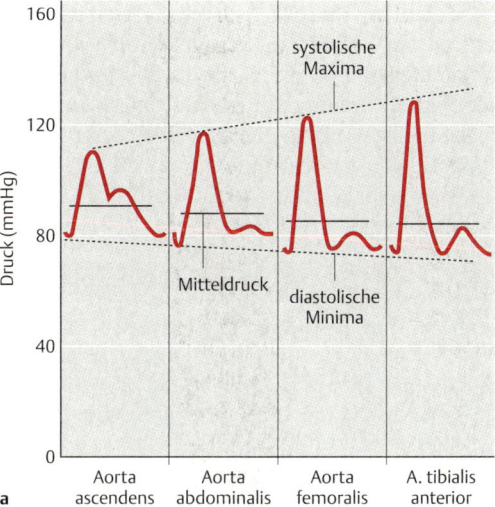

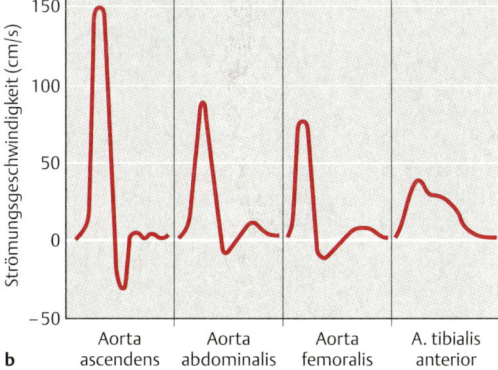

Abb. 4.3 Änderungen des Druckpulses (a) und Strompulses (b) im arteriellen System.

litude zwar größer wird, der arterielle Mitteldruck aber insgesamt abnimmt (**Abb. 4.3a**).

Erst in den Widerstandsgefäßen (terminale Arteriolen) fällt der Blutdruck stark ab und die Unterschiede zwischen diastolischem und systolischem Druck verringern sich, bis sie schließlich in den Kapillaren kaum noch nachweisbar sind.

Rhythmische Blutdruckschwankungen

Die bei der kontinuierlichen Messung des Blutdrucks messbaren Druckpulse bezeichnet man als **Blutdruckschwankungen I. Ordnung**. Darüber hinaus gibt es atemabhängige Blutdruckschwankungen mit einem leichten Abfall des Blutdrucks bei Inspiration und einem leichten Anstieg bei Exspiration. Diese Schwankungen bezeichnet man als **Blutdruckschwankungen II. Ordnung**. Die **Blutdruckschwankungen III. Ordnung** haben eine Periodendauer von ca. 10 sec und stehen wahrscheinlich im Zusammenhang mit Schwankungen des Tonus der peripheren Gefäße.

Der Blutdruck unterliegt des Weiteren einer endogenen zirkadianen Rhythmik mit Minimalwerten gegen 3.00 Uhr.

Die **kurzfristigen** Mechanismen zur Blutdruckregulation beruhen weitgehend auf reflektorischen Veränderungen von Herz und Gefäßen und greifen innerhalb von Sekunden bis Minuten (s. u.). Die nervale Kreislaufsteuerung wird dabei durch humorale Einflüsse, insbesondere durch die Katecholamine, ergänzt. Die **mittel- und langfristige** Blutdruckregulation verläuft über eine Veränderung des zirkulierenden Blutvolumens (s. u.).

Blutdruckmessung

Die Messung des arteriellen Blutdrucks kann entweder direkt durch Einbringen einer Messsonde in eine Arterie („blutige Messung") oder (wie im klinischen Alltag üblich) indirekt mithilfe einer Blutdruckmanschette und eines Stethoskops („unblutige Messung") erfolgen.

Direkte Blutdruckmessung. Die direkte (blutige) Blutdruckmessung wird in der Intensivmedizin häufig angewandt. Hierbei wird eine Kanüle in die Arterie eingebracht und mit einem Manometer verbunden. Über einen Druckwandler (Transducer) werden die mechanischen Druckschwankungen in elektrische Signale umgewandelt. Auf diese Weise wird eine kontinuierliche Überwachung des Blutdrucks ermöglicht.

Blutdruckmessung nach Riva-Rocci. Zur unblutigen Blutdruckmessung nach Riva-Rocci wird eine Manschette in Herzhöhe um den Oberarm gelegt und auf Werte deutlich über dem erwarteten systolischen Wert aufgepumpt. Während man langsam den Manschettendruck senkt, auskultiert man die A. brachialis. Solange der Manschettendruck höher als der systolische Blutdruck ist, bleibt die Arterie völlig verschlossen. Erst wenn der Druck den systolischen Blutdruck unterschreitet, kommt es während der systolischen Blutdruckspitzen kurzzeitig zu einer turbulenten Blutströmung durch das Gefäß, die man als sog. **Korotkow-Geräusche** hören kann. Der Druck, den man bei Auftreten der Korotkow-Geräusche abliest, entspricht dem systolischen Druck.

Wenn der diastolische Blutdruck unterschritten wird, kann das Blut wieder kontinuierlich durch die Arterie strömen, man hört dann keine Geräusche mehr. Insgesamt ist der diastolische Druckwert schwieriger zu bestimmen, weil die Geräuschveränderungen nicht ganz so deutlich zu hören sind.

Die Manschettenbreite muss an den Armumfang angepasst sein, d. h. sie muss in etwa der Hälfte des Armumfangs entsprechen. Eine zu schmale Manschette führt nur zu einer punktförmigen Kompression der Arterie und täuscht so zu hohe Blutdruckwerte vor, mit einer zu breiten Manschette misst man zu niedrige Werte. Außerdem muss die Manschette in Herzhöhe um den Arm gelegt sein, um eine hydrostatische Verfälschung der Messergebnisse zu verhindern.

4.2.2 Blutdruckregulation

Die zentrale Kontrolle des Kreislaufs erfolgt über das in der Formatio reticularis gelegene sog. Kreislaufzentrum, das

Biologie

Histologie

Anatomie

Chemie

Biochemie

Physik

Physiologie

Psych./Soz.

Biologie
Histologie
Anatomie
Chemie
Biochemie
Physik
Physiologie
Psych./Soz.

wiederum der übergeordneten Steuerung durch den Hypothalamus unterliegt. Es enthält kreislaufsteuernde Neuronenverbände, die unter Ruhebedingungen eine normale Kreislaufhomöostase mit einer Grundaktivität der sympathischen, vasokonstriktorischen Fasern aufrechterhalten.

Kurzfristige Blutdruckregulation

Die kurzfristige Blutdruckregulation geschieht über Reflexbögen. Der afferente Teil verläuft über den N. glossopharyngeus und den N. vagus und verschaltet zentral auf die kreislaufsteuernden Neuronen der Medulla oblongata. Von dort aus wird die Aktivität von Sympathikus und Parasympathikus reguliert. Als Effektoren dienen neben dem Herzen die Widerstandsgefäße, durch die sich der arterielle Blutdruck und die Durchblutung der einzelnen Organe beeinflussen lassen, und die Kapazitätsgefäße, über deren Füllungszustand der venöse Rückfluss zum Herzen gesteuert werden kann.

Barorezeptoren (= Pressorezeptoren). Sie finden sich vorwiegend im Bereich des Karotissinus und des Aortenbogens. Sie liegen als freie Nervenendigungen in der Media und Adventitia und leiten ihre Information über den N. glossopharyngeus und den N. vagus zu den kreislaufsteuernden Neuronen in der Medulla oblongata.

> **Merke**
>
> Barorezeptoren reagieren auf eine **Zunahme des transmuralen Drucks** und eine **Gefäßdehnung** mit einer Steigerung der Impulsfrequenz.

Die Aktivität der Barorezeptoren wirkt in Ruhe hemmend auf den Sympathikus und fördernd auf den Parasympathikus und hält so den Blutdruck auf normal niedrigen Werten konstant.

- Bei einer **gesteigerten Impulsfrequenz** wird der Sympathikus zusätzlich gehemmt und der Parasympathikus aktiviert. Dadurch sinkt die Herzfrequenz und sowohl der totale periphere Widerstand (TPR) als auch der Tonus der Kapazitätsgefäße nehmen ab, sodass das zentrale Blutvolumen sinkt. In der Folge verringert sich auch das Schlagvolumen. Zusammen führen diese Mechanismen zu einer **Senkung des Blutdrucks**.
- Eine **verringerte Impulsrate** führt zu einer Steigerung des Sympathikotonus und einer verminderten Aktivität des Parasympathikus, wodurch Frequenz und Kontraktilität des Herzens zunehmen und der TPR ansteigt. Durch Konstriktion der Kapazitätsgefäße wird ein größeres Blutvolumen mobilisiert und über den erhöhten Füllungsdruck das Schlagvolumen gesteigert. Zusammen mit der Erhöhung des TPR kommt es dadurch zu einem raschen **Blutdruckanstieg**.

Mithilfe der Pressorezeptoren wird eine Stabilisierung des Perfusionsdrucks in den Organen auch bei kurzfristigen Blutdruckschwankungen (z.B. bei Orthostasereaktionen) erreicht. Pressorezeptoren reagieren pulssynchron auf jede Blutdruckänderung. Dabei registrieren sie als sog. **Proportional-Differenzial-Rezeptoren** nicht nur die absolute Höhe des Mitteldrucks, sondern sie reagieren v. a. auch auf die

Änderung des Drucks, also die Anstiegssteilheit und die Blutdruckamplitude. Für die langfristige Blutdruckregulation sind sie nicht geeignet, weil sie schnell innerhalb von einigen Tagen an ein neues Blutdruckniveau adaptieren. Trotz unphysiologisch hoher Blutdruckwerte stellt sich die Entladungsfrequenz wieder auf ein normales Muster ein und ist dann Ausdruck der akuten Blutdruckschwankungen um den neuen Mitteldruck.

> **Klinik**
>
> **Karotissinussyndrom.** Beim Karotissinussyndrom handelt es sich um eine hyperaktive Reaktion der Pressorezeptoren im Karotissinus. Eine spontane Kopfdrehung oder eine geringfügige Kompression im Bereich der Karotisgabel kann bei den Patienten zu Schwindel oder gar einer kurzzeitigen Bewusstlosigkeit führen. Man unterscheidet den sog. kardioinhibitorischen Typ, bei dem es durch Vagusreizung zu einer Asystolie von > 3 sec kommt, und den sog. vasodepressorischen Typ, bei dem es durch Vasodilatation ohne wesentliche Beeinflussung der Herzfrequenz zu einem systolischen Blutdruckabfall kommt.

Kardiopulmonale Rezeptoren. Die kardiopulmonalen Rezeptoren sind in den Vorhöfen und in der A. pulmonalis, also im Bereich des Niederdrucksystems, lokalisiert. Sie reagieren auf eine Drucksteigerung im venösen System und beeinflussen synergistisch mit den Pressorezeptoren das vegetative Nervensystem. Gleichzeitig spielen sie auch eine wichtige Rolle im Rahmen der Volumenregulation und sind damit auch an den längerfristigen Regulationsmechanismen (s. u.) beteiligt.

- **Vorhof-Dehnungs-Reflex:** B-Sensoren liegen in den Herzvorhöfen und reagieren auf eine passive Dehnung des Myokards durch ein erhöhtes Füllungsvolumen. Analog zu den Pressorezeptoren kommt es bei Erregung der B-Sensoren zu einer Hemmung des Sympathikus und einer Aktivierung des Parasympathikus. Gleichzeitig setzt der Vorhof ANP (= Atriales Natriuretisches Peptid) frei, das die Ausscheidung von NaCl und Wasser über die Nieren fördert und damit zu einer Volumenabnahme führt.
- **Gauer-Henry-Reflex:** Der Gauer-Henry-Reflex („Diuresereflex") regelt die ADH-Sekretion und damit die Flüssigkeitsausscheidung in Abhängigkeit von der Dehnung der Vorhöfe. Die afferenten Impulse der Vorhof-Dehnungssensoren beeinflussen den Hypothalamus, der bei einer verminderten Vorhof-Dehnung vermehrt ADH (= antidiuretisches Hormon) sezerniert, so dass in der Niere die Wasserretention gesteigert wird. Eine vermehrte Vorhofdehnung führt dagegen zu einer reduzierten ADH-Sekretion, so dass vermehrt Wasser über die Niere ausgeschieden wird.

Chemosensoren. Die Chemosensoren liegen in den Glomera aortica und im Glomus caroticum und reagieren auf Änderung des O_2- und CO_2-Partialdrucks sowie des pH-Werts. Eine Abnahme des O_2- und eine Zunahme des CO_2-Partialdrucks bzw. Abfall des pH-Werts sind ein Signal für eine Minderversorgung und führen neben einer Stimulation der Atmung auch zu einer Blutdrucksteigerung.

Katecholamine. Bei Aktivierung des Sympathikus wird vorwiegend das über α_1-Rezeptoren vasokonstriktorisch wirkende Noradrenalin ausgeschüttet. Zusammen mit der sympathikusinduzierten Zunahme des Herzzeitvolumens steigt dadurch der Blutdruck. Aus dem Nebennierenmark freigesetztes Adrenalin hat dagegen eine höhere Affinität zu β-Rezeptoren und führt so β_2-vermittelt zu einer Vasodilatation, v.a. in der Skelettmuskulatur und damit zu einer geringfügigen Blutdrucksenkung. Bei hohen Konzentrationen bindet Adrenalin aber neben den β-Rezeptoren auch an α-Rezeptoren und führt so ebenfalls zu einer Vasokonstriktion. Insgesamt überwiegt die vasokonstriktorische und somit blutdrucksteigernde Wirkung.

Langfristige Regulationsmechanismen

Die längerfristigen Mechanismen greifen in den Wasser- und Elektrolythaushalt ein und vermitteln eine Anpassung des Gesamtvolumens. Kurzfristig kann durch die Stress-Relaxation der Gefäßmuskulatur bei vermehrter Füllung und die transkapilläre Volumenverschiebung bei gesteigertem Filtrationsdruck eine Erhöhung des arteriellen Blutdrucks teilweise ausgeglichen werden. Gleichzeitig sinken aber die Kompensationsmöglichkeiten im Falle eines weiteren Blutdruckanstiegs. Für eine langfristige Stabilisierung des Blutdrucks ist daher eine **Ausscheidung des überflüssigen Volumens** notwendig.

Renin-Angiotensin-Aldosteron-System (S. 761). Sowohl ein Absinken des systemarteriellen Drucks und damit des renalen Perfusionsdrucks als auch eine gesteigerte Sympathikusaktivierung (über β-Rezeptoren) führen im juxtaglomerulären Apparat und den Vasa afferentia zu einer vermehrten Renin-Sekretion. Renin ist eine Protease, die Angiotensinogen in Angiotensin I spaltet, das dann vom Angiotensin-Converting-Enzym (ACE) weiter in Angiotensin II umgewandelt wird. **Angiotensin II** bewirkt über verschiedene Mechanismen einen Blutdruckanstieg:

- Zum einen ist es selbst einer der stärksten **Vasokonstriktoren** und führt direkt zu einer Erhöhung des totalen peripheren Widerstands (TPR).
- Zum anderen wird unter dem Einfluss von **Angiotensin II** vermehrt **Aldosteron** (S. 760) sezerniert, das eine vermehrte Na^+- und Wasserretention in der Niere bewirkt.
- Zugleich verstärkt Aldosteron die vasokonstriktorische Wirkung von Angiotensin II, indem es die **Erregbarkeit der glatten Gefäßmuskulatur** erhöht.
- Angiotensin II bewirkt schließlich im Zentralnervensystem auch ein **gesteigertes Durstgefühl** und stimuliert zusätzlich die **ADH-Freisetzung**.

Antidiuretisches Hormon (ADH, S. 762). Bei Volumenmangel bewirkt ADH über eine vermehrte **Wasserretention** in der Niere ein erhöhtes intravasales Volumen und damit einen Blutdruckanstieg (vgl. Gauer-Henry-Reflex, S. 700). Außerdem wirkt ADH v.a. in höherer Konzentration vasokonstriktorisch (daher auch der alte Name „Vasopressin").

Umgekehrt führt eine Volumenbelastung über die Dehnung kardialer Volumenrezeptoren zu einer verminderten ADH-Ausschüttung und damit zu einem verstärkten Wasserverlust über die Niere.

Atriales Natriuretisches Peptid = ANP (Atriopeptin) (S. 762). ANP wird in den Herzvorhöfen gebildet und bei vermehrter **Dehnung der Vorhöfe** freigesetzt. In der Niere hemmt es die Na^+-Resorption und sorgt gleichzeitig für eine gesteigerte Nierendurchblutung und eine vermehrte glomeruläre Filtration. Auf diese Weise senkt es das Blutvolumen.

Orthostase

Beim Wechsel vom Liegen zum Stehen kommt es aufgrund der Schwerkraft zu einer Umverteilung des Blutvolumens, die durch kreislaufregulatorische Mechanismen kompensiert werden muss.

Beim Aufstehen versacken 400–500 ml des zentralen Blutvolumens in den Kapazitätsgefäßen der Beine mit der Folge, dass der venöse Rückstrom abnimmt und der zentrale Venendruck sinkt, wodurch sich wiederum das Schlagvolumen und damit kurzfristig auch der systolische Blutdruck verringern.

In der Folge sinkt die AP-Frequenz der Pressorezeptoren im Aortenbogen und im Karotissinus sowie der Dehnungsrezeptoren in den intrathorakalen Kapazitätsgefäßen stark ab und löst folgende Gegenregulationsmechanismen aus:

- Erhöhte **Katecholaminausschüttung** aus dem Nebennierenmark.
- **Vasokonstriktion der arteriellen Widerstandsgefäße** → Erhöhung des totalen peripheren Widerstands TPR.
- **Vasokonstriktion der venösen Kapazitätsgefäße** → Steigerung des verfügbaren Blutvolumens.
- **Anstieg der Herzfrequenz** → trotz weiterhin reduzierten Schlagvolumens wird ein ausreichendes Herzminutenvolumen gepumpt.
- Aktivierung des **Renin-Angiotensin-Aldosteron-Systems**,
- Vermehrte **ADH-Ausschüttung.**

Klinik

Orthostatischer Kollaps. Durch die Autoregulation wird die Gehirndurchblutung normalerweise auch beim Aufstehen konstant gehalten. Wenn die Kompensationsmechanismen nicht schnell genug greifen, kommt es zu einem kritischen Abfall der Gehirndurchblutung, der sich durch Schwindel und Bewusstseinsverlust bemerkbar macht. Auch bei hoher Umgebungstemperatur ist die Orthostasetoleranz eingeschränkt, weil das zentrale Blutvolumen durch die thermoregulatorisch stark gesteigerte Hautdurchblutung noch weiter reduziert ist.

Vorbeugend hilft es, etwas langsamer aufzustehen, so dass die Gegenregulation Zeit zur Kompensation hat, und die Muskelpumpe der Beinmuskulatur zu betätigen, um den venösen Rückstrom zu verbessern. Ist der Kollaps eingetreten, führt die sog. Trendelenburglagerung (flache Rückenlage mit angehobenen Beinen) meist zur schnellen Erholung.

Biologie

Histologie

Anatomie

Chemie

Biochemie

Physik

Physiologie

Psych./Soz.

Körperliche Arbeit

Bei körperlicher Arbeit ändert sich die Verteilung des Herzzeitvolumens zugunsten der Durchblutung der Skelettmuskulatur. Dabei kann die Durchblutung des arbeitenden Muskels bis auf das 40fache des Ruhewerts ansteigen.

Schon vor Beginn der Arbeit kommt es im Rahmen einer „Startreaktion" zu einer **gesteigerten Aktivierung des Sympathikus**. Neben der Steigerung der Herzleistung bewirkt er eine sog. kollaterale Vasokonstriktion, d. h. er erhöht den Gefäßwiderstand in fast allen zur Muskulatur parallel geschalteten Organen außer dem Herzen, dem Gehirn und der Haut, so dass der Blutdruck zunächst ansteigt.

In der arbeitenden Muskulatur selbst kommt es dann über die **lokale chemische** und **metabolische Durchblutungsregulation** zu einer Vasodilatation, die einen Abfall des TPR zur Folge hat. Da das Herzzeitvolumen jedoch relativ stärker zunimmt als der TPR abnimmt, steigt der arterielle Mitteldruck insgesamt an.

Die Hautdurchblutung, die bei leichter Arbeit zunächst zugunsten der Muskeldurchblutung gedrosselt wird, steigt im Verlauf der Arbeit aus thermoregulatorischen Gründen an. So kann die bei der Arbeit entstehende Wärme an die Umgebung abgegeben werden.

Thermische Belastung

Auf Hitze- oder Kältebelastung reagiert der Körper mit einer Änderung der Hautdurchblutung.

- **Kälte**: **Vasokonstriktion** der Widerstands- und Kapazitätsgefäße, v. a. in den Akren. Das Blut wird aus der Haut in die zentralen Gefäße verlagert, eine gleichzeitige **reflektorische Abnahme von Herzfrequenz und Herzzeitvolumen** verhindert einen durch die Volumenzunahme ausgelösten Blutdruckanstieg.
- **Wärme**: Anstieg der Hautdurchblutung, um eine Überwärmung des Körpers zu vermeiden. Durch **Öffnung von arteriovenösen Anastomosen** und **Tonusabnahme** der Kapazitätsgefäße in der Haut verlagert sich ein großer Teil des Blutvolumens aus den zentralen Gefäßen in die Haut und der totale periphere Widerstand (TPR) nimmt stark ab. Dies zu kompensieren, stellt eine hohe Belastung an das Herz-Kreislauf-System dar: Die Herzfrequenz steigt reflektorisch an und das Herzzeitvolumen erhöht sich bei hoher Hitzebelastung bis auf 15 l/min. Trotzdem sinkt der diastolische Blutdruck deutlich ab, so dass orthostatische Regulationsstörungen gehäuft auftreten.

Kreislaufschock

Bei einem (Kreislauf-)Schock handelt es sich um ein generalisiertes Kreislaufversagen, bei dem lebenswichtige Organe entweder aufgrund eines reduzierten Herzzeitvolumens oder eines zu geringen totalen peripheren Widerstands unzureichend mit Blut versorgt werden.

Klinik

Volumenmangelschock – Verminderung des zirkulierenden Blutvolumens (z. B. Blutverlust, starker Wasserverlust bei Durchfall etc.) führt zu einer Erniedrigung des zentralen Venendrucks und des venösen Rückstroms und damit auch zu einer Abnahme des Schlagvolumens.

Kardiogener Schock – bei Herzversagen (z. B. Herzinfarkt, dekompensierte Herzinsuffizienz etc.) ist die Pumpleistung zu gering, das Blut „staut" sich vor dem Herzen, und der zentrale Venendruck ist erhöht.

Anaphylaktischer Schock oder **septischer Schock** – generalisierte Vasodilatation durch vasodilatatorische Mediatoren (Histamin etc.) führt dazu, dass das Blut in der Peripherie versackt.

Hormoneller Schock – z. B. bei Nebenniereninsuffizienz (Addison-Krise, S. 312), Diabetes mellitus, Insulinüberdosierung, Hyper- oder Hypothyreosen u. a.

Neurogener Schock – Störung der zentralen vegetativen Kreislaufregulation mit Tonusverlust der Widerstands- und Kapazitätsgefäße und in der Folge stark vermindertem venösen Rückstrom.

Leitsymptome eines Schocks sind Tachykardie, Hypotonie, Blässe, Tachypnoe, Dyspnoe, Kaltschweißigkeit, motorische Unruhe und Nachlassen der Harnproduktion.

Den Quotienten aus Herzfrequenz und systolischem Blutdruck bezeichnet man als sog. Schockindex. Bei traumatisch-hypovolämischem Schock ist er ein Anhalt für den Schweregrad: Ein Schockindex > 1 spricht für einen Blutverlust von ca. 30–40 %.

Reaktionsmechanismen des Kreislaufs beim Schock: Im Schock versucht der Körper, durch gegenregulatorische Maßnahmen eine ausreichende Durchblutung in Herz und Gehirn aufrechtzuerhalten (**Zentralisation des Kreislaufs**). Die Kapazitätsgefäße kontrahieren sich, um den Volumenmangel auszugleichen und den zentralen Venendruck zu stabilisieren. Die Kontraktion der Widerstandsgefäße v. a. in der Peripherie, der Haut, dem Magen-Darm-Trakt etc. erhöht den totalen peripheren Widerstand und verhindert zunächst einen Blutdruckabfall. Gleichzeitig werden ADH und Renin freigesetzt und es gelangt vermehrt Wasser aus dem Interstitium in die Blutbahn.

Bei anhaltender Schocksituation ohne wirksame Therapie sammeln sich jedoch immer mehr vasodilatatorisch wirksame Metaboliten an, die schließlich doch zu einer Öffnung der Arteriolen bei weiterhin kontrahierten Venolen führen. Auf diese Weise steigt der Filtrationsdruck in den Kapillaren, und Volumen geht nun zusätzlich ins Interstitium verloren. Die langsame Strömung in den kleinen Gefäßen führt zu einer Verklumpung der Erythrozyten mit einer massiven Viskositätszunahme.

Es entwickelt sich ein manifester Schock mit **hypoxischen Organschäden**, die zum äußerst kritischen Multiorganversagen führen können.

Biologie · Histologie · Anatomie · Chemie · Biochemie · Physik · Physiologie · Psych./Soz.

4.2.3 Hypertonie

Als **arterielle Hypertonie** definiert die Weltgesundheitsorganisation (WHO) Blutdruckwerte > 140 mmHg systolisch und/oder > 90 mmHg diastolisch. Man unterscheidet primäre (essenzielle) Hypertonien, deren Genese unklar ist, von sekundären Hypertonien in Folge einer Grunderkrankung (z. B. Nierenarterienstenose, Cushing-Syndrom). Meist bestehen keine subjektiven Beschwerden, bei starkem Hypertonus können Kopfschmerzen, Schwindel, Herzklopfen etc. auftreten. Der erhöhte arterielle Blutdruck belastet aber die Gefäße und beschleunigt die Entstehung degenerativer Gefäßveränderungen (Arteriosklerose), so dass das Risiko für Folgekrankheiten (Herzinfarkt, Schlaganfall etc.) stark ansteigt. Daher ist eine Therapie auch bei subjektiver Beschwerdefreiheit notwendig.

Folgeerscheinungen der Hypertonie. Die Hypertonie ist eines der tückischen Krankheitsbilder, die sehr oft symptomlos verlaufen, aber schwerwiegende Folgeerscheinungen haben können. Langjähriger Bluthochdruck führt zu Gefäßveränderungen, die je nach Manifestationsort schwere Krankheitsbilder wie z. B. Herzinfarkt, Schlaganfall oder auch Niereninsuffizienz hervorrufen können. Eine typische Folgeerscheinung des langjährigen Hypertonus ist auch die Linksherzinsuffizienz. Der Herzmuskel reagiert dabei auf eine lang andauernde chronische Druckbelastung mit einem Nachlassen der Leistungsfähigkeit.

4.2.4 Hypotonie

Eine **Hypotonie** ist definiert als systolische Blutdruckwerte < 100 mmHg. Der Krankheitswert ist in der Regel gering, objektiv ist die Lebenserwartung sogar verlängert. Allerdings können Beschwerden (Kollapsneigung, Schwindel vor allem bei orthostatischer Belastung) bestehen, die von den Patienten als unangenehm empfunden werden. In schweren Fällen kann eine Therapie mit Sympathomimetika erwogen werden.

4.3 Niederdrucksystem

Zum **Niederdrucksystem** gehören die Kapillaren, das gesamte venöse Gefäßsystem, das rechte Herz, die Lungenstrombahn und der linke Vorhof sowie der linke Ventrikel während der Diastole. Der mittlere Blutdruck ist mit Werten zwischen 0–25 mmHg wesentlich geringer als im Hochdrucksystem. Im Niederdrucksystem findet zum einen der **Stoffaustausch** statt, zum anderen befinden sich hier ca. **85 % des gesamten Blutvolumens**.

4.3.1 Venöser Blutdruck

Der Blutdruck im venösen System liegt im Bereich der postkapillären Venolen im Liegen zwischen 15 und 25 mmHg und fällt bis zum rechten Vorhof auf 3–5 mmHg ab. Die Höhe der Werte wird wesentlich durch den **Füllungszustand** des venösen Systems bestimmt.

Der im Nieder- und Hochdrucksystem herrschende Druck ist zusätzlich abhängig von der **Messebene** und der **Körperhaltung** (s. o.). Der hydrostatische Druck beträgt im Stehen in den Fußgefäßen etwa 90 mmHg, auf Herzhöhe etwa –2 mmHg und im intrakraniellen Sinus etwa –10 mmHg und addiert sich jeweils zu dem aus der Herztätigkeit und dem totalen peripheren Widerstand resultierenden hämodynamischen Druck. Im Liegen sind dagegen aufgrund der geringen vertikalen Differenzen im Gefäßsystem die hydrostatischen Drücke vernachlässigbar klein.

Da die Schwerkraft in gleicher Weise auf die Drücke im arteriellen und im venösen System einwirkt, bleibt die arteriovenöse Druckdifferenz, die ja die treibende Kraft für den Blutfluss darstellt, unbeeinflusst.

Zentralvenöser Druck. Der kurz vor oder im rechten Vorhof gemessene **zentralvenöse Druck** („zentraler Venendruck", ZVD) ist abhängig von der Blutfüllung des Kreislaufsystems und der Förderleistung des Herzens und zeigt pulssynchrone und atmungsabhängige Schwankungen. Mithilfe des ZVD können Aussagen insbesondere bzgl. der Rechtsherzfunktion und des intravasalen Flüssigkeitsvolumens getroffen werden.

Venenpulskurve (Abb. 4.4). Die pulssynchronen Schwankungen des zentralen Venendrucks werden auch als „Venenpuls" bezeichnet und stehen in festem zeitlichem Zusammenhang zur Herzaktion. Erklären lassen sich die Schwankungen folgendermaßen:

- **Druckabfall von c nach x:** In der Ventrikelsystole verschiebt sich die Ventilebene in Richtung Herzspitze („**Ventilebenenmechanismus**"). Dadurch entsteht ein Sog (→Druckabfall) auf das in den herznahen Venen befindliche Blut.
- **Druckanstieg von x nach v:** Nach der Systole sind die AV-Klappen zunächst noch geschlossen, das Blut „staut" sich vor dem Ventrikel und der Druck steigt dadurch wieder an.
- **Druckabfall von v nach y:** Mit Beginn der Füllungsphase öffnet sich die Trikuspidalklappe und das Blut kann in den Ventrikel fließen.
- **Druckanstieg hinter y:** Mit zunehmender Ventrikelfüllung steigt der Druck wieder an.
- **a-Welle:** Am Ende der Diastole kontrahiert sich der Vorhof, dadurch steigt der Druck im Vorhof an.
- **c-Welle:** In der Anspannungsphase steigt der Druck im Ventrikel und das Blut drückt von innen gegen die geschlossenen Klappen, so dass sich die Trikuspidalklappe in den Vorhof vorwölbt, mit der Folge, dass dort der Druck nochmals kurz ansteigt.

Venöser Rückstrom. In den meisten kleinen und mittleren Venen befinden sich ventilartige **Venenklappen**, die einen Rückfluss des venösen Blutes zurück in die periphereren Venenanteile verhindern. Auf diese Weise werden insbesondere die Beinvenen segmental untergliedert, so dass dort der resultierende hydrostatische Druck deutlich niedriger ist, als es der Gesamthöhe entspräche. Zum venösen Rückstrom tragen außerdem bei:

Biologie

Histologie

Anatomie

Chemie

Biochemie

Physik

Physiologie

Psych./Soz.

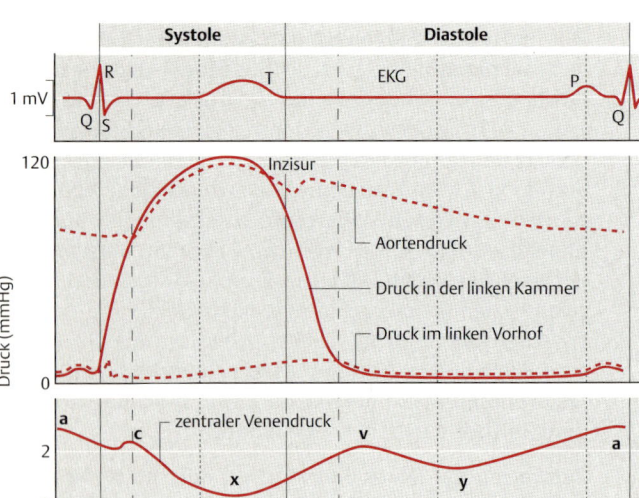

Abb. 4.4 Herzzyklus und Venenpulskurve.

- **Muskelpumpe:** Bei Kontraktion der Muskulatur um die Venen werden diese ausgepresst und das Blut so von Segment zu Segment herzwärts befördert. Durch den rhythmischen Wechsel von Kontraktion und Entspannung (beispielsweise beim Gehen) werden die Beinvenen effektiv entleert und der Druck sinkt bis auf 20–30 mmHg.
- **Sogeffekte der Atmung:** Das Absinken des intrathorakalen Drucks während der Inspiration bewirkt, dass Blut aus der Peripherie angesaugt wird. Gleichzeitig steigt durch Absenken des Zwerchfells der intraabdominale Druck an, komprimiert die abdominalen Gefäße und presst Blut in die thorakalen Venen.
- **Ventilebenenmechanismus:** Auch die rhythmische Verschiebung der Ventilebene in Richtung Herzspitze während der Systole erzeugt in den herznahen Venen einen Sog, der den venösen Rückstrom unterstützt (s. auch S. 703).

Klinik

Venöse Insuffizienz. Aufgrund ihrer nur schwach ausgeprägten Muskulatur sind Venenwände nicht geeignet, lang andauernden Druckbelastungen standzuhalten. Durch langes Stehen oder Entzündungen der Venen kann es zum Auseinanderweichen der Venenwände kommen, so dass sich die Venenklappen nicht mehr richtig schließen können, wodurch aber der Druck in den peripherwärts gelegenen Venenabschnitten noch weiter ansteigt und weitere Venenklappen insuffizient werden. Schließlich entsteht eine kontinuierliche Blutsäule von den Fußvenen bis zur Herzebene mit entsprechend hohen intravasalen hydrostatischen Drücken. Das Blut staut sich in die oberflächlichen Beinvenen zurück, was man als Aufweitung dieser Gefäße (Krampfadern = Varikosis) sehen kann. Der erhöhte Venendruck geht mit einem erhöhten Filtrationsdruck in den Kapillaren einher, es entstehen Ödeme und eine Mangelversorgung, die zu Gewebedefekten (Ulcus cruris) führen kann. Zudem steigt das Risiko von Thrombosen durch die langsame Blutströmung stark an.

Statischer Blutdruck. Unter dem statischen Blutdruck versteht man den Druck im Gefäßsystem, der ohne regelmä-ßige Herztätigkeit (also bei Herzstillstand) beim liegenden Menschen im gesamten Gefäßsystem vorliegt. Er liegt normalerweise bei 6–7 mmHg und ist ein Maß für den **Füllungszustand des Gefäßsystems**, hängt also vom Blutvolumen und von der Gefäßkapazität ab.

4.3.2 Intrathorakale Abschnitte

Siehe oben 4.3.1.

4.4 Organdurchblutung

4.4.1 Grundmechanismen

Die Durchblutung der verschiedenen Organe ist schon in Ruhe sehr unterschiedlich und kann über eine Änderung der Gefäßweite zusätzlich an den wechselnden Bedarf angepasst werden (**Abb. 4.5**). Die **spezifische Durchblutung** gibt an, wie viel Milliliter Blut ein Organ pro Minute pro 100 g Gewebe erhält.

Lokale Regulationsmechanismen

Lokale Regulationsmechanismen steuern direkt die Durchblutung des nachgeschalteten Organs und sorgen für eine Anpassung der Organdurchblutung an den aktuellen Bedarf bzw. für eine Konstanthaltung der Organdurchblutung.

Metabolische Autoregulation. Die Konzentrationen von energiereichen Substanzen, Gasen und Stoffwechselendprodukten sind Ausdruck des aktuellen Verbrauchs und wirken sich direkt auf die Durchblutung aus. Ein O_2-Mangel, ebenso wie eine Erhöhung der Konzentration von CO_2, H^+, ADP, AMP oder Adenosin sind Zeichen für eine im Verhältnis zum aktuellen Bedarf zu geringe Durchblutung. Sie wirken lokal vasodilatatorisch, so dass die Durchblutung bei Anstieg der Konzentration dieser Substanzen reaktiv gesteigert wird. So bessert sich die Versorgung mit energiereichen Substraten einerseits und die Stoffwechselendprodukte können vermehrt abtransportiert werden. Die

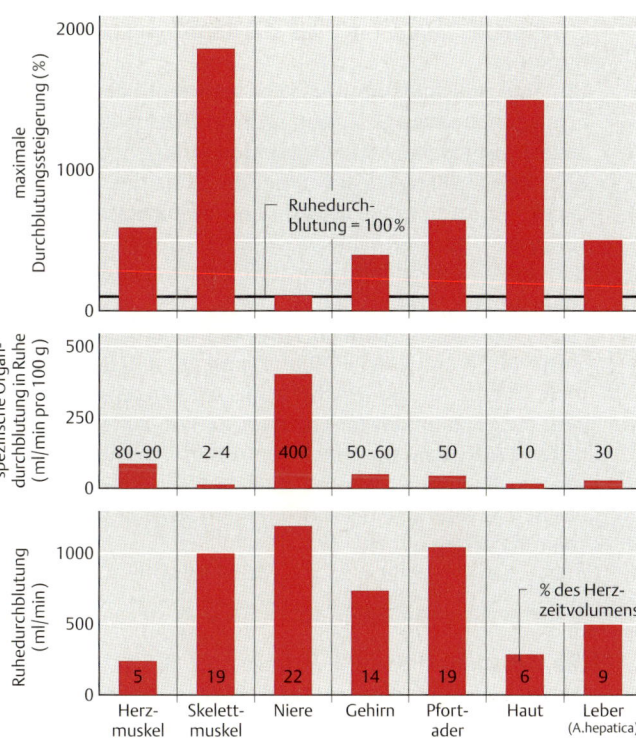

Abb. 4.5 Organdurchblutung.

metabolische Autoregulation erfolgt v.a. im **Gehirn**, im **Myokard** und in der **Lunge**.

Myogene Autoregulation. Bayliss-Effekt bezeichnet das Phänomen, dass eine Dehnung der Gefäßwand – bedingt durch transmuralen Druckanstieg – eine Vasokonstriktion auslöst. Der Blutfluss in das nachgeschaltete Organ wird auf diese Weise auch bei Zunahme des arteriellen Blutdrucks konstant gehalten. Dieser Mechanismus ist v.a. in der Niere und im Gehirn von Bedeutung. In den Beinarteriolen vermindert der Bayliss-Effekt beim Aufstehen einen Anstieg des kapillären Filtrationsdruckes und verhindert so die Entstehung von Ödemen in den Beinen.

> **Merke**
>
> **Achtung!** Die **Lungengefäße** reagieren auf eine Zunahme des transmuralen Drucks mit einer Relaxation (S. 706).

Lokal-chemische Autoregulation. Das Endothel ist in vielfältiger Weise an der lokalen Gefäßreaktion beteiligt. Es produziert parakrin wirksame, vasoaktive Substanzen, die als Autakoide bezeichnet werden, und durch die eine Vasodilatation oder Vasokonstriktion vermittelt werden kann.

– **Stickstoffmonoxid (NO,** Endothelium-derived relaxing Factor „ERDF") bewirkt über eine Aktivierung der Guanylatzyklase ($\rightarrow$ Bildung von cGMP) eine Absenkung der intrazellulären Ca^{2+}-Konzentration und damit eine Erschlaffung der glatten Gefäßmuskulatur. Das kurzlebige Radikal wird mithilfe einer NO-Synthase aus Arginin gebildet und zerfällt bereits nach wenigen Sekunden wieder. Da NO in Abhängigkeit von der Schubspannung,

die das vorbeifließende Blut erzeugt, von den Endothelzellen freigesetzt wird, ist die NO-vermittelte Vasodilatation umso ausgeprägter, je höher die Blutströmung ist. Auch die vasodilatierende Wirkung von Bradykinin, Acetylcholin, Serotonin etc. werden über eine gesteigerte NO-Freisetzung vermittelt. Gleichzeitig hemmt NO die Noradrenalin-Freisetzung.

– **Endotheline**: Endothelin 1 (ET-1) besitzt hochpotente vasokonstriktorische Eigenschaften. Trotzdem scheint es keinen wesentlichen Einfluss auf die physiologische Durchblutungsregulation zu nehmen, sondern spielt vorwiegend in der Pathophysiologie eine Rolle.

– **Eicosanoide** (Prostaglandine, Thromboxane und Leukotriene) leiten sich von der Arachidonsäure ab. Die Gruppe der **Prostaglandine** umfasst mehrere Substanzen, die zum Teil stark vasodilatierend wirken (PGE_1, PGE_2,), zum Teil aber auch vasokonstriktorische Wirkungen (PGF_{2a}) haben. **Thromboxane** werden aus den Thrombozyten freigesetzt und wirken stark vasokonstriktorisch.

– **Kinine** (Bradykinin, Kallidin) werden durch das Enzym Kallikrein aus der β_2-Globulinfraktion des Plasmas freigesetzt. Neben ihrer stark gefäßdilatierenden Wirkung erhöhen sie die Permeabilität der Gefäße.

– **Histamin** wird im Rahmen von entzündlichen und allergischen Reaktionen freigesetzt, es wirkt vasodilatierend und erhöht die Gefäßpermeabilität.

– **Serotonin** wird bei Verletzungen freigesetzt und dichtet durch seine vasokonstriktive Wirkung die Gefäße ab.

Biologie

Histologie

Anatomie

Chemie

Biochemie

Physik

Physiologie

Psych./Soz.

Regulation über Katecholamine

> **Merke**
>
> Die Katecholamine Adrenalin und Noradrenalin wirken über **α₁-Rezeptoren** vasokonstriktorisch, über **β₂-Rezeptoren** vasodilatatorisch.

Während Noradrenalin vorwiegend an α-Rezeptoren bindet und so v. a. vasokonstriktorisch wirksam ist, bindet Adrenalin an beide Rezeptortypen. Allerdings reagieren die β-Rezeptoren empfindlicher, so dass niedrige Adrenalinkonzentrationen eine vasodilatatorische Wirkung haben und erst bei hohen Konzentrationen die α₁-Rezeptor-vermittelte Vasokonstriktion überwiegt.

β₂-Rezeptoren finden sich v. a. in der Muskulatur, α₁-Rezeptoren beispielsweise im Magen-Darm-Trakt.

Nervale Regulation

Die nervale Durchblutungsregulation erfolgt fast ausschließlich über den **Sympathikus**. Er sorgt für einen ständigen **vasokonstriktorischen** Ruhetonus der Arterien und Arteriolen und in geringerem Ausmaß auch der Venolen und Venen.

> **Merke**
>
> Ein Absinken des Symphathikotonus hat eine Vasodilatation zur Folge.

Ein völliger Ausfall des sympathisch gesteuerten Vasokonstriktoren-Tonus, beispielsweise beim neurogenen Schock, führt zu einem starken Blutdruckabfall.

Der Parasympathikus spielt für die Gefäßdilatation in den Genitalorganen (Erektion) eine wichtige Rolle, in den übrigen Körperregionen wird die Gefäßdilatation dagegen über lokale oder humorale Faktoren geregelt.

4.4.2 Durchblutung der Lunge

In den zum **Niederdrucksystem** gehörenden Lungengefäßen herrscht ein deutlich schwächerer Strömungswiderstand und damit auch ein erheblich geringerer Druck als im Körperkreislauf (ca. 1/10). Die relativ dünnen und muskelschwachen Gefäßwände reagieren **druckpassiv** auf eine Änderung der Durchblutung. Auf diese Weise wird auch bei starker Zunahme des Herzzeitvolumens der mittlere pulmonalarterielle Druck nahezu konstant bei etwa 14 mmHg (systolisch 20–25 mmHg, diastolisch 9–12 mmHg) gehalten. In den Lungenkapillaren herrscht ein mittlerer Druck von etwa 7 mmHg.

Aufgrund der niedrigen Drücke wird die Lungendurchblutung wesentlich stärker von **hydrostatischen Drücken** beeinflusst, als das im Hochdrucksystem der Fall ist: Im Stehen ist der intrakapilläre Blutdruck so niedrig, dass der Luftdruck in den Alveolen ausreicht, um die Kapillaren weitgehend zu komprimieren. Daher werden die apikalen Lungenspitzen kaum noch durchblutet. Nimmt das Herzzeitvolumen zu, wird die Lungendurchblutung homogener. Auch die apikalen Lungenabschnitte werden nun gleichmäßig durchblutet und die Kapillaraustauschfläche nimmt zu.

Um eine möglichst optimale Oxygenierung des Blutes zu erreichen, müssen Perfusion und Ventilation aufeinander abgestimmt werden. Die Regulation erfolgt hauptsächlich über den O₂-Partialdruck. Eine Abnahme des O₂-Partialdrucks führt zu einer **hypoxischen Vasokonstriktion** und verhindert so, dass schlecht belüftete Abschnitte „unnötigerweise" durchblutet werden (s. Euler-Liljestrand-Mechanismus, S. 714).

Die Lungengefäße können aufgrund ihrer hohen Compliance ein beträchtliches Blutvolumen (ca. 0,5 l) aufnehmen. Wenn die Auswurfleistung des linken Ventrikels akut steigt, kann der Mehrbedarf an Blut aus diesem **zentralen Blutreservoir** schnell mobilisiert werden, bis der venöse Rückstrom so weit zugenommen hat, dass auch das Schlagvolumen des rechten Ventrikels an die erhöhte Leistung angepasst ist.

4.4.3 Durchblutung des Gehirns

Die Gehirndurchblutung beträgt 15 % des HZV in Ruhe (ca. 900 ml/min), entsprechend einer spezifischen Durchblutung von ca. 40–60 ml · min⁻¹ · 100 g⁻¹. Allerdings ist die Verteilung auf graue (ca. 60–100 ml · min⁻¹ · 100 g⁻¹) und weiße Substanz (ca. 20–30 ml · min⁻¹ · 100 g⁻¹) sehr unterschiedlich. Obwohl die Gesamtdurchblutung kaum schwankt, ist die regionale Durchblutung stark von der Aktivität der jeweiligen Region abhängig.

Die Durchblutungsregulation erfolgt überwiegend über **metabolische Regulationsmechanismen**, insbesondere über die O₂- und CO₂-Partialdrücke sowie durch aus Neuronen freigesetztes NO. Der **Bayliss-Effekt** ist stark ausgeprägt und sichert eine konstante Durchblutung.

4.4.4 Durchblutung der Niere

Die Nieren weisen mit 400 ml · min⁻¹ · 100 g⁻¹ die **höchste spezifische Durchblutung** auf, sie erhalten 20 % des HZV in Ruhe. Dabei verteilt sich das Blut sehr unterschiedlich auf Rinde (90 %) und Mark (10 %). Im Vergleich zu den meisten anderen Organen ist die Sauerstoffausschöpfung durch die Nieren außerordentlich gering (unter 10 %).

Um die glomeruläre Filtrationsrate konstant zu halten, muss die Nierenperfusion stets konstant gehalten werden (Bayliss-Effekt, vgl. S. 705).

4.4.5 Durchblutung der Haut

Über die Hautdurchblutung wird die Wärmeabgabe reguliert, sie ist daher stark von der Umgebungstemperatur abhängig und unterliegt außerordentlich großen Schwankungen. Bei thermischer Indifferenz beträgt sie etwa 5–10 % des Herzzeitvolumens (0,3–0,6 l/min), bei großer Hitze kann sie aber bis auf 3 l/min ansteigen.

In den **Akren** (Hände, Füße, Nase etc.) wird die Durchblutung hauptsächlich durch vasokonstriktorische sympathische Fasern geregelt und schwankt besonders stark. Durch das Öffnen oder Schließen von arteriovenösen Anastomosen erreicht die spezifische Durchblutung hier Werte zwischen 1 und 100 ml · min⁻¹ · 100 g⁻¹.

Im Bereich des **Körperstamms** (Rumpf und proximale Extremitäten) gibt es kaum arteriovenöse Anastomosen. Die Vasodilatation erfolgt hier vorwiegend **lokal-chemisch** über Kinine, v. a. Bradykinin), das bei Aktivierung der cholinerg innervierten Schweißdrüsen parallel ausgeschüttet wird.

4.4.6 Durchblutung des Herzens

Das Herz benötigt aufgrund seiner unermüdlichen Pumpleistung schon in Ruhe eine intensive Durchblutung von etwa 80–90 ml · min⁻¹ · 100 g⁻¹. Da die Sauerstoffausschöpfung bereits in Ruhe sehr hoch ist (fast 70%) und daher kaum weiter gesteigert werden kann, muss ein O_2-Mehrbedarf durch eine gesteigerte Durchblutung gedeckt werden. Dabei kann die spezifische Durchblutung bis auf 300 ml · min⁻¹ · 100 g⁻¹ bei körperlicher Arbeit ansteigen (sog. Koronarreserve, S. 690).

4.4.7 Durchblutung der Skelettmuskulatur

In Ruhe erhält die Skelettmuskulatur knapp 20% des HZV, also etwa 1l. Aufgrund des großen Anteils, den die Muskulatur an der Gesamtkörpermasse hat, entspricht das einer Durchblutung von nur 2–3 ml · min⁻¹ · 100 g⁻¹. Bei körperlicher Arbeit kann die Durchblutung jedoch 20–30fach gesteigert werden.
Metabolische und **lokal-chemische** Steuerungsmechanismen dominieren hier in der Durchblutungsregulation. Aber auch die nervalen, vasodilatatorischen Effekte bzw. die humoral gesteuerte Vasodilatation über **β-Rezeptoren** im Rahmen einer Alarmreaktion spielen eine wichtige Rolle.

4.4.8 Durchblutung des Gastrointestinaltrakts

Die Durchblutung der Abdominalorgane wird aufgrund der Innervation durch die sympathischen Nn. splanchnici häufig unter dem Begriff „Splanchnikus-Kreislauf" zusammengefasst.
Die **Leber** stellt dabei das **bestdurchblutete Organ** dar. Neben dem sauerstoffreichen Blut aus der A. hepatica erhält sie über die Pfortader das sauerstoffärmere, aber dafür nährstoffreiche Blut aus Magen, Darm, Milz und Pankreas. Ihre spezifische Durchblutung beträgt insgesamt etwa 100 ml · min⁻¹ · 100 g⁻¹, entsprechend etwa 30% des HZV.
Das Splanchnikus-Gebiet dient gleichzeitig als **Blutreservoir**, in dem sich etwa 20% des gesamten Blutvolumens befindet. Über die gut ausgebildete sympathische Innervation über **α₁-Rezeptoren** kann die Durchblutung bei Bedarf stark gedrosselt werden. So wird eine Umverteilung zu Gunsten einer Zunahme des zentralen Blutvolumens erreicht.

4.5 Fetaler Kreislauf

Beim Heranwachsen des Fetus im Mutterleib übernimmt die Plazenta die Aufgabe von Lunge und Leber des Fetus. Diese beiden Organe benötigen daher vor der Geburt nur sehr wenig Blut und werden deshalb über spezielle fetale Gefäße weitgehend aus dem Kreislauf ausgeschaltet.

> **Merke**
> Der **fetale arterielle Blutdruck** beträgt am Ende der Schwangerschaft etwa **50–60 mmHg** bei einer Herzfrequenz von etwa **140–160 Schlägen/min**.

4.5.1 Kurzschlüsse im fetalen Kreislauf

Nachdem das fetale Blut in der **Plazenta** Nährstoffe und O_2 aufgenommen und Stoffwechselendprodukte und CO_2 abgegeben hat, fließt es über die **V. umbilicalis** und dann unter fast vollständiger Umgehung der Leber über den **Ductus venosus Arantii** in die V. cava inferior (**Abb. 4.6**). Dort vermischt sich das sauerstoffreiche Blut aus der V. umbilicalis mit dem sauerstoffarmen Blut aus der unteren Körperhälfte und fließt zum größten Teil durch das offene **Foramen ovale** in den linken Vorhof und von dort aus über die linke Kammer in den Körperkreislauf.

Das sauerstoffarme Blut aus der V. cava superior gelangt dagegen zum größten Teil in die rechte Kammer und von dort in den Truncus pulmonalis. Weil der Strömungswiderstand in den Lungengefäßen höher ist als in der Aorta, strömt der größte Teil des Blutes durch den **Ductus arteriosus Botalli** auf direktem Weg weiter in die Aorta, nur etwa 25% des vom rechten Ventrikel ausgeworfenen Blutes perfundieren die Lunge. Die Einmündung des Ductus arteriosus liegt erst hinter dem Abgang der Arterien, die den Kopf und die oberen Extremitäten versorgen. Diese Abschnitte erhalten daher vorwiegend Blut aus der linken Kammer und werden damit besser mit O_2 versorgt als die untere Körperhälfte.

Aus den Aa. iliacae gehen die beiden **Aa. umbilicales** ab, die Blut zurück zur Plazenta leiten.

> **Merke**
> Das **offene Foramen ovale** und der **Ductus arteriosus Botalli** führen vor Geburt funktionell zu einer weitgehenden **Parallelschaltung** der beiden Ventrikel.

4.5.2 Peripartale Kreislaufumstellung

Vor der Geburt fließen über 50% des Herzzeitvolumens des Fetus durch die Plazenta. Nach Abbinden der Nabelschnurarterien kommt es zu einer deutlichen Zunahme des peripheren Widerstands und damit zu einer Druckzunahme in der Aorta und im linken Herzen.
Gleichzeitig steigt durch den Wegfall der Plazentafunktion der CO_2-Gehalt des Blutes an. Dies wirkt als Atemantrieb, und über die respiratorischen Neuronen in der Medulla oblongata setzt die Lungenatmung ein.

Biologie
Histologie
Anatomie
Chemie
Biochemie
Physik
Physiologie
Psych./Soz.

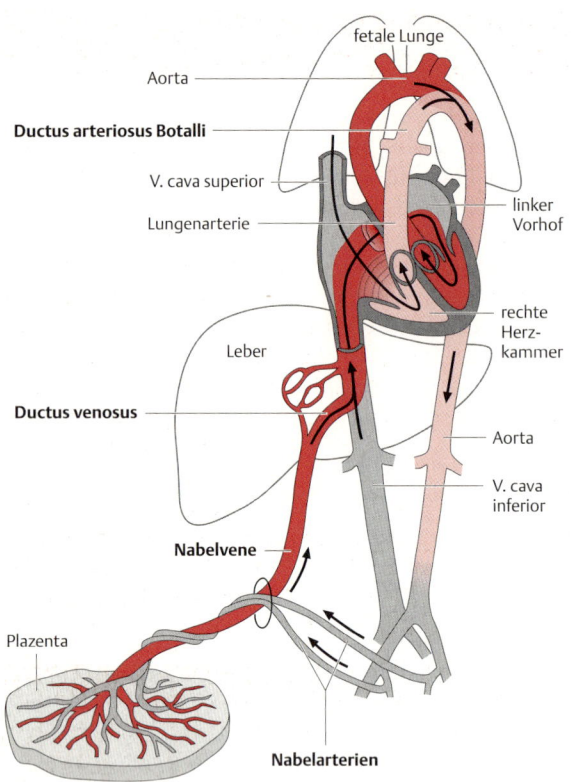

Aorta

Ductus arteriosus Botalli

V. cava superior

Lungenarterie

fetale Lunge

linker Vorhof

rechte Herz-kammer

Leber

Ductus venosus

Aorta

V. cava inferior

Nabelvene

Plazenta

Nabelarterien

Abb. 4.6   Fetaler Kreislauf.

> **Merke**
>
> Durch die **Entfaltung der Lunge** nimmt der Strömungswiderstand in den Lungengefäßen stark ab. Insgesamt kehren sich also die Strömungswiderstände und Druckverhältnisse im Lungen- und Körperkreislauf um, es differenziert sich das Hoch- und Niederdrucksystem.

Die **funktionelle Trennung** von rechtem und linkem Herzen erfolgt, wenn der Druck im linken Vorhof (der durch den vermehrten Zufluss aus der enfalteten Lunge zunimmt) den Druck im rechten Vorhof (der durch den Wegfall des Rückflusses aus der Plazenta geringer wird) übersteigt. Das Vorhofseptum legt sich vor das Foramen ovale und

verschließt es dadurch. Rechtes und linkes Herz sind dann nicht mehr parallel, sondern **in Reihe** geschaltet.

Im **Ductus arteriosus Botalli** kommt es aufgrund der geänderten Druckverhältnisse zunächst zu einer Strömungsumkehr, d.h. Blut strömt aus der Aorta durch den Ductus arteriosus in die Lungengefäße (extrakardialer Links-rechts-Shunt). Innerhalb der ersten Stunden bis Tage nach der Geburt wird der Ductus arteriosus aber durch die Kontraktion der glatten Gefäßmuskulatur vollständig verschlossen. Damit werden der kleine und der große Kreislauf vollständig voneinander getrennt. Im Verlauf des 1. Lebensjahres verschließt sich der Ductus arteriosus durch Bindegewebsstränge auch morphologisch.

Der **Ductus venosus** verschließt sich innerhalb der ersten drei Stunden nach der Geburt ähnlich wie der Ductus arteriosus durch Kontraktion der glatten Gefäßmuskulatur. Dadurch steigt der Pfortaderdruck und die Leberdurchblutung nimmt deutlich zu. Die vollständige morphologische Obliteration erfolgt innerhalb des ersten Lebensmonats.

> **Klinik**
>
> **Offener Ductus arteriosus Botalli.** Der persistierende Ductus arteriosus Botalli macht etwa 8 % aller angeborenen Herzfehler aus. Bei Frühgeborenen ist er Zeichen der Unreife und verschließt sich häufig später spontan, bei reifen Neugeborenen handelt es sich um eine Anomalie, Spontanverschlüsse sind dann selten. Mit dem Stethoskop hört man über dem Herzen ein typisches kontinuierliches, systolisch-diastolisches Geräusch, das als **Maschinengeräusch** bezeichnet wird.
>
> Aufgrund des höheren Drucks in der Aorta besteht ein Links-rechts-Shunt. Infolge der daraus resultierenden pulmonalen Hypertension kann es im Spätstadium aber auch zu einer Shuntumkehr kommen. Große Shuntverbindungen führen zu einer starken Belastung des Herz-Kreislauf-Systems (erhöhte Vorlast der rechten Herzkammer) mit Zeichen der Herzinsuffizienz. Therapeutisch kann innerhalb der ersten beiden Lebenswochen ein medikamentöser Verschluss mit **Prostaglandinsynthese-Hemmern** (z. B. Indometacin) versucht werden; führt dies nicht zum Erfolg, muss der Ductus arteriosus **operativ** verschlossen werden.

Biologie | Histologie | Anatomie | Chemie | Biochemie | Physik | Physiologie | Psych./Soz.

5 Atmung

Beim Gasaustausch wird Sauerstoff aus der Luft ins Blut aufgenommen und entstandenes Kohlendioxid abgegeben. Bedingungen für den Gasaustausch sind
- der Luftaustausch in der Lunge (**Ventilation**) über die Atemwege,
- die **Diffusion** der Gase durch die Alveolarmembran und
- eine ausreichende Lungendurchblutung (**Perfusion**).

5.1 Morphologische Grundlagen

Die Atmungsorgane werden eingeteilt in:
- **Obere Atemwege:** Nasenhöhle, Pharynx, Larynx
- Untere Atemwege: Trachea, Lunge

Funktionell wird unterschieden in:
- **Luftleitender Abschnitt:** Nasenhöhle, Trachea, Bronchien, Bronchiolen. Sie dienen der Anfeuchtung, Anwärmung und Reinigung der Atemluft.
- **Respiratorischer (gasaustauschender) Abschnitt:** In den Alveolen findet der Austausch von O_2 und CO_2 zwischen Alveolarluft und Blut statt.

> **Merke**
> Der Mensch besitzt rund **300 Millionen Alveolen** mit einem Durchmesser von je 0,3 mm. Für den Gasaustausch steht eine Oberfläche von etwa **120 m²** zur Verfügung.

Die **Blut-Gas-Schranke** besteht aus einer Gewebsschicht, die das Gas im Alveolarraum vom Blut in den Lungenkapillaren trennt. Sie verhindert eine Blutung in die Alveolen und bildet eine kurze Diffusionsstrecke für O_2 und CO_2. Sie setzt sich zusammen aus den Alveolarepithelzellen Typ I (Pneumozyten I, Deckzellen) im Alveolarepithel sowie dem angrenzenden Interstitium und der darauffolgenden Kapillarendothelmembran. (Dicke < 1µm, Gesamtfläche etwa 50–100 m²).

> **Merke**
> Zwischen Alveolarraum und Erythrozyten müssen CO_2- und O_2-Moleküle **fünf Membranen** überwinden: Pneumozyt I alveolär, Pneumozyt I interstitiell, Kapillarendothel interstitiell, Kapillarendothel intrakapillär und Erythrozytenmembran.

Zur genauen Anatomie der Lunge, siehe Anatomie, S. 273.

5.2 Nichtrespiratorische Lungenfunktion

Der nach außen hin offene Respirationstrakt schützt sich vor Verschmutzung und Infektionen durch:
- **Schutzreflexe:** *Niesen* und *Husten* werden durch Schleimhautreizung ausgelöst. Niesen ist ein Schutzreflex der oberen Atemwege (Nasenhöhle, Rachen), während Husten eher dem Schutz der tiefen Atemwege (Bronchien) dient.
- **Reinigungsmechanismen:** *Flimmerepithel* und *muköse Drüsen* überziehen die Oberfläche der Atemwege. Staubpartikel, die die Filterung in der Nase überwinden, werden so festgehalten. Dieser Schleimfilm wird durch *Zilienschlag* der Epithelzellen Richtung Glottis vorgeschoben und Fremdkörper werden so abtransportiert. Dieser Transport ist bei Rauchern gestört und prädisponiert zu chronischen Entzündungen, wie z.B. der chronisch-obstruktiven Bronchitis.
- **Zellulärer Abwehr**: *Alveolarmakrophagen* auf der Schleimhaut phagozytieren unspezifische Fremdkörper (Größe < 0,5 µm) im Alveolarraum. Zusätzlich sezernieren B-Lymphozyten und Plasmazellen hauptsächlich IgA in das Bronchialsekret.

> **Klinik**
> **Silikose.** Phagozytierte Fremdkörper können Auslöser für Lungenerkrankungen (z.B. Silikose) sein. Sie werden von den Alveolarmakrophagen in **Histiozyten** der peribronchialen und interlobären Gewebe abgelegt und verbleiben dort lebenslang.

5.3 Physikalische Grundlagen

Messbedingungen für das Gasvolumen V. Das Volumen von festen und flüssigen Stoffen ist nur von Stoffmenge und Umgebungstemperatur abhängig. Bei Gasen wird noch der Gasdruck berücksichtigt. Diesen Zusammenhang drückt die **ideale Gasgleichung** aus (s.a. Physik, S. 627):

$$P \cdot V = n \cdot R \cdot T$$

(P = Gasdruck; V = Gasvolumen; n = Gasmenge in mol; T = absolute Temperatur in Grad Kelvin [273 K = 0 °C], R = allgemeine Gaskonstante $(8,31 \, l \cdot kPa \cdot mol^{-1} \cdot K^{-1};)$

Für ideale Gase ist das Produkt aus Volumen und Druck konstant: $P \cdot V$ = konstant.

Messbedingungen, unter denen ein Gasvolumen bestimmt werden kann, sind:
- **STPD (S**tandard **T**emperature **P**ressure **D**ry): Physikalische Standardbedingungen, d.h. Temperatur 273 K (0 °C), Luftdruck 101 kPa (760 mmHg), trockene Luft (Wasserdampfdruck = 0 mmHg).
- **ATPS (A**mbient **T**emperature **P**ressure **S**aturated): Spirometerbedingungen, d.h. Raumtemperatur, aktueller atmosphärischer Luftdruck, mit Wasserdampf gesättigte Luft.
- **BTPS (B**ody **T**emperature **P**ressure **S**aturated): Physiologische Bedingungen im Alveolarraum, d.h. Körpertem-

peratur (37 °C), aktueller atmosphärischer Luftdruck, Wasserdampfsättigung (Wasserdampfdruck bei 37 °C × 6,3 kPa bzw. 47 mmHg).

Luft. Es handelt sich nicht um ein reines Gas, sondern ein Gemisch aus 78,1 Vol.-% Stickstoff (N_2), 20,9 Vol.-% Sauerstoff (O_2), 0,03 Vol.-% Kohlendioxid (CO_2) und Spuren verschiedener Edel- und anderer Gase.

Den Anteil eines Gases am Gesamtgemisch bezeichnet man als **Fraktion**. Sie wird als dimensionslose Zahl angegeben (z. B. 0,3 entspricht 30 %).

Ein **Partialdruck** ist der Druck, den ein Gas eines solchen Gasgemischs zum Gesamtgasdruck beisteuert. Je höher die Fraktion eines Gases, desto höher ist der Anteil dieses Gases am Gesamtdruck. Die Partialdrücke aller Luftbestandteile addieren sich zum **Gesamtluftdruck** (**Henry-Dalton-Gesetz**, Physik, S. 630). In der trockenen Außenluft beträgt der Partialdruck von O_2 150 mmHg = 20 kPa, der von CO_2 0,2 mm Hg = 0,03 kPa.

Wasserdampf. Wasser in der Gasphase wird als Wasserdampf bezeichnet. Der Partialdruck des Wasserdampfs wird durch den Sättigungsdruck nach oben begrenzt. Dieser wiederum ist abhängig von der Temperatur. Ein Gas in den Alveolen der Lunge ist wasserdampfgesättigt und hat Körpertemperatur. Der H_2O-Partialdruck von 6,3 kPa der Lunge liegt daher auch nahe dem Sättigungsdruck für Wasserdampf bei 37°C.

Physikalische Löslichkeit von Gasen in Flüssigkeiten. Sowohl Sauerstoff als auch Kohlendioxid liegen im Blut nicht nur in physikalischer Lösung, sondern auch in chemischer Bindung, z. B. an Hämoglobin gebunden vor. Der Grund liegt u. a. in der geringen physikalischen Löslichkeit beider Gase. Lösen sich Gase bei Kontakt mit einer Flüssigkeit in dieser, so spricht man von einer **physikalischen Lösung**. Nach dem **Henry-Dalton-Gesetz** ist die Konzentration eines physikalisch gelösten Gases proportional zu dessen Partialdruck, d. h., die Konzentration des Gases im Blut ist proportional zu dem Partialdruck des Gases im Alveolarraum. Als Formel ausgedrückt: $C_{Gas} = \alpha \cdot P_{Gas}$

Die Konstante α ist spezifisch für das jeweilige Gas und die jeweilige Flüssigkeit. Sie wird als **Bunsen-Löslichkeitskoeffizient** bezeichnet (Physik, S. 630). Dieser ist für CO_2 20-fach größer als für O_2, so dass mehr CO_2 in physikalischer Lösung vorliegt. Auch wenn der Anteil der physikalischen Lösung an der Gesamtmenge im Blut sowohl von O_2 als auch von CO_2 gering ist, erfüllt dieser Anteil doch eine wichtige Funktion: Es handelt sich um Gasmoleküle „auf der Wanderschaft", die erst frei gelöst durch das Plasma diffundieren müssen, um ihre Zielzellen, z. B. das Erythrozyteninnere, zu erreichen.

5.4 Atemmechanik

Der Thorax wird durch die **Atemmuskulatur** bewegt. Dadurch kommt es im **Pleuraspalt** zu Druckveränderungen (**intrapleuraler Druck**) und in der Lunge zu Volumen- und Druckveränderungen (**intrapulmonaler Druck**), die es der Luft ermöglichen in die bzw. aus der Lunge zu fließen. Die Lunge kann bestimmte **Luftmengen** (= Volumina) bewegen bzw. aufnehmen. Diese Volumina können durch die **Spirometrie** (Abb. 5.1) und andere Methoden gemessen werden. Beim Fluss der Luft in die Lunge muss diese bestimmte Widerstände überwinden, wobei unterschieden werden muss zwischen elastischen Widerständen und viskösen Widerständen.

- Die **elastischen Widerstände** sind ein Maß für die Dehnbarkeit der Lunge (= **Compliance**) und werden in der **Ruhedehnungskurve** grafisch dargestellt.
- Die **viskösen Widerstände** sind ein Maß für die Atemwegswiderstände (= **Resistance**).

Die Atemarbeit muss gegen diese viskösen und elastischen Widerstände geleistet werden.

5.4.1 Lungenvolumina und Statik des Atemapparates

Atemvolumina sind eingeatmete bzw. ausgeatmete Gasmengen.

Lungenvolumina sind Gasmengen in der Lunge, z. B. das Residualvolumen. Zusammengesetzte Volumina werden als **Kapazitäten** gekennzeichnet.

Statische Atemgrößen:
- **Atemzugvolumen:** Das Volumen, das bei normaler Atmung in Ruhe inspiriert bzw. exspiriert wird. Es beträgt ca. 0,5 l.
- Über den normalen Atemzug hinaus können noch weitere 3 l Luft eingeatmet werden (= **inspiratorisches Reservevolumen**) und aus der Atemruhelage noch ungefähr 1,5 l ausgeatmet werden (= **exspiratorisches Reservevolumen**).
- Auch nach maximaler Ausatmung bleibt ein Rest Luft in der Lunge (= **Residualvolumen** [ca. 1,5 l]). Die **funktionelle Residualkapazität** (FRC) fasst exspiratorisches Reservevolumen und Residualvolumen zusammen (ca. 3 l). Dies ist also das Gasvolumen, das sich in Atemruhelage noch in der Lunge befindet. Mit diesem Puffervolumen vermischt sich jeweils die neu eingeatmete Luft, so dass die Gaszusammensetzung im Alveolarraum in etwa konstant bleibt und nur minimalen respiratorischen Schwankungen unterliegt.
- **Vitalkapazität** ist die Summe aus Atemzugvolumen, inspiratorischem und exspiratorischem Reservevolumen.
- **Totalkapazität** ist die Summe aus Vitalkapazität und Residualvolumen. Im Alter nimmt die Vitalkapazität bei fast gleich bleibender Totalkapazität ab, es resultiert folglich ein erhöhtes Residualvolumen. Dies liegt an der mit dem Alter abnehmenden Elastizität von Lunge und Thorax.

Merke

Das **Fassungsvermögen der Lunge** variiert von Person zu Person stark. Sie sind abhängig von Alter, Körpergröße, Körperbau, Geschlecht und Trainingszustand. Die Volumina bei Frauen sind im Schnitt 25 % geringer als die Volumina des Mannes.

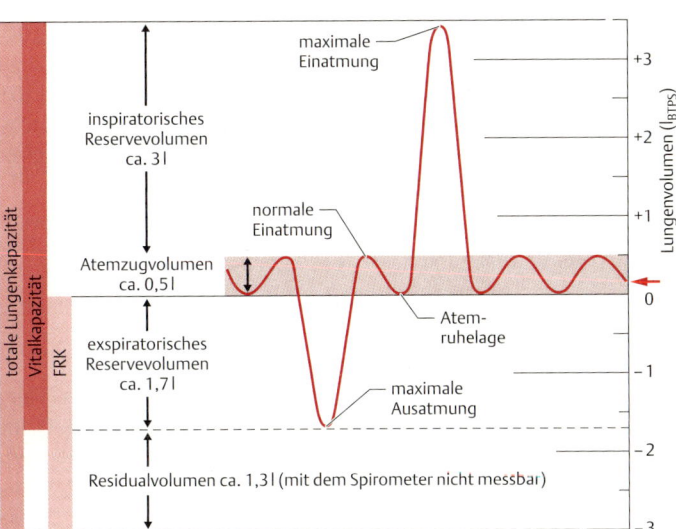

Abb. 5.1 Spirogramm.

Verfahren zur Bestimmung der Lungenvolumina.

- Mit dem **Spirometer** lassen sich die mobilisierbaren Lungenvolumina messen. Es besteht aus einer in Wasser schwebend gelagerten Glocke, in deren geschlossenen Raum der Proband über einen Schlauch ein- und ausatmet. Die dabei entstehenden Auf- und Abbewegungen der Glocke werden von einem Schreiber registriert (**Abb. 5.1**).
- Die nicht mobilisierbaren Volumina, d.h. der Teil der Luft, der immer in der Lunge bleibt (= Residualvolumen) lässt sich mit der **Helium-Einwaschmethode** bestimmen. Der Proband atmet ein Luft-Helium-Gemisch mit einer definierten Heliumfraktion F_0 aus der Atemruhelage heraus einige Male ein und aus. Das Helium mischt sich mit der Luft in der Lunge, so dass sich das Luftvolumen der Lunge aus der Konzentrationsänderung des Heliums in dem Gesamtsystem errechnen lässt.
- Bei der **Stickstoff-Auswaschmethode** wird der in der Lunge befindliche Stickstoff durch die Atmung mit reinem Sauerstoff ausgespült und in der Ausatemluft bestimmt.
- Die **Ganzkörperplethysmografie** arbeitet mit der Messung von Drücken in einer geschlossenen Kabine.

Druckverhältnisse im Thorax (Abb. 5.2).

- **Intrapleuraler Druck:** Im Pleuraspalt herrscht ein subatmosphärischer Druck von ca. –0,5 kPa. Grund dafür ist die Eigenelastizität der Lunge sowie ihr Bestreben, sich zur Mitte hin zusammenzuziehen. Durch die Fixierung der Lunge am Thorax kann sie diesem Bestreben nicht folgen Es entsteht ein Zug und damit ein negativer Druck im Pleuraspalt. Durch Erweiterung des Thorax bei der **Einatembewegung** wird der intrapleurale (intrathorakale) Druck noch negativer und erreicht nach der Inspiration sein Minimum, ca. –0,7 kPa. Nur bei sehr forcierter Ausatmung mit Unterstützung der Atemhilfsmuskulatur wird der intrapleurale Druck während der Ausatmung positiv.

- **Intrapulmonaler Druck:** Der Druck im Alveolarraum entspricht in Ruhelage dem **äußeren Luftdruck**, da sich diese Drücke durch die Atemwege ausgleichen können. Nur bei Thoraxbewegungen während der Inspiration und Exspiration weicht er aufgrund der Volumenveränderung der Lunge von der Nulllinie ab. Es entsteht ein Druckgefälle, an dem entlang die Luft aus der Lunge heraus- bzw. in sie hineinströmt. Auch an der intrapulmonalen Druck- und Volumenveränderung ist die Eigenelastizität der Lunge beteiligt. Sie ermöglicht es der Lunge, bei der Einatmung ihr Volumen entsprechend der Thoraxbewegung auszudehnen.

5.4.2 Dynamik des Atemapparates

Um in Lunge und Interpleuralspalt die beschriebenen und für die Atmung notwendigen Druckunterschiede herstellen zu können, muss der Thorax bewegt werden. Dies erfolgt durch die Atemmuskeln. Man unterscheidet:

- **Inspiratorische Atemmuskeln:** Hierzu zählen das Zwerchfell, die Mm. scaleni und die Mm. intercostales externi. Zusätzlich gibt es noch sog. Atemhilfsmuskeln,

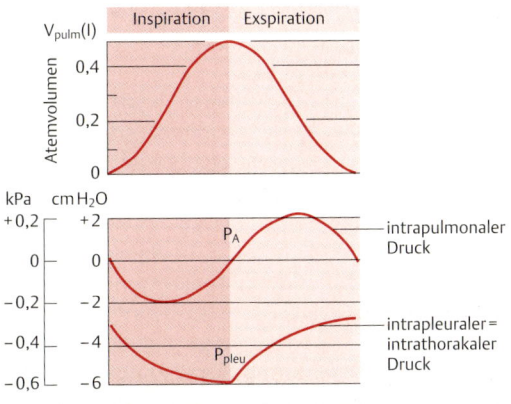

Abb. 5.2 Veränderung des intrapulmonalen Drucks (P_A) und des intrapleuralen (P_{pleu}) Drucks im Laufe der In- und Exspiration.

die in Situationen mit erschwerter Atemtätigkeit, z.B. im Asthmaanfall, benötigt werden. Als solche fungieren die Mm. sternocleidomastoidei, Mm. serrati und Mm. pectoralis.

- **Exspiratorische Atemmuskeln:** Als solche wirken die Mm. intercostales interni und die Bauchmuskulatur, die als Bauchpresse fungiert. Bei normaler Ruheatmung erfolgt die Exspiration allerdings passiv durch die Rückstellkräfte der Lunge.

Elastizität und Oberflächenspannung. Die Elastizität der Lunge beruht zu 1/3 auf der Durchflechtung des Lungengewebes mit **elastischen Fasern**. Die übrigen 2/3 werden von der **Oberflächenspannung der Alveolen** verursacht. Unter dem Begriff der Oberflächenspannung versteht man das Bestreben von Grenzflächen zwischen Wasser und Luft (hier die Alveolenoberfläche), eine möglichst geringe Oberfläche zu bilden. Die Alveolen haben folglich die Tendenz, sich zusammenzuziehen. Diese Oberflächenspannung wird allerdings durch ein Gemisch oberflächenaktiver Substanzen, dem **Surfactant-Faktor**, vermindert. Dieser Faktor wird durch die Alveolarepithelzellen Typ II gebildet und besteht zu über 90 % aus Phospholipiden sowie aus Proteinen und einem minimalen Kohlenhydratanteil. So wird die Oberflächenspannung auf 1/10 des Ausgangswertes reduziert. Im Gleichgewicht sind der Innendruck, der die Alveolen offen hält und die Oberflächenspannung γ über das **Laplace-Gesetz** verknüpft: $P_{tm} = 2\,\gamma/r$

Klinik

Infant-respiratory-Distress-Syndrom. Die Bildung von Surfactant ist ein Reifezeichen der Lunge. Unreife Frühgeborene (< 28. Schwangerschaftswoche) können noch kein Surfactant bilden. Nach der Geburt leiden sie an Atemnot und können das schwerwiegende Bild des Infant-respiratory-Distress-Syndroms (IRDS) entwickeln. Die Lungenreife lässt sich durch Messung des Quotienten aus Lezithin und Sphingomyelin im Fruchtwasser bestimmen. Lässt sich eine Frühgeburt nicht vermeiden, ist eine Wehenhemmung für mindestens 24–72 Stunden indiziert und die Gabe von Kortikoiden an die Schwangere. Die Steroide erreichen über die Plazenta den Fetus und beschleunigen die Synthese oberflächenaktiver Substanzen in dessen Lunge (Förderung der Lungenreife).

Atmungswiderstände. Die **Compliance (elastischer Atmungswiderstand)**, auch Volumendehnbarkeit, ist das Maß der Elastizität des Atemapparates sowie von Lunge und Thorax. Sie ist definiert als der Quotient aus Volumenänderung durch die dafür nötige Druckänderung ($\Delta V/\Delta P$). Grafisch lässt sie sich durch die **Ruhedehnungskurve** ermitteln (**Abb. 5.3**). Die Compliance ist dann jeweils die Steigung der Kurve. Zur Registrierung der Ruhedehnungskurve füllt man die Lunge mit bestimmten Luftvolumina und misst den intrapleuralen und den intrapulmonalen Druck. Diese Druckmessung muss bei völlig entspannter Atmungsmuskulatur erfolgen, da Atemmuskulaturaktivität die Kurve verfälscht. Je größer die Compliance, desto größer ist die Dehnbarkeit. Man kann die Compliance sowohl für den Gesamtatemapparat betrachten als auch für die Einzelkomponenten Lunge und Thorax alleine. Dabei gilt:

$$\frac{1}{C_{Th+L}} = \frac{1}{C_{Th}} + \frac{1}{C_L}$$

Nimmt die Lungencompliance, z.B. durch die Abnahme der alveolären Surfactant-Konzentration ab, so nimmt auch die Gesamtcompliance ab.

Die **Ruhedehnungskurve des Gesamtatemapparates** (Thorax + Lunge) zeigt einen S-förmigen Verlauf (**Abb. 5.3**). Im Bereich der Atemruhelage verläuft die Kurve am steilsten, d.h. die Compliance ist am höchsten (1 l/kPa = 0,1 l/cm-H$_2$O). Daraus folgt, dass im Bereich der normalen Ruheatmung am wenigsten Atemarbeit gegen die elastischen Widerstände geleistet werden muss. Die **Ruhedehnungskurven der Einzelkomponenten** zeigen, dass die Compliance des Thorax mit zunehmendem Volumen zunimmt und die der Lunge abnimmt. In der Atemruhelage ist der Thorax leicht verkleinert (P_{pleu} negativ → Tendenz zur Ausdehnung) und die Lunge gedehnt (P_{pul}–P_{pleu} positiv → Tendenz, sich zusammenzuziehen). Beide Kräfte halten sich in Ruhestellung genau die Waage, so dass dieser Zustand ohne Muskelkraft gehalten werden kann und den Endpunkt einer normalen Exspiration in Ruhe darstellt. Das Luftvolumen, das dann in der Lunge vorhanden ist, entspricht der funktionellen Residualkapazität.

Wird die Kopplung zwischen Lunge und Thorax über den negativen intrapleuralen Druck aufgehoben (z.B. beim Pneumothorax), gehen beide in ihre eigene Ruhestellung über – der Thorax erweitert sich, die Lunge fällt in sich zusammen.

Die **Resistance** ist das Maß für die **viskösen** (nicht elastischen) **Atmungswiderstände**. Sie wird aus Luftströmung und treibender Druckdifferenz berechnet, also die Differenz zwischen Alveolarraum und Außenluft (= intrapulmonaler Druck). Bei normaler Ruheatmung durch den Mund beträgt die Resistance 0,2 kPa · s · l^{-1}. Den überwiegenden Teil der viskösen Widerstände macht der Strömungswiderstand der Luft in den Atemwegen aus. Einen geringeren Anteil hat die Reibung der Organe untereinander. Der sog. Atemwegswiderstand ist wiederum zum größten Teil in den größeren Bronchien (> 2 mm) lokalisiert. Er sinkt bei körperlicher Belastung durch den Einfluss des Sympathikus, bei erhöhtem Parasympathikotonus steigt er an. Eine erhöhte Resistance resultiert in einer vermehrten Atemarbeit, da z.B. bei Inspiration ein stärkerer Sog nötig ist, um Luft in die Lungen zu saugen. Resultat ist z.B. ein stärker negativer intrapleuraler Druck. Mit der Ganzkörperplethysmografie kann man das Druck-Stromstärke-Diagramm der Lunge aufzeichnen, aus dem sich die Resistance berechnen lässt.

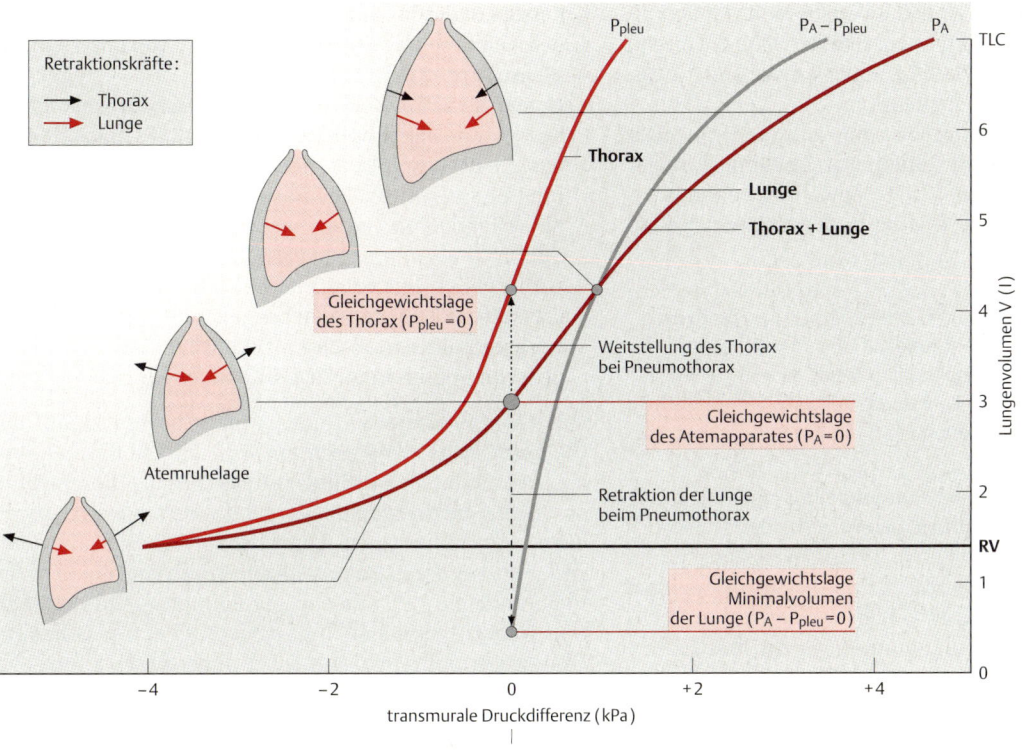

Abb. 5.3 Ruhedehnungskurve des Atemapparates; P_A = Alveolardruck (intrapulmonaler Druck), P_{pleu} = intrapleuraler Druck, RV = Residualvolumen, TLC = totale Lungenkapazität.

Tiffenau-Test. Bei diesem Test wird ermittelt, wie groß die Ein-Sekunden-Ausatmungskapazität eines Patienten ist. Er muss nach maximaler Einatmung so schnell wie möglich wieder ausatmen. Bei Gesunden wird in der Regel 80 % der Vitalkapazität innerhalb einer Sekunde wieder ausgeatmet. Bei verengten Atemwegen (= gesteigerter Atemwegswiderstand, z. B. bei Asthma bronchiale) geschieht dies langsamer.

Obstruktive Ventilationsstörungen sind durch einen *erhöhten Atemwegswiderstand* (erhöhte Resistance) gekennzeichnet. Dadurch muss eine erhöhte Atemarbeit geleistet werden. Subjektiv entsteht das Symptom der Atemnot (Dyspnoe). Die Verengung der Atemwege kann z. B. durch Schleim, muskuläre Engstellung der Bronchien oder Tumorstenosen ausgelöst werden. Oftmals führt die Obstruktion zu einer Überblähung des Lungengewebes, da noch Luft eingeatmet, diese aber bei der Ausatmung nicht mehr mobilisiert werden kann (→ erhöhtes Residualvolumen). Zu den obstruktiven Ventilationsstörungen zählen z. B. das Asthma bronchiale und die durch Rauchen ausgelöste chronisch-obstruktive Bronchitis.

Restriktive Ventilationsstörungen beruhen auf einer *verminderten Compliance* von Lunge oder Thorax. Kennzeichen ist die erniedrigte Vitalkapazität. Mögliche Ursachen sind beispielsweise Thoraxdeformitäten oder die Lungenfibrose (= Durchsetzung des Lungengewebes mit Bindegewebe).

5.5 Lungenperfusion

Die **Lungenperfusion** (= Durchblutung der Lunge) ist für den Gasaustausch genauso wichtig wie die **Ventilation** (Belüftung, s. u.). Beide müssen aufeinander abgestimmt sein, um einen effektiven Gasaustausch zu gewährleisten. Der Lungenkreislauf besitzt eine Reihe von Besonderheiten, die sich auch auf den Gasaustausch auswirken.

> **Merke**
>
> In **Ruhe** werden nur ca. **50 %** der vorhandenen **Lungenkapillaren** durchblutet, bei körperlicher Arbeit (also erhöhtem Herzzeitvolumen) werden diese als **Reservekapillaren** geöffnet und die pulmonalarteriellen Gefäßäste passiv, also durch den erhöhten Blutstrom, erweitert.

So lässt sich erklären, dass sich der Blutdruck in der A. pulmonalis nur verdoppelt, wenn sich die Lungendurchblutung vervierfacht. Zudem vergrößert sich durch die Eröffnung der Reservekapillaren die **Diffusionskapazität** der Lunge.

Intravasale und perivaskuläre Drücke. Die **intravasalen Drücke** in der Lungenstrombahn sind sehr niedrig, daher ist die Strömung von hydrostatischen Effekten und perivaskulären Drücken abhängig. Entlang der Strombahn sind bezüglich des **perivaskulären Druckes** drei Gefäßabschnitte zu unterscheiden:

– **Extrapulmonale Gefäße:** Mit Herz und den großen Körpervenen liegen sie im Mediastinum, wo der Pleural-

Biologie · Histologie · Anatomie · Chemie · Biochemie · Physik · Physiologie · Psych./Soz.

druck herrscht. Dieser ist meist negativ und zieht somit von außen an den Gefäßen und hält sie offen. Während der Inspiration ist der Druck noch negativer und die Gefäße erweitern sich noch mehr.

- **Arterien-** und **Venenäste:** Sie sind, wie die Bronchien, vom Lungengewebe mit seinem elastischen Zug umgeben.
- Alveoläre **Kapillare:** Sie sind vom Alveolardruck umgeben.

> **Merke**
> Die Weite der Lungengefäße wird über den **niedrigen Blutdruck im Lungenkreislauf** und den **Pleuradruck** bestimmt. Der niedrige Blutdruck hat zudem die Folge, dass bei aufrechtem Thorax die apikalen Lungenbezirke weniger durchblutet sind als die basalen.

Regionale Unterschiede der Lungenperfusion. Der kleine Kreislauf ist ein **Niederdrucksystem**, d.h. der Blutdruck in der A. pulmonalis beträgt ca. 25 mmHg systolisch und 10 mmHg diastolisch. Deshalb ist die Perfusion regional unterschiedlich: Die Lungenspitzen werden bei aufrechter Haltung schlechter durchblutet als die basisnahen Lungenanteile, da das Blut erst gegen den hydrostatischen Druck bis in die Lungenspitzen hochgepumpt werden muss. Die Folge sind **Inhomogenitäten im Ventilations-Perfusions-Verhältnis**. In den oberen Lungenregionen ist der Blutdruck geringer als in den unteren:

- **Zone I (Lungenspitzen):** Der kapilläre Druck ist hier niedriger als der alveoläre Druck. Dieser drückt die Kapillaren zusammen, so dass sie nicht durchblutet werden.
- **Zone II (auf Höhe des Lungenhilus):** Der pulmonalarterielle Druck ist höher als der alveoläre Druck, der wiederum höher als der pulmonalvenöse Druck ist. Daher kollabieren die Kapillaren an den Stellen, wo ihr Blutdruck den alveolären Druck unterschreitet.
- **Zone III (unterhalb des Lungenhilus):** Der pulmonalaterielle (Ppa) und der pulmonalvenöse Druck (Ppv) sind größer als der alveoläre Druck. Die Kapillaren sind stets durchblutet.

> **Merke**
> Der **Quotient aus alveolärer Ventilation (= V_a) und Lungenperfusion (= Q)** beträgt für die gesamte Lunge etwa $V_a/Q = 1$ (alveoläre Ventilation = Herzminutenvolumen = 5–6 l/min). Im Bereich der Lungenspitze werden Werte um 3, in den basalen Anteilen um 0,6 erreicht.

Strömungswiderstand. Da sie vom ganzen Herzzeitvolumen durchströmt wird, ist die Lunge das am stärksten durchblutete Organ des Körpers. Der pulmonale vaskuläre Widerstand (PVR) ist niedriger als der totale periphere Widerstand (TPR) des Systemkreislaufs. Bei körperlicher Arbeit steigen HZV und Lungendurchblutung auf das Drei- bis Sechsfache des Ruhewertes, der Druck in der A. pulmonalis aber höchstens auf das Doppelte. Die treibende Druckdifferenz steigt also weniger als die Durchblutung, daher muss PVR abgesunken sein. Folgende Faktoren bestimmen den PVR:

- **Passive** Beeinflussung durch **Erweiterung** bereits geöffneter Gefäße und Öffnung nicht durchströmter Gefäße (**Rekrutierung**).
- **Aktive Beeinflussung** durch **Hypoxische Vasokonstriktion (Euler-Liljestrand-Mechanismus):** Es handelt sich um einen besonderen, wenig erforschten Mechanismus. Er sorgt durch Regulierung der Gefäßweite für einen effektiveren Gasaustausch. In Bezirken mit einem niedrigen alveolären O_2-Partialdruck verengen sich die zuführenden Pulmonalarterienäste. Der Mechanismus drosselt die Perfusion von Lungenarealen, in denen kein effektiver Gasaustausch möglich wäre. Zudem wirkt er druckbedingten Inhomogenitäten entgegen.

Shunt-Verbindungen. Dem arterialisierten Blut der Vv. pulmonalis wird noch ein Teil sauerstoffarmes Blut aus sog. Shunt-Verbindungen beigemischt. Dies ist Blut, das nicht die Lungenkapillaren passiert hat und somit nicht oxygeniert wurde. Dieses Shunt-Blut stammt unter anderem aus den Vasa privata der Bronchien, die über die Vv. bronchiales teilweise in die Pulmonalvenen drainieren. Neben regionalen Inhomogenitäten von Diffusion, Ventilation und Perfusion sorgt auch dieses Shunt-Blut dafür, dass der O_2-Partialdruck in den Körperarterien niedriger liegt als am Ende der Lungenkapillaren (ca. 100 mmHg = 13,3 kPa), nämlich ungefähr bei 90–95 mmHg (12–12,6 kPa). Im Alter sinkt dieser Wert weiter auf bis zu 70 mmHg (9,3 kPa).

5.6 Gasaustausch in der Lunge

5.6.1 O_2-Aufnahme, CO_2-Abgabe

Sauerstoffverbrauch Vo_2. Er lässt sich aus der Differenz von eingeatmetem O_2-Volumen pro Zeit und dem ausgeatmeten O_2-Volumen pro Zeit errechnen. Der Ruhewert liegt bei ca. $0,32 \, l \cdot min^{-1}$.

CO_2-Abgabe Vco_2. Sie ergibt sich aus dem Atemzugvolumen mal dem ausgeatmeten O_2-Volumen. In Ruhe beträgt der Wert ca. $0,26 \, l \cdot min^{-1}$.

> **Merke**
> Vco_2 und Vo_2 erhöhen sich bei Schwerstarbeit auf etwa das 10-Fache.

Es wird fast nie das gleiche CO_2-Volumen abgeatmet, wie O_2 aufgenommen wird, da Energieumsatz und Substratverbrennung mehr oder weniger Mole O_2 pro entstandenem Mol CO_2 verbrauchen.

Respiratorischer Quotient (RQ). Er gibt das Verhältnis von CO_2-Abgabe zu O_2-Aufnahme an: $RQ = V_{CO_2}/V_{O_2}$.
Befindet sich der Organismus im Steady State (Fließgleichgewicht), sind pulmonale O_2-Aufnahme und CO_2-Abgabe dem O_2-Verbrauch bzw. der CO_2-Bildung im Stoffwechsel gleich. Nur dann ist der im Atemgas gemessene **Lungen-RQ** dem durch die Zellatmung bestimmten **Stoffwechsel-RQ** gleich.

5.6.2 Ventilation

Die **Ventilation** (= Belüftung) ist verantwortlich für die Aufrechterhaltung gleichmäßiger alveolärer Gaspartialdrücke. Diese müssen ausreichend sein, um die Diffusion der Atemgase durch die Alveolarmembran zu gewährleisten.

> **Merke**
> Eine wichtige Kenngröße für die Ventilation ist das **Atemzeitvolumen**, das Produkt aus Atemzugvolumen (ca. 0,5 l) und Atemfrequenz (in Ruhe etwa 12–15 Mal pro Minute).

Totraumventilation. Etwa 30 % eines normalen Atemzugvolumens, also ca. 150 ml, stehen dem Gasaustausch nicht zur Verfügung, da die Atemwege erst ab den Bronchioli respiratorii mit Alveolen ausgestattet sind. Sie verbleiben in den zuführenden Atemwegen und großen Bronchien der Lunge, dem **funktionellen Totraum.** Er dient der Erwärmung, Reinigung und Befeuchtung der Inspirationsluft und stellt als Resonanzkörper einen Teil des Stimmorgans dar.

Eine ausreichende Ventilation des Alveolarraums setzt entsprechend tiefe Atemzüge voraus. Die **alveoläre Ventilation** beträgt in Ruhe ca. 5–6 l/min. Pro Atemzug gelangen ca. 350 ml Luft in den Alveolarraum und vermischen sich dort mit den 3 l Gas der funktionellen Residualkapazität.

> **Merke**
> Pro Atemzug wird also nur **1/10 der Luft im Alveolarraum** ausgetauscht, daher bleibt die Zusammensetzung der Gase dort sehr konstant.

> **Klinik**
> Eine Ventilation, bei der in den Alveolen und damit auch im arteriellen Blut ein pCO_2 von 40 mmHg aufrechterhalten wird, bezeichnet man als **Normoventilation. Hyper-** und **Hypoventilation** kennzeichnen Zustände gesteigerter bzw. verminderter alveolärer Ventilation, die der jeweiligen Stoffwechselsituation nicht angepasst sind und deshalb auch mit einer Erniedrigung bzw. Erhöhung des arteriellen pCO_2 einhergehen. Beide Situationen führen zu einer Störung des Säure-Basen-Haushalts.

5.6.3 Diffusion

Der Gasaustausch zwischen Blut und alveolärem Gasgemisch über die Alveolarmembran findet durch **Diffusion** statt (**Abb. 5.4**). Die Kontaktzeit des Blutes mit der Membran beträgt etwa 0,5 Sekunden. Um dennoch eine ausreichende Oxygenierung zu erreichen, ist die Diffusionsstrecke sehr gering (ca. 1–2 μm) und die Austauschoberfläche (Gesamtoberfläche aller Alveolen, ca. 120 m²) sehr groß. Der Diffusionsstrom der Gasmoleküle ist abhängig
– vom Partialdruckunterschied des jeweiligen Gases zwischen Alveolarraum und Blut,
– von der Diffusionsstrecke und
– von der Austauschfläche.

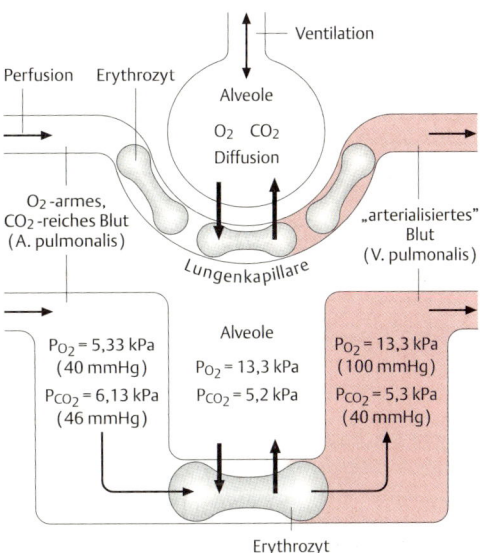

Abb. 5.4 Gasaustausch zwischen dem Alveolarraum und den Lungenkapillaren.

Dieser Zusammenhang lässt sich physikalisch durch das **1. Fick'sche Diffusionsgesetz** beschreiben (vgl. S. 673):

$$V = ([F \cdot K]/d) \cdot \Delta P$$

Der Diffusionsstrom V steigt folglich proportional mit der Austauschfläche F und der Partialdruckdifferenz ΔP und fällt indirekt proportional zur Diffusionsstrecke d.

Der Faktor K ist der **Krogh'sche Diffusionskoeffizient.** Für CO_2 ist K ca. 20-mal größer als für Sauerstoff. CO_2 diffundiert also um den Faktor 20 mehr als O_2 durch die Alveolarmembran. Deshalb reichen für den CO_2-Austausch auch die kleineren Partialdruckunterschiede zwischen Alveolarluft (40 mm Hg = 5,3 kPa) und Blut (46 mmHg = 6,13 kPa) aus.

Im venösen Blut, das über die A. pulmonalis das Kapillarbett der Lunge erreicht, beträgt der pO_2 40 mmHg (5,3 kPa) und der pCO_2 46 mmHg (6,13 kPa). Bei der Passage durch die Lungenkapillare gleichen sich die Partialdrücke im Blut völlig denen im alveolären Gasgemisch (pO_2 = 100 mmHg = 13,3 kPa bzw. pCO_2 = 40 mmHg = 5,3 kPa) an. Der größte Anteil des Gasaustausches findet dort statt, wo die Lungenkapillaren beginnen, da dort die Partialdruckunterschiede noch recht groß sind, während sie sich bis zum Kapillarende hin immer weiter annähern.

> **Klinik**
> **Exogen-allergische Alveolitis.** Verschiedene Schadstoffexpositionen können über eine allergische Entzündungsreaktion zu einer Verdickung der Alveolarmembran mit eingeschränkter Diffusionskapazität führen. Im fortgeschrittenen Stadium ist eine Lungenfibrose (restriktive Ventilationsstörung) die Folge. Oftmals sind organische Stäube die Ursache, denen die Patienten im Beruf ausgesetzt waren. Ein Beispiel dafür ist die sog. Farmerlunge, ausgelöst durch schimmeliges Heu.

Biologie
Histologie
Anatomie
Chemie
Biochemie
Physik
Physiologie
Psych./Soz.

5.6.4 Verteilung

Klinik

Verteilungsstörungen. Neben den bereits oben erwähnten physiologischen Inhomogenitäten der Lungenperfusion und -ventilation können erkrankungsbedingte Verteilungsstörungen vorkommen. Hier kann zum einen die **Ventilation erniedrigt** sein (z. B. durch eine Einengung der Luftwege durch einen Tumor) oder aber eine Minderdurchblutung vorliegen (z. B. durch eine Lungenembolie). Beides führt zu einer verminderten O_2-Aufnahme bzw. CO_2-Abgabe. Je nach Ausmaß der Störung kann sich eine respiratorische Partial- oder Globalinsuffizienz entwickeln.

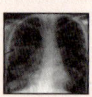 ## Fallbeispiel: Lungenembolie (siehe auch S. 277 und 577)

Die junge Christina Schmid wird mit einer Lungenembolie in die Notaufnahme eingeliefert (S. 277). Das Ergebnis ihrer Blutgasanalyse zeigt einen erniedrigten pO_2-Wert und einen ebenso erniedrigten pO_2-Wert.

Diese niedrige Sauerstoffkonzentration im Blut resultiert daraus, dass zwar immer noch die gesamte Lunge belüftet wird, ein Teil davon aber durch den Thrombus vom Blutkreislauf abgeschnitten ist. Der funktionelle Totraum der Lunge (belüfteter aber nicht durchbluteter Raum) hat zugenommen und da die O_2-Aufnahme in das Blut umgekehrt proportional zum Totraumvolumen ist, kommt es zu einer verminderten Oxygenierung des Blutes. Diese Hypoxämie führt bei Frau Schmid reflektorisch zu einer Steigerung der Atmung (Hyperventilation), um die Vergrößerung des funktionellen Totraums auszugleichen. Allerdings reicht die gesteigerte Atmung nicht zum Ausgleich der Hypoxämie aus: Durch die Hyperventilation kommt es zwar zu einem erhöhten O_2-Partialdruck in den Alveolen, da sich die Sauerstoffbindungskapazität des Hämoglobins aber bereits bei einem niedrigeren pO_2-Druck im gesättigten Bereich befindet, führt eine Erhöhung des pO_2-Druckes zu keiner nennenswerten Erhöhung der O_2-Aufnahme ins Blut.

Durch die Hyperventilation kann allerdings der pCO_2-Wert über längere Zeit konstant oder sogar erniedrigt gehalten werden. Bei dieser Konstellation in der Blutgasanalyse (erniedrigter pO_2, normaler oder erniedrigter pCO_2) spricht man von einer respiratorischen Partialinsuffizienz. Wenn die Atemmuskulatur mit der Zeit ermüdet, kommt es zu einer Hypoventilation. Dann wird das CO_2 nicht mehr richtig abgeatmet und die Zunahme des CO_2-Partialdruckes in Alveolen und Blut führt zu einer behinderten CO_2-Abgabe in die Lunge. Die Folge ist ein genereller Anstieg des pCO_2 im Blut (respiratorische Globalinsuffizienz).

Wenn die Konzentration des desoxygenierten (nicht mit Sauerstoff beladenen) Hämoglobins in den Kapillaren den Wert von etwa 5 g/100 ml überschreitet, kommt es zu einer Blaufärbung der Haut (Zyanose). Dabei werden grundsätzlich eine periphere und eine zentrale Form der Zyanose unterschieden. Bei der zentralen Zyanose ist bereits das direkt aus der Lunge kommende arterialisierte Blut hypoxämisch, da es nicht genügend O_2 aufnehmen konnte, charakteristisch ist die Blaufärbung von Zunge und Mundschleimhaut. Bei der peripheren Zyanose enthält das Blut aufgrund einer erhöhten O_2-Ausschöpfung in den Kapillaren zu wenig Sauerstoff. Der Grund dafür ist in der Regel ein verminderter Blutfluss und eine Vasokonstriktion in der Peripherie (dies kann man zum Beispiel auch bei gesunden, frierenden Kindern im Schwimmbad beobachten). Bei einer peripheren Zyanose sind daher v. a. die Akren (Finger und Zehen) blau gefärbt, Zunge und Mundschleimhaut sind dagegen rosig. Bei Frau Schmid sind sowohl Zunge und Mundschleimhaut als auch die Akren blau gefärbt. Bei ihr handelt es sich demnach um eine gemischt zentral-periphere Zyanose. Diese kommt dadurch zustande, dass auf der einen Seite die O_2-Aufnahme in der Lunge vermindert ist (zentraler Anteil), auf der anderen Seite das Herz zu wenig Blut in den Körper pumpt, da das Schlagvolumen durch den behinderten Bluttransport von der Lunge zum linken Ventrikel bzw. zur Aorta erniedrigt ist (peripherer Anteil).

5.7 Atemgastransport im Blut

5.7.1 O_2

Siehe Biochemie, S. 565.

5.7.2 CO_2

Siehe Biochemie, S. 567.

5.7.3 Wechselwirkung zwischen O_2- und CO_2-Bindung

Sauerstoffverbrauch

In körperlicher Ruhe werden vom Körper nur ca. 25 % des im arteriellen Blut vorhandenen Sauerstoffs verbraucht. Dementsprechend liegt die Sauerstoffsättigung des Hämoglobins im venösen Blut immer noch bei 73–75 %.

Merke

Der Sauerstoffgehalt sinkt von 0,2 l O_2/l Blut im arteriellen Blut auf 0,15 l O_2/l Blut im venösen Blut. Diesen Unterschied bezeichnet man als **arteriovenöse O_2-Differenz (avDO_2)**.

Als **Sauerstoffutilisation** oder **Sauerstoffausschöpfung** bezeichnet man den prozentualen Anteil des verbrauchten Sauerstoffs am O_2-Angebot. Sie berechnet sich aus $avDO_2$ geteilt durch die arterielle O_2-Konzentration. Die Sauerstoffausschöpfung kann bei körperlicher Arbeit auf das Dreifache gesteigert werden.

Neben der globalen Differenz kann man $avDO_2$ bzw. die O_2-Ausschöpfung auch für jedes Organsystem separat bestimmen (**Tab. 5.1**). Die stärkste O_2-Utilisation ist in Herz, Skelettmuskulatur und Gehirn zu verzeichnen. Hier werden bereits in Ruhe 40–60 % des Sauerstoffs ausgeschöpft. In Myokard und Skelettmuskulatur lässt sich dieser Prozentsatz bei Bedarf auf bis zu 90 % steigern. Eine deutlich geringere Utilisation weisen Nieren und Milz auf. Diese Organe werden zwar aufgrund ihrer „blutbearbeitenden" Funktion besonders stark durchblutet, der Sauerstoffverbrauch ist aber relativ gering, das O_2-Angebot also deutlich größer als der Bedarf.

Gasaustausch im Gewebe

Der Gasaustausch zwischen Gewebezelle und Blutkapillare ist, wie in der Lunge, ein **Diffusionsvorgang**. Auch hier ist der **Partialdruckunterschied** die treibende Kraft für die Diffusion der Gase. Der O_2 folgt dabei dem Partialdruckgefälle zwischen kapillärem Blut (pO_2 am Beginn der Kapillare 95 mmHg), dem Interzellulärraum (pO_2 = 40 mmHg) und dem Zellinneren (pO_2 = 23 mmHg). Wichtig ist, dass in den Mitochondrien ein kritischer pO_2 von 1–3 mmHg/0,1 kPa erreicht wird. Unterhalb dieser Grenze ist eine oxidative Energiegewinnung in der Atmungskette nicht möglich.

Bis zum Ende der Kapillare ist der pO_2 im Blut auf 40 mmHg/5,3 kPa abgesunken. Dieser pO_2 reicht gerade aus, um den Diffusionsstrom in Richtung Zellen aufrechtzuerhalten. Zellen, die von solchen „Kapillarenden" mit Sauerstoff versorgt werden, erleiden besonders schnell einen Schaden durch O_2-Mangel (Prinzip der „letzten Wiesen"). Der CO_2-Austausch verläuft entsprechend umgekehrt. Der intrazelluläre pCO_2 beträgt 46 mmHg/6,13 kPa.

Tabelle 5.1 Sauerstoffutilisation einzelner Organe

Organ	O_2-Utilisation
Skelettmuskel (in Ruhe)	50 %
Skelettmuskel (in Arbeit)	75 %
Myokard (normale Herzfrequenz)	50 %
Myokard (schnelle Herzfrequenz)	75 %
Gehirn (Kortex)	50 %
Leber	25 %
Niere	10 %
Milz	5 %

Störungen der Gewebeatmung

Zu einer Gewebehypoxie, einer Unterversorgung mit Sauerstoff, können verschiedene Mechanismen führen.

Klinik

Hypoxämische Gewebehypoxie. Sie entsteht durch einen verminderten arteriellen pO_2. Ursache ist verminderte Sauerstoffaufnahme in die Lunge, z. B. Aufenthalt in großen Höhen, Hypoventilation oder Asthma bronchiale. Äußerliches Zeichen einer hypoxämischen Hypoxie ist die **Zyanose**, eine Blaufärbung von Lippen und Akren (z. B. Nagelbette). Sie tritt ab einer Desoxy-Hämoglobinkonzentration von 5 g/dl (50 g/l) auf. Ist die Gesamt-Hämoglobinkonzentration allerdings schon deutlich erniedrigt (Anämie), kann eine gefährliche Hypoxie auch ohne äußerlich sichtbare Zyanose auftreten.

Die Folgen einer Sauerstoffminderversorgung des Gewebes kann man sich am Beispiel des Gehirns verdeutlichen: Wird das Gehirn von der O_2-Versorgung abgeschnitten (z. B. bei Herzstillstand), so tritt nach 10–15 Sekunden Bewusstlosigkeit ein. Diese Zeitspanne bezeichnet man als *Lähmungszeit*. Die Funktion der Zellen (ihr Tätigkeitsumsatz) wird unterbrochen, während sie strukturell noch intakt sind. Erst wenn auch der Erhaltungsumsatz der Zellen nicht mehr gewährleistet ist, kommt es zu irreversiblen Strukturschäden. Beim Gehirn treten irreversible Schäden nach 5–10 Minuten ein. Eine Reanimation sollte in diesem Zeitraum begonnen werden, um bleibende Hirnschäden zu vermeiden. Diese sog. Reanimationszeit liegt für das Herz selbst höher. Es kann auch nach mehr als 15 Minuten Stillstand wieder in Gang gebracht werden.

Die Hypoxietoleranz der Gewebe ist bei Hypothermie erhöht, weshalb z. B. in kaltem Wasser Ertrunkene auch nach längerer Anoxie erfolgreich reanimiert werden können. Auch Säuglinge und Kleinkinder haben eine höhere Hypoxietoleranz.

Ischämische Gewebehypoxie. Hierbei handelt es sich um eine Minderdurchblutung. Beispiel ist der Verschluss eines Gefäßes wie beim akuten Myokardinfarkt. Zu einer ischämischen Gewebehypoxie kommt es auch aufgrund lokaler Durchblutungsstörungen. Ein typisches Beispiel ist die **periphere arterielle Verschlusskrankheit (pAVK)**. Hier kommt es aufgrund von Verengungen der Arterien der unteren Extremitäten zu einer Sauerstoffminderversorgung des entsprechenden Gewebes. Anfangssymptome sind dabei belastungsabhängige Schmerzen, die im weiteren Verlauf in Ruheschmerzen der betroffenen Extremität übergehen können. Risikofaktoren für eine pAVK sind Rauchen, arterieller Hypertonus und Diabetes mellitus. Therapeutisch reicht das Spektrum von Behandlung der Risikofaktoren und Bewegungstraining bis hin zu operativen Maßnahmen.

Anämische Gewebehypoxie. Sie entsteht durch eine verminderte O_2-Transportkapazität im Blut. Ursachen sind Anämien jeglicher Genese.

Dazu kommen noch **Störungen der Sauerstoffverwertung auf zellulärer Ebene**, z. B. eine Blockade der Atmungskette durch Zyanid (HCN).

5.8 Atmungsregulation

5.8.1 Atemzentren, Atemreize

Die Atmung wird im **Atemzentrum in der Medulla oblongata** reguliert. Folgende **Atemreize** wirken auf das Zentrum (**Abb. 5.5**):
– **rückgekoppelter Atemreiz:** Chemische Atemreize sowie langsam adaptierende Lungendehnungsrezeptoren und Dehnungsreflexe
– **nicht rückgekoppelter Atemreiz:** Pressorezeptoren, Hormone, Temperatur, Fieber, eine geringe Hypothermie, Schmerz, Adrenalin, Progesteron, Blutdruckabfall sowie Emotionen wie Angst, Schreck oder Freude.

Die Generierung des **Atemrhythmus** erfolgt in der **ventralen respiratorischen Gruppe**, nahe des Ncl. ambiguus. Räumlich getrennt, aber verschaltet, existieren hier separate Neuronengruppen für die Ein- und Ausatmung. Der Atemrhythmus ergibt sich aus deren Tätigkeit. Eine enge Beziehung besteht zu den Kerngebieten des vegetativen Nervensystems. So erklärt sich die respiratorische Arrhythmie des Herzschlages (Anstieg der Herzfrequenz bei Inspiration und Abfall bei Exspiration).

Die **dorsale respiratorische Gruppe** wirkt auf die **Atemfrequenz**. Sie sendet aktivierende Signale an die ventrale Gruppe. Dieses Gebiet erhält modulierende Afferenzen aus anderen zentralen Strukturen und aus der Peripherie.

Hering-Breuer-Reflex. Rezeptoren im Lungenparenchym melden über den N. vagus den Dehnungszustand der Lunge an das Atemzentrum. Bei zunehmender Dehnung wird der Inspirationsvorgang gehemmt. Der H.-B.-Reflex verkürzt die Inspiration, sorgt für eine ökonomischere Atemarbeit und vermeidet eine Überdehnung der Lunge. Nach Durchtrennung des N. vagus resultiert eine verlangsamte und vertiefte Atmung. Zusätzlich sorgen Muskelspindeln in der Atemmuskulatur für eine reflektorische Kontrolle des Atemvorgangs.

5.8.2 Formen normaler und veränderter Atmung

Begriffe zur Beschreibung der Atemtätigkeit:
– **Eupnoe:** normale Ruheatmung
– **Dyspnoe:** subjektives Gefühl der Atemnot (z.B. bei Herzinsuffizienz, Lungenerkrankungen)
– **Orthopnoe:** stärkste Atemnot; der Name kommt von der Haltung des Patienten, der zum effektiven Einsatz der Atemhilfsmuskulatur aufrecht sitzt
– **Tachypnoe:** beschleunigte Atemfrequenz
– **Bradypnoe:** verlangsamte Atemfrequenz
– **Hyperpnoe:** erhöhtes Atemzugvolumen
– **Hypopnoe:** vermindertes Atemzugvolumen
– **Apnoe:** Atemstillstand
– **Asphyxie:** Atemstillstand oder verminderte Atmung mit Hypoxie, Hyperkapnie und respiratorischer Azidose, verursacht durch zentrale Schädigungen
– **Hyperventilation:** gesteigerte alveoläre Ventilation, definitionsgemäß immer vergesellschaftet mit einer Hypokapnie
– **Hypoventilation:** verminderte alveoläre Ventilation, definitionsgemäß immer vergesellschaftet mit einer Hyperkapnie

---

Klinik

Störungen der Atemarrhythmogenese (**Abb. 5.6**). Sie können Ausdruck einer Grunderkrankung sein.

Cheyne-Stokes- oder die **Biot-Atmung** sind die Folge von Vergiftungen, Herz-Kreislaufstörungen oder Sauerstoffmangel.

Kussmaul-Atmung nennt man eine beschleunigte und vertiefte Atmung als Kompensationsversuch bei einer metabolischen Azidose (s. Fall Diabetes mellitus, Biochemie, S. 498).

Ateminsuffizienz bedeutet alveoläre Hypoventilation mit arterieller Hyperkapnie. Sie kann ganz verschiedene Ursachen haben, z.B. kann das Atemzentrum durch ein Toxin oder Medikament (z.B. Schmerzmittel) beeinträchtigt sein, eine muskuläre Erkrankung kann zur Beeinträchtigung der Atemmuskulatur führen, die Diffusion in den Alveolen kann durch Entzündung gestört sein oder es kommt zu einem vergrößerten funktionellen Totraum wie z.B. beim Lungenemphysem.

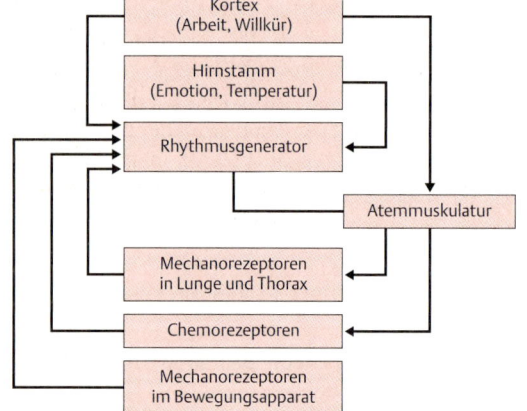

Abb. 5.5 Einwirkung von Atemantrieb auf das Atemzentrum

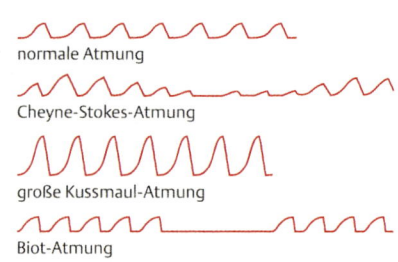

Abb. 5.6 Schematische Darstellung der normalen Atmung und pathologischer Atemtypen.

Eine Ateminsuffizienz führt generell zu einer hypoxämischen Gewebehypoxie aller Organe, wobei am ehesten die Organe Symptome zeigen, die am empfindlichsten auf eine Sauerstoffminderversorgung reagieren. Eine Ateminsuffizienz im Anfangsstadium führt daher zu unspezifischen Frühsymptomen wie Kopfschmerzen, Tagesmüdigkeit, Konzentrationsstörungen und Abnahme der Leistungsfähigkeit.

5.9 Atmung unter ungewöhnlichen Bedingungen

Atmung und deren Anpassungsvorgänge in der Höhe. Bei gleichbleibender prozentualer Luftzusammensetzung nehmen mit zunehmender Höhe der Gesamtluftdruck und die Partialdrücke der Einzelgase ab. Auf Meereshöhe beträgt der Sauerstoffpartialdruck pO_2 etwa 20 kPa. Bis zu einer Höhe von ca. 5000 m hat sich der äußere Luftdruck halbiert. Der inspiratorische pO_2 ist mit 75 mmHg (10 kPa) nur noch halb so groß wie auf Meereshöhe. Der alveoläre pO_2 beträgt noch ca. 40 mmHg/5,3 kPa. Der Körper versucht nun, sich den veränderten Bedingungen anzupassen.

- **Kurzfristige Anpassung:** Kurzfristig kommt es zu einer Hyperventilation, da der abfallende pO_2 als Atemreiz wirkt. Es entwickelt sich eine respiratorische Alkalose, die zu einer erhöhten Affinität von O_2 an das Hämoglobin und damit zur Linksverschiebung der O_2-Bindungskurve im Blut führt. So wird die O_2-Aufnahme in der Lunge erleichtert, die Abgabe ins Gewebe jedoch erschwert.
- **Langfristige Anpassung:** Bei längerem Aufenthalt in Höhenlagen kommt es zu weiteren Adaptationsvorgängen. Die respiratorische Alkalose wird über die renale Bikarbonat-Elimination ausgeglichen, so dass eine Mehratmung ohne nachteilige Wirkung auf den Säure-Basen-Haushalt möglich ist. Der fallende O_2-Gehalt des Blutes stimuliert in der Niere die Bildung von Erythropoetin, das die Neubildung von Erythrozyten im Knochenmark fördert. Die Hämoglobinkonzentration steigt und der O_2-Gehalt (nicht der pO_2!) normalisiert sich wieder. Das Ziel von Sportlern, die in ein Höhentrainingslager gehen!

Klinik

Höhenkrankheit. Erreicht man große Höhen (> 2500 m), ohne dem Körper Gelegenheit zur Anpassung zu geben, kommt es am 2.–4. Tag (vor allem in der Nacht) zur akuten Höhenkrankheit mit Kopfschmerzen, Übelkeit und Müdigkeit, verursacht durch ein Hirnödem und zur Dyspnoe verursacht durch ein Lungenödem.

Unter Normalbedingungen beträgt der Druck im Lungenkreislauf 10 bis 15 mmHg. Bei einem **Höhenlungenödem** kann er, aufgrund einer hypoxischen Vasokonstriktion, auf Werte um die 60 mmHg ansteigen. Dieser hohe Gefäßdruck führt zu Flüssigkeitsaustritt in die Alveolen mit den Symptomen Reizhusten, Zyanose, Tachykardie, Tachypnoe und schließlich Ruhedyspnoe, Orthopnoe und rötlichem Auswurf.

Atmung beim Tauchen. Beim Tauchen übt das umgebende Wasser mit zunehmender Tiefe einen immer größeren Druck auf den Körper und die darin befindlichen Gase aus. Pro 10 m Tiefe steigt der Wasserdruck um 98 kPa (in 10 m Tiefe rund 200 kPa (= 2 Atmosphären).

Schnorcheln ist bis zu einer Tiefe von ca. 40 cm möglich. Der Wasserdruck ist in 1 m Tiefe bereits so hoch, dass die Atemmuskulatur den Thorax gegen diesen Druck nicht mehr erweitern kann. Aktives Einatmen ist dann nicht mehr möglich. Tauchgeräte mit Druckflaschen, die das Atemgasgemisch immer auf den umgebenden Wasserdruck einstellen, ermöglichen Tiefen bis ca. 50 m. Problematisch ist dabei, dass durch die hohen Drücke die Partialdrücke der Atemluftfraktionen ansteigen. Je größer der Partialdruck eines Gases, desto mehr Gas ist im Blut gelöst.

Klinik

Tiefenrausch und Sauerstoffvergiftung. Bei Tauchtiefen von > 40–60 m kann es durch einen hohen N_2-Partialdruck zum Tiefenrausch kommen. Ein zu hoher O_2-Partialdruck ab ca. 75 m Tiefe kann zur Sauerstoffvergiftung führen. Ein Tiefenrausch äußert sich in Euphorie, Angst, Fehlhandlungen oder Bewusstlosigkeit, eine Sauerstoffvergiftung in Krämpfen und Bewusstlosigkeit. In noch größeren Tiefen wird Stickstoff durch Helium ersetzt.

Dekompressionskrankheit. Sie entsteht durch zu schnelles Auftauchen aus großer Tiefe. Das unter hohem Partialdruck in Blut und Gewebe gelöste Gas fällt durch den Druckabfall beim Auftauchen in Form von Gasbläschen aus. Dadurch kommt es zu multiplen Gefäßverschlüssen (Gasembolien), die insbesondere in Hirn und Lunge tödlich sein können. Therapie ist die sofortige Rekompression in einer Druckkammer mit anschließender *langsamer* Dekompression.

5.10 Säure-Basen-Gleichgewicht und Pufferung

Für viele Stoffwechselvorgänge ist ein konstanter Blut-pH-Wert notwendig. An dessen Aufrechterhaltung sind hauptsächlich zwei Systeme beteiligt: Die Lunge als **das respiratorische System**, das den Säure-Basen-Haushalt über den pCO_2 beeinflusst, und das **nichtrespiratorische (= metabolische) System**, das die Konzentration der Pufferbasen reguliert. Das wichtigste Organ des metabolischen Systems ist die Niere (S. 749). Sie reguliert die H^+-Ionen- und Bikarbonatausscheidung über den Harn.

5.10.1 Pufferung und H⁺-Ionen

> **Merke**
>
> **Puffer** nennt man ein in Wasser gelöstes korrespondierendes Säure-Basen-Paar, das geringe Mengen Protonen aufnimmt oder abgibt, ohne dass sich dadurch der pH-Wert ändert. Puffer regulieren pH-Schwankungen.

Die Puffereigenschaften werden in der **Henderson-Hasselbalch-Gleichung** beschrieben: pH = pK_s + log
Je höher die **Dissoziationskonstante** K, desto stärker die Säure. In den pH-Bereichen, die etwa dem pK_s-Wert entsprechen, ist die Pufferkapazität am größten.
Der pH-Wert im arteriellen Blut unter Normalbedingungen liegt zwischen 7,37 und 7,43. Physiologisch wirksame Puffer weisen daher einen pK_s zwischen 6,0 und 8,0 auf.

> **Merke**
>
> Der **pH-Wert** ist der **negative dekadische Logarithmus** der Protonenkonzentration.

5.10.2 Pufferung und CO₂-Austausch

Drei Puffersysteme sind im Organismus von Bedeutung:
– **Bikarbonat-Puffer:** $H^+ + HCO_3^- \leftrightarrow H_2CO_3 \leftrightarrow H_2O + CO_2$
Die Reaktion $H_2CO_3 \leftrightarrow H_2O + CO_2$ läuft im Blut spontan ab. Der pK-Wert dieses Puffersystems liegt mit 6,1 deutlich unter dem physiologischen Blut-pH-Wert. Dass HCO_3^- trotzdem die wichtigste Pufferbase ist, liegt an zwei Dingen: Zum einen ist die Bikarbonatkonzentration mit normalerweise *24 mmol/l* recht hoch, zum anderen handelt es sich bei diesem System um ein *offenes System*. Überschüssiges CO_2 kann über die Lunge abgeatmet werden und der HCO_3^--Gehalt des Blutes wird durch die Niere reguliert. Auf dieser Basis funktionieren die Kompensationsmechanismen bei Störungen im Säure-Basen-Haushalt.
– **Proteinat-Puffersystem:** Es besteht aus ionisierbaren Seitenketten von Aminosäuren in Proteinen, die ebenfalls Puffereigenschaften haben können. Das Hämoglobin in den Erythrozyten und das Albumin im Plasma spielen aufgrund ihrer hohen Blutkonzentration die größte Rolle. Desoxygeniertes Hämoglobin kann Protonen besser abpuffern als oxygeniertes. Der Proteinatpuffer hat den zweitgrößten Anteil an der Gesamtpufferkapazität des Blutes.
– **Phosphat-Puffersystem:** $H^+ + HPO_4^{2-} \leftrightarrow H_2PO_4^-$
Trotz des recht günstigen pK-Wertes (6,8) hat der Phosphat-Puffer nur einen geringen Anteil an der Gesamtpufferkapazität des Blutes. Grund ist die niedrige Konzentration der beteiligten Phosphate im Plasma.

5.10.3 Säure-Basen-Haushalt

Die Niere kann über vielfältige Transportprozesse in den Nierentubuli sowohl die Protonenausscheidung als auch die Bikarbonat-Rückresorption regulieren. Im Normalfall werden pro Tag etwa 50 mmol H⁺-Ionen mit dem Urin ausgeschieden. Der Großteil wird als titrierbare Säure

(Phosphat-Puffersystem) oder Ammonium-Ionen (NH_4^+) ausgeschieden (S. 756). Der Anteil freier Protonen sorgt dafür, dass der Urin leicht sauer ist (pH-Wert ≈ 5,8). Je nach Bedarf kann der Urin aber auch basische pH-Werte annehmen, z. B. zur Kompensation einer Alkalose (S. 757).

5.10.4 Störung des Säure-Basen-Gleichgewichtes Parameter des Säure-Basen-Haushalts

Gesamtkonzentration der Pufferbasen. Sie ergibt sich durch Addition der oben erwähnten drei Puffersysteme. Veränderungen der HCO_3^--Konzentration durch pCO_2-Schwankungen heben sich mit den entgegengesetzten Veränderungen der Proteinate auf: Protonen, die z. B. durch eine vermehrte Bikarbonat-Entstehung freigesetzt werden, werden durch Proteinate abgepuffert, die dadurch in ihrer Konzentration abfallen. Die Summe aus Bikarbonat und Proteinat (und damit die der Gesamtpufferbasen) bleibt dabei gleich. Der Normalwert liegt bei 42–56 (48) mmol/l. Die Gesamtpufferbasen erlauben eine Aussage über das metabolische System.

Basenüberschuss (base excess, BE): Er beschreibt die Zu- oder Abnahme der Gesamtpufferbasen. Positiver BE bei Säurezugabe, negativer BE bei Basenzugabe. Messtechnisch gesehen ist der BE-Wert die Menge an Säure oder Basen, die man einer Blutprobe zusetzen muss, um unter Standardbedingungen (pCO_2 = 40 mmHg, T = 37 °C) wieder einen pH-Wert von 7,4 zu erreichen. Der Normalbereich liegt zwischen –2,5 und +2,5 mmol/l. Die Bestimmung des BE ist nur für das metabolische System geeignet, da respiratorische Einflüsse durch die Messung bei Standardbedingungen ausgeschaltet werden: Die Blutprobe wird vor der Messung künstlich auf einen pCO_2 von 40 mmHg gebracht.

Standardbikarbonatkonzentration. Die Normwerte liegen zwischen 21 und 28 mmol/l, der Mittelwert bei 24 mmol/l. Die Standardbikarbonatkonzentration trifft ebenfalls eine Aussage über das metabolische System und wird unter Standardbedingungen gemessen.

Aktuelles Bikarbonat. Man misst die HCO_3^--Konzentration im Blut unter aktuellen Bedingungen. Hier können respiratorische und metabolische Einflüsse einwirken. Veränderungen lassen sich also keinem System eindeutig zuordnen. Der Normalbereich von 21–28 (24) mmol/l ist identisch mit dem des Standard-Bikarbonats, da die Standardbedingungen im Blut eines gesunden Menschen erreicht werden.

Arterieller CO₂-Partialdruck. Er ist der wichtigste Parameter des respiratorischen Systems. Sein Normalbereich liegt bei 5,3 kPa = 40 mmHg.

Plasma-pH. Sein Normalbereich liegt bei 7,37–7,43 (7,4).

Azidose und Alkalose

Als **Azidose** wird der Abfall des pH-Wertes im Plasma unter 7,37, als **Alkalose** ein Anstieg über 7,43 bezeichnet. Je nach vorliegender Störung spricht man von metabolischen (nicht respiratorischen) oder respiratorischen Azidosen bzw. Alkalosen. Ist eines der beiden Systeme gestört, so versucht das jeweils andere, die Störung zu kompensieren. Die Kompensationsmechanismen benötigen eine gewisse Anlaufzeit.

– Bei **akuten Störungen** sind nur die Parameter für eines der Systeme verändert.
– Bei **teilkompensierten Störungen** sind Parameter beider Systeme verändert und der pH-Wert weicht von 7,4 ab.
– Bei **voll kompensierten Störungen** sind Parameter beider Systeme verändert und der pH-Wert liegt wieder bei 7,4.

Klinik (Tab. 5.2)

Primär respiratorische Azidose. Eine Funktionsstörung des Atemapparates führt zu verminderter CO_2-Abatmung. Durch einen hohen pCO_2 fällt der Blut-pH-Wert. Die metabolischen Parameter BE und Standard-Bikarbonat sind in der akuten Situation unverändert. Später führen Kompensationsmechanismen zu einem positiven BE-Wert und einem erhöhten Standard-Bikarbonat. Ursache ist eine alveoläre Hypoventilation, z.B. beim Lungenemphysem, Asthma-Anfall oder Störungen des Atemzentrums.

Primär respiratorische Alkalose. Durch eine alveoläre Hyperventilation kommt es über einen pCO_2-Abfall zu einem pH-Anstieg. Kompensatorisch führt dies zu einem negativen BE-Wert und niedrigem Standard-Bikarbonat. Die alveoläre Hyperventilation ist oft psychogen bedingt (Aufregung, Stress), kann aber auch bei verstärkter Atmung in großer Höhe oder durch eine direkte oder reflektorische Reizung der Atemzentren, z.B. durch Hirnschädigung, erfolgen.

Primär metabolische Azidose. Zusätzliche Protonen führen zur Ansäuerung des Blutes. Die Pufferbasen fallen ab (BE negativ, Standard-Bikarbonat erniedrigt). Ursachen sind Ketoazidose bei schlecht eingestelltem Diabetes mellitus, anaerobe Glycolyse bei starker Muskelarbeit (Lactat-Azidose) oder Niereninsuffizienz, bei der zu wenig Protonen über den Urin ausgeschieden werden. Der Kompensa-

tionsmechanismus besteht in einer Hyperventilation mit resultierendem pCO_2- und pH-Anstieg.

Primär metabolische Alkalose. Protonen können z.B. über das Erbrechen sauren Magensaftes verloren gehen. Es resultiert ein positiver BE und ein erhöhtes Standard-Bikarbonat. Die respiratorische Kompensationsmöglichkeit durch Hypoventilation (pCO_2 ↑) ist durch den Sauerstoffbedarf des Körpers limitiert.

Neben der pH-Abweichung entsteht für Patienten mit einer **Azidose** eine weitere bedrohliche Situation: Mit fallendem pH-Wert im Blut tritt eine zunehmende Verschiebung von K^+-Ionen aus dem Intra- in den Extrazellularraum auf. Da eine **Hyperkaliämie** erregbare Zellen depolarisiert, können neuromuskuläre Störungen und Herzrhythmusstörungen auftreten.

Wichtigstes **Therapieprinzip bei Säure-Basen-Störungen** ist die Behandlung der Grundkrankheit (z.B. Einstellung des D. mellitus bei Ketoazidose, Hämodialyse bei Niereninsuffizienz). In Notfallsituationen ist zunächst eine symptomatische Therapie notwendig, um die Zeit bis zur endgültigen Therapie zu überbrücken. Bei Azidosen ist eine ausreichende Flüssigkeitszufuhr zur Verdünnung der Protonenkonzentration wichtig. In bestimmten Fällen wird der Blut-pH-Wert mit $NaHCO_3$ abgepuffert.

Akutes Hyperventilations-Syndrom. Es wird durch Stress, Konflikte oder psychische Erkrankungen ausgelöst. Durch die vermehrte Abatmung von CO_2 entsteht eine respiratorische Alkalose mit beeindruckenden neurologischen Symptomen: Kribbeln, Taubheits- und Lähmungsgefühle in den Extremitäten, Schwindel und Sehstörungen. Klassisches Symptom der Hyperventilationstetanie ist jedoch die „Pfötchenstellung" der Hände. Grund für die Symptomatik ist zum einen eine reflektorische Engstellung zerebraler Gefäße und zum anderen eine erhöhte Erregbarkeit von Muskulatur und Neuronen. Diese kommt durch eine vermehrte Proteinbindung der Ca^{2+}-Ionen im Blut durch den alkalischen pH-Wert zustande. Die resultierende Erniedrigung der extrazellulären Kalziumkonzentration bewirkt

Tabelle 5.2 Befundkonstellationen bei Störungen des Säure-Basen-Haushalts (n: normal, ↑: erhöht, ↓: erniedrigt) (nach Lorenz)

Störung	pH	pCO2	Basen-Überschuss/ HCO_3^-
akute respiratorische Azidose	↓	↑	n
(teil)kompensierte respiratorische Azidose	n/↓	↑	↑
akute respiratorische Alkalose	↑	↓	n
(teil)kompensierte respiratorische Alkalose	n/↑	↓	↓
akute metabolische Azidose	↓	n	↓
(teil)kompensierte metabolische Azidose	n/↓	↓	↓
akute metabolische Alkalose	↑	n	↑
(teil)kompensierte metabolische Alkalose	n/↑	↑	↑
kombinierte Azidose	↓	↑	↓

Biologie

Histologie

Anatomie

Chemie

Biochemie

Physik

Physiologie

Psych./Soz.

eine Absenkung der Schwelle für die Auslösung von Erregungen und damit eine Erregbarkeitssteigerung.

Als **Therapie** steht die Beruhigung des Patienten im Vordergrund. Zudem kann der Patient durch Rückatmung der eigenen Ausatemluft aus einer Plastiktüte den pCO_2 wieder steigern. Auch die Gabe eines leichten Beruhigungsmittels kommt infrage.

6 Arbeits- und Leistungsphysiologie

6.1 Allgemeine Grundlagen

Der menschliche Körper ist in der Lage, unter Energieverbrauch Leistung zu verrichten. Bei körperlicher Anstrengung wird in erster Linie Muskelarbeit geleistet. Hierbei ist die Versorgung der Muskulatur mit Sauerstoff und Nährstoffen der limitierende Faktor für die Leistungsfähigkeit. Um dies zu gewährleisten und die entstandenen Stoffwechselprodukte abzutransportieren, müssen Anpassungsvorgänge fast aller Körpersysteme stattfinden.

6.1.1 Muskelarbeit

Siehe auch ab S. 805.
Der Muskelapparat des Menschen macht etwa 36–44% des Körpergewichts aus und unterliegt trainings-, geschlechts- und altersbedingten Veränderungen. Phosphate, Glycogen und Fette stehen als Energiequelle zur Verfügung. Der Wirkungsgrad der Muskulatur liegt bei 25%. Etwa 30 Sekunden lang können chemische Prozesse in der Muskulatur weitgehend ohne Sauerstoff ablaufen (anaerobe Leistung), danach ist die Zufuhr von Sauerstoff notwendig (aerobe Leistung).

Arbeit ist definiert als Produkt aus Kraft F (N) mal Weg s (m) und bezeichnet die Energie, die für eine bestimmte Tätigkeit aufgebracht werden muss. Ihre Einheit ist N · m = **Joule** (J). Im physiologischen Sinne wird alles als Arbeit bezeichnet, was einen erhöhten Energieumsatz im Muskel bedingt.

– **Dynamische Arbeit:** Der Muskelkontraktion folgt eine Muskelerschlaffung, z.B. beim Hochsteigen einer Treppe. *Positiv dynamische Arbeit:* Die Muskelkraft übersteigt die äußere Kraft und der Muskel verkürzt sich. *Negativ dynamische Arbeit:* Die Muskelkraft ist kleiner als die äußere Kraft und der Muskel verlängert sich.
– **Statische Arbeit**: Muskelkraft und äußere Kraft sind gleich, die Muskellänge bleibt konstant, z.B. beim Koffertragen. Statische Arbeit ist für den Körper relativ ungünstig, da durch die Daueranspannung der Muskulatur die Durchblutung gedrosselt wird.

> **Merke** **Leistung** wird aus Arbeit pro Zeit in J/s = **Watt** (W) angegeben.

6.1.2 Kurzzeitbelastung und Ausdauerbelastung

Siehe auch S. 726.
Der Grundumsatz des Menschen beträgt ca. 1–1,2 W/kg Körpergewicht (KG). Auf Dauer kann ein untrainierter Mensch Leistungen im Bereich des 5- bis 10-Fachen Grundumsatzes durchhalten (also 5–10 W/kg KG). Die Leistung, die ein Mensch mindestens acht Stunden durch-

halten kann ohne zu ermüden, wird als **Dauerleistungsgrenze** bezeichnet. Trainingszustand, konstitutionelle und psychische Faktoren beeinflussen sie.

Bei Arbeit unterhalb dieses Bereichs stellt sich ein **Steady State** der Herzfrequenz und Sauerstoffaufnahme ein, als Zeichen einer ausreichenden Sauerstoffversorgung der Muskulatur. Bei einem Untrainierten ist die Dauerleistungsgrenze im Normalfall überschritten, wenn die Herzfrequenz auf über 140 min^{-1} ansteigt. Die Dauerleistungsgrenze lässt sich durch Training bis zum 20-fachen Grundumsatz (20 W/kg KG) steigern. Für kurzzeitige Höchstleistungen (z.B. 100-m-Lauf) kann der Energieumsatz auf das bis zu 275-Fache des Grundumsatzes ansteigen. Es können also Leistungen bis 275 W/kg KG erbracht werden.

Folgende Werte gelten für Tätigkeiten, die regelmäßig über längere Zeit bei achtstündiger Arbeit pro Tag erbracht werden:

– **Freizeitumsatz:** Mann: 9,6 MJ/d, entspricht 110 W; Frau: 8,4 MJ/d, entspricht 97 W.
– **Leichte und mittelschwere Arbeit:** Mann (70 kg) bis zum doppelten Wert des Grundumsatzes, etwa 14 MJ/d / Frau etwa 12 MJ/d.
– **Schwere- und Schwerstarbeit:** Mann bis zum dreifachen Wert des Grundumsatzes, etwa 20 MJ/d, entspricht 240 W / Frau etwa 15 MJ/d, entspricht 186 W.

Energiebereitstellung im aktiven Muskel. Für die Kontraktionsvorgänge benötigen die Muskelzellen Energie in Form von ATP:

– **Intrazelluläres ATP:** Der Vorrat reicht für die ersten Sekunden der Muskelaktivität. Bei andauernder Belastung, etwa weitere 20—25 Sekunden, wird die als Kreatinphosphat gespeicherte Energie in ATP umgewandelt. Kurzfristige Höchstleistungen z.B. bei einem 100-m-Sprint sind möglich.
– **Anaerobe Glycolyse:** Sie setzt etwa nach einer halben Minute ein. Glucose-6-Phosphat, das dem Glycogenvorrat der Muskelzelle entstammt, wird zu Milchsäure (Laktat) abgebaut. Pro Molekül Glucose-6-Phosphat werden 3 Moleküle ATP frei. Ein Molekül freie Glucose aus dem Blut bringt der Muskelzelle nur 2 Moleküle ATP. Bei schwerer körperlicher Arbeit steigt die Laktat-Konzentration durch die anaerobe Glycolyse stark an. Während der Ruhewert um 1 mmol/l liegt, kann im Extremfall ein Laktatspiegel von über 15 mmol/l erreicht werden. Dies resultiert in einer metabolischen Azidose (S. 721).
– **Aerobe Glycolyse und Fettsäureoxidation:** Sie setzen nach etwa 1 Minute ein. Bei schwerer Arbeit, bei der der Muskel nicht so gut durchblutet ist, muss daneben die anaerobe Glycolyse mitlaufen.

Laktatstoffwechsel bzw. Energiegewinnung aus Laktat. Laktat wird in den **Citratzyklus** eingeschleust und dort vollständig zu CO_2 und H_2O oxidiert. Dies dient der Energiegewinnung und findet in der Skelettmuskulatur (hauptsächlich in roten Muskelfasern) und im Myokard statt. Während der Arbeit ist Laktat außerdem der wichtigste Energielieferant des Herzens. Mit dem Blutstrom gelangt Laktat auch zur Leber und wird dort der **Gluconeogenese** zugeführt.

Beide Wege werden nur unter **aeroben** Bedingungen beschritten, also bei Arbeit unterhalb der Dauerleistungsgrenze oder nach Beendigung einer ermüdenden Tätigkeit.

Sauerstoffschuld. Das respiratorische System nimmt nach der Belastung vermehrt Sauerstoff auf, um die Energiespeicher aufzufüllen (**Abb. 6.1**). Die kurzzeitige anaerobe Energiegewinnung über Kreatinphosphat, anaerober Glycolyse, Myoglobin-O_2 und den Blut-O_2-Reserven wird als Sauerstoffschuld bezeichnet. Sie wird nach Ende der Belastung durch kurzfristige Fortführung der gesteigerten O_2-Aufnahme wieder ausgeglichen. Bei Belastungen über der Dauerleistungsgrenze hinaus ist die **Nachatmung** von Sauerstoff besonders groß.

6.2 Organbeteiligung

6.2.1 Blut

Die Funktion des Blutes bei der Versorgung der Organe mit Sauerstoff wird ausführlich im Biochemie-Teil, S. 564, besprochen.

6.2.2 Lunge

Unter Belastung kann die Sauerstoffaufnahme des Körpers je nach Trainingszustand um den Faktor 10–20 gesteigert werden. Ausgehend von einem Ruhewert von 0,25 l/min können so bis zu 5 l O_2/min aufgenommen werden. Die Steigerung kommt durch ein erhöhtes Herzzeitvolumen sowie ein gesteigertes Atemzeitvolumen zustande. Letz-

teres erreicht bis zu 120 l/min, resultierend aus tieferen Atemzügen (bis zu 2 l) und einer verstärkten Atemfrequenz (bis zu 60/min). Zusätzlich führt die Sympathikus-Aktivierung vermittelt über β_2-Rezeptoren zu einer Bronchodilatation. Der verstärkte Blutstrom durch die Lunge eröffnet zusätzliche Lungenkapillaren. Gleichzeitig werden durch tiefere Atemzüge zusätzliche Alveolen eröffnet. Beides führt zu einer verbesserten Diffusionskapazität der Lunge.

Diese beschriebenen Mechanismen greifen bereits im unteren Leistungsbereich. Die Partialdrücke im Alveolarraum verändern sich hierbei allerdings praktisch nicht. Erst bei starker Anstrengung und anaerober Energiegewinnung wird die zunehmende Ansäuerung des Blutes durch Laktat zu einem zusätzlichen Atemreiz. Die resultierende Mehratmung kann zum Absinken sowohl des alveolären als auch des arteriellen CO_2-Partialdruckes führen. Der arterielle O_2-Partialdruck bleibt bei Arbeit konstant, während der gemischtvenöse absinkt. Dies ist bedingt durch eine höhere Sauerstoffausschöpfung, vor allem durch die arbeitende Muskulatur. Die $avDO_2$ (arteriovenöse Sauerstoffdifferenz) kann von 0,05 auf 0,15 ansteigen.

> **Merke**
>
> Die **erhöhte Sauerstoffaufnahme** des Körpers steigt nicht sprunghaft zu Beginn der körperlichen Arbeit an, sondern benötigt **bis zu 5 Minuten**, um sich dem Bedarf anzupassen. Sie erreicht dann ebenso wie die Herzfrequenz einen Steady State.

6.2.3 Kreislaufsystem

Siehe auch S. 690, S. 699 und S. 702.

Herz-Kreislauf-System. Die Anpassung erfolgt über eine Aktivierung des Sympathikus. Im Nebennierenmark werden Katecholamine freigesetzt, die verschiedene Wirkungen entfalten (S. 777).

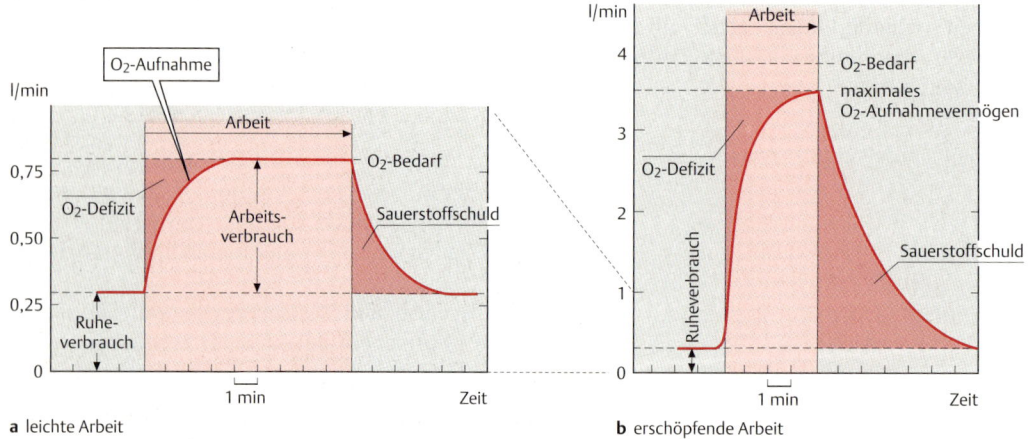

a leichte Arbeit **b** erschöpfende Arbeit

Abb. 6.1 **Sauerstoffaufnahme des Körpers bei Arbeit unterhalb der Dauerleistungsgrenze und darüber.** Ein zu Beginn der Arbeit entstandenes O_2-Defizit wird nach deren Ende als Sauerstoffschuld ausgeglichen.

Gefäße. Die Anpassungsreaktion erfolgt über α_1-Rezeptoren, die eine Engstellung der Gefäße in der Haut und im Splanchnikus-Gebiet vermitteln. Da gleichzeitig die Muskelgefäße weit gestellt sind, wird das Blut zugunsten der tätigen Muskulatur umverteilt. Von dieser Umverteilung sind Gehirn (gleich bleibende Durchblutung) und Herz (vermehrte Durchblutung) nicht betroffen. Gleichzeitig wird der venöse Rückstrom zum Herzen verstärkt (erhöhter Preload). Dies geschieht durch eine **Konstriktion der Venen**, vermittelt über α-Rezeptoren. So wird die Blutmenge, die sich in Ruhe im venösen Blutpool befindet, mobilisiert.

Herz. Es kommt zur Steigerung von **Herzfrequenz** und **Kontraktilität** (positive Chrono- und Inotropie). Durch den venösen Rückstrom nehmen Schlagvolumen und Herzzeitvolumen (HZV) zu. Außerdem sorgen Afferenzen (C-Fasersrn) aus der arbeitenden Muskulatur für einen Anstieg der Herfrequenz bei schwerer dynamischer Arbeit.

Das HZV kann beim Untrainierten um den Faktor 3–4 gesteigert werden, also von 5 l/min auf bis zu 20 l/min. Bei Hochleistungssportlern steigt es bis auf 30–40 l/min an. Das erhöhte HZV kommt durch die gesteigerte Herzfrequenz (bis 200/min) zustande, da das Schlagvolumen zu Beginn relativ gering ansteigt und im weiteren Verlauf der Belastung konstant bleibt.

Bei leichter und mittlerer Arbeit erreicht die Frequenz nach einem anfänglichen Anstieg einen neuen konstanten Wert. Das Kreislaufsystem hat sich dann den Erfordernissen der Muskulatur angepasst, ein neues Gleichgewicht (Steady State) hat sich eingestellt. Bei schwerster körperlicher Arbeit steigt die Herzfrequenz kontinuierlich. Dieser **Ermüdungsanstieg** zeigt, dass Arbeit oberhalb der Dauerleistungsgrenze verrichtet wird. Nach Ende der Belastung fällt die Frequenz auf das Ruheniveau ab. Die Anzahl der Herzschläge vom Ende der Belastung bis zum Erreichen des Ruheniveaus wird als **Erholungspulssumme** bezeich-net. Nach Arbeit unterhalb der Dauerleistungsgrenze sollte sie unter 100 Schlägen liegen (**Abb. 6.2**).

Klinik

Herzinsuffizienz. Es handelt sich um eine Funktionsstörung des Herzens mit herabgesetztem Herzzeitvolumen. In der Folge wird nicht genügend Blut durch die Körperperipherie gepumpt, um die Durchblutung aller Organe zu gewährleisten und damit ihren Bedarf an Sauerstoff und Nährstoffen zu decken. Die Ursachen sind vielfältig, z.B. Durchblutungsstörungen des Herzmuskels (koronare Herzkrankheit), Entzündung des Herzmuskels (Myokarditis) oder Defekte der Herzklappen, die eine Druck- oder Volumenbelastung des Herzens hervorrufen. Durch diese Funktionsstörung ist das Herz je nach Schweregrad der Störung nicht mehr in der Lage, das HZV entsprechend der körperlichen Belastung zu steigern; es kommt bei körperlicher Belastung zu klinischen Symptomen wie Atemnot und vorzeitiger Erschöpfung. Das Ausmaß dieser Symptome ist Grundlage einer Stadieneinteilung des Schweregrades der Herzinsuffizienz. Eine wichtige Frage bei der Diagnostik einer Herzinsuffizienz ist daher immer die Frage nach der körperlichen Belastbarkeit, z.B.: Wie viele Treppenstufen können Sie nach oben gehen, ohne Luftnot zu bekommen?

Arterieller Blutdruck. Er steigt durch Vasokonstriktion in der Peripherie und erhöhtem HZV. Der Effekt ist auf den systolischen Blutdruck höher als auf den diastolischen. Während Ersterer um 20 mmHg oder mehr steigt, bleibt der diastolische Druck fast unverändert, nimmt nur wenig zu oder sinkt sogar etwas. Der arterielle Mitteldruck steigt nur leicht an. Der Blutdruckanstieg bei Armarbeit ist stärker ausgeprägt als bei Beinarbeit, da bei Armarbeit eine geringere Muskelmasse tätig ist, deren Gefäße weit gestellt sind. Der systemische Kreislaufwiderstand ist höher.

6.2.4 Skelettmuskulatur

Siehe auch S. 807 und S. 810.

Der erhöhte Sauerstoffbedarf bei Muskelarbeit wird durch eine **erhöhte Durchblutung** gedeckt. Dafür müssen Atmung, Herz und Kreislauf ihre Aktivitäten anpassen, was einige Minuten dauert. In der Zwischenzeit kann die Zelle ihren Bedarf durch erhöhte Sauerstoffausschöpfung aus dem Blut und durch an Myoglobin gebundenes O_2 decken. Am Ende der körperlichen Leistung wird diese O_2-Schuld durch erhöhte **Nachatmung** ausgeglichen.

Die Durchblutung der **aktiven Muskulatur** kann bis um das 40-Fache gegenüber der Ruhedurchblutung steigen. Die Regulierung erfolgt durch lokale Faktoren, so dass nur die gerade tätigen Muskeln verstärkt durchblutet werden.

Merke
Zu den **vasodilatatorischen Faktoren** zählen fallender O_2-Partialdruck, steigender CO_2-Partialdruck sowie pH-Abfall. Zusätzlich wird NO gebildet und die Noradrenalin-Freisetzung aus sympathischen Nervenendigungen lokal gehemmt.

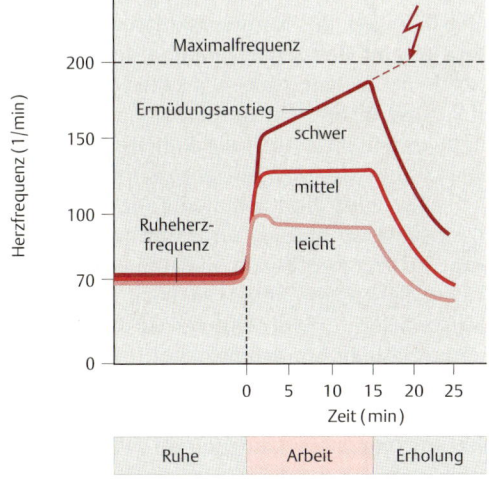

Abb. 6.2 Veränderungen der Herzfrequenz bei wechselnder körperlicher Arbeit (nach Silbernagl/Despopoulos)

Biologie · Histologie · Anatomie · Chemie · Biochemie · Physik · Physiologie · Psych./Soz.

Bei **statischer Muskelarbeit** kann die Durchblutung kaum gesteigert werden, da die Blutgefäße durch die dauerhafte isometrische Kontraktion komprimiert werden.

Bei **dynamischer Arbeit** wechseln sich hingegen Phasen der An- und Entspannung oft ab, so dass in den Entspannungsphasen eine ausreichende Durchblutung gewährleistet ist.

Bereits ab einer tonischen Muskelkontraktion von 30 % der Maximalkraft ist die Versorgungssituation unzureichend. Die Energiegewinnung erfolgt dann anaerob. Die Kontraktion kann bei statischer Arbeit aus den genannten Gründen nur kurz durchgehalten werden. Außerdem ist nur ein kleiner Anteil der Muskelkraft verfügbar.

6.2.5 ZNS

Siehe auch S. 704.

 Merke Auch bei schwerer körperlicher Arbeit bleibt die **Durchblutung des Gehirns** weitestgehend **konstant**, da dieses sehr empfindlich auf Sauerstoffmangel reagiert.

6.3 Erfassung von Leistung und Leistungsbeurteilung

6.3.1 Spiroergometrie

Siehe auch S. 710.

Die Leistungsfähigkeit des Menschen kann mittels Ergometrie oder durch die Bestimmung des Laktatspiegels im Blut gemessen werden. Diese Methoden macht man sich auch bei der Überprüfung von Trainingseffekten zunutze.

Ergometrie. Unter Überwachung der Vitalfunktionen (EKG, Blutdruck) erbringt der Proband eine bestimmte Leistung. Jedoch erfasst ein Ergometer (z. B. Fahrradergometer) nur die nach außen abgegebene Leistung. Der tatsächliche Energieumsatz ist höher, da der Wirkungsgrad der Energieverwertung im Muskel nur bei maximal 30 % liegt. Der Rest geht als Wärme verloren.

– *Fahrradergometrie:* Über Pedale wird ein Schwungrad in Bewegung gesetzt, das den Tretbewegungen einen definierten Widerstand entgegensetzt. Die Leistung wird in Watt angezeigt.

– *Laufbandergometer:* Der Proband läuft auf einer schiefen Ebene gegen die Bandbewegung an. Aus Körpergewicht des Probanden, Neigungswinkel und Bandgeschwindigkeit wird die erbrachte Leistung berechnet. Nachteil ist die häufige Überlagerung des EKGs mit Wackel-Artefakten durch die Körperbewegungen beim Laufen.

Laktatspiegel im Blut. Je schlechter der Trainingszustand, desto höher ist bei einer bestimmten Leistung der Laktatspiegel, da der Muskel vermehrt anaerobe Energiegewinnung betreibt. Auch lässt sich sagen, ob eine Arbeit über- oder unterhalb der Dauerleistungsgrenze liegt:

– Laktatspiegel **unter 2 mmol/l** deuten auf eine ausreichende Energiegewinnung mittels **aerober Vorgänge** hin. Es ist zu erwarten, dass die ausgeführte Arbeit auch über eine lange Zeit hinweg durchgehalten werden kann (**Tab. 6.1**).

– Konzentrationen **zwischen 2 und 4 mmol/l** bezeichnet man als **aerob-anaeroben Übergangsbereich**. Zu den aeroben Vorgängen gesellt sich nun auch die anaerobe Energiegewinnung.

– Wird die **anaerobe Schwelle** von **4 mmol/l** Laktat erreicht, so ist eine weitere Leistungssteigerung nicht mehr zu erwarten. Anaerobe Energiegewinnung überwiegt und wird über kurz oder lang zur Ermüdung führen.

Tabelle 6.1 Kennzeichen der Arbeit unterhalb der Dauerleistungsgrenze

Leistungsfaktoren	Werte
Herzfrequenz	Steady State im Bereich < 130/min
Herzzeitvolumen	< 10 l/min
O_2-Aufnahme	Steady State im Bereich < 1,5 l/min
Laktatspiegel	< 2 mmol/l
Erholungspulssumme	< 100

6.3.2 Training

Training. Durch regelmäßiges Training kann der Mensch seine Leistungsfähigkeit steigern. Dabei fördert das Ausdauertraining die Leistungsfähigkeit für andauernde Arbeit, das Krafttraining die Leistungsfähigkeit für kurzzeitige Muskelkontraktionen.

– **Ausdauertraining:** Mehrmals in der Woche erfolgt die Wiederholung einer länger dauernden, nicht erschöpfenden Tätigkeit (z. B. 5-mal in der Woche 30 Minuten Joggen bei einer Herzfrequenz um 130/min). Es fördert die Leistungsfähigkeit des kardiovaskulären Systems. Insbesondere nimmt das Schlagvolumen des Herzens zu. Ein gleich hohes Herzzeitvolumen kann so mit einer geringeren Schlagzahl erreicht werden. Mit zunehmendem Schlagvolumen sinkt auch die Ruhefrequenz des Herzens ab, während das Herzgewicht zunimmt. In der Muskulatur selbst wird die Kapillarisierung gefördert, so dass die Muskeldurchblutung verbessert wird.

– **Krafttraining:** Kurzfristige Maximalleistungen der betroffenen Muskelgruppen führen zu einer Hypertrophie der Muskelfasern. Die gesteigerte Muskelkraft erfolgt aus dem erhöhten Muskelquerschnitt. Bei reinem Krafttraining wird jedoch nur die Leistungsfähigkeit für kurzzeitige statische Kontraktionen gefördert, die für dynamische und vor allem andauernde Arbeit bleibt unbeeinflusst.

Biologie | Histologie | Anatomie | Chemie | Biochemie | Physik | **Physiologie** | Psych./Soz.

Begabung. Unter diesem Begriff werden leistungsbestimmende Persönlichkeitsmerkmale zusammengefasst, die nicht oder nur unwesentlich durch Training beeinflusst werden können.

6.3.3 Ermüdung und Erholung

Siehe auch S. 723.

Ermüdung. Es kommt zur Ermüdung, wenn der Sauerstoff- und Nährstoffbedarf der Muskulatur bei körperlicher Arbeit nicht mehr ausreichend bereitgestellt werden kann. Limitierend für die Sauerstoffaufnahme ist die lokale Muskeldurchblutung oder die generelle Sauerstoffaufnahme des Körpers. Leistungsbegrenzender Faktor ist das **maximal erreichbare Herzzeitvolumen**. Zu unterscheiden gilt physische (periphere) und psychische (zentrale) Ermüdung:

- **physische Ermüdung:** Es kommt zu einem zunehmenden Verbrauch von Energievorräten und einer Anhäufung von Laktat im Muskel. Ein Auffüllen der Vorräte und ein Abtransport von Laktat ist nur während der Erschlaffungsphase möglich. Problematisch wird dies bei Arbeit oberhalb der Dauerleistungsgrenze. Die Erschlaffungsphasen sind dann zu kurz für einen effektiven Abtransport des Laktats und der Sauerstoffversorgung des Muskels. Das Atemzeitvolumen steigt überproportional zur Sauerstoffaufnahme an. Beides führt nach einiger Zeit zur Ermüdung des Muskels und zum Abbruch der ausgeführten Tätigkeit.
- **Psychische Ermüdung:** Die Fortsetzung einer Leistung wird durch eine Abnahme der zentralnervösen Steuerung behindert. Das kann bei anstrengender geistiger Arbeit (Konzentrations- und Geschicklichkeitsleistungen), aber auch bei physischer Arbeit auftreten. Gerade Schwerarbeit oder monotone Arbeit kann zur psychischen Ermüdung führen. Durch äußere Faktoren wie schlechte Arbeitsplatzgestaltung, Lärm, Hitze, Schmerzen oder psychische Belastungen wird diese noch verstärkt. Die Ermüdung kann durch plötzliche Aufmerksamkeitssteigerung (z.B. Schreck), Wechsel der Tätigkeit oder steigende Motivation aufgehoben werden.

Merke
Muskelkater ist die Folge einer Zerreißung der Z-Scheiben. Es kommt zu einer lokalen Entzündungsreaktion mit Schwellung und Schmerzen.

Erschöpfung. Sie tritt ein, wenn eine körperliche Arbeit oberhalb der Dauerleistungsgrenze nicht rechtzeitig abgebrochen wird oder wenn nach wiederholten Höchstleistungen die Erholungsphasen zu kurz sind. Die Regulationssysteme sind dann in ihrer Funktion schwer beeinträchtigt, so dass ein Zustand maximaler Ermüdung auftritt, der zum Arbeitsabbruch führt.
- **Akuter Erschöpfungszustand:** Infolge Schwerstarbeit mit hoher Stoffwechselintensität können massive metabolische Azidosen auftreten. Akute Erschöpfungszustände müssen noch nicht zu Dauerschäden führen, extreme Höchstleistungen allerdings, wie sie z.B. unter dem Einfluss von Dopingmitteln auftreten, können durchaus dazu führen.
- **Chronische Erschöpfung** tritt bei anhaltender Schwerstarbeit oder Extrembelastung ohne ausreichende Erholung ein. Folgen sind lang anhaltende Störungen oder lebensbedrohliche Zusammenbrüche der Regulationssysteme.

Überbelastung. Dieser Zustand tritt ein, wenn eine Erholung nach einer Ermüdungsphase unzureichend gewährt wird. Chronische Schäden im Bereich des Bewegungsapparates können die Folge sein. Wird die Höchstleistungsgrenze überschritten, treten akute Schäden wie Knochenbrüche, Sehnenrupturen oder Muskelrisse auf.

Erholung. Nach Beendigung der Arbeit müssen die Stoffwechselzwischen- und -endprodukte aus den Muskeln abtransportiert und ausgeschieden bzw. verstoffwechselt werden. In erster Linie sind dies Kohlendioxid, Laktat und H^+-Ionen. Dazu müssen die Defizite in der Energie- und Wasserbilanz ausgeglichen werden.

Merke
Die **Erholungspulssumme** gibt die Anzahl derjenigen Pulse an, die in der Erholungsphase über dem Ausgangswert liegen. Sie ist umso höher, je schwerer die geleistete Arbeit war.

7 Ernährung, Verdauungstrakt, Leber

7.1 Ernährung

7.1.1 Nahrungsmittel

Die Nahrung setzt sich zusammen aus Kohlenhydraten, Fetten, Eiweißen (Proteine), Vitaminen, Spurenelementen, Ballaststoffen, Salzen und Wasser.

Nährstoffe im Sinne der Energiegewinnung sind **Kohlenhydrate, Fette** und **Proteine.** Durch ihre Verbrennung zu CO_2 und H_2O kann der Körper Energie in Form von ATP gewinnen. Hierfür sind die einzelnen Energielieferanten prinzipiell untereinander austauschbar. Man spricht in diesem Zusammenhang von der Isodynamie der Nahrungsstoffe. Während für Kohlenhydrate (Glycogen) und für Fette (Fettgewebe) Speicherfunktionen als Energiereserven vorgesehen sind, gibt es für Proteine oder Aminosäuren kein solches Reservoir.

Für den Baustoffwechsel, d.h. für den Aufbau von Körpergewebe, ist die **chemische Struktur** entscheidend, da die Substanzen nicht beliebig ineinander umgewandelt werden können (aus Fett kann der Körper beispielsweise keine Glucose bilden). Stoffe, die der Körper nicht selbst synthetisieren kann, werden als **essenzielle Nahrungsbestandteile** bezeichnet, von ihnen müssen jeweils bestimmte Mindestmengen aufgenommen werden.

> **Merke**
>
> Für die **Energiegewinnung** sind die Nährstoffe Kohlenhydrate, Fette und Proteine untereinander **austauschbar**. Zur Verwendung als **Baustoffe** können sie **nicht** beliebig **ineinander überführt** werden.

Vitamine und Spurenelemente. Sie werden zwar nur in sehr geringen Mengen benötigt, sind aber dennoch lebensnotwendig und stellen einen essenziellen Bestandteil der Nahrung dar. Detaillierte Informationen zu Vitaminen und Spurenelementen finden Sie im Buchteil Biochemie ab S. 457.

Ballaststoffe. Es handelt sich um unverdauliche Faserstoffe, die wichtig sind für eine funktionierende Verdauung, da sie das Volumen des Nahrungsbreis im Intestinaltrakt erhöhen und für eine beschleunigte Kolonpassage sorgen.

> **Klinik**
>
> **Parenterale Ernährung.** Bei bestimmten Erkrankungen ist eine künstliche Ernährung unter Umgehung des Magen-Darm-Trakts unumgänglich. Dem Patienten wird dabei per Infusion eine Nährlösung zugeführt, die je nach Bedarf in unterschiedlichen Zusammensetzungen Kohlenhydrate (meist Glucose), Aminosäuren, Vitamine, Spurenelemente, Elektrolyte und Fettemulsionen enthalten kann.

7.1.2 Inadäquate Ernährung

Der tägliche Energiebedarf liegt grob geschätzt bei Männern etwa bei 8000–13000 kJ/d (ca. 2000–3000 kcal/d), bei Frauen bei 6000–10000 kJ/d (ca. 1500–2500 kcal/d). Nach Empfehlungen der DGE sollte er etwa zu 50% aus Kohlenhydraten, maximal 30–35% aus Fett und ca. 20% aus Proteinen gedeckt werden. Eine deutliche Über- oder Unterschreitung des Energiebedarfs ist ebenso wie eine einseitige Ernährung, die zu einem Mangel an essenziellen Nahrungsbestandteilen führen kann, langfristig ungesund. Kurzfristig kann auch ein kompletter Verzicht auf die Nahrungszufuhr (Fasten) durch Zugriff auf körpereigene Reserven problemlos toleriert werden. In diesem Fall versucht der Körper, seinen Energieverbrauch zu drosseln.

7.1.3 Regulation der Nahrungsaufnahme

Hunger wird vor allem durch Absinken der Blutzuckerkonzentration ausgelöst. In unserer Kultur mit ausreichendem Nahrungsangebot wird die Nahrungsaufnahme aber zu einem großen Teil über klassische Konditionierung (typische Essenszeiten, ansprechende Zubereitung etc.) gesteuert. Während des Essvorgangs lässt der Hunger durch die Kaubewegung sowie Reizung von Geruchs- und Geschmackssensoren und die Aktivierung von Mechanosensoren im Magen bereits nach (präresorptive Sättigung), obwohl der Blutzuckerspiegel erst ca. 20–40 min später durch die Resorption der Nahrungsbestandteile wieder auf das Ursprungsniveau ansteigt (resorptive Sättigung). Für das Sattheitsgefühl der resorptiven Sättigung sind Chemosensoren verantwortlich, die das Sattheitsgefühl im ventromedialen Hypothalamus auslösen.

7.2 Motorik des Magen-Darm-Trakts

7.2.1 Grundlagen

Siehe auch Anatomie, S. 295.

Die gastrointestinale Motilität dient nicht nur dem Transport der Nahrungsbestandteile durch den Magen-Darm-Trakt, sondern auch der Zerkleinerung und der Vermischung mit den Verdauungssäften sowie dazu, die Nährstoffe in unmittelbaren Kontakt mit dem absorbierenden Darmepithel zu bringen.

Zu Beginn des Magen-Darm-Trakts (Oropharynx und oberer Ösophagus) sowie am Ende (Sphincter ani) findet man **quergestreifte** Muskulatur, die **willkürlich** gesteuert werden kann.

> **Merke**
>
> Von der willkürlichen Steuerung der Nahrungsaufnahme und der Defäkation abgesehen, unterliegt die gastrointestinale Motilität grundsätzlich der **unwillkürlichen** Kontrolle der **glatten Muskulatur**, die aus einer inneren Ring- und einer äußeren Längsmuskelschicht besteht.

Ausgangspunkt dieser Motilität sind **Schrittmacherzellen**, deren Ruhepotenzial rhythmische Spontandepolarisationen aufweist, wodurch es zu langsamen Potenzialwellen kommt.

Nach der Nahrungsaufnahme kommt es in der Verdauungsphase zu typischen Bewegungsmustern:

– **Transport** des Chymus (= Suspension aus zerkleinerten Nahrungsbestandteilen und Magensaft) durch **propulsive Peristaltik**: Der Chymus wird durch wellenförmige Kontraktionen von oral Richtung aboral transportiert. Dazu kontrahiert sich die Ringmuskulatur des betreffenden Darmabschnitts, während die Längsmuskulatur erschlafft. Gleichzeitig erschlafft die Ringmuskulatur und kontrahiert sich die Längsmuskulatur im weiter aboral gelegenen Abschnitt.

– **Durchmischung** des Speisebreis durch **nichtpropulsive Peristaltik**, **Segmentationen** und **Pendelbewegungen**: Lokale Kontraktionen der Ringmuskulatur führen zur nichtpropulsiven Peristaltik. Segmentationsbewegungen entstehen durch die gleichzeitige Kontraktion der Ringmuskulatur eng benachbarter Bereiche. Pendelbewegungen wiederum werden durch rhythmische Kontraktionen der Längsmuskulatur ausgelöst, bei denen sich der Darm sozusagen über die Chymussäule schiebt.

– **Trennung funktionell unterschiedlicher Räume** durch tonische Dauerkontraktionen an den Sphinkteren (Ösophagussphinkter, Bauhin-Klappe etc.): Diese Sphinkteren erschlaffen nur kurzzeitig, um den Durchtritt des Darminhalts zu ermöglichen. So verhindern sie einen ungewollten Rückfluss in proximal gelegene Abschnitte.

> **Klinik**
>
> **Gastrinom.** Ein gastrinproduzierender Tumor (Gastrinom) führt zu einer stark gesteigerten Bildung von Magensäure. Klinisch äußert sich das in rezidivierenden, oft atypisch lokalisierten Ulzera nicht nur im Magen, sondern auch im Duodenum oder sogar im Jejunum. Häufig leiden die Betroffenen auch unter Diarrhö. Dieses Krankheitsbild wird auch als Zollinger-Ellison-Syndrom bezeichnet (Anatomie, S. 312).

7.2.2 Kauen und Schlucken

Im Mund wird die Nahrung mit Speichel vermischt und durch Kauen grob zerkleinert, so dass die Oberfläche zunimmt und mehr Angriffsfläche für die Verdauungsenzyme bietet.

Der **Schluckakt** wird über das Schluckzentrum in der Medulla oblongata koordiniert und gliedert sich in eine willkürlich gesteuerte orale Phase und eine unwillkürliche pharyngeale Phase: Mit der Zunge wird ein Bissen abgetrennt und gegen den weichen Gaumen gedrückt. Dadurch wird der eigentliche **Schluckreflex** ausgelöst (über N. vagus und N. glossopharyngeus) und die Mundhöhle durch Kontraktion der palatopharyngealen Muskulatur vom Nasen-Rachen-Raum getrennt. Die Epiglottis legt sich auf den Larynxeingang, der obere Ösophagussphinkter erschlafft und der Bissen rutscht durch die Kontraktion der Pharynxmuskulatur in den Ösophagus. Der untere Ösophagussphinkter erschlafft ebenfalls bereits zu Beginn des Schluckaktes, so dass der Nahrungsbrocken bis in den Magen „durchrutschen" kann. Eine peristaltische Welle sorgt dafür, dass nichts im Ösophagus zurückbleibt (Volumenclearance). Durch sie wird sogar Schlucken „im Kopfstand" gegen die Schwerkraft möglich.

Die Muskulatur des unteren Ösophagussphinkters besitzt einen relativ starken basal-myogenen Tonus und ist sowohl exzitatorisch (Acetylcholin) als auch inhibitorisch innerviert (NO, VIP).

Außerhalb des Schluckaktes sind der obere und der untere Ösophagussphinkter normalerweise durch eine tonische Dauerkontraktion geschlossen. Dies verhindert ein Rückfließen **(Reflux)** des sauren Mageninhalts in die Speiseröhre. Falls doch etwas Magensäure in den Ösophagus gelangt, wird sie durch den verschluckten Speichel weitgehend abgepuffert.

> **Klinik**
>
> **Refluxösophagitis.** Ein gastroösophagealer Reflux („Sodbrennen"), ist sehr häufig und tritt bei ca. 20% der Bevölkerung auf. Bei chronischem Reflux kann es zu einer entzündlichen Veränderung der Speiseröhre bis hin zu einer Schleimhautmetaplasie („Barrett-Ösophagus") kommen. Hierbei wird das Plattenepithel des Ösophagus in Zylinderepithel vom Magentyp umgewandelt. Ein Barrett-Ösophagus ist eine Präkanzerose und muss daher regelmäßig endoskopisch kontrolliert werden.

7.2.3 Magen

Der Magen hat in erster Linie die Aufgabe, die aufgenommene Nahrung zu speichern und dann portionsweise an das Duodenum abzugeben. Für eine optimale Speicherfunktion passt sich die Größe des Magens dem Füllungszustand an. Im Magen werden die Speisen außerdem zerkleinert, homogenisiert und angedaut und die enthaltenen Fette mechanisch emulgiert. Um eine ungehinderte Vermehrung von Bakterien zu verhindern, ist der Mageninhalt sehr sauer (pH 1–4).

Funktionelle Anatomie des Magens

Proximaler Magen. Im proximalen Magen (**Kardia, Fundus** und **oberer Teil des Korpus**) nimmt die tonische Wandspannung bei Nahrungsaufnahme ab, so dass der

Innendruck auch bei steigendem Füllungsvolumen kaum ansteigt und die Nahrung gespeichert werden kann. Die Anpassung der Wandspannung erfolgt über vagovagale Reflexe, („rezeptive Relaxation": bei Erregung von Dehnungssensoren in Pharynx und Larynx; „adaptive Relaxation"/Akkommodation: bei Erregung von Dehnungssensoren in der Magenwand).

– An der **Kardia** mündet der Ösophagus in den Magen. Sie enthält viele Drüsen, die **alkalischen Schleim** produzieren und so die Magen- und Ösophagus-Schleimhaut vor der aggressiven Magensäure schützen.

– In **Fundus** und **oberem Korpus** findet man **Belegzellen**, die **Magensäure** und **Intrinsic factor** bilden, außerdem **schleimproduzierende Nebenzellen** und **Hauptzellen**, denen das **Pepsinogen** entstammt.

Distaler Magen. Im distalen Magen (**untere 2/3 des Korpus** und **Antrum**) wird der Mageninhalt durch peristaltische Wellen, die in einer Schrittmacherzone zwischen proximalem und distalem Magen beginnen, in Richtung Pylorus geschoben, vermischt und homogenisiert.

Die Entleerung des Magens erfolgt reflektorisch durch Erschlaffung des Pylorus und hängt von einer Vielzahl gastrointestinaler Hormone, der Beschaffenheit der Nahrung und der chemischen Zusammensetzung des Chymus ab. Flüssigkeiten und kleine Partikel verlassen den Magen schneller als größere Partikel. Fette, Hyperosmolarität und ein sehr niedriger pH-Wert hemmen die Magenentleerung.

Im Antrumbereich bilden spezialisierte Drüsen einen alkalischen Schleim, der den Magen und den gastroduodenalen Übergangsbereich vor der Magensäure schützt. Daneben findet man sog. **G-Zellen**, die bei Dehnung des Magens oder bei erhöhten Proteinkonzentrationen *Gastrin* ausschütten.

Die Zellen der Magenschleimhaut und ihre Lokalisation sind in **Tab. 7.1** aufgeführt.

Magenmotorik und Magenentleerung

Der **proximale Magen** zeigt keine Peristaltik, sondern dient vorwiegend der Aufnahme und **Speicherung der Nahrung**, indem er sich an das aufgenommene Volumen anpasst. Myogene Schrittmacher, die die langsame Peristaltik in Richtung Pylorus steuern, liegen im Korpusbereich.

Tabelle 7.1 **Die Zellen der Magenschleimhaut und ihre bevorzugte Lokalisation**

Zellen	Produkt
Fundus und Korpus:	
Belegzelle	Salzsäure und Intrinsic factor
Hauptzellen	Pepsinogen und Magenlipase
Nebenzellen	Schleim
Antrum:	
G-Zellen	Gastrin

Die Magenentleerung selbst hängt vom Kontraktionsgrad des Pylorus ab. In Ruhe ist seine dicke Muskelschicht so stark kontrahiert, dass nur Flüssigkeiten ins Duodenum übertreten können. Um auch festere Nahrung durch den Pylorus zu befördern, muss dieser erschlaffen, während sich gleichzeitig die Antrummuskulatur verstärkt kontrahiert. Große, feste und unverdauliche Bestandteile (z. B. Knochen, Fremdkörper) können den Magen während der Entleerungsphase nicht verlassen. Erst in der interdigestiven Phase laufen kräftige Kontraktionswellen über den Magen und befördern die unverdaulichen Bestandteile ins Duodenum.

> **Merke**
>
> Viele verschiedene Faktoren haben **Einfluss auf die Magenentleerung**:
>
> – **fördernd:** N. vagus (Parasympathikus), die Dehnung des Magens, Gastrin und Motilin
>
> – **hemmend:** Sympathikus, saurer bzw. hyperosmolarer Chymus, hoher Fettgehalt, Füllung und Dehnung des Duodenums, hohe Osmolarität im Duodenum, Cholecystokinin, Sekretin, GIP und Enteroglucagon

7.2.4 Erbrechen

Erbrechen ist in erster Linie ein Schutzreflex, der den Körper vor der Aufnahme schädlicher Substanzen bewahren soll. Das steuernde Brechzentrum liegt in der dopaminergen **Area postrema** der **Medulla oblongata**.

Das Brechzentrum kann durch verschiedene Reize erregt werden:

– **Noxen** im Magen-Darm-Trakt (über viszerale Afferenzen),

– **Toxine** oder **Medikamete** im Blut (Reizung der chemosensorischen Trigger-Zone),

– **Bewegungsreize** über das Gleichgewichtsorgan,

– **hormonelle Reize** (z. B. Schwangerschaftserbrechen),

– **erhöhter Hirndruck**.

Vor dem Erbrechen nimmt der Speichelfluss zu und schützt so Zähne und Schleimhäute vor der Magensäure. Das Erbrechen wird mit einer tiefen Inspiration eingeleitet. Anschließend erfolgen ein Verschluss der Glottis und des Nasopharynx, das Erschlaffen der Ösophagussphinkteren und der Magenmuskulatur und schließlich ein ruckartiges Kontrahieren der Bauchdeckenmuskulatur und des Zwerchfells. Der dabei entstehende Druck presst den Mageninhalt durch den Ösophagus ins Freie.

> **Klinik**
>
> **Chronisches Erbrechen.** Chronisches Erbrechen kann erhebliche Auswirkungen auf den Körper haben. Durch den Verlust von Verdauungssäften entsteht eine Hypovolämie und es gehen erhebliche Mengen an H^+-Ionen verloren (10–100 mmol H^+-Ionen/l Magensaft). Es entwickelt sich eine metabolische Alkalose (S. 721), die durch die sich gleichzeitig entwickelnde Hypokaliämie noch verstärkt wird. K^+ geht zum einen mit dem Erbrochenen verloren, zum anderen wird es aufgrund des hypovolämiebedingten Hyperaldosteronismus vermehrt über die Nieren ausgeschieden.

Biologie
Histologie
Anatomie
Chemie
Biochemie
Physik
Physiologie
Psych./Soz.

7.2.5 Dünn- und Dickdarm; Defäkation

Zur Anatomie des Dünn- und Dickdarms, siehe Anatomie, S. 299.

Im **Dünndarm** werden die Nahrungsbestandteile weiter bis in ihre Grundbestandteile zerlegt und die Spaltprodukte zusammen mit Wasser, Elektrolyten und Vitaminen resorbiert.

Die Resorption erfolgt **isoosmotisch**, d.h. wenn der Chymus hyperton ist, gibt der Dünndarm zusätzlich Wasser ins Darmlumen ab und resorbiert anschließend Wasser im selben Verhältnis wie die osmotisch wirksamen Nahrungsspaltprodukte. Auf diese Weise werden täglich etwa 8–9 l Wasser im Dünndarm resorbiert. Im **Kolon** werden die aus dem Dünndarm ins Kolon gelangenden Fäzes durch Wasserresorption weiter eingedickt.

Motorik des Dünndarms

Durch lokale **Pendelbewegungen** und rhythmische **Segmentationen** (S. 729) sowie die beweglichen Zotten wird der Darminhalt durchmischt und in Kontakt mit dem absorbierenden Epithel gebracht. Außerdem werden hierdurch die Lymphkapillaren entleert. Die langsamen Kontraktionswellen gehen von Schrittmachern in der Darmwand aus. Ihre Frequenz nimmt vom Duodenum (12/min) zum Ileum (8/min) ab.

> **Merke**
>
> Für die **propulsiven peristaltischen Wellen**, die den Chymus in Richtung Zökum verlagern, sind vor allem die Erregungsimpulse aus dem **Plexus myentericus** verantwortlich, die durch Dehnung der Darmwand ausgelöst werden und zu einer Verengung des betroffenen Darmabschnitts bei gleichzeitiger Erweiterung des weiter aboral gelegenen Teils und Kontraktion der Längsmuskulatur führen, so dass sich der Bolus analwärts verschiebt.

Der Darminhalt wandert so mit einer Geschwindigkeit von 6–8 cm/min durch den oberen Dünndarm und von 2 cm/min durch den unteren Dünndarm. Die Passagezeit hängt dabei v.a. von der Nahrungszusammensetzung ab. Kohlenhydratreiche Nahrung wird am schnellsten, fettreiche am langsamsten transportiert. Insgesamt erreicht der Darminhalt nach ca. **2–10 h** das Zökum.

Sympathikus und Parasympathikus haben eine modulierende Wirkung auf die Dünndarmmotilität. So fördert der Parasympathikus die Vorgänge, die die Verdauung fördern (Anregung von Sekretion und Motilität sowie Durchblutung des Magen-Darm-Trakts), der Sympathikus hemmt sie dagegen (vgl. S. 815).

Auch zwischen den Mahlzeiten (interdigestive Phase) finden sich periodisch wiederkehrende motorische Aktivitäten. Nach einer Ruhephase von etwa anderthalb Stunden (Phase 1) treten Minuten bis Stunden dauernde, sporadische Kontraktionen auf (Phase 2). Daran schließt sich eine Phase starker propulsiver Peristaltik (Phase 3) an, die als **myoelektrischer Motorkomplex (MMC)** bezeichnet wird. Ausgelöst wird der MMC wahrscheinlich durch Motilin.

Auch die Sekretion der Verdauungssekrete in Magen und Pankreas ist währenddessen gesteigert. Dem MMC kommt vermutlich eine Reinigungsfunktion zu, die einer bakteriellen Besiedlung des Dünndarms entgegenwirkt.

Motorik des Kolons

> **Merke**
>
> Im Dickdarm überwiegt eine **nichtpropulsive Peristaltik** mit vielen Segmentationen (Haustrierungen), Pendelbewegungen und retrograder Peristaltik.
>
> Die Kolonbewegungen dienen zum einen der Beförderung der Fäzes in Richtung Anus, zum anderen der Speicherung im Zökum, dem Colon ascendens und dem Rektum.

Der schnellste und damit wichtigste Schrittmacher für die Kolonbewegungen sitzt im Colon transversum, von ihm können Peristaltikwellen sowohl in aboraler als auch in oraler Richtung (retrograde Peristaltik) ausgehen. Auf diese Weise werden die Fäzes vorwiegend im Colon ascendens und dem Zökum, aber auch im Rektum gespeichert. Findet keine Stuhlentleerung statt, so akkommodiert das Rektum (Speicherfunktion).

> **Merke**
>
> Zwei- bis dreimal pro Tag finden sog. **Massenbewegungen** statt, die die Fäzes in Richtung Rektum transportieren. Dabei verschwinden die Haustrierungen und die Tänien erschlaffen. Es entsteht ein ringförmiges Kontraktionsband, das von proximal nach distal wandert und dabei den Darminhalt vor sich herschiebt.

Diese propulsiven Massenbewegungen stehen unter der Kontrolle des autonomen Nervensystems. Die durch die Fäzes im Rektum verursachte Dehnung löst den Defäkationsreflex aus.

Defäkation

Bei Dehnung des Rektums durch zunehmende Füllung werden anorektale Afferenzen erregt und es entsteht ein verstärkter Stuhldrang. Der M. sphincter ani internus relaxiert durch einen lokalen Reflex, während der Tonus des M. sphincter ani externus zunächst ansteigt. Der Defäkationsreflex kann **willkürlich kontrolliert** werden, d.h. der Stuhldrang lässt sich willentlich unterdrücken. In diesem Fall kontrahiert sich der M. sphincter ani internus wieder und das Rektum passt sich an den vermehrten Inhalt an. Für die Defäkation muss der M. sphincter externus bewusst entspannt werden, der innere Schließmuskel erschlaffen und gleichzeitig durch rektale Afferenzen über einen spinalen parasympathischen Reflex die Kontraktion von Sigmoid und Rektum ausgelöst werden. Die willentliche Erhöhung des intraabdominellen Druckes durch Zwerchfellkontraktion und Anspannung der Bauchdecke (Pressen beim Stuhlgang) kann die Defäkation unterstützen. Das Stuhlgewicht beträgt bei normaler Nahrung durchschnittlich 50–100 g/ 24 Std.

Klinik

Ileus. Unter einem Ileus versteht man eine Störung der Darmpassage infolge eines Darmverschlusses aufgrund eines Hindernisses **(mechanischer Ileus)** oder einer Darmlähmung **(paralytischer Ileus)**. Bei einem mechanischen Ileus kommt es zunächst zu einer Hyperperistaltik, bei der man charakteristische, metallisch klingende oder spritzende Darmgeräusche auskultieren kann. Diese entstehen, wenn der Darm versucht, das Passagehindernis zu überwinden. Beim paralytischen Ileus fehlen dagegen Darmgeräusche („Totenstille").

7.3 Sekretion

7.3.1 Grundlagen

Für die Verdauung werden im Magen-Darm-Trakt durch Mukosazellen und exokrine Drüsen große Mengen an Sekret gebildet. Insgesamt werden nicht nur Verdauungsenzyme, Muzine und Säuren produziert, sondern auch große Mengen an Flüssigkeit in das Darmlumen abgegeben bzw. resorbiert. Die Verdauungsenzyme werden teilweise in das Lumen abgegeben, teilweise verbleiben sie in der apikalen Membran der Epithelzellen als membranständige hydrolytische Enzyme.

7.3.2 Mund, Rachen Ösophagus

Zusammensetzung und Funktion des Mundspeichels. Der Speichel entstammt zu 70 % den submandibulären Drüsen (Gl. submandibularis, Anatomie, S. 228), zu 25 % den Parotiden und die restlichen 5 % den sublingualen Speicheldrüsen und den Drüsen der Mundschleimhaut. Pro Tag werden etwa 500–1500 ml Speichel gebildet. Die Glandula parotis ist rein serös und sezerniert eine eiweißhaltige Flüssigkeit, die Glandulae submandibularis und sublinguales sind gemischte Drüsen, die zusätzlich Schleimstoffe (Muzine) sezernieren.

Speichel besteht zu 99 % aus **Wasser.** Er hält den Mundraum feucht und erleichtert so das Sprechen und Kauen. Außerdem wird die Nahrung durch die **Schleimstoffe** gleitfähig und lässt sich so besser schlucken.

Daneben enthält Speichel **IgA** und **Lysozym.** Sie sind wichtig für die Mundhygiene und stellen eine erste Barriere gegen Mikroorganismen dar.

Die im Speichel enthaltene **Amylase** leitet die Verdauung der Kohlenhydrate ein.

Bildung des Mundspeichels. In den **Azini** wird sog. **Primärspeichel** gebildet, der in seiner Elektrolytzusammensetzung dem Blutplasma ähnelt und während seiner Passage durch die Ausführungsgänge zum **Sekundärspeichel** modifiziert wird. Dazu werden Na^+ und Cl^- aus dem Lumen **resorbiert** und K^+ und HCO_3^- **sezerniert.** Insgesamt überwiegt die Na^+- und Cl^--Rückresorption bei gleichzeitig geringer Wasserpermeabilität der Ausführungsgänge, so dass der Speichel deutlich **hypoton** (bis 50 mosmol/l) wird.

Merke

Die endgültige **Zusammensetzung** und Osmolarität des Speichels ist von der **Sekretionsrate** abhängig. Je mehr Speichel sezerniert wird, desto weniger Zeit bleibt für die Austauschvorgänge, so dass bei hohen Sekretionsraten die Na^+- und Cl^--Konzentrationen sowie die Osmolarität relativ hoch und die K^+- und HCO_3^--Konzentrationen relativ niedrig sind.

Speichelsekretion. Die Speichelsekretion erfolgt reflektorisch und wird durch psychische Einflüsse, Erwartung und Appetit („das Wasser läuft einem im Mund zusammen"), Reizung von Geruchs- und Geschmacksrezeptoren und mechanische Reize (z. B. Kauen) gefördert. Auch Neuropeptide (z. B. Substanz P) sind an der Stimulation der Mundspeichelsekretion beteiligt.

Die Innervation der Speicheldrüsen erfolgt durch vegetative Fasern:
- **Sympathikus:** muzinreicher, hochvisköser Speichel (β_2-Rezeptoren, Noradrenalin),
- **Parasympathikus:** viel wässriger Speichel (Acetylcholin).

7.3.3 Magen

Hauptbestandteil des Magensaftes ist Salzsäure (HCl). Darüber hinaus sind im Magensaft proteolytisch wirkendes Pepsin, säurestabile Lipase, Intrinsic factor und Muzine enthalten.

Magensäure

Die Magensäure wird in den **Belegzellen** gebildet. Der niedrige pH-Wert, der bei maximaler HCl-Sekretion bis auf 1 absinken kann, verhindert das Wachstum von Bakterien. Gleichzeitig führt er zu einer Denaturierung von Proteinen und erleichtert so die Verdauung. Auch das pH-Optimum von Pepsin liegt im stark sauren Bereich (pH 1,8–3,5).

Steuerung der Magensäuresekretion. Die Magensäuresekretion wird durch nervale und humorale Signale in Gang gesetzt und geht mit ausgeprägten morphologischen Veränderungen der Belegzellen einher.
- **N. vagus** (Parasympathikus) stimuliert die Säuresekretion über verschiedene Reflexbögen (Nahrungsaufnahme, Geruchs-, Geschmacks-, Seh- oder „gedankliche" Reize); dabei aktiviert **Acetylcholin** über muskarinerge M_3-Rezeptoren die Phospholipase C.
- **Gastrin** wird in den antralen G-Zellen und der duodenalen Mukosa bei chemischer Reizung (Proteine im Magen) oder mechanischer Reizung (Magendehnung) sowie bei Aktivierung durch den Parasympathikus gebildet und aktiviert ebenfalls über die Phospholipase C die Magensaftsekretion. Zusätzlich stimuliert es die Histamin-Freisetzung.
- **Histamin** stammt aus den H- oder ECL-(enterochromaffin-like)Zellen der Fundusdrüsen und erhöht über H_2-Rezeptoren die intrazelluläre cAMP-Konzentration.

Eine optimale Stimulation der Salzsäuresekretion wird durch eine gemeinsame Aktivierung der synergistisch wirkenden Signalstoffe **Acetylcholin**, **Gastrin** und **Histamin** erreicht. Fällt einer der drei Stimulatoren aus, so verlieren auch die anderen einen Teil ihrer Wirksamkeit. Daher kann man z.B. durch Blockade nur der H_2-Rezeptoren bereits eine deutliche Reduktion der Säuresekretion erzielen.

Säuresekretion in den Belegzellen (Abb. 7.1). Wird die Belegzelle stimuliert, so verschmelzen die in Ruhe vorhandenen Tubulovesikel aus dem Zytoplasma mit der Membran der zum Lumen hin geöffneten Canaliculi, so dass deren Oberfläche enorm vergrößert wird. In den Tubulovesikeln befinden sich die zur Salzsäureproduktion benötigten Transportproteine, die K^+-H^+-ATPase und die K^+- und Cl^--Kanäle. Durch diesen Vorgang kann die Salzsäureproduktion rasch und effektiv in Gang gesetzt werden.

> **Merke**
> Die H^+-Konzentration im Lumen (pH 1–4) ist etwa **10^5–10^7-fach höher** als im Intrazellularraum (pH 7,1–7,3), so dass die H^+-Ionen aktiv mittels einer **H^+-K^+-ATPase** ins Lumen gepumpt werden müssen.

K^+ rezirkuliert über einen luminalen K^+-Kanal wieder ins Lumen. Die basolateral lokalisierte Na^+-K^+-ATPase sorgt für die Aufrechterhaltung der ionalen Zellhomöostase.

> **Merke**
> Das **H^+-Ion** stammt aus der Reaktion von $H_2O + CO_2 \rightarrow H^+ + HCO_3^-$, die durch die **Carboanhydrase** katalysiert wird.

Das gleichzeitig entstehende HCO_3^- wird auf der basolateralen Seite über einen Anionencarrier gegen Cl^- ausgetauscht. Das Cl^- wandert durch die Belegzelle und folgt den positiv geladenen H^+-Ionen ins Magenlumen, so dass pro sezerniertem H^+-Ion auch ein Cl^--Ion in das Magenlumen gelangt.

Steuerung des Magen-pH und der Sekretionsmenge. Während der pH-Wert im Magen durch die Nahrungsauf-

nahme zunächst auf 3–4 abgepuffert wird, sinkt er mit zunehmender Magenentleerung wieder ab. Der niedrige pH-Wert im Magen und Duodenum hemmt die weitere Ausschüttung von Gastrin und stimuliert gleichzeitig die Ausschüttung von Sekretin, das die Säuresekretion in den Belegzellen zusätzlich hemmt. Auch ein hoher Fettgehalt oder eine Hyperosmolarität des Chymus wirken hemmend auf die Salzsäuresekretion.

Pro Tag werden etwa 2–4 l Magensaft produziert, wobei die Sekretionsleistung je nach Bedarf stark variiert.

- **Interdigestive Phase** (Nüchternzustand): Es werden nur 10–15% des eigentlich möglichen Sekretvolumens sezerniert.
- **Kephale Phase:** Bereits der Gedanke an Essen, der Anblick, Geruch oder Geschmack bringen die Magensaftsekretion in Gang. Die Vermittlung dieser bedingten Reflexe verläuft vorwiegend über den N. vagus. Knapp die Hälfte des bei der Nahrungsaufnahme produzierten Magensafts wird in dieser Phase sezerniert.
- **Gastrale Phase:** Die Dehnung des Magens verstärkt reflektorisch über vagale und intramurale Reflexe die Säuresekretion. Insgesamt werden etwa 50% der gesamten Sekretionsleistung in der gastralen Phase erbracht.
- **Intestinale Phase:** Die inhibitorischen Faktoren überwiegen deutlich, obwohl eine Dehnung des Dünndarms oder ein hoher Peptidgehalt die Magensäuresekretion auch anregen kann. Ein niedriger pH-Wert (< 4), hyperosmolarer oder stark fetthaltiger Chymus hemmen über Sekretin und verschiedene andere Peptide die HCl-Sekretion.

> **Klinik**
>
> **Hemmung der Magensäuresekretion.** Um ein peptisches Magenulkus (Magengeschwür) oder eine Refluxösophagitis zur Abheilung bringen zu können, gibt es verschiedene Möglichkeiten, die Säuresekretion medikamentös auszuschalten. Durch Blockade der H_2-Rezeptoren (z.B. durch das Medikament Ranitidin) kann der Histamin-Stimulus an den Belegzellen blockiert werden, ohne diesen ist die Säuresekretion der Belegzellen deutlich vermindert. Noch wirksamer sind Protonenpumpenhemmer (z.B. Omeprazol), die die H^+-K^+-ATPase blockieren und damit die Magensäuresekretion praktisch vollständig verhindern.
>
> **Ulcus ventriculi.** Ist die Magenwand beispielsweise durch eine Schädigung des schützenden Schleimüberzugs stellenweise nicht vor dem aggressiven sauren Magensaft geschützt, kann es an diesen Stellen zur Ausbildung von kleinen entzündlichen Läsionen der Schleimhaut kommen (Gastritis), die wiederum zu einem Schleimhautgeschwür des Magens (Ulcus ventriculi) führen können. Typische Beschwerden sind Völlegefühl, Übelkeit, Appetitlosigkeit und epigastrische Schmerzen. Beim Magengeschwür strahlen die Schmerzen oft in den rechten Oberbauch aus und treten typischerweise nach dem Essen auf, wenn die Magensäureproduktion maximal stimuliert wird.

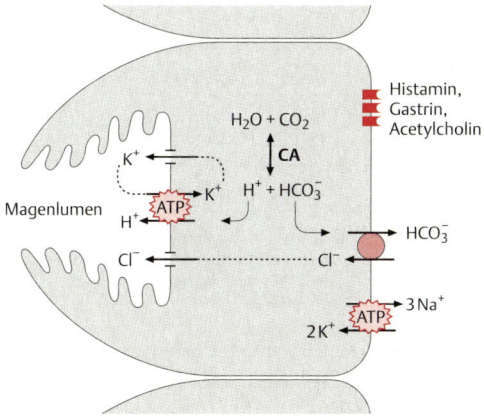

Abb. 7.1 Die Magensaftsekretion (CA = Carboanhydrase).

Biologie · Histologie · Anatomie · Chemie · Biochemie · Physik · Physiologie · Psych./Soz.

Medikamentös induzierte Magengeschwüre. Die Prostaglandine PGE_2 und PGI_2 sind wichtig für den Erhalt der Schleimschutzschicht und fördern die HCO_3^--Sekretion. Wird ihre Bildung durch Cyclooxygenase-Hemmer (nichtsteroidale Anti-Rheumatika, z.B. Acetylsalicylsäure) gehemmt, so verringert sich der Mukosaschutz und es können Magenulzera entstehen. Dies ist eine häufige – und häufig unterschätzte – Nebenwirkung dieser Medikamente.

Intrinsic factor

Merke Belegzellen produzieren neben Salzsäure auch **Intrinsic factor**, ein Glycoprotein, das für die **Vitamin-B$_{12}$-Resorption** im **Ileum** benötigt wird.

Vitamin B$_{12}$ (Cobalamin) bindet zunächst an ein sog. R-Protein (Haptocorrin) aus dem Mundspeichel und bildet mit ihm einen magensaftresistenten Komplex. Im oberen Dünndarm wird diese Verbindung durch Pankreasenzyme gespalten und es bildet sich ein Komplex aus Intrinsic factor und Vitamin B$_{12}$, der im Ileum durch Endozytose aufgenommen wird. Von dort gelangt das Vitamin B$_{12}$ schließlich an Transcobalamin gebunden mit dem Blutstrom in die Leber.

Alkalischer Schleim

Zum Schutz der Magenschleimhaut ist sie von einem zähen alkalischen Schleim überzogen, der von den Oberflächenepithelzellen, den Kardia- und Pylorusdrüsen sowie von den Nebenzellen produziert wird. Der Schleim des Oberflächenepithels ist hochviskös und wird von leichter löslichem Schleim aus dem Isthmusbereich und den Nebenzellen überlagert.

Die HCO_3^--Ionen im Schleim neutralisieren die Magensäure direkt an der Magenwand, es bildet sich ein pH-Gradient, so dass die Magenschleimhautzellen selbst in einem neutralen pH-Milieu von etwa 7 liegen. Die Schleimschicht wird unter Prostaglandineinfluss (PGE_2 und PGI_2) ständig erneuert. Die Prostaglandine fördern auch die HCO_3^--Sekretion.

Sekretion von Pepsinogen

Die Hauptzellen des Magens sezernieren ein Gemisch aus mindestens 8 verschiedenen Proteasevorstufen, die Pepsinogene. Die Aktivierung zu **Pepsin** erfolgt **autokatalytisch** in Anwesenheit von Salzsäure durch Abspaltung einer Peptidkette. Das pH-Optimum dieser Enzyme liegt im stark sauren Bereich (pH 1,8–3,5), im alkalischen Milieu werden sie irreversibel gehemmt.

Die Pepsinogen-Sekretion wird wie die Salzsäuresekretion gesteuert (s. o.).

7.3.4 Pankreas

Das exokrine Pankreas bildet pro Tag etwa 1–1½ l Pankreassekret. Das Pankreassekret enthält als Hauptbestandteile **Bikarbonat** (HCO_3^-) zur Neutralisation des sauren Magensafts und **Pankreasenzyme** zur Aufspaltung der Nährstoffe. Es gelangt über den Ductus pancreaticus ins Duodenum.

Pankreasenzyme

Die Pankreasenzyme (**Tab. 7.2**) stammen aus den **Azini** der Drüsenläppchen des Pankreas. Sie werden unter dem Einfluss von **Cholecystokinin (CCK, Tab. 7.4,** S. 739) verstärkt sezerniert. Für jede Gruppe von Nahrungsbestandteilen findet man verschiedene Enzyme, die große Moleküle vorwiegend hydrolytisch in resorbierbare Bruchstücke zerlegen.

Um das Pankreas vor Selbstandauung zu schützen, werden die proteolytischen Enzyme (Trypsinogen, Proaminopeptidase etc.) sowie die Kolipase und die Phospholipase A in Form von **inaktiven Vorstufen** sezerniert. Zusätzlich verhindert ein **Trypsininhibitor** die vorzeitige Aktivierung der Proteasen noch in den Ausführungsgängen. Im Duodenum erfolgt schließlich durch eine **Enteropeptidase** (Enterokinase) die enzymatische Spaltung von Trypsinogen zu Trypsin, das dann wiederum weitere Enzymvorstufen aktiviert. Z.B. wird **Chymotrypsinogen** mithilfe von Trypsin (pH-Optimum = pH 8) zu Chymotrypsin aktiviert. Auch die **Procarboxypeptidasen** werden durch Trypsin in ihre aktive Form überführt.

Tabelle 7.2 Die Pankreas-Enzyme

Enzym	Vorstufe	Substrate
Proteolytisch wirksame Enzyme:		
Trypsin	Trypsinogen	basische Peptidbindungen (mit Lys od. Arg)
Chymotrypsin	Chymo-trypsinogen	aromatische Peptidbindungen
Elastase	Proelastase	Elastin
Carboxypeptidasen	Procarboxy-peptidasen	C-terminale Aminosäuren
Aminopeptidasen	Proamino-peptidasen	N-terminale Aminosäuren
Lipolytisch wirksame Enzyme:		
Pankreas-Lipase		Triacylglycerine
Phospholipase A	Prophospho-lipase A	Phospholipide
Cholesterinesterase		Cholesterinester
Kohlenhydratspaltende Enzyme:		
α-Amylase		Stärke, Glycogen
Nukleolytisch wirksame Enzyme:		
Ribonuklease		RNA
Desoxyribo-nuklease		DNA

Lipase, Amylase und die Ribonukleasen hingegen werden bereits in aktiver Form sezerniert.

Bikarbonat-Sekretion

Das Pankreassekret ist mit etwa 300 mosmol/l unabhängig von der Sekretionsrate isoton zu Blutplasma. Während die Konzentrationen der beiden wichtigsten Kationen Na$^+$ und K$^+$ gleich bleiben, verändern sich die Konzentrationen von HCO$_3^-$ und Cl$^-$ jedoch gegenläufig.

> **Merke**
>
> Mit **zunehmender Sekretionsrate** sinkt die Cl$^-$-Konzentration stark ab, während gleichzeitig die HCO$_3^-$-Konzentration auf bis zu 140 mmol/l ansteigen kann und das Pankreassekret **immer alkalischer** wird.

Sekretin vermittelt den Austausch von Cl$^-$ gegen HCO$_3^-$ in den Ausführungsgängen, so dass viel dünnflüssiges, alkalisches Sekret ausgeschüttet wird, durch das der saure Chymus aus dem Magen neutralisiert werden kann und das pH-Optimum für die pankreatischen Enzyme erreicht wird.

Steuerung der Pankreassekretion

Die Pankreassekretion wird v. a. durch den **Parasympathikus** und die beiden gastrointestinalen Hormone **Sekretin** und **Cholecystokinin** (**Tab. 7.4**, S. 739) **angeregt**. Die Azinuszellen reagieren auf Acetylcholin und Cholecystokinin mit Exozytose der Proenzyme und Enzyme. Sekretin spielt an den Azini nur eine untergeordnete Rolle. Es bewirkt an den Ausführgängen die Freisetzung eines bikarbonatreichen Sekrets.

Gehemmt wird die Pankreassekretion durch die **Nn. splanchnici (Sympathikus), Somatostatin, Glukagon** und **pankreatisches Polypeptid**.

Auch die Pankreassekretion schwankt stark in Abhängigkeit von der Nahrungsaufnahme. In der *kephalen Phase* steigt über den N. vagus die Pankreassekretion und dabei insbesondere der Enzymgehalt bereits deutlich an. In der *gastrischen Phase* ist neben den vagovagalen Reflexen auch die Gastrinausschüttung an der Sekretionssteigerung beteiligt. Schließlich wird in der *intestinalen Phase*, wenn saurer Chymus ins Duodenum gelangt, vermehrt Sekretin ausgeschüttet, das den Bikarbonatgehalt im Pankreassekret so stark ansteigen lässt, dass die Magensäure neutralisiert wird. Gleichzeitig bremst Sekretin die HCl-Produktion.

> **Klinik**
>
> **Akute Pankreatitis.** Im Rahmen einer akuten Pankreatitis werden die proteolytischen Enzyme bereits im Pankreas aktiviert. Dadurch kommt es zu einer Selbstandauung des Organs, die zu einer vollständigen Zerstörung des Pankreas führen kann. Die akute Pankreatitis ist ein lebensbedrohliches Krankheitsbild, das eine engmaschige intensivmedizinische Überwachung erfordert (vgl. klin. Fall).
>
> **Mukoviszidose.** Bei der Mukoviszidose (Cystischen Fibrose) führt ein Defekt im CFTR-Protein (Cystic Fibrosis Transmembrane Regulator) zu einer verminderten Sekretionsrate von Chlorid über den HCO$_3^-$/Cl$^-$-Antiporter an der luminalen Membran von resorbierenden und sezernierenden Epithelien. Dadurch entsteht ein deutlich zu zähes Sekret, das zu einer Verlegung und zystischen Aufweitung, später auch zum fibrotischen Umbau der betroffenen Gewebe führt. Viele betroffene Kinder entwickeln im Verlauf eine Pankreasinsuffizienz.
>
> **Pankreasinsuffizienz.** Als exokrine Pankreasinsuffizienz bezeichnet man die ungenügende Produktion von Verdauungsenzymen bei Pankreaserkrankungen. Durch den Mangel an pankreatischen Verdauungsenzymen kommt es zu einer inadäquaten Verdauung von Fetten und Proteinen, einer Maldigestion, mit Gewichtsverlust oder mangelnder Gewichtszunahme. Aufgrund der gestörten Fettverdauung ist der Fettgehalt im Stuhl erhöht, die Aktivität der Verdauungsenzyme dagegen vermindert, was beides diagnostisch wegweisend ist. Zur Behandlung ist eine Substitution von Pankreasenzymen über Kapseln zur Nahrungsaufnahme möglich. Ursächlich liegt bei Kindern häufig eine Mukoviszidose (Cystische Fibrose), bei Erwachsenen häufig eine akute oder chronische Pankreatitis zugrunde.

7.3.5 Leber und Galle

Eine der wichtigsten Funktionen der Leber ist ihre Entgiftungsfunktion. Dabei werden körpereigene und körperfremde Substanzen biologisch inaktiviert und in ausscheidungsfähige (wasserlösliche) Substanzen umgewandelt. Außerdem produziert die Leber Galle, die einen entscheidenden Beitrag zur Fettverdauung leistet. Außerdem werden über die Galle Stoffwechselendprodukte (z. B. Bilirubin, Medikamente etc.) über den Darm ausgeschieden.

Entgiftungsfunktion der Leber

Die Leber ist für die Inaktivierung, Entgiftung und Ausscheidung zahlreicher, auch körperfremder Substanzen (Hormone, Medikamente, etc.) zuständig. Um auch lipophile Stoffe ausscheiden zu können, werden diese in der Leber mit reaktiven Gruppen versehen und anschließend mit hydrophilen Substanzen (Glukuronsäure, Acetat, Glutathion, etc.) gekoppelt (**Konjugation**). Die auf diese Weise wasserlöslich gemachten Stoffe können dann entweder über die Nieren oder über die Galle ausgeschieden werden.

Produktion und Funktion der Gallenflüssigkeit

In den Leberzellen wird pro Tag kontinuierlich etwa 600–700 ml Galle produziert. Sie enthält Gallensäuren, Cholesterin, Lecithin (= Phosphatidylcholin), Steroide und Bilirubin sowie körperfremde Substanzen und Abbauprodukte (Giftstoffe, Medikamente etc.) und gelangt über die Gallengänge in die Gallenblase, wo sie auf 1/10 des Volumens eingedickt und gespeichert wird. Die Gallenblase hat ein Fassungsvermögen von ca. 30–70 ml.

> **Merke**
>
> Tritt fetthaltiger (oder aminosäurehaltiger) Chymus ins Duodenum über, wird Cholecystokinin freigesetzt und die Gallenblase kontrahiert sich, so dass Galle über den Ductus choledochus ins Duodenum gelangt.

Biologie

Histologie

Anatomie

Chemie

Biochemie

Physik

Physiologie

Psych./Soz.

Gallensäuren (Cholsäure, Chenodesoxycholsäure). Sie werden in der Leber aus Cholesterin synthetisiert und mit Glycin oder Taurin konjugiert. Auf diese Weise werden die Gallensäuren amphiphil, d.h. sie enthalten sowohl einen lipophilen (Cholesteringerüst) als auch einen hydrophilen (Aminosäurerest) Teil und können damit als **Detergenzien** wirken.

> **Merke**
>
> Gallensäuren **emulgieren die Nahrungsfette** und bilden mit ihnen bzw. ihren Spaltprodukten **Mizellen**. Dadurch vergrößert sich das Oberflächen-Volumen-Verhältnis enorm, so dass die Nahrungsfette für die **lipidspaltenden Enzyme** und die **Absorption** an der Darmwand besser zugänglich werden.

Bilirubin stammt aus den beim Hämabbau entstehenden Porphyrinen. Aus der Zwischenstufe Biliverdin entsteht das schlecht wasserlösliche unkonjugierte (indirekte) Bilirubin, das in den Leberzellen an Glukuronsäure gekoppelt und als wasserlösliches, konjugiertes (direktes) Bilirubin in die Galle abgegeben wird. Im Darm wird ein Teil des Bilirubins unter der Mitwirkung von Bakterien dekonjugiert und zu Sterkobilinogen, Sterkobilin, Urobilinogen und Urobilin umgewandelt. Ein Teil dieser Abbauprodukte wird rückresorbiert und gelangt zurück in die Leber, um erneut ausgeschieden zu werden (enterohepatischer Kreislauf, s. u.).

Enterohepatischer Kreislauf

Die Fettverdauung, für die die **Gallensäuren** benötigt werden, findet bereits im oberen Teil des Dünndarms statt. Im terminalen Ileum können daher bereits über 90 % der Gallensäuren sekundär-aktiv durch einen **Na⁺-Symportcarrier** rückresorbiert werden. Sie gelangen anschließend mit dem Pfortaderblut zurück zur Leber. Dort werden sie erneut in die Gallenkanälchen abgegeben.

> **Merke**
>
> Die relativ geringe Gesamtmenge der Gallensäuren (2–4 g) durchläuft diesen **enterohepatischen Kreislauf** in Abhängigkeit von der Nahrungsaufnahme etwa vier- bis zwölfmal pro Tag.

Die zur Leber zurückgelangten Gallensäuren sind der stärkste Stimulus für die Gallesekretion. Die Synthese von **200–600 mg Gallensäuren** aus Cholesterin (s.o.) ersetzt die Menge an Gallensäuren, die täglich mit dem Stuhl ausgeschieden werden.

> **Merke**
>
> Auch die durch Darmbakterien entstehenden **Abbauprodukte des Bilirubins** (Sterkobilin, Urobilin) durchlaufen zu 15–20 % einen enterohepatischen Kreislauf. Sie werden zum größten Teil erneut über die Leber, z. T. jedoch auch über die Nieren eliminiert. Der Teil, der ausgeschieden wird, ist für die bräunliche Farbe des Stuhls verantwortlich.

> **Klinik**
>
> **Ikterus („Gelbsucht").** Ein Anstieg der Plasmabilirubinkonzentration über 30 μmol/l führt zu einer Gelbfärbung der Skleren, später auch der Haut. Man bezeichnet dieses Symptom als Ikterus. Ein Ikterus kann verschiedene Ursachen haben.
>
> Ein **prähepatischer Ikterus** entsteht bei einem verstärkten Anfall von Bilirubin (z. B. bei Hämolyse) in einer Menge, die die Kapazität der Leber übersteigt. Dabei ist v. a. das unkonjugierte Bilirubin erhöht.
>
> Ein **intrahepatischer Ikterus** entsteht im Rahmen einer Leberzellschädigung (z. B. bei Hepatitis, Gendefekten, Intoxikationen). Bei diesen Schädigungen kann es zu einer Störung des Transports, der Konjugation oder der Exkretion von Bilirubin kommen.
>
> Bei einem **posthepatischen Ikterus** lässt eine Abflussbehinderung in den Gallenwegen (z. B. Gallensteine, Tumoren) v. a. das konjugierte Bilirubin ansteigen.

7.3.6 Dünn- und Dickdarmsekrete; Stuhl, Darmflora

Darmbakterien

Während der obere Gastrointestinaltrakt aufgrund der Barrierefunktion des sauren Magens kaum Bakterien enthält, steigt die Zahl der Bakterien an der Bauhin-Klappe (Ileocoecal-Klappe) sprunghaft auf etwa 10^{11}–10^{12} Bakterien pro ml Darminhalt an, die Trockenmasse des Stuhls besteht zu 30–70 % aus Bakterien. In der Mehrzahl handelt es sich um obligate Anaerobier. Die Bakterien spalten unverdaute oder für den Menschen unverdauliche Nahrungsbestandteile (z. B. Zellulose) und produzieren dabei kurzkettige absorbierbare Fettsäuren, Ammoniak, Vitamin K und Gase (Methan, CO_2, H_2). Unverdaute Kohlenhydrate werden von den Bakterien des Dickdarms u. a. zu Propionsäure verstoffwechselt.

7.4 Aufschluss der Nahrung

7.4.1 Kohlenhydrate

Kohlenhydrate können nur als **Monosaccharide** resorbiert werden. Stärke und Glycogen wird durch die Amylase aus den Speicheldrüsen und dem Pankreas in kleinere Bruchstücke (Oligosaccharide) gespalten und wie die Disaccharide am intestinalen Bürstensaum weiter zu Monosacchariden hydrolysiert (**Tab. 7.3**).

Cellulose besteht aus β1→4-glycosidisch verknüpften Glucosemolekülen. Da der menschliche Körper kein Enzym besitzt, um diese β1→4-glycosidische Bindung zu spalten, ist Cellulose für uns unverdaulich und wird als Ballaststoff ausgeschieden.

Tabelle 7.3 Kohlenhydratspaltende Enzyme

Enzym	Vorkommen	Substrat	Spaltprodukte
α-Amylase	Speichel, Pankreassaft	Stärke (Amylose und Amylopektin), Glycogen	Maltose, Isomaltose
Maltase	Bürstensaummembran	Maltose	Glucose
Isomaltase	Bürstensaummembran	Isomaltose	Glucose
Lactase	Bürstensaummembran	Lactose	Galactose, Glucose
Saccharase	Bürstensaummembran	Saccharose	Glucose, Fructose

7.4.2 Proteine

Die Proteinverdauung beginnt im Magen, wo die Proteine durch die Salzsäure denaturiert werden (also die Sekundär-, Tertiär und ggf. Quartärstruktur aufgebrochen wird) und die enzymatische Spaltung durch die Pepsine eingeleitet wird. Im Dünndarm (wo Pepsine durch den hohen pH-Wert inaktiviert werden) erfolgt die weitere Spaltung durch Pankreas-Proteasen in Oligopeptide aus maximal 8 Aminosäuren. Diese werden durch Enzyme des Bürstensaums (z.B. Aminopeptidase) noch weiter in Di- oder Tripeptide oder einzelne Aminosäuren gespalten. Ihr pH-Optimum liegt bei etwa 7–8.

Man unterscheidet Exoproteasen, die die einzelnen Aminosäuren von den Enden des Proteins abspalten (Carboxypeptidasen vom C-terminalen Ende, Aminopeptidasen vom N-Terminus) und Endopeptidasen, die Bindungen innerhalb der Aminosäureketten aufbrechen.

7.4.3 Lipide

Nahrungsfette bestehen zu 90 % aus Triacylglycerinen mit vorwiegend langkettigen Fettsäuren, die restlichen 10 % setzen sich aus Cholesterin, Cholesterinestern, Phospho- oder Sphingolipiden und den fettlöslichen Vitaminen (A, D, E und K) zusammen.

Aufgrund ihrer schlechten Wasserlöslichkeit bedürfen die Fette besonderer Resorptionsmechanismen.

Mechanische Emulgation und Aufspaltung der Fette. Im Magen werden die Fette durch peristaltische Kontraktionen **mechanisch emulgiert**, so dass Fetttröpfchen mit einem Durchmesser von 0,5–2 µm entstehen, die aufgrund ihres großen Oberflächen-Volumen-Verhältnisses eine gute Angriffsfläche für die Lipasen bieten. Im Magen werden bis zu 30 % der Nahrungsfette gespalten.

Im Duodenum mischt sich der fetthaltige Chymus mit den **Gallensäuren** und den **lipidspaltenden Enzymen** des Pankreassafts (Pankreas-Lipase, Phospholipase A_2, Cholesterinesterase etc.). Die Gallensäuren sind für die feine Emulgation und Mizellenbildung notwendig und somit für die Fettverdauung essenziell.

7.5 Absorption

Die treibende Kraft für die meisten intestinalen Transportprozesse ist der Na^+-Gradient, der primär aktiv durch die basolaterale Na^+-K^+-ATPase aufgebaut wird. Die Absorption der Nahrungsbestandteile verläuft also als sekundär-aktiver, energieverbrauchender Transport. Die organischen Nahrungsstoffe werden fast ausschließlich im **oberen Dünndarm** absorbiert, Wasser und Elektrolyte auch im Dickdarm.

7.5.1 Eigenschaften intestinaler Epithelien

Siehe Histologie, S. 101.

7.5.2 Monosaccharide, Aminosäuren, Oligopeptide

> **Merke**
>
> Die Aufnahme von **Monosacchariden** erfolgt insulinunabhängig entlang des elektrochemischen Gradienten über Na^+-**gekoppelte sekundär aktive Symportcarrier**, die relativ spezifisch für **Glucose** und **Galactose** sind und andere Zucker schlechter oder gar nicht transportieren. Aus dem Enterozyt gelangt die Glucose dann mittels **erleichterter Diffusion** über den *Glucose-Uniport-Carrier GLUT*2 ins Pfortaderblut.

Die Glucoseresorption ist bereits im oberen Dünndarm weitgehend abgeschlossen.

Fructose wird im Gegensatz zu den anderen Zuckern nicht über einen aktiven Transportprozess resorbiert, sondern folgt passiv dem Konzentrationsgefälle. Dabei gelangt sie durch spezifische Transportproteine in die Enterozyten (**erleichterte Diffusion**).

> **Merke**
>
> Die **Di-** oder **Tripeptide** können über einen H^+-**gekoppelten Symport** in die Enterozyten aufgenommen und dann intrazellulär zu freien Aminosäuren hydrolysiert werden.
>
> Die **freien Aminosäuren** werden dagegen größtenteils **sekundär aktiv** über einen Na^+-**Symport** aufgenommen.

Biologie
Histologie
Anatomie
Chemie
Biochemie
Physik
Physiologie
Psych./Soz.

Dabei existieren für die verschiedenen Amionsäuregrupen **unterschiedliche Transporter** mit teils überlappender Aktivität:

- Neutrale Aminosäuren, z.B. Alanin, Leucin,
- basische (kationische) Aminosäuren, z.B. Arginin, Lysin, Ornithin,
- saure (anionische) Aminosäuren, z.B. Glutaminsäure, Asparaginsäure,
- β-Aminosäuren, z.B. Taurin, β-Alanin.
- Iminosäuren.

Bereits im Duodenum wird der größte Teil der Nahrungseiweiße (ca. 60%) aufgenommen und bis zum Ileum werden weitere 20–30% resorbiert, während die restlichen 10% im Kolon bakteriell abgebaut werden.

7.5.3 Lipide

Siehe auch Biochemie, S. 452

Unter Mitwirkung der Gallensäuren bilden sich aus den Fetten und den Fettspaltprodukten **Mizellen** (Durchmesser 20–50 nm), die leicht zwischen die Mikrovilli des Dünndarmepithels gelangen und dort resorbiert werden können.

> **Merke**
>
> **Triacylglycerine** müssen erst in ihre Bestandteile (freie Fettsäuren und Monacylglycerin) zerlegt werden, bevor die einzelnen Fettsäuren an der Mizellenbildung beteiligt werden können.

Im Enterozyt geschieht dann Folgendes:

- Die **kurz-** und **mittelkettigen Fettsäuren** sind relativ polar (und dadurch hydrophil) und gelangen als **freie Fettsäuren** aus den Enterozyten direkt ins Pfortaderblut.
- Die **langkettigen Fettsäuren** und **Monoacylglycerine** werden im endoplasmatischen Retikulum wieder zu Triacylglycerinen zusammengesetzt und verlassen zusammen mit den Phospholipiden und Cholesterinestern mit Apoproteinen (Apolipoprotein B) als **Chylomikronen** verpackt die Zelle per Exozytose. Da sie über den **Lymphweg** in den systemischen Kreislauf gelangen, beeinträchtigt eine Blockade des enteralen Lymphflusses die Fettresorption.

7.5.4 Wasser und Elektrolyte

Die Stoffaufnahme aus dem Darmlumen erfolgt über:

- **Parazellulären Transport:** Passiv entlang eines elektrochemischen und/oder osmotischen Gradienten durch die Interzellularspalten. Das Ausmaß des parazellulären Transports ist von der **Durchlässigkeit der Schlussleisten** abhängig. Sie ist im Dünndarm wesentlich höher als im Dickdarm.
- **Transzellulären Transport** – aktive Aufnahme über die luminale Membran und Schleusung durch die Zelle → Stoffaufnahme auch entgegen eines Gradienten möglich.

Wasserresorption. Die treibende Kraft für die Wasserresorption (täglich etwa 8–10 l) ist der osmotische Gradient zwischen Darmlumen und Interstitium. Wenn osmotisch wirksame Teilchen resorbiert werden, folgt Wasser nach. Auf diese Weise werden über 85% des Wassers bereits im Dünndarm resorbiert. Im Kolon wird der Darminhalt noch weiter eingedickt, so dass nur etwa 1% des Wassers den Darm mit dem Stuhl verlässt.

Na$^+$-Resorption

Im Dünndarm erfolgt die Na$^+$-Resorption (40–85% je nach Nahrungsaufnahme) v.a. **parazellulär** durch Solvent Drag (S. 673), im Kolon (schlechtere Permeabilität der Schlussleisten) überwiegt die **transzelluläre** Na$^+$-Resorption.

Der transzelluläre Na$^+$-Transport erfolgt entweder elektroneutral unter Nettoaufnahme von Na$^+$ und Cl$^-$ unter Beteiligung von Na$^+$-H$^+$- und HCO$_3^-$-Cl$^-$-Austauschern oder *elektrogen* über verschiedene **Na$^+$-Substrat-Cotransportsysteme** (z.B. Na$^+$-Glucose-Symport, Na$^+$-Aminosäure-Symport etc.).

> **Merke**
>
> **Natrium** hat im Vergleich zu anderen Kationen die **größte intestinale Rückresorptionsrate.**

Resorption von K$^+$, Cl$^-$ und HCO$_3^-$

K$^+$-Ionen. Die Resorption erfolgt im Dünndarm größtenteils passiv parazellulär. Insgesamt wird K$^+$ in Abhängigkeit v.a. von Aldosteron sowohl resorbiert als auch sezerniert; im Kolon findet die Resorption vorwiegend bei K$^+$-Mangel statt.

Cl$^-$-Ionen. Im Dünndarm erfolgt eine vorwiegend passive Resorption über Solvent Drag und die transepitheliale Potenzialdifferenz. Im Kolon wird Cl$^-$ bevorzugt über Cl$^-$-HCO$_3^-$-Austauscher resorbiert.

Bikarbonat-Ionen. HCO$_3^-$ wird zum größten Teil im Kolon im Austausch gegen Cl$^-$ sezerniert, im Jejunum kann es aber auch resorbiert werden.

7.5.5 Sonstige Nahrungsbestandteile
Resorption von Eisen

Die Eisenresorption im Duodenum hängt vom Eisenbedarf ab und schwankt zwischen 3–25% des oral aufgenommenen Eisens. In der Nahrung liegt Eisen entweder als anorganisches Salz (Fe^{2+} oder Fe^{3+}) oder in organisch komplex gebundener Form (Häm-Eisen) vor, wobei die Eisenabsorption aber nur in der zweiwertigen Form (Häm-Eisen oder Fe^{2+}) erfolgen kann. Das aufgenommene Eisen wird in der Mukosazelle zu Fe^{3+} oxidiert. Hier steht Eisen im Gleichgewicht mit Ferritin. Wird dessen Kapazität überschritten, sinkt die Resorption aus dem Darmlumen. Bei der Zellmauserung geht ein Teil des absorbierten Eisens mit den Mukosazellen wieder verloren, daher werden bei ausgeglichener Eisenbilanz nur etwa 10% des zugeführten Eisens resorbiert.

Merke

Im Blut wird Eisen in dreiwertiger Form (Fe^{3+}) an **Transferrin** gebunden transportiert. Die Speicherform des Eisens ist das **Ferritin** in Darmmukosa, Leber, Knochenmark, etc., aus dem Eisen rasch mobilisiert werden kann.

Klinik

Eisenmangel. Bei Eisenmangel ist neben dem Serumeisen auch der Ferritinspiegel erniedrigt, das Transferrin dagegen ist erhöht und zeigt eine verminderte Sättigung.

7.6 Integrative Steuerung der Magen-Darm-Funktion

7.6.1 Nervale Steuerung der Motilität

Der Gastrointestinaltrakt verfügt über ein eigenes Nervensystem (enterisches Nervensystem), das aus zwei Ganglienzellschichten, dem **Plexus myentericus (Auerbach)** und dem **Plexus submucosus (Meissner)** besteht. Die beiden Plexus sind für die Kontrolle und Koordination der Motorik und für die sekretorische Funktion des Gastrointestinaltrakts verantwortlich. Der Plexus myentericus liegt zwischen Längs- und Ringmuskelschicht und steuert vorwiegend den Muskeltonus und die Kontraktionen der glatten Muskulatur. Der Plexus submucosus liegt zwischen Ringmuskulatur und der Lamina muscularis mucosae und steuert vorwiegend die Sekretion der Epithelzellen der Darmschleimhaut.

Afferenzen beider Plexus senden Impulse von Mechano-, Schmerz- und Chemosensoren zum Zentralnervensystem. Die Aktivität des enterischen Nervensystems wird durch das vegetative Nervensystem **(Sympathikus** und **Parasympathikus)** moduliert. Auf diese Weise kann die Aktivität im Magen-Darm-Trakt an den allgemeinen Aktivitätszustand des Körpers angepasst werden.

7.6.2 Steuerung der Motorik durch Hormone und Signalstoffe

An der Steuerung des Gastrointestinaltrakts sind eine Vielzahl verschiedener Botenstoffe beteiligt. Die wichtigsten Vertreter samt ihrer Hauptfunktionen sind in **Tab. 7.4** aufgelistet.

Tabelle 7.4 Hormone zur Steuerung der Magen-Darm-Funktion

Hormon	Syntheseort	Freisetzungsreiz	Wirkung
Gastrin	– G-Zellen im Magenantrum – in geringen Mengen in der Duodenalschleimhaut	– Magendehnung – Vagusreizung – Proteine im Magen	– **Sekretion von HCl und Pepsinogen** ↑ – Magenmotilität ↑ – Tonus des unteren Ösophagussphinkters ↑
Sekretin	– S-Zellen in Duodenum und Jejunum	– pH im Duodenum < 4 – Gallen- und Fettsäuren im Duodenum	– **HCO_3^--Gehalt im Pankreassaft** ↑ – Gastrin-Ausschüttung ↓ – Magenmotilität ↓ – HCl-Sekretion ↓ – Magenentleerung ↓
CCK (Cholecystokinin)	– I-Zellen in Duodenum und Jejunum	– Peptide und Fettsäuren im Duodenum	– **Enzym-Gehalt im Pankreassekret** ↑ – **Kontraktion der Gallenblase** – Pepsinogensekretion ↑ – Magenmotilität ↓ – HCl-Sekretion ↓ – „Sättigungshormon"
Acetylcholin	– 2. Neuron des Parasympathikus	– Parasympathikus- aktivierung	– **Aktivierung der Verdauung durch Stimulation von Sekretion und Motilität** – regt die Gallenblasenkontraktion an – Tonus des unteren Ösophagussphinkters ↑
Histamin	– H- oder ECL-Zellen im Magenfundus	– Vagusreizung	– **Magensäuresekretion** ↑ – Pepsinogensekretion ↑
GIP (Gastric Inhibitory Peptide = Glucose-dependent insulin-releasing peptide)	– K-Zellen im Dünndarm, Duodenum	– Glucose, Fett oder Aminosäuren im Dünndarm	– Insulinfreisetzung ↑ – HCl-Sekretion ↓ – Magenmotilität ↓ – Magenentleerung ↓

Forts. nächste Seite

Tabelle 7.4   Fortsetzung

Hormon	Syntheseort	Freisetzungsreiz	Wirkung
VIP (vasoaktives intestinales Peptid)	– Nervenendigungen im Dünndarm	– neuronal (Neurotransmitter)	– Gallesekretion ↑ – Pankreassaftsekretion ↑ – HCl-Sekretion ↓ – Motilität ↓
Somatostatin	– D-Zellen im Pankreas	– Fettsäuren, Glucose, Peptide und Gallensäuren im Dünndarm	– Motilität ↓ – Vagusaktivität ↓ – HCl-Sekretion ↓ – Gastrinfreisetzung ↓ – Magenentleerung ↓ – Gallesekretion ↓ – Pankreassaftsekretion ↓ – Insulinsekretion ↓ – Transmitterfreisetzung ↓
Motilin	– M-Zellen im Dünndarm	– Säure, Fett- und Gallensäuren im Duodenum	– gastrointestinale Motilität ↑ – Tonus des unteren Ösophagussphinkters ↑
Serotonin (5-Hydroxytryptamin)	– APUD-Zellen* im gesamten Magen-Darm-Trakt	– ?	– ↑ cholinerge sekretomotorische Nervenaktivität steigt

* Das APUD-System (**a**min **p**recursor **u**ptake and **d**ecarboxylation) besteht aus verstreut liegenden endokrinen Zellen, die biogene Amine und Polypeptide synthetisieren und speichern.

8.1 Energiehaushalt

Ein Kennzeichen von Lebewesen ist ihr aktiver Energiestoffwechsel. Diese Produktions-, Verbrauchs- und Regulationsvorgänge werden als **Energiehaushalt** bezeichnet. Um diesen aufrecht zu erhalten, ist die ständige Zufuhr und Aufnahme von Energie in Form von Nährstoffen notwendig.

8.1.1 Grundlagen

Siehe auch S. 470 und Physik, S. 615.
Kohlenhydrate, Fette und Eiweiße speichern Energie in chemischer Form. Sie werden im Stoffwechsel in energieärmere Verbindungen umgewandelt. Die frei werdende Energie dient der Zelle
– zum Aufbau von ATP,
– Synthese von körpereigenen Stoffen (Anabolismus) und
– zur Muskelarbeit (Katabolismus).

8.1.2 Energiequellen
Energiegehalt der Nahrung

Wie viel Energie der Körper gewinnt, hängt davon ab, welche energieliefernden Nahrungsbestandteile zur Verfügung stehen und ob diese völlig oxidiert werden. Kohlenhydrate, Eiweiße und Fette bestehen aus den chemischen Elementen Kohlenstoff (C), Sauerstoff (O), Stickstoff (S) und Wasserstoff (H). Diese werden unter Verbrauch von Sauerstoff in die Endprodukte Kohlendioxid (CO_2) und Wasser (H_2O) umgewandelt. Einzig der nur in Eiweißen enthaltene Stickstoff ist vom Körper nicht energetisch verwertbar, sondern wird als Harnstoff ausgeschieden (S. 503).
Wird ein Nahrungsstoff unter O_2-Zufuhr *vollständig* zu CO_2 und H_2O verstoffwechselt, so entspricht der **biologische (physiologische) Brennwert** auch seinem **physikalischen Brennwert:**
– **Kohlenhydrate** und **Fette** werden vollständig abgebaut. Ihr physikalischer Brennwert entspricht ihrem biologischen Brennwert.
– **Eiweiße** werden nur bis zum Harnstoff abgebaut. Ihr tatsächlicher Brennwert liegt über dem nutzbaren Brennwert. (Verbrennung von Harnstoff liefert auch Energie.)
– Der physiologische Brennwert von **Ethylalkohol** (Ethanol) liegt mit 29,7 kJ/g zwischen dem für Kohlenhydrate und Fette (**Tab. 8.1**).

> **Merke**
> Der physiologische **Brennwert von Proteinen** entspricht nicht seinem physikalischen Brennwert, da der „energiehaltige" **Harnstoff** als Abbauprodukt ausgeschieden wird. Die Verbrennung erfolgt also **unvollständig**.

Tabelle 8.1 Brennwerte der Hauptnahrungsbestandteile

Nährstoff	physikalischer Brennwert (kJ/g)	biologischer Brennwert (kJ/g)
Kohlenhydrate	17,6	17,2
Fette	38,9	38,9
Eiweiß	23	17,2

Für die Verdauung der Nährstoffe selbst wird auch Energie benötigt, d.h. ein Teil der in der Nahrung enthaltenen Energie steht nicht zur Deckung des Grundumsatzes zur Verfügung und geht als Wärme verloren. Dieser Teil wird als **spezifisch dynamische Wirkung** der Nährstoffe bezeichnet. Am höchsten ist diese bei reiner Eiweißkost. Bis zu 1/3 der enthaltenen Energiemenge wird zur Verdauung gebraucht oder geht als Wärme verloren.
Das **kalorische** (oder energetische) **Äquivalent (KÄ)** gibt an, wie viel Energie bei der Verbrennung eines Stoffes pro Liter verbrauchtem O_2 entsteht. Mit Hilfe des KÄ berechnet sich der Energieumsatz als Produkt aus O_2-Aufnahme pro Zeit mal dem kalorischen Äquivalent. Bei einer normalen O_2-Aufnahme von 300 ml/min ergäbe sich bei normaler Mischkost ein Energieumsatz von 0,3 l O_2/min * 20 kJ/l O_2 = 6 kJ/min, entsprechend 8640 kJ/d (**Tab. 8.2**).

Tabelle 8.2 Das kalorische Äquivalent der Hauptnahrungsbestandteile

Nährstoff	kalorisches Äquivalent des O_2 (kJ/l O_2)
Kohlenhydrate	20,96
Eiweiß	18,7
Fette	19,6
„Mischkost"	20,2

Die Ermittlung des **respiratorischen Quotienten (RQ)** gibt einen Anhaltspunkt darüber, welcher Energieträger im Körper vorwiegend verbrannt wird. Er ist definiert als

$$RQ = \frac{CO_2\text{Abgabe}}{O_2\text{Aufnahme}}$$

Die unterschiedlichen Energieträger weisen unterschiedliche RQs auf (**Tab. 8.3**). Bei der Verstoffwechselung von Kohlenhydraten wird genauso viel O_2 verbraucht, wie CO_2 abgegeben wird. Der RQ beträgt 1. Für Fette und Eiweiße wird mehr O_2 verbraucht als CO_2 abgegeben wird. Der RQ liegt unter 1 und zwar bei 0,81 für Eiweiße und 0,70 für Fette.

Tabelle 8.3 Respiratorischer Quotient der Hauptnahrungsbestandteile

Nährstoff	respiratorischer Quotient (RQ)
Kohlenhydrate	1,0
Eiweiß	0,81
Fette	0,70
„Mischkost"	0,82–0,85

Merke

Die Maßeinheiten für Wärme und Energiegehalt sind: Kalorie (cal), Kilokalorie (kcal), Joule (J) und Kilojoule (kJ) J = kg*m²*s⁻²; 1kcal = 4185J = 4,185 kJ; 1J = 0,2388 cal

Grundzüge der Diätetik

Die Fettdepots sind die größten Energiespeicher des menschlichen Körpers. Um ihre Größe konstant zu halten, müssen Energieaufnahme und Verbrauch gleich sein. Der Hypothalamus regelt diese **Energiehomöostase**, die gleichbedeutend mit der Regelung des Körpergewichtes (KG) ist. Denn das Körpergewicht eines Individuums schwankt in erster Linie mit der Masse seiner Fettdepots.

Bei **gefüllten Fettdepots** bilden die Fettzellen vermehrt Leptin, vom Pankreas wird Insulin ausgeschüttet. Beide erreichen Rezeptoren im Hypothalamus, was zu einer Senkung der Nahrungsaufnahme und Steigerung des Energieverbrauchs führt. Die Fettdepots schrumpfen.

Bei **leeren Fettdepots** fehlen im Blut die Hormone Leptin und Insulin. Der Energieverbrauch wird gesenkt und der Appetit angeregt.

Diäten oder **Fasten** führen nur kurzfristig zu einer Abnahme der Fettdepots. Bei nicht veränderten Essgewohnheiten erfolgt nach Ende der Diät oder Fastenzeit eine erhöhte Nahrungsaufnahme, um die Fettdepots wieder zu füllen. Normal-, Über- und Untergewicht werden mittels des **Body-Maß-Index (BMI)** bestimmt:

$$BMI = \frac{\text{Körpermasse (kg)}}{\text{Körpergröße (m)}^2}$$

Als Normalgewicht gilt ein Wert zwischen 19 bis 24 bei Frauen und 20 bis 25 bei Männern. Werte darunter deuten auf Untergewicht. Werte von 24 bzw. 25 bis 30 stehen für Übergewicht 1. Grades, Werte von 30 bis 40 für Fettsucht (Übergewicht 2. Grades). Ein BMI von 40 gilt als pathologische Fettsucht (Übergewicht 3. Grades).

Der Anteil Fett am Körpergewicht unterscheidet sich zwischen Mann und Frau. So hat ein Mann etwa 10 % Fett weniger als eine Frau. Durch Messung der Hautfaltendicke an Bizeps, Trizeps, subskapulärer und subrailiakaler Hautfalte wird der **Körperfettanteil** bestimmt (**Tab. 8.4**).

Tabelle 8.4 Einteilung des Körperfettanteils bei Frauen und Männern

Bewertung	Frauen	Männer
Normalbereich	20–29,9 %	10–19,9 %
grenzwertig	30–34,9 %	20–24,9 %
Adipositas	35–44,9 %	25–34,9 %
extreme Adipositas	45 %	35 %

8.1.3 Energieumsatz

Energieumsatz. Der Energieumsatz eines Menschen lässt sich aus der im Körper gebildeten Wärme berechnen. Dazu wird die Wärmeabgabe in einer geschlossenen Kammer gemessen (**= direkte Kalorimetrie**). Hierfür ist ein relativ hoher Aufwand nötig, daher findet diese Methode kaum Anwendung. Bei der **indirekten Kalorimetrie** wird der Energieumsatz aus dem O_2-Verbrauch, dem kalorischen Äquivalent des oxidierten Nährstoffes und dem respiratorischen Quotienten ermittelt.

Der tatsächliche Energiebedarf ist von vielen Faktoren abhängig: Alter, Geschlecht, Größe, Gewicht, Hormonhaushalt, Temperatur oder auch von körperlicher und geistiger Aktivität. Um trotzdem vergleichbare Werte zu haben, wurden verschiedene Umsatzgrößen definiert:

– **Grundumsatz:** Der Energieumsatz eines Menschen in körperlicher und geistiger Ruhe. Er wird unter standardisierten Bedingungen ermittelt: morgens, nüchtern seit 12 Stunden, körperliche Gesundheit, ruhig und entspannt liegend sowie Zimmertemperatur (Indifferenztemperatur). Inbegriffen sind die ständig ablaufenden physiologischen Vorgänge (Kreislauf, Atmung etc.) sowie der Energieverbrauch durch den Zellstoffwechsel. Jede zusätzliche Tätigkeit erhöht den Energieumsatz. Den Anteil einzelner Organe am Grundumsatz zeigt **Tab. 8.5**. Im Alter sinkt der Grundumsatz ab. Für einen 70 kg schweren Mann beträgt er circa 7100 kJ/d = 7,1 MJ/d. Für eine Frau beträgt er circa 6300 kJ/d = 6,3 MJ/d.

– **Ruheumsatz:** Grundumsatz plus Nahrungsaufnahme sowie leichter Bewegung, aber ohne nennenswerte körperliche Arbeit. Ein nicht körperlich arbeitender

Tabelle 8.5 Beteiligung der Organe am Grundumsatz

Organ	prozentualer Anteil am Grundumsatz
Leber	26 %
Muskulatur	26 %
Gehirn	18 %
Herz	9 %
Nieren	7 %
übrige Organe	14 %

Biologie | Histologie | Anatomie | Chemie | Biochemie | Physik | Physiologie | Psych./Soz.

Mensch, der auch außerhalb der Arbeit keine Anstrengungen wie z. B. Sport unternimmt, verbraucht pro Tag etwa 8400 kJ (Frauen) bzw. 9600 kJ (Männer).

– **Arbeitsumsatz:** Ruheumsatz plus körperliche (Muskel)-Arbeit. Der zusätzliche Energieumsatz bei leichter körperlicher Arbeit beträgt 2000 kJ/d, bei Schwerstarbeit bis zu 10000 kJ/d. Auch bei geistiger Arbeit erhöht sich der Energieumsatz. Diese Steigerung erklärt sich nicht durch einen erhöhten Energiebedarf des Gehirns, sondern durch eine reflektorische Anspannung der Skelettmuskulatur („angestrengtes Nachdenken").

Frauen haben aufgrund des höheren Fettanteils einen etwa 10 % niedrigeren Grundumsatz. Ab dem 3. Schwangerschaftsmonat benötigen Frauen circa 300 kcal/d zusätzlich. Während der Stillzeit sollten 650 kcal/d zusätzlich aufgenommen werden.

Klinik

Störungen der Schilddrüsenfunktion. Der Grundumsatz wird vor allem durch die Schilddrüse reguliert. Bei Überfunktion ist er gesteigert, bei Unterfunktion erniedrigt. Um die Schilddrüsenfunktion zu messen, wurde früher der Grundumsatz bestimmt. Heute wird der Schilddrüsenhormonspiegel im Blut ermittelt oder der Jodstoffwechsel mittels radioaktivem Jod erfasst.

RGT-Regel. Die **Reaktions-Geschwindigkeits-Regel** besagt, dass der Energieumsatz pro Zeiteinheit und zunehmender Temperatur ansteigt.

Der **Wirkungsgrad** ist der Anteil des Energieumsatzes, der tatsächlich in äußere Leistung umgesetzt wird. Der Rest geht als Wärme verloren. Er berechnet sich aus erbrachter Energie geteilt durch umgesetzte Energie.

> **Merke**
>
> Der **Wirkungsgrad** körperlicher Arbeit liegt **kaum höher als 25 %**, d. h. der Großteil der Energie geht als Wärme verloren.

8.2 Wärmehaushalt und Temperaturregulation

Alle Lebewesen sind den Einflüssen der Umgebungstemperatur ausgesetzt. **Poikilotherme** (wechselwarme) Lebewesen verfügen über keine aktive Regulation ihrer Körpertemperatur. Diese liegt nur knapp über der Umgebungstemperatur. Der Mensch gehört zu den **homoiothermen** (gleichwarmen) Lebewesen. Die Temperatur wird im Körperinneren unabhängig von der Außentemperatur konstant gehalten.

8.2.1 Körpertemperatur

Im menschlichen Organismus werden zwei Temperaturregionen unterschieden:

– Die Temperatur der **Körperschale** und der **Extremitäten** ist abhängig von der Außentemperatur.
– Die **Körperkerntemperatur** im Inneren von Rumpf und Schädel wird über einen Temperaturregelkreis konstant gehalten.

> **Merke**
>
> Die **Kerntemperatur** beträgt beim gesunden Menschen etwa 37°C. Der Wert schwankt in Abhängigkeit von: Tageszeit (6 Uhr niedrig, 18 Uhr am höchsten, Differenz über den Tag etwa 0,7°C) Menstruationszyklus (Anstieg um die Ovulation), Schwangerschaft (Anstieg), körperliche Arbeit (Anstieg), psychische Erregung (Anstieg) und Alter (Senkung).

Die zirkadianen Veränderungen der Körpertemperatur werden vom Nucleus suprachiasmaticus gesteuert (S. 869).

8.2.2 Wärmebildung

In Ruhe entsteht der Großteil der Körperwärme in den inneren Organen und dem Gehirn. Bei körperlicher Aktivität überwiegt die Wärmebildung in der aktiven Muskulatur und nimmt im Vergleich zur körperlichen Ruhe um ein Mehrfaches zu. (**Tab. 8.6**)

Muss der Körper für eine konstante Kerntemperatur mehr Wärme produzieren, als beim Ruhestoffwechsel abfällt, so stehen zwei Mechanismen zur Verfügung:

– **Äußere Arbeit:** Verstärkte Muskelaktivität kann in Form von *willkürlichen Bewegungen* (z. B. Umherlaufen bei Kälte) und als *unwillkürliches Muskelzittern* (**Kältezittern**) mehr Wärme produzieren. Die Temperatur, bei der Kältezittern einsetzt, bezeichnet man als **Zitterschwelle**. Nachteil bei anhaltendem Kältezittern ist die zunehmende Auskühlung durch Steigerung der Oberflächendurchblutung.
– **Innere Arbeit:** Die Wärmeerzeugung von Stoffwechselprozessen in Brust- und Baucheingeweiden in Ruhe. Braunes Fettgewebe beim Säugling!

Die Körperoberfläche bei Neugeborenen ist im Verhältnis zum Körpervolumen größer. Zudem ist der Körperkern durch die schmalere Schale schlechter isoliert. Eine Unterkühlung tritt viel früher auf. Neben Muskelzittern verfügt das Neugeborene über **zitterfreie Wärmebildung im braunen Fettgewebe**. Sie wird durch β-Adrenozeptoren aktiviert. Vorteil: Durch das Fehlen der Zitterbewegungen bleiben die Wärmeverluste durch Konvektion klein.

Tabelle 8.6 Anteile der Organe an der Wärmebildung des Organismus

Organe	in Ruhe	bei Arbeit
Brust- und Baucheingeweide	56 %	8 %
Gehirn	16 %	1 %
Muskulatur	18 %	bis 90 %
übrige Organe	10 %	1 %

8.2.3 Wärmeabgabe und -aufnahme

Die physikalische Thermoregulation ist für die Wärmeabgabe vom und im Körper verantwortlich. Dies erfolgt durch den **äußeren Wärmestrom:**

- **Wärmeleitung (Konduktion):** Wärmeabgabe an einen kälteren Gegenstand oder kalte Luft. Wie viel, ist abhängig von der Temperaturdifferenz zwischen Haut und Luft bzw. Gegenstand und dessen Wärmeleitfähigkeit.
- **Konvektion:** Wärme wird an die hautumgebende Flüssigkeit oder Luft abgegeben. Äußere Luftbewegung (z. B. Wind) verstärkt den Wärmeverlust. Deshalb kommt uns die gleiche Lufttemperatur bei Wind kühler vor als bei stehender Luft.
- **Strahlung:** Körper senden langwellige Infrarotstrahlungen aus. Diese verlaufen vom wärmeren zum kälteren Gegenstand, z.B. kalte Zimmerwände. Unser Körper kann durch Strahlung auch Wärme aufnehmen.
- **Verdunstung (= evaporative Wärmeabgabe):** Wärme wird durch Verdunstung von Wasser auf der Haut abgegeben (Schweiß). In diesem Fall ist der Wasserdampfdruck auf der Haut höher als der Druck der Umgebungsluft. Pro Liter verdunstetem Wasser werden circa 2400 kJ Wärme abgegeben.
- **Perspiratio insensibilis:** Der unmerkliche Wasserverlust durch Verdunstung über die Haut und Schleimhäute, z.B. in den Atemwegen. So gehen täglich 500–800 ml Wasser verloren. Die damit verbundene Wärmeabgabe trägt ebenfalls zur Temperaturregulation bei, kann aber vom Körper nicht beeinflusst werden.
- **Perspiratio sensibilis:** Das Wasser gelangt durch Schweißdrüsen an die Hautoberfläche, die neuronal aktiviert werden. Ist die Perspiration sensibilis stark gesteigert, so droht die Gefahr einer hypertonen Dehydratation.

Oder durch den **inneren Wärmestrom:**

- **Hautdurchblutung:** Im Körper gebildete Wärme gelangt mit dem Blutstrom zur Körperoberfläche. Eine verminderte Durchblutung in der Körperperipherie vermindert diesen Wärmefluss und so auch die Wärmeabgabe.
- **Gegenstromprinzip:** Die parallel verlaufenden arteriellen und venösen Gefäße ermöglichen einen kontinuierlichen Wärmetransport vom arteriellen in das venöse Blut (**Abb. 8.1**). Das in die Akren fließende Blut wird so abgekühlt und das zurückströmende Blut wieder aufgewärmt. Bei Kälte und eng gestellten Hautgefäßen ist dieser Austausch besonders intensiv, so dass der Wärmeabstrom in die Peripherie minimiert wird.
- **Umleitung des venösen Rückstroms** von den tiefen zu den oberflächlichen Venen.

Wirkt starke Kälte auf einen Hautbezirk ein, so sind in regelmäßigen Zeitabständen kurzzeitige Dilatationen der Hautgefäße zu beobachten. Dieser Vorgang **(Lewis-Reaktion)** dient dem Schutz der Haut. Eine anhaltende Unterkühlung mit gleichzeitiger Minderperfusion kann zu Gewebeschäden führen. Die Lewis-Reaktion ist lokaler Natur und daher nur an den unterkühlten Hautarealen zu beobachten.

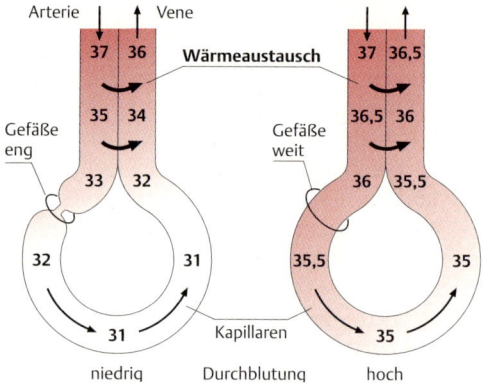

Abb. 8.1 Gegenstromprinzip des arteriovenösen Wärmeaustauschs.

8.2.4 Temperaturregulation

Indifferenztemperatur. Der Temperaturbereich, den wir als behaglich empfinden. Innerhalb dieser **thermischen Neutralzone** laufen die Regulationsmechanismen im Leerlauf. Die nötigen Anpassungen können allein durch die Hautdurchblutung reguliert werden. Die Indifferenztemperatur hängt ab von relativer Luftfeuchtigkeit, Windgeschwindigkeit, Wärmestrahlung der Umgebung und der Bekleidung. Für einen unbekleideten, ruhenden Menschen liegt diese Temperatur bei 28–30 °C, wenn die relative Luftfeuchtigkeit 50 % beträgt und kein Wind weht. Im Wasser ist diese Temperatur 5–6 °C höher, da Wasser eine höhere Wärmeleitfähigkeit als Luft besitzt und dem Körper so verstärkt Wärme durch Konduktion und Konvektion entzogen wird.

> **Klinik**
>
> **Hyperthermie.** Die Erwärmung des Körperkerns über 37°C, z. B. durch starke körperliche Anstrengung oder Wärmebelastung löst über den Hypothalamus eine Dilatation der Hautgefäße und eine Stimulation der Schweißproduktion aus.
>
> **Hitzschlag:** Körpertemperatur > 40,6°C. Folgen: Bewusstseinsstörungen bis zum Koma, Krampfanfälle, Hypotonie. Lebensgefahr besteht ab > 41°C, Temperaturen über 44°C werden meist nicht überlebt.
>
> **Hitzekollaps:** Überforderung der Kreislaufregulation meist im Stehen (*Orthostase*), begünstigt durch weitgestellte Hautgefäße.
>
> **Hitzekrämpfe:** Hyponatriämie und Hypochlorämie durch extremen Elektrolytverlust.
>
> **Sonnenstich (Insolation):** Anhaltende, direkte Sonneneinstrahlung auf den Kopf. Ein *Hirnödem* tritt bei Überwärmung des Gehirns auf und äußert sich durch starke Kopfschmerzen, Übelkeit, Krampfanfälle und Bewusstseinseintrübung. Therapie: vorrangig Kühlung und Flüssigkeitszufuhr.

Fieber bezeichnet eine **Sollwertverstellung** im Hypothalamus, z. B. als Reaktion auf eine Entzündung durch Pyrogene (z. B. Interleukin1). Im Fieberanstieg friert man, da die Kerntemperatur plötzlich unterhalb des nach oben verstellten Sollwertes liegt. Durch Konstriktion der Hautgefäße und Muskelzittern (**Schüttelfrost**) wird der Körper aufgeheizt. Beim Fieberabfall kommt es zu Vasodilatation der Hautgefäße und zum Schwitzen. Die Körpertemperatur wird dadurch wieder auf den normalen Sollwert abgesenkt.

Klassische Stellen zur **Temperaturmessung** sind sublingual, axillär und rektal. Die rektale Messung ergibt hierbei den exaktesten und auch höchsten Wert. Die sublinguale Temperatur liegt um 0,5°C niedriger. Bei der Temperaturmessung am Trommelfell wird die Wärmestrahlung aus dem Innenohr registriert.

Pro 1°C steigt der Grundumsatz um 7%, was bei einer Körpertemperatur von 41°C eine Grundumsatzsteigerung von etwa 30% bedeutet.

Klinik

Hypothermie. Extreme Kältebelastung überfordert die Kälteabwehrmechanismen. Gegenmaßnahmen sind Vasokonstriktion der Hautgefäße (Isolierung des Kerns) und Aktivierung der Muskulatur (Kältezittern). Fällt die Kerntemperatur unter 32°C, kann Bewusstlosigkeit eintreten, unter 28°C droht der Tod durch Kammerflimmern.

Die Reaktionsgeschwindigkeit des Stoffwechsels ist in einer künstlich hervorgerufenen Hypothermie verlangsamt. Für die Zellerhaltung wird so eine verminderte O_2-Menge benötigt. Dies wird sich vor allem in der Chirurgie zunutze gemacht.

Sowohl eine Überhitzung als auch eine Unterkühlung ist schädlich. Deshalb existiert ein **Regelkreis**, der die Temperatur auf einem bestimmten Sollwert hält. Das Regelzentrum dieses Kreises liegt in den kaudalen Anteilen des **Hypothalamus** (Area hypothalamica posterior).

Im Bereich des **rostralen Hypothalamus** (Regio praeoptica/vorderer Hypothalamus), aber auch im unteren Hirnstamm und besonders im Rückenmark liegen die **inneren Temperatursensoren** (temperatursensible Neuronen).

In der **Haut** liegen die **äußeren Temperatursensoren**. Über die Kälte- und Wärmesensoren der Haut kann das Regelzentrum schon auf Änderungen der Umgebungstemperatur reagieren, bevor sich die Kerntemperatur ändert.

8.2.5 Akklimatisation

Hitzeadaption. Hier verändert sich vor allem die Schweißproduktion. Sie kommt bereits bei leicht erhöhten Temperaturen in Gang. Zudem wird der Elektrolytgehalt des Schweißes reduziert, um Mineralstoffe einzusparen. Durch die Ausscheidung einer hypotonen Flüssigkeit wird das Blutplasma leicht hyperton, so dass Durst entsteht und die Trinkmenge gesteigert wird. So wird der Flüssigkeitsverlust ausgeglichen und durch das aufgefüllte Plasmavolumen der Kreislauf stabilisiert. Auch einer Hypotonie wird durch die weit gestellten Blutgefäße der Haut (Hitzekollaps) vorgebeugt. Eine dauerhafte Anpassung an höhere Temperaturen ist oft erst nach einigen Jahren Aufenthalt in heißen Gebieten abgeschlossen. Sie führt zu einer Zunahme des Plasmavolumens.

Kälteadaption. Wichtigster Mechanismus der Kälteadaption ist eine Verhaltensanpassung durch Auswahl geeigneter Kleidung. Zusätzlich gibt es Hinweise auf vermehrte Wärmebildung durch einen gesteigerten Grundumsatz. Auch sinkt wohl die Zitterschwelle ab, der Körper toleriert eine geringe (ungefährliche) Hypothermie.

Biologie

Histologie

Anatomie

Chemie

Biochemie

Physik

Physiologie

Psych./Soz.

9 Wasser- und Elektrolythaushalt, Nierenfunktion

9.1 Wasser- und Elektrolythaushalt

9.1.1 Allgemeine Grundlagen

Da schon Konzentrationsänderungen um wenige mmol/l massive Auswirkungen auf die Zellfunktion haben können, müssen das Volumen und die Elektrolytkonzentrationen der verschiedenen Kompartimente (Flüssigkeitsräume) des Körpers in engen Grenzen **konstant** gehalten werden (**Homöostase**). Die Nieren variieren die Ausscheidung von Wasser und Salz je nach Bedarf. Wird ihre Homöostasekapazität überschritten, so kann es zu Störungen im Sinne einer De- oder Hyperhydratation kommen.

9.1.2 Flüssigkeitsräume

Der Hauptbestandteil des Körpers ist Wasser. Der Wasseranteil an der Gesamtkörpermasse nimmt mit zunehmendem Alter ab: Bei Säuglingen beträgt er noch etwa 75%, bei Erwachsenen nur noch etwa 60%. Da Fettgewebe von allen Körpergeweben den geringsten Wasseranteil aufweist, ist der relative Wassergehalt außer vom Alter auch von der Menge an Fettgewebe abhängig. Frauen, die natürlicherweise einen etwas höheren Fettgewebeanteil als Männer aufweisen, haben daher prozentual einen geringeren Wasseranteil als Männer.
Man unterscheidet zwei grundsätzlich voneinander getrennte Kompartimente: den Intra- und den Extrazellulärraum (IZR und EZR), (**Tab. 9.1**).

Tabelle 9.1 Wasserverteilung im Organismus (nach TIM Innere Medizin)

Anteil am Körpergewicht	Wasseranteil des Körperwassers in den Kompartimenten	
extrazelluläres Wasser (25%)	13 l (ca. 30%)	interstitielle Flüssigkeit
	3 l (ca. 7%)	intravasale Flüssigkeit (Plasmavolumen)
	1 l (ca. 3%)	transzelluläre Flüssigkeit (Liquor, Kammerwasser, Pleura- und Peritonealflüssigkeit, Drüseninhalt
intrazelluläres Wasser (40%)	28 l (ca. 60%)	in Zytosol und Zellorganellen
Trockensubstanz	kein Wasseranteil	

Volumenbestimmung

Das Volumen der einzelnen Kompartimente lässt sich mit dem **Indikatorverdünnungsverfahren** bestimmen: Die verschiedenen Indikatoren verteilen sich je nach ihrer Struktur unterschiedlich in den verschiedenen Wasserräumen. Man appliziert eine bestimmte Menge der Indikatorsubstanz und misst (nachdem sie sich hinreichend in dem zu messenden Wasserraum verteilt hat) ihre Konzentration.
Da die Konzentration als Menge pro Volumen definiert ist, gilt: **je geringer die Konzentration**, desto **größer ist das Verteilungsvolumen**:

$$\text{Verteilungsvolumen V} = \frac{\text{applizierte Menge der Substanz S}}{\text{Konzentration [S]}}$$

Bestimmung des Plasma- oder Blutvolumens. Um das Plasmavolumen zu bestimmen, benötigt man eine Substanz, die sich im Plasma verteilt, aber die Gefäße nicht verlassen kann. Dazu eignen sich z.B. **Evansblau**, das an Plasmaproteine bindet, oder **radioaktiv markierte Proteine** (z.B. Albumin). Zur Bestimmung des Blutvolumens kann man **radioaktiv markierte Erythrozyten** verwenden.

Bestimmung des Extrazellulärraums und des interstitiellen Raums. Zur Abschätzung des Extrazellulärvolumens eignet sich beispielsweise **Inulin**, weil es zwar die Gefäße verlassen kann, aber nicht in die Zellen aufgenommen wird, oder auch **radioaktives Na^+**. Da keiner der Indikatoren sich ausschließlich im gesamten Extrazellulärraum verteilt, erlaubt diese Methode nur eine – wenn auch hinreichend genaue – Abschätzung des tatsächlichen Volumens. Um die Größe des interstitiellen Raums abschätzen zu können, zieht man das Plasmavolumen vom Volumen des Extrazellulärraums ab und vernachlässigt die transzelluläre Flüssigkeit.

Bestimmung des Gesamtkörperwassers und des Intrazellulärvolumens. Zur Bestimmung des Gesamtkörperwassers benötigt man eine Indikatorsubstanz, die sich in allen Wasserräumen des Körpers gleichmäßig verteilt. Dies gilt für **tritiummarkiertes Wasser** (THO), „schweres Wasser" (D_2O) oder Antipyrin. Das Intrazellulärvolumen bestimmt man, indem man vom Gesamtkörperwasser den extrazellulären Anteil abzieht.
Beispiel: Werden einem 80 kg schweren Mann 10000 Bq tritiummarkierten Wassers injiziert, so verteilen sich die einzelnen Moleküle im gesamten Wasserbestand des Körpers. Nimmt man etwa 2 Stunden später Blut ab und misst dort eine Aktivität von 200 Bq/l, so ergibt sich das Verteilungsvolumen, das dem Gesamtkörperwasser entspricht:

$$\text{Verteilungsvolumen V} = \frac{10000\,\text{Bq}}{200\,\text{Bq/l}} = 50\,\text{l}$$

9.1.3 Wasser

Unterschiedliche Regelmechanismen sorgen für eine Konstanthaltung der Wasserbilanz. Die **Wasseraufnahme** eines Erwachsenen beträgt täglich ca. 2,5 l:

– Flüssigkeit (ca. 1000–1500 ml),
– Wasser als Bestandteil fester Nahrung (ca. 700 ml),
– Oxidationswasser aus dem Stoffwechsel (ca. 300 ml).

Für eine ausgeglichene Bilanz muss die tägliche **Wasserabgabe** der **-aufnahme** entsprechen. Sie erfolgt über den Urin (ca. 1000–1800 ml), Perspiratio insensibilis (unwillkürlicher Wasserverlust über Haut und Schleimhäute und die Atmung, ca. 500–800 ml) und Perspiratio sensibilis (Schwitzen) sowie den Stuhl (ca. 100 ml). Die tatsächlichen Werte können je nach Wasseraufnahme und -verbrauch bzw. -ausscheidung erheblich von den angegebenen Werten abweichen.

Durstregulation. Wenn die Flüssigkeitsaufnahme geringer als der aktuelle Flüssigkeitsbedarf ist, tritt Durstgefühl auf. Dazu wird zum einen die Plasmaosmolalität durch Osmorezeptoren im Hypothalamus kontinuierlich registriert. Bereits eine Zunahme der Osmolalität um 1–2% führt zu Durst. Auch die Füllung der zentralen Gefäße und der Vorhöfe wird erfasst und bei Volumenmangel Renin und in der Folge Angiotensin II (S. 761) ausgeschüttet, das ebenfalls Durst auslöst.

Klinik

Störungen des Wasser- und Salzhaushalts. Die Regulation des Wasserhaushalts umfasst sowohl das Flüssigkeitsvolumen als auch die osmotische Konzentration. Folgende Störungen der Wasserbilanz werden unterschieden:

Hyperhydratation („Überwässerung"): erhöhtes Flüssigkeitsvolumen

Dehydratation („Wassermangel"): vermindertes Flüssigkeitsvolumen

---

Die genannten Störungen können mit (hyperton oder hypoton) oder ohne (isoton) Änderungen der Osmolarität einhergehen.

Merke

Die Osmolarität des Plasmas beträgt normalerweise **290 mosmol/l**, Flüssigkeiten mit der gleichen Osmolarität werden als **isoton** bezeichnet. Im Vergleich dazu bezeichnet man Flüssigkeiten mit einer höheren Osmolarität als **hyperton**, mit einer niedrigeren Osmolarität als **hypoton**.

Streng genommen beziehen sich diese Aussagen auf den **Extrazellulärraum**, allerdings verändert sich der Intrazellulärraum (ausgenommen bei isotonen Störungen) durch **osmotische Wasserverschiebungen** entsprechend den Veränderungen im Extrazellulärraum.

Die Zellmembran ist für Wasser wesentlich besser permeabel als für Ionen, sie verhält sich also ähnlich wie eine semipermeable Membran. Bei einem Anstieg der Konzen-

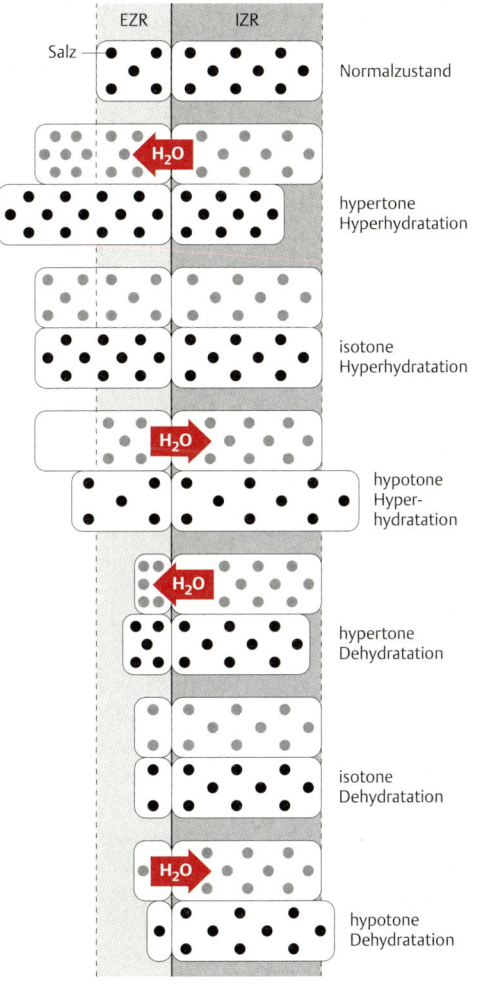

Abb. 9.1 Störungen des Wasserhaushalts.

tration osmotisch wirksamer Teilchen im Extrazellulärraum **(hypertone Störung)** folgt daher Wasser dem osmotischen Druck und strömt aus dem Intrazellulärraum nach extrazellulär: Die Zellen schrumpfen.

Umgekehrt ist bei einer Abnahme der osmotisch wirksamen Konzentration im Extrazellulärraum **(hypotone Störung)** der osmotische Druck des Intrazellulärraums im Verhältnis erhöht, so dass Wasser in die Zellen strömt: Die Zellen schwellen an.

Bei **isotonen** Störungen ändert sich der osmotische Druck auf beiden Seiten der Membran nicht, daher finden auch keine nennenswerten Wasserverschiebungen über die Membran statt. **Abb. 9.1** zeigt die verschiedenen Störungen des Wasserhaushalts.

Klinik

Isotone Dehydratation: Mangel an Wasser und Salz in gleichem Ausmaß (Verlust isotoner Flüssigkeit), z.B. massiver Blutverlust. Das Volumen des Extrazellulärraums ist vermindert.

Biologie | Histologie | Anatomie | Chemie | Biochemie | Physik | Physiologie | Psych./Soz.

Hypertone Dehydratation: Der Körper verliert mehr Wasser als Salz, z.B. durch starkes Schwitzen, Dursten oder Durchfälle. Die Osmolarität des EZR steigt dadurch an. Ein Teil des Wassers wird durch Wasser, das aus dem IZR ausströmt, ersetzt. Das Gesamtvolumen ist erniedrigt (Dehydratation) und die Osmolarität in- und extrazellulär erhöht (hyperton).

Hypotone Dehydratation: Verlust hypertoner Flüssigkeit, z.B. durch Erbrechen hypertoner Flüssigkeit oder wenn bei bestehender isotoner Dehydratation nur hypotone Flüssigkeit getrunken wird. Das Gesamtvolumen ist vermindert (Dehydratation) und gleichzeitig geht durch Osmose zusätzlich extrazelluläres Wasser in den Intrazellulärraum „verloren".

Isotone Hyperhydratation: Überschuss an Wasser und Salz, z.B. durch Überinfusion einer isotonen Kochsalzlösung im Rahmen einer Intensivtherapie. Das extrazelluläre Volumen nimmt zu, der Intrazellulärraum bleibt dagegen unverändert, weil die Osmolarität in beiden Räumen gleich (isoton) ist.

Hypertone Hyperhydratation: Übermäßige Zufuhr hypertoner Lösung, z.B. Trinken von stark hypertonem Meerwasser. Durch die erhöhte Osmolarität im EZR wird zusätzlich Wasser nach extrazellulär verschoben. Das Volumen des IZR nimmt dadurch zwar ab, insgesamt hat das Gesamtvolumen aber zugenommen, denn die Volumenzunahme im EZR übersteigt die Volumenabnahme im IZR.

Hypotone Hyperhydratation: Trinken großer Mengen Wasser mit geringer Osmolarität (z.B. destilliertes Wasser). Dadurch steigt das Volumen im EZR, während gleichzeitig die Osmolarität sinkt, so dass Wasser in den IZR wandert. Die Osmolarität ist durch die Verdünnung auf beiden Seiten erniedrigt (hypoton) und das Gesamtvolumen erhöht (Hyperhydratation).

9.1.4 Natrium (Na$^+$)

Natrium (Na$^+$) ist das mengenmäßig wichtigste Kation im Extrazellulärraum. Der Natriumgehalt des Körpers beträgt ca. 70–100 g (entsprechend 55–60 mmol/kg KG [ca. 4200 mmol]). Pro Tag werden etwa zwischen 5 und 15 g (85–255 mmol) NaCl mit der Nahrung aufgenommen (entspricht etwa 1 Teelöffel Salz). Die Na$^+$-Konzentration beträgt extrazellulär ca. 145 mmol/l, intrazellulär ca. 12 mmol/l. Dieses Konzentrationsverhältnis wird mithilfe der ubiquitär vorkommenden Na$^+$-K$^+$-ATPase aufrechterhalten (S. 674). Dadurch besteht ein starker Gradient für Na$^+$ nach intrazellulär, der u.a. für Erregungsprozesse und viele sekundär aktive Transportprozesse genutzt wird. Die Na$^+$-Ausscheidung erfolgt zu 95% über die Niere und unterliegt der Steuerung durch Aldosteron und das atriale natriuretische Peptid (ANP, S. 762), der Rest wird über den Schweiß und den Stuhl ausgeschieden.

9.1.5 Kalium (K$^+$)

Kalium ist das wichtigste intrazelluläre Kation, es befindet sich zu 98% in der Intrazellulärflüssigkeit. Der Kaliumgehalt des Körpers beträgt 40–50 mmol K$^+$/kg KG. Die tägliche K$^+$-Zufuhr liegt etwa zwischen 2 und 6 g/d (50–150 mmol).

Da K$^+$ von allen Ionen die höchste Membranleitfähigkeit aufweist, liegt das Ruhemembranpotenzial der Zellen in der Nähe des K$^+$-Gleichgewichtpotenzials (S. 677). Die K$^+$-Konzentration beträgt intrazellulär ca. 155 mmol/l, extrazellulär ca. 5 mmol/l. Die K$^+$-Ausscheidung ist neben der Zufuhr v.a. von Aldosteron abhängig.

9.1.6 Kalzium (Ca^{2+})

Über 99% des Gesamtkalziumbestandes finden sich als Kalziumphosphat im Knochen, nur etwa 0,1% im Plasma. Die tägliche Zufuhr beträgt ca. 0,8–1,2 g/d. Der Ca^{2+}-Spiegel wird streng bei 2,2–2,6 mmol/l konstant gehalten, da schon relativ geringe Schwankungen der Ca^{2+}-Konzentration einen erheblichen Einfluss auf die Erregbarkeit von Zellen haben.

Biologisch aktiv ist nur freies, ungebundenes Ca^{2+}; etwa 40% des Serum-Ca^{2+} sind an Plasmaproteine, etwa 12% an lösliche Anionen (Phosphat, Sulfat, Bicarbonat, etc.) gebunden und damit biologisch inaktiv. Aus diesem Grund führt auch eine prozentuale Verschiebung des Anteils an gebundenem Kalzium – bei konstantem Gesamtkalzium (!) – zu einer veränderten Erregbarkeit (z.B. bei Azidose, S. 721).

9.1.7 Phosphat

Die Phosphatkonzentration im Serum beträgt normalerweise etwa 0,8–1,4 mmol/l, die tägliche Zufuhr liegt bei ca. 0,7–1,3 g/d.

Der Phosphathaushalt ist eng mit dem Kalziumhaushalt verknüpft, jedoch weniger streng geregelt. Kalzium-Phosphat-Salze sind schlecht löslich, ein Anstieg der Phosphatkonzentration über einen bestimmten Wert (Löslichkeitsprodukt) führt zu einer Ausfällung von Kalzium-Phosphat-Salzen im Knochen und damit zu einem Sinken der Ca^{2+}-Konzentration. Die Phosphatbilanz wird v.a. über die renale Ausscheidung bestimmt (S. 756).

9.1.8 Magnesium (Mg^{2+})

Mg ist ein wichtiger Kofaktor für viele Enzyme und für Membranfunktionen. Der Mg^{2+}-Gehalt des Körpers beträgt ca. 0,3 g/kg KG, die tägliche Zufuhr sollte bei ca. 5 mg/kg KG liegen. 1/3 des Gesamtmagnesiums befinden sich im Serum (ca. 1 mmol/l), davon ist 1/3 proteingebunden.

Die zelluläre Mg^{2+}-Aufnahme wird stimuliert durch Insulin, Schilddrüsenhormone und durch eine intrazelluläre Alkalose. Die Regulation der Mg^{2+}-Bilanz erfolgt durch intestinale Resorption und renale Ausscheidung.

9.1.9 Säure-Basen-Haushalt

Siehe S. 720.

9.2 Niere

9.2.1 Bau und Funktion

Obwohl die Nieren zusammen nur ca. 300 g wiegen, fließen pro Minute ca. 1200 ml Blut (ca. 20 % des Herz-Zeit-Volumens), also das 4-Fache ihres Eigengewichts, durch sie hindurch. Diese starke Durchblutung ist Ausdruck vielfältiger Funktionen und Stoffwechselleistungen, die die Niere zu erfüllen hat:

- Regulation des **Elektrolyt- und Wasserhaushalts,**
- **Ausscheidung harnpflichtiger Substanzen** (z.B. Harnstoff, Kreatinin und Harnsäure oder Fremdstoffe),
- Konservierung wertvoller Blutbestandteile (z.B. Glucose, Aminosäuren),
- Regulation des **Säure-Basen-Haushalts,**
- Regulation von **Blutdruck** und Blutvolumen,
- **Hormonproduktion** (Erythropoietin, Vitamin D).

Funktionelle Anatomie der Niere

Mikroskopische und makroskopische Anatomie werden detailliert in der Histologie (S. 112) und in der Anatomie (S. 313) besprochen.

Makroskopisch lässt sich die Niere in Rinde (**Kortex**) sowie äußeres und inneres Mark (**Medulla**) unterteilen. Die kleinste funktionelle Einheit der Niere ist das **Nephron** (ca. 1 Mio. pro Niere, **Abb. 9.2**). Die Tubulusschleife eines jeden Nephrons kehrt immer zu „ihrem" Glomerulus zurück und ermöglicht so ein tubuloglomuläres Feedback, d.h. die Anpassung der glomerulären Filtrationsrate (GFR) an die Zusammensetzung des Tubulusinhalts.

Glomerulus. Die Glomeruli liegen in der Nierenrinde und dienen der **Filtration** des Primärharns (S. 751).

Proximaler Tubulus. Im proximalen Tubulus findet bereits der Hauptteil der **Rückresorption** statt (S. 753). Ca. 2/3 des filtrierten NaCl und Wassers sowie fast 100 % der filtrierten Aminosäuren und Glucose werden hier rückresorbiert. Treibende Kraft für die Transportprozesse im proximalen Tubulus ist der elektrochemische Na^+-Gradient, der durch die Na^+-K^+-ATPase aufgebaut wird (sekundär-aktiver Transport, S. 674).

Henle-Schleife. Sie dient in erster Linie dem Aufbau eines interstitiellen **Konzentrationsgradienten** im Nierenmark, der für die Konzentrationsfähigkeit der Niere unabdingbar ist. Man unterscheidet den dünnen absteigenden Tubulus, in dem praktisch nur passive Transportvorgänge stattfinden, vom dünnen und dicken aufsteigenden Tubulus, die beide für Wasser impermeabel sind, in denen aber NaCl aus dem Lumen resorbiert wird.

Distaler Tubulus und Sammelrohr. Der **distale Tubulus** ist gemeinsam mit dem Sammelrohr für die **Feinabstimmung der Harnzusammensetzung** verantwortlich. Seine Resorptionsleitung wird über Hormone (v.a. Aldosteron, s.u.) gesteuert. Das **Sammelrohr** dient der ADH-abhängigen **Harnkonzentrierung** (ADH, S. 762). In Anwesenheit von ADH werden Aquaporine (s.u.) in die Sammelrohrwand eingebaut, so dass diese zunehmend wasserpermeabel wird. Dem durch die Henle-Schleife aufgebauten Konzentrationsgradienten folgend kann Wasser dann ins Interstitium gelangen, der Harn wird dadurch konzentriert. Die Sammelrohre münden über die Papillen ins Nierenbecken. Von dort aus gelangt der Urin durch die Ureteren (Harnleiter) in die Blase und wird schließlich über die Urethra (Harnröhre) ausgeschieden.

Juxtaglomerulärer Apparat. Er setzt sich aus den glomerulusnahen Teilen des Vas afferens und Vas efferens, den Macula-densa-Zellen des dicken aufsteigenden Teils der Henle-Schleife und den extraglomerulären Mesangiumzellen zusammen. Ein Anstieg des NaCl-Gehalts oder der Flussrate im Tubuluslumen werden hier registriert und führen zur **Ausschüttung von Renin** (s.u.) und zur **Senkung der glomerulären Filtrationsrate (GFR)**.

Energiestoffwechsel

Für die tubulären Transportprozesse braucht die Niere viel Energie, die sie in erster Linie aus freien Fettsäuren und Ketonkörpern gewinnt. Im proximalen Tubulus wird keine Glucose verbraucht, sondern stattdessen findet sogar Gluconeogenese aus Glutamin statt. In den distalen Tubulusabschnitten und in den Sammelrohren (die in dem mit nur relativ wenig Sauerstoff versorgten Nierenmark im Papillenbereich liegen) kann dagegen auch aus anaerober Glycolyse ATP gewonnen werden. Insgesamt entfallen ca. 7 % des gesamten Energiegrundumsatzes auf die Niere.

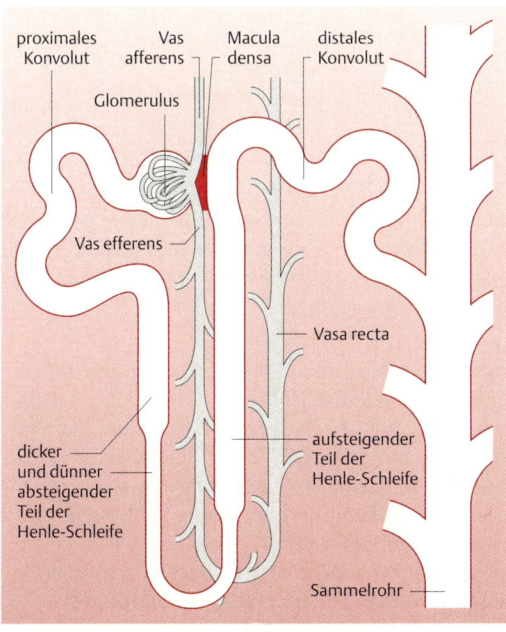

Abb. 9.2 Aufbau eines Nephrons.

proximales Konvolut
Vas afferens
Macula densa
distales Konvolut
Glomerulus
Vas efferens
Vasa recta
dicker und dünner absteigender Teil der Henle-Schleife
aufsteigender Teil der Henle-Schleife
Sammelrohr

Biologie
Histologie
Anatomie
Chemie
Biochemie
Physik
Physiologie
Psych./Soz.

9.2.2 Durchblutung

> **Merke**
>
> Mit einem **renalen Blutfluss (RBF)** von 1–1,2 l Blut/min (entsprechend **20 % des HZV**) sind die Nieren die am besten durchbluteten Organe des Körpers. Davon entfallen 90 % auf die Nierenrinde und nur 10 % auf das Nierenmark.

Nur Plasmabestandteile können filtriert werden, die zellulären Bestandteile (Erythrozyten, Leukozyten, Thrombozyten) hingegen werden durch den glomerulären Filter im Gefäßsystem zurückgehalten. Der renale Plasmafluss stellt somit die eigentliche klinisch relevante Größe dar.

> **Merke**
>
> Den **renalen Plasmafluss (RPF)** erhält man, indem man den zellulären Anteil (Hämatokrit) vom renalen Blutfluss subtrahiert:
>
> RPF = RBF · (1 – Hkt); ca. 600 ml/min.

Renales Gefäßsystem

Siehe Anatomie, S. 314.

Renaler Blutdruck

Der Druck im renalen Gefäßsystem sinkt in zwei Abschnitten besonders deutlich: Zunächst fällt der arterielle Mitteldruck im **Vas afferens** stark ab, der nächste deutliche Druckabfall findest erst in den **efferenten Arteriolen** statt, wohingegen sich der Druck in den Glomeruluskapillaren kaum ändert, da diese Kapillaren nur kurz und zudem parallel geschaltet sind. Da die Filtration stark von dem in den Glomeruluskapillaren herrschenden Druck abhängt, kann die **glomeruläre Filtrationsrate** (GFR, s. u.) über **Veränderungen des Widerstands** in den genannten beiden Gefäßabschnitten gesteuert werden.

> **Merke**
>
> Die beiden folgenden Mechanismen beeinflussen die Filtrationsmenge, indem sie der jeweiligen Situation angepasst werden. So kann die tatsächliche Filtration über weite Bereiche konstant gehalten werden:
>
> Durch eine Erhöhung des Widerstands im Vas afferens wird der renale Plasmafluss (RPF) gesenkt und damit die Filtration vermindert.
>
> Dagegen wird durch einen Anstieg des Widerstands im Vas efferens der Druck im vorgeschalteten glomerulären Kapillarbett erhöht und damit die Filtration gesteigert.

Weil die **Filtration** so stark vom renalen Blutfluss abhängig ist, wird der in den Vasa afferentia herrschende Strömungswiderstand durch myogene Vasokonstriktion an den aktuellen systemarteriellen Blutdruck angepasst. Diesen Autoregulationsmechanismus zur Konstanthaltung des renalen Blutflusses bezeichnet man als **Bayliss-Effekt**.

> **Merke**
>
> Bei **Anstieg des intravasalen Blutdrucks** nimmt die auf das Gefäß wirkende tangentiale Wandspannung zu und führt zu einer **Kontraktion** der glatten Gefäßmuskulatur (Bayliss-Effekt), eine Abnahme des transmuralen Drucks führt dagegen zu einer Vasodilatation.

Da die Stromstärke von Perfusionsdruck und Strömungswiderstand gegensinnig beeinflusst wird, kann der renale Blutfluss und damit der Blutdruck in den Glomeruluskapillaren auf diese Weise konstant gehalten werden. Erst wenn der arterielle Mitteldruck Werte von 180 mmHg über- oder Werte von 80 mmHg unterschreitet, wird die glomeruläre Filtrationsrate (GFR) druckpassiv verändert.

9.2.3 Filtration
Glomerulärer Filter

Die Filtration im Glomerulus erfolgt durch mehrere Schichten:
- Das **gefensterte Endothel** mit einer mittleren Porengröße von 50–100 nm ist durchlässig für größere Moleküle, aber nicht für zelluläre Bestandteile.
- Die **Basalmembran** besteht aus einem dichten Netz negativ geladener Proteine, die hochmolekulare Plasmabestandteile mit einer relativen Molekülmasse > 50–400 kDa zurückhalten. Für die Filtrierbarkeit von Makromolekülen spielen dabei nicht nur die absoluten Größenverhältnisse, sondern auch die elektrische Ladung eine Rolle: Negativ geladene Moleküle werden elektrostatisch abgestoßen und können den Filter daher schlechter passieren.
- **Podozyten** (viszerales Blatt der Bowmann-Kapsel) sind Zellen mit stark verzweigten Fortsätzen, die sich untereinander verzahnen und enge Spalträume bilden. Sie sind durchlässig für Moleküle bis zu einer Größe von ca. 5 nm.
- Die **Schlitzmembran** umkleidet die Podozyten mit einer negativ geladenen Glycokalix, die negativ geladene Plasmaproteine zusätzlich am Durchtritt hindert.

Zwischen den Kapillaren befinden sich außerdem **Mesangiumzellen**, die neben einer Stützfunktion v. a. für die **Reinigung der Glomeruli** verantwortlich sind, indem sie großmolekulare Ablagerungen durch Phagozytose und lysosomalen Abbau entfernen.

> **Merke**
>
> **Frei filtriert** werden neben **Wasser** und **Elektrolyten** also nur relativ **kleine Moleküle** bis zu einer Masse von etwa **5 kDa** (z. B. Glucose, Aminosäuren, Inulin). Je größer die Moleküle sind, desto schlechter können sie den Filter passieren. Ab einer Molekülmasse von ca. 70 kDa kann der Filter normalerweise nicht mehr passiert werden. Albumin (Molekülmasse 69 kDa) sowie an Albumin oder andere Plasmaproteine gebundene Substanzen werden daher praktisch nicht filtriert.

Filtration im Glomerulus

Die Filtration ist ein passiver Vorgang.

> **Merke**
> Die pro Zeiteinheit filtrierte Flüssigkeitsmenge **(GFR)** hängt neben dem effektiven Filtrationsdruck **P_{eff}** von der hydraulischen Leitfähigkeit **L** („Durchlässigkeit für Wasser") des glomerulären Filters und der Filtrationsfläche **F** ab:
>
> $GFR = P_{eff} \cdot F \cdot L$

Vereinfachend kann man die Filtrationsfläche F und die Filterleitfähigkeit L zum **Filtrationskoeffizienten K_F** zusammenfassen:

$GFR = P_{eff} \cdot K_F$

Der **effektive Filtrationsdruck P_{eff}** ergibt sich aus der Summe der Drücke, die die Filtration fördern bzw. ihr entgegenwirken:

- Durch den **hydrostatischen Druck** in den Glomeruluskapillaren **P_{kap}** („Blutdruck in den Kapillaren", ca. 48 mmHg) wird das Ultrafiltrat abgepresst.
- Dem entgegen wirken der **onkotische (= kolloidosmotische) Druck** in den **Kapillaren π_{onk}**, der ca. 25–30 mmHg beträgt (s. u.) und der **hydrostatische Druck** in der **Bowman-Kapsel P_{bow}**, er beträgt ca. 13 mmHg.
- Der onkotische Druck in der Bowman-Kapsel kann praktisch vernachlässigt werden, weil das Filtrat nahezu eiweißfrei ist.

Der onkotische Druck in den Glomeruluskapillaren π_{onk} verändert sich im Verlauf der Kapillarstrecken. Da die abfiltrierte Flüssigkeit fast kein Eiweiß enthält, dem durchströmenden Blut also v.a. Wasser und Salze entzogen werden, nimmt die Proteinkonzentration im Kapillarbett immer weiter zu. Damit steigt der onkotische Druck von zunächst ca. 25 mmHg auf Werte über 30 mmHg, so dass der **effektive Filtrationsdruck** am Ende des Glomerulus auf 0 mmHg absinkt. Es stellt sich ein Filtrationsgleichgewicht ein.

$P_{eff} = P_{kap} - \pi_{onk} - P_{bow}$

$P_{eff} \approx 48 - 25 - 13 \approx 10$ mmHg

Die GFR kann durch Änderungen des hydrostatischen Kapillardrucks P_{kap} beeinflusst werden, der vom Gefäßwiderstand in den Vasa afferentia und efferentia abhängt. Je höher P_{kap}, desto höher ist auch die GFR. Eine Zunahme des renalen Plasmaflusses kann aber auch direkt über eine weniger steile Zunahme des onkotischen Drucks π_{onk} entlang der Filtrationsstrecke zu einer Erhöhung der GFR führen, selbst wenn sich der hydrostatische Druck in den Glomeruluskapillaren nicht ändert.

> **Merke**
> Die **glomeruläre Filtrationsrate (GFR)** bezeichnet den Anteil des im Glomerulus abfiltrierten Plasmas, sie beträgt bei einem gesunden Erwachsenen etwa **120 ml/min**. Der Anteil der GFR am gesamten renalen Plasmafluss (= **Filtrationsfraktion FF**) beträgt ca. 20 %.

Tabelle 9.2 Funktionsgrößen der Nieren

Funktionsgröße	Größe	Bemerkungen
renaler Blutfluss (RBF)	1–1,2 l/min	ca. 20 % des HZV (Herzzeitvolumen)
renaler Plasmafluss (RPF)	600 ml/min	RPF = RBF · (1– Hämatokrit)
Filtration	GFR 120 ml/min gesamt 180 l/Tag	20 % des RPF
Rückresorption	99 %	
Urinausscheidung	1–2 l/Tag	

> **Klinik**
>
> **GFR im klinischen Alltag.** Die GFR dient als Kenngröße zur **Beurteilung der Nierenfunktion** (vgl. Inulin-Clearance, S. 752). Bei einer Einschränkung des Glomerulusfiltrats mit Zunahme harnpflichtiger Substanzen im Serum spricht man von einer **Niereninsuffizienz**.

Insgesamt ergibt sich ein Filtrationsvolumen **(Primärharn)** von ca. **180 l** täglich, das zu 99 % wieder rückresorbiert wird. Die Urinausscheidung (**Harnzeitvolumen**) beläuft sich auf 1–2 l am Tag. In **Tab. 9.2** sind die wichtigsten Funktionsgrößen der Nieren noch einmal zusammengestellt.

Clearance

> **Merke**
> Unter „Clearance" versteht man das **Plasmavolumen**, das **pro Zeiteinheit** von einem bestimmten Stoff **vollständig gereinigt** wird.

Dazu stellt man sich vor, die Konzentration der Substanz wäre nach der Nierenpassage in einem Teil des Plasmas unverändert und im anderen gleich Null, wobei die Clearance dann den Teil des Plasmas angibt, der von der Substanz vollständig befreit worden ist (vgl. **Abb. 9.3**). Diese Aufteilung ist natürlich nur ein gedankliches Konstrukt, tatsächlich lässt sich die Menge des gereinigten Plasmas aus der Konzentration der Substanz bestimmen. Je niedriger die Konzentration nach der Nierenpassage ist, desto größer ist der Anteil des „vollständig gereinigten Plasmas", also die Clearance.

Für alle im Plasma enthaltenen Substanzen lässt sich die Clearance bestimmen, die von Filtration, Sekretion und Resorption der betroffenen Substanz abhängt. Sie wird im klinischen Alltag zur Beurteilung der Nierenfunktion eingesetzt.

Die Clearance-Berechnung beruht darauf, dass das Produkt aus gereinigtem Plasmavolumen pro Zeiteinheit und der Plasmakonzentration dem Produkt aus Urinvolumen pro Zeiteinheit und Urinkonzentration entspricht:

$V_p \cdot c_p = V_U \cdot c_U$

V^2_P = gereinigtes Plasmavolumen pro Zeit
c_P = Konzentration der Substanz X im Plasma
V^2_U = Urinvolumen pro Zeit
c_U = Konzentration der Substanz X im Urin

Biologie · Histologie · Anatomie · Chemie · Biochemie · Physik · Physiologie · Psych./Soz.

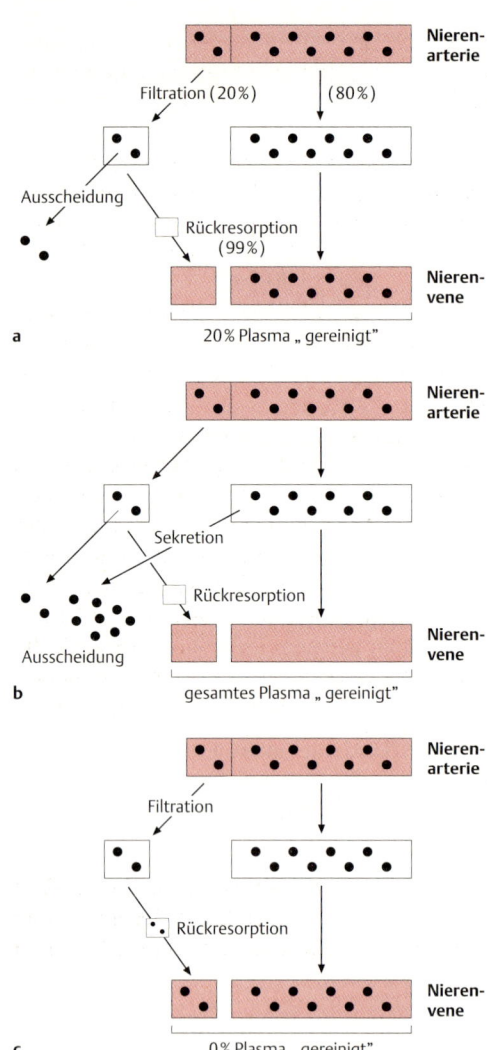

Abb. 9.3 Clearance. a Substanz, die frei filtriert, aber weder sezerniert noch resorbiert wird: Die Clearance entspricht der glomerulären Filtrationsrate (z. B. Inulin). **b** Substanz, die frei filtriert, zusätzlich aber auch vollständig sezerniert wird: Die Clearance entspricht dem renalen Plasmafluss (z. B. PAH). **c** Substanz, die frei filtriert, zusätzlich aber komplett resorbiert wird, die Clearance ist 0 (z. B. Glucose). Vergleichen Sie jeweils die Stoffmengen in Nierenarterie und -vene.

Um die Clearance, also das gereinigte Plasmavolumen pro Zeit, zu erhalten, muss man die Formel umformen und erhält dann:

> **Merke**
>
> Clearance:
>
> $$V_p = \frac{V_U \cdot c_U}{c_p} \ (\text{ml/min})$$

Inulin-Clearance. Inulin ist ein Polysaccharid (Molekülmasse 5000 Da), das natürlicherweise nicht im Körper vorkommt. Inulin wird frei filtriert und im Tubulus weder sezerniert noch resorbiert, d. h. das gesamte Inulin, das einmal filtriert worden ist, wird ausgeschieden. Aus diesem Grund eignet sich Inulin hervorragend als Indikator-

substanz zur Bestimmung der **Glomerulären Filtrationsrate** (GFR, S. 751): Das filtrierte Plasma wird fast vollständig (zu 99 %) rückresorbiert, das Inulin dagegen verbleibt im Tubulus und wird ausgeschieden. Das in die Niere zurückgelangte Plasmafiltrat ist also vollständig von Inulin „gereinigt" worden.

> **Merke**
>
> Die **Inulin-Clearance** entspricht somit der **GFR**.

Kreatinin-Clearance. In der klinischen Praxis wird anstelle der Inulin-Clearance meist die **Kreatinin**-Clearance bestimmt. Kreatinin verhält sich in der Niere ähnlich wie Inulin. Es wird frei filtriert und nicht resorbiert, allerdings in geringen Mengen auch tubulär sezerniert, so dass die Bestimmung der GFR mithilfe der Kreatinin-Clearance etwas ungenauer, nämlich etwas zu hoch ausfällt. Dafür hat Kreatinin aber den Vorteil, dass es eine körpereigene Substanz ist, die im Muskelstoffwechsel durch nicht enzymatischen Ringschluss von Kreatin ständig anfällt. Dadurch ist der Plasmaspiegel konstant, ohne dass man die Substanz per Venenkatheter infundieren muss.

> **Merke**
>
> Die Bestimmung der Kreatinin-Clearance zur **Abschätzung der GFR** ist daher wesentlich weniger aufwändig als die der Inulin-Clearance und im klinischen Alltag hinreichend genau.

PAH-Clearance. Paraaminohippursäure (PAH) wird ebenfalls frei filtriert und nicht rückresorbiert, zusätzlich aber auch noch in großem Maße tubulär sezerniert. Fast das gesamte restliche (also nicht filtrierte) PAH aus den Gefäßen wird ins Tubuluslumen sezerniert, so dass über 90 % des durch die Niere fließenden PAH ausgeschieden werden.

> **Merke**
>
> Die PAH-Clearance ist somit ein hinreichend genaues Maß für den **renalen Plasmafluss** (RPF), allerdings nur, wenn die Sekretion noch nicht im Sättigungsbereich liegt.

(Hinweis: Da nicht ganz 100 % sezerniert werden, ist der renale Plasmafluss etwas höher als die PAH-Clearance.)

Glucose-Clearance. Glucose wird in der Niere frei filtriert, jedoch bereits im proximalen Tubulus praktisch vollständig rückresorbiert (s. u.). Die Glucose-Clearance einer gesunden Niere ist damit gleich 0. Im Rahmen einer Entgleisung des Blutzuckers kann die Blutglucose-Konzentration aber so stark ansteigen, dass die Transportkapazität des Tubulussystems für Glucose überschritten wird (Nierenschwelle: 1,8–2,0 g/l). Es wird dann also mehr Glucose filtriert, als rückresorbiert werden kann, so dass die Glucose-Clearance einen positiven Wert annimmt.

Während die Reabsorption in den proximalen Nephronabschnitten unabhängig von Hormonen erfolgt, wird die Feinabstimmung der Harnzusammensetzung im distalen Nephron durch Aldosteron, ADH und ANF bestimmt.

9.2.4 Transport an renalen Epithelien

Der **proximale Tubulus** umfasst das proximale Konvolut und den dicken absteigenden Teil der Henle-Schleife. Er spielt mengenmäßig die größte Rolle für die **Rückresorption**: ca. 2/3 des Wassers und des NaCl, 95 % des Bikarbonats und praktisch 100 % der filtrierten Glucose und Aminosäuren werden bereits hier isoosmotisch rückresorbiert. Der proximale Tubulus besitzt zwar eine hohe Transportkapazität, kann aber im Gegensatz zur Henle-Schleife keine hohen Gradienten aufbauen.

> **Merke**
>
> Treibende Kraft für die Resorption ist in erster Linie der **elektrochemische Na⁺-Gradient zwischen Extrazellulärraum und Zellinnerem**, der durch die an der basolateralen Seite lokalisierten Na⁺-K⁺-ATPase aufrechterhalten wird und eine Reihe **Na⁺-gekoppelter Transportprozesse** (NaCl, Glucose, Aminosäuren, Phosphat, organische Säuren, etc.) ermöglicht (**Abb. 9.4**).

Im früh-proximalen Tubulus wird Na⁺ über verschiedene **Symportcarrier** (z.B. Glucose, Aminosäuren, Phosphat) und über **Antiportcarrier** (v.a. Bikarbonat, s.u.) resorbiert. Diese Carrier sind größtenteils elektrogen, d.h. die elektrische Ladung des Tubulusinhalts verändert sich, weil durch die Transportprozesse vorwiegend positive Ladungen entzogen werden. So entsteht ein **lumennegatives transepitheliales Potenzial**, das die negativ geladenen Cl⁻-Ionen aus dem Lumen drängt, so dass sie parazellulär resorbiert werden können. Im Strom des durch diese Resorptionsprozesse resorbierten Wassers können weitere gelöste Teilchen mitgerissen werden (**solvent drag**).
Durch die zunehmende Resorption von Cl⁻-Ionen aus dem Tubuluslumen ändert sich das transepitheliale Potenzial wieder, bis es im Verlauf des proximalen Tubulus schließlich **lumenpositiv** wird. Dies ermöglicht dann die **parazelluläre Resorption** von positiv geladenen Ionen (Kationen) wie Na⁺, K⁺, Ca²⁺ und Mg²⁺.
Der proximale Tubulus verfügt neben den genannten Resorptionsmechanismen auch über **Sekretionsmechanismen** zur Ausscheidung von organischen Säuren oder Basen sowie Fremdstoffen (z.B. Harnsäure, Penicillin, Furosemid).
Die im proximalen Tubulus resorbierte Flüssigkeit gelangt über die **peritubulären Kapillaren** zurück in den Kreislauf. Der Einstrom in die Kapillaren ist abhängig vom hydrostatischen und onkotischen Druck in den peritubulären Kapillaren und im Interstitium sowie von der Permeabilität der Kapillaren: Die Widerstandsgefäße (Vas afferens und Vas efferens) senken den Druck in den peritubulären Kapillaren auf etwa 10 mmHg, während im Interstitium durch die Salz- und Wasserresorption aus dem Tubulus der hydrostatische Druck relativ hoch ist. Außerdem herrscht in den Kapillaren ein hoher onkotischer Druck, da durch die Filtration einer eiweißfreien Flüssigkeit die Proteinkonzentration in den Kapillaren erhöht ist. Beides fördert den Einstrom von Flüssigkeit aus dem Interstitium zurück in das Gefäßbett.

9.2.5 Resorption, Sekretion
Glucose-Resorption

Glucose ist klein genug, um **frei filtriert** zu werden, so dass die Glucose-Konzentration im Ultrafiltrat der im Plasma entspricht. Sie liegt beim Gesunden nüchtern bei etwa 0,8–1,0 g/l.

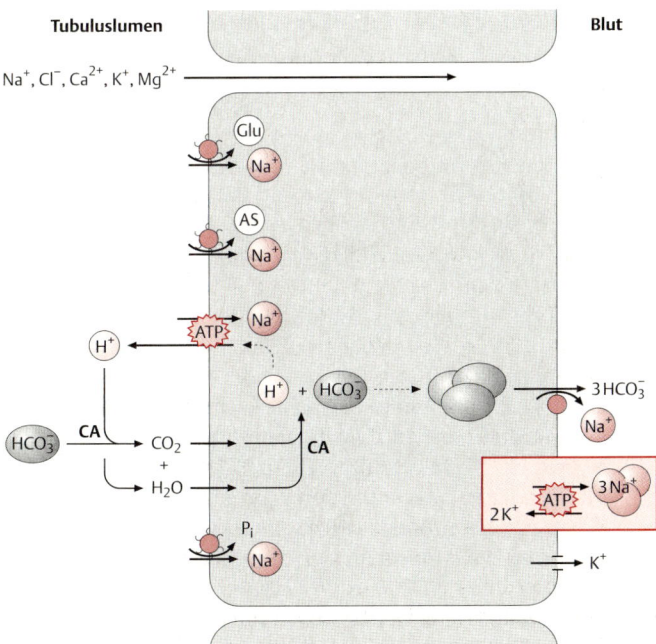

Abb. 9.4 Transportvorgänge am proximalen Tubulus

> **Merke**
>
> Normalerweise wird Glucose über einen sekundär-aktiven **Na⁺-Glucose-Symport** im proximalen Tubulus praktisch vollständig rückresorbiert.

Bei erhöhten Glucosemengen nimmt die Rückresorption zunächst proportional zu. Steigt die Glucose-Konzentration allerdings darüber hinaus bis über die Sättigungskonzentration des Glucose-Carriers von **1,8–2,0 g/l (10 mmol/l; Schwellenwert)** an, so kann die Rückresorption nicht noch weiter gesteigert werden, da bereits alle Carrier maximal arbeiten. Die im Tubulus verbleibende Glucose wird dann mit dem Urin ausgeschieden **(Glucosurie)**.

> **Klinik**
>
> **Glukosurie.** Eine Glukosurie tritt z.B. beim unbehandelten **Diabetes mellitus** auf (S. 108). Da Glucose eine osmotisch wirksame Substanz ist, reißt sie vermehrt Wasser mit sich (osmotische Diurese). Der erhöhte Wasserverlust (Polyurie) wird über eine erhöhte Trinkmenge ausgeglichen (Polydipsie). Auch angeborene Defekte des Carriers können zur Glukosurie führen.

Aminosäure-Resorption

> **Merke**
>
> Aminosäuren werden (ähnlich wie Glucose) weitgehend im proximalen Tubulus mithilfe **sekundär-aktiver Na⁺-Symporte** rückresorbiert.

Die verschiedenen Transportsysteme sind dabei jeweils für unterschiedliche, strukturell verwandte Aminosäuregruppen (saure/basische/neutrale Aminosäuren) spezifisch. Eine vermehrte Aminosäure-Ausscheidung mit dem Urin bezeichnet man als **Aminoazidurie**. Die Ursache kann prärenal (durch erhöhte Plasmakonzentration mit Überschreiten der Transportkapazität der Carrier) oder renal (z.B. durch Defekte im Transportsystem) bedingt sein. Durch die relative Spezifität der Transporter kann auch nur eine Gruppe von Aminosäuren betroffen sein (z.B. Zystinurie). Außerdem können sich Aminosäuren, die den gleichen Carrier benutzen, gegenseitig kompetitiv in ihrer Resorption hemmen. Bei einem Überangebot von Arginin kommt es beispielsweise auch zu einer vermehrten Ausscheidung von Lysin und Ornithin, weil diese Aminosäuren alle durch denselben Transporter resorbiert werden.

Resorption von Peptiden und Proteinen

> **Merke**
>
> **Oligopeptide** und **Proteine** werden größtenteils in der luminalen Membran des proximalen Tubulus durch spezifische **Hydrolasen** in Dipeptide und Aminosäuren zerlegt und erst **dann resorbiert**, können z.T. aber auch komplett per **Endozytose** aufgenommen werden. In diesem Fall werden sie erst in der Zelle hydrolysiert und schließlich werden ihre Spaltprodukte ins Interstitium abgegeben.

Normalerweise wird durch die Resorption im proximalen Tubulus eine nennenswerte Ausscheidung von Proteinen verhindert. Ist die Durchlässigkeit des Glomerulus jedoch erhöht oder besteht ein tubulärer Defekt, dann werden Proteine im Urin ausgeschieden (**Proteinurie** = erhöhte Eiweißausscheidung > 150 mg/d oder Abweichung vom physiologischen Proteinmuster). Die Größe der Proteine im Harn gibt Hinweis auf den Ort der Schädigung: Bei glomerulären Schäden (z.B. Glomerulonephritis) gelangen aufgrund der gestörten Filterfunktion auch größere Proteine (z.B. Albumin) in das Ultrafiltrat, bei tubulären Schäden ist dagegen die Rückresorption der physiologischerweise im Ultrafiltrat enthaltenen kleinen Proteine (v.a. β₂-Mikroglobulin) gestört.

Natrium-Resorption

> **Merke**
>
> Na⁺ wird in *allen* Nephronsegmenten resorbiert. Treibende Kraft für die Na⁺-Resorption ist der **elektrochemische Na⁺-Gradient**. Er ermöglicht den Na⁺-Einwärtsstrom, der mit weiteren **sekundär-aktiven Co-Transporten** gekoppelt ist (z.B. Na⁺-Glucose-Symport).

Ca. 1/3 des filtrierten Natriums wird im proximalen Tubulus über diese sekundär-aktiven Transportprozesse aufgenommen. Der Rest wird über **parazelluläre Shunts** und **solvent drag** resorbiert. Die Na⁺-Ionen folgen dabei den Cl⁻-Ionen, diese diffundieren durch interzelluläre Spalten entlang ihres chemischen Gradienten aus dem Tubuluslumen. Durch die Resorption von Elektrolyten, Glucose und Aminosäuren sinkt die Anzahl osmotisch aktiver Teilchen im Tubuluslumen. Wasser strömt daher osmotisch ebenfalls heraus und reißt dabei weitere gelöste Teilchen mit (u.a. Na⁺ und Cl⁻, solvent drag). Normalerweise wird nur ca. 1% des filtrierten Na⁺ ausgeschieden. Die Regulation der Na⁺-Ausscheidung erfolgt im spätdistalen Tubulus und im Sammelrohr durch Aldosteron und ANF (s.u.).

Bikarbonat-Resorption

> **Merke**
>
> Im proximalen Tubulus wird der größte Teil des anfallenden Bikarbonats (HCO₃⁻) rückresorbiert. Die Rückresorption ist Na⁺-abhängig und erfolgt mithilfe des **Na⁺-H⁺-Antiporters**, über den ein Na⁺ im Tausch gegen ein H⁺-Ion elektroneutral in die Zelle aufgenommen wird.

Im Tubuluslumen reagieren die H⁺-Ionen mit HCO₃⁻ zu H₂O und CO₂. Das gebildete CO₂ diffundiert in die Zelle und reagiert dort mit Wasser wieder zu HCO₃⁻ und H⁺. Da diese Reaktionen normalerweise nur sehr langsam ablaufen würden, werden sie in beiden Fällen von der **Carboanhydrase** katalysiert. Während das H⁺-Ion erneut gegen ein Na⁺-Ion ausgetauscht werden kann, verlässt das HCO₃⁻ die Zelle auf der basolateralen Seite. Dazu stehen verschiedene Transportmechanismen zur Verfügung: Na⁺-HCO₃⁻-Symport, HCO₃⁻-CO₃²⁻-Na⁺-Symport oder HCO₃⁻-Cl⁻-Antiport (**Abb. 9.6**) In der Bilanz werden so Natrium und der größte Teil des filtrierten Bikarbonats resorbiert.

Kalzium-Resorption

Von den gesamten Kalzium-Ionen im Plasma sind etwa 40 % an Albumin gebunden und werden daher gar nicht erst filtriert.

> **Merke** Von den übrigen, freien Kalzium-Ionen werden etwa **2/3** ohne besondere Regulation im **proximalen Tubulus** und etwa **1/3** unter dem Einfluss von **Parathormon** und Calcitriol im **dicken aufsteigenden Teil der Henle-Schleife** und im **frühdistalen Tubulus** rückresorbiert.

Treibende Kraft für die Ca^{2+}-Resorption ist das lumenpositive, transepitheliale Potenzial, das im mittleren bis späten proximalen Tubulus und im dicken aufsteigenden Teil der Henle-Schleife durch die Cl^--Resorption entsteht.

Die Regulation der Ca^{2+}-Ausscheidung erfolgt hormonabhängig im frühdistalen Tubulus: Eine Hyperkalzämie hemmt die Resorption und fördert so die Ca^{2+}-Ausscheidung. Parathormon und Kalzitriol steigern die Ca^{2+}-Resorption.

Phosphat-Resorption

> **Merke** Phosphat wird im **proximalen Tubulus** über einen **Na^+-Phosphat-Symport** sekundär-aktiv resorbiert. Dabei schwankt die Resorptionsrate in Abhängigkeit von der **Parathormonkonzentration** und der Phosphat-Konzentration im Plasma zwischen 80 und 95 %. Parathormon senkt, niedrige Phosphat-Konzentrationen steigern die Transportaktivität (S. 770).

Kalium-Resorption

> **Merke** Die K^+-Resorption im **proximalen Tubulus** macht 60–70 % der filtrierten Menge aus und erfolgt fast ausschließlich passiv durch Diffusion und Solvent drag. Im dicken Teil der aufsteigenden **Henle-Schleife** werden weitere 25–35 % im Cotransport mit Na^+ und Cl^- resorbiert.

Im distalen Tubulus und im Sammelrohr kann K^+ entweder passiv (über luminale K^+-Kanäle) sezerniert oder aktiv (über eine H^+/K^+-ATPase) resorbiert werden. Die K^+-Sekretion im distalen Tubulus ist an die Na^+-Resorption gekoppelt. Bei einem hohen Na^+-Angebot im distalen Tubulus, unter dem Einfluss von Aldosteron und bei hoher K^+-Zufuhr ist sie gesteigert. Bei hoher H^+-Sekretion (Azidose) ist sie vermindert.

> **Merke** K^+-Resorption im **distalen Tubulus**:
> Na^+, **Aldosteron** und K^+ → Resorption **steigt**
> H^+ → Resorption **sinkt**

Harnsäure-Ausscheidung

Harnsäure ist ein Endprodukt des Purinstoffwechsels und wird über die Niere ausgeschieden.

> **Merke** Im proximalen Tubulus werden normalerweise über 90 % der filtrierten Harnsäure zunächst wieder **resorbiert** und ein Teil davon gegen Ende des proximalen Tubulus erneut **sezerniert**.

Die Netto-Ausscheidung beträgt ca. 10 %. Harnsäure besitzt nur eine geringe, vom pH-Wert abhängige Wasserlöslichkeit. Bei hoher Harnsäurekonzentration (Hyperurikämie) oder niedrigem pH-Wert kann Harnsäure als Urat-Kristalle ausfallen (v. a. in den Gelenken oder der Niere) und zu schmerzhaften Entzündungsreaktionen (**Gicht**), einer **interstitiellen Nephritis** oder zur Bildung von **Harnsäuresteinen** führen (S. 762).

Harnstoff

Neben NaCl spielt auch Harnstoff für den **Aufbau des Konzentrationsgradienten** eine wesentliche Rolle. Da Harnstoff ein sehr kleines, ungeladenes Molekül ist, wird er frei filtriert und kann durch die meisten biologischen Membranen leicht hindurch treten.

Der proximale Tubulus, der dünne Teil der Henle-Schleife und das papilläre Sammelrohr sind für Harnstoff gut permeabel. Während der Passage durch den proximalen Tubulus wird mehr als die Hälfte des filtrierten Harnstoffs mit dem Wasserstrom mitgerissen und resorbiert. Der dicke aufsteigende Teil der Henle-Schleife, das distale Konvolut und das erste Stück des Sammelrohrs sind dagegen kaum durchlässig für Harnstoff. Weil dort jedoch Wasser resorbiert wird, nimmt die Harnstoffkonzentration zu. Der papillennahe Abschnitt des Sammelrohrs ist (besonders bei Antidiurese in Anwesenheit von ADH, S. 762) wieder permeabel für Harnstoff, zusammen mit dem Wasser verlässt er daher das Tubuluslumen und gelangt ins Interstitium. Von dort aus kann er entlang seines Konzentrationsgradienten erneut in den dünnen Teil der Henle-Schleife diffundieren. Der **Harnstoff rezirkuliert dadurch im Nierenmark** und trägt so zu ca. 50 % zur Aufrechterhaltung der Hyperosmolarität bei. So bleibt die NaCl-Konzentration niedrig genug, um noch eine passive NaCl-Resorption im inneren Mark zu ermöglichen (**Abb. 9.5**).

Normalerweise werden ca. 40 % des filtrierten Harnstoffs ausgeschieden. Die Harnstoff-Clearance (S. 751) ist jedoch direkt von der glomerulären Filtrationsrate und Diurese abhängig: Bei niedriger glomerulärer Filtrationsrate oder starker Antidiurese gelangt nur relativ wenig Wasser in das distale Sammelrohr, die Harnstoffkonzentration ist dadurch erhöht und es wird mehr Harnstoff rückresorbiert. Die Harnstoffkonzentration im Nierenmark und letztlich auch im Plasma steigt dadurch an.

Bei starker Diurese bleibt die Harnstoffkonzentration aufgrund der großen Wassermenge im Sammelrohr niedrig, der Gradient ist gering und nur wenig Harnstoff wandert ins Interstitium. Dadurch geht dort die Osmolarität immer weiter (bis auf ca. 700 mosmol/l) zurück. Die Konzentrationsfähigkeit der Niere nimmt ab.

Biologie | Histologie | Anatomie | Chemie | Biochemie | Physik | Physiologie | Psych./Soz.

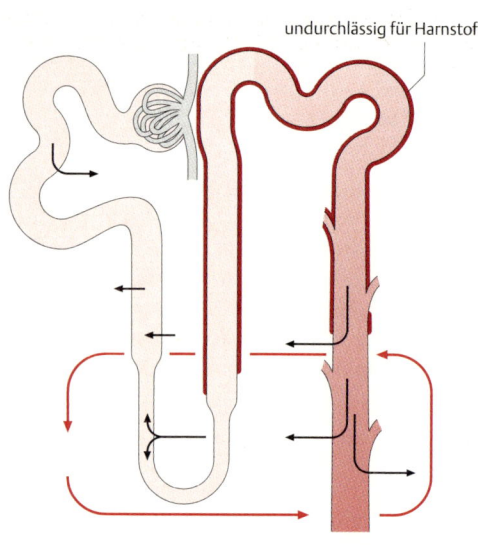

undurchlässig für Harnstoff

Abb. 9.5 Verhalten des Harnstoffs in der Niere: Durch das Rezirkulieren des Harnstoffs im Nierenmark wird dort eine hohe Osmolarität erreicht.

> **Merke**
> Die unterschiedliche **Harnstoffdurchlässigkeit** in den einzelnen Nephronsegmenten führt zu einer **Zirkulation** und damit zur **Konzentrierung** des Harnstoffs im Nierenmark.

Renale Säure- und Basenausscheidung

Pro Tag müssen zur Konstanthaltung des Säure-Basen-Gleichgewichts etwa 60–100 mmol H^+-Ionen über die Niere ausgeschieden werden. Der Urin-pH kann aber nur bis auf einen Wert von etwa 3,5 absinken. Zur Ausscheidung der H^+-Ionen sind deshalb Puffersysteme erforderlich.

> **Merke**
> Die beiden wichtigsten Puffersysteme sind der **Phosphatpuffer** ($HPO_4^{2-}/H_2PO_4^-$, 30–50%) und das **Ammoniaksystem** (NH_3/NH_4^+, 40–60%).

Nur ein kleiner Teil (< 0,1%) verlässt den Körper in Form freier H^+-Ionen. Die Sekretion der H^+-Ionen durch den Na^+-H^+-Antiport dient dabei gleichzeitig auch der Rückresorption von Bikarbonat (**Abb. 9.6**). Ein kleiner Teil von H^+ wird außerdem an Harnsäure gebunden ausgeschieden.

Phosphatpuffer. Etwa 30–50% der H^+-Ionen werden in Form von titrierbarer Säure ausgeschieden, also **pH-neutral.** Das wichtigste Puffersystem stellt der **Phosphatpuffer** ($HPO_4^{2-}/H_2PO_4^-$, pK_s 6,8) dar. Phosphat ist eine trivalente Säure, die in Abhängigkeit vom pH-Wert unterschiedlich dissoziiert vorliegt:

alkalisch – PO_4^{3-} + 3 H^+ ↔ HPO_4^{2-} + 2 H^+ ↔ $H_2PO_4^-$ + H^+ ↔ H_3PO_4 – *sauer*

Bei einem pH-Wert im Blut von 7,4 liegt Phosphat zu 80% als HPO_4^{2-} und zu 20% als $H_2PO_4^-$ vor. Im Tubuluslumen werden die H^+-Ionen an HPO_4^{2-} gebunden. Der $H_2PO_4^-$-Anteil steigt dadurch an, bis schließlich fast ausschließlich

(> 99%) $H_2PO_4^-$ vorliegt. Um die Menge H^+ zu ermitteln, die in Form titrierbarer Säure ausgeschieden wurde, pipettiert man den Harn mit NaOH so lange, bis man den Blut-pH von 7,4 wieder erreicht.

Ammoniak-Weg. Protonen können auch in Form von nichttitrierbarer Säure als NH_4^+ ausgeschieden werden. **Ammoniak** entsteht beim Abbau von Aminosäuren und ist für den Körper bereits in geringen Konzentrationen toxisch. Daher wird er vor allem in der Leber unter ATP-Verbrauch in **Harnstoff** ($CO[NH_2]_2$) umgewandelt und der Rest über die Niere ausgeschieden. Für die Umwandlung in Harnstoff wird pro Ammonium-Ion ein Bikarbonat-Ion verbraucht, die direkte Ausscheidung von NH_4^+ spart also gleichzeitig Bikarbonat ein. Ammoniak ist eine schwache Base (pK_s 9,2), das Gleichgewicht NH_3 ↔ NH_4^+ liegt bereits bei einem Blut-pH von 7,4 (und erst recht im leicht sauren Tubuluslumen) auf Seite des NH_4^+. NH_3 kann durch Membranen frei diffundieren, NH_4^+ sie dagegen nur mithilfe von Transportsystemen passieren (z.B. anstelle K^+ durch einige K^+-Kanäle, über den Na^+-K^+–2Cl^--Transporter oder anstelle von H^+ durch die H^+-Na^+-ATPase).

Für den Transport zur Niere und die Ausscheidung wird NH_4^+ in die Aminosäure **Glutamin** eingebaut. In den Tubuluszellen der Niere wird das Glutamin zunächst durch das mitochondriale Enzym Glutaminase zu **NH_4^+** und **Glutamat** gespalten. In einem zweiten Schritt kann das Glutamat durch die Glutamat-Dehydrogenase weiter zu **NH_4^+** und **2-Oxoglutarat** (α-Ketoglutarsäure), das zur Gluconeogenese verwendet wird, desaminiert werden.

Die neu entstandenen NH_4^+-Ionen können entweder zu NH_3 und H^+ dissoziieren und das gut membrangängige NH_3 diffundiert direkt über die Membran ins Lumen, oder NH_4^+ wird anstelle eines H^+-Ions direkt gegen Na^+ ausgetauscht und ins Lumen gepumpt (Na^+-NH_4^+-Antiport).

Aufgrund der Konzentrationsdifferenz zwischen Tubuluslumen und Zelle kann NH_4^+ das Tubuluslumen nicht mehr per Diffusion verlassen. Allerdings wird ein Teil im dicken aufsteigenden Teil der Henle-Schleife anstelle von K^+ über den Na^+-K^+-2Cl^--Cotransporter resorbiert und akkumuliert im Nierenmark, so dass dort hohe Konzentrationen von NH_4^+ ↔ NH_3 + H^+ erreicht werden. NH_3 gelangt durch **nichtionische Diffusion** zurück ins Sammelrohr und bildet dort mit H^+ erneut NH_4^+. Etwa 80% der proximal sezernierten Menge werden so ausgeschieden.

> **Merke**
> Der Beitrag der NH_4^+-Ausscheidung zum Säure-Base-Haushalt kommt dadurch zustande, dass pro ausgeschiedenem NH_4^+ ein **HCO_3^- zur Harnstoffsynthese eingespart** wird (und nicht weil NH_3 im Lumen ein H^+ bindet). NH_4^+ ↔ NH_3 (pK_s 9,2) wirkt also nicht als Puffer im klassischen Sinne.

Bei der Gluconeogenese aus 2-Oxoglutarat werden außerdem 2 H^+-Ionen verbraucht, allerdings müssen zur Glutaminsynthese in der Leber auch 2 HCO_3^- eingesetzt werden, so dass dies in der Gesamtbilanz unberücksichtigt bleibt.

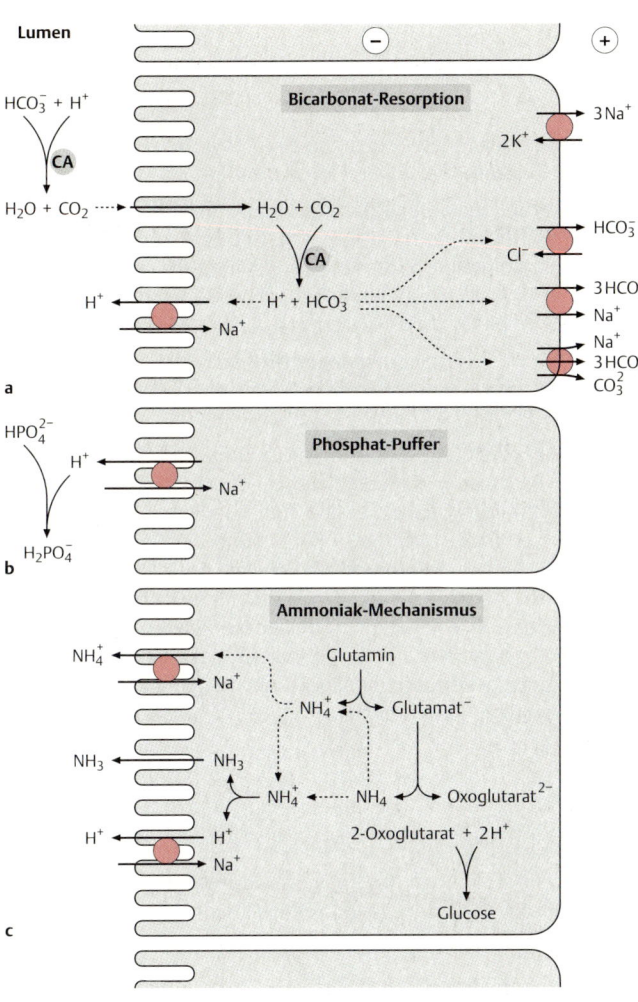

Lumen

Bicarbonat-Resorption

$HCO_3^- + H^+$

CA

$H_2O + CO_2$

$H_2O + CO_2$

CA

$H^+ + HCO_3^-$

H^+

Na^+

a

$3 Na^+$

$2 K^+$

HCO_3^-

Cl^-

$3 HCO_3^-$

Na^+

Na^+

$3 HCO_3^-$

CO_3^{2-}

Phosphat-Puffer

HPO_4^{2-}

H^+

Na^+

b

$H_2PO_4^-$

Ammoniak-Mechanismus

NH_4^+

Na^+

Glutamin

NH_4^+ Glutamat$^-$

NH_3 NH_3

NH_4^+ NH_4 Oxoglutarat^{2-}

2-Oxoglutarat + $2 H^+$

H^+ H^+

Na^+

Glucose

c

Abb. 9.6 Bikarbonat-Resorption mithilfe der H⁺-Sekretion (a), Phosphatmechanismus (b), Ammoniakmechanismus (c).

Die renale Ausscheidung von H^+ über NH_4^+ hängt davon ab, ob das Glutamin vorwiegend für die Harnstoffsynthese in der Leber oder für die NH_4^+-Ausscheidung in der Niere genutzt wird:

– Bei **Alkalose** ist die hepatische Glutaminase aktiv und die Harnstoffsynthese in der Leber überwiegt, weil dabei formal zwei NH_4^+ und zwei HCO_3^- verbraucht werden.

– Bei **Azidose** wird dagegen die hepatische Glutaminase gehemmt und die renale Glutaminase stimuliert, so dass NH_4^+ vermehrt ausgeschieden wird und netto HCO_3^- „übrig bleibt". Dieses kann dann die H^+-Ionen neutralisieren.

Renale Kompensation bei Azidose. Bei einer Azidose steigt auch die Konzentration der H^+-Ionen in der Tubuluszelle an und sie werden vermehrt sezerniert. Die Rückresorption von HCO_3^-, die ja von der H^+-Sekretion abhängig ist, wird dadurch gesteigert. Außerdem kann die Niere die Ausscheidung von titrierbaren Säuren um den Faktor 1,5 und die H^+-Ausscheidung über den Ammoniak-Mechanismus sogar um den Faktor 10 steigern.

Renale Kompensation bei Alkalose. Bei einer Alkalose steht auch in den Tubuluszellen weniger H^+ zur Verfügung, als Folge nimmt die H^+-Sekretion ab. Da die H^+-Sekretion aber die Voraussetzung für die HCO_3^--Resorption ist, wird vermehrt Bikarbonat ausgeschieden. Außerdem wird bei einer metabolischen Alkalose mit erhöhtem Bikarbonat-Spiegel im Plasma bereits mehr HCO_3^- filtriert. Durch die geringe HCO_3^--Rückresorption kann der Urin, der normalerweise leicht sauer ist, sogar alkalisch werden.

Diuretika

Merke

Diuretika sind harntreibende, den Harnfluss (Diurese) fördernde Mittel. Sie bewirken eine **vermehrte Wasser- und Salzausscheidung**, indem sie entweder direkt die Wasserresorption hemmen (z. B. osmotische Diuretika) oder die Salzresorption beeinflussen (z. B. Schleifendiuretika). Eine vermehrte Salzausscheidung geht dabei mit einer vermehrten Wasserausscheidung einher (**Abb. 9.7**).

Biologie

Histologie

Anatomie

Chemie

Biochemie

Physik

Physiologie

Psych./Soz.

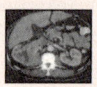

Fallbeispiel: Niereninsuffizienz (siehe auch S. 179 und 761)

Die 74-jährige Sophia Kleinschmidt aus dem Altersheim wird mit akutem Nierenversagen in die Klinik eingewiesen. Ihre Blutgaswerte zeigen ein erniedrigtes Standardbikarbonat und einen erniedrigten pCO_2-Wert, der pH-Wert ist normal. (Anatomie, S. 179).

Diese Befunde der Blutgasanalyse von Frau Kleinschmidt weisen auf eine noch kompensierte metabolische Azidose hin: Der pH-Wert ist (noch) normal, das Bikarbonat und der pCO_2 erniedrigt. Der Grund für die metabolische Azidose ist eine gestörte renale Säureausscheidung. Um die Ansäuerung des Blutes zu kompensieren, wird Bikarbonat vermehrt zur Abpufferung verbraucht und die Bikarbonatkonzentration, das Standardbikarbonat und die Pufferbasenkonzentration sinken. Reicht die Pufferkapazität nicht mehr aus, sinkt auch der pH-Wert. Die metabolisch ausgelöste Abweichung des pH-Wertes wird von Frau Kleinschmidts Körper respiratorisch kompensiert. Der erniedrigte pH-Wert führt über zentrale Chemosensoren zu einer Stimulierung des Atemzeitvolumens, sie atmet tief und langsam ein und aus. Durch die vermehrte Abatmung von CO_2 werden die überschüssigen Protonen eliminiert (s. u.).

Die normale renale Regulation des pH-Wertes des Blutes umfasst im Wesentlichen drei Mechanismen:

- renale Bikarbonatrückresorption: Bikarbonat ist die wichtigste Pufferbase, da sie mit überschüssigen Wasserstoffionen (Protonen) zu H_2O und CO_2 reagiert. Das CO_2 kann dann über die Lunge abgeatmet werden.
  $$H^+ + HCO_3^- \rightarrow H^+ + OH^- + CO_2 \rightarrow H_2O + CO_2$$
- renale Ausscheidung überschüssiger Protonen durch Bildung titrierbarer Säuren (v. a. Phosphat). ($HPO_4^{2-} + H^+ \rightarrow H_2PO_4^-$).
- Ausscheidung von Ammoniumionen (NH_4^+): Ammoniak (NH_3) wird in der Leber mithilfe der Glutaminsynthetase in Glutamin fixiert. In den Tubulusepithelzellen der Niere wird Glutamin unter Mitwirkung der Glutaminase in Glutamat und Ammoniak gespalten. Letzteres kann – da nichtionisch – die Tubulusepithelzelle in Richtung Lumen verlassen. Die Wasserstoffionen werden auf getrenntem Wege von den Tubulusepithelzellen ebenfalls ins Lumen transportiert und dann dort unter Bildung von Ammonium (NH_4^+) abgepuffert.

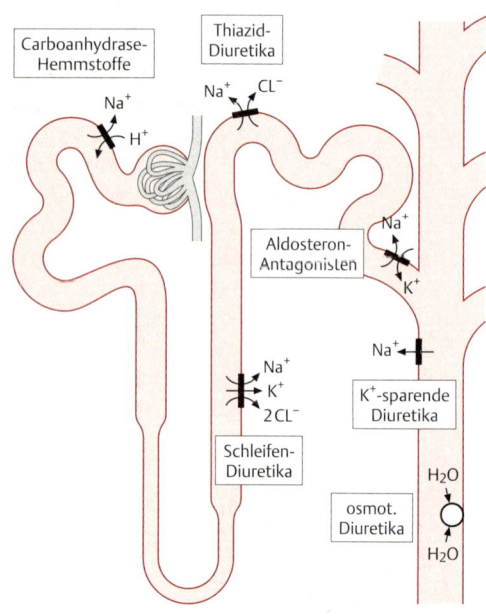

Abb. 9.7 **Angriffspunkte und Wirkmechanismen von Diuretika.**

Osmotische Diuretika. Osmotische Diuretika (z. B. der Zuckeralkohol Mannitol [= Mannit]) werden intravenös zugeführt, verteilen sich im Plasma und werden aufgrund ihrer geringen Molekülgröße wie auch andere Zucker **frei filtriert**, können als körperfremde Substanz jedoch **nicht rückresorbiert** werden und verbleiben im Tubulussystem. Dort erzeugen sie einen osmotischen Druck, der den Übertritt von Wasser ins Interstitium hemmt, so dass

mehr Wasser ausgeschieden wird. Eine osmotische Diurese kann man auch bei stark erhöhten Glucose-Konzentrationen beobachten, wenn mehr Glucose filtriert wird, als rückresorbiert werden kann.

Carboanhydrase-Hemmstoffe. Carboanhydrase-Hemmstoffe (z. B. Acetazolamid) hemmen die Carboanhydrase im proximalen Tubulus, die H^+ für den Na^+-H^+-Antiport zur Verfügung stellt. Der Na^+-H^+-Austausch und damit auch die Resorption von Natrium und Bikarbonat werden auf diese Weise eingeschränkt. Insgesamt ist die natriuretische Wirkung jedoch nur relativ schwach ausgeprägt.

Thiazid-Diuretika. Thiazide (z. B. Hydrochlorothiazid) hemmen den Na^+-Cl^--Cotransporter in der luminalen Membran des frühdistalen Tubulus. Neben der vermehrten Ausscheidung von NaCl steht auf diese Weise auch im distalen Tubulus mehr Na^+ zum Austausch mit K^+ zur Verfügung. Die K^+-Ausscheidung wird dadurch deutlich gesteigert.

Schleifendiuretika. Schleifendiuretika (z. B. Furosemid) sind die am stärksten wirksamen Diuretika. Sie hemmen den Na^+-K^+-$2Cl^-$-Cotransporter im aufsteigenden Teil der Henle-Schleife, so dass diese Salze verstärkt ausgeschieden werden und gleichzeitig kein so hoher Konzentrationsgradient mehr aufgebaut werden kann. Als Folge sinkt die Osmolarität im Nierenmark, und die Rückresorption von Wasser im Sammelrohr nimmt ab. Als Nebenwirkung kann es zu starken K^+-Verlusten und einer Hypokaliämie kommen.

Kaliumsparende Diuretika. K^+-sparende Diuretika (z. B. Amilorid, Triamteren) hemmen Na^+-Kanäle im spätdistalen Tubulus und im kortikalen Sammelrohr. Dadurch wird der Austausch von Na$^+$ gegen K$^+$ verringert, Na$^+$ wird vermehrt ausgeschieden, K$^+$ dagegen zurückbehalten.

Aldosteron-Antagonisten. Aldosteron-Antagonisten (z.B. Spironolacton) blockieren die Aldosteron-Rezeptoren und hemmen dadurch die Synthese der beiden aldosteroninduzierten Transport-Proteine, den luminalen Na$^+$-Kanal und die basolaterale Na$^+$-K$^+$-ATPase. Auf diese Weise wird die Aldosteron-Wirkung (Na$^+$-Resorption, K$^+$- und H$^+$-Sekretion) blockiert und es kommt umgekehrt zu einer vermehrten Na$^+$-Ausscheidung und gleichzeitiger K$^+$- und H$^+$-Retention.

9.2.6 Harnkonzentrierung
Henle-Schleife

Aufbau eines Konzentrationsgradienten. Die Henle-Schleife dient in erster Linie dem Aufbau eines osmotischen Konzentrationsgradienten im Niereninterstitium, der eine Anpassung der Wasserausscheidung an die Bedürfnisse des Körpers ermöglicht (**Abb. 9.8**). Auf diese Weise kann die Konzentration des Harns zwischen 50 und 1200 mosmol/l variiert werden. Insgesamt werden in der Henle-Schleife etwa 25–30 % des filtrierten NaCl über einen Na$^+$-K$^+$-2Cl$^-$-Cotransport resorbiert.

Das Prinzip der Harnkonzentrierung beruht auf dem sog. **Gegenstrommechanismus**, einer parallelen Anordnung von auf- und absteigenden Tubuli der Henle-Schleife und der Sammelrohre mit gegenläufiger Flussrichtung.

Voraussetzung für den Aufbau des Konzentrationsgradienten ist der unterschiedliche Bau des ab- und aufsteigenden Teils der Henle-Schleife. Sie besteht aus einem

– **dicken absteigenden Teil**, der noch dem proximalen Tubulus zugerechnet wird,

– **dünnen absteigenden Teil,** der **durchlässig für NaCl und Wasser** ist und mit dem zunehmend hypertonen Interstitium in einem **isoosmotischen Gleichgewicht** steht,

– **aufsteigenden Teil,** der **undurchlässig für Wasser** ist, während **NaCl** gleichzeitig passiv (dünner aufsteigender Teil) und aktiv (dicker aufsteigender Teil) resorbiert wird.

Aus dem proximalen Tubulus, in dem die Flüssigkeit isoosmotisch resorbiert wurde, tritt Harn mit ca. 290 mosmol/l in den dünnen absteigenden Teil der Henle-Schleife ein, die haarnadelförmig durch das Interstitium zieht. Da der absteigende Teil wasserdurchlässig ist, gleicht sich die Konzentration an die des interstitiellen Raums an: Wasser wird dem Tubulus entzogen und über die Vasa recta abtransportiert, die Konzentration des im Tubulussystem verbleibenden Harns nimmt dadurch wie das Interstitium zur Papillenspitze hin zu.

Der konzentrierte Harn erreicht dann den aufsteigenden, wasser*un*durchlässigen Teil der Henle-Schleife. Die dort lokalisierten Kochsalzpumpen **(Na$^+$-K$^+$-2Cl$^-$-Cotransporter)** befördern Salz aus dem Tubuluslumen in das Interstitium und sichern dort die hohe Osmolarität. Auf diese Weise kann durch den Gegenstrommechanismus in Papillennähe eine Osmolarität von bis zu 1200–1400 mosmol/l erzeugt werden. Weil nur Salze und kein Wasser das Lumen verlassen konnten, wird der Tubulusinhalt gleichzeitig wieder zunehmend hypoton und erreicht am Ende der Henle-Schleife eine Osmolarität von ca. 100 mosmol/l.

Gegenstromprinzip. Neben dem Tubulussystem bilden auch die Vasa recta ein (kapilläres) Gegenstromsystem, das dazu beiträgt, die hohe Osmolarität in Papillennähe aufrechtzuerhalten. Würden die Kapillaren nur einfach durch das Nierenmark ziehen, würden Salze abtransportiert und der

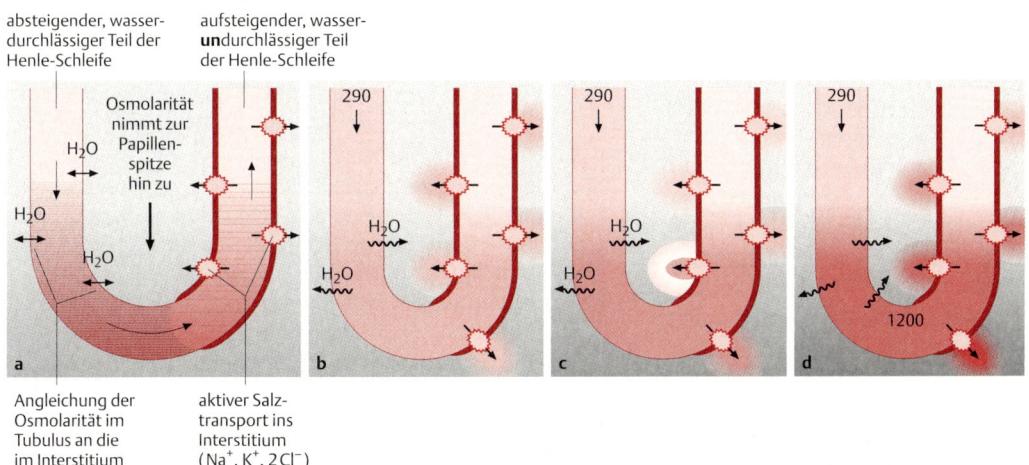

absteigender, wasserdurchlässiger Teil der Henle-Schleife

aufsteigender, wasser**un**durchlässiger Teil der Henle-Schleife

Osmolarität nimmt zur Papillenspitze hin zu

H$_2$O

H$_2$O

H$_2$O

290

H$_2$O

H$_2$O

290

H$_2$O

H$_2$O

290

1200

a b c d

Angleichung der Osmolarität im Tubulus an die im Interstitium

aktiver Salztransport ins Interstitium (Na$^+$, K$^+$, 2Cl$^-$)

Abb. 9.8 Aufbau eines Konzentrationsgradienten durch das Gegenstromprinzip: Aus dem proximalen Tubulus strömt Flüssigkeit mit ca. 290 mosmol/l in die Henle-Schleife ein (**a**). Im wasserdurchlässigen absteigenden Teil passt sich die Osmolarität an die des Interstitiums an (**b**). Im aufsteigenden Teil wird NaCl ins Interstitium gepumpt und gleichzeitig Wasser im Lumen gehalten, so dass die Osmolarität im Interstitium steigt, so dass wiederum im absteigenden Teil aus osmotischen Gründen Wasser ins Interstitium wandert und der Harn konzentrierter wird (**c**). Aus dem stärker konzentrierten Harn können die Kochsalzpumpen noch mehr NaCl ins Interstitium pumpen, die Osmolarität dort steigt weiter an (**d**). Gleichzeitig nimmt die intraluminale Konzentration im aufsteigenden Teil wieder ab und der Tubulusinhalt wird schließlich hypoton. Insgesamt sind also mehr Salze als Wasser entzogen worden.

osmotische Gradient ausgeschwemmt werden. Stattdessen wird durch den haarnadelartigen Verlauf der Kapillaren im Nierenmark Wasser zwischen den parallelen, ab- und aufsteigenden Kapillaren ausgetauscht und fließt dadurch quasi am Nierenmark vorbei. Dieser osmotische Wasseraustausch konzentriert das Blut in Richtung Papillenspitze und gleicht es so der hohen Osmolarität des Interstitiums an. Wenn die Kapillaren wieder nach oben ziehen, nehmen sie aus den absteigenden Kapillaren wieder Wasser auf und erhalten so ihre vorherige Osmolarität zurück. Auf diese Weise wird die Versorgung des Nierenmarks mit Blut gewährleistet, ohne die Konzentrationsfähigkeit wesentlich zu beeinflussen.

Distales Nephron

Distaler Tubulus und **Sammelrohr** bilden zusammen das distale Nephron und dienen der Harnkonzentrierung und **Feinabstimmung** der Harnzusammensetzung. Dabei unterliegen sie der Regulation durch verschiedene Hormone (Aldosteron, ADH, ANF, s. u.). Im Gegensatz zum proximalen Tubulus besitzt das distale Nephron nur eine relativ geringe Transportkapazität, kann dafür aber hohe Gradienten aufbauen. Die Harnkonzentrierung erfolgt mithilfe des in der Henle-Schleife aufgebauten Konzentrationsgradienten. Die Na^+-Resorption erfolgt im distalen Konvolut vor allem über Na^+-Cl^--Cotransporter und im Sammelrohr vorwiegend über Aldosteron-abhängige Transportsysteme, die Na^+ im Austausch gegen K^+-Ionen resorbieren.
Der **distale Tubulus** ist wasserdurchlässig und besitzt Na^+-Cl^--Cotransporter, die etwa 10 % des filtrierten Kochsalzes resorbieren. Cl^- und K^+ verlassen die Zelle auf der basolateralen Seite passiv, Na^+ wird aktiv über die Na^+-K^+-ATPase aus der Zelle befördert.
Im spätdistalen Konvolut werden Na^+-Ionen aldosteronabhängig im Austausch gegen K^+- oder H^+-Ionen resorbiert. Cl^- und Wasser folgen dem resorbierten Na^+.
Aus osmotischen Gründen gibt der aus dem aufsteigenden Teil der Henle-Schleife stammende hypotone Harn Wasser an die Umgebung ab, bis seine Osmolarität der des plasmaisotonen Interstitiums der Nierenrinde (ca. 290 mosmol/l) entspricht. Auf diese Weise wird etwa die Hälfte des noch vorhandenen Wassers rückresorbiert.
In **Verbindungsstück** und **Sammelrohr** gelangt Na^+ über Na^+-Kanäle aus dem Lumen in die sog. **Hauptzellen**, die es auf der basolateralen Seite mithilfe der **Na^+-K^+-Pumpe** wieder verlässt. Das auf diese Weise kumulierende Kalium kann die Zelle durch luminale K^+-Kanäle verlassen. Eine gesteigerte Na^+-Resorption geht daher mit einem gesteigerten K^+-Verlust einher.
Das **Sammelrohr** kann seine Wasserdurchlässigkeit **ADH-abhängig** variieren: In Anwesenheit von ADH (S. 762) werden kleine Wasserkanälchen **(Aquaporine)** in die Sammelrohrwand eingebaut. Wasser kann dann dem osmotischen Gradienten folgend ins Interstitium entweichen. Fehlt dagegen ADH, ist das Sammelrohr wasserundurchlässig und der Harn wird sogar wieder hypoton, weil auch im distalen Nephron weiterhin NaCl resorbiert wird, Wasser aber nicht nachfolgen kann.

Die Harnkonzentrierung **(Antidiurese)** erfolgt über den Ausgleich des osmotischen Gradienten, der zwischen dem Tubuluslumen und dem Interstitium herrscht. Die Urinosmolarität kann dabei maximal bis auf die im Interstitium herrschenden Werte (ca. 1200–1400 mosmol/l) gesteigert werden. Der osmotische Gradient stellt schließlich die treibende Kraft zur Wasserresorption dar, sobald er ausgeglichen ist, gibt es keinen Grund mehr für Wasser, das Tubuluslumen zu verlassen. Bei maximaler Wasserausscheidung **(Diurese)** kann die Osmolarität des Urins bis auf 50 mosmol/l sinken. Die Urinosmolarität kann also zwischen 1/6 und dem 4-Fachen der Plasmaosmolarität variiert werden.

9.2.7 Globale Nierenfunktion und Regulation

Aldosteron

> **Merke**
>
> Aldosteron wird in der Zona glomerulosa der Nebenniere aus Progesteron gebildet. Das **Mineralokortikoid** bindet an einen intrazellulären Hormonrezeptor, der als Transkriptionsfaktor wirkt. Dieser induziert die Synthese der beiden Proteine, die für die tubuläre Rückresorption von Na^+ im Austausch gegen K^+-Ionen verantwortlich sind: den **luminalen Na^+-Kanal** und die **basolaterale Na^+-K^+-ATPase**.

Durch die gesteigerte Na^+-Resorption entsteht ein lumennegatives transepitheliales Potenzial (die luminale Membran wird also depolarisiert), was wiederum den Auswärtsstrom der K^+-Ionen verstärkt.
Zudem steigert Aldosteron die **Aktivität des Na^+-H^+-Antiports**, so dass vermehrt H^+-Ionen ausgeschieden werden. Auch die daraus resultierende intrazelluläre Alkalose fördert den K^+-Ausstrom. Auf diese Weise führt Aldosteron zu einer **gesteigerten Na^+-Resorption** bei gleichzeitig **gesteigerter K^+- und H^+-Sekretion**. Dem Na^+ folgend wird auch vermehrt Cl^- und Wasser resorbiert, was eine Zunahme des Extrazellulärvolumens zur Folge hat.

> **Merke**
>
> Aldosteron bewirkt durch Na^+-Retention und K^+- und H^+-Sekretion eine **Volumenzunahme** und dadurch einen **Blutdruckanstieg**.
>
> Die wichtigsten Stimuli für die Aldosteron-Ausschüttung sind ein Blutdruckabfall bei **Volumenmangel** und eine **Hyponatriämie**. Beiden Zuständen wird durch die verstärkte Resorption von Natrium, dem Wasser nachfolgt, entgegengewirkt.

Auch eine **Hyperkaliämie** und eine **Azidose**, **ACTH** oder ein **erhöhter Sympathikotonus** stimulieren die Aldosteron-Sekretion.
Als lipophiles Steroidhormon liegt Aldosteron zu einem großen Teil nichtkovalent an Plasmaeiweiße gebunden vor, nur ein kleiner Teil, das freie Aldosteron, ist biologisch tatsächlich akiv. Inaktiviert wird Aldosteron durch Gluconidierung, dadurch verliert es seine biologische Wirksamkeit, wird wasserlöslich und kann über die Niere ausgeschieden werden.

Klinik

Hyperaldosteronismus (Conn-Syndrom). Eine übermäßige Aldosteronproduktion hat eine **hypokaliämische Hypertonie** zur Folge. Häufig leiden die Patienten unter Kopfschmerzen, Obstipation, Muskelschwäche, Polyurie und -dipsie, EKG-Veränderungen und einer metabolischen Alkalose mit Parästhesien. Die Ursache für die vermehrte Aldosteronproduktion kann entweder in der Nebennierenrinde selbst (primärer Hyperaldosteronismus) liegen, z. B. Nebennierenrinden-Adenom, oder durch eine Überstimulation der NNR bedingt sein (sekundärer Hyperaldosteronismus), z. B. durch Überstimulation des RAAS bei Nierenarterienstenose.

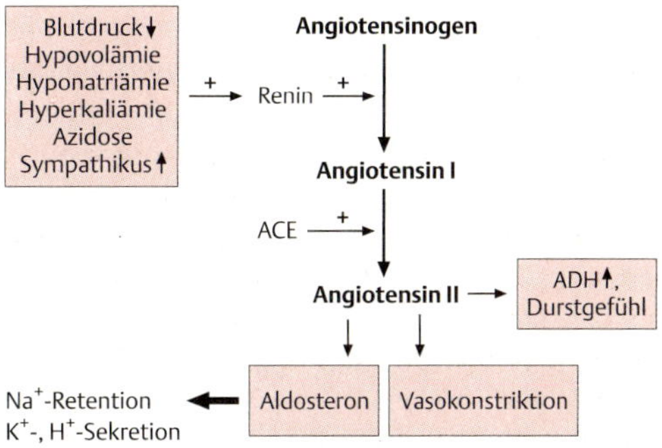

Abb. 9.9   Renin-Angiotensin-Aldosteron-System.

Steuerung von Aldosteron-Sekretion und Renin-Angiotensin-Aldosteron-System (RAAS)

Zusätzlich zu den oben beschriebenen Mechanismen unterliegt die Aldosteronsekretion einem über die Niere gesteuerten Regelkreis, dem **Renin-Angiotensin-Aldosteron-System** (**Abb. 9.9**).

> **Merke**
>
> **Renin** ist eine **Protease**, die bei Abnahme des renalen Perfusionsdrucks, bei Hyponatriämie oder Aktivierung von β_1-Rezeptoren vom juxtaglomerulären Apparat ins Blut abgegeben wird.

Nun kommt es zu folgender Kaskade:
- Im Kreislauf spaltet **Renin** das aus der Leber stammende **Angiotensinogen** in das (biologisch inaktive) **Angiotensin I**.

- Angiotensin I wiederum wird durch das **Angiotensin Converting Enzyme (ACE)**, das v. a. aus dem Gefäßendothel der Lunge stammt, weiter zum Oktapeptid **Angiotensin II** hydrolysiert.
- Angiotensin II erhöht nach Bindung an ein G-Protein in der Nebennierenrinde die Freisetzung von **Aldosteron** und ist einer der stärksten bekannten **Vasokonstriktoren**.
- Angiotensin II fördert weiterhin im Hypothalamus die **ADH-Ausschüttung** und vermittelt ein vermehrtes **Durstgefühl** und einen verstärkten **Salzhunger**, was die blutdrucksteigernde Wirkung noch ergänzt.

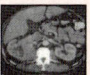

Fallbeispiel: Niereninsuffizienz (siehe auch S. 179 und 758)

Die 74-jährige Sophia Kleinschmidt aus dem Altersheim wird mit akutem Nierenversagen in die Klinik eingewiesen. Außerdem leidet sie an einer Durchfallerkrankung, die gerade im Altersheim grassiert. Durch langjährige Analgetikaeinnahme ist ihre Niere bereits vorgeschädigt. Bei der körperlichen Untersuchung der Patientin stellt der Arzt fest, dass ihr Blutdruck erhöht ist (Anatomie, S. 179).

Die Durchfallerkrankung von Frau Kleinschmidt führte zu einer systemischen Hypovolämie und damit zu einer unzureichenden Durchblutung der Nieren. Dadurch nahm auch die glomeruläre Filtrationsrate ab. Kompensatorisch versucht ihr Körper das Plasmavolumen durch eine Stimulierung des Renin-Angiotensin-Aldosteron-Systems (RAAS) anzuheben: Das verminderte Plasmavolumen führt zu einer verminderten Gefäßdehnung des Vas afferens (zuführendes Gefäß zum Glomerulum). Dieser Reiz bewirkt eine erhöhte Ausschüttung von Renin aus dem juxtaglomerulären Apparat. Renin steigert den Blutdruck, indem es von dem hepatischen Protein Angiotensinogen Angiotensin I abspaltet, das

anschließend durch das Angiotensin-Converting-Enzyme (ACE) in Angiotensin II umgewandelt wird. Angiotensin II führt zu einer Vasokonstriktion und steigert die Aldosteronausschüttung, die wiederum die Natriumresorption ankurbelt. Bei Patienten mit noch ausreichender glomerulärer Filtrationsrate kann man durch einen ACE-Hemmer oder einen Angiotensin-Rezeptor-Antagonisten (AT1-Antagonisten) die Bildung von Angiotensin II stoppen und so den Blutdruck senken. Diese Medikamente tragen so bei leichter Niereninsuffizienz zum Schutz der Nieren bei. Bei Patienten wie Frau Kleinschmidt mit einer bestehenden Hyperkaliämie und einer glomerulären Filtrationsrate unter 30 Prozent sind ACE-Hemmer und AT1-Antagonisten jedoch zunächst kontraindiziert, da sie die Hyperkaliämie verstärken. Erst wenn durch entsprechende Therapie die Nierenfunktion wieder verbessert ist oder durch die Nierenersatztherapie eine ausreichende Blutwäsche gewährleistet ist, kann man auch bei diesen Patienten einen ACE-Hemmer geben.

Antidiuretisches Hormon (ADH)

ADH (syn. Adiuretin, Vasopressin) wird im **Hypothalamus** in den Ncll. paraventricularis und paraoptici gebildet und erreicht über axonalen Transport den **Hypophysenhinterlappen** (S. 769). Bei **erhöhter Osmolarität** des Plasmas oder **Volumenmangel** wird es von dort in den Kreislauf ausgeschüttet.

> **Merke**
>
> ADH stimuliert den Einbau sog. **Aquaporine** (AQP2, „Wasserkanälchen") in die luminale Membran des **distalen Tubulus** und des **Sammelrohrs**. Wasser kann dann durch die Aquaporine dem osmotischen Gradienten folgend ins Interstitium gelangen. Gleichzeitig fördert ADH den Übertritt von Harnstoff ins Interstitium, so dass die Menge osmotisch wirksamer Teilchen dort zusätzlich ansteigt.

Die Osmolarität des Tubulusinhalts steigt aufgrund der vermehrten Wasserresorption an und es wird nur wenig Wasser ausgeschieden (**Antidiurese**). Der Harn kann so maximal bis auf die Osmolarität des Interstitiums (ca. 1300 mosmol/l) konzentriert werden.

Bei Wasserüberschuss wird kein ADH ausgeschüttet und das Sammelrohr bleibt wasserundurchlässig. Der Tubulusinhalt passiert das hochosmolare Nierenmark, ohne Wasser abzugeben (Diurese), gleichzeitig wird durch aktive NaCl-Resorption der Urin noch weiter verdünnt. Auf diese Weise kann die Osmolarität des Urins bis auf 50 mosmol/l absinken.

> **Klinik**
>
> **ADH-Mangel.** Wird kein oder nicht genügend ADH ausgeschüttet (Diabetes insipidus centralis) oder ist die Wirksamkeit des ADH in der Niere beeinträchtigt (Diabetes insipidus renalis), so kommt es zu einer pathologisch gesteigerten Diurese. Die Patienten scheiden große Mengen (5–25 l/Tag) hypotonen Urin aus.

> **Merke**
>
> ADH führt zu einer **Steigerung des Blutvolumens** und damit auch des **Blutdrucks**. Der blutdrucksteigernde Effekt wird durch die vasokonstriktorische Wirkung auf die meisten Gefäße verstärkt.

Eine Ausnahme bilden die ZNS- und Koronargefäße, die auf ADH mit einer endothelvermittelten Vasodilatation reagieren, um auch bei größerem Blutverlust die Versorgung von Gehirn und Herz sicherzustellen.

Atriales natriuretisches Peptid (ANP)

> **Merke**
>
> ANP (syn. Atriopeptid, atrialer natriuretischer Faktor [ANF]) wird bei einer vermehrten Dehnung der Vorhöfe des Herzens (z. B. bei **Erhöhung des zentralvenösen Drucks**) aus den Myozyten der Vorhöfe ausgeschüttet und bewirkt eine **Senkung des Blutdrucks und des Blutvolumens**.

Es wirkt auf diese Weise als Antagonist zu ADH und Aldosteron. ANP steigert die **Na^+-Ausscheidung** (Natriurese), indem es die glomeruläre Filtrationsrate steigert und die renale Na^+-Rückresorption hemmt, so dass in Folge auch vermehrt Wasser ausgeschieden wird und das Blutvolumen abnimmt. Außerdem **hemmt** ANP die **Freisetzung von Renin**, **Aldosteron** und **ADH** und wirkt vasodilatierend auf die glatte Muskulatur der kleinen peripheren Gefäße.

9.2.8   Stoffwechsel und Hormonbildung

Die Niere bildet auch selbst Hormone, die beiden wichtigsten sind Erythropoietin und Vitamin-D-Hormon (1,25-$(OH)_2$-Vitamin D_3).

Das Peptidhormon **Erythropoietin** wird bei Anämie und Hypoxie freigesetzt und fördert die Erythropoiese (Bildung von roten Blutkörperchen), indem es die Differenzierung und Proliferationsrate der erythroid-determinierten Vorläuferzellen im Knochenmark stimuliert. Ein Leitsymptom einer Niereninsuffizienz ist damit auch eine durch die ungenügende Produktion von Erythopoietin bedingte Anämie.

Das Steroidhormon **Kalzitriol (1,25-$(OH)_2$-Vitamin D_3)** fördert die Calciumaufnahme und spielt für den Knochenaufbau eine wichtige Rolle. Es wird ab S. 771 ausführlich besprochen.

9.2.9   Ableitende Harnwege

Zur Anatomie der ableitenden Harnwege siehe Anatomie S. 315.

Über die Niere werden einige Ionen oder organische Substanzen ausgeschieden, die ein relativ geringes Löslichkeitsprodukt haben. Wird dieses überschritten, fallen diese Substanzen aus und bilden Konkremente. Besonders häufig entstehen Konkremente aus Calciumphosphat oder -oxalat, seltener sind Harnsäure-, Zystin- oder Xanthin-Steine. Neben der Konzentration der konkrementbildenden Substanzen hängt die Steinbildung auch vom pH-Wert des Urins, der Verweildauer im Harntrakt und der Bildung von Kristallationskernen (z. B. bei Harnwegsinfekten gesteigert) ab. Vorbeugend sollte also zur Verhinderung von Harnsteinen auf eine ausreichende Flüssigkeitsaufnahme sowie eine regelmäßige und vollständige Entleerung der ableitenden Harnwege geachtet werden.

> **Klinik**
>
> **Nephrolithiasis.** Typische Symptome bei Nierensteinen sind heftigste, anfallsweise auftretende krampfartige Schmerzen mit Ausstrahlung in den Bauchraum, die Leiste oder das Genital, begleitet von teilweise mit dem bloßen Auge sichtbaren Blutbeimengungen im Urin (Makrohämaturie).
>
> Während eines akuten Anfalls kommt es dann häufig auch schon zum spontanen Steinabgang. Ein Spontanabgang wird weiterhin gefördert durch viel Flüssigkeitsaufnahme, körperliche Betätigung und Wärmezufuhr. Sollten konservative Maßnahmen keine Linderung bringen, ist ein interventionelles Vorgehen angezeigt.

Hinweis: Um Redundanzen zu vermeiden, werden einige Hormone in anderen Kapiteln besprochen:
- Kap. 7 Ernährung, Verdauungstrakt, Leber: APUD-System, Gastrin, CCK, Sekretin etc.
- Kap. 9 Wasser- und Elektrolythaushalt: Aldosteron, ADH, Vasopressin
- Kap. 11 Sexualentwicklung und Reproduktionsphysiologie: Sexualhormone
- Kap. 14 Vegetatives Nervensystem: Adrenalin, Noradrenalin
- Kap. 20 Integrative Leistungen des ZNS: Leptin.

10.1 Grundlagen und Allgemeines

10.1.1 Funktionelle Struktur des Hormonsystems

Hormone sind **körpereigene Signalstoffe**, die den Stoffwechsel und die Funktion von Erfolgsorganen steuern. Ihre Synthese und Freisetzung erfolgt entweder in **endokrinen Drüsen** (z.B. Schilddrüse, NNR), in **Nervenzellen** (z.B. Hypothalamus, Nebennierenmark) oder in verstreut liegenden, endokrinen Zellen (z.B. Herzvorhof, Magen-Darm-Trakt), die man auch als **diffuses endokrines System** bezeichnet. Die klassischen Hormone wirken **endokrin**, d.h. durch die Sekretion ins Blut verteilen sie sich im gesamten Körper und gelangen so auch an entfernt liegende Zielorgane. Im weiteren Sinne kann man aber auch **parakrin** (lokal auf umliegende Zellen) wirkende Mediatorsubstanzen (z.B. Leukotriene, Prostaglandine, S. 779) als sog. Gewebshormone zur Gruppe der Hormone zählen. Von einem **autokrinen** Effekt spricht man, wenn Zellen durch die Abgabe bestimmter Substanzen ihre eigene Funktion beeinflussen. Ein Hormon kann sowohl auto- als auch para- oder endokrin wirken.

10.1.2 Hormoneigenschaften

Hormone können nach verschiedenen Gesichtspunkten eingeteilt werden, die wichtigsten Kriterien sind die Einteilung nach Bildungsort und Funktion bzw. nach ihren chemischen Eigenschaften.

Einteilung nach Bildungsort und Funktion

Bereits aus der Kenntnis ihres Bildungsortes lässt sich für die Hormone eine grundlegende Systematik ihrer Funktion ableiten. Im Wesentlichen ist zu unterscheiden zwischen effektorischen Hormonen, die direkt bestimmte Stoffwechselprozesse beeinflussen und Hormonen, die für die Steuerung von Regelkreisen eine Rolle spielen.

Effektorische Hormone. Sie **wirken direkt** auf die verschiedenen Zielorgane und den Stoffwechsel. Sie stammen größtenteils aus **peripheren Hormondrüsen** oder verstreut liegenden endokrinen Zellen. Ausnahmen sind ADH und Oxytocin, die aus dem Hypothalamus stammen, sowie Somatotropin und Prolactin (aus der Hypophyse). Weitere Beispiele für effektorische Hormone sind Thyroxin, Aldosteron, Insulin und Progesteron.

Glandotrope Hormone. Glandotrope Hormone („Tropine") werden in der **Adenohypophyse** (Hypophysenvorderlappen) gebildet, ihre Sekretion unterliegt dem Einfluss von Releasing- und Inhibiting-Hormonen. In nachgeschalteten peripheren Hormondrüsen stimulieren sie die Ausschüttung effektorischer Hormone.
Beispiele: ACTH (AdrenoCorticoTropesHormon), TSH (thyroideastimulierendes Hormon), FSH (follikelstimulierendes Hormon).

> **Merke**
> Die glandotropen Hormone werden auch als **„Tropine"** bezeichnet (z.B. TSH = Thyreotropin, ACTH = Adrenocorticotropin) und stammen aus der **Adenohypophyse**.

Releasing- und Inhibiting-Hormone. Alle Releasing- bzw. Inhibiting-Hormone werden im **Hypothalamus** gebildet (S. 768) und gelangen über das Pfortadersystem in die Adenohypophyse, wo sie die Ausschüttung der glandotropen Hypophysenhormone beeinflussen.
Beispiele: CRH (Corticotropin-Releasing-Hormon), TRH (Thyreotropin-Releasing-Hormon), GnRH (Gonadotropin-Releasing-Hormon).

> **Merke**
> Alle Hormone, die auf -RH bzw. -IH (oder mit dem alten Namen auf -liberin bzw. -statin) enden, stammen aus dem **Hypothalamus** und wirken auf die **Hypophyse** (Ausnahme: Somatostatin wird auch in anderen Organen gebildet, z.B. Pankreas).

Einteilung nach der chemischen Struktur

Peptidhormone. Sie bestehen aus Aminosäuren (kleine Oligopeptide, z.B. ADH und TRH, größere Polypeptide, z.B. Insulin und ACTH oder Glycoproteine, die zusätzlich Kohlenhydratketten enthalten, z.B. Erythropoetin, FSH). Da ein Teil der Aminosäuren geladen ist, sind Peptidhormone hydrophil. Aus diesem Grund benötigen sie im Blut keine spezifischen Transportproteine. Sie sind aber auch nicht in der Lage, die lipophile Zellmembran der Zielzellen zu durchdringen, daher wirken sie über **membranständige, extrazelluläre Rezeptoren** und ein „Second-Messenger"-System (S. 766).

> **Merke**
> Peptidhormone werden in den hormonproduzierenden Zellen „auf Vorrat" produziert und in **Membranvesikeln gespeichert**, aus denen sie bei Bedarf freigesetzt werden können.

Steroidhormone. Androgene, Östrogene, Gestagene, Aldosteron, Cortisol und Vitamin D sind Steroidhormone. Sie leiten sich von der Grundstruktur des **Cholesterins** ab, sie sind also **lipophil**. Daher können sie leicht durch lipophile Zellmembranen in ihre Zielzellen gelangen.

> **Merke**
>
> In der Zelle bilden Steroidhormone zusammen mit den dort befindlichen intrazellulären Rezeptoren **Rezeptor-Hormon-Komplexe**, die sich an spezifische DNA-Abschnitte im Zellkern anlagern und dadurch die Transkription bestimmter Gene beeinflussen.

So fördert Cortisol beispielsweise die Transkription der Schlüsselenzyme für die Gluconeogenese.

Aus der Lipophilie ergibt sich auch, dass Steroidhormone nicht in den hormonproduzierenden Zellen gespeichert werden können, da sie die Membran der Speichervesikel einfach durchdringen und so entweichen könnten.

> **Merke**
>
> Steroidhormone müssen bei Bedarf aus Cholesterin stets **neu synthetisiert** werden. Daran sind NADPH-abhängige Hydroxylierungsreaktionen beteiligt. Aufgrund ihrer schlechten Wasserlöslichkeit werden sie im Blut an **Transportproteine** gebunden.

Tyrosinderivate. Zu den Tyrosinderivaten gehören zum einen die hydrophilen **Katecholamine** Dopamin, Noradrenalin und Adrenalin, die enzymatisch aus L-Tyrosin gebildet werden und ihre Wirksamkeit über extrazelluläre Rezeptoren entfalten. Ihre Halbwertszeit ist sehr kurz (Sekunden bis Minuten). Eine weitere Gruppe von Tyrosinderivaten sind die **Schilddrüsenhormone** T_3 und T_4, die durch Zusammenlagerung zweier iodierter Tyrosinmoleküle entstehen.

> **Merke**
>
> **Tyrosinderivate** sind lipophil und binden daher wie die Steroidhormone an **intrazelluläre Rezeptoren**. Durch ihre hohe Plasmaeiweißbindung entziehen sie sich der Inaktivierung, ihre Halbwertszeit ist daher sehr lang.

Die Tyrosinderivate gehören zur Klasse der biogenen Amine, die duch Decarboxylierung von Aminosäuren entstehen (Biochemie, S. 499).

Grundzüge des Hormonabbaus

Die **Plasmahalbwertszeit** gibt an, nach welcher Zeit 50% der Hormonmenge aus dem Plasma eliminiert ist. Lipophile Hormone (Steroidhormone, Schilddrüsenhormone) sind durch ihre hohe Plasmaeiweißbindung vor einem schnellen Abbau geschützt, ihre Halbwertszeit ist daher deutlich höher (Stunden bis Tage) als die der hydrophilen Hormone (Peptidhormone: Minuten bis Stunden und Katecholamine: Sekunden).

> **Merke**
>
> Die **Inaktivierung der Hormone** erfolgt meist entweder direkt im Erfolgsorgan oder in der Leber:
>
> – **Peptidhormone** werden durch **Proteolyse** in Aminosäuren gespalten,
>
> – Steroidhormone werden in unwirksame **Metaboliten** umgewandelt und an **hydrophile Substanzen** gekoppelt (Glucuronsäure, Sulfat), so dass sie über die Galle oder mit dem Urin ausgeschieden werden können.
>
> – Schilddrüsenhormone werden zunächst **deiodiert** und dann ebenfalls **sulfatiert oder glucuronidiert**.
>
> – **Katecholamine** werden durch **Desaminierung** und **Methylierung** inaktiviert.

10.1.3 Signalketten

Die Art der Signaltransduktion hängt von der chemischen Struktur des jeweiligen Hormons und des zugehörigen Rezeptors ab.

Membranständige Hormonrezeptoren

Hydrophile Hormone binden an Hormonrezeptoren auf der Zelloberfläche und rufen eine Konformationsänderung des intrazellulären Rezeptorteils hervor, die wiederum zur Synthese von Second Messengern (kleinen Molekülen, die innerhalb der Zelle die Funktion der Signalverstärkung und -weiterleitung übernehmen) oder zur Öffnung von Ionenkanälen führt.

G-Protein-gekoppelte Rezeptoren. G-Protein-gekoppelte Rezeptoren bestehen aus **sieben Transmembrandomänen** und sind aus drei Untereinheiten (α, β, γ) aufgebaut, von denen die α-Untereinheit im inaktiven Zustand GDP gebunden hat (**Abb. 10.1**). Durch die Bindung des Hormons an die extrazelluläre Bindungsstelle des Rezeptors kommt es zur Konformationsänderung auf der intrazellulären Seite des Rezeptors und zum Austausch von GDP gegen GTP. Sowohl die α-Untereinheit als auch die βγ-Untereinheit sind jetzt aktiv. Die aktivierte **α-Untereinheit** mit dem GTP löst sich vom intrazellulären Anteil des membranständigen Rezeptors und kann auf verschiedene Effektorenzyme, z.B. eine membranständige **Adenylatzyklase** oder Phospholipase, wirken. Die Adenylatzyklase führt zur Bildung von cAMP als Second Messenger, die Phospholipase zur Bildung von IP_3 und DAG, die Guanylatzyklase zur Bildung von cGMP, etc.. Sogenannte G_s-Proteine wirken stimulierend, G_i-Proteine wirken inhibitorisch auf das entsprechende Effektorenzym. Des Weiteren gibt es G_q-Proteine, die auf die Phospholipase C wirken. Die **βγ-Untereinheit** bindet an zelleigene Proteine und kann eine **Affinitätsänderung** des Rezeptors für das Hormon bewirken. Die **Inaktivierung der G-Proteine** erfolgt durch die Hydrolyse des in der α-Untereinheit gebundenen GTP. Verantwortlich dafür ist eine intrinsische GTPase-Aktivität der α-Untereinheit selbst. Der Zeitpunkt der Hydrolyse kann von sog. GTPase-aktivierenden Proteinen (GAP) herausgezögert werden.

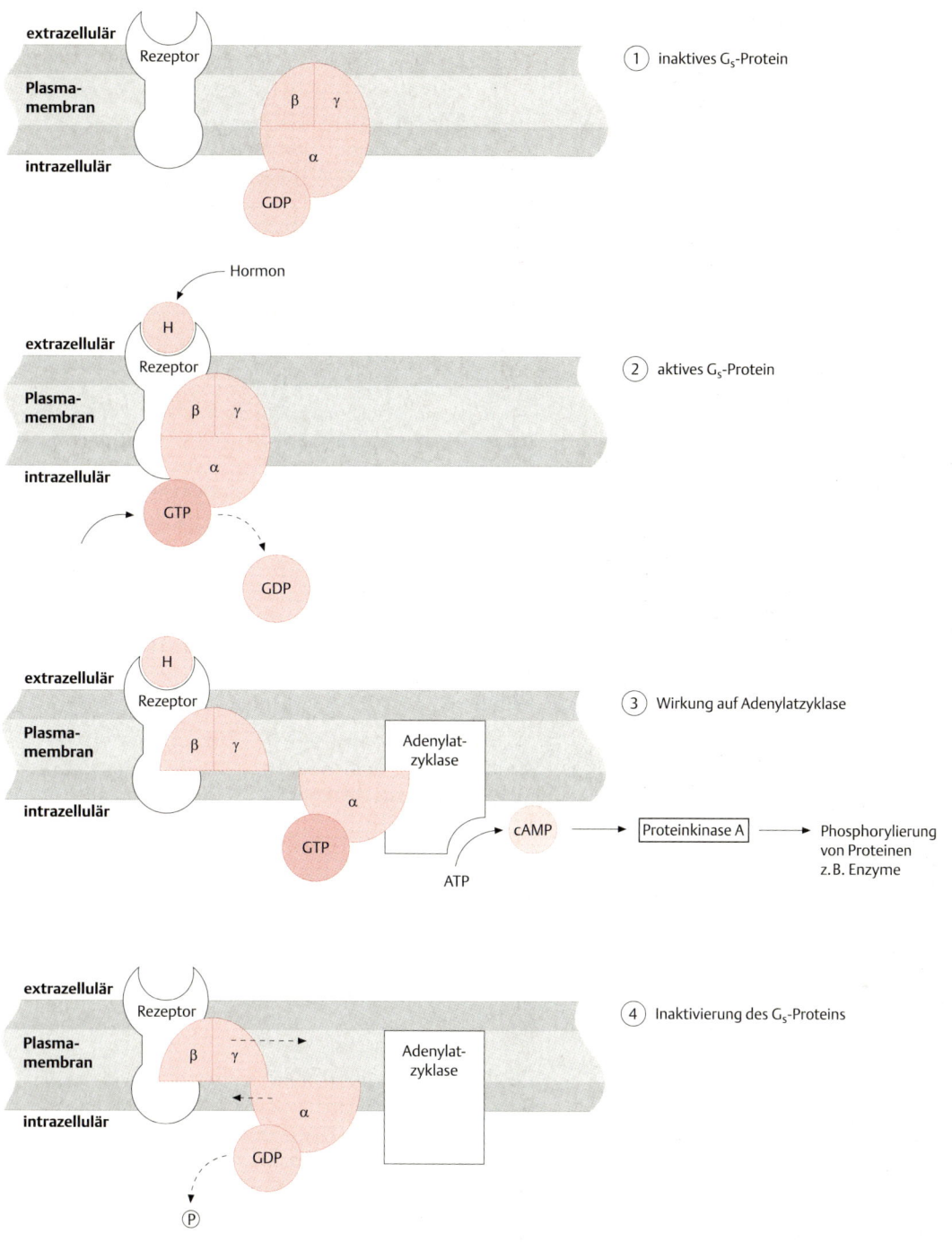

Abb. 10.1 Mechanismus der G-Protein-gekoppelten Signalübertragung.

Tyrosinkinase-Rezeptor. Tyrosinkinase-Rezeptoren (wie z. B. der Insulin-Rezeptor) bestehen aus einer Transmembrandomäne und haben **enzymatische Eigenschaften**: Während an der extrazellulären Seite das Hormon bindet, befindet sich auf der intrazellulären Seite das katalytische Zentrum, das als Tyrosinkinase wirkt. Durch Bindung des Liganden an die extrazelluläre Domäne kommt es zur Dimerisierung des Rezeptors und die intrazelluläre Tyrosinkinase wird aktiviert. Es kommt zur **Phosphorylierung von Tyrosinresten** sowohl des Rezeptors selbst (was zu einer Steigerung der Aktivität führt) als auch zur Phosphorylierung von Substratproteinen. Durch diese Substratphosphorylierung wird der Aktivitätszustand der entsprechenden Enzyme verändert und so die Hormonwirkung vermittelt. Auch **Zytokine** wirken über einen Tyrosinkinase-Rezeptor.

Biologie

Histologie

Anatomie

Chemie

Biochemie

Physik

Physiologie

Psych./Soz.

Fallbeispiel: Diabetes mellitus (siehe auch S. 108 und 497)

Der 13-jährige Matthias stellt sich mit seiner Mutter in einer Allgemeinarztpraxis vor. Aufgrund der Symptomatik misst der Arzt Matthias' Blutzucker und stellt einen erhöhten Wert fest. Schließlich diagnostiziert er bei Matthias einen Diabetes mellitus Typ I (Histologie, S. 108).

Die Mutter fragt den Arzt nach der Ursache für die Blutzuckererhöhung. Er erklärt ihr, dass bei ihrem Sohn ein bestimmtes Hormon, das Insulin, durch eine Zerstörung des insulinproduzierenden Gewebes in der Bauchspeicheldrüse fehlt oder nur in unzureichender Konzentration gebildet wird.

Insulin ist das einzige Hormon, das den Blutzuckerspiegel senken kann. Deshalb führt sein Ausfall zu einem erhöhten Blutzuckerspiegel.

Seine Wirkung im Organismus entfaltet das Insulin über die Bindung an den Insulinrezeptor, der auf fast allen Körperzellen exprimiert wird. In besonders hoher Zahl kommt er auf den Zellen der Leber und des Fettgewebes vor. Der Rezeptor ist ein Transmembranprotein, das aus vier Untereinheiten besteht. Zwei α-Untereinheiten, die an der Zelloberfläche für die Insulinbindung verantwortlich sind, und zwei β-Untereinheiten auf der Innenseite der Zellmembran, die eine intrinsische Tyrosinkinaseaktivität haben. Die Bindung

von Insulin an die α-Untereinheiten aktiviert die Tyrosinkinase der β-Untereinheiten. Durch eine Autophosphorylierung werden mehrere Tyrosine am Rezeptor phosphoryliert, die dann als Andockstelle für phosphotyrosinbindende Proteine dienen. Zu diesen gehören die Insulinrezeptorsubstrate (IRS), die das Insulinsignal als Adapterprotein auf verschiedene intrazelluläre Signalkaskaden übertragen.

Über diese Signalkaskaden kommt es zu einer Translokation des Glucosetransportes GLUT4 in die Zellmembran von Fett- und Muskelzellen. Glucose kann vermehrt in die Zellen aufgenommen und in Form von Glycogen gespeichert werden. Bei einem Insulinmangel ist die Aufnahme von Glucose in die Zellen nur noch über den insulinunabhängigen GLUT2-Transporter der Leberzellen möglich, der nur eine sehr geringe Affinität zu Glucose besitzt. Gleichzeitig wird die normalerweise durch Insulin unterdrückte Gluconeogenese enthemmt, so dass der Körper zusätzlich Glucose bildet, die dann ins Blut abgegeben wird. Dadurch wird der bereits zu hohe Blutzuckerspiegel noch weiter erhöht. In Matthias' Körper kommt es so zu einem Teufelskreis (Circulus vitiosus), der nur durchbrochen oder kontrolliert werden kann, indem man von außen die fehlende Menge an Insulin regelmäßig zuführt.

Ionenkanal als Rezeptor. In diesem Fall ist der Rezeptor gleichzeitig ein Ionenkanal, der sich nach Bindung eines Liganden öffnet (**Abb. 10.2**). Als Liganden fungieren Neurotransmitter oder Hormone. Anders als bei „normalen" Ionenkanälen hängt der Öffnungszustand also nicht vom Membranpotenzial ab, sondern von der Bindung des entsprechenden Liganden (deshalb auch **ligandengesteuerter Ionenkanal**).

Second Messenger

Second messenger wirken intrazellulär und leiten die Hormonwirkung weiter. Sie verursachen einen Verstärkungseffekt in der Zelle: Der First Messenger (Hormon) führt zur Produktion einer Vielzahl von Second Messengern.

cAMP (zyklisches Adenosinmonophosphat). Es wird durch die **Adenylatzyklase** synthetisiert und durch die **Phospho-**

diesterase abgebaut (**Abb. 10.3**). Die Adenylatzyklase katalysiert folgende Reaktion:

$$ATP \rightarrow cAMP + PP_i$$

cAMP kommt beispielsweise als Second Messenger bei der Signaltransduktion von Glucagon oder Katecholaminen (z. B. Adrenalin, S. 777) vor.

Merke Viele Hormone wirken über G-Proteine und cAMP-Produktion.

cAMP kann an Proteinkinase A binden, was zur Dissoziation des Heterotetramers (R_2C_2) führt. In diesem dissoziierten Zustand ohne die zwei C-Untereinheiten (R_2) sind die **Proteinkinasen A aktiv**. Sie phosphorylieren allgemein Proteine, zu denen auch die interkonvertierbaren Enzyme

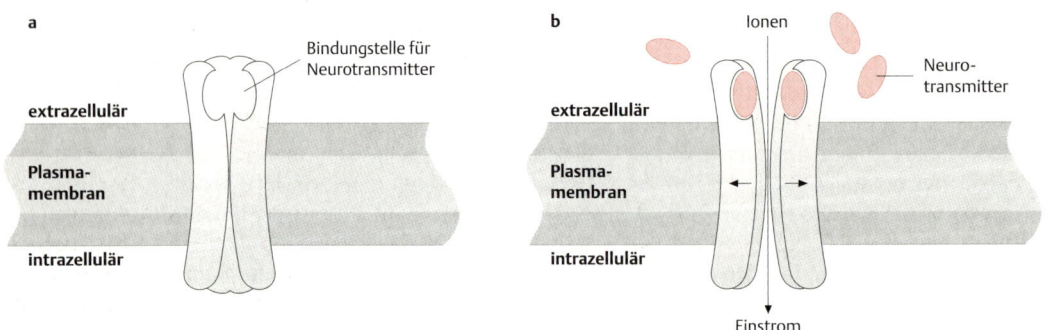

Abb. 10.2   (a) Struktur des ligandengesteuerten Ionenkanals; (b) Öffnung des Kanals durch Ligandenbindung.

gehören. Diese verändern dadurch ihren Aktivitätszustand.

> **Merke**
> Interkonvertierbare Enzyme ändern durch Phosphorylierung ihren Aktivitätszustand. Die meisten interkonvertierbaren Enzyme sind im dephosphorylierten Zustand aktiv.

Ein **hoher cAMP**-Spiegel geht immer mit einer Aktivierung von Proteinkinasen A einher und somit mit einer vermehrten **Phosphorylierung von Enzymen.** Hormone, die die Bildung von cAMP über G_s-Proteine steigern, vermitteln die Zunahme von phosphorylierten Enzymen. Andere Hormone wirken auf die Phosphodiesterase, also auf den Abbau von cAMP. Damit bleiben die Enzyme im dephosphorylierten Zustand. Dieser Mechanismus spielt besonders im Insulin-Glucagon-System eine wichtige Rolle (s. S. 775).

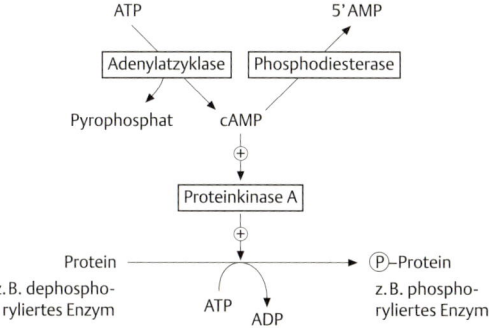

Abb. 10.3 cAMP-Kaskade.

> **Klinik**
>
> **Cholera.** Bestimmte Bakterientoxine können Proteine kovalent modifizieren. Das Cholera-Toxin beispielsweise kann das Adenylatcyclase-System aktivieren, indem es eine G-Protein-Untereinheit ADP-ribosyliert. ADP-Ribosyl-Donator ist hierbei NAD^+. In der Folge ist der cAMP-Spiegel permanent erhöht, wodurch im Darm Chlorid-Kanäle aktiviert werden und die Na^+/H^+-Austauscher gehemmt werden. Dies führt zu einer starken Sekretion von Elektrolyten und Wasser und resultiert in schweren Durchfällen.

Calcium-Ionen. Normalerweise herrscht im Zytosol der Zelle ein niedriger Calciumspiegel. Ein Anstieg wird durch eine Depolarisation der Zelle oder durch Signalstoffe, wie die Neurotransmitter, ausgelöst. Es kommt dann zum Calciumeinstrom in die Zelle durch membranständige Ionenkanäle (**Abb. 10.4**). Intrazellulär wird Calcium durch die Wirkung eines Second Messenger aus dem endoplasmatischen Retikulum freigesetzt. Das zytosolische Calcium kann dann an bestimmte Proteine wie z. B. **Calmodulin** binden. Calmodulin bindet 4 Ca^{2+}-Ionen, und die dadurch verstärkte positive Ladung des Calcium-Protein-Komplexes führt zur Interaktion mit negativ geladenen Gruppen von Enzymen und damit zur Aktivitätsänderung.

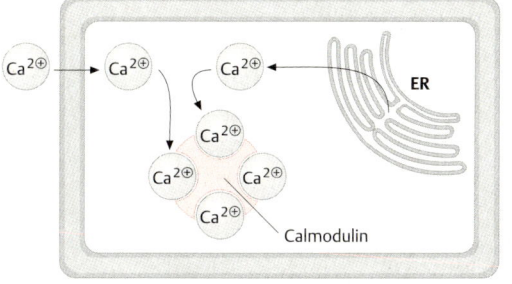

Abb. 10.4 Calciumeinstrom und Calciumfreisetzung ins Zytosol.

IP_3 und DAG. Weitere Second Messenger sind **Inositoltrisphosphat (IP_3)** und **Diacylglycerol (DAG)**. Sowohl G_q-Proteine als auch Tyrosinkinasen können eine **Phospholipase C** aktivieren. Die Phospholipase C spaltet das Phospholipid Phosphatidylinositol-bisphosphat (PIP_2) in der Zellmembran in die beiden Second Messenger IP_3 und DAG. Beide Moleküle wirken auf intrazelluläre Vorgänge im Sinne einer Kaskade (**Abb. 10.5**).

IP_3 ist hydrophil, wandert zum endoplasmatischen Retikulum und ruft dort eine Calciumfreisetzung hervor. DAG ist lipophil, verbleibt in der Membran und aktiviert die Proteinkinase C. Auch diese Proteinkinase phosphoryliert Enzyme an Serin- oder Threoninresten und ändert dadurch deren Aktivitätszustand. Die Proteinkinase C ist calciumabhängig und arbeitet nur bei hohen Calciumkonzentrationen. Dieses Calcium wird durch IP_3 aus dem endoplasmatischen Retikulum zur Verfügung gestellt.

> **Merke**
> Proteinkinase **C** arbeitet nur in Gegenwart von **C**alcium.

cGMP und Stickstoffmonoxid (NO). Auch cGMP, das durch eine Guanylatzyklase synthetisiert wird, oder NO, das durch die NO-Synthase von Arginin abgespalten wird, dienen als Second Messenger.

Regelkreise

Da Hormone schon in sehr geringen Konzentrationen wirksam sind, kommt der Kontrolle der freigesetzten Menge eine besondere Bedeutung zu. Alle Hormone unterliegen deshalb Regelkreisen und sind häufig Bestandteile von Signalketten.

Einfache Regelkreise. Im Falle eines einfachen Regelkreises wird die Hormonausschüttung direkt durch den zu regelnden Stoffwechselparameter beeinflusst. Ein Beispiel für einen solchen einfachen Regelkreis ist die Regulation des Blutzuckers: Ein Anstieg der Glucosekonzentration führt zu vermehrter Freisetzung von Insulin. Dadurch sinkt der Glucosespiegel und hemmt so die weitere Freisetzung von Insulin. Weitere Beispiele sind die Regulation der ADH-Ausschüttung über die Plasmaosmolalität oder die Freisetzung von Gastrin bei Nahrungsaufnahme (S. 732).

Biologie | Histologie | Anatomie | Chemie | Biochemie | Physik | Physiologie | Psych./Soz.

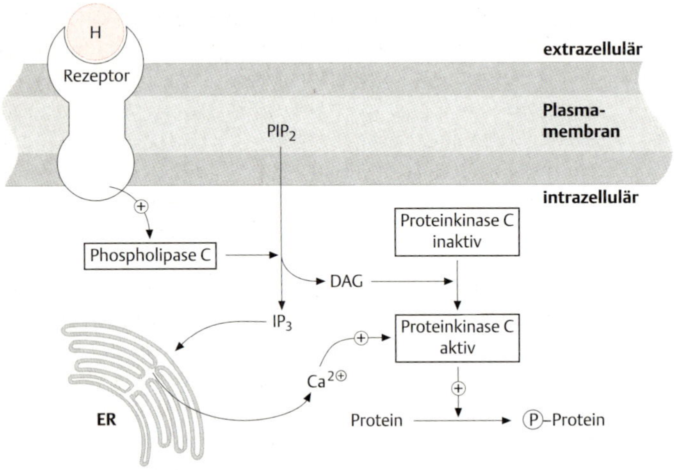

Abb. 10.5 IP3/DAG-Kaskade (PKC = Proteinkinase C).

Neuroendokrine Regelkreise. Ein neuroendokriner Regelkreis besteht aus einer Achse dreier hierarchisch hintereinander geschalteter Instanzen: Hypothalamus, Hypophyse und effektorische Hormondrüse. Im **Hypothalamus** werden *Releasing- oder Inhibiting-Hormone* freigesetzt und gelangen über das hypophysäre Pfortadersystem in die **Hypophyse**. Dort beeinflussen sie die Ausschüttung von *glandotropen Hormonen,* die wiederum in den **peripheren effektorischen Hormondrüsen** zur Freisetzung der eigentlich stoffwechselaktiven *Effektorhormone* führen. Die Effektorhormone erreichen über den Blutweg neben ihren Erfolgsorganen auch Hypothalamus und Hypophyse und bremsen dort die weitere Hormonausschüttung. Diesen Effekt bezeichnet man als **negative Rückkopplung**, er gewährleistet eine Konstanthaltung der Hormonkonzentration (**Abb. 10.6**). Ist dagegen zu wenig Effektorhormon vorhanden, fällt diese Hemmung weg und Hypothalamus und Hypophyse produzieren wieder verstärkt Hormone. Ein Beispiel für einen neuroendokrinen Regelkreis ist die Steuerung der Schilddrüsenhormone, S. 774.

Klinik

Störungen der Hormonproduktion. Bei Störungen der Hormonproduktion (Hormonüberschuss oder -mangel) unterscheidet man zwischen primären und sekundären Störungen.

Bei **primären Störungen** ist die periphere Hormondrüse selbst betroffen und produziert dadurch zu viel (z. B. NNR-Adenom) oder zu wenig (z. B. nach hämorrhagischer Infarzierung beider Nebennieren) Hormone. Die glandotropen Hormone und Releasing-Hormone sind entsprechend supprimiert oder erhöht.

Bei **sekundären Störungen** liegt die Störung in der Hypophyse. Der Mangel an Effektorhormon ist dabei auf eine unzureichende Stimulation der peripheren Hormondrüse zurückzuführen, daher sind sowohl die Konzentration des Effektorhormons als auch des glandotropen Hormons vermindert.

Um zwischen primären und sekundären Ursachen zu unterscheiden, kann man einen Stimulationsversuch mit dem entsprechenden glandotropen Hormon durchführen. Bei sekundären Ursachen steigt die Konzentration des Effektorhormons nach exogener Zufuhr des Tropins an, bei primären Störungen bleibt sie unverändert niedrig.

10.1.4 Neuroendokrine Signalübertragung

In den hypophysiotropen Kerngebieten des Hypothalamus werden unter Einfluss des limbischen Systems, der Formatio reticularis und der Großhirnrinde **Releasing- und Inhibitinghormone** gebildet, die die Produktion und Sekretion der Hypophysenhormone steuern.

Hormone des Hypothalamus

Die Relasing- und Inhibiting-Hormone aus den sekretorischen (neuroendokrinen) Neuronen des Hypothalamus gelangen über ein Pfortadersystem in die Hypophyse: Kapillaren aus der A. hypophysea superior bilden im Bereich des Infundibulums sog. Portalgefäße, die sich im Bereich des Hypophysenvorderlappens zu einem zweiten Kapil-

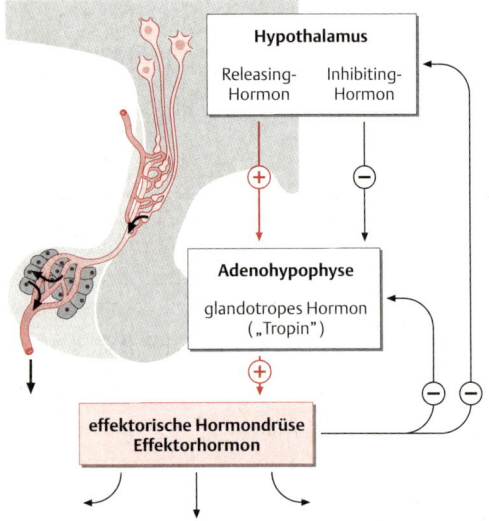

Abb. 10.6 Das Prinzip eines neuroendokrinen Regelkreises

larsystem aufzweigen. In der Adenohypophyse können sie durch das gefensterte Endothel leicht aufgenommen werden und dort die Inkretion der glandotropen Hormone beeinflussen. **Releasing-Hormone** (Liberine) fördern die Ausschüttung des entsprechenden glandotropen Hormons, **Inhibiting-Hormone** (Statine) hemmen sie.

Außerdem werden im Hypothalamus auch ADH und Oxytocin gebildet, die über axonalen Transport direkt den Hypophysenhinterlappen (Neurohypophyse) erreichen und dort bei Bedarf freigesetzt werden (**Tab. 10.1**). Anders als die Releasing- und Inhibiting-Hormone wirken sie nicht auf die Hypophyse, sondern direkt auf periphere Organe.

Hormone der Hypophyse

Die Hypophyse besteht entwicklungsgeschichtlich, funktionell und morphologisch aus drei verschiedenen Teilen:
– Adenohypophyse (Hypophysenvorderlappen)
– Neurohypophyse (Hypophysenhinterlappen)
– Hypophysenzwischenlappen (spielt bei Säugetieren nur eine untergeordnete Rolle).

Adenohypophyse (Hypophysenvorderlappen, HVL). In der Adenohypophyse werden unter dem Einfluss der hypothalamischen Releasing- und Inhibiting-Hormone glandotrope Hormone (Tropine) gebildet, die über das Blut zu den endokrinen Drüsen gelangen (= Zielorgan) und dort die Freisetzung von Effektorhormonen steuern (**Tab. 10.1**).

Neurohypophyse (Hypophysenhinterlappen, HHL). ADH und **Oxytocin** werden im Hypothalamus im Ncl. supraopticus und Ncl. paraventricularis gebildet und gelangen über axonalen Transport in den HHL. Dort werden sie in den axoterminalen Strukturen gespeichert (vergleichbar mit Neurotransmittern in synaptischen Vesikeln). Ein Aktionspotenzial der Nervenzelle führt zur exozytotischen Freisetzung der Hormone. So gelangen die Hormone ins Blut und zu ihren Zielorganen.

ADH und Oxytocin sind sich strukturell sehr ähnlich: sie bestehen beide aus 9 Aminosäuren mit jeweils 2 Zysteinmolekülen, die eine Disulfidbrücke bilden. Trotz ihrer Ähnlichkeit kann eine Zelle aber jeweils nur entweder ADH oder Oxytocin synthetisieren. In beiden Kerngebieten des Hypothalamus findet man jedoch beide Zelltypen.
– **ADH** (Adiuretin, Vasopressin) induziert den Einbau von Aquaporinen in die Sammelrohrwand und bewirkt so eine vermehrte Wasserrückresorption entlang des osmotischen Gradienten des Niereninterstitiums (S. 759).
– **Oxytocin** steigert die Uteruskontraktiliät (→ Wehen) und löst Kontraktionen der myoepithelialen Zellen der Milchdrüsen aus (→ Milchejektion) (S. 788).

> **Merke**
>
> ADH und Oxytocin werden im Hypothalamus (Ncl. supraopticus und paraventricularis) gebildet, aber in der Neurohypophyse freigesetzt.

Tabelle 10.1   Hypothalamus- und Hypophysenhormone (nach Silbernagl/Despopoulos)

Hypothalamus (Releasing-Hormone)		
Abk.	**Name**	**stimuliert die Freisetzung von**
TRH	Thyreotropin-Releasing-Hormon, Thyreoliberin	TSH und Prolactin
CRH	Corticotropin-Releasing-Hormon, Corticoliberin	ACTH (Vorstufe: POMC)
GnRH	Gonadotropin-Releasing-Hormon, Gonadoliberin	LH und FSH
GHRH	Growth-Hormone-Releasing-Hormon, Somatoliberin	Somatotropin (= Growth Hormone)
Hypothalamus (Inhibiting-Hormone)		
Abk.	**Name**	**hemmt die Freisetzung von**
GHIH	Somatostatin	Somatotropin
PIH	Dopamin, Prolactin-Inhibiting-Hormon	Prolactin
Adenohypophyse (Glandotrope Hormone)		
Abk.	**Name**	**wirkt stimulierend auf**
ACTH	adrenocorticotropes Hormon, Corticotropin	Kortikoide, insb. Glucocorticoide
TSH	thyroideastimulierendes Hormon, Thyreotropin	T_3 und T_4, Iodaufnahme und Schilddrüsenwachstum
FSH	follikelstimulierendes Hormon, Follikotropin	Frauen: Follikelreifung, Östrogenfreisetzung; Männer: Spermatogenese
LH	luteinisierendes Hormon, Luteotropin	Frauen: Ovulation, Progesteronfreisetzung; Männer: Testosteronfreisetzung
Prl	Prolactin	Milchbildung, Hemmung der GnRH-Freisetzung
STH (= GH)	Somatotropin, Growth Hormon	Körperwachstum, Blutzucker ↑, Lipolyse ↑, Freisetzung von Insulin-like growth factor (IGF-I)
MSH	melanozytenstimulierendes Hormon, Melanotropin	Pigmentbildung in den Melanozyten

Biologie · Histologie · Anatomie · Chemie · Biochemie · Physik · Physiologie · Psych./Soz.

Klinik

Sheehan-Syndrom. Infolge eines starken intra- oder postpartalen Blutverlusts kann es zu einer ischämischen Nekrose des Hypophysenvorderlappens mit teilweise völligem Verlust der Hormonproduktion kommen. Die nachgeordneten peripheren Hormondrüsen (Nebenniere, Ovar, Schilddrüse) zeigen entsprechende Ausfallserscheinungen. Klinisch manifestiert sich die Hypophysenvorderlappeninsuffizienz durch eine fehlende Milchproduktion (Prolactinmangel), im weiteren Verlauf entwickeln sich eine Hypothyreose (TSH-Mangel), Nebenniereninsuffizienz (ACTH-Mangel) und eine Amenorrhö (FSH-Mangel). Therapeutisch müssen je nach Ausmaß der Ausfallserscheinungen die effektorischen Hormone substituiert werden.

10.2 Wasser- und Elektrolythaushalt

In Kapitel 9 wird die hormonelle Regulation des Wasser- und Elektrolythaushalts ausführlich besprochen (S. 746). Hier wird nur die Regulation des Calciumhaushalts abgehandelt.

10.2.1 Calciumhaushalt

An der Kontrolle des Calciumhaushalts sind die drei Hormone Parathormon, 1,25-$(OH)_2$-Vitamin D_3 und Calcitonin beteiligt. Oberstes Ziel dieser Hormone ist die Konstanthaltung der Konzentration von Ca^{2+}-Ionen im Blut bei 2,1–2,6 mmol/l.

Calcium ist an vielen Steuerungsprozessen und Zellfunktionen (Muskelkontraktion, Blutgerinnung, Second Messenger etc.) beteiligt und spielt eine entscheidende Rolle für die **neuromuskuläre Erregbarkeit**. Calcium wirkt dabei **stabilisierend auf Membranen**: Ist zu viel Calcium vorhanden, werden die Membranen zu stark stabilisiert und Erregungen lassen sich schlecht auslösen. Ist zu wenig Calcium vorhanden, kommt es zu einer Übererregbarkeit, die sich z. B. durch Muskelkrämpfe bemerkbar macht. Entscheidend für die biologischen Funktionen ist die Konzentration des **freien Calciums**. Normalerweise sind etwa 40 % der Calcium-Ionen an Proteine gebunden und damit biologisch inaktiv. Ändert sich das relative Verhältnis zwischen freiem und proteingebundenem Calcium bei unverändertem Gesamtcalcium (entspricht einer Zu- oder Abnahme des freien Calciums!), so kommt es zu den gleichen Symptomen wie bei einem tatsächlichen (absoluten) Calciumüberschuss oder -mangel. Dies ist z. B. bei Änderung des pH-Werts der Fall: Bei Alkalosen werden vermehrt Proteinbindungsstellen frei und Calcium wird stärker an Proteine gebunden, damit sinkt die Konzentration der freien Ca^{2+}-Ionen. Bei Azidosen dagegen sinkt der Anteil des proteingebundenen Calciums am Gesamtcalcium und die Konzentration des freien Calciums steigt (S. 720).

Der größte Teil des Körpercalciums befindet sich im Knochen (> 99 %), wo es überwiegend in Verbindung mit Phosphat (Apatit-Kristalle) die mineralische Knochengrundsubstanz bildet.

Um den Calciumspiegel kurzfristig konstant zu halten, kann aus dem Knochen in kurzer Zeit Calcium mobilisiert oder in ihn eingelagert werden. Längerfristig wird der Calciumspiegel über die vermehrte Aufnahme oder Ausscheidung von Calcium über Darm und Niere reguliert.

Der Calciumhaushalt ist gleichzeitig untrennbar mit dem Phosphathaushalt verknüpft. Das Löslichkeitsprodukt der Calciumphosphatsalze ist sehr niedrig, so dass der Anstieg einer der beiden Ionensorten zum Ausfallen von Calciumphosphat führen kann, wenn nicht gleichzeitig die Konzentration der anderen Ionensorte gesenkt wird. Um den Calciumspiegel zu steigern, reicht es daher auch nicht aus, Calciumsalze aus dem Knochen freizusetzen, sondern es muss gleichzeitig die Phosphatkonzentration gesenkt werden.

Parathormon (PTH)

Das Peptidhormon Parathormon (PTH, syn. Parathyrin) dient der **schnellen Mobilisation von Calcium.** Es wird bei Absinken des Blutcalciumspiegels von den Epithelkörperchen der Nebenschilddrüsen aus einem inaktiven Präproparathyrin durch begrenzte Proteolyse aktiviert und freigesetzt. Parathormon bindet an einen Membranrezeptor. Dieser stimuliert über ein heterotrimeres G-Protein den Knochenumbau und aktiviert indirekt über die Induktion eines Osteoklastendifferenzierungsfaktors **Osteoklasten**, die Knochen abbauen und dabei Calciumsalze (Calciumphosphat, Calciumcarbonat) freisetzen. Aufgrund ihrer schlechten Löslichkeit besteht dabei die Gefahr, dass sich schlecht lösliche Calciumphosphatsalze bilden und ausfallen (d. h. dass das parallel freigesetzte Phosphat auf diese Weise sozusagen das Calcium „wegfängt"). Um dies zu verhindern, wird durch PTH in der Niere nicht nur die Resorption von Calcium, sondern gleichzeitig auch die Ausscheidung von Phosphat gefördert, sodass auch bei steigendem Calciumspiegel das Löslichkeitsprodukt nicht überschritten wird.

Parathormon ist zwar gut geeignet um **kurzfristig** eine Hypokalzämie auszugleichen, langfristig würde die ständige Osteoklastenaktivierung aber zu einer Entmineralisierung des Knochens führen. Deswegen stimuliert Parathormon außerdem die Ausschüttung von Calcitriol (VitD-Hormon), das den kurzfristigen Knochensubstanzverlust durch verstärkte Mineralisation des Knochens wieder ausgleicht.

Calcitriol und Parathormon wirken also in Bezug auf die Erhöhung des Calciumspiegels synergistisch. Allerdings fördert Calcitriol den Knochenaufbau, wohingegen beim parathormoninduzierten Knochenumbau normalerweise der Knochenabbau überwiegt (**Abb. 10.7**).

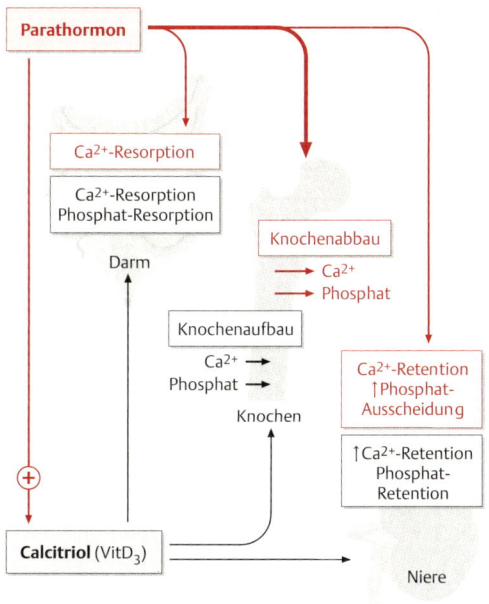

Abb. 10.7 Wirkungen von Parathormon (farbig) und Calcitriol (schwarz) auf den Blutcalciumspiegel.

Klinik

Hyperparathyreoidismus: Eine Überfunktion der Nebenschilddrüsen bezeichnet man als Hyperparathyreoidismus (HPT). Je nach Ursache unterscheidet man einen *primären HPT*, wobei es z. B. durch ein Adenom oder einen Tumor der Nebenschilddrüsen zur Überfunktion kommt. Beim *sekundären HPT* ist die Parathormonsekretion regulatorisch erhöht, da das Serumcalcium zu niedrig ist (z. B. bei chronischer Niereninsuffizienz oder ungenügender enteraler Resorption). Ein *tertiärer HPT* entsteht als Folge eines sekundären HPT. Hierbei schütten die Nebenschilddrüsen autonom weiterhin das Parathormon aus, ohne (wie beim vorausgegangenen sekundären HPT) dass dadurch tatsächlich eine Hypokalzämie besteht. Die Ursache hierfür ist meist eine chronische Niereninsuffizienz.

Hypoparathyreoidismus bezeichnet eine Unterfunktion der Nebenschilddrüsen, eine mögliche Ursache ist eine versehentliche Entfernung der Nebenschilddrüsen im Rahmen einer Strumektomie. Die Patienten leiden dann unter Kribbelparästhesien im Bereich der Arme, Unruhe und Muskelkrämpfen, Linderung erfolgt durch Calciumgabe.

Werden im Rahmen einer Schilddrüsenoperation (aus operationstechnischen Gründen) die Nebenschilddrüsen mitentfernt, so kann man eine der Nebenschilddrüsen beispielsweise in den Arm „replantieren". Sie wird dort ausreichend mit Blut versorgt und nimmt bald ihre reguläre Tätigkeit wieder auf.

Calcitriol = 1,25-(OH)$_2$-Vitamin D$_3$ = 1,25-Dihydroxy-Cholecalciferol

1,25-(OH)$_2$-Vitamin D$_3$ (synonym: Calcitriol, 1,25-(OH)$_2$-Vitamin D$_3$, 1,25-Dihydroxycholecalciferol, „Vitamin D-

Hormon") steigert die Resorption von Calcium in Darm und Niere und fördert die Mineralisation des Knochens.

Synthese. Calcitriol ist ein Steroidhormon, das in verschiedenen Organen in mehreren Syntheseschritten gebildet wird. Die Vorstufe des Calcitriols, Vitamin D$_3$ (= Cholecalciferol = Calciol), wird entweder mit der Nahrung aufgenommen, oder unter dem Einfluss von UV-Strahlen in der Haut durch die Spaltung eines Kohlenwasserstoff-Ringes aus 7-Dehydrocholesterin gebildet (**Abb. 10.8**). In der Leber entsteht daraus durch Hydroxylierung Calcidiol (25-[OH]-D$_3$), welches dann in der Niere durch die 1-α-Hydroxylase zum wirksamen Calcitriol (1,25-[OH]$_2$-D$_3$) umgewandelt wird. Geregelt wird der Calcitriol-Spiegel über den letzten Syntheseschritt in der Niere und durch den Abbau des wirksamen Hormons. Dabei steigern vor allem das bei Hypokalzämie ausgeschüttete Parathormon durch Stimulierung der 1-α-Hydroxlase, aber auch eine Hypophosphatämie oder Prolactin (Muttermilch ist Ca^{2+}-reich) den Calcitriolspiegel.

Wirkung. Calcitriol bindet an einen löslichen, intrazellulären Rezeptor, der in den Zellkern diffundiert und dort als Transkriptionsfaktor wirkt. Calcitriol fördert primär die Ca^{2+}-Resorption in Darm und Niere und trägt dadurch zu einer Erhöhung des Blutcalciumspiegels bei. Es kann die Ca^{2+}-Resorption bis auf 90 % steigern (bei ausgeglichener Calcium-Bilanz wird das mit der Nahrung zugeführte Calcium dagegen zum großen Teil wieder mit dem Stuhl ausgeschieden).

Dazu induziert es die Bildung von calciumbindenden Proteinen (Calbindin) in den Enterozyten.

Da Calcitriol außerdem für den Aufbau des Knochens zuständig ist, wird gleichzeitig auch die Phosphatresorption gefördert, was über einen Anstieg des Calcium-Phosphat-Ione-Produkts zu einer verstärkten Mineralisation des Knochens führt.

Merke Calcitriol und Parathormon **erhöhen den Ca^{2+}-Spiegel** über zwei unterschiedliche Mechanismen (**Abb. 10.7**):

Parathormon: Kurzfristige **Calciummobilisation** aus dem Knochen.

Calcitriol: Verstärkte **enterale Resorption**, fördert den Knochenaufbau.

Calcitonin

Calcitonin ist ein Peptidhormon, das in den C-Zellen (parafollikuläre Zellen) der Schilddrüse bei Anstieg der Plasmacalciumkonzentration gebildet wird und im Vergleich zu Parathormon und Calcitriol nur eine untergeordnete Rolle spielt. Calcitonin wirkt in erster Linie als Gegenspieler des Parathormons, es hemmt die Osteoklasten und stimuliert stattdessen die Osteoblasten, die Calciumphosphatsalze in den Knochen einbauen. Auch über die Nieren wirkt Calcitonin calciumsenkend, indem es die Ausscheidung von Calcium und Phosphat fördert.

Biologie

Histologie

Anatomie

Chemie

Biochemie

Physik

Physiologie

Psych./Soz.

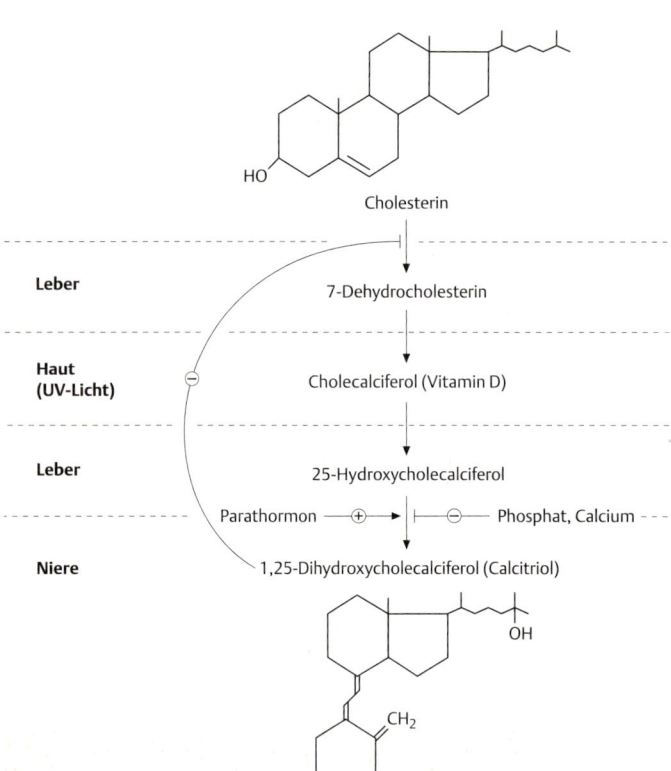

Abb. 10.8 Synthese des Calcitriols.

Leber

Cholesterin

7-Dehydrocholesterin

Haut (UV-Licht)

Cholecalciferol (Vitamin D)

Leber

25-Hydroxycholecalciferol

Parathormon ⊕ ⊖ Phosphat, Calcium

Niere

1,25-Dihydroxycholecalciferol (Calcitriol)

Klinik

Rachitis und Osteomalazie. Ein Mangel an Vitamin-D-Hormon führt bei Kindern zum Krankheitsbild der Rachitis mit einer gestörten Mineralisation des Knochens und Desorganisation der Wachstumsfuge, bei Erwachsenen (bei denen die Epiphysenfugen ja schon geschlossen sind) zur Osteomalazie mit einer mangelnden Knochenmineralisation. Klinisch imponieren Knochenschmerzen und Skelettdeformitäten, Pseudofrakturen, Muskelschwäche etc.

Ursache kann ein Vitamin-D-Mangel bei ungenügender Zufuhr oder fehlender UV-Strahlung oder eine Störung des Vitamin-D-Stoffwechsels z. B. im Rahmen einer Niereninsuffizienz sein.

10.3 Energiehaushalt und Wachstum

10.3.1 Glucocorticoide

Glucocorticoide werden vorwiegend in der Zona fasciculata der **Nebennierenrinde**, aber auch in der Zona reticularis gebildet (**Abb. 10.9**). Sie beeinflussen vor allem Stoffwechselprozesse und dienen der Energiebereitstellung in Stresssituationen. Wichtigster Vertreter ist das **Cortisol**. Im Blut liegt Cortisol zu 90 % an Plasmaeiweiß (vorwiegend Globuline) gebunden vor.

Wirkungen. Die Wirkungen der Glucocorticoide sind vielfältig und spielen insbesondere für den Stoffwechsel eine zentrale Rolle. Sie binden als lipophile Hormone an intra-

zelluläre Rezeptoren, die im Zellkern als Transkriptionsfaktoren wirken. Dabei ist die Spezifität der Rezeptoren nicht absolut, sodass auch Glucocorticoide leicht mineralokortikoide Wirkungen und umgekehrt haben:

- vermehrte **Gluconeogenese** und Senkung des Glucoseverbrauchs in der Peripherie → Blutzuckerspiegel ↑
- Steigerung der **Lipolyse**
- **Katabole Wirkung** auf den Proteinstoffwechsel mit negativer Stickstoffbilanz (die dabei freiwerdenden Aminosäuren werden zum großen Teil zur Gluconeogenese verwendet)
- Mineralokortikoide Wirkung: Na^+-Retention und K^+- und H^+-Sekretion → **Blutdruck** ↑
- Abbau von Knochensubstanz
- Sensibilisierung verschiedener Organe (z. B. Gefäße, Fettgewebe etc.) für die Wirkung von Katecholaminen
- **Hemmung von Immunprozessen** (antiphlogistisch, antiallergisch, immunsuppressiv): Durch Hemmung von Lymphozyten und Granulozyten sowie eine verminderte Zytokinfreisetzung, bei längerer Anwendung wird auch die Antikörperbildung herabgesetzt. Dieser Effekt wird zur Unterdrückung unerwünschter Immunreaktionen (z. B. Transplantatabstoßung, chronisch-entzündlichen Darmerkrankungen etc.) genutzt.
- **Entzündungshemmende Wirkung:** Durch Induktion von Lipokortin, das die Phospholipase A_2 inhibiert.
- Beeinflussung des ZNS mit Steigerung der Erregbarkeit gegenüber sensorischen Reizen, euphorisierende oder auch depressionsauslösende Wirkung, Senkung der Krampfschwelle.

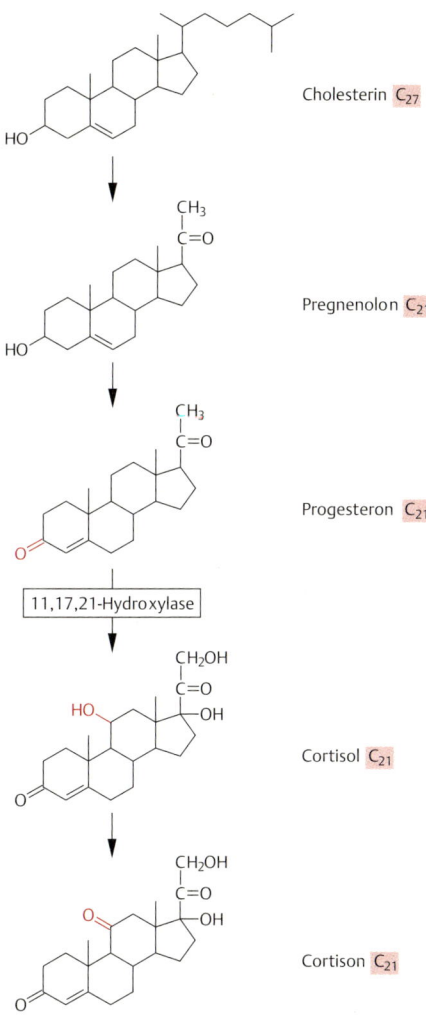

Abb. 10.9 Synthese der Glucocorticoide.

Cholesterin C_{27}

Pregnenolon C_{21}

Progesteron C_{21}

11,17,21-Hydroxylase

Cortisol C_{21}

Cortison C_{21}

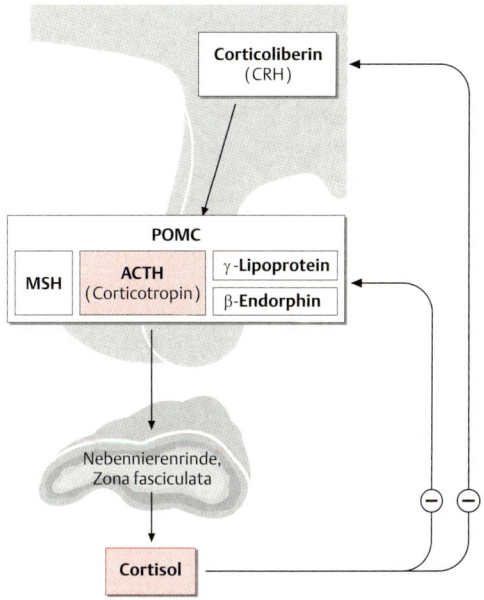

Abb. 10.10 Regelkreis und Funktion von Cortisol.

Corticoliberin (CRH)

POMC
MSH | ACTH (Corticotropin) | γ-Lipoprotein | β-Endorphin

Nebennierenrinde, Zona fasciculata

Cortisol

Regulation. Das aus dem Hypothalamus stammende **CRH** (Corticotropin-Releasing-Hormon) stimuliert in der Hypophyse die Ausschüttung von **ACTH** (**a**dreno**c**ortico**t**ropes **H**ormon). Allerdings wird ACTH nicht direkt als einzelnes Peptid synthetisiert, sondern ist Bestandteil eines größeren Proteins, dem sog. **POMC** (**P**r**oo**pi**ome**lano**c**orticotropin). POMC wird posttranslational in 4 wirksame Bruchstücke und mehrere Teilpeptide geteilt: β-Endorphin („Opio"), α- und γ-MSH („Melano"), ACTH („Cortico") und γ-LPH (lipotropes Hormon). Eine stark vermehrte ACTH-Sekretion geht daher auch mit einer vermehrten Sekretion der übrigen Bruchstücke einher. ACTH wirkt auf die Zona fasciculata und regt dort die Abgabe von **Cortisol** an. Über negative Rückkopplung hemmt Cortisol die CRH- und ACTH-Freisetzung (**Abb. 10.10**).

Die Freisetzung von Cortisol unterliegt einer ausgeprägten **zirkadianen Rhythmik** mit besonders hohen Cortisolspiegeln am frühen Morgen. Zu diesem Tag-Nacht-Rhythmus kommt die bedarfsangepasste Freisetzung, deren stärkster Stimulus körperliche oder psychische Belastung („Stress") ist.

Klinik

Cushing-Syndrom. Die Symptome eines Hyperkortisolismus (Cushing-Syndrom) sind aufgrund der Wirkung der Glucocorticoide auf den gesamten Stoffwechsel vielfältig.

Die gesteigerte Gluconeogenese begünstigt eine diabetische Stoffwechsellage („Steroiddiabetes"), durch die Umverteilung des Fettgewebes entwickeln sich eine Stammfettsucht, Stiernacken und Vollmondgesicht. Gleichzeitig sind die Extremitäten auffallend dünn, was durch den Muskelschwund (Proteinkatabolismus!) verstärkt wird. An der Haut sieht man neben einer Atrophie Striae distensae und Purpura. Der Blutdruck ist erhöht und die Immunabwehr herabgesetzt. Die Wirkung auf das ZNS kann zu einem endokrinen Psychosyndrom führen.

Als endogene Ursachen für ein Cushing-Syndrom kommen Störungen der Nebennierenrinde (z. B. NNR-Adenom) oder erhöhte ACTH- oder CRH-Sekretion (z. B. ektope ACTH-Sekretion bei kleinzelligem Bronchialkarzinom) infrage. Weitaus häufiger ist jedoch das exogene, iatrogene Cushing-Syndrom durch Langzeitbehandlung mit Steroiden (z. B. zur Immunsuppression nach Transplantation oder bei Autoimmunkrankheiten). Dabei kann eine langdauernde exogene Cortisolzufuhr zu einer Atrophie der Nebennierenrinde führen.

Hypokortisolismus. Glucocorticoide sind lebensnotwendig. Ein Mangel an Glucocorticoiden manifestiert sich mit Hypotonie, Schwäche und rasche Ermüdbarkeit, Adynamie, Gewichtsverlust und Dehydratation. Auch beim Hypokortisolimus unterscheidet man zwischen primären (NNR-Insuffizienz) und sekundären (Insuffizienz von Adenohypophyse oder Hypothalamus) Störungen, die man bereits klinisch unterscheiden kann. Bei einer NNR-Insuffizienz (Morbus Addison) ist die ACTH-Produktion wegen der fehlenden negativen Rückkopplung deutlich gesteigert.

Biologie

Histologie

Anatomie

Chemie

Biochemie

Physik

Physiologie

Psych./Soz.

Als Nebenprodukt fällt bei der ACTH-Synthese immer auch MSH (= melanozytenstimulierendes Hormon) an, die Haut und Schleimhäute sind dadurch stark pigmentiert. Im Gegensatz zum Morbus Addison ist die Haut bei einer Hypophyseninsuffizienz durch den MSH-Mangel blass und pigmentlos.

> **Merke**
> Die vermehrte Hautpigmentierung kommt nur bei primärer Nebenniereninsuffizienz (Morbus Addison) vor, bei einer sekundären Nebenniereninsuffizienz (z. B. infolge einer Hypophyseninsuffizienz) nicht.

10.3.2 Schilddrüsenhormone

Die Schilddrüsenhormone spielen eine wichtige Rolle für die körperliche und geistige Entwicklung. Sie beeinflussen den Stoffwechsel und damit auch den Energieumsatz und die Leistungsfähigkeit.

Die Schilddrüse ist der Synthese- und Speicherort für die Schilddrüsenhormone Thyroxin (T_4) und Triiodthyronin (T_3). Sie untersteht der ständigen Kontrolle durch Hypothalamus (TRH) und Hypophyse (TSH), die sowohl die Synthese- als auch die Abgabegeschwindigkeit der Schilddrüsenhormone steuern.

In der Schilddrüse findet man außerdem die so genannten C-Zellen, die Calcitonin produzieren, das an der Regulation des Calcium-Haushalts beteiligt ist.

Regelkreis. **TRH** (Thyreotropin-Releasing-Hormon) aus dem Hypothalamus bewirkt in der Adenohypophyse die Ausschüttung von **TSH** (thyroideastimulierendes Hormon). TSH seinerseits stimuliert über Bindung an G-Protein-gekoppelte Rezeptoren in der Schilddrüse die Bildung und Freisetzung der Schilddrüsenhormone **T_3** (Triiodthy-

ronin) und **T_4** (Thyroxin) sowie das Wachstum der Schilddrüse. Durch negative Rückkopplung verhindern diese die weitere Freisetzung von TRH und TSH. Sinkt ihre Konzentration jedoch zu weit ab, fällt die hemmende Wirkung auf Hypothalamus und Hypophyse weg und die TRH- und TSH-Synthese nimmt wieder zu. (**Abb. 10.11**)

Hormonsynthese. Schilddrüsengewebe besteht aus Follikeln, die von einschichtigem Epithel umgeben sind und in deren Innern Thyreoglobulin mit daran gebundenen Schilddrüsenhormonen gespeichert wird. Für die normale Synthese der Schilddrüsenhormone sind am Tag etwa 150 µg Iod notwendig.

Ausgangsstoff für die Schilddrüsenhormonsynthese bildet neben Iod das **Thyreoglobulin**, ein Protein, das reich an **Tyrosinmolekülen** ist und dessen Seitenketten **Tetraiodthyronylreste** und Triiodthyronylreste enthält (s. u.).

Iodid-Ionen gelangen über einen sekundär-aktiven Na^+-I^--Kotransport in die Follikelepithelzellen. Mithilfe einer in der apikalen Membran lokalisierten **Peroxidase** wird Iodid zu **elementarem Iod** oxidiert und reagiert dann im Bereich der Mikrovilli unter Bildung von Monoiodtyrosyl- bzw. Diiodtyrosylresten mit den Tyrosinresten des Thyreoglobulins. Im nächsten Schritt können die iodierten Tyrosylreste nun miteinander kondensieren, so dass an der Thyreoglobulinkette **Tetraiodtyronylreste** und Triiodtyronylreste entstehen. Die iodierten T_3- und T_4-Reste bleiben zunächst noch an Thyreoglobulin gebunden, das als Kolloid im Follikellumen gespeichert wird. Unter dem Einfluss von TSH wird das Thyreoglobulin per **Endozytose** wieder in die Schilddrüsenzellen aus dem Kolloid aufgenommen und mithilfe von **Proteasen hydrolysiert**. Die Spaltprodukte T_3 und T_4 werden in die Blutbahn sezerniert.

Die Schilddrüse sezerniert vorwiegend das nur sehr schwach wirksame T_4, das in der Peripherie durch Abspaltung eines Iodrests in das eigentlich wirksame T_3 umgewandelt wird. Neben aktivem Triiodthyronin kann durch Deiodierung am Phenol- statt am Tyrosinring auch biologisch inaktives, reverses T_3 entstehen.

Transport. Im Blut liegt nur ein sehr kleiner Teil (< 0,3 %) der Schilddrüsenhormone in freier Form vor. Der größte Teil ist an Albumin, thyroxinbindendes Präalbumin und vor allem **thyroxinbindendes Globulin (TBG)** gebunden. (Achtung: nicht zu verwechseln mit Thyreoglobulin!). Proteingebundene Schilddrüsenhormone sind inaktiv. Biologisch aktiv sind nur freies T_3 und T_4.

Wirkung. Schilddrüsenhormone vermitteln ihre Wirkung über die intrazelluläre Bildung von Rezeptor-Hormon-Komplexen, die die Transkription verschiedener Gene beeinflussen. Bei den Rezeptoren handelt es sich um zinkabhängige Proteine, die mit ihren Zinkfingern als Dimere direkt an die DNA binden können. Unter dem Einfluss von T_3 und T_4 kommt es zu:
– Steigerung des Intermediärstoffwechsels mit Zunahme des intrazellulären ATP-Verbrauchs und erhöhtem Energieumsatz (z. B. Induktion der Na^+/K^+-ATPase und

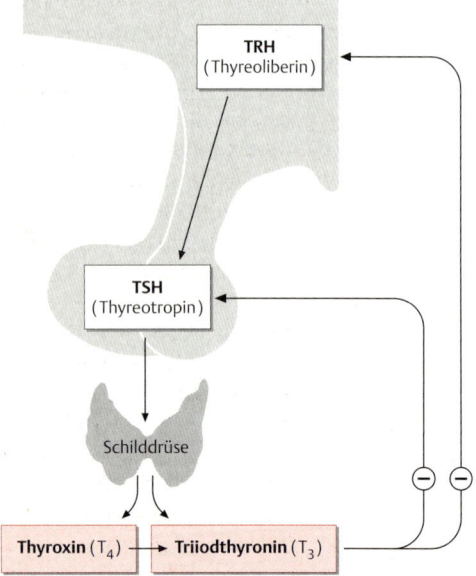

Abb. 10.11 Regelkreis und Funktion der Schilddrüsenhormone.

der mitochondrialen Glycerinphosphat-Dehydrogenase)
- Anregung des Glucosestoffwechsels
- Steigerung der Fettsäurekonzentration durch verstärkte Lipolyse, Abbau von VLDL und Umbau von Cholesterin in Gallensäuren
- Förderung der Gehirnentwicklung und Ausbildung von Synapsen
- Steigerung des Längenwachstums (z. T. über Steigerung der Somatotropin-Ausschüttung)
- Sensibilisierung des Herzens für Katecholamine durch vermehrte Expression von β-Rezeptoren.
- gesteigerte neuromuskuläre Erregbarkeit.
- Stimulierung des Hyaluronat-Stoffwechsels der Haut durch Induktion einer lysosomalen Hyaluronidase.

Klinik

Hypothyreose. Unterfunktion bzw. Funktionsausfall der Schilddrüse mit verminderten Schilddrüsenhormonwerten. Ein **angeborener Mangel** an Schilddrüsenhormonen ist meist durch eine Aplasie oder Hypoplasie der Schilddrüse bedingt und führt unbehandelt innerhalb kurzer Zeit zu massiver und irreversibler Beeinträchtigung der Intelligenz und zu verzögertem und vermindertem Wachstum **(Kretinismus)**. Bei der **erworbenen Hypothyreose** fallen die Patienten vor allem durch Antriebslosigkeit, kalte, trockene, schuppige Haut, Obstipation und Gewichtszunahme sowie schnelle Ermüdbarkeit auf.

Hyperthyreose. Überfunktion der Schilddrüse mit erhöhten Schilddrüsenhormonwerten. Eine Hyperthyreose führt zu einem **Hypermetabolismus**: Grundumsatz, Herzfrequenz und Körpertemperatur steigen, die Patienten verlieren Gewicht und leiden u. a. unter Unruhe, Schwitzen, Tremor, Diarrhö und Schlafstörungen. Die möglichen Ursachen für eine Überfunktion sind vielfältig: Sie kann autoimmun (z. B. Morbus Basedow, s. u.), entzündlich, durch funktionelle Autonomie (z. B. Adenom), neoplastisch, durch erhöhte TSH-Spiegel oder exogene Hormonzufuhr bedingt sein.

Morbus Basedow. Beim Morbus Basedow, einer Autoimmunkrankheit, werden Autoantikörper gegen die TSH-Rezeptoren der Schilddrüse produziert. Diese Antiköper stimulieren wie TSH selbst die Freisetzung von Schilddrüsenhormonen, es kommt zu einer unkontrollierten Freisetzung von T_3 und T_4. Die Schilddrüsenhormone wirken zwar negativ rückkoppelnd auf Hypothalamus und Hypophyse (TRH und TSH sind also niedrig), da die Schilddrüse aber durch die Antikörper weiter stimuliert wird, besteht trotzdem eine Hyperthyreose.

10.3.3 Inselapparat des Pankreas

Der **endokrine Teil des Pankreas**, auch **Inselorgan** genannt, wird durch Zellinseln gebildet, die sich überwiegend im Pankreasschwanz verteilen und als **Langerhans-Inseln** bezeichnet werden. Man unterscheidet vier verschiedene hormonproduzierende Zelltypen, die anhand der Fär-

bungseigenschaften gut voneinander zu differenzieren sind:

- **A-Zellen** (ca. 15 %): bilden Glukagon, welches für die Glycogenolyse wichtige Hormone stimuliert und deren Freisetzung bewirkt (Folge: Blutzuckerspiegel ↑).
- **B-Zellen** (ca. 80 %): bilden Insulin, welches den Blutzuckerspiegel senkt. Neben vielen anderen Faktoren hat auch das vegetative Nervensystem Einfluss auf die Sekretion: Der Sympathikus hemmt die Insulinausschüttung, der Parasympathikus stimuliert die Insulinausschüttung.
- **D-Zellen** (ca. 5 %): bilden Somatostatin, das die Insulin- und Glukagonsekretion hemmt
- **PP-Zellen** (ca. 1–2 %): bilden das pankreatische Polypeptid, das die Sekretion der Bauchspeicheldrüse hemmt – dadurch ist das pankreatische Polypeptid ein Gegenspieler von Sekretin, welches im Duodenum bei Säureübertritt aus dem Magen gebildet wird und im Pankreas die Bildung von Bikarbonat stimuliert.

Die **Zahl der Langerhans-Inseln** beträgt zwischen 500000 und 2 Mio. (2 % vom Gesamtparenchym des Organs). Sie sind gut vaskularisiert und erscheinen bei HE-Färbung als helle Inseln zwischen dem dunklen serös-exokrinen Gewebe.

Insulin

Synthese und Freisetzung. Insulin besteht aus zwei Aminosäureketten mit insgesamt 51 Aminosäuren, die über Disulfidbrücken miteinander verknüpft sind. In den β-Zellen wird das Vorläufermolekül Proinsulin gebildet, aus dem durch proteolytische Abspaltung eines Zwischenstücks, dem sog. **C-Peptid** (connecting peptide), das aktive Insulin entsteht (**Abb. 10.12**). Es wird als Zink-Insulin-Hexamer gespeichert und bei Bedarf per Exozytose freigesetzt. Dabei werden äquimolare Mengen des C-Peptids frei, so dass die C-Peptid-Konzentration Rückschlüsse auf die vom Körper produzierte Insulinmenge erlaubt.

Hauptreiz für die Insulinausschüttung ist ein **erhöhter Blutzuckerspiegel** (Normalwert: 0,8–1,0 g/l). Die Glucoseaufnahme in die β-Zellen erfolgt Carrier-vermittelt (GLUT-2) proportional zum Blutzuckerspiegel: Je höher der Blutzuckerspiegel, desto mehr Glucose wird aufgenommen und zur Synthese von ATP verwendet. Durch die Bindung von ATP an ATP-abhängige K^+-Kanäle schließen sich diese und die Zelle depolarisiert. Die Depolarisation wiederum führt zur Öffnung von spannungsgesteuerten Ca^{2+}-Kanälen, und der Anstieg der intrazellulären Ca^{2+}-Konzentration zur Exozytose von Insulin.

Acetylcholin und verschiedene gastrointestinale (z. B. Gastrin, Sekretin) und hypophysäre (Somatotropin, ACTH) Hormone **sensibilisieren** die β-Zellen für den Einfluss von Glucose und fördern so ebenfalls die Insulinsekretion. Bei niedrigen Blutzuckerwerten sind sie jedoch unwirksam. Durch die Kopplung der Insulinausschüttung an die Nahrungsaufnahme (über gastrointestinale Hormone und Vagusreize) werden hohe Blutzuckerspitzen nach den Mahlzeiten vermieden. **Hemmend** auf die Insulinausschüttung wirken der Sympathikus (über Noradrenalin

Biologie | Histologie | Anatomie | Chemie | Biochemie | Physik | Physiologie | Psych./Soz.

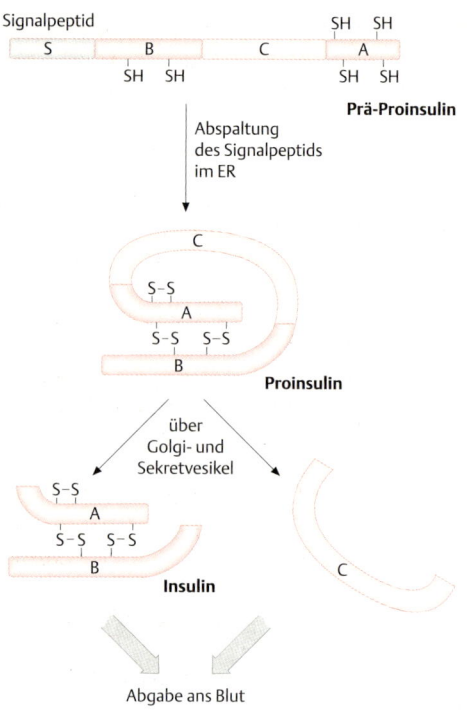

Signalpeptid

Prä-Proinsulin

Abspaltung
des Signalpeptids
im ER

Proinsulin

über
Golgi- und
Sekretvesikel

Insulin

Abgabe ans Blut

Abb. 10.12   Synthese des Insulins (B = B-Kette, C = C-Peptid, A = A-Kette).

an α-Rezeptoren) und Somatostatin aus den D-Zellen des Pankreas.

Wirkungen. Die wichtigste Aufgabe von Insulin ist die **Senkung des Blutzuckers.** Daneben hat Insulin aber auch noch weitere Wirkungen auf den Stoffwechsel und den Elektrolythaushalt (s. a. **Tab. 10.2**):

– Insulin induziert Enzyme der **Glycolyse** und **Glycogenese** und hemmt Enzyme der Gluconeogenese.
– Insulin fördert die **Speicherung von energiereichen Substraten** (Glucose, Fettsäuren und Aminosäuren) v. a. in Muskel-, Fett- und Leberzellen.
– Insulin fördert die Glucose-Aufnahme in Muskel- und Fettzellen über erleichterte Diffusion, indem es die Synthese und den Einbau **insulinabhängiger Glucose-**

Transporter (GLUT 4) induziert. Achtung: In den anderen Geweben (Leber, Erythrozyten, ZNS etc.) erfolgt die Glucoseaufnahme insulinunabhängig.
– Insulin wirkt **proteinanabol** (positive Stickstoffbilanz).
– Insulin hemmt die Lipolyse und fördert die **Lipogenese.**
– Insulin fördert die **K⁺-Aufnahme in den Intrazellulärraum** durch Stimulation der Na⁺-K⁺-ATPase.

Klinik

Diabetes mellitus. Während viele Hormone (z. B. Cortisol, Somatotropin, Glukagon) einen Anstieg des Blutzuckerspiegels bewirken, ist Insulin das einzige Hormon, das ihn senkt. Deshalb ist ein Insulinmangel klinisch von so großer Bedeutung. Das Krankheitsbild, das aus einem absoluten oder relativen Insulinmangel resultiert, bezeichnet man als **Diabetes mellitus.** Die beiden häufigsten Formen sind

Typ-I-Diabetes (juveniler Diabetes mellitus, **IDDM** = Insulin-dependent D. m.): Durch Zerstörung der β-Zellen (meist infolge eines Autoimmunprozesses) kommt es zu einem absoluten Insulinmangel. Therapeutisch kann dieser Mangel nur durch die exogene Zufuhr von Insulin ausgeglichen werden.

Typ-II-Diabetes (Altersdiabetes, **NIDDM** = Non-Insulin-dependent D. m.): Durch Resistenz der Zielorgane gegenüber Insulin kommt es zu einem relativen Insulinmangel, obwohl die absolute Menge an Insulin sogar erhöht sein kann. Diese Resistenz ist oft die Folge von Adipositas und einer damit verbundenen Down-Regulation der Rezeptordichte. Da die β-Zellen selbst nicht geschädigt sind, kann man versuchen, die Insulinempfindlichkeit in der Peripherie durch Gewichtsreduktion zu erhöhen oder die Insulinproduktion mithilfe oraler Antidiabetika weiter zu steigern.

Bei Fehlen von Insulin werden Glycogen, Proteine und Fette vermehrt abgebaut und ins Blut abgegeben. Neben einer Hyperglykämie steigen die freien Fettsäuren im Blut an und werden wiederum in Ketonkörper und Aceton umgewandelt. Diese Mechanismen führen zu einer **Ketoazidose**, die der Körper durch eine vertiefte Atmung (Kußmaul-Atmung) respiratorisch zu kompensieren versucht (S. 498). Übersteigt die Glucosekonzentration die maximale Transportkapazität der Niere („Nierenschwelle" bei ca. 10 mmol/l), kommt es zur osmotischen Diurese mit Glukosurie und dadurch zu einer hypertonen Dehydratation (S. 748).

Tabelle 10.2   Wirkungen von Insulin auf die Enzymsynthese

Muskulatur (Glucoseaufnahme [GLUT-4])	Fettgewebe (Glucoseaufnahme [GLUT-4])	Leber (Glucoseaufnahme [GLUT-2])
Glycolyse	Glycolyse	Glycolyse
- Hexokinase ↑	- Hexokinase ↑	- **Glucokinase** ↑
Glycogenaufbau	- Phosphofructokinase ↑	- Phosphofructokinase ↑
- Glycogensynthase ↑	- Pyruvatkinase ↑	- Pyruvatkinase ↑
- Glycogenphosphorylase ↓	Liponeogenese	- **PFK-2** ↑ (Fructose-2,6-bisphosphat ↑)
	- Acetyl-CoA-Carboxylase ↑	Glycogenaufbau
	- FS-Synthase ↑	- Glycogensynthase ↑
	- **Lipoproteinlipas**e ↑	- Glycogenphosphorylase ↓
		Gluconeogenese ↓
		- Pyruvatcarboxylase ↓
		- PEP-Carboxykinase ↓
		- Fructose-1,6-bis-Phosphatase ↓

Abbau. Insulin wird mitsamt dem Rezeptor in die Zellen aufgenommen und im Lysosom nach Aufspaltung der Disulfidbrücken proteolytisch abgebaut.

Glukagon

Das Proteohormon Glukagon wird in den α-Zellen (A-Zellen) des Pankreas gebildet und ist der direkte **Gegenspieler des Insulins.** Es dient der Bereitstellung energiereicher Substanzen (v. a. Glucose). Stimulus für die Freisetzung ist vor allem ein niedriger Blutzuckerspiegel, aber auch ein Absinken der Konzentration an freien Fettsäuren und ein Anstieg der Aminosäurenkonzentration. Auch eine Aktivierung des Sympathikus fördert über β$_2$-Rezeptoren die Glukagonfreisetzung.

Glukagon besitzt weitgehend genau die umgekehrten Wirkungen wie Insulin. Ziel ist es, den Blutzuckerspiegel auch zwischen den Mahlzeiten und bei hohem Glucoseverbrauch konstant zu halten und Energiereserven zu mobilisieren. Dies geschieht durch

- gesteigerte **Glycogenolyse** und Förderung der Gluconeogenese,
- **Lipolyse, β-Oxidation** und Bildung von Ketonkörpern aus Fettsäuren in der Leber,
- **Proteolyse,** wobei die freiwerdenden Aminosäuren zur Gluconeogenese eingesetzt werden.

> **Klinik**
>
> **Insulin und Kalium.** Die Tatsache, dass Insulin die Kaliumaufnahme in die Zellen fördert, ist von großer klinischer Bedeutung. Diesen Effekt kann man sich bei der Behandlung einer **Hyperkaliämie** zunutze machen (z. B. im Rahmen einer Niereninsuffizienz), indem man den Kaliumspiegel durch eine Infusion aus Glucose und Insulin ausgleicht. Aus dem gleichen Grund muss man umgekehrt bei einer Stoffwechselentgleisung im Rahmen eines Diabetes mellitus, die durch Insulingabe therapiert werden soll, gleichzeitig Kalium substituieren, um eine gefährliche Hypokaliämie zu vermeiden.

10.3.4 Wachstumshormon = Somatotropin

Bildung und Regulation. Somatotropin (STH, Growth Hormone) wird in den azidophilen Zellen der Hypophyse gebildet. Seine Sekretion ist abhängig von den hypothalamischen Hormonen **Somatoliberin** (= Somatotropin-Releasing-Hormon) und **Somatostatin** (= Somatotropin-Inhibiting-Hormon). Die Wirkungen des Somatotropins auf die Zielorgane kommen größtenteils über in der Leber gebildete Somatomedine zustande (das wichtigste Somatomedin ist IGF-1 = Insulin-like Growth Factor 1). Anders als andere hypophysäre Hormone kann Somatotropin jedoch auch selbst direkt Zielorgane beeinflussen.

An der Regulation der Somatotropinausschüttung sind viele weitere, z. T. noch ungeklärte Faktoren beteiligt. Fördernd wirken z. B. TRH, körperliche Arbeit oder Hypoglykämien, auch im Tiefschlaf wird vermehrt Somatotropin freigesetzt.

Hemmend wirken dagegen hohe Blutzuckerspiegel oder zirkulierende Wachstumsfaktoren im Sinne einer negativen Rückkopplung. Somatotropin ist außerdem streng **artspezifisch**, d. h. anders als beispielsweise Insulin ist tierisches Somatotropin beim Menschen wirkungslos.

Funktion. Somatotropin fördert das Wachstum von Knochen und Organen und stellt dem Körper die dafür notwendige Energie bereit. Es ist aber auch nach der Wachstumsphase an der Steuerung des Stoffwechsels beteiligt. Dabei werden die Steigerung der Proteinsynthese, das Längenwachstum und die Zellteilung vorwiegend über IGF-1 vermittelt, die metabolischen Effekte auf Kohlenhydrat- und Fettstoffwechsel entfaltet Somatotropin dagegen direkt. Im Einzelnen kann man folgende Wirkungen abgrenzen:

- Vor Schluss der Epiphysenfugen gesteigerte enchondrale Ossifikation (→ Längenwachstum), nach Schluss der Epiphysenfugen gesteigertes apophysäres und periostales Knochenwachstum (→ Dickenzunahme)
- Proteinanabolismus (positive Stickstoffbilanz) mit Wachstum von Weichteilgewebe
- vermehrte Lipolyse (direkt und durch Sensibilisierung für die lipolytische Katecholaminwirkung)
- Beeinflussung des Blutzuckerspiegels: akut wirkt Somatotropin (v. a. über IGF1) insulinähnlich und senkt den Blutzuckerspiegel, langfristig kommt es jedoch zu einem Blutzuckeranstieg
- gesteigerte Ca^{2+}-Resorption aus dem Darm (→ Knochenaufbau)
- Na$^+$-Cl$^-$-Retention in der Niere.

> **Klinik**
>
> Ein **Somatotropinmangel** führt im Kindesalter zum sog. **hypophysären Zwergwuchs.** Ein **Überschuss an Somatotropin** (z. B. durch einen Hypophysentumor) führt dagegen im Kindesalter zu überschießendem Längenwachstum **(Gigantismus).** Im Erwachsenenalter sind die Epiphysenfugen bereits geschlossen, d. h. auch ein übermäßig erhöhter Somatotropinspiegel kann kein erneutes Längenwachstum auslösen. Stattdessen zeigt sich ein appositionelles Knochenwachstum v. a. an den Akren (z. B. Kinn, Nase, Stirnwülste) sowie eine Vergrößerung der inneren Organe (z. B. Herz, Zunge). Dieses Krankheitsbild nennt man **Akromegalie.** Aufgrund der blutzuckersteigernden Wirkung kann es gleichzeitig zu einer diabetischen Stoffwechsellage kommen.

10.3.5 Katecholamine

Die Katecholamine **Adrenalin und Noradrenalin** sind Hormone, die in Stresssituationen **("fright, fight, flight")** ausgeschüttet werden. Sie wirken sowohl als Neurotransmitter als auch als Hormone. Die Katecholamine werden in den Ganglienzellen des Sympathikus und im **Nebennierenmark** synthetisiert. Das Nebennierenmark entspricht entwicklungsgeschichtlich einem umgewandelten sym-

Biologie · Histologie · Anatomie · Chemie · Biochemie · Physik · **Physiologie** · Psych./Soz.

pathischen Ganglion und ist sozusagen ein „**verlängerter Arm des vegetativen Nervensystems**".

Die Regulation der Katecholamine geschieht dementsprechend *nicht* über das Hypothalamus-/Hypophysensystem, sondern über den Sympathikus.

Synthese. Katecholamine sind Abkömmlinge der Aminosäure Tyrosin und wirken über verschiedene membranständige Rezeptoren.

Aus der essenziellen Aminosäure Phenylalanin wird durch Hydroxylierung **Tyrosin** (oder auch 4-Hydroxyphenylalanin, **Abb. 10.13**). Das Tyrosin wird weiter zu **Dopa** hydroxyliert. Bei beiden Hydroxylierungen ist **Tetrahydrobiopterin** das Coenzym. Dopa wird zu seinem biogenen Amin **Dopamin** decarboxyliert. Wie bei jeder Decarboxylierung einer Aminosäure zum biogenen Amin ist auch bei dieser Reaktion Pyridoxalphosphat (PALP) Coenzym (S. 460).

> **Merke**
>
> Dopamin ist ein indirektes biogenes Amin, da es nicht direkt aus einer proteinogenen Aminosäure entsteht, sondern über die Zwischenstufe Dopa.

Aus Dopamin kann durch weitere Hydroxylierung **Noradrenalin** entstehen. Dabei dient Vitamin C als Coenzym. Noradrenalin wird methyliert zu **Adrenalin**. Die Methylgruppe wird von S-Adenosyl-Methionin (SAM, S. 501) geliefert.

Wirkungen. Die Katecholamine (vor allem Adrenalin) werden bei Alarmbereitschaft ausgeschüttet (z.B. bei einer akuten Gefahr wie „dem Tiger im Busch") und wirken über α- und β-Rezeptoren. Dabei aktivieren sie entweder G-Proteine oder Phospholipase C und beeinflussen so die Konzentrationen der Botenstoffe cAMP, IP$_3$ und DAG. Die Konzentrationsänderungen dieser Botenstoffe lösen dann die spezifischen Wirkungen der Katecholamine aus (**Tab. 10.3**). Noradrenalin wirkt überwiegend über α-Rezeptoren, während Adrenalin über α- und β-Rezeptoren wirkt.

Die Rezeptoren sind in den verschiedenen Geweben in unterschiedlich großer Anzahl anzutreffen. Dementsprechend variieren die Effekte. Grundsätzlich werden durch die Katecholamine **Substrate** zur Verfügung gestellt und die „wichtigen" Gewebe **Skelettmuskulatur** und **Herz** werden **positiv** beeinflusst.

Abbau. Der Abbau der Katecholamine führt zur **Vanillinmandelsäure**. In einem ersten Schritt werden die Katecholamine mithilfe der Catechol-O-Methyl-Transferase **(COMT)** methyliert. Es entsteht **Methanephrin** beim Abbau von Adrenalin (bzw. **Normethanephrin** beim Abbau von Noradrenalin). Danach werden die Aminogruppen durch eine Monoaminooxidase **(MAO)** entfernt, diesen Vorgang nennt man oxidative Desaminierung (S. 498). Das Enzym ist von FAD und Kupfer abhängig. Durch die Entfernung der Aminogruppe entsteht eine Aldehydgruppe. Diese Aldehydgruppe wird durch eine Aldehyddehydrogenase zu einer Säuregruppe oxidiert und es entsteht das Ausscheidungsprodukt 3-Methoxy-4-Hydroxymandelsäure, kurz Vanillinmandelsäure.

> **Merke**
>
> Die Katecholamine Adrenalin und Noradrenalin werden beide zu **Vanillinmandelsäure** abgebaut.

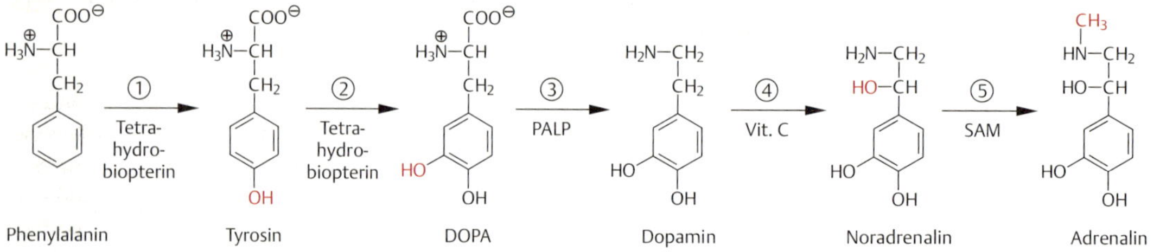

Abb. 10.13 **Biosynthese der Katecholamine.** Beteiligte Enzyme: (1) Phenylalaninhydroxylase; (1) Tyrosinhydroxylase; (3) Decarboxylase; (4) Dopaminhydroxylase; (5) N-Methyltransferase.

Tabelle 10.3 **Die Rezeptoren der Katecholamine und ihre Wirkmechanismen**

Rezeptor	aktivierte Proteine	Second Messenger	Wirkung
α_1-Rezeptor	Phospholipase C	IP$_3$ und DAG	Glycogenolyse zur Substratbereitstellung Konstriktion der glatten Muskulatur
α_2-Rezeptor	G$_i$-Proteine	cAMP-Konzentration ↓	Hemmung der Insulinsekretion und der Lipolyse
β_1-Rezeptor	G$_s$-Proteine	cAMP	Stimulation des Herzens: Kontraktionskraft, Frequenz, AV-Überleitung und Blutdruck werden gesteigert Steigerung der Reninsekretion
β_2-Rezeptor	G$_s$-Proteine	cAMP	Glycogenolyse und Steigerung der Insulinsekretion Lipolyse zur Substratbereitstellung Dilatation der glatten Muskulatur
β_3-Rezeptor	G$_s$-Proteine	cAMP	Lipolyse zur Substratbereitstellung

10.4 Gewebshormone

Zu den Gewebshormonen zählen **Serotonin, Histamin**, die **Eicosanoide**, die **Kinine** und die **Zytokine**. Diese Hormone werden nicht in speziellen Drüsen synthetisiert, sondern in vielen verschiedenen Zellen des Körpers und übernehmen vielfältige Funktionen. Sie wirken direkt vor Ort, gelangen z. B. durch Diffusion zu ihren Zielzellen oder wirken, wie die Eicosanoide, direkt in den Zellen, in denen sie synthetisiert wurden, bzw. deren Nachbarzellen.

10.4.1 Serotonin

Synthese. Serotonin (= 5-Hydroxytryptamin) ist das **biogene Amin** von **5-Hydroxy-Tryptophan**, es entsteht also in einer PALP-abhängigen Decarboxylierung (S. 460). 5-Hydroxy-Tryptophan entsteht aus der essenziellen Aminosäure Tryptophan.
Serotonin kommt in Thrombozyten, im ZNS und in den enterochromaffinen Zellen des Darms vor und bindet an verschiedene Rezeptoren.

Wirkungen. Nach Ausschüttung von Serotonin aus **Thrombozyten** kommt es zur Vasokonstriktion (die Substanz im Serum steigert den Vasotonus → Sero*tonin*). In den Zellen des ZNS stimuliert Serotonin die Ausschüttung von Neurotransmittern, im **Darm** führt es zu einer gesteigerten Darmperistaltik.

Abbau. Serotonin wird durch eine Monoaminooxidase (MAO) zu **5-Hydroxy-indol-essigsäure** abgebaut.

Klinik

Serotoninagonisten und -antagonisten. Es gibt viele verschiedene Medikamente, die über eine Bindung an einen Serotoninrezeptor ihre Wirkung ausüben. Da Serotonin normalerweise **vielfältige Aufgaben** ausübt, sind auch die Einsatzbereiche der Medikamente weit gestreut. Die unterschiedliche Wirkung wird über den Angriff **verschiedener 5HT (5-Hydroxytryptophan)-Rezeptoren** reguliert.

An **5HT1-Rezeptoren** binden die so genannten **„Triptane"** (z. B. Sumatriptan) als Serotonin*agonisten*. Sie üben eine entzündungshemmende und konstriktorische Wirkung auf kraniale Gefäße aus und werden deshalb zur **Migränebehandlung** eingesetzt.

An **5HT3-Rezeptoren** binden die „Setrone" (z. B. Ondansetron), die als Serotonin*antagonisten* wirken. Sie wirken **gegen Übelkeit und Erbrechen** und können so z. B. eingesetzt werden, um Nebenwirkungen bei einer Chemotherapie zu vermindern.

10.4.2 Histamin

Synthese. Histamin entsteht durch PALP-abhängige Decarboxylierung und ist das direkte **biogene Amin von Histidin** (S. 499). Es kommt in den Mastzellen vor und bindet an H_1- oder H_2-Rezeptoren.

Wirkungen.
Wirkung am H_1-Rezeptor: Der H_1-Rezeptor kommt vor allem in der glatten Muskulatur vor. Bei Histaminausschüttung, z. B. im Rahmen einer allergischen Reaktion, treten daher typische Symptome auf: Bronchialkonstriktion und -vasodilatation mit Ödembildung. Aus diesem Grund werden bei allergischen Reaktionen H_1-Blocker eingesetzt.
Wirkung am H_2-Rezeptor: Der H_2-Rezeptor kommt vor allem im Magen vor. Dort regt Histamin die Salzsäureproduktion an. Deshalb werden H_2-Blocker bei **Magengeschwüren** eingesetzt (Ulkus-Therapie).

Abbau. Histamin wird zu **Imidazolacetat** inaktiviert.

10.4.3 Eicosanoide

Zu den Eicosanoiden zählen die Prostaglandine, Prostacycline, Thromboxane und Leukotriene. Sie spielen als lokale Mediatoren eine wichtige Rolle.

Synthese. Als Ausgangssubstanz der Eicosanoidsynthese dient **Arachidonsäure**, eine vierfach ungesättigte Fettsäure, die aus der essenziellen Fettsäure Linolsäure synthetisiert wird (S. 453).
Arachidonsäure ist Bestandteil der Phospholipide der Zellmembran. Durch die **Phospholipase A_2** wird die Arachidonsäure herausgespalten. Die weitere Umwandlung kann über zwei verschiedene Wege stattfinden (**Abb. 10.14**): Über die **Cyclooxygenase** entstehen Prostaglandine, Prostacycline und Thromboxane. Die **Lipoxygenase** wandelt Arachidonsäure in Leukotriene um.

 Merke **Leukotriene** werden mithilfe der **Lipoxygenase** synthetisiert.

Wirkungen. Die Eicosanoide sind Derivate einer Fettsäure, wirken jedoch über membranständige Rezeptoren. Sie modulieren das Adenylatzyklase- und Guanylatzyklasesystem (S. 764) und haben vielfältige Wirkungen.

Prostaglandine (PG)

Die Prostaglandine werden von verschiedenen Geweben produziert.
- Prostaglandin D_2 (**PGD$_2$**) und Prostaglandin F_2 (**PGF$_2$**) bewirken eine Konstriktion der glatten Muskulatur.
- **PGE$_2$** bewirkt eine Dilatation der glatten Muskulatur (z. B. Vasodilatation mit folgendem Blutdruckabfall) und hemmt die Lipolyse und die Magensaftsekretion. Es erhöht die **Schmerzsensibilität** und Entzündungsreaktionen.

Thromboxane

Thromboxane werden von **Thrombozyten** gebildet (S. 573). Sie fördern die Thrombozytenaggregation und die Vasokonstriktion.

Biologie | Histologie | Anatomie | Chemie | Biochemie | Physik | Physiologie | Psych./Soz.

> **Merke**
>
> Thrombozyten wollen sich aneinanderkuscheln und produzieren Thromboxan als aggregationsfördernde Substanz.

Prostacyclin (= Prostaglandin I$_2$)

Prostacyclin wird vom **Gefäßendothel** gebildet. Es hemmt die Thrombozytenaggregation und fördert die Vasodilatation.

> **Merke**
>
> Prostacycline und Thromboxane sind Gegenspieler! Störungen im Gleichgewicht der beiden Substanzen führen zu arteriosklerotischen Veränderungen der Gefäße!

Leukotriene

Leukotriene sind Mediatoren bei **Entzündungs- und Allergievorgängen** und werden auch „slow reacting substances (SRS) of anaphylaxia" genannt. Sie werden von verschiedenen Geweben produziert.

Die Leukotriene bewirken eine Bronchokonstriktion (Leukotrien C$_4$ ist 1000-mal stärker als Histamin). Dies kann zu **Asthma** bronchiale führen. Außerdem erhöhen die Leukotriene die Membranpermeabilität und können so Ödeme verursachen. Sie haben zudem chemotaktische Wirkung (Leukotrien B$_4$ hat einen chemotaktischen Effekt auf Leukozyten).

Beachte: Leukotriene können mit Aminosäuren verknüpft sein, so ist das Tripeptid Glutathion (S. 572) Bestandteil des Leukotriens C$_4$.

Wirkung von ASS auf die Eicosanoide

> **Merke**
>
> Es werden immer mehr Wirkungen der Eicosanoide bekannt. Mit ASS greift eines der meist verkauften Medikamente in ihre Biosynthese ein.

> **Klinik**
>
> Acetylsalicylsäure (ASS, S. 573) ist ein **irreversibler Cyclooxygenase (COX)-Hemmer**, d. h. es hemmt die Synthese von Prostaglandinen, Prostacyclinen und Thromboxanen. Die Thromboxansynthese wird stärker gehemmt als die Prostacyclinsynthese. Dies führt zu einer **Hemmung** der Thrombozytenaggregation. Durch Hemmung der Prostaglandinsynthese kommt es zur **Schmerzverminderung** und zur **Entzündungshemmung**.
>
> Da durch ASS-Wirkung der Weg über die Cyclooxygenase blockiert ist, kommt es zu einer vermehrten Umsetzung von Arachidonsäure über die Lipoxygenase. Es entstehen vermehrt Leukotriene. Folge davon kann eine Bronchokonstriktion, das sog. **„ASS-Asthma"**, sein. Diese Nebenwirkung tritt bei anderen schmerzlindernden und entzündungshemmenden Substanzen nicht auf: Die Glucocorticoide hemmen über die gesteigerte Synthese von Lipocortin die Phospholipase A2, also auch die Leukotrien-Synthese.

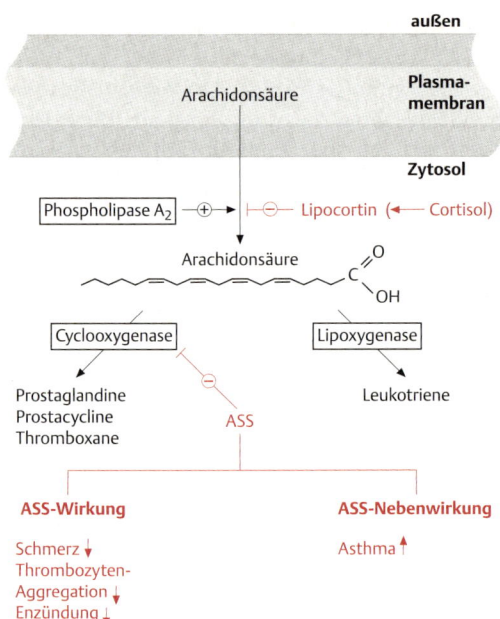

Abb. 10.14 Synthese der Eicosanoide und Wirkmechanismen verschiedener Schmerzmedikamente (ASS = Acetylsalicylsäure).

10.4.4 Kinine

Die Kinine werden vom Körper im Rahmen einer **Entzündungsreaktion** aktiviert und zeichnen sich durch eine **schnelle** und **kurze** Wirkung aus.

Synthese. Zu den Kininen zählen **Bradykinin** und **Kallidin**. Als Vorstufe wird in der Leber das Prohormon Kininogen gebildet und ans Blut abgegeben.

Die **Bildung der Kinine** aus Kininogen wird **durch Kallikreine** gefördert (**Abb. 10.15**). Es gibt sowohl Plasma- wie auch Gewebskallikreine. Die Kallikreine sind Proteasen: Plasmakallikrein setzt Bradykinin frei, das Gewebskallikrein bildet das Kallidin aus der Vorstufe. Auch andere Proteasen können die Kinine freisetzen.

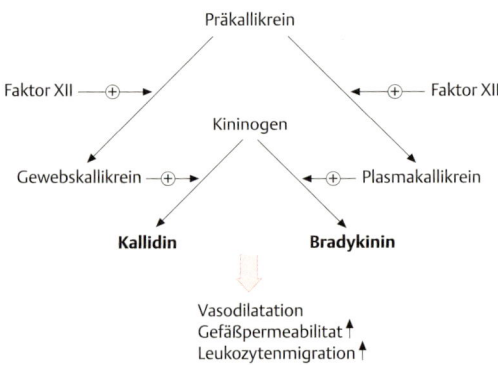

Abb. 10.15 Synthese und Wirkung der Kinine.

Die Kallikreine werden selbst aus Prokallikrein synthetisiert und aktiviert. Dafür ist der Gerinnungsfaktor XII (Hageman-Faktor) verantwortlich.

Wirkungen. Die Kinine bewirken eine Vasodilatation, erhöhen die Gefäßpermeabilität und die Leukozytenmigration (**Abb. 10.15**). Sie wirken sehr schnell und sehr kurz. Innerhalb weniger Sekunden werden sie durch eine Kininase proteolytisch gespalten und inaktiviert.

10.4.5 Zytokine

Zytokine sind hormonähnliche Peptide und Proteine, die zur Signaltransduktion dienen. Zu ihnen gehören u.a. die **Interleukine** und **Interferone** (Biochemie, S. 560) und die **Wachstumsfaktoren** (Somatomedin, IGF-I und IGF-II, S. 777).

Biologie

Histologie

Anatomie

Chemie

Biochemie

Physik

Physiologie

Psych./Soz.

11.1 Geschlechtsfestlegung und Pubertät

Für die Entwicklung der Geschlechtsmerkmale, die dem genotypisch festgelegten Geschlecht entsprechen, sind die Sexualhormone verantwortlich.

 Merke Alle Sexualhormone sind **Steroidhormone**, die sich von Cholesterin über die gemeinsame Vorstufe **Progesteron** ableiten. Während der intrauterinen Entwicklung bedingt Testosteron die Entwicklung eines männlichen Phänotyps, fehlt Testosteron, bildet sich ein weiblicher Phänotyp aus (S. 40).

Grundsätzlich gilt, dass sowohl Männer als auch Frauen männliche und weibliche Geschlechtshormone bilden und auch die Wirkung (abgesehen von der Wirkung direkt auf die Geschlechtsorgane, die nur bei Männern oder Frauen vorkommen) bei männlichen und weiblichen Individuen prinzipiell gleich ist. Da diese Wirkung jedoch dosisabhängig und die Konzentration der Sexualhormone je nach Geschlecht deutlich unterschiedlich ist, überwiegen bei Männern die androgenen, bei Frauen die östrogenen Wirkungen.

Mit Einsetzen der Pubertät kommt es zur weiteren Differenzierung und Ausbildung sekundärer Geschlechtsmerkmale. Dabei unterliegt die Steuerung der Sexualfunktion bei beiden Geschlechtern einem Regelkreis, an dem Hypothalamus, Adenohypophyse und die entsprechenden effektorischen Hormondrüsen (Hoden bzw. Ovar) beteiligt sind.

11.2 Weibliche Sexualhormone

Die Hormone GnRH, FSH und LH spielen auch bei Männern eine wichtige Rolle, werden jedoch hier, bei den weiblichen Sexualhormonen abgehandelt.

11.2.1 Gonadotropin-Releasing-Hormon (GnRH)

Merke **GnRH** wird im Hypothalamus **pulsatil** freigesetzt (alle 90 Minuten in der ersten Zyklushälfte, alle 2,5–4 Stunden in der zweiten Zyklushälfte und bei Männern).

Über das hypophysäre Pfortadersystem gelangt es in die Adenohypophyse und stimuliert dort die (ebenfalls pulsatile) Ausschüttung der **Gonadotropine FSH** (follikelstimulierendes Hormon) und **LH** (luteinisierendes Hormon). Modulierend auf die Ausschüttung von GnRH wirken übergeordnete Zentren (Großhirnrinde, limbisches System, Formatio reticularis) oder Umweltfaktoren.

Klinik

GnRH-Analoga. Wird GnRH nicht pulsatil, sondern kontinuierlich verabreicht (zum Beispiel durch Einsatz von GnRH-Analoga mit langer Halbwertszeit), wird die Sekretion von FSH und LH gehemmt. Diesen Effekt kann man sich zunutze machen, um die endogene Östrogen- oder Testosteronproduktion zu blockieren, z. B. im Rahmen einer Therapie hormonabhängiger Tumoren oder einer Endometriose.

11.2.2 Follikelstimulierendes Hormon (FSH)

Merke **FSH** stimuliert die **Keimzellreifung**. Im Ovar beginnen unter FSH-Einfluss die Follikel heranzureifen und bilden immer mehr Östrogene, je größer sie werden. Die FSH-Freisetzung wird durch die steigende Östrogenkonzentration (negative Rückkopplung) und durch das von den Granulosazellen sezernierte **Inhibin** gehemmt.

Beim Mann stimuliert FSH über die **Sertoli-Zellen** im Hoden die **Spermatogenese**. Außerdem fördert es die Sekretion von Inhibin und induziert die Bildung des Androgenbindungsproteins (ABP), das ebenfalls für die Spermatogenese wichtig ist.

11.2.3 Luteinisierendes Hormon (LH)

Merke Bei der Frau löst der **LH-Peak** in der Zyklusmitte die **Ovulation** aus. Aus den Überresten des Follikels entsteht der Gelbkörper, der Progesteron und in geringen Mengen auch Östrogene produziert.

Nach dem Eisprung ist das luteinisierende Hormon für den Erhalt des **Corpus luteum** (Gelbkörper, S. 120) notwendig, es ist also indirekt für die Progesteronsynthese verantwortlich.

Beim Mann wirkt LH auf die **Leydig-Zwischenzellen** im Hoden und stimuliert dort die Synthese von Testosteron.

Merke Zur **Wirkung von FSH und LH beim Mann** kann man sich merken:
- **L**H wirkt auf **L**eydig-Zwischenzellen (→ Testosteron)
- **F**SH wirkt auf die **F**unktion der **S**ertolizellen (→ Spermatogenese, ABP, Inhibin).

11.2.4 Östrogene

 Merke Östrogene werden vor allem im **Ovar** (Granulosa- und Thekazellen), aber auch in der **Plazenta**, im **Fettgewebe**, in der **Nebennierenrinde** und in den **Leydig-Zwischenzellen** des Hodens aus Androgen-Vorstufen gebildet.

Das wichtigste Östrogen ist das **Estradiol** (Östradiol). Es wird durch eine **Aromatase** aus Testosteron gebildet. Zum Transport im Blut werden Östrogene v. a. an das sexualhormonbindende Globulin (SHBG) gebunden, nur 1–3 % sind ungebunden und damit biologisch aktiv.

Östrogene sind für die Entwicklung und Reifung **primärer** (Uterus, Vagina, Ovarien) und **sekundärer Geschlechtsmerkmale** (weibliche Brust, typisch weibliche Fettverteilung etc.) verantwortlich. Sie **bremsen das Längenwachstum**, weil sich unter ihrem Einfluss die Epiphysenfugen schließen, und wirken sich insgesamt positiv auf den Knochenaufbau aus. Östrogene wirken **arterioprotektiv**, indem sie die Blutfette günstig beeinflussen und so die Gefäßwände vor Arteriosklerose schützen. Gleichzeitig führen sie aber zu einer **verstärkten Gerinnungsneigung** des Blutes und damit zu einer erhöhten Thrombosegefahr. Auch eine vermehrte **NaCl-** und **Wasserretention** lässt sich unter Östrogeneinfluss beobachten.

Neben den Wirkungen auf den Gesamtorganismus besitzen die Östrogene **zyklische Effekte**, die die Voraussetzungen für eine erfolgreiche Befruchtung schaffen:
– Proliferation des Endometriums,
– Förderung der Follikelreifung,
– erhöhte Durchlässigkeit des Zervixschleims,
– gesteigerte Tubenmotilität,
– Epithelproliferation in der Vagina.

Östrogene spielen eine wichtige Rolle in der **Steuerung des Menstruationszyklus**. Bis zu einer bestimmten Konzentration wirken sie im Sinne einer negativen Rückkopplung hemmend auf die Gonadotropinfreisetzung in der Hypophyse.

> **Merke**
> Überschreitet die Östrogenkonzentration jedoch einen bestimmten Wert, so **schlägt die negative Rückkopplung plötzlich in eine positive Rückkopplung** um und der Gonadotropinspiegel steigt steil an. Dies steht im Gegensatz zu den anderen effektorischen Hormonen, die jeweils nur eine negative Rückkopplung auf Hypothalamus und Hypophyse bewirken.

11.2.5 Gestagene

> **Merke**
> Das wichtigste Gestagen ist das **Progesteron**. Es wird v. a. im Corpus luteum und der Plazenta, aber auch in der Nebennierenrinde gebildet. Progesteron schafft die Voraussetzungen für eine Schwangerschaft bzw. schützt eine bereits eingetretene Schwangerschaft (**„Schwangerschaftsschutzhormon"**).

Aus Progesteron können außerdem durch weitere enzymatische Veränderungen alle anderen Steroidhormone gebildet werden. Es ist u. a. eine **Vorstufe für Testosteron und Östrogene**. Progesteron sorgt u. a. für
– die sekretorische Transformation des proliferierten Endometriums als Voraussetzung für die Nidation,
– den Erhalt des Endometriums,
– eine Viskositätszunahme des Zervixschleims,

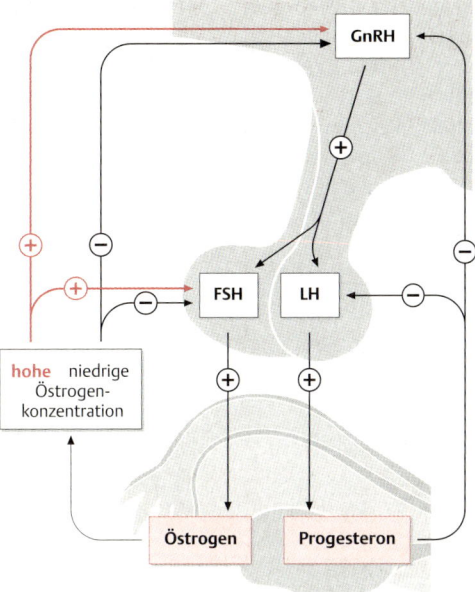

Abb. 11.1 Steuerung der Sexualfunktionen der Frau.

– eine Verminderung der Uteruskontraktionen,
– das Wachstum von Uterus und Mammae,
– die Erhöhung der Basaltemperatur um ca. 0,5 °C.
Auf die Gonadotropinfreisetzung wirkt es negativ rückkoppelnd (**Abb. 11.1**).

11.3 Menstruationszyklus

Unter dem zyklischen Einfluss der Gonadotropine und der Sexualhormone reift jeden Monat ein befruchtungsfähiges Ei heran. Der Menstruationszyklus dauert im Durchschnitt 28 Tage. Er beginnt rechnerisch mit dem 1. Tag der Menstruationsblutung, die ca. 2–6 Tage dauert.

> **Merke**
> Die 1. Hälfte des Menstruationszyklus (**Follikelphase**) hat eine **variable Dauer** und endet mit dem Eisprung. Die 2. Hälfte (**Lutealphase**) dauert regelmäßig **14 Tage**.

11.3.1 Follikelphase (1. Zyklushälfte)

> **Merke**
> Der Hypothalamus setzt pulsatil **GnRH** frei und stimuliert so die Hypophyse zur Sekretion von **FSH** und **LH**. Unter dem Einfluss von FSH beginnen im Ovar einige **Follikel** (40–100) heranzureifen und gleichzeitig **Östrogene** zu synthetisieren. Die kleinen Follikel produzieren zu Beginn noch wenig, mit zunehmender Größe aber immer mehr Östrogene. Die zunächst noch **niedrige Östrogenkonzentration** führt zu einer **negativen Rückkopplung** auf die Hypophyse, so dass die LH- und FSH-Spiegel nicht weiter ansteigen.

Aufgrund des niedrigen FSH-Spiegels reifen nicht mehrere Follikel heran, sondern nur der Follikel, der die meisten FSH-Rezeptoren besitzt (dominanter Follikel), wird ausreichend stimuliert und entwickelt sich bis zum reifen Follikel (**Graaf-Follikel**). Dabei produziert er neben Östrogenen auch noch **Inhibin**, das die FSH-Freisetzung in der Hypophyse zusätzlich drosselt, so dass der FSH-Spiegel sogar abfällt. Für den dominanten Follikel reicht die niedrige FSH-Konzentration dank der vielen FSH-Rezeptoren gerade noch aus, die nicht selektierten Follikel werden dagegen atretisch und gehen zugrunde.

11.3.2 Ovulation

> **Merke**
>
> Ab dem 12./13. Tag hat die Östrogenproduktion des Follikels so stark zugenommen, dass die negative in eine **positive Rückkopplung** umschlägt, FSH und LH steigen steil an. Der **LH-Peak** löst die Ovulation aus.

Während das Ei vom Fimbrientrichter der Tuba uterina aufgefangen wird und in Richtung Uterus wandert, blutet der Rest des Follikels ein (Corpus rubrum) und wandelt sich dann in das **Corpus luteum** (Gelbköper) um: Aus den Follikelepithelzellen und der Theca interna entstehen Granulosa- und Thekaluteinzellen, die v. a. **Progesteron**, daneben aber auch **Östrogene** bilden.

11.3.3 Lutealphase (2. Zyklushälfte)

> **Merke**
>
> Das neu entstandene Corpus luteum beginnt unter dem Einfluss von LH mit der Steroidhormonsynthese. Die Progesteronkonzentration steigt daher an, ebenso der Östrogenspiegel, der durch den Eisprung abgesunken war.
>
> Sowohl Progesteron als auch die (nicht mehr ganz so hohen) Östrogene wirken negativ rückkoppelnd auf die Hypophyse, die Gonadotropinspiegel fallen daher nach dem Eisprung wieder ab. Mit dem Abfall des LH-Spiegels unter einen bestimmten Wert **degeneriert das Corpus luteum** und kann keine Hormone mehr bilden. Mit Absinken des Progesteron-Spiegels geht das Endometrium zugrunde und es kommt zur **Menstruationsblutung**.

In **Abb. 11.2** sind die wichtigsten hormonellen Veränderungen während des Menstruationszyklus noch einmal zusammengefasst: Unter FSH-Stimulation beginnen Follikel heranzureifen und Östrogene zu produzieren, aufgrund der negativen Rückkopplung steigen die Gonadotropinspiegel aber nicht weiter an (**Abb. 11.2a**). Der hohe Östrogenspiegel führt schließlich dazu, dass die negative in eine positive Rückkopplung umschlägt: Die Gonadotropinspiegel steigen steil an. Der LH-Peak löst die Ovulation aus (**Abb. 11.2b**). Der Gelbkörper produziert Progesteron und Östrogene, das Progesteron und der nur mäßig hohe Östrogenspiegel wirken wieder negativ rückkoppelnd auf

die Hypophyse, LH und FSH fallen ab (**Abb. 11.2c**). Der LH-Spiegel ist zu niedrig, um den Gelbkörper zu erhalten. Dadurch geht dieser zugrunde, die Hormonsynthese sistiert und das Endometrium wird abgestoßen (**Abb. 11.2d**).

11.3.4 Zyklische Veränderungen

Endometrium

Das Endometrium unterliegt zyklischen Veränderungen, die sich jeweils einer bestimmten Phase des Menstruationszyklus zuordnen lassen:

– **Proliferationsphase**: In der ersten Zyklushälfte steigern die Östrogene die Proliferation des Endometriums, die Schleimhautdicke nimmt deutlich zu.
– **Sekretionsphase**: In der zweiten Zyklushälfte wird das Endometrium unter dem Einfluss von Progesteron sekretorisch transformiert: Es wird zunehmend Glycogen eingelagert und es bilden sich die charakteristischen Spiralarterien und geschlängelten Drüsen aus, um möglichst optimale Bedingungen für die Eieinnistung (Nidation) zu schaffen.
– **Desquamationsphase**: Wenn das Corpus luteum zugrunde geht, fällt der Progesteronspiegel ab. Als Folge kann das Endometrium nicht mehr erhalten werden und wird abgestoßen („Hormonentzugsblutung"): Menstruation.

Zervixsekret

Östrogene verändern den Zervixschleim: Er wird weniger viskös, glasig und ist leicht spinnbar. Die Penetrierbarkeit des Zervixsekrets erreicht zum Zeitpunkt der Ovulation ihr Maximum und ermöglicht es den Spermien, in die Gebärmutter einzudringen. Zum Zeitpunkt der Ovulation ist das sog. Farnkrautphänomen (auf einem Objektträger kristallisiert der eingetrocknete Schleim in einem farnkrautähnlichen Muster aus) positiv und der Zervixschleim lässt sich in lange Fäden ziehen. Nach der Ovulation überwiegt der Einfluss des **Progesterons**, das die **Durchlässigkeit des Zervixschleims verringert und seine Zähigkeit erhöht, so dass** eine potenzielle Schwangerschaft vor der Aszension pathogener Keime geschützt wird.

Basaltemperatur

Progesteron führt 1–2 Tage nach der Ovulation zu einer Erhöhung der **basalen Körpertemperatur** um ca. 0,5 °C. Bei regelmäßiger morgendlicher Temperaturmessung kann man so feststellen, wann die Ovulation stattgefunden hat. Die „Messung" des Ovulationszeitpunkts ist damit jedoch nur retrospektiv (und damit für eine sichere Kontrazeption zu spät) möglich, allerdings kann man damit bei einem regelmäßigen Zyklus berechnen, wann die nächste Ovulation voraussichtlich stattfinden wird.

11.3.5 Hormonelle Kontrazeption

Orale Kontrazeptiva („Pille") wirken über eine negative Rückkopplung, die durch die regelmäßige Einnahme von östrogen- und gestagenhaltigen Präparaten entsteht: Die

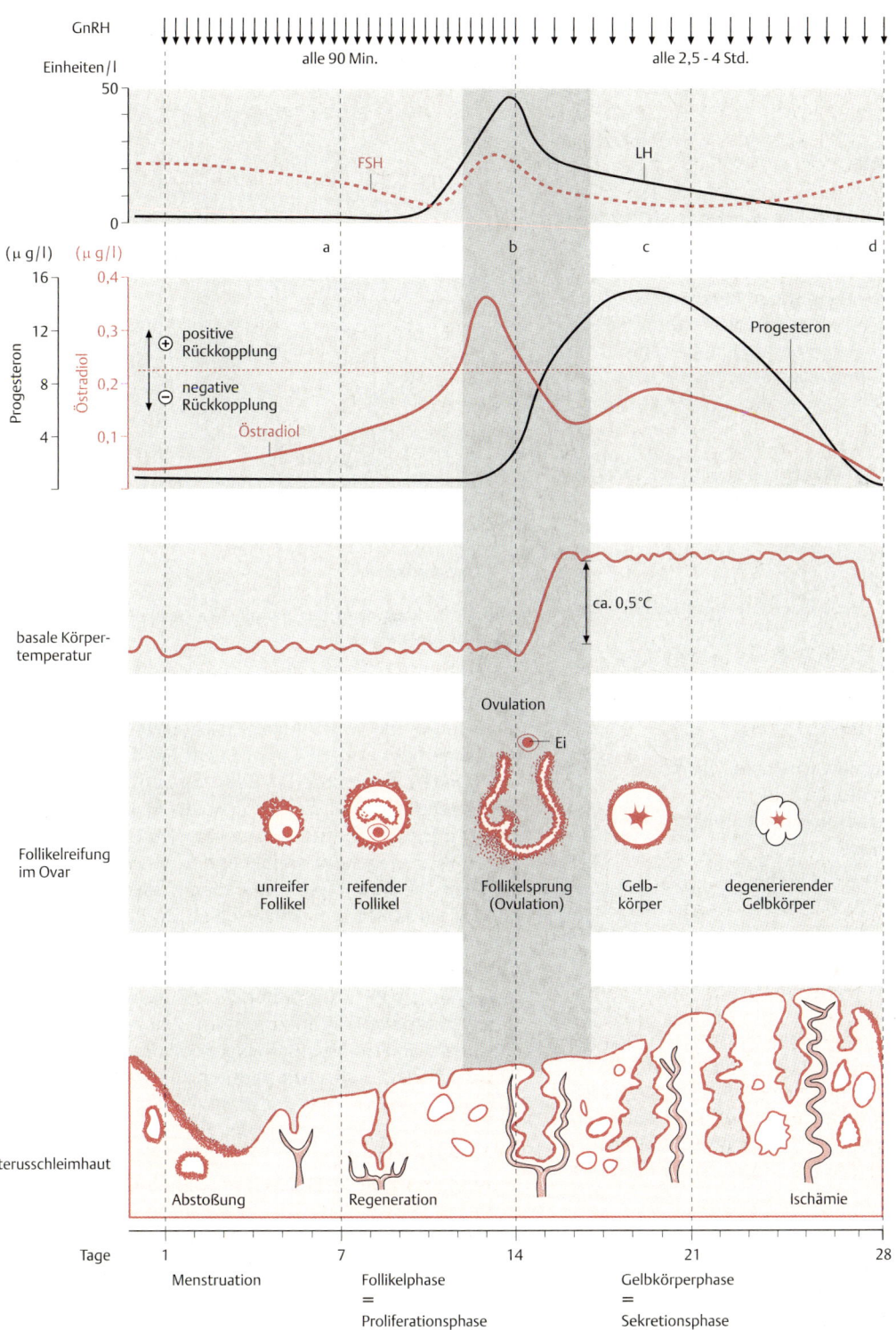

Abb. 11.2 Der zeitliche Ablauf des weiblichen Zyklus.

exogen zugeführten Sexualhormone hemmen die Gonadotropinfreisetzung (FSH und LH) in der Hypophyse. Ohne FSH reift kein befruchtungsfähiges Ei heran, so dass es nicht zur Ovulation und folglich auch nicht zu einer Schwangerschaft kommen kann. Außerdem modifiziert

und desynchronisiert die Pille den regelrechten Aufbau des Endometriums, die Zusammensetzung des Zervixschleims wird verändert und die Tubenmotilität gestört. Auf diese Weise können auch sehr niedrig dosierte reine Gestagenpräparate („Minipille") ohne Ovulationshemmung kontrazeptiv wirken, das Risiko einer ungewollten Schwangerschaft ist aber höher als bei Kombinationspräparaten.

11.4 Androgene

Die männlichen Sexualhormone werden als Androgene bezeichnet.

> **Merke**
>
> Das wichtigste Androgen ist das **Testosteron.** Es entsteht durch Abspaltung der Seitenkette und Hydroxylierung von C17 aus Progesteron. Sein wirksamster Metabolit ist das **5α-Dihydrotestosteron**, das unter dem Einfluss der 5α-Redukatase aus Testosteron entsteht.

Androgene werden in den **Keimdrüsen** (Hoden, Ovar) und in der **Nebennierenrinde** gebildet. Sie haben sowohl bei Männern als auch bei Frauen eine Vielzahl von Funktionen, ihre Wirkung ist dosisabhängig und daher bei Männern stärker ausgeprägt:

- Differenzierung des Fetus in einen männlichen Phänotyp,
- Ausbildung primärer (Hoden, Penis, etc.) und sekundärer (z. B. tiefe Stimme) männlicher Geschlechtsmerkmale,
- Ausbildung der Scham- und Achselbehaarung,
- Förderung des Längenwachstums, in hohen Dosen Schluss der Epiphysenfugen,
- anabole Stoffwechselwirkung mit Zunahme von Muskel- und Knochenmasse,
- Förderung von Libido und Potenz,
- Stimulation der Erythropoese,
- Erhöhung der Fructosekonzentration in der Samenflüssigkeit,
- Steuerung der Spermatogenese (zusammen mit FSH).

> **Merke**
>
> Die **Testosteronfreisetzung** unterliegt der Regulation durch Hypothalamus und Hypophyse: **GnRH** fördert die Sekretion von **LH**, das an die Leydig-Zellen im Hoden bindet, wo es die Testosteronbiosynthese stimuliert. Testosteron übt wiederum eine **negative Rückkopplung** auf Hypothalamus und Hypophyse aus (**Abb. 11.3**).

11.5 Gameten

Zum Thema Oogenese und Gametogenese siehe Biologie, S. 134.

11.6 Kohabitation und Befruchtung

Kohabitation. Siehe auch Anatomie, S. 322

Befruchtung und Nidation der Eizelle. Bei der Ovulation rupturiert die Wand des Graaf-Follikels und das Ei wird

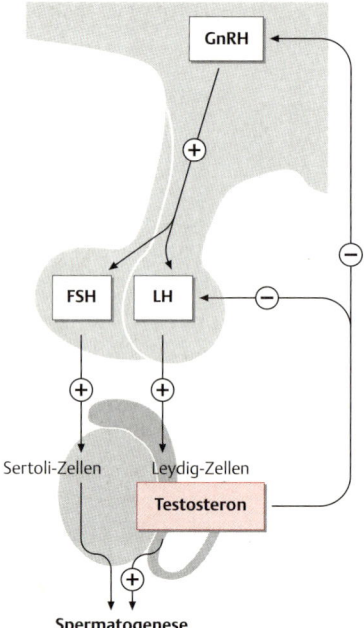

Abb. 11.3 Steuerung der männlichen Sexualhormone und der Spermatogenese.

mit der umgebenden Corona radiata aus dem Ovar ausgeschwemmt und vom Fimbrientrichter der Tube aufgefangen. Innerhalb von etwa 4 Tagen wird es durch den Zilienschlag des Tubenepithels in den Uterus transportiert.

Die Eizelle (Oozyte) ist nur etwa 6–24 h befruchtungsfähig, während Spermien unter optimalen Bedingungen bis zu 3(–5) Tagen im weiblichen Genitaltrakt überleben können. Die Vereinigung mit einem aszendierten Spermium (Spermatozoon) findet daher in der Regel noch im ampullären Teil der Tube statt. Dazu müssen die Spermien zunächst mithilfe hydrolytischer Enzyme und der Protease Akrosin die Zona pellucida auflösen und durchdringen (Akrosomenreaktion). Unmittelbar nach Eindringen des ersten Spermiums **(Imprägnation)** verändert sich die Zona pellucida und wird dadurch für weitere Spermien unüberwindbar. Durch den Kontakt mit dem Spermatozoon wird die 2. Reifeteilung ausgelöst. Anschließend verschmelzen die beiden Gametenkerne zum diploiden Chromosomensatz des neuen Menschen **(Konjugation)**.

Während die so entstandene Zygote in Richtung Uterus wandert, teilt sie sich mitotisch. Nach etwa 3 Tagen ist die aus 32 Zellen bestehende Morula entstanden. Im weiteren Verlauf bildet sich ein flüssigkeitsgefüllter Hohlraum (Blastozyste). Die Blastozyste differenziert sich weiter in eine äußere Trophoblasten-Schicht, aus der sich später die Plazenta entwickelt, und den inneren Embryoblasten.

Etwa im Alter von 6 Tagen nistet sich die Blastozyste in die Uterusschleimhaut ein **(Nidation, Implantation)**. Zu diesem Zeitpunkt befindet sich das Endometrium gerade auf dem Höhepunkt der Sekretionsphase. Dort wo die Blastozyste auf das Endometrium trifft, verschmelzen die Trophoblastzellen miteinander und wandeln sich in den Synzytiotrophoblasten um. Durch enzymatischen Abbau des

Endometrium-Epithels wird das Vordringen des Keims in die Uterusschleimhaut ermöglicht.

11.7 Schwangerschaft

Schon sehr früh beginnt der Synzytiothrophoblast **hCG (= humanes Choriongonadotropin)** zu bilden (deshalb beruhen die meisten Schwangerschaftstests auf dem Nachweis von hCG). hCG ist dem LH sehr ähnlich. Unter seinem Einfluss bleibt der Gelbkörper, der dann als **Corpus luteum gravidatis** bezeichnet wird, erhalten und produziert weiter **Progesteron**. Ab etwa dem 2. Schwangerschaftsdrittel produziert die Plazenta selbst in ausreichender Menge Progesteron, der hCG-Spiegel sinkt daher wieder ab.

> **Klinik**
>
> **Bedeutung von Progesteron.** Progesteron ist unbedingt notwendig, um eine Schwangerschaft zu erhalten. Ist zu wenig Progesteron vorhanden, geht das Endometrium und damit auch die Schwangerschaft zugrunde. Künstlich kann man einen Progesteron-Mangel durch die Gabe eines Anti-Progesterons (z. B. die „Abtreibungs-Pille" RU 486, Mifepriston) auslösen und dadurch medikamentös einen Schwangerschaftsabbruch induzieren.

Im Verlauf der Schwangerschaft entwickelt sich aus dem Trophoblasten die **Plazenta**, die für die **Austauschprozesse** zwischen Mutter und Kind notwendig ist und wichtige **endokrine Funktionen** erfüllt. Teilweise ist die Plazenta auf die Anlieferung von Vorstufen (z. B. Östrogen-Vorstufen wie DHEA [Dihydroepiandrostendion]) durch die fetale Nebennierenrinde angewiesen, man spricht daher auch von der **fetoplazentaren Einheit** (Mutter, Fetus, Plazenta). Die wichtigsten in der Plazenta gebildeten Hormone sind neben dem **hCG Östrogene, Gestagene** und **HPL** (= humanes plazentares Lactogen, oder: HCS = Humanes Chorion-Somatomammotropin). HPL wirkt wie Somatotropin auf den Kohlenhydrat- und Fettstoffwechsel und fördert das Gewebewachstum. Zusammen mit den steigenden Östrogenspiegeln ist es an der Vorbereitung der Brustdrüse auf die Laktation beteiligt.

Während die ansteigenden Östrogenspiegel in der Hypophyse die Synthese von Prolactin stimulieren, wirken sie gleichzeitig in der Brustdrüse selbst prolactinantagonistisch und verhindern so, dass der Milchfluss schon vor der Geburt einsetzt. Östrogene sensibilisieren zudem den Uterus für die Wirkung von Oxytocin, während die hohen Progesteronspiegel die Muskelaktivität des Uterus hemmen und dadurch eine vorzeitige Wehentätigkeit verhindern.

11.8 Fetus

Die Besonderheiten des fetalen Herz-Kreislauf-Systems sowie die Unterschiede der Organfunktionen zwischen Fetus, Kind und Erwachsenem werden jeweils in den entsprechenden Kapiteln der anderen Buchteile abgehandelt.

11.9 Geburt

Ein Wechselspiel aus fetalen Signalen, Hormonen und weiteren, bisher noch nicht genau geklärten Faktoren leitet etwa 40 Wochen post menstruationem die Geburt ein. Unter dem Einfluss vasodilatatorischer und chemotaktischer Substanzen (v. a. Prostaglandine) wird das zervikale Bindegewebe erweicht, und der Muttermund öffnet sich. Im Hypothalamus und der aktivierten Dezidua wird Oxytocin freigesetzt. Darauf reagiert das Myometrium – in dem unter dem Einfluss von Östrogen vermehrt kontraktionsassoziierte Proteine exprimiert worden sind – mit koordinierten rhythmischen Kontraktionen (Wehen). Der Druck des Kindes in Richtung Cervix uteri reizt die dort befindlichen Mechanorezeptoren und verstärkt die Oxytocinsekretion (**Ferguson-Reflex**). Nach der Geburt von Kind und Plazenta werden die Mechanorezeptoren nicht mehr gereizt und die Oxytocin-Sekretion lässt wieder nach.

11.10 Laktation

Während der Schwangerschaft reift das Drüsengewebe der Brust unter dem Einfluss verschiedener Hormone (Prolactin, HPL, Östrogene, Progesteron, plazentare Steroide) heran (**Lactogenese** = Einsetzen der Milchbildung). Die hohen Östrogenspiegel wirken dabei in der Brustdrüse prolactinantagonistisch und verhindern so das vorzeitige Einsetzen der Milchproduktion. Wenn die Östrogen- und Progesteronspiegel nach der Geburt der Plazenta abfallen, kann durch die weiterhin erhöhten Prolactinspiegel die Milchsynthese in Gang gesetzt werden (**Galactogenese** = Auslösung der Milchsekretion).

> **Merke**
>
> Unterhalten wird die **Laktation** durch einen neurohormonalen Reflex: Das **Saugen** des Kindes an der Mamille stimuliert die Freisetzung von **Prolactin** und **Oxytocin** (**Abb. 11.4**).

Prolactin. Es dient dazu, die Laktation in Gang zu setzen (Galactogenese) und die Milchproduktion zu erhalten (Galactopoese). Prolactin hat außerdem eine hemmende Wirkung auf die GnRH-Freisetzung, wodurch in der Regel verhindert wird, dass die Frau noch während der Stillperiode erneut schwanger wird. Das daraus resultierende Ausbleiben eines normalen Zyklus wird als „Stillamenorrhö" bezeichnet.

Die Prolactinfreisetzung aus den lactotropen Zellen der Hypophyse unterliegt einem multifaktoriellen Regelkreis, der v. a. über inhibitorische Faktoren (Prolactin-Inhibiting-Hormon = Dopamin) reguliert wird. Normalerweise steht die Prolactinsekretion dauernd unter der direkten Hemmung des Hypothalamus. In der Stillperiode hemmt

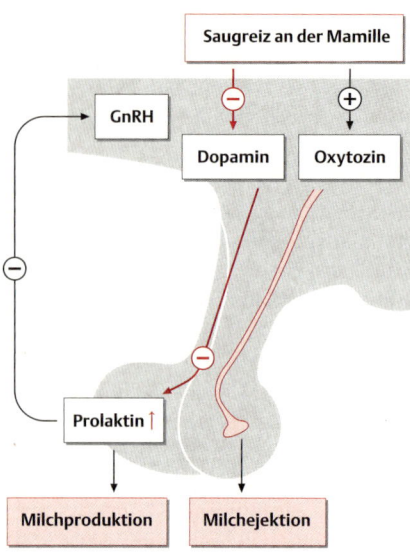

Abb. 11.4   Steuerung der Laktation über einen neurohormonalen Reflex. Prinzip der doppelten Hemmung: Die Hemmung des Hemmstoffs (Dopamin) führt zu einer verstärkten Prolactinfreisetzung. Außerhalb der Stillperiode wird die Prolactinsekretion durch einen inhibitorischen Regelkreis blockiert (gestrichelter Kasten).

das Saugen des Kindes an der Mamille reflektorisch die Dopaminfreisetzung im Hypothalamus und durch den Wegfall dieser Hemmung wird in der Hypophyse nun vermehrt Prolactin freigesetzt. Zusätzlich wird die Prolactinsekretion durch verschiedene andere Hormone (z. B. TRH) stimuliert.

Oxytocin (vgl. S. 769). Oxytocin wird im Ncl. supraopticus und Ncl. paraventricularis des Hypothalamus gebildet und im Hypophysenhinterlappen gespeichert. Oxytocin wird bei Reizung der Genitalorgane (v. a. durch die Dehnung bei der Geburt) oder Saugen an den Brustwarzen beim Stillen ausgeschüttet. Unter dem Einfluss von Oxytocin kontrahieren sich die Myoepithelzellen in der Brustdrüse und pressen dadurch die Milch aus den Azini in die Ausführungsgänge (Milchejektion). Auch am Myometrium löst Oxytocin Kontraktionen aus. Während der Schwangerschaft werden die Oxytocin-Rezeptoren am Uterus aufreguliert, so dass am Ende der Schwangerschaft effektiv Wehen ausgelöst und gesteuert werden können. Nach der Geburt bedingt die hohe Rezeptordichte schmerzhafte Uteruskontraktionen beim Stillen („Nachwehen"). Diese Kontraktionen begünstigen die Rückbildung des Uterus und den Abfluss der Lochien („Wochenfluss").

11.11 Alter

Alle lebenden Organismen unterliegen einem **multifaktoriell** bedingten Alterungsprozess, der zwar durch exogene Faktoren beeinflusst, nicht aber wirklich aufgehalten oder gar umgekehrt werden kann. Der Alterungsprozess ist durch eine Abnahme der Organreserven gekenn-

zeichnet, die sich besonders bei Belastungen bemerkbar macht.

– **Endokrines System:** Im Sexualhormonsystem erfolgen die ausgeprägtesten altersabhängigen Veränderungen. In der Pubertät setzt die Synthese der Sexualhormone ein, nach der reproduktiven Phase nimmt sie wieder ab (s. u.).
– **Herz:** Es reagiert vermindert auf β-adrenerge Reize, die maximale Herzfrequenz sinkt.
– **Gefäße:** Der Elastizitätsverlust führt zu Blutdruckanstieg, im Alter kommt es häufig zu Arteriosklerose.
– **Knochenmark:** Es wird zunehmend durch Fett- und Bindegewebe ersetzt, Abnahme der immunologischen Kompetenz und zunehmende Abwehrschwäche.
– **Lunge:** Vitalkapazität, Diffusionskapazität, Compliance und Ziliendichte nehmen ab.
– **Leber:** Synthese- und Entgiftungsleistung nehmen ab.
– **Niere:** Nephronen gehen verloren und es kommt zu glomerulärer Sklerose, Abnahme der glomerulären Filtrationsrate.
– **Nervensystem:** Nervenzellen gehen verloren, Abnahme der Erregungsleitungsgeschwindigkeit und Verlängerung der Reaktionszeiten, sinkende Leistungsfähigkeit der Sinnesorgane
– **Muskel:** Muskelmasse und -kraft nehmen ab, Ersatz durch Bindegewebe und Fett.

11.11.1 Altersveränderungen bei der Frau

Die Übergangszeit von der vollen Geschlechtsreife bis zur Zeit der hormonellen Ruhe der Ovarien bezeichnet man als **Klimakterium**. Die letzte Menstruationsblutung (Menopause) erleben Frauen durchschnittlich mit 52 Jahren, im weiteren Verlauf stellen die Ovarien die Hormonproduktion ein. Die im Klimakterium auftretenden psychovegetativen oder somatischen Symptome lassen sich auf das postmenopausale Östrogendefizit zurückführen. Etwa 2/3 aller Frauen leiden mehr oder weniger stark ausgeprägt unter vegetativen Beschwerden (Hitzewallungen, Schlafstörungen, etc.), psychischen Symptomen (z. B. depressive Verstimmung, Reizbarkeit) oder somatischen Veränderungen (Atrophie der Genitalorgane, kardiovaskuläre Erkrankungen etc.).

Klinik

Osteoporose. Am Skelettsystem kann man bei Frauen in der Postmenopause eine beschleunigte Demineralisation beobachten. Sie wird durch den Östrogenmangel begünstigt und kann zur Ausbildung einer **Osteoporose** führen. Klinisch äußern sich osteoporotische Beschwerden in Form von Knochenschmerzen (v. a. Rückenschmerzen), einer Abnahme der Körpergröße und vermehrten Frakturen ohne adäquates Trauma.

11.11.2 Altersveränderungen beim Mann

Im Gegensatz zu den Frauen erfahren die Männer keinen abrupten Abbruch der sexuellen und reproduktiven Zellfunktionen, sondern die Testosteronproduktion sinkt nur langsam ab (ab dem 40. Lebensjahr jährlich um ca. 1%). Die Fortpflanzungsfähigkeit bleibt bis ins hohe Alter erhalten, allerdings nimmt die Spermienqualität ab. Mit zunehmendem Alter treten außerdem vermehrt Erektionsstörungen auf.

Biologie

Histologie

Anatomie

Chemie

Biochemie

Physik

Physiologie

Psych./Soz.

Grundbaustein des Nervensystems ist das **Neuron**, die Nervenzelle. Deren Ausläufer, die **Axone**, schließen sich zu Nervenfasern zusammen, die unseren Körper in einem komplexen Netzwerk durchziehen (zum Aufbau des Neurons s. S. 84). Sog. **efferente** Nervenfasern ziehen vom ZNS in die Peripherie, ihnen entgegen verlaufen die **afferenten** Fasern, die Signale aus den Sinnesrezeptoren zum ZNS leiten, wo sie verarbeitet werden. Die Signale werden in Form elektrischer Potenziale, insbesondere sog. **Aktionspotenziale**, weitergeleitet und über **Synapsen** an andere Zellen weitergegeben.

> **Merke**
> Zur Unterscheidung zwischen efferenten und afferenten Nervenzellen: Efferente Fasern lösen einen Effekt aus.

12.1   Ionenkanäle

Siehe ab S. 795

12.2   Ruhemembranpotenzial

Siehe Kapitel 1 ab S. 677

12.3   Signalübertragung an Zellen

12.3.1   Passive elektrische Eigenschaften

Erregbare Zellen sind Zellen, die auf eine Verminderung ihres Membranruhepotenzials (also eine Depolarisation) über einen bestimmten Schwellenwert hinaus mit der Ausbildung eines sog. **Aktionspotenzials** reagieren. Die hierzu notwendigen, speziellen Na$^+$-Kanäle, sind nur bei **Nerven-, Sinnes-** und **Muskelzellen** zu finden. Eine solche Erregung wird durch Auslösen weiterer Aktionspotenziale entlang der Zelle weitergeleitet. Voraussetzung hierfür ist die passive Erregungsweiterleitung entlang der Zellmembran. Dies gilt sowohl für myelinisierte wie auch für marklose Nervenfasern.

Die **passive Erregungsweiterleitung** beruht auf depolarisierenden Strömen zwischen erregten und unerregten Membranabschnitten. Ein erregender Impuls, der z.B. durch eine exzitatorische Synapse ausgelöst wird, führt lokal zu einer **Depolarisation** (= Erregung), die sich von diesem Punkt aus konzentrisch über die Membran ausbreitet. An dieser Ausbreitung sind zunächst keine Ionenkanäle beteiligt; man bezeichnet sie als **elektrotonische Erregungsleitung**. Sie ist vergleichbar mit der Stromleitung in einem Kabel.

Geschwindigkeit und Ausbreitung der Erregung. Drei Eigenschaften der Zellmembran bzw. der Nervenfaser sind maßgeblich.

– Die **Isolierung** der Zelle: Ist eine Nervenfaser schlecht isoliert, gibt sie ständig Strom an das umgebende Gewebe ab. Die Erregung wird dann nicht weit geleitet, sondern versiegt rasch. Da Myelinscheiden als Isolatoren dienen, leiten markhaltige Nervenfasern Erregungen sehr viel besser als marklose.
– Der **Axondurchmesser** und **Innenlängswiderstand** der Nervenfaser: Die Faser selbst setzt der Erregungsausbreitung einen Widerstand entgegen. Dieser ist abhängig von der Dicke der Faser und nimmt mit dem Quadrat des Durchmessers ab. Folglich können dickere Fasern Erregungen schneller elektrotonisch leiten als dünnere.
– Die **Kondensatoreigenschaften** der Nervenfasermembran: Die Membran kann eine Ladungsmenge ähnlich wie ein Kondensator aufnehmen. Diese Ladung steht der elektrotonischen Weiterleitung nicht mehr zur Verfügung. Eine hohe **Membrankapazität** führt also zu einer schlechteren Erregungsleitung. Die Membrankapazität nimmt zwar mit der Dicke der Faser und proportional der Membranfläche zu, die Abnahme des Längswiderstands in dickeren Fasern wiegt aber die Zunahme der Membrankapazität bei weitem auf. Auch die bei dicken Nervenfasern oft vorhandene Markscheide wirkt der Membrankapazität entgegen.

> **Merke**
> Dicke, myelinisierte Fasern leiten am besten.

Das Maß für die elektrotonische Leitfähigkeit ist die **Membranlängskonstante λ**. Sie gibt die Entfernung vom Reizort an, in der das Potenzial nur noch 37 % der Amplitude am Reizort aufweist. Sie liegt je nach Faserdicke und Myelinisierung zwischen 0,1 und 5 mm. Je größer λ, desto besser ist die elektrotonische Leitfähigkeit. Die Abnahme der Signalamplitude mit dem Laufweg bezeichnet man als **Dekrement**.

12.3.2   Das Aktionspotenzial

Das Dekrement ist der große Nachteil der elektrotonischen Leitung: Nach einer gewissen Entfernung erlischt das Signal. Für Impulsleitungen über lange Strecken ist daher ein System erforderlich, das die Signalamplitude durch aktive Vorgänge aufrechterhält – dies leistet das **Aktionspotenzial (AP)**.

Auslösung und Entstehung eines AP. Wird die Zellmembran einer erregbaren Zelle depolarisiert und dabei ein kritischer Schwellenwert (das sog. **Schwellenpotenzial**) erreicht, so öffnen sich in der Membran **schnelle, spannungsabhängige Na$^+$-Kanäle**. Durch den resultierenden

Na⁺-Einstrom wird die Membran schnell und stark depolarisiert. Dies führt sogar zu einer Umkehrung des Membranpotenzials, so dass die Innenseite der Membran gegenüber der Außenseite positiv geladen wird (= Aktionspotenzial). Dabei gilt das **„Alles-oder-nichts-Prinzip"**: Wird das Schwellenpotenzial überschritten, wird ein Aktionspotenzial ausgelöst, egal wie stark der auslösende Reiz war. An den Nervenzellen läuft die Umwandlung von Depolarisationen (z. B. durch exzitatorische Synapsen, s. u.) in Aktionspotenziale bevorzugt am **Axonhügel** ab. Die APs können dann direkt über das Axon weitergeleitet werden.

Fortleitung des AP. Das AP wird zunächst elektrotonisch weitergeleitet, trifft aber in der Nachbarschaft auf weitere Na⁺-Kanäle, die sich wiederum öffnen und so erneut ein identisches AP erzeugen. Auf diese Weise werden Aktionspotenziale fortgeleitet, ohne dass ihre Amplitude abnimmt.

Die schnellen Na⁺-Kanäle können in drei Zuständen vorliegen:
- geschlossen und aktivierbar,
- offen oder
- geschlossen und inaktiv.

Die morphologische Grundlage dieser Zustände sind zwei Tore des Kanalproteins: In der Ruhestellung ist das innere Tor geöffnet und das äußere geschlossen – der Kanal ist geschlossen, aber aktivierbar. Bei Erreichen des Schwellenpotenzials öffnet sich auch das äußere Tor. Der Kanal ist offen und die Na⁺-Ionen können in die Zelle einströmen. Es resultiert eine starke Depolarisation. Diese führt wiederum dazu, dass sich das innere Tor verschließt und der Kanal inaktiviert wird – er ist geschlossen und nicht mehr aktivierbar.

Erst die auf das AP folgende **Repolarisation** öffnet das untere Tor wieder und macht den Kanal erneut aktivierbar. Die schnellen Na⁺-Kanäle sind also nur zu Beginn des AP aktiv und werden dann sehr schnell wieder inaktiviert.

Einflussfaktoren für die Funktion der Na⁺-Kanäle sind das Membranpotenzial, die extrazelluläre Ca²⁺-Konzentration sowie Gifte und Lokalanästhetika.

- **Membranpotenzial:** Eine Vordepolarisation, also ein gegenüber dem normalen Ruhepotenzial (-70 mV bis –90 mV) erniedrigtes Potenzial, führt dazu, dass bereits einige Kanäle in den inaktivierten Zustand übergegangen sind, ohne dass ein AP abgelaufen ist. Eine vordepolarisierte (hypopolarisierte) Zelle (z. B. –60 mV) ist also weniger erregbar als eine Zelle im Ruhezustand. Umgekehrt ist die Erregbarkeit einer hyperpolarisierten Zelle größer. Bei einem Membranpotenzial von –100 mV ist die Aktivierbarkeit der schnellen Na⁺-Kanäle am höchsten.
- **Erhöhte Ca²⁺-Spiegel** heben das Schwellenpotenzial an und vermindern so die Erregbarkeit einer Zelle. Umgekehrt führen zu niedrige Ca²⁺-Spiegel zu einer gesteigerten Erregbarkeit. An Muskelzellen kommt es dadurch zu Muskelkrämpfen.
- **Gifte:** Tetrodotoxin, das Gift des Kugelfisches, blockiert das äußere Tor des Na⁺-Kanals und schaltet so das ge-

samte schnelle Na⁺-System aus. Lokalanästhetika wie das Lidocain hemmen den Kanal reversibel.

Phasen des Aktionspotenzials. Form und Verlauf des Aktionspotenzials sind immer gleichförmig und vollziehen sich in drei Phasen (**Abb. 12.1**):
- **Aufstrich oder Depolarisationsphase:** Bei Erreichen des Schwellenpotenzials öffnen sich massenhaft schnelle Na⁺-Kanäle, die zu einer raschen Depolarisation der Zelle führen. Dieser sog. Aufstrich des Aktionspotenzials dauert ca. 0,2–0,5 ms und kann sogar positive Potenziale von bis zu +20 bis +30 mV erreichen (**Overshoot**).
- **Repolarisationsphase:** Durch die fortschreitende Depolarisation verschließen sich immer mehr der schnellen Na⁺-Kanäle, bis letztendlich alle inaktiviert sind. Gleichzeitig werden durch die Depolarisation K⁺-Kanäle geöffnet, die die Repolarisationsphase des AP einleiten.
- **Nachpotenziale:** Die Repolarisation endet nicht punktgenau am ursprünglichen Ruhepotenzial der Zelle, sondern dauert meist noch etwas länger an. Es entsteht ein hyperpolarisierendes Nachpotenzial. Daneben können aber auch depolarisierende Nachschwankungen auftreten.

Dauer des AP. Insgesamt dauert ein AP der Nervenzelle 1–2 ms, das einer Skelettmuskelzelle ca. 10 ms. Eine Ausnahme stellen Herzmuskelzellen dar. Ihr Aktionspotenzial dauert ca. 200 ms (S. 679).

Ionenströme während des AP. Der Aufstrich des Aktionspotenzials ist durch einen **Na⁺-Einstrom**, die Repolarisation durch einen **K⁺-Ausstrom** gekennzeichnet. Da im

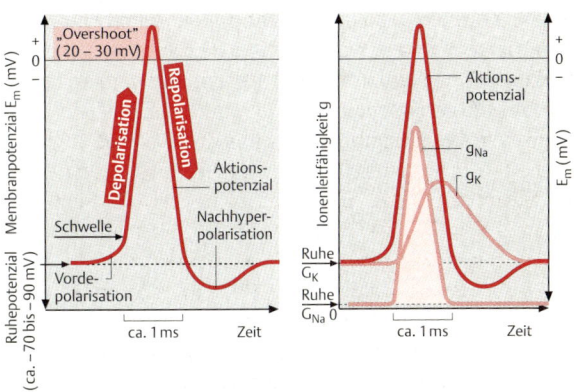

Abb. 12.1 Aktionspotenzial. a Charakteristischer Verlauf des AP einer Nervenzelle. **b** Zugrunde liegende Leitfähigkeitsänderungen für Natrium und Kalium (nach Silbernagl/Despopoulos).

Biologie

Histologie

Anatomie

Chemie

Biochemie

Physik

Physiologie

Psych./Soz.

Verhältnis zur ihrer Gesamtkonzentration relativ wenig Ionen bewegt werden, bleiben die jeweiligen Konzentrationen auch nach mehreren APs konstant.

Ionenpumpen wie die Na^+/K^+-ATPase sind vor allem für die Aufrechterhaltung des Ruhemembranpotenzials verantwortlich. Bei Blockade der Na^+/K^+-Pumpe sind auch nach einigen Minuten keine messbaren Konzentrationsänderungen vorhanden, weil die Ionenflüsse quantitativ so gering sind.

Refraktärzeit. Nach einer überschwelligen Reizung kann in einer Nervenzelle zunächst für einige Zeit kein weiteres Aktionspotenzial ausgelöst werden. Diese sog. Refraktärzeit beruht auf der Inaktivierung der schnellen Na^+-Kanäle bei Depolarisation. Während das AP noch andauert, ist eine neue Erregung also unmöglich – man spricht von der **absoluten Refraktärzeit**.

Nach dem Ende des AP werden die Na^+-Kanäle langsam wieder aktivierbar. Da dies aber erst nach und nach geschieht und zudem oft noch hyperpolarisierende Nachpotenziale auftreten, ist ein deutlich stärkerer Reiz als normal nötig, um ein neues AP auszulösen. Ein AP, das während dieser **relativen Refraktärzeit** ausgelöst wird, hat aufgrund der noch geringeren Anzahl aktivierbarer Na^+-Kanäle eine deutlich kleinere Amplitude als normal, wobei die typische Gestalt erhalten bleibt.

> **Merke**
>
> Absolute Refraktärzeit: ca. 2 ms.
>
> Relative Refraktärzeit: mehrere ms.

12.3.3 Fortleitung des Aktionspotenzials

Fortleitung in marklosen Nerven. Aktionspotenziale werden in einer Nervenfaser zunächst wie eine normale Potenzialänderung **elektrotonisch** fortgeleitet. Allerdings lösen die elektrotonischen Ströme erneut ein AP aus, wenn sie an einem benachbarten Membranbezirk das Schwellenpotenzial überschreiten. So entstehen nebeneinander immer neue Aktionspotenziale. Die Ausbreitung entlang der Nervenfaser erfolgt dabei physiologischerweise immer in eine Richtung, da die Membran in der Richtung, aus der das Aktionspotenzial kommt, noch refraktär ist, wenn die neuen APs entstehen (**Abb. 12.2**).

Der kontinuierliche Aufbau von Aktionspotenzialen kostet Zeit, deshalb werden auch APs in marklosen Nerven langsamer weitergeleitet als in markhaltigen Fasern.

Fortleitung in markhaltigen Nerven. Impulse, die möglichst schnell das Zielorgan erreichen sollen, werden über myelinisierte Fasern geleitet. Hier werden nur im Bereich der Schnürringe APs aufgebaut, während die myelinisierten Internodien durch elektrotonische Leitung überbrückt werden. Diese Art der Weiterleitung nennt man **saltatorische Erregungsleitung** (das AP „springt" von einem Schnürring zum nächsten) (**Abb. 12.2**). Diese Leitung ist schnell, aber mit einem Amplitudenverlust verbunden (s.o.). Das Potenzial muss also den nächsten Schnürring erreicht haben, bevor seine Amplitude so weit abgenom-

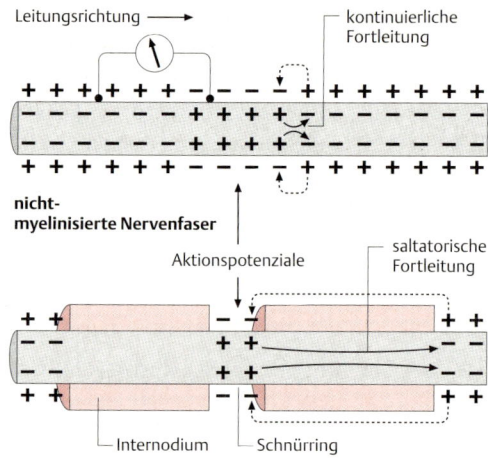

Abb. 12.2 Weiterleitung von Aktionspotenzialen in marklosen (oben) und markhaltigen (unten) Nervenfasern.

men hat, dass es unterschwellig wird. Dies wird durch eine besonders hohe Dichte von schnellen Na^+-Kanälen in den Schnürringen erreicht.

Nach dem Grad der Myelinisierung, der Dicke und damit der Leitungsgeschwindigkeit kann man verschiedene Faserklassen unterscheiden. Dabei gilt die Einteilung nach Erlanger und Gasser für efferente und afferente Fasern, die nach Lloyd und Hunt nur für afferente Fasern (**Tab. 12.1**).

> **Klinik**
>
> **Demyelinisierende Erkrankungen.** Ein Beispiel für eine neurologische Erkrankung, die mit einem Verlust der Markscheiden einhergeht, ist die **Multiple Sklerose** (MS). Sie ist durch multiple, disseminierte Entmarkungsherde im ZNS gekennzeichnet. Weitere demyelinisierende Erkrankungen sind z. B. die Neuromyelitis optica (Devic) und die akute disseminierte Enzephalomyelitis (ADEM).

Evozierte Potenziale. Durch elektrische Ströme (traditionell Gleichstrom) kann man die Membranen von Nervenzellen und -fasern künstlich erregen: Dabei bewirkt eine über einem Nerv aufgelegte Kathode eine Depolarisation der Membran. Wird dabei das Schwellenpotenzial erreicht, kommt es auch zur Ausbildung von APs. Diese pflanzen sich wie eine physiologische Erregung fort, allerdings neben der Weiterleitung in der physiologischen, **orthodromen Richtung** auch in die entgegengesetzte, **antidrome** Richtung. Die Effekte dieser Reizleitung, z. B. die Erregung eines Muskels, lassen sich mit einer zweiten Elektrode erfassen, so dass man die Reizleitungsgeschwindigkeit errechnen kann.

Je nach erregbarer Struktur und anatomischer Lage (z. B. die Dicke des umgebenden Gewebes bis zur Haut) braucht man eine bestimmte Mindeststromstärke und Impulsdauer: Als **Rheobase** (Schwellenstromstärke) bezeichnet man die Stromstärke, die bei unendlich langer Reizdauer gerade noch eine Reizantwort (Erregung) hervorrufen würde. Als **Chronaxie** bezeichnet man die Reizdauer, mit der ein

Biologie · Histologie · Anatomie · Chemie · Biochemie · Physik · Physiologie · Psych./Soz.

Tab. 12.1 Einteilung der Nervenfasern nach der Myelinisierung (nach Erlanger u. Gasser[1] sowie Lloyd u. Hunt[2])

Faserklasse1 (afferent u. efferent)	Faserklasse2 (afferent)	markhaltig	Durchmesser (μm)	Leitungsgeschwindigkeit (m/s)	Vorkommen
Aα	I	++	15	70–120	efferent: α-Motoneurone afferent: Muskelspindelafferenzen
Aβ	II	+	5–10	40–70	afferent: Mechanoafferenzen der Haut
Aγ		+	5–10	30–40	efferent: Muskelspindelefferenzen
Aδ	III	(+)	3	10–30	afferent: Thermoafferenzen, nozizeptive Afferenzen („heller Sofortschmerz")
B		(+)	1–3	5–20	efferent: präganglionäre vegetative Fasern
C	IV	–	1	0,5–2	efferent: postganglionäre vegetative Fasern afferent: nozizeptive Afferenzen („dumpfer Spätschmerz")

Strom von doppelter Rheobasenstärke wirken muss, um eine Erregung auszulösen. Die Chronaxie stellt somit ein Maß für die nervale Erregbarkeit dar.

> **Klinik**
>
> Rheobase und Chronaxie des Myokards sind von zentraler Bedeutung für **Herzschrittmacher**: Deren Elektrode, die von innen dem Myokard aufliegt, muss elektrische Impulse abgeben, die den Herzmuskel sicher erregen.
>
> Des Weiteren nutzt man die elektrische Nervenreizung auch zur Untersuchung der Nerven selbst (Bestimmung der **Erregungsleitungsgeschwindigkeit, Elektroneurografie** [ENG]) und der Muskulatur (**Elektromyografie**, EMG).

> **Merke**
>
> **Hochfrequenter Wechselstrom** hat **keinen erregenden Einfluss** auf Nervengewebe, da der Strom durch den sehr raschen Polarisationswechsel nie ausreichend lang zur Verfügung steht, um das Schwellenpotenzial zu erreichen.

12.3.4 Intrazellulärer Transport

S. auch Kapitel 1 ab S. 674.

Anterograder Transport. Viele der in der Synapse benötigten Enzyme oder Transmitterbausteine werden im Zellkörper produziert und müssen, in Vesikeln verpackt, entlang des Axons transportiert werden. Dies erfolgt mithilfe von Kinesin entlang von Mikrotubuli. Dieser aktive Transport erreicht eine maximale Geschwindigkeit von ca. 400 mm/Tag.

Retrograder Transport. Neben Abfallstoffen aus der Präsynapse wird retrograd auch der **nerve growth factor** (NGF) zum Soma transportiert. NGF wird von der postsynaptischen Zelle gebildet und ist wichtig für den Erhalt der Axonverbindung.

> **Klinik**
>
> Die axonalen Transportmechanismen machen sich auch Krankheitserreger zunutze: So wandern z. B. **Herpes**-Viren zwischen den Erkrankungsschüben retrograd zum Soma der Nervenzellen und entgehen so der Immunabwehr. Auch **Tollwut**- (Rabies-), **Kinderlähmung**- (Polio-) und **Wundstarrkrampf**-(Tetanus-)Erreger verursachen nach retrograder Wanderung im Axon die zentralnervösen Symptome.

12.4 Signalübertragung zwischen Zellen

12.4.1 Prinzipien synaptischer Übertragung

Die Weitergabe der Impulse (Aktionspotenziale) von einer Nervenzelle an eine andere Zelle erfolgt an **Synapsen.** Dies sind Kontaktstellen zwischen dem Axon einer Nervenzelle und einer weiteren Zelle (entweder ein weiteres Neuron oder z. B. eine Muskelzelle). Man unterscheidet elektrische und chemische Synapsen.

Elektrische Synapsen

Elektrische Synapsen sind direkte Verbindungen zweier Zellen in Form von interzellulären Ionenkanälen (**Connexonen**) im Bereich der **Gap Junctions**. Durch sie werden erregende Ströme direkt von Zelle zu Zelle weitergegeben. Elektrische Synapsen dienen der Erregungsweiterleitung z. B. im Myokard und zwischen glatten Muskelzellen. Im ZNS findet man sie z. B. als Verbindungen zwischen bestimmten Glia-Zellen, den Astrozyten. Eine Erregungsweiterleitung mittels elektrischer Synapsen zwischen Neuronen ist eher untypisch. Neurone bedienen sich in der Regel chemischer Synapsen.

Biologie

Histologie

Anatomie

Chemie

Biochemie

Physik

Physiologie

Psych./Soz.

Chemische Synapsen

Im Bereich einer chemischen Synapse treten zwei Zellen in engen Kontakt miteinander, bleiben aber durch einen schmalen **synaptischen Spalt** voneinander getrennt (ca. 30 nm). Das Ende des Axons, das Signale zur Synapse leitet, wird als *prä*synaptische Endigung bezeichnet, die Membran der Zielzelle wird als *post*synaptische Membran bezeichnet (**Abb. 12.3**). Der von der präsynaptischen Endigung bedeckte Teil der postsynaptischen Membran wird teilweise auch **subsynaptische Membran** genannt. In der präsynaptischen Endigung befinden sich Membranvesikel, die mit einem bestimmten Signalmolekül, dem **Transmitter**, gefüllt sind. Erreicht ein AP die präsynaptische Endigung, so wird der Transmitter in den synaptischen Spalt ausgeschüttet und löst über spezifische Rezeptoren in der subsynaptischen Membran bestimmte Vorgänge (z. B. eine Depolarisation) aus. Durch die Zeit, die die beschriebenen Vorgänge benötigen, verzögert sich die Signalweiterleitung an einer chemischen Synapse um ca. 0,3 bis 0,5 msec. An chemische Synapsen werden Signale nur in eine Richtung übertragen (**Gleichrichterfunktion**), da die subsynaptische Membran keine Transmitter freisetzen kann und der präsynaptischen Endigung entsprechende Rezeptoren fehlen (sie trägt lediglich Rezeptoren, die die Transmitterfreisetzung stoppen, s. u.).

Synapsen kann man auch nach der Art der beteiligten Zellregionen unterteilen: Typische neuronale **Synapsenformen** sind axo-axonale, axo-dendritische, axo-somatische und dendro-dendritische Synapsen. Neuromuskuläre Synapsen werden auch als **neuromuskuläre Endplatte** bezeichnet.

12.4.2 Transmitterfreisetzung

Die Transmitter werden im Zellsoma synthetisiert und mittels anterogradem axonalem Transport in die präsynaptischen Endigungen gebracht. Dort werden sie nahe der präsynaptischen Membran in Vesikeln gespeichert.

Kommt ein Aktionspotenzial an der präsynaptischen Endigung an, so öffnen sich dort spannungsabhängige Ca^{2+}-Kanäle und es kommt zu einem **Ca^{2+}-Einstrom**. Vermittelt durch die Ca^{2+}-Ionen wird der Transmitter durch Exozyto-

se in den synaptischen Spalt freigesetzt. Je mehr Ca^{2+} einströmt, desto mehr Transmitter wird freigesetzt und desto stärker ist das Signal, das dieser an der subsynaptischen Membran auslöst.

Dieses Prinzip ist dann von Bedeutung, wenn mehrere Aktionspotenziale hintereinander ankommen: Ist die Ca^{2+}-Konzentration in der präsynaptischen Endigung noch nicht auf den Ruhewert abgesunken bevor das nächste Aktionspotenzial einläuft, so addiert sich die neu einströmende Ca^{2+}-Menge zu dem noch vorhandenen Restcalcium. Eine hohe AP-Frequenz (> 30/s) führt also zu einer erhöhten Transmitterfreisetzung (sog. **synaptische Bahnung**, s. auch S. 797). Auch eine präsynaptische Hemmung (S. 798) scheint über die Ca^{2+}-Konzentration zu wirken.

Ein möglicher Störfaktor der Transmitterfreisetzung ist eine erhöhte extrazelluläre Mg^{2+}-Konzentration. Da Ca^{2+} und Mg^{2+} um die gleichen Ionenkanäle konkurrieren, strömt bei einer erhöhten Mg^{2+}-Konzentration weniger Ca^{2+} in die präsynaptische Endigung und es wird weniger Transmitter freigesetzt.

12.4.3 Transmitter

Die **„klassischen" Neurotransmitter** sind kleine Moleküle, wie Acetylcholin, Glutamat, Aspartat, die eine erregende Wirkung an der Postsynapse haben, und γ-Aminobuttersäure (GABA) und Glycin, die inhibierend wirken.

Bei den kleinmolekularen Neurotransmittern werden die **biogenen Monoamine** aufgrund ihrer ähnlichen chemischen Eigenschaften oft als eigenständige Untergruppe betrachtet. Monoamine sind Substanzen, die durch Decarboxylierung einer Aminosäure entstehen und eine Aminogruppe enthalten. Zu den biogenen Monoaminen gehört u. a. Serotonin. Dies ist vor allem im Bereich des Hirnstamms und der Hypophyse lokalisiert und wichtig für die Stimmungskontrolle, die Regulierung von Schlaf, die Wahrnehmung von Schmerzen, Körpertemperatur, für den Blutdruck usw. Extrazerebral wirkt Serotonin v. a. im gastrointestinalen und kardiovaskulären System.

Die **Katecholamine** Noradrenalin (NA), Adrenalin und Dopamin werden ab S. 777 besprochen.

Das Corticotropin-Releasing-Hormon, das die Freisetzung des adrenocorticotropen Hormons (ACTH) aus dem Vorderlappen der Hypophyse anregt, ACTH (= Corticotropin), welches die Bildung von Glucocorticoiden in der Nebennierenrinde beeinflusst und die Substanz P, die eine starke Erweiterung der Blutgefäße und eine erhöhte Durchlässigkeit der Gefäßwände verursacht, zählen zu den **großen Transmittern**.

Co-Transmitter. Eine Nervenzelle kann grundsätzlich in ihren Synapsen immer nur den gleichen Transmitter freisetzen. Es gibt jedoch sog. Co-Transmitter (z. B. ATP oder Peptide wie die Substanz P), die gleichzeitig mit den Transmittern in den synaptischen Spalt ausgeschüttet werden und die das ausgelöste Signal an der subsynaptischen Zelle modifizieren.

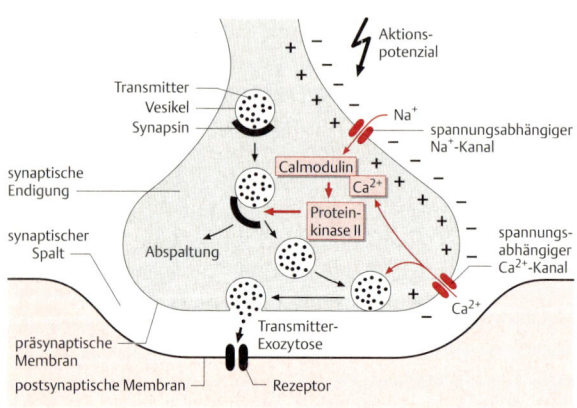

Abb. 12.3 Aufbau einer chemischen Synapse.

Beendigung der Signalübertragung

Die Signalübertragung an einer Synapse wird in der Regel schon nach kurzer Zeit beendet. Verantwortlich dafür sind verschiedene Mechanismen.

Abbau, Inaktivierung und Wiederaufnahme. Manche Transmitter werden im synaptischen Spalt rasch inaktiviert und abgebaut (z.B. Acetylcholin durch die Cholin-Esterase), andere werden wieder in die präsynaptische Endigung aufgenommen (z.B. Noradrenalin).

Autoinhibition. Auch die präsynaptische Membran trägt Rezeptoren für den ausgeschütteten Transmitter. Die Transmitterbindung an die Präsynapse führt zum Stopp der Transmitterfreisetzung (z.B. präsynaptische α_2-Rezeptoren in noradrenergen Synapsen, S. 813).

Desensitisierung. Dabei handelt es sich um eine Abnahme der Öffnungswahrscheinlichkeit der Ionenkanäle in der postsynaptischen Membran bei gleichbleibender Transmitterkonzentration im synaptischen Spalt. Sie dient zum Schutz vor einer zu starken Transmitterfreisetzung und Transmitterwirkung.

12.4.4 Rezeptoren

Die Transmitter entfalten ihre Wirkung an der subsynaptischen Membran über spezifische Rezeptoren (vgl. **Abb. 12.3**). Dabei kann man zwei große Typen unterscheiden:

Ionotrope Rezeptoren. Diese Rezeptoren sind von der Struktur her Ionenkanäle, die sich bei der Bindung des Transmitters öffnen. Sie vereinigen in einem Molekül die Bindungsstelle für den Transmitter und den eigentlichen Ionenkanal. Charakteristisch für diese Rezeptoren ist die schnelle Öffnungsgeschwindigkeit und die somit schnelle synaptische Übertragung. Ionotrope Synapsen findet man vor allem zwischen Neuronen und an den motorischen Endplatten, also an Stellen, an denen eine schnelle Signalübertragung wichtig ist.

Je nach Kanal kann die Wirkung des Rezeptors eine **Hemmung** oder eine **Aktivierung** der Zielzelle sein. Na^+-Kanäle sorgen z.B. für eine Depolarisation und Erregung der Zielzelle. Transmitter solcher **exzitatorischer Rezeptoren** sind z.B. Glutamat und Acetylcholin. Ist der geöffnete Kanal ein Cl^--Kanal, so resultiert bei Öffnung eine Hyperpolarisation und Hemmung der Zielzelle. γ-Aminobuttersäure (GABA) und Glycin wirken über solche **inhibitorischen Rezeptoren**.

Bei der Übertragung von Signalen durch ionotrope Rezeptoren spricht man von **ligandengesteuerter Übertragung**, da der Transmitter als Ligand dieser Rezeptoren fungiert und eine direkte Reaktion auslöst.

Metabotrope Rezeptoren. Diese Rezeptoren wirken über ein Second-Messenger-System (S. 766). Die Transmitterbindung an solche Rezeptoren aktiviert ein G-Protein, das entweder selbst Ionenkanäle öffnet oder dies indirekt über cAMP oder IP_3 bewirkt. Außerdem kann durch den Second Messenger aber auch die Genexpression im Kern der betroffenen Zelle beeinflusst werden. Beispiele für

metabotrope Rezeptoren sind der muscarinerge Acetylcholin-Rezeptor oder β-Rezeptor für Noradrenalin (s.u.). Bei solchen Rezeptoren spricht man von **Second-Messenger-gesteuerter Übertragung.**

12.4.5 Übertragung an der motorischen Endplatte

Die motorische Endplatte ist die synaptische Verbindung zwischen einem **Motoneuron** und einer **Muskelfaser**. Es findet eine strenge 1:1-Übertragung der Erregung statt. Wenn ein Aktionspotenzial an der präsynaptischen Endigung eines Motoneurons, welche in das Sarkolemm eingebettet ist, ankommt, wird eine Depolarisation der präsynaptischen Membran ausgelöst und spannungsabhängige Ca^{2+}-Kanäle werden geöffnet. Das durch die geöffneten Ca^{2+}-Kanäle einströmende Ca^{2+} löst über eine Signalkaskade die Exozytose von mit Neurotransmitter gefüllten Vesikeln aus. Dadurch gelangt **Acetylcholin** (ACh) in den synaptischen Spalt und kann im Verlauf auf der gegenüberliegenden Seite an Acetylcholin-Rezeptoren in der postsynaptischen Membran binden. Dadurch öffnet sich ein kationenselektiver Kanal und es strömen primär **Na^+-Ionen**, neben einem geringeren K^+-Ausstrom, in die Muskelfaser ein. Dieser Vorgang führt netto zu einer **Depolarisation des Sarkolemms** (sog. EPSP, s.u.) und infolgedessen zu einem Muskel-Aktionspotenzial, welches sich schnell über die Muskelfaser hinweg fortpflanzt und letztendlich zur Kontraktion der Faser führt. Damit es zu keiner Dauererregung der Muskelfaser kommt, spaltet das Enzym **Acetylcholin-Esterase** den Neurotransmitter in Cholin und Acetat. Die Bruchstücke werden vom Motoneuron wieder aufgenommen und für die erneute Synthese von ACh verwendet.

12.4.6 EPSP und IPSP

Die Wirkung eines Transmitters auf die Zielzelle kann entweder aktivierend oder hemmend sein, je nachdem, welche Kanäle in der postsynaptischen Membran durch den Transmitter aktiviert werden.

Exzitatorisches postsynaptisches Potenzial (EPSP). Wird durch die Transmitterbindung am Rezeptor die Na^+-Permeabilität (und in geringem Maße auch die K^+-Permeabilität) erhöht, so wird die subsynaptische Membran depolarisiert. Diese Depolarisation breitet sich elektrotonisch über die Zielzelle aus und kann bei Überschreiten des Schwellenpotenzials am Axonhügel der Zielzelle ein Aktionspotenzial auslösen. Man spricht von einem exzitatorischen postsynaptischen Potenzial (EPSP). Ein einzelnes EPSP reicht aber in der Regel noch nicht aus, um am Axonhügel das Schwellenpotenzial zu erreichen. Dazu müssen meist mehrere EPSPs zusammentreffen, die entweder gleichzeitig von verschiedenen Synapsen eintreffen (**räumliche Summation**) oder kurz nacheinander eintreffen und sich potenzieren (**zeitliche Summation**). Ein typischer Transmitter, der EPSPs auslöst, ist Glutamat.

Inhibitorisches postsynaptisches Potenzial (IPSP). Das Gegenteil der EPSP sind inhibitorische postsynaptische Potenziale (IPSP). Durch Öffnung von K^+- oder Cl^--Kanälen kommt es zu einer leichten Hyperpolarisation (bis 4 mV), die einer Erregungsbildung entgegenwirkt, die Zielzelle also hemmt. Entscheidend ist jedoch nicht diese geringe Hyperpolarisation, sondern die Öffnung der Kanäle. Eine hohe Membranleitfähigkeit für die erwähnten Ionen führt zu einem „Kurzschluss" der elektrotonischen Ströme, die für die Ausbreitung eines EPSP nötig sind. Typische inhibitorische Transmitter sind GABA und Glycin.

12.4.7 Wirkmechanismen verschiedener Transmitter

Acetylcholin. Für den exzitatorischen Transmitter Acetylcholin (ACh) existieren zwei große Rezeptorfamilien.
- **Muscarinerge ACh-Rezeptoren** sind metabotrope Rezeptoren, die entweder über eine Verminderung der cAMP-Konzentration (Subtypen M2, M3) oder eine erhöhte IP_3-Konzentration wirken (Subtyp M1). Man findet sie vor allem an den postganglionären Fasern des Parasympathikus (S. 812).
- **Nicotinerge ACh-Rezeptoren** sind Kationenkanäle, die bei Öffnung ein EPSP hervorrufen. Sie finden sich z.B. an der motorischen Endplatte und an zahlreichen anderen Synapsen.

Die Wirkung von ACh wird mittels Abbau des Moleküls durch die Cholinesterase beendet. Umgekehrt verlängert die Hemmung der Cholinesterase das Endplattenpotenzial.

Klinik

In den Übertragungsmechanismus cholinerger Synapsen greifen eine Reihe von Pharmaka ein. **Succinylcholin** und **Curare** (d-Tubocurarin) hemmen die Funktion der motorischen Endplatten und wirken so muskelrelaxierend.

Das **Botulinustoxin**, ein Toxin des Bakteriums Clostridium botulinum, zerstört ein Protein, das für die Ausschüttung von ACh aus den Vesikeln verantwortlich ist. Bereits geringe Mengen dieses Giftes führen über eine Lähmung der Atemmuskulatur zum Tode. In der Klinik wird die lokale Injektion geringster Mengen Botulinustoxin in der Therapie spastischer Muskelzustände benutzt.

Verstärkt wird die ACh-Wirkung durch **Hemmstoffe der Cholinesterase**. Bei einer Vergiftung mit solchen Mitteln kommt es zu einer schlaffen Lähmung durch Dauerdepolarisation der Endplattenmembran, so dass kein AP ausgelöst werden kann. Daneben wird auch die muscarinerge Übertragung gesteigert. Es überwiegt der Sympathikus mit den Symptomen Miosis, Bradykardie, Bronchospasmus sowie vermehrter Tränen- und Speichelfluss.

Physostigmin und **Neostigmin** sind reversible Hemmstoffe der Cholinesterase, die als Medikamente genutzt werden. Organische Phosphorsäureester, die als Insektizide Verwendung finden (z.B. Alkylphosphate wie **E605**), wirken irreversibel.

Noradrenalin (NA) und Adrenalin gehören zur Gruppe der Katecholamine. NA ist der Transmitter postganglionärer sympathischer Nervenfasern (s. S. 812) sowie in den noradrenergen Kernen des Hirnstamms. Adrenalin kommt dagegen nicht in Synapsen vor, sondern wird nur vom Nebennierenmark ins Blut freigesetzt. Man unterscheidet α_1-, α_2- und β-Rezeptoren, die sich in der Affinität zu Adrenalin und Noradrenalin sowie in der Funktion unterscheiden. Alle gehören sie zu den metabotropen Rezeptoren.
- Eine Aktivierung der α_1-**Rezeptoren** führt zu einer Erhöhung der intrazellulären Ca^{2+}-Konzentration und zu einer erhöhten IP_3-Konzentration. Sie finden sich z.B. in der Wand vieler Blutgefäße und verengen diese bei Transmitterbindung.
- α_2-**Rezeptoren** finden sich oft in der präsynaptischen Membran. Ihre Aktivierung führt über eine Abnahme der Ca^{2+}-Leitfähigkeit und über eine erniedrigte cAMP-Konzentration zu einer Hemmung der synaptischen NA-Ausschüttung (Autoinhibition, s.o.).
- Bei Aktivierung der β-**Rezeptoren** wird die intrazelluläre cAMP-Konzentration erhöht. Diese Rezeptoren vermitteln z.B. die aktivierende Wirkung des Sympathikus auf das Herz.

Klinik

Antagonisten an β-Rezeptoren, die sogenannten **β-Blocker**, werden heute bei vielen Herzkrankheiten sowie beim Bluthochdruck angewandt. Weitere Medikamente, die in die noradrenergen Synapsen eingreifen, sind z.B. **α-Methyldopa** und **Clonidin**. Sie hemmen die präsynaptischen α_2-Rezeptoren. Auch **Reserpin** greift durch Störung der NA-Speicherung in den Vesikeln in die Mechanismen der noradrenergen Synapsen ein. Alle diese Medikamente wurden früher zur Behandlung des Bluthochdrucks eingesetzt.

Dopamin, ebenfalls ein Katecholamin, findet sich vor allem in zentralen Neuronen, z.B. in den Basalganglien. Es existieren mehrere Subtypen von Rezeptoren, die sämtlich metabotrop sind. Dopamin spielt eine Rolle bei der Regulation der Motorik in den Basalganglien sowie bei der Steuerung von Denk- und Wahrnehmungsprozessen im limbischen System. Eng mit Dopamin verknüpft ist die Parkinson-Krankheit (S. 352) und die Schizophrenie (S. 872).

γ-Aminobuttersäure (GABA) ist der wichtigste inhibitorische Transmitter des ZNS überhaupt und findet sich in vielen verschiedenen Kerngebieten. Der wichtigste Rezeptor ist der $GABA_A$-Rezeptor, ein Cl^--Kanal, der sich bei Transmitterbindung öffnet und ein IPSP erzeugt (S. 795). Daneben existieren auch metabotrope Rezeptoren.

Klinik

Benzodiazepine wie Diazepam (z.B. Valium oder Faustan) sind Agonisten am $GABA_A$-Rezeptor. Über eine allgemeine Dämpfung des ZNS wirken sie sedierend, angstlösend und zentral muskelrelaxierend.

Glutamat ist der wichtigste exzitatorische Transmitter im ZNS und somit an vielen Prozessen beteiligt. Ein spezieller Glutamat-Rezeptor, der NMDA-Rezeptor, ist an Lernprozessen beteiligt (S. 872).

Serotonin als Neurotransmitter spielt v.a. im Bereich des Hirnstamms und der Hypophyse eine Rolle. Es existieren sowohl metabotrope als auch ionotrope Rezeptoren.

Glycin ist ein inhibitorischer Transmitter, dessen Rezeptor wie der GABA$_A$-Rezeptor ebenfalls ein Cl$^-$-Kanal ist. Glycin findet sich v.a. auf Rückenmarksebene als Transmitter inhibitorischer Interneurone.

Substanz P als Neuropeptid sorgt für eine Erweiterung der Blutgefäße und für eine gesteigerte Permeabilität der Blutgefäße. Als Folge wird die örtliche Durchblutung des Gewebes erhöht. Zusätzlich steigert es die Sensitivität der Schmerzneurone im Rückenmark.

Klinik

Glycinerge Interneurone sind Angriffspunkt des **Tetanustoxins**, dem Auslöser des Wundstarrkrampfs durch Clostridium tetani. Dieses Bakterium dringt durch Hautverletzungen in den Körper ein. Es produziert das Tetanustoxin, das von peripheren Nervenfasern aufgenommen und in Axonen retrograd ins Rückenmark transportiert wird. Das Toxin spaltet und inaktiviert das Protein Synaptobrevin, so dass Glycin nicht mehr aus seinen Speichervesikeln freigesetzt werden kann. Daraus resultiert eine Übererregbarkeit der Motoneurone, die letztlich zur starken Erhöhung des Muskeltonus (Spasmus) und zu schmerzhaften Muskelkrämpfen führt. Das Vollbild des Wundstarrkrampfs ist eine Atemlähmung durch Daueranspannung der Atemmuskulatur. Aufgrund der schwierigen Therapie kommt der Prophylaxe eine besondere Bedeutung zu (Tetanus-Schutzimpfung). Bei Bagatellverletzungen (z.B. Kopfplatzwunden) ist immer (!) der Tetanus-Impfstatus zu erheben und gegebenenfalls eine Auffrischung des Impfschutzes vorzunehmen.

Den gleichen Effekt hat das Gift **Strychnin**, das Glycin von den Rezeptoren der subsynaptischen Membran verdrängt.

12.4.8 Synaptische Plastizität

Eine Serie kurz hintereinander ausgelöster APs (= sogenannte **tetanische Reize**) können je nach Synapse verschiedene Phänomene auslösen:
Durch die schnelle Reizfolge steigt die Ca^{2+}-Konzentration in der präsynaptischen Endigung an, die Transmitterfreisetzung pro AP nimmt zu und die Amplitude des EPSP steigt an. Dieses Phänomen bezeichnet man als **posttetanische Potenzierung**. Besteht die Potenzierung auch noch lange Zeit nach der auslösenden Salve weiter, so spricht man von einer **Langzeitpotenzierung.** Dieses Phänomen ist an sog. NMDA-Rezeptoren für Glutamat gebunden und spielt eine wichtige Rolle bei der Gedächtnisbildung im Hippocampus (S. 872).

Das genaue Gegenteil der Potenzierung kann auftreten, wenn durch die ständige Reizung der Transmittervorrat in der präsynaptischen Endigung abfällt. Damit wird die Menge des pro AP freigesetzten Transmitters immer geringer. Man spricht von einer **Depression.**

12.5 Signalverarbeitung im Nervensystem

12.5.1 Elementarmechanismen

Von der Signalverarbeitung im Nervensystem hängt es ab, zu welchem Sinneseindruck ein bestimmter Reiz führt. Ebenen der divergierenden Signalverarbeitung sind zum einen die **Synapsen**, wo Aktionspotenziale verschiedene Reaktionen auslösen können, und zum anderen die **Neuronenverbände**: Mehrere Dendriten einer Nervenzelle können zum Axon einer anderen Nervenzelle Verbindung haben, die Dendriten einer Nervenzelle können aber auch Verbindung zu den Axonen mehrerer anderer Nervenzellen haben. In diesem Netzwerk können je nach Erregung oder Hemmung Reize modifiziert werden.

Summation, Bahnung und Okklusion

Summation. Unter Summation versteht man, dass mehrere unterschwellige Reize sich zu einem überschwelligen Reiz addieren und so doch noch ein Aktionspotenzial am Axonhügel des Zielneurons auslösen können. Bei der **räumlichen Summation** erreichen nahezu zeitgleich erregende Impulse von mehreren Synapsen die Zielzelle und addieren sich. Die **zeitliche Summation** ist seltener; hier addieren sich hochfrequente Impulssalven an einer erregenden Synapse zu einem überschwelligen EPSP.
Bahnung. Bei der Bahnung erleichtert ein Signal die Übertragung der nachfolgenden Signale. Auf synaptischer Ebene bedeutet dies eine gesteigerte Transmitterfreisetzung pro Impuls. Der intrazelluläre Mechanismus entspricht dem der posttetanischen Potenzierung (s.o.). Bedeutung hat die Bahnung aber auch in neuronalen Netzwerken (s.u.). Hat ein Impuls einmal einen bestimmten Weg beschritten, erleichtert dies den folgenden Impuls.
Okklusion. Das Gegenteil der Bahnung ist die Okklusion. Der Erfolg mehrerer hintereinander einlaufender Impulse wird, z.B. aufgrund einer synaptischen Depression (s.o.), gegenüber einem Einzelreiz immer geringer. Auch Okklusion ist v.a. in Netzwerken bedeutsam.

Synaptische Hemmung

Unter synaptischer Hemmung versteht man die Hemmung eines Signals, das von einer erregenden Synapse auf eine Zielzelle übertragen wird, durch die gleichzeitige Aktivität einer hemmenden Synapse. Dabei kann man zwei Formen unterscheiden.

– Die **postsynaptische Hemmung** kommt dadurch zustande, dass an derselben Zielzelle gleichzeitig eine hemmende Synapse ein Signal überträgt. Das im Bereich der subsynaptischen Membran von dieser hemmenden Sy-

Biologie · Histologie · Anatomie · Chemie · Biochemie · Physik · **Physiologie** · Psych./Soz.

napse erzeugte IPSP erschwert die Erregung der Membran durch die exzitatorischen Transmitter der eigentlichen (erregenden) Synapse.

– Bei der **präsynaptischen Hemmung** setzt eine axo-axonale Synapse – d.h. die Verbindung eines Axons an ein anderes Axon – an der präsynaptischen Endigung an. Wird diese aktiviert, wird die Effektivität der nachgeschalteten synaptischen Verbindung verringert und es werden weniger Transmittermoleküle in den eigentlichen synaptischen Spalt freigesetzt. Der Transmitter der hemmenden axo-axonalen Synapse ist GABA. Durch diese Art der Verschaltung können einzelne synaptische Eingänge selektiv kontrolliert werden. Ein Beispiel ist die Verschaltung afferenter Ia-Fasern auf die α-Motoneurone im Rückenmark (S. 821).

12.5.2 Signalverarbeitung in Neuronenverbänden

Im Gegensatz zu der bereits oben erwähnten räumlichen Summation und der Okklusion werden die folgenden Mechanismen ausschließlich auf Ebene der Neuronenverbände wirksam.

Divergenz und Konvergenz

Die meisten Axone stehen über Kollateralen mit mehreren Zielzellen in Verbindung. So kann ein Neuron mehrere weitere Neurone erregen, und jedes dieser Neurone wiederum mehrere weitere Neurone. Dieses Phänomen der Erregungsausbreitung bezeichnet man als **Divergenz**.

Das Gegenteil hierzu ist die **Konvergenz**. In diesem Fall laufen die Informationen mehrerer Neurone auf eine Zelle zusammen. Ein Beispiel ist das α-Motoneuron des Rückenmarks, auf das mehrere tausend Neurone konvergieren können.

Neuronale Hemmung

In neuronalen Netzen findet man immer auch hemmende Synapsen, die oftmals sog. Interneurone darstellen, also Neurone, die lediglich zwischen zwei anderen Neuronen geschaltet sind (**Abb. 12.4**).

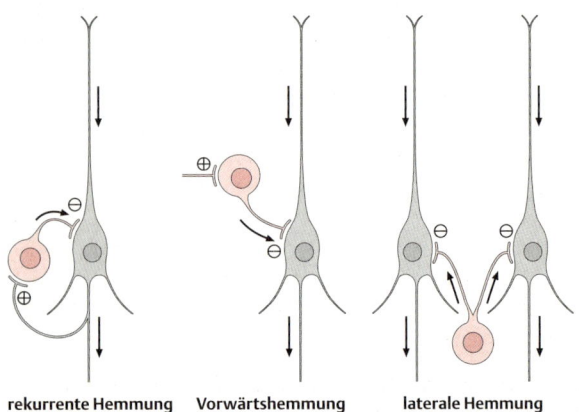

rekurrente Hemmung (Renshaw-Hemmung) **Vorwärtshemmung** **laterale Hemmung**

Abb. 12.4 Formen der neuronalen Hemmung. Hemmende Interneurone sind farbig dargestellt.

– Bei der **Vorwärts-Hemmung** erregt die Kollaterale eines Axons ein hemmendes Interneuron, das wiederum seine Zielzelle hemmt. Ein Beispiel ist die Antagonisten-Hemmung: Bei der Innervation z.B. eines beugenden Muskels (Flexor) wird über ein Interneuron gleichzeitig der antagonistisch wirkende Extensor gehemmt, so dass die Beugung ungestört durchgeführt werden kann.

– Bei der **Rückwärts-Hemmung** (rekurrente Hemmung) wird über eine Axon-Kollaterale ein hemmendes Interneuron innerviert, welches das aktivierende Neuron hemmt. Auch hierfür existiert ein Beispiel auf Rückenmarksebene: Das Axon der α-Motoneurone aktiviert über Kollateralen sog. **Renshaw-Zellen**, die wiederum mittels Glycin das α-Motoneuron hemmen. Über diese Rückkoppelung hemmt sich das Motoneuron also praktisch selbst (S. 824).

Eine Sonderform der rekurrenten Hemmung ist die **laterale-** oder **Umfeld-Hemmung**. Hier hemmen die Interneurone nicht die sie innervierende Zelle, sondern vorwiegend die benachbarten Neurone. Dies führt zu einer Kontrasterhöhung: Das Reizmaximum wird hervorgehoben und zudem noch von einem hemmenden Umfeld umgeben. Solche Umfeld-Hemmung findet man v.a. in sensorischen Systemen, z.B. in der Retina.

– Als **deszendierende Hemmung** bezeichnet man efferente Systeme, die die Reizleitung eines afferenten Systems herabsetzen. So können z.B. aus dem Hirnstamm kommende Fasern die Signalübertragung im Rückenmark und damit die Weiterleitung von Schmerzimpulsen inhibieren. Auf diese Weise kann die Empfindlichkeit eines sensiblen Systems gesenkt werden.

> #### Klinik
>
> **Epileptische Krampfanfälle** entstehen, wenn sich Gruppen von Neuronen synchron und unkontrolliert entladen. Geschieht dies bei Neuronen des Motorkortex, so kommt es zu dem typischen Bild des zuckenden Anfallskranken. Diese Impulssalven können sich vom Entstehungsort auf weite Teile des Kortex ausbreiten (Vollbild des generalisierten Anfalls). Pathophysiologisch liegt epileptischen Anfällen eine gesteigerte Erregbarkeit der Neuronengruppen zugrunde, die entweder durch ein Überangebot exzitatorischer Transmitter (Glutamat) oder einen Mangel an inhibitorischen Transmittern (GABA) entsteht. Außerdem greifen hemmende Schaltkreise, die normalerweise die Ausbreitung von einem Hirnareal auf andere verhindern, nicht richtig ein, so dass es zum generalisierten Anfall kommen kann.

12.6 Funktionsprinzipien sensorischer Systeme

12.6.1 Allgemeine Aspekte
Sinnesreize

Sensorische Systeme versorgen uns mit Informationen über die Außenwelt bzw. den Funktionszustand unseres Körpers. In beiden Fällen erregt ein Reiz einen **Sensor**

(Sinnesrezeptor). Dieser Sensor wandelt den Reiz (z. B. Berührung) in die „Sprache des Körpers", d. h. in Aktionspotenziale um (**Reiztransduktion**). Die so erzeugten Nervenimpulse werden dann ins ZNS weitergeleitet und dort verarbeitet.

Sensoren sind für die Aufnahme einer bestimmten Reizart (z. B. Berührung, Schall, Licht etc.) bestimmt. Dieser Reiz, der einen bestimmten Sensortyp optimal erregt, wird als **adäquater Reiz** bezeichnet. **Inadäquate Reize** sind Reize, die den Sensortyp nicht optimal ansprechen, aber dennoch zu einer Sensorerregung führen (z. B. „Sterne sehen" bei Schlag aufs Auge).

Sinnesmodalitäten

Die von einem bestimmten Sinnesorgan vermittelten Empfindungen werden als Sinnesmodalität bezeichnet. Beim Menschen unterscheidet man fünf Modalitäten („die fünf Sinne"): Sehen, Hören, Riechen, Schmecken und Fühlen. Sehen und Hören fasst man dabei als die **Fernsinne**, Riechen und Schmecken als die **Nahsinne** zusammen. Das Fühlen umfasst dabei den Tastsinn, das Temperaturempfinden, Schmerz-, Lage- und Stellungssinn. Solche Differenzierungen innerhalb einer Modalität bezeichnet man auch als **Submodalität** oder **Qualität**. Ein anderes Beispiel für Qualitäten sind die Geschmacksrichtungen süß, sauer, bitter, salzig und umami innerhalb der Modalität Geschmack. Reizungen (sowohl adäquate als auch inadäquate) des entsprechenden Sinnesorgans führen immer zu einer der Sinnesmodalität entsprechenden Wahrnehmung (z. B. das Sehen von Lichtblitzen bei einem Schlag auf das Auge).

Des Weiteren kann man einen Reiz noch im Hinblick auf die **Intensität** (also empfundene Reizstärke, z. B. Lautstärke eines Tons) und die **Extensität** (der zeitlichen oder räumlichen Ausdehnung) beschreiben.

Subjektive Wahrnehmungen

Bei der Verarbeitung von Reizen im ZNS kommen auch Komponenten mit ins Spiel, die objektiven Methoden nicht zugänglich sind. Ein gutes Beispiel dafür ist der Schmerz. Man weiß zwar, über welche Bahnen ein Schmerzsignal geleitet wird, es existiert aber keine Vorstellung darüber, welcher objektiv nachweisbare Prozess ein Korrelat für die Stärke eines Schmerzes darstellt, geschweige denn existiert ein Verfahren, mit dem man die Stärke eines Schmerzes objektiv bestimmen kann. Hier ist man auf die subjektiven Angaben des Patienten angewiesen. Mithilfe der Methoden aus der sog. Psychophysik versucht man, subjektive Empfindungen zu quantifizieren.

Empfindung und Wahrnehmung

Wichtige Begriffe der subjektiven Komponente der Sinnesphysiologie sind Empfindung und Wahrnehmung.

Empfindung. Unter einer Empfindung versteht man das Bewusstwerden eines Sinneseindrucks, also z. B. die Tatsache, dass man eine Berührung spürt. Nicht alle Signale, die uns aus den sensorischen Systemen erreichen, führen

zu einer Empfindung. Viele nicht relevante Informationen werden vom Thalamus nicht zur Großhirnrinde (= Ort des Bewusstwerdens) weitergeleitet. Unser Bewusstsein wäre sonst mit der Masse der einströmenden Informationen völlig überfordert.

Wahrnehmung. Die Interpretation der Empfindung, also deren Bewertung bzw. auch deren emotionale Begleitumstände, führen zu einer Wahrnehmung. Dazu werden die Empfindungen aus verschiedenen Systemen zusammengebracht und verarbeitet. Aus dem gehörten Motorengeräusch und der gefühlten Bewegung kann man z. B. auch bei geschlossenen Augen wahrnehmen, dass man in einem Auto unterwegs ist.

> **Klinik**
>
> Von einer **Empfindungsstörung** spricht man, wenn man einen Reiz gar nicht erst als solchen bemerkt, z. B. wenn ein schwerhöriger Patient leise Geräusche einfach nicht hört. Ursache kann eine gestörte Signaltransduktion, aber auch eine Erregungsleitungsstörung (z. B. Nervenläsionen) oder eine Störung in den primären sensorischen Kortexarealen (z. B. die primäre Hörrinde) sein.
>
> Einer **Wahrnehmungsstörung** liegt eine Störung bei der Interpretation des Reizes im ZNS (also einer höheren Hirnfunktion) zugrunde. Eine Wahrnehmungsstörung hätte zum Beispiel ein Patient, der jemanden sprechen hört (also die Geräusche der Sprache wahrnimmt), aber das Gehörte nicht als Sprache erkennt, sondern nur als (für ihn) sinnlose Geräusche.

Psychophysik

Die **Psychophysik** beschäftigt sich mit der Zuordnung von Empfindungsintensitäten zu physikalischen Reizparametern. Mittels sogenannter **eigenmetrischer Messmethoden** kann man dabei versuchen, die subjektive Stärke einer Empfindung zu quantifizieren. Diese Methoden beruhen sämtlich auf rein subjektiven Verfahren. Dazu zählt z. B. die visuelle Analogskala, bei der ein Schmerzpatient anhand einer Skala von 1 bis 10 einstellt, wie stark die Schmerzen sind, unter denen er leidet, oder die Verwendung eines Handdynamometers, bei der der Proband entsprechend der Empfindungsstärke unterschiedlich fest zudrückt. Zu solchen eigenmetrischen Methoden zählen keine Methoden, die sich objektiver Hilfsmittel wie z. B. EEG-Registrierungen bedienen!

Mittels eigenmetrischer Methoden kann man beispielsweise die sogenannte **Absolutschwelle** bestimmen, also die Intensität, die ein Reiz haben muss, um gerade noch empfunden zu werden (z. B. die geringste Lautstärke, bei der wir einen bestimmten Ton gerade noch hören). Die **Unterschiedsschwelle** ist der Betrag, um den die Reizstärke zunehmen muss, damit wir einen Unterschied zum Vorreiz erkennen.

Weber-Gesetz. Im Bereich mittlerer Intensitäten gilt für die Unterschiedsschwelle das Weber-Gesetz. Es besagt, dass der Quotient aus wahrnehmbarem Reizzuwachs (ΔR)

und vorheriger Reizintensität (R) konstant bleibt: $\Delta R/R$ = konstant. Das bedeutet, dass die **absolute Unterschiedsschwelle** mit der Reizstärke zunimmt, aber das Verhältnis von Reizzuwachs und Reizintensität (im Bereich mittlerer Intensitäten) gleich bleibt (sog. **relative Unterschiedsschwelle**). Konkret bedeutet dies, dass z. B. die Stärke eines Druckreizes auf die Haut um 3 % zunehmen muss, um als stärker empfunden zu werden. 3 % ist die relative Unterschiedsschwelle für den mechanischen Sinn der Haut. Weitere relative Unterschiedsschwellen s. **Tabelle 12.2**.

Weber-Fechner-Gesetz. Das Weber-Gesetz ist durch den Mathematiker Fechner noch verfeinert worden. Das Weber-Fechner-Gesetz – auch „Grundgesetz der Psychophysik" genannt – besagt, dass die subjektive Empfindung E proportional dem dekadischen Logarithmus des Quotienten aus objektiver Reizstärke (R) und der Reizstärke an der Absolutschwelle (R_0) ist:

$$E = k \cdot \log(R/R_0)$$

k ist dabei ein Proportionalitätsfaktor, der charakteristisch ist für die untersuchte Sinnesmodalität.

Stevens-Potenzfunktion. Beim Stevens-Verfahren wird ein **intermodaler Intensitätsvergleich** durchgeführt, z. B. soll ein Proband die Intensität von Lichtreizen durch eine Kraftentwicklung an einem Handdynamometer ausdrücken, die für ihn die gleiche Intensität hat. Die Empfindungsstärke hängt von der Differenz aus Reizstärke (R) und der Reizstärke an der Absolutschwelle (R_0) ab:

$$E = k \cdot (R-R_0)^n$$

k ist dabei eine von der Skalierung des Reizes abhängige Konstante, n der für die Sinnesmodalität charakteristische Exponent (er liegt meist zwischen 0,2 und 3,5). Je größer der Exponent n, desto größer ist die durch einen Reizunterschied verursachte Empfindungsänderung. Schmerz ist dabei der einzige Reiz mit einem n deutlich über 1; eine kleine Verstärkung des Schmerzreizes führt also zu einem stark gesteigerten Schmerzempfinden (**Abb. 12.5**). Im Gegensatz dazu benötigt der Lichtsinn, mit einem sehr niedrigen n, große Reizunterschiede, damit ein Unterschied empfunden wird; dafür bleibt er aber über einen sehr breiten Bereich empfindlich (= große Bandbreite).

Tabelle 12.2 Relative Unterschiedsschwellen verschiedener Modalitäten

Sinnesorgan	Unterschiedsschwelle
Ohr (Tonfrequenz)	0,3 %
Auge	1–2 %
Tastsinn der Haut	3 %
Ohr (Lautstärke)	3 %
übrige Modalitäten	10–20 %

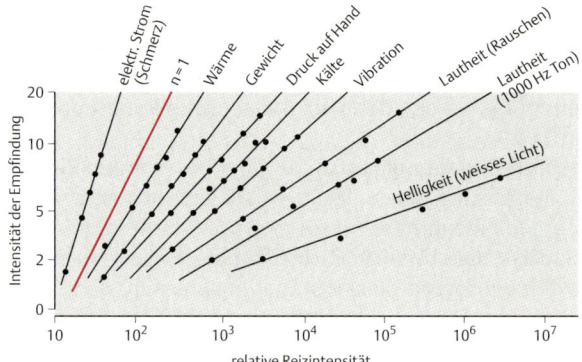

Abb. 12.5 Zusammenhang zwischen Reizstärke und Empfindungsintensität (nach Stevens).

12.6.2 Rezeptorpotenzial
Rezeptoren

Eingeteilt nach der Art ihrer adäquaten Reize, existieren **Foto-**, **Mechano-**, **Thermo-** und **Chemorezeptoren**. Darüber hinaus gibt es die **Schmerzrezeptoren** (Nozizeptoren); dies sind polymodale Rezeptoren, die auf alle der erwähnten Reizarten reagieren können, wenn der Reiz stark genug ist.

Morphologisch kann man die Sensoren unterteilen in **spezialisierte Sinneszellen** (z. B. Photorezeptoren), **spezialisierte Nervenendigungen** (z. B. die Mechanosensoren der Haut) und **freie Nervenendigungen** (Thermorezeptoren und Nozizeptoren).

Für die genaue Wahrnehmung eines Reizes ist nicht nur die Kenntnis der Reizstärke von Bedeutung, sondern auch, ob und wie schnell sich der Reiz ändert. Für beides existieren Rezeptoren mit einer entsprechenden Charakteristik: Man unterscheidet **Proportional-** oder **Intensitätsrezeptoren**, **Differenzial-** oder **Geschwindigkeitsrezeptoren** (D-Rezeptoren) sowie **Beschleunigungsrezeptoren**. Eine Mischform stellen die **Proportional-Differenzial-Rezeptoren** (PD-Rezeptoren) dar. Sie informieren das ZNS sowohl über Reizintensität als auch über die Reizänderungen. Auf konstante Reize weisen sie eine der Intensität proportionale Impulsfrequenz auf, reagieren auf Reizänderungen jedoch in Abhängigkeit von der Änderungsgeschwindigkeit mit einer überschießenden Zu- oder Abnahme der Impulsrate.

Primäre und sekundäre Sinneszellen. Handelt es sich bei dem Rezeptor um Axon- oder Dendritenendigungen einer afferenten Nervenfaser (also eine spezialisierte oder freie Nervenendigung), so spricht man von einer **primären Sinneszelle**. Die Umwandlung des Reizes vom Rezeptorpotenzial (s. u.) in Aktionspotenziale findet an einer rezeptornahen Stelle der Nervenfaser statt, die über spannungsabhängige Na^+-Kanäle verfügt. Dies ist typischerweise kurz vor Beginn der Myelinscheide. Beispiele für primäre Sinneszellen sind Geruchssensoren und Rezeptoren der somatoviszeralen Sensibilität (Spinalganglienzelle).

Bei den **sekundären Sinneszellen** handelt es sich dagegen um spezialisierte Sinneszellen neuraler (Fotosensoren)

oder nicht neuraler Herkunft (Haarzellen des Innenohrs, Geschmackszellen), die nur mit der Signaltransduktion betraut sind. Sie sind durch eine chemische Synapse mit ihrer afferenten Nervenfaser verbunden. Das Rezeptorpotenzial wird in eine Transmitterausschüttung übersetzt, die an der folgenden Nervenfaser über ein EPSP Aktionspotenziale auslöst.

Rezeptorpotenzial

Bei den meisten Rezeptoren führt eine adäquate Reizung zu einer **Depolarisation** des Rezeptors, es entsteht das sog. **Rezeptorpotenzial** (**Sensorpotenzial**). Die Höhe der Depolarisation ist der Reizintensität proportional, weshalb man auch von der **Amplitudenkodierung** der Reizintensität (**Transduktion**) spricht. Die an der Entstehung des Rezeptorpotenzials beteiligten Mechanismen sind bisher nur für die Geschmacks- und Fotorezeptoren gut untersucht (S. 846, 862), über die anderen Rezeptoren weiß man wenig. Sicher ist, dass am Ende nichtselektive Kationenkanäle geöffnet werden, die zur Depolarisation führen. Das Rezeptorpotenzial breitet sich zunächst elektrotonisch über den Rezeptor aus.

12.6.3 Transformation der Reize

Ist die Amplitude des Rezeptorpotenzials hoch genug oder summieren sich mehrere solcher Potenziale, kann an der Impulsentstehungszone das Schwellenpotenzial erreicht werden. Diese Zone ist durch das Vorhandensein schneller spannungsabhängiger Na^+-Kanäle gekennzeichnet. Hier erfolgt die Umkodierung (**Transformation**) des Rezeptorpotenzials in Aktionspotenziale. Je höher das Rezeptorpotenzial, desto höher ist die Frequenz der ausgelösten Aktionspotenziale. Man spricht von der **Frequenzkodierung** des Rezeptorpotenzials. Da das Rezeptorpotenzial zur Generierung von Aktionspotenzialen führt, spricht man auch von einem **Generatorpotenzial**.

Adaptation könnte man übersetzen als Gewöhnung an einen Dauerreiz. So nehmen wir lange gleich bleibende Reize irgendwann kaum noch wahr. Neben zentralnervösen Vorgängen sind v. a. die Rezeptoren daran beteiligt, die bei längerdauernden gleichförmigen Reizen immer geringere Aktionspotenzialfrequenzen erzeugen. Je nach Geschwindigkeit der Adaptation unterscheidet man zwei Gruppen: **Tonische Sensoren** adaptieren langsam (SA-Sensoren = slow adapting), **phasische Sensoren** adaptieren schnell (FA-Sensoren = fast adapting). Zu den SA-Rezeptoren zählen z. B. die Drucksensoren der Haut und die Nozizeptoren, zu den FA-Sensoren z. B. die Vater-Pacini-Körperchen. Die Adaptationsgeschwindigkeit ist die Ursache für das oben erwähnte Proportional- bzw. Differenzial-Antwortverhalten der Sensoren.

Als rezeptives Feld bezeichnet man das Gebiet, aus dem eine einzelne Rezeptorzelle (sensorische Afferenz) aktiviert werden kann, z. B. das Hautareal, in dem Berührungen einen Tastsensor erregen. Während sich dieses sog. **primäre rezeptive Feld** auf eine Sinneszelle mit allen peripheren Aufzweigungen ihrer Afferenz (z. B. eine Spinalganglienzelle) bezieht, bezeichnet der Begriff **sekundäres rezeptives Feld** das Gebiet, aus dem die afferenten Neurone auf ein zentrales Neuron konvergieren. Erhält ein zentrales Neuron Informationen von vielen afferenten Fasern, so resultiert ein großes rezeptives Feld. Da die zentrale Zelle nicht mehr entscheiden kann, wo in ihrem Feld ein Reiz aufgetreten ist, ist das räumliche Auflösungsvermögen schlecht. In Regionen, wo eine hohe Auflösung notwendig ist (z. B. Fingerkuppen), konvergieren deshalb nur wenige periphere Neurone auf ein zentrales Neuron.

Biologie

Histologie

Anatomie

Chemie

Biochemie

Physik

Physiologie

Psych./Soz.

13.1   Allgemeine Muskelphysiologie

Muskelgewebe ist ein spezielles Körpergewebe, das in der Lage ist, sich zu verkürzen bzw. Kraft zu erzeugen. Der grundlegende Prozess der Kontraktion läuft im Wesentlichen in allen Muskelzellen gleich ab.

Die unterschiedlichen Aufgaben der Skelettmuskulatur bzw. Organmuskulatur erfordern jedoch unterschiedliche Muskeltypen, so dass man die sog. quergestreifte Muskulatur (= Skelettmuskulatur) von der glatten Muskulatur (= Organmuskulatur) unterscheiden kann. Eine Sonderform stellt die Herzmuskulatur dar (S. 678).

13.1.1   Myofilamente

Der kontraktile Apparat der Muskelfaser besteht aus den beiden Filamenten Actin und Myosin, deren Ineinandergleiten zu einer Kontraktion führt.

Actin-Filamente. Sie finden sich nicht nur in Muskelzellen, sondern sind Bestandteile des Zytoskeletts aller kernhaltigen Zellen. Sie bestehen aus zwei umeinander gewundenen Ketten von F-Actin-Molekülen, die sich wiederum aus einzelnen G-Actin-Molekülen, also globulären Proteinen, zusammensetzen. Mehrere globuläre Proteine reihen sich wie in einer Perlenkette aneinander (**Abb. 13.1**). An diese Moleküle binden die Myosin-Köpfe bei der Muskelkontraktion.

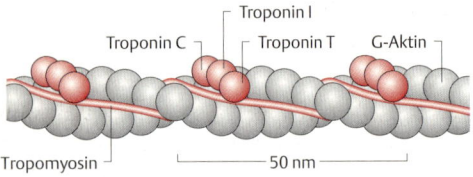

Abb. 13.1   Der Aufbau des Actinfilamentes in der quergeschreiften Muskulatur.

Myosin-Filamente. Ein längliches Protein, bestehend aus je zwei schweren und zwei leichten Ketten, bildet die Grundstruktur des Myosins (**Abb. 13.2**). Die N-terminalen Enden der stabförmig und umeinander gewundenen Ketten besitzen einen nach außen abgewinkelten Kopf, an dem jede schwere Kette zwei leichte Ketten trägt. Ein Filament wird aus 300 Myosin-Molekülen gebildet. Die Myosin-Köpfchen

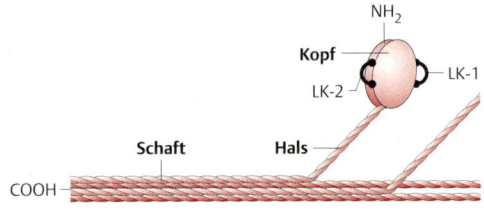

Abb. 13.2   Der Aufbau des Myosinfilaments (LK = leichte Kette).

lagern sich dabei so zusammen, dass sie an beiden Enden des Filamentes herausragen, während in der Mitte keine Myosin-Köpfchen vorhanden sind. Die Myosin-Filamente werden auch als dicke Filamente bezeichnet.

Regulatorproteine. Als Regulatorprotein findet sich in allen Muskelzellen **Tropomyosin**. Tropomyosin ist eine gewundene Spirale aus zwei α-helikalen Proteinen. Bei ruhender Skelettmuskelfaser (Ca^{2+}-Konzentration unter 10^{-7} mol/l) blockiert Tropomyosin den Bindungsplatz für den Myosinkopf am Actinfilament. Weitere Regulatoren sind **Troponin** in den Skelettmuskelzellen und **Caldesmon** sowie **Calponin** in der glatten Muskelzelle.

Querbrückenzyklus. Das Zusammenspiel dieser Regulatorproteine veranlasst calciumabhängig die Muskelkontraktion. Ca^{2+} wird dabei in der Skelettmuskulatur an Troponin C bzw. in der glatten Muskulatur an Calmodulin, ein zytoplasmatisches Protein, gebunden. Je nach Muskelart wird über unterschiedliche molekulare Wege der Querbrückenzyklus initiiert, der den eigentlichen Kontraktionsmechanismus darstellt. Durch einen Zyklus immer wiederkehrender Interaktionen von Actin- und Myosin-Filamenten kommt es zur Muskelkontraktion (**Abb. 13.3**):

– 1. Hydrolyse des an Myosin gebundenen ATPs zu ADP und P_i. Die entstandene Energie wird zur Aufrichtung des Myosin-Köpfchens (Konformationsänderung) genutzt.
– 2. Querbrückenbildung durch Bindung des Myosin-Köpfchens an das Actinfilament. Der Winkel zwischen Myosin-Kopf und Myosin-Schwanz beträgt 90°.
– 3. Durch die Freisetzung von ADP und P_i knickt das Myosin-Köpfchen um 45° ab, so dass sich das Myosinfilament an dem Actin-Filament entlang zieht (Kraftschlag) und so zur Verkürzung der Muskulatur führt.
– 4. Damit sich dieser Kreislauf ständig wiederholen kann, muss erneut ATP gebunden werden, um die feste Myosin-Actin-Bindung und damit die Querbrückenbildung zu lösen. Eine rasche Entfernung der Hydrolyseprodukte vom Myosinköpfchen ist für eine effiziente Kraftentwicklung notwendig.

Kann ATP nicht erneut gebunden werden, entspricht das dem molekularen Mechanismus bei der **Totenstarre** (Rigor mortis), bei der der Muskel seine Elastizität verliert und erstarrt (der ATP-Gehalt des Muskels nimmt ab). Nach Eintritt des Todes erstarren zunächst die Muskeln, die zum Todeszeitpunkt aktiv waren (Herz, Nackenmuskulatur). Die nach 2–3 Tagen post mortem eintretende Autolyse beendet die Totenstarre.

13.1.2   Sarkolemm, sarkoplasmatisches Retikulum und Sarkoplasma

Die Zellmembran der Muskelzelle wird als **Sarkolemm** bezeichnet. Sie enthält eine zusätzliche kollagenhaltige Schicht, die in die Sehnen des Muskels übergeht. Das Zy-

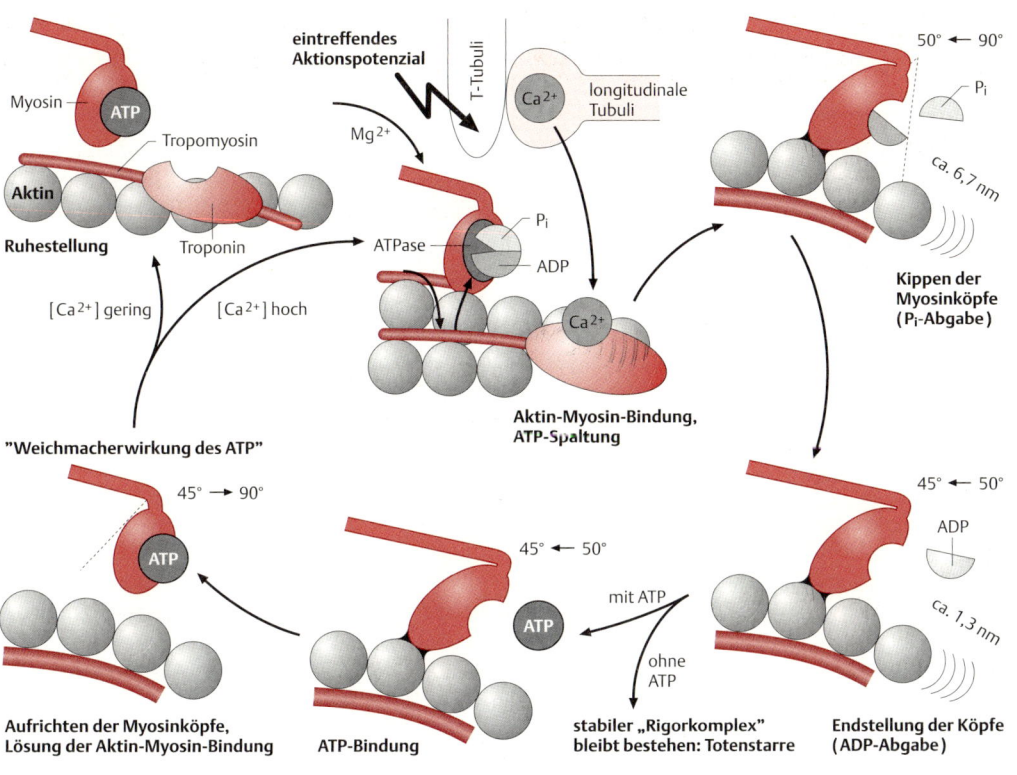

Abb. 13.3   Schematische Darstellung des Kontraktionszyklus zwischen Actin und Myosin.

toplasma der Muskelfaser bezeichnet man als **Sarkoplasma**. Darin liegen die sog. **Myofibrillen**, die wiederum aus den beiden kontraktilen Myofilamenten Actin und Myosin aufgebaut sind. Um die Myofibrillen herum befinden sich die Mitochondrien sowie das **sarkoplasmatische Retikulum (SR)**.

13.1.3 Energieumwandlung

Das Zusammenspiel von Actin und Myosin bei der Muskelkontraktion verbraucht sehr viel Energie. Diese gewinnen die Myosinköpfe durch **Spaltung von ATP**, das in Ruhe an Myosin gebunden vorliegt. Erst die Energie in Form von ATP ermöglicht die Abkippung des Kopfes und damit die Bindung von Myosin an Actin (**Abb. 13.3**).

> **Merke**
> In der Skelettmuskelzelle wird das Calcium von **Troponin**, in der glatten Muskelzelle von Calmodulin gebunden und initiiert dadurch den einen Querbrückenzyklus.

13.2   Quergestreifte Muskulatur

Die quergestreifte (Skelett-)Muskulatur ist für alle unwillkürlichen und willkürlichen Bewegungen notwendig. Sowohl die Bewegungsrichtung als auch die Muskelkraft wird vom **ZNS** sehr präzise gesteuert. Die Steuerung der

Kontraktionsvorgänge wird intrazellulär durch **Ca²⁺-Ionen** reguliert.

13.2.1 Skelettmuskelfaser
Aufbau und Funktion

Siehe auch Histologie, S. 82.
Bei den Skelettmuskelfasern handelt es sich um **synzytiale Riesenzellen** mit zahlreichen randständigen Zellkernen, die durch die Verschmelzung einzelner Zellen entstanden sind. Dadurch können die Muskelfasern einen Durchmesser von bis zu 100 μm und eine Länge von bis zu 15 cm erreichen (**Abb. 13.4**).

Muskelzelle und kontraktiler Apparat. Die regelmäßig angeordneten Myofibrillen schachteln Actin und Myosin ineinander und bilden auf diese Weise die sog. Sarkomere. An beiden Enden eines Sarkomers befindet sich eine **Z-Scheibe** (auch Z-Streifen genannt), die der Verankerung der Actin-Filamente dient und durch die typische Querstreifung in der Polarisationsmikroskopie der Muskulatur ihren Namen verliehen hat:
- Im Bereich der **A-Bande** (A-Streifen) (A = anisotrop, doppelbrechend) befinden sich Myosin- und Actin-Filamente.
- An beiden Enden des Sarkomers im Bereich der **I-Bande** (I-Streifen) (I = isotrop) liegen nur Actin-Filamente vor.
- In der **H-Zone** (H-Streifen) befinden sich auschließlich Myosin-Filamente.

Biologie   Histologie   Anatomie   Chemie   Biochemie   Physik   **Physiologie**   Psych./Soz.

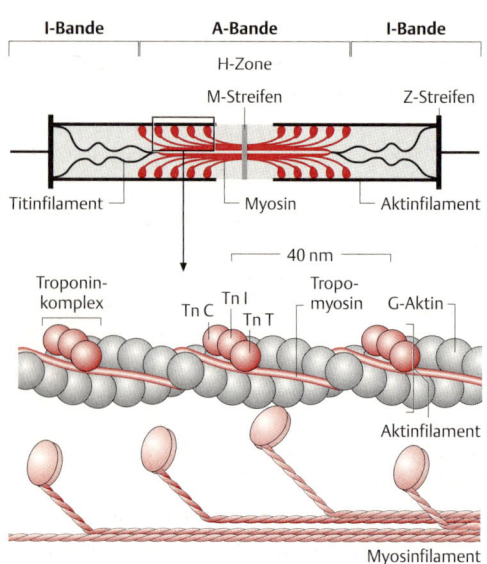

Abb. 13.4 **Schematische Darstellung von Actin und Myosin in der Skelettmuskelzelle.**

Entlang der Myosin-Filamente findet sich in der Skelettmuskelzelle das **Titinfilament**, welches mit den Z- und M-Streifen verankert ist. Es ist für den Spannungsanstieg bei passiver Dehnung, für die Rückstellung des kontraktilen Apparates nach der Dehnung und für die Zentrierung der Myosin-Filamente im Zentrum des Sarkomers verantwortlich.

Das Regulatorprotein **Tropomyosin** liegt im Ruhezustand zwischen den Windungen der F-Actin-Ketten und verdeckt so die Myosin-Bindungsstellen des Actins. Ist genügend Calcium vorhanden, wird dies von Troponin gebunden und bewirkt, dass das Tropomyosin die Bindungsstelle am Myosin freigibt.

Tubuli-Systeme. Das sarkoplasmatische Retikulum (SR) der Muskelfaser hat die Funktion eines Calcium-Speichers, der das Calcium schnell in das Sarkoplasma abgeben kann. Im Sarkoplasma bindet Calcium an Troponin. Die Konformationsänderung im Troponin bewirkt, dass das Tropomyosin seine Lage ändert und die Actin-Bindungsstellen freigegeben werden. Das Troponin hält das Tropomyosin also im Ruhezustand in seiner Lage. Nun können die Myosinköpfchen daran binden. Eine Ca^{2+}-ATPase sorgt für den aktiven Transport von Ca^{2+} in das Retikulum. Deswegen liegt im SR eine 10000fach höhere Ca^{2+}-Konzentration vor als im Sarkoplasma.

Das SR wird auch als longitudinales Tubuli-System (**L-Tubuli**) bezeichnet, welches in Faserrichtung ausgerichtet die Fibrillen umgibt. Im Bereich der Z-Scheiben bildet es breitere Kanäle, die als **terminale Zisternen** bezeichnet werden.

Die terminalen Zisternen sind nur wenige Nanometer von den Membranen der **transversalen Tubuli** (**T-Tubuli**) entfernt. Die dort beobachtete Struktur wird als **Triade** bezeichnet. Bei den T-Tubuli handelt es sich um Einstülpungen des Sarkolemms, die die ganze Muskelfaser durchziehen. Sie stehen im Gegensatz zu den longitudinalen Tu-

buli mit dem Extrazellulärraum in Verbindung. Die enge räumliche Verbindung zwischen beiden Tubuli-Systemen ist wichtig für die elektromechanische Koppelung, also die Umwandlung des elektrischen Aktionspotenzials der Muskelzelle in die mechanische Kontraktion.

Klinik

Muskeldystrophie. Bei der Muskeldystrophie handelt es sich um eine genetisch determinierte Myopathie. Durch Genmutation in für die Muskelstruktur wichtigen Strukturproteinen (Dystrophin u. a.) kommt es zu einer Schädigung der äußeren Muskelfasermembran. Dadurch steigt der intrazelluläre Calciumgehalt an und die Signalübertragung wird gestört. Die Folge ist der Verlust von Zellsubstanz, der Muskel wird abgebaut.

Innervation der Skelettmuskulatur

Die Skelettmuskeln werden von motorischen Nervenfasern innerviert, die entweder dem Spinalnerven oder den Hirnnerven entstammen. Die **motorische Endplatte** bildet die Kontaktstelle des Axons mit dem Sarkolemm. Sie funktioniert wie eine chemische Synapse mit **Acetylcholin** (ACh) als Transmitter. ACh erzeugt ein exzitatorisches Endplattenpotenzial (EPP), wird es überschwellig, wird in der Muskelfaser ein Aktionspotenzial ausgebildet und es kommt zur Kontraktion. Das EPP entsteht durch eine **Erhöhung der Öffnungswahrscheinlichkeit** von Kationen-Kanälen.

Eine Muskelfaser wird meist nur durch ein Motoneuron innerviert, während umgekehrt ein Neuron mehrere Muskelfasern ansteuern kann. Die kleinste funktionelle Einheit eines Muskels wird als **motorische Einheit** bezeichnet. Sie besteht aus einem Neuron und der Gruppe von Muskelfasern, die von diesem Neuron innerviert werden.

Die Anzahl der motorischen Einheiten variiert stark von Region zu Region. Je feiner die Bewegungen gesteuert werden müssen, desto kleiner werden die motorischen Einheiten: In den äußeren Augenmuskeln enthält eine Einheit ca. 5 Muskelfasern, im M. glutaeus sind es ca. 1000.

Klinik

Muskelrelaxanzien. Um bei operativen Eingriffen unwillkürliche, reflektorische Muskelkontraktionen auszuschalten, sind Muskelrelaxanzien heutzutage essentiell. Es werden depolarisierende von nichtdepolarisierenden Muskelrelaxanzien unterschieden.

Nichtdepolarisierende Relaxantien sind Curare-Derivate (z. B. d-Tubocurarin). Sie verdrängen ACh von den Rezeptoren an der motorischen Endplatte und blockieren diese durch kompetitive Hemmung. Dadurch wird die ACh-Wirkung aufgehoben und das Membranpotenzial stabilisiert.

Das **Succinylcholin**, ein v. a. in der Notfallmedizin eingesetztes Medikament, gehört zur Gruppe der **depolarisierenden Muskelrelaxanzien**. Succinylcholin sorgt an der subsynaptischen Membran durch die **verlängerte Öffnung der Rezeptorkanäle** für eine Dauerdepolarisation. Dadurch werden die potenzialgesteuerten Na$^+$-Kanäle inaktiviert (Depolarisationsblock).

Cave: Die Gabe von Muskelrelaxanzien zieht immer die Notwendigkeit einer künstlichen Beatmung nach sich, da auch die Atemmuskulatur relaxiert wird!

Elektromyografie (EMG). Die Elektromyografie (EMG) ermöglicht eine Messung der elektrischen Aktivität (Aktionspotenziale) eines Muskels und findet v. a. in der Neurologie breite Anwendung. Die Potenziale werden über Oberflächenelektroden abgeleitet oder direkt über in den Muskel eingebrachte Nadeln. Anhand der Potenzialmuster lassen sich verschiedene neurogene und myopathische Erkrankungen differenzieren.

Beispielsweise findet man beim Untergang des versorgenden Motoneurons sog. Fibrillationen, also feine mechanisch unwirksame Muskelzuckungen, die durch eine Überempfindlichkeit des denervierten Muskels auf Acetylcholin zustande kommen.

Myasthenia gravis. Bei der Myasthenia gravis werden Auto-Antikörper gegen den ACh-Rezeptor der motorischen Endplatte gebildet. Diese wird dadurch langsam zerstört. Daraus resultiert als klinisches Symptom eine Muskelschwäche, die zunächst vor allem die Augenmuskeln beeinträchtigt, so dass Doppelbilder und ein herabhängendes Oberlid (Ptosis) Frühsymptome sind. Myasthenia gravis kann bei Befall der Atemmuskulatur tödlich enden. Therapeutisch sind Immunsuppressiva und Inhibitoren der Acetylcholin-Esterase (z. B. Neostigmin) Mittel der 1. Wahl.

Auslösung und der Ablauf einer Kontraktion

Die motorische Endplatte funktioniert im Prinzip wie jede andere cholinerge Synapse (S. 795). Die Axonausläufer der Motoneurone teilen sich am Ende in viele kleine Endkolben auf. Diese Endkolben grenzen direkt an die Membran der Muskelfaser (postsynaptische Membran) an und geben bei einem ankommenden Aktionspotenzial Acetylcholin (ACh) ab. Dieses ACh bindet an nikotinerge Cholinorezeptoren und öffnet so Kationen-Kanäle. Der resultierende Na^+-Einstrom führt zu einer Depolarisierung, dem **Endplattenpotenzial** (EPP). Es breitet sich elektrotonisch aus und erzeugt schließlich in der Muskelfaser ein **Aktionspotenzial**, das sich wiederum über die gesamte Muskelfaser ausbreitet. Über die **transversalen Tubuli** wird dann die Ca^{2+}-Freisetzung aus dem sarkoplasmatischen Retikulum getriggert. Zwei verschiedene Ca^{2+}-Kanäle spielen dabei ein Rolle:

- **Dihydropyridin-Rezeptoren:** Sie sind **spannungsabhängig** und werden durch die Depolarisation des Aktionspotenzials geöffnet. Es kommt zum Ca^{2+}-Einstrom aus den **T-Tubuli.**
- **Ryanodin-Rezeptoren:** Sie befinden sich in den terminalen Zisternen der L-Tubuli und stehen in direktem Kontakt zu den Dyhydropyridin-Rezeptoren und werden durch deren Konformationsänderung aktiviert. Dadurch kommt es zum Ausstrom von Ca^{2+}-Ionen aus den **L-Tubuli** und die Ca^{2+}-Konzentration im Sarkoplasma steigt von 10^{-7} auf 10^{-5} mol/l.

Die Myosin-Bindungsstellen des Actin-Filamentes werden frei und der Querbrückenzyklus kann beginnen (s. o.). Dadurch, dass sich dieser Zyklus mehrfach wiederholt und in allen Sarkomeren gleichzeitig abläuft, wird die Skelettmuskelfaser um bis zu 50 % verkürzt.

Der Kontraktionszyklus läuft so lange ab, wie der Ca^{2+}-Spiegel hoch genug und ATP verfügbar ist. Bleiben Aktionspotenziale aus, wird Ca^{2+} an der motorischen Endplatte wieder aktiv durch eine **ATP-abhängige Ca^{2+}-Pumpe** zurück in das SR gepumpt.

Die Relaxation des Muskels tritt in dem Moment ein, in dem die intrazelluläre Ca^{2+}-Konzentration so weit gesunken ist, dass das Tropomyosin die Myosin-Bindungsstellen wieder besetzt und so den Actin-Myosin-Kontakt unterbindet.

Die mechanischen Eigenschaften des Skelettmuskels am isolierten Muskel

Die **Ruhedehnungskurve** ist die Grundlage bei der Betrachtung aller unterschiedlichen Arten von Skelettmuskulaturkontraktionen.

Man erhält die Ruhedehnungskurve eines isolierten Muskels, indem Gewichte an ihn gehängt werden und die Längenänderung gemessen wird. Die Elastizität des Muskels nimmt mit zunehmender Dehnung ab, da ein proportionaler Anstieg der Anhängelast und damit der Muskelspannung nötig ist. Der Dehnungswiderstand beruht hauptsächlich auf Sarkolemm, Bindegewebe, Titin und Blutgefäße, da sich diese mit zunehmender Dehnung anspannen bzw. in die Länge ziehen. Im Gegensatz dazu sind die Myofibrillen im erschlafften Zustand praktisch ohne Widerstand dehnbar.

Experimentell unterscheidet man zwei Hauptkontraktionsformen am isolierten Muskel: isometrische und isotonische Kontraktionen.

Isometrische Kontraktion. Hier wird der Muskel an beiden Enden fixiert und dann elektrisch gereizt. Isometrisch bedeutet dabei, dass die Länge des Muskels konstant bleibt. Die Spannung, die bei einer elektrischen Reizung ausgelöst wird, kann mit einem Spannungs-(Kraft-)messer bestimmt werden. Diese Kontraktion entspricht dem Tragen eines Gegenstandes auf konstanter Höhe. Da bei einer solchen Haltearbeit kein Weg zurückgelegt wird, leistet der Muskel keine Arbeit und die verbrauchte Energie aus den chemischen Reaktionen der Kontraktion wird ausschließlich in Wärme umgesetzt.

Abhängig von der Vordehnung der Muskulatur ist die Messung der maximalen Kraftentwicklung an jedem Punkt der Ruhedehnungskurve möglich. Trägt man die jeweilige maximale Kraftentwicklung bei jeder Vordehnung in ein Diagramm ein, so erhält man die Kurve der isometrischen Maxima (**Abb. 13.5**).

Isotonische Kontraktion. Im Gegensatz zur isometrischen Muskelkontraktion bleibt bei der isotonischen Kontraktion die Spannung des Muskels gleich (isoton), während der Muskel sich verkürzt, wie zum Beispiel beim Anheben eines Gewichtes. Auch bei der isotonischen Kontraktion existiert ein Zusammenhang zwischen Vordehnung und Kraftentwicklung. Je größer die Vordehnung (also je

Biologie
Histologie
Anatomie
Chemie
Biochemie
Physik
Physiologie
Psych./Soz.

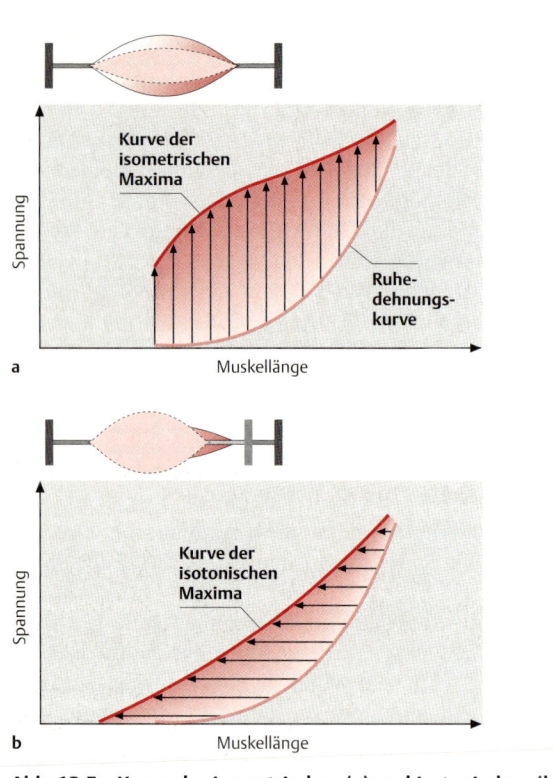

Abb. 13.5 Kurve der isometrischen (a) und isotonischen (b) Maxima.

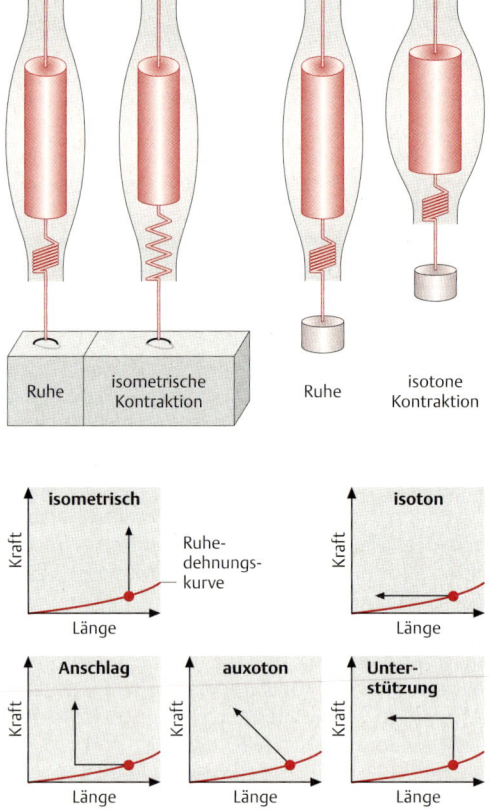

Abb. 13.6 Schematische Darstellung der einzelnen Kontraktionen und ihre Darstellung im Kraft-Längen-Diagramm.

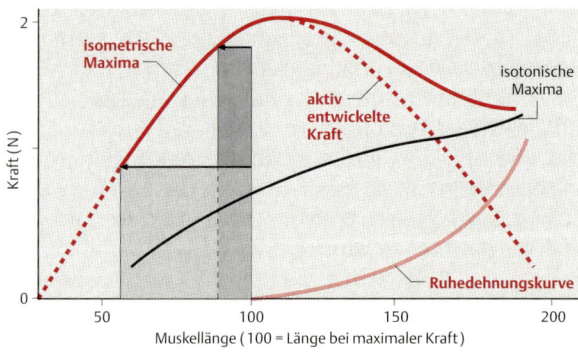

Abb. 13.7 Das Kraft-Längen-Diagramm: Die grauen Flächen stellen die jeweils geleistete Arbeit dar.

schwerer das angehängte Gewicht), desto weniger kann sich der Muskel verkürzen. Demzufolge kann man auch eine Kurve der isotonischen Maxima in einem Diagramm anhand der maximalen Längenänderung des Muskels auftragen (**Abb. 13.5**).

Kombinierte Kontraktionsformen. Ausgehend von diesen beiden Grundformen der Muskelkontraktion können verschiedene Kombinationen aus beiden unterschieden werden (**Abb. 13.6**):
– Bei der **Anschlagszuckung** folgt auf eine isotonische Kontraktion eine isometrische (z. B. Kieferschluss; Ohrfeige). – Erst Weg, dann Spannung!
– Bei der **Unterstützungszuckung** folgt einer isometrischen eine isotonische Kontraktion (z. B. Gewicht hochheben). – Erst Spannung, dann Weg!
– Bei der **auxotonischen Kontraktion**, die der Realität am nächsten kommt, findet eine Spannungs- und Längenänderung gleichzeitig statt.

Kraft-Längen-Diagramm und Muskelarbeit. Die geleistete Muskelarbeit kann man aus den Kraft-Längen-Diagrammen (**Abb. 13.7**) ableiten. Die Arbeit ergibt sich aus dem Produkt Kraft mal Weg (= Verkürzung des Muskels). Daraus lässt sich ableiten, dass der Muskel bei einer rein isometrischen Kontraktion (Weg = 0) oder bei einer Verkürzung ohne Anhängelast (Kraft = 0) keine Arbeit leistet.
Die Arbeit ist bei einer mittleren Last am höchsten; bei höherer Anhängelast nimmt die Arbeit wieder ab, da ein schweres Gewicht nur eine kürzere Strecke angehoben werden kann als ein leichteres.

Merke

Die Energie, die ein Muskel verbraucht, ist immer größer als die Arbeit, die er verrichtet. Überschüssige Energie geht als Wärme verloren. Als **Wirkungsgrad** der Muskelarbeit bezeichnet man das Verhältnis zwischen Arbeit und Energie. Normalerweise liegt der Wirkungsgrad um die 30 %.

Da isometrische Kontraktionen und isotonische Kontraktionen ohne Last keine Arbeit leisten, sind diese beiden Kontraktionsformen besonders ineffizient, da praktisch die gesamte verbrauchte Energie in Wärme übergeht.

Biologie | Histologie | Anatomie | Chemie | Biochemie | Physik | **Physiologie** | Psych./Soz.

Kraft-Geschwindigkeits-Diagramm und Muskelleistung. Zur Berechnung der Muskelleistung muss man zusätzlich die Verkürzungsgeschwindigkeit des Muskels kennen (Leistung = Muskelkraft × Verkürzungsgeschwindigkeit). Je geringer die Last, desto schneller ist die mögliche Verkürzungsgeschwindigkeit = **Hill-Kraft-Geschwindigkeitsrelation**. Die Leistung kann man dabei aus einem Kraft-Geschwindigkeits-Diagramm ablesen (**Abb. 13.8**). Wie auch bei der Arbeit entsteht die maximale Leistung bei einer mittleren Anhängelast (entsprechend einer mittleren Verkürzungsgeschwindigkeit).

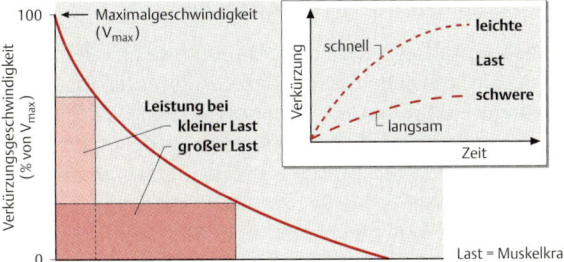

Abb. 13.8 Kraft-Geschwindigkeits-Diagramm eines isolierten Muskels (a); die Fläche des eingezeichneten Vierecks entspricht der maximalen Leistung bei der entsprechenden Kraftentwicklung; und Verkürzungsgeschwindigkeit (b).

Die Regulation der Kontraktionsstärke

Um die Feinsteuerung durch das ZNS bei Bewegungsabläufen zu gewährleisten, sind zwei Mechanismen von besonderer Bedeutung:
– die Summation über **Rekrutierung motorischer Einheiten**,
– die Steuerung über die neuronale **Aktionspotenzialfrequenz**.

Ein Skelettmuskel besteht aus einer Vielzahl mehr oder weniger großer motorischer Einheiten. Die von einem Motoneuron innervierten Fasern liegen dabei über den ganzen Muskel verteilt. Wird eine unterschiedliche Anzahl an motorischen Einheiten angesteuert, kann dadurch die Stärke der Muskelkraft reguliert werden. Diesen Vorgang bezeichnet man als Rekrutierung.

> **Merke**
> Je **weniger Fasern** eine motorische Einheit besitzt, umso **feiner** können Bewegungen **reguliert** werden.

Kommt es durch ein einzelnes Aktionspotenzial zu einer Einzelzuckung in einer Muskelfaser, relaxiert diese sofort wieder nach Abnahme der Ca^{2+}-Konzentration. Eine solche Zuckung ist in der Regel zu kurz, um eine maximale Verkürzung des Muskels zu erreichen. Wird die Zuckung jedoch noch in der Phase der beginnenden Relaxation mit einem weiteren Aktionspotenzial überlagert, so kommt es zur **Superposition** (**Abb. 13.9**). Die andauernde Ca^{2+}-Ausschüttung führt zu einem gleichfalls länger andauernden Filamentgleiten, was in einer stärkeren Muskelverkürzung mit stärkerer Kraftentwicklung resultiert.

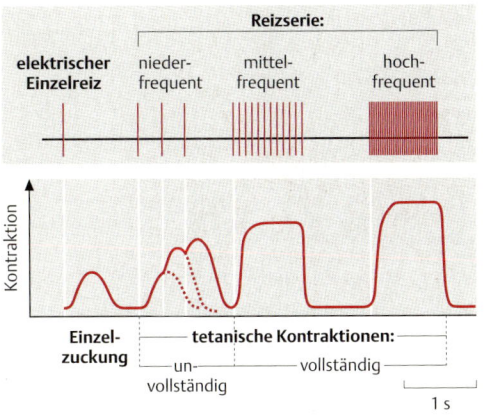

Abb. 13.9 Superposition von Einzelzuckungen und tetanische Kontraktionen einer Skelettmuskelfaser.

> **Merke**
> Für die stärkere Kraftentwicklung im Muskel ist die **Dauer des erhöhten Ca^{2+}-Spiegels** ausschlaggebend, nicht die Höhe der Ca^{2+}-Konzentration!

Mehrere Aktionspotenziale hintereinander können miteinander zu einer **unvollständigen tetanischen Kontraktion** superponieren. Steigert sich die Frequenz weiter kommt es zum **vollständigen Tetanus**, so dass Einzelzuckungen nicht mehr voneinander abgegrenzt werden können. Beim Tetanus sind Muskelkraft und Muskelverkürzung auf das Maximum gesteigert. Als Fusionsfrequenz bezeichnet man die Reizfrequenz, die einen kompletten Tetanus auslöst. In einem α-Motoneuron liegt die Reizfrequenz mit 25 Hz gerade unterhalb der Fusionsfrequenz. Aufgrund der **asynchron** erregten motorischen Einheiten ist die Bewegung trotzdem gleichmäßig.

Regulation der Muskelkraft durch Vordehnung. Die Vordehnung der quergestreiften Muskulatur, also die Länge des Muskels bei Kontraktionsbeginn, hat ebenfalls einen Einfluss auf die Kraftentwicklung. Eine wesentliche Rolle spielt hierbei der Grad der Überlappung von Actin- und Myosinfilamenten. Die **maximale Kontraktionskraft** eines Sarkomers entsteht nur, wenn alle Myosin-Köpfchen Verbindungen zu Actin-Filamenten eingehen können. Dies entspricht einer Ruhelänge des Sarkomers von 2,0–2,2 μm. Bei größerer Vordehnung stehen nicht mehr alle Myosin-Filamente mit den Actin-Filamenten in Kontakt, so dass die Anzahl der Myosinköpfchen, die den Kontraktionszyklus effektiv durchlaufen können, geringer ist und somit die aktive Kraftentwicklung abnimmt. Ab einer Sarkomerlänge von über 3,6 μm überlappen die beiden Filamente gar nicht mehr und eine Kontraktion ist unmöglich (**Abb. 13.10**).

> **Merke**
> Eine **zu geringe Vordehnung** wirkt sich negativ auf die Kraftentwicklung aus, da sich die Sarkomere nicht weiter verkürzen können. Bei **zu großer Vordehnung** können Actin- und Myosinfilamente nicht miteinander in Kontakt treten. Die Beziehung zwischen Sarkomerlänge und maximaler aktiver Kraftentwicklung stellt sich **umgekehrt U-förmig** dar.

Biologie | Histologie | Anatomie | Chemie | Biochemie | Physik | Physiologie | Psych./Soz.

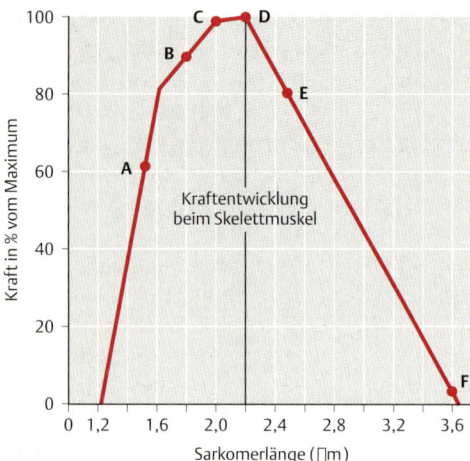

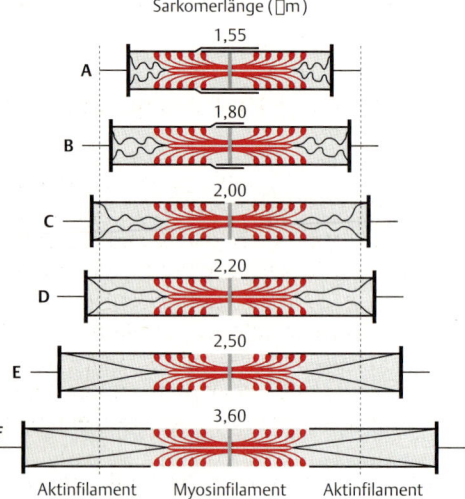

Abb. 13.10 Beziehung zwischen Sarkomerlänge und möglicher aktiver Kontraktionskraft.

Arten von Skelettmuskelfasern

Unsere Skelettmuskulatur muss je nach Lokalisation unterschiedlichen Anforderungen gerecht werden. Extremitätenmuskeln müssen überwiegend schnelle Bewegungen ausführen, während Rückenmuskeln hauptsächlich statische Aufgaben bewältigen müssen. Verschiedene, histologisch unterscheidbare Muskelfasertypen haben sich daher auf bestimmte Bewegungsformen spezialisiert.

> **Merke**
> Abhängig von der postnatalen Innervation differenzieren sich Fasern einer motorischen Einheit mit **hohen Aktionspotenzial-Frequenzen** zu **weißen Fasern**, diejenigen mit **niedrigen Aktionspotenzial-Frequenzen** zu **roten Fasern**. Diese Differenzierung ist nicht endgültig und kann bei Erhöhung der Aktionspotenzial-Frequenz zur Umwandlung von tonischen in phasische Fasern führen.

Weiße Fasern. Eine **hohe ATPase-Aktivität** der Myosin-Köpfchen ermöglicht den weißen Muskelfasern (**Typ-II-**

Fasern, phasische Fasern) schnellere Bewegungen. Allerdings ermüdet dieser Muskeltyp rasch. Die schnellere ATP-Spaltung ermöglicht auch einen schnelleren Filament-Gleitmechanismus. Der vermehrte ATP-Bedarf wird dabei hauptsächlich aus der **anaeroben Glycolyse** gewonnen. Deshalb sind weiße Muskelfasern besonders reich an Enzymen und besitzen große Glycogenvorräte. Eine Einzelzuckung ist sehr kurz. Deswegen erfolgt eine tetanische Kontraktion erst bei höheren Erregungsfrequenzen (es besteht eine erhöhte tetanische Fusionsfrequenz). Bei starker Belastung kommt es in weißen Fasern zur Zunahme der Fibrillenzahl und des Glycogenvorrats, das Zellvolumen nimmt deutlich zu (Hypertrophie).

Rote Fasern. Im Gegensatz dazu stellen rote Muskelfasern (**Typ-I-Fasern, tonische Fasern**) den Großteil der Fasern in **Muskeln mit Haltefunktion**. Der Energiebedarf wird hauptsächlich aus dem **aeroben Stoffwechsel** gedeckt. Deshalb kontrahieren sich die Muskeln langsamer als weiße Fasern, sind dafür aber ausdauernder. Diese Eigenschaften erfordern viele Mitochondrien und Blutkapillaren. **Myoglobin** dient als zusätzlicher Sauerstoffspeicher und ist für die rote Färbung verantwortlich. Bei starker Belastung steigern rote Muskelfasern ihre Kapillarisierung und den Myoglobingehalt, das Zellvolumen bleibt praktisch konstant.

13.2.2 Herzmuskulatur

Zur Funktion und den Besonderheiten der Herzmuskulatur siehe S. 680.

13.3 Glatter Muskel

Glatte Muskulatur findet sich vor allem in den Hohlorganen wie Magen-Darm-Trakt, Uterus, Ureteren und Gallenwege sowie in der Wand von Blutgefäßen.

13.3.1 Der Aufbau der glatten Muskelzelle

Im Gegensatz zur quergestreiften Muskulatur besteht die glatte Muskulatur aus spindelförmigen kleineren Einzelzellen mit nur einem Kern. Ihre Länge beträgt 30–200 µm, ihr Durchmesser 5–10 µm. Wie im Skelettmuskel dienen Actin und Myosin der Kontraktion. Allerdings fehlt die regelmäßige Anordnung der Filamente in Sarkomere. Stattdessen finden sich an der Zellmembran und im Zellinneren sog. **Dense Bodies**, die analog zu den Z-Scheiben der Sarkomere die Anheftungspunkte der kontraktilen Elemente darstellen (**Abb. 13.11**). Sie werden durch **Intermediär-Filamente** (Desmin, Vimentin, Filamin) dicht miteinander vernetzt. Eingeflochten darin liegen Actin und Myosin. Durch diese Architektur kann sich die glatte Muskulatur stärker verkürzen als die Skelettmuskulatur. Der Filament-Gleitmechanismus verläuft in beiden Muskelarten ähnlich. Die Funktion des Troponin C wird in der glatten Muskulatur durch das strukturhomologe **Calmodulin**

Biologie · Histologie · Anatomie · Chemie · Biochemie · Physik · Physiologie · Psych./Soz.

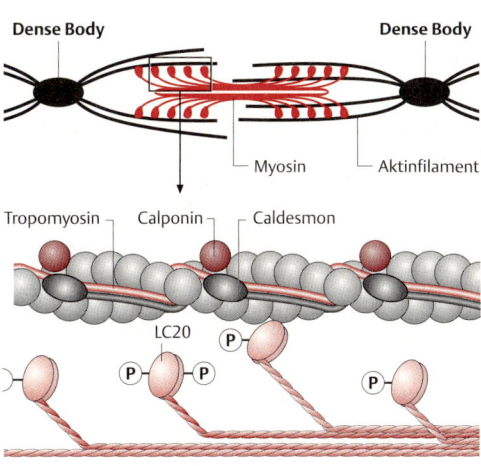

Abb. 13.11 Schematische Darstellung von Actin und Myosin in der glatten Muskelzelle.

übernommen. Wenn Ca^{2+} an Calmodulin bindet, kann dieser Komplex Caldesmon phosphorylieren. Caldesmon entspricht dem Troponin der quergestreiften Muskulatur. Im phopsphorylierten Zustand wird nun die Myosinbindungsstelle des Actins freigelegt und der Querbrückzyklus kann stattfinden.

Das Myosin der glatten Muskulatur besitzt leichte Myosinketten (LC_{20}), die ebenfalls Ca^{2+}/Calmodulin-abhängig durch die **Myosinleichtkettenkinase** phosphoryliert werden müssen, bevor eine Muskelkontraktion stattfinden kann (s. u.).

> **Merke**
> **Calcium** bindet in der glatten Muskelzelle an **Calmodulin**. Glatte Muskelzellen enthalten *kein* Troponin.

13.3.2 Die Verbindung der glatten Muskelzellen untereinander und ihre Innervation

Die Muskelzellen sind untereinander eng verbunden. Sie sind eingebettet in eine **Matrix aus Bindegewebe**, das die Dehnbarkeit des Gewebes verringert. Auch mechanische Verbindungen durch interzelluläre Kanäle (**Gap Junctions**) tragen zur verringerten Dehnbarkeit bei, gewährleisten aber die Passage von Ionenströmen und Second Messengern zwischen den Zellen. Calcium, cAMP, Inositoltriphosphat und Diacylglycerin sind so in der Lage, elektrische Signale (Aktionspotenziale) direkt von Zelle zu Zelle weiterzugeben.

Je nach Ausprägung dieser Verknüpfung kann man zwei Muskeltypen unterscheiden:

– **1. Single-Unit-Zellen**-Verbände sind durch Gap Junctions miteinander verbunden. Durch die schnelle Ausbreitung einer Erregung kommt es zu einer nahezu **gleichzeitigen Kontraktion** des Zellverbandes (Hunderte bis Millionen Zellen). Eine individuelle nervale Versorgung der Einzelzelle, wie bei der Skelettmuskulatur, existiert nicht. Single-Unit-Muskulatur findet sich vorwiegend in Hohlorganen sowie in den Wänden von Blutgefäßen.

Die Erregungsauslösung ist dabei nicht nerval gesteuert, sondern durch eine Reihe von Umgebungsfaktoren (s. u.).

> **Merke**
> Der Single-Unit-Typ heißt so, weil **alle Muskelzellen** eines Verbandes **wie eine einzige Einheit** reagieren; nicht weil jede Zelle eine einzelne Einheit darstellt!

– **2. Multi-Unit-Zellen** hingegen werden ähnlich der quergestreiften Muskulatur innerviert. Die Afferenzen stammen aus Neuronen des vegetativen Nervensystems. Zwischen den einzelnen Zellen befindet sich eine basalmembranähnliche Schicht und es sind keine Gap Junctions vorhanden. Durch diese Abgrenzung der Zellen voneinander ist eine differenzierte Kontraktion der einzelnen Muskelzellen möglich. Multi-Unit-Zellen findet man z. B. in größeren Blutgefäßen und Bronchien sowie den Mm. erectores pili.

13.3.3 Kontraktion der glatten Muskelzelle

Auslösung

Auslösungsfaktoren. Sowohl Nervenimpulse als auch Umgebungsfaktoren wie mechanische Reize (Dehnung), Hormone (z. B. Histamin, Serotonin, Oxytocin) und metabolische Faktoren (pH-Wert, O_2-Versorgung etc.) sind in der Lage, Kontraktionen am glatten Muskel auszulösen. Hier gibt es keine motorischen Endplatten, sondern es wird bei der nervalen Steuerung ein Transmitter (Acetylcholin oder Noradrenalin) in unmittelbarer Nähe zu den Muskelzellen aus den Vesikeln der vegetativen Nervenfasern ausgeschüttet.

Als weitere Besonderheit weist die glatte Muskulatur ein relativ instabiles Membranruhepotenzial (zwischen –40 und –70 mV) auf. Sie ist daher in der Lage, einen **autonomen Eigenrhythmus** zu entwickeln. Sog. Schrittmacherzellen ermöglichen so eine Eigenrhythmik, wie z. B. im Magen-Darm-Trakt (Peristaltik).

Ein „Alles-oder-nichts"-Prinzip der Kontraktion gibt es bei der glatten Muskulatur nicht, Aktionspotenziale sind also nicht unbedingt nötig. Eine zunehmende Depolarisation der Muskelzelle sorgt für einen verstärkten Ca^{2+}-Einstrom in die Zelle, entsprechend nimmt die Kontraktionsstärke zu.

> **Merke**
> Glatte Muskulatur kann auch **ohne Aktionspotenziale** kontrahieren.

Mögliche Aktionspotenzialformen an der glatten Muskelzelle. Ein Aktionspotenzial an der glatten Muskelzelle – wenn vorhanden – ist deutlich langsamer als an der Skelettmuskelzelle und kommt nicht durch Na^+-, sondern durch Ca^{2+}-Einstrom zustande. Neben den spannungs- oder rezeptorgesteuerten Kanalproteinen existiert ein weiterer Kationenkanal, der sich bei Dehnung der Zellen öffnet.

Biologie

Histologie

Anatomie

Chemie

Biochemie

Physik

Physiologie

Psych./Soz.

- **Spike-Potenziale** ähneln den Aktionspotenzialen der Skelettmuskulatur (Superposition, tetanische Kontraktionen), sind allerdings um den Faktor 50 langsamer (Dauer 50–100 ms).
- Daneben existieren **Aktionspotenziale mit einem Plateau**. Die zugehörigen Muskelzellen sind auf länger anhaltende Kontraktionen ausgelegt und finden sich z. B. im Uterus (Wehen) und in den Ureteren (Peristaltik).

Regelmäßige Kontraktionsrhythmen, wie sie im Magen-Darm-Trakt zu finden sind, beruhen auf der Aktivität von Schrittmacherzellen. Bei diesen Slow-Wave-Potenzialen führen langsame Potenzialschwankungen zur Auslösung von Aktionspotenzialen sobald der Schwellenwert erreicht wurde.

Ablauf

Lediglich die Abweichungen der elektromechanischen Koppelung (Calciumfreisetzung) und die molekularen Vorgänge am Myosin unterscheiden die Kraftentwicklung durch Actin-Myosin-Interaktionen an der glatten Muskulatur von der Skelettmuskulatur.

Calciumeinstrom und Vorgänge am Myosin. Die Tubuli des sarkoplasmatischen Retikulums, das bei glatten Muskelzellen kaum ausgebildet ist, liegen meist membrannah in der Nähe rudimentärer T-Tubuli (sog. **Caveoli**). Der Hauptmechanismus, um die Ca^{2+}-Konzentration im Sarkoplasma zu erhöhen, besteht in der Erhöhung des **intrazellulären IP3** (Inositoltriphosphat), das an dort vorhandene IP3-Rezeptoren bindet und die Calciumfreisetzung veranlasst. Spezifische Ca^{2+}-Kanäle und unspezifische Kationenkanäle sorgen dafür, dass der Großteil der Ca^{2+}-Ionen aus dem Extrazellulärraum in das Zellinnere strömen kann, unabhängig davon, ob ein Aktionspotenzial oder ein hormoneller oder mechanischer Reiz der Auslöser ist. Das eingeströmte Ca^{2+} verbindet sich mit dem Protein Calmodulin zum **Calcium-Calmodulin-Komplex**, der die **Myosin-leichte-Ketten-Kinase** aktiviert und so die ATP-Spaltung anstößt. Das entstandene Phosphat wird auf die leichte Kette der Myosinköpfe übertragen. Das Myosin mit phosphorylierter leichter Kette kann nun in den Querbrückenzyklus eintreten. Die Unterbrechung des Zyklus erfolgt bei sinkendem Ca^{2+}-Spiegel durch die **Myosin-leichte-Ketten-Phosphatase**, welche die Kette dephosphoryliert.

Merke Nur wenn die **leichten Ketten** des Myosins **phosphoryliert** sind, kann der Querbrückenzyklus in der glatten Muskulatur stattfinden.

Mechanismen der Relaxation. Eine Ca^{2+}-ATPase und ein Na^+-Ca^{2+}-Austauscher pumpen Ca^{2+} aus der Zelle heraus, so dass es zur Relaxation kommt. Nur ein kleiner Teil wird wieder im sarkoplasmatischen Retikulum aufgenommen. Die Second Messenger cAMP und cGMP hemmen die Myosin-leichte-Ketten-Kinase und damit die Ca^{2+}-Empfindlichkeit und tragen so zur Relaxation der Muskelzelle bei, was gleichzeitig den häufigsten therapeutischen Ansatzpunkt darstellt.

Klinik

Bronchialasthma. Die beschriebene Phyosphorylierung des Myosins ist ein wichtiger Angriffspunkt in der Therapie des Bronchialasthmas. Durch Adrenalin und adrenalinähnliche Medikamente (sog. β_2-Sympathomimetika) wird das Myosin infolge der Aktivierung von β_2-Adrenozeptoren weniger phosphoryliert. Dies hat die Relaxation der glatten Muskulatur der Bronchien zur Folge. Der Bronchialspasmus löst sich und die Patienten werden deutlich beschwerdefreier.

Besonderheiten der Kontraktion

Das Aufrechterhalten einer bestimmten Muskelspannung, z. B. von Gefäßmuskulatur oder Sphinkteren, erfordert besondere Eigenschaften an die glatte Muskulatur. Um die tonischen Kontraktionen lange, mit **wenig Energieaufwand** halten zu können, heften sich einige Querbrücken **fest aneinander**. Dadurch fällt der O_2- und ATP-Verbrauch auf ein niedrigeres Niveau ab, ohne dass die Spannung verloren geht. Durch diesen Mechanismus benötigt die glatte Muskulatur weniger Energie als die Skelettmuskulatur, um die gleiche Kraft pro Querschnitt zu erzeugen.

Für die Funktion von Hohlorganen ist die **Plastizität** der glatten Muskulatur entscheidend. Bei vergrößertem Füllungsvolumen (z. B. der Harnblase) kommt es initial zu einem Anstieg der Wandspannung und somit zur Druckerhöhung in dem Hohlorgan. Kurze Zeit später sinkt der Druck wieder nahezu auf den Ausgangswert ab (**Stress-Relaxation**). So werden möglichst große Füllvolumina bei konstanten Druckverhältnissen erreicht.

Eine mechanische Dehnung in der glatten Muskulatur kann aber auch zur **Kontraktion** der Muskelzellen führen. Dehnungsgesteuerte Ca^{2+}-Kanäle in der Zellmembran erhöhen die intrazellulären Ca^{2+}-Konzentration und ermöglichen z. B. die Darm-Peristaltik. Abflussstörungen im Bereich von Hohlorganen führen zu einem raschen Druckanstieg im Lumen, auf den die Muskulatur mit verstärkten Kontraktionsversuchen reagiert (**Hyperperistaltik**). Dadurch entsteht der typische, wellenförmige Kolikschmerz, der z. B. bei Gallen- oder Uretersteinen auftritt.

14.1 Morphologische Grundlagen, Entwicklung, Wachstumsfaktoren

Siehe auch Anatomie ab S. 346.

Aufbau

Das vegetative Nervensystem passt die Organfunktionen an die aktuellen Bedürfnisse des Körpers an. Da seine Steuerung weitgehend der willkürlichen Kontrolle entzogen ist, wird das vegetative Nervensystem auch als **autonomes Nervensystem** bezeichnet. Es besteht aus zwei Komponenten, die meistens gegensätzliche Effekte an den Organen vermitteln: dem **Sympathikus**, der eine **ergotrope Wirkung** hat, d.h. eine allgemeine Aktivierung und Erhöhung der Leistungsbereitschaft („fight-and-flight-reaction") vermittelt, und dem **Parasympathikus**, der **trophotrop** wirkt, d.h. der Erholung und Erneuerung körpereigener Reserven dient.

Sympathikus und Parasympathikus lassen sich sowohl funktionell als auch anhand anatomischer Gesichtspunkte unterscheiden. Beiden gemeinsam ist, dass ihre Neurone nicht direkt aus dem Zentralnervensystem ins Erfolgsorgan ziehen, sondern zuvor noch einmal in Ganglien umgeschaltet werden. Die Neurone im Zentralnervensystem werden als „erste" oder **präganglionäre** Neurone bezeichnet, die Neurone, deren Axone zu den Erfolgsorganen ziehen, als „zweite" oder **postganglionäre** Neurone.

Sympathikus

Die präganglionären Neurone des Sympathikus liegen in den Seitenhörnern des **thorakolumbalen Rückenmarks** (C_8-L_2), im Ncl. intermediolateralis. Sie ziehen von dort über die Rami communicantes albi in die **Grenzstranggangien**, wo sie entweder auf das postganglionäre Neuron umgeschaltet werden oder weiter zu einem der unpaaren Hals- oder Bauchganglien ziehen, um dort umgeschaltet zu werden. Die zweiten Neurone des Sympathikus liegen also rückenmarksnah und damit relativ „organfern". Die postganglionären Fasern, die von ihnen zu den Erfolgsorganen ziehen, sind daher relativ lang.

Parasympathikus

Die präganglionären Neurone des Parasympathikus befinden sich in den **Hirnnervenkernen** im Hirnstamm und im **Sakralmark** (**Abb. 14.1**). Vier der 12 Hirnnerven haben parasympathische Anteile:
- **N. oculomotorius (III):** M. sphincter pupillae und M. ciliaris
- **N. facialis (VII):** Tränen- und Speicheldrüsen (außer Gl. parotis)
- **N. glossopharyngeus (IX):** Glandula parotis
- **N. vagus (X):** Brust- und Bauchorgane bis zum Cannon-Böhm-Punkt (mittleres Drittel des Colon transversum).

Die Fasern aus den Hirnnervenkernen verlassen gemeinsam mit den Hirnnerven den Hirnstamm, um zu den postganglionären Neuronen zu ziehen, die „organnah", d.h. in der Nähe oder sogar in den Erfolgsorganen selbst, liegen. Die präganglionären Fasern sind daher relativ lang, wohingegen die postganglionären Fasern sehr kurz sind.

> **Merke**
> Der N. vagus ist der wichtigste parasympathische Nerv, in ihm verlaufen etwa 75 % aller parasympathischen Fasern.

Die Fasern aus dem sakralen Teil des Rückenmarks ziehen in den Plexus sacralis und versorgen von dort über den N. splanchnicus pelvinus den Urogenitaltrakt und den Endabschnitt des Magen-Darm-Trakts.

Zentrale Steuerung

Gesteuert wird das vegetative Nervensystem von **übergeordneten Regulationszentren** (v.a. Hypothalamus, limbisches System, Formatio reticularis). Im Hypothalamus werden viele Regulationsvorgänge des Organismus koordiniert (z.B. Körpertemperatur, Schlaf-Wach-Rhythmus, Wasserhaushalt). Über das limbische System wirken sich Emotionen und Affekte (Angst, Wut, Freude) auf die Körperfunktionen aus. In der Formatio reticularis werden über polysynaptische Bahnen Informationen aus dem Hypothalamus vermittelt, hier befinden sich außerdem die Zentren für viele vegetative Reflexe.

Nebennierenmark

Das Nebennierenmark (NNM) stellt eine Schnittstelle zwischen Nerven- und Hormonsystem dar. Bei den NNM-Zellen handelt es sich eigentlich um **spezialisierte postganglionäre („zweite") Sympathikusneurone**, die Katecholamine freisetzen. Aus diesem Grund wird das Nebennierenmark auch nicht wie andere Organe durch postganglionäre sympathische und parasympathische Neurone innerviert, sondern nur direkt durch präganglionäre (muscarinerge) Sympathikusfasern.

Bei den aus dem NNM stammenden Katecholaminen handelt es sich vorwiegend um Adrenalin (80–90 %) und nur zu einem kleinen Teil um Noradrenalin (S. 777). Anders als die „normalen" postganglionären Sympathikusneurone geben die NNM-Zellen ihren Transmitter auch nicht in Synapsen, sondern direkt ins Blut ab. Dadurch sind die freigesetzten Katecholamine systemisch wirksam, wirken also als Hormone. Reize für die Adrenalin-Freisetzung aus dem NNM sind u.a. körperliche Arbeit, Kälte, Hitze, Angst und Stress.

Biologie · Histologie · Anatomie · Chemie · Biochemie · Physik · Physiologie · Psych./Soz.

Sympathikus

Parasympathikus

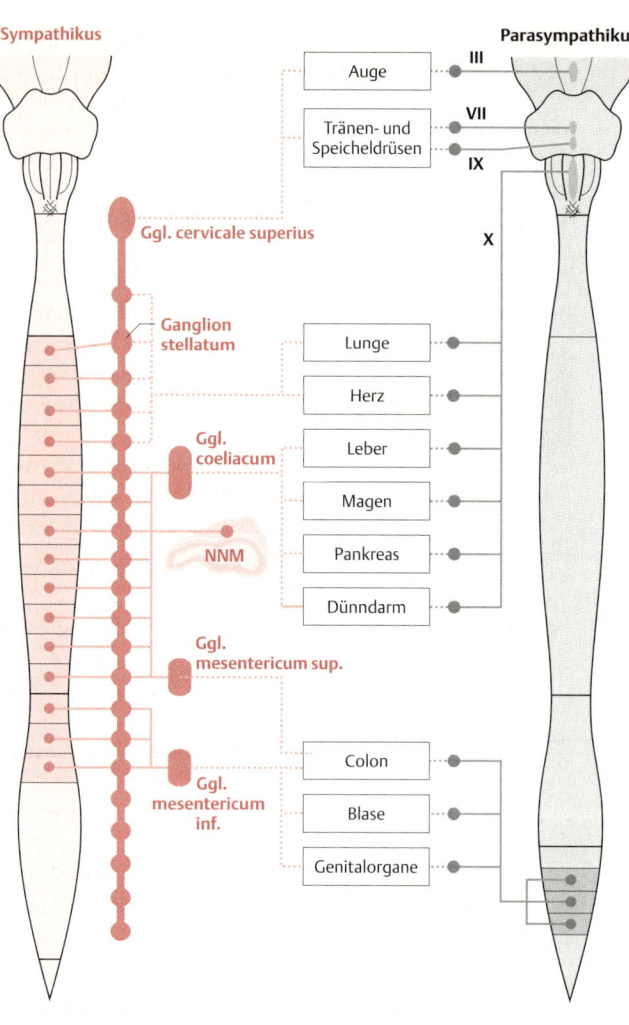

III

VII

IX

X

Auge

Tränen- und Speicheldrüsen

Ggl. cervicale superius

Ganglion stellatum

Ggl. coeliacum

NNM

Ggl. mesentericum sup.

Ggl. mesentericum inf.

Lunge

Herz

Leber

Magen

Pankreas

Dünndarm

Colon

Blase

Genitalorgane

Abb. 14.1 Aufbau des vegetativen Nervensystems. Durchgezogene Linie = präganglionär, getrichelte Linie = postganglionär (nach Schmidt/Thews/Lang).

14.2 Zelluläre und molekulare Mechanismen der Signaltransduktion im VNS

14.2.1 Synaptische Übertragung in den Ganglien

Der Transmitter in den **präganglionären** Sysnapsen ist sowohl beim Sympathikus als auch beim Parasympathikus **Acetylcholin**. Die Acetylcholin-Rezeptoren des postganglionären Neurons sind in beiden Fällen **nicotinerg** (vgl. S. 796).

Die **nicotinergen ACh-Rezeptoren** (n-Cholinozeptoren) sind **ionotrope Rezeptoren** (S. 795): die Bindung von Acetylcholin an den Rezeptor führt direkt zu einer Öffnung des Ionenkanals. Durch Na⁺-Einstrom wird die nachfolgende Zelle depolarisiert und erregt. Außer an allen vegetativen Synapsen, an denen von prä- auf postganglionär umgeschaltet wird, findet man n-Cholinozeptoren auch an den motorischen Endplatten (S. 795).

14.2.2 Informationsübertragung von postganglionären Axonen auf Zielorgane

Transmitter und Rezeptoren

Im Parasympathikus und Sympathikus unterscheiden sich die Transmitter der postganglionären Synapsen und demnach auch die Rezeptoren am Zielorgan.

Parasympathikus. Hier erfolgt die Übertragung durch Acetylcholin. Die Rezeptoren am Zielorgan sind **muscarinerge ACh-Rezeptoren** (m-Cholinozeptoren). Diese Rezeptoren sind **metabotrop** (S. 795) und funktionieren über Signalketten: Die Bindung von Acetylcholin an den Rezeptor setzt einen Signalprozess in Gang, an dem **G-Proteine und Funktionsproteine** beteiligt sind.

Sympathikus. Transmitter im Sympathikus ist **Noradrenalin** (zu einem geringen Teil auch Adrenalin). Die Rezeptoren der Zielorgane sind **adrenerge Rezeptoren**. Die einzige Ausnahme sind **Schweißdrüsen**, die ebenfalls über muscarinerge Acetylcholinrezeptoren erregt werden (**Abb. 14.2**).

Adrenerge Rezeptoren (Adrenozeptoren) werden durch **Katecholamine** (Noradrenalin, Adrenalin, Dopamin) er-

Biologie | Histologie | Anatomie | Chemie | Biochemie | Physik | Physiologie | Psych./Soz.

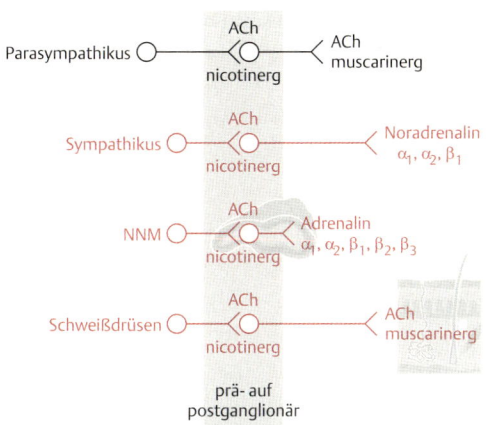

Abb. 14.2 Überträgerstoffe im vegetativen Nervensystem.

regt (S. 777). Man unterscheidet α-(α_1, α_2) und β-(β_1, β_2, β_3) Rezeptoren. Alle Adrenozeptoren sind metabotrop und funktionieren über G-Proteine. Über sie wird entweder die Stimulierung von Schlüsselenzymen (z. B. Adenylatcyclase A, Phospholipase C) vermittelt oder es werden direkt Ionenkanäle beeinflusst.

- **α_1-Rezeptoren:** Kontraktion glatter Muskulatur (Gefäße, Bronchiolen, Sphinkter etc.). Sie entfalten ihre Wirkung über die Aktivierung der Phospholipase C (Second Messenger: IP$_3$ und DAG, S. 767).
- **α_2-Rezeptoren:** v. a. in der präsynaptischen Membran der sympathischen Varikositäten, aber auch verteilt im ZNS, an Drüsen, Gefäßen etc. Die Wirkung wird über eine Hemmung der Adenylatcyclase und damit verringerte cAMP-Konzentration vermittelt. Durch ihren präsynaptischen Sitz hemmen die α_2-Rezeptoren die weitere Noradrenalin-Freisetzung (**negative Rückkopplung**).
- **β_1-Rezeptoren:** finden sich am Herzen. Wie alle β-Rezeptoren vermitteln sie ihr Signal über die Adenylatcyclase und einen Anstieg der cAMP-Konzentration.
- **β_2-Rezeptoren:** senken den intrazellulären Ca^{2+}-Spiegel und führen dadurch zu einer Erschlaffung der glatten Muskulatur ($\rightarrow$ Vaso- und Bronchodilatation). Zugleich wird die Insulinfreisetzung und die Glycogenolyse gesteigert.
- **β_3-Rezeptoren:** im Fettgewebe, steigern die Lipolyse.

Noradrenalin wirkt vorwiegend auf die **α-** und **β_1-Rezeptoren** und kaum auf β_2-Rezeptoren, **Adrenalin** kann dagegen **alle Rezeptortypen** aktivieren. Das Ausmaß der Aktivierung ist von der Adrenalin-Konzentration abhängig: in niedrigen (physiologischen) Dosen werden vorwiegend β-Rezeptoren aktiviert, in hohen Dosen sprechen zunehmend auch die α-Rezeptoren an.

Tabelle 14.1 fasst die wichtigsten rezeptorvermittelten Wirkungen des vegetativen Nervensystems an den Organsystemen zusammen.

An der Signalübertragung in den Varikositäten des vegetativen Nervensystems sind neben Acetylcholin und Noradrenalin noch zahlreiche andere Substanzen und Neuropeptide (z. B. NO, ATP, VIP „vasoactive intestinal peptide", NPY „neuropeptide Y", Somatostatin etc.) als Cotransmitter beteiligt, die die synaptische Übertragung modulieren.

Medikamentöse Beeinflussung des VNS

Die verschiedenen Rezeptoren des vegetativen Nervensystems lassen sich selektiv beeinflussen. Substanzen, die die Wirkung von Sympathikus oder Parasympathikus imitieren, werden als **Sympatho- bzw. Parasympathomimetika** bezeichnet, solche, die die Wirkung aufheben, als **Sympatho- bzw. Parasympatholytika**. Blockiert man einen Teil des vegetativen Nervensystems, kommt es zu einem relativen Überwiegen des anderen Teils.

Sympathomimetika. Je nach Angriffsort unterscheidet man Agonisten an α-, β- oder beiden Rezeptortypen.
- **Direkte Sympathomimetika** wirken als Agonisten direkt an adrenergen Rezeptoren (z. B. Clonidin an α-Rezeptoren; Salbutamol, Dobutamin, Fenoterol an β-Rezeptoren).
- **Indirekte Sympathomimetika** (z. B. Ephedrin, Amphetamin, Kokain) erhöhen die Noradrenalin-Konzentration im synaptischen Spalt, indem sie entweder die Noradrenalinfreisetzung fördern oder die Wiederaufnahme in das freisetzende Neuron hemmen. β_2-Rezeptoren werden durch indirekte Sympathomimetika praktisch nicht beeinflusst, weil ihre Noradrenalin-Affinität zu gering ist.

Sympatholytika. Sympatholytika (z. B. β-Blocker: Propanolol, Metoprolol; α-Blocker: Prazosin) hemmen die Sympathikuswirkung, indem sie selektiv die unterschiedlichen Rezeptortypen blockieren.

Parasympathomimetika. Sie führen zu einer Aktivierung der ACh-Rezeptoren.
- **Direkte Parasympathomimetika** (z. B. Nikotin, Muskarin, Pilocarpin, Carbachol) binden direkt an die ACh-Rezeptoren und imitieren so die Wirkung von Acetylcholin direkt. Je nach Struktur wirken sie an nikotinergen, muskarinergen oder beiden Rezeptortypen.
- **Indirekte Parasympathomimetika** (z. B. Physostigmin, Neostigmin) hemmen die Acetylcholinesterase und reduzieren so den Abbau von Acetylcholin. Dadurch steigt die ACh-Konzentration im synaptischen Spalt an und die Wirkung nimmt zu. Aufgrund ihres Wirkmechanismus werden indirekte Parasympathomimetika auch als Acetylcholinesterasehemmer bezeichnet.

Parasympatholytika (z. B. Atropin, Scopolamin) binden zwar an cholinerge Rezeptoren, entfalten dort aber keine Wirkung. Acetylcholin kann dann nicht mehr an die Rezeptoren binden (**kompetitive Hemmung**), die Parasympathikuswirkung ist dadurch blockiert.

Biologie

Histologie

Anatomie

Chemie

Biochemie

Physik

Physiologie

Psych./Soz.

Tabelle 14.1 Wichtige rezeptorvermittelte Wirkungen des vegetativen Nervensystems (nach Lüllmann/Mohr/Wehling)

	Parasympathikus (muscarinerge ACh-Rezeptoren)	Sympathikus mit beteiligtem Adrenozeptortyp	
Pupille	Verengung (M. sphincter pupillae)	Erweiterung (M. dilatator pupillae) (= Mydriasis)	α_1
Bronchien	Verengung	Erweiterung	β_2
Bronchialdrüsen	Erregung	Hemmung	α_1
Magen	Frequenz und Tonussteigerung, HCl Produktion ↑	Hemmung	$\alpha_1, \alpha_2, \beta_2$
Darm	Frequenz- und Tonussteigerung	Hemmung	$\alpha_1, \alpha_2, \beta_1, \beta_2$
Leber	Gluconeogenese	Glycogenolyse	β_2
Pankreas	Insulinsekretion ↑	Insulinsekretion ↓	α_2
Niere		Reninsekretion	β_1
Uterus	unterschiedlich, je nach Funktionszustand	Wehenhemmung	β_2
Harnblase (M. detrusor vesicae)	Tonussteigerung	Tonussenkung	β_2
Harnblase (M. sphincter int.)		Tonussteigerung	α_1
Blutgefäße	Dilatation (endothelvermittelt) in den Genitalorganen	Konstriktion (*geringe Dosen Adrenalin erweitern z. B. Skelettmuskulatur- und Koronararteriolen)	$\alpha_1, \alpha_2, (*\beta_2)$
Herz			
Sinusknoten	negativ chronotrop	positiv chronotrop	$\beta_1 (\beta_2)$
Vorhof	negativ inotrop	positiv inotrop	β_1
AV-Knoten	negativ dromotrop	positiv dromotrop	β_1
Ventrikel	kein Einfluss auf die Kontraktionskraft	positiv inotrop, arrhythmogen	β_1
Speicheldrüsen	viel dünnflüssiger Speichel	wenig zäher Speichel	α_1
Schweißdrüsen		Sekretion	muskarinerge ACh-Rezeptoren

Obstruktive Atemwegserkrankungen. Beim Asthma bronchiale kommt es zu einer anfallsweise auftretenden Atemnot infolge einer reversiblen Atemwegsobstruktion mit entzündlichen Veränderungen und Bronchospasmen bei bronchialer Hyperreaktivität. Therapeutisch kann man β_2-Mimetika (z. B. Salbutamol) verabreichen, um diese Bronchospasmen zu lösen. Durch ihre relative Selektivität bewirken sie wie Adrenalin eine Bronchodilatation, jedoch ohne das Herz, das vorwiegend β_1-Rezeptoren besitzt, zu stark zu stimulieren. Bei einer chronisch-obstruktiven Bronchitis können auch Parasympatholytika (z. B. Ipratropium) eingesetzt werden, um die Atemwege gegen bronchospastische Einflüsse abzuschirmen.

14.2.3 Synthese und Abbau der Überträgerstoffe

Acetylcholin wird aus Acetyl-CoA und Cholin synthetisiert, in den Vesikeln der Nervenendigungen gespeichert und bei Bedarf in den synaptischen Spalt freigesetzt (S. 794). Dort wird das Acetylcholin durch die Acetylcholinesterase in Cholin und Acetat gespalten. Beide Spaltprodukte werden wieder über die präsynaptische Membran in die Nervenendigung aufgenommen (**Re-Uptake**) und dort wieder zur Acetylcholinsynthese verwendet.

Noradrenalin wird über DOPA und Dopamin aus Tyrosin synthetisiert (S. 778). Auch Noradrenalin wird in Vesikeln gespeichert und in den synaptischen Spalt freigesetzt. Der größte Teil des freigesetzten Noradrenalins wird wieder in die Nervenendigung aufgenommen und dort erneut in Vesikeln gespeichert. Ein kleiner Teil wird auch von anderen Zellen (z. B. Gliazellen) aufgenommen oder diffundiert ins Gewebe. Nur ein geringer Anteil des wiederaufgenommenen Noradrenalins wird abgebaut. Der Abbau geschieht mithilfe der beiden Enzyme Monoaminooxidase (**MAO**) und Catechol-O-Methyltransferase (**COMT**). Das Endprodukt ist Vanillinmandelsäure.

Klinik

Phäochromozytom. Das Phäochromozytom ist ein Katecholamin produzierender Tumor des Nebennierenmarks, der zu krisenhaften Blutdruckanstiegen führen kann. Bei Verdacht auf einen solchen Tumor wird die Konzentration der Katecholaminmetaboliten, z.B. Vanillinmandelsäure im Urin, bestimmt, da die Katecholamine selbst eine zu kurze Halbwertszeit haben, um ihre Konzentration verlässlich nachweisen zu können.

14.3 Funktionelle Organisation des VNS

14.3.1 Vegetative Steuerung

Hier werden die wichtigsten Funktionen und Einflüsse des vegetativen Nervensystems auf verschiedene Organe angesprochen. Bezüglich weiterer Informationen zu den einzelnen Organen siehe die entsprechenden Kapitel in diesem Buch.

Merke Der Sympathikus dient überwiegend der Erhöhung der aktuellen körperlichen Leistungsfähigkeit (ergotropes System), der Parasympathikus dagegen der Erholung und Auffüllung der Energiereserven (trophotropes System).

Herz-Kreislauf-System

Siehe auch Anatomie, S. 286 und Kapitel 3.4.2, S. 691.
Generell wird die Herzleistung durch den Sympathikus gesteigert und durch den Parasympathikus verringert.
Der **Sympathikus** erreicht das gesamte Herz und wirkt **positiv inotrop, dromotrop und chronotrop** über β_1-Rezeptoren. Die inotrope Wirkung des Sympathikus beruht v.a. auf einer Erhöhung der Ca^{2+}-Leitfähigkeit, wodurch die Ca^{2+}-Aufnahme in intrazelluläre Speicher gesteigert wird. Gleichzeitig kommt es zu einer steileren diastolischen Spontandepolarisation und in der Folge zu einer Erhöhung der Herzfrequenz.
Der **Parasympathikus** erreicht nur die Vorhöfe und hat daher keine direkte Wirkung auf die Inotropie, durch die Verlängerung der Diastolendauer nimmt aber der Calciumgehalt der Myozyten und damit die Inotropie ab. Am Schrittmacher- und Erregungsleitungsgewebe wirkt er negativ chrono- und dromotrop, indem er K^+-Kanäle aktiviert und so die K^+-Leitfähigkeit erhöht.
Da die glatte Muskulatur der meisten Gefäße nur von postganglionären sympathischen Neuronen innerviert wird, wird die **Gefäßweite** fast ausschließlich über den **Sympathikus** reguliert. Der Sympathikus hält über α_1-Rezeptoren den Grundtonus der Gefäße in Ruhe auf einem

bestimmten Niveau. Zu einer neurogenen Vasodilatation kommt es, wenn der Sympathikotonus nachlässt.
Der **Parasympathikus** ist direkt nur an der Vasodilatation in den Genitalorganen sowie in den Speichel- und Schweißdrüsen nennenswert beteiligt. Da er die glatte Gefäßmuskulatur nicht direkt erreicht, kann er nur über die endothelvermittelte Freisetzung gefäßaktiver Substanzen (z.B. Stickstoffmonoxid = NO) Einfluss auf die Gefäßweite nehmen.

Lunge

Siehe auch Kapitel 5.8.1, S. 718.
In der Bronchialmuskulatur finden sich zahlreiche β_2-Rezeptoren, die hauptsächlich sympathisch durch **Adrenalin** stimuliert werden. Adrenalin wirkt stark **bronchodilatatorisch**, insbesondere wenn der Tonus der Bronchialmuskulatur erhöht ist. Die Bronchienweite wird daher weniger von dem in den sympathischen Fasern enthaltenen Noradrenalin, sondern eher durch die aus dem NNM freigesetzten Katecholamine bestimmt.
Der Parasympathikus bewirkt eine Bronchokonstriktion und stimuliert zusätzlich die bronchiale Sekretion. Bei Vorliegen eines hyperreagiblen Bronchialsystems oder eines Asthma bronchiale kann man daher β_2-Mimetika zur Bronchodilatation und Parasympatholytika zur Hemmung der übermäßigen Produktion von zähem Sekret einsetzen.

Gastrointestinaltrakt

Siehe auch Kapitel 7.6.1, S. 739.
Ösophagus, Magen und Darm besitzen ein eigenes, **intrinsisches (enterales) Nervensystem**, das die Grundfunktionen der Verdauung autonom reguliert. Es besteht aus den Ganglienzellen im Plexus myentericus (Auerbach) und im Plexus submucosus (Meißner) (S. 739). Die extrinsische Innervation erfolgt über das vegetative Nervensystem, das in die Steuerung lediglich modulierend eingreift, d.h. es passt die Aktivität des Magen-Darm-Trakts an den Aktivitätszustand des übrigen Körpers an.
Der **Parasympathikus** verstärkt die Sekretion und Peristaltik und fördert die Verdauung. Der **Sympathikus** hemmt die Verdauungsvorgänge, indem er die Durchblutung des Gastrointestinaltrakts reduziert, die Sekretion hemmt und die Peristaltik verlangsamt. Der Muskeltonus nimmt zwar insgesamt ab, steigt aber im Bereich der Sphinkteren α-Rezeptor-vermittelt an und führt dort zur Kontraktion. Die Entleerung der Harnblase (**Miktion**, s.u.) verläuft über spinale und supraspinale Reflexe, die einer willkürlichen Kontrolle unterliegen. Die Miktion wird überwiegend durch den **Parasympathikus** gesteuert, die zugehörigen präganglionären Neurone liegen im Sakralmark. Der Sympathikus spielt dagegen nur eine untergeordnete, der Parasympathikuswirkung entgegengesetzte Rolle.

Merke Der Parasympathikus sorgt für die Entleerung der Harnblase. Der Sympathikus wirkt dagegen hemmend auf die Miktion.

14.3.2 Vegetative Reflexe

Das VNS arbeitet meistens über einen Reflexbogen, der aus afferenten Fasern, die einen Reiz in Richtung zentral weiterleiten, und efferenten Fasern, die den Reiz beantworten, indem sie ein Zielorgan steuern (vgl. Kap. 15.4.5, S. 821).

Im Folgenden sind einige wichtige vegetative Reflexe aufgefürt.

Pupillenreflex

Siehe S. 844.

Gastrokolischer Reflex

Die Füllung des Magens führt reflektorisch zu einer verstärkten Kolonperistaltik, dadurch gelangen Fäzes ins Rektum und es entsteht Stuhldrang.

> **Klinik**
>
> Die Reizung des Peritoneums (z. B. nach Operationen im Bauchraum), der Niere (z. B. durch Nierensteine) oder der Blase kann eine Hemmung der Peristaltik auslösen, die im Extremfall bis zum paralytischen Ileus (Darmverschluss) führen kann **(peritoneo-, reno- oder vesiko-intestinaler Reflex)**. Die motilitätssteigernde cholinerge Innervation kann in diesem Fall durch die Gabe direkter oder indirekter Parasympathomimetika unterstützt werden.

Defäkationsreflex

Siehe S. 731.

Miktionsreflex

Die Wand der Harnblase besteht aus ingesamt drei Schichten glatter Muskulatur, die zusammenfassend als **M. detrusor vesicae** bezeichnet werden. Am Blasenhals bilden speziell angeordnete Muskelfasern den **M. sphincter vesi-**cae internus, der die Blase verschließt. Der **M. sphincter vesicae externus** enthält quergestreifte Muskulatur und kann daher willkürlich kontrolliert werden (Innervation durch den N. pudendus).

Bei zunehmender Füllung der Blase relaxiert der M. detrusor, so dass der intravesikale Druck zunächst kaum ansteigt. Gleichzeitig melden Dehnungsrezeptoren in der Harnblasenwand die zunehmende Füllung ins Sakralmark und in supraspinale Zentren. Ab einem bestimmten Füllungsgrad wird der **Miktionsreflex** eingeleitet: durch Kontraktion steigt der Druck in der Blase nun relativ stark an. Dieser Druckanstieg verstärkt über einen supraspinalen Reflexweg die Aktivität des Parasympathikus und damit die Kontraktion des M. detrusor. Zur Harnentleerung wird der M. sphincter int. vorwiegend mechanisch geöffnet, die Erschlaffung des durch den N. pudendus innervierten M. sphincter ext. kann dagegen willkürlich kontrolliert werden.

> **Klinik**
>
> **Spinaler Schock.** Als spinalen Schock bezeichnet man den unmittelbar nach einer Querschnittsläsion auftretenden totalen Verlust sensorischer, motorischer und vegetativer Funktionen. Je nach Lokalisation der Läsion macht sich der spinale Schock neben einer schlaffen Plegie und Gefühlsausfällen auch durch Dilatation der Hautgefäße und den Ausfall von Defäkations- und Miktionsreflex bemerkbar. Es entsteht eine Überlaufblase, die mittels Katheter entleert werden muss.
>
> Nach 1–6 Monaten erholt und reorganisiert sich das Rückenmark distal der Schädigung und bildet neue Synapsen. Es lassen sich spinale Reflexe auslösen (nicht zu verwechseln mit Willkürbewegungen!), so dass trotz fehlender supraspinaler Kontrolle eine Beeinflussung der vegetativen Funktionen wieder möglich wird. So kann z. B. durch Beklopfen der Blase der Miktionsreflex ausgelöst werden.

15.1 Programmierung einer Willkürbewegung

Das motorische System ist ein komplexes System, das sich aus mehreren Elementen zusammensetzt. Dabei steht jede Ebene unter der Kontrolle einer übergeordneten Instanz. Oberste Instanz sind die **motorischen Areale der Großhirnrinde**. Im engen Zusammenspiel werden hier durch Mithilfe der **Basalganglien**, des **Kleinhirns** und des **Hirnstamms** Bewegungsprogramme ausgearbeitet (**Abb. 15.1**). Im **Rückenmark** findet die Umschaltung der Nervenbahnen von Gehirn zur Muskulatur und umgekehrt statt. **Reflexe** regulieren Bewegungen aktiv auf spinaler Ebene, sie müssen dabei nicht alle motorischen Ebenen durchlaufen.

15.1.1 Stütz-, Ziel- und Sensomotorik

Die genannten motorischen Anteile des Nervensystems bewirken über den Muskeltonus eine aufrechte Körperhaltung (**Stützmotorik**) und über die Aktivierung von Muskeln bzw. Muskelgruppen Bewegungen (**Zielmotorik**). Um richtige Bewegungsabläufe zu garantieren, müssen die entsprechenden Systeme ständig mit sensorischen Informationen versorgt werden. In diesem Zusammenhang spricht man von der **Sensomotorik**.

15.1.2 Entstehung einer Bewegung

Entsteht in **subkortikalen Strukturen** (z. B. im limbischen System) ein **Handlungsantrieb**, wird dieser in den **assoziativen Kortex projiziert**, wo der Bewegungsentwurf entsteht. Vorhandene **Bewegungsprogramme** werden vom Kleinhirn und den Basalganglien unter Beteiligung des Thalamus in den **Motorkortex** projiziert. Er steuert die Bewegungsausführung und gibt die notwendigen Impulse über das Rückenmark an die Muskulatur weiter (**Abb. 15.1**).

15.2 Motorische Repräsentation auf dem Kortex

Merke

Der motorische Kortex umfasst die **Areale 4 und 6 nach Brodmann**. Er wird unterteilt in den primären und den sekundären motorischen Kortex, die beide **somatotop** gegliedert sind, denen aber unterschiedliche Funktionen zugeordnet werden können.

Primärer motorischer Kortex. Er liegt im Bereich des Gyrus praecentralis (Area 4).

Sekundärer motorischer Kortex. Er kann unterteilt werden in

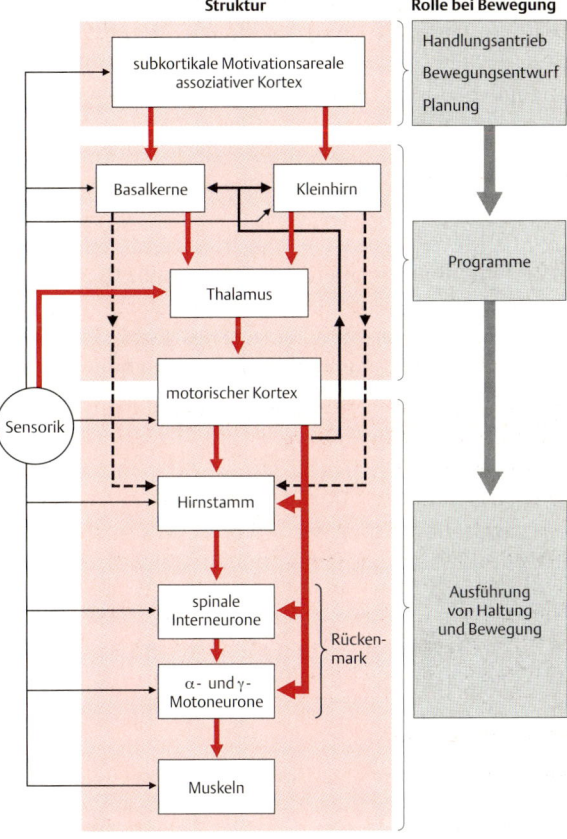

Abb. 15.1 Beteiligung der motorischen Systeme an Planung und Ausführung von Bewegung.

– den *supplementär-motorischen Kortex*, der mantelkantennah in der Area 6 liegt und
– in den weiter lateral liegenden *prämotorischen Kortex* (**Abb. 15.2**).

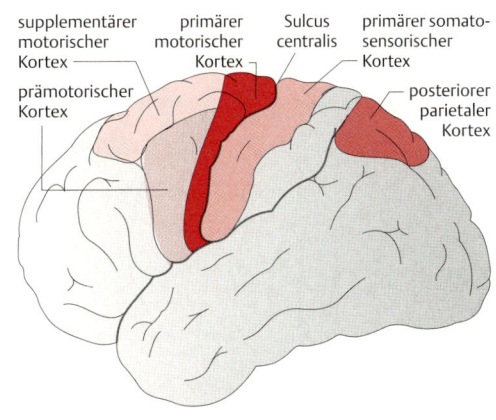

Abb. 15.2 Aufbau des motorischen Kortex.

15.2.1 Primär-motorischer Kortex

Der primäre Motorkortex ist **somatotop** gegliedert, d.h. jeder Stelle des Motorkortex können bestimmte Muskelgruppen des Körpers zugeordnet werden. Die Axone ziehen ohne Umschaltung im Hirnstamm zu den Motoneuronen im Rückenmark, teils direkt monosynaptisch, teils über Interneurone. Durch die Kreuzung der Pyramidenbahnen liegen diese jeweils auf der kontralateralen Körperseite (S. 370). Die repräsentierte Größe auf dem Kortex entspricht dabei der **funktionellen Bedeutung** und nicht der anatomischen Größe eines Muskelgebietes. Ordnet man den Kortexarealen die Körperregion zu, erhält man das Bild des motorischen Homunkulus (**Abb. 15.3**).

> **Merke**
>
> Die Aufgabe des primär-motorischen Kortex besteht in der **Umsetzung von Bewegungsprogrammen in Impulse für die Motoneurone** des Rückenmarks.

15.2.2 Sekundär-motorischer Kortex

Auch der sekundär-motorische Kortex ist **somatotop** gegliedert und steht mit dem primären Motorkortex in enger Verbindung.

> **Merke**
>
> – Der **prämotorische Kortex** ist in die Organisation vieler motorischer Funktionen z.B. der **Koordination** der Körperhaltung oder der **Orientierung** zu einem Bewegungsziel involviert.
> – Der **supplementär-motorische Kortex** ist an der Planung und Durchführung **komplexer motorischer Aufgaben** (z.B. feinmotorische Leistungen der Hand) beteiligt.

Im EEG kann in der **Planungsphase** der Bewegung ca. 0,3–3 s vor Bewegungsbeginn ein **Bereitschaftspotenzial**

beidseits über dem supplementär-motorischen Kortex und dem Vertex (Scheitel) gemessen werden. Dauer und Stärke des Potenzials sind abhängig vom Schwierigkeitsgrad der Bewegung.

Etwa 100 ms vor Bewegungsbeginn tritt das sog. **Motorpotenzial** auf. Es wird nur über dem primären Motorkortex der zur geplanten Bewegung **kontralateralen Hirnhälfte** aufgezeichnet.

15.2.3 Afferenzen des motorischen Kortex

Die motorischen Kortexareale erhalten Afferenzen aus einer Vielzahl untergeordneter Hirnstrukturen wie Basalganglien, Kleinhirn und Thalamus. Diese Strukturen nehmen an der Bewegungsprogrammierung teil und sind in **Funktionsschleifen** eingebettet, d.h. neben ihren Efferenzen zum Kortex zurück erhalten sie von dort auch Afferenzen, die ihnen die Informationen über die auszuführende Bewegung vermitteln. Daneben projizieren auch sensorische Fasern in den Motorkortex (**Abb. 15.1**).

15.3 Efferente Projektion der motorischen Kortizes

Aus dem primär-motorischen Kortex ziehen **efferente Fasern** in die subkortikalen Kerngebiete der Basalganglien, des Kleinhirns und des Hirnstamms sowie zum Rückenmark. Daneben verlassen weitere Bahnen die Area 4, die jedoch innerhalb des Großhirns verbleiben:
– Die **kommissuralen Fasern** ziehen zum kontralateralen Motorkortex.
– Die **Assoziationsfasern** verlaufen innerhalb einer Hemisphäre.

Die **Pyramidenbahn (Tractus corticospinalis)** und die **extrapyramidalen Bahnen** steigen aus dem primären Motorkortex ins **Rückenmark** ab, wobei die strenge Unterscheidung mittlerweile aufgelockert wird, da die verschiedenen motorischen Trakte eng miteinander verwoben sind.

15.3.1 Pyramidenbahn

Die Fasern der Pyramidenbahn ziehen aus den sensomotorischen Kortexarealen über die Capsula interna und die Hirnschenkel in den Pons. Am Übergang der Medulla oblongata zum Rückenmark kreuzen sie zur Gegenseite und laufen als Tractus corticospinalis lateralis im Rückenmark zu ihren Zielzellen. Etwa 10 % der Fasern verlaufen als Tractus corticospinalis ventralis zunächst ungekreuzt abwärts, kreuzen dann aber auf Segmentebene im Rückenmark über die Commissura alba zur Gegenseite (**Abb. 15.4**).

> **Merke**
>
> Die **Fasern der Pyramidenbahn** ziehen dabei meist nicht direkt (monosynaptisch) zu den α-Motoneuronen. Die Mehrzahl der Fasern innerviert die Vorderhornzellen **indirekt** über **Interneurone**.

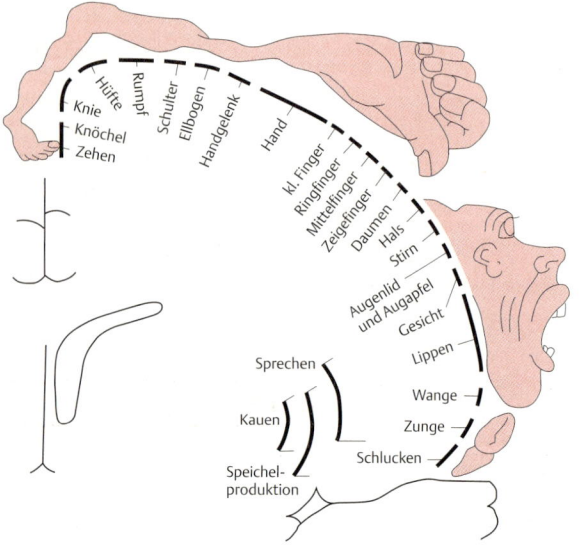

Abb. 15.3 Repräsentation der Körpermuskulatur auf den primär-motorischen Kortex – motorischer Homunkulus.

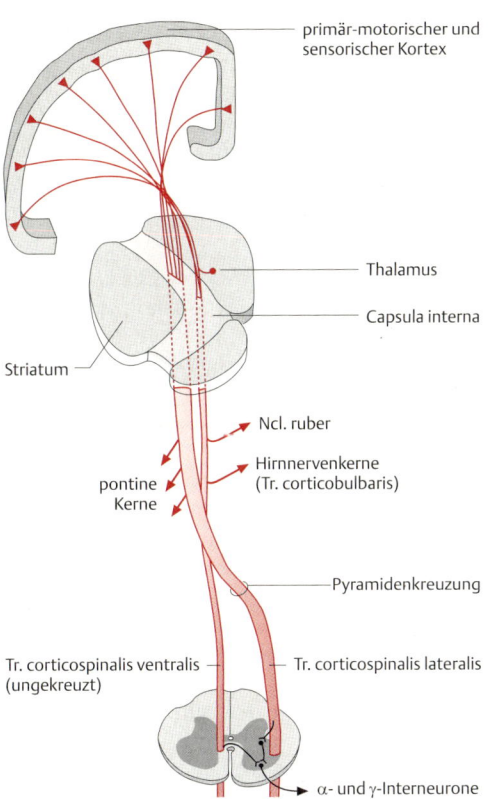

Abb. 15.4 Efferent motorische Bahn und Verlauf der Pyramidenbahn.

Labels in figure:
- primär-motorischer und sensorischer Kortex
- Thalamus
- Capsula interna
- Striatum
- Ncl. ruber
- Hirnnervenkerne (Tr. corticobulbaris)
- pontine Kerne
- Pyramidenkreuzung
- Tr. corticospinalis ventralis (ungekreuzt)
- Tr. corticospinalis lateralis
- α- und γ-Interneurone

Bereits im Hirnstamm gibt die Pyramidenbahn Kollateralen u.a. an den Thalamus, den Ncl. ruber, die Olive und die Hinterstrangkerne ab. Innerhalb der Pyramide verlässt ein weiterer Faseranteil, der **Tractus corticobulbaris**, die Pyramidenbahn um die motorischen Hirnnerven zu versorgen.
Etwa 30 % der Fasern der Pyramidenbahn entstammen aus dem primären motorischen Kortex, 30 % aus dem sekundären Motorkortex und 40 % sogar aus dem sensomotorischen Kortex (Gyrus postcentralis, Area 1–3). Die Pyramidenbahnen bestehen dabei meist aus dünnen, marklosen Axonen mit Leitungsgeschwindigkeiten bis zu 25 m/s. Die schnell leitenden markhaltigen Axone gehören zu den **Betz-Riesenpyramidenzellen** des Gyrus praecentralis. Sie projizieren monosynaptisch vor allem auf die α-Motoneurone der distalen Extremitätenmuskulatur. Diese monosynaptischen Verbindungen sind für die Fein-

motorik zuständig, da ihre Signale von den Motoneuronen 1:1 umgesetzt werden müssen.

> **Klinik**
>
> **Schädigung der Pyramidenbahn.** Bei einer alleinigen Unterbrechung der Pyramidenbahn kommt es zu keiner vollständigen Lähmung, sondern eher zu einem Zusammenbruch der Feinmotorik. Massenbewegungen der Extremitäten wie das Anwinkeln eines Beines sind noch möglich, während feine Handbewegungen (Pinzettengriff) nicht mehr möglich sind. Läsionen der Pyramidenbahn verursachen einige pathologische Reflexe, die bei intakter Pyramidenbahn nicht auslösbar sind.
>
> Bei geschädigter Pyramidenbahn kann durch Bestreichen der lateralen Fußsohle mit einem spitzen Gegenstand das **Babinski-Zeichen**, eine Dorsalextension der Großzehe, ausgelöst werden (**Tab. 15.1**).
>
> Die **Capsula interna** ist bei einem Gefäßverschluss oder bei einer Hirnblutung (A. lenticulostriata), z. B. durch arterielle Hypertonie bedingt, ein häufiger Ort der Pyramidenbahnschädigungen. Das klinische Bild zeigt sich in Form eines Schlaganfalls durch eine zunächst schlaffe Halbseitenlähmung der kontralateralen Körperhälfte (**Hemiplegie**). Die somatotope Gliederung der Pyramidenbahn bedingt arm- oder beinbetonte Hemiplegien. Die anfängliche schlaffe Lähmung und Areflexie geht nach Tagen bis Wochen in eine spastische Lähmung über. Durch Wegfall der zentralen Hemmung sind die Muskeleigenreflexe pathologisch gesteigert.
>
> Das Überwiegen des Flexorentonus in den Armen und des Extensorentonus in den Beinen zeigt sich klinisch im Wernicke-Mann-Gangbild. Das Schwungbein muss aufgrund einer verminderten Beugung im Kniegelenk durch eine halbkreisförmige Bewegung nach vorn gebracht werden (Zirkumduktion). Der gesteigerte Flexorentonus sorgt für ein abgewinkeltes Ellenbogengelenk, das vor der Brust gehalten wird.

15.3.2 Efferenzen außerhalb der Pyramidenbahn

Der **Tractus corticoreticularis** und der **Tractus corticorubralis** stellen Efferenzen außerhalb der Pyramidenbahn dar. Sie ziehen als Kollateralen der Pyramidenbahn in den Hirnstamm und sind für die Koordination von Zielmotorik und die Organisation der Stützmotorik von Bedeutung. Dadurch können gezielte Bewegungen der jeweiligen Körperhaltung angepasst werden. Nach Verarbeitung in der

Tabelle 15.1 Pyramidenbahnzeichen (nach Neurath/Lohse)

Pyramidenbahnzeichen	Auslösung	Pathologische Reaktionen
Babinski-Zeichen	Bestreichen der lateralen Fußsohle von proximal nach distal	tonische Dorsalextension der Großzehe
Chaddock-Zeichen	Bestreichen des lateralen Fußrückens von proximal nach distal	
Gordon-Zeichen	Kneifen in die Wade	
Oppenheim-Zeichen	kräftiges Bestreichen der Schienbeinkante von proximal nach distal	

Biologie

Histologie

Anatomie

Chemie

Biochemie

Physik

Physiologie

Psych./Soz.

Formatio reticularis und dem Nucleus ruber werden die Impulse als **Tractus reticulospinalis** bzw. **Tractus rubrospinalis** in das Rückenmark weitergeleitet.

15.4 Neuronale Systeme des Rückenmarks

Die Innervation der Skelettmuskulatur erfolgt über Nervenfasern, die Motoneurone genannt werden. Ihre Zellkörper liegen im Rückenmark, ihre Axone ziehen vom Rückenmark in den peripheren Muskel. Man unterscheidet
- **α-Motoneurone**, die Bewegungen der Muskulatur veranlassen von
- **γ-Motoneuronen**, die für die Messung der Muskellänge in Muskelspindeln (intrafusale Muskelfasern) verantwortlich sind.

Um Bewegungen planen und ausführen zu können, benötigt das ZNS Informationen über den Status der Muskulatur (Längenänderung, Muskelspannung) und über die Stellung der Extremität. **Muskelspindeln** (S. 820), **Golgi-Sehnenorgane** und **Gelenksensoren** sind Rezeptoren, die diese Informationen dem ZNS bereitstellen.

15.4.1 Motoneurone

Motoneurone sind Nervenzellen, deren Axone zu den Skelettmuskeln ziehen und diese innervieren. Die Zellkörper liegen dabei im Vorderhorn des Rückenmarks.

α-Motoneurone. Als Endstrecke der Motorik sind α-Motoneurone für alle Bewegungen verantwortlich.

> **Merke**
>
> Nur **α-Motoneurone** können eine **Kontraktion eines Muskels** auslösen, weshalb sämtliche Bewegungsprogramme und Reflexbögen in diese Zellpopulation münden. Die efferenten Fasern der α-Motoneurone gehören zur **Aα-Klasse**, d. h. sie sind dicke, markhaltige Fasern mit einer hohen Leitgeschwindigkeit (ca. 60 m/s).

Die motorischen Einheiten können nach der Zellgröße des Motoneurons weiter unterteilt werden:
- **Weiße Muskelfasern** werden hauptsächlich von **großen Motoneurone** mit großen motorischen Einheiten innerviert. Die zugehörigen α-Motoneurone sind in ihrer Entladungsfrequenz und -dauer an diese Eigenschaften angepasst und werden auch als **phasisch feuernde** Motoneurone bezeichnet.
- Die **kleineren, tonisch feuernden** Motoneurone innervieren kleinere motorische Einheiten, die zum Großteil aus **roten Muskelfasern** bestehen.

γ-Motoneurone. Die intrafusale Muskulatur (s. u.) der Muskelspindeln wird **durch γ-Motoneurone** innerviert. Entsprechende Fasern der **Aγ-Klasse** sind dünner und leiten langsamer als die Aα-Fasern (ca. 30 m/s). Da γ-Motoneurone über die intrafusale Muskulatur die Empfindlichkeit der Muskelspindeln regulieren, bezeichnet

man sie auch als **Fusimotoneurone** (lat. fusus = Spindel). Eine Unterteilung wird in dynamische und statische γ-Motoneurone vorgenommen.
- Werden **statische Motoneurone** aktiviert, erhöht sich die Empfindlichkeit für die Muskellänge,
- bei **dynamischen Fasern** die Empfindlichkeit für die Dehnungsgeschwindigkeit.

> **Merke**
>
> **γ-Motoneurone** innervieren die **intrafusale Muskulatur**, die an der Messung und Weiterleitung des Muskelstatus beteiligt ist.

> **Klinik**
>
> **Poliomyelitis (Kinderlähmung).** Die Kinderlähmung ist eine Virusinfektion, die meist asymptomatisch verläuft. Vereinzelt kommt es zum Befall von Rückenmark und Hirnstamm, wobei meist die Motoneurone im Rückenmark geschädigt werden. Zum klinischen Bild gehören asymmetrische, schlaffe Lähmungen der Muskulatur, die auch nach überstandener Krankheit persistieren können. Der Befall der Rückenmarkssegmente C3–C5 und der konsekutive Ausfall der Atemmuskulatur war vor der Entwicklung von Beatmungsgeräten die häufigste Todesursache der Poliomyelitis. Auch wenn heute noch keine kausale Therapie möglich ist, konnte die Poliomyelitis aufgrund der Schutzimpfung stark zurückgedrängt werden.

15.4.2 Messung und Weiterleitung des Muskelstatus

Die Länge eines Muskels wird von **Muskelspindeln** erfasst und über γ-Motoneurone (s.o.) an das ZNS übermittelt. Je feinere Bewegungen durchgeführt werden müssen, umso mehr Muskelspindeln besitzt der entsprechende Muskel. Die Muskelspindeln (**Abb. 15.5**) liegen innerhalb der Muskeln und bestehen aus besonderen Muskelfasern, die parallel zu denen der Arbeitsmuskulatur angeordnet sind. Diese Fasern bezeichet man als **intrafusale Muskelfasern**. Sie erstrecken sich meist nicht über die Länge des gesamten Muskels, sondern sind an ihren Enden mit der Arbeitsmuskulatur verbunden. Im Inneren der Muskelspindeln findet man zwei Unterarten der intrafusalen Fasern:
- Die **Kernkettenfasern** sind schlanker und haben ihre Zellkerne kettenartig im Zellleib angeordnet.
- Die Kerne der dickeren **Kernsackfasern** dagegen liegen in einer zentralen Auftreibung der Faser.

Die Fasern sind sowohl afferent als auch efferent innerviert.

15.4.3 Innervation der Muskelspindel

Afferente Innervation. Sie erfolgt **primär** durch dicke, markhaltige **Klasse-Ia-Fasern**. Diese winden sich spiralförmig als **anulospirale Endigungen** um den mittleren Abschnitt der intrafusalen Muskelfasern.

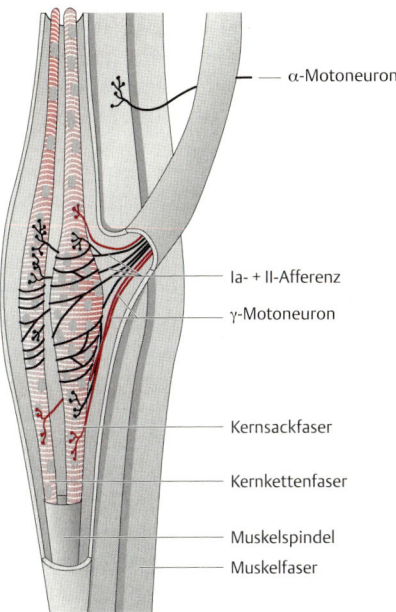

α-Motoneuron

Ia- + II-Afferenz

γ-Motoneuron

Kernsackfaser

Kernkettenfaser

Muskelspindel

Muskelfaser

Abb. 15.5 Schematischer Aufbau einer Muskelspindel und ihre Innervation.

Merke

Befindet sich der Muskel in **Ruhelänge**, sendet die Faser mit einer **konstanten Entladungsfrequenz** (Ruheaktivität). Bei einer **Muskeldehnung** ändert sich die Frequenz, so dass das ZNS immer über die aktuelle Muskellänge informiert ist. Zusätzlich wird die **Geschwindigkeit der Längenänderung** gemessen.

Während einer Muskeldehnung findet man zunächst eine starke Zunahme der Entladungsrate, die mit der Dehnungsgeschwindigkeit korreliert. Ist der Muskel am Endpunkt seiner Bewegung angekommen, geht die Frequenz auf das Maß zurück, das der aktuellen Muskellänge entspricht. Entsprechend nimmt die Frequenz bei einer Muskelverkürzung ab. Da sowohl statische **(Muskellänge)** als auch dynamische Komponenten **(Dehnungsgeschwindigkeit)** registriert werden, handelt es sich um **Proportional-Differenzial-(PD-)Sensoren**.

Muskelspindeln werden neben den Ia-Fasern **sekundär** durch dünnere **Klasse-II-Fasern** sensibel innerviert, die sich zusätzlich um die Kernkettenfasern herumwinden. Diese Proportional-Fühler erfassen hauptsächlich die **Länge des Muskels** und arbeiten mit einer höheren Reizschwelle als die Ia-Fasern. Die sekundären Muskelspindelafferenzen (Gruppe II) der Beinmuskeln aktivieren beispielsweise über Interneurone die ipsilateralen Flexoren.

Efferente Innervation. Sie erfolgt über die im Vorderhorn des Rückenmarks liegenden γ-Motoneurone. Die γ-Axone enden im peripheren Bereich der Muskelfasern entweder als **γ-Endplatte** (Kernsackfasern) oder in Form von **γ-Endnetzen** (Kernkettenfasern). Für die Funktion der Muskelspindeln ist die efferente Innervation durch die γ-Motoneurone essenziell.

Merke

Die **γ-Innervation** ermöglicht eine **Verkürzung der intrafusalen Muskulatur** und damit eine Aktivierung der sensiblen Nervenendigungen. Dadurch lässt sich die Rezeptorempfindlichkeit der Muskelspindel steigern.

Eine abrupte aktive Verkürzung des Muskels würde bei nicht vorgedehnter Muskelspindel zu einem starken Abfall der Entladungsrate und dadurch zum Informationsverlust führen. Ohne γ-Innervation wären die intrafusalen Fasern irgendwann so schlaff, dass eine weitere Verkürzung nicht gemessen werden könnte. Deshalb greift bei gewollten Bewegungen die **α-γ-Koaktivierung**. Eine Aktivierung der α-Motoneurone ist immer von einer Aktivierung der γ-Motoneurone begleitet. Die intrafusalen Fasern verkürzen sich somit parallel zu denen der Arbeitsmuskulatur und erhalten die Empfindlichkeit der Muskelspindeln während der gesamten Bewegung bzw. ermöglichen dem ZNS, regulatorisch einzugreifen.

15.4.4 Messung der Muskelspannung und der Gelenkstellung
Messung der Muskelspannung

Golgi-Sehnenorgane sind langsam adaptierende PD-Rezeptoren (S. 800) zur Messung der Muskelspannung. Sie sind zu den Fasern der Arbeitsmuskulatur in Serie geschaltet. Es handelt sich anatomisch um **extrafusale Muskelfasern**, die direkt am Übergang von Muskel zu Sehne bindegewebig umgeben sind und durch Klasse-Ib-Fasern afferent innerviert werden. Für die Funktion des Golgi-Sehnenorganes ist die **Proportionalkomponente** entscheidend. Für eine Antwort reicht bereits die Kontraktion einiger weniger motorischer Einheiten.

Merke

Eine Erregung der **Sehnenorgane** führt über inhibitorische Synapsen im **Rückenmark** zur Hemmung der α-Motoneurone des entsprechenden Muskels. Auf diese Weise wird die Spannung des Muskels begrenzt. Diese Art der Hemmung wird als **autogene Hemmung** bezeichnet.

Messung der Gelenkstellung

Merke

Die von den **Gelenksensoren** (PD-Sensoren, S. 800) aufgenommenen Informationen über die **Stellung** des Gelenkes und die **Geschwindigkeit einer Gelenksbewegung** werden nach **zentral** weitergeleitet. Die Verarbeitung dieser Signale erfolgt nicht mehr auf spinaler Ebene, sondern im **Thalamus**.

15.4.5 Reflexe

Folgt auf einen Reiz eine automatische, unwillkürliche Reaktion, so bezeichnet man dies als einen Reflex.

Biologie | Histologie | Anatomie | Chemie | Biochemie | Physik | Physiologie | Psych./Soz.

Merke

Reflexe laufen **sehr schnell** ab, da sie nicht über das Großhirn verarbeitet werden müssen. Es handelt sich um stereotyp-efferente Reaktionen, die durch eine afferente Erregung unbewusst ausgelöst werden. Die Informationsverarbeitung findet ausschließlich auf **spinaler Ebene** statt. Reflexe sind zum Teil Schutzreflexe (z. B. Flexorenreflexe).

Unter einem **Reflexbogen** versteht man die Verschaltung von der Reizaufnahme bis zur Reflexantwort:
- Über einen **Sensor** wird ein Reiz aufgenommen und
- über den **afferenten Schenkel**
- zu den **zentralen Neuronen** geleitet. Hier erfolgt die **Umschaltung** auf den
- **efferenten Schenkel**, der
- zum **Effektor**, dem Erfolgsorgan, zieht.

Meist besteht der afferente Schenkel aus sensiblen Nervenfasern und der efferente Schenkel aus Motoneuronen oder postganglionären Fasern des vegetativen Nervensystems.

Die Zeit zwischen Reizbeginn und Reflexantwort, die durch Laufzeiten entlang der Schenkel und Übertragungszeiten in den Synapsen entsteht, bezeichnet man als **Reflexzeit**.

Eigenreflexe

Der **Muskeldehnungsreflex** besitzt als einfachste Reflexform nur eine einzige synaptische Verschaltung zwischen den Fasern des afferenten sensiblen Neurons und dem ausführenden efferenten α-Motoneuron. Bei einer plötzlichen passiven Dehnung eines Muskels, kommt es zur Erregung der Muskelspindel-Afferenzen, die im Vorderhorn direkt mit den α-Motoneuronen desselben Muskels verbunden sind. Die α-Motoneurone aktivieren entsprechend über den Transmitter **Acetylcholin** die motorischen Endplatten.

Merke

Muskeldehnungsreflexe haben eine sehr **kurze Latenzzeit** (ca. 30 ms), da sie nur an einer Synapse umgeschaltet werden. Sie werden auch als **Eigenreflexe** bezeichnet, da Sensor (Muskelspindel) und Effektor (Muskelfaser) im selben Organ (Muskel) liegen.

Klinik

Muskeldehnungsreflexe. Sie spielen in der klinischen Diagnostik eine wichtige Rolle (**Tab. 15.2**). Jedem Reflex lässt sich ein bestimmter Bereich im Rückenmark zuordnen, so dass man bei pathologischen Ergebnissen Rückschlüsse auf die Art und Lokalisation der Schädigung erhalten kann. Da die Stärke einer Reflexantwort individuell sehr unterschiedlich ist, kann nur eine Seitendifferenz diagnostisch als eindeutig pathologisch eingestuft werden. Beidseitig gesteigerte reflektorische Muskelkontraktionen sprechen meist für eine zentral liegende Störung (z. B. Spastik nach Schlaganfall), während abgeschwächte oder ausgefallene Reflexantworten eher auf periphere Störungen hinweisen (z. B. Nervenläsion).

Bei Patienten mit schwer auslösbaren Reflexen soll der Patient die ineinander gehakten Hände vor der Brust auseinanderziehen **(Handgriff nach Jendrassik)**. Dabei kommt es zu einer Bahnung, so dass die Reflexauslösung vereinfacht wird.

Interferenzen mit den antagonistischen Muskeln werden vermieden, da diese bei einem Muskeldehnungsreflex reflektorisch gehemmt werden. Diese **reziproke Hemmung des Antagonisten** erfolgt **disynaptisch** über die Ia-Afferenzen der Muskelspindeln und über ein zusätzliches inhibitorisches Interneuron (**Abb. 15.6**). Es handelt sich hierbei um einen **Fremdreflex**, da Sensor und Effektor nicht in einem Organ liegen.

Ein Reflex ist auch durch elektrische Stimulation des Nervs über eine Hautelektrode auslösbar. Nach dem Entdecker Paul Hoffmann wird dies als **H-Reflex** (Hoffmann-Reflex) bezeichnet. Wird an den Hautelektroden nur eine kleine Spannung angelegt (20–40 V), depolarisieren nur die Ia-Fasern, worauf die Depolarisation zum Rückenmark weitergeleitet und wie beim Muskeldehnungsreflex verarbeitet wird. Die im Elektromyogramm (EMG) abgeleiteten Aktionspotenziale werden als **H-Welle** bezeichnet. Erhöht man die Reizstärken, werden zusätzlich die Axone der α-Motoneurone erregt, was folglich eine direkte Muskelkontraktion auslöst. Da hier keine Reizverarbeitung im Rückenmark stattfindet, hat die abgeleitete **M-Welle** eine geringere Latenzzeit (5–10 ms) als die H-Welle. Zunächst lassen sich H- und M-Wellen nacheinander messen, bei steigender Reizstärke nimmt jedoch die Amplitude der M-Welle zu, während die der H-Welle abnimmt. Schließlich erlischt diese ganz, da die retrograde Erregungsweiterleitung der α-Motoneurone im Rückenmark verarbeitet wird und so das Signal der Ia-Fasern auf refraktäre Motoneurone trifft.

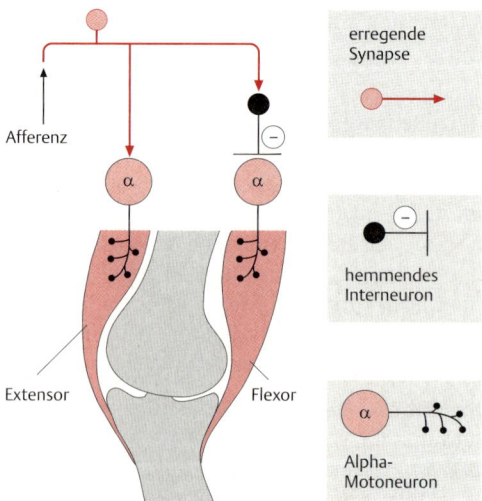

erregende Synapse

hemmendes Interneuron

Alpha-Motoneuron

Afferenz

Extensor   Flexor

Abb. 15.6   Reziproke Antagonisten-Hemmung.

Tabelle 15.2 Übersicht über die klinisch wichtigsten Muskeleigenreflexe (nach Neurath/Lohse)

Reflex	Auslösung	Reflexantwort	Abbildung
Patellarsehnenreflex (PSR)	Schlag auf die Patellarsehne z. B. bei locker herabhängendem Bein	Anspannung M. quadriceps femoris mit Streckbewegung im Kniegelenk	
Achillessehnenreflex (ASR)	Schlag auf die Achillessehne bei Patienten in Rückenlage und freihängendem Fuß	Plantarflexion des Fußes durch Anspannung des M. gastrocnemius	
Bizepssehnenreflex (BSR)	Schlag auf den Finger des Untersuchers, der auf der Bizepssehne in der Ellenbeuge liegt	Kontraktion des M. biceps brachii, evtl. mit Unterarm-Beugung	
Trizepssehnenreflex (TSR)	Schlag auf die Trizepssehne direkt proximal des Olecranons bei locker gebeugtem Ellenbogen	Unterarm-Streckung durch Kontraktion des M. triceps brachii	

Fremdreflexe

Merke

Bei **Fremdreflexen** liegen Sensor und Effektor nicht in einem Organ. Meist ist eine höhere Anzahl an Verschaltungen im Rückenmark erforderlich. Fremdreflexe werden deshalb auch als **polysynaptische Reflexe** bezeichnet.

Die stärkere Verschaltung ermöglicht zum einen eine bessere Kontrolle durch supraspinale Zentren, zum anderen sind auch kompliziertere Bewegungen möglich. Oftmals handelt es sich um **Schutzreflexe** wie z. B. der **Beugereflex:** Verbrennt man sich den Finger an einer heißen Herdplatte, werden Schmerzrezeptoren der Haut gereizt und ein Schmerzsignal über Afferenzen der Klasse II, III oder IV ins Rückenmark weitergeleitet. Über mehrere Interneurone werden die Flexor-Motoneurone innerviert, und dadurch wird die Hand von der Herdplatte genommen, noch bevor einem der Schmerz bewusst geworden ist. Weitere

Beispiele für Fremdreflexe sind der Bauchhautreflex, der Cremasterreflex, der Blinzelreflex und der Würgereflex.
Eine Besonderheit des Fremdreflexes ist das Phänomen der **Summation**. Mehrere unterschwellige Reize können durch neuronale Verarbeitung überschwellig werden und so einen Reflex auslösen. Weiter kann sich die Reflexantwort eines polysynaptischen Reflexes durch **Konditionierung** verändern bzw. anpassen:
– Ein stärkerer Reiz führt zu einer kürzeren Reflexzeit,
– wiederholte, gleichstarke Reize führen zu einem Nachlassen der Reflexantwort **(Habituation),**
– bleibt die wiederholte Reizung aus, so kommt es zur Rückkehr der **normalen Reflexaktivität.**

Ende der Reflexantwort und Reflexhemmung

Die Reflexantwort besteht physiologisch nur aus einer **kurzen Muskelzuckung**, die schnell abgebrochen wird. Im EMG wird dies als **postreflektorische Innervationsstille** (100–500 ms anhaltende Inaktivität der Muskulatur)

beobachtet. Diese ist durch vier Hauptmechanismen bedingt:

- **fehlende Aktivität der Ia-Afferenzen** durch Entdehnung der Muskelspindeln,
- **verstärkte Aktivität der Ib-Afferenzen** durch Reizung der Golgi-Sehnenorgane (autogene Hemmung),
- **hyperpolarisierende Nachpotenziale** nach dem Aktionspotenzial des Motoneurons,
- rekurrente **Hemmung der α-Motoneurone** durch sog. Renshaw-Zellen.

Renshaw-Zellen sind Interneurone, die über α-Motoneuronenkollateralen mittels Acetylcholin depolarisiert werden. Die Renshaw-Zellen wiederum hemmen mittels GABA-erger Synapsen die Motoneurone, so dass sie sich praktisch selbst hemmen (**Abb. 15.7**). Diese Aktivitätskontrolle wird als **Feedback-** oder **rekurrente Hemmung** bezeichnet.

Renshaw-Zellen sind die prominentesten, aber nicht die einzigen Interneurone auf Rückenmarksebene. Andere Zellen wirken z.B. über präsynaptische Hemmung auf die Synapsen zwischen Muskelspindelafferenzen und -Motoneuronen.

Die hemmenden Interneurone stehen wiederum unter dem Einfluss hemmender Afferenzen supraspinaler Zentren. So wird über eine Hemmung der Hemmung die motorische Aktivität gesteigert (**Disinhibition**).

15.5 Motorische Funktionen des Hirnstamms

Aufgaben. Die Hauptaufgabe der Hirnstammmotorik ist es, die Haltung des Körpers zu bewahren und sie an die aktuellen Gegebenheiten anzupassen. Hierfür bedient sich der Hirnstamm deszendierender Bahnsysteme, die die spinalen Reflexe sowie die Aktivität der α- und γ-Motoneurone beeinflussen. Sowohl von Großhirnrinde und Kleinhirn als übergeordnete Zentren des Hirnstammes als auch vom vestibulären System werden Anpassungen an die aktuellen Erfordernisse in Hinblick auf die Körperhaltung vorgenommen.

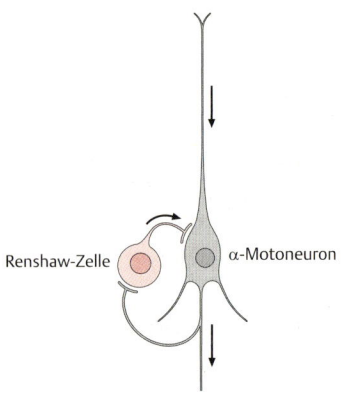

Abb. 15.7   Renshaw-Hemmung.

Die Reaktionen, die der Sicherung der aufrechten Haltung dienen, werden als posturale Reaktionen bzw. Programme bezeichnet.

> **Merke**
>
> Die posturalen Reaktionen des Hirnstamms, lassen sich in zwei Gruppen unterteilen:
> - **statische Reflexe**, die die Körperhaltung sichern sollen, und
> - **statokinetische Reflexe**, die Reaktionen auf Bewegungen darstellen bzw. selbst Bewegungen auslösen.

Die Begrifflichkeit des Reflexes ist an dieser Stelle etwas fragwürdig, da posturale Reaktionen koordinierte Bewegungsprogramme beinhalten, die von einem zentralen Programm aufgerufen werden. Dies geht über einen normalen Reflex deutlich hinaus.

Kerngebiete und ihre Verbindungen. Der Hirnstamm setzt sich aus der Medulla oblongata, dem Pons und dem Mittelhirn (Mesencephalon) zusammen. Nucleus ruber, mediale und laterale Anteile der Formatio reticularis sowie die Kerne des vestibulären Systems, insbesondere der Ncl. vestibularis lateralis (Deiters-Kern) sind weitere Kerngebiete, die auf die Motorik Einfluss nehmen.

Die Afferenzen des Hirnstammes kommen aus dem Kleinhirn, dem Motorkortex und dem Gleichgewichtssystem. Die Efferenzen projizieren in das Rückenmark und beeinflussen dort segmental die Reflexaktivität und die Motoneurone.

Am Ncl. ruber beginnt der Rubrospinaltrakt, kreuzt zur Gegenseite und zieht dann im Seitenstrang des Rückenmarks kaudalwärts. Durch ihn werden die Motoneurone der Flexoren erregt, während die der Extensoren gehemmt werden. Der vom Deiters-Kern ausgehende Vestibulospinaltrakt wirkt genau umgekehrt und verläuft ungekreuzt zu den Motoneuronen. Ebenso wirkt der mediale Retikulospinaltrakt aus dem Gebiet der pontinen Formatio reticularis hemmend auf Flexoren und erregend auf die Extensoren.

Der laterale Retikulospinaltrakt aus der medullären Formatio reticularis verläuft sowohl gekreuzt als auch ungekreuzt abwärts und hemmt die Extensoren und erregt die Flexoren.

15.5.1 Augenmotorik

Informationen zur Augenmotorik finden Sie im Kapitel 17 (S. 842) und weiter unten in diesem Kapitel.

15.5.2 Bewegungs- und Lagesinn

Die Sinneszellen für den **Gleichgewichtssinn** befinden sich im **Innenohr** (S. 856), das in der Tiefe des Felsenbeins (Pars petrosa des Os temporale) liegt und aus dem knöchernen und häutigen Labyrinth besteht. Das Gleichgewichtsorgan selbst besteht aus **drei Bogengängen** sowie **zwei Makulaorganen** (Macula sacculi und Macula utriculi). Die Sinneszellen des vestibulären Apparates registrieren **Linear-** und **Drehbeschleunigungen**.

Die Impulse aus dem vestibulären System sind mit den Zentren der **Stützmotorik** (v. a. dem Kleinhirn) verbunden. Periphere Mechanorezeptoren und das visuelle System informieren zusammen durch Afferenzen aus dem Vestibularorgan über die **Lage des Körpers** im Raum. Zusätzlich bestehen Verknüpfungen mit der **Blickmotorik**. So werden z. B. Bewegungen des Kopfes direkt durch gegenläufige Augenbewegungen ausgeglichen.

Aufbau des peripheren Vestibularisorgans. Siehe Anatomie, S. 387

Makulaorgane. In die Maculae sind relativ schwere Kalzitkristalle (**Statolithen**) eingelagert (Otolithenmembran). Die Bewegungen der Maculae bei Linearbeschleunigungen (Translationsbeschleunigungen), bei denen sie aufgrund ihrer Trägheit zurückbleiben, führen zur **Abscherung der Zilien**, was wiederum einen adäquaten Reiz für die **Haarzellen** darstellt. In Ruhe werden die Statolithen samt Maculae durch die Schwerkraft (Gravitationsbeschleunigung) in Richtung Boden gezogen. Auch dies führt zur Abscherung der Zilien.

> **Merke**
> Die Makulaorgane registrieren also die **Haltung des Kopfes** in Bezug zur Schwerkraft und **lineare Beschleunigungen** (nach vorne und hinten sowie oben und unten).

Bogengangsorgane. Ihre Aufgabe ist es, **Drehbeschleunigungen** (Winkelbeschleunigungen) zu registrieren. Die drei senkrecht aufeinander stehenden Bogengänge besitzen ebenfalls eine **gallertige Masse**, die annähernd die gleiche Dichte hat wie die Endolymphe. Am Fuß der Cupula befinden sich ebenfalls **Haarzellen**, deren Zilien bei Drehbewegungen durch die Trägheit der Endolymphe und der dadurch bedingten Auswölbung der Cupula ausgelenkt werden. Damit die Cupula auf beide Auslenkungsrichtungen gut reagieren kann, herrscht in den Haarzellen der Bogengangsorgane die **höchste Spontanaktivität**.

> **Merke**
> Die Bogengangsorgane registrieren **Drehbeschleunigungen** des Kopfes.

Sensorzellen (Haarzellen). Die Haarzellen des Vestibularorgans sind **sekundäre Sinneszellen** (kein eigenes Axon), die an ihrer Zellbasis eine Synapse besitzen, über die sie Signale an das nachgeschaltete Neuron übertragen. An der Zelloberfläche befinden sich **ein Kinozilium** und ca. **50–80 Stereozilien**. Die Stereozilien sind untereinander und mit dem Kinozilium durch dünne Proteinfäden, die von Spitze zu Spitze der Zilien ziehen, verbunden (**Tip-Link-Proteine**).

> **Merke**
> Schon in Ruhe wird durch die Haarzellen eine gewisse Menge an **Glutamat** (exzitatorischer Transmitter) freigesetzt. Die Haarzelle wird durch die **Auslenkung der Zilien in Richtung Kinozilium** erregt, was zur vermehrten **Glutamatfreisetzung** führt. Eine **Auslenkung vom Kinozilium weg** führt zu einer **Abnahme der Transmitterfreisetzung** (**Abb. 15.8**). Dementsprechend verändert sich die Impulsfrequenz der afferenten Nervenfaser.

Bei der Auslenkung der Zilien in Richtung Kinozilium wird durch den Zug der Tip-Link-Proteine in den Zilien ein K^+-Kanal geöffnet. Bedingt durch die hohe Kalium-Konzentration in der Endolymphe und den Potenzialverhältnissen zwischen Endolymphe und Haarzellinnerem resultiert ein K^+-Einstrom. Es folgt die Depolarisation der Haarzelle. Verstärkter Ca^{2+}-**Einstrom** ist die Folge. Ca^{2+} seinerseits triggert die Glutamat-Freisetzung. Glutamat löst an der nachgeschalteten Nervenfaser ein EPSP aus, das in Aktionspotenzialfrequenzen übersetzt wird.

Bewegung des Kopfes im Raum. Jede Stellung des Kopfes im Raum besitzt durch die unterschiedliche Anordnung der Haarzellen in den Makulaorganen und der dadurch bedingten Aktivierung oder Inaktivierung bestimmter Zellpopulationen bei jeder Kopfhaltung ein eigenes Impulsmuster. Dagegen lässt sich für die Bogengangsorgane genau angeben, welche Bewegung die Impulsfrequenz der zugehörigen Nervenbahnen erhöht oder vermindert, da die Haarzellen mit ihren Kinozilien alle gleichsinnig ausgerichtet sind.

> **Merke**
> Die Auslenkung der Cupula zum Utriculus hin führt im **horizontalen Bogengang** zu einer **Zunahme** der Impulsfrequenz der Nervenfasern, in den **vertikalen Bogengängen** zu einer **Frequenzabnahme** und umgekehrt.

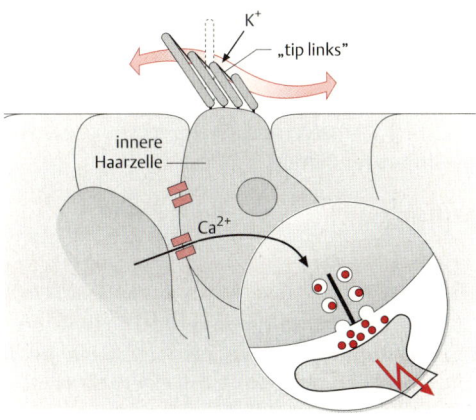

Abb. 15.8 Aufbau einer Haarzelle und Reiztransduktion.

Biologie

Histologie

Anatomie

Chemie

Biochemie

Physik

Physiologie

Psych./Soz.

Die Haarzellen sind eigentlich Differenzialsensoren, d. h. sie registrieren die **Beschleunigung** einer Bewegungsänderung (bei den Bogengangsorganen die Winkelbeschleunigung). Bei Drehung des Körpers über längere Zeit zeigen die Haarzellen zunächst den Drehbeginn durch eine Impulszunahme an.

Später kommt es zu einer Abnahme der Impulsfrequenz, da die Endolymphe durch die konstante Rotation nicht mehr bewegt wird. Beim Abstoppen ist die Beschleunigung dann genau entgegengesetzt. Entsprechend ist die Impulsfrequenz der Nervenfasern umgekehrt (höhere AP-Frequenz beim Andrehen → niedrigere AP-Frequenz beim Abstoppen).

15.5.3 Vestibulariskerne und motorische Funktionen

Die Zellsomata der ersten afferenten Neurone liegen im **Ganglion vestibuli**. Im **N. vestibulocochlearis** erreichen ihre Axone den Hirnstamm und die **Vestibulariskerne**. Von dort aus ziehen wichtige Bahnen zu den Vestibulariskernen der Gegenseite. Darüber hinaus haben die Vestibulariskerne folgende Verbindungen:

- 1. Zu den Motoneuronen des Halsmarks und der Extremitätenmuskulatur. Einige Axone ziehen zur **Formatio reticularis,** weiter zum **Tractus reticulospinalis** und den Vorderhornzellen des Rückenmarks. Eine direkte Verbindung geht vom **Deiters-Kern** (lat. Vestibulariskern) über den **Tractus vestibulospinalis** zu den Motoneuronen. Diese Verbindungen sind u. a. wichtig für den Gang auf sich bewegenden Oberflächen.
- 2. Die **Stützmotorik** wird über Verbindungen zum **Kleinhirn** (Lobus flocculonodularis, Vestibulocerebellum) und über die Vestibulariskerne selbst gesteuert.
- 3. Die **Blickmotorik** wird über Fasern des mittleren Längsbündels (Ziel: Augenmuskelkerne) beeinflusst: Jede Kopfbewegung wird mit einer gegenläufigen Augenbewegung beantwortet, um das Blickfeld möglichst konstant zu halten **(vestibulookulärer Reflex)**.
- 4. Verbindungen zum **Hypothalamus** sind v. a. beim Zustandekommen von Bewegungskrankheiten wichtig (Kinetosen, z. B. Reisekrankheit).
- 5. Über Verbindungen zum Thalamus verlaufen Projektionen zu mehreren Arealen des Kortex, die der **bewussten Raumorientierung** dienen.

Funktionsprüfungen

Klinik

Die einfachste klinische Funktionsprüfung des vestibulären Systems ist der **Nystagmus** (= langsame Auslenkung des Bulbus oculi in eine Richtung, gefolgt von einer schnellen, sakkadischen Rückstellbewegung). Klinisch wird der Nystagmus nach der schnellen Bewegung benannt (Nystagmus nach links, rechts, oben oder unten). Bei der Untersuchung muss der Patient die sog. **Frenzel-Brille** tragen. Diese besteht aus starken Sammellinsen (+15 bis +20 dpt),

die eine extreme Myopie hervorrufen. Die Umgebung wird dann nur noch schemenhaft wahrgenommen; das Fixieren eines Punktes ist nicht mehr möglich. Der Untersucher kann durch die Vergrößerung der **Frenzel-Brille** die Augenbewegungen besser beurteilen.

Provokationsnystagmus. Mit verschiedenen Methoden kann man einen Nystagmus auch künstlich hervorrufen. So ein Provokationsnystagmus ist **physiologisch** und weist auf eine regelrechte Funktion des Vestibularapparats hin. Man unterscheidet:

1. **Optokinetischer** oder **Eisenbahnnystagmus:** Beim Blick aus dem Zugfenster. Die Augen fixieren einen Punkt und versuchen diesen so lange wie möglich im Blickfeld zu behalten. Es kommt zu einer langsamen Auslenkbewegung. Bei maximaler Auslenkung tritt eine schnelle Rückstellbewegung (gegen die Bewegung der Umwelt) auf und ein neuer Punkt wird fixiert.

2. **Vestibulärer** oder **rotatorischer Nystagmus**: Drehungen beim Tanz. Der Proband bewegt sich selbst. Die Richtung des Nystagmus bewegt sich in Richtung der Rotation.

3. **Postrotatorischer Nystagmus:** Eine Person rotiert längere Zeit auf einem Drehstuhl. Beim plötzlichen Abbremsen kann man unter der Frenzel-Brille einen entgegen der vorherigen Rotationsrichtung gerichteten Nystagmus beobachten.

4. **Kalorischer Nystagmus:** durch Spülung des Gehörgangs mit 30 °C kaltem oder 44 °C warmem Wasser. Die Temperaturänderung setzt die Endolymphe in Bewegung. Bei Warmspülung zeigt der Nystagmus zum gespülten Ohr hin, bei Kaltspülung vom gespülten Ohr weg.

Ein Spontannystagmus ist ein in Ruhe auftretender Nystagmus und damit immer **pathologisch**. Er weist auf Erkrankungen des vestibulären Systems oder Kleinhirn-Erkrankungen hin. Den vestibulären Spontannystagmus kann man weiter unterteilen in einen **Ausfallnystagmus** (bei Zerstörung eines Vestibularapparates) und einen **Reiznystagmus** (bei Entzündungen des Vestibularapparates). Der Ausfallnystagmus ist von der kranken Seite weg, der Reiznystagmus zur kranken Seite hin gerichtet (**Tab. 15.3**).

Labyrinthausfall. Er führt zu einer massiven Symptomatik mit Erbrechen, Übelkeit sowie Drehschwindel und einem **Ausfallnystagmus** zur gesunden Seite hin. Zusätzlich findet man eine Fallneigung zur kranken Seite, da das ZNS durch die plötzlich fehlenden Informationen kein Gleichgewicht mehr halten kann. Ist der Ausfall irreversibel, so kommt es zu einer Kompensation der Störung. Hieran beteiligt sind sowohl das noch intakte Labyrinth als auch das visuelle System. Im Dunkeln, wenn die visuelle Kontrolle jedoch fehlt, kann es zu einem gestörten Gleichgewicht kommen. Ein doppelseitiger Ausfall zeigt ein weniger dramatisches Bild, da die Symmetrie des Ausfalls eine Kompensation erleichtert.

Morbus Menière. Diese Erkrankung des vestibulo-cochleären Systems ist charakterisiert durch anfallsweise auftretenden Drehschwindel, Schwerhörigkeit und Tinnitus. Verantwortlich ist eine Volumenzunahme des Endolymphraums (Störung der Endolymph-Resorption oder -Überproduktion). Ausgelöst werden die Anfälle möglicherweise durch ein Aufreißen der Reissner-Membran.

Stell- und Haltereflexe

Haltereflex. Seine Aufgabe ist die **Stabilisierung des Blickes** und die Aufrechterhaltung des Körpers im **Gleichgewicht**. Über **Propriorezeptoren am Hals** (tonische Nackenreflexe) bzw. über das **vestibuläre System** (tonische Labyrinthreflexe) werden die Lageänderungen an den Hirnstamm gemeldet und der Muskeltonus entsprechend angepasst. Beim aufrechten Stand wird das Standbein durch Tonuserhöhungen so versteift, dass es ein sicheres Widerlager bildet. Der Kontakt der Fußsohle mit dem Boden ist hierbei der auslösende Reiz für die nachfolgende Dehnung der Unterschenkel-Flexoren.

Klinik

Dezerebrationsstarre. Es handelt sich um ein seltenes aber charakteristisches Krankheitsbild, bei welchem es durch eine Schädigung des Mittelhirns zu einem Ungleichgewicht zwischen Flexoren- und Extensorentonus kommt.

Kommt es zur Durchtrennung der deszendierenden Bahnen, so überwiegen die fördernden Einflüsse auf den Tonus der Extensoren (Anti-Schwerkraft-Muskulatur). Dadurch kommt es zur Extension der Extremitäten, zur Plantarflexion der Füße, zur Überstreckung des Rückens sowie zur Dorsalbeugung des Kopfes. Eine Dezerebrationsstarre wird allerdings meist durch die Schwere der zugrunde liegenden Störungen, z.B. schwere Hirnblutungen oder Hirnverletzungen, überlagert.

Stellreflexe. Zum Aufrichten des Kopfes und Rumpfes gegen die Schwerkraft sind Stellreflexe notwendig. Sie führen zum Einnehmen einer bestimmten Grundstellung des Körpers, um eine aufrechte Körperhaltung zu gewährleisten. Die Informationen über die Haltung werden aus dem Vestibularisapparat, über die Propriorezeptoren der Nackenmuskulatur und über visuelle Reize ermittelt. Mithil-fe dieser Informationen wird der Kopf in der Bewegungsabfolge des Aufrichtens zunächst in die Grundstellung gebracht. Anschließend folgt der Körperstamm dem Kopf (Afferenz: Propriorezeptoren des Nackens).

Weitere Hirnstammreflexe

Besonders stark sind Hirnstammreflexe zur **Nahrungsaufnahme im Säuglingsalter** ausgeprägt. Beispielsweise wird über Mechanorezeptoren der Lippen der Saugreflex ausgelöst. Durch gustatorische oder olfaktorische Reize wird die reflektorische Speichelsekretion angeregt und selbst der Schluckvorgang an sich stellt einen Hirnstammreflex dar. Zu den wichtigsten Schutzreflexen des Hirnstammes zählen der **Hustenreflex** und der **Kornealreflex**, die durch Berührung der Trachealschleimhaut bzw. der Kornea ausgelöst werden.

Klinik

Überprüfung der Hirnstammreflexe. Vor allem bei komatösen Patienten spielt der Überprüfung der Hirnstammreflexe eine große Rolle, da ein Ausfall auf eine schwerwiegende Hirnschädigung hinweisen kann. Zum anderen ist der Patient durch fehlende Schutzreflexe z.B. der Gefahr einer Aspiration mit evtl. folgender Aspirationspneumonie ausgesetzt. Wichtige Hirnstammreflexe sind:

Kornealreflex: Das Betupfen der Hornhaut führt physiologischerweise zum Schluss des Auges

Würgereflex: Auslösen mit Holzspatel an der Rachenhinterwand.

Hustenreflex: Einführung eines Absaugkatheters in den Bronchialbaum.

Okulozephaler Reflex: Wir der Kopf (passiv) horizontal gedreht, kommt es (bei offen gehaltenen Augen) zu einer gegenläufigen Bewegung der Bulbi, um die Fixation zu erhalten. Beim wachen Patienten wird dieser Reflex unterdrückt, beim leicht bewusstlosen Patienten erfolgt die Augenbewegung ("Reflex positiv"), beim schwer komatösen Patienten ist der okulozephale Reflex wieder aufgehoben (sog. Puppenkopfphänomen).

Tabelle 15.3 Übersicht über die Nystagmus-Formen

Form	Bewertung	Ursache	Richtung
Reiznystagmus	pathologisch	spontan bei Erkrankungen eines Labyrinths	zur erkrankten Seite hin
Ausfallnystagmus	pathologisch	spontan bei Ausfall eines Labyrinths	von der erkrankten Seite weg
zerebellärer Spontannystagmus	pathologisch	Erkrankungen des Kleinhirns	unterschiedlich, je nach Grunderkrankung
optokinetisch	normal	Bewegung der Umwelt	gegen die Umwelt- bewegung
rotatorisch	normal	Rotation bei Fixiermöglichkeit	in Rotationsrichtung
postrotatorisch	normal	Stopp einer Rotation	gegen die Rotations- richtung
kalorisch	normal	Warmspülung	zur gespülten Seite hin
		Kaltspülung	von der gespülten Seite weg

Biologie

Histologie

Anatomie

Chemie

Biochemie

Physik

Physiologie

Psych./Soz.

15.5.4 Andere motorische Funktionen des Hirnstamms

Die folgenden Funktionen werden in anderen Kapiteln besprochen:
- Schluckreflexe (Kap. 7.2.2, S. 729)
- Steuerung der Magenmotorik (Kap. 7.2, S. 728)
- Erbrechen (Kap. 7.2.4, S. 730)
- Atmungsregulation (Kap. 5.8, S. 718)

15.6 Basalganglien

Die Basalganglien sind Kerngebiete, die in der Tiefe des Gehirns liegen und an der Entstehung von Bewegungsprogrammen, insbesondere langsamer, gleichmäßiger, komplexer Bewegungen, beteiligt sind. Es handelt sich um das **Striatum** (Ncl. caudatus und Putamen), den **Globus pallidus**, die **Substantia nigra** und den **Ncl. subthalamicus**.

15.6.1 Verschaltung/Informationsfluss

Signale aus dem Kortex werden zu den Basalganglien geleitet, dort verarbeitet und anschließend wieder zum Kortex zurückgesendet. Die Signale erreichen die Basalganglien über das **Striatum** (**Eingangsstruktur**) und verlassen diese über den **Globus pallidus pars interna** sowie die **Substantia nigra pars reticulata** (**Ausgangsstruktur**). Vor dem Rücklauf zum Kortex ist der Thalamus (Ncl. ventralis anterior und Ncl. ventralis lateralis) zwischengeschaltet, der die modifizierten Signale über thalamokortikale Projektionen in den Kortex weiterleitet (**Abb. 15.9**).

Unterschiedliche Bewegungsprogramme werden durch verschiedene **Funktionsschleifen** differenziert. So projiziert die skeletto-motorische Schleife in den supplementär-motorischen und prämotorischen Kortex, während die okulo-motorische Schleife an der Kontrolle der Augenbewegungen beteiligt ist und die Signale zurück zu den frontalen und supplementär-motorischen Augenfeldern (Area 7 und 8 nach Brodmann) projiziert. Die Basalganglien haben über die limbische und die präfrontale Schleife auch Einfluss auf die höheren Hirnfunktionen wie Emotion und Kognition. Wie dies genau abläuft, ist aber noch nicht endgültig geklärt.

15.6.2 Verarbeitungsprinzipien

Die in den Basalganglien hauptsächlich verwendeten Transmitter sind **Glutamat**, **Dopamin** und **GABA**. Acetylcholin hingegen spielt eher eine untergeordnete Rolle. In den GABA-ergen Neuronen des Striatums werden zusätzlich die Neuropeptide **Substanz P** und **Enkephalin** als Kotransmitter verwendet.
- **Glutamat:** Die zum Striatum hin projizierenden **Pyramidenzellen** verwenden Glutamat als exzitatorischer Transmitter. Es wird ebenfalls von den Neuronen des **Ncl. subthalamicus**, die zu den beiden Ausgangskernen hinlaufen, verwendet.

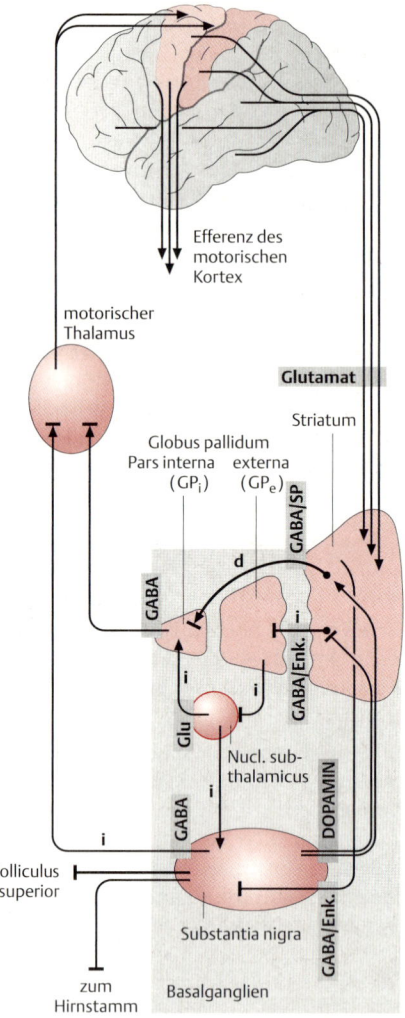

Abb. 15.9 Direkter (d) und indirekter (i) Weg der Verschaltung innerhalb der Basalganglien (SP = Substanz P; Enk = Enkephalin).

- **GABA:** Innerhalb der **Basalganglien** ist jedoch dieser inhibierende Transmitter vorherrschend.
- **Dopamin:** Modulatorische Funktion nimmt das **Striatum** mit dem Transmitter Dopamin aus den Neuronen der **Substantia nigra pars compacta** ein. Kommt es bei der Parkinson-Krankheit zur Degeneration der dopaminbildenden Zellen, so gibt es ein starkes Übergewicht der bewegungshemmenden Impulse und die Funktion des Striatums wird deutlich.

Bei den Basalganglien wird ein direkter, motorikfördernder von einem indirekten, motorikhemmenden Weg unterschieden (**Abb. 15.9**).

- **Direkter, motorikfördernder Weg:** Globus pallidus pars interna und **Substantia nigra pars reticulata** werden beim direkten Weg durch GABA-erge Neurone des Striatums gehemmt. Diese sonst hemmend wirkenden Strukturen werden dadurch blockiert. Dies führt zur **Enthemmung** (Hemmung der Hemmung = Disinhibition) des ventrolateralen Thalamus, der über Glutamat exzitatorisch auf den motorischen Kortex einwirkt und so Bewegungen fördert.

– **Indirekter, motorikhemmender Weg:** Der indirekte Weg wirkt dagegen motorikhemmend. Das Striatum hemmt mit seinen GABA-ergen Neuronen den **Globus pallidus pars externa**. Dadurch fällt die Hemmung auf den **Ncl. subthalamicus** weg. Dieser durch Disinhibition erregte Ncl. subthalamicus sorgt nun über die Erregung der beiden Ausgangskerne für die Hemmung des ventrolateralen Thalamus und damit des Motorkortex.

Dopamin besitzt insgesamt eine motorikfördernde Wirkung, obwohl es auf **beide Wege** Einfluss nehmen kann: Über D_1-**Rezeptoren** wirkt es **exzitatorisch** auf die striatalen Neurone des direkten Wegs, während es über D_2-**Rezeptoren inhibitorisch** auf die Neurone des indirekten Wegs wirkt.

15.6.3 Störungen der Motorik

> **Klinik**
>
> **Morbus Parkinson.** Er fällt klinisch durch die klassische Trias aus **Rigor**, **Tremor** und **Akinesie** auf. Ursache dafür ist der **Untergang der dopaminergen Neurone** der Substantia nigra pars reticulata. Durch den dadurch entstandenen Dopamin-Mangel im Striatum kommt es zum Überwiegen des indirekten, motorikhemmenden Weges.
>
> Die Hemmung der Motorik zeigt sich besonders bei der Akinesie, eine allgemeine Bewegungsarmut. Auch eine Starthemmung am Beginn einer Bewegung und ein „Freezing", ein plötzliches Verharren während einer Bewegung, können beobachtet werden. Die Gesichtsmuskulatur wird motorisch inhibiert, das Gesicht wirkt ausdruckslos und starr. Eine gebeugte Körperhaltung, kleine Tippelschritte und ein fehlendes Mitschwingen der Arme beim Gehen zeigen das charakteristische Gangbild bei Morbus Parkinson.
>
> Unter dem Leitsymptom Rigor versteht man eine Steifheit der Muskulatur. Der zunächst wächserne Widerstand nimmt bei passiver Bewegung typischerweise ruckartig ab (**Zahnradphänomen**).
>
> Der feinschlägige Ruhetremor ist ein weiteres Leitsymptom des Parkinson-Kranken. Dieser betrifft vorwiegend die Hände (Pillendrehertremor).
>
> Mittlerweile sind eine Vielzahl an medikamentösen Ansatzpunkten vorhanden, um die Dopamin-Konzentration im Striatum zu erhöhen. Dopaminagonisten und die Gabe von L-Dopa, einer Dopamin-Vorstufe stellen heute wichtige Säulen der Parkinsontherapie dar. Dopamin selbst kann die Blut-Hirn-Schranke nicht überwinden, so dass man L-Dopa substituiert, welches im Striatum zu Dopamin decarboxyliert wird.
>
> **Chorea Huntington.** Die autosomal-dominant vererbte Chorea Huntington ist im Gegensatz zum Morbus Parkinson eine hyperkinetische Bewegungsstörung und tritt erst im Erwachsenenalter auf. Durch **Zelluntergang im Striatum** kommt es augrund einer Enthemmung des Globus pallidus pars externa zur Hemmung des Ncl. subthalamicus. Klinisch zeigen sich plötzlich einschießende
>
> **unkoordinierte Bewegungen**, die auch in geplante Bewegungen einfallen können. Psychische Veränderungen mit verstärkter Reizbarkeit und Demenz treten ebenfalls auf.
>
> **Hemiballismus.** Läsionen des **Ncl. subthalamicus** führen zu diesem Krankheitsbild. Dabei treten meist einseitige schnelle, schleudernde Bewegungen (Hyperkinesien) auf. Becken und Schultergürtel sind am häufigsten betroffen. Bei sehr starken Hyperkinesien können die Patienten das Gleichgewicht verlieren.

15.7 Cerebellum

Für die Stützmotorik, das Gleichgewicht und vor allem bei der Bewegungsprogrammierung spielt das Kleinhirn eine entscheidende Rolle. Die wichtigsten Verbindungen und Funktionen sind in **Tab. 15.4** dargestellt. Phylogenetisch wird das Kleinhirn in drei Teile unterteilt (s.a. Anatomie, S. 356). Die Dreiteilung und die afferenten und efferenten Bahnen des Kleinhirns sind in **Abb. 15.10** dargestellt.

Archicerebellum. Der älteste Anteil, das Archicerebellum erfüllt hauptsächlich Gleichgewichtsaufgaben und wird deshalb auch als **Vestibulocerebellum** bezeichnet. Makula- und Cupulaorgane sowie die Vestibulariskerne und das visuelle System bilden die Afferenzen. Nach Verarbeitung projizieren efferente Fasern direkt zurück auf die Vestibulariskerne, wobei diese Efferenzen des Archicerebellums nicht in den Kleinhirnkernen umgeschaltet werden.

Paläocerebellum (Spinocerebellum). Es ist maßgeblich an der Stützmotorik und an der Koordination von Stütz- und Zielmotorik beteiligt. Zugehörige Rindenareale sind der mediale Anteil des Kleinhirns, der Vermis sowie die angrenzende Zona intermedia der Kleinhirnhemisphären. Aus den spinozerebellären Trakten werden Afferenzen übertragen. So erhält das Spinocerebellum durch Muskel- und Hautrezeptoren aufgenommene Informationen über die Propriozeption. Viele indirekte Verbindungen zwischen Rückenmark und Kleinhirn, z.B. die Kletterfasern aus der unteren Olive oder Kollateralen der Pyramidenbahnfasern (Efferenzkopie), liefern Informationen über die geplante Bewegung.

– Die **Stamm-** und **proximale Extremitätenmuskulatur** wird über die **retikulospinalen** und **vestibulospinalen Trakte** gesteuert. Dadurch kann die Körperhaltung an die gegebenen Umstände angepasst werden.
– Die **distale Extremitätenmuskulatur** wird dagegen über die **intermediäre Zone** (Ncl. interpositus → Ncl. ruber → Thalamus → Motorkortex) beeinflusst.
– Weiter können durch die **Zona intermedia** Korrekturen am geplanten Bewegungsprogramm vorgenommen werden, da Informationen aus der Körperperipherie mit denen durch Kollateralen der Pyramidenbahn verglichen werden können.

Neocerebellum (Zerebrocerebellum). Der jüngste und größte Anteil des Kleinhirns wird als Neocerebellum oder

Biologie | Histologie | Anatomie | Chemie | Biochemie | Physik | Physiologie | Psych./Soz.

Tabelle 15.4 Übersicht über Funktion und Verbindungen der Kleinhirnanteile

	Funktion	Eingänge	Ausgänge
Lobus flocculonodularis	Gleichgewicht, vestibulookulärer Reflex	vestibuläres System, visuelles System	direkt zu den Vestibulariskernen
Vermis	Kontrolle der Stützmotorik, v. a. proximale Muskelgruppen	Somatosensorik (spinozerebelläre und olivozerebelläre Trakte)	Ncl. fastigii → medulläre u. pontine Formatio reticularis → reticulospinale Trakte bzw. Ncl. vestibularis lateralis (Deiters) → vestibulospinale Trakte
Zona intermedia	Kurskorrekur langsamer Zielmotorik, Kontrolle der distalen Muskelgruppen	Somatosensorik (spinozerebelläre und olivozerebelläre Trakte), Efferenzkopie der Pyramidenbahn	Ncl. interpositus → Ncl. ruber → rubrospinale Trakte bzw. Thalamus → Motorkortex
Hemisphären	Programmierung schneller Zielmotorik	motorischer Assoziationskortex über Brückenkerne	Ncl. dentatus → prim. Motorkortex (Area 4)

Zerebrocerebellum bezeichnet. Es erhält keine Afferenzen aus sensiblen Systemen, da die Hauptaufgabe in der Ausarbeitung von **sehr schnellen Bewegungsprogrammen** besteht, bei welchen eine Korrektur aufgrund der Geschwindigkeit nicht mehr möglich ist.

Die Information über die Bewegungsabläufe erhält das Neocerebellum über den motorischen Assoziationskortex. Über den Ncl. dentatus werden die Efferenzen durch den ventrolateralen Thalamus in den primären Motorkortex geleitet, um von dort direkt ausgeführt zu werden. Efferenzen, die die Stützmotorik an die geplanten Bewegungen anpassen, werden an den Ncl. ruber gesendet.

15.7.1 Verschaltung/Informationsfluss

Histologisch wird die Kleinhirnrinde in drei Schichten aufgeteilt (**Tab. 15.5**, s. a. Histologie, S. 125):

- In der äußeren **Molekularschicht** kommen vor allem Korbzellen und Sternzellen vor.
- Die **Purkinje-Zellschicht** hat ihren Namen von den Purkinje-Zellen,
- während in der **Körnerschicht** Körner- und Golgi-Zellen dominieren.

Charakteristisch für die Kleinhirnrinde sind jedoch die großen **Purkinje-Zellen**, die sich mit ihren Dendriten baumartig in der Molekularschicht verzweigen.

Die Axone der Purkinje-Zellen ziehen als Efferenzen der Rinde zu den Kleinhirnkernen. Alle anderen Zelltypen handeln als Interneurone.

> **Merke**
> Gemeinsam ist allen Zellen der Kleinhirnrinde der **Transmitter GABA** und die **inhibierende Wirkung**. Ausnahme stellen die Körnerzellen dar, die exzitatorisch wirken.

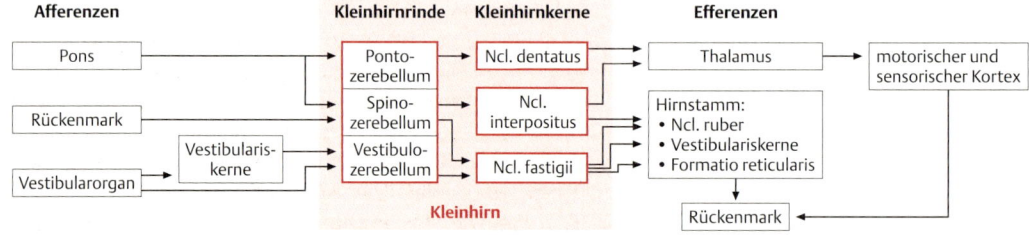

Abb. 15.10 Funktionelle Gliederung des Kleinhirns: Afferenzen und Efferenzen.

Tabelle 15.5 Aufbau und Verschaltung der Kleinhirnrinde

Zellschicht von außen nach innen	in der Zellschicht enthaltene Zellen	Funktion der Zellen
Molekularschicht	Korbzellen und Sternzellen	Interneurone mit inhibitorischer Wirkung über GABA
Purkinje- Zellschicht	Purkinje-Zellen	Efferenz zu den Kleinhirnkernen; dort inhibierende Wirkung über GABA
Körnerschicht	Körnerzellen	Interneurone mit exzitatorischer Wirkung
	Golgi-Zellen	Interneurone mit inhibitorischer Wirkung über GABA

15.7.2 Verarbeitungsprinzipien

Aktivierung der Purkinje-Zellen durch die Eingangssysteme. Die Afferenzen des Kleinhirns werden großteils über **Moosfasern**, die aus pontinen, retikulären und spinalen Kerngruppen kommen, gebildet. Ziel der Moosfasern sind die Körnerzellen der Körnerschicht, die von den Fasern aktiviert werden. Von den Körnerzellen ausgehend wird die Erregung über deren Parallelfasern in die Molekularschicht weitergeleitet und über Dendriten an die Purkinje-Zellen weitergegeben. Golgi-, Korb- und Sternzellen werden ebenfalls über die Parallelfasern der Körnerzellen erregt (**Abb. 15.11**).

Als zweite Afferenz ziehen die **Kletterfasern**, die ausschließlich vom Ncl. olivaris inferior kommen, bis in die Molekularschicht. Dort schlängeln sie sich um die Dendriten der Purkinje-Zellen und bilden viele Synapsen. Jede Kletterfaser innerviert 7–10 Purkinje-Zellen, während jede Purkinje-Zelle nur von einer einzigen Faser innerviert wird. Durch eine Erregung der Moos- oder Kletterfasern kommt es zum EPSP in den Purkinje-Zelle und dadurch zu einer verstärkten Inhibition der Kleinhirnkerne.

> **Merke**
>
> **Kletterfasern** klettern an den Purkinje-Zellen in die Molekularschicht empor. **Moosfasern** bleiben am „Boden" in der Körnerschicht.

Hemmung der Purkinje-Zellen durch Interneurone. Stern- und Korbzellen werden durch die Parallelfasern der Körnerzellen erregt und inhibieren die Purkinje-Zellen.

Golgi-Zellen werden ebenfalls durch die Parallelfasern aktiviert und hemmen wiederum die Körnerzellen. Über diesen **Feedbackmechanismus** wird der Einfluss der Körnerzelle zeitlich limitiert, so dass ein zeitliches Muster der Purkinje-Zell-Erregung entsteht.

Eine Hemmung der Purkinje-Zellen auf direkten oder indirekten Weg (über Golgi-Zellen) führt also zu einer Disinhibition der Kleinhirnkerne.

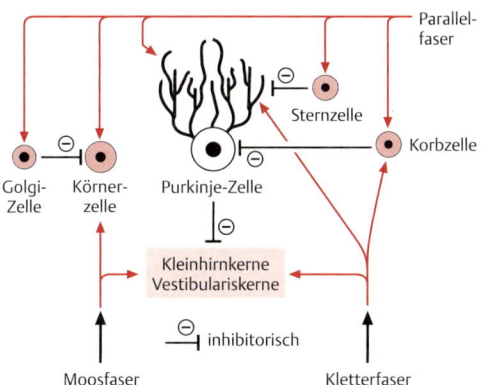

Abb. 15.11   Die Verschaltung der Kleinhirnrinde.

> **Merke**
>
> Die **Kleinhirnrinde** ist ein riesiges **Hemmsystem**! Alle Zellarten wirken über GABA inhibitorisch (Ausnahme: Körnerzellen):
>
> – Purkinje-Zellen hemmen die Kleinhirnkerne.
> – Purkinje-Zellen werden über Stern- und Korbzellen gehemmt.
> – Golgi-Zellen hemmen Körnerzellen.

15.7.3 Störungen der Motorik

Je nach Lokalisation einer Schädigung im Kleinhirn führt dies zu einer unterschiedlich ausgeprägten Bewegungsstörung (**Tab. 15.6**).

Tabelle 15.6   Symptome der Kleinhirnschädigung bezogen auf den Ort der Läsion

Kleinhirnanteil	Symptomatik
Vestibulocerebellum	Nystagmus, posturale Störungen: Rumpf- und Gangataxie
Spinocerebellum	Stand- und Gangataxie, Asynergie, Dysarthrie
Zerebrocerebellum	Asynergie: Dysdiadochokinese, Dysmetrie, Intentionstremor

> **Klinik**
>
> Eine Störung der Stützmotorik führt zur **Ataxie**. Dabei kommt es zur Störung der Koordination von Bewegungsabläufen. Beim ataktischen Gang läuft der Patient breitbasig, um besser das Gleichgewicht zu halten. Häufig tritt es bei Alkoholmissbrauch auf, da Alkohol vor allem die Purkinje-Zellen der medialen Kleinhirnanteile zerstört.
>
> Als **Nystagmus** (S. 826) bezeichnet man eine unwillkürliche, rhythmische Augenbewegung, die horizontal oder vertikal auftreten kann. Der Bulbus schlägt dabei in eine Richtung schnell aus und kehrt dann langsam zur Ausgangsposition zurück. Die Richtungsbezeichnung erhält der Nystagmus durch die schnelle Komponente.
>
> Störungen der Muskelkoordination werden unter dem Begriff der **Asynergie** zusammengefasst. Eine Bewegung gelingt nicht mehr richtig, da das Zusammenspiel verschiedener Muskelgruppen gestört ist (Dysmetrie). Auch die Dysdiadochokinese ist eine asynergische Störung, bei der schnelle Drehbewegungen (Einschrauben einer Glühlampe) nicht mehr oder nur verlangsamt möglich sind. Bei einer Asynergie der Sprechmuskulatur kommt es zu skandierender Sprache, einem stockenden, erschwerten Sprachfluss.

Biologie

Histologie

Anatomie

Chemie

Biochemie

Physik

Physiologie

Psych./Soz.

Sind die Kleinhirnhemisphären betroffen, so kommt es zu einem **Intentionstremor**. Der Tremor beginnt am Anfang der Bewegung und nimmt mit der Annäherung an das Ziel an Stärke zu, so dass gezielte Griffe kaum noch ausgeführt werden können.

Als **Charcot-Symptomentrias** wird Nystagmus, Intentionstremor und skandierende Sprache beschrieben. Diese Trias tritt in klassischer Weise bei Kleinhirnschädigungen auf.

Das Großhirn ist in der Lage, viele dieser Störungen zu kompensieren. So kann z. B. das Gleichgewicht durch optische Orientierung gehalten werden.

15.8 Integrale motorische Funktion des Zentralnervensystems

Siehe Kapitel 18 und Kap. 20

15.9 Störungen der Motorik

15.9.1 Muskeltonus

Der Muskeltonus bezeichnet den Grad der Anspannung der Muskulatur. Durch den Muskeltonus werden Dehnbarkeit und Steifigkeit der Muskulatur bestimmt und so eine aufrechte Haltung des Körpers gewährleistet. Die Grobeinstellung findet im Hirnstamm über die absteigenden Fasern ins Rückenmark statt.

> **Klinik**
>
> Bei **Kleinhirnläsionen** oder im **spinalen Schock** findet sich eine Herabsetzung des Tonus, während eine Unterbrechung der **kortikospinalen Bahnen** zu einem gesteigerten Tonus führt (Spastik).

15.9.2 Spastik

> **Klinik**
>
> Die **Steigerung des Muskeltonus** bezeichnet man als Spastik. Sie wird durch eine gesteigerte Aktivität der γ- oder α-Motorneurone verursacht und entsteht durch eine **Schädigung des 1. Motoneurons** oder die Unterbrechung **kortikospinaler Bahnen** (z. B. Pyramidenbahn). Dadurch fehlen die hemmenden Einflüsse supraspinaler Zentren und es kommt zu einer Tonuserhöhung.
>
> In den Beinen kommt es zum Überwiegen der Extensoren, während in den Armen Flexorentonus überwiegt. Klinisch kommt es zum **Wernicke-Mann-Gangbild** (s. o.).
>
> Neben der muskulären Tonuserhöhung gehören auch **gesteigerte Reflexe** und ein erhöhter Muskelwiderstand zum klinischen Bild einer Spastik.

15.9.3 Tremor

Siehe Kap. 15.6.3, S. 829.

15.9.4 Querschnittsverletzung des Rückenmarks

> **Klinik**
>
> Nach einer vollständigen Durchtrennung des Rückenmarks kommt es zur Querschnittslähmung. Neben **Traumata** können auch **Durchblutungsstörungen** oder **Tumoren** im Rückenmarkskanal die Ursache sein.
>
> Beim akuten Eintritt eines Querschnitts kommt es zunächst zur Phase des **spinalen Schocks**. Der spinale Schock ist durch eine schlaffe Lähmung (Plegie) des Körpers unterhalb der Höhe der Schädigung gekennzeichnet. Muskeldehnungs- und Fremdreflexe sind erloschen. Nach etwa 6 Wochen geht der spinale Schock in das **chronische Querschnittsyndrom** über. Aus der schlaffen Lähmung wird eine **spastische Plegie**. Als Spastik bezeichnet man einen pathologisch erhöhten Muskeltonus. Die Reflexe, meist in Form von gesteigerten Reflexen, werden wieder sichtbar. Weiter bilden sich **pathologische Fremdreflexe** aus, die Pyramidenbahnzeichen, die auf eine Schädigung des Tractus corticospinalis hinweisen. Klassisches Beispiel hierfür ist das **Babinski-Zeichen** (s. o.).

> **Merke**
>
> Eine Läsion des **ersten motorischen Neurons** (Pyramidenzelle des Motorkortex, Axon im Tractus corticospinalis) führt zur **spastischen Lähmung**.
>
> Durch Zerstörung des **zweiten motorischen Neurons** (α-Motoneuron) kommt es zur **schlaffen Lähmung**.

Biologie | Histologie | Anatomie | Chemie | Biochemie | Physik | Physiologie | Psych./Soz.

16.1 Funktionelle und morphologische Grundlagen

16.1.1 Einteilung, Modalitäten und Qualitäten

Unter somatoviszeraler Sensibilität versteht man alle Empfindungen, die durch Reizung der Sinnessensoren des Körpers mit Ausnahme der Sinnesorgane Auge, Ohr, Nase und Zunge ausgelöst werden. Folgende Modalitäten werden unterschieden:

- **Exterozeption:** Sinneseindrücke, die durch Sensoren in Haut und Schleimhäuten vermittelt werden. Dabei handelt es sich um Eindrücke, die von außen kommen (daher der Name). Die Exterozeption lässt sich weiter in **Tastsinn** und **Temperatursinn** unterteilen.
- **Propriozeption:** Signale, die vom eigenen Körper, speziell dem Bewegungsapparat, vermittelt werden. Diese auch Tiefensensibilität genannte Modalität umfasst **Stellungssinn, Bewegungssinn** und **Kraftsinn.**
- **Enterozeption:** Unter diesem Begriff werden Sinneseindrücke aus den inneren Organen zusammengefasst und deshalb auch als viszerale Sensibilität bezeichnet.
- **Nozizeption:** Eine Sonderstellung nimmt die Schmerzempfindung ein. Die Rezeptoren sind nicht nur in der Haut, sondern auch in vielen anderen Organen vorhanden.

Eine andere Einteilung nach dem englischen Neurologen Head unterscheidet die **epikritische** und **protopathische Sensibilität.** Zur epikritischen Sensibilität zählen Tast-, Bewegungs- und Stellungssinn, zur protopathischen Sensibilität Nozizeption und Temperatursinn. Die epikritische Sensibilität vermittelt auch Informationen über den genauen Ort des Reizes, wohingegen Reize der protopathischen Sensibilität nur schwer lokalisiert werden können. Diese Unterteilung lässt sich auch neuroanatomisch nachvollziehen: Die epikritische Sensibilität verläuft über das lemniskale System (Hinterstrang → Lemniscus medialis), die protopathische über den Vorderseitenstrang.

16.1.2 Rezeptive Strukturen

Die rezeptiven Strukturen, die für die Aufnahme und Weiterleitung somatoviszeraler Reize wichtig sind, werden in diesem Kapitel jeweils an Ort und Stelle besprochen.

16.1.3 Afferente und zentrale Strukturen Sensible Bahnsysteme des ZNS

Eine Erregung der Rezeptoren der somatoviszeralen Sensibilität wird **ohne Umschaltung** bis in die Hinterhörner des Rückenmarks weitergeleitet. Sie zählen daher zu den **primären Sinneszellen** (S. 800), deren Zellsoma in den Spinalganglien liegt (pseudounipolare Neurone).

Im Hinterhorn trennen sich die Bahnen der epikritischen und protopathischen Sensibilität.

> **Merke**
>
> In den Hinterstrangbahnen verlaufen die Fasern der **Mechanosensoren** der Haut und der **Propriozeptoren** *ohne Umschaltung* zentralwärts.
>
> Dagegen werden die Fasern der **Thermosensoren** und **Nozizeptoren** im Hinterhorn auf das *zweite Neuron* umgeschaltet und erreichen dann über den **Vorderseitenstrang** das ZNS (**Abb. 16.1**).

Hinterstrangbahnen

Die Signale der **epikritischen Sensibilität** verlaufen in den Hinterstrangbahnen weiter und umfassen vom Rezeptor bis zur Großhirnrinde drei Neurone.

- Das **erste Neuron** ist die pseudounipolare Nervenzelle mit Zellsoma im Spinalganglion. Nach Eintritt des Axons durch die Hinterwurzel des Rückenmarks zieht dieses im **ipsilateralen Hinterstrang** als Tractus spinobulbaris aufwärts, bevor in den in der Medulla oblongata (Ncl. cuneatus, Ncl. gracilis) gelegenen **Hinterstrangkernen** die Umschaltung auf das zweite Neuron erfolgt.
- Das **zweite Neuron** kreuzt im **Lemniscus medialis** zur Gegenseite und erreicht den **venterobasalen Komplex des Thalamus** (Ncl. ventralis **posterolateralis)**, wo dann die Umschaltung auf das 3. Neuron folgt.
- Vom **dritten Neuron** aus wird schließlich über die thalamokortikalen Projektionen **der somatosensorische Kortex** erreicht (**Gyrus postcentralis, Area 1–3** nach Brodmann).

Die Hinterstränge, der ventrobasale Thalamus und der somatosensorische Kortex besitzen eine **somatotope Gliederung,** d.h. Fasern von kaudal befinden sich innen, die von weiter kranial kommenden Fasern liegen lateral. Analog zum primären motorischen Kortex (S. 365) kann man auch hier einen Homunkulus über den Gyrus postcentralis zeichnen. Stark sensibel innervierte Bereiche wie zum Beispiel die Hand sind besonders deutlich repräsentiert (**Abb. 16.2**).

Die Leitung der sensiblen Informationen aus dem Trigeminus-Bereich stellen einen Sonderfall dar. Im sensiblen Trigeminuskern erfolgt zuerst die Umschaltung auf das zweite Neuron. Anschließend wird im ventroposteromedialen Anteil des Thalamus, der ebenfalls zum venterobasalen Thalamuskomplex gehört, die Information verarbeitet.

Vorderseitenstrangbahnen

Informationen für Temperatur und Schmerz (**protopathische Sensibilität)** werden in den Vorderseitenstrangbahnen zentralwärts geleitet. Sie sind *nicht somatotop* gegliedert. Fasern stammen von den Nervenzellen der Spinalganglien (1. Neuron), die Umschaltung auf das zweite Neuron erfolgt im Hinterhorn des Rückenmarks. Bereits

Biologie

Histologie

Anatomie

Chemie

Biochemie

Physik

Physiologie

Psych./Soz.

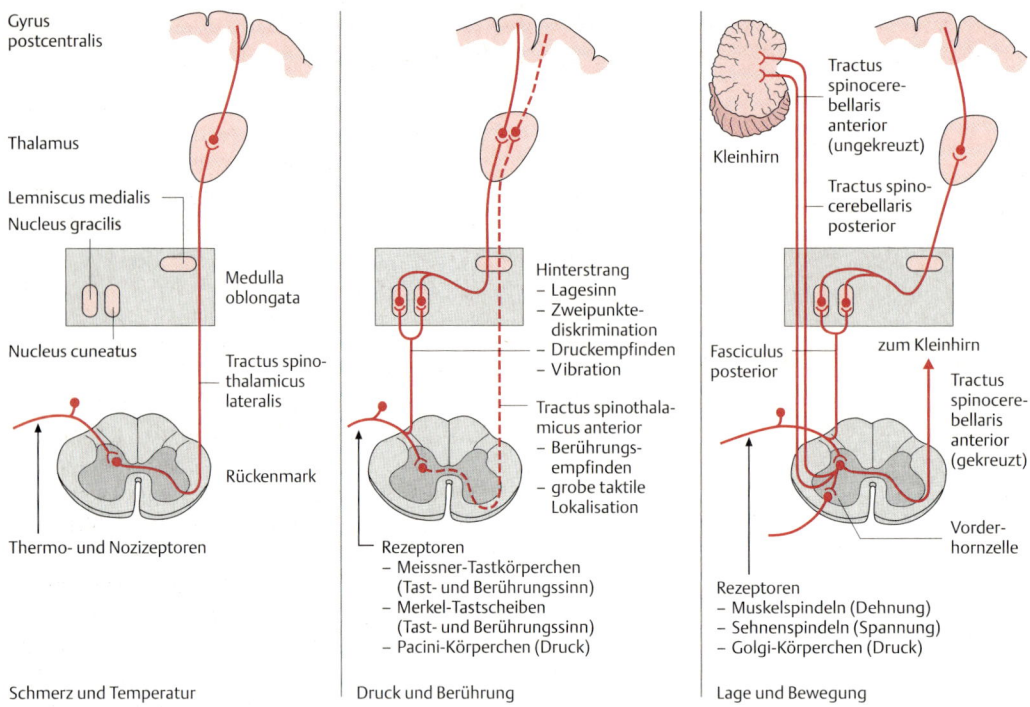

Abb. 16.1   Verlauf der Nervenbahnen im Hinterstrang- und Vorderseitenstrangsystem.

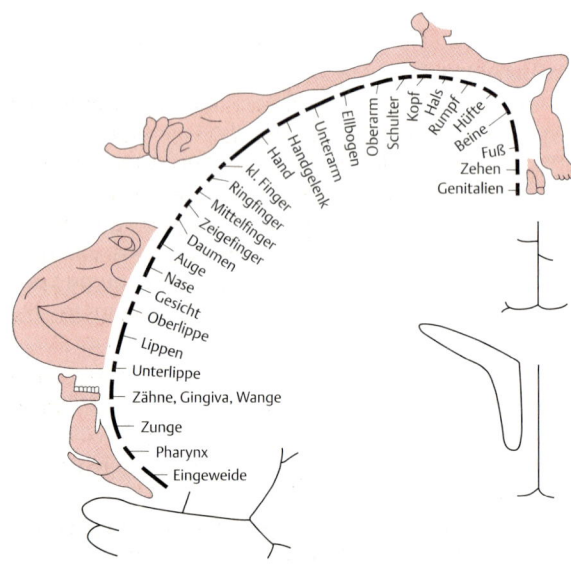

Abb. 16.2   Repräsentation der Körperregion auf dem primär-sensorischen Kortex (sensorischer Homunkulus).

auf **Segmentebene kreuzen** die Fasern **zur Gegenseite** und verlaufen als **Tractus spinothalamicus lateralis** bzw. **spinoreticularis** im **Vorderseitenstrang**.

Die Fasern des Tractus spinoreticularis ziehen bis in die Formatio reticularis. Dort beeinflussen sie das aszendierende retikuläre Aktivierungssystem **(ARAS)** und wirken so u. a. auf die Bewusstseinslage und den Wachheitsgrad ein. Des Weiteren bestehen Verbindungen zu den unspezifischen intralaminären Thalamuskernen.

Die zum Thalamus ziehenden Fasern lassen sich in zwei Untergruppen aufteilen:
- Das **neospinothalamische System** nähert sich anatomisch dem Lemniscus medialis an und erreicht mit ihm den **venterobasalen Thalamuskomplex**. Dort werden sie wie die Fasern des Hinterstrangsystems umgeschaltet und gelangen zum **Gyrus postcentralis**. So kommt es zur bewussten Schmerzempfindung.
- Das **paläospinothalamische System** hingegen zieht zum **posterioren Thalamuskern** und erreicht von dort diffus praktisch alle Bereiche der Großhirnrinde und das limbische System.

Kortikothalamisches System

Außer der Riechbahn müssen alle Afferenzen, die den Kortex erreichen, zunächst das „Tor zum Bewusstsein", den **Thalamus**, passieren. Dieser steht im kortikothalamischen System unter der Kontrolle absteigender kortikothalamischer Bahnen. Er teilt sich in **spezifische Kerngebiete**, die auf ein bestimmtes Rindenareal projizieren, und **unspezifische Kerne** auf, deren Fasern relativ diffus zum Kortex führen. Die spezifischen Kerngruppen sind Umschaltstation der Somatosensorik sowie der Seh- und Hörbahn:
- Die Fasern aus dem **venterobasalen Komplex** (Ncl. ventralis posterolateralis [VPL] und Ncl. ventralis posteromedialis [VPM]) ziehen in den Gyrus postcentralis. Sie leiten sensible Informationen aus dem Rückenmark (VPL) bzw. dem Trigeminus-Bereich (VPM) an den primär sensorischen Kortex.

– Im **Corpus geniculatum laterale** schaltet die Sehbahn auf die vierten Neurone um, die dann als Sehstrahlung zum primären visuellen Kortex laufen.
– Das **Corpus geniculatum mediale** gehört zur Hörbahn. Es projiziert auf die Heschl-Windung, den primären auditorischen Kortex im oberen Temporallappen.

Über die diffusen thalamokortikalen Projektionen werden auch vegetative Funktionen reguliert sowie der Schlaf-Wach-Rhythmus und das allgemeine Aktivitätsniveau der Hirnrinde kontrolliert.

> **Klinik**
>
> **Brown-Séquard-Syndrom.** Es entsteht bei einer **halbseitigen Durchtrennung des Rückenmarks**. Da die Fasern der protopathischen Sensibilität bereits auf Segmentebene kreuzen und die der epikritischen Sensibilität zunächst ungekreuzt verlaufen, tritt eine **dissoziative Sensibilitätsstörung** auf: Ipsilateral zur Läsion kommt es zu einer Lähmung der Muskulatur und einem Ausfall der Empfindungen Druck, Berührung, Vibration, Tiefensensibilität (epikritische Sensibilität), kontralateral findet man einen Ausfall der Schmerz- und Temperaturempfindung (protopathische Sensibilität).

16.2 Tastsinn

16.2.1 Qualitäten

Zum Tastsinn zählen die Qualitäten **Druck, Berührung** und **Vibration**, die jeweils durch spezielle Sensoren vermittelt werden. Diese sog. **Mechanorezeptoren** unterscheiden sich anatomisch und durch eine eigene Rezeptorcharakteristik (Proportional- oder Differenzialfühler) aufgrund ihres Adaptationsverhaltens. Der Tastsinn ist wichtig für die Form-, Gestalt- und Raumwahrnehmung (Stereognosie). Seine Sensoren sind besonders in der Handinnenfläche (v. a. Fingerspitzen), auf der Zunge und in der Mundhöhle lokalisiert (**Abb. 16.3**).

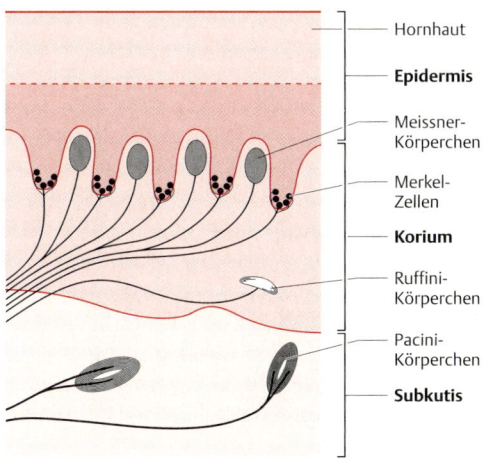

Hornhaut
Epidermis
Meissner-Körperchen
Merkel-Zellen
Korium
Ruffini-Körperchen
Pacini-Körperchen
Subkutis

Abb. 16.3 Lage und Morphologie der wichtigsten kutanen Mechanosensoren.

16.2.2 Eigenschaften der Sensoren

Intensitätsdetektoren (Drucksensoren)

Der für Drucksensoren der Haut wesentliche Reiz ist die **Verformung** (**Abb. 16.4**). Von ihnen geht eine proportional zur Reizstärke kodierte Impulsrate aus (**Proportionalfühler**). Die Drucksensoren adaptieren langsam und werden daher **SA-Sensoren** (SA = slowly adapting) genannt. Es gibt zwei Arten von SA-Sensoren:

– **SA-I-Sensoren (Merkel-Zellen)**: Sie sind die Drucksensoren der unbehaarten Haut. In behaarten Arealen sind sie zu Scheiben zusammengelagert und werden **Merkel-Tastscheiben** genannt. Sie sind zwischen Korium und Epidermis lokalisiert und reagieren auf senkrecht auf die Haut ausgeübten, anhaltenden Druck. Ihre Aktionspotenzialfrequenz ist von Druckstärke und Geschwindigkeit der Druckänderung abhängig. Daher sind Merkel-Zellen sowohl **Proportional-** als auch **Differenzialsensoren** (s. u.).
– **SA-II-Sensoren (Ruffini-Körperchen)** reagieren besonders auf Gewebsdehnung. Sie liegen in den tieferen Schichten des Koriums, submukös und in den Gelenkkapseln. So spielen sie auch eine Rolle bei der Proprio- und Enterozeption (s. u.). Die Reizantwort des SA-II-Sensors ist proportional der Druckintensität. Aufgrund der kleineren rezeptiven Felder ist ihr räumliches Auflösungsvermögen geringer als das der Merkelzellen.

Geschwindigkeitsdetektoren (Berührungssensoren)

Im Gegensatz zu den Drucksensoren registrieren die Berührungssensoren die Geschwindigkeit, mit der sich der Reiz ändert (**Differenzialfühler**) (**Abb. 16.4**). Die Geschwindigkeit, mit der die Deformation eintritt, wird als Frequenz von Aktionspotenzialen weitergeleitet. Einen Reiz von gleich bleibender Intensität kodiert der Berührungssensor nach 50–500 ms als Verlangsamung der Aktionspotenzialfrequenz. Es handelt sich um einen **RA-Sensor** (RA = rapidly adapting).

– Die in den Papillen des Koriums liegenden **Meissner-Körperchen** sind die Berührungssensoren der **unbehaarten Haut**. Durch kleine rezeptive Felder haben sie eine hohe Diskriminationsfähigkeit für eng beieinander liegende Reize.
– In der **behaarten Haut** entsprechen die **Haarfollikelsensoren** den Meissner-Körperchen. Sie sprechen auf die Auslenkungsgeschwindigkeit der Haarschäfte an.

Beschleunigungsdetektoren (Vibrationssensoren)

Die **Pacini-Körperchen** im subkutanen Bindegewebe reagieren auf die **Beschleunigung**, mit der sich eine Hautverformung entwickelt. Sie stellen daher das anatomische Substrat für das **Vibrationsempfinden** dar (**Abb. 16.4**). Neben dem subkutanen Fettgewebe kommen sie auch in Gelenken, Knochen, Faszien, in Blutgefäßen und im Bauchraum vor. Ihr Empfindungsoptimum liegt bei 100–400 Hz.

Biologie
Histologie
Anatomie
Chemie
Biochemie
Physik
Physiologie
Psych./Soz.

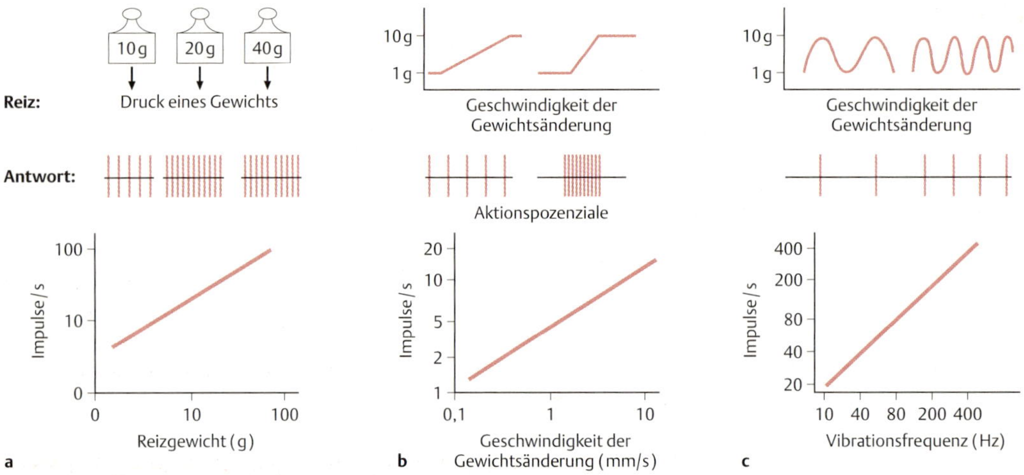

Abb. 16.4   Reaktion der Hautsensoren auf (a) Druck; (b) Berührung; (c) Vibration.

Sie besitzen die niedrigste Reizschwelle aller Mechanorezeptoren der Haut.

Die Körperchen bestehen aus Lamellen, die zwiebelschalenartig eine sensible Nervenendigung umhüllen, sie sind daher ebenfalls **primäre Sinneszellen**. Pacini-Körperchen **adaptieren sehr schnell (PC-Sensoren)**. Ihr räumliches Auflösungsvermögen ist sehr gering, da sie über große rezeptive Felder verfügen.

> **Merke**
>
> Die Vibrationssensoren **adaptieren sehr schnell** und haben die **niedrigste Reizschwelle** aller Mechanosensoren.

Klinik

Polyneuropathien. Es werden verschiedene Formen der Polyneuropathie unterschieden, bei denen periphere Nerven geschädigt werden. Dabei kann es sich um autonome, motorische und sensible Nerven handeln. **Frühsymptom** ist der **Ausfall des Vibrationsempfindens**, das in der Klinik durch Aufsetzen einer Stimmgabel getestet werden kann.

Weitere Symptome können Schmerzen, aber auch die *verminderte* Wahrnehmung von Berührung und Schmerzen sein. Typischerweise beginnen die Beschwerden distal. Die häufigsten Ursachen für Polyneuropathien sind Diabetes mellitus oder ein Alkoholmissbrauch.

Aber auch Medikamente können Neuropathien auslösen. Zum Beispiel Isoniazid, ein Medikament aus der Tuberkulosetherapie, kann Nebenwirkungen im Bereich des zentralen und des peripheren Nervensystems bewirken und Symptome wie Schwindel, Kopfschmerzen, Benommenheit und Empfindungsstörungen verursachen.

Zentrale Weiterleitung

Die Signale der Mechanorezeptoren erreichen über die Hinterwurzel das Rückenmark. Sie verlaufen ohne Umschaltung in den **Hintersträngen** zentralwärts.

Um die räumliche Auflösung eines Reizes zu verstärken, wird zeitgleich mit der Weiterleitung einer Erregung über Kollateralen ein **inhibitorisches Interneuron** aktiviert und so eine Hemmung benachbarter Neurone ausgelöst. Diese Verschaltung heißt **laterale Hemmung**. Sie sorgt für einen verstärkten Kontrast zwischen der starken Reizung im zentralen Bereich und der schwachen Reizung in der Umgebung.

16.2.3 Funktionelle Organisation

Wir wissen, dass unsere Haut nicht überall gleich empfindlich auf Berührungen reagiert. Grund dafür ist die **ungleichmäßige Verteilung** der Mechanorezeptoren. Bei Untersuchungen mit feineren Reizen stellte man außerdem fest, dass die Haut überhaupt nur an bestimmten Stellen druckempfindlich ist, den sog. **Tastpunkten**. Je dichter die Tastpunkte aneinander liegen, desto besser ist das **räumliche Auflösungsvermögen** der Haut. Ein Maß hierfür ist die **räumliche Unterschiedsschwelle** (Raumschwelle, Zweipunktdiskrimination), d.h. die Entfernung, die zwei Reize voneinander haben müssen, um als getrennt wahrgenommen zu werden **(simultane Raumschwelle)**. In der Praxis wird diese Schwelle mit einem Stechzirkel oder mit einer gebogenen Büroklammer bestimmt. Man verkleinert die Abstände beider Enden und beobachtet, ab wann die beiden Enden nur noch als ein einziger Reiz empfunden werden.

Am besten ist das Auflösungsvermögen im Bereich der Zungenspitze (Zweipunktschwelle 1 mm) und der Fingerkuppen (2 mm). Daher haben diese Körperbereiche das beste Tastvermögen. Zum Vergleich: Am Handrücken beträgt das Auflösungsvermögen ca. 31 mm, am Rücken 54 mm.

Setzt man die Reize nacheinander, kann man die **sukzessive Raumschwelle** bestimmen. Sie ist in der Regel kleiner als die simultane Raumschwelle.

16.3 Temperatursinn

Thermosensoren vermitteln die Fähigkeit zur Temperaturempfindung. Die Thermorezeption wird dabei durch jeweils spezielle Kalt- und Warmsensoren vermittelt.

16.3.1 Warm-/Kaltsensoren, afferente Bahnen und zentralnervöse Projektionen
Thermosensoren

Ähnlich den Tastpunkten gibt es auch Wärme- und Kältepunkte, diese sind allerdings deutlich weniger dicht verteilt: Auf 20 Tastpunkte kommen ca. 3 Kälte- und 1–2 Wärmepunkte. Histologisch handelt es sich bei den Kalt- und Warmsensoren um **freie Nervenendigungen** (wie für die Nozizeption, s. u.). Die Nervenfasern sind größtenteils marklos (Klasse IV), wenige Kaltfasern zählen zu der markarmen (Klasse III). Die Endigungen der Kaltsensoren befinden sich unmittelbar unter der Epidermis, die der Warmsensoren etwas tiefer im Korium. Eine besonders hohe Sensordichte findet man im Mundbereich.

Die Rezeptoren vermitteln kein absolutes Temperaturempfinden, sondern registrieren Veränderungen der Hauttemperatur sowie die Geschwindigkeit dieser Veränderung. Es handelt sich also um **Proportional-Differenzial-Fühler**.

Insgesamt wird auch nur ein kleiner Temperaturbereich registriert: **Kaltsensoren** bilden Aktionspotenziale in einem Temperaturbereich von 15 bis 35°C, **Warmsensoren** im Bereich von 30–43°C. Bei einer als angenehm empfundenen Normaltemperatur der Haut (Indifferenztemperatur: 31–35°C) besitzen die Sensoren eine Ruheaktivität.

Merke
Die Impulsrate der Kaltsensoren steigt zunächst mit fallender Hauttemperatur. Bei weiterer Abkühlung ab ca. 20°C fällt sie wieder ab. Spiegelbildlich verhalten sich die Warmsensoren, deren maximale Impulsfrequenz bei etwa 40°C liegt (**Abb. 16.5**). Zusätzlich wird die Geschwindigkeit der Temperaturänderung mitkodiert, indem sich zu Beginn eines Temperaturreizes eine überschießende bzw. abnehmende Impulsfrequenz ausbildet, die sich dann auf einen statischen Wert entsprechend der neuen Temperatur angleicht (zunächst Differenzial-, danach Proportionalverhalten).

Zentrale Weiterleitung

Der Temperatursinn zählt zur **protopathischen Sensibilität**, die über das **Vorderseitenstrangsystem** zentralwärts geleitet wird. Ein Teil der Bahnen erreicht die Formatio reticularis und die intralaminären Thalamuskerne, ein anderer Teil der Fasern den Gyrus postcentralis (somatosensibler Kortex). Auf diesem Weg entsteht die bewusste Temperaturempfindung.

Die thermosensitiven Strukturen im Hypothalamus messen die Körperkerntemperatur und liefern so notwendige Informationen, um auf den Regelkreis der Körpertemperatur einwirken zu können.

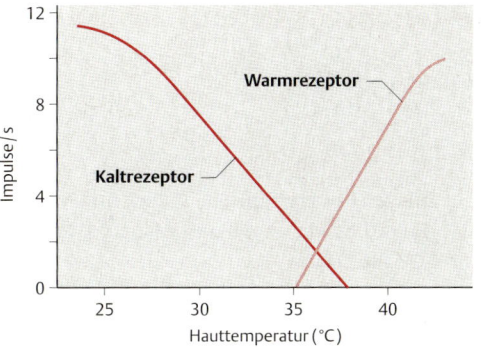

Abb. 16.5 **Verhalten der Thermosensoren bei Temperaturänderungen.**

Klinik

Syringomyelie. Eine Höhlenbildung des Rückenmarks bezeichnet man als Syringomyelie. Die langen Bahnen werden sekundär durch eine gestörte Liquorzirkulation geschädigt. Durch Verdrängung des Nervengewebes kann es zu Ausfallerscheinungen kommen. Erstes Symptom sind Schmerzen im Schultergürtel, später treten Störungen des Schmerz- und Temperaturempfindens sowie der Tiefensensibilität auf.

16.3.2 Funktionelle Organisation des Warm-/Kaltsinnes

Im Bereich der Indifferenztemperatur und bei langsamen Temperaturänderungen innerhalb dieses Bereiches kommt es zu keiner Änderung der Temperaturwahrnehmung.

Merke
Erst bei einer Hauttemperatur unter 30°C wird Kälte empfunden, bei unter 15°C werden zusätzlich die Schmerzfasern erregt (**Kälteschmerz**). Eine Wärmeempfindung stellt sich ab ca. 36°C ein und geht bei etwa 45°C über in den **Hitzeschmerz**.

Darüber hinaus gibt es noch die **paradoxe Kälteempfindung**: Wenn man z.B. die Hand kurz unter heißes Wasser hält, kommt es einem so vor, als wäre das Wasser sehr kalt. Die Ursache dafür ist vermutlich, dass oberhalb von 45°C die Kältesensoren wieder damit beginnen, Aktionspotenziale auszusenden.

Ein gutes Beispiel für die Temperaturwahrnehmung zeigt der folgende Selbstversuch: Hält man die linke Hand in warmes, die rechte Hand in kaltes Wasser, so adaptieren die Thermosensoren langsam und man erhält ein indifferentes Temperaturgefühl. Taucht man danach beide Hände in lauwarmes Wasser, so empfindet die linke Hand Kälte und die rechte Hand Wärme, da hauptsächlich der Temperaturunterschied wahrgenommen wird.

Die Temperaturempfindung wird weiter durch die **Dichte der Rezeptorverteilung** bestimmt. So findet man auf der Lippe eine sehr hohe Dichte, während die Zehen eine geringe Rezeptordichte aufweisen.

16.4 Die Tiefensensibilität

Siehe auch Kapitel 15, S. 821.

16.4.1 Funktionelle Organisation

Die Tiefensensibilität (**Propriozeption**) liefert Informationen über Position und Bewegungen des Körpers. Man unterscheidet drei Qualitäten:
- **Bewegungssinn:** Er registriert Richtung und Geschwindigkeit einer Stellungsänderung und nicht die statische Gelenkposition. Dabei werden an proximalen Gelenken kleinere Winkeländerungen als an distalen wahrgenommen. Dies ist darin begründet, dass bereits kleine Bewegungen der großen Gelenke deutliche Änderungen der gesamten Körperhaltung bewirken können.
- **Stellungssinn:** Er liefert Informationen über die Stellung der Gelenke und damit über die Position der Extremitäten. Die Rezeptoren des Stellungssinns adaptieren kaum.
- **Kraftsinn:** Er liefert Informationen über die eingesetzte Kraft. So kann die Kraftentfaltung der Muskulatur angepasst werden.

16.4.2 Biologische Bedeutung der Tiefensensibilität

Bedeutend sind die Informationen der Tiefensensibilität vor allem für die Bewegungskoordination (z.B. im Kleinhirn). Zu den Sensoren der Propriozeption zählen **Muskelspindeln, Golgi-Sehnenorgane** und **Gelenksensoren** (S. 821). Die zentrale Weiterleitung der Tiefensensibilität erfolgt über das **Hinterstrangsystem** des Rückenmarks.

16.5 Viszerale Sensorik

16.5.1 Periphere und zentrale Sensoren

Die einzelnen Sensoren sind in den entsprechenden Kapiteln näher beschrieben, so dass hier nur eine tabellarische Zusammenfassung aufgeführt wird (**Tab. 16.1**).
Darüber hinaus existieren noch eine Vielzahl von Mechanorezeptoren in den Organen, die meist über den N. vagus innerviert werden, z.B. Dehnungsrezeptoren in Darm und Lunge (Hering-Breuer-Reflex, S. 718). Ein Teil der viszerosensiblen Informationen aus dem Magen-Darm-Trakt erreicht nie das ZNS, sondern wird direkt im enterischen Nervensystem verarbeitet (z.B. zur Steuerung der Peristaltik).

16.5.2 Viszerale Sensibilität

Die viszerale Sensibilität dient der **Aufrechterhaltung der Homöostase**. Das ZNS erhält so Informationen über Systeme wie Atmung, Kreislauf und Flüssigkeitsaufnahme. Der Großteil dieser Informationen bleibt unbewusst und dringt nur bei bestimmten Belastungen, wie z.B. Hunger, in unser Bewusstsein, um unser Verhalten entsprechend zu beeinflussen.

16.6 Nozizeption

Die Schmerzempfindung ist ein lebenswichtiger Sinn, der uns vor Gefahren für den Körper warnt. Die subjektive Schwere der Schmerzen korreliert jedoch nicht mit dem Ausmaß der Gewebeschädigung, sondern ist durch die zentrale Verarbeitung bedingt.

> **Merke**
> Der Begriff **Nozizeption** bezeichnet die Reizaufnahme, deren Weiterleitung und zentrale Verarbeitung. Der anschließend wahrgenommene **Schmerz** ist dagegen eine subjektive Empfindung.

16.6.1 Nozizeptorerregung

Nozizeptoren sind perlschnurartig aufgetriebene **freie Nervenendigungen**. Es handelt sich besonders um langsam leitende C-Fasern, der Rest sind Aδ-Fasern (S. 793). Sie sind in fast jedem Gewebe mit Ausnahme der parenchymatösen Organe und des Gehirns lokalisiert. In der Haut kommen sie in hoher Dichte vor (ca. 7 Schmerzpunkte kommen auf einen Druckpunkt).

> **Merke**
> Nozizeptoren sind **multimodale Sensoren**, d.h. sie reagieren auf alle Vorgänge, die mit Gewebszerstörung einhergehen und nicht nur auf eine definierte Reizart (z.B. Druck). Es kann sich dabei um mechanische Verletzungen (z.B. Schnittwunde), chemische Irritationen (z.B. Verätzung) oder thermische Schädigungen handeln.

Tabelle 16.1 Übersicht über viszerale Sensoren

Sensoren und Lokalisation	afferente Leitung	adäquater Reiz	Reaktion
Chemosensoren (Glomera aortica, Glomera carotica)	N. vagus bzw. N. glossopharyngeus	pH-Wert ↓ pCO_2 ↑ pO_2 ↓	Stimulation des Atemzentrums
Osmosensoren (Hypothalamus)	–	Blutosmolarität ↑	ADH-Ausschüttung ↑
Pressosensoren (Arterienwände von Aortenbogen und Karotissinus)	N. vagus bzw. N. glossopharyngeus	Blutdruck ↓	Adrenalin-Ausschüttung ↑
Dehnungssensoren im re. Herzvorhof	N. vagus	stärkere Vorhofdehnung durch zunehmendes Blutvolumen	ANP-Freisetzung ↑ ADH-Freisetzung ↓

Biologie | Histologie | Anatomie | Chemie | Biochemie | Physik | Physiologie | Psych./Soz.

> Nozizeptoren sind **Proportionalfühler**. Sie **adaptieren nicht**, auch nicht bei lang anhaltenden, gleichbleibenden Schmerzreizen.

Ihre Empfindlichkeit wird durch verschiedene Substanzen moduliert: Entzündungsmediatoren wie **Histamin, Bradykinin, Prostaglandine, Leukotriene** oder **Serotonin** sensibilisieren die Nozizeptoren, so dass auch leichtere Reize Schmerz auslösen (z. B. bei Sonnenbrand).

Aktivierte oder geschädigte Nozizeptoren schütten selbst das Neuropeptid **Substanz P** aus, das über Histamin-Freisetzung aus Mastzellen entzündungsfördernd wirkt.

16.6.2 Nervenläsionen

> **Klinik**
>
> Störungen der Nozizeption können sowohl mit einem krankhaft gesteigerten Schmerzempfinden **(Hyperalgesie)** als auch mit einer verminderten Empfindlichkeit **(Hypalgesie)** einhergehen. Als **Analgesie** bezeichnet man ein vollständig aufgehobenes Schmerzempfinden, wie es z. B. bei Schädigungen des Rückenmarks auftreten kann. Der vollständige Ausfall aller Qualitäten (auch der epikritischen Sensibilität) wird als **Anästhesie** bezeichnet. Ein aufgehobenes Schmerzempfinden bei erhaltener epikritischer Sensibilität bezeichnet man auch als **dissoziative Sensibilitätsstörung** (z. B. beim Brown-Séquard-Syndrom, s. o.).

Projizierter Schmerz

Jedes Signal, das das ZNS erreicht, wird als aus dem Innervationsgebiet des Nervs kommend empfunden. So wird nicht unterschieden, ob das Signal tatsächlich im sensiblen Feld eines Neurons entstanden ist oder ob der Nerv in seinem Verlauf irritiert wurde.

Typisches Beispiel für **projizierten Schmerz** ist die akute Irritation des N. ulnaris, wenn man sich den „Musikantenknochen" am Ellenbogen stößt. Der dadurch ausgelöste brennende Schmerz wird nicht am Ellenbogen, sondern in den vom N. ulnaris innervierten Fingern empfunden.

> **Klinik**
>
> Als **Neuralgie** wird eine spezielle Form des projizierten Schmerzes bezeichnet, die durch anhaltende mechanische Schädigung oder entzündliche bzw. degenerative Vorgänge im Verlauf des Nervs oder einer Hinterwurzel entsteht.
>
> Beim **Bandscheibenvorfall** kommt es durch Reizung einer Spinalwurzel zu Schmerzen im der Spinalwurzel entsprechenden Dermatom (ein Vorfall in Höhe der Wurzeln L4/L5 führt z. B. zu Schmerzen im Bereich des lateralen Ober- und Unterschenkels sowie im Fußrücken).
>
> **Neuralgischer Schmerz** ist durch blitzartig einschießende, stechende bis brennende Schmerzen gekennzeichnet, die oft nur einige Sekunden anhalten, aber bis zu hundertmal am Tag auftreten können. Bei der häufigsten Form, der **Trigeminusneuralgie**, spielt wohl die chronische mechanische

Irritation des Ganglion trigeminale Gasseri durch eine Gefäßschlinge eine Rolle.

> **Herpes zoster.** Durch Reaktivierung einer Varizella-Zoster-Infektion kommt es zum Herpes zoster. Nach der Primärinfektion (Windpocken) können diese Viren in den Nervenwurzeln persistieren und bei Immunschwäche reaktiviert werden. Neben Allgemeinsymptomen treten heftige segmentale Schmerzen und Parästhesien (z. B. Kribbeln) auf. Nach wenigen Tagen tritt ein Ausschlag aus stecknadelkopf- bis erbsengroßen Bläschen im Bereich des betroffenen Dermatoms auf, evtl. begleitet von Lähmungserscheinungen. In etwa 10 % der Fälle muss man mit chronischen Schmerzen im betroffenen Bereich rechnen, die monate- bzw. jahrelang anhalten können (Zoster-Neuralgie).

16.6.3 Periphere und spinale Organisation der Nozizeption

Die Nozizeption ist ein sehr **plastisches System**, das vielen Einflüssen unterliegt. Schon auf Sensorebene kann die Stärke des Signals durch Entzündungsmediatoren verstärkt werden (z. B. Bradykinin, Histamin). Auf spinaler Ebene kann eine weitere Modulation erfolgen. So führt eine Gewebeverletzung zur Freisetzung exzitatorischer Transmitter (u. a. Aspartat, Glutamat, Substanz P) im Rückenmark. Es kommt zu einer Schmerzverstärkung und erhöhter Empfindlichkeit im Bereich der Verletzung.

Schmerzeinteilung nach dem Entstehungsort

Man unterscheidet den **somatischen Schmerz** (Oberflächen- und Tiefenschmerz) vom **viszeralen Schmerz**.

Oberflächenschmerz. Er entsteht durch Reizung von Nozizeptoren in der Haut und besteht aus zwei Komponenten: Klemmt man sich z. B. den Finger in einer Tür ein, spürt man zuerst einen **frühen, hellen Schmerz**, der relativ gut zu lokalisieren ist. Nach einigen Sekunden geht dieser in einen länger anhaltenden **späten, dumpfen Schmerz** über, der stärker ausstrahlt und nicht mehr genau lokalisiert werden kann.

Der helle Schmerz hat überwiegend aktivierenden Charakter, indem er Schutz- und Fluchtreflexe auslöst (hier: Wegziehen der Hand). Vermittelt wird er über **markhaltige Fasern der Klasse III**.

Der folgende dumpfe Schmerz hingegen wirkt eher inaktivierend. Der verletzte Bereich wird geschont (Schonhaltung), um die Regeneration zu fördern. Verantwortlich für den dumpfen Schmerz sind **marklose Klasse-IV-Fasern**.

Tiefenschmerz. Er besitzt meist nur die **dumpfe Komponente** und kann in weit entlegene Körperregionen ausstrahlen. Er entsteht durch Nozizeptoren in der Tiefe des Bewegungsapparates (in Muskeln, Knochen, Bindegewebe). Kopfschmerzen bei Meningitis sind z. B. Schmerzen des Bindegewebes, insbesondere der Hirnhäute, da das Hirnparenchym keine Schmerzsensoren besitzt.

Viszeraler Schmerz. Er ist von **dumpfem Charakter**, schlecht lokalisierbar und strahlt oft aus. Die entsprechenden Nozizeptoren sind in den Kapseln der parenchymatösen Organe, den serösen Häuten und den Wänden der Blutgefäße und Hohlorgane lokalisiert.

Sowohl der Tiefen- als auch der viszerale Schmerz werden oft von autonomen und motorischen Reaktionen (Übelkeit, Blutdruckschwankungen, Muskelverspannungen) begleitet.

Übertragener Schmerz

Der **übertragene Schmerz** ist eine Schmerzempfindung im Bereich der Haut, die durch Schmerzreize, die von inneren Organen ausgehen, ausgelöst werden. Typische Beispiele sind der Schmerz beim Myokardinfarkt, der typischerweise in den linken Arm ausstrahlt, und Schmerzen im Bereich der rechten Schulter bei Gallenblasenerkrankungen. Die Hautareale, in denen der Schmerz empfunden wird, liegen dabei im Dermatom des Rückenmarksegmentes, zu dem auch die entsprechenden Fasern des viszeralen Schmerzes gehören. Sie werden nach dem englischen Neurologen Head als **Head-Zonen** eines Organs bezeichnet (**Abb. 16.6**). Ursächlich ist wahrscheinlich eine Konvergenz von viszeralen und somatischen Schmerzfasern auf dasselbe Neuron im Hinterhorn. So kann das ZNS nicht mehr unterscheiden, ob das Neuron durch Schmerzfasern der Haut oder der inneren Organe erregt wurde.

Neben den Dermatomen haben auch die **Myotome** klinische Bedeutung: Über viszerosomatische Reflexbögen werden bei Schmerzen oft die zugehörigen Muskeln aktiviert. In der Klinik wird die reflektorische **Abwehrspannung** der Bauchmuskulatur als Zeichen für intraabdominelle Entzündungen getestet.

16.6.4 Supraspinale Organisation von Nozizeption und Schmerz

Der Schmerz als Bestandteil der **protopathischen Sensibilität** wird über das **Vorderseitenstrangsystem** des Rückenmarks zentralwärts geleitet. Ein Teil der Fasern zieht zur Formatio reticularis und den unspezifischen intralaminären Thalamuskernen. Dort werden dann vegetative Alarmreaktionen ausgelöst. Ein Teil der Reize wird über die Weiterleitung zum Gyrus postcentralis bewusst. Für die emotionale Komponente von Schmerz werden Anteile des Gyrus cinguli, ein Teil des limbischen Systems, verantwortlich gemacht.

16.6.5 Endogene und pharmakologische Schmerzhemmung

Von großer klinischer Bedeutung ist die **deszendierende Schmerzhemmung**, die durch eine Feedback-Hemmung durch absteigende Bahnensysteme realisiert wird. Eine Aktivierung dieses Systems führt zu einer herabgesetzten Schmerzempfindlichkeit. In dieses System kann man sowohl durch Opiate als auch mit psychotherapeutischen Verfahren eingreifen.

Über dieses **absteigende antinozizeptive System** können Schmerzen völlig unterdrückt werden. Bestandteile des

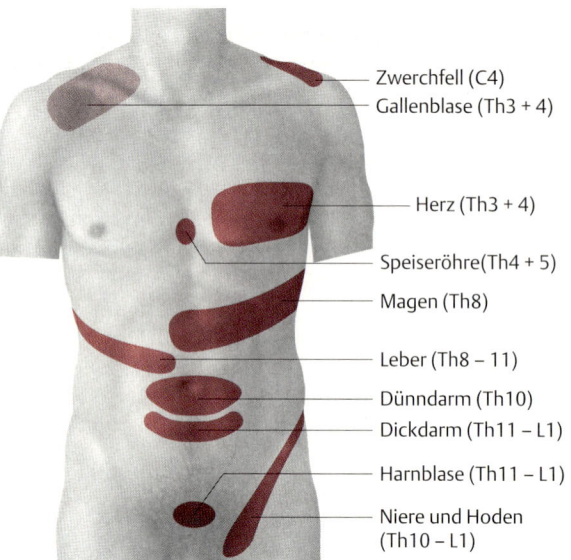

Abb. 16.6 Head-Zonen.

absteigenden Systems sind u. a. das **zentrale Höhlengrau** rund um das Aquädukt und die **Raphe-Kerne** der Medulla oblongata. Von dort nehmen die deszendierenden Bahnen ihren Ursprung und aktivieren Interneurone über monoaminerge Synapsen (Noradrenalin, Serotonin). Die Interneurone hemmen die Umschaltung des Schmerzsignals auf das zweite Neuron der Schmerzbahn im Hinterhorn des Rückenmarks. Transmitter ist das Peptid **Enkephalin**, das zu den endogenen Opiaten (Endorphine) zählt. Auch im zentralen Höhlengrau ist Enkephalin Transmitter, darüber hinaus desensibilisiert es die peripheren Nozizeptoren. Opiate wie das Morphin wirken an diesen Rezeptoren agonistisch und entfalten so ihre schmerzhemmende Wirkung auf allen Ebenen der Schmerzentstehung und -verarbeitung. So wird in starken Belastungssituationen, z. B. bei schweren Unfällen, durch die endogenen Opioide eine Schmerzunterdrückung herbeigeführt (stressinduzierte Hypalgesie).

Da zentrale Strukturen die ankommenden Signale bereits auf ihrer „Eintrittsebene" ins ZNS beeinflussen, spricht man auch von der **Gate-Control-Theorie** des Schmerzes.

Klinik

Medikamentöse Schmerztherapie. Hier kommen Mittel zum Einsatz, die am Ort der Schmerzentstehung angreifen (peripher wirksame Analgetika) und solche, die Schmerzsignale im ZNS hemmen (zentral wirksame Analgetika). Zu den **peripher wirksamen Analgetika** gehören u. a. Lokalanästhetika und Cyclooxygenasehemmer. **Lokalanästhetika** blockieren durch ihre Struktur Na^+-Kanäle. So kann an den Nozizeptoren kein Aktionspotenzial aufgebaut werden.

Die **Cyclooxygenasehemmer** (z. B. Acetylsalicylsäure) hemmen das Enzym Cyclooxygenase und verhindern so die Bildung von Prostaglandinen, welche Nozizeptoren sensibilisieren. Wird entsprechend ihre Synthese blockiert, kommt es zum Rückgang des Schmerzes.

Biologie | Histologie | Anatomie | Chemie | Biochemie | Physik | Physiologie | Psych./Soz.

Zentral wirksame Analgetika sind die **Opiate** (z. B. Morphin). Sie wirken als Agonisten an den oben erwähnten Enkephalin-Rezeptoren im Hinterhorn des Rückenmarks und im zentralen Höhlengrau.

Biologie

Histologie

Anatomie

Chemie

Biochemie

Physik

Physiologie

Psych./Soz.

17.1 Dioptrischer Apparat

Der Eindruck „Licht" entsteht durch die Umwandlung elektromagnetischer Strahlung in elektrische Impulse. Die verschiedenen Fotosensoren mit ihrer unterschiedlichen spektralen Empfindlichkeit ermöglichen die präzise Wahrnehmung von Form und Farbe der betrachteten Objekte.

Die beiden wichtigsten Funktionseinheiten des Auges sind der optische Apparat, der ein verkleinertes, umgekehrtes Bild auf die Netzhaut wirft, und die Retina, in der Fotosensoren die Lichteindrücke in elektrische Signale umwandeln (**Abb. 17.1**).

17.1.1 Physikalische Grundlagen

Siehe Physik, S. 654.

17.1.2 Auge als optisches System

Um einen Punkt scharf abzubilden, müssen die Lichtstrahlen, die von einem Punkt des betrachteten Objekts ausgehen, auch wieder punktförmig auf der Netzhaut zusammentreffen. Dazu werden sie durch den **optischen Apparat** bestehend aus Hornhaut (Kornea), Kammerwasser, Linse und Glaskörper gebrochen. So entsteht auf der Netzhaut ein **umgekehrtes, verkleinertes Bild**.

Eine **Lichtbrechung** tritt immer dann auf, wenn Lichtstrahlen schräg auf die Trennfläche zweier Medien mit unterschiedlicher optischer Dichte (unterschiedlicher Brechungsindex) auftreffen. Luft besitzt einen Brechungsindex von 1, Wasser von 1,33. Die Brechkraft wird in Dioptrien angegeben, 1 dpt = 1/m. Da das Licht umso stärker gebrochen wird, je größer das Verhältnis der Brechungsindices zueinander ist, wird das Licht am stärksten an der Kornea gebrochen (Brechkraft ca. 43 dpt). Die Linse ist zwar durch ihre bikonvexe Form eigentlich am besten

zur Lichtbrechung geeignet, da sie aber zwischen Medien mit ähnlicher optischer Dichte (Brechungsindices: Kornea 1,38; Linse 1,41; Kammerwasser und Glaskörper 1,34) liegt, trägt sie dennoch weniger (19–34 dpt) zur Gesamtbrechkraft des Auges bei. Die konkave Rückseite der Kornea wirkt außerdem wie eine Zerstreuungslinse und mindert die Brechkraft des Auges um etwa 3 dpt.

Brennweite, Brechkraft und Bildgröße lassen sich nach den Gesetzen der physikalischen Optik berechnen. Vereinfachend betrachtet man dabei ein „reduziertes Auge", bei dem die verschiedenen brechenden Medien zu einem Linsensystem zusammengesetzt werden.

> **Merke**
>
> Die **Brechkraft** des Auges wird in Dioptrien (dpt) gemessen und entspricht dem Kehrwert der Brennweite (f).
>
> $$\text{Brechkraft [dpt]} = \frac{1}{f[m]}$$

17.1.3 Abbildungsfehler
Refraktionsanomalien

Unter dem Begriff Refraktionsanomalien werden verschiedene Brechungsfehler des Auges zusammengefasst. Sowohl bei Kurz- als auch bei Weitsichtigkeit besteht ein **Missverhältnis zwischen der Brechkraft der Linse und der Bulbuslänge**. Dies hat zur Folge, dass ein Lichtpunkt auf der Retina nicht als Punkt, sondern als Fläche abgebildet wird: Der Betroffene sieht unscharf.

Myopie (Kurzsichtigkeit). Der Bulbus ist im Verhältnis zur Brechkraft der Linse zu lang oder anders ausgedrückt: Die Brechkraft des optischen Apparats ist für die Bulbuslänge zu stark. Beim Nahsehen kann das Auge dieses Missverhältnis ausgleichen, indem es nicht ganz so stark akkommodiert. Wenn der Betroffene jedoch in die Ferne

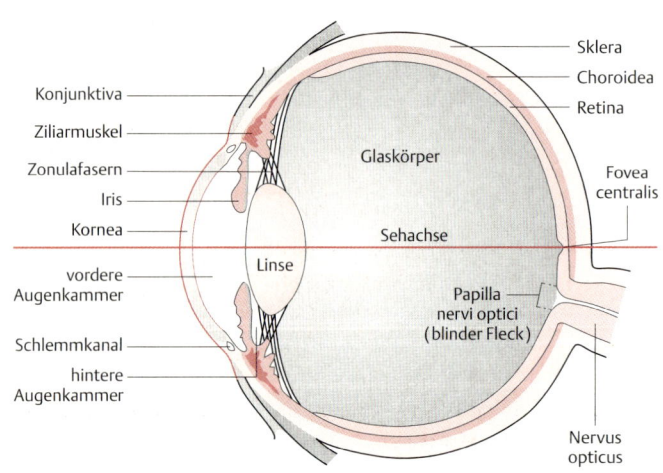

Abb. 17.1 Aufbau des Auges.

sehen will, treffen sich die Lichtstrahlen auch bei maximaler Abflachung der Linse noch vor der Netzhaut. Da sie danach wieder divergieren (**Abb. 17.2a**), entsteht auf der Netzhaut statt eines Punktes eine Fläche: Der Betroffene sieht unscharf. Um eine Kurzsichtigkeit auszugleichen, muss man die Brechkraft des Auges mithilfe einer **Zerstreuungslinse** (Konkavlinse, „Minus-Gläser") verringern. Dadurch verlängert sich die Brennweite des Auges so weit, dass der Brennpunkt wieder auf der Netzhaut liegt.

Hypermetropie (Weitsichtigkeit). Bei der Hypermetropie (oder Hyperopie) ist der Bulbus im Verhältnis zur Brechkraft der Linse zu kurz, oder anders ausgedrückt: Die Brechkraft der Linse ist für die Bulbuslänge zu schwach. Das Sehen in die Ferne bereitet dem Weitsichtigen keine Schwierigkeiten, da hierfür nur eine relativ geringe Brechkraft benötigt wird, die ggf. durch entsprechende Nahakkomodation aufgebracht werden kann. Um in der Nähe sehen zu können, muss das Auge die Brechkraft weiter erhöhen. Beim Weitsichtigen reicht dann aber häufig die Akkomodation nicht aus, so dass auch bei maximaler Nahakkommodation der **Brennpunkt hinter der Netzhaut** liegt. Ausgeglichen wird eine Hypermetropie mithilfe von **Sammellinsen** (Konvexlinse, „Plus-Gläser"), die die Brechkraft verstärken und damit den Brennpunkt nach vorne auf die Netzhaut verlagern (**Abb. 17.2b**).

Astigmatismus („Stabsichtigkeit"). Die Oberfläche der Cornea ist häufig nicht ganz gleichmäßig gekrümmt, sondern bricht meist in der vertikalen Achse stärker als in der horizontalen (regulärer Astigmatismus). Zur Korrektur verwendet man **zylindrische Linsen**, die die Brechkraftunterschiede in den beiden Ebenen ausgleichen. Beim irregulären Astigmatismus sind Wölbung und Brechkraft der Cornea völlig unregelmäßig. Häufig findet man ihn nach Verletzungen mit Hornhautnarben. Aufgrund der Asymmetrie der Hornhautkrümmung kann diese Form des As-

tigmatismus nur durch **Kontaktlinsen** oder in schweren Fällen durch eine Hornhauttransplantation ausgeglichen werden. Wenn die Werte des Astigmatismus nicht mehr als 0,5 dpt betragen, spricht man von einem physiologischen Astigmatismus.

Aberrationen

Sphärische Aberration. Lichtstrahlen, die am Rand einer Linse (Hornhaut, Linse) auftreffen, werden stärker gebrochen als zentral auftreffende Strahlen, d. h. die Brechkraft des optischen Apparates ist am Rand größer als in der Linsenmitte. Die so entstehende sphärische Aberration kann aber durch Engstellung der Pupille minimiert werden, so dass sie für das menschliche Auge kaum eine Rolle spielt.

Chromatische Aberration. Kurzwelliges (blaues) Licht wird stärker gebrochen als langwelliges (rotes) Licht, so dass das Auge für eine optimale Sehschärfe je nach Farbe etwas unterschiedlich akkommodieren muss. Bei gleicher objektiver Entfernung erscheinen Rottöne deshalb näher als Blautöne.

17.1.4 Akkommodation

Um die Lichtstrahlen unterschiedlich weit entfernter Gegenstände jeweils so zu brechen, dass sie wieder in einem Punkt der Netzhaut zusammentreffen, muss die Gesamtbrechkraft des Auges variiert werden (Verringerung der Brechkraft beim Sehen in die Ferne bzw. Erhöhung der Brechkraft beim Sehen in die Nähe) (**Abb. 17.3**).

Die Linse ist an den Zonulafasern aufgespannt, die in Ruhe über elastische Strukturen der Aderhaut in Spannung gehalten werden und so die Linse flach ziehen. Um nah zu akkommodieren, kontrahiert sich der M. ciliaris, die Zonulafasern entspannen sich und die Linse kugelt sich ihrer Eigenelastizität folgend ab.

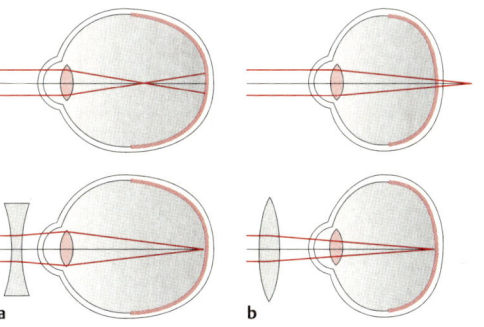

Abb. 17.2   a Lichtbrechung bei Myopie. Trotz Fernakkommodation treffen sich die Strahlen schon vor der Netzhaut. Durch eine (bikonkave) Zerstreuungslinse verringert sich die Brechkraft so stark, dass das Bild wieder auf der Netzhaut liegt. **b Strahlengang bei Hyperopie.** Trotz Nahakkommodation ist die Brechkraft nicht stark genug und die Strahlen würden sich erst hinter der Linse schneiden. Durch eine (bikonvexe) Sammellinse wird die Brechkraft so stark erhöht, dass der Schnittpunkt auf der Netzhaut liegt.

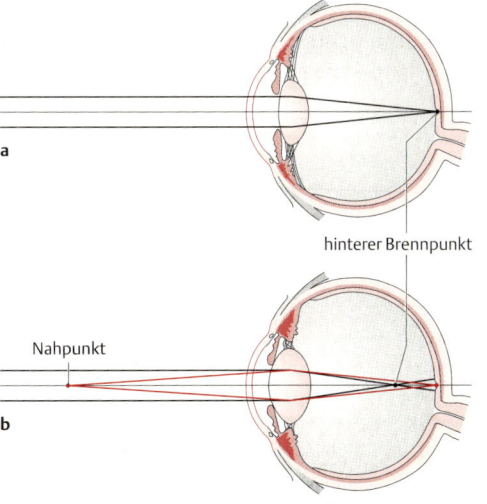

Abb. 17.3   Strahlengang im emmetropen Auge bei Fern- (a) und Nahakkommodation (b).

Biologie

Histologie

Anatomie

Chemie

Biochemie

Physik

Physiologie

Psych./Soz.

> **Merke**
>
> **Fernakkommodation:** Zonulafasern gespannt → Linse ist abgeflacht (Brechkraft ↓).
>
> **Nahakkommodation:** Kontraktion des M. ciliaris → Zonulafasern entspannen sich → Linse kugelt sich ab (Brechkraft ↑).

Der Bereich, in dem das Auge seine Brechkraft ändern kann, nennt man **Akkommodationsbreite**. Bei maximaler Fernakkommodation (Blickpunkt im Unendlichen) beträgt die Gesamtbrechkraft des optischen Apparats ca. 59 dpt, bei maximaler Nah-Akkommodation steigt sie bis auf 74 dpt.

> **Merke**
>
> Die **Akkommodationsbreite** nimmt mit dem Alter ab: Während sie bei Jugendlichen noch bis zu 15 dpt beträgt, gilt als Normalwert für Erwachsene ca. 10 dpt.

Der **Fernpunkt** ist der am weitesten entfernte, der **Nahpunkt** der im geringsten Abstand vom Auge liegende Punkt, der noch scharf gesehen werden kann. Wenn beide bekannt sind, lässt sich die Akkommodationsbreite berechnen. Beim Normalsichtigen **(Emmetropen)** liegt der Fernpunkt im Unendlichen. Beim Kurzsichtigen rückt er in endliche Nähe, d. h. es lässt sich ein Abstand angeben, ab dem nicht mehr scharf gesehen werden kann. Beim Weitsichtigen rückt der Fernpunkt noch weiter vom Auge weg, rechnerisch liegt der Fernpunkt dann im negativen Bereich.

$$\text{Akkomodationsbreite [dpt]} = \frac{1}{\text{Nahpunkt [m]}} - \frac{1}{\text{Fernpunkt [m]}}$$

Für einen normalsichtigen jungen Erwachsenen, dessen Nahpunkt etwa bei 10 cm liegt, gilt also:

$$\text{Akkomodationsbreite} = \frac{1}{0{,}1\,\text{m}} - \frac{1}{\infty} = 10\,\text{dpt} - 0 = 10\,\text{dpt}$$

> **Klinik**
>
> **Presbyopie (Alterssichtigkeit).** Die Veränderung der Brechkraft ist von den elastischen Rückstellkräften der Linse abhängig, die ihr bei Erschlaffen der Zonulafasern eine mehr kugelförmige Gestalt mit erhöhter Brechkraft verleihen. Weil im Laufe der Jahre immer mehr Linsenfasern (Grundsubstanz der Linse, nicht zu verwechseln mit den Zonulafasern!) in die Linse eingelagert werden, verliert die Linse zunehmend an Elastizität und kann sich nicht mehr richtig abkugeln. Bei alten Menschen kann die Akkommodationsbreite dadurch auf 0 dpt absinken, so dass das Auge seine Brechkraft nicht mehr verändern kann. Da sich die Linse nur zum Sehen in der Nähe abkugeln muss, bleibt der Fernpunkt unverändert, d. h. das Sehen in die Ferne wird durch die Alterssichtigkeit nicht beeinträchtigt. Das Nahsehen allerdings, für das eine relativ hohe Brechkraft erforderlich ist, bereitet Schwierigkeiten, weil der Nahpunkt aufgrund der fehlenden Akkomodationsfähigkeit in immer weitere Ferne rückt. Um die mangelhafte Nahakkommodation auszugleichen, benutzt man beim Sehen in der Nähe Sammellinsen (Lesebrille), die dann allerdings beim Sehen in die Ferne wieder abgesetzt werden muss.

Wie stark der Nahpunkt vom Auge wegrückt, lässt sich berechnen, indem man die Werte mit denen des oben betrachteten Normalsichtigen vergleicht. Bei einer auf 2 dpt reduzierten Akkommodationsbreite liegt der Nahpunkt beispielsweise bei 0,5 m:

$$\frac{1}{\text{Nahpunkt}} - \frac{1}{\infty} = 2\,\text{dpt}$$

$$\frac{1}{\text{Nahpunkt}} - 0 = 2\,\text{dpt}$$

$$\text{Nahpunkt} = \frac{1}{2\,\text{dpt}} = \frac{1}{2}\,\text{m} = 50\,\text{cm}$$

17.1.5 Pupille

Der Lichteinfall ins Auge wird durch die Pupille reguliert. Die Anpassung an die herrschenden Lichtverhältnisse erfolgt reflektorisch über das vegetative Nervensystem mithilfe des M. sphincter pupillae und des M. dilatator pupillae. Zusätzlich beeinflussen auch die Nah- oder Fernakkommodation die Pupillenweite.

Der **Pupillenreflex** verläuft afferent von den Fotorezeptoren über den N. opticus zu den γ-Zellen in die prätektale Region (v. a. Information über die herrschenden Helligkeitsverhältnisse). Dort werden die Fasern verschaltet und ziehen zu den vegetativen Kerngebieten, dem Ncl. Edinger-Westphal (parasympathisch) und dem ziliospinalen Zentrum im Rückenmark (sympathisch). Die parasympathischen Fasern zur Steuerung der inneren Augenmuskeln gehören zum N. oculomotorius (N. III). Aus dem Ncl. Edinger-Westphal ziehen sie zum Ggl. ciliare, werden dort umgeschaltet und innervieren dann den M. sphincter pupillae (Engstellung der Pupille) und den M. ciliaris (Nahakkommodation). Sympathische Efferenzen aus dem ziliospinalen Zentrum (C8–Th1) werden im Ggl. cervicale superius umgeschaltet und bewirken über Kontraktion des M. dilatator pupillae eine Weitstellung der Pupille.

Leuchtet man in ein Auge, verengt sich die Pupille sowohl auf der beleuchteten Seite **(direkte Pupillenreaktion)** als auch auf der nicht beleuchteten Seite **(indirekte** oder **konsensuelle Pupillenreaktion)**. Dieses Phänomen lässt sich durch die partielle Kreuzung der Optikusfasern sowie die Verschaltung über Interneurone erklären.

Miosis (Engstellung der Pupille). Außer bei hellen Lichtverhältnissen beobachtet man sie auch als Teil der Naheinstellungsreaktion (Nahakkommodation). Die Verkleinerung der „Blende" (Pupille) geht mit einer verbesserten Tiefenschärfe einher. Die Pupillenverengung ist eine **parasympathisch** gesteuerte Reaktion und kommt durch die Kontraktion des M. sphincter pupillae zustande.

Mydriasis (Weitstellung der Pupille). Sie erfolgt bei schwachen Lichtverhältnissen, um einen ausreichenden Lichteinfall für die Aktivierung der Fotosensoren zu erzielen. Die Pupillenerweiterung wird durch die Kontraktion des sympathisch innervierten M. dilatator pupillae erzielt, dabei wird die Iris etwas dicker. Durch die Dickenzunahme der Iris kann der Kammerwinkel verlegt werden und so ein Glaukomanfall ausgelöst werden. Bei prädisponierten Patienten sind daher Mydriatika kontraindiziert.

Klinik

Atropin. Für eine augenärztliche Untersuchung kann die Pupille durch atropinhaltige Augentropfen geweitet werden. Das Parasympatholytikum Atropin blockiert die muskarinergen Acetylcholin-Rezeptoren am M. ciliaris und M. sphincter pupillae und führt dadurch zu einem Weitwerden der Pupille (Mydriatikum). Bei der Gefahr eines Engwinkel-Glaukoms können keine atropinhaltigen Augentropfen angewandt werden.

Gestörte Pupillenreaktionen. Ist die Pupillenreaktion gestört, kann man anhand der beobachtbaren Lichtreaktion Hinweise auf die Lokalisation der **Schädigung** erhalten:

Afferenter Schenkel (z. B. bei Schädigung des Sehnervs): Der Lichtreiz kann nicht wahrgenommen werden, d. h. es kommt zum Ausfall der direkten Pupillenreaktion. Die konsensuelle Pupillenreaktion bleibt weiterhin erhalten.

Efferenter Schenkel (z. B. bei Schädigung des N. oculomotorius): Der Lichtreiz kann zwar wahrgenommen werden, führt aber zu keiner motorischen Reaktion. Am betroffenen Auge findet sich weder eine direkte noch eine konsensuelle Pupillenreaktion. Das Auge der gesunden Seite reagiert dagegen in beiden Fällen.

17.1.6 Augeninnendruck

Das vom Epithel des Processus ciliaris gebildete Kammerwasser wird in die hintere Augenkammer sezerniert, gelangt durch die Pupille in die vordere Augenkammer und fließt über das Trabekelwerk des Kammerwinkels in den Schlemm-Kanal ab. Bei enger Pupille kann es besser abfließen als bei weiter. Normalerweise stehen Kammerwasserproduktion und Kammerwasserabfluss im Gleichgewicht, so dass ein konstanter **Augeninnendruck** von **14–20 mmHg** aufrechterhalten wird. Der Augeninnendruck lässt sich mithilfe eines Applanationstonometers, das auf die Hornhaut aufgesetzt wird, messen.
Weiterführende Informationen zum Kammerwasser s. Anatomie, S. 127.

Klinik

Grüner Star (Glaukom). Wenn das Gleichgewicht zwischen Kammerwassersekretion und -resorption gestört ist, kann es zu einer Erhöhung des Augeninnendrucks kommen. Langfristig wird dadurch der Sehnerv geschädigt und es besteht die Gefahr einer Erblindung. Eine mögliche Ursache ist die Kontraktion des M. dilatator pupillae und die damit verbundene Dickenzunahme der Iris, die zu einer Verlegung des Kammerwinkels und damit Behinderung des Kammerwasserabflusses führen kann (sog. Winkelblockglaukom). Bei gefährdeten Patienten sollte man daher auf eine medikamentöse Pupillenerweiterung mit Mydriatika zur Beurteilung des Augenhintergrunds möglichst verzichten.

17.1.7 Tränen

Zur Anatomie der Tränendrüse, Lidschlag und Lidschluss-(Korneal-)reflex siehe Anatomie, S. 356.
Die Tränenflüssigkeit wird in den Tränendrüsen als Ultrafiltrat des Blutes gebildet und durch den regelmäßigen Lidschlag über die Hornhaut verteilt. Sie schützt die Kornea vor Austrocknung und schwemmt Staubteilchen und andere Substanzen weg. Zudem enthält sie sekretorisches IgA zur Erregerabwehr. Die Tränenflüssigkeit ist leicht hyperton mit einem höheren Kalium- und niedrigeren Natriumgehalt als das Blutplasma. Fremdkörper im Auge reizen über mechano- und nozizeptive Endigungen in Hornhaut und Bindehaut den N. trigeminus, der dann über das Ggl. pterygopalatinum und parasympathische Fasern die Tränensekretion steigert.
Auch als emotionales Ausdrucksmittel „Weinen" spielt der Tränenfluss eine Rolle. Die physiologische Bedeutung des Weinens ist jedoch bis heute ungeklärt.

17.1.8 Augenmotorik

Zu den beteiligten Augenmuskeln und ihrer Innervation: Anatomie, S. 382.
Nähere Informationen zur kortikalen Steuerung der Augenbewegung finden Sie ab S. 366.

Konjugierte Augenbewegungen. Bewegen sich die beiden Augen gleichsinnig in dieselbe Richtung (z. B. beide nach links), so spricht man von konjugierten Augenbewegungen.

Sakkaden. Beim Umherblicken wandert das Auge mit schnellen, ruckartigen Bewegungen von einem Fixationspunkt zum nächsten über das Blickfeld. Dabei werden die schnellen Bildverschiebungen während der Augenbewegung (10–80 ms) zentral unterdrückt und nur die Bilder aus den Fixationsperioden (0,15–2 s) wahrgenommen. Bewegt sich ein Objekt in der Gesichtsfeldperipherie, wird es reflektorisch fixiert und durch langsame, gleitende **Augenfolgebewegungen** in der Fovea centralis gehalten.

Korrektursakkaden. Sie gewährleisten, dass ein Objekt erneut fixiert werden kann, wenn es „aus dem Blick" gerät.

Nystagmus. Als Nystagmus bezeichnet man eine Kombination aus langsamen Augenfolgebewegungen und schnellen Rückstellsakkaden. Dabei ist die Richtung des Nystagmus nach der schnellen Komponente, also der Rückstellbewegung, benannt.

Optokinetischer Nystagmus. Hier bewegt sich die Umwelt relativ zum Betrachter (z. B. in einem fahrenden Zug). Dabei wird jeweils ein Objekt fixiert und so lange mit den Augen verfolgt, bis es aus dem Blickfeld gelangt. Dann wird durch eine schnelle Rückstellbewegung wieder ein neuer Fixationspunkt gesucht.

Konvergenzbewegung. Der Winkel der beiden Sehachsen muss sich der Entfernung des betrachteten Gegenstands anpassen: Beim Blick in große Ferne verlaufen die Blick-

Biologie
Histologie
Anatomie
Chemie
Biochemie
Physik
Physiologie
Psych./Soz.

achsen praktisch parallel. Um ein Objekt in der Nähe fixieren zu können, müssen die Sehachsen konvergieren. Diese Bewegung ist gekoppelt mit der Kontraktion des Ziliarmuskels zur Nahakkommodation und einer Verengung der Pupille. Zusammenfassend bezeichnet man diese drei Reaktionen auch als **Naheinstellungsreaktion**.

Divergenzbewegung. Die Blickachsen müssen wieder auseinanderweichen, wenn der Blick von einem nahe gelegenen zu einem weiter entfernten Gegenstand wechselt.

17.2 Signalverarbeitung in der Retina

Die Retina (Netzhaut), die entwicklungsgeschichtlich ein Teil des Diencephalons ist, besteht aus einem lichtempfindlichen (Pars optica) und einem lichtunempfindlichen Teil (Pars caeca mit Pars iridica und Pars ciliaris). In der Retina erfolgen sowohl die Umsetzung von elektromagnetischen Wellen (Licht) in Membranpotenziale als auch die ersten neuronalen Verarbeitungsprozesse der optischen Information.

17.2.1 Aufbau der Retina

Bei Betrachtung der Schichten von außen nach innen ist die Netzhaut folgendermaßen aufgebaut (s. Histologie, Abb. 3.50, S. 128):
- Pigmentzellschicht
- Fotosensoren (Zapfen und Stäbchen)
- Horizontalzellen
- Bipolarzellen
- amakrine Zellen
- Ganglienzellen (die Axone der Ganglienzellen bilden den N. opticus).

Die Außenglieder der Fotosensoren ragen in das Pigmentepithel, das die Innenseite des Bulbus auskleidet und die abgestoßenen, alten Membranscheibchen phagozytiert. Bevor das Licht die Fotosensoren erreicht, muss es zunächst mehrere Zellschichten (Horizontalzellen, Bipolarzellen, amakrine Zellen und Ganglienzellen) durchdringen.

Die elektrische Information gelangt von den Innengliedern der Fotosensoren zu den Bipolarzellen, die wiederum mit den Ganglienzellen in Verbindung stehen. Dabei kommt es zu einer **Konvergenz**, d.h. viele Fotosensoren verschalten auf mehrere Bipolarzellen, die wiederum auf noch weniger Ganglienzellen verschalten. Außerdem bestehen auf horizontaler Ebene Querverknüpfungen über inhibitorische Neurone: Die Horizontalzellen verschalten die Fotosensoren untereinander, die amakrinen Zellen die Ganglienzellen. Auf diese Weise kann ein Teil der optischen Information bereits im Auge verarbeitet werden.

Erst in den Axonen der **Ganglienzellen** entstehen Aktionspotenziale, wohingegen die übrigen retinalen Neurone ihre Information elektrotonisch und über chemische Synapsen weitergeben. Die Axone der Ganglienzellen bilden die innerste Schicht der Retina und verlassen den Bulbus

gemeinsam an der Papilla n. optici. Im Gesichtsfeld resultiert so der **„blinde Fleck"** (S. 128).

Fotosensoren

Die Retina besitzt zwei unterschiedliche Arten von Fotosensoren: die **Zapfen** für das **fotopische Sehen** (Sehen bei Tageslicht, Farbensehen) und die **Stäbchen** für das **skotopische Sehen** (Nachtsehen, Schwarz-Weiß-Sehen). Ihnen gemeinsam ist das Vorhandensein von Sehpigmenten, deren chemische Konfiguration sich bei Lichteinfall in einer fotochemischen Reaktion verändert und so den Signalprozess in Gang setzt (s.u.).

Stäbchen und Zapfen bestehen aus **erneuerungsfähigen Außensegmenten** und **permanenten Innensegmenten**. Außen- und Innensegment sind über ein Zilium miteinander verbunden. In den Stäbchenaußengliedern sind etwa 1000 geldrollenförmig angeordnete **Membranscheibchen** enthalten. Bei den Zapfen findet man funktionell gleichwertige Einfaltungen der Zellmembran, die jeweils den Sehfarbstoff enthalten.

Das **Verhältnis von Zapfen : Stäbchen** beträgt etwa **1 : 20**, allerdings ist die Verteilung sehr unterschiedlich. In der Fovea centralis findet man ausschließlich Zapfen, im Randbereich der Netzhaut nur Stäbchen.

 Merke **Zapfen** dienen dem Sehen bei Tageslicht (Farbensehen), **Stäbchen** dem Sehen in der Nacht (Schwarz-Weiß-Sehen).

Zapfen. Die etwa 6 Millionen Zapfen der Retina eines Auges liegen im Bereich der Fovea centralis und angrenzender zentraler Retinabezirke. Durch ihre enge Verschaltung mit den Ganglienzellen (in der Fovea centralis bis zu 1:1-Verschaltung) ermöglichen sie eine besonders **gute Auflösung**. Die Zapfen enthalten jeweils einen von drei möglichen Sehfarbstoffen **(Zapfen-Opsine)**, deren Absorptionsmaximum für Licht in unterschiedlichen Wellenlängenbereichen liegt. Der eigentliche Farbeindruck ergibt sich aus der Summe der Erregung der drei Zapfensorten.

Stäbchen. Die etwa 120 Millionen Stäbchen sind in der **Netzhautperipherie** lokalisiert (am dichtesten 30° rings um die Fovea centralis). In der Fovea centralis selbst gibt es keine Stäbchen. Sie sind lichtempfindlicher als Zapfen und ermöglichen daher auch bei schwachem Licht einen Seheindruck ("Nachtsehen"), können aber keine Farben unterscheiden. Der Sehfarbstoff der Stäbchen ist das **Rhodopsin**. Sein Absorptionsmaximum liegt bei ca. 500 nm und damit zwischen dem der Blau- und Grün-Zapfen. Licht aus diesem Wellenlängenbereich (Blautöne) wird daher beim skotopischen Sehen heller wahrgenommen als Licht anderer Wellenlängen (z.B. Rottöne, **Purkinje-Erscheinung**).

17.2.2 Transduktionsprozess

Fotosensoren sind unter Ruhebedingungen relativ stark depolarisiert (Ruhemembranpotenzial ca. –30 mV). Grund dafür ist die im Dunkeln verhältnismäßig hohe Na^+- und Ca^{2+}-Leitfähigkeit, die durch geöffnete, cGMP-abhängige Na^+-Ca^{2+}-Kanäle bedingt ist.

Ein Lichtreiz führt durch Schließen dieser Kanäle zu einer **Hyperpolarisation**. Dadurch verringert sich die Freisetzung von Transmitter (Glutamat) an den Synapsen und in den nachgeschalteten Bipolar- und Horizontalzellen kommt es zu einer Potenzialänderung. Die Ganglienzellen setzen schließlich das Sensorpotenzial in eine entsprechende AP-Frequenz um, deren Höhe mit dem Ausmaß der Hyperpolarisation korreliert.

Die Außenglieder der Stäbchen enthalten Scheibchen mit dem Sehfarbstoff **Rhodopsin**, der aus Opsin (Proteinkomponente) und 11-cis-Retinal (Vitamin-A-Abkömmling) besteht. Die durch einen Lichtreiz ausgelöste fotochemische Reaktion mit Isomerisierung des 11-cis-Retinals setzt die Signalkaskade in Gang:

Die Belichtung induziert eine Konformationsänderung des **11-cis-Retinals** in **All-trans-Retinal**. Rhodopsin wird über mehrere schnelle Zwischenschritte in **Meta-Rhodopsin II** umgewandelt (**Abb. 17.4**), welches daraufhin das G-Protein **Transducin** stimuliert. Transducin aktiviert wiederum eine Phosphodiesterase, die **cGMP** zu GMP hydrolysiert. Aufgrund der Abnahme der cGMP-Konzentration schließen sich nun die cGMP-abhängigen Kationenkanäle, und die Na^+- und Ca^{2+}-Leitfähigkeit sinkt. Es folgt eine **Hyperpolarisation** der Stäbchenzelle. Durch die Hyperpolarisation wird weniger Glutamat in die Synapsen mit den Bipolarzellen ausgeschüttet. Dies führt zu einer Potenzialänderung in den nachgeschalteten Neuronen.

Die Neusynthese von cGMP leitet das Ende der Lichtreaktion ein. Durch die Schließung der Na^+-Ca^{2+}-Kanäle sinkt der intrazelluläre Ca^{2+}-Gehalt, infolgedessen eine Ca^{2+}-empfindliche Guanylatzyklase enthemmt wird, die nun verstärkt cGMP produziert. Durch das cGMP können die Na^+-Ca^{2+}-Kanäle wieder geöffnet werden, der Na^+-Ca^{2+}-Dunkelstrom setzt wieder ein und die Zelle depolarisiert, bis sie ihr normales Dunkelpotenzial wieder erreicht hat.

Das All-trans-Retinal wandert in das Pigmentepithel und wird dort enzymatisch in mehreren Schritten wieder zu 11-cis-Retinal umgewandelt. Anschließend gelangt es zurück in die Stäbchenzelle und verbindet sich dort mit Opsin erneut zu Rhodopsin.

Die Signaltransduktion in den Zapfen verläuft ähnlich wie in den Stäbchen, statt Rhodopsin kommen jedoch die Zapfen-Opsine mit ihrer unterschiedlichen spektralen Empfindlichkeit zum Einsatz (s. o.).

17.2.3 Neuronale Verarbeitungsprozesse

Die Retina eines Auges besitzt etwa 130 Millionen Fotosensoren, aber nur ca. 1 Million **Ganglienzellen**. Die Information muss also schon auf retinaler Ebene gebündelt werden. Dies geschieht, indem viele Sensorzellen auf mehrere Bipolarzellen verschalten, die ihre Signale wiederum an wenige Ganglienzellen weitergeben. Die Information aus einem Netzhautareal mit mehreren Sensoren läuft also in einer Ganglienzelle zusammen (**Signalkonvergenz**).

Des Weiteren findet in der Netzhaut auch Signalkonvergenz statt. Dabei bildet eine Bipolarzelle nicht nur mit einer, sondern mit mehreren Ganglienzellen Synapsen. Insgesamt überwiegt jedoch bei weitem die Konvergenz.

Rezeptive Felder

Als **rezeptives Feld** eines visuellen Neurons bezeichnet man den Netzhautbereich, dessen Fotorezeptoren auf dieses eine Neuron verschalten, also die **Gesamtheit aller Fotosensoren, die auf eine Ganglienzelle verschalten**. Die Größe der rezeptiven Felder hat Einfluss auf das **Auflösungsvermögen** und die **Lichtempfindlichkeit**. In einem kleinen rezeptiven Feld kann der Lichteinfall genau lokalisiert werden. Wäre also das Licht nur ein klein wenig mehr nach rechts oder links gefallen, hätte es bereits ein anderes rezeptives Feld getroffen und eine andere Ganglienzelle erregt oder gehemmt.

Dagegen verschalten bei einem großen rezeptiven Feld, das viele Sensoren umfasst, auch die Sensoren rechts und links noch auf dieselbe Ganglienzelle. Das beleuchtete Gebiet kann deshalb nicht so genau anhand der Potenzialänderung dieser Ganglienzelle bestimmt werden.

Bei der Lichtempfindlichkeit verhält es sich umgekehrt: Während bei schwachem Licht die Erregung einiger we-

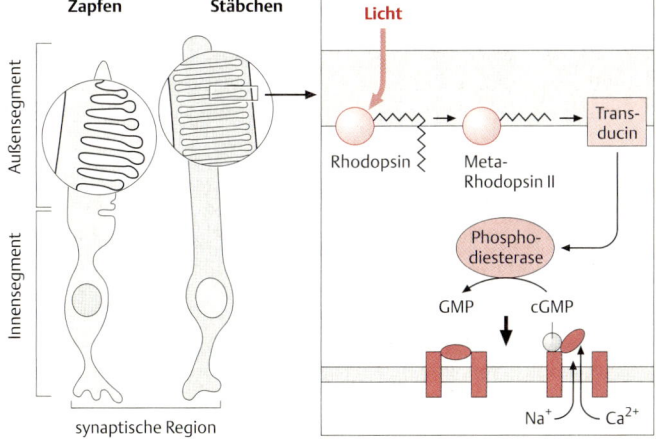

Abb. 17.4 Signaltransduktion in den Fotorezeptoren.

Biologie

Histologie

Anatomie

Chemie

Biochemie

Physik

Physiologie

Psych./Soz.

niger Sensorzellen nicht ausreicht, um eine Potenzialänderung in der Ganglienzelle zu erreichen, ist durch die Summation vieler, auch schwacher Reize, doch noch eine Potenzialänderung der Ganglienzelle möglich.

> **Merke**
> **Kleine rezeptive Felder** haben ein gutes Auflösungsvermögen auf Kosten der Lichtempfindlichkeit, dagegen haben **große rezeptive Felder** eine gute Lichtempfindlichkeit, dafür aber ein schlechtes Auflösungsvermögen.

Aus diesem Grund findet man auch dort, wo eine gute Auflösung besonders wichtig ist (Fovea centralis), sehr kleine rezeptive Felder (bis zu 1:1-Verschaltung zwischen Sensor- und Ganglienzelle!) und dort, wo insbesondere eine hohe Lichtempfindlichkeit erreicht werden soll (Peripherie), große rezeptive Felder.

On-/Off-Zentrums-Neurone

Die Belichtung eines Netzhautareals kann eine Depolarisation oder eine Hyperpolarisation der zugehörigen Ganglienzelle zur Folge haben. Aufgrund der **kreisförmigen Gestalt** der rezeptiven Felder liegen einige Sensoren im Zentrum, andere am Rand. V. a. durch die laterale Verschaltung über die Horizontalzellen kommt es zu einer gegensätzlichen Reaktion der Ganglienzelle, je nachdem, ob nur das Zentrum oder die Peripherie beleuchtet wird:

– **On-Zentrums-Neurone:** Sie reagieren auf Belichtung des Zentrums mit einer Erhöhung der Aktionspotenzialfrequenz. Die Belichtung der Fotorezeptoren der **Peripherie** hat den gegenteiligen Effekt. Wird das gesamte rezeptive Feld belichtet, kommt es ebenfalls zu einer Erhöhung der Aktionspotenzial-Frequenz, allerdings fällt diese geringer aus als bei alleiniger Belichtung des Zentrums.

– **Off-Zentrums-Neurone**: Die Off-Zentrums-Neurone reagieren genau umgekehrt. Bei Belichtung des Zentrums nimmt die Aktionspotential-Frequenz ab („Off-Zustand") und bei Belichtung der Peripherie zu. **On-Off-Ganglienzellen** reagieren sowohl auf Lichtreize als auch auf Verdunklung mit kurzen AP-Frequenzsteigerungen. Aus diesem Grund eignen sie sich besonders gut zur Wahrnehmung von Bewegungen, bei denen sich Hell-Dunkel-Reize schnell über die rezeptiven Felder bewegen.

Die antagonistische Reaktion von Zentrum und Peripherie hat eine **Verstärkung der Kontrastwahrnehmung** zur Folge, weil von den rezeptiven Feldern, die an der Grenzfläche zwischen Hell und Dunkel liegen, nur Teile belichtet werden und die Ganglienzelle gerade auf eine unterschiedliche Belichtung von Zentrum und Peripherie besonders stark reagiert. Durch die laterale Hemmung (Hemmung benachbarter Elemente) erscheint so die dunkle Seite noch dunkler, die helle noch heller. Aus diesem Grund wirkt beispielsweise eine graue Fläche vor schwarzem Hintergrund heller als vor weißem, dieses Phänomen nennt man **Simultankontrast** (**Abb. 17.5**).

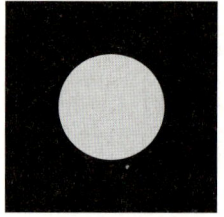

Abb. 17.5   Simultankontrast.

Bei Dunkeladaptation vergrößert sich das Zentrum des rezeptiven Feldes auf Kosten der Peripherie, dadurch nimmt die Kontrastverstärkung deutlich ab, bis sie schließlich ganz aufgehoben wird.

Adaptation an unterschiedliche Umweltverhältnisse

Das Auge ist in der Lage, sich an Lichtreize von ganz unterschiedlicher Leuchtdichte anzupassen und sie wahrzunehmen. **Abb. 17.6** zeigt den zeitlichen Verlauf der Dunkeladaptation. Die Kurve gibt für jeden Zeitpunkt der Adaptation an, welche Lichtintensität das Auge gerade noch wahrnehmen kann. Zu Beginn benötigt das helladaptierte Auge hohe Lichtintensitäten, mit der Zeit sinkt aber die für eine Empfindung notwendige Leuchtdichte immer weiter ab.

Die Adaptationskurve weist in ihrem Verlauf den sog. **Kohlrausch-Knick** auf, der durch den Wechsel von Zapfen- auf Stäbchensehen hervorgerufen wird. Auf Höhe des Kohlrausch-Knicks ist die minimale Schwelle der Zapfen erreicht, d. h. noch schwächere Lichtintensitäten führen zu keiner Erregung der Zapfen mehr, sondern können nur noch von den Stäbchen registriert werden. Der weitere Kurvenverlauf wird daher von den lichtempfindlicheren Stäbchen bestimmt.

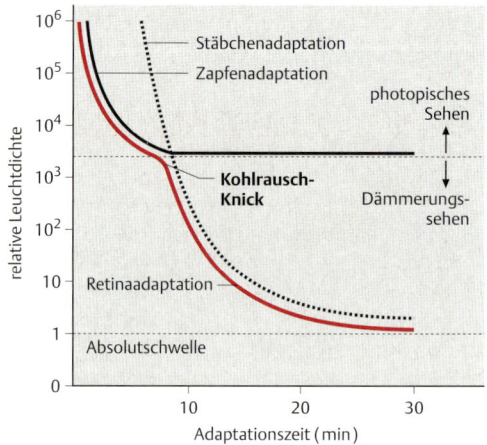

Abb. 17.6   Adaptation von Stäbchen und Zapfen bei unterschiedlichen Lichtverhältnissen (nach Silbernagl/Despopoulos)

Für die **Hell-Dunkel-Adaptation** sind neben dem Wechsel zwischen Zapfen- und Stäbchen-Sehen folgende Mechanismen verantwortlich:

- **Änderung der Pupillenweite.** Sie ermöglicht eine schnelle Anpassung an einen plötzlichen Helligkeitswechsel, indem die Menge des Lichteinfalls reguliert wird.
- **Änderung der Rhodopsinkonzentration.** Je dunkler es ist, desto mehr Rhodopsin wird regeneriert, ohne gleich wieder zu zerfallen. Mit steigender Rhodopsinkonzentration nimmt die Lichtempfindlichkeit zu.
- **Räumliche Summation.** Je größer ein rezeptives Feld ist, desto höher ist seine Lichtempfindlichkeit. **Zeitliche Summation.** Durch „längeres Hinschauen" können unterschwellige Reize doch noch überschwellig werden.

Sukzessivkontrast. Als Sukzessivkontrast bezeichnet man eine lokale Adaptation der Netzhaut, die zu Nachbildern führt. Blickt man einige Zeit auf ein schwarz-weißes Muster und danach auf eine weiße Fläche, sieht man ein umgekehrtes Nachbild. Auch beim Farbensehen tritt dieses Phänomen auf, wobei die Nachbilder jeweils in der Komplementärfarbe erscheinen. Ursache für die Nachbilder ist eine kurzfristige Anpassung der Empfindlichkeit der jeweiligen Netzhautareale.

Flimmer-Fusionsfrequenz (zeitliches Auflösungsvermögen). Es handelt sich dabei um die Anzahl von Bildern pro Sekunde, ab der diese nicht mehr als getrennte Bilder, sondern als Bewegungsablauf wahrgenommen werden. Sie sinkt von 65–90/sec beim fotopischen Sehen auf 20–25/sec beim skotopischen Sehen ab.

Visus (Sehschärfe). Er ist ein Maß für das **räumliche Auflösungsvermögen** des Auges, also die Fähigkeit, zwei Punkte gerade noch getrennt wahrnehmen zu können. Das optimale Auflösungsvermögen wird bei guten Lichtverhältnissen in der Fovea centralis erreicht. Der Visus bezieht sich auf diesen „Ort des schärfsten Sehens". In der Netzhautperipherie oder bei Dunkeladaptation nimmt der Visus ab.

Visus. Der Visus wird in $1/\alpha$ (α in Winkelminuten $[= 1/60°]$) angegeben und mithilfe von Sehprobetafeln bestimmt. Als Testobjekt werden neben Bild- oder Buchstabentafeln häufig sog. **Landolt-Ringe** (unterschiedlich große Ringe, die eine Lücke aufweisen, deren Lage erkannt werden muss) verwendet. Ein normalsichtiger Proband kann bei guten Lichtverhältnissen noch eine Lücke der Breite 1 Winkelminute wahrnehmen, sein Visus ist damit V = 1. Muss die Lücke doppelt so breit sein, damit er sie noch wahrnehmen kann, beträgt der Visus V = 0,5.

17.2.4 Retinale Mechanismen des Farbensehens

Die Wellenlänge des **sichtbaren Lichts** liegt etwa zwischen 400 (blauviolett) und 750 nm (rot). Der Farbeindruck „weiß" entsteht, wenn Wellenlängen des gesamten Spektrums gemischt ins Auge treffen. Dagegen erscheint ein blauer Gegenstand blau, weil er alle Wellenlängen außer den blauen absorbiert, so dass nur die blauen Wellenlängen reflektiert werden und im Auge den Farbeindruck „blau" vermitteln können.

Die Fähigkeit, Farben zu unterscheiden, beruht auf der unterschiedlichen spektralen Empfindlichkeit der **Zapfen-Opsine**, die Licht in Abhängigkeit von seiner Wellenlänge unterschiedlich stark absorbieren. Daher reagieren die verschiedenen Zapfen auf verschiedene Wellenlängen auch mit unterschiedlich starken Sensorpotenzialen (**trichromatische Theorie des Farbensehens**).

- **Blau-(K-)Zapfen** – kurzwelliges, blauviolettes Licht (Absorptionsmaximum bei ca. 420 nm)
- **Grün-(M-)Zapfen** – mittelwelliges, blaugrünes bis gelbes Licht (Absorptionsmaximum bei ca. 535 nm)
- **Rot-(L-)Zapfen** – langwelliges, gelbes bis rotes Licht (Absorptionsmaximum bei ca. 565 nm).

Der eigentliche Farbeindruck entsteht in der Retina aus dem Verhältnis, in dem die verschiedenen Zapfen erregt worden sind. Licht der Wellenlänge 450 nm führt beispielsweise zu einer starken Erregung der Blau-Zapfen, einer geringeren Erregung der Grün-Zapfen und nur noch zu einer sehr schwachen Erregung der Rot-Zapfen (**Abb. 17.7**).

Eine Verbesserung des Farbunterscheidungsvermögens (Farbkontrast) wird auf der Stufe der neuronalen Signalverarbeitung ab den Ganglienzellen durch die Verschaltung farbantagonistisch organisierter rezeptiver Felder (Rot-Grün, Blau-Gelb, Schwarz-Weiß) erreicht (**Gegenfarbentheorie**). Dabei verarbeiten die sog. **Gegenfarbenneurone** Rezeptorsignale im Zentrum und Umfeld ihres rezeptiven Feldes antagonistisch (z. B. Grün-On-Zentrum-Neuron: exzitatorisch bei rotwelligem Licht in der Peripherie bzw. inhibitorisch bei grünwelligem Licht im Zentrum). Diese Gegenfarbenneurone findet man auch im CGL (Corpus geniculatum laterale).

Störungen der Farbwahrnehmung. Funktionsstörungen einer Zapfensorte haben eine Farbschwäche (**Farbanomalie**) bzw. der komplette Ausfall einer Zapfensorte eine Farbenblindheit (**Farbanopie**) zur Folge. Fällt eine Zapfensorte völlig aus, spricht man von Protanopie (Rotblindheit), Deuteranopie (Grünblindheit) oder Tritanopie (Blauviolettblindheit). Die Farbwahrnehmung erfolgt dann nur noch über zwei Sehpigmente und wird daher als **dichromate Störung** bezeichnet.

Störungen des Farbensinnes sind häufig (ca. 9 % der Männer und 0,5 % der Frauen). Unterschiede in der Geschlechterverteilung beruhen auf der X-chromosomalen Vererbung des Merkmals (Biologie, S. 38). Ein kompletter Ausfall aller

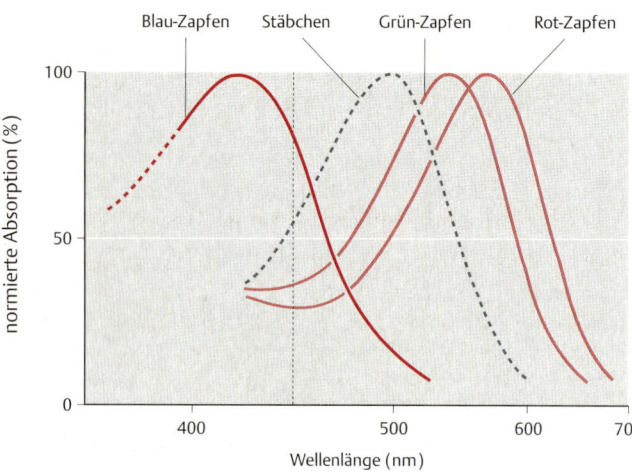

Abb. 17.7 Trichromatisches Farbensehen (Bsp.: 450 nm).

Zapfen führt dagegen nicht nur zu einem fehlenden Farbempfinden, sondern auch zu einer deutlich herabgesetzten Sehschärfe und erhöhten Blendungsempfindlichkeit. Zur Diagnostik eines gestörten Farbensehens verwendet man ein sog. Anomaloskop oder Farbtafeln (z. B. Ishihara-Tafeln).

Nachtblindheit. Bei der Nachtblindheit (Nyktalopie) ist die Stäbchenfunktion gestört und die Dunkeladaptationskurve verläuft als reine Zapfen-Kurve. Sinkt die Lichtintensität unter die Schwellenintensität der Zapfen, kann dann kein visueller Eindruck mehr entstehen.

17.3 Zentrale Repräsentation des visuellen Systems

17.3.1 Gesichtsfeld

Der Teil der Umwelt, der von einem unbewegten Auge wahrgenommen werden kann, wird als **Gesichtsfeld** bezeichnet. Für das räumliche Sehen und Entfernungssehen spielen v. a. die Gesichtsfeldanteile, die auf beide Netzhäute abgebildet werden, eine Rolle (binokulares Gesichtsfeld). Das Gesichtsfeld lässt sich mithilfe eines **Perimeters** bestimmen. Während der Proband mit einem Auge und unbewegtem Kopf einen Punkt im Zentrum des halbkugelförmigen Perimeters fixiert, werden an verschiedenen Stellen des Gesichtsfeldes Lichtreize angeboten. Die wahrgenommenen Lichtreize werden daraufhin von dem Patienten in eine Karte eingetragen. Man kann getrennte Gesichtsfelder für weißes und farbiges Licht bestimmen. Da in der Netzhautperipherie nur noch Stäbchen zu finden sind, sind die Gesichtsfelder für farbige Lichtreize kleiner als für Hell-Dunkel-Reize. Da aber auch die drei Zapfensorten nicht gleichmäßig über die Retina verteilt sind, ist das Gesichtsfeld für blaues Licht größer als für rotes Licht.
Partielle Ausfälle des Gesichtsfeldes nennt man **Skotome**. Ein physiologisches Skotom ist der etwa 15° temporal vom Fixationspunkt gelegene **blinde Fleck**. Er entspricht der Papilla n. optici, die keine Fotosensoren enthält. Da die

beiden blinden Flecke sich auf nicht korrespondierenden Netzhautstellen befinden, werden sie beim binokularen Sehen jeweils durch das andere Auge kompensiert.

17.3.2 Verlauf der Sehbahn

Die Information der Fotosensoren (1. Neuron) wird über die Bipolarzellen (2. Neuron) an die Ganglienzellen (3. Neuron) vermittelt, deren Axone gemeinsam als **N. opticus** das Auge verlassen. Im **Chiasma opticum** kreuzen die aus der nasalen Retinahälfte stammenden Nervenfasern auf die Gegenseite, während die Fasern der temporalen Retinahälfte weiterhin ungekreuzt verlaufen. Zusammen mit den gekreuzten Fasern aus der kontralateralen, medialen Retinahälfte bilden sie den **Tractus opticus** und ziehen zum **Corpus geniculatum laterale (CGL)**. Der Tractus opticus enthält also jeweils die Informationen aus dem kontralateralen Gesichtsfeld. Im CGL (4. Neuron) erfolgt eine erneute Umschaltung. Die Afferenzen ziehen dann als Gratiolet-Sehstrahlung **(Radiatio optica)** in die **primäre Sehrinde** (Area striata des Okzipitallappens: Area 17, V1) und, nach jeweiliger Umschaltung, zu weiteren okzipitalen Sehrindenfeldern (V2–5) (**Abb. 17.8**).
Die Afferenzen aus den Retinae bleiben in ihrem gesamten Verlauf **retinotop gegliedert**, d. h. Informationen aus benachbarten Retinabezirken verlaufen auch in benachbarten Neuronen. Die komplexe Integration der optischen Information beginnt bereits in der Retina und wird im CGL fortgesetzt.
Ein Teil der Fasern aus dem Tractus opticus (v. a. Fasern des koniozellulären Systems, s. u.) zweigt noch *vor* Erreichen des CGL zu den subkortikalen Hirngebieten, den **Colliculi superiores** und der **prätektalen Region**, ab. Sie sind für die Pupillomotorik zuständig. Eine Läsion im CGL und den nachgeschalteten Neuronen führt daher nicht zu einer Beeinträchtigung der Pupillenreaktion. In der Area praetectalis liegt das Zentrum für den Pupillenreflex. Von hier ziehen Fasern zu den vegetativen Kerngebieten, über die die Pupillenweite verändert wird. Außerdem ist die

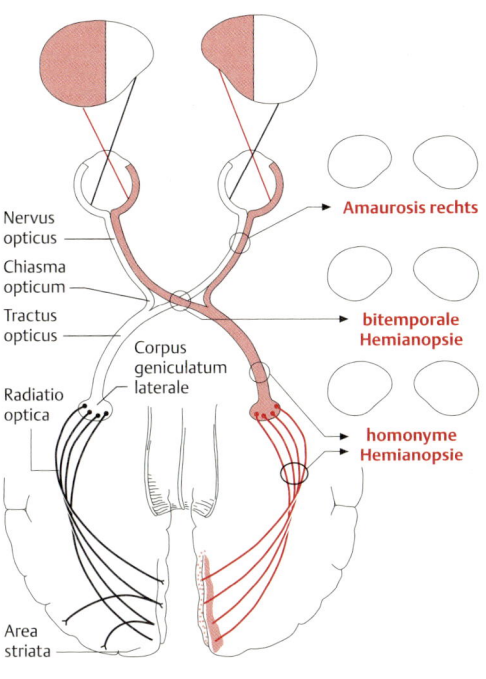

Abb. 17.8 Verlauf der Sehbahn und charakteristische Gesichtsfeldausfälle.

Area praetectalis an der Steuerung von senkrechten Augenbewegungen und Vergenzbewegung beteiligt.
Auf die visuell evozierten Potenziale wird auf S. 868 eingegangen.

17.4 Informationsverarbeitung in der Sehbahn

17.4.1 Verschaltung der Sehbahn

Der Verlauf und die Verschaltung der Sehbahn wird bereits weiter oben in diesem Kapitel ab S. 850 besprochen.

17.4.2 Retina

Die Retina enthält drei Ganglienzelltypen zur Erfassung des visuellen Gesamteindrucks.

Magnozelluläres System. Die großen α-(Y-)Zellen machen etwa 10 % der retinalen Ganglienzellen aus. Sie besitzen schnell leitende Axone, die besonders zur Erfassung von **Bewegung** und Entfernung von Objekten geeignet sind. Bei den zugehörigen Fotosensoren handelt es sich hauptsächlich um Stäbchen, sie können daher keinen Farbeindruck vermitteln.

Parvozelluläres System. Ca. 80 % der retinalen Ganglienzellen sind kleine β-(X-)Zellen, die die Aufgabe haben, **Farbe** und **Gestalt** wahrzunehmen. Sie besitzen kleine rezeptive Felder und dünnere Axone, die Leitungsgeschwindigkeit ist entsprechend etwas geringer.

Koniozelluläres System. Die γ-(W-)Zellen dienen der Steuerung der Pupillomotorik und reflektorischer Augenbewegungen. Während die α- und β-Zellen in die primäre Sehrinde projizieren, ziehen die dünnen, markarmen Axone der γ-Zellen ins Mittelhirn.

17.4.3 Corpus geniculatum laterale

Das Corpus geniculatum laterale (CGL) besteht aus **sechs Schichten** retinotop gegliederter Ganglienzellen. Die Axone des ipsilateralen Auges enden in den Schichten 2, 3 und 5, die Axone des kontralateralen Auges in den Schichten 1, 4 und 6. Die **magnozellulären Schichten** 1 und 2 werden durch die α-Ganglienzellen erregt und stellen die Zwischenstation für **Bewegungsreize** dar. Die **parvozellulären Schichten** 3–6 dienen in erster Linie der Verarbeitung von **Formen und Farben**, sie erhalten ihre Informationen aus den β-Ganglienzellen. Vom CGL ziehen die Axone weiter über die Radiatio optica zum primären visuellen Kortex.

17.4.4 Visuelle Cortices (Areae 17, 18; V1, V2)

Etwa 30 % des menschlichen Kortex sind auf irgendeine Weise an der Integration der optischen Information beteiligt. Dabei findet in den verschiedenen Arealen eine Parallelverarbeitung der unterschiedlichen Teilinformationen statt.

Primär visueller Kortex (Area 17; V1)

Die Informationen aus den α- und β-Zellen erreichen den primären visuellen Kortex (V1) im Okzipitallappen. Er besteht aus retinotop gegliederten, nebeneinander liegenden **kortikalen Säulen** („Kolumnen"). Nervenzellen einer Säule haben rezeptive Felder an den gleichen Stellen des Gesichtsfeldes und reagieren funktionell einheitlich. Die kortikalen Säulen werden entweder vom rechten oder vom linken Auge besonders stark erregt **(okuläre Dominanzsäulen)**, dazwischen finden sich Säulen, die von beiden Augen gleich stark aktiviert werden und so die binokulare Integration übernehmen. Ein kortikales Analysemodul, das sämtliche Teilspezifitäten (Farbe, Bewegung etc.) in beiden Dominanzsäulen für eine Stelle des Gesichtsfelds integriert, nennt man **Hyperkolumne**.

Höhere visuelle Hirnrindenareale (Area 18; V2–V5)

Aus dem primären visuellen Kortex gelangen die Informationen weiter in höhere visuelle Assoziationsareale (V2–V5), die jeweils auf einen Teilaspekt der optischen Information spezialisiert sind: Gestalt- und Konturerkennung in den Neuronen in V2 (Area 18), Bewegungserkennung in V3 und Farbwahrnehmung in V4. Zur optimalen optischen Wahrnehmung ist eine koordinierte Aktivierung aller Hirnareale gemeinsam notwendig.

17.4.5 Tiefenwahrnehmung

Die Tiefenwahrnehmung wird durch verschiedene monokulare und binokulare Mechanismen ermöglicht. Das **binokulare Tiefensehen** beruht darauf, dass die Beobachtungswinkel beider Augen etwas unterschiedlich und damit die Bilder auf der Netzhaut seitlich etwas zueinander verschoben sind (**Querdisparation**). Aus dem Ausmaß der Querdisparation lässt sich die Entfernung des betrachteten Objekts abschätzen.

Für das räumliche Sehen und Entfernungssehen spielen v. a. die Gesichtsfeldanteile, die auf beide Netzhäute abgebildet werden, eine Rolle (binokulares Gesichtsfeld). Fixiert man einen Gegenstand, so wird dieser auf dem Ort des schärfsten Sehens, der Fovea centralis, beider Augen abgebildet. Das Bild entsteht auf korrespondierenden Netzhautstellen, d. h. bei Übereinander-Projektion beider Augen erhält man den Strahlengang für beide Augen (gedachtes Mittelauge). Dies gilt für alle Punkte, die auf dem so genannten Horopterkreis liegen, der durch die Knotenpunkte beider Augen und Fixationspunkt bestimmt wird (**Abb. 17.9**). Anders ausgedrückt: Wenn das Bild im einen Auge links neben der Fovea centralis liegt, liegt es auch im anderen Auge im gleichen Abstand links von der Fovea.

Für alle Punkte außerhalb und innerhalb des Horopterkreises gilt dagegen, dass sie auf nicht korrespondierende Netzhautstellen abgebildet werden. Im gedachten Mittelauge sieht man, dass das Bild eines außerhalb des Horopters liegenden Punktes im einen Auge rechts, im anderen links der Fovea centralis abgebildet wird. Dass man trotzdem kein Doppelbild wahrnimmt, ist die Leistung zentraler Verarbeitungsprozesse im primären visuellen Kortex. Weil die Querdisparation mit zunehmender Entfernung des Objekts gegen Null tendiert, gehen in die **Tiefenwahrnehmung in größerer Entfernung** oder auch beim **monokularen Sehen** noch andere Berechnungen, z. B. Konturüberschneidungen, Licht und Schatten oder Größenunterschiede ein.

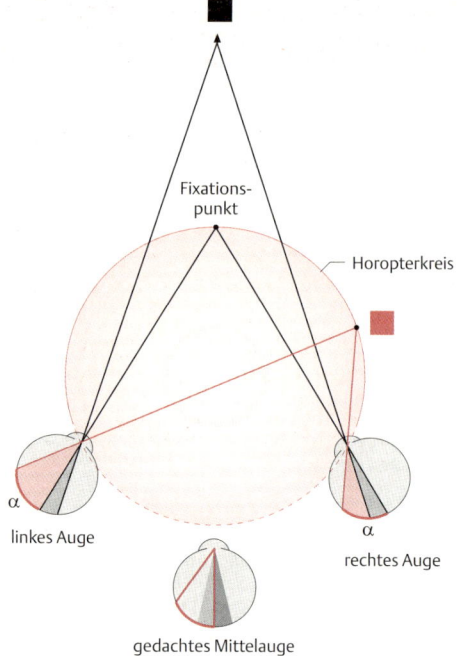

Abb. 17.9 Räumliches Sehen: Konstruktion des Horopterkreises und eines gedachten Mittelauges.

Klinik

Strabismus. Von Strabismus (Schielen) spricht man, wenn die Sehachse eines Auges von der Normalstellung abweicht. Bei Kindern mit Strabismus vermeidet das Gehirn die entstehenden Doppelbilder, indem es die Signale eines Auges zentral unterdrückt. Bei Nichtbehandlung führt diese Unterdrückung zu einer einseitigen Schwachsichtigkeit (Amblyopie), die auch ohne organpathologischen Befund zu einer irreversiblen, monokularen Sehschwäche führt.

Das auditorische System dient neben dem visuellen System Fernsinn zur Wahrnehmung von Vorgängen, die sich fern unseres Körpers abspielen.

Über Trommelfell und Gehörknöchelchen gelangen die Schallwellen zu den sensiblen Schallsensoren – den Haarzellen – in der Hörschnecke des Innenohrs (Kochlea). Hier kommt es zu einer ersten Frequenzanalyse der Schallwellen. Die Weiterleitung der Signale ins ZNS erfolgt über den VIII. Hirnnerv (N. vestibulocochlearis). Ziel der Hörbahn ist der primäre auditorische Kortex (Area 41). Die Schallaufnahme und -weiterleitung wird in **Abb. 18.1** schematisch dargestellt.

18.1 Physiologische Akustik

18.1.1 Grundbegriffe – Physikalische Maßzahlen des Schalls

Ton. Ein Ton ist definiert als reine Sinusschwingung mit einer einzigen Frequenz. Kompliziertere, periodische Schwingungen mit gemischten Frequenzen nennt man Klang; ungeordnete Frequenzgemische heißen Geräusch.

Frequenz. Die subjektive, empfundene Tonhöhe ist abhängig von der Frequenz der Schallwellen: je höher die Frequenz, desto höher der Ton. Die Verdoppelung der Frequenz entspricht dabei einer Oktave.

Hörbereich. Der Hörbereich bei jungen Menschen liegt zwischen 16 Hz und 20 kHz. Frequenzen darunter bezeichnet man als Infraschall, Frequenzen darüber als Ultraschall.

Schalldruck. Es handelt sich dabei um den Druck, den die Schallwellen auf ein Hindernis (z. B. Trommelfell) ausüben. Maßeinheit ist N/m² bzw. Pascal (Pa). Der niedrigste noch wahrnehmbare Schalldruck beträgt ca. $2 \cdot 10^{-5}$ Pa bei einer Tonhöhe von 3000 Hz (Absolutschwelle des Gehörs).

Schalldruckpegel. Der Schalldruckpegel (L) ist eine handlichere Maßzahl für den Schalldruck. Diese logarithmische Verhältniszahl setzt den Schalldruck in Bezug zum minimalen, gerade noch wahrnehmbaren Schalldruck

($p_0 = 2 \cdot 10^{-5}$ Pa, s. o.). Einheit des Schalldruckpegels ist das Dezibel (dB, hier: dB SPL [SPL = Sound Pressure Level]).

Die Formel lautet: $L = 20 \cdot \lg(p_x/p_0)$ [dB], wobei p_x den einwirkenden Schalldruck und p_0 den Bezugsschalldruck bezeichnet. Eine 10-fache Erhöhung des Schalldrucks entspricht also einer Erhöhung des Schalldruckpegels um 20 dB, eine 100-fache Erhöhung um 40 dB. Eine Verdoppelung des Schalldruckes entspräche einem um 6 dB höheren Schalldruckpegel.

Lautstärke. Lautstärke ist eine subjektive Empfindung. Die Einheit für die Lautstärke bzw. den Lautstärkepegel ist das Phon. So besitzen Geräusche, die uns subjektiv gleich laut erscheinen, denselben Phon-Wert. Die empfundene Lautstärke ist frequenzabhängig. Das Phon wird dabei über den Schalldruckpegel mit einer Frequenz von 1000 Hz definiert. Bei dieser Frequenz stimmen Dezibel- und Phon-Skala überein (Lautstärkepegel von 20 dB = Lautstärke von 20 Phon). Andere Töne mit gleichem Schalldruckpegel werden subjektiv als leiser oder lauter empfunden.

> **Merke**
> Der **Schalldruckpegel** ist ein objektives, **messbares** Maß; der **Lautstärkepegel** hingegen ein **subjektives** Maß, das vom Hörer abhängt.

Isophone. Die Kombinationen aus verschiedenen Schalldruckpegeln und Frequenzen, die das gleiche Lautstärkeempfinden hervorrufen, nennt man Isophone. Alle Töne einer bestimmten Phon-Stärke werden auf einer solchen Isophone bei unterschiedlichen Frequenzen von Hörgesunden als gleich laut wahrgenommen.

Hörschwellenkurve. Die unterste Isophone mit gerade noch wahrnehmbaren Tönen wird Hörschwellenkurve genannt. Sie liegt bei 4 Phon, was bedeutet, dass ein 1000-Hz-Ton mit einem Schalldruckpegel von 4 dB gerade noch gehört wird. Am empfindlichsten ist unser Gehör im Bereich von 2000 bis 5000 Hz (**Abb. 18.2**; **Tab. 18.1**).

Sone-Skala. Neben der Phon-Skala existiert noch die Sone-Skala. Dabei wird die Lautheit eines Tones von 1000 Hz und 40 dB-SPL willkürlich 1 Sone gleichgesetzt. Verdop-

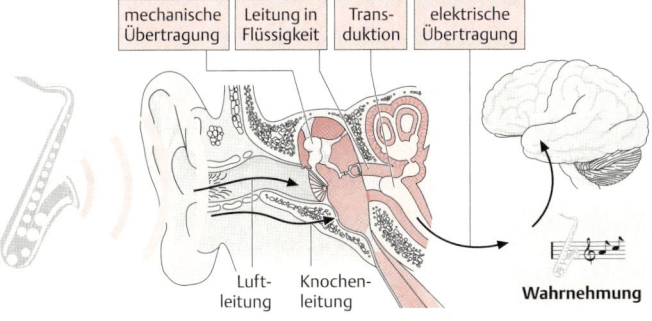

mechanische Übertragung | Leitung in Flüssigkeit | Transduktion | elektrische Übertragung

Luftleitung | Knochenleitung

Wahrnehmung

Abb. 18.1 Schallaufnahme und -weiterleitung.

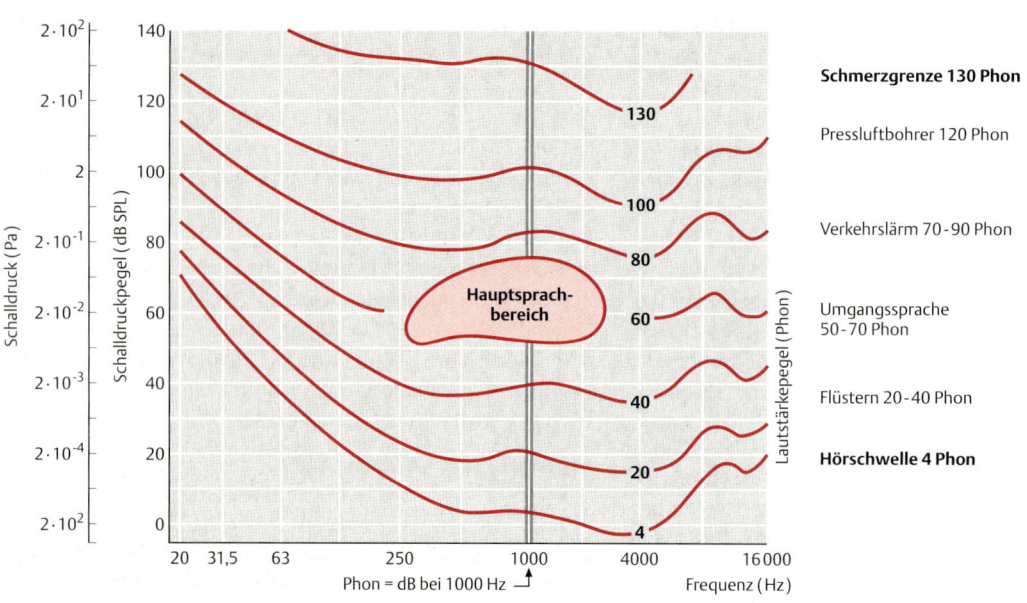

Abb. 18.2 Hörschwelle und Hauptsprachbereich sowie die Kurve gleich empfundener Lautstärken (Isophone).

Tabelle 18.1 Zuordnung von Phon-Werten zu Geräuschen des Alltags (nach Silbernagl/Despopoulos)

Lautstärke	Geräusch
4 Phon	Hörschwelle
20–40 Phon	Flüstern
50–70 Phon	normale Umgangssprache
70–90 Phon	Verkehrslärm
100–120 Phon	Maschinenlärm (z. B. Pressluftbohrer)
130 Phon	Schmerzgrenze

pelt sich die empfundene Lautheit, wird der Wert 2 Sone zugeordnet etc.

Hörbereich. Der Hörbereich umfasst alle wahrnehmbaren Töne – Schallfrequenzen zwischen 16 Hz und 20 kHz sowie einen Lautstärkebereich von 4 Phon (Hörschwelle) und 130 Phon (Schmerzgrenze). Noch lautere Töne verursachen Schmerzen. Innerhalb dieses Hörbereichs liegt das Hauptsprachfeld. Das Hauptsprachfeld schließt das Frequenzband von 250–4000 Hz sowie Lautstärken zwischen 40 und 80 Phon ein. Darstellbar sind Hörbereich und Hauptsprachfeld in einem Frequenz-/Schalldruckpegeldiagramm (**Abb. 18.2**).

Intensitäts-Unterschiedsschwelle. Sie bezieht sich auf den Schalldruckpegel: Unterscheidet sich der Schalldruckpegel um 1 dB werden zwei Töne gleicher Frequenz als unterschiedlich laut empfunden. Die Unterschiedsschwelle für nacheinander gehörte Töne (sukzessive Unterschiedsschwelle) ist niedriger als die für gleichzeitig gehörte (simultane Unterschiedsschwelle).

Frequenz-Unterschiedsschwelle. Hier ist die Tonfrequenz von Bedeutung. Am niedrigsten ist sie für Töne um 1000 Hz. Die sukzessive Unterschiedsschwelle beträgt in diesem Bereich 0,3 %, d. h. Tonhöhenunterschiede von 3 Hz werden als verschieden wahrgenommen.

18.1.2 Testverfahren
Stimmgabelverfahren

Die Stimmgabel dient bei Schwerhörigkeit zur Beurteilung der Herkunft des Schadens: Mittelohr (**Schallleitungsstörung**) oder Innenohr (**Schallempfindungsstörung**). Die klassischen Untersuchungsmethoden nach Rinne und Weber verhelfen zur Diagnose:

Beim **Rinne-Versuch** schlägt man eine Stimmgabel an und setzt diese auf das Mastoid des Patienten, der den Ton über die Knochenleitung wahrnimmt. Hört der Patient den Ton nicht mehr, wird die Stimmgabel direkt vor das Ohr gehalten. Der gesunde Patient hört den Ton jetzt wieder, da die Luftleitung eine niedrigere Hörschwelle als die Knochenleitung hat. In diesem Fall ist Rinne-Test positiv. Nimmt der Patient den Ton der vorgehaltenen Stimmgabel jedoch nicht wahr, ist der Rinne-Test negativ (pathologisch). Dies spricht für eine Schallleitungs-Schwerhörigkeit.

Beim **Weber-Versuch** wird die angeschlagene Stimmgabel mittig auf den Kopf gesetzt und anschließend der Ton in beiden Ohren gleich laut gehört (über Knochenleitung). Eine **Lateralisation**, also das Lauterhören des Tons in einem Ohr, ist pathologisch. Zur Bewertung der Lateralisation muss das pathologische Ohr bekannt sein:

- **Lateralisation ins gesunde Ohr:** Bei einer Innenohrschädigung (Schallempfindungsstörung) ist das kranke Ohr im Gegensatz zum gesunden Ohr gegenüber Schallwellen unempfindlich. Der Ton wird also im gesunden Ohr gehört.

– **Lateralisation ins erkrankte Ohr:** Bei einem Mittelohrschaden ist die Knochenleitung verbessert (= Ursache der Lateralisation), da weniger Schallenergie über die Gehörknöchelchen nach außen abgegeben wird. Zudem ist die Kochlea des erkrankten Ohres an einen geringeren Geräuschpegel gewöhnt und reagiert damit empfindlicher. Die Ursache der Schwerhörigkeit ist eine Schallleitungsstörung.

Methoden der Audiometrie

Schwellenaudiometrie. Das wichtigste Verfahren zur Überprüfung der Hörleistung ist die Schwellenaudiometrie. Hiermit stellt man die Hörschwelle für bestimmte Tonfrequenzen durch Toneinspielungen einer Frequenz mit wachsendem Schalldruckpegel fest. Der Patient gibt an, wann er den Ton hört. Dies wird für verschiedene Frequenzen, für Luft – und auch für Knochenleitung getestet. Die Hörleistung des Probanden wird mit einer physiologischen Leistung verglichen und Hörminderungen im Diagramm in Dezibel nach unten abgetragen (z. B. –10 dB: der gerade noch gehörte Ton ist um 10 dB lauter als bei Normalpersonen, **Abb. 18.5**, S. 858).

Sprachaudiometrie. Bei dieser Methode werden dem Probanden Worte in einer definierten Lautstärke vorgespielt.

> **Merke**
>
> Beide Verfahren sind von der Mitarbeit der Probanden abhängig und gelten daher als **subjektive Hörprüfungen**. Die Tests sind also simulierbar und für die frühe Diagnose einer Schwerhörigkeit bei Kindern mangels Verständnis und Mitarbeit ungeeignet. Diese Problematik führte zur Entwicklung der **objektiven Hörprüfungen**, deren wichtigstes Verfahren die akustisch evozierten Potenziale zum Nachweis der Innenohrfunktionsfähigkeit sind.

Akustisch evozierte Potenziale (auch (Brainstem) Evoked Response Audiometry ([B]ERA) oder Hirnstammaudiometrie genannt). Hierbei werden Potenziale von Hirnstamm und Hirnrinde erfasst, die durch wiederholte Reizung (ca. 100-mal) mit einem Ton hervorgerufen werden. Durch entsprechende Mitteilungsverfahren entsteht eine mehrgipflige Kurve, deren Wellen sich bestimmten Strukturen der Hörbahn zuordnen lassen. Anhand der Form der Kurve und der Latenzzeiten zwischen Ton und Potenzialen erahnt man oft eine Lokalisation der zugrunde liegenden zentralen Störung. Auch die objektive Hörschwelle ist mit diesem Verfahren testbar.

18.2 Gehörgang und Mittelohr

18.2.1 Funktionelle Anatomie des Gehörgangs und des Mittelohrs

Das periphere Hörorgan ist dreigeteilt in äußeres Ohr, Mittelohr und Innenohr.

Das **äußere Ohr** besteht aus Ohrmuschel, äußerem Gehörgang und Trommelfell. Ohrmuschel und Gehörgang dienen im Wesentlichen der Schallbündelung auf das Trommelfell. Zusätzlich trägt die Form der Ohrmuschel zum Richtungshören bei.

Das Trommelfell bildet die Grenze zum luftgefüllten **Mittelohr** (Paukenhöhle).

In der Paukenhöhle liegt die **Gehörknöchelchenkette** mit Hammer (Malleus), Amboss (Incus) und Steigbügel (Stapes). Schallwellen versetzen das Trommelfell in Schwingung, die über den Hammer, der am Trommelfell angewachsen ist, Amboss und Steigbügel auf die Perilymphe des Innenohrs übertragen werden. Die Fußplatte des Steigbügels sitzt, beweglich über das Ringband in einer Öffnung **(ovales Fenster)**, dem Innenohr an.

Der M. tensor tympani (N. trigeminus) und der M. stapedius (N. facialis), zwei quergestreifte Muskeln des Mittelohrs, sorgen bei lauten Geräuschen für eine gewisse Schalldämpfung.

> **Klinik**
>
> Ein **Ausfall des N. facialis** vor dem Abzweigen des Nervenastes zum M. stapedius führt aufgrund der fehlenden Dämpfung durch den M. stapedius zu einer **Hyperakusis** (gesteigerte Schallempfindlichkeit).

Die **Tuba auditiva** verbindet Paukenhöhle und Rachenraum. Beim Schlucken oder Gähnen erfolgt über diese Verbindung ein Druckausgleich zwischen Mittelohr und Nasopharynx. Gleichzeitig ist die Tuba auditiva bei Kindern oft ein Aufstiegsweg für Bakterien aus dem Rachenraum (Mittelohrentzündung).

18.2.2 Schallleitung

Die Übertragung einer Schallwelle aus der Luft auf die Perilymphe heißt **Schallleitung**. Die Perilymphe setzt den Schallwellen einen höheren Widerstand (Impedanz) als Luft entgegen, so dass eine Anpassung erfolgen muss, da sonst der größte Teil der Schallwellen am ovalen Fenster reflektiert würde.

– **Luftleitung:** Das Trommelfell ist 17-mal größer als das ovale Fenster, was in einer **Impedanzanpassung** (Schalldruckverstärkung, Faktor 17) resultiert. Zusätzlich wirkt das Gehörknöchelchen als Hebel (Faktor 1,3). Die Impedanzanpassung erfolgt dann insgesamt um den Faktor 22 (17 · 1,3). Bei einer Zerstörung von Trommelfell oder Gehörknöchelchen ist die Schallleitung über die Luft um ca. 20 dB herabgesetzt (Schallleitungs-Schwerhörigkeit, s. u.)
– **Knochenleitung:** Neben der Luftleitung können Schallwellen auch mittels Knochenleitung das Innenohr erreichen. Sie versetzen den Schädelknochen direkt in Schwingung und übertragen so den Schall auf die Perilymphe.

Biologie
Histologie
Anatomie
Chemie
Biochemie
Physik
Physiologie
Psych./Soz.

> **Merke**
> Die **Knochenleitung** ist deutlich **verlustreicher** als die Luftleitung, da sehr viel Schallenergie durch die Anregung des Schädelknochens verloren geht. Somit spielt die Knochenleitung bei der normalen Schallwahrnehmung eine untergeordnete Rolle.

18.3 Innenohr

18.3.1 Funktionelle Anatomie

Das Innenohr besteht aus dem **Gleichgewichtsorgan** und einem schneckenförmig aufgerollten System aus drei flüssigkeitsgefüllten Schläuchen, der **Kochlea**. Entrollt wären die Gänge der Kochlea etwa 3–4 cm lang. Die Scala media (Ductus cochlearis), die mit **Endolymphe** gefüllt ist, und das **Corti-Organ**, welches Sinneszellen enthält, werden von zwei mit **Perilymphe** gefüllten Gängen, der Scala vestibuli und der Scala tympani, umgeben. Die Scala vestibuli beginnt am ovalen Fenster, geht an der Spitze der Schnecke, dem **Helicotrema**, in die Scala tympani über, die wiederum am runden Fenster endet.

Die in beiden Scalae enthaltene Perilymphe ist Na^+-reich und K^+-arm und entspricht etwa dem Blutplasma. Die Scala media endet stumpf am Helicotrema. Getrennt ist sie durch die **Reissner-Membran** von der Scala vestibuli und durch die **Basilarmembran** von der Scala tympani.

Die Stria vascularis, eine blutgefäßreiche Wandschicht, produziert die **Endolymphe**. Sie liegt an der Außenseite der Scala media. Die Zellen der Stria vascularis besitzen zahlreiche Ionenpumpen (z.B.: $Na+/K+/2Cl^-$-Co-Transporter) und Kaliumkanäle, mit deren Hilfe die hohe Kalium-Konzentration der Endolymphe aufrecht gehalten wird (ca. 140 mmol/l). So entsteht gegenüber der anderen extrazellulären Flüssigkeit das endokochleäre K^+-Potenzial von etwa +85 mV. Da das Membranpotenzial der Haarzellen etwa –70 mV beträgt, besteht zwischen Endolymphe und Zellinnerem der Haarzelle eine Potenzialdifferenz von etwa 150 mV, die die treibende Kraft für den K^+-Einstrom bei der Reiztransduktion darstellt.

> **Klinik**
> **Furosemid.** Das Schleifendiuretikum Furosemid beeinflusst die Salzresorption in der Niere. Zusätzlich hemmt es die Ionenpumpen der Stria vascularis und kann dadurch zu Taubheit führen.

Im **Corti-Organ**, welches auf der Basilarmembran in der Scala media sitzt, befinden sich etwa 10000–12000 äußere und 3500 innere Haarzellen. Es handelt sich um sekundäre Sinneszellen mit dem Transmitter Glutamat. Die äußeren Haarzellen sind in drei Reihen angeordnet; die inneren bilden nur eine Reihe. Über die Sinneszellen hinweg ragt die **Tektorialmembran**, die mit den Zilien der äußeren Haarzellen verbunden ist und die damit, unter Zuhilfenahme des Proteins Prestin, die elektrischen Erregungsvorgänge am schnellsten in mechanische Bewegung

umsetzen können. Die Zilien der inneren Haarzellen sind unterschiedlich lang und ragen also frei in die Endolymphe (**Abb. 18.3**). Die kürzeren Zilien sind über dünne Proteinfäden, die **Tip Links**, an längere Zilien angeheftet, so dass es bei einer Auslenkung der Zilien, je nach Richtung, zu einer stärkeren oder abgeschwächten Zugwirkung auf die Tip Links kommt. Im Ansatzpunkt einer Zilie liegen dehnungsempfindliche K^+-Kanäle. Die Verbiegungen der Zilien und das Rezeptorpotenzial erfolgen frequenzsynchron (mit bis zu über 1000 Hz). Beim kompletten Ausfall der äußeren Haarzellen ist die Frequenzselektivität deutlich gemindert.

90% der afferenten Nervenfasern der Kochlea haben ihren Ursprung an der basalen Synapse der inneren Haarzellen, die übrigen 10% an den äußeren Haarzellen. Die äußeren Haarzellen werden mehr efferent innerviert und können Schwingungen der Basilarmembran verstärken (kochleärer Verstärker, s.u.). Die Nervenfasern ziehen über das **Ggl. spirale** (Zellsomata der Neurone) und den N. vestibulocochlearis zentralwärts zum Ncl. cochlearis.

> **Merke**
> Der Zellkörper des 1. Neurons bei der Erregungsleitung vom Innenohr zur Großhirnrinde liegt im Modiolus. Die axonalen Fortsätze der bipolaren Zellen formieren sich zum N. cochlearis (→ N. vestibulocochlearis)

18.3.2 Signaltransduktion – Wanderwellentheorie

Über die Bodenplatte des Steigbügels werden die Schallwellen auf den Perilymphschlauch übertragen. Es entsteht eine Druckwelle innerhalb der Flüssigkeit, die zu einer Volumenverschiebung führt, die wiederum den

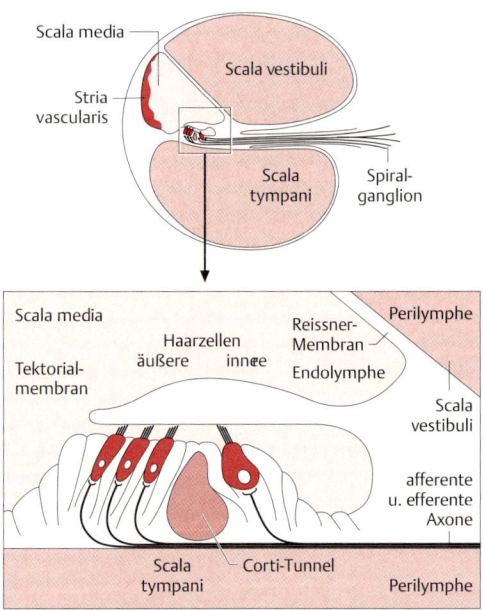

Abb. 18.3 Aufbau des Corti-Organs (nach Silbernagl/Despopoulos)

Endolymphschlauch deformiert und die Flüssigkeit in der Scala tympani verdrängt. Diese Volumenverschiebungen versetzen den Endolymphschlauch in Schwingungen und erzeugen eine Welle auf der Basilarmembran, welche in Richtung Helicotrema wandert (Entstehung der **Wanderwelle**).

> **Merke**
> Bei der Wanderung **verändert sich die Welle**: Die Ausbreitungsgeschwindigkeit nimmt ab, die Wellenlänge wird kürzer und die Amplitude größer. Grund dafür ist die Basilarmembran, die in Richtung auf das Helicotrema breiter und dünner wird. Dadurch nimmt die Steife zur Schneckenspitze hin stark ab (**Abb. 18.4**).

Die Auslenkung der Basilarmembran ist letztlich der ausschlaggebende Reiz für die Sinneszellen. Auf dieser Ebene findet bereits eine erste Frequenzanalyse des Gehörten statt. Die Amplitude der Basilarmembran-Schwingung hängt von der Schwingungsfrequenz und der Breite der Membran ab. Es gibt immer genau einen Ort, an dem Frequenz und Breite so gut zueinander passen (Resonanzfrequenz, sog. **Frequenz-Orts-Abbildung**), dass sich die Amplitude deutlich vergrößert (**= maximale Schwingungsamplitude**). Unser ZNS kann anhand der ermittelten Stelle die Frequenz des gehörten Tones bestimmen. Bei Frequenzgemischen kommt es nachvollziehbar an mehreren Orten gleichzeitig zu einem Amplitudenmaximum: hohe Töne (hohe Frequenzen) haben ihr Amplitudenmaximum nahe des ovalen Fensters; tiefe Töne nahe des Helicotremas.

18.3.3 Reiztransduktion

Die Schwingung der Basilarmembran löst minimale Verschiebungen zwischen Tektorial- und Basilarmembran (ca. 0,3 nm) aus. Diese reichen aus, um die Zilien der **äußeren Haarzellen**, die in die Tektorialmembran hineinreichen, abzuscheren, woraufhin sich dehnungsempfindliche Kationenkanäle in den Zilien öffnen. K^+-Ionen strömen nun aus der Endolymphe in die Haarzelle, so dass die Zelle depolarisiert wird. Die folgende Schwingung in die entgegengesetzte Richtung führt zum Schließen der Ionenkanäle und damit zur Hyperpolarisation. Eine **Depolarisation** bewirkt eine Verkürzung der äußeren Haarzellen, die **Hyperpolarisation** eine Verlängerung (oszillierende Längenänderung der äußeren Haarzellen). Diese aktiven Vorgänge verstärken die Schwingung der Endolymphe im Raum unter der Tektorialmembran (kochleärer Verstärker). In der Folge wird eine etwa 100-fache Signalverstärkung (ca. 40 dB) erreicht, eine Verschärfung der Frequenz-Orts-Abbildung erzielt und benachbarte Frequenzen werden besser differenziert.

Die Endolymphschwingungen im Subtektorialraum scheren wiederum die Zilien der **inneren Haarzellen**, der eigentlichen Rezeptorzellen, ab. Auch hier öffnen sich durch die Abscherung Kationenkanäle in den Zilien. Aufgrund der hohen K^+-Potenzialdifferenz zwischen der K^+-reichen Endolymphe (+80 mV) und der Haarzelle (Membranpotenzial –70 mV; Gesamtdifferenz von 150 mV) kommt es zu einem **Einstrom von K^+-Ionen** in das Zellinnere, der dann zu einer **Depolarisation** der Zielzelle führt. Auf die Depolarisation folgt ein **Ca^{2+}-Einstrom**, der eine vermehrte **Glutamat-Freisetzung** an der basalen Synapse der inneren Haarzelle auslöst. An der subsynaptischen Membran der afferenten Nervenfaser entsteht ein **exzitatorisches postsynaptisches Potenzial (EPSP)**, welches die Aktionspotenziale an der Nervenfaser auslöst.

> **Klinik**
>
> Durch die „Kontraktionen" der äußeren Haarzellen werden otoakustische Emissionen (Schallabstrahlungen aus dem Innenohr) erzeugt, die mit hochempfindlichen Messmikrophonen im Sinne einer **Funktionsprüfung** registriert werden können.
>
> **Schallleitungsschwerhörigkeit.** In diesem Fall ist hauptsächlich die Luftleitung gestört; die Knochenleitung jedoch praktisch normal. Ursachen sind vor allem krankhafte Prozesse im **Mittelohr**, wie z. B. Otosklerose (**Abb. 18.5b**), ein Festwachsen des Steigbügels im ovalen Fenster oder eine Destruktion der Gehörknöchelchen (z. B. durch Tumoren, Cholesteatom).
>
> **Schallempfindungsschwerhörigkeit.** Luft- und Knochenleitung sind gleichermaßen herabgesetzt. Ursache ist eine Schädigung der Haarzellen des **Innenohrs**, z. B. durch Medikamente (Aminoglycosid-Antibiotika; Diuretika) oder Lärm. Hohe Frequenzen sind stärker betroffen als niedrige. Ebenfalls zu den Schallempfindungsschwerhörigkeiten zählt die Schwerhörigkeit durch **retrokochleäre Prozesse**, wie z. B. ein Akustikus-Neurinom.
>
> **Lärmschwerhörigkeit.** Hier tritt zunächst eine vorübergehende Anhebung der Hörschwelle (temporary threshold shift, TTS) auf, die im Verlauf dauerhaft werden kann

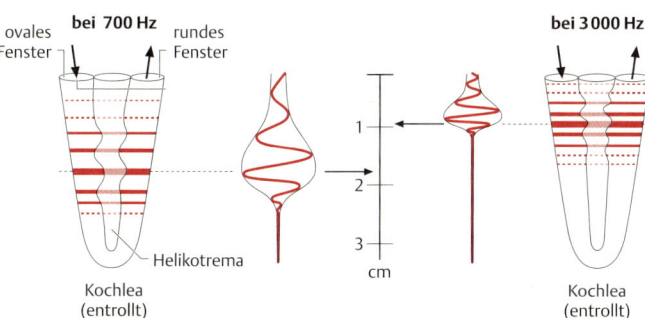

Abb. 18.4 Maxima der Wanderwellen für verschiedene Tonhöhen (abgerollte Kolchea).

(permanent threshold shift, PTS). Einen TTS kennt wahrscheinlich jeder in Form des tauben Gefühls in den Ohren nach einem Discobesuch. Wenn Lärm dauerhaft einwirkt, gilt ein Schalldruckpegel von 85 dB als Grenze zum schädigenden Bereich (z. B. Schallbelastung bei der Arbeit, **Abb. 18.5c**). Dabei werden zunächst die Haarzellen in der Nähe des ovalen Fensters geschädigt (hohe Frequenzen). Auch sehr kurze, dafür aber sehr laute Geräusche können eine irreversible Schädigung hervorrufen (Knalltrauma, **Abb. 18.5d**).

Altersschwerhörigkeit (Presbyakusis). Sie hat sowohl eine kochleäre als auch eine retrokochleäre Komponente und geht mit Hörverlust im hohen Frequenzbereich einher. Da die Frequenzen des Hauptsprachbereichs meist mitbetroffen sind, ist das Verständnis der normalen Umgangssprache erschwert. Demzufolge sprechen schwerhörige Menschen oft unbewusst lauter, da sie ihre eigene Stimme leiser hören.

18.4 Zentrale Hörbahn und kortikale Repräsentation

Unterschiedliche Schallfrequenzen werden entlang der Kochlea und im Verlauf der Hörbahn auch an unterschiedlichen Orten repräsentiert. Dies bezeichnet man als **tonotope Gliederung**.
Sowohl die Frequenzabbildung als auch die neuronale Kontrastierung entlang der Hörbahn tragen zum feinen Unterscheidungsvermögen (engl. Tuning) des Gehörs bei. Das bedeutet, dass für eine bestimmte Frequenz an ihrem Abbildungsort eine ganz besonders niedrige Schwelle vorliegt. Ein weiterer wichtiger Punkt zur Empfindung der

Tonhöhe ist neben der Ortsanalyse die **Periodizitätsanalyse**. Sie besagt, dass die Aktionspotenzialfrequenz einer Nervenfaser nicht 1:1 mit der Schallwellenfrequenz übereinstimmen muss, sondern oft nur ein periodisches Abbild darstellt. Unser Gehirn ist fähig, aus der Analyse der Aktivität mehrerer paralleler Fasern die Schallfrequenz zu errechnen. Die Nervenfasern dienen gleichzeitig dem Kodieren der Lautstärke.

> **Merke**
>
> Je **lauter** ein Ton ist, desto höher ist die **Impulsfrequenz** der zugehörigen Nervenfaser. Hohe Lautstärken führen zu einer sog. **Rekrutierung** (Miterregung der benachbarten Nervenfasern).

Die Frequenzverteilung auf unterschiedliche Orte der Basilarmembran oder unterschiedliche Nervenfasern wird mit steigender Lautstärke unschärfer (**Frequenzdispersion**). Feine Frequenzunterschiede bei lauten Tönen werden dann nicht mehr erkannt.

18.4.1 Hörbahn

Der primäre auditorische Kortex, gelegen am Oberrand des Temporallappens in der Area 41 (Gyrus temporalis transversus, **Heschl-Querwindung**), ist Ziel der Hörbahn. Bis dahin erfolgen 5–8 Umschaltungen. Sie dienen der Weiterleitung und der weiteren Analyse des Gehörten. Im Verlauf der Hörbahn nimmt die Spezifität der vorhandenen Neurone zu. Ein großer Teil der Fasern der Hörbahn kreuzt auf die Gegenseite; ein kleiner Teil verläuft ungekreuzt (**Abb. 18.6**).
Das **erste Neuron** ist die bipolare Ganglienzelle des Ganglion spirale. Ihr Axon zieht über den N. vestibulocochlearis zur Rautengrube im Hirnstamm und erreicht dort die

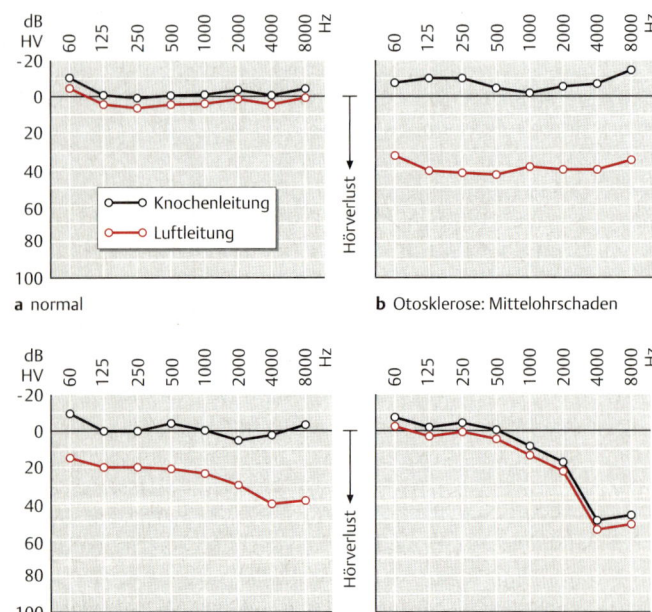

a normal
b Otosklerose: Mittelohrschaden
c Tragen von Gehörschutzstöpseln
d Knalltrauma: Innenohrschaden

Abb. 18.5 Tonschwellenaudiogramme mit einigen typischen pathologischen Befunden (HV = Hörverlust).

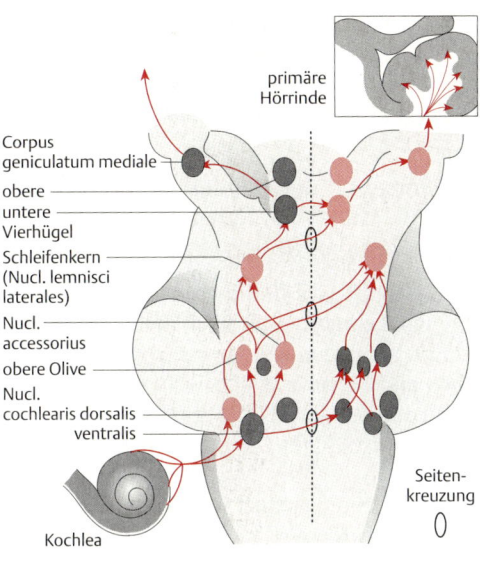

Abb. 18.6 Schematischer Aufbau der Hörbahn.

Labels on figure:
primäre Hörrinde
Corpus geniculatum mediale
obere untere Vierhügel
Schleifenkern (Nucl. lemnisci laterales)
Nucl. accessorius
obere Olive
Nucl. cochlearis dorsalis ventralis
Seitenkreuzung
Kochlea

Kochlearis-Kerne (Ncl. cochlearis ventralis und dorsalis). Es erfolgt dort neben der tonotopen Gliederung auch eine Aufteilung nach der Komplexität des Schallsignals sowie die Umschaltung auf das **zweite Neuron**, dessen Axone als Stria acustica zu den Kernen des **Corpus trapezoideum** und weiter zum **Ncl. olivaris superior** ziehen. Im Corpus trapezoideum können bis zu zwei weitere Umschaltungen stattfinden. In diesem Bereich findet auch die Kreuzung eines Teils der Fasern statt, so dass der obere Olivenkern Afferenzen von beiden Ohren erhält und damit u. a. für das räumliche Hören zuständig ist.

Ausgehend vom oberen Olivenkern zieht die Hörbahn als **Lemniscus lateralis** zu den Colliculi inferiores der Vierhügelplatte, wo weitere Fasern kreuzen. Kollateralen der Hörbahn werden hier an die **Colliculi superiores** abgegeben.

> **Merke**
> Durch die Abgabe der Kollateralen der Hörbahn an die Colliculi superiores wird eine **Verbindung mit dem visuellen System** hergestellt. Dies ist vor allem für die Blickmotorik, speziell die Hinwendereaktion bei plötzlichen Geräuschen, von Bedeutung.

Von den **Colliculi inferiores** erreicht die Hörbahn das **Corpus geniculatum mediale** des Thalamus, von wo aus sie als **Radiatio auditiva** zur primären Hörrinde zieht. Letztere wird von den sekundären Rindenfeldern umgeben, die für die Analyse komplexer Klänge und den Abgleich mit dem Gedächtnis zuständig sind.

18.4.2 Mechanismen des Richtungs- und Entfernungshörens

Die Richtungswahrnehmung eines Geräusches ist vornehmlich Aufgabe des **Ncl. olivaris superior**.

Bei der Zerstörung des Ncl. olivaris superior ist Richtungshören nicht mehr möglich.

Die Richtungszuordnung des Gehörten setzt binaurales (beidohriges) Hören voraus. Dabei spielen drei Mechanismen eine Rolle:

– Kommt die Schallwelle schräg von einer Seite an und erreicht direkt das zugewandte Ohr, ist das Geräusch am abgewandten Ohr leiser (**Schallschatten** des Kopfes). Eine Seitendifferenz des Schalldruckpegels von 1 dB kann gerade erfasst werden (bei Tönen > 500 Hz).

– Da das abgewandte Ohr weiter von der Schallquelle entfernt liegt, ist der Schall auch dementsprechend länger unterwegs. Solche Laufzeitdifferenzen erfasst der obere Olivenkern, wobei Unterschiede von bis zu $3 \cdot 10^{-5}$ Sekunden erkannt werden.

– Auch die Form der Ohrmuschel trägt zum Richtungshören bei: Je nach Schallrichtung kommt es zu einer charakteristischen Verzerrung des Schalls, die das ZNS erkennen kann. Dieser Mechanismus dient vor allem der Unterscheidung, ob das Geräusch von vorne oder hinten bzw. von unten oder oben kommt.

Neben dem Ncl. olivaris superior spielen auch die Colliculi inferiores, der auditorische Kortex und das visuelle System eine Rolle bei der Ortung einer Schallquelle und des so entstehenden „Raumbildes".

18.5 Stimme und Sprache

An der Sprachbildung sind das ZNS und der periphere Sprechapparat beteiligt, der sich aus dem Kehlkopf und dem Mund-Rachen-Raum zusammensetzt. Die Stimmbänder im Kehlkopf erzeugen durch Schwingungen die Stimme. Bei der sprachlichen Kommunikation spielen die akustische Verarbeitung, die zentrale Sprachproduktion und der motorische Aspekt des Sprechens eine Rolle. Die Sprachproduktion und das Sprachverständnis werden zentral in verschiedenen Kortexarealen verarbeitet. Das Sprachverständnis befindet sich im Kortexareal 22 (Wernicke-Region), das Zentrum für die Sprachproduktion in Area 44 (Broca-Region).

18.5.1 Stimmbildung
Peripherer Sprechapparat

Der Frequenzbereich unserer Sprache liegt in einem Bereich, in dem das Hörvermögen besonders gut ist. Einerseits unterstützen Organe, die die kontinuierliche Luftstromabgabe (Lunge, Trachea, Bronchien etc.) sichern, den peripheren Sprechapparat, andererseits werden schwingungsfähige, den Luftraum verformende Organe benötigt, die die Klangfarbe und Formanten (s. u.) der Stimme verändern können (Rachen-, Mund- und Nasenhöhle). Getrennt werden diese beiden Komponenten durch die **Stimmritze**, die sich zwischen den beiden **Stimmlippen** befindet (Glottis). Die Kehlkopfmuskulatur kann die Weite der Stimmritze und die Spannung der Stimmlippen beeinflussen. Der **M. cricoarytenoideus posterior** erweitert

Biologie
Histologie
Anatomie
Chemie
Biochemie
Physik
Physiologie
Psych./Soz.

als einziger Muskel die Glottis und ist wichtig beim Atmen. Die Innervation erfolgt über den N. laryngeus inferior (N. laryngeus recurrens).

Die funktionelle Anatomie von Lippen, Mundhöhle, Zunge und Kehlkopf wird ausführlich im Abschnitt Anatomie besprochen (S. 223).

Klinik

Recurrensparese. Bei einer einseitigen Schädigung des N. laryngeus recurrens (z. B. nach einer Schilddrüsen-OP) kommt es zu einer einseitigen Stimmlippenlähmung, die sich durch eine heisere, verhauchte Sprache äußert. Oftmals ist eine solche Parese reversibel. Eine beidseitige Recurrensparese ist lebensgefährlich, da die Stimmritze stark verengt wird und zu massiver Atemnot führt. Sie kann oft nur mit einem Luftröhrenschnitt (Tracheotomie) behandelt werden.

Dysarthrie. Es handelt sich dabei um eine Störung, der an der Sprechmotorik beteiligten neuromuskulären Strukturen und tritt v. a. bei neurologischen Systemerkrankungen (Multiple Sklerose, Parkinson) auf. Symptome sind u. a. eine gepresste oder näselnde Stimme, eine verwaschene Aussprache, häufiges Verschlucken und eine Verzerrung des Stimmklanges.

Bildung der Stimme

Der Luftstrom aus dem **Windraum** (Lunge, Trachea, Bronchien etc.) versetzt die Stimmlippen bei der Stimmbildung (**Phonation**) in Abrollbewegungen, die einen Rhythmus aus Öffnen und Schließen der Stimmritze bewirken (**Bernoulli-Schwingungen**). Die ausströmende Luft wird so in hörbare Schwingungen versetzt.

> **Merke**
>
> Bei tiefen Tönen bleibt die Stimmritze länger geschlossen als geöffnet. Das Verhältnis beträgt bei 100 Hz ca. 5 : 1; bei 400 Hz ca. 1,4 : 1; beim Flüstern und Singen ist sie ständig geöffnet. Die **Spannung** und **Öffnungsweite** der Stimmlippen bestimmen dabei die **Grundfrequenz** der Stimme.

Klinik

Stimmprothese. Durch eine Stimmprothese, einsetzbar nach der chirurgischen Entfernung des Kehlkopfes, wird ein Sprechen mit einer relativ normalen Stimme möglich. Die Stimmprothese sitzt in einem chirurgisch angelegten Shunt zwischen Trachea und Hypopharynx bzw. Ösophagus. Nach dem Einatmen durch das Tracheostoma und dessen manuellen Verschluss gelangt die Ausatemluft durch die Stimmprothese in die Speiseröhre und von dort in die Mundhöhle. Der Patient muss also lernen, Luft zu schlucken und wieder auszupressen, um so eine Stimme zu imitieren.

Die Artikulation von Sprachlauten

Vokale. Vokale untereinander besitzen eine ähnliche Grundfrequenz (100–130 Hz) und unterscheiden sich aber durch beigemischte höhere Resonanzschwingungen (Formanten).

Formanten. Sie entstehen durch Verformungen des Ansatzrohres (Rachen-, Mund- und Nasenhöhle) und tragen zum Klangcharakter der Vokale bei.

Konsonanten. Es handelt sich hierbei um Geräusche (unspezifische Frequenzgemische), die nach dem Bildungsort im Ansatzrohr unterschieden werden in:
- labiale (Lippen und Zähne, z. B. p, b, w, f, m),
- dentale (Zähne und Zunge, z. B. d, t, s, n) und
- linguale (Zunge und weicher Gaumen, z. B. g, k) Konsonanten.

Nach der Bildungsart unterscheidet man in **Verschlusslaute** (p, b, t, d, k, g), **Reibelaute** (f, w, s, ch) und **Zitterlaute** (r).

Sprachumfang und Stimmlagen

Der normale Stimmumfang beträgt beim untrainierten Menschen ca. 2 **Oktaven** (1 Oktave = Verdoppelung der Tonfrequenz); beim trainierten Sänger bis zu 3 Oktaven. Der Frequenzbereich für Formanten liegt zwischen 40 und 2000 Hz, bei Zischlauten (s, z) kommen Frequenzspitzen bis zu 15 kHz vor. Diese hohen Tonbereiche bereiten Menschen mit Altersschwerhörigkeit oft besondere Probleme.

> **Merke**
>
> Die Stimmlage von Mann und Frau unterscheidet sich durch den **größeren Kehlkopf** des Mannes um ca. eine Oktave.

18.5.2 Sprachverständnis

Das Sprachverständnis wird im Kortexareal 22 (Wernicke-Region) des linken Temporallappens, koordiniert.

Weitere Informationen zu den Assoziationsfeldern finden Sie ab S. 364.

19.1 Grundlage der chemischen Sinne

19.1.1 Einteilung

Als Chemische Sinne fasst man **Geruchs-** und **Geschmackssinn** zusammen, da sie bestimmte chemische Stoffe in Luft oder Nahrung wahrnehmen und entsprechend der ausgelösten Empfindung (im limbischen System) bewerten.

> **Merke**
>
> In der Regel sind Geschmacks- und Geruchswahrnehmungen **subjektiv miteinander verknüpft**, d.h. der subjektive Geschmack einer Speise enthält auch Geruchskomponenten.

> **Klinik**
>
> Aufgrund des ausgeprägten Zusammenhanges zwischen Geruchs- und Geschmackssinn kann ein starker Schnupfen z.B. auch die Geschmackswahrnehmung stark herabsetzen, so dass man die meisten Speisen „nicht mehr schmeckt". Im Allgemeinen sind Patienten äußerst selten von einer reinen Geschmacksstörung betroffen, in den meisten Fällen wird eine **Dysfunktion der Riechwahrnehmung** als Ursache identifiziert.

Das **vomero-nasale Organ** wird meist ebenfalls dazugezählt und dient scheinbar der Vermittlung von bestimmten Duftstoffen (Pheromonen). Es ist unter Geruchsforschern allerdings umstritten, ob das Organ funktionstüchtig ist. In der Regel wird es noch in der Embryonalperiode zurückgebildet.

19.1.2 Schutzreflexe

Neben Geruchs- und Geschmackssinn zählt der **trigeminale Sinn** zu den chemischen Sinnen. Die Hauptaufgabe des trigeminalen Sinnes besteht darin, Reflexe zum Schutz des Organismus auszulösen. Werden Reizstoffe (z.B. beim Zwiebelschneiden oder bei scharfen Speisen) in ausreichender Konzentration frei, kommt es zum Brennen bzw. Stechen in den Augen. Um die Konzentration des Reizstoffes zu verringern, werden Schutzreflexe ausgelöst. Solche Schutzreflexe erfolgen in Form von Niesen, Husten, Tränen-, Speichel- oder Schleimsekretion. Sehr starke Reize können zu Erbrechen bis hin zum Atemstillstand durch Glottisverschluss führen.

19.2 Geschmack

19.2.1 Geschmacksqualitäten

Über den Geschmackssinn erhalten wir Informationen darüber, ob eine Speise genießbar oder sogar schädlich ist. Die ausgelösten Geschmacksqualitäten sind **süß, salzig,** **sauer** und **bitter**, wobei die Sensoren für alle Qualitäten ubiquitär auf der Zunge verteilt sind. Es bestehen jedoch Unterschiede in den Zungenabschnitten bezüglich der Sensitivität für einzelne Qualitäten (**Abb. 19.1**).

Mit **umami** (japanisch: wohlschmeckend), dessen Träger das Glutamat ist, wurde vor nicht allzu langer Zeit eine 5. Geschmacksqualität beschrieben. In der asiatischen Küche und Lebensmittelchemie wird die Glutaminsäure häufig als **Geschmacksverstärker** eingesetzt. Deren Wirkung beruht wahrscheinlich hauptsächlich auf der Sensibilisierung der Zungenpapillen.

Was als „Schärfe" bei Speisen (z.B. Capsaicinoide in Chili) wahrgenommen wird, ist kein eigentlicher Geschmack, sondern eine **Schmerzempfindung** aufgrund von trigeminaler Stimulation (siehe unten).

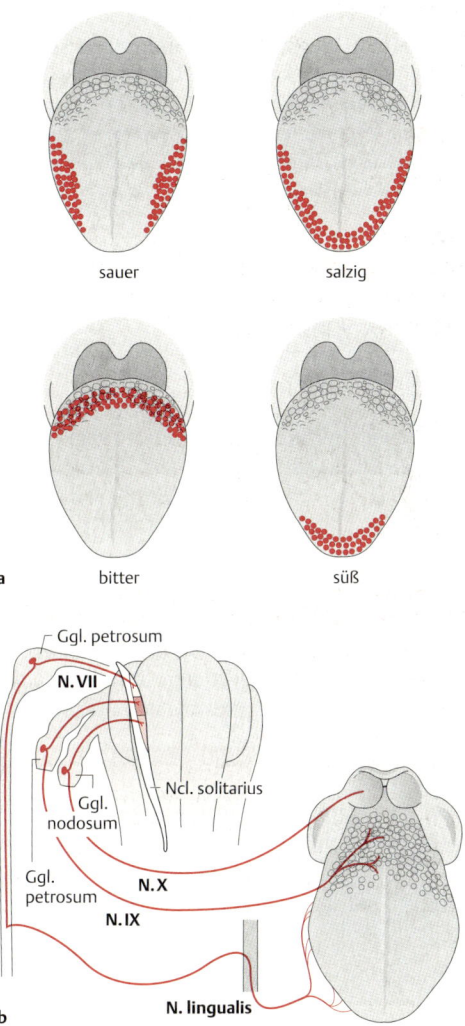

Abb. 19.1 Bevorzugte Lokalisation der Geschmacksqualitäten auf der Zunge (a) und periphere Geschmacksfasern (b).

Biologie

Histologie

Anatomie

Chemie

Biochemie

Physik

Physiologie

Psych./Soz.

Biologie

Histologie

Anatomie

Chemie

Biochemie

Physik

Physiologie

Psych./Soz.

Klinik

Geschmackstestung. Die Geschmacksqualitäten können durch Aufträufeln der Testsubstanzen (NaCl, Chininsulfat, Zitronensäure u. Zuckerlösung) auf die Zunge überprüft werden.

19.2.2 Sensoren

Die eigentlichen gustatorischen Einheiten sind die **Geschmacksknospen**, die sich beim Erwachsenen fast ausschließlich auf der Zunge befinden (ca. 5000–10000). Jede Geschmacksknospe enthält ~50 Zellen (Stütz- und Sinneszellen). Die Geschmacksknospen befinden sich in großer Zahl an den Seitenwänden der Papillae vallatae (Zungengrund), an den Papillae foliatae (hinterer Zungenrand) und an den Papillae fungiformes (vorderer Zungenrand und Zungenspitze). Bei Kindern findet man sie auch in der Wangenschleimhaut, in Gaumen und Pharynx. Mit dem Alter nimmt die Geschmacksempfindlichkeit ab.

> **Merke**
>
> Die Geschmackssinneszellen sind **sekundäre Sinneszellen** ohne Nervenfortsatz. Sie werden durch afferente Fasern von Hirnnerven über chemische Synapsen innerviert und besitzen eine durchschnittliche Lebensdauer von etwa 10 Tagen. Auf einen Reiz hin erfolgt eine De- oder Hyperpolarisation.

Die Geschmacksqualitäten **süß** und **bitter** werden durch cAMP bzw. IP_3 und Ca^{2+}-Ionen als Second messenger vermittelt.
Salzig schmeckende Kationen (z.B. Na^+) dringen durch Kanäle direkt in die Sensorzelle ein und depolarisieren diese.
Ein **saurer** Geschmack wird durch Protonen ausgelöst, die K^+-Kanäle schließen und so ebenfalls eine Depolarisation bewirken.
Die Erkennungsschwellen liegen je nach Geschmacksstoff im Bereich von 10^{-5} bis 10^{-3} mol/l. Die höchste Empfindlichkeit besteht dabei für Bitterstoffe wie **Chinin** (Erkennung von potenziellen Giftstoffen). Die Adaptation ist bei der gustatorischen Wahrnehmung stark ausgeprägt, d.h. bei anhaltender Reizung adaptiert der Geschmackssinn vollständig.

Klinik

Dysgeusieen. Dies bezeichnet eine gestörte Geschmackswahrnehmung, wobei **Ageusie** das Fehlen, **Hypogeusie** die Herabsetzung der Geschmacksempfindung beschreibt. Viele Medikamente (z.B. Penicillin oder einige Antiepileptika) sind dafür bekannt, dass sie Geschmacksstörungen hervorrufen. Ein unerklärlicher schlechter Geschmack im Mund kann Hinweis auf ein Tumorleiden (v.a. im Kopf-Hals-Bereich) sein.

19.2.3 Zentrale Projektion

Geschmacksempfindungen werden über mehrere Hirnnerven weitergeleitet. Äste des **N. facialis** innervieren die vorderen 2/3 der Zunge (Chorda tympani) und den Gaumen. Der **N. glossopharyngeus** innerviert die hintere Zunge und der **N. vagus** versorgt den Bereich des Oropharynx und den pharyngealen Teil der Epiglottis. Das erste Neuron liegt hierbei in den entsprechenden Ganglien der beteiligten Nerven. Die Umschaltung erfolgt im Ncl. tractus solitarius im Hirnstamm (2. Neuron). Von dort gelangen Fasern – die Mittellinie kreuzend und weiter in der medialen Schleife (Lemniscus medialis) verlaufend – zum Ncl. ventralis posteromedialis des Thalamus. Von dort erreicht das 3. Neuron die primären kortikalen Geschmacksfelder im Bereich des **Gyrus postcentralis**, benachbart den sensiblen Repräsentanzen der Mundhöhle. Kollateralen der zum Thalamus projizierenden Neurone erreichen die Nuclei salivatorii und den Nucleus dorsalis nervi vagi in der Medulla oblongata. Sie sind der Beginn von Reflexbahnen (Schluckreflex, Würgereflex) und beeinflussen die Sekretion von Speichel und Magensaft. Entlang der Geschmacksbahn findet bereits eine Verarbeitung und zunehmende Konvergenz statt. Die affektbetonten Qualitäten der Geschmackswahrnehmung (z.B. süß = angenehm) sowie die Gedächtnisprozesse, die den erlernten Geschmacksaversionen des Essverhaltens zugrunde liegen, kommen durch Verbindungen zum limbischen System zustande. In Amygdala und Hypothalamaus kommt es zur Vereinigung mit olfaktorischen Informationen. Die enge Korrelation der beiden chemischen Sinne wird deutlich.

Klinik

Einseitige Herabsetzung oder Verlust der Geschmacksempfindung tritt meistens nach **Läsionen der Hirnnerven** auf, z.B. der Chorda tympani als Komplikation einer Mittelohrentzündung oder des N. facialis nach Felsenbeinfraktur.

19.3 Geruchssinn und trigeminaler chemischer Sinn

19.3.1 Sinnesmodalitäten

Unsere olfaktorische Wahrnehmung (lat.: riechen) ist im Vergleich zu vielen anderen Säugetieren (z.B. Hunden) deutlich weniger leistungsfähig. Der Mensch besitzt etwa 1000 verschiedene Rezeptorproteine und es ist ihm damit möglich, bis zu 10000 verschiedene Gerüche zu differenzieren.

Klinik

Untersuchung des Riechvermögens. Sie erfolgt mit einer Reihe aromatischer Stoffe (Vanille, Kaffee, Lavendel), die dem Patienten bei geschlossenen Augen angeboten werden.

Das Riechvermögen ist von verschiedenen physiologischen Faktoren abhängig: Es verschlechtert sich bei z.B. Kälte, bei Rauchern oder verändertem Hormonhaushalt (Menstruation). Bei Hunger sinkt hingegen die Schwelle für bestimmte Duftstoffe.

Beim **trigeminalen Sinn** hingegen werden bestimmte Stoffe, wie Ammoniak oder Essig, nicht durch das Riechepithel wahrgenommen, sondern reizen freie Nervenendigungen des N. trigeminus. Trigeminusreizstoffe werden somit auch noch bei Zerstörung der Riechzellen wahrgenommen.

> **Klinik**
>
> **Anosmie-Simulation.** Gibt ein Patient bei der Geruchsprüfung an, den präsentierten Ammoniak nicht zu riechen, simuliert er sehr wahrscheinlich eine Anosmie nur.

Die Riechschleimhaut enthält ca. 6 Millionen Zellen (Riech-, Stütz- und Basalzellen). Das Riechepithel wird von Schleim bedeckt, der von den Bowman'schen Drüsen, den Becherzellen und den Stützzellen abgesondert wird. Die Moleküle der Duftstoffe (hydrophile besser als lipophile) diffundieren durch die Schleimschicht und gelangen zu den rezeptortragenden Zilien der Riechzellen. Bereits wenige Moleküle eines Duftstoffes können bewirken, dass eine unspezifische Geruchsempfindung ausgelöst wird, ohne dass eine Aussage über die Art des Duftes möglich ist. Die Sinneszellen der Regio olfactoria besitzen also eine sehr niedrige **Wahrnehmungsschwelle**. Um einen Geruch jedoch auch genau zu identifizieren, sind deutlich mehr Moleküle notwendig **(Erkennungsschwelle)**. Daneben gibt die **Unterschiedsschwelle** an, um wie viel sich die Konzentrationen zweier Proben des gleichen Duftstoffes unterscheiden müssen, um in unterschiedlicher Intensität empfunden zu werden. Beim Riechen beträgt sie etwa 25 %.

19.3.2 Transduktionsprozesse

Durch die Bindung des Duftmoleküls an den Rezeptor wird G-Protein-gesteuert eine Kaskade (Second Messenger IP_3, cAMP) eingeleitet, durch die sich unspezifische Kationenkanäle (Na^+, Ca^{2+}) in der Zellmembran öffnen. Außerdem kommt es zur Depolarisierung (Aktionspotenzial) der Sensormembran.

> **Merke**
>
> Die als intrazellulärer **Verstärkungsmechanismus** wirkende Signalkaskade erklärt die extrem niedrigen Schwellenkonzentrationen bei der Dufterkennung.

Der Geruchssinn zeigt eine rasche Gewöhnung, dies geschieht aber langsamer als beim Geschmackssinn. Das Einwirken von Reizen über längere Dauer führt zu Adaptation, d.h. die Stärke der Geruchsempfindung nimmt ab. Ursächlich kann z.B. eine Desensitierung des Rezeptors sein, auf den gleichen Geruchsreiz wird eine abgeschwächte Reaktion der Riechzelle hervorgerufen.

19.3.3 Bahnen und zentralnervöse Verarbeitung

Die **Regio olfactoria** bildet den geruchssensiblen Bereich der Nasenschleimhaut und ist in der Concha nasalis superior lokalisiert. Dort liegen etwa 10^7 bipolare, chemosensible Neurone (primäre Sinneszellen). Durch Teilung von Basalzellen werden die Riechzellen alle 30–60 Tage neu gebildet und sind somit die einzigen Neurone des reifen Nervensystems, die diese Fähigkeit besitzen. Der Dendrit der Sinneszellen spaltet sich am Ende in 5–20 Zilien auf. Diese enden in der Schleimschicht über der Riechschleimhaut, welche die Riechstoffe durch Diffusion passieren, um an die Rezeptoren zu gelangen. Die marklosen Axone ziehen als **Fila olfactoria** durch die Lamina cribrosa des Os ethmoidale, um dann als **N. olfactorius** zum **Bulbus olfactorius** zu gelangen. In Letzterem erfolgt dann die Umschaltung auf die **Mitralzelle** (2. Neuron), wobei darauf jeweils mehrere (ca. 1000) Axone konvergieren.

Die Mitralzell-Axone ziehen dann über den **Tractus olfactorius** und nachfolgend aufgeteilt als Stria olfactoria medialis et lateralis zum **primären olfaktorischen Cortex** (präpiriformer Cortex, Amygdala, Area entorhinalis).

19.3.4 Assoziationsregionen für den Geruchssinn

Im primären olfaktorischen Cortex werden die einlaufenden Geruchsinformationen verarbeitet und an den **orbitofrontalen Cortex** weitergegeben, von dort werden wiederum weitere Neurone zum limbischen System entsandt. Diese enge Verbindung erklärt die ausgeprägte **emotionale Komponente** von Gerüchen. Nimmt der Mensch einen unangenehmen Geruch wahr, den er mit einem negativen Erlebnis verbindet, löst das bei ihm z.B. einen Würgereflex oder Übelkeit aus.

> **Merke**
>
> Unter **Hedonik** versteht man die **subjektive Bewertung** eines Duftes als angenehm oder unangenehm.

Zudem wird die Weiterleitung durch unterschiedliche Interneurone modifiziert (Körnerzellen). So ist es beispielsweise möglich, Geruchskontraste zu verschärfen und damit eine stärkere Diskriminierung verschiedener Gerüche zu gewährleisten.

Im Gegensatz zum Geschmackssinn existiert scheinbar keine direkte Repräsentation des Geruchssinns im Neokortex.

> **Klinik**
>
> **Vermindertes Riechempfinden.** Einen vollständigen Verlust des Geruchssinns bezeichnet man als **Anosmie**, eine bloße Herabsetzung als **Hyposmie**. Grund für eine verminderte Riechempfindung kann beispielsweise eine **Polyposis nasi** sein. Hierbei sorgen Wucherungen der Nasen- und Nasennebenhöhlenschleimhaut für eine behinderte Nasenatmung. Den gleichen Effekt findet man bei Pollen-Allergien, die häufig mit einer Schleimhautschwellung einhergehen.

Biologie
Histologie
Anatomie
Chemie
Biochemie
Physik
Physiologie
Psych./Soz.

Aufgrund der Lage und des Verlaufes der Filae olfactoriae kommt deren Mitverletzung bei einer frontobasalen Schädel- oder einer Siebbeinfraktur häufig vor (**traumatische Anosmie**). Auch Tumoren im diesem Bereich (z. B. Menigeome) können aufgrund von Kompression eine beidseitige Anosmie verursachen.

Als **Parosmie** oder **Kakosmie** werden oft unangenehme Sinnestäuschungen bezeichnet. Typischerweise wird hier jeder Geruch als unangenehm oder sogar als Gestank empfunden. Auftreten kann dies bei Hirntumoren, als Vorbote von Epilepsien (olfaktorische Aura) oder durch hormonelle Umstellungen in der Schwangerschaft.

Biologie

Histologie

Anatomie

Chemie

Biochemie

Physik

Physiologie

Psych./Soz.

20.1 Allgemeine Physiologie und funktionelle Anatomie der Großhirnrinde

Die Großhirnrinde (**Cortex cerebri**) ist die äußere, an **Nervenzellen** reiche Schicht des **Großhirns,** welche vor allem die spezielleren Funktionen, z.B. Gedächtnis und emotionale Fähigkeiten, übernimmt. Sie ist Teil der grauen Substanz (Substantia grisea), wobei die Fasern der **Neurone** des Kortex unterhalb der Hirnrinde verlaufen und die weiße Substanz bilden.

Die Einteilung des Kortex kann nach verschiedenen Gesichtspunkten erfolgen. Zum einen ist eine Gliederung entsprechend des anatomischen Aufbaus möglich. Hierbei kann man die Großhirnrinde in Frontal-, Temporal-, Parietal- und Okzipitallappen einteilen und mikroskopisch eine Unterscheidung in verschiedene Schichten (anhand der Zelltypen, s. u.) vornehmen.

Ein anderer Gesichtspunkt ist das stammesgeschichtliche Alter der Hirnrinde, nachdem der Kortex in einen neueren, sechsschichtigen **Neokortex** (ca. 90 % der Hirnrinde) und den älteren, dreischichtigen **Allokortex** eingeteilt werden kann.

20.1.1 Organisation der Großhirnrinde
Schichten des Neokortex

Entsprechend seiner zellulären Struktur kann der Neokortex noch weiter untergliedert werden, wobei die Schichtdicke stark von der jeweiligen Funktion des Bereichs abhängig ist.

- Stratum moleculare **(Molekularschicht, I)**: Dies ist die äußerste Schicht. Hier finden sich Dendriten der inneren Pyramidenzellen, Axone der Sternzellen (innere Körnerschicht) sowie Afferenzen, die das Aktivitätsniveau der Hirnrinde kontrollieren (z.B. aus dem ARAS der Formatio reticularis)
- Stratum granulosum externum (**äußere Körnerschicht, II**): Diese Schicht enthält dicht nebeneinander liegende kleine Körnerzellen und Pyramidenzellen.
- Stratum pyramidale externum (**äußere Pyramidenschicht, III**): Sie besteht aus mittelgroßen Pyramidenzellen. Die Neurone sind für Informationsübertragung zwischen den einzelnen Kortexfeldern zuständig. Von den äußeren Pyramidenzellen nehmen z.B. die Kommissurenfasern ihren Ausgang, während die entsprechenden ankommenden Fasern der anderen Areale dort enden.
- Stratum granulosum internum **(innere Körnerschicht, IV)**: Hier liegen Sternzellen, an denen die spezifischen Eingänge in den Neokortex enden. Diese Eingänge stammen v. a. aus dem Thalamus und leiten sensorische Signale zum Kortex weiter.
- Stratum pyramidale internum **(innere Pyramidenschicht, V)**: Wie der Name bereits sagt, enthält diese Schicht große Pyramidenzellen, die ihre Dendriten senkrecht durch alle Schichten bis in die Molekularschicht entsenden. Zusätzlich besitzen die Pyramidenzellen auch basale, tangential verlaufende Dendriten, an denen zahlreiche hemmende Synapsen ansetzen (v. a. die der Korbzellen, s. u.). Die Axone der inneren Pyramidenzellen stellen die Efferenzen des Kortex dar.
- Stratum multiforme **(Spindelzellschicht, VI)**: Die Fasern Spindelzellen der innersten Schicht führen dem Thalamus Informationen aus der gesamten Hirnrinde zu (kortikothalamische Projektionen). Durch diese Informationen kann der Thalamus seine Funktion als „Tor zum Bewusstsein" wahrnehmen, denn nur wenn er über die Vorgänge im Kortex informiert ist, kann er entscheiden, welche sensorischen Informationen für diesen relevant sind.

Bei gleichmäßiger Ausbildung der Zellschichten spricht man vom **homotypen** Neokortex, zeigen die Schichten ein differierendes Muster, bezeichnet man den Neokortex als **heterotyp**.

Modulare Gliederung des Neokortex

Neben den horizontalen Schichten ist der Kortex vertikal in **Säulen** organisiert. Diese Säulen sind vor allem in den primären sensorischen Arealen ausgeprägt und zeichnen sich durch eine starke Konnektivität innerhalb einer Säule aus. Sie stellen damit sozusagen die elementaren Verarbeitungseinheiten (**Module**) der Großhirnrinde dar. Eine funktionelle Trennung der Module untereinander wird u.a. durch die **Korbzellen** der Großhirnrinde realisiert, welche verhindern, dass es nicht zu Impulssprüngen zwischen benachbarten Modulen kommt.

Weitere Einteilungsmöglichkeiten

Einteilung nach Brodman. Brodmann teilte den Neokortex außerdem in 52 Areale ein, denen man zum Teil sehr spezifische Funktionen zuordnen kann (**Tab. 20.1**).

Somatotopie. Die prinzipielle Zuweisbarkeit von Körperregion und den dafür zuständigen Hirnrindenarealen (Somatotopie) kann in Form des sogenannten sensorischen oder motorischen Homunkulus (Abb. 9.19, S. 365) dargestellt werden.

Dabei zeigt das Gehirn eine so genannte kortikale Plastizität, die dafür sorgt, dass bestimmte Funktionen eines Areals, z.B. nach Schädigung des Bereichs, auch von benachbarten Bezirken übernommen werden kann.

Biologie

Histologie

Anatomie

Chemie

Biochemie

Physik

Physiologie

Psych./Soz.

Tabelle 20.1 Zuordnung einiger wichtiger Brodmann-Areale zu ihren Funktionen

Area	Funktion
3, 1, 2	sensorischer Kortex
4	primärer Motorkortex
6	sekundärer Motorkortex
17	primärer visueller Kortex
18, 19	sekundärer visueller Kortex
22	sensorisches Sprachzentrum (Wernicke-Areal)
41	primärer auditorischer Kortex
44, 45	motorisches Sprachzentrum (Broca-Areal)

Klinik

Das Fehlen von Sinneseindrücken von bestimmten Teilen des Körpers, zum Beispiel nach einer Amputation, führt dazu, dass die kortikale Karte sich verändert. Der Bereich, der zuvor für den nun fehlenden Teil zuständig war, repräsentiert nun nach und nach die benachbarten, nach wie vor vorhandenen Teile des Körpers mit. Dies kann vor allem in der Übergangszeit bei den Patienten zu seltsamen Falschwahrnehmungen führen. So fühlen sie manchmal eine Stimulierung der amputierten Gliedmaße, da die Repräsentation noch nicht vollends „gelöscht" ist, aber bereits Nervensignale von benachbarten Regionen in den Bereich der Repräsentation eindringen.

Verbindungen im Neokortex

Kortikale efferente Bahnsysteme wie z.B. **Projektionsfasern** verbinden den Kortex mit tiefer liegenden Arealen. Die **Assoziationsfasern,** die in Rindenbereichen derselben Hemisphäre enden, werden in kurze und lange Fasern unterschieden. **Kommissurenfasern** ziehen zur kontralateralen Hirnhälfte. Diese Kommissuren, z.B. die Commissura anterior und das Corpus callosum, sind für die Kommunikation der Hemisphären miteinander verantwortlich.

Klinik

Früher wurde bei bestimmten Epilepsieformen das Corpus callosum komplett durchtrennt. Die Betroffenen waren nicht fähig, bestimmte visuelle Informationen mit der anderen Hemisphäre zu verknüpfen, sie konnten also oft das Gesehene erkennen, aber nicht benennen (**Split-brain-Syndrom**). Beispielsweise kann ein rechtshändiger Split-Brain-Patient, bei dem die Verbindung zwischen beiden Hemisphären im Erwachsenenalter unterbrochen wurde, einen verdeckten Gegenstand nur durch Ertasten mit der rechten Hand erkennen, nicht aber mit der linken Hand.

Neuroglia

Die **Neuroglia** bilden im ZNS eine Art Stütz- und Bindegewebe für die Nervenzellen, wobei es im menschlichen Gehirn ca. 10- bis 50-mal mehr Gliazellen als Neuronen gibt. Zu den verschiedenen Neuroglia zählt man

- **Astroglia** (Astrozyten): Sie sind an der Ausbildung der Blut-Hirn-Schranke und der Flüssigkeitsregulation im Gehirn beteiligt. Außerdem sorgen die Astrozyten für die Aufrechterhaltung des K^+-Haushalts. Die während der Erregungsleitung in Nervenzellen frei werdenden Kalium-Ionen werden vor allem durch eine hohe Kalium-Leitfähigkeit und zum Teil auch durch K^+- und Cl^--Cotransporter in die Gliazellen aufgenommen. Des Weiteren nehmen sie Transmitter auf, um zu verhindern, dass sich diese in zu hohen Konzentrationen ansammeln.
- **Oligodendroglia** (Oligodendrozyten): Sie bilden die Markscheide zentraler Axone.
- **Ependymzellen:** Sie kleiden die inneren Liquorräume aus.
- **Mikroglia:** Sie sind für die Phagozytose von Zellresten zuständig.

20.1.2 Kortikale Felderung

Eine Einteilung des Neokortex in kortikale Bezirke entsprechend ihrer Funktion ist in **Abbildung 20.1** gezeigt. Bereiche, die keine primär sensorische oder motorische Aufgaben haben, werden als Assoziationskortex bezeichnet. Sie dienen der Verknüpfung sensorischer und motorischer Informationen unter Aspekten der Motivation oder anderen Leistungen.

Man unterscheidet drei verschiedene Assoziationskortizes:

- **Präfrontaler Assoziationskortex:** Er ist an der Ausbildung von Persönlichkeits- und Verhaltenseigenschaften (wie z.B. Zuverlässigkeit) beteiligt. Zu seinen Leistun-

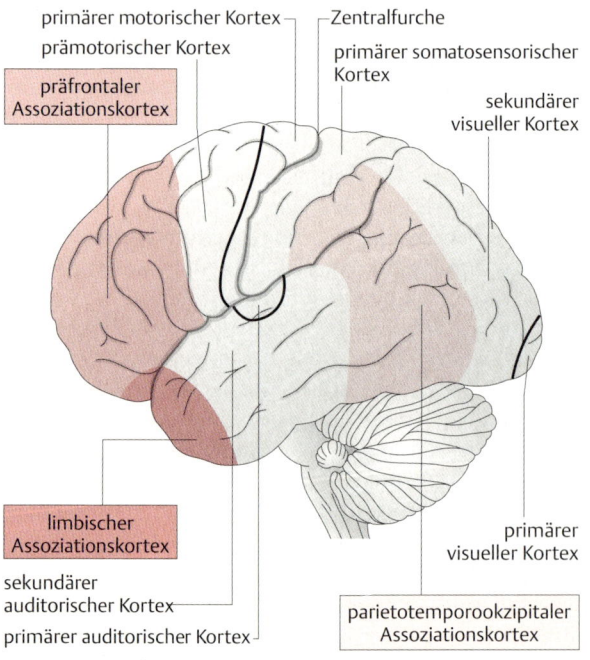

Abb. 20.1 Motorische, sensorische und assoziative Areale der Großhirnrinde.

Side tab labels: Biologie · Histologie · Anatomie · Chemie · Biochemie · Physik · Physiologie · Psych./Soz.

gen gehören die Einhaltung sozialer Normen, Risikoabschätzung, Denkantrieb und kognitive Leistungen sowie das Arbeits- und Zeitgedächtnis.

– **Limbischer Assoziationskortex.** Hier sitzen Gedächtnisfunktionen, Verknüpfung von Denken und Verhalten mit der Gefühlswelt, Motivation.
– **Parietotemporookzipitaler Assoziationskortex.** Er hat polymodale Verbindung zu verschiedenen Sinnessysteme der kontralateralen Körperhälfte. In ihm laufen logisch-abstrakte Denkprozesse (Rechnen, Sprache, räumliche Vorstellung etc.) ab.

Eine Schädigung im parietotemporookzipitalen Assoziationskortex, z. B. durch einen Schlaganfall, verursacht einen **Neglect**. Die Patienten neigen dazu, jegliche sensorischen Signale aus einer Körperhälfte zu ignorieren. Trotz intakter sensibler Systeme können sie Informationen aus der kontralateralen Körperhälfte bzw. dem kontralateralen Blickfeld nicht korrekt verarbeiten oder beantworten. Bittet man diese Patienten z. B., ein einfaches Bild nachzuzeichnen oder aus dem Gedächtnis ein Objekt, beispielsweise eine Uhr, aufzumalen, lassen sie die Hälfte des Motivs weg. Sie zeichnen typischerweise alle Zahlen in eine Uhrenhälfte. Meist nehmen die Patienten jedoch diese Einschränkung ihres Gesichtsfeldes gar nicht wahr (**Anosognosie**).

Störungen im Bereich des okzipitoparietalen Kortex führen zu **Apraxien**, bei denen komplexe Bewegungsvorgänge (z. B. Aufschließen einer Tür) nur noch unter großer Anstrengung und ruckartig möglich sind, obwohl die nötigen motorischen Funktionen erhalten bleiben.

Kommt es zu einer Schädigung im orbitofrontalen Kortex, kommt es zu tiefgreifenden Veränderungen der Persönlichkeit, zu Störungen im Sexual- und Sozialverhalten sowie zu einer Störung der Affektkontrolle. Dies kann man z. B. bei der neurodegenerativen Erkrankung des **Morbus Pick** beobachten.

20.1.3 Kortikale Asymmetrie, Händigkeit und Sprachfunktion

Der parietotemporale Teil des Assoziationskortex ist gekennzeichnet durch sowohl anatomische als auch funktionelle Seitenasymmetrien. Entsprechende Kortexareale der linken und rechten Hemisphäre haben häufig eine unterschiedliche Größe (z. B. Planum temporale) und auch asymmetrisch verteilte Funktionen **(kortikale Asymmetrie)**. So befinden sich im linken Temporallappen für Sprachverständnis und -produktion wichtige Areale (Wernicke-Zentrum). Auf der rechten Seite ist dafür z. B. die primäre Hörrinde (Heschl-Querwindung) ausgedehnter. Es handelt sich dabei um eine **sprachdominante** linke Hemisphäre. Bei Rechtshändern ist fast immer die linke Hemisphäre dominant, dies gilt auch für die motorischen Leistungen. Hingegen besitzen nur ca. 30–40 % der Linkshänder eine sprachdominante rechte Hemisphäre, bei einigen findet sich eine bilaterale Ausprägung der Spracharreale.

Insgesamt dient die dominante Hemisphäre neben der Sprache mehr abstrakten, symbolischen Aufgaben, wobei die nicht dominante Hemisphäre eher kreativen, nonverbalen Leistungen wie Musikalität oder der Wiedererkennung von Gesichtern dient.

Der komplexe Vorgang der Sprache ensteht aus dem Zusammenspiel verschiedener Kortexareale. Man unterscheidet dabei folgende **Sprachzentren** (**Abb. 20.2**):

– Das **Wernicke-Zentrum** (sensorisches Sprachzentrum) ist im linken Temporallappen lokalisiert und dient dem Sprachverständnis und der Wortfindung.
– Das **Broca-Zentrum** (motorisches Sprachzentrum) ist ein Areal im unteren, präfrontalen Kortex, welches die Sprechbildung koordiniert. Es ist stark mit den entsprechenden Bereichen des motorischen Kortex verknüpft und sorgt dafür, dass ein gedachtes Wort auch korrekt artikuliert werden kann (Zusammenspiel von Atmung, Sprechmuskulatur etc.).

Aphasie ist eine zentrale Sprachstörung, die nach abgeschlossenem Spracherwerb auftreten kann. Dabei sind meist neurologische Erkrankungen, wie z. B. ein zerebraler Gefäßverschluss, ursächlich. Man unterscheidet folgende Formen:

Sensorische Aphasie: Bei einer Schädigung des Wernicke-Areals (Brodmann 22) ist das Sprachverständnis für komplexe Sätze stark beeinträchtigt. Die Betroffenen können flüssig sprechen, durch viele Neologismen (Wortneuschöpfungen) und Silbenvertauschungen wird ihre Sprache aber völlig unverständlich, ohne dass sie dies selbst wahrnehmen.

Motorische Aphasie: Im Gegensatz dazu haben die Patienten bei dieser Aphasieform ein ausgeprägtes Störungsbewusstsein. Die zugrunde liegende Störung im Broca-Bereich (Brodmann 44, 45) führt zum typischen „Telegramm"-Sprachstil, d. h. Wortfindungsstörungen sorgen für eine zögerliche Sprechweise mit stark eingeschränkter Grammatik.

Globale Aphasie: Kombination von beiden Aphasieformen.

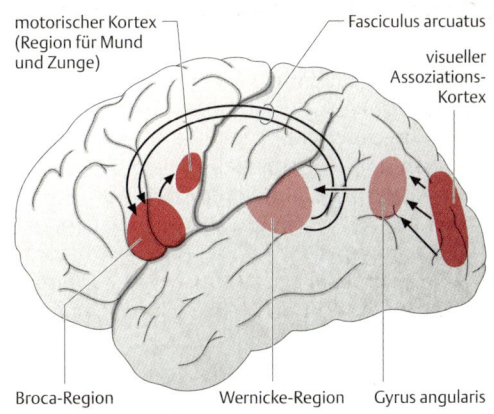

Abb. 20.2   Sprachzentren.

Biologie

Histologie

Anatomie

Chemie

Biochemie

Physik

Physiologie

Psych./Soz.

Zur Darstellung kortikaler Aktivitäten bei entsprechenden kognitiven Prozessen kommen bildgebende Verfahren wie z.B. Magnetresonanztomografie (MRT) und Positronen-emmissionstomografie (PET) zum Einsatz.

Bei der **MRT** werden die verschiedenen Relaxationsraten von Protonen in unterschiedlichen Geweben zur Bildgebung genutzt (Physik, S. 645). Bei der **funktionellen MRT (fMRT)** werden Aktivitätsunterschiede in den einzelnen Hirnarealen anhand von Messungen der lokalen Durchblutung und des O_2-Verbrauchs sichtbar gemacht.

Bei der **PET** wird der Glucosestoffwechsel verschiedener Kortikalregionen anhand der Messung der Emission eines Radioisotops nachgewiesen (Physik, S. 664).

20.1.4 Elektrophysiologische Analyse der Hirnrindenaktivität

Die elektrischen Potenziale, die bei der Aktivität von Nervenzellen im Gehirn entstehen, können mittels eines **Elektroenzephalogramms (EEG)** sichtbar gemacht werden.

Grundlagen der EEG-Ableitung

Zur Registrierung der bioelektrischen Aktivität der Hirnrinde werden nach einem standardisierten Verfahren Knopfelektroden auf der Kopfhaut platziert. Prinzipiell sind zwei Ableittechniken möglich: **unipolar**, d.h. Messungen von Potenzialdifferenzen zwischen einer differenten Elektrode (über der Hirnrinde) und einer indifferenten Elektrode (z.B. am Ohrläppchen), und **bipolar**, d.h. Messungen zwischen zwei differenten Elektroden.

> **Merke**
> Bei den registrierten Potenzialen im EEG handelt es sich um eine **Summation von Potenzialen** und nicht um einzelne Aktionspotentiale.

Grundrhythmen des EEG

Die während der spontanen EEG-Messung auftretenden Potenzialschwankungen lassen sich nach Frequenz und Amplitude (µV) in vier Grundrhythmen einteilen (**Abb. 20.3**):

- **α-Rhythmus** (8–13 Hz, 10 µV): sogenanntes **synchronisiertes EEG**, das beim wachen, entspannten Erwachsenen vorliegt, der die Augen geschlossen hat. Die Signalamplitude ist über den okzipitalen Hirnregionen am größten.
- **β-Rhythmus** (14–30 Hz, 40–50 µV): **desynchronisiertes EEG**, das man beim wachen, aufmerksamen Patienten mit geöffneten Augen findet.
- **ϑ-[Theta-]Rhythmus** (4–7 Hz, > 50 µV): kennzeichnend für den leichten Schlaf der Einschlafphase.
- **δ-Rhythmus** (0,5–3 Hz, > 150 µV): langsamster Rhythmus, welcher typisch für den Tiefschlaf ist.

Generell zeigt sich im EEG des Gesunden eine inverse Korrelation zwischen Frequenz und Amplitude. Hochkonzentrierte Aktivität geht mit schnellen, niederamplitudigen Wellen einher, im entspannten Wachzustand sieht man Frequenzen und Amplituden mittlerer Größe. Im Tiefschlaf sind die Wellen groß und langsam.

Biologie
Histologie
Anatomie
Chemie
Biochemie
Physik
Physiologie
Psych./Soz.

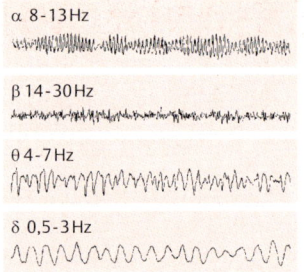

Abb. 20.3 Grundrhythmus des EEG.

> **Klinik**
>
> Klinisches Hauptanwendungsgebiet des EEG ist die Diagnose und Verlaufskontrolle bei **Epilepsien** (plötzliche neuronale Entladungen). Es lassen sich häufig typische Krampfpotenziale zur Unterscheidung generalisierter oder fokaler Anfälle nachweisen (**Abb. 20.4**). Zum anderen spielt das EEG eine wichtige Rolle bei der Klassifikation von Bewusstseinszuständen (Schlaf, Koma, Hirntod). Zeigt ein Patient das klinische Bild Koma, starre Pupillen, Atonie, fehlende Spontanatmung und ein Nulllinien-EEG über 30 Minuten, gilt dies als Beweis für den Hirntod.

Evozierte Potenziale (EP)

EP sind Potenzialschwankungen mit konstanter Form und Latenzzeit, die durch die Verarbeitung sensorischer Reize (Töne, Bilder etc.) in den entsprechenden Kortexarealen hervorgerufen werden. Aus wiederholten Messungen von immer gleichen Reizsituationen lassen sich die sehr kleinamplitudigen evozierten Potenziale durch Mittelung aus der Spontanaktivität des EEGs herausrechnen.

Mithilfe der evozierten Potenziale können Sinneskanäle objektiv überprüft werden. Methodisch handelt es sich dabei um eine Abwandlung des EEG. Man erhält die Zeitdauer, die die neuronale Leitung über die Fasertrakte benötigt. Je nach Organsystem unterscheidet man:
- visuell evozierte Potenziale (**VEP**)
- akustisch evozierte Potenziale (**AEP**) und
- somatosensorisch evozierte Potenziale (**SSEP**).

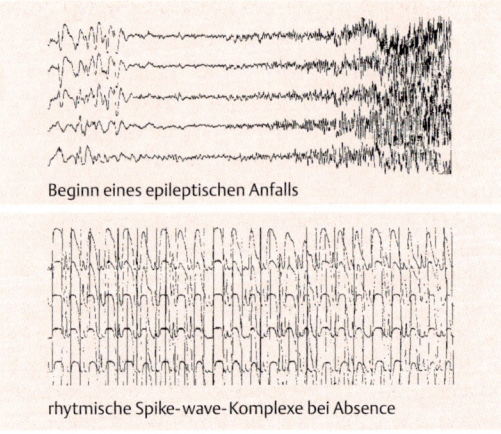

Beginn eines epileptischen Anfalls

rhytmische Spike-wave-Komplexe bei Absence

Abb. 20.4 Verschiedene Krampfpotenziale im EEG.

Klinik

Veränderte VEP können z. B. Hinweis auf Demyelinisierungserscheinungen des ZNS **(Multiple Sklerose)** sein. Verzögerte VEP-Latenzzeiten können hierbei Aufschluss über den Verlauf der Beteiligung des Sehnervs geben (Neuritis nervi optici).

20.2 Integrative Funktionen durch Interaktionen zwischen Hirnrinde und subkortikalen Hirnregionen

Differenzierte kognitive Funktionen wie z. B. Sprache, Gedächtnis, Bewusstsein beruhen auf einem komplexen Zusammenspiel zwischen kortikalen und subkortikalen Regionen des Gehirns. Hierbei können diese Prozesse in bewusster oder unbewusster Weise ablaufen. Eine Störung in bestimmten Bereichen (z. B. im limbischen System) kann zu vielfältigen klinischen Ausfällen oder Syndromen führen, wobei einige im folgenden Kapitel kurz erläutert werden.

20.2.1 Zirkadiane Periodik

Zirkadianer Rhythmus

Zirkadiane (lat. = um, ungefähr ein Tag) Rhythmen haben Einfluss auf den Schlaf- und Wachzustand, die Körperkerntemperatur und Hormonspiegel (Cortisol, CRH). Tageslicht und andere Zeitgeber (wie z. B. das Aufwachen der übrigen Familienmitglieder) erzeugen zirkadiane Zyklen, die vom sogenannten suprachiasmatischen Kern **(Nucleus suprachiasmaticus,** SCN) gesteuert werden. Auch ohne äußere Zeitgeber (z. B. bei gleich bleibender, starker Beleuchtung) würden zirkadiane Rhythmen innerhalb eines Tages erfolgen. Die Periodik der meisten Menschen entspricht einem zeitlichen Ablauf von ca. 25 Stunden.

Neben den SCN spielt das in der Epiphyse gebildete Melatonin ebenfalls eine entscheidende Rolle. Licht sorgt hierbei für eine Inhibition der Hormonproduktion, in der Dunkelheit wird Melatonin hingegen vermehrt produziert.

Klinik

Störungen des zirkadianen Rhythmus. Stimmt die biologische Uhr mit umweltbedingten Zeitgebern nicht überein, beeinträchtigt dies das Befinden. Menschen, deren Zeitrhythmus zum Beispiel durch Nacht- oder Schichtarbeit oder durch Zeitzonen-Flüge gestört ist, berichten häufig über Erschöpfung, Gereiztheit und Müdigkeit. Die als „Jetlag" bekannten Symptome verschwinden nach einigen Tagen, wenn sich die zirkadiane Uhr an die neuen Umweltbedingungen angepasst hat **(Resynchronisation).** Bei Verlängerung des Tages durch Flüge in westliche Richtung sind die Auswirkungen auf den Organismus geringer, da natürlicherweise ein länger als 24h dauernder Eigenrhythmus des Körpers besteht. Störungen der zirkadianen Periodik über längere Zeit hinweg können die Immunabwehr beeinträchtigen und zu funktionellen und psychosomatischen Störungen führen.

Schlaf-Wach-Rhythmus

Schlaf ist ein Zustand, in dem sich die Herz- und Atemfrequenz absenken und sich auch die Aktivität des Gehirns verändert. Das aufsteigende retikuläre Aktivierungssystem **(ARAS)** aus der **Formatio reticularis** wirkt einerseits als Signalgeber für die Wachheit, indem es über Transmitter den Thalamus erregt. Zum anderen sorgt es aber auch im Zusammenspiel mit dem **Ncl. tractus solitarius** dafür, dass in der Einschlafphase der Zufluss von Informationen zum Kortex verringert wird, um so auch die Aufmerksamkeit zu drosseln.

Weiterhin ist bekannt, dass die **Raphekerne** des Hirnstamms durch die Freisetzung von Serotonin für die Sezernierung schlafanstoßender Peptide sorgen.

Schlafphasen. Je nach Schlaftiefe und des damit verbunden charakteristischen Musters im EEG lässt sich der Schlaf in verschiedene Stadien einteilen. Der Schlaf zeigt dabei typischerweise einen zyklischen Verlauf, bei dem die verschiedenen Stadien mehrfach (5–7-mal pro Nacht) durchlaufen werden. Allgemein gilt, dass der Schlaf zum Morgen hin etwas leichter ist als in der ersten Schlafphase.

Der Schlaf wird in den Non-REM-Schlaf (NREM) und REM-Schlaf (Rapid Eye Movement) unterteilt.

Der **NREM-Schlaf** lässt sich in vier Stadien unterteilen. Die Unterteilung wird anhand der Hirnwellen vorgenommen (**Abb. 20.5**).

- **Im Stadium I** nehmen die α-Wellen ab, und es treten mehr ϑ-Wellen auf. Der Schlaf beginnt, wenn die α-Wellen verschwunden sind. Weiter nimmt der Muskeltonus ab. Die Muskelspannung nimmt nun durch alle Schlafstadien immer weiter ab, bis im REM-Schlaf eine völlige Atonie der Muskulatur erreicht ist.
- **Stadium II** ist der so genannte Leichtschlaf. Hier treten ϑ-Wellen, Schlafspindeln und K-Komplexe im EEG auf. Schlafspindeln (β-Spindeln) sind ein- bis zweisekundige ab- und zunehmende Entladungen mit einer Frequenz von 12–14 Hz, als **K-Komplexe** bezeichnet man die Abfolge einzelner starker Positivausschläge mit folgenden Negativausschlägen.
- **Im Stadium III** erscheinen vermehrt δ-Wellen (bis zu 50 % der Wellen).
- **Im Stadium IV** sind ebenfalls δ-Wellen vorherrschend.

Die Stadien III und IV werden auch als Slow-wave-sleep bezeichnet. Sie unterscheiden sich durch die Veränderung des Muskeltonus und die Menge an δ-Wellen. Während im Stadium III etwa 20–50 % δ-Wellen vorkommen, sind es im Stadium IV mindestens 50 %. Stadium III wird als mittlerer, manchmal auch schon als Tiefschlaf bezeichnet. Es ist schwer, jemanden aus Stadium III oder IV zu wecken. Nur sehr intensive oder Reize mit persönlicher Bedeutung, wie das Weinen des eigenen Babys, vermögen dies.

REM-Schlaf. Der Name REM-Schlaf kommt daher, dass die schlafende Person schnelle Augenbewegungen macht (rapid eye movements). Er wird auch als paradoxer Schlaf bezeichnet, weil das EEG-Muster dem einer wachen Person ähnelt. Es zeigen sich **niedrigfrequente Wellen** und Sägezahnwellen (niedrige Theta-Wellen von 1–4 Hz, **Abb. 20.5**).

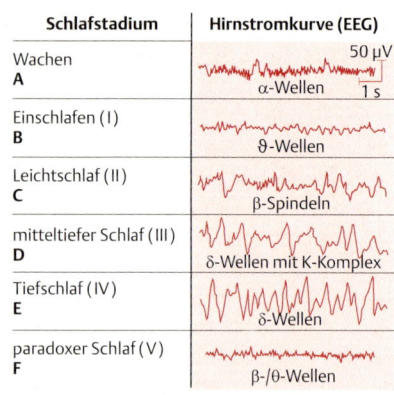

Schlafstadium	Hirnstromkurve (EEG)
Wachen **A**	α-Wellen 50 µV 1 s
Einschlafen (I) **B**	ϑ-Wellen
Leichtschlaf (II) **C**	β-Spindeln
mitteltiefer Schlaf (III) **D**	δ-Wellen mit K-Komplex
Tiefschlaf (IV) **E**	δ-Wellen
paradoxer Schlaf (V) **F**	β-/θ-Wellen

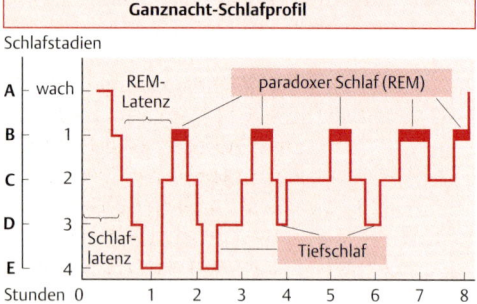

Ganznacht-Schlafprofil

Abb. 20.5   Schlafstadien und Schlafprofil.

Im REM-Schlaf ist die Muskulatur völlig entspannt (mit Ausnahme der Atem- und Augenmuskulatur), es kann lediglich zu Myoklonien (Muskelzuckungen) kommen. Herz- und Atemfrequenz können sehr stark variieren. Es kann zu Erektionen kommen. Der REM-Schlaf tritt in der zweiten Nachthälfte häufiger auf als in der ersten.

> **Merke**
> - Eine Erweckung des Schlafenden aus dem REM-Schlaf ist genauso schwer wie aus dem Tiefschlaf.
> - REM-Schlaf ist auch schon bei Säuglingen zu beobachten.
> - Schlafdauer und REM-Schlaf nehmen im Alter ab.

Träume und Schlaf. Etwa 80 % aller Menschen, die man während des REM-Schlafes weckt, berichten von Träumen. Früher nahm man an, dass der REM-Schlaf auch der „Traum-Schlaf" sei. Das ist falsch. Auch im NREM-Schlaf kann geträumt werden. Etwa 20 % aller Versuchspersonen, die man aus dem NREM-Schlaf weckt, berichten von Träumen. Allerdings sind die Träume nicht so bildreich und nicht so emotional wie im REM-Schlaf.

Abfolge der Schlafphasen. Die NREM- und REM-Schlaf-Stadien wiederholen sich bei einer achtstündigen Schlafdauer vier- bis sechsmal. In den ersten eineinhalb Stunden durchläuft der Schlafende die Stadien I–IV, gefolgt vom ersten, etwa 10-minütigen REM-Schlaf. Während der folgenden NREM- und REM-Zyklen nimmt die Dauer der Tiefschlafphasen immer mehr zugunsten der REM-Phasen ab.

Schlafdauer. Das individuelle Schlafbedürfnis des Erwachsenen schwankt etwa zwischen 6 und 10 Stunden und sein Anteil an REM-Schlaf liegt bei etwa 20 %.
Extreme treten bei Säuglingen auf, die mit Unterbrechungen bis zu 16 Stunden am Tag schlafen und einen 50 %igen Anteil an REM-Phasen aufweisen.

Schlafentzug. Entzieht man Menschen über mehrere Tage vollständig den Schlaf, führt dies zu Konzentrationseinbußen, leichter Ablenkbarkeit und schlechteren Gedächtnisleistungen. Später kommen Halluzinationen dazu. In Tierexperimenten führte zu langer Schlafentzug bis zum Tod. Lässt man Menschen nach Entzug wieder schlafen, verändern sich die Schlafzyklen zugunsten der Tiefschlafphasen.

> **Merke**
> Wenn man von selektivem Schlafentzug spricht, ist der REM-Schlaf gemeint. Dann geben die Probanden an, hyperaktiver, labiler und manchmal ängstlicher zu sein. Lässt man die Probanden dann wieder schlafen, wird der REM-Schlaf zugunsten der anderen Phasen nachgeholt.

Klinik

Schlafpathologien. Hypersomnie, d. h. also pathologisch vermehrtes Schlafbedürfnis trotz normalen Nachtschlafes kann z. B. als Folge von Alkohol- und Medikamentenabusus auftreten. Sie kann auch als Symptom eines **Narkolepsie-Syndroms** gelten, in welchem die Betroffenen unter imperativen (unüberwindbaren) Schlafattacken leiden. Aufgrund eines totalen, plötzlichen Tonusverlustes fallen die Patienten dabei häufig zu Boden. Pathogenetisch liegt eine unzureichende Suppression des REM-Schlafes durch Störungen im hypothalamischen Bereich zugrunde. Auch das **Schlaf-Apnoe-Syndrom** gehört zu den Hypersomnien. Die Patienten schnarchen nachts laut und unregelmäßig. Das Hauptcharakteristikum sind jedoch anfallsweise auftretende Atemstillstände von mehr als 10 Sekunden Dauer vor allem während des NREM-Schlafes. Hierbei sind die oberen Atemwege blockiert und die Luft kann nicht mehr aus der Lunge entweichen. Der Herzschlag verlangsamt sich und es mangelt an Sauerstoff. Der Patient erwacht kurz und atmet dann normal weiter, die Struktur des Schlafes wird jedoch massiv gestört. Entsprechend berichten die Patienten davon, tagsüber schläfrig und unkonzentriert zu sein und zum Einschlafen zu neigen.

Bei den **Parasomnien** handelt es sich um unerwünschte Verhaltensweisen, die entweder nur im Schlaf vorkommen oder durch den Schlaf verstärkt werden. Solche Phänomene, die im Tiefschlaf auftreten, sind z. B. **Somnambulismus** (Schlaf-/Nachtwandeln) und **Enuresis nocturna** (nächtliches Einnässen). Die Enuresis nocturna kann als Folge eines Missverhältnisses zwischen Urinproduktion und nächtlicher funktioneller Blasenkapazität auftreten. Grund für dieses Missverhältnis ist in vielen Fällen eine unzureichende nächtliche Produktion des Hormons ADH aus dem Hypothalmus. Zu den Parasomnien zählt ebenfalls das nächtliche Zähneknirschen (**Bruxismus**), das zu erheblichen Schäden an den Zähnen und der Kiefermuskulatur führen kann. Als eine Ursache gilt psychische Anspannung während des Tages.

20.2.2 Bewusstsein

Das Bewusstsein wird kontrolliert vom **aufsteigenden retikulären Aktivierungssystem (ARAS)** der **Formatio reticularis** und Regulationssystemen, die für den Informationsfluss vom Thalamus zum Kortex sorgen. Es gilt als ein Zusammenspiel von Aufmerksamkeit, Orientierung sowie Handlungs- und Erinnerungsfähigkeit. Basierend darauf unterscheidet man verschiedene Formen des Bewusstseins bzw. der **Vigilanz** (Wachheit).

Unter **Somnolenz** versteht man eine abnorme Schläfrigkeit, bei erhaltener Erweckbarkeit auf Ansprache (spontanes Augenöffnen und Zuwendung). Im Gegensatz dazu sind beim **Sopor** keine spontanen Bewegungen zu verzeichnen, es erfolgt jedoch eine adäquate Reaktion auf Schmerzreize. Im **Koma** bleibt jegliche Reaktion auf optische, akustische oder Schmerzreize aus.

Davon abzugrenzen ist der so genannte **Stupor**, ein Begleitsymptom vieler neurologischer Krankheitsbilder, das durch eine völlige Antriebslosigkeit gekennzeichnet ist.

Klinik

Zur Einstufung der Vigilanz hat sich die Glasgow-Coma-Scale **(GCS)** etabliert. Hierbei werden drei Kriterien überprüft und der entsprechenden Reaktion Punkte verteilt. Die Summe dieser Werte kann entsprechend eingestuft werden.

Ein gesunder, wacher Mensch erhält 15 Punkte. Eine Bewertung unter 8 Punkten spricht für eine sehr schwere Störung. Ein sich im Koma befindender Patient hat einen Glasgow-Coma-Wert von 3.

20.2.3 Plastizität, Gedächtnis und Lernen

Aufgenommene Informationen zu verarbeiten und so zu speichern, dass sie wieder abrufbar sind, ist eine Leistung, an der viele Instanzen des Großhirns beteiligt sind. Die gespeicherten Informationen sind das Ergebnis von bewussten oder unbewussten **Lernprozessen**. Die Fähigkeit zur **Gedächtnisbildung** ist Ausdruck der **Plastizität** neuronaler Systeme.

Gedächtnis

Je nach Dauer der Speicherung von Informationen unterscheidet man in Kurzzeit-, Langzeit- und sensorisches Gedächtnis (Ultrakurzzeitgedächtnis/Arbeitsgedächtnis, **Abb. 20.6**)

Nach Aufnahme von Reizen erfolgt die Bewertung aller eingegangenen Informationen z.B. entsprechend ihrer Relevanz und Neuartigkeit. Dabei geht ein großer Teil der Daten wieder verloren, denn nur ein kleiner Teil davon gelangt ins **Kurzzeitgedächtnis** (primäres Gedächtnis), dem es möglich ist, etwa 7 Informationen für max. ein paar Minuten zu speichern.

Wiederholtes Üben (z.B. gedankliches Aufsagen) erhöht dabei die Speicherzeit. Danach erfolgt entweder eine „Löschung" der Informationen durch Aufnahme neuer Inhalte oder eine Weitergabe ins **Langzeitgedächtnis** (sekundäres und tertiäres Gedächtnis). Das sekundäre Gedächtnis ist gekennzeichnet durch eine lange Speicherzeit, jedoch ist die Zugriffszeit im Vergleich zum tertiären Gedächtnis relativ langsam.

Je nach Art der Gedächtnisinhalte unterscheidet man beim Langzeitgedächtnis zwischen deklarativem und prozeduralem Gedächtnis.

Das **deklarative (oder explizite) Gedächtnis** speichert Fakten bzw. Ereignisse, die die eigene Person und das Umfeld (Beruf, Politik, Geschichte etc.) betreffen. Das **prozedurale (oder implizite) Gedächtnis** beinhaltet Fertigkeiten, die automatisch, ohne Nachdenken eingesetzt werden. Dazu gehören vor allem motorische Abläufe (Fahrradfahren, Schwimmen, Tanzen, Schreiben etc.).

Bestimmte Gehirnregionen können heute den Formen des Gedächtnisses und den dazugehörigen Lernprozessen zugeordnet werden. Das Kurzzeit-/Arbeitsgedächtnis wird im präfrontalen Kortex lokalisiert. Das Langzeitgedächtnis hingegen ist eine Leistung des Kortex und zahlreicher

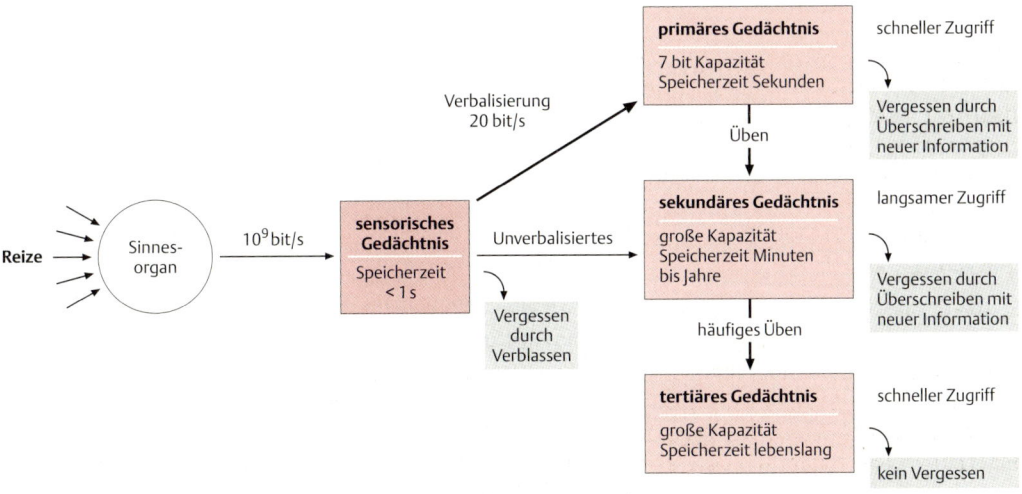

Abb. 20.6 Informationsspeicherung im Gedächtnis.

subkortikaler Bereiche. Dabei sind für das Lernen, für die Überführung neuer Informationen in das **deklarative** Gedächtnis, Bestandteile des limbischen Systems, vor allem der Hippocampus und angrenzende Gebiete unerlässlich. Am Lernen von Fertigkeiten sind beim Menschen zwar auch Kortexareale beteiligt, hauptsächlich ist das **prozedurale** Lernen aber im Kleinhirn und in den Basalganglien lokalisiert.

Lernen

siehe auch Psychlogie und Soziologie ab S. 897.

Zum **nichtassoziativen** Lernen zählt man Habituations- und Sensitivierungsprozesse, bei denen die wiederholte Darbietung eines Reizes entweder zur abnehmenden Reflexantwort **(Habituation)** oder zur verstärkten physiologischen Reaktion führt **(Sensitivierung).**

Das **assoziative Lernen** umfasst dagegen die Herstellung einer Verbindung (Assoziation) zwischen Stimulus und speziellen Signalen, in Form der klassischen und operanten Konditionierung. Bei der **klassischen Konditionierung** wird ein unkonditionierter Stimulus, der eine bestimmte Reaktion auslöst, mit einem neutralen Reiz kombiniert und wiederholt dargeboten. Nach der Konditionierung löst dieser neutrale Reiz allein die nun konditionierte Reaktion aus.

Bei der **operanten (instrumentellen) Konditionierung** wird eine bestimmte Verhaltensweise durch positive (Belohnung) oder negative (Bestrafung) Verstärker beeinflusst. Dieses Verhalten wird folglich entweder häufiger oder bleibt aus. Auf neuronaler Ebene kennt man einige funktionelle Phänomene, die an Lernvorgängen beteiligt sein sollen. So hat sich herausgestellt, dass ein dopaminerges System, das im Ncl. accumbens endet, eine wichtige Rolle in der positiven Verstärkung von Verhalten durch Triebbefriedigung einnimmt (S. 898).

Neuronale Grundlagen von Gedächtnis und Lernen (Plastizität)

Langzeitpotenzierung. Als bedeutender Mechanismus des neuronalen Lernens gilt das Phänomen der Langzeitpotenzierung **(LTP)**, wobei nach definierter, mehrmaliger Stimulation zuvor unwirksame Reize nun postsynaptische Potenziale auslösen können. Es kommt zu strukturellen Umbauprozessen der Synapsen und das Neuron wird leichter erregbar. Grundlage ist die Beteiligung der glutamatergen Rezeptoren AMPA und NMDA. Beim NMDA-Rezeptor ist bei normalem Ruhepotenzial der Kanal durch Mg^{2+}-Ionen blockiert. Erst wenn durch Aktivierung des A/K-Rezeptors (AMPA/Kainat) eine stärkere Vordepolarisation ausgelöst wird und dadurch die Mg^{2+}-Ionen vom NMDA-Kanal verdrängt werden, kann auch der NMDA-Rezeptor auf Glutamat reagieren.

Langzeitdepression. Der Verlust von Informationen durch den gegenteiligen Prozess der Langzeitdepression **(LTD)** erfolgt aufgrund hoher Glutamatkonzentrationen, die zur Desensivierung der beteiligten AMPA-Rezeptoren führen und somit für schwächere Erregbarkeit sorgen.

Klinik

Amnesien. Bei beidseitiger Schädigung des Hippocampus (z. B. durch ausgeprägte Temporrallappenepilepsie) ist ein Erlernen neuer Fakten nicht mehr möglich, da die neuen Informationen meist nach einigen Minuten wieder vergessen werden **(anterograde Amnesie)**. Das Langzeitgedächtnis ist hierbei weitgehend unbeeinträchtigt, so dass neue Verhaltensweisen gelernt werden können. Bestimmte Medikamente, wie z. B. Midazolam, bewirken eine solche Symptomatik und werden daher vor Operationen eingesetzt. Auch eine Schädigung der Neuronen im Nucleus basalis Meynert, wie beim Morbus Alzheimer, verursacht diese Art der Amnesie.

Bestehen Gedächtnislücken für die Zeit vor Eintreten der Störung, handelt es sich um eine **retrograde Amnesie.** Viele Patienten können sich beispielsweise nach einem Schädel-Hirn-Trauma nicht mehr an den Unfallhergang erinnern.

Eine Kombination beider Amnesieformen findet man typischerweise beim Korsakow-Syndrom (= **Wernicke-Korsakow-Enzephalopathie**), bei dem pathogenetisch ein meist durch chronischen Alkoholabusus verursachter Vitamin-B_1-Mangel vorliegt. Man findet post mortem häufig Einblutungen in die Corpora mamillaria. Charakteristisch sind bei den Betroffenen die Konfabulationen, also das Erzählen von „Phantasiegeschichten", die sie meist aus Bruchstücken eigener Erinnerungen zusammensetzen, um die bestehenden Erinnerungslücken zu füllen.

20.2.4 Triebverhalten, Motivation und Emotion

Limbisches System

Bei der Steuerung von Triebverhalten, Motivationen und Emotionen nimmt das **Limbische System**, das den Hirnstamm wie ein Saum (lat. limbus) umgibt, eine zentrale Rolle ein. Zu ihm gehören sowohl kortikale Anteile wie der Hippocampus, **Gyrus cinguli** und Teile der Fila olfactoria als auch subkortikale Bereiche wie die Amygdala oder der **Nucleus thalamicus anterior**. Es hat die Aufgabe, Emotionen (z. B. Angst, Wut) zu steuern und diese durch Zugriff auf das Gedächtnis (**Hippocampus**) adäquat einzuordnen. Die **Amygdala** (Mandelkern) ist hierbei für die Stabilisierung der Gemütslage, für Aggression und Sozialverhalten die entscheidende Schaltstelle. Eine Zerstörung beider Mandelkerne führt zum Verlust von Furcht- und Aggressionsempfinden, gleichzeitig aber auch zu gesteigerter sexueller Aktivität.

Klinik

Phobien sind übersteigerte Angstreaktionen z. B. gegenüber Tieren (Arachnophobie – Spinnenangst). Sie entstehen durch emotionales Lernen.

Die **Schizophrenie** ist eine psychiatrische Erkrankung, die mit einer Störung der Wahrnehmung (Halluzinationen, Wahnvorstellungen) und des Affektes einhergeht. Es wird eine Korrelation mit dem dopaminergen System vermutet, da entsprechende Medikamente (Neuroleptika) auf der Basis des Dopamin-Antagonismus therapeutisch eingesetzt werden können.

Biologie · Histologie · Anatomie · Chemie · Biochemie · Physik · Physiologie · Psych./Soz.

Die Viruserkrankung der **Tollwut (Rabies, Lyssa)** zeigt sich bei Patienten, die sich z. B. durch den Biss eines tollwütigen Tieres angesteckt haben, durch in der Bildgebung typische Veränderungen im Hippocampus-Bereich. Gekennzeichnet ist diese Erkrankung durch unkontrollierte Wutausbrüche mit Schreien und Schlagen, die schon durch kleinste Reize, wie z. B. Geräusche oder Licht, ausgelöst werden.

Hypopthalamus

Der **Hypothalamus** ist ein Steuerzentrum für das vegetative System, er reguliert Verhaltensweisen zur Selbst- (Regelung der Nahrungs- und Wasseraufnahme, Abwehrverhalten) und Arterhaltung (Sexual- und Fortpflanzungsverhalten) sowie der Homöostase (z. B. Temperaturregulation, Osmolarität). Dabei existieren enge Korrelationen zum übergeordneten limbischen System. An der Regulation des Verhaltens und der Stimmungen sind zusätzlich monoaminerge Bahnen beteiligt, deren Transmitter Noradrenalin, Dopamin und Serotonin spezielle Gefühle wie Lust oder Unlust auslösen können. Wichtige Allgemeinempfindungen wie Hunger und Durst werden über verschiedenste Mechanismen vom Hypothalamus reguliert.

Klinik

Die **Depression** wird zu den affektiven (den Antrieb betreffenden) Störungen gezählt und bezeichnet einen Zustand psychischer Niedergeschlagenheit, der periodisch oder dauerhaft auftreten kann. Hemmung des Denkens, Energie- oder Gefühllosigkeit sind typische Symptome, die aufgrund einer Störung des Monoamin-Systems zustande kommen. Antidepressiva wirken daher, je nach Art der Depression, über die Veränderung zentralnervöser Rezeptoren und die Wiederaufnahme-Hemmung von Noradrenalin und Serotonin.

Hunger und Durst

Durst ist ein Empfinden, das zum einen durch die Zunahme der **Plasmaosmolarität**, zum anderen durch **Hypovolämie** entsteht. Eine Registrierung dieser Zustände ab ca. 0,5 % Wasserverlust führt zur ADH-Freisetzung aus dem Hypothalamus. Dies führt zu einer verstärkten Resorption von Wasser aus dem Primärharn und somit zu einer verminderten Wasserausscheidung über die Niere.

Das **Hungergefühl** soll uns durch Aufnahme von Nahrung zur Gewährleistung eines ausreichenden Energiestatus bringen. Ein wesentlicher Auslöser von Hunger ist z. B. der abgesunkene **Glucosespiegel** im Blut. Dieser Wert wird von Rezeptoren an den Hypothalamus gemeldet. Bei Hypoglykämie werden Hungerreize ausgelöst. Außerdem spielt der **Insulinspiegel** eine wichtige Rolle, der ebenfalls permanent überprüft wird. Des Weiteren sorgt das Peptidhormon **Leptin**, das von Fettzellen produziert wird, beim Gesunden für eine Langzeitregulation des Körpergewichts. Seine Konzentration im Plasma hängt eng mit der Fettgewebsmasse zusammen, da es aufgrund seiner hemmenden Wirkung auf das Hungerzentrum bei Gewichtszunahme verstärkt freigesetzt wird.

Klinik

Bei vielen Fettleibigen konnte eine **Leptin-Resistenz** im Hypothalamus festgestellt werden. Darüber hinaus ist das Hormon wahrscheinlich an der Reproduktionsfähigkeit beteiligt, in Fällen extremer Gewichtsabnahme (z. B. bei der Anorexia nervosa) kommt es daher zur Amenorrhö (Ausbleiben der Regelblutung).

Biologie

Histologie

Anatomie

Chemie

Biochemie

Physik

Physiologie

Psych./Soz.

Psychologie
Soziologie

1 Entstehung und Verlauf von Krankheiten

Die folgenden Kapitel beschäftigen sich mit den psychologischen und soziologischen Einflüssen auf die Medizin. Heute wissen wir, dass sich Körper und Geist gegenseitig beeinflussen. Dass Menschen, die eine positive Einstellung haben, oft eine günstigere Prognose haben als Menschen mit einer pessimistischen Einstellung. Wir wissen, dass die Gesellschaft einen Einfluss auf unser Erleben und Verarbeiten von Krankheit hat. Menschen, die sozial unterstützt werden, gesunden schneller, als diejenigen ohne soziale Unterstützung.

Somit ist die Medizin eine Disziplin, die sowohl die körperlichen wie auch die psychologischen und soziologischen Ursachen für Krankheit und Gesundheit im Blick hat. Die folgenden Kapitel beinhalten die wichtigsten psychologischen und soziologischen Einflussfaktoren, die auch immer wieder vom IMPP abgefragt werden.

1.1 Bezugssysteme von Gesundheit und Krankheit

1.1.1 Begriffserklärungen

Gesundheitsbegriff. Die meisten Definitionen von Gesundheit, beschreiben diesen Zustand als **Abwesenheit von Krankheit**. Es ist also kein eigenständiger Begriff, sondern er kommt ohne den Gegenpol Krankheit nicht aus.

 Merke Die WHO („World Health Organization") hingegen definiert Gesundheit nicht als die Abwesenheit von Missbefinden, sondern wählt eine positive Formulierung: Sie beschreibt Gesundheit als **„den Zustand völligen körperlichen, geistigen, seelischen und sozialen Wohlbefindens"** und bezeichnet diesen Idealzustand als **Idealnorm.**

Gesundheit und Krankheit als Dichotomie versus Kontinuum. Die Modelle, die Gesundheit als die Abwesenheit von Krankheit definieren, gehen von einer dichotomen Betrachtungsweise aus (dichotom ist zweipolig, also ja oder nein, schwarz oder weiß). Es scheint jedoch wesentlich wirklichkeitsnäher, Gesundheit als einen Zustand zu beschreiben, der sich auf einem Kontinuum zwischen den beiden Polen absoluter Krankheit und absoluter Gesundheit befindet. Auch wenn die meisten Mediziner der Sichtweise eines Kontinuums zustimmen, sind sie doch im Alltag zur dichotomen Betrachtungsweise gezwungen, wenn sie beispielsweise jemanden krankschreiben müssen.

Wichtige Begriffe rund um die Krankheit. Die **Ätiologie** ist die Lehre von den Krankheitsursachen. Sie untersucht alle Faktoren, die zu einer Krankheit geführt haben. Die **Pathogenese** hingegen beschreibt die Entstehungsgeschichte der Krankheit. In der Krankengeschichte finden

sich u.a. Angaben zur **Anamnese**, zur Krankheitsursache, zum **Verlauf** der Erkrankung und zu den durchgeführten therapeutischen Maßnahmen.

Merke Der Arzt ist zur Dokumentation der Krankengeschichte verpflichtet (Dokumentationspflicht).

Chronifizierung, Rezidiv und Rehabilitation. Chronifizierung meint den Übergang von einer akuten Krankheit zu einer dauerhaften Krankheit. Wenn eine Krankheit aus persönlichen, sozialen und medizinischen Gründen über den üblichen zeitlichen Rahmen hinaus bestehen bleibt, so spricht man von einer chronischen Krankheit. Ein Beispiel sind chronische Schmerzen, die lange bestehen und zu einer Einschränkung der Lebensqualität führen.
Rezidiv bedeutet Rückfall. Eine Krankheit tritt erneut auf, obwohl sie bereits abgeheilt war.
Rehabilitation (habilis, lat. = passend, tauglich) bedeutet, dass ein Patient so therapiert wird, dass er wieder in die Gesellschaft hinein passt und für sie wieder tauglich wird.

Protektive Faktoren. Es gibt Menschen, die nicht krank werden, auch wenn die Belastungsfaktoren der Umwelt sehr hoch sind. In der Psychologie und Soziologie konnte man einige Faktoren identifizieren, die eine Art Schutz darstellen, als Protektion wirken. Ein wichtiger protektiver Faktor ist die **Resilienz** (S. 956).
Wir werden im Laufe der folgenden Kapitel immer wieder auf diese protektiven Faktoren zurückkommen.

1.1.2 Die betroffene Person
Subjektives Befinden und Erleben

Mit der WHO-Definition von Gesundheit als körperliches, geistiges, seelisches und soziales Wohlbefinden wird die **Subjektivität**, also das individuelle Befinden und Erleben in den Vordergrund gestellt. Menschen, die unter der scheinbar selben Krankheit leiden, können sie ganz unterschiedlich wahrnehmen. Dies hängt von psychologischen und sozialen Faktoren ab. Dies gilt auch für rein körperliche Krankheiten wie Krebs, wo die psychologische Verfassung einen Einfluss auf die Krankheitsverarbeitung hat. So ist die Interozeption, die Fähigkeit zur Wahrnehmung von Vorgängen innerhalb des eigenen Körpers, von Mensch zu Mensch sehr verschieden.
Die **Interozeption** wird in folgende Unterformen unterteilt:
- **Viszerozeption**, die Wahrnehmung von Prozessen der inneren Organe wie Verdauung.
- **Propriozeption**, Wahrnehmung der Körperlage im Raum, die u.a. durch Muskel- und Sehnenspannung vermittelt wird.
- Die **Nozizeption**, Wahrnehmung von Schmerzen.

Divergenz von subjektiver und objektiver Wahrnehmung. Sie besagt, dass eine objektive Krankheit wie eine Gewebeschädigung und das subjektiv empfundene Leiden nicht immer miteinander in Beziehung stehen müssen.

Gesundheitsbezogene Lebensqualität

Krankheiten schränken die Lebensqualität ein. Die **Lebensqualität** wird mit den folgenden vier Komponenten beschrieben:
– physisches Befinden
– psychisches Befinden (z. B. Stimmungen)
– soziales Befinden (z. B. Qualität sozialer Beziehungen)
– Funktionstüchtigkeit (Berufsfähigkeit, Belastbarkeit)
Die gesundheitsbezogene Lebensqualität kann mit dem **„Short-Form-36 Health Survey"** oder **SF-36** erfasst werden. Die deutsche Version (Bullinger et. al., 1995) besteht aus 36 Items mit acht Subskalen zur körperlichen Gesundheit (körperliche Funktionsfähigkeit, Rollenfunktion, Schmerzen, Gesundheitswahrnehmung) und zur psychischen Gesundheit (Vitalität, soziale Funktionsfähigkeit, emotionale Rollenfunktion, psychisches Wohlbefinden).

Emotionale und kognitive Einflüsse

Die Entstehung und der Verlauf von Krankheiten kann ganz entscheidend durch Emotionen und Kognitionen beeinflusst werden. Zum Beispiel kann die negative Emotion Angst vor einer Krankheit dazu bewegen, regelmäßig Vorsorgeuntersuchungen in Anspruch zu nehmen.
Ein wichtiger kognitiver Faktor, der das subjektive Empfinden beeinflusst sind **implizite Krankheitstheorien.** Sie bestehen aus Laienwissen, das Wahrnehmung und Handlung strukturiert. So kann ein Symptom wie Schnupfen als nicht problematisch gedeutet werden und somit auch unbehandelt bleiben, ohne die wirkliche Ursache des Symptoms zu kennen.

1.1.3 Die Medizin als Wissens- und Handlungssystem

Siehe Kap. 2.2, S. 935 und 2.3, S. 937.

1.1.4 Die Gesellschaft

Eine Krankheit wird nicht nur durch das körperliche Leiden und die individuellen psychischen Faktoren wie Einstellung usw. bestimmt, sondern auch durch die Sichtweise der Gesellschaft. So gibt es Gesellschaften, in denen es ein Tabu ist, laut über seine Krankheit zu klagen. Diese gesellschaftliche Einstellung kann zu einer veränderten Schmerzwahrnehmung führen. Das Leiden wird nicht als so extrem wahrgenommen wie in einer Gesellschaft, in der es völlig in Ordnung ist zu klagen.
Krankheit wird von Kultur zu Kultur unterschiedlich betrachtet. Ein für das westliche Denken ungewöhnlicher Ansatz besagt beispielsweise, dass die Krankheit eines Einzelnen ein Anzeichen für die Disharmonie der Allgemeinheit ist (eine Sichtweise der Navajo-Indianer).

Erfüllung und Abweichung von sozialen Normen

Grundsätzlich verhält sich unsere Gesellschaft so, dass ein Mensch, der krank ist, von dem „Normalzustand" abweicht. Er weicht von den üblichen biopsychologischen Merkmalen ab und verhält sich anders. Dies bezieht das Körperliche, Psychologische und Soziale mit ein.

Statistische und Idealnormen. Normen, die aufgrund von Messungen gewonnen werden, bezeichnet man als **statistische Normen.** Hier kann eine einzelne Person oder auch eine Gruppe mit diesen Normen verglichen werden. Man kann sagen, inwieweit die gemessenen Personen von den Normen abweichen (siehe auch Methodik). **Idealnormen** hingegen beruhen nicht auf empirisch gewonnenen Daten. Sie sind wertbehaftete Vorstellungen, Sollwerte, die vom tatsächlichen Zustand abweichen können. Krankheiten zählen zu den Devianzen, also zu Verhaltensweisen, die (wie auch kriminelles Verhalten oder Drogenmissbrauch) mit den geltenden Normen und Werten des umgebenden sozialen Systems nicht übereinstimmen. Die Nicht-Übereinstimmung mit vorherrschenden Normen wird auch als **Non-Konformität** bezeichnet.
Eine Wertvorstellung der Gesellschaft ist beispielsweise, dass alle Mitglieder des Gesundheitssystems an den angebotenen Vorsorgeuntersuchungen teilnehmen. Tatsächlich gehen aber viel weniger Menschen zu diesen Untersuchungen, als erwünscht. Dieses Verhalten widerspricht somit der Idealnorm. Hier gibt es eine Diskrepanz oder auch Dissoziation zwischen der Idealnorm und der statistischen Norm.
Die Gesellschaft erwartet vom Kranken, dass er seine Krankheit besiegen will, um seinen Platz in der Gesellschaft wieder einzunehmen (siehe auch Krankenrolle nach Parsons, S. 887).

Diskriminierung psychisch Kranker

Psychisch Kranke wurden im Lauf der Geschichte ganz unterschiedlich behandelt. In den letzten Jahrhunderten wurden sie eher von der Gesellschaft gemieden. Es war ihnen fast nicht möglich, sich wieder in die Gesellschaft zu integrieren.
In den letzten Jahrzehnten haben sich das Verständnis und die Möglichkeiten der Behandlung psychischer Krankheiten in einem Trend der Deinstitutionalisierung bemerkbar gemacht. Statt der Unterbringung in staatlichen, psychiatrischen Krankenhäusern und der damit verbundenen Isolation von der übrigen Gesellschaft weitete sich die ambulante Versorgung und Therapie psychisch Kranker aus.
Doch immer noch scheint eine psychische Krankheit einen anderen Stellenwert in der Gesellschaft zu haben als eine Krankheit, die rein körperlichen Ursprungs zu sein scheint. Das Verständnis darüber, dass es genauso vernünftig ist, zum Psychotherapeuten zu gehen wie zum Arzt, wächst, ist aber noch nicht ausreichend in der Gesellschaft verankert.
Psychisch kranke Menschen werden also stigmatisiert. So können psychisch Kranke und deren Angehörige unter sozialer Ausgrenzung leiden. Denn häufig beurteilt das

Biologie

Histologie

Anatomie

Chemie

Biochemie

Physik

Physiologie

Psych./Soz.

soziale Umfeld psychische Krankheiten aufgrund eines Laienwissens. Psychische Krankheiten werden häufig mit „Irrenhäusern" und „Zwangsjacken" in Verbindung gebracht.

Klinik

Nachfolgend sind einige Beispiele aufgeführt, an denen man sehen kann, dass auch berühmte und bewunderte Persönlichkeiten an psychischen Störungen litten. Sie können helfen, Vorurteile gegenüber psychisch Kranken abzubauen:

Arthur Schopenhauer und Marilyn Monroe litten an Depression, Abraham Lincoln und Ernest Hemingway an einer manisch-depressiven Störung; Jean-Jacques Rousseau und Georg III., König von England, an Störungen mit Realitätsverlust. Elvis Presley und Edgar Allan Poe waren von Störungen durch Abhängigkeit von Alkohol oder anderen Substanzen betroffen, Elisabeth I. litt an einer Essstörung und Victoria, Königin von England, an einer Angststörung.

Etikettierungsansatz

Der Etikettierungsansatz (**Labelingtheorie**) räumt dem Einfluss der Gesellschaft bei der Bestimmung von psychisch gesund oder krank einen großen Einfluss ein. Es wird angenommen, dass psychische Störungen das Ergebnis von Interaktions- und Zuschreibungsprozessen sind. Erst wenn Personen als „psychisch gestört" etikettiert worden sind, entsteht die Störung. Denn erst durch diese Etikettierung kommt es zur Festigung des abweichenden Verhaltens. Eine Abweichung ist dasjenige Verhalten, das von der Gesellschaft als Abweichung definiert wird.

Rechtliche Regelungen des Gesundheits- und Sozialsystems

Im sozialrechtlichen Sinne bedeutet Gesundheit u.a. Arbeits- und Erwerbsfähigkeit. Dagegen bedeutet Krankheit das Gegenteil, also Arbeits- und Erwerbsunfähigkeit. Von **Arbeitsunfähigkeit** ist die Rede, wenn der Kranke gegenwärtig nicht seiner Arbeit nachgehen kann oder wenn die Gefahr besteht, dass sich durch die Arbeitstätigkeit sein gesundheitlicher Zustand verschlechtert. Sie wird vom Arzt befristet bescheinigt, was umgangssprachlich als **Krankschreibung** bekannt ist. Der Arbeitnehmer muss die Arbeitsunfähigkeitsbescheinigung seinem Arbeitgeber vorlegen.

Der Arbeitnehmer bekommt trotzdem weiterhin Geld, was durch das Lohnfortzahlungs-Gesetz bestimmt ist. Die ersten sechs Wochen bekommt der Arbeitnehmer das volle Gehalt vom Arbeitgeber ausbezahlt, danach erhält er Krankengeld von seiner Krankenversicherung.

Krankenversicherung. Die Krankenversicherung verhindert, dass dem Erkrankten Behandlungskosten und Armut durch Verdienstausfall entstehen. Die Gesetzliche Krankenversicherung (GKV) ist ein Zweig der Sozialversicherung und eine Pflichtversicherung für alle Auszubildenden, Arbeiter, Angestellten, Rentner und Arbeitslosen.

Träger der GKV sind die Kassen der Reichsversicherungsordnung (RVO), wie beispielsweise die Allgemeine Ortskrankenkasse (AOK).

Selbstständige können zwischen einer GKV oder einer privaten Krankenversicherung (PKV) wählen. Pflichtversicherte können private Zusatzversicherungen abschließen.

Rentenversicherung. Sie leistet die monatliche Zahlung der Rente ab dem Eintritt in den Ruhestand. Der Ruhestand ist gesetzlich festgelegt. Die Grenze variiert ab und zu leicht nach unten oder nach oben. Dies hängt von vielen Faktoren ab. Die Gesetzliche Rentenversicherung (GRV) ist wie die GKV ein Teil der Sozialversicherung und eine Pflichtversicherung für nicht selbstständige Arbeitnehmer und Auszubildende. Ihre Träger sind unter anderem die Bundesversicherungsanstalt für Arbeit und die Landesversicherungsanstalten.

Neben der regulären Rentenzahlung zählen zu den Leistungen der Rentenversicherung auch Präventions- und Rehabilitationsmaßnahmen und die Erwerbsunfähigkeitsrente.

1.2 Gesundheits- und Krankheitsmodelle

In der Psychologie und Soziologie gibt es bis heute keine allumfassende Theorie des menschlichen Fühlens, Denkens und Verhaltens. Je nach Sichtweise gibt es verschiedene Gründe für unser alltägliches Verhalten und auch für die Entstehung von Krankheiten.

1.2.1 Verhaltensmodelle
Lerntheoretisches Modell

Der **behavioristische Ansatz** beschäftigt sich damit, wie die klassische und die operante Konditionierung unser Erleben, Denken und Verhalten formen. Behavioristische Psychologen gehen davon aus, dass alles Verhalten erlernt ist und somit auch wieder verlernt werden kann. Ausschließlich das beobachtbare Verhalten gilt als Gegenstand der Forschung. Nur was beobachtet, gemessen oder in Daten gefasst werden kann, wird als wissenschaftlich anerkannt. Nach diesem Modell sind psychische Störungen nur dysfunktionale (unangepasste) Lernerfahrungen, die durch passendere, funktionalere Lernerfahrungen wieder behoben werden können. Aber auch physische Krankheiten unterliegen Lernprozessen. Dabei spielen verschiedene Lernformen eine Rolle (vgl. S. 897): das **klassische Konditionieren** (auch respondentes Lernen), das **operante Konditionieren** und das **Modelllernen**. Der psychotherapeutische Ansatz, der zu diesem Modell gehört, ist die **Verhaltenstherapie**. Dabei wird zunächst der Lernprozess, der zu dem problematischen Verhalten geführt hat, analysiert, um die Bedingungen zu verstehen, die das Verhalten auslösen und aufrechterhalten. Dieses Vorgehen wird als **funktionale Verhaltensanalyse** bezeichnet. Das **lerntheoretische Modell** berücksichtigt also besonders die

Bedingungen, unter denen ein bestimmtes Verhalten auftritt, beziehungsweise die **Konsequenzen**, die auf dieses Verhalten folgen.

Nach der Lerntheorie tritt Verhalten nicht zufällig auf, sondern man lernt nur Reaktionsweisen, die unter bestimmten Umständen günstig sind. Unter anderen Bedingungen können sie sich allerdings langfristig als störend (dysfunktional) erweisen. So kann ein Kind beispielsweise im Kindergarten gelernt haben, dass es durch lautes Schreien Aufmerksamkeit erhält. In der Schule dagegen führt dieses Verhalten zu negativen Sanktionen. In diesem Fall ist es wichtig, dem Kind eine Alternative aufzuzeigen, mit der es das eigentliche Ziel (Aufmerksamkeit erregen) in der veränderten Situation erreichen kann.

Da jedes Verhalten das Resultat von Lernprozessen ist, kann man nach Annahme der Lerntheorie jedes Verhalten auch wieder verlernen beziehungsweise umlernen. Entsprechend wird in der Verhaltenstherapie mit Hilfe verschiedener Techniken (u. a. **systematische Desensibilisierung, Reizüberflutung**, S. 943) das problematische Verhalten systematisch verändert, indem das unerwünschte Verhalten durch eine funktionalere Alternative ersetzt wird.

Heute hat man sich von dieser doch radikalen Sichtweise gelöst. Die klassische Lerntheorie wurde um den kognitiven Ansatz ergänzt.

Kognitives Modell

Beim **kognitiven Ansatz** sind Kognitionen (lat. cognitio = Erkenntnis) der wichtigste Ansatzpunkt der Psychologie. Der Begriff der Kognition umfasst alle Prozesse, die traditionell als „geistig" angesehen wurden, also das Wahrnehmen, Schlussfolgern, Erinnern, Denken und Problemlösen sowie das Gedächtnis, das Sprechen und Sprachverstehen, die Begriffe und die Einstellungen. Diese Prozesse üben einen großen Einfluss auf das Verhalten aus. Unser Handeln wird nicht als direkte Reaktion auf einen Umweltreiz angesehen, denn kognitive Vorgänge schalten sich zwischen Reiz und Reaktion und liefern ihre eigenen **Interpretationen**. Der Mensch baut sich ihr zufolge seine Wirklichkeit sozusagen selbst. Die kognitive Sichtweise hat heute den größten Einfluss auf die Psychologie.

So wird auch die Entstehung und Aufrechterhaltung von psychischen Krankheiten durch unsere Gedanken und Einstellungen beeinflusst. Wir haben nur Angst vor Spinnen, wenn wir Spinnen als für uns gefährlich interpretieren. Die Spinne an sich kann keine Angst auslösen.

Kognitiv-behavioraler Ansatz

Hier werden die beiden beschriebenen Theorien zu einem Ansatz verbunden. Man geht also davon aus, dass sowohl **Lernprozesse** als auch **Kognitionen** (Bewertungen, Interpretationen) eine wichtige Rolle bei der Entstehung und Aufrechterhaltung von psychischen Störungen spielen. Dieser Ansatz hat natürlich auch die Verhaltenstherapie beeinflusst, sodass man heute oft von der **kognitiven Verhaltenstherapie** spricht, die zum einen die dysfunktionalen Lernerfahrungen wie auch die dysfunktionalen Denkweisen (kognitiven Schemata) behandelt.

Verhaltensmedizin

Die Verhaltensmedizin ist ein interdisziplinärer Forschungsbereich, in dem Kenntnisse aus den Verhaltens- und medizinischen Wissenschaften zusammenlaufen. Dabei versucht man, den Zusammenhang zwischen **psychischen Verhaltensweisen** und **physischen Krankheiten** zu verstehen. Neben den rein physiologischen Komponenten einer Erkrankung werden seit den 80er Jahren verstärkt auch die psychologischen Komponenten behandelt. Beispiele dafür sind essenzielle Hypertonie (Bluthochdruck), koronare Herzerkrankung, aber auch Substanzmissbrauch oder AIDS. Zudem wird die Bedeutung des Verhaltens für die Aufrechterhaltung der Gesundheit und den Verlauf der Behandlung immer deutlicher. Als wichtige Bereiche der Verhaltensmedizin gelten der Umgang mit Schmerzen und chronischen Erkrankungen, der Zusammenhang zwischen Lebensstil und koronarer Herzerkrankung und das Biofeedback.

Verhaltensgenetik

Die Verhaltensgenetik versucht Erkenntnisse darüber zu gewinnen, inwiefern Unterschiede im menschlichen Verhalten auf **genetische Faktoren** beziehungsweise auf Umwelteinflüsse zurückzuführen sind. Dabei hat sich gezeigt, dass der genetische Anteil stark variiert. Während bei der Schizophrenie oder der bipolaren Depression eine deutliche genetische Komponente existiert, scheinen beispielsweise Angststörungen so gut wie keine erblichen Anteile zu haben. Außerdem ist bei Störungen mit genetischer Komponente lediglich die Auftretenswahrscheinlichkeit der Störung erhöht. Für das Eintreten wiederum sind Faktoren der Umwelt (z. B. kritische Lebensereignisse) verantwortlich. Aus diesem Grund sagt man, dass lediglich eine **Disposition** (Anlage), nicht jedoch die Störung selbst, vererbt wird.

1.2.2 Biopsychologische Modelle

Biopsychologie ist ein Überbegriff für Disziplinen, die sich mit dem Zusammenhang von Körper und Geist beschäftigen. Zu den Gebieten der Biopsychologie gehören: die Psychophysiologie, die physiologische Psychologie, die Neuropsychologie, die Psychoendokrinologie und die Psychoneuroimmunologie.

Die **Psychophysiologie** sucht nach physiologischen Ursachen oder Auslösern für psychische Prozesse. So werden die körperlichen Begleitumstände von psychologischen Phänomenen wie Stress untersucht, oder es werden bestimmte physiologische Veränderungen hervorgerufen und deren psychisches Erleben beobachtet. Beispielsweise werden im Tierexperiment bestimmte Hirnfunktionen ausgeschaltet, um zu untersuchen, welchen Einfluss diese Zentren auf psychische Prozesse wie Lernen oder Angst haben. Die **Neuropsychologie** untersucht ebenfalls den Zusammenhang zwischen zentralnervösen Strukturen und psychischen Prozessen. Sie stützt sich dabei aber eher auf die Untersuchungen von Patienten mit Hirnschädigungen und auf bildgebende Verfahren.

Die **Psychoendokrinologie** untersucht den Zusammenhang zwischen endokrinen Vorgängen und menschlichem

Biologie | Histologie | Anatomie | Chemie | Biochemie | Physik | Physiologie | Psych./Soz.

Erleben und Verhalten. Es gibt zwei Möglichkeiten, Zusammenhänge zu untersuchen. So lässt sich die Hormonkonzentration durch Stimulation oder Blockierung variieren, um die psychischen Auswirkungen zu untersuchen, andererseits können psychische Zustände wie Stress induziert werden, um die Veränderung der Hormonkonzentrationen im Blut zu untersuchen.

Eine Unterdisziplin ist die **Psychoneuroimmunologie**. Sie untersucht die Wechselwirkungen zwischen psychischen Vorgängen, dem zentralnervösen System und dem Immunsystem.

Stress und Krankheit

Stress ist eine Anpassungsreaktion des Organismus, die das innere Gleichgewicht, die Homöostase, wieder herstellen soll. Die Reize, die ein Ungleichgewicht erzeugen, nennt man **Stressoren**. Dies können äußere Dinge sein wie Lärm, organische wie Krankheitserreger, aber auch innere, psychische Faktoren. Allerdings wird Stress nicht immer negativ erlebt. Je nach Einstellung und Erfahrung können manche Reize bei einigen Menschen erregende Emotionen auslösen. Diesen Stress nennt man **Eustress**. Stress, den wir als negativ und bedrohlich wahrnehmen, wird als **Disstress** bezeichnet.

> **Merke**
> Mit **Stress** wird die **Reaktion** und nicht der Reiz bezeichnet. Dies widerspricht dem Alltagsgebrauch des Wortes.

Körperliche Reaktionen auf akuten Stress. Die Stressreaktion führt dazu, dass unser Körper Sekunden nachdem er die Gefahr wahrgenommen hat, bereit ist, zu kämpfen oder zu fliehen (**Fight-or-flight**-Syndrom nach Cannon). Die maßgeblich an dieser Reaktion beteiligte Hirnregion ist der Hypothalamus. Er wird daher auch manchmal als „Stresszentrum„ bezeichnet. Man unterscheidet zwei Systeme der Stressreaktion: das Nebennierenmark-System und das Hypophysenvorderlappen-Nebennierenrinden-System.

– **Sympathisches Nebennierenmark-System:** Bei einer akuten Bedrohung aktiviert der Organismus den sympathischen Anteil des vegetativen Nervensystems. Der **Sympathikus** wird häufig auch als „Stressnerv" bezeichnet: Herzfrequenz und Blutdruck steigen, die Atmung wird schneller, die Blutgefäße verengen sich und die Hautleitfähigkeit steigt (schwitzen). Gleichzeitig wird der parasympathische Anteil gehemmt, Speichelsekretion (trockener Mund) und die Magen- und Darmmotilität nehmen ab.
Der Sympathikus stimuliert das **Nebennierenmark** zur Ausschüttung von **Adrenalin** (Epinephrin) und **Noradrenalin** (Norepinephrin). Die beiden Katecholamine („Stresshormone") sorgen für die Bereitstellung von Energie, indem sie die Leber zu einer erhöhten Glucoseproduktion anregen. Sie veranlassen die Milz, vermehrt rote Blutkörperchen bereitzustellen, um bei einer möglichen Verletzung die Blutgerinnung zu unterstützen. Die Katecholamine tragen zudem zur Produktion weißer Blutkörperchen bei, die zur Vermeidung einer Infektion nötig sind.

– **Hypophysenvorderlappen-Nebennierenrinden-System:** Die Hypophyse schüttet bei Stress zwei Hormone aus. Das thyreotrope Hormon (TSH) regt die Schilddrüse an, das adrenocorticotrope Hormon (ACTH) die Nebennierenrinde. Aus der Nebennierenrinde werden als Folge Glukokortikoide (z. B. **Kortisol**) freigesetzt, die unter anderem für die Ausschüttung von Glucose aus der Leber und eine Reihe von Stoffwechselprozessen verantwortlich sind.

Stressmodelle. Es gibt mehrere Modelle, die die Reaktionen auf chronischen Stress beschreiben.

– **Das allgemeine Adaptationssyndrom (AAS)** ist eines der bekanntesten Stressmodelle und stammt von dem kanadischen Arzt und Forscher Hans Selje, der auch den Begriff Stress prägte. Es beschreibt, wie wir **physiologisch** auf Stressoren reagieren. Wir reagieren immer gleich, völlig egal, was uns stresst.
Nachdem wir einen Stressor wahrgenommen haben, findet die **Alarmphase** statt. Der Körper reagiert mit einer sympathischen Aktivierung. Hält der Stress länger an, so befindet sich der Körper in der **Widerstandsphase** und reagiert mit einer erhöhten Katecholaminausschüttung. In diesem Zustand sind wir am besten auf den Stressor eingestellt, das heißt, jetzt können wir am besten kämpfen oder fliehen. Stehen wir aber zu lange unter Stress (mehrere Tage oder Wochen), kommt es zur **Erschöpfungsphase**. Die erhöhte Hormonausschüttung kann nicht mehr aufrechterhalten werden. Der Körper kann nicht mehr auf den Stressor reagieren, Krankheiten und Schlafstörungen nehmen zu (psychosomatische Beschwerden). So wirkt zu lang anhaltender Stress immunsuppressiv.

– **Psychoendokrines Stressmodell nach Henry.** Dieses Modell bezieht zusätzlich **emotionale** Reaktionen auf Stressoren mit ein. Die Verhaltensweisen lösen ihrerseits wieder bestimmte Verhaltensweisen und neuroendokrine Reaktionsmuster aus. So führen bestimmte Stressoren zur Emotion **Ärger**. Dieser Ärger führt zur vermehrten Ausschüttung von Noradrenalin und Testosteron und wird eher ein Kampfverhalten bewirken. Ein Stressor, der **Furcht** auslöst, führt zur vermehrten Ausschüttung von Adrenalin und zu einem Fluchtverhalten. Wird das Gefühl der **Depression** ausgelöst, so ist die Kortisolausschüttung erhöht, der Testosteronspiegel erniedrigt. Die Person wird mit Trauer oder Hilflosigkeit reagieren.

– **Psychologisches Stressmodell nach Lazarus.** Nach Lazarus ist ein Reiz nicht von sich aus ein Stressor. Ob etwas Stress auslöst oder nicht, hängt von der kognitiven Bewertung ab. Stress entsteht, wenn das Individuum glaubt, dass eine bestimmte Situation gefährlich ist und die Anforderungen höher sind als die eigenen Kräfte. Es gibt drei Phasen:
  • **Primäre Bewertung** (primary appraisal). Ein auftretendes Ereignis wird auf seine Gefährlichkeit hin ein-

geschätzt „Ist die nächste Prüfung für mich ein Problem?"

- **Sekundäre Bewertung** (secondary appraisal). Bei diesem kognitiven Schritt werden die Stressbewältigungsstrategien im Kopf überprüft. „Ich kann noch genügend lernen, bei meinem Kommilitonen abschreiben...".
- In der dritten Stufe, der **Neubewertung** wird nun überprüft, ob die Strategien den Stress vermindert haben. Wenn ja, ist der Stress verschwunden, wenn nein, bleibt er bestehen. Dieses Modell ist ein kognitives Modell, das heißt, alles findet im Kopf statt.

Interindividuelle Unterschiede der Stressreaktion. Menschen reagieren nicht auf jeden Stressor mit genau derselben Stressreaktion. So können die physiologischen Unterschiede darin bestehen, dass Stress manchen Menschen auf den Magen schlägt (Reaktion über das gastrointestinale System), andere Menschen reagieren auf Stressoren mit Spannungskopfschmerzen (Reaktion über das muskuläre System).

Man spricht von der **individualspezifischen Hypothese** oder auch der **Individualstereotypie.** Sie besagt, dass ein Individuum auf unterschiedliche Reize immer mit demselben psychophysiologischen Reaktionsmuster antwortet. Also wird ein bestimmter Mensch vielleicht immer mit einer Erhöhung der Muskelspannung reagieren, egal, welcher Stressor ihn belastet, ob es der Straßenlärm ist, der Stau oder die bevorstehende Prüfung.

Dem gegenüber steht die **reizspezifische Hypothese.** Sie besagt, dass Umweltreize bei unterschiedlichen Menschen immer dasselbe psychophysiologische Reaktionsmuster hervorrufen. Dem zufolge müssten beispielsweise viele Menschen mit einer Erhöhung der Muskelspannung reagieren, wenn sie im Stau stehen und vielleicht mit Magenschmerzen, wenn sie an die nächste Prüfung denken.

Gehirn und Verhalten: Elektroenzephalogramm

Siehe auch Physiologie ab S. 868.

Das Elektroenzephalogramm (EEG) ist ein Messinstrument, mit dem Hirnfunktionen beobachtet werden können. Das **EEG** misst mit Oberflächenelektroden an standardisierten Ableitpunkten auf der Kopfhaut die bioelektrische Aktivität bestimmter Gehirnregionen. Die elektrischen Potenzialschwankungen, die so abgeleitet werden können, sind das Ergebnis der Aktivität großer Neuronenverbände.

Frequenz und Amplitude. Die wichtigsten Parameter zur Beschreibung des Aktivitätszustandes des Gehirns sind die Frequenz und die Amplitude:

Die **Frequenz** ist die Häufigkeit elektrischer Potenzialschwankungen und wird in Hertz [Hz] angegeben. Die Frequenzen des EEGs umfassen einen Bereich von 1–80 Hz.

Die **Amplitude** ist ein Maß für die Intensität der Potenzialschwankungen, im EEG also die Höhe des Ausschlags. Sie wird in Mikrovolt (μV) angegeben und kann zwischen einigen bis mehreren hunderten Mikrovolt liegen.

Hohe Frequenzen gehen häufig mit niedriger Amplitude einher, sodass im EEG ein „Zackenmuster" zu erkennen ist. Die Kombination niedriger Frequenzen mit hoher Amplitude lässt ein „Wellenmuster" entstehen.

Die Frequenzbänder des EEG. Je nachdem, welches Wellenmuster überwiegend vorliegt, spricht man von Beta-, Alpha-, Theta- oder Delta-Wellen. Anhand dieses Wellenmusters kann man auf die Grundtätigkeit des Gehirns schließen (**Tab. 1.1**).

> **Merke** Je höher die Frequenzen des EEGs, desto höher der Grad des Bewusstseins. Man könnte als Faustregel also sagen, je entspannter oder schläfriger jemand ist, desto wellenförmiger und je wacher und konzentrierter, desto zackiger ist sein EEG.
>
> Merkregel: Die Frequenzen verdoppeln sich vom Schlaf- zum Wachzustand.

> **Merke** Das EEG-Muster unterscheidet sich je nach Lebensalter. Beim Kind ist das EEG insgesamt niedrigfrequenter als beim Erwachsenen, sodass auch im Wachzustand Theta- und Delta-Wellen auftreten können.

Spontan-EEG. Das Spontan-EEG zeigt die Potenzialschwankungen, die ohne einen Einfluss von außen im Wachzustand zu messen sind.

Meist sitzt man ganz entspannt im Labor, vielleicht träumt man ab und zu, oder denkt über etwas nach. So können also verschiedene Wellen vorkommen: Beta-, Alpha-, aber auch Alphablockaden, Sägezahnwellen, K-Komplexe (**Tab. 1.1**).

Evozierte Potenziale. Bei den evozierten Potenzialen (= ereigniskorrelierte Potenziale, EKP) handelt es sich um eine elektrische Veränderung, die durch einen Reiz ausgelöst (= evoziert) wird. Evozierte Potenziale sind nicht direkt zu beobachten. Sie müssen durch **Mittelungstechniken** sichtbar gemacht werden. Um ein EKP zu ermitteln, werden in einer Vielzahl von Durchgängen Potenziale auf dieselbe Weise ausgelöst und die entstandenen EEG-Muster übereinander gelegt. Die in beide Richtungen ausschlagenden Potenzialschwankungen der ständig vorhandenen EEG-

Tabelle 1.1 Frequenzbänder des EEG

Wellenmuster	Frequenz	Zustand des Hirns
Beta-Wellen (β-Wellen)	24 Hz	aufmerksamer Wachzustand, Konzentration
Alpha-Wellen (α-Wellen)	12 Hz	entspannter Wachzustand, Augen geschlossen, Einschlafstadium 0–1
Theta-Wellen (θ-Wellen), K-Komplexe, Schlafspindeln (S. 869)	6 Hz	Hier liegt das Einschlafstadium, Stadium 2 und der Leichtschlaf.
Delta-Wellen (δ-Wellen)	3 Hz	der Tiefschlaf (auch Slow-wave-sleep genannt) = Stadium 4

Biologie | Histologie | Anatomie | Chemie | Biochemie | Physik | Physiologie | Psych./Soz.

Hintergrundaktivität (Spontan-EEG, auch „Rauschen") mitteln sich hierbei gegenseitig aus, werden also weggefiltert und man erhält das evozierte Potenzial.

Man unterscheidet visuell evozierte Potenziale (**VEP**), akustisch evozierte Potenziale (**AEP**) und somatisch evozierte Potenziale (**SEP**).

Zu den bekanntesten EP gehören CNV (Contingent Negative Variation) und der p300-Komplex.

– **CNV (Contingent Negative Variation):** Die CNV wird auch als **Bereitschaftspotenzial** bezeichnet. Es handelt sich hier um ein bestimmtes charakteristisches Hirnwellenmuster. Wellen im EEG werden mit P = positiv und N = negativ beschrieben. Wenn man eine CNV evozieren will, geht man üblicherweise so vor, dass man einen Reiz darbietet, auf den die Versuchsperson mit einem motorischen Reiz reagieren muss. Wird also ein Reiz dargeboten (Alarmreiz), so sieht man noch bevor die Versuchsperson reagiert, eine Negativierung im EEG. Diese wird als CNV oder Bereitschaftspotenzial interpretiert. Die CNV entsteht zwischen 1–2 Sekunden nach dem Alarmreiz, der auch manchmal als imperativer Reiz beschrieben wird. Die CNV entsteht im Vergleich zu anderen EKP langsam und gehört zu den **langsamen Hirnpotenzialen**.

– **P300:** Diese Potenzialschwankung interessiert vor allem bei Untersuchungen von **Aufmerksamkeitsprozessen**. Das typische Paradigma ist das „**Odd-ball-Paradigma**": Es wird eine Reihe gleicher Töne dargeboten, in die ab und zu ein abweichender Ton eingestreut wird, auf den reagiert werden muss. 300 Millisekunden nach dem Entdecken des relevanten Reizes zeigt sich eine positive Potenzialverschiebung: die P300.

> **Merke**
>
> Im Allgemeinen kann man sich merken, dass eine Negativierung im EEG ein Indikator für eine kortikale Mobilisierung ist und eine Positivierung auf eine Deaktivierung hinweist.
>
> CNV und P300 finden sich nicht im Spontan-EEG!

Aktivation und Bewusstsein

Mit Aktivation oder Aktivierung ist eine generelle Erregung des Organismus gemeint. Der Mensch wird „wach" und aktiv, um effektiv handeln zu können. Meist wird diese Wachheit (arousal) durch einen Reiz verursacht, der eine Orientierungsreaktion auslöst.

Aktivierung und Orientierungsreaktion. Jeder von außen kommende Reiz kann eine Orientierungsreaktion auslösen. Die Orientierungsreaktion verändert das Aktivierungsniveau des gesamten Organismus und versetzt ihn so in die Lage, Reize, die für ihn bedeutsam sein könnten, zu erfassen und auf sie reagieren zu können.

> **Merke**
>
> Die Orientierungsreaktion besteht in einer Hinwendung zum Reiz. Sie richtet die Aufmerksamkeit auf Reize, die neu und unerwartet sind.

Ein Beispiel: Ein unerwarteter akustischer Reiz mittlerer Intensität – zum Beispiel das Klatschen in die Hände – führt zu einer Drehung des Kopfes oder des gesamten Körpers in Richtung der Reizquelle (motorische Hinwendung). Wurden andere motorische Aktivitäten durchgeführt, werden sie währenddessen unterbrochen. Neben der motorischen Hinwendung geht die Orientierungsreaktion noch mit einer ganzen Reihe anderer Veränderungen der unterschiedlichsten Systeme einher:

Zentral nervös ist eine EEG-Wellen-Desynchronisation zu beobachten. Die Wahrnehmungsschwellen der angesprochenen Sinnesmodalität sinken. Im ZNS erfolgt eine Vasodilatation. Auf vegetativer Ebene kommt es zu einer Erhöhung der Sympathikusaktivität. Daraus folgt eine Erhöhung des Blutdrucks, periphere Vasokonstriktion, Respirationssteigerung, Tonuserhöhung der Skelettmuskulatur, Schwitzen (Abnahme des Hautwiderstands), einer Zunahme der Lidschlagfrequenz, einem Anstieg der Herzfrequenz (beachte: kurz nach einem akustischen Reiz sinkt die Herzfrequenz zunächst ab und steigt dann erst an!). Es werden vermehrt Katecholamine (z.B. Adrenalin, Noradrenalin) und andere Hormone ausgeschüttet.

Alle diese Funktionen sind Anzeichen einer erhöhten Aufmerksamkeit. Subjektiv wird dieser Zustand als Anspannung oder Wachheit erlebt.

Aktivierung und Leistung. Die psychologische Forschung hat herausgefunden, dass die Leistung sinkt, wenn die Aktivierung zu hoch ist. Den Zusammenhang zwischen Leistung und Aktivierung beschreibt die **Yerkes-Dodson-Regel:** Leistung und Aktivierung stehen in einer umgekehrt U-förmigen Beziehung (**Abb. 1.1**).

Das bedeutet, dass eine mittlere Aktivierung zu einer optimalen Leistung führt. Dies kann man sich gut an einer Prüfung vorstellen, vor der man ein bisschen Lampenfieber hat. Ein wenig Prüfungsangst, mittlere Aktivierung, ist gut, denn dann strengt man sich an, gibt sein Bestes. Wenn die Aufgaben zu schwer sind, dann verschiebt sich die Kurve leicht. Bei sehr schweren Aufgaben ist eine geringere Aktivierung am besten, also weniger Prüfungsangst. Wenn die Aufgaben zu leicht sind, dann braucht

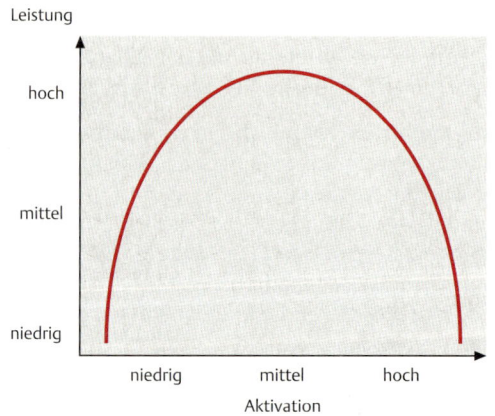

Abb. 1.1 Yerkes-Dodson-Gesetz bei mittelschweren Aufgaben.

man ein hohes Aktivationsniveau, um die Aufgaben zu lösen. Wenn es also zu leicht ist, dann löst die Prüfung gar keine Angst mehr aus und man wägt sich so sicher, dass man sich keine Mühe mehr gibt.

> **Merke**
>
> Das Optimum liegt in der Mitte.

Habituation und Defensivreaktion. Mit zunehmender Wiederholung des gleichen Reizes, ohne dass eine Konsequenz folgt (z.B. wiederholtes In-die-Hände-Klatschen), wird die Intensität der Orientierungsreaktion schwächer. Man spricht von **Habituation** oder Gewöhnung. Die Habituation wird auch als nicht assoziative Lernform bezeichnet (S. 872).
Eine **Defensivreaktion** ist das genaue Gegenteil einer Orientierungsreaktion. Bei einer Defensivreaktion wendet man sich von dem schädigenden Reiz weg. Es kann eine Abwendung in Form einer Flucht erfolgen oder ein Angriff, Kampf, um den schädigenden Reiz zu beseitigen. Subjektiv wird die Defensivreaktion als Erschrecken erlebt.

Adaptation. Während bei der Habituation ein ständig gleicher Reiz, der im Gehirn ankommt, ausgeblendet wird, bis er nicht mehr wahrgenommen wird, findet die Adaptation (Anpassung) auf der Ebene der Rezeptoren statt. Die Reizschwelle des Rezeptors wird durch einen konstant vorhandenen Reiz (z.B. ständiger Lärm oder ein bestimmter Geruch) so weit erhöht, dass kein Aktionspotenzial mehr ausgelöst wird und der Reiz erst gar nicht bis ins Gehirn weitergeleitet wird.

Schlaf

Siehe Physiologie ab S. 869

Schmerz

Der Schmerz ist eine Erfahrung, die sich aus mehreren Komponenten zusammensetzt. Schmerz ist ein Alarmsignal für den Organismus. Er signalisiert eine Schädigung des Organismus und besitzt somit eine lebenswichtige Funktion.
Schmerzen können nach ihrer Dauer und nach ihrer Qualität unterschieden werden.

Akute Schmerzen. Bei akuten Schmerzen sind die Auslöser (z.B. Verletzungen) meist direkt erkennbar. Der Schmerz tritt für einige Sekunden bis höchstens einige Wochen auf, ist gut lokalisierbar und mit erhöhter vegetativer Aktivierung verbunden.

Chronische Schmerzen. Sie dauern länger an, betreffen meist größere Körperareale und führen häufig zu psychischen Beeinträchtigungen wie Angst, Depressivität, Verzweiflung oder Aggressivität.

> **Merke**
>
> Von chronischem Schmerz spricht man, wenn Schmerzen für mindestens sechs Monate entweder andauernd oder wiederkehrend auftreten.

Chronische Schmerzen entstehen, weil sensorische Nervenzellen genauso lernfähig sind wie das Großhirn. Besonders starke oder lang andauernde Schmerzreize verändern – biochemisch nachweisbar – die Aktivität von Nervenzellen. Die Neuronen im Rückenmark reagieren zukünftig empfindlicher, registrieren Reize geringer Intensität (z.B. Druck, Wärme) als Schmerzimpulse und leiten sie an das Gehirn weiter: Der Schmerz hat eine Gedächtnisspur ausgebildet, man spricht von einem **Schmerzgedächtnis**. Da der für den Organismus bedrohliche Auslöser fehlt, hat der chronische Schmerz auch nicht mehr die Funktion eines Warnsignals.

– **Oberflächenschmerz:** Eine Verletzung der Körperoberfläche wie Schnitt- oder Brandwunden verursacht Oberflächenschmerz, der als hell, stechend oder brennend und als gut lokalisierbar erlebt wird.
– **Tiefenschmerz:** Beispiele für Tiefenschmerzen sind Zahn- oder Magenschmerzen, die eine bohrende, dumpfe Qualität haben. Sie sind schlecht lokalisierbar, der Schmerz strahlt aus.
– **Phantomschmerz:** Hierbei handelt es sich um eine besondere Form des Schmerzes, da der Ort der Empfindung fehlt. Ungefähr die Hälfte der Patienten nach Bein- oder Armamputation haben Empfindungen in den Gliedmaßen, die real nicht mehr vorhanden sind. Dennoch werden die verlorenen Extremitäten so deutlich wahrgenommen, als gäbe es sie tatsächlich. Die im Phantomglied auftretenden Schmerzen heißen Phantomschmerzen und werden durch eine Reizung der Nerven im Stumpf erklärt, die die Signale in den somatosensorischen Kortex weiterleiten. Schmerzen in Phantomfingern und -zehen werden häufig als Krampf oder brennender Schmerz beschrieben.

Komponenten des Schmerzes. Die Schmerzerfahrung und auch die Schmerzverarbeitung setzt sich aus fünf Komponenten zusammen.
– **Sensorische Komponente.** Sie umfasst die Erregung der Nozizeptoren und die Weiterleitung über Schmerzfasern über das Rückenmark und den Hirnstamm zum Kortex. Die schnellleitenden A-Delta-Schmerzfasern leiten den Oberflächenschmerz, die langsameren C-Schmerzfasern den Tiefenschmerz. Ziel ist das Kortexgebiet der Somatosensorik – der Gyrus postcentralis im Parietallappen.
– **Kognitive Komponente.** Sie beschreibt die Bewertung des Schmerzerlebens. Je nach unseren Vorerfahrungen oder Annahmen, Befürchtungen, erleben wir die Schmerzinformation der Nozizeptoren anders. Wenn wir beispielsweise „glauben", dass der Schmerz schnell vorübergeht und es keine nachhaltigen Schäden gibt, nehmen wir ihn als schwächer wahr.

> **Merke**
>
> Die kognitive Komponente beschreibt Vorgänge, die in unserem Kopf ablaufen (kognitiv – Kopf). Immer wenn jemand darüber nachdenkt, ob der Schmerz eine große Gefahr bedeutet, oder wenn er sich selbst vom Gegenteil überzeugt, dann sind das kognitive Operationen.

Biologie
Histologie
Anatomie
Chemie
Biochemie
Physik
Physiologie
Psych./Soz.

- **Affektive Komponente** beschreibt das Gefühl, das mit dem Schmerz einhergeht. Wenn der Patient Angst spürt oder wütend oder verzweifelt ist, so sind dies affektive Ausdrücke.
Schmerzen und Emotionen können sich in einem Teufelskreis gegenseitig aufschaukeln. So führen starke Schmerzen zu einer stärkeren Angst, die wiederum dazu führt, dass der Schmerz stärker wahrgenommen wird usw.
- **Vegetative Komponente:** Bei akutem Schmerz kommt es automatisch zur Anregung des vegetativen Nervensystems. Die körperliche Aktivierung gleicht einer Stressreaktion.
- Die **motorische** oder auch **Verhaltenskomponente** des Schmerzes beschreibt die Schutzreaktionen des Individuums. Schutzreflexe, Sichwegdrehen, aber auch mimische Reaktionen gehören hierzu.

Krankheitsmodelle des Schmerzes. Es gibt verschiedene Modelle, die das Zusammenwirken der oben genannten fünf Komponenten des Schmerzes beschreiben.
- **Biopsychosoziales Modell des Schmerzes.** Dieses Krankheitsmodell besagt, dass biologische, soziale und psychologische Faktoren bei der Entstehung des Schmerzes zusammenwirken. Der Anstoß zu dieser multifaktoriellen Sichtweise kommt u. a. von dem **Gate-Control-Modell**. Es besagt, dass der nozizeptive Input auf dem Weg zum ZNS auf der Höhe des Rückenmarks zum ersten Mal verarbeitet wird. In den Hinterhörnern des Rückenmarks gibt es neuronale Mechanismen, die als „Tor" (Gate) dienen und überwachen, wie viel des peripheren nozizeptiven Inputs zum ZNS, in dem dann die eigentliche Schmerzwahrnehmung stattfindet, „durchgelassen" wird (Control). Die Modulation der sensorischen Übertragung durch das Tor hängt zum einen vom Verhältnis der Aktivität afferenter dicker nicht nozizeptiver und dünner nozizeptiver Fasern ab: Die Erregung dicker Fasern „schließt das Tor", die Erregung dünner Fasern „öffnet das Tor". Zum anderen wird das Tor durch efferente Fasern modifiziert: absteigende zentrale Einflüsse wie Kognitionen und Emotionen können die Weiterleitung des Schmerzes blockieren.

> **Merke** Kognitionen und Emotionen aktivieren neuronale Schaltkreise im Rückenmark und modulieren so die von der Peripherie einlaufenden Schmerzsignale.

- **Lerntheoretisches Schmerzmodell.** Hier wird davon ausgegangen, dass die Empfindung von Schmerz eine positive Konsequenz hat (sekundärer Krankheitsgewinn), sodass er lerntheoretisch operant aufrechterhalten wird (S. 872).

Messung von Schmerzen. Die Messung von Schmerzen bezeichnet man als Algesimetrie. Hierbei unterscheidet man die subjektive und die experimentelle Algesimetrie. Bei der **subjektiven Algesimetrie** beurteilen die Patienten meist in Form von Fragebogen ihre Schmerzen. Dabei können sie meist zwischen „gar kein Schmerz", bis „sehr viel Schmerz" oder in Qualitäten wie „stechend, pochend..." (sensorische Komponente) wählen.

Bei der **experimentellen Algesimetrie** wird versucht, objektive, qualitativ unterscheidbare Schmerzreize mit subjektivem Empfinden in Zusammenhang zu bringen. Hierzu werden Schmerzreize unterschiedlicher Intensität vorgegeben und die Empfindung durch evozierte Potenziale oder vegetative Reaktionen gemessen.

Bestimmung von Schmerzschwelle und Schmerztoleranz. Die Schmerzschwelle ist dann erreicht, wenn ein elektrisch, thermisch oder mechanisch gegebener Reiz zu einer subjektiv unangenehmen Empfindung wird.
Bei einem klassischen Experiment zur Bestimmung der Schmerztoleranz hält die Versuchsperson ihren Arm in Eiswasser, bis sie es vor Schmerz nicht mehr aushält und ihn herausziehen muss. Hier ist der Schmerz nicht mehr tolerierbar. Das Maß für diese Schmerztoleranz kann durch die Reaktionszeit ausgedrückt werden.

> **Merke** Zwischen Schmerztoleranz und Schmerzschwelle sind große Unterschiede. Schmerz nimmt man wahr, lange bevor er unaushaltbar wird.

Soziale und psychologische Einflussfaktoren auf das Schmerzerleben. Die Schmerzempfindung spiegelt nicht immer das Ausmaß der Gewebeschädigung wider. Menschen empfinden z. B. weniger Schmerzen, wenn sie das Gefühl von subjektiver Kontrolle haben (**internale Kontrollüberzeugung**). Weitere Einflüsse sind die **kognitiven Bewertungen** über Dauer und Ausmaß. Man weiß im späteren Erwachsenenleben, dass nicht jeder Schmerz eine „Katastrophe" bedeutet. Diese Erfahrung ist möglicherweise auch der Grund dafür, dass die Schmerzintensität im Alter abnimmt. So sinkt der Schmerz bei Hoffnung und steigt bei starker Angst oder Depression an. Einen Einfluss haben ebenfalls soziale und ethnische Normen. Es gibt Bevölkerungsgruppen, die Schmerzen nicht zeigen und auch nicht so stark wahrnehmen wie andere.

1.2.3 Psychodynamische Modelle

Die Psychoanalyse, auch **psychodynamisches Modell** genannt, wurde von dem Wiener Arzt Sigmund Freud (1856–1919) entwickelt. Freud lehnt sich bei seiner Theorie, die er aus klinischen Beobachtungen ableitete, an die sich damals gerade neu etablierende Thermodynamik an. Er geht von einer Energie aus, die uns zum Handeln motiviert. Diese Energie muss, wie in der Thermodynamik auch, gelenkt oder entladen werden.
Freud entwickelte zwei Modelle der menschlichen Psyche; das **topografische Modell** und das **Strukturmodell**.

Topografisches Modell

Dieses Modell beschreibt den Ort (griech. topos = Ort) der psychischen Vorgänge. Die psychischen Vorgänge können im **Bewussten**, **Vorbewussten** und **Unbewussten** ablaufen.

Biologie | Histologie | Anatomie | Chemie | Biochemie | Physik | Physiologie | Psych./Soz.

Der bewusste Anteil besteht aus dem, was uns unmittelbar zugängig ist, also dem, was wir gerade denken.

Das Vorbewusste besteht aus automatisierten Handlungen, also Dingen, über die wir uns im Klaren sind, die unserem Bewussten zugängig sind, aber die ohne unsere Kontrolle ablaufen, wie das Schreiben, das Autofahren ...

Im Unbewussten sind alle seelischen Inhalte angesiedelt, die uns nicht unmittelbar zugänglich sind. Dies sind nach Freud vor allem sexuelle oder aggressive Triebwünsche. Diese unbewussten Anteile sind es aber, die uns zum alltäglichen Handeln motivieren. Denn wir handeln nur, um unsere Triebwünsche befriedigen zu können.

Strukturmodell

Später differenzierte Freud sein Modell der Psyche mehr und entwickelte das Strukturmodell. Hier geht er davon aus, dass die Persönlichkeit sich aus den **drei Instanzen Es, Ich und Über-Ich** zusammensetzt, die sich in einem dynamischen Gleichgewicht befinden.

Es. Das Es ist von Geburt an vorhanden. Es ist der primitive Teil unserer Persönlichkeit. Das Es ist die Quelle unserer Triebwünsche. Freud postulierte zwei Triebe. Den Sexualtrieb (Libido) und den Aggressions- oder Todestrieb (Tanatos). Beide streben nach Befriedigung. Das Es will seine Lust (Triebwünsche) immer unmittelbar befriedigen. Es ist vollkommen unbewusst.

Über-Ich. Das Über-Ich ist der Sitz unserer Moral- und Idealvorstellungen. Es entwickelt sich zum Ende der ödipalen Phase (siehe Persönlichkeitsentwicklung). Das Über-Ich ist auch unbewusst. Wir bemerken es nur in Form unseres schlechten Gewissens.

Ich. Das Ich ist als einzige Instanz bewusst. Das Ich versucht immer zwischen den Bedürfnissen des Es, den Ansprüchen des Über-Ich und den Umweltgegebenheiten zu vermitteln. Es ist dein Ich, das im Augenblick bewusst diese Worte liest, der Wunsch, lieber in die Stadt zu gehen, um dich mit deinen Freunden zu treffen, entspringt dem Bedürfnis des Es, seine Lust zu befriedigen. Der Grund dafür, dass du nicht nachgibst, sondern weiterliest, ist dein Über-Ich, das dir ein schlechtes Gewissen machen würde. Das Ich wird den passenden Ausgleich finden, und vielleicht hörst du deswegen im Hintergrund zur Entspannung gerade Musik.

Abwehrmechanismen

Nun kann es dazu kommen, dass die Bedürfnisse des Es so stark werden, dass es dem Ich nicht mehr gelingt, einen Kompromiss zu finden. Damit die Es-Impulse nicht ins Bewusstsein dringen und die Kontrolle übernehmen können, setzt das Ich **Abwehrmechanismen** ein.

Abwehrmechanismen gehören zum alltäglichen Erleben und werden erst dann pathologisch, wenn sie zu häufig und zu starr eingesetzt werden, um Es-Impulse in Schach zu halten.

> **Merke** Auch wenn das Ich bewusst ist, bemerken wir die Abwehrmechanismen nicht. Sie dienen ja dazu, unbewusste Wünsche auch unbewusst zu lassen.

Verdrängung. Für Freud war Verdrängung der wichtigste Abwehrmechanismus. Beim Prozess der Verdrängung werden schmerzhafte oder bedrohliche Erfahrungen oder Wünsche vom Bewusstsein ausgeschlossen. Meist sind dies schamhafte oder unerlaubte Gedanken oder Wünsche. Verdrängung aus analytischer Sicht liegt dann vor, wenn wir uns an zurückliegende traumatische Erlebnisse nicht mehr erinnern können. So haben manche Opfer von Unfällen oder Naturkatastrophen fast alles vergessen, was sie währenddessen erlebt haben.

Verleugnung ist das Nicht-Wahrhaben-Wollen momentaner realer Bedrohungen ("Was ich nicht weiß, macht mich nicht heiß.").

Projektion. Bei der Projektion werden innere Konflikte oder Wünsche auf die Umwelt projiziert. So gibt der Patient an, sehr friedliebend zu sein, da er seine aggressiven Impulse verdrängt, behauptet aber, gemobbt zu werden.

Verschiebung. Bei der Verschiebung werden Es-Impulse, die in einer Situation nicht ausgelebt werden können, auf eine ungefährlichere Situation übertragen. Meist handelt es sich dabei um aggressive aufgestaute Gefühle. So kann man möglicherweise nicht aggressiv reagieren, wenn der Chef einem noch mehr Arbeit zu tun gibt. Der aggressive Impuls, der eigentlich dem Chef gilt, wird später am Partner abreagiert.

> **Merke** Bei der Verschiebung müssen immer mindestens zwei Personen beteiligt sein, eine, die das unangenehme Gefühl auslöst und eine andere, an der es abreagiert wird. Dadurch unterscheidet sich die Verschiebung von der Projektion, bei der ich einfach meine Gefühle jemand anderem anlaste.

Reaktionsbildung. Bei der Reaktionsbildung wird genau das Gegenteil von dem getan, wozu der Es-Impuls veranlassen will. So könnte ein Mann, der sehr aggressive Impulse hat, ein pazifistisches Verhalten an den Tag legen.

Isolierung. Bei der Isolierung trennt eine Person den sachlichen Gehalt eines Themas oder einer Situation von der belastenden emotionalen Bewertung. Dieser Abwehrmechanismus wird zum Beispiel von einem Patienten eingesetzt, der sich rein sachlich mit einer schweren Erkrankung auseinandersetzt, ohne seine Angst oder Trauer bewusst wahrzunehmen.

Die Rationalisierung ist das bewusste, logische Begründen eines Verhaltens, das einem Es-Impuls entspringt. So könnte ein Patient seinen Wutausbruch im Nachhinein damit rationalisieren, dass die Sprechstundenhilfe ihn zu lange warten ließ. Die Begründung, dass man eine Zigarette deshalb raucht, weil sie entspannt, ist ebenfalls eine derartige Rationalisierung.

Biologie

Histologie

Anatomie

Chemie

Biochemie

Physik

Physiologie

Psych./Soz.

Die Konversion ist eine Abwehrstrategie, bei der die Energie eines psychischen Konflikts in ein körperliches Symptom umgelenkt wird. Denn es scheint leichter zu sein, ein körperliches Symptom zu entwickeln, als den innerpsychischen Konflikt bewusst werden zu lassen, da dieser als zu traumatisch angesehen wird.

Nach diesem Abwehrmechanismus ist die so genannte **Konversionsstörung** benannt, bei der für eine körperliche Symptomatik keine organische Ursache vorliegt. Beispielsweise haben diese Patienten Lähmungserscheinungen in den Armen oder Beinen oder sensorielle Ausfälle wie psychogene Blindheit, ohne dass das Nervensystem geschädigt wäre.

Die Sublimierung ist ein Abwehrmechanismus, bei dem Es-Impulse in kulturelle oder gesellschaftlich förderliche Tätigkeiten umgesetzt werden. So kann jemand mit einem aggressiven Impuls Chirurg werden, um seinen Trieb so zu entladen. Die Sublimierung ist nach Freud der Grund für die menschliche Entwicklung, denn er kommt bei jedem Menschen im Laufe der psychosexuellen Entwicklung vor (siehe unten).

Entwicklung psychischer Störungen

Aus Sicht der Analyse entsteht eine Störung durch einen **Konflikt der Persönlichkeitsinstanzen**, der nicht mehr vom Individuum allein zu lösen ist. Der Grund für diesen Konflikt liegt nach der traditionellen Analyse immer in einem Trauma aus der Kindheit begründet. So kann es beispielsweise sein, dass das Es ein nicht akzeptables, sexuelles Bedürfnis in der Kindheit verspürt hat, das es nicht stillen kann, ohne eine extreme Bestrafung durch das Über-Ich zu fürchten. In diesem Fall funktionieren die üblichen Abwehrmechanismen nicht mehr genügend. Um dem Trieb die Energie zu entziehen, produziert das Ich Angst, die sich dann in Form einer Phobie äußert.

> **Merke**
> Nach analytischer Auffassung ist das Symptom einer psychischen Störung nur ein Ausdruck eines unbewussten psychischen Konflikts zwischen den Persönlichkeitsinstanzen, der erst bewusst gemacht werden muss.

Primärer und sekundärer Krankheitsgewinn

Die Entwicklung eines Symptoms hat für den Patienten auch „Vorteile". Zum einen reduziert das Symptom wie ein Ventil die Spannung des unbewussten Konflikts (**primärer Krankheitsgewinn**) und zum anderen bekommt der Patient auch Zuwendung oder erfährt Entlastung (**sekundärer Krankheitsgewinn**).

(Dis-)Simulation und Aggravation

Der Mensch ist in der Lage, die Vor- und Nachteile des Krank-Seins bewusst zu reflektieren. So kann er auch die Krankheit zu seinem Vorteil nutzen. Er kann Symptome vortäuschen (simulieren), z.B. um krank geschrieben zu werden. Er kann auch bestehende Symptome stärker dar-

stellen. Dies nennt man **Aggravation** (Übertreiben bestehender Symptome).

Wenn ein Symptom geleugnet wird, so spricht man von **Dissimulation.**

1.2.4 Sozialpsychologische Modelle

Sozialpsychologische Modelle gehen von folgender Annahme aus: Ob ein Mensch krank oder gesund ist, hängt nicht nur von der körperlichen Verfassung ab, sie hängt ebenfalls von der psychischen Verfassung des jeweiligen Menschen, von seiner Sichtweise die Krankheit betreffend und von seinen sozialen Einflüssen wie dem Status ab.

Es gibt viele soziale Faktoren, die einen Einfluss auf unsere Krankheit und Gesundheit haben.

Normen

Normen sind in der Gesellschaft verankerte Regelsysteme, die das Verhalten der Gesellschaftsmitglieder vorschreiben. Wenn eine Person normabweichendes Verhalten (**Devianz**) zeigt, wird sie bestraft, das Verhalten wird sanktioniert.

Primäre und sekundäre Devianz. Häufig tritt normabweichendes Verhalten zunächst zufällig oder ungewollt auf, z.B. bei einem Jugendlichen, der das erste Mal verbotene Drogen konsumiert. Die primäre Devianz besteht hier im ursprünglich abweichenden Verhalten. Sekundäre Devianz ist das abweichende Verhalten als Folge gesellschaftlicher Etikettierung. Wird also der Jugendliche wie ein Junkie behandelt, so wird ihn dies veranlassen, weiter Drogen zu nehmen.

Soziale Rollen

Eine soziale Rolle besteht aus Verhaltens- und Denkweisen und Erwartungen, die an den Inhaber einer bestimmten sozialen Position gestellt werden. Gemeint ist damit, dass wir uns unterschiedlich verhalten, je nachdem, in welchem sozialen Kontext wir uns gerade befinden. Wir denken, fühlen und verhalten uns im Beruf anders als abends mit den besten Freunden.

Rollen werden durch die Erwartungen der Gesellschaft bestimmt. Sie sind meist schriftlich fixiert wie beispielsweise die Erwartungen an die Rolle des Arztes. Diese **formellen Rollenerwartungen** leiten sich meist aus Normen ab. Wenn ein Individuum auf einer bestimmten sozialen Position die Rollenerwartungen der Gesellschaft übernimmt, spricht man von **Rollenidentifikation**. Widersetzt sich jemand, der eine bestimmte Rolle innehat, den Rollenerwartungen, so spricht man von Rollendistanz.

Von **informellen Rollenerwartungen** spricht man, wenn eine Person durch ihr eigenes Verhalten Erwartungen im sozialen Umfeld auslöst. So wird an eine hilfsbereite Person auch irgendwann die Erwartung der Hilfsbereitschaft gestellt.

Arztrolle nach Parsons. Parsons fasste die Rollenerwartungen an einen Arzt wie folgt zusammen: Die affektive

Biologie | Histologie | Anatomie | Chemie | Biochemie | Physik | Physiologie | Psych./Soz.

Neutralität besagt, dass der Arzt seine Patienten unabhängig von Gefühlen wie Zu- oder Abneigung behandeln soll. Universale oder Kollektivitätsorientierung meint, dass jede Person nach gleichen Grundsätzen ärztlicher Kunst behandelt werden soll, egal, ob Arm oder Reich.

Dabei soll der Arzt die Erwartung der funktionalen Spezifität wahren, also sich nur auf das ärztliche Handeln beschränken und nichts anderes tun, als z. B. nebenbei ein Produkt verkaufen.

Die Erwartung des Altruismus besagt, dass er dabei uneigennützig sein soll.

Und schließlich soll er Kompetenz zeigen, um richtig handeln zu können.

Krankenrolle nach Parsons. Wie für den Arzt, formulierte Parsons auch für den Patienten Rollenerwartungen, die er aus den Normen und somit aus den Erwartungen der Gesellschaft ableitete.

Demnach ist der Kranke von sozialen Normen befreit. Er wird für seine Krankheit nicht verantwortlich gemacht, er muss sich dem behandelnden Arzt gegenüber kooperativ verhalten (Compliance).

Und schließlich muss er schnell wieder gesund werden (genesen).

Intra- und Interrollenkonflikt. Rollenkonflikte können dann entstehen, wenn unterschiedliche Erwartungen an eine Person gestellt werden. Es werden Intrarollenkonflikte und Interrollenkonflikte unterschieden.

– Ein **Intrarollenkonflikt** liegt dann vor, wenn an ein und dieselbe Rolle unterschiedliche Erwartungen gestellt werden, die nicht miteinander in Einklang zu bringen sind. Ein Beispiel hierfür könnte sein, eine Krankenpflegeschülerin wird von der Sichtweise geleitet, dass sie ihrer Rolle nur dann gerecht wird, wenn sie sehr gründlich arbeitet und ebenso viel Zeit für die Pflege wie für die Beziehungspflege und auch für die Aktivierung der alten Menschen aufbringt. Ihr Chef hingegen stellt möglicherweise eine Erwartung an sie, die besagt, dass sie rasch die medizinische Grundversorgung erledigen soll, um mehr Bewohner in kürzerer Zeit zu pflegen. Diese unterschiedlichen Erwartungen sind nicht miteinander vereinbar!

– Ein **Interrollenkonflikt** liegt dann vor, wenn sich mehrere Rollen, die wir zur selben Zeit innehaben, gegenseitig ausschließen. Ein häufiger Interrollenkonflikt tritt bei allein erziehenden Elternteilen auf, die gleichzeitig für ihr Kind da sein möchten und trotzdem in ihrem Beruf eine bestimmte Rolle belegen müssen, die ihnen nicht so viel Zeit für ihr Kind lässt, wie sie gerne hätten.

Rollenkonflikte können wie auch normabweichendes Verhalten Stress und damit Krankheiten auslösen.

Rollentransfer. Manchmal kommt es vor, dass wir die Verhaltensweisen, die sich in einer Rolle gut bewährt haben, in eine andere Rolle übertragen (**interner Rollentransfer**). So kann es z. B. passieren, dass eine Krankenschwester, die im beruflichen Alltag dem Patienten helfen und ihn pfle-gen soll, diese Verhaltensweise auch zuhause auf ihren Partner überträgt.

Häufig ist es aber auch so, dass andere von einer Rolle, die ein Mensch einnimmt, darauf schließen, wie sich dieser Mensch in anderen Rollen verhalten soll (**externer Rollentransfer**). Dies geschieht beispielsweise dann, wenn Freunde und Bekannte eine Krankenschwester um eine Diagnose für ihre Krankheiten bitten.

Rollensequenz. Wir spielen im Laufe unseres Lebens viele verschiedene Rollen, die zueinander in einer zeitlichen Beziehung (einer Reihenfolge) stehen. Abfolge verschiedener Rollen in einer Entwicklungsreihe nennt man **Rollensequenz.** Wir werden z. B. geboren, sind Kinder, Jugendliche, junge Erwachsene, werden älter, gründen eine Familie, bis wir schließlich alt werden und sterben.

Einstellungen

Einstellungen bestehen aus einer **affektiven** und einer **kognitiven** Komponente. Die Einstellung „Prüfungen müssten abgeschafft werden" beinhaltet ein Gefühl (Ärger, Ängstlichkeit...) und einen Gedanken („Ich finde Prüfungen blöd, müssen abgeschafft werden.").

Einstellungen beeinflussen das mit diesem Gegenstand oder dieser Situation verbundene Verhalten. Einstellungen haben einen Einfluss auf die Gesundheit, denn jemand, der gesundheitsbewusst lebt, wird sehr wahrscheinlich auch gesündere Nahrung zu sich nehmen und damit das Krankheitsrisiko herabsetzen. Der Zusammenhang von Einstellung und Verhalten wird in der Theorie der kognitiven Dissonanz (Festinger 1957) beschrieben.

Theorie der kognitiven Dissonanz

Menschen streben ein Gleichgewicht ihres kognitiven Systems an. Unter Kognitionen versteht man dabei Meinungen, Glaubensweisen, Wissenseinheiten etc. (allgemein: Bewusstseinsprozesse).

Das heißt, dass Menschen ihr Verhalten sinnvoll begründen müssen, um sich wohl zu fühlen. Wenn Kognitionen untereinander im Zusammenhang stehen, dann können sie entweder **konsonant** sein, also sich gegenseitig ergänzen, oder **dissonant** sein, also sich gegenseitig ausschließen. Ein klassisches Beispiel ist das Rauchen. „Ich möchte rauchen" (Kognition 1). „Rauchen ist schädlich" (Kognition 2). Diese schließen sich gegenseitig aus, erzeugen Dissonanz.

Dissonanzreduktion. Kognitive Dissonanz führt beim Menschen zur Motivation oder zum Druck, die entstandene Dissonanz zu reduzieren. Diese Reduktion kann auf verschiedene Weise durch Veränderung des kognitiven Systems erfolgen:

– **Addition** (Hinzufügen) neuer konsonanter Kognitionen
– **Subtraktion** (Abziehen) dissonanter Kognitionen (Ignorieren, Vergessen, Verdrängen)
– **Substitution** (Ersetzen) von Kognitionen

Biologie

Histologie

Anatomie

Chemie

Biochemie

Physik

Physiologie

Psych./Soz.

Soziale Risiko- und Schutzfaktoren

Hier sind nicht die Einstellungen des einzelnen Individuums die Einflussfaktoren, sondern die soziale Umgebung. Eine wichtige Einflussgröße auf die Gesundheit ist die **soziale Unterstützung** (social support). Mit sozialer Unterstützung sind emotionaler Rückhalt (Anteilnahme und Zuwendung), aber auch die Weitergabe von Wissen oder instrumenteller (direkter) Hilfe gemeint. Ebenso gehört **materielle Unterstützung** dazu. Soziale Unterstützung wird auch als soziale Eingebundenheit oder soziales Netzwerk bezeichnet. Gute soziale Netzwerke können z. B. von Nachbarn geschaffen werden. Ein gutes soziales Netzwerk wirkt als **Puffer** gegen Stress und somit gegen Krankheiten.

> **Merke**
>
> Staatliche Unterstützung gehört nicht zu den sozialen Risiko- und Schutzfaktoren.

1.2.5 Soziologische Modelle

Soziologische Modelle gehen davon aus, dass **soziale Strukturen** wie Schichtzugehörigkeit einen Einfluss auf Gesundheit und Krankheit haben. Sie betrachten also die Gesellschaftsstruktur, die Wirtschaftsform, die Art gesellschaftlicher Kranken- und Altersvorsorge und bringen diese Faktoren in einen Zusammenhang mit der Auftretenshäufigkeit von Krankheits- und Todesursachen.

Grundannahmen soziologischer Modelle

Es gibt zwei Ansätze, diese Strukturen zu untersuchen: entweder auf globaler Ebene oder innerhalb einer Gesellschaft. Auf **globaler Ebene** vergleicht man mehrere Staaten und Wirtschaftsformen miteinander, auf der **innergesellschaftlichen Ebene** untersucht man, wie sich die unterschiedliche Teilnahme an gesellschaftlichen Ressourcen auf die Gesundheit auswirkt.

Soziostrukturelle Faktoren

Dies sind alle Elemente, die den Aufbau einer Gesellschaft betreffen. Einer der wichtigsten Faktoren ist die soziale Schichtzugehörigkeit.

Die soziale Schicht. In Deutschland hat sich immer wieder gezeigt, dass sich Angehörige der verschiedenen sozialen Schichten in ihrem Krankheits- und Gesundheitsverhalten unterscheiden.

Mitglieder unterer sozialer Schichten zeigen mehr gesundheitsgefährdendes und weniger gesundheitserhaltendes Verhalten. In den oberen Schichten ist es genau umgekehrt. Mitglieder unterer Schichten suchen weniger ärztliche Hilfe auf, befolgen die Anweisungen zur Therapie nicht so strikt und kooperieren nicht so gut mit dem behandelnden Arzt wie Mitglieder der oberen Schichten.

Diese Faktoren erklären zum Teil höhere Auftretenswahrscheinlichkeit von Krankheiten in den unteren Schichten. Beispielsweise ist der Anteil adipöser (fettleibiger) Personen in unteren sozialen Schichten deutlich höher als in der Mittel- und Oberschicht. Aber auch Rauchen und Alkoholkonsum weisen einen **sozialen Schichtgradienten** (Abnahme des betroffenen Bevölkerungsanteils bei höheren Schichten) auf. Adipositas und Rauchen gelten beispielsweise als Risikofaktoren für Herz-Kreislauf-Erkrankungen.

Dieser Erklärungsansatz wird als **Verursachungshypothese** (auch **soziogene Hypothese**) bezeichnet. Krankheits-Risiko-Faktoren sind ungleich verteilt. In den unteren Schichten gibt es mehr Risikofaktoren. Daher ist ein Mensch, der in den unteren sozialen Schichten lebt von vornherein einem höheren Krankheitsrisiko ausgesetzt.

Einen alternativen Ansatz stellt die soziale **Drifthypothese (Selektionshypothese)** dar. Ihr zufolge führt die Krankheit zu einem sozialen Abstieg. Der Kranke driftet durch die sozialen Schichten nach unten.

Diese Hypothese wurde in Studien zur sozialen Mobilität bei schizophrenen Menschen belegt. Man stellte fest, dass diese Menschen nach Ausbruch der Störung sozial abstiegen. Allerdings ist dies kein endgültiger Beweis für diese Hypothese.

> **Klinik**
>
> Nicht bei allen psychischen und physischen Krankheiten sind Angehörige unterer sozialer Schichten häufiger betroffen als Mittel- und Oberschichtangehörige. Ein Gegenbeispiel ist die **Anorexia nervosa** (Magersucht), an der überproportional viele Mädchen und Frauen aus höheren Schichten, oft Gymnasiastinnen oder Studentinnen, leiden. Dagegen findet sich bei der **Bulimia nervosa**, einer Essstörung, die mit Fressanfällen und darauf folgendem Erbrechen der Nahrung einhergeht, keinerlei Schichtgradient.

Die Erwerbstätigkeit. Studien konnten mehrfach zeigen, dass Arbeitslosigkeit einen negativen Einfluss auf die physische und psychische Gesundheit hat. Allerdings hängt der Einfluss der Arbeitslosigkeit auch vom Selbstkonzept oder der sozialen Unterstützung ab.

Doch nicht nur die Arbeitslosigkeit, sondern auch bestimmte berufliche Faktoren sowohl physischer Art (z. B. Schicht- und Schwerstarbeit) als auch psychischer Art (z. B. hohe Verantwortung, geringe Kontrolle, hoher Zeitdruck, Unsicherheit über den Arbeitsplatz) wirken sich negativ auf die Gesundheit aus.

Ökologische Faktoren

Hier geht es um alle **Umwelteinflüsse**, die über verschiedene Gesellschaften hin wirksam sind. Sie lassen sich unterteilen in die soziale Umwelt, die oben erwähnt wurden, die kulturelle Umwelt und die natürliche Umwelt.

Die kulturelle Umwelt. Die unterschiedlichen kulturellen Einflüsse bestimmen unsere Werte, wie beispielsweise den Umgang mit Schmerz. Sie bestimmen unseren Umgang mit Krankheit und Gesundheit dadurch, dass wir die Normen und Wertvorstellungen unserer Kultur übernehmen.

Die natürliche Umwelt. Die physikalischen, chemischen und biologischen Gegebenheiten unserer Umwelt bestimmen zu einem großen Ausmaß unsere Gesundheit.

Die technische Umwelt. Auch die Technik kann einen großen Einfluss haben, z.B. durch den Elektrosmog oder die Unfälle, die mit technischen Geräten zustande kommen.

Auswirkung ökonomischer und ökologischer Umweltfaktoren

Auch die wirtschaftlichen Faktoren spielen eine entscheidende Rolle bei der Gesundheitsversorgung. So werden in Deutschland die Arztkosten noch durch die gesetzliche Krankenkasse mitfinanziert, doch hier gibt es auch schon die starke Strömung zur eigenen Absicherung. In anderen Ländern, wo die staatliche Versorgung völlig fehlt, hängt es nur vom eigenen Einkommen ab, ob man sich eine gute Gesundheitsversorgung leisten kann. Der ökonomische Status führt dazu, dass die Angehörigen höherer Schichten eine bessere medizinische Versorgung erhalten.

Besonders deutlich wird die Bedeutung der verschiedenen Umweltfaktoren bei einer weltweiten Betrachtung der Gesundheitsversorgung. Ein Indikator dafür ist die **durchschnittliche Lebenserwartung**: Während in den hoch industrialisierten Staaten der Nordhalbkugel (Nordamerika, Europa) die durchschnittliche Lebenserwartung bei 78 Jahren liegt, beträgt sie in den ärmsten Entwicklungsländern im Schnitt 51 Jahre. Diese Diskrepanz ist sowohl auf ökonomische wie auch ökologische Faktoren zurückzuführen.

1.3 Methodische Grundlagen

Die Psychologie ist eine Naturwissenschaft. Sie will menschliches Erleben und Verhalten beschreiben, erklären und vorhersagen können. Dazu bedient sie sich naturwissenschaftlicher, empirischer Methoden.

1.3.1 Hypothesenbildung

Eine Hypothese ist eine Vermutung darüber, wie verschiedene Faktoren miteinander in Beziehung stehen. Will man in der Psychologie oder Soziologie etwas untersuchen, so stellt man als Erstes eine Hypothese auf, die dann wissenschaftlich bewiesen oder verworfen wird.

Hypothesenarten

Deterministische Hypothese. Die deterministische Hypothese fordert, dass eine Aussage unter bestimmten Bedingungen immer zutrifft. Es gibt keine Ausnahme: Das Leben endet immer mit dem Tod. Diese Hypothese lässt sich widerlegen, wenn man nur *eine* Aussage formulieren kann, wo sie nicht stimmt.

Probabilistische Hypothese. Eine Aussage, die nur mit einem bestimmten Wahrscheinlichkeitsgehalt zutrifft, ist eine probabilistische Hypothese. Wenn wir sagen: „angetrunkene Autofahrer bauen häufiger Unfälle" und dies ist eine probabilistische Hypothese, so wird sie nicht dadurch

widerlegt (falsifiziert), falls es doch mal ein betrunkener Autofahrer nach Hause schaffen sollte.

In der Psychologie und Soziologie werden nur probabilistische Hypothesen formuliert.

> **Merke**
> Hypothesen werden empirisch überprüft (empirisch, griech. = auf Erfahrung beruhend). Sind Hypothesen zu einem Gegenstandsbereich hinreichend überprüft – gelten sie also als gesichert – können sie ein System bilden, das als **Theorie** bezeichnet wird.

Induktives und deduktives Vorgehen. Das Generieren von Hypothesen aus theoretischen Überlegungen wird als **deduktives Vorgehen** bezeichnet. Der Begriff der Deduktion (deducere, lat. = herleiten) stammt aus der formalen Logik und meint den Schluss vom Allgemeinen zum Besonderen: Aus einer Theorie mit größerem Geltungsbereich wird eine spezielle Annahme abgeleitet.

Beim **induktiven Vorgehen** (inducere, lat. = einführen, herbeiführen) wird umgekehrt von beobachteten Gegebenheiten auf allgemeine Gesetzmäßigkeiten, also vom Besonderen auf das Allgemeine geschlossen.

Null- und Alternativhypothesen. Dies sind Hypothesenformen, die nur bei einem Experiment vorkommen. Die Nullhypothese besagt, dass sich die experimentelle Bedingung (s. u.) nicht von der Kontrollbedingung unterscheidet. Die Alternativhypothese hingegen trifft zu, wenn es einen Unterschied zwischen der experimentellen und der Kontrollbedingung gibt. Also muss bei einem Experiment immer eine der beiden Hypothesen zutreffen, während die andere falsifiziert wird.

Nun sind die meisten Hypothesen in einem psychologischen Experiment probabilistische Hypothesen. Sie treffen also nur mit einer bestimmten Wahrscheinlichkeit zu. Das Wahrscheinlichkeitsniveau, auf dem die Alternativhypothese zutrifft, wird vorher festgelegt. Meist liegt es bei 0,95. Das heißt, es wird eine Irrtumswahrscheinlichkeit von 0,05 (5 %) angenommen.

Anders gesagt: Wenn die Irrtumswahrscheinlichkeit 0,05 beträgt, und wenn die Alternativhypothese stimmt, dann ist die Wahrscheinlichkeit, die Alternativhypothese irrtümlich abzulehnen, 0,05. Dies wird auch durch die sog. Signifikanz ausgedrückt (S. 894). Bei einer Irrtumswahrscheinlichkeit von 0,05, kann man auch sagen, das Ergebnis sei auf dem 5 %-Niveau signifikant.

1.3.2 Operationalisierung

Die meisten Phänomene, mit denen sich die Sozialwissenschaften auseinandersetzen, sind nicht direkt zu beobachten. So ist Depressivität z.B. ein hypothetisches Konstrukt, da man es nicht direkt beobachten kann. Verhaltensweisen hingegen sind direkt zu beobachtende Phänomene. Einen weinenden Menschen kann man direkt beobachten, weil ihm die Tränen über das Gesicht laufen. Wenn wir also jemanden weinen sehen, und wir sagen, dieser Mensch sei depressiv, so schließen wir auf das Konstrukt

Biologie | Histologie | Anatomie | Chemie | Biochemie | Physik | Physiologie | Psych./Soz.

Depressivität. Dies kann unter Umständen auch falsch sein. Manchen Menschen laufen die Tränen über das Gesicht, obwohl sie nicht depressiv sind, sondern, weil sie gerade eine Zwiebel geschält haben.

Operationalisierung bezeichnet den Vorgang, nicht direkt beobachtbare Phänomene für die Beobachtung und Messung zugänglich zu machen. Dazu werden Variablen herangezogen, die beobachtet und somit gemessen werden können (S. 894). Die Operationalisierung umfasst sowohl die Beschreibung der Vorgehensweise bei der Messung als auch die Beschreibung der eingesetzten Messinstrumente. Das Konstrukt Depressivität ließe sich also durch die beobachtbare Verhaltensweise Weinen operationalisieren (s. o.). Da dies aber nicht ausreicht, bräuchten wir noch weitere Verhaltensweisen wie die Mimik, sprachliche Äußerungen usw., um das Konstrukt Depressivität exakt operationalisieren zu können.

Arten der Beobachtung. Es werden nicht immer Experimente durchgeführt, um ein psychologisches oder soziologisches Phänomen zu erforschen. Die operationalisierten Kriterien werden häufig auch lediglich durch Beobachtung gewonnen.

Bei einer **offenen** Beobachtung ist bekannt, wer und wo der Beobachter ist. Setzt sich ein Arzt beispielsweise zu seinen Patienten, um sie einfach besser kennenzulernen, handelt es sich um eine offene Beobachtung. Bei der **verdeckten** Beobachtung ist der Beobachter nicht zu sehen.

Die Beobachtungsformen lassen sich weiter in **teilnehmend** und nicht **teilnehmend** unterteilen. Schaut man beispielsweise zu, wie Kinder spielen, so nimmt man nicht teil. Anders wäre es, wenn der Beobachter mitspielt, also die gleichen Tätigkeiten ausführt wie die zu Beobachtenden.

Bei einer **systematischen** Beobachtung ist genau festgelegt, welche Verhaltensweisen beobachtet werden sollen. Bei einer **unsystematischen** Beobachtung hingegen ist nicht genau festgelegt, was beobachtet wird.

Messen. Dieser Begriff ist von der Operationalisierung zu unterscheiden. Messen meint die Zuordnung von empirischen Sachverhalten zu Zahlen nach einer bestimmten Regel (Stevens, 1959).

Wird beispielsweise Intelligenz gemessen, so sollen die erhaltenen Zahlen auch die „Wirklichkeit" abbilden. Dies kann man sich leicht am Beispiel des Körpergewichts vorstellen. Gemessen wird in kg. Wenn eine Person 75 kg wiegt und die andere 50 kg, so ist die zweite nur zwei Drittel so schwer wie die erste. Dies wird durch die Zahlen ausgedrückt.

Bei nicht beobachtbaren Konstrukten ist es letztendlich genauso. Nur muss man hier den Umweg über die Operationalisierung machen.

Skalenniveaus

Das Niveau, auf dem gemessen wird, wird mit einer Skala beschrieben. Je genauer man die Wirklichkeit abbilden kann, desto mehr Rechenoperationen sind möglich, und desto höher ist das Skalenniveau.

Jede Skala hat ihre eigenen Kennwerte. Mit einem Kennwert wird beispielsweise ausgedrückt, welcher Wert am häufigsten vorkommt oder wie weit die Werte auseinander liegen. Jede Skala braucht ihre Kennwerte. Sonst sind die Zahlen nicht zu interpretieren.

Die Kennwerte werden durch das Maß der zentralen Tendenz und die Streuung (Varianz) ausgedrückt.

Verhältnisskala (= Rational- = Absolutskala). Auf diesem Skalenniveau sind die meisten Rechenoperationen möglich. Hier weiß man am meisten über die Wirklichkeit. Man weiß, dass die Verhältnisse, die hier abgebildet werden, einen absoluten Nullpunkt haben. Dies sind Größen wie Körpergewicht, Grad in Kelvin, Reaktionszeiten etc. Erlaubte Rechenoperationen sind Multiplikation und Division (A ist doppelt so groß wie B) und Addition und Subtraktion.

Das Maß der zentralen Tendenz der Verhältnisskala ist das geometrische Mittel. Die Streuung lässt sich durch die Varianz beschreiben.

Intervallskala. Diese Skala hat keinen absoluten Nullpunkt mehr. Erlaubte Rechenoperationen sind daher nur noch Addition und Subtraktion. Die Abstände zwischen den Merkmalsausprägungen entsprechen sich (die Temperaturdifferenz von 10 Grad zu 12 Grad entspricht der von 14 Grad zu 16 Grad). Kennwerte sind als Maß der zentralen Tendenz der **Mittelwert = arithmetisches Mittel** und als Streuung die **Varianz** oder **Standardabweichung**.

Merke Die meisten psychologischen Testverfahren (Intelligenzquotient, Ängstlichkeit etc.) messen das Merkmal auf Intervallskalenniveau.

Ordinalskala (= Rangskala). Die Merkmale, die hier abgebildet werden, lassen eine Zuordnung nach bestimmten Kriterien (größer/kleiner, schlechter/besser, schöner/hässlicher) zu. Die Werte lassen sich auch in Prozent ausdrücken. Auf diesem Niveau werden z. B. Schichtzugehörigkeit, Schulnote, sozialer Status abgebildet.

Erlaubte Rechenoperation sind $a<b$, $a>b$. Das Maß der zentralen Tendenz ist der **Median** (Merkmalsausprägung des mittleren Ranges).

Nominal- oder Kategorialskala. Auf diesem Skalenniveau lassen sich nur noch Kategorien abbilden. Hier kann man also am wenigsten Aussagen machen. Kategorien sind klar zuzuordnende Merkmale wie: verheiratet-ledig, Mann-Frau etc. Maß der zentralen Tendenz ist der **Modus** oder **Modalwert**.

Merke Informationen lassen sich von einem Skalenniveau auf das andere übertragen (transformieren), aber immer nur von einem höheren auf ein niedrigeres Skalenniveau.

Liegt der Mittelwert eines Tests bei 100 auf der Intervallskala, so entspricht dies einem Prozentrang von 50 % auf der Ordinal- oder Prozentrangskala.

Beurteilungsskalen und Skalierungsmethoden
Absolute Beurteilungsskalen

Absolute Beurteilungsskalen sind Skalen, bei denen Merkmale direkt eingeschätzt werden. Hier beurteilen die Probanden sich oder andere, indem sie Einschätzungen auf einer mehrstufigen Skala direkt vornehmen. Beispiel: Probanden können die Häufigkeit angeben, mit der bestimmte körperliche Beschwerden in den letzten Wochen aufgetreten sind: 1 (nie), 2 (selten), 3 (gelegentlich), 4 (oft), 5 (immer) (Ordinalskala). Hierher gehört auch die dichotome Beurteilung „trifft zu", „trifft nicht zu" (Nominalskala). Einige Beispiel zu Skalierungsmethoden werden im Folgenden besprochen:

Likert-Skala. Bei der Likert-Skala geben die Probanden ihre Zustimmung auf einer meist fünfstufigen Skala an. So kann 1 „stimme gar nicht zu" und 5 „stimme völlig zu" bedeuten. Die Besonderheit dieser Skala ist, dass der Gesamttestwert eines Probanden berechnet wird, indem die angekreuzten Skalenwerte einfach zusammengezählt werden.

Bei einer **Thurstone-Skala** liegt ein dichotomes Format von „stimme zu" und „stimme nicht zu" vor.

Bei einer **numerischen Analogskala** wird ein Merkmal auf einer Zahlenreihe (wie ein Lineal) zwischen zwei Extremwerten eingeschätzt. Patienten können beispielsweise das Ausmaß ihrer Schmerzen auf einer Zahlenreihe zwischen den Extremwerten „keine Schmerzen" bis „sehr starke Schmerzen" auftragen.

Bei einer **visuellen Analogskala** sind nur die Endpunkte der Skala markiert, dazwischen finden sich keine Zahlenwerte. Auf der Rückseite können die Markierungen des Patienten dann in Zahlen abgelesen werden oder die Abstände zu den Endpunkten werden ausgemessen.

Relative Beurteilungskalen

Bei relativen Beurteilungskalen stellt man einen Vergleich an. „Sind Ihre Schmerzen heute stärker als gestern?" erfordert einen Vergleich mit dem Vortag. „Haben Sie Schmerzen?" ist eine absolute Frage.

Zu den relativen Beurteilungen zählen der **Rangvergleich**, der **Paarvergleich** und das **Soziogramm**.

> **Klinik**
>
> Im Rahmen einer Anamnese gewinnt der Arzt Daten auf unterschiedlichen Niveaus. Ob der Patient männlich oder weiblich ist, wird auf einem Nominalskalenniveau beschrieben. Die Stärke der Schmerzen liegt auf einem Rangskalenniveau und Parameter wie Körpergröße und Gewicht auf einem Absolutskalenniveau.

1.3.3 Untersuchungskriterien

Im folgenden Kapitel wird beschrieben, wie man einen Test konstruiert und wie man seine Tauglichkeit überprüft.

Testkonstruktion

Ein psychologischer Test ist ein Verfahren, mit dem quantifizierbare Aussagen über psychische Merkmale gemacht werden können. Es sollen also hypothetische Konstrukte (S. 889) gemessen werden. Psychologische Tests unterteilen sich in Leistungs-, Persönlichkeits- und Intelligenztests.

Zunächst werden Testaufgaben (**Items**) ausgewählt. Durch eine Itemselektion wird entschieden, welche Aufgaben in die Endform kommen.

Kriterien hierfür sind Itemschwierigkeit, Trennschärfe und Itemhomogenität.

Die **Itemschwierigkeit** besagt, wie viele Probanden die Frage richtig gelöst haben.

Bei der **Trennschärfe** vergleicht man das Ergebnis des einzelnen Items mit dem Ergebnis des gesamten Tests. Wenn man davon ausgeht, dass das Physikum ein Test ist, der das medizinische Wissen testet, dann sind die einzelnen Aufgaben die Items.

Dann könnte man die Trennschärfe so beschreiben, dass ein Proband, der eine Aufgabe richtig löst, auch eine gute Endnote haben sollte und ein Teilnehmer, der diese Aufgabe nicht löst, eine schlechtere Endnote haben müsste.

Eine gute Trennschärfe liegt bei etwa 50%, dies gilt auch für die Itemhomogenität.

Die **Itemhomogenität** besagt, wie sehr sich die einzelnen Items in Schwierigkeit und Trennschärfe gleichen.

Anschließend wird er auf seine Güte geprüft (s. u.).

Die so entstandene Testendform wird dann an einer Normstichprobe normiert. Man spricht auch von Eichung und einer Eichstichprobe.

Für die **Normierung** benötigt man eine möglichst große Stichprobe. Aus diesen Ergebnissen werden Normen gewonnen. Anhand dieser Normen lassen sich individuelle Testergebnisse interpretieren.

Testet man beispielsweise Hilfsbereitschaft und bekommt bei einer Person einen sehr hohen Punktwert heraus, so sagt das noch nichts aus. Nun muss man anhand der Normierung vergleichen, ob dieses Ergebnis im Mittel liegt, also normal ist oder über- bzw. unterdurchschnittlich. Nun könnte es sein, dass Mediziner sehr hilfsbereit sind, vielleicht hilfsbereiter als die Normalbevölkerung. Daher wäre es günstig, das Ergebnis unserer Testperson besser eingrenzen zu können. Aus diesem Grund erstellt man häufig Normen nach Alter, Geschlecht und Schulabschluss. Je genauer man die einzelne Person einordnen kann, desto besser und genauer ist das Ergebnis.

 Merke Die Normierung eines Tests schafft ein Bezugssystem, in das individuelle Testergebnisse eingeordnet werden können und diese miteinander vergleichbar macht.

Testgütekriterien

Ein psychologischer Test muss gewisse Qualitätsmerkmale aufweisen, um als gut zu gelten. Die Hauptgütekriterien sind **Objektivität**, **Reliabilität** und **Validität**. Im weiteren Sinne können auch Ökonomie und Änderungssensitivität als Gütemerkmale verstanden werden.

Biologie

Histologie

Anatomie

Chemie

Biochemie

Physik

Physiologie

Psych./Soz.

Objektivität. Objektivität besagt, dass jeder, der den Test durchführt, auswertet und interpretiert, zu demselben Ergebnis kommen muss. Hierzu gibt es klare Handanweisungen, in denen das Vorgehen und die erlaubten Interpretationen klar beschrieben sind. Der Test läuft durch die klaren Vorgaben immer nach demselben Schema ab, er ist **standardisiert**. Objektivität kann bestimmt (gemessen) werden, indem man das Ergebnis mehrerer Tests auswertet und untereinander in Beziehung setzt (korreliert, s. u.).

> **Merke**
>
> Wenn ein Test standardisiert wurde, d. h. Fragen und Antwortkategorien vorgegeben sind, so ist er jederzeit wiederholbar und objektiv (d. h. vom Auswerter unabhängig). Auch diagnostische Klassifikationsschemata wie ICD-10 und DSM IV erhöhen die Objektivität, da sie den Ermessensspielraum bei der Diagnosestellung einschränken.

Reliabilität. Reliabilität heißt Zuverlässigkeit und macht eine Aussage über die Genauigkeit, die Präzision eines Tests. Es gibt mehrere Arten, die Reliabilität eines Tests zu bestimmen.

- **Retestreliabilität:** Der Test wird mit ein und derselben Versuchsperson zweimal durchgeführt und die Testergebnisse miteinander verglichen (korreliert, s. u.).
- **Splithalfreliabilität:** Ein Test wird in zwei Teile geteilt. Nun lässt man Probanden beide Testteile ausfüllen und vergleicht dann die Ergebnisse der Testteile (Splithalf = in die Hälfte geteilt).
- **Innere Konsistenz:** Hier wird jede einzelne Testaufgabe mit allen Testaufgaben in Beziehung gesetzt.

Generell gilt: je höher die Reliabilität, desto besser der Test. Die Reliabilität ist rein mathematisch eine Korrelation (s. u.). Das bedeutet, dass sie im schlechtesten Fall 0 und im besten Fall 1 betragen kann. Man erreicht nie eine Reliabilität von 1, aber strebt Werte an, die um 0,8 oder 0,9 liegen.

Durch Verlängerung eines Tests lässt sich seine Reliabilität verbessern. Dies kann dadurch geschehen, dass man Items hinzufügt. Es lässt sich aber auch statistisch eine Verlängerung errechnen.

> **Merke**
>
> Die Reliabilität eines Tests erhöht sich mit seiner Länge.

Da die Reliabilität eines Test nie 1 erreicht, muss man eine gewisse Unzuverlässigkeit in Kauf nehmen. Diese Ungenauigkeit wird durch den **Standardmessfehler** ausgedrückt.
Der Standardmessfehler (SM) errechnet sich aus dem Reliabilitätskoeffizienten (r) und der Standardabweichung (SD) der Testwerteverteilung. Die Standardabweichung gehört zu den Kennwerten der Intervallskala (s. o.):

$$SM = SD \sqrt{(1-r)}.$$

Jeder individuelle Wert, der mit dem Test erhoben wird, ist also mit einem Fehler behaftet. Rechnet man zu dem Testwert eines Probanden einen Bereich hinzu, der vom Ausmaß des Standardmessfehlers abhängt, ergibt sich ein **Konfidenzintervall** (Vertrauensintervall), in dem der „wahre" (also fehlerfreie) Wert sehr wahrscheinlich liegt. Je reliabler der Test, desto geringer ist der Standardmessfehler und desto enger das Konfidenzintervall.

Validität. Die Validität ist die Gültigkeit. Ein Test ist dann valide, wenn er auch das misst, was er zu messen vorgibt. Ein Test, der Angst misst, sollte also das Konstrukt Angst erfassen und nicht etwa das Konstrukt Introversion. Die Validität kann auf mehrere Arten bestimmt werden:
Bei der **Kriteriumsvalidität** wird die Validität gemessen, indem das Testergebnis mit einem Außenkriterium in Beziehung gesetzt (korreliert) wird. Werden das Testergebnis und das Außenkriterium zur gleichen Zeit erhoben, spricht man von **Übereinstimmungsvalidität**. Soll das Testergebnis das Kriterium zu einem späteren Zeitpunkt vorhersagen, spricht man von **Vorhersagevalidität** (prädiktiver Validität). Ein Berufseignungstest beispielsweise ist dann (Vorhersage) valide, wenn er den späteren Berufserfolg gut vorhersagen kann.
Häufig gibt es für ein komplexes Konstrukt nicht ein einzelnes Merkmal. Bei der **Konstruktvalidität** wird deshalb überprüft, inwieweit das Testergebnis mit anderen Indikatoren desselben Konstrukts zusammenhängt. Wenn jemand bei einem Angsttest sehr hohe Werte erzielt, dann sollte er z. B. eher schüchtern sein und kein extravertierter „Draufgänger".
Wenn die Testaufgaben selbst das zu messende Merkmal repräsentieren, spricht man von **Inhaltsvalidität**. Beispielsweise ist ein Rechentest ein inhaltsvalider Test, wenn es um die Erfassung von Rechenfähigkeit geht.
Es wird weiterhin in **interne** und **externe Validität** unterschieden. Eine Untersuchung ist dann intern valide, wenn die erzielten Ergebnisse eindeutig für (oder gegen) die Hypothese sprechen, alternative Erklärungen für deren Zustandekommen also ausgeschlossen werden können. Externe Validität meint, dass die Ergebnisse auch für andere vergleichbare Probandengruppen, Orte und Situationen gültig sind.
Die Validität kann verbessert werden, wenn Objektivität und Reliabilität oder die Genauigkeit des Außenkriteriums verbessert wird.
Die Validität ist am schwersten zu realisieren, da man häufig ein Konstrukt misst und nie ganz sicher sein kann, ob man dieses Konstrukt wirklich erfasst.
Beispiel: Die Prüfungsfragen des IMPP sollten an sich allen drei Gütekriterien entsprechen. Die Prüfung ist objektiv, da die angekreuzten Fragen mittels einer Schablone ausgewertet werden. Die Prüfung ist reliabel, denn wenn man nicht gerade zwischendurch lernt, so kommt man beim zweiten Mal kreuzen ca. auf dasselbe Ergebnis. Und wenn die Fragen wirklich nur das Prüfungswissen erfassen und nicht noch andere Konstrukte wie beispielsweise die Fähigkeit gut zu raten, so ist der IMPP-Test auch valide.

Biologie | Histologie | Anatomie | Chemie | Biochemie | Physik | Physiologie | Psych./Soz.

Beziehung der Testgütekriterien untereinander. Nach der klassischen Testtheorie sind die Gütekriterien voneinander abhängig. Eine hohe Objektivität ist notwendig für eine gute Reliabilität. Eine hohe Reliabilität ist notwendig, um eine hohe Validität zu erhalten.

Ökonomie und die Änderungssensitivität. Ein Test ist nur dann hilfreich, wenn er **ökonomisch**, das heißt wirtschaftlich, ist, zeitlich in einem vertretbaren Rahmen steht und nicht zu arbeitsaufwendig ist.

Ein Test ist dann **änderungssensitiv**, wenn er sensibel gegenüber Veränderungen eines Merkmals ist. Ein Beispiel ist die Messung von Unterschieden der Angst vor und nach einer Angsttherapie, um deren Wirksamkeit zu überprüfen. Hierbei besteht das methodische Problem, nur schwer unterscheiden zu können, ob unterschiedliche Testergebnisse tatsächlich die Veränderungen des Merkmals wiedergeben oder aber die Folge der mangelnden Reliabilität des Tests sind (und das Merkmal in Wirklichkeit stabil bleibt).

Sensitivität und Spezifität. Diese Maße beziehen sich darauf, wie zuverlässig der Test einen Gesunden identifiziert (Spezifität) oder wie wahrscheinlich er einen Kranken erkennt (Sensitivität). Diese Wahrscheinlichkeiten lassen sich am besten in einer Vierfeldertafel ausdrücken (**Abb. 1.2**). Bei diesem Beispiel eines AIDS-Tests werden insgesamt 500 Probanden auf Anwesenheit von Viren getestet. Ein positiver Test (+) bedeutet, dass Viren gefunden wurden bzw. derjenige an AIDS erkrankt ist, ein negativer Test (–) bedeutet, dass keine Viren gefunden wurden bzw. derjenige gesund ist.

Die **Spezifität** des Tests gibt an, wie wahrscheinlich ein tatsächlich Gesunder durch den Test identifiziert wird. Sie errechnet sich aus der Anzahl der Personen, die per Diagnose als richtig negativ (gesund) ermittelt wurde (250), geteilt durch die Gesamtzahl der Gesunden (400): 250 / 400 = 0,625. Von allen Gesunden erhalten also 62,5 % ein richtiges negatives Ergebnis und werden als gesund erkannt. Umgekehrt erhalten 37,5 % der Gesunden ein falsches positives Ergebnis und werden unnötig verängstigt.

Die **Sensitivität** des Tests gibt an, mit welcher Wahrscheinlichkeit der Test einen tatsächlich Kranken als positiv identifiziert. Sie errechnet sich aus der Anzahl der Personen, die per Diagnose als tatsächlich positiv (krank) ermittelt wurden (40), geteilt durch die Gesamtanzahl der Kanken: 40 / 100 = 0,4. In diesem Fall werden also nur 40 % der Kranken vom Test erkannt. D. h. 60 % der Erkrankungen werden übersehen! (schlechtes Screening).

Positiver prädiktiver und negativ prädiktiver Wert. Die prädiktiven Werte (Prädikationswerte) geben an, mit welcher Wahrscheinlichkeit ein Testergebnis zutreffend ist. Der **positiv prädiktive Wert** gibt an, mit welcher Wahrscheinlichkeit ein positives Testergebnis (krank) wirklich Krankheit bedeutet. Er errechnet sich aus der Anzahl der Personen, die per Diagnose als richtig positiv (krank) ermittelt wurden (40), geteilt durch die Anzahl aller Personen, die ein positives Ergebnis erhalten haben (190): 40 / 190 = 0,2.

	tatsächlicher Zustand		
Diagnose	positiv (krank)	negativ (gesund)	insgesamt
positiv (krank)	Entscheidung richtig positiv **A**	Entscheidung falsch positiv **B**	positiver Prädiktionswert A + B A / (A + B)
negativ (gesund)	Entscheidung falsch negativ **C**	Entscheidung richtig negativ **D**	negativer Prädiktionswert C + D D / (C + D)
insgesamt	A + C Sensitivität A / (A + C)	B + D Spezifität D / (B + D)	

Abb. 1.2   Die Vierfeldertafel am Beispiel von AIDS.

Das heißt, die Wahrscheinlichkeit, dass ich wirklich krank bin, wenn ich ein positives Testergebnis bekomme, ist 20 %. Der **negativ prädikative Wert** gibt umgekehrt an, wie wahrscheinlich ein negatives Testergebnis (gesund) wirklich Gesundheit bedeutet. Er errechnet sich aus der Anzahl der Personen, die durch Diagnose als tatsächlich negativ (gesund) ermittelt wurden (250), durch die Gesamtzahl der Personen mit negativem Testergebnis (gesund, 319), geteilt durch die Gesamtzahl der gesunden (400): 250 / 310 = 0,8. Das heißt, die Wahrscheinlichkeit, dass ich wirklich gesund bin (Test negativ), wenn ich ein negatives Testergebnis bekomme, ist 80 %.

Klinik

Messung otoakustischer Emissionen. Ein Screeningtest (auch Filtertest) wird in einer größeren Bevölkerungsgruppe eingesetzt und dient dazu, das Vorliegen einer Erkrankung im Frühstadium zu erkennen. Ein Beispiel ist die Messung der otoakustischen Emission, um Hörstörungen bei Säuglingen zu identifizieren. Hierbei werden Schallwellen gemessen, die in der Kochlea entstehen und über das Mittelohr in den Gehörgang abgestrahlt werden (Physiologie, S. 857).

Ein solcher Screeningtest sollte sich durch eine hohe Sensitivität auszeichnen, um sicherzugehen, dass Kranke auf jeden Fall als solche erkannt werden, damit ihnen rechtzeitig Unterstützung und Förderung zukommen kann.

1.3.4   Untersuchungsplanung
Arten der Untersuchung
Experiment

Es ist immer am günstigsten, wenn man ein Experiment durchführen kann. Denn mit einem Experiment können Kausalzusammenhänge also Ursache-Wirkungs-Prinzipien untersucht werden.

Biologie

Histologie

Anatomie

Chemie

Biochemie

Physik

Physiologie

Psych./Soz.

Biologie | Histologie | Anatomie | Chemie | Biochemie | Physik | Physiologie | Psych./Soz.

– **Unabhängige und abhängige Variablen.** Um zu überprüfen, ob ein Ereignis A wirklich zu einem Ereignis B führt, variiert man planmäßig eine Variable (unabhängige Variable) und misst deren Ausprägungsgrad (abhängige Variable). Wollte man beispielsweise ein Medikament testen, das die Gedächtnisleistung verbessern soll, so wäre die Gabe des Medikaments die unabhängige Variable. Das Ergebnis, also das verbesserte Gedächtnis, die abhängige.

Nun kann es natürlich mehrere unabhängige und somit auch mehrere abhängige Variablen geben. So könnte in unserem Experiment die Dosis variiert werden, und zusätzlich könnte man überprüfen, ob ein Spaziergang die Wirkung noch erhöht.

> **Merke**
>
> Unabhängige Variable wird vom Versuchsleiter manipuliert. Abhängige Variable ist das Ergebnis, hängt von der Veränderung der unabhängigen Variablen ab.

– **Intervenierende Variable.** Hierbei handelt es sich um eine Variable, die andere Variablen beeinflusst. Sie wird auch Mediatorvariable genannt. So wurde beispielsweise der Einfluss von Einkommen auf die Krankheitshäufigkeit untersucht und nur ein schwacher Zusammenhang gefunden. Wenn allerdings die Variable des Bildungsabschlusses in die Untersuchung mit einbezogen wurde, so ergab sich ein starker statistischer Zusammenhang zwischen Bildungsabschluss, Krankheitshäufigkeit und auch Bildungsabschluss sowie Einkommen. Das heißt, die Variable Bildungsabschluss hat die anderen Variablen beeinflusst, sie ist die intervenierende (hineinkommende) Variable.

Ein Experiment muss wiederholbar, willkürlich und variierbar sein. Das heißt, der Versuchsleiter muss es jederzeit wiederholen können, er muss die Kontrolle über die Variablen haben und muss sie so variieren können, wie er will.

Wenn die unabhängige Variable nicht willkürlich manipuliert werden kann, so spricht man von einem **Quasiexperiment**. So wollte man beispielsweise in einem Betrieb die Produktivität verbessern und aus diesem Grund in einigen Abteilungen die Arbeiter nach Leistung bezahlen und nicht mehr einen fixen Lohn ausschütten. Ursprünglich sollten fünf Abteilungen mitmachen, aber nur drei haben sich bereiterklärt. So konnte also das Experiment nicht willkürlich gestaltet werden. Hier spricht man von einem Quasiexperiment.

Wichtig ist die Konstanthaltung aller anderen als der unabhängigen Variablen. Die Veränderung der abhängigen Variablen muss allein auf die Variation der unabhängigen Variablen zurückzuführen sein und nicht auf den Einfluss anderer Faktoren.

Wenn sich in Abhängigkeit von einer unabhängigen Variablen auch eine Störvariable verändert, sodass man nicht sagen kann, ob der gefundene Effekt auf die Stör- oder auf die unabhängige Variable zurückzuführen ist, spricht man von **Kunfundierung** (Confounding).

Experimental- und die Kontrollgruppe. Um die unabhängige Variable systematisch variieren zu können, benötigt man mindestens eine Experimental- und eine Kontrollgruppe. In unserem Experiment mit dem Medikament, das die Gedächtnisleistung verbessern soll, gibt es dementsprechend eine Gruppe von Probanden, die nichts eingenommen haben, um nach dem Experiment beurteilen zu können, ob die verbesserte Gedächtnisleistung wirklich durch das Medikament zustande kommt.

Je komplexer das Experiment, desto mehr Fehler können sich einschleichen. So kann es wichtig sein, die Experimentalgruppen und die Kontrollgruppen richtig einzuteilen. Gerade dann, wenn man mehrere Wirkfaktoren hat, die untersucht werden sollen:

– **Randomisieren:** Beim Randomisieren werden die Versuchspersonen zufällig zu den einzelnen Gruppen zugeordnet.
– **Parallelisieren:** Beim Parallelisieren wird jedem Merkmalsträger in Gruppe A ein Merkmalszwilling in Gruppe B zugeordnet.
– **Ausbalancieren:** Um z. B. bei Messwiederholungen Reihenfolgeeffekte auszuschließen, durchlaufen die Probanden der einzelnen Gruppen die experimentellen Bedingungen in unterschiedlicher Reihenfolge.
– **Signifikanz:** Signifikanz meint überzufällig. Gruppen in einem Experiment unterscheiden sich fast immer. Die Frage ist also, ob sie sich zufällig oder wirklich außerhalb des Zufalls, also signifikant unterscheiden.

Versuchspersonen- und der Versuchsleiterfehler. Der **Versuchspersonenfehler (Hawthorne-Effekt)** besagt, dass die Versuchspersonen sich anders verhalten, wenn sie wissen, dass sie an einem Experiment teilnehmen. Dieses Verhalten drückt sich am besten in der folgenden Behauptung aus: Wenn man jemanden auf der Straße bittet, einen Kopfstand zu machen, fragt er, „warum?" Bittet man dasselbe eine Versuchsperson im Labor, fragt sie „wo?".

Der **Versuchsleiterfehler (Rosental-Effekt)** besagt, dass der Versuchsleiter selbst das Experiment fehlerhaft durch seine Erwartung beeinflusst. So würde der Versuchsleiter in dem Experiment mit dem gedächtnisverbessernden Medikament einen positiven Effekt auf das Ergebnis ausüben, wenn er an die Wirkung seines Medikaments glaubt.

Versuchsleiter- und Versuchspersoneneffekte zählen zu den **systematischen Fehlern.** Diese verschieben das Gesamtergebnis in eine bestimmte Richtung. Im Gegensatz dazu heben sich zufällige Fehler (z. B. kommt ein Proband der Experimentalgruppe übermüdet zum Experiment) bei großen Stichproben auf. Die Merkmale einzelner Probanden „mitteln" sich über die Gesamtstichprobe aus. Versuchspersonen- und Versuchsleiterfehler beschränken sich nicht auf Experimente, sondern verfälschen auch bei anderen Untersuchungsmethoden (z. B. beim Interview, s. u.) die Datenerhebung durch eine Verringerung der Objektivität.

Der Hawthorne-Effekt lässt sich durch den einfachen Blindversuch ausgleichen und der Rosental-Effekt durch den Doppelblindversuch.

Blindversuch und Doppelblindversuch. Wenn man ein Medikament testen will, so gibt man der Kontrollgruppe ein Placebo. Die Kontrollgruppe weiß natürlich nichts davon. Dies ist ein **Blindversuch**. Wenn der Versuchsleiter selbst nicht weiß, wer das Placebo bekommt und wer das wirkliche Medikament, so handelt es sich um einen **Doppelblindversuch**.

> **Merke**
> Ein Placebo ist ein Scheinmedikament ohne Wirkstoff. Es kann aber trotzdem Nebenwirkungen haben: Durch die suggerierte Behandlung können unbewusst auch Nebenwirkungen suggeriert werden.

Feldstudie

Nicht immer ist es möglich oder sinnvoll, ein Experiment durchzuführen. Gerade dann, wenn man z.B. Phänomene in ihrem natürlichen Umfeld untersuchen will. Dann spricht man von einer Feldstudie. Hier ist Willkürlichkeit, Wiederholbarkeit und Variierbarkeit nicht gegeben. Eine Feldstudie lässt sich nicht standardisieren, sie ist also immer ein Quasiexperiment. Trotzdem lassen sich die Ergebnisse einer Feldstudie durch ihren Echtheitscharakter auch auf andere Situationen übertragen.

Längsschnittstudie und Querschnittstudie

Diese beiden Untersuchungsmethoden werden häufig in der Entwicklungspsychologie angewendet.
Die **Längsschnittstudie** ist eine Methode, die Veränderungsprozesse erfassen kann. Dazu wird eine Personengruppe zu mehreren Messzeitpunkten getestet. Der Vorteil einer Längsschnittstudie ist, dass man wirklich Veränderungsprozesse erfasst. Der Nachteil ist, dass sie lange dauert und finanziell und arbeitstechnisch sehr aufwendig ist.
Die **Querschnittstudie** ist ein Querschnitt über mehrere Altersstufen oder mehrere Zeitpunkte hinweg. Hier werden mehrere Personengruppen unterschiedlichen Alters zur gleichen Zeit getestet. Ihr Vorteil ist die große Ökonomie. Nur erfasst man hierbei keine Veränderung an sich.
Querschnittstudien können auch eingesetzt werden, um Aussagen zur Auftretenshäufigkeit einer bestimmten Krankheit in einer Population zu einem bestimmten festgelegten Zeitpunkt zu machen – um also die **Prävalenz** einer Erkrankung festzustellen.

Kohortenstudie

Kohorte meint die Zugehörigkeit zu einer bestimmten Gruppe, deren Mitglieder alle ein Merkmal gemeinsam haben, das sich auf einen bestimmten Zeitpunkt bezieht. In der Regel ist damit das Geburtsjahr gemeint.
Eine **Kohortenstudie** untersucht Probanden eines einzigen Jahrgangs, um Alterseffekte auszuschließen. Der Begriff **Kohorteneffekt** meint, dass sich die Untersuchungsdaten von Personen gleichen Alters unterscheiden, weil diese aus unterschiedlichen Generationen stammen. Die Generationen waren möglicherweise völlig anderen Umweltkonstellationen (z.B. Krieg), wirtschaftlichen Bedingungen und sozialen Rollenvorstellungen ausgesetzt, die zu Unterschieden in den Daten führen.

Prospektive Kohortenstudie. Hier werden Probanden ab dem Eintreten eines bestimmten Ereignisses im Längsschnitt beobachtet.

Fallkontrollstudie

Fallkontrollstudien werden durchgeführt, um den Einfluss eines Risikofaktors auf die Entstehung einer Erkrankung zu ermitteln. Hierbei werden zwei Gruppen gebildet; eine mit gesunden und eine mit kranken Personen und vergleicht dann, in welchem Ausmaß diese Gruppen einem Risikofaktor ausgesetzt waren. Man spricht dann auch von exponierten und nichtexponierten Gruppen. Somit ergeben sich vier Gruppen, die miteinander verglichen werden:
Es gibt Menschen mit Risikofaktor, die erkranken und solche, die ohne Risikofaktor gesund bleiben. Hinzu kommen diejenigen, die trotz des Risikofaktors nicht erkranken und schließlich diejenigen, die ohne Risikofaktor dennoch erkranken.

> **Merke**
> Da bei einer Fallkontrollstudie eine Randomisierung nicht möglich ist, muss eine Kontrollgruppe geschaffen werden, die der Fallgruppe hinsichtlich wichtiger Variablen wie Alter, Geschlecht und Familienstand ähnlich ist.

Absolutes und relatives Risiko. Das absolute und das relative Risiko eines Risikofaktors lassen sich aus einer Fallkontrollstudie errechnen.

– **Relatives Risiko:** Bei der Berechnung des relativen Risikos wird die Zahl der Erkrankten, die einem Risikofaktor ausgesetzt waren, durch die Zahl der Erkrankten, die keinem Risikofaktor ausgesetzt waren, geteilt. Diese Berechnung wird häufig eingesetzt, wenn es um die Bestimmung langsam wirkender Risikofaktoren geht, wie beispielsweise das Rauchen und dessen Auswirkung auf Lungenkrebs.
Beispiel: So erkranken 100 von 1000 Rauchern an Lungenkrebs. Von 1000 Nichtrauchern erkranken nur 10 Personen an Lungenkrebs. So ergibt sich:
$100/1000$ zu $10/1000 = 10$
Damit ist das relative Risiko 10-mal so hoch, durch Rauchen an Lungenkrebs zu erkranken.

– **Absolutes Risiko:** Das absolute Risiko wird auch als **attributales, zugeschriebenes** oder **Überschussrisiko** bezeichnet. Hier bildet man die Differenz der Erkrankungshäufigkeit zwischen exponierten und nicht exponierten Personen. Das absolute Risiko gibt also an, wie viele Personen gesund geblieben wären, hätte der Risikofaktor nicht vorgelegen.
Beispiel: 10 von 1000 Nichtrauchern erkranken an Lungenkrebs. Dies sind 1 %. Bei Rauchern erkranken 100 von 1000 = 10 %. Die Differenz beträgt 9 %, somit liegt das absolute Risiko, an Lungenkrebs zu erkranken, bei 9 %.

Biologie
Histologie
Anatomie
Chemie
Biochemie
Physik
Physiologie
Psych./Soz.

Merke Absolutes Risiko wird auch beschrieben als der prozentuale Anteil von Erkrankungen, der einem gesicherten Risikofaktor zugeschrieben werden kann.

Prävalenz und Inzidenz. Inzidenz ist die Rate der Neuerkrankungen in einem festgelegten Zeitraum, z.B. die Neuerkrankungen während eines Jahres. **Prävalenz** ist die Auftretenswahrscheinlichkeit der Erkrankung, gleichgültig ob Neuerkrankungen dabei sind oder nicht. Also Auftretenswahrscheinlichkeit der Erkrankung in der Population X zum Zeitpunkt Y. **Die Prävalenz einer Krankheit ist demnach größer als ihre Inzidenz.**

Merke Fall-Kontroll-Studien haben einen hohen praktischen Nutzen: Die Identifikation von Risikofaktoren bildet beispielsweise die Grundlage zur Initiierung präventiver Maßnahmen. Durch diese Studien kann die Gesundheitsgefährdung von Rauchen (siehe oben) oder Übergewicht erklärend belegt und die Bevölkerung besser aufgeklärt werden.

Evaluationsstudie

Eine Evaluationsstudie ist eine Kontrolle von Programmen oder Prozessen. So gibt es die **Prozessevaluation**, die für die Erfassung des gesamten Prozesses steht, die **Ergebnisevaluation**, die eine Kontrolle darüber ist, ob die erwarteten Ergebnisse auch eingetroffen sind, und die **Impact Evaluation**. Dies ist eine Kontrolle über die erwarteten Effekte hinaus. Beobachtet man beispielsweise bei einem Therapieverfahren einen Effekt, den man vorher nicht berücksichtigt hatte, so kann er bei der Impact Evaluation noch mit miterfasst werden.

Stichproben

Wenn man das Ergebnis einer Untersuchung auf eine große Gruppe Menschen übertragen will, so sollte die untersuchte Gruppe ein kleines Abbild der gesamten Gruppe sein. Man spricht von einer Stichprobe, die die Grundgesamtheit repräsentiert (widerspiegelt). Es gibt mehrere Möglichkeiten, eine Stichprobe zu erstellen, die die Grundgesamtheit repräsentiert.

Zufallsstichprobe

Bei einer Zufallsstichprobe hat jede Person dieselbe Chance, ausgewählt zu werden. Es ist so, als würde man ein Telefonbuch aufschlagen und einfach mit dem Finger auf einen Namen tippen, derjenige, der so ausgewählt wurde, kann mitmachen.

Geschichtete Zufallsstichprobe. Bei einer geschichteten Zufallsstichprobe wird die Population zunächst nach einem Merkmal geschichtet, von dem bekannt ist, dass es mit dem zu messenden Merkmal zusammenhängt. Es entstehen Untergruppen, aus denen dann eine Zufallsauswahl getroffen wird.

Klumpenstichprobe. Hier werden nicht einzelne Personen per Zufall ausgewählt, sondern ganze Klumpen von Personen, z.B. alle Einwohner eines bestimmten Stadtteils.

Quotastichprobe

Hier werden die Probanden so zusammengestellt, dass Ihre Verteilung der Grundgesamtheit entspricht. Nimmt man als Grundgesamtheit die Bundesrepublik Deutschland und bildet eine Quotastichprobe, so wird man darauf achten, dass die Hälfte männliche und die Hälfte weibliche Versuchspersonen sind. Ebenfalls wird man versuchen, die Schichtzugehörigkeit, den Bildungsstatus usw. durch eine entsprechende prozentuale Verteilung der Probanden abzubilden.

Der Vorteil bei dieser Stichprobenauswahl ist, dass kein Proband ausfallen kann. Denn man weiß sofort, welcher Proband mit welchem Merkmal ausfällt und kann einen neuen akquirieren.

1.3.5 Methoden der Datengewinnung

Daten von Menschen können auf vielfältige Weise erfasst werden, beispielsweise durch Beobachtung, Interviews, psychologische Tests oder Experimente. Die gewonnenen Daten unterscheiden sich je nach ihrer Erhebungsart voneinander.

Datenarten

Abhängig vom Forschungs- und Untersuchungsgegenstand werden unterschiedliche Daten erhoben.

Individualdaten. Dies sind Daten, die direkt an der Person abgenommen werden wie Blutdruck, Gewicht und Körpergröße.

Aggregatdaten sind zusammengefasste Individualdaten. Aus ihnen lässt sich bereits eine Statistik erstellen, die einen Mittelwert und eine Varianz bzw. Standardabweichung hat.

Globaldaten sind keine personenbezogenen Daten mehr. Hier handelt es sich z.B. um Angaben zur Bevölkerungsdichte oder zum durchschnittlichen Kaffeekonsum pro Kopf.

Primär- und Sekundärdaten. Hier wird nur nach dem Zeitpunkt der Erhebung unterschieden. Primärdaten werden vom Forscher selbst erhoben, während Sekundärdaten aus Primärdaten generiert werden, die bereits vorliegen und auf die der Forscher oder Arzt zurückgreift.

Merke Primär- und Sekundärdaten können sowohl Individual- als auch Aggregatdaten sein und umgekehrt.

1.3.6 Datenauswertung und Interpretation

Je nachdem, um welche Daten es sich handelt, wird unterschiedlich vorgegangen.

Qualitative Daten. Dies sind Daten, die nicht in Zahlen ausgedrückt werden, wie beispielsweise zusammengefasste Interviewberichte oder Biografien.

Quantitative Daten. Dies sind Daten, die in Zahlen vorliegen und beispielsweise durch Skalen beschrieben werden. Diese Daten lassen sich auf unterschiedliche Weise interpretieren. Bei einer deskriptiven Statistik werden Häufigkeitsverteilungen mit den dazu gehörigen Kennwerten wie Mittelwert und Abweichung dargestellt. Bei einer Inferenzstatistik werden die Daten genutzt, um von einer Stichprobe auf die Allgemeinheit (Grundgesamtheit) zu schließen.

1.3.7 Ergebnisbewertung

Die Fragen, wie die gewonnenen Ergebnisse zu bewerten sind, sollten schon geklärt sein, bevor die Untersuchung überhaupt beginnt. Nur so ist objektives, wissenschaftliches Arbeiten gewährleistet. Die Ergebnisse müssen folgenden Kriterien entsprechen:
Sie müssen replizierbar sein, sie sollen einen Nutzen für die Praxis haben (siehe evidenzbasierte Medizin).

1.4 Theoretische Grundlagen

1.4.1 Biologische Grundlagen

Siehe Physiologie, Kapitel 20 ab S. 869.

1.4.2 Lernen

Die Psychologie beschreibt Lernen als Änderungen im Verhaltenspotenzial, die auf Erfahrungen des Organismus zurückgehen. Es werden folgende Lernformen unterschieden:
– klassisches Konditionieren,
– operantes Konditionieren,
– Lernen am Modell,
– Lernen durch Einsicht,
– Lernen durch Habituation und Sensitivierung (nicht assoziatives Lernen).

Klassische Konditionierung

Das Prinzip der klassischen Konditionierung wurde zu Beginn des letzten Jahrhunderts von dem russischen Physiologen Pawlow entdeckt. Dabei geht es darum, wie ein neutrales Ereignis zu einem Reiz wird, der eine unwillkürliche Reaktion hervorruft. Pawlow zeigte dieses Prinzip mit Hilfe der Speichelsekretion bei Hunden auf.
Ein Versuch, der auch gut am Menschen durchzuführen ist, ist die sogenannte Lidschlagkonditionierung: Ein Luftstrom auf das Auge löst einen Reflex aus, nämlich Zwinkern. In **Abbildung 1.3** wird beschrieben, wie man dieselbe Reaktion, das Augenzwinkern, durch einen Ton hervorrufen kann.
Vor der Konditionierung löst der **unkonditionierte Stimulus** „Luftstrom auf das Auge" die **unkonditionierte Reak-**

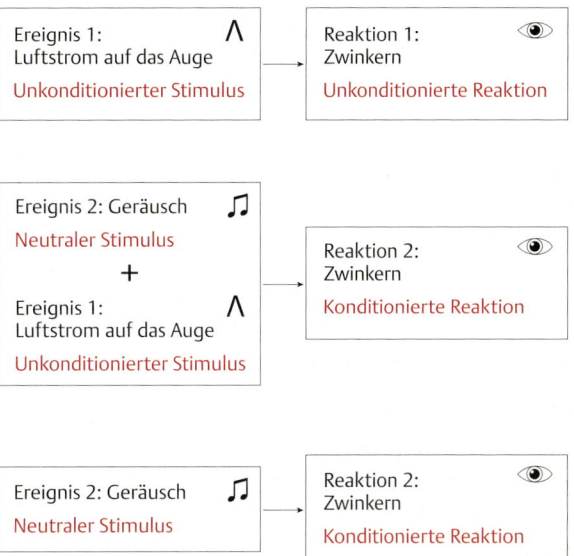

Abb. 1.3 Beispiel für eine klassische Konditionierung.

tion „Lidschlussreflex" aus. (Ein neutraler Stimulus, wie etwa ein heller Ton, führt nicht zu diesem Effekt.)
Während der Konditionierung wird der neutrale Stimulus zusammen mit dem **unkonditionierten Stimulus** dargeboten, in diesem Falle der Luftstrom auf das Auge gepaart mit dem Ton. Durch diese Kopplung wird aus dem neutralen Stimulus ein **konditionierter Stimulus.**
Nach der Konditionierung führt der **konditionierte Stimulus** zu der **konditionierten Reaktion** „Zwinkern", die der unkonditionierten Reaktion ähnlich ist.

Klinik

Antizipatorische Übelkeit. Zytostatika, die im Rahmen einer Chemotherapie bei Krebspatienten das Zellwachstum verhindern sollen, führen zu den unerwünschten Nebenwirkungen Übelkeit und Erbrechen. Hier fungieren die wiederholt verabreichten Medikamente als unkonditionierter Stimulus und lösen die unkonditionierte Reaktion Übelkeit aus. Gleichzeitig wirken auf die Patienten mit der Verabreichung der Medikamente eine Reihe weiterer ursprünglich neutraler Reize, wie zum Beispiel der Krankenhausgeruch beim Betreten der Klinik oder der Anblick des Klinikgebäudes. Durch mehrmalige zeitliche Assoziation von neutralen Reizen und unkonditioniertem Stimulus wird der neutrale Reiz zum konditionierten Stimulus und löst die konditionierte Reaktion aus: Allein der Krankenhausgeruch oder das Betreten des Klinikgeländes verursacht beim Patienten Übelkeit.

Zeitintervall. Die günstigste Art, einen neutralen Reiz zu konditionieren ist, ihn kurz vor dem unkonditionierten Stimulus darzubieten. Der neutrale Reiz bekommt dadurch eine Signalfunktion, deswegen wurde das klassische Konditionieren auch als **Signallernen** bezeichnet.

Tabelle 1.2 Wichtige Begriffe aus der klassischen Konditionierung

Begriff	Erklärungen
neutraler Stimulus	ein Reiz, der zu keiner Reaktion führt
unkonditionierter Stimulus	ein Reiz, der ohne vorangegangenes Lernen zu einer Reaktion führt
unkonditionierte Reaktion	die Reaktion, die auf den unkonditionierten Stimulus folgt
konditionierter Stimulus	ein Reiz, der aufgrund einer mehrmaligen Kopplung mit einem unkonditionierten Stimulus irgendwann die gleiche Reaktion auslöst wie der unkonditionierte Stimulus
konditionierte Reaktion	die Reaktion, die auf den konditionierten Stimulus folgt

Prinzipien des klassischen Konditionierens

Löschung. Tritt der konditionierte Stimulus über längere Zeit nicht mehr in Verbindung mit dem unkonditionierten Stimulus auf, so wird die konditionierte Reaktion immer schwächer, bis sie schließlich ganz ausbleibt.

Remission. Spontane Wiederherstellung einer Reiz-Reaktions-Verbindung (z. B. nach vorheriger Löschung).

Reizgeneralisierung. Die konditionierte Reaktion kann auch auf ähnliche konditionierte Reize erfolgen, die aber vorher nicht mit dem unkonditionierten Reiz gekoppelt waren.

Reizdiskrimination. Die konditionierte Reaktion wird nicht bei ähnlichen Reizen gezeigt. Sie erfolgt nur auf einen ganz spezifischen konditionierten Reiz.

Konditionierung höherer Ordnung. Ein konditionierter Reiz wird mit einem weiteren bisher neutralen Reiz gekoppelt, sodass schließlich bereits der zweite vorher neutrale Reiz die konditionierte Reaktion auslöst.

Preparedness. Bestimmte Reize bekommen biologisch bedingt leichter eine Signalfunktion als andere, d. h. verschiedene „neutrale Reize" eignen sich unterschiedlich gut zur Konditionierung. Z. B. erhalten bei klassisch konditionierter Übelkeit Geschmacksreize eher Signalfunktion als optische oder akustische Reize. Bei von außen zugefügten Schmerzen hingegen werden optische und akustische Reize eher zu gelernten Signalen als Geschmacksreize.

Operantes Konditionieren – Lernen anhand von Konsequenzen

Bei der operanten Konditionierung spielen die **Konsequenzen des Verhaltens** eine wichtige Rolle. Verhaltensweisen, die befriedigende Konsequenzen haben oder unangenehme Konsequenzen vermeiden oder verringern, treten in der Folge häufiger auf. Die Auftretenswahrscheinlichkeit eines Verhaltens lässt sich beeinflussen, indem man es positiv oder negativ verstärkt oder bestraft.

Verstärkung. Folgt ein angenehmer Reiz auf eine Reaktion (z. B. der Hund bekommt ein Leckerchen, wenn er Pfötchen gibt) und nimmt mit der Zeit die Auftretenswahrscheinlichkeit dieser Reaktion zu, so ist dieser Reiz ein **positiver Verstärker**. Wenn ein unangenehmer (aversiver) Reiz vermieden oder entfernt wird und dadurch mit der

Zeit die Auftretenswahrscheinlichkeit einer erwünschten Reaktion ansteigen lässt, handelt es sich um einen **negativen Verstärker**.

Bestrafung. Eine besondere Form des Verstärkerlernens ist die Bestrafung.
Wenn ein unangenehmer (aversiver) Reiz auf ein unerwünschtes Verhalten folgt, sodass mit der Zeit die Auftretenswahrscheinlichkeit abnimmt, so wird dieses Ereignis als **positive Bestrafung** bezeichnet. Wenn die Wegnahme eines angenehmen Reizes auf ein Verhalten folgt, so nennt man diese Art der Konditionierung **negative Bestrafung** (z. B. Liebesentzug).
Positiv bedeutet also immer die Verabreichung eines Reizes, negativ bezeichnet dagegen die Entfernung eines Reizes. **Tabelle 1.3** gibt einen Überblick über die verschiedenen Typen von Verstärkung und Bestrafung.

Primäre und sekundäre Verstärker. Primäre Verstärker erfüllen die **Grundbedürfnisse** des Menschen (physiologische Bedürfnisse, Sicherheit, Liebe, Zuwendung).
Im Laufe des Lebens jedoch werden ursprünglich neutrale Reize mit primären Verstärkern verbunden und erhalten so die Funktion konditionierter oder auch sekundärer Verstärker. Tatsächlich wird im Erwachsenenalter ein großer Teil des Verhaltens nicht mehr durch primäre, sondern durch **sekundäre Verstärker** beeinflusst. Titel, beifälliges Lächeln, Medaillen und unterschiedliche Arten von Statussymbolen sind Beispiele für wirkungsvolle sekundäre Verstärker. So kann fast jeder Reiz zu einem sekundären Verstärker werden, wenn er einige Zeit lang gekoppelt mit einem primären Verstärker auftritt (siehe klassische Konditionierung).
Ein Sonderfall der sekundären Verstärkung sind sogenannte **Tokens** (z. B. Geld). Wird das Verhalten eines Menschen beispielsweise mit Schokolade verstärkt, so tritt über kurz oder lang eine Sättigung auf. Die Belohnung verliert ihre verstärkende Wirkung. Ein Token dagegen hat den Vorteil, dass es jederzeit verabreicht werden kann, ohne zu einer Sättigung zu führen.

„Effektgesetz des Lernens". Eine Verhaltensweise, die belohnt bzw. verstärkt wird, tritt häufiger auf, eine Verhaltensweise, die bestraft wird, wird abgebaut.

Tabelle 1.3 Verstärkungs- und Bestrafungstypen

Typ	Definition	Effekt	Beispiel
positive Verstärkung	angenehmer Reiz folgt auf erwünschtes Verhalten	erhöht Auftretenswahrscheinlichkeit des erwünschten Verhaltens	eine gute Note in der Klassenarbeit
negative Verstärkung	entfernen eines unangenehmen Reizes nach erwünschtem Verhalten	erhöht Auftretenswahrscheinlichkeit	Kind darf sein Zimmer verlassen, wenn der Wutanfall vorbei ist
positive Bestrafung	unangenehmer Reiz folgt auf unerwünschtes Verhalten	verringert Auftretenswahrscheinlickkeit des unerwünschten Verhaltens	eine schlechte Note in der Klassenarbeit
negative Bestrafung	entfernen eines angenehmen Reizes nach unerwünschtem Verhalten	verringert Auftretenswahrscheinlickkeit	Fernsehverbot nach schlechtem Benehmen

> **Merke**
>
> Verstärkung ist das Prinzip der Belohnung. Verstärker ist das, was man bekommt.
>
> Um neue Verhaltensweisen zu trainieren, ist eine Verstärkung/Belohnung immer besser als Bestrafung!

Premack-Prinzip. Eine Verhaltensweise, die unter natürlichen Bedingungen häufig auftritt, kann genutzt werden, um eine selten gezeigte Verhaltensweise zu verstärken. So kann bei einem Kind die häufige Verhaltensweise „Spielen" genutzt werden, um sie als Verstärker für das selten gezeigte Verhalten „Zimmer aufräumen" zu nutzen.

> **Merke**
>
> Eine beliebte Aktivität kann als Verstärker für eine unbeliebte Aktivität dienen.

Verstärkerpläne

Die Verstärkung einer Verhaltensweise kann nach unterschiedlichen Mustern ablaufen.

Kontinuierliche Verstärkung. Verstärkung wird jedes Mal nach Auftreten des gewünschten Verhaltens gegeben. Das gewünschte Verhalten wird hier am schnellsten erworben.

Intermittierende Verstärkung. Intermittierende Verstärkung bedeutet, dass Verstärkung nicht nach jedem gezeigten Verhalten erfolgt. Es gibt zwei Arten von intermittierender Verstärkung.

Quotenverstärkung. Bei Quotenverstärkung erfolgt die Konsequenz entweder nach fester oder variabler Quote (d.h. jedes 5. Mal oder durchschnittlich jedes 5. Mal bekommt der Hund ein Leckerli). Entscheidend ist hier die Menge bzw. Häufigkeit des gezeigten Verhaltens.

Intervallverstärkung. Bei Intervallverstärkung erfolgt die Konsequenz entweder nach festem oder variablem Zeitintervall (d.h. nach immer genau 3 Minuten oder durchschnittlich alle 3 Minuten bekommt der Hund ein Leckerli). Entscheidend ist hier die Zeitdauer zwischen den Intervallen.

> **Klinik**
>
> **Spielsucht.** Spielsucht wird durch intermittierende Verstärkung entwickelt und aufrechterhalten. Die Auftretenswahrscheinlichkeit des Spielens erhöht sich, weil das Verhalten ab und zu durch einen Gewinn verstärkt wird.

Die **Löschungsresistenz** von Verhalten hängt von der Art des Verstärkerplans ab. Je seltener und unregelmäßiger die Verstärkung erfolgte, desto schwerer wird dieses Verhalten gelöscht (z.B. beim Glücksspiel!).

Wenn man es ganz genau betrachtet, so liegt hier ein intermittierender Quotenplan vor, weil nicht nach einer bestimmten Zeit, sondern nach der Häufigkeit belohnt wird.

Weitere wichtige Begriffe zum operanten Konditionieren

Löschung kann auch durch Weglassen der Konsequenzen erfolgen.

Reizgeneralisierung. Das gelernte Verhalten wird auch gezeigt, wenn mit anderen Verstärkern belohnt wird.

Reizdiskrimination. Verhaltensänderung erfolgt nur bei bestimmter Konsequenz.

Modelllernen/Sozial-kognitive Lerntheorie (Bandura)

Verhalten kann auch stellvertretend durch **Beobachtung** gelernt werden, ohne dass das Individuum die Konsequenzen des Verhaltens selber erleben muss. So lernen Kinder viele Dinge von ihren Eltern durch bloßes Abgucken.

Lernen durch Einsicht

Hier ist von außen nicht zu sehen, dass der Organismus eine Erfahrung macht. Lernen durch Einsicht findet also statt, wenn das Individuum durch reines **Überlegen** zu einer Verhaltensveränderung kommt. Es ist zu vergleichen mit dem Geistesblitz, mit einem Aha-Erlebnis.

Biologie

Histologie

Anatomie

Chemie

Biochemie

Physik

Physiologie

Psych./Soz.

Transferlernen

Positiver Transfer. Gelerntes Verhalten wird erfolgreich auf eine neue Situation übertragen. So können wir die erworbenen Fähigkeiten des Schaltens, Kuppelns und Gasgebens, die wir in der Fahrschule in einem Golf gelernt haben, problemlos auf ein anderes Auto wie z. B. einen Mercedes übertragen.

Negativer Transfer. Gelerntes Verhalten wird auf eine neue Situation übertragen, in die es nicht passt. Wenn wir immer mit einem Fahrrad gefahren sind, das eine Rücktrittbremse hatte und nun mit einem Rennrad unterwegs sind, bei dem die Bremsen an den Griffen montiert sind, so liegt negativer Transfer dann vor, wenn wir vergeblich versuchen, mit dem Fuß zu bremsen, während wir immer schneller werden.

Habituation, Dishabituation und Sensitivierung

Wir haben Lernen als Potenzial zur Verhaltensänderung definiert, die durch Erfahrungen verursacht wird. Wenn man diese Definition zugrunde legt, dann muss man auch Habituation, also Gewöhnung, als eine Lernform bezeichnen.

Habituation ist eine einfache Lernform. Es ist eine Gewöhnung an immer wiederkehrende Reize. Denn wenn ein Reiz immer wiederkehrt, ohne dass damit eine Konsequenz verbunden ist, so lernt der Organismus, auf diesen Reiz nicht mehr mit einer Orientierungsreaktion zu antworten. So hört man nach einer Weile z. B. nicht mehr das viertelstündliche Schlagen der Kirchturmuhr.

Im Gegensatz zum klassischen und operanten Konditionieren, bei denen Lernvorgänge auf zeitlichen Assoziationen von Reizen bzw. von Reaktionen und Konsequenzen beruhen **(assoziatives Lernen)**, stellt die Habituation Verhaltensänderungen aufgrund von Stimuli dar, die zeitlich nicht miteinander assoziiert sind. Diese Art des Lernens bezeichnet man demnach auch als **nichtassoziatives Lernen.**

Von der Habituation sind folgende Begriffe abzugrenzen:
- **Extinktion:** Nachlassen der Intensität oder der Häufigkeit von Reaktionen, die durch klassisches oder operantes Konditionieren erworben wurden.
- **Adaptation:** Anpassung an kontinuierlich dargebotene Reize. Die Adaptation findet auf Rezeptorebene statt und führt dazu, dass man Reize nicht mehr so intensiv wahrnimmt. Die Reizschwelle der Rezeptoren wird erhöht.
- **Dishabituation:** Die Habituation entsteht durch eine Wiederholung gleichbleibender Reize. Wird in die Reihe dieser gleichbleibenden Reize ein fremder Reiz eingestreut, kommt es wieder zur ursprünglichen Reaktion. Dishabituation bedeutet also das Wiederauftreten der Reaktion nach einer Habituation.

Nicht alle Verhaltensänderungen beruhen auf Lernen. Vom Lernen abzugrenzen sind Reifungsvorgänge. Sie sind durch Erbanlagen determiniert (S. 916).

1.4.3 Kognition

Die Kognitionspsychologie beschäftigt sich mit allen Prozessen, die an der Informationsverarbeitung beteiligt sind: z. B. Wahrnehmung, Aufmerksamkeit, Gedächtnis.

Wahrnehmung

Die Wahrnehmung ist ein Prozess, der mit der **sensorischen Empfindung** beginnt, also der Umwandlung der physikalischen Energie in neurale Aktivität. Dann folgt die **innere Repräsentation** des äußeren Ereignisses und im letzten Wahrnehmungsschritt die **Interpretation** oder **Klassifikation** des Ereignisses.

Diese Art der Wahrnehmung wird als Bottom-up-Prozess bezeichnet, da hier die Umweltreize von „unten nach oben" zum Gehirn hingeleitet werden. Hier werden die einzelnen Muster, die die Rezeptoren unserer Netzhaut an das Gehirn liefern, zu einem Bild zusammengefügt.

Demgegenüber stehen die Top-down-Prozesse. Hierbei beeinflussen das bereits vorhandene Wissen, aber auch die Emotionen und/oder die Motivation die Repräsentation der wahrgenommenen Ereignisse.

Nehmen Sie sich einen Augenblick Zeit und malen Sie das Zifferblatt Ihrer Armbanduhr ab, ohne auf die Uhr zu schauen. Sie können auch wahlweise eine Euromünze nehmen. Vergleichen Sie nun Ihr Bild mit dem tatsächlichen Objekt. Die meisten Menschen erkennen hier, dass sie Fehler gemacht haben. Dies liegt an den stattfindenden Top-down-Prozessen, die unsere Wahrnehmung des Objektes beeinflussen (wir glauben zu wissen, wie unsere Uhr aussieht).

Diese beiden Prozesse interagieren ständig miteinander und bestimmen unsere Wahrnehmung der Umwelt.

Ein Begriff, der häufig mit der Wahrnehmung in Zusammenhang gebracht wird, ist die **Wahrnehmungsabwehr**. Hierbei handelt es sich um ein psychoanalytisches Phänomen, mit dem die unbewusste Ausblendung angstbesetzter Inhalte gemeint ist.

Dieser Effekt wurde in Reaktionszeit-Experimenten nachgewiesen. Hier konnte man zeigen, dass Probanden Wörter, wie Tod, Verbrechen usw. langsamer benannten als neutrale oder positiv besetzte Wörter.

Im Zusammenhang mit der Verarbeitung unbewusster Prozesse wird gelegentlich der Begriff der **subliminalen Wahrnehmung** genannt, der an sich nichts mit psychoanalytischer Sichtweise zu tun haben muss.

Bei der subliminalen Wahrnehmung werden Reize nur unterschwellig, also unterhalb der bewussten Verarbeitung wahrgenommen. Trotzdem können diese Reize unser Verhalten beeinflussen. Diese Reize sind meist so kurz, nur einige Millisekunden lang.

Gestaltpsychologie

Die Gestaltpsychologie wurde zu Beginn des 20. Jahrhunderts von Wertheimer, Koffka und Köhler ins Leben gerufen und beschäftigt sich mit den Organisationsprinzipien der Wahrnehmung. Wir nehmen Umweltereignisse nicht als eine Aneinanderreihung einzelner Reize, sondern als ein komplexes Muster wahr. Die Gestaltpsychologie postulierte einige Gesetze, nach denen unsere Wahrnehmung organisiert ist.

Der wichtigste Grundsatz lautet: **Das Ganze ist mehr als die Summe seiner (Einzel-)Teile.**

Zum Beispiel nehmen wir bei einem Musikstück nicht die einzelnen Töne wahr, sondern die Melodie, die sich aus der Komposition der Töne ergibt.

Gute und schlechte Gestalt

- **Gute Gestalt:** Das wahrgenommene Muster ist überschaubar.
- **Schlechte Gestalt:** Die Einzelteile stehen in keiner Beziehung zueinander.

Beispiel: das Wort *Medizin* bildet eine gute Gestalt, ndiiemz dagegen erscheint uns ungeordnet und bildet eine schlechte Gestalt.

Menschen haben immer die Tendenz, aus einer „schlechten" Gestalt eine „gute" Gestalt zu machen. Dies gilt für viele psychologische Prinzipien.

Gestaltgesetze

Das Erkennen von Figuren und Formen folgt bestimmten Gesetzmäßigkeiten:

Gesetz der Ähnlichkeit. Reize, die sich ähneln, werden als zusammengehörig wahrgenommen.

Beispiel: Randgruppen wie Gastarbeitern oder Homosexuellen werden gleiche Eigenschaften zugeschrieben.

Gesetz der Nähe. Reize, die nahe beieinander liegen, werden als zusammengehörig wahrgenommen.

Gesetz der Geschlossenheit. Unvollendete Reize werden als vollendete Reize wahrgenommen.

Zum Beispiel werden viele Punkte, die in einem Kreis angeordnet sind, auch als Kreis wahrgenommen.

Das heißt, eine nicht geschlossene Gestalt wird als geschlossen wahrgenommen.

Gesetz der Kontinuität. Reize, denen andere Reize vorausgegangen sind, werden als Folge der ersten Reize wahrgenommen oder als zusammengehörig wahrgenommen.

Beispiel: Sehen wir in der Kneipe die Bedienung mit einem Tablett voller Gläser an uns vorbeilaufen und hören wir zwei Minuten später ein Klirren, so nehmen wir einfach an, ihr wäre das Tablett hingefallen.

Gesetz der gemeinsamen Bewegung. Reize, die sich in dieselbe Richtung bewegen, werden als zusammengehörend wahrgenommen.

Beispiel: Wenn einzelne Tänzer aus einer Ballettgruppe hervortreten und dieselbe Bewegung machen, werden sie als Einheit wahrgenommen.

Gesetz der Prägnanz. Unser Wahrnehmungssystem bevorzugt Gestalten, die sich in einem bestimmten Merkmal von anderen Gestalten unterscheiden.

Beispiel: Wir merken uns nur solche Ereignisse besonders gut, die sich von anderen „normalen" Ereignissen in einer

bestimmten Weise unterscheiden. Wären alle Tage gleich, wir könnten uns zeitlich nicht orientieren.

Gesetz der Vertrautheit. Dinge, die uns vertraut sind, erkennen wir schneller wieder.

Gesetz der guten Gestalt. Das heißt, die Formen sehen so aus, wie es sich gehört.

Aufmerksamkeit

Aufmerksamkeit ist ein Zustand **konzentrierter Bewusstheit**, der sich auf neuronaler Ebene durch die Bereitschaft des zentralen Nervensystems auszeichnet, auf Stimulation zu reagieren. Aufmerksamkeit ist somit eine notwendige Voraussetzung, mit der Umwelt zu interagieren.

Man unterscheidet die **Vigilanz**, eine Daueraufmerksamkeit, die notwendig ist, um über längere Zeit auf Stimuli zu reagieren und die **selektive Aufmerksamkeit**, die Fähigkeit, sich sehr konzentriert auf einen kleinen definierten Reizausschnitt zu beschränken.

Gedächtnis

Als Gedächtnis bezeichnet man einerseits die kognitive Fähigkeit, Erfahrungen zu speichern und abzurufen, andererseits aber auch den Inhalt des Behaltenen selbst, die Erinnerung. Das Gedächtnis lässt sich in drei große Speicher unterteilen.

Sensorisches Gedächtnis. Hier werden alle Umweltreize gespeichert, die der Mensch wahrnimmt. Es wird unterteilt in das visuelle, echotische und haptische Gedächtnis. Seine Kapazität ist sehr groß. Die Speicherdauer beträgt ca. 0,5 bis 2 Sekunden.

Arbeitsgedächtnis (wurde früher **Kurzzeitgedächtnis** genannt). Das Arbeitsgedächtnis erhält sein Material sowohl aus dem sensorischen Gedächtnis wie auch aus dem Langzeitgedächtnis. Seine Kapazität ist begrenzt. Es kann ca 7 +/- 2 Elemente speichern. Die Speicherungsdauer beträgt ca. 30 Sekunden. Danach müssen die Inhalte an das Langzeitgedächtnis übertragen worden sein, oder sie entfallen.

Langzeitgedächtnis. Das Langzeitgedächtnis wird in das prozedurale und deklarative Gedächtnis unterteilt.

Prozedurales Gedächtnis. Im **prozeduralen Gedächtnis** werden Informationen abgelegt, die Handlungsabläufe koordinieren. Beispielsweise ist hier der Vorgang des Schreibens gespeichert, also wie man den Stift hält, ihn auf das Blatt setzt, wie man die einzelnen Buchstaben schreibt. Die Informationen werden meist automatisch abgerufen. Tatsächlich führt es vielfach zu einer Verschlechterung der Leistung, wenn man sich während der Tätigkeit die notwendigen Schritte bewusst macht.

Im deklarativen Gedächtnis sind Daten und Fakten abgelegt. Das deklarative Gedächtnis unterteilt man wiederum in das semantische und das episodische Gedächtnis.

- Im **semantischen Gedächtnis** befindet sich das Wissen über Regeln, Gesetzmäßigkeiten, Konventionen usw., das

Biologie

Histologie

Anatomie

Chemie

Biochemie

Physik

Physiologie

Psych./Soz.

Menschen über die Welt besitzen. Es ist vergleichbar mit einer Enzyklopädie. Mathematische Formeln sind beispielsweise im semantischen Gedächtnis gespeichert.
– Im **episodischen Gedächtnis** werden Erinnerungen an persönliche Erfahrungen abgelegt. Es ähnelt einer Autobiographie. Hier liegen die Informationen darüber, wann, wo und in welchem Kontext ein persönliches Ereignis auftrat. Erinnerungen an die erste Liebe gehören zur eigenen Geschichte und werden im episodischen Gedächtnis gespeichert.

Wichtige Gedächtnis-Effekte

Zeigarnikeffekt. Unter Zeigarnikeffekt versteht man die Tatsache, dass Dinge, die nicht erledigt bzw. abgeschlossen sind, länger im Gedächtnis bleiben und somit leichter abrufbar sind. Sie lösen auch einen viel stärkeren Handlungszwang aus als erledigte Aufgaben.

Priming. Die Darbietung eines Reizes erleichtert die Verarbeitung des nächsten Reizes. Wenn ich zum Beispiel die Silbe „Blu" höre, erkenne ich das Wort „Blume" schneller als das Wort „Hund".

Interferenztheorie. Diese Theorie bezeichnet das Phänomen, dass Gedächtnisinhalte sich gegenseitig überlagern können.

Retroaktive Hemmung. Später Gelerntes überlagert das zuvor Gelernte. Wenn Sie mit dem Lesen hier angekommen sind und nicht mehr wissen, was in aller Welt mit klassischer Konditionierung gemeint war, dann leiden Sie unter dem Phänomen der **retroaktiven Hemmung**.

Proaktive Hemmung. Vorher Gelerntes überlagert später Gelerntes. Wenn Sie dagegen noch alles über die klassische Konditionierung wissen, aber die operante Konditionierung vergessen haben, so hat bei Ihnen gerade die **proaktive Hemmung** stattgefunden.

Störungen des Gedächtnisses

Eine der bekanntesten Gedächtnisstörungen ist die **Amnesie**, ein völliger oder partieller Verlust von Gedächtnisinhalten. Eine Amnesie tritt meist nach einer Schädigung des ZNS auf, z.B. durch Krankheiten oder durch ein Schädelhirntrauma.
Man unterscheidet die retrograde, die anterograde und die völlige Amnesie.
Der Unterschied der Amnesien bezieht sich auf die Zeit, die vergessen wurde. Ausgegangen wird immer von dem Ereignis, das die Amnesie verursacht hat. Wurde die Amnesie beispielsweise durch ein Schädelhirntrauma bei einem Unfall verursacht, so handelt es sich um eine **anterograde Amnesie**, wenn alles vergessen wird, was nach dem Unfall neu dazukommt, also alles, was noch *vor* uns in der Zukunft liegt. Bei einer **retrograden Amnesie** ist das vergessen, was zeitlich hinter uns in der Vergangenheit liegt. Ein Patient mit einer retrograden Amnesie könnte sich also nicht mehr daran erinnern, wie es zu dem Unfall gekommen ist, es liegt zeitlich schon in der Vergangenheit. Bei einer **totalen Amnesie** ist einfach alles vergessen.

Symptome von Gedächtnisstörungen

Es gibt einige Symptome, die gerne im Zusammenhang mit dem Gedächtnis abgefragt werden.
Perseveration: ist die Neigung, Tätigkeiten oder Inhalte unwillkürlich zu wiederholen.
Konfabulation: die Neigung, fehlende Gedächtnisinhalte durch Phantasie zu ersetzen. Dies geschieht meist unwillkürlich und ist den Betroffenen nicht klar.

Konzeptbildung

Unter Konzeptbildung versteht man in der kognitiven Psychologie die Fähigkeit, einzelne Erfahrungen oder einzelne Gegenstände zu Klassen zusammenzufassen. So gehört Nachbars Pudel zum übergeordneten Konzept Hund. Diese Fähigkeit ist wichtig, um Sprache und andere kognitive Fähigkeiten wie Weltwissen zu erwerben.

Schema und Skript. Unser Wissen ist in sogenannten Schemata und Skripts organisiert. Damit wir wissen, welches Objekt zu welchem Konzept gehört, müssen wir dessen Eigenschaften kennen. Dieses Wissen über die Eigenschaften und deren Zuordnung zu einem Konzept ist in Schemata gespeichert. Ein **Schema** ist eine Strukturierungsorganisation für das **deklarative Gedächtnis**.
In einem **Skript** hingegen werden Handlungsabläufe gespeichert. Dies betrifft also das Wissen, das im **prozeduralen Gedächtnis** gespeichert ist.

 Merke Schemata und Skripte kommen nur bei der Top-Down-Verarbeitung von Informationen zum Einsatz.

Intelligenz

Die Intelligenz ist ein hypothetisches Konstrukt. Man kann Intelligenz nicht direkt beobachten, sondern nur **intelligentes Verhalten**. Aber auch darüber, welches Verhalten zur Intelligenz gehört, ist man sich in der Psychologie nicht einig. Daher gibt es verschiedene Intelligenzmodelle. Allgemein kann man sagen, dass die Intelligenz viele Einzelleistungen einschließt, wie Rechnen, räumliches Vorstellungsvermögen, Gedächtnisleistungen, logisches Denken, sprachliche Fertigkeiten.

 Merke Als Komponenten der Intelligenz werden grundsätzlich verbale und rechnerische Fähigkeiten und Fähigkeiten des Problemlösens (logisches Denken) angesehen. Kreativität ist nach dieser Definition keine Komponente der Intelligenz.

Intelligenzmaße

Der erste Intelligenztest wurde 1905 von A. Binet entwickelt, der vom französischen Unterrichtsministerium den Auftrag erhalten hatte, die intellektuellen Fähigkeiten von Schulkindern zu messen. Diese Messung sollte dann helfen, geistig minder begabte Kinder zu fördern.
Binet konstruierte für jede Altersstufe spezifische Aufgaben. Zunächst erstellte er Testnormen, indem er als Ver-

gleichsdaten die Durchschnittsleistungen von nichtbehinderten Kindern jeder Altersgruppe ermittelte.

Als Maß der Intelligenz setzte er das „**Intelligenzalter**" (IA) ein. Die individuelle Testleistung des zu beurteilenden Kindes wurde wie folgt ermittelt: Ein Kind, das die Aufgaben für 5-Jährige lösen konnte, hatte demnach, ungeachtet seines Lebensalters, das Intelligenzalter von 5. Dieses Intelligenzalter setzte er dann in Bezug zum **Lebensalter** (LA): IA/LA.

Klassischer IQ. Später entwickelte W. Stern den sogenannten klassischen Intelligenzquotienten, indem er den Quotienten IA/LA mit 100 multiplizierte, um Brüche zu vermeiden.

Ein 6jähriges Kind zum Beispiel, das die Aufgaben eines 9-jährigen Kindes lösen kann, hat ein Intelligenzalter von 9 und ein Lebensalter von 6: 9/6 x 100 = 150.

Der klassische IQ ist allerdings ungeeignet für Erwachsene, und es ist schwer, Aufgaben zu finden, die tatsächlich nur von einer Intelligenz-Altersgruppe gelöst werden können.

Abweichungs-IQ. Die aktuelle Art, den IQ zu bestimmen, wurde 1944 von David Wechsler entwickelt, daher wird dieser IQ auch **Wechsler-IQ** genannt.

Der Wert eines einzelnen Probanden wird mit seiner Normstichprobe verglichen. Dabei liegt der Mittelwert üblicherweise bei 100 Punkten und die Standardabweichung bei 10 bzw. 15 Punkten. Anhand des Abweichungs-IQs kann man sehen, wo sich der Einzelne in Bezug zu seiner Altersgruppe befindet. Ein IQ von 100 bedeutet demnach, dass der Proband eine durchschnittliche Intelligenz aufweist. Erst wenn er einen Wert erhält, der über bzw. unter der definierten Standardabweichung liegt, ist die Intelligenz nicht mehr im durchschnittlichen Bereich.

> **Merke** Die Werte zweier Probanden, für die ein Abweichungs-IQ bestimmt wurde, lassen sich nur vergleichen, wenn sie auf dieselbe Referenzgruppe bezogen sind.

Intelligenzmodelle

Spearmans Theorie der Intelligenz. Die Zwei-Faktoren-Theorie von Spearman (1904) besagt: Intelligenz ist eine Gesamtgröße, die man als „**generellen Faktor**" (g-Faktor) bezeichnen kann. Dieser g-Faktor ist nicht direkt zu erfassen, da jede Intelligenzmessung immer nur eine Annäherung an die wahre Intelligenz darstellt. Jeder Test erfasst zum einen den g-Faktor und darüber hinaus spezielle andere Fertigkeiten. Dieser Einfluss wird von Spearman „s-Faktor" genannt.

Diese Theorie ist sehr plausibel und auf Grund ihrer Einfachheit weit verbreitet. Die Idee eines „generellen Intelligenzfaktors" bestimmt bis heute die Konstruktion von Intelligenztests. So lässt sich bei vielen Intelligenztests ein IQ (Intelligenzquotient) berechnen, der nichts anderes darstellt als der von Spearman postulierte g-Faktor der Intelligenz.

Mehrfaktoren-Theorie von Thurstone. Im Gegensatz zu Spearmans Theorie stehen die Ansätze, die behaupten, dass Intelligenz sich aus **mehreren Faktoren** zusammensetzt. Thurstone (1931) ging beispielsweise davon aus, dass es sogenannte Primärfähigkeiten (primary abilities) gibt. Er postulierte neun dieser Primärfähigkeiten, von denen die folgenden sieben durch statistische Verfahren nachgewiesen sind.
- sprachliches Verständnis (verbal comprehension)
- Ausdrucksfähigkeit (word fluency)
- Rechnen (number)
- räumliches Vorstellungsvermögen (space)
- Gedächtnis (memory)
- Wahrnehmungsgeschwindigkeit (perceptual speed)
- schlussfolgerndes Denken (induction, reasoning)

Jede Aufgabe eines Tests (test item) misst mehrere dieser Faktoren gleichzeitig.

Modell der fluiden und kristallinen Intelligenz von Cattell. Cattell unterteilte Intelligenz in zwei Faktoren: in die fluide Intelligenz (flüssige Intelligenz) und die kristalline (feste Intelligenz). Diese beiden Faktoren zusammengenommen ergeben den Gesamtfaktor der Intelligenz.
- „**Fluide Intelligenz**" (g_f): Sie bezeichnet die Fähigkeit, neue Probleme anzugehen, ohne auf Lernerfahrung oder Hilfe zurückzugreifen. Die hier gemessenen Fähigkeiten sind vor allem: räumliches **Vorstellungsvermögen** (figural relations) – **Gedächtnis** (memory span) – **schlussfolgerndes Denken** (induction).
- „**Kristalline Intelligenz**" (g_c): Hierbei handelt es sich um erworbenes Wissen und erlernte Fertigkeiten (dies sind kulturspezifische Elemente). Dieser Faktor ist vor allem durch **Sprachverständnis** (verbal comprehension) gekennzeichnet. Er beinhaltet weiterhin die Fähigkeit, **Erfahrungen in Wissen umsetzen** zu können (experiential evaluation).

Querschnittsstudien legen die Vermutung nahe, dass die fluide Intelligenz ihren Höhepunkt mit 14–15 Jahren erreicht, die kristalline dagegen ca. 5 Jahre später.

> **Merke** Im späten Erwachsenenalter fällt die fluide Intelligenz ab, während die kristalline noch weiter anwachsen kann.

Intelligenztests

HAWIE/HAWIK (Hamburg-Wechsler-Intelligenztest). Der HAWI für Kinder und Erwachsene basiert auf dem **Generalfaktorenmodell der Intelligenz** von Spearman. Er besteht aus einem **Verbalteil**, der zum Beispiel Aufgaben zum Wortschatz, zum rechnerischen Denken oder zum Allgemeinwissen enthält, und dem **Handlungsteil**, zu dem unter anderem ein Mosaiktest, das Figurenlegen oder auch Bilderordnen gehören. Entsprechend wird als Testergebnis ein **Verbal-IQ** und ein **Handlungs-IQ** berechnet, deren Mittelwert den Gesamt-IQ ergibt.

Der Mittelwert der Probanden liegt beim HAWIE/K bei 100, seine Standardabweichung bei 15 Punkten.

Biologie

Histologie

Anatomie

Chemie

Biochemie

Physik

Physiologie

Psych./Soz.

Ein Mittelwert von 100 bedeutet, dass der Durchschnitt derjenigen, an denen der Test normiert wurde 100 Punkte erreicht. Eine Standardabweichung von 15 bedeutet, 2/3 aller Menschen liegen zwischen 85 und 115 Punkten (100 − 15 = 85, 100 +15 = 115).

Gelegentlich wird gefragt, wie viele Personen man testen müsste, um z.B. 100 Probanden zu finden, die einen IQ von 115 oder mehr haben. Dies ist eine reine Rechenaufgabe. 2/3 aller Probanden liegen innerhalb einer Standardabweichung. Also teilt sich das letzte Drittel die Bereiche von 85 und darunter und 115 und darüber. Die Hälfte von 1/3 = 1/6. Wenn ich also 100 Probanden finden will, die mindestens 115 IQ-Punkte haben, muss ich 6 mal so viele testen. Also 600 Probanden.

Der HAWIE/HAWIK ist ein **Einzeltest**, bei dem der Versuchsleiter mit dem Probanden interagiert. Um eine hohe Objektivität bei der Durchführung zu garantieren, sind die Instruktionen, die der Versuchsleiter dem Probanden gibt, hoch standardisiert. Der HAWIE/K ist ein typisches Beispiel für eine **kulturabhängige Messung der Intelligenz**. Besonders bei allgemeinem Wissen und zum Wortschatz zeigt sich, dass der Test nur bei Probanden sinnvoll eingesetzt werden kann, die in Deutschland aufgewachsen sind und eine entsprechende Schulbildung haben. Aufgrund der sich verändernden Normen, aber auch weil die sprachlichen Aufgaben zum Teil veralten, muss ein Intelligenztest immer wieder revidiert werden. Die momentan aktuelle Version ist der **HAWIE-R** (revidierte Form, dt. Version von Tewes, 1991).

In den neueren Auflagen wird der HAWIE nur noch WIE genannt.

IST (Intelligenz-Struktur-Test). Der IST basiert auf **Thurstones Mehrfaktorenmodell der Intelligenz**. Er gliedert sich in einen **verbalen**, einen **figuralen** und einen **numerischen Unterteil**. Ein Beispiel aus dem verbalen Untertest Satzergänzung: „Das Gegenteil von Hoffnung ist ...?" (Antwortmöglichkeiten: Trauer, Verzweiflung, Elend, Liebe, Hass). Ein Beispiel aus dem numerischen Untertest Zahlenreihen: 9 – 7 – 10 – 8 – 11 – 9 – 12 – ?

Zudem lässt sich im IST 2000 (Amthauer, Brocke, Liepmann & Beauducel, 1999), der aktuellen Version, auch die **Merkfähigkeit** als eigener Faktor erfassen. Der Faktor „**Reasoning**", der logisches Denken erfasst, wird als Faktor zweiter Ordnung aus den verbalen, numerischen und figuralen Faktoren gebildet.

Im Gegensatz zum HAWIE/K ist der IST ein **Gruppentest**, der entweder mit Papier und Bleistift oder auch am Computer bearbeitet werden kann. Die Durchführung dauert ca. 90 Minuten und ist sehr ökonomisch. Der Proband arbeitet komplett eigenständig, sodass auch die Durchführungsobjektivität nicht durch Interaktionen mit dem Versuchsleiter beeinträchtigt werden kann. Der IST-2000 weist gute Reliabilitätswerte bezüglich der einzelnen Skalen auf. Besonders wenn es um eine **Profilbetrachtung** der Intelligenz geht, bei der verschiedene Faktoren verglichen werden können, bietet sich die Verwendung dieses Tests an. Der Mittelwert ist auf 100 normiert, die Standardabweichung liegt bei 10 Punkten.

Merke

Der HAWIE/K basiert auf Spearmans Zwei-Faktoren-Theorie. Deswegen kann ein allgemeiner IQ berechnet werden.

Der IST basiert auf Thurstones Modell mehrerer gemeinsamer Faktoren. Der Proband erhält Werte für die einzelnen Komponenten der Intelligenz (verbal, figural, numerisch, Merkfähigkeit), aber keinen Gesamt-IQ.

Intelligenz und Leistung

Eine der wichtigsten Gründe zur Intelligenzmessung liegt in der Vorhersagemöglichkeit für Schulbildung und Berufsausbildung. Man kann mit ziemlicher Sicherheit vorhersagen, dass jemand, der einen hohen Wert in einem Intelligenztest erzielt, auch eine gute Schulbildung haben wird. Allerdings unterscheiden sich Leistung und Intelligenz auch voneinander, da es mehrere Faktoren gibt, die für eine gute Leistung verantwortlich sind, wie die Motivation und das Interesse.

Man spricht von so genannten Underachievern und Overachievern.

– **Underachiever:** Schulkinder, deren Schulleistung schlechter ist, als aufgrund ihrer Intelligenz allein zu erwarten wäre.
– **Overachiever:** Schulkinder, deren Schulleistung besser ist, als aufgrund ihrer Intelligenz zu erwarten wäre.

1.4.4 Emotion

Eine Emotion ist ein komplexes Gefühl, eine Befindlichkeit, die häufig als Reaktion auf ein bedeutendes Erlebnis entsteht. Emotionen sind oft mit bestimmten Kognitionen, physiologischen Reaktionen und spezifischen Verhaltensweisen verbunden.

Es gibt verschiedene Theorien, die das Zustandekommen und die Wirkweise von Emotionen erklären. Da diese Theorien aus unterschiedlichen psychologischen Denkrichtungen stammen, widersprechen sie sich zum Teil.

Das hypothetische Konstrukt Emotion setzt sich aus vier Komponenten zusammen:

– Die **physiologische Komponente** umfasst neuronale, viszerale, hormonelle und muskuläre Veränderungen (z.B. höhere Muskelspannung, Tachykardie bei Angst).
– Die **affektive oder Gefühlskomponente** beschreibt das subjektive Erleben eines Gefühlszustands (z.B. Gefühl des Bedrohtseins).
– Die **kognitive Komponente** umfasst die Gedanken zur Situation, die Interpretation und die Erwartungen (z.B. den Gedanken, dass man sich in einer ausweglosen Situation befindet).
– Die **Verhaltenskomponente** ist in Form von **mimischem und gestischem Ausdruck** (z.B. typischer Gesichtsausdruck mit aufgerissenen Augen, zusammengepressten Lippen), aber auch im sonstigen Verhalten (z.B. **Zu- versus Abwendung**) direkt zu beobachten. Diese Komponente wird von manchen Autoren wiederum in eine **Ausdruckskomponente** (Gestik, Mimik) und eine **motivationale Komponente** (Zu- versus Abwendung) unterteilt.

Auch wenn man die meisten Emotionen an Ihrem Ausdruck erkennen kann, stehen Ausdruck und Gefühlsstärke nicht in einem linearen Zusammenhang. Man kann also sehr große Angst haben, dies aber nicht unbedingt zeigen.

Primäre und sekundäre Emotionen

Die **primären Emotionen** oder auch **Basisemotionen** sind kulturell übergreifend gleich. Sie sind durch die Anspannung bzw. Entspannung spezieller Muskelgruppen im Gesicht messbar.

Diese Emotionen sind wahrscheinlich angeboren und werden nicht durch Nachahmung gelernt.

Diese sind:
- Freude/Glück
- Trauer
- Angst
- Wut/Ärger
- Ekel
- Überraschung

So gehören beispielsweise Depression oder Neid nicht zu diesen Emotionen. Dies sind gelernte Mischgefühle und gehören zu den sekundären Emotionen. **Sekundäre Emotionen** sind alle Emotionen, die angelernt sind.

Facial Action Coding System (FACS). Aufgrund der oben beschriebenen interkulturellen Übereinstimmung haben Forscher ein Codierungssystem entwickelt, in dem die an den einzelnen Emotionen beteiligten Muskelgruppen aufgelistet werden. Das **Facial Action Coding System (FACS)** beschreibt die Gesichtsmuskeln, deren Veränderung notwendig ist, damit ein Gesicht als „ärgerlich" oder „fröhlich" empfunden wird. Interessanterweise kann man durch das mimische „Herstellen" eines Emotionsausdrucks zumindest einen Anflug des dazugehörigen Gefühls wahrnehmen **(Facial-Feedback-Hypothese)**. In Untersuchungen hat sich sogar gezeigt, dass es dabei zu emotionsspezifischen Veränderungen des vegetativen Nervensystems kommt. Diese Ergebnisse belegen, wie eng die verschiedenen Komponenten der Emotion miteinander in Beziehung stehen. Allerdings ist diese Beziehung nicht linear.

Emotionstheorien

Diese Theorien beschäftigen sich damit, wie Emotionen entstehen und widersprechen sich, wie schon erwähnt, zum Teil.

Kognitive Emotionstheorie von Schachter und Singer

Diese Theorie wird auch Zwei-Faktoren-Theorie der Emotion genannt. Sie besagt, dass
Emotionen aus zwei Faktoren bestehen:
- einer unspezifischen physiologischen Erregung und
- einer kognitiven Bewertung, die vom Kontext abhängig ist.

Bei dem klassischen Experiment zu dieser Theorie bekamen die Versuchspersonen eine Adrenalininjektion. Dabei wurde ein Teil der Versuchspersonen darüber aufgeklärt, dass die Injektion eine anregende Wirkung hat, der andere Teil nicht. Danach mussten die Versuchspersonen zusammen mit einer weiteren Versuchsperson warten. Diese weitere Versuchsperson war ein Komplize des Versuchsleiters und mimte einen Teilnehmer, der entweder aggressiv oder sehr fröhlich war. Anschließend wurden dann die Emotionen der Versuchspersonen erfragt. Die Probanden, die nicht aufgeklärt waren, gaben an, dieselbe Stimmung wie der Komplize gehabt zu haben. Bei den aufgeklärten Probanden konnte dieser Zusammenhang nicht festgestellt werden. Schachter und Singer konnten so zeigen, dass beim Erleben einer Emotion zuerst eine **unspezifische physiologische Erregung** auftritt und wir uns dann aus der Situation heraus überlegen (**Kognition**), was das wohl für ein Gefühl sein könnte. Haben wir bereits eine plausible Erklärung für die Emotion (z.B. Adrenalin als anregende „Droge"), findet diese Situationsanalyse nicht statt. Allerdings lässt sich mit dieser kognitiven Theorie das spontane Erleben einer Emotion nicht erklären: Manchmal erlebt man Gefühle, für die es keine Erklärung gibt (z.B. grundlose Traurigkeit).

James-Lange-Theorie

Diese Theorie ist eine alte Theorie der Emotion, die aber sehr populär geworden ist. James und Lange gehen von einer umgekehrten Betrachtungsweise aus. Hier ist das Verhalten die Grundlage für die Emotion. „Mir laufen die Tränen über das Gesicht, also bin ich traurig." „Ich sehe eine Spritze, und meine Hände zittern." „Ich fühle Hitze, also habe ich Angst." Die physiologischen Veränderungen bei der Wahrnehmung eines Reizes bestimmen also die Qualität der Emotion.

Spezifische Emotionen
Angst

Formen der Angst. Angst ist ein extremes Gefühl des Bedrohtseins und kann bis zur Todesangst gehen. Eine Angst, die objektiv einem Reiz angemessen ist, nennt man **Real-Angst**. Das Gegenteil ist die **phobische Angst**. Menschen mit Phobien haben Angst vor Dingen, die objektiv nicht bedrohlich sind, wie Spinnen, Höhe usw.

Angst gehört zu unserem Erleben und entwickelt sich bereits im Säuglingsalter. Die erste Angst ist die sog. 6-Monats-Angst, die auch **Trennungsangst** genannt wird. Der Säugling fürchtet, von den Eltern getrennt zu sein, allein zu sein. Mit 8 Monaten entwickelt sich die 8-Monats-Angst, das sog. **Fremdeln**. Das Kind bekommt Angst vor fremden Leuten.

State versus Trait. Angst kann zu einer Person gehören. Dieser Mensch ist dann generell ängstlich, besorgt und vorsichtig. Diese Angst nennt man **Trait-Angst** (Trait meint Persönlichkeitseigenschaft). Im Gegensatz dazu steht die **State-Angst**. Dies ist ein momentaner Angstzustand, wie er bei einer drohenden Gefahr auftritt.

Umgang mit Angst. Wir können auf unterschiedliche Weise mit unserer Angst umgehen. Wir können unsere Angst unterdrücken. Menschen, die so mit ihrer Angst umgehen, bezeichnet man als **Repressor**. **Sensitizer** (Sensitivierer)

Biologie

Histologie

Anatomie

Chemie

Biochemie

Physik

Physiologie

Psych./Soz.

sind Menschen, die sich intensiv mit ihrer Angst oder dem, was die Angst auslöst, beschäftigen. Ein Sensitizer würde beispielsweise kein Medikament nehmen, ohne vorher den ganzen Beipackzettel zu lesen, während ein Repressor einfach jede verschriebene Medikation nehmen würde.

Angststörungen, Phobien

Als **Phobie** bezeichnet man eine unangemessene Angst, die zu einem Leidensdruck führt.

Die Angststörungen wurden früher als Neurosen bezeichnet. Dieser Begriff wird in der ICD-10, dem momentan gültigen Diagnosekatalog für Krankheiten, zwar nicht mehr verwendet, er ist aber dennoch sehr populär. So wird auch gern von Angst- bzw. Zwangsneurosen gesprochen. Damit sind immer klinische Ängste gemeint.

Spezifische Phobien. Spezifische Phobien haben einen ganz klar definierten Auslöser. Häufig sind z.B. Tierphobien (Angst vor Spinnen oder Hunden), Höhenangst oder Agoraphobie. Mit dem Begriff **Agoraphobie** wurde ursprünglich die Angst vor weiten Plätzen bezeichnet. Der Begriff ist aber irreführend. Denn Agoraphobiker fürchten nicht nur weite Plätze, sondern alle Situationen, aus denen sie schlecht entkommen können, wenn es notwendig ist. Dies können weite Plätze sein, denn hier bekäme man im Notfall keine Hilfe. Aber genauso fürchten sie lange Schlangen in vollen Kaufhäusern, Fahren im vollen Bus, der U-Bahn, lange Autofahrten und Tunnel, und auch enge Räume. Die Angst entsteht aus der Sorge, keine Hilfe zu bekommen, wenn ein Unglück wie z.B. ein Kreislaufzusammenbruch geschieht.

> **Merke** Klaustrophobische Menschen haben *ausschließlich* Angst vor Enge. Agoraphobische Menschen haben *unter anderem* Angst vor Enge.

Panikstörung, auch Herz-Angst-Neurose

Menschen mit einer Panikstörung fürchten, einen Herzinfarkt zu erleiden. Diese Sorge ist der Grund dafür, dass sie sehr genau auf ihren Herzschlag achten. Der Herzschlag ändert sich aber häufig, z.B. bei Belastung. Diese Veränderung wird nun als beginnender Herzinfarkt interpretiert. Das löst Furcht aus, die wiederum dazu führt, dass das Herz schneller schlägt, was als Beweis für die beginnende Katastrophe gesehen wird. Diese Angst entsteht plötzlich, wie aus heiterem Himmel. Die starken Angstanfälle verschwinden nach ca. 20–30 Minuten wieder. Weitere Symptome sind: starkes Herzrasen, Schwitzen, Atemnot, manchmal Gefühl, verrückt zu werden und Depersonalisation.
Die Panikanfälle treten häufig in Ruhesituationen auf.

> **Merke** Agoraphobie und Panikstörung treten häufig zusammen auf!

Soziale Phobie

Hierbei handelt es sich um eine Angst vor bestimmten sozialen Situationen, in denen die Betroffenen fürchten, negativ bewertet zu werden. Sie fürchten zu versagen, sich lächerlich zu machen oder durch ungeschicktes Verhalten gedemütigt zu werden. Typische Situationen sind: vor einer Gruppe zu sprechen, vor den Augen anderer eine Unterschrift zu leisten, in der Öffentlichkeit zu essen oder zu trinken.

Menschen mit einer sozialen Phobie können nur bestimmte Situationen fürchten, wie das Reden vor Gruppen oder fast alle sozialen Interaktionen. Alleine, ohne den sozialen Kontext können diese Menschen wieder die Dinge durchführen, die sie in der Öffentlichkeit nicht tun können.

Zwangsstörung

Ein Zwang besteht häufig aus einem **Zwangsgedanken**, einem unwiderstehlichen Impuls, etwas tun zu müssen. Die ausgeführte Handlung (**Zwangshandlung**) läuft dann nach einem ganz klaren festgelegten stereotypen Schema ab.
Zwänge sind ungewollt; sie kommen automatisch, ohne dass man die Situation willentlich beeinflussen kann.
Zwangsgedanken haben häufig aggressive bzw. sexuelle Inhalte; so fürchten Patienten beispielsweise, jemanden zu verletzen, wenn sie ihm zu nahe kommen. Dies führt zu dem Zwang, sich immer genau zu versichern, dass man nicht versehentlich jemanden berührt und somit gestoßen und verletzt hat.
Zwänge rufen inneren Widerstand hervor; die Betroffenen versuchen zumindest anfangs, sich gegen diesen Zwang zur Wehr zu setzen. Sie erkennen, dass die Zwangsgedanken und Handlungen aus ihnen selbst kommen und nicht etwa von außen eingegeben sind, wie es beispielsweise bei schizophrenen Patienten der Fall sein kann. Das Zwangsverhalten wird als sinnlos oder unsinnig erkannt, was dazu führt, dass die Betroffenen selten über ihren Zwang reden.

Lerntheoretischer Erklärungsansatz der Zwangsstörung. Menschen, die unter einem Zwang leiden, sind in einem Teufelskreis gefangen. Ein Gedanke löst Angst aus, „Wenn ich den Herd nicht abgedreht habe, brennt die Wohnung nieder und auch die Nachbarn verbrennen und müssen sterben." Diese Angst wird durch das Verhalten reduziert, noch einmal zu kontrollieren. Somit wird die Angst negativ verstärkt (S. 898).
Auch bei anderen Ängsten findet zumindest später ein Vermeidungslernen statt. Dieses Vermeidungslernen ist eine negative Verstärkung. Wenn ein agoraphobischer Mensch nicht ins Kaufhaus geht, dann fühlt er, zumindest kurzfristig, wie die Angst sinkt. Wenn er dann noch eine Möglichkeit findet, dennoch an die gewünschte Ware zu kommen, dann wird er auch in Zukunft das Kaufhaus meiden und die Phobie wird immer stärker.

Psychoanalytischer Erklärungsansatz der Zwangsstörung. Die Psychoanalyse geht von einem Konflikt in der Person aus (S. 886). Ebenso wie bei den anderen Ängsten auch.

Posttraumatische Belastungsstörung

Bei der posttraumatischen Belastungsstörung (PTBS) handelt es sich um eine Angststörung, die nach einem emotional besonders belastenden Erlebnis auftritt. Dies sind Erlebnisse, in denen die Betroffen um ihr Leben oder ihre persönliche Versehrtheit fürchten müssen. Dies sind Unfälle, Naturkatastrophen wie Erdbeben, Überschwemmungen. Der häufigste Grund für die Entwicklung einer PTBS in Deutschland ist sexueller Missbrauch.

Symptome sind: Flashbacks (Wiedererleben der schlimmen Szenen, mit starker Angst, treten plötzlich für Sekunden auf), Gefühl emotionaler Taubheit, Schlafstörungen, Konzentrationsprobleme.

> **Merke**
> Um die Diagnose einer PTBS stellen zu können, müssen unbedingt Flashbacks als Symptom auftreten.

Somatoforme Störung

Somatoforme Störungen liegen vor, wenn bei einem Patienten körperliche Symptome ohne ausreichende organische Ursache vorhanden sind. Aus analytischer Sicht werden psychische Konflikte auf die körperliche Ebene verschoben. Häufig liegen einer somatoformen Störung Ängste oder Depressionen zu Grunde. Die somatoformen Störungen haben viele Unterteilungen.

> **Merke**
> Somatoforme Störungen haben viele Unterteilungen. Gleichgültig, um welche spezifische Unterform es sich handelt, die Diagnose darf nur gestellt werden, wenn es keinen ausreichenden körperlichen Befund gibt.

Aggression

In der Psychologie spricht man immer dann von Aggression, wenn ein Lebewesen, aber auch ein Sachgegenstand mit Absicht geschädigt wird. Man unterscheidet folgende Arten von Aggression:

- **Autotelische Aggression** (Telos, griechisch: Ziel), wenn die Schädigung selbst das Ziel ist.
- **Direkte Aggression,** wenn gegen das Objekt vorgegangen wird, auf das sich auch die Aggression richtet.
- **Indirekte Aggression,** wenn gegen ein Ersatzobjekt vorgegangen wird (die Psychoanalyse spricht hier von Verschiebung).
- **Fremd-Aggression**: Das aggressive Verhalten richtet sich gegen jemand anderen.
- **Selbst-Aggression**: Das aggressive Verhalten richtet sich gegen die eigene Person.

Aggressionstheorien

Psychoanalytischer Erklärungsansatz der Aggression. Freud nahm an, dass es nicht nur den Sexualtrieb (Libido) gibt, sondern auch noch einen Aggressionstrieb, den er **Tanatos** nannte. Dieser Trieb will zerstören, will vom organischen in den anorganischen Zustand zurückführen. Die Energie dieses Triebes muss nach außen auf die Umwelt projiziert werden, damit es nicht zu selbstschädigendem Verhalten kommt.

Trieb-Instinkt-Theorie. Diese Theorie stammt nicht direkt aus der Psychologie, sondern aus einer ihrer Nachbardis-

ziplinen, der Ethologie (Verhaltensbeobachtung). Einer der bekanntesten Ethologen ist der Verhaltensforscher Konrad Lorenz (1903–1989). Seiner Ansicht nach ist die Aggression ein **Instinkt**. Ein Instinkt ist eine Abfolge von Handlungsschritten, wobei jedes Verhalten vom zuvor gezeigten Verhalten ausgelöst wird. Nur das erste Verhalten braucht also einen Auslöser, der aus der Umwelt kommt. Damit ein Instinktverhalten gezeigt wird, braucht es zusätzlich einen inneren Trieb, ein Bedürfnis, dieses Verhalten auszuführen. Die Energie, also der Trieb des Aggressions-Instinkts wird ständig neu gebildet. Sie wird dadurch verbraucht, dass aggressives Verhalten geäußert wird. Wenn es nun aber in einer friedlichen Umwelt keinen Umweltreiz gibt, der aggressives Verhalten auslösen könnte, so staut sich diese Energie auf. Irgendwann ist so viel Energie aufgestaut, dass sie auch ohne auslösenden Reiz abgebaut werden muss. Wir verhalten uns also aggressiv, obwohl kein Grund vorliegt. Lorenz spricht dann von einer **„Leerlaufhandlung"** (S. 909).

Kritik an den Triebtheorien. Einige Psychologen haben die Triebtheorien von Freud und Lorenz kritisiert. Sie sind der Ansicht, dass Triebtheorien das menschliche Verhalten nicht erklären. Sieht man z.B. eine Schlägerei, so könnte man schließen, dass die Beteiligten einen Aggressionstrieb haben, den sie ausleben müssen. Wenn nun einer der bösen Schläger Angst kriegt und wegläuft, so müsste man einen Angsttrieb annehmen, und wenn ein anderer aufgibt, einen Unterwerfungstrieb erfinden. So bräuchte man für jedes Verhalten, dem eine Emotion zugrunde liegt, einen neuen Trieb. Das ist zu kompliziert und nicht wissenschaftlich.

Lorenz übertrug seine Ergebnisse, die er bei Tieren gemacht hatte, auf die Menschen. Es ist fraglich, ob das so einfach möglich ist, denn anders als Tiere besitzen wir die Möglichkeit, unser Verhalten zu reflektieren und notfalls eine sozial akzeptierte Handlung auszuführen.

Wir können also eine Ersatzhandlung finden.

Und Freud könnte man damit aus dem Feld schlagen, dass der Tanatos nicht nachgewiesen werden kann.

Frustrations-Aggressions-Theorie. Kernaussage dieser Theorie, die vor allem auf den Psychologen John Dollard zurückgeht, ist die Annahme, dass auf jede Frustration eine Aggression folgt. Unter Frustration versteht man die Störung einer zielgerichteten Handlung, Enttäuschung und Versagen.

Untersuchungen haben allerdings ergeben, dass Menschen auf Frustrationen nicht nur mit Aggressionen, sondern auch mit Zurückgezogenheit oder Depressionen reagieren. Aggression ist also nur eine mögliche Folge von Frustration. Zudem vernachlässigt diese Theorie die Fähigkeit des Menschen, Frustrationen kognitiv zu bewältigen.

Lernen am Modell. Heutzutage gehen die meisten Psychologen davon aus, dass aggressives Verhalten durch Lernen am Modell entsteht.

Albert Bandura untersuchte in Experimenten den Erwerb aggressiven Verhaltens. Kinder, die Erwachsene beim Mal-

Biologie | Histologie | Anatomie | Chemie | Biochemie | Physik | Physiologie | Psych./Soz.

trätieren einer Plastikpuppe beobachteten, ahmten während des Experiments häufiger ähnliche aggressive Verhaltensweisen nach als eine Kontrollgruppe, denen man kein aggressives Modell vorgab (Bandura et al., 1963).

Durch die Beobachtung von Modellen werden aggressive Verhaltensweisen nachgeahmt und gelernt. Dabei hat sich gezeigt, dass die Modellpersonen vor allem dann imitiert werden, wenn sie mit ihren ausgeführten aggressiven Verhaltensweisen Erfolg haben.

„Vor allem Filme, die einen sympathischen Aggressor zeigen (z.B. einen smarten Agenten oder einen gerechten Rächer, dem früher großes Unrecht zugefügt wurde), der noch dazu (...) belohnt wird (durch viel Geld, schöne Frauen usw.), reizen zur Nachahmung. Durch die Nachahmung solcher Modelle kann auch selbstverstärkende Aggression entstehen (z.B. weil man stolz darauf ist, sich so zu benehmen wie das bewunderte Modell)". (Hobmaier, H., Psychologie).

Trauer

Trauer ist ein angeborenes primäres Gefühl, das nach **Trennung oder Verlust von Bindungen** auftritt. Evolutionstheoretisch kann man Trauer als psychobiologische Reaktion zur Aufrechterhaltung von Gruppenbindungen beim Verlust eines Mitglieds beschreiben. Der mimische Ausdruck der Trauerreaktion hat Aufforderungscharakter für die Gruppenmitglieder, sich um das trauernde Individuum zu kümmern. Wie genau das Verhalten des Trauernden aussieht, unterliegt kulturellen Einflüssen.

Allgemeine **Symptome der Trauer** sind Niedergeschlagenheit, Grübeln, Schlaflosigkeit, Nervosität, Appetitlosigkeit, sozialer Rückzug, aber auch Konzentrationsstörungen und Sinnestäuschungen (Halluzinationen) können auftreten. Die Phasenabfolge beim Trauerprozess wird im Kapitel „Der Tod, das Sterben und die Trauer" ausführlich dargestellt (S. 951).

Von **pathologischer Trauer** spricht man dann, wenn die geschilderte Trauersymptomatik auch einige Monate nach dem Verlust nicht zurückgeht, sondern sich in ein **dauerhaftes Gefühl der Leere und Sinnlosigkeit** wandelt. Menschen, die aus der akuten Trauerreaktion nicht wieder herausfinden, bilden eine depressive Symptomatik aus. Hinzu kommen häufig auch psychosomatische Symptome und eine erhöhte Anfälligkeit für Krankheiten.

Depression

Die Depression ist eine Störung des Affekts und wird zu den sog. **affektiven Störungen** gezählt. **Symptome** sind Traurigkeit, Niedergeschlagenheit, Schuldgefühle, Antriebslosigkeit (auch Unruhe), häufig Schlafstörungen, Appetitlosigkeit (oder gesteigerter Appetit). Die Symptomatik muss mindestens zwei Wochen vorliegen, um die Diagnose Depression stellen zu können.

Früher unterteilte man die Störung in **endogene** (durch innere Ursachen ausgelöste) und **exogene** (durch äußere Faktoren hervorgerufene) **Depression**. Ob es sich dabei um zwei unterschiedliche Störungen oder um verschiedene Schweregrade derselben Störung handelt, war Gegen-

stand vieler Untersuchungen. Diese Einteilung wird in der ICD10 nicht mehr aufgeführt, ist aber so bekannt, dass sie dennoch oft genannt wird.

Es werden zwei große Kategorien der Depression unterschieden:
- die rein depressiven (unipolaren) Störungen, bei der die Stimmungsstörung ausschließlich depressiver Art ist
- und die bipolaren Störungen, die durch Perioden von manischer, stark gehobener Stimmung bzw. von Erregungszuständen und durch Perioden depressiver Stimmung gekennzeichnet ist.

Die Angaben zur Häufigkeit schwanken, aber man geht davon aus, dass zweimal so viele Frauen an Depression leiden wie Männer.

 Merke Unipolare Depressionen treten weitaus häufiger auf als bipolare Störungen.

Ursachen

Theorie der gelernten (= erlernten) Hilflosigkeit nach Seligman. Seligman ging davon aus, dass wir Hilflosigkeit lernen, wenn wir die Erfahrung machen, dass wir auf die Konsequenzen unseres Verhaltens keinen Einfluss haben. In dem klassischen Experiment wurden Ratten in einen Käfig gesetzt, den man unter Strom setzen konnte. Wenn man die Ratten daran hinderte, zu fliehen, so versuchten sie es später nicht einmal mehr dann, wenn sie dazu in der Lage waren. Dieses Verhalten nannte Seligman erlernte Hilflosigkeit. Die Symptome der erlernten Hilflosigkeit sind denen der Depression sehr ähnlich:
- emotionales Defizit (Freudlosigkeit)
- motivationales Defizit (Fehlen zielgerichteter Aktivität)
- kognitives Defizit (verzögertes Lernen von aktivem Vermeidungsverhalten)
- neurobiologische Veränderungen wie bei Depressiven (Verringerung des Noradrenalingehalts im ZNS).

Kognitiver Erklärungsansatz von A. Beck zur Entstehung und Aufrechterhaltung von Depression. Dieser Ansatz ist so berühmt, weil sich aus ihm eine sehr effektive Therapie zur Behandlung von Depression ableitet, die **kognitive Therapie der Depression** (S. 945).

Die kognitiven Ansätze gehen immer davon aus, dass ein Ereignis an sich keine Bedeutung hat. Wir messen ihm erst eine Bedeutung bei. Und wenn diese Bedeutung negativ ist, dann ist erst das Ereignis negativ.

Die Grundannahme ist, dass depressive Menschen sich selbst, die Umwelt und die Zukunft in negativer Weise bewerten. Diese drei Bewertungen werden **kognitive Triade** genannt. Durch diese negative Grundhaltung kommen kognitive Fehler, man könnte auch sagen, Denkfehler zustande:
- **Übergeneralisierung:** Entstehung einer allgemeinen Regel aufgrund eines oder mehrerer isoliert betrachteter Vorfälle; die Regel wird unterschiedslos auf ähnliche oder unähnliche Situationen angewandt.

- **Willkürliche Schlussfolgerung:** Ziehen von Schlüssen, obwohl es keine Beweise gibt bzw. obwohl Beweise gegen die Schlussfolgerung sprechen
- **Übertreibung** (von Schlechtem) und **Untertreibung** (von Gutem).

Die kognitiven Prozesse lösen weitere Depressionssymptome aus, und diese neuen Symptome bestätigen die ursprünglichen negativen Kognitionen. Damit etabliert sich ein rückgekoppeltes System, das die fehlerhaften Kognitionen verstärkt.

1.4.5 Motivation

Motivation leitet sich aus dem lateinischen movere (bewegen) ab. Die Motivation ist der Grund dafür, dass wir überhaupt handeln. Sie ist unser Antrieb, unser Motor. Es gibt verschiedene psychologische Annahmen zur Entstehung und Auswirkung der Motivation.

Theorien der Motivation
Ethologischer Ansatz (= Vergleichende Verhaltensforschung)

Der ethologische Ansatz nimmt grundsätzlich an, dass Verhalten durch angeborene Instinkte erklärt wird.
Die Motivation ist hier eine **innere Triebspannung**, die durch einen Mangelzustand wie Hunger oder durch ein starkes Bedürfnis wie Sexualität ausgelöst wird. Diese Spannung, die auch **Appetenz** genannt wird, führt zu ungerichtetem Verhalten, dem **Appetenzverhalten**. So würde ein Glucosemangel bei einer Katze ein Hungergefühl auslösen. Sie hätte nun die Motivation (Appetenz), nach Futter zu suchen. Wenn sie etwas entdeckt, das in das Beuteschema passt (z.B. eine Maus), wird das spezifische Jagdverhalten, die **Instinkthandlung** ausgelöst. Die Katze jagt die Maus. Die Maus ist ein sog. **Schlüsselreiz** und löst die Instinkthandlung aus. Dieser Mechanismus wird **angeborener Auslösemechanismus** genannt. Am Ende, wenn die Katze die Maus gefangen hat, findet die **Endhandlung** statt. Die Maus wird gefressen. Instinkt- und Endhandlung laufen immer auf dieselbe Weise ab, von ein paar kleinen Variationen abgesehen, die die Anpassung an die jeweiligen Umweltgegebenheiten mit sich bringen.

> **Merke**
> Die Reihenfolge von Triebspannung bis Endhandlung läuft immer nach demselben Schema ab.
>
> Das Instinktverhalten kann auch durch künstliche Schlüsselreize – so genannte Attrappen – ausgelöst werden.

Leerlaufhandlung. Das Jagdverhalten wird nicht nur durch die fehlende Nahrung motiviert. Das Bedürfnis zu jagen scheint angeboren zu sein. Es muss von Zeit zu Zeit entladen werden, sonst steigt die Triebenergie immer weiter an. Wenn die Energie sehr groß ist, braucht es keinen Schlüsselreiz mehr, um den angeborenen Auslösemechanismus zu aktivieren. Die Katze würde dann auch auf andere Schlüsselreize reagieren oder wenn die Energie noch größer ist, einfach so das Jagdverhalten zeigen. Diese Ins-

tinkthandlungen lassen sich auch beim Menschen finden, wie das Saugverhalten eines Säuglings.

Übersprungshandlungen. Bei einer Übersprungshandlung liegen zwei konkurrierende Motive mit nicht vereinbaren Endhandlungen vor. Da beide Endhandlungen nicht ausgeführt werden können, springt die Energie auf eine dritte Handlung über.
Z.B. könnte bei einer Prüfung das Bedürfnis aufzustehen und zu gehen genauso groß sein, wie das Bedürfnis zu bleiben. Dies führt zu einer dritten Handlung, der Übersprungshandlung, z.B. dem Kopfkratzen.

Psychoanalytischer Ansatz

Nach dem psychoanalytischen Ansatz wird Verhalten in erster Linie von innen angetrieben. Äußere Bedingungen nehmen insofern Einfluss, als sie die ursprünglichen Triebe reglementieren und in sozial verträgliche Bahnen lenken.

Behavioristischer Ansatz

Für den klassischen Behaviorismus liegen die Gründe menschlichen Verhaltens in Lernprozessen (S. 878).
Ein bedeutender behavioristischer Motivationsforscher war Clarke L. Hull. Er nimmt als Quelle der Motivation ebenfalls innere Triebe an. Die Stärke und Richtung werden jedoch durch Lernparameter bestimmt. Die organismischen Bedürfnisse fließen in einen **Trieb** zusammen, der reduziert werden will. Verhaltensweisen, die zur angenehm erlebten Triebreduktion beitragen, werden verstärkt und ihre Auftretenswahrscheinlichkeit erhöht. Durch Lernerfahrungen bilden sich mit der Zeit **Gewohnheiten** aus, die gemeinsam mit den **Anreizen** (erwartete Belohnungen) die Richtung des Verhaltens bestimmen. Verhaltenssteuernd sind nach Hull also der Trieb, die Gewohnheit und der Anreiz, die – multiplikativ miteinander verknüpft – das Reaktionspotenzial determinieren.
Um Verhaltensweisen zu erklären, denen keine organismischen Bedürfnisse zugrunde liegen, nahm man an, dass Triebe auch erworben werden können.

Humanistische Motivationstheorie – Bedürfnishierarchie nach Maslow

Physiologische Bedürfnisse wie Hunger, Durst, Schlaf sind dem Menschen angeboren. Man nennt sie **primäre Bedürfnisse**. Sie bestimmen weitgehend die Motivation eines Säuglings. Im Laufe der Entwicklung bilden wir andere Bedürfnisse heraus, die nicht zur biologischen Ausstattung des Menschen gehören, sondern erlernt sind. Sie werden als **sekundäre Bedürfnisse** bezeichnet. Das sind beispielsweise der Wunsch nach Anerkennung, Wertschätzung, Geltung, Macht und Besitz oder das Bedürfnis nach Kontakt und Geselligkeit.

> **Merke**
> Ein Bedürfnis ist ein physischer oder psychischer Mangelzustand, z.B. nach Essen und Trinken, Zuwendung und Liebe.

Primäre und sekundäre Bedürfnisse treten im späteren Leben in der Regel gemeinsam auf. Manche von ihnen wollen allerdings vordringlicher befriedigt werden als andere. So müssen z.B. erst Hunger und Durst hinreichend gestillt sein, bevor der Wunsch nach Geselligkeit oder Selbstverwirklichung wichtig erscheint. Auf diese Beobachtung fußt **Maslows Theorie**, dass die Entwicklung der menschlichen Bedürfnisse nach ganz bestimmten Gesetzmäßigkeiten und einer festgelegten Reihenfolge abläuft (Bedürfnispyramide nach Maslow, **Abb. 1.4**):

Als Erstes entwickeln sich die physiologischen Bedürfnisse: Hunger, Durst, Schlaf, Bewegung, Sexualität. Sie stehen anfangs im Vordergrund und behalten das gesamte Leben einer Person hindurch ihre vorrangige Bedeutung.

Später kommt der Wunsch Sicherheit und Unabhängigkeit dazu. Damit will sich der Mensch vor Gefahren und deren Folgen schützen. Diese Bedürfnisse lassen sich schon im Säuglingsalter beobachten.

Das Bedürfnis nach Zuwendung und Liebe beinhaltet den Wunsch, Beziehung zu anderen Menschen aufzubauen und zu erhalten, Freundschaften aufzubauen und akzeptiert zu werden.

Sehr früh schon wird unser Verhalten von dem Bedürfnis nach Anerkennung bestimmt. Dazu gehört der Wunsch nach Bestätigung und Ansehen, aber auch der Wunsch nach Selbstachtung.

Als Letztes entwickelt sich das Bedürfnis nach Selbstverwirklichung. Es bezeichnet das beständige Streben eines Menschen, seine individuellen Anlagen und Fähigkeiten in allen Persönlichkeitsbereichen optimal zu entfalten.

Die Bedürfnisse an der Basis der Pyramide sind grundlegend für die „höheren", die sich erst entwickeln, wenn die Grundbedürfnisse angemessen befriedigt sind. Werden also die physiologischen Bedürfnisse eines Menschen nicht oder kaum befriedigt, so wird mit größter Wahrscheinlichkeit kein Sicherheitsbedürfnis entstehen; erhält ein Mensch kaum emotionale Zuwendung oder Anerkennung, so wird er sich nicht selbst verwirklichen wollen. So ist es möglich, dass Menschen in ihrer Entwicklung gar nicht bis zur Spitze der Pyramide durchdringen.

Die ersten vier Stufen werden als **Defizit-Bedürfnisse** bezeichnet. Die letzte Stufe ist das **Wachstums-Bedürfnis**.

Kognitiver Ansatz

Ein zentrales Konzept in der Motivationspsychologie ist die Annahme der **antizipierten** (im Vorhinein angenommenen) **Konsequenzen**. Der Mensch kennt meist die Konsequenzen seines Verhaltens, kann sie geistig vorwegneh-

men. Das Wissen um die Konsequenzen bestimmt das Verhalten. Das Verhalten wird von den **Erwartung-x-Wert-Modellen** bestimmt. Erwartung-x-Wert-Modelle gehen davon aus, dass Menschen ihre Handlungsziele mit einer gewissen Rationalität auswählen: Der Wert eines Ziels wird mit der Erwartung (Wahrscheinlichkeit), es erreichen zu können, verrechnet.

Es kommt zum Verhalten, wenn das Ziel positiv bewertet wird und sein Erreichen gleichzeitig realistisch ist.

Primäre und sekundäre Motive

Motive können nach dem Zeitpunkt ihrer Entstehung in primäre und sekundäre Motive untergliedert werden.

Primäre Motive sind von Geburt an vorhanden. Sie veranlassen den Körper, wichtige Grundbedürfnisse sicherzustellen. Es sind Hunger, Durst, Schlaf, Schmerzfreiheit, also die physiologischen Bedürfnisse nach Maslow. Die primären Motive, die dazu beitragen, das körpereigene Gleichgewicht (Homöostase) aufrechtzuerhalten, werden auch **homöostatische Motive** genannt. Eine Ausnahme unter den primären Motiven ist das Sexualmotiv. Es ist auch ein angeborenes Bedürfnis, dient jedoch nicht der Herstellung eines Gleichgewichts und dem Überleben des einzelnen Individuums, sondern trägt durch das Sexualverhalten zum Weiterbestehen der Art bei. Die primären Motive sind zwar angeboren, werden aber durch die Gesellschaft geformt, überlagert.

Die Motive, die nicht unmittelbar dem Überleben und der Erhaltung der Art dienen, sind **sekundäre Motive**. Dies sind z.B. Leistung, Anerkennung und Macht. Sie sind möglicherweise gelernt und mit den primären Motiven verknüpft, sodass sie als sekundäre Triebe wirken können.

Da die Lernhypothese aber nicht alle möglichen sekundären Motive erklären kann, gehen andere Forscher von einem eher genetischen Ansatz aus.

Motivationskonflikte (nach Lewin)

Wir alle kennen das Gefühl, zwischen zwei Alternativen hin und her gerissen zu sein und uns wie der berühmte Esel zwischen zwei Heuhaufen nicht entscheiden zu können. Dieses Gefühl spiegelt das Phänomen wider, dass wir gleichzeitig von zwei verschiedenen Motivationen beherrscht sind und somit in einen Konflikt geraten.

Um die Motivationskonflikte zu verstehen, ist es wichtig, die Begriffe Appetenz und Aversion zu kennen.

Appetenz meint hier das Bedürfnis zur Annäherung, die Motivation auf ein Ziel zu. Appetenzverhalten zeigen Tiere z.B., wenn sie Hunger haben und auf die Suche nach Beute gehen.

Aversion meint hier Meidung. Wir wollen Dinge vermeiden, die unangenehm sind, Unbehagen oder Schmerz verursachen.

Appetenz-Appetenz-Konflikt ist ein motivationaler Konflikt zwischen zwei angenehmen Alternativen. Beide Anreize sind gleich groß, sodass wir uns nicht entscheiden können – ins Kino oder in die Kneipe?

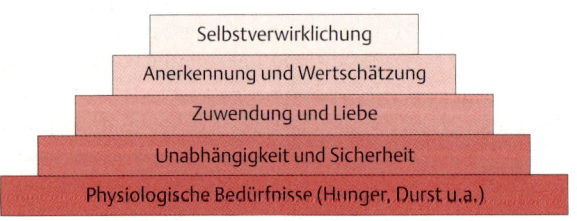

Abb. 1.4 Bedürfnispyramide nach Maslow.

Aversions-Aversions-Konflikt. Entscheidung zwischen zwei unangenehmen Alternativen – Zahnschmerzen oder zum Zahnarzt?

Appetenz-Aversions-Konflikt. Hier sind wir hin und her gerissen zwischen einem positiven Ereignis und dem Wissen, dass es eine unerwünschte Nebenwirkung hat. So kann die Einnahme eines Medikaments zwar Schmerzen lindern, hat aber dafür andere unangenehme Nebenwirkungen.

Doppelter Appetenz-Aversions-Konflikt = doppelter Ambivalenz-Konflikt
Beide Alternativen haben sowohl gute wie auch schlechte Seiten. Solch ein Konflikt steckt in der Frage, ob man einen sehr gut bezahlten Job annehmen, aber dafür in eine kleine unattraktive Stadt ziehen soll, weit ab von Freunden und Familie oder ob man den schlechter bezahlten Job nimmt, dafür aber seine sozialen Kontakte sehr gut pflegen kann.

Leistungsmotivation

Leistungsmotivation beschreibt das Bedürfnis, etwas besser zu machen als andere oder seine eigenen zuvor erbrachten Leistungen zu übertreffen. Leistungsmotivierte Personen wählen dazu Aufgaben, bei denen sie entweder Erfolg oder Misserfolg haben, denn nur so können sie eine Rückmeldung über die eigene Leistung erhalten. Wichtig ist, dass Leistungsmotivierte nicht einfach fleißiger oder bemühter sind oder angestrengter arbeiten als weniger Leistungsmotivierte, sondern dass sie danach streben, besonders **effizient** zu handeln. Sie versuchen, ein Ziel auf dem bestmöglichsten Weg zu erreichen. Dies führt dazu, dass sie Strategien und Wege zum Ziel variieren, um sie zu optimieren.
Das **Leistungsmotiv** umfasst die Hoffnung auf Erfolg und die Furcht vor Misserfolg. Je nachdem, welche der beiden Komponenten stärker ausgeprägt ist, spricht man von **Erfolgsmotivierten** (Hoffnung auf Erfolg) oder **Misserfolgsmotivierten** (Furcht vor Misserfolg):
Erfolgsmotivierte sind zuversichtlich, ein positives Ergebnis zu erzielen und Stolz zu erleben. Sie suchen Leistungssituationen auf, weil sie wissen wollen, wie gut sie sind. Misserfolgsmotivierte handeln mit dem Ziel, einen Misserfolg und die mit ihm einhergehenden Selbstbewertungsaffekte wie Schuld und Scham zu vermeiden. Würde es nach ihnen gehen, würden sie auf ein realistisches Feedback ihrer Leistung gänzlich verzichten.

Kausalattributionen von Erfolg und Misserfolg

Menschen schreiben ihren Erfolgen oder Misserfolgen Ursachen zu. Je nach Ursachenzuschreibung können sie dabei Stolz und Freude oder Trauer erleben.

Die drei Dimensionen der Kausalattributionen. Die Ursachenzuschreibung erfolgt nach drei verschiedenen Dimensionen:
- **Lokation** (locus, lat. = Ort) betrifft den Ort der Ursache. Liegt er in der Person, so spricht man von internaler Attribution, liegt er außerhalb, von externaler Attributi-

on: Ist die Person für das Ergebnis verantwortlich oder das Schicksal?
- **Stabilität**: Diese Attribution betrifft die Zeit. Aufgrund einer zeitlich stabilen Ursache ist dieses Ergebnis nicht zufällig entstanden. Es wird auch in Zukunft so auftreten. Labil bedeutet, dass die Ursache zeitlich begrenzt ist und das Ergebnis nur einmal auftritt.
- **Global vs. spezifisch**: Diese Dimension beschreibt das Ausmaß der Ursache: Gilt das Ergebnis für alle Arten von Tests (global) oder nur für diese Art der Aufgaben (spezifisch)?

Wenn ein Mensch nun Misserfolge internal stabil und global interpretiert, so wird dies eher eine Depression auslösen. Ein sehr starkes Selbstwertgefühl entwickelt sich, wenn man Erfolge internal, stabil und global attribuiert und Misserfolge umgekehrt, also external, labil und spezifisch.

Der fundamentale Attributionsfehler. Dieser Begriff bezeichnet die Tendenz, dass wir das Verhalten anderer Personen eher deren Persönlichkeitseigenschaften zuschreiben, während wir unser eigenes Handeln als situativ (aus der Situation heraus) bezeichnen.

Die Akteur-Beobachter-Verzerrung. Dieses Phänomen wird im Zusammenhang mit der Kausalattribution genannt. Bei einer Akteur-Beobachter-Verzerrung bewerten Personen ein und dieselbe Handlung unterschiedlich, je nachdem ob sie sie selbst ausführen oder ob sie diese nur beobachten. Beispielsweise könnte eine Mutter, die sehr müde ist, bereits auf kleine Anlässe sehr gereizt reagieren. Dann würde sie in der Akteurrolle external attribuieren, und ihre Gereiztheit auf die Kinder schieben und sagen, dass die Kinder ihr auf die Nerven gehen. Wenn dieselbe Mutter aber völlig entspannt bei einer Freundin säße und zuschauen würde, wie diese ihre Kinder zurechtweist und sagt, dass sie ihr auf die Nerven gehen, würde die Mutter dies internal attribuieren und sagen, die Freundin sei sehr gereizt.

Merke
Akteure überschätzen die situativen Einflüsse, Beobachter überschätzen die Personenmerkmale des Handelnden.

Motivation der Sucht

Das zielgerichtete Verhalten Süchtiger lässt sich lerntheoretisch mit einer Kombination aus negativer und positiver Verstärkung erklären (S. 898), während ein eher biologischer Ansatz von einem körperlichen Defizitzustand ausgeht, der ausgeglichen werden muss. Allerdings reichen diese einfachen Betrachtungsweisen nicht aus, um das komplexe Verhalten zu erklären. Daher geht die WHO von einem multifaktoriellen Erklärungsmodell der Sucht aus, das die drei Faktoren Droge (z.B. die Drogenwirkung, das Abhängigkeitspotenzial), Persönlichkeit des Drogenkonsumenten (seine ganz persönlichen Beweggründe) und Gesellschaft (sozialer Bezugsrahmen) enthält.

1.4.6 Persönlichkeit und Verhaltensstile

Die Persönlichkeitspsychologie will folgende Fragen beantworten:

– **Was** für ein Mensch ist das? (Eigenschaften der Person und deren Beziehungen zueinander)
– **Wie** wurde er zu genau diesem Menschen? (Determinanten der Entwicklung – Wie haben genetische Einflüsse und Umwelteinflüsse sich auf die Entwicklung ausgewirkt)
– **Warum** handelt jemand so und nicht anders? (motivationale Aspekte)

Was ist die Persönlichkeit? Eine Persönlichkeit lässt sich als relativ festes Set von Charaktereigenschaften verstehen. Eine **Charaktereigenschaft** ist ein überdauerndes Verhaltenspotenzial, wie z.B. „Schüchternheit". Jemand, der eher schüchtern ist, wird häufig etwas länger brauchen, auf eine fremde Person zuzugehen, als jemand, der „offen" ist.
(vgl. S. 914)

Theorien der Persönlichkeit

Je nach psychologischer Anschauung wurden unterschiedliche Persönlichkeitstheorien entwickelt.

Eigenschaftstheorien der Persönlichkeit

Die Grundannahme, die allen Eigenschaftstheorien gemeinsam ist, besagt, dass sich die Persönlichkeit als eine Struktur verschiedener Eigenschaftsdimensionen vorstellen lässt, die als zeitlich und über verschiedene Situationen hinweg stabil **(transsituationale Stabilität)** angesehen wird. Diese Eigenschaften beeinflussen jeweils eine ganze Klasse von konkreten Verhaltensweisen. Das bedeutet, dass man das Verhalten einer Person aufgrund der Kenntnis ihrer Eigenschaftsausprägungen in verschiedenen Situationen vorhersagen kann. Viele Eigenschaftstheoretiker gehen davon aus, dass die Grundlagen der Persönlichkeit eine biologische bzw. genetische Basis haben.

Ideografischer und monothetischer Ansatz. Die Auffassungen über die Persönlichkeitseigenschaften gehen auseinander. Einige Forscher nehmen an, dass jeder Mensch ganz individuelle Persönlichkeitseigenschaften besitze **(ideografischer Ansatz)**. Die gegenteilige Ansicht geht davon aus, dass alle Menschen dieselben Eigenschaften aufweisen. Sie unterscheiden sich lediglich in ihrem Ausprägungsgrad **(monothetischer Ansatz)**. So ist bei einer Person die Dimension „Schüchternheit" sehr stark ausgeprägt, bei einer anderen dagegen nicht, aber beide weisen letztendlich dieselbe Persönlichkeitsdimension („Schüchternheit") auf.
Der monothetische Ansatz liegt auch den im Folgenden beschriebenen statistischen Persönlichkeitsmodellen zugrunde.

Statistische Persönlichkeitsmodelle (Dispositionismus)

Anhand empirischer Daten werden Persönlichkeitseigenschaften gewonnen. Dabei ergeben sich je nach Methode und Untersuchungsplan leicht unterschiedliche Persönlichkeitsmodelle.

Eysencks Dimensionen der Persönlichkeit. Eysenck ging von dualen Dimensionen aus:

– **Extraversion (E) – Introversion (I)**: Jeder Mensch kann zwischen diesen Polen eingeordnet werden. Ein eher extravertierter Mensch ist offen, gesellig, während ein introvertierter Mensch zurückgezogen und eher kontaktscheu ist.
– **Emotionale Stabilität – Emotionale Labilität (= Neurotizismus [N])**: Ein Mensch, der emotional stabil ist, regt sich nicht so schnell auf, lässt sich nicht so leicht aus der Ruhe bringen. Ein labiler Mensch ist nervös und angespannt. Ein Mensch, der zu labil ist, ist nach Eysencks Auffassung neurotisch. (Neurose ist die frühere Bezeichnung für klinische Ängste und Zwänge).
– **Psychotizismus (P) – Realismus**: Diese Dimension beschreibt das Maß der „Normalität" vs. psychiatrische Störung.

Eysenck war es wichtig zu zeigen, dass die Dimensionen untereinander unabhängig sind, d.h. dass eine hohe Ausprägung auf einer Dimension nicht mit einer hohen Ausprägung auf einer anderen Dimension korreliert. Dies konnte er zumindest in Pilotstudien zeigen, weswegen man heute davon ausgeht, dass die Dimensionen voneinander unabhängig sind.
Er entwickelte einige Persönlichkeitsfragebögen, die auch ins Deutsche übersetzt wurden, wie das Maudsley-Personality-Inventory (MPI) oder das Eysenck-Persönlichkeits-Inventar, die Weiterentwicklung des MPI.

The Big Five (Halverson/Costa & McCrae). Die Autoren dieses Persönlichkeitsmodells gingen von fünf Persönlichkeitseigenschaften aus, wobei sie z.T. Eysencks Persönlichkeitseigenschaften mit berücksichtigten:

– **V**erträglichkeit
– **O**ffenheit für Erfahrungen
– **G**ewissenhaftigkeit
– **E**xtra- versus Introversion
– **L**abilität versus Stabilität (**N**eurotizismus)

Die Big Five sind im Gegensatz zu Eysencks Faktoren nicht vollkommen unkorreliert, sondern weisen zum Teil **leicht positive Zusammenhänge** auf.
Ein Persönlichkeits-Fragebogen, der diese fünf Dimensionen erfasst, ist **das Neo-Fünf-Faktoren-Inventar von Costa und McCrae** (1992; deutsche Version von Borkenau & Ostendorf, 1993). Dieser Fragebogen ist aufgrund des hohen Abstraktionsniveaus der Faktoren weniger für die Einzeldiagnostik geeignet. Im Forschungsbereich erfreut es sich dagegen wegen seiner guten Testgütekriterien und der hohen Ökonomie großer Beliebtheit.

Persönlichkeitstests eignen sich vor allem zur Bestimmung des Ausprägungsgrades von überdauernden Merkmalen (Persönlichkeitseigenschaften). Ein im deutschsprachigen Raum häufig verwendeter Test ist das **Freiburger Persönlichkeitsinventar revidierte Form** (Fahrenberg et al., 1989) (**FPI-r**).

Zu vorgegebenen Aussagen kann „stimmt" oder „stimmt nicht" angekreuzt werden. Der Test enthält eine Lügenskala, um zu erfassen, ob die Person sozial erwünscht antwortet, also so, wie der Testauswerter es hören will. Der Vorteil am FPI wie auch bei den meisten anderen psychometrischen Persönlichkeitstests ist, dass er objektiv ist. Nachteilig ist, dass der Test trotz Lügenskala durch die Jasagetendenz (immer „stimmt" ankreuzen) oder durch die Tendenz zur Mitte (gilt eher für Tests, bei denen man auf einer mehrstufigen Skala antworten muss) verfälscht werden kann.

Der Test erfasst auch die Persönlichkeitseigenschaften Extraversion und Emotionalität = Neurotizismus, also Persönlichkeitseigenschaften, die auch Eysenck sowie Costa & McCrae in den Big Five berücksichtigt haben.

Situationismus

Walter Mischel (1977) postulierte eine **situationistische Auffassung** der Persönlichkeit: Der Situationismus erklärt interindividuelle Unterschiede im Verhalten durch die Einflüsse der Situation.

Das Verhalten eines Individuums wird von den aktuellen Gegebenheiten der Umgebung bestimmt. Zwar unterscheidet sich das Verhalten verschiedener Individuen in derselben Situation **(interindividuelle Unterschiede)**, aber die Unterschiede des Verhaltens eines einzelnen Individuums in verschiedenen Situationen **(intraindividuelle Unterschiede)** ist nach Mischels Ansicht viel extremer. Um diese Argumentationsweise zu verstehen, stellen Sie sich ihre Freunde einerseits auf einer ausgelassenen Party zu späterer Stunde, andererseits beim Besuch einer Theatervorstellung oder in der Vorlesung vor. Trotz aller individueller Unterschiede wird der Einfluss der Situation sicherlich das Verhalten jedes Einzelnen stark verändern.

Interaktionismus

Diese Sichtweise fügt beide beschriebenen Auffassungen zusammen, ist also eine **Kombination** aus **Dispositionismus** und **Situationismus**: Ihre Freunde werden sich zwar – je nachdem, ob sie sich auf einer Party oder im Theater befinden – sehr unterschiedlich verhalten, aber auch zwischen ihnen gibt es Verhaltensunterschiede, die sowohl in der einen als auch in der anderen Situation vorhanden sind.

Die Annahme des Zusammenspiels der Eigenschafts- und Situationsfaktoren hat sich in der Persönlichkeitspsychologie weitestgehend durchgesetzt.

> **Merke**
> Der Interaktionismus erklärt interindividuelle Unterschiede im Verhalten durch Einflüsse von Personeneigenschaften und der Situation.

Psychodynamisches Modell der Persönlichkeit

Das bereits beschriebene psychodynamische Modell der Persönlichkeit (S. Freud, S. 884) ist umfangreicher als die statistischen Persönlichkeitsmodelle. Denn es versucht zusätzlich zu der momentanen Beschreibung einer Person auch zu erklären, wie ein Mensch genau zu der Person wird, die er ist.

Die Unterschiede in der Persönlichkeit zwischen verschiedenen Individuen werden als eine unterschiedliche **Dominanz der Instanzen** bzw. als ein unterschiedlicher Umgang mit der Triebenergie verstanden.

Die Entwicklung der Persönlichkeit nach Freud. Freud teilt die Entwicklung des Menschen in fünf Phasen ein. Bei seiner Einteilung geht es darum, über welchen Körperteil das Es seine Triebe befriedigen kann:

- **Orale Phase** (0–2 Jahre): Die Lust wird vorzugsweise über den Mund befriedigt; Sättigung, Trost, Beruhigung und Sicherheit wird durch Nuckeln und Saugen an der Mutterbrust, an der Flasche, an Schnullern etc. als erste Lust erfahren.
- **Anale Phase** (2–4): Die erogene Zone ist zum After gewandert; die Lust wird über das Ausscheiden und Zurückhalten des Kotes befriedigt. In dieser Phase beginnt die bewusste Trennung zwischen Ich und Du, denn hier entwickelt sich die Instanz ICH. In dieser Phase stoßen Regeln und Ge- und Verbote der Eltern auf die Wünsche und Bedürfnisse des Kindes.
- **Phallische Phase** (4.–6. Lebensjahr): Das Kind entdeckt sein Geschlechtsorgan, und die Lust wird über die Neugier und das Erforschen befriedigt. In diesen Zeitabschnitt gehört die **ödipale Phase**, bei der der Junge die Mutter und das Mädchen den Vater als Vertreter des anderen Geschlechts wahrnimmt. Der gleichgeschlechtliche Elternteil wird zur Konkurrenz. Dieser „Konkurrenzkampf" ist für das Kind nur durch den Prozess der Identifikation zu lösen. Der Junge identifiziert sich mit dem Vater. So kann der Vater für ihn handeln und der Mutter nahe sein, so wie der Junge es nicht kann. Durch diese Identifikation mit dem Vater übernimmt der Junge auch die Wertvorstellungen und Normen des Vaters. Somit entsteht am Ende des Ödipuskomplexes das ÜBERICH.
- **Latenzphase** (7–12 Jahre): In dieser Phase wird die sexuelle Energie durch kulturelle Handlungen umgesetzt. Dieser Prozess heißt **Sublimierung**. So ist beispielsweise das Arbeiten mit Ton eine Sublimierung der analen Triebenergie.
- **Genitale Phase** (ca. 12. Lebensjahr): Die erogene Zone ist zum Geschlechtsorgan gewandert. In der Pubertät beginnen nun durch hormonelle Veränderungen die Ausprägungen der primären Geschlechtsmerkmale und damit auch ein Interesse am anderen Geschlecht.

Nach Freud ist die Entwicklung der Persönlichkeit nach diesen fünf Phasen abgeschlossen. Der Mensch gilt also mit dem Erreichen der genitalen Phase als reife Persönlichkeit.

Wurde in einer der Phasen zu viel oder zu wenig Befriedigung erlebt, so kommt es zu einer **Fixierung** in dieser Phase. Das ES wird im späteren Leben immer wieder versuchen, den Sexual- oder Aggressionstrieb über die erogene Zone der entsprechenden Phase zu befriedigen. Der Mensch geht also zeitlich in die jeweilige Phase zurück.

Biologie
Histologie
Anatomie
Chemie
Biochemie
Physik
Physiologie
Psych./Soz.

Dies nennt man **Regression**. Durch die Fixierung in den Phasen bilden sich nach Freud unterschiedliche Charaktere aus.

Bei der Fixierung in der oralen Phase entsteht der **oral-depressive Charakter**. Er ist fordernd, unreif, will, dass andere etwas für ihn tun, ergreift selbst keine Initiative. Am Ende der oralen Phase entsteht eher der **schizoide Charakter**. Er zeichnet sich durch ein ambivalentes Verhältnis zu Mitmenschen aus, das im Wechsel von Kontaktsuche und Ablehnung besteht.

Durch eine Fixierung in der analen Phase entsteht der **zwanghafte/anale Charakter**. Er zeichnet sich durch Geiz, Pedanterie, Pünktlichkeit, Korrektheit, Kontrolle, ambivalentes Verhältnis zu Autoritäten (Dominanz versus Unterwerfung) aus.

Durch die Fixierung in der phallischen Phase entsteht der **phallische/hysterische Charakter** mit einem inneren Zwang zum Konkurrieren und Leistungsstreben.

> **Merke**
> Die Frage, in welcher Phase sich ein Mensch befindet, lässt sich immer über das Alter beantworten. Auch wenn die Triebenergie fixiert ist, so durchläuft jeder die Phasen mit demselben Alter. So befindet sich ein Kind, das sieben Jahre alt ist, immer in der Latenzphase.

Behavioristischer Ansatz

Der behavioristische Ansatz beschäftigt sich damit, wie die **klassische** und die **operante Konditionierung** unser Erleben, Denken und Verhalten formen. Behavioristische Psychologen gehen davon aus, dass alles Verhalten erlernt ist und somit auch wieder verlernt werden kann. Der Mensch kommt als „weißes Blatt", „Tabula Rasa" zur Welt und wird nur durch seine Lernerfahrungen geformt. Ausschließlich das beobachtbare Verhalten gilt als Gegenstand der Forschung. Nur was beobachtet, gemessen oder in Daten erfasst werden kann, wird als wissenschaftlich anerkannt.

Eine ungünstige Persönlichkeitsentwicklung kommt nach Auffassung der Behavioristen durch ungünstige Lernerfahrungen zustande.

> **Merke**
> Grundsätzlich hat sich die Auffassung durchgesetzt, dass Persönlichkeit immer ein Resultat von biologischer Anlage und den Erfahrungen des Individuums mit der Umwelt ist, wobei beide Faktoren in Interaktion treten.

Persönlichkeitsstörungen

In der Psychologie wird die Persönlichkeit als eine Summe von relativ stabilen Charaktereigenschaften verstanden. Bei Menschen mit Persönlichkeitsstörungen liegen bestimmte Eigenschaften vor, die sich ungünstig auf ihr Verhalten und ihre Beziehung zu anderen Menschen auswirken. Diese Eigenschaften betreffen:
- Denkweisen
- Affekte (Emotionen)
- Verhaltensweisen (z. B. schüchternes Verhalten).

Um als Persönlichkeitseigenschaften zu gelten, müssen solche Merkmale relativ unveränderlich sein.

Patienten, die unter so genannten Persönlichkeitsstörungen leiden, nehmen ihre Erlebens- und Verhaltensweisen als zu sich selbst zugehörig (**ich-syntones** Erleben) wahr, d. h. nicht als „unnormal" oder fremd. Im Gegensatz dazu erleben Menschen mit Agoraphobie oder einem Waschzwang diese Verhaltensweisen als etwas Fremdes, das über sie kommt (**ich-dyston**), dem sie sich beugen müssen und das ihr Leben in ungünstiger Weise beeinflusst. Menschen mit einer Persönlichkeitsstörung erleben also nicht die Symptome der Störung an sich als problematisch, sondern die Beziehung zu anderen Menschen. Daher schlagen viele Psychiater vor, Persönlichkeitsstörungen als **Beziehungsstörungen** anzusehen.

Da Persönlichkeitsstörungen aus der Eigenperspektive in der Regel nicht als unmittelbar störend, abweichend oder normverletzend erlebt werden, sind diese bei sich selbst äußerst schwer zu diagnostizieren. Nur die Außenperspektive der interpersonellen Bezugspersonen oder des Diagnostikers erlaubt die Schlussfolgerung einer „gestörten Persönlichkeits-Entwicklung".

> **Merke**
> Bei Männern werden häufiger Persönlichkeitsstörungen diagnostiziert als bei Frauen.

Paranoide Persönlichkeitsstörung. Menschen mit dieser Persönlichkeitsstörung sind misstrauisch und vertrauen sich anderen nur schwer an. Neutrale Handlungen anderer werden zu feindseligen Handlungen umgedeutet. Diese Menschen wirken oft streitsüchtig. Sie beharren auf den eigenen Rechten, sind aber gleichzeitig empfindsam gegenüber Zurückweisung.

Schizoide Persönlichkeitsstörung. Menschen mit einer schizoiden Persönlichkeitsstörung sind gleichgültig gegenüber sozialen Beziehungen. Sie haben keine oder nur sehr wenig enge Freunde, die meisten Unternehmungen werden allein gemacht. Sie haben eine eingeschränkte emotionale Erlebnis- und Ausdrucksweise.

Dissoziale Persönlichkeitsstörung. Menschen mit dieser Persönlichkeitsstörung weisen einen Mangel an Empathie und Schuldbewusstsein und eine geringe Frustrationstoleranz auf. Sie haben die Neigung, andere Menschen zu beschuldigen und so vordergründig die eigene Aggression zu rationalisieren. Ebenfalls findet man hier häufig die Unfähigkeit, aus Bestrafung zu lernen.

Borderline-Persönlichkeitsstörung. Diese Patienten leiden unter extremen Stimmungsschwankungen. Das Beziehungsleben ist häufig sehr intensiv. Aufgrund der Stimmungsschwankungen kommt es aber möglicherweise innerhalb einiger Stunden zu Überidealisierung und dann zur Abwertung des Partners. Häufig sind Suiziddrohungen oder Suizidversuche bei Trennungen oder generell, um das Gefühl des Alleinseins zu verhindern. Ähnlich ist ein Verlust der Impulskontrolle, was häufig zu selbstschädigendem Verhalten führt.

Narzisstische Persönlichkeitsstörung. Die vorherrschenden Merkmale sind Ideen von Großartigkeit der eigenen Person, ein übertriebenes Selbstgefühl; ständige Phantasien grenzenlosen Erfolgs, Macht, Schönheit und idealer Liebe. Diese Menschen reagieren überempfindlich auf Kritik, nutzen ihre Beziehungen für ihre eigenen Ziele aus. Ebenfalls fordern sie ständig Aufmerksamkeit und Bewunderung. Übertrieben dargestellt könnte es eine Herrscher-Persönlichkeit sein, die keine anderen Meinungen als die eigene zulässt.

Histrionische Persönlichkeitsstörung. Histrionisch kommt aus dem Altgriechischen und bedeutet Schauspieler. Menschen mit dieser Persönlichkeitsstörung haben einen übertriebenen Emotionsausdruck, die Ereignisse um die eigene Person werden dramatisiert. Häufig liegt theatralisches Handeln oder ein übertriebener Sprachstil mit „Imponiergehabe" vor. Sie verlangen nach aufregenden Aktivitäten, bei denen sie selbst im Mittelpunkt stehen. Ebenso verlangen sie ständig Lob und Anerkennung. Sie sind auffällig egozentrisch. Hier kann man sich eher eine „schrille" auffällig gekleidete Person vorstellen, der immer etwas Dramatisches passiert.

Zwanghafte Persönlichkeitsstörung. Bei dieser Störung leiden die Menschen an einem extremen Perfektionismus, einer Gewissenhaftigkeit, die als „Halsstarrigkeit" ausgelegt werden kann. Sie fürchten, einen Fehler zu machen, was zu ständiger Kontrolle und Sorgfalt führt.

Selbstunsichere-vermeidende Persönlichkeitsstörung. Bei diesen Menschen liegt ein angstbetonter Lebensstil vor. Es kommt zu einer chronischen Vermeidung von Aktivitäten, die als bedrohlich eingeschätzt werden. Dies können sowohl soziale Kontakte wie auch andere Aktivitäten sein. Sie gehen nur enge Beziehungen ein, wenn sie sichergestellt haben, dass sie akzeptiert werden. Da man sich darüber aber nie wirklich sicher sein kann, kommt es fast zu gar keinen engen Beziehungen. Gefühle von Minderwertigkeit und Unsicherheit, Befangenheit, Besorgtheit und Anspannung sind die Regel. Auf Kritik reagieren sie meist mit Rückzug.

Dependente Persönlichkeitsstörung. Menschen mit dieser Persönlichkeitsstörung haben sehr große Angst vor dem Verlassenwerden oder dem Alleinsein. Daher ordnen sie sich dem Partner meist vollkommen unter. Die Verantwortung wird an andere abgegeben, es fällt ihnen schwer, alltägliche Entscheidungen zu treffen.

Verhaltensstile

Feldabhängigkeit und die Feldunabhängigkeit. Das von Witkin et al. (1954, 1972) entwickelte Konstrukt der Feldabhängigkeit versus Feldunabhängigkeit beschreibt das Ausmaß, in dem ein Individuum unabhängig von den Einflüssen der Außenwelt („Feld") handelt. Menschen, die eine starke Unabhängigkeit von Umweltreizen aufweisen, werden als **feldunabhängig** bezeichnet. Statt sich nach Umweltinformationen zu richten, orientieren sie ihr Verhalten mehr an einem internen Maßstab. Das andere Extrem bilden **feldabhängige** Individuen, die ihr Verhalten direkt an den Anforderungen der Umwelt ausrichten.

Sensation Seeking. Marvin Zuckerman (1979) entwickelte auf der Basis von Deprivationsstudien das Konstrukt des Sensation Seekings. Sensation Seeker sind Menschen, die eine geringere Stimulierung durch Umweltreize erleben als andere Menschen. Diese geringere Stimulation versuchen sie durch aufregende Ereignisse auszugleichen. Diese Ereignisse sollen der Theorie zufolge zu einer stärkeren Stimulation führen.

Zusammenhang zwischen Verhaltensstilen und Krankheit.

Verhaltensstile wie die Attributionsstile haben einen Einfluss auf den Umgang mit eigenen Krankheiten und somit auch auf den Gesundungsprozess.

Konzept der Kontrollüberzeugung (Locus of Control). Das von Rotter (1966) entwickelte Konzept der Kontrollüberzeugung hat Ähnlichkeiten mit der Attributionstheorie und der erlernten Hilflosigkeit. Es beschreibt, inwiefern jemand annimmt, die Konsequenzen seines Handelns selbst beeinflussen zu können. Ein hohes Ausmaß an Kontrollüberzeugung (auch **interner/internaler Locus of Control**) kennzeichnet Menschen, die davon ausgehen, dass ihr eigenes Verhalten entscheidend für die Ereignisse ihres Lebens ist. Bei geringer Kontrollüberzeugung (auch **externer/externaler Locus of Control**) nimmt man an, dass die Ereignisse des eigenen Lebens von außen (anderen Personen, dem Schicksal etc.) bestimmt werden. Der Einfluss des eigenen Verhaltens auf die Gestaltung der Zukunft wird als gering eingeschätzt.
Die Kontrollüberzeugung hat eine hohe klinische Relevanz.

Typ-A-Verhalten und Typ-B-Verhalten. Diese Verhaltensstile wurden im Zusammenhang mit einem Risiko für Koronarerkrankungen gefunden. Während ein Typ-A-Verhalten eher zu Koronarerkrankungen führt, kann ein Typ-B-Verhalten eher als Profilachse angesehen werden.
Eine Person mit ausgeprägtem **Typ-A-Verhalten** (koronargefährdendes Verhalten) steht unter ständigem Leistungsdruck, ist ehrgeizig (hohe Leistungsnorm), übernimmt gerne Verantwortung und zeigt große Bereitschaft zum vollen Einsatz bis zur völligen Verausgabung. Sie hat ein hohes **Kontrollbedürfnis**, sodass es ihr schwerfällt, Verantwortung zu delegieren. Hinzu kommt ein selbstgesetzter Zeitdruck und ein hohes Maß an Ungeduld, das sich unter anderem in einer hastigen Sprechweise zeigen kann. Klappt etwas nicht nach Wunsch, reagiert die Typ-A-Persönlichkeit sehr irritiert und ärgerlich. Im emotionalen Bereich zeichnet sich das Typ-A-Verhalten durch ein hohes Potenzial an **Feindseligkeit** aus. Diese stressfördernde Verhaltensweisen gehen mit einer Vernachlässigung gesundheitserhaltender Aktivitäten einher, die aus Zeitmangel oder gering eingeschätzter Wichtigkeit unterbleiben.
Personen mit einem **Typ-B-Verhalten** zeichnen sich durch Ruhebedürftigkeit und aktive Suche nach Erholung aus. Sie entspannen sich in ihrer Freizeit und haben zufriedenstellende soziale Beziehungen.

Biologie

Histologie

Anatomie

Chemie

Biochemie

Physik

Physiologie

Psych./Soz.

Selbstkonzept

Das Selbstkonzept beinhaltet stabile Annahmen über die eigene Person, eigene Fähigkeiten und Fertigkeiten. Sie werden aus Erfahrungen abgeleitet. Dies sind beispielsweise Erfahrungen mit anderen oder Situationen, in denen das eigene Handeln zu erwünschten und auch unerwünschten Konsequenzen geführt hat. Menschen streben danach, sich im Einklang mit ihrem Selbstkonzept zu befinden. Wenn dies nicht der Fall ist, so erzeugt dies **intrapsychische** Spannungen.

1.4.7 Entwicklung und primäre Sozialisation
Wichtige Begriffe und Methoden der Entwicklungspsychologie

Entwicklung. Entwicklung beschreibt die Veränderungen des Organismus. Man unterscheidet die **Ontogenese**, die die individuelle Entwicklung eines Organismus vom Keim bis zum ausgewachsenen Individuum beschreibt, und die **Phylogenese**, die die Entfaltung der Arten behandelt. In diesem Kapitel geht es ausschließlich um den ontogenetischen Entwicklungsbegriff.

Entwicklung ist ein fortschreitender Prozess – eine Reise von der Zeugung bis zum Tod. Die Psychologie beschäftigt sich damit, wie und warum sich unser Denken, Lernen, unsere Emotionen und unser Verhalten im Laufe unseres Lebens verändern. Jeder Mensch muss zu unterschiedlichen Zeitabschnitten bestimmte Herausforderungen des Lebens bewältigen. Es beginnt mit dem Laufen und Sprechenlernen, geht über die Pubertät, den Einstieg ins Berufsleben, der Gründung einer Familie bis hin zu den Aufgaben, die das Altwerden stellt, wie Ausscheiden aus dem Arbeitsalltag, verminderte körperliche Leistungsfähigkeit, Krankheit und letztlich die Vorbereitung auf Sterben und Tod.

Sozialisation. Die Sozialisation beschreibt die lebenslangen Veränderungen, die im Zusammenhang mit sozialen Erfahrungen stehen. Hier geht es um Lernprozesse, bei denen das Individuum sich soziale Fähig- und Fertigkeiten, Norm- und Wertvorstellungen aneignet. Sozialisation wird auch als „Vergesellschaftung der menschlichen Natur" umschrieben. Das Individuum wächst in die menschliche Gesellschaft (Sozietät) hinein und wird zu einer gesellschaftlich handlungsfähigen Persönlichkeit. Die **primäre Sozialisation** (ca. 0–3 Jahre) beschreibt die Interaktion mit der Kernfamilie. Die **sekundäre Sozialisation** (ab ca. 3 Jahren) bezieht sich auf die Freunde, Peers, Schule oder Beruf.

Reifung (Maturation) und Lernen. Reifung ist ein biologischer Prozess. Es handelt sich um genetisch gesteuerte Prozesse. Reifungsprozesse treten bei allen Menschen kulturunabhängig etwa zum selben Zeitpunkt auf. Das ist bei Lernprozessen nicht der Fall.

Lernen ist eine relativ stabile Verhaltensänderung, die durch Üben erworben wird.

Vorgeburtliche Risiken

Trotz Verhütungsmitteln wurden in der Bundesrepublik in den 80er Jahren nur etwa 5 % der Kinder bewusst geplant, ca. ein weiteres Drittel bis die Hälfte ist zwar nicht direkt geplant, aber durchaus erwünscht. Die häufigste Begründung für Schwangerschaftsabbrüche ist eine **„schwere soziale Notlage"** (80 %), dagegen werden **Chromosomenfehler** des Kindes nur in zwei bis drei Prozent der Fälle als Begründung angegeben.

Etwa drei Prozent der Kinder kommen mit Missbildungen der Gliedmaßen oder Organe auf die Welt. Eindeutige Ursachen lassen sich nur schwer ermitteln. Ein Teil lässt sich jedoch mit gewisser Sicherheit auf bestimmte Medikamente, Drogen oder Infektionen bei der Mutter während der Schwangerschaft zurückführen (Anatomie, S. 145).

Emotionale Entwicklung und Bindungsverhalten

In **Tab. 1.4** werden die Meilensteine der emotionalen Entwicklung dargestellt.

Bindungstheorie

Die Bindungstheorie **(Attachment Theory)** wurde maßgeblich von dem Analytiker John Bowlby und später von Mary Ainsworth entwickelt.

Sie besagt, dass die Sozialisation des Kindes mit dem Aufbau einer engen Beziehung zur Bezugsperson beginnt. Üblicherweise ist dies die Mutter. Der Grund ist ein angeborenes Bedürfnis nach gegenseitiger Nähe bei Mutter und Kind. Um diese Bindung aufzubauen, muss das Kind in der **sensiblen Phase** während des ersten Lebensjahres in engem Kontakt mit der Bezugsperson stehen. Die Bezugsperson sollte die Signale des Kindes verstehen können und seine Bedürfnisse von Hunger, Durst, Zuwendung usw. be-

Tabelle 1.4 Meilensteine der emotionalen Entwicklung

Alter	Verhalten	Emotion
6–8 Wochen	soziales Lächeln	besonders auf menschliche Stimmen und Gesichter
ca. 4 Monate	Lachen	Herzhaftes Lachen zeigt sich erst in diesem Stadium auf plötzliche nicht furchterregende Ereignisse.
6–8 Monate	Fremdeln	Das Kind zeigt Furcht vor Fremden, kann sich bis zum 12. Monat noch steigern, nimmt dann wieder ab.
1,5–3 Jahre	Bildung des Selbstkonzepts	Das Kind kann selbstbezogene Gefühle von Stolz und Scham unterscheiden.

friedigen. Die Bindung wird ca. ab dem 8. Monat sichtbar, wenn das Kind beginnt, Trennungsangst zu zeigen, wenn es von der primären Bezugsperson getrennt wird.

Wenn die Kinder etwa zwei Jahre alt sind, kann die Qualität der Bindung mit dem **Fremde-Situations-Test** erhoben werden. Bei diesem Test verlässt die Mutter (primäre Bezugsperson) den Raum und kommt nach einiger Zeit wieder. Währenddessen wird das Verhalten des Kindes beobachtet und in die folgenden Kategorien eingeordnet.

– **Sicher gebunden:** Die Kinder suchen sofort Kontakt mit der Mutter, wenn sie wiederkommt, – unabhängig davon, wie aufgeregt die Kinder beim Fortgehen der Mutter waren. Einigen reicht es aus, die Mutter aus der Entfernung zu sehen und sich weiter mit ihren Spielsachen zu beschäftigen. Andere suchen Körperkontakt mit ihr, andere weichen nicht mehr von ihrer Seite. Wenn die Mutter nicht da ist und die sicher gebundenen Kinder beunruhigt sind, dann können fremde Personen sie kaum trösten.

– **Unsicher gebunden, vermeidend:** Diese Kinder vermeiden bei der Rückkehr der Mutter den Kontakt mit ihr. Einige ignorieren sie völlig, andere zeigen ein gemischtes Verhalten. Wenn die Mutter nicht da ist und sie beunruhigt sind, dann können sie von Fremden ebenso beruhigt werden wie von der Mutter.

– **Unsicher gebunden, ambivalent:** Diese Kinder suchen den Kontakt und sträuben sich gleichzeitig dagegen. So weinen die Kinder, weil sie hoch gehoben werden wollen, und schreien dann, weil sie wollen, dass die Mutter sie wieder absetzt.

Später wurde noch eine vierte Gruppe eingeführt.

– **Desorganisiert:** Die Kinder wirken bei der Wiederkehr der Mutter desorganisiert. Sie schreien plötzlich los, nachdem es den Anschein hatte, dass sie sich schon wieder beruhigt hatten, oder sie kommen auf die Mutter zu, um dann wegzusehen.

Bindung und späteres Verhalten. Die Bindung scheint einen Einfluss auf das spätere soziale Verhalten zu haben. Sicher gebundene Kinder zeigen ein größeres Vertrauen in die eigenen Fähigkeiten. So explorieren sie ihre Umgebung schneller und haben eine längere Ausdauer und höhere Frustrationstoleranz bei Aufgaben. Sie weinen seltener, wenn ihnen etwas nicht gelingt und werden seltener ärgerlich.

Hospitalismus. Bei fehlender emotionaler Bindung und sensorischer Deprivation tritt bei Kindern eine Störung auf, die als Hospitalismus (auch **anaklitische Depression**) bezeichnet wird, weil sie vorwiegend in Heimen und Spitälern beobachtet wurde. Er wird in drei Phasen eingeteilt:

– **1. Phase:** Unruhe und lauter Protest bei der Trennung von der Bezugsperson.

– **2. Phase:** Resignation (oberflächlich wirkt das Kind, als hätte es sich an die veränderte Situation gewöhnt).

– **3. Phase:** Verzweiflung und Ausbildung depressiver Symptome (das Kind zieht sich von der Außenwelt zurück, reagiert nicht auf Ansprache, zeigt körperliche Verfallserscheinungen, die im schlimmsten Fall zum Tod führen).

Bei einer monatelangen Trennung kommt es zu Verhaltensauffälligkeiten, wie Nägel-Beißen, depressive Symptome, Überängstlichkeit. Es können irreversible Langzeitschäden wie eine geistige Retardierung verursacht werden. Ein hohes Risiko besteht, wenn die Kinder zwischen dem 6. bis 11. Monat von der Bezugsperson getrennt werden.

Kognitive Entwicklung nach Piaget

Alle geistigen Leistungen (Denken, Wahrnehmen und Probleme lösen) werden in der Psychologie mit dem Begriff **Kognitionen** zusammengefasst (cognitio lat. = Erkenntnis). Der Schweizer Psychologe Jean Piaget (1896–1980) befasste sich damit, wie sich die geistigen Leistungen bei Kindern entwickeln.

Nach ihm haben Lebewesen die Fähigkeit, Informationen aus der Umwelt zu strukturieren, Ganzheiten zu bilden, zu ordnen und zu systematisieren und so Beziehungen zwischen dem Ganzen und seinen Teilen herzustellen. Die Einordnung und Verarbeitung dieser Informationen geschieht über sog. **kognitive Schemata** (Sichtweisen über die Welt). Beispielsweise sieht ein kleines Mädchen auf der Straße einen Dackel. „Das ist ein Wauwau!", erklärt ihm die Mama. Es bildet nun ein kognitives Schema, nämlich dass so ein Tier mit vier Beinen und einem Fell ein Wauwau ist. Das Mädchen verfügt bereits über einige andere dieser Schemata oder Weltbilder, so zum Beispiel: Mit dem Becher auf den Tisch hauen macht Bum-bum. – Auf die heiße Herdplatte fassen macht Aua! – Zweibeinige Tiere mit Federn heißen Piep-piep.

Assimilation und Akkommodation. Die Regeln und Gesetzmäßigkeiten der Welt werden nach Ansicht Piagets durch zwei geistige Prozesse erworben, die gleichzeitig ablaufen: Assimilation und Akkommodation.

Assimilation: Ein Mensch nimmt neue Informationen auf und verändert sie dabei so, dass sie sich in das bereits bestehende Weltbild fügen. Er passt somit die Umwelt seinen bereits existierenden kognitiven Schemata an. Der Prozess der Assimilation bewahrt und erweitert das Bestehende und verbindet so die Gegenwart mit der Vergangenheit: Das kleine Mädchen, das jetzt über Vierbeiner bestens Bescheid weiß, zeigt auf einen Pudel und sagt stolz: „Wauwau!" Recht hat sie damit. Sie hat gelernt, dass Hunde unterschiedlich aussehen können.

Sie hat den neuen Eindruck, Pudel, ihrem Schema angepasst, hat ihn in ihr Weltbild assimiliert.

Akkommodation: Beim Prozess der Akkommodation passt der Mensch sein Weltbild an die Realität an. Dies geschieht immer dann, wenn die Umwelt nicht mehr zu dem passt, was der Mensch weiß oder denkt. Er gerät in einen Ungleichgewichtszustand, die neuen Informationen können nicht mehr mit den vorhandenen Schemata eingeordnet werden: Beim Sonntagsspaziergang sieht das kleine Mädchen eine Kuh, wieder ein Tier mit Fell und vier Beinen. Also ein Wauwau. „Nein", erklärt die Mama, „das ist eine Muhkuh." Aha, da hat sich also etwas geändert! Sie muss ihr Schema anpassen. Sie weiß nun, dass nur kleine Vierbeiner Wauwaus sind, große dagegen Muhkuh heißen.

Biologie

Histologie

Anatomie

Chemie

Biochemie

Physik

Physiologie

Psych./Soz.

Diese neue Information hat zu einer Akkommodation ihres Weltbildes geführt. Auf der Weide hinter dem Wäldchen steht ein Pferd...

Äquilibrationsprinzip. Assimilation und Akkomodation unterliegen einem allgemeinen Entwicklungsprinzip, dem Äquilibrationsprinzip (lat. aequilibrium = Gleichgewicht). Dieses Prinzip besagt, dass der Mensch immer ein Gleichgewicht anstrebt zwischen seinen Sichtweisen über die Welt auf der einen Seite und den tatsächlichen Gegebenheiten auf der anderen. Das heißt, die Welt sollte auch dem entsprechen, wie der Betreffende sie sieht. In einer unbekannten Situation wird er als Erstes versuchen, die neuen Gegebenheiten an bereits bekannte Lösungsmöglichkeiten anzupassen. Kann die Situation so aber nicht bewältigt werden, entsteht ein Ungleichgewicht. Die Lösungsmöglichkeiten müssen verändert oder erneuert werden. Durch das Wechselspiel der Prozesse Assimilation und Akkommodation wird das Gleichgewicht wieder hergestellt: Das kleine Mädchen konnte mit seinen vorhandenen Schemata die neue Situation nicht bewältigen. Es kam zu einem Ungleichgewicht. Mit der Veränderung des Schemas zu „alle großen Vierbeiner sind nicht Wauwau, sondern Muhkuh" kam es gleichzeitig zu einem neuen Assimilationsvorgang, der spätestens beim Anblick des Pferdes den nächsten Akkommodationsprozess erforderlich machen wird.

Fünf Stufen der Entwicklung

Piagets Beobachtungen an Kindern ließen ihn annehmen, dass die kognitive Entwicklung eine Abfolge von fünf Stufen durchlaufen muss. Die Geschwindigkeit, mit der sich diese Entwicklung vollzieht, kann jedoch von Kind zu Kind unterschiedlich sein. Auf jeder Stufe werden unterschiedliche Fähigkeiten erworben:

Sensomotorische Stufe (Geburt bis 2 Jahre).
– Erwerb der **Fähigkeit, angepasst zu reagieren:** Während des ersten Jahres werden die sensomotorischen Fähigkeiten verfeinert und immer umfangreicher, denn das Kind erkundet ständig neue Aspekte seiner Umwelt. Der Säugling erkennt, dass er seine Umwelt beeinflussen kann, dass seine Handlungen Wirkung zeigen. (Wenn er z. B. die Rassel schüttelt, erklingt ein Geräusch.)
– **Objektpermanenz:** Bereits kurz nach der Geburt folgt der Säugling einem Spielzeug mit den Augen. Nimmt man es aus seinem Gesichtskreis heraus, existiert es für ihn nicht mehr. Nach etwa drei Monaten betrachtet er die Stelle, an der das Spielzeug aus seinem Blickfeld entfernt wurde. Er hat gelernt, dass das Spielzeug nicht einfach verschwunden ist. Im Alter zwischen 4–8 Monaten erwartet der Säugling, dass das verschwundene Spielzeug wieder auftaucht. Später (8–18 Monaten) sucht der Säugling selbst danach. Ab einem Alter von ca. zwei Jahren dreht er das Versteckspiel sogar um und versteckt nun seinerseits den Gegenstand.

Stufe des vorbegrifflichen Denkens (2–4 Jahre).
– **Animalisches Denken:** Für die Kinder sind zu Beginn dieser Entwicklungsstufe viele Dinge belebt (anima lat.

= Seele). So ist der Wind böse oder gut. Die Sonne geht abends schlafen, und wenn es regnet, kommt sie nicht raus, weil sie sonst nass wird.
– **Egozentrismus:** Das Kind kann noch nicht die Perspektive einer anderen Person einnehmen. Diese Hypothese wurde mit dem so genannten Drei-Berge-Versuch von Piaget untersucht. Piaget stellte das Kind auf einen künstlichen Hügel. Er setzte einen Teddybär auf einen der anderen beiden Hügel. Auf die Frage, wie die Welt für den Teddy aussähe, beschrieb das Kind das Aussehen aus der eigenen Sichtweise.

Stufe des anschaulichen Denkens (4–6 Jahre).
– Zu Beginn dieser Stufe **glaubt** das Kind, was es sieht.
– **Erkenntnis qualitativer Invarianzen:** Dinge bleiben die gleichen, obwohl sie manchmal anders aussehen mögen. Das Kind erkennt einen Hund, egal ob es ihn von vorn oder hinten sieht, ob er schwarz, braun oder gefleckt ist, langes bzw. kurzes Fell hat. Die Katze dagegen und das Meerschwein kann es vom Hund sehr wohl unterscheiden.

> **Merke**
> Die Stufen des vorbegrifflichen und des anschaulichen Denkens werden manchmal als eine Stufe beschrieben. Diese Stufe heißt dann **präoperationale Stufe** und geht vom 2. bis zum 7. Jahr.

Stufe der konkreten Denkoperationen (7–11 Jahre).
– **Erkenntnis quantitativer Invarianzen:** Während dieser Zeit lernt das Kind, mehrere Dimensionen ins Verhältnis zu setzen. Anfangs können Kinder beispielsweise noch nicht Höhe und Menge in einen richtigen Zusammenhang bringen. Dies wurde mit dem Becherglas-Versuch von Piaget belegt (auch als Umschüttaufgabe bekannt). Schüttet man Flüssigkeit aus einem hohen Glas in ein flaches, breites, so behauptet das Kind, die Flüssigkeit sei jetzt weniger geworden.
– **Logisches Denken zur Lösung konkreter Probleme:** Kinder verwenden zwar mittlerweile abstrakte Begriffe, das logische Denken jedoch ist noch immer auf konkrete Dinge gerichtet, zu denen sie einen unmittelbaren sensorischen Zugang haben.

Stufe der formalen Operationen (von 11 Jahren an).
Logische Denkoperationen sind nicht mehr an konkrete Probleme gebunden: Das logische Denken ist abstrakt. Die Kinder bzw. Jugendlichen können Aufgaben wie „Was wäre, wenn..." diskutieren, ohne dass die Probleme anschaulich sind. Abstrakte Theorien können erstellt und auch durch abstrakte Beweisführung überprüft werden.

Entwicklung der Sprache (Tab. 1.5)

Das Erlernen der Sprache ist eine große kognitive Leistung. Da es den Kindern so leichtfällt, wird davon ausgegangen, dass die Fähigkeit, eine Sprache zu lernen, angeboren ist. Die Eltern führen die Kinder früh in den Gebrauch der Sprache ein, weil sie sich mit ihnen in sog. **Protodialogen** unterhalten (elementarsten Formen von Dialogen). Dabei akzeptieren die Eltern alles, was der Säugling äußert, als

Tabelle 1.5 Stadien des Spracherwerbs

Stadium	Durchschnittsalter	Fähigkeiten
Lallstadium	ab 4.-5. Monat	Babys produzieren silbenähnliche Lautfolgen wie „dadada, lalala", Lallen scheint ein reifungsabhängiger Vorgang zu sein, da es auch taube Kinder zeigen (unabhängig von äußerer Stimulation)
Einwortstadium	12 Monate	Kind benutzt erste einzelne Worte zur Benennung konkreter Objekte (Ball, Mama etc.); Einwortsätze werden bereits zur Kommunikation eingesetzt
Zweiwortstadium	18 Monate	Kind kombiniert zwei Substantive oder Substantiv und Verb; Zweiwortsätze werden zur Kommunikation eingesetzt („Ball haben")
Stadium des Telegrammstils	24 Monate	kurze, einfache Sätze aus Inhaltswörtern (wenige Funktionswörter wie Artikel oder Präpositionen)

Antwort. Untersuchungen haben gezeigt, dass Eltern mit ihren Babys vorzugsweise in der sog. **Ammensprache** reden, die durch eine hohe Stimmlage und häufige Wiederholungen charakterisiert ist. Die Ammensprache ist eine Hilfe für die Kinder, die durch die stimmliche Markierung erkennen, wann sich die gesprochenen Wörter an sie richten, und wann sich die Unterhaltung auf Erwachsene bezieht.

Erwerb von Wortbedeutungen. Im Alter von 18 Monaten nimmt der Wortschatz explosionsartig zu. Zunächst werden vor allem Bezeichnungen für Gegenstände gelernt. Ein durchschnittlich entwickeltes Kind wird im Alter von sechs Jahren ungefähr 14 000 Wörter verstehen. Wir können davon ausgehen, dass die meisten dieser Wörter zwischen dem Alter von 18 Monaten und 6 Jahren gelernt werden – so ergeben sich daraus neun neue Wörter pro Tag oder nahezu ein Wort pro Stunde, in der das Kind wach ist.

Kinder verhalten sich so, als dürfe jedes Ding nur einen Namen haben (Prinzip des **wechselseitigen Ausschlusses**). Kennen sie z. B. schon ein Wort für ein ganzes Objekt wie „Auto", so wenden sie das Prinzip des wechselseitigen Ausschlusses an und entwickeln die Hypothese, dass ein ihnen unbekanntes Wort wie „Lenkrad" eine Bezeichnung für irgendein Teil des Autos sein muss. Diesen Vorgang bezeichnet man als **Bootstrapping**: Kinder bedienen sich ihrer bereits erworbenen Sprachkenntnisse, um sich neue Begriffe anzueignen (von engl. „to pull oneself up by one's bootstraps" = sich an seinen eigenen Schnürsenkeln hochziehen).

Grammatikerwerb. Beim Grammatikerwerb spielt die Ammensprache nur eine geringe Rolle. Menschen besitzen eine angeborene Veranlagung für den Erwerb von Grammatik. Dies wurde bei Kindern festgestellt, die sich eine Sprache mit vollständigen grammatischen Strukturen erarbeiteten, ohne dass ein korrektes Vorbild vorhanden war. So beobachtete man bei Gruppen von gehörlosen Kindern, dass sie eine eigene Gebärdensprache mit festen Regeln und Strukturen entwickelten, obwohl sie nie die Möglichkeit hatten, eine der existierenden Gebärdensprachen zu lernen.

Alle Sprachen greifen auf dasselbe Repertoire grammatischer Tricks zurück. Kinder erkennen Regeln und entwickeln ein Verständnis dafür, dass bestimmte Wortteile den Inhalt der Aussage verändern. Wenn sie z. B. die Nachsilbe -te an ein Verb anhängen, bezieht sich die Aussage auf Vergangenes. Dabei kommt es oft zu Übergeneralisierung, weil dieses Prinzip voraussetzt, dass alle sprachlichen Phänomene auf dieselbe Art gekennzeichnet werden. Wenn Kinder gelernt haben, wie bei regelmäßigen Verben die Vergangenheitsform gebildet wird, wenden sie dieses Prinzip auf alle Verben an („springte" anstatt „sprang"). Übergeneralisierung ist ein besonders interessanter Fehler, weil er für gewöhnlich auftritt, **nachdem** Kinder die korrekten Formen von Verben und Substantiven bereits erlernt und auch verwendet haben.

Kritische Stadien des Spracherwerbs. Die Fähigkeit, Grammatik zu lernen, scheint mit dem Alter abzunehmen. Viele Aspekte der Sprache entstehen in bestimmten Reifungsstadien – den kritischen Stadien des Spracherwerbs – und entwickeln sich dann weiter. Sie entsprechen eher den Stufen körperlicher und kognitiver Reifung, als dass sie mit bestimmten Lernerfahrungen zu tun haben.

Leistungsmotivation

Kinder entwickeln etwa mit vier Jahren soziale Vergleichsprozesse. Dies motiviert sie, sich beim Wetteifern anzustrengen. Ab diesem Alter wollen Kinder nicht mehr verlieren. Eine vollständige Leistungsmotivation entwickeln sie allerdings erst mit ca. 12 Jahren, wenn sie die Konzepte Anstrengung, Schwierigkeit und Fähigkeit voneinander trennen können.

Moralentwicklung

Die Moral ist ein System von Glaubenssätzen und Werthaltungen, mit dem man Handlungen als „richtig" oder „falsch" klassifizieren kann.

Piagets Modell der moralischen Entwicklung

Hiernach werden je nach Alter die Handlungsabsicht und das Handlungsergebnis unterschiedlich bewertet. Im präoperationalen Stadium fällt das Kind sein moralisches Urteil aufgrund der konkreten Handlung: Jemand ist böse, wenn er aus Versehen eine Tasse kaputt macht. Erst in den späteren Stadien wird die Absicht miteinbezogen.

Biologie

Histologie

Anatomie

Chemie

Biochemie

Physik

Physiologie

Psych./Soz.

Heteronome Moral. Ca. ab dem Schuleintritt erkennen die Kinder die Moral der Autorität als die geltende Moral an.

Autonome Moral. Ab ca. 10 oder 11 Jahren entwickeln die Jugendlichen eine eigene Moral, wobei sie sich am Maßstab der Gerechtigkeit orientieren.

Kohlbergs Stufenmodell der Moralentwicklung

Nach Kohlberg gibt es sieben Stufen der Moralentwicklung, die sich in der Art der Argumentation unterscheiden. Dabei werden die ersten sechs in drei Ebenen unterteilt. Nicht alle Menschen erreichen die siebte und letzte Stufe. Viele bleiben in der Mitte stehen.

Um das Stadium der Moralentwicklung zu beurteilen, werden Personen Geschichten mit moralischen Dilemmata vorgelegt. Beispielsweise hat ein Mann nicht genug Geld, um ein lebenswichtiges Medikament für seine kranke Frau zu kaufen. Die Person soll nun beurteilen, ob er es stehlen darf oder nicht und muss diese Antwort begründen. Je nach dem Inhalt der Argumente wird sie dann einer Stufe zugeordnet.

Ebene I präkonventionelle Moral. Auf dieser Ebene werden moralische Urteile entweder durch drohende Strafen oder eigene Interessen begründet. Die Interessen anderer werden nur im Sinne des Austauschs (Reziprozität) berücksichtigt.
- **Stufe 1:** Orientierung an Strafe und Gehorsam. Als Begründung wird die Vermeidung von physischem Schmerz angeführt.
- **Stufe 2:** Kosten-Nutzen-Abwägung/Reziprozität. Als Begründung wird die erwartete Belohnung bzw. die Schuld des anderen angeführt (Auge um Auge).

Ebene II konventionelle Moral. Auf dem konventionellen Niveau herrscht eine Tendenz zur Aufrechterhaltung wichtiger Sozialbeziehungen vor. Während auf der dritten Stufe dabei lediglich die Beziehungen zur Kernfamilie beachtet werden, wird der Blick auf der vierten Stufe auf größere gesellschaftliche Systeme ausgedehnt.
- **Stufe 3:** Braves-Kind-Orientierung. Als Begründung wird das Gewinnen von sozialer Anerkennung bzw. das Vermeiden von Kritik von Seiten enger Bezugspersonen angeführt („....weil X dann mit mir zufrieden ist.").
- **Stufe 4:** Recht-und-Ordnung-Orientierung. Als Begründung wird der Gehorsam gegenüber Regeln und personenübergreifenden Autoritäten wie dem Staat oder der Religion angeführt.

Ebene III postkonventionelle bzw. prinzipiengeleitete Moral. Auf dem postkonventionellen Niveau wird erkannt, dass kein Regelsystem als fraglos richtig gilt, sondern jede Regel immer frei verhandelbar zwischen den Mitgliedern ist. Personen auf dieser Ebene versuchen Regeln oder Prinzipien zu finden, die unabhängig von der Autorität einzelner Gruppen oder Personen sind.
- **Stufe 5:** Orientierung am sozialen Vertrag. Als Begründung wird das allgemeine Wohl der Gesellschaft angeführt; Regeln des Systems werden nicht mehr als gegeben, sondern als aushandelbar begriffen.

- **Stufe 6:** Orientierung an ethischen Prinzipien. Als Begründung werden allgemeine Prinzipien wie Gerechtigkeit, Nächstenliebe etc. angeführt.
- **Stufe 7:** Der Mensch hat gesellschaftliche Normen internalisiert und empfindet selbst Scham bei einer Übertretung dieser Normen.

 Merke Beide Autoren machen die Entwicklung der Moral an der Begründung fest, nicht am moralischen Urteil selbst.

Soziokulturelle Einflüsse auf Entwicklung und Sozialisation

Hierunter fallen alle Einflüsse von Kultur, Erziehung, Familie und Peergroup. Die Einflussfaktoren sind so zahlreich, dass man sie kaum voneinander trennen kann.

Erziehungsstile

Die Erziehung ist ein wechselseitiger Prozess zwischen Eltern und Kind. Es gibt unterschiedliche Erziehungsstile. Ein Erziehungsstil beinhaltet die Art der Kommunikation und die Kontrolle, die ausgeübt wird. Erziehung ist ein zielgerichteter Prozess, im Gegensatz zur Sozialisation.

Charakteristika der Erziehungsstile. Die elterliche Aufmerksamkeit (Responsiveness) umfasst die Fähigkeit der Eltern, die Bedürfnisse des Kindes zu erkennen und sensibel darauf zu reagieren. Dies führt zu einer stabilen emotionalen Bindung.
Hier ist ein mittleres Maß an Kontrolle optimal, sodass die Autonomie des Kindes gefördert wird.

Verschiedene Erziehungsstile. Der **autoritativ-reziproke** Erziehungsstil ist durch ein hohes Maß an Kontrolle und offener Kommunikation und viel Wärme seitens der Eltern gekennzeichnet. Er soll sich günstig auf das spätere Verhalten der Kinder auswirken.
Der **autoritär-autokratische** Erziehungsstil hingegen ist durch starke elterliche Kontrolle, aber durch wenig Sensibilität für die Bedürfnisse der Kinder gekennzeichnet. Die Eltern erlauben keine Autonomie und bestrafen auch durch Gewaltanwendung, was zu geringerer sozialer Kompetenz und zu einer geringeren Selbstwertschätzung bei den Kindern führen soll.
Der **nachgiebig-permissive** Erziehungsstil zeichnet sich durch warmherziges Verhalten der Eltern aus. Die Eltern üben kaum Kontrolle aus. Sie erlauben den Kindern, viele Entscheidungen selbst zu treffen, auch wenn diese noch nicht alt genug dafür sind. Dies soll dazu führen, dass die Kinder sich eher aggressiv verhalten und es ihnen an der Fähigkeit fehlt, Verantwortung zu übernehmen.
Der **indifferente-unbeteiligte** Erziehungsstil ist durch Vernachlässigung seitens der Eltern charakterisiert (Schlüsselkinder). Die Kinder müssen sehr früh autonom handeln und Verantwortung übernehmen, die Atmosphäre in der Familie ist aber eher feindselig. Die Effekte auf diese Kinder sind weniger eindeutig.
Neben dem Erziehungsstil haben alle Interaktionen in der Familie und später auch im Kindergarten, in der Schule

und in der Peergroup einen Einfluss auf die Entwicklung des Verhaltens (vgl. S. 922).

Gesellschaftliche Determinanten

Auch gesellschaftliche Determinanten wie der Strukturwandel der Familie von einer Großfamilie in eine Kleinfamilie mit zwei arbeitenden Elternteilen haben einen Einfluss auf die Entwicklung unseres Verhaltens. Ebenfalls haben die hohe Scheidungsrate und die immer häufiger auftretenden Patchwork-Familien einen Einfluss.

> **Merke** Die Scheidungsrate in Deutschland liegt konstant bei 33 %. Die Zahl der arbeitstätigen Mütter liegt bei ca. 60 %, was aber keinen nachteiligen Einfluss auf die Entwicklung zu haben scheint.

Einen großen Einfluss auf das Verhalten der Kinder haben die Medien (vgl. S. 907).

1.4.8 Entwicklung und Sozialisation im Lebenslauf

In diesem Kapitel werden Entwicklungsprozesse vorgestellt, die das ganze Leben über andauern.

Die hier beschriebenen Konzepte haben alle dieselbe Grundannahme: Sie betonen, dass der Mensch eine Krise oder ein Problem lösen muss, um diese Entwicklungsstufe zu bewältigen und die nächste zu erreichen.

Einige Konzepte lebenslanger Entwicklungen
Konzept der Entwicklungsaufgaben nach Havighurst

Nach Havighurst ist Entwicklung ein Lernprozess, der zu Kompetenzen führt, die zur Bewältigung gesellschaftlicher Ansprüche notwendig sind. Die Fähigkeit, gesellschaftliche Ansprüche zu bewältigen, geht mit psychischem Wohlbefinden einher und führt zu gesellschaftlicher Akzeptanz.

Die Entwicklungsaufgaben werden aus drei Quellen abgeleitet:

- **Physische Reifungsprozesse:** Sie sind weitgehend universell, haben eine geringe kulturelle Variation.
- **Kultureller Druck bzw. gesellschaftliche Erwartungen:** Einfluss altersbezogener Normen, historischer Wandel von Entwicklungsaufgaben.
- **Individuelle Ziele und Werte:** als Teil des Selbst, treibende Kraft für aktive Gestaltung der Entwicklung.

Eriksons Stufenmodell psychosozialer Entwicklung

Erikson zufolge gibt es **acht Phasen** der sozialen Entwicklung (**Tab. 1.6**). In jeder dieser Phasen durchlebt der Mensch eine Krise, deren positive Bewältigung zu persönlichem Wachstum führt. Sollte er außerstande sein, die Konflikte der jeweiligen Lebensphase zu lösen, so kann er die nächsthöhere Entwicklungsstufe nicht voll und ganz erreichen. Er verharrt in unangemessenen Lösungsmustern früherer Entwicklungsstadien.

Erikson lehnt sich mit seinem Modell an Freud an, und benennt auch die ersten Phasen gleich.

Konzept kritischer Lebensereignisse (Critical Life-Events)

Als kritische Lebensereignisse werden positive und negative Veränderungen bezeichnet, die vom Individuum eine Anpassungsleistung an eine neue soziale Situation erfordern.

Kritische Lebensereignisse sind:
- unvorhersehbar
- unkontrollierbar
- unerwünscht
- lösen Stress und Angst aus
- verlangen eine Neuanpassung (Coping-Strategien).

Tabelle 1.6 Eriksons Modell psychosozialer Entwicklung

Phase	Konflikt	angemessene Lösung	unangemessene Lösung
oral (0–1 1/2 Jahre)	Urvertrauen vs. Urmisstrauen	stabiles Sicherheitsbewusstsein	Unsicherheit, Angst
anal (1 1/2–3 Jahre)	Autonomie vs. Scham und Zweifel	Selbstwahrnehmung als Handelnder	Zweifel an eigener Kontrolle über Ereignisse
phallisch (3–6 Jahre)	Initiative vs. Schuldgefühl	Vertrauen auf eigene Initiative, Kreativität	Mangelndes Selbstvertrauen
Latenz (6–10 Jahre)	Leistung vs. Minderwertigkeits-Gefühl	Vertrauen auf eigene Leistung	Mangelndes Vertrauen in eigene Leistung
Jugend/Adoleszenz	Identität vs. Rollendiffusion	Vertrauen in eigene Person	schwankendes, unsicheres Selbstbewusstsein
junges Erwachsenenalter	Intimität vs. Isolierung	Fähigkeit zur Nähe und Bindung an anderen	Gefühl der Einsamkeit, Leugnung des Bedürfnisses nach Nähe
mittleres Erwachsenenalter	Generativität vs. Stagnation	Interesse an Familie, Gesellschaft, künftiger Generation	selbstbezogene Interessen, fehlende Zukunftsorientierung
höheres Erwachsenenalter	Ich-Integrität vs. Verzweiflung	Gefühl der Ganzheit, Zufriedenheit mit dem Leben	Gefühl der Vergeblichkeit, Enttäuschung

Biologie | Histologie | Anatomie | Chemie | Biochemie | Physik | Physiologie | Psych./Soz.

Negative Life-Events können bei Menschen mit einer Disposition zur Depression als Auslöser für die Erkrankung wirken. Dasselbe gilt auch bei Schizophrenie. Hier können es negative wie auch positive Lebensereignisse sein. Dies sind beispielsweise die Geburt der eigenen Kinder, die eigene Hochzeit usw.

Adoleszenz

In der Jugend treten einige körperliche und psychische Veränderungen auf, die eine Neuanpassung erfordern. Eine der Entwicklungsaufgaben des Jugendlichen besteht in der Akzeptanz der körperlichen Veränderungen und der ausgereiften Sexualität. Hier kann es u. U. zu den folgenden Problemen kommen:

gesteigerte Beschäftigung mit dem eigenen Körperkonzept (subjektives Erfahren des eigenen Aussehens). Die Betroffenen können sich zu „hässlich" oder als zu „dick" empfinden. Eine derartige Auseinandersetzung kann zu einer **Essstörung** führen bzw. diese begünstigen.

Es gibt zwei Arten von Essstörungen:
- **Anorexia nervosa**: Die betroffenen Mädchen (gelegentlich auch Jungen) empfinden sich als zu dick. Sie nehmen immer weiter ab, verweigern das Essen und unternehmen alles, um weiter Gewicht zu verlieren, obwohl Ihr Körpergewicht schon lange unter der kritischen Grenze liegt.
- **Bulimia nervosa:** Die Betroffenen empfinden sich ebenfalls als zu dick, die Diät wird aber immer wieder von sog. Essattacken unterbrochen, bei denen innerhalb kürzester Zeit mehrere Tausend Kilokalorien aufgenommen werden. Diese aufgenommene Nahrung wird danach zumeist erbrochen.

Bei beiden Störungsbildern sind die Erklärungsansätze komplex. Die mangelnde Akzeptanz des veränderten Körpers ist lediglich eine Komponente. Eine große Rolle spielen häufig familiäre Probleme. Ein wichtiges Element der Therapie bei Essstörungen ist die Vermittlung eines realistischen Körperkonzepts.

Erwerb der Geschlechtsrolle

Geschlechtsrollen sind Verhaltensmuster, die in einer bestimmten Gesellschaft als für Männer und Frauen angemessen gehalten werden. Sie bilden die Definitionen für Maskulinität und Feminität. Diese Verhaltensmuster werden zum Teil offen in Form von Erwartungen und Regeln ausgesprochen, zum Teil aber auch verdeckt transportiert. Die geschlechtsspezifische Sozialisation beginnt bereits ab der Geburt. Man kann sagen, dass Mädchen und Jungen aufgrund einer geschlechtsspezifischen Sozialisation in verschiedenen psychologischen Umwelten aufwachsen.

Die Integration von der typisch männlichen und der typisch weiblichen Geschlechterrolle wird mit dem Begriff der Androgynie bezeichnet.

Wenn man von Geschlechtsidentität spricht, meint man das Erleben der eigenen Person als männlich oder weiblich. Dieses Erleben beinhaltet eine Akzeptanz des eigenen biologischen Geschlechts und ist wichtig für das psychische Wohlergehen des Kindes und Jugendlichen.

Es gibt Menschen, bei denen ein Widerspruch zwischen psychologischer und biologischer Geschlechtsidentität besteht. Dieses Phänomen bezeichnet man als Transsexualität.

Suizid im Jugendalter

Der Selbstmord (Suizid) ist bei deutschen Jugendlichen nach Unfällen die zweithäufigste Todesursache. Die meisten Suizidversuche werden im Alter zwischen 15 und 35 Jahren unternommen, danach nimmt die Zahl ab, um im Alter wieder anzusteigen. Während Mädchen und Frauen doppelt so häufig Suizidversuche unternehmen wie Jungen und Männer, ist das Geschlechterverhältnis beim tödlich verlaufenden Suizidversuch umgekehrt (ca. 3:2). Als wichtigstes Motiv für einen Suizidversuch im Jugendalter werden soziale Konflikte angegeben, meistens mit den Eltern, an zweiter Stelle stehen Liebeskummer oder Partnerprobleme. 10 % der Jugendlichen geben an, dass sie mit ihrem Selbsttötungsversuch Aufmerksamkeit erregen wollten.

Ein Suizid ist nur in den seltensten Fällen eine spontane Handlung. Im Normalfall gehen ihm charakteristische Verhaltensweisen voraus, die durch das präsuizidale Syndrom beschrieben werden:
- **Einengung oder Rückzug**: Die Betroffenen haben ein Gefühl der Ausweglosigkeit, fühlen sich wie von allen Seiten umzingelt. Sie selber fühlen sich klein und hilflos, während alles andere als riesengroß erlebt wird.
- **Aggressionsstauung:** Es kommt zu einer Aggression, die nach innen auf die eigene Person gerichtet wird.
- **Selbstmordphantasien:** Es kommt zu einer Flucht in eine Phantasiewelt mit dem Gedanken: „Ich könnte tot sein...". Der Gedanke wird dann als entlastend erlebt und entwickelt eine Eigendynamik (Zwangsgedanke).

Bedeutung der Peer-Group

Die Bedeutung der Kernfamilie sinkt im Jugendalter etwas ab. Die gleichaltrigen Peers übernehmen einige Funktionen. So werden Probleme eher in der Peergroup besprochen. Auch die Anerkennung in der Peergroup ist ein wichtiger Bestandteil der Entwicklung im Jugendalter. Er trägt zur Entwicklung der Rollenidentität bei.

Erwachsenenalter

Im Erwachsenenalter sind die vorrangigen Entwicklungsaufgaben die Unabhängigkeit von der Familie, die Partnerbindung, Gründung einer eigenen Familie und das Ergreifen eines Berufs. Im Erwachsenenalter kommt es häufig zu familiären und beruflichen Ansprüchen. Sind sie zu hoch, so können daraus Stress und langfristig psychische und körperliche Schäden entstehen.

Zur Auswirkung von Stress im Berufsleben sind zwei Modelle entwickelt worden. Sie beschreiben einen Zusammenhang zwischen stressauslösenden Faktoren im Arbeitsleben und dem Risiko für Herz- und Kreislauf-Erkrankungen.
- **Anforderungs-Kontroll-Modell:** Zwei Dimensionen sind hier Ausschlag gebend: die Menge und Beschaffenheit von Anforderungen und die Kontrollierbarkeit der Auf-

gaben. Stress entwickelt sich bei steigender Menge der Aufgaben bei gleichzeitig niedriger Kontrolle. Später wurde das Modell um die Dimension „sozialer Rückhalt am Arbeitsplatz" erweitert. Sozialer Rückhalt wirkt sich immer stressvermeidend aus.

– **Modell beruflicher Gratifikationskrisen:** Wichtig ist das Verhältnis der persönlichen Verausgabung und die dafür erhaltene Belohnung. Eine hohe Belastung des Arbeitsplatzinhabers entsteht aus einem Ungleichgewicht zwischen seinem persönlichen Einsatz und den erhaltenen Gratifikationen (Belohnungen). Diese können aus finanzieller Vergütung oder sozialer Anerkennung bestehen.

Veränderungen im höheren Erwachsenenalter

Als höheres Erwachsenenalter wird der Abschnitt vom Berufsausstieg bis zum Tode bezeichnet.
Er ist durch viele Entwicklungsaufgaben gekennzeichnet (siehe auch Hawighurst und Erikson).

Klimakterium. Im Klimakterium (Wechseljahre) erlischt die Fortpflanzungsfähigkeit der Frau. Es liegt im Zeitabschnitt zwischen 40. und 50. Lebensjahr und wird mit hormonellen Umstellungen begleitet. Wie sehr sich diese Umstellung psychisch auswirkt, hängt von der jeweiligen Person und ihrer psychischen Verfassung ab.

„Midlife-Crisis". Auch der Begriff der „Midlife-Crisis" wird im Zusammenhang mit einer besonderen Belastung im späteren Erwachsenenalter gebraucht. Allerdings stammt er aus der populärwissenschaftlichen Literatur. Die Krise ist gekennzeichnet durch Sinnfragen bezüglich des eigenen Lebens, zum Teil kommt es zu einer abrupten Umorientierung. Ob und mit welchen Folgen eine solche Sinnkrise auftritt, hängt sicherlich von der individuellen Art der Lebensführung und Auseinandersetzung mit den eigenen Zielen ab. Besonders anfällig scheinen Personen zu sein, die von einer ihrer Rollen (meistens im Beruf) über Jahre so absorbiert waren, dass sie andere Lebensbereiche stark vernachlässigt haben.

Veränderungen psychischer Funktionen im Alter

Früher wurde das Altwerden mit einem generellen Abbau körperlicher und psychischer Funktionen gleichgesetzt. Heute weiß man, dass dem nicht so ist. Die Alterungsprozesse sind interindividuell großen Schwankungen unterworfen. Allgemein gilt, dass es viel weniger Abbauprozesse gibt, als früher angenommen wurde.

Kognitive Veränderungen. Wie im Abschnitt über die Intelligenz erwähnt, fällt die fluide Intelligenz im späten Erwachsenenalter etwas ab, was sich aber eher auf die Wahrnehmungsgeschwindigkeit und die Gedächtnisleistung bezieht, durch das Anwachsen der kristallinen Intelligenz allerdings kompensiert wird (S. 903).
Auch das Gedächtnis ist genauso leistungsfähig wie im mittleren Erwachsenenalter. Ältere Menschen können allerdings nicht mehr mehrere Informationen gleichzeitig aufnehmen. Es sind also lediglich die Prozesse der selektiven Aufmerksamkeit beeinträchtigt.

Folgende Faktoren wirken sich positiv auf die Stabilisierung von Intelligenz und Gedächtnis aus:
hoher sozialer Status
hohe Lebenszufriedenheit
lange geistig herausfordernde Berufstätigkeit
anregende Lebensumwelt zum Beispiel durch häufigen sozialen Kontakt, Teilnahme am politischen Leben.
Tatsächlich wird der Abbau der kognitiven Leistungen durch das Gegenteil beschleunigt.

Modelle des Alterns

In der Gerontopsychologie wurden verschiedene Alterungsmodelle vorgeschlagen, die alle aber nur einen Teil dieses komplexen Phänomens erklären können.

„Defizit-Modell" der geistigen Entwicklung: Sitzen wir auf dem absteigenden Ast?
Annahme: Geistige Entwicklung vollzieht sich in drei Phasen:
– positive Entwicklung in Kindheit und Jugend
– maximaler Höhepunkt im jungen Erwachsenenalter
– Niedergang mit dem Älterwerden; z.B. Gedächtnisleistung oder Intelligenz?

Aktivitätstheorie: Wer rasten muss, der rostet?
Annahme: Glück und Zufriedenheit eines Menschen hängen vom Umfang seiner aktiven Einflussnahme auf das Umweltgeschehen und seinem „Gebrauchtwerden" ab.

Disengagement-Theorie: Ersehnter Rückzug aufs Altenteil?
Annahme: Der Übergang vom Erwachsenenalter zum Alter bringt einen natürlichen Rückzug aus Aktivitäten und Verpflichtungen mit sich. Der alte Mensch und die Gesellschaft sind etwa zur gleichen Zeit bereit, ihre Bindungen zueinander zu lösen. Die Verfechter der Disengagement-Theorie nennen diesen Prozess der zunehmenden Distanzierung einen ganz natürlichen Vorgang der menschlichen Entwicklung.
Der Mensch möchte sich aus Beruf und Sozialleben zurückziehen, um sich seinem Lebensabend widmen zu können.

Kompetenzmodell: Bewältigung der Altersaufgaben durch Kompensation und Selektion.
Annahme: Bewältigungen der Aufgaben, die das Altwerden stellt, werden gelöst, indem der Mensch seine noch verfügbaren Fertigkeiten nutzt, sich auf die Lebensbereiche beschränkt und den Umfang der Aktivitäten eingrenzt.

Normales Altern vs. pathologisches Altern. Diese Modelle beschreiben den „normalen" Alterungsprozess. Von pathologischem Altern spricht man, wenn ein Mensch durch biologische oder psychologische Veränderungen Einbußen erlebt, wie beispielsweise bei der Demenz.
Es gibt **Risikofaktoren**, die pathologisches Altern begünstigen. Dies sind:
– Isolierung
– Depression
– Verlust des Partners
– finanzielle Sorgen.

Biologie

Histologie

Anatomie

Chemie

Biochemie

Physik

Physiologie

Psych./Soz.

1.4.9 Soziodemografische Determinanten des Lebenslaufs

Die Demografie beschreibt den Stand der Bevölkerung. Hierzu gehören wirtschafts- und sozialpolitische Veränderungen sowie die Bevölkerungsstruktur (Geburten- und Sterberate).

Methoden der Demografie

Volkszählung. Als Bevölkerung wird die Einwohnerzahl eines bestimmten Gebietes zum Stichtag x verstanden. Die Daten dienen der Prognose der Bevölkerungsentwicklung oder politischer Planungen.

Mikrozensus. Er ist eine jährliche Erhebung. Es werden demografische Daten von ca. 1 % der Einwohner erfasst.

Sterbetafel. Sie wird zur Ermittlung der durchschnittlichen Lebenserwartung von Neugeborenen, des Geburtenüberschusses und der altersspezifischen Sterblichkeit herangezogen. Aus den Sterbeziffern der unterschiedlichen Altersstufen wird eine **durchschnittliche Lebenserwartung** für jedes Alter ermittelt. Hierbei handelt es sich jedoch nur um Wahrscheinlichkeitsaussagen, die aus den vorliegenden Daten ermittelt werden. Die Lebenserwartung steigt in Deutschland aufgrund der verbesserten medizinischen Versorgung und der guten Ernährung immer weiter an.

Von einem **Geburtenüberschuss** spricht man, wenn innerhalb einer definierten Zeitspanne (z. B. ein Jahr) die Anzahl der Neugeborenen (Natalität) größer ist als die der Verstorbenen (Mortalität).

Gliederungsprinzipien

Eine Bevölkerung kann anhand verschiedener Merkmale beschrieben werden:

- **Sozioökonomischer Status** (Anteil verschiedener Bildungsabschlüsse, beruflicher Stellungen oder Einkommensgruppen etc.)
- **Nationalität** (Anteil der Menschen mit deutscher Staatsbürgerschaft)
- **Alter** (dargestellt in der Alterspyramide oder anhand der Altenquote) und
- **Familienstand** (Anteil lediger, verheirateter, geschiedener Menschen)

Bevölkerungspyramide

Die Altersstruktur einer Bevölkerung wird oft durch eine Pyramide dargestellt. Dabei bildet die Basis der Alterspyramide die Geburtenrate. Die ältesten Anteile der Bevölkerung stehen an der Spitze.

Somit kann man anhand der Form der Pyramide das Verhältnis zwischen Jung und Alt ablesen.

Eine **Pyramide**, die als gleichschenkliges Dreieck dargestellt werden kann, beschreibt eine hohe Geburtenrate und wenig alte Menschen. Diese Form ist typisch für Länder, die wir als Entwicklungsländer bezeichnen.

Eine **Glockenform** weist auf eine stagnierende Bevölkerung hin, es gibt etwa gleichviel alte Menschen wie Neugebore-

ne. Man spricht auch von einer stationären Bevölkerung. Diese Form findet man eher in Schwellenländern.

Wenn die Altersverteilung eher die Form einer **Urne** hat, so handelt es sich um eine stabile Bevölkerung, wie sie eher in westlichen Industrieländern gefunden wird.

Wenn das Bevölkerungswachstum negativ wird, dann sieht die Altersverteilung aus wie ein **Pilz**. Es gibt dann mehr alte als junge Menschen. Für Deutschland wird dieses Verhältnis für den Zeitraum um 2050 prognostiziert.

Demografisches Altern. Demografisches Altern ist die Beschreibung der Zunahme alter Menschen an der Gesamtbevölkerung. So sind in Deutschland ca. 30 % über 60 Jahre alt. Das demografische Altern besteht aus dem Verhältnis von über 60-Jährigen zu den Menschen, die unter 30 Jahre alt sind. Ursachen für das demografische Altern liegen wie erwähnt an einem Geburtenrückgang, aber auch an den besseren Lebensbedingungen (die Menschen leben länger). Die Form der Bevölkerungspyramide wandelt sich in den westlichen Industrieländern langsam von einer Glockenform bzw. einem Dreieck zu einem Quadrat. Dieser Wandel wird als **Rektangularisierung** bezeichnet. Dies liegt daran, dass die Sterbeverhältnisse innerhalb einer Kohorte (einer Altersgruppe, siehe auch Kohortenstichprobe, S. 895) über einen langen Zeitraum konstant niedrig bleiben. Das heißt, lange Zeit stirbt niemand, bis dann die Sterblichkeit ab einem bestimmten Alter extrem zunimmt. Dies führt zu einer rechteckigen Form der Alterspyramide, da die Linien lange Zeit konstant waagerecht verlaufen und dann plötzlich abfallen.

Erwerbstätigkeit

Erwerbstätigkeit ist ein wesentlicher Faktor für die sozialen Sicherungssysteme in einem Staat mit sozialer Marktwirtschaft wie es die Bundesrepublik ist. Ebenso stellt sie einen wesentlichen Faktor für die Wirtschaftlichkeit des Landes dar.

Es werden folgende Gruppen von Menschen unterschieden:

- **Erwerbstätige:** Personen, die in einem Arbeitsverhältnis stehen oder selbstständig ein Gewerbe führen und Einkommensteuer zahlen müssen.
- **Erwerbslose:** Personen ohne Arbeitsverhältnis, die sich um eine Arbeitsstelle bemühen (Arbeitslose).
- **Erwerbsfähige:** Personen im erwerbsfähigen Alter, die sich entweder in einem Arbeitsverhältnis befinden oder eines suchen (Summe aus Erwerbstätigen und Erwerbslosen).

Die **Erwerbsquote** gibt das Verhältnis von Erwerbstätigen in Bezug zur Gesamtbevölkerung an.

Bevölkerungsbewegung

Mit dem Begriff der Bevölkerungsbewegung wird eine Veränderung der Altersstruktur bezeichnet. Natürliche Bevölkerungsbewegung liegt vor, wenn sich das Verhältnis von Geburten- und Sterberate verändert, künstliche besteht dann, wenn sich die Bevölkerungsstruktur durch Ein- oder Auswanderung verändert.

Biologie

Histologie

Anatomie

Chemie

Biochemie

Physik

Physiologie

Psych./Soz.

Kennwerte der Bevölkerungsbewegung oder des generativen Verhaltens

Mit generativem Verhalten ist das Fortpflanzungsverhalten gemeint.

- **Natalität:** allgemeine Geburtenziffer, Zahl der Geburten auf 1000 Einwohner pro Jahr
- **zusammengefasste Geburtenziffer:** durchschnittliche Geburten im Leben einer Frau
- **altersspezifische Geburtenziffer:** Zahl der Geburten auf 1000 Frauen einer bestimmten Altersgruppe
- **geschlechtsspezifische Geburtenziffer:** Geburt bezogen auf das Geschlecht pro 1000 Einwohner
- **Fertilitätsziffer:** Verhältnis der Anzahl von Geburten zu Frauen im gebärfähigen Alter
- **Nettoreproduktionsziffer:** Verhältnis von gesund geborenen Mädchen zu gebärfähigen Müttern. (Grundgedanke bei diesem Kennwert ist, dass eine Bevölkerung sich reproduzieren kann, wenn jede Mutter im Durchschnitt eine Tochter bekommt. Wenn jede Mutter eine Tochter bekommt, so liegt die Nettoreproduktionsziffer bei 1 (NRZ = 1), sinkt sie, so spricht dies für eine Verringerung der Geburtenrate für die nächste Generation. In Deutschland liegt sie momentan bei ca. 0,62.)
- **Nuptialität:** Anzahl der verheirateten Paare
- **Mortalität:** allgemeine Sterbeziffer bezogen auf 1000 Einwohner

> **Merke**
> Mortalität bezeichnet die Sterberate, Morbidität beschreibt die Auftretenshäufigkeit einer Krankheit.

- **altersspezifische Sterbeziffer:** Anzahl der Sterbenden bezogen auf 1000 noch lebende Menschen desselben Alters
- **Altenquote:** Anteil der Menschen über 65 Jahre. Sie kann je nach Fragestellung anders gewählt werden.
- **Säuglingssterblichkeit:** Anzahl der im ersten Lebensjahr verstorbenen Kinder
- **perinatale Sterblichkeit:** Summe aller Sterbefälle zwischen der 28. Schwangerschaftswoche und der ersten Lebenswoche bezogen auf alle Lebendgeburten
- **Totgeburtlichkeit:** Anzahl der Totgeborenen im Verhältnis zu den Lebendgeborenen
- **Letalität** ist der Anteil derjenigen, die an einer bestimmten Krankheit gestorben sind, bezogen auf diejenigen, die alle an dieser Krankheit leiden.

Migration

Mit dem Begriff Migration ist die Wanderung von Menschen gemeint. Hierbei werden zwei Bewegungsrichtungen unterschieden. **Horizontale Mobilität** meint einen Aufenthaltswechsel (geografische Wanderung). Mit **vertikaler Mobilität** ist der Auf- bzw. Abstieg innerhalb der Gesellschaftsschichten gemeint.

Wenn man die Bevölkerungsbewegung untersucht, so ist nur die horizontale Mobilität wichtig. Auch für die horizontale Mobilität gibt es Kennwerte. Zunächst muss in Binnen- und Außenwanderung unterschieden werden. **Binnenwanderung** ist ein Ortswechsel innerhalb der Grenzen des Landes, während mit **Außenwanderung** die Aussiedlung in ein anderes Land gemeint ist.

Kennwerte sind:
- **Mobilitätsziffer:** Wanderungsvolumen, alle Binnen- und Außenwanderungen pro 1000 Einwohner
- **Wanderungssaldo:** Differenz zwischen Zu- und Abwanderung
- **Effektivitätsziffer:** Verhältnis von Wanderungssaldo zu Wanderungsvolumen
- **Akkulturation:** Eingliederung eines Menschen in ein fremdes Land. Dies geschieht durch die Übernahme von Riten und Gebräuchen sowie der Übernahme der landestypischen Sprache.

Theorie des demografischen Übergangs

Diese Theorie (auch Theorie der **demografischen Transformation** genannt) beschreibt die Veränderungen der generativen Bevölkerungsstruktur während der Industrialisierung eines Landes.

Die generativen Veränderungen vollziehen sich in fünf Phasen.

- **Prätransformative Phase:** Die Geburtenrate, aber auch die Sterberate ist hoch. Besonders hoch ist die Säuglings- und Kindersterblichkeit. Die hohe Geburten- und Sterberate bedeutet einen großen Bevölkerungsumsatz. Das Bevölkerungswachstum aber bleibt gering.
- **Frühtransformative Phase:** Die Geburtenziffern bleiben hoch, während die Sterberate langsam absinkt, u. a. im Säuglings- und Kinderbereich. Somit kommt es zu einem Bevölkerungswachstum.
- **Mitteltransformative- oder Umschwungsphase:** Die Sterberate sinkt weiter ab, aber auch die Geburtenrate, allerdings zunächst langsamer. Das Bevölkerungswachstum hat seinen Höhepunkt erreicht. Schließlich sinken die Geburtenziffern so stark, dass sie unter den Sterbeziffern liegen. Damit beginnt die Bevölkerung langsam wieder abzunehmen (Umschwung).
- **Spättransformative Phase:** Der Abwärtstrend setzt sich weiter fort. Die Geburtenrate fällt weiter ab.
- **Posttransformative Phase:** Geburten- und Sterbeziffer halten sich hier in etwa die Waage, sodass das Bevölkerungswachstum ungefähr bei Null liegt. Im Vergleich zur Sterbeziffer ist die Geburtenziffer hier allerdings stärkeren Schwankungen unterworfen.

Demografische Situation der Weltbevölkerung

Im Jahre 2000 zählte die Weltbevölkerung 6,055 Milliarden Menschen, im Jahre 2008 6,709 Milliarden. Für 2015 geben die Prognosen eine Zahl von 7,154 Milliarden an. Während in Europa und Nordamerika das Bevölkerungswachstum stagniert (durchschnittliche Fertilitätsziffer von 1,7), steigen die Bevölkerungszahlen der Entwicklungsländer um jährlich 2–3 %.

In einzelnen Ländern ist die Wachstumsgeschwindigkeit sogar deutlich höher (durchschnittliche Fertilitätsziffer in Afrika bei 4,5 Kindern pro Frau). Hier sind u. a. **kulturelle Normen** und **religiöse Einflüsse** (keine Verhütung) ausschlaggebende Faktoren.

Besonders rapide wächst die Bevölkerung in den Metropolen. Nach Schätzungen der Vereinten Nationen werden in zehn Jahren über die Hälfte aller Menschen in Städten leben. Besonders in den Entwicklungsländern hält die **Land-Stadt-Wanderung** weiterhin an. Die Vergrößerung der Ballungszentren bringt allerdings zahlreiche Probleme mit sich: Neben einer oft unzureichenden Infrastruktur steigt die Umweltverschmutzung durch Industrie- und Autoabgase sowie durch wachsende Müllmengen.

Das starke Wachstum der Entwicklungsländer führt zu einer weiteren Benachteiligung der dortigen armen Bevölkerung. Fruchtbarkeit und Armut bilden eine Art Teufelskreis, der kaum zu durchbrechen ist. Je zahlreicher die Bevölkerung, desto mehr ökonomische Ressourcen müssen für den einfachen Lebenserhalt eingesetzt werden. Dadurch stehen keine Ressourcen für Bildung und berufliche Qualifikation zur Verfügung, die jedoch für eine Bekämpfung der Armut notwendig wären. Zudem geht die Armut mit Mangel- und Unterernährung großer Bevölkerungsteile einher.

Malthus-Gesetz. Thomas Malthus (1766–1834) beschrieb bereits um 1800 eine Regelhaftigkeit zur Bevölkerungsentwicklung: Aufgrund des gleich bleibenden biologischen Geschlechtstriebes wächst die Bevölkerung immer weiter an. Sie stößt bald an die Grenze des Nahrungsspielraums, da dieser nicht im gleichen Maße wächst. Die Bevölkerung wächst exponentiell, das Nahrungsangebot dagegen nur linear. Somit kommt es zwangsweise zu einer Hungerkatastrophe, wenn das Bevölkerungswachstum nicht reglementiert wird.

Folgen demografischer Entwicklung für die Sozial- und Gesundheitspolitik

Veränderung des Krankheitsspektrums. Während in den Industrienationen Europas und Nordamerikas die akuten Krankheiten zurückgehen, nehmen chronische und degenerative Krankheiten zu. Dies kommt zum einen durch den Fortschritt der Medizin, die akute Krankheiten sehr gut behandeln kann, zum anderen wird die Bevölkerung im Durchschnitt immer älter, was chronische und degenerative Krankheiten mit sich bringt.

Aus diesem Grund haben sich auch die Todesursachen verändert. In der Bundesrepublik sterben heutzutage 33 % der Menschen an Herz-Kreislauf-Erkrankungen, Herzinfarkten und Schlaganfällen, gefolgt von bösartigen Tumoren mit etwa 20 %. Anfang des 20. Jahrhunderts dagegen starben die meisten Menschen an Infektionskrankheiten. Heute liegt dieser Anteil in den Industrieländern bei etwa 10 %. Die Todesursachen in den Ländern der Dritten Welt zeigen dagegen große Ähnlichkeit mit den Industrienationen im letzten Jahrhundert. Hier überwiegen Infektionskrankheiten, während Herz-Kreislauf-Erkrankungen und Krebs eine verhältnismäßig geringe Rolle spielen.

Konsequenzen des demografischen Alterns. Durch die Verschiebung der Altersstruktur sind u. a. die sozialen Sicherungssysteme wie Rentenkassen und Krankenkassen betroffen, da es zu wenig junge Menschen gibt, die diese Systeme stützen. Die hohe Arbeitslosigkeit vergrößert das Problem noch erheblich.

Auch für den Arzt entstehen Veränderungen, weil er sich jetzt mehr mit der Pathogenese chronischer Krankheiten auseinandersetzen muss. Weiterhin leiden alte Menschen häufig unter mehreren Krankheiten gleichzeitig (Multimorbidität), die gleichzeitig behandelt werden müssen.

Verändertes Zeitmuster des Familienzyklus. Generell lässt sich sagen, dass sich aufgrund der längeren Ausbildung der Frauen die gesamte Familienplanung weiter nach hinten verschiebt. Die Menschen heiraten später, das erste Kind kommt später auf die Welt, und die Frauen sind in der Ehe nicht mehr so lange fruchtbar wie früher, was allein schon einen Einflussfaktor für ein geringeres Bevölkerungswachstum darstellt.

Dagegen dauert die Spätphase, die Zeit nach dem Aufziehen der Kinder, länger als früher.

Auswirkungen veränderter Familienstrukturen auf das Gesundheitssystem. Bereits im 19. Jahrhundert stellten Soziologen das sog. **Kontraktionsgesetz** auf, das besagt, dass der gesellschaftliche Entwicklungsprozess zu immer kleineren Familien führt, und die Solidarität zwischen Menschen sich somit auf immer kleinere Kreise bezieht. Ein Grund dafür ist, dass der Staat immer mehr soziale Sicherungsaufgaben übernimmt. Damit übernimmt er viele Aufgaben, die früher die Kernfamilie inne hatte.

Dadurch, dass die Familien kleiner werden und weniger Generationen unter einem Dach leben, ergeben sich auch Veränderungen für die Medizin. Die Versorgung von Kranken und alten Menschen, die früher von der Familie übernommen wurde, liegt heute bei der Medizin.

1.4.10 Sozialstrukturelle Determinanten des Lebenslaufs
Soziale Differenzierung

Eine Gesellschaft lässt sich in verschiedene Klassen oder Schichten unterteilen. Angehörige einer sozialen Schicht weisen **interindividuelle Gemeinsamkeiten** im Bezug auf Lebensstandard, Chancen und Risiken, soziales Ansehen, Privilegien oder Diskriminierungen auf.

Klassenbegriff bei Karl Marx. Als Kriterium für die Zugehörigkeit zu einer Klasse verwendete Marx den **Besitz** oder **Zugang zu Produktionsmitteln.** Demnach steht die besitzlose Arbeiterklasse (das Proletariat) den Privatbesitzern (Bourgeoisie) gegenüber, die über die Produktionsmittel verfügen. Die Aufteilung in Klassen ist nach Marx nur eine Entwicklungsstufe. Die Gesellschaft kann nur weiter bestehen, wenn die Bourgeoisie ihre Privilegien aufgibt, sodass alle Güter und somit alle Chancen und Risiken gleichmäßig verteilt sind.

Klassenbegriff bei Max Weber. Auch bei Weber bezieht sich der Klassenbegriff auf wirtschaftliche Bedingungen, er ist aber differenzierter als bei Marx. Die Unterschiede zwischen den Klassen werden nicht nur am Besitz von Gütern festgemacht. Nach Weber ist eine Klasse eine Gruppe von Menschen, die sich in derselben Klassenlage befinden. Sie beschreibt die Möglichkeit des einzelnen Individuums, aufgrund seiner **Verfügungsgewalt** über Güter und Qualifikationen unter gegebenen wirtschaftlichen Bedingungen Einkommen oder Einkünfte zu erzielen. Angehörige einer Klasse haben also ähnliche Eigentumsverhältnisse, aber auch ähnliche berufliche Qualifikationen. Menschen haben somit aufgrund der höheren oder niedrigeren Qualifikationen einen höheren oder niedrigeren Arbeitsmarktwert.

Nach Weber gibt es:

- **Die Besitzklasse:** Hier wird das Leben aus dem Eigentum der Menschen sichergestellt.
- **Die Erwerbsklasse:** Angehörige dieser Klasse sind abhängig von Lohn und Arbeit.
- **Soziale Klassen:** Diese beschreiben die Gesamtheit ähnlicher Lebenslagen von Individuen.

Weber führte auch den Begriff **Status** ein. Hiermit sind die Unterschiede hinsichtlich des Ansehens sozialer Gruppen gemeint, das sie bei anderen Gruppen genießen.

Die neue soziale Ungleichheit

Unter „neuer sozialer Ungleichheit" wird die Ungleichheit zwischen Geschlechtern, zwischen Regionen und die Disparitäten zwischen ethnischen Gruppen verstanden. Diese Unterschiede sind nicht im eigentlichen Sinne des Wortes „neu", doch heute ist das Verständnis für diese Probleme gewachsen. Ungleichheiten, die allein auf angeborene Merkmale zurückgehen, werden gesellschaftlich weniger toleriert.

Die Einkommen sind in den meisten Ländern, so auch in Deutschland nicht gleich verteilt. Das Auseinanderklaffen des mittleren Einkommens wird mit dem Begriff der **Einkommensdisparität** beschrieben. Die mittleren Einkommen gehen immer weiter auseinander, sodass zu Beginn dieses Jahrtausends etwa in Deutschland das oberste Fünftel der Bevölkerung über fast die Hälfte des Nettovermögens verfügte. In Deutschland leben ca. 10 % aller Menschen unter der Armutsgrenze (ca. € 10 000 pro Jahr).

Soziale Struktur der Bundesrepublik Deutschland nach Bolte

Bolte publizierte ein zwiebelförmiges Modell sozialer Schichten. Die Schichten unterscheiden sich anhand des sozialen Status. Mit dem sozialen Status wird die Position beschrieben, die ein Mensch innerhalb einer Gesellschaft einnimmt. Man unterscheidet dabei zwischen einem **zugeschriebenen** und einem **erworbenen** Status. Einen zugeschriebenen Status hat ein Individuum unabhängig von seiner Qualifikation oder Leistung. So kann z. B. jemand einen hohen Status haben aufgrund seiner sozialen Herkunft. Beim erworbenen Status geht es um eine Position, die durch eigene Leistung, z. B. im Beruf oder Sport, erreicht wurde. Bolte ermittelte den sozialen Status anhand eines Index aus Einkommen, Beruf und Ausbildung. Die Übergänge an den Rändern der Schichten sind fließend und nicht klar abgrenzbar. Die anteilsmäßig am stärksten besetzten Schichten sind die untere Mitte und die unterste Mitte bzw. oberes Unten (**Tab. 1.7**). 1988 befanden sich in diesen Bereichen 58 % der Bevölkerung.

Schichtspezifisches Verhalten. Die einzelnen sozialen Schichten unterscheiden sich nicht nur hinsichtlich des Status. In der Soziologie werden einige Verhaltensbereiche genannt, in denen schichtspezifische Unterschiede bestehen. Allerdings handelt es sich hier um Beschreibungen, die nicht zwangsweise auf jedes Individuum zutreffen müssen.

- **Oberschicht.** Diese unterscheidet sich in ihren Verhaltensweisen nicht von der Mittelschicht. Lediglich in der politischen Einstellung gibt es Unterschiede, da die Oberschicht auf eine Wahrung der momentanen Verhältnisse bedacht ist.
- **Mittelschicht:** Die hier angesiedelten Individuen zeigen eine starke Aufstiegsorientierung, ein hohes Anspruchsniveau und eine ausgeprägte Zukunftsorientierung auf. Das heißt, sie sind bereit, in der Gegenwart viel zu leisten, um in der Zukunft davon zu profitieren. Menschen mit einer Zukunftsorientierung können nach dem Prinzip des Belohnungsaufschubs verstärkt werden (**„Delay of Gratification"**). Das heißt, sie erleben eine spätere Belohnung als Verstärkung für das jetzt gezeigte Verhalten (siehe operante Konditionierung, S. 872).
- **Unterschicht:** Man geht davon aus, dass Menschen in der Unterschicht aufgrund der ungünstigen ökonomischen Situation eher das „Einfache" und „Natürliche" schätzen. Es wird mehr Wert auf körperliche als auf geistige Arbeit gelegt. Menschen, die hier angesiedelt sind, sind eher gegenwartsorientiert.

Tabelle 1.7 Häufigkeitsverteilung im Schichtgefüge nach Bolte

Oberschicht	2 %	
obere Mitte	5 %	
mittlere Mitte	14 %	
untere Mitte	29 %	
unterste Mitte / oberes Unten	29 %	
Unterschicht	17 %	
sozialer Bodensatz	4 %	

– **Versorgungsklasse:** Der Begriff wurde von Lepsius geprägt. Er beschreibt damit eine Klasse, die von der Unterstützung des Sozialstaates abhängig ist (Arbeitslosenunterstützung, Sozialhilfe).

Unterschiedliche Erziehungsstile. Die soziologische Forschung hat neben den Werthaltungen auch unterschiedliche Erziehungsstile in den verschiedenen sozialen Schichten gefunden. Dabei unterscheiden sich Mittel- und Oberschicht bezüglich des Erziehungsverhaltens nicht voneinander (**Tab. 1.8**). Die Ursachen für diese Unterschiede scheinen z.T. an der Gestaltung des Arbeitsplatzes zu liegen. Je höher der Grad der Autonomie, desto autonomer wird auch der Erziehungsstil.

Schichtindizes

Mit einem Schichtindex werden die Unterschiede zwischen sozialen Gruppen dargestellt. Es werden Merkmale dokumentiert, die bei Menschen derselben Schicht ähnlich sind, sich aber bei Menschen verschiedener Schichten unterscheiden. Üblicherweise werden drei **Statuskriterien** unterschieden:
– Bildung
– berufliche Stellung
– Einkommen

Multipler Schichtindex. Werden zur Kategorisierung mehrere Statusmerkmale herangezogen, so kann eine Person unterschiedliche Statusmerkmale bekommen. Dies wird durch den multiplen Schichtindex abgebildet. Beispielsweise würde ein promovierter Psychologe, der als Kellner arbeitet, aufgrund seines Bildungsabschlusses in die höchste Kategorie, bezüglich seines Einkommens jedoch wahrscheinlich sehr viel niedriger eingestuft werden.

Statuskonsistenz und die Statusinkonsistenz. Werden zur Bestimmung sozialer Unterschiede mehrere Statusmerkmale zugrunde gelegt, so kann es wie erwähnt zu unterschiedlichen Einstufungen ein und derselben Person kommen. In diesem Fall spricht man von Statusinkonsistenz. Ist die Einstufung bei allen Merkmalen gleich, liegt eine Statuskonsistenz vor.
Die Anzahl der inkonsistenten Personen hat innerhalb der letzten 25 Jahre stark zugenommen und liegt inzwischen bei über 25 %. Ursachen für die häufige Diskrepanz verschiedener Statusmerkmale liegen unter anderem in einer geringeren Kopplung von Ausbildungsstand und beruflicher Stellung bzw. Einkommen. Trotzdem ist die Ho-

mogenität der Statusmerkmale bzw. Lebenslagen immer noch der Normalfall.

Soziale Mobilität

Mit sozialer Mobilität wird der soziale Auf -und Abstieg, also die soziale Positionsveränderung eines einzelnen Menschen bezeichnet. Sie verläuft vertikal (s.o.).
Je höher die Mobilität, desto offener ist die Gesellschaft, denn es ist dem Individuum möglich, seine Position zu verändern. In der Mittelschicht ist die Mobilität höher als in der Unterschicht. Betrachtet man die Mobilität über die Zeit hinweg, so gibt es zwei Unterteilungen. **Intragenerationenmobilität** bezeichnet den Positionswechsel innerhalb derselben Generation. **Intergenerationsmobilität** steht für einen Positionswechsel innerhalb mehrerer Generationen.

Veränderung der Erwerbsstruktur

Die wirtschaftliche Struktur stellt einen wesentlichen Faktor im Wandel der Gesellschaft dar. Sie lässt sich in verschiedene Erwerbssektoren unterteilen. Fourastié (1954) entwickelte ein Modell, aus dem sich Hypothesen über die Entwicklung der wirtschaftlichen Struktur ableiten lassen. Er unterteilte die Wirtschaft in drei Sektoren.
Der **primäre Sektor** besteht in der Landwirtschaft und dient der Nahrungssicherung.
Der **sekundäre Sektor** besteht in der industriellen und gewerblichen Produktion.
Im **tertiären Sektor** sind alle Dienstleistungen angesiedelt.
Nun lassen sich folgende Aussagen machen: Je mehr ein Sektor technisiert werden kann, desto geringer wird der notwendige Personalbedarf. Für den primären und sekundären Sektor ist eine Technisierung im großen Ausmaß möglich, nicht aber für den tertiären. Also nimmt nur im tertiären Sektor der Anteil an Personal zu, in den anderen beiden ab. Diese Hypothesen wurden in den Industrieländern bestätigt.

Modernisierung der Gesellschaft

Mit dem Beginn der Industrialisierung verschiebt sich die Erwerbstätigkeit vom Land, der Landwirtschaft, in die Stadt. Dies war in Europa bereits im 19. Jahrhundert der Fall. Aber auch die Landwirtschaft wurde immer mehr technisiert, sodass auch hier Personal eingespart wird, aber trotzdem mehr Ertrag erwirtschaftet werden konnte (siehe oben). Geprägt durch den wirtschaftlichen Bereich, setzte sich das Prinzip des **zweckrationalen Han-**

Tabelle 1.8   Erziehungsstile innerhalb der sozialen Schichten

	Unterschicht	Mittel- und Oberschicht
Erziehungsziele	Disziplin, Gehorsam und Regelbefolgung	Selbstständigkeit und Eigenverantwortung
Erziehungsverhalten	eher körperliche Strafen	psychologische Sanktionen wie Liebesentzug oder Nichtbeachtung des Kindes
Bestrafung	eher an Verhaltenskonsequenzen orientiert	eher an der Absicht orientiert

Biologie | Histologie | Anatomie | Chemie | Biochemie | Physik | Physiologie | **Psych./Soz.**

delns durch. Dieser Begriff stammt von Max Weber. Er beschreibt damit eine Werthaltung, die durch folgende Merkmale charakterisiert ist:
– Berechenbarkeit
– Orientierung an maximaler Wirkung
– Sachlichkeit

Unterordnung affektiver Motive. Unsere Gesellschaft entwickelt sich von einer Industrie- zu einer Informationsgesellschaft. Der Verkauf von Wissen und Information bekommt einen immer höheren Stellenwert.

Zusammenhang zwischen sozialem Status und Gesundheit

In vielen Untersuchungen konnte ein eindeutiger Zusammenhang zwischen Schichtzugehörigkeit, Krankheit und Todesursachen festgestellt werden. Somit weist das Merkmal Gesundheit einen **sozialen Gradienten** auf. So kann man sagen, dass die Lebenserwartung in der Oberschicht am höchsten ist und von Schicht zu Schicht immer weiter abnimmt. Der Unterschied schwankt zwischen 3 und 10 Jahren. Die Gründe hierfür sind vielfältig.

Einige ungünstige Einflussfaktoren in der Unterschicht sind **berufliche Anforderungen** (Schichtarbeit, monotone oder körperlich anstrengende Tätigkeiten). Hinzu kommen eine schlechtere **medizinische Aufklärung** (z.B. we-

niger Inanspruchnahme von Vorsorgeuntersuchungen), eine andere **Krankheitseinstellung** (Geringschätzen erster Symptome und eine Behandlung nur, wenn körperliche Fähigkeiten eingeschränkt sind (instrumentelles Verständnis). Mangelhaftes **Ernährungsbewusstsein**, ungünstige Lebensgewohnheiten.

Ein weiterer Grund sind auch psychosoziale Belastungen. Dies sind **Stress** am Arbeitsplatz, aber auch im Privatleben. Beruflich bedingter Stress wird z.B. durch Schichtarbeit oder drohende oder tatsächliche Arbeitslosigkeit verursacht. Stress im Privatleben kommt häufig durch eine instabile Familienstruktur, Drogenmissbrauch und geringe Einbindung in soziale Netzwerke zustande.

Für folgende Krankheiten bzw. Todesursachen wurde ein sozialer Gradient nachgewiesen:

Koronare Herzerkrankung, Schlaganfall, Herzinsuffizienz, Bronchialkarzinom, Diabetes mellitus und Asthma bronchiale. An diesen Krankheiten leiden verhältnismäßig mehr Menschen aus den unteren Schichten. Auch bei einigen psychischen Störungen wie Schizophrenie und Depression ist die Prävalenz in den unteren Schichten höher. Auch die Krankheit Aids weist einen sozialen Gradienten auf. In den unteren sozialen Schichten sterben außerdem mehr Menschen an Unfällen als in der Oberschicht.

Biologie

Histologie

Anatomie

Chemie

Biochemie

Physik

Physiologie

Psych./Soz.

2 Ärztliches Handeln

2.1 Arzt-Patient-Beziehung

2.1.1 Professionalisierung des Arztberufes

Die Professionalisierung einer Berufsgruppe beinhaltet u. a. ein **Expertenwissen**. Der Ausübende muss in seinem Beruf **kompetent** sein. Dies ist beim Arztberuf durch eine akademische Ausbildung und eine spätere Differenzierung zu Fachärzten gewährleistet. Zur Professionalisierung gehört weiterhin ein **monopolartiges Leistungsangebot**. Dies ist für den Arztberuf gegeben. Es gibt keine echte Konkurrenz. Auch die berufliche Autonomie und die kollegiale Eigenkontrolle (**Peer-Review**) sind gegeben. Somit sind alle Merkmale einer Profession erfüllt.

In den letzten Jahren wird das Leistungsmonopol, das früher auch durch den Staat geschützt wurde, immer mehr aufgeweicht. Es gibt Privatkrankenhäuser und auch alternative Heilangebote. Dieses Aufweichen der Charakteristika, die eine Profession kennzeichnen, wird als **Entprofessionalisierung** bezeichnet.

Merkmale der Professionalisierung des Arztberufes

Die bereits genannten Merkmale einer Professionalisierung gelten allgemein für Berufsgruppen. Für Ärzte kommen noch spezielle Merkmale hinzu.

Die Titel **Arzt** und **Ärztin** sind geschützte Berufsbezeichnungen, die nur die Personen tragen dürfen, die die staatliche Zulassung zur Ausübung des Arztberufes entsprechend der Bundesärzteordnung (BÄO) und der Approbationsordnung für Ärzte (AppOÄ) erhalten haben. Die BÄO ist die Berufsordnung, die AppOÄ ist die Ausbildungsordnung für Ärzte.

Zusammenschluss zu einer berufspolitischen Organisation

Ärztekammer. Die Ärztekammer ist die Berufsorganisation der Ärzte. Es gibt Landesärztekammern für jedes Bundesland, die alle in der Bundesärztekammer zusammengeschlossen sind. Zu ihren Aufgaben gehören:
– Überwachung der ärztlichen Berufspflichten
– politisches Mitwirken im Gesundheitswesen
– Vertreten der Berufsinteressen der Ärzte
– Festlegung geregelter Normen für die Berufsausübung.
Die Regelungen für die Berufsausübung betreffen zum Beispiel die Fort- und Weiterbildung, die Schweigepflicht und die Aufklärungspflicht und sind in der Berufsordnung für Ärzte (Bundesärzteordnung BÄO) und in den Berufsordnungen für Ärzte der Landesärztekammern festgehalten. Der Arztberuf wird als Dienstleistungsberuf gesehen, da hier Dienst am Volke verrichtet wird.

Die kassenärztliche Vereinigung. Die kassenärztliche Vereinigung ist eine weitere wichtige Institution. Auf Bundesebene ist sie zur kassenärztlichen Bundesvereinigung (KBV) zusammengeschlossen. Ihre Aufgaben sind:
– Abschluss von Verträgen mit den Krankenkassen
– Sicherstellung der ambulanten medizinischen Versorgung der Sozialversicherten
– Verteilung der Gesamtvergütung unter die Kassenärzte
– Prüfung der Wirtschaftlichkeit der kassenärztlichen Versorgung. Zur kassenärztlichen Versorgung gehören zum Beispiel Psychotherapie, medizinische Leistungen zur Rehabilitation und Leistungen bei Schwangerschaft und Mutterschaft.

 Merke Sowohl die Ärztekammer als auch die kassenärztliche Vereinigung unterliegen als Körperschaften des öffentlichen Rechts der staatlichen Aufsicht.

Ärztliche Berufsethik

Die ärztliche Ethik geht auf den Hippokratischen Eid zurück. Hippokrates schwor u. a., sich für die Wiederherstellung der Gesundheit einzusetzen, niemals Gift zu verabreichen und die Schweigepflicht einzuhalten. Da der Eid schon mehrere tausend Jahre alt ist, kann er heute keine allumfassende Gültigkeit mehr besitzen, aber die Berufsethik hat hier ihren Ursprung.

Arztrolle
Einige ethische Entscheidungskonflikte ärztlichen Handelns

Die **ethischen Richtlinien** des ärztlichen Handelns führen **zu Normen**. Wenn jemand die Arztrolle übernimmt, so wird auch erwartet, dass er die Normvorstellungen übernimmt, die dieser Rolle zugeschrieben werden (siehe oben). Diese Normen sind im Genfer Ärztegelöbnis 1948 niedergeschrieben.

Das Gelöbnis lehnt sich an den **Hippokratischen Eid** an, seine Forderungen sind in der Berufsordnung wiederzufinden:

„Bei meiner Aufnahme in den ärztlichen Berufsstand gelobe ich feierlich, mein Leben in den Dienst der Menschlichkeit zu stellen. Ich werde meinen Beruf mit Gewissenhaftigkeit und Würde ausüben. Die Erhaltung und Wiederherstellung der Gesundheit meiner Patienten soll oberstes Gebot meines Handelns sein. Ich werde alle mir anvertrauten Geheimnisse wahren. Ich werde mit allen meinen Kräften die Ehre und die edle Überlieferung des ärztlichen Berufes aufrechterhalten und mich in meinen ärztlichen Pflichten nicht durch Religion, Nationalität, Rasse, Parteipolitik oder soziale Stellung beeinflussen lassen. Ich werde jedem Menschenleben von der Empfängnis an Ehrfurcht entgegenbringen und selbst unter Bedrohung meine ärztliche Kunst nicht in Widerspruch zu den Geboten der Menschlichkeit anwenden. Ich werde meinen Lehrern und Kollegen die schuldige Achtung erweisen. Dies alles verspreche ich feierlich auf meine Ehre."

Die Forderung, die Gesundheit zu erhalten oder wiederherzustellen und die Forderung, jedem Menschenleben von der Empfängnis an Ehrfurcht entgegenbringen, bringt ethische Entscheidungskonflikte mit sich.

So ist es z.B. nicht immer einfach zu entscheiden, ob ein Schwangerschaftsabbruch gerechtfertigt ist, oder ob es im Sinne eines sterbenden Patienten ist, ihn an lebensverlängernde Geräte anzuschließen.

Der **Utilitarismus** stellt eine ethische Denkweise dar, nach der eine Handlung aufgrund ihres Ergebnisses beurteilt wird. Es handelt sich also um eine Beurteilung nach der Nützlichkeit. Dem ethischen Utilitarismus zufolge ist therapeutisches Clonen z.B. dann sinnvoll, wenn dadurch neue Heilungschancen entstehen.

Psychische Belastungen des Arztberufes

Die im Folgenden aufgezählten Belastungsfaktoren gelten nicht ausschließlich für den Arztberuf, treten hier (und in anderen sozialen Berufen) aber gehäuft auf.

Rollenkonflikte (S. 886). Sobald unterschiedliche Erwartungen an die Rolle des Arztes herangetragen werden, kommt es zu einem Rollenkonflikt. So erwarten sich die Patienten beispielsweise mehr Zeit, während die Klinikleitung sich eine raschere Behandlung wünscht, damit mehr Patienten von demselben Arzt betreut werden können. Diese Rollenkonflikte können zu Stress und somit auch zu weiteren psychischen Belastungen wie psychosomatischen Problemen führen.

Helfersyndrom. Das Helfersyndrom wurde von Schmidbauer beschrieben. Damit wird die Neigung vieler professioneller Helfer bezeichnet, eine Fassade der Stärke aufrechterhalten zu müssen und eigene Schwäche und Hilfsbedürftigkeit nicht zulassen zu können. Gegenseitigkeit und Nähe in sozialen Beziehungen werden vermieden. Es werden Beziehungen gesucht, in denen der Partner der Schwächere und Hilfsbedürftige ist. Die Ansprüche an die eigene Arbeit und die eigene Person sind meist viel zu hoch, sodass der Helfer mit seiner Arbeit selten zufrieden ist. „Es kommt zu einem ständigen Schwanken zwischen Allmachts- und Ohnmachtsgefühlen, zwischen unrealistischen Größenvorstellungen und ebenso unrealistischen, übersteigerten Minderwertigkeitsgefühlen – negativen Größenphantasien". Dieses Bedürfnis, immer sehr gut in seiner Arbeit zu sein, immer derjenige zu sein, der der Stärkere ist und der sich um alle kümmert, kann zu einem Burn-out-Syndrom führen.

Burn-out-Syndrom. Die zentrale Symptomatik eines Burn-out-Syndroms ist eine hochgradige Erschöpfung gepaart mit einem Gefühl des Überfordertseins. Dies hängt häufig mit einer negativen Einstellung gegenüber der Arbeit zusammen. Aus dem Gefühl der Überforderung können Aggressionen entstehen, die manchmal an den Kollegen oder Patienten abreagiert werden. Hilfreich sind Psychotherapie, ein Arbeitswechsel oder zumindest ein Wechsel im Aufgabenbereich.

Krankenrolle

Siehe Kap. 1.1.4, S. 877 und Kap. 1.2.4, S. 887.

2.1.2 Kommunikation und Interaktion

Die Beziehung zwischen Arzt und Patient ist durch ihre Kommunikation und Interaktion gekennzeichnet. Die Kommunikation ist häufig der Grund für eine günstige oder eher ungünstige Beziehung. Daher ist es wichtig, die Grundprinzipien der Kommunikation zu verstehen.

Was ist Kommunikation?

Man kann nicht nichtkommunizieren, lautet die erste Grundregel des Kommunikationsforschers Paul Watzlawick. Sobald zwei Menschen zusammen sind, kommunizieren sie, selbst wenn sie sich voneinander wegdrehen. Denn dann sagen sie: „Ich will nichts mit dir zu tun haben."

Definition

Kommunikation besteht aus vier Elementen: dem Sender, der Botschaft, dem Empfänger und dem Medium. Der **Sender** möchte jemandem (**Empfänger**) eine **Botschaft** übermitteln. Dazu wählt er ein bestimmtes **Medium** (Stimme, Schrift etc.).

Direkte und indirekte Kommunikation. Der Inhalt der kommunizierten Absicht kann dem Hörer ganz klar gemacht werden. D.h. er muss die Botschaft nicht entschlüsseln. Dann spricht man von direkter Kommunikation. Wenn die Botschaft erst entschlüsselt werden muss, so spricht man von indirekter Kommunikation.

Beispiel: Ich möchte, dass mein Gegenüber das Fenster zumacht und sage in direkter Kommunikation: „Schließe bitte das Fenster." Indirekte Kommunikation liegt vor, wenn ich sagen würde: „Es zieht."

Funktionen der Kommunikation. Wir kommunizieren häufig mit einer bestimmten Absicht. In der Arzt-Patient-Beziehung kann man folgende Absichten aus der Kommunikation herauslesen.

- **Beziehungsaufbau:** Es ist wichtig, eine vertrauensvolle positive Beziehung zueinander herzustellen.
- **Orientierung:** Die Absicht hier liegt in der Informationsbeschaffung. Was ist es für eine Krankheit, welche Symptome berichtet der Patient. Eine umfangreiche Orientierung schließt alle subjektiven und objektiven Informationen über den Patienten ein, die dem Arzt bei der Diagnosestellung und Therapieplanung hilfreich sein können.
- **Informationsvermittlung:** Für die Arzt-Patient-Beziehung ist es ebenfalls sehr wichtig, dem Patienten möglichst viele Informationen zu geben.
- **Kooperation:** Die Kommunikation zwischen Arzt und Patient hat jedoch noch eine weitere Funktion: sie soll den Patienten zur Kooperation bei der Behandlung motivieren. Besonders wichtig wird diese Funktion in Fällen, in denen Patienten zu einer Änderung langjähriger Verhaltensweisen aufgefordert werden. Solche

Biologie | Histologie | Anatomie | Chemie | Biochemie | Physik | Physiologie | **Psych./Soz.**

Maßnahmen sind nur durch die ehrliche Mitarbeit des Patienten erfolgreich.

Formen der Kommunikation

Verbale Kommunikation. Die verbale Kommunikation ist die **sprachliche Botschaft**. Sprachlich kann mündlich oder auch schriftlich gemeint sein. Die verbale Kommunikation setzt sich also aus Wortwahl (Vokabular) und der grammatikalischen Struktur des Gesagten oder Geschriebenen zusammen.

Neben der verbalen Kommunikation existiert noch die **paraverbale Kommunikation**. Sie setzt sich aus sogenannten paralinguistischen Phänomenen wie dem Sprechtempo, der Tonhöhe oder der Dialektfärbung zusammen. Bei der Schriftsprache stellen die Eigenarten der Handschrift paralinguistische Elemente dar.

Die verbale Kommunikation ist der Text. Die paraverbale Kommunikation beschreibt, wie der Text dargeboten wird.

Nonverbale Kommunikation. Sie umfasst alle nichtsprachlichen Aspekte der Kommunikation. Dazu gehören **Körperhaltung**, **Gestik**, **Mimik**, aber auch **Körperkontakt** bzw. die Distanz. Eine weitere wichtige Komponente der nonverbalen Kommunikation ist der **Blickkontakt**. Zum Beispiel erhöht sich die Dauer des Blickkontakts mit zunehmender Vertrautheit. Die nonverbale Kommunikation wird häufig unterschätzt. Dabei hat sich in Untersuchungen gezeigt, dass etwa 70% des Informationsaustauschs aus nonverbaler Kommunikation besteht.

Persönliche und mediale Kommunikation. Persönliche Kommunikation liegt dann vor, wenn sich Menschen direkt miteinander unterhalten, es also eine **Face-to-Face-Situation** gibt. Jede andere Form der Kommunikation, ob übers Telefon, per E-Mail oder Brief ist eine mediale Kommunikation, da hier noch ein anderes Medium genutzt wird, als die Sprache.

Watzlawicks Axiome der Kommunikation. Der Kommunikationsforscher Paul Watzlawick hat vier Grundsätze der Kommunikation aufgestellt, die für das Verständnis unseres Verhaltens gegenüber anderen Menschen wichtig sind:

- **Man kann nicht nichtkommunizieren (s. o.)**.
- **Inhalt und Beziehung:** Jede Kommunikation hat einen Inhalts- und einen Beziehungsaspekt. Der **Inhaltsaspekt** ist die sachliche Aussage. Der **Beziehungsaspekt** besagt, wie der Sprecher (Sender) seine Beziehung zum Hörer (Empfänger) sieht. Die Aussage: „Können Sie mir bitte sagen, wie spät es ist?" und der Satz: „Kannst du mir bitte sagen, wie spät es ist?" unterscheiden sich in ihrem Beziehungsaspekt. Im ersten Fall scheint der Fragende die andere Person nicht so gut zu kennen, wie im zweiten. Die Beziehung von Menschen, die „Sie" zueinander sagen, ist anderes als die Beziehung von Menschen, die einander duzen.
- **Interpunktion:** Jede Kommunikation enthält eine **Verlaufsstruktur** (Interpunktion). Wir neigen dazu, das

eigene Verhalten immer als Reaktion auf etwas Vorausgegangenes zu interpretieren. So denkt bei einem Streit jeder der Beteiligten, dass der Andere angefangen hätte. So entstehen Diskussionen wie: „Du bist schuld", „Nein, du!". Dies lässt sich nur lösen, wenn wir bereit sind, auf unsere Interpunktion zu verzichten und auf den anderen einzugehen.
- **Digital – analog:** Die menschliche Kommunikation kann in digitaler oder analoger Weise erfolgen. **Digitale Kommunikation** ist eindeutig, wie auch die Zahlen auf einer Digitaluhr die Uhrzeit genau anzeigen. Hier muss nichts interpretiert werden. Dies ist bei verbalen eindeutigen Äußerungen der Fall. **Analoge Kommunikation** liegt dann vor, wenn die Äußerung nicht eindeutig ist, also interpretiert werden muss. So wie bei der Uhr, wo man an der Stellung der Zeiger die Uhrzeit ablesen muss. Dies ist meist bei nonverbaler Kommunikation der Fall.

Paradoxe Kommunikation. Eine **Paradoxie** besteht aus zwei Aussagen, die beide einander ausschließen, aber trotzdem beide wahr sind. „Sei doch mal spontan." ist wahrscheinlich eine der bekanntesten paradoxen Botschaften. Bei einer paradoxen Kommunikation stimmen Inhalts- und Beziehungsaspekt nicht miteinander überein. Die nonverbale und verbale Aussage ist **nicht kongruent**. So wäre die Aussage „mir geht es gut", dann inkongruent, wenn der Sprecher dabei einen traurigen Gesichtsausdruck hat.

Eine Sonderform der paradoxen Kommunikation ist die sogenannte **Doppelbindung** oder auch Beziehungsfalle, im englischen **Doublebind** genannt. Sie tritt auf, wenn zwei oder mehr Personen zueinander in einer engen Beziehung stehen und einer oder alle abhängig voneinander sind. Diese Situation tritt z. B. in Familien auf, aber auch, wenn jemand krank ist und von anderen gepflegt wird. Wenn der Sender dann zwei Botschaften sendet, die sich gegenseitig ausschließen, entsteht eine Doppelbindung. Der Empfänger weiß nicht, wie er sich verhalten soll, denn er kann nichts richtig machen. In dem wohl bekanntesten Beispiel sagt die Mutter zu ihrem Kind: „Komm her" und stößt es gleichzeitig weg. Schenken Sie Ihrem Partner zwei T-Shirts. Wenn er eines der beiden trägt, blicken Sie ihn traurig an und sagen Sie: „Das andere gefällt dir wohl nicht?"

Früher glaubte man, dass diese Art der Doppelbindung ein Auslöser für Schizophrenie sei. Demnach sollten sich Mütter schizophrener Patienten in vielen Doppelbindungen äußern. Dieser Ansatz ist widerlegt.

Strukturen der Kommunikation

Symmetrische und asymmetrische Kommunikation. Bei einer symmetrischen Kommunikation sind die Gesprächspartner gleichgestellt, z. B. bei einem Gespräch unter Kollegen. Bei einer asymmetrischen Kommunikation gibt es ein Machtgefälle innerhalb der Beziehung, z. B. Eltern zu Kindern, Lehrer zu Schülern.

Bei der Arzt-Patient-Kommunikation handelt es sich um eine asymmetrische Struktur, da das Expertenwissen dem Arzt eine Informationsmacht verleiht, die der Patient nicht hat.

Vier Formen der Kontingenz. Kontingenz bezeichnet das Ausmaß, in dem die Gesprächspartner in der Kommunikation ihren eigenen Verhaltensplänen folgen. Bei einer **wechselseitigen** Kontingenz gehen die Gesprächspartner sowohl auf ihre wie auch auf die Pläne des Anderen ein. Bei einer **asymmetrischen** Kontingenz berücksichtigt einer der Gesprächspartner nur seine eigenen Pläne und geht nicht auf den anderen ein. Die asymmetrische Kontingenz ist bei einem direktiven Gesprächsstil vorhanden, bei dem einer den Anderen Anweisungen gibt. Bei einer **Pseudokontingenz** findet keine Interaktion statt. Die Gesprächspartner reden aneinander vorbei und tauschen Stellungnahmen aus. Jeder Gesprächspartner folgt nur seinen eigenen Verhaltensplänen. Bei der **reaktiven** Kontingenz gehen die Gesprächspartner so sehr auf den Anderen ein, dass sie darüber ihren eigenen Verhaltensplan vergessen.

Ausweichende Gesprächsstrategien. In der Arzt-Patient-Beziehung kann es, gerade bei schwierigen Fällen dazu kommen, dass der Arzt der Situation ausweichen möchte. Dies drückt sich durch einen bestimmten Kommunikationsstil aus:
– **Adressatenwechsel:** Der Patient fragt den Arzt etwas, aber der Arzt antwortet zum Pflegepersonal.
– **Beziehungskommentar:** Hierbei gibt der Arzt keine Antwort auf die gestellte Frage, sondern fragt den Patienten beispielsweise, warum er das wissen möchte, warum er nach so einer schweren Diagnose fragt usw.
– **Themenwechsel:** Der Arzt gibt keine Antwort, sondern wechselt zu einem anderen Gesprächsinhalt.
– **Mitteilung funktionaler Unsicherheit:** Der Arzt erklärt, dass dies nicht sein Fachgebiet sei.

Das Modell von Schulz von Thun

Friedemann Schulz von Thun unterteilt die verbalen und nonverbalen Äußerungen eines Gesprächs in vier Ebenen:
– **Sachinhalt** (worüber ich informiere). Bezieht sich auf die reine Information, die der Gesprächspartner übermittelt, ohne jede Interpretation, also der nüchterne Text.
– **Selbstoffenbarung** (was ich von mir selbst kundgebe). Ein Patient, der zum wiederholten Mal nach Risiken über die bevorstehende Operation fragt, sagt möglicherweise damit auch aus, dass er sich fürchtet.
– **Beziehungsebene** (wie wir zueinander stehen). Beispielsweise wird bereits durch die Anrede „Sie" oder „Du" etwas über die Beziehung der Gesprächspartner ausgesagt.
– **Appellebene** (wozu ich dich veranlassen möchte). Hier wird direkt oder indirekt ein Befehl ausgesprochen. „Es zieht", ist auf der Sachebene eine reine Information, und kann auf der Apellebene bedeuten „Mach das Fenster zu!".

So wie der Sender, bildlich gesprochen mit vier Mündern spricht, so hört der Hörer mit vier Ohren. Er kann das Gesagte also auf jeder der vier Ebenen interpretieren.

Wenn ein Patient beispielsweise zur Ärztin sagt: „Ich glaube, ich brauche ein schmerzstillendes Medikament", kann er dies auf der Sachebene oder auch auf der Apellebene sagen. Die Ärztin kann es trotzdem auf der Beziehungsebene verstehen und darüber ärgerlich werden, wie der Patient mit ihr redet, denn schließlich ist sie diejenige, die zu beurteilen hat, ob er ein Schmerzmittel braucht oder nicht.

Arten der Gesprächsführung

Direktive Kommunikation. In der Arzt-Patient-Beziehung kann man auch einen direktiven und einen nondirektiven Gesprächsstil unterscheiden. Bei einer direktiven Kommunikation gibt einer der Gesprächspartner den Inhalt vor. Bei einer Arzt-Patient-Beziehung spricht man auch von einer **arztzentrierten Interaktion**. Dieser Stil ist krankheitszentriert, weil es meist darum geht, die Diagnosen zu stellen oder zu festigen. Dieser Stil wird vom Arzt geleitet und ist häufig durch geschlossene Fragen bestimmt. Ein weiteres Charakteristikum dieser Arztinteraktion sind die Verhaltensanweisungen des Arztes. Der Vorteil dieses Stils liegt in einem schnellen Informationsgewinn. Der Nachteil besteht darin, dass die Diagnosestellung eingeengt ist, da der Arzt bei seinem Vorgehen schon festgelegt ist und kaum zusätzliche Informationen erhält, die auf eine andere Diagnose hindeuten könnten. Außerdem ist es so schwieriger, eine vertrauensvolle Beziehung zum Patienten aufzubauen.

Nondirektive Kommunikation. Sie wird auch als **klientenzentrierte Interaktion** bezeichnet (s. u.). Dieser Stil ist durch die Vorgaben des Patienten bestimmt. Der Arzt leitet das Gespräch nicht, er begleitet es. Somit stellt er auch nur offene Fragen. Wichtig bei einem nondirektiven Kommunikationsstil ist das Fehlen jeglicher Anweisung. Der Vorteil dieses Stils liegt im Aufbau der guten vertrauensvollen Atmosphäre. Ebenso ist es viel wahrscheinlicher, dass der Patient wichtige persönliche Aspekte äußert, die für die Diagnose wichtig sind. Allerdings wird ein Patient auch nicht alle Informationen von sich aus an den Arzt geben, weil er gar nicht weiß, welche Informationen dieser benötigt. Ein Gespräch sollte also beide Stile beinhalten. D. h. so nondirektiv wie möglich und so direktiv wie nötig.

Klientenzentrierte Gesprächsführung nach Carl Rogers. Carl Rogers entwickelte in den 60er Jahren die klientenzentrierte Gesprächspsychotherapie. Sie hat einen sehr großen Einfluss in der Psychologie wie auch in der Medizin. Praktisch wird sie heute in jedem sozialen Beruf angewendet. Die Grundsätze sind:
– **Empathie:** Einfühlungsvermögen (Mitgefühl)
– **Authentizität:** Echtheit, der Therapeut muss selbst kongruent sein. Er darf seine Empathie nicht vorspielen. Sonst kann er auch kein Vorbild für den Klienten sein.
– **Positive Wertschätzung:** Der Therapeut nimmt den Klienten so an, wie er ist. Der Klient kann hier die Erfahrung machen, dass er um seiner Selbst willen angenommen wird. Dabei muss der Therapeut nicht unbedingt die Meinung des Klienten teilen, er soll sie aber auch nicht ablehnen.

Biologie

Histologie

Anatomie

Chemie

Biochemie

Physik

Physiologie

Psych./Soz.

– **Verbalisierung emotionaler Inhalte:** Beide, Therapeut und Klient, sollen ihre Emotionen verbalisieren. Dies hilft dem Klienten, sich selbst weiterzuentwickeln.

Das Ziel der Gesprächstherapie nach Rogers ist die Selbstverwirklichung, auch Selbstaktualisierung genannt. Dieses Ziel kann der Klient nur selbst erreichen. Der Therapeut unterstützt ihn lediglich dabei. Darum ist auch der nondirektive Gesprächsstil notwendig.

Problematische Interaktionsmuster

Übertragung und Gegenübertragung. Dieses Phänomen spielt in der Psychoanalyse-Therapie eine wichtige Rolle und wird daher dort ausführlich erläutert (S. 942). Das Wissen über diese Phänomene kann dabei helfen, Interaktionen mit dem Patienten, aber auch Gefühle bei sich selbst, die während einer Behandlung auftreten können, besser zu verstehen.

Der Patient überträgt seine Wünsche und Bedürfnisse, die er in der Kindheit bei seinen wichtigen Bezugspersonen gefühlt hat, auf den Behandler (Übertragung) und der Behandler seine Empfindungen aus früheren Beziehungen auf den Patienten (Gegenübertragung). Durch die Übertragung bzw. Gegenübertragung ist der behandelnde Arzt nicht mehr objektiv.

Kollusion. Auch dieses Konzept stammt aus der Psychoanalyse. Es bedeutet, dass sich zwei oder mehr Menschen wechselseitig in ihren „neurotischen Mustern" verstricken. Mit neurotischem Muster sind unbewusste Verhaltensweisen gemeint, die meist durch Erlebnisse in der Kindheit geprägt sind. Sie bestimmen unser Verhalten, obwohl wir dies nicht bemerken. Bei einer Verstrickung von neurotischen Mustern könnte eine Frau, die sehr anlehnungsbedürftig ist, einen Partner suchen, der sehr stark und autonom ist. Im Laufe der Beziehung würden sich die Rollen immer mehr verfestigen, sodass beide die Rollen nicht mehr verlassen können. Dies wäre eine neurotische Verstrickung.

Verschiedene Gesprächsbedingungen: Setting
Einzel- und Gruppengespräch

Allein aus Datenschutzgründen sind in der Medizin Einzelgespräche die häufigste Form der Arzt-Patient-Beziehung. Gruppengespräche sind nur sinnvoll bei Patientenschulungen oder Familiengesprächen. In beiden Fällen sollen mehrere Personen dieselben Informationen bekommen, sodass ein Gruppengespräch ökonomischer ist. Dies geht natürlich nur mit dem Einverständnis des bzw. der Patienten.

Familien- und Paartherapie. In einer Familien- und Paartherapie werden die **Interaktionen** zwischen den **Familienmitgliedern** analysiert und falls notwendig neue günstigere Interaktionen erarbeitet. In solchen Therapieansätzen wird davon ausgegangen, dass die psychischen Probleme aufgrund ungünstiger Beziehungen des Familien- bzw. Paarsystems zustande kommen.

Die Überlegung, dass das Problem eines Einzelnen immer in Beziehung mit seiner Familie bzw. seinem primären Bezugssystem gesehen werden muss, lässt sich auch auf die Medizin übertragen. Beispielsweise kann die Erkrankung eines Kindes in einer Familie dazu führen, dass sich die Eltern sehr um dieses Kind kümmern und die anderen Kinder sich deswegen zurückgesetzt fühlen.

Gruppentherapie. In einer Gruppentherapie können **Menschen mit ähnlichen Problemen** behandelt werden. Sie können voneinander lernen, wenn eines der Gruppenmitglieder einen Fortschritt macht. Der Therapeut muss die wichtigen Informationen nur einmal geben, das ist ökonomischer. Therapiegruppen sind sehr hilfreich, gerade wenn es darum geht, neue Verhaltensweisen einzuüben und man einen Partner benötigt.

Ambulante und stationäre Versorgung

Bei einer ambulanten Behandlung ist die Interaktion zwischen Arzt und Patient eher symmetrisch, da der Patient zu Hause wohnt und über den Besuch sowie die ärztlichen Anweisungen selbst entscheiden kann. Bei einer stationären Versorgung ist die Beziehung asymmetrisch, weil der Patient im viel größeren Maße vom Arzt abhängig ist. Die Patienten fallen dadurch möglicherweise mit ihrem Verhalten in eine Kinderrolle zurück, man spricht auch von **Regression** (S. 914).

Soziokultureller Rahmen der Kommunikation
Sprachcode

Sprachcode bezeichnet den semantischen Teil unserer Sprache.

Restringierter Sprachcode. Dieser Sprachstil zeichnet sich durch eine einfache Ausdrucksweise, simple grammatikalische Strukturen, wenig Fach- und Fremdwörter aus. Er kommt häufiger bei Angehörigen der Unterschicht vor.

Der elaborierte Sprachcode dagegen besitzt ein großes Vokabular, eine Vielfalt und Komplexität grammatikalischer Strukturen. Er wird häufiger bei Angehörigen der Mittel- und Oberschicht gefunden.

Der Arzt sollte sich dem Sprachcode des Patienten so weit wie möglich anpassen. So erreicht er eine hohe Übereinstimmung mit dem Patienten und kann sicher sein, dass das Gesagte auch verstanden wird. Zusätzlich ist es wichtig, bei der Anamnese den Sprachcode zu berücksichtigen, damit die Aussagen des Patienten richtig interpretiert werden können.

2.1.3 Besonderheiten der Kommunikation und Kooperation

Die **Kooperation**, also Zusammenarbeit zwischen Arzt und Patient ist einer der Grundpfeiler für den Erfolg der Behandlung. Darum ist es wichtig, eine gute Kooperation zu erreichen. Auf Seiten des Patienten ist die Art der Kooperation auch stark durch die jeweilige Krankheit bestimmt, so ist es beispielsweise bei einem depressiven Menschen aufgrund der vorliegenden Symptomatik schwerer, eine aktive Zusammenarbeit zu erreichen.

Formen der Kooperation

Bei der **aktiven Mitarbeit** bemüht sich der Patient, alle Fragen des Arztes zu beantworten und arbeitet bei der Behandlung aktiv mit. Die **passive Mitarbeit** des Patienten wäre das genaue Gegenteil. Diese beiden Möglichkeiten bilden die Pole eines Kontinuums, auf dem sich alle Patienten einordnen lassen.

Autonome Kooperation. Der Patient arbeitet selbstständig und freiwillig mit.

Heteronome Kooperation. Hier werden die Anweisungen des Arztes unfreiwillig befolgt und der Patient erlebt die Behandlung als aufgezwungen.

Compliance

Bei der **complianten Kooperation** werden die ärztlichen Vorgaben befolgt, bei einer **nichtcomplianten Kooperation** ist dies nicht der Fall.

> **Merke**
> Mit **Compliance** ist die Befolgung der ärztlichen Vorgaben gemeint. Ist sie hoch, so befolgt der Patient die Vorgaben, ist die Compliance niedrig, so befolgt er sie nicht.

Als „**intelligente Non-Compliance**" wird der Fall bezeichnet, in dem ein Patient die Anweisungen des Arztes aus sinnvollen medizinischen Gründen nicht befolgt. Tritt beispielsweise bei der Einnahme eines Medikaments nach Behandlungsplan der entgegengesetzte Effekt auf, würde man die Reaktion des Patienten, der das Medikament sofort wieder absetzt, als intelligente Non-Compliance bezeichnen.

Einflussfaktoren auf die Compliance. Die Höhe der Compliance wird von folgenden Faktoren beeinflusst:
- Überzeugung von der Notwendigkeit der ärztlichen Maßnahme
- von der Aufklärung/Information, d. h. dass die Patienten über die Behandlung aufgeklärt wurden, dass sie die Vor- und Nachteile kennen und über mögliche Alternativen Bescheid wissen
- von der Zufriedenheit mit dem Arzt und der Behandlung
- vom Gefühl der Mitverantwortung bei der Behandlung.

> **Merke**
> Die Compliance weist keinen Zusammenhang mit der Höhe der Intelligenz auf. Studien zeigen, dass es diesbezüglich keine Korrelation gibt.

Auch **zwischen Ärzten** sind Formen der Kooperation wichtig. Zum einen kann es eine **technikorientierte** Form der Zusammenarbeit sein, bei der alle auf dieselben Geräte (Ressourcen) zurückgreifen, um Kosten zu sparen. Zum anderen kann die Kooperation **patientenorientiert** sein, was bedeutet, dass ein Patient von mehreren Ärzten mit den unterschiedlichen Spezialisierungen behandelt wird.

Schwierige Anforderungen an die ärztliche Kommunikation

Es gibt Situationen in der Arzt-Patient-Beziehung, in denen der Arzt mit dem Patienten kommunizieren muss, auch wenn es ihm schwerfällt oder er nichts zu sagen weiß. Er muss trotzdem in der Lage sein, Trost und Sicherheit zu vermitteln.

Diese Situationen sind vielfältig. Sie können aus Verständigungsproblemen entstehen oder durch die Schwere einer Krankheit hervorgerufen werden. So ist es immer schwer, eine Diagnose zu überbringen, die keine oder nur wenig Aussicht auf Besserung gibt.

Mögliche Ursachen für Störungen der Kommunikation und Kooperation

Die Kommunikation und Kooperation kann sowohl von äußeren Faktoren wie den Rahmenbedingungen als auch von inneren Faktoren wie der Einstellung des Arztes oder des Patienten gestört werden.

Organisatorisch rechtliche Bedingungen. Selbst wenn Arzt und Patient sich sehr kooperativ zeigen, kann die Zusammenarbeit durch Einflüsse wie Zeitmangel aufgrund hoher Patientenzahlen, wenig Gesprächsatmosphäre aufgrund von Mehrbettzimmern gestört werden. Auch die geringe Bezahlung einer ausführlichen Beratung wäre hierunter zu fassen.

Reaktanz. Reaktanz ist ein aversiver motivationaler Zustand mit dem Ziel, subjektiv verlorene Freiheit wiederherzustellen. Menschen glauben daran, dass sie frei sind, sich zu entscheiden oder frei, sich so zu verhalten, wie sie wollen. Sobald diese Freiheit bedroht ist, wollen sie sie wieder herstellen. Je stärker die Freiheitsbedrohung erlebt wird, desto größer die Reaktanz. Reaktanz wird häufig als „Trotzreaktion" gesehen, das ist sie aber an sich nicht. Dies liegt daran, dass Menschen, die reaktant sind, genau das Gegenteil von dem tun, was sie tun sollen. So könnte ein Teenager Alkohol nur deswegen trinken, weil seine Eltern es ihm verbieten und dieses Verbot in ihm Wut erzeugt.

Erwartungsenttäuschung des Kranken. Erwartungsenttäuschung kann gerade bei den Patienten auftreten, die eine große Kooperation und Compliance zeigen. Wenn dann keine baldige Besserung eintritt, sinkt die Bereitschaft zur Mitarbeit. Daher ist es wichtig, die Erwartungen in realistische Bahnen zu lenken. Versprechungen, die sich nicht erfüllen, helfen nur sehr kurzfristig. Patienten, die sehr motiviert sind, sind auch oder gerade bei einer realistischen Einschätzung motiviert.

2.2 Untersuchung und Gespräch

2.2.1 Erstkontakt

Die Grundlage für eine funktionierende Arzt-Patient-Beziehung wird in den ersten Augenblicken des Zusammentreffens gelegt. Daher ist es wichtig, dem Erstkontakt viel Beachtung zu schenken.

Biologie | Histologie | Anatomie | Chemie | Biochemie | Physik | Physiologie | **Psych./Soz.**

Sichtweise des Patienten

Der Patient ist zumeist emotional stark von der Krankheit beeinflusst. Er spürt Schmerzen oder eine Beeinträchtigung, die Angst, Unsicherheit, Verzweiflung, Trauer oder Wut zur Folge haben kann. In der Regel ist auch das soziale Umfeld des Patienten betroffen. Dies führt u.a. dazu, dass der Patient dem Arzt gegenüber nicht neutral ist. Er bringt zudem auch seine eigenen **Vorstellungen** und Einstellungen zu der Krankheit mit, die von denen des Arztes abweichen können.

Beispielsweise kann ein Patient, der schlechte **Vorerfahrungen** gemacht hat, die Kommunikation dadurch erschweren, dass er ausweichend und abweisend antwortet. Dies könnte beim Arzt wiederum dazu führen, dass er das Gespräch schneller beendet, als er es bei einer aufgeschlossenen Person tun würde, ihm somit aber auch Informationen entgehen.

Aus diesem Grunde ist es wichtig, die **Erwartungen** und **Einstellungen** des Patienten abzuklären. Welche Erwartungen hat er bezüglich der Heilungschancen, seiner Mitarbeit, den Fähigkeiten des Arztes? Gibt er alle Verantwortung ab oder ist er mitaktiv?

Sichtweise des Arztes

Der Arzt steht der Krankheit sachlich und neutral gegenüber. Im günstigsten Falle zeigt er viel Einfühlungsvermögen, Empathie und Wertschätzung für den Patienten. Man spricht hier von einer **fachlichen Betroffenheit**.

Wahrnehmungsfehler

Gerade im Erstkontakt kann es zu Wahrnehmungsfehlern kommen, da sich Arzt und Patient noch nicht genügend kennen. Diese Fehler werden auch als **systematische Beurteilungsfehler** bezeichnet.

Erster Eindruck. Der erste Eindruck hat eine Tendenz zur Verfestigung, da sich fast alle nachfolgenden Eindrücke am ersten Eindruck orientieren. Er wirkt wie ein Filter und lässt „störende" Informationen gar nicht mehr durch. Wir sind uns des ersten Eindrucks besonders bewusst, wenn wir beispielsweise zu einem Bewerbungsgespräch gehen und besonders auf Kleidung und Verhalten bei der Begrüßung achten. Dieser Effekt kann auch durch den **letzten Eindruck** hervorgerufen werden. In diesem Fall erinnert sich der Arzt an die letzten Minuten des Gesprächs am deutlichsten und richtet alle anderen Fakten daran aus.

Kontrasteffekt. Eine Person wird umso schlechter beurteilt, je besser die zuvor beurteilte Person beurteilt worden ist. Diesen Fehler fürchten viele Studenten, wenn sie mit mehreren Kommilitonen zusammen geprüft werden. Man möchte nicht derjenige sein, der nach dem „Überflieger" befragt wird, weil man fürchtet, der Prüfer wird durch den Kontrast zu einem falschen Urteil beeinflusst.

Halo-Effekt. Halo nennt man den Strahlenhof um eine Lichtquelle. Eine Eigenschaft tritt so stark in den Vordergrund, dass sie die ganze Persönlichkeit eines Menschen überstrahlt. Das kann sowohl ein positiv als auch ein negativ wahrgenommenes Merkmal sein. Wenn ein Patient eine besonders freundliche Ausstrahlung hat, wird er als insgesamt zufriedener und lebensfroher Mensch wahrgenommen und seine Schattenseiten eher übersehen.

Logischer Fehler. Von einer Eigenschaft wird auf das Vorhandensein anderer Eigenschaften geschlossen, die logisch zusammenhängend erscheinen. Im Unterschied zum Halo-Effekt handelt es sich hier um einen ganz bewussten Rückschluss von einer auf eine andere Eigenschaft („dicke Menschen sind auch gemütlich").

Sympathie-Antipathie-Effekt. Empfinden wir jemanden als sympathisch, sind wir eher dazu geneigt, ihm positive Eigenschaften zuzuschreiben. Ist er uns unsympathisch, nehmen wir eher negative Eigenschaften wahr.

Milde- und der Strengefehler. Bei einem **Mildeeffekt** werden Merkmale systematisch zu gering, bei einem **Strengefehler (Härtefehler)** zu hoch beurteilt. Ein Psychiater, dem es unangenehm ist, seinen männlichen Patienten ein hohes Ausmaß an Angst zu bescheinigen, beurteilt das Merkmal zu milde.

Projektion. Die Gefühle des Beobachters werden auf den Probanden projiziert (Dies ist ein Abwehrmechanismus aus der Analyse, der auch zu einer fehlerhaften Beurteilung führen kann.)

Zentrale Tendenz. Hier werden weder sehr gute noch sehr schlechte Beurteilungen abgegeben.

Stereotypen

Stereotypen sind „Wahrnehmungsschubladen". Es sind Überzeugungen darüber, dass Mitglieder einer bestimmten Gruppe auch über bestimmte Eigenschaften verfügen: So sind Ärzte hilfsbereit und Psychologen haben selber ein Problem.

Stereotypen werden automatisch abgerufen und sind uns selbst häufig nicht bewusst. So könnte ein Arzt z. B. annehmen, dass Männer eine niedrigere Schmerztoleranz haben und somit schon viel früher über Schmerzen klagen als Frauen. Dies wäre ein Geschlechtsstereotyp.

2.2.2 Exploration und Anamnese

Exploration und Anamnese sind wichtige Informationsquellen, um herauszufinden, an welcher Krankheit der Patient leidet.

Der Begriff **Anamnese** stammt aus dem Griechischen und bedeutet frei übersetzt Erinnerung (aus dem Gedächtnis). Es bedeutet, dass die Vorgeschichte der Krankheit erinnert werden soll, damit sie sorgfältig erfasst werden kann. Hierzu werden Erkundungen durchgeführt (**Exploration** aus dem Lateinischen: explorare, erkunden bzw. erforschen). Neben der Sammlung von Informationen für die Diagnosestellung erfüllt das anamnestische Gespräch auch die Funktion des Beziehungsaufbaus (s. o).

Verschiedene Formen der Anamnese

Eigenanamnese. Bei einer Eigenanamnese macht der Patient die Anamnese aus eigener Kraft heraus. Der Arzt erfährt also die Krankengeschichte vom Patienten selbst.

Fremdanamnese. Bei einer Fremdanamnese erhält der Arzt die wichtigen Informationen über die Krankheit nicht vom Patienten selbst, sondern von einem Angehörigen oder Vormund. Dies ist z. B. dann der Fall, wenn der Patient selbst keine Auskunft mehr geben kann.

Allgemeinanamnese. Hier werden biografische wie auch medizinische Daten gleichermaßen erhoben. Eine **Krankheitsanamnese** hingegen bezieht sich speziell nur auf den Entwicklungsverlauf der aktuellen Krankheit.

Familienanamnese. Hier werden mögliche familiäre Einflussfaktoren erhoben, z. B. erbliche Belastungen und der familiäre Rückhalt des Patienten.

Medikamentanamnese. Diese Anamnese dient der Erfassung der aktuellen und bisherigen Medikation und deren Wirkung.

Struktur der Anamnese

Die Anamnese dient der Erhebung festgelegter Informationen. Sie ist zielgerichtet. Trotzdem kann sie sowohl nondirektiv wie auch aus einer direktiven Frageform bestehen. Zu Beginn der Anamnese ist ein eher nondirektives Vorgehen sinnvoll (S. 931 und 932).

Fragetypen

Offene Frage. Hier ist das Antwortthema nicht vorgegeben. „Was führt Sie zu mir?". „Woher, glauben Sie, stammen Ihre Schmerzen?" Durch diese offene Frage kann der Arzt z. B. Einblick in die subjektiven Krankheitstheorien des Patienten gewinnen.

Geschlossene Fragen. Hier ist das Thema der Antwort vorgegeben: „Wo haben Sie Schmerzen?".

Katalogfragen. Bei diesem Fragetyp kann der Patient nur noch zwischen vorgegebenen Antwortmöglichkeiten wählen: „Sind Ihre Schmerzen eher stechend, brennend oder schneidend?"

Dichotome Fragen. Bei diesem Fragetyp kann man nur mit „ja" oder „nein" antworten: „Haben Sie Schmerzen?"

Suggestivfragen. Lassen nur noch eine Antwort bzw. die vom Fragenden erwünschte Antwort zu: „Sie wollen doch jetzt sicher gesünder leben?"

> **Merke**
> Zu Beginn eines Anamnesegesprächs ist eine offene Frage angebracht. Der Patient hat so die Möglichkeit, das Gespräch mitzubestimmen und dem Arzt wichtige Informationen mitzuteilen.

2.3 Urteilsbildung und Entscheidung

2.3.1 Arten der diagnostischen Entscheidung

Diagnostik bedeutet Erkennen oder Beurteilen. Nach der Anamnese sollte der Arzt oder Psychotherapeut eine erste Diagnose stellen. Gerade in der Psychotherapie ist die Diagnosestellung häufig von einer großen Informationsmenge abhängig, sodass die endgültige Diagnose erst im Laufe späterer Gespräche gestellt werden kann. In der Praxis ist es eher üblich, dass Diagnose und Therapie sich immer wieder abwechseln und gegenseitig bestimmen.

Indikationsdiagnostik

Bei der **Indikationsdiagnostik** oder auch **Eingangsdiagnostik** wird aufgrund bestimmter Krankheitsanzeichen **(Indikatoren)** die Schlussfolgerung gezogen, dass eine bestimmte Krankheit oder psychische Störung vorliegt. Aufgrund dieser Schlussfolgerung wird eine Behandlung indiziert. Die Indikationsdiagnostik steht also vor der Behandlung.

Indikation wird als „Grund zur Anwendung eines bestimmten diagnostischen oder therapeutischen Verfahrens in einem Erkrankungsfall, der seine Anwendung hinreichend rechtfertigt", definiert (Pschyrembel 2001).

Dies ist in der Medizin oft leichter als in der Psychotherapie.

Prognostische oder selektive Indikation. Dabei handelt es sich um eine Diagnosemethode, bei der versucht wird, für eine gefundene Diagnose, also ein bestimmtes Störungsbild, die optimale Therapie zu finden. Dies bedeutet für die Psychotherapie, dass nach der Diagnosestellung der passende Therapeut mit der passenden Therapiemethode gesucht wird. In der Praxis läuft es jedoch umgekehrt ab. Hier sucht der Patient sich den Therapeuten und damit auch schon die Methode aus.

Prozessdiagnostik

Die Prozessdiagnostik verläuft **therapiebegleitend**. Hier findet ein Wechselspiel zwischen therapeutischer Maßnahme und Prozessdiagnostik statt, um das therapeutische Vorgehen optimal auf den jeweiligen Patienten abstimmen zu können. Hierzu werden beispielsweise Fragebögen eingesetzt, die die Stimmung des Patienten erfassen. Der Therapeut kann aus dieser Verlaufsmessung erkennen, welche Interventionen sich günstig und welche sich nicht oder ungünstig auf die Befindlichkeit des Patienten ausgewirkt haben und dieses Wissen im weiteren Therapieverlauf berücksichtigen.

Ergebnisdiagnostik

Am Ende der Therapie wird erfasst, inwieweit die festgelegten **Therapieziele** erreicht wurden. Deswegen ist es notwendig, zu Beginn der Therapie die Therapieziele mit dem Patienten klar festzulegen. Das bedeutet, dass der Therapeut mit dem Patienten konkrete, überprüfbare Ziele erarbeitet (Nicht: „Ich möchte, dass meine Angst verschwindet.", sondern: „Ich möchte, dass meine Angst sich

Biologie · Histologie · Anatomie · Chemie · Biochemie · Physik · Physiologie · Psych./Soz.

so reduziert, dass ich es mir wieder zutraue, alleine einkaufen zu gehen."). Weiterhin kann man die Befindlichkeit vor und nach der Therapie vergleichen. Dies geschieht anhand von Fragebögen. Hierzu füllt der Patient die Fragebögen, die er vor der Therapie ausgefüllt hat, noch mal zum Ende der Therapie aus. Somit erhält man ein objektives Maß über die Effektivität der Therapie.

2.3.2 Grundlagen der Entscheidung

Der Prozess der Diagnosestellung kann als Hypothesentestung verstanden werden. Der Diagnostiker bildet während des Erstgesprächs verschiedene **Hypothesen** darüber, welche Krankheit beim Patienten vorliegt. Diese Hypothesen werden im weiteren Verlauf der Diagnose (s. o.) verifiziert oder falsifiziert.

Der weitere diagnostische Prozess wird je nach Art und Inhalt der Hypothesen gestaltet. Der Therapeut sollte dabei so viele Informationen sammeln wie möglich, um die Hypothesen aufgrund einer guten Basis bestätigen oder verwerfen zu können. Der Arzt oder Therapeut kann sich dabei auf die Anamnese, Vorbefunde, Fragebögen, Testverfahren und Laboruntersuchungen stützen. Die Sammlung aller Informationen bildet den **Befund**. Dieses Bild, das einerseits den Zustand des Patienten möglichst gut darstellen soll und andererseits weitere Informationen enthält, die zum Verständnis seiner Problematik oder zur Begründung des therapeutischen Vorgehens beitragen können, ist allerdings nach der Eingangsdiagnostik nicht vollständig. Der Befund kann während des Therapieverlaufs durch weitere Informationen ergänzt werden.

Bei der Diagnosestellung richtet sich der Arzt oder Psychotherapeut nach den momentan gültigen **Diagnosesystemen**, um sein Urteil objektiv, reliabel und valide zu gestalten.

2.3.3 Urteilsqualität und Qualitätskontrolle

Es ist notwendig, diagnostische Entscheidungen überprüfen zu können. Nur so kann die Diagnostik verbessert werden.

Arten diagnostischer Schlussfolgerungen

Bei der Diagnosestellung gibt es zwei Möglichkeiten:
- **Additive Schlussfolgerung:** Im ersten Schritt werden zunächst alle Informationen erhoben, die der Arzt benötigt. Im zweiten Schritt werden die einzelnen Teile zu einem Gesamtbild zusammengefügt. Der Vorteil liegt in der größeren Präzision. Hinzu kommt ein kleineres Risiko, etwas zu übersehen, da erst alle möglichen Informationen gesammelt werden, ohne vorher eine bestimmte Hypothese zu bestätigen bzw. zu verwerfen. Ungünstigerweise ist diese Methode auch die zeitaufwändigere.
- **Lineare Schlussfolgerung:** Der Arzt erhebt hier schrittweise Informationen, die er sofort auf einen bestimmten Verdacht hin auswertet. Das Ergebnis weist ihm dann den Weg für das weitere diagnostische Vorgehen, beispielsweise eine genauere Eingrenzung der Sympto-

matik. Vorteile sind hier die größere Ökonomie. Problematisch ist hier, dass man sich bereits zu Beginn der Diagnose für einen falschen Weg entscheiden kann und dann wichtige Informationen gar nicht mehr erfasst, die zu einem genaueren „richtigen" Ergebnis geführt hätten.

Qualitätskontrolle

Fast keine medizinische und psychologische Diagnose ist vollkommen sicher. Eine Diagnose muss immer wieder überprüft werden, einerseits um den Therapieverlauf des Patienten zu optimieren und andererseits um Wissen über die Berechtigung einer angenommenen Indikation zu sammeln.

Um nun zu messen, wie gut die medizinischen bzw. psychotherapeutischen Diagnosen und Behandlungsmethoden sind, werden Verfahren der Prozess- und Evaluationsforschung eingesetzt.

Prozessforschung. Hier wird während des Therapieprozesses überprüft, wie sich Krankheits- bzw. Gesundheitsmaße verändern.

Ergebnisevaluation. Die Wirkung der Therapien wird durch Vergleiche überprüft. Es kommt vor, dass die Krankheit bzw. psychische Störung auch ohne Intervention wieder verschwindet. Man spricht dann von **Spontanremission**. Dieses Phänomen ist gerade für die Wirksamkeit psychotherapeutischer Interventionen stark diskutiert worden. Es wurde behauptet, dass Psychotherapie an sich keine Wirkung habe. Die Besserungen, die die Patienten erfahren, gehen allein auf Spontanremissionen zurück.

Bei der Evaluation der Effektivität von Therapien bildet die Spontanremission also die Grundlage. Das heißt, der Effekt eines therapeutischen Verfahrens muss signifikant über der Spontanremissionsrate liegen. Außerdem müssen Evaluationsstudien zum Therapieerfolg zeigen, dass die Behandlung mehr leistet, als sich lediglich der Heilungserwartungen der Patienten zu bedienen (**Placebo-Effekt**). In vielen Untersuchungen konnte ein deutlicher Effekt der psychotherapeutischen Verfahren nachgewiesen werden.

Die heutige Therapieforschung beschäftigt sich nicht ausschließlich mit der Frage, ob Therapie überhaupt eine Wirkung hat, sondern untersucht die einzelnen Wirkfaktoren verschiedener Therapieverfahren. Nur so lässt sich die beste Therapieform für das jeweilige Störungsbild unterschiedlicher Patienten herausfinden. Hierbei treten eine Reihe von Störvariablen auf, die nur schwer zu kontrollieren sind. Dies sind u. a.:
- Erfahrung des Therapeuten
- Therapiedauer
- Korrektheit und Präzision der Eingangsdiagnose
- Typ und Schweregrad der Störung
- verwendete Erfolgsmaße (Reicht es, dass es dem Patienten subjektiv besser geht, oder muss er auch objektiv mehr leisten können, z. B. wieder einkaufen gehen, obwohl ihn das zuvor ängstigte?)

- Übereinstimmung zwischen Patientenerwartung und Therapieform
- Zeitraum bis zu einer Nachuntersuchung (**Katamnese**), in der die Stabilität des Therapieerfolgs geprüft wird.

Das Ergebnis der Katamnese ist demnach gleichzusetzen mit der Operationalisierung des Therapieerfolgs.

Die Effektivität verschiedener Therapieformen wird anhand eines statistischen Verfahrens, der sogenannten **Metaanalyse** überprüft.

Mit einer Metaanalyse können verschiedene Therapieergebnisse miteinander verglichen werden. Dazu werden Daten aus vielen Studien zusammengefasst und so behandelt, als wären sie das Ergebnis einer einzigen Studie. Die Metaanalyse überprüft, um wie viele Standardabweichungen der Mittelwert der Therapiegruppe vom Wert der Kontrollgruppe abweicht. Dieses Maß bezeichnet man als **Effektstärke**. Die Höhe der Effektstärke ist gleichzusetzen mit der Wirkungsweise der Therapie.

Durch den Vergleich unterschiedlicher therapeutischer Methoden soll gesichert werden, dass sich die wirksamste Therapie durchsetzt.

2.4 Interventionsformen

2.4.1 Ärztliche Beratung

Die ärztliche Beratung ist eine **zielgerichtete Intervention**, die einen wichtigen Teil zur Behandlung beiträgt. Sie ist notwendig für die Compliance (siehe oben), das Krankheitsverständnis des Patienten, die Prozessdiagnostik usw. Sie wird häufig in die drei folgenden Elemente unterteilt:

- **Erklärung der Pathogenese:** Diese beinhaltet die Faktoren, die bei der Entstehung und Aufrechterhaltung der Krankheit beteiligt sind. Das Wissen über die Pathogenese hilft dem Patienten, die Krankheit besser zu verstehen und somit auch die Maßnahmen zur Behandlung besser mitgestalten zu können. Es führt zu einer besseren Compliance, gibt dem Patienten ein subjektives Gefühl der Kontrolle, hilft ihm möglicherweise, das nächste Mal die Ursachen für die entstandene Krankheit (z. B. durch Impfung) zu umgehen.
- **Erklärungen zur Diagnostik:** Es ist hilfreich, den Patienten in die diagnostischen Prozesse miteinzubeziehen. Dies beinhaltet die Erläuterung der einzelnen diagnostischen Verfahren sowie die aus den Messungen gezogenen Schlussfolgerungen. Je besser der Patient die einzelnen Schritte nachvollziehen kann, desto leichter fällt es ihm, die Diagnose des Arztes zu akzeptieren. Dieses Vorgehen ist die Grundlage für eine **spätere Kooperation** bei der Behandlung (s. o.).
  Besonders wichtig wird eine Erläuterung des diagnostischen Vorgehens dann, wenn die Untersuchungen für den Patienten nicht durchschaubar oder unangenehm sein können. In beiden Fällen sollte der Arzt die Notwendigkeit des Vorgehens unbedingt erklären, um die Compliance des Patienten zu erhöhen. Generell lässt sich sagen: Je genauer der Arzt sein Vorge-

hen erklärt, desto größer ist die Transparenz. Je größer die Transparenz, desto besser das Vertrauen des Patienten in die ärztlichen Maßnahmen. Dies ist die Grundlage einer ethisch verantwortlichen und vertrauensvollen Zusammenarbeit.
- **Erklärung der Behandlung:** Die exakte Erläuterung der Behandlungsschritte führt wie die anderen beiden Aspekte auch zu einer guten Kooperation. Es ist wichtig für den Patienten, dass er genau versteht, welche Verhaltensweisen von ihm während der Behandlung erwartet werden. Hilfreich ist es hier, wenn der Arzt einen schriftlichen Behandlungsplan ausarbeitet, an dem der Patient sich orientieren kann. Der Arzt sollte sich zum Schluss seiner Erläuterungen vergewissern, dass der Patient die Erklärungen wirklich verstanden hat. So könnte er sich vom Patienten noch mal kurz zusammenfassen lassen, worum es bei der Behandlung geht. Häufig stellt sich dann heraus, dass es noch kleine Missverständnisse zu bereinigen gibt.

Gesundheitsberatung

Das Ziel der Gesundheitsberatung ist es, dem Ratsuchenden Informationen zur Verbesserung seiner **Gesundheit** zu geben. Dabei wird Gesundheit nicht als Gegenpol zur Krankheit, sondern als **eigene Dimension** verstanden, so wie sie auch im salutogenetischen Modell gesehen wird (S. 956). Dieser Sichtweise zur Folge ist die Gesundheitsberatung nicht nur auf Menschen beschränkt, die bereits erkrankt sind. Sie richtet sich auch gerade an die Menschen, die gesund sind und ihre Gesundheit präventiv erhalten wollen. Themenbereiche der Beratung können alle Faktoren eines gesundheitsbewussten Lebens sein (Ernährung, Bewegung, geringer Alkoholkonsum etc.).

Die Gesundheitsberatung gewinnt im Rahmen einer präventionsorientierten Medizin einen immer größeren Stellenwert. Diese Bedeutung resultiert aus dem Wissen, dass das Risiko vieler der verbreitetsten chronischen Erkrankungen (Diabetes mellitus Typ II, Herz-Kreislauf-Erkrankungen etc.) durch das eigene Gesundheitsverhalten beeinflusst wird.

2.4.2 Patientenschulung

Die Patientenschulung ist eine sogenannte **edukative Maßnahme**. Das Ziel dieser Schulung ist **Informationsvermittlung**. Der Vorteil einer Patientenschulung liegt in ihrer Ökonomie, denn die Informationen werden gleichzeitig an viele Patienten gegeben. Im Gegensatz zur Beratung (s. o.) sind sie weniger an die individuellen Zuhörer angepasst, ihre Durchführung ist standardisierter und der Charakter der Informationsübermittlung sachlicher. Die Grundidee ist die Vermittlung von krankheitsbezogenem Wissen. Die Patienten sollen zu Experten ihrer eigenen Krankheit werden. Dies erhöht die Kooperation und die Compliance. Es kann hilfreich sein, auch die Bezugspersonen an den Schulungen teilnehmen zu lassen. Bei Kindern liegt dieses Vorgehen nahe, aber auch bei erwachsenen Patienten ist es durchaus sinnvoll, denn so wird der Patient entlastet.

Biologie | Histologie | Anatomie | Chemie | Biochemie | Physik | Physiologie | **Psych./Soz.**

Sein soziales Umfeld weiß auch über Krankheit, Ursachen und aufrechterhaltende Faktoren Bescheid und kann den Patienten so möglicherweise besser unterstützen.

In Studien konnte immer wieder gezeigt werden, dass Patientenschulungen Krankheitskosten senken, was allein schon für ihren Nutzen spricht.

2.4.3 Psychotherapie

Das Ziel von Psychotherapien ist es, psychische Störungen oder weiter gefasst, Probleme, die psychischen Ursprungs sind, aufzulösen oder so zu verringern, dass kein Leidensdruck mehr besteht. Es gibt eine Vielzahl verschiedener Psychotherapien, die sich jeweils aus einer bestimmten psychologischen Sichtweise ableiten. So unterscheiden sie sich in der Ansicht über die Pathogenese einer Störung und somit auch über die Behandlungsmethode.

Doch trotz aller Unterschiede gibt es einige Gemeinsamkeiten, die allen psychotherapeutischen Verfahren inne wohnen:
- Das wichtigste Werkzeug der Psychotherapie ist die **Kommunikation**. Dies betrifft die verbale wie auch die nonverbale Kommunikation.
- In der Psychotherapie werden **keine Medikamente** eingesetzt. Ist im Rahmen einer psychischen Störung die Vergabe von Medikamenten, also Psychopharmaka, angezeigt, so wäre dies eine psychiatrische Maßnahme. Psychiater sind Ärzte mit einer Zusatzausbildung und dürfen als Mediziner deshalb Medikamente verordnen.
- Die Psychotherapie hebt sich vom Laiengespräch durch ihre **bewusste Planung** und durch eine Vielzahl an überprüften Techniken ab, die zu einer Besserung des Patienten beitragen. Psychotherapie ist theoriegeleitet und überprüfbar.

Psychotherapien werden von Psychotherapeuten, also von Ärzten oder Psychologen, die eine mehrjährige therapeutische **Zusatzausbildung** absolviert haben, an einem breiten Klientel (Kinder, Erwachsene, Paare, Familien) mit den unterschiedlichsten Störungen durchgeführt. Die Berufsbezeichnung „Psychologischer Psychotherapeut" und „Kinder- und Jugendlichenpsychotherapeut" ist durch das seit 1999 geltende Psychotherapeutengesetz geschützt. Das Gesetz macht es Psychologen möglich, die psychotherapeutische Behandlung direkt mit den Krankenkassen abzurechnen. Sie werden also diesbezüglich den ärztlichen Therapeuten gleichgestellt. Es werden allerdings nur die psychotherapeutischen Verfahren finanziert, die in den sogenannten **Richtlinienverfahren** als wirkungsvoll klassifiziert worden sind. Dies sind in Deutschland bislang nur die **Verhaltenstherapie** und die **psychodynamischen Verfahren**. Die Gesprächspsychotherapie befindet sich zurzeit erfolgversprechend in der Anerkennungsphase als Richtlinienverfahren. Zwei weitere in der Praxis häufig eingesetzte und erfolgreiche Therapieformen sind die kognitive Therapie und die systemische Therapie, vor allem die systemische Familientherapie.

Klassifikation psychischer Störungen

Der Begriff „Störung" (**disorder**) wird verwendet, um den problematischen Begriff „Krankheit" oder „Erkrankung" weitgehend zu vermeiden. Es ist allerdings fraglich, ob dies mit diesem Begriff tatsächlich gelungen ist, denn zu einer Stigmatisierung kommt es bei dem Begriff „Störung" auch. Störung ist kein exakter Begriff. Er bezeichnet einen klinisch erkennbaren Komplex von Symptomen oder Verhaltensauffälligkeiten.

Psychische Störungen und Schwierigkeiten manifestieren sich in unterschiedlichen Graden von Leidensdruck und Funktionsstörungen in vier **Schlüsselbereichen** menschlicher Aktivität: in der Art und Weise,
- wie Menschen ihre Gefühle erleben und äußern
- wie sie denken, urteilen und lernen
- wie sie sich verhalten
- wie ihr körperliches Erleben und Empfinden beeinflusst wird. (Umgekehrt wirken sich körperliche Störungen genauso auf psychische Vorgänge und Erlebnisse aus.)

Von Zeit zu Zeit können auch gesunde Menschen einige der Erfahrungen durchmachen bzw. Reaktionen zeigen, wie sie für psychische Erkrankungen symptomatisch sind. Um das Vorliegen einer psychischen Störung zu konstatieren, müssen die Symptome und Symptomkomplexe hinsichtlich der Beeinträchtigung, die sie verursachen, ihres Schwere- und Belastungsgrades, ihrer Hartnäckigkeit und ihrer Dauer bewertet werden.

Derzeit gibt es zwei Diagnosesysteme:
- die von der World Health Organization (WHO) herausgegebene **ICD-10** (**International Classification of Diseases, Injuries, and Causes of Death**), in der die meisten Krankheiten (nicht nur psychische) aufgeführt sind. Das Kapitel V des ICD-10 beinhaltet die „Internationale Klassifikation psychischer Störungen".
- In der Erforschung von Störungen wird häufig das von der American Psychiatric Association entwickelte **DSM** (**Diagnostic and Statistical Manual of Mental Disorders**) verwendet. Das liegt wahrscheinlich daran, dass die Forschung auf diesem Gebiet zum größten Teil in den USA stattfindet und das DSM daher möglicherweise ausführlicher ist. Das DSM liegt zurzeit noch in der vierten Auflage (DSM-IV) vor.

Beide Diagnosesysteme sind sich so ähnlich, dass sie sich in der Beschreibung der meisten Störungsbilder decken. Im DSM-IV sind die Störungen auf sog. Achsen unterteilt. Diese Achsen sind wie fünf große Schubladen zu verstehen, in die kleinere Schubladen hineinpassen. Im DSM-IV werden im Gegensatz zur ICD-10 Zeitabstände angegeben, in denen ein Symptom auftreten sollte, wenn eine bestimmte Störung vorliegt. Das DSM-IV ist in diesen Bereichen genauer. Allerdings erscheint die Grenzziehung „ab wann", d. h. ab welchem Schweregrad, welcher Häufigkeit, welcher Dauer etc. eine psychische Problemkonstellation als „Störung/Krankheit" bezeichnet wird, oft willkürlich.

Biologie | Histologie | Anatomie | Chemie | Biochemie | Physik | Physiologie | Psych./Soz.

> **Merke** Beide Diagnosesysteme verbessern die Reliabilität der Diagnose.

Die Diagnostik beider Systeme ist **kriterienorientiert**. Das heißt, eine psychische Störung besteht aus sogenannten Leitsymptomen, die unbedingt erfüllt sein müssen, wenn man eine bestimmte Diagnose stellen will. Um ein Störungsbild gegen ein anderes abzugrenzen, gibt es sogenannte **Ausschlusskriterien**. Jede Störung umfasst eine bestimmte Anzahl klar definierter Symptome.

Die Diagnosen sind operationalisierbar. Die Diagnosesysteme sollen also ähnlich wie ein Test, Gütekriterien erfüllen. Dies soll den subjektiven Spielraum von Interpretationen verhindern bzw. einschränken.

Psychoanalyse

Die Psychoanalyse nach Freud ist die älteste und gleichzeitig die zeitaufwendigste tiefenpsychologische Therapieform. Sie geht davon aus, dass eine neurotische Störung in der Unfähigkeit besteht, die Konflikte zwischen den Bedürfnissen und Impulsen des Es und den verinnerlichten Normen und Schuldgefühlen des Über-Ichs zu lösen. Diese Konflikte sind dem Patienten nicht bewusst, sie verursachen aber einen großen Leidensdruck.

Das Zentrum der Störung liegt **im Individuum** selbst. Es wird also nicht nach äußeren Einflussmöglichkeiten gesucht, sondern nach verborgenen ungelösten Konflikten, die innerhalb der Person ablaufen. Dieser Krankheitskern manifestiert sich in unterschiedlichen Symptomen, möglicherweise sogar in organischen Erkrankungen.

Diese Konflikte lassen sich nur durch ein Bewusstmachen lösen. Darum wurde das Prinzip der Analyse auch als „Heilung durch Einsicht" beschrieben. Sobald der Patient Einsicht in diese Konflikte gewinnt, strebt die Therapie die Errichtung einer **innerpsychischen Harmonie** an. So soll die Aufmerksamkeit für die Kräfte des Es geschärft und erweitert, der übertriebene Gehorsam gegenüber den Anforderungen des Über-Ichs abgebaut und die Rolle des Ichs gestärkt werden.

Um die Es-Impulse in Schach zu halten, nutzt das Ich sog. Abwehrmechanismen. **Die Fähigkeit zur Abwehr** entlastet das Ich und stellt vordergründig das innerseelische Gleichgewicht wieder her. Es ist also oft hilfreich, Abwehrmechanismen zu nutzen. Probleme treten dann auf, wenn ein Konflikt zwischen den Instanzen entsteht, der nicht gelöst werden kann. Dann wendet das Ich übermäßig viel Energie zum Einsatz von Abwehrmechanismen auf und hat keine Möglichkeit zur wirklichen Bewältigung der Konfliktsituation.

Die Aufgabe des Analytikers ist es nun, diese Abwehrmechanismen zu umgehen (siehe unten).

Abwehrmechanismen

Verdrängung. Schmerzhafte oder schamhafte Erinnerungen werden vom Bewusstsein abgespalten und ins Unbewusste „gedrängt". So wäre es ein Fall von Verdrängung, wenn ein Arzt behaupten würde, niemals aggressive Ge-

fühle gegenüber einem Patienten verspürt zu haben, weil nicht sein kann, was nicht sein darf.

Verleugnung. Nicht-Wahrhaben-Wollen momentaner realer Bedrohungen. Ist die Konfrontation mit der Realität zu unangenehm, kann es vorkommen, dass Menschen sich weigern, die Wirklichkeit wahrzunehmen und sie einfach abstreiten. Der Schmerz, der durch die Anerkennung der Tatsachen entstehen würde, wäre nicht auszuhalten.

Projektion. Innerpsychische Konflikte werden auf die Umwelt „projiziert". Probleme werden nicht bei sich selbst, sondern bei anderen gesehen. Beispielsweise könnte eine Patientin als Ursache für ihr Leiden angeben, von ihren Arbeitskollegen gemobbt zu werden. Der Arzt nimmt bei der Frau aggressive Tendenzen wahr, die sie aber überhaupt nicht wahrzunehmen scheint. Sie projiziert ihre Aggression auf ihre Arbeitskollegen.

Verschiebung. Es-Impulse, die in einer bestimmten Situation nicht ausgelebt werden können, werden auf eine ungefährlichere Situation verschoben. Dazu gehört z.B. der mancherorts übliche Brauch, einen Schafbock („Sündenbock") symbolisch mit den eigenen Sünden zu „beladen"und dann in die Wüste zu jagen.

Isolierung. Trennung eines Objekts, Themas einer Person von ihrer emotionalen/affektiven Bewertung. So kann das Gefühl der Angst vor dem Vater vom Objekt Vater getrennt und auf ein anderes Objekt gelenkt werden, z.B. eine Spinne. In einem Fall von Isolierung könnte ein Patient völlig emotionslos über seine gefährliche Krankheit sprechen.

Reaktionsbildung. Das Gegenteil von dem tun, wozu der Es-Impuls veranlassen will. Beispiel: Ein siebenjähriger Junge hegt feindselige Wünsche gegen seinen kleineren Bruder, die ihn selbst ängstigen. Deshalb umsorgt er seinen kleineren Bruder fürsorglich und versucht, sich ihm besonders zuzuwenden.

Rationalisierung. Das bewusste „vernünftige" Begründen eines unbewusst motivierten Verhaltens.

Beispiel: Ein Lungenkrebspatient verspürt mehrere Wochen nach abgeschlossener chemotherapeutischer Primärbehandlung erneut einen quälenden Husten. Obwohl es sich mit hoher Wahrscheinlichkeit um ein Rezidiv der Tumorerkrankung handelt, weist er diesen Gedanken von sich und führt eine Reihe von Gründen an, warum es ein grippaler Infekt sein müsse: er habe sich vor kurzem in starker Zugluft aufgehalten und dabei erkältet. Der Husten fühle sich auch ganz anders an als zum Zeitpunkt der Diagnosestellung. Außerdem habe er jetzt Fieber, was ebenfalls für einen Infekt spreche.

Die Techniken der Psychoanalyse

Das Grundprinzip der Analyse und auch aller nachfolgenden tiefenpsychologisch orientierten Verfahren ist die Heilung durch Einsicht, also das Aufdecken der innerpsychischen Konflikte.

Im Zentrum der Analyse steht immer die Abwehr, die durchbrochen werden muss, und die Einsicht.

Freie Assoziation. Die freie Assoziation gilt als die wichtigste Technik dieser Therapieform. Der Patient lässt seine Vorstellung frei umherschweifen, während er dem Therapeuten über auftretende Gedanken, Bilder und Gefühle berichtet. Dabei wird er ermutigt, alles zu äußern, gleichgültig wie privat oder unbedeutend es ihm erscheinen mag. Freud war der Ansicht, dass freie Assoziation durch intrapsychische Prozesse zustande käme. Die Aufgabe des Therapeuten ist es, den Assoziationen bis zu ihrem Ursprung hin zu folgen. Der Patient wird ständig ermutigt, starken Gefühlen Ausdruck zu verleihen. Die emotionale Erleichterung, die durch den Ausdruck bislang verdrängter Gefühle zustande kommt, bezeichnet man als **Katharsis**.

Projektive Tests. Abwehrmechanismen können benutzt werden, um innerpsychische Konflikte aufzudecken. Eine solche Möglichkeit bieten projektive Tests. Hierbei wird der Abwehrmechanismus der Projektion genutzt. Dem Probanden werden entweder Bilder oder Tintenkleckse vorgegeben, und er soll sagen, was ihm dazu durch den Kopf geht. Die Grundannahme ist hier, dass der Proband seine unbewussten Triebwünsche bzw. innerpsychischen Konflikte in das vorgegebene Testmaterial projiziert. Die bekanntesten Tests sind der **Rorschachtest** oder auch Kleckstest, wo dem Probanden nichts als Tintenkleckse dargeboten werden und der **thematische Apperzeptiontest, TAT** (Henry Murray und Christiana Morgan), bei dem dem Probanden einzelne Bildszenen vorgelegt werden. Der Proband soll sich die Situationen anschauen und Fragen beantworten: „Was führte zu dieser Situation?" „Was geschieht gerade?"... Der Analytiker kann aus den Antworten die projizierten, ursprünglichen, innerpsychischen Konflikte erkennen.

Analyse des Widerstandes. Während der freien Assoziation zeigt der Patient häufig Widerstände, über seine Gefühle, Wünsche oder Bedürfnisse zu sprechen. Solche Widerstände, die die Bewusstmachung verdrängten Materials verhindern, äußern sich in unterschiedlicher Weise. Häufig kommt es vor, dass der Patient zu spät zur Therapie kommt oder die Sitzung völlig vergisst, oder er behauptet, die erwähnten Gedanken seien zu unwichtig, um besprochen zu werden. Widerstände treten vor allem dann auf, wenn es darum geht, verdrängte Erlebnisse, deren Erinnerung **schmerzhaft** ist, ins Bewusstsein zurückzurufen. Dabei handelt es sich oft um Inhalte, die mit sexuellen Wünschen oder feindseligen Gefühlen den Eltern gegenüber zusammenhängen.

Traumdeutung. Während des Schlafs wacht das Über-Ich nicht so streng über die unannehmbaren Impulse wie im Wachzustand. Dann geschieht es, dass die Es-Impulse ins Ich und damit ins Bewusstsein gelangen. Manche Motive sind jedoch auch im Traum noch so unannehmbar, dass sie nur in symbolischer Form dargestellt werden. So bezeichnet man das, was eine Person im Traum erlebt und woran sie sich erinnern kann, als „**manifesten Trauminhalt**". Dem liegt der „**latente Trauminhalt**" zugrunde, der wiederum

aus den wirklichen Motiven, also den ursprünglichen Es-Impulsen, besteht.

Die unterdrückten Es-Impulse werden durch verschiedene Methoden verschleiert, wie **Verdichtung** (verschiedene Personen und Ereignisse werden in einem einzigen Bild zusammengefasst) oder **Verschiebung** (ursprüngliche Erfahrungen oder Gefühle werden in andere Szenen eingebaut, wobei der Traum oft weniger bedrohliche Personen und Umstände wählt), um nicht unzensiert ins Bewusstsein zu gelangen. Geschähe dies, würde der Schläfer sofort erwachen. Das Umformen des latenten Trauminhaltes in den manifesten Trauminhalt nennt man **Traumarbeit**. Der Analytiker hat nun die Aufgabe, mit dem ihm geschilderten Traum den umgekehrten Prozess durchzuführen. Das bedeutet, er muss vom manifesten Trauminhalt auf den latenten Trauminhalt schließen, um die verdrängten Es-Impulse aufzudecken.

Übertragung und Gegenübertragung. Im Laufe der Therapie setzt der Patient den Therapeuten häufig mit anderen wichtigen Personen gleich, die in der Vergangenheit im Mittelpunkt eines emotionalen Konflikts standen. Dieser Vorgang läuft unbewusst ab. Während dieses Prozesses projiziert der Patient seine Gefühle auf den Therapeuten. Dies wird als Übertragung bezeichnet. Die übertragenen Gefühle müssen interpretiert werden, um auf die ursprünglichen Konflikte zurückschließen zu können. Derselbe Prozess läuft auch umgekehrt ab, das heißt, auch der Patient löst im Therapeuten Gefühlsregungen aus. Dieses Phänomen nennt man Gegenübertragung. Der Analytiker muss seine Gefühle erkennen und bearbeiten. Anderenfalls würde die Gegenübertragung die analytische Urteilsfähigkeit des Therapeuten beeinflussen. Die Analyse der Übertragung und Gegenübertragung ist ein wichtiger Bestandteil der Behandlung. Der Therapeut wird hierbei zum Spiegel des Patienten und umgekehrt.

Voraussetzung für eine psychoanalytische Therapie

Der Patient muss
- viel Zeit mitbringen (einige Jahre, mehrere Sitzungen pro Woche)
- zur Introspektion fähig sein und die nötige Sprachgewandtheit besitzen
- eine hohe Motivation haben, die Therapie durchzuhalten
- gewillt sein, die hohen Kosten zu tragen.

Andere Strömungen

Die so genannten „Neo-Freudianer" haben die psychoanalytische Theorie später dahingehend verändert, dass sie zwar auf die Vorstellungen Freuds aufbauten, jedoch einige der Prinzipien abwandelten. So legten sie mehr Gewicht auf
- die **aktuelle soziale Umwelt** (weniger auf die Vergangenheit)
  den kontinuierlichen Einfluss von **Lebenserfahrungen** (nicht nur frühkindlichen Fixierungen)

- die Rolle der **sozialen Motivation** und **Liebesbeziehungen** (nicht der biologischen Triebe und egoistischen Wünsche)
- die Bedeutung der **Ich-Funktion** und der Entwicklung des **Selbstkonzeptes** (weniger der Konflikt zwischen Es und Über-Ich).

Verhaltenstherapie

Die Verhaltenstherapie ging ursprünglich von der Überzeugung aus, dass jede psychische Störung eine Folge ungünstiger Konditionierungen sei. So, wie man ein ungünstiges Verhalten erlernen kann, so kann man es auch wieder verlernen. Die moderne Verhaltenstherapie jedoch berücksichtigt die kognitiven Entwicklungen der letzten dreißig Jahre. So ist aus der ursprünglich rein behavioristischen Sichtweise eine multimodale Therapieform (multi = viele; modus = Art und Weise) entstanden, die sowohl gedankliche wie auch Lernerfahrungen in ihr Behandlungskonzept aufgenommen hat. Die Konfrontation mit dem Stimulus, der das problematische Verhalten auslöst, ist die Basis der Verhaltenstherapie.

Zur **Verhaltensanalyse** unterteilt die moderne Verhaltenstherapie jedes psychische Verhalten wie folgt (**SORKC-Modell**):

S = Stimulus: Was löst Verhalten aus? Wann und wo tritt es auf?

O = Organismus: Was fühlt, denkt das Individuum (hier auch Klärung der Lerngeschichte)?

R = Reaktion: Wie verhält sich das Individuum nach der auslösenden Situation und aufgrund seiner Lerngeschichte?

K = Kontingenz: In welcher Weise erlebt das Individuum die Konsequenz als Folge des gezeigten Verhaltens?

C = Konsequenz: Welche Folgen hat diese Verhaltensweise für das Individuum, gibt es einen Krankheitsgewinn oder nur ungünstige Konsequenzen?

Techniken der Verhaltenstherapie

Systematische Desensibilisierung. Es ist fast unmöglich, gleichzeitig traurig und fröhlich oder gleichzeitig entspannt und ängstlich zu sein. Gegensätzliche emotionale Zustände dieser Art sind unvereinbar. Diesen Grundsatz macht sich die **systematische Desensibilisierung** zunutze. Diese Technik wurde in erster Linie von Joseph Wolpe (1958) entwickelt. Sie wird eingesetzt, um Ängste, Unruhe oder Ekelreaktionen zu behandeln und macht sich das Lernprinzip der **Gegenkonditionierung** zunutze. Ursprünglich wurde eine Angst klassisch konditioniert (S. 872). Bei der Gegenkonditionierung wird nach dem Prinzip des klassischen Konditionierens eine neue Reaktion auf den Stimulus gelernt, die der zuvor erworbenen unerwünschten Reaktion entgegengesetzt ist.

Am Anfang der Behandlung steht die genaue Klärung, unter welchen Bedingungen die Furcht oder Ekelreaktionen auftreten. Es wird also untersucht, welche Stimuli eine **konditionierte Reaktion** auslösen, die als ungünstig angesehen und daher verändert werden soll. Diese Stimuli können sowohl Gedanken als auch körperliches Empfinden oder äußere Stimuli sein.

Der nächste Schritt ist die sogenannte **Angsthierarchie**. Durch sie wird ermittelt, unter welchen Bedingungen es zu einer Intensivierung bzw. Verringerung der Symptomausprägung kommt. Die furchtauslösenden Situationen werden hierbei ihrer Intensität nach geordnet. Danach erst beginnt die eigentliche Desensibilisierung.

Zu Beginn ist es meist notwendig, mit dem Patienten ein Entspannungstraining zu üben. Im körperlich entspannten Zustand wird er sodann in seiner Vorstellung (**in sensu**) in jene Situationen hineingeführt, die die Symptomatik auslösen. Verspürt der Patient intensive Angst oder Ekel, wird eine **Entspannungsphase** zwischengeschaltet, d. h. der Therapeut gewährt ihm eine angenehme Vorstellung und suggeriert ihm somit ein Wohlgefühl. Diese Übung wird wiederholt, bis sich der Patient die Problemsituation vorstellen kann, ohne dabei die Angstreaktion zu erleben. Man beginnt mit der Suggestion von nur geringfügig belastenden Bedingungen und steigt dann zu den immer problematischeren Situationen (am Gipfel der Hierarchie) auf.

Die Therapie konzentriert sich mittlerweile nicht mehr allein auf den Umgang mit der äußeren Situation. Inzwischen werden auch die Umstrukturierung stresserzeugender Gedanken sowie stressreduzierende Atemtechniken in die Übungen miteinbezogen. Während es früher genügte, durch entsprechendes Training Angstsituationen besser ertragen zu lernen, übt der Patient heute ebenfalls, sich in den furchtauslösenden Situationen günstiger zu verhalten. Dadurch werden zusätzlich zu Gegenkonditionierung oder Löschung noch **kognitive Kompetenzen** erworben.

Wolpe ging davon aus, dass man in kleinen Schritten vorgehen müsse und Entspannungsphasen zwischen die einzelnen Vorstellungsübungen zu schalten seien. Heute ist man jedoch der Ansicht, dass dies keinesfalls notwendig ist. Im Gegenteil – es scheint günstiger, den Patienten direkt zu Anfang mit einer Situation zu konfrontieren, die eine starke Angstreaktion auslöst. Bei der Auswahl der Intervention ist allerdings zu berücksichtigen, dass ein stufenweises Vorgehen in der Regel von den Patienten als angenehmer und schonender erlebt wird.

Die systematische Desensibilisierung kann allein in der **Vorstellung** durchgeführt werden. Untersuchungen weisen jedoch darauf hin, dass Therapieerfolge rascher erzielt werden, wenn der Patient unmittelbar mit den realen Angstsituationen konfrontiert wird (**in vivo**). Hat man die Wahl, sollte man also In-vivo-Desensibilisierungen den Vorzug geben (z. B. bei Tierphobien, Angst vor dem Autofahren, Klaustrophobien etc.). Bei vielen Angstinhalten allerdings ist die Möglichkeit einer Desensibilisierung in vivo nicht gegeben. So wird man beispielsweise bei Prüfungsängsten nicht versuchen, den Prüfer in die Therapie einzubeziehen. Bei solchen Ängsten lassen sich die ängstigenden Bedingungen jedoch gelegentlich im **Rollenspiel** simulieren.

Ist die Furcht vor einem bestimmten Reiz gelöscht, so gibt es eine **Generalisierung** dieses Effektes auf verwandte Rei-

Biologie

Histologie

Anatomie

Chemie

Biochemie

Physik

Physiologie

Psych./Soz.

ze. Folglich wirkt die Desensibilisierung sowohl direkt – durch das Ersetzen der Furcht vor einem bestimmten Reiz durch Entspannung – als auch indirekt durch die Generalisierung der Angstreduktion auf ähnliche Reize.

Implosion. Bei der Implosion wird der Patient gleich zu Beginn dem Reiz ausgesetzt, der an der **Spitze der Hierarchie** steht und die meiste Furcht auslöst. Eine Möglichkeit, eine irrationale Furcht zu löschen, besteht darin, den Patienten anzuhalten, eine starke Furchtreaktion zu erleben, ohne dass er eine Verletzung erleidet. Die Situation wird so eingerichtet, dass der Patient beim Auftreten des auslösenden Stimulus daran gehindert wird, die Angst zu vermeiden.

Beispielsweise beschreibt der Therapeut eine für den Patienten angstauslösende Situation und drängt ihn zu der Vorstellung, er erfahre nun diese Situation so intensiv wie möglich und mit allen Sinnen. Es wird angenommen, dass solche Situationen eine Explosion der Panik verursachen. Da es sich hierbei um ein Geschehen im Inneren der Person handelt, wird der Prozess als **Implosion** bezeichnet. Läuft dieser Prozess wiederholt ab, ohne dass tatsächlich etwas für den Patienten Dramatisches geschieht, verliert der Stimulus allmählich seine angstauslösende Qualität.

Bei der Therapie ist es vor allem wichtig, darauf zu achten, dass der Patient während der Konfrontationsübungen kein neues Vermeidungsverhalten lernt, da weder die Furcht noch das Verhalten gelöscht werden können, solange es dem Patienten gestattet wird, durch Leugnen, Vermeidung oder andere Mittel der furchtauslösenden Situation auszuweichen. Die Person muss erleben, dass der Kontakt mit dem Stimulus nicht notwendigerweise die erwartete negative Wirkung hat.

Flooding. In der modernen Verhaltenstherapie führt man, sofern möglich, **massierte Konfrontationen** in-vivo durch. Flooding ist eine Technik, die der Implosion ähnlich ist. Der Unterschied besteht allein darin, dass der Patient (mit seinem Einverständnis) der realen, furchtauslösenden Situation ausgesetzt wird. Hierbei ist es wichtig, dass er so lange in den angstauslösenden Situationen ausharrt, bis die Angst schließlich nachlässt. Das kann mitunter bis zu vier Stunden dauern. Außerdem darf der Patient dabei unter keinen Umständen versuchen, seine Angstreaktion zu vermeiden. Das bedeutet in diesem Fall, er darf sich nicht ablenken, keine Gegenstände bei sich tragen, die ihm Sicherheit vermitteln usw., denn die Aufmerksamkeit muss immer wieder auf die Angstgefühle gelenkt werden.

Da diese Art der Therapie auf den Patienten zu Beginn sehr „hart" wirkt, ist es absolut notwendig, dass er das Behandlungsprinzip genau versteht. Ist der Patient nicht vollkommen einverstanden oder hat er das Prinzip nicht hinreichend begriffen, wird er wahrscheinlich die Therapie abbrechen oder während der Konfrontation doch in eine Vermeidungshaltung übergehen, was dann zu einer Verschlechterung der Symptomatik führen könnte.

Die Angstkonfrontations-Übungen müssen einige Male wiederholt werden, bevor der Patient die auslösenden Situationen allein und ohne das starke Angstgefühl aufsuchen kann.

Das lerntheoretische Prinzip bei dieser Therapieform ist die Löschung (S. 898)

Aversionstherapie. Die Aversionstherapie wird bei Menschen eingesetzt, die sich zu **schädlichen Reizen** wie Drogen, Gewalt sowie zu sexueller Perversion hingezogen fühlen. Die für sie verlockenden Reize werden mit stark unangenehmen Reizen gepaart. Stark unangenehme Reize sind beispielsweise übelkeitserregende Medikamente oder Elektroschocks.

Token Economy (sekundäres Verstärkersystem). Diese Therapieform geht von der Grundannahme aus, dass erwünschtes Verhalten in seiner Auftretenswahrscheinlichkeit durch **positive Verstärkung** erhöht werden kann. Bei diesem Vorgehen bekommen die Patienten „Token" für erwünschte Verhaltensweisen, die jeder für individuell gewünschte Verstärker (Kinobesuch, Eis etc.) eintauschen kann.

Time Out. Hier geht man von der Grundannahme aus, dass **negative Bestrafung** die Auftretenswahrscheinlichkeit von unerwünschtem Verhalten reduziert. Diese Technik wird häufig bei der Therapie mit Kindern angewendet. Wenn unerwünschtes Verhalten auftritt, werden dem Individuum alle (angenehmen) Reize entzogen. So muss ein Kind z. B. nach aggressivem Verhalten für eine feste Zeit in ein leeres Zimmer.

Shaping (Verhaltensausformung). Komplexe Verhaltensweisen werden gelernt, indem bereits **Annäherungen** an das erwünschte Verhalten verstärkt werden. So konnte der Verhaltensforscher Skinner seinen Tauben mit schrittweiser Verstärkung das Ping-Pong-Spielen beibringen (vgl. auch 898).

Prompting. Beim **Prompting** wird ein Hinweisreiz oder Signal gegeben, um einen **Lernprozess** zu initiieren. Diese Technik ist dann notwendig, wenn das Verhalten, das man verstärken möchte, nie von selbst gezeigt wird. Beispielsweise wird einem behinderten Kind beim Essen die Hand zum Mund geführt. Dann wird es gelobt.

Stimuluskontrolle. Hier verändert man den Stimulus, der das pathologische Verhalten auslöst. Zum Beispiel könnte man sich einen Studenten vorstellen, der nicht mit dem Lernen beginnen kann. Zunächst würde ein Verhaltenstherapeut versuchen, die Stimuli herauszufinden, die diese Verhaltensweise auslösen. So stellt sich heraus, dass der Student nicht beginnen kann, weil so viele Bücher auf seinem Schreibtisch liegen, dass er allein das Anschauen des Bücherstapels als aversiv erlebt. Bei einer Stimuluskontrolle würde er nun nur das Buch auf den Schreibtisch legen, das er in diesem Augenblick wirklich benötigt. So ist der ursprüngliche Stimulus neutralisiert. (Ein Verfahren, das u. a. bei Bulimikerinnen zur Anwendung kommt, indem sie nur das einkaufen, was sie als Nächstes verzehren wollen.)

Bio-Feedback. Beim Bio-Feedback wird grundsätzlich davon ausgegangen, dass durch Sichtbarmachen autonomer Funktionen (Pulsfrequenz, Muskelspannung etc.) der Patient lernen kann, diese Funktionen zu steuern. Er bekommt die Signale einer physiologischen Messung (z.B. Muskeltonus mit EMG) visuell oder akustisch rückgemeldet und versucht dann, diese bewusst zu verändern.

Die lerntheoretische Erklärung zum Biofeedback ist folgende: Der Patient führt zunächst zufällig ein Verhalten aus, was zu einer erwünschten Reaktion führt. Durch die **positive Verstärkung** der Rückmeldung (z.B. Veränderung eines Balkens, Leiserwerden eines Tons) wird dieses Verhalten häufiger gezeigt (Rückmeldung erfolgreicher Veränderung = positiver Verstärker).

Kognitive Therapie

Nach Auffassung der kognitiven Psychologie können nicht nur Verhaltensweisen, sondern auch Gedanken im therapeutischen Prozess erlernt werden. Was wir (zu Recht oder zu Unrecht) über uns selbst und über unsere Umwelt denken, das lernen wir im Verlauf unseres Lebens. Die meisten dieser Vorstellungen werden in den Jahren der Kindheit erworben. Die Art unseres Denkens bestimmt unsere Gefühle und unser Verhalten, alles Neue wird über diese Gedankenmuster beurteilt. Wenn zum Beispiel jemand grübelt, ob er wohl für eine bestimmte Funktion geeignet sei, dann entspringt dieses Grübeln folgendem antrainierten Denkschema: „Wenn ich nicht alles perfekt machen kann, bin ich ein Versager."

Im Gegensatz zur Verhaltenstherapie konzentriert sich die kognitive Therapie demnach nicht primär auf die Verhaltensweisen einer Person, sondern stärker auf deren **Gedanken** und **Denkprozesse**. Da die Art und Weise, wie Menschen über sich selbst und die Welt denken (Annahmen, Einstellungen und Meinungen), ihre Handlungen und Gefühle bestimmen, führt negatives Denken folglich auch zu negativen Erfahrungen. Kognitive Therapeuten greifen in diesen Denkprozess ein, um den Patienten zu helfen, ihre Grundannahmen und damit die daraus abgeleiteten Verhaltensweisen zu identifizieren und zu verändern. Kurz gesagt: Tritt eine Veränderung meiner Wahrnehmung ein, dann verändert sich für mich auch die Welt.

Kognitive Therapeuten arbeiten also aktiv mit ihren Patienten, um deren **Denkmuster** aufzudecken, die zu gestörten emotionalen Zuständen und selbstschädigendem Verhalten führen. Sie strukturieren die Sitzungen, geben Empfehlungen und schlagen Methoden zur Erprobung neuer Denk- und Erlebnisweisen vor. Im Laufe der Therapie wird der Patient mit Methoden bekannt gemacht, wie er falsche Annahmen hinterfragen und durch neue, vernünftigere, ersetzen kann.

Varianten des kognitiven Therapieansatzes sind die rational-emotive Psychotherapie nach Albert Ellis und die kognitive Verhaltenstherapie nach Aaron Beck. Die Grundideen der beiden kognitiven Therapieansätze sind gleich.

Rationale Psychotherapie

Die **rationale Psychotherapie** nach Albert Ellis (im englischen rational-emotive therapy oder kurz **RET** genannt) will dem Patienten ein rationales, angemessenes oder angepasstes Verhalten vermitteln und auf diesem Wege die Symptome kurieren. Dazu greift sie zu einem so genannten **ABC-Schema**: Nicht die Situation **A** als Anlass oder als aktivierende Erfahrung der Person, sondern deren Beurteilung (oder in Ellis' Originaltext Belief) **B** führt zur Conclusion, der Schlussfolgerung **C**, der als Gefühl oder Gedanke geäußerten Reaktion.

Somit ist nicht, was ein anderer tatsächlich sagt oder tut, der eigentliche Grund unseres Ärgers oder unserer Angst, sondern unsere Interpretation seines Verhaltens, hervorgebracht durch unsere eigenen irrationalen Vorstellungen. In der Behandlung soll deshalb das dem Patienten eigene ABC-Schema erkannt werden. Der Patient soll zusammen mit dem Therapeuten ergründen, wie der Anlass A über die irrationale Beurteilung B zu C, der Konsequenz im Verhalten, führt.

Kognitive Therapie nach Beck

Diese Therapie wird überwiegend zur Behandlung von **Depressionen** eingesetzt. Nach Beck sind für die Entstehung und Aufrechterhaltung von Depressionen **negative selbstbezogene Kognitionen** („Schon wieder ein Misserfolg. Ich bin ein totaler Versager") verantwortlich, die automatisch auftreten. In der Therapie werden negative Annahmen und verzerrte Interpretationen entdeckt, infrage gestellt und durch alternative Denkweisen ersetzt. Der Klient wird unter anderem dabei unterstützt, Misserfolge external zu attribuieren (Attributionstheorie) und konstruktive Lösungen für Probleme zu finden.

Eine sehr bekannte Technik der kognitiven Therapie nach Beck ist der sogenannte **Sokratische Dialog** oder auch **Sokratische Fragen**. Der Therapeut hinterfragt die dysfunktionalen Gedanken. Er fragt nach überprüfbaren Ereignissen, die beweisen, dass der Gedanke richtig ist.

Beispiel: „Woran machen Sie fest, dass niemand Sie leiden kann?" Die Antwort des Patienten wird dann wiederum hinterfragt, bis der Patient darauf kommt, dass die Aussage so nicht stimmt und er sein Weltbild überdenken muss.

Selbstinstruktions- oder Stressimpfungstraining nach Meichenbaum

Nach Meichenbaum lösen negative Selbstmonologe **Stress** oder, allgemeiner, psychische Spannung aus, die über eine längere Zeit hin zu Störungen führen kann. Die Grundannahme ist, dass positive Selbstgespräche diese Störungen auch beseitigen können. Die negativen Selbstverbalisationen werden also analysiert, und dann werden positive Selbstverbalisationen geübt, die in den kritischen Situationen gesprochen werden können. So könnte bei der Selbstverbalisation („Ich schaffe das nicht, das ist zu viel für mich!") der Satz: „Ich tue es in meinem Tempo, ich habe schon ganz andere Dinge geschafft, die ich für unmöglich hielt" eingeübt werden.

Biologie

Histologie

Anatomie

Chemie

Biochemie

Physik

Physiologie

Psych./Soz.

Einflüsse der kognitiven Therapie

Die Verhaltenstherapie (S. 943) ist sehr stark von der kognitiven Therapie beeinflusst worden und hat viele Elemente von ihr übernommen. Man spricht deshalb auch gerne von der **kognitiven Verhaltenstherapie** oder der **kognitiv-behavioralen Therapie**.

> **Merke**
>
> Grundprinzipien der kognitiven Verhaltenstherapie sind Konfrontation, kognitive Umstrukturierung, Aufbau der Selbstkontrolle und eigenen Kompetenz. Die Verfahren sind gegenwartsorientiert, lehnen unbewusste und damit analytische Vorgehensweisen ab!
>
> Wenn bei einem Patienten durch Umstrukturieren von Gedanken, Tagebuchschreiben, Veränderung der Einsicht (hat alles mit Kognitionen zu tun!) eine Verbesserung der Symptomatik eintritt, dann gehört dies zu der kognitiven (Verhaltens-)Therapie!

Klientenzentrierte Gesprächspsychotherapie nach Carl Rogers

Rogers entwickelte in den 60er Jahren seine Therapieform, die aus der humanistischen Psychologie kommt. Das Ziel seiner Therapie ist es, dem Klienten zu helfen, seine eigenen Bedürfnisse und wahren Gefühle greifen zu können, um sie als Teil von sich selbst anzunehmen. Diese wahren Gefühle sind jedoch häufig von sozialen Normen überdeckt.

Das Menschenbild von Rogers

Nach Rogers ist der Mensch von Grund auf gut. Er hat keine aggressiven und zerstörerischen Impulse. Diese lernt er im Laufe seiner Sozialisation. Alle Menschen besitzen eine **Selbstaktualisierungstendenz**. Das bedeutet, wir wollen unser eigentliches Selbst verwirklichen. Ein Kind wertet alle Erfahrungen, im Sinne dieser Aktualisierungstendenz: Fördert diese Erfahrung die Selbstverwirklichung, oder hemmt sie sie eher?

Ein Beispiel für die Selbstaktualisierungstendenz ist, dass wir als Babys laufen lernen, obwohl es ja leichter wäre, immer zu krabbeln. Aber wir wollen es lernen, weil wir in uns fühlen, dass es zu unserer Selbstverwirklichung beiträgt.

Später **introjizieren** wir die Werte unser Eltern, auch, wenn sie der eigentlichen Aktualisierungstendenz entgegenwirken. Es kommt somit zu einem Konflikt zwischen gelernten Wertvorstellungen und dem angeborenen Wertsystem. Beispielsweise gehört es zu unserem Wertsystem, geliebt zu werden. Wir tun also auch Dinge, die wir nicht mögen, damit uns die anderen lieben. So entwickeln wir möglicherweise ein Selbstkonzept, das durch die Wertvorstellungen anderer Menschen mitgeprägt ist. Dann ist unser Selbstkonzept starr. Wenn wir ein Selbstkonzept entwickeln, das nur an der Selbstaktualisierungstendenz orientiert ist, dann ist es flexibel.

Aus diesen Überlegungen leitet sich Rogers' Therapie ab. Sein Menschenbild ist eher ein Versuch, zu erklären, wie es zu Erfolgen in seiner Therapie kommt.

Rogers-Therapie

Die klientenzentrierte Gesprächstherapie wird auch als **nichtdirektive Gesprächspsychotherapie** bezeichnet. Den Mittelpunkt der Therapie bildet der Patient mit seinem momentanen Erleben.

Der Therapeut unterstützt durch eine nicht lenkende Gesprächsführung die Äußerungen des Klienten. Er verhilft ihm zu einer besseren Selbstwahrnehmung und -akzeptanz, indem er den emotionalen Gehalt des Gesagten versteht, das Erleben und die Erfahrungen des Klienten noch klarer herauskristallisiert und dies in einer wertschätzenden Weise verbalisiert. Hierbei sind drei Haltungen des Therapeuten die entscheidenden Wirkfaktoren:

Bedingungslose Wertschätzung: Der Therapeut begegnet dem Klienten mit einer akzeptierenden Haltung, die – ganz gleich was der Klient auch sagt – frei von jeder Bewertung ist. Da diese Art der Wertschätzung an keinerlei Bedingungen (z. B. an Leistungskriterien) geknüpft ist, wird sie als „unbedingte positive Wertschätzung" bezeichnet.

Empathie: bezeichnet das Vermögen des Therapeuten, einfühlsam zuzuhören und die Gefühle des Klienten verstehen und nachempfinden zu können.

Kongruenz: Der Therapeut ist in seiner Interaktion mit dem Klienten „er selbst", das heißt, seine Gedanken, Gefühle und Äußerungen stimmen miteinander überein; er ist „echt" und stellt keine Fassade dar.

Eine durch diese drei Variablen gekennzeichnete Therapieatmosphäre ermöglicht dem Klienten, seine Gefühle, Gedanken und Verhaltensweisen zu schätzen, (immerhin werden sie ja auch vom Therapeuten wertschätzend akzeptiert!) in sein Selbstkonzept einzubauen und zu akzeptieren.

Systemische Therapie

In den 80er Jahren fand in der Psychotherapie aber auch in den psychologischen Beratungen eine Trendwende statt. Es stand nicht mehr nur der einzelne Mensch mit seinen Problemen im Fokus der Aufmerksamkeit, sondern eher der Mensch in seinen sozialen Beziehungen. Alle einzelnen Elemente eines Lebensbereichs, mit denen ein Mensch verbunden ist, stehen zueinander in einer wechselseitigen Beziehung. Diese Elemente bilden ein **System**.

Ein Symptom ist hier als Ausdruck eines nicht optimal funktionierenden Systems zu verstehen. Alle einzelnen Elemente wirken durch ihr Verhalten aufeinander. Gestörtes Verhalten wird also im System entwickelt und auch durch das System aufrechterhalten. Die einzelnen Mitglieder konstruieren sich ihre Wirklichkeit selbst, ähnlich wie bei der kognitiven Therapie. Hier ist es aber so, dass diese Wirklichkeiten sich gegenseitig beeinflussen und somit eine „Wirklichkeit für das System" gebildet wird.

Die systemische Therapie ist als **systemische Familientherapie** bekannt geworden, bezieht sich heute jedoch auf jede Art von Systemkonstellation (z. B. Arbeitssysteme).

Die dem System eigenen impliziten sozialen Regeln, Beziehungsstrukturen und Kommunikationsmuster können dazu führen, dass sich ein System nicht günstig für alle Beteiligten organisiert, sondern sich in unbefriedigender Art und Weise „festfährt". Die Störungen einzelner Systemmitglieder bringen dies zum Ausdruck. Die Therapie stößt das System, das sich üblicherweise von selbst organisiert, **von außen** an, und verhilft ihm so zu einer günstigeren Organisationsweise. Es sollen in der Therapie Denk- und Handlungsmöglichkeiten entwickelt werden, die dem System helfen können, die festgefahrenen Sichtweisen zu erweitern.

Einige systemische Methoden

Die systemischen Methoden bestehen in besonderen Formen des Fragens, in Kommentaren, in metaphorischen Techniken und im Herstellen besonderer Kommunikationskontexte. Den systemischen Techniken ist gemeinsam, dass sie die unterschiedlichen Problemsichtweisen (allgemeiner: „Wirklichkeiten") aufdecken und verändern. In den Therapiesitzungen selbst werden jedoch lediglich Ideen erzeugt, die das System zu Veränderungen provozieren. Im mehrwöchigen Zeitraum zwischen den Sitzungen wirken dann die selbst organisierenden Kräfte des Systems, die im besten Falle zu hilfreicheren Ordnungen führen.

Systemische Frageformen. Die wohl bekannteste Frageform ist das **zirkuläre Fragen**. Die Grundidee hierbei ist, dass ein Symptom auch immer eine Botschaft ist, die von den verschiedenen Mitgliedern des Systems unterschiedlich wahrgenommen wird. So könnte man die Familie einer anorektischen Patientin fragen: „Frau X, was glauben Sie, welche Idee hat ihr Mann dazu, dass Ihre Tochter sich entschlossen hat, keine Nahrung mehr zu sich zu nehmen?"

Reframing. Beim Reframing werden dem Symptom oder dem Kontext, der das Symptom auslöst,eine andere Bedeutung gegeben. So ist die Mutter nicht ängstlich, sondern sehr vorsichtig.

Metaphorische Techniken. Die Idee bei diesen Techniken liegt in der Annahme, dass Menschen die Botschaft in einer Geschichte oder Metapher eher zulassen, als wenn es uns direkt gesagt würde.

2.5 Besondere medizinische Anforderungen

In der medizinischen Versorgung kommt es immer wieder zu Ereignissen, die für den Arzt wie auch den Patienten als extrem belastend erlebt werden.

2.5.1 Intensivmedizin

Trotz einer medizinisch optimalen Betreuung ist die Intensivmedizin für den Patienten sehr belastend. Die Patienten sind häufig zeitlich und ggf. örtlich desorientiert. Bei ca. 10–15 % kommt es zu einem sog. **Durchgangssyndrom**, zeitlich und örtliche Desorientierung mit starken emotionalen Schwankungen von Depression bis zu Panik oder Wut.

Belastung des Patienten

Folgende Faktoren können beim Patienten als Stressoren wirken:
– Der Patient befindet sich in einer **körperlichen Extremsituation** (Schmerzen, ggf. Luftnot usw.).
– Der Patient hat häufig **Angst** bzw. Stress, der durch seine Krankheit verursacht wird.
– Er ist weitgehend von der **Umwelt** isoliert, sodass alle externen Zeitgeber wegfallen.
– Durch den krankheitsbedingten unregelmäßigen Schlaf-Wach-Rhythmus wird die **Schlafarchitektur** weiter zerstört.
– Viele Patienten fühlen sich **entmündigt**, können nicht selbst Entscheidungen treffen.
– Die **Intimsphäre** ist weitgehend verloren gegangen.

Mögliche Reaktionen auf diese Belastungsfaktoren sind neben der erwähnten Desorientierung auch häufig **Abwehrmechanismen**, wie sie die Psychoanalyse postuliert (Verdrängung, Verleugnung, Regression). Wir alle verwenden Abwehrmechanismen. Und meist sind sie hilfreich und nicht pathologisch. Hier helfen sie, die Hoffnungslosigkeit oder Angst und Wut nicht aufkommen zu lassen.

Somit ist die Intensivmedizin auch nicht nur auf die medizinische Betreuung beschränkt, sondern leistet darüber hinaus noch weitere Aufgaben.

Beispielsweise wird das **Umfeld** des Patienten mit einbezogen. Auch die **Angehörigen** sind emotional belastet. Sie sind ängstlich, haben keine klare Zukunftsperspektive bezüglich des Patienten, fühlen sich möglicherweise überfordert. Dem Behandlungsteam muss es gelingen, die Angehörigen zur Kooperation zu motivieren und so deren Potenziale nutzbar zu machen: Die Angehörigen stellen für den Arzt wichtige Informationsquellen (z.B. für die Fremdanamnese) dar und tragen durch emotionale und praktische Unterstützung wesentlich zum Heilungserfolg bei.

Um diese Aufgaben optimal gewährleisten zu können, beziehen die Ärzte häufig Psychologen, Sozialarbeiter, Pädagogen oder Seelsorger mit ein, die die psychologische Arbeit übernehmen.

Belastung bei Arzt und Pflegepersonal

Auch auf Seiten der Ärzteschaft und des Pflegepersonals gibt es viele Belastungsfaktoren:
– hohe Verantwortung
– hoher Leistungsdruck (immer 100 % geben müssen)
– Zeitdruck
– hohe Sterberate der Patienten trotz aller Anstrengung
– chronischer Zeitmangel
– hohe Erwartungen der Patienten
– Umgang mit emotional stark reagierenden Angehörigen
– Schichtdienst.

Gefahren sind gesundheitliche Risikofaktoren durch anhaltenden Stress. Dies kann bis hin zu einem **Burn-out-Syndrom** führen.

Biologie Histologie Anatomie Chemie Biochemie Physik Physiologie Psych./Soz.

2.5.2 Notfallmedizin

Ein **medizinischer Notfall** ist ein akuter, vital bedrohlicher Zustand, der häufig in Intensivstationen, Notfallambulanzen oder bei Rettungseinsätzen direkt an Unfallorten vorkommt. Die meisten der oben genannten psychosozialen Belastungsfaktoren für Patienten, Angehörige und Ärzte auf einer Intensivstation treffen auch auf die Notfallmedizin zu.

Besondere psychosoziale Merkmale des Notfalls für den Arzt

Für den Arzt ist der Zeitdruck noch höher. Ohne ausreichend Zeit für eine vollständige Diagnose muss er wichtige Entscheidungen treffen. Zum Entscheidungsdruck gesellt sich der Handlungsdruck und die Angst vor Fehlentscheidungen und Fehlhandlungen.

2.5.3 Transplantationsmedizin

Die Transplantationsmedizin gibt vielen schwerkranken Menschen wieder Hoffnung auf eine Linderung oder gar Genesung.

Psychische Belastungen in der Transplantationsmedizin

Die meisten Patienten, die sich vor einer Transplantation befinden, haben meist eine lange Wartezeit mit schwerer Krankheit hinter sich. In dieser Zeit stehen die Patienten unter einem ständigen Stress, weil sie möglicherweise um ihr Leben fürchten und die ganze Zeit nur auf ein Spenderorgan warten. Die Patienten können selber nichts tun, selbst nicht aktiv sein, was zu einem Gefühl der Hilflosigkeit führt und den Stress noch weiter erhöht.

Doch auch nach der Transplantation ist der Stress nicht vorbei, da die Möglichkeit, dass das neue Organ oder Gewebe abgestoßen wird, weiterhin zu Angst und Unruhe führt. Hinzu kommt, dass für viele Menschen das Körpergefühl nicht stimmig ist. Das neue Organ wird zunächst als Fremdkörper wahrgenommen (**foreign body stage**). Stufenweise wird es als immer zugehöriger erlebt (**partial incorporation**). Erst wenn der Prozess der Annahme abgeschlossen ist, wird es als zum eigenen Körper zugehörig erlebt (**complete incorporation**).

Wenn ein lebenswichtiges Organ gespendet wird, fürchten einige Patienten, dem Spender so unglaublich viel schuldig zu sein, dass sie es nie ausgleichen können. Auch wenn die Organe von einem hirntoten Menschen gespendet wurden, löst dies bei den Empfängern gelegentlich Schuldgefühle aus.

2.5.4 Onkologie

Die Diagnose einer Krebserkrankung löst beim Patienten und den Angehörigen oft existenzielle Krisen aus. Die Zukunft ist ungewiss. Die Patienten schwanken zwischen der Vorstellung von großen Schmerzen, körperlichem Abbau und belastender Therapie und einem großen Optimismus hin und her.

Sensitization und die Repression im Umgang mit einer Krebserkrankung

Die Bewältigungsstile der „Sensitization" und „Repression" (S. 483) werden als stabile Persönlichkeitsmerkmale verstanden, die sich bei der Verarbeitung bedrohlicher Informationen, so also auch bei einer Krebserkrankung, bemerkbar machen. Der **Sensitizer** sammelt beispielsweise alle erdenklichen Informationen über seine Krebserkrankung und spricht häufig mit Angehörigen oder Ärzten über seine Erwartungen und sein erworbenes Wissen. Auch wird ein möglicher drohender Tod nicht als Tabuthema behandelt, sondern offen angesprochen. Ein **Repressor** hingegen verhält sich genau gegenteilig. Er meidet wenn möglich die Konfrontation mit seiner Krankheit und will nicht informiert und erinnert werden. Beides sind Möglichkeiten mit einer Krankheit umzugehen, die von den Angehörigen und Ärzten akzeptiert und berücksichtigt werden sollten.

Copingmodell von Lazarus bei der Krebserkrankung

Das Modell von Lazarus (S. 880) lässt sich auch auf die Krebserkrankung anwenden. Die Diagnose führt zu einer **primären Einschätzung**. Es wird überprüft, ob sie stressreich ist und wenn ja, ob sie als Herausforderung betrachtet werden kann (Primary Appraisal). In der **sekundären Einschätzung** werden die möglichen Bewältigungsstrategien bewertet (persönliche Ressourcen, Unterstützung durch Ärzte, mögliche Therapien). Das Ergebnis führt zur **Neubewertung**. Hier entscheidet sich, ob die Krankheit als bewältigbar oder als unbesiegbar eingestuft wird.

Modell der Krankheitsverarbeitung von Heim

Ähnlich ist das **Modell der Krankheitsverarbeitung** von Heim et al.:

Wahrnehmung. Am Anfang der Krankheit steht die Wahrnehmung der krankheitsspezifischen Symptome.

Kognitive Verarbeitung. Der Gesundheitszustand wird nun bewertet. Der Erkrankte überlegt, ob die wahrgenommenen Veränderungen eine Gefahr bedeuten oder nicht.

Bewältigung. Es gibt drei Möglichkeiten:
- **Kompensation:** sich etwas Gutes tun, Rückzug, Wut – Aggression
- **Dissimulation:** die Krankheit herunterspielen, sich ablenken, Vermeidung des Themas, sich selbst aufwerten (valorisieren), Problemanalyse, richtiges Abwägen und Entscheiden
- **Intrapsychisch-emotional:** Haltung bewahren oder aufgeben. Selbstbeschuldigung oder die Hinwendung zum Glauben.

Die Krebspersönlichkeit

Ähnlich wie beim Persönlichkeits-Typ A (Gefährdung für Koronarerkrankungen, S. 915) hat man auch für die Krebserkrankung einen Persönlichkeitsstil postuliert.

Die Typ-C-Persönlichkeit. Eine Persönlichkeit mit Typ-C-Verhalten leugnet negative Emotionen, kann keinen Ärger ausdrücken, neigt zu depressiver Verstimmung und gesteht sich keine eigenen Interessen und Wünsche zu. Dieses Verhalten soll die Entwicklung von Krebs begünstigen. Wie auch bei Typ A konnte jedoch auch dieses Persönlichkeitskonzept empirisch nicht bestätigt werden. Gesundheitsgefährdendes Verhalten wie Rauchen, übermäßiges Sonnenbaden und Dauerstress ist jedoch nachgewiesen.

Psychotherapeutische Interventionen bei Krebserkrankungen

Es konnte gezeigt werden, dass folgende psychotherapeutische Interventionen hilfreich sind und die Genese bei einer Krebsbehandlung unterstützen.

Entspannungstraining. Es senkt den Stresslevel und hilft bei Einschlafschwierigkeiten.

Meditation. Das Nach-Innen-Wenden und das Loslassen äußerlicher Stressoren hat denselben Effekt.

Hypnose führt noch stärker als Entspannungsverfahren zu einer Linderung von Schmerzen, hilft bei Einschlafschwierigkeiten und ist sehr stressreduzierend. Sie kann helfen, eine positivere Sichtweise zu gewinnen. Hypnose kann in Form eines Selbsthypnosetrainings dem Patienten vermittelt werden. In Deutschland gibt es zwei Gesellschaften, die Hypnose-Weiterbildungen anbieten: Die Deutsche Gesellschaft für Hypnose e. V. und die Milton-Erickson-Gesellschaft.

Kognitive Interventionen helfen, Stress zu reduzieren und eine positivere Einstellung zu gewinnen (siehe Stressimpfungstraining, S. 945).

Die systematische Desensibilisierung aus der Verhaltenstherapie kann erfolgreich gegen die antizipatorische Übelkeit, die häufig durch klassische Konditionierung entsteht, eingesetzt werden.

Selbsthilfegruppen. Die Anwesenheit anderer Betroffener stellt durch den Erfahrungsaustausch und das Erlebnis, verstanden zu werden, eine wichtige psychosoziale Unterstützung dar.

2.5.5 Humangenetische Beratung

Die Humangenetik ist eine Disziplin der Medizin, die versucht, **genetische Krankheitsursachen** zu erforschen, frühzeitig zu erkennen und zu behandeln. Durch die Techniken moderner humangenetischer Diagnostik können z.B. heute rund 100 Stoffwechselkrankheiten und doppelt so viele Einzelgenerkrankungen festgestellt werden. Zu diesen **Erbkrankheiten** zählen beispielsweise das Down-Syn-

drom (Trisomie 21), Mongolismus, die Chorea Huntington (Veitstanz), Retinitis pigmentosa oder das Rettsyndrom. Bei einer humangenetischen Beratung werden die Eltern über das Risiko einer möglichen Erkrankung ihres Kindes und deren Auswirkungen aufgeklärt. Sie werden in einem sensiblen Beratungsprozess bei der Entscheidungsfindung unterstützt, ob sie sich trotz eines hohen Risikos für ein eigenes Kind entscheiden oder welche alternativen Möglichkeiten (z.B. Adoption) bestehen.

Im Falle eines Kinderwunsches benötigt die werdende Mutter Informationen darüber, wie hoch das wahrscheinliche Erkrankungsrisiko für ihr Kind ist und welche Auswirkungen die Erkrankung auf das Leben ihres Kindes und auch auf das Leben der Eltern haben wird.

Die Grundlage der Beratung bildet eine ausführliche **Familienanamnese**. Dazu wird ein Familienstammbaum aufgestellt. Weiterhin werden der soziale Rückhalt, die Ängste der Eltern, Therapiemöglichkeiten, die Möglichkeit eines Schwangerschaftsabbruchs und dessen körperliche und psychische Folgen beachtet.

Pränataldiagnostik

Unter den Begriff pränatale Diagnostik fallen alle Untersuchungen am **ungeborenen Kind**, um Abweichungen vom normalen Verlauf der Schwangerschaft festzustellen. Hierzu dienen Routineverfahren, wie zum Beispiel die Ultraschalluntersuchung. Liegt ein genetischer Defekt bei den Eltern vor, ist die Mutter älter als 35 Jahre oder der Vater älter als 50 Jahre, kann zusätzlich eine **Fruchtwasserdiagnostik** (z.B. Amniozentese) durchgeführt werden.

2.5.6 Reproduktionsmedizin

Psychosoziale Faktoren der Fertilität und Infertilität

Sowohl die **Fertilität** (Fruchtbarkeit) als auch die **Infertilität** (Unfruchtbarkeit) können eine große psychische Belastung darstellen. Bei einer ungewollten Schwangerschaft leidet das Paar oder nur die Frau unter dem Konflikt der Abtreibung oder dem Elternwerden. Ungewollt unfruchtbare Menschen leiden darunter, dass Ihr Kinderwunsch nicht in Erfüllung geht.

Medizinische Behandlung der Infertilität

Moderne medizinische Maßnahmen helfen dem Kinderwunsch nach. Bei der **In-vitro-Fertilisation (IVF)** werden reife Eizellen außerhalb des Körpers befruchtet. Die Eizellen werden im Reagenzglas (in vitro) mit den Spermien zusammengebracht und in einer Nährlösung im Brutkasten gehalten. Die anschließende Übertragung der Zygote in den Uterus oder Eileiter wird als **Embryonentransfer** bezeichnet. Die Schwangerschaftsrate beträgt ca. 20% pro Embryonentransfer. Die Erfolgsrate wird durch eine verfeinerte Methode, die **intrazytoplasmatische Spermatozoeninjektion (ICSI)**, noch erhöht. Bei der ICSI wird mit einer Spermieninjektionsnadel ein Spermium in das Zytoplasma eines jeden Eis injiziert.

Bei reproduktionsmedizinischer Behandlung steigt jedoch die Wahrscheinlichkeit für eine **Mehrlingsgeburt** erheb-

Biologie | Histologie | Anatomie | Chemie | Biochemie | Physik | Physiologie | Psych./Soz.

lich an. Die Eltern sollten hierüber informiert und auf die Folgen vorbereitet werden. Die Betreuung von Zwillingen oder Drillingen stellt einen hohen Stressfaktor dar, der, verbunden mit immenser körperlicher Anstrengung und finanziellen Mehrkosten, leicht zu einer Überforderung führen kann.

Ebenfalls können Menschen, die kinderlos bleiben, **psychologisch** durch Einzel- oder Paargespräche unterstützt werden. So lässt sich möglicherweise ein alternativer Lebensplan entwickeln.

2.5.7 Sexualmedizin
Psychophysiologische Grundlagen der sexuellen Reaktion
Sexueller Reaktionszyklus

William Masters und Virginia Johnson beschrieben Mitte der 60er-Jahre die physiologischen Veränderungen beim Geschlechtsverkehr und der Masturbation in einer idealtypischen Abfolge von Phasen, dem sog. **sexuellen Reaktionszyklus**.

Erregungsphase. In dieser Phase reagieren die Sexualorgane aufgrund einer Stimulation. Es steigen bereits Blutdruck, Herzfrequenz sowie Atemfrequenz und Atemtiefe. Beim Mann kommt es zur Erektion des Penis, bei der Frau schwellen Klitoris, Schamlippen und Brustwarzen an. Bei beiden Geschlechtern kommt es zu Hautrötungen besonders am Hals und Dekolletee, die man als „Sex flush" bezeichnet.

Plateauphase. In dieser Phase steigt die körperliche Erregung weiter an. Die Muskelspannung erhöht sich weiter, auch Herzfrequenz und Blutdruck steigen weiter an. Beim Mann wird ein Sekret aus den Cowper-Drüsen abgesondert, bei der Frau weiten sich die äußeren Schamlippen, es wird Gleitflüssigkeit abgesondert. Rein subjektiv geben die meisten Menschen an, einen Kontrollverlust zu erleben.

Orgasmus. Der Orgasmus bildet den Höhepunkt der körperlichen Erregung. Es handelt sich dabei um einen komplexen Vorgang, an dem der gesamte Organismus beteiligt ist. In der Genital- und Analregion treten unwillkürliche Muskelkontraktionen auf, beim Mann kommt es zur Ejakulation mit rhythmischen Kontraktionen der Beckenmuskulatur, bei der Frau zu rhythmischen Kontraktionen der orgastischen Manschette, des Uterus und der Beckenmuskulatur. Der Orgasmus wird subjektiv als Spannungshöhepunkt erlebt. Spannung und die darauffolgende Entspannung sind äußerst lustvolle Erfahrungen.

Rückbildungsphase (Refraktärphase). Hier gehen alle Zeichen der sexuellen Erregung zurück. Bei der Frau gibt es eine relative Rückbildungsphase. Das heißt, sie kann kurz nach dem erlebten Orgasmus wieder sexuell erregt werden. Beim Mann hingegen liegt eine absolute Rückbildungsphase vor. Er kann einige Zeit nach dem Orgasmus zumindest körperlich nicht erneut sexuell stimuliert werden.

 Merke Die Rückbildungsphase ist keine Erschöpfungsphase.

Weitere Fakten zur Sexualität
– Je älter, desto länger dauern die vier Phasen.
– Hohe Koitusfrequenz in jüngeren Jahren korreliert mit längerer sexueller Aktivität im Alter.
– Männer masturbieren häufiger, Frauen haben weniger Koituserfahrung.
– Die Sexualität wird vorwiegend durch die Lernerfahrung, weniger durch genetische Disposition determiniert.
– Bei der Frau ist der sexuelle Reaktionsablauf variabler als beim Mann. Die Frau unterliegt einer größeren situativen Abhängigkeit als der Mann.
– Die Triebintensität ist beim Mann im jungen Erwachsenenalter am höchsten, bei der Frau eher in den mittleren Jahren.

Sexuelle Störungen

Es können zwei Arten von sexuellen Störungen unterschieden werden. Bei den **sexuellen Funktionsstörungen** läuft ein bestimmter Abschnitt des sexuellen Reaktionszyklus nicht normal ab. Bei **sexuellen Abweichungen** handelt es sich um sexuelle Vorlieben, die vom Großteil der Gesellschaft nicht geteilt werden. Hier sind es unübliche Reize, die zu einer Erregung und zu sexueller Lust führen.

Sexuelle Funktionsstörungen

Störungen der sexuellen Appetenz. Unter den Störungen der sexuellen Appetenz fasst man die Verminderung oder den Verlust von Interesse an sexueller Aktivität (**Lustlosigkeit**) und die Ausbildung einer Abneigung gegen Sexualität (**sexuelle Aversion**) zusammen.

Störungen der Erregungsphase. Zu den Störungen der Erregungsphase zählt die **Erektionsstörung** beim Mann, die eine Sekundärfolge körperlicher Störungen sein kann oder psychische Ursachen (z. B. Erwartungsängste) hat. Auch bei der Frau ist in körperliche und emotionale Störungen der sexuellen Erregung zu unterscheiden. Während der Erregungsphase wird keine oder zu wenig Gleitsubstanz aus der Vagina abgesondert.

Störungen der Orgasmusphase. Die Störung kann darin bestehen, dass der Orgasmus zu früh oder zu spät auftritt oder aber ganz ausbleibt. Mit „**Ejaculatio praecox**" ist ein zu früher Samenerguss gemeint, der häufig bei jungen unerfahrenen Männern auftritt. **Gehemmte Ejakulationen** können durch einen niedrigen Testosteronspiegel bedingt sein oder durch Drogen, die die sympathische Erregung hemmen. Frauen geben als Störungen an, dass der Orgasmus zu spät kommt oder ganz ausbleibt. Das Ausbleiben des Orgasmus wird beim Mann als „**ejaculation deficiens**" und bei der Frau als „**Anorgasmie**" bezeichnet.

Störungen mit sexuell bedingten Schmerzen. Hierzu zählen der Vaginismus und die Dyspareunie bei der Frau. Der

Vaginismus ist ein Krampf der Becken-Boden-Muskulatur beim Eindringen des Gliedes in die Vagina. Diese Störung gilt als konditionierte Angstreaktion, die sich aufgrund negativer sexueller Erfahrungen oder durch Schmerzen beim Sexualverkehr ausgebildet hat. Der Begriff **Dyspareunie** bezeichnet Schmerzen beim Geschlechtsverkehr, die häufig körperliche Ursachen (Erkrankungen im Beckenraum; Folgeschäden einer Entbindung) haben.

Sexuelle Abweichungen

Hierzu zählen:
- **Exhibitionismus:** die Lust, sich nackt zu zeigen
- **Voyeurismus:** die Lust, andere bei sexuellen Handlungen zu beobachten
- **Fetischismus:** die Lust wird nur durch bestimmte Objekte, z.B. Slips, Schuhe etc. ausgelöst
- **Transsexualität:** Lust, sich in das andere Geschlecht zu verwandeln
- **Sadismus/Masochismus:** Sexuelle Lust wird nur empfunden, wenn dem Partner Schmerz zugefügt wird bzw. man selbst Schmerz zugefügt bekommt.

Sexualtherapie

In den 70er Jahren entwickelten Masters und Johnson die Therapie sexueller Funktionsstörungen. Die Grundsätze sind in anderen modernen Therapien wiederzufinden.

Die Therapie wird häufig in Form einer **Partnertherapie** durchgeführt, da beide Partner auf die Problematik der Funktionsstörung eingehen sollten. Die Grundlage der Therapie bilden die Informationsvermittlung sowie die Umstrukturierung problematischer Einstellungen, die Beseitigung von Leistungsangst, die Verbesserung der Kommunikation zwischen den Sexualpartnern, das Erlernen sexueller Techniken und die Sensibilisierung für die eigene körperliche Erregung (z.B. durch selbsterkundende Masturbationen).

2.5.8 Tod und Sterben, Trauer
Auseinandersetzung mit dem eigenen Tod

Dr. Elisabeth **Kübler-Ross** war vielleicht die erste Person, die ein Modell entwickelte, das beschreibt, welche Phasen Sterbende durchlaufen. Dr. Kübler-Ross setzte sich über das in der damaligen Zeit noch große Tabu hinweg, mit sterbenden Patienten über ihren Tod zu sprechen. Damals war es noch unüblich, den Patienten frühzeitig mitzuteilen, dass sie sterben müssen. Dass wir heute einen anderen Umgang mit dem Sterben und dem Tod haben, ist sicherlich auch auf die Arbeiten von Dr. Elisabeth Kübler-Ross zurückzuführen.

Die Sterbephasen nach Kübler-Ross

Phase 1. Nicht-wahr-haben-Wollen und Abwehr: In dieser Phase kann der Mensch das Sterben nicht akzeptieren und verleugnet alle Indizien, die darauf hinweisen. Typische Verhaltensweisen hierfür sind, dass neue Informationen nicht zur Kenntnis genommen werden und dass großer Wert auf Aussehen und neue Kleidung gelegt werden.

Es werden Zuflüchten gesucht, indem Zukunftspläne gemacht werden.

Je mehr der nahende Tod zur Gewissheit wird, desto mehr isolieren sich die Betroffenen.

Phase 2. Zorn- oder **Protestphase** („Warum ich?!"): In dieser Phase wird gegen das unausweichliche Schicksal angekämpft. Typische Verhaltensweisen: Ungerechtfertigte Vorwürfe gegen die Umgebung, Pflegepersonal und Angehörige und aggressive Handlungen. Dies kann das Verhältnis belasten. Hier ist es wichtig zu wissen, dass der Sterbende gegen sein Schicksal ankämpfen will.

Phase 3. Der Erkrankte versucht mit dem Schicksal, mit Gott oder den Ärzten zu verhandeln, dass er jetzt „noch nicht dran" ist. Diese Phase ist oft kurz. Typische Verhaltensweisen sind häufige Kirchenbesuche, besondere Beteiligung an therapeutischen Maßnahmen, hoffen auf „Wundermittel".

Phase 4. Depression: Dies ist eine Phase der Trauer und Niedergeschlagenheit. Der Sterbende wird sich bewusst, dass er von seinem Leben und seinen Angehörigen Abschied nehmen muss. Die Abwehrmechanismen werden hier nicht mehr benötigt. Typische Verhaltensweisen: Der Sterbende zieht sich möglicherweise in die eigene Gedankenwelt zurück, Beschäftigung mit Schuld. Es kann sein, dass er in Schweigen verfällt, wenn er die Sorge hat, dass er die Pflegekräfte zu sehr belästigt.

Phase 5. Akzeptanz/Zustimmung: In dieser Phase stimmt der Sterbende seinem Schicksal zu. Diese Phase ist nahezu frei von solchen Emotionen wie in den vorangegangenen Phasen. Der Sterbende ist physisch und psychisch meist erschöpft. Das Sterben kann als Erlösung betrachtet werden.

Die Phasen müssen nicht notwendigerweise aufeinander folgen. Sie sind häufig beobachtet worden, sollten aber eher als Orientierung dienen.

Die einzelnen Phasen können übersprungen werden, genauso ist es möglich, dass sie in anderer Reihenfolge durchlaufen werden.

Auseinandersetzung mit dem Tod eines Nahestehenden
Emotionale Reaktionen

Bei den Hinterbliebenen bleiben über den Tod des verlorenen Menschen hinaus Trauer und Verlust bestehen, die es zu bewältigen gilt.

Auch hier gibt es Phasen, die die meisten Menschen durchleben.

Phase 1. Schock: Die Betroffenen können emotional nicht erfassen, dass es sich um einen endgültigen Verlust handelt. Beispielsweise erleben die Hinterbliebenen das Gefühl, dass der Verstorbene nur verreist sei und bald wiederkehre.

Phase 2. Sehnsucht: Sie ist durch ein starkes Verlangen nach der Nähe des Verstorbenen gekennzeichnet.

Biologie

Histologie

Anatomie

Chemie

Biochemie

Physik

Physiologie

Psych./Soz.

Phase 3. Depression: In dieser Phase spüren die Betroffenen einerseits Trauer und Verzweiflung, andererseits Wut und Ärger auf das Schicksal (möglicherweise auch auf den Verstorbenen).

Phase 4. Erholungsphase: Der Tod und Verlust wird angenommen und in eine bedeutungsvolle Perspektive gerückt.

Die Phasen müssen nicht unbedingt alle durchlaufen werden. Sie dienen mehr der Orientierung.

Körperliche Reaktionen

Trauer und Leiden werden nicht nur als negative Emotionen erlebt, sondern haben auch körperliche Auswirkungen. Gerade bei Ehepartnern, die den größten Teil ihres Lebens gemeinsam verbracht haben, steigt nach dem Tod des Partners die Gefahr, selbst zu erkranken, rapide an. So konnte in Studien gezeigt werden, dass intensive Trauerreaktionen **immunsuppressiv** wirkt.

Wirkung sozialer Unterstützung

Soziale Unterstützung ist ein wesentlicher Wirkfaktor zur Verbesserung der emotionalen und somit auch körperlichen Befindlichkeit, sowohl bei den Sterbenden als auch bei Hinterbliebenen. Aber auch das Pflegepersonal und die behandelnden Ärzte profitieren von einem guten sozialen Netzwerk.

Balintgruppen. Balintgruppen wurden von dem Psychoanalytiker Michael Balint ins Leben gerufen. Sie sind Selbsthilfegruppen für professionelle Helfer. Hier haben sich Ärzte mit dem Ziel zusammengeschlossen, sich über affektive Komponenten der Arzt-Patient-Beziehung auszutauschen. Die Gruppen gehen von Fallbesprechungen der ärztlichen Praxis aus und stellen ein Forum dar, in dem auch der Umgang mit Trauer, Verzweiflung und Depression über Tod und Sterben zum Thema werden kann.

Todesvorstellung

Das Todeskonzept erwachsener Menschen beinhaltet zumeist drei Dimensionen:
– **Irreversibilität:** Der Tod ist nicht rückgängig zu machen.
– **Nonfunktionalität:** Alle Körperfunktionen versagen.
– **Universalität:** Der Tod ist das Ende aller Lebewesen.
Kinder haben noch kein so ausdifferenziertes Todeskonzept. Es entwickelt sich erst im Laufe des Lebens. Das Kind kann alle diese Kriterien erst ab dem neunten Lebensjahr verstehen.

Euthanasie

Der Begriff Euthanasie ist ein medizinischer Terminus, der aus dem Griechischen stammt und mit „leichter Tod" zu übersetzen ist (zu Unrecht wurde mit Euthanasie zur Zeit des Nationalsozialismus die Vernichtung sogenannten „unwerten Lebens" bezeichnet).
Euthanasie meint heutzutage eine aktive oder passive **Sterbehilfe**, die ein menschenwürdiges Ausscheiden aus dem Leben zum Ziel hat. Der Begriff Sterbehilfe bezeichnet ganz allgemein eine wie auch immer geartete **Beschleunigung**

des Sterbeprozesses und der **Herbeiführung des Todes** bei unheilbar Kranken oder Sterbenden. Man unterscheidet dabei zwischen aktiver, indirekter und passiver Sterbehilfe. Während die **aktive** Sterbehilfe die direkte Gabe von tödlichen Medikamenten oder Substanzen beinhaltet, ist die **indirekte** Sterbehilfe die Inkaufnahme lebensverkürzender Maßnahmen (z.B. die Gabe von Medikamenten zur Schmerzreduktion).
Die **passive** Sterbehilfe ist das Unterlassen lebensverlängernder Maßnahmen.

2.6 Patient und Gesundheitssystem

2.6.1 Stadien des Hilfesuchens

Das **Krankheitsverhalten** beschreibt die Schritte, die ein Mensch unternehmen kann, wenn er sich krank fühlt. Die Schritte von der ersten Symptomwahrnehmung bis hin zur Behandlung werden aus der Sichtweise des Patienten als **Patientenkarriere** bezeichnet.
Die einzelnen Schritte unterscheiden sich zwischen den einzelnen Individuen. Es lassen sich aber einige Elemente herauskristallisieren, die bei vielen Menschen ähnlich sind.

Schritt 1: Wahrnehmung der Krankheitssymptome

Der Grund, warum die meisten Menschen Hilfe aufsuchen, liegt in der Feststellung, dass etwas mit ihnen nicht in Ordnung ist bzw. sich etwas zum Negativen verändert hat. Die Wahrscheinlichkeit des Hilfesuchens steigt, wenn
– die Beeinträchtigung mit starken Schmerzen verbunden ist
– die Symptomatik sichtbar und auffällig ist
– die von ihm angenommene zugrundeliegende Krankheit dem Betroffenen bedrohlich erscheint
– das Symptom über längere Zeit anhält oder immer wiederkehrt
– der Betroffene das Gefühl hat, dass er es „sich leisten kann, krank zu sein".

Selbstbehandlung und Schichtzusammenhang

Für viele Betroffene gilt, dass sie erst eine eigene Diagnose stellen, bevor sie einen anderen Menschen zu Rate ziehen. Das Ergebnis der Diagnose ist stark abhängig vom Stand des medizinischen Wissens. Nachdem er eine Diagnose gestellt hat, muss sich der Betroffene entscheiden, ob er die Krankheit als behandlungsbedürftig ansieht oder nicht. Entscheidet er sich gegen eine Behandlung, wird dies als **Bagatellisierung** (Herunterspielen der Symptomatik) bezeichnet. Aus Sicht der Psychoanalyse handelt es sich hier um den Abwehrmechanismus der **Verleugnung**. Unter **Selbstbehandlung** werden alle nicht ärztlich verordneten Maßnahmen verstanden. Es besteht ein Zusammenhang zwischen Selbstmedikation und Schichtzugehörigkeit. Sowohl Akademiker, leitende Angestellte und Selbstständige als auch die Gruppe an- und ungelernter

Arbeiter tendieren eher zur Selbsthilfe als Mitglieder anderer sozialer Schichten. Allerdings unterscheiden sich die beiden Gruppen hinsichtlich ihrer Motive. Angehörige höherer Schichten nutzen aufgrund ihres medizinischen Wissens alle Möglichkeiten zur Selbstbehandlung aus. In der Unterschicht ist eher die große soziale Distanz zum Arzt verantwortlich.

Schritt 2: Information von Bezugspersonen

Hat der Betroffene die Symptome als Krankheitssymptome eingestuft, die behandlungsbedürftig sind, informiert er sehr häufig sein soziales Umfeld. Dieses soziale Umfeld wird auch als **Laiensystem** bezeichnet, da es sich in den meisten Fällen nicht nur um Mediziner handelt. Aufgrund der Zuweisungen durch das Laiensystem werden weitere Schritte in Angriff genommen. Die Informierung des Laiensystems ist teilweise abhängig von Art und Ausmaß der Krankheit. Wenn der Betroffene eine Stigmatisierung fürchtet, wie sie beispielsweise bei Geschlechtskrankheiten oder AIDS auftreten kann, ist es möglich, dass dieser Schritt 2 übersprungen wird.

Schritt 3: Unterstützung im Laiensystem

Häufig kommt es in dieser Phase vor, dass der Betroffene innerhalb des Laiensystems weiter verwiesen wird (zum Laiensystem werden alle Nicht-Mediziner gerechnet). So könnte der Betroffene möglicherweise an sehr kompetente Bekannte vermittelt werden.

Neben der betroffenen Person selbst und ihrer eigenen Haltung gegenüber einem Arztbesuch hängt die weitere Versorgung auch stark von den weiteren einbezogenen Personen ab. Bei ausgeprägter Neigung, professionelle medizinische Hilfe in Anspruch zu nehmen, spricht man von einer **arztaffinen** Haltung. Ihr Gegenteil stellt die arztmeidende (oder **arztaversive**) Haltung dar. Je nach der Einstellung um Rat gebetener Freunde gegenüber professioneller medizinischer Hilfe kann es sein, dass der Betroffene zunächst beim Apotheker, beim Heilpraktiker, in einer Arztpraxis oder auf der Notfallstation des Krankenhauses landet.

Diese Einflussnahme des sozialen Bezugssystems wird als **Laienzuweisungssystem** bezeichnet.

Das Laienzuweisungssystem nimmt in unteren sozialen Schichten eine gewichtigere Rolle ein als in den oberen sozialen Schichten.

Schritt 4: Inanspruchnahme professioneller Hilfe

Hier findet der Kontakt mit dem medizinischen Versorgungssystem statt, die „wirkliche" Patientenrolle beginnt (siehe Parsons, S. 887).

Die Wahrscheinlichkeit, einen Arzt aufzusuchen, hängt von folgenden Faktoren ab:

Subjektiver Gesundheitszustand. Nimmt der Betroffene subjektiv einen hohen Leidensdruck wahr, wird er eher einen Arzt aufsuchen. Der subjektive Gesundheitszustand ist der wichtigste Einflussfaktor.

Finanzierung der Behandlung. Das Aufsuchen des Arztes ist wahrscheinlicher, wenn der Patient annimmt, dass die notwendige Behandlung von seiner Krankenkasse finanziert wird. Das gilt für alle Maßnahmen, die im jeweiligen Leistungskatalog der Krankenkasse aufgeführt werden.

Erreichbarkeit des Arztes. Je geringer der Aufwand für einen Arztbesuch, desto eher wird er in Angriff genommen. Eine wichtige Rolle spielen dabei sowohl die geografische Nähe als auch die Wartezeit auf den Termin.

Einschätzung der Ernsthaftigkeit der Erkrankung. Dabei sind neben dem Laienwissen des Patienten auch seine individuelle Einstellung gegenüber Krankheit und der Rolle des Hilfsbedürftigen von Bedeutung. Eine hinderliche Rolle kann zudem sowohl übermäßige als auch zu geringe Angst darstellen.

Einstellung gegenüber dem medizinischen Versorgungssystem. Eigene Erfahrungen mit ärztlicher Versorgung spielen eine wichtige Rolle dabei, ob der Betroffene davon ausgeht, dass ein Arzt ihm tatsächlich dieses Mal helfen kann. Auch die Erfahrungsberichte von Familie und Bekannten fließen in diese Erwartung mit ein.

Der behandelnde Arzt sollte sich bewusst sein, dass der Patient, bereits einige Schritte des Hilfesuchens hinter sich hat, wenn er zum ersten Mal die Praxis betritt.

2.6.2 Bedarf und Nachfrage

Bei einer bedarfsgerechten Versorgung geht es darum, die Nachfrage und das medizinische Angebot so aufeinander abzustimmen, dass eine optimale medizinische Versorgung entsteht.

Bedarf und Versorgung

Der Bedarf an medizinischer Versorgung wird in einen subjektiven und einen objektiven Bedarf unterteilt.

Der **subjektive Bedarf** beschreibt den subjektiven Wunsch der Patienten nach Versorgung.

Der **objektive Bedarf** bemisst sich an dem tatsächlichen Vorhandensein einer Krankheit oder Funktionseinschränkung.

Ein **latenter Bedarf** liegt vor, wenn ein objektiver Bedarf besteht, aber kein subjektiver Bedarf vorhanden ist. Dies kann z. B. bei Menschen der Fall sein, die unter einer psychischen Störung leiden, bei der es keine Krankheitseinsicht gibt. Es gibt auch den umgekehrten Fall, dass ein subjektiv hoher Bedarf besteht, aber objektiv der Bedarf niedrig ist. Dies wäre bei hypochondrischen Menschen der Fall, die das Bedürfnis nach medizinischer Versorgung haben, obwohl objektiv kein Krankheitsbefund vorliegt.

Die Diskrepanz zwischen subjektivem und objektivem Bedarf wird als **Over-** bzw. **Under-Utilization** bezeichnet. Dabei steht Over-Utilization für eine Nachfrage trotz fehlendem objektivem Bedarf, Under-Utilization für einen Nachfragemangel trotz objektiv vorhandenem Bedarf.

Biologie

Histologie

Anatomie

Chemie

Biochemie

Physik

Physiologie

Psych./Soz.

Versorgungsarten

Bedarfsgerechte Versorgung besteht, wenn sowohl der subjektive wie auch objektive Bedarf nach medizinischer Versorgung abgedeckt wird. Eine **Unterversorgung** liegt vor, wenn trotz eines subjektiven und objektiven Bedarfs keine Versorgung stattfindet, z.B. aus zu hohen Kostengründen. Eine **Überversorgung** liegt vor, wenn die Versorgung über die Deckung des individuellen Bedarfs hinausgeht oder keinen hinreichend gesicherten medizinischen Nutzen aufweist. Gründe hierfür können ärztliche Gefälligkeiten oder Abrechnungen zusätzlicher Leistungen sein.

Eine **Fehlversorgung** liegt vor, wenn eine Versorgungsleistung besteht, deren Schaden größer ist als deren Nutzen.

Einfluss des Ärzteangebots auf die Nachfrage

Beim Verhältnis von Ärzteangebot und Nachfrage gilt: Je höher das Angebot, desto höher die Nachfrage. Dies wird als **angebotsinduzierte Nachfrage** bezeichnet. Um dies zu verhindern, haben die Krankenkassen **kostenreduzierende Maßnahmen** entwickelt. Dies sind für Patienten:

- Rückerstattungen von Versicherungsprämien, wenn keine Leistungsansprüche an die Krankenversicherung gestellt wurden
- Auszahlung von Prämien, wenn keine Leistungen in Anspruch genommen wurden.

Für Ärzte:

- eine Obergrenze für Arzneimittelverschreibungen
- Restriktionen bezüglich der Niederlassungsmöglichkeit.

Risikoselektion. Für alle Versicherungen und somit auch die gesetzlichen Krankenkassen ist es profitabel, Menschen mit einem geringen Gesundheitsrisiko zu versichern – denn sie zahlen mehr Beiträge ein, als sie Kosten verursachen. Darum sind die Krankenkassen bemüht, sehr viele junge, gesunde Mitglieder zu werben.

2.6.3 Patientenkarrieren im Versorgungssystem

Damit das Gesundheitssystem optimal genutzt werden kann, sollte ein Patient zunächst von einem **Primärarzt** begutachtet und dann ggf. weiter verwiesen werden. Primärärzte sind Allgemeinmediziner, praktischer Arzt, Gynäkologe oder Pädiater. So könnten beim Primärarzt alle wichtigen Funktionen zusammenlaufen. Diese Möglichkeit wird häufig nicht genutzt, da der Patient sofort einen Spezialisten aufsucht. Um den Patienten aus ganzheitlicher (holistischer) Sicht zu betrachten, müssen die verschiedenen Ärzte miteinander kooperieren. Verläuft die Kooperation unzureichend, wirkt sich das Informationsdefizit des jeweils behandelnden Arztes negativ auf die Qualität des Versorgungsprozesses aus.

Besonders problematisch ist dies bei chronisch Kranken. Da hier viele verschiedene Ärzte und Pflegepersonal tätig sind, die häufig nicht genügend vernetzt arbeiten.

Strukturen des deutschen Gesundheitssystems

Die Patientenkarrieren werden auch von dem jeweiligen **Gesundheitssystem** mit beeinflusst. Eine Besonderheit des Gesundheitssystems in Deutschland ist, dass es größtenteils solidarisch über Beitragszahlungen der Erwerbstätigen an die Krankenkassen finanziert wird. In Deutschland ist die Krankenversicherung eine **Pflichtversicherung**. Alle Versicherten zahlen ca. 14 % ihres Einkommens an die Krankenversicherung. Bei Menschen, die nicht selbstständig tätig sind, wird die Zahlung zwischen Arbeitnehmer und Arbeitgeber geteilt. Allerdings gibt es in Deutschland auch die Möglichkeit einer **privaten Krankenversicherung**. Menschen, die eine private Krankenversicherung haben, fallen aus dem Solidarprinzip heraus.

Arbeitnehmer können einer privaten Krankenversicherung nur beitreten, wenn ihr Einkommen über der Versicherungspflichtgrenze liegt. Ebenso können Selbstständige, freischaffende Künstler und Beamte (unabhängig von der Höhe des Einkommen) Mitglied in einer privaten Krankenversicherung werden.

Eine weitere Besonderheit des deutschen Systems ist die Unterteilung der Ärzteschaft in eine **ambulante** und eine **stationäre Versorgung**. Die Zahl der erwerbstätigen Ärzte teilt sich etwa gleichmäßig zwischen den beiden Bereichen auf (je ca. 130 000 im Jahr 2000). In Deutschland gilt für alle gesetzlich krankenversicherten Patienten das Sachleistungsprinzip. Das bedeutet, dass der gesetzlich versicherte Patient über seinen Krankenkassenbeitrag das Recht zur ärztlichen Versorgung erwirbt und der Arzt mit der Krankenkasse, nicht mit dem Patienten, seine Leistungen abrechnet. Der Arzt wird somit indirekt, nämlich über den Umweg der kassenärztlichen Vereinigung, honoriert. Der Patient dagegen hat keine Einsicht in die von ihm verursachten Kosten.

Bei den privat versicherten Patienten ist die Finanzierung etwas anders geregelt. Sie müssen zunächst in Vorleistung treten und bekommen das Geld zurückerstattet.

Das Äquivalenzprinzip der privaten Krankenversicherungen

Dieses Prinzip beschreibt die Beitragskalkulation der einzelnen Versicherungsteilnehmer. Für jeden Teilnehmer werden seinem Risiko entsprechend individuelle Beiträge erhoben. Das individuelle Risiko wird bei Vertragsbeginn ermittelt. So ist beispielsweise das Eintrittsalter ein entscheidender Faktor. Beim Äquivalenzprinzip handelt es sich im Gegensatz zum Solidaritätsprinzip der gesetzlichen Krankenversicherungen um einen intertemporalen (und nicht interpersonellen) Risikoausgleich.

2.6.4 Qualitätsmanagement im Gesundheitswesen

Das Ziel eines Qualitätsmanagements ist die Optimierung der medizinischen Versorgung. Es lässt sich in die drei Bereiche Struktur-, Prozess- und Ergebnisqualität unterteilen.

Biologie | Histologie | Anatomie | Chemie | Biochemie | Physik | Physiologie | Psych./Soz.

Strukturqualität. Hier werden die Rahmenbedingungen medizinischer Versorgung untersucht. Die **Prozessqualität** beschreibt sämtliche diagnostische, pflegerische und therapeutische Maßnahmen innerhalb eines Versorgungsablaufs. Sie ist schwerer zu messen als die Strukturqualität, da die Kriterien für eine Prozessqualität an sich schwer messbar sind. Häufig werden Standardwerte gesetzt. Dann wird überprüft, inwieweit sich die untersuchten Prozesse von diesen Standards entfernen.

Die **Ergebnisqualität** beschreibt das Ausmaß, in dem die zuvor gesetzten Ziele erreicht werden. Größen sind hier die durchschnittliche Verweildauer eines Patienten, die Mortalitätsrate, aber auch subjektive Werte wie die Zufriedenheit oder die Einschätzung der subjektiven Lebensqualität.

Maßnahmen der Qualitätssicherung

Die wesentlichste Maßnahme ist die **Qualitätskontrolle**. Sie kann von internen oder externen Mitarbeitern durchgeführt werden. Die externe Durchführung ist objektiver, da die Mitarbeiter nicht in dem Beziehungsgeflecht der untersuchten Organisation eingebunden sind. Die Qualitätskontrolle beschreibt den momentanen **Ist-Zustand**. Danach kann der **Soll-Zustand** geplant werden.

Eine weitere Möglichkeit der Qualitätsverbesserung und -sicherung stellen **Qualitätszirkel** dar. Sie setzen sich aus Mitarbeitern des eigenen Unternehmens zusammen. Diese Zirkel können Verbesserungsvorschläge erarbeiten, die ihnen auch als realistisch durchführbar erscheinen.

Veränderungen im Gesundheitswesen

In den letzten Jahren ist der Kostendruck im Gesundheitswesen immer weiter angestiegen. Dies führt dazu, dass Krankenhäuser ökonomische Kriterien immer stärker beachten. Die Patienten verändern sich immer mehr in Richtung „**Kunden**", die zwischen verschiedenen Kliniken („**Angeboten**") wählen. Während sich Krankenhäuser früher kaum um ihre Außenwirkung kümmern mussten, wird heute auf Kundenfreundlichkeit und hohe qualitative Standards Wert gelegt, um Patienten zu werben.

Ebenso werden heutzutage Informationen über die Effektivität von Behandlungen stärker eingefordert. Das Krankenhaus wird immer mehr zu einem **Dienstleistungsbetrieb**, der auf **Kundenzufriedenheit** immer größeren Wert legen muss.

Grundprinzipien evidenzbasierter Medizin

Mit Evidenz ist hier das Ergebnis der wissenschaftlichen Forschung gemeint. Es soll gemessen an wissenschaftlichen Kriterien der Methode der Vorzug gegeben werden, die effektiver als alle anderen ist. Auch diese Entwicklung leitet sich zu einem großen Teil aus Qualitätsansprüchen her.

Biologie

Histologie

Anatomie

Chemie

Biochemie

Physik

Physiologie

Psych./Soz.

3 Förderung und Erhaltung von Gesundheit

3.1 Prävention

3.1.1 Präventionsbegriff

Prävention bedeutet allgemein „vorbeugen" und im medizinischen Sinne auch „Verhindern von Krankheit".
Es gibt drei Arten von Prävention: primäre, sekundäre und tertiäre Prävention.

3.1.2 Primäre Prävention

Das Ziel der primären Prävention ist, Krankheiten grundsätzlich zu verhindern. Es wird also schon beim gesunden Menschen angesetzt. Möglichkeiten primärer Prävention sind Schutzimpfungen, Ernährungsberatung und Hinweise auf gesunde Ernährung, aber auch das Zähneputzen gehört hierher. Man versucht, möglichst viele Schutzfaktoren gegen Krankheiten zu finden, um diese dann zu verstärken. Hierzu zählt auch die Vermeidung von Risikofaktoren.

Für die Gesamtbevölkerung ist es häufig nützlicher, wenn die präventiven Maßnahmen auf große Gruppen mit geringem Risiko zielen und nicht etwa auf kleine Gruppen, deren Erkrankungsrisiko hoch ist. So kann eine präventive Maßnahme, die der Gesellschaft einen großen Nutzen bringt, dem einzelnen Individuum u.U. wenig helfen.

Resilienz

Zu den gefundenen präventiven Faktoren gehört als wesentlicher psychischer Wirkfaktor die **Resilienz**. Resilienz bedeutet **psychische Elastizität**. Dies sind die psychischen und physischen Fähigkeiten, die einem Individuum helfen, belastende Lebenskrisen ohne langfristige Beeinträchtigung zu verarbeiten. Bei einer hohen Resilienz im Umgang mit Krisen akzeptiert der Mensch die Situation, sucht aktiv nach einer Lösung (**aktives Coping**), fordert Hilfe und Unterstützung ein und bewahrt trotz der ungünstigen Situation die Überzeugung, dass die Situation sich wieder bessern wird. Weitere Kennzeichen der Resilienz sind eine hohe internale Kontrollüberzeugung und ein günstiger Attributionsstil, bei dem positive Ereignisse internal (auf die eigene Person) und negative Ereignisse external (auf andere Faktoren außerhalb der eigenen Person) attribuiert werden.

Salutogenese

Der Medizinsoziologe Aaron Antonovsky entwickelte 1993 das **salutogenetische Modell**. Er schlug vor, bei der Betrachtung von Krankheit und Gesundheit den Fokus des Interesses auf die Aspekte zu lenken, die Menschen gesund erhalten. Sein salutogenetisches Modell fragt, warum ein Mensch trotz widriger Umstände gesund wird oder gesund bleibt. (Ein pathogenethisches Modell dagegen erforscht Ursachen und Entstehung von Krankheit.)

Im salutogenetischen Modell sind Krankheit und Gesundheit zwei voneinander unabhängige Konzepte (in den herkömmlichen Modellen sind Krankheit und Gesundheit zwei Pole einer Dimension). Darum ist hier die Erhaltung bzw. Wiederherstellung von Gesundheit etwas anderes als die Reduktion von Krankheit.

Im salutogenetischen Modell gibt es zwei Kernstücke des Gesundheitserhalts: Die allgemeinen Widerstandsressourcen und der Kohärenzsinn. **Allgemeine Widerstandsressourcen** sind innerpsychische Faktoren wie Persönlichkeitsfaktoren oder Copingstrategien, außerpsychische Faktoren wie das soziale Netzwerk, aber auch Umwelt- oder physiologische und biologische Faktoren.

Als **Kohärenzsinn** wird eine stabile Handlungsorientierung bezeichnet. Sie ist bei Menschen hoch ausgeprägt, die das Gefühl haben, dass sie die Welt, in der sie leben, verstehen, mit ihren gegebenen persönlichen Ressourcen umgehen und dem Leben einen Sinn abgewinnen können. Sind diese Überzeugungen wenig ausgeprägt, ist der Kohärenzsinn gering und damit zur Erhaltung der Gesundheit weniger günstig.

Health-Belief-Modell

Dieses Modell beschreibt die Bedingungen, von denen gesundheitsbewusstes Verhalten abhängt. Dies schließt auch die Inanspruchnahme ärztlicher Hilfeleistungen ein. Dieses Modell betont die Wichtigkeit der **subjektiven gesundheitsbezogenen Überzeugungen** (beliefs).
Gesundheitsbewusstes Verhalten wird begünstigt, wenn
- die Gefährlichkeit einer Erkrankung als hoch eingeschätzt wird
- die eigene Gefährdung durch die Krankheit als hoch eingeschätzt wird
- die präventiven Maßnahmen als effektiv (wirksam) eingeschätzt werden
- der Aufwand der präventiven Verhaltensweisen als gering eingeschätzt wird.

In Untersuchungen hat sich gezeigt, dass Frauen und Angehörige höherer sozialer Schichten ein besonders gesundheitsbewusstes Verhalten zeigen.

Modell des geplanten Verhaltens

Der Grundgedanke dieses Modells ist, dass es einen Zusammenhang zwischen der persönlichen Einstellung gegenüber einer Handlung und dem tatsächlichen Verhalten gibt. Beispielsweise kann ich denken: „Ich finde es gut, gesund zu leben" und mich dann auch gesund ernähren. Dieser Zusammenhang zwischen Einstellung und Verhalten ist nicht unbedingt zwingend. Es hängt von vielen Einflüssen ab, ob es von der Einstellung auch zum Verhalten kommt.

Modell der sozialen Vergleichsprozesse

Menschen neigen dazu, ihre Einstellungen und ihre Verhaltensweisen an sozialen Maßstäben (also an anderen Menschen) zu orientieren. Dies bedeutet, dass auch das Gesundheits- und Krankheitsverhalten an bedeutsamen **Vergleichspersonen** ausgerichtet wird. So richten sich Jugendliche beispielsweise stark nach ihrer Peergroup (Wenn in der Peergroup viel getrunken wird und man selbst mal nur die Hälfte trinkt, so ist das wenig. Egal wie viel Liter objektiv verkonsumiert wurden.). Dieser Effekt kann positiv genutzt werden, indem man z.B. Gesundheitswettbewerbe in Schulen veranstaltet.

3.1.3 Sekundäre Prävention

Die Aufgabe der sekundären Prävention ist die **Früherkennung** von Krankheiten, um eine Verschlimmerung oder Chronifizierung zu verhindern. Diese Maßnahmen betreffen eher die Menschen mit einem Krankheitsrisiko. Hierzu gehören z.B. die Vorsorge-Untersuchungen zur Krebsvorsorge.

Zusammenhang zwischen Risikofaktor und Krankheit

Damit sekundäre Präventionsmaßnahmen durchgeführt werden können, müssen Zusammenhänge zwischen Krankheiten und Ursachen hinreichend geklärt sein. Beispielsweise kennt man den Zusammenhang zwischen dem Risikofaktor Bluthochdruck und der Erkrankung eines Schlaganfalls. Da die meisten Krankheiten durch viele Faktoren beeinflusst sind (Multikausalität), ist das Erkennen dieser Zusammenhänge in der Regel schwierig. Um Risikofaktoren zu ermitteln, bedient man sich z.B. der Risikoberechnung (S. 895).

Epidemiologische Studien

Um Erkenntnisse über den Zusammenhang von Verhaltensweisen oder Umweltfaktoren und der Erkrankungshäufigkeit zu erhalten, werden epidemiologische Studien durchgeführt. Es gibt zwei Möglichkeiten der epidemiologischen Untersuchung:

Retrospektive Studie. Es wird rückwirkend untersucht, wie sich das Verhalten von Kranken zu Gesunden unterschieden hat.
Der Vorteil der retroperspektiven Studie ist, dass sich auch Faktoren für seltene Krankheiten ausfindig machen lassen. Nachteile sind: Eine rückwirkende Untersuchung ist nie so genau wie eine Untersuchung momentaner oder zukünftiger Gegebenheiten, weil man rückwirkend keine Variablen mehr verändern kann.

Prospektive Studie. Es wird beobachtet, dass ein vermuteter Risikofaktor in der Zukunft zu einer vermuteten Krankheit führen wird.
Der Vorteil dieser Studie ist, dass sie genauer ist als die retroperspektive Studie. Der Nachteil ist, dass sich kaum seltene Krankheiten untersuchen lassen, weil sich nicht genügend Probanden finden werden.

Den Zusammenhang zwischen Risikofaktoren und bestimmten Erkrankungen untersucht man mithilfe der **analytischen Epidemiologie**. Dabei werden mehrere mögliche Wirkfaktoren, die zu einer Krankheit führen können, gleichzeitig untersucht. Bei der **interventionellen Epidemiologie** wird weiterhin die Wirkung einer Intervention erfasst.
Betrachtet man den Wandel der Gesundheitsverhältnisse ganzer Bevölkerungen im Zusammenhang mit der gesellschaftlichen Entwicklung, so spricht man von **epidemiologischer Transition**. Die epidemiologische Transition beschäftigt sich beispielsweise mit der gesellschaftlichen Veränderung in den Entwicklungsländern und mit der Verbreitung neuer Krankheiten. Die Gründe für die Verbreitung sind vielfältig. Sie umfassen ökonomische und soziologische Faktoren. So ändern sich beispielsweise durch eine Verstädterung auch die Lebens- und Nahrungsgewohnheiten. Dies kann einer von vielen Gründen für die Veränderung der spezifischen Krankheiten in Entwicklungsländern sein.

> **Merke**
> Epidemiologische Transition beschreibt die verschiedenen Ausbreitungsmuster unterschiedlicher Krankheiten zwischen Ländern unterschiedlichen Entwicklungsstandes.

Probleme bei der Veränderung von Risikoverhalten

Viele Menschen ändern ihre Verhaltensweisen nicht, auch wenn sie über das Risiko ihres Verhaltens wissen. Dies lässt sich gleichermaßen gut mit unterschiedlichen psychologischen Theorien erklären, die schon beschrieben worden sind:
- Widerstand (Psychoanalyse, S. n)
- kognitive Dissonanz (Festinger, S. n)
- Belohnungsaufschub kann nicht ertragen werden (operante Konditionierung, S. n).

Stufenmodell der Verhaltensänderung

Prochaska, Norcross und DiClemento (1994) haben ein Modell beschrieben, das den Prozess einer gelungenen Verhaltensveränderung beschreibt.

Stufe 1. Abwehr: Der Betroffene ist noch nicht zur Verhaltensänderung bereit.

Stufe 2. Bewusstwerdung: Der Betroffene erkennt die Notwendigkeit einer Veränderung, handelt aber noch nicht, sondern wägt ab.

Stufe 3. Abwägen: Es hat sich eine Entscheidung herauskristallisiert. Nun werden die einzelnen nötigen Schritte abgewogen.

Stufe 4. Handeln: Das geplante Verhalten wird umgesetzt.

Stufe 5. Rückschläge aushalten: Der Betroffene entwickelt die Fähigkeit, bei möglichen Rückschlägen wieder auf Stufe 3 oder 4 einzusteigen.

Biologie | Histologie | Anatomie | Chemie | Biochemie | Physik | Physiologie | **Psych./Soz.**

Stufe 6. Stabilisierung: Wenn der Prozess bis hierher positiv durchlaufen wurde, muss er stabilisiert werden, damit die Veränderung wirksam bleibt.

3.1.4 Tertiäre Prävention

Das Ziel der tertiären Prävention ist die **Besserung des Krankheitszustands** von schwer oder chronisch Kranken und Behinderten. Hierzu gehört auch die Verbesserung der Lebensqualität der Betroffenen. Zur tertiären Prävention gehören z. B. Rehabilitationsmaßnahmen zur sozialen Eingliederung von Behinderten oder Disease Management Programme für Asthmatiker oder Diabetiker.
Die Gruppe, die in die tertiäre Prävention fallen, sind Menschen mit dauerhaften Beeinträchtigungen.

> **Merke**
> Prävention ist sinnvoll, da sie zum einen zu einer Verbesserung der Lebensqualität beiträgt und zum anderen die Kosten des Gesundheitssystems senkt.

Chronische Erkrankungen oder Behinderungen haben eine weitreichende Auswirkung auf das Gesundheits- und Sozialsystem. So müssen beispielsweise häufig Umschulungen finanziert werden, wenn die Betroffenen nicht mehr in ihrem alten Beruf arbeiten können. Die Erkrankungen oder Behinderungen beeinträchtigen den Betroffenen sehr häufig in seinem alltäglichen Leben und ziehen neben arbeitstechnischen auch viele private Veränderungen nach sich.
Als **soziale Risikofaktoren** werden diejenigen Bedingungen bezeichnet, die den Verlauf der Krankheit negativ beeinflussen. Hierzu ist die soziale Ausgrenzung zu zählen, die im schlimmsten Fall bis zur Isolierung führen kann. Dieser Prozess ist häufig eine Wechselwirkung aus Umweltreaktionen (z. B. Stigmatisierung) und dem dysfunktionalen Verhalten des Betroffenen.

> **Merke**
> Bei allen Krankheiten gilt: Je enger und stabiler das soziale Netzwerk, desto wahrscheinlicher ist ein günstiger Krankheitsverlauf.

3.1.5 Formen psychosozialer Hilfe und die Sozialberatung

Die verschiedenen psychosozialen Hilfsangebote werden nach dem Zeitpunkt des Einsetzens wie folgt unterteilt:
- **Prävention:** setzt beim Gesunden an und findet in Form einer Edukation (Erziehung, Schulung) statt.
- **Krisenintervention:** Maßnahmen in Notfällen, einer Krise. Der Begriff „Krise" kommt aus der medizinischen Fachsprache und bezeichnet ursprünglich den Höhebzw. Wendepunkt einer Krankheit. Heute wird das Wort „Krise" für schwere und belastende Lebenssituationen verwendet (siehe auch Life-Event, S. n).
- **Rehabilitation** (in der tertiären Prävention). Soziale Unterstützung durch Selbsthilfegruppen. Selbsthilfegruppen haben den Vorteil, dass sich dort Menschen mit

einer ähnlichen Problematik zusammenfinden, die einander verstehen und stützen können. Sie sind nicht von einer medizinischen Leitung abhängig und organisieren sich im günstigsten Fall selbst.
Hilfsbedürftige Personen werden bei dem Ziel der sozialen Wiedereingliederung von der **Sozialberatung** unterstützt. Dies beinhaltet alle Maßnahmen, die ein unabhängiges Leben unterstützen.

3.2 Maßnahmen

3.2.1 Gesundheitserziehung und Gesundheitsförderung

Die Gesundheitserziehung dient der **primären Prävention** und hat zum Ziel, gesundheitsförderliche Verhaltensweisen zu verstärken und zu fördern, sodass sie zukünftig häufiger gezeigt werden. Sie soll darüber hinaus dafür sorgen, sich im Krankheitsfall richtig zu verhalten (**sekundäre Prävention**) und eine angemessene Nachsorge zu betreiben (**tertiäre Prävention**).

Instanzen der Gesundheitsförderung und Erziehung

Einen erheblichen Einfluss auf unser Gesundheitsverhalten wird von unserer direkten Umwelt ausgeübt. So lernen wir bereits als Kinder in der **Familie** durch das Lernen am Modell viele Verhaltensweisen, die Ernährung und Körperpflege betreffen. **Schule** und **Peergroup** wirken sich ebenfalls auf unsere Verhaltensweisen und Einstellungen aus (siehe auch Modell des sozialen Vergleichs, S. 957).
Neben der direkten Umwelt gibt es in Deutschland auch Institutionen, die für die Gesundheitsversorgung und somit auch für unser Gesundheitsverhalten verantwortlich sind. Dies sind u. a. auf Bundesebene das **Bundesministerium für Gesundheit und Soziale Sicherheit** und auf Länderebene die **Landesministerien für Gesundheit und Soziales**. Hinzu kommen öffentlich-rechtliche Körperschaften (z. B. Bundesverbände der Krankenkassen) und freie Träger (z. B. Verbraucherzentralen).
Alle diese Institutionen arbeiten daran, ein gesundheitsförderliches Verhalten der Bevölkerung zu erzeugen. Hierzu zählen beispielsweise die großen Bemühungen um rauchfreie Räume. Diese sogenannten Gesundheitskampagnen zielen darauf ab, die Einstellungen und somit die Verhaltensweisen der Bevölkerung langfristig zu verändern.

Formen der Gesundheitsförderung

Personale Gesundheitsförderung. Sie setzt am Individuum an. Es sollen individuelle Einstellungen und Verhaltensweisen modifiziert werden. Dies geschieht z. B. durch Anti-Zigarrettenkampagnen oder Kampagnen, die die Kondombenutzung enttabuisieren und ein Bewusstsein für die Gefahren des unsicheren Geschlechtsverkehrs erhöhen.

Biologie

Histologie

Anatomie

Chemie

Biochemie

Physik

Physiologie

Psych./Soz.

Strukturelle Gesundheitsförderung. Sie verändert die Umweltgegebenheiten, um gesundheitsförderliche Einflüsse zu steigern. Die Verbesserung von Arbeitsbedingungen und des Zugangs zu Naherholungsgebieten, die gesetzliche Verpflichtung zum Anschnallen im Auto und die Einführung von Rauchverboten in öffentlichen Lokalen und Gebäuden gehören in diese Kategorie der Gesundheitsförderung.

Wirksamkeit der Maßnahmen

Für die Untersuchung der **Effektivität** der gesundheitsfördernden Maßnahmen stellen sich Fragen wie:
– Stellen sich die Erfolge sofort ein, oder dauert es lange?
– Sind die erzielten Einstellungs- und Verhaltensänderungen von Dauer?

Es ist schwierig, die Effekte gesundheitsfördernder Maßnahmen zu erfassen, da es schwer ist, die abhängigen Variablen zu messen. Als **effektiv** haben sich die Kombination von Wissensvermittlung und Lernprogrammen erwiesen. **Uneffektiv** ist z. B. die Induktion von Angst vor gesundheitsschädigenden Genussmitteln wie Tabak. So führen die Angst vor Lungenkrebs bei dem Konsum von Zigaretten eher zu einem so hohen Angstniveau, dass mit Abwehr reagiert wird, aber nicht mit einer Verhaltensänderung. Soll über das Angstniveau eine Verhaltensänderung erzeugt werden, so ist ein mittleres Angstniveau am effektivsten (siehe hierzu Yerkes-Dodsen-Regel, S. 882).

Gesundheitsförderung in Organisationen

Die Gesundheitsförderung und -erziehung in Schulen

Hier sollen durch das Angebot von **Gesundheitsprogrammen** ein effektiveres Gesundheitsbewusstsein und so eine Verhaltensänderung erzielt werden. Zu diesen Programmen zählen der jährliche Besuch beim Zahnarzt, Sportangebote oder Konfliktberatung und schulpsychologische Betreuung, sofern es angeraten ist. Hierzu gehört auch die Suchtprävention, die sich aus einer Kombination von Wissensvermittlung und konkretem Lernprogramm wie Verhaltensübungen zusammensetzt.

Gesundheitsförderung und -erziehung in Betrieben

Förderung und Erziehung geschieht nicht nur in der Kindheit. Sie sollte sich über das ganze Erwachsenenleben fortsetzen. So reicht sie auch in die Arbeitswelt hinein. So ist eine gute Personalentwicklung nicht nur an der Effektivität der Mitarbeiter, sondern auch an deren Gesundheit interessiert. Zu den förderlichen Maßnahmen zählen u. a. das Wohlbefinden der Mitarbeiter am Arbeitsplatz, **Stressreduktionsmaßnahmen** wie Entspannungstraining oder Konfliktlösungsangebote oder ein Nichtrauchertraining.

Gesundheitsförderung und -erziehung in der Kommune

Die Gesundheitsförderung kann auch über einzelne Organisationen hinausgehen und zum Ziel ganzer Gemeinden werden. Ein Beispiel ist die „Gesunde-Städte-Bewegung" der Weltgesundheitsorganisation. Mittlerweile gibt es ein hierauf aufbauendes bundesdeutsches **Gesunde-Städte-Netzwerk**, dem zur Zeit 63 Kommunen angehören. Das Programm bezieht in fachlicher und fachpolitischer Hinsicht

das Gesundheitsamt, das Sozialamt, Selbsthilfegruppen, das Wohnungsamt und die Stadtentwicklungsplanung ein. Im Rahmen der Stadtentwicklungsplanung wird beispielsweise versucht, Wohnungen und Wohngegenden zu schaffen, die eine Erhöhung des Wohlbefindens der Bewohner ermöglichen und ihren Bedürfnissen gerecht werden. Dies kann z. B. erreicht werden, indem ausreichend Erholungsflächen bereitgestellt und Spielplätze und soziale Treffpunkte errichtet werden.

3.2.2 Verhaltensänderungen

Günstiges Gesundheitsverhalten lässt sich auf zwei Wegen fördern. Zum einen werden ungünstige Verhaltensweisen abgebaut und zum anderen günstige Verhaltensweisen verstärkt. Hierzu lassen sich gut die Techniken der Konditionierung bzw. die daraus abgeleiteten Techniken der Verhaltenstherapie nutzen (siehe entsprechende Kapitel). Positive Verhaltensweisen sind:
– sportliche Betätigung
– ausgewogene Ernährung
– kein oder sehr wenig Alkohol
– Verzicht auf Nikotin
– regelmäßige Kontrolluntersuchungen beim Arzt
– Stressreduktion z. B. durch Entspannung.

Faktoren der Verhaltensänderung

Um gesundheitsschädigendes Verhalten zu ändern, sind folgende Faktoren notwendig (siehe auch Health-Belief-Modell, S. 956):
– Krankheitsbewusstsein
– persönliche Betroffenheit
– Selbstwirksamkeitsüberzeugung
– Höhe des vermuteten Aufwands.

Hierarchie der Verhaltensänderung nach Maccoby und Solomon (1981)

Um die Wahrscheinlichkeit für gesundheitsförderliches Verhalten zu erhöhen, sind nach Maccoby und Solomon folgende Faktoren notwendig:
– **Problembewusstsein erzeugen**: Durch Information wird ein Problembewusstsein erzeugt, z. B. Risikofaktoren durch Rauchen oder Übergewicht.
– **Überzeugung und Motivierung**: Dies soll z. B. durch ein Beratungsgespräch erreicht werden.
– **Einüben neuer Verhaltensweisen**.
– **Kontrolle äußerer Stimuli**: Z. B. sollte man sich besonders während des Übens neuer Verhaltensweisen nicht in die Situationen begeben, die das alte Verhaltensmuster begünstigen. Heute ist bewiesen, dass wir Kontextvariablen mitlernen. So wird die Wahrscheinlichkeit für die Verhaltensweise „Rauchen" in der Kneipe steigen, wenn wir in der Kneipe immer geraucht haben. Die Umgebung wirkt hier als konditionierter Stimulus (siehe klassische Konditionierung, S. n).
– **Soziale Unterstützung zur Förderung**: Die soziale Unterstützung begünstigt das Einüben neuer Verhaltensweisen.

3.2.3 Rehabilitation, Soziotherapie, Selbsthilfe und Pflege

Rehabilitation

Die Rehabilitation ist eine Maßnahme der **tertiären Prävention**. Sie soll die Folgen einer Krankheit reduzieren. Der Patient soll wenn möglich wieder in sein soziales Umfeld und seine Arbeit und somit in die Gesellschaft wieder eingegliedert werden. Die Rehabilitationsmaßnahmen werden von den gesetzlichen Kranken-, Renten- und Unfallversicherungen, der Bundesanstalt für Arbeit, Kinder- und Jugendhilfe sowie Sozialhilfe finanziert. Daher bezeichnet man diese Institutionen auch als Träger der Rehabilitationseinrichtungen. Wenn die Erwerbsfähigkeit des Versicherten infolge Krankheit oder körperlicher, geistiger oder seelischer Behinderung erheblich gefährdet oder gemindert ist und zusätzlich durch eine Rehabilitationsmaßnahme entweder die erhebliche Gefährdung beseitigt, die bereits geminderte Erwerbsfähigkeit wesentlich gebessert oder bei der bereits geminderten Erwerbsfähigkeit der Eintritt von Berufs- oder Erwerbsunfähigkeit abgewendet werden kann, ist eine Rehabilitation angezeigt.

Rehabilitation wird heutzutage in den meisten Fällen noch **stationär** durchgeführt, ambulante Behandlungskonzepte nehmen allerdings immer mehr zu. Ein Beispiel für die **ambulante Rehabilitation** bietet z.B. die gemeindenahe Versorgung, wie sie aus der Psychiatrie bekannt ist. Psychisch Kranke können diese Hilfe in Anspruch nehmen, ohne dass sie ihren gewohnten Lebensraum verlassen müssen. Diese Angebote umfassen die Aufnahme in Tageskliniken, die Möglichkeit, einen Krisendienst zu kontaktieren und das Angebot, in einer sozialen Einrichtung wohnen zu können.

Beratung chronisch Kranker. Niedergelassene Ärzte, der öffentliche Gesundheitsdienst, die Wohlfahrtsverbände und Selbsthilfeorganisationen bieten Beratung für chronisch Kranke an.

Soziotherapie

Die Bezeichnung Soziotherapie ist ein Oberbegriff für Verfahren, die den sozialen Kontext des Patienten so verändern, dass er sich positiv auf den Gesundheitszustand auswirkt. In die Soziotherapie wird häufig das nahe soziale Umfeld des Patienten miteinbezogen (Familie, enge Freunde, Verwandte). So stärken beispielsweise Angehörigengruppen die Angehörigen selbst und unterstützen, indem sie ein Krankheitsbewusstsein und mögliche Verhaltensweisen vermitteln. Weitere Hilfestellung der Soziotherapie sind der Aufbau eines sozialen Netzwerks, die Sicherung des Arbeitsplatzes und die Wohnungsbeschaffung.

Im engeren Sinne meint Soziotherapie die Unterstützung psychisch Kranker bei der Inanspruchnahme von Leistungen zur gesundheitlichen Versorgung. Sie ist seit der Gesundheitsreform im Jahr 2000 eine Leistung der gesetzlichen Krankenversicherung.

Selbsthilfegruppen

Selbsthilfegruppen sind **Zusammenschlüsse von Betroffenen**. Sie haben eine Gemeinsamkeit, die häufig ein zentrales Thema ihres Lebens ist, die Krankheit und alle damit verbundenen Umstände. Diese Gemeinsamkeit ist häufig ein Garant dafür, verstanden zu werden. Sicherlich gibt es auch interindividuelle Unterschiede, z.B. in der Krankheitsbewältigung (Copingstrategien). Diese Unterschiede können in die Gruppe eingebracht werden und so zu einer gegenseitigen Befruchtung und Weiterentwicklung führen. Bekannte Selbsthilfegruppen sind die Anonymen Alkoholiker (AA) und die Weight-Watchers. Aber auch die Angehörigen Betroffener gruppieren sich in Selbsthilfegruppen, z.B. die Kinder von alkoholkranken Eltern.

Formen von Selbsthilfegruppen

Informelle Selbsthilfegruppen. Dies sind formlose Zusammenschlüsse, die sich allein auf den privaten Bereich beziehen.

Formelle Selbsthilfegruppen. Sie gehen über den privaten Charakter hinaus. Sie haben meist eine sehr klare Struktur und Regeln. Einige dieser Selbsthilfegruppen organisieren sich auch in Selbsthilfeorganisationen.

Mitwirkung von Patientenvertretern im Gesundheitswesen

Früher war die Arzt- und Patientenrolle eine andere als heute. Während es früher den aktiven Arzt und den passiven Patienten gab, drängen heute Patienten immer mehr in eine aktive Rolle. Sie wollen die Behandlung und den Genesungsprozess mitgestalten. Durch den vereinfachten Zugang zu medizinischem Wissen nimmt auch das Wissensgefälle zwischen Arzt und Patienten ab. Der Patient ist informierter, engagierter, gleichberechtigter und sollte die Möglichkeit zur Selbstverantwortung erhalten. Dies führt dazu, dass sich Patienten immer mehr im Gesundheitswesen beteiligen wollen.

Pflege

Krankenpflege umfasst alle Maßnahmen zur ganzheitlichen Pflege durch ausgebildetes Fachpersonal (Krankenpfleger und Krankenpflegerhelfer). Ziel der Krankenpflege ist die Gesundung des Patienten. Berücksichtigt werden wie in der Medizin physische, psychische und soziale Faktoren. Die Krankenpflege beinhaltet eine Pflegeanamnese, also die Erfassung von Informationen, die für eine Pflegeplanung notwendig sind. Die Pflegeplanung umfasst die individuelle und generelle Problemstellung, die Festsetzung der Pflegeziele und einen Plan über die Pflegemaßnahmen.

Pflegeversicherung

Die Pflegeversicherung ist seit 1995 Teil des sozialen Sicherungssystems. Der medizinische Dienst der Krankenkassen begutachtet die Pflegebedürftigkeit, indem er nach einem festgelegten Punktesystem die Anzahl erforderlicher Pflegeminuten ermittelt (z.B. für Unterstützung bei der Nahrungsaufnahme und der Körperpflege), die wiederum die Grundlage zur Zuordnung in eine der drei Pflegestufen darstellen. Die Pflegestufen unterscheiden in „erheblich Pflegebedürftige", „schwer Pflegebedürftige" und „schwerst Pflegebedürftige" und bestimmen die Höhe der finanziellen Mittel, die von der Pflegeversicherung dafür zur Verfügung gestellt werden.

Biologie

Histologie

Anatomie

Chemie

Biochemie

Physik

Physiologie

Psych./Soz.

Anhang

Quellenverzeichnis

Biologie

Kapitel 1:
Abb. 1.1: nach Königshoff, M., Brandenburger, T.: Kurzlehrbuch Biochemie. 1. Aufl. Stuttgart: Thieme; 2004.

Abb. 1.2: nach Koolmann, J., Röhm, K.-H.: Taschenatlas der Biochemie. 3. Aufl. Stuttgart: Thieme; 2003.

Abb. 1.3 bis 1.19: aus Poeggel, G.: Kurzlehrbuch Biologie. 1. Aufl. Stuttgart: Thieme; 2005.

Kapitel 2:
Abb. 2.1: aus Königshoff, M., Brandenburger, T.: Kurzlehrbuch Biochemie. 1. Aufl. Stuttgart: Thieme; 2004.

Abb. 2.2 bis 2.5, 2.7 bis 2.18: aus Poeggel, G.: Kurzlehrbuch Biologie. 1. Aufl. Stuttgart: Thieme; 2005.

Abb. 2.6: aus Hirsch-Kaufmann, M., Schweiger, M.: Biologie für Mediziner und Naturwissenschaftler. 5. Aufl. Stuttgart: Thieme; 2004

Kapitel 3:
Abb. 3.1: nach Kayser, F., Bienz, K., Eckert, J., Zinkernagel, R.: Medizinische Mikrobiologie. 10. Aufl. Stuttgart: Thieme; 2001.

Abb. 3.2: aus Hirsch-Kaufmann, M., Schweiger, M.: Biologie für Mediziner und Naturwissenschaftler. 5. Aufl. Stuttgart: Thieme; 2004.

Abb. 3.3 bis 3.5, 3.7, 3.8: aus Poeggel, G.: Kurzlehrbuch Biologie. 1. Aufl. Stuttgart: Thieme; 2005.

Abb. 3.6: aus Nultsch, W.: Allgemeine Botanik. 11. Aufl. Stuttgart: Thieme; 2001.

Histologie

Kapitel 2:
Abb. 2.1: aus Ulfig, N.: Bewegungsapparat. Basel: Karger; 2005.

Abb. 2.2 bis 2.10, 2.12 bis 2.18: aus Ulfig, N.: Kurzlehrbuch Histologie. 2. Aufl. Stuttgart: Thieme; 2005.

Abb. 2.11a-d: aus Lüllmann-Rauch, R.: Taschenlehrbuch Histologie. 2. Aufl. Stuttgart: Thieme; 2006.

Abb. 2.11e: aus Guyton, A.C.: Textbook of Medical Physiology, 8. Aufl. Philadelphia, Saunders; 1991.

Kapitel 3:
Abb. 3.1 bis 3.3, 3.5, 3.7, 3.9 bis 3.24, 3.26, 3.27, 3.29, 3.31, 3.32, 3.34 bis 3.36, 3.38 bis 3.42, 3.44 bis 3.47, 3.49 bis 3.53: aus Ulfig, N.: Kurzlehrbuch Histologie. 2. Aufl. Stuttgart: Thieme; 2005.

Abb. 3.4: aus Lennert, K.: Blut und blutbildende Organe, in: Eder. M., Gedigk, P. (Hrsg.), Lehrbuch der Allgemeinen Pathologie und Pathologische Anatomie. 33. Aufl. Heidelberg: Springer; 1990

Abb. 3.6, 3.25, 3.28, 3,43: aus Lüllmann-Rauch, R.: Taschenlehrbuch Histologie. 2. Aufl. Stuttgart: Thieme; 2006.

Abb 3.8, 3.30, 3.37, 3.48: aus Drechsel-Buchheidt, A.: 1. ÄP Anatomie. 17. Aufl. Stuttgart: Thieme; 2006.

Abb. 3.33: aus Benninghoff-Drenckhahn, Anatomie (2003/2004). Drenckhahn, D. (Hrsg.), 16. Aufl. Bd. 1 u. 2, München: Elsevier-Urban u. Fischer. Nach W. Kriz, Heidelberg.

Anatomie

Kapitel 1:
Abb. 1.1, 1.2, 1.4 bis 1.8: aus Ulfig, N.: Kurzlehrbuch Embryologie. 1. Aufl. Stuttgart: Thieme; 2005.

Abb. 1.3: aus Drechsel-Buchheidt, A.: 1. ÄP Anatomie. 17. Aufl. Stuttgart: Thieme; 2006.

Kapitel 2:
alle Abbildungen aus Bommas-Ebert, U., Teubner, P., Voß, R.: Kurzlehrbuch Anatomie. 2. Aufl. Stuttgart: Thieme; 2006.

Kapitel 3:
Abb. 3.1 bis 3.4 , 3.6 bis 3.8, 3.13, 3.17: aus Bommas-Ebert, U., Teubner, P., Voß, R.: Kurzlehrbuch Anatomie. 2. Aufl. Stuttgart: Thieme; 2006.

Abb. 3.5: nach Töndury, G.: Angewandte und topographische Anatomie. 5. Aufl. Stuttgart: Thieme; 1981.

Abb. 3.9 : nach Feneis, H.: Anatomisches Bildwörterbuch, 8. Aufl. Stuttgart: Thieme; 1998.

Abb. 3.10 bis 3.12: nach Dauber, W.: Feneis' Bild-Lexikon der Anatomie. 8. Aufl. Stuttgart: Thieme; 1998

Abb. 3.14, 3.15: nach Fritsch, H., Kühnel, W.: Taschenatlas der Anatomie Bd. II Innere Organe. 8. Aufl. Stuttgart: Thieme; 2003.

Abb. 3.16: nach Frick, H., Leonhardt, H., Starck, D.: Allgemeine Anatomie/Spezielle Anatomie I. 4. Aufl. Stuttgart: Thieme; 1992.

Abb. 3.18: nach Schröder, B.: Handtherapie. Stuttgart: Thieme; 1999.

Abb. 3.19: aus Niethard, F., Pfeil, J.: Duale Reihe Orthopädie. 5. Aufl. Stuttgart: Thieme; 2005.

Abb. 3.20: aus Faller, A., Schünke, M.: Der Körper des Menschen. 15. Aufl. Stuttgart: Thieme; 2008.

Kapitel 4:
Abb. 4.1 bis 4.5, 4.11, 4.12: aus Bommas-Ebert, U., Teubner, P., Voß, R.: Kurzlehrbuch Anatomie. 2. Aufl. Stuttgart: Thieme; 2006.

Abb. 4.6, 4.8: nach Schwegler, J.S.: Der Mensch: Anatomie und Physiologie. 3. Aufl. Stuttgart: Thieme; 2002.

Abb. 4.7: nach Töndury, G.: Angewandte und topographische Anatomie. 5. Aufl. Stuttgart: Thieme; 1981.

Abb. 4.9, 410: nach Feneis, H.: Anatomisches Bildwörterbuch, 8. Aufl. Stuttgart: Thieme; 1998.

Abb. 4.13 bis 4.15: nach Fritsch, H., Kühnel, W.: Taschenatlas der Anatomie Bd. II Innere Organe. 8. Aufl. Stuttgart: Thieme; 2003.

Kapitel 5:

Abb. 5.1, 5.2, 5.5, 5.6, 5.10 bis 5.12: aus Bommas-Ebert, U., Teubner, P., Voß, R.: Kurzlehrbuch Anatomie. 2. Aufl. Stuttgart: Thieme; 2006.

Abb. 5.3, 5.4: nach Faller, A., Schünke, M.: Der Körper des Menschen. 15. Aufl. Stuttgart: Thieme; 2008.

Abb. 5.7, 5.9: nach Fritsch, H., Kühnel, W.: Taschenatlas der Anatomie Bd. II Innere Organe. 8. Aufl. Stuttgart: Thieme; 2003.

Kapitel 6:

Abb. 6.1, 6.3, 6.5, 6.8, 6.10, 6.12: aus Bommas-Ebert, U., Teubner, P., Voß, R.: Kurzlehrbuch Anatomie. 2. Aufl. Stuttgart: Thieme; 2006.

Abb. 6.2: nach Hochschild, J.: Strukturen und Funktionen begreifen Band II. Stuttgart: Thieme; 2002.

Abb. 6.4, 6.6: nach Schünke, M.: Topographie und Funktion des Bewegungssystems. Stuttgart: Thieme; 2000.

Abb. 6.7: nach Töndury, G.: Angewandte und topographische Anatomie. 5. Aufl. Stuttgart: Thieme; 1981

Abb. 6.9, 6.11: nach Feneis, H.: Anatomisches Bildwörterbuch. 8. Aufl. Stuttgart: Thieme; 1998.

Kapitel 7:

Abb. 7.1, 7.3, 7.5 bis 7.9, 7.11: aus Bommas-Ebert, U., Teubner, P., Voß, R.: Kurzlehrbuch Anatomie. 2. Aufl. Stuttgart: Thieme; 2006.

Abb. 7.2: nach Bücker, J.: Anatomie und Physiologie. 24. Aufl. Stuttgart: Thieme; 1992.

Abb. 7.4: nach Hamm, C.W., Willems, S.: Checkliste EKG. 2. Aufl. Stuttgart: Thieme; 2001.

Abb. 7.10: nach Hahn, J.M.: Checkliste Innere Medizin. 4. Aufl. Stuttgart: Thieme; 2003.

Kapitel 8:

Abb. 8.1, 8.4 bis 8.6, 8.17, 8.20a, 8.23, 8.24, 8.26, 8.27: aus Bommas-Ebert, U., Teubner, P., Voß, R.: Kurzlehrbuch Anatomie. 2. Aufl. Stuttgart: Thieme; 2006.

Abb. 8.2, 8.3: nach Henne-Bruns, D., Dürig, M., Kremer, B.: Duale Reihe Chirurgie. 2. Aufl. Stuttgart: Thieme; 2003.

Abb. 8.7: aus Faller, A., Schünke, M.: Der Körper des Menschen. 12. Aufl. Stuttgart: Thieme; 1995

Abb. 8.8: nach Jocham, D., Miller, K.: Praxis der Urologie. 2. Aufl. Stuttgart: Thieme; 2003.

Abb. 8.9: nach Bücker, J.: Anatomie und Physiologie. 24. Aufl. Stuttgart: Thieme; 1992.

Abb. 8.10: aus Kahle, Leonhardt, Platzer, Stuttgart: Thieme; 1991.

Abb. 8.11 bis 8.13: nach Pfleiderer, A., Breckwoldt, M., Martius, G.: Gynäkologie und Geburtshilfe. 4. Aufl. Stuttgart: Thieme; 2001.

Abb. 8.14, 8.20b: nach Töndury, G.: Angewandte und topographische Anatomie. 5. Aufl. Stuttgart: Thieme; 1981.

Abb. 8.15: nach Stauber, M., Weyerstahl, T.: Duale Reihe Gynäkologie und Geburtshilfe. Stuttgart: Thieme; 2001.

Abb. 8.16: nach Sökeland, J., Schulze, EH., Rübben, H.: Urologie. 13. Aufl. Stuttgart: Thieme; 2004.

Abb. 8.18, 8.19b: nach Fritsch, H., Kühnel, W.: Taschenatlas der Anatomie Bd. II Innere Organe. 8. Aufl. Stuttgart: Thieme; 2003.

Abb. 8.19a: nach Dahmer, J.: Anamnese und Befund. 9. Aufl. Stuttgart: Thieme; 2002;

Abb. 8.21, 8.22: nach Frick, H., Leonhardt, H., Starck, D.: Allgemeine Anatomie/Spezielle Anatomie Bd. II. 4. Aufl. Stuttgart: Thieme; 1992

Abb. 8.25: nach Schmidt, R.F., Thews, G., Lang, F.: Physiologie des Menschen. 28. Aufl. Heidelberg: Springer 2000.

Kapitel 9:

Abb. 9.1, 9.3, 9.6, 9.7, 9.9 bis 9.14, 9.16 bis 9.20, 9.22 bis 9.27, 9.34, 9.35: aus Bommas-Ebert, U., Teubner, P., Voß, R.: Kurzlehrbuch Anatomie. 2. Aufl. Stuttgart: Thieme; 2006.

Abb. 9.2: aus Kunze, K.: Praxis der Neurologie. 2. Aufl. Stuttgart: Thieme; 1998

Abb. 9.4, 9.5, 9.28, 9.29, 9.32, 9.33: nach Kahle, W., Frotscher, M.: Taschenatlas der Anatomie Bd. III: Nervensystem und Sinnesorgane. 8. Aufl. Stuttgart: Thieme; 2002.

Abb. 9.8: nach Feneis, H.: Anatomisches Bildwörterbuch, 8. Aufl. Stuttgart: Thieme 1998.

Abb. 9.15, 9.30, 9.31: nach Duus, P.: Neuologisch-topische Diagnostik. 7. Aufl. Stuttgart: Thieme; 2001.

Abb. 9.21: nach Masuhr, K., Neumann, M.: Duale Reihe Neurologie. 6. Aufl. Stuttgart: Thieme; 2007.

Kapitel 10:

Abb. 10.1: aus Huppelsberg, J., Walter, K.: Kurzlehrbuch Physiologie. 2. Aufl. Stuttgart: Thieme; 2005.

Abb. 10.2: nach Lang, G.K.: Augenheilkunde. 2. Aufl. Stuttgart: Thieme; 2000.

Abb. 10.4: aus Bommas-Ebert, U., Teubner, P., Voß, R.: Kurzlehrbuch Anatomie. 2. Aufl. Stuttgart: Thieme; 2006.

Abb. 10.5: nach Dahmer, J.: Anamnese und Befund. 9. Aufl. Stuttgart: Thieme; 2002.

Kapitel 11:

Abb. 11.1: aus Bommas-Ebert, U., Teubner, P., Voß, R.: Kurzlehrbuch Anatomie. 2. Aufl. Stuttgart: Thieme; 2006.

Abb. 11.2: nach Faller, A., Schünke, M.: Der Körper des Menschen. 15. Aufl. Stuttgart: Thieme; 2008.

Abb. 11.3, 11.4: nach Kahle, W., Frotscher, M.: Taschenatlas der Anatomie Bd. III: Nervensystem und Sinnesorgane. 8. Aufl. Stuttgart: Thieme; 2002.

Chemie

Kapitel 1:
Abb. 1.1: aus Boeck, G.: Kurzlehrbuch Chemie. 2. Aufl. Stuttgart: Thieme; 2008

Kapitel 2:
Abb. 2.1: nach Riedel, E.: Allgemeine und anorganische Chemie. 7. Aufl.Berlin, New YorK: Walter de Gruyter; 1999.
Abb. 2.2, 2.5, 2.6, 2.8 bis 2.13, 2.15 bis 2.39, 2.41 bis 2.48, 2.50: aus Boeck, G.: Kurzlehrbuch Chemie. 2. Aufl. Stuttgart: Thieme; 2008.
Abb. 2.3, 2.4, 2.40: nach Mortimer, C.E.: Chemie. 9. Aufl. Stuttgart: Thieme; 2007.

Kapitel 3:
Abb. 3.1: nach Beyermann, K.: Chemie für Mediziner. 7. Aufl. Stuttgart: Thieme; 1993.
Abb. 3.2: nach Mortimer, C.E.: Chemie. 9. Aufl. Stuttgart: Thieme; 2007.
Abb. 3.3 bis 3.8: aus Boeck, G.: Kurzlehrbuch Chemie. 2. Aufl. Stuttgart: Thieme; 2008.

Biochemie

Kapitel 4:
Alle Abbildungen aus Königshoff, M., Brandenburger, T.: Kurzlehrbuch Biochemie. 2. Aufl. Stuttgart: Thieme; 2007.

Kapitel 5:
Alle Abbildungen außer 5.4b,c aus Königshoff, M., Brandenburger, T.: Kurzlehrbuch Biochemie. 2. Aufl. Stuttgart: Thieme; 2007.
Abb. 5.4 b, c: nach Karlson, P., Doenecke, D., Koolman, J.: Kurzlehrbuch der Biochemie für Naturwissenschaftler und Mediziner. 14. Aufl. Stuttgart: Thieme; 1994.

Kapitel 6:
Alle Abbildungen außer 6.5 aus Königshoff, M., Brandenburger, T.: Kurzlehrbuch Biochemie. 2. Aufl. Stuttgart: Thieme; 2007.
Abb. 6.5: aus Boeck, G.: Kurzlehrbuch Chemie. 2. Aufl. Stuttgart: Thieme; 2008.

Kapitel 8:
Alle Abbildungen aus Königshoff, M., Brandenburger, T.: Kurzlehrbuch Biochemie. 2. Aufl. Stuttgart: Thieme; 2007.

Kapitel 9:
Abb. 9.1: aus Königshoff, M., Brandenburger, T.: Kurzlehrbuch Biochemie. 2. Aufl. Stuttgart: Thieme; 2007.

Kapitel 10:
Abb. 10.1: nach Karlson, P., Doenecke, D., Koolman, J.: Kurzlehrbuch der Biochemie für Naturwissenschaftler und Mediziner. 14. Aufl. Stuttgart: Thieme; 1994.

Abb. 10.2 bis 10.11, 10.13, 10.15: aus Königshoff, M., Brandenburger, T.: Kurzlehrbuch Biochemie. 2. Aufl. Stuttgart: Thieme; 2007.
Abb. 10.12: nach Karlson, P., Doenecke, D., Koolman, J.: Kurzlehrbuch der Biochemie für Naturwissenschaftler und Mediziner. 14. Aufl. Stuttgart: Thieme; 1994.
Abb. 10.14: nach Koolman, J., Röhm, K.-H.: Taschenatlas der Biochemie. 3. Aufl. Stuttgart: Thieme; 2003.

Kapitel 12:
Alle Abbildungen außer 12.20 aus Königshoff, M., Brandenburger, T.: Kurzlehrbuch Biochemie. 2. Aufl. Stuttgart: Thieme; 2007.
Abb. 12.20: nach Koolman, J., Röhm, K.-H.: Taschenatlas der Biochemie. 3. Aufl. Stuttgart: Thieme; 2003.

Kapitel 13:
Alle Abbildungen außer 13.7 aus Königshoff, M., Brandenburger, T.: Kurzlehrbuch Biochemie. 2. Aufl. Stuttgart: Thieme; 2007.
Abb. 13.7: nach Löffler, G., Petrides, P.E. (Hrsg.): Biochemie und Pathobiochemie. 7. Aufl. Heidelberg: Springer; 2003.

Kapitel 14:
Alle Abbildungen außer 14.11 und 14.20 aus Königshoff, M., Brandenburger, T.: Kurzlehrbuch Biochemie. 2. Aufl. Stuttgart: Thieme; 2007.
Abb. 14.11: nach Löffler, G., Petrides, P.E. (Hrsg.): Biochemie und Pathobiochemie. 7. Aufl. Heidelberg: Springer; 2003.
Abb. 14.20: Stryer, L.: Biochemie. 4. Aufl. Heidelberg: Spektrum Akademischer Verlag; 1996.

Kapitel 19:
Abb. 19.1 bis 19.4, 19.6, 19.8: aus Königshoff, M., Brandenburger, T.: Kurzlehrbuch Biochemie. 2. Aufl. Stuttgart: Thieme; 2007.
Abb. 19.5: nach Koolman, J., Röhm, K.-H.: Taschenatlas der Biochemie. 3. Aufl. Stuttgart: Thieme; 2003.
Abb. 19.7: nach Brandenburger, T., Bajorat, T.: Fallbuch Biochemie. Stuttgart: Thieme; 2006.

Kapitel 20:
Abb. 20.1, 20.3, 20.4, 20.6, 20.8 bis 20.11, 20.13, 20.15 bis 20.17: aus Königshoff, M., Brandenburger, T.: Kurzlehrbuch Biochemie. 2. Aufl. Stuttgart: Thieme; 2007.
Abb. 20.2: nach Koolman, J., Röhm, K.-H.: Taschenatlas der Biochemie. 3. Aufl. Stuttgart: Thieme; 2003.
Abb. 20.5: nach Klinke, R., Silbernagl, S.: Lehrbuch der Physiologie. 3. Aufl. Stuttgart: Thieme; 2001.
Abb. 20.7: aus Huppelsberg, J., Walter, K.: Kurzlehrbuch Physiologie. 2. Aufl. Stuttgart: Thieme; 2005.
Abb. 20.12: aus Brandenburger, T., Bajorat, T.: Fallbuch Biochemie. Stuttgart: Thieme; 2006.
Abb. 20.14: nach Siegenthaler, W.: Klinische Pathophysiologie. 7. Aufl. Stuttgart: Thieme; 1994.

Kapitel 21:

Alle Abbildungen aus Königshoff, M., Brandenburger, T.: Kurzlehrbuch Biochemie. 2. Aufl. Stuttgart: Thieme; 2007.

Kapitel 23:

Alle Abbildungen außer 23.5 aus Königshoff, M., Brandenburger, T.: Kurzlehrbuch Biochemie. 2. Aufl. Stuttgart: Thieme; 2007.

Abb. 23.5: nach Löffler, G., Petrides, P.E. (Hrsg.): Biochemie und Pathobiochemie. 7. Aufl. Heidelberg: Springer; 2003.

Kapitel 25:

Alle Abbildungen außer 25.8 aus Königshoff, M., Brandenburger, T.: Kurzlehrbuch Biochemie. 2. Aufl. Stuttgart: Thieme; 2007.

Abb. 25.8: nach Thiemes Innere Medizin TIM. Stuttgart: Thieme; 1999.

Kapitel 27:

Alle Abbildungen aus Königshoff, M., Brandenburger, T.: Kurzlehrbuch Biochemie. 2. Aufl. Stuttgart: Thieme; 2007.

Physiologie

Kapitel 1:

Abb. 1.1: aus Huppelsberg, J., Walter, K.: Kurzlehrbuch Physiologie. 2. Aufl. Stuttgart: Thieme; 2005.

Kapitel 3:

Abb. 3.1: nach Keidel, W.D.: Kurzgefasstes Lehrbuch der Physiologie. 6. Aufl. Stuttgart: Thieme; 1985.

Abb. 3.2, 3.3, 3.6, 3.9, 3.11 bis 3.13, 3.16 bis 3.19: aus Huppelsberg, J., Walter, K.: Kurzlehrbuch Physiologie. 2. Aufl. Stuttgart: Thieme; 2005.

Abb. 3.4: nach Silbernagl, S., Despopoulos, A.: Taschenatlas der Physiologie, 6. Aufl. Stuttgart: Thieme; 2003.

Abb. 3.5: aus Hahn, J.M.: Checkliste Innere Medizin. 4. Aufl. Stuttgart: Thieme; 2003.

Abb. 3.7, 3.8: nach Klinge, R.: Das Elektrokardiogramm. 8. Aufl. Stuttgart: Thieme; 2002.

Abb. 3.10: aus Hamm, C.W., Willms, S.: Chekliste EKG. 2. Aufl. Stuttgart: Thieme; 2001.

Abb. 3.14: nach Beske, F.: Lehrbuch für Krankenpflegeberufe. 6. Aufl. Stuttgart: Thieme; 1990.

Abb. 3.15: nach Schmidt, R.F., Thews, G., Lang, F.: Physiologie des Mensschen, 28. Aufl. Berlin: Springer; 2000.

Kapitel 4:

Abb. 4.1: nach Silbernagl, S., Despopoulos, A.: Taschenatlas der Physiologie, 6. Aufl. Stuttgart: Thieme; 2003 und Siegenthaler, W.: Klinische Pathophysiologie. 8. Aufl. Stuttgart: Thieme; 2000.

Abb. 4.2: nach Schmidt, R.F., Thews, G., Lang, F.: Physiologie des Menschen, 28. Aufl. Berlin: Springer; 2000.

Abb. 4.3, 4.5: nach Klinke, R., Silbernagl, S.: Lehrbuch der Physiologie. 4. Aufl. Stuttgart: Thieme; 2003.

Abb. 4.4: nach Silbernagl, S., Despopoulos, A.: Taschenatlas der Physiologie, 6. Aufl. Stuttgart: Thieme; 2003.

Abb. 4.6: nach Sitzmann, F.C.: Duale Reihe Pädiatrie. 2. Aufl. Stuttgart: Thieme; 2002.

Kapitel 5:

Abb. 5.1, 5.2: nach Silbernagl, S., Despopoulos, A.: Taschenatlas der Physiologie, 6. Aufl. Stuttgart: Thieme; 2003.

Abb. 5.3: nach Klinke, R., Silbernagl, S.: Lehrbuch der Physiologie. 4. Aufl. Stuttgart: Thieme; 2003.

Abb. 5.4: nach Beske, F.: Lehrbuch für Krankenpflegeberufe. 6. Aufl. Stuttgart: Thieme; 1990.

Abb. 5.5: aus Neurath, N., Lohse, A.: Checkliste Anamnese und klinische Untersuchung. Stuttgart: Thieme; 2002.

Kapitel 6:

Abb. 6.1: nach Klinke, R., Silbernagl, S.: Lehrbuch der Physiologie. 4. Aufl. Stuttgart: Thieme; 2003.

Kapitel 7:

Abb. 7.1: nach Klinke, R., Silbernagl, S.: Lehrbuch der Physiologie. 4. Aufl. Stuttgart: Thieme; 2003.

Kapitel 8:

Abb. 8.1: nach Silbernagl, S., Despopoulos, A.: Taschenatlas der Physiologie, 6. Aufl. Stuttgart: Thieme; 2003.

Kapitel 9:

Alle Abbildungen außer 9.1 aus Huppelsberg, J., Walter, K.: Kurzlehrbuch Physiologie. 2. Aufl. Stuttgart: Thieme; 2005.

Abb. 9.1: Silbernagl, S., Despopoulos, A.: Taschenatlas der Physiologie, 6. Aufl. Stuttgart: Thieme; 2003.

Kapitel 10:

Abb. 10.1 bis 10.6, 10.9, 10.10, 10.13 bis 10.16: aus Königshoff, M., Brandenburger, T.: Kurzlehrbuch Biochemie. 2. Aufl. Stuttgart: Thieme; 2007.

Abb. 10.7, 10.8: aus Huppelsberg, J., Walter, K.: Kurzlehrbuch Physiologie. 2. Aufl. Stuttgart: Thieme; 2005.

Abb. 10.11, 10.12: nach Lüllmann, H., Mohr, K., Wehling, M.: Pharmakologie und Toxikologie. 15. Aufl. Stuttgart: Thieme; 2003.

Kapitel 11:

Alle Abbildungen aus Huppelsberg, J., Walter, K.: Kurzlehrbuch Physiologie. 2. Aufl. Stuttgart: Thieme; 2005.

Kapitel 12:

Abb. 12.1, 12.5: Huppelsberg, J., Walter, K.: Kurzlehrbuch Physiologie. 2. Aufl. Stuttgart: Thieme; 2005.

Abb. 12.2, 12.3: nach Klinke, R., Silbernagl, S.: Lehrbuch der Physiologie. 4. Aufl. Stuttgart: Thieme; 2003.

Abb. 12.4: nach Kahle, W., Frotscher, M.: Taschenatlas der Anatomie Bd. 3. 8. Aufl. Stuttgart: Thieme; 2002.

Kapitel 13:

Abb. 13.1 bis 13.5, 13.9, 13.10: nach Klinke, R., Silbernagl, S.: Lehrbuch der Physiologie. 4. Aufl. Stuttgart: Thieme; 2003

Abb. 13.6, bis 13.8: nach Silbernagl, S., Despopoulos, A.: Taschenatlas der Physiologie, 6. Aufl. Stuttgart: Thieme; 2003.

Abb. 13.11: Huppelsberg, J., Walter, K.: Kurzlehrbuch Physiologie. 2. Aufl. Stuttgart: Thieme; 2005.

Kapitel 14:

Alle Abbildungen aus: Huppelsberg, J., Walter, K.: Kurzlehrbuch Physiologie. 2. Aufl. Stuttgart: Thieme; 2005.

Kapitel 15:

Abb. 15.1: nach Kunze, K.: Lehrbuch der Neurologie. Stuttgart: Thieme; 1992

Abb. 15.2, 15.4, 15.6, 15.7, 15.10, 15.11: Huppelsberg, J., Walter, K.: Kurzlehrbuch Physiologie. 2. Aufl. Stuttgart: Thieme; 2005.

Abb. 15.3: nach Regli, F., Mumenthaler, M.: Basiswissen Neurologie. Stuttgart: Thieme; 1996.

Abb. 15.5, 15.8: nach Klinke, R., Silbernagl, S.: Lehrbuch der Physiologie. 4. Aufl. Stuttgart: Thieme; 2003.

Abb. 15.9: nach Silbernagl, S., Despopoulos, A.: Taschenatlas der Physiologie, 6. Aufl. Stuttgart: Thieme; 2003.

Kapitel 16:

Abb. 16.1: nach Kunze, K.: Lehrbuch der Neurologie. Stuttgart: Thieme; 1992.

Abb. 16.2: nach Regli, F., Mumenthaler, M.: Basiswissen Neurologie. Stuttgart: Thieme; 1996.

Abb. 16.3: nach Cotta, H., Heipertz, W., Hüter-Becker, A., Rompe, G.: Krankengymnastik. 3. Aufl. Stuttgart: Thieme; 1990.

Abb. 16.4: nach Silbernagl, S., Despopoulos, A.: Taschenatlas der Physiologie, 6. Aufl. Stuttgart: Thieme; 2003.

Abb. 16.5, 16.6: aus Huppelsberg, J., Walter, K.: Kurzlehrbuch Physiologie. 2. Aufl. Stuttgart: Thieme; 2005.

Kapitel 17:

Abb. 17.1 bis 17.6: aus Huppelsberg, J., Walter, K.: Kurzlehrbuch Physiologie. 2. Aufl. Stuttgart: Thieme; 2005.

Abb. 17.7: nach Klinke, R., Silbernagl, S.: Lehrbuch der Physiologie. 4. Aufl. Stuttgart: Thieme; 2003.

Abb. 17.8: nach Füeßl, H.S., Middeke, M.: Duale Reihe Anamnese und klinische Untersuchung. 2. Aufl. Stuttgart: Thieme; 2002.

Abb. 17.9: nach Silbernagl, S., Despopoulos, A.: Taschenatlas der Physiologie, 6. Aufl. Stuttgart: Thieme; 2003.

Kapitel 18:

Abb. 18.1 bis 18.4, 18.6: nach Silbernagl, S., Despopoulos, A.: Taschenatlas der Physiologie, 6. Aufl. Stuttgart: Thieme; 2003.

Abb. 18.5: nach Klinke, R., Silbernagl, S.: Lehrbuch der Physiologie. 4. Aufl. Stuttgart: Thieme; 2003.

Kapitel 19:

Abb. 19.1: aus Huppelsberg, J., Walter, K.: Kurzlehrbuch Physiologie. 2. Aufl. Stuttgart: Thieme; 2005.

Kapitel 20:

Abb. 20.1: nach Klinke, R., Silbernagl, S.: Lehrbuch der Physiologie. 4. Aufl. Stuttgart; Thieme; 2003.

Abb. 20.2, 20.6: aus Huppelsberg, J., Walter, K.: Kurzlehrbuch Physiologie. 2. Aufl. Stuttgart; Thieme; 2005.

Abb. 20.3, 20.4: nach Klinke, R., Silbernagl, S.: Lehrbuch der Physiologie. 4. Aufl. Stuttgart; Thieme; 2003.

Abb. 20.5: nach Möller, H.J., Laux, G., Deister, A.: Duale Reihe Psychiatrie und Psychotherapie. 2. Aufl. Stuttgart; Thieme; 2002.

Medizinische Psychologie und Soziologie

Kapitel 1:

Abb. 1.1, 1.2: aus Schüler, J., Dietz, F.: Kurzlehrbuch Medizinische Psychologie und Soziologie. Stuttgart: Thieme; 2004.

Der Lernplaner: In 70 Tagen zum Physikum

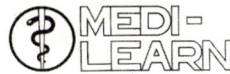

Medizinische Repetitorien
Bahnhofstr. 26b 35037 Marburg
http://www.medi-learn.de

Der Plan geht von gleichverteilten mittleren Vorkenntnissen in allen Fächern aus. Er erstreckt sich auf insgesamt 70 Tage, davon **50 Lerntage** plus **20 freie** Tage. Beachten Sie, dass eine ausreichende Anzahl freier Tage für eine effektive Examensvorbereitung notwendig ist.

Zum Ablauf empfehlen wir Ihnen, in den ersten 44 Lerntagen jeweils morgens die Fächer aus dem „Prüfungswissen Physikum" zu lernen. Um Ihnen das Auffinden der Themen zu erleichtern, sind jeweils die Kapitelnummern angegeben. An den Nachmittagen können dann die Fragen zu den Themen des Vormittags gekreuzt werden. In die Spalte „Erg %" können Sie die persönlichen Ergebnisse bei der Beantwortung der Fragen eintragen; daran sehen Sie, welche Themengebiete nochmals wiederholt oder vertieft werden sollten.

Nach 25 Lerntagen ist jeweils ca. eine Stunde abends zur **Wiederholung** des Stoffes vorgesehen. Für die letzten 6 Lerntage empfehlen wir, jeweils die 6 neuesten Examina durchzukreuzen. Beim Kreuzen ist es nicht erforderlich, alle Kommentare zu lernen. Wenn Ihnen die richtige Antwort der Frage klar ist, müssen Sie den Kommentar zur Frage nicht lesen.

Pro Lerntag sind insgesamt 6 bis 7 Lernstunden vorgesehen. Wir empfehlen, nach jeweils einer Stunde Lernzeit eine kurze Pause einzulegen.

– vormittags: ca. 3 Stunden aus dem „Prüfungswissen Physikum" lernen
– nachmittags: ca. 3 Stunden Fragen kreuzen, jeweils zum Thema des Vortages
– abends: ca. 1 Stunde wiederholen (nach dem 25. Lerntag)

Zum Kreuzen eignen sich die Fragen der **„Schwarzen Reihe Vorklinik"** oder das Online-Portal **„examen online"**. Bei „examen online" stehen Ihnen fast 7000 Original-Prüfungsfragen des IMPP (von 1998 bis zur aktuellen letzten Prüfung) zur Verfügung. Die Fragen sind wie in der Schwarzen Reihe nach dem Gegenstandskatalog sortiert und können kapitelweise aufgerufen und bearbeitet werden.

Beachten Sie dabei, dass in dem hier vorgeschlagenen Lernplaner manche Inhalte zusammengefasst oder an einer anderen als der vom GK vorgesehenen Stellen zu finden sind. Sie können diese Inhalte anhand der Verweise im Buch identifizieren. Zum Beispiel sind in diesem Buch alle funktionellen Aspekte aus der Anatomie mit den funktionellen Aspekten in der Physiologie zusammengefasst und stehen nun komplett in der Physiologie. Das bedeutet, dass Sie die funktionellen Fragen zur Anatomie nur beantworten können, wenn Sie die Physiologie bereits gelernt haben. Ebenso ist z.B. der Inhalt des Kapitels „Blut und Immunsystem" aus der Physiologie in den beiden Kapiteln „Blut" und „Immunsystem" in der Biochemie aufgegangen. Sie sollten also, wenn Sie die Fragen zum Kapitel „Blut" aus der Biochemie kreuzen, auch die entsprechenden Fragen aus der Physiologie mitkreuzen.

Tag	Lernthema	Erg %	Wiederholung
	Physik		
1	1 Grundbegriffe des Messens		
	2 Mechanik		
	3 Struktur der Materie		
	4 Wärmelehre		
2	5 Elektrizitätslehre		
	6 Schwingungen und Wellen		
	7 Optik		
	8 Ionisierende Strahlung		
	Physiologie		
3	1 Allgemeine und Zellphysiologie, Zellerregung		
	3 Herz		
4	4 Blutkreislauf		
	5 Atmung		

Tag	Lernthema	Erg %	Wiederholung
5	5 Atmung		
	6 Arbeits- und Leistungsphysiologie		
Freier Tag			
Freier Tag			
6	7 Ernährung, Verdauungstrakt, Leber		
	8 Energie- und Wärmehaushalt		
7	9 Wasser- und Elektrolythaushalt, Nierenfunktion		
	10 Hormonale Regulation		
8	10 Hormonale Regulation		
	11 Sexualentwicklung und Reproduktionsphysiologie		
9	11 Sexualentwicklung und Reproduktionsphysiologie		
	12 Funktionsprinzipien des Nervensystems		
	13 Muskulatur		
10	14 Vegetatives Nervensystem		
	15 Motorik		
Freier Tag			
Freier Tag			
11	16 Somatoviszerale Sensorik		
	17 Visuelles System		
12	18 Auditorisches System		
	19 Chemische Sinne		
	20 Integrative Leistungen des ZNS		
	Chemie		
13	1 Grundlagen der Chemie		
	2 Aufbau und Eigenschaften der Materie		
14	2 Aufbau und Eigenschaften der Materie		
	3 Stoffumwandlungen		
	Biochemie		
15	4 Kohlenhydrate		
	5 Aminosäuren, Peptide, Proteine		
Freier Tag			
Freier Tag			
16	6 Fettsäuren und Lipide		
	8 Vitamine, Vitaminderivate, Coenzyme		
	9 Grundlagen der Thermodynamik und Kinetik		
17	10 Bioenergetik und Biokatalyse		
	11 Prinzipien der Stoffwechselregulation		

Tag	Lernthema	Erg %	Wiederholung
18	12 Kataboler Stoffwechsel und Energiegewinnung (12.1 bis 12.5, Kohlen-hydratabbau bis Protein- und Aminosäureabbau, Glycolyse, PPW, Fettabbau, Harnstoffzyklus)		
19	12 Kataboler Stoffwechsel und Energiegewinnung (12.7 bis 12.8, PDH, Citratzyklus und Atmungskette)		
20	13 Bildung von Energiespeichern		
Freier Tag			
Freier Tag			
21	14 Genetische Informationen, Molekularbiologie		
22	19 Immunsystem		
23	19 Immunsystem		
	20 Blut		
24	20 Blut		
25	21 Leber		
	23 Fettgewebe		
	25 Muskulatur, Bewegung		
	27 Nervensystem		
Freier Tag			
Freier Tag			
	Biologie		
26	1 Allgemeine Zellbiologie, Zellteilung und Zelltod		Physiologie
	2 Genetik		
27	2 Genetik		Physiologie
	3 Grundlagen der Mikrobiologie und Ökologie		
	Histologie		
28	1 Methoden		Physiologie
	2 Histologie der Gewebe		
	3 Histologie der Organe		
29	3 Histologie der Organe		Physiologie
	Anatomie		
30	1 Allgemeine Embryologie		Physiologie
	2 Allgemeine Anatomie		
Freier Tag			
Freier Tag			
31	3 Obere Extremität		Physiologie
32	4 Untere Extremität		Chemie
33	5 Kopf und Hals		Biochemie
34	5 Kopf und Hals		Biochemie
	6 Leibeswand		

Biologie

Histologie

Anatomie

Chemie

Biochemie

Physik

Physiologie

Psych./Soz.

Tag	Lernthema	Erg %	Wiederholung
35	6 Leibeswand		Biochemie
	7 Brusteingeweide		
Freier Tag			
Freier Tag			
36	7 Brusteingeweide		Biochemie
	8 Bauch- und Beckeneingeweide		
37	8 Bauch- und Beckeneingeweide		Biochemie
38	8 Bauch- und Beckeneingeweide		Biologie
	9 Zentralnervensystem		
39	9 Zentralnervensystem		Histologie
40	9 Zentralnervensystem		Anatomie
	10 Sehorgan		
	11 Hör- und Gleichgewichtsorgan		
Freier Tag			
Freier Tag			
	Psych./Soz.		
41	1 Bezugssysteme von Gesundheit und Krankheit		Anatomie
	1 Gesundheits- und Krankheitsmodelle		
42	1 Methodische Grundlagen		Anatomie
	1 Theoretische Grundlagen		
43	1 Theoretische Grundlagen		Anatomie
	2 Arzt-Patient-Beziehung		
	2 Untersuchung und Gespräch		
44	2 Urteilsbildung und Entscheidung		Anatomie
	2 Interventionsformen		
	2 Besondere medizinische Situationen		
	2 Patient und Gesundheitssystem		
	3 Förderung und Erhaltung von Gesundheit		
	Physik - Examen:		
45	Frühjahr 06		
	Herbst 06		
	Frühjahr 07		
	Herbst 07		
	Physiologie - Examen:		
	Frühjahr 06		
	Herbst 06		
	Frühjahr 07		
	Herbst 07		

Tag	Lernthema	Erg %	Wiederholung
Freier Tag			
Freier Tag			
	Chemie - Examen:		
46	Frühjahr 06		
	Herbst 06		
	Frühjahr 07		
	Herbst 07		
	Biochemie - Examen:		
	Frühjahr 06		
	Herbst 06		
	Frühjahr 07		
	Herbst 07		
	Biologie - Examen:		
47	Frühjahr 06		
	Herbst 06		
	Frühjahr 07		
	Herbst 07		
	Anatomie - Examen:		
	Frühjahr 06		
	Herbst 06		
	Frühjahr 07		
48	Herbst 07		
	Psych./Soz. - Examen:		
	Frühjahr 06		
	Herbst 06		
	Frühjahr 07		
	Herbst 07		
	Examen Frühjahr/2008		
49	Physik		
	Physiologie		
	Chemie		
	Biochemie		
	Biologie		
	Anatomie		
	Psych./Soz.		
	Examen Herbst/2008		

Biologie

Histologie

Anatomie

Chemie

Biochemie

Physik

Physiologie

Psych./Soz.

Tag	Lernthema	Erg %	Wiederholung
50	Physik		
	Physiologie		
	Chemie		
	Biochemie		
	Biologie		
	Anatomie		
	Psych./Soz.		
Freier Tag			
Freier Tag			
	1. Examenstag		
	2. Examenstag		

Sachverzeichnis

Biologie
Histologie
Anatomie
Chemie
Biochemie
Physik
Physiologie
Psych./Soz.

Biologie
Histologie
Anatomie
Chemie
Biochemie
Physik
Physiologie
Psych./Soz.

Biologie
Histologie
Anatomie
Chemie
Biochemie
Physik
Physiologie
Psych./Soz.

Biologie
Histologie
Anatomie
Chemie
Biochemie
Physik
Physiologie
Psych./Soz.

Biologie | Histologie | Anatomie | Chemie | Biochemie | Physik | Physiologie | Psych./Soz.

Biologie
Histologie
Anatomie
Chemie
Biochemie
Physik
Physiologie
Psych./Soz.

Biologie · Histologie · Anatomie · Chemie · Biochemie · Physik · Physiologie · Psych./Soz.

Biologie
Histologie
Anatomie
Chemie
Biochemie
Physik
Physiologie
Psych./Soz.

Biologie

Histologie

Anatomie

Chemie

Biochemie

Physik

Physiologie

Psych./Soz.

Biologie
Histologie
Anatomie
Chemie
Biochemie
Physik
Physiologie
Psych./Soz.

Biologie

Histologie

Anatomie

Chemie

Biochemie

Physik

Physiologie

Psych./Soz.

Biologie | Histologie | Anatomie | Chemie | Biochemie | Physik | Physiologie | Psych./Soz.

Biologie
Histologie
Anatomie
Chemie
Biochemie
Physik
Physiologie
Psych./Soz.

Biologie

Histologie

Anatomie

Chemie

Biochemie

Physik

Physiologie

Psych./Soz.

Biologie
Histologie
Anatomie
Chemie
Biochemie
Physik
Physiologie
Psych./Soz.

Biologie
Histologie
Anatomie
Chemie
Biochemie
Physik
Physiologie
Psych./Soz.

Biologie
Histologie
Anatomie
Chemie
Biochemie
Physik
Physiologie
Psych./Soz.

Biologie
Histologie
Anatomie
Chemie
Biochemie
Physik
Physiologie
Psych./Soz.

Biologie
Histologie
Anatomie
Chemie
Biochemie
Physik
Physiologie
Psych./Soz.

Biologie | Histologie | Anatomie | Chemie | Biochemie | Physik | Physiologie | Psych./Soz.

Biologie
Histologie
Anatomie
Chemie
Biochemie
Physik
Physiologie
Psych./Soz.

Biologie
Histologie
Anatomie
Chemie
Biochemie
Physik
Physiologie
Psych./Soz.

Biologie

Histologie

Anatomie

Chemie

Biochemie

Physik

Physiologie

Psych./Soz.

Biologie

Histologie

Anatomie

Chemie

Biochemie

Physik

Physiologie

Psych./Soz.

Biologie
Histologie
Anatomie
Chemie
Biochemie
Physik
Physiologie
Psych./Soz.

Biologie

Histologie

Anatomie

Chemie

Biochemie

Physik

Physiologie

Psych./Soz.

Biologie
Histologie
Anatomie
Chemie
Biochemie
Physik
Physiologie
Psych./Soz.

Biologie

Histologie

Anatomie

Chemie

Biochemie

Physik

Physiologie

Psych./Soz.